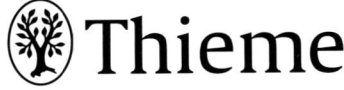

Praxis der Psychotherapie

Ein integratives Lehrbuch

Wolfgang Senf
Michael Broda

Mit Beiträgen von

Gabriele Amann
Silke Bachmann
Markus Bassler
Ute J. Bayen
Franz-P. Begher
Thomas Berger
Klaus W. Bilitza
Dieter Birnbacher
Elmar Brähler
Michael Broda
Michael Brünger
Franz Caspar
Andreas Dahm
Gerhard Dammann
Andrea Dinger-Broda
Jochen Eckert
Yesim Erim
Thomas Ferrari
Peter Fiedler
Harald J. Freyberger
Christine Gallas
Michael Geyer

Uwe Gieler
Frederike Happich
Jens Heider
Matthias Heidt
Peter Henningsen
Stephan Herpertz
Christoph Herrmann-Lingen
Philipp Yorck Herzberg
Gereon Heuft
Frank Jacobi
Peter Joraschky
Jochen Jordan
Annette Kämmerer
Friedrich Kapp
Simone Kneer-Weidenhammer
Kathrin Koch
Uwe Koch-Gromus
Volker Köllner
Hans Kordy
Peter Kosarz
Leonore Kottje-Birnbacher
Jürgen Kriz

Johannes Kruse
Joachim Küchenhoff
Mathias Langkafel
Stefan Leidig
Wolfgang Mertens
Andrea Möllering
Christoph Mundt
Heinz-Jürgen Pitzing
Stephanie Preiß
Hans Reinecker
Winfried Rief
Viktoria Ritter
Wilhelm Rotthaus
Karsten Rudolf
Henning Schauenburg
Carl Eduard Scheidt
Dieter Schmelzer
Frank Schneider
Petra Schuhler
Gerhard Schüßler
Jörg Schumacher
Jochen Schweitzer-Rothers

Almuth Sellschopp-Rüppell
Gerhard Senf
Philine Senf
Wolfgang Senf
Carsten Spitzer
Ulrich Stangier
Bernhard Strauß
Sefik Tagay
Gerd Wagner
Hans-Günther Weeß
Joachim Weis
Matthias Weisbrod
Henner Will
Bettina Wilms
Rudolf Wipplinger
Wolfgang Wöller
Alexandra Zaby
Benjamin Zimmer
Friederike T. Zimmer
Martina de Zwaan

5., vollständig überarbeitete Auflage

92 Abbildungen
92 Tabellen

Georg Thieme Verlag
Stuttgart · New York

Bibliografische Information der Deutschen Nationalbibliothek

Die Deutsche Nationalbibliothek verzeichnet diese Publikation in der Deutschen National¬bibliografie; detaillierte bibliografische Daten sind im Internet über http://dnb.d-nb.de abrufbar.

1. Auflage 1996
2. Auflage 2000
3. Auflage 2005
4. Auflage 2007

© 5. Aufl., 2012 Georg Thieme Verlag KG
Rüdigerstraße 14
70469 Stuttgart
Deutschland
Telefon: +49/(0)711/8931-0
Unsere Homepage: www.thieme.de

Printed in Germany

Zeichnungen: Joachim Hormann, Stuttgart; BITmap, Mannheim
Umschlaggestaltung: Thieme Verlagsgruppe
Umschlagabbildung: fotolia.com
Redaktion: Julia Waldherr
Satz: medionet Publishing Services Ltd, Berlin
gesetzt aus Indesign CS5
Druck: Stürtz GmbH, Würzburg

ISBN 978-3-13- 106095-2   1 2 3 4 5 6

Auch erhältlich als E-Book:
eISBN (PDF) 978-3-13-158545-5

Wichtiger Hinweis: Wie jede Wissenschaft ist die Medizin ständigen Entwicklungen unterworfen. Forschung und klinische Erfahrung erweitern unsere Erkenntnisse, insbesondere was Behandlung und medikamentöse Therapie anbelangt. Soweit in diesem Werk eine Dosierung oder eine Applikation erwähnt wird, darf der Leser zwar darauf vertrauen, dass Autoren, Herausgeber und Verlag große Sorgfalt darauf verwandt haben, dass diese Angabe **dem Wissensstand bei Fertigstellung des Werkes** entspricht.
Für Angaben über Dosierungsanweisungen und Applikationsformen kann vom Verlag jedoch keine Gewähr übernommen werden. **Jeder Benutzer ist angehalten,** durch sorgfältige Prüfung der Beipackzettel der verwendeten Präparate und gegebenenfalls nach Konsultation eines Spezialisten festzustellen, ob die dort gegebene Empfehlung für Dosierungen oder die Beachtung von Kontraindikationen gegenüber der Angabe in diesem Buch abweicht. Eine solche Prüfung ist besonders wichtig bei selten verwendeten Präparaten oder solchen, die neu auf den Markt gebracht worden sind. **Jede Dosierung oder Applikation erfolgt auf eigene Gefahr des Benutzers.** Autoren und Verlag appellieren an jeden Benutzer, ihm etwa auffallende Ungenauigkeiten dem Verlag mitzuteilen.

Geschützte Warennamen (Warenzeichen) werden **nicht** besonders kenntlich gemacht. Aus dem Fehlen eines solchen Hinweises kann also nicht geschlossen werden, dass es sich um einen freien Warennamen handelt.
Das Werk, einschließlich aller seiner Teile, ist urheberrechtlich geschützt. Jede Verwertung außerhalb der engen Grenzen des Urheberrechtsgesetzes ist ohne Zustimmung des Verlages unzulässig und strafbar. Das gilt insbesondere für Vervielfältigungen, Übersetzungen, Mikro-verfilmungen und die Einspeicherung und Verarbeitung in elektronischen Systemen.

Vorwort zur 5. Auflage

Als wir beiden Herausgeber die ersten Überlegungen zur Konzeptualisierung dieses Lehrbuches anstellten, ahnten wir nicht, nach rund 15 Jahren schon bei der 5. Auflage zu sein. Für uns war das Buch damals ein **Experiment** mit ungewissem Ausgang, zumal uns einige der angefragten Autoren sehr deutlich zum Ausdruck brachten, an einem solchen Buch, in dem alles so vermischt werde, nicht beteiligt sein zu wollen. Das Buch habe keine Zukunft, das Projekt sei sogar schädlich, damit werde wilder Eklektizismus gefördert.

Im Rückblick hat sich das **Projekt** gelohnt. All die Diskussionen, Auseinandersetzungen und auch Kontroversen zwischen uns Herausgebern und zwischen den Autorinnen und Autoren, die in ihren Kapiteln die unterschiedlichen Perspektiven ihrer psychotherapeutischen „Schule" am konkreten Gegenstand nicht nur vertreten, sondern aufeinander beziehen sollten, stießen einen intensiven Dialog jenseits der eigenen Vorurteilsbildung an. Das Projekt zeigt eine interessante Entwicklung: Waren in der 1. Auflage noch fast alle Beiträge ordentlich je nach „Schule" getrennt, so sind sie bis zur jetzigen Auflage zusammengewachsen; die klinischen und einige der theoretischen Kapitel sind trotz unterschiedlicher „schulischer" Herkunft gemeinsam geschrieben. Es ist nicht zu der damals beschworenen Vermischung gekommen, im Gegenteil sind die jeweiligen durchaus unterschiedlichen Kompetenzen aus den unterschiedlichen theoretischen Perspektiven in den Vordergrund getreten.

Ist die Unterscheidung zwischen Therapieschulen heute noch aktuell? Erfassen wir unter gleichen Bezeichnungen lediglich unterschiedliche Inhalte, wie von C. G. Jung schon 1938 über die Integrationskommission der Schweizer Gesellschaft für Psychiatrie geäußert: „Unsere zugegebenermaßen lauwarmen und oberflächlichen Formulierungen brachten eine herzliche Zusammenarbeit zwischen Leuten zustande, die bis anhin meilenweit voneinander entfernt zu sein glaubten" (Jung 1938, zit. nach Huber 2000, S. 291)?

Ganz so einfach ist es nun nicht. Die unterschiedlichen „schulischen" Perspektiven sind unterscheidbare **psychotherapeutische Kompetenzen** für eine psychotherapeutische Behandlung, die aus den verschiedenen wissenschaftlichen Theorien und aus den unterschiedlichen klinischen Erfahrungsbildungen resultieren. Je nach Störungsbild, Problemstellung, Persönlichkeit, psychosozialer Voraussetzung, Rahmenbedingung etc. stehen uns unterschiedliche psychotherapeutischen Verfahren, Methoden, Techniken und Settings als differenzielle psychotherapeutische Kompetenzen zur Verfügung, die entsprechend den spezifischen Stärken der jeweiligen psychotherapeutischen Orientierung zum Wohle unserer Patienten **operational genutzt** werden können. Deswegen sollten wir den überholten Begriff psychotherapeutische „Schule" durch psychotherapeutische Kompetenz ersetzen.

Auf diesem Hintergrund ist Psychotherapie ist nicht mehr so wie vor 15 Jahren. Das erforderte eine gründliche Überarbeitung des Buches. Grundlage für die integrierte klinische Anwendung differenzieller psychotherapeutischer Kompetenz in den Kapiteln *Krankheitsbilder* und *Besondere klinische Problemstellungen* ist die klare Herausarbeitung der verschiedenen theoretischen und klinischen Positionen in den Kapiteln *Grundlagen* und *Therapietheorien*. Das Kapitel *Diagnostik* ist (noch) theoriebezogen. Das Kapitel *Praktische Hinweise* aus den vergangenen Auflagen entfällt nur hier, es wird Teil eines weiteren Buches, in dem auch wieder das Kapitel *Andere Psychotherapeutische Methoden* aus der 2. Auflage vertreten sein wird, und mit dem wir das Experiment eines sehr weitgehenden integrativen Ansatzes wagen werden.

Allen *Autorinnen* und *Autoren*, die an diesem Buchprojekt beteiligt waren und beteiligt sind, danken wir sehr herzlich. Unsere gemeinsame Arbeit hat die Psychotherapie in eine positive Richtung gebracht. Zuerst einmal ist **gegenseitige Wertschätzung** entstanden und gewachsen, ideologische gefärbte Abgrenzung ist wechselseitiger Neugierde gewichen. Dabei ging es immer auch um Schärfung der unterschiedlichen theoretischen Positionen und Präzisierung der klinischen Konzepte. Die gemeinsame Erfahrung ist, dass das eine integrierende klinische Anwendung nicht ausschließt, sondern im Gegenteil sogar nahelegt. Wir sehen jetzt viel deutlicher das Spektrum unterschiedlicher psychotherapeutischer Kompetenzen, die aus den unterschiedlichen theoretischen Perspektiven und aus der unterschiedlichen klinischen Erfahrungsbildung resultieren. Wir sind sehr viel besser in der Lage, diese unterschiedlichen Kompetenzen gezielt und aufeinander bezogen anzuwenden.

Herzlichen Dank sagen wir Frau Anne Repnow, Frau Korinna Engeli und Frau Heide Addicks, Frau Katharina Esmarch und allen anderen Beteiligten vom Thieme Verlag, die unser Projekt über die Jahre hinweg mit herzlicher Verbundenheit, mit Ermutigungen und wiederum mit energischer Geduld begleitet und befördert haben.

Essen, Bad Bergzabern *Wolfgang Senf*
im Frühjahr 2011 *Michael Broda*

Vorwort zur 3. und 4. Auflage

Es war für uns Herausgeber überraschend, dass wir so schnell die 3. Auflage dieses Lehrbuches vorbereiten durften. Das zeigt uns, dass unser Konzept vor allem bei den praktisch arbeitenden KollegInnen eine gute Akzeptanz gefunden hat. Dies hat uns zu einem weiteren Schritt auf dem Weg zu einem integrativen Ansatz in der Psychotherapie ermutigt. Mit der gründlichen Überarbeitung des Lehrbuches sind wir diesem Ziel durch die gemeinsame Gestaltung der klinischen Kapitel durch die Autorinnen und Autoren unterschiedlicher Richtungen ein großes Stück näher gekommen. Das war nicht immer einfach und hat auch Grenzen aufgezeigt.

Deshalb danken wir allen Autorinnen und Autoren für ihr großes Engagement in dieses Projekt, das ganz von deren Kreativität und Offenheit für neue Entwicklungen getragen ist.

Aus den vorherigen Auflagen wurden nicht mehr alle Kapitel aufgenommen, u. a. das Kapitel „Andere Therapieverfahren". Diese Kapitel sind aber über die WebSite der 3. Auflage der „Praxis der Psychotherapie" abrufbar (www.thieme.de/specials/senf-broda), ein *Wegweiser* findet sich im Anschluss an das Vorwort.

Im Folgenden möchten wir uns aber noch mit der Frage beschäftigen: Was heißt integrativer Ansatz in der Psychotherapie?

Gewöhnlich werden dafür Ausdrücke gebraucht wie *integrative Therapie, Psychotherapie-Integration, methodenintegrative Psychotherapie, methodenübergreifende Psychotherapie* usw. Da es sich hierbei um eher schillernde Wortmarken handelt, die in sehr verschiedenen Zusammenhängen gebraucht werden, schlagen wir vor, von einem *integrativen Ansatz in der Psychotherapie* zu sprechen.

Die Integrationsidee ist nun keineswegs neu in der Psychotherapie. Es gab schon häufiger Versuche, die tradierten Feindbilder zwischen den psychotherapeutischen Ansätzen zu überwinden. Die Sozialkörper der Ausbildungsinstitute und schulenorientierten Berufsverbände konnten nur in der Regel mit dieser Idee nichts anfangen, da sie ihre Existenzgrundlage hätte gefährden können. Sie ist auch manchem unserer Kollegen und Kolleginnen nicht gut bekommen, Abtrünnigkeit von *reiner Lehre* wurde oder wird sogar noch mit Ausstoßung aus der jeweiligen psychotherapeutischen Gesellschaft abgestraft. Das stellt ein sehr ernsthaftes Problem für den integrativen Ansatz dar.

Aber wer kennt nicht die Forderung von Sigmund Freud, das „Gold der Analyse reichlich mit dem Kupfer der Suggestion zu legieren"[1]? Heute würde er sicher sagen: Verhaltenstherapie und die Verhaltensanalyse mit dem Übertragungskonzept der Psychoanalyse zu legieren, denn S. Freud hatte zur Behandlung der Agoraphobie schon solche kombinierte Maßnahmen empfohlen. Es finden sich noch andere berühmte Psychoanalytiker: Rank und Ferenczi haben erste integrative Ansätze innerhalb der Psychoanalyse in theoretischer und technischer Sicht ausgearbeitet; Alexander und French stellten eine lerntheoretisch inspirierte aktive psychoanalytische Behandlungsmethode vor; Alexander bemerkte, dass Einsicht oft der Verhaltensänderung folge, und nicht umgekehrt; Marmor vertieft die Beziehungen von Psychoanalyse und VT und schlägt den Gebrauch von Verhaltenstherapietechniken vor; Stone stellte fest, dass selbst klassische Psychoanalytiker von Zeit zu Zeit – wenn auch unbewusst, wie er betont – behaviorale Interaktionsformen gebrauchen, und so fort.

In der viel jüngeren Verhaltenstherapie formulierte Grawe das Widerstandskonzept verständlich für Verhaltenstherapeuten, die entscheidende Bedeutung der therapeutischen Beziehung wurde ein zentraler Baustein in der Verhaltenstherapie und neuere Gedächtnismodelle geben dem Konzept des Unbewussten einen Platz auch in verhaltensorientierten Modellen.

Nicht nur unsere psychotherapeutischen Väter und Mütter waren hier schon sehr mutig. Bei niedergelassenen Kolleginnen und Kollegen ist der integrative Ansatz ebenfalls schon weit verbreitet, wie empirische Untersuchungen wie z. B. die von Ambühl und Orlinsky zeigen: die meisten Kolleginnen und Kollegen tendieren mit zunehmender Praxiserfahrung dahin, ihren theoretischen Horizont zu

---

[1] „Irgend einmal wird das Gewissen der Gesellschaft erwachen und sie mahnen, daß der Arme ein ebensolches Anrecht auf seelische Hilfeleistung hat wie bereits jetzt auf lebensrettende chirurgische... Dann werden also Anstalten oder Ordinationsinstitute errichtet werden, an denen psychoanalytisch ausgebildete Ärzte angestellt sind, um die Männer, die sich sonst dem Trunk ergeben würden, die Frauen, die unter der Last ihrer Entsagungen zusammenzubrechen drohen, die Kinder, denen nur die Wahl zwischen Verwilderung und Neurose bevorsteht, durch Analyse widerstands- und leistungsfähig zu erhalten. Diese Behandlungen werden unentgeltlich sein. Es mag lange dauern, bis der Staat diese Pflichten als dringende empfindet... Dann wird sich für uns die Aufgabe ergeben, unsere Technik den neuen Bedingungen anzupassen... Wir werden auch sehr wahrscheinlich genötigt sein, in der Massenanwendung unserer Therapie das reine Gold der Analyse reichlich mit dem Kupfer der direkten Suggestion zu legieren, und auch die hypnotische Beeinflussung könnte dort wie bei der Behandlung der Kriegsneurotiker wieder eine Stelle finden. Aber wie immer sich auch diese Psychotherapie fürs Volk gestalten, aus welchen Elementen sie sich zusammensetzen mag, ihre wirksamsten und wichtigsten Bestandteile werden gewiss die bleiben, die von der strengen, der tendenzlosen Psychoanalyse entlehnt worden sind" (Freud 1919, S. 192 ff).

verbreitern und andere theoretische Konzepte als die ursprünglich gelernten in ihre therapeutische Arbeit zu integrieren. Warum interessieren sich die erfahrenen Praktiker und Kliniker für den integrativen Ansatz? Wir denken, es ist ihre Unzufriedenheit mit der Reichweite und den Ergebnissen der primär erworbenen Methode. Deshalb wagen sie es, über den Tellerrand ihrer „Psychotherapieschule" zu schauen. Sie haben schon lange erkannt, dass Psychotherapie ein komplexer Handlungsprozess ist, in dem nie auf nur eine einzige Theorie zurückgegriffen werden kann, da eine Vielzahl an Elementen den jeweiligen Handlungsrahmen determinieren.

Was ist der Weg zu einem integrativen Ansatz in der Psychotherapie?

Integration von verschiedenen psychotherapeutischen Verfahren, Methoden und Settings setzt eine Reihe von Schritten in einem Ablauf voraus, den wir mit einem Stufenmodell von der Methodentransparenz über die Methodenkombination hin zur Integration beschreiben können.

Methodentransparenz. Das bedeutet nicht nur zu wissen, was genau in der jeweils anderen Methode gemacht wird, sondern auch zu verstehen, auf welchem theoretischen Hintergrund das jeweilige Vorgehen basiert und welche empirischen Belege es für seine Wirksamkeit gibt. Differenzielle Therapieentscheidungen können nur auf dem Boden einer ausreichenden Methodentransparenz getroffen werden, wozu heute jeder Therapeut in der Lage sein sollte. Vor allem eine störungsspezifische differenzielle Indikation und eine problemorientierte Therapieplanung setzen ein hohes Maß an Methodentransparenz voraus, da es zu entscheiden gilt, welche Form von Psychotherapie unter den gegebenen Bedingungen indiziert, medizinisch notwendig, angemessen und wirtschaftlich ist.

Methodenkombination. Kombination (lat.) bedeutet Verknüpfung, Zusammenfügen als eine berechnende Verbindung aus einer gedanklichen Folgerung. Um sinnvoll kombinieren zu können, müssen zuvor die geeigneten Zusammenhänge erkannt und hergestellt werden. Bei der Methodenkombination werden Methoden unterschiedlicher „Schulen" aufeinander bezogen genutzt – nebeneinander, aufeinander folgend, durch einen oder verschiedene Therapeuten. Das setzt nicht nur ein hohes Maß an Methodentransparenz voraus, sondern auch Kenntnisse und Fähigkeiten in anderen dazu notwendigen Verfahren, Techniken und Settings.

Methodenintegration. Integration (lat.: Wiederherstellung) bedeutet im mittelalterlichen Latein *vollenden*, im heutigen Deutsch, Englisch oder Französisch *vervollständigen, zu einem Ganzen fügen*. Integration ist ein Vorgang, der durch Vereinheitlichung und Erneuerung zur Bildung eines neuen Ganzen führt. Für die Psychotherapie heißt das, die Gemeinsamkeiten wie Unterschiede verschiedener Systeme aufeinander zu beziehen und in einen neuen Zusammenhang einzuordnen. Es handelt sich dabei um einen dialektischen Prozess, der aus verschiedenen, bisher als unvereinbar geltenden Systemen Neues entstehen lässt. Dabei bleibt das Alte nicht unverändert oder wird sogar verzichtbar.

Der letzte Gesichtspunkt macht verstehbar, warum solide integrative Ansätze, wie z. B. von Grawe in Kap. 14 vorgeschlagen, nicht nur Zustimmung finden. Deutlich abgegrenzt werden muss der integrative Ansatz allerdings von einem *wilden pragmatischen Eklektizismus*, der unter dem Label „Integrative Psychotherapie" auf dem „Psychomarkt" als „Eintopf" aus zufällig zusammengewürfelten therapeutischen Bestandteilen angeboten wird. Solche Auswüchse haben nichts mit einem integrativen Ansatz zu tun.

Für die Entscheidung, sich auf den Weg zu einem integrativen Ansatz in der Psychotherapie zu begeben, sprechen wichtige Argumente.

Auf der *klinisch praktischen Ebene* sind wir geradezu ethisch verpflichtet, einem primär integrativen Ansatz zu folgen und nur unter bestimmten Umständen von diesem Grundsatz abzuweichen. Nur dadurch, dass wir alle zur Verfügung stehenden Möglichkeiten nutzen, können wir den Auftrag der Psychotherapie für die Krankenbehandlung erfüllen, das heißt, *alle* psychotherapeutischen Möglichkeiten zu nutzen, die zur Verfügung stehen, um in einem konkreten Fall das beste Ergebnis zu erzielen mit einem Aufwand, der in einem vertretbaren Verhältnis zum Ergebnis steht.

Auf der *wissenschaftlichen Ebene* ergeben sich zwei Perspektiven. Einerseits ist *methodenorientiert* vorzugehen, um an die Grenzen der Leistungsfähigkeit von einzelnen psychotherapeutischen Methoden zu kommen und um empirisch zu prüfen, wie weitreichend und wie tragfähig eine Methode ist. Dazu muss sie aber auch in „Reinform" in der Anwendung, Durchführung und in der Vermessung vorliegen. Das sollte aber mehr unter „Laborbedingungen" an der Universität und in Forschungseinrichtungen stattfinden und nicht in der praktischen Anwendung in der Versorgung. Gleichzeitig muss aber auch der *integrative Ansatz* wissenschaftlich geprüft werden, und dafür müssten auch die Praktiker, also auch die Niedergelassenen, bereiter sein, sich für Forschungsvorhaben zur Verfügung zu stellen. Aber auch die Kliniken und Universitätseinrichtungen müssten viel offensiver integrative Konzepte in der klinischen Anwendung empirisch überprüfen.

Auf diesem Hintergrund verstehen wir dieses Lehrbuch als eine Hilfe auf dem Weg zu einer Integration in der Psychotherapie. Manche unserer Kolleginnen und Kollegen haben vielleicht noch nicht den ersten Schritt geleistet, ihnen bietet das Buch alle dazu notwendigen Informationen. Den Kollegen und Kolleginnen, die schon einige Schritte versucht haben, soll es zum einen eine Ermutigung zu weiteren Schritten bieten, zum anderen zu einer fortlaufenden kritischen Reflexion der entstehenden Dialektik zwischen Methodenkombination und Methodenintegration anregen.

Wir wissen, dass wir auf einem Gebiet arbeiten, in dem die meisten Patienten Patientinnen und die meisten Therapeuten Therapeutinnen sind. Da wir auch in diesem Buch keine von allen Autorinnen und Autoren gleichermaßen akzeptierte einheitliche Vorgabe finden konnten, haben wir es den Autorinnen und Autoren selbst überlassen, wie sie ihre Formulierungen wählen.

Herzlichen Dank sagen wir Frau Repnow, Frau Engeli und Frau Biehl-Vatter vom Thieme Verlag, die auch dieses Abenteuer einer 4. Auflage mit innerer Verbundenheit, energischer Geduld und Ermutigungen befördert und begleitet haben.

Essen, Bad Bergzabern *Wolfgang Senf*
im Frühjahr 2007 *Michael Broda*

Vorwort zur 1. Auflage

Als sich die beiden Herausgeber vor Jahren in einer Arbeitsgruppe des „Deutschen Kollegiums für Psychosomatische Medizin" zusammensetzten und Konzepte stationärer psychoanalytischer und verhaltenstherapeutischer Psychotherapie gegenüberstellten, war der erste Schritt auf einem Weg unternommen, der jetzt in der Fertigstellung dieses Lehrbuchs mündete. Die spannende Diskussion beleuchtete damals Aspekte der jeweiligen anderen Therapieschule, die bislang wohl versteckt hinter einer Mauer von gut gepflegten Vorurteilen blieben, und vermehrte die Erkenntnis, daß manches bei der „Gegenseite" gar nicht so anders war, nur anders benannt wurde.

Der Zufall, daß diese Begegnung am Tag vor der Öffnung der Grenze zur DDR stattfand, verstärkte sicherlich den Willen, auch Mauern zwischen Therapieschulen durchlässiger zu machen. Zunächst dominierte der Wunsch, sich genauer darüber zu informieren, was die jeweilig andere Schule bei bestimmten Problemen macht und wie sie dies theoretisch fundiert.

Psychoanalytiker stochern immer nur in der Kindheit herum und spekulieren – Verhaltenstherapeuten kurieren Symptome oberflächlich und lassen die Biographie eines Menschen außer acht. Auch wenn niemand die Vorurteile in dieser platten Form ausspricht, so sind sie unserer Überzeugung nach Bestandteil von Überzeugungssystemen vieler Therapeuten. Somit stellten wir uns die Aufgabe, zunächst transparent zu machen, was die jeweils andere Richtung nach heutigem Erkenntnisstand für Positionen vertritt. Daß ein Psychoanalytiker nur in Ausnahmefällen zu einem guten Lehrbuch über moderne Verhaltenstherapie greifen wird – und dann vieles nicht versteht –, ist ein Dilemma, das ein Verhaltenstherapeut gut nachvollziehen kann. Meist erstrecken sich seine Kenntnisse über Psychoanalyse auf ein wenig Freud (meist vor dem Studium) oder einige theoretische Ätiologiemodelle. Und verständlich sind die publizierten Fallstudien in der Regel schon aus begrifflichen Gründen nicht.

Eine weitere Mauer existiert zwischen den Berufsgruppen der Ärzte und der Psychologen. Seit die klinische Psychologie mit dem Aufkommen vor allem der Verhaltenstherapie effektive Verfahren zur psychotherapeutischen Krankenbehandlung entwickelt hat, kämpfen sie und ihre Vertreter um einen gleichberechtigten Platz im Gesundheitswesen. Manche Mediziner sehen dadurch ihre Monopolstellung in der Versorgung gefährdet, manche Psychologen erklären Mediziner in dem Feld der Behandlung psychischer Erkrankungen für überflüssig. Auch hier ist es u.E. unerläßlich, Kooperationsformen unter der gegenseitigen Achtung der jeweiligen Kompetenzen zu fördern und die Chance, die sich aus der Zusammenarbeit dieser Berufsgruppen ergibt, zu nutzen. Die Tatsache, daß als Erstherausgeber des Lehrbuchs ein psychoanalytischer Arzt fungiert, hat mit dieser Problematik nichts zu tun. Er hatte die Idee zu diesem Buch und suchte sich dafür einen psychologischen Verhaltenstherapeuten als Partner.

Die Grenze zwischen den beiden großen Therapieschulen durchlässiger zu machen heißt jedoch nicht, eine Psychowelle nach dem Motto „Hauptsache, es wird etwas in Gang gesetzt" zu unterstützen. Mit diesem Buch wollen wir auch deutlich machen, daß es Standards in der Psychotherapie gibt, die erfüllt werden müssen, daß die Qualität überprüfbar sein muß und therapeutisches Vorgehen nachvollziehbar zu sein hat. Diesen Forderungen entsprechen längst nicht alle Angebote auf dem „Psychomarkt", es ist auch Intention dieses Lehrbuchs, Qualität und Mythos voneinander abzugrenzen und unterscheidbar zu machen.

In Zeiten vermehrter Diskussion um die Finanzierbarkeit des Gesundheitswesens droht die „sprechende Medizin", wie die Psychotherapie von Ärzten gerne genannt wird, wegen ihrer geringen Lobby, am ehesten Kürzungen unterworfen zu werden. Wenn dann noch, wie am Beispiel des Psychotherapeutengesetzes demonstrierbar, sich die Therapieschulen und Berufsgruppen untereinander die härtesten Gefechte liefern, wird es noch leichter, Psychotherapie aus der Krankenbehandlung zu drängen. Deswegen sind wir der Ansicht, daß die „Bedrohung" der Psychotherapie nicht von dem jeweils anderen Therapieverfahren kommt, sondern psychotherapeutische Verfahren insgesamt, so sie qualitativen Überprüfungen standhalten, im Gesundheitswesen als Heilmethode ihren Stand nach außen verteidigen müssen. Nicht zuletzt macht die Diskussion um die Einführung eines Selbstbeteiligungsbeitrags bei ambulanter und stationärer Psychotherapie deutlich, welchen Stellenwert manche Gesundheitspolitiker dieser Therapieform einräumen.

Im Gegensatz zu diesen Entwicklungen kann mit Befriedigung festgestellt werden, daß sich die Psychotherapie in den letzten Jahrzehnten zu einer respektierten klinischen und wissenschaftlichen Disziplin entwickelt hat, die sich für die Behandlung psychischer Erkrankungen als geeignet und wirksam erwiesen hat. Die heutige Psychotherapie gründet auf Krankheits- und Behandlungstheorien, die sich über Jahrzehnte aus der klinischen Praxis entwickelt und für die klinische Praxis bewährt haben. Dies hat eine bemerkenswerte Vielfalt von therapeutischen Möglichkeiten hervorgebracht, mit denen Krankheiten und Leidenszustände behandelt werden können, die zu früheren Zeiten als kaum behandelbar galten. Dennoch war und ist bis heute kaum eine andere Behandlungsmethodik im Gesundheitswesen einem vergleichbar hohen Legitimationsdruck ausgesetzt. Die Bedeutung von Psychotherapie in der Krankenversorgung wird gelegentlich immer noch angezweifelt, eigenartigerweise auch unter Gesichtspunkten der Wirtschaftlichkeit, obwohl feststeht, daß bei vielen Erkrankungen durch eine rechtzeitig eingeleitete Psychotherapie kosträchtige Patienten „karrieren" und Chronifizierungen hätten vermieden werden können. Sicherlich auch als Reaktion auf diese Vorwürfe unterzieht sich die Psychotherapie selbst einer, mit anderen Methoden im Gesundheitswesen vergleichsweise sehr strengen, wissenschaftlichen Kontrolle und Evaluation der eigenen Praxis. Zudem ist kein anderes Therapieverfahren einer so konsequenten Qualitätssicherung unterworfen wie die Psychotherapie, wenn bedacht wird, daß keine Behandlung ohne vorherige Genehmigung durch Gutachterverfahren durchgeführt werden darf oder Qualitätssicherungsprogramme von Leistungsträgern entwickelt worden sind, die zu weitestgehender Transparenz und Überprüfbarkeit der erbrachten Therapien zwingen.

Wer auf dem Stand der neuesten Erkenntnisse Psychotherapie ausüben will, muß Wissen über und Erfahrungen mit allen in der Patientenversorgung anerkannten und angewendeten Grundverfahren und Behandlungstechniken haben sowie mit Versorgungsstrukturen vertraut sein. Dies ist unerläßlich, um zu einer fachlich korrekten Differentialindikation in der Lage zu sein und Empfehlungen für eine sachgerechte Psychotherapie geben zu können. Voraussetzung dafür ist, daß die Vertreter der verschiedenen Schulen ihre eigenen Positionen kritisch reflektieren und Vorurteile abbauen. Hier sind insbesondere diejenigen angesprochen, die als Lehrende die Inhalte der einzelnen Schulen vermitteln.

Zudem sollte jede Psychotherapeutin und jeder Psychotherapeut zumindest in einem gewissen Umfang in der Lage sein, Diagnostik und Behandlungstechniken der verschiedenen Grundverfahren selbst anzuwenden. Dies wird nicht nur in den neuen ärztlichen und psychologischen Weiterbildungsverordnungen gefordert, sondern sollte zum Selbstverständnis psychotherapeutischer Berufsidentität gehören.

Dieses Lehrbuch stellt die psychoanalytischen und verhaltenstherapeutischen Grundverfahren und Behandlungstechniken einander gegenüber und bietet somit erstmals die Möglichkeit, sich systematisch, fundiert, objektiv und gleichzeitig praxisbezogen vom Überblick bis ins Detail über die gegenwärtige psychotherapeutische Praxis zu informieren. Dabei werden auch die Verfahren vorgestellt, die zur Zeit nicht zu den anerkannten Verfahren zu rechnen sind.

Geschrieben ist das Lehrbuch für alle, die an Psychotherapie interessiert sind:

- Für den Anfänger, der sich eingehend über die Psychotherapie und die Ausbildung orientieren und einen ersten Einstieg finden möchte.
- Für den Lernenden, der alles, was er in der Aus- und Weiterbildung braucht, in diesem Buch finden kann.
- Für den Lehrenden, der alle Ausbildungsinhalte von anerkannten Experten kurz und übersichtlich dargestellt vorfindet.
- Für den Professionellen, der es wagen möchte, einen Blick über den Zaun seiner eigenen psychotherapeutischen Praxis zu werfen oder zu überprüfen, ob eigene Behandlungsstrategien noch dem heutigen Wissensstand entsprechen.
- Für die interessierte Öffentlichkeit (Gesundheitsbehörden, Kostenträger, Politiker), die sich in diesem Buch einen differenzierten und objektiven Überblick verschaffen kann.

Mit diesem Buch wollen wir dazu beitragen, daß die Überzeugung wächst, nur durch das Kennenlernen anderer Sicht- und Vorgehensweisen sich auch aufeinander zu bewegen zu können. Damit setzen wir auf Kooperation zwischen den Schulen statt auf Konfrontation. Für die weitere Entwicklung ist es aus unserer Sicht unerläßlich, sich auf gemeinsame Definitionen des Gegenstands zu verständigen und erprobtes und evaluiertes Wissen auch anderer Schulen zu integrieren. Dies soll nicht mißverstanden werden in Richtung eines unreflektierten Eklektizismus oder Integratismus – es werden nach wie vor auch große Unterschiede zwischen den Verfahren bestehen bleiben. Verschiedene Berufsgruppen müssen auch weiterhin eindeutig unterscheidbar bleiben und die Möglichkeit beibehalten, ihre Ausbildungs- und Anwendungsschwerpunkte nach ihrer persönlichen Entscheidung festzulegen. Die Grundlage für die Entscheidung soll jedoch mit diesem Lehrbuch rationaler gefällt werden können.

Psychotherapie lebt vom gegenseitigen Ideenaustausch. Wir hoffen, daß das Buch die Vertreter verschiedener Schulen vermehrt zu gegenseitigem Austausch anregt und ermutigt.

Wir haben der Grundidee dieses Buchvorhabens entsprechend viele Kollegen und Freunde, Psychoanalytiker und Verhaltenstherapeuten, Ärzte und Psychologen gebeten, zu unserem Projekt einen Beitrag beizusteuern. Somit konnten wir die verschiedenen Schulen und die verschiedenen Berufsgruppen gleichberechtigt zu Wort kommen lassen und ein Überwiegen einer theoretischen Auffassung oder einer berufspolitischen Position weitestgehend vermeiden.

Das Vorwort ist auch der Ort des Dankes.

Großer Dank gebührt an erster Stelle den Autorinnen und Autoren, die wir als Experten für ihr jeweiliges Thema für dieses Projekt gewinnen und auch begeistern konnten. Sie haben alle in ihrer knapp bemessenen Zeit hervorragende und komprimierte Arbeiten beigesteuert. Wir denken, daß sie damit Vorreiter einer zukunftsorientierten Entwicklung der Psychotherapie sind. Wir möchten an dieser Stelle auch nicht verschweigen, daß wir bei manchen Kollegen mit unserem Konzept auf große Skepsis und Ablehnung gestoßen sind.

Herzlichen Dank sagen wir Herrn Dr. med. Thomas Scherb vom Georg Thieme Verlag. Er hat das Projekt mit innerer Verbundenheit, Geduld und Anregungen gefördert und begleitet und uns zum jeweils rechten Zeitpunkt kritisch ermutigt.

Essen/Berus,
im Sommer 1996

Wolfgang Senf
Michael Broda

Anschriften

Ao. Univ.-Prof. Dr. Gabriele Amann
Universität Salzburg
Fachbereich Psychologie
Hellbrunner Str. 34
5020 Salzburg
ÖSTERREICH

Priv. Doz. Dr. med. Silke Bachmann
Klinik und Poliklinik für Psychiatrie,
Psychotherapie und Psychosomatik
Universitätsklinikum Halle/Saale
und Martin-Luther-Universität
Julius-Kühn-Str. 7
06112 Halle

Priv.-Doz. Dr. med. Markus Bassler
Rehazentrum Oberharz
Klinik am Schwarzenbacher Teich
Schwarzenbacher Str. 19-21
38678 Clausthal-Zellerfeld

Dipl.-Soz. päd. Franz-Peter Begher
LVR Klinik Langenfeld
Kölner Str. 82
40764 Langenfeld

Priv.-Doz. Dr. phil. Thomas Berger
Universität Bern
Klinische Psychologie und Psychotherapie
Gesellschaftsstr. 49
3012 Bern
SCHWEIZ

Dr. phil. Dipl.-Psych. Klaus W. Bilitza
Diecker Höfe 31
45481 Mülheim

Prof. Dr. phil. Dieter Birnbacher
Heinrich-Heine-Universität Düsseldorf
Philosophisches Institut
Universitätsstr. 1
40225 Düsseldorf

Prof. Dr. rer.biol.hum. habil. Elmar Brähler
Universitätsklinikum Leipzig AöR
Abteilung für Medizinische Psychologie
und Medizinische Soziologie
Philipp-Rosenthal-Str. 55
04103 Leipzig

Dr. phil. Dipl.-Psych. Michael Broda
Praxisgemeinschaft Psychotherapie
Pirmasenser Str. 21
66994 Dahn

Dr. med. Michael Brünger
Pfalzinstitut
Klinik für Kinder- und Jugendpsychiatrie,
Psychosomatik und Psychotherapie
Weinstr. 100
76889 Klingenmünster

Prof. Dr. phil. Franz Caspar
Universität Bern
Klinische Psychologie und Psychotherapie
Gesellschaftsstr. 49
3012 Bern
SCHWEIZ

Dr. med. Andreas Dahm
Kassenärztliche Bundesvereinigung
Dezernat 1
Referat Psychotherapie
Herbert-Lewin-Platz 2
10623 Berlin

Dr. med. Dipl.-Psych. Dipl.-Soz. Gerhard Dammann
Psychiatrische Dienste Thurgau
Postfach 154
8596 Münsterlingen
SCHWEIZ

Prof. Dr. med. Martina de Zwaan
Universitätsklinikum Erlangen
Psychosomatische und Psychotherapeutische
Abteilung
Schwabachanlage 6
91054 Erlangen

Dr. phil. Dipl.-Psych. Andrea Dinger-Broda
Praxisgemeinschaft Psychotherapie
Pirmasenser Str. 21
66994 Dahn

Prof. Dr. phil. Jochen Eckert
Institut für Psychotherapie
Universität Hamburg
Von-Melle-Park 5
20146 Hamburg

Priv.-Doz. Dr. med. Yesim Erim
LVR Klinikum Essen am Universitätsklinikum
Duisburg-Essen
Klinik für Psychosomatische Medizin und
Psychotherapie
Virchowstr. 174
45147 Essen

Prof. Dr. phil. Peter Fiedler
Ruprecht-Karls-Universität Heidelberg
Psychologisches Institut
Hauptstr. 47-51
69117 Heidelberg

Univ.-Prof. Dr. med. Harald Jürgen Freyberger
Ernst-Moritz-Arndt-Universität
Klinik und Poliklinik für Psychiatrie und
Psychotherapie
am HANSE - Klinikum Stralsund GmbH
Rostocker Chaussee 70
18437 Stralsund

Dipl.-Psych. Christine Gallas
Zentralinstitut für Seelische Gesundheit
J 5
68159 Mannheim

Prof. Dr. med. Michael Geyer
Akademie für Psychotherapie GmbH
Fischmarkt 5
99084 Erfurt

Prof. Dr. med. Uwe Gieler
Justus-Liebig-Universität Gießen
Klinik für Psychosomatik und Psychotherapie
Ludwigstr. 76
35392 Gießen

Dr. med. Friederike Happich
Hertener Str. 14
45657 Recklinghausen

Dr. phil. Dipl.-Psych. Jens Heider
Psychotherapeutische Universitätsambulanz
Universität Koblenz-Landau
Ostbahnstr. 10
76829 Landau

Matthias Heidt
Psychotherapeutische Praxis
Pirmasenser Str. 23b
66994 Dahn

Univ.-Prof. Dr. med. Peter Henningsen
Klinik für Psychosomatische Medizin
der Technischen Universität München
Langerstr. 3
81675 München

Prof. Dr. med. Stephan Herpertz
LWL - Universitätsklinikum Bochum der
Ruhr-Universität Bochum
Klinik für Psychosomatische Medizin und
Psychotherapie
Alexandrinenstr. 1-3
44791 Bochum

Prof. Dr. med. Christoph Herrmann-Lingen
Universitätsmedizin Göttingen
Zentrum Psychosoziale Medizin
Abteilung für Psychosomatische Medizin und
Psychotherapie
Von-Siebold-Str. 5
37075 Göttingen

Priv.-Doz. Dr. rer. nat. Philipp Yorck Herzberg
Universitätsklinikum Leipzig AöR
Abteilung für Medizinische Psychologie und
Medizinische Soziologie
Philipp-Rosenthal-Str. 55
04103 Leipzig

Univ.-Prof. Dr. med. Gereon Heuft
Universitätsklinikum Münster
Klinik und Poliklinik für Psychosomatik und
Psychotherapie
Domagkstr. 22
48149 Münster

Priv.-Doz. Dr. med. Frank Jacobi
Psychologische Hochschule Berlin (PHB)
Klinische Psychologie Psychologie
Schwerpunkt Verhaltenstherapie
Am Köllnischen Park 2
10179 Berlin

Prof. Dr. med. Peter Joraschky
Universitätsklinikum Carl Gustav Carus
Klinik und Poliklinik für Psychotherapie und
Psychosomatik
Fetscherstr. 74
01307 Dresden

Prof. Dr.rer.med. Dipl.-Psych. Jochen Jordan
Kerckhoff-Rehabilitations-Zentrum
Klinik für Psychokardiologie
Ludwigstr. 41
61231 Bad Nauheim

Prof. Dr. phil. Annette Kämmerer
Universität Heidelberg
Psychologisches Institut
Hauptstr. 47 -51
69117 Heidelberg

Dr. phil. Dipl.-Psych. Friedrich Kapp
Ladenburger Str. 32
69120 Heidelberg

Simone Kneer-Weidenhammer
Rechtsanwälte Cramer
von Clausbruch
Steinmeier & Cramer
Königstr. 9
01097 Dresden

Priv.-Doz. Dr. Dipl.-Psych. Kathrin Koch
Universitätsklinikum Jena
Klinik für Psychiatrie und Psychotherapie
Philosophenweg 3
07743 Jena

Prof. Dr. med. Dr. phil. Uwe Koch-Gromus
Medizinische Fakultät der Universit Hamburg
Martinistr. 52
20251 Hamburg

Prof. Dr. med. Volker Köllner
MediClin Bliestal Kliniken
Fachklinik für Psychosomatische Medizin
Am Spitzenberg
66440 Blieskastel

Dr. phil. Dipl.-Math. Hans Kordy
Universitätsklinikum Heidelberg
Zentrum für Psychosoziale Medizin
Forschungsstelle für Psychotherapie
Bergheimer Str. 54
69115 Heidelberg

Dr. biol. hum. Dipl. Psych. Peter Kosarz
Plöck 85
69117 Heidelberg

Dr. phil. Leonore Kottje-Birnbacher
Düsseldorfer Str. 55
40545 Düsseldorf

Prof. Dr. phil. Jürgen Kriz
Universität Osnabrück
Institut für Psychologie
FB Humanwissenschaft
Seminarstr. 20
49074 Osnabrück

Prof. Dr. med. Johannes Kruse
Universitätsklinikum Gießen und Marburg GmbH
Klinik für Psychosomatik und Psychotherapie
der Justus-Liebig-Universität Gießen
Friedrichstr. 33
35392 Gießen

Prof. Dr. med. Joachim Küchenhoff
Kantonale Psychiatrische Klinik
Bienentalstrasse 7
4410 Liestal
SCHWEIZ

Dr. med. Mathias Langkafel
Praxis für Psychosomatische Medizin
im Ambulanten Zentrum Hattingen
Bredenscheider Str. 54
45525 Hattingen

Dr. phil. Dipl.-Psych. Stefan Leidig
Praxis für Psychotherapie
Albrechtstr. 7
10117 Berlin

Prof. Dr. phil. Wolfgang Mertens
Ludwig-Maximilians-Universtiät München
Klinische Psychologie und Psychotherapie
Abteilung Psychoanalyse und Psychodynamische Forschung
Leopoldstr. 13
80802 München

Dr. med. Andrea Möllering
Evangelisches Krankenhaus Bielefeld gGmbH
Klinik für Psychotherapeutische und Psycho-
somatische Medizin
Schildescher Str. 103p
33611 Bielefeld

Prof. Dr. med. Christoph Mundt
Universität Heidelberg
Psychiatrische Klinik
Voßstr. 2
69115 Heidelberg

Dipl.-Psych. Heinz-Jürgen Pitzing
Im Fuchsrain 36
70186 Stuttgart

Dipl.-Psych. Stephanie Preiß
Technische Universität Dresden
Klinische Psychologie und Psychotherapie
Chemnitzer Str. 46
01187 Dresden

Prof. Dr. phil. Hans Reinecker
Otto-Friedrich-Universität Bamberg
Klinische Psychologie/Psychotherapie
Markusplatz 3
96047 Bamberg

Prof. Dr. Winfried Rief
Philipps-Universität Marburg
Psychotherapie-Ambulanz Marburg
Abteilung für Klinische Psychologie und Psycho-
therapie
Gutenbergstr. 18
35037 Marburg

Dipl.-Psych. Viktoria Ritter
Klinische Psychologie und Psychotherapie
Institut für Psychologie
Johann Wolfgang Goethe-Universität
Varrentrappstr. 40-42
60486 Frankfurt

Dr. med. Wilhelm Rotthaus
Commerstr. 1
50126 Bergheim

Dr. med. Karsten Rudolf
Johannes-Diakonie Mosbach
Klinik für Kinder- und Jugendpsychiatrie und
-psychotherapie (KJPP)
Schwarzacher Hof
74869 Schwarzach

Prof. Dr. med. Henning Schauenburg
Universitätsklinikum Heidelberg
Klinik für Allgemeine Innere Medizin und Psychosomatik
Thibautstr. 2
69115 Heidelberg

Prof. Dr. med. Carl Eduard Scheidt
Universitätsklinik Freiburg
Abteilung für Psychosomatische Medizin
Hauptstr. 8
79104 Freiburg

Prof. Dr. med. Dr. rer.soc. Frank Schneider
Universitätsklinikum Aachen
Klinik für Psychiatrie, Psychotherapie und Psychosomatik
Pauwelsstr. 30
52074 Aachen

Dr. phil., Dipl.-Psych. Petra Schuhler
AHG Klinik Münchwies
Zentrum für psychosomatische Medizin, Psychotherapie und Suchtmedizin
Turmstr. 50-58
66540 Neunkirchen

Priv.-Doz. Dr. rer. nat. Jörg Schumacher
Gottschedstr. 17
04109 Leipzig

o. Univ. Prof. Dr. med. Gerhard Schüßler
Universitätsklinik für Medizinische Psychologie
und Psychotherapie
Schöpfstraße 23a
6020 Innsbruck
ÖSTERREICH

**Prof. Dr. rer. soc. Dipl.-Psych.
Jochen Schweitzer-Rothers**
Universitätsklinikum Heidelberg
Zentrum für Psychosoziale Medizin
Institut für Medizinische Psychologie
Bergheimer Str. 20
69115 Heidelberg

Dipl.-Psych. Gerhard Senf
Brentanostr. 1
66111 Saarbrücken

Dr. med. Philine Senf
Fontanepromenade 13
10967 Berlin

Prof. Dr. med. Wolfgang Senf
Pelmanstr. 26
45131 Essen

Prof. Dr. med. Carsten Spitzer
Universitätsklinikum Hamburg-Eppendorf und
Schön-Klinik Hamburg-Eilbek
Universitäre Klinik für Psychosomatische Medizin
und Psychotherapie
Dehnhaide 120
22081 Hamburg

Prof. Dr. Ulrich Stangier
Goethe-Universität Frankfurt
Institut für Psychologie
Klinische Psychologie und Psychotherapie
Varrentrappstr. 40-42
60486 Frankfurt

Prof. Dr. phil. habil. Bernhard Strauß
Universitätsklinikum Jena
Institut für Psychosoziale Medizin und Psychotherapie
Stoystr. 3
07743 Jena

Dr. rer. medic. Dipl.-Psych. Sefik Tagay
Universität Duisburg-Essen
Klinik für Psychosomatische Medizin und Psychotherapie
Virchowstr. 174
45147 Essen

Dr. phil. Dipl.-Psych. Gerd Wagner
Universitätsklinikum Jena
Klinik für Psychiatrie und Psychotherapie
Philosophenweg 3
07743 Jena

Dr. phil. Dipl.-Psych. Hans-Günther Weeß
Pfalzklinikum für Psychiatrie und Neurologie AdöR
Schlaflabor
Weinstr. 100
76889 Klingenmünster

Prof. Dr. phil. Joachim Weis
Klinik für Tumorbiologie
Abteilung Psychoonkologie
Breisacher Str. 117
79106 Freiburg

Prof. Dr. med. Matthias Weisbrod
SRH-Klinikum Karlsbad-Langensteinbach gGmbH
Abteilung für Psychiatrie und Psychotherapie
Guttmannstr. 1
76307 Karlsbad

Dr. med. Henner Will
Schröderstr. 39
69120 Heidelberg

Dr. med. Bettina Wilms
Südharz-Krankenhaus
Klinik für Psychiatrie, Psychotherapie und Psychosomatik
Dr.-Robert-Koch-Str. 39
99734 Nordhausen

Dr. phil. Rudolf Wipplinger
Institut für Gesundheitsförderung
Hausstatt 26
4866 Unterach Am Attersee
ÖSTERREICH

Priv.-Doz. Dr. med. Wolfgang Wöller
Rhein-Klinik
Krankenhaus für Psychosomatische Medizin u. Psychotherapie
Luisenstr. 3
53604 Bad Honnef

Dr. phil. Dipl.-Psych. Alexandra Zaby
Weiterbildungsstudiengang in Psychologischer Psychotherapie
Psychotherapeutische Universitätsambulanz
Universität Koblenz-Landau
Ostbahnstr. 10
76829 Landau

Dipl.-Psych. Friederike T. Zimmer
Tübinger Akademie für Verhaltenstherapie
David-von-Stein-Weg 26
72072 Tübingen

Dipl.-Psych. Benjamin Zimmer
Universitätsklinikum Heidelberg
Institut für Psychosomatische Kooperationsforschung und Familientherapie
Bergheimer Str. 54
69115 Heidelberg

Layout-Wegweiser

In diesem Buch finden Sie folgende Hervorhebungen und Textkästen:

> In diesen Textboxen finden sich die Einleitungen jedes Kapitels, thematisch passende Exkurse und die Zusammenfassungen.

F **Fallbeispiele sind so hervorgehoben.**

M **In diesen Merkkästen sind wichtige Informationen und Statements hervorgehoben.**

D **Allgemeingültige Definitionen sind so dargestellt.**

» *Wichtige Zitate sind ebenfalls hervorgehoben, wobei die Grenze zu Definitionen oft fließend ist.* «

Inhaltsverzeichnis

I Was ist Psychotherapie?

1 Was ist Psychotherapie? 2
W. Senf, M. Broda

Vielfalt und Variationsbreite 4
Erfolg und Notwendigkeit 5
Qualitätssicherung 6

2 Geschichte und Entwicklungslinien der Psychotherapie 9
M. Geyer

3 Epidemiologie psychischer Störungen, Behandlungsbedarf und Versorgungssituation 16
F. Jacobi, S. Preiß

Ambulante und stationäre Einrichtungen zur Versorgung psychischer Störungen 22
Hinweise auf Unterversorgung 22

4 Wissenschaftliche Grundlagen: Denkmodelle 26
J. Kriz

Unklare Grundlagendisziplinen 27
Theorien über Theorien 27
Innenwelt-Außenwelt 27
Mechanistische Perspektive 29
Organismische Perspektive 29
Potenziell selbstreflexive Perspektive 30

5 Allgemeine Psychotherapie 33
K. Grawe †, F. Caspar

Von der Therapieforschung zur Formulierung allgemeiner therapeutischer Wirkprinzipien .. 34
Von allgemeinen therapeutischen Wirkprinzipien zu einer allgemeinen Psychotherapie 36
Psychotherapie aus der Perspektive der Erwartungs-x-Wert-Theorien 37
Eine grundlagenwissenschaftliche Sichtweise der Entstehung, Aufrechterhaltung und Veränderung psychischer Störungen und ihre Konsequenzen für die Psychotherapie 40

II Grundlagen

6 Psychotherapie und ihre neurobiologischen Voraussetzungen 48
F. Caspar, K. Koch, F. Schneider, T. Berger, G. Wagner

Nutzen für die Psychotherapie 49
Verschaltung 50
Informationsverarbeitung 51
Spannungslandschaft 52
Klinisch relevante Merkmale konnektionistischer Systeme 53
Überlegungen zur Modellanwendung 54
Neuromodulatoren 55
Methodische Aspekte bildgebender Verfahren 57
Depression 58
Effekte der kognitiven Verhaltenstherapie auf die Hirnaktivierungsmuster 61
Angst- und Zwangsstörungen, PTSD 61
Befunde zum Zusammenhang zwischen psychologischen Erklärungsmodellen und physiologischen Parametern 65
Welche neurobiologischen Veränderungen will die Psychotherapie erzielen? 66
Welche Bedingungen/Veränderungen sind instrumentell? 67
Bei welchen Patienten wirkt welche Intervention? 67

7 Allgemeinpsychologische Grundlagen der Psychotherapie ... 70
A. Kämmerer

8 Sozialpsychologische Grundlagen der Psychotherapie ... 79
F. Kapp, A. Kämmerer

Entwicklungsverläufe von Gruppen ... 83
Rollen in Gruppen ... 84
Wirkfaktoren psychotherapeutischer Gruppen ... 84

9 Entwicklungstheorien ... 86
W. Senf, S. Tagay, M. Langkafel

Psychoanalytische Theorien ... 86
Stadienkonzept der kognitiven Strukturen ... 90
Lerntheorien der Entwicklung ... 91
Sozial-kognitive Lerntheorie ... 91
Vulnerabilität und Resilienz ... 93
Belastung und Bewältigung ... 95

10 Bindungstheorie ... 97
C. E. Scheidt

Bindungsverhaltensstrategien ... 98
Desorganisiertes Bindungsverhalten ... 98
Mentale Repräsentation von Bindungserfahrungen ... 98
Herstellen einer Beziehung im Sinne der „sicheren Basis" ... 101
Unterstützung von Exploration ... 101
Überprüfung der inneren Arbeitsmodelle von Bindung ... 102
Relativierung der inneren Arbeitsmodelle ... 102

11 Therapeutische Beziehung ... 105
W. Senf, M. Broda, B. Wilms

12 Persönlichkeitstheorien ... 112
P. Fiedler

Dimensionalität der Persönlichkeit: Typen und Grundmuster einer spezifischen Vulnerabilität ... 112
Ordnungsmuster in der Pathogenese: Prototypendiagnostik von Persönlichkeitsstörungen ... 114
Biosoziale Lerntheorie der gestörten Persönlichkeit: Beginn und Entwicklung in Kindheit und Jugend ... 118
Vulnerabilitäts-Stress-Modell der gestörten Persönlichkeit: Variabilität und Permanenz in der Jugend und im Erwachsenenalter ... 119
Verhaltenskontrolle und Gesundheit als Dimensionen der Persönlichkeit ... 121
Soziale Unterstützung und soziale Netzwerke als „Begleitschutz" im Prozess der Salutogenese ... 121

13 Psychotherapieforschung: Grundlagen und Ergebnisse ... 125
B. Strauß, W. W. Wittmann

Konzeption der fünf Datenboxen ... 127
Vor- und Nachteile der wichtigsten Forschungsstrategien ... 128
Metaanalysen und Forschungssynthesen als angemessenste Bewertungsverfahren ... 129
Klinische Relevanz psychotherapeutischer Effekte ... 134
Kosten-Nutzen-Aspekte ... 134
Langfristige Effekte von Psychotherapie ... 135
Bedeutung der Behandlungsdauer ... 135
Negative Effekte von Psychotherapie ... 135
Naturalistische Studien ... 136
Differenzielle Wirksamkeit von Psychotherapien ... 137
Spezifische Behandlungsmodalitäten ... 138
Prozessmerkmale der Psychotherapie ... 139
Allgemeine und (störungs-)spezifische Wirkfaktoren von Psychotherapie ... 142
Die Rolle des Therapeuten ... 144

14 Dokumentation und Qualitätssicherung ... 146
H. Kordy, C. Gallas, B. Zimmer

Erfassung der Ergebnisqualität ... 147

III Therapietheorien

15 Grundlagen psychoanalytischer Psychotherapie ... 152
W. Mertens

Ausblick ... 154

Übertragung ist keine wirklichkeitsgetreue Wiederholung der Vergangenheit ... 156
Übertragung als Wiederholung der Vergangenheit oder als Interaktionsprodukt? ... 157

Objektale Übertragungen und Selbstobjekt-
Übertragungen 158
Idealisierende Übertragung und
Spiegelübertragung 159
Objektale Übertragungen und Selbstobjekt-
Übertragungen als
Figur-Hintergrund-Phänomen 160
Entwicklungspsychologische
Konzeptualisierung der Übertragung 161
Unterschiedliche Konzeptionen, wie ein
Patient die therapeutische
Situation wahrnimmt 162
Widerstand und Übertragung 166
Aufgreifen von Übertragungsanspielungen 166
Zulassen und Annehmenkönnen
der Übertragungen 167
Statt defensiver Abstinenz gegenüber den
Übertragungs- und Rollenangeboten Reagieren
auf einer Metaebene (subjekthafte Abstinenz) 167
Invalidierung früherer Erfahrungen nur
aufgrund der (Innen-) Übertragungsanalyse? . . 168
Übertragung lässt sich auch mit
objektivierenden Methoden überprüfen 170
Was ist Gegenübertragung? 170
Von der Stigmatisierung zum Markenzeichen
psychoanalytischer Professionalität – Veränderun-
gen des Gegenübertragungskonzepts 170
Verschiedene Auffassungen von der
Gegenübertragung 171
Gegenübertragung ist nicht nur reaktiv –
Ein neues Verständnis von analytischer
Intersubjektivität 174
Introspektion, Rollenempfänglichkeit
und projektive Identifizierung 175
Widerstand ist kein Bewusstseinsphänomen . . 178
Widerstände können sich in vielen
Formen verbergen 179
Erkennen des Übertragungswiderstands 180
Betont die Psychoanalyse zu sehr
den Widerstand? 181
Zum Widerstand des Analytikers 182
Erkenntnisdimensionen des Erstinterviews 185
Handhabungen des Analytikers als
Wirkfaktoren 187
Gegenwärtige Kontroversen 187
Psychoanalytische Zielvorstellungen
im Vergleich 189

16 Psychodynamische Psychotherapieverfahren 191
W. Wöller, J. Kruse

Beziehungsfokus 192
Therapeutische Arbeitsbeziehung 192
Prinzipien der „freien Assoziation" und der
„gleichschwebenden Aufmerksamkeit" 193
Bedeutung von Affekten 193
Einsichtsorientiertes Arbeiten: Klären,
Konfrontieren, Deuten 193
Strukturbezogenes Arbeiten: Arbeit an
defizitären Ich-Funktionen 194
Bedeutung des Widerstands 194
Übertragung 194
Gegenübertragung 195
Störungsorientierte Interventionen 196
Tiefenpsychologisch fundierte Psychotherapie 196
Analytische Psychotherapie 197
Differenzialindikation der Verfahren 198

17 Verhaltenstherapie 199
H. Reinecker

Historischer Abriss und Charakterisierung
von Verhaltenstherapie 199
Modellannahmen: Vom S-R- zum
Systemmodell 199
Funktionale Analyse 203
Klassische und moderne Lerntheorien 204
Verhaltensmedizin 205
Evaluation 206
Phase 1: Schaffung günstiger
Ausgangsbedingungen 206
Phase 2: Aufbau von Änderungsmotivation . . . 207
Phase 3: Verhaltensanalyse 208
Phase 4: Vereinbaren therapeutischer Ziele . . . 208
Phase 5: Durchführung der Behandlung 208
Phase 6: Evaluation des Fortschritts 209
Phase 7: Erfolgsoptimierung/ Generalisierung 209
Diagnostik als Erklärung 211
Klassische Diagnostik und
Verhaltensdiagnostik 211
Mehr-Ebenen-Ansatz 213
Zielbestimmung, Verhaltensanalyse,
Therapieplanung 213
Techniken der Stimuluskontrolle/
Konfrontations- und Bewältigungsverfahren . . . 217
Operante Verfahren (= Methoden zur
Kontrolle von Verhalten durch
Veränderung von Konsequenzen) 222
Modelllernen 227
Selbstkontrolle 228
Modelle kognitiver Therapieverfahren 231
Zur Rolle der Verhaltenstherapie
in der Versorgung 238
Wirksamkeit, Kosten und Nutzen 240
Verhaltenstherapie im außerklinischen Bereich 240
Verhaltenstherapie: Auf dem Weg zur
allgemeinen Psychotherapie 241

18 Systemische Therapie 244
J. Schweitzer

Epistemologische und soziale Konstruktion
von Systemen 245

Störungstheorie: Problemdeterminierte Systeme ... 245
Geschichtliche Entwicklung der systemischen Therapie ... 246
Richtlinien ... 247
Kontext- und Auftragsklärung ... 248
Fragen als therapeutische Interventionen ... 248
Schlusskommentare, Schlussinterventionen, Reflektierendes Team ... 249
Therapie, Beratung, Konsultation, Konferenz, Supervision, Organisationsberatung, Coaching? ... 250
Prozessforschung ... 252
Evaluationsforschung ... 252
Krankheitsverständnis ... 253
Nosologie ... 253
Ätiologie ... 254
Diagnostischer Prozess ... 254
Therapie ... 254
Indikation ... 254
Kontraindikation ... 255

19 Humanistische Psychotherapieverfahren ... 256
J. Eckert, J. Kriz

Philosophische Wurzeln ... 257
Ganzheitlich-systemische Theoriekonzeption ... 257
Einleitung ... 259
Unterschiede zwischen den Grundannahmen in klientenzentrierten, psychoanalytischen und verhaltenstherapeutischen Konzepten ... 259
Wesentliche Elemente des Therapieprozesses im Rahmen des klientenzentrierten Konzepts ... 260
Gesprächspsychotherapeutisches Störungsmodell ... 262
Gesprächspsychotherapeutisches Behandlungsmodell ... 265
Therapeutische Prozesse beim Patienten ... 268
Gestalttherapie ... 275
Psychodrama ... 276
Logotherapie und Existenzanalyse ... 276

IV Diagnostik

20 Psychodynamische Diagnostik ... 280
G. Schüßler

Psychoanalytisches Erstinterview ... 282
Biografische Anamnese unter tiefenpsychologischen Gesichtspunkten ... 283
Psychosomatische Anamnese ... 286
OPD-Achse-I: Krankheitserleben und Behandlungsvoraussetzungen ... 287
OPD-Achse II: Beziehung ... 288
OPD-Achse III: Konflikt ... 288
OPD-Achse IV: Struktur ... 290
Diagnostisches Interview im Rahmen der Operationalisierten Psychodynamischen Diagnostik ... 291

21 Verhaltenstherapeutische Diagnostik ... 293
A. Zaby, J. Heider

Horizontale Verhaltensanalyse: Das SORKC-Schema ... 294
Horizontale Verhaltensanalyse: Integration kognitionspsychologischen Wissens ... 295
Vertikale Verhaltensanalyse ... 296
„Maßgeschneidert oder von der Stange?" – Integration störungsspezifischen Wissens in die Verhaltensanalyse ... 297
Erste Problemerfassung, Klassifikation und psychometrische Diagnostik ... 298
Verhaltensanalyse ... 299
Verlaufsdiagnostik ... 302

22 Testdiagnostik in der Psychotherapie ... 304
E. Brähler, J. Schumacher†, P.Y. Herzberg

Anwendungsfelder der Testdiagnostik in der Psychotherapie ... 307
Qualitätssicherung ... 308
Indikationsdiagnostik ... 308
Veränderungsmessung ... 309
Multimodalität der therapiebezogenen Diagnostik ... 312
Selbstbeurteilungsverfahren ... 312
Fremdbeurteilungsverfahren ... 317
Vergleich von Selbst- und Fremdbeurteilungsverfahren ... 319

V Krankheitsbilder

23 Angstkrankheiten ... 322
M. Bassler, S. Leidig

Kognitiv-behaviorale Störungskonzeption und klinische Implikationen ... 323

Psychodynamische Störungskonzeption und klinische Implikationen	324
Diagnostische Kriterien	327
Epidemiologie und Verlauf	327
Kognitiv-behaviorales Störungsmodell	328
Psychodynamisches Störungsmodell	329
Kognitiv-behaviorale Behandlung	329
Psychodynamische Behandlung	330
Diagnostische Kriterien	333
Epidemiologie und Verlauf	333
Kognitiv-behaviorales Störungsmodell	334
Psychodynamisches Störungsmodell	335
Kognitiv-behaviorale Behandlung	335
Psychodynamische Behandlung	337
Diagnostische Kriterien	339
Epidemiologie und Verlauf	339
Kognitiv-behaviorales Störungsmodell	339
Psychodynamisches Störungsmodell	340
Kognitiv-behaviorale Behandlung	340
Psychodynamische Behandlung	340
Diagnostische Kriterien	341
Epidemiologie und Verlauf	341
Kognitiv-behaviorale Störungsmodelle	341
Psychodynamisches Störungsmodell	343
Kognitiv-behaviorale Behandlung	343
Psychodynamische Behandlung	344
Kognitiv-behaviorale Psychotherapie	346
Psychodynamische Psychotherapie	346

24 Zwang ... 348
H. Reinecker, P. Joraschky

Beschreibung und diagnostische Kriterien	348
Theoretische Modelle	349
Behandlung von Zwangsstörungen	353
Behandlung von Zwangsgedanken	357
Zur Effektivität der Behandlung von Zwangsstörungen	359
Offene Fragen	359
Komorbidität von Zwangsstörungen	362
Grundstörungen aus der Sicht psychodynamischer Theorien	364
Psychodynamische Therapie	367
Ziele im Bereich der Persönlichkeit	367

25 Depression ... 370
H. Schauenburg, F.T. Zimmer

Formen und Subtypen unipolarer affektiver Störungen	372
Differenzialdiagnostik	373
Kontaktaufnahme	374
Umgang mit Suizidalität	374
Stationäre Einweisung	375
Stützende Interventionen	375
Behandlungsfehler bei akut depressiven Patienten	376
Psychodynamische/psychoanalytische Störungs- und Krankheitsmodelle	377
Kognitionstheoretische und verhaltensorientierte Modelle der Depression	378
Analytische und tiefenpsychologisch fundierte Psychotherapie	381
Psychodynamische Psychotherapie bei regressiv-verstrickter Verarbeitung des depressiven Grundkonfliktes	381
Psychodynamische Psychotherapie bei „progressiver" (vermeidender) Verarbeitung des depressiven Grundkonflikts	383
Momente der therapeutischen Beziehung als Wirkfaktoren in der psychodynamisch-psychoanalytischen Psychotherapie	385
Allgemeine Behandlungsansätze der Verhaltenstherapie	387
Elemente kognitiver Verhaltenstherapie	387
Aspekte der Durchführung im Verlauf	389
Kognitive Verhaltenstherapie bei rezidivierenden und chronischen Depressionen	392
Selbstbeurteilungsskalen	393
Fremdeinschätzungsskalen	393

26 Posttraumatische Störungen ... 397
A. Möllering

Instrumente	398
F43 Reaktionen auf schwere Belastungen und Anpassungsstörungen	399
F62 Andauernde Persönlichkeitsänderungen, nicht Folge einer Schädigung oder Krankheit des Gehirns	401
Risikofaktoren	402
Protektive Faktoren	402

27 Essstörungen ... 406
S. Herpertz, M. de Zwaan

Historische Betrachtung	406
Diagnose	408
Epidemiologie	409
Ätiologie	409
Ätiologische Konzepte aus tiefenpsychologischer Sicht	410
Ätiologische Konzepte aus verhaltenstherapeutischer Sicht	410
Prognose	411
Therapie	412
Multimodale stationäre Psychotherapie mit tiefenpsychologischem Schwerpunkt	412
Multimodale stationäre Psychotherapie mit kognitiv-verhaltenstherapeutischem Schwerpunkt	415
Historischer Überblick	418
Diagnose	419

Epidemiologie	420
Risikofaktoren	420
Ätiologie	420
Kognitiv-verhaltenstherapeutisches Modell der BN	421
Prognose	422
Therapie	423
Einleitung	427
Klassifikation	428
Diagnose	428
Epidemiologie	428
Ätiologie und Pathogenese	429
Komorbidität	429
Prognose	429
Psychotherapie der Binge Eating-Störung	429

28 Sexuelle Störungen ... 432
B. Strauß

Wissen über Sexualität	433
Fort- und Weiterbildung	433
Klinisch relevante Problemfelder	433
Diagnostik	435
Diagnostik	437
Spezielle Aspekte	438
Spezifische Diagnostik	438
Therapie	438
Evaluation	440
Diagnostisch relevante Aspekte von Ätiologie und Pathogenese	441
Therapie	442
Verlauf, Prognose, Evaluation	443

29 Psychotherapie von Persönlichkeitsstörungen – Perspektiven integrativer Psychotherapie ... 445
G. Dammann, P. Fiedler

Definition	445
Differenzierung	445
Prävalenz	446
Biosoziale Lerntheorien	448
Kognitive und schematheoretische Erklärungsversuche	448
Interpersonelle Erklärungsansätze	449
Psychoanalytische Modelle und das Konzept der „Strukturellen Störung"	450
Integrative Psychotherapie	453
Interpersonelle Behandlungstechnik	455
Therapeutische Ansätze	455
Behandlungstechnische Debatten	456
Modifizierte psychodynamische Verfahren	456
Mentalisierungsbasierte Therapie	457
Technischer Rahmen – eine gemeinsame Basis	460
Debatten und Differenzen	460
Wie muss ein Therapeut auf schwerer gestörte Patienten antworten?	460
Aktive Fürsorge und Helfernetze für die Patienten zu Beginn der Behandlung	461
Zentrale Beziehungsdilemmata bei Persönlichkeitsstörungen	461
Metatheorie der Technik	462
Ressourcenorientierter Zugang	462
Untergruppenorientierte und traumaspezifische Aspekte	463
Störungsspezifische Methoden	464
Psychotherapieforschung	464

30 Dissoziative Störungen ... 466
C. Spitzer, H.J. Freyberger

Dissoziative Bewusstseinsstörungen	466
Konversionsstörungen	467
Psychodynamische Konzepte	469
Kognitiv-behaviorale Konzepte	470
Dissoziative Bewusstseinsstörungen	470
Konversionsstörung	471

31 Sucht ... 473
K.W. Bilitza, P. Schuhler

Verhaltenstherapeutische Modellentwicklung	473
Psychoanalytische Theoriebildung	474
Verhaltenstherapeutische Diagnostik	475
Psychoanalytische Diagnostik	476
Störungen der Selbst- und Objekt-Differenzierung	478
Komorbidität	480
Differenzielle verhaltenstherapeutische Suchttherapie	480
Psychoanalytische Suchttherapie	485

32 Schizophrenie und verwandte Störungen ... 491
S. Bachmann, M. Weisbrod, C. Mundt

Epidemiologie und Ätiologie	492
Phasenspezifische Behandlung	493
Kognitive Verhaltenstherapie	494
Psychoedukation	495
Kognitives und metakognitives Training	495
Training sozialer Fertigkeiten	495
Erstmanifestation	499
Therapieresistenz	499
Adherence Therapie	499
Gewichtsmanagement	499
Substanzmissbrauch und -abhängigkeit	500

33 Somatoforme Störungen ... 501
W. Rief, P. Henningsen

Komorbidität ... 502
Psychodynamisches Modell ... 502
Interpersonell angelegtes Modell ... 502
Aufschaukelungsprozesse ... 503
Subjektive Krankheitsmodelle ... 503
Biologische Aspekte ... 504
Psychometrische Instrumente ... 505
Ziele in der Psychotherapie
somatoformer Störungen ... 508
Zur Bedeutung der psychotherapeutischen
Initialphase ... 508
Spezielles verhaltenstherapeutisches Vorgehen ... 509
Spezielles psychodynamisches Vorgehen ... 511
Behandlung der Hypochondrie ... 513
Chronischer Schmerz und
somatoforme Störungen ... 514
Qualitätssicherung ... 515
Psychotherapieforschung und
Evidenzbasierung ... 515

34 Chronisch-körperliche Erkrankungen ... 519
A. Dinger-Broda, G. Schüßler

Psychodynamische Therapie ... 519
Verhaltensmedizin ... 519
Krankheitsbewältigung ... 519
Biopsychosoziales Modell ... 519
Epidemiologie ... 520
Leitlinien ... 520
Psychosoziale Belastungen einer
chronisch-körperlichen Erkrankung ... 521
Innerseelische Auseinandersetzung ... 521
Psychosoziale Folgen einer
chronischen Erkrankung ... 521
Diagnostik ... 522
Indikation ... 522
Zielsetzungen ... 523
Setting ... 523
Aufbau einer therapeutischen Beziehung ... 524
Grundsätze der Behandlung ... 524
Therapeutischer Prozess ... 525
Abschluss der Therapie und Evaluation ... 525

35 Psychosomatische Dermatologie ... 527
V. Ritter, U. Gieler, U. Stangier

Auslösung/Aufrechterhaltung dermatologischer
Erkrankungen (mit Organbefund) durch
psychische Faktoren ... 529
Somatoforme dermatologische Beschwerden
(ohne Organbefund) ... 530
Krankheitsverarbeitung progredient
verlaufender Dermatosen ... 530
Entstellungsproblematik ... 530
Manipulationen an der Haut ... 530
Psychosen, die sich auf die Haut beziehen ... 531
Psychiatrische Diagnostik ... 531
Testdiagnostik ... 531
Tiefenpsychologische Diagnostik ... 532
Verhaltens- und Bedingungsanalyse ... 532
Psychische Faktoren mit Einfluss
auf Dermatosen ... 534
Somatoforme dermatologische Beschwerden ... 536
Ungünstige Krankheitsverarbeitung/
Entstellungsproblematik ... 537
Körperdysmorphe Störung ... 537
Kratzen ... 538
Paraartefakte ... 539
Kutane Artefakte ... 539
Wahnsyndrome in der Dermatologie ... 540

36 Chronisch-entzündliche Darmerkrankungen ... 543
P. Kosarz, J. Küchenhoff

Ätiologie ... 543
Klinik ... 543
Verlauf ... 544
Therapie ... 544
Zeitpunkt der psychotherapeutischen
Begleitung ... 545
Integrative oder spezialisierte Psychotherapie? ... 545
Chronisch-entzündliche Darmerkrankungen
aus der Perspektive des biopsychosozialen
Modells ... 546
Persönlichkeit, Psycho- und Familiendynamik ... 546
Psychodynamische Aspekte der
Krankheitsverarbeitung ... 548
Spezialisierte psychodynamische
Psychotherapie ... 549
Stress und chronisch-entzündliche
Darmerkrankungen ... 550
Psychologische Diagnostik ... 552
Verhaltensmedizinischer Behandlungsansatz ... 552

37 Asthma bronchiale ... 554
P. Kosarz

Epidemiologie ... 554
Ätiologie ... 555
Verlauf ... 555
Klassifikation und Schweregrad ... 556
Pathogenese ... 556
Diagnostik ... 557
Medikamentöse Behandlung
des Asthma bronchiale ... 558
Prävention ... 558
Psychologische Diagnostik ... 559
Psychogene Auslöser des Asthma bronchiale ... 559
Krankheitsmanagement ... 560

38 Herzerkrankungen ... 562
J. Jordan, C. Herrmann-Lingen

Chronisch langfristig wirksame Risikofaktoren 564
Episodische Risikofaktoren ... 564
Akut wirksame Risikofaktoren ... 565
Interaktion der Risikofaktoren ... 565
Risikofaktoren nach Krankheitsbeginn ... 566
Psychische Belastungen bei PatientInnen
mit koronarer Herzkrankheit ... 567
Ärztliche Führung und psychosomatische
Grundversorgung ... 570
Konsiliar-Liaisondienste ... 570
Gruppentherapie zur Krankheitsbewältigung 570
Gruppenbehandlungen zur Stressbewältigung
und Risikofaktor-Modifikation ... 570
Psychotherapie koronargefährdender
Persönlichkeitsmerkmale ... 571
Spezifische Aspekte bei Anpassungs- oder
Belastungsstörungen ... 571

39 Neurologische Erkrankungen ... 574
P. Senf

Somatoforme Störungen ... 576
Organisch-neurologische Erkrankungen ... 576
Dissoziative neurologische Symptome
(ohne Organbefund) ... 577
Krankheitsverarbeitung und psychische
Komorbidität ausgewählter chronisch-
neurologischer Erkrankungen ... 578
Ausgewählte chronische Schmerzsyndrome ... 581
Multiple Sklerose ... 582

40 Schlafstörungen ... 584
H.G. Weeß

Therapie der Insomnien ... 584
Verhaltensmedizinische Beratung und Regeln
der Schlafhygiene ... 585
Verhaltenstherapeutische und psycho-
therapeutische Grundlagen der
Insomnietherapie ... 586
Elemente der Psychotherapie von
Schlafstörungen ... 587

41 Psychotherapeutische Betreuung von Transplantationspatienten ... 589
V. Köllner, Y. Erim

Bedeutung der Transplantationsmedizin ... 589
Bedeutung psychosozialer Faktoren für den
Transplantationserfolg ... 590
Psychotherapeutische Betreuung in der
Transplantationsmedizin ... 590
Empfängerauswahl, Orientierungsphase
und Wartezeit ... 590
Wartezeit ... 590
Perioperative Phase ... 591
Rehabilitationsphase und Langzeitverlauf ... 592
Fallbeispiel zur Verhaltenstherapie ... 595
Fallbeispiele zur tiefenpsychologisch
fundierten Psychotherapie ... 595
Fallbeispiel zur systemischen
Familientherapie ... 596

42 Psychotherapie mit Krebspatienten ... 598
J. Weis, A. Sellschopp

Psychische Komorbidität ... 598
Behandlungsbedarf ... 600
Allgemeine Grundlagen der psycho-
therapeutischen Arbeit mit Krebspatienten ... 600
Behandlungsziele ... 601
Psychotherapeutische Interventionen ... 601

VI Besondere Problemstellungen

43 Notfälle ... 608
M. Heidt, A. Möllering

Akute Suizidalität ... 608
Akute dissoziative Symptome ... 609
Selbstverletzendes Verhalten ... 609
Rechtliche Grundlagen ... 611
Notfallsituationen, Einsatzanlässe und
Inanspruchnahme
notfallpsychotherapeutischer Angebote ... 611
Einsatz- und Tätigkeitsfelder von
Notfallpsychotherapeuten und die Vernetzung
mit anderen Helfergruppen der PSNV ... 611

44 Psychotherapie mit Kindern und Jugendlichen ... 616
M. Brünger, K. Rudolf

Kindesentwicklung ... 617
Bindung ... 617
Entwicklungsaufgaben ... 618
Anfänge der Kinderverhaltenstherapie ... 620
Grundprinzipien der Verhaltentherapie ... 620
Diagnostik ... 620
Praxis der Verhaltenstherapie im
Kindes- und Jugendalter ... 621
Notwendige Kooperationen
mit anderen Institutionen ... 622

Psychotherapie und Psychopharmakotherapie 623
Evaluation von verhaltenstherapeutischen
Behandlungsansätzen 624
Diagnostik 624
Tiefenpsychologische Psychotherapie 626
Einbezug von Eltern, Familie und Umfeld aus
tiefenpsychologischer Sicht 629
Tiefenpsychologische Gruppenpsychotherapie 630
Stationäre Psychotherapie aus
tiefenpsychologischer Sicht 631
Entwicklungsvarianten und
Belastungsreaktionen 631
Früh beginnende Störungen mit
überdauernder Entwicklungs-beeinträchtigung 631
Reifungsabhängige Störungen 632
Altersspezifisch beginnende Störungen 632
Entwicklungsabhängige Interaktionsstörungen 632
Früh beginnende erwachsenentypische
Störungen 632
Weiterbildung zum Facharzt für Kinder- und
Jugendpsychiatrie und -psychotherapie 634
Ausbildung zum Kinder- und
Jugendlichenpsychotherapeuten 634

45 Psychotherapie von psychischen Störungen und Verhaltensproblemen bei Menschen mit Intelligenzminderung 636
W. Rotthaus, B. Wilms

Leid erzeugende Familienbeziehungen 636
Ungleichzeitigkeiten der Entwicklung 636
Stigmatisierung und Diskriminierung 637

46 Psychotherapie mit Migranten – Aspekte der interkulturellen Psychotherapie 640
Y. Erim

Identitätsentwicklung in der Migration 640
Sprach- und Verständigungsprobleme 641
Therapeutische Haltungen und
Voreinstellungen 641
Übertragungs- und Gegenübertragungs-
bereitschaften, Eigenübertragung in der
interkulturellen Psychotherapie 642
Schmerzsyndrome 644
Vereinsamung des Vaters in der Familie 644
Probleme neu zugezogener Ehepartner 645
Transgenerationelle Migrations- oder
Traumaerfahrung 645
Maritale Probleme und neue soziale
Rollenbilder 645

47 Psychotherapie bei alten Menschen 648
G. Heuft

Funktionelle Störungen im Alter 649
Verhaltenstherapeutische Aspekte 649
Psychoanalytische Aspekte 649
Psychosomatische Störungen im Alter 651
Somatopsychische Störungen im Alter 651
Anwendungsfelder – Beispiel Demenz 653
Vorteile des verhaltensgerontologischen
Ansatzes 654
Ethische Aspekte der Alterspsychotherapie
bei demenziell Erkrankten 655
Besonderheiten der ambulanten
psychoanalytischen Behandlung Älterer 656
Stationäre psychoanalytische Fokaltherapie
alter Patienten 656

48 Transsexualität 658
W. Senf, G. Senf

Definition 658
Epidemiologie 658
Ätiologie 659
Verlaufsdiagnostik 660
Beziehungsdiagnostik 660

49 Sexueller Missbrauch 666
G. Amann, R. Wipplinger

Grundprinzipien der psychotherapeutischen
Behandlung 669
Therapeutische Beziehung 670
Posttraumatische Belastungsstörung/Ängste ... 671
Depressionen – negatives Selbstbild 674
Sexualisierung 675
Sexuelle Funktionsstörungen 675

50 Psychotherapeutische Behandlung von Sexualstraftätern 677
H.-J. Pitzing, H. Will

Begriff Sexualstraftäter 677
Rückfälligkeit 677
Diagnostische Grundlagen 678
Rückfall 678
Gesetzliche Grundlagen der Behandlung 679
Ambulante Behandlung in Fachambulanzen
und freien Praxen 680
Spezifisches Patientenprofil 685
Besonderheiten der Psychotherapie 685
Medikamentöse Behandlung 686
Spezifische Anforderungen an die
TherapeutInnen 686

VII Rahmenbedingungen der Berufspraxis

51 Gesundheitspolitische Grundlagen der ambulanten Psychotherapie im Rahmen der gesetzlichen Krankenversicherung 690
A. Dahm

Konsiliarverfahren 692
Dokumentation und Evaluation
psychotherapeutischer Leistungen 693
Gutachterverfahren in der Psychotherapie 693
Sachleistungsprinzip und
Wirtschaftlichkeitsgebot in der
vertragsärztlichen und -
psychotherapeutischen Versorgung 694
Psychotherapie unter dem Budget 694

52 Sozialrechtliche Rahmenbedingungen und Sozialarbeit 696
F.-P. Begher

Grundsätzliches 697
Methodisches Vorgehen 698
Netzwerkarbeit 699
Zusammenarbeit mit anderen Berufsgruppen 699
Verhältnis von Psychotherapie und Beratung .. 699

53 Rechtliche Grundlagen psychotherapeutischen Handelns 700
S. Kneer-Weidenhammer

Voraussetzungen für die ärztlichen
Psychotherapeuten 700
Voraussetzungen für die Psychologischen
Psychotherapeuten 700
Berufspflichten 701
Verfahrensrecht 701
Zulassung 701
Geschichte – bedarfsunabhängige Zulassung
und bedarfsunabhängige Ermächtigung 702
Rechte und Pflichten der zu
vertragstherapeutischen Leistungen
zugelassenen Psychotherapeuten 702
Abrechnung, Vergütung 703
Verfahrensrecht 703
Vertragliches Schuldverhältnis 703
Zivilrechtliche Haftung 705

54 Ethik in der Psychotherapie und der Psychotherapieausbildung 707
D. Birnbacher, L. Kottje-Birnbacher

Anwendungen des Prinzips Nichtschädigung .. 709
Anwendung des Prinzips Fürsorge 710
Anwendung des Prinzips Achtung der
Selbstbestimmung 711
Anwendung des Prinzips Gerechtigkeit
und Gleichheit 712

VIII Anhang

Literaturverzeichnis 715

Sachverzeichnis 800

I Was ist Psychotherapie?

1 Was ist Psychotherapie?
2 Geschichte und Entwicklungslinien der Psychotherapie
3 Epidemiologie psychischer Störungen, Behandlungsbedarf und Versorgungssituation
4 Wissenschaftliche Grundlagen: Denkmodelle
5 Allgemeine Psychotherapie

1 Was ist Psychotherapie?

W. Senf, M. Broda

Dieses Lehrbuch ist für die psychotherapeutische Praxis geschrieben, es werden alle die Psychotherapie betreffenden Gesichtspunkte behandelt. Die Frage, **was Psychotherapie ist**, beantwortet sich somit über die Inhalte des Buches. Das zeigt, wie komplex „Psychotherapie" ist: es geht um unterschiedliche theoretische Grundlagen und Perspektiven, um verschiedene Krankheitslehren und Behandlungstheorien mit einer entsprechenden Vielzahl unterschiedlichster Verfahren und Techniken. Manche Lehrbücher vermeiden wohl deshalb eine allgemeine Definition (Strauss et al. 2007), andere wiederum fokussieren auf eine der unterschiedlichen Perspektiven (Herpertz et al. 2008).

Eine **einfache Definition**, was Psychotherapie ist, gibt es nicht. Als eigenständiges **Fachgebiet**, das gut in die Medizin integriert ist, definiert sich Psychotherapie zunächst über den spezifischen wissenschaftlichen, strukturellen und klinischen Kontext. Psychotherapie ist eine respektierte wissenschaftliche und klinische Disziplin auf der Basis guter Forschung (Kap. 13). Als ein **medizinischer Versorgungsbereich** ist Psychotherapie durch seinen strukturellen Kontext definiert. Die ärztliche **Approbationsordnung** wie auch **Weiterbildungsordnung** markieren die Psychotherapie ist als eigenständiges medizinisches Fach- und Versorgungsgebiet. Durch das **Psychotherapeutengesetz** ist die psychologische Psychotherapie als Heilberuf und als medizinischer Versorgungsbereich gesetzlich verbindlich geregelt. Die Psychotherapie-Richtlinien (www.kbv.de) wie auch das EBM schaffen verbindliche Grundlagen für die Finanzierung von Psychotherapie im öffentlichen Gesundheitssystem (Kap. 51).

„Irgendeinmal wird das Gewissen der Gesellschaft erwachen und sie mahnen, dass der Arme ein ebensolches Anrecht auf seelische Hilfeleistung hat, wie bereits jetzt auf lebensrettende chirurgische. … Diese Behandlungen werden unentgeltlich sein", so S. Freud 1918 auf dem Budapester Kongress. Wir denken, das ist heute erreicht: das Gewissen der Gesellschaft ist erwacht und jeder hat ein Anrecht auf eine unentgeltliche (natürlich kassenfinanzierte) seelische Hilfeleistung. Das ist insbesondere im internationalen Vergleich grundsätzlich eine sehr positive Entwicklung, die zeigt, dass unsere Gesellschaft und die Gesundheitspolitik begriffen haben, dass die Psychotherapie als Heilmethode unverzichtbarer Bestandteil einer qualifizierten medizinischen Versorgung ist.

Wie aber ist es mit Freuds weiterer Vision, „das Gold der Analyse …reichlich mit dem Kupfer der Suggestion zu legieren"? Auf diese Frage gehen wir mit dem neuen zweiten Band „Techniken der Psychotherapie" ein.

An dieser Stelle wollen wir jetzt doch eine allgemeine Definition geben und einige der Spezifika von Psychotherapie hervorheben.

1.1 Definition

Unter den vielen Versuchen, Psychotherapie zu definieren, ist die Definition von Strotzka (1975) bis heute aktuell geblieben.

> **Danach ist Psychotherapie:**
> - ein bewusster und geplanter interaktioneller Prozess
> - zur Beeinflussung von Verhaltensstörungen und Leidenszuständen,
> - die in einem Konsensus (möglichst zwischen Patient, Therapeut und Bezugsgruppe) für behandlungsbedürftig gehalten werden,
> - mit psychologischen Mitteln (durch Kommunikation),
> - meist verbal, aber auch averbal,
> - in Richtung auf ein definiertes, nach Möglichkeit gemeinsam erarbeitetes Ziel (Symptomminimalisierung und/oder Strukturänderung der Persönlichkeit),
> - mittels lehrbarer Technik,
> - auf der Basis einer Theorie des normalen und pathologischen Verhaltens.
> - In der Regel ist dazu eine tragfähige emotionale Bindung notwendig.

Obwohl schon 1975 programmatisch formuliert, ist dieser Definition nichts hinzuzufügen, sie beinhaltet die wesentlichen Grundlagen und Kennzeichnungen von Psychotherapie, die aus heutiger Sicht lediglich einiger Ergänzungen bedarf:

Fachpsychotherapie. Auch als Verfahren zur Krankenbehandlung ist Psychotherapie ebenfalls eindeutig definiert:

> **Psychotherapie ist professionelles psychotherapeutisches Handeln im Rahmen und nach den Regeln des öffentlichen Gesundheitswesens, das wissenschaftlich fundiert ist mit Bezug auf wissenschaftlich begründete und empirisch gesicherte Krankheits-, Heilungs- und Behandlungstheorien. Dabei handelt es sich um ein komplexes therapeutisches Prinzip mit handlungsorientierten Strategien zur Beeinflussung von Erleben und Verhalten, das geeignet

ist, psychisch bedingte oder mitbedingte Krankheiten oder Verarbeitungsstörungen bei körperlicher Erkrankung oder psychosozialer Belastung zu beseitigen oder zu mildern (**kurative Psychotherapie**) und Krankheitsentstehung vorzubeugen (**präventive Psychotherapie**).

Die Psychotherapie bei akuten Traumata (z.B. nach Unfall, Verlust, schwerer Erkrankung etc.), bei schwerer körperlicher Krankheit (z.B. Krebs) oder bei schwerwiegenden medizinischen Maßnahmen (z.B. Transplantation) ist jeweils auch **präventiv**, da bei rechtzeitiger Anwendung von Psychotherapie die Entwicklung einer psychischen Störung oder Erkrankung bzw. eine Chronifizierung verhindert werden kann.

Bei einer psychotherapeutischen Behandlung werden in einem **Gesamtbehandlungsplan** nach dem Prinzip möglichst minimaler Intervention indikationsspezifisch psychotherapeutische **Grundverfahren** eingesetzt, innerhalb derer spezielle Behandlungs**methoden**, **-techniken** und Behandlungs-**Settings** zur Anwendung kommen.

Für die Fachpsychotherapie ist folgende Systematik allgemein akzeptiert (Meyer et al. 1999, Senf u. Broda 2000):

Grundorientierung. Dem Konzept der psychotherapeutischen Grundorientierung folgend, lassen sich die unterschiedlichen psychotherapeutischen Verfahren auf übergeordnete theoretische Hintergrundsannahmen beziehen. Dadurch wird der Begriff der Psychotherapie-„**Schule**" entbehrlich. Bei einer Grundorientierung handelt es sich um ein eigenständiges und differenziertes Theoriesystem, das eine spezifische Krankheits- bzw. Störungstheorie und eine spezifische Behandlungstheorie vertritt. Anerkannte Grundorientierungen sind das behavioristische, das humanistische, das psychoanalytische und das systemische Modell; sie sind als theoretische Grundlagen in diesem Buch vertreten (s. Kap. 15, Kap. 16, Kap. 17, Kap. 18, Kap. 19).

Streitpunkte sind Art und Grad der empirischen Validierung, wobei hier unterschiedliche wissenschaftstheoretische Standpunkte geltend gemacht werden (s. Kap. 3).

Verfahren. Der Begriff *Psychotherapeutisches Verfahren* steht für eine umschriebene Form psychotherapeutischer Praxis, die sich auf eine der Grundorientierungen bezieht und diese in einem spezifischen Aspekt ausreichend standardisiert und praktisch umsetzt (z.B. tiefenpsychologisch fundierte Einzeltherapie nach Ziff. 872 E-GO).

Technik. Mit dem Begriff *Psychotherapeutische Technik* ist eine konkrete Methode innerhalb der Behandlungspraxis benannt, die handlungsbezogen und als ein bestimmtes therapeutisches Vorgehen möglichst operational beschrieben ist. Der Bezug zu einer theoretischen Grundorientierung ist eher locker oder nicht vorhanden, der Anwendungsbereich ist bei einer bestimmten Behandlungstechnik enger als bei einem Verfahren (Beispiele: Reizkonfrontation in vivo, Fokaltherapie, EMDR, Krisenintervention, etc.).

Setting. Psychotherapeutische Settings sind behandlungsstrategische Elemente und Arrangements, die zur gezielten therapeutischen Beeinflussung genutzt werden. Unterschieden werden z.B. Einzel-, Gruppen- oder Familien-Setting sowie stationär, teilstationär und ambulant.

Perspektive. Dieser Begriff beschreibt ein von den Grundorientierungen unabhängiges Referenzsystem für psychotherapeutische Wirkfaktoren, wobei es sich um wirksame Teilkomponenten handelt, die in allen Psychotherapieformen vorkommen. Begriffe sind z.B. Ressourcenperspektive, Störungsperspektive, Entwicklungsperspektive, interpersonale Perspektive, motivationale Perspektive etc (s. dazu Kap. 5 und Band 2: Technik der Psychotherapie).

1.2 Therapie durch Kommunikation

Nach obiger Definition ist Psychotherapie ein bewusster und geplanter interaktioneller Prozess, also interpersonelle Kommunikation.

» *Psyche ist ein griechisches Wort und lautet in deutscher Übersetzung Seele. Psychische Behandlung bedeutet demnach Seelenbehandlung. Man könnte also meinen, dass darunter verstanden wird: Behandlung der krankhaften Erscheinungen des Seelenlebens. Dies ist aber nicht die Bedeutung dieses Wortes. Psychische Behandlung will vielmehr besagen: Behandlung von der Seele aus, Behandlung – seelischer oder körperlicher Störungen – mit Mitteln, welche zunächst und unmittelbar auf das Seelische des Menschen einwirken. Ein solches Mittel ist vor allem das Wort, und Worte sind auch das wesentliche Handwerkszeug der Seelenbehandlung. Der Laie wird es wohl schwer begreiflich finden, dass krankhafte Störungen des Leibes und der Seele durch bloße Worte des Arztes beseitigt werden sollen. Er wird glauben, man mute ihm zu, an Zauberei zu glauben. Er hat damit nicht so unrecht; die Worte unserer täglichen Reden sind nichts anderes als verblasster Zauber. Es wird aber notwendig sein, einen weiteren Umweg einzuschlagen, um verständlich zu machen, wie die Wissenschaft es anstellt, dem Worte wenigstens einen Teil seiner früheren Zauberkraft wiederzugeben (Freud 1905, S. 289).* «

Freuds Konzept einer **talking cure durch die Zauberkraft der Worte** benennt schon das **wesentliche Element** und die Kennzeichnung von Psychotherapie: es geht um das gezielte therapeutische **Benutzen von Kommunikation**. Im Rahmen eines **sozial-kommunikativen Problemlöseprozess**, der durch die **therapeutische Beziehung** und die bewusste gesteuerte Interaktion zwischen Therapeut und Patient ermöglicht wird, kommt es zu einer **Erfahrungs- und Erlebniserweiterung** bei den Patienten, die geeignet ist, Krankheitszustände zu überwinden (Kanfer et al. 2000).

Vielfalt und Variationsbreite

Die obige Definition weist auf Vielfalt und Variationsbreite. Das basiert darauf, dass es seit Anfang des 20. Jahrhunderts in der **Welt der Psychotherapie** (Heim 2009) zu einer geradezu stürmischen Entwicklung gekommen ist. Ein Ergebnis dieser Entwicklung ist eine große Vielfalt und Variationsbreite. Im historischen Rückblick auf die Entwicklungsgeschichte der Psychotherapie ist nachvollziehbar, wie es zu dieser Vielfalt dadurch gekommen ist (Orlinsky 1994), dass sich die verschiedenen psychotherapeutischen Richtungen und „Schulen" zur Bewältigung der Unterschiedlichkeit der Probleme und Störungen der Patienten heraus entwickelt haben.

Kein Behandlungsmodell war und ist für sich in der Lage, bei allen Problemen, Krankheiten und Störungen und bei allen Persönlichkeitstypen von Patienten gleich wirksam zu sein. Der **therapeutische Auftrag** an die Psychotherapie ist aber die wirksame Behandlung und Prävention von Krankheit. Er ist aber nur dann erfüllt, wenn ein Patient in jedem Fall die Therapie erhält, die für seine Krankheit notwendig ist, und wenn der therapeutische Aufwand in einem angemessenen Verhältnis zu dem Behandlungsergebnis steht.

Das ist ein starkes Argument für **Vielfalt und Variationsbreite**, unter einer ausschließlich „schulenorientierten" Sichtweise ist dieser Grundsatz nicht zu erfüllen. Es besteht dann die Gefahr, dass Patienten nur das an Behandlung erfahren, was der jeweilige Therapeut gelernt hat oder was er bevorzugt, und das muss nicht die Therapieform sein, die nach heutigem Wissen besonders wirksam und deshalb angezeigt ist.

> **M** Eine starre Schulenbezogenheit ist deshalb heute überholt und entspricht nicht dem wissenschaftlichen Stand. Schon aus diesem Grund ist es notwendig, eine integrative Psychotherapie zu entwickeln (s. Band 2: Technik der Psychotherapie).

1.3 Professionalität

Psychotherapie ist professionelles therapeutisches Handeln im Rahmen und nach den Regeln des öffentlichen Gesundheitswesens, wissenschaftlich fundiert mit Bezug auf wissenschaftlich begründeten und empirisch gesicherten Krankheits-, Heilungs- und Behandlungstheorien. Die therapeutischen Interventionen erfolgen mit theoretisch abgeleiteten und empirisch abgesicherten Verfahren, Methoden und Settings, um zielgerichtete Veränderungen im Erleben und Verhalten von Patienten zu bewirken. Psychotherapie wird zum Zwecke der Behandlung von psychisch bedingten oder mitbedingten Krankheiten, krankheitswertigen Störungen und Beschwerden oder zu deren Vorbeugung eingesetzt. Voraussetzug dazu ist eine qualifizierte Diagnostik und Differenzialindikation unter Einbezug und Nutzung aller verfügbaren Verfahren und Methoden, durchgeführt mit a priori formulierten und a posteriori evaluierten Therapiezielen. Die Anwendung von Psychotherapie in der Krankenbehandlung erfolgt durch professionelle Psychotherapeuten mit geprüfter Berufsqualifikation und unter Wahrung ethischer Grundsätze und Normen und in Erfüllung von Maßnahmen zur Qualitätssicherung auch unter dem Gebot der Wirtschaftlichkeit.

Professionelle Psychotherapie dient primär der Krankenbehandlung, auch wenn einzelne psychotherapeutische Methoden in der **professionellen psychologischen Beratung** (s. Band 2) oder in der **Rehabilitation** angewendet werden. Die Professionalität ist in der Psychotherapie besonders zu fordern, da auch **Fehlentwicklungen** zu beklagen sind.

- Entweder wird unter dem Begriff „Psychotherapie" lediglich eine Reihe von psychotherapeutischen Methoden und Behandlungstechniken subsummiert, deren Gemeinsamkeit darin besteht, dass sie **lediglich vorgeben**, pathologische Erscheinungen mit psychologischen Methoden anzugehen. „Psychotherapie" erscheint dann als eine bunte, unübersichtliche und letztlich undurchschaubare Vielfalt, in der sich unterschiedlichste Anbieter Konkurrenz machen. Über einen „Psychomarkt" vermittelte psychologische Hilfsangebote wie Coaching, Beratung, Lebenshilfe etc., die weitgehend auf das Paradigma der Psychotherapie als der Arbeit in der interpersonalen Beziehung verzichten können, werden zu selbstständig nachgefragten Angeboten. Solche **„Psychowaren"** organisieren sich nach den Gesetzen von Angebot und Nachfrage, differenzieren sich dadurch aus, dass neue Angebote für jedes erdenkliche Problem auf den Markt kommen und zahlungswillige Kunden bzw. Konsumenten finden. Das sind Angebote manchmal mit aber überwiegend ohne therapeutischer Fachkompe-

> **Exkurs: Professionelle psychologische Beratung**
>
> Die **Fachpsychotherapie** als etablierte Methode zur Behandlung von Krankheit unterscheidet sich essentiell von der **professionellen psychologischen Beratung** (s. Band 2) und anderer Art von **Lebenshilfe**, innerhalb derer einzelne psychotherapeutische Techniken und Methoden ihren jeweils eigenen Stellenwert haben können, allerdings ohne begründeten Anspruch auf Krankenbehandlung. Damit soll keineswegs die wissenschaftliche Psychotherapie lediglich abgegrenzt und vor unwissenschaftlichen Einflüssen geschützt werden. Im Gegenteil geht es auch darum, der professionellen psychologischen Beratung, die sich u. a. auch psychotherapeutischer Techniken bedienen kann, ihren eigenen, aus unserer Sicht besonders wichtigen Platz in unserer Gesellschaft einzuräumen. Vermutlich ist professionelle Beratung häufiger notwendig als Fachpsychotherapie, sodass sogar die Sorge besteht, dass Beratung zur Psychotherapie umgedeutet wird.

tenz bzw. ohne professionelle Ausbildung, leider auch mit einer zunehmenden medialen Präsenz.

Die Gefahr dabei ist, dass professionalisierte Psychotherapie dadurch in Konkurrenz zu **kommerziellen Angeboten jenseits der Professionalisierung** gestellt wird. Und diese kommerziellen Angebote sind dahingehend frei, als sie sich der Konzepte der professionalisierten Psychotherapie ungehemmt bedienen mit einer ungehemmten Ausbreitung der Angebotspalette von der **Familienaufstellung im Großeinsatz** bis zu **Psycho-Wellness** in der **Hotelklinik**. S. Duttweiler (2006) weist in ihrer Analyse von entsprechenden Kunden, Märkten und Unternehmen auf die Gefahren nicht nur durch die **Ökonomisierung von Psychotherapie**, sondern insbesondere durch die **Therapeutisierung der Ökonomie**.

- Andererseits findet sich in der Psychotherapie immer noch ebenso häufig die Tendenz, sich hinter den Mauern einer Therapie-„Schule" zu verschanzen und in Feindschaft gegenüber den vermeintlich anderen „Menschenbildern" alle anderen Therapierichtungen prinzipiell zu entwerten.

> **M** Beide Extreme sind geeignet, die Psychotherapie in Misskredit zu bringen. Deshalb ist eine deutliche Abgrenzung zu Verfahren notwendig, deren Wirksamkeit nicht nachgewiesen ist oder nicht nachweisbar ist, und es sind Standards der Qualitätssicherung zu formulieren. Ebenso ist ideologischer Dogmatismus, der jegliche Entwicklung hemmt, entschieden abzulehnen (Senf u. Broda 1997).

Psychotherapie als professionelles psychotherapeutisches Handeln im Rahmen und nach den Regeln des öffentlichen Gesundheitswesens Fachpsychotherapie darf und kann nur von **professionellen Psychotherapeuten** durchgeführt werden mit geprüfter Berufsqualifikation unter Zuhilfenahme qualifizierter Diagnostik und Differenzialindikation unter Einbezug und Nutzung aller verfügbaren Verfahren und Methoden und mit a priori formulierten und a posteriori evaluierten Therapiezielen.

Hierbei geht es nicht nur um die Professionalisierung in der Ausbildung, sondern ebenso ist auf eine weitere Professionalisierung in der Fortbildung zu achten.

> **M** Gerade in der Psychotherapie ist „lebenslanges Lernen" angesagt.

Erfolg und Notwendigkeit

Psychotherapie ist übrigens nicht nur eine sehr anspruchsvolle Behandlungsmethode, sie ist im Vergleich zu anderen medizinischen Behandlungsmaßnahmen und gemessen an der Schwere der Erkrankungen, die behandelt werden, auch äußerst erfolgreich. Das wissen wir aus der Psychotherapieforschung (s. Kap. 13), die unter dem einstigen Verdikt der Legitimation einen in der Medizin vergleichsweise hohen methodischen Standard entwickelt hat. Aus der Forschung werden an die praktische Ausübung von Psychotherapie hohe Ansprüche formuliert, die Wirksamkeit einer Methode oder eines Verfahrens muss in mehreren Anwendungsbereichen gesichert sein. Die Psychotherapieforschung hat auch zu vielen praktischen Ergebnissen geführt, wie z.B. die Einführung der Leistungspflicht der Krankenkassen oder Konzepte zur Qualitätssicherung. Ebenso wissen wir aus der Psychotherapieforschung um die vergleichsweise sehr hohen Effektstärken von Psychotherapie und auch um die **differenzielle Wirksamkeit** verschiedener Psychotherapieverfahren.

Nach dem PsychThG wurde der Wissenschaftliche Beirat Psychotherapie (www.wbpsychotherapie.de) bei der Bundesärztekammer eingerichtet. Er hat die Aufgabe, wissenschaftlich zu klären, ob für ein bestimmtes Verfahren ein hinreichender Wirksamkeits- und Unbedenklichkeitsnachweis als Krankenbehandlungsmethode erbracht wurde. Prinzipiell wird für jedes psychotherapeutische Verfahren und für jede psychotherapeutische Technik die empirische Überprüfung und Absicherung in kontrollierten Studien gefordert. Gleichzeitig liegen heute überzeugende theorie- und schulenübergreifende Konzepte sowie ausgearbeitete Therapiemanuale vor.

Folgen wir der **Epidemiologie** psychischer Störungen, Behandlungsbedarf und Versorgungssituation (s. Kap. 3), dann ist evident, dass Psychotherapie äußerst notwendig ist. Allerdings bedarf es noch erheblicher Anstrengungen, die Versorgungssituation zu optimieren.

1.4 Was wird behandelt?

Mit Psychotherapie behandelt werden **psychische Störungen**, **psychosomatische Störungen** als psychisch bedingte oder mitbedingte körperliche Krankheiten sowie **somatopsychische Störungen** als Verarbeitungsstörungen bei körperlicher Erkrankung oder psychosozialer Belastung.

> **M** Im Sprachgebrauch hat sich für die psychotherapeutische Perspektive das Konzept der „Störung" statt der „Erkrankung" eingebürgert.

Hintergrund dafür ist das spezifische **Krankheitsverständnis** in der Psychotherapie, in der es darum geht, die **psychodynamischen und funktionalen Bedingungen und Zusammenhänge** bei der Entstehung und Aufrechterhaltung von Krankheit zu verstehen und therapeutisch zu beeinflussen, was immer auch eine aktive Mitarbeit und Motivation zur Veränderung bei den Patienten voraussetzt.

■ Psychische Störung

Psychische Störungen sind klinisch bedeutsame psychische Erscheinungen oder Verhaltenssyndrome bzw. Muster bei einem Individuum. Damit verbunden sind:
- aktuelles Leiden (z.B. Angst, Depression),

- Behinderung (z. B. Verhaltensunsicherheiten in einem oder mehreren wichtigen Funktionsbereichen),
- Beeinträchtigungen in der Fähigkeit, Entwicklungsaufgaben (z. B. Schule) zu bewältigen,
- signifikant erhöhtes Risiko für ein Scheitern in wichtigen Lebensbereichen (z. B. Berufsfindung, Partnerschaft etc.),
- bedeutsamer Verlust an persönlicher Freiheit.

Psychosomatische Störung

Als psychosomatische Störungen werden psychisch bedingte oder mitbedingte klinisch bedeutsame körperliche Krankheiten bezeichnet, die definitionsgemäß mit aktuellem Leiden (z. B. Schmerz, Funktionsstörungen) oder Versehrtheit (z. B. Behinderung in einem oder mehreren wichtigen Funktionsbereichen) verbunden sind oder bei denen ein signifikant erhöhtes Risiko für Tod, Schmerz, Siechtum oder ein bedeutsamer Verlust an Freiheit besteht.

Somatopsychische Störungen

Hierunter fallen Verarbeitungs- und Anpassungsprobleme bei primär körperlichen Erkrankungen, die oftmals die Qualität einer eigenständigen psychischen Erkrankung erreichen (z. B. Depression bei Tumorerkrankung). Die psychische Störung wird jedoch als Folge des somatischen Geschehens konzipiert und die Therapieziele bestehen vornehmlich in einer Anpassung an dieses Geschehen und einer grundlegenden Akzeptanz der körperlichen Veränderungen.

Behandlungsbedürftigkeit

Die Diagnose einer psychischen Störung beinhaltet nicht automatisch Behandlungsbedürftigkeit. Als weitere Kriterien sind folgende Feststellungen notwendig:
- Krankheitswertigkeit der Störung
- Eine „Störung" ist dann krankheitswertig zu nennen, wenn die normale Lebensführung der Person, ihre berufliche (oder schulische) Leistung oder soziale Aktivitäten und Beziehungen deutlich eingeschränkt sind oder die Störung dem Betroffenen erhebliches Leiden verursacht. Art und Ausmaß der Abweichung von dem in einem soziokulturellen Raum üblichen Verhalten können Hinweise auf die Krankheitswertigkeit einer Störung sein.
- Vorhandensein einer Behandlungsmethode, für die wissenschaftlich belegt ist, dass sie eine Besserung oder Heilung der Störung wahrscheinlich macht.

M Die Feststellung von Krankheitswertigkeit allein stellt noch keine hinreichende Indikation für eine Behandlung dar.

1.5 Wie wird behandelt?

Behandlungspraxis

Die Durchführung von Psychotherapie ist als Leistung der Krankenkassen u. a. in den **Psychotherapie-Richtlinien** (www.kbv.de) geregelt und findet innerhalb von verbindlichen **Rahmenbedingungen für die psychotherapeutische Berufspraxis** statt, an die sich jeder Psychotherapeut zu halten hat. Die gesundheitspolitischen, ökonomischen, rechtlichen und ethischen Grundlagen sowie die Finanzierung der psychotherapeutischen Leistung und deren Modalitäten sind im öffentlichen Gesundheitswesen klar definiert und geregelt. Juristisch gesehen tritt jeder Psychotherapeut mit seinen Patienten in ein **Dienstverhältnis**, durch das nicht nur die therapeutische Beziehung definiert und von einer privaten Beziehung klar unterschieden ist, sondern mit dem auch gefordert ist, dass dem Patienten die beste verfügbare Hilfe geboten wird, die dem gegenwärtigen Stand der Wissenschaft entspricht. Auf alle diese Fragen wird in Teil VII in diesem Buch ausführlich eingegangen.

Qualitätssicherung

Was hilft, das kann auch schaden. Diese alte Weisheit gilt auch für die Psychotherapie. Freud hatte die Psychotherapie mit dem chirurgischen Eingriff gleichgesetzt, um mit dieser Analogie zum Nachdenken darüber anzuregen, dass ein psychotherapeutischer „Eingriff" zu innerpsychischen Veränderungen mit möglicherweise weitreichenden Folgen führt und die innerpsychische Struktur zum Nutzen, aber auch zum Schaden verändern kann. Schon deshalb sollte Psychotherapie **nur bei Krankheit** angewendet werden, bei krankheitswertigen Störungen und Leiden, die im klinischen Sinne behandlungsbedürftig sind. Allgemeine Lebensprobleme, Berufsprobleme, Erziehungsprobleme oder Beziehungsstörungen fallen nicht unter den seelischen Krankheitsbegriff und deshalb auch nicht in den Indikationsbereich der Psychotherapie.

Deshalb ist es auch eine Selbstverständlichkeit, dass jeder psychotherapeutischen Intervention eine ausreichend und sorgfältig durchgeführte und dokumentierte **Diagnostik** vorausgeht sowie eine **Differenzialindikation** für die Verfahren erfolgt, die den meisten Erfolg versprechen (Kap. 14). Ebenso ist es für jeden Psychotherapeuten keine Frage, seine Behandlungsergebnisse zu kontrollieren und die Erreichung von a priori formulierten Therapiezielen nach der Therapie zu überprüfen. Dies erscheint uns wichtig, um die Beliebigkeit von Post-hoc-Erklärungen für stattgefundene Prozesse zu vermeiden.

M Keine medizinische Behandlungsmaßnahme darf ohne Erfolgskontrolle angewendet werden, und auch die psychotherapeutischen Verfahren stehen zu Recht auf dem öffentlichen Prüfstand.

1.6 Ethik

Die Ausübung von Psychotherapie ist als eine sehr verantwortungsvolle Tätigkeit an hohe ethische Forderungen gebunden. Das betrifft alle Bereiche von der Ausbildung bis zur praktischen Berufsausübung (Kap. 54)

Diese Angaben sind heute für die Fachpsychotherapie verbindlich. Daran lässt sich auch die Qualität einer angebotenen psychotherapeutischen Leistung prüfen.

1.7 Wie wird man Psychotherapeut?

Wie man Psychotherapeut wird, ist für ÄrztInnen in der ärztlichen Weiterbildungsordnung und für PsychologInnen über das PsychThG geregelt.

Zusätzliche Möglichkeiten zur Qualifikation für die Ausübung von Psychotherapie bestehen durch den Erwerb der Zusatzbezeichnungen Psychotherapie bzw. Psychoanalyse. Da sich die jeweils geltenden Weiterbildungs- bzw. Ausbildungsordnungen im Laufe der Jahre immer wieder verändern, beschränken wir uns in diesem Buch auf einige wesentliche Aspekte und verweisen für die weitergehende Information auf die entsprechenden Internetseiten:
- Ärztliche Weiterbildungsordnung: www.bundesaerztekammer.de
- Ausbildung nach dem PsychThG: www.psychotherapeutenkammer-nrw.de

■ Grundberufe

Psychotherapie ausüben dürfen nur ÄrztInnen und PsychologInnen nach einer entsprechenden Weiter- bzw. Ausbildung, eine Ausnahme besteht in der Ausbildung in Kinder- und Jugendlichen-Psychotherapie, bei der auch andere Berufsgruppen zugelassen sind. Im internationalen Vergleich unterscheiden sich verschiedene Länder voneinander, in manchen Ländern der Europäischen Union ist die Qualifikation nicht auf die Grundberufe Arzt oder Psychologe begrenzt. Wir beziehen uns hier auf die gesetzlichen Grundlagen in Deutschland.

■ Studium

Kenntnisse und begrenzte Erfahrungen in Psychotherapie werden schon den Studenten der Medizin und der Psychologie während des Studiums vermittelt. Es ist sogar so, dass die Psychotherapie durch die Reform der Approbationsordnung 2003 einen größeren Stellenwert im Rahmen der sog. psychosozialen Fächer bekommen hat.

Im Rahmen der Approbationsordnung kommen Medizinstudenten in den folgenden Fächern schon mit Psychotherapie in Kontakt:

- Medizinische Psychologie,
- Psychosomatische Medizin und Psychotherapie,
- Psychiatrie und Psychotherapie.

Die PsychologInnen müssen sich im Studium mit Klinischer Psychologie befassen und im Diplom (bislang, zukünftig Master) Klinische Psychologie als Prüfungsfach vorweisen. Auch im neuen Studiengang Bachelor/Master wird es so sein, dass möglichst viele Leistungen im Fach Klinische Psychologie erbracht werden müssen, um eine psychotherapeutische Weiterbildung anzuschließen.

■ Ärztliche Weiterbildung

Die ärztliche Weiterbildung in Psychotherapie ist in der ärztlichen Weiterbildungsordnung der Bundesärztekammer bzw. der Landesärztekammern geregelt. In den fachärztlichen Weiterbildungen findet sich die eindeutige Tendenz zu einer methoden- und theorieübergreifenden Weiterbildung in Psychotherapie mit dem Ziel einer soliden Ausbildung und Professionalisierung in psychotherapeutischen Basiskompetenzen und Spezialisierungen. Die FachärztInnen erwerben Kenntnisse und Erfahrungen in verschiedenen theoretischen Modellen und in unterschiedlichen psychotherapeutischen Verfahren und Methoden, natürlich gehören Selbsterfahrung, Supervision und praktische klinische Ausübung von Psychotherapie dazu.

Die psychotherapeutische Weiterbildung ist in den folgenden fachärztlichen Gebieten möglich (aktuelle Informationen zu den einzelnen Weiterbildungsinhalten und Grundlagen sind in den Weiterbildungsordnungen der Bundesärztekammer bzw. der Landesärztekammern enthalten):
- Psychosomatische Medizin und Psychotherapie,
- Psychiatrie und Psychotherapie,
- Kinder- und Jugend-Psychiatrie und -Psychotherapie,
- Zusatztitel Psychotherapie/Psychoanalyse.

Interessant ist, dass die Psychotherapie als Weiterbildungsinhalt in inzwischen drei medizinischen Fachgebieten umfassend und fest verankert ist. Eine zusätzliche Verankerung besteht durch den Erwerb der **Zusatzbezeichnungen**. Mit der Zusatzbezeichnung **„Psychotherapie"** kann Psychotherapie mit Patienten des jeweiligen ärztlichen Fachgebiets durchgeführt werden. Der Zusatz **„Psychoanalyse"** berechtigt zur Durchführung von Psychoanalysen. Es handelt sich um berufsbegleitende zusätzliche Weiterbildungen. Auch darüber sind aktuelle Informationen über die Ärztekammern zu erhalten. Möglichkeiten zur aktuellen Information bestehen auch über die Fach- und Berufsverbände:

- Deutsche Gesellschaft für Psychosomatische Medizin und ärztliche Psychotherapie (DGPM): www.dgpm.de
- Deutsche Gesellschaft für Psychiatrie, Psychotherapie und Nervenheilkunde (DGPPN): www.dgppn.de

Ausbildung zum Psychologischen Psychotherapeuten

Die Ausbildung von Psychologen in Psychotherapie ist im Psychotherapeutengesetz geregelt. Danach gilt für die Ausbildung zum Psychotherapeuten für Erwachsene das Diplom in Psychologie einer deutschen Hochschule (oder Äquivalents einer ausländischen Hochschule) als Zugangsvoraussetzung. Die Ausbildung ist 3-jährig berufsbegleitend bei einer Vollzeittätigkeit oder 5-jährig bei Teilzeittätigkeit an einem staatlich anerkannten Ausbildungsinstitut zu absolvieren.

Innerhalb der Ausbildung müssen 600 Theoriestunden und 600 supervidierte praktische Fallstunden absolviert werden.

Sie wird mit einer staatlichen Prüfung abgeschlossen. Die Ausbildung kostet Semestergebühren und findet abends und an Wochenenden statt. Die Kostenintensität der Ausbildung und die niedrigen Refinanzierungsmöglichkeiten über Therapien der AusbildungskandidatInnen führen zu einer Entwicklung, die dadurch gekennzeichnet ist, dass hauptsächlich finanziell über ihren Partner abgesicherte AusbildungskandidatInnen sich noch eine solche Ausbildung leisten können. In einzelnen Ausbildungsgängen finden sich heute schon keine männlichen Teilnehmer mehr. Zusätzlich zu den nicht unerheblichen Kosten muss das Pflicht-Psychiatriejahr in der Regel auf einer „PiP"-Stelle absolviert werden, was im Klartext eine volle Tätigkeit ohne jegliche Bezahlung bedeutet. 10 Jahre nach Einführung des Psychotherapeutengesetzes gibt es erstmals Diskussionen, durch Gesetzesänderungen diese Situation zu verbessern. Einzelheiten sind über die Landespsychotherapeutenkammern oder die Berufsverbände (www.vereinigung.de, www.bdp-org.de, www.dgvt.de) zu erhalten.

Im Grundsatz wird der Anspruch an die Ausbildung gestellt, in beiden großen Therapieverfahren Kenntnisse zu vermitteln, was aufgrund der „Marktinteressen" der einzelnen Ausbildungsinstitute jedoch unterschiedlich umgesetzt wird.

2 Geschichte und Entwicklungslinien der Psychotherapie

M. Geyer

> Im Rahmen dieser kurzen einleitenden psychotherapiegeschichtlichen Betrachtung kann weder der Entstehung der heute dominierenden Schulen noch der mit ihnen verbundenen Begriffe nachgegangen werden. Allerdings bedarf es in dieser Zeit auch wohl mehr eines Blicks auf die Psychotherapie, der ihre Einheit als heilkundliche Disziplin erkennen lässt. So soll die historische Perspektive genutzt werden, die überdauernden, bestimmenden Elemente des Gebiets aufzudecken.

2.1 Ausgangspunkt Gegenwart

Ich stelle mir vor, ich hätte in 100 Jahren die Position der Psychotherapie in Medizin und Gesellschaft in Deutschland zu Beginn des 21. Jahrhunderts zu bewerten.

Ich würde vermutlich unsere Zeit als eine Etappe der **Reintegration der Psychotherapie** in die Medizin nach einem 150-jährigen biologistischen Intervall bezeichnen. Dies könnte durch folgende Fakten belegt werden:

- Die ärztliche und psychologische Psychotherapie nimmt erstmalig seit der Existenz eines sozialstaatlichen Gesundheitswesens eine ihrer Bedeutung halbwegs angemessene Position ein. Epidemiologische Erhebungen und Bedarfsanalysen signalisieren nicht nur einen vorhandenen und nicht gedeckten Psychotherapiebedarf, sondern dieser wird auch von der offiziellen Medizin akzeptiert. Erstmalig besteht auch ein Konsens in der modernen Heilkunde, die sog. sprechende Medizin für den Arzt ökonomisch attraktiver zu machen.
- Der Facharzt für Psychosomatische Medizin und Psychotherapie ist ebenso etabliert wie der 4. Heilberuf eines psychologischen Psychotherapeuten bzw. Kinder- und Jugendlichenpsychotherapeuten.
- Mehr und mehr setzen sich psychotherapeutische Bildungsinhalte als selbstverständliche Bestandteile der Facharztweiterbildung in den klinischen Fächern durch. Die Psychiatrie hält es für wichtig, den Begriff „Psychotherapie" sogar in der Facharztbezeichnung mit ihrem Fach zu verbinden.
- Es existiert ein weltweit einmaliges Netz stationärer Spezialeinrichtungen mit insgesamt ca. 35000 Betten in Krankenhäusern der Regelversorgung und Rehabilitationskliniken. Hinzu kommen etwa 15000 vorwiegend psychotherapeutisch genutzte Betten von insgesamt 55000 Betten in psychiatrischen Krankenhäusern (BPtK 2010, Schepank u. Tress 1988).
- An den Universitäten haben sich psychosomatisch-psychotherapeutische Lehrstühle fest etabliert. Im Unterrichtsvolumen den anderen klinischen Disziplinen ebenbürtig, beginnt die Psychotherapie ihre besondere Stellung als gleichermaßen integrative wie spezialistische Disziplin in der akademischen Medizin auszuprägen (Hoffmann et al. 1991, Ärztliche Approbationsordnung 2002).

Diese erfreuliche Entwicklung lässt sich auf dem Hintergrund des soziokulturellen Wandels in den Industriegesellschaften verstehen, der spätestens in der zweiten Hälfte des 20. Jahrhunderts unübersehbar wird (Elias 1978). Es handelt sich um die zunehmende Kultivierung von Individualität bzw. Subjektivität. Erstmals in der Menschheitsgeschichte wird ein „massenhaftes" Bedürfnis einzelner Menschen erzeugt, ihre Individualität zu erfahren, „sich selbst zu verwirklichen", „Entfremdung zu verringern". Als Subjekte der Gesellschaft wollen die Menschen ihre Individualität bestätigt sehen, wie sie auch die sie betreffenden Vorgänge kontrollieren möchten.

Folgerichtig werden Probleme, die sich auf die **Selbstthematisierung** des Menschen in seiner leiblichen Befindlichkeit wie in seinem sozialen Umfeld beziehen, zunehmend zu einem Hauptgegenstand ärztlich-therapeutischer Tätigkeit (v. Ferber u. Heigl-Evers 1989). Alles in allem eine einmalige Chance für die Psychotherapie, sich eine hervorragende Position im Kanon der medizinischen Disziplinen zu verschaffen.

Den Betrachter aus der Zukunft ergreift insbesondere tiefes Mitgefühl mit dem Weiterbildungskandidaten am Anfang des 21. Jahrhunderts angesichts jenes Szenarios, das „psychotherapeutische Weiterbildungslandschaft" heißt und ein Abbild jener exotischen Vielfalt, um nicht zu sagen Zerrissenheit, ist, die das Gebiet charakterisiert:

- Hunderte von Schulen teils sektenartigen Charakters, zu deren Kultur die Ignoranz all jener Erkenntnisse gehörte, die nicht der Bestätigung der eigenen Methodik dienen.
- Die hartnäckige Weigerung, das Gebäude einer allgemeinen Theorie der Psychotherapie zu errichten oder auch nur anzuerkennen, dass sich vielfältige Methoden innerhalb einer übergeordneten, einheitlichen Therapietheorie erklären lassen müssen.
- Nicht zuletzt das Beharren der „modernen" Methoden auf ihrer Geschichtslosigkeit, ihrem Entstehen in jüngster Zeit aus dem Nichts durch geniale und anbetungswürdige Gründer, mit dem merkwürdigen Effekt, dass aus einer der ältesten heilkundlichen Disziplinen eine der jüngsten wird; eine befremdliche Scham vor der Anerkennung historischer Kontinuität, die sonstige medizinische Disziplinen doch stolz macht.

2.2 Moderne Mythen über Psychotherapie

In die Gegenwart zurückgekehrt, können wir den aktuellen Wert einer medizinhistorischen Betrachtung ausmachen. Er bestände darin, Mythen zu hinterfragen, die die Entwicklung der Disziplin hemmen, wie z. B.:

- „Psychotherapie ist ein junges medizinisches Fachgebiet; die Geschichte der Psychotherapie ist die Geschichte der Psychoanalyse oder Verhaltenstherapie oder der Hypnose usw."
- „Psychotherapie hat sich aus einer Mutterdisziplin, z. B. der Psychiatrie oder Inneren Medizin, durch Abspaltung entwickelt" oder „Psychotherapie ist eine Tochterdisziplin der Psychologie".
- „Psychotherapie ist gar keine Disziplin, sondern die jeweilige Methode."
- „Keine Methode lässt sich hinsichtlich ihrer Wirkungen mit anderen vergleichen. Eine allgemeine Therapietheorie der Psychotherapie ist weder möglich noch notwendig."

2.3 Integration und Spezialisierung im Wandel der Zeiten

Die Psychotherapie ist zweifellos neben Pharmakologie und Chirurgie eine der **ältesten therapeutischen Querschnittsdisziplinen der Medizin** (Lange 1963). Mehr als die anderen therapeutischen Querschnittsdisziplinen hatte sie jedoch Mühe, ihre methodischen Besonderheiten im Rahmen eines abgrenzbaren Fachs zu entwickeln. Schuld daran war offensichtlich die ihrem Wesen innewohnende Möglichkeit, Wirkungen innerhalb jeder ärztlichen Kommunikation zu entfalten. Während der explizit technisch-handwerkliche Charakter beispielsweise der Chirurgie eine Spezialisierung der Ärzte im Hinblick auf die Handhabung des Skalpells unabwendbar macht, können sich psychotherapeutische Wirkungen aller möglichen Medien interpersoneller Beziehungen bedienen, d. h. nicht nur der Sprache bzw. klar abgrenzbarer verbaler Beeinflussungsprozeduren, sondern eben auch medizinisch-handwerklicher Verrichtungen bis hin zu pharmakologischen oder chirurgischen Scheinhandlungen, deren psychotherapeutischer Charakter auch den Ärzten nicht immer klar gewesen sein dürfte („Nutze die neuen Medikamente, solange sie noch Kraft zum Heilen haben!", schrieb allerdings schon Trousseau, ein Arzt des 19. Jahrhunderts, s. auch Paar 1979).

Medizingeschichtlich lassen sich **mehrere Etappen** unterscheiden:

Rituale. Zunächst eine lange Zeit der Integration innerhalb der „Anwendung" magisch-suggestiver Heilungsrituale durch Medizinmänner und -frauen bzw. Schamanen seit mindestens 40000 Jahren. Die angewandten Praktiken setzten besondere persönliche Eigenschaften, intensive Selbsterfahrung und Ausbildung voraus. „Psychotherapeutische Verfahren", d. h. magische Rituale, waren eng verbunden mit gezielter pharmakologischer Beeinflussung, zunehmend auch mit chirurgischen Spezialkenntnissen (Narr 1978).

Bei den Priesterärzten des alten Ägypten ist diese Integration nicht nur methodisch realisiert, sondern auch theoretisch konzipiert. Im Papyrus Ebers heißt es: „Wirksam ist das Heilmittel zusammen mit dem Zauber, wirksam ist der Zauber zusammen mit dem Heilmittel" (Westendorf 1978).

Bereits die Babyloner vollzogen den Spezialisierungsschritt einerseits zum Seelenarzt – „asipu" – dem Beschwörer, andererseits zum Arzt, der für die lokalen handwerklich angehbaren körperlichen Störungen verantwortlich ist, dem „asu" (Goltz 1974).

In den assyrisch-babylonischen und jüdisch-alttestamentarischen Hochkulturen dürfte die Gleichsetzung von Krankheit und Sünde (das assyrische Wort für Krankheit „shertu" bedeutet auch Sünde, s. auch Schipperges 1978) dafür gesorgt haben, dass ein richtiger Arzt nur ein Priester sein konnte. Ärztlich handwerkliche Technik war zu kaum einer Zeit ohne „seelenkundliche" Vorstellung denkbar. Aber die Schwierigkeit, beides in der Person des Arztes zu vereinigen, drückt sich über die Zeit in ganz unterschiedlichen Arztbildern und Mythen aus. Der heilkundlich ausgebildete Asklepios bedurfte zusätzlich zu seiner eigenen göttlichen Abkunft der ständigen Begleitung seiner Tochter Hygieia, der Göttin der Gesundheit. Der sich im Gefolge des Heilers Jesus Christus verstehende priesterliche Arzt der Christen machte „die erbarmende Liebe zu der Gefährtin seiner Kunst" (Lain Entralgo 1969).

Naturlehre. Eine Trennung dieser beiden Aspekte des Arztseins, wie bereits sehr früh in Babylonien (s. o.) zu finden, erfolgte in enger Verbindung mit dem fortschreitenden medizinischen Wissen. Beispielhaft vollzieht sich dieser Prozess in der griechischen Antike.

> **M** In dem Maße, wie der Mensch zunehmend als Erscheinung der Natur begriffen wurde, war er auch naturwissenschaftlicher Betrachtung zugänglich. Aus der Auffassung des Kranken als Sünder wurde eine Sicht, die den Sünder als Kranken sah (Lain Entralgo o. J.).

So wurden sowohl der über 10000-jährige therapeutische Kult, der in den Tempeln des Heilgottes Asklepios in Form des heilenden Tempelschlafs zelebriert wurde, als auch die psychokartharsischen Orgien des Dionysos-Kultes allmählich abgelöst von der **physiologischen Medizin** der Hippokrates-Schule, die eine allgemeine Naturlehre (Physiologia), die Heilmittelkunde (Pharmakologia) und die Behandlungslehre (Techne therapeutike) umfasste.

Da sich die allgemeine Krankheitslehre um die Fehlmischung der vier Körpersäfte Blut, Schleim, gelbe und schwarze Galle drehte, gewann die Physis in der Medizin die Oberhand. Interessanterweise verschwand der explizit psychotherapeutische Zugang in der hippokratischen Medizin auf demselben Wege, wie er in der Neuzeit wieder auftauchte. Die **nichtphysiologischen** Zugänge wurden zunächst exklusiv und dann randständig. In der griechischen Antike behandelten zunächst besondere Ärzte eine kleine Schicht sehr Wohlhabender auch psychotherapeutisch. Die Methodik dieser Therapien wurde zunehmend außerhalb der engeren medizinischen Wissenschaft im sozialwissenschaftlich-psychologischen Bereich der Philosophie entwickelt. Es war selbstverständlich, dass nur der wohlhabende und freie Mensch als besonderer, einzigartiger Fall auch psychologische Zuwendung erhielt (bei Platon „pädagogische Medizin"), während der Sklave mit einer Art Veterinärmedizin (bei Platon „tyrannische Medizin") und der arme Freie mit Radikalkuren nach dem Motto „Vogel friss oder stirb" wieder arbeitsfähig gemacht wurden (Platon 1957). Die „schönen Reden des guten Arztes", die Platon (1957) in den Gesetzen beschreibt, erforderten eine philosophische Ausbildung und Haltung, wie auch die Kunst der Überredung (Persuasion) von den Sophisten – also Philosophen – in die Krankenbehandlung eingeführt wurde.

Die von Sokrates als „Hebammenkunst für Männer" geübte **„dialektische" Methode** des ärztlichen Gesprächs hat sich als Technik bis in die Gegenwart erhalten. Die Grundprinzipien dieser „Geburtshilfe", die nichts im Patienten erzeugt, sondern lediglich den Strebungen des Patienten ans Tageslicht hilft, haben praktisch allen aktuellen Gesprächstherapiemethoden Pate gestanden.

In der griechischen Medizin entstand durch die Integration volksheilkundlicher, philosophisch-psychotherapeutischer und physiologischer Erkenntnisse ein ärztliches Expertentum auf einem hohen Niveau, das erst wieder in der Neuzeit erreicht wurde.

Noch einmal vollzieht sich dieser Prozess der **Trennung von Seelen- und Körpermedizin** im europäischen Mittelalter. Bis etwa ins 12. Jahrhundert richtet sich Heilung an christlicher Gesinnung, an Barmherzigkeit und Liebe aus. Arzt und Seelsorger waren in der Person des Priesters solange vereint, wie der medizinische Fortschritt es gestattete. Das Verbot der Ausübung des ärztlichen Berufs durch die Geistlichkeit im 12. Jahrhundert folgte der Erkenntnis, dass medizinisch schlecht ausgebildete Priester den Tod von Kranken herbeiführten und sich mit einer Todsünde beladen könnten (Finzen 1969). Von da ab praktizierten „Laien" die ärztliche Kunst, bis heute unterstützt von Schwestern, den Nachfahren der barmherzigen Nonnen.

Naturwissenschaften. Bis zur Ausrufung des Sieges der rein naturwissenschaftlichen Medizin des 19. Jahrhunderts war zwar noch ein weiter Weg, aber in den ärztlichen Ideologien dominierten seitdem die aufklärerischen Ideen vom Menschen, der Natur, Krankheit und Tod beherrscht. Die nicht physikochemischen Einflüsse auf den Organismus gerieten soweit aus dem Blick, dass ein Medizinhistoriker wie Shapiro mit Recht sagen konnte, die Geschichte der Medizin sei über weite Strecken als die Geschichte des Placebo aufzufassen (Shapiro 1963). Dies trifft in besonderer Weise auf die Medizin dieser Epochen zu, wo psychotherapeutisches Handeln in chirurgischen und pharmakologischen Scheinhandlungen versteckt blieb.

Bei aller Verschiedenheit der Menschenbilder, des Stellenwertes des Menschen in der Natur und der Verfügbarkeit empirischen Wissens in den einzelnen Epochen der Menschheitsgeschichte, lassen sich die Umrisse eines psychotherapeutischen Zugangs im Spannungsfeld von Integration und Spezialisierung in der Medizin zu allen Zeiten ausmachen. Die Dialektik von Integration und Spezialisierung ist von jeher wesensbestimmend für die Heilkunde. Jeder Spezialisierungsschritt der Medizin verlangt auch wieder die Rückkehr zur Einheitlichkeit ihres Gegenstandes, dem kranken Menschen. Hier bietet sich der psychosoziale, kommunikative Zugang implizit/unreflektiert oder explizit mit einer ausgearbeiteten Methodik als Möglichkeit personaler Vermittlung von Heilung an und wurde in der Menschheitsgeschichte jeweils zeit- und kulturgemäß entweder in magisch-animistischen, religiösen, philosophischen und psychologischen Ritualen oder Prozeduren oder aber medizinischen Scheinhandlungen ärztlich angewendet. Psychotherapie ist keine Erfindung der Neuzeit. Nicht einmal ihre aktuell dominierenden methodischen Prinzipien sind neueren Datums. Sie mussten zwar immer wieder entdeckt und in jeweils aktuelle Krankheitstheorien eingeordnet, aber nicht neu geschaffen werden.

2.4 Beschwerliche Rückkehr der Psychotherapie in die moderne Organmedizin

Als sich in der 2. Hälfte des 19. Jahrhunderts in einem gewaltigen **Spezialisierungsschub** die heutige disziplinäre Gestalt der Medizin bildete, blieb die Psychotherapie außen vor. Als Spezialdisziplin hatte sie nichts zu bieten, was die Medizin zu ihrem Selbstverständnis benötigte: einen fasslichen Gegenstand in Form einer klar umrissenen Organpathologie und eine dem wissenschaftlichen Experiment zugängliche therapeutische Strategie.

Trotzdem vollzog sich die Disziplingenese dieses Fachs nicht gänzlich außerhalb der Medizin. In der sog. medizinischen Praxis gab es spätestens seit den 50er Jahren des 19. Jahrhunderts immer wieder Versuche, psychotherapeutische Methoden in schulmedizinisches Vorgehen zu integrieren.

Hypnose. Zuerst gelang dies mit der Hypnose, die am ehesten den Ansprüchen an ein wissenschaftlich-experimentelles Vorgehen genügte. Anhand der Hypnose konnte seinerzeit etwas ins Bewusstsein der Ärzte zurückgeholt werden, was in Vergessenheit geraten war, nämlich dass körperliche Symptome über interpersonell vermittelte psychische Prozesse ausgelöst und aufgehoben werden können. Damit war eine psychotherapeutische Methode in der modernen naturwissenschaftlichen Medizin aufgetaucht, die eine gewisse Verträglichkeit von Psychotherapie und Schulmedizin signalisierte.

Die psychotherapeutischen Methoden wurden in jener Zeit in erster Linie in der somatischen Medizin eingesetzt, also nicht in der Psychiatrie, sondern in Chirurgie, Allgemeiner und Innerer Medizin. 1843 führte der Engländer James Braid (1795–1860), ein Chirurg, den Begriff der „Hypnose" in die Medizin ein. Mit dieser Behandlungsmethode, dem Hypnotismus, wurde der Grundstein für die ärztliche Psychotherapie als eigenständiger Fachrichtung gelegt. Es waren Internisten, Chirurgen und später auch Neurologen, die die Hypnose ausgesprochen pragmatisch zur Behandlung von Schmerzzuständen, von funktionellen Störungen und Sexualstörungen einsetzten (Schrenck-Notzing 1892). Es waren schließlich der praktische Arzt Liebeault (1823–1904) und der Professor für Innere Medizin Bernheim (1840–1919), die Gründer der Schule von Nancy, die durch die Transformation des Hypnotismus zur Suggestionslehre und Suggestionstherapie ein Konzept kreierten, das den Durchbruch der Psychotherapie zu einem eigenen Fach bahnte. Damit war gegen Ende des 19. Jahrhunderts die Psychotherapie eine Sache der Allgemeinen und Inneren Medizin. Psychiater wie der Züricher Eugen Bleuler, die derartige Methoden in die Therapie psychischer Krankheiten einbezogen, waren keineswegs die Regel.

Psychoanalyse. Trotz aller Bemühungen um akademische Akzeptanz blieben jedoch die in der hausärztlichen Medizin tätigen Hypnotiseure ebenso Außenseiter einer von Erfolg zu Erfolg eilenden Organmedizin, wie die Vertreter der Psychoanalyse S. Freuds, der ebenfalls über die Hypnose zur psychoanalytischen Methode kam. Die sich in den 1920er Jahren weltweit ausbreitende Psychoanalyse konnte zwar eine beträchtliche Resonanz im öffentlichen gesellschaftskritischen Diskurs erregen, als Wissenschaft etablierte sie sich allmählich in den akademischen Zirkeln der Sozial- und Geisteswissenschaften. Sie blieb jedoch über viele Jahre aus den medizinischen Fakultäten verbannt.

Verhaltenstherapie. Die ebenfalls in diese Zeit fallenden Anfänge der Verhaltenstherapie hielten sich in einzelnen Institutionen der jungen akademischen Psychologie. Obwohl dem naturwissenschaftlichen Denken in der Medizin dieser Zeit viel näher als die Psychoanalyse, fand die Verhaltenstherapie kaum Interesse.

Integrative Psychotherapie. Der theoretisch und behandlungspraktisch begründete Anspruch Freuds, mit der Psychoanalyse eine kausale Methode zur Therapie der Neurose gefunden zu haben, ließ die Psychotherapie zur Domäne der vorwiegend psychiatrisch orientierten Neurosetherapeuten werden. Von da ab wurde die Bedeutung der Psychotherapie in der somatischen Medizin mit Bezeichnungen wie „Kleine Psychotherapie" oder „symptomzentrierte Psychotherapie" auch im Sprachgebrauch relativiert.

Trotzdem entwickelte sich in der 1. Hälfte des 20. Jahrhunderts eine eigenständige, durchaus integrative ärztliche Psychotherapie in der Inneren Medizin. Drei Namen stehen für diese Entwicklung:

- Ludolf von Krehl, der den biologistischen Tendenzen seiner Fachkollegen bereits 1932 den Satz entgegenhielt: „… es gibt keine Krankheit per se, wir kennen nur kranke Menschen";
- Gustav von Bergmann (1878–1955), dessen Einfluss auf das Denken der heutigen Internistengeneration unübersehbar ist, der uns die strukturellen Veränderungen im Körper als Folge und nicht als Ursache physiologischer Vorgänge begreifen ließ; und schließlich
- Victor von Weizsäcker (1886–1975), der im Gebäude seiner anthropologischen Medizin dem Subjekt wieder einen Platz im ärztlichen Denken einräumte. Victor von Weizsäcker wird als Begründer der modernen psychosomatischen Medizin angesehen. Der Internist Thure von Uexküll (1908–2004) gilt wohl als bedeutendster Psychosomatiker in der deutschen Tradition einer integrativen ärztlichen Psychotherapie.

Während neurotische Störungsformen bis zum Anfang des 20. Jahrhunderts vorwiegend als Modekrankheiten der wohlhabenden Schichten betrachtet und von der Schulmedizin bereitwillig an Außenseiter und Modeärzte abgetreten worden waren, änderte sich diese Haltung eindrucksvoll, als Psychotherapeuten erfolgreich das Rätsel der Kriegsneurosen des I. Weltkrieges lösten und die epidemisch vorkommenden „Kriegsschüttler" unter den Soldaten wieder kriegsverwendungsfähig machten.

Die sich daraus ergebende Chance für die Psychotherapie, endlich als für die Nation und damit als zur Heilkunde gehörende gesellschaftstragende Institution anerkannt zu werden, reflektierte S. Freud ebenso offen wie die Väter der „deutschen ärztlichen Psychotherapie", wie z. B. J. Kronfeld, J. H. Schultz, G. R. Heyer u. a.

Im vorläufigen Programm des **I. Allgemeinen Ärztlichen Kongresses für Psychotherapie 1926** findet sich folgende programmatische Formulierung.

> *Die Psychotherapie der Gegenwart... hat ihre Existenzberechtigung bewiesen. Trotzdem muss sie noch um ihre Anerkennung ringen. Innerhalb der eigenen Reihen sind Gegensätze auszugleichen, und der gemeinsame Boden der verschiedenen psychotherapeutischen Methoden ist festzustellen. Weiterhin hat die Psychotherapie ihre Beziehung zur Klinik und zu den einzelnen Sonderdisziplinen zu klären..." Endlich ist die Psychotherapie als durchgreifender Gesichtspunkt berufen, die Sonderdisziplinen der Medizin wieder zu vereinigen in der Beziehung auf den leidenden Menschen (zitiert nach Winkler 1977).*

In diesem beeindruckenden Statement werden die drei Ebenen bereits angedeutet, auf denen jeweils besondere Beiträge der Psychotherapie für die Medizin erforderlich werden:
- Als besonderes Fach der Medizin hat sie ihre eigene Theorie auszuarbeiten und damit den „gemeinsamen Boden der verschiedenen psychotherapeutischen Methoden" festzustellen. Dies ist zweifellos die Aufgabe unseres heutigen „Facharztes für Psychotherapeutische Medizin" und des hochspezialisierten psychologischen Psychotherapeuten sowie Kinder- und Jugendlichenpsychotherapeuten, die die Psychotherapie zu einer Spezialdisziplin der Medizin mit einer verbindlichen Theorie weiter zu entwickeln haben.
- Sie hat als allen klinischen Fächern bzw. „Sonderdisziplinen" verbundene therapeutische Querschnittsdisziplin die jeweils spezifische Funktion der Psychotherapie für ein spezielles Fach auszuloten und die entsprechende psychotherapeutische Methodik zur Verfügung zu stellen. Sie bereitet das „Technologiewissen", über das sie als eigene Spezialdisziplin verfügt, für andere Spezialdisziplinen auf. Hier wird also die Ebene der späteren „Bereichs- bzw. Zusatzbezeichnung Psychotherapie" konzipiert.
- Sie hat dafür zu sorgen, dass die integrierende Kraft der psychosozialen Dimension in der gesamten Medizin zum Tragen kommt, indem sie – unabhängig von Spezialverfahren der Psychotherapie – die Rolle der Arzt-Patient-Beziehung im ärztlichen Handeln und die psychosoziale Dimension in ihrer Bedeutung für alle Bereiche der Medizin konzeptualisiert. Diese Ebene gestaltet heute die Psychotherapie im Rahmen der psychosozialen Grundversorgung, anteilsmäßig auch in den ärztlichen Ausbildungsfächern „Medizinische Psychologie" und „Psychosomatische Medizin und Psychotherapie".

2.5 Brüche und Kontinuitäten in der Zeit des Nationalsozialismus

Ernst Kretschmer, der 1. Vorsitzende der 1926/27 gegründeten Allgemeinen Ärztlichen Gesellschaft für Psychotherapie, quittierte die Machtergreifung Hitlers mit der Niederlegung seines Amtes. Er erhielt die Legitimität zur Neugründung dieser Gesellschaft 1947, nachdem der nationalsozialistische Spuk vorbei war (Kretschmer 1963). Es kann allerdings nicht verschwiegen werden, dass sich die Mehrzahl der in Deutschland verbliebenen Psychotherapeuten in der Art ihres ideologischen Engagements, ihrer Anbiederung an die Mächtigen und ihrer Befürwortung der antisemitischen Aktionen der Nazis nicht sonderlich von der deutschen Ärzteschaft allgemein abhob. Nach Kretschmers Schritt wurde seinerzeit eine eindeutig nationalsozialistisch ausgerichtete „Deutsche allgemeine ärztliche Gesellschaft für Psychotherapie" gegründet, der sich jene Ärzte verpflichtet fühlten sollten, die „....willig sind, im Sinne der nationalsozialistischen Weltanschauung eine seelenärztlich Heilkunst auszubilden und auszuüben. Die Gesellschaft setzt von allen ihren schriftstellerisch und rednerisch tätigen Mitgliedern voraus, dass sie Adolf Hitlers grundlegendes Buch ‚Mein Kampf' mit allem wissenschaftlichen Ernst durchgearbeitet haben und als Grundlage anerkennen. Sie will mitarbeiten an dem Werke des Volkskanzlers, das deutsche Volk zu einer heroischen, opferwilligen Gesinnung zu erziehen" (Göring 1933).

Die in den 1920er Jahren in Deutschland erstarkte und in mehreren Instituten in Berlin, Leipzig, Hamburg und im südwestdeutschen Raum konzentrierte psychoanalytische Bewegung löste sich durch Emigration ihrer überwiegend jüdischen Mitglieder weitgehend auf (Lockot 1985). Die übriggebliebenen nichtjüdischen Psychoanalytiker organisierten sich schließlich 1936 im „Deutschen Institut für psychologische Forschung und Psychotherapie" in Berlin (mit Zweigstellen in München, Stuttgart, Wien), einer unter Leitung von M.H. Göring, eines Verwandten Hermann Görings, stehenden Einrichtung, die „die deutsche Seelenheilkunde" (Göring 1934) hervorbringen sollte. Der Idee einer Synopsis, einer synoptischen Psychotherapie oder der Amalgamierung der wesentlichen Elemente aller tiefenpsychologischer Schulen haftet auch heute noch der Geruch der „deutschen Seelenkunde" an, obwohl sich einzelne Institutsmitglieder durchaus eine gewisse ideologische Unabhängigkeit erhalten konnten (Baumeyer 1971, Kemper 1973, Riemann 1973, Bräutigam 1984, Thomä 1986). Die besonders von Schultz-Hencke (1949) entwickelte neopsychoanalytische Richtung fand nicht zuletzt durch die Tatsache ihrer Entwicklung innerhalb dieser Institution keine Anerkennung in der internationalen psychoanalytischen Bewegung.

2.6 Psychotherapie in Deutschland nach 1945

Wie einleitend beschrieben, hat die Psychotherapie im Deutschland der Nachkriegszeit eine weltweit vordere Position im Hinblick auf den Grad ihrer Institutionalisierung als Spezial- wie als Querschnittsdisziplin der Medizin erreicht. Diese Entwicklung hatte bereits in der Zeit der Weimarer Republik begonnen. Die Gründung der Allgemeinen Ärztlichen Gesellschaft für Psychotherapie 1926/27 oder die Einrichtung einer ersten Spezialklinik für psychoanalytische Psychosomatik durch Simmel in Berlin (1927) bezeichnen erste Höhepunkte (Dührssen 1994). Nach dem Krieg konnte an diese Entwicklung angeknüpft werden.

Folgende markante Punkte kennzeichnen diesen Prozess:
- Die Entstehung der ersten psychotherapeutischen Poliklinik, die von einer öffentlich rechtlichen Institution, der späteren Allgemeinen Ortskrankenkasse Berlin, getragen wurde, in Westberlin 1946. Im „Institut für psychogene Erkrankungen der Versicherungsanstalt" (Leitung W. Kemper und H. Schultz-Hencke) wurden erstmals psychotherapeutische Leistungen durch gesetzliche Krankenkassen honoriert (Dührssen 1994).
- Die Wiedergründung der Allgemeinen Ärztlichen Gesellschaft für Psychotherapie 1947 und die Gründung einer Dachgesellschaft aller tiefenpsychologischen Richtungen, der Deutschen Gesellschaft für Psychotherapie, Psychosomatik und Tiefenpsychologie (heute DGPT) 1949, die berufs- und fachpolitische Interessen der Psychotherapeuten zunehmend gemeinsam verfolgten (Winkler 1977).
- Die Einrichtung psychotherapeutisch-psychosomatischer Kliniken und Abteilungen in Lübeck (Curtius 1946), Berlin (Wiegmann 1948), Tiefenbrunn bei Göttingen (Kühnel und Schwidder 1949), Hamburg (Jores 1950). Die Etablierung der ersten psychotherapeutisch-psychosomatischen Bettenabteilungen an den Universitäten Heidelberg 1950 (v. Weizsäcker u. Mitscherlich), Leipzig 1953 (Müller-Hegemann, Wendt), Freiburg 1957 (Clauser, Enke).
- Die Einführung der Zusatzbezeichnung „Psychotherapie" nach dem Beschluss des Ärztetages 1956 in Münster, die zur Regelung der ärztlichen psychotherapeutischen Weiterbildung führte.
- Der Erlass der Richtlinien über die Anwendung tiefenpsychologisch fundierter und analytischer Psychotherapie in der kassenärztlichen Versorgung durch den Bundesausschuss der Ärzte und Krankenkassen 1967, wodurch Psychotherapie erstmals zu einer Pflichtleistung der gesetzlichen Krankenversicherung erklärt wurde.
- Die Verhaltenstherapie wurde 1980 zunächst in die Leistungen der Ersatzkassen einbezogen. Seit 1987 ist die Verhaltenstherapie auch Bestandteil der Psychotherapie-Richtlinien.
- Ebenfalls 1987 wurde die psychosomatische Grundversorgung als ergänzende Maßnahme zur Psychotherapie in die kassenärztliche Versorgung eingeführt (Faber u. Haarstrick 1991).
- Der Erlass der ärztlichen Approbationsordnung von 1970 durch die Bundesregierung, wodurch ein Pflichtpraktikum für die Psychosomatische Medizin und Psychotherapie in den 2. ärztlichen Studienabschnitt eingeführt wurde und an der Mehrzahl der medizinischen Fakultäten Deutschlands Lehrstühle und klinische Abteilungen dieses Namens entstanden (Hoffmann 1991).
- Die Einführung des Facharztes für Psychotherapie 1978 in Ostdeutschland und 1992 als Facharzt für Psychotherapeutische Medizin (inzwischen Facharzt für Psychosomatische Medizin und Psychotherapie) im vereinten Deutschland (Janssen 1993).
- Die Etablierung des „Fachpsychologen der Medizin" 1981 in Ostdeutschland mit weitgehender Gleichstellung zum ärztlichen Psychotherapeuten und schließlich des neuen Heilberufes eines „Psychologischen sowie Kinder- und Jugendlichenpsychotherapeuten" im vereinigten Deutschland 1998.
- Die mit dem Psychotherapeutengesetz 1998 verbundene Etablierung eines „Wissenschaftlichen Beirates Psychotherapie", der die wissenschaftliche Anerkennung eines Verfahrens auf der Grundlage von Kriterien der Evidenzbasierten Medizin (EBM) betreibt, dürfte die Disziplinentwicklung weiter fördern.

Trotz der unterschiedlichen gesellschaftlichen Verhältnisse verliefen die Integrationsbemühungen der Psychotherapie in die Medizin in Ost und West ähnlich. Der äußere Druck eines repressiven Systems führte jedoch im Osten zu größerer Geschlossenheit der Berufsgruppen. Sowohl Ärzte als auch Psychologen hatten in einer Dachgesellschaft ihre Heimat. Die Kommunikation der Methoden untereinander blieb immer erhalten. Innerhalb des staatlichen Gesundheitswesens, in dem sowohl Psychologen als auch Ärzte tätig waren, hatten ohnehin kommerzielle Aspekte eine untergeordnete Bedeutung und spielten im Verhältnis der Berufsgruppen wie der Methoden untereinander keine Rolle. Nachdem der Versuch der Pawlowisierung und Sowjetisierung spätestens Ende der 50er Jahre gescheitert war, richtete sich die Psychotherapie der damaligen DDR zunehmend direkter und offener an den westlichen Methoden aus. Nach der Erfahrung mit den direktiven Methoden der Pawlow-Ära hatte es die Verhaltenstherapie, die sich Anfang der 1970er Jahre unter dem Einfluss der Eysenck-Schule etablierte, schwerer bei den Ost-Psychotherapeuten als tiefenpsychologisch-humanistische Verfahren. Insbesondere die Fachpsychologen der Medizin (s.o.), von denen ein großer Teil psychotherapeutisch ausgebildet war, neigten bis zur Wende 1989 mehrheitlich zur klientzentrierten Gesprächstherapie oder zu tiefenpsychologischen Verfahren (inzwischen dominiert jedoch die Verhaltenstherapie im Osten Deutschlands).

Seit Anfang der 1970er Jahre wurde in den Sektionen der 1960 gegründeten Gesellschaft für Ärztliche Psychotherapie in psychodynamischer (analytisch orientierter) Einzel- und Gruppentherapie, Verhaltenstherapie, Gesprächstherapie, Hypnose und Autogenem Training sowie in einigen Zusatzverfahren ausgebildet. Die Ausbildung orientierte sich zunehmend an westlichen Richtlinien, so dass nach der

Wiedervereinigung die Angleichung sowohl der ärztlichen als auch der psychologischen Psychotherapeuten an die westlichen Weiterbildungsstandards relativ rasch gelang (Geyer 1991, Geyer et al. 1994).

Wie überall in der DDR-Gesellschaft gab es in der Berufsgruppe der ärztlichen und psychologischen Psychotherapeuten Verrat, Denunziation und inakzeptable und peinliche Formen der Kollaboration mit dem Regime (Maaz 1990 u. 1991), deren Ausmaß zunehmend sichtbar wird (Misselwitz 1995). Andererseits haben Psychotherapeuten aber durchaus als Förderer eines systemkritischen Bewusstseins gewirkt (Geyer 1992).

2.7 Probleme auf der Suche nach einer professionellen Identität des Psychotherapeuten

Trotz Niederlassung und Integration in medizinischen Versorgungs- und Forschungsstrukturen und hoher medizinisch-praktischer Behandlungskompetenz haben Jahrzehnte einer unzureichenden professionellen Absicherung, eines ungeklärten Status und einer de jure und mitunter auch de facto bestehenden Abhängigkeit psychologischer Psychotherapeuten vom Arzt eine lange vorhandene Ambivalenz gegenüber der Medizin kaum verringert.

Auch noch am Beginn des 21. Jahrhunderts fehlt den Psychotherapeuten das Selbstverständnis, einer einheitlichen medizinischen Disziplin anzugehören, die von unterschiedlichen Berufsgruppen und Methoden und insbesondere einem komplementären Verhältnis von Ärzten und Psychologen getragen wird. Es mangelt zum einen an einer gemeinsamen methodenübergreifenden Veränderungstheorie, die aufklärt, wann unterschiedliche Methoden entweder ähnliche oder unterschiedliche Wirkungen entfalten. Zum anderen fehlt die Identifikation mit einem gemeinsamen Wissenschaftsverständnis, das die Besonderheiten aller sog. wissenschaftlichen Verfahren aufnimmt. Dabei stellt die Angst, die Bemühungen um eine Integration verschiedener Methoden innerhalb einer übergeordneten Theorie könnten als Streben nach der völkischen „deutschen Seelenheilkunde" bzw. der sog. „Einheitspsychotherapie" (s. o.) interpretiert werden, ein wesentliches Hindernis dar. Es besteht der dringende Verdacht, dass die Verweigerung dieser Aufgabe egoistischen Schulinteressen dient und deren ideologische Diskriminierung diesen Tatbestand verschleiern soll.

Thomä (1986) spricht darüber hinaus von Identitätsproblemen deutscher Psychotherapeuten, die mit der Rolle ihrer geistigen Eltern im 3. Reich (nicht zuletzt die Duldung der Vertreibung ihrer jüdischen Kolleginnen und Kollegen) und mit der Ausgrenzung eines Teils der deutschen Psychoanalytiker aus der internationalen psychoanalytischen Gemeinschaft nach dem Krieg zusammenhängen (s. auch Thomä 1963, 1964, Dahmer 1983, Cocks 1984, Lifton 1985, Richter 1985). Die durch Schuld und Scham sensibilisierten deutschen Psychotherapeuten entwickelten nach 1945 ein besonderes Verantwortungsgefühl im Umgang mit dem in der Medizin ruhenden sozial- und kulturkritischen Potenzial. Es gibt vermutlich keine andere medizinische Disziplin, die an ihrer Zugehörigkeit zur Heilkunde ähnlich leidet wie die Psychotherapie. Kein anderes Fach thematisiert in gleicher Weise das Spannungsfeld, in dem sich der Therapeut aufhält, wenn er durch Krankenbehandlung Konflikte nivelliert, veränderungsbedürftige gesellschaftliche Zustände stabilisiert und die Anpassung des Individuums an diese Zustände eher befördert als dessen Auflehnung gegen sie. Nicht zuletzt von daher erklärt sich die Zögerlichkeit der Psychotherapeuten, angebotene Machtpositionen in Medizin und Gesellschaft zu besetzen und Besitzstände offensiv zu verteidigen und zu mehren.

> Die Umrisse eines psychotherapeutischen Zugangs zum erkrankten Menschen sind in der Medizin zu allen Zeiten festzustellen. Da die Dialektik von Integration und Spezialisierung von jeher wesensbestimmend für die Heilkunde ist, sind in den jeweiligen Phasen der Integration, die auf Spezialisierungsschritte der Medizin folgten, vielfältige psychotherapeutische Ansätze entstanden, die in den letzten 150 Jahren teilweise nur wieder entdeckt werden mussten. Anhand der deutschen Psychotherapiegeschichte der letzten 100 Jahre lässt sich die Anfälligkeit der Psychotherapie für eine politische Instrumentalisierung darstellen. Die heutigen berufs- und fachpolitischen Probleme der Psychotherapie sind teilweise auf dem Hintergrund ihrer Geschichte erklärbar. Der Blick auf die Vergangenheit erscheint heute dringender denn je notwendig, um alte Fehler des Umganges mit der somatischen Medizin wie auch der psychotherapeutischen Berufsgruppen untereinander zu vermeiden.

3 Epidemiologie psychischer Störungen, Behandlungsbedarf und Versorgungssituation

F. Jacobi, S. Preiß

Psychische Störungen sind seit den 1990er Jahren zunehmend in den Fokus allgemeiner öffentlicher, gesundheitsökonomischer und gesundheitspolitischer Aufmerksamkeit geraten. Epidemiologische Studien zu Verbreitung und Determinanten psychischer Störungen zeigten, dass diese Krankheitsgruppe häufiger ist als früher angenommen und dass sie mit einer besonders großen gesellschaftlichen Krankheitslast verbunden ist. Das Ausmaß der Arbeitsunfähigkeit aufgrund psychischer Störungen steigt kontinuierlich an, obwohl über alle Krankheitsarten hinweg ein allgemeiner Rückgang des Krankenstandes festzustellen ist. Somit drängt sich die Frage auf, ob psychische Störungen in letzter Zeit zugenommen haben. Weiterhin thematisieren wir im folgenden Beitrag das Konzept des Behandlungsbedarfs, umreißen die Versorgungssituation und kommen zu dem Schluss, dass trotz des im internationalen Vergleich quantitativ gut ausgebauten Gesundheitssystems im Bereich der Psychotherapie nach wie vor eine Unterversorgung besteht.

3.1 Definition

Die Epidemiologie beschäftigt sich mit der räumlichen und zeitlichen Verteilung von Erkrankungen oder anderer gesundheitsrelevanter Variablen in genau definierten Populationen, sowie den Determinanten ihres Auftretens im Zusammenhang mit sozialen (z. B. demografischen), genetischen, Verhaltens- und Umweltfaktoren. Zur Interpretation epidemiologischer Ergebnisse müssen neben Stichprobenbeschreibung (für welche Zielpopulationen lassen sich Aussagen machen und für welche nicht?) genau definierte Einheiten bekannt sein (z. B. „Fall" vs. „Nicht-Fall", diagnostische Kriterien von „Depression", Erhebungsdurchführung und -instrumente).

Die **Zielpopulation** kann dabei unterschiedlich definiert sein: Bevölkerungsuntersuchungen können sich z. B. auf repräsentative Stichproben bestimmter Altersgruppen aus der Allgemeinbevölkerung eines Landes, einer Region oder Stadt beziehen. Zielpopulationen können aber auch die Gesamtheit aller stationär psychiatrischer Patienten einer Einrichtung, Region oder Landes in einem Bezugsjahr sein, oder die Gesamtheit aller Patienten, die an einem Stichtag den Allgemeinarzt aufsuchen. Wenn derartige Daten nicht in Feldstudien, sondern über vorhandene Routinestatistiken der Einrichtungen erhoben werden (administrative Epidemiologie), muss berücksichtigt werden, dass in diesen Fällen die Repräsentativität eingeschränkt ist:

- Nur ein gewisser Anteil derjenigen, die die Kriterien für eine psychische Störung erfüllen, sucht aktiv eine Behandlung auf (und setzt das Behandlungsangebot auch adäquat um). Es gibt einen „Inanspruchnahme-Bias", der nicht allein vom Schweregrad oder der „klinischen Bedeutsamkeit" des Falles, sondern auch von anderen Faktoren bestimmt wird. Hierzu zählt z. B. ein aktives und informiertes Gesundheitsverhalten auf Patientenseite, das wiederum oft mit soziodemografischem oder kulturellem Hintergrund assoziiert ist.
- Ob Betroffene vom Versorgungssystem erkannt und behandelt werden, ist auch von der individuellen lokalen Praxis hinsichtlich Diagnostik, Indikation und Angebotssituation abhängig.

Daher werden hier „wahre Häufigkeit" (Schätzungen aus Bevölkerungsstudien) und Inanspruchnahme bzw. Versorgungsaspekte (administrative Statistiken) getrennt dargestellt.

Neben der Ermittlung der Größenordnung psychischer Störungen (deskriptive Epidemiologie) trägt die Epidemiologie auch zum besseren Verständnis psychischer Störungen bei (z. B. Definition, Risiko- und Schutzfaktoren, Zusammenwirken von bio-psycho-sozialen Aspekten einschließlich genetischer Faktoren, Interaktion mit körperlichen Erkrankungen). Derartige zumeist ätiologische Fragen (analytische Epidemiologie) können in diesem Beitrag allerdings nicht erörtert werden (s. hierzu z. B. Wittchen u. Jacobi 2010).

3.2 Psychische Störungen sind häufig

Prävalenzdaten aus Bevölkerungsstudien. In repräsentativen epidemiologischen Studien, die in den vergangenen 20 Jahren durchgeführt wurden, erhält etwa jeder dritte bis vierte Erwachsene (mindestens) eine aktuelle (12-Monats-) Diagnose aus dem Bereich der psychischen und Verhaltensstörungen, d. h. dass im vergangenen Jahr die Kriterien für mindestens eine psychische Störung zumindest zeitweise erfüllt waren (Wittchen u. Jacobi 2005). Das Lebenszeitrisiko, irgendwann im Laufe seines Lebens von einer psychischen Störung betroffen zu sein, wird auf etwa 50% geschätzt (Kessler et al. 2005).

Abb. 3.1 zeigt die über verschiedene Studien aus dem europäischen Raum hinweg gemittelten Prävalenzen für wichtige Diagnosebereiche (definiert nach DSM-IV; APA 2000).

Die Prävalenzraten der Einzeldiagnosen entsprechen in Deutschland etwa denen der in Abb. 3.1 übergreifenden europäischen Daten.

Die häufigsten Störungsformen sind die affektiven Störungen (Major Depression, Dysthymie, bipolare Erkrankungen), somatoforme Störungen (insbesondere Schmerzstörung), Substanzstörungen (insbesondere Alkoholabhängigkeit sowie auf deutlich niedrigerem Niveau Drogen- und Medikamentenmissbrauch und -abhängigkeit) und verschiedene Formen von Angststörungen. Psychotische Störungen (z. B. Schizophrenie) und Essstörungen (z. B. Anorexia oder Bulimia nervosa) sind zwar niedrig prävalente Störungsbilder, die jedoch oft mit besonders schwerwiegenden Konsequenzen und Chronizität assoziiert sind.

Dass hierbei einige besonders versorgungsrelevante Diagnosebereiche wie Persönlichkeitsstörungen oder Stress- und Anpassungsstörungen fehlen, liegt daran, dass diese in solchen Bevölkerungsstudien meist schwer zu erfassen sind, z. B. ist die Durchführung eines vollständigen SKID-II-Interviews für Persönlichkeitsstörungen (Wittchen, Zaudig u. Fydrich 1997) durch psychotherapeutisch geschulte Interviewer (und ggf. unter Hinzuziehung von weiteren Informanden zur Abklärung von tiefgreifenden Interaktionsstörungen) in der Regel schlichtweg zu aufwändig. Allerdings erfüllen Personen mit solchen Diagnosen zumindest zeitweise auch die Kriterien für weitere (komorbide) Achse-I-Diagnosen (z. B. ermittelt mit einem standardisierten Interview wie dem CIDI; deutsch: Wittchen u. Pfister 1997), so dass sie als „Fall" dennoch im Rahmen einer solchen Studie entdeckt werden. In der Allgemeinbevölkerung kann von einer 12-Monats-Prävalenz von etwa 4-5% an Betroffenen mit **Persönlichkeitsstörungen** ausgegangen werden, wobei in einzelnen Studien auch deutlich höhere Werte berichtet wurden (Coid et al. 2006); für die **Posttraumatische Belastungsstörung** sind es um die 1-2% (Darvez-Bornoz et al. 2008).

In Deutschland waren auf Grundlage des Bundesgesundheitssurveys 1998/99 in Übereinstimmung mit der internationalen Datenlage in den 12 Monaten vor Durchführung der Untersuchung nahezu ein Drittel (31,1%) der deutschen Durchschnittsbevölkerung von mindestens einer der in Abb. 3.1 aufgeführten psychischen Störungen betroffen (Jacobi, Klose u. Wittchen 2004).

Geschlechtsunterschiede. Frauen sind zwar insgesamt häufiger betroffen als Männer (37,0% vs. 25,3%) – insbesondere bei Angst- (19,8% vs. 9,2%) und depressiven Störungen (Major Depression: 11,2% vs. 5,5%, Dysthymie: 5,8% vs. 3,3%). Männer weisen jedoch deutlich häufiger substanzbezogene Störungen auf als Frauen (7,2% vs. 1,7%). Nimmt man weitere Störungen hinzu, die bei Männern häufiger sind (z. B. „externalisierende" Störungen im Zusammenhang mit antisozialem Verhalten) nähern sich die übergreifenden Prävalenzraten zwischen Frauen und Männern an (Kessler et al. 2005).

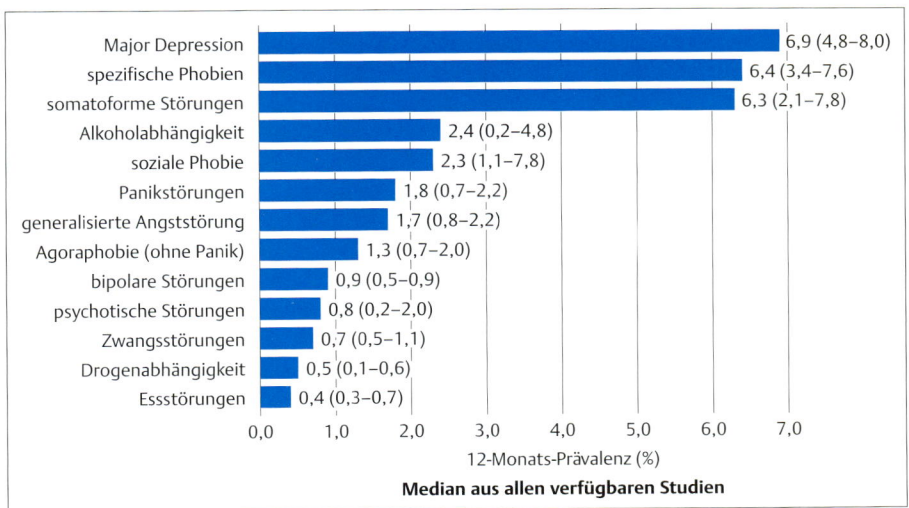

Abb. 3.1 Häufigkeit psychischer Störungen im Erwachsenenalter in epidemiologischen Studien innerhalb der EU (Median und Interquartils-Abstand; Wittchen u. Jacobi, Elsevier 2005). Die 12-Monats-Prävalenz für „irgendeine dieser Störungen" liegt bei 27%.

Altersunterschiede. Eine Übersicht zu den entsprechenden Prävalenzen speziell im Bereich Jugendlicher und junger Erwachsener findet sich z.B. bei Ihle u. Esser (2002). Auch wenn psychische Störungen insgesamt in jeder Altersgruppe nahezu gleich häufig auftreten können, gibt es eine Vielzahl störungsspezifischer Charakteristika hinsichtlich der Altersgebundenheit, wie z.B. die Abnahme von Substanzstörungen und die Zunahme der Dysthymie und der generalisierten Angststörungen im höheren Alter, wobei in diesem Bereich viele epidemiologischen Fragen noch ungelöst sind (Riedel-Heller et al. 2006). Die allgemein bekannten demografischen Projektionen rufen grundsätzlich nach mehr Wissen über Gesundheit im höheren Lebensalter. Neben Demenzen, die gerade bei Hochbetagten exponentiell ansteigen, sind dort besonders Depressionen (und auch erhöhte Suizidraten) von Bedeutung. Hierbei besteht die Notwendigkeit, zukünftig besser angepasste diagnostische Instrumente und diagnostische Algorithmen zu entwickeln, etwa um den Abbau kognitiver Leistungsfähigkeit und der regelhaft auftretenden körperlichen Multimorbidität im höheren Lebensalter Rechnung zu tragen.

Komorbidität psychischer Störungen untereinander sowie mit körperlichen Erkrankungen. Bemerkenswert und grundsätzlich charakteristisch für psychische Störungen, wie sie heute im Sinne des DSM-IV definiert werden, ist eine ausgeprägte Komorbidität. Im Querschnitt hatten im Bundesgesundheitssurvey nur 60,5 % eine „pure" Störung; 10,3 % hatten sogar vier oder mehr Diagnosen erhalten. Sowohl zwischen den Störungsgruppen als auch innerhalb der Störungsgruppen bei den spezifischen Diagnosen bestehen große Überschneidungen. Zur Bedeutung dieser Komorbidität werden aktuell verschiedene pathogenetische (die Störungsdynamik betreffende) Implikationen diskutiert. Dabei steht u.a. die Frage im Vordergrund, inwieweit z.B. „frühe" (im Sinne von Erstmanifestation zumeist in Kindes- und Jugendalter) psychische Störungen Risikofaktoren für spätere Störungen sein können.

Komorbidität ist aber auch hinsichtlich des gemeinsamen Auftretens von körperlichen und psychischen Störungen zu beachten. **Tabelle 3.1** zeigt am Beispiel der Depression, dass Personen mit psychischen Erkrankungen auch überzufällig häufig körperliche Erkrankungen aufweisen können: 7 der 16 im Bundesgesundheitssurvey erfassten Krankheitsgruppen traten bei depressiven Personen signifikant häufiger auf als bei nicht depressiven – oder umgekehrt: Bei diesen 7 Krankheitsgruppen war die Depressionsrate erhöht. Die Odds Ratios (OR; ein Maß zur Beschreibung des Zusammenhangs; vgl. Wittchen u. Jacobi 2010) dieser Berechnungen wurden hinsichtlich der Variablen Alter und Geschlecht statistisch kontrolliert, d.h. deren Effekte auf die interessierende Krankheit bzw. Depression (z.B. körperliche Erkrankungen eher bei Älteren, Depression eher bei Frauen) waren entsprechend bereinigt worden.

Sind diese Prävalenzzahlen zu hoch angesetzt? Die quantitative Bedeutung psychischer Störungen ist mit über 15 Mio. Betroffener in Deutschland (unter den Erwachsenen im Alter von 18–65) bzw. mit über 80 Mio. Betroffenen in der EU (Wittchen u. Jacobi 2005) bemerkenswert und nahezu doppelt so hoch, wie in den frühen 1980er Jahren vermutet. Angesichts der berichteten hohen Prävalenzzahlen mit dem geschätzten Lebenszeitrisiko von 50 % stellt sich mithin die Frage, ob solche Schätzungen zu hoch angesetzt sind.

Frühere Studien und amtliche Statistiken, die zu deutlich niedrigeren Prävalenzen kamen, beschränkten sich zum einen auf eine geringere diagnostische Breite (z.B. nur schwere Psychosen und Depressionen, Alkoholabhängigkeit, Suizidhandlungen). Heute – nicht zuletzt im Zuge der diagnostischen Weiterentwicklung moderner Diagnosesysteme (ICD-10, DSM-IV) – ist das untersuchte Spektrum erheblich differenziert und ausgeweitet worden. Außerdem wurden früher häufig nur Fälle betrachtet, die auch eine entsprechende Behandlung erhalten haben (**Behandlungsprävalenz**). Es wurde aber eingangs bereits erwähnt, dass nur ein Bruchteil der Betroffenen auch in Behandlung gelangt, und wenn, dann meist erst viele Jahre nach Störungs-

Tabelle 3.1   12-Monats-Komorbidität von körperlichen Erkrankungen und Depressionen (Major Depression und/oder Dysthymie; aus Wittchen HU, Jacobi F. Epidemiologische Beiträge zur Klinischen Psychologie. In: Wittchen HU, Hoyer J [Hrsg.]. Lehrbuch Klinische Psychologie. Berlin: Springer; 2010: 53–86. Mit freundlicher Genehmigung von Springer Science and Business Media)

	% der Erkrankung bei Nicht-Depressiven	% der Erkrankung bei Depressiven	OR	95 % KI
chronisch obstruktive pulmonale Erkrankungen (COPD)	7,0	11,7	1,69	1,21–2,36
Ulkus/Gastritis	6,9	13,7	2,03	1,47–2,80
endokrine Störungen	10,7	19,0	1,51	1,14–2,00
Nierenerkrankungen	1,7	4,6	2,66	1,51–4,67
neurologische Erkrankungen	9,5	21,7	2,29	1,75–2,98
muskuloskelettale Erkrankungen	25,5	34,1	1,56	1,23–1,98
Allergien	23,0	31,7	1,49	1,17–1,89

Keine entsprechenden signifikanten Zusammenhänge zur Depression weisen die folgenden im Bundesgesundheitssurvey erfassten körperlichen Erkrankungsgruppen auf: Bluthochdruck, Herzerkrankungen, cerebrovaskuläre und andere vaskuläre Erkrankungen, Lebererkrankungen, Diabetes, metabolische Syndrome, Krebserkrankungen, gynäkologische Erkrankungen
OR: Odds Ratio (kontrolliert nach Alter und Geschlecht) mit 95 % Konfidenzintervall (KI); in allen Fällen p<0,05

beginn (Goldberg u. Huxley 1980, ESEMeD/MHEDEA 2000, Investigators 2004, Wang et al. 2005), so dass wir uns hier auf Befunde aus repräsentativen Bevölkerungsstichproben beziehen.

Kritiker solch hoher Prävalenzschätzungen führen zudem an, dass nicht sein kann, was nicht sein darf: die Prävalenzraten sind weitaus höher, als das jeweilige Gesundheitssystem Patienten vertragen könnte! Es schwingt häufig folgender Unterton mit: „Es kann doch nicht angehen, dass jeder Zweite im Laufe seines Lebens an einer psychischen Störung leiden soll!" Dem sollte allerdings entgegengehalten werden, dass im Erwachsenenalter die 12-Monats-Prävalenz irgendeiner körperlichen Erkrankung über 60% beträgt (Bundesgesundheitssurvey) – und warum sollten Gehirn und Nervensystem seltener betroffen sein als andere, weniger komplexe Organbereiche? Übrigens ist ebenso bei körperlichen Erkrankungen üblicherweise eine große Variabilität hinsichtlich Schweregrad und Behandlungsbedarf (s. u.) zu verzeichnen, ohne dass deswegen ihre festgestellte Häufigkeit angezweifelt wird.

Die Verwunderung über hohe Prävalenzraten psychischer Störungen in der Bevölkerung könnte möglicherweise auch mit einer Stigmatisierung psychischer Störungen (vgl. z.B. Rüsch et al. 2005) zu tun haben, und die Zahlen selbst müssen keineswegs einer mangelnden Validität der Diagnostik geschuldet sein.

3.3 Psychische Störungen sind teuer

In Ergänzung der eben genannten Argumentation zeigt folgender Befund, dass die psychischen Diagnosen, die in epidemiologischen Studien herangezogen werden, keine unzulässige Ausweitung des Krankheitsbegriffs („Psychiatrisierung normaler Probleme") darstellen oder gar – aus welchen Motiven auch immer – hiermit neue Krankheitseinheiten „erfunden" wurden: die Zusammenhänge zwischen diesen Diagnosen und negativen Outcomes wie etwa Arbeitsunfähigkeitstagen als Außenkriterium sind hoch signifikant. So sind z.B. im Bundesgesundheitssurvey bei denjenigen mit einer 12-Monats-Diagnose im vergangenen Jahr im Durchschnitt doppelt so viele Ausfalltage zu verzeichnen wie bei denjenigen ohne aktuelle psychische Diagnose. Und nicht nur die psychische, sondern auch die körperliche gesundheitsbezogene Lebensqualität (ermittelt mit dem SF-36; deutsch: Bullinger u. Kirchberger 1998) ist bedeutsam reduziert, wenn psychische Störungen im Spiel sind. Ferner wird in einem Gesundheitsbericht der Techniker Krankenkasse (2008) eindrucksvoll berichtet, dass die Krankschreibungszeiten aufgrund körperlicher Diagnosen durchschnittlich um Faktor 3 erhöht sind, wenn die Betroffenen zusätzlich psychische Diagnosen aufweisen.

Es kann also festgehalten werden, dass psychische Störungen weit verbreitet sind (und häufiger sind als früher angenommen, weil jetzt umfassender definiert und repräsentativer erhoben). Auf Bevölkerungsebene gehören sie ebenso wie körperliche Erkrankungen mehr oder weniger „zum Leben dazu" und sind aufgrund der assoziierten negativen Konsequenzen sehr ernst zu nehmen. Schätzungen für die jährlichen Kosten durch psychische Störungen in der EU betragen knapp 300 Mrd. €, mit Produktivitätsverlust als wichtigstem Kostenfaktor (Wittchen, Jönsson u. Olesen 2005).

Die indirekten Kosten durch psychische Störungen gehen übrigens weit über die Krankschreibungen hinaus: so ermittelten etwa Wang et al. (2004) in einer Studie im Dienstleistungsbereich, dass bei nicht krankgeschriebenen Depressiven die reduzierte Arbeitsleistung pro Monat 2,3 Abwesenheitstagen entspricht. Ferner kann – auch wenn dies wissenschaftlich noch kaum untersucht ist – davon ausgegangen werden, dass psychische Störungen mehr noch als andere Erkrankungen das Risiko in sich tragen, dass Betroffene beruflich unter ihren Möglichkeiten bleiben, z.B. indem aufgrund sozialer Ängste höhere Bildung oder bestimmte Karrierechancen nicht wahrgenommen werden.

3.4 Nehmen psychische Störungen zu?

Gesundheitsberichte von Kostenträgern. Seit dem Inkrafttreten des Gesundheitsmodernisierungsgesetzes (GMG) im Jahr 2004 sind die Kassenärztlichen Vereinigungen zur Weitergabe von Daten an die Gesetzliche Krankenversicherung verpflichtet, die eine versichertenbezogene Auswertung von Diagnosen und Abrechnungsziffern erlauben. Dadurch entsteht aus wissenschaftlicher Perspektive mit der Zusammenführung der Daten bei den Krankenkassen ein erheblicher Informationszuwachs, der erstmals routinemäßige Auswertungsmöglichkeiten zur ambulanten Versorgung mit gut definierten Bezugspopulationen ermöglicht.

Für den Bereich psychischer Störungen ergeben sich dabei – übergreifend über alle Kostenträger – folgende Besonderheiten:
- Krankschreibungen aufgrund psychischer Diagnosen haben spätestens seit Mitte der 1990er Jahre deutlich zugenommen, und zwar
- entgegen einem allgemeinen Trend (d.h. Abnahme der Arbeitsunfähigkeits-Tage [AU] in den meisten anderen Krankheitsgruppen).
- Die hohe Zahl der AU-Tage aufgrund psychischer Störungen beruht insbesondere auf einer hohen Zahl an AU-Tagen pro AU-Fall (höhere Werte gibt es hier nur bei Krebserkrankungen).

Auch bei den *Frühverrentungen* ist der Anteil der psychischen Erkrankungen von etwa 22 % im Jahr 1998 auf 36 % im Jahr 2008 kontinuierlich angestiegen.

Psychische Störungen rangieren bei den meisten Kostenträgern mittlerweile innerhalb aller Krankheitsarten bezüglich der AU-Tage hinter Muskel- und Skeletterkrankungen, Verletzungen und Krankheiten des Atmungssystems auf Platz 4, wobei es in Abhängigkeit von der Versichertenstruktur große Veränderungen zwischen den Kassen gibt: AU-Tage wuchsen besonders häufig in den Dienstleistungssektoren, die erhöhte Anforderungen an die Emotionsregulation stellen (darunter vor allem im Gesundheits- und Sozialbereich). Außerdem finden sich deutlich erhöhte Raten bei Arbeitslosen.

Dies veranlasste die Kostenträger, dem Bereich psychischer Störungen gesonderte Schwerpunkt-Analysen zu widmen (z. B. Gesundheitsreport der DAK 2005, in den auch Ergebnisse einer Expertenbefragung zur Frage nach einer möglichen Zunahme psychischer Störungen eingearbeitet sind). Dort werden neben Hypothesen für eine reale Zunahme auch andere veränderte Rahmenbedingungen genannt, die zur verstärkten Würdigung psychischer Störungen beitragen. Die Differenzierung des Diagnosespektrums, die Entwicklung von Arztgruppen (z. B. Direktzugang zum Psychotherapeuten im Zuge des Psychotherapeutengesetzes 1999) oder eine verbesserte hausärztliche Wahrnehmung sind hier ebenso zu nennen wie eine vermehrte Akzeptanz psychischer Probleme und Symptome auf Patientenseite, insbesondere bei den jüngeren Männern. Dabei ist zu beachten, dass psychische Störungen wohl noch weit verbreiteter sind, als es in den Krankschreibungsstatistiken erscheint. In der Praxis ist Überdiagnostizieren (im Sinne von Krankschreibung aufgrund einer psychischen Störung, obwohl die diagnostischen und Schweregrad-Kriterien gar nicht erfüllt sind) weit seltener als Unterdiagnostizieren (im Sinne von Nicht-Erkennen und Nicht-Behandeln).

Ergebnisse epidemiologischer Studien. Inwiefern gesellschaftliche Veränderungen (Globalisierung und vermehrter Wettbewerb, unsicherere Erwerbskarrieren, Schwinden traditioneller Unterstützungssysteme wie z. B. Familienstruktur etc.) tatsächlich mit veränderten Raten psychischer Störungen einhergehen, bleibt Spekulation, solange die entsprechenden Prävalenzen nicht auf dieselbe Weise in größeren Zeitabständen wiederholt gemessen werden. Derartige Wiederholungssurveys sind selten (weil ausgesprochen aufwendig), aber kurz zusammengefasst kann festgehalten werden, dass aufgrund der vorliegenden Studien dieser Art zumindest eine dramatische Zunahme unwahrscheinlich ist. Richter, Berger u. Reker (2008) fassen in ihrer Übersichtsarbeit Studien mit der validesten Methodik – also der wiederholten Messung in denselben repräsentativen Populationen mit derselben Methodik (Störungskriterien, Erhebungsmethoden, Stichprobendesign) zusammen und kommen zu einem zwar nicht eindeutigen, aber doch sehr deutlichen Befund: Möglicherweise war ein Anstieg psychischer Störungen in den ersten Dekaden nach dem zweiten Weltkrieg vorhanden; dieser mögliche Trend hat sich jedoch offenbar nicht weiter fortgesetzt. Auch entsprechende Übersichten im Kinder- und Jugendbereich kommen zu dem Schluss, dass psychische Störungen zumindest in ihrer Gesamtheit keinesfalls dramatisch zugenommen haben (Costello et al. 2006, Ihle u. Esser 2002); ebenso fanden sich keine entsprechenden Hinweise in einer der umfassendsten je durchgeführten Längsschnittstudien (Murphy et al. 2000).

Fazit zur Frage einer Zunahme. Eine Diskussion dazu, ob psychische Störungen „real" so dramatisch zugenommen haben, wie es die Entwicklung der Kostenträger-Daten zunächst nahelegt, findet sich bei Jacobi (2009); dort werden auch Hypothesen angesprochen, die eine reale Zunahme aufgrund gesellschaftlicher Veränderungen – insbesondere in der Arbeitswelt – plausibel erscheinen lassen. Vor dem Hintergrund einerseits der gestiegenen Aufmerksamkeit sowohl auf ärztlicher als auch auf Patientenseite (einschließlich gewachsener diagnostischer Kompetenz und gesteigerter Bereitschaft, sich explizit aufgrund psychischer Probleme Hilfe zu suchen), sowie andererseits angesichts der fehlenden Hinweise auf deutliche und allgemeine Zuwächse der Prävalenz in wiederholten Bevölkerungsstudien, soll hier folgendes Fazit gezogen werden: Psychische Störungen haben an Bedeutung gewonnen, ohne dass dies notwendigerweise einer realen allgemeinen Zunahme entspricht. Trotz möglicher Zuwachsraten in bestimmten Subgruppen und trotz durchaus noch vorhandener Wissenslücken macht es keinen Sinn, bei psychischen und Verhaltensstörungen von einer „Epidemie des 21. Jahrhunderts" oder einem *„age of depression"* zu sprechen (Weber et al. 2006, Klerman u. Weissman 1989). Andere Aspekte als eine Epidemie-Hypothese sind heute eigentlich von Belang. Im Rahmen der Zunahme-Debatte sollten übrigens auch andere Indikatoren psychischer Gesundheit in der Bevölkerung nicht aus dem Auge verloren werden: Suizidraten sinken in den letzten Dekaden kontinuierlich, Alkohol- und Nikotinkonsum sind im Schnitt gesunken, und die gemessene gesamtgesellschaftliche Lebensqualität verläuft erstaunlich unabhängig von gesellschaftlicher Wohlfahrt und Wandel weitgehend gleich (Kovess 2006).

Angesichts des zunehmenden Gewahrwerdens der Bedeutung psychischer Störungen kann eher gesagt werden, dass nicht die Prävalenz von Störungen, sondern der **Behandlungsbedarf** angewachsen ist. Behandlungsbedarf ist allerdings ein noch immer unscharfer Begriff und wird daher im folgenden Abschnitt gesondert erörtert.

3.5 Behandlungsbedarf nach Psychotherapie: ein schwieriges Konstrukt

Kriterien für „Behandlungsbedarf". Es existiert keine allgemeingültige Definition von Behandlungsbedarf aufgrund psychischer Probleme und Beschwerden, aber die folgenden allgemeinen Kriterien sind in pragmatischen Definitionsversuchen von Bedeutung (vgl. Andrews u. Henderson 2000):

- **Vorliegen eines anerkannten Gesundheitsproblems:** Dies wird z.B. operationalisiert als „Diagnose mit Krankheitswert" nach ICD-10.
- **Beeinträchtigung aufgrund des Gesundheitsproblems**, z.B. operationalisiert über Reduktion des globalen Funktionsniveaus (GAF/Achse V des DSM-IV) oder – weitaus komplexer – anhand der Internationalen Klassifikation der Funktionsfähigkeit, Behinderung und Gesundheit (ICF; deutsch: Deutsches Institut für Medizinische Dokumentation und Information 2005). Die Beeinträchtigung ist nicht immer zwingend Teil der Diagnose (z.B. können Betroffene subjektiv belastet sein, aber dennoch ihrer üblichen Rollenfunktionen gerecht werden). Die „klinische Relevanz" für die Betroffenen bzw. ihr Umfeld, sowie die langfristigen Prognosen bei Behandlung vs. Nicht-Behandlung sind schwer sicher zu bestimmen.
- **Vorhandensein effektiver Behandlungsmaßnahmen:** Ob die von einem Gesundheitssystem angebotenen Behandlungsoptionen wirklich effektiv sind, ist in vielen Bereichen noch weitgehend offen; während für neuzugelassene medizinische Verfahren und Produkte ein Wirksamkeitsnachweis erforderlich ist, fehlt von weit über der Hälfte der bestehenden Leistungen nach wie vor der Nachweis, dass sie auch tatsächlich wirken. Und umgekehrt: auch wenn für eine Vielzahl an psychischen Störungen Wirksamkeitsnachweise für Interventionen vorliegen (z.B. psychotherapeutische, pharmakologische; zur Bewertung von Wirksamkeit, Effektivität und Nutzen vgl. Jacobi 2010), ist es fraglich, ob diese Behandlungsoptionen auch wirklich zur Verfügung stehen.
- **Subjektive Behandlungsbedürftigkeit der Betroffenen und Akzeptanz der zur Verfügung stehenden Behandlungsmaßnahmen:** Auch die subjektive Behandlungsbedürftigkeit ist offensichtlich nicht einfach zu beurteilen, denn wenn ein Betroffener keine Hilfe aufsucht, kann das verschiedene Gründe haben (z.B. keine subjektive Belastung, keine Krankheitseinsicht, kein Wissen über Behandlungsangebote, grundsätzliche Ablehnung bestimmter Therapieformen, Angst vor Stigmatisierung). Subjektiv wahrgenommene Behandlungsbedürftigkeit und Akzeptanz von Behandlungsmaßnahmen sind darüber hinaus nicht einfach gegeben vs. nicht gegeben, sondern können – etwa durch Aufklärungs- oder motivierende Maßnahmen – gefördert werden.

Das Vorliegen einer F-Diagnose aus der ICD-10 kann also nicht einfach mit Behandlungsbedarf gleichgesetzt werden, sondern es müssen weitere Dinge hinzutreten. Die oben genannte These, die Zunahme der Krankschreibungen aufgrund psychischer Störungen habe eher etwas mit gewachsenem Behandlungsbedarf als mit dramatisch angestiegener Störungsprävalenz zu tun, bezieht sich vor allem auf die Aspekte jenseits der Diagnose: psychische Probleme manifestieren sich möglicherweise eher in modernen Arbeitsformen (z.B. Dienstleistungen mit verstärkter „Emotionsarbeit") als konkrete berufliche Beeinträchtigung, die Behandlungsoptionen sind gewachsen (z.B. Direktzugang zum Psychotherapeuten seit Inkrafttreten des Psychotherapeutengesetzes 1999), und Aufmerksamkeit und Akzeptanz hinsichtlich psychischer Symptome und ihrer Behandlung ist in den vergangenen Jahrzehnten deutlich gewachsen.

Relevanz von Konsensusprozessen. Die Unschärfe des Bedarfsbegriffs ist keineswegs spezifisch für den Bereich der psychischen Störungen, sondern gilt allgemein, also ebenso für körperliche Erkrankungen. Man kennt es aus gesundheitspolitischen Debatten: Was ist „medizinisch notwendig" und was nicht? Wenn man den relevanten Paragraphen aus dem fünften Sozialgesetzbuch betrachtet (vom 21. Juli 2004; BGBl. I, S.1791), der auch für die Psychotherapie als Kassenleistung gilt, fällt diese Unschärfe unmittelbar auf (entsprechende mehrdeutige Begriffe hier kursiv gesetzt):

§70: Qualität, Humanität und Wirtschaftlichkeit

(1) Die Krankenkassen und die Leistungserbringer haben eine **bedarfsgerechte** und **gleichmäßige**, dem **allgemein anerkannten Stand der medizinischen Erkenntnisse** entsprechende Versorgung der Versicherten zu gewährleisten. Die Versorgung der Versicherten muss **ausreichend** und **zweckmäßig** sein, darf das **Maß des Notwendigen** nicht überschreiten und muss in der **fachlich gebotenen Qualität** sowie **wirtschaftlich** erbracht werden.

(2) Die Krankenkassen und die Leistungserbringer haben durch geeignete Maßnahmen auf eine **humane Krankenbehandlung** ihrer Versicherten hinzuwirken.

Wie diese Begriffe zu füllen sind, ist weitgehend von politischen, wissenschaftlichen, versorgungspraktischen und auch ethischen Konsensusprozessen abhängig. Bei objektiv begrenzten Ressourcen sind dabei (auch in einem solidarischen Gesundheitssystem wie dem deutschen) Allokationsentscheidungen von Bedeutung, die letztlich mitdefinieren, wem Behandlungsbedarf zugebilligt wird und wem nicht. Dabei stellen sich aus einer Public-Health-Perspektive Fragen zur Kosten-Effektivität der Gesamtheit aller Behandlungsmaßnahmen, z.B.: Sollten wenige Fälle intensiv (= teuer) oder viele Fälle sparsam behandelt werden? Wird ein großer Nutzen für wenige (z.B. die schwersten Fälle) oder ein kleinerer Nutzen für viele (z.B. eher präventive Maßnahmen bei noch eher leichten Fällen) bevorzugt, um den gesamtgesellschaftlichen Nutzen zu maximieren?

„Behandlungsbedarf" wird also auch durch die (begrenzten) Angebotsmöglichkeiten mitbestimmt, weshalb im Folgenden noch auf die in Deutschland vorhandenen Versorgungsstrukturen eingegangen werden soll.

3.6 Versorgungsstrukturen und die Frage der Unterversorgung psychischer Störungen

Ambulante und stationäre Einrichtungen zur Versorgung psychischer Störungen

Das deutsche Gesundheitssystem ist im internationalen Vergleich quantitativ relativ umfangreich ausgebaut und zeichnet sich durch vergleichsweise aufwändige und umfassende, von Krankenkassen und Rentenversicherungsträgern finanzierte Angebote aus (z. B. Vielzahl an stationären Maßnahmen, durchschnittlich hohe Sitzungszahl bei den durchgeführten Psychotherapien). Es besteht eine große Ausdifferenzierung – Kritiker würden es auch als Fragmentierung bezeichnen – verschiedener Versorgungsstrukturen mit unterschiedlichen Kostenträgern und zumindest folgenden Elementen:

- psychiatrisch-psychotherapeutische Krankenhausversorgung;
- psychosomatisch-psychotherapeutische Krankenhausversorgung („Akutpsychosomatik");
- stationäre Rehabilitation von Patienten mit psychischen/ psychosomatischen Erkrankungen;
- ambulante Richtlinien-Psychotherapie (niedergelassene Psychologische und ärztliche Psychotherapeuten, Psychotherapeutische Ambulanzen);
- psychiatrische Institutsambulanzen, Tageskliniken;
- Konsiliar-/Liaisondienste;
- sozialpsychiatrische Dienste;
- ambulante Psychiater/Neurologen;
- psychosomatische Grundversorgung (Hausärzte, Psychiater);
- psychosoziale Beratungsstellen;
- privat finanzierte Psychotherapie und andere Anbieter (z. B. Heilpraktiker).

Eine eingehende Charakterisierung einschließlich verfügbarer Statistiken zu Fallzahlen und Behandlungsumfängen, Diagnosespektrum etc. findet sich bei Schulz, Barghaan, Koch u. Harfst (2010; s. auch Gesundheitsberichterstattung zur psychotherapeutischen Versorgung des Robert-Koch-Instituts 2008, sowie Salize, Rössler u. Becker 2007). An dieser Stelle sollen daraus im Folgenden nur einige Eckdaten genannt werden.

Psychotherapeutische Behandlungskapazitäten. Für das Jahr 2009 berichten Schulz et al. (2010) stationäre Behandlungskapazitäten von ca. 450000 behandelbaren Patienten pro Jahr, bei denen zumindest teilweise psychotherapeutische Behandlungen zur Anwendung kommen. Für den ambulanten Bereich gelten ca. 1000000 Behandlungsfälle – vor allem behandelt durch die ca. 21000 niedergelassenen Psychologischen, Kinder- und Jugendlichen- und Ärztlichen Psychotherapeuten – als optimistische Schätzung (u. a. unter Vernachlässigung von Mehrfachbehandlungen).

Einzel- vs. Gruppentherapie. Bezüglich der Angebotsformen dominiert im ambulanten Bereich die Einzelpsychotherapie. Gruppenpsychotherapeutische oder Paar- und familientherapeutische Leistungen werden kaum angeboten (lediglich 1 % der abgerechneten Behandlungen). Ein Grund hierfür ist u. a. in den vergleichsweise schlechteren Vergütungssätzen zu sehen. Gruppenpsychotherapie findet in Deutschland demnach fast ausschließlich im stationären Setting statt, dort allerdings sogar häufig als Schwerpunkttherapie. Familientherapeutische Ansätze sind ebenfalls nicht zuletzt durch mangelnde Abrechnungsmöglichkeiten begrenzt: Obwohl mittlerweile durch den „Wissenschaftlichen Beitrat Psychotherapie" (WBP; www.wbpsychotherapie.de) wissenschaftlich anerkannt, zählt die Systemische Therapie aktuell nicht zu den psychotherapeutischen Regelleistungen.

Hinweise auf Unterversorgung

„Unterversorgung" ist laut Sachverständigenrat für die konzertierte Aktion im Gesundheitswesen (2002) eine Versorgung bei individuellem, professionell und wissenschaftlich anerkannten Bedarf, die verweigert wird, oder nicht (zumutbar) erreichbar zur Verfügung gestellt wird, obwohl an sich Leistungen mit hinreichend gesichertem gesundheitlichem Nutzen und einer akzeptablen Nutzen-Kosten-Relation vorhanden sind. Auch in Abwesenheit eindeutiger Bedarfsdefinitionen und befriedigender empirischer Bedarfsermittlung lassen sich klare Hinweise identifizieren, die trotz der im internationalen Vergleich relativ gut ausgebauten psychotherapeutischen Versorgung für eine solche Unterversorgung psychischer Störungen sprechen (**unmet need**; vgl. Andrews u. Henderson 2000):

- *Inanspruchnahmeverhalten:* Für Deutschland wird der Anteil derer, die wegen einer psychischen Störung jemals eine auch nur minimale professionelle Intervention erhalten (z. B. Gespräch beim Hausarzt oder in einer Beratungsstelle), nur auf knapp 40 % geschätzt, und lediglich ein noch deutlich kleinerer Teil der Betroffenen erhält eine *angemessene* Behandlung (Wittchen u. Jacobi 2001, Schulz et al. 2008). Diese Behandlungsquoten stellen übrigens auch aufgrund der Komplexität des Konstrukts „Inanspruchnahme" eine Überschätzung dar, denn neben dem reinen Aufsuchen einer Behandlungseinrichtung beinhaltet der Inanspruchnahmeprozess auch die adäquate Durchführung einer Behandlung (z. B. Therapieabbrüche oder Non-Compliance bei psychopharmakologischer Behandlung wurden bei den genannten Behandlungsquoten mitgezählt). Für die EU liegt die Schätzung für irgendeine professionelle Intervention – ungeachtet ihrer Angemessenheit – bei 26 %; am häufigsten erhalten Betroffene ausschließlich eine medikamentöse Behandlung ohne Psychotherapie (Wittchen u. Jacobi 2005).

- *Beispiel zur Richtlinienpsychotherapie aus einem Gesundheitsreport:* Knapp 28 % der 1,5 Mio. Versicherten der GEK wurden im Jahr 2006 mit mindestens eine Diagnose aus dem F-Kapitel der ICD-10 geführt, aber lediglich bei 3 % der Diagnoseträger war 2006 auch eine Psychotherapie beantragt worden; für den Zeitraum von 2000–2006 waren es insgesamt 10 % (GEK 2007, vgl. Jacobi u. Hoyer 2008). Angesichts der hervorragenden Belege für Wirksamkeit und Effektivität psychotherapeutischer Verfahren (siehe z. B. Barlow 2004) scheint hier offensichtlich ein Missverhältnis zu bestehen.
- *Verzögerung, Abweisung, suboptimale Versorgungswege:* Allgemein bekannt sind lange Wartezeiten auf einen Psychotherapieplatz nach erster Abklärung der Problematik (regional und einrichtungstypisch unterschiedlich meist zwischen drei Monaten und über einem Jahr). Obwohl hier subjektive Behandlungsbedürftigkeit und Hilfesuchverhalten vorhanden sind und in den allermeisten Fällen bei denjenigen, die einmal auf einer Warteliste gelandet sind, auch eine hinreichende Indikation angenommen werden kann, kann die Leistung erst mit deutlicher Verzögerung angeboten werden. Zepf, Mengele u. Hartmann (2003) führen zudem an, dass 35 % der Psychotherapiesuchenden trotz vermutlichem Bedarf nach probatorischer Abklärung keinen Therapieplatz erhalten. Weiterhin kommt es bei psychischen Störungen – nicht anders als bei körperlichen Erkrankungen – häufig vor, dass gegebenenfalls mehrere Behandlungen in Anspruch genommen sollten (z. B. Behandlungskette stationär-ambulant oder Wechsel des psychotherapeutischen Verfahrens bei ausbleibendem Therapieerfolg). Viele Fragen zu solchen Versorgungswegen sind bislang noch nicht befriedigend gelöst, und in der Praxis, insbesondere abseits der Ballungsgebiete, besteht zumindest eine „gefühlte" Unterversorgung hinsichtlich psychotherapeutischer Angebote.
- *„Ist-Soll-Bedarfsplanung":* Auch die extremen Unterschiede der Versorgungsdichte (ermittelt als Anzahl Behandler pro 100000 Einwohner) legen Unterversorgung in den Neuen Bundesländern und in ländlichen Gebieten nahe (vgl. **Abb. 3.2** zur Psychotherapeutendichte; für den psychiatrischen Bereich s. Berger 2004). Hierbei muss betont werden, dass dies das Ergebnis einer „Bedarfsplanung" ist, die mit dem Inkrafttreten des Psychotherapeutengesetzes den historischen Ist-Zustand der psychotherapeutischen Versorgung im Jahr 1999 zum Soll-Zustand der Bedarfsplanung erklärt hat, also nicht etwa auf einer irgendwie empirisch fundierten Bedarfsanalyse beruht.

Vor diesem Hintergrund kann behauptet werden, dass sowohl ärztliche oder psychologische Behandlungsangebote als auch das nötige Inanspruchnahmeverhalten dem „wahren" Bedarf weit hinterherhinken. Insbesondere für den Kinder- und Jugendlichenbereich wird regelmäßig eine unzureichende psychotherapeutische und psychosoziale Versorgungsstrukturen beklagt (z. B. Nübling, Raisch u. Raymann 2006).

Die genannten Beispiele sollen ergänzt werden durch eine Modellrechnung von Schulz et al. (2010), die zunächst darstellen, wie stark die Inanspruchnahmequote von in-

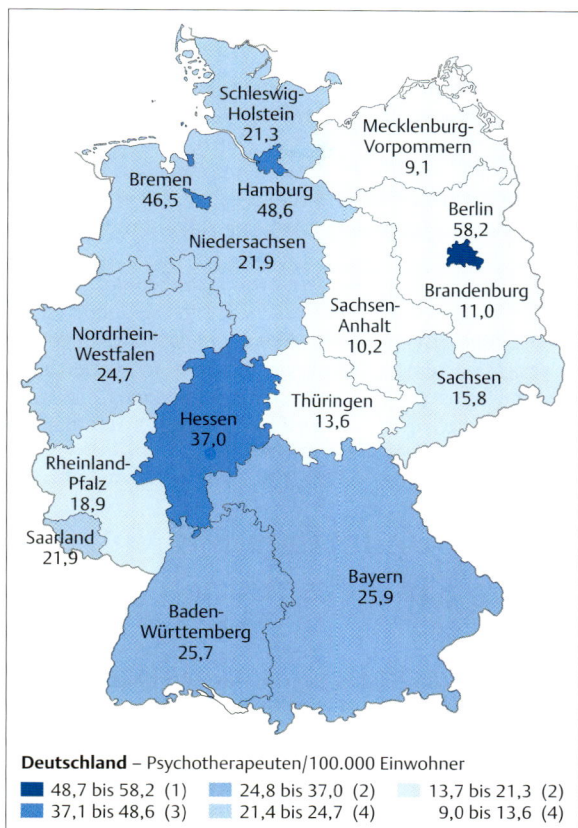

Abb. 3.2 Psychologische, Kinder- und Jugendlichen- und ärztliche Psychotherapeuten (ausschließlich psychotherapeutisch tätig) nach Bundesländern bezogen auf die Gesamtbevölkerung (Quelle: Kassenärztliche Bundesvereinigung (2004). Sonderauswertung zur ambulanten vertragsärztlichen Psychotherapieversorgung, Stand 31.12.2003. Köln KBV).

formativen und motivationalen Rahmenbedingungen abhängt. Nach einer Untersuchung von Franz (1997) nahmen 3 % der Personen mit psychischen Beschwerden eigeninitiativ psychotherapeutische Hilfe in Anspruch. Die Quote erhöhte sich deutlich auf 33 %, nachdem ein Angebot zur psychotherapeutischen Behandlung gemacht wurde. Legt man diese Quoten und die im Bundesgesundheitssurvey eingangs genannten ermittelten Prävalenzen psychischer Störungen zugrunde, entspräche das einer Spannbreite von 492000 bis 5,4 Mio. erwachsener Personen pro Jahr, die aufgrund psychischer Beschwerden fachliche psychotherapeutische Hilfe aufsuchen würden.

Für den unteren Grenzwert bestünde angesichts der genannten Kapazitäten bereits eine Überversorgung, wobei allerdings zu bedenken ist, dass Patienten sowohl ambulante als auch stationäre Angebote innerhalb eines Zeitraums in Anspruch nehmen; zudem weisen die gestiegenen Inanspruchnahmeraten von Psychotherapie in den letzten zehn Jahren, aber auch die Erhebungen zu Patientenpräferenzen im Falle psychischer Erkrankungen (Harfst u. Marstedt 2009; Angermeyer et al. 2005) darauf hin, dass die Schätzungen von Franz (1997) das heutige Inanspruchnahmeverhalten nicht mehr adäquat abbilden und somit der genannte untere Grenzwert unrealistisch ist. Für den anderen – evtl. immer noch zu niedrig angesetzten – Grenzfall einer „Bedarfsweckung" bei 33% derjenigen mit einer Diagnose bestünde dagegen eine gravierende Unterversorgung (5,4 Mio. Behandlungsbedürftige bei optimistisch geschätzter vorhandener Kapazität von 1,45 Mio. Behandlungsfällen). Schulz et al. (2010) weisen allerdings ausdrücklich darauf hin, dass in wesentlichen Bereichen die Datengrundlage unzureichend ist und somit dieser Abschätzung nur illustrativer Charakter zukommt.

Viele offene Fragen in der Versorgungsforschung. Es dürfte deutlich geworden sein, dass viele entscheidende Daten zu Behandlungskapazitäten, Behandlungsbedarf und Versorgungslage (einschließlich der Pfade durch unser hoch differenziertes Versorgungssystem) schlichtweg nicht zur Verfügung stehen bzw. aktuell nur grob geschätzt werden können. Die Versorgungsforschung ist eine noch junge Disziplin – eine Auflistung besonders prioritärer Forschungsfragen findet sich bei Bramesfeld u. Riedel-Heller (2008). „Keine Gesundheit ohne psychische Gesundheit" ist eine zentrale Botschaft der Europäischen Kommission (2005), die aktuell und zukünftig zu vermehrter Förderung der Versorgungsforschung im Bereich **Mental Health** führen wird.

In Deutschland soll auch der erneute Bundesgesundheitssurvey des Robert-Koch-Instituts, die „Studie zur Gesundheit Erwachsener in Deutschland" (DEGS) und ihre „Zusatzuntersuchung Psychische Gesundheit" (Jacobi et al. 2010) der Gesundheitspolitik „Daten für Taten" liefern und also dazu beitragen, mehr evidenzbasierte Entscheidungen zu treffen.

3.7 Bedarf an und Nutzen von klinisch-psychologischen Interventionen (auch jenseits der Psychotherapie)

Gesellschaftliche Kosten psychischer Störungen jenseits monetärer Bewertung. Dass psychische Störungen „teure" Erkrankungen auch jenseits monetär bewertbarer direkter Behandlungskosten und indirekter Kosten durch Produktivitätsverlust sind, ist spätestens seit der WHO-Studie zum „global burden of disease" (WHO 2002; vgl. **Abb. 3.3**) weitgehend bekannt. Dort wurde die Krankheitslast anhand von Schätzungen aufgrund expertengestützter Schweregradindizes bestimmt. Kenngrößen hierfür sind z. B. QALY („quality adjusted life years"; bei diesem Maß werden die statistisch zu erwartenden noch verbleibenden Lebensjahre mit der entsprechenden Krankheit hinsichtlich der angenommenen Minderung der Lebensqualität quasi „heruntergewichtet") oder DALY („disability adjusted life years"; ebenfalls ein Maß zur Abschätzung „verlorener Lebensjahre" in einer Gesellschaft durch bestimmte Erkrankungen). Unter 110 beurteilten, wichtigsten Ursachen für krankheitsbedingte Einschränkungen – gemessen in DALY – nimmt in

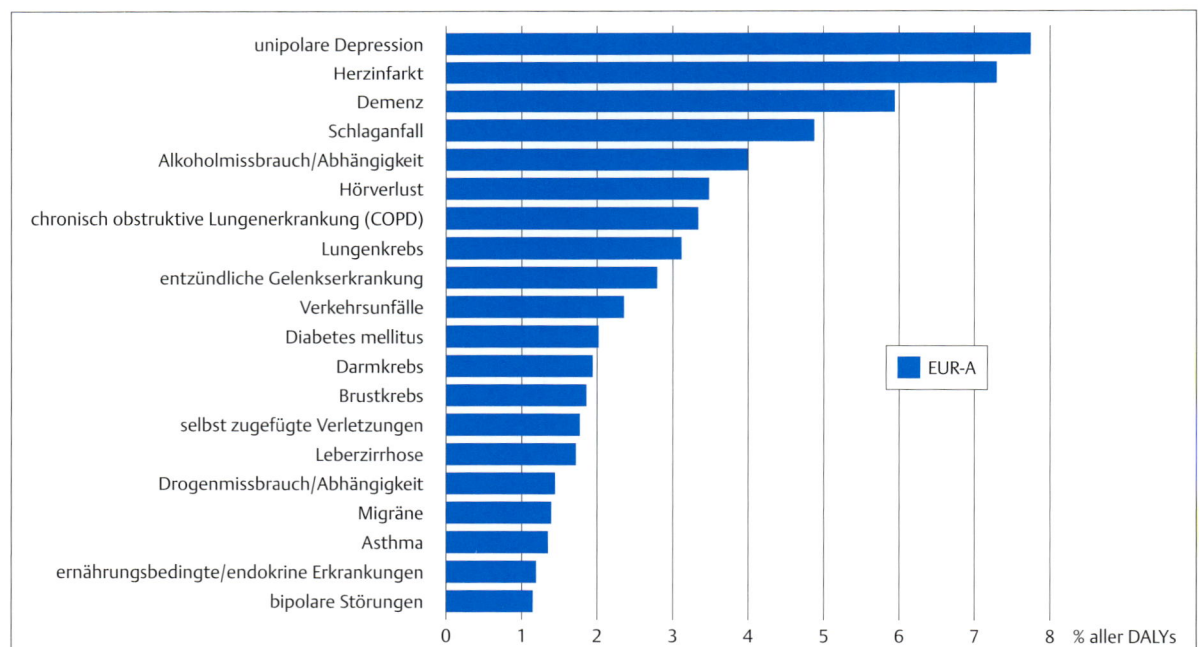

Abb. **3.3** Die 20 Hauptursachen für verlorene Lebensjahre (DALY; in europäischen Regionen mit niedriger Sterblichkeit, EUR-A): An der Spitze der 110 beurteilten gesundheitsbedingten Belastungsfaktoren stehen Depression und andere psychische Störungen sowie weitere Erkrankungen, bei denen psychische Faktoren entscheidend beteiligt sein können bzw. für deren Rehabilitation sich klinisch-psychologische Interventionen bewährt haben (World Health Report 2002 zu „burden of disease").

Europa die unipolare Major Depression den Spitzenplatz ein (**Abb. 3.3**). Weltweit betrachtet steht die Depression an Platz 4 hinter perinatalen Komplikationen, HIV- bzw. Aids- und Atemwegsinfektionen, die in unseren Breiten eine geringere Bedeutung haben. Dieses WHO-Projekt hat nicht nur die überaus große globale Bedeutung psychischer Störungen allgemein und depressiver Störungen im Besonderen herausgearbeitet (wobei einschränkend erwähnt werden muss, dass lediglich ein kleiner Ausschnitt aus dem Spektrum psychischer Störungen berücksichtigt wurde).

Nutzen der Psychotherapie und anderer klinisch-psychologischer Interventionen. Die „global burden of disease"-Studien haben auch verdeutlicht, dass klinisch-psychologisch beeinflussbare psychische und Verhaltensfaktoren bei einer Vielzahl von Ursachen für Behinderung und Tod eine wichtige Rolle spielen. Neben einigen psychischen Störungen im engeren Sinne (Depression, Demenzen, Alkohol- und Drogenabhängigkeit und -missbrauch, bipolare Störungen) – für die psychotherapeutische und andere Behandlungsverfahren prinzipiell zur Verfügung stehen – finden sich in Abb. 3.3 unter den 20 Störungen mit der größten Krankheitslast konservativ betrachtet zumindest weitere acht Bereiche, bei denen psychische Faktoren entscheidend beteiligt sein können bzw. für deren Rehabilitation sich klinisch-psychologische Interventionen bewährt haben (Herzinfarkt, Schlaganfall, chronisch obstruktive pulmonale Erkrankung [COPD], Verkehrsunfälle, selbstverletzende/suizidale Handlungen, Migräne, Asthma, ernährungsbedingte Störungen). Also kann letztendlich auch jenseits der Psychotherapie psychischer Störungen von einem erhöhten verhaltensmedizinischen Bedarf und somit von einer ausgeprägten Unterversorgung ausgegangen werden; nur etwa 11 % aller Gesundheitsausgaben entfielen (2006) auf den Bereich psychische und Verhaltensstörungen.

Angesichts der genannten niedrigen Behandlungsquoten kann spekuliert werden, inwieweit durch eine entsprechende Erhöhung der Behandlungskapazitäten und den breiteren Einsatz effektiver Interventionen, sowie einer adäquaten Bedarfsweckung auf Patientenseite hier eine positivere Bilanz zwischen erhöhten direkten Behandlungskosten und möglicherweise wesentlich niedrigeren indirekten Kosten aufgrund günstigerer Verläufe erzielbar wäre. Und auch, wenn eine vermehrte spezifische Behandlung psychischer Störungen nicht mit Kosteneinsparungen verbunden wäre, kann dies die Kosteneffektivität des Versorgungssystems steigern (z. B. Vermeidung von Fehlbehandlungen, Verbesserung der Lebensqualität bei den Behandelten bei gleichen Gesundheitsausgaben, wenn diese verstärkt für klinisch-psychologische Interventionen aufgewendet würden). Kosten- und Nutzenaspekte der Psychotherapie werden erörtert bei Margraf (2009).

Präventive und rehabilitative Aspekte. Eine frühere Erkennung und Behandlung psychischer Störungen – ggf. auch im (noch) unterschwelligen oder „milden" Bereich – wäre hoch wahrscheinlich präventiv, denn Chronifizierung und Ausweitung der Problematik sind bei psychischen Störungen häufig (z. B. Entwicklung von weiteren, komorbiden Störungen). Um damit auf die eingangs genannte Diskussion um hohe Prävalenzzahlen psychischer Störungen aus epidemiologischen Studien zurückzukommen: nicht zuletzt aus dieser Präventions-Perspektive wäre es unzulässig, den Begriff der psychischen Störungen (wieder) auf „schwere psychische Störungen" einzuengen (z. B. solche, die eine Hospitalisierung erfordern wie Schizophrenie, schwere Depressionen, oder schwere Abhängigkeitserkrankungen; vgl. Kessler et al. 2003).

Auch wenn es unrealistisch ist, die Gesamtprävalenz psychischer Störungen in einer Bevölkerung drastisch zu senken (psychische Störungen gehören ebenso wie körperliche Erkrankungen „zum normalen Leben dazu"), so können wir doch die Zeit verkürzen, die Betroffene mit psychischen Störungen verbringen. Geeignete Behandlungsmaßnahmen sind im Prinzip vorhanden. Wie hier gezeigt, gibt es gute Argumente dafür, dass unter anderem eine vermehrte Investition in psychotherapeutische Maßnahmen dem „wahren Bedarf" entgegenkommen würde.

Die in diesem Beitrag dargestellten Themen und Befunde zu Epidemiologie, Behandlungsbedarf und Versorgungslage betreffen Rahmenbedingungen, unter denen Psychotherapie stattfindet. PsychotherapeutInnen sollen damit unterstützt werden, beispielsweise in fachlichen Diskussionen oder auf Anfrage von interessierten Laien gut informiert argumentieren zu können, z. B. im Zusammenhang mit drängenden Themen wie den berichteten hohen Prävalenzraten und der deutlich „gefühlten Zunahme" psychischer Störungen, der Frage, ob psychische Störungen wirklich „echte", behandlungsbedürftige Erkrankungen darstellen oder wie es um die Bedarfsgerechtigkeit hinsichtlich psychischer vs. körperlicher Erkrankungen im Gesundheitswesen bestellt ist. Zudem wurde hervorgehoben, welche wichtige Rolle klinisch-psychologische Behandlungsverfahren bereits spielen und zukünftig möglicherweise noch in größerem Umfang spielen können. Somit sind die hier versammelten Inhalte auch von berufspolitischer Bedeutung.

4 Wissenschaftliche Grundlagen: Denkmodelle

J. Kriz

> Die Praxis der Psychotherapie und ihre wissenschaftlichen Grundlagen stehen in einem Spannungsverhältnis, wie es für zahlreiche akademisch fundierte Handlungsfelder typisch ist: Beide Seiten, „Praktiker" und „Theoretiker", werfen einander oft vor, von den spezifischen Aufgaben, Fragestellungen, Vorgehensweisen, Lösungsvorschlägen und der Arbeitsroutine der jeweils anderen zu wenig zu verstehen – geschweige denn, deren Beiträge recht zu würdigen. In den Debatten um die vielbeklagte „Theorie-Praxis-Kluft" fordern die einen, dass die Theorie mehr Praxisnähe zeigen und mehr Lösungen für die konkreten (professionellen) Alltagsprobleme bereitstellen müsse. Die anderen halten dagegen, dass zu viel „vor sich hingewurstelt" werde, d. h. dass die mühsam erbrachten Ergebnisse und Leitprinzipien der Wissenschaft zu wenig zur Kenntnis genommen würden. Stattdessen stünden wissenschaftlich letztlich nicht begründbare Handlungen im Vordergrund.

4.1 Zum Theorie-Praxis-Verhältnis

Solche Debatten, die auch in anderen Disziplinen wie Pädagogik, Soziologie, Ökonomie, ja selbst in Teilbereichen der Technik, ähnlich geführt werden, missverstehen oft das Theorie-Praxis-Verhältnis dahingehend, dass sich Praxis wesentlich als Anwendung von Theorie ableiten ließe. Das aber wird von Wissenschaftstheoretikern eher bestritten. So hat Westmeyer (1978, 1980) bereits für die klassische Verhaltenstherapie gezeigt, dass sie (bzw. Teile davon) nicht als „angewandte Lerntheorien" verstanden werden kann. Stattdessen plädiert er, wie auch Perrez (1982a, b) dafür, Theorie im Rahmen von Psychotherapie bestenfalls als Bereitstellung von „technologischen Regeln" zu verstehen, nämlich als Aufforderung, in bestimmten Situationen bestimmte Maßnahmen zu ergreifen um bestimmte Ziele zu erreichen.

Das Theorie-Praxis-Verhältnis wird daher treffender mit der Beziehung zwischen Landkarte und Landschaft verglichen: Landkarten (als Metapher für die Wissenschafts- und Theorieebene) können zwar zeigen, wo ein See liegt, wie tief er ist und welche Beschaffenheit die Umgebung hat. Aber wie man ihn in der Landschaft (als Metapher für die Praxisebene) im ggf. unwegsamen Gelände aufsucht, oder gar, wie man dann im See schwimmt, kann nur praktisch erfahren und gelernt werden. Nur für bestimmte Anliegen ist eine Landkarte hilfreich – insbesondere zur Orientierung und für Anregungen zu neuen Wegen sowie für die Reflexion von Erfahrung. Im Extremfall kann sie aber sogar hinderlich sein: wer immer mit der Landkarte vor Augen durchs Gelände läuft, dürfte bald an einem Baum oder in einer Schlucht enden – so wie ein Kliniker, der sich allzu sehr an ein theoretisch fundiertes Behandlungsmodell im Zusammenhang mit einer Störungsdiagnose nach Lehrbuch klammert, Gefahr laufen könnte, bedeutsame andere Lebensumstände und Symptome zu übersehen.

Gleichwohl macht diese Metapher durchaus auch die Relevanz von „Landkarten" deutlich (Kriz 1996):

- *Aspekt der Anwendung:* Zunächst einmal können sie vor Ort hilfreich sein, indem sie zur besseren Übersicht und Orientierung oder als Entscheidungshilfen herangezogen werden.
- *Aspekt der Theorien-Debatte:* Durch Vergleich unterschiedlicher Erfahrungen auf Teil-Reiserouten lässt sich anhand von Landkarten die Einsicht in die Gesamtlandschaft erhöhen und somit ggf. wiederum zu einer Verbesserung der Landkarten beitragen.
- *Aspekt der Ausbildung:* Letztlich können Landkarten sogar fernab von der Landschaft (nennen wir es: im Elfenbeinturm) den Praktikern nützen – sie können nämlich jenen, die sich vorbereiten, diese Landschaft zu bereisen, gezielt und übersichtlich bestimmte Erfahrungen vermitteln und auf mögliche Erfahrungen vorbereiten.

Kanfer (1997), der Wissenschaft ebenfalls „hauptsächlich als eine Ressource zur Entwicklung von Strategien, Techniken und Methodologien zur Zielerreichung und Überprüfung von Ergebnisqualität" verstanden wissen will, trifft „wichtige Unterschiede" hinsichtlich folgender Aspekte:

- *Datenquelle:* Im Gegensatz zum Wissenschaftler kann der Praktiker nicht vorher auswählen, welche Ereignisse er untersuchen will, noch welche Datenquelle ihm die relevanteste Information gibt. Zudem reagiert er nicht nur auf externe Information (z. B. Verhalten des Klienten) sondern auch auf selbst generierte Information (z. B. seine eigenen Reaktionen).
- *Zweck und Fragestellung:* Das Ziel des Interesses wird vom Therapeuten nicht durch wissenschaftliche Hypothesen über Faktorenzusammenhänge, sondern vom Individuum und dem Kontext seiner Beschwerden bestimmt und kann sich zudem im Laufe der Behandlung ändern.
- *Ergebniskriterien:* Diese sind im Rahmen von Wissenschaft meist klar im Hinblick auf eine bestimmte Fragestellung definiert; in der Praxis kann eine hoch effektive Technik gepaart mit einer zutreffenden Problemdefinition letzt-

endlich aber nicht erfolgreich sein, wenn z. B. das soziale Umfeld auf Veränderungen stark negativ reagiert. Ergebniskriterien sind daher oft für unterschiedliche Teilkomponenten der Behandlung unterschiedlich zu setzen.
- **Sprache:** Entgegen der klaren Begriffsdefinitionen im Rahmen der Wissenschaft verwenden Klienten ihre eigene (Alltags-)Sprache, was Therapeuten zu Interpretationsfehlern und infolge dessen zu inadäquaten Interventionen verleiten kann.
- **Soziale Verantwortung:** Diese ist beim Wissenschaftler anders ausgerichtet, nämlich auf genaue Beschreibung und Reflexion der Forschungsschritte, als beim Praktiker, der einerseits dem Patienten, aber auch dessen sozialem Umfeld gegenüber verantwortlich ist, was zu Wertkonflikten der unterschiedlichen Entscheidungsperspektiven führen kann.
- **Statisches versus dynamisches Naturmodell:** Während wissenschaftliche Modelle relativ statisch ausgerichtet sind, orientiert sich der Psychotherapieprozess an einer zeitlichen Dimension, der rekursiv und iterativ ist und sich nicht ohne weiteres auf ein linearstatisches Modell beziehen lässt. Zwar lassen sich manche Verläufe bei biologischen Prozessen brauchbar vorhersagen – z. B. bei bakteriellen Infektionskrankheiten. Bei psychischen Störungen oder chronischen Krankheiten beeinflussen jedoch viele Aspekte wie individueller Lebensstil, Verhaltensmuster, Therapeut-Klient-Beziehung (oder die Compliance beim Arzt) das Geschehen in komplexer Weise.

Dieser letzte von Kanfer (1997) genannte Aspekt gilt heute zwar immer noch für große Teile psychotherapeutischer **Mainstream-Forschung**, allerdings betonen gerade humanistische und systemische wissenschaftliche Konzepte die thematisierten nichtlinearen Dynamiken (s. u.).

Neben diesen grundsätzlichen Unterschieden zwischen theoretischem und praktischem Handeln im Bereich der Psychotherapie seien drei weitere Aspekte benannt, die hier in spezifischer Weise das Theorie-Praxis-Verhältnis erschweren.

Unklare Grundlagendisziplinen

In vielen Bereichen wird allein schon durch unterschiedliche Begriffe zwischen wissenschaftlicher Grundlage und praktischem Handeln differenziert, z. B. „Medizin" und „Arzt", „Pädagogik" und „Erzieher" oder „Lehrer", „Jura" und „Anwalt" oder „Richter". Eine solche Relation gibt es für die Psychotherapie nicht. Zwar wird über eine mögliche „Psychotherapiewissenschaft" debattiert, doch konnte sich dies bisher weder begrifflich noch konzeptionell oder gar institutionell durchsetzen. Aus umgekehrter Blickrichtung ist damit die Anbindung praktischer Psychotherapie an eine Grundlagenwissenschaft unklar. So wurde Psychotherapie lange als ärztliche Tätigkeit reklamiert (und ist z. B. in den USA im Gesundheitsbereich weitgehend diesem Berufsstand vorbehalten), was auch eine theoretische Anbindung an die Medizin, spezifisch: die Psychiatrie, implizierte. Auf der anderen Seite finden sich ebenso vehemente Plädoyers dafür, Psychologie als Basiswissenschaft für Psychotherapie zu verstehen (z. B. Baumann 1999). Doch sind zumindest diese beiden Studiengänge – bei Kinder- und Jugendpsychotherapie zudem Pädagogik und in anderen Ländern, wie Österreich, ohnedies noch weitere Ausbildungen – als Basis für eine aufbauende psychotherapeutische Tätigkeit faktisch vorhanden. Diese begründen jeweils heterogene Ausrichtungen und unterschiedliche Gewichtungen von Basiswissenschaften (Medizin, Psychologie, Pädagogik etc.).

Theorien über Theorien

Zu einem bedeutsamen Teil hat praktische Psychotherapie direkt oder indirekt mit Vorstellungen der Menschen über Krankheit, Entwicklung, Verhaltensursachen, Veränderung etc. zu tun – d. h. mit „Alltagstheorien" über denselben Gegenstandsbereich, über den auch Therapie als Wissenschaft Aussagen trifft. (Die Landschaft im oben genannte Sinn enthält bereits Landkarten der Landschaft.) Mehr noch: diese Alltagstheorien sind durchsetzt von hinreichend korrekten bis absurden Teilen und Abbildern der wissenschaftlichen Psychotherapie und ihrer Theorien. Dies führt zu erheblichen Interferenzen, die wiederum theoretisch wie praktisch mit berücksichtigt werden müssen.

Innenwelt-Außenwelt

Quer zur obigen Frage der Grundlagendisziplinen treffen in der Psychotherapie zwei grundsätzlich unterschiedliche Perspektiven zusammen:

Außensicht. Man kann einerseits den Menschen hinsichtlich seiner biochemischen, neuronalen, verhaltensmäßigen Aspekte und deren Korrelate zu Reizkonfigurationen, seine Antworten auf Fragebögen und seine verbalen Aussagen, seine Berichte über Ängste, Ziele, Wertvorstellungen, vermutete logische Zusammenhänge, etc. untersuchen. Obwohl hier bereits unterschiedliche Teilperspektiven aufgezählt wurden – ein streng behavioraler Ansatz würde zumindest die letzten beiden nicht berücksichtigen – bleibt es doch die Sicht „von außen".

Innenwelt. Im Unterschied dazu weiß jeder Mensch, dass sein gesehenes „Rot", seine „Angst", seine „Werte" für ihn etwas grundsätzlich anderes ist, als das, was sich in physiologischen Messungen, Antworten in Fragebögen oder auch in verbalen Berichten widerspiegelt. Seine erlebte Innenwelt bleibt letztlich privat, auch wenn er den (vermutlich überwiegenden) Teil jener Strukturen, mit denen er auf sich selbst und „die Welt" Bezug nimmt, in bedeutsamen sozialen Beziehungen erworben und entfaltet hat. Auf der Basis eigener erlebter Innenwelten, ererbter und gelernter Kommunikationsmittel (Affekte, Sprache) und gemeinsamer Kultur gelingt es, empathisch (einfühlend) und hermeneutisch (verstehend) etwas über die Innenwelt des Gegenüber zu erschließen. Aber es kann bestenfalls sinnvolle, bedeutsame, erlebensintensive und handlungsrelevante Interaktionen gegenseitig letztlich individuell-persönlicher Innenwelten geben.

Uns interessieren hier weniger die erkenntnis- und wissenschaftstheoretischen Grundsatzdebatten zu dieser Problematik, welche Regale in Bibliotheken füllen und immer noch weiteres Material liefern. Es geht vielmehr darum, dass nicht nur Begriffe wie „Selbst", „Hermeneutik", „Biografie" diese Innen-Außen-Differenz reflektieren, sondern auch mit „Coping" oder „Stress" zunehmend deutlich wird, dass beispielsweise außenweltliche beschriebene Belastungsfaktoren empirisch und theoretisch nicht hinreichend sind, sondern notwendig die **innenweltliche, subjekt-bedeutsame Perspektive** mit einbezogen werden muss (und das trotz aller angedeuteten extrem unliebsamen Schwierigkeiten der Erfassung).

Eine Theorie bzw. Wissenschaft, welche Psychotherapie erfassen will, müsste daher zumindest eine doppelseitige sein – eine, die beide sehr unterschiedlichen Perspektiven berücksichtigt. Es sei betont, dass diese Differenz auch keineswegs in der unten diskutierten Unterscheidung „Natur versus Kultur" voll abgebildet werden kann.

Auf der Basis des skizzierten Theorie-Praxis-Verhältnisses sollen nun Denkmodelle in Bezug auf wissenschaftlichen Grundlagen der Psychotherapie anhand dreier Taxonomien diskutiert werden. Die Entscheidung, gleich 3 „Einteilungen" zu diskutieren, soll der Gefahr des ontologischen Missverständnisses vorbeugen, solche Taxonomien „gäbe" es im objektiven Sinne, oder eine sei „wahrer" als eine andere. Vielmehr handelt es sich um Kategorisierungen zur Orientierung und Differenzierung **bedeutsamer** Aspekte. Was allerdings als „bedeutsam" gilt, hängt von den Fragen, Anliegen und Interessen, und damit der Kultur der Kategorisierer ab.

4.2 Die Dichotomie: Natur versus Kultur

》 *Die Natur erklären wir, das Seelenleben verstehen wir.* 《

Dieser 1894 formulierte und oft zitierte Satz von Wilhelm Dilthey weist auf einen bedeutsamen Perspektivenunterschied im alltäglichen wie wissenschaftlichen Umgang mit Phänomenen hin. Dies lässt sich anhand eines Beispiels weiter erhellen (Slunecko u. Mayer 1999):

> Ein Forscher erblickt in einem ihm unbekannten Tal eine Ansammlung von verwitterten, eingekerbten Steinen und untersucht diese zunächst mit geologischen und anderen naturwissenschaftlichen Fragestellungen und Methoden, bis er plötzlich entdeckt, dass es sich um eine Formation aus Grabsteinen handelt und die Kerbungen offenbar Zeichen darstellen. Damit geraten nun die **Intentionen** der menschlichen Handlungen in den Fokus: Nicht die **Ursachen** sondern die **Gründe** für die Kerbungen und die Steinformation sind wichtig. Was sollen diese **bedeuten** und **für wen** soll(t)en sie etwas bedeuten? Um dies zu erforschen, muss versucht werden, Wissen über die Lebensumstände, die Geschichte, die Glaubenssysteme – kurz: die Kultur – zu gewinnen (bzw. vorhandenes Wissen unter dieser Perspektive zusammenzustellen).

Es dürfte kaum zu bestreiten sein, dass diese Kulturperspektive für die Psychotherapie sehr bedeutsam ist. Die Aussage eines Patienten ist selten als Naturvorgang zu fassen, den es objektiv **nomothetisch** (gesetzmäßig) zu erklären gilt, sondern als Kulturvorgang, der subjektiv und kommunikativ **idiografisch** (Eigentümliches, Einmaliges beschreibend) verstanden werden muss. Zusätzlich treffen auch hier die o. a. Innen- und Außenperspektive aufeinander, da sich der Mensch wesentlich selbst verstehen muss, als jemand, dessen persönliche (Auto-)Biografie hinreichend konsistent einer „Vergangenheit" bedarf und sich auf eine „Zukunft" hin entwerfen kann.

Welche Eigenschaften, Defizite und Symptome hat jemand (und „ich selbst"), welche Leistungen und Verhaltensweisen werden (wie stark, wie oft, wann etc.) gezeigt? – Diese Perspektive unterscheidet sich von Fragen wie: „Als wen sehe ich mich, wer bin ich geworden, was will ich im Leben erreichen?" und dem Erleben, verstanden zu werden, von Geborgenheit oder von Sinnlosigkeit.

Bekanntlich ist der Mensch, sowohl in der frühen Entwicklung der Persönlichkeit und des Selbstbewusstseins, als auch später, zumindest in hinreichendem Maße auf das **empathische Verstehen signifikanter Anderer** angewiesen und die Realität baut sich bedeutsam aus den kulturellen Strukturen auf, wie schon die Sprache zeigt. Gleichzeitig aber sind Verstehens-, Bewusstseins-, Handlungs- und Sprachprozesse nicht nur allgemein in Naturvorgänge eingebettet, sondern auch spezifisch von diesen abhängig: Wird das Gehirn funktionsunfähig, so hört jedes psychische Geschehen auf; dies gilt in spezifischer Weise auch für ganz bestimmte, oft hoch spezialisierte neuronale und psychische Zusammenhänge bei Ausfällen und Leistungen (auch wenn die interindividuelle Plastizität und die interindividuelle Varianz der Befunde und Befindlichkeiten im Laufe der Forschung zunehmend höher eingeschätzt wird).

Ferner verändern Entwicklungsvorgänge oder die Zufuhr bestimmter Substanzen das subjektive Erleben und beobachtbare Handeln; das Gefühlsleben ist an die Funktion bestimmter Drüsen gebunden, etc. Alle diese **somatischen Vorgänge** lassen sich im Rahmen der Naturwissenschaft untersuchen und deren Perspektive lässt sich auf die Zusammenhänge zwischen somatischen und psychischen Vorgängen (durch Introspektion oder deren Äußerungen bei anderen) ausdehnen. Ferner lassen sich bestimmte Aspekte von Wirksamkeit – etwa Reduktion von spezifischen Symptomen, Erweiterung spezifischer Kompetenzen etc. – mit quantitativ-nomothetischer Methodik gut untersuchen. Allerdings ist dabei zu beachten, dass das, was unter „spezifisch" jeweils zu verstehen ist, wiederum von Sinn-, Wert- und Zielentscheidungen relativ zur jeweiligen Kultur und ihren (allgemeinen wie wissenschaftsspezifischen) Diskursen abhängt.

„Natur versus Kultur" ist somit ein prägnantes Kürzel für zwei unterschiedliche, besonders im Bereich der Psychotherapie eher komplementäre Perspektiven und Vorgehensweisen, die sich nicht durch die jeweils andere ersetzen lassen. Es wäre daher unangemessen, in der Diskussion, der Forschung oder auch bei den (Denk-)Modellen nur eine der beiden zu berücksichtigen.

4.3 Pluralität der Weltzugänge

Die Perspektive der Kultur ist für die Psychotherapie als Wissenschaft wie als Praxis aber noch in einer anderen Hinsicht bedeutsam: Psychotherapie ist wie jede andere Wissenschaft und professionelle Tätigkeit *in die Pluralität der „Weltzugänge" eingebunden* – womit das breite Spektrum von unterschiedlichen Antworten auf die Frage: „wie wollen wir leben?" gemeint sein soll. Die daraus resultierende Heterogenität an Lebensgeschichten, Vorlieben, Zielen und Werten wird in freiheitlich demokratischen Gesellschaften nicht als Bedrohung oder unerwünschte Abweichungen vom Durchschnitt begriffen, sofern sie mit den Grundkonsensen der Gesellschaft nicht in Widerspruch stehen, sondern als positive Leistung einer Kultur und damit als etwas Erhaltenswertes oder gar Förderungswürdiges.

Mehr als andere interventionistische Tätigkeiten (z.B. technische Veränderungen, biologische Eingriffe, ja selbst Vorgehensweisen im Bereich der somatischen Medizin) aber wirkt Psychotherapie *in die Struktur von Sinndeutungen hinein*. Es geht darum, wie Menschen sich relativ zu einer Sozialgemeinschaft (und ihren Untergruppierungen) biografisch und narrativ in „Vergangenheit" einordnen und auf „Zukunft" hin entwerfen. Selbst die Entscheidung, einen als isoliert empfundenen „Tic", wie z.B. das Augenbrauenhochziehen, „wegkonditionieren" zu lassen, kommt nicht ohne zumindest implizite Stellungnahme zu Lerngeschichten und zu Bedeutungskontexten aus. Auf der anderen Seite ist Psychotherapie mehr als andere Wissenschaften, die ebenfalls in besonderem Maße Sinn- und narrative Strukturen zum Gegenstand haben, wie z.B. Soziologie, Theologie oder Literaturwissenschaft, auf interventionistische Veränderung dieser „Lebenswelt" ausgerichtet.

Sowohl die psychotherapeutische Tätigkeit selbst als auch die systematische Reflexion über die Grundstrukturen und Wirkungsweisen dieser Tätigkeit, d.h. die wissenschaftliche (Er-)Forschung der Psychotherapie – spiegeln daher in besonderem Maße diese Pluralität der „Weltzugänge". Selbst unter wünschenswerter maximaler Einbeziehung der Erkenntnisse aus anderen Wissenschaften bezieht sich die Psychotherapie-Wissenschaft im Kern immer auf die oben skizzierte sinnhafte und interventionistische Beziehung zwischen Therapeut und Patient (bzw. Paar oder Familie). Die Fragen danach, wie wir leben wollen, was wir für wesentlich erachten, aus welchem Bild vom Menschen wir die Maximen unseres Handelns ableiten, etc. betreffen daher nicht nur das therapeutische Handeln selbst, sondern auch dessen Erforschung.

4.4 Mechanistisch – organismisch – potenziell selbstreflexiv

Ausgehend von früheren Arbeiten Eckensbergers (1979) haben Eckensberger u. Keller (1998) als Taxonomie der Modellvorstellungen in der Entwicklungspsychologie drei Perspektiven vorgeschlagen. Diese lassen sich in Bezug zur Psychotherapie fruchtbar verwenden, da grundlegende Prinzipien von Entwicklungs- und von Psychotherapieprozessen ähnlich diskutiert werden (wobei wir hier „Entwicklung" allgemeiner durch „Veränderung" ersetzen).

Mechanistische Perspektive

Sie orientiert sich an der Maschinenmethapher: Veränderung liegt außerhalb des Subjekts, steht unter Stimuluskontrolle, ist kausal erklärbar, weitgehend über Reiz-Reiz- oder Reiz-Reaktions-Kontingenzen bestimmt und wird in quantitativ fassbaren, kontinuierlich ändernden Größen beschrieben. Sie ist *bidirektional* (Ab- und Zunahme von Leistungen) und *normativ neutral*, d.h. aus dem Modell heraus lässt sich kein optimaler Endzustand ableiten. Stabilität scheint gegeben, Veränderung muss erklärt werden.

Eckensberger u. Keller argumentieren, dass nicht nur die Lerntheorien typischerweise diese Perspektive einnehmen. Vielmehr wird sie gegenwärtig durch die Verknüpfung der kognitiven Psychologie (wo diese mit der Computermetapher arbeitet) mit der modernen Hirnforschung belebt.

Organismische Perspektive

Die organismische Perspektive orientiert sich an der (sozio) biologischen Metapher einer phylogenetischen Entwicklung mit Adaption, Selektion und Mutation von Organismen. Veränderung liegt eher innerhalb des Subjekts, das in aktiver Interaktion mit der Umwelt über *Assimilation* (sich *die* Welt anpassen) und *Akkomodation* (sich *der* Welt anpassen) seine Strukturen (z.B. Schemata) ausbildet und modifiziert. Teile und Teilprozesse sind ganzheitlich miteinander vernetzt, woraus eine diskontinuierliche qualitative Transformation der Struktur folgen kann (entsprechende Entwicklungstheorien sind daher Stufentheorien). Veränderung findet zwar unter Anpassungsgesichtspunkten statt und lässt sich im Hinblick auf diese bewerten, ist aber nicht auf ein Entwicklungsziel ausgerichtet und daher normativ neutral. Es sei bemerkt, dass manche Wissenschaftstheoretiker genau diese **dynamisch-systemischen Aspekte** zum Anlass nehmen, statt der Natur-Kultur-Dichotomie eine Unterscheidung in **nomologische und autopoietische Realität** vorzunehmen. Letztere ist nicht konstant und unveränderlich gegeben, sondern (in Interaktion mit einer Umwelt) sich selbst steuernd und entwickelnd, und damit eines offenen Entwicklungshorizontes fähig (Schülein u. Reitze 2002, Slunecko 2002).

Potenziell selbstreflexive Perspektive

Sie stellt ins Zentrum, dass der Mensch nicht nur denken, sondern **über sich** nachdenken und somit intendiert und zukunftsorientiert handeln kann (auch wenn er von dieser Potenz nicht immer Gebrauch macht). Er deutet und (re-)konstruiert, im Kontext der Gemeinschaft mit anderen Subjekten, nicht nur Situationen und bildet kognitive Schemata, sondern **manifestiert durch sein Handeln Bedeutung in der Umwelt** (vgl. das o. a. Grab-Stein-Beispiel, Werkzeuge und andere Dinge unserer weitgehend „hergestellten" Kultur-Welt). Kultur bietet dabei sowohl Handlungsgrenzen wie auch -möglichkeiten; zwischen letzteren kann das Subjekt auswählen, hat (zumindest begrenzte) Entscheidungsfreiheiten und ist daher verantwortlich (zu machen).

Diese hier nur in aller Kürze skizzierten drei Perspektiven von Eckensberger u. Keller sind für die Psychotherapie deshalb von besonderer Bedeutung, weil damit nicht nur typische Welt- und Menschenbilder im wissenschaftlichen Zugang treffend gekennzeichnet sind, sondern nach rund 400 Jahren abendländischer Wissenschaft diese Weltbilder auch in den Vorstellungen der Patienten darüber zu finden sind, welche Entwicklung sie in die Psychotherapie führte und welche Quellen und Bedingungen der Veränderung sie erwarten.

Auf den ersten Blick mag man versucht sein, die 3 Perspektiven unterschiedlichen Phänomenbereichen als „Selbstverständlichkeiten" zuzuordnen:

- die mechanistische eher physikalisch-chemischen Prozessen,
- die organismische den biologisch-somatischen Vorgängen
- die selbstreflexive dem Humanbereich.

Dies mag zwar tendenziell korrekt sein, doch wurden die Weltbilder im 20 Jahrhundert, zuletzt besonders durch die System- und Selbstorganisationstheorien, erheblich „aufgemischt". So sind für die Forschung zunehmend physikalische und chemische Prozesse interessant, welche eben nicht mechanistisch „funktionieren", sondern genau jene Eigenschaften aufweisen, die charakteristisch für die organismische Perspektive benannt wurden:
- qualitative Entwicklungssprünge;
- Adaptation an gegebene Umweltbedingungen;
- Nichtdeterminierbarkeit;
- Förderung von Selbstregulation und Selbstorganisation, usw. (Kriz 1992, 1997).

Auf der anderen Seite findet man in Forschung und Praxis im Bereich des Lebens (etwa in Teilen der Medizin) und sogar im Bereich des Psychischen teilweise eine Berufung auf jene klassisch-mechanistische Perspektive (Kriz 1998, 1999, 2000). Die Jahrhunderte erfolgreicher Beispiele aus dem Bereich maschineller Technik dienen in unserer Gesellschaft – und damit auch Wissenschaftlern wie Praktikern in der Psychotherapie sowie den Patienten selbst – als Metaphern für Wirkungsweisen und Veränderungsmöglichkeiten biologischer, psychischer und sozialer Prozesse. Selbst Wissenschaftler, die sich beispielsweise dezidiert einer humanistischen und phänomenologischen Position zurechnen, sind dabei nicht gefeit davor, ungewollt mechanistische Modellvorstellungen zu transportieren. Eine explizite Auseinandersetzung mit grundlegenden Vorstellungen von Entwicklung, Veränderung und Stabilität ist daher gerade für die Psychotherapie unerlässlich, um nicht zu Metaphern zu greifen, die zur eigenen Theorie und dem Menschenbild „quer" stehen und daher eine jeweils angemessene Forschung behindern.

4.5 Vier psychotherapeutische „Grundrichtungen"

Schulenbildung. Angesichts dieser hier nur ausschnitt- und skizzenhaft darstellbaren Heterogenität an Perspektiven auf das klinisch-therapeutische Geschehen, ist es nicht verwunderlich, dass sich eine größere Anzahl an therapeutischen Ansätzen oder „Schulen" entwickelt hat, die jeweils unterschiedliche Schwerpunkte legen. Bisweilen ist diese Schulenbildung auf rein historische oder geografische Entwicklungstendenzen, auf sektiererische Abschottungsbedürfnisse etc. zurückgeführt worden, was zudem für die wünschenswerte Entwicklung einer einheitlichen „wissenschaftlichen" Therapie hinderlich sei.

Bei aller berechtigter Mahnung vor mangelnder Öffnung gegenüber jeweils anderen Ansätzen und Richtungen übersieht eine solche Kritik, dass sich die Vielfalt heutiger Wissenschaftsdisziplinen durch unterschiedliche Interessenschwerpunkte – also „schulenartige" Konzentration – ausdifferenziert hat und sogar in Wissenschaften wie Physik oder Mathematik heute durchaus unterschiedliche Schulen existieren, ohne dass damit der Vorwurf mangelnder Wissenschaftlichkeit im Raume stünde. Sie übersieht aber insbesondere, dass die Vielfalt therapeutischer Zugänge eine Widerspiegelung der Vielfalt an Werten, Lebensformen, Vorlieben und Ziele in einer pluralistischen Gesellschaft darstellen – quasi als unterschiedlichen Antworten auf die Frage „wie wollen wir leben?"

Faktische Vielfalt. Nun ist es die wesentliche Aufgabe von Wissenschaft, eine faktische Vielfalt theoretisch einheitlich zu erfassen. Es geht darum, in einem hyperkomplexen Raum aus Symptomen, biografischen und lerngeschichtlichen Ereignissen und deren Deutungen, Bindungserfahrungen, sozialen und kognitiven Prozessstabilisierungen, Weltanschauungen, therapeutischen Fähigkeitsaspekten, Vorlieben und Wertentscheidungen, wissenschaftlichen Modellen und Begründungen, Daten und deren Interpretationen usw. niedrigdimensionale Übersicht und Ordnung zu schaffen.

Allgemeine Psychotherapie. Dies kann z. B. durch allgemeine und übergreifende Aspekte der Beschreibung geschehen – z. B. Grawes (1995) Aspekte „Allgemeiner Psychotherapie" oder Weinbergers (1995) „Common Factors" – oder durch Versuche einer theoretisch integrativen Rekonstruktion (z. B. Kriz 1985, 1991, Grawe 1998). Das Bemühen um eine einheitliche Theorie für die **Rekonstruktion** therapeutischen Handelns steht allerdings nicht in Widerspruch zur schulenmäßigen Diversifikation dieses Handelns selbst. Denn hier gehen auch die jeweiligen Vorlieben, Fokusse, Lebensvorstellungen der Therapeuten ein, die ebenfalls in die Pluralität der Gesellschaft eingewoben sind. Und bekanntlich gibt es trotz großer Forschungsbemühungen auf dem gegenwärtigen Stand höchstens in Ausnahmen akzeptierte Zuordnungen zwischen diagnostischen „Störungs"-Kategorien und den unterschiedlichen Therapierichtungen.

Vielmehr zeigt sich (vgl. exemplarisch Eckert u. Biermann-Ratjen 1990), dass die konzeptuelle Identität des Therapeuten **innerhalb** einer bestimmten Schule nützlich ist und unterschiedliche Schulen differenzielle Effekte in der Therapie hervorbringen – die nicht einfach eindimensional auf „höhere oder geringere Effektivität" reduziert werden können.

Vier Richtungen. Bei aller Heterogenität und Ausdifferenzierung im Einzelfall werden oft vier „Richtungen" der Psychotherapie unterschieden, welchen das Spektrum der Ansätze zugeordnet werden kann. Dabei geht es hier nicht um eindeutige oder überschneidungsfreie Zuordnungen, sondern um die Zentrierung auf bestimmte Aspekte, Themen und Konzepte:

- analytische und tiefenpsychologische Ansätze;
- verhaltenstherapeutische Ansätze (einschließlich der kognitiven Verhaltenstherapie);
- humanistische Ansätze;
- systemische Ansätze (einschließlich der Familientherapie).

Diese Cluster haben jeweils nicht nur unterschiedliche Kernkonzepte und damit unterschiedliche Fokussierungen auf den therapeutischen Prozess und was „Veränderung" überhaupt bedeuten soll. Sie sind auch unterschiedlichen Paradigmen verpflichtet, was klinisch-therapeutische „Realität" ausmacht, und damit, was als „Fakten" zu verstehen ist.

Aus rein theoretischer Sicht wäre es zwar wünschenswert, dass ein Patient Veränderungen in folgenden „Realitäts"-Aspekten durchläuft (entsprechend den Kernkonzepten der vier Cluster), dass er

- die biografische Eingebundenheit seiner spezifischen Konflikt(abwehr)dynamik in deren symptomgebenden (kompromissbildenden) Auswirkungen versteht;
- gelerntes Verhalten und/oder die zugrundeliegenden kognitiven Prozessstrukturen ändert und neue Kontingenzen aufbaut;
- die als Angst gespürte und in Vermeidungsverhalten manifestierte Inkongruenz zwischen seinem organismischen Erleben und seinem „Selbst" zumindest in den symptomgenerierenden Auswirkungen durch Reintegration des Nichtzugänglichen ins „Selbst" vermindert;
- seine destruktiven narrativen Konstruktionen über seine Beziehungen zu sich, zu anderen und zur Welt und deren gegenseitige Stabilisierung in den Interaktionen bedeutsamer anderer (z. B. Partner oder Familie) verflüssigt und zu neuen Sinn- und Interaktionsmustern („Attraktoren") in den jeweiligen Systemdynamiken findet.

Kein Therapeut kann jedoch alle diese Aspekte handlungsrelevant im Kopf haben – obwohl hier nur einige Aspekte der Kernkonzepte exemplarisch zur Sprache kamen (so fehlen z. B. spezifischere Konzepte wie „Individuation", „Lebenspläne", „falsches Reasoning", „Kontaktzyklus", „Problemsysteme" usw.). Aber selbst wenn ein Therapeut alle diese thematisierten Aspekte im Blick hätte, würde sich – auf dem gegenwärtigen Forschungsstand – wenig Praktisches daraus ergeben: Er müsste sich letztlich in einer konkreten Situation und im Hinblick auf die Beschwerden des Patienten entscheiden, ob er z. B.

- regressive Prozesse und Übertragungsdynamiken fördern,
- einen sokratischen Dialog oder eine systematische Desensibilisierung beginnen,
- durch empathische Begegnung oder Focusing unbewusstes organismisches Erleben ins Selbst integrieren,
- über zirkuläres Fragen, paradoxe Intervention oder lösungsorientiertes Interview bestimmte narrativ-interaktive Muster verändern will (um wieder nur wenige Aspekte zu nennen).

Ebenso wird trotz der oben genannten theoretischen Integrationsbemühungen auch der Wissenschaftler oft im Rahmen jeweils eines dieser Denkmodelle seine spezifischen Fragen formulieren und spezifische Methoden der Untersuchung und Überprüfung entwickeln.

> **D** Wissenschaft beinhaltet das reflektierte, zielgerichtete Herausarbeiten zugrundeliegender Strukturen in einem bestimmten Gegenstandsbereich – einschließlich der Rekonstruktion der Wirkungen, die diese Strukturen entfalten. Im Falle von Psychotherapie ist der Gegenstandsbereich die *Patient-Therapeuten-Beziehung, die ihre Wirkung vor allem in der Veränderung der leidvollen Prozesse des Patienten zu entfalten hat.*

Das Herausarbeiten geschieht im Rahmen einer und in Rückwirkung auf eine Theorie. Je nach wissenschaftstheoretischer Position kann es sich aber z. B. um eine nomologische bzw. denotative Theorie handeln, die u. a. falsifizierbare Prognosen ermöglicht. Oder aber es geht um eine interpretative bzw. konnotative Theorie, die vor allem das rekonstruktive Verstehen in Gesamt-Sinnzusammenhängen zum Ziel hat (vgl. Schülein u. Reitze 2002).

Darüber hinaus sind die Fragen nach den wissenschaftlichen Grundlagen der jeweils in den Ansätzen zu findenden Konzepte, Grundannahmen und Hypothesen nicht identisch mit den Fragen nach einer wissenschaftlichen Überprüfbarkeit der Effektivität des Ansatzes, auch wenn sich letzterer oft an klassisch-naturwissenschaftlichen Modellen ausrichtet.

Zumindest die drei folgenden Aspekte der Relativierung müssen berücksichtigt werden: Psychotherapie
- wird grundsätzlich nicht technisch kontrolliert konstant hergestellt, sondern ist situationsspezifisch;
- wird nicht appliziert, sondern entsteht erst in der Begegnung Patient–Therapeut;
- ist damit grundsätzlich sozial-sinnhaft.

Forschung, die dies nicht berücksichtigt, ist stark von Artefakten gefährdet.

> Wissenschaft ist wie Psychotherapie ein hoch ausdifferenziertes soziales Gebilde, das mit seinen unterschiedlichen Ausrichtungen und Grundpositionen unweigerlich in die Heterogenität der Weltbilder einer Kultur eingeflochten ist. Da es eine zentrale Aufgabe von Wissenschaft ist, nicht für irgendeine Position unreflektiert Partei zu ergreifen, sondern stattdessen einen rationalen Diskurs über die und zwischen den Positionen zu ermöglichen, werden anhand unterschiedlicher Taxonomien Kernkonzepte in der Debatte über psychotherapeutische Denkmodelle vorgestellt. Dabei geht es vor dem Hintergrund des Theorie-Praxis-Verhältnisses zunächst um die Dichotomie „Natur – Kultur", die dann um die Konzept-Trias „mechanistisch – organismisch – potenziell selbstreflexiv" ergänzt wird. Dies eröffnet letztlich einen differenzierten Blick auf die Bedeutung der Unterschiede in den vier großen therapeutischen Hauptströmungen – die gleichzeitig auch das Spektrum unterschiedlicher Lebenszugänge in unserer Kultur widerspiegeln.

5 Allgemeine Psychotherapie

K. Grawe †, F. Caspar

Der 2005 verstorbene Klaus Grawe hat diese Kapitel ursprünglich für die letzte Auflage dieses Buches geschrieben. Sein langjähriger Mitarbeiter und Kollege F. Caspar hat es aktualisiert.

> In diesem Buch wird versucht, die wichtigsten in der Psychotherapie entwickelten Konzepte und Möglichkeiten zusammenzuführen. Sie werden nicht sich gegenseitig ausschließend, sondern einander ergänzend gesehen. Das ist auch die Grundidee einer allgemeinen Psychotherapie. Es gibt verschiedene Wege, der Tatsache Rechnung zu tragen, dass man positive therapeutische Wirkungen auf verschiedene Weise herbeiführen kann:

Der Weg der differenziellen Indikation. Man nimmt an, dass für die einen Patienten eher das eine und für andere eher ein anderes Vorgehen am wirksamsten ist. Man sucht Merkmale, nach denen das vorhersagbar ist, und das ergibt Kriterien z.B. für die Zuweisung zu einer Verhaltenstherapie, einer psychoanalytischen Therapie, einer Familientherapie usw. Dieser Weg erscheint auf den ersten Blick sehr vernünftig und vielversprechend. Er war es wert, gegangen zu werden. Leider hat man jedoch in der empirischen Forschung trotz intensiver Bemühungen **nur wenige klare Zuordnungskriterien** zu bestimmten Therapieformen gefunden. Das widerlegt nicht die grundsätzliche Idee, die auch in neueren Beiträgen unter dem begriff „aptitude treatment interaction" vertreten wird (Clarking u. Levy 2003); die Art, wie das umgesetzt wurde, nämlich eine Merkmalsbestimmung über relativ einfach messbare Variablen, kann zu diesem enttäuschenden Ergebnis geführt oder beigetragen haben (Caspar u. Grosse Holtforth 2009). Zudem:

> **M** Die Abgrenzungen zwischen den einzelnen Therapieformen, wie etwa zwischen Verhaltenstherapie und psychoanalytischer Therapie, scheinen nicht diejenigen Merkmale der therapeutischen Vorgehensweisen hervorzuheben, die für die differenzielle Wirkung von Therapien entscheidend sind.

Zwar hat man einige Zusammenhänge zwischen Patientenmerkmalen und Merkmalen des therapeutischen Vorgehens gefunden, die mehrfach repliziert werden konnten (Beutler u. Clarkin 1990, Grawe 1992), aber diese Merkmale laufen quer zu den Grenzen zwischen den Therapieschulen. Patienten mit hoher Reaktanz sollten z.B. nicht mit einem direktiven Vorgehen behandelt werden, aber direktive und weniger direktive Vorgehensweisen gibt es sowohl im psychodynamischen als auch im verhaltenstherapeutischen Spektrum.

> **M** Es ist nicht die Schulzugehörigkeit des Therapeuten, die für den Behandlungserfolg wichtig ist, sondern es sind die Merkmale des Therapeuten und seines Vorgehens, die in allen oder mehreren Therapieschulen vorkommen können.

Wenn aber nicht die eine Therapieform definierenden Merkmale für den differenziellen Therapieerfolg entscheidend sind, welchen Sinn macht es dann, therapeutische Vorgehensweisen weiterhin nach diesen Merkmalen zu unterscheiden und zu ordnen?

Der Weg des technischen Eklektizismus. Der Therapeut schert sich nicht um die Abgrenzungen zwischen den verschiedenen Therapieformen, sondern bildet sich in mehreren von ihnen aus und wählt in seinen Therapien diejenigen Vorgehensweisen aus, die ihm für den jeweiligen Patienten am passendsten zu sein scheinen. Dieser Weg erscheint ebenfalls sehr vernünftig. Es ist ein Weg, den heute sehr viele Therapeuten einschlagen (Norcross et al. 1992). Führende Vertreter dieses Ansatzes sind Beutler (1986), Garfield (1992) und Lazarus (1992).

Unbefriedigend bei diesem Ansatz bleibt die Notwendigkeit für den Therapeuten, *zwischen verschiedenen therapeutischen Denksystemen hin- und herzuspringen*. „Reine" Techniken ohne Bezug zu Konzepten sind schwer denkbar, und eine Integration auf konzeptueller Ebene ist hier nicht vorgesehen; der Wert der einzelnen Denksysteme wird durch den technischen Eklektizismus ja gerade in Frage gestellt. Wenn sich die einzelnen Denksysteme immer wieder als zu begrenzt erweisen, um der ganzen Wirklichkeit eines Patienten oder einer Therapie Rechnung zu tragen, taucht unweigerlich die Frage auf, ob diese Denksysteme wirklich der Weisheit letzter Schluss sein sollen. Wäre es nicht sinnvoller, sie durch ein in sich kohärentes theoretisches System zu ersetzen, in dem all diese therapeutischen Möglichkeiten ihren legitimen und begründeten Platz haben, so dass ein Therapeut sich für die Wahl und Gestaltung seiner therapeutischen Möglichkeiten innerhalb desselben Denksystems bewegen kann?

Der Weg der theoretischen Integration. Um die begrenzte theoretische Reichweite der einzelnen Denksysteme zu überwinden, wird versucht, sie zu einem einheitlichen Denksystem zu verschmelzen. Am differenziertesten ausgearbeitet und begründet sind das psychoanalytische und das verhaltenstherapeutische Denksystem. Sie haben darüber hinaus deutlich unterschiedliche Schwerpunktsetzungen. Deshalb hat man sich von der theoretischen Integration dieser beiden Ansätze besonders viel versprochen und sie immer wieder versucht (Dollard u. Miller 1950, Wachtel 1977, Stricker u. Gold 1993). Keinem dieser Integrationsversuche ist es aber gelungen, sich durchzusetzen und die ursprünglichen Denksysteme durch ein übergreifendes abzulösen. Darüber, was die Gründe für die mangelnde Überzeugungskraft dieser Integrationsversuche sein mögen, kann man nur Vermutungen anstellen. Wahrscheinlich sind die theoretischen Integrationen u. a. daran gescheitert, dass sie Inkompatibles zusammenzufügen versuchten. Messer und Winokur (1980) z. B. halten die „tragische" Grundhaltung der Psychoanalyse für inkompatibel mit der optimistischen der Verhaltenstherapie. Ein anderer Grund mag in Schwächen der ursprünglichen theoretischen Ansätze zu suchen sein, die man miteinander integrieren wollte. Viele Annahmen, die der psychoanalytischen Therapie und der Verhaltenstherapie zugrunde liegen, sind als fragwürdig anzusehen. Etliche können als empirisch widerlegt gelten. Das gilt etwa für die psychoanalytische Annahme der Symptomverschiebung und die verhaltenstherapeutische Erklärung therapeutischer Veränderungen mit Konditionierungsprozessen. Die theoretische Erklärungskraft dieser beiden hauptsächlichen Denksysteme der Psychotherapie für die tatsächlich gesicherten Fakten über die Wirkung und Wirkungsweise von Psychotherapie muss als sehr mangelhaft angesehen werden. Wenn man zwei theoretische Systeme mit mangelnder Erklärungskraft zusammenfügt, kann man dann wirklich erwarten, dass eines mit besserer Erklärungskraft resultiert? Das ist unwahrscheinlich und deswegen erscheint der nachfolgend beschriebene vierte Weg als der aussichtsreichste.

Der Weg einer allgemeinen Psychotherapie auf neuer theoretischer Grundlage. Wie können wir zu einer solchen theoretischen Grundlage gelangen?

> **M** Die *Allgemeine Psychotherapie* ist als Versuch zu verstehen, das ganze Repertoire an Möglichkeiten der Psychotherapie und benachbarter Wissenschaften systematisch zu nutzen, aber nicht im Sinne des technischen Eklektizismus, sondern auf einer neuen, einheitlichen theoretischen Grundlage.

5.1 Begründung einer allgemeinen Psychotherapie aus dem Ergebnisstand der Psychotherapieforschung

Von der Therapieforschung zur Formulierung allgemeiner therapeutischer Wirkprinzipien

Als die Begründer der therapeutischen Schulen ihre Konzepte entwickelten, konnten sie sich noch nicht auf gesicherte Fakten über die Wirkung und Wirkungsweise von Psychotherapie stützen. Die Durchführung von Psychotherapien auf der Grundlage der von ihnen entwickelten Konzepte war vielmehr Voraussetzung dafür, dass wir überhaupt Beobachtungen und Messungen bezüglich der Wirkungen von Psychotherapie anstellen konnten.

Heute befinden wir uns in einer besseren Lage. Wir verfügen über tausende gesicherte Zusammenhänge zwischen Prozessmerkmalen und Therapieergebnissen (Orlinsky et al. 2003) und über eine 4-stellige Zahl kontrollierter psychotherapeutischer Wirksamkeitsstudien (Grawe et al. 1994). Da wäre es unverständlich, wollte man heute noch Aussagen über die Wirkung und Wirkungsweise von Psychotherapien formulieren ohne Bezug auf diese Befunde. Wer heute Aussagen zu Wirkung und Wirkweise macht, sollte vielmehr explizit anstreben, die Gesamtheit der vorliegenden Fakten möglichst zutreffend zu erklären.

Das versuchen z. B. Orlinsky und Howard in ihrem „Generic model of psychotherapy" (Orlinsky 1994, Orlinsky et al. 1994). Ein anderer Versuch stammt von K. Grawe. Er hat die in zwei umfangreichen Metaanalysen festgestellten Fakten über die Wirkung und Wirkungsweise von Psychotherapie (Grawe et al. 1994, Orlinsky et al. 1994) auf den Einfluss von vier therapeutischen Wirkprinzipien zurückgeführt

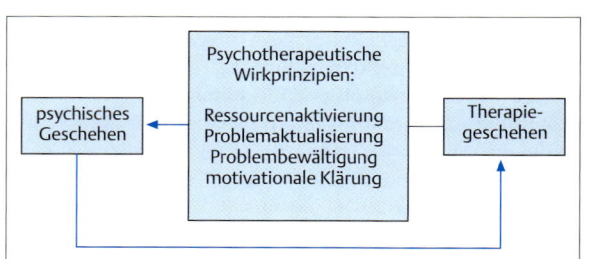

Abb. 5.1 Vier Wirkprinzipien der Psychotherapie, über welche die Wirkung des Therapiegeschehens auf das psychische Geschehen beim Patienten vermittelt wird.

(Grawe 1994, 1995, 1997, 1998). In **Abb. 5.1** sind diese Wirkprinzipien aufgeführt. Sie vermitteln die Wirkung des Therapiegeschehens auf das psychische Geschehen auf Seiten des Patienten.

■ Ressourcenaktivierung

Ein erstes empirisch breit abgestütztes Wirkprinzip ist das der Ressourcenaktivierung. Eine Fülle über die verschiedensten Therapieformen und -settings verteilter Forschungsergebnisse weist darauf hin, dass man Patienten besonders gut helfen kann, indem man an ihre positiven Möglichkeiten, Eigenarten, Fähigkeiten und Motivationen anknüpft, indem man die Art der Hilfe so gestaltet, dass der Patient sich in der Therapie auch in seinen Stärken und positiven Seiten erfahren kann. Kognitive Therapie nach Beck, die vor allem die Veränderung kognitiver Verzerrungen anstrebt, wirkt z. B. besser bei Patienten, die die Therapie schon mit geringeren kognitiven Verzerrungen beginnen. Interpersonale Therapie wirkt besser bei solchen Patienten, die schon vor der Therapie die bessere soziale Anpassung haben (Elkin 1994). Psychoanalytische Therapie wirkt besser bei Patienten, die die Therapie bereits mit einer hohen „psychological mindedness" beginnen (Horowitz 1994). Man könnte versucht sein, solche Befunde so zu interpretieren, dass die einzelnen Therapiemethoden bei denen am besten wirken, die sie am wenigsten nötig haben. Eine funktional zutreffendere Interpretation solcher und vieler ähnlicher Befunde ist aber wohl die, dass die Therapien bei diesen Patienten deswegen so gut wirken, weil sie bereits vorhandene Ressourcen des Patienten für die therapeutischen Veränderungszwecke nutzen. Untersuchungen auf der Ebene einzelner Therapiestunden zeigen im Einklang damit, dass Sitzungen zu einem besseren Ergebnis führen wenn im ganzen Sitzungsverlauf nicht nur Probleme (s. unten), sondern auch Ressourcen aktiviert werden (Gassmann u. Grawe 2006).

Unter die Ressourcenaktivierung fällt vieles von dem, was in der Psychotherapieliteratur mit dem Begriff „*unspezifische Wirkfaktoren*" bezeichnet wird, wie etwa „die" Motivation des Patienten, „die" gute Therapiebeziehung usw. Solche, die einzelnen Vorgehensweisen übergreifende potenzielle Ressourcen haben nur dann und in dem Ausmaß einen positiven Einfluss auf das Therapieergebnis, wenn sie durch ein spezifisch auf die individuellen Möglichkeiten und Voraussetzungen des Patienten zugeschnittenes therapeutisches Angebot aktiviert und genutzt werden. Ein Patient ist nicht entweder gut oder schlecht motiviert. Er lässt sich auf Vorgehensweisen, die gut mit seinen mitgebrachten Zielen, Eigenarten und Gewohnheiten übereinstimmen, bereitwilliger ein als auf solche, die ihn verunsichern, die ihn sich als unfähig erleben lassen oder die auf etwas anderes hinzielen, als er von sich aus eigentlich will (Caspar u. Grosse Holtforth 2010).

> **M** Die Frage, wozu der Patient von sich aus positiv motiviert ist und wofür er gute Voraussetzungen mitbringt, ist ein wichtiger Gesichtspunkt für die Wahl und spezifische Gestaltung des therapeutischen Angebotes.

Dies erfordert, dass ein guter Teil der psychotherapeutischen Diagnostik darauf ausgerichtet wird, die vom Patienten mitgebrachten Stärken, Eigenarten, Gewohnheiten, Fähigkeiten, Einstellungen und Ziele auszumachen, die für den Veränderungsprozess gezielt genutzt werden können. Tatsächlich ist die psychotherapeutische Diagnostik jedoch in der Regel ganz überwiegend darauf ausgerichtet, die Probleme und Defizite des Patienten ausfindig zu machen. Die empirische Befundlage weist mit großer Eindeutigkeit darauf hin, dass in dieser Hinsicht ein verbreitetes **Umdenken** erforderlich ist, wenn das Wirkprinzip der Ressourcenaktivierung seiner empirisch belegten Bedeutung entsprechend genutzt werden soll.

Eine der wichtigsten Ressourcen, die für den therapeutischen Veränderungsprozess genutzt werden können und sollten, sind die *zwischenmenschlichen Beziehungen* des Patienten, und zwar sowohl seine in die Therapie bereits mitgebrachten Beziehungen, vor allem die zu Partnern und Familienangehörigen, als auch die mit der Therapiesituation neu entstehende(n) Beziehung(en). Für ein gutes Therapieergebnis spielt es nach Hunderten von Forschungsbefunden eine sehr wichtige Rolle, in welchem Ausmaß der Patient seinen Therapeuten als ihn unterstützend, aufbauend, in seinem Selbstwert positiv bestätigend erlebt. Dabei kommt es vor allem darauf an, in welchem Ausmaß der Patient sich selbst als fähig zu einer guten Beziehung erleben kann. Die Bedeutung, die eine gelungene Aktivierung dieser wichtigen Ressource für das Therapieergebnis hat, ist unmittelbar einleuchtend: Wenn ein in seinem Selbstwert angeschlagener Mensch sich als Psychotherapiepatient nicht auf seine problematischen Seiten reduziert, sondern in seinen positiven Zielen und Fähigkeiten erkannt, bestätigt und unterstützt fühlt, dann erlebt er sich allein dadurch schon in veränderten Bedeutungen mit direkten positiven Auswirkungen auf sein Wohlbefinden, aber auch mit einer erhöhten Aufnahmebereitschaft für veränderungsorientierte therapeutische Interventionen. Das lässt sich bis hin zur Neurobiologie als Aktivierung des Annäherungssystems verstehen (Grawe 2004).

■ *Problemaktualisierung*

Ein zweites empirisch breit abgestütztes Wirkprinzip ist das der Problemaktualisierung oder **prozessualen Aktivierung**: Grawe nahm an, dass zuvor prozessual aktiviert werden muss, was verändert werden soll. Caspar nimmt an, dass prozessuale Aktivierung eine Veränderung begünstigt, dass empirisch aber noch zu wenig geklärt ist, ob es nicht andere Wege der Veränderung gibt. Grawe nahm an: Was verändert werden soll, muss zuvor prozessual aktiviert werden. Es muss vom Patienten *real erlebt* werden. Es gibt eine große Zahl von Hinweisen darauf, dass Probleme am besten in einem Setting behandelt werden können, in dem eben diese Probleme real erfahren werden, z. B.

- generalisierte zwischenmenschliche Schwierigkeiten in einer Gruppentherapie;
- Paarprobleme unter Einbeziehung beider Partner;
- Probleme, an denen Familienangehörige maßgeblich beteiligt sind, unter Einbezug der relevanten Familienmitglieder;
- Schwierigkeiten in ganz bestimmten Situationen wie Waschzwänge, Platzangst usw. durch Aufsuchen dieser Situationen.

Manche Beziehungsprobleme können auch im Rahmen einer Einzeltherapie in der Beziehung zum Therapeuten real erfahren und behandelt werden. Dafür ist der Begriff der Übertragung geprägt worden. Übertragung ist jedoch nur ein Spezialfall eines allgemeineren Prinzips: Die problematischen Bedeutungen, die das Leiden des Patienten ausmachen, können dann am wirksamsten verändert werden, wenn diese Bedeutungen in der Therapie real zum Erleben gebracht werden.

Problembewältigung

Ein drittes Wirkprinzip ist das der Problembewältigung. Damit ist gemeint, dass der Therapeut den Patienten mit geeigneten Maßnahmen aktiv darin unterstützt, mit einem bestimmten Problem besser fertig zu werden. Dieses Wirkprinzip kommt in sehr vielen und ganz verschiedenen therapeutischen Vorgehensweisen zum Zuge:
- im Selbstsicherheitstraining mit gehemmten Patienten;
- bei der Reizkonfrontation mit Agoraphobikern;
- beim Stressbewältigungstraining nach Meichenbaum;
- bei der Sexualtherapie nach Masters u. Johnson;
- bei der Anwendung von Entspannungsverfahren oder Hypnose auf Schmerzzustände;
- bei der interpersonalen Depressionstherapie nach Klerman u. Weissmann;
- beim Kommunikations- und Problemlösetraining mit Paaren;
- bei den meisten familientherapeutischen Interventionen; um nur einige der bekannteren Verfahren zu nennen, denen dieses Wirkprinzip gemein ist.

Gemeinsam ist diesen Verfahren, dass sie das, was der Patient als sein Problem erlebt, als solches ernst nehmen und mit problem- oder störungsspezifischen Maßnahmen, die sich für die Bewältigung dieser Probleme bewährt haben, dem Patienten helfen, eben diese Schwierigkeiten zu überwinden oder besser damit fertig zu werden. Die Maßnahmen, mit denen dieses Wirkprinzip realisiert werden kann, können sich je nach Problembereich sehr unterscheiden. Sie machen sich bereichsspezifische Eigenarten des psychischen und physiologischen Funktionierens zunutze, die die Grundlage dafür sind, dass es schließlich zu der Problembewältigung kommt.

Für die therapeutische Wirkung ist entscheidend, **dass** der Patient die reale Erfahrung macht, besser im Sinne seiner Ziele mit der betreffenden Situation zurechtzukommen. **Wie** dies am besten erreicht werden kann, hängt von der spezifischen Problematik und den situativen Umständen ab. Hier muss der Therapeut ein reichhaltiges problem- und situationsspezifisches Erfahrungswissen einbringen können, um Patienten mit unterschiedlichen Problemen und Voraussetzungen zu der Erfahrung verhelfen zu können, dass sie besser als vorher mit bestimmten Schwierigkeiten fertig werden können.

Motivationale Klärung

Das vierte Wirkprinzip ist das der motivationalen Klärung. Die zuvor aufgeführten drei Wirkprinzipien reichen nicht aus, um die objektiv festgestellten Wirkungen therapeutischer Vorgehensweisen befriedigend zu erklären. Es gibt wirksame therapeutische Vorgehensweisen, die gerade das nicht tun, was zuvor als Problembewältigung beschrieben wurde. Ein prototypisches Beispiel dafür ist die nichtdirektive Gesprächspsychotherapie im Sinne von Rogers. Aber auch die psychodynamischen Therapien erzielen ihre Wirkungen wohl zu einem erheblichen Teil über motivationale Klärung. Bei diesen Therapien treten positive Wirkungen ein, obwohl der Therapeut es geradezu vermeidet, dem Patienten mit spezifischen Maßnahmen aktiv bei der Überwindung konkreter Schwierigkeiten zu helfen. Unter der **Klärungsperspektive** geht es darum, dass der Therapeut dem Patienten dabei hilft, sich über die Bedeutungen seines Erlebens und Verhaltens im Hinblick auf seine bewussten und unbewussten Ziele und Werte klarer zu werden. Es geht um die Explikation impliziter Bedeutungen (Sachse 1992). Der Zustand und die Lebenssituation des Patienten werden nicht unter der Bewältigungsperspektive, sondern hauptsächlich unter dem **motivationalen Aspekt** betrachtet. **Warum** empfindet, **warum** verhält sich der Patient so und nicht anders?

Es geht bei der „motivationalen" Klärung nicht nur um die engere Frage, wozu eine Person sich in einer bestimmten Weise verhält. Auch hinter Emotionen stecken bedrohte/blockierte bzw. begünstigte Motive (Grawe 1998, Caspar 2007). Ein gutes Verständnis der Motive, dessen was einen Patienten bewegt (lat. movere) ist nicht nur für den Therapeuten, sondern auch für den Patienten wichtig: Es kann helfen, nicht immer wieder ohne bewusstes Verständnis und Kontrolle in dieselben maladaptiven Muster zu verfallen und damit die Freiheitsgrade erhöhen.

Diesem Wirkprinzip können ebenfalls viele verschiedene therapeutische Vorgehensweisen zugeordnet werden. **Gesprächspsychotherapie**, **Gestalttherapie** und die verschiedenen **psychodynamischen Therapieformen** können unter dieser Perspektive zusammenfassend als klärungsorientierte Therapien bezeichnet und den eher bewältigungsorientierten kognitiv-behavioralen Therapien gegenübergestellt werden.

Von allgemeinen therapeutischen Wirkprinzipien zu einer allgemeinen Psychotherapie

Die zuletzt herausgearbeitete Unterscheidung zwischen klärungs- und bewältigungsorientierten Vorgehensweisen könnte einen auf den Gedanken bringen, sie zur Grundlage einer differenziellen Indikationsstellung zu machen. Die Zuweisung zu einem eher bewältigungsorientierten oder einem eher klärungsorientierten therapeutischen Vorgehen könnte davon abhängig gemacht werden, ob ein Patient eher bewältigungs- oder eher klärungsmotiviert ist.

Es stellt sich jedoch die Frage, ob man der Mehrzahl der Patienten mit einem solchen **Entweder-Oder** gerecht würde. Ist es wirklich vernünftig anzunehmen, dass für die einen Patienten ihre Problemlage mit dem Aspekt des Könnens versus Nichtkönnens (**Bewältigungsperspektive**) und für die anderen Patienten mit der Frage nach den motivationalen Bedeutungen (**Klärungsperspektive**) vollständig und angemessen erfasst wird? Ist es nicht wahrscheinlicher, dass für die meisten Menschen beide Aspekte wichtig sind? Sind nicht das Können und das Wollen, Kompetenz- und Motivationsaspekt, zwei einander **ergänzende Perspektiven**, die erst zusammen ein einigermaßen vollständiges Verständnis dessen ermöglichen, was ein Mensch tut und erlebt, selbst wenn beim einen oder anderen **Problem** die eine oder andere Perspektive im Vordergrund steht?

Wenn „einsichtsorientierte" und „übende" Verfahren, „aufdeckende" und „zudeckende" Therapie als Alternativen einander gegenübergestellt werden, wie es bisher verbreitet geschieht, wird damit nicht zum „Entweder-Oder" gemacht, was besser ein „Sowohl-Als-Auch" sein sollte? Sind es nicht nur die Abgrenzungen zwischen den Therapieschulen, die dazu führen, dass die Probleme der einen Patienten, nämlich derjenigen, die in eine psychodynamische oder humanistischen Therapie kommen, einseitig unter dem motivationalen Aspekt betrachtet und behandelt werden, und diejenigen der anderen, die in eine Verhaltenstherapie oder eine andere bewältigungsorientierte Therapie kommen, einseitig unter dem Kompetenzaspekt? Würde der gesunde Menschenverstand nicht eigentlich eine Verbindung dieser beiden Perspektiven sowohl bei der Fallkonzeption als auch bei der Therapieplanung nahelegen?

Nicht nur der gesunde Menschenverstand und der Stand der empirischen Psychotherapieforschung legen eine solche Verbindung nahe, sondern auch der theoretische Entwicklungsstand der Psychologie. Dies soll im Folgenden dem Leser aus zwei verschiedenen grundlagenwissenschaftlichen Perspektiven nachvollziehbar gemacht werden. Aus Platzgründen bleibt dies kurz, und nicht alle Aussagen können so ausführlich erläutert und begründet werden, wie es eigentlich wünschenswert wäre. An anderer Stelle sind die Möglichkeiten der theoretischen Begründung einer allgemeinen Psychotherapie aus der psychologischen und neurowissenschaftlichen Grundlagenforschung sehr viel genauer und umfassender ausgeführt (Grawe 1998).

5.2 Die Begründung einer allgemeinen Psychotherapie aus der psychologischen und neurowissenschaftlichen Grundlagenforschung

Psychotherapie aus der Perspektive der Erwartungs-x-Wert-Theorien

Zu den wichtigsten und bestuntersuchten Theorien der grundlagenwissenschaftlichen Psychologie zählen gegenwärtig die **Erwartungs-x-Wert-Theorien**. Nach ihnen lässt sich Verhalten aus dem Produkt der mit dem betreffenden Verhalten und seinen Folgen verbundenen Erwartungen und den damit verbundenen Werten (Bewertungen) voraussagen. Bei therapeutischen Problemstellungen haben wir es in der Regel sowohl mit problematischem willkürlichen Verhalten, wie etwa Vermeidungsverhalten, als auch mit unwillkürlichem Verhalten wie Angstgefühlen zu tun. Auch wenn Vermeidungsverhalten in letzter Konsequenz willkürlich ist, sind an seinem Zustandekommen doch auch viele unwillkürliche Muster und Prozesse beteiligt. Die vielleicht beste grundlagenpsychologische Basis für ein Verständnis der Rolle selbstorganisierter, weitgehend unwillkürlicher Prozesse im Verhältnis zu einer bewussteren Verhaltenssteuerung findet sich bei Carver u. Scheier (2002; Caspar u. Berger 2007). Emotionen entstehen nach Lazarus (1991) aus der Wechselwirkung von 2 Bewertungsprozessen. Der eine, der Primary Appraisal, bewertet die Situation im Hinblick auf ihre Bedeutung für die aktuellen Motivationen – dies wäre die Wertkomponente in den Erwartungs-x-Wert-Theorien –, der andere, der Secondary Appraisal, bezieht sich auf die Einschätzung dessen, wie gut die betreffende Person glaubt, mit der Situation und ihren eigenen Gefühlen umgehen zu können. Das entspricht der **Selbstwirksamkeitserwartung** im Sinne von Bandura (1977, 1982, 1989). Der Secondary Appraisal entspricht daher der Erwartungskomponente der Erwartungs-x-Wert-Theorien. Motivationale Bewertungen und Erwartungen – unterteilbar in Ergebnis-, Selbstwirksamkeits- und Reaktionserwartungen (z.B. Angst vor der Angst) – bzw. beider Zusammenwirken spielen daher nach neueren psychologischen Theorien sowohl für willkürliches als auch für unwillkürliches Verhalten oder Erleben eine entscheidende Rolle.

■ Handlungsorientierung: Beispiel Agoraphobie

Betrachten wir einmal die Behandlung einer **Agoraphobie** aus dieser Perspektive: Aus Studien, in denen die einzelnen Wirkkomponenten der Expositionstherapie kontrolliert variiert wurden, wissen wir, dass es für die Reduktion agoraphobischer Ängste entscheidend wichtig ist, dass sich der Patient den bisher vermiedenen Situationen von sich aus aussetzt. Ob und mit welchem Nachdruck er dies tun wird, wird nach den Erwartungs-x-Wert-Theorien einerseits von seinen Erwartungen und andererseits von einer motivationalen oder Wertkomponente bestimmt.

Je stärker die Motivation des Patienten ist, sich von der Phobie zu befreien und wieder zu dem imstande zu sein, was er bisher wegen seiner Angst vermieden hat, und je fester die Intention und Selbstverpflichtung dazu sind, sich der Angst auszusetzen, um so eher wird der Patient das tun und damit das zu seinem Behandlungserfolg beitragen, was er willentlich dazu beitragen kann. Die Herausbildung und Aufrechterhaltung einer genügend festen Intention ist daher bei Expositionstherapien eine spezifische therapeutische Aufgabe, von deren Gelingen der Behandlungserfolg ganz wesentlich abhängen kann (Fiegenbaum et al. 1992).

Für die Festlegung auf bestimmte Ziele, das Fassen von Absichten und den Entschluss, sie zu verwirklichen, ist nach der Handlungskontrolltheorie von Kuhl (1983, 1987a, 1987b, 1996, Kuhl u. Beckmann 1994) ein bestimmter Modus der Handlungskontrolle erforderlich, den er als „**Handlungsorientierung**" bezeichnet. Dieser Kontrollmodus ist vor allem durch die Herausbildung, Aufrechterhaltung und

Durchführung fester Intentionen und Vorsätze gekennzeichnet. Diesem handlungsorientierten wird ein „lageorientierter" Kontrollmodus gegenübergestellt, der hauptsächlich durch eine fortwährende Beschäftigung mit dem eigenen Zustand gekennzeichnet ist. Nach Kuhl wäre für das, was ein Agoraphobiker bei einer Expositionstherapie zu leisten hat, ein handlungsorientierter Kontrollmodus erforderlich. In seiner Terminologie ist es für die Durchführung einer **Expositionstherapie** wichtig, den Patienten in einen handlungsorientierten Kontrollmodus zu bringen und darin zu halten.

Tatsächlich konnten Schulte et al. (1996, Hartung 1990, Hartung u. Schulte 1991, 1994) nachweisen, dass ein handlungsorientierter Kontrollmodus einen bedeutsamen positiven Einfluss auf den Behandlungserfolg bei Expositionstherapien mit Agoraphobikern hat. Je mehr der Patient bereits zu Beginn der Therapie handlungsorientiert ist, desto besser sind seine Erfolgsaussichten. Die Fähigkeit zu einem handlungsorientierten Kontrollmodus kann also als Ressource eines Agoraphobikers angesehen werden, die durch eine Expositionstherapie und ihre Vorbereitungen wirksam aktiviert wird. Darüber hinaus geht ein guter Therapieerfolg bei der Expositionstherapie mit einem Anstieg der Handlungsorientierung im Verlauf der Therapie einher. Handlungsorientierung ist also eine gute Voraussetzung für eine Expositionstherapie und wird durch eine solche Therapie gleichzeitig gefördert. Beides spricht für eine spezifische funktionale Bedeutung eines handlungsorientierten Kontrollmodus für diese spezifische Therapieform. Das leuchtet unmittelbar ein. Man muss schon eine klare Intention und den festen Vorsatz gefasst haben, sich nicht mehr von seinen Ängsten bestimmen zu lassen, sondern sie aktiv anzugehen, auszuhalten und zu überwinden, um eine Expositionstherapie aktiv mitzumachen und erfolgreich zu beenden. Intentions- und Vorsatzbildung und ihre erfolgreiche Abschirmung von „intrusiven" anderen Intentionen sind aber gerade die Merkmale eines handlungsorientierten Kontrollmodus. Weil der feste Vorsatz, nicht mehr zu vermeiden, eine conditio sine qua non für eine erfolgreiche Expositionstherapie ist, hat ein handlungsorientierter Kontrollmodus für diese Art des Vorgehens eine spezifische funktionale Bedeutung. Die Ergebnisse von Schulte et al. haben noch eine Untermauerung erhalten durch ähnliche Befunde von de Jong-Meyer et al. (1997) für die kognitiv-behaviorale Behandlung depressiver Patienten.

■ *Lageorientierung*

Man könnte angesichts der Plausibilität dieser Ergebnisse versucht sein, zu glauben, dass Handlungsorientierung ganz allgemein eine wichtige Moderatorvariable für ein gutes Therapieergebnis ist. Das ist aber nicht so. Nach einer Untersuchung von Jeger (1996) war bei klärungsorientierten Therapien ein guter Therapieerfolg ganz im Gegenteil mit einer Zunahme der Lageorientierung assoziiert. Dieser zunächst überraschende Befund wird verständlich, wenn wir uns eine Handlung in ihrer Abfolge vorstellen, von ihren ersten Ursprüngen in noch unklaren Wünschen und Befürchtungen über das Herausbilden zunehmend klarerer Intentionen in einem Wahl- und Entscheidungsprozess, der schließlich zu einer bestimmten Volitionsstärke führt, die entscheidend dafür ist, ob die Handlung erfolgreich gegenüber konkurrierenden Motivationen abgeschirmt werden kann, bis hin zur Handlungsausführung und Handlungsbewertung. Diese Abfolge entspricht den verschiedenen Phasen des Handlungsphasenmodells von Heckhausen (1987), das in **Abb. 5.2** grafisch dargestellt ist.

■ *„Rubikonmodell"*

Dieses Modell wird auch als „Rubikonmodell" bezeichnet. Der Rubikon wird da überschritten, wo sich aus Wünschen und Befürchtungen in einem Prozess des Reflektierens und Abwägens allmählich bestimmte Intentionen herausgebildet haben, die schließlich eine so große Stärke erreichen, dass es zu einem Entschluss kommt, der nun mit einer bestimmten Volitionsstärke verfolgt wird.

Die Volitionsstärke ergibt sich aus dem Produkt der **Wünschbarkeit** des angestrebten Ziels und seiner erwarteten **Realisierbarkeit**. Wenn die Wünschbarkeit sehr hoch ist, wenn also die Motivationslage eindeutig ist, und wenn der Betreffende sich zutraut, die erforderlichen Schritte zu vollziehen und erwartet, dass sie zu dem gewünschten Erfolg führen, wird das Ziel mit hoher Volitionsstärke verfolgt und mit einiger Wahrscheinlichkeit erreicht werden.

Wenn jedoch die Wünschbarkeit zwar hoch, die Ergebnis- und Selbstwirksamkeitserwartungen aber gering sind, wird der Betreffende die erforderlichen Schritte zur Erreichung des Ziels wahrscheinlich nicht unternehmen. Dies ist die Situation, in der eine verhaltenstherapeutische Expositionstherapie bei einem agoraphobischen Patienten mit

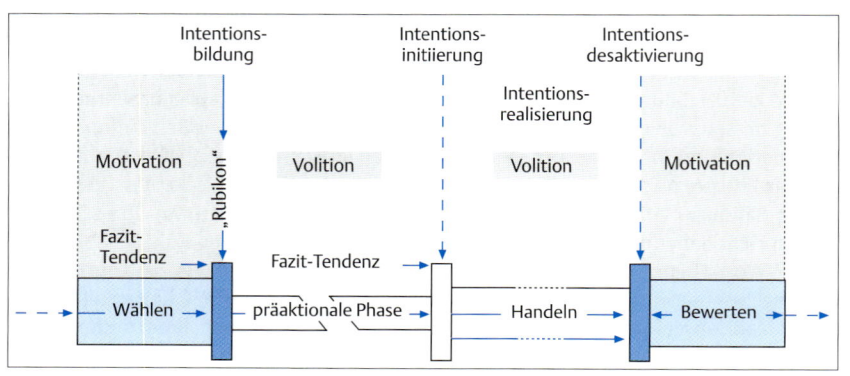

Abb. 5.2 Das handlungspsychologische Phasenabfolgemodell „Rubikonmodell" von Heckhausen.

einiger Wahrscheinlichkeit zu einem Erfolg führen wird. Das ganze Vorgehen ist darauf ausgerichtet, die Selbstwirksamkeitserwartungen des Patienten durch positive Kontrollerfahrungen zu verbessern und seine Angst vor der Angst abzubauen, d. h. seine Reaktionserwartungen zu verbessern. Bei der unterstellten hohen Wünschbarkeit des Zieles, sich wieder angstfrei bewegen zu können, wird dieses Ziel nach der Stärkung der Erwartungskomponente durch die therapeutischen Maßnahmen nun mit einer sehr hohen Volitionsstärke verfolgt: Der Patient setzt sich mit zunehmender Willenskraft den notwendigen korrektiven Erfahrungen aus, die wiederum positiv auf seine Erwartungen zurückwirken. Es wird für ihn immer leichter, sich den zuvor angstbesetzten Situationen auszusetzen.

Das Ganze gilt jedoch nur unter der Annahme einer **eindeutigen Motivationslage**. Wenn die Wünschbarkeit zwiespältig ist, weil in der Welt der Wünsche und Befürchtungen links des Rubikon eine konflikthafte Motivationslage besteht, ist das Produkt aus Wünschbarkeit und Realisierbarkeitserwartungen, die Volitionsstärke, gering. In diesem Fall fehlen die Voraussetzungen für intentionsrealisierende Maßnahmen zur Bewältigung der Störung. Es müssten dafür erst Voraussetzungen geschaffen werden durch die Herausbildung eindeutiger Intentionen in einem Klärungsprozess.

Wenn es durch klärungsorientierte Vorgehensweisen gelingt, eine konflikthafte Motivationslage in eine eindeutige zu überführen, wäre der Weg frei für die Realisierung der herausgebildeten Intentionen entweder durch selbstbestimmte Schritte des Patienten oder mit Unterstützung durch bewältigungsorientierte therapeutische Interventionen. Offenbar setzt die Wirkung klärungsorientierter therapeutischer Vorgehensweisen, wie sie in psychodynamischen und humanistischen Therapien üblich sind, an dieser Stelle links des Rubikon an: Sie schafft ein Bewusstsein für zuvor nicht oder nicht klar bewusste Konfliktkomponenten und damit die Voraussetzungen für einen bewussten Wahl- und Entscheidungsprozess, der schließlich zu einer eindeutigeren Intentionslage führt. Aus dieser Sicht wird auch der empirische Befund von Jeger verständlich, dass bei klärungsorientierten Therapien ein guter Therapieerfolg mit einem Anstieg der Lageorientierung verbunden ist, der auf eine stärkere Beschäftigung mit sich selbst im Sinne von Reflektieren hinweist.

> **M** **Klärungsorientierte Therapien setzen eine Bereitschaft zur klärungsorientierten Beschäftigung mit sich selbst voraus, bewältigungsorientierte Therapien eine Bereitschaft zur bewältigungsorientierten Auseinandersetzung mit Realisierungsproblemen.**

Klärungsorientierte Therapien arbeiten also schwerpunktmäßig auf dem linken Ufer der Rubikonlandschaft, bewältigungsorientierte dagegen auf dem rechten. Entscheidend dafür, ob eher therapeutische Arbeit auf dem rechten oder auf dem linken Rubikonufer nötig ist, ist die Intentionslage des Patienten. Bei Vorliegen konflikthafter und unklarer Motivationen in Bezug auf die angestrebten Therapieziele muss die Therapie zunächst oder zumindest auch auf dem linken Rubikonufer ansetzen, bei eindeutiger Wünschbarkeit der Ziele, aber geringen Realisierungserwartungen wäre therapeutische Arbeit auf dem rechten Rubikonufer indiziert. Es ist jedoch sehr unwahrscheinlich, dass sich die Problemkonstellationen der meisten Patienten eindeutig dem einen oder anderen Ufer zuweisen lassen. Es ist vielmehr damit zu rechnen, dass für die meisten Patienten sowohl der motivationale Aspekt als auch der Realisierungsaspekt relevant sind, zumal es ja in einer Therapie in der Regel nicht nur um ein einziges klar umschriebenes Problem, sondern um komplexere Problemkonstellationen geht. Für den einen Aspekt einer solchen komplexeren Problemkonstellation mag die motivationale Perspektive relevanter sein, für einen anderen die Bewältigungsperspektive. Oder es mag in der einen Phase der Therapie ein motivationales Problem anstehen, in einer anderen ein Bewältigungsproblem. Dies ist auch gut vereinbar mit dem „Stages of Change"- Modell von Norcross, Prochaska u. DiClemente (Prochaska u. Norcross 2002), wonach bei frühen Stadien der Entwicklung der Therapiemotivation nichtdirektive, klärungsorientierte Vorgehensweisen besser wirken, bei späteren eher „action"-orientierte mit einem stärker strukturierenden Beziehungsstil. Dabei wird auch davon ausgegangen, dass Patienten nicht in Bezug auf alle ihre Probleme auf der gleichen Stufe der Motivationsentwicklung stehen müssen. Eine Patientin kann z. B. stark und konkret motiviert sein, etwas gegen ihre Depression zu tun, aber (noch) wenig bereit, sich mit den Beziehungsproblemen zu beschäftigen, die nach Ansicht des Therapeuten hinter der Depression stecken. Eine gute Strategie mag dann sein, sich der Depression konkret und aktiv-direktiv zuzuwenden, dabei aber jede Gelegenheit zu nutzen, in denselben Sitzungen in kleinen Portionen und unter der Schwelle des Auslösens von Widerstand nicht-direktiv/klärungsorientiert die Beziehungsproblematik anzusprechen (Caspar 2002).

> **M** **Ein Therapeut sollte bereit und fähig sein, seine Patienten in beiden Arten von Schwierigkeiten zu unterstützen. Er sollte also sowohl klärungs- als auch bewältigungsorientiert arbeiten können.**

Betrachtet man therapeutische Problemstellungen aus der Perspektive der Erwartungs-x-Wert-Theorien, kommt man zu der Schlussfolgerung, dass die gegenwärtig in der Psychotherapie noch vorherrschende Unterteilung in entweder klärungsorientierte oder bewältigungsorientierte Therapieformen nicht der menschlichen Natur entspricht. Reflektieren und Handeln sind für das menschliche Leben und seine Probleme gleichermaßen wichtig, keines von beiden ist verzichtbar. Das gilt auch für diejenigen Teile des menschlichen Lebens, um die es in Psychotherapien geht. Die meisten Psychotherapiepatienten können Hilfe beim Klären **und** beim Bewältigen brauchen. Es ist unnatürlich, ihnen aufzuzwingen, sich für das eine oder andere zu entscheiden. Genau das geschieht aber bisher, wenn wir ihnen aufzwingen, sich **entweder** in eine Verhaltenstherapie **oder** in eine psychoanalytische Therapie zu begeben. Es sind die Denkweisen der Therapeuten, die ihnen ein solches Entweder-Oder aufzwingen. In der Natur der Sache und in Übereinstimmung mit der empirischen Ergebnislage liegt eigentlich ein **Sowohl-als-auch**. Erst innerhalb der einzelnen Therapie kann am besten die Entscheidung getroffen werden, ob, wann, für wie lange und für welches Problem das therapeutische Vorgehen eher einen klärungs- oder eher einen bewältigungsorientierten Schwerpunkt haben sollte. Oft werden sinnvollerweise diese Schwerpunktsetzungen einander abwechseln oder beides kann gleichzeitig verwirklicht werden. Psychotherapeuten sollten auf einer theoretischen Grundlage ausgebildet werden und therapieren können, die ihnen beides gleich gut ermöglicht, das ist die Idee einer allgemeinen Psychotherapie. Die allgemeine Psychotherapie ist dabei nicht als ein definitiv zu formulierender Ansatz zu verstehen, sondern als ein Prozess, in dem ständig auch neue Erkenntnisse einbezogen werden (Caspar 2010). Erwartungs-x-Wert-Konzepte entsprechen den klassischen Regelmodellen, die KG in Bezug auf seine Vorstellungen zur Entwicklung psychischer Störungen verlassen bzw. ergänzt hat durch neuronale Netzwerk- bzw. Attraktormodelle (Grawe 1998), die FC schon länger verfolgt hatte (u. a. Caspar, Rothenfluh u. Segal 1992). In Bezug auf die Entwicklung von Therapiemotivation hat KG weiter v. a. mit den klassischen Erwartungs-x-Wert-Konzepten argumentiert. Diese vermögen einige Phänomene im Zusammenhang mit Therapiemotivation weniger gut zu erklären. Da KGs Argumentation im Kontext der Forderung nach einsichts- und bewältigungsorientierten Vorgehensweisen jedoch schlüssig und ausreichend ist, wurde sie in der ursprünglichen Form belassen. Attraktormodelle werden im Folgendem weiter beschrieben.

Eine grundlagenwissenschaftliche Sichtweise der Entstehung, Aufrechterhaltung und Veränderung psychischer Störungen und ihre Konsequenzen für die Psychotherapie

Die vorangegangenen Schlussfolgerungen über das Verhältnis klärungs- und bewältigungsorientierter Vorgehensweisen haben sich auf ein ganz allgemeines Modell des menschlichen Handelns gestützt. Dieses Modell beinhaltet noch keine **Sichtweise psychischer Störungen**. Weil es aber in der Psychotherapie vor allem um die Behandlung psychischer Störungen geht, braucht eine allgemeine Psychotherapie, wenn sie die wichtigsten in der Psychotherapie entwickelten therapeutischen Möglichkeiten zusammenführen soll, auch ein **theoretisches Modell** psychischer Störungen, das störungsspezifische (bewältigungsorientierte) und konfliktbearbeitende (klärungsorientierte) Vorgehensweisen nicht als Gegensätze erscheinen lässt, wie es im verhaltenstherapeutischen und psychoanalytischen Modell der Fall ist, sondern das ihren jeweiligen Stellenwert in einem einheitlichen Modell verbindet. Ein solches Modell der Entstehung, Aufrechterhaltung und Veränderung psychischer Störungen soll im Folgenden in gedrängter Form skizziert werden.

Das Modell beruht auf einer Sichtweise des psychischen Geschehens, die sich auf die psychologische und neurowissenschaftliche Grundlagenforschung stützt. Die wichtigsten Grundgedanken des Modells werden thesenartig dargestellt ohne Bezug auf die Forschungsbefunde, auf die sich die jeweiligen Aussagen stützen. Ausführliche Begründungen dazu finden sich bei Grawe (1998, 2004).

■ Grundlagen des Erlebens und Verhaltens

Allen psychischen Prozessen liegen **neuronale Erregungsmuster** zugrunde. Diese sind in verschiedenen Gedächtnissystemen in Form **neuronaler Erregungsbereitschaften** gespeichert. Die Speicherung geschieht über die Veränderung synaptischer Verbindungsgewichte. Durch zeitliche Synchronizität und hierarchische Organisation werden Zellen und Zellverbände niederer Ordnung zu komplexeren **Cell Assemblies** im Sinne von Hebb (1948) oder zu **neuronalen Gruppen** im Sinne der Theorie der Selektion neuronaler Gruppen von Edelman (1987) „zusammengebunden".

Durch jede **gemeinsame Erregung** werden die bereits angelegten Verbindungen besser **gebahnt**. Das Erregungsmuster wird immer leichter aktivierbar. Es kann von immer mehr Teilkomponenten aus immer leichter als Ganzes aktiviert werden. Den zugrunde liegenden positiven Rückkopplungsprozess kann man als einen **Attraktor** im Sinne der dynamischen Systemtheorie bezeichnen: Von ganz verschiedenen Ausgangszuständen aus kommt es durch eine immer besser gebahnte Erregungsausbreitung schließlich immer schneller zu einem bestimmten Endzustand, der z. B einer Wahrnehmung, einem bestimmten Bewegungsmuster oder einer Emotion entsprechen kann.

Bei komplexeren neuronalen Erregungsmustern, wie sie unserem Erleben und Verhalten zugrunde liegen, sind eine Vielzahl unterschiedlich spezialisierter Nervenzellen aus verschiedenen Hirnarealen synchron beteiligt. Es findet eine massiv **parallel-distributive Erregungsausbreitung** statt. Das Erleben und Verhalten ist eine **emergente Qualität**
- der **Art der Nervenzellen**, die durch wechselseitige Rückkopplung zu einem Muster zusammengebunden werden,
- ihrer Lokalisation im Gehirn und
- ihrer **synaptischen Verbindungen** miteinander.

Spezifische Wahrnehmungen wie etwa „Stuhl", Bewegungsmuster wie „Gehen", aber auch komplexere psychische Prozesse wie Emotionen oder die Qualität des Bewusstseins sind emergente Qualitäten der jeweils synchron aktivierten neuronalen Erregungsmuster, s. auch Kap. 6, Caspar et. al.

Das Zusammenbinden neuronaler Erregungsbereitschaften zu einer neuen neuronalen Gruppe oder einem neuen Attraktor erfolgt durch **differenzielle Verstärkung** im Hinblick auf vorgegeben Werte. Unter den bei den gegebenen **Constraints** – das sind genetisch vorbereitete und epigenetisch erworbene Erregungsbereitschaften sowie situative Bedingungen – möglichen Erregungsmustern werden solche **selektioniert**, die sich als geeignet erweisen, eine aktuell bestehende Spannung (**Bedürfnisspannung**, **Inkonsistenzspannung**) zu reduzieren. Diejenigen Verbindungen, die zu einer Spannungsreduktion führen, werden gebahnt und werden zukünftig unter gleichen Bedingungen leichter aktiviert. Durch positive Rückkopplung zwischen den an dem neuen Erregungsmuster beteiligten Nervenzellen und Zellverbänden kommt es zur Ausbildung eines Attraktors.

Neuronale Attraktoren entsprechen ungefähr dem, was in der kognitiven Psychologie als **Schema** bezeichnet wird, sie sind jedoch in mehrfacher Weise flexibler: Sie können sich selbstorganisiert aufbauen und verändern, und sie schließen a priori auch nicht-kognitive Elemente wie Emotionen, physiologische Muster, Bezüge zu umgebenden Systemen etc. mit ein. Das Schematisieren durch Abstrahieren von Invarianten in Schema-Konzepten entspricht der Bahnung und dem Zusammenbinden neuronaler Verbindungen.

Mit zunehmender Bahnung lösen sich Attraktoren von ihren Entstehungsbedingungen. Sie werden **funktional autonom** und erhalten sich selbst durch positive Rückkopplung aufrecht. Sie benötigen keine Verstärkung mehr durch Spannungsreduktion. Sie werden von jedem Teil des zu einer Cell Assembly zusammengebundenen neuronalen Netzwerkes aus aktivierbar.

Das gilt auch für **motivationale Attraktoren** oder **motivationale Schemata**. Sie sind die Mittel, die ein Individuum für die Befriedigung seiner **Grundbedürfnisse** entwickelt. Gut entwickelte intentionale **Attraktoren** oder Schemata bedeuten gut ausgebaute Möglichkeiten der Bedürfnisbefriedigung. Gut gebahnte motivationale Attraktoren werden selbstaktiv und damit funktional teilweise unabhängig von aktuellen Bedürfnisspannungen. Solche behalten aber die Fähigkeit, diese Attraktoren zu aktivieren.

■ Determinanten des psychischen Geschehens

Für das Verständnis psychischer Störungen und der Wirkungsweise von Psychotherapie sind mindestens **4 Grundbedürfnisse** relevant, im Hinblick auf welche annähernde und vermeidende Attraktoren entwickelt werden, nämlich
- das Bedürfnis nach *Orientierung* und *Kontrolle*;
- das Bedürfnis nach *Lustgewinn und Unlustvermeidung*;
- das *Bindungsbedürfnis* und
- das Bedürfnis nach *Selbstwerterhöhung* und *Selbstwertschutz*.

Diese Bedürfnisse bzw. die zu ihrer Befriedigung oder zu ihrem Schutz entwickelten motivationalen Schemata bestimmen den größten Teil der zielgeleiteten psychischen Aktivität. FC teilt mit KG die Auffassung, dass zuoberst in der Motiv- oder Planhierarchie allgemein menschliche Bedürfnisse stehen, ist jedoch etwas weniger auf genau diese Bedürfnisse festgelegt. Für die hier aufgeführten Bedürfnisse gibt es gute Belege. KG hat jedoch in älteren Listen auch das Bedürfnis nach Sinngebung aufgeführt, das tatsächlich bei vielen Patienten einiges zu bewegen und zu erklären scheint und nur bedingt in das Orientierungs- und Kontrollbedürfnis überführbar ist; weiter ist durchaus diskutabel, ob das Bedürfnis nach Lustgewinn und Unlustvermeidung denselben Stellenwert hat wie die anderen drei oder ob es sich dabei um ein eher grundsätzlicheres Bedürfnis handelt. Die Diskussion ist hier keineswegs abgeschlossen. Pragmatisch wichtig erscheint v.a., dass Therapeuten sich nicht festgelegt fühlen und offen bleiben, bei individuellen Patienten Bedürfnisse auch anders zu formulieren.

Das oberste Prinzip des psychischen Funktionierens ist das Streben nach **Konsistenz**. Es ist allen Einzelbedürfnissen übergeordnet. Konsistenz der gleichzeitig ablaufenden psychischen Prozesse ist mehr als ein Bedürfnis, es ist ein unverzichtbares Systemerfordernis. Ein zu hohes Maß an Inkonsistenz gefährdet die wirkungsvolle Auseinandersetzung mit der Umgebung. Konsistenz der psychischen Prozesse sichert am besten die Befriedigung der Grundbedürfnisse. Deshalb wurde die Ausrichtung der psychischen Prozesse auf die Einhaltung dieser Systemerfordernis in der Evolution selegiert. **Abb. 5.3** stellt das Verhältnis von motivationalen Schemata, Grundbedürfnissen und dem Streben nach Konsistenz schematisch dar.

Die Konsistenz der psychischen Prozesse ist gefährdet, wenn die tatsächlichen Wahrnehmungen, die das Individuum in der Auseinandersetzung mit der Umgebung macht, nicht mit seinen Erwartungen und Bereitschaften (d.h. auch mit seinen Bedürfnissen) übereinstimmen (**externe Inkonsistenz** oder Inkongruenz) oder durch **interne Inkonsistenz** oder Diskordanz der gleichzeitig aktivierten zielgeleiteten Prozesse. Externe Inkonsistenz ist identisch mit Nichtbefriedigung der Bedürfnisse, interne Inkonsistenz behindert durch die Konflikthaftigkeit die Befriedigung der Bedürfnisse.

■ Inkonsistenz des psychischen Geschehens als Nährboden für die Entwicklung psychischer Störungen

Die wichtigste Quelle interner psychischer Inkonsistenz sind motivationale **Vermeidungsschemata**. Sie entwickeln sich als Schutz vor der Verletzung der Grundbedürfnisse. Je mehr ein Individuum in seinen Grundbedürfnissen verletzt wurde, umso mehr ist seine psychische Aktivität darauf ausgerichtet, erneute Verletzungen zu vermeiden. Als Folge von Verletzungen des Bindungsbedürfnisses entwickelt sich z.B. ein vermeidender Bindungsstil. Bedürfnisrelevante Situationen aktivieren danach gleichzeitig die nur schwach entwickelten Annäherungsschemata und die stärker entwickelten Vermeidungsschemata. Diese hemmen die intentionalen Schemata, und es kommt nicht zu bedürfnisbefriedigenden Erfahrungen.

Damit bleiben die Bedürfnisse ungestillt. Als Folge davon sind sie praktisch permanent aktiviert. Die einander entgegenstehenden Annäherungs- und Vermeidungstendenzen werden zu einem sich selbst aufrechterhaltenden neuronalen Erregungsmuster verbunden, das man als **Konfliktschema** bezeichnen kann. In **Abb. 5.4** ist ein Konfliktschema schematisch dargestellt. Aktivierte Konfliktschemata bedeuten ein hohes Inkonsistenzniveau der psychischen Prozesse. Konfliktschemata sind zu unterscheiden von Schema-Konflikten: Zu ersteren gehört, dass eine Aktivierung der Annäherungskomponente automatisch und unausweichlich eine Aktivierung negativer Emotionen und der Vermeidungskomponente des Konfliktschemas auslöst.

Wenn sich ausgeprägte Vermeidungsschemata gebildet haben, bestimmen sie nicht nur das offene Verhalten, sondern auch die **Kognitionen**. Diejenigen Kognitionen, die vermieden werden, werden nicht Teil des Bewusstseins. Die kognitive Dissonanzforschung hat gezeigt, dass das **Bewusstsein** eine besonders **geringe Toleranz für Inkonsistenz** hat. Inhalte, die mit den bereits im Bewusstsein enthaltenen Inhalten inkonsistent sind, erhalten keinen Zugang

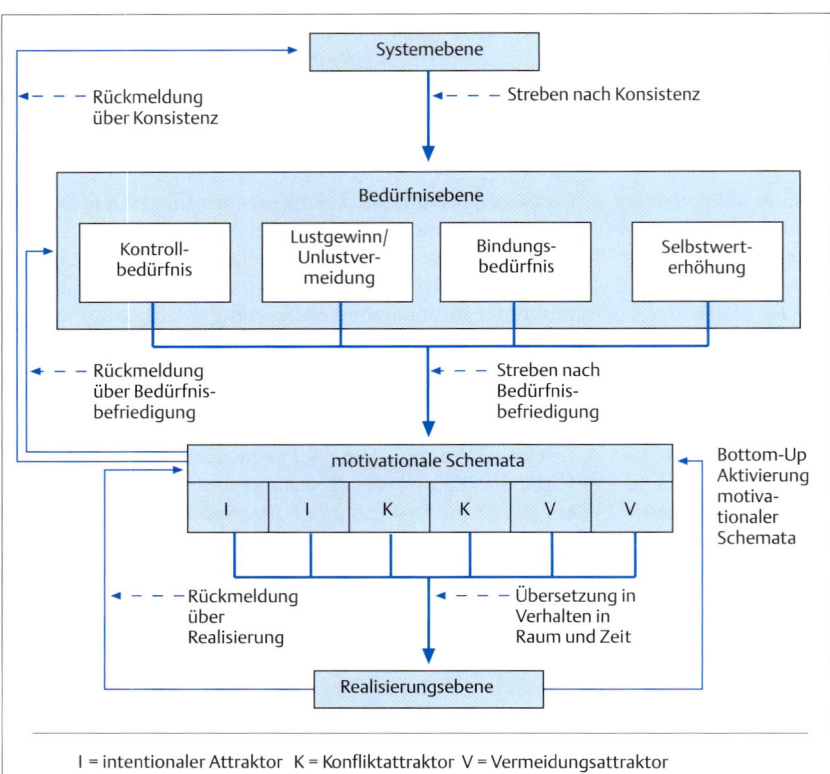

Abb. 5.3 Hierarchisches Funktionsmodell des psychischen Geschehens mit den vier Ebenen: Systemebene, Bedürfnisebene, Ebene der motivationalen Schemata und Realisierungsebene.

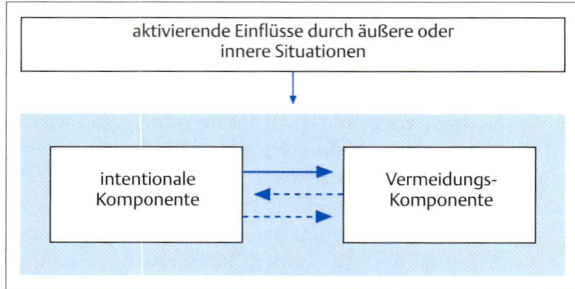

Abb. 5.4 Schematische Darstellung eines Konfliktschemas mit dem sich wechselseitig aktivierenden und hemmenden beiden Konfliktkomponenten.

zum Bewusstsein. Bei stark ausgeprägten Vermeidungsschemata sind die Vermeidungsziele deshalb oft nicht im Bewusstsein repräsentiert, denn mit dem Vermeiden würde auch das Vermiedene bewusst. So kommt es, dass wichtige Determinanten seines Erlebens und Verhaltens dem Individuum **nicht bewusst** sind. **Verdrängung** im Sinne von Nichtzulassen zum Bewusstsein ist einer der wichtigsten Mechanismen der **Konsistenzsicherung**.

Im Bewusstsein nicht repräsentierte Determinanten des Verhaltens wie Vermeidungsziele behalten im impliziten Funktionsmodus ihren Einfluss auf die psychische Aktivität. Sie sind aber der bewussten Kontrolle und willentlichen Steuerung entzogen.

■ Impliziter und bewusster Funktionsmodus der psychischen Aktivität

Es gibt im Wachzustand zwei verschiedene Funktionsmodi der psychischen Aktivität, den **bewussten** und den **impliziten Funktionsmodus**. Die meisten psychischen Prozesse werden nicht bewusst. Sie nehmen im impliziten Funktionsmodus Einfluss auf das Erleben und Verhalten. Grundlage dieser Prozesse sind im **impliziten Gedächtnis** gespeicherte neuronale Erregungsbereitschaften. Solange diejenigen Hirnareale und Neuronenverbände, die für die Qualität des bewussten Erlebens Voraussetzung sind, nicht in ein neuronales Erregungsmuster einbezogen sind, gelangen diese Prozesse nicht in den bewussten Kurzspeicher und können deshalb nicht zu Inhalten des konzeptuellen oder deklarativen Langzeitgedächtnisses werden. Das Bewusstsein hat aber nur Zugriff auf die Inhalte des konzeptuellen Gedächtnisses, nicht auf die des impliziten Gedächtnisses.

Die neuronalen Erregungsbereitschaften für unwillkürliche Reaktionen wie etwa für **Gefühle**, für das **nonverbale Ausdrucksverhalten** und für viele **psychopathologische Symptome** sind überwiegend im **impliziten Gedächtnis** gespeichert. Sie sind nicht vom Bewusstsein aus *(top-down)* adressierbar. Sie sind daher nicht erinnerbar und willentlich steuerbar. Sie müssen **bottom-up**, d. h. durch situative Bedingungen oder durch andere implizite Prozesse, prozessual aktiviert werden. Während sie prozessual aktiviert sind, können sie mit neuen, „korrektiven" Erfahrungen überschrieben werden. Um unbewusste Prozesse vom impliziten in den bewussten Funktionsmodus zu transferieren, müssen sie **bottom-up-prozessual aktiviert** und dann in den Fokus der **bewussten Aufmerksamkeit** gebracht werden. Sie werden damit in ein neu gebahntes neuronales Erregungsmuster eingebunden, das nun mit der Qualität des Bewusstseins verbunden ist. Damit werden zuvor unbewusste Prozesse der bewussten Kontrolle zugänglich. Wurde die Bewusstheit dieser Prozesse zuvor aktiv vermieden, muss dafür ein **Verdrängungswiderstand** überwunden werden.

■ Die Entstehung psychischer Störungen durch Reduktion von Inkonsistenzspannungen

Die von Konflikschemata ausgehende **Verdrängung** und **Vermeidung** führt zu **Inkonsistenz** im psychischen Geschehen. Im impliziten und im bewussten Funktionsmodus laufen gleichzeitig Prozesse ab, die im Bewusstsein nicht miteinander vereinbar sind. Es kommt zu einer **Dissoziation** der psychischen Prozesse. Das psychische Geschehen ist in diesem Moment nicht von eindeutigen, auf bedürfnisbefriedigende Erfahrungen ausgerichteten Ordnungsmustern bestimmt. Die gleichzeitig aktivierten, aber einander hemmenden Ordnungsmuster führen zu einer erhöhten **Inkonsistenzspannung**. Weil keines der aktivierten Ordnungsmuster eindeutig die Oberhand gewinnt, kommt es zu einer **Fluktuation** zwischen verschiedenen Ordnungszuständen der psychischen Aktivität auf einem **hohen Spannungsniveau**. In dieser Situation können sich durch autokatalytische Verstärkung der Fluktuationen (durch positive Rückkopplung) **neue Ordnungsmuster** etablieren. Sie werden durch eine Reduktion der Inkonsistenzspannung differenziell verstärkt.

Diese qualitativ neuen Ordnungsmuster der psychischen Aktivität dienen im Unterschied zu den motivationalen Attraktoren nicht der Bedürfnisbefriedigung, sondern der **Reduktion von Inkonsistenzspannungen**. **Psychische Störungen** entstehen auf diese Weise als qualitativ neue Ordnungsmuster der psychischen Aktivität in Situationen einer aktuell erhöhten Inkonsistenzspannung. Sie können im Unterschied zu motivationalen Attraktoren als Störungsattraktoren bezeichnet werden.

> **M** Eine inkonsistenzerzeugende motivationale Konstellation stellt eine aktuelle Auslösebedingung für psychische Störungen dar. Sie bestimmt nicht die Art der psychischen Störung.

Diese wird vielmehr von **genetisch und epigenetisch erworbenen Bereitschaften** und situativen Constraints bestimmt. Menschen mit gleichen motivationalen Konflikten können daher sehr unterschiedliche Störungen entwickeln. Menschen mit genetischen und epigenetisch erworbenen Bereitschaften für bestimmte psychische Störungen entwickeln u. U. nie eine solche Störung, weil gut gebahnte bedürfnisbefriedigende intentionale Schemata sie davor schützen.

■ Die Eigendynamik psychischer Störungen und ihre therapeutischen Konsequenzen

Die erhöhe **Inkonsistenzspannung** ist bei der Entstehung eines **Störungsattraktors** der wichtigste **Kontrollparameter**, d. h. der qualitativ neue Ordnungszustand der psychischen Aktivität entwickelt sich unter dem Einfluss dieses Kontrollparameters. Je öfter aber das neue Erregungsmuster gebahnt und durch Reduktion der Inkonsistenzspannung verstärkt wurde, desto mehr erhält es die Eigenschaften eines Attraktors. Es kann von den verschiedensten Komponenten des neuronalen Netzwerkes aus aktiviert werden. Die einzelnen Komponenten des Netzwerkes werden selbst zu **Kontrollparametern des Störungsattraktors**. Über die Aktivierung einer dieser Komponenten kann der ganze Attraktor aktiviert werden. Die Erwartung, dass ein Panikzustand eintreten könnte, löst schließlich selbst einen Panikzustand aus. Der Störungsattraktor ist **funktional autonom** geworden. Er hat sich von seinen Entstehungsbedingungen gelöst. Das Vorhandensein einer aktuellen Inkonsistenzspannung ist keine notwendige Bedingung mehr für die Aktivierung des Störungsattraktors. Die psychische Störung hat eine **störungsspezifische Eigendynamik** entwickelt.

Bei einem gut gebahnten Störungsattraktor sind seine einzelnen **Komponenten**, also z. B. bei einer Agoraphobie das Vermeidungsverhalten, die Reaktionserwartungen (die Angst vor der Angst), die fehlenden Selbstwirksamkeitserwartungen und katastrophisierenden Kognitionen, die Sensibilisierung für physiologische Angstindikatoren selbst zu **funktional eigenständigen Kontrollparametern** geworden, über die durch positive Rückkopplung der ganze Störungsattraktor aktiviert werden kann. Diese Störungskomponenten behalten ihre Funktion als Kontrollparameter und erhalten die Störung aufrecht, auch wenn der ursprüngliche Kontrollparameter, die Inkonsistenzspannung, nicht mehr fortbesteht. Die Störung wird also nach genügender Bahnung unabhängig von ihren Entstehungsbedingungen durch positive Rückkopplung zwischen ihren Komponenten aktiv aufrechterhalten. Die Komponenten der Störung werden damit zu ihren aufrechterhaltenden Bedingungen. Diese **störungsspezifischen Kontrollparameter** sind Ansatzstellen für eine therapeutische Beeinflussung der Symptomatik.

> **M** Über Beeinflussung seiner störungsspezifischen Kontrollparameter kann ein Störungsattraktor destabilisiert werden. Wenn die ursprüngliche Inkonsistenzspannung nicht mehr besteht, sind die einzelnen Komponenten des Störungsattraktors sogar zu seinen hauptsächlichen Kontrollparametern geworden. Die Destabilisierung wird umso besser gelingen, je mehr und wichtigere Komponenten des Störungsmusters und sonstige aufrechterhaltende Bedingungen gleichzeitig beeinflusst werden.

Wenn die ursprüngliche Inkonsistenzspannung nicht mehr besteht und der Attraktor nur noch von seiner störungsspezifischen Eigendynamik aufrechterhalten wird, sollte sich eine Behandlung hauptsächlich auf die Beeinflussung der störungsspezifischen Kontrollparameter ausrichten. Dies sind das Rationale und die spezifische Indikation für **störungsspezifische Behandlungsmethoden**.

Die Rolle inkonsistenzerzeugender motivationaler Konstellationen für die Aufrechterhaltung psychischer Störungen und ihre therapeutischen Konsequenzen

Die ursprüngliche Inkonsistenzspannung kann aber auch weiter zu den aufrechterhaltenden Bedingungen des Störungsattraktors zählen, nämlich dann, wenn die inkonsistenzerzeugende motivationale Konstellation fortbesteht. Sie stellt dann neben den störungsspezifischen Kontrollparametern einen **individuellen motivationalen Kontrollparameter** des Störungsattraktors dar. In diesem Fall sollte die Behandlung sowohl den störungsspezifischen als auch den motivationalen Kontrollparametern der Störung Rechnung tragen.

Die Behandlung müsste in diesem Fall darauf abzielen, die inkonsistenzerzeugende motivationale Konstellation durch **Förderung der intentionalen** und **Hemmung der vermeidenden Komponenten** der beteiligten Konfliktschemata so zu verändern, dass die Inkonsistenz im psychischen Geschehen geringer wird.

Wenn die an einem Konflikt beteiligten Vermeidungsschemata dem Patienten nicht bewusst sind, sollte die Therapie wenigstens teilweise einen **klärungsorientierten** Schwerpunkt haben mit dem Ziel, diese Vermeidungstendenzen unter bewusste Kontrolle zu bringen. Wenn der Patient ein Bewusstsein für die Vermeidungsschemata hat, die eine bessere Befriedigung seiner Bedürfnisse behindern, sollte die motivationale Konstellation durch **bewältigungsorientierte** Vorgehensweisen zu verändern versucht werden. Auch hier ist das Ziel eine bessere Bahnung der intentionalen und eine Hemmung der vermeidenden Konfliktkomponenten.

Die bewältigungsorientierte oder klärungsorientierte Bearbeitung konflikthafter motivationaler Konstellationen sollte immer von einer gezielten Beeinflussung der störungsspezifischen Kontrollparameter flankiert werden, denn deren Funktion als Kontrollparameter der Symptomatik ist von der motivationalen Konstellation unabhängig.

Das Inkonsistenzniveau als differenzielles Indikationskriterium für ein störungsspezifisches oder konfliktbearbeitendes Vorgehen

Das **Inkonsistenzniveau** im psychischen Geschehen ist das wichtigste **differenzielle Indikationskriterium** für eine Therapie mit **störungsspezifischem** oder **konfliktbearbeitendem** Schwerpunkt. Liegt eine psychische Störung vor, und es gibt keine Anzeichen für eine erhöhte Inkonsistenz im psychischen Geschehen, verspricht eine symptomorientierte störungsspezifische Behandlung einen guten Therapieerfolg.

Gibt es Anzeichen für eine inkonsistenzerzeugende motivationale Konstellation, sollte die Behandlung über die Beeinflussung der störungsspezifischen Kontrollparameter hinaus auch **die individuellen motivationalen Kontrollparameter** durch bewältigungs- und/oder klärungsorientierte **Konfliktbearbeitung** zu verändern versuchen. Dies sollte nicht nur zur Destabilisierung des Störungsattraktors beitragen, sondern sich über bessere Bedürfnisbefriedigung direkt auf das Wohlbefinden auswirken.

> **M** Eine hohe Komorbidität ist ein Hinweis auf das Vorliegen einer inkonsistenzerzeugenden motivationalen Konstellation.

Es entstehen immer wieder aktuell erhöhte Inkonsistenzspannungen, die zum Nährboden für die Ausbildung neuer Störungsattraktoren werden. Die bereits vorhandenen Störungen wirken als Constraints und erhöhen die Bereitschaft zur Entwicklung bestimmter weiterer Störungen. So bereitet z. B. eine Angststörung gehäuft den Boden für die Ausbildung einer Depression. Die Ausbildung jeder neuen Störung erfordert aber eine differenzielle Verstärkung durch die Reduktion einer aktuell erhöhten Inkonsistenzspannung. Bei hoher Komorbidität sollte deshalb besonders sorgfältig nach Indikatoren für eine inkonsistenzerzeugende motivationale Konstellation Ausschau gehalten werden. Liegt eine solche vor, sollte ihre Bearbeitung Vorrang haben vor der störungsspezifischen Behandlung der einzelnen Störungsattraktoren. Auf jeden Fall sollte sich die Behandlung nicht auf einen störungsspezifischen Schwerpunkt beschränken.

Ein Dreikomponentenmodell wirksamer Psychotherapie

> **M** Psychotherapie wirkt nach dem Dreikomponentenmodell grundsätzlich darüber, dass sie die Konsistenz im psychischen Geschehen erhöht. Sie hilft dem Individuum, mehr im Einklang mit seinen Bedürfnissen zu leben.

Es gibt dafür drei Ansatzstellen:
- Aktivierung und Stärkung bereits vorhandener Ressourcen, d. h. Aktivierung und bessere Bahnung intentionaler Schemata;
- Inkonsistenzreduktion durch **Destabilisierung von Störungsattraktoren**, die eine von den Bedürfnissen abgekoppelte Eigendynamik entwickelt haben. Dadurch wird der Weg dafür frei, dass die psychische Aktivität wieder in stärkerem Maße durch bedürfnisbezogene intentionale Schemata bestimmt wird;
- Inkonsistenzreduktion durch **Hemmung der Vermeidungskomponenten von Konfliktschemata** bei gleichzeitiger Förderung (besserer Bahnung) der intentionalen Komponenten. Dadurch kommt es zu einer besseren Bedürfnisbefriedigung.

Nach dem entwickelten Modell gibt es demnach drei Arten von therapeutischen Einflüssen, die ein Therapeut gezielt nutzen kann. In **Abb. 5.5** sind diese drei Wirkkomponenten der Psychotherapie mit ihren Auswirkungen und mit ihren funktionalen Wechselwirkungen schematisch dargestellt.

Die Wirkung von Psychotherapie ergibt sich danach aus dem Zusammenwirken dreier Wirkkomponenten:

Ressourcenaktivierung. Die vorhandenen intentionalen Schemata (man könnte auch sagen: die Ressourcen) des Patienten sollten so oft und so intensiv wie möglich aktiviert werden, damit sie besser gebahnt werden und mehr Einfluss auf die psychische Aktivität gewinnen. Dies darf selbstverständlich auf einen Patienten nicht naiv-bagatellisierend wirken. Je besser das gelingt, umso geringeren Einfluss haben problematische Ordnungsmuster auf das psychische Geschehen. Die Aktivierung von Ressourcen bringt einen positiven Rückkopplungsprozess in Gang, der zu bedürfnisbefriedigenden Erfahrungen und damit zu einer Besserung des Wohlbefindens beim Patienten führt (**Abb. 5.5**, oben).

Störungsspezifische Interventionen. Die problematischen Ordnungsmuster des Patienten sollten geschwächt werden. Dafür gibt es 2 Ansatzstellen: die Störungsattraktoren und die Vermeidungsschemata. Der Einfluss von Störungsattraktoren auf das psychische Geschehen kann durch Veränderung der störungsspezifischen Kontrollparameter durch störungsspezifische Interventionen verringert werden (**Abb. 5.5**, Mitte).

Konfliktbearbeitung. Die anderen problematischen Ordnungsmuster sind dysfunktionale Vermeidungsschemata, die eine Funktion als individuelle motivationale Kontrollparameter für die Symptomatik haben. Ihr Einfluss kann durch bewältigungs- und/oder klärungsorientierte Interventionen abgeschwächt werden (**Abb. 5.5**, unten).

Die besten Therapieerfolge können nach diesem Dreikomponentenmodell der Wirkungsweise von Psychotherapie dann erzielt werden, wenn alle drei Wirkkomponenten gleichzeitig aktiviert werden. Insbesondere die **Kombination von ressourcenaktivierenden und problembearbeitenden Interventionen** wirken synergetisch:

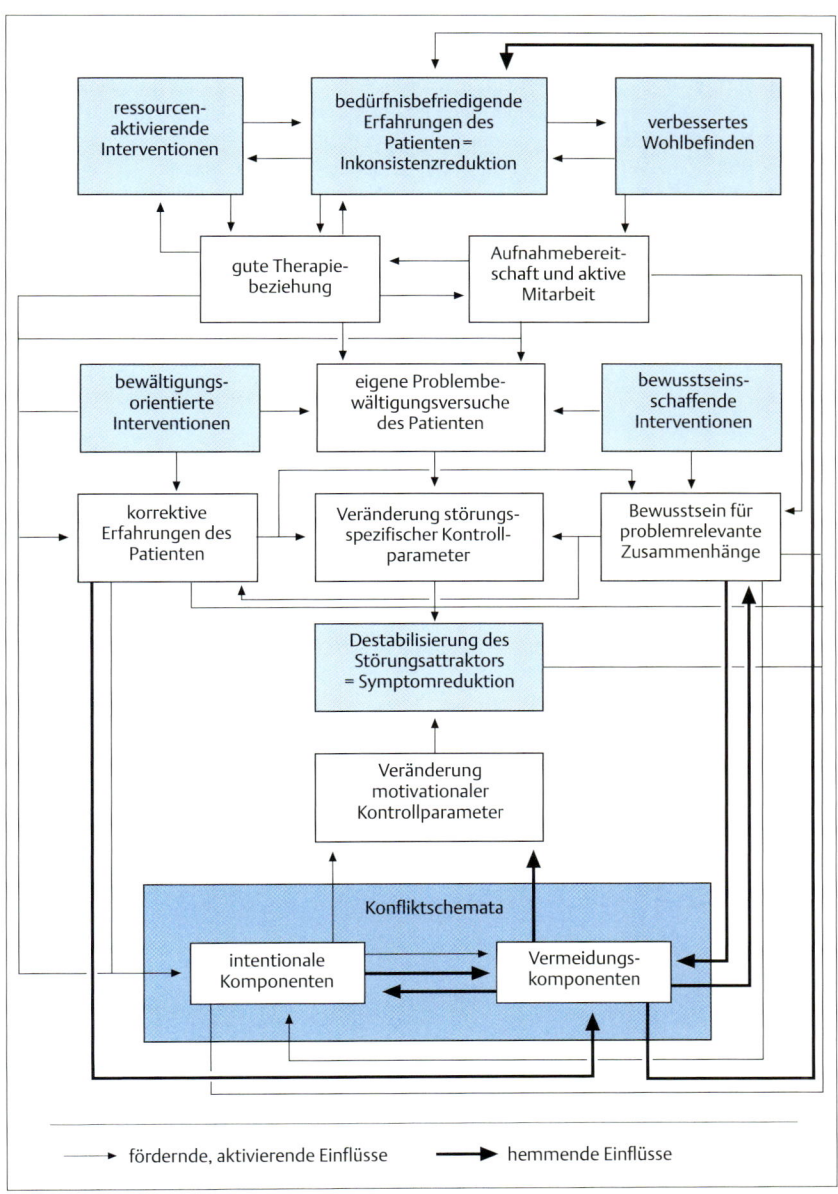

Abb. 5.5 Dreikomponentenmodell der Wirkungsweise von Psychotherapie: Im oberen Teil die erste Wirkkomponente „Ressourcenaktivierung", im mittleren Teil die zweiten Wirkkomponente „störungsspezifische Intervention" und im unteren Teil die dritte Wirkkomponente „Konfliktbearbeitung". Die Pfeile stellen die funktionalen Zusammenhänge zwischen den einzelnen Teilkomponenten des Modells dar.

Je stärker intentionale Schemata aktiviert werden, desto mehr wird der Einfluss der problematischen Ordnungsmuster eingeschränkt. Je mehr die Störungs- und Vermeidungsattraktoren in ihrem Einfluss zurückgedrängt werden, umso mehr Entfaltungsraum erhalten die intentionalen, auf Bedürfnisbefriedigung ausgerichteten Schemata.

Auch aufgrund der oben entwickelten grundlagenwissenschaftlichen Sichtweise der Entstehung, Aufrechterhaltung und Veränderung psychischer Störungen gelangen wir also zu der Schlussfolgerung, dass bewältigungsorientierte und klärungsorientierte, störungsspezifische und konfliktbearbeitende Vorgehensweisen in Psychotherapien **synergetisch** genutzt werden sollten. Die in der Psychotherapie noch verbreitete Trennung dieser Vorgehensweisen ist eine Auswirkung wissenschaftlich überholter theoretischer Konzepte. Sie liegt nicht in der Natur der Sache begründet. Eine in der aktuellen empirischen Grundlagenforschung fundierte Sicht des psychischen Geschehens und psychischer Störungen legt ganz im Gegenteil die Synergie dieser Vorgehensweisen nahe. Eine allgemeine Psychotherapie wird sowohl durch den Stand der empirischen Psychotherapieforschung als auch durch den Stand der psychologischen und neurowissenschaftlichen Grundlagenforschung nahegelegt.

Die vorangegangenen Ausführungen waren sehr gedrängt und bedürften an vielen Stellen einer Erläuterung und Konkretisierung. Der interessierte Leser findet eine sehr viel ausführlicher begründete Darstellung der hier nur skizzierten Sichtweise bei Grawe (1998, 2004). Dort sind auch die praktischen Schlussfolgerungen ausgeführt, die sich auf dieser theoretischen Grundlage ergeben, und mit Beispielen demonstriert. Die Praxis der Psychotherapie, die Ausbildungen zum Psychotherapeuten und die psychotherapeutische Versorgung könnten nach Auffassung des Autors ganz erheblich verbessert werden, wenn man auf einer neuen theoretischen Grundlage zusammenführte, was jetzt in der Psychotherapie noch getrennt ist.

Es gibt Hoffnung, zu sehen, dass in diesem Buch das früher ganz Getrennte schon näher zusammengerückt ist. Wenn Menschen nahe zusammenrücken, entsteht manchmal etwas Neues. Es ist von neuer, eigenständiger Eigenart, aber man sieht ihm noch an, von welchen Eltern es abstammt. Die allgemeine Psychotherapie ist ein noch sehr junger Sprössling einer noch im Therapieschuldenken verhafteten Elterngeneration. Es ist unklar, ob sie sich noch im Stadium der Geburt oder gerade danach befindet. Klar ist, dass sie viele Eltern hat. Zu hoffen ist, dass ihre Eltern sich mit ihrem Kind identifizieren und dazu beitragen, dass es zu dem wird, was es einmal werden kann

II Grundlagen

6 Psychotherapie und ihre neurobiologischen Voraussetzungen
7 Allgemeinpsychologische Grundlagen der Psychotherapie
8 Sozialpsychologische Grundlagen der Psychotherapie
9 Entwicklungstheorien
10 Bindungstheorie
11 Therapeutische Beziehung
12 Persönlichkeitstheorien
13 Psychotherapieforschung: Grundlagen und Ergebnisse
14 Dokumentation und Qualitätssicherung

6 Psychotherapie und ihre neurobiologischen Voraussetzungen

F. Caspar, K. Koch, F. Schneider, T. Berger, G. Wagner

Dass biologische und psychologische Phänomene in enger Wechselwirkung stehen, ist seit langem unbestritten. Fortschritte in der Neurobiologie machen diese Wechselwirkungen besser nachvollziehbar. Implikationen für die Psychotherapie werden – obwohl noch längst nicht voll elaboriert geschweige denn präzise empirisch untersucht – zunehmend deutlicher. In diesem Beitrag wird von einer Neuronalen Netzwerk-Perspektive ausgegangen, die ein großes Potenzial als Brücke zwischen Neurobiologie und Psychotherapie darstellt, es werden neurobiologische Methodik ebenso wie eine Zusammenstellung psychotherapierelevanter Ergebnisse vorgestellt und es wird diskutiert, wie neurobiologische Erkenntnisse in der Psychotherapie berücksichtigt werden können.

6.1 Einleitung

Neurobiologische Substrate sind die Grundlage für Erleben und Verhalten und damit auch für jegliche Form von Psychotherapie. Man wusste dies schon lange, nur hatte es wenig Konsequenzen für die Art, in der Psychotherapie indiziert und durchgeführt wurde. Mit einem Patienten mit Alzheimer-Demenz oder einem mit Schädel-Hirn-Trauma und spezifischen Ausfällen machte man gar nicht oder anders Psychotherapie als mit entsprechend Unauffälligen. Bei den Unauffälligen dagegen wurden Überlegungen, die sich auf die neurobiologischen Grundlagen bezogen, kaum berücksichtigt. Das ist auch nicht weiter erstaunlich, weil potenziell relevantes Wissen sehr spezialisiert und für „Durchschnittstherapeuten" kaum zugänglich war, und weil es vielleicht auch nicht wirklich zu klaren Konsequenzen in der Therapieplanung geführt hätte, oder diese noch viel weniger ausdiskutiert waren als heute.

Kartesischer Dualismus. Eine Hürde war und ist auch der kartesische Dualismus (Leib vs. Seele), welcher bis heute die Psychiatrie und Psychotherapie prägt. Auf seiner Basis wurde noch bis vor wenigen Jahren eine strikte Differenzierung zwischen psychisch-mentalen und neurobiologischen Ursachen psychischer Störungen vorgenommen (Damasio 2004). So sahen die einen biologische Veränderungen als ausschlaggebende Ursache für psychische Störungen, wie z. B. Major Depressionen, die anderen favorisierten „rein" psychologische Erklärungen wie Verstärker- oder kognitive Theorien. Eine Konsequenz dieser dualistischen Geisteshaltung, welche auch im klinisch-therapeutischen Alltag ganz konkrete negative Spuren hinterließ, war die strikte Trennung zwischen Psychotherapie und Pharmakotherapie. Das Fortschreiten der psychologisch-psychiatrischen Forschung jedoch, die sich zusehends bewusst von dem dichotomen Leib-Seele-Konzept distanzierte, führte im Laufe der letzten Jahre zu einem Umdenken, so dass inzwischen das Vorhaben, die biologischen Grundlagen bzw. Voraussetzungen der Psychotherapie zu beleuchten, immer mehr dem Geist der Zeit entspricht. So würde wohl heute jeder zustimmen, dass die Psyche einen ausschlaggebenden Einfluss auf körperlich-biologische Prozesse auszuüben vermag, und dass umgekehrt beispielsweise eine Depression mehr ist als das fehlerhafte Zusammenspiel verschiedener Neurotransmitter. Die konkrete Umsetzung dieser Erkenntnis ist bisher jedoch nur in Ansätzen erfolgt. Aktuell haben Metaanalysen, wonach Antidepressiva nur bei schweren Depressionen wirksamer seien als Placebo (Kirsch, Deacon, Huedo-Medina et al. 2008) zu neuen Diskussionen zu den pharmakologischen vs. „rein psychologischen" Anteilen an Behandlungserfolgen geführt und zudem noch einmal illustriert, wie schwer die beiden zu trennen sind.

Anspruch dieses Kapitels. Kann dieses Kapitel das Thema „Biologische Grundlagen der Psychotherapie" abdecken? Sicher nicht, das Gebiet ist zu umfangreich geworden, um es in dem hier zur Verfügung stehenden Umfang auch nur einigermaßen vollständig abzuhandeln. Wir konzentrieren uns deshalb auf Modelle des Gedächtnisses und neuere Erkenntnisse der Hirnforschung. Für andere Aspekte und vollständigere Darstellungen verweisen wir zu den einzelnen psychischen Störungen auf Berger (2009), allgemein auf Köhler u. Dahme (1996), Rosenzweig, Bredlove u. Leiman (2002), Vaitl u. Herwig (2004), Schiepek (2003), Grawe (2004), zu den neurobiligischen Grundlagen von Annäherung und Vermeidung auf Strauman u. Wilson (2010) sowie die bei den einzelnen Aspekten des folgenden Textes erwähnte Literatur. Im Folgenden wird zunächst in Netzwerkmodelle eingeführt, die wir für eine gute Brücke zur Überwindung des angesprochenen Dualismus halten.

Implikationen der Untersuchungsmethodik. Dass das neurobiologische Wissen heute rasant zunimmt, hängt stark mit der Untersuchungsmethodik zusammen, die seit einiger Zeit zur Verfügung steht und sich schnell weiterentwickelt. Diese Methodik wirkt sich auch darauf aus, woran geforscht wird und was wir wissen. Hier kennen sich viele Psychotherapeuten verständlicherweise (noch) nicht gut aus, was zu einigen inhaltlichen und methodischen Missverständnissen führt: Am wichtigsten ist vielleicht das

Missverständnis, bildgebende Verfahren würden auch dem naiven Betrachter so etwas wie eine objektive Fotografie der Strukturen und ihres Funktionierens liefern. Da solche Missverständnisse aus vielen Gründen hinderlich sind, wird auf die Untersuchungsmethodik zu Beginn dieses Beitrags eingegangen.

Es folgen Beispiele, die illustrieren, was heute über die Beteiligung neurobiologischer Voraussetzungen psychischer Störungen bekannt ist, wobei hier nur ein Teil der Befunde interpretiert und integriert werden kann. Generell gilt, dass die Konsequenzen, die sich aus neurobiologisch informierten Ätiologiemodellen für die Psychotherapie ergeben, noch wenig ausdiskutiert sind (Berger u. Caspar 2009; Bohus, Mauchnik u. Schmahl 2009). Dementsprechend sind die dazu dargestellten Vorstellungen auch noch eher exemplarischer Natur: Sie vermögen aber bereits eine Richtung zu deuten, in welche die Entwicklung weiter gehen kann.

Nutzen für die Psychotherapie

Ein verbreiteter Irrtum ist, dass die Feststellung neurobiologischer Auffälligkeiten bei psychischen Störungen impliziert, dass eine Behandlung biologisch zu sein habe. Das ist nachweislich nicht so: Die Einflüsse gehen in beide Richtungen. Auf welchem Weg – also biologisch oder psychologisch verursacht, wenn man das überhaupt so trennen will – neurobiologische Auffälligkeiten zustande kommen, ist in den meisten Fällen noch offen. Exemplarisch konnte festgestellt werden, dass neurobiologische Auffälligkeiten unter rein psychotherapeutischer Behandlung reversibel sein und dadurch zum Behandlungsziel werden können (s. u.). Davon abzuheben ist die Frage, welche neurobiologischen Variablen *instrumentell* verändert werden sollen: Jedes Ziel von Psychotherapie kann nur erreicht werden, wenn der Organismus lernt, und dafür muss er in einem geeigneten Zustand sein. Bekannt ist z. B. seit langem, dass ein mittleres Maß an Erregung am günstigsten für geistige Leistungen ist, viele kennen dies z. B. von Prüfungssituationen. Heute wissen wir noch deutlich mehr über günstige und ungünstige Lernzustände. Günstige Lernzustände zu erkennen und zu nutzen und/oder gezielt herbeizuführen wird nach unserer Einschätzung eine der wichtigsten psychotherapeutischen Anwendungen neurobiologischer Erkenntnisse sein.

Tabelle 6.1 enthält Beispiele für Konsequenzen, die neurobiologische Erkenntnisse für die Psychotherapie haben können:

Bedeutet die Neurobiologie auf jeden Fall eine Bereicherung für die Psychotherapie? Das hängt ganz davon ab, wie wir mit ihr umgehen; wir werden darauf zurückkommen.

Wie können überhaupt Therapeuten Neurobiologie in ihre Handlungsgrundlagen integrieren? Es wäre illusorisch, anzunehmen, es könnten doch recht komplexe neue Konzepte einfach zu den bisherigen Modellen *additiv dazukommen*. Hier wird, ebenfalls auf der Basis von Netzwerkmodellen, skizziert, wie eine Beschäftigung mit neurobiologischen Grundlagen durch den einzelnen Praktiker aussehen könnte, aber auch, welche Vermittlungsleistungen noch von der Wissenschaft zu erbringen sind.

Viele von den älteren praktizierenden Psychotherapeuten haben im Studium noch vermittelt bekommen, dass das erwachsene Gehirn zwar Inhalte lernen kann, dabei aber selber, wenn einmal ausgereift, wenig plastisch sei. Es ist zwischenzeitlich bekannt, dass dem nicht so ist: neuronale Verbindungen im Gehirn können sich auch im Erwachse-

Tabelle 6.1   Neurobiologisches Wissen über Wirkmechanismen und daraus ableitbarer potenzieller Gewinn für die Psychotherapie (aus Berger u. Caspar 2009)

neurobiologisches Wissen	Beispiele	potenzieller Gewinn für die Psychotherapie
Wissen, dass Psychotherapie über neuronale Prozesse wirkt	hohe Plastizität des Gehirns; wirksame Psychotherapie verändert dauerhaft neuronale Strukturen und Prozesse (z. B. Kandel 1998)	• gesellschaftliche und gesundheitspolitische Aufwertung der Psychotherapie • konkreter Nutzen bei bestimmten Patientengruppen (z. B. positive Erwartungsinduktion bei Patienten mit medizinischem Krankheitsverständnis, neue Ansätze für älteren Menschen; Destigmatisierung und Enttabuisierung psychischer Erkrankungen)

Wissen, wo und wie Psychotherapie auf neuronaler Ebene wirkt	Verhaltenstherapie bei Sozialphobikern verringert Hyperaktivierung u. a. der Amygdala und des Hippocampus (Furmark et al. 2002)	• Grundlagenwissen, wie Psychotherapie wirkt; besseres Verständnis der Ätiologie und der Beziehung physiologischer und psychischer Aspekte psychischer Störungen
		• neurobiologische Variablen können zum Ziel psychotherapeutischer Interventionen werden:
		  – Neurofeedbackverfahren (Patienten überwachen und verändern Hirnaktivität selbst)
		  – Monitoring der Hirnaktivität der Patienten durch Therapeuten während und vor Ende der Therapie (Nutzen: adaptive Indikation; Vermeidung von Rückfällen)
		  – im Rahmen neuer neurobiologisch inspirierter Ansätze (z. B. Neuropsychotherapie; Grawe 2004a; Neurobehavioral Therapy; Siegle et al. 2006)

Wissen, welche Intervention auf neuronaler Ebene wie wirkt	medikamentöse Therapie reduziert bei unipolarer Depression direkt Hyperaktivität der Amygdala, kognitive Verhaltenstherapie verändert präfrontale Hypoaktivierung (DeRubeis et al. 2008)	• besseres Verständnis der Interaktion verschiedener Hirnareale → besseres Verständnis, wo bei wem der Hebel angesetzt werden kann • Entwicklung selektiver Indikationsregeln auf konzeptueller Ebene; Ableitung psychologischer Marker für selektive Indikationsentscheidungen • Nutzung neurobiologischer Marker/Prädiktoren für selektive Indikationsentscheidungen

nenalter noch beträchtlich verändern. Davon profitiert u.a. die Psychotherapie, davon können aber u.U. auch Psychotherapeuten selbst profitieren, wenn es darum geht, neue Sicht- und Vorgehensweisen zu lernen. Wir beantworten die Frage nach dem potenziellen Nutzen hier nicht abschließend und werden darauf zurückkommen.

6.2 Basis: Netzwerkmodelle

Neuronale Netzwerkmodelle sind eine Basis, von der aus sich viele Phänomene besser verstehen lassen als von der Basis klassischerer Modelle des kognitiv emotionalen Funktionierens (wie z.B. Schema-Modellen) aus. Neuronale Netzwerkmodelle erleben seit den frühen 1980er Jahren eine Renaissance (McClelland et al. 1986, Smolensky 1988). Es handelt sich dabei um eine ganze Familie von Modellen, die unterschiedliche Eigenschaften haben. Je nach Modell und Anwendung können die Unterschiede sehr relevant sein, hier wird aber dennoch der Kürze halber die ganze Familie zusammenfassend und im Hinblick auf ihre typischen Merkmale dargestellt. Weitgehend synonym wird auch von „Konnektionistischen Modellen" gesprochen. Dadurch wird ein Merkmal – die Speicherung von Informationen in unzähligen Verbindungen zwischen einzelnen Netzwerk-Elementen – hervorgehoben, und ein Anspruch vermieden, der in „neuronal" gesehen werden könnte, dass nämlich eine direkte Entsprechung zum biologischen Aufbau des Gehirns aus Neuronen bestehen würde. Während vieles dafür spricht, dass neuronale Netzwerkmodelle in einigen Aspekten dem biologischen Substrat besser entsprechen als klassische Modelle, wäre eine direkte Entsprechung im Einzelnen empirisch erst zu belegen, und es ist nicht anzunehmen, dass solche Belege für alle wichtigen Aspekte erbracht werden könnten.

Verschaltung

Wie „funktionieren" neuronale Netzwerkmodelle? Das Funktionieren konnektionistischer Modelle kann vielleicht am besten aus dem Kontrast zu traditionellen Modellen verstanden werden. Nehmen wir als Beispiel eine Hundephobie (**Abb. 6.1**): In einem traditionellen Modell würden die relevanten Elemente auf einer Auflösungsebene repräsentiert (etwa wie hier in einem „semantischen Netzwerk"), wie sie etwa in den Überlegungen eines Klinikers oder im Gespräch mit einem Patienten eine Rolle spielen würden. Man kann mit dem Finger auf das Netz zeigen und sagen „hier ist der Hund", „hier ist das Macho-Selbstbild" usw. In den typischsten konnektionistischen Modellen wird die Idee einer lokalistischen Speicherung dagegen aufgegeben. Informationen werden in großen Netzwerken in sehr einfachen Einheiten und den Verbindungen zwischen diesen Einheiten gespeichert.

Die kleinsten Einheiten – oder Knoten – sind dabei zu klein, um für sich alleine Bedeutung zu tragen. Selbst einfache Begriffe aus der Alltagssprache sind verteilt, „distribuiert", in verschiedenen Knoten enthalten. Ein Element wie „Hund" findet sich also nicht in einem *einzelnen* Knoten repräsentiert, sondern in einem ganzen *Muster* von Knoten, von denen jeder einzelne weniger als das Symbol „Hund" enthält (deshalb „subsymbolisch"). Trifft an der Peripherie des Systems ein Hund ein, lässt sich (schematisch in **Abb. 6.2**) eine zusätzliche Aktivierung mehrerer Knoten feststellen.

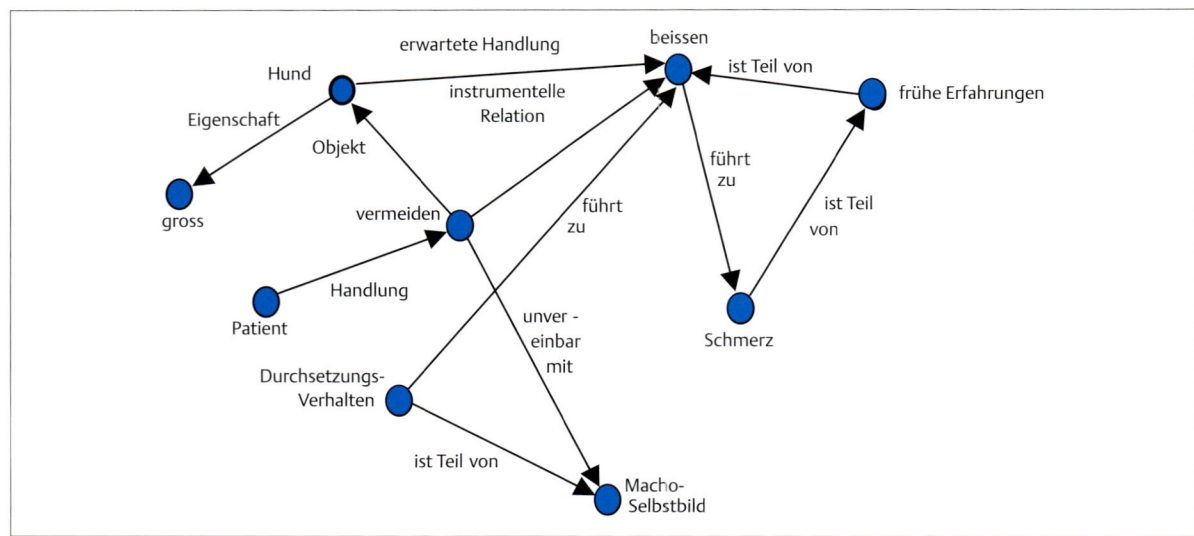

Abb. 6.1 Traditionelle lokalistische Darstellung der Elemente einer Hundephobie.

Die Eingabe von „Katze" führt zu einem ähnlichen, aber doch unterschiedlichen, die von „Sessel" oder „Tisch" zu einem noch unterschiedlicheren Aktivationsmuster, bei dem die verbleibenden Ähnlichkeiten vielleicht die Eigenschaft des Vorhandenseins von vier Beinen repräsentieren. Wollte man ein solches traditionelles System verändern, ist das schwer vorstellbar ohne Eingriff eines „Homunculus" von außen, so wie ein Computer-Benutzer gespeicherte Inhalte oder ein Programmierer Programme verändert.

Abb. 6.3 zeigt schematisch die Repräsentation und Weitergabe von Informationen in konnektionistischen Modellen. Jeder der abgebildeten Knoten hat eine bestimmte Aktivation. Sie wird über die Verbindungen je nach deren Stärke unterschiedlich stark weitergegeben. In der Mitte ist ein Knoten dargestellt: Die eintreffenden Aktivationswerte werden summiert, daraus wird die neue Aktivation des Knotens abgeleitet und daraus die weitergeleitete Aktivation. Alle Prozesse werden aufgrund von Formeln abgewickelt, die in konnektionistische Modelle eingegeben, von diesen aber auch selbst geändert werden können.

Das ganze Netzwerk oder Teile davon **verhalten sich, als ob** eine bestimmte Information repräsentiert wäre, **als ob** ein bestimmtes Schema oder Skript wirksam wäre, und **als ob** ein bestimmter motivationaler oder emotionaler Zustand gegeben wäre. Als Analogie: „Nass" ist eine Eigenschaft einer großen Anhäufung von H_2O-Molekülen und es wäre absurd, Nässe in einem einzelnen solchen Molekül oder gar in den Sauerstoff- oder Wasserstoffatomen lokalisieren zu wollen. Nässe ist eine emergente Eigenschaft einer größeren Menge von Einheiten. Genauso absurd wäre es aus konnektionistischer Sicht, ein Gefühl oder einen Gedanken an einer einzelnen Stelle des Netzes lokalisieren zu wollen.

Informationsverarbeitung

Die Verarbeitung von Informationen geschieht aus konnektionistischer Sicht durch Ausbreitung von Aktivation im Netzwerk mit Veränderungen in der Aktivierung von Knoten und in der Stärke der positiven und negativen Verbindungen zwischen den Knoten. Es gibt keine Trennung zwischen verarbeitenden Strukturen und Inhalten. Die Verarbeitung kann deshalb **parallel** im ganzen Netzwerk erfolgen, und ein System kann „selbstständig" lernen, ohne Homunculus. Aktivation breitet sich im Netzwerk so lange aus, bis dieses sich informationstheoretisch „entspannt" hat, d. h. in einen Gleichgewichts- oder Ruhezustand kommt.

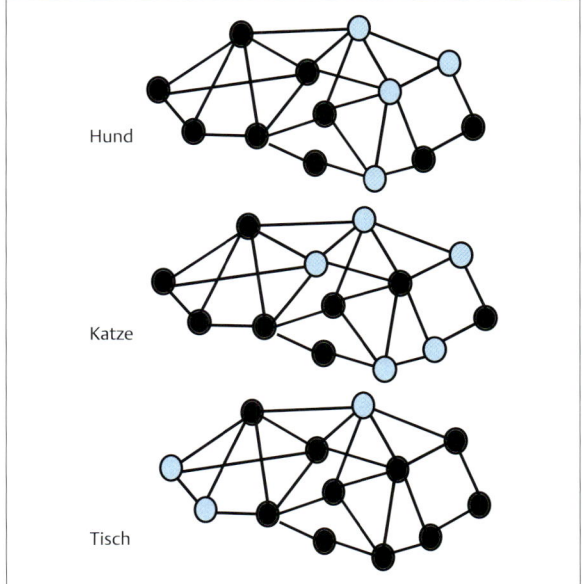

Abb. 6.2 Schematische Darstellung der Aktivierung eines Netzes durch verschiedene Inputs. Hellblau = aktiviert.

Lernen. Diese Spannung vs. Entspannung eines Systems wird uns im Zusammenhang mit psychischen Störungen noch beschäftigen (der Begriff „System" steht hier

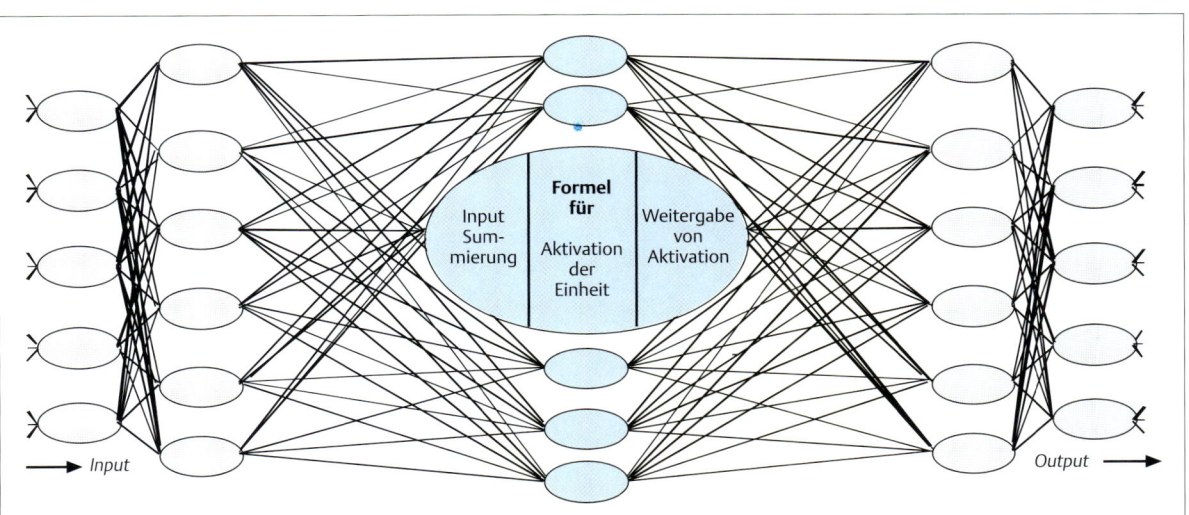

Abb. 6.3 Schematische Darstellung der Ausbreitung von Aktivation in einem konnektionistischen Netzwerk.

für das Wirken innerhalb eines Individuums, es ist also nicht etwa wie ein Familiensystem gemeint). Typisch ist Lernen durch sog. „Backpropagation": Dabei erzeugt das System zunächst einen **Zufalls**-Output, der dann mit dem **erwünschten** Output verglichen wird. Das System probiert dann mit Veränderungen in den Verbindungsstärken herum und „merkt" sozusagen selber, bei welchen Einstellungen es zu einer besseren Übereinstimmung von erwünschtem und tatsächlichem Output kommt. Eine gute Illustration ist das Programm NETTalk von Sejnowsky und Rosenberg (1985), das in eindrucksvoller Weise die korrekte Aussprache englischer Silben lernt. Dies erfolgt, wie viele aus leidvoller Erfahrung wissen, nicht nach einfach zu lernenden Regeln. NETTalk braucht tatsächlich keinen „Lehrer", der explizite Regeln vermitteln würde, das System erfindet die Regeln implizit selber. Das ist natürlich an gewisse Voraussetzungen gebunden, auf die wir hier aber nicht eingehen können.

Funktionsweise typischer konnektionistischer Modelle. Die „typischsten" konnektionistischen Modelle funktionieren parallel (mit gleichzeitiger Aktivationsausbreitung und Veränderung von Verbindungen im ganzen Netz im Gegensatz zu punktuellen Eingriffen ins System) und distribuiert (mit subsymbolischer, verteilter Repräsentation von Information im Gegensatz zu einer symbolischen, lokalistischen Repräsentation). Je nach Anwendung kann es aber sinnvoll sein, davon abzuweichen und Merkmale traditioneller Netze mit solchen der typischen neuronalen Netze zu verbinden. Wie wir sehen werden erlaubt distribuierte Repräsentation gut, sich einige klinisch relevante Phänomene (wie z. B. die „graceful degradation", das Nachlassen von Leistung bei Störung des Systems) vorzustellen, hat aber den Nachteil, dass man schlechter ganz konkret nachvollziehen kann, welche Teile im Netz zu einem bestimmten Zeitpunkt gerade wie stark aktiviert sind. Im Folgenden werden deshalb teilweise auch „hybride Modelle", also solche, die konnektionistische und traditionelle Merkmale vereinen, vorgestellt. Konkreter formuliert: Informationsverarbeitung durch Aktivationsausbreitung und lokalistische, „propositionale" (Kintsch 1988) Darstellung von Information.

Spannungslandschaft

Die vielleicht anschaulichste Darstellung einiger Merkmale konnektionistischer Modelle ist eine sog. Spannungs- oder Potenziallandschaft. Die Spannung, die in jedem möglichen Zustand in einem System steckt, lässt sich als Landschaft darstellen, in der die Höhe das Ausmaß an Spannung darstellt (**Abb. 6.4**).

Solche Landschaften haben einige interessante Eigenschaften. Sie können ein „globales Minimum" aufweisen, einen Zustand, in dem die Spannung insgesamt gesehen minimal ist, etwas locker könnte man sagen, „der Zustand absoluter Glückseligkeit" – wobei natürlich noch zu diskutieren wäre, ob das wirklich mit minimaler Spannung gleichzusetzen ist. Daneben finden sich lokale Minima, Zustände, in denen die Spannung im Vergleich zur unmittelbaren Umgebung kleiner, aber insgesamt keineswegs minimal ist. Diese Zustände kann man sich so vorstellen, dass in ihnen Muster aktiviert sind, deren Elemente gut zusammenpassen, also Kognitionen, Emotionen, Verhalten, physiologische Zustände und Umweltaspekte.

Es gibt Zustände oder lokale Minima, die schwer zu verlassen sind. Zu ihnen gehören typische psychische Probleme, wie Panikzustände oder Depressionen. In letzteren passen Elemente (wie negative Kognitionen, körperliche Zerschlagenheit, negative Emotionen, Rückzugsverhalten, aber auch eine schonende Umwelt) gut zusammen. Die Spannung ist auch im Tal des lokalen Minimums hoch – etwas locker mit „Leidensdruck" übersetzbar – aber Versuche, aus dem Tal herauszukommen, sind erstmal mit einer Spannungserhöhung verbunden. Das bekommen etwa Therapeuten zu spüren, wenn sie versuchen, einzelne Elemente in solchen Mustern zu verändern. Wenn man einem depressiven Menschen wohlmeinend sagt „schauen Sie mal, die hübschen Blumen", wird er sich meist nicht einfach freuen (also einzelne kognitive und emotionale Elemente aus dem Muster verändern) können, sondern „Widerstand" zeigen und z. B. sagen „das ist es ja gerade, vor kurzem konnte ich mich noch darüber freuen, aber schauen Sie mich jetzt an". Ein konnektionistisch denkender Therapeut wäre dadurch nicht nur nicht überrascht, er könnte auch mit der Spannungslandschaft als Metapher nachvollziehen, warum das eigentlich gar nicht anders sein kann. Am Rande sei erwähnt, dass Patienten, denen man solche Modelle mit psychoedukativer Absicht in einfacher Weise erklärt, im-

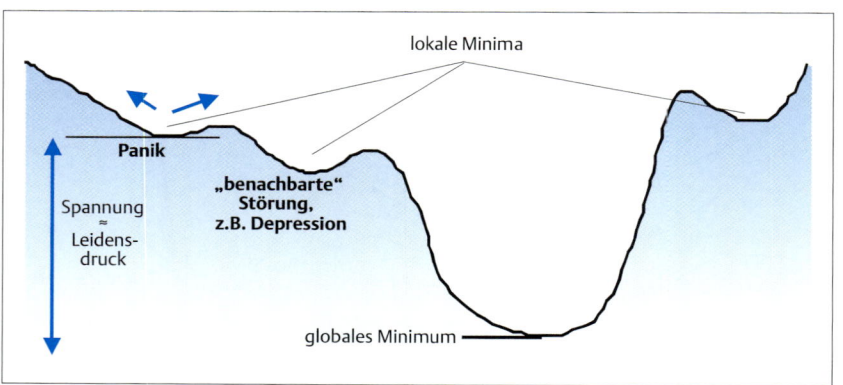

Abb. 6.**4** Spannungslandschaft. Erläuterungen im Text.

mer wieder rückmelden, dass sie sich dadurch besonders gut verstanden fühlen.

Diese Modelle können wie Metaphern verwendet werden, die Spannungsausbreitung, das Neutralisieren nicht passenden Inputs, aber auch das Umkippen in andere Zustände, der Einfluss neurobiologischer Variablen (mehr dazu unten) und vieles mehr kann aber auch mithilfe von Simulationsprogrammen individuellen Patienten nachgebildet werden, um daraus die „Tiefenstruktur" ihres Funktionierens besser zu verstehen.

Klinisch relevante Merkmale konnektionistischer Systeme

Bei konnektionistischen Systemen ist typisch, dass es ihnen vergleichsweise leicht fällt, sich an mehrere Kriterien *gleichzeitig* anzupassen („multiple constraint satisfaction"). Im Wechselspiel zwischen bereits Gespeichertem und neuem Input spielen bestehende Muster eine entscheidende Rolle: Sie bestimmen stark, was aufgenommen wird und ob es Spuren hinterlassen kann, sie sind aber durch geeigneten und genügend starken Input auch veränderbar (Kintsch 1998). Weiter – und hier wird eine Betrachtung wechselnder neurobiologischer Zustände relevant – kann das System in unterschiedlichen Verarbeitungs- und Lernzuständen sein. Dabei ist in erster Linie an unterschiedliche neurobiologische kurz- und mittelfristige Zustände, aber auch an das Wirken systemischer Voraussetzungen (ein konnektionistisches System funktioniert in enger Verzahnung mit der Umwelt!) zu denken.

Weitere zentrale Merkmale mit Relevanz für klinische Phänomene sind:
- nicht bewusste, intuitive Verarbeitung ist eher die Regel als die Ausnahme;
- Bewusstheit ist eine besondere Leistung – auch wenn sie in einer bestimmten Situation vorhanden ist, beschränkt sie sich meist auf einen Teil der relevanten Aspekte;
- „weiche", subtile Information kann gut verarbeitet werden; konnektionistische Modelle sind nicht auf Eindeutigkeit und klare Wahrheiten angewiesen;
- Informationen werden nie unverändert aufgenommen, gespeichert und abgerufen, weil eine stabile Speicherung von passiver Information eher schwierig wäre;
- Ganzheitlichkeit und Herausbildung und Einfluss von Mustern erscheint als etwas Selbstverständliches;
- Systeme können u. U. schnell zwischen Zuständen kippen, häufiger ist aber Stabilität, die auch damit zusammenhängt, dass Störungen von außen (zu denen auch therapeutische Interventionen gehören) i. A. gut kompensiert werden („Widerstand");
- Veränderungen brauchen einige Zeit und beharrlichen und genügend starken Input von außen über längere Zeit – Ausnahmen bestätigen die Regel;
- Lernfähigkeit kann sich in verschiedenen Zuständen stark unterscheiden;
- auch wenn manchmal ein Faktor besonders stark zu bestimmen scheint, wie das System funktioniert, ist doch eher typisch, dass viele Faktoren multikausal zusammenwirken;
- auch therapeutische Interventionen wirken im Sinne einer Summe von Haupt- und Nebenwirkungen;
- der Konnektionismus legt eine konstruktivistische Haltung nahe: weder das Individuum selbst noch Außenstehende können eine umfassende objektive Sicht entwickeln.

Beispiel Depression. Ein metaphorisches Beispiel für Verarbeitung im Sinne der dargestellten konnektionistischen Modelle ist das „automatische" Herstellen von starken Mustern, die Vereinnahmung („Versklaven") schwächerer Muster und die Kompensation von Störungen am Beispiel Depression. Zunächst entsteht ein depressives „Tal in der Spannungslandschaft", also ein Muster, in dem eine genügend große Zahl stark aktivierter Elemente gut zusammenpasst und dadurch ein im Sinne eines „lokalen Minimums" im Vergleich zur Umgebung relativ spannungsarmes Muster. Man kann sich das etwa im Sinne des Depressionsmodells von Beck (Beck, Rush, Shaw u. Emery 1979) so vorstellen, dass kognitiv-emotionale Teilmuster bereits durch frühe Erfahrungen angelegt sind und dann durch belastende Erfahrungen aktiviert und ergänzt werden. (Das Modell von Teasdale und Barnard [1993] passt hierzu sogar noch besser, wird hier aber nicht eingeführt, weil es für eine kurze Darstellung zu komplex ist.) Die Aktivierung bzw. das Einfügen neuer Knoten (**Abb. 6.5**, mittlerer Teil), die aktuelle negative Erfahrungen repräsentieren, führt zu einer stärkeren Ausprägung bereits vorhandener Muster oder lokaler Minima, die bis dahin noch zu schwach ausgeprägt waren, als dass der Betroffene darin „hängen geblieben" wäre. Neue Elemente, wie die Zuwendung oder Schonung durch andere Menschen und ein schlechter körperlicher Zustand kommen hinzu und verstärken und stabilisieren das Muster. Dieses wird dann (rechter Teil in **Abb. 6.5**) so stark, dass es auch ohne neuen Input überlebt und aktiv bleibt, und sogar konkurrierende schwächere Muster hemmen kann. Im Sinne von Grawe (1998) könnte man in diesem Zusammenhang auch von „emotionalen Attraktoren" sprechen.

Emotionale Aktivierung. Neuronale Netzwerkmodelle machen nachvollziehbar, dass bestimmte kognitiv-emotional-physiologische Zustände Voraussetzung dafür sind, dass bestimmtes Lernen überhaupt stattfinden kann. Eine einfache Modellvorstellung ist, dass Veränderungen stattfinden, wenn Systeme stark aktiviert werden: „You have to shake up the system, heat up the temperature. Don't let it freeze into position. New interpretations suddenly arise, with no necessary conscious experience of how they came about: a moment of nothing and then clarity, as the system heats up, bounces out of one stable configuration and falls into a new configuration" (Norman 1986). Norman hat dies als Kognitionswissenschaftler ohne expliziten Bezug zu Psychopathologie und Psychotherapie formuliert; die Formulierung könnte aber fast wörtlich auch von einem mit emotionaler Aktivierung arbeitenden Psychotherapeuten stammen.

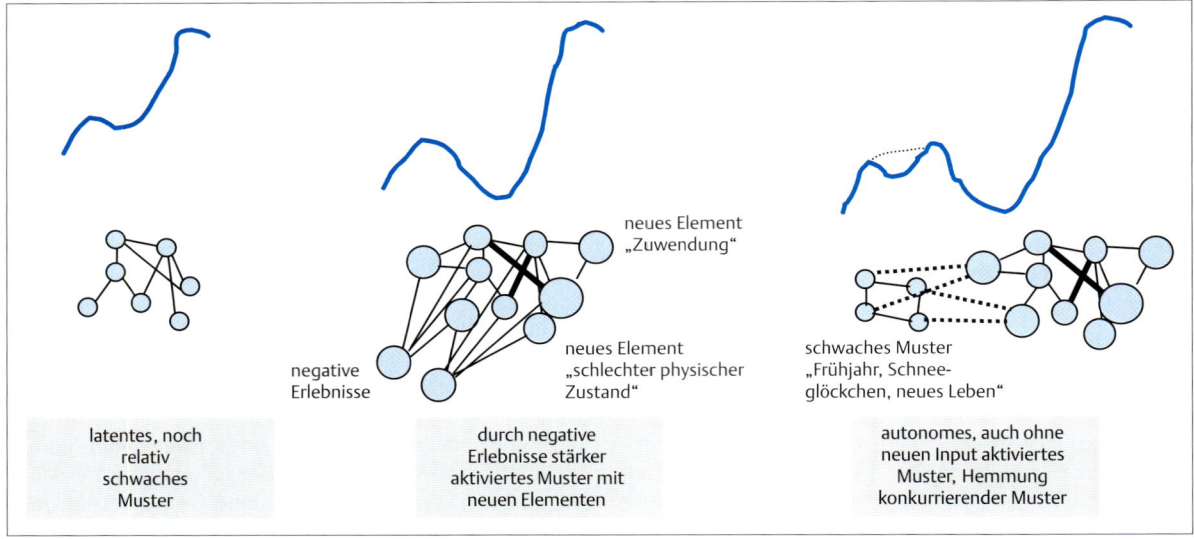

Abb. 6.5 Entstehung, Veränderung und Einfluss von Mustern und dazugehöriger Ausschnitt aus einer Spannungslandschaft (schematische, lokalistische Darstellung; Erläuterungen im Text).

Überlegungen zur Modellanwendung

Die phänomenologische Nähe des Funktionierens der beschriebenen Netzwerke mit psychischen Störungen (Caspar, Rothenfluh u. Segal 1992, Caspar 1998, 2002) führt zu Fragen, die den konzeptuellen Rahmen der dargestellten Metapher erweitern. Insbesondere stellt sich die Frage, was im System sozusagen „schief" läuft, dass Menschen mit psychischen Störungen immer wieder in die beschriebenen Attraktoren geraten und was sie von Menschen unterscheidet, die ähnliche Lebenserfahrungen gemacht haben und trotzdem keine dysfunktionalen Attraktoren ausbilden oder immer wieder erfolgreich in funktionale Attraktoren kippen.

Der Mensch als multistabiles System

M Folgt man aktuellen Erkenntnissen aus der Neurobiologie, werden z. B. kohärente Angstmuster, sozusagen Angstattraktoren, bei erfolgreich verlaufener Psychotherapie nicht gelöscht, sondern durch den Aufbau neuer Strukturen erfolgreich gehemmt (LeDoux 1996, Grawe 2004a). Erfolgreiche Psychotherapie wirkt gemäß dieser Auffassung nicht nur über die Veränderung bestehender Attraktoren bzw. kohärenter Muster, sondern auch über die Veränderung von Regulationsprozessen, die auf Makrosysteme, in denen dysfunktionale Attraktoren bestehen, wirken. Im Rahmen traditioneller psychologischer Theorien, die sich mit Prozessen, die dem Verhalten und Erleben zugrunde liegen beschäftigen, werden in diesem Zusammenhang Regulationsmodelle oder Feedback-Kontroll-Modelle relevant (Cannon 1932, Wiener 1948, Miller, Galanter u. Pribram 1960, Powers 1973, Carver u. Scheier 1998).

Das Gemeinsame an diesen Regulations- oder Feedback-Modellen ist, dass Menschen bestimmte Variablen (Referenzwerte, Ziele, Bedürfnisse, Wahrnehmungen), konstant halten wie der Hypothalamus das mit der Körpertemperatur oder ein etwas komplizierteres System mit dem aufrechten Gang tut. Ein Komparator vergleicht Ist- und Soll-Werte und das System produziert einen Output (Verhalten), welches die Ist-Soll-Wert-Diskrepanz reduziert. Aus dieser Perspektive lässt sich dysfunktionales Verhalten z. B. aus der Tatsache verstehen, dass Menschen multistabile Systeme sind und gleichzeitig bezüglich vieler Variablen (Zielen, Bedürfnissen) regulieren müssen (Ashby 1960). Ein Verhalten kann bezüglich bestimmter Ziele/Pläne funktional sein, aber gleichzeitig dysfunktionale Nebenwirkungen haben (Caspar 2007). Regulationsmodelle unterscheiden sich paradigmatisch vom Funktionieren der beschriebenen Netzwerke, die in relativ stabile Gleichgewichtszustände geraten, auch ohne bestimmte Variablen konstant zu halten.

Interessanterweise haben Carver und Scheier (2002) mittlerweile unter Berücksichtigung neurobiologischer Erkenntnisse vorgeschlagen, die beiden Perspektiven zu verbinden. Sie argumentieren, dass sich Regulations- und Selbstorganisationsprozesse, wie sie in den beschriebenen neuronalen Netzwerken beobachtet werden können, im menschlichen Verhalten und Erleben ergänzen. Vereinfachend lässt sich ihre Sicht, die eine gewisse Nähe zu Dual-Prozess-Theorien (Shiffrin u. Schneider 1977) aufweist, wie in **Abb. 6.6** darstellen. Die einzelnen Komponenten eines Regulationsmodells funktionieren weitgehend selbst organisiert, d. h. entsprechend einem Attraktormodell. Automatisierte **Verhaltensmuster** sind ein Beispiel für die Selbstorganisation des **Output-Subsystems**. Für die Selbstorganisation eines **Input-Subsystems** sprechen Netzwerkmodelle, die sich mit Gestaltwahrnehmungen beschäftigen (Read, Vanman u. Miller 1997).

Klinische Beispiele wären tendenziöse **Wahrnehmungen** von Mustern, wie z. B. Abwertung durch andere. Sind einmal entsprechende Attraktoren etabliert, laufen solche Wahrnehmungen auch dann ab, wenn Patienten sich dagegen zu wehren versuchen (z. B. bei sozialer Phobie: Clark u. Wells 1995). Auch sprechen neurobiologische Erkenntnisse über den präfrontalen Kortex dafür, dass Menschen in der Lage sind, **Ziele** über längere Zeit aufrechtzuerhalten, weil

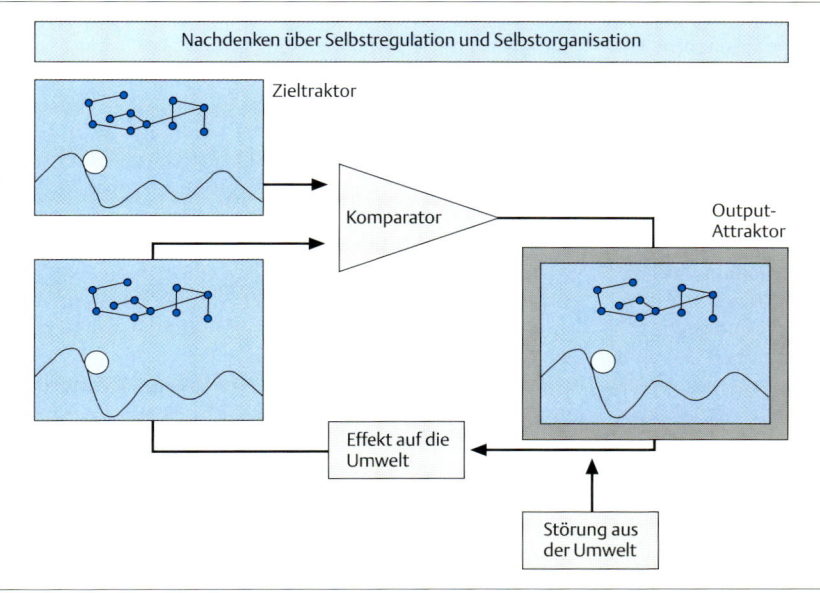

Abb. 6.6 Das Zusammenwirken von Feedback-Kontroll-Prozessen und Selbstorganisationsprozessen (Berger 2004).

sich auch Ziele in Mustern (Attraktoren) selbst organisiert aufrechterhalten (z. B. Miller u. Cohen 2001). Schließlich kann selbst die **Komparatorfunktion** in Zusammenhang mit einem neurobiologischen System gebracht werden. Ein Teil des anterioren cingulären Cortex wird konsistent in Zusammenhang mit dem Monitoring von Konflikten zwischen Zielen/Aufgaben und Verhaltensweisen/Wahrnehmungen gebracht (z. B. Botvinick et al. 2001).

Beispiel Fehlhandlung. Das Zusammenwirken von Regulations- und Selbstorganisationsprozessen lässt sich in Anlehnung an Norman (1981) am Beispiel einer Fehlhandlung illustrieren (Carver u. Scheier 2002): Ein Professor kommt nach der Arbeit nach Hause, um sich dort fürs Theater umzuziehen. Zielattraktor aktiviert „geh ins Theater". Der Professor geht ins Schlafzimmer, um dort den Anzug anzuziehen. Korrekter Output angesteuert. Als sich der Professor ausgezogen hat, zieht er, ohne es bewusst wahrzunehmen, statt des Anzuges seinen Schlafanzug an und legt sich ins Bett. Regulation hat versagt. Selbstorganisation eines Subsystems hat gewonnen. Eine mögliche Interpretation: Durch den Kontext „Abend", „Schlafzimmer", „Müdigkeit" wurde hier ein Verhaltensattraktor aktiviert, der gut zu diesem Kontext passt. Das konnte nur geschehen, weil der Zielattraktor „geh ins Theater" nicht allzusehr ausgeprägt war. Sonst hätte hier der Komparator sofort gemeldet, dass eine Diskrepanz zwischen Wahrnehmung und Ziel besteht. Wahrscheinlich wurde sogar bottom-up ein Zielattraktor „geh schlafen" aktiviert und der Professor hat getan, was man eben tut, um schlafen zu gehen. Die Regulation erfolgte also bezüglich dieses alternativen Ziels. Man kann sich leicht vorstellen, welche Probleme der Professor bekommen würde, wenn das diffizile Wechselspiel zwischen den Subsystemen längerfristig oder chronisch gestört bliebe.

Beispiel Angstattacke. Auch traditionelle Ätiologiemodelle psychischer Störungen können aus dieser dynamischen Perspektive betrachtet werden. Beispielsweise lässt sich das bekannte Stressmodell der Angst dahingehend interpretieren, dass bis zur Schwelle der Auslösung von Angstattacken die Regulationsprozesse noch soweit funktionieren, dass Panikattacken reguliert werden können. Wird die Schwelle überschritten, gewinnen Selbstorganisationprozesse (Attraktoren) die Überhand. In gleicher Weise lassen sich Prozesse der Manifestion der oben erwähnten latenten irrationalen Schemata von Beck aus dynamischer Sicht verstehen.

Neuromodulatoren

Ein Verständnis des Zusammenspiels von Regulations- und Selbstorganisationsprozessen ist als entscheidend für das Verständnis der Dynamik psychischer Störungen zu sehen (Berger 2004). Auch im Zusammenhang mit diesem Zusammenspiel stellen neuronale Netzwerkmodelle ein mögliches Verbindungsglied zwischen psychologischen und neurobiologischen Modellen dar (Caspar 2003). Biologische Elemente, die höchstwahrscheinlich für Regulationsmechanismen von Makrosystemen verantwortlich sind, lassen sich in Netzwerken simulieren. Es handelt sich dabei um Neuromodulatoren, die im Gegensatz zu Neurotransmittern, die für die direkte, punktgenaue Signalübertragung verantwortlich sind, die Neurotransmission beeinflussen. Neuromodulatoren wirken relativ unspezifisch bzw. werden über größere Hirnbereiche ausgeschüttet (z. B. Roth 2001).

■ *Dopamin*

Bereits 1990 haben Servan-Schreiber, Printz und Cohen die Wirkung von Dopamin, einem Neuromodulator, in konnektionistischen Modellen von Aspekten der Schizophrenie simuliert. Inzwischen existieren sehr viel biologienähere Simulationsmodelle der Wirkung von Dopamin (z. B. Dustewitz, Seamans u. Sejnowski 2000), die sich aber als erstaunlich konsistent mit der ursprünglichen Annahme von Servan-Schreiber et al. (1990) erwiesen haben (Cohen, Braver u. Brown 2002).

Wirkung von Dopamin. Zusammengefasst wird die Wirkung von Dopamin über eine Veränderung der Aktivationsfunktion simuliert. Dopamin verändert das Signal-Rausch-Verhältnis: zum Beispiel erzeugt ein geringer Input einen starken Output, wenn der Parameter Dopamin hoch ist (Spitzer 1996). Unter Einfluss von Dopamin werden in einem Netzwerk Muster „fokussiert" aktiviert und gegen störende Einflüsse abgeschottet. Wird der Parameter Dopamin reduziert, breitet sich die Aktivation auch auf „entferntere" Knoten aus. Zur Veranschaulichung können hier Computersimulationen hilfreich sein, die den Einfluss von Dopamin auf die Spannung bzw. Spannungslandschaft in einem Netzwerk untersuchen (Berger 2004). **Abb. 6.7** veranschaulicht das oben erwähnte Prinzip: Mit „viel Dopamin" entstehen ausgeprägte Attraktoren. Eine Kugel kann rasch ins Tal rollen und Alternativmuster werden deaktiviert.

Mit „wenig Dopamin" funktioniert ein Netzwerk weniger nach Entweder-Oder-Prinzipien, auch Alternativmuster können aktiviert werden (**Abb. 6.8**). In Simulationen zeigt sich, dass Muster weniger rasch und weniger stark aktiviert werden. In **Abb. 6.8** („wenig Dopamin") kann man sich vorstellen, dass die Voraussetzungen für ein Kippen zwischen Mustern gegeben sind. Die Kugel kann in der „flachen Spannungslandschaft" leicht von einem ins andere potenzielle Muster rollen. Wird das in **Abb. 6.7** und **Abb. 6.8** dargestellte System als ein Subsystem im oben dargestellten Sinn betrachtet (z. B. als Verhaltenssystem), wird deutlich, welche Einflüsse z. B. zu einem Verharren in einem bestimmten Attraktor führen. Es sind dies die Einflüsse von Neuromodulatoren, die das Verhalten der Neuronen in Makrosystemen regulieren.

Neuromodulatoren werden in neurobiologisch informierten Theorien u. a. mit subkortikalen, emotional-motivationalen Systemen in Verbindung gebracht (z. B. Panksepp 1998). Beim erwähnten Professor, der fälschlicherweise einen Schlafanzug anzieht, könnte man sich vorstellen, dass der „Schlafanzug" bzw. „Schlafen gehen" positiv valent bzw. mit einem Anreiz verbunden ist und dass in der Folge Dopamin ins Subsystem „Verhaltensteuerung" ausgeschüttet wird (man könnte noch weiter gehen und annehmen, dass der Anreiz durch ein akutes Schlafbedürfnis, also durch eine Ist-Soll-Wert-Abweichung zusätzlich erhöht wird). Dies könnte dazu führen, dass ein Verhaltensmuster wie „Schlafanzug anziehen" stark amplifiziert und gegen konkurrierende Muster abgeschottet wird.

Mesolimbisches dopaminerges System. Tatsächlich wird das mesolimbische dopaminerge System im Zusammenhang mit Anreizmotivation diskutiert (z. B. Kuhl 2001). Im psychotherapeutischen Bereich könnte dieser Mechanismus u. a. im Bereich von Substanzabhängigkeit eine wichtige Rolle spielen. Substanzen, die positiv valent sind, könnten die beschriebenen Prozesse auslösen. Psychotherapeutisch müsste in diesem Fall darauf hingearbeitet werden, dass kontrollierte Prozesse die einmal angestoßenen Verhaltensattraktoren unterbrechen.

Mesokortikales dopaminerges System. Im Zusammenhang mit kontrollierten Prozessen wird das mesokortikale dopaminerge System diskutiert (z. B. Miller u. Cohen 2001). Botvinick et al. (2001) haben u. a. im Rahmen des Stroop Paradigmas Computermodelle vorgelegt, die die durch Dopamin ausgelöste Amplifikation von Ziel- bzw. Aufgabenattraktoren im präfrontalen Kortex simulieren. Ausgelöst wird die Ausschüttung von Dopamin in diesem Modell durch eine Meldung eines Konfliktmonitors, der Inkongruenzen zwischen Zielen und Verhaltensweisen bzw. Wahrnehmungen meldet (wie oben erwähnt entspricht der Konfliktmonitor in Feedback-Kontroll-Modellen dem Komparator und in neurobiologischen Systemen wird diese Funktion dem Anterior Cingulate Cortex zugeschrieben). Beim Professor hätte die Inkongruenz zwischen „Schlafanzug anziehen" und „geh ins Theater" eigentlich phasisch Dopamin in bestimmten Bereichen des präfrontalen Kortex ausschütten sollen. Dies hätte dazu geführt, dass der Zielattraktor „geh ins Theater" stark aktiviert und andere mögliche Zielattraktoren (z. B. „geh schlafen") gehemmt worden wären. Das Verhalten wäre entsprechend dem Ziel „geh ins Theater" gesteuert worden. Es würde an dieser Stelle zu weit führen, mögliche Mechanismen zu diskutieren, die letztlich zur Fehlhandlung des Professors geführt haben. Andere Makrosysteme, wie z. B. ein Wahrnehmungssystem, welches mit negativen Affekten zusammenhängt und u. a. in Zusammenhang mit dem Neuromodulator Noradrenalin diskutiert wird, müssten weiter erläutert werden (Panksepp 1998, Aston-Jones, Foote u. Bloom 1984).

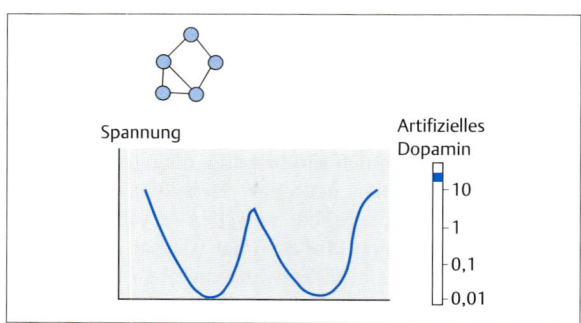

Abb. 6.7 Spannungslandschaft mit „viel Dopamin" (Berger 2004).

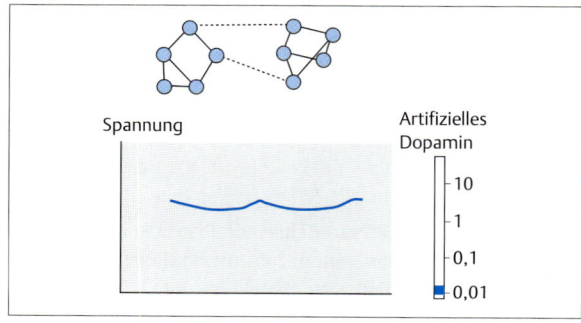

Abb. 6.8 Spannungslandschaft mit „wenig Dopamin" (Berger 2004).

Viele der dargestellten Prinzipien sind in der Wirklichkeit viel komplizierter und zurzeit spekulativ. Prinzipiell können nach unserer Erfahrung mit dieser Art der Komplexitätsreduktion aber viele Phänomene psychischer Störungen verstanden und in Computersimulationen nachvollzogen werden (Berger 2004). Zur wechselnden Aktivierung bestimmter Hirnareale und deren Einflüsse folgen unten noch weitere Überlegungen.

6.3 Methodik des Erfassens und Erforschens neurobiologischer Variablen

Das menschliche Gehirn besitzt ein hohes Maß an Plastizität. So geht jede Zunahme an Wissen oder Können mit Genexpression und einer Modifikation der synaptischen Verbindungsstärke zwischen einzelnen Nervenzellen im Gehirn einher. Kandel (1998), der diese Prozesse erstmals an der Aplysia Schnecke demonstriert hat, postuliert, dass auch der psychotherapeutische Prozess mit vergleichbaren Veränderungen synaptischer Verbindungen assoziiert sein kann. Da jede effektive Psychotherapie mit Lernprozessen einhergehen sollte, erscheint dieser Gedanke durchaus plausibel.

Funktionell bildgebende Verfahren. Insbesondere funktionell bildgebende Verfahren haben sich jüngst als geeignet erwiesen, um mögliche therapieassoziierte Veränderungen im zerebralen Metabolismus zu veranschaulichen (Habel, Posse u. Schneider 2002). Mittels *funktioneller Magnetresonanztomografie (fMRT)* konnte für verschiedene Störungsbilder eine Veränderung in der zerebralen Aktivierung vor und nach der Durchführung psychotherapeutischer Interventionsmaßnahmen nachgewiesen werden (Schneider et al. 2001, Wykes et al. 2002, Paquette et al. 2003, genauer s. Kap. 6.5). Hierbei macht sich die fMRT die Tatsache zunutze, dass bei zerebraler neuronaler Aktivität der Sauerstoffverbrauch in der entsprechenden Hirnregion ansteigt. Da sauerstoffreiches und sauerstoffarmes Blut unterschiedliche magnetische Eigenschaften besitzen, können mittels fMRT „aktive" Regionen entdeckt und abgebildet werden.

Methodische Aspekte bildgebender Verfahren

Limitierungen. Bevor hier jüngste Theorien und Untersuchungsergebnisse zu den neurobiologischen Substraten therapeutischer Veränderungsprozesse dargestellt und diskutiert werden, ist es angemessen, auf die Limitierungen funktionell bildgebender Verfahren im Zusammenhang mit der Abbildung von Veränderungseffekten hinzuweisen. So hat die fMRT insbesondere im Rahmen von Therapiestudien mit depressiven Patienten relativ heterogene Befunde ergeben. Da bei der depressiven Störung aufgrund der Heterogenität des Krankheitsbildes Faktoren wie Erkrankungsbeginn, -dauer, Geschlecht, Alter oder Komorbidität wesentliche Rollen spielen, sollten Stichproben untersucht werden, welche diesbezüglich in sich weitestgehend homogen sind und in der Folge sind natürlich Grenzen der Generalisierbarkeit zu berücksichtigen. Dasselbe gilt für den Vergleich zwischen verschiedenen Stichproben. Der gelegentlich zyklische Verlauf einer depressiven Störung erfordert darüber hinaus Untersuchungen an homogenen Stichproben über mehrere Monate oder Jahre hinweg. Zum aktuellen Zeitpunkt fehlen jedoch derartige *Längsschnittstudien an homogenen Patientenstichproben,* so dass die vorliegende Dateninkonsistenz funktioneller Studien an Patienten mit affektiven Erkrankungen nicht überrascht (s. auch Schneider u. Fink 2007).

Messmethodische Probleme. Darüber hinaus bringt die fMRT-Technik einige messmethodische Probleme mit sich. Da bei einem Großteil aller chronisch depressiven Patienten Veränderungen in der zerebralen Anatomie festgestellt wurden (s. Kap. 6.4), führt die Anpassung an ein Standardnormalgehirn, welche gewöhnlich bei der Auswertung funktioneller Daten vorgenommen wird, bei den entsprechenden Patienten zu erheblichen Problemen, die zu beachten sind.

Auswertung. Die Auswertung funktioneller Daten ist schwierig, denn die Güte der Auswertung ist nicht nur ganz erheblich von den der Messung zugrunde gelegten Messparametern (wie z. B. der Repetitionszeit, TR) abhängig: Bereits bei der Vorverarbeitung (Vorbereitung) der Daten können verschiedene Parameter, die einen maßgeblichen Einfluss auf die Datenqualität ausüben, modifiziert werden. Beispielsweise lässt sich durch die Veränderung der *Filterstärke* (sog. Smoothing filter), die bestimmt, welcher Datenfrequenzbereich herausgefiltert, d. h. nicht in die Analyse mit einbezogen werden soll, die abgebildete Aktivierung stark modifizieren. Und auch die *statistische Auswertung* birgt einige Freiheitsgrade (wie z. B. die Wahl der Korrekturmethode), welche das Resultat erheblich beeinflussen.

Designgüte. Nicht zuletzt entscheidet die Designgüte ganz maßgeblich, wie reliabel das interessierende Signal tatsächlich erfasst wird. Werden daher funktionelle Studien zur Untersuchung therapeutischer Interventionsmaßnahmen mit dem Ziel durchgeführt, aus den Befunden klinisch-therapeutische Handlungskonsequenzen abzuleiten, so sollten mögliche Störfaktoren in jedem Fall in Betracht gezogen und nach Möglichkeit eliminiert werden.

6.4 Neurobiologische Ursachen und Korrelate psychischer Störungen

Depression

■ Endokrinologische Auffälligkeiten

Für die meisten psychischen Störungen konnten inzwischen neurobiologische Ursachefaktoren und Substrate identifiziert werden. Kein Störungsbild lässt sich aber auf die Dysfunktion eines einzelnen Neurotransmittersystems oder kortikalen/subkortikalen Areals reduzieren. Vielmehr sind Ätiologie und Genese psychischer Störungen stets multifaktorieller Natur.

> **M** Die Genese psychischer Störungen ist meist multifaktorieller Natur.

Besonders für die depressive Störung sind im Laufe der letzten Jahre und Jahrzehnte im Rahmen der medizinischen Forschung eine Vielzahl möglicher neurobiologischer Ursachen identifiziert worden. Bereits in den 50er Jahren des letzten Jahrhunderts fanden sich Hinweise darauf, dass Botenstoffe, welche die Funktion monoaminerger Transmitter (v. a. Serotonin und Noradrenalin) verbessern, zu einer Verbesserung der depressiven Symptomatik führen.

Monoamin-Theorie. Bis heute zählt die Monoamin-Theorie, welche eine Dysfunktion des monoaminergen Systems als Hauptursachefaktor in der Genese der depressiven Störung postuliert, zu den anerkanntesten und wissenschaftlich fundiertesten Erklärungsansätzen.

Stress-Theorie. Darüber hinaus ist insbesondere im Laufe der letzten Jahre der **Hypothalamus-Hypophysen-Nebennierenrinden-Achse (HHN oder HPA-Achse)** vermehrt Aufmerksamkeit zuteil geworden. Vereinfacht dargestellt wird bei einem stressauslösenden Ereignis die HPA-Achse aktiv, indem im Hypothalamus das Neuropeptid **Corticotropin-Releasing-Faktor (CRF)** freigesetzt wird (Claes 2004). Dieses wiederum führt zur Freisetzung von **adrenocorticotropem Hormon (ACTH)** in der Hypophyse. ACTH aktiviert die Synthese und Freisetzung von **Cortisol** aus der Nebennierenrinde. CRF und Cortisol interagieren hierbei mittels negativer Rückkopplung, wobei CRF für die „Aktivierung" zuständig ist, Cortisol hingegen inhibitorisch bzw. adaptierend wirkt. Da Cortisol ungehindert die Blut-Hirn-Schranke durchquert, bindet es unter anderem an spezielle Rezeptoren im Bereich des Hippokampus und der Amygdala. Während Cortisol über den Hippokampus die weitere Ausschüttung von CRF hemmt, übt es über amygdaloide Bahnen den gegenteiligen Effekt auf die CRF-Freisetzung aus.

Hyperkortisolismus. Wie vor allem anhand tierexperimenteller Untersuchungen nachgewiesen werden konnte, kommt es bei chronischem Dystress (subjektiv negativem Stress) langfristig zu einer deutlich erhöhten CRF- und Cortisolfreisetzung. Dieser Hyperkortisolismus kann wieder-

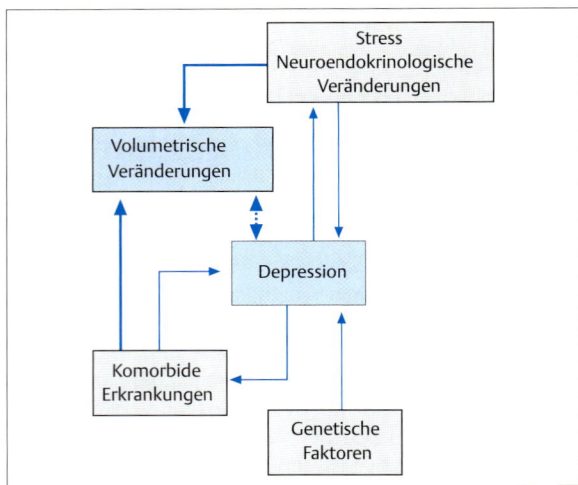

Abb. 6.9 Schematische Abbildung interner und externer Faktoren, welche für die Psychopathologie der depressiven Erkrankung eine Rolle spielen. Insbesondere stressassoziierte neuroendokrinologische Veränderungen gehen oftmals mit strukturellen Auffälligkeiten einher. Die nachgewiesene genetische Prädisposition der Depression erhöht hierbei die Wahrscheinlichkeit struktureller Veränderungen.

um die Aktivität der Glucocorticoidrezeptoren derart reduzieren, dass die inhibitorische Wirkung des Cortisols kaum noch greift. Die Folge ist eine Erregungssteigerung, die im Rahmen einer schweren Depression zu einer massiven Beeinträchtigung der geistigen und körperlichen Leistungsfähigkeit führen kann.

Als umstritten gilt jedoch nach wie vor die Frage, ob die beschriebene HPA-Dysfunktion die Voraussetzung (im Sinne eines Trait-Markers) oder eher eine Folge der depressiven Symptomatik darstellt. Darüber hinaus wird angenommen, dass auch eine genetische Prädisposition für die Genese der Erkrankung ausschlaggebend ist. Die Ätiopathogenese einer Depression ist deshalb am ehesten durch ein komplexes Zusammenspiel zwischen externen Faktoren (negative Lebensereignisse, Stress usw.) und internen bzw. störungsassoziierten Faktoren (neuroendokrinologische Veränderungen, strukturelle Veränderungen, genetischer Prädisposition, Komorbidität u. a.) zu beschreiben (**Abb. 6.9**).

An dieser Stelle wird erneut deutlich, dass eine Differenzierung zwischen „*Psyche*" (d. h. subjektiv wahrgenommenem Dystress, negativen Kognitionen) und „*Biologie*" (d. h. biologischen Auffälligkeiten wie z. B. Hyperkortisolismus) im Sinne eines Ursache-Wirkungs-Zusammenhangs nicht ohne weiteres möglich ist.

■ Hirnstrukturelle Auffälligkeiten

Mittels **Magnetresonanztomografie (MRT)**, die nicht-invasive, hochaufgelöste Aufnahmen zerebraler Strukturen sowie die Kontrastierung weißer und grauer Substanz in vivo ermöglicht, wurden bei Patienten mit depressiver Störung am häufigsten **Volumenreduktionen im Bereich des Hippokampus** (Lorenzetti et al. 2009, Videbech and Ravnkilde 2004) berichtet. In einigen Studien konnte ein Zusammenhang zwischen der hippokampalen Volumenreduktion und der Erkrankungsdauer bzw. der Anzahl der depressiven Episoden beobachtet werden (MacQueen et al. 2003), der sich jedoch in anderen Arbeiten nicht konsistent bestätigen ließ (Macqueen u. Frodl 2011). Es wurden einige klinische und demografische Variablen identifiziert, die die Variabilität der Befunde möglicherweise erklären könnten. So wurden kleinere Hippokampus-Volumina häufiger bei Patienten mit mehreren depressiven Episoden bzw. längerer Erkrankungsdauer detektiert, als bei remittierten Patienten bzw. Patienten mit einer ersten depressiven Episode (McKinnon et al. 2009). Das könnte bedeuten, dass die Volumenminderung im Hippokampus im Verlauf der Erkrankung auftritt und nicht bereits vorher. Darüber hinaus scheint das Geschlecht der Patienten einen Einfluss auf das Hippokampusvolumen zu haben (Videbech u. Ravnkilde 2004), welches bei männlichen depressiven Patienten möglicherweise stärker betroffen ist.

Die Größe des Hippokampus scheint außerdem einen Effekt auf das Ansprechen auf die antidepressive Medikation zu haben. Patienten, die ein kleineres Volumen hatten, sprachen schlechter auf eine antidepressive Therapie an (Vakili et al. 2000) und hatten selbst nach 3 Jahren antidepressiver Behandlung einen schlechteren klinischen Verlauf (Frodl et al. 2008a). Dagegen zeigten Patienten, die nach 3 Jahren remittiert blieben, eine Volumenvergrößerung im Hippokampus. Diese Studien weisen deutlich darauf hin, dass das Hippokampusvolumen bei depressiven Patienten nicht statisch ist, sondern plastisch auf negative Umwelteinflüsse, z. B. chronischen Stress, mit Volumenminderung und umgekehrt auf antidepressive Behandlung und möglicherweise Psychotherapie mit Volumenvergrößerung reagiert.

Es ist relevant für das Verständnis der neuronalen Plastizität, an dieser Stelle anzuführen, dass der Hippokampus eine hohe Dichte von Glukokortikoidrezeptoren aufweist, was ihn besonders empfindlich für dauerhaften Stress und damit verbundene chronisch erhöhte Konzentrationen von Kortisol macht. In diese Richtung weisen auch tierexperimentelle Studien, die gezeigt hatten, dass längerfristiger Hyperkortisolismus, wie er bei der chronischen Depression nachgewiesen wurde, zu strukturellen Auffälligkeiten insbesondere im Bereich des Hippokampuskomplexes führen (Sapolsky 2000). Bei Mäusen, die längere Zeit unter sozialem Stress leben, verkümmert der Hippokampus. Auf der anderen Seite konnte in einer Teilstruktur des Hippokampus, dem Gyrus dentatus, eine Neubildung von Nervenzellen durch Zellteilung bis ins höhere Alter belegt werden, die möglicherweise eng mit dem Neurotransmitter Serotonin zusammenhängt (Santarelli et al. 2003).

In Bezug auf die volumetrischen Veränderungen bei depressiven Patienten scheinen darüber hinaus Bereiche des subgenualen zingulären und des orbitofrontalen Kortex über alle Hirnstrukturen hinweg am stärksten von Volumenminderung betroffen zu sein (Koolschijn et al. 2009). Diesen Arealen kommt eine wichtige Funktion bei der Regulation affektiver und motivationaler Prozesse sowie der Stressreaktion zu, indem sie die Aktivität der limbischen Areale, wie z. B. des Hippokampus und der Amygdala inhibieren. Ein Zusammenhang mit der klinischen Symptomatik bzw. demografischen Merkmale konnte bislang jedoch nicht konsistent gezeigt werden.

Zudem scheint die depressive Störung nicht selten mit **strukturellen Veränderungen in striatalen Strukturen** assoziiert zu sein (Koolschijn et al. 2009).

Neuere Studien (Monkul et al. 2007, Wagner et al. 2011) deuten zusätzlich darauf hin, dass einzelne psychopathologische Merkmale, wie z. B. suizidales Verhalten, mit möglichen distinkten regionalen Hirnvolumenveränderungen bei depressiven Patienten einhergehen. Eine mögliche Subgruppierung unter verstärktem Einbezug von neurobiologischen Parametern ist ein wichtiges Ziel neuer diagnostischer Operationalisierungsalgorithmen, wie z. B. im DSM-V.

> **M** Die depressive Störung ist – nosologisch unspezifisch – oftmals mit Volumenreduktionen im Bereich des Hippokampus, des subgenualen zingulären und des orbitofrontalen Kortex assoziiert.

Dennoch kann auch im Hinblick auf die störungsassoziierten zerebralen Strukturveränderungen nicht zwischen Ursache und Folge differenziert werden. So ist es denkbar, dass eine bestimmte (angeborene oder erworbene) strukturelle Auffälligkeit die Entstehung einer depressiven Episode begünstigt, umgekehrt jedoch kann diese auch Folge einer depressiven Episode oder chronischen Depression sein. Es fällt auf, dass strukturelle Veränderungen vornehmlich in Regionen gefunden wurden, denen bekanntlich eine wesentliche Funktion im Rahmen emotionaler und motivationaler Prozesse zukommt. Ausgehend von den neuroplastischen Überlegungen legt die plausibelste Erklärung nahe, dass die berichteten strukturellen Auffälligkeiten möglicherweise aus der dynamischen Interaktion zwischen den genetisch bedingten bzw. erworbenen hirnstrukturellen Auffälligkeiten und der Dauer der depressiven Episode bzw. des Stresserlebens resultieren.

■ Funktionelle Auffälligkeiten

Veränderungen des zerebralen Blutflusses sind bei depressiven Patienten im Ruhezustand insbesondere in **limbischen und frontalen Hirnarealen** festgestellt worden.

So zeigen Studien mittels Positronenemissionstomografie (PET) einen reduzierten zerebralen Blutfluss und Metabolismus vornehmlich in lateralen präfrontalen Arealen, die maßgeblich an kognitiven Funktionen, wie Arbeitsgedächtnis oder kognitive Flexibilität, beteiligt und welche bei depressiven Patienten beeinträchtigt sind (Davidson et al. 2002). Ein erhöhter Metabolismus bzw. Blutfluss wurde dagegen vorwiegend in medialen frontalen Bereichen, z. B. im ventromedialen präfrontalen Kortex (VMPFC) bzw. im subgenualen zingulären Kortex und in limbischen Arealen, wie z. B. in der Amygdala beobachtet, die wesentlich an emotionalen Verarbeitungs- und Regulationsprozessen bzw. an selbstreferenziellen Prozessen beteiligt sind. Interessanterweise sind dies auch Hirnregionen, für welche strukturelle Auffälligkeiten beschrieben worden sind. Ein direkter Zusammenhang konnte z. B. für den erhöhten Metabolismus im subgenualen zingulären Kortex und Volumenminderung in diesem Areal gezeigt werden (Drevets et al. 1997).

Nach einer erfolgreichen antidepressiven Therapie sowie nach Tiefenhirnstimulation im Bereich des subgenualen zingulären Kortex scheint die Aktivität in den hyperaktiven medialen Hirnregionen sich wieder zu normalisieren (Drevets et al. 2008, Mayberg et al. 2005). Auch für die lateralen präfrontalen Areale wurde nach einer erfolgreichen antidepressiven Behandlung ein Anstieg des Glukosemetabolismus beschrieben. Anhand der Aktivität im rostralen Bereich des anterioren cingulären Kortex konnten ferner Patienten differenziert werden, welche auf die antidepressive Therapie ansprachen (Mayberg et al. 1997). Allerdings konnte dieser klinisch sehr interessante Befund häufig nicht repliziert werden.

Ferner wurde mittels PET eine erhöhte Durchblutung in der Amygdala bei depressiven Patienten im Ruhezustand festgestellt, welche mit dem Schweregrad der Erkrankung korreliert und sich unter effektiver antidepressiver Behandlung zu normalisieren scheint (Drevets et al. 2002). Darüber hinaus konnte ein Zusammenhang zwischen auffälliger amygdaloider Aktivierung und stressbedingter Cortisolkonzentration festgestellt werden.

FMRT-Studien an depressiven Patienten haben eine ganze Reihe funktioneller Auffälligkeiten zu Tage gefördert, auf die in diesem Rahmen nicht gesondert eingegangen werden kann. Für eine ausführliche Darstellung verweisen wir auf z. B. Schneider und Fink (2007) oder Schneider et al. (2004) sowie auf **Abb. 6.10**. Zudem werden insbesondere *frontale Strukturen* (v. a. medialer präfrontaler Kortex) sowie *temporale und anterior zinguläre Bereiche* in funktionellen Studien bei depressiven Patienten als auffällig beschrieben (Sheline et al. 2009, Wagner et al. 2006). Insgesamt betrachtet gestalten sich die Ergebnisse funktioneller Studien mit depressiven Patienten als relativ heterogen. Als mögliche Ursachen für die Heterogenität der Befunde sind v. a. konfundierende Variablen, wie sie in Kap. 6.3 aufgezeigt worden sind, zu vermuten.

Zusammenfassend lässt sich feststellen, dass depressive Patienten sowohl in Ruhezustand als auch während affektiver bzw. kognitiver Stimulation durch eine erhöhte Aktivität in limbischen Arealen und im medialen präfrontalen Kortex gekennzeichnet sind. Psychopathologisch geht dies möglicherweise mit verstärkten negativen selbstreferenziellen Prozessen bzw. mit einem Aufmerksamkeitsbias für negative emotionale Reize einher. Die Hyperaktivität in diesem medialen fronto-limbischen Netzwerk scheint ferner mit kognitiven Funktionen, wie z. B. mit dem Arbeitsgedächtnis zu interferieren, so dass depressive Patienten bei gleicher Leistung wie gesunden Kontrollpersonen öfters eine kompensatorische Mehraktivierung in lateralen präfrontalen Arealen zeigen und bei signifikant schlechterer Leistung eine Minderaktivierung. Diese Befunde stimmen gut mit dem häufig von depressiven Patienten geäußertem Erleben überein, dass kognitive Anforderungen mit einer verstärkten geistigen Anstrengung verbunden sind.

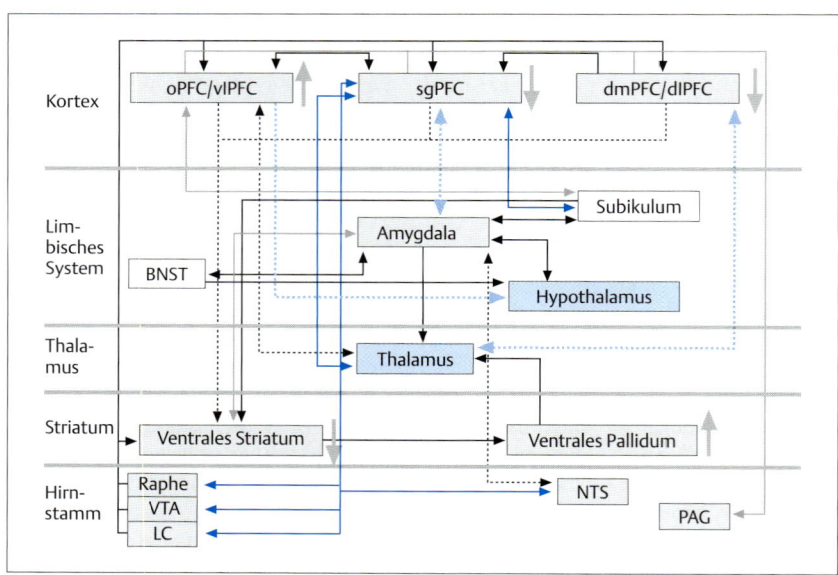

Abb. 6.10 Schematische Abbildung der anatomischen Areale, für welche im Rahmen bildgebender und struktureller Studien Auffälligkeiten bei Patienten mit affektiver Störung berichtet wurden (nach Drevets 2002). Areale mit strukturellen Auffälligkeiten sind grau gekennzeichnet, blau unterlegte Areale sind nur indirekt mit strukturellen Auffälligkeiten assoziiert. Offene Pfeile zeigen die v. a. durch PET-Untersuchungen gewonnenen Erkenntnisse bezüglich Veränderungen des regionalen cerebralen Blutflusses an. Durchgezogene Linien symbolisieren prominente anatomische Verbindungen zwischen Arealen, wobei die Richtung der Projektionen durch die Pfeile angezeigt wird. oPFC: Orbitofrontalkortex; vlPRF: vetrolateraler Präfrontalkortex; sgPFC: subgenualer Präfrontalkortex; dmPFC: dorsomedialer Präfrontalkortex; dlPFC: dorsolateraler Präfrontalkortex; BNST: Bed nucleus der stria terminalis; VTA: Area tegmentalis ventralis; LC: Locus coeruleus; NTS: Nucleus tractus solitarius; PAG: Periaquäduktales Grau.

Effekte der kognitiven Verhaltenstherapie auf die Hirnaktivierungsmuster

Wenn wir davon ausgehen, dass die Wirkungsweise der Psychotherapie aus einem direkten Einfluss auf das Gehirn resultiert, so müssen deren Effekte mit Hilfe von Bildgebungsverfahren messbar sein. In wenigen bisher publizierten Studien dazu wurden diese Verfahren gezielt dafür eingesetzt, die differenziellen Effekte der Psychotherapie auf die Hirnaktivierungsmuster bei depressiven Patienten abzubilden. Einige wenige Studien haben zudem den Versuch unternommen, potenzielle Psychotherapie-Responder von Nicht-Respondern anhand von neurobiologischen Parametern zu unterscheiden. So zeigten Kennedy und Kollegen (2007) in einer randomisierten und kontrollierten PET-Studie, dass nach 16 Wochen Behandlung entweder mit dem Antidepressivum Venlafaxin oder mit der kognitiven Verhaltenstherapie ähnliche Veränderungen des Glukose-Metabolismus im orbitofrontalen und medialen frontalen Kortex bei gleichem Therapieansprechen zu beobachten waren. Differenzielle Effekte der Psychotherapie wurden dabei im Nucleus caudatus und im subgenualen zingulären Kortex detektiert. In einer weiteren fMRT-Untersuchung (Siegle et al. 2006) sprachen die unmedizierten depressiven Patienten besser auf die kognitive Verhaltenstherapie an, welche eine erhöhte Aktivierung in der Amygdala und gleichzeitig eine verminderte Aktivierung im subgenualen zingulären Kortex während der Verarbeitung emotionaler Stimuli zeigten. In einer neueren Studie (Sheline et al. 2009), in der gezielt die neuronalen Korrelate der Emotionsregulation, insbesondere die Neubewertung emotional negativer Stimuli („Reappraisal") untersucht wurden, zeigten akut depressive Patienten eine im Gegensatz zu gesunden Kontrollprobanden relativ erhöhte Aktivität in limbischen Arealen, insbesondere in der Amygdala und im Hippokampus sowie im ventromedialen präfrontalen Kortex. Dieses Aktivierungsmuster ging mit einer beeinträchtigten Emotionsregulation der Patienten einher. Diese Studien geben Hinweise auf die Bedeutsamkeit der Konnektivität zwischen dem Amygdala-Hippokampus-Komplex und dem VMPFC (welcher teilweise den subgenualen zingulären Kortex einschließt) für die Psychopathologie der Depression und deren psychotherapeutische Behandlung.

Darüber hinaus belegen diese Studien einerseits, dass die Psychotherapie einen ähnlichen Einfluss auf die Aktivität von spezifischen Hirnstrukturen bzw. neuronalen Netzwerken hat wie die antidepressive Medikation. Diese Netzwerke, insbesondere das fronto-limbischen Netzwerk, sind dabei vorwiegend an der Generierung und Verarbeitung des emotionalen Erlebens beteiligt. Andererseits zeigen diese Studien auch, dass die Wirkmechanismen der Psychotherapie sich von denen der antidepressiven Medikation unterscheiden, die sich zum Teil in gegenläufigen Hirnaktivierungsmustern niederschlagen bzw. andere Hirnstrukturen beeinflussen. Die Psychotherapie scheint also direkt präfrontale Strukturen zu beeinflussen, wie z. B. den VMPFC, welche eine starke anatomische Konnektivät zu limbischen Strukturen, wie z. B. Amygdala und Hippokampus haben und normalisiert dadurch deren pathologische Aktivität in der Depression. Es wäre auch denkbar, dass auf diese Weise die oben berichteten Volumenminderungen von bestimmten Hirnstrukturen durch neuroplastische Prozesse wieder rückgängig gemacht werden können.

Angst- und Zwangsstörungen, PTSD

■ Funktionelle Auffälligkeiten bei Patienten mit Zwangsstörung

Wenngleich zum aktuellen Zeitpunkt auch für die Ätiologie der Zwangsstörung eine Vielzahl an Ursachefaktoren diskutiert wird, so haben doch zumindest die bildgebenden Studien zu überraschend einheitlichen Ergebnissen geführt. So berichten Untersuchungen, die mittels der Methode der Symptomprovokation die symptomassoziierten Aktivierungsmuster bei Patienten mit Zwangssymptomatik untersucht haben, vornehmlich Aktivierungsauffälligkeiten in einem **fronto-thalamischen Netzwerk**. Frühen PET-Studien zufolge scheint die Wahrnehmung symptomspezifischer Reize bei Zwangspatienten insbesondere mit einer Aktivierungserhöhung im Bereich des **orbitalen Präfrontalkortex (OFC)**, des **Striatums** sowie des **Thalamus** assoziiert zu sein (Perani et al. 1995, Rauch et al. 1994). Wie eine quantitative, voxelbasierte Meta-Analyse (Rotge et al. 2008) zur Untersuchung der Symptomatik mittels Symptomprovokation veranschaulicht, legt die überwiegende Zahl aller PET bzw. fMRT Studien in erster Linie die Beteiligung orbitofrontaler sowie anterior zingulärer Areale an der Entstehung der Zwangssymptomatik nahe. Funktionelle Untersuchungen mittels kognitiver Paradigmen finden konsistente Befunde. Auch hier fanden sich auffällige Aktivierungsmuster im Bereich der Basalganglien sowie des OFC (Rauch et al. 2001), so dass die Ergebnisse bildgebender Studien insgesamt relativ übereinstimmend orbitofrontale sowie striatal-subkortikale Areale als Loki auffälliger Aktivierung identifizieren. Auch eine jüngste Meta-Analyse (Menzies et al. 2008) bestätigt die Annahme einer orbitofrontal-striatalen Dysfunktion und zeigt darüber hinaus Veränderungen in assoziierten limbischen Strukturen, hier insbesondere des anterioren Zingulums sowie der Amygdala, auf.

Vor dem Hintergrund dieser Befunde wird ein dysfunktionales Zusammenspiel zwischen relevanten frontalen und subkortikalen Arealen als ausschlaggebender Faktor für das Entstehen der Zwangsstörung vermutet. Hierbei wird zum aktuellen Zeitpunkt davon ausgegangen, dass eine **erhöhte Aktivierung in frontal-subkortikalen Verbindungswegen**, bedingt durch eine verstärkte tonische Aktivität in den direkten im Vergleich zu den indirekten frontal-subkortikalen Verbindungen, das Zustandekommen der Zwangssymptomatik begünstigt (Abb. 6.11).

Zusätzlich deuten jüngste Ergebnisse auf eine **basalganglionäre Hypoaktivierung** im Bereich des Striatums hin, einer Struktur, der gewöhnlich in diesem Zusammenhang eine vornehmlich inhibitorische Funktion zukommt und deren Dysfunktion daher die frontal-subkortikale Hyperresponsivität zusätzlich verstärkt. Anders als bei der depressiven Störung lässt sich daher bei der Zwangsstörung ein relativ definiertes Netzwerk benennen, dessen Dysfunktion of-

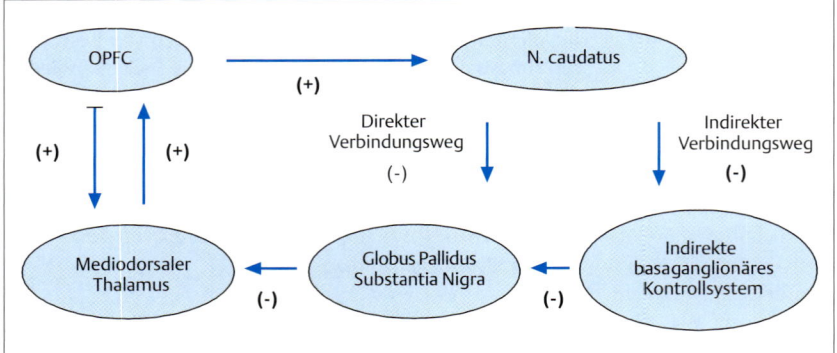

Abb. 6.11 Modellhafte Darstellung der Pathophysiologie der Zwangserkrankungen (nach Saxena et al. 2001). Vermutet wird ein dysfunktionales Zusammenspiel zwischen relevanten frontalen und subkortikalen Arealen. Es wird davon ausgegangen, dass eine erhöhte Aktivierung in frontal-subkortikalen Verbindungswegen, bedingt durch eine verstärkte tonische Aktivität in den direkten im Vergleich zu den indirekten frontal-subkoritkalen Verbindungen, das Zustandekommen der Zwangssymptomatik begünstigt.

fensichtlich eine relevante Rolle im Rahmen der Ätiologie zukommt. Auch an dieser Stelle sollte jedoch darauf hingewiesen werden, dass die Ursachen-Wirkungs-Zusammenhänge weitestgehend ungeklärt sind. Daher müssen die funktionellen Auffälligkeiten auch hier als störungsassoziierte Korrelate bezeichnet werden, deren Entstehung und Bedeutung im Rahmen der Erkrankung bis dato nicht genauer definierbar sind.

■ Funktionelle Auffälligkeiten bei Patienten mit Angststörung oder PTSD

Gleiches gilt für Befunde zur Angsterkrankung, ein der Zwangserkrankung pathogenetisch verwandtes Störungsbild, welches in jüngster Zeit zusehends häufiger mittels fMRT untersucht wird. Besonderes Interesse gilt hierbei der sozialen Phobie sowie den isolierten Phobien mit konkretem Objektbezug. Ferner werden auch die Ursachen der Posttraumatischen Belastungsstörung (PTBS, engl. posttraumatic stress disorder, PTSD) immer intensiver beforscht. Das Beschwerdebild der PTSD beschreibt eine Reaktion auf ein massives und traumatisierendes Ereignis und umfasst sowohl körperliche Symptome (wie z. B. Schlaflosigkeit, innere Unruhe) als auch schwer unterdrückbare Erinnerungen und Gedanken an das Ereignis sowie physische und psychische Reaktionen auf Reize und Situationen, welche an das Belastungsereignis erinnern.

Ätiologie. Ätiologisch spielen sowohl bei der Angststörung als auch bei der PTSD **Konditionierungsprozesse** eine wesentliche Rolle (s. Kap. 1.4). Auch hier deuten Befunde funktioneller Studien auf Aktivierungsauffälligkeiten im Bereich des **Amygdala-Hippocampus-Komplexes** hin (Freitas-Ferrari et al. 2010), wobei besonders die Darbietung störungsrelevanter Stimuli bei sozialphobischen Patienten mit einem erhöhten Metabolismus im Amygdalakomplex einher zu gehen scheint (Stein et al. 2002). Eine fMRI-Studie zu den zerebralen Korrelaten von Konditionierungsprozessen mit sozialphobischen Patienten von Schneider et al. (1999) scheint dies zu bestätigen. Darin wurde die zerebrale Aktivierung während aversiver klassischer Konditionierung bei unmedizierten Patienten mit sozialer Phobie und gesunden Kontrollprobanden untersucht. Als konditionierte Stimuli fungierten Gesichter mit neutralem Gesichtsausdruck, als unkonditionierter Reiz wurde negativer Geruch in Form vergorener Hefe dargeboten. Obgleich subjektiven Angaben zur Negativität der Gesichtsausdrücke zufolge die Konditionierung in beiden Gruppen gleichermaßen vonstatten ging, zeigten sich deutliche Unterschiede in den zerebralen Korrelaten zwischen beiden Gruppen. So war in der Gruppe der Patienten im Vergleich zu den Gesunden unter anderem eine signifikant höhere Aktivierung im Amygdala-Hippokampus-Komplex feststellbar. Die Befunde bildgebender Studien sowie die Ergebnisse einer jüngsten Überblicksarbeit (Freitas-Ferrari et al. 2010), welche darüber hinaus die Relevanz präfrontaler sowie striataler Areale hervorhebt, deuten gleichzeitig auch an, dass sich die zerebralen Auffälligkeiten nicht auf ein Areal reduzieren lassen, sondern dass vielmehr ein schwer eingrenzbares kortikal-subkortikales Netzwerk mit der Psychopathologie der Erkrankung in Zusammenhang gebracht werden muss.

Pathogenese. Im Rahmen der Pathogenese der **PTSD** wird vor dem Hintergrund struktureller Befunde dem Hippokampuskomplex besondere Aufmerksamkeit zuteil. Wenngleich es auch in diesem Fall als umstritten gilt, ob die strukturellen Auffälligkeiten eine Prädisposition oder vielmehr eine Folgeerscheinung der PTSD darstellen, deutet eine große Anzahl struktureller Studien auf die **zentrale Bedeutung des Hippokampus** für die Psychopathologie der Störung hin. Hier scheint ähnlich wie bei der depressiven Störung stressbedingter Hyperkortisolismus eine Rolle zu spielen. Darüber hinaus wird jüngst auch das **anteriore Zingulum** mit der Pathogenese der PTSD assoziiert. So wurden sowohl Aktivierungsauffälligkeiten (Felmingham et al. 2009), als auch strukturelle Veränderungen der grauen Substanz insbesondere im Bereich des ventralen / subgenualen Zingulums (Rauch et al. 2003, Bremner et al. 2006, Milad et al. 2006, Kasai et al. 2008) bei Patienten mit PTSD zu Tage gefördert. Generell gilt es inzwischen als unumstritten, dass medial präfrontale Strukturen einen inhibitorischen Effekt auf Regionen ausüben, welche ganz wesentlich an der Entstehung von Angstgefühlen beteiligt sind. So wird bei Patienten mit PTSD eine **Dysfunktion medial präfrontaler Strukturen** (v. a. im Bereich des rostralen anterioren Zingulums) vermutet, welche mit einer **verstärkten Aktivierung subkortikal-limbischer Areale** einher geht. Man kann sich gut vorstellen, dass in diesen Arealen emotionale Attraktoren nicht adäquat durch

Aufmerksamkeit und kognitive Kontrolle gehemmt werden können. Neurobiologische Voraussetzungen können für eine solche für ein gutes Funktionieren bedeutsame Hemmung günstiger oder ungünstiger sein (Drevets u. Raichle 1998). Die hier berichteten neurobiologischen Befunde machen, auch wenn die Prozesse noch nicht in allen Details bekannt sind, doch erahnbar, in welcher Weise diese neurobiologischen Voraussetzungen günstiger oder ungünstiger sein können.

> **M** Bei der Psychopathologie der posttraumatischen Belastungsstörung wird eine Dysfunktion medial präfrontaler Strukturen in Assoziation mit einer verstärkten subkortikal-limbischen Aktivierung als ausschlaggebend vermutet.

Massive, unkontrollierte emotionale Reaktionen auf die entsprechenden Auslösereize wären so die Folge zerebraler Dysfunktionen. Entsprechend wurde auch bei Patienten mit Belastungsstörung im Rahmen funktioneller Studien eine **Hyperresponsivität der Amygdala** berichtet, welche mit dem Ausprägungsgrad der Symptomatik in Zusammenhang zu stehen scheint (Rauch et al. 2000). Insgesamt betrachtet weisen die Ergebnisse bildgebender Studien auf eine **Überaktivität amygdaloider und assoziierter paralimbischer Strukturen** bei Patienten mit PTSD hin, welche verstärkte emotionale Reaktionen sowie eine erhöhte Konditionierbarkeit zu begünstigen scheinen. Darüber hinaus scheint die **Hypoaktivität inhibitorischer medial-präfrontaler Strukturen** für die Entstehung und Aufrechterhaltung der Symptomatik von Relevanz zu sein. Auch in diesem Zusammenhang ist jedoch nicht geklärt, ob die Hyperresponsivität amygdaloider Strukturen einen Vulnerabilitätsfaktor oder vielmehr die Konsequenz des traumatisierenden Ereignisses darstellt. Dennoch erscheint es sinnvoll, im therapeutischen Kontext diese neurobiologischen Mechanismen zu berücksichtigen. Verhaltenstherapeutische Ansätze, welche sich darauf konzentrieren, die verstärkte neuronale und physiologische Responsivität auf störungsbezogene Auslösereize durch Konfrontation mit den entsprechenden Reizen (z. B. durch stufenweise Exposition) zu unterbinden, stimmen mit diesen Modellvorstellungen überein. Wenn ein Patient mit PTSD beispielsweise mit Hilfe einer therapeutischen Intervention wieder gelernt hat, dass nicht jedes Hupen eines Autos einen Autounfall ankündigt, dann hat eine Entkoppelung zwischen Reiz und automatisierter neurobiologischer Überreaktion stattgefunden. Dem Therapeuten mag es in diesem Zusammenhang helfen im Hinterkopf zu behalten, dass diese neuronale und physiologische Reaktion bei manifester Symptomatik hochautomatisiert vonstatten geht und daher therapeutisch oftmals schwer in den Griff zu bekommen ist. Es ist anzunehmen, dass das Ansprechen frontaler Strukturen, welche – wie zuvor beschrieben – einen inhibitorischen Effekt auf Regionen ausüben, die ganz wesentlich an der Entstehung von Angstgefühlen beteiligt sind, durch „Rationalisieren" der angstbesetzten Reize oder Situationen in diesem Zusammenhang die Wahrscheinlichkeit eines Therapieerfolgs nicht unwesentlich erhöht.

Grundsätzlich gilt: Durch die genetischen und andere rein biologische Voraussetzungen (z. B. Geburtstraumata), die nach bisherigem Erkenntnisstand an Entstehung und Aufrechterhaltung verschiedener psychopathologischer Zustände beteiligt sind, ist das Gehirn bei psychischen Störungen unter Umwelteinfluss in einen ungünstigen Zustand geraten (Grawe 2004a). So spielt Stress, die anhaltende Überforderung der aktuellen Bewältigungs- und Anpassungsmöglichkeiten, bei der Entwicklung von depressogenen Gehirnzuständen eine wichtige Rolle. Die Netzwerke von Patienten mit den hier dargestellten Störungen schaffen es nicht, sich in einem lokalen Minimum auf ein relativ niedriges Spannungsniveau zu „stellen".

6.5 Effekt therapeutischer Maßnahmen auf neurobiologische Substrate

Auf einzelne Studien wurde bei der Diskussion neurobiologischer Effekte therapeutischer Maßnahmen, sowohl psychologischer als auch pharmakologischer Natur, bereits hingewiesen. Solche Effekte sind aber ist bis heute kaum systematisch-empirisch untersucht worden. Insbesondere zur Wirkung von Psychotherapie auf physiologische Parameter wie beispielsweise das hormonelle System oder den zerebralen Metabolismus existieren nur einige wenige Studien. Dies mag einerseits an der einleitend diskutierten Differenzierung zwischen „*Biologie*" und „*Psyche*" liegen, welche nach wie vor sowohl im klinischen als auch wissenschaftlichen Bereich mehr oder weniger spürbar vorgenommen wird. Andererseits erscheint es nahe liegend, dass der Effekt einer komplexen und zeitaufwändigen psychotherapeutischen Behandlung experimentell nur mit besonderen Schwierigkeiten reliabel erfassbar ist. Störfaktoren, welche bei Längsschnittstudien stets einen konfundierenden Effekt ausüben, fallen bei der Untersuchung des Effektes einer psychotherapeutischen Behandlung vermutlich noch stärker ins Gewicht (z. B. individuelle Erlebnisse während des Behandlungsintervalls). Wenn man darauf verzichtet, langfristige Effekte psychotherapeutischer Interventionen im engeren Sinn von denen anderer Ereignisse im Laufe einer Therapie zu isolieren, oder wenn man kurzfristige Effekte von Interventionen studieren will, lassen sich Veränderungen im Zusammenhang mit Psychotherapie aber untersuchen.

Depression. Einige Versuche wurden unternommen, den Effekt psychotherapeutischer Interventionen bei verschiedenen Patientengruppen systematisch zu erfassen. Beispielsweise wurde die Wirkung einer einjährigen **psycho-**

dynamischen Therapie auf den Serotoninhaushalt bei einem depressiven Patienten mit komorbider Borderline-Persönlichkeitsstörung untersucht, indem sein Serotonin-Metabolismus mittels SPECT (Single Photon Emission Computed Tomography) vor und nach therapeutischer Intervention mit dem Metabolismus eines Kontrollpatienten mit vergleichbarer Symptomatik in Beziehung gesetzt wurde (Viinamäki et al. 1998). Während bei beiden Patienten im Vergleich zu einer Gruppe gesunder Kontrollprobanden zum ersten Messzeitpunkt im Bereich des medialen Präfrontalkortex und des Thalamus signifikant weniger Serotonin-Uptake festgestellt wurde, war zum zweiten Messzeitpunkt bei dem Patienten, welcher sich der einjährigen therapeutischen Behandlung unterzogen hatte, eine Normalisierung zu verzeichnen. Die Schlussfolgerungen aus einer solchen Einzelfallstudie sind naturgemäß äußerst limitiert, so dass eine solche Untersuchung nur als Modell für ein experimentelles Design dienen kann.

Spätere Studien sind dazu übergegangen, den Effekt psychotherapeutischer Interventionen im Rahmen von Gruppendesigns zu erfassen (Brody et al. 2001, Martin et al. 2001, Goldappel et al. 2004). So untersuchte die Arbeitsgruppe um Goldapple (2004) Veränderungen im Ruhemetabolismus in einer Gruppe depressiver Patienten vor und nach Durchführung einer mehrwöchigen, kognitiv-verhaltenstherapeutischen Intervention. Nach durchschnittlich 26 Wochen Intervention ließ sich eine signifikante Symptomverbesserung sowie ein signifikant erhöhter Glukosemetabolismus im Bereich des Hippokampus, des parahippokampalen Gyrus und des dorsalen Zingulums sowie ein verringerter Metabolismus in frontalen Arealen feststellen. Einen signifikant verringerten Metabolismus im Bereich des orbitalen und medialen Präfrontalkortex einer gehend mit einem signifikant erhöhten Metabolismus im Bereich des rechten occipito-temporalen Kortex förderte eine spätere Studie (Kennedy et al. 2007) sowohl für eine Intervention mittels kognitiver Verhaltenstherapie als auch eine medikamentöse Behandlung mittels eines Serotonin-Noradrenalin Wiederaufnahmehemmers zu Tage. Den Effekt einer 12-monatigen psychodynamischen Intervention untersuchte die Arbeitgruppe um Lehto (2008) in einer Gruppe von 19 depressiven Patienten, von denen 8 Patienten die Diagnose einer atypischen Depression erhielten. Mittels SPECT wurde hierbei die Serotonin- bzw. die Dopamintransporterdichte im Bereich des Mittelhirns bzw. des Striatums vor und nach Intervention erfasst. Es zeigte sich eine therapieassoziierte signifikante Zunahme der Serotonintransporterdichte im Bereich des Mittelhirns, jedoch lediglich in der Gruppe der Patienten mit atypischer Depression. In der Zusammenschau sind die Befunde zu den Effekten psychotherapeutischer Maßnahmen auf die Funktionsweise des Gehirns im Rahmen der Depression demnach zum aktuellen Zeitpunkt noch durch eine relativ starke Heterogenität gekennzeichnet, welche sicherlich in erster Linie methodisch begründet ist. Dennoch deuten insbesondere die jüngsten Ergebnisse (Lehto et al. 2008) an, dass die Methode der Bildgebung zur Klärung der Frage, welche Form der therapeutischen Intervention sich für welche Patientengruppe optimal eignet, perspektivisch einen wesentlichen Beitrag leisten könnte.

Zwangserkrankung. Bildgebende Studien mittels PET und fMRT weisen auch im Rahmen der Zwangserkrankung *Modifikationen im zerebralen Metabolismus* in Folge therapeutischer Interventionsmaßnahmen nach. So führte eine kombinierte *psychodynamisch-verhaltenstherapeutische Behandlung* bei einer Patientin mit Rekapitulations- und Waschzwängen nicht nur zu einer Symptomverbesserung, sondern auch zu einer zerebralen Aktivierungserhöhung im Bereich des medialen Präfrontalkortex und des anterioren Gyrus cinguli (Overbeck et al. 2004). In der Folge wurde in einer vielzitierten Studie von Schwartz und Kollegen (1996) der Ruhemetabolismus von neun Patienten mit Zwangsstörung vor und nach einer zehnwöchigen Intervention bestehend aus Expositionstherapie und kognitiver Verhaltenstherapie mittels PET untersucht. Es fand sich eine signifikante Abnahme des Glukosemetabolismus im Bereich des Nucleus Caudatus in der Gruppe der Therapieresponder, die zudem signifikant stärker ausfiel als die Veränderung in der Gruppe der Patienten, die nicht von der therapeutischen Intervention profitierten. Während eine fMRT Studie von Freyer et al. (2011) gleichsam die Relevanz basalganglionärer Strukturen für die Zwangserkrankung bzw. therapieassoziierter Modifikationen unterstreicht, bestätigt eine jüngste Studie, in der die Effekte einer pharmakotherapeutischen Intervention bzw. einer 12-wöchigen Verhaltenstherapie mittels fMRT sowie eines kognitiven bzw. eines Symptomprovokationsparadigmas untersucht wurden (Nakao et al. 2005), zudem die Bedeutung frontaler Netzwerke. Als wesentlicher Befund ergab sich, dass Symptomprovokation nach erfolgreicher Intervention mit einer verminderten Aktivierung in orbitofrontalen, dorsolateral präfrontalen sowie anterior zingulären Arealen assoziiert war (Baxter et al. 1992).

Angsterkrankung. Eine fMRT Studie an Patienten mit Angsterkrankung belegt den Effekt einer *Desensibilisierungstherapie* auf die zerebrale Aktivität (Paquette et al. 2003). Während vor der Behandlung die Wahrnehmung furchtrelevanter Stimuli bei den Patienten unter anderem mit signifikanten Aktivierungsmustern im Bereich des *Gyrus parahippocampalis* einherging, war nach Beendigung der therapeutischen Maßnahme die parahippokampale Aktivierung bei Darbietung der Stimuli nicht mehr feststellbar (Abb. 6.12). Die fehlende Aktivierung zum zweiten Messzeitpunkt kann hierbei vor dem Hintergrund früherer Studien als Hinweis auf einen therapiebedingten Dekonditionierungsprozess gewertet werden. Eine neuere Studie der Arbeitsgruppe um Straube (2006) untersuchte die Effekte einer kognitiven Verhaltentherapie auf die zerebrale Aktivierung bei Spinnenphobikern in Zusammenhang mit der Betrachtung phobiespezifischer Videos. Es zeigte sich, dass die erfolgreiche Therapie mit einer signifikant verringerten Hyperaktivierungen im Bereich des anterioren Zingulum sowie der Insula einher ging. Die Studie legt demnach klinisch relevante Alterationen in temporo-zingulären Netzwerken nahe, welche sich jedoch offenbar mit erfolgreicher therapeutischer Intervention normalisieren.

Der Effekt einer kognitiven Verhaltenstherapie, basierend im Wesentlichen auf den Prinzipien der kognitiven Umstrukturierung, der Situationsexposition, der Korrektur

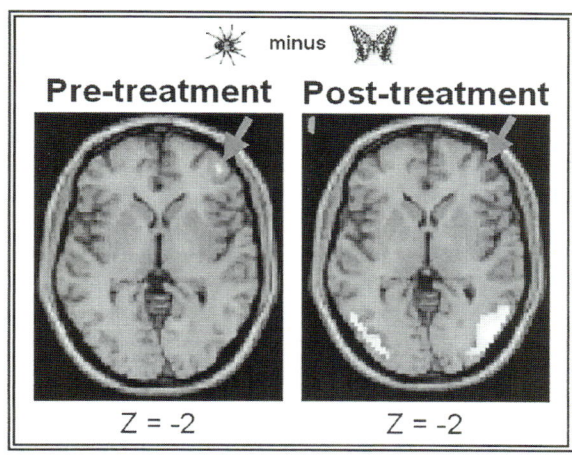

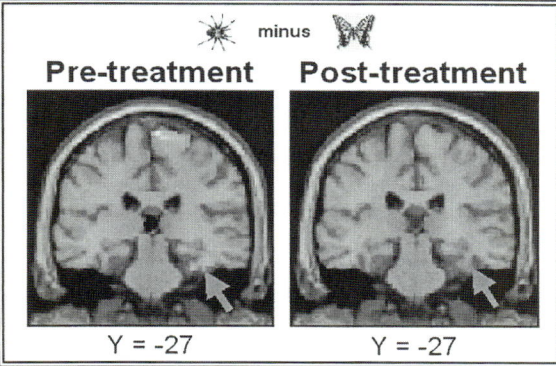

Abb. 6.12 Zerebrale Aktivierung bei Patienten mit Spinnenphobie. Erhöhte Aktivierung im rechten DLPFC vor der Therapie (Betrachtung von Spinnen vs. Schmetterlingen) (oben). Erhöhte Aktivierung im rechten parahippokampalen Gyrus vor der Therapie (unten links), fehlende parahippokampale Aktivierung nach der Therapie (unten rechts) (Paquette 2003).

dysfunktionaler Einstellungen sowie der Vermittlung von Entspannungstechniken, wurde bei Patienten mit Panikstörung in einer PET-Studie untersucht. Neben signifikanten Verbesserungen in der klinischen Symptomatik war in dieser Studie die verhaltenstherapeutische Intervention mit einer verminderten Anreicherung der Fluorodeoxyglukose (FDG) in inferior temporalen sowie superior und inferior frontalen Arealen rechts und einer gesteigerten Glukoseanreicherung linkshemisphärisch v. a. im Bereich des mittleren temporalen Gyrus sowie der Insula assoziiert.

In einer Studie von Furmark et al. (2002) konnte bei Patienten mit einer Sozialphobie nach erfolgreicher Behandlung mit Verhaltenstherapie oder Psychopharmakotherapie eine verringerte Hirnaktivität in der Amygdala, im Hippocampus und in einigen weiteren Hirnarealen beobachtet werden. Die Ergebnisse dieser Studie weisen darauf hin, dass die Zusammenhänge zwischen den Interventionen und der veränderten Hirnaktivität einerseits und zwischen der veränderten Hirnaktivität und dem Therapieerfolg andererseits, sowohl als spezifische als auch als kausale Beziehungen interpretiert werden können. In den beiden Interventionsgruppen (Verhaltenstherapie und Psychopharmakotherapie zeigten sich bezüglich der Aktivität in den genannten Hirnarealen im Verlauf der Behandlung signifikant stärkere Veränderungen als in einer Kontrollgruppe, und die veränderte Hirnaktivität konnte wiederum die klinische Besserung direkt nach der Therapie und auch zu einem 1-Jahres-Katamnesezeitpunkt signifikant voraussagen.

Alkoholabhängigkeit. Ein Zusammenhang zwischen therapeutischer Intervention und hirnfunktionalen Indikatoren konnte ferner auch bei alkoholabhängigen Patienten verzeichnet werden. So blieb nach einer dreiwöchigen Intervention mittels *standardisierter Verhaltenstherapie in Kombination mit einer psychopharmakologischen Behandlung* die subkortikal-limbische Aktivierung im Bereich des *Amygdala-Hippokampus-Komplexes,* welche vor der Behandlung bei Suchtdruckinduktion erkennbar war, aus (Schneider et al. 2001).

Schizophrenie. Bei schizophrenen Patienten führte ein sechswöchiges standardisiert-verhaltenstherapeutisches Emotionsdiskriminationstraining (Frommann et al. 2003) zu einer signifikanten Leistungsverbesserung sowie Aktivierungszunahmen in einem fronto-parieto-okzipitalen Netzwerk (Habel et al. 2010). Es existieren darüber hinaus Anhaltspunkte dafür, dass im Rahmen der Schizophrenie bestimmte Charakteristika sowohl in der Struktur der grauen Substanz (Premkumar et al. 2009) als auch in der funktionellen Aktivierung (Kumari et al. 2009, Kumari et al. 2010) prädiktiv mit der Responsivität auf eine kognitiv-verhaltenstherapeutische Intervention in Zusammenhang stehen. So ließ sich beispielsweise in einer Gruppe schizophrener Patienten ein signifikanter Zusammenhang zwischen präfrontaler Aktivierungsstärke sowie präfrontal-zerebellärer Konnektivität während der Bearbeitung einer Arbeitsgedächtnisaufgabe und therapie-assoziierter Verbesserung der klinischen Symptomatik feststellen (Kumari et al. 2009).

Wenngleich die vorhandenen Befunde aufgrund ihrer geringen Anzahl und inhaltlichen Inkonsistenz noch keine generalisierenden Aussagen zulassen, so zeigen sie dennoch multiple Berührungspunkte zwischen psychotherapeutischer Intervention und physiologischen Prozessen auf. Im folgenden Abschnitt werden Überlegungen formuliert, wie jüngste neurobiologische Theorien und Erkenntnisse für psychotherapeutische Interventionen nutzbar gemacht werden könnten.

Befunde zum Zusammenhang zwischen psychologischen Erklärungsmodellen und physiologischen Parametern

Die Theorie der *„erlernten Hilflosigkeit"* von Seligman (1974) sowie das Konzept der *„Hoffnungslosigkeit"* von Beck (1974) und Abramson, Metalsky und Alloy (1989) zählen auch heute noch zu den anerkanntesten psychosozialen Erklärungsmodellen zur Entstehung einer unipolaren Depression. Beck definiert „Hoffnungslosigkeit" als negative Erwartung im Hinblick auf die Zukunft und „Hilflosigkeit" als eine unrealistisch *geringe Einschätzung* *der eigenen Fähigkeiten*. Abramson geht in ihrer Theorie der „Hoffnungslosigkeit" davon aus, dass negative Lebensereignisse in Kombination mit einem **dysfunktionalen internal-stabil-globalen Attributionsstil** zur Entstehung einer Depression führen. Seligman postuliert, dass der subjektive Eindruck, Ereignisse in der Zukunft nicht kontrollieren zu können („egal, was ich mache, es ändert ohnehin nichts") die häufigste Ursache depressiver Symptome darstellt.

■ Neurophysiologische Korrelate des Gefühls der Hilflosigkeit

Diese psychologischen Konzepte der Depression sind auch unter neurophysiologischen Aspekten beleuchtet worden. So zeigte sich in einer PET-Studie, in der Personen mittels unlösbarer Diagramme ein Gefühl der Hilflosigkeit induziert wurde, eine signifikant erhöhte Aktivierung im Bereich der Amygdala und der Mamillarkörper sowie eine verringerte hippokampale Aktivierung während Hilflosigkeit (Schneider et al. 1996). Vor dem Hintergrund jüngster bildgebender Studien, welche die Beteiligung der Amygdala an der Entstehung negativer Emotionen nachweisen konnten, wurde insbesondere die amygdaloide Aktivierung als zerebrales Substrat des Hilflosigkeitsgefühls gewertet.

Rolle des HPA-Systems. Eine Vorreiterstudie zum Zusammenhang zwischen Hilflosigkeit und HPA-System untersuchte den Kortisolspiegel von Eltern, deren Kinder an Leukämie litten, und stellte fest, dass Eltern, die ein Gefühl der Hilflosigkeit an den Tag legten, signifikant höhere Kortisolspiegel besaßen als Eltern, die mit der Situation weniger passiv umgingen (Wolff et al. 1994). Wenngleich die Studie einige methodische Mängel aufweist (z. B. wurde das individuelle Kortisol-Baselinelevel nicht berücksichtigt), so kann sie dennoch als Hinweis darauf gewertet werden, dass psychologische Modelle durchaus mit physiologischen Parametern in Beziehung gesetzt werden können.

Folgestudien an gesunden Personen konnten bestätigen, dass das subjektive Gefühl geringer Kontroll- bzw. Vorhersagemöglichkeiten aversiver Ereignisse mit einer signifikant erhöhten Aktivität des HPA-Systems assoziiert war (Kirschbaum et al. 1995).

M Das subjektive Gefühl von Hilflosigkeit geht oftmals mit einer signifikant erhöhten Aktivität der Amygdala sowie des Hypothalamus-Hypophysen-Nebennierenrinden-Systems einher.

Vor dem Hintergrund dieser Befunde geht man inzwischen davon aus, dass insbesondere die adaptive Reaktion des HPA-Systems vom **negativen Ereignis** selbst, der **subjektiven Bewertung** dessen sowie den **individuellen Coping-Strategien** abhängt (Henkel et al. 2002). Zwar ist die Befundlage hierzu nicht konsistent. So existieren auch Befunde, die eine normale HPA-Achsen-Aktivität bei chronisch depressiven Patienten postulieren (Watson et al. 2002). Dennoch überwiegen diejenigen Studien, welche einen erhöhten Kortisolspiegel bei Personen mit subjektiv empfundener Hilflosigkeit berichten.

■ Zusammenspiel von „Biologie" und „Psyche"

Trotz aller methodischer Probleme (wie z. B. nicht-kontrollierbarer Störfaktoren) sollten diese ersten Ergebnisse als weitere Hinweise auf das enge Zusammenspiel zwischen „Biologie" und „Psyche" gewertet werden und dazu ermutigen, den Brückenschlag zwischen beiden Systemen weiter voran zu treiben. Auch wenn es nach wie vor als umstritten gilt, ob die von Beck oder Seligman postulierte depressiogene Grundhaltung eher im Sinne eines individuellen *Traits* (d. h. zeitlich konstante Eigenschaft) oder *States* (d. h. zeitlich inkonstanter Zustand) zu interpretieren ist, so ist das enge Zusammenspiel zwischen Grundhaltung, d. h. dem System „Psyche", und physiologischen Prozessen, d. h. dem System „Biologie" offensichtlich. Da jedoch hierbei nicht von einem einseitigen Ursache-Wirkungs-Zusammenhang gesprochen werden kann, erscheint es notwendig, mittels weiterer Studien, insbesondere Langzeitstudien, mehr über die psychisch-physische Interaktion im Zusammenhang mit psychischen Störungen in Erfahrung zu bringen, um so langfristig effektiver intervenieren zu können.

6.6 Möglichkeiten der Berücksichtigung neurobiologischer Erkenntnisse im Rahmen psychotherapeutischer Interventionen

Welche neurobiologischen Veränderungen will die Psychotherapie erzielen?

Mögliche Ziele von Psychotherapie aus neurobiologischer Perspektive lassen sich direkt aus den dargestellten ätiologischen Betrachtungen ableiten. Die Normalisierung von über- oder unteraktivierten Hirnarealen bzw. neurobiologischen Variablen kann zum Ziel psychotherapeutischer Interventionen werden. Dies kann im Rahmen psychologischer Interventionen geschehen, die an die Verfüg- und Beherrschbarkeit technischer Apparaturen gebunden sind. Ein Beispiel hierfür sind Neurofeedbackverfahren, in welchen Patienten lernen, die Aktivität bestimmter Hirnareale gezielt zu verändern bzw. unter willentliche Kontrolle zu bringen (z. B. Butnik 2005, Weiskopf et al. 2003). Denkbar ist auch, dass Therapeuten in Zukunft dank der stetigen

Weiterentwicklung technischer Möglichkeiten kontinuierlich Rückmeldung über die bei ihren Patienten beobachtbare Hirnaktivität in bestimmten Arealen erhalten. Dies würde die Möglichkeiten einer prozessorientierten, adaptiven Indikation erweitern. Therapeuten könnten die Auswirkungen einer Intervention direkt beobachten und das Vorgehen bei Bedarf modifizieren. Aber auch die reguläre Erfolgskontrolle traditioneller Psychotherapien könnte mit neurobiologischen Verfahren ergänzt werden, was zum Beispiel einen zu frühzeitigen (oder auch einen zu späten) Abschluss einer Therapie und auch Rückfälle verhindern helfen könnte.

Das Streben nach Veränderung neurobiologischer Variablen durch psychologische Interventionen ist aber nicht notwendigerweise an technische Voraussetzungen gebunden. Grawe hat mit dem Ziel, als Psychotherapeut und Psychotherapieforscher eine Vision neurobiologisch informierter Psychotherapie zu erarbeiten, umfangreiche Literatur aufgearbeitet und verbindet in seinem Buch „Neuropsychotherapie" (2004a) die Welt neurobiologischer Erkenntnisse mit Überlegungen zu geeigneten psychologischen Interventionen. Das Ziel, mit psychologischen Mitteln neurobiologische Variablen zu verändern, kann aus konzeptuell-theoretischer Perspektive erreicht werden, indem bei Patienten psychologische Prozesse aktiviert werden, für die die entsprechenden Hirnregionen zuständig sind. So kann zum Beispiel davon ausgegangen werden, dass eine ausgeprägte präfrontale Hypoaktivierung wie sie bei unipolar Depressiven gefunden wurde (DeRubeis, Siegle u. Hollon 2008), teilweise normalisiert werden kann, wenn mit psychologischen Methoden wichtige Funktionen des präfrontalen Kortex wie Aufmerksamkeits- und Exekutivfunktionen aktiviert und gestärkt werden. Erste empirische Befunde zeigen, dass entsprechende Trainings bei Depressiven sowohl zur erwünschten Veränderung der präfrontalen Aktivierung, als auch zu einer Abnahme der depressiven Symptomatik führen können (Siegle et al. 2006).

Welche Bedingungen/Veränderungen sind instrumentell?

Eine Normalisierung der veränderten Gehirnzustände kann nicht nur Ziel, sondern auch instrumentelle Voraussetzung für eine gut verlaufende Therapie darstellen. Interessant sind diesbezüglich Untersuchungen zu D-Cycloserin, einer Substanz, mit welcher zum Beispiel bei Sozialphobikern versucht wird, Lernvorgänge während einer Therapie zu beschleunigen (Hofmann et al. 2006). Es handelt sich also nicht um ein Medikament, mit dem direkt eine bestimmte psychotrope Wirkung hergestellt wird, mit allen möglichen Nebenwirkungen, wie Abhängigkeitsentwicklung. Ohne Lernen tut sich nichts, aber dieses scheint, zumindest erscheint das in einzelnen Untersuchungen so, effizienter zu werden. Die Frage besteht, wieweit günstige Lernbedingungen nicht ebenso durch psychotherapeutische Massnahmen hergestellt werden können. Anknüpfend an den oben dargestellten neuronalen Netzwerk- und Regulationsmodellen kann es bei der Schaffung günstiger Lernzustände v.a. um die gezielte Nutzung von Modulatoren neuronaler und psychischer Prozesse gehen. Neuromodulatoren wie zum Beispiel Dopamin regulieren über verschiedene Prozesse die Lernbereitschaft neuronaler Schaltkreise und werden auf psychologischer Ebene mit Aufmerksamkeit und motivational-emotionalen Variablen in Verbindung gebracht (Abel u. Kandel 1998, Cohen, Braver u. Brown 2002, Caspar u. Berger 2006). Entsprechend kann es in traditionellen Psychotherapien, wie Grawe (2004a) ausführlicher und überzeugend darlegt, darum gehen, einen möglichst förderlichen motivationalen und emotionalen Kontext zu schaffen, der zum Beispiel dann gegeben ist, wenn die Bearbeitung eines Problems im Dienste eines wichtigen, aktuell aktivierten Annäherungsziels des Patienten steht. Ein entsprechender motivationaler Kontext „energetisiert" über Modulationsprozesse, was Therapeuten fördern möchten. Für die Herstellung eines entsprechenden Kontextes muss der Therapeut natürlich weit über die Störung hinausgehend Kenntnisse der ganzen Person, insbesondere auch des positiven Motivationssystems und der Ressourcen haben, wie das in individuellen Fallkonzeptionen (Caspar 2007) aufscheint.

Ein anderes Beispiel einer neurobiologisch gewonnenen Hypothese, die Überlegungen zu optimalen Bedingungen für therapeutische Veränderung erlaubt, ist der oben erwähnte Befund von LeDoux (2002), dass konditionierte, automatische und nicht-kontrollierbare Angstreaktionen löschungsresistent sind, d.h. auch nach erfolgreicher Behandlung nicht aus der Amygdala gelöscht, sondern durch den Aufbau neuer Strukturen in kortikalen Arealen gehemmt werden. Folglich kann das Ziel einer neurobiologisch begründeten Psychotherapie bei Angstpatienten nicht die Löschung der angstauslösenden Inhalte sein. Vielmehr muss eine erfolgreiche Therapie dem Patienten vermitteln, auf welchem Weg sich die automatisierte emotionale Reaktion regulieren lässt. Anspannung und Stress schwächen hierbei nicht nur relevante Strukturen, wie z.B. den medialen Präfrontalkortex, in ihrer hemmenden Funktion, sondern gehen auch mit einer verstärkten amygdaloiden Aktivität einher. Entsprechend konnte gezeigt werden, dass Stress konditionierte Furchtreaktionen verstärken kann bzw. dass schwach-konditionierte Furchtreaktionen in einer Stresssituation stärker werden (Corodimas et al. 1994). Nach Grawe (2004a) sollten sich Therapeuten demnach überlegen, wie ein Patient möglichst in einen Zustand gebracht werden kann, der möglichst unvereinbar mit Angst und Stress ist, bevor der Patient im Rahmen einer Expositionstherapie mit angstauslösenden Situationen konfrontiert wird. Dies könnte z.B. die Einbettung der Exposition in möglichst viele positive, ressourcenaktivierende Interventionen bedeuten.

Bei welchen Patienten wirkt welche Intervention?

Wie oben beispielhaft erwähnt, sprachen in einer Untersuchung von Siegle et al. (2006) depressive Patienten mit bestimmten Hirnaktivierungsmustern besser auf eine kognitive Verhaltenstherapie an als Patienten, bei denen vor Therapiebeginn andere Aktivierungsmuster gefunden wurden. Solche sowie Erkenntnisse zu differenziellen Effekten verschiedener Therapieformen auf neurobiologische Variablen können in Zukunft zur Entwicklung selektiver Indikationsregeln führen. So gehen zum Beispiel DeRubeis et al. (2008) aufgrund verschiedener Erkenntnisse zu differenziellen neurobiologischen Effekten der Verhaltenstherapie und Psychopharmakotherapie bei Depressionen davon aus, dass medikamentöse Therapie direkt die Hyperaktivität limbischer Strukturen wie der Amygdala reduziert, während Verhaltenstherapie eher die präfrontale Hypoaktivierung normalisiert. Daraus schließen sie, dass depressive Patienten, bei denen eine hyperaktivierte Amygdala eigentlich gut ausgeprägte Fähigkeiten im Bereich präfrontaler Funktionen hemmt, besonders gut auf Psychopharmakotherapie ansprechen. Patienten aber, bei denen ein Defizit im Bereich präfrontaler Funktionen festgestellt werden kann, profitieren gemäß DeRubeis et al. (2008) eher von Psychotherapie, deren Wirkmechanismus der Aufbau entsprechender Funktionen ist. Solche Überlegungen sind sehr vereinfachend und bedürfen der empirischen Überprüfung. Sie zeigen aber auch, dass neurobiologische Marker bzw. Prädiktoren in Zukunft die gezielte Zuweisung von Patienten zu verschiedenen Interventionsformen optimieren könnten.

6.7 Wie kann der einzelne Therapeut die neue Entwicklung berücksichtigen?

Voraussetzung für eine konsequente Berücksichtigung neurobiologischer Faktoren sind gute psychotherapeutische und neurobiologische Kenntnisse. Wenn dies keine utopische Forderung bleiben soll, stellt sich die Frage, wie Therapeuten zu diesen Kenntnissen kommen und wie sie sie handlungsrelevant speichern und bereithalten können. Wie inzwischen gezeigt werden konnte, ist das menschliche Gehirn auch im Erwachsenenalter noch plastisch (Vaitl u. Ronshausen 2004), wenn auch im Alter in abnehmendem Maße. Für die bereits praktizierenden Therapeuten ist es gerade aus der Sicht von Netzwerkmodellen des menschlichen Gedächtnisses unrealistisch, anzunehmen, dass neurobiologisches Wissen einfach additiv hinzukommen kann. Die Erfahrung lehrt, dass Neues oft wertvolles Altes verdrängt, wenn nicht eine gute Integration gelingt (Caspar 2003). Dafür gibt es keine Patentrezepte, aber ebenso wie die Wissenschaft (und Patienten!) von Praktikern zu Recht lebenslange Aufnahme- und Lernbereitschaft fordern, müssen Praktiker von der Wissenschaft bzw. den eigentlichen neurobiologischen Experten fordern, dass sie nicht nur Theorien und Ergebnisse berichten, sondern auch Konzepte für deren Aufnahme, Integration und Nutzung vorlegen. Die neuronalen Netze der psychotherapeutischen Praktiker können nicht schon deshalb bessere, neurobiologisch informierte Psychotherapie hervorbringen, weil es zunehmend differenziertes neurobiologisches Wissen gibt, sie müssen daraufhin trainiert werden. Dass dabei neuronale Netzwerkmodelle ein wichtiges Bindeglied zwischen der Welt neurobiologischer Modelle und der Welt psychotherapeutischer Inhalte sind (eine wichtige, nicht triviale Aufgabe: Mundt 2003), haben wir versucht darzulegen.

6.8 Machen neurobiologische Erkenntnisse für Psychotherapeuten einen Unterschied?

Ein Teil der neurobiologischen Modelle und Befunde führt zu keinen wesentlichen anderen Erkenntnissen und Konsequenzen als ältere, z. B. Lerntheorien. Sie machen allerdings besser nachvollziehbar, wie schon früher beobachtete Gesetzmäßigkeiten zustande kommen. Das ist zweifellos ein Gewinn. Ein Gewinn ist auch die bessere Akzeptanz bei Patienten, wenn man ihnen Zusammenhänge ebenso wie therapeutische Maßnahmen „biologischer" und damit für viele akzeptabler darstellen kann: Wem psychodynamische Zusammenhänge suspekt waren, wem verhaltenstherapeutische Hausaufgaben zu sehr nach Schule rochen, mag sich lieber damit beschäftigen, wie in seinem Hirn dereinst Synapsen unvorteilhaft verbunden wurden und wie er dieses nun neu trainieren kann. Eine Steigerung der positiven Erwartungen kann bekanntlich zu einem positiven Therapieergebnis beitragen.

Neben dem oben dargestellten Nutzen spezifischer neurobiologischer Erkenntnisse auf die Psychotherapie hat eine neurobiologische Fundierung auf gesellschaftlicher Ebene wohl das Potenzial, zu einem Statusgewinn der Psychotherapie beizutragen. Dies dürfte einer der Gründe sein, warum sich Vertreter verschiedener Therapieansätze für eine neurobiologische Fundierung interessieren, wie solide auch immer. Auch für die Forschung kann ein neurobiologischer Bezug förderlich sein. So haben allgemeine Erkenntnisse zur Plastizität des Gehirns im Alter wohl dazu beigetragen, dass Forschung zu mentaler Leistung und Psyche im Alter in den letzten Jahren belebt wurde.

Kann das Einbringen neurobiologischer Erkenntnisse auch schaden? Es kann immer dann problematisch werden, wenn neurobiologische Erklärungsansätze nicht mehr als Alternative und Ergänzung zu psychologischen Modellen und Anwendungen betrachtet werden, sondern die alleinige Deutungsmacht in den Humanwissenschaften in Anspruch nehmen (Fuchs 2006). Die Psychotherapie verliert bei einer entsprechend reduktionistischen Sicht genauso, wie wenn in „rein psychologischen" Modellen alles Biologische ausgeklammert wird. Es ist deshalb zu hoffen, dass die vor allem in populärwissenschaftlichen Beiträgen zu beobachtende Tendenz, nicht mehr methoden- und theorienpluralistisch zu argumentieren, sondern alles auf die Neurobiologie zu reduzieren, sich als vorübergehendes Phänomen erweist, das momentan noch durch die beeindruckenden neuen technischen Möglichkeiten der Neurowissenschaften motiviert ist.

Misch (2000) führte eine beobachtete Verarmung der Fähigkeit zur Analyse und zum Einbezug psychosozialer Aspekte bei Ärzten in der Psychiatrie auf eine zunehmende Dominanz neurobiologischer Modelle zurück.

Ein wichtiger Punkt ist: Kriterien für die gute Wirkung von Psychotherapie sind primär das Befinden, adaptiveres Verhalten und die Fähigkeit, im sozialen Kontext zu funktionieren und befriedigende Erfahrungen zu machen. Neurobiologische Veränderungen sollten weiterhin primär als Mediatorvariablen angesehen werden und keinesfalls wegen ihrer vermeintlichen oder wirklichen objektiven Messbarkeit als „Surrogatvarablen" den Status von Erfolgskriterien bekommen. Berger hat in verschiedenen Beiträgen eindrücklich an Beispielen aus der somatischen Medizin gezeigt, wie irreführend das sein kann. So scheinen Herzrhythmusstörungen in der Entstehung von Herzinfarkten kausal sehr bedeutsam zu sein. Erfolgreiches medikamentöses Verbessern der Rhythmusstörungen führt aber anscheinend zu einer Erhöhung statt Verringerung der Mortalität, wie spätere experimentelle Untersuchungen zeigen (Mühlhauser u. Berger 1996). Was immer aus korrelativen Studien geschlossen wird, der Nutzen der Erkenntnisse muss über kurz oder lang auch experimentell untersucht werden, und da stehen wir noch ganz am Anfang.

Bislang stehen Ausführungen zu den Möglichkeiten, Psychotherapie für die Fortentwicklung von Neurowissenschaften zu nutzen und umgekehrt Neurowissenschaften für Psychotherapie zu nutzen, überwiegend am Ende dicker Bücher, in denen sonst nicht viel über das Verhältnis dieser Disziplinen steht, wie Grawe (2004a) moniert, um daraus zu schließen, dass ein fruchtbares Verhältnis noch weitgehend in den Bereich der Utopie gehört. Eine Änderung dieser Situation, einschließlich der Rezeption in der Praxis der Behandlung psychischer Störungen, wird nicht von heute auf morgen zu erreichen sein. „Mutigeren" programmatischen Beiträgen wird teils mit Skepsis begegnet, weil die Basis, auf die sie sich heute berufen können, vielen noch zu wenig gesichert und eindeutig erscheint. Im Rückblick wird die Gegenwart wohl als Zeit des Übergangs gesehen werden: Ob ihr eine Zeit der soliden, differenzierten Praxis folgen wird, wird von vielerlei abhängen, nicht zuletzt von programmatischen Ideen, von solider konzeptueller und empirischer Kleinarbeit, und von der Bereitschaft und Fähigkeit der Praxis, das von der Wissenschaft Angebotene zu rezipieren und umzusetzen. Psychotherapeuten werden i. A. nicht Neurobiologie-Experten werden können. Jede Welt erfordert ihre eigene Expertise und Erfahrungen, um wirklich gut zu sein; und für beide Bereiche gleichzeitig werden das wohl nur wenige schaffen. Aber Praktiker können mit differenziertem neurobiologischem Hintergrund entwickelte Heuristiken anwenden, sie können sich an praxisbezogenen Modellen orientieren u.a.m. Dasselbe gilt für Patienten, die nach unserer Erfahrung ausgesprochen positiv auf die metaphernhafte Erklärung ihrer individuellen Situation mithilfe konnektionistischer Modelle einschließlich neurobiologischer Zusammenhänge reagieren.

7 Allgemeinpsychologische Grundlagen der Psychotherapie

A. Kämmerer

Psychotherapeutisches Handeln ist nicht denkbar ohne grundlagenwissenschaftliche Erkenntnisse der Psychologie. Erst die genaue psychologische Erkundung des Verhaltens und Erlebens macht es möglich, therapeutische Veränderungsprozesse zu planen, durchzuführen und zu überprüfen. In jede wissenschaftlich fundierte Psychotherapie fließt demnach allgemeinpsychologisches Wissen ein, das die Basis für Modelle psychischer Störungen und für Strategien der Veränderung ausmacht.

Entwicklungsgeschichtlicher Abriss. Im Verlauf der annähernd 100-jährigen Geschichte der Psychotherapie haben sich die Verbindungsstränge zwischen allgemeinpsychologischem Wissen und psychotherapeutischem Handeln ständig ausdifferenziert: Waren es zunächst triebtheoretische Modellannahmen, die als Grundlage des intrapsychischen Geschehens angenommen wurden (z. B. Freud 1940), so stellten die **Lerntheorien** bzw. der **Behaviorismus** für die frühe Verhaltenstherapie das erste wirklich allgemeinpsychologisch fundierte Veränderungsmodell dar (Skinner 1974, Wolpe 1974). In der Folge war es dann hauptsächlich die Grundlagenforschung zu **kognitiven Prozessen**, die großen Einfluss auf das Anwendungsfeld Psychotherapie hatte und äußerst befruchtend auf eine Vielzahl therapeutischer Strategien wirkte; die kognitive Verhaltenstherapie (z. B. Beck u. Emery 1985, Mahoney 1991, Ellis 1977) ist dabei nur eines der prominentesten Beispiele, denn auch die Psychoanalyse (Kohut 1973, 1979, Kernberg 1988, Wachtel 1977) oder die Familientherapie (z. B. Haley 1977) profitierten davon.

In jüngerer Zeit hat sich die **motivationspsychologische Forschung** als äußerst fruchtbar für das therapeutische Handeln erwiesen (z. B. Kuhl 2001). Sie hilft z. B. bei der Suche nach therapeutisch sinnvollen Strategien, wenn es darum geht, Zielsetzungen mit Patientinnen und Patienten zu entwickeln und diese in die Tat umzusetzen. Auch die **Emotionspsychologie** und ihre vielfältigen Ergebnisse rücken ins Zentrum der psychotherapeutischen Aufmerksamkeit (Kämmerer 2002), weil sich zeigt, dass die Anwendung kognitiver Therapiestrategien allein allzu oft zu keinem befriedigenden Ergebnis führt (Grawe 2000).

Modellannahmen. Wie auch immer die Verbindungen von allgemeinpsychologischen Forschungsansätzen zur Psychotherapie aussehen, ob also lerntheoretische, kognitionspsychologische, motivationspsychologische oder emotionstheoretische Ergebnisse zur Fundierung therapeutischen Handelns herangezogen werden, sie repräsentieren alle in erster Linie Modellannahmen der innerpsychischen Befindlichkeit und deren Regulation. Eine solche Modellannahme bedeutet z. B. die Vorstellung vom Menschen als rationalem Wissenschaftler („man as scientist", Mahoney 1976), der das eigene Handeln an den Kriterien der Rationalität und Überprüfbarkeit ausrichtet oder auch die Idee von der „fully functioning person" (Rogers 1989), die in Einklang mit den eigenen Gedanken, Gefühlen und Handlungen steht und dadurch zu immer größerer Erkenntnistiefe gelangen kann. Insofern ist es nicht verwunderlich, dass die allgemeinpsychologische Grundlegung der Psychotherapie nicht ohne die Verzahnung zu **ätiologischen Modellen** über die Entstehung und Aufrechterhaltung psychischer Störungen zu verstehen ist. Indem psychische Störungen unter der Zuhilfenahme eines zunehmend breiter werdenden allgemeinpsychologischen Wissens erforscht, beschrieben und erklärt werden können, sind aus diesem Wissen empirisch überprüfbare und überprüfte Anleitungen zu therapeutischen Veränderungen abzuleiten (Grawe 2000).

Aus der Vielfalt allgemeinpsychologischen Wissens lassen sich einige übergreifende Konzepte herausarbeiten, die für das Verstehen psychischer Störungen und für das psychotherapeutische Handeln generell wesentlich und für die psychotherapeutische Praxis unverzichtbar sind. Auf einige davon werde ich im Folgenden eingehen.

7.1 Denken und Problemlösen

Innerhalb der allgemeinpsychologischen Forschung werden Problemlösen und Denken einander häufig gleichgesetzt (Dörner 1989). Dieses Denken bzw. Problemlösen besteht aus kognitiven Prozessen, die auf das Erreichen eines Zielzustands ausgerichtet sind. Der Lösungsweg ist dabei nicht unmittelbar zugänglich, weil eine Barriere zwischen Ausgangs- und Zielzustand besteht (Mayer 1992; wäre der Lösungsweg zugänglich, würde man von einer **Aufgabe** sprechen). Problemlösen bedeutet, diese Barriere zu überwinden. Eine erste Herausforderung für die Lösungssuche ist zunächst die Art der Problemdefinition und die Unterscheidung von gut und schlecht definierten Problemzuständen. Gut definiert ist ein Problem dann, wenn sowohl Ausgangs- und Zielzustand als auch die Menge der für die Lösung zu verwendenden Operatoren klar beschrieben werden können, wie es etwa beim Schachspiel und seinen Regeln der Fall ist. Bei schlecht definierten Problemen ist hingegen weder der Ausgangs- noch der Zielzustand klar definiert und die Art und Anzahl der Operatoren, d. h. der Barrieren, die zwischen diesen beiden liegen, zeichnet sich durch Komplexität, Eigendynamik, Vernetztheit, Polytelie und Intransparenz aus (Dörner et al. 1983, Frensch u. Funke 1995, Funke 2003). Bei den Problemen, die im therapeutischen Kontext relevant sind, handelt es sich in der Regel um aus dieser Sicht schlecht definierte Probleme.

■ Komplexität

Komplexität eines Problems liegt dann vor, wenn das Problem aus vielen Bestandteilen besteht. Eine unmittelbare Konsequenz dieser Bedingung ist, dass die problemlösende Person diese Bestandteile nicht mehr überblicken kann, weil ihre Verarbeitungskapazität überschritten wird. In diesem Fall besteht die Notwendigkeit der Informationsreduktion. Allerdings ist dabei zu berücksichtigen, dass die komplexen Bestandteile des Problems zumeist nicht unabhängig voneinander, sondern **vernetzt** sind. Möglicherweise sind auch nicht alle Problemaspekte bekannt, d. h. es besteht **Intransparenz** hinsichtlich einzelner Problemaspekte. In diesem Fall ist eine erneute Informationsbeschaffung unabdingbar. Möglicherweise widersprechen sich sogar einzelne Problemaspekte, was durch das Merkmal der **Polytelie** zum Ausdruck gebracht wird. Dann ist es notwendig, eine differenzierte Zielstruktur zu entwickeln, Regeln zur Konfliktlösung parat zu haben und eine mehrdimensionale Informationsbewertung vorzunehmen. Ist zusätzlich noch **Eigendynamik** kennzeichnend für einen Problemzustand, bedeutet das, dass sich das Problem auch ohne Zutun des Akteurs weiter entwickelt. Die Konsequenz daraus ist, dass die Notwendigkeit rascher Entscheidungen steigt, weil nur eine begrenzte Zeit zum Nachdenken bleibt (Funke 1985, 1986, 2003).

■ Typische kognitive Fehler

Es ist unmittelbar evident, dass die psychotherapeutische Situation durch diese Merkmale komplexen Problemlösens gekennzeichnet ist. Das von Klientinnen und Klienten vorgetragene Anliegen ist in der Regel eines, das alle beschriebenen Merkmale enthält und für das gerade darum eine Lösung nicht in Sicht ist. Entsprechend ist es nicht verwunderlich, dass eine Reihe **typischer kognitiver Fehler**, die fehlschlagende Problemlösestrategien darstellen, in Zusammenhang mit psychischen Problemen gebracht werden können. Diese kognitiven Fehler waren von Beck et al. (1992) zunächst für depressive Störungen als charakteristisch angesehen worden:
- **willkürliches Schlussfolgern**: Aus alltäglichen Ereignissen werden willkürliche Schlüsse gezogen, die nicht durch Fakten oder Beweise abgesichert sind;
- **selektives Verallgemeinern**: Einzelfakten werden aus dem Kontext genommen und überbewertet,
- **Übergeneralisieren**: Eine allgemeine Regel wird aus isoliert betrachteten Ereignissen abgeleitet und dann unterschiedslos auf ähnliche oder unähnliche Situationen übertragen;
- **Maximieren und Minimieren:** Die Bedeutung und Größe eines Ereignisses wird deutlich über- oder unterschätzt;
- **Personalisieren**: Äußere Ereignisse werden extrem auf die eigene Person bezogen, ohne dass dafür Anhaltspunkte existieren;
- **verabsolutiertes, dichotomes Denken**: Erfahrungen werden in gegenteilige, sich einander ausschließende Kategorien eingeordnet („Schwarz-Weiß-Denken"; Wilken 1998, S. 25ff).

Obgleich, wie erwähnt, ursprünglich für die Erklärung depressiver Probleme entwickelt, haben sich diese kognitiven Fehler in der Folge als kognitive Merkmale für eine Vielzahl psychischer Störungen als charakteristisch erwiesen (Hautzinger 1994). Sie stellen gewissermaßen fehlschlagende Lösungsstrategien bei komplexen Problemen dar und führen zu einer Aufrechterhaltung und möglicherweise zu einer Intensivierung von Problemen anstelle einer Lösung. Da sie in aller Regel nicht nur ein Mal, sondern häufiger auftreten, stellen sie Gewohnheiten der Person dar und geben somit implizit Auskunft über Personenmerkmale der problemlösenden Person, z. B. über deren Kompetenz- und Kontrollüberzeugung (Spering 2001).

■ Voraussetzungen für Problemlösung

Komplexe Probleme zu lösen, erfordert kognitive, emotionale und soziale Fähigkeiten des Individuums. Wissen über die Sachverhalte, die zur Lösung anstehen, gehört ebenso dazu wie Intelligenz und Motivation. Als besonders einflussreich haben sich **Stimmungsmerkmale** herausgestellt: Befindet sich die problemlösende Person in einer positiven Stimmung, fördert dieses die Güte von kreativen Problemlösungen, während negative Stimmung zu Fehlervermeidung beiträgt (Fiedler 1988) – ein Aspekt, der unmittelbare Relevanz für die Psychotherapie hat und in neueren Ansätzen zumeist unter dem Stichwort der „**Ressourcenaktivierung**" thematisiert wird (Grawe 2000): „Man denkt, plant und entscheidet anders, je nachdem, ob man in ruhiger, erfolgszuversichtlicher Stimmung ist, oder ob man von Ärger und Wut geplagt wird" (Dörner et al. 1989, S. 217).

Der therapeutische Nutzen der allgemeinpsychologischen Forschung für die Lösung von Problemen besteht vor allem in der empirisch abgesicherten Beschreibung komplexer Probleme und der dabei auftretenden Phänomene. Diese Beschreibungen sind störungsübergreifend und gewähren eine **wertneutrale Strukturierungshilfe**, die insbesondere im explorativen und diagnostischen Teil des Therapieprozesses hilfreich ist. Die Forschungsbefunde zeigen aber auch die Grenzen kognitiver Komplexität und können insofern helfen, Überforderungen auf Seiten der am Psychotherapieprozess beteiligten Personen zu vermeiden.

Es hat auch immer wieder Ansätze gegeben, den gesamten psychotherapeutischen Prozess als einen Problemlöseprozess zu beschreiben (Kämmerer 1983). Aufgrund der sequentiellen Gestalt des Problemlösens lag es nahe, diesen als ein Modell auf das therapeutische Geschehen anzuwenden und analog zu den verschiedenen Phasen des Problemlösens einzuteilen (Grawe 1980).

7.2 Gedächtnis und Erinnerung

> ... wir wären nichts ohne Gedächtnis und Erinnerung; wir wüssten nicht, wer und wo wir sind,... welche Bedeutung die Dinge um uns herum haben. Wir würden uns einerseits vor vielen Dingen grundlos ängstigen und andererseits viele Gefahren übersehen. Wir würden keinen Satz verstehen oder sprechen können, keine Gestik und Mimik. Schon bei etwas komplexeren Bewegungen kämen wir in Schwierigkeiten, weil die meisten Bewegungen eingeübt sind und damit von Lernen und Gedächtnis abhängen. Kurzum, wir wären verloren (Roth 2001, S. 150).

Nicht zuletzt anhand dieses Zitats wird die zentrale Bedeutung, die das Gedächtnis im psychotherapeutischen Geschehen hat, deutlich. Die Plastizität der Erinnerung und des Gedächtnisses sind die ultima ratio jeglicher Form von Psychotherapie, denn – gleich welcher Methoden sie sich bedient – durch den therapeutischen Prozess werden Gedächtnis und Erinnerung moduliert. Im therapeutischen Gespräch werden Erinnerungen einer Neubewertung unterzogen, bisher verschüttete Gedächtnisinhalte werden der Erinnerung zugänglich gemacht, z. B. Kompetenzen und Ressourcen, während andere Gedächtnisinhalte auch dem Vergessen anheim gegeben werden können.

Nach Jahrzehnten intensiver Erforschung von Gedächtnisleistungen besteht Übereinstimmung darin, von 2 Grundtypen des Gedächtnisses auszugehen: dem **deklarativen** und dem **prozeduralen** Gedächtnis (Roth 2001, Grawe 2000). Manchmal wird auch von **explizitem** und **implizitem** Gedächtnis gesprochen (z. B. Schacter 2001).

■ Explizites Gedächtnis

> **M** Kennzeichen des expliziten oder deklarativen Gedächtnisses ist, dass es sich auf Gedächtnisinhalte bezieht, die von Bewusstsein begleitet sind und sprachlich berichtet werden können.

Für das prozedurale oder implizite Gedächtnis gilt das nicht in gleicher Weise. Beide Gedächtnissysteme sind in Subsysteme aufzuteilen, die wiederum spezielle Inhalte umfassen. Subsysteme des expliziten Gedächtnisses sind nach Roth (2001, S. 151):

- **Episodisches Gedächtnis**: In ihm werden Ereignisse erinnert, die sich inhaltlich, räumlich und zeitlich auf konkrete Erlebnisse mit Bezug zur eigenen Person beziehen („Als Tante Marie plötzlich vor der Tür stand, war meine Wohnung völlig unaufgeräumt..."). Auch Schicksale von Personen, die mit dem eigenen Schicksal in Verbindung stehen werden in diesem Teil des expliziten Gedächtnisses gespeichert („Nach meinem Weggang von zu Hause war meine Mutter zunächst ziemlich krank"). Das autobiografische Gedächtnis ist Teil des episodischen Gedächtnisses.
- **Fakten- und Wissensgedächtnis**: In ihm wird alles Wissen abgespeichert, das unabhängig von dem eigenen Leben zugehörigen Personen, Zeiten, Orten und Kontexten ist („Karl der Große war ein deutscher Kaiser", „Die Wurzel aus sechzehn ist vier").
- **Bekanntheits- und Vertrautheitsgedächtnis**: Es ermöglicht uns, darüber zu entscheiden, ob wir etwas kennen bzw. uns etwas vertraut ist oder nicht – etwa ein Gegenstand oder ein bestimmtes Geschehen.

Diese drei Subsysteme sind nicht unabhängig voneinander und bedingen sich gegenseitig: Autobiografische Erinnerungen sind nicht möglich, ohne dass ich bestimmte Fakten kenne und ohne dass mir bestimmte Dinge bekannt vorkommen (Roth 2001, S. 153): Zunächst erinnert man sich noch an viele Details einer Geburtstagsfeier eines Bekannten, später weiß man nur noch, dass man einmal auf einem seiner Geburtstage war und schließlich erinnert man sich nur noch, dass dieser wohl im Frühjahr Geburtstag hatte.

■ Implizites Gedächtnis

Im Gegensatz zu dem expliziten Gedächtnis ist das implizite, prozedurale Gedächtnis heterogener und umfasst

- alle Fertigkeiten über die wir verfügen, seien sie kognitiver („Rechtschreibfehler im Text erkennen") oder motorischer Art („Fahrrad fahren"), sowie die Gewohnheiten;
- Priming, d. h. das Reproduzieren von implizitem Wissen mittels Lernhilfen (markierte Wörter, Ähnlichkeitsassoziationen etc.);
- kategoriales Lernen, d. h. Klassifizieren anhand von Prototypen;
- klassische Konditionierung;
- nichtassoziatives Lernen, womit Gewöhnung und Sensitisierung (durch operantes Konditionieren) gemeint sind.

■ Funktion der Gedächtnisarten

Beide Gedächtnisarten sind für unterschiedliche psychische Funktionsweisen verantwortlich. Während im expliziten Gedächtnis **Bedeutungen gespeichert** werden, sorgt das implizite Gedächtnis für eine Verarbeitung und Speicherung von Informationen, die **automatisch** ablaufen und Verhalten steuern können, ohne dass das Bewusstsein darauf einen Einfluss ausübt (Perrig et al. 1993). Wie Grawe (2000, S. 238ff) betont, ist für das implizite Gedächtnis vor allem bedeutsam, dass nahezu jeder Aspekt eines einmal aufgenommenen Inhalts oder Ereignisses zur Erinnerung an den gesamten Inhalt führen kann, d. h. bereits die Aktivierung von Teilen eines im impliziten Gedächtnis bereit liegenden Erregungsmusters kann über die Phänomene der **Assoziation** und **Ähnlichkeit** zur Aktivierung des gesamten Musters führen. So erinnert man sich schnell der gesamten Melodie und möglicherweise der Situation des ersten Hörens, wenn jemand vorüber läuft, der einige Takte dieser Melodie vor sich hin pfeift.

■ **Konsequenzen für den psychotherapeutischen Prozess**

Für den psychotherapeutischen Prozess ergeben sich aus den verschiedenen Gedächtnisarten und den Modalitäten ihres Abrufens entscheidende Konsequenzen. Perrig et al. (1993) weisen darauf hin, dass die Inhalte des impliziten Gedächtnisses nicht introspektiv, durch bewusste Aufmerksamkeitsprozesse abgerufen werden können, denn die Struktur und auch die Form der Speicherinhalte sind ausschließlich das Ergebnis automatischer Prozesse. Für die Reaktivierung ist daher die Herstellung einer **Reizsituation** notwendig, die derjenigen möglichst stark ähnelt, unter der die Gedächtnisinhalte ursprünglich erworben wurden. Erst dann kann die Aktivierung über Ähnlichkeit oder Assoziation stattfinden. Nur über solche Gedächtnisinhalte zu reden, bringt gar nichts, weil sie dem bewussten Reden darüber zunächst nicht zugänglich sind. In der Psychotherapiesituation müssen demnach **erlebnisaktivierende Maßnahmen** ergriffen werden, seien es Rollenspiele, das Aufsuchen oder Herstellen von Realsituationen oder die Reizkonfrontation (Greenberg u. Paivio 1997). Erst wenn über solche Erfahrungen die Inhalte des impliziten Gedächtnisses der **bewussten Erinnerung** zugänglich gemacht worden sind, können sie zum Gegenstand der **bewussten Aufmerksamkeit** werden. „Wir müssen also bei Angstpatienten oder depressiven Patienten diejenigen Prozesse aktivieren, die ihren Ängsten oder Depressionen zugrunde liegen, also die entsprechenden Kognitionen, Vermeidungsreaktionen, physiologischen Reaktionen usw., um überhaupt einen verändernden Einfluss darauf ausüben zu können. Es ergibt sich eine Schlussfolgerung, die etwas von einer Paradoxie an sich hat: Man muss als Therapeut hervorrufen, was man beseitigen will, um es beseitigen bzw. verändern zu können" (Grawe 2000, S. 242).

Allerdings, und das ist ein weiteres wichtiges Ergebnis gedächtnispsychologischer Forschungen, sind wir nicht vor falschen Erinnerungen im Sinne von Gedächtnisfehlern gefeit. Schon seit den Forschungen von Bartlett zu Beginn der dreißiger Jahre des 20. Jahrhunderts ist klar, dass Erinnerungen von Menschen manipuliert werden können (Bartlett 1932, 1995). Denn Erinnerungen stehen in aller Regel in einem sozialen Kontext und sind der sozialen Einflussnahme ausgesetzt. So konnte beispielsweise die Brüchigkeit autobiografischer Erinnerungen dadurch nachgewiesen werden, dass enge Verwandte einer Gruppe von Probanden und Probandinnen nach relevanten biografischen Ereignissen in deren Leben gefragt wurden. Bei der Befragung der Versuchspersonen selbst wurden Ereignisse in die Liste mit aufgenommen, die im Leben der Befragten nachweislich nicht stattgefunden hatten. Von einer Reihe von Versuchspersonen werden diese falschen Ereignisse als Teil der autobiografischen Erinnerung akzeptiert (Loftus u. Pickrell 1995, Loftus 1997, Johnson 2002). Nicht zuletzt derartige Ergebnisse sind es, die bei der therapeutischen Aufarbeitung autobiografischer Erfahrungen sorgfältig berücksichtigt werden sollten.

7.3 Emotionen (Emotionale Schemata)

Es ist unmittelbar einleuchtend, dass Gefühle für das psychische Geschehen von unmittelbarer Bedeutung sind. Wenn der emotionale Austausch zwischen Innenwelt und Außenwelt gelingt, ist das emotionale Erleben für die Verhaltensregulation adaptiv; misslingt er, entstehen Konflikte, Meinungsverschiedenheiten und, im Extremfall, psychische Störungen. Tritt eine manifeste psychische Störung ein, ist die betroffene Person in ihrer Gefühlsvielfalt eingeschränkt, d.h. sie kann die verschiedenen Gefühle in verschiedenen Lebenskontexten nicht mehr in ausreichender Intensität spüren und zulassen. Stattdessen ist das emotionale Erleben auf wenige Gefühle eingeengt, die zumeist besonders stark und besonders häufig auftreten, etwa Angst oder Trauer, während andere zu schwach oder gar nicht mehr erfahren werden, z.B. Liebe oder Freude – ein emotionales Schema ist dann etabliert.

Die allgemeinpsychologische Forschung zu den Gefühlen hat inzwischen einen nahezu unüberschaubaren Zustand erreicht (zum Überblick s. Otto et al. 2000). Aufgrund empirischer Evidenzen sind insbesondere **Komponentenmodelle** geeignet, die Vielfalt emotionalen Geschehens in genügender Komplexität und Differenziertheit abzubilden (Traue 1998, Kämmerer 2002). Es lassen sich vier Komponenten des Emotionsprozesses angeben, die alle hinreichend, aber im Einzelnen nicht notwendig für verschiedenes emotionales Erleben sind:

Mimik, Gestik und Körpersprache. Das Ausdrucksverhalten in Mimik und Gestik und die Körpersprache sind bei vielen Gefühlen auf charakteristische Weise ausgeprägt. Dieser Aspekt ist die Grundlage der emotionstheoretischen Konzepte von Ekman u. Friesen (1975) oder auch von Krause (1997). Sie betonen, dass es im interaktionellen Kontext wichtig ist, die Gefühle des anderen in angemessener Weise zu erkennen und Mimik und Gestik sind dafür entscheidende Informationsquellen. Bei Menschen mit psychischen Störungen ist davon auszugehen, dass sie über eine reduzierte Wahrnehmungsfähigkeit für die eigenen Gefühle und die der anderen verfügen und von daher immer wieder in Konflikte kommen.

Wie Krause (1997) zeigen konnte, gibt es einen starken Geschlechtsunterschied im interpersonellen Ausdruck von Gefühlen: Reden Frauen mit Frauen, werden generell mehr Gefühle ausgedrückt als wenn Männer mit Männern reden (Kämmerer 2001). Gleichzeitig konnte er aber auch zeigen, dass die mimisch und gestisch ausgedrückten Gefühle mehr auf die zur Sprache gebrachten Inhalte bezogen waren und diese gewissermaßen emotional kommentierten, als dass diese Gefühle auf den Gesprächspartner oder die Gesprächspartnerin bezogen waren. Sind Menschen aufgrund psychischer Probleme nicht in der Lage, diese ausgedrückten Emotionen angemessen zu interpretieren, kann das ebenfalls eine direkte Quelle von Missverständnissen und Konflikten sein.

Innere und äußere Stimuli. Eine kognitive Bewertung von inneren und äußeren Stimuli ist für emotionale Prozesse maßgeblich. Dieser Aspekt hat über viele Jahre hinweg die Diskussion um das Verständnis des Emotionalen bestimmt, wobei nicht die Bedeutung kognitiver Bewertungen an sich Gegenstand kontroverser Debatten war, sondern mehr die Aufeinanderfolge intrapsychischer Vorgänge, die schließlich zu dem Erleben eines emotionalen Zustands führten (Schachter u. Singer 1962, Zajonc 1984).

In der Theorie von Lazarus (1991) spielen kognitive Bewertungen eine besondere Rolle im *Prozess der Emotionsentstehung*. Welche Gefühle wie aktualisiert werden, hängt davon ab, wie die handelnde Person ihre momentane Situation einschätzt und bewertet. Aufbauend auf stresstheoretischen Überlegungen (Lazarus u. Folkman 1984) werden von ihm bestimmte Einschätzungsprozesse postuliert. Zunächst erfolgt eine primäre und dann eine sekundäre Einschätzung, schließlich kommt es zu einer Neueinschätzung, die für verschiedene Emotionen inhaltlich unterschiedlich ablaufen und durch spezifische Inhalte, sog. zentrale Beziehungsthemen (core relational themes) gekennzeichnet sind. In diesen Beziehungsthemen drückt sich aus, worum es geht, wie das Mensch-Umwelt-Verhältnis gestaltet ist, welche Bedeutungen für das Wohlbefinden sie haben, wie die konkreten Handlungsmöglichkeiten sind und welches Bewältigungsverhalten vorhanden ist.

Während der primären und der sekundären Einschätzung haben jeweils unterschiedliche internale Prozesse Bedeutung. In der *Phase der primären Einschätzung* sind das die subjektive Bewertung der Zielrelevanz, der Zielstimmigkeit und der Ich-Beteiligung – also motivationale Komponenten. In der *Phase der sekundären Einschätzung* spielt zuerst die Zuschreibung der Verantwortlichkeit – „Wer hat Schuld an einem negativ bewerteten Ereignis?" „Wem kommt das Verdienst eines positiv bewerteten zu?" – eine Rolle. Danach wird das Bewältigungspotenzial eingeschätzt und schließlich die Zukunfts- bzw. Ergebniserwartungen.

Mit Hilfe dieser 6 Dimensionen, die aus den Einschätzungsprozessen resultieren, beschreibt Lazarus (1991) spezifische Muster, die verschiedene Emotionen voneinander unterscheidbar machen. Eine erste Grobunterteilung anhand der Zielrelevanz trennt zunächst die *positiven* von den *negativen* Gefühlen: Entsteht bei der handelnden Person der Eindruck, dass eine „Begegnung", wie Lazarus (1991) es nennt, mit den eigenen Zielen kongruent ist, führt das zu einer positiv getönten Emotion. Ist die Einschätzung aber im Gegenteil die, dass keine Kongruenz mit den eigenen Zielen vorhanden ist, entstehen negative Emotionen. Dieser ganze Prozess läuft zum größten Teil automatisch ab (s. implizites Gedächtnis S. 72). Es ist nicht so, dass an der einen oder anderen Stelle eine bewusste Entscheidung getroffen wird, sondern dass das Gefühl einfach da ist. Findet dann eine Neubewertung des emotionalen Geschehens statt, erfolgt diese durchaus bewusst. Im therapeutischen Gespräch kann demnach überprüft werden, ob eine abwertende Bemerkung einer anderen Person wirklich die eigene Selbstachtung erniedrigt oder einen in den Augen der anderen herabsetzt (s. kognitive Fehler S. 72), oder ob nicht eine veränderte Bewertung zu befriedigenderen emotionalen Zuständen führen würde.

Die Emotionstheorie von Lazarus ist vor allem deshalb für die Psychotherapie nützlich, weil sie den *Prozess* der aktuellen Emotionsentstehung analysierbar macht. Die verschiedenen Bewertungsarten und die darin stattfindenden Einschätzungsprozesse lassen sich detailliert analysieren, und vor allem die kognitiven Anteile sind entsprechend zu verändern.

Anhand von Rollenspielen oder dem Überprüfen der emotionalen Befindlichkeit bei veränderten kognitiven Einschätzungen lassen sich im Verlauf des Therapieprozesses neue emotionale Erfahrungen und damit neue Gedächtnisstrukturen etablieren.

Wahrnehmung, Aufmerksamkeit, Bewusstsein, Sprache. An emotionalen Prozessen sind Wahrnehmung, Aufmerksamkeit, Bewusstsein und Sprache beteiligt, d. h. das gesamte zentrale und periphere Nervensystem. Besondere Bedeutung kommt dabei dem *limbischen System* zu. Damasio (1998) betont, dass es in erster Linie angeborene, präorganisierte Gefühle sind – solche wären beispielsweise Wut und Angst, die auf Schaltkreisen des limbischen Systems beruhen. Vor allem die Amygdala und der vordere Teil des Gyrus cinguli spielen dabei eine zentrale Rolle. Bei den sekundären Gefühlen, das sind solche, die systematische Verknüpfungen zwischen Objekten und Situationen auf der einen Seite und primären Gefühlen auf der anderen Seite herstellen (z. B. Bestürzung oder Schuldgefühle), muss das neuronale Netzwerk erweitert werden und das limbische System wird durch den präfrontalen und somatosensiblen Kortex ergänzt (vgl. auch LeDoux 1998).

Das Wesen des Gefühls, so Damasio (1998), besteht in zahlreichen Veränderungen von Körperzuständen, die in unzähligen Organen durch Nervenendigungen hervorgerufen werden. Das für diese Veränderungen verantwortliche Gehirnsystem reagiert auf den Gedankeninhalt, der sich auf ein bestimmtes Objekt oder Ereignis bezieht. Viele der Körperveränderungen, etwa der Hautfarbe, der Mimik, der Körperhaltung, sind für andere beobachtbar. Andere wiederum sind nur der erlebenden Person präsent, wie z. B. ein schneller schlagendes Herz oder ein Kloß im Hals.

Ein großer Teil der Forschungen zu den neuronalen Grundlagen des Emotionserlebens sind anhand neuronaler Läsionen, etwa nach einem Schlaganfall, durchgeführt worden. Das bedeutet, dass sich die neuronalen Einflüsse auf die Gefühle besonders dadurch gut aufzeigen lassen, dass die Abweichung vom „Normalfall" beschrieben und erklärt wird. Die Ergebnisse sind gleichwohl auch für den psychotherapeutischen „Alltag" von Bedeutung. Vor allem, wenn man sie im Zusammenhang mit Aspekten der Informationsverarbeitung bei verschiedenen Gedächtnisarten sieht, erschließt sich der große Einfluss der neuronalen Vorgänge auf das psychotherapeutische Geschehen unmittelbar.

Soziale Regulationsprozesse. Das subjektive Erleben ist für jegliches Gefühl konstitutiv und gleichzeitig werden Gefühle *sozial konstruiert* und *durch Normen geprägt*. Durch Gefühle eignet sich der Mensch die Welt an und fügt sich in sie ein. Diese Sicht wird hauptsächlich in sozial-konstruktivistischen Emotionstheorien vertreten, die postulieren, dass wir Gefühle in Form sozialer Skripts, Schemata oder Rollen erwerben (Weber 2000, Fischer u. Tangney 1995). Skripts und Rollen enthalten die für eine Emotion prototypischen Merkmale, die den Status einer Verhaltensvorschrift oder Regel haben. Diese Verhaltensregeln beziehen sich auf sehr unterschiedliche Aspekte des Emotionsprozesses, etwa auf die Wahrnehmung entsprechender Auslösebedingungen, auf angemessene physiologische oder expressive Reaktionen, auf konkrete Verhaltensvorschriften etc. – man denke z. B. an Trauer beim Tod eines Menschen. Alle diese emotionalen „Anleitungen" können sehr detailliert sein, z. B. das Ausdrücken von Glück und Liebe am Tag der Hochzeit. Sie können aber auch eher vage sein, wenn z. B. die Intensität von Ärger normativ an die Art der Verfehlung gebunden wird.

Der entscheidende Aspekt bei sozial-konstruktivistischen Emotionskonzepten ist die Verflechtung des emotionalen Erlebens mit *sozialen Regulationsprozessen*: Gefühle regulieren das Zusammenleben, sie schaffen Nähe und Distanz, sichern den Status von Menschen, indem sie die Zugehörigkeit zur Gruppe und den Rangplatz innerhalb der Gruppe bestimmen. Das lässt sich etwa am Schamgefühl verdeutlichen, das entsteht, wenn jemand nicht so gehandelt hat, wie er aus seiner Sicht hätte handeln sollen und dafür Empörung von einer anderen Person erfährt. In der Empörung: „Du sollst Dich schämen!", drückt sich aus, dass die Zugehörigkeit zur Gruppe so lange in Frage gestellt ist, wie keine Scham gezeigt wird. Schämt sich die betreffende Person, signalisiert sie damit Zustimmung zu den Normen und Werten, die in der Empörung eingeklagt wurden (Neckel 1993, Kämmerer et al. 1997, Kämmerer et al. 2003, Kämmerer 2004).

Emotionale Skripts stellen gewissermaßen die soziale, auf das Handeln bezogene Variante der emotionalen Schemata dar. Äußere emotionale Anforderungen und inneres emotionales Erleben miteinander in Einklang zu halten, ist keine leicht zu bewältigende Aufgabe, wie die Notwendigkeit psychotherapeutischer Hilfestellung immer wieder aufs Neue unterstreicht. So begünstigt beispielsweise unsere hierarchisch strukturierte Arbeitswelt gehemmtes emotionales Verhalten und verstärkt dieses vielfach durch Anerkennung, Geld und Aufstieg (Traue 1998). Wir lernen, dass die Gefühle von Besitzenden, Vorgesetzten, im Status höheren Personen zumeist wichtiger sind als die eigenen und üben uns darin ein, deren Gefühle sorgfältig zu beobachten, zu analysieren und zu erkennen. Im Vergleich dazu sind die eigenen Gefühle oft weniger wichtig, es wird ihnen misstraut, und sie müssen kontrolliert werden. Ihr ungebremster Ausdruck, etwa in Form von Ärger und Zorn, kann schädlich sein und zu negativen Konsequenzen führen (s. emotionale Schemata S. 73).

Eindrücklich beschreibt Goffman (1971) aus soziologischer Sicht die verschiedenen Merkmale der Gefühlsabweichung, wenn Menschen in einer bestimmten Situation nicht die adäquaten Gefühle empfinden, und welche Mühe es bedeutet, die „richtigen" Gefühle in einer Situation, z. B. in einem Gespräch, herauszufinden. Das gilt natürlich auch für die psychotherapeutische Situation selbst. Die therapeutische „talking cure" erfordert das Etablieren einer „emotionalen Kultur" zwischen therapierender und therapierter Person, in der die Intensität der Gefühle ebenso ausgehandelt werden muss wie die Art des Eingehens darauf.

7.4 Motivation und Volition

In der älteren Motivationspsychologie wurden Motive hauptsächlich mit den Begriffen *Instinkt, Trieb* und *Bedürfnisse* in Verbindung gebracht. Es interessierte zunächst, ob Menschen – ebenso wie Tiere – mit bestimmten angeborenen, vorprogrammierten Verhaltenstendenzen geboren werden, die für das Überleben der Art wesentlich sind (Zimbardo 1995). Freud (1940) konzipierte den Triebbegriff als eine psychische Energie, die Spannung erzeugt und Verhaltensweisen anregt, die zu Spannungsreduktion und/oder Triebbefriedigung führen. *Bedürfnisbefriedigung* war demnach das Ziel motivationalen Handelns. Besondere Bedeutung bei der Suche nach allgemeingültigen, überindividuellen Bedürfnissen hat die *Hierarchie der Bedürfnisse* nach Maslow (1970) erhalten, die auf der untersten Ebene biologische Bedürfnisse und dann aufsteigend Sicherheit, Bindung, Selbstwert, kognitive Bedürfnisse, ästhetische Bedürfnisse, Selbstverwirklichung und schließlich Transzendenz postuliert.

Motiv, Volition, Handlung. In der modernen motivationspsychologischen Forschung interessiert mehr der Prozess der *Motiventstehung* und schließlich auch dessen Umsetzung in konkretes Handeln. Ausgehend von den wegweisenden Arbeiten von Heckhausen und Mitarbeitern (Heckhausen et al. 1987) wurde eine Dreiteilung des motivationalen Prozesses in *Motivation, Volition* und *Handlung* vorgeschlagen: Aus Motiven im Sinne von Wünschen oder auch Befürchtungen bilden sich konkrete Absichten (Volitionen) heraus, die im weiteren willentlich verfolgt werden und das Handeln dann bestimmen. Das intrapsychische „Milieu" sieht, so Heckhausen, anders aus, wenn sich eine Person im Bereich des Wünschens und Abwägens befindet, oder sich dieses Wünschen schon in konkrete Absichten und Handlungsschritte verwandelt hat, der „Rubikon", wie er sagt, also überschritten ist. Grawe (2000) übernimmt dieses „Rubikonmodell" als eine Art Richtschnur zur Einordnung psychotherapeutischen Handelns und beschreibt einige Therapieformen als bereits eine Zielintention voraussetzend und entsprechend darauf ausgerichtet, diese Intentionen mit bestimmten therapeutischen Maßnahmen zu realisieren. Hierzu zählt er Problemlösungs- und bewältigungsorientierte Therapien (2000, S. 61ff). Anders sieht es aus, wenn im Verlauf des psychotherapeutischen Handelns zunächst das Wünschen und Wollen thematisch ist, weil Intentionen erst herausgebildet werden müssen – ein Aspekt der vielfach in psychoanalytisch orientierten Therapien verfolgt wird.

■ Handlungs- und Lageorientierung

Mit der Herausbildung und der Realisierung von Intentionen hat sich insbesondere Kuhl (2001, 1996) beschäftigt und dabei die für die Psychotherapie relevante Unterscheidung zwischen Handlungs- und Lageorientierung getroffen.
- **Handlungsorientierung** liegt dann vor, wenn die Aufmerksamkeit auf all das gerichtet ist, was zu einer wirkungsvollen Ausrichtung eines Verhaltens wichtig ist, wenn Absichten also in Handlungen überführt werden können. Die dabei hauptsächlich relevanten intrapsychischen Steuerungsinstanzen sind **Selbstregulation** und **Selbstkontrolle** – ein Beispiel wäre etwa die Reduktion von Gewicht, das Beenden einer Ausbildung etc.
- In der **Lageorientierung** hingegen ist die Handlungssteuerung des Individuums blockiert, es kommt zu einer Anpassung des inneren Milieus an eine eingetretene Lage (Kuhl 1996, S. 671). Die willkürliche Modulation der Aufmerksamkeit, der Wahrnehmung, des Gedächtnisses und der Gefühle gelingt dabei nur sehr eingeschränkt und die Umgebung wird dazu benutzt, über die eigene Befindlichkeit zu berichten.

Nach meiner Überzeugung lässt sich mit dem Konstrukt der Lageorientierung ein therapeutisch relevantes Phänomen präziser beschreiben, nämlich der **Leidensdruck**, der häufig das Motiv zum Aufsuchen einer Therapie darstellt. Freud (1975) sah in ihm einen wichtigen Aspekt der Indikation, insofern er die Psychoanalyse nur bei jenen Personen als indiziert betrachtete, die sich durch ihr Leiden selbst zur Therapie gedrängt fühlten. Rogers (1972) sprach vom Leidensdruck als der Diskrepanz zwischen dem aktuellen psychischen Zustand des Patienten und seinem „idealen Selbst" und sah darin die Quelle der **Therapiemotivation**. Diese konzeptuelle Koppelung von Leidensdruck und Therapiemotivation zieht sich wie ein roter Faden durch alle klinisch-psychologischen Konzeptualisierungen: Je höher der Leidensdruck, desto größer der Heilungswunsch und die von Patientinnen und Patienten unternommenen Aktivitäten in Richtung auf Veränderung (Künzel u. Wottawa 1985, Blankenburg 1981).

Leidensdruck ist als eine Manifestation der Lageorientierung zu verstehen, aus der heraus nicht unmittelbar eine Handlung initiiert werden kann, weil Gewolltes und Getanes nicht in Übereinstimmung zu bringen sind. Der „Druck" wird plausibel durch die Perseveration des Vorgangs, ein im Therapieprozess häufig anzutreffendes „Mehr-Desselben", was in Teufelskreise mündet. Heigl (1978) nannte das den irrationalen, neurotischen Leidensdruck, der sich dann sogar, gleichsam unter der Hand, zum sekundären Krankheitsgewinn entwickelt.

Aus der modernen motivationspsychologischen Forschung wissen wir, dass es, um aus dem Zustand der Lageorientierung heraus zu kommen, notwendig ist, auf implizit gespeicherte Gedächtnisinhalte und emotionale Schemata zurückzugreifen, und das gelingt vor allem über **Assoziation** und **Ähnlichkeit**, d. h. über eine zumeist nicht-bewusste Aktivierung der mit speziellen Gedächtnisinhalten verbundenen Schemata. Um Therapiemotivation im Sinne einer Veränderungsmotivation aufzubauen, ist demnach die Intensität des Leidensdrucks kein alleiniger Indikator. Stattdessen ist es sinnvoller, den Leidensdruck als eine Manifestation von Lageorientierung anzusehen, auf Aspekte implizit gespeicherter Emotionen zurückzugreifen und aus diesen heraus das Für und Wider von Handlungsmöglichkeiten abzuwägen, d. h. Intentionen zunächst einmal aufzubauen.

■ Attributionstheorien

Für die Psychotherapie bedeutsam sind auch die Forschungsergebnisse zu bestimmten Motivbereichen. Ich möchte aus der Vielfalt (siehe dazu z. B. Zimbardo 1995, Schmalt 1996) einen herausgreifen, nämlich die **Leistungsmotivation, die vor allem mit den Untersuchungen zu Attributionsstilen** zusammenhängt.

> **D** Attributionen sind Meinungen und Überzeugungen über die Ursache von Ereignissen und Sachverhalten.

Nach der Theorie von Weiner (1985, 1986, 1994) sind dabei vor allem drei Bereiche maßgeblich:
- die Personenabhängigkeit;
- die Stabilität über die Zeit;
- die Kontrollierbarkeit.

Die Dimension **Personenabhängigkeit** bezieht sich darauf, ob das Handlungsergebnis als in der Person oder in der Umgebung liegend angesehen wird. So werden (im Leistungskontext) Begabung und Anstrengung in aller Regel als ein Merkmal der Person gesehen und die Schwierigkeit einer Aufgabe wird als ein Merkmal der Umgebung interpretiert.

Mit der Dimension **Stabilität über die Zeit** wird angegeben, ob es die Eigenschaft einer Ursache ist, stabil oder variabel zu sein. In der Regel wird die Begabung als ein stabiles Merkmal betrachtet, während die situative Anstrengung oder andere Umgebungsbedingungen (z. B. Wetter, körperliches Befinden) als variabel eingeschätzt werden.

Unter die Einschätzung **kontrollierbar** gerät ein Sachverhalt dann, wenn er durch die betreffende Person beeinflussbar erscheint – etwa durch Anstrengung. Unkontrollierbar erscheint er dann, wenn Glück einen wesentlichen Einfluss auf das Handlungsergebnis hat.

Erfolgsmotivierte Personen erklären Misserfolge bevorzugt mit mangelnder Anstrengung, während Misserfolgsorientierte mangelnde Begabung ins Feld führen. Je stabiler diese Einschätzungen sind, desto stärker ist die Erfolgserwartung abgesenkt (Schmalt 1996). Weiner (1985) fand, dass die Ursachensuche vor allem bei erwartungswidrigen und frustrierenden Handlungsverläufen mit besonderer Intensität durchgeführt wird. Für den Psychotherapiekontext liegt es nahe, bei der Analyse individueller Attribuierungsstile den Begriff der „Leistung" nicht zu eng zu sehen, sondern auf Fähigkeiten der Person in einem umfassenden Sinn zu beziehen. Und in der Tat haben sich misserfolgsorientierte Attribuierungsmuster als Vulnerabilitätsfaktor für verschiedenste psychische Störungen herausgestellt (Bastine 1998, S. 348ff).

7.5 Identität und Selbst

Identität. Insbesondere die im vorigen Abschnitt kurz behandelten Attributionstheorien verweisen direkt auf die Frage „Wer bin ich und wer möchte ich sein?", denn erlittene Fehlschläge oder erzielte Erfolge gehören zu den unmittelbarsten Bestandteilen einer Antwort auf diese existenzielle Frage, die auch für den psychotherapeutischen Prozess zentral ist. Die Identität einer Person oder auch ihr „Selbst" ist ein relationales Konstrukt, d.h. es wird in und durch soziale Bezüge gebildet, präsentiert und verändert (Straub 2000). Entsprechend ist es naheliegend von einer *sozialen Identität* zu sprechen, wie es Goffmann (1967) tut und dieser bestimmte soziale Rollen, seien sie allgemeiner (z.B. Onkel, Psychotherapeutin) oder einzigartiger Natur (z.B. Bundeskanzler, Königin) zuschreibt. Von dieser sozialen Identität grenzt er die *physische Identität* ab, die sich durch die Hautfarbe, das Geschlecht oder den genetischen Code ergibt. Auch die *psychologische Identität* ist ein eigenständiges Merkmal einer Person, z.B. ihre Problemlösefähigkeiten, ihre Emotionsregulation oder ihr Attributionsstil.

An diesen psychologischen Identitätsmerkmalen wird deutlich, dass scheinbar objektivierbare Aspekte der Person alleine noch keine befriedigende Antwort auf die Frage nach dem „Wer bin ich?" geben können (Nunner-Winkler 2000). Das Bewusstsein der eigenen Einzigartigkeit verlangt eine Antwort, die ein Gefühl der *biografischen Konsistenz und Kohärenz* einschließt. Greve (2000) betont genau diesen Aspekt, wenn er für die Analyse des Selbst immer zwei Betrachtungsperspektiven heranzieht:

- Die 1. ist eine zeitliche Ebene, die über die Vergangenheit und die Gegenwart in die Zukunft weist und entsprechend die biografische Entwicklung, das gegenwärtige Selbst und die zukünftigen Entwicklungslinien beinhaltet.
- Die 2. Perspektive ist eine evaluative, in der „Sein" und „Sollen" beurteilt werden. Hier erfolgt zunächst die Analyse des *realen Selbst*, die Antwort auf die Frage geben kann: „Wie bin ich?", dann die des *möglichen Selbst*, wobei die entscheidende Frage lautet: „Wie könnte ich sein?". Und schließlich schärft sich der Blick für die Analyse des *idealen Selbst* und sucht nach Antworten auf die Frage „Wie möchte/sollte ich sein?".

Insbesondere die zuletzt gestellt Frage verweist auf die Wertbindung der eigenen Identität, ihre Selbstbindung an Ideale. Durch diese Bindung an bestimmte Inhalte erlebt sich der Einzelne nicht nur punktuell als unverwechselbar, sondern dadurch stellt sich auch ein situations- und zeitübergreifendes Gefühl der eigenen Identität ein. Giddens (1991) konzeptualisiert dieses Verständnis von Identität als eine „konsistente Erzählung", deren Bestandteile ständig neu konstruiert werden, aber als gemeinsame Merkmale Urvertrauen (s. emotionale Schemata S. 73), Lebensentscheidungen (s. explizites Gedächtnis S. 72) und das Streben nach Konsistenz in der eigenen Biografie aufweisen. Hier zeigt sich deutlich die Verwandtschaft des Identitätsbegriffs zu der Vorstellung vom autonomen, willensfreien Subjekt, das sich durch Selbstreflexion und Selbstbestimmung von anderen Menschen und deren Vorgaben distanzieren kann.

Selbst. Die „Erzählung" vom eigenen Selbst wird, so Damasio (2002), vor allem im *autobiografischen Selbst* gespeichert, dem dadurch eine wesentliche Rolle bei der Konstituierung eines Gefühls von der eigenen Identität zukommt. Dieses autobiografische Selbst beruht auf dem *autobiografischen Gedächtnis* (s. explizites Gedächtnis S. 72), in dem viele Momente individueller Erfahrung gespeichert sind und das sowohl retrospektiv als auch prospektiv bedeutsam ist. Es seien, so Damasio (2002, S. 211), die unveränderlichen Aspekte in der Biografie eines Menschen, die das autobiografische Gedächtnis kennzeichnen. Auch hierbei liegt es nahe, in Schemata oder Netzwerkmodellen zu denken, denn Gruppen von Erinnerungen können bei Bedarf als neuronale Muster reaktiviert und als Vorstellung explizit gemacht werden – ein Vorgang, der in der Psychotherapie auf besonders intensive Weise passiert.

Neben diesem autobiografischen Selbst postuliert Damasio ein *Kernselbst*, das er einen „Protagonisten des Urberichts" (2002, S. 211f) nennt, das bewusstseinsfähig ist und durch jedes beliebige Objekt in der Umgebung ausgelöst werden kann und Erkennen ermöglicht. Diesen beiden Varianten des Selbst liegt ein *Protoselbst* zugrunde, das den gegenwärtigen Zustand des Organismus von Augenblick zu Augenblick auf verschiedenen Ebenen des Gehirns repräsentiert (2002, S. 211f). Der Autor betont, dass bei der „Selbst-Wahrnehmung" stets diese verschiedenen Stufen simultan aktiviert werden und unterschiedliche Systeme des Erlebens begleiten. Für den psychotherapeutischen Prozess heißt das aufs Neue, dass der Ansatzpunkt der Veränderung nicht eine Systemebene alleine sein kann, sondern diese mit anderen unverrückbar vernetzt ist.

Die streiflichtartigen Betrachtungen allgemeinpsychologischer Theorien und Befunde sollten nicht nur die Komplexität therapeutischen Handelns vor Augen führen, sondern vor allem aufzeigen, dass viele verschiedene Möglichkeiten und Ansatzpunkte für eine Veränderung bestehen. Die vielschichtigen Ergebnisse allgemeinpsychologischer Forschung ergänzen sich zu einem umfassenden Verständnis des Erlebens und Verhaltens, das durch psychotherapeutische Intervention verändert werden kann. Je nach Störungsbild und konkreter Lebenssituation von Patientinnen und Patienten werden durch die Berücksichtigung denk-, motivations- und emotionspsychologischer Befunde Indikationsentscheidungen möglich, die die Anwendungswissenschaft Psychotherapie eng mit den Grundlagendisziplinen der Psychologie verzahnt. Es ist vor allem das sich verfeinernde Ätiologiewissen, das diese differenziellen Indikationsaussagen möglich macht, aber auch eine grundlagenwissenschaftliche Analyse des Therapiegeschehens an sich – wenn z. B. Kenntnisse über Gedächtnissysteme auf therapeutisches Handeln angewendet werden. Diese Entwicklungen sind ohne jeden Zweifel zum Wohle der Patientinnen und Patienten, weil sie bestmögliche Behandlungskonzepte bedingen. Nur eines funktioniert nicht mehr, wenn allgemeinpsychologisches Wissen für die Psychotherapie genutzt wird: Ein Denken und Handeln unter dogmatischem Therapieschulen-Blick. Nutzt man psychologisches Wissen konsequent, wird schnell klar, dass zur Indikation psychotherapeutischer Maßnahmen die Ausgangslage und die Zielvorgaben der Patienten relevant sind und nicht ideologisch eingefärbte Überzeugungen, die systematisch einzelne Forschungsergebnisse ausblenden.

8 Sozialpsychologische Grundlagen der Psychotherapie

F. Kapp, A. Kämmerer

„Menschen verbringen den größten Teil ihres Lebens im Umgang miteinander. Dabei üben sie starke Einflüsse aufeinander aus, zum Guten oder Schlimmen". Mit diesen Worten beginnt J. D. Frank (1961/1997) seine viel beachtete Zusammenfassung grundlegender Merkmale von Psychotherapie und stellt damit den Einfluss sozialpsychologischer Aspekte auf das psychotherapeutische Geschehen in den Vordergrund.

8.1 Angewandte Sozialpsychologie

》 *Alles Leben ist Beziehung (Martin Buber)* 《

Psychotherapie kann als eine Form angewandter Sozialpsychologie verstanden werden (Haisch u. Haisch 1987), weil der psychotherapeutische Prozess viele Merkmale aufweist, die auch für eine Kennzeichnung der Sozialpsychologie herangezogen werden. Diese, so Schuster u. Frey (1996), untersucht, wie Verhalten und Erleben eines Menschen durch den sozialen Kontext – und dabei hauptsächlich durch den Kontakt mit anderen Individuen – determiniert und moderiert wird.

Im Zentrum sozialpsychologischer Aufmerksamkeit steht somit, inwiefern die Gedanken, Gefühle und Verhaltensweisen eines Individuums durch die aktuelle oder die vorgestellte Anwesenheit anderer Personen oder auch durch soziale Stimuli beeinflusst werden (Allport 1985). Da Psychotherapie in einem sozialen Kontext stattfindet, an dem mindestens zwei, häufiger auch mehrere Personen beteiligt sind, spielen sozialpsychologische Phänomene innerhalb dieses Prozesses eine bedeutsame Rolle.

In erster Linie können sozialpsychologische Theorien und Modelle zu einem erweiterten **Verständnis ätiologischer Faktoren** bei der Entwicklung einer psychischen Störung beitragen (Ellgring 1998, Kowalsky u. Leary 1999, Stroebe u. Jonas 2001). Beispiele hierfür sind Theorien, die sich mit sozialen Kognitionen im weitesten Sinn befassen. Darunter sind Kognitionen zu verstehen, „die sich auf soziale Gegebenheiten beziehen bzw. durch soziale Einflüsse verändert werden" (Ellgring 1998, S. 255). Sozialpsychologische Theorien, die sich mit diesen Phänomenen im klinischen Kontext beschäftigen, sind etwa **Dissonanz- und Attributionstheorien** (Brehm 1980, Försterling 1996, Meyer u. Försterling 2001) oder **Theorien der Sozialen Wahrnehmung und Urteilsbildung** (Maddux et al. 1987, Salovey u. Turk 1991).

Zudem kann die Sozialpsychologie einen genuinen Beitrag für ein vertieftes Verständnis des **interaktionellen Geschehens in der Therapie** leisten. Sowohl die dyadische Beziehung zwischen Therapeut/in und Patient/in als auch therapeutische Gruppenprozesse lassen sich unter sozialpsychologischer Perspektive analysieren. Theorien, die für das Verstehen der Interaktionsprozesse maßgeblich sind, sind beispielsweise Kommunikationstheorien (Forgas, 1992), Theorie zur sozialen Macht und Einflussnahme (Strong u. Clairborn 1982; Witte 2002) oder die Forschungen zu sozialem Druck und zu sozialer Konformität (Sader 2002). Ganz generell ist es so, dass in der modernen Sozialpsychologie eine Fokussierung auf **intrapsychische, kognitive Forschungsinhalte** zu beobachten ist, so dass eine große Nähe zu allgemeinpsychologischen Theorien entsteht. Die Analyse interpersonaler Prozesse im engeren Sinne ist seit den Anfängen der Sozialpsychologie vergleichsweise stark in den Hintergrund gerückt – Graumann (1979) spricht sogar von der „Scheu" der Sozialpsychologen vor der Interaktion.

Wir werden im Folgenden einige der erwähnten sozialpsychologischen Theorieansätze näher beleuchten und auf ihren Erklärungsgehalt für den psychotherapeutischen Prozess prüfen.

8.2 Kommunikation(stheorie)

Der Begriff „Kommunikation" hebt im Unterschied zu „Interaktion" den **Mitteilungsaspekt** hervor: Durch Übermittlung von Information findet eine Beeinflussung statt (Bierhoff 2000). In diesem allgemeinen Sinn ist jede psychotherapeutische Interaktion eine Manifestation von Kommunikation (Ellgring 1998). Kommunikative Prozesse lassen sich in verschiedene Komponenten unterteilen:

- Wer (Kommunikator)
- sagt was (Nachricht, Botschaft)
- zu wem (Empfänger, Adressat)
- womit (Zeichen, verbale, nonverbale Verhaltensweisen)
- durch welches Medium (Modalität)
- mit welcher Absicht (Intention, Motivation)
- mit welchem Effekt (interpersonale Konsequenz).

Zudem lassen sich bei verbalen Nachrichten vier verschiedene Aspekte unterscheiden (Sach-, Beziehungs-, Selbstoffenbarungs-, Apellaspekt), die vom Sender mit der Nachricht intentional „gemeint" oder vom Empfänger interpretiert und „gehört" werden können (die sog. „vier Ohren einer Nachricht"; von Thun 1981, S. 44ff).

Innerhalb des klinischen Kontextes sind Störungen der Kommunikation in verschiedener Weise relevant. **Kommunikationsstörungen** können

- als Symptom an sich bedeutsam sein, etwa bei Partnerschaftskonflikten (Notarius u. Markman 1996) oder bei sozialer Ängstlichkeit (Stangier u. Fydrich 2002).
- eine ursächliche Rolle bei der Entstehung von psychischen Störungen spielen; frühkindliche Bindungsstörungen sind hierfür ein Beispiel (Cassidy u. Shaver 1999).
- Begleiterscheinung von psychischen Störungen sein – wie etwa bestimmte verbale und nonverbale Verhaltensweisen von depressiven Patienten und Patientinnen (Ellgring 1998).

Eine spezielle Form der Kommunikation, die für den psychotherapeutischen Prozess von zentraler Bedeutung ist, betrifft die **Kommunikation von Emotionen**. Widersprüchlichkeiten in der inhaltlichen und der Beziehungskommunikation waren z. B. von der Palo-Alto Schule (z. B. Bateson 1972, Watzlawick et al. 1969) als ursächlich für die Entstehung von Schizophrenie angenommen worden. Zwar hat sich der ursächliche Einfluss nicht zueinander passender kommunikativer Botschaften auf die Entstehung schizophrener Erkrankungen nicht empirisch nachweisen lassen, aber es zeigte sich doch, dass der Umgang mit und der Austausch von Gefühlen in Familien mit schizophren erkrankten Personen Besonderheiten aufweisen: Mit Hilfe der sog. Expressed-Emotion-Forschung konnte nachgewiesen werden, dass kritische Kommentare und feindselige Äußerungen über den Patienten/die Patientin das Rückfallrisiko eines Erkrankten ebenso erhöhen wie emotionale Überbeteiligung (zum Überblick: Hahlweg 1996).

8.3 Kognitive Dissonanz

Die auf Festinger (1957) zurückgehende **Theorie der kognitiven Dissonanz** besagt, dass Menschen bestrebt sind, zu kognitiver Widerspruchsfreiheit zu gelangen. Werden kognitive Dissonanzen zwischen verschiedenen Einstellungen, Überzeugungen, Werthaltungen etc. wahrgenommen, versucht die betreffende Person, die daraus resultierende Spannung zu reduzieren. Das kann einmal dadurch geschehen, dass die Kognitionen selbst oder deren Wichtigkeit geändert werden, oder dass neue Kognitionen gebildet werden, die geeignet sind, den Widerspruch aufzulösen (Frey u. Gaska 2001). Kognitive Dissonanz wird dann stärker erlebt, wenn die Kognitionen, die miteinander in Widerspruch stehen, besonders bedeutsam und wichtig sind. Sie sind auch dann intensiver, wenn der Anteil dissonanter Elemente groß ist: Eine Überzeugung, Werthaltung, kurz eine Kognition, besteht nicht nur aus einer einzigen Überlegung, sondern ist in der Regel aus mehreren Bestandteilen zusammengesetzt. Je höher der Anteil der zu einer anderen Überzeugung in Widerspruch stehenden Kognitionen ist, desto intensiver wird Dissonanz erlebt.

Liegt ein hohes Ausmaß an kognitiver Dissonanz vor, wird die Informationssuche zur Bewältigung dieser unangenehmen Spannung verstärkt auf **konsonante Informationen** gerichtet sein (Frey u. Gaska 2001, S. 275ff). Im psychotherapeutischen Alltag sind dafür zahlreiche Beispiele zu finden: Personen, die extreme Angst vor Tieren haben, die sie eigentlich als ungefährlich einstufen, etwa Hauskatzen oder Spinnen, werden verstärkt nach Informationen suchen, die eine Begründung für die Angst darstellen können, indem sie den Tieren eine Gefährlichkeit unterstellen: Katzen können unerwartet kratzen, Spinnen tödliches Gift oder Krankheitserreger verteilen.

Psychotherapeutisch wurden dissonanztheoretische Überlegungen im Zusammenhang mit Anstrengungsrechtfertigungen und „forcierten Einwilligungen" analysiert: So fasste Axsom (1989) verschiedene empirische Befunde zusammen, die zeigten, dass der langfristige Erfolg von Expositionstherapien und Verfahren zur Reduktion unerwünschter Verhaltensweisen (z. B. Gewichtsreduktionsverfahren) dann besonders hoch war, wenn Patientinnen und Patienten bereit waren, im Verlauf ihrer Therapie hohe Anstrengungen in Kauf zu nehmen. Voraussetzung hierfür war jedoch, dass sie diese Anstrengungen freiwillig auf sich nahmen, was die Relevanz der Entscheidungsfreiheit für die therapeutisch wirksame Induktion kognitiver Dissonanz unterstreicht. Je größer das Ausmaß an subjektiv erlebter Entscheidungsfreiheit, desto größer kann die veränderungsaktivierende Dissonanz werden (Draycott u. Dabbs 1998). Dieser Aspekt ist für das therapeutische Handeln von grundlegender Bedeutung, **denn nur freiwillige, mit größtmöglicher Entscheidungsfreiheit des Patienten oder der Patientin gewählte therapeutische Maßnahmen können für eine Veränderung hilfreich sein** (Bandura 1997).

Verdeutlichen lässt sich dies am Beispiel der Expositionstherapie bei Angststörungen: Nur wenn die Entscheidung zum Aufsuchen der Angst auslösenden Situation freiwillig, ohne Druck („forcierte Einwilligung") geschieht, kann die in der Situation entstehende Diskrepanz zwischen den eigenen Überzeugungen, die eine Katastrophe vorhersehen, und dem tatsächlichen Nicht-Eintreten dieser Katastrophe zu einer therapeutisch nützlichen Dissonanz führen, die durch Neubewertung einzelner Aspekte und d. h. durch eine Verringerung des Anteils dissonanter Kognitionen zugunsten konsonanter Kognitionen verändert werden kann (Brehm 1980, Haisch 1983, Schuster u. Frey 1996, S. 562f).

8.4 Reaktanz/Widerstand

Sind die freiwilligen Entscheidungsmöglichkeiten des Patienten nicht gewährleistet, kann es zu **Reaktanz** bzw. **Widerstand** kommen. Die Stärke dieses Widerstandes hängt von dem Ausmaß des erlebten Freiheitsverlustes, der Intensität der Einengung – beispielsweise durch interpersonalen Druck – und der subjektiv erlebten Wichtigkeit der eingeengten Freiheit ab (Dickensberger et al. 2002).

Im psychotherapeutischen Kontext wird zwischen verschiedenen Formen von Reaktanz bzw. Widerstand unterschieden:

- Widerstand gegen mögliche oder notwendige Veränderungen, d. h. PatientInnen können bezüglich der Veränderungen ambivalent sein, weil sie neben der Hoffnung auf konstruktive Veränderungen auch Angst davor haben, stabile Gewohnheiten aufgeben zu müssen.
- Es kann zu interaktionellem Widerstand gegen die therapierende Person kommen, wenn etwa der Veränderungsdruck als zu stark erlebt wird. Kanfer et al. (1996, S. 463ff) betonen allerdings, dass dieser interpersonale Widerstand nicht als ausschließlich hinderlich für den Veränderungsprozess angesehen werden sollte. Vielmehr zeigt sich darin auch der wünschenswerte Versuch von PatientInnen, die eigene Würde, Freiheit und Selbstachtung aufrecht zu erhalten. In diesem Sinn ist Reaktanz dann als eine **Ressource** zu begreifen, die therapeutisch genutzt werden sollte (Grawe 1998).

Brehm (1980) mutmaßt, dass Personen mit einer psychischen Störung möglicherweise besonders reaktanzanfällig sein könnten, da sie über ein eingeschränkteres Verhaltensrepertoire verfügen als Menschen ohne eine psychische Störung und daher eine Bedrohung einzelner Verhaltensgewohnheiten ein größeres Gewicht erhält. Um Reaktanz entgegen zu wirken, können sprachliche Formulierungen nützlich sein: Vermeidet der Therapeut ein „Sie sollten", „Sie müssen" zugunsten eines „Denken Sie darüber nach und schauen Sie, was Sie möchten…" kann das den Widerstand verringern. Auch der Hinweis darauf, dass eine Verhaltensänderung nicht dadurch passiert, dass eine alte Verhaltensweise durch eine neue *ersetzt* wird, sondern dass vielmehr etwas Neues *hinzugefügt* wird, kann zu einer Reduzierung von Widerstand beitragen (vgl. ausführlich Brehm 1980, Brehm u. Smith 1986).

8.5 Einstellungen und Einstellungsänderung

Einstellungen zu modifizieren, stellt ein umfassendes Anliegen psychotherapeutischen Handelns dar (Snyder u. Ingram 2000). Wie Schuster u. Frey (1996) betonen, verfolgen alle Therapieschulen, wenn auch mit verschiedenen Mitteln, das gleiche Ziel, „nämlich Einstellungen und Verhalten der Patienten von dysfunktionalen hin zu funktionalen zu verändern. Einstellungsänderung bzw. daraus resultierende Verhaltensänderung stellt ihrerseits jedoch einen klassischen Kerngegenstand sozialpsychologischer Forschung dar" (1996, S. 547). Um Einstellungsänderungen bewirken zu können, müssen Therapeuten zunächst ihre Expertise und Glaubwürdigkeit unter Beweis stellen (Strong 1968, Schulte 1996, Zimmer 1983).

Grundlage der Überlegungen zu Einstellungsänderungen sind Modelle, die entweder unter dem Begriff „Heuristic Systematic Model (HSM)" (Chaiken 1980) oder dem Begriff „Elaboration Likelihood Modell (ELM)" (Petty u. Cacioppo 1986) zusammengefasst werden (zum Überblick: Stahlberg u. Frey 2001). Beide Modelle postulieren letztlich 2 Modalitäten, die unmittelbar mit der Intensität und Gründlichkeit der kognitiven Verarbeitung zusammen hängen.

- Einmal kann sich eine Einstellung dadurch verändern, dass Argumente genau geprüft und mit der eigenen Bedürfnislage verglichen werden. Voraussetzung für diesen *(rationalen) Verarbeitungsmodus* ist sowohl eine notwendige kognitive Fähigkeit als auch die Motivation, sich mit den Argumenten, die für eine Einstellungsänderung vorgebracht werden, auseinander zu setzen.
- Der andere Weg basiert weniger auf rationalen Verarbeitungsmerkmalen, stattdessen sind **Umgebungsreize** wie bspw. Expertenaussagen („Der Experte muss es wissen") oder Konsensbildung („Wenn es alle denken, kann es nicht falsch sein") wirksam.

Diese sozialpsychologischen Befunde haben unmittelbaren Einfluss auf therapeutische Veränderungsprozesse, denn nur bei hoher Motivation und kognitiver Fähigkeit bewirken gute Argumente eine Einstellungsänderung – ein Aspekt, der insbesondere für kognitiv-verhaltenstherapeutische Techniken von Bedeutung sein kann, bei denen logisches Argumentieren und rationales Überprüfen einen hohen Stellenwert haben (z. B. Ellis 1979, Beck 1994, Wilken 1998). Sind aber Motivation und kognitive Fähigkeiten eines Patienten eher niedrig ausgeprägt, laufen derartige Strategien möglicherweise ins Leere und die Expertise des Therapeuten ist gefragt. In einem solchen Fall wäre – um im Beispiel der Verhaltenstherapie zu bleiben – verhaltensbezogenes Modell-Lernen (Bandura 1969) eine zielführendere Methode.

8.6 Soziale Wahrnehmung und Urteilsbildung

Vor 30 Jahren publizierte D. L. Rosenhan eine in der Folge viel zitierte Untersuchung mit dem Titel „Sane in Insane Places", die deutlich machte, welchen Erwartungseffekten die klinische Urteilsbildung unterliegen kann: 8 „Pseudopatienten" berichteten in 12 psychiatrischen Kliniken im Aufnahmegespräch, dass sie Stimmen hörten. Aufgrund dieser einmalig geäußerten Symptome wurden diese Personen in 11 Fällen als schizophren und in einem Fall als manisch-depressiv diagnostiziert. Sie wurden zwischen ein und sieben Wochen stationär behandelt. In keinem Fall wurde die Diagnose revidiert (Rosenhan 1973).

Nicht zuletzt als eine Konsequenz aus dieser Studie wurde den sozialen Einflüssen auf das Verstehen und die Diagnostik von psychischen Störungen in den 1960er Jahren eine verstärkte Aufmerksamkeit zuteil. Unter dem Stichwort der „**Etikettierung** " (Scheff 1973) wurden Phänomene der Stereotypenbildung zusammengefasst, die
- einerseits der Komplexitätsreduktion dienten (indem psychisches Geschehen vereinfacht wurde) und
- andererseits durch Übergeneralisierung (von Handlungsweisen wird auf Dispositionen geschlossen) gekennzeichnet waren.

M Bezogen auf psychische Störungen wirkt Etikettierung in der Weise, dass bestimmte Verhaltensweisen, die aus den Normalitätserwartungen bestimmter gesellschaftlicher Gruppen herausfallen, mit dem Merkmal „psychisch krank" gekennzeichnet werden und dadurch einer Verhaltenskategorie zugerechnet werden können, für die es spezielle Institutionen und bestimmte professionelle Zugehörigkeiten gibt (Szasz 1960).

Indem für die betroffene Person durch die psychiatrische Diagnose dieser Status der Behandlungsnotwendigkeit festgelegt wird, wird sie zugleich stigmatisiert, und eine Wiedereingliederung in das gesellschaftliche Alltagsleben wird schwieriger – auch dafür war die Rosenhan-Studie ein Beleg.

Klar ist, dass Entscheidungsprozesse, die zu Beginn und im Verlauf einer Psychotherapie anstehen, stets unter Bedingungen der **Unsicherheit** verlaufen (Salovey u. Turk 1991). Es spielen nicht nur Etikettierungsphänomene, sondern auch andere **Verzerrungstendenzen**, die in der Sozialpsychologie untersucht worden sind, eine Rolle. Etwa sich verstärkt auf solche Informationen zu konzentrieren, die den ersten Eindruck oder bestimmte Erwartungen bestätigen (z. B. die Tendenz zur konfirmatorischen Strategien; Salovey u. Turk 1991, S. 417ff). Vorannahmen, kognitive und emotionale Schemata, implizite Krankheitstheorien beeinflussen die Diagnosestellung und die Planung therapeutischer Maßnahmen – leider allzu häufig nicht in einem validitätssteigernden, sondern eher in einem verzerrenden Sinn (Margraf 1996, S. 89).

PsychotherapeutInnen neigen dazu, das Verhalten von PatientInnen zu pathologisieren, wie Rosenhan (1973) deutlich zeigen konnte. Sozialpsychologische Studien, die sich mit den Einflüssen der sozialen Wahrnehmung und den Fehlern der Urteilsbildung beschäftigt haben, kommen übereinstimmend zu dem Ergebnis, dass
- die eigene emotionale Befindlichkeit,
- die motivationale Lage,
- implizite Theorien und Überzeugungen und
- eine undifferenzierte, erste Eindrucksbildung

die Grundlage der Wahrnehmung und Interpretation vielfältiger interpersonaler Erfahrungen darstellen (Harvey u. Omarzu 1998, Salovey u. Turk 1991). Die Tendenz, das Verhalten anderer Menschen auf dispositionelle Aspekte zurückzuführen und situationale Einflüsse zu minimieren, während bei der Interpretation eigenen Verhaltens genau umgekehrt verfahren wird (sog. fundamentale Attributionsverzerrung; Nisbett u. Ross 1980), mag ein letztes illustrierendes Beispiel sein, dessen Auswirkungen auf die klinische Urteilsbildung sich leicht ausmalen lassen.

8.7 Sozialer Einfluss, Konformität und sozialer Druck

Eine spezielle Variante sowohl der Einstellungsänderung als auch der Urteilsbildung stellt die **soziale Beeinflussung** dar. Wird diese mit dem Ziel sozialer Konformität eingesetzt, stehen die Erwartungen, Vorstellungen und Normen der beeinflussenden Person im Vordergrund und die beeinflusste Person soll ihr Handeln danach ausrichten.

Welche Macht und damit welche Verantwortung Personen haben, die aufgrund bestimmter Status- und Rollenmerkmale Einfluss auf andere Menschen ausüben, ist durch eines der populärsten Experimente der Sozialpsychologie, nämlich das Milgram-Experiment, besonders deutlich geworden (Milgram 1974).

Milgram-Experiment

Stanley Milgram war Assistent von Solomon Asch, dessen Experimente zur Konformität vorausgegangen waren (Asch 1955): Darin ging es um den Längenvergleich von Linien: drei Linien waren vorgegeben und eine vierte sollte mit diesen drei vorhandenen verglichen werden; die Versuchspersonen befanden sich in einer Gruppe, die als „Mitspieler" des Versuchsleiters falsche Angaben machten. Etwa $^1/_3$ der Versuchspersonen Aschs erlagen dem Konformitätsdruck der Gruppe und schlossen sich der eindeutig falschen Längeneinschätzung an.

Bei Milgrams Experiment bekamen in einer als „Lern-Experiment" getarnten Versuchsanordnung über ein Zeitungsinserat geworbene Erwachsene (zwischen 20 und 50 Jahren) die Aufgabe, in der Rolle als „Lehrer" einem „Schüler", der ein Assistent des Versuchsleiters war, für falsche Antworten Elektroschocks zu verabreichen und diese graduell bei jedem Fehler zu erhöhen. Zögerte die Versuchsperson in der Rolle des „Lehrers", wurde sie vom Versuchsleiter streng ermahnt. Als erschreckendes und unerwartetes Ergebnis zeigte sich, dass je nach Versuchsanordnung – z. B. je nach räumlicher Nähe des „Lehrers" zum „Schüler" – über 60 % der „Lehrer" dazu gebracht werden konnten, einer anderen Person (vermeintlich) tödliche Stromstöße zu verabreichen. U. a. hing die Intensität der verabreichten Stromstöße im Milgram-Experiment von der zugeschriebenen Autorität und Glaubwürdigkeit des Versuchsleiters ab, dem die Verantwortung für das eigene Handeln zugeschoben wurde (vgl. zusammenfassend Sader 2002).

Das Handeln einer Autoritätsperson, das zeigte sich sehr eindrücklich, hat demnach großen Einfluss auf die Reaktionen einzelner Menschen. Es liegt auf der Hand, dieses Phänomen im therapeutischen Kontext zu berücksichtigen. In der „Psychotherapie-Szene" tummeln sich nicht wenige selbst ernannte Heiler und sektenhafte Gurus, die ihr Handeln keineswegs zum Wohle der Patienten und Patientinnen einsetzen, sondern an Abhängigkeit und Hörigkeit interessiert sind. Die Milgram-Experimente lehren uns, dass es keiner übergroßen Anstrengung bedarf, derartige Abhängigkeiten herzustellen. Professionelles therapeutisches Handeln besteht demnach auch darin, mit Deutlichkeit und Zivilcourage dem Missbrauch von und in der Psychotherapie entgegen zu wirken (Keupp 1997, Schlee 2002).

Psychotherapeutisches Handeln ist als ein **Prototyp sozialer Beeinflussung** anzusehen (Strong u. Clairborn 1982). PsychotherapeutInnen versuchen, PatientInnen beim Erreichen persönlicher Ziele und bei der (Wieder-)Entdeckung von Ressourcen behilflich zu sein. Nicht zuletzt in der Explikation von Zielsetzungen spielen Konformitätsprozesse insofern eine Rolle, als diese Ziele nicht nur an den konkreten Problemstellungen und Anliegen der Patienten orientiert sind, sondern auch durchtränkt sind von normativen Vorstellungen der an dem psychotherapeutischen Prozess beteiligten Personen und Institutionen (Bastine 1998, Reinecker 1999). Werthaltungen, Menschenbilder, ethische und religiöse Prinzipien, Gesundheitsvorstellungen beeinflussen den therapeutischen Prozess. In diesem Geschehen Konformität und sozialen Druck zu vermeiden und Unterschiede zu beachten (Kanfer et al. 1996), kann vor dem Hintergrund der sozialpsychologischen Konformitätsexperimente nicht oft genug eingefordert werden.

8.8 Konformität und Kohäsion in Gruppen

Aspekte der sozialen Beeinflussung und des Konformitätsdrucks spielen selbstverständlich in Gruppen eine besondere Rolle. Für die klinische Praxis sind die Ergebnisse der Kleingruppenforschung (Sader 2002, Witte 1994) insofern interessant, als der Prozess der Kohäsionsbildung in Gruppen für den Verlauf und die Wirksamkeit therapeutischer Gruppen gut begründet und nachgewiesen werden konnte. Kohäsion beschreibt das Ergebnis aller auf die Mitglieder einer Gruppe einwirkenden Einflüsse und „Kräfte", in einer Gruppe zu bleiben. Ein zu hohes Ausmaß an Konformitätsdruck kann zu Reaktanzeffekten führen und das Wir-Gefühl, den Zusammenhalt der Gruppe verringern und somit konstruktive Gruppenprozesse erschweren (Witte 1994, S. 438ff). Mit Blick auf die komplexen Zusammenhänge von Kohäsion und Leistungsfähigkeit in Gruppen zeigte die Forschung, dass ein mittleres Maß an Kohäsion, bei dem die Aufgabenorientierung vorhanden ist, aber die Eigenständigkeit und die Besonderheiten der Gruppenmitglieder erhalten bleiben, von entscheidendem Vorteil ist (Sader 2002, S. 102ff, Yalom 1996, S. 69ff).

Entwicklungsverläufe von Gruppen

In der sozialpsychologischen Kleingruppenforschung lassen sich eine Fülle von Versuchen finden, prototypische Prozessverläufe von Kleingruppen zu charakterisieren. Je nach Differenzierungsgrad werden 4–5 fließend ineinander übergehende Phasen unterschieden, die verschiedene Gruppenprozesse beschreiben (Antons 1962, Beck 2001, MacKenzie 2001, Tuckman 1965):

- *Formierung der Gruppe:* In dieser Phase entwickeln sich ein Zusammengehörigkeitsgefühl und Gruppenkohäsion durch gegenseitiges Kennenlernen („Selbstöffnung"); es werden bestimmte Gruppenregeln etabliert und individuelle Positionen innerhalb der Gruppe ausgelotet.
- *Differenzierung der Gruppe* durch das Erkennen und Benennen von Unterschieden und Problemen zwischen den Teilnehmenden der Gruppe. Diese Phase, die in der Literatur auch häufig als **Konfliktphase** (storming) bezeichnet wird (Tuckman 1965), stellt für den gesamten Gruppenprozess eine Herausforderung dar, weil in dieser Phase in

der Regel emotional bedeutsame Themen be- und ausgehandelt werden, was zu einer Reduktion der Gruppenkohäsion führen kann.
- **Etablierung einer Gruppenstruktur:** Wenn es in einer Gruppe durch gegenseitige Akzeptanz oder Anpassung an sich etablierende Gruppennormen gelingt, eine relativ stabile Gruppenstruktur auszubilden (norming), erhöht sich der Gruppenzusammenhalt wieder und die Gruppe kann sich der Lösung weiterer Aufgaben zuwenden (MacKenzie 2001).
- **Interpersonelle Arbeit der Gruppe:** In dieser Phase kann es zu einer Aufarbeitung und Klärung problematisierter Bereiche und Themen kommen. Diese gemeinsame Erfahrung konstruktiven Arbeitens bewirkt therapeutische Veränderungen beim Einzelnen und fördert die Kohäsion.
- **Beendigung und Trennung:** Die Abschlussphase einer Gruppe ist stark geprägt vom bisherigen Verlauf. Je nach Qualität der Interaktionen und Auseinandersetzungen stehen Frustration und Erleichterung auf der einen Seite oder aber Trauer und die Auseinandersetzung mit dem Verlust der bisherigen Gruppenzugehörigkeit auf der anderen Seite im Vordergrund des individuellen Erlebens.

Fiedler (1996) postuliert für therapeutische Gruppen, dass die im Kontext der Gruppendynamik häufig hervorgehobenen Gruppenkonflikte keine notwendige Bedingung für eine wirksame und erfolgreiche Gruppentherapie sind. Er plädiert stattdessen für eine transparente, ziel- und lösungsorientierte Gruppenarbeit, die sowohl die Möglichkeit bietet, Gruppenkohäsion zu erleben, als auch Raum lässt, intensiv an spezifischen Frage- und Problemstellungen der Teilnehmer und Teilnehmerinnen der Gruppe zu arbeiten.

Als Auslösebedingungen für eine **dysfunktionale und konfliktreiche Gruppendynamik** konnten verschiedene markante Therapeutenfehler identifiziert werden (Fiedler 1996, S. 484):
- direkte oder unterschwellige Feindseligkeit des Gruppenleiters oder das Zulassen wechselseitiger Aggression der Teilnehmenden untereinander;
- das ungefragte, unaufgeforderte Ansprechen von Interaktionsproblemen einzelner Gruppenmitglieder;
- die fehlende Solidarität und Fürsorge des Therapeuten gegenüber Außenseitern in der Gruppe;
- die Überforderung Einzelner in der Gruppe;
- eine rigide, intransparente Orientierung der Gruppenarbeit an vorgegebenen Gruppennormen und Interaktionszielen.

Im Kontrast dazu erwies es sich als protektives und konstruktives Leitungsverhalten, wenn Gruppenleiter und -leiterinnen zur Mitarbeit offen „eingeladen" hatten und wenig Druck auf die einzelnen Teilnehmenden ausübten, sich unbedingt beteiligen zu müssen. Ebenso nützlich war es, ein hohes Ausmaß an Transparenz bezüglich der Ziele und des konkreten Vorgehens in der Gruppe an den Tag zu legen und unterschwellige Feindseligkeit zu vermeiden.

Rollen in Gruppen

Neben dem Verlauf von Gruppen war auch die gruppendynamische Entwicklung und Funktion verschiedener Rollen Gegenstand der Kleingruppenforschung. Es zeigte sich, dass in Ergänzung zu **formellen Rollen** (GruppenleiterIn, TeilnehmerInnen) zumeist sog. **informelle Rollen**, die stützende Funktion für eine Gruppe haben, von den Teilnehmenden einer Gruppe übernommen werden. Beck (2001) unterscheidet 4 charakteristische Funktionsrollen:
- **aufgabenorientierte Leitungsrolle:** Einem Gruppenmitglied kommt als „Kommunikationsexperte" und „Meinungsführer" die Funktion zu, Normen und Ziele der Gruppe (z. B. gegenüber der formellen Gruppenleitung) zu repräsentieren;
- **emotionsbezogene Leitungsrolle:** Ein Gruppenmitglied, das vor allem emotionale Prozesse in Gruppen wahrnimmt und thematisiert, nimmt diese Rolle ein;
- **schwarzes Schaf** (scapegoat): hat zumeist mit Aggressivität oder Unterwerfung in einer Gruppe zu kämpfen, da es als wichtiger Gegenspieler gegen eine übermächtige Konformität in der Gruppe auftritt;
- **Widerstandsleitung:** eine Person übernimmt diese, indem sie sich den Gruppenprozessen gegenüber eher ambivalent verhält und sehr auf Autonomie und Selbstbestimmung achtet.

Nach den Ergebnissen von Beck (2001) finden sich diese Gruppenrollen sowohl in therapeutischen wie nichttherapeutischen Gruppen und spielen eine zentrale Rolle für den Entwicklungsprozess in Gruppen. Unter psychotherapeutischer Perspektive sind neben diesen allgemeinen Prinzipien vor allem Faktoren von Interesse, die als maßgeblich für die **therapeutische Wirkung** von Gruppen angesehen werden können.

Wirkfaktoren psychotherapeutischer Gruppen

Parallel zur sozialpsychologischen Analyse gruppendynamischer Prozesse und Strukturen wurde im psychotherapeutischen Kontext bereits zu Beginn der Gruppendynamikforschung begonnen, nach grundlegenden und therapieschulenübergreifenden Wirkfaktoren psychotherapeutischer Gruppen zu suchen. Ohne hier im Einzelnen auf die z. T. sehr umfassenden theoretischen wie empirischen Ansätze eingehen zu können (vgl. hierzu Fiedler 1996, Tschuschke 2001, Yalom 1996), lassen sich ganz allgemein drei Gruppen von Wirkfaktoren unterscheiden:
- **instrumentelle Gruppenbedingungen** wie Kohäsion, Offenheit, Vertrauen und konstruktive Arbeitshaltung;
- **spezifische Wirkfaktoren** therapeutischer Gruppen wie das Erhalten und Geben (konstruktiver) Rückmeldungen, das Erhalten konkreter Unterstützung aus der Gruppe, das Geben von Unterstützung (Altruismus), Modelllernen und Rollenspiele;
- **allgemeine Wirkfaktoren der Gruppentherapie** wie das Erkennen der Universalität von Leiden, Rekapitulation, Katharsis, Hoffnung und existenzielle Einsicht.

Neben genuin gruppenspezifischen Bedingungen spiegeln sich in diesen Wirkfaktoren auch die Prinzipien wider, die Grawe (1994, 1998) auf der Grundlage umfassender Psychotherapiestudien als **die vier basalen Wirkprinzipien erfolgreicher Psychotherapien** identifizierte:

- Die **Aktivierung von Ressourcen**, die darauf abzielt, die individuellen Besonderheiten und Eigenheiten der Patienten als Fähigkeiten und Stärken anzusehen und für den Veränderungsprozess zu nutzen.
- **Problemaktualisierung** im Sinne einer prozessualen Aktivierung des Erlebens, durch die es ermöglicht wird, dem Problem zugrundeliegende Strukturen/Prozesse zu verändern.
- Das Prinzip der **Problembewältigung**, das darauf abzielt, PatientInnen aktiv darin zu unterstützen, mit Problemen besser umgehen zu können (wobei je nach therapeutischem Verfahren unterschiedliche (störungsspezifische) Techniken genutzt werden können).
- Das Prinzip der **motivationalen Klärung**, wodurch es PatientInnen ermöglicht werden soll, sich über die Bedeutungen ihres Erlebens und Verhaltens in Hinblick auf ihre bewussten und unbewussten Bedürfnisse, Werte und Ziele klarer zu werden.

Diese Wirkprinzipien im Kontext der therapeutischen Interaktion und auf der Grundlage der einer tragfähigen therapeutischen Beziehung zu realisieren (z. B. Horvarth u. Greenberg 1994, Margraf u. Brengelmann 1992, Zimmer 1993), kann als psychotherapeutische Herausforderung verstanden werden, bei der die dargestellten sozialpsychologischen Erkenntnisse im psychotherapeutischen Prozess praktisch umzusetzen sind.

Die Analyse der sozialpsychologischen Bestimmungsstücke des Therapieprozesses unterstreicht einmal mehr die zentrale Bedeutung der Therapeut-Patient-Interaktion für eine wirksame und zielführende Psychotherapie (Orlinsky et al. 1994). Erkenntnisse und Prinzipien der Sozialpsychologie lassen sich u. a. für die Gestaltung der Therapeut-Patient-Interaktionen nutzen und geben wichtige Hinweise zur Motivierung in Richtung auf Verhaltens- und Einstellungsänderungen (z. B. durch die Erzeugung veränderungsmotivierender Dissonanz). Schon das freundliche und engagierte Verhalten eines Therapeuten widerspricht beispielsweise der selbstabwertenden Selbstwahrnehmung verzagter und „demoralisierter" Patienten (Frank 1997) und kann – dissonanztheoretisch betrachtet – nach ersten Irritationen zu einer Erhöhung der Selbstachtung auf Seiten der Patienten führen, etwa im Sinne von: „Wenn sich jemand so für mich engagiert, muss ich es wohl wert sein". Bei einer durch die sozialpsychologische Forschung gestützten, „schulenübergreifenden" Betrachtung des Psychotherapieprozesses erscheint zudem die Trennung von therapeutischer Beziehung und therapeutischen Verfahren künstlich oder kann als „kategorialer Fehler" (Reinecker 1999, S. 134) bezeichnet werden. Durch die emotional einfühlsame, transparente, person- und sachorientierte Vermittlung durchaus schulen- und störungsspezifischer Inhalte wird nämlich generell die notwendige zwischenmenschliche Basis für die Realisierung grundlegender psychotherapeutischer Wirkfaktoren geschaffen, die für das Ziel einer selbstbestimmten, effizienten und stabilen Veränderung von Patienten als Voraussetzung dient. Die Berücksichtigung genuin sozialpsychologischer Ergebnisse der Kleingruppenforschung führt zudem zu einem besseren Verständnis der Struktur und Dynamik von Gruppenprozessen und liefert basale Hinweise für den Verlauf sowie die Gestaltung effizienter Therapiegruppen.

Besonders wertvoll sind die sozialpsychologischen Erkenntnisse mit Blick auf interaktionelle Herausforderungen und mögliche Schwierigkeiten, die als charakteristisch für den psychotherapeutischen Prozess angesehen werden können: Auch Psychotherapeuten sind vor Wahrnehmungsverzerrungen im sozialen Kontext nicht gefeit. Sie sind der Dynamik (gegenseitiger) Beeinflussungsprozesse ausgesetzt, sehen sich gelegentlich mit besonders „schwierigen" Interaktionssequenzen oder „widerständigen" Patienten konfrontiert oder unterliegen der Faszination ihrer fachlichen Autorität und Macht. Die Notwendigkeit, normative und ethische Aspekte, die jedem therapeutischen (Beeinflussungs-)Prozess inhärent sind, sensibel zu beachten, wird durch die sozialpsychologische Forschung besonders drastisch verdeutlicht (vgl. die Untersuchungen von Rosenhan u. Milgram). Psychotherapeuten sollten sich der zwischenmenschlichen und existenziellen Dimension von Psychotherapie bewusst sein (Kanfer et al. 1996, Yalom 2002).

9 Entwicklungstheorien

W. Senf, S. Tagay, M. Langkafel

Entwicklungstheoretische Grundannahmen spielen für jede Form der Psychotherapie eine wichtige Rolle, da die Erklärungsmodelle zur Entstehung und Behandlung psychischer Erkrankungen zu einem nicht unwesentlichen Teil auf Theorien über die lebensgeschichtliche und insbesondere kindliche Entwicklung und daraus resultierenden Belastungen rekurrieren. Die einzelnen Psychotherapierichtungen unterscheiden sich u. a. darin, in welchem Ausmaß sie sich auf welche Entwicklungstheorien beziehen. So ist die **Psychoanalytische Psychotherapie** (Kap. 15) ohne Annahmen über die frühkindliche Entwicklung und insbesondere über mögliche Fehlentwicklungen für die Ätiologie psychischer Krankheit und deren Heilung im Prozess der Übertragung nicht denkbar. In der **Verhaltenstherapie** (Kap. 17) liegt die Aufmerksamkeit zwar hauptsächlich auf einer Problem- und Bedingungsanalyse der aktuellen Situation, die aber als Resultat der biografischen Lerngeschichte gesehen wird. Im systemischen Therapieansatz (Kap. 18) stehen die Auswirkung der Kommunikation zwischen den Mitgliedselementen sozialer Systeme (Partnerschaft, Familie, Nachbarschaft, Team, Institution etc.) auf die psychischen und biologischen Systeme (Gedanken, Gefühle, Hormonausstöße) oder Erkrankungen im Fokus, auch mit Blick auf die individuelle Entwicklungsgeschichte. Bei den Humanistischen Therapieverfahren (Kap. 19) resultieren Störung und Krankheit aus der Entfremdung gegenüber der individuellen subjektiven Erfahrung, resultierend aus einem Missverhältnis in der Entwicklung von Erfahrung und Selbstkonzept.

In der Psychoanalyse wurden Theorien zur Entwicklungspsychologie lange Zeit auf der Grundlage klinischer Erfahrungen in der Behandlungssituation von Erwachsenen und von Kindern formuliert. Die so gewonnenen Theorien leisten als eine klinische Heuristik der tiefenpsychologischen und psychoanalytischen Therapie auch heute noch wichtige Beiträge zum Verständnis psychischer Prozesse im therapeutischen Geschehen. Die aus unterschiedlichen Beobachtungsfeldern und mit unterschiedlichen Methoden gewonnenen empirischen Befunde zur kindlichen Entwicklung können oft jedoch nicht bruchlos in diese Theorien integriert werden. Deswegen wird der Stellenwert der aus der Behandlung erwachsener Patienten abgeleiteten entwicklungspsychologischen Theorien in der Relation zu Theorien, die durch die Direktbeobachtung von Kindern gewonnen worden sind, kritisch diskutiert (Dornes 1997). Für die psychotherapeutische Behandlung unerlässliche wissenschaftliche Theorien zur Entstehung psychischer Störungen sollten aber durch die Befunde der empirischen Entwicklungspsychologie abgestützt sein. Konzepte zur kindlichen Entwicklung, die auf klinischen Beobachtungen in der Behandlungssituation beruhen, müssen auf ihre Übereinstimmung mit den Befunden der empirischen Entwicklungspsychologie hin überprüft und gegebenenfalls korrigiert werden, auch wenn diese Theorien heuristisch fruchtbar sind.

Für die Psychotherapie relevante entwicklungstheoretische Grundannahmen werden in diesem Buch in verschiedenen Beiträgen aufgegriffen und dort erläutert. Dieses Kapitel gibt deswegen lediglich einen kurzen Überblick über einige Grundlagen psychoanalytischer, kognitiver und lerntheoretischer Entwicklungstheorien, auch wenn sie meist nur heuristischen Wert haben. Der Fokus richtet sich dann auf die Frage von **Belastung und Bewältigung** von lebensgeschichtlichen Ereignissen in einzelnen Entwicklungsphasen, was für die praktische psychotherapeutische Arbeit von erheblicher Bedeutung ist.

9.1 Entwicklungstheorien

Psychoanalytische Theorien

> **M** Psychische Erkrankung ist aus Sicht der Psychoanalyse das Ergebnis unbewusster Konflikte als Folge traumatisierender Kindheitserfahrungen, die zu einer *Entwicklungshemmung* geführt haben (Kap. 15). Hierbei wird ein Phasenmodell der biologischen Reifung und psychischen und sozialen Entwicklung zugrunde gelegt, das der Gesetzmäßigkeit der psychosexuellen Entwicklung folgt. Heilung erfolgt durch die Förderung individueller Entwicklung und Nachreifung der Persönlichkeit durch den analytischen psychotherapeutischen Prozess.

Obwohl es keine von allen Psychoanalytikern akzeptierte einheitliche psychoanalytische Entwicklungslehre gibt, lassen sich die wesentlichen Fragen einer Entwicklungstheorie in einem psychoanalytischen Bezugsrahmen behandeln, der durch die Vielzahl der Theoriebildungen und Perspektiven umrissen wird. Dabei ist rückblickend folgende Entwicklung erkennbar:

Klassische psychoanalytische Entwicklungstheorie

Sie geht in ihren grundlegenden Annahmen und Begriffen auf **S. Freud** zurück mit der Vorstellung, dass die Entwicklung der Persönlichkeit von starken unbewussten Trieben gesteuert wird. Er betonte die herausragende Bedeutung der frühen Kindheit für die Entwicklung der Persönlichkeit und die Bedeutung qualitativer, phasengebundener Veränderungen. Dass unbewusste Motive und somit irrationale Denkprozesse handlungsleitend und affektbestimmend sein können, ist eine bis heute gültige Grundannahme über Psychotherapieschulengrenzen hinweg. **E.H. Erikson** (1966, 1970, 1978) erweiterte den klassischen Ansatz der Psychoanalyse über die Position Freuds hinaus um die soziale Dimension. Zudem hat Erikson den Entwicklungsverlauf auf die gesamte Lebenszeit ausgedehnt und um weitere Phasen ergänzt. In dem *epigenetischen Prinzip* sieht er **Entwicklung als Prozess einer lebenslangen Identitätssuche** (Tabelle 9.1) Die Grundaussage von E. H. Erikson ist, dass die Persönlichkeitsentwicklung einer bestimmten Abfolge von inneren Gesetzen folgt, wodurch festgelegt ist, welche Interaktionsarten das Kind in der Auseinandersetzung mit den Menschen und Institutionen seiner Kultur erwerben wird. Jeder heranwachsende Mensch durchläuft eine Reihe psychosozialer Stadien, unabhängig von der Kultur, in der er lebt. Sie sind genetisch bestimmt, das soziale Umfeld nimmt aber insofern bedeutsamen Einfluss, als es die in den Stadien auftretenden Krisen beeinflusst, die jeder Mensch in Kindheit, Jugend und Erwachsenenalter zu meistern hat und in denen die Chancen für eine gute Entwicklung bzw. die Risiken für eine Fehlentwicklung liegen. Menschliche Entwicklung ist ein Prozess von fehlender Ich-Identität hin zu ihrer Manifestation.

Psychologie des Ich. H. Hartmann (1975) wird als Vater der psychoanalytischen Ich-Psychologie bezeichnet (Blanck u. Blanck 1988), da er die eigenständige konfliktfreie Entwicklung des Ich als Anpassungsorgan aus einer undifferenzierten Matrix heraus neben dem Es konzeptualisierte.

Entwicklung der Objektbeziehungen und des Selbst. In der Folgezeit zentrierte sich das Interesse der psychoanalytischen Entwicklungstheorie auf die Entwicklung der Objektbeziehungen und des Selbst. Aus heutiger Sicht spekulative Ansätze dazu sind die Untersuchungen über das frühkindliche Fantasieleben mit der Herausarbeitung der paranoid-schizoiden und der depressiven Position sowie der Frühstadien des Ödipuskomplexes durch M. Klein (Klein 1962, Segal 1974) sowie die Theorie des frühkindlichen Ablösungs- und Individuationsprozesses nach M.S. Mahler, auch wenn diese auf direkten Beobachtungen basieren (Mahler et. al. 1978).

Die psychoanalytische Entwicklungstheorie verdankt es dem Kinderarzt D.W. Winnicott, das theoretische Konzept der primären Mütterlichkeit und der Übergangsobjekte in ihrer Bedeutung für die Entwicklung des wahren oder falschen Selbst herausgearbeitet zu haben (Winnicott 1984, 1987). Wegen der Abhängigkeit des Säuglings von der Umwelt und insbesondere von der Mutter ist es nach Winnicott unmöglich, die innerpsychische Situation des Säuglings ohne seine Beziehung und Interaktion zur Mutter zu erfassen. Daraus entwickelte Winnicott das Konzept der primären Mütterlichkeit, bei dem es sich um einen psychischen Entwicklungsprozess der Mutter in Reaktion auf das Kind von der Schwangerschaft bis Wochen nach der Geburt handelt. Darauf aufbauend postuliert er das Konzept der hinreichend guten Mutter. Diese ist dadurch gekennzeichnet, dass sie ihrem Kind nicht nur wohlwollende und liebende Gefühle entgegenbringt, sondern dass sie darüber hinaus natürlicherweise aufkommende Gefühle von Aggression und Hass ertragen kann, ohne danach zu handeln und das Kind zu schädigen. Der Hass wird dabei vor allem als eine Reaktion der Mutter auf „räuberische" Fantasien des Kindes interpretiert, die in dem Kind durch die stattgefundenen Befriedigungen oral-kannibalistischer Triebe ausgelöst werden. Fördernd für die psychische Entwicklung des Säuglings ist die Erfahrung der Abhängigkeit von der mütterlichen Fürsorge, denn nur diese Erfahrung ermöglicht es dem Kind, sich aus der Abhängigkeit von der Mutter herauszulösen. Dieser Prozess wird durch die Aggressivität des Kindes in Gang gesetzt, wobei der wachsenden Motilität des Kindes die Qualität von Aggression zugesprochen wird. Durch die aggressiven Elemente wächst die Fähigkeit des Kindes, Realität zu erkennen und zu akzeptieren und sich dadurch als individuelle Existenz zu entwickeln und zu erleben. Dieser Prozess ist entscheidend zur Entwicklung eines wahren Selbst gegenüber der Ausbildung eines falschen Selbst. Für den kindlichen Entwicklungsprozess ist die Bildung von Illusionen von zentraler Bedeutung. Die Möglichkeit zur Illusionsbildung (vergleichbar der unbewussten Fantasie von M. Klein) gibt dem frühkindlichen Ich die Fähigkeit, sich eine äußere Realität entsprechend den eigenen Triebbedürfnissen vorzustellen und zu schaffen, über die es gleichzeitig die magische Kontrolle ausübt. Dadurch „trinkt das Kind von einer Brust, die zu seinem Selbst gehört". In dem Prozess zur Entwicklung der Objektverwendung und der Wahrnehmung der äußeren Objektwelt spielt der intermediäre Raum eine entscheidende Rolle als ein neutraler Erfahrungsbereich, der die Möglichkeit gibt, ständig zwischen innerer und äußerer Realität vermitteln zu können. Zur Gestaltung dieses Raums benutzt das frühkindliche Ich zunächst die Illusion über die äußere Realität, dann von etwa dem 4. Monat an das Übergangsobjekt. **Übergangsobjekte** sind für das Kind der erste nicht zum Selbst gehörende Besitz, der aber gleichzeitig von dem Kind selbst erschaffen und nicht aufgefunden wurde. Übergangsphänomene oder Übergangsobjekte können akustische Wahrnehmungen, der eigene Daumen bis hin zum Plüschtier sein. Wesentlich für die durch das Übergangsobjekt erfolgte Angstbindung und Abwehr depressiver Ängste ist, dass das Übergangsobjekt als äußeres Objekt weiterhin der Kontrolle des Kindes unterliegt.

Die Beiträge zur kindlichen Entwicklung und insbesondere das Konzept des Übergangsobjekts haben bis heute für das Verständnis der kindlichen Entwicklung noch immer einen hohen klinischen Wert.

Tabelle 9.1 Entwicklungsphasen (nach Freud u. Erikson)

Psychosexuelle Phasen		Funktionen		Entwicklungsaufgaben		Objektbeziehung		Persönlichkeit	
Freud	Erikson	Freud	Erikson	Freud	Erikson	Freud	Erikson	Freud	Erikson
I Orale Phase (Mundzone) a) Frühe Phase 0–0,6 Lj	oral-respiratorisch, sensorisch-kinästhetisch; Mundzone	Saugen, Lutschen, Einverleiben	Einverleibung, später Beißen	Nahrungssituation (Fütterung); Entwöhnung; Abstillen; Fertigwerden mit Frustration bei Abstillen (Abstillen)	Empfangen und Geben „I am what I am given" (Vertrauen)	Mutterbrust als erstes Liebesobjekt	Mutter (bzw. Pflegeperson)	Es vorhanden: primärer Narzissmus; vertrauensvolle Passivität; Misstrauen bei Frustration, Leiden	Urvertrauen vs. Urmisstrauen; Verlassensein und Trennung, Antrieb und Hoffnung
b) Späte Phase 0,6–1,0 Lj		Beißen (aggressives Einverleiben)		Konflikt: gute/befriedigende oder böse/frustrierende Nahrungsquelle; Entwicklung einer emotionalen Abhängigkeit		Ambivalenz der Mutter gegenüber			
II Anale Phase (Anus) a) Frühe Phase 1,0–1,6 Lj	analurethral, muskulär; Analzone	ausstoßen; Kot als Geschenk	Retention und Elimination (Vorform: Beugen und Strecken)	Sauberkeitserziehung; Ausscheidungsorgane lassen sich verwenden für Gehorsam oder Protest; Entwicklung von Unabhängigkeit; Einstellung zu Wertgegenständen; Sauberkeit, Ordentlichkeit, Sparsamkeit; Unterdrückung von Spontaneität vs. Trotz, Auflehnung; Scham	Behalten und Hergeben „I am what I will" (Anfänge der Selbstständigkeit)	Kot als etwas Wertvolles		Ansätze eines Ichs; Ansätze von Geboten und Verboten	Autonomie vs. Selbstzweifel; Kampf zwischen Fremd- und Selbstkontrolle, Mitte finden zwischen Omnipotenz und Unterwerfung, Selbstbeherrschung und Willenskraft
III Phallische Phase (Genitale) 3,0–6,0 Lj	Infantilgenital, lokomotorisch, Genitalzone	Berühren, Beschauen, Vorzeigen: sexuelle Spielereien	Intrusion, Inklusion, Eindringen und Einschließen	ödipale Situation, erste Zusammenfassung der Partialtriebe; Übernahme der Geschlechtsrolle; Kastrationsangst; Penisneid, sexuelle Neugier; Sexualtheorien	etwas machen, nachmachen (Spielen) „I am what I will be" (Experimentieren, Anfänge von Wetteifer)	Ödipuskomplex; erste Heteroerotik; Identifikation mit Rivalen	Primärgruppe, Familie	Über-Ichs-Entwicklung, volle Ausbildung des Ichs; Auflösung des Ödipuskomplexes	Initiative vs. Schuldgefühl; Rollenübernahme bringt Gefahr von Rivalität mit gleichgeschlechtlichem Elternteil; Schuld u. Angst vor Strafe (ödipale Situation), Richtung und Zweckhaftigkeit

Tabelle 9.1 Fortsetzung

	Psychosexuelle Phasen		Funktionen		Entwicklungsaufgaben		Objektbeziehung		Persönlichkeit	
	Freud	Erikson	Freud	Erikson	Freud	Erikson	Freud	Erikson	Freud	Erikson
IV	Latenzphase (keine neue erogene Zone) 6,0–11,0 Lj	Latenzphase (keine eigene Zone)	insgesamt eine Abnahme des sexuellen Interesses; intellektuelle Wissbegier	„geistiges" Eindringen, Begreifen	keine eigenständige Entwicklungsaufgabe durch Triebberuhigung, gegebene Möglichkeit, sich mit sachlichen Interessen zu befassen	Dinge machen, zusammenfügen (Konstruieren) „I am what I learn"	Ausbau sozialer Beziehungen bes. zu Gleichaltrigen; Sublimierung des Verhältnisses zu den Eltern (Zärtlichkeit)	Nachbarschaft, Schule	Konsolidierung von Ich und Über-Ich; Beruhigung in Auseinandersetzungen zwischen Es, Ich, Über-Ich u. Außenwelt	Werksinn vs. Minderwertigkeitsgefühl; Methode und Können
V	Genitale Phase (Genitale) a) Vorpubertät 11,0–14,0 Lj	Adoleszenz und ihre auffälligen körperlichen Veränderungen (Genitalzone)	Wiederbelebung frühkindlicher Arten des Lustgewinns (auch oral, anal)		Wiederbelebung der ödipalen Situation	selbst sein oder nicht selbst sein „To share being oneself"	Wiederbesetzung der Liebesobjekte der frühen Kindheit mit Triebenergie; Nichtelterliche Liebesobjekte; Entfremdung gegenüber Zärtlichkeit seitens Familienangehörigen	Peer-Group und andere Bezugsgruppen, Führerfiguren	gestörte Balance zwischen den verschiedenen Instanzen	Identitätsfindung vs. Rollendiffusion; Festigung der sozialen Rolle, Hingebung und Treue
VI	Genitalität Genitalzone 20–Ende 20		reife Art des Lustgewinns (ein heterosexuelles Liebesobjekt; genitale Vereinigung)			sich in einem anderen verlieren und finden		Sexualpartner, Freunde, Kameraden, mit denen man im Wettstreit steht oder zusammenarbeitet	Reorganisation der einzelnen Persönlichkeitsinstanzen (Integration)	Intimität (Solidarität) vs. Isolation (Rückzug); Finden der Rolle des Ehemanns/der Ehefrau; Bindung und Liebe
VII	Generativität Erwachsenenalter Ende 20–50					etwas schaffen, sorgen für; sich einen Bekanntenkreis schaffen, häusliches Leben usw.		Arbeitsplatz und gemeinsamer Haushalt; Arbeitsteilung		Zeugungsfähigkeit vs. Selbst-Abkapselung; Produktivität und Fürsorge
VIII	Integrität Greisenalter 50 und älter					Sein durch Gewesensein, dem Nicht-Sein ins Auge sehen		die ganze Menschheit, Gefühl der Einheit mit „meiner Art,"		Ich-Integrität vs. Verzweiflung; eigener Zerfall und Tod, Entsagung und Weisheit

Bindungstheorie

In neuerer Zeit steht die Bindungstheorie, auf die in Kapitel Kap. 10 ausführlich eingegangen wird, im Vordergrund. Sie geht auf die auf Versuche von J. Bowlby, D. Stern und D.J. Lichtenberg zurück, psychoanalytische Entwicklungstheorie und empirische Daten aus der direkten Säuglingsbeobachtung zusammenzuführen. Auch M. Mahler wird trotz ihrer systematischen empirischen Beobachtungen zu den Mutter-Kind-Interaktionen vorgeworfen, in der Auslegung ihrer Beobachtungen dann wieder zu sehr von der traditionellen Sichtweise der Psychoanalyse bestimmt gewesen zu sein. Es wurden jedoch seit den 1960er Jahren zahlreiche empirische Daten über die kognitive und emotionale Entwicklung des Kleinkindes und die frühe und wechselseitige Beziehung zwischen Mutter bzw. Eltern und Säugling erhoben. Die Ergebnisse lassen sich wie folgt knapp zusammenfassen: Der Bindungstheorie kommt eine integrierende Funktion für zentrale Konstrukte zu, die in unterschiedlichen therapeutischen Richtungen eine Rolle spielen. Sie könnte als entwicklungspsychologische Basis zur Erklärung von interpersonellen Persönlichkeitsmodellen und zur Erläuterung der Bedeutung von Bindungscharakteristika von Partnerwahl und Partnerbeziehung genauso herangezogen werden wie auch als Möglichkeit zur Verbindung biologischer und psychologischer Ansätze in der Psychiatrie, zur Weiterentwicklung von Diagnoseschlüsseln (ICD-10, OPD-Beziehungsachse) oder zum Verständnis therapeutischer Wirkfaktoren.

M Zusammenfassend wird aus psychoanalytischer Sicht die frühkindliche Entwicklung als entscheidend angesehen, weil hier die grundlegenden Prozesse der Differenzierung des Selbst und der Aufbau der Ich-Integrität stattfinden. Der Säugling gelangt von einem Zustand völliger Abhängigkeit und geringer Differenzierung zwischen Selbst und Objektwelt zu einer zunehmenden Differenzierung und damit zu Unabhängigkeit und Autonomie. Die Objektwelt, insbesondere die Mutter, erfüllt dabei weniger die Funktion der Triebbefriedigung, sondern hat durch *dosierte Frustration* (Fornari 1970) die Selbstentwicklung zu ermöglichen.

9.2 Kognitive und Lerntheorien

Stadienkonzept der kognitiven Strukturen

Der Entwicklungspsychologe Piaget war ein Leben lang von der Frage fasziniert, wie der Mensch die Welt begreift. Er beschäftigte sich weniger damit, die Wissensinhalte von Kindern in einem bestimmten Alter zu beschreiben, sondern sein Interesse bestand darin, die allgemeinen Gesetzmäßigkeiten des Erkenntnisvermögens aus der Entwicklung heraus darzustellen. Piaget behauptete, dass sich die kognitive Entwicklung in 4 Stadien vollzieht. Für ihn ist dabei ein Stadium ein Zeitabschnitt, in dem das Denken und Verhalten des Kindes in vielfältigen Situationen eine spezifische geistige Grundstruktur widerspiegelt.

Das vielleicht wichtigste Konzept ist das der im **sensomotorischen Stadium** entwickelten **Objektpermanenz**. Etwa zwischen dem 6. und 8. Lebensmonat begreifen die Kinder, dass ein Gegenstand auch dann noch weiter existieren kann, wenn man ihn nicht mehr sieht. Die Hauptmerkmale des **präoperativen Denkens** sind Egozentrismus, Rigidität des Denkens, prälogisches Schlussfolgern und begrenzte soziale Kognition. **Egozentrisches Denken** erschwert es, die Rolle oder den Blickwinkel einer anderen Person zu übernehmen. Die Überwindung des Egozentrismus wird nach Piaget möglich durch Erfahrung unterschiedlicher Ansichten und durch sozialen Austausch, durch Widerspruch und Konflikt der „Ansichten". Ferner geht das Denken der Sprache voraus und reicht über sie hinaus. Diese Priorität des Denkens vor der Sprache setzt sich durch die gesamte Entwicklung fort.

Im **konkret-operationalen Stadium** ist das Denken des Kindes zwar noch auf gegebene Informationen beschränkt, jedoch bilden sich erste Operationssysteme heraus. Das **formal-operationale Denken** gleicht dem Denken, das wir oft als wissenschaftliche Methode bezeichnen. Die Kinder formulieren eine Hypothese zu einem tatsächlichen oder potenziellen Phänomen und überprüfen sie an der Wirklichkeit.

Entwicklung wird von Piaget als **aktiver Prozess eines mit Erkenntnisfunktionen ausgestatteten Subjekts** verstanden, das durch die aktive Auseinandersetzung mit der Umwelt fortschreitend Erkenntnis aufbaut. Situationsabhängige Informationen beeinflussen Verhalten, wenn sie assimilierbar sind, d.h. in die individuell gegebenen **kognitiven Strukturen** passen. Zwischen Umweltreiz und Verhalten tritt die fortschreitend aufgebaute kognitive Repräsentation der Umwelt.

Äquilibration. Als treibende Kraft für die Entwicklung postuliert Piaget die Äquilibration (Gleichgewichtszustand), d. h. die selbstregulatorische Tendenz zur Anpassung des Organismus an die Umwelt und zur Ausbildung immer höherer und ausbalancierterer dynamischer Gleichgewichtszustände zwischen der kognitiven Struktur und der wahrgenommenen Umwelt. Das Auftreten eines internen Ungleichgewichts im Kind ist gleichzeitig Störung und konstruktiver dynamischer Faktor für die Entstehung neuer Aufbauschritte, um ein größeres Handlungsfeld, größere Mobilität, Permanenz und Stabilität der kognitiven Struktur zu erreichen.

Dies geschieht durch zwei komplementäre Prozesse, die Piaget Assimilation und Akkommodation nennt.

D *Assimilation* bezeichnet die Fähigkeit, die Umwelt so anzupassen, dass sie mit der eigenen kognitiven Struktur übereinstimmt. *Akkommodation* bezeichnet die Veränderung der eigenen Struktur, um sich den Erfordernissen der Umwelt anzupassen.

Akkommodation ist dann notwendig, wenn Assimilationsversuche misslingen, wenn verschiedene Assimilationsschemata miteinander in Konflikt geraten oder wenn ein Ergebnis der Assimilation durch die Empirie widerlegt wird. Aus diesem Grund bleibt die Entwicklung nicht stehen, sondern wird ständig weitergetrieben. Von der Geburt bis zum Tod sind Assimilation und Akkommodation bei jedem kognitiven Vorgang eng miteinander verflochten. Jede Veränderung des Organismus oder der Umwelt führt zu einem Ungleichgewicht, das wieder ausgeglichen werden muss.

Nach Piaget treiben 4 Faktoren die Entwicklung über die Stadien hinweg:
- körperliche Reifung;
- Erfahrungen mit der physikalischen Umwelt;
- soziale Erfahrung;
- Äquilibration.

Erfahrung setzt durch Assimilation und Akkomodation kognitive Prozesse in Gang. Diese funktionalen Invarianten erleichtern den Kindern die Anpassung an die Umwelt. Kognitive Veränderung ist im Wesentlichen strukturelle Veränderung, daher wird Piaget auch als Strukturalist bezeichnet. Er war überzeugt davon, dass sich jedes Lebewesen in zusammenhängenden Strukturen organisiert. Der Einfluss von Bildungsniveau und Kultur wird von ihm weniger berücksichtigt (Piaget 1975, Piaget u. Inhelder 1977, Ginsburg u. Opper 1982).

Lerntheorien der Entwicklung

Der britische Empirist J. Locke (1632–1704) behauptete, der Geist des Neugeborenen sei ein unbeschriebenes Blatt (Tabula rasa), auf das die Erfahrung ihre Zeichen präge. Amerikanische entwicklungstheoretische Ansätze beziehen sich auf den Empirismus von Locke und Hume. Die Lerntheorien sind an allgemeingültigen, für alle Altersstufen geltenden Gesetzmäßigkeiten des Lernens interessiert. Die Vertreter des traditionellen lerntheoretischen Standpunkts (Behaviorismus) lehnen alle Begriffe des Unbewussten ab. Menschliches Verhalten wird fast ausschließlich von Umwelteinflüssen bestimmt, weniger durch erbliche oder biologische Faktoren. Menschliche Entwicklung basiert im Wesentlichen auf dem Erwerb von Assoziationen zwischen Umweltreizen und beobachtbaren Reaktionen. Watson (1968), der Begründer des radikalen Behaviorismus, behauptete, dass er durch Umweltkontrolle ein Kind so formen könne, dass es sich zu jeglicher Art von Spezialisten entwickelt, den er auswählen würde. Skinner (1971), der bedeutendste Vertreter der behavioristischen Lerntheorie (Operante Konditionierung), postulierte, „nicht der Mensch wirkt auf die Welt ein, sondern die Welt auf den Menschen" (1971, S. 211). So gesehen setzt sich die Umwelt aus verschiedenen Reizen zusammen, die verschiedene Funktionen haben können.

> **M** Reize steuern Verhalten insofern, als sie darüber bestimmen, welches Verhalten wann, wo und wie häufig auftritt.

Gegenstand der Entwicklungsbetrachtung ist das von außen beobachtbare und messbare Verhalten (**R**esponse oder Reaktion) eines Organismus in seiner Relation zu Ereignissen (**S**timulus) in der Umwelt und im Verhältnis zu Verhaltenskonsequenzen (**K**onsequenzen, Verstärker), wobei Organismusvariablen (körperliche Zustände, Kognitionen usw.) in unterschiedlichem Maße berücksichtigt werden. Die Untersuchungen beziehen sich dabei zum größten Teil auf *das operante Lernen*. Unter Entwicklung wird ein kontinuierlicher Prozess der fortschreitenden Akkumulation spezifischer Verhaltensweisen verstanden, der durch den Zeitpunkt und die Art der Stimulation in der Umwelt und nicht vom „Entwicklungsstand" determiniert wird. Aktuelles Verhalten ist abhängig von aktuellen Reizen und der früheren Lerngeschichte und wird durch reifungsabhängige individuelle Rezeptor- und Effektorkapazitäten begrenzt. Endogene Faktoren wirken indirekt, indem neue Möglichkeiten bereitgestellt werden, die je nach Lerngeschichte und Umweltreizen ausgeschöpft werden oder nicht. Anfangs wirken *primäre Verstärker* (Nahrung, taktile Stimulation), die biologisch verankert sind. Anlage- und Reifungsfaktoren beeinflussen den Verstärkungswert von Reizen. Mit *Verstärkung* sind alle Reize gemeint, die die Wahrscheinlichkeit des Auftretens einer Reaktion erhöhen. In der traditionellen Lerntheorie kommt der Verstärkung als zentralem Element der Verhaltenssteuerung eine herausragende Rolle zu.

Innerhalb der Lerntheorien gibt es unterschiedliche Ansätze, die den Erwerb neuer Bedürfnisse und Veränderungen der Verstärkerwirkung im Verlauf der Entwicklung erklären. Im Folgenden wird die sozial-kognitive Lerntheorie von Albert Bandura (1986) näher vorgestellt.

Sozial-kognitive Lerntheorie

Bandura (1986) erweitert das traditionelle Reiz-Reaktions-Schema des behavioristischen Denkansatzes, in dem er zur Beschreibung und Erklärung der Verhaltenssteuerung zusätzlich kognitive Faktoren berücksichtigt, die der orthodoxe Behaviorismus der wissenschaftlich nicht zugänglichen „Black Box" zugeordnet hatte. Bandura erkannte die Bedeutung des *Beobachtungslernens*. Er untersuchte die kognitiven Prozesse, die zum Erwerb neuer Fertigkeiten und Kenntnisse oder zu Änderungen alter Verhaltensweisen durch einfaches Beobachten anderer Kinder und Erwachsener führen. Aus der sozial-kognitiven Lerntheorie stammt der Begriff der **stellvertretenden Verstärkung**: Die Beobachtung, dass andere für ein spezifisches Verhalten verstärkt werden, kann dem Kind die Information vermitteln, dass das beobachtete Verhalten in einer bestimmten Situation wünschenswert ist, und so fühlt es sich ermutigt, dieses Verhalten nachzuahmen.

Auch Bandura sieht Entwicklung unter dem Gesichtspunkt des Zusammenwirkens von biologischen und umweltbedingten Faktoren. Verhaltensweisen werden erworben durch Beobachtungslernen oder direkte Erfahrung. Sie werden durch innere oder äußere Stimuli und/oder durch Erwartungen bezüglich Belohnungen aktiviert. Ob das Verhalten dann beibehalten oder abgebrochen wird, hängt von den erfahrenen Konsequenzen dieses Verhaltens ab. Er versteht **Lernen** als einen aktiven, kognitiv vermittelten Prozess, der sich mit fortschreitendem Alter qualitativ verändert. Schwerpunkt des theoretischen Interesses sind die kognitiven Prozesse, die dem Lernen zugrunde liegen. Lernen findet auch ohne Verhaltensäußerung statt, allein durch Beobachtung und stellvertretende Verstärkung. Verstärker haben auch einen **Informationswert**, ob ein Verhalten sozial angemessen/erwünscht oder unangemessen/unerwünscht ist. Den in der sozialen Umwelt wahrgenommenen und später internalisierten Wertmaßstäben zu genügen, liegt eine intrinsische Motivation (Anreizsituation) zugrunde. Um durch Beobachtung zu lernen, muss die Aufmerksamkeit auf das Modell bzw. auf relevante Aspekte des Verhaltens gerichtet werden, was abhängig ist von Merkmalen des Modells, seines Verhaltens und Merkmalen des Beobachters. Beobachtete Handlungsabläufe müssen in Symbole transformiert, in die kognitive Organisation integriert und im Gedächtnis gespeichert werden (**Modelllernen**). Die Ausführung hängt von motorischen Übungsprozessen und Anreizbedingungen (Motivation) ab. Der Anreiz wird durch die Verhaltenskonsequenzen bestimmt, die auch Rückwirkungen auf Aufmerksamkeit, Behalten und Übung haben. Beobachtungslernen führt zu spezifischen Situations-Verhaltens-Verknüpfungen und Verhaltenskontingenzen, die als allgemeine Regeln über situationsangemessenes Verhalten und zu erwartende Verhaltenskonsequenzen organisiert und symbolisiert werden (abstract modeling), d. h. es kommt zu einer symbolischen Repräsentation sozialer Erfahrung als Regellernen. Mit zunehmendem Alter nimmt verdecktes Lernen (covert learning) gegenüber offenem Lernen zu.

Bandura betrachtet die **Umwelt** nur als einen von vielen Faktoren, die auf eine gegebene Situation einwirken. Zum gesamten Lernkontext gehören die biologischen und psychologischen Merkmale der einzelnen Person, ihr Verhalten und die Umwelt. Diese drei Faktoren sind im hohen Maße voneinander abhängig. Sie beeinflussen und steuern sich wechselseitig über einen Prozess, den Bandura als *reziproken Determinismus* bezeichnet.

Verhalten ist selbstreguliert, allerdings müssen Selbstbewertungen von der Umwelt unterstützt werden. Selbstwahrnehmung und Kompetenz müssen nicht übereinstimmen, die tatsächlichen Leistungen werden jedoch stark vom Selbstkonzept beeinflusst. In Bezug auf die Entwicklung von Fähigkeiten und Kompetenzen legt Bandura besonderen Wert auf die Entwicklung der Effektivität der eigenen Handlungen. Das Konzept der **Selbstwirksamkeitsüberzeugung** (self-efficacy) bildet sich aus eigenem Verhalten, dem Vergleich eigenen Verhaltens mit dem Verhalten anderer, aus sozialen Reaktionen und aus den Attributionen, die man von anderen erhält. Zahlreiche Studien liefern Hinweise darauf, dass eine geringe wahrgenommene Selbstwirksamkeit mit geringem Selbstwertgefühl verbunden ist.

M Insgesamt sieht die sozial-kognitive Theorie die Person als aktiven Organismus, der kognitive Prozesse benutzt, um Ereignisse zu repräsentieren und mit anderen zu kommunizieren, und der fähig ist, zu wählen und sich selbst zu regulieren. Die Theorie weist ein Menschenbild zurück, das die Person lediglich als passiven Respondenten auf Umweltreize – wie beim traditionellen Behaviorismus – sieht.

Obwohl die sozial-kognitive Theorie die Bedeutung von biologischen Faktoren anerkennt, tut sie das nicht in dem Ausmaß wie die Vertreter der Theorie der Entwicklungsstufen, wie Freud, Erikson und Piaget. Sie gehen davon aus, dass die Entwicklung im Laufe eines Reifungsprozesses entsteht und dass die Aneignung von kognitiven Fähigkeiten auf einer bestimmten Stufe davon abhängig ist, ob die Person die vorangegangenen Stufen gut durchlaufen hat. Bandura dagegen betont die Bedeutung von sozialen Faktoren und meint, dass das Individuum bestimmte Fähigkeiten nicht in einer festgelegten Form und Reihenfolge erwerben muss (Bandura 1986).

9.3 Belastung und Bewältigung

Von Bedeutung für eine Psychotherapie sind die Folgen von Belastungen in einer Biografie. Dabei interessiert insbesondere die Frage, ob und wie die Belastungen bewältigt werden konnten. **Entwicklungsbelastungen** können erhebliche Folgen für das spätere Leben haben und zu Krankheit und Leidenszuständen führen. Auch schwere Belastungen und Traumatisierungen können durchaus so verarbeitet werden, dass sie nicht zwangsläufig den späteren Lebensgang beeinträchtigen. Die individuellen oder psychosozialen **protektiven Faktoren** werden unter dem Konzept der **Resilienz** gefasst. Dann wiederum können aktuell stark belastende Ereignisse frühere Belastungen, die ohne sichtbare Folgen geblieben sind, reaktivieren und die aktuellen Bewältigungsmöglichkeiten einschränken.

Es stellt sich immer wieder die Frage, wie problematische Lebenssituationen bzw. Krisensituationen bewältigt werden und welche Auswirkungen sich aus der Art der Bewältigung auf die weitere Entwicklung ergeben. Die Erforschung der psychischen Entwicklung des Menschen war lange Zeit darauf konzentriert, die Ursachen von Fehlentwicklungen und Inkompetenz zu ergründen, d. h. primär Risikofaktoren für die Entwicklung psychischer Störungen zu identifizieren (Rütter 2006). In den letzten 20 Jahren ist das Individuum jedoch zunehmend mit seinen Ressourcen und Möglichkeiten der Lebensbewältigung in den Blickpunkt psychotherapeutischer Behandlung und wissenschaftlicher Fragestellungen gerückt (Laucht et al. 1997, Grawe 2004).

Das **Verhältnis von Belastung und Bewältigung** ist nicht nur interindividuell sehr unterschiedlich, sondern kann auch intraindividuell starken Schwankungen unterliegen. Die individuelle Reaktion auf Risikobelastungen ist ausgesprochen heterogen, und es gibt keine direkte Relation zwischen Belastung und psychischer oder psychosomatischer Krankheit. Das Verhältnis von Vulnerabilität und Resilienz ist ein sehr wesentlicher Aspekt für die psychotherapeutische Praxis.

Vulnerabilität und Resilienz

Vulnerabilität und Resilienz sind sehr wichtige Konzepte für die psychotherapeutische Praxis, sie bestimmen das individuelle Verhältnis von Belastung und Bewältigung.

■ *Vulnerabilität*

Das Konzept der Vulnerabilität basiert auf dem Vulnerabilitäts-Stress-Coping-Modell, einer ursprünglich von Zubin u. Spring (1977) vorgeschlagenen Sichtweise auf die Entstehung der Schizophrenie. Das Modell integriert für die Entstehung psychiatrischer Erkrankung biologische, psychische und soziale Wirkfaktoren und kennzeichnet einen **Schwelleneffekt**, ab dem eine klinische Symptomatik entsteht. Für die Psychotherapie bezeichnet Vulnerabilität eine besondere individuelle Empfindlichkeit, Labilität oder Verletzlichkeit der Person gegenüber psychosozialen und insbesondere interpersonellen Anforderungen, die aus der Persönlichkeitsentwicklung resultieren. Dadurch sind die betroffenen Menschen eher gefährdet als andere, infolge von Belastungssituationen eine psychische Störung zu entwickeln.

Vulnerabilität ist einerseits abhängig von einem ungünstigen Zusammenwirken von genetischer Disposition und prä-, peri- und postnatalen Traumatisierungen (**diathetische Prädiposition**), die als diathetische Vulnerabilität die weitere Persönlichkeitsentwicklung bestimmen (Millon 1981, Siever u. Davis 1991). Andererseits wird Vulnerabilität durch die psychosoziale Überformung der diathetischen Disposition über die Erziehung und Umwelteinflüsse bestimmt, wobei ungünstige familiäre, erzieherische oder soziale Einflüsse auf die vor allem frühe Entwicklung verantwortlich gemacht werden. Dabei sind Ereignisse wie Misshandlungen, Inzesterfahrungen, Gewalttätigkeit der Eltern oder starke Vernachlässigung besonders hohe Risikofaktoren.

Vulnerabilität ist ein Konstrukt, lässt sich nicht direkt beobachten und wird lediglich über beobachtbare oder rekonstruierbare Lebens- und Personendaten bestimmt und quantifiziert. Das Konstrukt hilft aber, eine Symptombildung oder psychische Störung als Zuspitzung einer Krise aus der Eskalation von aktuellen psychosozialen Konflikten und innerpsychischen Konfliktkonstellationen zu verstehen und die Bedingungen dafür zu rekonstruieren. In dem Konzept können auch die unterschiedlichen theoretischen Perspektiven in der Psychotherapie integriert werden. Das Vulnerabilitätskonzept kennzeichnet auch einen Schwelleneffekt, ab dem eine klinische Symptomatik entsteht. Die Schwelle ist nun einerseits bestimmt aus den Belastungen, andererseits aus den individuellen Ressourcen, diese Belastungen zu verarbeiten.

■ *Resilienz*

Mit dem Begriff der Resilienz wird die relative Widerstandsfähigkeit einer Person gegenüber pathogenen Lebensumständen und Ereignissen bezeichnet. Damit verbunden ist die individuelle Fähigkeit, in Belastungssituationen handlungsfähig zu bleiben und in einer angemessenen Zeit auch schwere Belastungen oder Traumatisierungen zu bewältigen. Das Konzept beschreibt die individuelle Kompetenz einer Person, auf psychosoziale Anforderungen, schwerwiegende Lebensverhältnisse oder stark belastende zwischenmenschliche Krisen sich selbst schützend zu reagieren. Es ist die Fähigkeit eines Individuums, Lebenskrisen durch Rückgriff auf persönliche und sozial vermittelte Ressourcen zu meistern und darüber hinaus für die persönliche Entwicklung zu nutzen. Mit dem Konstrukt *Resilienz* eng verbunden ist die Theorie der *Salutogenese*. Entsprechende Übersichtsarbeiten zu salutogenetischen Konzepten finden sich beispielsweise bei Laucht et al. (1997).

Nach Noeker u. Petermann (2008) sind an der **Entwicklung von Resilienz** verschiedene Faktoren beteiligt: Personale Ressourcen des Kindes (Stressverarbeitung, Selbstregulation, Motivation, Lernen), das Familiensystem (Eltern-Kind-Interaktion, Bindung, Erziehung), Ressourcen des sozialen Netzwerks (Schule, Gleichaltrige) und gesellschaftlich-kulturelle Faktoren (Normen, Werte).

■ *Entwicklungsvulnerabilität*

Auf dem Hintergrund des Vulnerabilitätskonzepts ist heute jede Psychotherapiemethode biografisch orientiert. Entwicklungspsychologisch gesehen durchläuft jeder Mensch in seinem Lebensweg allgemeine vulnerable Phasen. Das sind typische Schwellensituationen in der Lebensentwicklung, wie Kindergarten, Einschulung, Pubertät, Verlassen des Elternhauses, Heirat etc., also Ereignisse, in denen eine erhöhte Gefährdung durch bisher nicht existierende Anforderungen besteht. Erikson hat mit seinem Konzept des epigenetischen Prinzips zur Entwicklung von Ich-Identität diese in den typischen Stadien der Entwicklung auftretenden Krisen eindrücklich beschrieben (**Tabelle 9.1**), die jeder Mensch in Kindheit, Jugend und Erwachsenenalter zu meistern hat, und in denen die Chancen für eine gute Entwicklung bzw. die Risiken für eine Fehlentwicklung liegen. Das Konzept basiert auf dem psychoanalytischen Prinzip der psychosexuellen Entwicklung nach S. Freud (**Tabelle 9.1**). Danach birgt jede menschliche Entwicklung auch das Risiko eines Scheiterns. Für die Psychotherapie sind nicht nur die Bedingungen und Ursachen möglichen Scheiterns von Interesse, sondern auch die individuellen und sozial vermittelten Ressourcen, die ein Scheitern verhindert oder zumindest gemildert haben. Es werden primäre angeborene Vulnerabilitäten von sekundären in der Lebensentwicklung erworbenen und temporären Vulnerabilitäten, welche Lebens- und Entwicklungsphasen mit erhöhten Risiken bezeichnen, unterschieden.

■ Risikofaktoren

Risikofaktoren treten selten isoliert auf, sie stehen in der Regel in einer Wechselwirkung zueinander und kumulieren über den Entwicklungsverlauf. Sie lassen sich auf verschiedene Bereiche einteilen: individuumsspezifische Faktoren, Merkmale der Familie und gesellschaftliche oder soziale Ebene (Jacobi u. Esser 2003).

- **Psycho-biologische Faktoren:** Frühgeburt, Geburtskomplikationen, niedriges Geburtsgewicht, Erkrankungen im Säuglingsalter, Substanzmissbrauch- bzw. Abhängigkeit der Mutter, ein die Eltern überforderndes Temperament des Kindes etc.
- **Eltern-Kind-Interaktion:** ungünstige Bindungserfahrung (Kap. 10), Gewalt- und Inzesterfahrung, psychische Krankheit oder Sucht eines Elternteils, problematisches Erziehungsverhalten etc.
- **Familie und soziale Umgebung:** chronische Konflikte der Eltern, Gewalt und Misshandlung innerhalb der Familie, schwere Vernachlässigung, Demütigungen und Zurücksetzungen, sehr niederiger sozioökonomischer Status, Armut etc.

Einzelne Risikofaktoren müssen nicht unbedingt mit dem Auftreten von psychischen Störungen korrelieren, wogegen bei einer Kumulation der Risikofaktoren die Vulnerabilitätsschwelle erheblich sinken kann (vgl. Bergmann u. Mahoney 1999).

■ Entwicklungsresilienz

Von einem protektiven Faktor geht ein gesundheitsförderlicher Einfluss aus. In der Literatur werden zwei Arten protektiver Faktoren unterschieden:
- Schutzfaktoren auf Seiten des Individuums (sog. personale Ressourcen, auch als Resilienz bezeichnet)
- Schutzfaktoren auf Seiten der Umwelt (sog. soziale und strukturelle Ressourcen)

Verschiedene Autoren definieren **Schutzfaktoren** als die Kehrseite von Risikofaktoren und fordern daher, dass protektive Faktoren einen Moderatoreffekt besitzen, d. h. deren Schutzwirkung tritt ausschließlich in Verbindung mit einem Risiko ein, also z. B. in Verbindung mit Belastung oder einer Traumatisierung. Manche Autoren gehen soweit, dass man nur dann von einem protektiven Faktor sprechen sollte, wenn dieser die pathogenen Auswirkungen vorhandener Risikofaktoren mindert und so die Entstehung psychischer Störungen im Sinne eines Puffereffekts abmildert oder verhindert (Rutter 2006, Laucht et al. 1997).

Obwohl ein Kind durch die Entwicklungsbedingungen zwar extrem belastet ist, kann die Vulnerabilitätsschwelle dennoch relativ hoch sein. Jeder Psychotherapeut weiß mit ungläubigem Erstaunen und manchmal auch mit Bewunderung um Menschen mit sehr schwer belasteten Biografien, die sie dennoch nicht umgeworfen haben.

Personale und soziale Ressourcen vor allem sind Schutzmechanismen gegen psychische Verletzungen, die dafür sorgen, dass es zwar zu **seelischen Narben**, nicht aber zu einer dauerhaften Störung kommt. Es liegt inzwischen Kenntnis über die protektiven Faktoren vor, die geeignet sind, Vulnerabilität zu mindern und psychische Gesundheit und Stabilität zu sichern (Bender u. Lösel 1998):

■ Protektive Faktoren

Kognitive und soziale Kompetenz. Nicht die Intelligenz an sich, sondern die dadurch begründeten **kognitiven Kompetenzen und die sozialkommunikativen Fähigkeiten** wirken sich günstig auf die Entwicklung auch bei belastenden Lebensbedingungen aus. Kognitive Leistungsfähigkeit etwa in der Schule kann Ressource für die Selbstwertentwicklung durch Selbstbestätigung sein und damit Hilfe gegenüber negativen Erfahrungen in der Familie oder im sozialen Umfeld. Soziale Kompetenz hilft, soziale Unterstützung anzunehmen oder zu suchen.

Soziale Unterstützung. Für die Entwicklung ist ein Mindestmaß an sozialer Unterstützung unerlässlich, eine oder mehrere gute Objektbeziehungen und besser ein Netzwerk sind risikomildernd gegenüber der Entwicklung von Vulnerabilität. Soziale Unterstützung ist auch ein wesentlicher protektiver Faktor bei schweren Belastungen und Traumatisierungen.

Bindungsverhalten und Bindungsstile. Eine stabile, emotional sichere Bindung zu einem Elternteil oder einer signifikanten Erziehungsperson gehört zu den wichtigsten und wirksamsten Schutzfaktoren gegenüber der Entwicklung einer Vulnerabilität und schützt am nachhaltigsten gegenüber schweren Belastungen und Traumatisierungen. Unsichere Bindung dagegen ist ein erheblicher Risikofaktor (Kap. 10).

Selbstverhältnis. Wenn ein Individuum in der Lage ist, zu Lebensereignissen innerlich Abstand zu nehmen und diesen soweit möglich Struktur und Sinn zu geben, dann ist das einer der wirksamsten protektiven Faktoren. **Selbstvertrauen** und damit verbunden **Selbstwertgefühl** helfen, Belastungen einordnen zu können und sinn- und strukturgebende kognitive Muster zu entwickeln, die dann auch die emotionale Bewältigung fördern. Zudem ist das die Grundlage für die Entwicklung aktiv vermeidender Strategien gegenüber potenziellen schweren Belastungen. Beim Selbstverhältnis geht es um beständiges Grundvertrauen, wofür Antonovsky (1979, 1987) als Begründer des **salutogenetischen Modells** den Begriff des **Kohärenzgefühls** geprägt hat. Dieses **Grundvertrauen** bewirkt
- **Verstehbarkeit**: internale und externale Reize sind strukturiert, vorhersagbar und erklärbar;
- **Handhabbarkeit:** über die Verfügung von Ressourcen zur Bewältigung stressreicher Situationen;
- **Sinnhaftigkeit:** die Anforderungen aus der Umwelt sind Herausforderungen, die es wert sind, sich ihnen zu stellen.

Persönlichkeitseigentümlichkeiten. Jedes Kind bringt konstitutionell individuelle Persönlichkeitseigentümlichkeiten mit auf die Welt, die seine Interaktionen mit der Umwelt mitbestimmen werden. Aus dieser Perspektive unterschiedlicher **Temperamentsmerkmale** gibt es unterschiedliche „Begabungen" etwa dafür, wie Kontakt zur Umwelt aufgenommen wird. Es ist unmittelbar einleuchtend, dass eine konstitutionelle Regelmäßigkeit biologischer Funktionen wie z.B. Schlaf-Wach-Rhythmus und eher geringe Erregbarkeit und Irritierbarkeit zusammen mit einer höheren Wahrnehmungsfähigkeit und Toleranz für interpersonelle Annäherungen eine prinzipiell günstigere Voraussetzung und eine bessere Ressource zur Bewältigung von Belastung und Stress ist als ein eher leicht erregbares und reizbares Temperament mit unregelmäßigen und leicht irritierbaren biologischen Funktionen. Wenn das in Beziehung zu möglichem Verhalten von Elternpersonen gesetzt wird, dann ist rasch ein Spektrum von günstigen und ungünstigen Kombinationen offensichtlich. Dazu ist das psychoanalytische Konzept der „ausreichend guten Mutter" („good enough mother") von Winnicott (1953) hilfreich, also das Konzept der Mutterperson, die in der Lage ist, ausreichend auf die individuellen Bedürfnisse des Babys einzugehen, zumindest soweit, dass sich das Baby nie komplett verlassen, frustriert, vernachlässigt fühlt, aber auch nicht permanent übererregt wird.

Belastung und Bewältigung

Für die **psychotherapeutische Praxis** ist eine auf die Entwicklung bezogene biografische Sichtweise sehr hilfreich, wobei es darum geht, sich auf allen genannten Ebenen bezüglich der möglichen Vulnerabilität, also der Risikofaktoren aus der individuellen Entwicklung ebenso zu versichern wie auch der Ressourcen, also der protektiven Faktoren. Das lenkt den Blick nicht nur auf die Defizite, sondern ebenso auf die Ressourcen einer Person. Für die protektiven Faktoren muss dabei aber auch gewahr sein, dass sie insbesondere in der Kumulation wirksam sind und dass sie zudem je nach Altersstufe variieren, so haben dispositionelle Faktoren wie das Temperament in der frühen Kindheit natürlich ein höheres Gewicht als soziale Kompetenz.

Belastung und Bewältigung stehen in Relation zum Verhältnis von Vulnerabilität und Ressourcen eines Menschen. Dieses bestimmt, natürlich auch in Abhängigkeit von Schwere und Ausmaß der belastenden Ereignisse, den individuellen Entwicklungsweg. Das Spektrum möglicher Entwicklungswege bei schwerer Belastung bis hin zur Traumatisierung ist in **Abb. 9.1** dargelegt.

Unter den psychischen Störungen nehmen Traumafolgestörungen eine Sonderstellung ein, da kausale Erklärungen aufgrund des bekannten Auslösers getroffen werden können (Tagay et al. 2007). Man findet Traumatisierungen häufig aber auch in der Vorgeschichte anderer psychischer Störungen. **Schwerwiegende Belastungen bzw. traumatische Erfahrungen** können darüber hinaus zu strukturellen und funktionellen Schäden im Gehirn führen und damit die Fähigkeit des Individuums einschränken, spätere Belastungen im Leben positiv zu bewältigen (Bremner et al. 2003, Villareal u. King 2001).

Insgesamt unterstreichen die empirischen Befunde die Annahme, dass schwerwiegende Belastungen oder psychische Traumatisierung einen zentralen Risikofaktor für die meisten Kategorien psychischer Störungen darstellt (Maercker 2003, Wittchen et al. 2009, Grawe 2004). Wie epidemiologische Studien weiter belegen, entwickelt nicht jede Person auch nach erheblicher Traumatisierung eine Traumafolgestörung (Breslau et al. 1998, Kessler et al. 1995, Maercker et al. 2008). Eine Bewältigung des Erlebten ohne pathologische Reaktionen und Folgen ist ebenso beobachtbar. Die Entwicklung posttraumatischer Störungen hängt

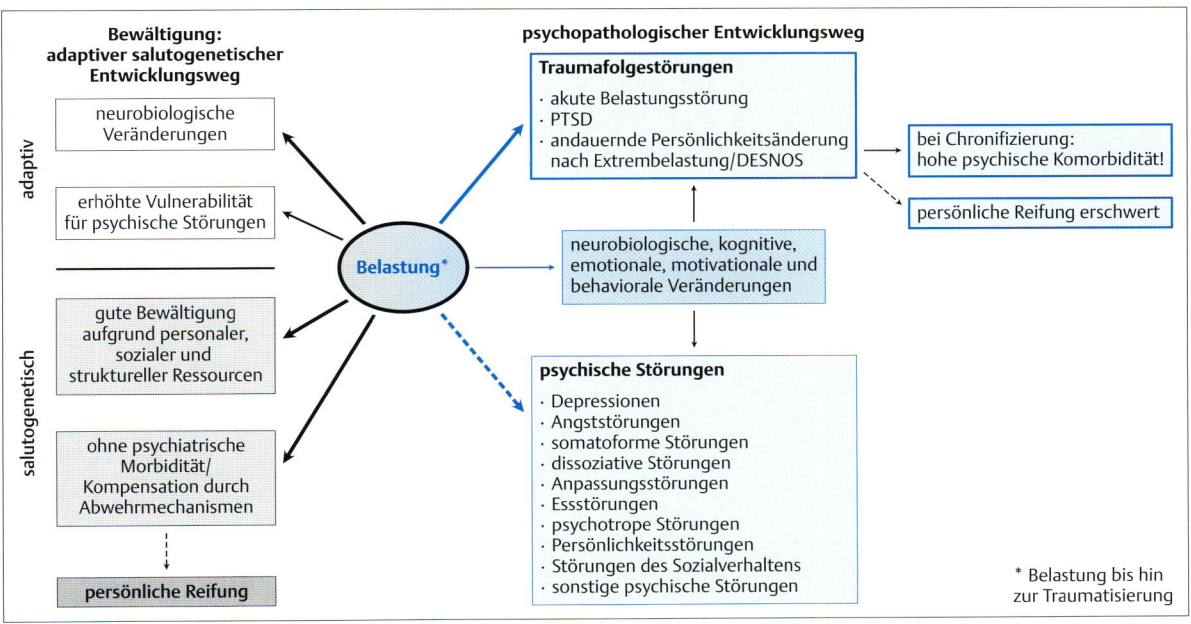

Abb. 9.1 Belastung und Bewältigung: Spektrum möglicher Entwicklungswege.

erheblich davon ab, wie der Betroffene das Ereignis wahrnimmt und bewertet, mit welchen **personalen** und **sozialen Ressourcen** dieser ausgestattet ist und ob der Betroffene nach der traumatischen Erfahrung Umstände vorfindet, die einer raschen psychosozialen Erholung förderlich sind. Brewin und Mitarbeiter (2000) stellten in ihrer vielzitierten Metaanalyse von 77 ausgewerteten Studien die Traumaschwere, den nachfolgenden Stress und vor allem das Fehlen sozialer Unterstützung als die einflussreichsten Risikofaktoren für die Entwicklung einer Posttraumatischen Belastungsstörung heraus. Diese Zusammenhänge sind im Rahmen therapeutischer Interventionen zu berücksichtigen und müssen bei den Patienten auf den Einzelfall überprüft werden.

Zweifelsfrei stützen empirische Evidenzen die These, dass eine geringe Selbstwirksamkeitserwartung bzw. ein geringes **Selbstwertgefühl** und ein geringes **Kohärenzgefühl** mit schlechterem Wohlbefinden, schlechterer Lebensqualität und einer schlechteren psychischen Gesundheit einhergehen (Tagay et al. 2006, Tagay et al. 2009, Eriksson u. Lindström 2006, Luszczynska u. Schwarzer 2005). Bessere Behandlungsergebnisse sind daher eher zu erwarten, wenn bei Patienten positive Ergebniserwartungen und somit eine wahrgenommene Selbstwirksamkeit gefördert werden. Im Konzept vom Kohärenzgefühl steckt weiter die Idee, dass **der Mensch als Gestalter seines Lebens** angesehen wird. Er soll in die Lage versetzt werden, seine eigenen Selbstheilungskräfte zu aktualisieren. Auf dem Hintergrund der klinischen Beobachtungen sowie der empirischen Evidenz kann davon ausgegangen werden, dass eine Aktivierung von personalen, sozialen und strukturellen Ressourcen die Selbstheilungskräfte und Bewältigungsstrategien der Patienten stärkt. Für die Psychotherapie kann es daher sehr hilfreich sein, wenn neben der Berücksichtigung der Risikofaktoren auch eine **ressourcenorientierte Haltung** vom Behandelnden eingenommen wird.

> Einzelne Psychotherapieverfahren unterscheiden sich u. a. darin, in welchem Ausmaß sie sich auf welche Entwicklungstheorie beziehen. Die psychoanalytischen Therapierichtungen sind ohne Annahmen über die frühkindliche Entwicklung nicht denkbar, weil darin die Genese des aktuellen Zustands beschrieben wird. Bei den kognitiven und behavioralen Ansätzen spielen entwicklungstheoretische Annahmen eher implizit eine Rolle, etwa hinsichtlich der Entwicklung des Denkens, der Symbolisierungsfähigkeit, der Informationsverarbeitung u. ä. Für die **psychotherapeutische Praxis** ist eine auf die Entwicklung bezogene biografische Sichtweise sehr hilfreich, wobei es darum geht, sich auf allen Entwicklungsebenen bezüglich der möglichen **Vulnerabilität**, also der Risikofaktoren aus dKap. 9.2er individuellen Entwicklung, ebenso zu versichern wie auch der **Ressourcen**, also der protektiven Faktoren. Das lenkt den Blick nicht nur auf die Defizite, sondern ebenso auf die Ressourcen einer Person. Für die Psychotherapie ist es sehr hilfreich, wenn eine **ressourcenorientierte Haltung** vom Therapeuten eingenommen wird.

10 Bindungstheorie

C. E. Scheidt

Die Bindungstheorie hat in den vergangenen Jahren zunehmend Einfluss auf unterschiedliche Richtungen der Psychotherapie gewonnen. Der Grund hierfür liegt darin, dass Erklärungsmodelle zur Entstehung und Behandlung psychischer Erkrankungen sowohl in der Verhaltenstherapie wie in der Psychoanalyse zu einem nicht unwesentlichen Teil auf Theorien über die kindliche Entwicklung rekurrieren. Wissenschaftlich begründete Ansätze einer Krankheitslehre psychischer und psychosomatischer Erkrankungen sind heute methodenübergreifend, d. h. unabhängig von der jeweiligen psychotherapeutischen Schule, darauf ausgerichtet, aus den beobachtungswissenschaftlich gewonnenen Befunden der Entwicklungspsychologie Hypothesen darüber abzuleiten, unter welchen Bedingungen Störungen der psychischen Entwicklung entstehen und mit welchen Mitteln sie behandelt werden können. Deswegen spielt die Bindungstheorie für alle Ansätze der Psychotherapie, die entwicklungspsychopathologisch fundiert arbeiten, eine wichtige Rolle.

In der Psychoanalyse wurden Theorien zur Entwicklungspsychologie lange Zeit auf der Grundlage klinischer Erfahrungen, die in der Behandlungssituation von Erwachsenen und von Kindern gemacht wurden, formuliert. Die so gewonnenen Theorien sind für die klinische Heuristik der tiefenpsychologischen und psychoanalytischen Therapie auch heute noch unentbehrlich und sie leisten wichtige Beiträge zum Verständnis psychischer Prozesse. Die aus unterschiedlichen Beobachtungsfeldern und mit unterschiedlichen Methoden gewonnenen Theorien und Befunde zur Rekonstruktion der kindlichen Entwicklung können oft jedoch nicht bruchlos integriert werden. Deswegen ist der Stellenwert der aus der Behandlung erwachsener Patienten abgeleiteten entwicklungspsychologischen Theorien in Beziehung zu Theorien, die durch die Direktbeobachtung von Kindern gewonnen worden sind, in den vergangenen Jahren kontrovers diskutiert worden (Dornes 1997). Man kann aber folgendes festhalten: Wissenschaftliche Theorien zur Entstehung psychischer Störungen, die für die psychotherapeutische Behandlung unerlässlich sind, sollten durch die Befunde der empirischen Entwicklungspsychologie abgestützt sein. Konzepte zur kindlichen Entwicklung, die auf klinischen Beobachtungen in der Behandlungssituation beruhen, sind heuristisch fruchtbar, müssen grundsätzlich jedoch auf ihre Übereinstimmung mit den Befunden der empirischen Entwicklungspsychologie hin überprüft und gegebenenfalls korrigiert werden.

Eine der Kernfragen des entwicklungspsychopathologischen Verständnisses psychischer Störungen im Erwachsenenalter ist, wie die Interaktionserfahrungen mit den primären Bindungspersonen in der Kindheit ihren Niederschlag in mentalen Repräsentationen finden, die das Erleben und die sozialen Beziehungen im Erwachsenenalter steuern. Die Untersuchung dieser Frage ist eines der zentralen Themen der Bindungsforschung.

10.1 Bindungstheorie in der Psychotherapie

Bowlby teilte mit der etwa zeitgleich zu der von ihm formulierten Bindungstheorie entstehenden Objektbeziehungspsychologie in der Psychoanalyse die Auffassung, dass sich beim Kind aufgrund der frühen Objekterfahrungen zeitlich relativ stabile innere Strukturen entwickeln, die für die Selbstregulation und die Regulation sozialer Beziehungen lebenslang Bedeutung haben. Er bediente sich zur theoretischen Beschreibung dieser seelischen Strukturen einer Sprache, die er der Kontrolltheorie, der kognitiven Psychologie und der Ethologie entlehnte und die insofern wesentlich von der Terminologie der zeitgenössischen Psychoanalyse abwich. Bowlby bezeichnete die genannten inneren Strukturen als **internale Arbeitsmodelle von Bindung** und verstand darunter die dauerhaften inneren Konzepte, die sich ein Kind aufgrund seiner Erfahrungen mit den primären Bindungspersonen von sich selbst und seiner sozialen Umwelt bildet. Im theoretischen Verständnis der Bindungstheorie spielt für die Entwicklung der individuellen Unterschiede der internalen Arbeitsmodelle von Bindung die Qualität der realen sozialen Erfahrungen mit den primären Bindungspersonen, weniger dagegen die Fantasiewelt des Kindes oder seine angeborene Triebausstattung die ausschlaggebende Rolle. Internale Arbeitsmodelle von Bindung steuern das Verhalten in sozialen Interaktionen indem sie die Erwartungen hinsichtlich des Verhaltens anderer aufgrund der eigenen Erfahrungen mit den primären Bindungspersonen festlegen.

Bowlby ging davon aus, dass sich im Laufe des ersten Lebensjahrs in Abhängigkeit von den jeweiligen Interaktionserfahrungen mit den primären Bindungspersonen individuelle Unterschiede des Bindungsverhaltens herauskristallisieren, die zeitlich relativ stabil sind und die sich als Unterschiede in der Dimension der Bindungssicherheit beschreiben lassen. Die empirische Ausarbeitung dieser Annahme durch die Untersuchung der individuellen Unterschiede des Bindungsverhaltens im frühen Kindesalter, stellte das Lebenswerk der kanadischen Entwicklungspsychologin M.S. Ainsworth dar.

Bindungsverhaltensstrategien

Ainsworth et al. (1978) gelangten aufgrund ihrer Beobachtungen mit Hilfe der sogenannten Fremdensituation zu der bekannten Typisierung des kindlichen Bindungsverhaltens in drei Hauptgruppen.

Sie unterschieden Kinder mit
- *sicherer* Bindung (**B**-Kategorie);
- *unsicher-vermeidender* Bindung (**A**-Kategorie);
- *unsicher-ambivalenter* Bindung (**C**-Kategorie).

Innerhalb jeder der drei Hauptgruppen wurden ferner Subgruppen unterschieden. Die Konstruktion dieser Subgruppen ist von der Annahme getragen, dass die oben genannten Hauptbindungsstrategien jeweils in sich graduelle Unterschiede der Ausprägung aufweisen,

Kinder der *B*-Kategorie konnten die Mutter in den Episoden freien Spiels und der Erkundung in der Fremdensituation als „sichere Basis" benutzen. Bei der Wiedervereinigung nach den Trennungsepisoden zeigten sie Begrüßungsverhalten, indem sie lächelten, riefen und sich aktiv auf die Mutter zubewegten.

Kinder der *A*-Kategorie wirkten während der Trennungen überraschend wenig belastet. Bei der Wiedervereinigung vermieden sie jedoch in auffallender Weise Nähe und Interaktion: Entweder wurde die Mutter bei der Rückkehr ganz ignoriert oder aber die Begrüßung war mit vermeidenden Verhaltensweisen wie sich abwenden, vorbeilaufen oder Blickabwendung gemischt.

Kinder der *C*-Kategorie reagierten auf die Trennung von der Mutter mit großer Verzweiflung. Schon vor der Trennung war das Explorationsverhalten durch starkes Suchen nach Nähe und Kontakt eingeschränkt. Bei der Wiedervereinigung verhielten diese Kinder sich ambivalent: Sie versuchten einerseits Körperkontakt herzustellen und verhinderten diesen andererseits durch ärgerliches Verhalten wie Strampeln, Abdrücken etc. Diese Kinder waren nach der Trennung schwer zu beruhigen und nahmen Spiel und Exploration nur verzögert wieder auf.

Die Einstufung des mütterlichen Verhaltens auf der Dimension **Feinfühligkeit** versus **mangelnde Sensitivität** (Ainsworth 1973, 1977, Ainsworth et al. 1978, Ainsworth et al. 1971) erwies sich als eine der wesentlichsten Einflussvariablen der Bindungssicherheit. Der Zusammenhang zwischen mütterlicher Feinfühligkeit und Bindungsqualität im 1. Lebensjahr wurde in der Folge durch eine Vielzahl von Untersuchungen bestätigt (Belsky 1984, Egeland u. Faber 1984, Grossmann et al. 1985).

Desorganisiertes Bindungsverhalten

Weitere Beobachtungen führten ab Mitte der 1980er Jahre zur Entdeckung des **desorganisierten Bindungsverhaltens**. Bei der Analyse von Videoaufnahmen von Fremdensituationen mit Kindern aus Hochrisikofamilien wurden Verhaltensweisen beobachtet, die sich keiner der zuvor beschriebenen Hauptbindungsstrategien zuordnen ließen. Kinder mit desorganisiertem Bindungsverhalten zeigten beispielsweise ungerichtete oder unterbrochene Bewegungen und Vokalisationen wie lautes Schreien gegenüber der Fremden, während diese den Raum verlässt, ungerichtetes Schlagen des Gesichts (oft der Augen) der Eltern, Bewegungsstereotypien, asymmetrische und zeitlich nicht abgestimmte Bewegungen und Haltungsanomalien, Einfrieren, Erstarren des Ausdrucks oder insgesamt verlangsamte Bewegungen und Ausdrucksbewegungen. Diese Verhaltensphänomene wurden als desorganisiert bezeichnet, weil sie auf eine **Unterbrechung** der oben beschriebenen **organisierten Bindungsverhaltensstrategien** hindeuteten. Die Entstehung des desorganisierten Bindungsverhaltens wurde einerseits mit einer Traumatisierung durch die primären Bindungspersonen in Verbindung gebracht. Andererseits zeigte sich auch die ungelöste Verarbeitung eines Traumas der primären Bindungsperson im Sinne einer transgenerationalen Weitergabe als prädiktiv für das desorganisierte Bindungsverhalten des Kindes.

In einer Reihe von Studien wurde in den folgenden Jahren die Stabilität der oben beschriebenen Bindungsverhaltensweisen im Verlauf der kindlichen Entwicklung bis in das junge Erwachsenenalter untersucht. Dabei zeigte sich in vielen Untersuchungen eine hohe Stabilität der drei Haupt-Bindungsverhaltensstrategien in der Kindheit bis etwa zum zehnten Lebensjahr. Dies gilt unter der Einschränkung, dass die äußeren Lebensverhältnisse des familiären Kontextes stabil blieben. Studien, die die Bindungsentwicklung bis in das junge Erwachsenenalter hinein verfolgten, kamen zu divergierenden Befunden (s. u.).

Trotz der skizzierten Befunde, die für eine hohe Längsschnittstabilität der in der Fremdensituation beobachteten differenziellen Bindungsverhaltensweisen zumindest für längere Entwicklungsabschnitte in der Kindheit sprechen, wurde in der Bindungstheorie immer wieder darauf hingewiesen, dass die frühen Interaktionserfahrungen keine deterministische Festlegung der Bindungsorganisation beinhalten. Vielmehr handelt es sich um adaptive Prozesse an eine jeweilige soziale Umwelt, die grundsätzlich auch in späteren Entwicklungabschnitten veränderbar sind. Allerdings nimmt die Veränderungsgeschwindigkeit im Laufe der Entwicklung ab und entspricht zunehmend der Geschwindigkeit und dem kognitiven Aufwand komplexer Lernvorgänge.

Mentale Repräsentation von Bindungserfahrungen

Ab den 1980er Jahren begann die Bindungsforschung ihre Aufmerksamkeit von der Verhaltensbeobachtung bei Kindern stärker auf das Thema der mentalen Repräsentation von Bindungserfahrungen zu richten. Das sog. **Erwachsenenbindungsinterview** (Main u. Goldwyn 1985–1996) stellt eine Methode dar, mit deren Hilfe die inneren Arbeitsmodelle von Bindung im Erwachsenenalter untersucht werden können. In einem halbstrukturierten Interview wird evaluiert, inwieweit die Erfahrungen mit den Bindungspersonen der Kindheit in einer dyadischen Gesprächssituation zugänglich gemacht werden können.
- Probanden mit einer **sicher-autonomen** Bindung geben eine reichhaltige, anschauliche und kohärente Schilde-

rung ihrer Bindungserfahrungen, bei der allgemeine und episodische Beschreibungen gut übereinstimmen und negative sowie positive Aspekte der Beziehung offen diskutiert werden können.
- Bei einer **unsicher-verwickelten** Bindungsrepräsentation besteht die Schwierigkeit, eine klare und kohärente Schilderung der Beziehung zu geben und von den starken Emotionen, die mit den Erinnerungen an die Bindungspersonen assoziiert sind, zu abstrahieren.
- Bei der **unsicher-vermeidenden** Bindungsrepräsentation besteht dagegen eine nur geringe Zugänglichkeit zu episodischen Erinnerungen; allgemeine, idealisierende Beschreibungen kontrastieren mit nicht dazu passenden Beziehungsepisoden, so dass das Narrativ in sich widersprüchlich und inkohärent wirkt.

Analog zum desorganisierten Bindungsverhalten im Kindesalter wird auch im Erwachsenenalter eine Zusatzklassifikation beschrieben, die durch die **nicht abgeschlossene (ungelöste) Verarbeitung eines Traumas** durch Verlust oder Misshandlung und Missbrauch besteht. Die Zuweisung zu dieser Klassifikation beruht auf der Beurteilung spezifischer Veränderungen des Diskurses bei der Narrativierung traumatischer Erfahrungen. Merkmale, die für den **U-Status im Erwachsenenalter** sprechen sind beispielsweise eine ungewöhnliche Detailgenauigkeit bei der Schilderung traumatischer Erfahrungen, lange Schweigepausen und Abbrüche des Diskurses, erfolglose Versuche das Thema zu wechseln, Einschießen von Fragmenten traumatischer Erinnerungen in anderen thematischen Kontexten. Wie das desorganisierte Bindungsverhalten im Kindesalter so weist auch der U-Status im Erwachsenenalter enge Beziehungen zu klinischen Phänomenen auf. Es besteht eine Überschneidung mit der klinischen Symptomatik der Posttraumatischen Belastungsstörung (PTSB) sowie mit dissoziativen Phänomenen (Scheidt u. Waller 2006).

Trotz dieser Überschneidung ist festzuhalten, dass die oben beschriebenen individuellen Unterschiede der Bindungsentwicklung zunächst normalpsychologische Vorgänge betreffen, d. h. adaptive Vorgänge an unterschiedliche soziale Umwelten innerhalb des nicht-klinischen Spektrums darstellen. Unsichere Bindungsstrategien sowie auch Desorganisation des Bindungsverhaltens sind nicht automatisch mit Psychopathologie gleichzusetzen. Allerdings kann die Bindungsforschung durchaus einen Beitrag zum Verständnis der Entstehung psychischer und psychosomatischer Erkrankungen leisten. Die Relevanz der Bindungstheorie für die Psychotherapie berührt dabei insbesondere drei Themenfelder:
- das entwicklungspsychopathologische Verständnis der Entstehung psychischer Störungen;
- die Bedeutung der frühen sozialen Erfahrungen für den Verlauf und das Ergebnis von Psychotherapie und
- die Frage, welche Konsequenzen sich aus den Befunden zur transgenerationalen Weitergabe unsicherer Bindung für eine präventiv ausgerichtete Psychotherapie ergeben.

Wir wollen diese drei Themen im Folgenden skizzieren.

10.2 Entwicklungspsychopathologisches Verständnis der Entstehung psychischer Störungen

Als Bowlby 1951 den Auftrag der Weltgesundheitsorganisation erhielt, das Schicksal von Kindern nach zu untersuchen, die während des II. Weltkrieges von ihren Eltern durch Deportation getrennt und in Waisenhäusern und anderen Orten aufgewachsen waren, lagen bereits eine Reihe von Beobachtungen vor, die von A. Freud, D. Burlingham und R. Spitz während des Krieges gemacht worden waren und die das Bild der psychischen Veränderungen recht genau widergaben, das sich in der Reaktion auf Trennung und Deprivation entwickelt. Bowlbys Beobachtungen ließen keinen Zweifel daran, dass frühe Trennung und Deprivation einschneidende Ereignisse in der Entwicklung darstellten und mit einem hohen Risiko für die psychische Gesundheit verbunden sind. Bowlby stellte die Hypothese auf, dass **die Vulnerabilität für psychische Störungen zunimmt, wenn Kinder negative Repräsentationen von sich selbst entwickeln**, oder wenn sie Strategien zur Verarbeitung bindungsbezogener Informationen ausbilden, die eine realistische Bewertung dieser Information behindern (Bowlby 1975, 1976). Zwar zeigten spätere Untersuchungen, dass die Folgen von Trennung und Separation durch verschiedene Bedingungen moduliert werden können, der Grundtatbestand nachhaltiger und deletärer Folgen früher Deprivation für die seelische Gesundheit blieb jedoch unangefochten.

Die Studien zum Zusammenhang von Bindungsentwicklung und Psychopathologie lassen sich drei Gruppen zuordnen:

Querschnittsdaten von Erwachsenen. Die 1. Gruppe betrifft **Querschnittsdaten** hinsichtlich der Prävalenz unsicherer Bindungsmuster in klinischen Gruppen **Erwachsener.** Eine umfassende Übersicht zu den diesbezüglichen Befunden findet sich bei Dozier et al. (1999). Die Befunde lassen sich dahingehend zusammenfassen, dass unsichere Bindung erwartungsgemäß in klinischen Gruppen weitaus häufiger ist als in nichtklinischen. Eine Spezifität der Prävalenz unsicherer Muster für einzelne Störungsbilder wurde nicht beobachtet, wohl aber eine Präferenz. So wurden bei Borderline-Patienten häufiger unsicher verwickelte und desorganisierte bzw. ungelöste Bindungsmuster beschrieben als bei anderen psychischen Störungen.

Prospektive Längsschnittuntersuchungen. Eine 2. Datenquelle zum Zusammenhang von Bindung und Psychopathologie stützt sich auf **prospektive Längsschnittuntersuchungen,** die unsichere Bindungsmuster mit unterschiedlichen Formen von Psychopathologie im **Kindesalter** korrelieren.

Eine detaillierte Übersicht zu den Befunden findet sich bei Greenberg (1999). Die Übersicht ergibt kein ganz einheitliches Bild. Eine Reihe von Studien berichtet bei Kindern mit geringem Risiko keine signifikanten Zusammenhänge zwischen unsicherer Bindung und psychischen bzw. Verhaltensproblemen. Dagegen wurde in Gruppen von Hoch-Risikokindern, insbesondere bei Jungen durchgehend ein Zusammenhang zwischen unsicherer Bindung und Störungen der sozioemotionalen Entwicklung beschrieben. Diese Kinder hatten schlechte Beziehungen zu Gleichaltrigen, und wiesen Symptome wie Depression oder aggressives Verhalten auf. Zwei prospektive Längsschnittstudien ragen besonders heraus.

- Carlson (1998) untersuchte die Zusammenhänge zwischen *desorganisierter Bindung im frühen Kindesalter und dissoziativen Symptomen in Kindheit und Jugend*. Desorganisierte Verhaltensweisen in der Fremdensituation im Alter von 12 Monaten korrelierten in dieser Studie mit der Selbstbeschreibung von dissoziativen Symptomen im Alter von 19 Jahren. Auch beschrieben Lehrer in Grundschule und Gymnasium bei dieser Gruppe von Kindern mehr dissoziative Symptome.
- Warren et al. (1997) untersuchten die Zusammenhänge zwischen *Bindungsmustern in der Kindheit und Angststörungen im Alter von 17,5 Jahren*. Probanden, die in ihrer Kindheit eine unsicher-ambivalente Bindung zeigten, hatten mit höherer Wahrscheinlichkeit eine Angststörung in der Adoleszenz. Dieser Zusammenhang blieb auch dann signifikant, wenn das Temperament als Einflussvariable kontrolliert wurde.

Querschnittsdaten von Kindern. Die 3. Gruppe von Studien (Greenberg 1999) umfasst *Querschnittsuntersuchungen*, die sich mit der Prävalenz unsicherer Bindungsmuster bei klinischen Gruppen von Kindern und Jugendlichen befassen. Hierbei zeigt sich im Prinzip derselbe Befund wie in den Querschnittsuntersuchungen bei Erwachsenen, nämlich eine deutliche Erhöhung unsicherer Muster in klinischen Gruppen.

Zahlreiche empirische Beobachtungen weisen darauf hin, dass eine sichere Bindungsbeziehung zu den Fürsorgepersonen in den ersten beiden Lebensjahren mit einer besseren Fähigkeit zum Herstellen von Beziehungen zu anderen Kindern und Erwachsenen führt, mit einer besseren Kooperativität den Eltern gegenüber und mit einer besseren Fähigkeit zur Emotionsregulierung korreliert ist (Ainsworth et al. 1978). Im Gegensatz dazu hat sich gezeigt, dass unsichere Bindung in den ersten beiden Lebensjahren mit schlechteren Beziehungen zu anderen Gleichaltrigen, Symptomen von Wut und geringerer Selbstkontrolle während des Vorschulalters und danach verbunden ist (Carlson u. Sroufe 1995).

Der Erwerb *sicherer Arbeitsmodelle* von Bindung wirkt sich auf unterschiedlichen Wegen als protektiver Faktor in der Entwicklung aus:

- sichere Arbeitsmodelle sind mit einer adaptiveren Form der Emotionsregulation verbunden;
- sie führen zu einem stabileren Selbstwertgefühl;
- sie sind mit einer besseren Qualität sozialer Beziehungen verbunden (Bowlby 1983, Sroufe 1989, Grossmann u. Grossmann 1995, Zimmermann 2000).

Da diese unterschiedlichen Aspekte zentrale Dimensionen der sozioemotionalen Entwicklung betreffen, ist es plausibel, dass unsichere Bindung mit höherem Risiko für Psychopathologie verbunden ist.

Wie erwähnt liegt inzwischen eine große Zahl von Untersuchungen vor, die die Prävalenz unsicherer Bindungsmuster in unterschiedlichen klinischen Gruppen beschreiben. Sowohl für das Verständnis der Entstehung psychischer Störungen wie für die Definition von Zielbereichen therapeutischer Interventionen ist es aber notwendig, nicht nur Kenntnis über die Häufigkeit unsicherer Bindungsrepräsentationen bei klinischen Gruppen zu haben, sondern zu verstehen, wie die Bindungsorganisation mit spezifischen Störungen psychischer Funktionen (Emotionsregulation, Selbstwertgefühl etc.) assoziiert ist. Erst dann lassen sich aus der Kenntnis der Bindungsrepräsentation Konsequenzen für das therapeutische Vorgehen ableiten.

10.3 Psychotherapeutischer Prozess aus Sicht der Bindungstheorie

Die Überschneidungen und gemeinsamen Forschungsperspektiven in Psychotherapie und Bindungsforschung sind in den vergangenen Jahren in verschiedenen Übersichtsarbeiten umfassend dargestellt worden (Strauß u. Schmidt 1997, Schauenburg u. Strauß 2002, Endres u. Hauser 2000). Ich möchte mich im Folgenden auf einige der Bestimmungen konzentrieren, die sich Bowlbys eigener Auffassung zufolge für die Psychotherapie ergeben. Bowlby bestimmte (1995) die folgenden 5 Aufgaben des Psychotherapeuten bzw. der Psychotherapie aus Sicht der Bindungstheorie, wobei die Beziehungsgestaltung im Vordergrund steht:

- Herstellen einer Beziehung im Sinne der „sicheren Basis";
- Unterstützung von Exploration;
- Überprüfung der inneren Arbeitsmodelle von Bindung innerhalb der therapeutischen Beziehung;
- Rückführung der inneren Arbeitsmodelle auf frühere Erfahrungen;
- Relativierung der inneren Arbeitsmodelle.

Herstellen einer Beziehung im Sinne der „sicheren Basis"

Die überragende Bedeutung der Qualität der therapeutischen Beziehung für den Verlauf und das Ergebnis von Psychotherapie ist wie kaum ein anderer isolierbarer Faktor in der Psychotherapieforschung untersucht und belegt worden (Orlinsky et al. 1994). Weniger genau bekannt ist dagegen, durch welche therapeutenseitigen und durch welche patientenseitigen Variablen die therapeutische Beziehung determiniert wird. Vor dem Hintergrund der Befunde der Bindungsforschung lassen sich eine Reihe von Fragen formulieren, die vor allem die Bedeutung betreffen, die die individuellen Unterschiede der Bindungsrepräsentation für die Entwicklung der therapeutischen Beziehung haben. Eine detaillierte Übersicht zu verschiedenen Bindungsaspekten und ihre Auswirkungen auf die psychotherapeutische Beziehung und den Psychotherapieprozess findet sich bei Strauß und Schwank (2007) und Strauß (2007).

Aus klinischer Sicht ist es nahe liegend anzunehmen, dass sich die Dynamik der therapeutischen Beziehung in Abhängigkeit von den Bindungserfahrungen des Patienten in spezifischer Weise unterscheidet. Slade (1999) charakterisiert die therapeutische Beziehung bei Patienten mit **vermeidender Bindungsrepäsentation** als schwierig und aus Sicht der Patienten emotional anstrengend. Hilfsangebote werden häufig zurückgewiesen und die Patienten bauen nur langsam Vertrauen auf. Gefühle des Verlustes, der Trauer und der Bedürftigkeit können nur schwer zugelassen werden. In der Gegenübertragung fühlt sich der Therapeut häufig in ähnlicher Weise zurückgewiesen wie der Patient in der Interaktion mit den primären Bindungspersonen. Daraus können Gefühle von Ärger, mangelnder Anerkennung und des Ungenügens resultieren.

Im Gegensatz dazu haben Patienten mit **unsicher verwickelter Bindung** oft keine Schwierigkeiten, ihre Bedürftigkeit und Abhängigkeit offen zu zeigen. Vielmehr haben sie Probleme, Distanz zu wahren. Sie tendieren dazu, vom Therapeuten stärker abhängig zu werden. In der Gegenübertragung stellen sich Gefühle des Alleingelassenwerdens, der Hilflosigkeit, Wut und Verwirrung ein. Eine ganz ähnliche Charakterisierung der therapeutischen Beziehung in Abhängigkeit von den Bindungsstrategien gibt Strauß (2007) in seiner Übersicht zu diesem Thema.

Die klinischen Beschreibungen der Beziehungskonstellation in der Psychotherapie bei Patienten mit unterschiedlichen Bindungsmustern ist empirisch bisher nicht ausreichend validiert. Kanninen et al. (2000) untersuchten die Bewertung der therapeutischen Beziehung im Behandlungsverlauf in Abhängigkeit von dem zuvor mit dem Erwachsenenbindungsinterview ermittelten Bindungsmustern. Dabei zeigte sich, dass von den sicher und den verwickelt gebundenen Patienten die Qualität der therapeutischen Beziehung zu Anfang der Behandlung sehr positiv eingeschätzt wurde. Ab der Mitte der Therapie kam es zu einer kritischeren Beurteilung, die zum Ende der Behandlung hin wieder positiver wurde. Die negative Bewertung fiel bei den unsicher-verwickelt gebundenen Probanden deutlich stärker aus als bei den sicher gebundenen. Ein grundsätzlich anderer Verlauf zeigte sich jedoch bei der Gruppe der unsicher vermeidend gebundenen Personen. Bei ihnen war der Verlauf vom Beginn bis etwa zur Hälfte der Therapie stabil, verschlechterte sich dann aber zum Ende der Therapie hin. Diese Befunde sprechen dafür, dass die Qualität der therapeutischen Beziehung und ihre Entwicklung im Verlauf der Therapie durch die Art der Bindungsrepräsentation beeinflusst wird.

Andere Untersuchungen widmeten sich der Frage, welchen Einfluss die Bindungsrepräsentation des Therapeuten und die Passung zwischen Therapeut und Patient auf die Qualität der therapeutischen Beziehung und den Psychotherapieprozess ausüben. Schauenburg et al. (2010) untersuchten die Zusammenhänge zwischen der Bindungsrepräsentation des Therapeuten und der therapeutischen Beziehung sowie dem Therapie-Ergebnis bei Patienten in stationärer Psychotherapie. Die Autoren fanden in ihrer Studie überraschenderweise keinen direkten Einfluss der Bindungssicherheit des Therapeuten auf die Qualität der therapeutischen Beziehung. Allerdings zeigte sich, dass sicher gebundene Therapeuten mit Patienten, die hohe Werte auf Skalen für interpersonelle Belastung aufwiesen, eine vergleichsweise bessere therapeutische Beziehung herstellen konnten. Auch im Hinblick auf das Behandlungsergebnis erwies sich die Bindungssicherheit der Therapeuten als nur schwacher Prädiktor (Schauenburg et al. 2010).

Der Beitrag des Therapeuten zur Herstellung einer tragfähigen und sicheren therapeutischen Beziehung lässt sich auch mit Hilfe des in der Bindungstheorie gut ausgearbeiteten Konzeptes der mütterlichen **Feinfühligkeit** kennzeichnen. Dieses Konzept beschreibt die Sensibilität, mit der die primären Bindungspersonen die emotionalen (Bindungs-) Signale des Kindes wahrnehmen und darauf angemessen reagieren. Die Aufgabe des Therapeuten erfordert gerade zur Herstellung einer sicheren therapeutischen Beziehung eine ähnliche Fähigkeit, die bewussten und unbewussten Bindungssignale des Patienten wahrzunehmen und angemessen zu beantworten. Das in der Bindungsforschung entwickelte Konzept der Feinfühligkeit überschneidet sich mit Bions **Konzept des Containment** ebenso wie mit Fonagys Begriff der **reflektierenden Funktion**. Es besteht eine Parallelität der Grundfunktionen, die die primären Bindungspersonen für die kindliche Entwicklung bereitstellen müssen und den Erfordernissen der Beziehungsgestaltung in der therapeutische Situation. Das Konzept der Feinfühligkeit enthält neben der Wahrnehmung und Beantwortung kindlicher Bindungssignale auch den Aspekt der Unterstützung bei der Exploration.

Unterstützung von Exploration

Bindungssicherheit und **exploratives Verhalten** gehören eng zusammen. Interessante Untersuchungen der Bindungsforschung zeigen, dass sicher gebundene Kinder im Alter von zwei Jahren ein signifikant größeres Durchhaltevermögen beim Lösen kognitiver Aufgaben besitzen als nicht sicher gebundene Kinder. Auch in der Fremdensituation ist der direkte Zusammenhang zwischen Bindungssicherheit und Exploration erkennbar: Die 12 Monate alten Kinder explorieren den ihnen unbekannten Raum und das darin vorhandene Spielzeug genau in dem Maße, in dem die Mutter als sichere Basis verfügbar ist. Bei unsicher verwickelt gebundenen Kindern beispielsweise ist durch das ängstlich-anklammmernde Verhalten die Exploration nur eingeschränkt möglich. Auch bei den sicher gebundenen Kindern ist die Exploration dann eingeschränkt, wenn die Mutter als sichere Basis vorübergehend nicht verfügbar ist, z. B. während kurzzeitiger Trennungen.

Der Zusammenhang zwischen Bindungssicherheit und Exploration gilt auch für die Selbst-Exploration in der Psychotherapie. Diese ist dann und nur insoweit möglich als in der therapeutischen Beziehung in ausreichendem Maße Bindungssicherheit etabliert ist. Wenn es in der therapeutischen Beziehung aus welchen Gründen auch immer zu einer Irritation kommt, die die Bindungssicherheit stört oder reduziert, kommt es in der Folge zwangsläufig auch zu einer (vorübergehenden) Einschränkung der Selbst-Exploration. Unter diesem Blickwinkel sollte übrigens die therapeutische Beziehung insbesondere bei Personen mit desorganisierter Bindung detaillierter untersucht werden, da hier traumatische Erfahrungen mit den primären Bindungspersonen die Etablierung einer sicheren Bindung in spezifischer Weise erschweren.

> **M** Feinfühligkeit bzw. Containment sind wichtige Beiträge des Therapeuten zur Gestaltung einer Beziehung im Sinne der „sicheren Basis".

Natürlich dürfen trotz der oben aufgezeigten Parallelen die strukturellen Unterschiede zwischen der therapeutischen Beziehung im Erwachsenenalter und der Beziehung zu den primären Bindungspersonen in der frühen Kindheit nicht übersehen werden. Es sind gerade die strukturellen Unterschiede zwischen diesen beiden Beziehungsfeldern, die das ermöglichen, was Bowlby als das Relativieren der internalen Arbeitsmodelle von Bindung bezeichnet hat.

Überprüfung der inneren Arbeitsmodelle von Bindung

Internale Arbeitsmodelle von Bindung sind Inhalte des prozeduralen, nicht des deklarativen Gedächtnisses. Sie laufen automatisiert ab und sind unbewusst. Es ergibt sich ein wichtiger Unterschied zum Begriff des Unbewussten im Sinne des Verdrängten in der Psychoanalyse, der für das Verständnis von Veränderungsprozessen in der Therapie von Bedeutung ist. Bowlbys Vorstellung der Überprüfung und Relativierung der internalen Arbeitsmodelle von Bindung ist unter anderem auch am Konzept des sozialen Lernens orientiert, Dabei erweisen sich die aus der Kindheit stammenden Arbeitsmodelle als nicht mehr adaptiv, d,h, sie stellen keine gelingende Anpassung an die Anforderungen der aktuellen sozialen Umwelt mehr dar.

Bowlbys Konzeptualisierung der therapeutischen Veränderungsprozesse weist Parallelen mit dem Konzept der Falsifizierung pathologischer Überzeugungen von Weiss (1977) auf. Weiss zufolge steht in der Psychotherapie eine Falsifizierung „pathologischer Überzeugungen" im Zentrum. Diese pathologischen Überzeugungen (pathological beliefs) steuern Erwartungen an die soziale Umwelt aufgrund der Interaktionserfahrungen, die die betreffende Person mit den primären Bindungspersonen gemacht hat. Durch die Falsifizierung pathologischer Überzeugungen im Sinne von Weiss kommt es zu einer Veränderung in der Verarbeitung bindungsrelevanter Information.

Zwar sind die internalen Arbeitsmodelle von Bindung in gewisser Weise individualisiert und personenbezogen und zwar bezogen auf die jeweiligen primären Bindungspersonen. Sie sind jedoch gleichzeitig generalisierte Schemata der Beziehungs- und Affektregulation, die von den individualisierten Beziehungserfahrungen mit den primären Bindungspersonen abstrahiert und habituell geworden sind. Daraus ergibt sich eine Akzentverschiebung im Verständnis der Bedeutung der Übertragung in der Therapie. Die Beschreibung der Übertragung orientiert sich häufig an spezifischen Erfahrungs*inhalten* die den primären Bindungspersonen zugeordnet werden. Im Unterschied hierzu drückt der Begriff der internalen Arbeitsmodelle und der Bindungsrepräsentation stärker die **Besonderheiten** der Verarbeitung bindungsrelevanter Informationen aus. Diese sind z. B. bei der unsicher vermeidenden Bindungsrepräsentation durch die Herunterregulierung und den defensiven Ausschluss von affektiv getönten Erfahrungen charakterisiert. Die Überprüfung der Arbeitsmodelle von Bindung bezieht sich nun vor allem auf die Reflexion dieser generalisierten Aspekte der Verarbeitung bindungsrelevanter Informationen. Es bleibt dazu notwendig, dass es in der Therapie zu einer affektiv intensiven Reaktivierung der früheren Beziehungserfahrungen im Kontext der aktuellen Beziehung zum Therapeuten kommt.

Relativierung der inneren Arbeitsmodelle

Bowlbys (1995) Auffassung zufolge können sich innere Arbeitsmodelle von Bindung durch Psychotherapie in zwei Hinsichten verändern. Sie können zum einen reflektiert und auf ihre aktuelle Gültigkeit hin geprüft werden, ein Vorgang der in starkem Ausmaß kognitive Vorgänge einschließt (s. o.). Zum anderen können in der therapeutischen Beziehung neue, korrigierende emotionale Erfahrungen gemacht werden, die zu einer Veränderung der internalen Arbeitmodelle führen. Das Ziel der Psychotherapie besteht darin, möglichst günstige Bedingungen für die Neubewertung und Veränderung der internalen Arbeitsmodelle zu schaffen. Dies geschieht, indem innerhalb der Sicherheit der therapeutischen Beziehung Erinnerungen an alte Gefühlszustände in neue, gemeinsam erarbeitete Bedeutungszusammenhänge und bedeutungsvolle sprachliche Repräsentationen überführt werden (Grossmann u. Grossmann 2001). Die zunehmende Freiheit negative und schmerzhafte Erfahrungen zu evaluieren und in die Lebensgeschichte zu integrieren, zeigt sich in einer Veränderung der Kohärenz des autobiografischen Narrativs der individuellen Bindungserfahrungen. Da wie oben dargestellt internale Arbeitsmodelle von Bindung zeitlich relativ stabile Aspekte der Persönlichkeitsorganisation darstellen, benötigt ihre Veränderung Zeit.

> **M** Überall dort, wo Änderungen an den mentalen Repräsentationen von Bindung oder eng damit assoziierter psychischer Funktionen intendiert werden, sind psychotherapeutische Prozesse von längerer Dauer anzusetzen.

Die Frage, inwieweit es im Verlauf psychotherapeutischer Behandlungen zu Veränderungen der Bindungsrepräsentation kommt, ist in einigen empirischen Studien untersucht worden. Die erste zu dieser Frage durchgeführte Untersuchung ist die oben bereits zitierte Studie von Fonagy et al. (1996). Bei 82 psychiatrischen Patienten, die eine 9-monatige stationäre psychodynamische Psychotherapie durchliefen, wurde zu Beginn und am Ende der Behandlung der Bindungsstatus mit dem Erwachsenenbindungsinterview untersucht. Während zu Beginn alle Patienten als unsicher klassifiziert wurden, konnten nach der Therapie 40% als sicher gebunden klassifiziert werden. Bliwise et al. (1996) berichten ähnlich, dass im Verlauf einer halbjährigen Therapie bei 39% der von ihnen untersuchten 31 Patienten eine Änderung der Bindungsrepräsentation eintrat. Während zu Beginn alle Patienten als unsicher klassifiziert worden waren, entwickelten sieben im Verlauf der Behandlung einen sicheren Bindungsstil.

Travis et al. (2001) untersuchten Veränderungen der Bindungsrepräsentation bei 29 Patienten mit verschiedenen Störungsbildern im Verlauf einer ambulanten psychodynamischen Kurzzeitpsychotherapie. Als Auswertungsinstrument wurde die Attachment-Rating-Scale von Batholomew und Horowitz (1991) verwendet. Insgesamt 24% der zuvor als unsicher klassifizierten Patienten wiesen am Ende der Therapie eine sichere Bindung auf. Der größere Teil der Patienten zeigte jedoch den Übergang von einer Kategorie der unsicheren Bindung in ein anderes unsicheres Bindungsmuster.

Einen weiteren Beleg für die positive Beeinflussbarkeit von Bindungsrepräsentationen durch Psychotherapie berichtet Becker-Stoll (2004) in ihrer Untersuchung an 35 essgestörten Jugendlichen. Während der viermonatigen tagesklinischen Behandlung zeigte sich eine signifikante Zunahme der sicheren Bindungsrepräsentationen. Diese positive Entwicklung war in beiden unsicheren Bindungsgruppen gleichermaßen zu beobachten. In den Auswertungsskalen des Erwachsenenbindungsinterviews (Main u. Goldwyn 1985–1996) zeigten sich bemerkenswerterweise Veränderungen insbesondere bei den Skalen, die sich auf den „State of mind", d.h. die Art der psychischen Verarbeitung beziehen. Es kam zu einer Abnahme der Idealisierung wie auch zu einer Verringerung der wütenden Verstrickung. Insgesamt wurden die Bindungsnarrative dadurch kohärenter.

Levy et al. (2006) untersuchten ebenfalls mit dem Erwachsenenbindungsinterview die strukturellen Veränderungen vor und nach psychotherapeutischer Behandlung bei einer Gruppe von 90 Patienten mit einer Borderline-Persönlichkeitsstörung. In dieser Studie wurden die Ergebnisse von drei unterschiedlichen Therapieverfahren miteinander verglichen. In der Gruppe der Patienten, die mit übertragungsfokussierter Psychotherapie behandelt wurden stieg die Anzahl der sicheren Bindungsrepräsentationen signifikant an. Diese Zunahme der sicheren Bindungsrepräsentationen spiegelte sich in einem signifikanten Anstieg der narrativen Kohärenz und der Reflektionsfähigkeit.

Damit liegen erste Hinweise vor, die die Annahme stützen, dass es im Verlauf von Psychotherapie durchaus zu einer Veränderung der Bindungsrepräsentation in Richtung auf mehr Bindungssicherheit kommt. Es wird weiter zu untersuchen sein, ob und inwieweit die Veränderung der Bindungsrepräsentation eine Voraussetzung für eine höhere Stabilität des Behandlungsergebnisses auch auf der symptomatischen Ebene ist und inwieweit überhaupt damit stabile Veränderungen weiterer psychischer Funktionen verbunden sind.

> **M** Es liegen deswegen auch noch keine überzeugenden Befunde zu der Frage vor, welche Dauer und welche Dosis (Stundenzahl) von Psychotherapie notwendig sind, um Veränderungen der Bindungsrepräsentation im Sinne einer Zunahme an Bindungssicherheit zu erzielen.

10.4 Bindung und Psychotherapieerfolg

In der empirischen Psychotherapieforschung wurde in den vergangenen Jahren die Frage untersucht, inwieweit in Abhängigkeit vom Bindungstyp Unterschiede im Therapieerfolg zu erwarten sind. Diese Frage resultiert unmittelbar aus den oben dargestellten Zusammenhängen zwischen Bindung und Therapieprozess. Eine der ersten Studien, die sich mit der prädiktiven Bedeutung der Bindungsmuster für den Therapieerfolg beschäftigte, wurde von Fonagy et al. (1996) durchgeführt. Untersucht wurden 82 stationär behandelte psychiatrische Patienten, die eine stationäre psychoanalytisch orientierte Therapie von etwa 9 Monaten durchlaufen hatten. Zur Bindungsdagnostik wurde das Erwachsenenbindungsinterview durchgeführt. Die besten Therapieergebnisse wiesen die sicher gebundenen Patienten auf, die auch die besten Ausgangsbefunde zeigten. Die weitreichendsten Verbesserungen in der Global Assessment of Functioning Scale (GAF) wiesen Patienten mit vermeidender Bindungsrepräsentation auf, Die unsicher verwickelt gebundenen Patienten stellten im Hinblick auf die Werte der GAF Skala die am wenigsten erfolgreiche Gruppe dar.

In einer Studie von Mosheim et al. (2000) wurde der Einfluss der Bindungsqualität auf den Erfolg einer einer stationären, im Mittel 7-wöchigen psychoanalytischen Psychotherapie untersucht. Zur Bindungsmsessung wurde das Erwachsenen-Prototypenrating eingesetzt. Im Ergebnis zeigte sich, dass das Ausmaß, in dem das individuelle Therapieziel erreicht wurde, aus der Bindungssicherheit, nicht aber aus den Bindungsprototypen vorhergesagt werden konnte.

Auch zwei weitere Studien von Lobo-Drost (2003) bei stationären Gruppenpsychotherapiepatientinnen und Becker-Stoll (2004) bei essgestörten Jugendlichen bestätigen den Befund, dass Patienten mit sicheren Bindungsmustern mehr von Psychotherapie profitieren und am Ende eine bessere Prognose haben als Patienten mit unsicheren Bindungsmerkmalen.

Einige empirische Ergebnisse deuten darüber hinaus auf eine möglicherweise unterschiedliche Zugänglichkeit für psychotherapeutische Verfahren bei den unsicheren Bindungsmustern hin. So untersuchten Tyrell et al. (1999) die Bindungsmuster von 54 psychiatrischen Patienten und der betreuenden 21 Case Manager mit dem AAI-Q-Sort von Kobak. Die Ergebnisse wiesen darauf hin, dass vermeidende Patienten sich besser entwickelten und zufriedener waren, wenn sie von hyperaktivierenden, aber sicher gebundenen Therapeuten betreut wurden, während sich das umgekehrte Muster bei verwickelten Patienten zeigte.

10.5 Konsequenzen für eine präventiv ausgerichtete Psychotherapie

In einer großen Zahl von Studien wurde durch die Bindungsforschung belegt, dass Muster der sicheren und der unsicheren Bindung von den primären Bindungspersonen auf die Kinder weitergegeben werden. Die prädiktive Bedeutung der Bindungssicherheit der primären Bindungsperson für die Bindungsentwicklung des Kindes ist so hoch, dass sich daraus zwingend die Frage ergibt, wie der Zyklus der Weitergabe unsicherer Bindung von einer Generation an die nächste durch geeignete präventive Interventionen unterbrochen werden kann. Vor allem in den USA wurde eine Reihe von Interventionsprogrammen durchgeführt, die sich an Hoch-Risikogruppen richteten (Fonagy 1998, Lieberman u. Zeanah 1999). In den vergangenen Jahren wurden auch in Deutschland an verschiedenen Orten Programme zur Frühintervention aufgelegt, um präventiv die transgenerationale Weitergabe ungünstiger Bindungsmuster zu beeinflussen.

In einer Metaanalyse aus der Mitte der 1990er Jahre (van IJzendoorn et al. 1995) über 12 Studien, in denen die Ergebnisse therapeutischer oder präventiver Interventionen zur Verbesserung der mütterlichen Feinfühligkeit und der kindlichen Bindungssicherheit bewertet wurden, kamen die Autoren zu folgenden Ergebnissen. Die psychotherapeutischen Interventionen waren überwiegend erfolgreich im Hinblick auf die Veränderung der mütterlichen Feinfühligkeit. Es kam jedoch weniger zu einer Veränderung der Bindungssicherheit der Kinder im Alter von 12 Monaten. Längere und intensivere Interventionen hatten dieser Analyse zufolge paradoxerweise geringere Effekte als kurze Interventionen. Eine mögliche Erklärung dieses Befundes könnte darin liegen, dass die überwiegend kurzen Interventionen vor allem auf eine **Verhaltensänderung** der Mütter im Umgang mit dem Kind ausgerichtet waren. Die Bindungsrepräsentation wurde dadurch nicht verändert. Möglicherweise spielt die mentale Repräsentation von Bindung auf bislang noch nicht genau bekannte Weise für die Entwicklung der Bindungssicherheit eine Rolle, auch wenn die dabei vermittelnden Verhaltenskorrelate noch nicht ganz eindeutig geklärt sind.

> Die Bindungstheorie wird als entwicklungspsychologische Grundlage aufgefasst, die methodenübergreifend sowohl für die Verhaltenstherapie als auch für die psychodynamischen Behandlungsverfahren von Bedeutung ist. Ausgehend von einer Skizzierung der Hauptbindungsstrategien im Kindes- und Erwachsenenalter werden 3 Fragen aus der Perspektive der Bindungstheorie näher beleuchtet: Diese betreffen 1. das entwicklungspsychopathologische Verständnis psychischer Störungen; 2. die Konzeptualisierung der Ziele und Dimensionen des psychotherapeutischen Prozesses und 3. die Konsequenzen, die sich aus den Befunden zur transgenerationalen Weitergabe unsicherer Bindung für eine präventiv ausgerichtete Psychotherapie ergeben.

11 Therapeutische Beziehung

W. Senf, M. Broda, B. Wilms

„Psychische Behandlung will vielmehr besagen: Behandlung von der Seele aus, Behandlung – seelischer oder körperlicher Störungen – mit Mitteln, welche zunächst und unmittelbar auf das Seelische des Menschen einwirken. Ein solches Mittel ist vor allem das Wort, und Worte sind auch das wesentliche Handwerkszeug der Seelenbehandlung." (Freud 1905)

Dieses Freud-Zitat stand schon in Kapitel Kap. I dafür, dass Psychotherapie professionelle Kommunikation ist im Sinne eines bewussten und geplanten interaktionellen Prozesses, der verbal oder averbal erfolgt, in einem Konsensus zwischen zwei oder mehreren Personen (Patient, Therapeut und möglichst Bezugsgruppe) auf der Basis einer tragfähigen Bindung (Strotzka 1975).

11.1 Definitionen

Psychotherapie findet zwangsläufig im Rahmen einer Beziehung statt als ein *gemeinsames Wirkprinzip* für jede Psychotherapie (Balint 1976) und als eine *hilfreiche Allianz* zwischen Patienten und Therapeuten (Orlinsky et al. 2004).

Therapeutische Beziehung (helping alliance) umfasst alle bewussten und unbewussten Erlebens- und Verhaltensweisen, Emotionen und Kognitionen, die das interpersonelle Verhältnis zwischen Therapeut und Patient bestimmen. Sie lässt jeweils aus der Perspektive des Patienten und des Therapeuten beschreiben und bestimmen, aber auch aus einer Beobachterperspektive z. B. in der Supervision oder in der Forschung. Für die Erfassung, Gestaltung und Handhabung der therapeutische Beziehung wurden je nach theoretischer Perspektive unterschiedliche Konzepte entwickelt, wie z. B. das Konzept der *Übertragung und Gegenübertragung* in der *Psychoanalyse* (Kap. 15) oder das Konzept der *Passung* von Patient und Therapeut (Kap. 19) in den *humanistischen Therapieverfahren*. Auch in der Verhaltenstherapie wurde die professionelle therapeutische Beziehung frühzeitig thematisiert (Kanfer, Reinecker u. Schmelzer 1990). Aus dieser Sichtweise ist die therapeutische Beziehung als eine mehr oder weniger *virtuelle Beziehung* definiert, die sich jeweils aus dem therapeutischen Prozess ergibt. Insoweit ist diese Form der Beziehung abzugrenzen von einer „normalen" interpersonellen oder sozialen Beziehung.

Arbeitsbündnis (Allianz; working alliance) bezeichnet die strukturierende sachliche und letztlich „geschäftliche" Grundlage für die Psychotherapie und damit für therapeutische Beziehung. Es handelt sich um die verbindlichen sachlichen Vereinbarungen zwischen Patient und Therapeut, Freud (1937) wies schon auf die Bedeutung des „Pakt" für den Erfolg der Behandlung hin. Damit sind nicht nur die zeitlichen und finanziellen Absprachen gemeint, sondern u. a. auch eine Aufklärung über die Grenzen der Beziehung („wir werden uns nicht privat treffen und zusammen Kaffeetrinken gehen"), aber auch darüber, was sich in der therapeutischen Beziehung als virtueller Beziehung ereignen kann. Für das Arbeitsbündnis bestehen weitgehend klare Rahmendingungen, die u. a. zeitliche, finanzielle aber auch ethische Aspekte betreffen (s. Rahmenbedingungen für den therapeutischen Alltag; Band 2: Technik).

Unverzichtbare Grundlagen für jede therapeutische Beziehung (übrigens nicht nur in der Psychotherapie) sind *Respekt* und *Wertschätzung*, *Vertrauen* und *Sympathie*, nicht nur als Voraussetzung auf Seite des Therapeuten, sondern soweit möglich auch auf Seiten des Patienten – ausgenommen es ist diesem (zunächst) nicht möglich aufgrund seiner zu behandelnden Störung, die als Ausdruck mangelnden Vertrauens und nie erlebter Wertschätzung (z. B. bei Gewalterfahrungen, Missbrauch oder schwerer Vernachlässigung in der Biografie; Kap. 9) zu verstehen ist.

Dass die *Qualität der therapeutischen Beziehung* den Therapieerfolg wesentlich mitbestimmt (Kap. 13), darüber besteht unter den Psychotherapieforschern weitgehende Übereinstimmung, die Beurteilung der Beziehungsqualität durch den Patienten korreliert deutlich mit dem Therapieergebnis (Orlinsky et al. 2004). Nach Asay u. Lambert (2001) können 30 % des Therapieerfolgs der Beziehungsvariablen und nur 15 % der jeweiligen Technik zugeschrieben werden. Allerdings ist die Korrelation gegenüber anderen Technikvariablen nicht so hoch wie zu erwarten wäre (Norcross 2002). Dazu wird vermutet, dass die therapeutische Beziehung eben individuell, prozessbezogen und flexibel gehandhabt und gestaltet werden muss im Sinne einer individuellen „Passung" (Strupp et al. 1977), was eine Standardisierung eher nicht zulässt.

> **M** Die professionelle psychotherapeutische Beziehung ist ein zentraler Aspekt für die Durchführung einer Psychotherapie.

11.2 Unterschiede zwischen den Therapieperspektiven

Ist die Unterscheidung zwischen Therapieperspektiven, ob die Beziehung stärker gewichtet wird oder nicht, also zwischen den psychodynamischen Ansätzen und den humanistischen Verfahren einerseits und den eher technikbezogenen Perspektiven, also der Verhaltenstherapie und der systemischen Therapie andererseits, heute noch aktuell?

Die These, dass sich manche Therapieverfahren stärker auf Aspekte der therapeutischen Beziehung konzentrieren und dass für andere Verfahren die therapeutische Beziehung nicht so bedeutsam sei, kann so sicher nicht aufrechterhalten werden.

> **M** Alle Therapieperspektiven betonen die Wichtigkeit des Einbezugs der Therapiebeziehung als ein zentrales Bestimmungsstück ihrer therapeutischen Arbeit.

Dies rückt etwas zurecht, was in der Vergangenheit zu der gewohnten Vorurteilsbildung zwischen den Therapieperspektiven beigetragen hat. Die sich anschließende interessante Frage, ob wir nicht jedoch unter gleichen Bezeichnungen unterschiedliche Inhalte fassen, mündete schon 1938 in eine Formulierung C. G. Jungs, indem er sich über die Integrationskommission der Schweizer Gesellschaft für Psychiatrie äußerte: „Unsere zugegebenermaßen lauwarmen und oberflächlichen Formulierungen brachten eine herzliche Zusammenarbeit zwischen Leuten zustande, die bis anhin meilenweit voneinander entfernt zu sein glaubten" (Jung 1938, zit. nach Huber 2000, S. 291).

> **M** Unterschiedliche therapeutische Perspektiven stellen unterscheidbare psychotherapeutische Kompetenzen zur Verfügung, die zum Wohle des Patienten operational genutzt werden können.

11.3 Therapeutische Beziehung als spezifische Kompetenz

Wird das, was unterschiedliche therapeutische Perspektiven für eine psychotherapeutische Behandlung zur Verfügung stellen, als unterscheidbare **psychotherapeutische Kompetenzen** betrachtet, die je nach Störungsbild, Problemstellung, Persönlichkeit, psychosoziale Voraussetzungen, Rahmenbedingungen etc. zum Wohle des Patienten **operational genutzt** werden können, dann sollte nach den **spezifischen Stärken** der jeweiligen Orientierung gesucht werden.

■ Psychoanalyse

Psychoanalytiker sind durch die Arbeit mit dem Konstrukt von Übertragung und Gegenübertragung (Kap. 15) und durch die dadurch bedingten Erfahrungen gut darin ausgebildet, mit regressiven Zuständen ihrer Patienten umzugehen. Durch die psychoanalytisch orientierte Gestaltung der therapeutischen Beziehung wird auf die Entfaltung eines emotionalen interaktionellen Prozesses zwischen Patient und Therapeut gezielt, um dadurch zu ermöglichen, bislang unzureichend gelöste innerpsychische Konflikte als Reste verbliebener Kindlichkeit in die therapeutische Beziehung zu bringen, um sie damit grundlegend zu verstehen, psychisch zu integrieren und einer Lösung zuzuführen. Zielsetzung einer psychoanalytischen Behandlung sind **Nachreifungsvorgänge in der therapeutischen Beziehung**, so wird bei strukturellen Entwicklungsdefiziten darauf abgezielt, die psychische Organisation des Patienten zu verbessern.

■ Verhaltenstherapie

In der Verhaltenstherapie steht das Bemühen im Vordergrund, über die Gestaltung der therapeutischen Beziehung die Voraussetzungen für den Einsatz der verschiedenen Verfahren und Interventionen zu schaffen und aufrechtzuerhalten, um eine emotional engagierte und konstruktive Zusammenarbeit zu ermöglichen (Zimmer 2004). Zwar dominiert nach wie vor die **Behandlungstechnik** in der der Verhaltenstherapie (Kap. 17), auch wenn die **therapeutische Interaktion** zunehmend Bedeutung bekommt, was sich u.a. auch in der verhaltenstherapeutischen Selbsterfahrung ausdrückt. In der Verhaltenstherapie geht es um die Kompetenz, wie sich Therapeuten auf Patienten mit unterschiedlichen Beziehungsangeboten und Krankheitsbildern einstellen können und wie sie sich aus Verstrickungen lösen können. **Empathie** und **Akzeptanz** als interpersonelle Grundlage für die Psychotherapie, lange als Domäne der Gesprächstherapie (GT) reklamiert, haben in auch in der Verhaltenstherapie einen hohen Stellenwert (Zimmer 1983), wenn auch im Vergleich zur GT mit unterschiedlichen Bedeutungen und in unterschiedlichen Funktionen (Auckenthaler u. Bischkopf 2004).

■ Systemische Therapie

In der Entwicklung der Familien- und Systemischen Therapie (Kap. 18) wurden der therapeutischen Beziehung teilweise sehr unterschiedliche Bedeutungen zugemessen. Aktuell wird sie als zentral gewichtet im Sinne einer **konstruktiven Kooperation** mit den beiden Aspekten einer **positiven affektiven Rahmung**, die einer übergreifenden Metastabilität dient, und einer **kontraktorientierte Haltung**, mit der das Ausgestalten der notwendigen Instabilität unterstützt wird, die aus der systemischen Theorie mit signifikanten Veränderungen verbunden ist (Loth u. Schlippe 2004). Das spiegelt eine spezifische Kompetenz im Umgang mit Beziehung im Kontext von Psychotherapie, die sich aus der dyadischen Interaktion in der Einzeltherapie oder aus der Matrix einer Therapiegruppe heraus bewegt, weil der Kontext einer Familientherapie (vom Setting und der Interventionen her gesehen) ein deutlich anderer ist. Hier steht die therapeutische Beziehung zwischen Therapeut und Patient nicht so sehr im Vordergrund, vielmehr geht es um eine durch Allparteilichkeit gekennzeichnete Gestaltung von Beziehung zu allen Personen im relevanten Bezugssystem des Patienten.

■ *Gesprächspsychotherapie*

Die Gesprächspsychotherapie sieht in der therapeutischen Beziehung den zentralen Wirkfaktor. Sie unterscheidet zwei Beziehungskonzepte: In der **Alter-Ego-Beziehung** versucht der Therapeut in der Rolle eines „anderen Selbst" des Patienten dessen Selbstverständigung, dessen inneres Zwiegespräch mit sich selbst anzuregen, in der **Dialog-Beziehung** nimmt der Therapeut als der bedeutsame Andere Stellung und macht sich transparent. In beiden Beziehungskonzepten wird dem Therapeuten die Rolle eines Teilnehmers, eines „Mitspielers" der therapeutischen Interaktion zugewiesen. Neben der Bedeutung dieser Teilnehmer-Perspektive wird die Beobachter-Beziehung als die interaktionelle Austauschprozesse klärende und korrigierende Hintergrundsperspektive betont. Diese Austauschprozesse werden rollentheoretisch interpretiert. oder die Beziehungskonzepte **Alter-Ego-Beziehung** und **Dialog-Beziehung** (Finke u. Teusch 2004).

> **M** Jede therapeutische Perspektive stellt spezifische psychotherapeutische Kompetenzen zur Gestaltung und Handhabung der therapeutischen Beziehung zur Verfügung.

11.4 Ist Beziehung alles und ohne Beziehung alles nichts?

Diese etwas provokativ formulierte Frage (Holm-Hadulla et al. 2004) lässt sich für keine der psychotherapeutischen Perspektiven beibehalten. Die Beziehung ist vielmehr der Hintergrund, auf dem sich therapeutische Arbeit vollzieht, eine Einbettung der Technik erlaubt und unseren PatientInnen eine angstfreie Begegnung mit emotionalen, kognitiven und realen Zuständen und Situationen erlaubt.

Es ist dabei wenig verwunderlich, dass sich die grundlegenden therapeutischen Ansätze auch jeweils in der Beschreibung der therapeutischen Beziehung niederschlagen und dass Beziehung unter Dimensionen gesehen wird, die für die jeweilige Therapieperspektive zentral sind.

So finden wir Systemeinflüsse, die Wirkung in der aktuellen Therapieinteraktion, den Einfluss von Schemata und Lernerfahrungen ebenso wie Annahme und Akzeptanz als zentrale Aspekte therapeutischer Beziehung in den unterschiedlichen Beschreibungen.

Die jeweilige Perspektive instrumentalisiert somit auch die Auffassung von Therapiebeziehung als Beleg für die eigene Theoriebildung – ein verständlicher, aber nicht unbedingt weiterführender Fakt.

Ein psychodynamisch ausgebildeter Vertreter wird uns die Wichtigkeit der biografischen Schemata, möglicherweise unter einer Konfliktperspektive begründen, die Verhaltenstherapeutin mag sich eher auf die Bedeutsamkeit der professionellen Arbeitsbeziehung im Therapiekontext konzentrieren, Gesprächspsychotherapeuten sehen die Empathie und Akzeptanz im Vordergrund, ein systemisch geschulter Therapeut sieht das Setting, die Auftragslage oder andere soziale Realitäten als beteiligte Dimensionen. Es ist unumstritten, dass alle diese Perspektiven wichtige Aspekte erfassen.

Dennoch bleibt die Frage: Wo gelingt uns der Blick über den Tellerrand unserer eigenen Ausbildung? Woraus können wir Anregungen entnehmen und unsere Sichtweise von therapeutischer Beziehung reflektieren? Können VerhaltenstherapeutInnen sich auf Übertragungsphänomene einlassen, können GesprächspsychotherapeutInnen Systemgesichtspunkte übernehmen und können AnalytikerInnen wie SystemikerInnen die beziehungsgestaltende Kraft von Außenübungen erfahren oder bedingungslose Wertschätzung ausdrücken? Sicher nur, wenn damit auch eine Erweiterung oder ein temporärer Wechsel der Perspektiven einhergeht. Denn verstanden werden können die unterschiedlichen Aspekte der therapeutischen Beziehung nur unter Verwendung der jeweiligen Therapieperspektive. Dies wiederum setzt eine Offenheit für das Lernen von anderen Perspektiven voraus, im Unterschied zur ausschließlichen Darstellung eines eigenen und „richtigen" Standpunkts.

Es gibt weitere Lernmöglichkeiten: der Körper als Beziehungsinstrument in der Interaktion und die Beziehung des Körpers zur Umwelt, die Spezifika in den Beziehungen zu Menschen anderer Kulturkreise, Einfluss von Geschlecht, Bildung, sozialem Status. Es gibt zahlreiche Aspekte in der therapeutischen Beziehung, auf die wir achten müssen und die wir aus anderen Perspektiven erlernen können.

Deswegen ist Beziehung jedoch sicher nicht alles, aber vielleicht ohne Beziehung alles nichts? Sie bildet offensichtlich den Boden, auf dem sich unsere Therapietechniken bewegen und ist, wie ein natürlicher Boden, nicht gleichmäßig und flach, sondern hügelig, manchmal holprig und mitunter sogar morastig. Unterschiedliche Perspektiven kommen mit unterschiedlichen Bodengegebenheiten unterschiedlich klar. Vielleicht gibt es keine Perspektive, die für sich in Anspruch nehmen kann, einen „All-Terrain"-Zugang zu haben.

11.5 Beziehung als gestalterischer Prozess

Neben diesen kritischen Fragen darf aber auch nicht übersehen werden, dass wir in unserer Arbeit gerade auch durch unsere Fähigkeit, Beziehungen für einen definierten Zeitraum als neues Lernfeld anzubieten, eine hochwirksame Hilfe für unsere PatientInnen zur Verfügung stellen. Gerade unser Bemühen, durch Beachtung wichtiger Beziehungsaspekte, durch die Nutzung der **Beziehung als Diagnose-Instrument** und als Möglichkeit, ein Abbild sozialer Interaktionsrealitäten zu bekommen, schafft die Grundlage für eine hocheffektive Hilfe für unsere PatientInnen und macht die Psychotherapie zu einem Verfahren, das anderen Therapien im Gesundheitsbereich oftmals überlegen ist. Deswegen macht es aber auch Sinn, immer wieder diese Grundlage unserer Arbeit zu reflektieren: Wenn sich psychische und psychosomatische Störungen vor allem im sozialen Kontakt deutlich machen, dann sind wir als TherapeutInnen ein Bestandteil dieser Problematik mit allen Begrenzungen durch die Aktivierung unserer eigener Emotionen und allen Möglichkeiten, die sich aus der konsequenten Anwendung unseres Wissens von Beziehung ergeben.

> **M** Die therapeutische Beziehung ist ein prozessuales, sich allen Möglichkeiten des Therapieverlaufs anpassendes und diesen veränderndes Geschehen.

Wir können zwar versuchen, diesen Prozess zu gestalten, werden aber immer rekursiv auch von diesem Prozess beeinflusst werden. Diese Therapiebeziehung ist keine „Technik", die angewandt werden kann, sie ist das sich ständig weiterentwickelnde Ergebnis eines gestalterischen Prozesses zwischen PatientIn und TherapeutIn.

Damit wird auch klarer, dass es die „therapeutische Beziehung" nicht geben kann. Sie ändert sich ständig im Verlauf der Therapie, sie ist zu Beginn mit anderen Fragen behaftet als gegen Ende einer Therapie. Möglicherweise ist es gerade auch der Wandel in der Beziehung, der PatientInnen neue Lern- und Beziehungserfahrungen ermöglicht, vielleicht ist die „gleichbleibende" therapeutische Beziehung dann auch eher Ausdruck einer therapeutischen Stagnation und somit kontraproduktiv.

Vergessen sollten wir aber auch nicht den Hinweis von Fred Kanfer, der neben vielen wichtigen Aussagen zur therapeutischen Beziehungsgestaltung immer sagte: „Das Wichtigste in der Gestaltung der therapeutischen Beziehung zu Beginn einer Therapie ist, dass der Patient wiederkommt." Wir können eben nur mit PatientInnen arbeiten, wenn diese uns auch weiterhin vertrauen, ihnen bei der Lösung ihrer Probleme behilflich zu sein. Dies bedeutet, dass wir das jeweils in unserer Macht Stehende tun müssen, dass Beziehungsaspekte den Vertrauensaufbau unterstützen und gleichzeitig oft schmerzhaften oder angstbesetzten Veränderungen den Weg bereiten. Mit manchen PatientInnen fällt dies sehr schwer, so schwer, dass manchmal ein Therapieabbruch als naheliegendste Lösung erscheint. Es ist müßig zu sagen, dass PatientInnen dadurch meist nur einen weiteren Beziehungsabbruch zu ihrer Beziehungsgeschichte hinzufügen. Eigene Erfahrungen zeigen jedoch, dass wir gerade von solchen PatientInnen, die uns im Aufbau der therapeutischen Beziehung und in deren Halten die größten Schwierigkeiten machen, das meiste lernen können.

11.6 Grenzen und Gefahren

Psychotherapeuten haben sich, wie alle anderen helfenden Berufe auch, an bestimmten moralisch-ethischen Grundsätzen zu orientieren (Kap. I). Das gilt natürlich in besonderer Weise für die therapeutische Beziehung. Hier sind Grenzen und Gefahren auszumachen.

Zum einen geht es um die Frage der **Belastungen der TherapeutInnen** durch die therapeutische Beziehung, die z. T. enorme psychische Energie, die in diesen oft schwierigen Beziehungen absorbiert wird. Auch die Gefahren des multiplen **Missbrauchs** der Therapiesituation zur Befriedigung eigener Bedürftigkeit in den Beziehungen ist ein ständiger Begleiter der psychotherapeutischen Arbeit und kann offensichtlich eben nicht alleine durch Unerfahrenheit oder Anfängerfehler erklärt werden.

Was suchen TherapeutInnen in therapeutischen Beziehungen? Bewunderung, Verständnis, Intimität? Macht, Provokation, Selbstaktualisierung? Mit wie vielen PatientInnen sprechen wir intensiver als mit unseren eigenen PartnerInnen? Wie können wir der ständigen Daueranforderung begegnen, gleichzeitig Teil und Agens in der Beziehung und parallel dazu Reflektor und Metakommunikator zu sein? Beziehung zu Menschen mit schwierigsten Beziehungsmustern herzustellen und dabei diese Beziehung als Diagnose-Instrument zu nutzen? Diese Fragen können nicht in einem Nebensatz beantwortet werden. Sie beleuchten aber einen Aspekt unserer Arbeit, den wir selbst gerne ausblenden: unsere eigene psychische Verfassung und die Achtsamkeit, die wir uns selbst und unseren inneren Prozessen gegenüber aufbringen.

Sind **Missbrauch** von Abhängigkeit und sexueller Missbrauch in Psychotherapien eines der Berufsrisiken von Psychotherapeuten, Freud sprach von der Gefahr von „der Liebe, mit der wir operieren, versengt zu werden" (Freud u. Jung 1974, S. 233)? Empirische Untersuchungen weisen darauf hin, dass bis zu 10 % aller befragten Therapeuten einen solchen Missbrauch zugegeben haben (Reimer 2004), wobei das kein Problem von Anfängern zu sein scheint, sondern eher der Erfahrenen.

Gefahren in der therapeutischen Beziehung sind ebenso der **narzisstische Missbrauch** (Dreyfus et al. 1992), also eine aktive Beziehungsgestaltung durch den Therapeuten, die primär dem Wunsch nach narzisstischer Gratifikation dient, oder der **ökonomische Missbrauch** (Reimer et al. 2003), was nicht auf die Fragen der Behandlungsfinanzierung reduziert werden darf (z. B. Überstrapazierung der Kassenleistung, für den Patienten ungünstige Urlaubsregelungen etc.), sondern auch dann, wenn aus ideologischen Gründen aufwändigere Behandlungsverfahren als die besseren aufgedrängt werden. Eine Missbrauchssituation ist auch dann gegeben, wenn Psychotherapeuten versuchen, dem Patienten ihre Wertvorstellungen, Meinungen, Ideologien aufzudrängen.

Welche **Hilfsmittel** stehen zur Verfügung, um mit all diesen Belastungen und Verführungen der therapeutischen Beziehungssituation umzugehen? **Supervision** und **Selbsterfahrung** sind notwendige und wichtige Arbeitsmittel zum Ausloten der Grenzen und um Gefahren zu vermeiden.

11.7 Allgemeines Modell der therapeutischen Beziehung

Wenn alle Therapieperspektiven die **Wichtigkeit der Therapiebeziehung als ein zentrales Bestimmungsstück der therapeutischen Arbeit** betonen, dann dürfen wir davon ausgehen, dass es sich aus der Sicht der unterschiedlichen Perspektiven um unterscheidbare Kompetenzen in der Gestaltung und therapeutischen Nutzung von „Beziehung" handelt. Unter dieser These sollte es möglich sein, ein allgemeines Modell der therapeutischen Beziehung für die praktische Anwendung möglich zu formulieren. Im Folgenden schlagen wir ein nach Blaser et al. (1992) modifiziertes Modell vor. (**Abb. 11.1**)

Die therapeutische Beziehung ist zum einen der Kontext, in dem sich therapeutische Arbeit vollzieht, wenn wir Psychotherapie als **professionelle Kommunikation** begreifen. Erst eine tragfähige Beziehung erlaubt unseren PatientInnen eine angstfreie Begegnung mit emotionalen, kognitiven und realen Zuständen und Situationen, die dann eine Einbettung der Therapietechniken ermöglichen. Technik ohne den Kontext einer Beziehung ist in der Psychotherapie schwer denkbar, was hinsichtlich einer internetgestützten Online-Psychotherapie interessante Fragen aufwirft.

Es sind drei **Dimensionen der therapeutischen Beziehung** zu unterscheiden, die von der **alltäglichen zwischenmenschlichen Beziehung** über die **Arbeitsbeziehung** bis hin zur **problembestimmten Beziehung** reicht. Diese stehen miteinander in einem dynamischen Zusammenhang, je nach Zeitpunkt der Therapie (Anfang, Mitte oder Ende) oder auch je nach Intensität oder Inhalten der therapeutischen Arbeit. Sie lassen sich zudem einem jeweils unterschiedlichen **Grad von Bewusstheit** zuordnen, sei es nach dem psychoanalytischen **System unbewusst/bewusst** oder nach dem lerntheoretischen Konzept des impliziten Gedächtnisses.

■ **Alltägliche zwischenmenschliche Beziehung**

Diese Dimension ist die Grundmatrix jeder Psychotherapie. Sie intendiert, dass auch die therapeutische Beziehung eine „normale" zwischenmenschliche Begegnung ist, die in einer Atmosphäre von Akzeptanz, Bemühen um Verständnis, Wertschätzung und Respekt stattzufinden hat. Diese Beziehungsdimension reflektiert die Tatsache, dass nicht jede zwischenmenschliche Interaktion oder Regung als „therapeutisch" verstanden und damit missverstanden und angegangen werden darf. In jeder Therapie tauchen Gedanken, Gefühle, Impulse auf oder kommt es zu Reaktionen und Handlungen, die nicht als Ausdruck einer Psychopathologie oder Übertragungsreaktion missverstanden und dann therapeutisch angegangen werden dürfen. Aus solchem Missverständnis kann erhebliches Leid resultieren.

Zu dieser Dimension gehört auch die Tatsache, dass eine therapeutische Beziehung **keine** gleichgestellte symmetrische Beziehung zwischen Therapeut und Patient ist. Die Postulate einer sog. Rollenfreiheit oder „Wir sind alle gleich"-Ideologie sind in der therapeutischen Beziehung eine gefährliche Fiktion (zur Asymmetrie und zur Unterscheidung von einer sozialen Beziehung s. a. Kanfer 1988). In der therapeutischen Beziehung sind die **Rolle des Helfenden** mit kompetenter Autorität und die **Rolle des Hilfesuchenden** mit mehr oder weniger großer Hilflosigkeit oder Orientierungslosigkeit immer Realität. Die Tatsache der alltäglichen zwischenmenschlichen Beziehung ist kein neues Konzept. Schon Greeson (1969, 1971) sprach von der „übertragungsfreien" und „realen" Beziehung in der psychoanalytischen Situation, Bräutigam (2000) hat die „realistische Beziehung" als einen relevanten Wirkfaktor erkannt, als eine der wichtigen Beziehungserfahrungen für Patienten auch im psychoanalytischen Therapieprozess gegenüber der Übertragungsdimension.

Die Dimension der alltäglichen zwischenmenschlichen Beziehung birgt Gefahren dann, wenn sie unkontrolliert Überhand gewinnt. Das kann sich ankündigen z. B. durch das Aufkommen von Verliebtheit oder anderen Begehrlichkeiten mit einem wachsenden Impuls zu alltäglicher zwischenmenschlicher Handlungen wie Umarmungen zur Begrüßung oder zum Abschied, Plaudern über eigene persönliche Angelegenheiten, Ausdehnen der Sitzungen oder Erhöhung der Frequenz etc. Es kann von einem freundschaftlichen Gedankenaustausch bis hin zu sexuellen Handlungen führen. Alltägliche Beziehung im Rahmen

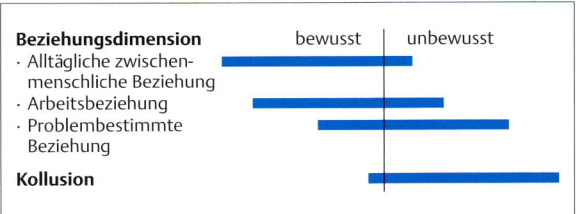

Abb. 11.1 Dimensionen der therapeutischen Beziehung (nach Blaser et. al. 1992).

eines Therapieprozesses ist eine **Erlebensdimension** und nur sehr eingeschränkt eine Verhaltensdimension, die z. B. im Kontext von Übertragung und Gegenübertragung geprüft werden muss.

■ Arbeitsbeziehung

Diese Dimension entspricht dem Konzept des **Arbeitsbündnis** von Greenson (2007), dessen Grundlage ist der therapeutische Vertrag. Die Rollen von Therapeut und Patient und deren Aufgaben und Pflichten sind darin festgelegt, für den Therapeuten z. B. durch die berufsrechtlichen Regelungen und ethischen Grundsätze. Die Arbeitsbeziehung ist somit eher eine „geschäftliche" und **rationale Dimension**. Sie wird aktiv vom Therapeuten durch die Einhaltung von Struktur und Regeln gesteuert.

Bei **Patienten** können unbewusste Konflikte oder im Therapieprozess aktualisierte Beziehungskonflikte dazu führen, dass sie die Arbeitsbeziehung immer weder infrage stellen oder versuchen zu unterlaufen, was z B. bei Patienten mit einer Borderline-Struktur zu einem therapeutischen Problem werden kann. Dann bekommt die Arbeitsbeziehung eine wichtige **regulierende und haltgebende Funktion**, die Grenzen setzt, ohne dass die Dimension der alltäglichen zwischenmenschlichen Beziehung darunter leiden muss.

Auf Seiten des **Therapeuten** ist die Arbeitsbeziehung mitbestimmt durch dessen berufliche Identität, die wiederum durch seine theoretische Orientierung und Schulenzugehörigkeit geprägt sein kann. Darüber kann es durchaus zu nicht-bewussten Beeinflussungen der Arbeitsbeziehung kommen, im ungünstigen Fall durch eine ausgeprägt ideologische Einstellung und Haltung. Es kann auch aus einer unbewussten Gegenübertragung zu besonderer Strenge oder Laschheit in der Wahrung der Arbeitsbeziehung kommen. Jeder Therapeut sollte wissen: auch die Arbeitsbeziehung ist nicht frei von nicht-bewussten Einflüssen.

■ Problembestimmte Beziehung

Diese Beziehungsdimension umfasst alle für die therapeutische Beziehung konflikthaften und problematischen Inhalte, die sich in den Interaktionen manifestieren, die von der Psychopathologie und den Störungen bestimmt sind und gesteuert werden. In dieser Dimension ist das Erleben und Verhalten des **Patienten** aus psychoanalytischer Sicht durch dessen unbewusste Motive bestimmt. Aus der lerntheoretischen Perspektive geht es um die Manifestation gelernter Erlebens- und Verhaltensweisen, auch in der therapeutischen Interaktion. Inzwischen wird es nicht mehr nur aus psychodynamischer Sicht so gesehen, dass die gegenwärtige und aktuelle Beziehungsdynamik aus den Beziehungserfahrungen der Vergangenheit geprägt ist und dass sich in der Interaktion Reste verbliebener Kindlichkeit (Fürstenau) manifestieren.

> **M** Aus dieser Perspektive ist die problembestimmte Beziehung Gegenstand der Psychotherapie.

Es ist die Aufgabe des Therapeuten, die Probleme und Konflikte vor allem auch auf der dem Patienten unbewussten Ebene zu erkennen und dann damit so umzugehen, dass es für den Patienten zu einer neuen Beziehungserfahrung kommt und er die Möglichkeit der Korrektur seines Verhaltens, Erlebens und auch seiner Gefühlswelt ermöglicht bekommt. Im Übertragungskonzept ist die therapeutische Methode des Umgangs damit die Deutung, also das Aufzeigen und „Plausibelmachen" der unbewussten Motive.

Aber auch der **Therapeut** ist in seinem Erleben Resten verbliebener Kindlichkeit verhaftet, und es kann dann auch auf dieser Seite zu unbewusst gesteuertem Erleben und Verhalten kommen, zu einer Gegenübertragungsreaktion. Dabei besteht die Gefahr, dass sich der Therapeut über eigene unbewusste Konflikte oder Motive in eine Inszenierung des Patienten verstrickt, in welcher er dann die Rolle oder Funktion einer bedeutsamen Objektbeziehung aus der Vergangenheit des Patienten **agierend** übernimmt. Das kann ein durchaus üblicher Vorgang in einer intensiven Psychotherapie sein, setzt aber voraus, dass der Therapeut rechtzeitig in der Lage ist, das zu erkennen und zu handhaben, ohne die Arbeitsbeziehung zu verlassen.

Die Arbeit in der therapeutischen Beziehung stellt jeden Psychotherapeuten vor die Aufgabe, diese Dimensionen frühzeitig und so zu erkennen, um sie für den therapeutischen Prozess möglichst optimal zu nutzen und zu handhaben.

Die **Kollusion** ist dabei eine **Komplikation** für die therapeutische Beziehung, die es zu vermeiden gilt. Kollusion tritt dann ein, wenn der Psychotherapeut sich entweder über seine eigenen unbewussten Konflikte oder aber über nachhaltige Frustrationen oder Belastungen in seinen eigenen realen Lebensbeziehungen mit dem Patienten verstrickt. Das kann viele Ebenen betreffen und berührt die o. g. Grenzen und Gefahren. Die Kollusion ist weitgehend unbewusst motiviert und gesteuert. Die Hilfsmittel dagegen sind die Supervision und Intervision. Alleine schon die Gefahr der Kollusion, die häufig unterschätzt wird, unterstreicht die dringende Notwendigkeit einer guten Selbsterfahrung in der psychotherapeutischen Aus- und Weiterbildung. Wir gehen davon aus, dass Selbsterfahrung und Supervision ein berufsbegleitendes fortwährendes Erfordernis darstellen.

Aus den Perspektiven der Klinik wie der Forschung steht eindeutig fest: die **professionelle psychotherapeutische Beziehung** ist ein zentraler Aspekt für die Durchführung einer Psychotherapie. Unterschiedliche therapeutische Perspektiven stellen dafür unterscheidbare psychotherapeutische Kompetenzen zur Verfügung. Sie werden in diesem Buch in den theoretischen und klinischen Kapiteln dargestellt und erläutert. Die therapeutische Beziehung ist ein prozessuales, sich den Gegebenheiten und Möglichkeiten des Therapieverlaufs anpassendes und diesen somit auch veränderndes Geschehen. Als gestalterischer Prozess im psychotherapeutischen Geschehen hat die Handhabung der therapeutischen Beziehung deutliche Grenzen und birgt auch Gefahren. Ohne Beziehung geht es nicht, aber ihre Handhabung muss auch gut gelernt sein. Die Ausbildung und Schulung in der Handhabung der therapeutischen Beziehung ist unverzichtbar, nicht nur für die psychotherapeutische Aus- und Weiterbildung, wozu selbstverständlich die Selbsterfahrung gehört, sondern auch für die professionelle Fortbildung. Die **professionelle psychotherapeutische Beziehung** ist nicht einfach alltägliche zwischenmenschliche Beziehung, auch wenn diese Teil des therapeutischen Geschehens ist, sondern beinhaltet die **Arbeitsbeziehung** als Grundlage und die **problembestimmte Beziehung** als wichtigen Gegenstand jeder Psychotherapie. Für eine schulenübergreifende Handhabung der therapeutischen Beziehung schlagen wir ein allgemeines Modell vor. Interessante Problemstellungen werden sich für die Zukunft aus der Internetpsychotherapie ergeben.

12 Persönlichkeitstheorien

P. Fiedler

> Seit mehr als einhundert Jahren kümmerten und kümmern sich die klinisch orientierten Persönlichkeitsforscher vorrangig darum, entwicklungspsychologisch bedeutsame und persönlichkeitsbedingte Risiken und Ursachen psychischer Störungen aufzuhellen. Die Ergebnisse dieser Bemühungen werden im ersten Teil des Kapitels dargestellt. Übersehen wurde und wird in diesem Zusammenhang zumeist, dass sich die Aspekte der Pathogenese in der Persönlichkeitsentwicklung ohne Antworten auf Fragen zur Salutogenese nur sehr unvollkommen bestimmen und analysieren lassen. Vollständig beurteilbar sind pathopsychologische Bedingungen immer nur durch eine Berücksichtigung gesund erhaltender Faktoren und positiv wirkender Voraussetzungen in der Personentwicklung. Den damit verbundenen Problemen und Forschungsfragen ist der zweite Teil dieser Ausarbeitung gewidmet.

12.1 Persönlichkeit und Pathogenese

Seit Beginn des letzten Jahrhunderts dominierten über viele Jahrzehnte hinweg einige Globalkonzeptionen, die Theoriebildung über Persönlichkeit und Persönlichkeitsentwicklung (Übersicht bei Fiedler 2007). Insbesondere psychoanalytisch, tiefenpsychologisch und später psychodynamisch-interpersonell begründete Erklärungsmodelle besitzen auch heute noch eine enorme Popularität, die sich wesentlich mit ihrer Freizügigkeit und mit der für sie typischen Widerstandskraft gegenüber Kritik erklärt. Schon früh wurde erkannt und von psychologischen Persönlichkeitsforschern kritisiert, dass die „anwenderfreundlichen Erklärungsspielräume" globaler Persönlichkeitstheorien wissenschaftlichen Erkenntnisfortschritten entgegenstehen (vgl. Perrez 1979). Diese Kritik richtete sich jedoch auch gegen eine Reihe von Globalkonzeptionen, die in der Psychologie nicht nur von Psychoanalytikern selbst vertreten wurden.

Dem Einwand der „Wissenschaftsfeindlichkeit" wird von psychoanalytischer Seite mit gewissem Recht entgegengehalten, dass die diesem Vorwurf zugrunde liegende positivistische Wissenschaftsauffassung die Vielfalt möglicher funktionaler Zusammenhänge von Forschungsprozess, Methodik und Ergebnis einseitig reduziere. Andererseits wird die Kritik insofern positiv gewendet, als diese im Kern nur mehr eine Reichhaltigkeit differenzierter und hochgradig plausibler Sichtweisen verdeutliche.

In der Folge ihrer Kritik der Globalkonzepte hat sich die empirisch orientierte psychologische Persönlichkeitsforschung seit den 1950er Jahren für eine „Theorieexplikation in kleinen Schritten" entschieden. Auch dieses Vorgehen hat deutliche Nachteile. Denn an die Stelle einer Globalkonzeption werden teils miteinander konkurrierende theoretische „Miniatursysteme" gesetzt, die nicht selten einen inflationären Boom von Einzeluntersuchungen nach sich ziehen. Ob sich nun aus dem Gesamtmosaik konvergierender oder theoretisch wie empirisch widersprüchlicher Forschungsergebnisse dereinst eine übergreifend akzeptierbare Persönlichkeitstheorie zusammensetzen lässt, ist ebenfalls eine weitgehend offene Frage.

Immerhin gibt es erste Versuche, den bisherigen Forschungsbemühungen eine konzeptuell-theoretische Struktur zu geben. Drei jener Ansätze, die zur Aufhellung *pathogenetischer* Faktoren in der Persönlichkeitsentwicklung herangezogen werden können, sollen im folgenden kurz umrissen werden.

Dimensionalität der Persönlichkeit: Typen und Grundmuster einer spezifischen Vulnerabilität

Im Rahmen der empirisch-experimentellen Persönlichkeitsforschung war und ist man bemüht, Persönlichkeitsfaktoren mit Hilfe faktorenanalytischer Untersuchungsansätze zu rekonstruieren, um dann ihre Zusammenhänge mit psychischen Störungen zu untersuchen. Im Kontext dieser Versuche hat insbesondere Eysenck (1952; 1970) mit der Entwicklung seines **dimensionalen Persönlichkeitsmodells** weite Beachtung gefunden.

■ *Drei-Faktoren-Modell*

Eysenck versuchte, zentrale Persönlichkeitsmuster faktorenanalytisch durch die Rekonstruktion dreier (damit eher breit angelegter) Hauptfaktoren oder Dimensionen zu begründen, die er als **Grundtypen der Persönlichkeit** betrachtet. In diesem Sinne sind seine Typenbegriffe **Extraversion** (Gegenpol: Introversion), **Neurotizismus** (Gegenpol: Stabilität) und **Psychotizismus** (Gegenpol: Impulskontrolle) ein Resultat der statistischen, v. a. faktorenanalytischen Behandlung von (Inter-)Korrelationen zwischen Merkmalen auf dem Eigenschaftsniveau (Eysenck u. Eysenck 1985).

Neurotizismus. Ein von der (emotionalen) Stabilität abweichender Neurotizismus wird theoretisch mit einer weitgehend vererbten Labilität des autonomen Nervensystems (v. a. des limbischen Systems) in Verbindung gebracht (emotionale Labilität). Personen mit erhöhtem Neurotizismus zeigen bereits bei geringer Stimulation ausgeprägtere, emotional getönte autonome Reaktionen.

Extraversion/Introversion. Extraversion und Introversion werden von Eysenck theoretisch mit Funktionseigentümlichkeiten der Retikulärformation erklärt (Verschiebung im Erregungs-Hemmungs-Gleichgewicht). Letzteres soll eine leichtere Konditionierbarkeit (Wandelbarkeit) der Introvertierten gegenüber den Extravertierten bewirken, die ihrerseits schnellere und stärkere Hemmungsprozesse ausbilden.

Psychotizismus. Mit dem Psychotizismus versus Impuls- oder Antriebskontrolle postuliert Eysenck (1980) noch eine weitere (über Vererbung bestimmte) Persönlichkeitsdimension, die insbesondere bei zur **Psychose** (Schizophrenie) neigenden Menschen, aber auch bei Personen mit **Psychopathie** (gemeint v. a. als gewohnheitsmäßige Kriminalität; dissoziale Persönlichkeit) stark ausgeprägt sein soll.

Auch wenn Eysenck mit diesen Postulaten die Bedeutsamkeit der **Diathese** (Vererbung und Konstitution) für die Persönlichkeit eines Menschen sehr in den Mittelpunkt stellt, wollte er damit keinesfalls die Relevanz psychosozialer Faktoren in Abrede stellen (vgl. Eysenck u. Eysenck 1985). Im Gegenteil: Die Beachtung psychosozialer und interpersoneller Bedingungen sei zwingend erforderlich, wolle man sich die Schwankungen und Fluktuationen im konkreten Handeln erklären (situative, kontextuelle Variabilität).

Was nun die vielfältigen und ehrgeizigen Versuche angeht, die Persönlichkeitsdimensionen Eysencks mit psychischen Störungen zu verbinden, so war diesen nur teilweise Erfolg beschieden. Einer der wichtigen Beiträge dazu stammt aus zahlreichen Untersuchungen, in denen ein Zusammenhang von Psychotizismus und gewohnheitsmäßiger Kriminalität hergestellt werden konnte, die teilweise bereits im Kindes- und Jugendalter beobachtbar ist (Eysenck 1980). Mit diesen Forschungen begründet sich u. a. die Kriterienentwicklung der sog. **dissozialen Persönlichkeitsstörung** in den heutigen psychiatrischen Diagnosesystemen (s. u.). Ansonsten finden sich zwischen psychiatrisch als „neurotisch" klassifizierten Personen und normalen Kontrollprobanden eher selten signifikante Unterschiede (etwa bezüglich eines mittels Fragebögen erhobenen „Neurotizismus"). Das Gleiche gilt für psychotisch-schizophren Erkrankte und Normalpersonen mit Blick auf die Befunde zum Psychotizismus (vgl. Eysenck u. Eysenck 1985).

■ *Fünf-Faktoren-Modell*

Eysencks Versuche, die Persönlichkeitsstruktur auf möglichst wenige (nur drei) robuste Persönlichkeitsfaktoren (Dimensionen) zu beschränken, sind in der differenziellen und klinischen Psychologie umstritten. Es gibt eine Vielzahl alternativer Zugänge, die gänzlich unterschiedliche faktorielle Beschreibungssysteme individueller Unterschiede postulieren (z. B. Guilford 1975, Cattell 1965). Die Vielfalt der faktorenanalytischen Ordnungsversuche hat jedoch über die Jahre hinweg zu einer gewissen Stagnation geführt, weil sich die Forscher nicht darauf einigen konnten, wie viele „möglichst robuste" Faktoren der Persönlichkeit es gibt.

Daran hat sich auch mit dem aktuellen Bemühen, ein sog. **Fünf-Faktoren-Modell der Persönlichkeit** (vgl. McCrae u. Costa 1990, Ostendorf 1990) als „goldenen Mittelweg" zu propagieren, nicht viel geändert. Innerhalb dieses Ansatzes werden folgende fünf Dimensionen zur Rekonstruktion der menschlichen Persönlichkeit als wesentlich angesehen:
- Extraversion (vs. Introversion);
- interpersonelle Verträglichkeit (vs. interpersonelle Rücksichtslosigkeit);
- Gewissenhaftigkeit (vs. Gleichgültigkeit);
- Neurotizismus (vs. Selbstvertrauen);
- Offenheit für Erfahrung (vs. Abhängigkeit in der Meinungsbildung).

Das Verbindende der Forschungsbemühungen zur fünf-faktoriellen Persönlichkeitsbeschreibung besteht darin, dass sich die Suche und Rekonstruktion von Persönlichkeitsdimensionen auf einen lexikalischen Ansatz stützt (Borkenau 1990, Goldberg 1993). Das Bemühen ist dabei vorrangig auf eine **Vereinheitlichung des Sprachgebrauchs** ausgerichtet, also darauf, wie Persönlichkeitseigenarten beschrieben werden. Daran knüpfen sich zugleich einige Nachteile, die es kritisch zu beachten gilt:
- Beim Fünf-Faktoren-Modell handelt es sich um ein nur **deskriptives** Modell. Substanzielle Versuche der Entwicklung oder Bezugnahme zu einer integrierenden Theorie sind bis heute nicht erkennbar (Fiedler 2007).
- Die Interpretationen der fünf Faktoren, die in den verschiedenen Studien rekonstruiert wurden, sind noch nicht einheitlich, was darauf verweist, dass die mögliche Binnenstruktur der „Großen Fünf" nach wie vor divergiert (Widiger u. Costa 1994).
- Da sich schließlich zeigt, dass die fünf Faktoren nicht voneinander unabhängig sind (Borkenau u. Ostendorf 1991), wurde gelegentlich die Vermutung geäußert, dass es möglicherweise übergeordnete Faktoren gäbe, womit sich eine neue Verbindung zu Eysencks Drei-Faktoren-Modell auftun könnte (Baumann 1993).

In diesem Zusammenhang fällt auf, dass in den vergangenen Jahren die von Eysenck postulierte Theorie der Persönlichkeit eine wichtige Renaissance in der Klinischen Psychologie wie auch in der Psychiatrie und Psychosomatik erfährt, dabei insbesondere sein **Vulnerabilitätskonzept**, mit dem eine Verbindung zwischen individueller Prädisposition und den pathogenetischen Faktoren der individuellen Lerngeschichte herstellbar wird (s. u.).

Ordnungsmuster in der Pathogenese: Prototypendiagnostik von Persönlichkeitsstörungen

Diese Renaissance hängt eng mit wichtigen Veränderungen in den psychiatrischen Diagnose- bzw. Klassifikationssystemen zusammen. In den Diagnosesystemen wurden zwischenzeitlich nämlich neue Ordnungsstrukturen ausgearbeitet, z. B. als erste Ansätze einer sog. **Prototypen-Beurteilung von Persönlichkeitsstörungen**. Damit ergaben sich neue Perspektiven für eine klinische Persönlichkeitspsychologie, die auch der differenziellen Persönlichkeitsforschung insgesamt neue Impulse geben könnte (vgl. Strack u. Lorr 1997, Fiedler 2007). Die wichtigsten Veränderungen in den aktuellen Versionen DSM-IV[-TR] (American Psychiatric Association 1994 [2000]) und ICD-10 (Weltgesundheitsorganisation 1993) sollen kurz angedeutet werden.

Prototypenperspektive. In beiden Systemen finden sich heute sog. *typologische* Systematisierungen. Diese folgen Modellüberlegungen, die in der Kognitiven Psychologie als sog. „Prototypenmodell der Kategorisierung" entwickelt wurden (z. B. Mervis u. Rosch 1981). Die Prototypenperspektive stellt folgende Anforderungen an eine Klassifikation psychischer Störungen (vgl. Fiedler 2007):

- Akzeptanz von **Mehrfachdiagnosen** bei derselben Person;
- die Diagnosekriterien sollten zur Reliabilitätserhöhung **polythetisch** angelegt sein (d. h. auf eine Person braucht jeweils nur ein Teil der Kriterien für eine Diagnosevergabe zutreffen);
- die Kriterien sollten *qualitativ* gewichtet sein (und damit eine **Dimensionierung** der Schwere der Störung ermöglichen); schließlich sollten
- *prototypische Merkmale* benannt sein, die für das jeweilige Störungsbild als besondere Markierungspunkte gelten.

Störungsperspektive. Sowohl das DSM wie die ICD verzichten inzwischen auf Gesamteindrücke und intuitive Erfahrungen des Diagnostikers. Sie fordern vielmehr eine Beurteilung der persönlichen Probleme und Schwierigkeiten von Patienten anhand konkreter Indikatoren und Verhaltensmuster, für die in der Forschung empirische Evidenzen vorliegen müssen. Weiter verwenden sie den Störungsbegriff, und zwar ohne weitergehende Implikation in Richtung „Erkrankung", wie dies früher der Fall war. Stigmatisierende Begriffe wie z. B. „Psychopathie", „Hysterie", „Neurose" oder „Soziopathie" wurden gestrichen. Und an die Stelle einer möglichen (persönlichkeitsbedingten) Verhaltensdevianz tritt ausdrücklich die Einschränkung der sozialen Kompetenz sowie das mögliche Leiden der Betroffenen.

Entwicklungsperspektive. Insbesondere die Möglichkeit zur Mehrfachdiagnose, zur Verzweigung in der Verhaltensbeurteilung und die Dimensionierung von Personmerkmalen eröffnet die Suche nach ätiologischen Entwicklungsmodellen und damit nach den Bedingungen in Kindheit und Jugend, die für das Eintreten psychischer Störungen im Erwachsenenalter Voraussetzungen sein könnten. So können heute psychische Störungen und Verhaltensauffälligkeiten, deren Beginn und Merkmale typischerweise im Kleinkindalter, in der Kindheit und Adoleszenz beobachtbar sind, bei Permanenz auch noch im Erwachsenenalter diagnostiziert werden, wie umgekehrt: Störungsdiagnosen, die typischerweise im Erwachsenenalter auftreten, (mit gewissen Ausnahmen) auch bereits auf Kinder und Jugendliche Anwendung finden.

Interaktionsperspektive. Besondere Beachtung gefunden hat auch die Interaktionsperspektive, zu deren Beurteilung im multiaxialen DSM-IV zwei eigene Achsen reserviert wurden. Neben einer Persönlichkeitsbeurteilung (als Persönlichkeitsstörungen; DSM-Achse 2) spielt weiter die Einschätzung psychosozialer und kontextueller Belastungsfaktoren eine wesentliche Rolle (DSM-Achse 4). Diagnostiker sind gehalten, psychosoziale und kontextuelle Bedingungen aufzulisten, die mit der Störungsentwicklung und/oder aktuellen psychischen Störung in einem engen Zusammenhang stehen: kritische Lebensereignisse, allgemeine Lebensschwierigkeiten, familiäre und zwischenmenschliche Stress- und Konfliktsituationen, fehlende persönliche Ressourcen und andere ökonomische oder traumatisierende Belastungen.

Insbesondere die Entwicklungs- und Interaktionsperspektive weisen auf besondere neuartige Perspektiven für die Beurteilung der Pathogenese in der Persönlichkeitsentwicklung (z. B. wenn die Diagnosesysteme in Längsschnittstudien Verwendung fänden). Eine besondere Rolle spielt in diesem Zusammenhang das Konzept der **Persönlichkeitsstörungen**.

> **D** **Persönlichkeitsstörungen gelten heute per definitionem als persönlichkeitsbedingte komplexe Störungen des zwischenmenschlichen Beziehungsverhaltens. Sie eignen sich deshalb in besonderer Weise zur Erforschung pathogener wie salutogener, persönlicher wie kontextueller Entwicklungen und Prozesse im menschlichen Lebenslauf (Tabelle 12.1).**

Üblicherweise lassen sich typische persönlichkeitsbedingte Verhaltensmuster bereits in der Kindheit und Jugend beobachten. Zwar sollte die Diagnose einer Persönlichkeitsstörung selbst erst nach einer längeren Zeit der Personentwicklung ab dem frühen Erwachsenenalter gestellt werden. Dennoch ist es in Ausnahmefällen möglich, Persönlichkeitsstörungen bereits in der Kindheit oder Jugend zu diagnostizieren, und zwar dann, wenn die geforderte Mindestzahl der Kriterien der jeweiligen Persönlichkeitsstörung bereits voll erfüllt ist. Ausnahme ist die dissoziale Persönlichkeitsstörung, die erst nach dem 18. Lebensjahr diagnostiziert werden darf; denn unzweifelhaft hängen einige Persönlichkeitsstörungen eng mit vielen spezifischen Störungen des Leistungs-, Interaktions- und Sozialverhaltens in der Kindheit und Jugend zusammen, für die in beiden Diagnosesystemen sehr ausdifferenzierte Klassifikationshilfen zur Verfügung stehen (als „Störungen mit Beginn typischerweise im Kleinkindalter, in der Kindheit und Adoleszenz").

Tabelle 12.1 Prototypische Merkmale der Persönlichkeitsstörungen gem. DSM-IV und ICD-10 sowie zugehörige Normalvarianten persönlicher Stile (nach Kuhl u. Kazén 1997)

Persönlichkeitsstörung	Merkmale
Paranoide Persönlichkeitsstörung	
Störungsbild: fanatisch, querulatorisch, rechthaberisch	Es finden sich eine Überempfindlichkeit gegenüber Kritik der Normorientierung eigenen Handelns sowie ein tiefgreifendes Misstrauen und Argwohn gegenüber anderen, so dass Motive dieser anderen als böswillig ausgelegt werden. Paranoide Persönlichkeiten fühlen sich von anderen extrem ausgenutzt oder benachteiligt. Einige neigen zum Querulantentum und zum Fanatismus und sie liegen häufig im (Rechts-)Streit mit anderen Menschen. In beruflich superiorer oder gleichrangiger Position kommt hinzu, dass die Loyalität anderer in Zweifel gezogen wird.
Übergänge zur Normalität: misstrauisch, scharfsinnig	Auch für Übergänge zur Normalität ist noch eine Neigung kennzeichnend, die Absichten anderer zu verzerren und sich abzugrenzen. Eigene Absichten hingegen werden deutlich erlebt und dargestellt, die Intentionen anderer werden ausgiebig zu ergründen versucht, um sich bei Nichtpassung mit eigenen Vorstellungen gegen sie abzugrenzen. Berufe, die gewählt werden, erfordern scharfsinniges Denken und Begeisterung (z. B. Jurisprudenz, Kriminalistik oder Engagement für die Ideologie in Parteien und Vereinen).
Schizoide Persönlichkeitsstörung	
Störungsbild: soziale Isolation, Einsamkeit	Zentral ist eine Distanziertheit in sozialen Beziehungen und eine eingeschränkte Bandbreite des Gefühlsausdrucks im zwischenmenschlichen Erleben. Die Betroffenen haben keine engen Freunde und Bekannte, erscheinen scheu und verschlossen und persönliches Feedback durch andere ist ihnen egal. Werden sie in ihrer Neigung zur Zurückgezogenheit heftig kritisiert oder angegriffen, kann es zu Zornesausbrüchen und Gegenangriffen kommen.
Übergänge zur Normalität: zurückhaltend, einzelgängerisch	Im Übergang zur Normalität findet sich nüchterne Sachlichkeit, Gleichgültigkeit gegenüber Lob und Kritik sowie eine Vorliebe für Unternehmungen, die sie allein ausführen können. Viele leben als Single und haben Berufe, die sie – z. T. sehr erfolgreich – selbstständig und allein ausüben können (Schichtarbeit, Taxifahrer, Computerarbeiten). Weil sie wegen nicht vorhandener Bindungen beruflich flexibel einsetzbar sind, genießen viele ein hohes Ansehen.
Schizotypische Persönlichkeitsstörung	
Störungsbild: soziales Unbehagen, Verzerrungen im Wahrnehmen und Denken	Im Vordergrund stehen soziale Defizite, die durch akutes Unbehagen in und durch mangelnde Fähigkeit zu engen Beziehungen gekennzeichnet sind. Es treten Verzerrungen der Wahrnehmung und des Denkens sowie eigentümliches Verhalten auf. Familienuntersuchungen haben die genetische Verwandtschaft zur sog. Kernschizophrenie aufgezeigt. Bei einigen (wenigen) Betroffenen besteht das Risiko, unter extremer Belastung eine manifeste Schizophrenie zu entwickeln. Wenn sich schizotypische Persönlichkeiten in Behandlung begeben, dann zumeist wegen sozialer Angst oder wegen depressiver Verstimmung.
Übergänge zur Normalität: ahnungsvoll und sensibel	Selbst wenn kein Schizophrenierisiko besteht, finden sich den schizophrenen Grundstörungen entsprechende Wahrnehmungsveränderungen. Auch im Normalbereich des Persönlichkeitsstils erhalten viele Ereignisse, Gegenstände und Personen eine emotionale Bedeutung, die über ihren rational begründbaren Gehalt hinausgeht. Schizotypische Personen reagieren insbesondere in zwischenmenschlichen Beziehungen hochgradig empfindsam. Entsprechend häufig sind sie Einzelgänger und fühlen sich in Gesellschaft anderer eher unwohl. Vielfach finden sich künstlerische Begabungen und Berufe (vor allem im Bereich der Malerei oder Schriftstellerei).
Dissoziale Persönlichkeitsstörung	
Störungsbild: fehlende Schuldgefühle, Störungen der Impulskontrolle	Hauptaspekte sind rücksichtsloses Durchsetzen eigener Ziele, Mitgerissenwerden von momentanen Eindrücken sowie spontanes Verhalten, durch das andere sich verletzt und erniedrigt fühlen. Mangel an Introspektionsfähigkeit führt zu fehlenden Schuldgefühlen. Normverletzungen gehen im Extrem so weit, dass die Betroffenen nicht in der Lage scheinen, vorausschauend zu planen und zu handeln. Eine hohe Risikobereitschaft korrespondiert mit einem Mangel an Angst. Ferner finden sich Unzuverlässigkeit, Bindungsschwäche und ein Mangel an Empathie. Häufig sind zusätzliche gesundheitliche und soziale Probleme durch Missbrauch von Alkohol und Drogen vorhanden. Es kann zu schweren Gewaltdelikten und Rechtsverletzungen kommen. Auch depressive Störungen können auftreten, zumeist weil innere Leere und Langeweile schwer ertragen werden. Das Suizidrisiko ist deutlich erhöht.
Übergänge zur Normalität: abenteuerlich und risikofreudig	Hauptmerkmale im Übergangsbereich zur Normalität liegen in einem selbst bestimmten Verhalten. In Interaktionen wirken sie gelegentlich sehr kompetent und zwar anscheinend dort, wo ganz allgemein schnelles Handeln, Sprechen oder Fähigkeiten nützlich sein können, die beim Verfolgen unmittelbarer egozentrischer Interessen vonnöten sind. Im beruflichen Bereich können viele sehr erfolgreich sein, dort wo Risikobereitschaft und Angstfreiheit erforderlich sind (Sportler, Artisten, Tätigkeiten im Hochbau). Dabei handelt es sich um Tätigkeiten, die zu unmittelbarer Bekräftigung und hoher Anerkennung führen können.

Tabelle 12.1 Fortsetzung

Persönlichkeitsstörung	Merkmale
Emotional-instabile Persönlichkeitsstörung (ICD), Borderline-Persönlichkeitsstörung (DSM)	
Störungsbild: Identitätsstörungen, Störungen der Affektkontrolle	Besonders auffällig sind eine tiefgreifende Instabilität in zwischenmenschlichen Beziehungen, im Selbstbild und in den Affekten sowie deutliche Impulsivität. Dominant ist häufig eine grundlegende Störung in der Modulation des Affekterlebens. Viele Betroffene zeigen zugleich ein verzweifeltes Bemühen, tatsächliches oder vermutetes Verlassenwerden zu vermeiden. An typischen Verhaltensmerkmalen sind neben unangemessener Wut und aggressiven Durchbrüchen unter emotionaler Belastung auch autoaggressive Impulse und Handlungen bis hin zu teils drastischen Selbstverletzungen oder parasuizidale Gesten zu nennen. Im extremen Störungsbild können affektive Störungen koexistieren und nicht selten werden unter psychischer Belastung dissoziative Störungen beobachtet.
Übergänge zur Normalität: spontan, sprunghaft und emotional	Noch im Übergang zur Normalität findet sich eine relativ intensive Emotionalität, die sich äußert in einer spontanen Begeisterungsfähigkeit für positive Wahrnehmungen sowie in einer damit wechselnden impulsiven Ablehnung von Dingen und Personen, die negative Eigenschaften zeigen. Menschen mit spontanem Persönlichkeitsstil sind üblicherweise wenig nachtragend: Selbst starke negative Reaktionen gegenüber anderen Menschen können nach kurzer Zeit bei veränderter Stimmungslage vergessen sein. Im Normalbereich zeigt die spontan-sprunghafte Person gelegentlich ein hohes Maß an Flexibilität, sich – vor allem gefühlsmäßig geleitet – gut an unterschiedliche Situationen anpassen zu können, weshalb sie sich selbst in Krisenzeiten erfolgreich „durchzuschlagen" vermag.
Histrionische Persönlichkeitsstörung	
Störungsbild: oberflächlich und emotionalisierend	Sehr häufig finden sich eine übertriebene Emotionalität und ein übermäßiges Verlangen nach Aufmerksamkeit. Personen mit dieser Persönlichkeitsstörung fordern ständig Bestätigung, Anerkennung und Lob. Die Betroffenen fühlen sich unwohl, wenn sie nicht im Mittelpunkt der Aufmerksamkeit stehen, erscheinen als übertrieben attraktiv oder verführerisch und drücken sich sprachlich vage aus.
Übergänge zur Normalität: expressive Selbstdarstellung	Kuhl u. Kazén (1997) bezeichnen die Normalvariante auch als liebenswürdigen Stil, der eher durch intuitiv-spontanes Handeln und weniger durch analytisch-zielorientiertes Planen bestimmt ist. In solchen Fällen kann eine impressionistische Seite dominieren. Gelegentlich wirken sie liebevoll und warmherzig, zumal sie durch andere Personen oder Umstände leicht beeinflussbar sind. Gleichzeitig haben viele ein gutes Gespür für Atmosphäre, bevorzugen Gefühl und Intuition als Orientierungshilfen für eigenes Handeln, jedoch mit dem Risiko von Unbeständigkeit. Dass manche Schauspieler einen zur ihrer Persönlichkeit passenden Beruf gewählt haben, ist ebenfalls plausibel (histrio (lat.) = Schauspieler).
Narzisstische Persönlichkeitsstörung	
Störungsbild: Mangel an Empathie und überempfindlich bei Kritik	Die Persönlichkeitsstörung ist gekennzeichnet durch ein Muster von Großartigkeit in der Fantasie oder im Verhalten, einem Mangel an Einfühlungsvermögen und eine Überempfindlichkeit gegenüber Kritik und Einschätzung durch andere. Narzisstische Persönlichkeiten sind in übertriebenem Maße von ihrer Bedeutung überzeugt. Sie übertreiben eigene Fähigkeiten, auch wenn keine besonderen Leistungen beobachtbar sind. Häufig stehen diese Störungseigenarten mit einem brüchigen Selbstwertgefühl in einem engen Zusammenhang. Eine ausgeprägte Kränkbarkeit trägt zu einem erhöhten Suizidrisiko bei und kann zu depressiven Krisen führen, die das Ausmaß einer Episode mit Major Depression erreichen können.
Übergänge zur Normalität: ehrgeizig und sich selbst bewusst	Im Normalbereich findet sich ein Persönlichkeitsstil, der wesentlich gekennzeichnet ist durch einen Sinn für das Besondere, wie z. B. durch besondere Leistungsorientierung, Bevorzugung ausgefallener Kleidung, elitäres Kunstempfinden, besonders gepflegte Umgangsformen, statusbewusstes Auftreten, besondere Leistungen in der Schule, im Beruf, im Sport, bei Hobbytätigkeiten. Entsprechend häufig ergibt sich eine hohe Anspruchshaltung, die mit Kränkungs- und Neidgefühlen einhergehen kann.
Ängstlich-vermeidende Persönlichkeitsstörung	
Störungsbild: Schüchternheit und fehlende soziale Kompetenz	Die ängstlich vermeidende Persönlichkeitsstörung wird in der deutschsprachigen Übersetzung des DSM auch als selbstunsichere Persönlichkeitsstörung bezeichnet. Sie ist durch grundlegende Ängste vor negativer Beurteilung, durch Schüchternheit und ein durchgängiges soziales Unbehagen bestimmt, was sich in Verlegenheit, leichtem Erröten sowie Vermeiden sozialer und beruflicher Herausforderungen zeigt. Ausgeprägte Minderwertigkeitsgefühle und Vermeidung im sozialen Kontakt führen über längere Zeit zu gravierenden Einschränkungen der sozialen Kompetenz. Diagnostisch bestehen Schwierigkeiten in der Abgrenzung zur sozialen Phobie, die zumeist Folge sozialer Traumatisierung ist, während die persönlichkeitsbedingte Selbstunsicherheit bereits seit der Jugend oder Kindheit als auffällig erscheint. Diese differenzialdiagnostische Schwierigkeit ist mit Blick auf die Behandlung nicht sehr bedeutsam, da sich das therapeutische Vorgehen in beiden Fällen kaum unterscheidet.
Übergänge zur Normalität: selbstkritisch und zurückhaltend-vorsichtig	Diese Sensibilität vor Kritik und Zurückweisung findet sich auch beim selbstkritischen Persönlichkeitsstil, was sehr häufig dazu führt, dass die Betroffenen eigene Erwartungen und Vorstellungen über ihre Umwelt infrage stellen und revidieren, sobald widersprüchliche Informationen auftauchen. Der persönliche Stil kann genau deshalb durchaus positive Beachtung finden, zumal sich selbstkritisch-sensible Personen dadurch auszeichnen, dass sie sich nicht in den Vordergrund drängen, anderen gern den Vortritt lassen und eher um Ausgleich bei Konflikten bemüht sind. Die Bezugspersonen wissen zumeist, dass man sich auf die Betreffenden gut verlassen kann.

Tabelle 12.1 Fortsetzung

Persönlichkeitsstörung	Merkmale
Dependente Persönlichkeitsstörung	
Störungsbild: unterwürfig und entscheidungsunfähig	In der Persönlichkeitsstörung mündet eine anhänglich-loyale und zumeist aufopfernde Haltung nicht selten in ein extrem unterwürfiges Verhalten ein. Im Bereich der Störung findet sich schließlich die völlige Unfähigkeit, eigene Entscheidungen zu treffen und umzusetzen. Kennzeichnend sind unterschiedliche Ängste, die mit dem Verlust von Einbindung, Angst vor Versagen in Leistungssituationen und der Möglichkeit negativer Bewertung zusammenhängen. Sind die Betreffenden ökonomisch oder sozial von anderen abhängig, findet sich häufig eine geringe Selbstsicherheit, die dazu führt, dass sie schamlos ausgenutzt werden können. Das Risiko für die Entwicklung einer Depression oder einer somatoformen Störung ist beachtenswert. Abhängige Personen – das kennzeichnet den Übergang zur Persönlichkeitsstörung – haben häufig und zunehmend Angst, verlassen zu werden.
Übergänge zur Normalität: anhänglich und loyal	Im Normalbereich dominiert ein loyales Verhalten gegenüber anderen Menschen bis hin zur Hintanstellung eigener Wünsche, wenn diese mit den Interessen relevanter Bezugspersonen kollidieren. Loyale Persönlichkeiten haben häufig einen großen Freundes- und Bekanntenkreis, der sich bei Menschen mit dependenter Persönlichkeitsstörung selten findet. Anhänglich-loyale Personen verfügen über eine hohe Empathie- und Kooperationsfähigkeit, die mit hoher Akzeptanz und Belohnung verbunden sind. Aus einem positiv gelebten Persönlichkeitsstil können dauerhaft supportive Freundschaften und Partnerschaften hervorgehen. Nicht selten haben die Betroffenen hochgradig anerkannte Berufe, die Altruismus und Selbstlosigkeit als Positivmerkmale besitzen (z. B. Helfer, Pfleger, Therapeuten).
Zwanghafte Persönlichkeitsstörung	
Störungsbild: Rigidität und starrer Perfektionismus	Die dieser Persönlichkeitsstruktur zugrunde liegende Sorgfalt ist durch Gründlichkeit und Genauigkeit in der Ausführung aller Tätigkeiten gekennzeichnet. Ein solcher Stil wäre erst im Übergang zum rigiden Bemühen um Perfektionismus bis zur Erstarrung als Persönlichkeitsstörung zu kennzeichnen, wenn beides dazu führt, dass z. B. berufliche Vorhaben nicht mehr realisiert werden. Arbeit wird dann zwanghaft jedem Vergnügen bzw. zwischenmenschlichen Kontakten übergeordnet, so dass persönliche Beziehungen häufig darunter leiden. Die eigenen starren, moralisch anspruchsvollen und prinzipientreuen Verhaltensmuster werden eigensinnig vertreten und vor allem untergebenen Personen aufgenötigt. In Abhängigkeitsbeziehungen findet sich eher ein Aspekt übergründlicher Pflichterfüllung.
Übergänge zur Normalität: sorgfältig und gewissenhaft	Ein markanter Unterschied des persönlichen Stils liegt darin, dass das Leben und die Welt durchaus positiv gesehen und beurteilt werden, auch wenn der Sinn des Daseins mit Mühe, Anstrengung und Pflichterfüllung angefüllt ist. Der gewissenhafte Stil entspricht einer Beschreibung des sog. „Typus melancolicus" durch Tellenbach (1961), wie er sich bei ca. 50 % endogen depressiver Patienten finden lässt (beachtenswertes Depressionsrisiko unauffälliger Persönlichkeitsstile). Beide Stile, der gewissenhafte wie der Typus melancholicus, werden charakterisiert durch Pflichtbewusstsein und Streben nach Vollkommenheit. Die zwischenmenschlichen Beziehungen zeichnen sich durch Harmoniestreben und sich Einordnen aus und zeigen gelegentlich dependente Züge.
Negativistische (passiv-aggressive) Persönlichkeitsstörung	
Störungsbild: passiv, widerständig und aggressiv	Für die negativistische Persönlichkeitsstörung ist auch noch die Bezeichnung „passiv-aggressiv" gebräuchlich. Es dominiert eine passiv-kritische Grundhaltung gegenüber Anregungen und Anforderungen, die von anderen Menschen kommen. Die negativistische Persönlichkeitsstörung fällt insbesondere durch passive Widerstände gegenüber Leistungsanforderungen im sozialen und beruflichen Bereich auf und durch die häufig ungerechtfertigte Annahme, missverstanden, ungerecht behandelt oder übermäßig in die Pflicht genommen zu werden. Zurzeit findet sich diese Störung als „Negativistische Persönlichkeitsstörung" nur mehr im Forschungsanhang des DSM-IV und soll erst nach weiterer empirischer Absicherung erneut als offizielle Kategorie eingeführt werden.
Übergänge zur Normalität: skeptisch, kritisch und zögerlich	Im Normalbereich kann der persönliche Stil einer „gesunden Skepsis" gegenüber allem Neuen durchaus Anerkennung finden. Es handelt sich um Personen, die einerseits die Ansichten anderer Menschen unterstützen, jedoch vor allem dann, wenn damit Anforderung gegenüber der eigenen Person verbunden sind, Skepsis oder Kritik äußern. Diese pessimistische Grundeinstellung wird häufig mit rationalen Argumenten gut begründet, weshalb diese „vorausdenkende" Haltung nicht grundsätzlich abgelehnt werden kann.
Depressive Persönlichkeitsstörung	
Störungsbild: depressiv, passiv, pessimistisch	Die Persönlichkeitsstörung ist gekennzeichnet durch häufige Niedergeschlagenheit, Gefühle der Wertlosigkeit und Unzulänglichkeit sowie eine depressiogen-pessimistische Lebenseinstellung. Dem entsprechen im Übergang zur Normalität eine passive Grundhaltung, ein gedämpftes Erleben positiver Anreize und eine eher kontemplative Lebenseinstellung. Die Betroffenen leiden häufig unter Schuldgefühlen und sind im Extrem nur selten in der Lage, positive Emotionen zu empfinden. Diese Störungskategorie findet sich zurzeit nur im Forschungsanhang des DSM-IV und soll erst nach weiterer empirischer Absicherung als offizielle Kategorie eingeführt werden.

Die zunehmenden Akzeptanz der deskriptiven Prototypenklassifikation von Persönlichkeitsstörungen hat geradezu in spiegelbildlicher Weise die Möglichkeiten der theoretischen Erklärung abweichenden Verhaltens wie auch der pathogenetischen Faktoren in der Persönlichkeitsentwicklung ernorm erweitert. Nicht von ungefähr beginnen neuerlich selbst Forscher der *Differenziellen Psychologie* angesichts der Stagnation faktorenanalytischer Modellbildung weltweit damit, mit Hilfe des Prototypenansatzes (der ja zugleich eine dimensionale Betrachtung mit einschließt) die Persönlichkeitspsychologie insgesamt auf eine neue Grundlage zu stellen (hierzu z. B. Strack u. Lorr 1997, Kuhl u. Kazén 1997). Zwei dieser Ansätze, die im Bereich der Klinischen Psychologie entwickelt wurden, sollen nachfolgend vorgestellt werden.

Biosoziale Lerntheorie der gestörten Persönlichkeit: Beginn und Entwicklung in Kindheit und Jugend

Einer der wichtigsten integrativen Zugänge zur Pathogenese in der Persönlichkeitsentwicklung ist die **biosoziale Lerntheorie der Persönlichkeitsstörungen** von Millon (1990, 1996; mit zugehörigen, testtheoretisch geprüften Persönlichkeitsinventaren; vgl. Millon 1983, 1987). In ihrer Diktion bewegt sich Millons biosoziale Lerntheorie streng im Rahmen der lerntheoretischen Grundlegung einer klinischen Entwicklungspsychologie. Ziel ist die Aufklärung von Bedingungen für die Entwicklung von Persönlichkeitsstörungen. Dabei spielen die Einflüsse aus drei Faktorenbündeln eine wesentliche Rolle (ausführlicher auch Fiedler 2007):

- *Grundlegende biologische Faktoren*

Sie bestimmen sich aus zwei Faktorenbereichen: aus den **hereditären** Voraussetzungen und aus Einflüssen der **pränatalen** Entwicklung. Obwohl die spezifischen und differenziellen Wirkungen beider Bereiche auf die Persönlichkeitsentwicklung noch relativ unklar sind, sprechen insbesondere einige High-Risk-Studien für ihre prädispositionelle Bedeutsamkeit für die spätere Entwicklung einiger Persönlichkeitsstörungen (z. B. einer schizotypischen oder dissozialen Persönlichkeit; vgl. Fiedler 2007).

- *Neuropsychologische Gestaltungsfaktoren*

Dieser Aspekt betont **zwischenmenschliche Erfahrungen und Lernbedingungen** auf die weitere neuropsychologische Entwicklung des Kindes. Millon unterscheidet vier neuropsychologische Entwicklungsstufen. Sie werden zwar grob bestimmten Zeitabschnitten der Entwicklung zugeordnet, spielen jedoch in der gesamten Lebensspanne eine wichtige Rolle:

Wohlbefinden vs. Schmerz (Pleasure: Life-Enhancement vs. Pain: Life-Preservation). Diese als „sensory-attachment stage" bezeichnete Entwicklungsphase reicht von Geburt an bis zum 18. Lebensmonat und darüber hinaus. Für Millon (1996) liegt diese Dimension zwischen den Polen Wohlbefinden und Schmerz. Sie kennzeichnet bei seelischer Gesundheit jene Personen, deren Leben durch Streben nach Bereicherung bestimmt ist. Ihnen stehen auf der anderen Seite der Polarität Menschen gegenüber, deren bisherige vorrangige Schmerzerfahrungen Anlass waren, Möglichkeiten der Bewahrung und Sicherung als wertvolles Lebensziel zu betrachten. Diese Entwicklungsstufe besteht von Geburt an, insbesondere im ersten Lebensjahr – wie auch darüber hinaus. In ihr wird die neurologische Entwicklung des Kleinkindes entscheidend von einer ungestörten Eltern-Kind-Beziehung abhängig gesehen. **Entwicklungsaufgaben des Kleinkindes** bestehen darin, eine altersentsprechende Kompetenz zur Balancierung primärer Erfahrungen zwischen den zwei Polaritäten Schmerz-Erfahrungen bzw. Freude-Erfahrungen zu entwickeln und auszuformen. Risikofaktoren für eine gestörte Persönlichkeitsentwicklung liegen in einer unterstimulierenden wie auch überstimulierenden Bindungserfahrung. Frühe Bindungserfahrungen können zu erheblichen, teilweise schmerzhaft erlebten Unsicherheiten hinsichtlich einer späteren Bindungsbereitschaft bzw. Bindungsverweigerung führen: übermäßiger Dependenz oder Anklammerungstendenzen bzw. schizoider Zurückgezogenheit, Angst vor Intimität und Nähe bis hin zur Verweigerung zwischenmenschlicher Erfahrungen.

Aktivität vs. Passivität (Passive: Ecological Accommodating vs. Active: Ecological Modifying). Millon (1996) versucht mit dieser Polarität die vielfältig untersuchte Temperamentsausstattung des Menschen zu erfassen, die sich als Dimension zwischen Aktivität und Passivität aufspannen lässt. Passive Personen werden vorrangig als angepasst charakterisiert, mit geringer Bereitschaft, sich zu verändern – während bei aktiven Personen das Bemühen im Vordergrund steht, kontinuierlich auf Kontexte einzuwirken, um diese aktiv zu verändern. Diese Entwicklungsphase des „sensorimotor-autonomy stage" ist in wesentlichen Anteilen zwischen dem zwölften Lebensmonat und dem sechsten Lebensjahr für die Entwicklung des Kleinkindes bestimmend – wie natürlich auch darüber hinaus. In ihr liegen u. a. Lernübergänge von der grobmotorischen zur feinmotorischen Handlungsregulation. Millon postuliert evolutionäre **Entwicklungsaufgaben des heranwachsenden Kindes** im Umgang mit einer bedeutsamer werdenden Polarität zwischen Aktivität und Passivität, die zur innerpsychischen Akkommodation von Erfahrungen wie zur ökologischen Anpassung wichtig werden: Dinge für sich allein unternehmen, aktiv die Umwelt beeinflussen und verändern, sich von äußeren Vorgaben freimachen und Anforderungen von außen sowie Versuchungen widerstehen. Ein balanciertes Lernen zwischen diesen Polaritäten wird als grundlegend für eine spätere selbstsichere wie sozial bezogene Bewältigung alltäglicher Anforderungen und Belastungen angesehen. Erzieherische Unterforderungen und zu geringe Anregungen begünstigen Selbstunsicherheiten, Passivität, Widerständigkeiten oder Unterwürfigkeit. Wiederholte

Überforderungen oder ein übermäßiges Gewährenlassen andererseits können übersteigerte Selbstdarstellung, soziale Unangepasstheit, narzisstische Neigungen oder auch negativistisch-pessimistische Grundhaltungen ausformen.

Bindung vs. Autonomie (Other: Progeny Nurturance vs. Self: Individual Propagation). Die Entwicklungsphase einer Selbst-Andere-Polarisierung, die Millon (1996) als „pubertal-gender identity stage" bezeichnet, hat nach seiner Auffassung u. a. wegen grundlegender hormoneller Veränderungen ihren Höhepunkt während der Pubertät zwischen dem 11. und 15. Lebensjahr. Sie kann jedoch bereits in frühen Erfahrungen vorbereitet sein und reicht in ihrer Konflikthaltigkeit weit über die Adoleszenz hinaus. Millon begründet diese zeitliche Festlegung mit zahlreichen konzeptuellen Überlegungen und empirischen Ergebnissen, ähnlich wie sie bereits von Sullivan (1953) hinsichtlich der Bedeutsamkeit der Pubertät für die interaktionelle Persönlichkeitsentwicklung vorgebracht wurden. In der Adoleszenz kommt es zu vielen eigenen Reifungsschritten, deren wichtigster in der Ausformung einer geschlechtlichen Identität zu sehen ist. Der Entwicklungsfortschritt der Adoleszenz ist mit Millon jedenfalls eine fortschreitende Differenzierung von subjektiven Sichten oder Ansichten über sich selbst wie von subjektiven Sichten oder Ansichten über andere Personen, die gewisse intellektuelle Fähigkeiten voraussetzen. Und dieser Prozess wird gerade in der Pubertät, gegenüber deren **Entwicklungsaufgaben der Heranwachsenden** die Theoriebildung in den Therapieschulen nach wie vor beachtenswert blinde Flecken besitzt, durch Ansichten und Stereotypien der sozialgesellschaftlichen Umwelt bedeutsam beeinflusst. Ohne geeignete Erziehungsvorbilder kann diese Entwicklungsphase zahlreiche Unterforderungs- oder Überforderungsaspekte beinhalten, wie z. B. fehlende geeignete Identifikationsmöglichkeiten oder Rollenvorbilder einerseits oder z. B. Gruppen- und Bandenbildung, Subkulturstereotype, provokative Demonstration sich sozial ausgrenzender Besonderheit andererseits. Orientierungslosigkeit angesichts heterogener Wertvorstellungen, fehlende Geschlechtsorientierung und schmerzliche erste sexuelle Erfahrungen können die emotionalen Reifungsprozesse dieser Phase erheblich beeinträchtigen. Eine grundlegende Diffusion der eigenen Geschlechtlichkeit oder auch die radikale Übernahme stereotyper maskuliner bzw. femininer Rollen kann die Folge sein (dissozial, narzisstisch, paranoid, histrionisch).

Vernunft vs. Gefühl (Thinking: Intellective Reasoning vs. Feeling: Affective Resonance). Den Beginn der Entwicklungsphase, die Millon als „intracortical-integrative stage" bezeichnet, sieht er auf der Grundlage bisheriger Forschungsergebnisse zeitlich etwa ab dem Alter von etwa 4 Jahren verortet (Beginn der sprachgebundenen Dynamik innerhalb dieser Polarität durch ein Anwachsen der Vernunftaspekte menschlichen Handelns). Die Phase reicht jedoch in ihrer Entwicklung wie Störanfälligkeit deutlich weiter, mit wechselnden Höhepunkten bis zur späten Adoleszenz. Sie durchzieht in ihrer Ambivalenz das ganze Leben. Grundlegend vorbereitet oder irritiert werden können die **Entwicklungsaufgaben der Heranwachsenden** andererseits durch hereditäre und konstitutionelle Voraussetzungen und durch prä-/peri-/postnatale Traumata. In der Kernphase zwischen 4 Jahren und der Jugend liegt der enorme Zuwachs an höher gelegenen kortikalen Hirnfunktionen: die Verbesserung des abstrakten Denkens mit sich ausweitenden Möglichkeiten der Planung und Bewertung eigener und fremder Handlungen sowie der Lösung individueller und interindividueller Problemstellungen und Krisen. Das evolutionäre Ziel dieser Entwicklungsphase liegt in der kompetenten Balancierung und gleichwertigen Nutzung von Vernunft und Gefühl. Unterforderungen und zu geringe Anregungen können die Entwicklung eigener Lebensziele verhindern und einen Mangel an Selbstdisziplin sowie eine Neigung zu impulsiven Handlungen begünstigen (dissozial, Borderline). Überforderungen oder übermäßiges Gewährenlassen können eine gesunde Entwicklung von Spontaneität, Flexibilität und Kreativität einschränken und ein eher rigides, selbstbeschränkendes und zwanghaftes Persönlichkeitsmuster bewirken.

■ *Pathogenese in der Persönlichkeitsentwicklung*

Millon (1996, S. 113f) weist ausdrücklich darauf hin, dass es kurzsichtig wäre, eine ungünstige Entwicklung der Persönlichkeit ausschließlich in Bedingungen der Unterforderung oder Überforderung zu vermuten. Immer handelt es sich um ein komplexes Wechselspiel zwischen Eigeninitiative und Begrenzung, zwischen biologischen, psychologischen und sozialen Prozessen. Wenn man also von „Pathogenese" der Persönlichkeitsentwicklung spricht, sollte man sich, so Millon, um eine klare Operationalisierung des Begriffs „Pathogenese" bemühen und auf den damit verbundenen Zwang zur Reduktion hinweisen.

Vulnerabilitäts-Stress-Modell der gestörten Persönlichkeit: Variabilität und Permanenz in der Jugend und im Erwachsenenalter

In der ätiologietheoretischen Grundlegung von Persönlichkeitsstörungen wird in jüngster Zeit das Vulnerabilitäts-Stress-Modell als eine weitere Möglichkeit betrachtet, zwischenmenschliche Schwierigkeiten und Normabweichungen persönlichkeitsgestörter Personen zu erklären – und zwar aus naheliegenden Gründen: Immerhin werden einige Persönlichkeitsstörungen (wie die paranoide, schizotypische, narzisstische, dependente oder auch die Borderline-Persönlichkeitsstörung) als mögliche Risikoträger schizophrener, affektiv-depressiver oder anderer psychischer Störungen diskutiert und untersucht (z. B. Mundt u. Fiedler 1996).

Fiedler (2007) hat den Vorschlag unterbreitet, eine besondere Möglichkeit des Vulnerabilitäts-Stress-Modells zu beachten, mit der sich die **aktuellen Fluktuationen** oder aber auch die **zeitliche Permanenz** von Persönlichkeitsstörungen verständlich machen ließen. In diesem Sinne stellt es besondere Möglichkeiten bereit, die biosoziale Lerntheorie Millons zu ergänzen. Millons Ansatz beschränkt sich vorrangig auf eine Erklärung der möglichen **Verursachungs- und Entstehungsbedingungen** im Kindes- und Jugendalter. Das Vulnerabilitäts-Stress-Modell bezieht sich stärker auf den weiteren Verlauf und auf die Bedingungen, die für die aktuelle Auslösung und Aufrechterhaltung von Persönlichkeitsstörungen verantwortlich zeichnen.

Innerhalb dieses Konzeptes werden die Persönlichkeitsstörungen von einer sog. **Vulnerabilität** abhängig gesehen, mit der eine besondere dispositionelle Empfindlichkeit, Labilität oder Verletzlichkeit der Person gegenüber sozialen Anforderungen und Stress gemeint ist. „Vulnerabilität" lässt sich nicht direkt „messen" oder beobachten. Sie ist immer als **hypothetisches Konstrukt** gedacht und kann durch Wahrscheinlichkeitsaussagen über beobachtbare oder rekonstruierbare Person- und Lebensdaten bestimmt und dann näherungsweise quantifiziert werden.

Diathetische Prädisposition. Die Vulnerabilität ist einerseits abhängig von einer diathetischen Prädisposition. Bei den meisten Persönlichkeitsstörungen ist die Risikowirkung solcher diathetischer Einflüsse inzwischen nachgewiesen (vgl. Cloninger 2005, Cocaro u. Siever 2005).

D Unter Diathese wird das ungünstige Zusammenwirken von Erbeinflüssen und/oder von prä-, peri- oder postnatalen Traumata verstanden, die dann als diathetische Vulnerabilität die weitere Persönlichkeitsentwicklung präformieren.

Psychosoziale Prädisposition. Andererseits wird die Vulnerabilität bestimmt durch eine psychosoziale Überformung der Diathese. Als Bedingungen einer solchen psychosozialen Prädisposition werden – wie dies insbesondere Millons Ansatz postuliert – ungünstige wie günstige familiäre, erzieherische und soziale Einflüsse auf die frühkindliche Persönlichkeitsentwicklung beschrieben und untersucht. Markante Ereignisse, die regelmäßig im Zusammenhang mit Persönlichkeitsstörungen gefunden wurden, sind Kindesmisshandlungen, frühe Inzesterfahrungen oder miterlebte kriminelle Gewalttätigkeit eines Elternteils (z. B. Johnson, Bromley u. McGeogh 2005).

Das Vulnerabilitäts-Modell legt es nun nahe, die Persönlichkeitsstörungen vorrangig als **Störungen des zwischenmenschlichen Beziehungsverhaltens** aufzufassen und sie mit sozialen Konflikten, Krisen und deren Extremisierung (Stress) in einen Zusammenhang zu stellen. Die persönlichen (Problem-)Verhaltensweisen von Jugendlichen und Erwachsenen werden unter dieser Perspektive als individuelle Eigenarten oder sogar **als Kompetenzen** verstehbar, auf psychosoziale Anforderungen, einschneidende Lebensereignisse oder zwischenmenschliche Krisen sich selbst schützend zu reagieren. Sie lassen sich damit auch als Teil eines Bemühens begreifen, gegenüber diesen Belastungen und Krisen zu bestehen und/oder die eigene Vulnerabilität zu schützen. Auf der anderen Seite hängt das mögliche Ausmaß der Störungen natürlich auch davon ab, ob und wie die Betroffenen bei ihren Angehörigen oder Mitmenschen Verständnis, Akzeptanz und sozialen Rückhalt finden (s. Persönlichkeit und Salutogenese).

D **Im Vulnerabilitäts-Stress-Modell erklärt sich die krisenhafte Zuspitzung der Persönlichkeitsstörungen aus einer *Eskalation interpersoneller* (gelegentlich psychosozial-gesellschaftlich bedingter) *Konflikte und Krisen*. Diese haben ihre Ursache häufig oder ausschließlich darin, dass viele der von den Betroffenen *als Selbstschutz* gewählten zwischenmenschlichen Verhaltensweisen (wie Rückzug aus sozialen Beziehungen, fehlendes Einfühlungsvermögen, spontane Rollenfluktuation oder aggressive Abwehr sozialer Anforderungen) für die Bezugspersonen gar nicht als Vulnerabilitätsschutz verstehbar sind, vielmehr als Verletzung interpersoneller Umgangsformen interpretiert werden, und deshalb geradezu vermehrt jene Ablehnung, Kritik und Feindseligkeit herausfordern, vor denen sich die Betroffenen gerade zu schützen versuchten.**

12.2 Persönlichkeit und Salutogenese

Seit den Ausarbeitungen von Antonowsky (1979, 1987) über die von ihm so bezeichnete „Salutogenese" in der Persönlichkeitsentwicklung, nehmen in der Entwicklungs-, Klinischen und Gesundheitspsychologie die Bemühungen zu, die bis dahin häufig einseitig thematisierten Aspekte der Entstehung und Aufrechthaltung abweichenden Verhaltens, psychischer Störungen oder körperlicher Krankheiten durch eine Berücksichtigung **gesunderhaltender Faktoren und Voraussetzungen der Personentwicklung** zu ergänzen. Dabei geht es vorrangig um die Frage, warum sich Personen trotz zahlreicher allgegenwärtiger Stressoren dennoch körperlich und psychisch gesund entwickeln und (seelische) Gesundheit bewahren.

Es ist wesentlich dem Einfluss von Antonowsky zu verdanken, dass in den vergangenen Jahrzehnten in der differenziellen Psychologie weitere neue Wege zur Persönlichkeitsbestimmung gesucht und beschritten werden. Bemerkenswert daran ist, dass sich diese Ansätze in gewissen Grenzen von den Restriktionen einer primär faktorenanalytischen Begründung von Persönlichkeitsdimensionen freimachen (ohne sie natürlich aufzugeben). Sie wählen hingegen zunächst den Weg der **Vorordnung theoretischer Überlegungen**. Zugleich ist beobachtbar, dass die Benennung der fokussierten Persönlichkeitseigenarten im Unterschied zu früher **nicht mehr** in Richtung Persönlichkeits*abweichung*, sondern zunehmend häufiger in Richtung „Normalität" bzw. „psychischer Gesundheit" erfolgt (als Beschreibung und Begründung „günstiger", „wünschenswerter" oder „normaler" Persönlichkeitsvarianten). Dennoch liegen integrative Ansätze, die das inzwischen zur Salutogenese vorliegende Wissen in eine Theorie der Persönlichkeitsentwicklung konzeptuell zusammenfügen, bisher nur sehr vereinzelt vor. Einer dieser Versuche stammt von Becker (1995).

Verhaltenskontrolle und Gesundheit als Dimensionen der Persönlichkeit

Im Mittelpunkt der theoretischen Ausarbeitungen von Becker (1995; wie zugleich der Entwicklung zugehöriger Persönlichkeits-Inventare; z. B. Becker 1989) steht das Postulat zweier grundlegender Persönlichkeitsfaktoren: „Verhaltenskontrolle" und „seelische Gesundheit".

D Seelische Gesundheit ist die Fähigkeit zur Bewältigung externer und interner (psychischer) Anforderungen.

Für eine **hohe seelische Gesundheit** stehen Attribute wie Flexibilität, körperlich-seelisches Wohlbefinden, Sinnerfülltheit, ein hohes Selbstwertgefühl, Autonomie und Liebesfähigkeit. **Geringe seelische Gesundheit** zeichnet sich entsprechend durch geringe Bewältigungskompetenz aus, durch körperlich-seelisches Missbefinden, emotionale Labilität (Neurotizismus), Abhängigkeit, Pessimismus und Misstrauen.

Eine der Grundannahmen Beckers besagt nun, dass die **Verhaltenskontrolle** für die Entwicklung seelischer Gesundheit von zentraler Bedeutung ist. Verhaltenskontrolle nimmt von der Geburt bis ins hohe Lebensalter hin zu, weshalb es notwendig ist, den Aspekt der Salutogenese entwicklungspsychologisch zu betrachten. Hohe Verhaltenskontrolle wird als Polarität einer Dimension aufgefasst, für die Becker mit hoher „Spontaneität" ihren Gegenpol (geringe Verhaltenskontrolle) konzeptualisiert. Ob sich Menschen mehr zur Verhaltenskontrolle hin entwickeln oder ob sie eher zur Spontaneität neigen, bestimmt sich wesentlich daraus, wie es im Lebenslauf gelingt, eine persönliche Balance zwischen „angeborenen Grundbedürfnissen" und „erworbenen Bewältigungsstilen" herzustellen. Dabei spielen einerseits persönliche Werte und Ziele als „Sollwerte" eine Rolle. Andererseits sind Erfahrungen mit einer „Simulation" und „Steuerung" von Bedürfnissen und Wert-/Zielvorstellungen wichtig.

Typologisierung. Kontrollierte Menschen verfolgen eher Fernziele und beachten stärker als spontane Menschen soziale Werte, Normen, Konventionen und Pflichten, während Spontane stärker am Hier-und-Jetzt bzw. an kurzfristigen Annäherungszielen interessiert sind. Kontrollierte haben ein stärkeres Bedürfnis nach Orientierung und Sicherheit, Spontane schenken ihren physiologischen Bedürfnissen und ihrem Explorationsbedürfnis mehr Beachtung.

Simulation. Bei Verhaltenskontrollierten dominieren assimilative Prozesse bzw. der Wunsch zu bewahren, was sich u.a. in einer Neigung zum Konservatismus äußert, während Spontane für akkomodative Prozesse besonders aufgeschlossen sind, d. h. eine Vorliebe für Neues und Veränderung haben.

Handlungssteuerung. Spontane neigen zu rascheren Zielwechseln, während Kontrollierte über eine erhöhte Schwelle für Absichtswechsel verfügen (Becker 1995, S. 223f).

Sämtliche „Prototypen" stellen besondere Möglichkeiten und Fähigkeiten zur Bewältigung externer wie interner Anforderungen bereit. In diesem Sinne werden auch Persönlichkeitsabweichungen bis hin zu Persönlichkeitsstörungen ähnlich wie im Vulnerabilitäts-Stress-Modell als Kompetenzen verstehbar. Lebenslanges Lernen und Erziehungsprozesse bestimmen letztlich, ob sich eine Person in Richtung hoher vs. geringer seelischer Gesundheit bzw. in Richtung hoher vs. niedriger Verhaltenskontrolle entwickelt.

Becker (1995) geht noch von einem vorrangigen Einfluss der erziehenden Eltern auf die spätere Kindesentwicklung aus. Nebengeordnet bleiben (bislang jedenfalls) Konzepte und Versuche, die individuelle Entwicklung über die Familienperspektive hinaus zu „kontextualisieren" und zu „ökologisieren" (Schmidt-Denter 1984). Die Untersuchung von sozialen Einflüssen auf individuelle Entwicklungsvorgänge muss sich jedoch – will sie vollständig bleiben – mit immer komplexer werdenden sozialen Einheiten und Lebensumwelten befassen: Freundschaftsbeziehungen, Schule und Beruf, bis hin zu gesamtgesellschaftlichen Entwicklungen, denen Kinder, Jugendliche und Erwachsene tagtäglich in einer zunehmend multimedialen Welt ausgesetzt sind. Diese Aspekte spielen auch in den oben dargestellten Modellüberlegungen von Millon eine wichtige Rolle. Darauf soll abschließend eingegangen werden.

Soziale Unterstützung und soziale Netzwerke als „Begleitschutz" im Prozess der Salutogenese

Es gibt bis heute nur wenige Arbeiten, in denen soziale Kontexte, die über die Familie hinausreichen, in der Form allgemeiner „sozialer Unterstützung" oder als „soziale Netzwerke" in ihrer Bedeutung für die Persönlichkeitsentwicklung systematisch untersucht wurden. Perrez, Laireiter u. Baumann (2005) fassen den vorliegenden Forschungsstand zusammen. Danach sind am Anfang in Abhängigkeit von der kognitiven Entwicklung noch wenige, aber doch schon extrafamiliäre und zugleich bedeutsame soziale Kontaktmuster nachweisbar. Zunehmend jedoch wird das soziale Netzwerk zu einem komplizierten Umfeld mit unterschiedlichen Intimitätszonen aufgebaut. Dabei spielen neben dem Einfluss der Eltern die Schichtzugehörigkeit und die Größe der Ursprungsfamilie eine erhebliche Rolle. Im Erwachsenenalter erscheinen soziale Netzwerke quantitativ am ausgereiftesten. Jedoch bedeutet die Verkleinerung sozialer Netzwerke im Alter nicht unbedingt einen qualitativen Abbau.

Im Sinne dieser (erwartbaren) Ergebnisse könnte man den Einfluss „sozialer Einbindung" schlicht als eine ab und zu notwendige soziale Unterstützung bei im Laufe eines Lebens immer wieder notwendigen Bewältigungen von Krisen für die Reifung der Persönlichkeit auffassen. Diese „kognitiv-psychologisch" orientierte Sichtweise konzipiert soziale Unterstützung denn auch zumeist als **Ergebnisvariable** (in der Form kognitiver Bewertungen oder gar als **Persönlichkeitseigenschaften**). So betrachtet wird sie als "persönliche Erfahrung" aufgefasst oder als "generelles Gefühl", geliebt und geschätzt zu werden und in ein soziales Netzwerk eingebunden zu sein. **Social Support** entspricht damit eher einer Persönlichkeitsdisposition als einer Reflexion tatsächlicher sozialer Interaktionen (z. B. Sarason et al. 1986).

▪ *Pathogenese und gesundheitsrelevante Persönlichkeitsmerkmale*

Entsprechend häufig findet in Studien die Kausalitätsperspektive einer **Pathogenese** empirische Evidenz: Fehlende soziale Unterstützung zeichnet mitverantwortlich für die Entwicklung psychischer Störungen und Persönlichkeitsabweichungen (häufig untersucht im Bereich der Depression; Schwarzer u. Leppin 1989, Fiedler 1991). Die exklusive Untersuchung einer Social-Support-Wirkung auf pathogenetische Entwicklungsprozesse ist jedoch unzureichend, und sie schließt zumeist eine interaktionelle Betrachtung aus.

Ähnliche Probleme gelten für Studien, die die Bedeutung **gesundheitsrelevanter Persönlichkeitsmerkmale** in den Mittelpunkt rücken. Auch in diesen wird kaum danach gefragt, ob und wie sich Persönlichkeit und Identität durch soziale Einbindung und Anregung entfalten kann. Gefragt wird bisher vielmehr, wie sich bestimmte Persönlichkeitsmerkmale auf das Gesundheitsverhalten auswirken oder ob gesundheitsrelevante Persönlichkeitsmerkmale protektive Wirkungen entfalten. Dies gilt z. B. für folgende Persönlichkeitskonstrukte (vgl. Schwarzer u. Leppin 1989):

Locus of Control. Menschen mit einer externalisierten Kontrollüberzeugungen entwickeln offensichtlich leichter psychische Störungen als Menschen, die von der eigenen Kontrollmöglichkeit überzeugt sind.

Hardiness bzw. Typ-A-Personality. Definiert als starkes Engagement im Beruf oder für jeweilige Anforderungen sollen diese Persönlichkeitsvariablen
- ein habituelles Gefühl allgemeiner Selbstsicherheit gegenüber sozialen Anforderungen voraussagen (Prädiktor "Hardiness");
- eine stresssuchende Persönlichkeit mit erhöhtem Risiko für körperliche oder seelische Erkrankungen markieren (Typ-A-Forschung).

Die Befunde beider Forschungsperspektiven sind jedoch sehr uneinheitlich, weshalb das Interesse daran deutlich gesunken ist.

Selbstwirksamkeit. Eingeführt von Bandura (1977) hat die subjektive Annahme eigener Selbstwirksamkeit eine gewisse Schutzfunktion, sich in zwischenmenschlichen Interaktionen hilflos zu fühlen, und entsprechend zeigen sich protektive Wirkungen gegenüber der Entwicklung psychischer Störungen (insbesondere im Bereich der Depression; Maddux 1995).

▪ *Attachment*

Ebenfalls recht einseitig nehmen sich bis heute die Fragestellungen in der durch Bowlby (1969) angeregten Forschung zur Wirkung früher Bindungserfahrungen aus. Untersucht wird zumeist, ob und wie frühkindliche Bindungserfahrungen mit den Eltern spätere Beziehungsqualitäten in sozialen Netzen bestimmen. Diese Hypothese wurde in zahlreichen Studien untermauert (vgl. Pfäfflin u. Adshead 2004). Ähnliches zeigt sich in retrospektiv angelegten Befragungsstudien, in denen die Menge und Qualität sozialer Unterstützung in Abhängigkeit davon eingeschätzt wird, ob sich die Qualität elterliche Zuwendung zusätzlich auswirkt.

So plausibel diese Prognosen späterer persönlichkeitsbedingter Interaktionsformen als Ausdruck früher Bindungserfahrungen mit den Eltern sind, so problematisch ist die hypothesenkonforme Ausdeutung der Ergebnisse. Denn allzu rasch wird übersehen, dass die Fragerichtung die Antworten mitdeterminiert. Auch wird zumeist übersehen, dass die erwähnten Befragungsstudien einem subjektiven Kausalitätsbedürfnis der Befragten entsprechen könnten. Und weil die Ergebnisse später hochgradig plausibel erscheinen, werden von vielen Forschern in diesem Feld einige, der Prädiktions-Hypothese widersprechende Ergebnisse offenkundig "gern übersehen" und entsprechend selten rezipiert – so fest gefügt scheint die (psychoanalytisch geprägte) Ansicht, dass die frühe Mutter-Kind-Beziehung der entscheidende Prädiktor für die spätere Persönlichkeits- oder Störungsentwicklung darstellt (vgl. Lewis 1984). So konnten z. B. Lewis und Mitarbeiter, die als seltene Ausnahmen mit Fragestellungen entgegen den bestehenden Kausalitätsannahmen der Attachmentforscher arbeiten, die vermeintlich erwartbaren möglichen Spätfolgen früher ungünstiger "Attachment"-Bedingungen eben überhaupt **nicht** belegen.

Als außerordentlich fragwürdig müssen in dieser Hinsicht einige, gegenwärtig offensichtlich "hochattraktive" Versuche der Bindungs- oder Baby-Forscher bewertet werden, aus videografierten Interaktionsanalysen von Kleinkindern mit ihren Müttern/Eltern Vorausschlussfolgerungen auf die spätere Entwicklung psychischer und Persönlichkeitsstörungen zu ziehen. Solche Aussagen sind aus forschungsmethodischen Überlegungen kaum oder gar nicht akzeptierbar – jedenfalls solange nicht, wie diese Studien nicht in ernsthafte Langzeitstudien einmünden. Erste haltbare Ergebnisse ernstzunehmender Langzeitstudien wären also erst in einigen bis vielen Jahren zu erwarten. Auch scheint es gelegentlich so, als hätten einige Bindungsforscher das Desaster, das sich mit dem Konzept der "schizophrenogenen Mutter" aus den 1950er und 1960er Jahren verbindet, inzwischen schon wieder vergessen. Wenn man denn schon spekuliert, wäre es vielleicht sinnvoller, einmal über die möglichen **salutogenen Aspekte** nachzudenken, die den beobachtbaren, vermeintlich "problematischen" Interaktionsmustern von Kindern mit ihren psychisch gestörten Müttern zugrunde liegen können.

Nicht gerade wenige Kritiker dieser Bemühungen schlagen entsprechend seit Jahren vor, den soziobiologischen Determinismus der Attachment-Theorie durch die Annahme zu ersetzen, dass sich Menschen von Anfang an in sozialen Netzwerken entwickeln. Dies würde vor allen Dingen den Vorteil haben, verschiedenartige soziale Einflüsse fassen zu können (vgl. Röhrle 1987). Leider ist es noch nicht so weit.

Deutlich wird in einigen Untersuchungsserien (in denen bisher vorrangig bei jugendlichen und erwachsenen psychisch gestörten Menschen frühe familiäre Bindungsqualitäten und Netzwerkmuster retrospektiv gesucht und untersucht werden) lediglich, dass Personen mit förderlichen Bindungs- und Stützungserfahrungen fähiger scheinen, spätere Anforderungen und stressreiche Ereignisse besser zu bewältigen. Und weiter scheint gesichert, dass es später häufig die gleichen Personen sind, die möglicherweise wegen ihrer besseren persönlichen Voraussetzungen mehr sozialen Rückhalt erhalten (Folkman et al. 1986). Natürlich ist es plausibel, dass Menschen mit ausgeprägter sozialer Kompetenz eher in der Lage sind, sich befriedigende soziale Netzwerke zu schaffen.

■ *Begleitschutz sozialer Bindungen*

Nach wie vor ist es eine weitgehend offene Forschungsfrage, inwieweit frühe Bindungserfahrungen und die soziale Einbettung **in positiver Perspektive** (also **salutogenetisch**) zur Stärkung eines individuellen Selbstwertgefühls, zur Anreicherung persönlichkeitsbedingter Voraussetzungen und damit zur Identitätsentwicklung beitragen können. Schon gar nicht oder viel zu selten wird gefragt, ob und wie vermeintlich „problematische" Erziehungsstile der Eltern oder inwieweit Krisen in der familiären Beziehung nicht auch zur Stärkung einer gesunden Persönlichkeitsentwicklung beitragen können. Es scheint gelegentlich sogar so, als seien Fragen dieser Art unerwünscht oder wie mit einem Tabu belegt. Und dies, obwohl Antworten gerade auf diese Fragen viele neue Perspektiven für die Entwicklung therapeutischer Konzepte eröffnen könnten.

Dabei bleibt, wenn man konsequent weiter denkt, zwingend auch noch zu beachten, dass nicht nur familiäre Bindung, sondern auch „soziale Netzwerke" jenseits familiärer Interaktionen mit allen ihren Krisen und Widrigkeiten vielleicht ein für die gesunde Entwicklung notwendiges soziales Umfeld darstellen. Soziale Netzwerke und Verstrickungen könnten auf ihre eigene Weise – pointiert ausgedrückt – zum „Begleitschutz" individueller Lebensgeschichten und der Persönlichkeitsentwicklung werden („Convoy" findet sich als treffende Begriffssetzung durch Kahn u. Antonucci 1980). Dieser „Begleitschutz" umgibt den sich entwickelnden Menschen mit zum Teil hochkomplexen sozialen Beziehungen und Bindungen, so wie Kinder damit beginnen, das Elternhaus zu verlassen – mit unverkennbaren Einflussnahmen und Wirkungen dieser Personen selbst auf ihre sozialen Netzwerke. Bei sozialem Rückhalt handelt es sich nicht lediglich um eine „milde Gabe", sondern soziale Netzwerke stellen zugleich Kontexte dar, die sich jeder Mensch aktiv erarbeitet.

> **D** Persönlichkeit und Persönlichkeitseigenschaften eines Menschen sind in diesem Sinne Ausdruck charakteristischer Verhaltensweisen und Interaktionsmuster, mit denen er gesellschaftlich-kulturellen Anforderungen und Erwartungen zu entsprechen *oder* nicht zu entsprechen versucht *und* mit denen er seine zwischenmenschlichen Beziehungen auf der Suche nach einer persönlichen Identität kontinuierlich bereichert – *oder* eben auch stört.

12.3 Abschließende Bewertung

Angesichts der erst beginnenden Netzwerkforschungen wäre es möglicherweise überzogen, heute schon befriedigende Antworten auf diese offenen Fragen zu erwarten. Interessant und durchaus beachtenswert ist der Wandel, der sich zurzeit in der fachübergreifend konzeptualisierten Persönlichkeitspsychologie vollzieht. Zunehmend häufiger werden die beschriebenen Probleme gesehen, und gleichermaßen häufig wird eine systemtheoretische Betrachtung von Persönlichkeit und Persönlichkeitsentwicklung nicht mehr nur gefordert, sondern auch realisiert.

Die konsequentere konzeptuelle Beachtung der Gleichzeitigkeits-Trias von „Person", „Entwicklung" **und** „Kontext" (Thomae 1968, 1970) könnte möglicherweise über kurz oder lang die bisherige **trait**-orientierte Persönlichkeitspsychologie in der Tat auf eine völlig neue Grundlage stellen. Dies ist heute bereits sichtbar: **einerseits** dort, wo die deskriptiv-faktorenanalytischen Forschung um eine Prototypenperspektive ergänzt oder ersetzt wird (vgl. Strack u. Lorr 1997); und **andererseits** dort, wo theoriegeleitet **völlig neue Konstrukte** zur Beschreibung von Persönlichkeitsmerkmalen eingeführt und untersucht werden (wie z. B. „seelisch-körperliches Wohlbefinden" [Person, Salutogenese], „Selbstaktualisierung" [Entwicklung, Perspektive] oder „selbst- und fremdbezogene Wertschätzung" [Interaktion, Kontext]; vgl. Becker 1995).

Insbesondere die salotogenetisch begründete „Positiv"-Bestimmung von Persönlichkeitsmerkmalen hat in jüngster Zeit ein völlig neues Licht auf die Frage geworfen, ob sich Persönlichkeit im Lebenslauf ändern kann. Diese Frage wurde bis heute leichthin verneint – untersucht zumeist mit herkömmlichen „Negativ"-Dimensionen (wie „Neurotizismus", „Introversion", „Rigidität" usw. mit entsprechender Negativ-Konnotation auf Item-Ebene). Verwenden Forscher andererseits „gesundheitspsychologisch" konzeptualisierte Persönlichkeitsinventare (wie jenes von Becker 1995) mit entsprechender Positiv-Konnotation auf Dimension- und Item-Ebene, so erweisen sich diese in Langzeitstudien bzw. in Interventionsstudien überraschenderweise als **ausgesprochen änderungssensitiv** (vgl. Heatherton u. Weinberger 1993).

Wie dieses hochinteressante Phänomen der „befragungsabhängigen Persönlichkeitsänderung" nun jedoch erklärt werden kann, ist ebenfalls weitgehend unklar. Diese Beobachtung sollte jedoch zwingend zum Um- und Weiterdenken zwingen. Es könnte nämlich sein, dass Menschen – werden sie zum Ausmaß von **positiven** Eigenarten und Seiten ihrer Person befragt – genauer reflektieren und damit möglicherweise stimmigere Antworten geben, während sie lediglich stabile Ansichten bis hin zu Stereotypien über sich selbst wiedergeben, wenn sie auf **negative** Aspekte ihrer Person angesprochen werden.

> Seit mehr als einhundert Jahren kümmerten und kümmern sich die klinisch orientierten Persönlichkeitsforscher vorrangig darum, entwicklungspsychologisch bedeutsame und persönlichkeitsbedingte Risiken und Ursachen psychischer Störungen aufzuhellen. Die Ergebnisse dieser Bemühungen werden im ersten Teil des folgenden Kapitels dargestellt. Übersehen wurde und wird in diesem Zusammenhang zumeist, dass sich die Aspekte der Pathogenese in der Persönlichkeitsentwicklung ohne Antworten auf Fragen zur Salutogenese nur sehr unvollkommen bestimmen und analysieren lassen. Vollständig beurteilbar sind pathopsychologische Bedingungen immer nur durch eine Berücksichtigung gesund erhaltender Faktoren und positiv wirkender Voraussetzungen in der Personentwicklung. Den damit verbundenen Problemen und Forschungsfragen ist der zweite Teil dieser Ausarbeitung gewidmet.

13 Psychotherapieforschung: Grundlagen und Ergebnisse

B. Strauß, W. W. Wittmann

> *Der Fisch wird der letzte sein, der das Wasser entdeckt – wer aber weiß besser als der Fisch, wie es sich anfühlt, im Ozean zu leben (Greenberg 1994)*

„Wuchernder Empirismus ohne die feste Grundlage theoretischer Strukturen wird zu vielen Forschungsprojekten führen, deren Ergebnisse fragmentiert, deren Effizienz gering sein wird. Theoretische Diskurse ohne die Grundlage wissenschaftlicher Ergebnisse werden dagegen zu einem uferlosen Philosophieren mit wenig praktischem Nutzen für die Behandlung von Patienten beitragen. Die Notwendigkeit einer Integration von Forschung und klinischer Praxis ist offensichtlich. Wie diese aussehen kann, wird all zu selten artikuliert!" (Kernberg u. Clarkin 1994, Übers. d. Autoren). Psychotherapieforschung, die den Anspruch verfolgt, psychotherapeutische Veränderungen begreifbar zu machen, ist letztendlich so alt wie die Psychotherapie selbst. Wirklich systematische empirische Studien zur Psychotherapie gibt es allerdings erst seit den 1930er Jahren, da hierfür zunächst brauchbare Forschungstechniken und -methoden entwickelt werden mussten. Aus der nach Meyer (1990) zusammengestellten Übersicht (s. u.) wird deutlich, dass sich die Psychotherapieforschung thematisch mit zwei wesentlichen Fragen beschäftigt: „In welchem Ausmaß hilft Psychotherapie und inwieweit führt sie zu Veränderungen in welchen Bereichen?", sowie: „Wodurch hilft Psychotherapie, d. h. welche Mechanismen und Faktoren begünstigen oder hemmen diese Veränderungen?" Die Fülle an Befunden, die einige Antworten auf diese Fragen erlauben, sollen in diesem Kapitel zusammengefasst werden.

13.1 Psychotherapieforschung, klinische Praxis und Berufspolitik

Die Trennung von Klinik und Forschung in der Psychotherapie ist ein seit langem kontrovers diskutiertes Thema. Immer wieder werden Versuche unternommen, die scheinbar so große Kluft zwischen Forschung und Praxis zu überwinden (z. B. Talley et al. 1994). Die empirische Forschung in der Psychotherapie fordert eine gewisse Transparenz und kann es ermöglichen, Dinge zu sehen, die einem Therapeuten möglicherweise verborgen bleiben. Dieser wiederum wird oft Dinge erkennen, die ein Beobachter von außen nicht wahrnehmen kann. Dies spricht dafür, die psychotherapeutische Praxis aus verschiedenen Perspektiven zu betrachten und somit zu einem echten Verständnis von Veränderung durch Psychotherapie beizutragen, was – wie die Geschichte zeigt – allerdings nicht einfach ist.

Taxonomie der Psychotherapieforschung (nach Meyer 1990)

Klassische Phase: Beginnend mit der Veröffentlichung der „Studien über Hysterie" durch Freud u. Breuer (1895) stand der intraindividuelle Vor-Nach-Vergleich als zentrale Methode im Mittelpunkt der Psychotherapieforschung. Die Phase endete spätestens dann, als Eysenck (1952) erstmalig die Methode kritisierte und provokativ behauptete, die Effekte der (psychoanalytischen) Psychotherapie würden sich nicht wesentlich von der Spontanremission psychischer Störungen unterscheiden.

Rechtfertigungsphase: In der Folge standen Versuche im Mittelpunkt, die Effekte der Psychotherapie überzeugend nachzuweisen (etwa durch Wartelisten-, Kontrollgruppen- oder Placebostudien) sowie vergleichende Untersuchungen verschiedener Formen von Psychotherapie. Vergleichende Therapiestudien wurden in den letzten Jahren zunehmend spezifiziert und werden auf genau definierte Patientenpopulationen, manualisierte Behandlungsmethoden bezogen und bedienen sich einer zunehmend ausgefeilteren Methodologie.

Differenzielle Psychotherapie-Effizienzforschung: Diese (etwa seit den 1970er Jahren intensiv betriebene) Richtung der Psychotherapieforschung widmet sich der zentralen Frage: „Welche Behandlungsmaßnahme durch wen, zu welchem Zeitpunkt, führt bei welchem Individuum mit welchen spezifischen Problemen unter welchen Bedingungen zu welchem Ergebnis, zu welchem Zeitpunkt?" Auch wenn die Frage abschließend sicher noch nicht geklärt ist, liegt mittlerweile eine Fülle an Detailergebnissen zu den „Wirkfaktoren" der Psychotherapie vor, die weiter unten zusammengefasst werden.

Zwei Welten der Psychotherapieforschung. Beutler (2000) hat kürzlich verdeutlicht, dass es in der heutigen Psychotherapieforschung offensichtlich zwei „Welten" zu unterscheiden gibt, die sich nur partiell überlappen.
- Die eine Welt, die der Autor „*Psychotherapy Research*" nennt, fokussiert primär auf naturalistische Studien zur Psychotherapie, also Studien im klinischen Feld, zu denen beispielsweise Untersuchungen zu Dosis-Wirkungsmodellen zählen (Howard et al. 1986, s. u.). Das Forschungsinteresse ist hier weniger auf die Bedeutung spezifischer Interventionen gerichtet, als viel mehr auf unspezifischere Wirkfaktoren und den dynamischen Veränderungsprozess in der Psychotherapie. Die Division 29 der American Psychological Association (APA), in der einzelne Komponenten empirisch validierter Behandlungsverfahren untersucht und zusammengetragen werden, ist nach Beutler ein typischer Repräsentant dieser Richtung der Forschung, ebenso wie die internationale „Society for Psychotherapy Research" (SPR).
- Demgegenüber steht eine Richtung, die Beutler als „*Behavioral Research*" bezeichnet. Diese fokussiert primär auf randomisierte, kontrollierte Therapiestudien und die Beschreibung spezifischer technischer Faktoren. Die Division 12 der APA, aus der die „Bewegung" der empirisch validierten Behandlungsverfahren (z. B. Chambless et al. 1996) stammt, dürfte diese Richtung ebenso repräsentieren wie die American Association of Behavior Therapy (AABT) oder einige Vertreter der klinischen Psychologie und Psychiatrie im deutschen Sprachraum.

Die beiden Richtungen legen unterschiedlich starkes Gewicht auf die Gütekriterien interner und externer Validität. Erstgenanntes Kriterium fokussiert auf möglichst gute kausale Aussagemöglichkeiten, die am besten unter randomisierten, hoch kontrollierten Designs gelingen. Bei der externen Validität geht es vor allem um die Generalisierbarkeit der Ergebnisse über repräsentative Stichproben und Situationen. Da die Klagen über mangelnde Generalisierbarkeit der hoch kontrollierten Studie zugenommen hatten, gab das National Institute of Mental Health (NIMH) seiner Forschungsförderungspolitik unter dem Direktor Steven Hyman eine neue Akzentuierung.

Empirically Validated Treatments (EVT). Die entsprechende Schlagzeile im Monitor der American Psychological Association lautete deshalb: „Research for the real world. NIMH is pumping big money into effectiveness research to more promising treatments into practice" und „It will study large numbers of diverse patients in real-world settings, follow them for lengthy periods of time and measure progress by the patients functioning in school, work and other areas of life" (Foxhall 2000).

Die in vielen wissenschaftlichen Publikationsorganen in den letzten Jahren geführte Diskussion um „empirically validated treatments" spiegelt die Kontroverse zwischen den beiden Welten prototypisch wider (z. B. Bohart et al. 1998, Elliott 1998, Henry 1998, Strauß u. Kächele 1998) und zeigt auch, dass Psychotherapieforschung und ihre Ergebnisse zunehmend von *(berufs-)politischer Relevanz* werden.

Die EVT-Bewegung in den USA hat ihren Ursprung im Bestreben von Psychotherapeuten, die wissenschaftliche Fundierung von Psychotherapie und deren Ebenbürtigkeit mit psychopharmakologischer Behandlung, die als vermeintlich kostengünstiger deklariert wurde, nachzuweisen. Ziel ist es dabei, einen Katalog von (i. d. R. störungsspezifischen) Behandlungsmethoden zusammenzustellen, die sich in hinreichend vielen Studien unter kontrollierten Bedingungen als wirksam erwiesen haben.

Wissenschaftlicher Beirat Psychotherapie. In der BRD hat sich der sog. „Wissenschaftliche Beirat Psychotherapie" der Bundesärzte- und der Bundespsychotherapeutenkammer zumindest an dem Vorgehen der Division 12 der APA orientiert bei der Festlegung von Kriterien für die Anerkennung der Wissenschaftlichkeit von Psychotherapieverfahren, die eine mögliche Voraussetzung für die Aufnahme in den Katalog der Richtlinienverfahren darstellt. Hier wird die **politische Tragweite von Forschungsergebnissen** deutlich: So scheiterten beispielsweise erste Versuche, die Anerkennung der Wissenschaftlichkeit Systemischer Therapie und der Psychodramatherapie durch den wissenschaftlichen Beirat zu erlangen. Die klientzentrierte Psychotherapie tat sich sehr schwer, Argumente (sprich: Befunde) zu finden, um diese Anerkennung „im zweiten Anlauf" und mit einigen Einschränkungen zu erhalten.

Angesichts der immer intensiver werdenden Diskussion um die Kosten im Gesundheitswesen ist davon auszugehen, dass die Ergebnisse von Psychotherapieforschung in Zukunft für gesundheitspolitische Entscheidungen noch viel relevanter werden als bisher. Aus psychotherapeutischer Sicht kann man darin sowohl eine Chance als auch ein Risiko sehen. In jedem Fall sollten praktizierende Psychotherapeuten mit den unterschiedlichen Kriterien für die Bewertung psychotherapeutischer Verfahren vertraut sein.

13.2 Methodische und konzeptuelle Grundlagen der Psychotherapieforschung

Wie hilft Psychotherapie? Diese Frage der Wirksamkeit kann nur über adäquate Forschung erbracht werden. Der Nachweis einer kausal begründeten Wirkung ist notwendige Voraussetzung für die Erklärung des „Wie". Ist adäquate Forschung nur Grundlagenforschung oder aber angewandte Forschung der realen psychotherapeutischen Versorgung? Beide Forschungsstrategien haben ihre Vor- und Nachteile und sie werden kontrovers diskutiert. Der **Nachweis der Wirkung** hängt entscheidend ab von
- der Qualität der Forschung und
- der Qualität der Behandlung.

Die *Qualität der Forschung* ist eine Funktion
- der Angemessenheit der Versuchspläne,
- der Qualität, sprich Sensitivität und Konstruktvalidität der Diagnose- und Messverfahren, sowie
- der Angemessenheit der Bewertungsverfahren.

Die *Qualität der Behandlung* hängt ab von
- der Realisierung einer ausreichenden quantitativen Behandlungsdosis, um überhaupt die Chancen einer Wirkung zu erzielen, sowie
- der Qualität der Behandlungsform, die eingebettet in die komplexe Frage: „Der (die) richtige Patient(in) zum richtigen Zeitpunkt in die richtige Behandlung" gesehen werden muss.

Placeboproblem. Ein gewichtiger Stolperstein auf dem Wege der Erklärung spezifischer psychotherapeutischer Wirksamkeit ist das Placeboproblem. Ist das Verum „Psychotherapie" wirksamer als ein Placebo? Placebos sollten den vermuteten Wirkfaktor nicht enthalten. Kann dies aber von den Placeborealisierungen in der Psychotherapieeffektforschung wirklich behauptet werden? Placebos in der pharmakologischen Forschung werden als Behandlungsvarianten konzipiert und den Versuchspersonen als glaubwürdige Behandlungsalternative angeboten, um die Effektivität des Verums von rein psychologischen Wirkfaktoren abgrenzen zu können. Solche psychologischen Faktoren könnten Hoffnung auf Behandlungserfolg, Abbau von Demoralisierung, Selbstwirksamkeit und der Glaube an die Beeinflussbarkeit eines zu behandelnden Krankheitssymptoms sein. Gerade diese Faktoren sind aber wiederum entscheidende vermutete Wirkfaktoren der Psychotherapie. So kann postuliert werden, dass gerade auch in Placebobehandlungen, die sich durch hohe Glaubwürdigkeit auszeichnen, ebenfalls die entscheidenden Wirkfaktoren von Psychotherapie enthalten sind. **Placebobehandlung** als Kontroll- und Vergleichsgruppen könnten deshalb in der **Psychotherapieforschung** im Gegensatz zu den „randomized clinical trials" der somatomedizinischen Grundlagenforschung **denkbar ungeeignet** sein. Die gebräuchlichsten Alternativen in der Psychotherapieeffektforschung sind deshalb Wartekontrollgruppen oder Kontrollgruppen, bei denen nur eine minimale psychotherapeutische Behandlungsdosis realisiert wurde. Will man nur therapiespezifische Wirkfaktoren überprüfen, so können unterschiedliche Therapieformen als Vergleich herangezogen werden. Wirkfaktoren, die allen Therapieformen gemeinsam sind, können dabei allerdings nicht mehr isoliert werden.

Konzeption der fünf Datenboxen

Um Probleme und Strategien der Wirksamkeitsforschung zu veranschaulichen, haben wir die Konzeption der *fünf Datenboxen* entworfen (**Abb. 13.1**). Wir unterscheiden dabei fünf unterschiedliche Bereiche (Datenboxen), zu denen

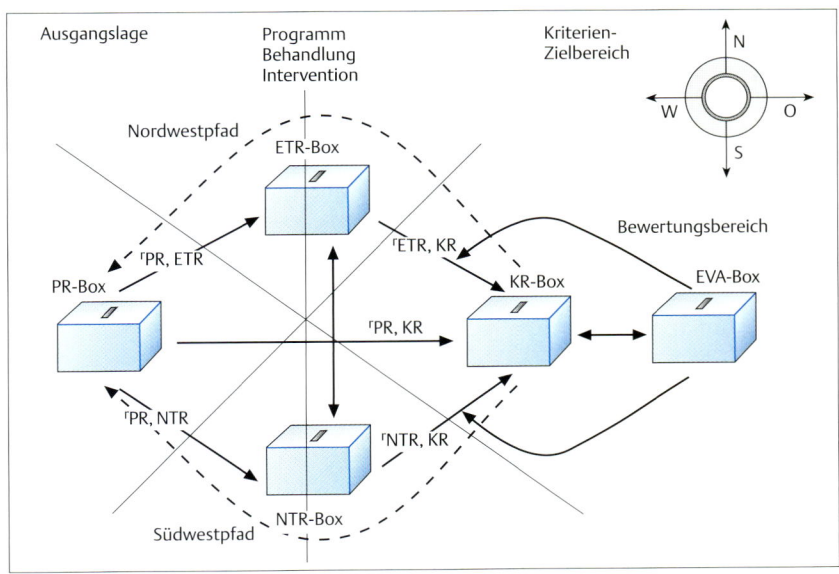

Abb. 13.1 Konzeption der fünf Datenboxen.

unabhängige Informationen erhoben werden müssen, die dann in systematischer Weise, unter Berücksichtigung der zeitlichen Reihenfolge, miteinander in Beziehung gesetzt werden müssen.

EVA-Box. Jede Wirksamkeitsforschung muss sich zuerst darüber klar werden, an welchen Kriterien die Wirkung einer Intervention abzulesen ist. Unterschiedliche Interessenträger werden sich dabei zum Teil sehr stark unterscheiden. Diese potenziell als wichtig erachteten Zielkriterien gilt es, in der EVA-Box *(Bewertungs- bzw. Evaluationsbox)* zu erfassen. Die repräsentative Erfassung solcher Interessenträger (Therapeuten, Patienten bzw. Klienten, Träger von Behandlungseinrichtungen, finanzierende Institute wie Krankenkassen, Rentenversicherungen und Öffentlichkeit) ist eine unverzichtbare Grundlage fairer Bewertungen, wie sie in der angewandten Versorgungsforschung, d. h. der *Evaluationsforschung* und *Programmevaluation,* durchgeführt werden sollte.

KR-Box. In der Grundlagenforschung stellt sich dieses Problem nicht, sie hat einen ganz anderen Fokus. Die Grundlagenforscherin wird die Zielkriterien alleine aus der verwendeten Therapietheorie ableiten und allenfalls einige Zielkriterien, bei denen sie erstens keine Effekte erwartet und zweitens solche, bei denen sie negative Effekte befürchtet, zur Kontrolle miterheben. Repräsentativität von Stakeholderzielsetzungen ist nicht das Hauptanliegen der Grundlagenforschung, deshalb können sich Grundlagenforschung und angewandte Versorgungsforschung in der Auswahl von Kriterien, die konzeptuell der *Kriterienbox* (KR-Box) zugeordnet werden müssen, stark unterscheiden.

ETR-Box und NTR-Box. Die beiden Datenboxen im Bereich der Interventionen sind die *experimentelle Treatmentbox* (ETR-Box) und die *nichtexperimentelle Treatmentbox* (NTR-Box). Diese Datenboxen konzeptualisieren die beiden unterschiedlichen Versuchspläne randomisierter, experimenteller und korrelativ-naturalistischer Überprüfungs- und Auswertungsstrategien. Der Pfeil zwischen ETR- und NTR-Box deutet fließende Übergänge und Mischformen beider Versuchsplanvarianten an, wie sie in quasiexperimentellen Plänen im Sinne von Cook u. Campbell (1979) vorgestellt wurden.

PR-Box. In der *Prädiktorenbox* (PR-Box) werden Variablen vor einer Intervention als Ausgangslage (baseline) erfasst. Diese Variablen können mit den Kriterienvariablen (KR-Box) identisch sein, um die Möglichkeiten von Prä-Post-Kontrollgruppenplänen zu nutzen, aber auch Variablen zur Kontrolle von Kovarianz, wie Schweregrad der Störung, soziodemografische Variable etc. zur Erhöhung der Teststärke eines Versuchsplans enthalten.

Fazit. Alle Bewertungen zur Wirksamkeit von Psychotherapie und zu Aussagen, wie Psychotherapie hilft, wurden immer wieder auf dem Hintergrund der Stärken und Schwächen dieser Versuchspläne und Forschungsstrategien kritisch analysiert und diskutiert.

Vor- und Nachteile der wichtigsten Forschungsstrategien

Experimentelle Strategien. Vorteile der experimentellen Strategien liegen im potenziellen **Nachweis von Kausalität.** Dieser Qualitätsaspekt wird unter dem Oberbegriff *interne Validität* eines Versuchsplanes subsumiert. Abb. 13.2a zeigt mittels eines Venndiagramms diesen Vorteil auf. Die Randomisierung von Patienten zu Psychotherapiegruppen und zu Kontrollgruppen bewirkt, dass sämtliche PR-Box-Variablen mit den Wirkfaktoren eines Treatments unkorreliert, d. h. nicht konfundiert sind. Die Forscherin kann dann sicher sein, dass ein Effekt in der KR-Box ausschließlich auf das Treatment zurückzuführen ist.

Nichtexperimentelle Strategien. In der nichtexperimentellen, korrelativ-naturalistischen Strategie wird keine Randomisierung vorgenommen, dadurch besteht immer die Gefahr, dass Ausgangsvariablen (PR-Box) mit den Treatmentvariablen (NTR-Box) **konfundiert** bzw. korreliert sind. Forschung in der psychotherapeutischen Praxis ist vor allem mit diesem Problem konfrontiert. So könnten von vornherein besonders motivierte, oder eher leicht gestörte Patienten bevorzugt bzw. intensiver behandelt werden, was in den Vorwurf der Behandlung von sog. *YAVIS-Patienten* mündet, die eher jung, attraktiv, verbal kompetent, intelligent und sozial geschickt (erfolgreich) eingestuft werden. Die psychotherapeutische Versorgungspraxis wehrt sich besonders heftig gegen diesen Vorwurf mit dem Hinweis, dass Schweregrad und Dauer der Störung oder Erkrankung in der Regel in der Praxis weitaus stärker und länger sind, als bei Personen, die für grundlagenwissenschaftliche Forschungszwecke ausgewählt werden.

Vergleich der Strategien. Abb. 13.2b zeigt die Problematik des Wirkungsnachweises für den Fall der Konfundierung von PR- und NTR-Variablen.

Die gemeinsame Fläche zeigt einen Effekt, bei dem nicht mehr klar ist, ob er durch die Prädiktorenvariable (Ausgangslage vor der Behandlung) oder durch die Behandlung selber, oder durch eine Wechselwirkung von Ausgangslage und Behandlung entstanden ist. Die Größen der schraffierten Flächen sind proportional zur Höhe der Effektgrößen eines Wirkfaktors.

Die aufgeklärte Varianz ist in Abb. 13.2b insgesamt gesehen größer als in Abb. 13.2a, trotz der Überlappung von PR- und NTR-Faktoren, eingezeichnet. Sie soll die Hoffnung der Praktiker visualisieren, dass in der realen Versorgungspraxis durch höhere Dosis an Psychotherapie und durch systematische Indikationsentscheidungen *höhere Effekte*

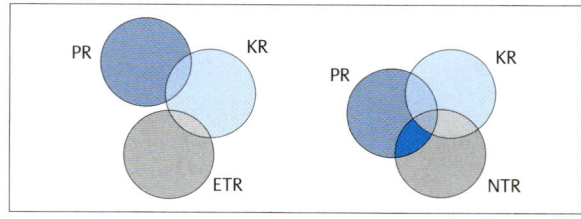

Abb. 13.2 **a** u. **b** Effekt der Forschungsstrategien.

als in der Grundlagenforschung erzielt werden. Forschungsmethodisch wird hier das Argument größerer externer Validität der praktischen Versorgungsforschung eingebracht. Allerdings gilt es, diese Hoffnung durch **systematische Evaluationsforschung** zu beweisen, was leider nur allzu selten realisiert wird. Auf der anderen Seite kann aus der Perspektive der Grundlagenforschung bezweifelt werden, ob es in der Praxis zwangsläufig gelingen müsse, höhere Effekte zu erzielen, da häufig beobachtet werden kann, dass als wirksam erkannte Faktoren in der Praxis schlecht umgesetzt und implementiert werden. Dies kann an schlechter Ausbildung oder Inkompetenz der Therapeuten in der Praxis ebenso liegen, wie an nicht veränder- und kontrollierbaren störenden Randbedingungen in der Psychotherapiepraxis. Dieses Problem ist bei technologischen Umsetzungen von grundlagenwissenschaftlichen Erkenntnissen in vielen Lebensbereichen als Problem des Wirkungsgrades bekannt, wobei die Technologen häufig schon mit Wirkungsgradkoeffizienten von 30–40%, bezogen auf das theoretisch mögliche Maximum, voll zufrieden sind.

Metaanalysen und Forschungssynthesen als angemessenste Bewertungsverfahren

D Es besteht heute ein weitgehender Konsens darin, zur Überprüfung der Wirksamkeit einer Intervention bzw. der Effektivität und Tragweite von Prognosen und Erklärungen nicht mehr nur eine einzelne Studie, und sei sie qualitativ noch so herausragend, heranzuziehen, sondern die Synthese aus vielen unabhängig voneinander durchgeführten Forschungsarbeiten. Diese Forschungsarbeiten müssen aber bestimmte Mindeststandards der Forschungsqualität erfüllen. Diese Synthesen sind als *Metaanalyse* oder Validitätsgeneralisierungen bekannt geworden.

Abb. 13.1 zeigt unterschiedliche Synthesemöglichkeiten anhand des Zusammenhangs einzelner Datenboxen. Die Zusammenhänge werden als Effektgrößemaße bezeichnet. Wir haben dazu Korrelationskoeffizienten verwendet, da sich alle in der Literatur verwendeten Effektgrößemaße problemlos in Korrelationskoeffizienten transformieren lassen (Hunter u. Schmidt 1990, Rosenthal et al. 2000).

Statistische Grundlagen. Abb. 13.3 zeigt eine typische Verteilung auf einer Ergebnis- bzw. Kriterienskala (X), wie sie in der Psychotherapieforschung verwendet wird. Wir finden gute und weniger gute Ergebnisse. Der Durchschnitt wird mit dem arithmetischen Mittelwert X und die Unterschiedlichkeit bzw. Streuung mit der Standardabweichung (SD) angegeben. Die Grundidee für diese Visualisierung von Effektgrößen ist jedoch wahrscheinlich vielen aus der Weltliteratur bekannt, es ist die berühmte Boa aus dem „Kleinen Prinzen" von Antoine de St. Exupéry, die einen Elefanten verschlungen hat. Effektgrößemaße lassen sich nun als „Boa-Elefantenrennen" veranschaulichen.

Abb. 13.3 visualisiert, was ein Effektgrößemaß als standardisierte Mittelwertsdifferenz $d_{ETR,KR}$ praktisch bedeutet. Ergebnisse haben meist die ungefähre Form einer Gaußschen **Normalverteilung**. Diese Kriterienskalen haben aber häufig einen relativ willkürlichen Maßstab bzw. Skaleneinheiten. Dieser Maßstab ist Streuung, d.h. die **Standardabweichung** (SD) der Skala. Um verschiedene Skalen vergleichbar zu machen, wird aus der Mittelwertsdifferenz zwischen experimenteller Interventionsgruppe (EX) und unbehandelter Kontrollgruppe (CON) dieser willkürliche Maßstab herausdividiert, daher der Name **standardisierte Mittelwertsdifferenz**. Beim Cohenschen d-Koeffizienten wird der mit der Stichprobengröße gewichtete Mittelwert der Standardabweichung der Experimental- und der Kontrollgruppe verwendet und als **gepoolte Standardabweichung** bezeichnet. Allerdings setzt dies voraus, dass SD_{EX} und SD_{CON} sich nicht statistisch bedeutsam unterscheiden. Sollte SD_{EX} größer als SD_{CON} sein, so wäre dies ein Hinweis auf einen differenziellen Effekt, d.h. manche Patienten hätten dann mehr oder weniger als andere von der Intervention profitiert. Glass hat deshalb vorgeschlagen, nur die Standardabweichung der unbehandelten Kontrollgrup-

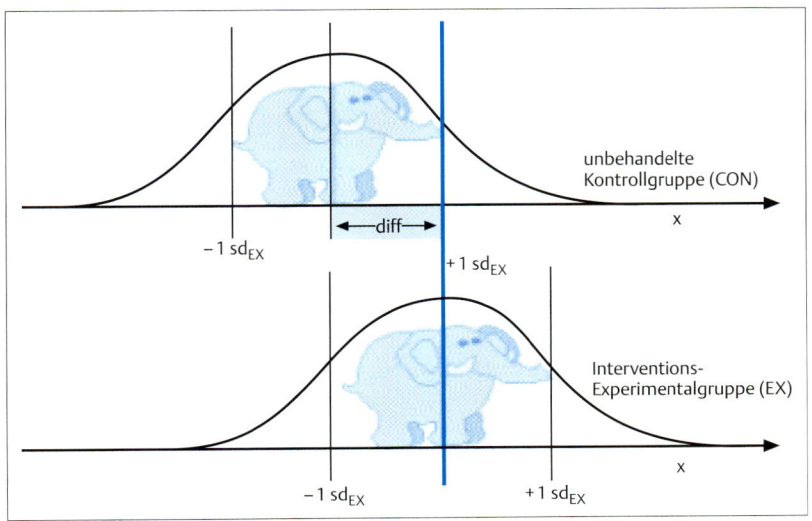

Abb. 13.3 Visualisierung von Effektgrößen.

pe (SD_{CON}) zur Standardisierung zu verwenden. Bei reinen Prä-Post-Versuchsplänen, wie sie in der Versorgungspraxis häufig verwendet werden, gibt es keine unbehandelte Kontrollgruppe, deshalb wird dort die Standardabweichung vor der Intervention (SD_{PR}) verwendet. Der Status vor einer Intervention wird als Eigenkontrollgruppe verwendet. Der entstehende Koeffizient wird als Glass´sches d oder delta bezeichnet.

Wir sehen nun in **Abb. 13.3**, dass der Elefant, der die Interventionsgruppe symbolisiert, deutlich den Rüssel voraus hat, aber um wie viel? Bezugsgröße ist die jeweilige Mitte der Elefanten. Beide unterscheiden sich auf unserer Kriterienskala um den Betrag $\bar{X}_{EX} - \bar{X}_{CON}$ = diff. Aus dieser Differenz wird nun der Maßstab $SD_{gepoolt}$ oder SD_{CON} herausdividiert und wir erhalten

d (Cohen) = diff/$SD_{gepoolt}$ bzw.
d (Glass) = diff/SD_{CON}.

In unserem Beispiel (**Abb. 13.3**) ist für beide Varianten d = 1.0. Unsere Interventionsgruppe ist der Kontrollgruppe um genau eine Standardabweichung voraus. Aus den Eigenschaften der Normalverteilung und deren Symmetrieeigenschaften wissen wir, dass der Mittelwert eine Verteilung genau in 50 % aufteilt. Zum Bereich zwischen – 1 SD und + 1 SD liegen ungefähr 68 % aller Fälle also 34 % links und 34 % rechts vom Mittelwert. Unterhalb + 1 SD finden sich deshalb 84 % (50 % + 34 %) aller Fälle und oberhalb + 1 SD 16 % aller Fälle. In der Fachliteratur werden die Prozentwerte auch als Prozentränge bezeichnet. Aus diesen Überlegungen resultiert die Aussage:

> **M** Eine Effektgröße von d = 1.0 heißt, dass es dem durchschnittlichen Patienten, der mit dieser Intervention behandelt wurde, besser als 84 % der unbehandelten Patienten geht, ein Effekt, der als großer Effekt bezeichnet wird.

Effektgrößemaße d können in Effektgrößemaße r, wie sie in **Abb. 13.1** verwendet werden, umgerechnet werden.

$$d = \frac{r}{\sqrt{pq(1-r^2)}}; \quad bzw. \quad r = \frac{d}{\sqrt{d^2 + 1/pq}}$$

p meint die Proportion der Patienten in der Experimentalgruppe und q die Proportion in der Kontrollgruppe. Wenn beide gleich groß sind, so ist p = q =.50 und die Gleichung vereinfacht sich zu

$$d = \frac{2r}{\sqrt{(1-r^2)}}; \quad bzw. \quad r = \frac{d}{\sqrt{d^2 + 4}}$$

Für kleine bis mittelgroße Effekte (r = .10–.30) ist d ungefähr 2 r.

Metaanalysen berechnen nun so viele Effektgrößen, wie Anzahl der Behandlungsvergleiche mal Anzahl der dafür verwendeten Kriterienmaße mal Anzahl der Messzeitpunkte nach der therapeutischen Intervention erhoben wurden. Diese einzelnen Effektgrößen werden dann zu einer **Gesamteffektgröße**, gewichtet nach Stichprobenumfang, gemittelt. Neben dieser Gesamteffektgröße werden auch Teilaggregate nur für Messzeitpunkte, Art der Treatmentklasse, Typ der Messinstrumente oder für einzelne Messzeitpunkte gebildet.

Artefakte. Weiterhin wird die Variation der Effektgrößen als Funktion von Moderatorvariablen soziodemografischer Art oder Qualitätsmaßstäben der Forschungsdesigns untersucht. Häufig werden die einzelnen Effektgrößen auf Artefakte hin untersucht und ggf. nach Reliabilität minderungskorrigiert und der Einfluss von Dichotomisierungen, Streuungsreduktion und mangelnder Konstruktvalidität der Prädiktoren und Kriterien korrigiert.

> **M** Hunter u. Schmidt (1990) haben eine Liste von elf häufigen Artefakten zusammengestellt, die in ihrer Mehrzahl zu einer Unterschätzung des wahren Effektes einer Intervention führen.

Diese wahren Effektgrößen verkörpern eine Abschätzung der Wirksamkeit von Psychotherapie unter idealen Randbedingungen bei bester Forschungsqualität, nur sie bilden die fairste Grundlage der Überprüfung und Bewertung einer Therapietheorie.

Teststärke. Eines der größten Probleme der Forschungsqualität stellt die **mangelnde Teststärke eines Forschungsdesigns** dar. Cohen (1962) und Sedlmaier u. Gigerenzer (1989) haben zeigen können, wie groß dieses Problem in der Psychotherapieforschung ist. Die Teststärke ist eine Funktion des β-Fehlers, der aussagt, wie groß die Wahrscheinlichkeit ist, einen wahren Effekt zu entdecken. Es ergab sich dabei das deprimierende Ergebnis, dass die durchschnittliche Teststärke (1-β) bei Cohen (1962) nur.48 war. Anders ausgedrückt: die Effektivitätsuntersuchungen konnten einen wahren mittelstarken Effekt bei 100 Untersuchungen nur 48-mal aufdecken, wenn er wirklich vorhanden sein sollte. Dieses Ergebnis bezog sich auf eine Zusammenfassung der Forschung, wie sie im Journal of Abnormal and Social Psychology (1960) veröffentlicht wurde. Dieser Problemkreis hat sich 24 Jahre später überhaupt nicht gebessert wie Sedlmaier u. Gigerenzer (1989) aufzeigen konnten. Ihr Review des Journals of Abnormal Psychology (1984) zeigte, dass ebenfalls unter der Annahme eines mittelstarken Effekts ($d_{ETR, KR}$ =.50) die durchschnittliche Teststärke auf.25 gesunken war. Solche deprimierenden Ergebnisse mangelnder Forschungsqualität sind Wasser auf die Mühlen der Kritiker der experimentellen Grundlagenforschung, unterstreichen sie doch eindrucksvoll Probleme der Generalisierbarkeit solcher Forschungsarbeiten.

Vorteil von Metaanalysen und Forschungssynthesen. Metaanalysen haben den entscheidenden Vorteil, diese Teststärkeproblematik durch Aggregation über viele Studien zu lösen. In Metaanalysen können auch kleinere Effekte entdeckt werden, da der β-Fehler durch den größeren Gesamtstichprobenumfang deutlich verkleinert wird.

Für umfassende faire Bewertungen der Effektivitätsfragen sollten deshalb in erster Linie Metaanalysen und Forschungssynthesen herangezogen werden und erst in zweiter Linie einzelne Studien. Bezogen auf den Konzeptualisierungsvorschlag der fünf Datenboxen gibt es drei Forschungsprogramme, die als **Meilensteine der Psychotherapieforschung** bezeichnet werden können. Diese Programme wurden durchgeführt von Forschergruppen um

- Gene V. Glass (Smith, Glass u. Miller 1980);
- Kenneth Howard (Howard, Kopta, Krause u. Orlinsky 1986);
- Klaus Grawe (Grawe, Donati u. Bernauer 1994).

Die Fokussierung auf diese Forschergruppen darf nicht als Abwertung anderer verstanden werden. Die Forschungsprogramme dieser drei Gruppen sind nur besonders gut geeignet, unterschiedliche Fragestellungen der **Rechtfertigungsphasen** und Probleme der Angemessenheit der Bewertungen zu illustrieren. Unsere eigenen Zusammenfassungen des „Ob und Wie" der Wirksamkeit beziehen sich stark auf Ergebnisse dieser drei Gruppen. Für genauere Antworten des „Wie" müssen allerdings wiederum eine Reihe einzelner Studien verwendet werden, da die Metaanalysen und Forschungssynthesen zu Fragen der differenziellen Psychotherapie-Effizienz-Forschung, mit Ausnahme der Berner Forschergruppe um Grawe, aufgrund des verwendeten Aggregationsniveaus zu undifferenziert sind.

Forschergruppe um Gene V. Glass. Die viel diskutierte *erste umfassende Metaanalyse* von Smith, Glass u. Miller (1980) verwendete bei der Synthese und Analyse nur experimentelle Kontrollgruppenpläne. Sie beschritt den Pfad PR-ETR-KR-Box in unserer **Abb. 13.1**. Die wichtigste einzelne Zahl ist die **Gesamteffektgröße** $d_{ETR, KR}$ = .85. Inhaltlich kann diese Zahl so übersetzt werden, dass mit Psychotherapie behandelte Personen im Durchschnitt aller verwendeten Kriterienmaße sich am 80. Perzentil der Kriterienverteilung der Kontrollgruppen befinden. Diese globale Effektgröße entspricht einer Korrelation von $r_{ETR, KR}$ =.39, oder 15.30 % der Varianz des globalen Kriterienmaßes können, wie in **Abb. 13.2a** skizziert, ausschließlich auf Psychotherapie zurückgeführt werden. Eine solche Effektgröße kann als **großer Effekt** eingestuft werden (Cohen 1962).

Forschergruppe um Kenneth Howard. Metaanalysen zu nichtexperimentellen Studien, die über den Pfad PR-NTR-KR angelegt wurden, sind bisher kaum systematisch durchgeführt worden, die Arbeiten von Howard et al. (1986) oder McNeilly u. Howard (1991) können jedoch dieser Auswertungsstrategie zugeordnet werden. In diesen Arbeiten wird der Zusammenhang zwischen der erhaltenen **Dosis an Psychotherapie** (NTR-Box) und dem **Prozentsatz von Verbesserungsraten** dargestellt. Die Dosis wurde dabei als Anzahl der Therapiesitzungen über die Zeitachse (Wochen) operationalisiert. Die Synthese beruht aber auf Forschungsarbeiten, die nicht mehr den Randomisierungsanforderungen experimenteller Designs im strengen Sinne genügen. Die Patienten dieser Studien wurden den einzelnen Dosisniveaus nicht per Zufall zugewiesen, sondern erhielten unterschiedliche Dosen aus Gründen therapeutischer Indikationsentscheidungen und der Bereitschaft der Patienten, eine bestimmte Zeit lang den Therapiekontrakt zu akzeptieren. Dadurch besteht wiederum die Gefahr, dass PR-Faktoren mit der Behandlungsdosis korrelieren und die Probleme, die mit **Abb. 13.2b** skizziert wurden, bei der Interpretation der Therapieeffekte auftreten.

Zur Kontrolle dieser Dosis-Effekt-Funktion haben McNeilly und Howard Vergleichsgruppen unbehandelter Personen herangezogen, bei denen ebenfalls die Besserungsraten über die Zeit mit dem selben Zeit- (Wochen) Maßstab verwendet wurden. Welche Dosis an Wirkfaktoren diese Kontrollgruppe über die Zeit erhalten hatte, ist nicht bekannt. Es kann nicht ausgeschlossen werden, dass diese Gruppe, z.B. durch Eigeninitiative, Nutzung des eigenen sozialen Netzwerkes oder durch außertherapeutische Ressourcen ebenfalls eine bestimmte Dosis an psychotherapeutischen Wirkfaktoren erhalten hat. Diese Dosis sollte aber, vor allem bezogen auf therapiespezifische Wirkfaktoren, deutlich geringer und damit auch die Besserungsraten deutlich niedriger sein. Die Ergebnisse von McNeilly u. Howard (1991) untermauern diese Hypothese eindrucksvoll.

> **M** Die Besserungsraten der unbehandelten Kontrollgruppen zeigen einen annähernd linearen Anstieg über die Zeit. Nach 52 Wochen liegt die Besserungsrate bei ca. 45 %. Der Verlauf der Besserungsraten der mit Psychotherapie behandelten Gruppe zeigt ein ganz anderes Profil. Die Besserungsraten steigen in den [K]ersten Wochen deutlich steiler an als in den Vergleichsgruppen. Die Verlaufskurve ist eine sog. negativ beschleunigte Funktion.

Solche Verlaufskurven sind in völlig anderen Gebieten als der Psychotherapiewirkungsforschung wohl bekannt. Sie werden z.B. in der Betriebs- und Volkswirtschaftslehre als Grenznutzenfunktionen bezeichnet und charakterisieren den Sachverhalt, dass sich Investitionen einem Nutzengrenzwert annähern. Auf die Psychotherapieforschung übertragen heißt das, dass sich die gleiche Investition an Psychotherapiedosis, z.B. 4 Wochen, zu einem späteren Zeitpunkt im Therapieverlauf nicht im gleichen Nutzeneffekt (prozentuale Besserungsraten) niederschlägt wie in früheren Phasen des Therapieverlaufes.

Für die Bewertung der Wirksamkeit von Psychotherapie aus den Forschungssynthesen von Howard et al. ergeben sich nun *folgende Konsequenzen*:
- Trotz der genannten Probleme der internen Validität im Sinne von **Abb. 13.2b** unterstreicht die Konsistenz der Wirkungsverläufe mit wohlbekannten Theorien und Ergebnissen aus anderen Gebieten die Wirksamkeit der Investition von Psychotherapie und
- festigt die Plausibilität, dass höhere Dosen an Psychotherapie besser als niedrige Dosen wirken.

Forschergruppe um Klaus Grawe. Die Synthese der Berner Forschergruppe ist die **umfassendste Forschungssynthese** zur Wirksamkeit von Psychotherapie im deutschen Sprachraum, sie umfasst experimentelle aber auch quasiexperimentelle und korrelative Studien. Die Arbeiten haben bereits zu einer Zeit begonnen, als die Effektgrößeberechnungen, wie sie von Glass entwickelt und vorgeschlagen wurden, noch nicht zum akzeptierten Standard der Effektivitätsforschung zählten. Es dominieren Auswertungen, bei denen Signifikanzen ausgezählt wurden. Diese

Art der Auswertung muss heute als die größte Schwäche des Berner Ansatzes bezeichnet werden, da die Signifikanz eine wesentliche Funktion der Teststärke der verwendeten Versuchspläne ist. Bei den äußerst differenzierten Darstellungen nach Therapieformen und verwendeten Kriterienbereichen werden immer die Anzahl positiver und negativer signifikanter Effekte in Relation zu den durchgeführten Behandlungsvergleichen berichtet.

Bei dieser Auswertungsstrategie handelt es sich um die **„vote counting"-Methode**, die im Konzept der verfügbaren Forschungssyntheseverfahren nicht besonders gut eingestuft wird. Die Methode berücksichtigt nämlich die eigentliche Höhe der Effektgröße nicht. Kleine Effekte werden bei großen Stichproben signifikant, und kleinere Stichprobenumfänge können allenfalls große Effekte absichern. Die eigentlichen Vorteile der Metaanalysen im Sinne von Smith et al. (1980), zu einer höheren Teststärke zu gelangen, werden bei der „vote counting"-Methode nicht genutzt. Untersuchungen, die relativ theorielos viele Kriterienmaße unter Verwendung großer Stichproben erheben, könnten dabei viele kleine Effekte entdecken und bei der Berner Auswertungsstrategie gut abschneiden, obwohl bei Anwendung der Metaanalysestrategie unter Verwendung von Effektgrößen solche Therapieklassen nur zu einer kleinen, durchschnittlichen Effektgröße führen würden, und damit diese Therapieklasse als nicht besonders effektiv bewertet werden müsste.

Bei der Definition der Qualität der Versuchspläne wird der **Reichhaltigkeit der Messung** ein positiver Stellenwert beigemessen. Diese Reichhaltigkeit sollte jedoch nur dann positiv gewertet werden, wenn ihr auch eine entsprechende Elaboriertheit der Therapietheorie entspricht. Ansonsten besteht der Vorwurf mangelnder interner Validität, d. h. des „Fischens nach Signifikanzen", der um so gewichtiger ist, je theorieloser alle möglichen Kriterienmaße eingesetzt werden.

Dass dieses Problem eine empirische Grundlage hat, konnten Metaanalysen zur deutschsprachigen Psychotherapieeffektforschung von Wittmann u. Matt (1986) bzw. Wittmann (1985, S. 428ff, 1987) zeigen. Dort wurden alle Kriterienmaße, die im Versuchsplan genannt wurden, für die jedoch keine Ergebnisse berichtet wurden, konservativ als Nulleffekte verrechnet. Die Anzahl solcher Kriterienmaße war nicht unbeträchtlich, was zu deutlich niedrigeren Gesamteffektgrößen führte. Erst wenn diese Maße bei der Aggregation nicht verwendet wurden, konnte die deutschsprachige Psychotherapie den angloamerikanischen Studien vergleichbare Effekte erzielen. Die Berner Arbeitsgruppe hat die Schwächen der „vote counting"-Methode jedoch erkannt und beginnt dieses Defizit durch Reanalysen zu schließen (Grawe et al. 1994, S. 663ff). So wurden Effektgrößenanalysen für unbehandelte Kontrollgruppen vorgelegt, deren Mittelwert und Verteilung das Placeboargument entkräften können (Grawe 1992). Der Mittelwert dieser Kontrollgruppe (d = .10) unterscheidet sich nicht besonders stark von einer Nulleffektgröße und zeigt breite Streuung. Diese Ergebnisse entkräften das immer wieder von Eysenck (1993) vorgebrachte Argument, dass Psychotherapie nicht besser als die Spontanremission bei unbehandelten Kon-troll- oder Placebogruppen sei, deutlicher als dies bei der Metaanalyse von Smith et al. (1980) sichtbar wurde.

Wirksamkeit der Therapierichtungen. Beide Forschungsstrategien zum experimentellen Pfad (PR-ETR-KR) und zum nichtexperimentellen Pfad (PR-NTR-KR) weisen nach, dass Psychotherapie insgesamt gesehen sehr effektiv ist. Diese globale Aussage löst zwar das Rechtfertigungsproblem, gibt jedoch keine befriedigende Antwort auf die Frage, welche Art von Psychotherapie wie wirkt. Smith et al. (1980) berichten zwar unterschiedliche Effektgrößen für unterschiedliche Therapieklassen, so schneiden kognitive Verhaltenstherapien am besten ab. Berücksichtigt man aber die unterschiedliche Reaktivität der verwendeten Kriterienmaße und partialisiert sie aus der Varianz der Effektgrößen aus, so können keine Unterschiede der Therapieklassen mehr abgesichert werden. Dieser Sachverhalt wurde als Bestätigung des Diktums „Alle haben gewonnen und alle müssen Preise bekommen" (vgl. Luborsky u. Singer 1975) herangezogen. Akzeptiert man die Definition von Reaktivität von Smith et al. jedoch nicht, so gelangt man zu differenzierteren Bewertungen.

> **M** Reaktivität muss nicht als reine Fehlervarianz der Kriterienmaße aufgefasst werden.

Nach unserer Ansicht (Wittmann 1987) wird Sensitivität und Fehlervarianz bei Smith et al. konfundiert. Therapierichtungen, die, bezogen auf ihre Theorie, besonders sensitive Kriterienmaße entwickeln und verwenden, zeichnen sich gegenüber anderen Richtungen in besserer Qualität der Messverfahren aus. Solche Varianz sollte nicht als systematische Fehlervarianz aufgefasst werden, und man muss dann **kognitiven Verhaltenstherapien die beste Effektivität** zuschreiben. Grawe et al. (1994) berichten ebenfalls über Vergleiche zwischen den vier Therapieklassen Psychoanalyse, kognitiv-behaviorale Therapien, Gesprächspsychotherapie und Familientherapie, aber auf der Grundlage von Effektgrößen, wobei die kognitiv-behaviorale Therapieklasse bei allen direkten Vergleichen am besten abschneidet.

Prozessforschung. Das eigentliche Problem des „Wie" ist aber auch mit dieser Differenzierung noch nicht befriedigend gelöst. Der größte Nachteil der experimentellen Strategie besteht in der Zusammenfassung aller Wirkfaktoren in einer einzigen Variable, die nur die Ausprägungen Null und Eins kennt, sog. Dummy-Variable. Damit werden sämtliche Arten von Wirkfaktoren und deren Dosisunterschiede zwischen Experimental- und Kontrollgruppen implizit aggregiert und dichotomisiert. Die Herausarbeitung des Einflusses einzelner Wirkfaktoren ist dann nicht mehr möglich. Solche Experimente können zwar sehr gut die Frage, ob Psychotherapie wirkt, beantworten, zum „Wie" kann aber nicht mehr differenziert Stellung bezogen werden. Die Psychotherapieforscher haben dieser Problematik mit der Betonung von Prozessforschung Rechnung getragen. Es wird in den letzten Jahren verstärkt erfasst, was in der Psychotherapie passiert, und man versucht folgerichtig die relevanten Variablen im Therapieprozess besser abzubilden und zu operationalisieren (z. B. Kächele u. Kordy 1992).

M Die Ergebnisse von globalen Metaanalysen und Forschungssynthesen, sowie Hinweise, welche Prozessmerkmale mit Ergebniskriterien zusammenhängen, werden seit vielen Jahren im „generic model of psychotherapy" von Howard u. Orlinsky zusammengetragen und im „Handbook of Psychotherapy" (z. B. Bergin u. Garfield 1994) vorgestellt.

In der vorletzten Zusammenfassung ist auch Grawe mit dem Ertrag seines Forschungsprogramms hinzugestoßen, und es werden die Ergebnisse der Berner Gruppe integriert (Orlinsky et al. 1994). Die Gliederung dieses „generic models" in die Bereiche input (PR-Box), process (ETR- plus NTR-Box) und output (KR-Box) kann sehr gut mit unserer **Datenboxkonzeption** in Beziehung gesetzt werden. Unsere im Folgenden vorgestellte Zusammenfassung der Wirksamkeitsforschung orientiert sich deshalb auch an diesem Modell.

13.3 Effektivität und Effizienz von Psychotherapie

Bei der nachfolgenden Zusammenfassung über den Stand der Wirksamkeitsforschung orientieren wir uns an der wahrscheinlich aktuellsten Übersicht zu dem Thema, die Lambert u. Ogles (2003) in der neuesten Auflage des „Handbook of Psychotherapy and Behavior Change" (Lambert 2003) vorgelegt haben. Die Autoren gehen in dieser Übersicht kaum noch auf einzelne Studien ein, stattdessen fassen sie Ergebnisse von Metaanalysen zusammen, von denen mittlerweile einige Hundert zu allgemeinen und spezifischen Effekten von Psychotherapie vorliegen.

Wie oben erwähnt, kam die Studie von Smith et al. (1980), welche die erste wichtige Metaanalyse auf dem Gebiet der Psychotherapieforschung war, zu dem Ergebnis:

M Die Effektgröße von Psychotherapie liegt (im Vergleich zu Kontrollbedingungen) bei .85, was inhaltlich bedeutet, dass die durchschnittliche behandelte Person sich in einem besseren Zustand befindet als 80% der unbehandelten Personen.

Angesichts der Tatsache, dass sich die Metaanalyse von Smith et al. (1980) auf immerhin 475 einzelne Studien stützte, kann dieser Befund als eindrucksvoller Beleg für die Wirksamkeit von Psychotherapie gesehen werden. In der Folgezeit wurden zahlreiche weitere Metaanalysen zur allgemeinen Wirksamkeit von Psychotherapie durchgeführt, die im Wesentlichen zu ähnlichen Ergebnissen kamen. Lambert u. Ogles (2003) fassen insgesamt zehn verschiedene Metaanalysen aus dem englischen Sprachraum zusammen. Die Effektgrößen variieren in diesen Metaanalysen zwischen .22 und 1.05, wobei in der Mehrzahl der Studien von Effektgrößen >.70 berichtet wird.

Lipsey u. Wilson (1993) konnten bereits 302 Metaanalysen zusammenfassen und äußerten sich zunächst erstaunt über die Größe des Effektes von unterschiedlichen Interventionen. Vor diesem Hintergrund wählten sie eine kleinere Gruppe von Metaanalysen anhand stringenterer Kriterien aus und fanden einen durchschnittlichen Behandlungseffekt von .47 (basierend auf 156 Metaanalysen). Dies veranlasste die Autoren dennoch zu der Feststellung, dass psychologische Interventionen, so weit sie in Metaanalysen untersucht wurden, allgemein positive Effekte haben. Die Diskrepanz zu der Effektgröße bei Smith et al. lässt sich damit erklären, dass in späteren Metaanalysen strengere Kriterien und exaktere Berechnungen von Effektgrößen angewandt wurden. So kamen Shadish et al. (1997) zu dem Schluss, dass eine Neuberechnung der Effektgröße aus der Studie von Smith et al. (1980) nach strengeren Kriterien einen Wert von .6 (statt .85) ergeben würde, was immer noch klar für die Wirksamkeit von Psychotherapie spricht.

In den vergangenen 20 Jahren wurden weitere Metaanalysen durchgeführt, die sich auf begrenztere Fragestellungen beziehen und nach dem Behandlungsmodell, dem Behandlungssetting und insbesondere den behandelten Störungen differenzieren. Die meisten spezifischen Metaanalysen liegen für depressive und Angststörungen vor. Lambert u. Ogles (2003) fassen 19 Metaanalysen zur Depression und 29 Metaanalysen zur Angststörung zusammen, weitere 57 Metaanalysen in der Übersicht beziehen sich auf andere Störungsbilder.

Depression. Bezüglich der Depressionen zeigen die vorliegenden Studien, dass Psychotherapie Kontrollbedingungen eindeutig überlegen ist. Die Bewertung der Effekte von Psychotherapie im Vergleich zu den Effekten von Psychopharmakotherapie ist offensichtlich nach bisherigen Studien abhängig von der Schwere der Störungen. Bei schwereren Störungen ist der Unterschied zwischen Psychotherapie und Pharmakotherapie deutlich geringer (Thase et al. 1997). In einer neueren Analyse von Gloaguen et al. (1998) war die kognitiv-verhaltenstherapeutische Behandlung von Depressionen deutlich wirksamer als Pharmakotherapie und führte auch zu einer erheblich niedrigeren Rückfallrate (29.5 vs. 60%).

Angststörungen. Im Zusammenhang mit Angststörungen sei beispielhaft die Analyse von Gould et al. (1995) erwähnt, in die 43 einzelne Studien eingingen. Hier wurden metaanalytisch die Effekte von kognitiver Verhaltenstherapie, Pharmakotherapie und einer Kombination beider Behandlungen verglichen. Die Abbrecherraten waren durchschnittlich in der Psychotherapiebedingung deutlich niedriger (5.6%) als in den beiden anderen Bedingungen (19.8 bzw. 22%). Die mittlere Effektgröße für die kognitive Verhaltenstherapie lag in dieser Metaanalyse bei .68 gegenüber .47 (Pharmakotherapie) bzw. .56 (kombinierte Therapie).

Placeboeffekte. Wie weiter oben bereits erwähnt, wurde und wird in der Psychotherapieforschung viel über die

Bedeutung von Placeboeffekten diskutiert, die im Kontext von Psychotherapie sicher anders betrachtet werden müssen als in Medikamentenstudien. Es besteht Einigkeit darüber, dass unspezifische Faktoren, die man als Placeboeffekte bezeichnen könnte, in der Psychotherapie eine zentrale Bedeutung für psychologische Interventionen haben und somit eine „aktive Rolle" spielen. Dennoch zeigt sich, dass spezifische Behandlungsmaßnahmen effektiver zu sein scheinen als „Placebobehandlungen". Lipsey u. Wilson (1993) kommen auf der Basis von 30 Studien zu dem Ergebnis, dass die Effektgröße für den Vergleich einer aktiven Behandlung mit keiner Behandlung bei .67, die Effektgröße für den Vergleich einer aktiven mit einer Placebobehandlung bei .48 liegt. Grisson (1996) kommt zu dem Schluss, dass die Ausprägung des Effektes am größten ist für aktive Therapiebedingungen, gefolgt von Placebobehandlungen und Kontrollbedingungen, in denen die Patienten keinerlei Behandlung erfahren. Die entsprechenden Effektgrößen in der Metaanalyse von Grisson (1996) lagen bei .75 (Therapie vs. Kontrollbedingung), .58 (Therapie vs. Placebo), .44 (Placebo vs. Kontrollbedingung).

Fazit. Zusammengenommen lässt sich also auf der Basis von zahllosen Metaanalysen die allgemeine Wirksamkeit von Psychotherapie (unabhängig vom Behandlungsmodell, vom Setting und von der Störung) inzwischen eindeutig nachweisen, auch wenn es nach wie vor Kritik an Metaanalysen gibt, die sich im Wesentlichen darauf beziehen, dass gelegentlich sehr unterschiedliche Studien miteinander verglichen werden, dass in Metaanalysen nicht publiziertes Material in der Regel nicht berücksichtigt wird und dass häufig Studien in die Metaanalyse eingeschlossen werden, deren methodische Qualität fragwürdig ist. Dies hat letztendlich aber zu einer deutlichen Verfeinerung der metaanalytischen Methodik beigetragen und zur Forderung nach einer besseren Standardisierung in der Darstellung von Forschungsergebnissen (z.B. Matt u. Navarro 1997, Strauß et al. 2002).

Klinische Relevanz psychotherapeutischer Effekte

Über lange Zeit haben sich Studien zur Effektivität von Psychotherapie darauf beschränkt, statistisch signifikante Unterschiede zwischen Therapie- und Kontrollbedingungen nachzuweisen. Zu Recht wurde gefordert, das Ausmaß der Effekte im Hinblick darauf zu betrachten, wie klinisch bedeutsam eine psychotherapiebedingte Veränderung letztendlich ist. Hierzu finden sich in der Forschungsliteratur zwei unterschiedliche Ansätze:
- Zum einen das **Konzept der sozialen Validität** (Kazdin 1997), das davon ausgeht, dass neben Auskünften der Patienten und der Therapeuten über erzielte Veränderungen auch Daten von Personen des sozialen Umfeldes der Patienten gesammelt und „soziale Vergleiche" angestrebt werden sollten, die im Optimalfall zeigen sollten, dass Patienten nach einer Behandlung von gesunden Personen nicht mehr unterscheidbar sind.
- Die letztgenannte Zielsetzung ist auch Inhalt des **Konzeptes der klinischen Signifikanz**, für deren Bestimmung eine ganze Reihe unterschiedlicher Methoden entwickelt wurden (z.B. Jacobson et al. 1999;, Kendall 1999). Das Konzept der klinischen Signifikanz fokussiert zum einen auf die Frage, ob behandelte Patienten statistisch zuverlässige Fortschritte als Ergebnis der Behandlung erzielen (improvement), zum anderen auf die Frage, ob behandelte Patienten empirisch von „Gesunden" nicht unterscheidbar sind (recovery).

Metaanalysen, die sich mit den Kriterien klinischer Signifikanz befassen, kommen zu dem Ergebnis, dass – wenngleich abhängig vom Ergebniskriterium – ein relativ hoher Prozentsatz von Patienten die Kriterien für klinische Signifikanz erfüllt. Lipsey u. Wilson (1993) zeigen, dass anhand dieser Kriterien deutlich wird, dass psychologische Interventionen oftmals deutlichere Effekte zeigen als viele medizinische Behandlungsmaßnahmen oder diesen zumindest gleichkommen. In der mittlerweile als klassisch geltenden vergleichenden Studie des National Institute of Mental Health (NIMH) zur Therapie der Depression (z.B. Elkin et al. 1985) zeigte sich beispielsweise, dass 55% der behandelten Patienten nach 12 Sitzungen über 15 Wochen bereits das Kriterium für klinisch signifikante Veränderungen erreicht hatten.

In der Metaanalyse von Abramowitz (1998) wurden 16 Behandlungsgruppen von Patienten mit Zwangsstörungen mit 9 Normstichproben verglichen. Das Ergebnis der Studie war, dass Patienten mit Zwangsstörungen statistisch und klinisch sinnvolle Veränderungen im Therapieverlauf erreichten. Der durchschnittliche Patient mit einer Zwangsstörung begann die Therapie mit Symptomausprägungen, die etwa zwei Standardabweichungen vom Mittelwert der Allgemeinbevölkerung entfernt waren und beendete die Therapie mit einer Symptomausprägung, die um 0.7 Standardabweichungen abwich, was bedeutet, dass klinisch bedeutsame Veränderungen immer noch implizieren können, dass eine gewisse Restsymptomatik übrig bleibt.

Kosten-Nutzen-Aspekte

Wie oben erwähnt, werden ökonomische Aspekte auch im Bereich der Psychotherapie immer bedeutsamer. In der Bundesrepublik Deutschland gilt die Untersuchung von Dührssen u. Jorswieck (1965) aus den frühen 1960er Jahren nach wie vor als ein wesentlicher Meilenstein, da in dieser Studie die Kosten-Nutzen-Relevanz von Psychotherapie eindeutig belegt werden konnte.

> **M** Die Autoren zeigten, dass Patienten, die sich psychotherapeutischer Behandlungen unterzogen, deutlich weniger Medikamente brauchen, seltener krank geschrieben sind und seltener stationär behandelt werden müssen.

Insgesamt gibt es aber noch zu wenige Untersuchungen zu Kosten-Nutzen-Aspekten von Psychotherapie (vgl. z.B. Zielke 1993), siehe aber einige neue Analysemöglichkeiten in Wittmann et al. (2002).

Eine Reduktion stationärer Behandlungen als Folge von Psychotherapie konnte von Mumford et al. (1984) bzw.

Gabbard et al. (1997) gezeigt werden. Chiles et al. (1999) fassten in einer Metaanalyse 91 Kosten-Nutzen-Studien zusammen und konnten belegen, dass Patienten nach Psychotherapie medizinische Angebote um 15,7% weniger nutzten, während Personen aus Kontrollgruppen hier eine Zunahme von 12,3% zu verzeichnen hatten. Als Folge von Psychotherapie zeigte sich weiter eine durchschnittliche Reduktion von stationären Behandlungstagen in den Experimentalbedingungen um 2,5 Tage pro Patient (und Jahr).

Langfristige Effekte von Psychotherapie

Die Mehrzahl der bisher vorliegenden Metaanalysen beschränkte sich bei der Bestimmung von Effektgrößen auf den Vergleich vor und nach der Psychotherapie. Es stellt sich die Frage, wie dauerhaft Effekte von Psychotherapie tatsächlich sind. Eine erste Metaanalyse zu Katamneseergebnissen von Nicolson u. Berman (1983) wurde stark kritisiert, da in die Berechnung der Ergebnisse nicht-signifikante Ergebnisse gar nicht eingeschlossen wurden. Spätere Metaanalysen haben versucht, dieses Problem zu umgehen. So konnten Feske u. Chambless (1995) für die soziale Phobie, Stanton u. Shadish (1997) für Substanzenmissbrauch – um nur einige Beispiele zu nennen – zeigen, dass die Effekte in Katamnesen sich von denen nach der Therapie nur unwesentlich unterscheiden. Weitere Studien haben belegt, dass auch bei schweren Störungen, wie etwa der Borderline-Persönlichkeitsstörung, die Therapieeffekte durchaus stabil bleiben (z.B. Najavits u. Gunderson 1995, Eckert u. Wuchner 1999). Ein Problem hierbei ist allerdings immer, dass in der Regel nur ein Teil der Patienten nachuntersucht werden kann, während die Personen aus Kontrollgruppen normalerweise katamnestisch gar nicht untersucht werden. Dies relativiert die Ergebnisse naturgemäß.

Ein weiterer metaanalytischer Befund zur Stabilität psychotherapeutischer Veränderungen zeigt, dass das Risiko für einen Rückfall insbesondere bei Vorliegen einer **Persönlichkeitsstörung** (Achse-II-Pathologie) erhöht ist. In jüngster Zeit wurde systematisch nachgewiesen, dass spezielle Maßnahmen zur Stabilisierung von therapeutischen Veränderungen (beispielsweise „Booster-Sitzungen") positive Effekte stabilisieren. In diesem Zusammenhang ist zu erwarten, dass der Einsatz des Internet und anderer moderner Technologien sinnvoll zu nutzen sein wird (z.B. Golkaramnay et al. 2003), um Patienten nach einer Psychotherapie kontinuierlich weiter zu betreuen.

Bedeutung der Behandlungsdauer

Weiter oben wurde bereits auf die Frage eingegangen, welche „Dosis" an Psychotherapie zu welchen Effekten in welcher Zeit führt. In der Untersuchung von Howard et al. (1996) wurde diese Frage anhand der Daten von 2431 Patienten überprüft. Es zeigte sich, dass 14% der Patienten bereits vor der ersten regulären Sitzung bedeutsame Verbesserungen erreichen, nach der 8. Sitzung sind es 53%, nach der 26. Sitzung 75%, nach der 52. Sitzung 83%. Diese Beziehung ließ sich durch eine negativ beschleunigte Kurve ausdrücken. McNeilly und Howard (1991) fanden eine ähnliche Funktion für die Dosis und Wirkung von Psychotherapie bei einer Reanalyse der kontrovers diskutierten Daten Eysencks und konnten deutlich zeigen, dass die Effekte nach 15 Sitzungen Psychotherapie dem Ergebnis einer Spontanremission nach zwei Jahren entsprechen.

An den klassischen Studien der Arbeitsgruppe um Howard wurde kritisiert, dass die Funktionen in der Regel auf der Basis von Prä-post-Befunden berechnet wurden. Neuere Untersuchungen versuchten Dosis-Wirksamkeits-Relationen auf der Basis von Daten zu berechnen, die nach jeder Sitzung erhoben wurden (z.B. Anderson u. Lambert 2001). Hier ergab sich, dass eine klinisch signifikante Besserung bei 50% der Patienten nach der 13. Sitzung, bei 75% nach der 50. Sitzung erreichbar war. Auch hier sind die Ergebnisse zu relativieren: Die Verläufe unterscheiden sich individuell sehr stark und sind naturgemäß abhängig vom Ausgangsniveau der Patienten und vom Ergebniskriterium. Es ist zu erwarten, dass unterschiedliche Ziele in der Psychotherapie auch eines unterschiedlichen Aufwandes bedürfen. So werden Kriterien für bedeutsame Veränderungen im Hinblick auf die Symptomatik anders zu bewerten sein als Veränderungen im Hinblick auf zwischenmenschliche Probleme. Je nach Veränderungsbereich bedarf es also eines unterschiedlichen zeitlichen Aufwandes, um klinisch bedeutsame Effekte zu erzielen.

Phasenmodell psychotherapeutischer Veränderung. Um dies abzubilden, wurde ein auf Jerome Frank basierendes theoretisches Modell von Howard et al. (1993) als sog. „Phasenmodell psychotherapeutischer Veränderungen" vorgeschlagen und empirisch überprüft. Das Modell geht davon aus, dass der Prozess der psychischen Restitution in umgekehrter Reihenfolge und mit umgekehrter Wirkung jene Phasen durchläuft, die bei der Entstehung psychischer Störungen relevant sind. Dies würde bedeuten, dass in Psychotherapien nach kürzerer Zeit – oft schon nach bzw. unmittelbar vor der ersten eigentlichen Sitzung – mit einer Verbesserung des allgemeinen Wohlbefindens zu rechnen ist, weil die betroffene Person wieder Hoffnung schöpfen kann, das Gefühl von Kontrolle besitzt und in einen Zustand der **Remoralisierung** gerät. Größerer psychotherapeutischer Aufwand ist nötig, damit sich an der Symptomatik etwas ändert (**Remediation** im Sinne des Modells). Schließlich bedarf es unterschiedlich hohen Aufwandes, um betroffene Psychotherapiepatienten zu **rehabilitieren,** womit gemeint ist, dass sich die Funktionsfähigkeit in unterschiedlichen relevanten Lebensbereichen (Partnerschaft, Familie, Beruf etc.) wiederherstellt.

Empirische Belege für das Phasenmodell liegen mittlerweile zahlreich vor (z.B. Lueger 1998, Barkham et al. 1996).

Negative Effekte von Psychotherapie

Im Hinblick auf die Wirksamkeitsforschung in der Psychotherapie ist auffallend, dass nur sehr wenig systematische Angaben über negative Effekte, d.h., Verschlechterungen in Folge von Psychotherapie vorliegen. In einer Zusammenschau der spärlichen Befunde hierzu kommen Lambert u. Ogles (2003) zu dem Schluss, dass mit Verschlechterungen bei 5–10% der Patienten zu rechnen sei, wenngleich diese Angaben überwiegend auf unsystematischen Beobachtungen beruhen. Anhand der Daten aus dem oben bereits erwähnten NIMH-Projekt zur Depressionsbehandlung konnten Ogles et al. (1995) zeigen, dass 8% der 162 Patienten, welche die Behandlung beendeten, auf der Basis der Beurteilungen mit der Hamilton-Depressionsskala als verschlechtert eingestuft werden mussten.

Naturalistische Studien

Wie schon in der Einleitung dieses Kapitels erwähnt, ist die Kontroverse um den Wert kontrollierter randomisierter Studien im Vergleich zur Anwendung von Psychotherapie in der klinischen Routinepraxis ein Dauerthema. Es gibt viele Argumente für und gegen randomisierte Therapiestudien, ebenso wie es Argumente für und gegen naturalistische Studien gibt, was eine Kombination beider Ansätze nahe legt (d.h. der ETR- und der NTR-Box in dem o.g. Modell; vgl. Strauß u. Kächele 1998).

Die Mehrzahl der Metaanalysen, die in diesem Abschnitt erwähnt wurden, fasst die Ergebnisse von randomisierten Therapiestudien unter kontrollierten Bedingungen zusammen. Metaanalysen von sog. Effektivitätsuntersuchungen sind immer noch rar. Beispielhaft seien die Arbeiten von Weiß et al. (1992) bzw. Shadish et al. (1997, 2000) erwähnt. Shadish et al. konnten nachweisen, dass die Effekte – wiederum ausgedrückt in dem Maß der Effektgröße –, die sich aus randomisierten Studien und naturalistischen Untersuchungen ergeben, durchaus vergleichbar sind.

Im Bereich der Versorgungsforschung hat sich in den letzten Jahren vieles getan. Der Forschungsschwerpunkt Rehabilitationswissenschaften wird von der Deutschen Rentenversicherung (Verband Deutscher Rentenversicherungsträger, VDR, und seine Mitglieder) und dem Bundesministerium für Bildung und Forschung finanziert (www.reha-verbund.de). In acht Forschungsverbünden wird der Transfer von wissenschaftlichen Befunden in die Praxis angestrebt, gleichzeitig werden jedoch zahlreiche Studien der realen Versorgung im Sinne des Paradigmas naturalistischer Katamnesestudien durchgeführt. Der Bereich der Psychosomatik innerhalb der Rehabilitation hat die engsten Verbindungen zur Psychotherapie. Verschiedene Krankenhausträger haben in diesem Bereich ebenfalls aus eigenem Antrieb Studien zur Qualitätssicherung durchgeführt, die mindestens einen Katamnesezeitpunkt bis zu einem Jahr nach Ende der Therapie erfassten, um auch die Stabilität der erzielten Effekte abschätzen zu können. Wittmann et al. (2002, S. 44) geben einen Überblick über diese Studien, aus denen Evidenz über die Wirksamkeit der medizinischen Rehabilitation abgeleitet werden kann. Die meisten dieser Studien folgen dem Südwestpfad (**Abb. 13.1**), d.h. sie haben keine randomisierten Kontrollgruppen und können nur die Situation vor der Intervention als Eigenkontrollgruppe verwenden. Durch die zeitlich geordnete Abfolge der Datenerhebung kann zur Analyse die Methode der Pfadanalyse eingesetzt werden, die zumindest begrenzt kausale Aussagen zulässt.

Zauberbergstudie. **Abb. 13.4** zeigt Ergebnisse einer solchen Analyse aus der sog. Zauberbergstudie (Schmidt et al. 1994, Wittmann et al. 2002). Als Ergebniskriterium wurde ein sog. multiples Kriterium, bestehend aus 27 monetären und nichtmonetären Aspekten des Behandlungserfolges eingesetzt. *Fünf monetär bewertbare Kriterien,* d.h. Reduktion von Arbeitsunfähigkeits-Tagen (AU), Reduktion von stationären Krankenhausaufenthalten, Reduktion von Arztbesuchen, Reduktion von Medikamentenkonsum und Erwerbstätigkeit wurden neben **nicht monetär bewertbaren Aspekten**, wie körperliches und psychisches Wohlbefinden, die auf allgemeine Lebensqualität zugeschnitten sind, erfasst.

Das Ausmaß der **Demoralisierung** zu Beginn und zum Ende der Maßnahme sind Kernkonstrukte wie sie von J. Frank postuliert werden. Zur Operationalisierung der Behandlungsdosis und Wirkfaktoren wurde die erlebte Intensität der Beziehungsqualität zum Bezugstherapeuten erhoben ebenso wie die erlebte Intensität der Auseinandersetzung mit den eigenen Problemen. Beide Wirkfaktoren tragen entscheidend zur **Remoralisierung** als unmittelbarem Therapieergebnis am Ende der Behandlung bei. Diese Remoralisierung hat wiederum einen langfristigen Effekt auf das multiple Ergebniskriterium (EMEK-27). Die standardisierten Pfadkoeffizienten schwanken zwischen −1 und +1 und spiegeln die Stärke der Wirkfaktoren wieder. Verwendet man nur das Ergebniskriterium aus den fünf monetär bewertbaren Aspekten, so zeigt sich derselbe Wirkmechanismus.

> **Je stärker die Remoralisierung gelingt, desto stärker ist der ökonomische Nutzen (Abb. 13.5).**

Consumer-Reports-Studie. Ein etwas anderer Ansatz zur Prüfung der Wirksamkeit von Psychotherapie unter natürlichen Bedingungen wird in der viel (und kontrovers) diskutierten sog. Consumer-Reports-Studie (Seligman 1995) deutlich. Die US-amerikanische Verbraucherzeitschrift Consumer Reports veröffentlichte 1994 einen Fragebogen für die Leser, in dem die Effekte von psychotherapeutischen und medikamentösen Behandlungen detailliert erfragt wurden. Von 180000 Lesern beantworteten 7000 die Fragen, die sich auf die seelische Gesundheit bezogen. Mehr als die Hälfte davon nahm Hilfe wegen psychischer Probleme in Anspruch. Seligman (1995) fasst die Ergebnisse wie folgt zusammen:
- Behandelte Patienten berichten von positiven Effekten ihrer Behandlung.
- Längere Behandlungen erwiesen sich positiver als kürzere.
- Psychotherapie unterschied sich insgesamt nicht von Psychotherapie in Kombination mit Medikamenten.
- Psychologen, Psychiater und Sozialarbeiter waren der Übersicht zufolge ähnlich effektiv (und effektiver als Eheberater).
- Familienärzte erwiesen sich in Kurzzeitbehandlungen als gleich effektiv wie Spezialisten, in Langzeitbehandlungen aber als weniger effektiv.
- Personen, die Kontakt zu den Anonymen Alkoholikern hatten, berichteten insgesamt die höchsten Besserungsraten.

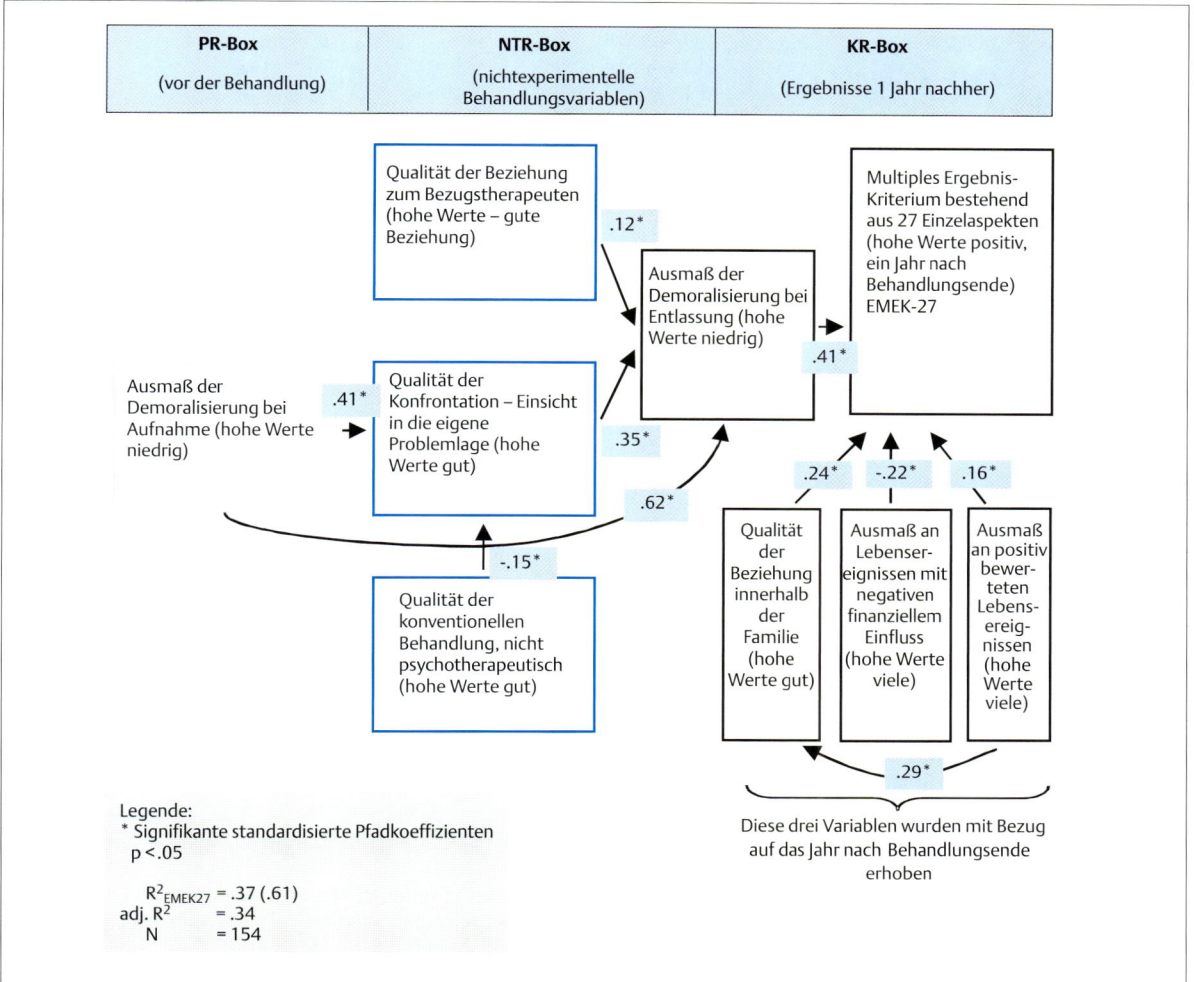

Abb. 13.**4** Pfadanalytische (kausale) Modellierung der Behandlungseffekte in der Zauberbergstudie mit dem multiplen Ergebniskriterium EMEK-27. Kausalanalyse über den Südwestpfad der Fünf-Datenbox-Konzeption.

- Personen, die ihre Therapeuten sorgfältig auswählten und sich aktiv an der Behandlung beteiligten, erzielten die besten Ergebnisse.
- Unterschiedliche Behandlungsmodalitäten unterschieden sich nicht im Hinblick auf deren Effekte.
- Personen, deren Behandlung in irgendeiner Form durch die Krankenversicherung beeinflusst wurde (z. B. im Hinblick auf die Wahl des Therapeuten oder die Therapiedauer), berichteten von weniger Besserung.

Deutsche Version der Consumer-Reports-Studie. Dem Modell der Consumer-Reports-Studie, die trotz aller methodischer Unzulänglichkeiten zumindest einen globalen Beleg für die Effektivität von Psychotherapie unter unkontrollierten Bedingungen zeigte, folgten Hartmann u. Zepf in einer Studie aus der Bundesrepublik Deutschland (Hartmann u. Zepf 2003). Mit Unterstützung der „Stiftung Warentest" wurde eine deutsche Übersetzung des Consumer Report Fragebogens versandt. Etwas mehr als 1700 „Konsumenten" beantworteten die Fragen. Im Wesentlichen sind die Ergebnisse der deutschen Studie der Consumer-Reports-Studie vergleichbar. Minimale Abweichungen betrafen die Effektivität der Behandlungen durch Familienärzte (i.e. Allgemeinmediziner, die hier weniger effektiv waren) und eine negativere Einschätzung der Behandlungsergebnisse durch männliche Patienten.

Differenzielle Wirksamkeit von Psychotherapien

Es gibt eine lange Tradition des psychotherapeutischen Schulenwettstreits, der sich naturgemäß auch in der Psychotherapieforschung widerspiegelt. Zahllose Studien der letzten Jahrzehnte haben den Versuch unternommen, die Überlegenheit entweder psychodynamischer oder humanistischer Therapien auf der einen Seite, verhaltenstherapeutischer oder kognitiver Therapien auf der anderen Seite nachzuweisen. Die vergleichende Psychotherapieforschung lässt sich rückblickend in verschiedene Phasen einteilen. Ältere Übersichten (z. B. Luborsky, Singer u. Luborsky 1975) kamen zu dem Schluss, dass die Effekte unterschiedlicher

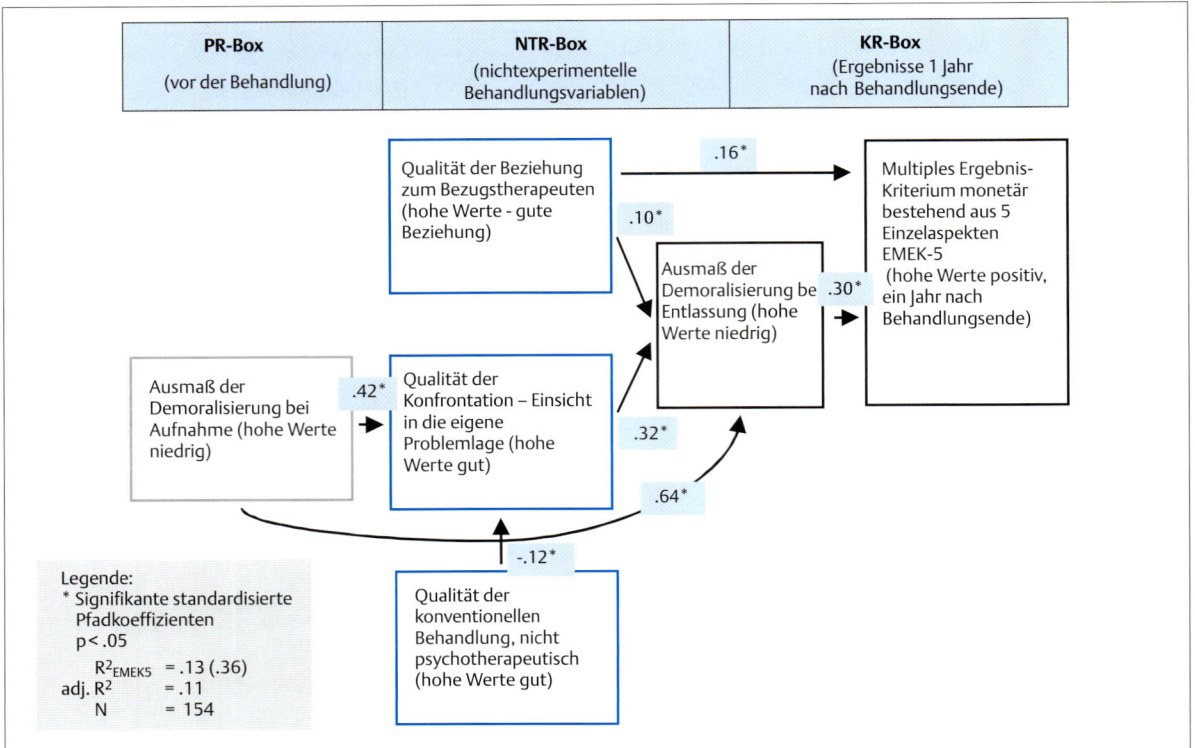

Abb. 13.5 Pfadanalytische (kausale) Modellierung der Behandlungseffekte in der Zauberbergstudie mit einem reinen multiplen monetären Kriterium EMEK-5. Kausalanalyse über den Südwestpfad der Fünf-Datenbox-Konzeption.

Behandlungsansätze relativ ähnlich sind, was mit dem Ausspruch des Dodo-Vogels in dem Kinderbuch „Alice im Wunderland": „Everybody has won and all must have prizes" resümiert wurde (s. u.).

Analogstudien. In der aufkommenden Ära der Metaanalysen zeigte sich rasch, dass dieser Ausspruch in Frage zu stellen war, ergaben sich doch häufig Vorteile für kognitive und verhaltenstherapeutische Methoden, die auch bei der Kontrolle gewisser methodischer Artefakte erhalten blieben. So zeigten beispielsweise Shapiro u. Shapiro (1982) basierend auf 143 einzelnen Studien, dass die Effektgrößen von kognitiven und verhaltenstherapeutischen Behandlungen deutlich höher lagen als die psychodynamischer oder humanistischer Therapie (1.0/1.06 vs. 0.4). Allerdings wurde dieser deutliche Unterschied nicht zuletzt damit interpretiert, dass Studien zur Effektivität von Verhaltenstherapie häufig „Analogstudien" waren, in denen nur sehr wenig beeinträchtigte Patienten behandelt wurden und die Kriterien für den Therapieerfolg, bezogen auf den Behandlungsansatz, sehr reaktiv waren.

Allegiance. In den letzten Jahren wurde als weiterer Einflussfaktor die „Allegiance" (vielleicht am besten zu übersetzen mit Modell- oder Theorietreue) des Untersuchers identifiziert. Beispielsweise führten Luborsky et al. (1999) eine Reanalyse von 29 Vergleichsstudien durch, in deren Rahmen sie sowohl Kollegen der federführenden Forscher als auch diese Forscher selbst baten, deren theoretische Orientierung einzuschätzen. Die verschiedenen Maße für die Allegiance korrelierten hoch mit den Effektgrößen der Vergleichsstudien. Kontrollierte man den Einfluss der Allegiance, dann reduzierten sich die Effektgrößen für Unterschiede zwischen Behandlungen drastisch, so auf .20 bis .10 in der Studie von Luborsky et al. (1999).

In einer der wohl neuesten und – was die Auswahlkriterien anbelangt – strengsten Kriterien benutzenden Metaanalyse kamen auch Wampold et al. (1997) zu diesem Ergebnis:

> **Unterschiedliche, auf spezifischen wissenschaftlichen Theorien beruhende Behandlungen, die durch entsprechend ausgebildete Therapeuten durchgeführt werden, unterscheiden sich in ihrer Effektivität nur unwesentlich.**

Lambert u. Ogles (2003) sehen auch in diesem metaanalytischen Befund einen Beleg dafür, dass „bona-fide-Behandlungen" letztendlich in ihrer Effektivität und Effizienz weitgehend äquivalent sind.

Spezifische Behandlungsmodalitäten

Der Stand der Forschung zu verschiedenen Behandlungsmodalitäten stellt sich geringfügig anders dar. Verschiedene Metaanalysen konnten keinen substanziellen Unterschied zwischen den Effekten von Einzel- und Gruppenpsychotherapie nachweisen (Burlingame et al. 2003). Unter kontrollierteren Bedingungen (z. B. Auswahl nur direkter Vergleiche, störungsspezifische Behandlungen) lässt sich dieser Befund nicht durchgängig aufrechterhalten, wenngleich mittlerweile hinreichend Evidenz für die Effektivität und das günstige Kosten-Nutzen-Verhältnis von gruppentherapeutischen Ansätzen bei verschiedenen Störungsbildern vorliegt.

Im Hinblick auf den systematischen Vergleich von *Familientherapie* mit Einzeltherapie liegt bislang ein gesicherter metaanalytischer Befund vor (Stanton u. Shahdish 1997), der sich auf die Behandlung von Adoleszenten und Erwachsenen mit Substanzenmissbrauch bezieht, und der für deutliche Vorteile der Familientherapie (im Vergleich zur Einzeltherapie) spricht.

Speziell im deutschen Sprachraum spielt das *stationäre Behandlungssetting* eine besondere Rolle innerhalb des Versorgungssystems. Hierzu gibt es eine Reihe naturalistischer Therapiestudien, durch welche die Effektivität stationärer Psychotherapie verschiedener theoretischer Ausrichtung gut belegt ist, wenngleich es kaum Studien zur differenziellen Wirksamkeit stationärer vs. ambulanter Behandlung gibt (z. B. Janssen 1987, Bräutigam et al. 1990, Zielke 1993, Strauß u. Burgmeier-Lohse 1994).

Insgesamt gesehen kann man also momentan davon ausgehen, dass sich unterschiedliche Therapieformen und -modalitäten nur unwesentlich voneinander unterscheiden. Dies ist im Übrigen auch das Ergebnis mehrerer methodisch besonders sorgfältig geplanter und aufwändiger Psychotherapievergleichsstudien, die in den Vereinigten Staaten und England in den letzten Jahren durchgeführt wurden und gewissermaßen Modellcharakter besitzen.

Hierzu gehört die bereits erwähnte NIMH-Studie zur Depressionsbehandlung, in der interpersonale Psychotherapie mit kognitiv verhaltenstherapeutischer Therapie und Pharmakotherapie verglichen wurden (Elkin 1994), das Projekt MATCH (1998), eine ebenfalls staatlich geförderte Vergleichsstudie zur Behandlung von Alkoholabhängigen, in der ein kognitiv-verhaltenstherapeutisches Bewältigungstraining mit dem Programm der Anonymen Alkoholiker und einer Behandlung zur Erhöhung der Abstinenzmotivation verglichen wurden. Hier waren die Unterschiede zwischen den Behandlungsbedingungen ebenso gering wie in Untersuchungen von Shapiro et al. (1994) zum Vergleich einer kognitiven Kurzzeitpsychotherapie mit einer psychodynamisch interpersonellen Psychotherapie bei Depressiven und in einer vom U.S. National Institute of Drug Abuse (NIDA) geförderten Vergleichsstudie zur Kokainabhängigkeit (Crits-Christoph et al. 1999).

13.4 Wirkfaktoren der Psychotherapie

Trotz der Vielzahl verfügbarer psychotherapeutischer Interventionsmethoden, die jeweils ihre eigene Veränderungstheorie und ihr spezifisches Methodeninventar besitzen, gibt es nach dem bisherigen Stand der Psychotherapieforschung letztlich also nur sehr wenig Evidenz für den Nachweis einer Überlegenheit der einen oder anderen Schule, wenn man alle möglichen Einflussfaktoren kontrolliert. Dies spricht dafür, sich mit mehr allgemein gültigen Wirk- und Prozessprinzipien der Psychotherapie zu beschäftigen, was in der Psychotherapieforschung der letzten Jahrzehnte ein wesentlicher Schwerpunkt war.

Prozessmerkmale der Psychotherapie

Modelle über die spezifischen Wirkungen von Komponenten der Psychotherapie haben eine lange Tradition und sind die Basis der Theorie spezifischer Psychotherapierichtungen. Die Psychotherapieforschung hat sich seit langem der Frage angenommen, welche Prozessmerkmale mit welchem Ergebnis der Therapie einhergehen. Das in regelmäßigen Abständen erscheinende „Handbook of Psychotherapy and Behavior Change" enthielt von Anfang an ein Kapitel, in dem die Befunde zu den Prozess-Ergebnis-Zusammenhängen unterschiedlicher Therapieformen zusammengefasst wurden (vornehmlich durch Howard u. Orlinsky). Die in der vorletzten Auflage des Handbuches erschienene Übersicht zu diesem Thema (Orlinsky et al. 1994) bezieht sich bereits auf 2343 Einzelbefunde, die im englischen und deutschen Sprachraum veröffentlicht wurden.

■ *Generic Model of Psychotherapy*

Die Übersicht orientiert sich primär an einem konzeptionellen Rahmenmodell, welches Orlinsky u. Howard (1987) auf der Basis früherer Zusammenfassungen von Prozess-Ergebnis-Studien entwickelten, und das sie – um auf die allgemeine Gültigkeit hinzuweisen – als „Generic Model of Psychotherapy" bezeichnet haben. Das Modell integriert die vielen *unterschiedlichen Variablen*, deren Einfluss auf das Behandlungsergebnis bisher untersucht wurde und unterscheidet darunter drei große Gruppen (Orlinsky 1994a):

- *Inputvariablen* als Bezeichnung für alle Ausgangsmerkmale der Therapie, d. h. das Versorgungssystem und dessen gesellschaftlicher Kontext, der Behandlungsrahmen und Charakteristika der Patienten und der Therapeuten.
- *Prozessvariablen*, welche verschiedene formale, technische, intra- und interpersonale, klinische und zeitliche Aspekte der „Therapie an sich" beschreiben und
- *Outputvariablen*, also alle kurz- und langfristigen Konsequenzen der Behandlung, die in einer komplexen Wechselwirkung zu Aspekten der inneren und äußeren Situation des Patienten stehen.

Der *psychotherapeutische Prozess* ist bei der Frage nach den Wirkfaktoren der Psychotherapie sicher von besonderer Bedeutung. In dem Modell werden diesbezüglich sechs Aspekte unterschieden, die in der folgenden Übersicht zusammengefasst sind:

Aspekte des psychotherapeutischen Prozesses im Generic Model of Psychotherapy

- **Der formale Aspekt: therapeutischer Vertrag.** Definition der therapeutischen Situation und der wechselseitigen Rolle von Patient und Therapeut (inkl. anderer beteiligter Parteien) und Vereinbarung der Modalitäten der Behandlung, die die Art der Therapie (Einzel- oder Gruppentherapie usw.), den Therapieplan, das Honorar, den Zeitpunkt usw. betreffen (vertragliche Vereinbarungen). Aushandeln des „working consensus" bezüglich der Ziele und Erwartungen, Umsetzung der wechselseitigen Rollen in verschiedenen Phasen der Behandlung (Vertragserfüllung).
- **Der technische Aspekt: therapeutische Maßnahmen.** Anwendung des entsprechenden Fachwissens des Therapeuten:
  - um die subjektiven Beschwerden des Patienten sowie psychopathologische Muster im Denken, Fühlen und Handeln zu erkennen (**Problempräsentation des Patienten**);
  - um das jeweilige klinische Erscheinungsbild des Patienten anhand eines relevanten Behandlungsmodells zu verstehen, z. B. durch eine diagnostische Bewertung oder eine vorläufige Fallbeurteilung (therapeutische Schlussfolgerung);
  - um auf der Grundlage des entsprechenden Behandlungsmodells geeignete Interventionsformen und -techniken auszuwählen (therapeutische Interventionen);
  - um den Patienten zu aktiver Mitarbeit zu motivieren (Kooperation des Patienten).
- **Der interpersonale Aspekt: therapeutische Beziehung.** Das zwischenmenschliche Beteiligtsein oder die Allianz zwischen Patient(en) und Therapeut(en) beschreibt den Einfluss ihres wechselseitigen Beziehungsverhaltens auf die globale Qualität und die „Atmosphäre" des zwischen ihnen stehenden dyadischen bzw. des Gruppenprozesses. Dieser wird insbesondere durch die unterschiedliche Intensität der „therapeutischen Zusammenarbeit" (**individuelle Umsetzung** der entsprechenden Rollen, **Abstimmung der Interaktion**) sowie des „individuellen Rapports" (gegenseitiger Kontakt, wechselseitige Gefühlsbeteiligung) charakterisiert.
- **Der intrapersonale Aspekt: innere Selbstbezogenheit.** Das Selbsterleben in Beziehungen der Beteiligten in ihrer jeweiligen Rolle (**Selbstbezogenheit** des Patienten und des Therapeuten) umfasst u. a. das Selbstbewusstsein, die Selbstkontrolle, die Selbstachtung der Betreffenden, die sich in einem unterschiedlichen Ausmaß an „Öffnung" versus „Abwehr" manifestieren.
- **Der klinische Aspekt: unmittelbare Auswirkungen der Therapiesitzung.** Positive und negative Wirkungen der therapeutischen Interaktion auf die Beteiligten während einer Sitzung, insbesondere Effekte beim Patienten, wie Einsicht und Selbstverständnis, Katharsis, Ermutigung, Kompetenzzuwachs usw. („**therapeutische Realisierungen**" beim Patienten) sowie die gleichzeitigen Auswirkungen beim Therapeuten, wie das Erleben von Selbstwirksamkeit oder emotionaler Nähe („**Erleben während der Behandlung**" beim Therapeuten).
- **Der zeitliche Aspekt: sequenziell verlaufender Prozess.** Interaktionsabfolgen, die über die Zeit innerhalb von Sitzungen entstehen (**Ablauf einer Sitzung**) sowie Ereignisse, die für den gesamten Behandlungszeitraum charakteristisch sind (**Therapieverlauf**).

Das „Generic Model of Psychotherapy" ist keine klinische Theorie, sondern eine **Forschungstheorie**, die als Basis für die Einordnung von Einzelbefunden und deren Relation zueinander und als Grundlage dafür dienen soll, klinische Fragen in Forschungsfragen zu übersetzen (Orlinsky 1994a u. b).

Prozess-Ergebnis-Zusammenhänge

Die von Orlinsky et al. (1994) vorgelegte Übersicht über Prozess-Ergebnis-Zusammenhänge in der Psychotherapie orientiert sich an diesem Modell, wobei Einzelbefunde getrennt nach der Perspektive geordnet wurden, aus der sie erhoben wurden (z. B. Patient, Therapeut, externer Beurteiler, objektive Maße). Dies ist sicherlich bedeutsam, auch für Schlussfolgerungen für die psychotherapeutische Praxis. Auf der Basis der Übersicht lassen sich jene Prozessmerkmale der einzelnen Aspekte des Prozesses isolieren, deren Bedeutung für ein positives Psychotherapieergebnis bislang mit einiger Sicherheit nachgewiesen wurden.

Therapeutischer Vertrag. Was den therapeutischen Vertrag anbelangt, so wird im Modell unterschieden zwischen vertraglichen Vereinbarungen und der Vertragserfüllung. Nach dem bisherigen Stand sind Merkmale der ersteren nicht konsistent mit dem Therapieergebnis verknüpft, d. h. das Behandlungsergebnis ist beispielsweise nicht entscheidend abhängig vom Therapiesetting (Einzel- versus Gruppen- oder Familientherapie) oder von der Sitzungsfrequenz. Hier ist allerdings darauf hinzuweisen, dass die Übersicht von Orlinsky et al. sich auf globale Effekte bezieht und nur diesbezüglich Schlussfolgerungen erlaubt, was nicht heißt, dass es nicht bestimmte Patienten(gruppen) gibt, für die ein spezifisches Behandlungssetting oder eine spezifische Behandlungsfrequenz unter Umständen günstiger wäre als ein(e) andere(s).

Vertragserfüllung. Eindeutiger sind die Befunde zu den Aspekten der Vertragserfüllung. Die „Eignung" eines Patienten für eine spezifische Therapieform, das Geschick des Therapeuten, ein höheres Maß an verbaler Aktivität auf Seiten des Patienten, die gesicherte Stabilität der Behandlungsvereinbarungen, die Einigung und Klarheit bezüglich der Behandlungsziele und die „Vorbereitung" des Patienten auf die Behandlung in dem Sinne, dass die Patienten bei Behandlungsbeginn einigermaßen genau wissen, was sie erwartet, haben sich als günstige Prädiktoren für das Behandlungsergebnis gezeigt. Somit ist zu dem Aspekt schlussfolgernd zu sagen, dass sich Aspekte wie das therapeutische

Geschick, die Patienteneignung oder die Stabilität des Settings als viel wichtiger erweisen als Formalitäten in der Behandlungsstruktur (vgl. Orlinsky 1994b).

Problempräsentation des Patienten. Bei der Problempräsentation des Patienten als Teil des technischen Aspektes haben sich vor allem eine Fokussierung auf die eigentliche Problematik (im Gegensatz zum „Hier und Jetzt") und auf die wesentlichen Beziehungen des Patienten sowie relativ gut ausgebildete Ich-Funktionen als positiv im Hinblick auf das Behandlungsergebnis erwiesen. Eine *Fokussierung auf die Probleme des Patienten* ist nach der Übersicht von Orlinsky et al. das technische Merkmal auf Seiten des Therapeuten, welches noch am deutlichsten mit dem positiven Behandlungsergebnis verbunden ist, während beispielsweise eine Fokussierung auf das „Hier und Jetzt" oder auch auf die Übertragung weniger Varianz aufklärt. Interessanterweise weisen „paradoxe Interventionen" sowie eine „erlebnisorientierte Konfrontation" (wie etwa die Stuhltechnik in der Gestalttherapie) unter den therapeutischen Interventionen die stärkste Beziehung zum Behandlungserfolg auf. Etwas weniger „günstig" erwiesen sich Deutungen, während der positive Einfluss von Unterstützung, Ratschlägen, Selbstöffnung des Therapeuten sowie Exploration insgesamt gesehen nicht nachgewiesen werden konnte. Was schließlich die Kooperation des Patienten anbelangt, so ist es erwartungsgemäß günstig, wenn der Patient die Bereitschaft hierzu deutlich zeigt (im Gegensatz zu Widerstand) und im Behandlungsverlauf überwiegend *positive Affekte* erleben kann.

Therapeutische Beziehung. Die postulierte Bedeutung der therapeutischen Beziehung zeigt sich klar und deutlich an den Forschungsbefunden: „The mass of data must be taken as strong evidence for the importance of the therapeutic bond" (Orlinsky 1994b). Mit diesem Satz fasst Orlinsky das Ergebnis zusammen, wonach von 1025 Einzelbefunden mit 18 verschiedenen Operationalisierungen der therapeutischen Beziehung über 60% positiv mit dem Behandlungsergebnis in Beziehung standen. Als besonders wichtig erwiesen sich nach den bisherigen Befunden beispielsweise persönliches Engagement auf Seiten der Patienten und der Therapeuten (im Gegensatz zu therapeutischer Zurückhaltung), Glaubwürdigkeit des Therapeuten, Kollaboration des Therapeuten (im Gegensatz zu Permissivität und Direktivität) und des Patienten (im Gegensatz zu Abhängigkeit und Kontrolle), ein wirklich reziprokes aufeinander Einstimmen in der Kommunikation und in der Affirmation (positiver) Gefühle.

Obwohl die „zentrale Bedeutung der zwischenmenschlichen Beziehung von Therapeut und Patient für den Therapieerfolg... als die empirisch bestgestützte Aussage der Psychotherapieforschung" gelten kann (Czogalik 1990), wird das Konzept immer wieder sehr unscharf bzw. ausschließlich im Sinne einer als zufrieden stellend erlebten Beziehung aufgefasst. Eine von Bordin (1976) vorgeschlagene, genauere Definition besagt, dass die therapeutische Allianz unterschiedliche Konstituenten aufweist, nämlich

- die konkreten Schritte der Aufgaben (tasks) in der Behandlung, die von den Beteiligten verantwortungsvoll übernommen und akzeptiert werden sollten;
- die Ziele (goals) der Behandlung, in dem Sinne, dass Therapeut und Patient sich darüber im Klaren und einig sind, welche Ziele realistischer Weise zu erreichen sind; und schließlich
- die Bindungen (bonds), mit denen alle komplex verwobenen, positiven Aspekte der Beziehung zwischen Therapeut und Patient bezeichnet werden (Strauß 2000).

Es gibt zunehmend Belege dafür, dass tatsächlich etwa Übereinstimmungen zwischen Patient und Therapeut hinsichtlich der Behandlungsziele, aber auch hinsichtlich der Erwartungen und der Aufnahmebereitschaft für ein bestimmtes Behandlungskonzept, günstig sind für den Behandlungserfolg (z. B. Eckert u. Biermann-Ratjen 1990, Strauß u. Burgmeier-Lohse 1995).

Intrapsychische Aspekte. Unter den intrapsychischen Aspekten des Behandlungsprozesses haben sich Offenheit (im Gegensatz zu Abwehr) und die Artikulation von Gefühlen auf Patientenseite und auf Therapeutenseite (weniger deutlich), Selbstakzeptanz und Selbstkongruenz als gute Prädiktoren für den Behandlungserfolg erwiesen, wobei insbesondere der letztgenannte Befund auf die Bedeutung therapeutischer Selbsterfahrung hinweist.

Unmittelbare Auswirkungen der Therapiesitzung. Jene unter dem fünften Aspekt (unmittelbare Auswirkungen der Therapiesitzung) genannten Merkmale, d. h. therapeutische „Realisierungen" (s. Übersicht S. 128) und das Erleben von Selbstwirksamkeit und emotionaler Nähe beim Therapeuten sind nach dem umfassenden Überblick über den Stand der Forschung zu den Prozessmerkmalen allesamt günstig für den Therapieerfolg.

Dauer der Therapie. Schließlich zeigt die Literatur eine klare Beziehung zwischen Dauer einer Therapie und dem Ergebnis.

Schlussfolgerung zur Bedeutung spezifischer Prozessfaktoren für den Behandlungserfolg. Die auf dem „Generic Model" basierende Übersicht von Orlinsky et al. (1994), die hier zusammengefasst wurde, lässt Schlussfolgerungen zu über die potenzielle Bedeutung relativ spezifischer Prozessfaktoren für den Behandlungserfolg, wobei genau genommen die Beurteilungsperspektive zu berücksichtigen ist:

> *Aus der Perspektive des Therapeuten sind die robustesten Indikatoren für ein gutes Behandlungsergebnis die Eignung des Patienten für die Therapieform, persönliches Engagement, Kooperation (versus Widerstand), Offenheit (versus Abwehr), positive Gefühle in der bzw. ein Beitrag zur therapeutischen Beziehung. Aus der externen Perspektive eines Supervisors, der beispielsweise Tonbandaufnahmen der Behandlung abhört, wären das therapeutische Geschick, die Sicherheit und Glaubwürdigkeit des Therapeuten, der Gebrauch von Deutungen, eine Fokussierung auf die Probleme des Patienten*

und eine Involvierung in die Beziehung, die von gegenseitigem Verständnis gekennzeichnet ist, besonders günstig. Dazu kommen Patientenmerkmale wie dessen Eignung für die spezifische Therapieform, Kooperation, Offenheit, ein positiver Beitrag zur therapeutischen Beziehung und die Erfahrung therapeutischer Realisierungen während einer Sitzung (Orlinsky 1994b, S. 120, Übers. d. Autoren). 《

Allgemeine und (störungs-)spezifische Wirkfaktoren von Psychotherapie

Im Hinblick auf die Spezifität psychotherapeutischer Effekte gibt es in der Psychotherapieforschung verschiedene Fragen, die bei der Diskussion der Kontroverse um spezifische bzw. allgemeine Wirkfaktoren zu differenzieren sind:
- Die traditionsreichste Spezifitätsfrage in der Psychotherapieforschung ist die nach der Spezifität eines **Behandlungsmodells**, d.h. der therapeutischen Grundorientierung oder der formalen Veränderungstheorie, die sich z.B. hinter der spezifischen Frage verbirgt, ob sich bestimmte Patienten besser nach einem psychodynamischen Psychotherapiemodell behandeln lassen als nach einem kognitiv-verhaltenstherapeutischen.
- Eine weitere Spezifitätsfrage bezieht sich auf das **psychotherapeutische Setting**, wie, ob Gruppenpsychotherapie bei bestimmten Patienten wirksamer ist als Einzeltherapie.
- Erst in den letzten Jahren rückte die Frage nach der **Störungsspezifität** immer mehr in den Vordergrund, d.h. Überlegungen, ob spezifische Störungen auch spezifischer Interventionen bedürfen, um effektiver behandelt zu werden.

Verdikt des Dodo. Im Zusammenhang mit der Wirksamkeit unterschiedlicher therapeutischer Verfahren wird immer wieder das bereits erwähnte „Verdikt des Dodo" bemüht und zitiert (z. B. Wampold et al. 1997). Dieses Verdikt, „Everybody has won and all must have prizes", soll beschreiben, dass trotz aller Unterschiedlichkeit im Hinblick auf die theoretischen Modelle, Krankheitstheorien, Veränderungstheorien, Interventionen etc. alles in allem die wichtigsten Psychotherapieverfahren zu ähnlichen Effekten gelangen, ein Ergebnis, das Shapiro et al. (1986) als das **„Äquivalenzparadoxon"** in der Psychotherapie bezeichneten.

Hinter der o.g. Metapher, die erstmalig schon in den dreißiger Jahren von Rosenzweig (1936) im Kontext von Psychotherapie verwendet wurde, steht genau genommen eine komplexe, vieldeutige Szenerie, welche wahrscheinlich den meisten Psychotherapieforschern im Detail nicht bekannt ist und die tatsächliche Äquivalenz psychotherapeutischer Verfahren durchaus auch relativiert.

Der zitierte Dodo-Vogel spielt eine tragende Rolle in Lewis Carrolls Kinderbuch „Alice im Wunderland" (Edition Holz im Kinderbuchverlag, Berlin 1989). Der Ausspruch des Vogels hat in diesem Buch folgenden Hintergrund:

》 *Alice und ein bunt zusammengewürfelter Haufen von Kreaturen sind gerade dem von Alice produzierten Tränensee entstiegen, klitschnass und durchfroren. Nachdem der Versuch der Maus fehlschlägt, die Gruppe mit trockenen Erzählungen aus der mittelalterlichen Geschichte Englands zu wärmen, bringt der Dodovogel die Petition ein, „die Konferenz zwecks Adaption wirkungsvollerer Direktiven zu vertagen" und meint, dass ein „Freiwahlrennen" das beste Mittel wäre. Dazu steckte er einen nicht ganz runden Kreis ab. „Aber es kommt nicht darauf an, dass der Kreis wirklich rund ist, sagte er. Dann stellte er die ganze Gesellschaft nebeneinander am Rande auf. Er gab nicht das Kommando 1–2–3–los, sondern jeder rannte los, wann er wollte, so dass man nicht ohne weiteres erkennen konnte, wann das Rennen zuende war. Als sie jedoch nach einer halben Stunde alle trocken waren, rief der Dodo plötzlich: Schluss des Rennens! Die Gesellschaft umdrängte ihn und fragte: Wer hat denn gewonnen? Zur Beantwortung dieser Frage benötigte der Dodo seinen ganzen Verstand. Er setzte sich und hielt sich lange eine Pfote grüblerisch an die Stirn (das ist die Haltung, in der gewöhnlich erhabene Denker auf Bildern zu sehen sind). Die anderen warteten schweigend. Schließlich verkündete der Dodo: Jeder hat gewonnen, jeder erhält einen Preis!* 《

Es wurde nicht ganz zu unrecht – beispielsweise von Shapiro et al. (1986) – problematisiert, ob sich dieses Geschehen wirklich als Metapher für die vergleichende Psychotherapieforschung eignen könne. Vielleicht ist es bei genauer Betrachtung aber besonders geeignet, um die Realität der Psychotherapie zu beschreiben, wenn man sich vor Augen hält, dass die am Rennen beteiligten ganz unterschiedlich „losrennen" und „nicht genau zu erkennen ist", wann ein jeder sein Rennen wirklich beendet hat. Das Modell des „Freiwahlrennens" repräsentiert also durchaus die unterschiedlichen Ausgangsbedingungen, Ziele und Effekte von Psychotherapie.

Erklärung für das Äquivalenzparadoxon. Dennoch war und ist die Reduktion der Psychotherapievergleichsforschung auf das Verdikt des Dodo vielen Forschern ein Dorn im Auge. Frank (1976) interpretierte dies mit der Feststellung:

》 *Little glory derives from showing that the particular method one has mastered with so much effort may be indistinguishable from other methods in its effects.* 《

Unterschiedliche Autoren (Zusammenfassung bei Lambert u. Ogles 2003) haben versucht, das Äquivalenzparadoxon in der Psychotherapieforschung zu erklären. So ließe sich beispielsweise annehmen,
- dass verschiedene Therapien ähnliche Ziele über unterschiedliche Prozesse erreichen,
- dass es unterschiedliche Ergebnisse von Therapien gibt, die bisher lediglich noch nicht identifizierbar waren, da die Ergebnismaße nicht ausreichend differenzieren,
- dass verschiedene Therapien auf allgemeinen Wirkfaktoren basierten, ohne dass diese immer explizit Bestandteil der formalen Veränderungstheorie wären, oder
- dass verschiedene Therapieschulen zwar unterschiedliche allgemeine Wirkfaktoren betonen (psychodynamische Therapien eher die therapeutische Beziehung, kognitiv-behaviorale Therapien eher die Konfrontation mit dem Problem), diese Faktoren aber in allen Therapierichtungen letztlich gleichermaßen bedeutsam sein könnten (Weinberger 1995).

In unterschiedlichen empirischen Untersuchungen der letzten Jahre hat sich aber auch bei einer differenzierten Spezifikation von allgemeinen und spezifischen Wirkfaktoren gezeigt, dass allgemeine Wirkfaktoren unter Umständen mehr Ergebnisvarianz erklären als die auf der Basis des Behandlungsmodells zu erwartenden spezifischen Faktoren. Beispielhaft sei hier die methodisch anspruchsvolle Studie von Castonguay et al. (1996) erwähnt, in der systematisch die Beziehung von drei Prozessvariablen zum Ergebnis geprüft wurde: Allgemeine Prozessvariablen waren in dieser Studie die Qualität der therapeutischen Beziehung und emotionale Erfahrungen, spezifische Variable war die Fokussierung interpersonaler Konsequenzen im Therapieprozess. Während die beiden allgemeinen Faktoren in positiver Beziehung zum Behandlungsergebnis standen, korrelierte der vermeintlich spezifische Faktor sogar negativ mit dem Behandlungsergebnis.

In einer aktuellen Übersicht über Studien, die explizit einzelne Komponenten von psychotherapeutischen Interventionen auf deren Bedeutung hin prüften, fanden Ahn u. Wampold (2001) in Studien aus insgesamt 18 Jahren, dass „adding or removing components of treatment did not change the effects of the core treatment". Zu einem ähnlichen Ergebnis kommen zusammenfassende Analysen der Varianzanteile verschiedener Wirk- und Einflußfaktoren im Hinblick auf die Erklärung des Therapieergebnisses, die prima vista auf die größere Bedeutung allgemeiner Wirkfaktoren hinweisen: Asay u. Lambert (1999) beispielsweise folgern aus Meta-Analysen, dass patientenbezogene Variablen (inkl. diagnostischer Ausgangsmerkmale) zusammengenommen am stärksten mit dem Therapieergebnis assoziiert sind, gefolgt von der therapeutischen Beziehung, während der Einsatz spezifischer Vorgehensweisen, Interventionen oder Modelle letztlich weniger als zehn Prozent der Ergebnisvarianz erklären.

Vor dem Hintergrund all dieser Befunde fasst Wampold (2001) die vergleichende Psychotherapieforschung mit dem Plädoyer für ein Kontextmodell von Psychotherapie zusammen:

> There is little evidence for the medical model of therapy (i.e. that specific treatment ingredients lead to change), and strong evidence for a contextual model.

Allgemeine Wirkfaktoren. Aus der Perspektive der Psychotherapieforschung wird trotz aller Evidenz für die Bedeutung allgemeiner Faktoren zwar immer wieder versucht, das Äquivalenzparadoxon in Frage zu stellen, demgegenüber gibt es aber eine anhaltende, inzwischen jahrzehntelange Tradition der Suche nach **allgemeinen oder kommunalen Wirkfaktoren**, die eine der Erklärungen für die relative Äquivalenz psychotherapeutischer Effekte darstellen könnten. Dabei ist wichtig, darauf hinweisen, dass „allgemein" im Kontext von Psychotherapie keineswegs „unspezifisch" bedeutet, im Gegenteil, die nachfolgend genannten Wirkfaktoren dürfen als charakteristische und spezifische Aspekte der Psychotherapie gesehen werden, deren Förderung beispielsweise in der Ausbildung und Supervision von Psychotherapeuten ein wichtiges Ziel sein sollte.

Ein kurzer Streifzug durch die Geschichte der Psychotherapieforschung zeigt bezüglich der **Konzepte für allgemeine Wirkfaktoren** Unterschiede und Ähnlichkeiten:

- Saul Rosenzweig (1936) z.B. formulierte, dass die kommunalen Wirkfaktoren der Psychotherapie die Persönlichkeiten von Therapeut und Patient sowie das Interpretationsgeschick des Therapeuten darstellten.
- Carl Rogers (1951) gründete letztendlich die gesamte klientenzentrierte Gesprächspsychotherapie auf der Basis einer Konzeption der therapeutischen Beziehung bzw. der Beziehungsgestaltung als allgemeines Wirkprinzip.
- Jerome Frank (1971) sah die wesentlichen Wirkfaktoren jeder wissenschaftlich fundierten Psychotherapie in einer emotional involvierenden, vertrauensvollen Beziehung, therapeutischen Rahmenbedingungen und deren Einhaltung sowie „Krankheitsmythologien", d.h. im Aufbau von Erklärungskonzepten für die Probleme des Patienten.
- In Banduras (1977) Auffassung spielt die Beeinflussung der Selbsteffizienz in der Psychotherapie als Wirkfaktor die zentrale Rolle, während
- Meyer (1990) folgende kommunale Wirkfaktoren postulierte: das Angebot einer uneigennützigen helfenden Beziehung, den Versuch der Problemdefinition, -klärung und -umdefinition, die Suche nach neuen und konstruktiveren Problemlösungen sowie die Psychologisierung persönlichkeitsfremder Probleme.
- Auch verhaltenstherapeutische Autoren wie Baumann u. Perrez (1998) haben grundlegende Mechanismen der Psychotherapie im Sinne kommunaler Faktoren definiert. Sie unterscheiden beispielsweise Selbstexploration/Selbstreflexion, Selbst-Neueinschätzung, Selbst-Befreiung, Gegenkonditionierung, Stimuluskontrolle, Verstärkungsprozeduren, helfende Beziehungen, Gefühlserleichterungen, Umgebungsneueinschätzung und soziale Befreiung.
- Basierend auf den Befunden der empirischen Psychotherapieforschung bezeichneten Grawe et al. (1994) als allgemeine Wirkprinzipien der Psychotherapie Ressourcenaktivierung, Problemaktualisierung, aktive Hilfe zur Problembewältigung sowie motivationale Klärung.
- Lambert u. Ogles (2003) schließlich wählten ein relativ allgemeines Klassifikationsschema für die allgemeinen Wirkfaktoren. Sie unterscheiden „Support Factors" (wie Katharsis, Identifikation, Positive Beziehung, Absicherung, Entspannung, Ent-Isolierung, Vertrauen, Struktur, therapeutische Allianz...), „Learning Factors" (wie Ratschläge, affektive Erfahrungen, Assimilation problematischer Erfahrungen, kognitives Lernen, Feedback, Einsicht, Exploration, Änderung der Erwartungen...) und „Action Factors" (wie Verhaltensregulierung, kognitive Bewältigung, das Eingehen von Risiken, Realitätsprüfung, Modell-Lernen, Erfahrung mit Erfolg, Durcharbeiten, Konfrontation mit Ängsten...).

Störungsspezifische Ansätze. Einerseits liegen nun zahlreiche Hinweise auf die Bedeutung allgemeiner Prinzipien vor, andererseits verfügen wir aber auch über Befunde, die andeuten, dass zumindest bei einer Auswahl von Störungen störungsspezifische Ansätze, also Behandlungen, in denen störungsspezifische Interventionen a priori festgelegt sind,

„allgemeinen Therapien" manchmal überlegen sind. Dies mündete u. a. in die Erstellung der bereits erwähnten Liste empirisch validierter Psychotherapieverfahren, die fast ausnahmslos störungsspezifisch sind. Zu diesen Störungen gehören spezifische Angststörungen, wie die Agoraphobie und Panikstörungen, die „Major Depression", sexuelle Funktionsstörungen, posttraumatische Belastungsstörungen, Ess-Störungen und einige mehr.

Die scheinbare Dichotomie zwischen störungsspezifischer und allgemeiner Psychotherapie. Vor dem Hintergrund dieser Befunde stellt sich die Frage, ob die Ergebnisse der Psychotherapieforschung nicht auch so etwas wie ein **Spezifitätsparadoxon** andeuten. Die Bedeutung allgemeiner Wirkfaktoren ist inzwischen ein ebenso gesicherter empirischer Befund wie die Überlegenheit bestimmter störungsspezifischer Verfahren. „Allgemeine" Interventionen sind durchaus in der Lage, spezifische Störungen oder Symptome zu beeinflussen, während umgekehrt störungsspezifische Interventionen „allgemeine" Effekte haben.

Diese Befunde sind nur scheinbar widersprüchlich: Betrachtet man beispielsweise das o. g. Konzept der **therapeutischen Allianz**, deren umfassende Bedeutung für das Therapieergebnis so gut belegt ist, differenziert, dann zeigt sich, dass auch hierin speziell in den Teilaspekten der Aufgaben und Ziele (tasks, goals) durchaus eine gewisse Störungsspezifität enthalten ist. Ein wesentliches spezifisches Ziel bei der Behandlung definierter Störungen ist beispielsweise die Auflösung sich selbstverstärkender Mechanismen. Solche Mechanismen sind vielen Störungen gemein und ihr Vorhandensein mag erklären, dass bestimmte störungsspezifische Therapien gerade bei solchen Störungen besonders effektiv erscheinen: Bei Angststörungen wird beispielsweise als Resultat eines Selbstverstärkungsmechanismus die Angst vor der Angst beschrieben, im Zusammenhang mit der Depression die sich selbst verstärkenden negativen Kognitionen, im Zusammenhang mit Ess-Störungen der Circulus vitiosus von gestörtem Essverhalten und Schuldgefühlen, bei sexuellen Funktionsstörungen die Interaktion zwischen Erwartungsangst und beeinträchtigter Reaktion.

Es gibt bereits einige Felder in der Psychotherapie, in denen die scheinbare Dichotomie zwischen störungsspezifischer und allgemeiner Psychotherapie längst aufgehoben ist. Zu nennen sind hier **stationäre Psychotherapiekonzepte** bspw. für essgestörte oder traumatisierte Patienten. Hierzu gehört auch, vielleicht sogar prototypisch, die sog. **Sexualtherapie**, in der seit vielen Jahren der Standard gilt, dass effektive Behandlungsangebote auf allgemeine und spezifische Ziele abzielen müssen, nämlich auf die Auflösung von Lern- und Informationsdefiziten, die Aufhebung des Selbstverstärkungsmechanismus des sexuellen Symptoms und eine motivationale Klärung auf individueller und partnerschaftlicher Ebene (z. B. Arentewicz u. Schmidt, 1994).

In den theoretischen Überlegungen zu einer psychologischen Therapie vertritt Grawe (1998) eine ähnliche Auffassung, wenn er zu zeigen versucht, dass psychische Störungen im chaostheoretischen Sinne als Störungsattraktoren zu verstehen seien. Grawe meint, dass psychische Störungen qualitativ andersartige Zustände des psychischen Geschehens darstellten, die unter bestimmten Bedingungen oder „Kontrollparametern" entstünden. Die psychische Störung „versklave aber einen guten Teil des Seelenlebens und führe ein Eigenleben", was der Autor als **„funktionelle Autonomie"** bezeichnet. Nach Grawe bestünden die Komponenten wirksamer Psychotherapie zum einen

- in einer Inkonsistenzreduktion durch Ressourcenaktivierung,
- in einer Destabilisierung von Störungsattraktoren durch problemspezifische Interventionen und
- in einer Inkonsistenzreduktion durch Veränderung motivationaler Schemata.

Unterschiedliche therapeutische Methoden verfügen selbstverständlich über ihr spezifisches Inventar zur Reduktion von Inkonsistenzen, für das Patienten wahrscheinlich auch in unterschiedlichem Maße ansprechbar sind (s. o.).

Belegt wird dies durch Vergleichsstudien von Psychotherapien, in denen auch der Prozess der Behandlung genauer untersucht wurde, und die Hinweise auf eine differenzielle Indikation geben. Beispiele hierfür aus dem deutschsprachigen Raum sind die bereits älteren vergleichenden Studien von Verhaltenstherapie und Gesprächspsychotherapie durch Plog (1976) und Grawe (1976), das sog. Hamburger Kurzpsychotherapie-Projekt (Meyer 1981), in dem psychoanalytisch orientierte und klientzentrierte Fokaltherapien verglichen wurden, oder die Berner Psychotherapievergleichsstudie (Grawe et al. 1990), die vier verschiedene Behandlungsbedingungen untersuchte (Breitspektrum-Verhaltenstherapie, interaktionelle Einzel- und Gruppentherapie sowie Gesprächspsychotherapie).

Die genannten Studien zeigen beispielsweise, dass unterschiedliche Behandlungsmethoden auch unterschiedliche „Veränderungsmodelle" kultivieren (z. B. ein „edukatives" in der Verhaltenstherapie, ein „Bewältigungsmodell" in der Gesprächstherapie; vgl. Grawe 1976, Plog 1976), dass – so ein Befund des Hamburger Psychotherapieprojektes – Therapeuten sich zwar „theoriengemäß" verhalten, dies aber primär in der unterschiedlichen Häufigkeit bestimmter Interventionen zum Ausdruck kommt, nicht in der grundlegenden Art des Vorgehens. Zusammengenommen lassen sich also auch hier mehr Gemeinsamkeiten als Unterschiede in Prozessmerkmalen definierter Psychotherapieformen finden.

Die Rolle des Therapeuten

Die Bedeutung der Person des Therapeuten für das Therapieergebnis ist nach den vorliegenden Befunden in der Forschung nach wie vor eine große Unbekannte. Der Übersicht von Lambert u. Ogles (2003) zufolge gibt es einige historisch bedeutsame Untersuchungen dieser Thematik, wie jene von Orlinsky u. Howard (1980), in denen ein erster Zugang zum Einfluss der Therapeuten gesucht wurde. Orlinsky u. Howard überprüften retrospektiv die Ergebnisse von 143 Therapien, die durch 23 Psychotherapeuten durchgeführt wurden, und konnten zeigen, dass einige der Therapeuten sehr positive Ergebnisse erzielten, andere wiederum eher negative, manchmal sogar deutliche Verschlechterungen herbeiführten. In einer Re-Analyse der Daten des NIMH-Depressionsprojektes durch Blatt et al. (1996) konnte ebenfalls ein deutlicher Einfluss der Therapeuten nachgewiesen werden: Unterschiede zwischen Therapeuten waren unabhängig von der Art der Behandlung, dem Untersuchungszentrum und dem allgemeinen Erfahrungsniveau des Behandelnden.

M **Es zeigte sich in dieser Studie, dass effektivere Therapeuten einen eher psychologischen Ansatz für die Behandlung der Depression bevorzugten, außerdem waren mehr Psychologen (und weniger Psychiater) in der effektiveren Gruppe.**

Luborsky et al. (1985) konnten ebenfalls einen ausgeprägten Einfluss der Therapeutenperson in einer Untersuchung von opiatabhängigen Patienten nachweisen, welcher unabhängig von der theoretischen Ausrichtung war. Luborsky et al. (1985) beschrieben drei therapeutische Qualitäten, die am besten zwischen hilfreichen und weniger hilfreichen Therapeuten differenzierten, nämlich
- ein echtes Interesse des Therapeuten, seinen Patienten zu helfen,
- die „Reinheit" der angebotenen Behandlung und
- die Qualität der Beziehung.

M **Crits-Christoph u. Mintz (1991) zeigten in einer Metaanalyse, dass immerhin 9 % der Ergebnisvarianz durch Therapeuteneffekte erklärt werden kann.**

Für den Einfluss von persönlichen und interpersonalen Kompetenzen des Therapeuten (im Gegensatz zu dessen Ausbildung und theoretischer Orientierung) sprechen auch die bislang vorliegenden Studien, die professionelle und paraprofessionelle Behandler miteinander vergleichen. Diese Studien gehen u. a. zurück auf die klassische Untersuchung von Strupp (1980a–d) an der Vanderbilt-Universität, der die Effektivität professionell ausgebildeter Psychotherapeuten mit der Effektivität einer ausgewählten Gruppe von College-Professoren ohne therapeutische Ausbildung verglich und überraschenderweise herausfand, dass beide Gruppen sich in verschiedenen Ergebnismaßen nicht voneinander unterschieden. Auch wenn es einige Ausnahmen gibt, zeigen metaanalytische Studien der letzten Jahre wenig Evidenz für den Einfluss therapeutischer Erfahrung auf das Therapieergebnis (z. B. Stein u. Lambert 1984). In einer der neuesten Metaanalysen (Stein u. Lambert 1995) zeichnete sich immerhin im Ansatz ab, dass eine psychotherapeutische Ausbildung von Vorteil ist: Ausgebildete Psychotherapeuten hatten geringere Abbruchraten und wiesen insgesamt gesehen etwas bessere Behandlungsergebnisse auf. Auch wurden die Behandlungen durch die Patienten als zufrieden stellender eingestuft. Anderson et al. (2000) hingegen konnten wiederum nachweisen, dass die Ausbildung und Erfahrung keinen entscheidenden Einfluss auf das Behandlungsergebnis in Kurzzeittherapien aufwies, wohl aber die interpersonalen Fertigkeiten auf Seiten der Therapeuten.

Insgesamt gesehen sind die Studien zum Einfluss von Therapeutenfaktoren noch längst nicht ausreichend, um zu einer abschließenden Bewertung zu gelangen. Dennoch deutet sich an, dass es offensichtlich andere Faktoren sind als die theoretische und praktische Ausbildung, die die Qualität der therapeutischen Beziehung und damit auch das Behandlungsergebnis maßgeblich determinieren. Dies hat einige Autoren dazu inspiriert, statt des Nachweises empirisch validierter Behandlungen den Nachweis empirisch validierter Behandler zu fordern, was den Schulenstreit in der Psychotherapie endgültig obsolet werden ließe.

14 Dokumentation und Qualitätssicherung

H. Kordy, C. Gallas, B. Zimmer

> Dokumentation und Qualitätssicherung sind für alle Erbringer psychotherapeutischer Leistungen Pflicht. Die so gesammelten Daten bieten Lerngelegenheiten. Spezifische Computerprogramme transformieren die Daten in qualitätsrelevante Information. Durch moderne Kommunikationstechnologie ist diese für alle Beteiligten zeitnah verfügbar. Dies fördert die Entwicklung einer Lern- und Kommunikationskultur zur Stärkung der Qualität der Gesundheitsversorgung.

14.1 Begriffsklärung und rechtlicher Hintergrund

Im Gesundheitswesen werden unter dem Begriff Qualitätsmanagement (QM) alle Maßnahmen zusammengefasst, die der kontinuierlichen Verbesserung der Versorgungsleistungen dienen. Dazu gehören das Festlegen der Qualitätspolitik und der Qualitätsziele, die Qualitätsplanung, die Qualitätslenkung, die Qualitätssicherung und die Qualitätsverbesserung (DIN EN ISO 9000:2000).

> **D** Die Qualitätssicherung (QS) umfasst alle inhaltlichen Maßnahmen, die dazu dienen, für eine Versorgungsleistung ein definiertes Qualitätsziel/Ergebnis zu erreichen.

Bereits 1981 wurde die Einführung von QS im Gesundheitsbereich von der Weltgesundheitsorganisation (WHO) angestoßen. In ihrem Programm „Gesundheit für alle bis zum Jahr 2000" wurde die Einführung der QS für alle Mitgliedsländer bis zum Jahr 1990 anvisiert (World Health Organization 1981). In der Folge wurde in Deutschland vom Gesetzgeber eine Reihe von QS-Initiativen im Gesundheitssystem unternommen, wie das Gesundheitsreformgesetz von 1989 und das Gesundheitsstrukturgesetz von 1993. Laut §135a des fünften Sozialgesetzbuch (SGB V) von 1989 sind Vertragsärzte –medizinische Versorgungszentren, zugelassene Krankenhäuser und Erbringer von Rehabilitationsmaßnahmen verpflichtet, sich an **externen** QS-Maßnahmen zu beteiligen, die einrichtungsübergreifende Vergleiche anhand einheitlicher Qualitätsindikatoren ermöglichen. Diese Pflicht gilt damit auch für alle ärztlichen und psychologischen Psychotherapeuten, die Leistungen innerhalb der vertragsärztlichen Versorgung erbringen. Darüber hinaus wird ein *einrichtungsinternes* QM (s. u.) gefordert (Gemeinsamer Bundesausschuss 2005).

> **M** Dokumentation und Qualitätssicherung sind für alle Leistungserbringer im Rahmen der vertragsärztlichen Gesundheitsversorgung verbindlich.

Älter ist die Verpflichtung zur Dokumentation psychotherapeutischer Behandlungen. Rechtliche Grundlagen bilden z. B. das Psychotherapeutengesetz, die Gesundheits- und Sozialgesetze sowie das allgemeine Vertrags- und Haftungsrecht (vgl. Laireiter et al. 2001). Dabei geht es vor allem um den Nachweis, dass die Behandlung lege artis durchgeführt wurde. Der Patient besitzt ein Einsichtsrecht in die Dokumentation seiner Behandlung soweit sich diese auf objektive Daten (z. B. Diagnosen, Anamnesen, Befunde, Prognosen, angewandte Methoden, Stundenverläufe etc.) bezieht, jedoch nicht für Aufzeichnungen und Notizen, die die subjektive Sicht des Psychotherapeuten widerspiegeln. Die Dokumentationen sind in der Regel zehn Jahre und unter Wahrung der Datenschutzvorschriften aufzubewahren.

14.2 Dokumentation in der Psychotherapie

Es wird zwischen der Basis- und der Verlaufsdokumentation unterschieden, beide sind verpflichtend:

> **M** *Basisdokumentationen* bilden für den jeweiligen Versorgungsbereich repräsentative Behandlungsdaten in einheitlicher Form ab und ermöglichen eine standardisierte, vergleichende Bewertung.

Basisdokumentationen geben Antworten auf die folgenden Fragen:

1. **Wer wird behandelt?** Dazu werden z. B. personenbezogene, anamnestische und diagnostische Daten der Patienten, die Beeinträchtigungsschwere, aktuelle Problembereiche, Arbeitsfähigkeit, Therapiemotivation etc. erfasst.
2. **Wie wird behandelt?** Hierzu werden der Behandlungsplan und -ziele, Behandlungssetting, -dauer, -umfang und -intensität, positive und negative Ereignisse im Be-

handlungsverlauf, die therapeutische Arbeitsbeziehung, die Art der Beendigung der Behandlung und ggf. Folgemaßnahmen etc. beschreiben.
3. **Welche Ergebnisse werden erreicht?** Hierzu werden z. B. die Zielerreichung und die Veränderung der Symptomatik bzw. der Ausgangsprobleme sowie der Arbeitsfähigkeit beurteilt und zusätzlich die Behandlungszufriedenheit erhoben.

Verbreitete Basisdokumentationssysteme sind z. B. das AMDP-System (Arbeitsgemeinschaft für Methodik und Dokumentation in der Psychiatrie 2007) für den psychiatrischen Versorgungsbereich, die Psy-BaDo (Basisdokumentation in der Psychotherapie; Heuft u. Senf 1998) für Psychotherapie und Psychosomatik und der Dokumentationsteil der QS-Reha® der Rentenversicherungen (Verband Deutscher Rentenversicherungsträger 2000). Auch wenn zwischen diesen Dokumentationssystemen beträchtliche Ähnlichkeiten bestehen, reflektieren sie doch die jeweiligen spezifischen Besonderheiten der Versorgungsbereiche, insbesondere die spezifischen Versorgungsziele.

Als Basismodul für die Dokumentation in der Psychotherapie und Psychosomatik bietet sich die Psy-BaDo an. Sie wurde gemeinsam von den für diesen Versorgungsbereich relevanten Fachgesellschaften entwickelt und repräsentiert daher einen breiten Konsens. Im Unterschied z. B. zum AMDP-System werden Daten zum Ergebnis sowohl aus der Therapeuten- als auch aus der Patientenperspektive erfasst.

M **Verlaufsdokumentationen beschreiben die Durchführung der Therapie, die Therapieprozesse und die im Therapieverlauf erzielten Veränderungen.**

Als Prozessdaten werden z. B. die Entwicklung der therapeutischen Arbeitsbeziehung und der Motivation des Patienten, Ereignisse zwischen den Therapiesitzungen oder unmittelbare Effekte einer Sitzung erfasst. Für die standardisierte Beschreibung des Geschehens in der Therapiesitzung stehen Stundenerfassungs- (z. B. Stangier et al. 1998) bzw. Psychotherapieprozessbögen (z. B. Flueckiger et al. 2010) zur Verfügung. Die Dokumentation des Gesundungsverlaufs während der Behandlung ist aufwendig. Sie beschränkt sich bisher daher zumeist auf die retrospektive Sicht der Therapeuten. Es ist zu erwarten, dass die Datenerhebung über das Internet oder SMS, die aktuell in Entwicklung ist, die Situation verbessern wird.

14.3 Qualitätssicherung in der Psychotherapie und Psychosomatik

In der QS unterscheidet man auf Vorschlag von Donabedian (1966) zwischen drei Qualitätsdimensionen:

M **Struktur-, Prozess- und Ergebnisqualität beschreiben die Kernaspekte der QS, wobei Struktur- und Prozessqualität die Voraussetzungen für die Ergebnisqualität benennen.**

Die **Strukturqualität** der psychotherapeutischen Versorgung umfasst (u. a.) die personellen Ressourcen, insbesondere die Qualifikation des therapeutischen Teams, die Organisations-, Kommunikations- und Weiterbildungsstrukturen und die Ausstattung der Klinik bzw. der Praxis. Ein Beispiel für eine Maßnahme zur Verbesserung der Strukturqualität ist die Einführung der Psychiatrie-Personalverordnung (Psych-PV) von 1991, die durch das Prinzip einer leistungsbezogenen Personalbemessung zu einer Zunahme der Planstellen beim therapeutischen Personal in psychiatrischen Kliniken führte.

Der Fokus der **Prozessqualität** liegt auf der sachgerechten Durchführung der diagnostischen und therapeutischen Maßnahmen. Spezielle Aspekte wie z. B. die Ausgestaltung der therapeutischen Beziehung, die Behandlungsfrequenz und -dauer sowie die Güte der Dokumentation der Diagnostik und des Therapieverlaufs werden darüber hinaus zur Bewertung der Prozessqualität hinzugezogen. Als prägnantes Beispiel für Maßnahmen zur Verbesserung der Prozessqualität können die Einführung operationaler Diagnosesysteme wie des DSM-IV oder der ICD-10 sowie die Entwicklung und kontinuierliche Weiterentwicklung von Leitlinien genannt werden.

Die **Ergebnisqualität** gilt als die wichtigste Zielgröße von QS und QM. Es besteht weitgehend Einigkeit darüber, dass bei der Bewertung der Ergebnisqualität im Sinne des allgemeinen Gesundheitsbegriffs der WHO sowohl die psychische und körperliche Gesundheit als auch interpersonelle und soziale bzw. berufliche Aspekte berücksichtigt und dazu nach Möglichkeiten die Meinungen sowohl der Behandler als auch der Patienten und ggf. ihrer Angehörigen eingeholt werden sollten. Dabei kann der jeweilige Ergebnisaspekt mit Hilfe von individuellen Therapiezielen, von direkten Veränderungseinschätzungen über entsprechende Fragebögen (z. B. VEV – Veränderungsfragebogen des Erlebens und Verhaltens; Zielke 1993) oder von Differenzen zwischen Skalenwerten standardisierter Fragebögen vor und nach einer Behandlung bewertet werden. Darüber hinaus wird empfohlen, die Patienten- und Mitarbeiterzufriedenheit zu erfassen.

Erfassung der Ergebnisqualität

Bis vor Kurzem wurde überwiegend die Symptom-Check-List von Derogatis (SCL, Franke 2002) oder eine ihrer Kurzfassungen für die Ergebnismessung eingesetzt. Die SCL-90R misst die Beeinträchtigung durch körperliche und psychische Symptome auf neun Skalen: Somatisierung, Zwanghaftigkeit,

Unsicherheit im Sozialkontakt, Depressivität, Ängstlichkeit, Aggressivität/Feindseligkeit, Phobische Angst, Paranoides Denken und Psychotizismus (Nutzung gegen Gebühren).

In der Zwischenzeit wurde eine Reihe von alternativen Instrumenten zur Erfassung der Ergebnisqualität aus Patientenperspektive speziell für den Einsatz in der QS entwickelt:

- Klinisch-Psychologisches Diagnosesystem-38 (KPD, Percevic et al. 2005): Ausgerichtet am Gesundheitsmodell der WHO wird das Allgemeinbefinden über das körperliche, psychische und soziale Befinden erfasst. Darüber hinaus werden persönliche Ressourcen (Handlungskompetenz, soziale Unterstützung) und die allgemeine Lebenszufriedenheit erhoben (für Forschungszwecke gebührenfrei).
- ICD-10-Syptom-Rating (Tritt et al. 2008): Evaluiert den Schweregrad der psychischen Symptomatik (nach ICD-10, Kapitel F). Es umfasst sechs Subskalen: depressives Syndrom, Angstsyndrom, Zwangsyndrom, somatoformes Syndrom, Essstörungssyndrom sowie eine Zusatzskala zum Screening einzelner Syndrome (gebührenfrei).
- Hamburger Module zur Erfassung allgemeiner Aspekte psychosozialer Gesundheit für die therapeutische Praxis (HEALTH-49, Rabung et al. 2009): Psychosoziale Gesundheit wird über neun Skalen gemessen: somatoforme Beschwerden, Depressivität, phobische Ängste, psychisches Wohlbefinden, interaktionelle Schwierigkeiten, Selbstwirksamkeit, Aktivität und Partizipation, soziale Unterstützung und soziale Beeinträchtigung (gebührenfrei).
- Ergebnisfragebogen-45 (Lambert et al. 2002): Er misst die psychische Symptombelastung, die Beeinträchtigung der zwischenmenschlichen Beziehungen und der sozialen Integration; er wurde speziell für die Veränderungsmessung im Psychotherapieverlauf entwickelt (Nutzung gegen Gebühr).
- Fragebogen zur Evaluation von Psychotherapieverläufen (FEP; Lutz et al. 2009): Der FEP erfasst die psychische Gesamtbeeinträchtigung im Therapieverlauf auf den Dimensionen Wohlbefinden, Beschwerden, interpersonale Beziehung und Kongruenz (gebührenfrei).
- Direkte Veränderungsmessung von Problembereichen: Patient und Therapeut schätzen das Ausmaß der erzielten Veränderungen durch die Behandlung auf relevanten Problemdimensionen ein (z. B. Psy-BaDo; gebührenfrei).

14.4 Qualitätssicherung in der Psychotherapie

Für die stationäre Versorgung haben sich bereits einige QS-Systeme etabliert. Zu nennen sind hier: DIN EN ISO 9001 (Deutsches Institut für Normung), EFQM (European Foundation of Quality Management), KTQ (Kooperation für Transparenz und Qualität im Gesundheitswesen) sowie das der QS-Reha® (Qualitätssicherung medizinische Rehabilitation). Ihnen gemeinsam ist, dass die Ergebnisqualität anhand von standardisierten Patientenbefragungen und speziellen Audits durch externe Visitoren beurteilt wird.

In der ambulanten Psychotherapie beruft man sich gerne auf die aufwendige Ausbildung, die kontinuierliche Fortbildung, die Supervision und die Intervision als bewährte Maßnahmen zur Sicherung der Qualität in der Psychotherapie (z. B. Piechotta 2008). Ein besonderes Element der QS ist das externe Gutachterverfahren, in dem vorab die Notwendigkeit, die Zweckmäßigkeit und die Wirtschaftlichkeit ambulanter Psychotherapien geprüft werden. Noch immer fehlt allerdings eine standardisierte Bewertung von Prozess- und Ergebnisqualität in der Regelversorgung, insbesondere eine Beurteilung aus Sicht der Patienten. Die Lücke könnte geschlossen werden durch die Verfahren, die gegenwärtig in Zusammenarbeit zwischen Psychotherapeutenverbänden und Krankenversicherungen entwickelt und erprobt werden (QS-PSY-BAY und das Techniker-Krankenkasse-Projekt „Qualitätsmonitoring in der ambulanten Psychotherapie").

> **M** Spezialisierte Dienstleister helfen bei der Standardisierung der QS und Zertifizierung.

Verschiedene spezialisierte Dienstleistungsunternehmen bieten QS-/QM-Systeme für Praxen aller Fachgruppen. Für niedergelassene Psychotherapeuten kommen z. B. infrage: QEP (Qualität und Entwicklung in Praxen), KPQM 2006 (Kassenärztliche Vereinigung Westfalen-Lippe Praxis Qualitätsmanagement), KTQ (Kooperation für Transparenz und Qualität im Gesundheitswesen), EPA (European Praxisassessment). Eigens für psychotherapeutische Praxen entwickelte QM-Systeme sind u. a.: PsyQM (Qualitätsmanagement für Psychotherapeutische Praxen), PsyQos (Psychotherapie Qualitäts+Officemanagement System), QNAP (Qualitätssicherung für niedergelassene analytische Psychotherapeuten) und das „Berner Modell" der Figurationsanalyse.

14.5 Aktives internes Qualitätsmanagement

Datensammeln sichert noch keine Qualität. Erst die geschickte Nutzung der Daten durch die an der Herstellung der Qualität Beteiligten kann, getreu dem Motto der QS „Jeder Mangel ist ein Schatz!", den Schatz heben. Die Rahmenbedingungen dafür werden in dem internen QM eingerichtet.

> **M** Datensammeln sichert noch keine Qualität; erst die zielorientierte Nutzung der Daten erhöht die Aussichten auf sichere oder gar bessere Qualität.

Der G-BA (Gemeinsamer Bundesausschuss) hat in der „Qualitätsmanagement-Richtlinie vertragsärztliche Versorgung" von 2005 die Forderung nach einem internen QM konkretisiert (Gemeinsamer Bundesausschuss 2005). Danach wird die Einführung eines internen QM innerhalb von vier Jahren nach Aufnahme der Tätigkeit als Psychotherapeut innerhalb der vertragsärztlichen Versorgung erwartet sowie eine kontinuierliche Weiterentwicklung des QM-Systems. Es werden folgende Elemente (u. a.) empfohlen:

- Die Festlegung von konkreten Qualitätszielen und entsprechenden Umsetzungsmaßnahmen, die systematische Überprüfung der Zielerreichung und erforderlichenfalls die Anpassung der Maßnahmen,
- regelmäßige, strukturierte Teambesprechungen z. B. Qualitätszirkel,
- Prozess- und Ablaufbeschreibungen, Dokumentation der Behandlungsverläufe,
- Patientenbefragungen, nach Möglichkeit mit validierten Instrumenten,
- Beschwerdemanagement und Notfallmanagement,
- qualitätsbezogene Dokumentation, insbesondere
  – der Qualitätsziele und der Umsetzungsmaßnahmen,
  – der systematischen Überprüfung der Zielerreichung (z. B. anhand von Indikatoren) und der ggf. erforderlichen Anpassung der Maßnahmen.

Ein praxisbewährtes Beispiel für ein internes QM in der stationären Psychotherapie und Psychosomatik ist die QM nach dem Stuttgart-Heidelberger-Modell.

> **M** Das übergeordnete Ziel einer aktiven QS ist es, für möglichst viele Patienten ein klinisch bedeutsames Behandlungsergebnis zu erreichen. Der Schlüssel dazu liegt in der Etablierung einer „Lern- und Kommunikationskultur" im Klinikteam.

Damit rückt eine zeitnahe Bereitstellung relevanter Information in einer für die Beteiligten nützlichen Form in den Mittelpunkt. Das Mittel dazu ist die Internet-Software Web-AKQUASI (Aktive Qualitätssicherung; Percevic et al. 2006).

Das Stuttgart-Heidelberger-Modell umfasst 5 Schritte (Kordy et al. 2003):

1. *Informationsgewinnung:* Ein spezifisches Fragebogeninventar, das insbesondere die Ergebnisqualität aus mehrere Perspektiven (Therapeuten, Patienten) und über mehrere Ergebnisebenen (körperlich, psychisch, sozial) erfasst. Dieses Inventar kann vom Nutzer frei gewählt werden, solange es
   – Antworten auf die zentralen Fragen jedes QM liefert (Wer kommt zur Behandlung? Mit welchen therapeutischen Mitteln und in welchem Umfang wird behandelt? Welches Ergebnis wird erzielt?),
   – die Möglichkeit bietet, im Behandlungsverlauf zu erkennen, ob eine Annäherung an die gesetzten Qualitätsziele stattfindet und
   – ökonomisch ist.
2. *Ist-Soll-Vergleich durch standardisierte Bewertungsalgorithmen:* Als Ergebnis der standardisierten Evaluation der Behandlungen wird jeder einzelne Verlauf als sehr gut, gut oder auffällig (im Sinne von „sollte klinisch reflektiert werden") bewertet. Der Bewertungsalgorithmus orientiert sich an einer simplen Regel: Der Patient sollte die Klinik im Vergleich zur Aufnahme in einem klinisch bedeutsam gebesserten Zustand verlassen. Bei der Operationalisierung werden sowohl inhaltliche Schlüsselfragen (z. B. ausgeprägte Suizidgedanken bei Entlassung, Verschlechterung aus Sicht des Therapeuten) als auch quantitative Aspekte (z. B. deutlich mehr positive als negative Veränderungen im Patientenbericht) berücksichtigt.
3. *Feedback der Ergebnisse:* Zeitgleich mit der Dateneingabe über ein browserfähiges Gerät (d. h., über PC, Notebook, Handheld, Mobiltelefon etc.) werden die Daten in grafische und verbale Rückmeldungen zum aktuellen Gesundheitsstatus, bisherigen Gesundungsverlauf und angestrebtem Behandlungsziel transformiert. Diese stehen zum gleichen Zeitpunkt dem Behandlungsteam über ein beliebiges browserfähiges Gerät zur Verfügung.
4. *Kommunikation und Planung der Behandlung in Qualitätszirkeln:* Die kontinuierliche Reflexion der Behandlungsverläufe in internen Qualitätszirkel fördert das klinische Verständnis der psychometrisch-standardisiert erhobenen Daten. Der Schwerpunkt wird auf die Besprechung auffälliger Verläufe gelegt, da diese Verbesserungspotenzial signalisieren und so einen kontinuierlichen Verbesserungsprozess anstoßen.
5. *Fallübergreifendes QM:* Die Information über die Behandlung der einzelnen Patienten wird in zwei Varianten aggregiert:
   – In sog. Qualitätskontrollcharts wird (z. B. für alle Patienten einer Station, Abteilung, Klinik oder Praxis) der zeitliche Verlauf eines zentralen Qualitätsindikators (z. B. Rate an auffälligen Verläufen, Patientenzufriedenheit) abgebildet. Zwei Referenzlinien („durchschnittliche"/erwartete Qualität, Vertrauensintervall) helfen, die Verlaufskurve zu interpretieren, zeigen negative Entwicklungen auf und ermöglichen so, zeitnah die Suche nach Ursachen zu initiieren und ggf. aktive Gegenmaßnahmen einzuleiten.
   – Die aggregierten globalen und spezifischen Bewertungen der einzelnen Behandlungen werden in Form von Report-Cards grafisch dargestellt und stehen somit für einen externen, einrichtungsübergreifenden Vergleich zur Verfügung (z. B. Benchmarking).

Vergleichbare Ansätze für ein aktives QM in der ambulanten Psychotherapie gibt es derzeit noch nicht. Die konzeptuelle und software-technische Anpassung des Stuttgart-Heidelberger-Modells ist ohne großen Aufwand möglich. Daneben ist zu hoffen, dass das gemeinsam von der TK (Techniker Krankenkasse) und verschiedenen kassenärztlichen Vereinigungen initiierte Modell „Qualitätsmonitoring in der ambulanten Psychotherapie" bzw. das von der KVB (Kassenärztliche Vereinigung Bayerns) und einigen der gesetzlichen Krankenversicherungen initiierte Projekt QS-PSY-BAY (Qualitätssicherung in der ambulanten Psychotherapie in Bayern) die psychometrischen und technologischen Voraussetzungen für ein kontinuierliches Ergebnismonitoring erweitern, die begleitenden wissenschaftlichen Studien das empirische Wissen für eine geeignete Interpretationsheuristik stärken und sich schließlich die von den Beteiligten in der Projektdurchführung gesammelte Erfahrung als hilfreich für einen Einsatz in der Versorgungsroutine erweisen werden.

Moderne Informations- und Kommunikationstechnologien (IKT) eröffnen neue Möglichkeiten für ein effizientes QM in der Psychotherapie und Psychosomatik. IKT schafft keine Qualität, aber sie verbessert den Informationsfluss, stärkt so die Entwicklung einer „Lern- und Kommunikationskultur", in der eine kontinuierliche, effektive Suche nach Qualitätsverbesserungen möglich wird.

Eine Software wie Web-AKQUASI oder die in dem TK-Modellprojekt bzw. im Projekt QS-PSY-BAY eingesetzte Software gleichen einem Navigationssystem. Sie setzen den jeweils aktuellen Standort in Relation zu dem anvisierten Zielort und geben insofern eine Orientierung für die weitere Zielannäherung. Allerdings sind die Straßenkarten, um im Bild zu bleiben, noch wenig detailliert. Die Forschungsliteratur zum Prozess und Ergebnis von Psychotherapie erlaubt derzeit nicht mehr als die grobe Anweisung: weitermachen, wenn das Ziel noch nicht erreicht ist (Barkham et al. 2006, Percevic et al. 2006). Es bleibt die begründete Hoffnung, dass ein zunehmender Einsatz solcher Navigationssysteme in der Psychotherapie als Nebeneffekt detaillierte Karten liefern wird, die wiederum eine bessere Orientierung und damit eine sicherere Zielerreichung für die Zukunft versprechen.

III Therapietheorien

15 Grundlagen psychoanalytischer Psychotherapie
16 Psychodynamische Psychotherapieverfahren
17 Verhaltenstherapie
18 Systemische Therapie
19 Humanistische Psychotherapieverfahren

15 Grundlagen psychoanalytischer Psychotherapie

W. Mertens

Patienten, die heutzutage einen Psychoanalytiker aufsuchen, leiden nicht nur an umschriebenen Symptomen und Problemen, sondern häufig in einer umfassenderen Weise an sich selbst und an ihrem Leben. Ihre Leidenszustände sind das Ergebnis unbewusster Konflikte und der Folgen von traumatisierenden Kindheitserfahrungen. Oftmals haben sich die Erlebniskonstellationen sogar zu einer mehr oder weniger umfassenden Persönlichkeitsstörung entwickelt, die nahezu alle Bereiche des Erlebens, Denkens, des körperlichen Empfindens, sozialer Kompetenzen, der Selbst- und Fremdwahrnehmung durchzieht.

15.1 Leidender Patient: Grundkonzeption des psychoanalytischen Konflikt- und Krankheitsverständnisses

In einer psychoanalytischen Therapie ändern sich die Anteile der Persönlichkeitsstörung, die für die Aufrechterhaltung der Nöte und Schwierigkeiten des Patienten verantwortlich waren. Aber auch nach einer gelungenen Psychoanalyse müssen Patienten mit Einschränkungen ihrer Lebensentwürfe, ihrer Hoffnungen und Beziehungsmöglichkeiten zurechtkommen – kein Analytiker, keine Therapie können bestimmte traumatisierende und belastende Kindheitserfahrungen und deren Auswirkungen rückgängig machen. Auch wenn die Psychoanalyse somit keine Heilsversprechungen einlösen kann, ändert sich doch in der Regel der Umgang mit bislang belastenden Lebenserfahrungen und den daraus resultierenden neurotischen Konsequenzen erheblich.

Die psychoanalytische Behandlungstechnik geht davon aus, dass die Symptome und Konflikte, die eine Person zum Psychoanalytiker führen, nicht allein durch gegenwärtige widrige Umstände und Bedingungen des Lebens verursacht sind. Symptome und Konflikte gehen in der Regel auch auf lebensgeschichtlich frühere unverarbeitete Erlebnisse zurück. Je nach dem Ausmaß ihrer Bewusstheit, ihres Realitätsgehalts, ihrer erlebten Traumatisierung und ihrer Konsequenzen werden sie als unbewusster Konflikt, unbewusste Fantasie, pathogene Überzeugung, Traumatisierung, Entwicklungshemmung, ichstrukturelle Beeinträchtigung, Selbstwertstörung, Persönlichkeitsstörung beschrieben (z. B. Ehlers u. Holder 2009, Ermann 2007, Lichtenberg 2007, Mentzos 2009).

Tabelle 15.1 gibt einen Überblick über die wichtigsten Konzepte, die von Psychoanalytikern beschrieben und ausgearbeitet worden sind.

15.2 Psychoanalytische Schulrichtungen in ihrer modellhaften Vereinfachung

Ein Beitrag zu den Grundlagen der psychoanalytischen Psychotherapie kommt nicht an der Schwierigkeit vorbei, dass es *die* Psychoanalyse oder *die* psychoanalytische Therapie schon seit geraumer Zeit nicht mehr gibt. Es existiert vielmehr eine Anzahl von unterschiedlichen Auffassungen und Traditionen, die man auch als Schulrichtungen bezeichnen kann, in Bezug auf wesentliche Bestandteile der psychoanalytischen Theorie und Behandlungsmethode.

Die immer präzisere Ausarbeitung und Weiterentwicklung der spezifischen Annahmen einer bestimmten psychoanalytischen Schulrichtung (wie z. B. der ichpsychologischen, selbstpsychologischen, kleinianischen) hat aber auch ein Bedürfnis bei vielen Praktikern entstehen lassen, die Gemeinsamkeiten und Unterschiede zwischen verschiedenen Vorgehensweisen kennen zu lernen. Sie möchten die Phänomenologie, Psychodynamik und Psychogenese der Konflikte und Traumatisierungen eines Analysanden nicht nur aus einem einzigen psychoanalytischen Blickwinkel, sondern **schulenübergreifend** betrachten. Ein integratives, auf den einzelnen Patienten abgestimmtes Vorgehen ist sicherlich bei einigen praktizierenden Therapeuten ohnehin schon seit geraumer Zeit der Fall. Notwendig erscheint hierbei aber auch eine Reflexion über die zugrundeliegenden Annahmen der jeweiligen psychoanalytischen Perspektive, z. B. im Hinblick auf Menschenbild, Konfliktverständnis, Interaktion mit der Umwelt, analytische Hal-

Tabelle 15.1 Grundbausteine der psychoanalytischen Krankheitskonzeption

unbewusster Konflikt

Es ist derjenige Konflikt, der aufgrund der Unvereinbarkeit von kindlichen Impulsen, Wünschen, Handlungsintegrationen und elterlichen Anforderungen entsteht und zumeist zu Kompromissleistungen führt, die symptomatischen Charakter annehmen. Der unbewusste Konflikt ist die Grundlage des bewussten Konflikts in der Gegenwart (Beispiel bewusster Konflikt: „Soll ich meine Arbeitsstelle wechseln? Ich bin hin- und hergerissen." Unbewusster Konflikt: „Darf ich mich ablösen oder macht das meine Eltern übermäßig traurig?").

unbewusste Fantasie

Sie entsteht als kindlicher Lösungsversuch eines unbewussten Konflikts (z. B. „Wenn mir mein Geschwister ungerechtfertigterweise vorgezogen wird und ich auf die Äußerungen meiner Wut verzichten muss, weil ich sonst alle Liebe meiner Eltern verliere, werde ich zumindest in der Fantasie mir ausmalen, wie ich andere Menschen dafür bestrafen kann").

pathogene Überzeugung

Sie entsteht als die erlebte Reaktion auf die elterlichen Handlungen und Einstellungen in Bezug auf die Handlungen des Kindes (z. B. „Wenn ich es wage, auch nur die geringste Kritik an meinem Vater zu äußern, werde ich von ihm verprügelt").

Traumatisierung

Es ist das subjektive Erleben von belastenden Ereignissen, die die Bewältigungs- und Abwehrkompetenz eines Menschen überfordert haben. Unterschieden werden können die Auswirkungen von einmaligen Traumatisierungen (Schocktrauma) und von häufigen oder gar permanenten Traumatisierungen (kumulatives Trauma). Permanente Traumatisierungen können auch durch das sog. Entwicklungstrauma ausgelöst sein, bei dem sich die Eltern zu wenig auf die altersangemessenen Bedürfnisse ihres Kindes einstellen.

Entwicklungshemmung

Unbewusste Konflikte, Traumatisierungen, unbewusste Fantasien und pathogene Überzeugungen führen zu Entwicklungshemmungen in bestimmten Entwicklungslinien und -bereichen (so traut sich z. B. ein in seiner Neugierde frühzeitig eingeschüchtertes Kind nicht mehr, neugierig und unternehmungslustig seine kindliche Welt zu erforschen).

Ich-strukturelle Beinträchtigung

Unbewusste Konflikte, Traumatisierungen, unbewusste Fantasien und pathogene Überzeugungen, die Entwicklungshemmungen nach sich ziehen, können zu Einschränkungen von Ich-Funktionen, wie Einfühlung in sich selbst und in andere Menschen, Affektdifferenzierung und -steuerung, kommunikative Kompetenzen und Bindungsfähigkeit, führen.

Selbstwertstörung

Unbewusste Konflikte, Traumatisierungen, unbewusste Fantasien, pathogene Überzeugungen, Entwicklungshemmungen sowie Ich-strukturelle Beeinträchtigungen können zu einer Reduzierung des Selbstwertgefühls führen; im extremen Fall entsteht als Folge von selbstwertregulierenden Gegenmaßnahmen eine narzisstische Persönlichkeitsstörung; im durchschnittlichen Fall entsteht ein beeinträchtigtes Selbsterleben, das bei vielen neurotischen Konflikten und Persönlichkeitsstörungen anzutreffen ist.

Persönlichkeitsstörung

Die sich aufgrund der Konflikte und Traumatisierungen einstellenden Hemmungen und Einschränkungen gesunder Erfahrungsmöglichkeiten, die sich daraus ergebenden neurotischen Fantasie- und Kompromissbildungen sowie die gestörte Selbstwertregulation führen beim neurotischen Menschen zur Ausbildung bestimmter persönlichkeitsstruktureller Eigentümlichkeiten und Persönlichkeitszüge (wie z. B. Misstrauen, Rechthaberei, Eigenwilligkeit, übertriebenes Geltungsbestreben und Rivalisieren) und neurotischer Idealbildungen (wie z. B. übertriebene Friedfertigkeit, asketische Lebensführung) und zu bestimmten neurotischen Arten des Denkens und des Erlebens (z. B. starke Betonung des Sachlichen und Intellektuellen). Das Insgesamt dieser Haltungen und Einstellungen lässt sich als Persönlichkeitsstörung beschreiben.

tung, Auffassung von Übertragung, Gegenübertragung und Widerstand, Wirkfaktoren u.a.m.(z.B. Küchenhoff 2010, Mertens 2010, 2011a,b, Zwiebel 2007).

Mittlerweile gibt es eine beträchtliche Zahl von Arbeiten in der neueren Forschungsliteratur, in denen diese Klärungsarbeit auch anhand konkreter komparativer Fallbesprechungen vorgenommen wird. Miller u. Post (1990) z.B. ließen das Verbatim-Protokoll einer Therapiestunde von einem Selbstpsychologen, einem Trieb- und Strukturtheoretiker, einem Entwicklungspsychologen, einem interpersonellen Psychoanalytiker, einem Kleinianer, einem britischen Objektbeziehungstheoretiker, einem Psychoanalytiker mit einer neurobiologischen interdisziplinären Schwerpunktsetzung und einem Lacanianer einschätzen; ähnlich gingen Pulver (1987) und Hunter (1994) vor. Das International Journal of Psychoanalysis hat seit einigen Jahren eine Rubrik eingerichtet, in der regelmäßig Verbatim-Protokolle von Therapiesitzungen aus der Perspektive verschiedener Richtungen diskutiert werden (z.B. Fonagy 2004).

Die in diesem Beitrag über die psychoanalytische Behandlungstechnik in den einzelnen Abschnitten dargestellten Tabellen enthalten drei Modelle:

- Triebkonflikt-Modell,
- entwicklungspsychologische Ich- und Selbst-strukturelle Defizit-Modell (abgekürzt: Entwicklungs-Defizit-Modell),
- Beziehungs-Konflikt-Modell.

Triebkonflikt-Modell

Das Triebkonflikt-Modell lässt sich als das Modell der klassischen Psychoanalyse bezeichnen, die bis zum heutigen Tag praktiziert wird, die am stärksten auf die Konzeptionen von Freud zurückgeht, aber selbstverständlich die Weiterentwicklungen der Struktur- und Ich-Psychologie beinhaltet und etwas bewahrt, was angesichts zu wenig reflektierter Modernisierungsbemühungen verloren zu gehen droht: **die im Körperlichen wurzelnde Trieb- und Affektstruktur des Menschen**, die vielfältigen Formen seiner Selbsttäuschung und das sozialisatorische Verhaftetsein in die jeweilige gesellschaftliche Ideologie (Sandler et al. 2003).

Entwicklungs-Defizit-Modell

Das entwicklungspsychologische Ich- und Selbst-strukturelle Defizit-Modell (abgekürzt: Entwicklungs-Defizit-Modell) nimmt Ideen der amerikanischen Ich-Psychologie der 1960er und 1970er Jahre auf, enthält Elemente der Objektbeziehungstheorie z.B. von Winnicott und selbstpsychologische Konzepte von Kohut und seinen Schülern, die bis in die jüngste Gegenwart an einer Weiterentwicklung seiner ursprünglichen Gedanken arbeiten (z.B. Atwood, Bacal, Stolorow, Lachmann, Lichtenberg, Ornstein, Wolf). Im Unterschied zum Triebkonflikt-Modell betont dieses Modell sehr stark den Einfluss **pathogener elterlicher Haltungen und Handlungen** auf das sich entwickelnde Kind (z.B. Milch 2001).

Beziehungskonflikt-Modell

Das Beziehungskonflikt-Modell lässt sich auf Ideen von Ferenczi, Sullivan, Thompson und Searles zurückverfolgen und wurde im letzten Drittel des 20. Jahrhunderts z.B. von den folgenden Psychoanalytikern praktiziert: Benjamin, Gill, Hoffman, Mitchell, Renik, mit Einschränkungen auch von Bollas, A.-M. Sandler und J. Sandler, zum Teil auch von den Post-Kleinianern wie Britton, Feldman, Steiner, in Deutschland z.B. neuerdings von Altmeyer und Thomä und vielen anderen. Es fokussiert, hierbei auch beeinflusst von systemischen und familiendynamischen Ansätzen, die interpersonelle und reziproke Natur zwischenmenschlicher Beziehungen, wobei es im Unterschied zu einer ausschließlich sozialpsychologischen und systemischen Betrachtungsweise die **Verschränkung von Interpersonellem und Intrapsychischem** (vor allem in seinem biografischen Gewordensein) betont. Die Interaktion von Umwelt und Person oder von sozialisierender Mutter und kindlicher Subjektivität von Beginn des Lebens an verbietet es, die beiden Seiten undialektisch auseinanderfallen zu lassen. Diese Sichtweise hat selbstverständlich – wie auch die beiden anderen Modelle – wichtige Konsequenzen für das Verständnis der psychoanalytischen Situation und Haltung (z.B. Jaenicke 2006, 2010, Mitchell 2000, Wachtel 2008).

Ausblick

Die in den folgenden Kapiteln enthaltenen Tabellen sind nicht dahingehend misszuverstehen, dass die 1. und 2. Spalte mit dem Triebkonflikt-Modell und dem Entwicklungs-Defizit-Modell geschichtlich bereits überholt sind und aus diesem Grund einer zeitgenössischen psychoanalytischen Vorgehensweise nicht mehr entsprechen. So ist etwa die klassische Sichtweise in mancherlei Hinsicht durchaus wichtig (z.B. bei der Betonung des zentralen Stellenwerts unbewusster Fantasien), in anderer Hinsicht kann sie vielleicht nur noch mit Einschränkungen akzeptiert werden (z.B. was die klassische Übertragungsanalyse betrifft). Vielmehr enthalten alle drei Modelle wichtige Optionen, die von vielen Psychoanalytikern der Gegenwart je nach Indikation bei einem bestimmten Patienten auf unterschiedliche Weise gemischt werden. Das sog. **Learning from many masters**, das moderne Psychotherapieforscher im Hinblick auf die Verwirklichung einer Allgemeinen Psychotherapie gefordert haben, hat in der psychoanalytischen Theorie und Praxis somit schon seit geraumer Zeit begonnen.

Die nach einzelnen Schulrichtungen im Ansatz differenzierende Darstellung beginnt in diesem Kapitel mit der Skizzierung der jeweiligen Annahmen über die Konzepte der Entwicklung, des Traumas und des Konflikts (**Tabelle 15.2**) sowie derjenigen des Menschenbildes (**Tabelle 15.3**).

Tabelle 15.2 Entwicklung, Trauma und Konflikt

Triebkonflikt-Modell	Entwicklungs-Defizit-Modell	Beziehungskonflikt-Modell
Libidinöse und aggressive Triebimpulse suchen ständig nach Triebbefriedigung; aufgrund von unvermeidbaren Frustrationen (z.B. Brustentwöhnung), Traumatisierungen (z.B. Geburt eines Geschwisters) und sozialen Normen (z.B. Sauberkeitserziehung) kommt es zu Unterdrückung und Verdrängung von Triebimpulsen. Prototyp des Konflikts ist derjenige zwischen Es und Über-Ich, zwischen der Triebnatur des Menschen und den Anforderungen der Gesellschaft. Die verdrängten infantilen Triebimpulse streben aber weiterhin nach Befriedigung; im neurotischen Symptom finden Triebimpulse bzw. deren Abkömmlinge eine kompromisshafte Dennoch-Befriedigung.	Die Störung ergibt sich, weil wesentliche Bedürfnisse nach Selbstkohärenz von Eltern und anderen wichtigen Bezugspersonen nicht befriedigt wurden. Aufgrund ihrer eigenen Defizite waren die Eltern nicht fähig, für ihre Kinder ausreichend gute Selbstobjekt-Funktionen zur Verfügung zu stellen. Im späteren Leben sucht der in seiner Selbststruktur geschädigte Mensch nach übermäßiger Anerkennung und/oder nach Personen, die er idealisieren kann. In einer Umgebung, in der ebenfalls wieder Bedürfnisse nach Vitalisierung ihres Selbst unbeantwortet bleiben, reagiert die Person mit der Entwicklung eines falschen Selbst, hinter dem ihr wahres Selbst verborgen bleibt. Die Vitalisierung des Selbst erfolgt durch Drogen, Alkohol, exzessiven Sport, übermäßige Arbeit oder durch Erlebnissucht.	Menschliche Entwicklung findet in einer Beziehungsmatrix statt, die zugleich die weitere Entwicklung der Selbstorganisation, der Bindungen an andere Menschen und Transaktionsmuster determiniert. Menschen organisieren aktiv ihre Entwicklung und konstellieren immer wieder verschiedene Beziehungsformen. Dabei bevorzugen sie unbewusst diejenigen Beziehungsmuster, die ihnen aus ihrer Lebensgeschichte vertraut sind. Mithilfe entsprechender Kommunikationssignale bringen sie ihr Gegenüber dazu, sich entsprechend der alten Beziehungserfahrungen zu verhalten. Das Bedürfnis, vertraute Konstellationen mit den dazugehörigen Beziehungsgefühlen zu reaktivieren, führt zu Konflikten, und zwar umso stärker, je geschlossener die Beziehungsmatrix des Betreffenden ist.

Tabelle 15.3 Menschenbild

Triebkonflikt-Modell	Entwicklungs-Defizit-Modell	Beziehungskonflikt-Modell
Starke Betonung der Eigendynamik triebhaft determinierten Erlebens, das sich vor allem im neurotischen Fall als Wiederholungszwang manifestiert und zur Wiederholung des immer Gleichen führt. Verhaltener Optimismus bezüglich der Fähigkeit des Menschen, kraft der „Stimme seines Intellekts" seine Triebhaftigkeit zu kontrollieren und zu sublimieren. Der Mensch ist für sich selbst verantwortlich; er kann schuldig werden, wenn er sich nicht um Selbstreflexion, Aufklärung und Sublimierung bemüht. Auch bei gelungener Entwicklung bleibt immer das Anerkennenmüssen menschlicher Konflikthaftigkeit und menschlichen Elends. Konflikte sind somit unvermeidbar und Traumatisierungen sind ubiquitär. Ein Leben ohne Konflikte ist eine kindliche Heilsvorstellung.	Starke Betonung der Umwelteinflüsse in Bezug auf die gesunde oder gestörte Entwicklung. Die Eltern tragen weitgehend Verantwortung für Trauma und Neurose. Das Selbst und der Selbstwert stehen im Zentrum der Betrachtung; Triebimpulse sind eher sekundär und sind vor allem bei gestörter Entwicklung nur vordergründig stark entwickelt: Sexualisierung und Aggressivierung dienen zur Auffüllung schwerwiegender Mängel des Selbst. Wegen der Reduzierung des Triebmoments tritt die Außensteuerung des Menschen sehr stark in den Vordergrund; er ist immens abhängig von Anerkennung, Lob und Bewunderung. Wenn Eltern einfühlsamer wären und sich anerkennender und aufmerksamer zueinander und zu ihren Kindern verhalten würden, gäbe es mehr Menschen mit einer gesunden Selbstorganisation.	Starke Betonung der sozialpsychologischen und interpersonellen Sichtweise; der Mensch wird erst durch Beziehung zum Menschen; er entwickelt sich in Beziehungen und konstelliert neue Beziehungen nach dem Muster der alten. Man entkommt nicht den alten Beziehungserfahrungen, und dennoch strebt der Mensch ständig nach neuen Erfahrungen. Seine Aktivität wird betont, er ist kein ausschließlich passives Opfer äußerer defizitärer Bedingungen, aber er ist aktiv in der unbewussten Wiederherstellung und Aufrechterhaltung alter Beziehungskonstellationen, die die vertrauten Ängste, Schmerzen und Kummer reaktualisieren. Wenn Menschen mehr Wert legten auf das Wahrnehmen, Verstehen und Aushandeln ihrer zwischenmenschlichen Beziehungen, wären sie weniger Gefangene ihrer früheren Beziehungserfah-rungen und könnten sich kreativer auf neue Beziehungserfahrungen einstellen, was ihnen viel Leid ersparen würde.
Gefahren - Zu starke Betonung des Festgelegtseins durch die menschliche Triebnatur. - Vernachlässigung der Umwelteinflüsse.	**Gefahren** - Verleugnung der eigenen Verantwortung bis hin zum Selbstmitleid. - Das „aufständische Moment" des Menschen verschwindet hinter der Außengesteuertheit.	**Gefahren** - Zu starke Betonung des interpersonellen Moments auf Kosten der Eigendynamik des Intrapsychischen.

15.3 Übertragung

Ein Patient erlebt seinen Analytiker im Erstgespräch als zudringlich und indiskret; ein anderer hat nach wenigen Stunden Analyse den Eindruck, dass seine Analytikerin unwahrscheinlich kompetent ist und dass er jetzt schon bedeutsame Einsichten gewonnen und Veränderungen an sich festgestellt hat; wiederum ein anderer glaubt, dass er von seiner Analytikerin nur geschätzt wird, wenn er kontinuierlich von Fortschritten berichtet.

Bei diesen Phänomenen handelt es sich nach herkömmlicher psychoanalytischer Auffassung um die Wiederholung alter Beziehungserlebnisse und -wünsche, die unbewusst den jetzigen Umgang mit neuen wichtigen Beziehungspersonen färben. Die Wahrnehmung und das Erleben des Patienten sind Ausdruck seiner bisherigen Lebenserfahrungen, die sich zu einer neurotischen Persönlichkeitsstruktur verdichtet haben können. Diese ist die Basis seiner Leidensproblematik. Der Blick des Analytikers ist deshalb auch nicht primär auf etwaige Symptome des Patienten gerichtet, sondern auf die zugrundeliegenden **Anteile der Persönlichkeitsstruktur**, die das Erleben eines Menschen von sich selbst und von anderen entsprechend der unbewussten Konflikte verzerren. Psychische Gesundheit korreliert aus diesem Grund mit einer einigermaßen adäquaten Wahrnehmung der eigenen Persönlichkeit und derjenigen anderer Menschen. Ein paranoider Mensch, der sein harmloses Gegenüber als bedrohlich wahrnimmt, ist in seiner Erlebnis- und Handlungsfähigkeit genauso eingeschränkt, wie jemand mit depressiven Persönlichkeitsanteilen, der andere Menschen immer als fordernd und neidisch erlebt.

M **Eine sich über viele Jahre, wenn nicht gar Jahrzehnte erstreckende Selbsttäuschung, die in einer verzerrten Wahrnehmung und in einem unangemessenen Erleben von sich selbst und anderen Menschen zum Ausdruck kommt, verhindert aufgrund der Wiederkehr des immer Gleichen neue Beziehungserfahrungen. Erst wenn die bestehenden Übertragungsmuster, unter die alles Neue sofort subsumiert wird, im Verlauf einer analytischen Therapie erkannt und verändert werden, können ein neues Selbstverständnis und ein veränderter Umgang mit anderen Menschen entstehen.**

Die Kenntnis von Übertragungsvorgängen und die Arbeit an der Übertragung gehören deshalb mit zu den wichtigsten Bausteinen der psychoanalytischen Therapie.

》 *Die Übertragung stellt sich in allen menschlichen Beziehungen ebenso wie im Verhältnis des Kranken zum Arzt spontan her, sie ist überall der eigentliche Träger der therapeutischen Beeinflussung, und sie wirkt um so stärker, je weniger man ihr Vorhandensein ahnt. Die Psychoanalyse schafft sie also nicht, sie deckt sie bloß dem Bewusstsein auf, und bemächtigt sich ihrer, um die psychischen Vorgänge nach dem erwünschten Ziel zu lenken (Freud 1910, S. 55).* 《

Auch fast 100 Jahre später kann es keinen Zweifel daran geben, dass gegenwärtige Beziehungserfahrungen in unterschiedlichem Ausmaß durch das „Dort und Damals" vergangener Erfahrungen bestimmt sind. Somit hat sich diese Erkenntnis Freuds nicht nur durchgesetzt, sondern sie ist nachgerade zu einem Erkennungszeichen psychodynamisch bzw. psychoanalytisch orientierter Therapieverfahren geworden. Auch kognitiv-behaviorale Ansätze gehen mittlerweile von einer **diachronen Verhaltensanalyse** aus und richten ihr Augenmerk ebenso auf das biografische Gewordensein (Caspar 1987). In welcher Weise die gegenwartsbezogenen Wahrnehmungen durch die Lebensgeschichte beeinflusst sind, in welcher Form dieser Sachverhalt vom Therapeuten zu interpretieren und zu deuten ist, darüber gibt es allerdings verschiedene Auffassungen.

Rückblick. Es lässt sich nur kurz andeuten, wie Freud auf das für die heutige Psychoanalyse nach wie vor essentielle Konzept der Übertragung gekommen ist. Sicherlich hat hierbei das Versagen der sich ausschließlich naturwissenschaftlich verstehenden und praktizierenden Medizin eine Rolle gespielt. Sein Wunsch, sich von Suggestibilitätsannahmen der damaligen Hypnosetherapie abzugrenzen, den Vorwurf einer hysteroiden und erotisierten folie à deux zwischen Therapeut und Patienten zu entkräften und für eine naturwissenschaftliche Trennung zwischen Forschungssubjekt und -objekt einzutreten, was u. a. auch die bekannte Chirurgen- und Spiegelmetapher zur Folge hatte, führte zu seinem Konzept der „falschen Verknüpfung" (Makari 1992). In seiner „Selbstdarstellung" spricht Freud (1925d, S. 68) an, dass man in ihr „denselben dynamischen Faktor" erkennen kann, „den die Hypnotiker Suggerierbarkeit genannt haben, der der Träger des hypnotischen Rapports ist".

Übertragung als in der Therapie zu beobachtendes Phänomen wird in den Studien über Hysterie (1895d, S. 308f) von Freud erstmals erwähnt und in der 1905 publizierten Fallgeschichte der Dora genauer expliziert (1905e). In der 27. Vorlesung zur Einführung in die Psychoanalyse (1916–17a) behandelt Freud ausführlich die Übertragung, zwei weitere Aufsätze „Zur Dynamik der Übertragung" (1912b) und „Bemerkungen über die Übertragungsliebe" (1915a) sind ausschließlich diesem Thema gewidmet.

Übertragung ist keine wirklichkeitsgetreue Wiederholung der Vergangenheit

Es gibt seit den Anfängen der Psychoanalyse zwei Interpretationen des Übertragungsbegriffs:
- Die erste und mittlerweile auch schon im Alltagsverständnis weit verbreitete Auffassung betrachtet die Übertragung als eine **unbewusst verursachte Wiederherstellung einer früheren Beziehung,** die zumeist aus der Kindheit stammt. Die gegenwärtige Beziehungsrealität wird im Licht der Kindheitserfahrung verzerrt wahrgenommen und fehlinterpretiert.
- Bei der zweiten Auffassung geht die Übertragung nicht nur auf die unbewusste Wiederherstellung einer früheren prototypischen Beziehungsform zurück. Wenn z. B. ein Patient seinen Analytiker als streng erlebt, so kann dies eine Projektion oder **Externalisierung der einen Seite eines inneren Konflikts** darstellen: Weil der Patient sich als antriebslos und faul erlebt, kritisiert er sich streng und erbarmungslos und externalisiert diesen Aspekt seiner Selbstkritik auf seinen Analytiker. Dabei muss diese Selbstkritik nun keineswegs die Kritik einer strengen Mutter oder eines strafenden Vaters widerspiegeln, sondern ist Ausdruck einer Psychodynamik von Forderungen, die in der klassischen strukturtheoretischen Begrifflichkeit dem Über-Ich und Ich-Ideal zugeordnet werden. Diese 2. Interpretation richtet ihr Augenmerk somit stärker auf die gegenwärtigen Wünsche, Erwartungen und Charakterzüge (wie z. B. eine starke selbstkritische Haltung) und führt die Übertragung nicht gradlinig und in vereinfachter Form auf Erfahrungen der Kindheit zurück.

Zu Beginn einer Analyse wird häufiger die 2. Interpretationsart im Vordergrund stehen; erst mit zunehmender Dauer kommen biografisch frühere Erfahrungen als Übertragung zum Vorschein und können als solche überhaupt erst identifiziert und rekonstruiert werden (Kris 1992). Aber selbst dann gilt weiterhin, dass die Übertragung keine wirklichkeitsgetreue Wiederholung der Vergangenheit darstellt. Denn selbst traumatische Beziehungserfahrungen sind vom Kind in das Geflecht pathogener Fantasien assimiliert worden, so dass die in der Gegenwart stattfindende Übertragung eines Patienten nur in seltenen Fällen als direkter Ausdruck der tatsächlichen Erwartungen und Verhaltensweisen seiner Eltern oder anderer Bezugspersonen betrachtet werden kann. Sie ist aber Ausdruck der inneren Welt, der psychischen Realität von Beziehungserfahrungen, wie sie vom Kind und Heranwachsenden im Verlauf seiner Entwicklung mit jeweils unterschiedlichen kognitiven Kompetenzen erlebt wurde. Von einem zweijährigen Kind wird z. B. eine traumatisierende Trennungserfahrung anders wahrgenommen und verarbeitet als von einem achtjährigen Kind oder von einem Adoleszenten.

> **F** Ein Patient zeigt z. B. ein überaus pünktliches und korrektes Verhalten, er macht Fortschritte in beruflichen und privaten Beziehungen, hat aber bei all seinen Erfolgen das Gefühl, es nie ganz recht machen zu können, weshalb immer Schuldgefühle zurückbleiben. Die Mutter sei immer streng gewesen, habe rigide Reinlichkeitsvorstellungen vertreten. Hier liegt manchmal die genetische Schlussfolgerung sehr schnell nahe, dass der Patient auf den Analytiker jene Beziehungserfahrung überträgt, die er von seiner Mutter her kennt. Wenn er pünktlich und korrekt ist, ohne Schweigepausen seine Assoziationen bringt, vermutet er auch im Analytiker eine strenge Mutter, der er unterwürfig begegnen muss. Wenn der Therapeut sich nun anders verhält, liebevoll, wenig kontrollierend und möglichst viel Freiheit gewährend, dann – so die Hoffnung mancher Therapeuten – würde sich diese Übertragung recht bald auflösen. Was aber, wenn das angepasste, schuldgefühlshafte Verhalten Ausdruck abgewehrter aggressiver Affekte und sadistischer Fantasien ist? Zum genetischen Gesichtspunkt muss also das dynamische und strukturelle Denken hinzukommen. Die Fantasie, die anderen Menschen sind einem selbst gegenüber böse und rachsüchtig eingestellt, deren Verlangen man nur befriedigen kann, indem man ihren Erwartungen umstandslos nachkommt, kann eine Projektion der eigenen unterdrückten, nicht bewussten Wut sein. Eine Interpretation der Übertragung, die nur den genetischen Gesichtspunkt betrach-

tet, ist zum einen kurzschlüssig, wenn nicht gar falsch, und berücksichtigt zum anderen nicht die grundlegenden Erkenntnisse, die sich aus einer metapsychologischen Betrachtung ergeben. Jedes Verhalten ist nämlich nicht nur Ausdruck einer lebensgeschichtlichen Konditionierung, sondern auch Ausdruck von Kräften (wie Triebimpulsen und Affekten, aber auch Idealen), die eine komplizierte Psychodynamik aufweisen, die sich nicht einfach weg- oder umkonditionieren lässt. Dieses psychodynamische Denken impliziert eine Suchhaltung nach den dynamisch wirksamen Motiven, die den Betreffenden an jenem Verhalten und Erleben festhalten lassen. So könnte die Annahme, dass die anderen Menschen rigorose Erwartungen haben, auch Ausdruck unbewusster Schuldgefühle sein, die sich wegen eigener aggressiver Fantasien beim Kind und Heranwachsenden eingestellt haben. Das strukturelle Denken in der Psychoanalyse verweist auf den Sachverhalt, dass sich die Schuldgefühle zu einem strengen Über-Ich verdichtet haben, das dafür sorgt, dass viele der ursprünglich gegen Eltern oder Geschwister gerichteten aggressiven Affekte gegen die eigene Person gewendet werden. Das liebevolle Verhalten des Therapeuten, von dem dieser sich eine emotional korrigierende Erfahrung für seinen Patienten verspricht, erschwert es diesem, seine sadistischen Fantasien zu erkennen und in allen Abkömmlingen bewusst werden zu lassen.

So wenig wie die Übertragung eine wirklichkeitsgetreue Wiederbelebung der Vergangenheit darstellen kann, so unvollständig wäre das Erleben des Patienten verstanden, wenn man es nur auf die Vergangenheit zurückführen und dabei übersehen würde, dass er unbewusst seine Konflikte und die daraus resultierenden Persönlichkeitshaltungen in der Beziehung zu seinem Analytiker inszeniert, wobei er sich in seiner Dramaturgie an dessen unbewusste Persönlichkeit anpasst. Oberstes Prinzip einer zeitgenössischen Psychoanalyse ist somit die dialektische Verklammerung von intrapsychischem und interpersonellem Konfliktgeschehen. Anders ausgedrückt muss jede Äußerung eines Patienten nicht nur unter lebensgeschichtlich kausalem Verständnis (genetischer Gesichtspunkt der Metapsychologie), sondern auch unter **systemisch zirkulärem Verständnis** (adaptiv-interaktioneller Gesichtspunkt) betrachtet werden, was der Vorstellung von Übertragung im Beziehungs-Konflikt-Modell entspricht (Wachtel 2008).

Mit Hilfe eines Beispiels von Kuiper (1969) kann verdeutlicht werden, dass eine alleinige genetische Betrachtungsweise bei Ausklammerung der adaptiv-interaktionellen Thematik der gegenwärtigen Übertragungsbeziehung ein unvollständiges psychoanalytisches Vorgehen darstellen würde:

> Eine Frau, die deutlich an der Krankheit leidet, die Freud moralischen Masochismus genannt hat, macht eine sehr demütigende Erfahrung, und es zeigte sich bald, dass sie selbst ‚für diesen Ausgang gesorgt hatte', um ihre eigenen Worte zu gebrauchen. Und darin irrt sie sich nicht, ihre unheilvollen Erwartungen gehören zu den ‚self-fulfilling prophecies.' ‚Sie haben Sich bestrafen müssen, wie früher Ihre Mutter Sie bestrafte' oder ‚Wir können wieder sehen, dass Sie das viele Leid, das Sie erleben, sich selbst aufgeladen haben', – diese beiden Äußerungen enthalten mögliche Deutungen, die am Beginn der Analyse nicht übel angebracht sind. In einer Analyse dagegen, bei welcher die Übertragungsneurose zustande gekommen ist, sind derartige Deutungen meistens sehr unvollständig. Die Dynamik im Hier und Jetzt muss bewusst gemacht werden. Die Patientin muss sich nicht ‚im Allgemeinen strafen', noch wiederholt sie sich selbst gegenüber die strafende Haltung ihrer Mutter schlechthin. Sie straft sich wegen eines ganz bestimmten Impulses ihrem Therapeuten gegenüber. Es stellt sich heraus, dass die Patientin gehofft hatte, dass ihr Analytiker eine Ernennung nicht erhalten würde, worauf er nach ihrer Meinung gerechnet hatte: Für diesen Gedankengang muss sie sich strafen. Sie erinnert sich daran, dass sie in der Schule durch die Neckereien der Kameradinnen beinahe zur Verzweiflung getrieben wurde, die sie unbarmherzig bis zu Tränen plagten, und es zeigte sich, dass sie damals ein Triumphgefühl unterdrücken musste, als sie hörte, dass ihr Vater, der in derselben Schule Unterricht gab, seine Klasse ein einziges Mal nicht im Zaum habe halten können; sie fügt hinzu: ‚Er war aber sehr beliebt, weil er die Schülerinnen so nett behandelte'. Sie ist also auf ihren Vater eifersüchtig gewesen, unbewusste Gefühle, Rache und Hohn, nähren ihr Strafbedürfnis. Sie ließ sich strafen, indem sie wehrlos die Neckereien der Schulkameradinnen über sich ergehen ließ. Jetzt in der Analyse hatte sie wieder eine höhnende Fantasie und strafte sich dafür, indem sie sich in eine demütigende Situation begab. Auch jetzt war der Wille, den Analytiker zu demütigen, in ihrer Eifersucht verankert. Diese Deutung, die sowohl die Dynamik als auch die Genese berücksichtigt, erlaubt es dem Analysanden, Einsicht in sich selbst zu erlangen, so dass er die Möglichkeit erhält, auf eine zweckmäßigere Art und Weise mit sich selbst umzugehen (Kuiper 1969, S. 109).

Ohne die Berücksichtigung der Übertragungsneurose im Hier und Jetzt der Beziehung bleibt das Verständnis der Psychodynamik des Patienten unvollständig, mit dem Resultat, dass auch die Analyse einen unbefriedigenden Verlauf und Ausgang nehmen kann: Entgegen dem weitverbreiteten Vorurteil gegenüber der Psychoanalyse, dass es in dieser immer nur um Kindheitserinnerungen gehen würde, handelt ein Großteil der analytischen Stunde von den Geschehnissen, die ein Patient in seinem gegenwärtigen Leben als schwierig erlebt, und vor allem, aber natürlich nicht ausschließlich, von den subtilen Beziehungsgefühlen und -erfahrungen, die sich zwischen ihm und seinem Analytiker einstellen.

Übertragung als Wiederholung der Vergangenheit oder als Interaktionsprodukt?

In den letzten 30 bis 40 Jahren wurde – vor allem im Beziehungs-Konflikt-Modell – eine immer stärkere Kritik an dem naiven Realismus einer experimentalpsychologieähnlichen oder a-sozialen Konzeption der Analytiker-Analysand-Beziehung geäußert. Im klassischen Verständnis reagiert der Analysand aufgrund der unterstellten Anonymität, Abstinenz und Neutralität ausschließlich mit früheren Beziehungserfahrungen auf die Person des Analytikers. Da kein realer Beziehungsanteil des Analytikers erkennbar werden kann, dieser lediglich die Übertragungen des Patienten deutet, kann jede Wahrnehmung des Analysanden, die dem Selbstbild des Analytikers nicht genehm oder nicht geläufig ist, nur eine Übertragung sein.

Die Frage, ob es sich bei der Übertragung um eine ziemlich erlebnisgetreue Wiederholung der Vergangenheit (womöglich noch aus den ersten Kindheitsjahren), also um eine **invariante Struktur** handelt oder um ein Interaktionsprodukt von Analysand und Analytiker und somit um eine **interaktionell prozessuale Größe**, ist in der analytischen Literatur Gegenstand von intensiven Auseinandersetzungen geworden. Macht die zuerst genannte Position geltend, dass die neurotischen Beziehungserfahrungen eine starke und nahezu invariante Eigendynamik aufweisen, die sich unabhängig vom jeweiligen Kontext durchsetzt, so verweist die Prozess-Position im Beziehungs-Konflikt-Modell darauf, dass es sich bei dem Verhältnis von Analytiker und Patient unweigerlich um eine reziproke Beziehung handelt, und dies selbstverständlich auch dann, wenn der Analytiker glaubt, sich gemäß einem experimentalanalogen Spiegelplatten-Modell zu verhalten. Die Beziehung empfängt entsprechend dieser zeitgemäßen Auffassung somit Einflüsse nicht nur aus der neurotischen Dynamik des Dort und Damals, sondern auch von dem, was explizit oder auch relativ verborgen vom Analytiker in Form von mehr oder weniger subtilen Signalen und Hinweisreizen ausgeht. Diese Cues sind allerdings nur in seltenen Fällen in suggestiver Absicht vermittelt; viel eher kommen sie aufgrund der ungewollten und nicht bewussten Beziehungsdynamik zwischen den beiden Akteuren in verbaler und nonverbaler Form zustande.

An diesem (scheinbaren) Rubikon scheiden sich nun aber auch die Geister: Die einen glauben, wesentliche Positionen Freuds aufzugeben, wenn sie den Beziehungskontext mitberücksichtigen, und dann keine Analyse lege artis mehr durchführen zu können, sondern bestenfalls ein „wildes" Äußern interpersoneller Eindrücke vorzunehmen, was sie mit sozialpsychologischen Feedback-Methoden gleichsetzen; sie werfen der anderen Position folglich auch vor, dass sie den Vergangenheitsanteil sehr stark unterschätze, die Einflüsse aus der Gegenwartsbeziehung zu stark gewichte und deshalb auch die wirklichen Übertragungsdeterminanten mit den interpersonellen Eindrücken aus dem Hier und Jetzt zuschütte. Die Vertreter einer modernen interaktionellen und konstruktivistischen Sichtweise halten der anderen Position entgegen, dass sie mit dem Verweis auf die Eigendynamik der Übertragung von einem veralteten Konzept einer One-body-Psychologie, also einer individual- statt einer unumgänglichen sozialpsychologischen Sichtweise ausgehe; dass sie erkenntnistheoretisch naiv sei, weil sie letztlich eine Position des schon lange überholten empirischen Realismus vertrete (es gibt Erkenntnis über den zu erkennenden Gegenstand, so wie er wirklich ist ohne jeglichen Einfluss des Erkennenden); dass sie psychoanalytisch betrachtet dünkelhaft sei, weil sie den Analytiker als überlegenen Schiedsrichter ansehe, der an dem analytischen Geschehen nur in der Funktion eines außenstehenden Betrachters beteiligt sei und dass sie therapeutisch nicht besonders wirksam sei, weil die autoritäre Rollenhaltung das Selbstbewusstsein des Patienten nicht sonderlich fördere, ja manchmal sogar schädlich sei, wenn dessen Wahrnehmungen als fehlerhaft und verzerrt mit Hilfe klassischer Übertragungsdeutungen („Da verwechseln Sie mich wohl mit Ihrer kühlen Mutter") zurückgewiesen werden.

Beide Extrempositionen übersehen aber, dass die Analytiker-Analysand-Beziehung **mehrere Determinanten** aufweist: Solche, die aus der Interaktion im Hier und Jetzt entstehen, und solche, die aus verschiedenen Schichten der Vergangenheit entspringen. Die Tatsache, dass der Analytiker in der Wahrnehmung des Gegenübers und der Differenzierung der verschiedenen Beziehungseinflüsse in der Regel besser geschult ist als sein Analysand, unterscheidet die analytische Beziehung von einer Alltagsbeziehung. Dieser Kompetenzvorsprung schließt aber nicht aus, dass auch vom Analytiker unbemerkt Einflüsse ausgehen, die sich in die Beziehung zu seinem Analysanden auswirken können. Die sog. Übertragung ist also letztlich immer ein Mixtum compositum, wofür sich der Ausdruck **Übertragungsbeziehung** eingebürgert hat, um damit anzudeuten, dass die Wahrnehmung des Analytikers von seiten des Analysanden in situativ wechselnden Anteilen aus dem Dort und Damals vergangener Beziehungserfahrungen und dem Hier und Jetzt der gegenwärtigen Beziehungseinflüsse zusammengesetzt ist.

> **M** Deshalb ist es eine unzulässige Reduktion, die Wahrnehmung des Patienten ausschließlich auf seine innerseelische Realität zurückzuführen und den möglichen Einfluss von Erwartungen, Überzeugungen, aber auch von neurotischen Konflikten und Haltungen des Analytikers zu vernachlässigen.

Aber natürlich gibt es auch Analytiker-Patient-Interaktionen, in denen die Eigendynamik des Patienten zu einem überwiegenden Anteil die Beziehungsgestaltung bestimmt. Diese Möglichkeit darf aber dennoch nicht übersehen lassen, wie sehr trotz des genialen psychoanalytischen Gesprächsarrangements, bei dem der Psychoanalytiker zum teilnehmenden Beobachter der verbalen und nonverbalen Produktionen seines Patienten wird, gegenseitige Einflussnahme stattfindet.

Objektale Übertragungen und Selbstobjekt-Übertragungen

Man hat den Unterschied zwischen den neurotischen Patienten auf einem höheren Niveau der Persönlichkeitsorganisation und den eher frühgestörten Patienten mit strukturellen Ich-Defiziten und einer mangelhaften Selbstkohärenz u. a. daran festzumachen versucht, dass die neurotischen Patienten überwiegend mit konflikthaften Übertragungserfahrungen aus dem libidinösen und aggressiven Spektrum bei gut entwickelter und integrierter Ichstruktur reagieren, während die eher früh in ihrer Lebensgeschichte traumatisierten Individuen narzisstische oder Selbstobjekt-Übertragungen äußern. Des Weiteren werden neurotische Übertragungen überwiegend durch ödipale Wünsche aktiviert und sie richten sich auf Personen, die als deutlich abgegrenzt vom eigenen Selbst erlebt werden. Eine Enttäuschung dieser Wünsche führt zu Ärger, aber auch zu vermehrter Sehnsucht. Ängste, die wegen dieser Wünsche ausgelöst werden, beziehen sich auf die Gefahr der körperlichen Bestrafung, des Liebesverlustes oder einer kränkenden Zurückweisung. Wenn ein neurotischer Patient seinen Analytiker idealisiert, kann dies auch eine Abwehr von ambivalenten Gefühlen darstellen.

Bei den eher früh in ihrer Entwicklung beeinträchtigten Patienten, die in der Regel auch schwere Mängel ihres Selbstwertgefühls aufweisen, wird die Übertragung durch Sehnsüchte nach einem empathischen Selbstobjekt ausgelöst. Hierbei steht nicht der Wunsch nach Gegenseitigkeit im Vordergrund, sondern vielmehr Bedürfnisse nach einer die Gefühle erkennenden und validierenden sowie idealisierbaren Person, von der man anerkannt werden und an deren Lebenskraft man teilnehmen möchte. Wenn sich erst einmal eine Abhängigkeit vom idealisierten oder Anerkennung und Halt geben sollenden Selbstobjekt eingestellt hat, reagieren diese Patienten mit starker Enttäuschung bis hin zur Wut, wenn ihre Bedürfnisse vom Analytiker nicht einfühlsam und prompt genug befriedigt werden.

In der Behandlungstechnik Kohuts besteht die Quintessenz des analytischen Vorgehens in dem Raumgeben für das allmähliche Entstehenlassen der narzisstischen Übertragungsformen (von Kohut 1973 zunächst „narzisstische Übertragungen", 1979 „Selbstobjekt-Übertragungen genannt), die er als idealisierende Übertragung und Spiegelübertragung klassifiziert hat. Das **Raumgeben** ist deshalb wichtig, weil es vor allem in der Anfangsphase zu einer massiven Abwehr der narzisstischen Übertragungswünsche des Patienten kommen kann, der sich vor einer erneuten Enttäuschung seiner narzisstischen Bedürfnisse ängstigt. Von einem nur in den ersten Stunden vorhandenen, milden Übertragungswiderstand (in Form einer Abwehr gegen die Übertragung) bis hin zu den distanzierten, misstrauischen oder feindseligen Reaktionen von schizoiden Persönlichkeiten gibt es ein vielfältiges Spektrum der Ursachen dafür, dass es schwierig ist, ein narzisstisches Übertragungsgleichgewicht anhand der Wiederbelebung des Größen-Selbst und der idealisierten Eltern-Imagines herzustellen.

Modell (1975) hat einen Typus der Abwehr bei narzisstisch gestörten Individuen als „Illusion der Selbstgenügsamkeit" beschrieben und die Abwehr gegenüber einer gefühlshaften Bindung sorgfältig von der affektisolierenden Art eines zwanghaften Individuums unterschieden, bei dem trotz Abwehr tiefergehender Gefühle ein Bezogensein auf den Analytiker besteht.

Diese von Modell beschriebenen Patienten hatten sich als Kinder gegen eine sehr zudringliche Mutter wehren müssen, was bei ihnen zu einem frühzeitig entwickelten, aber sehr verwundbaren Gefühl von der Abgegrenztheit ihres eigenen Selbst geführt hat (wobei die Fragilität des Selbst ständig durch grandiose Fantasien von Selbst-Genügsamkeit gestützt werden muss). Später entwickeln diese Menschen die Einstellung, dass sie nichts von anderen brauchen, und die faktische Abwesenheit von Gefühlen unterstützt ihre Illusion, dass sie tatsächlich nichts von einem anderen Menschen benötigen. Dabei haben sie eine sehr genaue Wahrnehmung ihrer Beziehung zur Umwelt: Sie beschreiben sich selbst wie eingeschlossen in einer Plastikflasche oder wie in einem Kokon eingesponnen und empfinden sich dabei nicht wirklich in der Welt.

Idealisierende Übertragung und Spiegelübertragung

Bei der idealisierenden Übertragung spielt die Idealisierung des Analytikers eine entscheidende Rolle, denn es kommt hierbei zu einer Wiederbelebung der grandios und omnipotent erlebten Eltern-Imagines bzw. des allmächtigen Selbstobjekts (dieser Begriff verweist auf eine – entwicklungspsychologisch betrachtet – unzureichende Trennung von Selbst- und Objektrepräsentanzen).

M Die idealisierende Übertragung ist die Neuauflage einer Entwicklungsphase, in der das Kind die in einer positiv erlebten Mutter-Kind-Dyade erfahrene narzisstische Vollkommenheit dadurch zu erhalten versucht, dass es dieses Omnipotenzgefühl einem archaischen Selbstobjekt, der Eltern-Imago, zuschreibt und sich in dem Verschmolzen- und Verbundenfühlen mit dieser Eltern-Imago wertvoll, sicher und gut fühlen kann.

Zu diesen idealisierten Erlebnissen der Omnipotenz gehören vor allem diejenigen Tätigkeiten, mit denen eine Mutter triebhafte und narzisstische Bedürfnisse befriedigt, körperliche und gefühlsmäßige Wärme, Trost und Beruhigung anbietet. Während es bei einem ungestörten Entwicklungsverlauf zu einer allmählichen Verinnerlichung dieser elterlichen Funktionen kommt (so dass das Kind nicht mehr die Anwesenheit der idealisierten Eltern braucht, um sich als wertvoll und gut erleben zu können), führen vom Kind nicht zu bewältigende oder nicht phasenadäquate Enttäuschungen von seiten der idealisierten Eltern-Imagines nicht zu entsprechenden Internalisierungen, und statt dessen bleibt das Kind im weiteren Entwicklungsverlauf an mehr oder weniger archaische Selbstobjekte fixiert, die weiterhin für es diese wichtigen Funktionen ausüben müssen.

In der idealisierenden Übertragung wird nun von einem Patienten mit einer narzisstischen Persönlichkeitsstörung eine Verschmelzung mit dem idealisierten Analytiker gesucht. Traumatisch erfahrene Aspekte der früheren Beziehung zu dem (mütterlichen) Selbstobjekt werden ansatzweise wiederholt, zu einem größeren Teil kommt es jedoch zu neuen Beziehungserfahrungen mit dem Analytiker, der anders als die frühen Bezugspersonen des Kindes nun seine berufsmäßig geschulte Empathie und seine Affektabstimmung zur Verfügung stellt.

In der Spiegelübertragung (die gleichsam die andere Seite der Selbstobjekt-Erfahrung darstellt) möchte der Patient in seinem grandios gebliebenen Selbst gespiegelt werden und damit eine Bestätigung für seine frühkindliche Größe und Allmacht erhalten, die er aufgrund seiner missglückten Sozialisation nicht altersentsprechend zu reiferen Formen eines ausgewogenen Selbstwertgefühls und Ehrgeizes umwandeln konnte.

Aufgrund einer entwicklungspsychologischen Betrachtung der Störungen in der Eltern-Kind-Beziehung unterscheidet Kohut (1973, S. 129ff) drei Formen der Spiegelübertragung:

- **Archaische Spiegelübertragung:** Hierbei wird der Analytiker als eine Erweiterung des Größen-Selbst wahrgenommen. Im Unterschied zur idealisierenden Übertragung handelt es sich aber nicht um eine Verschmelzung mit einem idealisierten Selbstobjekt, sondern der Analytiker wird in das eigene Größen-Selbst hineingenommen und seine separate Existenz wird gleichsam ausgelöscht.

- **Alter-Ego- oder Zwillingsübertragung:** Bei dieser weniger archaischen Form der Wiederbelebung des Größen-Selbst wird der Analytiker als dem Größen-Selbst gleich oder sehr ähnlich erlebt. „Die pathognomonische therapeutische Regression ist dadurch gekennzeichnet, dass der Patient annimmt, der Analytiker sei entweder wie er oder ihm sehr ähnlich oder dass die psychische Konstitution des Analytikers der seinen gleich oder ähnlich sei" (140).
- **Die Spiegelübertragung im engeren Sinn:** Hierbei wird der Analytiker am deutlichsten als anderer Mensch, als Person in ihrem eigenen Recht erlebt. Er ist jedoch für den Patienten nur insoweit wichtig, als er die durch die Wiederbelebung des Größen-Selbst geweckten Bedürfnisse einfühlsam widerspiegelt.

Übertragungen lassen sich in Anknüpfung an die selbstpsychologischen Konzepte mithin in solche unterteilen, die
- eine kontinuierliche Weiterentwicklung einer Person **verhindern**, weil alte pathogene Überzeugungen und Fantasien neurotische Konfliktlösungen erzwingen (= Übertragung im klassischen Sinn einer zu analysierenden Übertragung, die zum Widerstand geworden ist);
- eine kontinuierliche Weiterentwicklung einer Person **ermöglichen**, indem sie den Analytiker in seiner Funktion als vitalisierendes Selbstobjekt erleben (= Selbstobjekt-Übertragung bei Kohut [1973, 1979] oder als vitalisierende Selbstobjekt-Erfahrung bei Lichtenberg et al. [1992]).

Objektale Übertragungen und Selbstobjekt-Übertragungen als Figur-Hintergrund-Phänomen

Die Auffassung, dass sich objektale Übertragungen nur bei höher strukturierten Patienten fänden und Selbstobjekt-Übertragungen immer nur bei narzisstisch gestörten Persönlichkeiten, muss revidiert werden. Dementsprechend stellt auch die Dichotomisierung der neurotischen Übertragung deutenden („Deutung") und Selbstobjekt-Erfahrungen bereitstellenden Vorgehensweisen („Beziehung") eine falsche Konzeptualisierung dar. Angemessener ist vielmehr die Modellvorstellung von Figur und Hintergrund:

> *Die narzisstische Bindung und die Selbstobjekt-Übertragungen sind Hintergrundphänomene, die die Hülle für einen analytischen Raum schaffen, in dem der Patient progressiv und regressiv experimentieren kann mit Vordergrund-Phänomenen wie z. B. einer Triebobjekt-Übertragungsneurose. Dieser Raum wird durch die empathische, schützende und haltende Einstellung des Analytikers erweitert und behütet, indem er dem Patienten ausreichend Sicherheit und Lust bietet (Treurniet 1986, S. 38).*

Diese Charakterisierung erlaubt es auch, dass Selbstobjekt-Übertragungen zum Vordergrund werden, z. B. bei solchen Patienten, die diese Übertragung zur Abwehr über längere Zeit benötigen, weil die Auseinandersetzung mit dem Analytiker als einer eigenständigen Person, die Intentionen, Triebimpulse und Affekte aufweist, noch zu scham- und angstbesetzt ist. Sie kann aber auch dann thematische Priorität aufweisen, wenn starke Empathieschwankungen oder -mängel des Analytikers aufgetreten sind, und der Patient sich erst wieder des schützenden Rahmens der Selbstobjekt-Übertragung versichern muss, so als ob sich der Patient sagen würde: „Erst wenn ich wieder nahezu hundertprozentig sicher bin, mich in allem auf dich verlassen zu können, wenn ich weiß, dass du zuverlässig bist, mich nicht kränkst, ganz stark auf mich eingestellt bist, kann ich es wagen, meine triebhaften Wünsche, Bedürfnisse und Affekte wieder zum Vorschein kommen zu lassen". Und sicherlich stellen für narzisstisch gestörte Patienten, die in ihrem Selbstwertgefühl sehr stark verunsichert und brüchig sind, die Selbstobjekt-Übertragungen für lange Zeit nahezu ausschließlich die einzige Beziehungsform und damit den Vordergrund dar.

Diese Figur-Hintergrund-Konstellation lässt sich modellhaft folgendermaßen abbilden (**Abb. 15.1**).

Wenn z. B. ein Psychoanalytiker die Erzählungen seines Patienten einfühlsam begleitet, wenn seine Deutungen nicht als übermächtig, besserwisserisch, belehrend, einschüchternd oder drohend wahrgenommen werden, sondern auf das Selbstverständnis des Patienten abgestimmt sind, dann kann es dieser wagen, sich mit dem Vordergrund zu beschäftigen. D. h. der Patient beschäftigt sich mit dem, wie er den Analytiker erlebt, wie er glaubt, von diesem gesehen zu werden, welche anderen Wünsche (außer narzisstisch bestätigenden) er an ihn hat usw.

Wenn jedoch entweder der Analytiker in seiner empathischen und gefühlseingestimmten Funktion versagt oder wenn er zur Übertragungsfläche von als mangelhaft erlebten Selbstobjekten wird (in Fällen, bei denen der Patient eine narzisstische Störung im engeren Sinn aufweist), dann wird der narzisstisch, Halt vermittelnde Hintergrund zum vorrangigen Thema, zum Vordergrund der Analyse. Das Achten auf Schamgefühle ist aber nicht nur bei frühgestörten Patienten wichtig, sondern auch bei Patienten mit neurotischen Konflikten. Denn jede neurotische Konfliktsituation beeinträchtigt das Selbstwerterleben und führt zu Beschämungs-

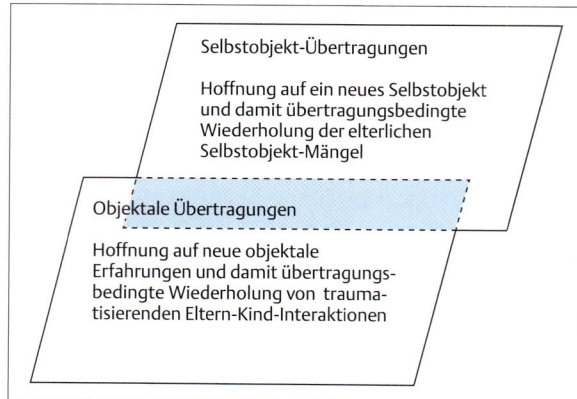

Abb. 15.1 Selbstobjekt-Übertragungen und objektale Übertragungen als Figur-Hintergrund-Phänomen.

ängsten. Selbstobjekt-Übertragungen sind aus diesem Grund auch nicht nur für Patienten mit narzisstischen Persönlichkeitsstörungen charakteristisch, sondern finden sich in unterschiedlicher Intensität bei allen Menschen.

Entwicklungspsychologische Konzeptualisierung der Übertragung

In einer entwicklungspsychologischen Konzeptualisierung der Übertragung wird davon ausgegangen, dass ein Patient ein Geflecht von Beziehungswünschen, -ängsten und -konflikten mit seinem Analytiker etabliert, die seinem entwicklungspsychologischen Stand entsprechen. Unbewusste Fantasien und pathogene Überzeugungen, die aufgrund von Konflikten und Traumatisierungen entstanden sind, hindern ihn am adäquaten und entwicklungsgerechten Ausdruck seiner Beziehungswünsche, die seinen grundlegenden Motivationen folgen.

Der Patient z. B., der seinen Analytiker bereits im Erstgespräch als zudringlich und indiskret erlebt, hat nur unzureichend gelernt, seine Bedürfnisse selbst regulieren zu können. Deshalb hat er nun in zwischenmenschlichen Interaktionen die Angst, ein anderer Mensch könne ihm etwas aufdrängen, wogegen er sich nicht wehren kann. Weil er in einigen Bereichen stark abhängig von der Fremdregulation seitens anderer Menschen geblieben ist, erlebt er diese auch als übermächtig und zudringlich. Er müsste folglich lernen, verschiedene Bedürfnisse und Affekte selbst besser regulieren zu können.

Der Patient, der nach wenigen Stunden Analyse den Eindruck hat, dass seine Analytikerin unwahrscheinlich kompetent ist und dass er jetzt schon bedeutsame Einsichten gewonnen und Veränderungen an sich festgestellt hat, ist vermutlich in der angst- und schuldfreien Äußerungsfähigkeit seines Bedürfnisses, sich kritisch gegen die Eltern – vor allem in der Adoleszenz – abgrenzen und sie damit auch entidealisieren zu können, gehemmt und beeinträchtigt. Er müsste also lernen, dass er sich gegenüber für ihn wichtigen Menschen eigenständiger erleben darf, ohne deshalb das Gefühl der Verbundenheit mit diesen zu verlieren.

Schließlich wird der Patient, der glaubt, dass er von seiner Analytikerin nur geliebt wird, wenn er kontinuierlich von Fortschritten in der Analyse berichtet, lernen müssen, dass er Funktionslust, Neugierde, sinnliche Lust und sexuelles Erleben auch für sich selbst erfahren darf, gleichsam aus intrinsischer Motivation und just for fun, und nicht unter dem Aspekt des drohenden Liebes- und Anerkennungsentzugs. Dazu gehört letztlich auch wieder die Entfaltung von Autonomie- und Abgrenzungskompetenzen, ohne dabei von archaischen Schuldgefühlen und Ängsten heimgesucht zu werden.

M Kohut (1973) hat mit seinem Konzept der Selbstobjekt-Übertragung als einer der ersten psychoanalytischen Autoren darauf aufmerksam gemacht, dass die Übertragung unter entwicklungspsychologischen Vorzeichen zu betrachten ist. Spiegel- und idealisierende Übertragung stellen Beziehungsformen dar, in denen ein Patient traumatisierend erlebte oder vorzeitig unterbrochene Entwicklungsbedürfnisse wieder aufnimmt.

Die Sehnsucht nach einem empathisch spiegelnden oder idealisierbaren Selbstobjekt entspricht allerdings nicht den alleinigen Bedürfnissen, die ein Kind erlebt.

Aus diesem Grund hat Lichtenberg, ausgehend von seinem Entwurf motivational-funktionaler Systeme die folgenden Überlegungen ausgearbeitet.

■ *Lichtenbergs Konzeption von fünf motivational-funktionalen Systemen*

In „Psychoanalysis und Motivation" (1989) unterscheidet Lichtenberg fünf Motivationssysteme. Jedes dieser Systeme hat den Zweck, Grundbedürfnisse zu regulieren oder zu befriedigen. Diese fünf Motivationssysteme bestehen aus
- der Notwendigkeit, physiologische Bedürfnisse zu befriedigen;
- dem Bedürfnis nach Bindung und Verbundenheit;
- dem Bedürfnis nach Exploration und Selbstbehauptung;
- dem Bedürfnis, aversiv zu reagieren durch Widerspruch und/oder Rückzug;
- dem Bedürfnis nach sinnlichem Vergnügen und sexueller Erregung.

D Nach Lichtenberg muss die klassische duale Triebtheorie, die von einem intraorganismischen ersten Beweger ausging, revidiert werden: Auch äußere Gegebenheiten setzen Motivationssysteme in Gang.

Wenn z. B. einem leicht dahindösenden Baby eine Rassel dargeboten wird, kann das daraufhin wahrscheinlich erfolgende Greifen, Schauen, Hören und in den Mundnehmen-Wollen eine starke explorativ-selbstbehauptende Motivation ins Leben rufen. Die dabei auftretenden Affekte erweitern die Motivationserfahrungen und schaffen neue Ziele für die Motivationen. Jedes Motivationssystem ist nach Lichtenberg genaugenommen ein motivational-funktionales System; die Motive rufen instrumentelle Funktionen hervor, die von Affekten gesteuert werden. Die funktionalen Handlungsmöglichkeiten mit affektiver Erweiterung rufen wiederum Motive auf den Plan. Motivationen geschehen „in" Systemen, was heißt, dass sie nicht als Strukturen aufzufassen sind, sondern als kontinuierlich ablaufende Prozesse. Das Systemkonzept legt auch den Gedanken der Aktivität nahe, wie die des Organisierens, Initiierens und Integrierens, und ist somit auch kompatibel mit einer zeitgenössischen Sichtweise des kleinen Kindes, das nicht mehr als passiver Rezipient von Triebanforderungen und Umwelteinflüssen gedacht werden kann, sondern das seine Erfahrungen von sich selbst und seiner Welt aktiv konstruiert.

Die Übertragung wird von Lichtenberg als ein **Motivationsmuster** verstanden, das in der kindlichen Entwicklung **geprägt** wurde und im späteren Leben nach **Wiederholung** drängt. In der analytischen Beziehung lassen sich diese Muster auch anhand ihres situativen Kontextes und ihres Affektzustands mit Hilfe von Empathie und Introspektion erkennen. Motivationsmuster tendieren vor allem dann nach Wiederholung, wenn die in den Mustern enthaltenen Affekte im früheren Leben unzureichend beantwortet wurden. Sie verbinden sich mit den gegenwärtigen Motivationsmustern in der Hier-und-Jetzt-Situation.

Übertragungen dienen nach Lichtenberg dem Wachstumspotenzial des Selbst, eine korrigierende Reorganisation der Motivationsmuster vorzunehmen.

Regulierung physiologischer Bedürfnisse. Diese bezieht sich auf die Regulation des Essens, der Ausscheidung, des Schlafs, des Atmens, der Körperwärme und anderes mehr, die von der klassischen Psychoanalyse als Bestandteile des Sexualtriebs aufgefasst wurden, von Lichtenberg aber als separates Motivationssystem konzipiert werden. Übertragungen, die sich auf dieses Motivationssystem beziehen, verlangen vom Analytiker, dass er sich auf die Wiederherstellung der Optimierung derartiger Regulierungsprozesse konzentriert.

Bedürfnis nach Bindung und Verbundenheit. Übertragungen, die sich auf das Bedürfnis nach Bindung und Verbundenheit beziehen, enthalten vor allem missglückte Aushandlungsprozesse von Nähe und Anhänglichkeit. Ferner findet sich in diesen Übertragungen die Sehnsucht nach affektiver Übereinstimmung, nach empathischer Resonanz und nach Teilen von Wertanschauungen und Überzeugungen.

▶ So konnte z. B. eine Patientin nach vielen Stunden Analyse zu erkennen geben, dass sie den starken Wunsch hatte, sich auch am Wochenende in der Nähe der Therapiepraxis ihres Analytikers aufhalten zu wollen; nicht (ödipale) Neugier oder sexuelle Lust waren hierbei jedoch die ausschlaggebenden Motivationen, sondern ein starkes Bindungsbedürfnis. Sie konnte sich erinnern, dass sie es sich als Kind sehr stark gewünscht hatte, sich in der Nähe ihres arbeitenden Vaters im großen Garten aufhalten zu dürfen, der sie aber immer wieder ziemlich schroff zurück ins Haus zu Mutter und Großeltern geschickt hatte, weil er die Anhänglichkeit seiner kleinen Tochter offensichtlich nicht ertragen konnte.

Bedürfnis nach Exploration und Selbstbehauptung. Übertragungen, die sich auf dieses Bedürfnis beziehen, beinhalten zumeist verunglückte Erfahrungen, sich selbst als kompetent erleben zu dürfen oder neugierig etwas erforschen zu können. Die Angst vor dem Erfolg oder die immer erneute Vereitelung von Erfolgserlebnissen kurz vor dem Erreichen eines Ziels sind entsprechend dieser Auffassung keineswegs nur ödipale Residuen, sondern können bereits viel früher im Leben eines Kindes entstanden sein.

Bedürfnis, mit Widerspruch oder Rückzug zu reagieren. Übertragungen, die durch dieses Bedürfnis geprägt sind, sind daran erkennbar, dass die betreffenden Patienten Angst davor äußern, nein zu sagen, sich abzugrenzen, einen Wunsch abzuschlagen, einen Dissens auszuhalten, ihre eigene Meinung kräftig zu vertreten und anderes mehr.

Bedürfnis nach sinnlichem Genuss. Übertragungen, die sich auf dieses Bedürfnis beziehen, haben mit der Schwierigkeit zu tun, sich sinnliches Vergnügen, Genuss und Entspannung zu gestatten.

▶ So glaubte z. B. ein Patient, dass sein Analytiker von ihm verlangen würde, pausenlos aktiv zu sein, wie eine Maschine seine Assoziationen herunterzurattern. Jede kurzfristige Unterbrechung seiner Einfälle erlebte er mit starken Schuldgefühlen. Entspannung war für ihn mit Stillstand verbunden, Genuss mit Verschwendung, wo man nur das mühsam erarbeitete Geld zum Kaufmann trage, und sinnliches Vergnügen bedeutete für diesen Patienten überflüssigen Luxus. Müsste er selbst für den „Luxus" einer Therapie aufkommen, wäre diese für ihn undenkbar, obwohl er über ein beträchtliches Vermögen verfügte. Es liegt nahe, darin den anal retentiven Ausdruck libidinöser und sadistischer Triebimpulse zu sehen, aber nach Lichtenberg manifestieren sich in diesen Übertragungen missglückte Erfahrungen vitalisierender Resonanz angesichts sinnlich genussreicher Erfahrungen in der Kindheit.

Bedürfnis nach sexueller Erregung. In Übertragungen, die sich auf das Bedürfnis nach sexueller Erregung bis hin zum Orgasmus beziehen, kommen die Hemmungen zum Ausdruck, die sich Kinder und Heranwachsende aufgrund konflikthafter Erfahrungen erwerben. Da das Streben nach sinnlichem Genuss aber eine weitaus stärkere Motivation darstellt, als bislang erkannt worden ist, und weil zudem das Streben nach sexueller Erregung eher periodisch und episodisch ist, spielen Übertragungen im Kontext sexueller Erregung nach Lichtenberg eher eine untergeordnete Rolle (natürlich nicht in all jenen Fällen, in denen die sexuelle Erregung in Form einer Sexualisierung zweckentfremdet wird, wo es aber bei differenzierterer Betrachtung in der Regel um die Kaschierung der anderen Motivationssysteme geht).

▶ Ein Patient wurde in seinem Erleben immer wieder von einem starken Drang überfallen, sich vor seiner Analytikerin zu exhibitionieren, seinen erigierten Penis bewundern zu lassen und anschließend mit seiner Analytikerin zu schlafen. Eines Tages, als eine ängstliche Angespanntheit im Kontakt beim Patienten nicht mehr zu übersehen war, sprach die Analytikerin dieses Erleben an, worauf er seine Fantasie äußern konnte. Es wurde aber sehr rasch deutlich, dass es sich hierbei nicht um den unverhohlenen Ausdruck ödipal-inzestuöser Triebimpulse handelte, sondern um den sexualisierten Ausdruck von Bindungs- und Anhänglichkeitswünschen, die in der schizoiden Familienatmosphäre, in der der Patient aufgewachsen war, so gut wie überhaupt nicht geäußert werden konnten. Eine Zurückweisung dieser Übertragungen hätte den Patienten übermäßig beschämt, während er sich in seinen sexualisierten Fantasien als der potente und bewundernswerte Beherrscher seiner Mutter-Analytikerin fühlen konnte.

Unterschiedliche Konzeptionen, wie ein Patient die therapeutische Situation wahrnimmt

Was sucht ein Patient in der analytischen Beziehung? Die Antwort scheint trivial zu sein: Bewusst sucht er natürlich eine Befreiung von seinen Symptomen und Leidenszuständen. Weil Psychoanalytiker aber im Symptom lediglich den Ausdruck eines tieferliegenden psychodynamischen Konfliktgeschehens erblicken, befriedigt diese Antwort nicht. Im klassischen Triebkonflikt-Modell wird angenommen, dass ein Patient weitgehend eine unbewusste Triebbefriedigung anstrebt; der erotisch und sexuell unerfüllte Patient z. B. sucht in seiner Analytikerin nach einer ihn versorgenden Mutter, mit der er zugleich aufregenden Sexualverkehr haben kann.

Im Entwicklungs-Defizit-Modell sucht der Patient nach einer Verbesserung seines Selbsterlebens und im Beziehungskonflikt-Modell möchte ein Patient einerseits die alten vertrauten (neurotischen und traumatisierenden) Beziehungsmuster wiederherstellen, sucht andererseits aber auch nach neuen Erfahrungen, die ihn eine Beziehung mit einem größeren Kompetenzgefühl, mit mehr Befriedigung und weniger Angst und Schamgefühlen erleben lassen (**Tabelle 15.4**).

Betrachten wir diese Suchprozesse noch einmal unter dem Aspekt der Übertragung, so ergeben sich folgende Unterscheidungen (**Tabelle 15.5**).

■ Umgang mit der Übertragung

》 *Die Übertragung wird vom Analytiker dem Kranken bewusst gemacht, sie wird aufgelöst, indem man ihn davon überzeugt, dass er in seinem Übertragungsverhalten Gefühlsrelationen wiederbelebt, die von seinen frühesten Objektbesetzungen, aus der verdrängten Periode seiner Kindheit herstammen. Durch eine solche Wendung wird die Übertragung aus der stärksten Waffe des Widerstandes zum besten Instrument der analytischen Kur. Immerhin bleibt ihre Handhabung das schwierigste wie das wichtigste Stück der analytischen Technik (Freud 1925d, S. 68f).* 《

Die Äußerungen Freuds über den Umgang mit der Übertragung sind spärlich und lassen sich auch dementsprechend kurz zusammenfassen. Dies ist verwunderlich, denn die Übertragungsanalyse gilt allgemein als das Charakteristikum der Psychoanalyse und ihre richtige Handhabung als ihr schwierigster Teil. Im Jahr 1926 stellt der 70-jährige Freud fest:

》 *... Alles kommt jetzt darauf an, und die volle Geschicklichkeit in der Handhabung der ‚Übertragung' gehört dazu, es zu erreichen. Sie sehen, dass die Anforderungen an die analytische Technik an dieser Stelle die höchste Steigerung erfahren. Hier kann man die schwersten Fehler begehen oder sich der größten Erfolge versichern. Der Versuch, sich den Schwierigkeiten zu entziehen, indem man die Übertragung unterdrückt oder vernachlässigt, wäre unsinnig; was immer man sonst getan hat, es verdiente nicht den Namen einer Analyse. Den Kranken wegzuschicken, sobald sich die Unannehmlichkeiten seiner Übertragungsneurose herstellen, ist nicht sinnreicher und außerdem eine Feigheit; es wäre ungefähr so, als ob man Geister beschworen hätte und dann davongerannt wäre, sobald sie erscheinen... Der einzig mögliche Ausweg aus der Situation der Übertragung ist die Rückführung auf die Vergangenheit des Kranken, wie er sie wirklich erlebt oder durch die wunscherfüllende Tätigkeit seiner Fantasie gestaltet hat. Und dies erfordert beim Analytiker viel Geschick, Geduld, Ruhe und Selbstverleugnung (Freud 1926e, S. 258f).* 《

Freud hat in seiner Theorie der Behandlungstechnik zwei Modelle skizziert:
- Im 1. Modell wird die Übertragung in erster Linie als **Widerstand gegen die Wiederbelebung von Erinnerungen** betrachtet, und der therapeutische Gewinn ergibt sich weitgehend daraus.

Tabelle 15.4   Unbewusste Wahrnehmung der therapeutischen Situation

Triebkonflikt-Modell	Entwicklungs-Defizit-Modell	Beziehungskonflikt-Modell
Der Patient nimmt seinen Analytiker unbewusst als ein Triebobjekt wahr, mit dessen Hilfe er seine verdrängten, aber nichtsdestotrotz andrängenden und virulenten Triebimpulse befriedigen kann.	Der Patient sucht in seinem Analytiker einen Menschen, der ihn mit Selbstobjekt-Funktionen versorgt, damit er seine beeinträchtigte Selbstkohärenz verbessern und seine in vielerlei Hinsicht unterbrochene Entwicklung wiederaufnehmen kann.	Der Patient sucht im Therapeuten einen Komplizen, der seine neurotische Beziehungssicht bestätigt; er sucht aber auch nach einem Menschen, mit dem er neue Beziehungserfahrungen machen kann

Tabelle 15.5   Konzept der Übertragung

Triebkonflikt-Modell	Entwicklungs-Defizit-Modell	Beziehungskonflikt-Modell
Die Übertragung ist überwiegend eine Verzerrung, weil der Analytiker aufgrund seiner anonymen und neutralen Haltung lediglich ein Projektionsschirm ist und so gut wie nichts oder nur sehr wenig zur analytischen Interaktion aus eigenen Einflüssen beiträgt. Es gilt, diese Verzerrung, die aufgrund einer komplexen Mischung von Erlebtem, unbewussten Fantasien und Projektionen entstanden ist, bewusst zu machen und durchzuarbeiten, was u. a. dadurch geschieht, dass der Analytiker den Unterschied zwischen subjektiver Wahrnehmung und der Realität im Hier und Jetzt aufzeigt.	Die Übertragung wird vor allem unter dem Aspekt betrachtet, was der Patient von seinem Analytiker benötigt, z. B. als Selbstobjekt im Sinne des Spiegelns oder des Idealisieren-Könnens. Übertragungen sind Ausdruck fehlgeschlagener Entwicklungsbedürfnisse und Motivationssysteme, die in der Gegenwart zu einem guten Ende gebracht werden sollen. Dazu gilt es, die Punkte aufzufinden, in denen empathische Brüche im Verstehen der Entwicklungsbedürfnisse eines Patienten stattgefunden haben. Unweigerlich sich einstellende Empathiemängel des Therapeuten sind der Anknüpfungspunkt für diese Art der Übertragungen.	Die Eindrücke des Patienten von seinem Analytiker sind keine Verzerrung, sondern eine wichtige Informationsquelle darüber, wie letzterer – ihm selbst nicht bewusst – die Beziehung erlebt und gestaltet. Die zahlreichen Hinweisreize, die verbal und nonverbal vom Analytiker ausgehen, bilden den Anknüpfungspunkt für die Wahrnehmungen des Patienten. Weil der Patient vom Analytiker als Teilnehmer und Partner an einem gemeinsamen Beziehungsgeschehen erlebt wird, werden die Eindrücke des Patienten nicht wie im Triebkonflikt-Modell als a priori verzerrt, sondern als überprüfungswürdig betrachtet. Sie können wichtige Aufschlüsse über die intersubjektive Beziehungsrealität beinhalten.

- Im 2. Modell resultiert die Übertragung hauptsächlich aus der **Bemühung eines Patienten, seine Wünsche zu realisieren**. Der therapeutische Gewinn ergibt sich hauptsächlich aus dem Wiedererleben dieser Wünsche in der Übertragung, indem der Patient erfährt, dass in ihnen etwas Altes zum Ausdruck kommt, und er zur gleichen Zeit aber auch eine neue Beziehungserfahrung mit seinem Analytiker machen kann, auf den sich diese Wünsche nun richten.

Im ersten Modell ist die Suchhaltung eindeutig auf biografisches Material gerichtet. Noch in einem seiner letzten Aufsätze, nämlich „Konstruktionen in der Analyse" vertritt Freud dieses Ideal, obgleich seine klinischen Erfahrungen ihn auch pessimistisch gestimmt sein lassen:

» *Oft genug gelingt es nicht, den Patienten zur Erinnerung des Verdrängten zu bringen (Freud 1937d, S. 53).* «

Hinsichtlich der anderen Modellvorstellung äußert Freud z. B. in „Erinnern, Wiederholen, und Durcharbeiten", dass sich vergangene Erinnerungen relativ mühelos einstellen, wenn es dem Analytiker gelungen sei, mit den Widerständen angemessen umzugehen. Und in den „Vorlesungen zur Einführung in die Psychoanalyse" merkt Freud (1916–17a) an, dass die Arbeit an den lebensgeschichtlichen Erinnerungen weit zurücktrete, wenn die Übertragung richtig angewachsen sei. Die Übertragung werde nun zum „Schlachtfeld", auf das sich alle Kräfte konzentrieren müssen. Wenn ein Therapeut den Nachdruck allzu sehr auf die Rekonstruktion der lebensgeschichtlichen Erinnerungen legt (Therapeut: „Da hat Sie Ihre Mutter auch sehr vernachlässigt!" – „Da war Ihre Mutter sehr unempathisch zu Ihnen."), besteht die Gefahr, dass die Wiederinszenierung unbewusster Wünsche und Fantasien in der gegenwärtigen Beziehung übersehen oder zumindest vernachlässigt wird. Freuds Betonung, dass die Übertragung selbst zum mächtigsten Widerstand gegen das Erinnern werden kann, verdunkelt aber die Tatsache, dass sich die Übertragung immer als Wiederholung in Form unbewusster Inszenierungen zeigt. Die Übertragung wird somit nicht als Selbstzweck hergestellt und analysiert (wie auch manche Kritiker der Psychoanalyse vorwerfen), sondern **die Übertragung ist die Neurose**. Je mehr die Bearbeitung und Auflösung der Übertragung gelingen, desto mehr verringert sich auch das neurotische Erleben. Und kein geringerer als Freud selbst war der Auffassung, dass die Therapie umso erfolgreicher sei, je näher man diesem Ideal kommt.

Des Weiteren hat Freud zwei Modelle einer beginnenden Analyse beschrieben:

- Im 1. Modell scheint zunächst **kein Widerstand gegen die analytische Arbeit** vorhanden zu sein. Der Patient kann offensichtlich ohne Schwierigkeiten der Grundregel der freien Assoziation folgen, er entwickelt eine Bindung an seinen Analytiker, will keine einzige Therapiestunde versäumen, akzeptiert auch die Deutungen des Analytikers bereitwillig und scheint ausgezeichnete Fortschritte zu machen. Seine Symptome lassen nach oder verschwinden vollständig. Unweigerlich nehmen aber diese „analytischen Flitterwochen" über kurz oder lang ein Ende, und der analytische Prozess kommt zum Stillstand. Der Patient entwickelt nun einen massiven Widerstand gegen die analytische Behandlung, der sich vor allem durch die Weigerung oder auch als Nichtkönnen empfundene Hemmung zu sprechen, ausdrückt und nun als eine Manifestation von verdrängten erotischen oder aggressiven Strebungen und Gefühlen gedeutet werden kann.
- Im 2. von Freud beschriebenen Modell existiert dieser **Widerstand** des Patienten **von Beginn der Analyse an.**

Freud ging offensichtlich davon aus, dass die Übertragung in einer Analyse noch nicht zum Widerstand geworden ist, solange der Patient etwas erzählt (meistens über analysenexterne Themen oder über lebensgeschichtliche Hypothesen) und deshalb auch kein Anlass bestehe, die Übertragung zu deuten, solange die Mitteilungen und Ideen des Patienten scheinbar spontan, d. h. ohne jede Behinderung, erfolgen.

Gill und Muslin (1976) haben aber darauf aufmerksam gemacht, dass auch dann, wenn ein Patient frei assoziiert, ein Übertragungs-Widerstand vorhanden sein kann, der frühzeitig gedeutet werden sollte. Denn Anspielungen auf die Übertragung als Manifestationen eines Widerstands gegen das Bewusstwerden der Übertragung begleiten die Analyse von Anfang an. Schon Ferenczi (1923) vermutete, dass eine starke positive Übertragung am Beginn einer Analyse ein Ausdruck von Widerstand sein kann.

- *Arbeiten an der Übertragung versus Übertragungsanalyse außerhalb der Hier-und-Jetzt-Beziehung*

Ein verheirateter Patient erzählt, dass er bei einem Betriebsausflug ausgelassen mit einer Kollegin getanzt habe; gegen Ende des Abends habe diese Frau Andeutungen gemacht, mit ihm schlafen zu wollen. Erst sind ihm einige Gedanken zu seinem jetzigen Gesundheitszustand gekommen, dann fällt ihm ein, dass er als Kind einen immer wiederkehrenden Alptraum gehabt hat. In diesem sei gegenüber seinem Kinderbett ein Wolf gesessen. Schweißnass sei er dann in seinem Bett gelegen und habe darauf gewartet, dass es hell werde. Und heute morgen als er seinen Chef begrüßte, hatte er den Eindruck, dass dieser ihn mit einem strengen Blick musterte. Ob der Wolf wohl seinen Vater verkörperte, vor dem er sich wegen seiner ödipalen Regungen geängstigt habe, und der Vorgesetzte jetzt als strenger Vater wahrgenommen werde, fragt ihn die Analytikerin. „Ja, das ist eine interessante Idee", antwortet der Patient, aber ohne davon sichtlich berührt zu sein. „Und jetzt haben Sie Angst, dass ich Sie dafür verurteile, dass Sie gegenüber dieser Kollegin derart in Versuchung geraten sind?" würde hingegen eine Übertragungsdeutung darstellen, die den Patienten gefühlsmäßig stärker berühren und die Chance darstellt, die gegenwärtig erlebte Szene mit einem früheren Affektzustand in Verbindung zu bringen. Denn wenn man in der Analyse früher erworbene Schemata verändern will, gelingt dies wohl nur, wenn man über die Aktivierung eines ähnlichen Affekts im Hier und Jetzt einen Zugang zum Dort und Damals findet.

■ Zentrale Stellung der Übertragungsanalyse

In mehreren Veröffentlichungen hat ab Mitte der 70er Jahre der amerikanische Psychoanalytiker Merton M. Gill dafür plädiert, die Analyse der Übertragung, die ja schon immer – allerdings in sehr unterschiedlichen Versionen – zum Essential der psychoanalytischen Praxis zählt, endlich ernst zu nehmen. Damit aus der Psychoanalyse nicht eine Art tiefenpsychologisch orientierte Gesprächstherapie werde, sei es wichtig, die Übertragungsbeziehung im Hier und Jetzt zum Dreh- und Angelpunkt des übertragungsanalytischen Vorgehens zu machen. Obgleich Freud bereits darauf hingewiesen hat, dass alle Konflikte im „Feuer der Übertragung" gelöst werden sollten, und die meisten Psychoanalytiker auch programmatisch diese Ansicht vertreten, findet nach Auffassung Gills die Übertragungsanalyse viel zu selten, zu wenig systematisch und zum Teil unter falschen Prämissen statt.

Die gefühlshaft bestimmte Übertragungsbeziehung sei der Stoff, aus dem die analytische Therapie gemacht ist; und erst auf der Folie der Analyse dieser Übertragungsbeziehung kann sich eine wirkliche, von Gefühlen getragene Einsicht entwickeln. Die häufig im Übermaß gegebenen genetischen Deutungen oder die Deutungen außeranalytischen Materials vermeiden die Thematisierung der Übertragungsbeziehung zwischen dem Analytiker und seinem Patienten und führen nach Ansicht Gills zu einem **rein intellektuellen Verständnis**, das häufig sogar als Widerstand gegen Veränderung missbraucht werden kann.

Gills Auffassung erscheint wie eine längst schon überfällige Generalüberholung der ursprünglich von Freud vorgelegten, freilich von ihm selbst nicht sonderlich beachteten Grundzüge der psychoanalytischen Therapie.

■ Intensivierung der Übertragung und Übertragungsneurose

Ein implizites Festhalten an der Theorie der Abreaktion aus der voranalytischen Zeit könnte einer der Gründe dafür sein, so vermutet Gill (1982), dass Analytiker mit der **Deutung der Übertragung zurückhaltend** verfahren. Die affektive Spannung, die mit den verschiedenen unausgesprochenen Übertragungsreaktionen einher geht, müsste erst einen derart intensiven Punkt erreicht haben, dass sie dann quasi von allein und spontan ausgedrückt wird. Diese Auffassung korreliert mit einer anderen Anschauung, die davon ausgeht, dass zu häufige und vor allem zu frühe Interventionen via Übertragungsdeutungen den spontanen Verlauf der Übertragungsneurose stören würden (s. u.). Gill erinnert daran, dass eine zurückhaltende Einstellung des Analytikers ohne Schwierigkeit als adäquates Vorgehen der Behandlungstechnik angesehen werden kann.

Bei vielen Psychoanalytikern der Gegenwart herrscht ein **Widerwillen gegen eine zu frühe Deutung der Übertragung** (d. h. innerhalb der ersten 40–50 Stunden und länger) vor. Das gegenwärtige, weit verbreitete behandlungstechnische Vorgehen, das durch vorsichtiges Abwarten gekennzeichnet ist – meist mit dem Hinweis, dass erst das Arbeitsbündnis gefestigt sein müsse –, wird von vielen Psychoanalytikern überwiegend mit dem Hinweis gerechtfertigt, dass ein zu frühes Ansprechen der Übertragung diese unklar und verzerrt werden lasse. Diese Bedenken sind allerdings nicht immer ganz unberechtigt, wie weiter unten noch auszuführen sein wird.

Mit frühen Übertragungsdeutungen sind nicht die tiefen Übertragungsdeutungen der (klassischen) Kleinianischen Vorgehensweise gemeint, wo unter weitgehender Vernachlässigung konkreter Details aus der aktuellen Beziehung sehr schnell schizoid anmutende, lehrbuchmäßige Standarddeutungen z. B. über oralsadistische Impulse erfolgten, sondern dass die frühen Deutungen des Widerstandes gegen die Übertragung von der Oberfläche der Beziehung im Hier und Jetzt zwischen Therapeuten und Patienten ausgehen.

Ein anderes mögliches Missverständnis kann darin bestehen, dass keine Klarheit darüber besteht, was eine Übertragungsdeutung eigentlich ist. Häufig wird irrtümlich davon ausgegangen, dass eine Übertragungsdeutung notwendigerweise die Rekonstruktion der Vergangenheit mit der Deutung des gegenwärtigen Erlebens und Verhaltens verbinden müsse. Wenn nun eine Übertragungsdeutung schon in den ersten Stunden einer Analyse vorgenommen werden soll, dann hat der Analytiker gemäß dieser Auffassung in der Regel noch nicht das historische Wissen zur Verfügung, um die genetischen Wurzeln der Übertragung ausreichend klären zu können. Wenn man also nun die Option vertritt, eine vollständige genetische Rekonstruktion anbieten zu wollen, wird man meistens eine heftige Abneigung gegen zu frühe Deutungen der Übertragung verspüren.

Welches sind nach Gill (1982) die **Konsequenzen**, wenn es versäumt wird, frühzeitig die Übertragung zu deuten? Eine mögliche Folge kann sein, dass sich die Übertragungsneurose niemals zufriedenstellend entwickelt. Obgleich es auch hin und wieder zufriedenstellende Analysen geben mag, in denen sich keine Übertragungsneurose entwickelt, scheinen einige Autoren die Möglichkeit herunterzuspielen, dass eine Übertragungsneurose vor allem deshalb an ihrer angemessenen Entwicklung gehindert werden kann, weil die Übertragung nicht rechtzeitig, intensiv und konsequent genug gedeutet worden ist.

Während üblicherweise dahingehend argumentiert wird, dass zu frühe und zu häufige Übertragungsdeutungen die spontane Entwicklung der Übertragung verzerren, betrachtet Gill es als wahrscheinlicher, dass **das Unterlassen des Deutens zu einer verzerrten Übertragung führt.** Der keine oder nur ganz spärlich Übertragungsdeutungen gebende Analytiker wird – ob idealisiert oder gehasst – immer mit irgendwelchen fantasierten Eigenschaften und Einstellungen ausgestattet. Wenn diese Übertragungsreaktionen über längere Zeit hinweg implizit und unausgesprochen bleiben, führen sie – im günstigsten Fall noch vor Beendigung der Analyse – zu intensiven und kaum noch handhabbaren Übertragungsreaktionen, die dann von manchem Analytiker fälschlich für die erste Äußerung der Übertragung gehalten werden, so wie im Alltag z. B. eine lang zurückgehaltene und nie ausgesprochene Liebe zu erheblichen und manchmal tragischen Missverständnissen führen kann.

Die Übertragungsanalyse zerstört den Glauben, dass man Symptome, die untergründig mit einer gravierenden Psychodynamik zusammenhängen, verlieren kann, ohne

Übertragungsmuster zu verändern. Das Festhalten an der Hoffnung, über eine Veränderung äußerer Umstände zum gewünschten Heil zu kommen, verhindert das Sich-vertraut-machen mit den verinnerlichten Beziehungsmustern. „Wenn sich die äußeren Umstände verändern lassen, z. B. wenn ich einen neuen Partner finde, der liebenswert und attraktiv genug ist, oder wenn ich gar meinen Analytiker zum Freund gewinnen könnte, wozu sollte ich mich dann verändern?", hat sich schon mancher Patient gefragt. Aber man kann seiner eigenen Lebensgeschichte nicht entfliehen, sondern kann sich selbst und sein Leben nur ändern, wenn man sich in seiner Gewordenheit begreift.

Widerstand und Übertragung

Jeder Widerstand äußert sich als Widerstand gegen die Übertragung. Dabei lassen sich drei Formen unterscheiden:

Widerstand gegen das Involviertwerden in die Übertragung. Diese Form findet man häufig bei Patienten vor, die auf extreme Weise autark bleiben wollen, für die es eine schwere narzisstische Kränkung darstellt, sich in irgendeiner Weise als abhängig zu erleben, die einen Kokon um sich herum aufgebaut haben, um ihr verletzbares Selbstgefühl zu schützen, die autistische Barrieren der Abwehr um sich herum benötigen. Dabei entsteht der Eindruck, als seien diese Patienten tatsächlich so gut wie unbezogen und der Therapeut für sie eigentlich nicht – und auch noch nicht einmal als narzisstisches Selbstobjekt – vorhanden.

Widerstand gegen das Bewusstwerden der Übertragung. Diese Form des Widerstands ist diejenige, die von Anfang an auftritt (abgesehen von Patienten, die aufgrund der Schwere ihrer Pathologie mit der unter 1. genannten Form operieren), die von Anfang an systematisch gedeutet werden sollte und mindestens die Hälfte bis zu ²/₃ der Dauer einer psychoanalytischen Therapie beansprucht.

Widerstand gegen die Auflösung der Übertragung. Diese Form ist vor allem in der Phase des Durcharbeitens von Wichtigkeit. Ein Patient kann erkannt haben, dass seine Wahrnehmung vom Analytiker und die daraus resultierende Beziehungsgestaltung einseitig sind und etwas mit seiner Vergangenheit zu tun haben, und dennoch fällt es ihm immer wieder schwer, dieser Erkenntnis Taten folgen zu lassen. Die Erkenntnis ist der Verwirklichung gleichsam vorausgeeilt, die vielfältigen gefühlsmäßigen Hemmungen können nur nach und nach im Zuge der permanenten Durcharbeitung überwunden werden. Eine Patientin kann sich z. B. – nachdem der Widerstand gegen die Wahrnehmung der Übertragung hinreichend deutlich geworden ist – immer noch nicht unbefangen gegenüber ihrem Therapeuten äußern. Zwar weiß sie mittlerweile, dass er sie nicht beschämen wird wie früher ihr Vater, aber trotzdem ist immer noch Ängstlichkeit vorhanden. Nur durch das sanfte Drängen des Therapeuten, sich immer wieder dieser Situation auszusetzen, die Differenz zwischen dem Damals und dem Heute zu erfahren und auf diese Weise umzulernen, kommt es allmählich zu einer Veränderung.

Es ist also unzureichend, wenn die Patientin sich sagt: „Nun weiß ich endlich, dass er nicht wie mein Vater reagiert, aber das reicht mir jetzt aus; alle Themen, die fortan Bezug auf diese Themen nehmen, werde ich tunlichst vermeiden, um die Gefühle, die immer noch dabei auftreten, ja nicht zu erleben". Sondern immer wieder muss sie sich diesem Misstrauen in unterschiedlichen Beziehungskonstellationen aussetzen, das Risiko des Beschämtwerdens auf sich nehmen, bis die neuen gefühlshaften Erfahrungen die alten Gefühlsmuster ablösen oder überformen.

Der Widerstand gegen die Übertragung wird somit zum zentralen Fokus der **Widerstandsanalyse** und damit der Analyse überhaupt.

Dieser Nachdruck auf die Widerstandsanalyse hinsichtlich des Bewusstwerdens und der Auflösung der Übertragung sollte allerdings nicht als ein Plädoyer für eine aggressiv insistierende Analyse der Übertragung missverstanden werden. Wichtig ist es in jedem Fall auch, die Auswirkungen der Übertragungsanalyse auf den Patienten im Auge zu behalten. Denn der Analytiker, der konsequent alle Anspielungen auf sich und auf die analytische Beziehung anzusprechen versucht, kann als sehr überlegene, sich selbst sehr wichtig nehmende, eindringende, verfolgende, homosexuell aufdringliche, depressiv-symbiotische Person vom Patienten wahrgenommen werden. Deshalb ist es für den Analytiker unumgänglich, den Einfluss der Auswirkungen und Rückwirkungen von Übertragungsdeutungen auf die Wahrnehmung der Übertragungsbeziehung immer wieder zu reflektieren. Ohne Zweifel gehören dazu auch viel Erfahrung, Sensibilität und Taktgefühl.

Aufgreifen von Übertragungsanspielungen

Das hauptsächliche Mittel, um die Intensivierung und Ausdehnung von Übertragungsreaktionen und der Übertragungsneurose zu fördern, besteht darin, dass der Analytiker gezielt und konsequent Anspielungen auf die Übertragung im verbalen und nonverbalen Verhalten eines Patienten aufgreift.

Beziehungsanspielungen treten hauptsächlich in zwei Formen auf:

Verschiebung. Die allgemein bekannte Form ist die der Verschiebung. In Schilderungen z. B. über analysenexternes Material, etwa über einen rechthaberischen Vorgesetzten, kann eine mögliche Anspielung auf die Beziehung zum Analytiker erblickt werden, wobei man aber immer wieder vor einer zu mechanisch erfolgenden Gleichsetzung warnen muss. Die genauere Betrachtung der Beziehungsanspielungen soll zu einer präzisen Klärung der Auslöser – analog den Tagesresten bei der Traumdeutung – im Hier und Jetzt der Beziehung führen und nicht sofort auf den vermuteten ursprünglichen Übertragungsteil zurückgeführt werden, so wie man ja auch bei einer lege artis durchgeführten Traumdeutung zunächst die „Realeinfälle", die sich auf die Tagesreste beziehen, studiert und die sog. Deutungseinfälle eher als Abwehrmaßnahme begreift.

Identifikation. Die 2. Form, mit der sich eine Anspielung auf die Übertragungsbeziehung tarnen kann, ist die der Identifikation. Ein Patient äußert z. B. in mehreren, aufeinanderfolgenden Stunden immer wieder den Eindruck, dass er sich so einfallslos und ohne Kreativität fühle, die er in seinem Beruf aber ganz stark benötige. Unbewusst oder vorbewusst hat sich der Patient hierbei vorübergehend mit dem Verhalten und Erleben seines Therapeuten identifiziert. Eine andere Patientin beklagte sich über den Mangel an Enthusiasmus, den sie seit geraumer Zeit in all ihren Beziehungen erlebe. Die Klärung dieser als Beziehungsanspielung identifizierten Äußerung führte zu der Erkenntnis, dass sie ihren Analytiker in der letzten Zeit als jemanden erlebt hatte, der sich offensichtlich wenig enthusiastisch über ihre Fortschritte außerhalb der Analyse zeigen konnte. Diese Form der Anspielungen auf die Übertragungsbeziehung ist sehr viel schwieriger zu entdecken und wird deshalb auch häufiger übersehen.

Zulassen und Annehmenkönnen der Übertragungen

Das wichtigste Prinzip der Übertragungsanalyse besteht aus heutiger Sicht darin, dass sich der Analytiker immer wieder in die Übertragung hineinziehen lässt, um zunächst einmal zum **tendenziellen Mitspieler von für den Patienten zunächst unbewussten lebensgeschichtlichen Szenen** zu werden, die auf diese Weise als Interaktionsszenen im Hier und Jetzt begriffen und in einem weiteren Schritt auf genetische Erfahrungen bezogen werden können. Sich hineinziehen lassen, heißt z. B. entweder die nonverbalen Mitteilungen zu spüren, z. B. die Atmosphäre von schüchtern abgewehrter Erotisierung oder die verbalen Mitteilungen („Ich finde Sie heute so streng und abweisend") erst einmal anzunehmen, statt sie befremdet zurückzuweisen oder die verdeckten Handlungsaufforderungen („Finden sie nicht auch, dass ich mich schrecklich dumm anstelle?") auf tröstende Weise zu verneinen, sondern sie erst einmal auf sich wirken zu lassen.

> **M** Dabei gilt es, diese Wahrnehmungen, Einschätzungen und Aufforderungen zu einem bestimmten Rollenverhalten nicht zu sehr auf sich als reale Person zu beziehen, denn die negativen Implikationen würden dann den Therapeuten zu stark mit kränkenden Gefühlen beschäftigt sein lassen, und im Fall einer positiven Idealisierung könnte ihn das Sich-geschmeichelt-Fühlen wichtige andere Aspekte übersehen lassen.

Statt defensiver Abstinenz gegenüber den Übertragungs- und Rollenangeboten Reagieren auf einer Metaebene (subjekthafte Abstinenz)

Vielmehr ist es notwendig, diese Übertragungen gleichsam in der Schwebe zu halten, ihren möglichen aktualgenetischen Anteil genau zu erforschen, aber ohne sich mit dieser Einschätzung komplett zu identifizieren oder gar aufgrund der erfolgten Zuschreibung mit einer Gegeneinschätzung zu reagieren („Sie erleben mich als streng und abweisend; da verwechseln Sie mich wahrscheinlich mit Ihrer Frau!"). Statt z. B. ablehnend, aufklärerisch, pädagogisch oder moralisierend auf die szenischen Angebote des Patienten zu reagieren, versucht der Analytiker, diese zu verstehen. Dieses Nicht-Reagieren wird in der Psychoanalyse als **Abstinenz** bezeichnet. Der Analytiker reagiert nicht im Sinne der vom Patienten erwarteten, sei es befürchteten, sei es erhofften Reaktionen, wie man es zumeist im Alltagsdialog tut. Dieses ungewohnte Nicht- und Anders-Reagieren wird für den Patienten zum Anlass, seine Wahrnehmungen und Erwartungen zu überprüfen.

> **F** Ein Patient z. B. versucht die Zurückhaltung seines Analytikers in puncto körperliche Zuwendung zu attackieren. „Glauben sie wirklich, dass das die richtige Form ist, mich zu heilen? Seitdem ich die Bücher von Tilman Moser gelesen habe, zweifle ich immer mehr daran, ob das Sprechen hier überhaupt etwas bringt." In einem nicht psychoanalytisch geführten Dialog würde man nun darauf hinweisen, dass jeder nur sich selbst heilen kann, dass Prinzipien wichtig sind, dass es gar nicht um Heilung gehe, dass man sich nicht so anmosern lässt usw.

Wäre nun ein Therapeut nicht in der psychoanalytischen Abstinenz geschult, so würde er sich z. B. rechtfertigen, indem er darauf verweisen würde, dass Sprechen sehr wohl etwas bringt, dass Sprechen normalerweise mit Gefühlen verbunden ist, dass Sprechen nur bei sehr verkopften oder schizoiden Individuen von jeglicher Leiblichkeit isoliert ist usw. Er könnte sich auch gekränkt ins Schweigen zurückziehen oder sich hinreißen lassen, dem Patienten anzudeuten, dass er ja die Therapie beenden könne und anderes mehr. Er wäre damit auf das Übertragungsangebot eingestiegen und hätte sich mit seinem Patienten in alten Mustern der Auseinandersetzung verstrickt. (Auf Kritik folgt eine Rechtfertigung, ein Rückzug oder eine Drohung – das sind die herkömmlichen Formen von Herrschaftsbeziehung.) **Statt neue Beziehungserfahrungen zu machen, würde der Patient mit immer gleichen Mustern konfrontiert werden, wie jeder dies zur Genüge von alltäglichen Auseinandersetzungen her kennt.**

Die Abstinenz des Analytikers verhindert aber die ewige Wiederkehr des Gleichen. Statt mit der naheliegenden Verhaltensweise der Rechtfertigung (nicht abstinent) zu reagieren, könnte der Psychoanalytiker seinen Patienten z. B. ermuntern, mit seiner Kritik fortzufahren, was diesen völlig überraschen könnte, weil er so etwas noch nie erfahren hat. Er könnte ihn aber auch auffordern, den körperlichen Zuwendungswunsch weiter auszufantasieren. Vielleicht würde dann auch deutlich werden, dass das depressiv gereizte Erleben des Patienten darauf zurückgeht, zu wenig in Kontakt mit seinem Analytiker zu sein, wobei sich der körperliche Kontaktwunsch lediglich als ein Vorwand herausstellte. Deshalb könnte jede Intervention, die nicht auf das Rollenangebot des Sich-Rechtfertigen-Sollens eingeht, diesen Kontakt vorsichtig in die Wege leiten.

F So wäre z. B. folgende Intervention denkbar: „Sie erwarten jetzt eine Rechtfertigung von mir. Wenn ich das täte, würden Sie vermutlich mit einem neuen Argument aufwarten. Dadurch würde Distanz zwischen uns entstehen. Wenn ich mich jetzt nicht rechtfertige, entsteht die Möglichkeit von Nähe zwischen uns. Sie wünschen sich diese, aber Sie haben offensichtlich auch Angst davor." Würde man eher darauf abheben, dass der Patient sich ständig aufgrund eines Strafbedürfnisses unter Druck setzen muss, den er auf den Analytiker externalisieren möchte, wäre folgende Intervention vorstellbar: „Sie versuchen, mich dazu zu bewegen, dass ich mich rechtfertigen soll; vielleicht müssen Sie sich häufig mit ihren Handlungen vor sich selbst rechtfertigen. Wenn ich mich nun auch vor Ihnen rechtfertigen müsste, säßen wir in einem Boot, statt miteinander besser verstehen zu können, was Sie dazu bewegt, sich ständig vor sich selbst rechtfertigen zu müssen."

Abstinenz wird von Außenstehenden häufig als **Nicht-Reagieren auf der Verhaltensebene** missverstanden. Abstinenz ist aber die für die psychoanalytische Behandlungsphilosophie unerlässliche Haltung des Analytikers, auf das neurotische Rollenanliegen des Patienten, das Gegenüber möge so reagieren, wie seine inneren Schemata (Objektbeziehungen) dies nahe legen, nicht einzugehen. Selbstverständlich reagiert der Analytiker, aber er tut dies wohlüberlegt auf einer Metaebene. Das vom Patienten ausgehende Ansinnen bleibt einerseits unbeantwortet, indem der Rollendialog nicht auf die dem Patienten vertraute Weise komplettiert wird, andererseits geht der Analytiker sehr wohl auf seinen Patienten ein, indem er ihm eine neue Möglichkeit des Dialogs eröffnet. Diese moderne Auffassung von (subjekthafter) Abstinenz lässt auch die klassische Handhabung der Anonymität des Analytikers tendenziell als obsolet erscheinen oder fordert zumindest zum Überdenken dieser Prämisse heraus.

Auch für den Analytiker ist der Umgang mit der Übertragung seines Patienten eine eigentümliche Erfahrung: Er lässt sie zwar zu, er identifiziert sich probeweise mit ihr, denkt darüber nach, mit welchen Verhaltensaspekten oder gar inneren Fantasien er als Auslöser für diese Schemata gewirkt haben kann, aber er kann sich des Zwangs enthalten, auf herkömmliche Weise rollenkomplettierend reagieren zu müssen (auf einen nörgelnden Patienten z. B. braucht er nicht mit einer Zurechtweisung zu reagieren). Der Patient fühlt sich in seiner Wahrnehmung nicht zurückgewiesen und das unerwartete Ausbleiben einer als selbstverständlich vermuteten Reaktion setzt einen **Prozess des Nachdenkens** bei ihm in Gang. Er kann z. B. nun nicht länger andere Menschen dafür verantwortlich machen, dass ihm nur so wenige Vorhaben glücken; vielmehr wird er anfangen darüber nachzudenken, woher sein Rechtfertigungsbedürfnis stammt und welche Schwierigkeiten er sich selbst im Kontakt mit anderen Menschen bereitet, wenn er diese immer wieder anschuldigt, ihm nicht genügend zu helfen oder wenn er diejenigen, die ihm helfen wollen, immer wieder zurückweisen muss, weil Kontakt so viele weitere Sehnsüchte weckt, derer er sich schämt (Tabelle 15.6).

Invalidierung früherer Erfahrungen nur aufgrund der (Innen-) Übertragungsanalyse?

Wenn ein Patient über Beziehungen außerhalb des analytischen Settings berichtet, können darin versteckte Anspielungen auf die Beziehung zum Analytiker zum Ausdruck kommen; aber die Tendenz, in jeder „außeranalytischen" Begebenheit eine Übertragungsanspielung zu erblicken, kann auch zu einer Karikatur von Psychoanalyse führen. Zwar hat jede Mitteilung eines Patienten eine Übertragungsbedeutung; aber diese Bedeutung braucht nicht auf den Inhalt bezogen zu sein, sondern kann den Mitteilungsvorgang betreffen. Wenn ein Patient z. B. von einer ihn sehr demütigenden Erfahrung mit einem Vorgesetzten erzählt, ist daraus nicht automatisch der Schluss zu ziehen, dass er unbewusst seinem Analytiker damit inhaltlich andeuten möchte, auch ihn als demütigend zu erleben; sondern er kann darüber erzählen, weil er seinem Analytiker vertrauen kann, worin in diesem Fall die Übertragung zu sehen ist. Gills Betonung der Übertragungsanalyse im Hier und Jetzt ist zwar sehr wichtig, aber es müssen hierbei **Inhalt**

Tabelle 15.**6** Umgang mit der Übertragung

Triebkonflikt-Modell	Entwicklungs-Defizit-Modell	Beziehungskonflikt-Modell
Entsprechend dem Vorherrschen einer individualpsychologischen Sichtweise sind der Fokus der Übertragungsdeutung die Geschehnisse *im* Patienten. Deshalb werden Übertragungsdeutungen (allerdings entgegen der Empfehlung Freuds) sehr schnell auf die Vergangenheit (genetische Daten) bezogen; und sie bleiben häufig auf die Außerübertragungsanalyse beschränkt.	In den älteren selbstpsychologischen Arbeiten konzentriert sich das Verstehen der Äußerungen des Analysanden weitgehend auf die manifeste Oberfläche. Im Vordergrund steht zudem nicht so sehr, was der Patient unbewusst an vergangenen konflikthaften Erfahrungen inszeniert, sondern was er für seine Entwicklung benötigt (z. B. Selbstobjekterfahrungen). Bei ausreichender Empathie werden frühere konflikthafte Erfahrungen in der Beziehung zum Analytiker nicht aktiviert, sondern nur außerhalb des analytischen Settings, ohne dass dies ein Agieren darstellt.	Die Suche nach den Übertragungsauslösern, die mit den Reaktionen und Interventionen des Analytikers zu tun haben, ist zentraler Fokus der Vorgehensweise; dementsprechend gilt es, Übertragungsanspielungen (und zwar nicht nur die expressis verbis mitgeteilten) ausfindig zu machen und eine Übertragungsanalyse im Hier und Jetzt vorzunehmen. Verknüpfungen mit möglichen genetischen Erfahrungen sind nachgeordnet, aber natürlich nicht unwichtig oder gar überflüssig. Im Zentrum der Aufmerksamkeit steht, wie die bewusste und unbewusste Kommunikation aufgrund persönlichkeitsspezifischer interpersoneller und situativer Faktoren gestaltet wird.

und *Prozess* unterschieden werden. Der manifeste Inhalt der Äußerung eines Patienten bezieht sich keineswegs immer bewusst oder unbewusst auf den Therapeuten. Aber natürlich geschieht alles, was der Patient sagt oder auch verschweigt, in der Beziehung zu seinem Therapeuten. Des Weiteren gilt es zu bedenken, dass Analytiker nicht immer mit ihrer Persönlichkeit derartige Erfahrungen auslösen können, die ein Patient für die Inszenierung seiner Übertragungen benötigt.

Wenn ein Analytiker von seinem Patienten als empathisch und gefühlsmäßig optimal auf ihn eingestimmt erlebt wird, brauchen dann die alten konflikthaften und traumatisierenden Erfahrungen überhaupt noch in der Beziehung zum Analytiker („Innen-Übertragungsanalyse") aktualisiert und durchgearbeitet zu werden? Reicht es dann aus, wenn diese in Übertragungsformationen außerhalb der Analyse („Außen-Übertragungsanalyse") erfahrbar werden? Es gibt eine Auffassung im Mainstream der Psychoanalyse, die in diesem Fall von einer unvollständigen Analyse oder gar von einem Übertragungsagieren sprechen würde. So inszeniert z. B. eine Patientin am laufenden Band Konflikte mit Ehemann und Arbeitskollegen, aber die analytische Beziehung ist konfliktfrei, und die Patientin fühlt sich von ihrem Therapeuten optimal verstanden. Müssen die unbewussten Konflikte auch an den neuen und anderen Beziehungserfahrungen innerhalb der analytischen Situation invalidiert werden, oder führen mehrere Wege zur Durcharbeitung und schließlich Aufhebung der alten pathogenen Überzeugungen und Konflikte?

M Die Erfahrung spricht nun eher dafür, dass frühere Gedächtnisinhalte mit negativen Emotionen auch dann überarbeitet werden können, wenn dies außerhalb der Beziehung zum Analytiker geschieht.

Es gibt mehrere Gründe, der Innen-Übertragungsanalyse nicht den unbedingten Primat einzuräumen. Sie kann z. B. immer dann unangebracht sein, wenn:
- der Analytiker (auch bei gründlichster Prüfung der von ihm ausgehenden Übertragungsaufhänger oder -hinweisreize) keinen Anlass sieht, die Interaktion außerhalb der Analyse auf sich und seinen Patienten zu beziehen,
- das Entstehen einer neuen positiven Beziehungserfahrung durch das Ansprechen einer negativen Beziehungsvorstellung („Könnte es sein, dass Sie mich auch so ausbeuterisch erleben wie ihren Vorgesetzten?") an dieser Stelle des analytischen Prozesses empfindlich gestört werden würde,
- die Selbstobjekt-Übertragungsformen mit ihren vitalisierenden und selbstwertaufbauenden Funktionen eindeutig im Vordergrund stehen und vom Patienten für sein Wachstum unbedingt benötigt werden,
- der Patient durch die Innen-Übertragungsanalyse den Eindruck bekommen würde, dass sein Analytiker alles auf sich bezieht, sich dauernd in den Vordergrund drängelt und die wichtigste Person im Leben seines Patienten sein möchte (was einer Retraumatisierung im narzisstischen Bereich gleichkommen würde). Die Überbewertung der Person des Analytikers würde den Patienten zudem all seiner triebhaften Eigendynamik und seiner Selbstbestimmung berauben, die auch seine Autonomie ausmacht, die je nach Ausmaß der Traumatisierung ohnehin prekär ist.

Aber wird durch die Suspendierung der Übertragungsanalyse nicht die angesprochene Dialektik von intrapsychisch und interpersonell stillgelegt, indem die Probleme des Patienten in einer vereinfachten Sichtweise allein genetisch auf seine Vergangenheit zurückgeführt werden? Kann eine lege artis verstandene Psychoanalyse wirklich ohne Berücksichtigung der unbewussten Inszenierung des Konflikts im Hier und Jetzt durchgeführt werden? Die Antwort hierauf kann nur sein, dass in einer Psychoanalyse der interaktionell-adaptive Gesichtspunkt zwar immer vom Analytiker reflektiert, aber nicht unbedingt angesprochen zu werden braucht. Seine permanente Berücksichtigung gibt dem Analytiker überhaupt erst die Orientierung, welche möglichen lebensgeschichtlichen Themen im Augenblick berührt sind, wobei diese nicht unbedingt völlig deckungsgleich mit den Szenen in der Außen-Übertragungsthematik zu sein brauchen.

Ausschlaggebend für die Entscheidung, ob die Erzählung des Patienten auch auf die Interaktion mit dem Analytiker zu beziehen ist, sollte neben Kriterien einer ausreichenden Angemessenheit und Nachvollziehbarkeit für den Patienten in erster Linie immer sein, ob dies für das ***entwicklungsmäßige Anliegen*** des Patienten förderlich ist. Die gelungene Lösung eines alten Konflikts in der Übertragung mit dem Analytiker kann eminent entwicklungsförderlich sein, aber ebenso kann dies auch ein optimales Affekt-Attunement erreichen, das vitalisierend wirkt und die Fähigkeit zur Selbstregulierung fördert, ohne dass hierbei die Hier-und-Jetzt-Beziehung in ihren konflikthaften und ambivalenten Aspekten angesprochen zu werden braucht. Aus diesem Grund kann hier auch keine starre Regel empfohlen werden; ausschlaggebend für das jeweilige Vorgehen ist vielmehr die Überlegung, welche Intervention oder Haltung zum gegebenen Zeitpunkt mit diesem bestimmten Patienten am günstigsten für seine Entwicklung sind. Faktisch betrachtet, existiert ohnehin für den Großteil einer analytischen Stunde die als selbstverständlich angenommene Voraussetzung, dass der Analytiker für seinen Patienten einfach da ist, egal ob dieser eine narzisstische Störung aufweist oder nicht, so dass nur gelegentlich die Person des Analytikers konturiert in den Vordergrund tritt.

> *Diese Basis (der analytischen Beziehung, W.M.) ist im Wesentlichen das Vertrauen des Patienten darauf, dass er, wenn nötig, den Analytiker auch als Funktion, als vollkommene Unperson benutzen kann, ohne dass der Analytiker auf seine Bedeutung oder Existenz als Person verweist (Treurniet 1985, S. 925).*

Auch die Forschungsergebnisse der Mount Zion Psychotherapy Research Group um Weiss und Sampson (1986, 1990) legen die Auffassung nahe, dass Patienten ihre pathogenen Überzeugungen verändern können, ohne dass der Therapeut Übertragungsdeutungen vorgenommen hat. Vielmehr sind eine Atmosphäre von Sicherheit und „Pro-Plan-Interventionen" notwendig, die zu einer Invalidierung der pathogenen Überzeugungen führen. Allerdings setzt die Ermöglichung einer Atmosphäre von Sicherheit und Schamreduzierung voraus, dass der Analytiker kontinuierlich darüber reflektiert, wie seine Interventionen auf seinen Patienten wirken, auch wenn dies nicht explizit zum Thema gemacht werden muss.

Übertragung lässt sich auch mit objektivierenden Methoden überprüfen

Allen, die gegenüber der psychoanalytischen Vorgehensweise (On-line-Forschung) noch skeptisch eingestellt sind, vielleicht weil sie noch zu wenig Erfahrung haben, vielleicht auch, weil sie Objektivierung als Absicherung benötigen, sei versichert: Die vorgetragenen Konzepte des Rollenanliegens in der Übertragung und der Abstinenzfähigkeit lassen sich auch empirisch (Off-line) überprüfen.

Bei der unbewussten Plananalyse der Forschungsgruppe um Weiss und Sampson (1986) z. B. wird davon ausgegangen, dass Patienten von Beginn der Therapie an – also auch schon im analytischen Erstgespräch – unbewusst lebensgeschichtliche Erwartungsmuster zu aktualisieren versuchen und mehr oder weniger bewusst das Verhalten des Analytikers darauf hin einzuschätzen versuchen, inwieweit er den pathogenen Erwartungen (z. B. wenn ich meine Meinung äußere – unbewusst: Wenn ich meine Kritik am Elternverhalten ausspreche –, erfolgt eine zurückweisende und kränkende Äußerung; oder wenn ich liebevoll bin, z. B. ein Geschenk mitbringe – unbewusst: Wenn ich meinen Analytiker zu verführen versuche –, geht er umgehend darauf ein) entspricht oder nicht entspricht. Erfolgt eine Bestätigung der pathogenen Erwartungen, die natürlich immer idiosynkratisch sind (ein Geschenk z. B. kann einen Verführungsversuch bedeuten, aber auch die schüchterne Annäherung eines eher kontaktgestörten Patienten darstellen; im letzteren Fall wäre die Annahme des Geschenks auf jeden Fall angezeigt), fühlt sich der Patient eher in seinem neurotischen Zirkel verstärkt oder aber ermutigt, seinen Äußerungen und Verhaltensweisen weitere Taten folgen zu lassen.

15.4 Gegenübertragung

Was ist Gegenübertragung?

Während ein Patient über sein schwieriges Verhältnis zu seinem Vorgesetzten spricht, tauchen bei einer Psychoanalytikerin folgende Gefühle, Vorstellungen und Gedanken auf: Sie möchte ihn in den Arm nehmen und ihn wiegen, so als ob sie ihn dadurch von seinem ewigen Rivalisieren mit Männern erlösen könnte. Hat sie damit gespürt, was dieser Patient sich unbewusst von seinem Vater gewünscht hätte, sich aber nicht auszusprechen wagte? Ist es ihr eigener Wunsch aus Kindheit und Jugendzeit, sich derart von ihrem Vater beschützt und anerkannt zu fühlen? Nimmt sie eine Rollenzuweisung wahr, die vom Patienten unbewusst ausgeht, eine Mutter möge ihn vor seinen Hassgefühlen auf seinen Vater schützen? Oder schützt sich die Therapeutin in ihrer Übertragungsrolle als Vorgesetzte vor den unterschwelligen aggressiven Impulsen des Patienten, indem sie diese in Form einer Reaktionsbildung mit liebevollen Handlungstendenzen zudecken möchte?

Eine andere Therapeutin nimmt wahr, wie ihr Patient, der eben noch durchaus gefühlshaft seine Erzählung vortragen konnte, seit einigen Viertelminuten in seinen Worten nicht mehr spürbar wird und sie sich kurze Zeit später ausgeschlossen fühlt, so als hätte ihr Patient sie erst angelockt, um sie dann wegzuschicken. Sie hat dies schon öfters mit ihm erlebt. Ist dies ihre Empfindlichkeit, sich schnell abgelehnt zu fühlen, oder nimmt sie durchaus etwas Richtiges wahr, was ihr Patient mit ihr – ihm selbst natürlich nicht bewusst – inszeniert?

Es ist den von Gefühlen begleiteten Vorstellungen und Fantasien des Therapeuten in manchen Fällen nicht auf die Stirn geschrieben, wie sie exakt zuzuordnen sind. Aber sie sind auf jeden Fall eine ungemein wichtige Erkenntnisquelle und das Herzstück eines psychoanalytischen Prozesses.

> **Die Analyse der Gegenübertragung und der Umgang mit ihr gelten als unverzichtbare Bestandteile der psychoanalytischen Kompetenz.**

Bei dem introspektiven Analysieren der Gegenübertragung werden folgende Fragen zu beantworten sein: Inwieweit handelt es sich bei den Gefühlen und Fantasien um:
- konkordante und komplementäre Identifizierungen;
- Rollenbereitschaften und projektive Identifizierungen;
- eigene Übertragungen;
- Resultanten all dieser interaktiv und intrapsychisch ablaufenden Vorgänge?

Von der Stigmatisierung zum Markenzeichen psychoanalytischer Professionalität – Veränderungen des Gegenübertragungskonzepts

In den Anfängen der Psychoanalyse galt die Gegenübertragung des Psychoanalytikers – d. h. starke gefühlsbesetzte Vorstellungen, die auf den ersten Blick in keinem erkennbaren Zusammenhang zu den Erzählungen eines Patienten stehen – als eine Verunreinigung der Objektivität des Erkennens; aus diesem Grund habe sich der Therapeut eine evtl. auftretende Gegenübertragung bewusst zu machen, um sie bereits während ihres Entstehens niederhalten und aus dem Erleben drängen zu können. In dieser Sichtweise ähnelte die Gegenübertragung den Konzepten des Vorurteils, des Versuchsleiter-Einflusses und den Voreingenommenheiten eines Wissenschaftlers.

1910 hatte Freud auf einem psychoanalytischen Kongress in Nürnberg festgestellt:

> *Wir sind auf die „Gegenübertragung aufmerksam geworden, die sich beim Arzt durch den Einfluss des Patienten auf das unbewusste Fühlen des Arztes einstellt, und sind nicht weit davon, die Forderung zu erheben, dass der Arzt diese Gegenübertragung in sich erkennen und bewältigen müsse. Wir haben... bemerkt, dass jeder Psychoanalytiker nur so weit kommt, als seine eigenen Komplexe und inneren Widerstände es gestatten, und verlangen daher, dass er seine Tätigkeit mit einer Selbstanalyse beginne und diese, während er seine Erfahrungen an Kranken macht, fortlaufend vertiefe (Freud 1910d, S. 108).*

Und zwei Jahre später formuliert Freud als Gegenstück zur psychoanalytischen Grundregel:

> *Wie der Analysierte alles mitteilen soll, was er in seiner Selbstbeobachtung erhascht... so soll sich der Arzt in den Stand setzen, alles ihm Mitgeteilte für die Zwecke der Deutung, der Erkennung des verborgenen Unbewussten zu verwerten, ohne die vom Kranken aufgegebene Auswahl durch eine eigene Zensur zu ersetzen, in eine Formel gefasst: Er soll dem gebenden Unbewussten des Kranken sein eigenes Unbewusstes als empfangendes Organ zuwenden, sich auf den Analysierten einstellen, wie der Receiver des Telephons zum Teller eingestellt ist... so ist das Unbewusste des Arztes befähigt, aus den ihm mitgeteilten Abkömmlingen des Unbewussten dieses... Unbewusste wiederherzustellen (Freud 1912e, S. 381f).*

Trotz Freuds Betonung der Fruchtbarkeit der Receiveranalogie blieb diese zunächst im Hintergrund der Diskussion. Im offiziellen Selbstverständnis der damaligen Psychoanalytiker herrschte zunächst die Sichtweise vor, dass die Gegenübertragung ein Hindernis und eine Störvariable darstellt.

In der Literatur werden in der Regel Winnicott (1949), Heimann (1950), Little (1951) und Racker (1953) genannt, die die lange Zeit vorherrschende Auffassung, dass die Gegenübertragung als störende Subjektivität des Analytikers zu betrachten sei, als Abwehr des Analytikers gegen ein tieferes Involviertwerden in die Interaktion mit seinem Patienten beschrieben haben. Racker (1957) vertrat die Auffassung, dass das bis dahin wissenschaftlich so kärglich bearbeitete Thema der Gegenübertragung auf Überreste ungelöster Konflikte bei Analytikern verweist.

Verschiedene Auffassungen von der Gegenübertragung

So lassen sich auch die als „klassisch" und als „ganzheitlich" oder als „totalistisch" bezeichneten Auffassungen der Gegenübertragung als Positionen unterschiedlich zeitlicher Etappen der Reflexionsbemühungen darstellen.

■ „Klassische" Auffassung

Diese Sichtweise geht davon aus, dass die Gegenübertragung des Analytikers die unbewusste Reaktion auf die Übertragung eines Patienten darstellt. Sie ist stark von Freuds (1912e) Auffassung beeinflusst, der seine psychoanalytischen Kollegen ermahnte, die Gegenübertragung zu überwinden, die häufig, aber nicht immer, ihren Ursprung in eigenen neurotischen Erlebnisweisen hat.

■ „Totalistische" Auffassung

Die sog. totalistische Auffassung der Gegenübertragung wurde vor allem von Heimann (1950 u. 1960), Little (1951), Racker (1953, 1957), Kernberg (1965) und anderen vertreten. Heimann bestand darauf, dass das Konzept der Gegenübertragung alle Gefühle umfassen solle, die der Analytiker gegenüber seinem Patienten verspürt. Entgegen der damals weit verbreiteten Ansicht, dass Gefühle und stärkere Affekte gegenüber einem Patienten mit dem Ideal des wohlwollenden, über den Niederungen heftiger Gefühle stehenden Analytikers nicht vereinbar sind, ging sie davon aus, dass diese Modellvorstellung der Wirklichkeit der analytischen Beziehung nicht angemessen ist und auch eine fehlgeleitete Rezeption der Freudschen Spiegel- und Chirurgenmetapher darstellt. Die analytische Beziehung wird falsch konzipiert, wenn man davon ausgeht, dass der Analytiker eine durchanalysierte Deutungsmaschine ist und lediglich der Patient von tiefen Gefühlen bewegt wird.

Die gefühlsmäßig gefärbte Reaktion des Analytikers stellt vielmehr eine der wichtigsten Erkenntnismöglichkeiten für den Zugang zu den unbewussten Reaktionen eines Patienten dar. Dabei lässt sich nicht auf den ersten Blick die gefühlsmäßige Reaktion des Analytikers exakt als Gegenstück zu der Übertragung seines Patienten bestimmen. Deshalb ist es sinnvoll und angebracht, jegliche gefühlsmäßige Reaktion, die in der Stunde auftritt, ernst zu nehmen, auch wenn prima vista zunächst noch kein Zusammenhang mit den Übertragungen des Patienten erkennbar ist.

Auch M. Little (1951) ging von einer **ganzheitlichen Definition** der Gegenübertragung aus. Die von ihr identifizierten vier Dimensionen lassen sich folgendermaßen unterscheiden:
- Gegenübertragung als eine unbewusste Haltung dem Patienten gegenüber;
- neurotische Übertragungselemente, die dazu führen können, dass der Analytiker seinen Patienten wie einen Elternteil (oder ein Geschwister) erlebt;
- Nicht-neurotische Reaktionen des Analytikers auf die Übertragung seines Patienten (die sog. „normale Gegenübertragung");
- das Gesamt der Haltungen des Analytikers gegenüber seinem Patienten.

Kritiker der ganzheitlichen Auffassung der Gegenübertragung, so z. B. A. Reich (1951 u. 1960), wiesen darauf hin, dass die Subsummierung aller in der Interaktion mit einem Patienten auftretenden Reaktionen (wie z. B. Gefühle, Fantasien, Vorstellungen) unter das Konzept der ganzheitlich verstandenen Gegenübertragung diesem jegliche spezifische Bedeutung nehmen und vor allem deshalb auch zu einem verwirrenden Begriffsgebrauch führen würde. Mit der Evidenz erheischenden Feststellung: „Das spüre ich jetzt in meiner Gegenübertragung" werden die mühseligen Schritte des tiefenhermeneutischen Erkenntnisprozesses scheinbar genial übersprungen; die sog. Emotionalität wird gegenüber den kognitiven Erkenntnisakten überbewertet und auf die Analyse der eigenen Reaktionen oftmals verzichtet. Die Formel: „Das hat der Patient in mir induziert" reicht aus, um den tiefenhermeneutischen Prozess kurzzuschließen und sich nicht mehr die Mühe des Nachdenkens darüber zu machen, in welchem Ausmaß eigene neurotische Reaktionen und Übertragungen zu diesem Erleben Anlass gegeben haben.

Zwar kann man Reich in ihrer Abgrenzung gegenüber der totalistischen Sichtweise aus heutiger Sicht nicht mehr recht geben, doch in ihrem Bemühen um eine **Objektivierung des empathischen Prozesses** hat sie durchaus einen wichtigen Beitrag geliefert.

Vor allem ihre dezidiert vertretene Auffassung, dass das „Erleben der Gegenübertragung" noch nicht den Schlusspunkt des komplexen psychoanalytischen Erkenntnisprozesses darstellt, sondern zum einen eine Fülle an theoretischem Wissen voraussetzt und zum anderen eine stringente Reflexion der gefühlsmäßigen Eindrücke erforderlich macht, stellt eine wichtige Erkenntnis dar.

■ Gegenübertragung als Übertragung des Analytikers

Diese hauptsächlich von Greenson (1982) vertretene Position erblickt in der Gegenübertragung das Pendant zur Übertragung des Patienten, das aus unverarbeiteten und ungelösten Konflikten des Analytikers resultiert.

Sie kann sich in zwei Formen manifestieren:
- als generelle Haltung, z. B. als leicht arrogant und blasiert wirkende Einstellung, die eine Unsicherheit in zwischenmenschlichen Kontakten kompensieren helfen soll;
- als spezifische Reaktion, die nur bei bestimmten Menschen, die z. B. etwas ihr Gegenüber Verunsicherndes ausstrahlen, in Erscheinung tritt.

Es ist allerdings sinnvoll, diese Reaktion nicht als Gegenübertragung zu bezeichnen, sondern als das, was sie ist, nämlich eine **Übertragung des Analytikers**. Diese These, dass der Patient etwas in einen induziert hat, was mit einem selbst aber nur ganz wenig zu tun hat, kann bei Nichtberücksichtigung dieser Eigenübertragung ansonsten zu einer bequemen Ausrede werden.

Dennoch sollte aber auch im Auge behalten werden, worauf Kernberg (1965) hingewiesen hat, dass nämlich Gegenübertragungsreaktionen, die auf ungelöste neurotische Konflikte und Charakterprobleme des Analytikers zurückgehen, doch auf innige Weise mit der analytischen Interaktion mit einem ganz bestimmten Patienten verknüpft sind (was wiederum die ganzheitliche Auffassung rechtfertigt). Das regressive Mitgehen in der Empathie, um die Konflikte des Patienten verstehen zu können, kann nämlich ähnliche Konflikte aus der Vergangenheit des Analytikers aktivieren und ebenso alte Charakterwiderstände, die in der Analyse mit anderen Patienten und auch im sonstigen Leben des Analytikers so gut wie keine Rolle spielen.

> **M** Bei einem zu engen Verständnis von Gegenübertragung gerät man in Versuchung, die gesamte Reaktion ausschließlich als ein neurotisches Charakterproblem des Analytikers zu betrachten und darüber zu vergessen, auf welche Weise der Patient diese Reaktion in seinem Analytiker auslöst.

Kernberg (1965) hat ebenfalls klargemacht, dass bei Borderline-Patienten oder schwer regredierten Patienten die im Analytiker ausgelösten, zumeist sehr intensiven Affekte in aller Regel sehr stark mit den chaotischen Teil-Objektbeziehungen des Patienten und nur wenig mit den spezifischen Problemen des Analytikers zu tun haben; die meisten Analytiker würden bald recht ähnliche Reaktionen angesichts dieses Patienten in sich verspüren.

Mit Möller (1977) lassen sich nun die drei hauptsächlichen Begriffsverwendungen entsprechend den Kriterien normal versus neurotisch, reaktiv versus generell folgendermaßen unterscheiden (**Abb. 15.2**):
- das **Gesamtverhalten** (totalistische Auffassung) (= 1, 2, 3, 4);
- das **reaktive Verhalten**, das sowohl normal als auch neurotisch sein kann (klassische Auffassung) (= 3, 4);
- alles **neurosebedingte Verhalten**, das sowohl generell als auch reaktiv sein kann (Pendant zur Übertragung des Patienten) (= 1, 3).

Bei diesem Differenzierungsversuch wird allerdings davon ausgegangen, dass die topischen Kriterien – bewusst, vorbewusst, unbewusst – in der bisherigen Literatur eine ge-

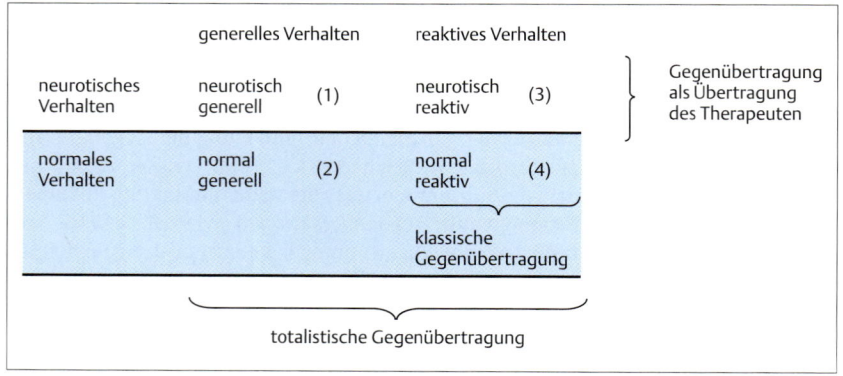

Abb. 15.2 Verhalten des Analytikers gegenüber dem Patienten (nach Möller 1977).

ringere Rolle spielen. Bei genauerer Betrachtung muss aber berücksichtigt werden, dass die Gegenübertragung – zumindest lange Zeit – zum größeren Teil **unbewusst** ist und dass der Analytiker sich ihrer nur mit Hilfe bewusster und vorbewusster Abkömmlinge bewusst werden kann.

Dementsprechend muss das obige Schema entsprechend topischen Kriterien erweitert werden (**Abb. 15.3**).

Selbstverständlich sind die topischen Dimensionen nicht fein säuberlich trennbar, aber ihre tendenzielle Unterscheidbarkeit ist unumgänglich für einen therapeutischen Prozess, der nicht in einer gemeinsamen Verstrickung enden soll. Die *intersubjektive Sichtweise* der modernen Psychoanalyse legitimiert zwar gänzlich die totalistische Konzeption der Gegenübertragung, vor allem auch in ihrer unbewussten Dimension, legt aber gleichzeitig nahe, dass die Notwendigkeit, eigene neurotische Übertragungen auf den Patienten, den Einfluss von Persönlichkeitshaltungen und andere subjektive Affekte und Verhaltensreaktionen zu reflektieren, um vieles dringlicher wird als in der klassischen Sichtweise. Denn diese betrachtete das Phänomen der Gegenübertragung als mehr oder weniger reaktiv bedingten und isolierbaren „Fehler", der nur gelegentlich die Einfühlung beeinträchtigen kann.

Die in den letzten Jahrzehnten sich immer stärker durchsetzende Erkenntnis, dass eine positivistische, experimentalanaloge Subjekt-Objekt-Spaltung im psychoanalytischen Setting auch nicht ansatzweise vertreten werden kann, hat zu einem intensivierten Bemühen geführt, die Gegenübertragung des Therapeuten besser und genauer zu konzeptualisieren, um in der Praxis damit reflektierter umgehen zu können. Somit rückt die *Subjektivität des Analytikers* viel stärker in den Fokus der Aufmerksamkeit. Sie gilt heutzutage als eine unverzichtbare innere Orientierungsleistung, um vor allem unbewusste Selbstentwürfe, Szenen, Fantasien und Konflikte des Patienten besser oder überhaupt erst einmal zu verstehen.

D Die moderne Psychoanalyse (Beziehungskonflikt-Modell) begreift die psychoanalytische Situation als das Interagieren zweier Personen, die sich beide in ihrer Subjektivität verstehen müssen.

Sobald sie beschlossen haben, eine Analyse durchzuführen, sind sie beide in ein gemeinsames Drama verstrickt. Die Auflösung des Dramas führt dazu, dass der eine der beiden – in der Regel der Patient – sich besser erkennen kann. Denn vor allem in den Anfängen dieses Dramas herrschen massive Selbsttäuschungen vor: Der Analysand täuscht sich in vielem über die Beweggründe seiner Intentionen und Wünsche; aber auch der Analytiker gerät unweigerlich in Situationen, in denen er seinen ansonsten klaren Überblick zu verlieren droht. Die Dialektik der psychoanalytischen Situation besteht darin, dass der Analysand letztlich nur so weit kommen kann, wie der Analytiker die Bewegungen des Dramas versteht. Dazu muss er sich den Irritationen aussetzen, die durch sein Gegenüber und dessen Lebensgeschichte in ihm ausgelöst werden. Mittels seiner geschulten Introspektion sucht der Analytiker, vertraute und befremdliche Vorstellungen und Gefühle wahrzunehmen und als Antwort auf die bewussten und unbewussten Inszenierungen seines Analysanden zu verstehen. Diese epistemologische Grundhaltung der Psychoanalyse unterscheidet sie von jeder psychotherapeutischen Technik, die man glaubt anwenden zu können, ohne sich auf sein Gegenüber wirklich zu beziehen und in der auf die methodische Triangulation von Beobachtung, Einfühlung und Introspektion weitgehend verzichtet wird.

Stärker als in der 1. Hälfte des letzten Jahrhunderts kann man sich heutzutage zu dieser Subjektivität im Erkenntnisprozess bekennen, ohne als Mystiker oder als unwissenschaftlich eingeschätzt zu werden. Grundlegende Entdeckungen in der Physik, Veränderungen in der Wissenschaftsphilosophie, wie z. B. die Abkehr von einer Auffassung, die wissenschaftliche Erkenntnis ausschließlich mit Rationalität und Objektivität gleichsetzt, und andere kulturelle Bewegungen haben zu dieser **Aufwertung der Subjektivität im Erkenntnisprozess** geführt. Es ist das Zulassen eines subjektiven Fühlwissens, das zu einem besseren Verständnis von Intersubjektivität führt und nicht eine zwanghafte Objektivität, deren Ideal die affektisolierte Messbarkeit ist. Das Fühlwissen braucht freilich auch einen äußeren Bezugspunkt. Dieser ist – neben der Wahrnehmung des verbal und nonverbal Mitgeteilten seitens des Patienten – durch die im Prinzip zu jedem Zeitpunkt approximativ durchführbare Explikation des intersubjektiven Erlebens gewährleistet, aber auch dadurch, dass es von Alltagswissen und psychoanalytischen Theoriebestandteilen Gebrauch macht. Denn Einfühlung, Introspektion, Analyse der Übertragung und Gegenübertragung geschehen immer auch sub specie von (Alltags-)Theorien und Lebenskunst.

M Die Leiden eines Patienten sind nicht als isolierte Symptome zu begreifen, die aufgrund falsch gelernter oder mangelhafter Problemlösungen entstanden sind, sondern sie sind Ausdruck einer Persönlichkeit, die sich in einer intersubjektiven Matrix im Verlauf des Heranwachsens und der Sozialisation entwickelt hat.

Wenn der Analytiker mit Hilfe der Wahrnehmung seiner eigenen Gegenübertragung in diese intersubjektive Matrix eintaucht, die sich im Hier und Jetzt der analytischen Situation zeigt, und er zum engagierten Mitspieler eines sich nach und nach entfaltenden Dramas wird, ähnelt dieses in seinen verschiedenen Szenen in vielem den traumatisierenden und konflikthaften Lebenssituationen des Patien-

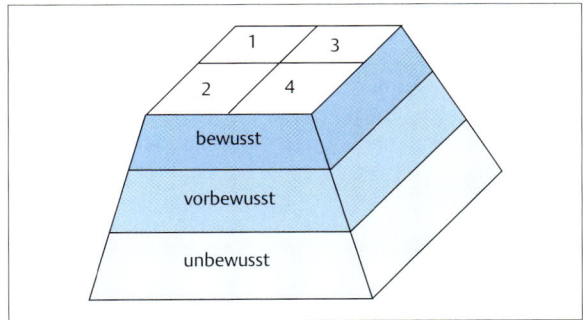

Abb. 15.**3** Bewusste, vorbewusste und unbewusste Dimensionen der Gegenübertragung.

Tabelle 15.7 Konzept der Gegenübertragung

Triebkonflikt-Modell	Entwicklungs-Defizit-Modell	Beziehungskonflikt-Modell
Trotz der Anerkennung des totalistischen Konzepts der Gegenübertragung (mit der Erkenntnis, dass auch die Eigenübertragung des Analytikers Wahrnehmung und Intervention beeinträchtigen können), besteht doch das starke Ideal, für den Patienten ein „unkontaminiertes Objekt" darzustellen. Aus diesem Grund muss z. B. auch die Anonymität des Analytikers geschützt werden, damit – entsprechend dieser Auffassung – der Patient die Möglichkeit eingeräumt bekommt, nicht an der realitätsorientierten Wahrnehmungsoberfläche zu bleiben, sondern sich in den Raum seiner fantasierten Introjekte hineinbegeben zu können.	Das Ziel, mit möglichst großer Empathie sich in die Welt des Patienten hineinversetzen zu wollen, ist von der Auffassung getragen, dass der Analytiker letztlich doch dem Ideal einer Spiegelplatte oder dem eines neutralen Containers verhaftet bleibt. Der Analytiker reagiert nur dann mit eigenen Anteilen, wenn seine Empathie aufgrund eigener unbewältigter Konflikte versagt. Auch die Vorstellung, unzureichend bewältigte Entwicklungsbedürfnisse mit dem Patienten zu erkennen, Hemmungen durchzuarbeiten und Entwicklungspotenziale zu aktivieren, basiert auf der Überzeugung, dass dies am besten zu bewerkstelligen sei, wenn der Analytiker möglichst anonym, abstinent und neutral bleibt.	Das Erkenntnisideal besteht nicht in dem einer möglichst unkontaminierten Objektivität, sondern entsprechend modernen erkenntnistheoretischen Auffassungen wird von vornherein davon ausgegangen, dass der Analytiker in eine intersubjektive Matrix eintaucht, die sich im Hier und Jetzt der analytischen Situation ergibt und dass er somit zum engagierten Mitspieler eines sich nach und nach entfaltenden Dramas wird. Auch wenn der Analytiker aufgrund seiner operationalen Abstinenzhaltung sich anders als die früheren Bezugspersonen des Patienten verhält, kommt er nicht umhin, in die ihm angetragenen Rollen verwickelt zu werden und mitzuagieren. Im Erkennen und Durcharbeiten der gemeinsamen Inszenierungen liegt aber der Schlüssel für den Aufklärungs- und Heilungsprozess des Patienten.

ten, weist aber auch viele Neuerfahrungen auf, die er mit seinem Analytiker macht, der anders als die früheren Bezugspersonen reagiert.

Der gekonnte Umgang mit der Gegenübertragung wird somit auch darüber entscheiden, ob:

- alte Traumatisierungen und konflikthafte Erfahrungen überhaupt eine Neuinszenierung erfahren können;
- diese lediglich zu Retraumatisierungen und Verfestigungen der Konflikte führen;
- es zu einer interaktiven Bearbeitung der alten Erfahrungen kommen kann;
- neue Erfahrungen nach Durcharbeitung der alten Traumatisierungen und Konflikte stattfinden können (vgl. **Tabelle 15.7**).

Wenn man einem sozialwissenschaftlichen Anspruch gerecht werden will, dann gehört zu einer Interpretation der dramatischen Lebensentwürfe auf dem Wege des Verstehens und Begreifens der Gegenübertragung nicht nur eine klinische und entwicklungspsychologische Theorie, die das Ineinander von Traumatisierung, Konflikt, Abwehr, Fantasie, Persönlichkeitsbildung in einer entwicklungsgeschichtlichen Abfolge begreiflich macht, sondern auch eine Kultur- und Gesellschaftstheorie. Denn ohne die Kenntnis der historischen, kulturellen und ökonomischen Umstände, unter denen Patienten aufgewachsen sind und in denen sie sich heute bewegen, besteht die Gefahr, dass ihre Lebensäußerungen psychologisierend missverstanden werden.

Gegenübertragung ist nicht nur reaktiv – Ein neues Verständnis von analytischer Intersubjektivität

Wenn, wie bereits in dem Abschnitt über Übertragung ausgeführt, die geäußerten Redeinhalte nicht allein aufgrund der intrapsychischen Dynamik des Patienten entstehen, sondern in einem unterschiedlich großen Umfang auch auf die subtilen, manchmal auch deutlichen Hinweisreize jenseits der bewusst intendierten Interventionen des Analytikers Bezug nehmen, dann wird die Betrachtung der Subjektivität des Analytikers allerdings noch aus einem anderen Grund äußerst wichtig: Die Reaktionen des Analytikers, die in jeder Minute der analytischen Interaktion ablaufen (egal, ob er interveniert oder nicht, sich im Sessel bewegt oder nicht), werden zu permanenten wichtigen **Stimuli** für den Patienten, wann und auf welche Weise er sich bestimmten konflikthaften Themen zuwendet und zu bearbeiten versucht.

> **M** Vom modernen Psychoanalytiker wird somit verlangt, dass er nicht nur ansatzweise seine eigenen inneren Konflikte und damit auch etwaige blinde Flecke kennt und sie lebensgeschichtlich zurückverfolgen kann, sondern dass er auch eine Vorstellung darüber entwickelt, wie er auf Patienten, auf deren Rollenerwartungen und Wünsche reagiert.

Denn diese auf vielfältige Weise – aber beileibe nicht nur als Deutung – aufscheinenden Reaktionen werden zu einem Großteil in die vom Patienten ausgehende Inszenierung verwoben; von daher erklärt sich auch der wichtige Stellenwert der aktualgenetischen Aufklärung der Beziehungseindrücke in der Übertragungsbeziehung.

Damit ist auch deutlich geworden, dass die sog. „totalistische Version der Gegenübertragung" die einzig vertretbare Auffassung ist. Denn der Analytiker reagiert nicht nur ausgestanzt auf die Übertragung des Patienten, sondern er reagiert auf die gesamte Person des Patienten, auf die Art und Weise seiner Erzählungen, auf bestimmte Personen, von denen die Erzählungen handeln und anderes mehr. Er reagiert auch nicht nur mit komplementären oder konkordanten Gefühlen, entsprechend den Beziehungsrepräsentanzen seines Patienten, sondern er kann auch mit eigenen neurotischen Übertragungsgefühlen, mit der Projektion von Selbstanteilen, ja sogar mit eigenen projektiven Identifizierungen auf die Person und die Mitteilungen seines Patienten reagieren.

Häufig tauchen die folgenden Fragen auf, die nicht nur diejenigen bewegen, die sich zum ersten Mal mit den erkenntnistheoretischen Fallstricken des psychoanalytischen Handlungsdialogs beschäftigen:

- Wie kann bei derart viel subjektiver Beeinflussung die „Objektivität" des tiefenhermeneutischen Erkenntnisprozesses als gesichert angenommen werden?
- Sind die Interpretationen des Analytikers nicht nahezu immer von der eigenen Subjektivität kontaminiert?
- Welchen Wahrheitsgehalt können dann noch die Deutungen des Analytikers beanspruchen?

Aber so wie jeder gute Experimentalpsychologe sein Handwerk erlernen muss oder jeder Forscher die Angemessenheit seiner Methoden für den zu erforschenden Gegenstandsbereich einzuschätzen lernt, so können auch Übung und kontinuierlicher Erfahrungszuwachs zu einer immer besseren Kompetenz des Analytikers führen. Dass sich hierbei wie bei jeder menschlichen Leistung auch Grenzen des eigenen Könnens ergeben, braucht nicht eigens betont zu werden. Dennoch nimmt die psychoanalytische Kompetenz, häufig ja auch mit einer künstlerischen Fähigkeit verglichen, durch Übung, Erfahrung, Selbstdisziplin, Bereitschaft zur Selbstreflexion und anderes mehr im Lauf der Jahre immer mehr zu. Das „Arbeiten mit der Gegenübertragung" ist also kein illusionäres, symbiotisch gefärbtes Verschmelzungserleben, das die Mühen eines reflexiven Verstehens- und Aufklärungsprozesses nicht kennt – wie oftmals von Kritikern der Psychoanalyse unterstellt –, sondern eine differenzierte, explizier- und reflektierbare Vorgehensweise, in der auch eine wirkliche Meisterschaft, freilich nicht im Schnellverfahren oder in Wochenendkursen, erreicht werden kann. Eine Voraussetzung neben Selbstanalyse, Supervision und Erfahrungszuwachs ist auch die konzeptuelle Klärung der wesentlichen, bei der Wahrnehmung und Analyse der Gegenübertragung beteiligten Vorgänge. Bei einem Vergleich mit den Leistungen der sog. objektiven Methoden in der klinischen Psychologie darf zudem nicht übersehen werden, dass in diese Methoden, vor allem bei der Interpretation der Ergebnisse, unbemerkt viele subjektive Momente eingehen, so dass deren Wahrheitswert ebenfalls nicht absolut sein kann.

Introspektion, Rollenempfänglichkeit und projektive Identifizierung

Die abstrakt klingende Formel „Arbeit mit der Übertragung und Gegenübertragung" enthält aus heutiger Sicht eine Anzahl von intrapsychischen und interpersonellen Vorgängen sowie methodischen Schritten, von denen die wichtigsten dargestellt werden.

■ *Rollenempfänglichkeit im Rollendialog*

Die Übertragung braucht sich nicht nur als intrapsychisches Erleben – gleichsam als eine mehr oder weniger illusionäre Einschätzung des Gegenübers – beim Patienten zu manifestieren, sondern sie kann auch mit einer Handlungskomponente einhergehen. Der Analysand versucht nach Sandler (1976) dann, seinen Analytiker zu einem bestimmten Rollenverhalten zu bewegen, z. B. zu dem einer verurteilenden Mutter vis-à-vis einem sich verweigernden oder aufsässigen Kind. Das tatsächliche Rollenhandeln, ob nun als Verhaltensweise geäußert oder vorläufig nur als gefühlshafte Vorstellung und Handlungstendenz wahrgenommen, stellt in vielen Fällen eine Kompromissbildung zwischen dem Aufforderungscharakter des Analysanden und der Art und Weise dar, wie ein bestimmter Analytiker auf ein derartiges Rollenansinnen einzugehen bereit ist. Wichtig ist auf jeden Fall aber die Fähigkeit und Bereitschaft des Analytikers, auf diese von seinen Patienten ausgehenden Cues zu reagieren und dafür empfänglich zu sein.

Sandler (1976) postulierte deshalb neben der Haltung der gleichschwebenden Aufmerksamkeit auch eine Haltung der gleichschwebenden Rollenübernahme-Bereitschaft. Nicht nur in der analytischen Beziehung, sondern in jeder Interaktion reagieren wir auf die Kommunikationssignale, die unser Gegenüber aussendet, unabhängig davon, ob diese uns bewusst werden, und ebenfalls unabhängig davon, ob sie der Empfänger bewusst intendiert oder ob sie ohne sein Bewusstsein ablaufen. Patienten externalisieren mit unterschiedlicher Häufigkeit und Intensität befürchtete und gewünschte Rollenbeziehungen.

> *Die unbewussten Wünsche ... des Patienten, mit denen wir es bei unserer Arbeit zu tun haben, finden intrapsychisch ihren Ausdruck in (deskriptiv) unbewussten Bildern und Fantasien, in denen das Selbst und das Objekt, die miteinander interagieren, in jeweils besonderen Rollen repräsentiert werden. In gewissem Sinne versucht der Patient, in der Übertragung (im Rahmen und innerhalb der Grenzen der analytischen Situation) diese Rollen in verkappter Form zu aktualisieren (Sandler 1976:300).*

Statt seine kindlichen Wünsche, die nicht nur Triebwünsche sind, zu erkennen und sie offen auszusprechen, bewusst verwerfen oder modifizieren zu können, versucht der Patient sie als Rollenbeziehung in die Tat umzusetzen.

F Sandler demonstriert diese Rollenübernahme-Bereitschaft am Beispiel eines Patienten, dem gegenüber er sehr viel mehr sprach, als er es gewöhnlich tat. Darüber nachdenkend, bemerkte er, dass er Ängste empfand, der Patient könne fortbleiben, und dass das Sprechen auch dazu diente, den aggressiven Strebungen des Patienten auszuweichen. Nach dieser Entdeckung wurde er darauf aufmerksam, dass sein Patient mittels einer geringfügigen Veränderung seiner Stimme, jeden Satz in eine Frage ausklingen ließ. Nachdem Sandler ihn auf dieses Verhalten aufmerksam gemacht hatte, was dem Patienten überhaupt nicht bewusst war, erinnerte er sich, wie er als Kind den nach Hause kommenden und als gewalttätig gefürchteten Vater in ein Gespräch verwickeln und ihm viele Fragen stellen musste, um sich zu vergewissern, dass dieser ihm nicht böse sei. Fragen zu formulieren war später gleichsam zu einem Bestandteil seines Charakters geworden und manifestierte sich in Situationen, die er als bedrohlich definierte und in denen er die Beruhigung von Autoritätspersonen benötigte (Sandler 1976:301f).

Als Analytiker reagiert man vermutlich oft, ohne es zu ahnen, auf ein Ansinnen, einem bestimmten Rollenverhalten zu entsprechen, z. B. angesichts eines berichteten Fehlverhaltens nicht mit einer Verurteilung zu reagieren, sondern eher mit einer aufmunternden Bemerkung. Häufig wird dem Analytiker bei diesem interaktionellen Kommunikationsvorgang gar nicht bewusst, dass er entsprechend der vom Patienten ausgesendeten Rollencues, z. B. non- und paraverbaler Art, reagiert; macht er sich sein Verhalten bewusst, kann bei ihm die Auffassung entstehen, dass dieses unbeeinflusst vom Patienten ist. Faktisch handelt es sich aber häufig um einen Kompromiss zwischen dem Ansinnen des Patienten und seiner habituellen Art und Weise, auf derartige Botschaften zu reagieren. Dies kann ihm vor allem aufgrund einer Handlungstendenz bewusst werden, die nicht zu seinen durchschnittlich üblichen Handlungsweisen gehört, die ihm ein Stück befremdlich vorkommt, anlässlich derer er sich hinterher sogar schämt oder ärgert (z. B. „Warum habe ich mich entgegen meinen sonstigen Gewohnheiten zu oberflächlichen tröstenden Worten hinreißen lassen, statt auf das Erleben des Patienten genauer einzugehen?"). Selbstverständlich werden aber nicht alle Gegenübertragungsreaktionen des Analytikers durch das Rollenansinnen eines Patienten ausgelöst.

Auch in einem modernen Verständnis des Konzepts der projektiven Identifizierung geht es um interpersonelle Vorgänge, die sich in der realen Interaktion und Kommunikation zwischen Patient und Analytiker ereignen.

■ Projektive Identifizierung

Das in den letzten Jahren als Kommunikationsform und Modus der interpersonellen Beziehung beschriebene Konzept der projektiven Identifizierung eignet sich vorzüglich für das Verständnis vor allem nonverbaler Austauschprozesse zwischen Analytiker und Patient und für die Konzeptualisierung der komplexen Verarbeitungsprozesse im Analytiker, denen wahrscheinlich noch viel mehr Bedeutung beizumessen ist, als bislang geschehen.

Das Konzept der projektiven Identifizierung, ursprünglich von M. Klein (1946) in die Psychoanalyse eingeführt, blieb lange Zeit „ein rätselhafter und unverständlicher Mechanismus" (Zwiebel 1985:456). Erst Mitte bis Ende der 70er Jahre des letzten Jahrhunderts fand der Vorgang der projektiven Identifizierung auch außerhalb der Kleinianischen Richtung im Mainstream der Psychoanalyse zunehmend Beachtung. Mit der sich durchsetzenden Erkenntnis, dass die psychoanalytische Beziehung keine asymmetrische, sondern eine tendenziell **wechselseitige Interaktion** darstellt, wurde dieses Konzept immer wichtiger, und aus der modernen Psychoanalyse ist es nicht mehr wegzudenken.

Vor allem für den Vorgang des Erkennens der Gegenübertragung ist das Wissen um die Funktionsweise der projektiven Identifizierung von großer Bedeutung. Darüber hinaus sind die Umgangsmöglichkeiten mit dem vom Patienten im Therapeuten induzierten Erleben (der in der Sprache von Bion [1959] als „Container" zu fungieren hat) auf ganz entscheidende Weise wichtig. Denn die „Metabolisierung" der vom Patienten im Analytiker induzierten, zumeist sehr archaischen Affekte, wie Wut, Verzweiflung, äußerste Verwirrung, aber auch intensive kindliche Liebe, entscheidet über das weitere Gelingen des therapeutischen Prozesses.

Während innerhalb des 1. Entwicklungsstadiums des Konzepts der projektiven Identifizierung sich die Prozesse der Projektion und Identifizierung auf Veränderungsvorgänge *innerhalb der psychischen Repräsentanzen* beziehen (bei der Projektion werden Aspekte der Selbstrepräsentanz einer Objektrepräsentanz zugeschoben, während bei der Identifizierung Teile der Objektrepräsentanz in die Selbstrepräsentanz hineingenommen werden) und der tatsächliche Interaktionspartner davon nicht betroffen ist, wurde im 2. Stadium z. B. durch die Ausarbeitungen von Racker (1946) und Grinberg (1958 u. 1962) bereits eine begriffliche Brücke *zwischen den intrapsychischen Fantasien im Patienten und den Gegenübertragungsreaktionen im Analytiker* geschlagen.

In Rackers Terminologie identifiziert sich der Analytiker entweder konkordant mit den Selbstrepräsentanzen des Patienten oder komplementär mit den Objektrepräsentanzen in den Übertragungsfantasien des Patienten.

Hauptsächlich durch die Arbeiten von Bion (1962 u. 1963) und dessen Konzept des „Container-contained" ergab sich dann eine bedeutsame Erweiterung der Auffassung über die projektive Identifikation. Sie wird nun so beschrieben, als ob die Externalisierung von Selbst- oder Objektanteilen via *Interaktion* in den Interaktionspartner erfolgt.

Dieser Vorgang findet sich vor allem bei frühgestörten Patienten, die häufig nur nonverbal ihre frühere Not und Bedürftigkeit vermitteln können, und aufgrund einer nur mangelhaft gelungenen Differenzierung zwischen sich selbst und dem anderen ihr Gegenüber dazu benötigen, auf selbstobjekthafte oder kindlich egozentrische, aber für das Erleben eines Kindes auch existenziell notwendige Weise ihre sie äußerst bedrängenden Affekte im Analytiker deponieren zu können, damit dieser sie aufnimmt, „verdaut", umwandelt und sie in von den archaischen Bestandteilen „entgifteter" Form an den Patienten zurückgibt (was einer Verarbeitung des „contained" entspricht). Aber ansatzweise findet sich dieser Vorgang der projektiven Identifizierung auch bei weniger frühgestörten Patienten, und von daher ist das Mitfühlen und Mittragen der vom Patienten angesonnenen Affekte tendenziell immer in mehr oder weniger großem Umfang ein wichtiger Vorgang (**Tabelle 15.8**).

Projektive Phase. In dem 3-Phasen-Modell der projektiven Identifizierung von Ogden (1979) ist die 1. Phase der Projektion noch ausschließlich *intrapsychisch* zu verstehen. Der Betreffende möchte sich einesteils seines eigenen Selbst (in Form umfassender Persönlichkeitsaspekte oder Selbst-Selbstobjekt-Repräsentanzen) entledigen, weil dieses ihn von innen her bedroht (z. B. sein Hass auf eine Mutterimago, die sich vom Kind nicht länger selbstobjekthaft kontrollieren lässt) oder weil er eigene Selbstaspekte vor anderen (als bösartig und vernichtend angenommenen) Selbstaspekten in Sicherheit bringen möchte.

Induktionsphase oder interaktionelle Einflussnahme. Die Besonderheit der projektiven Identifikation besteht vor allem in diesem Aspekt. Der Projizierende möchte unbedingt erreichen, dass sich sein Gegenüber genauso verhält, wie es der inneren projektiven Fantasie entspricht. Zu diesem Zweck darf die Fantasie nicht intrapsychisch bleiben, son-

Tabelle 15.8 Die verschiedenen Phasen der projektiven Identifizierung (nach Ogden 1979 u. Zwiebel 1988a, 1988b)

	Repräsentanzenwelt des Patienten	Handlungsebene	Repräsentanzenwelt des Analytikers
Projektive Phase	Selbstaspekte und Selbst-Selbstobjekt-Repräsentanzen		
Induktionsphase		Manipulation, Druckausübung	
Introjektionsphase			passagere Identifizierung mit den projizierten und induzierten Selbstanteilen und Ich-Zuständen des Patienten Aktivierung gegenwärtiger und früherer Selbstbilder und Interaktionsrepräsentanzen
Phase des Bewahrenkönnens			Bewahrenkönnen
Reinternalisierungsphase	Integration der Selbstanteile und Selbstobjekt-Beziehungen in „entgifteter" Form		

dern der Projizierende muss einen verhaltensmäßigen und *interaktionellen Druck* auf den Empfänger ausüben. Diese mehr oder weniger massive Einflussnahme führt zu einer Kompromisslösung: Einerseits hat sich der Patient nun von dem unerträglichen Selbstaspekt befreit, andererseits bleibt dieser in seinem Gegenüber auch erhalten, was wie eine Bestätigung dafür erlebt wird, dass man sich seiner entledigt hat und dieses eigene Erleben nun im anderen kontrollieren kann. Damit können auch magisch-illusionäre Aspekte der Nicht-Getrenntheit vom anderen aufrechterhalten und Sicherheit und Orientierung erreicht werden.

Introjektions- oder Identifizierungsphase. In dieser 3. Phase identifiziert sich der Empfänger mit den interaktionell induzierten Projektionen (genauer wäre es, von einer Introjektion zu sprechen, weil es hierbei nicht um eine selektive Identifizierung auf dem Hintergrund einer Selbstobjekt-Differenzierung geht). Er wird unweigerlich durch den ausgeübten interpersonellen Druck mehr oder weniger dazu gezwungen, sich von den via passagerer Identifizierung aktivierten ähnlichen Selbstanteilen nicht so schnell distanzieren zu können, so dass ihm die bei normaler Empathie verfügbare Distanzierungsfähigkeit zumindest vorübergehend verloren zu gehen droht. Anders ausgedrückt: Der Patient erlaubt es nicht, dass sich der Analytiker nur passager identifiziert, sondern zwingt ihn dazu, *in dieser Identifikation zu bleiben.*

Durch die für längere Zeit – als dies bei der üblichen Empathie der Fall ist – aktivierten affektbesetzten Fantasien im Analytiker werden **regressive Prozesse** in Gang gesetzt: Der Analytiker erlebt nun z. B. eigene Wutgefühle, ein Selbstobjekt nicht kontrollieren zu können. Diese in ihm aktivierten Gefühle sind natürlich niemals mit den Selbstaspekten des Patienten völlig identisch, sondern stellen eine komplexe Mischung aus Verstehen des Fremdseelischen und eigenen Erlebnissen dar.

Dementsprechend verfügt der Analytiker in der Regel auch über andere, reifere Abwehr- und Verarbeitungsstrategien, mit den in ihm induzierten Affektzuständen umzugehen.

Gefahren, die hierbei auftreten können, sind nun z. B. die von Grinberg (1957) beschriebene *„projektive Gegenidentifikation"*: Der Analytiker identifiziert sich zu stark und zu lange mit den durch Projektion bei ihm induzierten Selbstaspekten (z. B. wütend oder uneinfühlsam), erlebt sich vorübergehend nicht nur so, sondern verhält sich entsprechend längere Zeit so, wobei er nicht realisieren kann, dass diese Selbstaspekte und Erlebnisweisen vom Patienten induziert worden sind. Weil sie mit seinem Idealbild nicht kompatibel sind, muss der Analytiker sie vor sich selbst verleugnen. Die Distanz zu den Übertragungsfantasien geht verloren, und ein Agieren kann die Folge sein, z. B. in Form von schnellen, objektalen Übertragungsdeutungen oder defensiven genetischen Deutungen („Ihre Mutter war doch öfters uneinfühlsam zu Ihnen, nicht wahr!"). Ermann (1988) macht auch noch auf das *„defensive Agieren"* aufmerksam, bei dem sich der Analytiker gegen den „schlechten" Ich-Zustand oder Selbstanteil wehrt, „indem er z. B. unablässig unter Beweis stellt, dass er viel besser ist, als der Patient zu glauben scheint", was bei manchen Therapeuten auch zu einer therapeutischen Weltanschauung werden kann.

Bewahren- und Haltenkönnen. Obgleich sich der Analytiker deutlich unter Druck gesetzt und gezwungen fühlt, etwas zu erleben, was er in diesem Moment gar nicht erleben will (etwa mit dem Gegenübertragungsgefühl: „ich lass mich nicht zwingen", „schon wieder soll ich so sein, wie mich der Patient haben will", „schon wieder wird mir gewaltsam etwas unterstellt"), ist es beim Vorgang der projektiven Identifizierung wichtig, sich von diesem Druck – sofern einem der Vorgang bewusst geworden ist – nicht unmittelbar befreien zu wollen (etwa in Form einer Deutung, was der Patient jetzt mit einem macht). Zwiebel (1988b:266) weist darauf hin, dass das Bewahrenkönnen abhängig ist von der Angst- und Spannungstoleranz des Analytikers, aber auch von der Massivität der projektiven Identifizierung.

Charakteristisch ist nach diesem Autor für die Phase des Bewahrens zunächst auch das Erleben, nicht wirklich zu verstehen, was vor sich geht, neben Gefühlen der Enttäuschung, Langeweile und Resignation. Nach Ermann (1988:77) ist es für diese Phase entscheidend wichtig, sich der „narzisstischen Objektverwendung" nicht entziehen zu wollen, indem man z. B. eine objektale Übertragungsanalyse betreibt.

Im günstigen Fall kommt es nun zu einer Verarbeitung der induzierten Affektzustände in Form einer „Metabolisierung" oder eines „Containings" (Bion 1959 u. 1977), d. h. eines In-sich-Haltens, wobei der Analytiker als „container" für das „contained" fungiert. Diese auch als „Entgiftung" oder als „Verdauung" bezeichnete Umwandlung ist im Wesentlichen ein intrapsychischer Vorgang im Analytiker, der sich auch ohne Worte (mit Hilfe subtiler non- und paraverbaler Cues) dem Patienten mitteilen kann.

Re-Internalisierungsphase. Dabei kommt es schließlich zu einer Integration der vom Analytiker „entgifteten" und umgewandelten Selbst- und Beziehungsaspekte beim Patienten (vgl. Weiß 2007, 2009).

Fazit. Die beschriebenen Konzepte verweisen auf eine kommunikations- und interaktionstheoretische Ausarbeitung komplexer zwischenmenschlicher Phänomene, die vor allem durch die nonverbale Übermittlung affektiver Signale charakterisiert sind (Krause 1984).

15.5 Widerstand

Widerstand ist kein Bewusstseinsphänomen

Wenn der Therapeut erkannt hat, worin die Ursache der Störung liegt, teilt er dies seinem Patienten mit (z. B. „Sie haben ein zu hohes Anspruchsniveau; wenn Sie weniger von sich erwarten, werden Sie mit dem Resultat ihrer Arbeit zufriedener sein können. Ihre hohen Leistungserwartungen stammen von Ihrem Vater, der unerbittlich Leistungen von Ihnen erwartet hat"). Daraufhin kann der Patient sein Verhalten und Erleben ändern und seine quälende Arbeitsstörung wird sich verlieren. So ähnlich stellt sich der Laie in der Regel den psychoanalytischen Lernprozess vor. Der Therapeut benennt seinem Patienten einen ursächlichen Zusammenhang zwischen dem jetzigen Fehlverhalten und einer Erfahrung aus der Vergangenheit, zumeist aus der Kindheit, dies führt zu einer Einsicht beim Patienten, und daraufhin erfolgt nahezu automatisch eine Verhaltensänderung.

Freud erkannte aber schon recht bald, dass die bloße Benennung etwaiger lebensgeschichtlicher Ursachen bei seinen Patienten so gut wie keine Folgen hatte, dass die Mitteilung verdrängter Seeleninhalte nicht ausreichte, um eine Änderung zu bewirken.

> **D** Psychoanalyse ist eben keine kognitive Aufklärung, aus der dann Verhaltensänderungen resultieren, sondern sie ist eine beide Teilnehmer gefühlsmäßig ergreifende Auseinandersetzung um Beziehungsaktivitäten und -erfahrungen.

Der Analytiker begleitet die Schilderungen seines Patienten einfühlsam, aber er zeigt ihm auch auf, worin dieser sich über sich selbst und andere täuscht und sich selbst dabei verborgen bleibt, und dies nicht nur angesichts seiner Beziehungen mit anderen Personen, sondern auch in der Interaktion und Kommunikation mit dem Analytiker. (Z. B.: „Es fällt Ihnen schwer, Ihrer Frau einen Wunsch abzuschlagen. Und manchmal fällt mir auch zwischen uns auf, wie bereitwillig Sie auf das eingehen, was ich sage.") Es ist nicht einfach, derartige Erfahrungen zuzulassen, sich die Implikationen des bisherigen Umgangs mit diesen Problemen zu vergegenwärtigen, dem Erkannten und Erlebten Taten folgen zu lassen und sich gar noch mit derjenigen Person darüber auseinander zu setzen, die einem momentan am wichtigsten ist: mit seinem Analytiker.

Gegen all dies schützt sich ein Patient mit dem sog. Widerstand, um sich mit ängstigenden, beschämenden, Schuld erzeugenden und seinen Selbstwert verunsichernden Erfahrungen nicht allzu stark konfrontieren zu müssen. Spätestens seitdem Freud (1909 d) in seinem Aufsatz über den Rattenmann zu verstehen gab, dass bei einer analytischen Behandlung mit einem „beständigen Widerstande" zu rechnen sei, wird in der Psychoanalyse ein schrittweises Bewusstwerden der verschiedenen Widerstandsmanifestationen und ihr graduelles Aufgeben angestrebt.

> **M** Die permanente Berücksichtigung des Widerstands ist sogar das wesentliche Charakteristikum, das die Psychoanalyse von anderen therapeutischen Verfahren unterscheidet.

Dabei wird das Überwinden des Widerstands nicht mit Hilfe pädagogischer Ermahnungen oder durch Druckausüben angestrebt, sondern vielmehr durch ein geduldiges und einfühlsames Verstehen derjenigen lebensgeschichtlich entstandenen Motive, die den Patienten vorsichtig, ängstlich, zaudernd, schamhaft oder trotzig zurückhaltend sein lassen.

Das Festhalten des Patienten an überkommenen Konfliktlösungen wird vom Psychoanalytiker zunächst und manchmal eine ganze Zeit lang akzeptiert, weil er weiß, wie schwer es ist, Einstellungen auf eine tiefgreifende Weise zu verändern. Weil Psychoanalytiker in der Regel nicht unter Zeitdruck arbeiten müssen und deshalb auch die neurotogenen oder traumatisierenden Momente aus der Primärsozialisation (aber auch der schulischen Sozialisation) nicht zu wiederholen brauchen, können sie dem Patienten Zeit lassen, seine Widerstände zu erkennen und durchzuarbeiten. Dieses Durcharbeiten stellt nicht eine rasche und überwiegend intellektuelle Einsichtsgewinnung dar, sondern ist ein mühsamer und mitunter langwieriger Lernprozess. Wenn ein Patient sich z. B. vorgenommen hat, mit seinem Vorgesetzten eine kritische Aussprache zu führen, und er erkannt hat, wie viel Angst vor väterlicher Bestrafung er hierbei auf seinen Chef überträgt, müssen viele kleine Schritte gegangen werden. Der Analytiker ist hierbei ein einfühlsamer und aufmerksamer Begleiter, der immer wieder nach den ängstigenden Gefühlen und Vorstellungen fragt; aber nicht selten steht auch die Beziehung zu seinem Patienten im Mittelpunkt: „Könnte es nicht sein, dass Sie auch mir manchmal – bei aller Sympathie für mich – etwas Kritisches sagen wollen, was Sie dann aber unterdrücken?" Dabei stellt sich heraus, dass das direkte und offene Sprechen über gefühlshafte Erfahrungen – mögen sie z. B. kritischer oder auch liebevoller Art sein – mit einem Menschen, der einem so nahe steht wie in der Kindheit die eigenen Eltern, häufig um einiges schwerer fällt, als wenn man außerhalb des analytischen Settings zu anderen Personen spricht. Wobei auch noch hinzukommt, dass der Analytiker in der Regel – vor allem weil er in vielem einfühlsamer ist als die Eltern – stark idealisiert wird. Wie kann man aber einer idealisierten Person gegenüber Kritik und Vorbehalte äußern oder sie mit anhänglichen Liebesgefühlen bedenken?

Das Erproben neuer Lernschritte im Hier und Jetzt kann also eine eminente Wirkung haben, und die Generalisierung auf Erfahrungen außerhalb der analytischen Beziehung fällt dann in der Regel nicht mehr schwer, auch wenn hierbei natürlich andersartige situative Bedingungen zu berücksichtigen sind.

Widerstände können sich in vielen Formen verbergen

Während Freud Widerstände zunächst als **bewusste Phänomene** auffasste, mit denen sich der Patient gegen das Auftauchen von traumatischen Erinnerungen wehrt und diese innerhalb seines topografischen Modells als Ausdruck der Selbsterhaltungstriebe und des Zensors auf einem Kontinuum von bewusst – vorbewusst konzeptualisierte, wurde ihm später immer deutlicher, dass Widerstände zu einem großen Teil unbewusst operieren, was ja auch mit den Ausschlag dafür ergab, das topografische Modell durch das Strukturmodell abzulösen. Dieses **unbewusste Operieren** macht es auch für den Analytiker nicht leicht, Widerstände auf Anhieb zu erkennen. Zwar lassen sich verschiedene auffällige Manifestationen benennen, die auf einen Widerstand hindeuten können. So beschrieb z. B. Greenson (1973:72f) das Schweigen des Patienten, das Nicht-zum-Reden-Aufgelegtsein, eine Unangemessenheit der Gefühle, die Körperhaltung, das Kleben an einem bestimmten Zeitraum (wie z. B. der Kindheit oder der Gegenwart), das Erzählen trivialer Ereignisse, das Vermeiden bestimmter Themen, Zuspätkommen, Ausbleiben von Träumen, Langeweile, Flucht in die Gesundheit usw. als Widerstandsphänomene. Letztlich kann aber jede Verhaltensweise einen Widerstand darstellen. Auch ein offensichtlich gutes Arbeitsbündnis kann einen geheimen Widerstand beinhalten. So gibt es z. B. Patienten, die introspektiv ihre Selbstanalyse vorantreiben und dabei auch nicht vor Themen zurückschrecken, die Angst und Schuldgefühle auslösen. Bei näherer Kenntnis ihrer Psychodynamik stellt sich aber häufig heraus, dass sie dies derart forciert tun müssen, um nicht von ihrem Analytiker gekränkt zu werden, wenn dieser eine unerwartete und von ihnen selbst nicht antizipierte Deutung von Zusammenhängen gibt. Würde man diese Form des Widerstands als Analytiker nicht erkennen, bliebe dem Patienten verborgen, wie sehr er sich mit seiner Aktivität davor schützen muss, dass sein Analytiker etwas über ihn erkennt, was er noch nicht weiß. Diese Angst kann mit ganz unterschiedlichen psychodynamischen Konstellationen verknüpft sein, wie z. B. mit der Angst vor dem Passivsein angesichts eines Mannes und damit vor homosexuellen und -erotischen Wünschen, aber auch eine Angst vor einer eindringenden Mutter, vor der letztlich die prekären Ich-Grenzen geschützt werden müssen u. a. m.

Keines der oben von Greenson angegebenen Phänomene muss aber per se einen Widerstand darstellen. Das **Schweigen** z. B. gilt zwar als häufige Manifestationsform von Widerständen, aber bei bestimmten Patienten, die z. B. einer symbiotisch-parasitären Mutter alle ihre Erlebnisse erzählen mussten, ist Schweigen ein erster Schritt in Richtung Individuation und ein Meilenstein in der Auflösung der Mutter-Übertragung oder in der Bewältigung pathogener Befürchtungen in der Analyse. Oder: Auch das **Erzählen von Träumen** kann einen Widerstand in dem Sinne darstellen, dass ein Patient damit zu verstehen gibt, dass er dem Analytiker „nur einen Traum" erzählt und sonst gar nichts.

> **M** Was als Widerstand bezeichnet wird, hängt davon ab, aus welchem Blickwinkel dieser betrachtet wird.

Der Analytiker geht davon aus, dass der Patient, der wegen seines neurotischen Leidens zu ihm kommt, letztlich das Bedürfnis hat, sich zu verändern, unbewusste psychische Erfahrungen bewusst werden zu lassen und neurotische Konfliktlösungen aufzugeben.

In dem Maße, wie sich der Patient im Arbeitsbündnis mit den analysierenden Funktionen des Analytikers teilweise identifizieren kann, mag es ihm gelingen, dessen Sichtweise zu teilen: Widerstand ist jegliches Erleben und Verhalten, das sich diesen Zielen widersetzt.

Aus dem Blickwinkel unbewusster neurotischer Prozesse, aber auch synthetischer Ich-Funktionen und des Selbstverständnisses des Patienten bedeutet die Beibehaltung seiner jetzigen Symptome und Charakterhaltungen die Aufrechterhaltung des status quo, das Vermeiden unlustvoller Affekte und Spannungen, das Ausweichen vor weiteren Konflikten und Gefahrensituationen, die Fortsetzung kindlicher Befriedigungsmöglichkeiten und das Umgehen mit Trauer, Scham und Enttäuschung.

„Warum sollte ich", so könnte sich z. B. ein Patient fragen, wenn er diese zumeist unbewussten Themen bewusst verbalisieren könnte, „meine kindliche Großartigkeit, die mir zum zweiten Ich geworden ist, mein moralisches Überlegenheitsgefühl gegenüber meinen Eltern und meinem Therapeuten aufgeben, auch wenn mir dieses häufig von meiner Umwelt als Arroganz oder als Rechthaberei angekreidet wird? Meinem Selbstwertgefühl tut es gut, wenn ich mich gegenüber meinen Mitmenschen überlegen fühlen kann. Warum sollte ich realisieren, dass andere Menschen auch moralisch handeln und mir darin ebenbürtig sind? Warum sollte ich auf die Lust verzichten, die es mir bereitet, wenn ich selbstgerecht auf die Schwächen anderer mit dem Finger zeigen kann? Was macht es schon, wenn wegen meines rigiden Kontrollbedürfnisses manche freundschaftliche Beziehung zerbrochen ist?"

Aus dieser **Patientenperspektive** haben Widerstände eine **nützliche Funktion**. Obgleich der Patient rational einsehen kann, dass seine Widerstände (soweit sie ihm bewusst zugänglich sind) gegenüber Veränderungen nachteilige Auswirkungen haben, hält er doch weiterhin an seinen kindlichen Konfliktlösungen und kompensierenden Fantasien fest. Widerstände schützen einerseits die unbewussten Persönlichkeitsaspekte vor dem Bewusstwerden, aber sie schützen auch die synthetischen Funktionen des Ichs gegenüber dem möglicherweise als überwältigend erlebten Eindringen unbewusster kindlicher Fantasien. Dementsprechend können Widerstände sowohl vom rationalen Ich des erwachsenen Patienten ausgehen als auch von den kindlichen Fantasien. Das wichtigste Streben eines jeden Patienten geht dahin, die bisherige Kohärenz seiner Persönlichkeit, egal wie neurotisch diese ist, und sein recht und schlecht ausgeprägtes Selbstwertgefühl aufrechtzuerhalten. Zu diesem Zweck möchte er es auch vermeiden, dass seine grundlegenden kindlichen Konflikte in der neuen zwischenmenschlichen Beziehung mit seinem Analytiker auftauchen und an Leben gewinnen.

Diese Patientenperspektive macht einerseits deutlich, dass in der analytischen Begegnung auf Schritt und Tritt mit den Widerständen des Patienten gerechnet werden muss, egal wie freundlich, introspektiv, kooperativ, gefühlsmäßig bewegt dieser auch immer erscheinen mag, und dass andererseits Widerstände **kein bösartiges Nichtwollen** ausdrücken, die „Segnungen der analytischen Kur" bereitwillig anzunehmen, sondern einen ungemein **wichtigen Aspekt des psychischen Funktionierens**, der Selbstwertregulierung, des eingespielten Selbstverständnisses darstellen, dessen Aufrechterhaltung für den Patienten **lebensnotwendig** ist (Tabelle 15.9).

Erkennen des Übertragungswiderstands

Aus dem eben Gesagten folgt, dass in der Psychoanalyse vor allem dem **Übertragungswiderstand** eine wichtige Stellung eingeräumt wird. Schon im Jahr 1912 befasst sich Freud ausführlich mit dem Übertragungswiderstand, den er als mächtigstes Hindernis für die analytische Kur begreift. Für ihn steht zu diesem Zeitpunkt auch bereits fest, dass nicht das Wiedererlangen vergessener Erinnerungen therapeutisch wirksam ist, sondern einzig und allein die Überwindung der (Übertragungs-) Widerstände.

Bei Freud finden sich aber dennoch **zwei sich widersprechende Modelle** über den Zusammenhang von Übertragung und Widerstand:
- Die Übertragung gilt als ein **Widerstand, sich zu erinnern**; Der Patient erinnert sich z. B. nicht daran, dass er als Kind misstrauisch gegenüber seinem Vater war, sondern er verhält sich misstrauisch gegenüber seinem Analytiker, ohne zu wissen, welche Einstellung er damit wiederholt bzw. überträgt.
- Die Übertragung gilt als das **Austragungsfeld**, auf dem die analytische Arbeit vonstatten geht; Widerstand wird in diesem 2. Modell als hervorgehend aus der Übertragung begriffen. So spürt z. B. eine Patientin, dass sie ein immer stärkeres Bedürfnis empfindet, von ihrer Analytikerin bezüglich ihrer beruflichen Kompetenz gelobt zu werden; ängstlich und voller Schamgefühle unterdrückt sie jedoch diesen Wunsch. Ihr selbst nicht bewusst, befürchtet sie, von ihrer Analytikerin als geltungssüchtig zurückgewiesen zu werden.

Das **1. Modell Freuds** gilt heute als Bestandteil einer überholten Archäologiemetapher. Die Erinnerung wird als isolierte Fähigkeit eines Patienten eingeschätzt, die sich unabhängig von jedem Beziehungsfeld mit den entsprechenden gefühls- und stimmungsmäßigen Qualitäten ergibt. Erinnerung ist aber immer kontextgebunden und vor allem im Fall impliziter/nichtdeklarativer Gedächtnisinhalte nicht willentlich herzustellen.

Das **2. Modell Freuds** hat sich in der Psychoanalyse durchgesetzt, auch wenn bis zum heutigen Tag umstritten bleibt, in welchem Ausmaß die Analyse des Übertragungswiderstandes vonstatten gehen soll, was z. T. auch auf konzeptuelle Unklarheiten zurückzuführen ist.

Mit **Gill** (1979 u. 1993), der als ein Vertreter des Beziehungskonflikt-Modells gilt und der sich selbst als jemand einschätzt, der Freuds 2. Modell des Übertragungswiderstandes am eindeutigsten beim Wort nimmt, lassen sich **drei Varianten des Übertragungswiderstandes** unterscheiden:
- **Der Widerstand, überhaupt mit Übertragungsgefühlen auf die Person des Analytikers zu reagieren:**

> Patient: „Ich kann nicht verstehen, warum anderen Patienten ihr Analytiker so viel bedeutet und sie z. B. zur Ferienzeit traurig werden, weil sie ihren Analytiker nicht sehen können – so etwas könnte mir nie passieren!"

Tabelle 15.9 Auffassung über Widerstand

Triebkonflikt-Modell	Entwicklungs-Defizit-Modell	Beziehungskonflikt-Modell
Um Angst, Scham, Schuld, Depression und andere stark unlustvolle Affekte zu vermeiden, wehrt sich der Patient gegen die Wiederbelebung von Triebimpulsen und früherer Beziehungserfahrungen im Hier und Jetzt der Beziehung zu seinem Analytiker. Deshalb muss mit einem ständigen Widerstand gerechnet werden.	Wenn der Therapeut einfühlsam genug ist und sich an den Entwicklungsbedürfnissen seines Patienten orientiert, ist der Widerstand des Patienten minimal. Lediglich bei mangelnder Empathie des Therapeuten verweigert sich der Patient und teilt seine scham- und schuldbesetzten Vorstellungen und Fantasien nicht mit. Widerstände tauchen aufgrund dieser Auffassung nur in geringfügigem Ausmaß auf und sind dann eher vom Analytiker selbst ausgelöst.	Da es realistisch ist, davon auszugehen, dass kein Analytiker immer nur einfühlsam ist und sich zudem immer in die Rollenangebote seines Patienten verstricken wird, muss von einem ständigen Widerstand des Patienten ausgegangen werden, der nicht allein durch liebevolle Zuwendung zu verhindern ist. Allerdings hängt es entscheidend von der Kompetenz des Analytikers ab, wie stark der Widerstand des Patienten gegen das Erkennen, Zulassen und Durcharbeiten desselben ist und auch davon, inwieweit der Analytiker seine eigene Scham und Angst überwinden kann

Diese Form des Widerstands findet man häufig bei Patienten vor, die auf extreme Weise autark bleiben wollen. Sich in irgendeiner Weise von jemanden als abhängig zu erleben, würde für sie eine schwere Kränkung und Bedrohung darstellen. Beim Analytiker kann folglich das Gefühl nicht ausbleiben, sich letztlich überflüssig zu fühlen.

- *Der Widerstand gegen die Bewusstmachung der Übertragung:*

Analytiker: „Könnte es sein, dass Sie mich eben als sehr kritisch erlebt haben, ähnlich wie Sie früher Ihre Mutter erlebt haben?" – Patient: „Nein, denn ich erlebe Sie nicht als kritisch". – Analytiker: „Ihre Stimme klang aber sehr eingeschnappt, als ob Sie sich von mir kritisiert gefühlt hätten". – Patient: „Das ist mir nicht zugänglich."

Diese Form des Widerstands macht den größten Teil der Widerstandsbearbeitung und damit auch den Anfangs- und Mittelteil der Analyse aus.

- *Der Widerstand gegen die Auflösung der Übertragung:*

Patient: „Ich weiß, dass Sie nicht so unzuverlässig sind, wie meine Mutter, aber immer wieder ertappe ich mich bei dem Gedanken, dass Sie mich doch vergessen haben könnten und ich Ihnen letztlich gleichgültig bin."

Diese Form des Widerstands ist vor allem in der Phase des Durcharbeitens – in der Mittel- und Endphase – von Wichtigkeit. Ein Patient kann nun schon erkannt haben, dass seine Wahrnehmung vom Analytiker einseitig ist und etwas mit seiner Vergangenheit und seinen Projektionen zu tun hat, und dennoch fällt es ihm immer wieder schwer, dieser Erkenntnis auch eine gefühlsmäßige Überzeugung folgen zu lassen. Die allmähliche Veränderung der alten gefühlsmäßig fundierten Einstellungen benötigt unterschiedlich viel Zeit: Wiederholt muss ein Patient in ganz verschiedenen Erlebniskonstellationen die neuen Beziehungserfahrungen machen können und sie mit seinen bisherigen Schemata abgleichen.

Für **Kohut** (1971) existiert der Widerstand gegen die Selbstobjekt-Übertragung hauptsächlich aus zweierlei Gründen:
- Ein Patient kann die Angst haben, dass seine Spiegelungs- und Idealisierungswünsche erneut **auf traumatische Weise enttäuscht** werden und dass diese Retraumatisierung zu einer archaischen Wut und Desintegration des Selbst führen könnte.
- Er kann befürchten, dass seine **Verschmelzungswünsche** nach einem intensiv herbeigesehnten Selbstobjekt sein sehr gefährdetes Identitätserleben zerstören würde.

Dieser Widerstand darf nach Kohut aber nicht als von der Analytiker-Patient-Beziehung isolierter intrapsychischer Vorgang betrachtet werden; er ist vielmehr in einem gewissen Ausmaß immer auch **durch die Haltung des Analytikers mitbedingt,** die vom Patienten als zu wenig eingestimmt erfahren wird; sein sog. Widerstand ist dann eine **Selbstschutzmaßnahme**, nicht erneut von einem als nicht sehr einfühlsamen Therapeuten traumatisiert zu werden.

Betont die Psychoanalyse zu sehr den Widerstand?

Auch wenn die Psychoanalyse großen Wert auf die Bearbeitung von Widerständen legt, weil ihr zentrales Axiom immer noch dahingehend lautet, dass Menschen sich über sich selbst täuschen, bedeutet dies jedoch keine verurteilende Einstellung gegenüber dem Patienten. Ein häufiger Einwand gegenüber der Psychoanalyse lautet, dass sie dem menschlichen Potenzial, sich ändern zu wollen, misstrauisch gegenüberstehe, ja dass schon die Terminologie von Abwehr und Widerstand darauf hinweise, dass dem menschlichen Streben nach Selbstverwirklichung Skepsis entgegengebracht werde.

Abwehrmechanismen. Tatsächlich geht die Psychoanalyse davon aus, dass Menschen von klein auf lernen, bestimmte Handlungen, Impulse und Affekte zu unterdrücken und schließlich gänzlich aus ihrem Bewusstsein zu tilgen, weil die Verwirklichung dieser Bestrebungen große Angst auslösen würde. Was anfänglich bewusst geschah, geschieht fortan aufgrund unbewusster Informationsverarbeitung; von den sog. Abwehrmechanismen weiß eine Person in aller Regel nichts, und die Verhaltensweisen, die aus ihren Abwehrmechanismen resultieren, werden von ihr zumeist erfolgreich rationalisiert. Auch von dem Widerstand, mit dem man das interpersonelle Abwehrverhalten in der analytischen Situation bezeichnet, ahnt der Patient zunächst und manchmal längere Zeit nichts. Er weiß deshalb nicht, warum er zu den Stunden zu spät kommt, das Thema der letzten Stunde vergessen hat, sich keine Träume behalten kann, pausenlos reden muss oder plötzlich müde wird. Die wirklichen Gründe all dieser Verhaltensweisen dürfen ihm nicht bewusst werden. Sein Widerstand, diese Gründe in der Beziehung zum Analytiker zu erkennen, schützt sein gefährdetes Identitätsgefühl. Nur nach und nach wird es gelingen, dass ein Patient die verschiedenen Formen des (Übertragungs-)Widerstands aufgeben und durcharbeiten kann. Auch für den Analytiker, wenngleich in geringerem Ausmaß, ist das Erkennen von Übertragungs- und Gegenübertragungswiderständen wichtig. Auch für ihn gilt, dass er sich anhand seiner eigenen und der Reaktionen seines Patienten seine Widerstände, sich in eine Beziehung zu diesem überhaupt einzulassen, seine Gegenübertragung zu erkennen und sie aufzulösen, verdeutlichen muss. So manches davon wird ihm vielleicht erst in einer Supervision oder anlässlich des intensiven Nachdenkens über seinen Patienten bewusst werden.

Der Psychoanalytiker bewahrt sich somit eine **Skepsis** gegenüber dem, was andere Menschen, vor allem aber Patienten, sagen. Denn zu sehr sind diese aufgrund ihrer kindlichen Traumatisierungen von sich selbst entfremdet, zu sehr sitzen sie in vielen Bereichen einer Selbsttäuschung auf und sehen zu wenig den Balken im eigenen Auge. Zu wenig sehen sie auch, wie das „gesellschaftlich hergestellte Unbewusste" (Erdheim 1982) in den gegenwärtigen Verhaltenszwängen mit den kindlichen Verdrängungen eine Allianz eingehen kann. Manchmal sind neurotische Menschen aber auch allzu sehr von ihrer angeblichen eigenen Schlechtigkeit überzeugt und verharmlosen dann in einer idealisierenden Überschätzung andere Menschen. Dann tendieren sie dazu, eigennützige Motive im Gegenüber auszublenden und ihn nur mit Wohlwollen zu betrachten.

M Die Psychoanalyse geht aufgrund der Kenntnis von Abwehrvorgängen davon aus, dass übertriebener Altruismus in der Regel eine Abwehrbildung gegen nicht eingestandene sadistische Motive darstellt, eine übertriebene Moral eine Abwehr gegen heftige sexuelle und aggressive Leidenschaften sein kann, ein übertriebenes Selbstständigkeitsstreben die verleugneten überstarken Abhängigkeitswünsche in Schach halten soll, Forschung im Namen der Wissenschaft sich auch aus einem starken Machtmotiv ableiten lässt, Kreativität gegen die innere Leere und Verzweiflung gesetzt wird und vieles andere mehr.

Psychoanalytische Wahrheitssuche. Nach Freud ist psychoanalytische Wahrheitssuche der unerbittliche Weg, den jeder Mensch gehen muss, um zur Wahrheit zu gelangen. Jede Gesellschaft erzwingt die Unterdrückung bestimmter Affektäußerungen und Triebimpulse, so dass keinem Menschen die Notwendigkeit erspart bleibt, sich mit der Geschichte seiner Unterdrückungen eines Tages auseinander zu setzen. Jeder trägt die Potenz zur Aufklärung in sich, sich aus seinen unbewussten Verstrickungen zu befreien, eine größere Integrität zu erreichen und der Wahrheit mutiger ins Auge zu sehen. Dass die Wahrheit je nach dem eigenen gelebten Leben und je nach der Gesellschaft, in der man sich befindet, auch bedrückend sein kann und keineswegs nur Glück verheißt, leuchtet unmittelbar ein.

Freuds aufklärerisches Motto erinnert an **Kant**, der die *Herrschaft der Vernunft über die der Gefühle* setzen wollte, weil er letztere als unsoziale Phänomene wahrnahm, die zu überwinden seien. Erst die Überwindung von Leidenschaften führe zur Freiheit und zur wissenschaftlichen Betrachtung der Welt. Wie sehr dieses Ideal eines affektlosen wissenschaftlichen Erkennens jedoch selbst wieder eine (gefährliche) Mythologie, z. B. die der wissenschaftlichen Beherrschbarkeit der Welt, erzeugen kann, ist heutzutage mehr als einleuchtend.

Freuds Anliegen ist aber nicht bruchlos mit der kantianischen Aufklärungstradition gleichzusetzen. Freud wurzelt in zwei Traditionen: der *Kantschen Aufklärungsphilosophie* und der *mit Rousseau beginnenden Romantik* (Strenger 1989). Weil Freud trotz allen Aufklärungsanspruchs um die letztlich nicht aufhebbare Abhängigkeit unserer Rationalität von Affekten und Triebimpulsen wusste, ist er ein kritischer Aufklärer, der die Grenzen menschlichen Intellekts realistisch einschätzen konnte.

Eine rein phänomenologische Vorgehensweise im Umgang mit den Patienten, das *Beim-Wort-Nehmen* ihrer Äußerungen (wie im Entwicklungs-Defizit-Modell) ist deshalb – psychoanalytisch betrachtet – naiv; sie geht zwar von dem zugänglichen Wissen und der Selbstwahrnehmung des Patienten aus und folgt dessen intellektueller Welterklärung, aber sie vermag nicht, die Selbsttäuschungen des Analysanden in Frage zu stellen. Aus diesem Grund ist die Arbeit am Widerstand ein zentrales psychoanalytisches Anliegen.

M Wichtig bleibt aber, am Selbstverständnis des Patienten entlang dessen Widerstand einfühlsam Schritt für Schritt mit ihm zusammen zu verstehen, anstatt die Selbsttäuschung ungeduldig beheben zu wollen, indem man die „wirklichen" Motive einer Handlung benennt. Phänomenologisches Vorgehen und psychoanalytische Tiefenhermeneutik müssen deshalb Hand in Hand gehen.

Abgesehen davon, dass man als Analytiker bei zu raschen Deutungen des Abgewehrten auch ziemlich danebengreifen kann, fühlt sich ein Patient entweder in der Regel davon überrumpelt und reagiert mit einer Verstärkung seines Widerstands, sich selbst zu erkennen, oder er entwickelt eine ziemliche Angst, was eine maligne Regression zur Folge haben kann.

In den Fällen, in denen ein Patient die zu rasch vorgenommenen Deutungen des abgewehrten Trieb- oder Affektinhalts dem Anschein nach akzeptieren kann, handelt es sich nicht selten um eine Unterwerfung oder Identifizierung mit dem (unempathischen) Aggressor. Darüber hinaus verstärken derartige Deutungen passiv masochistische Abhängigkeitsbedürfnisse und führen deshalb auch zu keiner wirklichen Einsicht beim Patienten. Die Kunst, zu der viel Fingerspitzengefühl und Erfahrung gehören, besteht deshalb darin, den Patienten auf Widersprüche in seiner Gedankenführung einfühlsam aufmerksam zu machen, ihn zur kritischen Selbstbeobachtung und -reflexion seiner Handlungsbegründungen mit sanftem Druck anzuhalten und sich dabei die Zumutbarkeit an Scham-, Schuld- und Angstgefühlen in stellvertretender Introspektion ständig bewusst zu machen (Gray 1986 u. 1990, Mertens 2010). Eine Haltung, die aus Angst vor möglicher Unlust und Scham dem Patienten zu wenig an Selbsterkenntnis zumutet – und dazu scheinen zumindest auf den ersten Blick die selbstpsychologischen Psychoanalytiker zu neigen –, kann zu langweiligen Therapien und zu einer Verfestigung von Selbsttäuschung, Selbstmitleid und ungenügender Durcharbeitung narzisstischer Charakterwiderstände führen.

Zum Widerstand des Analytikers

In der heutigen Psychoanalyse spielt der Widerstand des Analytikers – zumeist als Gegenübertragungswiderstand bezeichnet – eine sehr viel größere Rolle als noch zu Beginn des letzten Jahrhunderts. Die interpersonelle Natur des Widerstands, die transaktionelle Verschränkung von Widerständen seitens des Analysanden und seitens des Analytikers erfordert eine neue, das Können des Psychoanalytikers eminent herausfordernde Reflexionsfähigkeit und Geschultheit. Nach Bettighofer (1994) tendiert die Interaktion von Analytiker und Analysand dazu, sich „auf ein der manifesten Interaktion zugrundeliegendes System von Kommunikationsmustern und -regeln zu einigen, die die innere Homöostase bzw. das narzisstische Gleichgewicht beider nicht unerträglich gefährdet" (Bettighofer 1994, 125). Die Feststellung, ein bestimmter Patient habe einen Widerstand, den er nicht aufgeben könne oder wolle, muss zugleich auch immer die Frage aufwerfen, in welchem Ausmaß hinter dieser Objektivierung die Rolle des Analytikers als eines mitagierenden und mitgenerierenden und deshalb auch in die widerständige Interaktion verstrickten Teilnehmers verborgen bleiben soll. Dabei ist freilich nicht jeder Widerstand eines Analysanden durch den Analytiker mitbedingt, eine Ansicht, zu der rechthaberische Patienten häufig neigen; aber als heuristisches Prinzip könnten sich Psychoanalytiker immer wieder die Frage vorlegen, ob sie nicht mit ihren Patienten in eine Interaktion verwoben sind, in der auf beiden Seiten Scham-, Angst- und Schuldgefühle ein beträchtliches Ausmaß erreichen. Man kann hieraus den Schluss ableiten, dass vor allem in der Anfangsphase einer analytischen Behandlung eine intensive Supervision stattfinden sollte, die einen nicht unerheblichen Anteil an Selbstanalyse aufweisen müsste.

■ *Gegenübertragungswiderstand*

So wie nämlich sich ein Patient gegen das Bewusstwerden seiner Übertragung und gegen die Auflösung der Übertragung wehren kann, so gibt es auch beim Analytiker einen Widerstand gegen das Bewusstwerden der Gegenübertragung und gegen die Auflösung der Gegenübertragung.

Während im ersten Fall der Analytiker sich gegen das Bewusstwerden bestimmter Gefühle, Affekte und Fantasien wehrt, gelingt es ihm im zweiten Fall nicht, mit den ausgelösten starken Gefühlen angemessen umzugehen. Obwohl er z. B. seinen Zorn wahrnehmen kann und obwohl er weiß, mit welchem spezifischen Problem dieser Affekt zu tun hat (z. B.: mit eigener Geschwisterrivalität), schafft er es dennoch nicht, sich von diesen starken Affekten zu befreien; sie werden deshalb unweigerlich die Interaktion mit dem Patienten beeinflussen.

Gegenübertragung ist unvermeidbar; keine Lehranalyse, keine Selbstanalyse kann verhindern, dass der Analytiker mit mehr oder weniger starken Gefühlen und Fantasien auf die Person des Patienten, seine Mitteilungen und Übertragungen reagiert. Freilich ist die Gegenübertragung nicht per se ein wertvolles Diagnostikum, sondern erst die reflektierte und aktualgenetisch einigermaßen aufgeklärte Gegenübertragung gibt dem Analytiker u. U. Hinweise auf bislang nicht bewusst gemachte Fantasiekonstellationen bei seinem Patienten. Immer aber lauert die Gefahr, dass sich der Analytiker mit der Abwehr und dem Widerstand seines Patienten verbündet, gemeinsam mit ihm agiert und aus diesem Agieren eine Übertragungsbefriedigung bezieht (z. B.: „Wir beide sind uns einig, dass wir unsere Eltern nicht kritisieren, sondern lieber brav und angepasst sind, dafür aber von unserem Über-Ich akzeptiert werden"; oder: „Ich spreche Deinen Neid nicht an, dann erspare ich Dir und mir viel Wut und Enttäuschung"; oder: „Wir unterhalten uns angeregt miteinander, damit wir uns unsere homoerotischen Wünsche, vor denen wir Angst haben, nicht bewusst zu machen brauchen" usw.). Auf Schritt und Tritt ist die Neutralität des Analytikers in Gefahr, nicht, wie man vielleicht vereinfachend meinen könnte, aus Gründen erotischer Verführbarkeit allein, sondern nicht minder aufgrund anderer Einflüsse. Wie verlockend ist es, die Rolle des Trösters zu spielen; wie schmeichelnd für das eigene Selbstwertgefühl, die Funktion eines immer alles verstehenden Elternteils einzunehmen; wie redlich und tugendhaft, sexuelle und aggressive Impulse aus dem Diskurs auszuschließen; wie schonend und „liebevoll" für beide, über die eigene Beziehung nicht zu sprechen usw. Es gibt viele Gründe, sich in die Gegenübertragung verstricken zu lassen und auf das Analysieren zu verzichten. Natürlich ist der Patient lange Zeit dankbar und erfreut, dass seine Widerstände unangetastet bleiben und dass er es vor allem immer wieder versteht, den Analytiker von seiner eigentlichen Aufgabe abzubringen. Wenn Freud über den Analysanden gesagt hat, dass dieser die neurotische Tendenz hat, statt sich zu erinnern und seine Erinnerungen in der freien Assoziation zu erzählen, diese lieber in der Übertragung zu agieren, so kann dementsprechend vom Analytiker gesagt werden, dass er häufig statt analytischer Empathie und darauf basierender Interventionen lieber gegenübertragungshaft eigene unbewusste Strebungen agiert. Nicht selten unterstützen Patienten diese Tendenz; sie gebrauchen ihre intuitiven und empathischen Fähigkeiten, um die Anzeichen neurotischer Konflikte in ihrem Analytiker aufzuspüren. Sie merken über kurz oder lang, an welchen Stellen ihr Analytiker verfügbar ist, wo er rechthaberisch wird, pädagogisch anleitend und aufmunternd, tröstend, zudeckend, neugierig nachfragend und vieles mehr. Die Analyse kommt zu einem Stillstand, aber die Patienten erhalten eine **Übertragungsbefriedigung,** denn es ist ihnen geglückt, auf ihre neurotischen Bedürfnisse eine passende Reaktion zu erhalten, die ihnen von früher her vertraut ist und ihre Abwehr und ihren Übertragungswiderstand unangetastet lässt (wenngleich natürlich das Ergebnis auf lange Sicht betrachtet unbefriedigend bleibt).

■ *Gegenübertragungsneurose*

Vor allem von Racker (1953) wurde dieses Konzept zum ersten Mal ausführlicher beschrieben. Die Gegenübertragungsneurose ist die Übertragungsneurose des Analytikers, denn es muss von folgendem Sachverhalt ausgegangen werden:

> *So wie in seiner Beziehung zum Analytiker die Gesamtpersönlichkeit des Analysanden mitschwingt: sein gesunder und sein neurotischer Teil, Gegenwart und Vergangenheit, Wirklichkeit und Fantasiewelt, so schwingt in seiner Beziehung zum Analysanden auch die Gesamtpersönlichkeit des Analytikers mit, wenn auch mit Unterschieden quantitativer und qualitativer Art... auch der Analytiker ist nicht frei von Neurose... Ein Teil seiner inneren Konflikte ist ungelöst geblieben und strebt nach einer Lösung durch Beziehungen zu äußeren Objekten. Auch der Beruf und die damit verknüpfte gesellschaftliche und wirtschaftliche Stellung sind übertragene zentrale innere Situationen. Schließlich wird auch in der unmittelbaren Beziehung zum Analysanden übertragen, da die Berufswahl des Psychoanalytikers – ebenso wie jede andere Wahl – aus den Objektbeziehungen der Kindheit hervorgeht (Racker 1953:125/26).*

Racker wies darauf hin, dass zwar jeder Analytiker „weiß", dass er zu neurotischen Übertragungen auf seine Patienten neigt, dass er aber genauso wie der Patient einen Widerstand gegen das Sichbewusstmachen und vor allem gegen das Durcharbeiten und Bewältigen seiner Übertragungen hat. Die neurotischen Übertragungen, die Racker hauptsächlich beschrieb, sind in erster Linie ödipale Konstellationen. Etwas vereinfachend ging er davon aus, dass jeder Patient den Vater, jede Patientin die Mutter für den Analytiker verkörpern kann.

F So könne ein männlicher Analytiker vis-à-vis einer Patientin in seinen unbewussten Wünschen davon ausgehen, dass sich die Patientin in ihn und seinen Penis verlieben soll. Dies kann zur Folge haben, dass die negative Übertragung unterdrückt, die Patientin unbewusst dazu angehalten wird, außerhalb der Übertragung keine neuen Liebesbeziehungen einzugehen oder nicht gesunden zu lassen. Agierendes Verhalten von Patientinnen, wie z. B. häufig wechselnde Liebschaften, um sich an dem zurückweisenden Vater-Analytiker zu rächen, können Vergeltungs- und Hassgefühle im Analytiker wecken, weil er dies unbewusst wie ein erneutes Ausgeschlossenwerden aus der Urszene seiner Eltern erlebt. Dies kann sich z. B. als Rückzug oder als mangelndes Interesse und Engagement für seine Patientin manifestieren, worauf diese ihrerseits mit einem Widerstand gegen das Bewusstwerden und Mitteilen von Übertragungen reagiert. Dieser Analytiker wird dann vor sich oder in der Supervision konstatieren, dass sich seine Patientin seit geraumer Zeit im Widerstand befindet, vielleicht sogar abzubrechen droht, und er weiß nicht warum. Eine andere Konstellation liegt z. B. vor, wenn der Analytiker seiner verheirateten Patientin mehr oder weniger zurät, ihren Mann mit einem Freund zu betrügen, und auf diese Weise die ödipale Aggression gegenüber dem Ehemann-Vater agiert oder aufgrund einer Reaktionsbildung ängstlich entsprechende Fantasien seiner Patientin nicht anspricht oder sogar bei ihr zu unterdrücken versucht. Gegenüber einem männlichen Patienten kann ein männlicher Analytiker ebenfalls den Wunsch verspüren, von diesem geliebt zu werden, was sich vor allem in dessen Mitarbeit manifestiert. Arbeitet der Patient hingegen nicht gut mit, werden die aktiven und passiven homoerotischen Regungen des Analytikers nicht befriedigt, und er beginnt seinen Vater-Patienten zu hassen, weil dieser sich nicht ihm, sondern seiner Mutter hingibt und sich sexuell mit ihr befriedigt.

Viele andere Inhalte von Gegenübertragungsneurosen des Analytikers können natürlich auftreten und in einer Art neurotischer Kollusion oder „geheimen Verschwörung" (Langs 1987) auch dazu führen, dass wesentliche Konflikte des Patienten nicht Thema werden dürfen. In der Gegenwart ist vor allem die folgende Konstellation häufig anzutreffen: Der Patient wird als narzisstisch frühgestört eingestuft, als jemand, der schwere Defizite in der frühen mütterlichen Zuwendung erlebt hat. Die behandlungstechnische Konsequenz ist die eines permanenten liebevollen Spiegelns, wobei der Analytiker überwiegend konkordant mit dem Selbsterleben seines Patienten identifiziert ist. Aus Angst vor der Rivalitätsaggression und dem ödipalen Neid des Patienten, aber vielleicht auch aufgrund einer Projektion eigener Frühstörungsanteile auf den Patienten wird der Patient zum frühgestörten Säugling und mit liebevoller Verwöhnung mundtot gemacht. Natürlich findet sich der umgekehrte Fall, dass ein Analytiker ödipale Konflikte bevorzugt anspricht, um depressive Affekte, kindliche Gier und Neid, Hoffnungslosigkeit und Verzweiflung aus seinem Erleben fernzuhalten.

Zwischen weiblichen Analytikern und betont emanzipierten Frauen kann sich eine „feministische Allianz" einstellen, die von Reinke (1987) beschrieben worden ist. Diese Patientinnen sind oftmals moderne, emanzipierte Frauen, die aus Angst vor frauenverachtenden Tendenzen männlicher Psychoanalytiker eine Frau aufsuchen, die sie sehr schnell, allerdings in einer starren Weise, idealisieren und an deren „Glanz" sie partizipieren wollen. In der Beziehung zu ihrer Analytikerin haben sie den unbewussten Wunsch, etwas zu wiederholen, was sie häufig aus der Beziehung zu ihrer Mutter her kennen: „Die gemeinsame Verleugnung tiefer Wertlosigkeitsgefühle in einer Art feministischer Allianz, die keine Männer zu brauchen scheint" (Reinke 1987:210). Die Autorin erblickt hierin die Verleugnung des Wunsches nach einem ödipalen Vater und die Abwehr passiver Wünsche. Die Gegenübertragungsneurose der Analytikerin würde in der Duldung dieser Allianz bestehen und schlimmstenfalls während der gesamten Dauer der Behandlung nicht reflektiert und aufgelöst werden können (**Tabelle 15.10**).

Tabelle 15.**10** Widerstand des Analytikers

Triebkonflikt-Modell	Entwicklungs-Defizit-Modell	Beziehungskonflikt-Modell
Widerstand, die konkordanten und/oder komplementären Gegenübertragungsgefühle und -fantasien, die die Übertragung des Patienten im Analytiker auslöst, wahrzunehmen und zu erleben. Dieser Widerstand kann durch eigene blinde Flecke und unbewusste Konflikte bedingt sein und kann – im besten Fall - durch Reflexion aufgehoben werden.	Widerstand, sich in die Kümmernisse, Ängste, Selbstwertzweifel eines Patienten, aber auch seiner Größenfantasien und überzogenen Vorstellungen von sich selbst und vom zukünftigen Leben, in die (übertriebenen) Idealisierungen anderer Menschen hineinversetzen zu wollen. Widerstand, sich als Selbstobjekt für den Patienten zur Verfügung zu stellen, bewundern und anerkennen zu sollen und sich übermäßig idealisieren zu lassen. Widerstand, für die angemahnten Entwicklungsbedürfnisse Sorge tragen zu wollen.	Die Auswirkungen, die die eigene Person, der Persönlichkeitsstil, die durch eigene Konflikte geprägten theoretischen Vorlieben und unbewussten Fantasien des Analytikers auf einen bestimmten Patienten haben, werden nicht wahrgenommen und reflektiert. Es wird nicht erkannt, in welchen Rollen man aufgrund des unbewussten Rollendialogs immer schon mitagiert. Dadurch fehlt eine entscheidende Dimension eines gelungenen psychoanalytischen Diskurses, in dem es vor allem um das Verstehen der unbewusst geprägten Kommunikation und Interaktion – des unbewussten Rollenhandelns – gehen sollte.

15.6 Psychoanalytisches Erstgespräch

> Ein Patient, der unter massiven Arbeitsstörungen und sexuellen Schwierigkeiten leidet, erzählt im analytischen Erstgespräch von seinen Problemen und lebensgeschichtlichen Erfahrungen, um dann gegen Ende des ersten Gesprächs wie beiläufig zu erwähnen, dass er eigentlich schon im Wartezimmer des Therapeuten mit der Stunde begonnen habe, indem er sich einen Tagtraum vorstellte, den er häufig hat, und in dem er in eine Höhle hinabsteigt, um sich, unten angekommen, an einer Quelle zu laben. „Merkwürdig", denkt sich der Analytiker im Stillen, „an mehreren Stellen des Gesprächs hatte ich den Eindruck, von wichtigen Gefühlen des Patienten ausgeschlossen zu werden, obwohl er einen sehr mitteilungsbereiten Eindruck zu erwecken versuchte, und nun teilt er scheinbar wie nebensächlich gegen Ende der Stunde mit, dass er dieses Gespräch schon vor dem eigentlichen Beginn mit sich selbst anfing. Sollte in dieser scheinbar harmlosen Bemerkung, zusammen mit dem deutlichen Gefühl des Ausgeschlossenwerdens, das ich empfand, ein wichtiger Schlüssel für das Verständnis der Leiden dieses Mannes enthalten sein?"

Es gibt Psychoanalytiker, die sich mit derartigen **szenischen Eindrücken** nicht zufrieden geben wollen, und ähnlich einer psychiatrischen Exploration neben der Eruierung des symptomatischen Befunds, des Krankheitserlebens und der Behandlungsvoraussetzungen, der ichstrukturellen Defizite, des Niveaus der Persönlichkeitsorganisation, des dysfunktionalen Beziehungsverhaltens, die Erhebung einer möglichst vollständigen biografischen Anamnese unter tiefenpsychologischem Aspekt anstreben. Beruf und Stellung der Eltern, Vorhandensein von Großeltern und weiterer Bezugspersonen während der Primärsozialisation, psychische Auffälligkeiten in den Herkunftsfamilien der Eltern, Geburtsumstände und -komplikationen, Position des Kindes in der Geschwisterreihe, Zeitpunkt der Abstillung, Rigidität der Sauberkeitserziehung, Krankenhausaufenthalte und Trennungen von den Eltern, Kindergarten und Schuleintritt, schulische Leistungen, Auffälligkeiten in der schulischen Sozialisation, Ablösung vom Elternhaus, Freundschaften zum gleichen und anderen Geschlecht, soziales Engagement, Hobbys, Berufswahl, Umstände der Eheschließung, Beziehung zu den eigenen Kindern und viele andere Fragen mehr sollen ein einigermaßen nachvollziehbares Bild über die zuvor erwähnten psychodynamischen Konstrukte und Konstellationen ermöglichen (Cierpka et al. 1995). Natürlich sind auch die Psychoanalytiker, die sich eher an den szenischen Eindrücken orientieren und ihre ganze Aufmerksamkeit darauf verwenden, herauszufinden, welche Bilder und Anmutungen der Patient in ihnen auslöst, an diagnostischen und biografischen Eindrücken und Aufschlüssen interessiert, die ja auch für die Erstellung eines Kassenantrags notwendig sind. Aber stärker als diejenigen, die eine Tendenz zur Operationalisierung und Objektivierung ihrer Eindrücke anstreben, achten sie vor allem auf ihre szenischen Eindrücke.

Erkenntnisdimensionen des Erstinterviews

Wenngleich das psychoanalytische Erstinterview keine objektivierende lebensgeschichtliche Genese- und Ätiologieforschung darstellt, die verallgemeinerbare Verursachungsdimensionen seelischer Erkrankungen herausfinden möchte, und auch wenn es nicht in erster Linie objektive Informationen über das Symptom und dessen Geschichte ermitteln möchte, so sind natürlich auch die sog. ***objektiven Informationen*** für den psychoanalytischen Erstinterviewer aufschlussreich. Wichtiger sind aber die sog. ***subjektiven Informationen*** – Welche subjektive Bedeutung misst ein Patient z.B. dem Tod seines Vaters bei; erzählt er dies sichtlich ergriffen oder ziemlich unbeteiligt? – und die ***szenischen Informationen***, die mit Hilfe der Wahrnehmung des bewussten und unbewussten Beziehungsgeschehens gewonnen werden.

Diese szenischen Informationen orientieren sich an folgenden **Leitfragen:**

- Wie stellt sich der Patient in seinen Beziehungen dar? Wie wirkt dieses Verständnis auf mich, wenn ich den Patienten mit meinem Eindruck vergleiche? So schildert sich ein Patient z.B. als großzügig und warmherzig in seinen zwischenmenschlichen Beziehungen und beklagt sich anschließend darüber, dass diese Eigenschaften von anderen Menschen überhaupt nicht gewürdigt werden würden; der Analytiker hat hingegen den Eindruck, dass es sich bei diesem Patienten um einen ziemlich selbstbezogenen und eher wenig Warmherzigkeit ausstrahlenden Mann handelt.
- Was löst der Patient in mir an Gefühlen, Bildern und Einfällen aus?
- Welche Erwartungen gehen unterschwellig von diesem Patienten aus?
- Wie reagiere ich auf diese Erwartungen? Ein Patient schildert sich als das Opfer uneinfühlsamer Vorgesetzter, sadistischer Behörden und raffgieriger Verwandter. Während er Beispiel an Beispiel reiht, in dem ihm übel mitgespielt worden ist, spürt der Analytiker immer stärker, wie von diesem Patienten ein großer Erwartungsdruck ausgeht, dass ihm ganz schnell und in hohem Maße geholfen wird. Diese Erwartung löst aber nicht Verwunderung und Amüsement aus, sondern eher einen anwachsenden Ärger, sich diesen anspruchsvollen und gierigen Patienten so bald wie möglich wieder vom Halse zu schaffen.
- Welche Erwartungen habe ich an den Patienten?
- Wie reagiert der Patient auf meine unterschwelligen Erwartungen? Eine attraktive Patientin, die sich über ihre misslungene Ehe mit einem häufig auf Geschäftsreisen abwesenden Ehemann beklagt, weckt im Therapeuten ein heftiges Verlangen, viel Verständnis und Bezogenheit für diese Frau aufzubringen. Als er darüber nachdenkt, ob ihm dies ausgerechnet bei dieser Frau so wichtig erscheint, weil er sie für attraktiv hält und von ihr als der bessere Mann anerkannt werden möchte, kann er erkennen, wie diese Frau seine Versuche, sie besonders gut zu

verstehen, immer wieder durchkreuzen muss, indem sie sich von dem zuvor Gesagten zu distanzieren beginnt und ihren Schilderungen ein „Ich weiß aber nicht, ob es wirklich so ist" hinterher schickt. Hat sie unbewusst erkannt, dass ihr Therapeut eigene Bedürfnisse befriedigt bekommen möchte und reagiert sie darauf besonders empfindlich? Oder muss sie sich vor der erotischen Nähe, die zwischen beiden entsteht, schützen?

Einem erfahrenen Analytiker fällt es in der Regel nicht schwer, die szenischen Informationen im Erstgespräch, die sich oftmals schon aufgrund der ersten sinnlichen und körpersprachlichen Eindrücke beim Hereinkommen und der ersten Sätze des Patienten ergeben, mit den objektiven und subjektiven Informationen zu verknüpfen und manchmal schon nach wenigen Minuten zu ersten Hypothesen über unbewusste psychodynamische Hintergründe der vorgetragenen Beschwerden zu kommen. Freilich bedürfen diese ersten versuchsweisen Eindrücke der weiteren Bestätigung und müssen auch entsprechend dem Ideal einer offenbleibenden Erkenntnishaltung in der Schwebe gehalten werden, um alternativen Hypothesen jederzeit Platz machen zu können.

Essentials des psychoanalytischen Erstgesprächs (Tabelle 15.11).

Weitgehender Verzicht auf objektivistische Methoden; sog. Life-Events brauchen nicht „objektiv" erfasst zu werden, weil sie nicht die pathogenen Ursachen der neurotischen Erkrankung darstellen. Dennoch können sie wichtige Knotenpunkte für die unbewusste Fantasietätigkeit darstellen.

Neben der Aufnahme objektiver Informationen Konzentration auf die psychische Realität des Patienten und darauf, wie dieser verschiedene Ereignisse seines Lebens subjektiv erfahren hat.

Möglichst viel Raum geben für die aktive und unbewusste Gestaltung des Erstgesprächs durch Verzicht auf Fragen und anderes Strukturieren, z. B. im Hinblick auf die Auswahl der Themen und die Reihenfolge, in der ein Patient bestimmte Themen vorträgt.

Konzentration auf die szenischen Eindrücke, die vom Patienten ausgehen und die dem Analytiker Aufschlüsse über die derzeitigen Persönlichkeitszüge und -haltungen des Patienten vermitteln, die für die Aufrechterhaltung der jetzigen Schwierigkeiten verantwortlich sind.

Sich Bewusstmachen, in welchem Ausmaß der Analytiker als teilnehmender Beobachter immer auch tendenzieller Konstrukteur der „Daten" ist.

Tabelle 15.11 Psychoanalytisches Erstgespräch und Diagnostik

Triebkonflikt-Modell	Entwicklungs-Defizit-Modell	Beziehungskonflikt-Modell
Diagnostik der Psychodynamik der Trieb-Abwehr-Konflikte und daraus resultierender Abkömmlinge unbewusster Fantasien (wie z. B. Größen-, Rache- oder Verführungsfantasien) in einer eher individualpsychologisch orientierten Haltung (one-body-psychology); Diagnostik der Übertragungen des Patienten, nach dem Motto: „Wie verzerrt nimmt mich der Patient wahr und was haben diese Wahrnehmungen mit seinen Selbstanteilen (Projektion) und seinen früheren Beziehungspersonen und Erfahrungen zu tun?„	Diagnostik von ich-strukturellen Defiziten und Störungen anhand von entwicklungspsychologisch orientierten Diagnose- und Ratingverfahren – idealiter anhand eines Manuals der operationalisierten psychodynamischen Diagnostik (OPD); Diagnostik von Selbstobjekt-Übertragungen, nach dem Motto: „An welchen Stellen und in welchem Umfang benötigt mich der Patient zum Aufbau und zur Konsolidierung seiner Selbstorganisation?" An welchen Stellen und wie häufig muss der Patient anerkannt und gespiegelt oder ihm die Gelegenheit zur idealisierenden Bewunderung des Therapeuten gegeben werden?	Reflexion und Diagnostik dessen, was der Patient im Analytiker an eigenen Fantasien und Konflikten auslöst, und wie dieser innerlich darauf reagiert, nach dem Motto: „Werde ich auf das Rollenansinnen des Patienten ausreichend gut – aufgrund meiner eigenen Konflikte – reagieren können?" Wie beeinflussen meine Fantasien, Handlungstendenzen und virulent werdenden Triebbedürfnisse die anfänglich über weite Strecken zunächst unbewusst ablaufende Kommunikation und Interaktion mit diesem Patienten, egal welche Verschlüsselung er auf einer ICD-Achse oder im DSM-IV erhält?

15.7 Psychoanalytische Wirkfaktoren

Welche Einflussmöglichkeiten im Hinblick auf eine angestrebte Veränderung hat ein Psychoanalytiker? Welche Entwicklungs- und Lernprozesse laufen im Patienten ab, die bei ihm zu einer Veränderung führen?

Kommen Veränderungen in der Psychoanalyse dadurch zustande, dass der Patient **Einsicht** in seine ihm bislang unbewussten Konflikte erhält, dass ihm z. B. deutlich wird, wie er selbst die ihn umgebenden Personen dazu gebracht hat, ihn auf eine bestimmte Weise zu behandeln oder dass er immer wieder an ähnliche Menschen geraten ist, mit denen er seine Konflikte inszenieren konnte, während er andere eher gemieden hat? Oder ist diese introspektionsgeleitete Selbstreflexion dem **unmittelbaren Erfahren** einer wohlwollenden, nicht verurteilenden, die Gefühle annehmenden, Schmerz, Kummer und Wut aushaltenden Therapeutenperson eher nachgeordnet? Sind es die Erfahrungen mit einer neuen, hilfreichen, einfühlsamen, aber auch Grenzen ziehenden symbolischen Elternfigur, die zu einer **Identifikation** mit diesen Verhaltensweisen, Einstellungen und Gefühlsqualitäten führen? Oder sind diese Fragestellungen von vornherein falsch gestellt, weil Beziehung (einschließlich der Identifikation) und Deutung sich nicht ausschließen, sondern stets zusammen vorkommen, wobei einmal die Deutung den Vordergrund bilden kann und die Beziehungskomponente unauffällig den Hintergrund darstellt und das andere Mal die Erfahrung der Beziehung in den Vordergrund rückt?

Und: Ist der herkömmliche intrapsychische Ansatz, dass eine Veränderung allein im Patienten stattfindet, angesichts einer interaktionellen Betrachtungsweise als überholt zu betrachten? Geht es nicht vielmehr darum, dass beide – Analytiker wie Analysand – lernen müssen, Beziehungsbedürfnisse im Hier und Jetzt auszuhandeln über alle Übertragungs- und Gegenübertragungswiderstände hinweg, wobei der Analytiker kraft seiner Erfahrungen vorangehen sollte?

Immer wieder soll die Psychoanalyse von ihren Kritikern darauf festgelegt werden, dass es in ihr lediglich zu einer intellektuellen Einsicht kommt, die ohne Konsequenzen für die tatsächliche Konflikt- und Problembewältigung bleibe. Abgesehen davon, dass Einsicht im psychoanalytischen Sinn eine mit möglichst viel Gefühlen einhergehende Erfahrungsbildung meint, und die Psychoanalyse in der gefühlsisolierenden Intellektualisierung ja auch eine zu überwindende Abwehrformation sieht – deshalb auch der Nachdruck auf die Übertragungsdeutungen im Hier und Jetzt –, ist die Gegenüberstellung von Deutung und Beziehung oder von Einsicht und Problembewältigung aus psychoanalytischer Warte von vornherein verfehlt.

Schon in den 50er- und 60er Jahren des letzten Jahrhunderts verschob sich der Schwerpunkt von der deutenden Rolle des Analytikers auf die Beschäftigung mit der Therapeut-Patient-Interaktion. M. Klein (1952) z. B. erblickte in der **Mutter-Kind-Beziehung** den Kern jeder Übertragung und Gitelson (1962), Spitz (1956) und andere wiesen darauf hin, wie wichtig eine mütterliche, wachstumsfördernde Haltung gegenüber dem Patienten ist.

Aber erst später wurde deutlich, dass es ein weitverbreiteter Irrtum ist, zu glauben, dass **„mütterliche"** Beziehungsfaktoren und **Deuten** nur wenig miteinander zu tun haben. Die Art und Weise, wie der Analytiker interveniert und was er jeweils in einem gegebenen Moment deutet, drücken sein Mitgefühl, seine Empathie, seinen analytischen Takt und die Reflexion seiner Gegenübertragung aus. Deutungen vermitteln dem Analysanden nicht nur Einsicht in unbewusste und bewusste Prozesse, sondern sie bringen ihm auch nahe, wie der Analytiker mit Übertragungswünschen und -erwartungen umgehen kann.

Handhabungen des Analytikers als Wirkfaktoren

Es hat sich als sinnvoll herausgestellt, den komplexen Wirkvorgang in verschiedene Komponenten zu zerlegen, aber nicht ohne darauf hinzuweisen, dass gerade im psychoanalytischen Verständnis die Vorgänge im Analytiker und diejenigen im Analysanden eng miteinander verwoben sind. Der psychoanalytische Veränderungsvorgang ist ein **interaktioneller Lernprozess**, in dem der Umgang mit der Übertragungs- und Gegenübertragungsbeziehung von entscheidender Wichtigkeit ist. Davon auszugehen, dass nur der Patient etwas zu lernen hat, dass er allein es ist, der sich verändern muss, würde der Behandlungsphilosophie der Psychoanalyse (vor allem dem B eziehungskonflikt-Modell) nicht gerecht.

Auf Seiten des Analytikers finden sich die folgenden analytischen Vorgänge:
- Erkennen der Gegenübertragung und der Umgang mit ihr;
- Zuhörenkönnen;
- Empathie;
- Holding;
- Containing;
- Übertragungsdeutungen;
- genetische Deutungen, Rekonstruktionen und Außerübertragungsdeutungen.

Gegenwärtige Kontroversen

Die **Selbstpsychologen** haben immer wieder betont, dass der selbstpsychologische deutende Umgang mit der Übertragung, das Entstehenlassen einer Übertragungsneurose, die Durcharbeitung und Auflösung der Übertragungen bzw. der Übertragungsneurose sich im Grunde nicht vom herkömmlichen psychoanalytischen Vorgehen unterscheide, abgesehen davon, dass die Übertragungen Selbstobjekt-Übertragungen sind. Dies war sicherlich eine Reaktion auf den Vorwurf, dass die Selbstpsychologie sich zu einer reparativen und stützenden Therapieform entwickelt habe, die in der Psychoanalyse lange Zeit als verpönt galt, weil sie zu keinen wirklichen strukturellen Veränderungen führe.

Selbst-Selbstobjekt-Beziehung. Für Kohut bestand das wichtigste Vorgehen des Analytikers jedoch in der fortwährenden Beachtung der Selbst-Selbstobjekt-Beziehung zwischen dem Patienten und seinem Analytiker und damit weniger in dem deutenden Umgehen mit den Selbstobjekt-Übertragungen, obwohl diese bei Kohut durchaus vorgesehen sind. Archaische Selbstobjekt-Bedürfnisse müssen akzeptiert und verstanden werden; dazu gehören auch die Abwehrmaßnahmen, die stolze, schamanfällige und beziehungsängstliche Analysanden gegen das Aufkommen von Selbstobjekt-Bedürfnissen richten.

Im Zuge des analytischen Prozesses verinnerlicht der Analysand in kleinen Schritten – anhand der sog. umwandelnden Verinnerlichung, die anhand von Enttäuschungen und deren Reparatur ausgelöst wird – die Funktionen des Analytikers (z. B. sich einzufühlen, zu verstehen, zu akzeptieren, zu spiegeln, zu beruhigen, zu desillusionieren, abzuwägen, zu integrieren, zu synthetisieren und anderes mehr), und die Verinnerlichung von kohäsionsfördernden Selbstobjekt-Bindungen schafft die korrigierende emotionale Erfahrung, die die Essenz des Heilungsvorgangs aus selbstpsychologischer Sicht ist.

Optimale Resonanz. Galt in den Anfängen der Selbstpsychologie noch die Auffassung, dass das „Prinzip der optimalen Frustration" Anreiz für die Verinnerlichung schafft (Mertens 1991, Bd. 3), so hat sich in der Gegenwart zunehmend die Auffassung durchgesetzt, dass die wiederholte Erfahrung der optimalen Resonanz vonseiten des Analytikers zur Verinnerlichung dieses Erlebens zwischenmenschlicher Bezogenheit ausreiche. Unterbrechungen dieser Resonanz sind ohnehin unvermeidlich und müssen nicht gezielt eingeführt werden, denn kein Analytiker kann so optimal resonant sein, als dass es nicht immer wieder zu schmerzlichen und enttäuschenden Brüchen und Missverständnissen in der Beziehung käme (Bacal 1985). Aber seine immer wieder erneuten Bemühungen mit einfühlsamer Aufmerksamkeit und stellvertretender Introspektion seinen Analysanden zu verstehen und die Verbalisierungen dieser Verstehensschritte werden vom Analysanden als das Zur-Verfügung-Stellen von Selbstobjekt-Funktionen erlebt. Das Sich-in-den-Patienten-Einfühlen wird von diesem wie ein Prozess der Bedeutungsverleihung erfahren, den eine Mutter mit ihrem Kind vornimmt, wenn sie ihm ohne Unterlass die innere und äußere Welt erklärt und benennt. Die Wissensorganisation, die auf diese Weise beim Kind entsteht (ein semantisches und prozedurales Wissen wird mit episodischen Strukturen verknüpft – denn Wissenserwerb entsteht vor allem zu Beginn des Lebens überwiegend aufgrund der Interaktion mit einer liebevollen Mutter, die ihrem Kind die Welt erklärt – Väter sind natürlich nicht zu vergessen), trägt zu dem Kompetenzgefühl eines Kindes und damit auch des späteren Patienten bei.

Kontinuierliche Einfühlung. Psychoanalytiker haben an dem *empathischen Zugang* der Selbstpsychologen kritisiert, dass hierbei nur die bewussten Äußerungen eines Patienten paraphrasiert (dieses Anliegen teilt die Selbstpsychologie mit der Gesprächspsychotherapie) und das eigentliche psychoanalytische Anliegen, die Entzifferung des Unbewussten, aufgegeben worden sei. Bei diesem Einwand wird aber übersehen, dass die kontinuierliche Einfühlung in den Patienten mit der Zeit das Wiederauftauchen abgewehrter Entwicklungsbedürfnisse, archaischer Gefühlszustände und kindlicher Bindungs- und Zuneigungsgefühle fördert. In einem intersubjektiven Erleben von *Sicherheit und Verstandenwerden* können dann auch affektive Zustände, die verdrängt oder verleugnet wurden, wieder bewusst werden. Im Unterschied zur klassischen Triebpsychologie mit ihrer impliziten Gefahr zu schnellen (und schizoiden) Deutungen des Unbewussten, die zu einer weiteren Schwächung des Selbstgefühls führen können, ermöglicht die angemessen gehandhabte Empathie ein *allmähliches Auftauchen unbewusster Erfahrungszustände* (vgl. Mertens 2011a).

Empathisches Zuhören. Schwierige, frühgestörte Patienten können erfolgreich mit analytischer Psychotherapie behandelt werden, wenn es dem Analytiker gelingt, sich auf die verschiedenen Niveaus der jeweilig aktualisierten oder benötigten Beziehungserfahrung fachkundig und gespürig einzustellen. Empathisches Zuhören über längere Strecken der Analyse (ohne Deutungen des Unbewussten), Beruhigung und Aufmunterung, schrittweise optimale Desillusionierung („Sie hatten sich vorgestellt, diese Aufgabe auf Anhieb zu schaffen, und nun müssen Sie die bittere Erfahrung machen, dass dazu viele kleine Schritte notwendig sind"), Bündelung und Vereinheitlichung konträrer und auseinanderstrebender Handlungsziele und anderes mehr können derartige Interventionen darstellen, die allesamt von einem analytischen Verständnis des jeweiligen Entwicklungsniveaus und der Übertragung-Gegenübertragungs-Beziehung getragen sind.

Kritik der selbstpsychologischen Auffassung. Dennoch sind für einen Kritiker dieser selbstpsychologischen Auffassung die Selbstobjekt-Übertragungen und deren Durcharbeitung für einen Heilungsprozess noch nicht ganz ausreichend. Die darin enthaltenen stillschweigenden Holding-, Containing- und Resonanz-Funktionen schaffen zwar die hinreichende Voraussetzung dafür, dass ein Patient für verbale Deutungen des Unbewussten überhaupt zugänglich wird, ohne sich angegriffen, überwältigt, ungerecht behandelt oder vereinnahmt zu fühlen, aber ohne eine Deutung unbewusster Aspekte des Erlebens und Verhaltens („Könnte es sein, dass Ihr starkes Bedürfnis, beachtet zu werden, ihre Kollegin etwas ungehalten macht?") kann wohl kaum von einem wirklichen Aufklärungs- und Heilungsprozess im psychoanalytischen Sinn gesprochen werden. Wachstum und Kräftigung des Selbst allein reichen dementsprechend nicht aus. Ausschließlich selbstpsychologisch behandelte Patienten ähneln manchmal – hierin auch Patienten humanistischer Therapierichtungen vergleichbar – einem zu kräftig und selbstbewusst geratenen Adoleszenten, der sich zwar auf Kosten seiner Mitmenschen ohne Schwierigkeiten durchsetzen und auf die Einhaltung der für ihn wichtigen Bedürfnisse imperativ pochen kann, dabei häufig einen narzisstischen Ausnahmestatus für sich reklamierend, sich aber dennoch in vielerlei Hinsicht selbst verborgen bleibt und deshalb auch von seinen Mitmenschen als selbstbezogen und selbstmitleidig wahrgenommen wird.

M Es obliegt dem therapeutischen Können, zu entscheiden, wann sich ein Patient im Kontext von Selbstobjekt-Übertragungen mit den dazugehörigen Fantasien und Erfahrungen der idealisierenden Verschmelzung und des Gesehen- und Anerkanntwerdens ausreichend stabilisiert hat, damit er zu anderen, zumeist komplexeren Beziehungserfahrungen in einem triangulären Kontext fortschreiten kann und dann vor allem unweigerlich Angst- und Schamgefühle ertragen können muss, ohne in Panik zu geraten oder wegen der Beschämung in maßlose Wut zu verfallen.

Denn das Arbeiten im Bereich der Selbstobjekt-Übertragungen knüpft ja in der Regel an das bewusste Erleben des Patienten an, erst die Deutung unbewusster Aspekte erweitert sein bisheriges Selbstverständnis. Kohut hat aber in seinem letzten Buch die Deutung als den zweiten und wichtigeren Teil des empathischen Vorgangs bezeichnet und andere Selbstpsychologen, wie z. B. Siegel (1996), haben dies vertieft (**Tabelle 15.12**).

Psychoanalytische Zielvorstellungen im Vergleich

Abschließend lassen sich die Zielvorstellungen benennen, die aufgrund der unterschiedlichen psychoanalytischen Schulrichtungen jeweils Priorität erfahren (Mertens, 2009). Patienten kommen in der Regel zum (analytischen) Therapeuten, um ihre Symptome zu verlieren, ihre mannigfaltigen Konflikte besser verstehen und bewältigen zu können. Vor allem in der psychoanalytischen Therapie wollen Patienten mehr über sich selbst, über die Hintergründe ihrer derzeitigen Konflikte und Symptome erfahren, denn einige ihrer Handlungen sind ihnen unverständlich und fremd. Ihre Wahlmöglichkeiten erscheinen äußerst eingeschränkt, sie fühlen sich zu Handlungen gezwungen, die sie beschämen und unglücklich sein lassen. Für ihre Symptome gibt es keinen ersichtlichen Grund; bisherige kausale Erklärungen führen zu keiner Veränderung ihres Leidens. In der Absicht, das unbegreifbare Geschehen in sich selbst endlich zu verstehen, wenden sie sich an einen Psychoanalytiker. Dabei treibt sie die Hoffnung, dass dieser ihr unerklärliches und irrationales Verhalten auf etwas zurückführen kann, was den ursächlichen Grund, gleichsam das Fundament für all die gegenwärtigen Störungen bildet. Patienten streben aber nicht nur Aufklärung, Konfliktbewältigung und Weiterentwicklung an, sondern in unterschiedlichem Umfang wünschen sie sich auch, dass alles so bleibt, wie es ist; dann sehen sie unbewusst in ihrem Analytiker ein Triebobjekt, mit dessen Hilfe sie ihre verdrängten, aber nichtsdestotrotz andrängenden Triebimpulse befriedigen können. Oder sie suchen in ihrem Therapeuten einen Komplizen, der ihre neurotische Weltsicht bestätigt und sich für ihre neurotischen Überzeugungen einspannen lässt. Aufgrund dieser Fantasien brauchen sie nur vordergründig ihren Analytiker als hilfreich und kooperativ zu erleben; mehr oder weniger stark drängen sich ihnen vielmehr Fantasien auf, dass ihr Therapeut sie – in Analogie zu ihren eigenen Vorstellungen – indoktrinieren, streng bestrafen, für immer an sich binden, ausbeuten, sexuell verführen und vieles andere mehr tun wird. Rationalität und triebhaft besetzte Fantasien können lange Zeit miteinander im Widerstreit liegen, und dies begründet sicherlich auch zu einem erheblichen

Tabelle 15.**12**   Wirkfaktoren

Triebkonflikt-Modell	*Entwicklungs-Defizit-Modell*	*Beziehungskonflikt-Modell*
Aktivitäten des Analytikers: • Übertragungsdeutungen, • genetische Deutungen, • Rekonstruktionen.	Aktivitäten des Analytikers: • Einfühlung, • Akzeptanz, • Resonanz, • Prinzip Antwort, • Holding, • Containing.	Aktivitäten des Analytikers: • neue Beziehungserfahrung, • Invalidierung der alten pathogenen Überzeugungen, • Außerkraftsetzung unbewusster Fantasien.
Vor allem das tiefenhermeneutische Erkennen und Erspüren des Unbewussten und die daraus hervorgehenden Übertragungsdeutungen, die die Vergangenheit mit der Gegenwart verbinden, verschaffen dem Patienten ein Gefühl der Sinnhaftigkeit seines Tuns und der lebensgeschichtlichen Kohärenz.	Vor allem die empathische Resonanz vermittelt dem Patienten ein Gefühl des Wohlbehagens und des optimalen Funktionierens, was wie ein Sprungbrett für einen Neubeginn aufgefasst werden kann. Bislang unterdrückte Entwicklungstendenzen können im Schutze dieses empathischen Verstandenwerdens zum ersten Mal vorsichtig geäußert und ausprobiert werden.	Vor allem die Bereitstellung einer neuen Beziehungserfahrung, die erst auf der Grundlage der Reflexion des Rollenagierens (operationale Abstinenz) möglich wird, schafft einen Ausweg aus dem festgefügten Rollenverständnis in bisherigen Interaktionen; das Rollenhandlungsrepertoire weitet sich enorm aus, und ganz neue Seinserfahrungen werden für den Patienten möglich.
Psychische Vorgänge im Patienten	Psychische Vorgänge im Patienten	Psychische Vorgänge im Patienten
• Einsicht. • Bewusstwerden der verschütteten Kindheitserfahrungen (Archäologie-Modell). • Erkennen und Durcharbeiten unbewusster Fantasien. • Anerkennung der eigenen Grenzen und der Generationengrenzen (Inzesttabu). • Aussöhnung mit Neid, Wut und Rache.	Ingangkommen steckengebliebener Entwicklungsprozesse, wie z. B. • Selbstregulation, • Einfühlungsfähigkeit, • Verantwortung, • Affekttoleranz, • Affektdifferenzierung, • Ambivalenztoleranz, • kognitive Differenzierung.	Implizierte Lernvorgänge („tacit learning"), Umstrukturierung und Neukalibrierungen, aber auch bewusste Lernvorgänge und Einsichtsbildungen z. B. über • bislang erfolgte Rollenkonstellationen, • Induzierung bestimmter Rollenreaktionen beim Gegenüber, • Reaktionen auf die induzierten Reaktionen usw.

Ausmaß das Vorhandensein von Widerständen. Aus dem Gesagten wird deutlich, warum vor allem im Triebkonflikt-Modell die Wahrheitssuche Vorrang hat, vor allen möglichen Symptomerleichterungen, die oftmals sogar als Flucht in die Gesundheit verstanden werden müssen. Und es wird, betrachtet man die Seite, bei der sich ein Patient unter Aufbietung all seiner rationalen und vernünftigen Kräfte bemüht, auch deutlich, warum die Psychoanalyse trotz ihrer Betonung eines im Kern triebhaften und affektiven Menschenbildes diesen aufrichtigen Weg des Patienten nach Wachstum und Weiterentwicklung intensiv unterstützt. Dass sie sich jedoch nicht auf eine „humanistische" Therapieform festlegen lässt, in der es nur um die „Selbstverwirklichung" und „Progression" geht, und auch nicht auf eine ausschließlich kognitiv behaviorale Problembewältigung, weil ihr das dieser Therapieform zugrundeliegende Menschenbild zu einseitig das rational Machbare betont, ist hoffentlich aufgrund dieser Ausführungen über die Grundlagen psychoanalytischer Psychotherapie nachvollziehbar geworden (**Tabelle 15.13**).

> Die Skizzierung wichtiger behandlungstechnischer Elemente der psychoanalytischen Therapie (nicht differenziert nach Psychoanalyse, analytischer und tiefenpsychologisch fundierter Therapie) wird entsprechend dem gegenwärtig vorherrschenden Theorienpluralismus vorgenommen. Vereinfachend wird von 3 Modellvorstellungen gesprochen: dem Triebkonflikt-Modell, dem Entwicklungs-Defizit-Modell und dem Beziehungskonflikt-Modell. Bekannte psychoanalytische Richtungen lassen sich diesen Modellen zuordnen: So z. B. die Freud'sche Trieb- und Strukturtheorie, die Anfänge der Ich-Psychologie (Hartmann), die kleinianische Theorie, die postkleinianische Theorie (Bion, Britton, Steiner), die Post-Ich-Psychologie (Arlow, Brenner, Gray, Busch) dem ersten Modell, die britischen Objektbeziehungstheorien von Balint, Winnicott, Fairbairn, die Bindungstheorie von Bowlby, die Selbstpsychologie Kohuts, dem Entwicklungs-Defizit-Modell; die Post-Selbstpsychologie, die Intersubjektivitätstheorie, die relationale Psychoanalyse dem Beziehungskonflikt-Modell. Manche Theoriegebäude lassen sich nicht eindeutig zuordnen, wie z. B. die kernbergschen und sandlerschen Modifikationen der britischen Objektbeziehungstheorien. Es wurde vermieden, eine lineare theoriegeschichtliche Abfolge (vom „Ein-Personen- zum Zwei-Personen-Modell") zu postulieren. Bei genauerer Betrachtung behalten viele klassische Positionen ihre teilweise Berechtigung, auch wenn in den letzten Jahren häufig von einem Paradigmenwechsel in der psychoanalytischen Epistemologie gesprochen worden ist: weg von dem kartesianischen Verständnis eines einsamen Ichs hin zu einem dynamisch systemtheoretischen Verständnis permanenter Intersubjektivität miteinander bewusst und unbewusst interagierender Personen. Die 2. und 3. Modellvorstellung ermöglichen provozierende Fragen: Inwieweit sind die Konfliktmanifestationen eines Patienten im Hier und Jetzt, seine Regressionsfähigkeit, sein Widerstand, die Bereitschaft zur Übertragung und zur Durcharbeitung von Übertragungen, nicht nur seiner intrapsychischen Dynamik geschuldet, sondern auch situativ und vor allem interaktiv konstelliert? Und dies nicht nur aufgrund bewusst wahrnehmbarer Äußerungen des Therapeuten, sondern auch aufgrund eines unbewussten Enactments beider Beteiligter, die sich in prosodischen, gestischen und mimischen, natürlich aber auch in sprachlichen Merkmalen äußern und häufig nur aus einer offline-Perspektive anhand der Auswertung audio- und videografierten Materials entdeckt werden können. Trotz der Betonung von Intersubjektivität im 3. Modell ist es aber immer noch sinnvoll, auch von eigendynamischen Prozessen einer intrapsychischen Perspektive auszugehen.

Tabelle 15.**13** Zielvorstellungen

Triebkonflikt-Modell	Entwicklungs-Defizit-Modell	Beziehungskonflikt-Modell
„Nur die Wahrheit kann frei machen" – entsprechend diesem Motto gilt es, die Selbsttäuschungen aufzuheben, sich die Verkettung von gesellschaftlicher Ideologie und individueller Neurose bewusst zu machen, Fantasien von Größe, Machbarkeit, Unsterblichkeit, Rache und Zerstörung aufgeben und abtrauern zu können, um ein entsprechend den gesellschaftlichen und individuellen Möglichkeiten einigermaßen ausgeglichener und verantwortungsbewusster Mensch zu werden.	Defizite in der familiären Sozialisation können im psychoanalytischen Therapieprozess ausgeglichen werden, verkümmerte und abgebrochene Entwicklungsprozesse wiederaufgenommen werden. Somit können die Ressourcen einer Person optimal verwirklicht werden, und er zu dem werden, der er immer schon ist: ein an seiner Umwelt interessierter, neugieriger, bindungsbereiter, auf Selbstverwirklichung bedachter und sinnliche Erfahrungen erlebender Mensch.	Das Verhaftetsein und neurotische Festgelegtsein in den unbewusst gebliebenen familiären Rollendelegationen und -aufträgen, wobei sich diese Rollen nicht nur aufgrund faktischer, sondern auch fantasierter Zuschreibungen eingestellt haben, sollen im tätigen Rollenhandeln und in Aushandlungsprozessen bewusst gemacht und verändert werden. Diese Veränderung erlaubt neue Freiheitsgrade des Handelns und die Erkenntnis, wie sehr Menschen selbst wiederum dafür verantwortlich sind, ob sie pathogene Rollentraditionen wiederholen oder sich aktiv und verantwortungsbewusst für kreativere Beziehungsformen einsetzen.

16 Psychodynamische Psychotherapieverfahren

W. Wöller, J. Kruse

> Psychodynamische Psychotherapieverfahren entfalten ihre Wirkung durch das Verständnis der Symptomatik des Patienten im Kontext seiner gegenwärtigen oder früheren interpersonellen Beziehungen. Sie streben die therapeutischen Veränderung durch die Bearbeitung lebensgeschichtlich verankerter neurotischer Konfliktmuster oder durch die Verbesserung der Verfügbarkeit über ichstrukturelle Funktionen an. Die beiden psychodynamischen Verfahren der Tiefenpsychologisch fundierten Psychotherapie und der Analytischen Psychotherapie unterscheiden sich in ihrer Zielsetzung, in dem zur Verfügung gestellten Stundenkontingent und in ihrem Behandlungssetting.

16.1 Einleitung

Psychodynamische oder – wie es in den Psychotherapie-Richtlinien (2009, §14, 1) heißt – psychoanalytisch begründete Psychotherapieverfahren „stellen Formen einer ätiologisch orientierten Psychotherapie dar, welche die unbewusste Psychodynamik neurotischer Störungen mit psychischer oder somatischer Symptomatik zum Gegenstand der Behandlung machen." Als psychoanalytisch begründete Psychotherapieverfahren gelten die tiefenpsychologisch fundierte Psychotherapie und die analytische Psychotherapie. Beide Psychotherapieformen orientieren sich an der Persönlichkeits-, Krankheits- und Behandlungstheorie der Psychoanalyse (s. Kap. 15).

Im Zentrum der von Sigmund Freud gemeinsam mit Josef Breuer (Breuer u. Freud 1893–95) begründeten Psychoanalyse als anthropologischer Wissenschaft steht die Erforschung unbewusster seelischer Konflikte in ihrer Bedeutung für die Krankheitsentstehung. Die Grundannahme psychoanalytischen Denkens besagt, dass alles menschliche Denken, Fühlen und Handeln wesentlich durch unbewusste Faktoren beeinflusst wird. Eine weitere Grundannahme geht davon aus, dass psychische Störungen das Ergebnis lebensgeschichtlich früh erworbener Konflikterfahrungen und Entwicklungsdefizite sind. Beide Grundannahmen werden durch die moderne neurobiologische Forschung umfassend bestätigt (Kandel 2006).

Spezifisch ging psychoanalytisches Denken davon aus, dass ins Unbewusste verdrängte, überwiegend sexuelle Triebkonflikte der frühen Entwicklungsjahre die Grundlage für spätere neurotische Symptombildungen darstellen. Aus heutiger Sicht ergeben sich wesentliche Akzentverschiebungen und Ergänzungen. Zum einen wurde die Bedeutung sexueller Konfliktmuster von der frühen Psychoanalyse ohne Frage überschätzt. Auch wenn Bindungskonflikte heute deutlich stärker zu gewichten sind, bleibt die Bedeutung der frühkindlichen Entwicklung für die Persönlichkeits- und spätere Krankheitsentwicklung unbestritten. Zum anderen sind an die Seite des Modell des unbewussten Konfliktes zwei weitere Modelle getreten, die als Grundlage für therapeutische Interventionen dienen: das Modell des Entwicklungsdefizits und das Modell der traumatischen Informationsverarbeitung. Sie erfordern andere Formen des behandlungstechnischen Umgangs.

Die in den Psychotherapie-Richtlinien verankerten psychodynamischen Therapieverfahren bedienen sich der psychoanalytischen Methode und zusätzlicher behandlungstechnischer Elemente, die sich von ihr herleiten oder auf sie aufbauen. Ursprünglich galten die Technik der freien Assoziation, die Deutung von Fehlleistungen und Verhaltensinszenierungen und die Traumdeutung als Königswege zum Verständnis und zur Auflösung unbewusster Konflikte. Heute kommt der Vermittlung einer positiven Beziehungserfahrung, der Arbeit mit und an den Übertragungsmanifestationen in der therapeutischen Beziehung, der Klärung, Differenzierung und Versprachlichung von Affekten, der Vermittlung störungsorientierter Vorgehensweisen und der Nachentwicklung defizitärer Ich-Funktionen eine ebenso große Bedeutung zu.

Zunächst sollen die Gemeinsamkeiten der psychodynamischen Verfahren dargestellt werden, anschließend die beiden in den Psychotherapie-Richtlinien genannten Verfahren.

16.2 Gemeinsame Elemente psychodynamischer Verfahren

Beziehungsfokus

Das Grundprinzip psychodynamischen Vorgehens basiert auf einem Verständnis der Symptomatik vor dem Hintergrund aktueller und früher interpersoneller Beziehungen. Gleichzeitig soll eine positive Beziehungserfahrung vermittelt werden. Insofern zielt psychodynamisches Arbeiten nie nur auf die Modifikation der Symptomatik, sondern immer auch auf die Veränderung der die Symptomatik unterhaltenden intrapsychischen Strukturen und interpersonellen Beziehungsmuster.

Psychodynamisches Arbeiten ist daher zuallererst beziehungsorientiertes Arbeiten. Alle psychodynamisch relevanten bewussten oder unbewussten Konflikte, alle Übertragungs- und Widerstandsphänomene manifestieren sich in Beziehungen. Unter dem Einfluss der Objektbeziehungstheorie (Kernberg 1981) werden intrapsychische Strukturen als Niederschlag realer Beziehungskonflikte aufgefasst: aus realen äußeren Konflikten wurden verinnerlichte Konflikte zwischen den Instanzen des Selbst. Entsprechend fokussiert psychodynamisches Arbeiten auf äußere (interpersonelle) und innere (verinnerlichte) Beziehungsmuster gleichermaßen:

- Die interpersonelle Perspektive geht der Frage nach, wie Interaktionspartner auf die Wünsche, Ängste und Erwartungen des Patienten eingehen und mit welchen Verhaltensweisen dieser auf die Interaktionspartner reagiert. Die Arbeit an problematischen Beziehungsmustern lässt meist erkennen, dass diese unter bestimmten Lebensumständen funktional und adaptiv waren, unter den aktuellen Bedingungen aber dysfunktional und maladaptiv geworden sind.
- Die verinnerlichten Beziehungsmuster beschreiben die Welt der Normen, Erwartungen und Überzeugungen der Patienten. Sie werden als Niederschlag realer Beziehungserfahrungen verstanden, die introjiziert wurden: die Art und Weise, wie frühe Bezugspersonen – sorgend, wertschätzend, verurteilend, vernachlässigend usw. – mit den Patienten umgegangen sind, hat sich in der Art und Weise niedergeschlagen, wie die Patienten mit sich selbst umgehen.

Psychodynamische Arbeit nutzt die interpersonelle Perspektive ebenso wie die intrapsychische. Welche Perspektive für das therapeutische Vorgehen fruchtbarer ist, kann zu unterschiedlichen Zeitpunkten der Behandlung verschieden sein und auch von der jeweiligen Problematik des Patienten abhängen: Je stärker Probleme der interpersonellen Interaktionen im Vordergrund stehen, desto eher wird sich die interpersonelle Sichtweise anbieten; je weniger das Auftreten von Problemen und Symptomen durch aktuelle interpersonelle Einflüsse ausgelöst und verstärkt wird, desto eher wird sich ein intrapsychischer Zugang empfehlen.

In behandlungspraktischer Hinsicht ergibt sich aus dem Beziehungsfokus die Notwendigkeit, die Fragen zu untersuchen, die sich auf den Beziehungskontext einer Symptomatik oder einer Verhaltensproblematik beziehen: In welcher Beziehung ist eine Symptomatik aufgetreten? Wie wurde die Beziehung subjektiv erlebt? Durch welche früheren Beziehungsvorerfahrungen wurde die Beziehung gefärbt? Welche Auswirkungen hat die Symptomatik oder haben bestimme Verhaltensprobleme auf Beziehungen?

Therapeutische Arbeitsbeziehung

Eine besondere Stellung nimmt die therapeutische Beziehung ein (s. Kap. 11). Sie kann unter dem Blickwinkel der therapeutischen Arbeitsbeziehung und unter dem Blickwinkel der Übertragungsbeziehung betrachtet werden (Greenson 1981).

Die Gestaltung der therapeutischen Arbeitsbeziehung ist – wie in jeder anderen Psychotherapie – zentral für das Gelingen der psychodynamischen Arbeit. Dies entspricht einem vielfach replizierten Befund der Psychotherapieforschung, demzufolge die Qualität der therapeutischen Arbeitsbeziehung in direktem Zusammenhang mit dem Behandlungserfolg steht (Luborsky et al. 1988). Die therapeutische Arbeitsbeziehung ist das Ergebnis einer gemeinsamen Bemühung von Patienten und Therapeuten, in der Behandlung so zusammenzuarbeiten, dass die Ziele der Therapie erreicht werden. Drei Komponenten machen in allen Psychotherapien eine gute therapeutische Arbeitsbeziehung aus: eine hinreichende Übereinstimmung zwischen Patient und Therapeut hinsichtlich der gemeinsam zu bewältigenden Aufgaben, eine weitgehende Übereinstimmung hinsichtlich der zu erreichenden Ziele und eine durch Vertrauen geprägte und emotional positiv getönte Bindung („bond") zwischen beiden (Bordin 1979).

Die Anforderungen an die Herstellung eines therapeutischen Arbeitsbündnisses variieren erheblich von Patient zu Patient. Bei vielen Patienten, insbesondere solchen mit **sicherem Bindungsstil**, lässt sich ein tragfähiges Arbeitsbündnis leicht herstellen, wenn ihnen von therapeutischer Seite ein von Respekt, emotionaler Präsenz und Empathie getragenes Beziehungsangebot und ein Sicherheit und Wohlbefinden vermittelnder Rahmen zur Verfügung gestellt wird. Die therapeutische Aufgabe in der Anfangsphase der Behandlung umfasst Informationen über die Modalitäten der Therapie sowie Vereinbarung über die von Patient und Therapeut einzuhaltenden Verpflichtungen. Spezielle Informationen betreffen den Umgang mit ausgefallenen Sitzungen und mit wichtigen Lebensentscheidungen in der Therapie.

Bei eher **unsicher gebundenen Patienten** bedarf es umfangreicher Bemühungen, um Ängste vor einer Psychotherapie zu mindern, die teils reale, teils übertragungsbedingte Wurzeln haben. Schließlich gibt es die Patienten, bei denen die Aufrechterhaltung des Arbeitsbündnisses die zentrale Aufgabe während der gesamten Dauer der Behandlung bleibt. Es sind oft Patienten mit einer Grundstörung im Sinne von Balint (1970), die aufgrund ihrer frühen Beziehungserfahrungen keine vertrauensvolle Grundeinstellung mitbringen und von daher stets zweifeln, ob wir ihnen tatsächlich helfen können und wollen. Unter bindungstheoretischem Blickwinkel (Kap. 10) sind es in der Regel Patienten mit unsicherem oder desorganisiertem Bindungsstil, mit denen es schwierig ist, ein tragfähiges Arbeitsbündnis aufzubauen (Bowlby 1969, Main 1995). Eine von Respekt und Akzeptanz getragene therapeutische Haltung kann besonders schwierig werden, wenn Patienten durch problematische Persönlichkeitszüge und destruktive Verhaltensmuster negative Emotionen in der Gegenübertragung des Therapeuten hervorrufen.

Prinzipien der „freien Assoziation" und der „gleichschwebenden Aufmerksamkeit"

Ein weiteres Grundprinzip psychodynamischen Arbeitens besteht darin, dass das Thema der Stunde nicht durch den Therapeuten vorgegeben, sondern durch den Patienten eingebracht wird. Auf dieses vom Patienten eingebrachte Material lässt sich der Therapeut ein, indem er zuhört und entsprechend der Zielsetzung der Behandlung interveniert. In ihrer ursprünglichen Form wird dieses Prinzip durch die Grundregeln der „freien Assoziation" und der „gleichschwebende Aufmerksamkeit" realisiert.

Die Grundregel der „freien Assoziation" besagt, dass der Patient ohne eine besondere Vorauswahl alles mitteilen möge, was ihm an Empfindungen, Einfällen, Gedanken und Fantasien durch den Kopf geht – auch und gerade das, was ihm unwichtig, unangenehm oder peinlich erscheint. Mit der Regel der „freien Assoziation" soll der Assoziationsprozess gefördert werden, um ins Unbewusste abgedrängte, abgespaltene oder „verdrängte" und in Symptomen gebundene Affekte, Gedanken, Wünsche oder Fantasien wieder dem Bewusstsein zugänglich zu machen. In der Regel bilden sich Blockaden des freien Assoziationsflusses aus, deren Motive typischerweise auf bewusste oder unbewusste Konflikte hinweisen und deren Klärung Aufgabe der analytischen Widerstandsarbeit ist.

Das Pendant auf Seiten des Therapeuten ist die „gleichschwebende Aufmerksamkeit". Dieser hört dem Patienten zu, ohne seine Einfälle zu gewichten. Gleichzeitig überlässt er sich beim Zuhören seinen Einfällen und Assoziationen zu dem vom Patienten vorgebrachten Material. Analog zur freien Assoziation wird auch die „gleichschwebende Aufmerksamkeit" durch Manifestationen der Gegenübertragung blockiert. Eine Analyse der Blockaden in der Gegenübertragung kann den therapeutischen Prozess entscheidend fördern.

Die Prinzipien der freien Assoziation und der „gleichschwebenden Aufmerksamkeit" werden in unmodifizierter Form vor allem in der analytischen Psychotherapie praktiziert. In der tiefenpsychologisch fundierten Psychotherapie erfahren sie durch die inhaltliche Fokussierung entscheidende Modifikationen. Hier werden die Patienten durch leitende Fragen des Therapeuten stärker auf das zu fokussierende Material hingelenkt. In der Arbeit mit strukturell gestörten Patienten muss die Grundregel ausdrücklich modifiziert werden, um eine schädliche Überflutung mit negativen Assoziationen zu vermeiden.

Bedeutung von Affekten

Psychodynamisches Arbeiten schenkt dem affektiven Erleben in Beziehungen besondere Aufmerksamkeit. Darin unterscheidet es sich grundlegend von kognitiv orientierten Therapieansätzen, die sich stärker auf Überzeugungen und Kognitionen konzentrieren.

Bei Patienten mit Konfliktpathologien lässt sich über die Mitteilung von Affekten am leichtesten Zugang zu unbewussten Affekten herstellen, da das Auftreten negativer Affekte eine relative Schwäche der Affektabwehr signalisiert. Dazu sollte eine Atmosphäre geschaffen werden, in der Affekte überhaupt erlebt und geäußert werden können. Dann kann es notwendig sein, den Patienten innehalten zu lassen, um die Affekte zu spüren und ihnen Raum zu geben. Die empathische Spiegelung und klarifizierende Benennung des vorhandenen affektiven Erlebens kann Affektentlastung ermöglichen, dem Patienten das Gefühl vermitteln, verstanden zu werden und so wesentlich zur Stärkung des therapeutischen Arbeitsbündnisses beitragen. Wenn eine isolierende, rationalisierende oder intellektualisierende Abwehr den Zugang zu den Gefühlen und zu den wichtigen Konflikten erschwert, kann es sinnvoll sein, den Affekt zu intensivieren. Die im Rahmen der Affektklarifizierung identifizierten Affekte werden mit den zugehörigen interpersonellen Beziehungsmustern in Verbindung gebracht, der Kontext der Affektentstehung in Beziehungen wird so genau wie möglich herausgearbeitet.

Bei Patienten mit strukturell bedingten Störungen der Emotionsregulation ist es hingegen notwendig, die Distanz zu den erlebten Affekten zu erhöhen und Techniken zur Verbesserung der Emotionsregulierung zu vermitteln.

Einsichtsorientiertes Arbeiten: Klären, Konfrontieren, Deuten

Die Vermittlung von Einsicht zählt – neben der Internalisierung einer positiven Beziehungserfahrung – zu den zentralen Wirkfaktoren psychodynamischer Therapien. Vor allem dient sie der Aufklärung der unbewussten Hintergründe und Motive des Verhaltens und Erlebens (Wöller u. Kruse 2010). Psychodynamische Einsicht ist immer affektive Einsicht, an der kognitive ebenso wie emotionale Faktoren beteiligt sind. Sie unterscheidet sich deutlich von intellektualisierenden Pseudo-Einsichten.

Die Vermittlung der Einsicht erfolgt durch klarifizierende, konfrontierende und deutende Interventionen.

- Unter **Klären** verstehen wir das Bemühen, das vom Patienten angebotene Material so zu ordnen, dass aus der Fülle zunächst verwirrender und manchmal auch widersprüchlicher Angaben eine nachvollziehbare Abfolge seines Erlebens und Verhaltens entsteht; wir verstehen darunter ebenso unser Bemühen, sein subjektives Verständnis und seine eigene Deutung dieser Zusammenhänge zu erfassen, um seine subjektive Realität konstruieren zu können.
- Beim **Konfrontieren** geht es darum, den Patienten mit widersprüchlichen und konflikthaften Aspekten des von ihm eingebrachten Materials vertraut zu machen und

ihn auf Aspekte seines Erlebens, Denkens und Verhaltens hinzuweisen, die ihm nicht bewusst sind, die sich aber aus seinen Verhaltensweisen oder aus anderen Einfällen erschließen lassen und im Widerspruch zu seinen verbalen Ausführungen stehen.
- Beim **Deuten** wird das manifeste Erleben und Verhalten des Patienten mit unbewussten Motiven, Wünschen und Gefühlen in Zusammenhang gebracht. Klärungen und Konfrontationen bereiten Deutungen vor.

Strukturbezogenes Arbeiten: Arbeit an defizitären Ich-Funktionen

Entwicklungspsychologische und neurobiologische Befunde der letzten Jahre haben gezeigt, dass ungünstige oder traumatisierende Lebensumstände in den ersten Lebensjahren funktionelle Veränderungen der Hirnregionen bewirken, die für basale psychische Funktionen, insbesondere die Regulation der Emotionalität, und andere wichtige Steuerungsfunktionen zentral sind. So scheinen frühe Traumatisierungen vor allem die Entwicklung der präfrontalen Regionen zu beeinträchtigen, mit der Folge, dass basale emotionale Zentren, vor allem die Amygdala, von den präfrontalen Zentren eine unzureichende inhibitorische Modulation erfahren und eine ungesteuerte Aktivität im Sinne von Bedrohungsmeldungen entfalten (Schore 1994, 2007, Siegel 1999).

Im Einzelnen handelt es sich um „Ich-Funktionen" der Selbst- und Objektwahrnehmung, der Affekt- und Impulssteuerung, der Fähigkeit zur Kommunikation und der Fähigkeit zu Selbstreflexion (Arbeitskreis OPD 2006). Besondere Bedeutung kommt dabei der Fähigkeit zur Mentalisierung zu, der Fähigkeit, eigene und fremde psychische Zustände zu reflektieren, sich selbst und wichtige Bezugspersonen als durch Bedürfnisse und Wünsche motiviert und durch Erwartungen und Überzeugungen beeinflusst wahrzunehmen, die Fähigkeit sich in andere Menschen empathisch hineinzuversetzen und unterschiedliche Perspektiven einzunehmen (Fonagy et al. 2004). Häufig haben sich früh Verhaltensmuster ausgebildet, die zur Kompensation defizitärer Ich-Funktionen einmal tauglich waren, sich unter den Gegebenheiten der Gegenwart aber als dysfunktional für die Lebensbewältigung erweisen.

Die Arbeit an den Ich-Funktionen erfordert eine spezielle psychodynamische Behandlungstechnik, die auf die psychoanalytische Ich-Psychologie (Anna Freud 1936; Hartmann 1960) und auf die Objektbeziehungstheorie (Jacobson 1978, Kernberg 1981, Winnicott 1974) zurückgeht. Sie wurde von Heigl-Evers u. Heigl (1983) als „Psychoanalytisch-interaktionelle Psychotherapie" konzeptualisiert und von Rudolf (2004) als „Strukturbezogene Psychotherapie" neu systematisiert.

Die therapeutische Haltung ist im Vergleich zum konfliktbezogenen Arbeiten deutlich aktiver und stärker stützend und richtet die Aufmerksamkeit weit mehr als jene auf die real beobachtbaren Interaktionen der Patienten. Es geht nicht darum, unbewusste Konflikte aufzudecken, sondern wesentlich darum, dysfunktionale Muster zu identifizieren und Bewältigungsmöglichkeiten für die defizitär ausgebildeten Ich-Funktionen zu suchen.

Gelegentlich ist es notwendig, sowohl strukturorientiert als auch konfliktorientiert zu arbeiten. Liegt eine Strukturpathologie vor, d.h. bestehen relevante Ich-Funktionsdefizite, sollte die Arbeit an den defizitären Ich-Funktionen Vorrang haben.

Für die Erarbeitung eines Strukturfokus können die Strukturkriterien der OPD-2 (Arbeitskreis OPD 2006) hilfreich sein.

Liegen psychische Traumatisierungen vor, sollten zusätzlich traumaspezifische Behandlungstechniken zum Einsatz kommen. Diese können Maßnahmen traumaspezifischer Stabilisierung und bei entsprechender Indikation traumabearbeitende Verfahren umfassen. Imaginative Verfahren spielen sowohl im Rahmen der traumaspezifischen Stabilisierung als auch im Rahmen der Traumabearbeitung eine wichtige Rolle (Reddemann 2004, Sachsse 2004, Wöller 2006).

Liegen Ich-strukturelle Defizite, beispielsweise der Emotionsregulierung, vor, sind diese vor einer möglichen Traumakonfrontation zu bearbeiten. Traumaspezifische Stabilisierung hat immer Vorrang vor der Arbeit an unbewussten Konflikten.

Bedeutung des Widerstands

> **D** Als Widerstand werden alle Phänomene im Therapieprozess bezeichnet, die sich dem Erreichen der Therapieziele entgegensetzen.

Psychodynamische Therapie beschäftigt sich besonders mit der aus dem Alltagsleben gut verständlichen Tendenz, alle belastenden Gedanken und Gefühle zu vermeiden. Die Liste möglicher unbewusster Widerstandsphänomene ist nahezu unerschöpflich: unangenehme und bedrohliche Themen und Affekte vermeiden, sich unklar ausdrücken, abschweifen, unvermittelt das Thema wechseln, sich nicht erinnern können, in Klischees und Fachwörtern reden, über unbedeutende oder triviale Dinge reden u.v.m. Die Identifikation und Analyse von Widerstandsphänomenen mittels klarifizierender, konfrontierender und deutender Interventionen vermag die Ängste und Schamgefühle aufzudecken, die sich einer Bearbeitung der aktuellen Konflikt- oder Strukturproblematik entgegenstellen.

Nicht selten blockieren Übertragungswiderstände, d.h. Widerstandsphänomene, die auf übertragungsbedingte Ängste oder Erwartungen zurückgehen, eine effektive therapeutische Arbeit. Sie erfordern eine Klärung der zugrunde liegenden Übertragungsphänomene.

Übertragung

> **D** Mit dem Begriff der Übertragung wird der Umstand beschrieben, dass die Wahrnehmung jeder wichtigen zwischenmenschlichen Beziehung durch Gefühle, Gedanken, Erwartungen und Fantasien beeinflusst sein kann, die allein aus der aktuellen interpersonellen Interaktion nicht

hinreichend erklärbar, sondern am ehesten als Wiederholungen früher Beziehungsformen verstehbar sind.

Die Tatsache, dass in einer Psychotherapie zwei Menschen – oder in einer gruppentherapeutischen Behandlung eine Gruppe von Menschen – für eine bestimmte Zeit eine Beziehung miteinander eingehen, bedingt zwangsläufig, dass sich Übertragungsphänomene im besonderen Maße in der therapeutischen Situation manifestieren. Diese prägen das psychodynamische Arbeiten vom ersten Moment der Therapie an. Mehr noch: Schon vor der Aufnahme einer Therapie wird sich – auf Seiten der Patienten wie auch der Therapeuten – eine Beziehungsfantasie einstellen, die sich auf die Art des miteinander-in-Beziehungtretens und damit auf die therapeutische Arbeitsbeziehung auswirkt. Auslöser für Übertragungsmanifestationen sind aktuelle Verhaltensweisen, z. B. konkrete Verhaltensweisen des Therapeuten gegenüber dem Patienten oder Merkmale der therapeutischen Situation, die Merkmalsähnlichkeit mit früheren Bezugspersonen aufweisen.

Aus heutiger Sicht und unter dem Blickwinkel einer modernen Zwei-Personen-Psychologie muss allerdings der von Greenson (1981) eingeführte Begriff des Unangemessenen zur Charakterisierung von Übertragungsphänomenen als „verzerrter" Wahrnehmung der Realität im Sinne einer Verwechslung von Gegenwart und Vergangenheit als problematisch angesehen werden. Eine solchermaßen objektivierende Sichtweise macht die von vielfältigen Gegenübertragungseinflüssen geprägte Therapeutenperspektive zum einseitig bestimmenden Maßstab und vernachlässigt den Umstand der im interpersonellen Feld gemeinsam konstruierten Realität (Hoffman 1993).

Wir unterscheiden verschiedene Typen von Übertragungsphänomenen:
- Eine mild positive Übertragung nehmen wir an, wenn der Patient dem Therapeuten, ohne ihn näher zu kennen, positive Merkmale einer guten Elternfigur zuschreibt.
- Von negativen Übertragungsphänomenen sprechen wir, wenn der Patient von Ängsten oder Erwartungen beherrscht ist, er könne vom Therapeuten kritisiert, gedemütigt, weggestoßen, abhängig gemacht, verachtet oder nicht ernst genommen werden.
- Eine erotisierte oder sexualisierte Übertragung liegt vor, wenn ein Patient der Überzeugung ist, er werde vom Therapeuten erotisch oder sexuell begehrt, oder wenn ein Patient Verhaltensweisen zeigt, mit denen er sich dem Therapeuten als attraktiver Sexualpartner zu präsentieren versucht.

Übertragungsphänomene können die Herstellung einer tragfähigen Arbeitsbeziehung in hohem Maße beeinflussen. Insofern ist es empfehlenswert, schon in der Anfangsphase der Therapie an die Möglichkeit von Übertragungsphänomenen zu denken. Wenn ein Patient – bewusst oder unbewusst – fürchtet, vom Therapeuten kritisiert, missachtet oder ausgebeutet zu werden, wird er sich verschließen, um sich vor der als potenziell schädigend erlebten Person des Therapeuten zu schützen. Nicht selten sind unerkannte negative Übertragungen die Ursache für unerwartete Behandlungsabbrüche.

Die Identifikation von Übertragungsphänomenen ist daher für alle psychodynamischen Verfahren von größter Bedeutung, allein schon um Übertragungswiderstände zu verstehen und aufzulösen. Darüber hinaus bietet die Arbeit an Übertragungsphänomenen die Möglichkeit, vielfältige Problembereiche in der Unmittelbarkeit der Erfahrung des persönlichen Gegenübers der therapeutischen Beziehung zu erarbeiten. Sie nutzt damit die Tatsache, dass Übertragungsmuster und Widerstandsphänomene hier besonders gut zu untersuchen und zu bearbeiten sind. Hinsichtlich der Frage, wie weit Übertragungsphänomene darüber hinaus gezielt therapeutisch genutzt werden können, vor allem, ob sie zu fördern oder zu begrenzen sind, unterscheidet sich die psychodynamischen Therapieformen deutlich voneinander (s. Kap. 16.3)

Gegenübertragung

D Die Beziehungsorientierung des psychodynamischen Arbeitens verlangt vom Therapeuten die stetige Reflexion seines eigenen subjektiven Erlebens der therapeutischen Situation. Wir sprechen von der „Gegenübertragung", um die Gesamtheit aller unserer emotionalen Reaktionen, die im Kontakt mit einem Patienten entstehen, zu bezeichnen. Diese umfassen alle Emotionen, Gedanken, Fantasien und Handlungsimpulse, die sich auf den Patienten und die therapeutische Situation beziehen (Heimann 1950).

Die Quellen der Gegenübertragung können vielfältiger Art sein. Nicht immer leicht zu klären ist die Frage, welche Anteile der eigenen Emotionalität primär als Reaktion auf das (Übertragungs-)Verhalten des Patienten oder auf objektive Merkmale der therapeutischen Situation zu verstehen sind und welche Anteile auf eigene ungelöste neurotische Konflikte zurückzuführen sind. Gegenübertragung kann sich in unterschiedlichen Abstufungen des Bewusstseinsgrades zeigen. Während bestimmte Emotionen, Bilder, Fantasien, Gedanken oder Impulse bewusst erlebt werden können, sind andere Gegenübertragungsmanifestationen dem Bewusstsein nicht zugänglich und erscheinen an der bewussten Oberfläche in Gestalt von körperlichen Symptomen oder konkreten Handlungen.

Das Ziel sollte es sein, Gegenübertragungsreaktionen, gleich welcher Quelle, möglichst bewusst wahrzunehmen und zu reflektieren, um eine professionelle Arbeitsbeziehung aufrechterhalten zu können, die eine Überidentifikation mit den Problemen des Patienten ebenso vermeidet wie eine aus negativen Emotionen entstehende Distanzierung.

Eine aufmerksame Wahrnehmung der Gegenübertragung kann wertvolle diagnostische Hinweise geben. In konkordanter Identifikation mit den Gefühlen des Patienten kann der Therapeut sich in das emotionale Erleben des Patienten einfühlen; in komplementärer Identifikation wird er eher die Gefühle erleben, die ein Patient typischerweise in Interaktionspartnern hervorruft, und einen Eindruck von den daraus resultierenden Beziehungsproblemen gewinnen (Racker 1978).

Die Bereitschaft zur stetigen Wahrnehmung und Reflexion der Gegenübertragung ist ein zentrales Merkmal der psychodynamischen professionellen Identität. Die Fähigkeit dazu kann durch Übung und Erfahrung verbessert werden – wegen der unbewussten Komponenten der Gegenübertragung wird sie jedoch zwangsläufig an Grenzen stoßen. Das Bewusstsein dieser Begrenzung gehört gleichfalls zur professionellen Identität und sollte die Bereitschaft zur Inanspruchnahme von Supervision begründen.

Störungsorientierte Interventionen

Traditionell sind psychodynamische Therapieansätze störungsübergreifend ausgerichtet, soweit unter Störung eine spezifische Symptomatik im Sinne der ICD-10 (WHO 2000) oder der DSM-IV (American Psychiatric Association 1996) verstanden wird. Entscheidend für die Behandlungsplanung und die Interventionstechnik waren ausschließlich der Konflikt, die Abwehr und das Ausmaß der Einschränkung der Ich-Funktionen. Seit einigen Jahren wird in der psychodynamischen Psychotherapie dem Symptom im Rahmen psychosomatischer Fragestellungen mehr Aufmerksamkeit geschenkt. Störungsorientierte Ansätze sind daher entwickelt worden z. B. für Patienten mit somatoformen Störungen. Diese benötigen wegen ihrer Symptomatik, ihres somatischen Krankheitsverständnisses und der mehr oder weniger fehlenden Psychotherapiemotivation (Timmer et al. 2006, Rudolf u. Henningsen 2003, Kruse et al. 1999, Ronell et al. 2007), ihrer Beziehungsgestaltung und mangelnden Affektwahrnehmung eine spezifische Adaptation der psychodynamischen Behandlung. Diese Ansätze verstehen sich nicht als störungsspezifisch, da die Therapieziele auch weiterhin die Konflikt- und Strukturproblematik umfassen. Sie sind aber störungsorientiert, da sie die Besonderheiten des jeweiligen Störungsbildes berücksichtigen. Insbesondere in der Therapie psychosomatischer Aspekte somatischer Erkrankungen erweist es sich ein solches Vorgehen als hilfreich.

Andere störungsspezifische Ansätze berücksichtigen die veränderte Informationsverarbeitung bei Traumafolgeerkrankungen (Reddemann 2004, Sachsse 2004, Wöller 2006).

16.3 Psychodynamische Verfahren

Die beiden psychodynamischen Verfahren der tiefenpsychologisch fundierten Psychotherapie und der analytischen Psychotherapie unterscheiden sich in ihrer Zielsetzung, in dem zur Verfügung gestellten Stundenkontingent und in ihrem Behandlungssetting.

Die Veränderungen können bei beiden Verfahren durch die Bearbeitung lebensgeschichtlich verankerter neurotischer Konfliktmuster oder durch die Verbesserung der Verfügbarkeit über Ich-strukturelle Funktionen herbeigeführt werden.

Tiefenpsychologisch fundierte Psychotherapie

Obwohl sie historisch betrachtet immer die „kleine Schwester" der analytischen Psychotherapie gewesen ist, soll die tiefenpsychologisch fundierte Psychotherapie zuerst behandelt werden, da sie im Vergleich zur analytischen Psychotherapie mit weitaus größerer Verbreitung angewendet wird (Elhard 2006, Hohage 2004, Jaeggi et al. 2003, Jaeggi u. Riegels 2008, Reimer u. Rüger 2006).

Die tiefenpsychologisch fundierte Psychotherapie hat eine klare zeitliche Begrenzung, in der Regel auf 50 Sitzungen, mit der Möglichkeit der Verlängerung auf 100 Sitzungen. Sie wird grundsätzlich im Gegenübersitzen durchgeführt, in der Regel mit einer Wochenstunde.

Das therapeutische Ziel einer Symptomreduktion soll in der tiefenpsychologisch fundierten Psychotherapie durch ein Verständnis der Symptomatik unter Berücksichtigung der auslösenden Bedingungen im Kontext aktueller Beziehungen bewirkt werden. Eine Umstrukturierung der Persönlichkeit wird nicht angestrebt. Die zeitliche Begrenzung macht eine Orientierung an Therapiezielen und eine inhaltliche Fokussierung notwendig. Je nach dem, ob zur Symptomreduktion eher die Bearbeitung lebensgeschichtlich verankerter unbewusster neurotischer Konfliktmuster oder die Verbesserung der Verfügbarkeit über Ich-strukturelle Funktionen notwendig ist, ist ein Konfliktfokus oder ein Strukturfokus zu formulieren (Wöller u. Kruse 2010).

Als Sonderformen tiefenpsychologisch fundierter Psychotherapie werden in den Psychotherapie-Richtlinien die „Kurztherapie", die „Fokaltherapie", die „Dynamische Psychotherapie" und die „Niederfrequente Therapie in einer längerfristigen, Halt gewährenden therapeutischen Beziehung" angeführt. Praktisch wichtig sind die konzeptuell kaum voneinander unterschiedenen Sonderformen „Kurztherapie" und „Fokaltherapie", bei denen ein abgrenzbarer aktueller neurotischer Konflikt mit einer definierbaren neurotischen Psychodynamik gefordert wird, und die „Niederfrequente Therapie in einer längerfristigen, Halt gewährenden therapeutischen Beziehung", die bei strukturell gestörten Patienten zur Anwendung kommen kann.

> **D** Tiefenpsychologisch fundierte Psychotherapie wendet sich der Problematik des Patienten im Hier und Jetzt zu; auf Beziehungserfahrungen der Kindheit wird nur dann Bezug genommen, wenn ihre Bearbeitung zum Verständnis der Gegenwartsproblematik unerlässlich ist. Regressive Prozesse werden ausdrücklich begrenzt. Übertragungsphänomene werden nicht gefördert, sondern klärend, konfrontierend und deutend analysiert, wenn sie zum Widerstand werden und die die therapeutische Arbeit beeinträchtigen. Eine Übertragungsneurose soll sich nicht ausbilden (Gill 1954).

Die Durchführung der Therapie im Sitzen, die geringe Sitzungsfrequenz und die Begrenzung des Stundenkontingents haben insgesamt schon eine regressionsbegrenzende Wirkung. Im gleichen Sinne wirken die im Vergleich zur analytischen Psychotherapie größere Aktivität des Therapeuten und die geringere Beschäftigung mit Träumen. Die Grundregel der freien Assoziation wird durch am Fokus orientierte leitende Fragen modifiziert.

Eine den gesamten Therapieprozess begleitende therapeutische Grundhaltung kann mit dem Begriff der Adaptivität beschrieben werden. Sie impliziert die Bereitschaft, unter stetiger Reflexion des aktuellen Beziehungsgeschehens flexibel auf die jeweils aktuellen Problemmuster und Beziehungsbedürfnisse des Patienten einzugehen. So notwendig eine strategischen Orientierung in der Therapieplanung ist, so wichtig ist es, die Interventionstechnik flexibel an den Reaktionen des Patienten zu orientieren und im Bedarfsfalle zu modifizieren. Dafür ist ein breites und umfassendes therapietechnisches Instrumentarium erforderlich. Ein reflektierter Einbezug kognitiver, edukativer, suggestiver und störungsspezifischer Interventionsformen kann das genuin psychodynamische Repertoire an Interventionen ergänzen, wenn eine psychodynamische Grundorientierung gewahrt ist. Diese kommt in der Überzeugung zum Ausdruck, dass alles, was in einer Therapie geschieht, stets unter dem Gesichtspunkt des aktuellen Beziehungsgeschehens, d.h. unter der stetigen Reflexion von Übertragung und Gegenübertragung, zu betrachten ist.

Spezifische Behandlungsansätze für die Therapie der Depression bei koronarer Herzerkrankung (Albus et al. 2010), für onkologische Patienten mit Anpassungsproblemen (Fritsche 2005), Patienten mit irritablem Darm (Hamilton et al. 2003) oder Anpassungsproblemen bei Diabetes mellitus (Kruse et al. 2010) wurden ebenso entwickelt wie störungorientierte psychodynamische Konzept zur Therapie der generalisierten Angststörung (Leichsenring et al. 2002). Gemeinsam ist diesen therapeutischen Ansätzen, dass die spezifischen Momente der jeweiligen Störung mit den Aspekten der psychodynamischen Diagnostik verbunden werden und sehr fokussiert auf die im Vordergrund stehenden Therapieziele hingearbeitet wird. So benötigen z.B. Patienten mit somatoformen Störungen u.a. wegen ihrer Symptomatik, ihres somatischen Krankheitsverständnisses, der mehr oder weniger fehlenden Therapiemotivation (Timmer et al. 2006, Kruse et al. 1999), der potenziellen Analgetikaabhängigkeit, der Beziehungsgestaltung und der mangelnden Affektwahrnehmung eine spezifische Adaptation der psychodynamischen Behandlung und die Bereitschaft, diese aber auch abhängig vom Strukturniveau und dem Grad der Traumatisierung zu konzeptualisieren. Inzwischen sind störungsorientierte Konzepte für die psychodynamische Psychotherapie mit diesen Patienten entwickelt (u.a. Nickel u. Egle 2001, Rudolf u. Henningsen 2003, Scheidt 2002) und in einigen Studien in ihrer Wirksamkeit evaluiert worden (Hamilton et al. 2000, Henningsen et al. 2002, Henningsen et al. 2007, Leichsenring et al. 2004).

Analytische Psychotherapie

D Analytische Psychotherapie zielt auf eine Beeinflussung der Symptomatik auf dem Wege einer Umstrukturierung der Persönlichkeit (Gabbard 2004, Luborsky 1999, Mertens 2000, Thomä u. Kächele 1985).

Dafür wird ein im Vergleich zur tiefenpsychologisch fundierten Psychotherapie ausgeweitetes Stundenkontingent zur Verfügung gestellt, das in der Regel 240 Stunden umfasst und bis auf 300 Stunden aufgestockt werden kann. Damit entfällt die Begrenzung auf ein umschriebenes Behandlungsziel und die Notwendigkeit der inhaltlichen Fokussierung. Gleichwohl bringt auch der größere Zeitrahmen Begrenzungen mit sich.

In ihrer „klassischen" Variante, wie sie in den Psychotherapie-Richtlinien beschrieben wird, nutzt die analytische Psychotherapie ausdrücklich die Regression, um unbewusste Repräsentanzen früherer verinnerlichter Beziehungserfahrungen in der Übertragung zu aktivieren und der therapeutischen Veränderung zugänglich zu machen. Das Setting ist so gestaltet, dass der Patient auf einer Behandlungscouch liegt und der Therapeut außerhalb seines Blickfeldes sitzt. Es soll dem Patienten nicht nur eine stärkere Entspannung ermöglichen. Er soll sich auch lösen können von der Notwendigkeit, die nonverbalen Reaktionen des Analytikers wahrnehmen zu müssen, soll sich ganz seiner inneren Welt und seinen Fantasien zuwenden können. Neben dem Setting im Liegen tragen auch die hohe Sitzungsfrequenz mit 3–4 Wochenstunden, ein eher zurückhaltendes Therapeutenverhalten, die Aufforderung zur freien Assoziation und die Beschäftigung mit Träumen und Fantasien zur Vertiefung der Regression und zur Förderung von Übertragungsmanifestationen bei.

Nach heutiger Auffassung geht es in der analytischen Therapie nicht so sehr darum, die tatsächliche Beziehungsrealität in der Kindheit erinnernd zu rekonstruieren. Vielmehr wird angenommen, dass die Regression eine Reaktualisierung der verinnerlichten Beziehungsmuster bewirkt. Die zu inneren Normbildungen geronnenen frühen Beziehungsmuster werden gleichsam wieder verflüssigt und als Interaktionserfahrungen in der therapeutischen Beziehung neu belebt. Indem die ursprüngliche Beziehungserfahrung im Als-ob-Modus wiederhergestellt wird, werden die Voraussetzungen für eine Veränderung der implizit gespeicherten Beziehungsrepräsentanzen geschaffen. Erlebt der Patient auf dem Höhepunkt der Übertragung den Therapeuten so emotional wie seine frühe Bezugsperson, so wird ihm mit zunehmender Bewusstwerdung der Übertragung die Andersartigkeit der aktuellen gegenüber der frühen Beziehungsqualität erfahrbar. Die erlebte „Reparatur" der Beziehung kann als positive Beziehungserfahrung wieder verinnerlicht werden und sich in einer durch stärkere Selbstakzeptanz und geringe Selbstverurteilungsneigung geprägten Introjektstruktur niederschlagen. Von der Entwicklung einer regressiven Übertragungsneurose wird gesprochen, wenn Übertragungsphänomene über einen längeren Zeitraum anwachsen, bevor eine Bewusstwerdung einsetzt.

Ohne dass dies in den Psychotherapie-Richtlinien ausdrücklich erwähnt wird, wird analytische Psychotherapie auch im „modifizierten Setting" durchgeführt werden, d. h. im Gegenübersitzen und mit ausdrücklicher Begrenzung der Regression. Die Sitzungsfrequenz kann bis auf 1–2 Wochenstunden reduziert werden. Das Therapeutenverhalten ist aktiver und strukturierender, die Beschäftigung mit Träumen und Fantasien tritt zurück, während die Beschäftigung mit der äußeren Realität zunimmt. Das modifizierte analytische Setting nähert sich somit demjenigen der tiefenpsychologisch fundierten Therapie an.

Differenzialindikation der Verfahren

Tiefenpsychologisch fundierte Psychotherapie ist immer dann indiziert, wenn unter den Bedingungen einer zeitlichen Begrenzung und inhaltlichen Fokussierung durch ein Verständnis der aktuellen auslösenden Bedingungen und der aktuellen Beziehungskonstellation eine nennenswerte Besserung der Symptomatik erreicht werden kann. Je nachdem, ob ein Konfliktfokus oder ein Strukturfokus formuliert wird, wird sich die Behandlungstechnik eher am Modell des unbewussten Konflikts oder am Modell des Strukturdefizits orientieren.

Analytische Psychotherapie sollte dann angeboten werden, wenn eine Besserung der Symptomatik nur durch eine „Umstrukturierung der Persönlichkeit", d.h. durch umfassende Modifikationen intrapsychischer Strukturen, zu erreichen ist. Diese können beispielsweise rigide Über-Ich- oder Ich-Ideal-Strukturen oder umfassende Ich-Funktionsdefizite betreffen.

Die „klassische" Variante der analytischen Psychotherapie eignet sich vor allem für Patienten, die keine wesentlichen strukturellen Defizite aufweisen, aber zur Symptomreduktion auf eine Milderung ihrer rigiden Über-Ich- oder Ich-Ideal-Strukturen angewiesen sind. Damit eine therapeutische Arbeit mit den Mitteln von Regression und Übertragung möglich ist, sollen sie die Fähigkeit zur „therapeutischen Ich-Spaltung" (Sterba 1934) in ein erlebendes und ein beobachtendes Ich haben, die sie in die Lage versetzt, den Als-ob-Charakter von Übertragung zu erkennen. Die therapeutische Regression darf ihre Alltagsbewältigung nicht beeinträchtigen.

Die modifizierte Form der analytischen Therapie sollte hingegen bei strukturell gestörten Patienten mit fragiler Abwehr und ausgeprägten Ich-Funktionsdefiziten zum Einsatz kommen, ebenso bei Patienten, deren Fähigkeit zur therapeutischen Ich-Spaltung gering ausgebildet ist und die unter regressiven therapeutischen Bedingungen ihre Fähigkeit zur Alltagsbewältigung zu verlieren drohen.

Diese „idealen" Indikationskriterien lassen sich jedoch in der therapeutischen Versorgungsrealität nicht immer aufrechterhalten. In vielen Fällen entscheiden Fragen der Verfügbarkeit eines analytischen Behandlungskontingents oder äußere Gründe wie die geografische Lage des Wohnortes oder die Situation am Arbeitsplatz über die Wahl des Verfahrens. Aber auch inhaltlich lassen sich die Grenzen nicht in der geschilderten Klarheit ziehen. So lässt sich zu Beginn einer Therapie keinesfalls immer vorhersagen, inwieweit eine Umstrukturierung der Persönlichkeit zur Symptombesserung notwendig ist. So kann es beispielsweise sinnvoll sein, mit einer tiefenpsychologisch fundierten Therapie zu beginnen und diese nötigenfalls in eine analytische Psychotherapie umzuwandeln.

> Die Wirksamkeit der psychodynamischen Verfahren konnte inzwischen durch eine Vielzahl randomisiert-kontrollierter Studien für nahezu alle Störungsbilder belegt werden (Leichsenring 2010). Allerdings ist die Studienlage für die tiefenpsychologisch fundierte Psychotherapie ungleich umfangreicher als für die analytische Psychotherapie. Gleichwohl konnte eindrucksvoll gezeigt werden, dass lang dauernde Psychoanalysen oder analytische Psychotherapien bei vielen Patienten bemerkenswerte Effektstärken aufweisen (Leichsenring u. Rabung 2008, de Maat et al. 2009). Interessanterweise steigen die Effektstärken nach Beendigung der Therapie noch weiter an – ein Befund, der bisher nur bei psychodynamischen Therapieverfahren beschrieben wurde (Shedler 2010).
>
> Auch wenn die Tiefenpsychologisch fundierte Psychotherapie das am breitesten genutzte und unter Zeit- und Kostengesichtspunkten sparsamere Verfahren ist, kommt der analytischen Psychotherapie für spezielle Indikationsstellungen eine wichtige Rolle zu. Unter keinen Umständen ist sie durch tiefenpsychologisch fundierte Psychotherapie ersetzbar.

17 Verhaltenstherapie

H. Reinecker

Verhaltenstherapie muss als relativ junge Wissenschaftsdisziplin bezeichnet werden; von einer kontinuierlichen Entwicklung kann man etwa ab Ende der 50er Jahre sprechen. Erste Ansätze gibt es allerdings bereits zu Beginn des Jahrhunderts, sporadische und anekdotische Ansätze lassen sich teilweise noch viel weiter zurückverfolgen (Freedberg 1973, Brozek u. Diamond 1976).

17.1 Grundlagen und Entwicklung der Verhaltenstherapie

Historischer Abriss und Charakterisierung von Verhaltenstherapie

Die angesprochene kontinuierliche Fundierung erfolgte fast zeitgleich in England, in Südafrika und in den USA. In **England** war es zunächst Eysenck (1959, 1960), der lerntheoretische Prinzipien zur Erklärung und Veränderung von psychischen Störungen heranzog. Die Verhaltenstherapie am Maudsley Hospital in London wurde sehr einflussreich (V. Meyer, H. G. Jones, I. M. Marks und viele andere mehr). Daneben muss noch M. B. Shapiro (1961, 1963) erwähnt werden, der Verhaltenstherapie weniger in der Anwendung spezifischer Theorien, sondern in der Bedeutung eines psychologischen Zugangs und in einer Anwendung dieses Wissens auf den Einzelfall sah (Yates 1975). In **Südafrika** wandte Wolpe (1958) Prinzipien des Konditionierens (speziell bezogen auf I.P. Pawlow bzw. C. Hull) auf die Therapie pathologischer Angststörungen an; die von ihm bzw. seinen Mitarbeitern (A. Lazarus u. S. Rachman) entwickelte Methode der Systematischen Desensibilisierung wurde zu einem Modellfall verhaltenstherapeutischer Methoden und des prinzipiellen (schrittweisen) und auf die individuellen Bedingungen bezogenen Vorgehens in der gesamten Verhaltenstherapie.

In den **USA** nahm die Entwicklung der Verhaltenstherapie ihren Ausgangspunkt von den Arbeiten Skinners (1953) zum **operanten Lernen**; das auf Skinner zurückgehende Prinzip der **funktionalen Analyse** menschlichen Verhaltens wurde für die später so bezeichnete Verhaltensanalyse (Verhaltensdiagnostik) äußerst bedeutsam (Kanfer u. Saslow 1965). Gerade hier aber fällt es besonders schwer, von einer einheitlichen Entwicklung zu sprechen. Kennzeichnend für den klinisch-psychologischen Zugang sind die beiden Bücher von Ullmann u. Krasner, nämlich „Case Studies in Behavior Modification" (1965) bzw. „A Psychological Approach to Abnormal Behavior" (1969). Im Jahre 1966 wurde auch die American Association for Behavior Therapy (AABT) gegründet, und im Jahr 1978 erfolgte eine Charakterisierung der Verhaltenstherapie durch Franks u. Wilson:

> *Die Verhaltenstherapie beinhaltet primär die Anwendung von Prinzipien, die in der Forschung der Experimental- und Sozialpsychologie entwickelt wurden; sie sollen menschliches Leiden und die Einschränkung menschlicher Handlungsfähigkeit vermindern. Die Verhaltenstherapie legt Wert auf eine systematische Evaluation der Effektivität und der Anwendung solcher Prinzipien. Die Verhaltenstherapie beinhaltet Veränderungen der Umwelt und der sozialen Interaktion und weniger eine direkte Veränderung körperlicher Prozesse durch biologische Vorgänge. Das Ziel ist hauptsächlich die Ausbildung und Förderung von Fähigkeiten. Die Techniken ermöglichen eine verbesserte Selbstkontrolle (Franks u. Wilson 1978, S. 11).*

Diese Charakterisierung und die Festlegung einzelner Standpunkte werden bis heute als verbindlich angesehen – auch wenn sich inhaltlich einige unterschiedliche Schwerpunkte ergeben haben (s. Schmelzer 1985). Diese sind in erster Linie in einer Entwicklung von grundlegenden Analysesystemen menschlichen Verhaltens und den damit verbundenen Konzepten von Gesundheit und Krankheit zu sehen.

Modellannahmen: Vom S-R- zum Systemmodell

Theoretische Modellannahmen über menschliches Verhalten und dessen Bedingungen legen unsere Art der Analyse des Verhaltensablaufs fest. Als ganz charakteristisch für die verhaltenstherapeutische Analyse gilt, dass für die Betrachtung menschlichen Verhaltens Prinzipien aus unterschiedlichen Wissensbereichen herangezogen werden müssen, dass aber diese Prinzipien für sog. normales Verhalten ebenso Gültigkeit besitzen wie für „pathologisches" Verhalten (Kontinuitätsannahme). Die Festlegung, wann ein Verhalten als „gestört", als „pathologisch" oder als „krankhaft" gesehen werden muss, hängt von Merkmalen ab, die nicht allein das **Verhalten** betreffen, sondern von Aspekten der **Beurteilung** der Person selbst bzw. von der Einschätzung anderer Personen und ist damit auch abhängig von **normativen Gesichtspunkten**.

Wenn man die Entwicklung der Verhaltenstheorie und Verhaltenstherapie betrachtet, so werden unterschiedliche Analysemodelle vorgebracht; dabei ist zu berücksichtigen, dass keines der Modelle den Anspruch erhebt, eine vollständige Beschreibung bzw. Grundlage für eine Erklärung menschlichen Verhaltens und menschlicher Verhaltensstörungen zu liefern. Wir haben grundsätzlich von einem „Strom menschlichen Verhaltens" (James 1890) auszugehen. Modelle einer funktionalen Analyse betrachten aus pragmatischen Gründen einen speziellen Ausschnitt. Für Pawlow (1927) etwa war die Verknüpfung von S-R (d. h. von Stimulusbedingungen und darauf folgenden Reaktionen) entscheidend, Skinner (1953) analysierte speziell die Verbindungen von R-S, d. h. von Verhaltensmerkmalen und seinen Konsequenzen. Jedes Schema der Analyse versucht, spezielle Merkmale des Verhaltens herauszugreifen und zum Zwecke der Analyse in einzelne Bestandteile zu zerlegen. Dabei sollte nicht übersehen werden, dass man sich menschliches Verhalten als **kontinuierlichen** und **dynamischen Ablauf** vorzustellen hat.

Die Entwicklung von einfachen Modellvorstellungen bis hin zum heutigen Verständnis lässt sich sehr verkürzt folgendermaßen nachzeichnen:

▪ Modell des S-R-Lernens und S-O-R-Modell

Im ursprünglichen Verständnis des klassischen Konditionierens (Pawlow 1927), z. T. auch noch bei Wolpe (1958), stand das Modell des S-R-Lernens im Hintergrund (**Abb. 17.1**):
- **Situative Bedingungen**, Auslöser galten als entscheidende Determinanten des Verhaltens; das Bemühen der Forschung richtete sich in erster Linie auf Merkmale von Stimuli und auf deren Zusammenhänge mit dem Verhalten von Organismen (z. B. Diskrimination, Generalisierung etc., Kimble 1961).
- Klarerweise wurden bald **Organismusvariablen** im Sinne von art- und individuumspezifischen Bedingungen angenommen, so dass das Modell auf **S-O-R** erweitert wurde (**Abb. 17.2**).

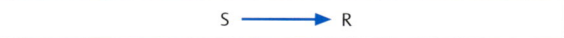

Abb. 17.**1** Modell des S-R-Lernens.

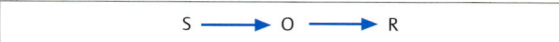

Abb. 17.**2** S-O-R-Modell.

Ein zentrales Merkmal dieser beiden Modelle besteht im Prinzip der **Stimulussubstitution**: Darunter ist die Tatsache zu verstehen, dass nicht nur ursprünglich unkonditionierte Stimuli (UCS) eine spezielle Reaktion auszulösen in der Lage sind, sondern dass eine Verknüpfung (Assoziation) zwischen zeitlich und räumlich gekoppelten Situationen erfolgen kann. Dieses Grundprinzip kann man zum Teil durchaus heute noch zur Erklärung der Entstehung pathologischer Angstreaktionen heranziehen (z. B. wenn in einer belastenden Situation ursprünglich neutrale Reize die Funktion des Auslösers der Angst übernehmen, etwa im Rahmen der Entstehung und Aufrechterhaltung einer Schulphobie). Die Aufgabe der Therapie besteht nach diesem Modell in einer Schwächung und Entkoppelung einer gelernten Assoziation (z. B. durch den Aufbau eines Hemmpotenzials bei der Systematischen Desensibilisierung).

▪ Modell des operanten Lernens (R-C)

Ein gänzlich anderer Zugang zum Verständnis menschlichen Verhaltens erfolgte durch Theoretiker, die dem Bereich des operanten Konditionierens (oder instrumentellen Lernens) zuzuordnen sind. Nach Skinner beispielsweise (1938 u. 1953), der sich auch auf ältere Arbeiten von Thorndike (1898) stützt, lässt sich unser Verhaltensrepertoire als Abfolge von Reaktionen verstehen, die eine Wirkung auf die Umwelt besitzen (**Abb. 17.3**).

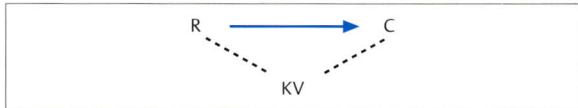

Abb. 17.**3** Grundmodell des operanten Lernens.

Entscheidend für menschliches Verhalten und menschliches Lernen ist die Beziehung, das Kontingenzverhältnis (KV) zwischen dem Verhalten eines Organismus und den Konsequenzbedingungen. Skinner (1953) sieht zwar ebenfalls, dass situative Bedingungen dem Verhalten vorausgehen, diese haben allerdings nur die Funktion diskriminativer Hinweisreize (S^D bzw. S), d. h. sie haben die Funktion anzuzeigen, welche Konsequenzen angesichts spezieller Stimulusbedingungen erfolgen werden. Dieses in **Abb. 17.3** vorgestellte Grundprinzip wurde zur Grundlage für praktisch alle Methoden des operanten Lernens (die Kombinationsmöglichkeiten von Konsequenzen des Verhaltens und darauf folgender Veränderung des Verhaltens sind bei den Methoden der Verhaltenstherapie, **Abb. 17.16**, ausgeführt).

▪ Klassisch lineares Modell

Bereits in den 30er Jahren erfolgte eine eingehende Diskussion über die Priorität eines der beiden angesprochenen Lernprinzipien (s. dazu Kimble 1961). Für die Praxis der Verhaltenstherapie wurde bald deutlich, dass es nicht möglich ist, mit nur einem Modell zu arbeiten, so dass eine naheliegende Kombination erfolgte (Kanfer u. Phillips 1970, Hearst 1975; **Abb. 17.4**).

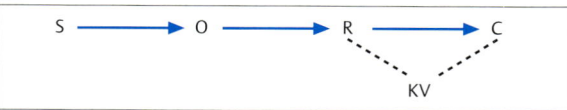

Abb. 17.**4** Klassisch-lineares Modell der Verhaltenstherapie.

Menschliches Verhalten wurde diesem Modell zufolge als eingebettet in Stimulusbedingungen (S) gesehen, die ihre Wirkung auf menschliches Verhalten vermittelt durch die O-Variable besitzen; gleichzeitig wird das Verhalten durch dessen Konsequenzen gesteuert, wobei die Konsequenzen einem speziellen Kontingenzverhältnis (KV) oder auch Verstärkungsplan folgen. Dieses **klassisch-lineare Modell** spielte für die Entwicklung der Verhaltenstherapie eine eminente Rolle.

▪ Zwei-Faktoren-Modell

Als typisches Beispiel sei nur das sog. Zwei-Faktoren-Modell von Mowrer (1947) erwähnt: Demnach lässt sich die **Entstehung** von Angst (CER als konditionierte emotionale Reaktion) durch klassisches Konditionieren (Koppelung von CS – UCS) verstehen, die **Aufrechterhaltung** von Angstreaktionen aber durch operantes Vermeidungslernen erklären (das Individuum wird in seiner Vermeidungsreaktion [R] durch das Ausbleiben der erwarteten Konsequenz (₵) kontinuierlich negativ verstärkt).

Das Grundprinzip des Zwei-Faktoren-Modells ist in **Abb. 17.5** dargestellt.

Dieses Modell kann von seiner Grundstruktur her auch heute noch als bedeutsam angesehen werden: Es eignet sich insbesondere zur Erklärung der Entstehung und Aufrechterhaltung von Ängsten, speziell zur Verdeutlichung der Stabilität von Vermeidungsverhalten (etwa bei Phobien oder Zwangsstörungen). Die Grundstruktur bietet sich auch für verschiedene theoretische Ergänzungen an (McAllister u. McAllister 1995).

Wichtige Weiterentwicklungen bzw. Ergänzungen dieses Modells. Diese betrafen u. a. folgende Punkte:
- Zum einen werden **unterschiedliche Ebenen menschlichen Verhaltens** gegeneinander abgegrenzt, d. h. innerhalb der R-Komponente wurde
  - die Bedeutung beobachtbaren Verhaltens,
  - der physiologischen Reaktionen (= autonome Ebene) sowie
  - der Bereich kognitiver Prozesse

unterschieden (Lang 1971). Diese Trennung in verschiedene Analyseebenen hat sich in hohem Maße als sinnvoll und auch therapeutisch brauchbar durchgesetzt.
- Eine zweite Weiterentwicklung betraf den **Aspekt der Dynamik**, d. h. der Rückkoppelung einzelner Ebenen (Kanfer 1971, Kanfer u. Karoly 1972): Hierbei spielen insbesondere Gesichtspunkte der Selbstregulation (d. h. der Beobachtung eigenen Verhaltens, das Setzen internaler Standards usw.) eine entscheidende Rolle. Das System der Selbstregulation wurde erweitert um Aspekte der Informationsverarbeitung vor einem biologischen und idiografischen Hintergrund. Es ersetzt damit die Annahme eines statisch und linear funktionierenden Organismus.
- Als wichtiger Bereich ist darüber hinaus das Merkmal einer **multiplen Regulation** zu sehen: Die einzelnen Bestandteile sind untereinander vernetzt, so dass sich auch von den Determinanten des Verhaltens her unterschiedliche Einflussmöglichkeiten ergeben; Kanfer (1971, 1977) bzw. Kanfer u. Schefft (1987) haben hierfür die Terminologie der α-, β- und γ-Kontrolle vorgeschlagen. α meint externe oder Umweltbedingungen, β meint selbstproduzierte Reize (Kognitionen) und γ biologische und physiologische Determinanten. Vor dem Hintergrund dieser theoretischen, experimentellen und klinischen Überlegungen gehen wir heute von einem System der Analyse menschlichen Verhaltens aus, wie es in **Abb. 17.6** dargestellt ist.

▪ Dynamisches Modell

In dem Modell ist sehr rasch der historische und systematische Beitrag von Skinner einerseits und Pawlow andererseits zu erkennen; die Ausdifferenzierung betrifft 3 Bereiche:
- eine Trennung in α-, β- und γ-Variablen;
- die Bedeutung des Selbstregulationssystems und
- die dynamische Betrachtungsweise, wie sie im Ablauf durch Pfeile der Interaktion und der Rückkoppelung verdeutlicht wird.

α-, β- und γ-Variablen. Diese Variablen sind nicht unbedingt identisch mit den vorher erläuterten Ebenen, es gibt aber eine Reihe von Gemeinsamkeiten und Überschneidungen. Der entscheidende Unterschied zur Ebenenanalyse betrifft den Umstand, dass es sich hier um **Determinanten** menschlichen Verhaltens handelt („... sources of influence...").

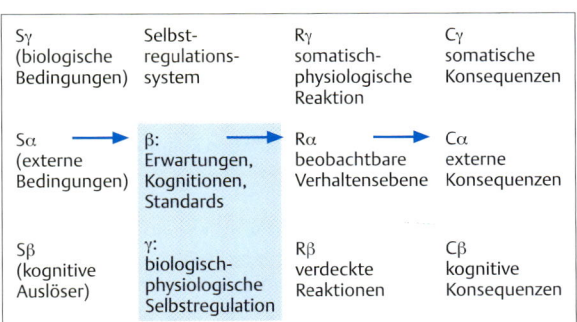

Anmerkung: Sowohl auf der Ebene der Auslöser (Situationen), des Selbstregulationssystems, der Reaktionen und der Konsequenzen als auch zwischen den einzelnen Schritten des Systems ist von Interaktionen und Rückkoppelungen auszugehen. Auf deren Darstellung wurde hier aus Gründen der Übersichtlichkeit verzichtet. (Kanfer, Reinecker u. Schmelzer 2005)

Abb. 17.**6** Prinzip des dynamischen Modells der Analyse menschlichen Verhaltens.

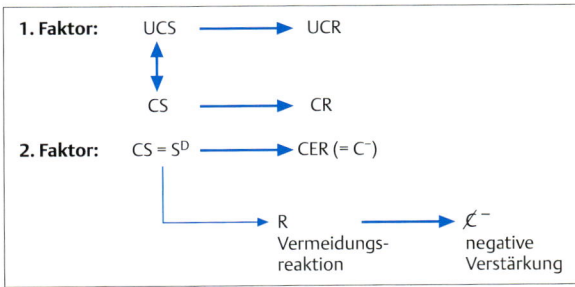

Abb. 17.**5** Zwei-Faktoren-Modell nach Mowrer (1947).

α-Variablen: Externe situative Bedingungen, aber auch beobachtbare Merkmale des Verhaltens, wenn sie Determinanten anderer (gewissermaßen abhängiger) Variablen darstellen (z. B. Umgebungsreize, aber auch eigene und fremde Reaktionen, die in funktionaler Hinsicht Bedingungen des menschlichen Verhaltens darstellen).

β-Variablen: Dies sind verdeckte, gedankliche Prozesse, die ebenfalls als Auslöser, als Merkmal oder als Konsequenzen (also wieder Determinanten) des menschlichen Verhaltensablaufs gesehen werden können (z. B. Zwangsgedanken als Auslöser von rituellem Verhalten, abwertend-depressive Gedanken als Merkmal und Begleiterscheinungen depressiver Verhaltensmuster, positive Erwartungen als Moderatoren zukünftiger Reaktionen usw.).

γ-Variablen: Gemeint sind sowohl die überdauernde biologische und physiologische Ausstattung des Menschen (z. B. Alter, Geschlecht, hormonelle Bedingungen...) als auch aktuelle somatische Einflüsse, z. B. Medikation, Alkohol usw. Diese Variablen bilden ebenfalls entscheidende, wenn auch nicht die einzigen Determinanten menschlichen Verhaltens im kontinuierlichen Verlauf.

Bei der Analyse psychischer Störungen besteht unsere Aufgabe darin, in einem konkreten Fall nach **Bedingungen des Problems** in allen drei Bereichen der Determinanten zu suchen; dabei sollte sofort klar sein, dass eine einzige Determinante (z. B. biologische Ebene) wohl kaum ausreicht, um die Komplexität menschlicher Verhaltensabläufe zu erfassen und zu erklären.

> **M** Als Determinanten gestörten Schlafes (Schindler 1994) sind sowohl Bedingungen auf der extern-situativen Ebene (α: Lärm, Schlafumgebung, Arbeitsbelastung etc.), auf der gedanklichen Ebene (β: Erwartungen, Gedanken, Grübeln) und auf der somatisch-biologischen Ebene geltend zu machen (γ: z. B. Alter, Essverhalten, Alkoholkonsum, Medikamentenverbrauch etc.).

Selbstregulationssystem. Dies beinhaltet im Prinzip eine Ausdifferenzierung der zum Teil schon von Skinner (1953) geltend gemachten O-Variable; situative Bedingungen lösen das Verhalten (d. h. die Reaktion „R") nicht direkt, sondern gewissermaßen „vermittelt" aus.

> **F** Ein Stück Brot oder auch eine Speisekarte lösen bei einer hungrigen bzw. satten Person (O-Variable; in der obigen Terminologie: γ-Variable) sowohl auf der gedanklichen, auf der Verhaltens- als auch auf der somatischen Ebene durchaus andere Reaktionen aus.

Während also die Berücksichtigung von somatischen Bedingungen (γ-Variablen) selbstverständlich erscheint, werden β-Variablen als Bestandteile des Selbstregulationssystems erst neuerdings – und zwar speziell als Konsequenzen aus Grundlagenarbeiten zur kognitiven Psychologie berücksichtigt (Karoly 1993, 1995).

Als β-Variable im Bereich des Selbstregulationssystems sind sowohl Merkmale der Lerngeschichte (gewissermaßen als versteckte Persönlichkeitsvariablen) als auch aktuelle kognitive Bedingungen zu sehen. Aktuelle gedankliche Prozesse, Erwartungen, Befürchtungen usw. steuern unser Verhalten in höchstem Maße. Als Beispiele kann man im Bereich des Alltags auf Glücksspiele verweisen, im Bereich der Pathologie auf das weite Feld der Angststörungen: Patienten vermeiden verschiedene Situationen nicht so sehr deshalb, weil sie in der Situation (z. B. Kaufhaus, Intercity) eine konkrete Schädigung erfahren haben (α-Ebene), sondern weil sie eine solche **erwarten**.

■ Systemmodell

Dynamik ist ein zentrales Merkmal des Systemmodells, da von älteren linearen Modellen (z. B. S-O-R-KV-K) abgerückt wird. Schon **innerhalb** der Variablen (z. B. S α, β, γ) ist von einer dynamischen Interaktion einzelner Determinanten auszugehen. Selbst eine einfache Situation (z. B. eine Mahlzeit) beinhaltet physikalische, gedankliche und biologisch-physiologische Elemente. Erst eine (z. T. äußerst rasch ablaufende) Vernetzung der einzelnen Determinanten führt zu weiteren Reaktionen. Dasselbe dynamische Zusammenspiel hat man sich bei allen anderen Elementen des Systemmodells vorzustellen.

Auch **zwischen** den einzelnen Variablen ist von Prozessen der Interaktion und Rückkoppelung auszugehen, was die Bezeichnung als Systemmodell erst rechtfertigt. Wir bilden beispielsweise **antizipierende Erwartungen** hinsichtlich potenzieller Konsequenzen von Situationen und Verhaltensmustern (Bandura 1977); Konsequenzen aktuellen Verhaltens bilden ein korrigierendes Feedback sowohl auf unser Verhalten als auch für unsere Standards und Erwartungen.

Hier erscheint abschließend der Hinweis wichtig, dass die einzelnen Elemente nicht um der Komplexitätserweiterung willen eingeführt wurden; sie dienen vielmehr als Tribut an die Berücksichtigung von Befunden aus dem gesamten Bereich der Psychologie. Zusätzlich ist zu betonen, dass in einem konkreten Fall durch Vereinfachung **Komplexitätsreduktion** angesagt sein kann und soll: Das Systemmodell dient als eine Art Metamodell, als Hintergrund für konkretes und zum Teil von Vernetzungen absehendes, therapeutisches Handeln in konkreten Situationen.

Dieses Modell kann zur Analyse von (pathologischem) Verhaltens herangezogen werden, wobei es als Analyseraster verstanden werden sollte (s. auch Abschnitt Verhaltensanalyse). Zur Verdeutlichung sei das Beispiel einer Patientin angeführt, die seit mehreren Jahren unter agoraphobischen Beschwerden litt und die sich mit dem Ersuchen um Therapie an uns wandte (**Abb. 17.7**):

Das Systemmodell wurde nicht entwickelt, um die Komplexität der Darstellung zu erhöhen – im Gegenteil: Einfache Modelle erscheinen ideal zur Analyse komplexer Sachverhalte. Die Entwicklung des Modells erfolgte vor allem wegen 1. klinischer, experimenteller und theoretischer Notwendigkeiten, um auch der Komplexität menschlichen Verhaltens Rechnung zu tragen, sowie 2. um die Einfachheit zu gewährleisten, damit das Modell noch handhabbar bleibt. Dennoch ist festzuhalten, dass es sich bei diesem Modell auch um ein in der Verhaltensanalyse offenes, flexibles Modell handelt, das bestimmten Entwicklungen und Erweiterungen offen steht (zum Systembegriff s. Schwartz 1982).

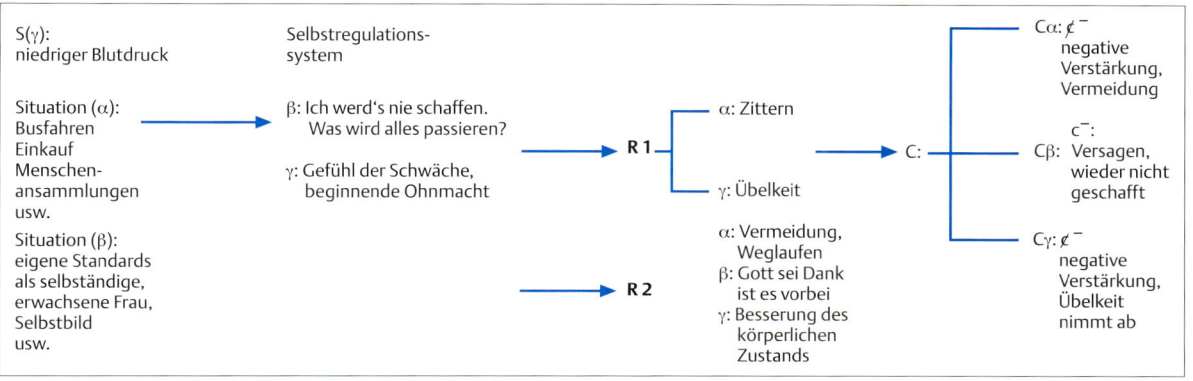

Abb. 17.7 Beispiel für die Anwendung eines Systemmodells.

17.2 Säulen der Verhaltenstherapie

Verhaltenstherapie macht heute einen großen Bereich der klinischen Psychologie aus; dies betrifft Grundlagen und Therapieforschung ebenso wie den Bereich der psychotherapeutischen Versorgung. Diese Ausweitung bringt es mit sich, dass Verhaltenstherapie bereits in Teildisziplinen zerfällt, so dass es Spezialisten für einzelne Bereiche gibt und die gesamte Verhaltenstherapie für einen Einzelnen kaum noch zu überblicken ist. Unter Berücksichtigung der obigen Charakterisierung von Verhaltenstherapie (Franks u. Wilson 1978) werden deshalb einige ganz zentrale Standpunkte angeführt, die – in Anlehnung an Wilson u. Franks (1982) – als „Säulen der Verhaltenstherapie" bezeichnet werden. Es handelt sich dabei um

- den Aspekt der funktionalen Analyse;
- um den Bereich der klassischen und modernen Lerntheorien;
- um den Bereich der kognitiven Verhaltenstherapie;
- um die Anwendungsfelder der Verhaltenstherapie im Bereich somatischer Störungen, wie dies im Konzept der „Verhaltensmedizin" deutlich wird;
- den Bereich Methodologie, der hier nur kurz erwähnt wird (S. 206).

Funktionale Analyse

Funktionale Analyse lässt sich als der Versuch kennzeichnen, eine Beschwerde einer Person aus psychologischer Sicht als „Problem" zu beschreiben; diese Beschreibung erfolgt auf mehreren Ebenen. In Kontrast zum medizinischen Modell psychischer Störungen wird nicht versucht, sog. Ursachen dieses Problems zu identifizieren, weil die Ursachen eines psychischen Problems zumeist lange in der Vergangenheit liegen und aus wissenschaftstheoretischen Gründen (Stegmüller 1974) kaum noch einigermaßen adäquat zu eruieren sind.

Das in der Verhaltenstherapie vertretene Konzept der funktionalen Analyse schränkt das Verständnis von „Ursachen" insofern ein, als darunter **vorausgehende, begleitende** und **nachfolgende Bedingungen** zu verstehen sind, deren Veränderung zu einer Veränderung des Problems führen. An der Skizze eines speziellen Problems (**Abb. 17.8**) lässt sich das Prinzip der funktionalen Analyse insofern verdeutlichen, als es in besonderem Maße darum geht, zentrale Bedingungen zu identifizieren, die im therapeutischen Kontext zu **Ansatzpunkten der Veränderung** werden können.

Man hat mit der funktionalen Analyse sicherlich nicht *die* Ursache des Alkoholproblems einer Person erfasst; man hat allerdings eine Reihe von Bedingungen identifiziert (z.B. Belastungen am Arbeitsplatz; familiäre Konfliktsituationen etc.), deren Veränderung eine Veränderung des Problems bewirken kann.

Aufgrund der **Komplexität** der funktionalen Einbettung eines Problems und der Tatsache einer zumeist nicht-linearen Wirkung sollte man sich auch therapeutische Veränderungen nicht zu einfach vorstellen. An dem dargestellten Prinzip und am Beispiel sollte allerdings sehr deutlich werden, dass Verhaltenstherapie keinesfalls bedeutet, ein Problem „direkt" zu verändern (wie dies häufig als „Symptombehandlung" bezeichnet wird): Ein Problem lässt sich aus verhaltenstherapeutischer Sicht gar nicht „direkt" behandeln (schon gar nicht „beseitigen") – Verhaltenstherapie beinhaltet im Kern eine Veränderung derjenigen Bedingungen, die ein Problem aufrechterhalten; und das können durchaus andere Bedingungen sein als diejenigen, die für die Genese des Problems verantwortlich waren.

Konsequente funktionale Analyse (Holland 1978) zeigt sehr genau auf, an welchen Punkten Veränderungen möglich sind und an welchen Punkten diese Veränderung an Grenzen stößt; die Grenzen können durchaus jenseits der Einflussmöglichkeiten des Individuums stehen (z.B. spezielle Arbeitsbedingungen im Betrieb; Tatsache der kulturellen Verbreitung von Alkohol usw.). Der Wert der funktionalen Analyse liegt in besonderem Maße darin, dass sie uns auch die Ebene einer **notwendigen Intervention** zumindest prinzipiell vorgibt: Diese Ebene kann durchaus im psychologischen Bereich liegen, dies ist aber keineswegs notwendigerweise so – im Gegenteil: in vielen Fällen stoßen wir

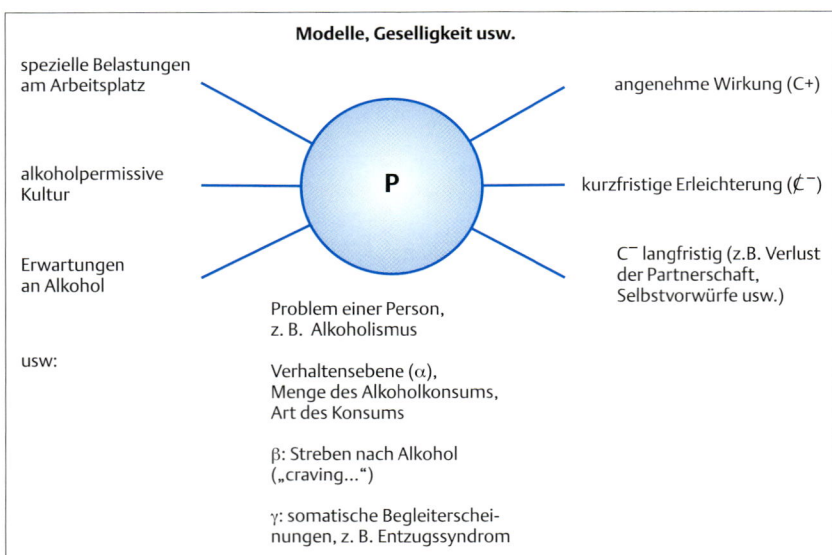

Abb. 17.8 Verdeutlichung des Prinzips der funktionalen Analyse am Beispiel „Alkoholismus".

mit psychologischen Interventionen dort an Grenzen, wo nicht psychologische, sondern politische, rechtliche, soziale oder ökonomische Veränderungen am Platz wären. Konsequenterweise geht man in der Verhaltenstherapie über den Bereich der psychologischen Ansätze hinaus, da gemeindepsychologische, sozialpsychologische, politische oder präventive Ansätze zu wesentlichen Bereichen eines – nunmehr interdisziplinären – Vorgehens gehören.

Klar sollte innerhalb der funktionalen Betrachtungsweise (oder Applied Behavior Analysis [ABA], Sidman 1960, Baer 1982) auch sein, dass für die Analyse und Veränderung eines spezifischen Problems in der Regel unterschiedliche Bedingungen in Rechnung gestellt – und damit auch verändert werden müssen. Dies entspricht auch der im Systemmodell (Schwartz 1982) vertretenen mehrdimensionalen Sichtweise eines psychischen Problems und dessen Bedingungen (s. auch Verhaltensmedizin, S. 205).

Klassische und moderne Lerntheorien

Menschliches Verhalten ist u. a. dadurch gekennzeichnet, dass es nicht ausschließlich genetisch bzw. instinktdeterminiert, sondern in hohem Maße flexibel gegenüber Veränderungen in der Umwelt ist. Diese Flexibilität des Verhaltens wird allgemein als die Fähigkeit zum Lernen bezeichnet (Kimble 1961, Hilgard u. Bower 1975). Gerade Therapietheorien müssen dieser Flexibilität im menschlichen Verhalten Rechnung tragen. Verhaltenstherapie hat sich von Beginn an an den verschiedenen **Modellen des Lernens** orientiert.

Aus heutiger Sicht erscheint klar, dass man für menschliches Lernen **unterschiedliche Ebenen** in Rechnung stellen muss; für die Entstehung psychischer Störungen ebenso wie für die Behandlung spielen Lernprozesse eine Rolle, die man folgenden Bereichen zuordnen kann:
- *Assoziationstheoretische Modelle* (Pawlow 1927, Guthrie 1935). Diese Modelle dienen zur Erklärung der Stimulussubstitution, beispielsweise bei der Entstehung von Angststörungen, aber auch zur Erklärung von Prozessen des interozeptiven Lernens usw.
- Modelle des *Lernens durch Konsequenzen* (Skinner 1938, 1953 u. 1969, Timberlake 1995). Verhalten wird in hohem Maße durch diejenigen Konsequenzen gesteuert, die dem Verhalten in der Umwelt unmittelbar folgen; besondere Bedeutung besitzen operante/instrumentelle Lernbedingungen, z. B. bei sog. Krankheitsverhalten (Broda u. Muthny 1990).
- *Prozesse des Modelllernens* (Bandura 1969, Rosenthal 1982). Durch Beobachtung können Prozesse des Lernens – insbesondere bei komplexen Verhaltensmustern – sehr rasch und effizient ablaufen. Ein typisches Beispiel im therapeutischen Kontext ist der Nutzen, der in Therapiegruppen (Selbstsicherheitstrainings) aus den Modelllerneffekten gezogen wird (Grawe 1980, Fiedler 1995). In diesem Bereich sind auch die sog. sozialen Lerntheorien (Bandura 1977) zu erwähnen.
- *Kognitive Lerntheorien* (Tolman 1932, Rescorla 1988). Diese Theorien beschreiben Prozesse des Lernens, die als ganz spezifisch und typisch für menschliches Lernen gelten; Prozesse der Erwartung, der Bildung von Symbolen, des Gedächtnisses und der Bildung von Regeln spielen hier eine entscheidende Rolle. Darunter ist auch das Lernen durch die Bereitstellung und Vermittlung von Informationen zu zählen (Rachman 1990).

Die einzelnen Modelle des Lernens bauen teilweise aufeinander auf und sollten nicht streng voneinander abgegrenzt werden. Die Entwicklung von Lernmodellen hat inzwischen einen Grad an Differenziertheit und Komplexität erreicht, der kaum noch zu überblicken ist (Eysenck u. Martin 1987, Estes 1975, Rescorla 1988, Eysenck 1982, O'Donohue u. Krasner 1995). Aus heutiger Sicht sollte es sich deshalb verbieten, von „simplen Lerntheorien" zu sprechen.

Kognitive Verhaltenstherapie

Kognitive Verhaltenstherapie bezeichnet jenen Bereich von therapeutischen Verfahren, in denen Gesichtspunkte der Informationsverarbeitung, des Gedächtnisses usw. eine entscheidende Rolle spielen (Meichenbaum u. Cameron 1982, Dobson 1990, Hawton et al. 1989). Kognitive Verhaltenstherapie bezieht sich in ihren Grundlagen auf 2 Bereiche:

- **Kognitive Lerntheorien:** Kennzeichnend für therapeutische Ansätze ist der Gesichtspunkt, dass für Aspekte des Lernens immer auch kognitive Merkmale (z. B. der Erwartung) Berücksichtigung finden sollten. Dies erscheint in der heutigen Verhaltenstherapie durchgängig realisiert (Kanfer et al. 2005, Hautzinger 2000).
- Eine Reihe von therapeutischen Methoden, die sich als „**kognitive Therapien**" bezeichnen (Meichenbaum 1977, Beck 1976, Ellis 1973). Die einzelnen Verfahren sind auf S. 231 ff näher beschrieben.

Aus heutiger Sicht erscheint eine strikte Trennung in klassische Verhaltenstherapie einerseits und kognitive Therapie andererseits nicht mehr sinnvoll, und deshalb ist die Bezeichnung von kognitiver Verhaltenstherapie – als eine wichtige Säule der Verhaltenstherapie – wohl eine Selbstverständlichkeit. Vor einer Reihe von Jahren wurde diese enge Vernetzung von behavioralen und kognitiven Aspekten bereits festgehalten: Bandura (1977) etwa betonte, dass die **Methoden der Veränderung** idealerweise auf der Verhaltensebene ablaufen, während der **Prozess der Veränderung** zentrale kognitive Aspekte aufweist (z. B. Veränderung von Bewertungen, von Einstellungen, von Erwartungen usw. Mahoney 1991). Ganz ähnlich hatten dies auch Mahoney u. Kazdin (1979) verdeutlicht, als sie verhaltensorientierten Methoden eine besondere Effizienz zur Aktivierung und Veränderung kognitiver Prozesse zuerkannten (Mahoney u. Arnkoff 1978, Hollon u. Beck 1994).

Im Kontrast zur „klassischen" Verhaltenstherapie kann in der „kognitiven Verhaltenstherapie" insofern eine Weiterentwicklung gesehen werden, als im therapeutischen Prozess auf den Aspekt der **Transparenz des Vorgehens** (Plausibles Modell), auf Gesichtspunkte des aktiven und dynamischen Problemlösens mit dem Ziel, für den Patienten wünschenswerte Veränderungen anzustreben, besonderer Wert gelegt wird (Hawton et al. 1989). Therapie bietet eine Möglichkeit für neues Lernen im Rahmen eines kooperativen Arbeitsbündnisses zwischen Patient und Therapeut: die Nähe zur Therapie als „Selbstmanagement" liegt damit auf der Hand (Kanfer et al. 2005).

F Die im Rahmen einer Depressionstherapie notwendigen Veränderungen kognitiver Verarbeitungsmuster (selektive Wahrnehmung, Attributionsprozesse etc.) sind durch rein kognitive Methoden nur schwer zu bewerkstelligen. Als besonders effizient erweisen sich Aspekte der Übung, des Ausprobierens und des neuen Erlebens von realen Konsequenzen neuen Verhaltens zur Veränderung von kognitiven Prozessen. Für die Stabilität der Veränderung ist wiederum die Bildung stabiler kognitiver Lernmuster ausschlaggebend, womit die enge Vernetzung der beiden Aspekte besonders deutlich wird. Auf den hohen Grad empirischer Fundierung und Bewährtheit kognitivverhaltenstherapeutischer Methoden zur Behandlung eines breiten Spektrums unterschiedlicher Problemstellungen wird hier nur hingewiesen (Hautzinger 2000, Grawe et al. 1994).

Verhaltensmedizin

Verhaltenstherapeutische Prinzipien wurden ursprünglich fast ausschließlich auf die Behandlung psychischer Störungen angewendet. Dies hat sich – etwa Mitte der 1970er Jahre – deutlich geändert; ausschlaggebend dafür waren u. a. folgende Gründe:

- Verhaltensmedizin trägt einem veränderten Verständnis von Gesundheit und Krankheit insofern Rechnung, als Gesundheit und Krankheit keine strikt trennbaren Zustände darstellen; im Rahmen eines **biopsychosozialen Modells** (Gentry 1984) spielen psychische bzw. Verhaltensaspekte bei allen Krankheiten eine wichtige Rolle.
- Verhaltenstherapeutische Prinzipien erweisen sich nicht nur bei psychischen Störungen im engeren Sinne, sondern auch bei **somatischen Krankheiten** als ausgesprochen effizient zur Veränderung von Parametern, die mit der Krankheit eng verknüpft sind (z. B. Krankheitsverhalten, Compliance, Krankheitsbewältigung).
- Bei sog. **psychosomatischen Störungen** und Krankheiten galt ein psychotherapeutischer Zugang seit langer Zeit als zielführend; innerhalb der Perspektive der Verhaltensmedizin geht es weniger um die innerpsychologische Konfliktdynamik bei den klassischen psychosomatischen Störungen (Asthma bronchiale usw.), sondern um ein entsprechendes Verständnis (Erklärung) und um eine potenzielle Veränderung derjenigen funktionalen Bedingungen, die als entscheidende **Determinanten der Störung** oder Krankheit angesehen werden müssen (s. oben: funktionale Analyse).
- Ein ganz spezieller Ansatzpunkt der Verhaltensmedizin ergibt sich bei **chronischen Krankheiten**; diese gewinnen im Rahmen der Veränderung des Krankheitsspektrums (Gentry 1984; Holroyd u. Creer 1986) immer größere Bedeutung. Gerade bei chronischen Krankheiten (z. B. Diabetes mellitus, chronische Schmerzen usw.) besteht das Ziel auch der somatischen Behandlung definitionsgemäß nicht mehr in einer Heilung, sondern in einer Bewältigung, in einem für die zukünftige Lebensqualität akzeptablen Umgang mit der Krankheit (Broda u. Muthny 1990). Hier spielen Prinzipien der Psychologie eine zunehmende Rolle.
- Rein somatisch orientierte Gesundheitsversorgung entspricht weder der heutigen Sicht von Gesundheit und Krankheit, noch den Bedürfnissen der Betroffenen. Dazu kommt, dass das Gesundheitssystem vielfach an die **Grenzen der Finanzierbarkeit** stößt. Eigenaktivität, Eigenverantwortung und Aspekte der Prävention müssen deshalb stärker in den Vordergrund treten. Dies sind spezielle Aspekte, die gerade in einem verhaltensmedizinischen Zugang besondere Berücksichtigung erfahren.

Verhaltensmedizin bezieht sich in hohem Maße auf den Gesichtspunkt der **Interdisziplinarität** und eines **Systemansatzes**; dies kommt auch in der Definition von Verhaltensmedizin (Schwartz u. Weiss 1978) zum Ausdruck:

> *Verhaltensmedizin meint einen interdisziplinären Ansatz, in dem man sich um die Entwicklung und Integration des Wissens und von Verfahren bemüht, die von Seiten der verhaltens- und biomedizinischen Wissenschaften für Probleme der Gesundheit und Krankheit bedeutsam sind. Dieses Wissen und diese Verfahren werden zur Prävention, zur Diagnose, zur Behandlung und zur Rehabilitation eingesetzt (Schwartz u. Weiss 1978, S. 50; Übers. d. Verf.).*

Dass mit dem Bekenntnis zur Interdisziplinarität und zu einem biopsychosozialen Modell Fragen der Umsetzung nicht von selbst gelöst sind, liegt auf der Hand. Man muss es allerdings als einen Fortschritt im Zusammenhang mit Problemen von Gesundheit und Krankheit sehen, dass psychologische und insbesondere Verhaltensaspekte in Forschung und Versorgung Berücksichtigung finden (Blanchard 1994). Einige Beispiele dazu finden sich in den verschiedenen Kapiteln dieses Buches.

Evaluation

Verhaltenstherapie bedeutet ein kontrolliertes Vorgehen; zur Sicherstellung der Qualität therapeutischen Vorgehens lassen sich eine ganze Reihe von Strategien anführen, die in der Forschungsmethodik allgemein und bei der Evaluation verhaltenstherapeutischer Verfahren im speziellen eine lange Tradition haben (Kazdin 1994).

Gerade für die verhaltenstherapeutische Praxis erscheinen Ansätze der Einzelfallanalyse und des einzelfallanalytischen Vorgehens sehr bedeutsam (Kazdin 1982, Hersen u. Barlow 1976, Grawe 1988). Therapeuten haben es in der Regel mit Einzelfällen zu tun, die im Sinne kontrollierter Praxis (Petermann 1982) dokumentiert und als Grundlage einer systematischen Evaluation behandelt werden können.

Evaluation meint die über eine bloße Erfassung von therapeutischen Effekten hinausgehende **Beurteilung** hinsichtlich zentraler Kriterien; gemeint sind damit insbesondere (Kazdin u. Wilson 1978) Kriterien aus der Sicht des Patienten (z.B. Bedeutung und Dauerhaftigkeit einer Veränderung) sowie Gesichtspunkte hinsichtlich der Kosten, des Nutzens und deren Kombination bei der Beurteilung eines therapeutischen Verfahrens. Diese Aspekte werden im Gesundheitssystem – speziell unter dem Stichwort „Qualitätssicherung" – als zentral angesehen, und sie sind deshalb gerade bei der Evaluation verhaltenstherapeutischer Verfahren zugrunde zu legen (vgl. Grawe et al. 1994). Zur detaillierten Darstellung wird auf Kap. 54 verwiesen.

17.3 Therapie als Änderungsprozess – 7-Phasen-Modell therapeutischer Veränderung

In den einleitenden Bemerkungen wurde Verhaltenstherapie als schrittweiser Problemlöseprozess bezeichnet, an dem der Patient/Klient von Beginn an aktiv beteiligt werden sollte. Besonders charakteristisch für die Verhaltenstherapie ist auch ein schritt- oder stufenweises Vorgehen, das jeweils an die Entwicklungsmöglichkeiten des Patienten angepasst wird. Ein sehr allgemeines und damit sehr flexibles Orientierungsmodell bildet das von Kanfer und Grimm (1981) bzw. Kanfer u. Schefft (1987, 1988) entwickelte 7-Stufen-Modell des therapeutischen Prozesses. Dieses Modell wurde für den deutschen Sprachraum adaptiert (Kanfer et al. 2005) und wird im Folgenden dargestellt. Besonderes Augenmerk wird dabei auf die ersten Stufen und Schritte im therapeutischen Prozess gelegt, weil diese für das Gelingen einer therapeutischen Intervention besonders bedeutsam sind.

Das Modell beinhaltet eine Abfolge einzelner Schritte, denen im Verlaufe der Intervention zentrale Bedeutung zukommt; idealerweise werden die einzelnen Schritte in der beschriebenen Abfolge durchlaufen. Die einzelnen Schritte sind allerdings mit den Therapiestunden nicht unbedingt identisch, auch die Abgrenzung der einzelnen Stufen entspricht eher einem Ideal- bzw. Orientierungsmodell als der konkreten Praxis.

An dem Modell sollte sofort klar sein, dass der Einsatz spezifischer therapeutischer Methoden, mit dem Verhaltenstherapie oft identifiziert wird, lediglich einer Phase (nämlich Phase 5) entspricht.

> **Idealerweise sollten im therapeutischen Prozess alle Phasen durchlaufen und bearbeitet werden.**

Im Überblick ist das Modell in **Abb. 17.9** dargestellt (Kanfer et al. 2005).

Schwerpunktmäßig werden in den einzelnen Phasen folgende Themen bearbeitet (für einzelne Phasen werden typische Aspekte herausgegriffen):

Phase 1: Schaffung günstiger Ausgangsbedingungen

Neben der Klärung rein organisatorischer Fragen geht es in der 1. Phase um die Schaffung einer kooperativen Therapeut-Klient-Beziehung; hier werden Erwartungen von Seiten des Klienten geklärt, und hier macht der Therapeut ein Angebot professioneller Hilfestellung. Im Erstkontakt etwa versucht der Therapeut eine Klärung folgender Fragen (s. Tab. 52 in Kanfer et al. 2005, S. 350):

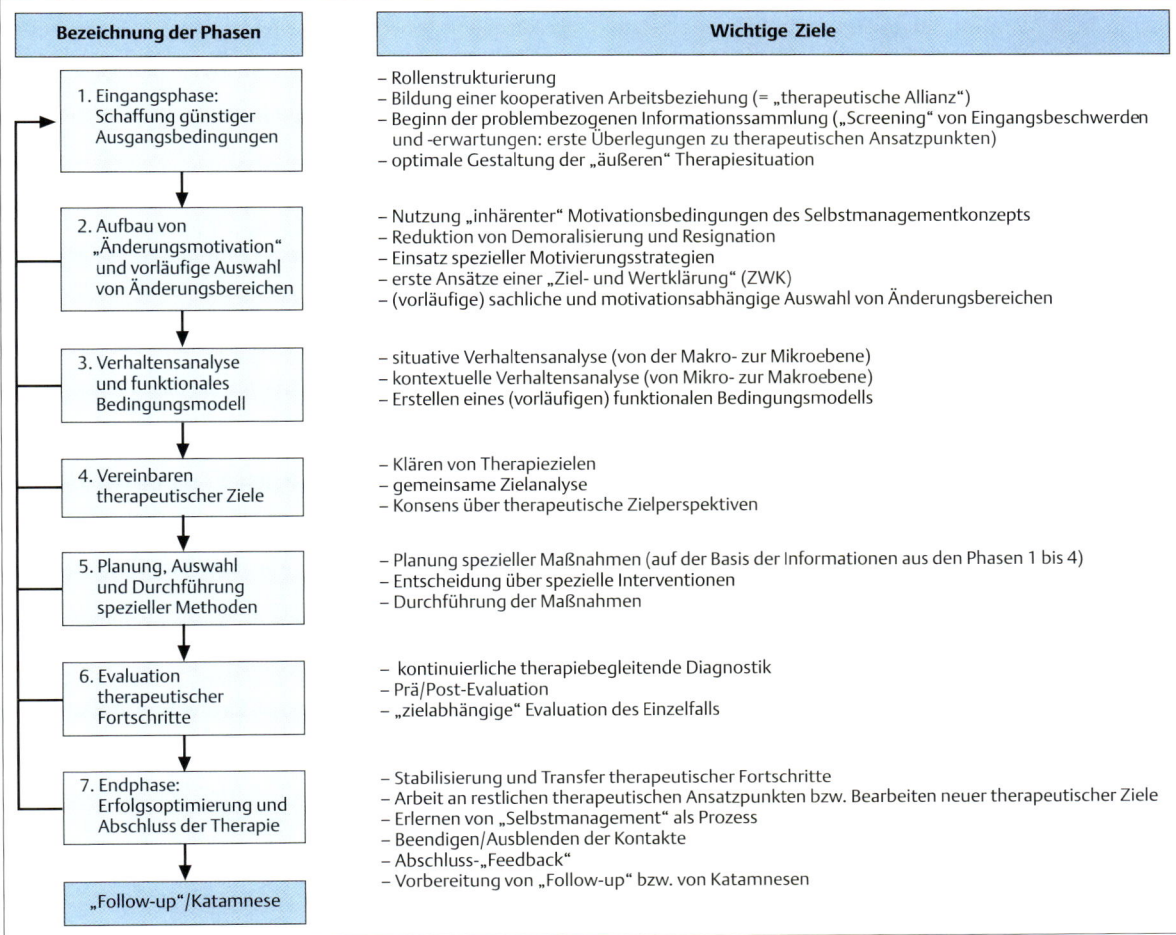

Abb. 17.9 Das 7-Phasen-Modell im Überblick.

Drei Hauptfragen für den Erstkontakt:
- Weshalb kommt eine Person zum jetzigen Zeitpunkt in Therapie? (Was hat gerade jetzt dazu geführt? Weshalb kommt jemand nicht früher oder später?)
- Weshalb kommt die Person zu mir? (Von wem empfohlen? Wie ist sie auf mich bzw. unsere Institution gestoßen?)
- Weswegen kommt sie in Therapie? (Was sind die „Präsentiersymptome"? Welche impliziten und expliziten Gründe gibt es für den Beginn einer Therapie? Wie müsste die Situation beschaffen sein, damit eine Therapie nicht [mehr] notwendig wäre...?)

Schon in der 1. Phase erfolgt eine vorläufige Klärung der im Vordergrund stehenden Beschwerden des Patienten (im Sinne eines „Screening"). Eine vertiefende und detaillierte Analyse der Beschwerden – eine Analyse der Beschwerden als psychische Probleme – ist den weiteren Stufen des therapeutischen Prozesses vorbehalten. Die 1. Phase beinhaltet die Schaffung von Vertrauen, das der Klient zum Therapeuten haben sollte; gegen Ende dieser Phase sollte der Patient die künftige Zusammenarbeit mit dem Therapeuten als ein Unternehmen sehen, an dem es sich lohnt, weiterzuarbeiten.

Phase 2: Aufbau von Änderungsmotivation

Motivationale Variablen zählen zu den wichtigsten Faktoren therapeutischer Veränderung (Schindler 1991, Meichenbaum u. Turk 1994). Unter Motivation ist die konkrete Bereitschaft des Patienten zur Veränderung zu verstehen; Therapie setzt deren Klärung ebenso wie deren Förderung im therapeutischen Kontakt voraus (z.B. durch Schaffung von Perspektiven; Abbau von Hoffnungslosigkeit...). Zur Klärung der Motivation des Patienten und zur Auswahl von Änderungsbereichen sollte mit dem Patienten eine Klärung folgender motivationaler Fragen in Angriff genommen werden (s. Tab. 20 in Kanfer et al. 2005, S. 188):

Fünf grundlegende Motivationsfragen für Klienten:
- Wie wird mein Leben sein, falls ich mich ändere?
- Wie werde ich besser dastehen, falls ich mich ändere?
- Kann ich es schaffen?
- Was muss ich für eine Änderung investieren? („Lohnt" es sich?)
- Kann ich auf die Unterstützung dieses Therapeuten (und dieser Institution) bauen?

Wichtig für den Aufbau von Änderungsmotivation ist, dass diese nicht nur im verbalen Bereich stehen bleibt (im Sinne von Absichtserklärungen). Der Patient sollte vielmehr ganz konkret (anhand kleiner Beispiele, erster Schritte neuen Verhaltens) erleben, in welcher Weise er selbst zur Veränderung beitragen kann. Zur Klärung der Motivation gehört es auch festzuhalten, welche Bereiche eines Problems einer Veränderung zugänglich sind bzw. bei welchen Bereichen der Patient möglicherweise lernen sollte, sie zu akzeptieren. Dazu gehört auch die Klärung unproblematischer Bereiche sowie vorhandener Stärken und Kompetenzen im Repertoire eines Patienten.

Phase 3: Verhaltensanalyse

Hier erfolgt eine präzise Beschreibung der eingangs geschilderten Beschwerden des Patienten auf unterschiedlichen Ebenen; dazu kommt die funktionelle Analyse, d.h. der Versuch, die Probleme des Patienten in Beziehung zu entsprechenden Bedingungen zu setzen. Die Verhaltensanalyse erfolgt üblicherweise auf unterschiedlichen Ebenen, d.h. von einer Mikro- (im Sinne von individuell-psychologischen Merkmalen) bis hin zur Makroanalyse, d.h. einer Analyse von Zusammenhängen im partnerschaftlichen, familiären und sozialen Bereich.

Kernpunkt der Verhaltensanalyse ist die Erstellung eines **hypothetischen Bedingungsmodells** (Kanfer u. Saslow 1965, Schulte 1974), d.h. von Annahmen und Vermutungen über aufrechterhaltende Bedingungen eines Problembereichs. Zur Darstellung eignet sich zumeist ein Teilbereich des Systemmodells, wie es in **Abb. 17.10** dargestellt wird.

Das Raster des Systemmodells hilft dem Therapeuten, die beim Patienten vorliegenden Probleme in den Kontext möglicher Bedingungen zu stellen (funktionale Analyse). Idealerweise liefert das Bedingungsmodell konkrete Hinweise auf diejenigen Variablen (im Sinne von UVs), die für eine Veränderung des Problems zielführend sind. Die Auswahl der therapeutischen Ansatzpunkte ergibt sich aus der darauffolgenden Phase (Zielanalyse).

Phase 4: Vereinbaren therapeutischer Ziele

Hier erfolgt zwischen Therapeut und Klient eine gemeinsame Festlegung darüber, welche Ziele angestrebt werden sollen; diese Auswahl ergibt sich aus der Verhaltensanalyse (Phase 3) deshalb nur partiell, weil das Festlegen von Zielen immer normative Aspekte mit beinhaltet.

Die vom Patienten eingangs formulierten Ziele sind zumeist wenig konkret und darüber hinaus in der Regel negativ formuliert („… Ich möchte wieder so sein wie früher…"; „… die Depressionen sollen weg sein…"). Die Vereinbarung von Zielen setzt in vielen Fällen eine Klärung von Zielen voraus; dazu gehört die Abstufung therapeutischer Teilziele ebenso wie die Klärung der Relation von therapeutischen Zielen mit den Wert- und Normvorstellungen (im Sinne von Lebenszielen) des Patienten.

Als Möglichkeiten zur Ziel- und Wertklärung bieten sich im therapeutischen Prozess eine ganze Reihe von Strategien an (Kanfer et al. 2005, Teil III), als Beispiele seien hier nur einige angeführt:

M

- *Rucksack-Metapher:* Der Klient trägt einen Rucksack, der mit seinen Problemen gefüllt ist; mit dem Fortschreiten der Wanderung legt er ein Problem nach dem anderen ab.
- *Lebenskuchen:* Hier sollen Klienten im Sinne einer „Tortengrafik" den Stellenwert ihres Problems im Kontext anderer Lebensbereiche (z. B. Partnerschaft, Freizeit, Arbeit usw.) grafisch darstellen.
- *Der gute Zauberer:* Hier erhält der Klient die Aufgabe, sich vorzustellen, sein Problem könne „weggezaubert" werden; für den Magier ist es allerdings wichtig, eine ganz genaue, konkrete und positiv formulierte Zielformulierung vorzugeben, die dann durch den Patienten zu leisten ist.

Diese und viele ähnliche Möglichkeiten helfen dem Klienten, sich positive Entwicklungen vorzustellen, sich von seinem „Gefängnis" der Probleme zu distanzieren und die Mühe einer therapeutischen Änderung auf sich zu nehmen. Nach der Vereinbarung therapeutischer Ziele sollte allerdings ohne Verzögerung auf erste Schritte der Veränderung übergegangen werden.

Phase 5: Durchführung der Behandlung

Diese Phase lässt sich wohl besonders schwer strikt von den anderen Schritten abgrenzen, weil erste Schritte der Veränderung bereits ab dem Erstkontakt stattfinden (z.B. Informationssammlung durch den Patienten im Rahmen von konkreten Aufzeichnungen, Hausaufgaben…). Idealerweise handelt es sich in dieser Stufe um die Planung und den Einsatz eines konkreten therapeutischen Verfahrens. Die Auswahl einer prinzipiellen Änderungsstrategie erfolgt vor dem Hintergrund der Probleme des Patienten im Hinblick auf seine Ziele. Dabei bedarf eine spezielle Therapiemethode (z.B. Aufbau selbstsicheren Verhaltens im Selbstsicherheitstraining) der konkreten und detaillierten Anpassung an die individuellen Lernbedingungen des Patienten.

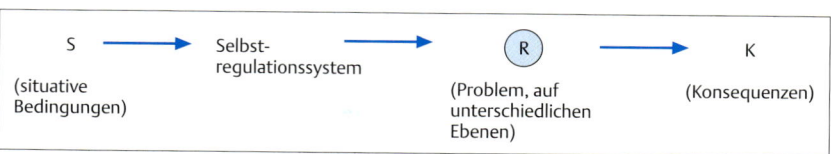

Abb. 17.10 Darstellung der zentralen Punkte des Systemmodells.

Für die Auswahl therapeutischer Strategien gibt es eine Reihe von möglichen Regeln, z. B. (Kanfer et al. 2005, S. 263ff):

- *Prinzip der minimalen Intervention* (Kanfer 1975): Dies beinhaltet die Auswahl von Methoden mit dem geringsten Aufwand sowie die Nutzung von Selbsthilfemöglichkeiten des Patienten;
- *Prinzip der kleinen Schritte:* Anpassung der Schritte an die individuellen Möglichkeiten sowie an motivationale Voraussetzungen auf Seiten des Patienten;
- *Berücksichtigung der Akzeptanz einer Intervention durch den Patienten:* Hier ist die transparente Vermittlung des Vorgehens (plausibles Modell) besonders angesagt; dazu kommt die Motivierung des Patienten zum Ertragen belastender Schritte eines Änderungsprozesses.

Bei der Auswahl therapeutischer Strategien kann mittlerweile auf einen breiten Fundus an relevanter Literatur verwiesen werden; diese ist vom Zugang her entweder an Störungsbereichen oder an therapeutischen Methoden orientiert (dazu auch **Abb. 17.14**). Eine Übersicht findet sich in der Tab. 35 in Kanfer et al. (2005, S. 265ff).

Phase 6: Evaluation des Fortschritts

Mit der Durchführung eines therapeutischen Verfahrens sollte dessen kontinuierliche Evaluation verbunden sein. Auch prinzipiell erfolgreiche Therapien bedürfen dieser Prüfung im Einzelfall. Die Evaluation wird idealerweise durch eine Kombination von 2 Strategien erreicht:

- durch eine *Prä-post-Evaluation*, d. h. durch einen Vergleich des Zustandes des Patienten vor mit dem nach der Intervention, sowie
- durch eine *therapiebegleitende Erfassung kritischer Variablen*; diese ist vor allem für die Feinsteuerung des therapeutischen Vorgehens und für die Beurteilung effizienter Therapiebausteine hoch bedeutsam.

Evaluation meint allerdings nicht nur eine Darstellung einer Veränderung, sondern auch eine Beurteilung hinsichtlich bestimmter Kriterien der Veränderung (s. dazu Kazdin u. Wilson 1978, Wittmann 1985). Auch für die Evaluation gilt, dass diese Phase als übergreifend – d. h. mehrere Schritte des therapeutischen Prozesses betreffend – angesehen werden muss.

Für die Praxis bieten sich Möglichkeiten der Evaluation in einfachen grafischen Schemata an, auch Aufzeichnungen des Patienten über den Verlauf einer Änderung sind für die Feinsteuerung ebenso wie für die Evaluation geeignet; zum therapieübergreifenden Vergleich wird vielfach auf die unterschiedlichen Möglichkeiten des Goal-Attainment-Scaling (GAS) zurückgegriffen (Kiresuk u. Sherman 1968). Hier wird beurteilt, inwieweit eine Veränderung in Richtung eines Ziels fortgeschritten ist.

Phase 7: Erfolgsoptimierung/ Generalisierung

In dieser abschließenden therapeutischen Phase geht es darum, offene Fragen zu einer Klärung zu führen und evtl. vorhandene Restprobleme zu lösen. Daneben sollte die Umsetzung der gelernten Aspekte in die therapeutische Praxis (d. h. in das konkrete Leben des Patienten) sichergestellt werden. Den *Problemlöse- bzw. Selbstmanagement-Kompetenzen* des Patienten kommt hier besondere Bedeutung zu.

Die Beendigung der Therapie ist für viele Patienten mit einem gewissen Risiko verbunden („Was ist, wenn ich wieder solche Angstzustände bekomme?"). Deshalb benötigt die Beendigung eine sorgfältige Planung und Vorbereitung des Patienten auf die Zeit nach der Therapie. Als spezielle Möglichkeit dazu bietet sich der Übergang zu Strategien der Selbstkontrolle und des Selbstmanagements ebenso an wie das schrittweise Ausblenden therapeutischer Kontakte (14-tägig, einmal pro Monat...) oder die Vermittlung von flexiblen Problemlösestrategien in der Antizipation neu auftretender Schwierigkeiten.

In Anlehnung an Goldstein u. Kanfer (1979) bzw. Kanfer et al. (2005) können bei der Generalisierung folgende Strategien realisiert werden:

- Einsatz lerntheoretischer Prinzipien zur Generalisierung (z. B. Übergang zur Selbstkontrolle);
- Üben von *neuen Verhaltensweisen* in der natürlichen Umgebung (z. B. Übungen in vivo; Hausaufgaben zwischen den Sitzungen...);
- Einbezug des *sozialen Systems* vom Patienten (Partner, Familie, Arbeitsplatz);
- Erlernen von *Regeln bzw. Problemlöse- und Selbstmanagementfähigkeiten* (z. B. im Sinne eines flexiblen kognitiven Umgangs mit gelernten Therapiestrategien; Antizipation von Schwierigkeiten etc.).

Zur Generalisierung und Erfolgsoptimierung gehört **auch** die Planung einer Nachuntersuchung (Follow-up). Hier zeigt sich, ob therapeutische Effekte nach der Beendigung der Therapie stabil geblieben sind. Die Wahl eines entsprechenden Follow-up-Zeitraums richtet sich nach den vorliegenden Problemen (Nicholson u. Berman 1983) sowie nach den konkreten Möglichkeiten von Patienten und Therapeuten (in der Regel zwischen ½ bis 2 Jahren).

Abschließend muss beim Prozessmodell darauf hingewiesen werden, dass es sich um ein Idealmodell handelt, das sich allerdings zur Strukturierung des therapeutischen Prozesses als ausgesprochen hilfreich herausstellt.

Zur Rolle der therapeutischen Beziehung in der Verhaltenstherapie

Schon ein Rückgriff auf die klassische verhaltenstherapeutische Literatur (Wolpe u. Lazarus 1966, Wolpe 1969) zeigt, dass der Gestaltung einer guten Beziehung zwischen Therapeut und Klient immer gebührender Stellenwert eingeräumt worden war. In der Therapie-Vergleichsstudie von Psychoanalyse und Verhaltenstherapie (Sloane et al. 1975) erwiesen sich die Verhaltenstherapeuten in Variablen der therapeutischen Beziehungsgestaltung (gemessen an GT-Skalen) den psychoanalytischen Therapeuten als durchwegs überlegen. Die Qualität einer therapeutischen Beziehung galt in der Verhaltenstherapie immer als wichtige, allerdings zumeist unspezifische Hintergrundvariable; als „unspezifisch" wurde sie deshalb bezeichnet (Wilson 1980), weil man sich lange Zeit nicht der Mühe unterzog, die für die therapeutische Beziehungsgestaltung relevanten Variablen zu präzisieren und **theoretisch** zu explizieren; als implizite Hintergrundvariablen waren sie allerdings immer bedeutsam (O'Leary u. Wilson 1975, Goldfried u. Davison 1976). Dies hat sich in den vergangenen 15–20 Jahren deutlich geändert: Aspekte der therapeutischen Beziehung werden in der Verhaltenstherapie auch explizit untersucht und analysiert (Wilson u. Evans 1977, deVoge u. Beck 1978, Sweet 1984, Schaap et al. 1993). Im deutschen Sprachraum sind insbesondere Seiderer-Hartig (1980), Zimmer (1983) sowie Schindler (1991) zu erwähnen. Schindler (1991) hat in einer sehr aufwendigen und detaillierten Interaktionsanalyse des therapeutischen Prozesses folgende Aspekte verdeutlicht:

- Die Gestaltung der therapeutischen Beziehung geschieht sehr rasch – in der Regel noch bevor eine spezifische therapeutische Methode wirksam werden kann.
- Als zentrale Merkmale der therapeutischen Beziehung müssen auf Seiten des Therapeuten die konkrete therapeutische Unterstützung und Erklärung, auf Seiten des Patienten erste Ansätze der konkreten Veränderung, also insbesondere motivationale Variablen sowie Aspekte der Erwartung angeführt werden.
- Die Aspekte der Beziehung sind wesentliche Aspekte des therapeutischen Erfolgs; das Gelingen einer therapeutischen Intervention hängt in hohem Maße von der Schaffung günstiger Beziehungsvariablen ab.

Verschiedene dieser Befunde sind mehrfach repliziert worden (Kaimer et al. 1989, de Jong et al. 1992). In der Depressionsstudie von de Jong et al. (1992) zeigten sich erste konkrete Veränderungen bereits in den ersten Stunden des therapeutischen Interaktionsprozesses. Hier waren therapeutische Methoden noch gar nicht zum Einsatz gekommen, so dass Aspekte der Beziehung, der Erwartung einer Veränderung usw. wohl als entscheidend angesehen werden müssen. Auch im oben angeführten Stufenmodell der therapeutischen Veränderungen (**Abb. 17.9**; Kanfer et al. 2005) wird der Gestaltung einer optimalen therapeutischen Beziehung in den ersten Schritten größte Bedeutung beigemessen. Verhaltenstherapie bleibt allerdings nicht bei der Beziehungsgestaltung stehen, und außerdem lässt sich eine optimale Beziehungsgestaltung nur schwer vom Einsatz therapeutischer Methoden trennen: Die Erwartungen des Patienten, das Vertrauen in den Therapeuten, die Erklärung und Unterstützung durch den Therapeuten in den ersten Stunden bedürfen der Umsetzung im konkreten Änderungsprozess. Erwartung und Vertrauen müssen eingelöst werden, Unterstützung des Therapeuten und seine Erklärung bedürfen einer realistischen Umsetzung im konkreten Erleben des Patienten. So gesehen zeigt sich die Qualität einer therapeutischen Beziehung erst in der Umsetzung während der therapeutischen Arbeit, z. B. im Rahmen eines mühsamen und oft belastenden therapeutischen Verlaufs. Dass die Schulung in der therapeutischen Beziehungsgestaltung (z. B. durch spezielle Aspekte der Gesprächsführung, durch einen Rückgriff auf sozialpsychologische Aspekte der Interaktion) ebenso zur Ausbildung angehender Therapeutinnen und Therapeuten gehört, erscheint selbstverständlich; dies wurde bei Kanfer et al. (2005, Teil III) auch konkret und im Detail ausgeführt. Auf diese Aspekte kann im Rahmen dieser Ausführungen nur verwiesen werden.

17.4 Verhaltensdiagnostik und Verhaltensanalyse

Diagnostik besitzt in der Klinischen Psychologie eine lange Tradition. In historischer Hinsicht ist der hohe Stellenwert der Diagnostik vor allem mit der Entwicklung der Testpsychologie und mit differenzialpsychologischen Verfahren innerhalb der Klinischen Psychologie verbunden. Eine Kehrseite dieser Entwicklung ist darin zu sehen, dass Klinische Psychologie – vor allem in psychiatrischen Institutionen, aber auch in der Erziehungsberatung, in der Schulpsychologie usw. – auf diese (durchaus wichtige und bedeutsame) Tätigkeit eingeschränkt wurde. In der Praxis zeigt sich das heute noch darin, dass Psychologen detaillierte, fundierte und umfangreiche diagnostische Gutachten über entsprechende Problemstellungen verfassen, die jedoch in der Regel kaum praktische Konsequenzen nach sich ziehen.

Diese Situation hat sich erst mit dem Aufkommen und mit dem Etablieren verhaltenstherapeutischer Verfahren im Rahmen der Gesundheitsversorgung verändert (die zum Teil bereits in den 1940er Jahren entwickelte Gesprächspsychotherapie hat aus verschiedenen Gründen auf explizite diagnostische Verfahren verzichtet). Dabei wurde sehr rasch klar, dass ein Rückgriff auf Verfahren der sog. klassischen Diagnostik nicht möglich war: Zu unterschiedlich sind die Grundlagen und Implikationen der klassischen Diagnostik einerseits und der Verhaltensdiagnostik andererseits. Dies wird noch zu erläutern sein.

Diagnostik als Erklärung

Grundsätzlich ist Diagnostik als ein Versuch zur Erklärung eines speziellen Sachverhalts zu sehen (Westmeyer 1975, Schulte 1976): Für ein bestimmtes Ereignis werden psychologische Gesetzmäßigkeiten und Randbedingungen gesucht, die eine Erklärung bieten können. Die Struktur einer solchen Erklärung lässt sich in Anlehnung an Stegmüller (1974) an einem Beispiel erläutern:
G1... Gn (Gesetzmäßigkeiten der Psychologie...), z. B.
- theoretische Modelle aus der Stress- und Life-Event-Forschung;
- entwicklungspsychologische Modelle über spezifische Phasen der Vulnerabilität und der Bewältigung von Krisen;
- klinisch-psychologische Modelle über die Entstehung von posttraumatischen Belastungsstörungen.

A1... An (Antezedensbedingungen, die konkrete Ausgangsbedingungen zu einem speziellen Zeitpunkt beschreiben...), z. B.
- Kumulation von kritischen Life-Events bei Person P zu einem gegebenen Zeitpunkt;
- Angaben über die Frage der Belastbarkeit und Bewältigungsmöglichkeiten der Person;
- Hinweise über Auswegslosigkeit einer Situation die zur Entwicklung einer posttraumatischen Belastungsstörung führen kann.

Explanandum. „Person P. leidet seit vier Jahren unter gravierenden Angststörungen, die sich als posttraumatische Belastungsstörungen beschreiben lassen."

Die angeführte Struktur wissenschaftlicher Erklärungen verdeutlicht gewissermaßen das *Ideal des diagnostischen Vorgehens*; dabei wird sofort klar, dass sich Erklärungen in der Psychologie diesem Ideal nur annähern können: Dies hängt mit den Adäquatheitsbedingungen wissenschaftlicher Erklärungen einerseits und mit dem Problem wissenschaftlicher Theorien und Beschreibungen in der Psychologie andererseits zusammen. Theoretische Modelle sind vorläufig und probabilistisch; Beschreibungen erfolgen immer im Lichte theoretischer Annahmen (Bunge 1967), so dass Erklärungen nur unter speziell theoretisch gefärbten Beschreibungen erfolgen können. In der Psychologie und in der Verhaltenstherapie beschränkt man sich deshalb darauf, von partiellen bzw. unvollständigen Erklärungen zu sprechen.

Klassische Diagnostik und Verhaltensdiagnostik

Das angeführte Modell der Diagnostik als Erklärung gilt für klassische und Verhaltensdiagnostik in gleicher Weise; ein inhaltlicher (allerdings kein struktureller) Unterschied ist darin zu sehen, dass in beiden Ansätzen ein Rückgriff auf die Theorien unterschiedlicher Provenienz getroffen wird. Dies weist auf einen ganz entscheidenden Unterschied zwischen klassischer Diagnostik und Verhaltensdiagnostik hin, der in den 1960er Jahren von Kanfer u. Saslow (1965) und in ganz prägnanter Form von Goldfried u. Kent (1972) verdeutlicht wurde.

Der zentrale Unterschied zwischen klassischer Diagnostik und Verhaltensdiagnostik lässt sich anhand der Skizze **Abb. 17.11** verdeutlichen.

■ Merkmale der klassischen Diagnostik

In der klassischen Diagnostik werden (vereinfacht gesagt) die Aussagen, beobachtete Reaktionen usw. in einer Testsituation als ein *Hinweis auf ein zu erfassendes Persönlichkeitskonstrukt* gesehen; dazu bedarf es der theoretischen Annahme, in welcher Weise spezifische Testantworten mit einem Konstrukt zusammenhängen (in der Regel handelt es sich um eine dahinter stehende Persönlichkeitstheorie).

Die Testantwort „menschliches Becken" auf Tafel V im Rorschach-Test wird als ein Hinweis auf (latente) Homosexualität der Testperson gesehen. Als theoretisches Hintergrundmodell dienen u. a. psychodynamische Modelle über Homosexualität, über die Wahrnehmung spezifischer Stimuli in einer Testsituation und über die Wahrscheinlichkeit einer Äußerung einer Testperson.

Für die klassische Diagnostik wird konsequenterweise von einem Zeichenansatz (Goodenough 1949) gesprochen: Die in einer diagnostischen Situation erfassten Aussagen, Verhaltensweisen usw. einer Person können als *Zeichen einer zugrundeliegenden Persönlichkeitseigenschaft* (bzw. deren Störung) angesehen werden. Die mit klassisch-diagnostischen Verfahren verbundenen Fragen der Reliabilität und Validität werden als bekannt vorausgesetzt und hier nicht näher erörtert.

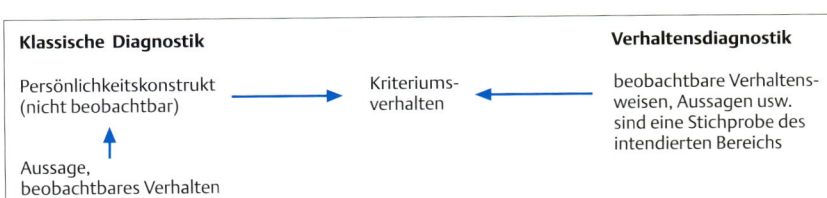

Abb. 17.**11** Skizze zur Unterscheidung der zentralen Annahmen von klassischer Diagnostik und Verhaltensdiagnostik.

Merkmale der Verhaltensdiagnostik

In der Verhaltensdiagnostik werden die Aussagen, Reaktionen usw. einer Person als spezifischer Ausschnitt des interessierenden Bereichs angesehen; dazu bedarf es keiner Vermutungen über Persönlichkeitskonstrukte, sondern lediglich der Annahme, dass die in einem Test bzw. in einer Beobachtungssituation gezeigte Antwort oder Verhaltensweise etwas mit dem intendierten Ausschnitt zu tun hat. Idealerweise sollte das Verhalten in einer Beobachtungssituation eine **Stichprobe des interessierenden Bereichs** sein. Im Kontrast zur klassischen Diagnostik spricht man deshalb vom „Stichprobenansatz".

> **M** Aussagen über Niedergeschlagenheit, über Sinnlosigkeit usw. und Verhaltensweisen der Inaktivität, des sozialen Rückzugs usw. werden als Stichprobe des Kriteriumsbereichs „depressive Verstimmungen" gesehen.

Die zentrale Frage im Stichprobenansatz lautet, ob und inwiefern die in einer Situation erfassten Merkmale als kennzeichnend, als repräsentativ für den interessierenden Bereich angesehen werden können. Gemäß der Grundlagen der Verhaltenstherapie versucht man ganz konsequenterweise, das Verhalten einer Person in der entsprechenden Situation zu beobachten (Situationismus bzw. Interaktionismus, Mischel 1973, Endler u. Magnusson 1976). Demnach ist in der Praxis eine Erfassung von Beschwerden eines Patienten in der Interviewsituation durchaus informativ. Diese Informationen geben aber möglicherweise nur eine partielle und zum Teil sehr verzerrte Stichprobe des Kriteriumsverhaltens ab. Bei den Erfassungsmethoden wird deshalb die Beobachtung in natürlichen Situationen als die „via regia" in der Verhaltensdiagnostik bezeichnet.

> **D** Für die Verhaltensdiagnostik meint Validität, ob es gelungen ist, eine repräsentative Stichprobe des Kriteriumsverhaltens zu erfassen.

Diese Sichtweise: Validität als **Repräsentativität** ist für die Verhaltensdiagnostik zentral, aber keineswegs ohne Probleme: Die Auswahl einer Stichprobe des Kriteriumsverhaltens besitzt innerhalb der Verhaltensanalyse höchste Bedeutung.

In der Verhaltensdiagnostik hat man sich zum Teil geradezu polemisch von den Annahmen und Verfahren der klassischen Diagnostik abgegrenzt; dies hatte u. a. zur Folge, dass die Entwicklung diagnostischer Strategien hinter den therapeutischen Verfahren herhinkte. Verhaltensdiagnostik hat nicht so sehr Erkenntnischarakter, sondern verfolgt verschiedene Ziele, die im Folgenden kurz angesprochen werden, nämlich

- Fundiertheit;
- Plausibilität/Transparenz;
- Relevanz für die Therapieplanung.

Fundiertheit. Da man auch für die Verhaltensdiagnostik den Anspruch auf Erklärungen beibehält, erfordert dies die Einlösung eines Qualitätsanspruchs für die einzelnen Bestandteile des Erklärungsmodells:

Auf der Ebene des Explanandums verlangt dies eine möglichst exakte Beschreibung auf mehreren Ebenen (zum Mehrebenen- bzw. Systemansatz s. S. 202). Diese Beschreibung ist umso exakter und objektiver, je näher sie am **Verhalten** (auf mehreren Ebenen) der Person bleibt und je weniger subjektive Beurteilungen und Interpretationen einfließen. Ähnliches gilt für die **Antezedensbedingungen**, die zwar für den Teil der aufrechterhaltenden Bedingungen, nicht mehr jedoch für den Bereich der Entstehungsbedingungen exakt erfasst werden können. Hinsichtlich der **Gesetzesbedingungen** meint Fundiertheit die Qualität der theoretischen Modelle, die für die Erklärung herangezogen werden. In allen Charakterisierungen von Verhaltenstherapie wird auf den gesamten Bereich der Psychologie und deren Nachbardisziplinen Bezug genommen, so dass man die Güte der theoretischen Annahmen der Psychologie übernehmen kann.

Die Frage der Auswahl spezieller theoretischer Modelle bedeutet zum einen eine gewisse Beliebigkeit und Subjektivität, die jedoch im Sinne eines theoretischen Pluralismus („... mehrere Wege führen nach Rom...") durchaus erwünscht ist.

Plausibilität. Die Forderung nach Plausibilität ist mit dem Prinzip der Fundiertheit eng verknüpft. Plausibilität der Verhaltensdiagnostik meint, dass Modelle der Verhaltensdiagnostik so klar und transparent formuliert sein sollten, dass sie vom Klienten bzw. Patienten nachvollzogen und nutzbar gemacht werden können. Plausibilität wird neben der theoretischen Fundiertheit deshalb als zentrales Merkmal hervorgehoben, weil theoretische Modelle der Psychologie zum Teil einen Komplexitätsgrad aufweisen, der vom Patienten kaum nachvollzogen werden kann. Dies sollte nicht als Plädoyer für Simplifikationen verstanden werden: **Transparenz** des therapeutischen Vorgehens ist nicht nur eine wichtige Forderung (im Sinne der Motivierung des Patienten usw.), die **Plausibilität** der Erklärungen entspricht auch einem zentralen Bedürfnis von Patienten nach einer Erklärung ihrer Beschwerden (Kausalattribution). Darüber hinaus zeigt sich immer wieder, dass die Plausibilität und Klarheit des Vorgehens ein ganz wichtiges (unspezifisches?) Prozessmerkmal der Therapie darstellen.

Therapeutische Relevanz. Diagnostische Informationen werden nicht zum Selbstzweck und nicht nur zur Erklärung für Patienten (plausibles Modell) von Therapeuten erhoben; sie dienen als zentrale Grundlagen für das therapeutische Vorgehen (Hayes et al. 1987). In vielen Charakterisierungen von Verhaltenstherapie wird dies als eine Art nahtloser Übergang von Diagnostik und Therapie bezeichnet. Gemeint ist damit u. a., dass bereits die Informationssammlung unter der Perspektive einer Veränderung erfolgt und dass die Informationssammlung selbst (z. B. Selbstbeobachtung) therapeutische Effekte aufweist. Die funktionale Analyse und ein hypothetisches Bedingungsmodell (s. u.) liefern konkrete Hinweise auf die Vernetzung menschlichen Verhaltens mit situativen, sozialen und familiären (evtl. auch physikalischen) Bedingungen.

Verhaltenstherapie bedeutet nicht, wie manchmal fälschlich behauptet wird, einen direkten Ansatz auf der Ebene des Problems; Therapie beinhaltet vielmehr eine Veränderung derjenigen **Bedingungen**, die in entscheidender Weise zur Aufrechterhaltung des Problems beitragen (so lässt sich etwa das Problem „Bettnässen" keinesfalls direkt, sondern nur über die Veränderungen der Bedingungen dieses Problems behandeln). Dies verlangt deshalb auf der Ebene der Verhaltensdiagnostik die Analyse der Bedingungen, die dann in einem therapeutischen Schritt verändert werden können (welche das sind, ist u.a. eine Frage der Zielbestimmung). Damit wird aber auch deutlich, dass Verhaltensdiagnostik, Therapieplanung und Durchführung der Therapie in der Praxis ineinander übergehen (Fiedler 1997).

Mehr-Ebenen-Ansatz

Bei der Analyse menschlicher Probleme konzentriert man sich in der Verhaltenstherapie – gemäß ihren Grundlagen – vorrangig auf **Merkmale des Verhaltens**; darunter ist keineswegs nur die motorisch beobachtbare Ebene gemeint (wie es z.T. im radikalen Behaviorismus, etwa bei Skinner 1974 gesehen wurde).

Einem vielbeachteten und inzwischen gängigen Vorschlag von Lang (1971) folgend sind bei der Analyse folgende Ebenen zu berücksichtigen:

Ebene des motorisch-beobachtbaren Verhaltens. Im klinischen Kontext sind darunter alle beobachtbaren Verhaltensmuster zu verstehen, die einen Teil des Problems ausmachen, z.B. Essverhalten, Mimik, Gestik, Flucht- und Vermeidungsreaktionen usw. Die Aufgabe des Diagnostikers besteht darin, diese relevanten Aspekte so direkt und unbeeinflusst wie möglich zu beobachten und zu registrieren.

Ebene subjektiv-kognitiver Prozesse. Gemeint ist damit der **Inhalt** der vorwiegend verbal geäußerten Beschwerden (z.B.: „... ich fühle mich kraftlos, niedergeschlagen..."; „...den ganzen Tag über fühle ich Unruhe und Angst..." usw.). Die Erfassung und Beachtung dieser kognitiven Ebene ist u.a. eine Konsequenz des Umstands, dass kognitive Verarbeitungsmechanismen (Gedanken, Erwartungen,...) offenbar wichtige Moderatoren menschlicher Störungen darstellen. In vielen Fällen werden diese kognitiven Merkmale sogar als zentraler Bereich der psychischen Störung angesehen (z.B. Gedanken der Erwartungsangst, zwanghafte Gedanken usw.).

Ebene des somatisch-psychophysiologischen Geschehens. Diese vom Patienten zumeist diffus erlebte Ebene stellt in vielen Fällen menschlicher Probleme einen Grund massiver Beunruhigung des Patienten dar; zu denken ist an somatische Begleiterscheinungen von Stressreaktionen, an die Wahrnehmung körperlicher Veränderungen (Atemfrequenz, Herzschlag...) oder an hormonell-physiologische Schwankungen. Die Erfassung dieser psychobiologischen Ebene (Schwartz 1982) gehört mittlerweile zum Standard verhaltensdiagnostischer Bemühungen.

Problematik des Mehr-Ebenen-Ansatzes. So klar und mittlerweile selbstverständlich die Unterteilung menschlichen Verhaltens in die 3 genannten Ebenen erscheint, so ist sie doch mit einer Reihe von Schwierigkeiten verbunden (Eifert u. Wilson 1991). Zum ersten ist das praktische Problem zu nennen, dass vor allem angehende Therapeuten damit Schwierigkeiten haben, an welchem Bereich eines Problems sie ansetzen und welche Daten sie erheben sollten (Was soll ich den Patienten fragen? Was sollte ich beobachten?). Die Fragen sind berechtigt und verständlich; es ist eine wichtige Aufgabe der klinisch-psychologischen Aus- und Weiterbildung, angehenden Therapeutinnen und Therapeuten den Zugang zu den psychischen Problemen zu erleichtern. Die Kenntnis von **Merkmalen der speziellen Störungsbilder** einerseits und die Vermittlung von **Analyseschemata** andererseits bilden wichtige Elemente der Aus- und Weiterbildung.

Ein zweites Problem der Analyse menschlicher Probleme auf unterschiedlichen Ebenen ist grundsätzlicherer Art: Die einzelnen Ebenen weisen zwar gewisse Zusammenhänge auf, es ist allerdings auch mit einer deutlichen **Asynchronizität** zu rechnen. Damit ist gemeint, dass die einzelnen Ebenen menschlichen Verhaltens und menschlicher Störungen keineswegs homogen (in gleich starken Ausprägungen) auftreten und verlaufen. Bei so gut wie allen Störungen treten einzelne Ebenen stärker hervor bzw. zurück (Eifert u. Wilson 1991). Eine Folgerung aus diesem Umstand wäre, dass wir uns nicht auf die Erfassung *einer* Ebene beschränken und auf andere Ebenen schließen dürfen (Reduktionismus). Verhaltensdiagnostik und die Analyse auf unterschiedlichen Ebenen beinhaltet vielmehr eine Anerkennung der Tatsache, dass menschliches Verhalten unterschiedliche Ebenen umfasst und von unterschiedlichen Bedingungen determiniert ist (multiple Regulation). Wenn man nun die drei Ebenen in ihren Ausprägungen entsprechend erfasst, macht es auch keinen Sinn mehr zu fragen, welche der Ebenen als grundlegend oder als zentral oder als besonders relevant usw. anzusehen sei.

Als letzter Aspekt ist anzuführen, dass die Ebene des Verhaltens aus methodologischen (nicht aus inhaltlichen!) Gründen als zentral anzusehen ist: Eine **Prüfung** und Verankerung sowohl hypothetischer Annahmen als auch von erschlossenen Daten (z.B. über kognitive Prozesse, Erwartungen usw., die ja grundsätzlich nicht direkt beobachtbar sind) kann ausschließlich an Kriterien erfolgen, die **objektivierbar** und **intersubjektiv prüfbar** sind. Dies beinhaltet ein Bekenntnis zum methodologischen Behaviorismus (Mahoney 1974, Westmeyer 1981, Hawton et al. 1989), der nichts anderes bedeutet als die selbstverständliche Übereinkunft, dass wir Annahmen zu prüfen haben und dass diese Prüfung letztlich nur an Merkmalen des Verhaltens erfolgen kann.

Zielbestimmung, Verhaltensanalyse, Therapieplanung

Seit Kanfer u. Saslow (1965) sind für die Verhaltensdiagnostik die dritte Schritte der Zielbestimmung, Verhaltensanalyse und Therapieplanung maßgeblich; in verschiedenen Schemata zur Verhaltensdiagnostik erfuhren die Bestandteile zwar eine unterschiedliche Ausdifferenzierung (Schulte 1974, 1995, Bartling et al. 1991, Caspar 1987,

Reinecker u. Schweiger 2009), im Prinzip gilt die Klärung der entsprechenden Fragen immer noch als entscheidender Schritt in der Verhaltensdiagnostik.

■ Zielbestimmung

Interessanterweise stand für Kanfer u. Saslow (1965) die Frage der Zielbestimmung am Beginn ihrer Überlegungen; dabei geht es um die Frage, welche Bereiche des problematischen Verhaltens einer Veränderung bedürfen. Dies beinhaltet die Frage nach dem therapeutischen Ansatzpunkt (target), von dem die weiteren Schritte der Verhaltensanalyse, der Therapieplanung und natürlich der darauf aufbauenden Therapiedurchführung abhängen. Das Festlegen therapeutischer Ziele sollte in der Verhaltenstherapie möglichst konkret erfolgen; das Ziel „weniger ängstlich zu werden" etwa bedarf der Konkretisierung, z. B. belastende Situationen aufzusuchen, Blickkontakt aufzunehmen, sich in der Diskussion zu Wort zu melden usw. Obzwar es selbstverständlich erscheint, muss ausdrücklich betont werden: Die Zielbestimmung muss immer auf einem Konsens zwischen Therapeut und Patient beruhen.

Für die **Klärung und Festlegung der Ziele eines Patienten** sind folgende Variablen bedeutsam:
- die individuellen Zielvorstellungen des Patienten,
- motivationale Variablen,
- Aspekte des sozialen und kulturellen Umfelds und
- insbesondere normative Aspekte.

Dieser Punkt ist deshalb besonders zu betonen, weil sich die Festlegung von Zielen **nur** auf der Grundlage normativer Aussagen ergibt; es wäre kurzsichtig und käme einem sog. „naturalistischen Fehlschluss" gleich, wollte man aus der deskriptiven Analyse eines Problems (z. B. Bettnässen bei einem vierjährigen Kind) eine Zielfestlegung ableiten (z. B. die Zahl der Trockennächte soll erhöht und damit das Bettnässen eliminiert werden...). Die Zielbestimmung verlangt nach Festlegungen, die jeweils vor einem normativen Hintergrund geschehen; es ist Aufgabe der Diagnostik, dies explizit und transparent zu gestalten.

■ Verhaltensanalyse

In dieser naheliegenden Frage wird der Versuch unternommen, das problematische Verhalten möglichst präzise zu beschreiben; der Anspruch der funktionalen Analyse besteht darin, die **Bedingungen des Verhaltens** zu analysieren. Dabei sollten die Bedingungen sowohl für die Genese als auch für die Aufrechterhaltung erfasst sein; es leuchtet unmittelbar ein, dass die Bedingungen für die Genese eines Problemverhaltens nur mehr retrospektiv und damit sehr hypothetisch zu erfassen sind. Für das Verständnis des Problems, vor allem für die Analyse der Entwicklung und hinsichtlich des heutigen Stellenwerts einer Pathologie (s. plausibles Modell) erscheint dies aber durchaus bedeutsam.

Deutlich präziser und fundierter lassen sich die **gegenwärtigen Bedingungen eines Problems** erfassen; unter Bedingungen versteht man – im Sinne eines bescheidenen Verständnisses von „Ursachen" – diejenigen Variablen (= UV), deren Veränderung zu einer Veränderung des Problems (= AV) beiträgt. Gewissermaßen das Herzstück einer Verhaltensanalyse ist im „hypothetischen Bedingungsmodell" zu sehen: Hier werden – zumeist in Form von Skizzen oder grafischen Darstellungen – diejenigen Variablen dargestellt, von denen man begründeterweise annimmt, dass sie zur Aufrechterhaltung eines Problems beitragen. Das Modell dient üblicherweise auch als Grundlage für die Therapieplanung und Therapiedurchführung (Beispiel s. u.). Unabdingbar erscheint für die funktionale Analyse eine **individuelle Erfassung von Variablen**; Wolpe (1986) spricht in diesem Zusammenhang von einem „kategorischen Imperativ der Verhaltenstherapie", was bedeutet, dass auch zunächst identisch erscheinende Verhaltensweisen bei unterschiedlichen Personen durch ganz unterschiedliche Bedingungen ausgelöst und aufrechterhalten werden können.

■ Therapieplanung

Der dritte Schritt der Verhaltensdiagnostik beinhaltet eine auf der Verhaltensanalyse und Zielbestimmung aufbauende Therapieplanung; hier wird nicht nur festgelegt, wie die Abfolge der einzelnen therapeutischen Maßnahmen zu gestalten ist, sondern es werden – unter Beachtung der individuellen Bedingungen und pragmatischen Aspekte – auch Entscheidungen getroffen, die im deutschen Sprachgebrauch unter dem Begriff der „**Indikation**" (Seidenstücker 1984) verstanden werden (Fiedler 1997, Reinecker u. Fiedler 1998). Die praktische Therapieplanung hat man sich dynamisch und prozesshaft vorzustellen: Bereits mit dem Erstkontakt trifft der Therapeut (in der Regel gemeinsam mit dem Patienten) Entscheidungen, in welcher Weise der Patient an der therapeutischen Veränderung zu beteiligen ist. Dazu gehören Selbstaufzeichnungen und Berichte über den Verlauf zwischen den Sitzungen ebenso wie erste Schritte in der Planung konkreter Veränderungen (z. B. Übungen in der Auseinandersetzung mit Belastungssituationen u. ä.). Gerade unter dem Blickwinkel des Selbstmanagements (Kanfer et al. 2005) kann die Eigenverantwortung und Eigenbeteiligung des Patienten nicht stark genug betont werden.

Trichterungsprozess. Speziell angehende Therapeutinnen und Therapeuten stehen oft vor der Schwierigkeit, dass sie unsicher sind, welche Fragen sie einem Patienten stellen sollten; gewissermaßen als Metamodell haben wir eine Art „Trichterungsprozess" vorgeschlagen (Abb. 23 in Kanfer et al. 2005), in dessen Verlauf wir zunächst in einer Art Screening eine eher allgemeine Bestandsaufnahme anstreben. Die Trichterung besteht dann darin, dass beim Fortschreiten der Präzisierung des Problems immer **detailliertere Fragen** gestellt werden können (Abb. 17.12).

Bedingungsmodell. Für die Klärung einzelner Schritte gibt es durchaus eine Reihe von Rastern und Schemata, die im Prinzip ebenfalls auf Kanfer u. Saslow (1965) zurückgehen, inzwischen aber gewisse Ausdifferenzierungen erfahren

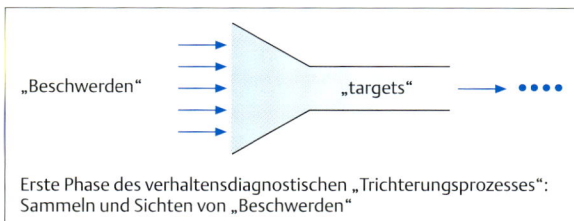

Erste Phase des verhaltensdiagnostischen „Trichterungsprozesses":
Sammeln und Sichten von „Beschwerden"

Abb. 17.12 Darstellung des Trichterungsprozesses bei der Sichtung von Eingangsbeschwerden bzw. Bedingungsanalyse.

haben (Schulte 1974 u. 1996, Bartling et al. 1992, Reinecker 1994). Im Rahmen der Kassenantragstellung etwa wird verlangt, dass zu einer ganzen Abfolge von Punkten Stellung bezogen wird (vgl. dazu KV-Schema, Faber u. Haarstrick 1993). Sulz (1992) hat dieses System speziell unter dem Anspruch der Didaktik sehr detailliert ausgearbeitet. In der Folge wird nicht auf diese Schemata eingegangen, sondern es wird ein Beispiel für den zentralen Bestandteil der funktionalen Analyse, nämlich das hypothetische Bedingungsmodell, dargestellt (**Abb. 17.13**).

Ein hypothetisches Bedingungsmodell bildet eine *Zusammenfassung der Daten aus der Verhaltensanalyse*; es ist immer vorläufig und für Korrekturen offen, bietet aber eine Grundlage für Zielbestimmung, Therapieplanung und Therapiedurchführung. Es ist nicht nur für Zwecke der Aus- und Weiterbildung unerlässlich, das Bedingungsmodell explizit (z.B. grafisch) auszuformulieren; auch für Zwecke der therapeutischen Praxis sollte das Modell im Prinzip festgehalten werden, weil nur so die zentralen Bestandteile erfasst und ggf. korrigiert werden können.

Zur Richtigkeit eines hypothetischen Bedingungsmodells oder was hilft uns dies für die Theorienbildung?

Die Erstellung eines hypothetischen Bedingungsmodells wurde oben als Kernstück der Verhaltensanalyse bezeichnet. Mit der therapeutischen Erfahrung gewinnt man Übung in der Erstellung solcher Modelle, die dann vielfach durch eine gewisse Klarheit und Eleganz bestechen. In pragmatischer Hinsicht sieht man – in Anlehnung an Kanfer und Phillips (1970) bzw. Schulte (1974) – das Bedingungsmodell als Bindeglied zwischen Verhaltenstheorie und Verhaltenstherapie in dem Sinne, dass die Richtigkeit, d.h. der Erfolg der Therapie ein Beleg für die Richtigkeit der zugrunde liegenden Theorie sei. Dieses Argument trifft in der Form nicht zu, worauf bereits Postman (1947) hingewiesen hat; Westmeyer (1975) hat unter formallogischer Argumentation deutlich gemacht, dass Therapie keinesfalls als „Bewährungsinstanz" für die Verhaltenstheorie angesehen werden kann. Vereinfacht gesagt ist dies deshalb sofort einzusehen, weil zwischen Theorie, Bedingungsmodell und Therapie keine formal logische Ableitungsbeziehung besteht. Man kann demzufolge auch nicht von einer „Anwendung" der Theorie in der Therapie sprechen. Ohne die gesamte Argumentation hier aufzurollen, kann man verschiedene Punkte festhalten, die sowohl für Wissenschaftler als auch für Praktiker große Bedeutung besitzen. Die Richtigkeit des hypothetischen Bedingungsmodells kann sich niemals beweisen lassen – das ist in der Regel auch gar nicht intendiert. Bedeutsam ist vielmehr, dass und inwiefern das Bedingungsmodell heuristische Relevanz für die Therapieplanung und für die Therapiedurchführung besitzt. So gesehen besitzt das Modell möglicherweise den wissenschaftstheoretischen Status eines „nützlichen Irrtums". *Die Richtigkeit der Verhaltenstheorie* lässt sich ebenfalls durch eine erfolgreiche Therapie nicht belegen, weil keine direkte Ableitungsbeziehung besteht. Theorien besitzen darüber hinaus keinen Wahrheitscharakter, sondern sie sind als vorläufige Annahmen, als Hypothesen zu sehen, die unser Handeln leiten (Popper 1969, Stegmüller 1974). *Der Erfolg (die Richtigkeit) der Therapie* ist sicherlich aus der Sichtweise des Patienten und des Therapeuten ein zentrales Kriterium. Das Bedingungsmodell hat für die Therapieplanung und für die Therapiedurchführung lediglich einen heuristisch-pragmatischen Stellenwert, und es ist durchaus sinnvoll, bei einer misslungenen Therapie Fehler auch im Bedingungsmodell zu suchen (aber auch in anderen Bereichen!). Es ist damit unsere Aufgabe, die Bedingungsmodelle so genau, konkret und fundiert zu erstellen, wie dies nur möglich ist; eine Gewähr für deren Richtigkeit oder eine *Gewähr für den Erfolg* der darauf aufbauenden Therapie dürfen wir davon allerdings nicht erwarten.

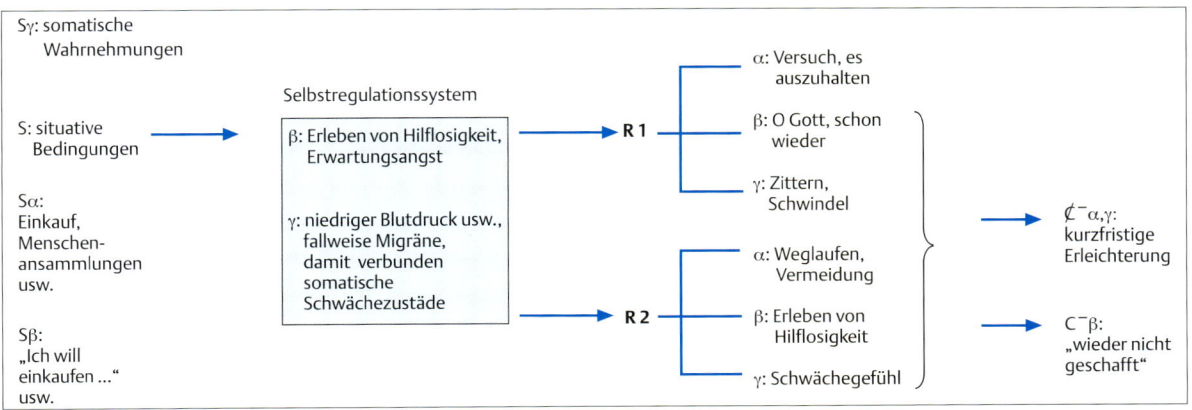

Abb. 17.13 Beispiel für ein hypothetisches Bedingungsmodell bei Patientin Frau U. Die 35-jährige verheiratete Frau leidet seit ca. vier Jahren unter „Panikstörung mit Agoraphobie".

17.4 Verhaltensdiagnostik und Verhaltensanalyse

17.5 Methoden der Verhaltenstherapie

Verhaltenstherapie wird nicht selten als eine Sammlung effizienter Methoden oder Techniken gesehen; diese Sichtweise fällt insbesondere an den Erwartungen von Patienten, aber auch bei Kandidaten in der Weiterbildung auf: So gut wie alle Kandidaten hatten verschiedene andere Therapieverfahren mehr oder weniger fundiert kennen gelernt. Bei einer Motivationsklärung für die verhaltenstherapeutische Weiterbildung wurde von fast allen Teilnehmern u. a. der Wunsch geäußert, „handfeste" Methoden oder „effiziente" Techniken kennen und anwenden zu lernen. Die Berechtigung dieses Hetero- (vielleicht auch Auto-)Stereotyps sei in diesem Rahmen dahin gestellt. Mit ihrer Betonung von Effektivität, von Evaluation und eines transparenten Einsatzes von psychologischen Verfahren zur Veränderung problematischer Verhaltensmuster (s. dazu oben die Charakterisierung von Verhaltenstherapie) haben prominente Vertreter der Verhaltenstherapie an diesem Erwartungsmuster mitgestrickt.

Die Darstellung therapeutischer Methoden ist eine von 2 Möglichkeiten, verhaltenstherapeutische Praxis transparent und lehrbar zu gestalten (Goldstein u. Foa 1980, Kanfer u. Phillips 1970, Rimm u. Masters 1979, Kanfer u. Goldstein 1991, Bellack et al. 1990, Dobson 1990, Linden u. Hautzinger 2010, Fliegel et al. 1981, Margraf u. Schneider 2009, Reinecker 1999; **Abb. 17.14**).

Die Alternative dazu besteht in einer **Beschreibung klinischer Störungsbilder** und in der Darstellung aus der Perspektive der entsprechenden Problematik (Turner u. Calhoun 1992, Reinecker 2004, Bellack u. Hersen 1990, Hautzinger 2000, Ammerman u. Hersen 1993, Bellack et al. 1990, Turner et al. 1992, Margraf u. Schneider 2009). Wie leicht zu sehen ist, beinhalten beide Zugänge eine Idealisierung: Klinische Zustandsbilder (z. B. „Panikstörung") sind ebenso abstrakt wie Therapiemethoden (Konfrontationsverfahren). Die Umsetzung therapeutischer Verfahren in die Praxis bedarf der flexiblen Berücksichtigung konkreter Umstände, der individuellen Problemsituation usw.; aus diesem Grunde sollte die Darstellung der Methoden nicht mit der Ebene der therapeutischen Praxis verwechselt werden. Die Beschreibung therapeutischer Methoden liefert allerdings einen **konzeptuellen Handlungsrahmen**. Verhaltenstherapie kann sicher nicht nur aus Büchern (und natürlich auch nicht aus der folgenden Beschreibung von Methoden) erlernt werden; die möglichst konkrete und an der Praxis orientierte Beschreibung sollte aber den Versuch einer Hilfestellung beim Erlernen des therapeutischen Vorgehens in der konkreten Praxis bieten (Reinecker, Schindler u. Kaiser 2009).

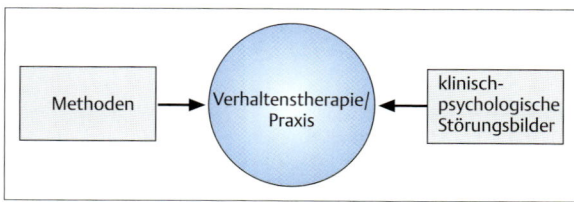

Abb. 17.**14** Darstellung des methodisch orientierten bzw. eines störungsbezogenen Zugangs zur Praxis der Verhaltenstherapie.

Sie sollte außerdem für den interessierten Leser einen möglichst konkreten Einblick in das Geschehen verhaltenstherapeutischen Handelns bieten.

Bereits bei der Darstellung des Prozessmodells der Verhaltenstherapie war betont worden, dass der Einsatz von Methoden lediglich eine Stufe im therapeutischen Ablauf darstellt; als Methoden im weiteren Sinne sind sicherlich alle vorbereitenden Strategien zu sehen: Strategien der Gesprächsführung, der Motivations- und Zielklärung usw. Diese sind auch nicht unabhängig oder losgelöst von den technischen Aspekten zu verstehen.

M Therapietechniken gewinnen ihre Bedeutung erst im Zusammenhang mit vorbereitenden Maßnahmen auf verhaltensanalytischer und motivationaler Ebene.

Speziell motivationale Aspekte, Fragen der Gestaltung einer therapeutischen Beziehung usw. werden häufig als „unspezifische" Strategien bezeichnet; dies bedarf insofern der Präzisierung, als die Unterscheidung auf technologischer Ebene durchaus Sinn macht. Auf der Ebene der therapeutischen Praxis lassen sich spezifische und unspezifische Wirkfaktoren ganz einfach nicht trennen: Die Gestaltung einer therapeutischen Beziehung, der Aufbau von Änderungsmotivation usw. geschieht im Hinblick auf eine Veränderung durch den Einsatz therapeutischer Methoden. Gerade bei gravierenden psychischen Störungen besteht das Hauptproblem darin, den Patienten zu motivieren, sich auf eine Veränderung (d. h. auf den Einsatz eines Verfahrens) einzulassen. Beziehungsgestaltung, Vorbereitung der Behandlung und deren konkrete Umsetzung gehen dabei nahtlos ineinander über; ohne die Vermittlung eines plausiblen Modells für sein Problem und ohne eine plausible Erklärung des therapeutischen Wirkprinzips wird sich ein Patient nur schwer auf eine Behandlung einlassen. Es ist deshalb auf praktischer Ebene müßig bis sinnlos, eine Trennung in spezifische und unspezifische Wirkfaktoren vorzunehmen: Auch therapeutische Beziehungsgestaltung (Schindler 1991, Schaap et al. 1993) ist kein Selbstzweck, sondern erfolgt unter der Perspektive einer therapeutischen Veränderung.

Aus wissenschaftstheoretischer Sicht bedeutet die Beschreibung theoretischer Methoden eine Darstellung auf der Ebene der **Technologie** (Bunge 1967): Technologien sind Maßnahmen, um bestimmte Ziele möglichst effizient zu erreichen. Deshalb ist auch nicht Wahrheit (wie bei Theorien) das entscheidende Beurteilungskriterium, sondern eben **Effektivität und Effizienz**. Technologien gründen üblicherweise auf theoretischen Modellen, für die Verhaltenstherapie wurde in der obigen Charakterisierung (Franks u. Wilson 1978) der Fundus psychologischer Theorien und ihrer Nachbardisziplinen genannt. Technologische Modelle bieten einen Hintergrund für praktisches Handeln, beide Ebenen sollten nicht verwechselt werden.

Für die Darstellung der Methoden der Verhaltenstherapie gibt es unterschiedliche Einteilungsvorschläge (Rimm u. Masters 1979, Goldstein u. Foa 1980). Hier erfolgt eine

Tabelle 17.1 Systematische Darstellung der therapeutischen Methoden in der Verhaltenstherapie (nach Reinecker 1991)

Therapieprinzip	therapeutischer Verfahren
Techniken der Stimuluskontrolle/Angstbewältigung	Konfrontationsverfahren: systematische Desensibilisierung, graduierte bzw. massierte Konfrontation, paradoxe Strategien, Angstbewältigung
Techniken der Kontrolle von Verhalten durch Veränderung von Konsequenzen (operante Verfahren)	Techniken der Verstärkung, Löschung, Bestrafungsverfahren (time out; response cost; Aversionsmethoden)
Techniken des Modelllernens	Aufbau von Verhalten, Erleichterung von Verhalten, Diskriminationslernen
Strategien der Selbstkontrolle	Selbstbeobachtung, Selbstverstärkung, Kontingenzkontrolle und Contractmanagement, Stimuluskontrolle
kognitive Therapieverfahren	Covert-Conditioning; kognitive Therapie (Beck), rational-emotive-Therapy (Ellis) Selbstinstruktionstraining, Problemlösetraining, Attributionstraining

Orientierung an einer Tabelle, die in einem Lehrbuch vorgestellt wurde (Reinecker 1999), allerdings etwas modifiziert und differenziert (**Tabelle 17.1**).

Techniken der Stimuluskontrolle/ Konfrontations- und Bewältigungsverfahren

Diese Gruppe verhaltenstherapeutischer Verfahren geht (im weitesten Sinne) von dem Prinzip aus, dass zur Veränderung dysfunktionaler Verhaltensmuster eine Konfrontation und Auseinandersetzung mit der als problematisch erachteten Situation unabdingbar ist (deshalb Stimuluskontrolle). Beispiel dafür bilden die große Gruppe der Angststörungen, aber auch Abhängigkeiten, Essstörungen, Trauerreaktionen usw. Episodische Anwendungen dieses Verfahrens finden sich in der Literatur sehr häufig. Beispiele sind die Höhenangst und ihre Selbstbehandlung bei Goethe ebenso wie der Hinweis von Freud (1917), dass eine Bewältigung von Angst letztlich nur durch eine reale Konfrontation und Auseinandersetzung mit der problematischen Situation erfolgen kann. Die Systematisierung, theoretische Fundierung und konsequente Anwendung erfolgten erst mit der Etablierung der Verhaltenstherapie.

In dieser Gruppe therapeutischer Methoden sollen – auch aus historischen und didaktischen Gründen – 4 Kapitel unterschieden werden:

- systematische Desensibilisierung (S. 217);
- Konfrontation und Reaktionsverhinderung (S. 218);
- Varianten und Weiterentwicklungen (S. 220) sowie
- Training in Angstbewältigung (S. 221).

■ Systematische Desensibilisierung

Das Verfahren der Systematischen Desensibilisierung (SD) wurde von Wolpe (1958) entwickelt. Er bezog sich dabei auf eigene experimentelle Studien (vorwiegend mit Katzen), auf das klinische Vorbild bei M. C. Jones (1924) sowie in theoretischer Hinsicht auf die Theorie von Pawlow (1927) und Hull (1943). In seinen eigenen Studien hatte Wolpe (1952) zeigen können, dass Angst und Vermeidungsreaktionen bei Versuchstieren therapeutisch reduziert werden konnten. Er verwendete dazu das Prinzip der Stimuluskontrolle insofern, als die Vermeidungsreaktion der Katzen durch einen der traumatischen Situation wenig ähnlichen Käfig in nur geringem Maße ausgelöst wurde. Im Laufe der Behandlung näherte Wolpe die Stimuluscharakteristika des Käfigs der ursprünglich belastenden Situation schrittweise an. Als zentrales Wirkprinzip bezeichnete er das von Hull (1943) entlehnte Modell der (konditionierten) **Hemmung** von Angst: Durch die Fütterung der Katzen in einer neuen, geringfügig angstauslösenden Situation (Käfig) wird eine Hemmung von Angst aufgebaut, die sich bei entsprechender Wiederholung stabilisieren lässt (konditionierte Hemmung). Beim Menschen bietet sich als angstantagonistische Reaktion insbesondere Entspannung an (Jacobson 1938). Diese lässt sich relativ rasch erlernen und zur Hemmung eines geringen und schrittweise ansteigenden Ausmaßes an Angst einsetzen.

Für Wolpe (1958 u. 1969) bestand die Systematische Desensibilisierung aus drei ganz zentralen Elementen:

- Erstellung einer **individuellen Hierarchie** angstauslösender Situationen;
- Einübung eines angstantagonistischen Verfahrens, speziell der **Muskelrelaxation**;
- stufenweise **Darbietung** (real oder in vivo) angstauslösender Situationen.

Die Systematische Desensibilisierung wurde zum ersten sehr bekannten Verfahren der Verhaltenstherapie – sie wurde bis spät in die 60er Jahre hinein teilweise sogar mit der Verhaltenstherapie gleichgesetzt. Tatsächlich muss man sagen, dass es innerhalb der Psychotherapie kaum ein einzelnes therapeutisches Verfahren gibt, das so detailliert untersucht und so umfangreich evaluiert wurde. Während das hohe Ausmaß der Effektivität auch heute noch unumstritten ist, wurde bald Kritik an den theoretischen Grundlagen des Verfahrens laut. Diese Kritik knüpfte in erster Linie an einzelnen (zum Teil experimentellen) Variationen des Verfahrens an.

Während die Variation hinsichtlich einer realen versus vorstellungsmäßigen Darbietung noch unproblematisch war und von Wolpe (1958 u. 1969) geradezu propagiert wurde, wurde die Systematische Desensibilisierung speziell in den späten 60er Jahren geradezu respektlos zerpflückt (Yates 1975): Zu nennen sind hier insbesondere die

Verwendung von **Standardhierarchien**, das Weglassen von **Entspannung**, die Bearbeitung von Items in zufälliger oder absteigender **Reihenfolge** (d. h. Beginn mit dem Top-Item).

Diese technischen Variationen rüttelten nicht nur an den von Wolpe (1958) angeführten Vorgaben; es zeigte sich, dass man so gut wie alle technischen Regeln verletzen konnte, ohne dass damit die Effektivität des Verfahrens beeinträchtigt wurde. All dies führte zu einer radikalen Diskussion der theoretischen Grundlagen der Systematischen Desensibilisierung.

Aus heutiger Sicht können verschiedene Erklärungen (und zwar praktisch nebeneinander) für die **Wirkung der Systematischen Desensibilisierung** geltend gemacht werden:

- **Reziproke Hemmung**, wie sie von Wolpe (1958) auf der Grundlage der Theorie von Hull (1943) thematisiert wird; durch die Entspannung wird gewissermaßen die Angst gehemmt und kontinuierlich abgebaut.
- **Habituation** wurde schon von Lader u. Wing (1966) bzw. Lader u. Mathews (1968) als Erklärung angeführt; in neuerer Zeit wies Birbaumer (1977) darauf hin, dass es auf physiologischer Ebene zu Prozessen der Gewöhnung (Habituation) im Verlaufe der Systematischen Desensibilisierung kommt.
- Prozesse der **Löschung von Erregung** (Angst) werden vor allem von Theoretikern aus dem Bereich der Konfrontationsverfahren vorgebracht (Rimm u. Masters 1979, Marks 1987). Demnach erlebt das Individuum einen Prozess der klassischen Löschung, weil die Verknüpfung zwischen CS und UCS abgeschwächt und schließlich unterbrochen wird.
- Prozesse der *sozialen Verstärkung* und der schrittweisen Ausformung von angstfreiem Alternativverhalten werden vor allem von Vertretern aus der sozialen Lerntheorie angeführt (Bandura 1977, Rosenthal 1982). In der Systematischen Desensibilisierung werden neue, aktive Strategien der Bewältigung erlernt, die mit ängstlichem Verhalten inkompatibel sind (s. auch L. Williams 1990).
- Eine sehr große und inzwischen heterogene Gruppe von Erklärungsmöglichkeiten rankt sich um kognitive Modelle: Hier wird betont, dass Veränderungen gedanklicher Prozesse, eine **Veränderung von Erwartungen** usw. als entscheidender Faktor bei der Therapie anzusehen sind. Wenn man ein Kontinuum von Lernprozessen annimmt (Rescorla 1988), so muss man sicher festhalten, dass kognitive Lernprozesse auch bei der Therapie von Angst wohl eine entscheidende Rolle spielen (Rachman 1990, Mineka u. Zinbarg 2006).

Für die Praxis der Verhaltenstherapie bietet sich die Durchführung der Systematischen Desensibilisierung insbesondere in der Realität (in vivo) an: Hier umgeht man die mit Problemen der „verdeckten" Anwendung (Vorstellung) verknüpften Schwierigkeiten ebenso wie Fragen der Generalisierung auf den realen Lebenskontext.

> **M** Bei der Durchführung von Systematischer Desensibilisierung in vivo werden schwierige Situationen in einzelne zu bearbeitende Stufen eingeteilt, und der Patient lernt die schrittweise Annäherung bzw. Bewältigung einzelner hierarchisch gestufter Items.

Die Systematische Desensibilisierung spielt heute in der Versorgung sicher nicht mehr die herausragende Rolle im Spektrum verhaltenstherapeutischer Methoden, wie es noch vor rund 30 Jahren der Fall war. Der wesentliche Grund ist weniger darin zu sehen, dass Systematische Desensibilisierung an Effektivität oder theoretischer Fundierung verloren hätte (Yates [1975] spricht angesichts der Entwicklung von „Geburt, Leben und Tod der Systematischen Desensibilisierung"). Ganz entscheidend ist vielmehr, dass es in der Zwischenzeit **Alternativen** gibt, die in therapeutischer Hinsicht ähnlich effektiv (zum Teil noch wirkungsvoller) und in der Praxis besonders gut anzuwenden sind. Außerdem weisen diese Verfahren eine theoretische Fundiertheit auf, wie man dies von der Systematischen Desensibilisierung nicht mehr behaupten kann.

■ Konfrontation und Reaktionsverhinderung

Konfrontation und Reaktionsverhinderung (exposure/response prevention) kann man durchaus als Weiterentwicklung der Systematischen Desensibilisierung verstehen; Grundlagen, Prinzip und Durchführung wurden aber weitgehend unabhängig entwickelt (Marks 1975 u. 1978).

> **D** Konfrontation meint die Darbietung bzw. das Aufsuchen einer vom Patienten gefürchteten Situation; über die Modalität, die zeitliche Verteilung usw. ist damit noch nichts gesagt.

Wenn ein Patient mit einer Angstsituation konfrontiert wird, so löst sie entsprechend massive Angstreaktionen und insbesondere Mechanismen der Vermeidung (auf Verhaltensebene) aus. Diese Vermeidung und die damit verbundene negative Verstärkung ist – gemäß dem Zwei-Faktoren-Modell von Mowrer (1947) – in entscheidendem Maße für die Stabilisierung von Angstreaktionen verantwortlich (Neudeck u. Wittchen 2006).

Gerade hier setzt die zweite Komponente des Behandlungsverfahrens an, nämlich die Reaktionsverhinderung: Dies bedeutet, dass während der Konfrontation die – sonst üblichen – Vermeidungsreaktionen verhindert werden. Die Verhinderung kann ebenfalls sehr unterschiedlich aussehen, von externen Aufforderungen des Therapeuten bis hin zu Selbstkontrolle und Selbstmanagement. Außerdem kann die Konfrontation so gestaltet werden (z. B. in der graduierten Konfrontation, s. u.), dass nur geringe Ansätze einer Vermeidungstendenz ausgelöst werden.

> **M** Konfrontation und Reaktionsverhinderung gehören zusammen wie zwei Seiten einer Münze: Durch die Konfrontation kommt die Person (Patient) in Kontakt mit der belastenden Situation, und durch die Reaktionsverhinderung erlebt der Patient, dass die von ihm befürchteten Erwartungen nicht eintreten.

Verhaltenstheoretisch gesehen handelt es sich um das Prinzip der Löschung von Angst. Für dieses Prinzip können wieder unterschiedliche theoretische Erklärungen vorgebracht werden (Kimble 1961), von denen das **Erwartungsmodell** wohl den größten Grad an Klarheit und Plausibilität besitzt. Konfrontation, Reaktionsverhinderung und das Prinzip der Löschung von Angst und Unruhe lassen sich anhand **Abb. 17.15** verdeutlichen.

Zu Beginn der Konfrontation steigen Angst, Unruhe, Vermeidungstendenz, befürchtende Gedanken usw. in massiver Weise an, üblicherweise bis zu einer Grenze, die der Patient nicht mehr toleriert – und vermeidet in Erwartung eines äußerst aversiven Erlebnisses. Durch Flucht bzw. Vermeidung nimmt die Angst sofort und deutlich ab. Durch dieses Prinzip der negativen Verstärkung stabilisiert sich zum einen das Vermeidungsverhalten, zum anderen kann es nie zu einer Prüfung der Erwartung des Patienten kommen (s. o. Zwei-Faktoren-Modell).

Reaktionsverhinderung heißt in **Abb. 17.15**, dass der Patient das Vermeidungsverhalten unterlässt – verhindert wird somit lediglich das Vermeidungsverhalten des Patienten; nur so kann er die konkrete **Erfahrung** machen, dass die von ihm als schlimm befürchtete Situation nicht eintritt. Diese konkrete Erfahrung, das **Erleben** des Patienten in einer konkreten Situation, ist offenbar ein zentrales Prinzip bei der Bewältigung von Angst. Kognitive Aspekte sind zwar keineswegs unbedeutend, sie stehen aber insofern im Hintergrund, als der Patient im Kontext einer rationalen Diskussion um die Ungefährlichkeit der Situation und um die Irrationalität seines Handelns weiß.

> **F** Sinngemäß berichten Patienten: „… Ich weiß, es kann mir im Kaufhaus, im Bus, in der Stadt… nichts passieren; ich weiß, es ist verrückt, nicht hinzugehen, zu vermeiden, dies schränkt mein Leben immer stärker ein! Auf der anderen Seite… ich **kann** nicht, ich schaffe es nicht, in der Situation zu bleiben…!"

> **M** Die wichtigste technische Regel bei der Durchführung von Konfrontation und Reaktionsverhinderung ist darin zu sehen, dass ein Patient so lange Zeit in einer belastenden Situation bleiben sollte, bis es zu einer deutlichen *Reduktion von Angst und Unruhe* gekommen ist. Exakte Zeitvorgaben sind sehr schwierig, als Faustregel sollte gelten, dass ca. 100–120 Minuten für eine Konfrontationsübung eingeplant werden müssen.

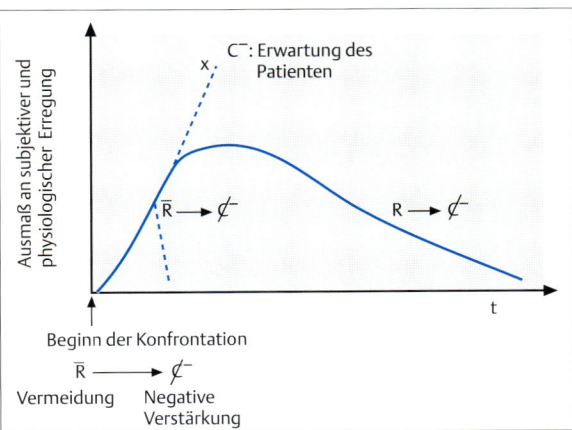

Abb. **17.15** Verdeutlichung des Prinzips der Konfrontation und Reaktionsverhinderung des Anstiegs und der Abnahme von Angst bei Konfrontation, Vermeidung bzw. bei Löschung von Angst.

Das zu frühe Verlassen einer Situation ist deshalb bedenklich, weil hier der Patient nicht die Erfahrung machen kann, dass er eine Situation bis zur Reduktion von Angst bewältigt hat. Aus Sicht des Therapeuten empfiehlt sich in den ersten Sitzungen in der Regel eine Begleitung (z. B. auch durch einen Co-Therapeuten). Die Durchführung von Exposition und Reaktionsverhinderung verlangt neben den technischen Aspekten damit auch eine entsprechende zeitliche Flexibilität auf Seiten des Therapeuten.

Sowohl für die Konfrontation, als auch für die Reaktionsverhinderung (Hand 1992 u. 1994 spricht in diesem Kontext neuerdings von „Reaktionsmanagement", um den Aspekt des Aufbaus von Verhaltensalternativen zu betonen) gibt es unterschiedliche Möglichkeiten der Realisierung; diese sollen nur stichwortartig angeführt werden:
- Vorstellung versus Realität;
- massiert versus verteilt;
- Einzel- versus Gruppendurchführung;
- therapeutengeleitet versus selbstkontrolliert.

Im klinischen Kontext erscheint es besonders bedeutsam, diejenige Situation genau zu eruieren, die für den Patienten besonders schwierig und angstauslösend ist. Marks (1978) bezeichnet sie als „eliciting situation" (ES) und propagiert in seinem sehr pragmatischen „klinischen Angstmodell" eine Konfrontation mit genau dieser Situation. Die Situation löst die entsprechende **Vermeidungsreaktion** (ER) aus, die durch Reaktionsverhinderung unterbunden werden muss, damit es zu einer Löschung von Angst und zum Aufbau alternativen, angstinkompatiblen Verhaltens kommt. Reaktionsverhinderung wird in der Regel nur minimal extern (d. h. durch den Therapeuten) kontrolliert. Durch die Zielklärung, durch das Prinzip der natürlichen Bedingungen und durch eine genaue Erklärung des therapeutischen Vorgehens sollte der Patient selbst dazu bereit sein, sich mit der für ihn schwierigen Situation auseinander zu setzen, damit es zu einer Bewältigung von Angst kommt (emotional processing, Foa u. Kozak 1986).

Effektivität. Die Effektivität von Exposition und Reaktionsverhinderung muss generell als hoch befriedigend angesehen werden; unter günstigen Bedingungen profitieren rund 80–85 % der massiv beeinträchtigten Patienten deutlich von der Behandlung (Emmelkamp 1994, Marks 1987, Fiegenbaum 1988, Übersicht: Reinecker 1993, 2005, Neudeck u. Wittchen 2005, Michael u. Tuschen-Caffier 2009). Die Stabilität der Effekte ist bei Angststörungen insgesamt gesehen recht hoch, weniger erfreulich allerdings bei Zwangsstörungen, aber auch bei Abhängigkeiten. Ausgesprochen bedeutsam – speziell für Langzeiteffekte – ist ein **konsequenter Aufbau von Alternativen:** Hier geht es darum, an den beim Patienten vorhandenen Fähigkeiten und Ressourcen anzusetzen und diese zu unterstützen. Ohne einen Aufbau von Alternativen, mit deren Hilfe der Patient eine entsprechende Selbstständigkeit und Steuerungsmöglichkeit seiner (sozialen) Umgebung erwirbt, und die für ihn eine entsprechende Quelle der Verstärkung bildet, erscheint ein Rückfall in pathologische Verhaltensmuster wahrscheinlich. Dass hierbei der Selbstkontrolle des Patienten mit dem Ziel effizienten Selbstmanagements größte Bedeutung zukommt, sollte abschließend ebenfalls explizit betont werden.

Variationen und weitere Entwicklungen

Die Grenzen innerhalb der einzelnen Möglichkeiten von Konfrontationsverfahren sind häufig nicht scharf zu ziehen. Auch die Systematische Desensibilisierung in vivo erfordert (wie bei Konfrontation und Reaktionsverhinderung) eine direkte Konfrontation mit einer problematischen Situation. Allerdings erfolgt dies abgestuft und unter Einsatz einer angstantagonistischen (hemmenden) Reaktion. Das Prinzip der Konfrontation erfuhr verschiedene Abwandlungen und weitere Entwicklungen, von denen die wichtigsten erörtert werden sollen.

Flooding. Beim Flooding (Reizüberflutung) wird der Patient besonders rasch mit der gefürchteten Situation konfrontiert.

> **Durch die Konfrontation mit der maximal gefürchteten Situation (Top-Item) soll der Patient Angst in maximalem Ausmaß erleben und aushalten. Flooding erfolgt zumeist in der Realität und verlangt vom Patienten ein hohes Ausmaß an Motivation und Belastbarkeit (Bartling et al. 1980, Rimm u. Masters 1979, Fiegenbaum 1986, Ullrich u. Ullrich deMuynck 1974).**

Wenn sich ein Patient jedoch auf die für ihn schwierigste Situation einlässt und dabei *erlebt*, dass die von ihm gefürchteten Konsequenzen (Umfallen, Sterben...) nicht eintreten, so ist zumeist ein wichtiger Durchbruch in der Angstbehandlung geschafft. Andere, vom Patienten weniger gefürchtete Items werden dann durchaus leichter bewältigt. Vertreter dieses Modells (Fiegenbaum 1986, 1988) machen zu Recht geltend, das in dieser Form der **massierten Konfrontation** günstige Bedingungen für eine Rückfallprophylaxe gegeben sind: Der Patient lernt im Verlaufe des Verfahrens, sich auch in Zukunft kritischen, schwierigen Situationen zu stellen und diese keinesfalls zu vermeiden. Dies schlägt sich auch in günstigen Follow-up-Daten im Vergleich mit graduierter Konfrontation nieder (Fiegenbaum 1988).

Flooding wird in der Regel in der Realität durchgeführt; in Ausnahmefällen (z.B. wenn die Situation etwa aus praktischen Gründen nicht aufgesucht werden kann) erscheint eine Konfrontation in der Vorstellung angezeigt. Das zentrale **Erklärungsprinzip** des Floodings besteht im Modell der **Habituation**: Durch die lange Darbietungszeit kommt es zu einer langsamen, aber stetigen Abnahme physiologischer und kognitiver Erregung. Für die Stabilisierung dieses Lernprozesses reicht üblicherweise eine einmalige Konfrontation nicht aus, sondern es bedarf mehrerer Wiederholungen, bis eine problematische Situation als bewältigt angesehen werden kann.

Implosion. Dieses Konfrontationsverfahren wurde in den 60er Jahren entwickelt (Stampfl u. Levis 1967 u. 1973, Levis u. Hare 1977). Für das Verfahren sind in Abgrenzung zur Systematischen Desensibilisierung, zur Konfrontation und Reaktionsverhinderung, aber auch zum Flooding folgende Elemente zentral:
- eine Konfrontation erfolgt nur in der Vorstellung;
- die Situation wird z.T. massiv übertrieben und
- sowohl auf theoretischer als auch auf technischer Ebene stehen psychodynamische Modellvorstellungen im Mittelpunkt.

Letzteres schlägt sich in der Praxis insofern nieder, als sich Patienten nicht nur mit den von ihnen angegebenen Szenen zu konfrontieren haben, sondern dass auch Szenen dargeboten werden, von denen man aufgrund theoretischer Überlegungen meint, dass sie für den Patienten entsprechende Relevanz besitzen (z.B. Themen der Aggressivität, der Oralität, Analität, Sexualität usw.).

Anfänglich war das Interesse an dem Verfahren groß, inzwischen ist die Bedeutung deutlich in den Hintergrund gerückt; Gründe sind in erster Linie die zum Teil ungenauen Beschreibungen, die Probleme der Durchführung und in entscheidendem Maße wohl auch die Entwicklung von Alternativen, die die angesprochenen Probleme nicht aufweisen. So gesehen besitzt die Implosionstechnik wohl weitgehend historische Bedeutung.

Löschung. Graduierte Löschung ist ein stark pragmatisch orientiertes Verfahren, das ebenfalls zur Behandlung von klinisch relevanten Angst- und Vermeidungsreaktionen herangezogen wurde (Rimm u. Masters 1979).

Wie im Begriff bereits angesprochen, bezieht man sich in theoretischer Hinsicht auf das Prinzip der Löschung von Angst- und Vermeidungsreaktionen (Kimble 1961). Dafür sind Veränderungen auf der Ebene von Verhaltensmustern ebenso bedeutsam wie die Umstrukturierung von Erwartungen und der Aufbau von Alternativen.

Auf technischer Ebene sind für die graduierte Löschung folgende Aspekte zentral (in Abgrenzung zu anderen Konfrontationsverfahren):
- Sie beinhaltet keine Einführung angstantagonistischer Reaktionen zur Hemmung der Angst.
- Es erfolgt eine **Abstufung von Angstsituationen**, die (üblicherweise) in der Realität so dargeboten werden, dass sie keine Vermeidungsreaktionen auslösen,
- Sie legt expliziten Wert auf die **Ausformung von angstfreiem Alternativverhalten**: Erste Ansätze auf Seiten des Patienten werden unterstützt und mittels operanter Verfahren (s.u.) werden solche Alternativen konkret ausgeformt.

Graduierte Löschung ist wie gesagt sehr **pragmatisch orientiert**; dies beinhaltet allerdings in der Verhaltensanalyse eine ganz exakte Erfassung derjenigen Situationen, die die Angst- und Vermeidungsreaktionen auslösen. Dabei müssen über die Entstehung (z.B. in Richtung von Konditionierungsmodellen) nicht unbedingt spezielle Annahmen getroffen werden (Marks 1978 u. 1987): Eine Konfrontation hat – in abgestufter und vom Patienten bestimmter Weise – gegenüber denjenigen Situationen zu erfolgen, die für ihn angstauslösend sind. Marks (1978) hatte in diesem Kontext von einem „Klinischen Angstmodell" gesprochen und als Prinzip die Kombination der Buchstaben ES→ER geltend gemacht. ES meint die angstauslösende Situation, ER die Angstreaktion, die dann der Löschung bedarf.

Wie bei vielen stark pragmatisch orientierten Therapieverfahren ist ein expliziter Effektivitätsnachweis schwierig, weil in das komplexe Vorgehen der graduierten Löschung eine ganze Reihe von Komponenten einfließen. Während dies für eine experimentelle Prüfung mit den bekannten Schwierigkeiten verbunden ist, beinhaltet die Graduierte Löschung gerade diejenigen Komponenten, auf die es in der Komplexität einer Therapiesituation ankommt (Rimm u. Masters 1979).

Die Anwendung der unterschiedlichen Verfahren ist mittlerweile nicht mehr auf Angststörungen beschränkt (obwohl bereits dies einen sehr weiten Bereich bildet!). Ausweitungen des Prinzips finden sich auf Bereiche, in denen es um die emotionale Verarbeitung (Foa u. Kozak 1986) schwieriger und belastender Situationen geht. Beispiele dafür finden sich in chronischen Trauerreaktionen (Ramsey 1979) ebenso wie in der Konfrontation mit entsprechenden Auslösesituationen bei Patienten mit Alkoholproblemen, bei Drogenabhängigkeit, bei Spielsucht, bei Essstörungen usw. Die Gemeinsamkeit dieser Probleme besteht darin, dass sich Patienten mit den belastenden Situationen (z. B. Kühlschrank, Minibar im Hotelzimmer...) konfrontieren; ein entscheidender Schritt in der Therapie ist die Abnahme (Löschung) von Angst, Unruhe und Erregung in dieser üblicherweise belastenden Situation, wobei schrittweise entsprechende Bewältigungsreaktionen vermittelt und ausgeformt werden. Sowohl in theoretischer Hinsicht als auch auf praktischer Ebene macht man sich den Umstand zunutze, dass Probleme idealerweise in denjenigen Situationen behandelt und gelöst werden sollten, in denen sie auftreten (ein Gesichtspunkt des Situationismus bzw. Interaktionismus, Mischel 1986).

Paradoxe Interventionen. Diese Strategien besitzen ihre Wurzeln keineswegs im lerntheoretischen oder verhaltenstheoretischen Kontext (Frankl 1947) und haben eine zum Teil davon unabhängige lange Tradition.

> **M** Das Prinzip paradoxer Interventionen besteht darin, den Patienten durch geschickte therapeutische Strategien dazu anzuhalten, Denk- und Verhaltensmuster zu realisieren, die seinen pathologischen Verhaltensmustern diametral entgegengesetzt sind.

Paradoxe Interventionen wurden in jüngerer Zeit wieder aufgegriffen und für den verhaltenstherapeutischen Bereich nutzbar gemacht (Ascher 1989). Für die Konfrontationsverfahren bestünde die Paradoxie gerade darin, dass sich der Patient auf diejenigen Situationen einlässt, die er ganz besonders zu umgehen oder zu vermeiden sucht; bekannte Anwendungen der paradoxen Technik stammen aus Bereichen der Sexualstörungen (Koitusverbot) oder aus dem Gebiet der Sprechstörungen (z. B. absichtliches Stottern). Die hinter dem Prinzip stehende Logik beinhaltet die Annahme, dass durch die Aufgabe der Vermeidung bzw. durch ein völlig anderes Herangehen an die Situation gerade diejenigen Hemmungen, Blockaden und Determinanten ausgeschaltet werden, die zentrale Bedingungen der Störung darstellen (z. B. Erwartungsangst).

Aus verhaltenstheoretischer Perspektive muss man neben diesem durchaus relevanten Mechanismus auch auf das Prinzip des Angstabbaus durch Konfrontation verweisen.

Ein entscheidender Aspekt der paradoxen Intervention ist deshalb im äußerst bedeutsamen *Vorfeld therapeutischer Interventionen* zu sehen: Das Problem von Konfrontation besteht zumeist nicht darin, dass das Prinzip nicht wirksam wäre, sondern in der Frage, ob und inwieweit der Patient bereit und in der Lage ist, sich auf die für ihn belastende Situation einzulassen. Gerade hier, im Kontext der *Motivation und Motivierung* eines Patienten, kommt paradoxen Interventionsstrategien eine spezifische Bedeutung zu. So gesehen besteht der Wirkmechanismus der Paradoxien in der *Vermittlung einer zur Pathologie des Patienten völlig anderen Sichtweise*, die ihm eine Chance zur Auseinandersetzung und zur Bewältigung bisher als unlösbar angesehener Probleme bietet (Seltzer 1986).

Ein gewisses Problem ist sicherlich in einer unpräzisen und zum Teil trivial-zirkulären Verwendung des Paradoxie-Begriffes zu sehen: Selbstverständlich bedeuten für den Patienten *alle* therapeutischen Maßnahmen in Richtung eines Zieles (in Abhebung zur Problemsituation) ein Abgehen von pathologischen Verhaltens- und Problemlösemustern (wobei diese Problemlösemuster gerade eine effektive Lösung verstellen!). Ob und inwiefern dies „paradox" ist, bedürfte zumindest einer präzisen begrifflichen und theoretischen Klärung.

▪ Angstbewältigung

Angst wird vielfach als eine zentrale und notwendige menschliche Emotion bezeichnet (Marks 1987, Rachman 1990, Reinecker 1993, Mineka u. Zinbarg 2006). Gemeint ist damit, dass das Gefühl der Angst für das Überleben der Art und des Individuums, aber auch für unsere alltägliche Handlungsregulation größte Bedeutung besitzt. Ein „Eliminieren" von Angst hätte fatale Folgen und kann als generelles Ziel der Therapie gar nicht in Frage kommen. Ganz ähnlich liegt die Situation bei einer Reihe von Angststörungen, bei denen die angesprochene „Beseitigung" von Angst – zum Teil aus anderen Gründen – gar nicht möglich ist. Zu denken ist an generalisierte Angst, an Panikstörungen, an situationsungebundene Ängste in posttraumatischen Belastungsstörungen usw. Hier ist es (vielfach wegen fehlender diskriminativer Hinweisreize) gar nicht möglich, die Situation zu vermeiden. All dies bedeutet jedoch keineswegs, dass wir als Personen oder Patienten der Angst hilflos ausgeliefert sind.

> **M** Der aus der Stressforschung bekannte Begriff der Bewältigung bedeutet, dass wir lernen können, mit belastenden Situationen und Emotionen umzugehen.

Dabei ist die Problematik des inflationär verwendeten Bewältigungsbegriffes zwar bekannt, sie wird hier aber nicht weiter thematisiert.

Die Überschrift „Angstbewältigung" täuscht eine Einheitlichkeit und Klarheit in therapeutischen Verfahren vor, die in der Realität nicht existiert. Es handelt sich vielmehr um eine *heterogene Menge an therapeutischen Strategien*, von denen eine ganze Reihe auch außerhalb des verhaltenstherapeutischen Settings anzusiedeln sind (z. B. Meditationsverfahren). Gemeinsam erscheint den Bemühungen zur

Angstbewältigung eine Sichtweise von menschlichen Emotionen, die der **kognitiven** Komponente eine wichtige Rolle zuschreibt. Diese kognitive (zumeist sprachlich erfasste) Ebene beinhaltet Gedanken, kurze Statements, Sätze, Bewertungen usw., die generell propositionalen Charakter (Lang 1979, 1985 u. 1986) haben und untereinander einen hohen Grad an Vernetzung aufweisen (Bower 1981). Diese gedanklichen Prozesse determinieren die Färbung von menschlichen Emotionen in hohem Maße. Sie sind zwar nicht einfach austauschbar („… Ich sollte einfach anders denken…"), bei entsprechender Gesprächsführung aber durchaus zugänglich und veränderbar. Trainings zur Angstbewältigung bleiben allerdings nicht auf diese kognitive Ebene beschränkt, sondern erfordern einen Rückgriff auf den klassisch-verhaltenstherapeutischen Übungsaspekt.

Folgende Trainingselemente zur Angstbewältigung haben sich bewährt:

Diskriminationstraining. Damit ist ein frühzeitiges *Erkennen von eigenen Angstreaktionen* ebenso gemeint wie eine Differenzierung der Reaktionen. Patienten unterdrücken, vermeiden, vernachlässigen erste Anzeichen von eigener Angst und Erregung in Antizipation der Gefahr – und reagieren mit Panik, wenn die Gefahr überwältigend wird. Frühzeitiges Erkennen hilft dem Patienten, erste Anzeichen der Angst zu diskriminieren und frühzeitig effektive Bewältigungsmaßnahmen zu setzen (z. B. Veränderung der Atmung). Maßnahmen zur Differenzierung gehen in ähnliche Richtung: Patienten beurteilen ihre Angst oft als „Panik", als fürchterlich, als nicht mehr auszuhalten usw.; eine Differenzierung auf einer subjektiven Skala (0–100) ist ein Mittel für den Patienten, Unterscheidungen zu treffen, zu lernen, dass Angst nicht immer gleich stark ausgeprägt ist usw. Frühes Erkennen und eine Differenzierung helfen dem Patienten dabei, ein erstes subjektives Gefühl der Kontrolle über die Angst (ohne diese direkt zu beseitigen) zu erlangen.

Strategien zur Bewältigung von Angst. Dies beinhaltet den Aspekt, dass der Patient seine Angst nicht mehr zu vermeiden versucht, sondern erste *Ansätze zur Auseinandersetzung* in Gang setzt. Dies setzt beim Patienten die prinzipielle Bereitschaft zur Selbstkontrolle (Ertragen kurzfristiger aversiver Situationen) und die Fähigkeit zum Einsatz vorhandener oder neu zu erlernender Bewältigungsstrategien voraus. Besonderer Betonung bedürfen vorhandene Bewältigungsstrategien, die der Patient in anderen Belastungssituationen möglicherweise effizient einsetzt und die nur eine Übertragung auf die Angstsituationen voraussetzen. Viele Patienten setzen auch einzelne Strategien ein, die nur einer gewissen Korrektur oder Optimierung bedürfen. In seltenen Fällen sind solche Möglichkeiten überhaupt nicht vorhanden. Hier besteht die Möglichkeit einer Vermittlung von Strategien der Bewältigung von Angst und Stresssituationen. Dabei ist besondere Rücksicht auf Vorerfahrungen und Präferenzen des Patienten zu nehmen (z. B. für oder gegen imaginative Verfahren usw.). Aus kognitiv-verhaltenstherapeutischer Sicht bieten sich Möglichkeiten der Bewältigung einer Stresssituation (Stressimpfungstraining [SIT], Meichenbaum 1977, Suinn u. Richardson 1971) besonders an (s. dazu auch „Kognitive Verfahren", **S. 231**).

Üben im therapeutischen Setting. Dieses hat das Ziel einer schrittweisen Übertragung auf natürliche Situationen: Das *Üben von Angstbewältigung* ist für den Patienten zunächst zwar unangenehm, für einen effizienten Einsatz in natürlichen Situationen jedoch unverzichtbar. Als Therapeut kann man den Patienten auch begleiten und ihm Anweisungen geben, sich mit einer konkreten Angstsituation und Angstreaktion auseinander zu setzen. Besondere Bedeutung besitzt das absichtliche *Provozieren von Angst* (z. B. durch Hyperventilation, Margraf u. Schneider 1990). Hier wird der Patient angehalten, eine Angstreaktion absichtlich herbeizuführen, um anhand dieser Situation entsprechende Bewältigungsstrategien zu erproben. Man könnte dies auch als einen Teil einer paradoxen Intervention verstehen, denn in der Regel versucht der Patient jedes nur geringe Auftreten von Angst zu vermeiden. Die bewusste und vom Patienten selbst gesteuerte Angstprovokation hat den ganz wichtigen Aspekt, dass der Patient *Kontrolle* erlebt: Angst beinhaltet nicht eine von ihm unabhängige Pathologie, sondern er erhält die Fähigkeit, Angst selbst auszulösen, und er kann lernen, mit dieser Angst selbst umzugehen. Damit sind wichtige Elemente der Bewältigung von Angst (Deffenbacher u. Suinn 1982) bzw. des Selbstmanagement angesprochen (Kanfer et al. 2005).

Ganz allgemein muss betont werden, dass auch Angstbewältigung nicht *die* Lösung für alle mit Angst (und aversiven Emotionen) verbundenen Probleme ist. Viele Emotionen besitzen eine wichtige Funktion in unserem Leben (Plutchik u. Kellerman 1990). Angstbewältigung bildet aber eine Möglichkeit zum Umgang mit Situationen und Angstreaktionen, die für den Patienten besonders unangenehm und aversiv sind. Angstbewältigung greift in hohem Maße auf Selbsthilfe- und Selbstkontrollstrategien einer Person zurück und macht diese damit unabhängig vom therapeutischen Kontext.

Operante Verfahren (= Methoden zur Kontrolle von Verhalten durch Veränderung von Konsequenzen)

Die Verfahren der *Stimulus- und der Konsequenzkontrolle* werden hier lediglich aus didaktischen und systematischen Gründen getrennt behandelt; in der Praxis sind die Verfahren eng miteinander vernetzt (z. B. Unterstützung des Fortschritts eines Patienten bei einem Konfrontationsverfahren). Sogar im theoretischen und experimentellen Bereich ist eine Trennung der beiden Prozesse nur schwer möglich (Kimble 1961); umso mehr gilt dies für den Bereich der therapeutischen Praxis (Kanfer u. Phillips 1970). Im Kontext der funktionalen Analyse wird zumeist deutlich, ob Verhalten vorwiegend unter der Kontrolle von Stimulus- oder von Konsequenzbedingungen steht; der konkrete therapeutische Ansatzpunkt ergibt sich allerdings erst aus einer präzisen Zielklärung und einer Zielbestimmung von Therapeut und Patient. Verfahren der Konsequenzkontrolle bieten sich dann als therapeutische Strategie besonders an, wenn das Problem eines Patienten hinsichtlich seiner *Häufigkeit einer Veränderung* bedarf.

Aus der Sicht der operanten Technologie stehen hierbei Möglichkeiten zur Verfügung, die in **Abb. 17.16** dargestellt sind (Holland u. Skinner 1971, Honig u. Staddon 1977, Karoly u. Harris 1986).

Aus dieser Abbildung wird deutlich, dass positive und negative Verstärkung zu einer Zunahme, dagegen Bestrafung und Löschung zu einer Abnahme von Verhalten derselben operanten Klasse führen; genaugenommen lässt sich Verhalten nicht verstärken, es ist bereits aufgetreten und besitzt die Auftretenswahrscheinlichkeit = 1! Verstärken lässt sich durch die Darbietung einer Verhaltenskonsequenz lediglich die Wahrscheinlichkeit von Verhalten derselben operanten Klasse (Skinner 1953 u. 1969, Timberlake 1995). Dass dies entsprechende Probleme bei der Bestimmung der „Operanten Klasse" bzw. nachfolgende Schwierigkeiten beim Begriff der Diskrimination und Generalisation mit sich bringt, sei hier nur angedeutet.

Operante Verfahren sind Bestandteile unseres Alltagslebens – die wir vielfach gar nicht mehr bemerken (z.B. positive und aversive Kontrolle im Kontext einer Partnerschaft, der Familie usw.). Die Anwendung in der Verhaltenstherapie macht sich die Strategien zunutze und versucht, sie gemäß der Charakterisierung der Verhaltenstherapie gezielt einzusetzen. Die Bestimmung der **Verstärkerwirksamkeit** kann *nur* empirisch erfolgen, d.h. dass Angaben der Person über positive und negative Stimuli zwar gewisse Hinweise geben, dass sich die Effektivität der Verabreichung eines Stimulus als Konsequenz eines Verhaltens aber lediglich an der beobachteten Veränderung der Verhaltensrate bestimmt.

Der Begriff der **Verstärkung** sollte auch nicht als statisches Konzept gesehen und angewendet werden: Skinner (1969) machte ganz deutlich, dass die Prinzipien des Lernens Abstraktionen und Vereinfachungen eines komplexen Geschehens darstellen. Verhalten und dessen Konsequenzen sind als **dynamische Abläufe** (im einfachsten Falle als Verkettungen) zu sehen.

> **D** Operantes Verhalten ist dadurch definiert, dass es eine Wirkung auf die Umgebung hat und dass die Umgebung Kontrolle über dieses Verhalten ausübt usw.

Vereinfachungen helfen uns, uns trotz der Komplexität des Verhaltensablaufs zurechtzufinden und entsprechende zentrale Konstrukte zu erfassen. So gesehen können die hier besprochenen Verfahren nicht einfach als „Anwendungen" der operanten Theorien gesehen werden (Postman 1947, Westmeyer 1975). Die theoretischen Modelle besitzen lediglich einen heuristischen Hintergrund, der allerdings im Kontext der Rechtfertigung unseres Handelns (Stegmüller 1971) einen ausgesprochen bedeutsamen Zugriffsbereich bietet.

Wenn man nun operante Verfahren im Überblick betrachtet, so lassen sich **drei große Gruppen** unterscheiden:
- Verfahren zum Aufbau von Verhalten;
- Strategien zur Stabilisierung und zur Aufrechterhaltung von Verhalten;
- übergeordnete Strategien des Kontingenzmanagements.

Die drei Bereiche werden im Folgenden kurz abgehandelt. Für eine detailliertere und weitere Beschäftigung wird auf die einschlägige Literatur verwiesen (Honig u. Staddon 1977, Skinner 1953, Maercker 2009).

■ *Verfahren zum Aufbau und zur Aufrechterhaltung von Verhalten*

Als wichtigste Möglichkeit zum Aufbau (d.h. zur Erhöhung der zukünftigen Auftrittswahrscheinlichkeit) von Verhalten muss die **positive Verstärkung** angeführt werden. Entscheidend für die Wirksamkeit ist die Kontingenz zwischen Verhalten einerseits und Konsequenz andererseits. Kontingenz wird definiert als die Relation des Verhaltens zu einer zugehörigen Konsequenz dieses Verhaltens. Dies ist deshalb bedeutsam, weil Verhalten üblicherweise unter multipler Kontingenzkontrolle steht – Verhalten ohne Konsequenzen ist schwer denkbar. Aus einer ganzen Reihe möglicher Verhaltenskonsequenzen wird diejenige Konsequenz/der Verstärker wirken, die/der in Relation zu anderen Stimuli eine gewisse Prägnanz besitzt (Herrnstein 1969). Zur Verdeutlichung der Kontingenzrelation ist es wichtig, Konsequenzen des Verhaltens unmittelbar darzubieten, damit diese Relation leichter hergestellt werden kann. Wenn Stimuli in großer zeitlicher Distanz zum Verhalten (verzögerte Verstärkung) dargeboten werden, so wird für das Individuum das Erkennen der Kontingenzrelation erschwert (**Abb. 17.17**).

Auf die sog. *Zusammengehörigkeit* von Verhalten (R) und Verstärker (C^+) haben unter anderem Garcia et al. (1972) hingewiesen. aus der Verhaltenskette werden nicht diejenigen Konsequenzen eines Verhaltens als Verstärker wirksam, die sich in zeitlicher und räumlicher Nähe zum

	Darbietung	Entfernung
positiver Stimulus ($S_1 = C^+$)	positive Verstärkung Folge: R↑	Bestrafung/ Löschung Folge: R↓
aversiver Stimulus ($S_1 = C^-$)	Bestrafung Folge: R↓	negative Verstärkung Folge: R↑

R↑ bedeutet in diesem Schema, dass nach dem Effektgesetz eine Zunahme der Auftrittswahrscheinlichkeit zu erwarten ist
R↓ bedeutet, dass eine Abnahme der Auftrittswahrscheinlichkeit die Folge der entsprechenden Operation ist

Abb. 17.**16** Schema der Grundstrategien der Konsequenzkontrolle (nach Reinecker 1994, S. 146).

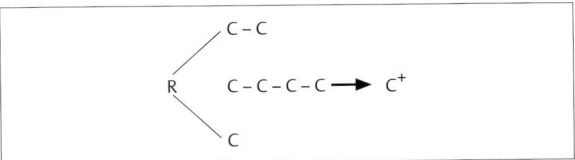

Abb. 17.**17** Zusammengehörigkeit von Verhalten (R) und Verstärker (C^+).

Verhalten befinden, sondern das Individuum sucht gewissermaßen seine Umgebung nach zugehörigen Stimuli ab. Dieses Prinzip moderner Lerntheorien (Rescorla 1988, Timberlake 1995) lässt sich bereits im infrahumanen Bereich nachweisen. Es verweist auf die biologisch-evolutionäre Vernetzung von Lernprozessen (Seligman 1970, McNally 1987), ebenso wie auf die Sichtweise von Lernen als aktivem und auf mehreren Ebenen ablaufendem Prozess der humanen Entwicklung.

Praxishinweise. Für die therapeutische Praxis, in der es um den Aufbau von Verhalten durch positive Verstärkung geht, sind folgende Anmerkungen bedeutsam:
- Vor der Anwendung positiver Verstärkung bedarf es einer funktionalen Analyse und der Bestimmung relevanter Verstärker (in der Regel durch Beobachtung).
- Als positive Verstärker eignen sich nicht nur primäre und sekundäre Verstärker, sondern auch Verhaltensweisen des Individuums selbst (Premack 1965).
- Positive Verstärker sollten unmittelbar nach dem Auftreten des Zielverhaltens verabreicht werden.
- Dem Individuum sollte die Relation zwischen erwünschtem Verhalten und der Verabreichung der Verstärker transparent sein.
- Zur Vermeidung von Sättigungseffekten sollte die Darbietung von Verstärkern möglichst variabel erfolgen (Abwechslung in den positiven Verstärkern).
- Zum Aufbau von Verhalten sollte die positive Verstärkung zunächst kontinuierlich erfolgen, zur Stabilisierung (s. u.) von Verhalten sollte zur intermittierenden Verstärkung übergegangen werden (Ferster u. Skinner 1957, Holland u. Skinner 1971).
- Bei der Auswahl des Zielverhaltens sollte darauf geachtet werden, dass es selbstverstärkend wird, bzw. eine Vernetzung in der natürlichen Umgebung erfährt; darüber hinaus sollte die Person schrittweise dazu befähigt werden, die Verstärkung selbst durchzuführen (zur Selbstkontrolle S. 228).

Effektivität. Die prinzipielle Wirksamkeit der Strategie positiver Verstärkung erscheint unbestritten. Für Anwendungen im therapeutischen Kontext kann man auf die Entwicklung prosozialen Verhaltens bei aggressiven Kindern, auf die Entwicklung von Sprachverhalten usw. ebenso verweisen, wie auf die Vermittlung komplexer Fertigkeiten bei psychiatrischen Patienten. Im Bereich depressiver Störungen besitzen operante Verfahren beim Aufbau aktiven Verhaltens ebenso große Bedeutung wie bei der Entwicklung neuer Verhaltensweisen bei sozialen Phobien sowie im Rahmen der Förderung „gesunder" Verhaltensmuster der Verhaltensmedizin (z. B. Compliance; Essverhalten; Bewegungsverhalten usw.).

Positive Verstärkung. Viele Strategien der positiven Verstärkung sind so sehr Bestandteil des therapeutischen Repertoires, dass wir sie kaum noch explizit erwähnen: Dazu gehören die nonverbale Unterstützung eines Patienten durch Zuwendung, durch Kopfnicken, aber auch die direkte verbale Unterstützung für das Erreichen von therapeutischen Teilzielen. Positive Verstärkung wird zumeist in Kombination mit anderen Verfahren verwendet, z. B. im Rahmen des Diskriminationslernens bei der Ausformung sprachlichen Verhaltens oder in Kombination mit Strategien der Löschung in einer therapeutischen Kindergruppe zum Aufbau prosozialen Verhaltens.

Als spezielle Möglichkeiten positiver Verstärkung sind einige Verfahren anzuführen, die sich insbesondere dann anbieten, wenn es um die erstmalige Ausformung von Verhalten geht (wenn beispielsweise bestimmte Zielverhaltensweisen im Repertoire eines Patienten noch gar nicht vorhanden sind):
- **Shaping:** Shaping meint eine schrittweise Ausformung von Verhalten, wobei zunächst erste Elemente und Ansatzpunkte des Zielverhaltens positiv verstärkt werden (z. B. erste sprachliche Laute beim Ausformen der menschlichen Sprache). Das Verfahren des Shaping erfordert eine Analyse des Zielverhaltens in diejenigen grundlegenden Reaktionen, die als erste Annäherung gesehen und verstärkt werden können (Rimm u. Masters 1979). Im Rahmen des Fortschritts werden die Annäherungen nur mehr diskriminativ verstärkt, d. h. wenn sie eine immer bessere Ähnlichkeit mit dem Zielverhalten aufweisen.
- **Chaining:** Chaining beinhaltet den Aufbau einer komplexen Verhaltensweise; dabei wird das letzte Element der Kette als erstes verstärkt und die Verhaltenskette gewissermaßen „von hinten" ausgeformt. Beim Chaining macht man sich den Umstand zunutze, dass in einer komplexen Verhaltenskette üblicherweise erst das *letzte* Element, also der Abschluss, verstärkt wird. Durch das Prinzip der Koppelung erwerben die einzelnen Elemente der Kette schrittweise ebenfalls (sekundären) Verstärkungscharakter.
- **Prompting:** Darunter ist eine verbale oder verhaltensmäßige Hilfestellung zu verstehen; durch Instruktion, an der Hand führen usw. sollte die Aufmerksamkeit des Kindes überhaupt erst auf das erwünschte Verhalten gelenkt werden. Prompting bildet damit eine sehr elementare Strategie, damit positive Verstärkung greifen kann.
- **Fading:** Fading bedeutet das schrittweise Ausblenden von Hilfsstimuli. Zum Erlernen komplexen Verhaltens können zunächst verbale, bildliche oder verhaltensmäßige Hilfestellungen gegeben werden (z. B. Führen der Hand beim Schreiben...). Mit dem therapeutischen Fortschritt werden diese Hilfsstimuli schrittweise ausgeblendet, selbstständige Ansätze werden konsequent positiv verstärkt, bis das Zielverhalten schließlich unter die Kontrolle natürlicher Konsequenzen gelangt.

Die angeführten Strategien sind ebenfalls oft in ein komplexes Therapieprogramm vernetzt. Beispiele wären das Erlernen selbstsicheren Verhaltens, der Aufbau von motorischen Fertigkeiten usw.

> **M** Kennzeichnend für operante Verfahren erscheint insbesondere das schrittweise Vorgehen, die Analyse komplexer Verhaltensmuster in kleinen und kleinsten Schritten und die konsequente Unterstützung der Person bei der Durchführung dieser Schritte hin zu komplexem Zielverhalten.

Mit der Ausformung bzw. dem Aufbau einer erwünschten Verhaltensweise ist eine Therapie üblicherweise nicht abgeschlossen. Ein wichtiges Ziel besteht vielmehr darin, zur Stabilisierung (Generalisierung) des Verhaltens hinsichtlich zeitlicher und situativer Determinanten beizutragen. Die einschlägigen Verfahren bilden den Gegenstand der folgenden Darstellung.

■ Operante Strategien zur Stabilisierung von Verhalten

Das Ziel therapeutischer Bemühungen kann üblicherweise dann noch nicht als abgeschlossen gelten, wenn der Patient die vereinbarten therapeutischen Ziele im Rahmen des therapeutischen Kontextes erreicht hat. Therapie ist ganz allgemein gesehen auch mit spezifischen Stimulusbedingungen verknüpft, so dass neu gelernte Verhaltensmuster zumindest zum Teil auch unter die Kontrolle dieser Bedingungen gelangen. Ein Wegfall dieser Bedingungen beinhaltet eine Rückkehr zu denjenigen Belastungen, die für die Entstehung und Aufrechterhaltung der Pathologie zumindest mit ausschlaggebend waren. Dies ist in besonderer Weise bei der Durchführung von Verhaltenstherapie im stationären Setting gegeben. Unter dem Blickwinkel operanter Strategien gibt es verschiedene Möglichkeiten, die eine Stabilisierung des in der Therapie gelernten Verhaltensrepertoires unterstützen können.

Schrittweiser Übergang. Zu nennen ist in erster Linie ein *schrittweiser* Übergang von den therapeutischen auf die Bedingungen des natürlichen Kontextes; darin eingeschlossen ist das Abgehen von kontinuierlicher zu sog. *intermittierender Verstärkung,* weil dadurch das Verhalten besondere Löschungsresistenz besitzt (Kimble 1961, Kanfer u. Phillips 1970). In der therapeutischen Praxis könnte ein schrittweiser Übergang dadurch realisiert werden, dass Abstände zwischen den Therapiesitzungen verlängert werden (14-tägig, vier Wochen...). Im stationären Bereich könnte man an Wochenenden im häuslichen Rahmen denken, auch an einen schrittweisen und probeweisen Übergang zu Arbeitsbedingungen usw.

Stabilisierung. Als zweiter Aspekt ist anzuführen, dass bereits innerhalb des therapeutischen Kontextes auf die Stabilisierung geachtet werden kann. Die therapeutischen Ziele sollten so gewählt sein, dass sie nicht nur durch Verstärkung von Seiten des Therapeuten, sondern letztlich durch sog. *„natürliche" Kontingenzen* aufrechterhalten werden. Beispiele bilden Verhaltensmuster der Selbstständigkeit, der Selbstsicherheit usw., die anfangs unter therapeutischer Hilfe ausgeformt und schließlich unter natürlichen Bedingungen (Bezugsgruppe, Familie) verstärkt und aufrechterhalten werden. Ganz generell sollten sowohl therapeutische Ziele als auch die therapeutische Strategie darauf ausgerichtet sein, den Wiedereinstieg des Patienten in den natürlichen Kontext zu erleichtern.

Umgebungsbedingungen. Dieser Gesichtspunkt bedarf häufig flankierender Maßnahmen, die teilweise auch als eigenständige Strategie angesehen werden können:

> **M** **Verhaltenstherapie beinhaltet eine Analyse und ggf. Veränderung derjenigen Bedingungen, die als Determinanten der Störung anzusehen sind.**

Eine konsequente funktionale Analyse (Holland 1978, Baer 1982) legt eine **Veränderung der sozialen Umgebungsbedingungen** nahe. Diese Intervention in der natürlichen Umgebung eines Patienten stößt vielfach an Grenzen der Realisierbarkeit. Ob diese Grenzen mit dem Übergang von therapeutischer zu politischer Tätigkeit gegeben sind, wird in der Verhaltenstherapie berechtigterweise diskutiert (Keupp u. Rerrich 1982, Holland 1978). Wenn man ein Kontinuum therapeutischer und politischer Tätigkeit unterstellt, so ist festzuhalten, dass auch sog. reine therapeutische Tätigkeit politische Dimensionen und Implikationen aufweist.

Speziell zur **Rückfallsprophylaxe** und zum **Umgang mit belastenden Bedingungen** sollte Therapie nicht nur als Hilfestellung bei einer konkreten Schwierigkeit angelegt sein; idealerweise sollte sie eine Art Problemlöseperspektive vermitteln (D'Zurilla u. Goldfried 1971). Die Problemanalyse, Zielbestimmung und Therapieplanung kann in der Verhaltenstherapie so explizit und transparent gestaltet werden, dass das allgemeine Vorgehen eine Art flexibles Muster für künftige Schwierigkeiten, Belastungen und Probleme darstellt. In der einfachsten Form etwa beinhaltet eine solche Perspektive, dass ein Patient ein neu auftauchendes Problem wiederum als psychisches Problem sieht und sich aufgrund seiner Vorerfahrungen an einen Psychotherapeuten wendet. In der optimalen Variante könnte der Patient die in der Therapie gelernten Problemlösestrategien auf die neue Problemsituation übertragen und anwenden.

Selbstkontrolle. In vielen Fällen lassen sich die Umgebungsbedingungen nicht oder nur sehr schwer beeinflussen oder verändern (z.B. inflexible familiäre Strukturen bei einer Patientin mit Essstörung; strukturelle Bedingungen am Arbeitsplatz bei einem Patienten mit einem Alkoholproblem usw.). Hier bieten sich **Strategien der Selbstkontrolle** in höchstem Maße an (S.228). Selbstkontrolle beinhaltet ganz allgemein, dass der Patient lernt, die Kontingenzen seines Verhaltens selbst zu setzen und dadurch sein Verhalten selbst zu steuern (Mahoney u. Thoresen 1974, Thoresen u. Mahoney 1974, Kanfer u. Karoly 1972, Baumeister u. Vohs 2004). Das heißt nicht, dass man es dem Patienten selbst überlässt, sich gewissermaßen wie Münchhausen am eigenen Schopf aus dem Sumpf zu ziehen. Selbstkontrolle beinhaltet vielmehr eine Reihe vermittelbarer und lernbarer Strategien zur Steuerung des eigenen Verhaltens. Damit ist nicht nur eine Hilfestellung zur Stabilisierung von Verhalten über den engeren therapeutischen Kontext hinaus geleistet; Selbstkontrolle bedeutet auch eine Unabhängigkeit des Patienten von therapeutischen Bedingungen in Richtung Selbstbestimmung und Selbstmanagement. Dieser Gesichtspunkt des Selbstmanagement wurde von Karoly u. Kanfer (1982) bzw. von Kanfer, Reinecker u. Schmelzer (2005) im Detail ausgearbeitet.

Strategien des Kontingenzmanagement

D Kontingenzmanagement ist die systematische Anwendung operanter Strategien – abhängig von *Zielen zum Aufbau konkreter Verhaltensmuster*.

Typische Beispiele sind Token Economies, Kontingenzverträge und die Umsetzung von Kontingenzmanagement in die natürliche Umgebung.

Token Economies. Diese wurden ursprünglich in sog. geschlossenen Einrichtungen (z.B. psychiatrische Kliniken) eingesetzt, um Patienten zu Aktivitäten zu motivieren, die ihnen ein menschenwürdiges Dasein in und außerhalb der Klinik erleichterten (z.B. Anziehen, persönliche Hygiene; vgl. Ayllon u. Azrin 1968).

D *Token Economies* meint die systematische Verabreichung von generalisierten konditionierten Verstärkern als Konsequenzen erwünschten Verhaltens. Tokens sind Objekte mit Tauschwert (z.B. Geld), die weitgehend unabhängig vom aktuellen motivationalen Zustand einer Person eingesetzt werden können.

Gerade der Einsatz in geschlossenen Einrichtungen (aber auch in Schulen, Heimen für Jugendliche usw.) setzt eine fundiertere Reflexion und entsprechende Begründung der therapeutischen Zielvorstellungen voraus. Nur dadurch ist eine missbräuchliche Umsetzung von Token Economies (z.B. im Sinne von Anpassung an herrschende Normen) zu verhindern.

Kontingenzverträge (contract management). Diese beinhalten vertragliche Vereinbarungen – in der Regel zwischen Therapeut und Klient. Vereinbart werden konkrete Zielverhaltensweisen sowie die dafür zu verabreichenden Verstärker. Kontingenzverträge wurden in verschiedenen Bereichen angewendet, z.B. bei Partnerproblemen (Schindler, Hahlweg u. Revenstorf 2006), bei Alkoholismus (Petry 1993) zur Gewichtskontrolle (Stuart 1971) usw. Entscheidendes Element bei Kontingenzverträgen ist die präzise Spezifikation von Zielverhaltensweisen sowie der Kontingenzen, die für das Erreichen bzw. Nichterreichen erfolgen (Kirschenbaum u. Flanery 1983 u. 1984). Verträge können nicht nur zwischen Therapeut und Klient abgeschlossen werden; große Bedeutung besitzen vertragliche Vereinbarungen der Person mit sich selbst, wie dies im Rahmen der Selbstkontrolle geschieht.

Die Anwendung von Kontingenzmanagement in der natürlichen Umgebung macht sich den Umstand zunutze, dass in der Regel nicht Therapeuten, sondern Personen der natürlichen Umgebung eines Patienten über die entscheidenden Verstärker verfügen. Diese Personen der natürlichen Umgebung werden im Rahmen des Kontingenzmanagements darin geschult, relevante Verstärker gezielt für erwünschtes Zielverhalten zu verabreichen. Das von Tharp u. Wetzel (1975) entwickelte Konzept beinhaltet eine Veränderung des dyadischen Therapeut-Klient-Verhältnisses in Richtung eines triadischen Modells (Abb. 17.18).

Mediatorenmodell. In dem auch als Mediatorenmodell bekannt gewordenen Vorgehen kommt den sog. unmittelbaren Therapeuten die zentrale Rolle bei der Veränderung des zentralen Verhaltens einer Zielperson zu: Da sie über die relevanten Verstärker verfügen, bedarf es in der professionellen Intervention vor allem einer *Präzisierung der Ziele* und konkreter Merkmale unerwünschter Verhaltensweisen. Als Konsequenzen solcher Verhaltensmuster (z.B. kooperatives Verhalten bei einem aggressiven Kind in einer Kindergartengruppe) werden vom unmittelbaren Therapeuten (z.B. Eltern, Lehrer, Gruppenleiter...) die vereinbarten Konsequenzen verabreicht. Beispiele für die Anwendung finden sich unter anderem in Elterntrainings (Perrez et al. 1985); auch gemeindepsychologische Ansätze können als Weiterentwicklungen von operanten Ansätzen im Bereich natürlicher Settings gesehen werden (Heyden 1986, Zurek 1991).

Die Bedeutung operanter Verfahren für die Verhaltenstherapie ist nicht hoch genug einzuschätzen. Dies gilt nicht nur in historischer Hinsicht: Trotz der Entwicklung kognitiver Konzepte und kognitiver Therapieverfahren (s.u.) gehören die operanten Techniken zu den klassischen und bewährten Bereichen innerhalb der Verhaltenstherapie. Die operanten Techniken haben auch außerhalb des engeren klinisch-psychologischen Bereiches eine enorme Bedeutung: Zu nennen sind Strategien im Bereich der Schule, des Management, der Personalführung, Bereiche der Energieversorgung, des Umweltschutzes usw. (z.B. Kazdin 1977, s. dazu S. 240, D'Zurilla 1986, Kanfer u. Busemeyer 1982, Nezu u. Nezu 1989). Hier geht es ganz generell gesehen darum, durch eine Planung von Kontingenzen entsprechendes Zielverhalten zu steuern (z.B. Verwendung öffentlicher Verkehrsmittel; Transparenz des Energiekonsums). Andere Einsatzfelder der operanten Technologie sind im weiten Feld der Verhaltensmedizin zu sehen, speziell im Bereich der Prävention von Risikofaktoren, die in enger Weise mit unserem Verhalten zusammenhängen (z.B. Rauchen, Ernährung, Bewegung...). Dabei ist – wie generell bei der Steuerung unseres Verhaltens – von einer multiplen Kontrolle auszugehen. Im Konzert der entsprechenden Bedingungen allerdings die Rolle operanter Faktoren zu vernachlässigen wäre höchst problematisch.

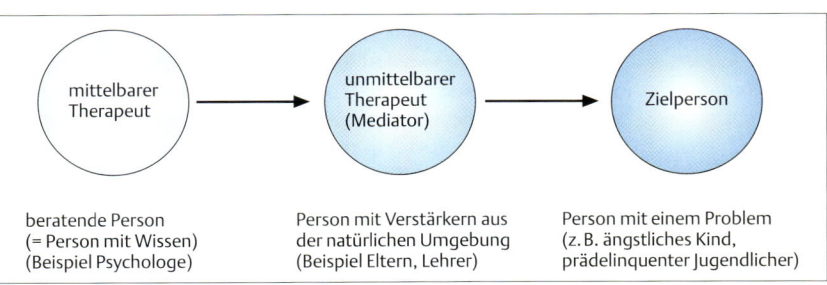

Abb. 17.**18** Prinzip des Mediatorenmodells (nach Tharp u. Wetzel 1975).

Modelllernen

Die Methoden des Modelllernens sind in besonderem Maße mit dem Namen von A. Bandura verknüpft (Bandura 1969, 1977 u. 1986). Modelllernen beinhaltet die beobachtbare Tatsache, dass Menschen (und offenbar auch infrahumane Lebewesen) in zum Teil sehr rascher und effizienter Weise in der Lage sind, komplexes Verhalten und andere Personen zu beobachten, nachzuahmen und im eigenen Verhaltensrepertoire zu stabilisieren.

Modelllernen ist im Kontext der Sozialen Lerntheorie (Bandura 1977, 1986) zu sehen und meint, dass Lernprozesse in hohem Maße durch soziale und interpersonale Determinanten beeinflusst sind; die Methoden des Modelllernens nehmen damit im Kontinuum von klassischen lerntheoretischen bis hin zu kognitiven Methoden eine Art Zwischenstellung ein (**Abb. 17.19**).

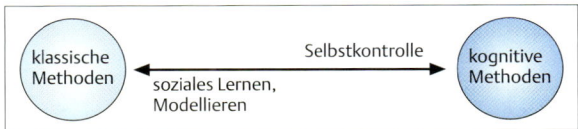

Abb. 17.**19** Verdeutlichung des Stellenwerts von Modelllernen im Rahmen klassischer und kognitiver Methoden.

■ Voraussetzungen für das Modelllernen

Als Grundlagen des sozialen Lernens wird von Bandura (1977) immer wieder auf die Bedeutung folgender Prozesse verwiesen, die gewissermaßen als Voraussetzung für das Modelllernen angesehen werden müssen:

- *Prozesse der Aufmerksamkeit*: Sie beinhalten die Wahrnehmung und selektive Filterung von Information durch einen Beobachter. Diese Aufmerksamkeit des Beobachters wird offenbar durch Merkmale des Modells ebenso gesteuert wie durch motivationale und emotionale Bedingungen des Beobachters.
- *Prozesse der Speicherung von Information*: Da eine Nachahmung häufig nicht unmittelbar stattfindet, muss beim Beobachter ein Prozess der Speicherung angenommen werden. Man hat sich diese Speicherung als **aktiven** Vorgang im verbalen oder bildlichen Repräsentationssystem vorzustellen (und keineswegs im Sinne eines passiven Bildes). Gespeichert werden vom Individuum offenbar jene Aspekte eines komplexen Vorgangs, die im Kontext eigener Bedürfnisse relevant sind.
- *Reproduktionsprozesse*: Eine zwar triviale, aber dennoch höchst wichtige Voraussetzung besteht in der Annahme von verbalen, kognitiven oder motorischen Reproduktionsprozessen. Dies beinhaltet geistige und physische Voraussetzungen, ohne die beobachtete Muster nicht reproduzierbar sind. Gerade auf der Ebene von Reproduktionsprozessen scheinen auch zum Teil enge Grenzen des Modelllernens zu liegen: Wir können komplexe Verhaltensweisen offenbar mit größter Aufmerksamkeit verfolgen und entsprechend speichern; eine Reproduktion wird zum Teil nur unter hohem Aufwand von Übung gelingen (z.B. beim Erlernen einer Fremdsprache oder bei komplexen sportlichen Aktivitäten).
- *Motivationale Prozesse*: Motivationale Prozesse stellen für das Lernen ganz allgemein zentrale Bedingungen dar. In besonderer Weise spielen sie beim Modelllernen eine ausschlaggebende Rolle. Sehr deutlich wird dies anhand einer Unterscheidung, die gerade bei kognitiv-sozialen Lerntheorien zu treffen ist. „Learning" (Lernen) meint die Übernahme von Lerninhalten, ohne dass diese unbedingt gezeigt werden müssen (demnach ist anzunehmen, dass das Repertoire strukturell vorhanden ist). „Performance" (Ausführung) meint, dass Verhalten auch gezeigt, geäußert wird; dies setzt situative Auslösebedingungen ebenso voraus wie motorische Determinanten im Sinne vergangener oder erwarteter Konsequenzen (Verstärkung) des Verhaltens.

Einsatzmöglichkeiten. Strategien des Modelllernens haben in der Verhaltenstherapie oft impliziten Charakter; Modelllerntechniken werden (über Beispiele anderer Patienten, über verbale Beschreibungen...) oft nutzbar gemacht, ohne dass dies (etwa in einem Therapieplan) explizit angeführt würde (Perry u. Furukawa 1986, Rosenthal 1976 u. 1982, Rosenthal u. Steffek 1991).

Der Einsatz von Möglichkeiten des Modelllernens bietet sich speziell dort an, wo es um die **Vermittlung komplexer Verhaltensmuster** geht. Goldstein (1975) hat verdeutlicht, dass sich Modelllernen insbesondere dazu eignet, wenn therapeutische Hilfestellung auf der Ebene konkreten Handelns angesagt ist. Bandura (1969) unterschied die Aspekte, in denen Modelllernen therapeutisch besonders nützlich wird.

- Modelllernen kann genutzt werden, um Verhaltensweisen zu vermitteln, die im **Repertoire** des Patienten bisher nicht vorhanden waren. Während operante Methoden üblicherweise einen zwar effizienten, aber auch sehr mühsamen Weg der Vermittlung darstellen, können die-

17.5 Methoden der Verhaltenstherapie

se Prozesse durch Modelllernen abgekürzt werden. Typische Beispiele wären sprachliche Fähigkeiten ebenso wie Fertigkeiten im interpersonalen Kontext (die sich z. B. im Rahmen einer therapeutischen Gruppe vermitteln lassen; Grawe 1980, Fiedler 1987, 1996).

- Durch Modelllernen können beim Beobachter (Patienten) Verhaltensweisen in ihrer **Auftrittshäufigkeit** gestärkt oder abgeschwächt werden; hier macht man sich den sog. hemmenden bzw. enthemmenden Effekt einer Modellperson – in seiner Wirkung auf das Verhalten des Beobachters – zunutze. Beispiele für enthemmende Effekte wären im Bereich prosozialen oder selbstsicheren Verhaltens zu sehen; hemmende Effekte auf aggressive Verhaltenstendenzen wären etwa durch die Beobachtung kooperativen Verhaltens von Modellpersonen gegeben.
- Durch Modelllernen werden Prozesse des **Diskriminationslernens** in besonderem Maße erleichtert: Die Vorgabe einer Modellperson erfolgt unter spezifischen Stimulusbedingungen, die vom Patienten beobachtet und für eigenes Verhalten übernommen werden kann. Beim Erlernen selbstsicherer Verhaltensmuster geht es häufig darum, zu erlernen, welches Verhalten in welchen Situationen als angemessen anzusehen ist. Hier müssen komplexe Stimulusbedingungen diskriminiert und sozial beurteilt werden (z. B. im Bereich des Stellens von Forderungen, bei Ablehnungen usw.).

In all diesen Möglichkeiten ist zu berücksichtigen, dass Modelllernen auch unabhängig von der konkreten Darbietung eines Modells erfolgen kann; eine verbal-symbolische Beschreibung kann durchaus auch als Grundlage für das Modelllernen ausreichen. Hier sind die Grenzen hin zu kognitiven Verfahren fließend.

Theoretischer Hintergrund. Zur theoretischen Erklärung von Prozessen des Modelllernens bezieht man sich in erster Linie auf sozial-kognitive Modelle (Vogl 1974, Bauer 1979). Erwähnt werden müssen auch ältere Ansätze, die verdeutlichen, dass Modelllernen als ein komplexer Prozess auf mehreren Ebenen zu verstehen ist. Bei der Erklärung hemmender oder enthemmender Effekte kann man durchaus auf instinkttheoretische Modelle zurückgreifen, die die Einbettung menschlichen Verhaltens in den evolutionären Kontext verdeutlichen. Eine gewisse Rolle spielen sicherlich auch assoziationstheoretische Modelle (z. B. hinsichtlich der Ähnlichkeit von Modellen und nachahmender Person); diese Ansätze verweisen darauf, dass eigenes Verhalten auch in der zeitlichen und räumlichen Nähe (Kontiguität) mit dem Verhalten der Modellperson verknüpft wird, was die Übernahme des Verhaltens erleichtert. Bei den motivationalen Bedingungen wurde bereits auf die Rolle der **Verstärkungsprozesse** hingewiesen; diese werden u. a. von Miller u. Dollard (1941), in ausführlicher Weise natürlich von Skinner (1953) hervorgehoben. Mit der Unterscheidung von kontingenzgesteuertem und durch Regeln ausgeformtem Verhalten betont Skinner (1969) die Bedeutung von Lernmustern, denen gerade für das Modelllernen eine wichtige Rolle zukommt.

M Die Rolle des Therapeuten in seiner Funktion als Modellperson darf nicht unterschätzt werden. Patienten übernehmen vom Therapeuten nicht nur konkrete Verhaltensweisen (z. B. beim Expositionstraining im Rahmen der Angstbehandlung), sondern vielfach auch Einstellungen, Werte und Normen des Therapeuten. Dass dies massive Konsequenzen für die Ausbildung von Therapeuten, insbesondere aber für die Therapeut-Patienten-Interaktion besitzt (Schindler 1991) sei hier nur angesprochen. Implikationen für den Aspekt des „Therapeuten als Person" wurden auch an anderer Stelle behandelt (Kanfer et al. 2005, Teil III).

Selbstkontrolle

Konzepte der Selbstkontrolle werden bereits in der klassischen Verhaltenstheorie abgehandelt (Skinner 1953 u. 1969); Selbstkontrolle meint dort allerdings lediglich die Tatsache, dass eine Person selbst in der Lage ist, Verhalten dadurch zu steuern, dass im Verhaltensrepertoire eine kontrollierende Reaktion ausgeführt wird. So gesehen bleiben Konzepte (und Methoden) der Selbstkontrolle den Prinzipien der externen Steuerung menschlichen Verhaltens verbunden. Erkenntnistheoretische und philosophische Fragen aus dem Kontext der Steuerung menschlichen Verhaltens durch die Person selbst bleiben in diesem Kontext weiterhin ungelöst; dennoch kann auf die einzelnen Begriffsklärungen verwiesen werden, die im Zusammenhang der Methoden der Verhaltenstherapie weiterhelfen.

■ *Prinzipien und Begriffsklärungen: Selbstmanagement, Selbstregulation, Selbstkontrolle*

Prinzipien der Selbstkontrolle. Diese werden dann klarer, wenn man bei der Regulation menschlichen Verhaltens unterschiedliche **Determinanten** berücksichtigt. Diese Analyse folgt insbesondere den Ausführungen von F. H. Kanfer, dessen Forschungsarbeiten in diesem Bereich ohne Übertreibung als wegweisend angesehen werden müssen (Kanfer 1970 u. 1977, Kanfer u. Karoly 1972).

Die von Kanfer unterschiedenen Determinanten für die Steuerung menschlichen Verhaltens, nämlich α-, β und γ-Variablen, wurden bereits beschrieben (S. 201).

Menschliches Verhalten ist als Resultat des komplexen Zusammenspiels dieser Variablen aufzufassen; dabei ist zu beachten, dass **keine** der Variablen jemals völlig bedeutungslos wird, dass aber bei der Steuerung des Verhaltens das Gewicht der einzelnen Variablen sehr unterschiedlich sein kann.

M Bei extrem starkem Hunger etwa (γ-Variable) werden moralische Bedenken (β-Variablen) bezüglich Diebstahl kaum eine Rolle spielen; die Person wird sich von situativen Bedingungen (α-Variablen) kaum abhalten lassen, sich auf direktestem Wege Nahrung zu beschaffen.

Wenn wir demzufolge von Fremd- bzw. Selbstkontrolle sprechen, so ist damit lediglich ein **Kontinuum** gemeint, in dem einmal α-Variablen (Fremdkontrolle) und im anderen Falle β-Variablen (Selbstkontrolle) einen stärkeren Einfluss ausüben. Dies sollte auch am Systemmodell der Regulation menschlichen Verhaltens deutlich werden, das auf den S. 202–S. 203 dargestellt wurde. Die enorme Bedeutung von Variablen für die Kontrolle und Erklärung menschlichen Verhaltens ergibt sich in besonderem Maße aus den Grundlagen eines interaktionistischen Modells (Mischel 1973, 1986): Menschliches Verhalten ist zwar vielfach als Folge von externen Situationen zu betrachten, auf der anderen Seite verändert menschliches Verhalten auch die externe Situation (in drastischer Form z. B. im Bereich der Veränderung unserer Umwelt durch Autofahren, durch unser Verhalten im Bereich der Entsorgung usw.). An **Abb. 17.20** lässt sich dieser interaktionistische Einfluss verdeutlichen.

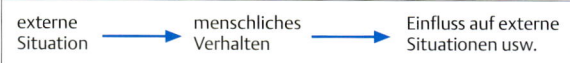

Abb. 17.**20** Perspektive der Interaktion menschlichen Verhaltens mit externen Bedingungen.

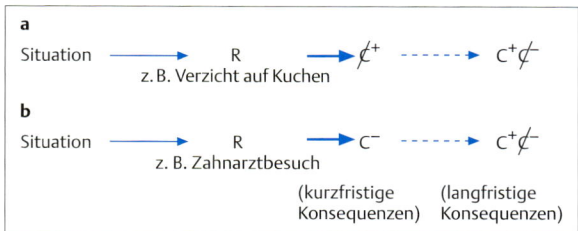

Abb. 17.**21** Typen der Selbstkontrolle in verhaltenstheoretischer Terminologie.

Begriffsklärungen. Die folgenden Begriffe sind für das Konzept der Selbstkontrolle wichtig:

- **Selbstmanagement** bezeichnet die allgemeine Fähigkeit eines Menschen, eigenes Verhalten unter expliziter oder impliziter Nutzung spezieller Strategien zu steuern bzw. zu verändern (Karoly u. Kanfer 1982, Kanfer et al. 2005). Selbstmanagement meint eine Art „Metamodell des Therapieprozesses" (Hecht 1984, S. 403), in dem beta-Variablen zur Steuerung zumindest zeitweilig im Vordergrund stehen.
- **Selbstregulation** umfasst eine Beschreibung und theoretische Klärung derjenigen Prozesse, die bei der Steuerung menschlichen Verhaltens ablaufen. Kanfer (1977) unterscheidet dabei die Stufen der Selbstbeobachtung, der Selbstbewertung und der Selbstverstärkung: Diese können zum Teil sehr rasch und automatisiert ablaufen; in vielen Fällen – z. B. beim Erlernen einer komplexen Aktivität wie dem Radfahren – werden die einzelnen Schritte jedoch ganz explizit und langsam durchlaufen (Karoly 1993, 1995).
- **Selbstkontrolle** meint einen Spezialfall der Selbstregulation insofern, als der automatisierte Verhaltensablauf angesichts einer Problemsituation oder eines **Konflikts** unterbrochen wird. Von Selbstkontrolle spricht man genau dann, wenn die Person Verhaltensweisen setzt, die im Prinzip nicht zu erwarten wären. In diesem Kontext wird häufig vom „Paradoxon der Selbstkontrolle" (Hartig 1973, Reinecker 1978) gesprochen.

Es lassen sich zwei Typen von Konflikten unterscheiden (**Abb. 17.21a u. b**):

- „Widerstehen einer Versuchung": Eine Person führt eine Handlung nicht aus, obwohl für diese Handlung eine höhere Auftrittswahrscheinlichkeit bestünde (z. B. keine Kuchenbestellung in einer Konditorei);
- „Heldenhaftes Verhalten": Die Person führt ein Verhalten aus, obwohl dieses Verhalten kurzfristig unter aversiver Kontrolle steht und damit kurzfristig eine niedrige Auftrittswahrscheinlichkeit besitzt (z. B. Aufsuchen eines Zahnarztes, obwohl derzeit keine Schmerzen verspürt werden).

Wirkprinzip. Selbstkontrollverhalten ist rein verhaltenstheoretisch nur sehr schwer zu erklären. Im Prinzip müsste die Person in einer Situation dasjenige Verhalten „wählen", das unter kurzfristiger Kontrolle steht. Offenbar sind Menschen in der Lage, zugunsten **langfristiger Vorteile** auch auf kurzfristige Verstärkung zu verzichten bzw. kurzfristig aversive Situationen zu ertragen. Hartig (1973) verdeutlicht hierzu, dass Selbstkontrolle nur erklärbar ist, wenn man vor der Durchführung des Selbstkontrollverhaltens einen kognitiv-motivationalen Prozess annimmt. Dieser Prozess – auf der Ebene von β-Variablen – ist offenbar entscheidend daran beteiligt, die Bedeutung externer (α) bzw. somatisch-physiologischer Variablen in den Hintergrund zu stellen und Verhalten anhand vorgestellter kognitiver Kontingenz zu steuern. Genau diese Steuerung anhand kognitiver Kontingenzen (β-Variable) kommt bei den zu besprechenden Methoden der Selbstkontrolle zum Tragen.

Methoden der Selbstkontrolle

Als Methoden der Selbstkontrolle werden hier lediglich Verfahren angeführt, die im Sinne der Begriffsklärung – auf der Basis einer konflikthaften Situation – eine zentrale Rolle spielen. Ausgeklammert (und getrennt erörtert) werden kognitive Interventionstechniken, die natürlich in ebensolchem Maße auf β-Kontrolle zurückgreifen.

Therapeutisch relevante Methoden der Selbstkontrolle sind

- die Selbstbeobachtung,
- Stimuluskontrolle,
- Kontingenzkontrolle.

Selbstbeobachtung. Sie wird in vielen verhaltenstherapeutischen Ansätzen als eine Methode der **Datengewinnung** verwendet; dabei zeigt sich, dass sich als Folge der Selbstbeobachtung und Selbstaufzeichnung eine Veränderung des Zielverhaltens ergibt. Dies rechtfertigt den Einsatz von Selbstbeobachtung als eigenständige Methode der Selbstkontrolle (Thoresen u. Mahoney 1974; Mahoney u. Thoresen 1974, Logue 1995, Baumeister u. Vohs 2006).

M Das Prinzip bei diesem Verfahren besteht darin, dass der Patient dazu angeleitet wird, entscheidende Merkmale seines Verhaltens oder situationaler Bedingungen des Verhaltens zu beobachten und zu registrieren; dies erfolgt zumeist anhand von kurzen Notizen, von Strichlisten oder auch anhand einer Eintragung in ein geeignetes Schema.

Besonders wichtig daran erscheint, dass die Erfassung möglichst einfach erfolgen sollte, weil andernfalls die Genauigkeit der Erfassung nicht gewährleistet ist. Verfahren der Selbstbeobachtung eignen sich insbesondere zur Beobachtung von Verhalten und von speziellen Situationen im natürlichen Umfeld des Patienten und zur Beobachtung von Prozessen, die anderweitig kaum zu erfassen sind (z. B. gedankliche Abläufe, Selbstverbalisationen etc.).

Einschränkend ist anzuführen, dass die therapeutischen Effekte von Selbstbeobachtung üblicherweise eher kurzfristig sind, so dass sich die Selbstbeobachtung vor allem für den Beginn von therapeutischen Änderungsprogrammen eignet. Aus pragmatischen Gründen sollten Problemverhalten *vor*, Zielverhaltensweisen allerdings *nach* dessen Auftreten beobachtet werden, um die therapeutische Veränderung besonders zu nutzen. Insbesondere der **reaktive Effekt** von Selbstbeobachtung wird genutzt, d. h. die Tatsache, dass sich Verhalten aufgrund der Beobachtung zumeist in therapeutische Zielrichtung verändert (Hecht 1979, Nelson u. Hayes 1981). Ein besonderer Vorzug der Selbstbeobachtung ist, dass der Patient – meist in einem sehr frühen Stadium des therapeutischen Prozesses – aktiv und eigenständig am Vorhaben der Veränderung beteiligt wird (Ziel: Selbstmanagement).

Stimuluskontrolle. Das Prinzip der Stimuluskontrolle meint eine Veränderung derjenigen Bedingungen des Verhaltens, die als dessen entscheidende Determinanten (Auslöser) angesehen werden können; die Person verändert dabei soziale oder physikalische Determinanten der Umgebung so, dass das Zielverhalten wahrscheinlicher wird (bzw. Problemverhalten in seiner Auftrittshäufigkeit sinkt).

Ein **optimales Arrangement** der Stimulusbedingungen sollte in einer Situation erfolgen, in der das Problemverhalten (z. B. Alkoholkonsum), bzw. in der erwünschtes Verhalten (z. B. konzentriertes Arbeiten am Schreibtisch) noch nicht auftritt. In beiden Fällen wird die Umgebung so gestaltet, dass in der kritischen Situation eine weitgehend automatisierte Verhaltenskette unterbrochen und das erwünschte Zielverhalten wahrscheinlicher wird.

Beispiele für Stimuluskontrolle wären der Verzicht auf den Besuch eines Gasthauses oder das Wegräumen von Aschenbechern, das Unterlassen des Kaufs von Zigaretten usw. Im anderen Falle wäre es das Aufräumen des Schreibtisches, Buchen eines Trainingskurses usw.

Durch das frühzeitige Schaffen von externen Bedingungen werden Situationen so gestaltet, dass diskriminative Hinweisreize das Zielverhalten auslösen (Logue 1995). Als ein solcher diskriminativer Hinweisreiz kann natürlich auch eigenes Verhalten angesehen werden (z. B. Verlassen einer Betriebsfeier, auf der viel Alkohol konsumiert wird). Einen sehr breiten und wichtigen Bereich von Stimulusbedingungen machen **kognitive Prozesse** aus, die durch Selbstkontrollstrategien an den Beginn einer Verhaltenskette gesetzt werden können. Zu denken ist an Selbstinstruktionen, an Selbstverbalisationen bzw. ganz generell an die Steuerung des Verhaltens durch selbstproduzierte verbale Stimuli (Meichenbaum 1974 u. 1977). Darauf wird bei den kognitiven Verfahren noch einzugehen sein. Es muss allerdings darauf hingewiesen werden, dass Verfahren der Stimuluskontrolle in der Regel mit anderen Verfahren der Selbst- bzw. Fremdkontrolle gekoppelt sind. Dies unterstreicht, dass β-Kontrolle in der Regel nicht allein zur Steuerung des problematischen Verhaltens herangezogen wird.

Kontingenzkontrolle. Verfahren zur Steuerung menschlichen Verhaltens durch den gezielten Einsatz externer Kontingenzen besitzen in der Verhaltenstherapie – und nicht nur hier, man denke an natürliche Kontrolle durch Umgebungskontingenzen – eine große Bedeutung. Diese Verfahren (S. 222) können im Prinzip auch von der Person selbst eingesetzt werden. Der wichtige Unterschied zwischen Selbst- und Fremdverstärkung besteht darin, dass die Person *selbst* über die Vergabe einer selbst verabreichten Verhaltenskontingenz entscheidet.

Die Frage, inwiefern **Selbstverstärkung** anzuwenden ist, hängt offenbar stark von unseren Gewohnheiten, vom kulturellen Hintergrund und von festgefügten Einstellungen ab („Eigenlob" stinkt). Dabei zeigt sich, dass Verfahren der eigenständigen Steuerung von Kontingenz für eigenes Verhalten offenbar ganz ähnlich effektiv sind wie Verfahren der externen Verstärkung (Kanfer 1977). Verfahren der Selbstverstärkung besitzen darüber hinaus den großen Vorteil, dass sie den Patienten in höherem Maße von externer Kontrolle unabhängig machen, und dass die Person ihre Einstellung zu sich selbst in bedeutsamer Weise verändert.

Die Steuerung von Verhalten durch den selbstkontrollierten Einsatz externer Kontingenzen kann in günstiger Weise durch die Abgabe von Kontrakten erfolgen; ein solcher **Vertrag mit sich selbst** legt im Vorhinein fest, welche Konsequenzen unter welchen Bedingungen zu verabreichen sind. Bei den Kontrakten sollte es sich nicht um sog. „Silvesterversprechen" handeln, weil hier die Abgabe des Versprechens unter völlig anderen Kontingenzen steht als das Einhalten des Vertrags. Die für Verträge günstige Form, Formulierungen und Bedingungen wurden mehrfach im Detail abgehandelt (Mahoney u. Thoresen 1974, Kanfer 1977, Reinecker 1978). In diesem Zusammenhang ist auf die motivationale Funktion von Verträgen besonders hinzuweisen (Klinger 1982): Insbesondere selbstgesetzte Ziele und Standards bilden wichtige Quellen internaler Motivation, die im Rahmen von Selbstkontrollstrategien gezielt nutzbar gemacht werden können.

■ Vorzüge und Probleme von Selbstkontrollverfahren

Probleme. Selbstkontrollverfahren stellen weder in technologischer noch in ethischer Hinsicht eine Lösung der vielen offenen Fragen und Probleme innerhalb von Strategien der Verhaltenstherapie dar. Sie bilden allerdings eine wichtige Ergänzung des Interventionsspektrums. Ein sehr wichtiges und ernst zu nehmendes Problem ist die Tatsache, dass theoretische Fragen zum Thema „Selbst", zur Frage der „Kontrolle" und zur Rolle kognitiver Interventionsstrategien weiterhin als offen bezeichnet werden müssen. Vor dem Hintergrund dieser theoretischen Rätsel nimmt es wenig Wunder, wenn auch empirische Fragen im Bereich der Therapieforschung nach wie vor einer konsequenten Bearbeitung bzw. Lösung harren. Vorzüge.

Trotz dieser offensichtlichen Probleme müssen eine Reihe von Vorzügen und Vorteilen der Selbstkontrollverfahren erwähnt werden. Diese Vorzüge machen Selbstkontrollstrategien für die Praxis der Therapie besonders attraktiv.

- Zunächst stellt Selbstkontrolle (neben dem technischen Aspekt) auch ein generelles **Ziel therapeutischer Interventionen** dar. Das Ziel der Therapie besteht in Selbstkontrolle, d.h. Eigensteuerung durch den Patienten, in einer Erhöhung von Steuerung durch β-Variablen. Dies wird vielfach als generell motivierend angesehen. So gesehen kann Selbstkontrolle als generelles Ziel therapeutischer Intervention aufgefasst werden; in der neueren Terminologie wurde dafür der Begriff des Selbstmanagements geprägt.
- Ein zweiter großer Vorzug ist mit der **relativen Reduktion therapeutischer Kontrolle** gegeben: In Selbstkontrollverfahren wird die Steuerung relativ relevanter Verhaltensmuster weitgehend (sicher nicht vollständig) durch den Patienten selbst übernommen. Von einer relativen Reduktion ist deshalb zu sprechen, weil natürlich auch Methoden der Selbstkontrolle innerhalb eines therapeutischen Settings, der damit verbundenen Begrifflichkeiten und Kontrolle vermittelt werden.
- Mit Hilfe von Selbstkontrollverfahren sind drittens Übergänge zur **Selbsthilfe** insofern geschaffen, als therapeutische Einflussnahme minimiert werden kann. Gerade angesichts der begrenzten Möglichkeiten therapeutischer Versorgung kommen Strategien der Selbsthilfe durch Selbstkontrolle besondere Bedeutung zu (Fiedler 1981). Unterschiedliche Studien (Meyer et al. 1991, Margraf 1995, 2009) verdeutlichen, dass nur ein geringer Teil betroffener und hilfsbedürftiger Menschen die Chance effizienter professioneller therapeutischer Hilfe besitzen. Somit werden Methoden der Selbstkontrolle zu Problemlösestrategien, die der Patient weitgehend eigenständig zur Bewältigung spezieller Probleme einsetzen und nutzbar machen kann.
- Selbstkontrollmethoden bieten viertens eine spezielle Chance zur **Kontrolle von Bedingungen zwischen den therapeutischen Sitzungen**: Hier können problematische Bedingungen unter die Einflussnahme des Patienten kommen, so dass die Generalisierung, d.h. die Übertragung therapeutischer Einflüsse auf das natürliche Setting günstig gestaltet werden kann. Gerade bei der Beendigung therapeutischer Einflussnahme bietet sich dies als Möglichkeit zum Übergang in das natürliche Setting besonders an.
- Als fünfter und letzter Vorzug ist anzuführen, dass Strategien der β-Kontrolle dann eine besondere Bedeutung zukommt, wenn Möglichkeiten zur Veränderung problematischer Bedingungen an eine **Grenze** stoßen: Beispiele dafür sind mit problematischen und pathologisierenden Bedingungen im Betrieb, in der Familie und im natürlichen Umfeld dann gegeben, wenn diese – aus welchen Gründen auch immer – als nicht veränderbar angesehen werden müssen. Hier bieten Selbstkontrollverfahren, vor allem Möglichkeiten der verbalen, der gedanklichen und emotionalen Kontrolle eine Chance zur Bewältigung von problematischen Bedingungen.

Speziell die letztgenannten Argumente sprechen bei therapeutischen Entscheidungen dafür, Selbstkontrollverfahren eine hohe Bedeutung zuzuerkennen. Dabei ist zu berücksichtigen, dass Methoden der Selbstkontrolle in der Regel in ein therapeutisches Gesamtkonzept eingebettet sind und deshalb wohl kaum als alleinige zielführende therapeutische Methode Verwendung finden.

Modelle kognitiver Therapieverfahren

M Kognitive Therapieverfahren intendieren eine möglichst direkte Veränderung derjenigen Prozesse, die oben dem Bereich der β-Variablen zugeordnet wurden (Kanfer 1977). Konkret handelt es sich dabei darum, Prozesse des Denkens, der Bewertung, der Vorstellung, der Erwartung usw. zu modifizieren, da diese Prozesse einen besonderen Einfluss auf menschliches Erleben und Verhalten haben.

Die unterschiedlichen Standpunkte von klassischer Verhaltenstherapie, kognitiver Therapie und von kognitiver Verhaltenstherapie sind in **Abb. 17.22** verdeutlicht.

Die angesprochene direkte Veränderung kognitiver Prozesse wird wohl nur schwerlich ohne die Berücksichtigung von beobachtbaren Prozessen des Verhaltens (Handelns) möglich sein. Auf der anderen Seite verläuft auch die Änderung von Verhalten durch Übung in der Regel **bewusst**, d.h. unter Heranziehung von Aspekten des Denkens, der Informationsverarbeitung usw. Besonders deutlich wird dies an der Bedeutung von plausiblen Modellen als Vorstufen von therapeutischen Änderungen.

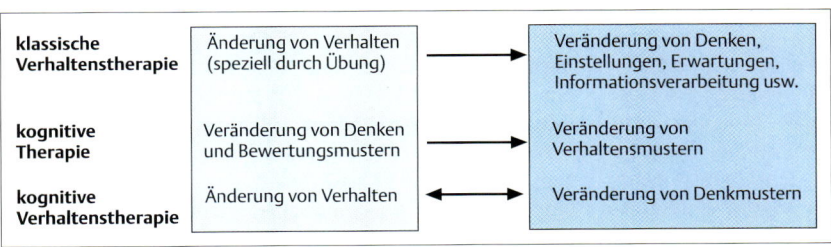

Abb. 17.22 Skizze über Schwerpunkte der klassischen Verhaltenstherapie, kognitiven Therapie und kognitiven Verhaltenstherapie.

Beispiel: Bei der Planung eines Konfrontationsverfahrens bei Panik und Angst wird der Patient über das Vorgehen genau informiert und aufgeklärt. Diese **kognitive** Intervention bildet eine Voraussetzung für die Transparenz des Vorgehens, für Compliance und Selbstmanagement des Patienten. Die plausible Erklärung **allein** reicht zu einer Veränderung in der Regel nicht aus, sondern es bedarf des **konkreten Erlebens** in Situationen. Aus dieser Übung lernt der Patient, er strukturiert seine Erwartungen um; daraus resultiert wieder eine Bereitschaft zu Veränderung, dazu, sich auf neue Übungen und Veränderungen einzulassen usw.

Für die Stabilität therapeutischer Veränderungen ist es sicherlich bedeutsam, dass sich beim Patienten auch Einstellungen, Erwartungen, Denkmuster usw. verändert haben; eine alleinige und „direkte" Veränderung von Erwartungen ist jedoch nur schwer möglich. Die Veränderung von Erwartungen geschieht in optimaler Weise durch das konkrete Erleben des Patienten. Die Ausführungen über die Bedeutung einer reziproken Interaktion von Merkmalen der kognitiven Prozesse einerseits und von Prozessen des konkreten Verhaltens andererseits bilden nicht nur die Meinung des Autors ab. Sie werden durch Befunde der Therapieforschung (Grawe 1992, Grawe, Donati u. Bernauer 1994) ebenso gestützt wie durch eine Analyse therapeutischer Prozesse (Brewin 1989, Schindler 1991).

Verhaltenstherapeutisches Vorgehen ist deshalb immer als kognitiv-verhaltenstherapeutisches Vorgehen zu sehen, ebenso wie kognitive Therapie **immer** verhaltenstherapeutische Ansätze besitzt (s. u., zum Ansatz von A. T. Beck). Es erscheint aus systematischen und didaktischen Gründen dennoch gerechtfertigt, „kognitive Therapieverfahren" getrennt zu besprechen, weil diese Ansätze von ihren Grundlagen her eine spezifisch andere Position vertreten als die klassische Verhaltenstherapie. Die Umsetzung in die Praxis und das konkrete therapeutische Vorgehen greift in jedem Falle auf Merkmale der Übung und des konkreten Erlebens zurück. Dies rechtfertigt es, von „kognitiv verhaltenstherapeutischen Verfahren" zu sprechen (Hawton et al. 1989, Dobson 1990, Hautzinger 2000, Salkovskis 1997).

Aus dem weiten Bereich kognitiver Verfahren werden zentrale Ansätze ausgewählt und dargestellt. Es handelt sich dabei um
- verdeckte Verfahren;
- um Methoden der kognitiven Umstrukturierung sowie um
- Ansätze des Problemlösens als kognitive Interventionsverfahren.

Verdeckte Verfahren

Die Entwicklung und Ausdifferenzierung der sog. verdeckten Verfahren ist in hohem Maße mit dem Namen J. R. Cautela (1973) verbunden. Grundlagen und Annahmen dazu stammen aber auch aus der Tradition von Skinner und wurden von L. Homme (1965) in der sog. „Kontinuitätsannahme" festgehalten. Diese besagt, dass auf kognitive Ereignisse (Gedanken, Bilder, Erinnerungen, Erwartungen) ebenso die Prinzipien der klassischen Lerntheorien anzuwenden sind, wie es für beobachtbare Stimuli und Reaktionen gilt.

Kognitive Ereignisse sind zwar nicht beobachtbar, sie werden deshalb als „verdeckt" bezeichnet, sie bilden aber genauso Elemente einer Verhaltenskette, wie dies für beobachtbare Ereignisse gilt.

Der Anblick einer Menschenmenge löst bei einer agoraphobischen Patientin entsprechende Kognitionen, physiologische und Reaktionen auf der Ebene des konkreten Verhaltens aus (z. B. Gedanken an Katastrophen, Erhöhung der Herzrate, Vermeidungsverhalten usw.). Ähnliche Reaktionen können bei derselben Person auch durch die bloße **Vorstellung** einer Menschenmenge hervorgerufen werden.

Hinweise auf die Bedeutung kognitiver Prozesse als Auslöser von physiologischen Reaktionen und Vermeidungsverhalten finden sich nicht nur in der klinischen Beobachtung, sondern in experimentellen Befunden von Bridger u. Mandel (1965). Auch in der funktionalen Analyse des Verhaltens liegt die Bedeutung kognitiver (verdeckter) Prozesse auf der Hand: Die innere Repräsentation eines externen Stimulus ist zwar nicht beobachtbar, dennoch kann aus den beobachtbaren Reaktionen der Person (und klarerweise aus ihren Aussagen) auf eine spezifische Qualität internaler Prozesse geschlossen werden.

Für so gut wie alle klassischen Verfahren der Verhaltenstherapie wurden von Cautela „verdeckte" Versionen entwickelt. Der Vorzug dieser Varianten besteht darin, dass die Durchführung zunächst recht geringen Aufwand bedeutet, weil die Intervention gewissermaßen im Kopf des Patienten abläuft. So gesehen können verdeckte Interventionen häufig auch als Vorstufen und als Ergänzung der Verfahren zu direkten Interventionen auf der Verhaltensebene eingesetzt werden. Die einzelnen Verfahren werden hier nur kurz angesprochen und charakterisiert, für eine detailliertere Beschäftigung wird auf die Originalliteratur bei Cautela bzw. auf die Übersicht bei Mahoney (1977) und Roth (1987) verwiesen.

Verdecktes Gegenkonditionieren. Dies bedeutet die Hemmung von Vermeidungsreaktionen durch eine positive, angenehme Vorstellung (Cautela 1971). Das Verfahren ist im Prinzip der Systematischen Desensibilisierung sehr ähnlich (Wolpe 1969), greift aber auf andere theoretische Grundlagen zurück. Ein frühes Beispiel für die Anwendung findet sich bei Lazarus u. Abramovitz (1962): In diesem – auch als „emotive imagery" bezeichneten Verfahren – wurde die Dunkelangst eines Kindes durch positive Vorstellungen bewältigt (ein 10-jähriger Junge, der in die Rolle eines beliebten Komikhelden schlüpfte).

Verdeckte Sensibilisierung. Hier erfolgt eine Koppelung eines problematischen Verhaltens (z. B. Alkoholkonsum, Gewalt gegenüber Kindern...) mit der Vorstellung aversiver Szenen (z. B. Übelkeit, sofortige juristische Konsequenzen...). Für Cautela (1967) bildet das Verfahren durchaus eine Alternative zu den problematischen Aversionstechniken (s. auch Reinecker 1981). Neben dem Aspekt der

Koppelung (= klassischer Lernprozess) muss auch auf den Gesichtspunkt der Unterbrechung der Verhaltenskette und auf die notwendige Entwicklung von Verhaltensalternativen hingewiesen werden (Rimm u. Masters 1979).

Verdeckte Verstärkung. In diesem Verfahren wird vorgestelltes (erwünschtes) Verhalten mit einer für den Patienten sehr angenehmen Vorstellung gekoppelt (Cautela 1971). Neben dem direkten Aspekt der Koppelung ist hier auch ein Prozess der schrittweisen (zunächst vorgestellten) Annäherung an erwünschtes Zielverhalten bedeutsam (z. B. selbstsicheres Verhalten in einer Gruppe). Verdeckte Verstärkung beinhaltet auch eine Veränderung der Einstellung des Patienten zu sich selbst und eine Veränderung dessen, was Meichenbaum (1977) als den „inneren Monolog" bezeichnet hat (s. u.). Die Relevanz des Verfahrens ergibt sich in hohem Maße wohl als eine Vorstufe zur externen Verstärkung und im Sinne einer kognitiven Umstrukturierung (Selbstverstärkung im Sinne von Bandura 1977, Kanfer 1977). So gesehen spielen Maßnahmen des „verdeckten" Lernens wohl auch bei Verfahren der Klassischen Verhaltenstherapie (also auch bei externer Verstärkung, Gegenkonditionierung, Löschung, Modelllernen usw.) eine zumeist implizite Rolle.

Während die Kontinuitätsannahme (Homme 1965, Cautela 1971, 1972) heute keineswegs mehr unumstritten ist (Mahoney 1977, 1980), steht die **praktische** Relevanz verdeckter Verfahren außer Frage. Dies gilt insbesondere für Strategien der kognitiven Bewältigung (Lazarus u. Folkman 1984) bzw. für die zunächst gedankliche oder verbale Annäherung an gefürchtete Situationen. Auch Hinweise auf die Sportpsychologie, in denen verschiedene komplizierte Übungen vor der Ausführung zunächst kognitiv durchgeübt werden, sind an dieser Stelle angebracht.

■ *Methoden der kognitiven Umstrukturierung*

Eine strikte Trennung in behaviorale Methoden einerseits und kognitive Verfahren andererseits ist weder aus theoretischen noch aus praktischen Gründen möglich: Im theoretischen Bereich muss darauf verwiesen werden, dass für Prozesse des Lernens *immer* Veränderungen auf mehreren Ebenen geltend gemacht werden müssen (Rescorla 1988). In der Praxis lassen sich auch klassisch-verhaltenstherapeutische Verfahren nicht ohne kognitive Umstrukturierung, ohne die Vermittlung von Information usw. durchführen (s. dazu die Beobachtungen in der Praxis von J. D. Wolpe [Klein et al. 1969] oder die Argumente betreffend kognitive Faktoren in der SD [Davison u. Wilson 1973, Wilkins 1971, Locke 1971, Yates 1975]). Auf der anderen Seite zeigt sich, dass gerade kognitiv-therapeutische Ansätze auf Aspekte der Übung, der Umsetzung in konkretes Verhalten großen Wert legen (Beck et al. 1992, Hautzinger 2000). In diesem Licht sind die zentralen kognitiven Therapiemodelle zu sehen, nämlich die Prinzipien
- der Kognitiven Therapie von A. T. Beck,
- die RET von A. Ellis und
- der Ansatz von D. Meichenbaum.

■ *Kognitive Therapie (A.T. Beck)*

Das Prinzip der Kognitiven Therapie hat im deutschen Sprachraum große Verbreitung gefunden (Hautzinger 2000). Dies hängt unter anderem mit den vielen gut kontrollierten Effektivitätsstudien zusammen (Niebel 1984, de Jong-Meyer et al. 1992, Hautzinger et al. 1992). Die Entwicklung geht auf Bemühungen zur Behandlung von Depressionen durch A. T. Beck in den 60er Jahren zurück: Hier zeigte sich, dass es bei Depressionen vor allem darauf ankommt, eine Veränderung der Kognitionen und der diesen Kognitionen zugrundeliegenden Schemata vorzunehmen. Nach Beck (1967) bzw. Beck u. Geenberg (1979) sowie Beck et al. (1992) sind für depressive Personen typische Denkmuster (also kognitive Merkmale) kennzeichnend, nämlich
- eine negative Sicht seiner selbst,
- eine negative Sicht der Umwelt,
- eine negative Sicht der Zukunft.

Beck (1967) bezeichnet dies als **Kognitive Triade**. Gemäß dem Ätiologiemodell depressiver Störungen werden diese kognitiven Dysfunktionen als grundlegend angesehen, die anderen Merkmale der Störung (sozialer Rückzug, Inaktivität, emotionale und motivationale Störungen, somatische Aspekte...) darauf zurückgeführt. Konsequenterweise geht es in der Therapie der Depression nach Beck nicht so sehr um eine Veränderung von Merkmalen des Verhaltens (Lewinson 1975 oder bei Seligman 1979), sondern um eine Veränderung der Denkfehler und der zugrundeliegenden dysfunktionalen Schemata.

Zur Korrektur dieser Denkfehler (z. B. selektive Wahrnehmung, willkürliches Schlussfolgern, Übergeneralisierung, dichotomes Denken...) wurden von Beck (1976, Beck et al. 1992) u. a. folgende **Methoden kognitiver Intervention** entwickelt (hier werden nur einige zentrale Techniken dargestellt, für eine detailliertere Darstellung muss auf Beck et al. 1992 bzw. Hautzinger 2000 oder auch auf Hautzinger et al. 1988 sowie Hoffmann u. Hofmann 2002 verwiesen werden):

Bewältigung graduierter Aufgaben und Planung von Aktivitäten. Der Patient sollte schrittweise Erfolge dadurch erleben, dass er kleine Aufgaben wieder erledigt (z. B. sich anziehen, Einkaufen gehen). Depressive Patienten sollten – durchaus direktiv – dazu angehalten werden, spezielle Aktivitäten in den Tages- und Wochenablauf einzuplanen. Solche Aktivitäten schaffen eine gewisse Struktur und zumindest die prinzipielle Chance für externe Verstärkung.

Mastery- und Pleasure-Technik. Patienten sollten unterscheiden lernen, welche Aktivitäten sie zumindest umsetzen können (M), bzw. welche ihnen auch eine gewisse Freude machen (P). Dadurch entsteht eine gewisse Differenzierung in der Beurteilung des eigenen Verhaltensrepertoires.

Registrieren automatischer Gedanken. Automatische Gedanken sind zumeist Selbstverbalisationen, die sehr rasch ablaufen; nach der Theorie der Depression bilden sie eine wesentliche Determinante der Störung (z. B. „Mir wird nie etwas gelingen..."). Die Aufgabe des Patienten besteht darin, diese Gedanken zu sammeln und zu registrieren, um sie einer rationalen Diskussion, Argumentation und damit Veränderung zugänglich zu machen.

Auseinandersetzung mit den Gedanken. Der Patient sollte versuchen, auf seine automatischen Gedanken eine rationale Erwiderung zu finden; diese Technik (häufig als „Zwei-Spalten-Technik" bezeichnet) schafft zumindest eine erste Distanzierung von den eigenen dysfunktionalen automatischen Gedanken. Die Technik lässt sich dahingehend erweitern, dass die Patienten nicht nur eine rationale Erwiderung festhalten, sondern dass sie auch eine Uminterpretation ihrer eigenen Annahmen über sich selbst, über die Umwelt und die Zukunft versuchen.

Identifikation und Testen von Kognitionen. Der Patient sollte lernen, seine Kognitionen an der Realität zu prüfen. Dies ist insofern bedeutsam, als er damit eine Differenzierung zwischen seinen Vorstellungen und Fakten schafft. Da er allerdings Fakten immer im Lichte seiner Kognitionen sieht, bedarf es eines sehr sachlichen und durch den Therapeuten angeleiteten Vorgehens.

Entkatastrophisieren und Umattribution, Entwicklung von Alternativen. Der Patient sollte – u. a. auf dem Wege einer rationalen Diskussion – eine realistische Auseinandersetzung mit Gedanken und Umweltereignissen erlernen (z. B. „Was passiert, wenn Ihr Freund Sie verlässt...?"). Patienten vermeiden häufig eine Auseinandersetzung, bezeichnen das Ereignis einfach als „Katastrophe" und sehen keine Möglichkeit einer anderen Beurteilung (Umattribution). Durch eine Konfrontation mit der Situation wird auch die Chance für die Entwicklung von Alternativen geleistet.

Aufbau von realistischen Erwartungen. Depressive Patienten verstellen sich selbst positive Entwicklungsmöglichkeiten, indem sie für die Zukunft eine ausschließlich pessimistische Perspektive sehen. Dazu bedarf es in therapeutischer Hinsicht einer Korrektur der zeitlichen Dimension (d. h. wenn etwas schief gegangen ist, so muss dies nicht auch in Zukunft so sein); auch der Aspekt der Generalisierung und die Gewissheit hinsichtlich negativer Erwartungen bedürfen der Korrektur durch realistische und positive Erwartungen.

Bewertung. Kognitive Therapie nach Beck ist ein stark strukturiertes und direktives Vorgehen (Hautzinger et al. 1988). Die kurze Charakterisierung einzelner Schritte des therapeutischen Vorgehens sollte klar gemacht haben, dass kognitive und verhaltensorientierte Maßnahmen eng miteinander verzahnt sind, so dass sich die Bezeichnung „Kognitive Therapie" wohl nur als Markenname rechtfertigt. Während die ursprüngliche Intention des Ansatzes auf depressive Störungen beschränkt war und hier von der Evaluation her als hoch bedeutsam und effizient beurteilt werden muss (Beck et al. 1992, Niebel 1984, de Jong-Meyer 1992, Hautzinger et al. 1992), erfuhr das Modell inzwischen auch eine Ausdehnung auf andere klinische Störungsbilder. Zu nennen sind insbesondere Angststörungen (Beck u. Emery 1985) sowie Persönlichkeitsstörungen (Freeman et al. 1992, Beck u. Freeman 1993; Fiedler 1994).

■ Rational-Emotive-Therapie – RET (A. Ellis)

Der Ausgangspunkt der theoretischen und therapeutischen Überlegungen lag bei Ellis (wie übrigens auch bei A. T. Beck) in der psychoanalytischen Tradition. Als philosophischer Hintergrund sind zusätzlich die Schule der Stoiker sowie eine gewisse pragmatisch-amerikanische Haltung zu nennen. Wenn man den zentralen Aspekt der RET von Ellis (1962 u. 1973) kennzeichnen wollte, so ist dies wohl in folgenden Punkten zu sehen:

> **M** Nicht die Dinge sind es, die uns beunruhigen, sondern unsere Meinung, unsere Beurteilung der Dinge bereiten uns Probleme. Psychische Störungen wie Angst, Depression, Ärger, Trauer usw. sind demnach soweit nicht gerechtfertigt, als sie sich auf eine verzerrte Wahrnehmung, falsche Interpretation und auf unlogische Annahmen über Ereignisse zurückführen lassen.

Die Intervention von Ellis (1977) beruht auf seiner sogenannten **A-B-C-Theorie** (Abb. 17.23).

Aufgabe der Therapie ist es konsequenterweise, diejenigen Aspekte des **belief system (= B)** zu verändern, die Ellis (1977) als „irrational" bezeichnet. Mit „irrational" ist gemeint, dass es sich um Annahmen handelt, die zu psychischen Problemen und Störungen führen (auf mögliche Probleme der Zirkularität sei hier nur hingewiesen). Therapeutische Intervention kann nach Ellis nicht darin bestehen, **Ereignisse (= A)** zu verändern; eine Veränderung pathologischer (emotionaler) **Konsequenzen (C)** kann nur zielführend und von Dauer sein, wenn die irrationalen beliefs identifiziert und durch „rationale" Annahmen ersetzt worden sind.

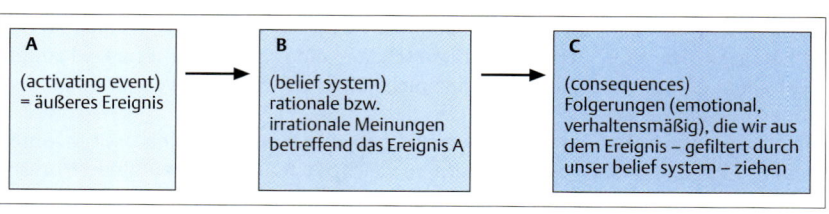

Abb. 17.23 Prinzip der A-B-C-Theorie von A. Ellis (1977).

Ellis (1977) verwendet im Prinzip ein ganzes Spektrum therapeutischer Verfahren (u.a. auch aus dem Repertoire der klassischen Verhaltenstherapie); eine zentrale Bedeutung haben jedoch die kognitiven Methoden (Wilken 1994, Ellis u. Hoellen 1997):

- Zunächst geht es um die Vermittlung des zugrundeliegenden Modells der RET (A-B-C-Theorie psychischer Störungen),
- weiterhin um die Identifikation von irrationalen Denkmustern und Annahmen und
- schließlich um das Ersetzen der irrationalen durch Annahmen einer rationalen Lebensphilosophie.

Eine ganz zentrale Rolle beim Übergang von irrationalen zu rationalen Annahmen spielt die Methode des *sokratischen Dialogs*: In Anlehnung an die „Hebammenkunst" versucht der Therapeut, irrationale Sätze und Annahmen des Klienten zu identifizieren; diese Sätze werden dann Schritt für Schritt erörtert, disputiert, erschüttert und verändert. Der Therapeut übernimmt dabei eine zunächst sehr direktive und aktive Rolle und versucht dem Klienten die Irrationalität seiner Annahmen vor Augen zu halten. Im Verlaufe der *Disputationen* sollte sich der Patient von seinen ursprünglichen irrationalen beliefs distanzieren und sie durch die angesprochene rationale Lebensphilosophie ersetzen.

Im Verlaufe des therapeutischen Prozesses greift der RET-Therapeut insbesondere auf **verhaltensorientierte Maßnahmen** zurück, z.B. auf Übungen zwischen den Sitzungen, auf Hausaufgaben, Aufzeichnungen, auf Verhaltensexperimente usw. In diesen Übungen in der natürlichen Situation soll und kann der Patient diejenigen Veränderungen erproben und stabilisieren, die er innerhalb des therapeutischen Settings neu erworben hat.

Ein weiteres wichtiges Standbein der RET bilden emotiv-evokative Methoden: Dazu gehören Übungen zum direkten Gefühlserleben und Gefühlsausdruck, dem der Therapeut in hohem Maße akzeptierend begegnet. Im geschützten Raum des therapeutischen Settings (z.B. auch in der Gruppentherapie) kann der Patient lernen, eigene Emotionen zuzulassen, zu differenzieren und evtl. zu verändern. Große Bedeutung innerhalb der RET besitzt allerdings der Versuch, irrationale Aspekte an den Gefühlen zu identifizieren und sie durch rationale Konzepte (s. Lebensphilosophie!) zu ersetzen.

Bewertung. Wegen ihres expliziten Charakters und ihres hohen Grades an Transparenz wurden Verfahren der RET auch häufig empirisch untersucht (Lipsky et al. 1980, Zettle u. Hayes 1980, Di Guseppe u. Miller 1979, Kessler u. Hoellen 1992). Der Grad an empirischer Fundiertheit muss dabei als durchaus befriedigend angesehen werden (Grawe et al. 1994). Ellis hat darüber hinaus einen allgemeinen Aspekt psychischer Probleme erfasst, der zumeist als „Sekundärproblematik" bezeichnet wird: Patienten leiden nicht nur unter ihren Störungen (Angst, Depression, Migräne...), sondern sie finden es auch äußerst schlimm, *dass* sie darunter leiden. Diese Sekundärproblematik verstellt nicht selten einen therapeutischen Zugang. Gerade eine sachlich-rationale Betrachtungsweise, eine sokratische Auseinandersetzung mit der sekundären Pathologie („Was ist so schlimm daran, dass Sie unter dem Problem... leiden?") schafft einen gewissen Zugang zu einer zielführenden Auseinandersetzung mit dem Primärproblem und führt zu einer möglicherweise effektiven Behandlung.

■ Innerer Monolog (D. Meichenbaum)

Donald Meichenbaum betonte in seinem kognitiv-verhaltenstherapeutischen Modell die Bedeutung des sog. internalisierten Sprechens zu sich selbst (Meichenbaum 1977). Er stützte sich dabei auf entwicklungspsychologische Modelle bei Luria (1961) bzw. Vygotsky (1962), wonach die Sprache zunächst externale und schrittweise internale bzw. automatisierte Steuerungsfunktion für menschliches Handeln bekommt. Dies wurde u.a. als der „innere Monolog" bezeichnet; Meichenbaum hat dafür zwei Ansätze formuliert, die in der kognitiven Therapie große Bedeutung erlangt haben: das Selbstinstruktionstraining und das Stressimpfungstraining.

Selbstinstruktionstraining. Dieses Verfahren wurde speziell zur Intervention bei *impulsiven Kindern* entwickelt. Nach Meichenbaum u. Goodman (1969, 1971) zeichnet sich die Impulsivität bei den Kindern gerade dadurch aus, dass sprachliche Instruktionen (extern sowie intern) nur geringe Kontrolle über das Verhalten besitzen (Handeln ohne zu denken...). Die Vermittlung zielführender Selbstinstruktionen erfolgt in enger Anlehnung an entwicklungspsychologische Überlegungen; sprachliche Instruktionen werden zunächst extern vorgegeben und sollen schrittweise internalisiert bzw. automatisiert werden.

Meichenbaum (1975) beschreibt dieses Vorgehen folgendermaßen:

- externe Instruktion durch einen Erwachsenen (Modell);
- das Kind löst eine Aufgabe, während die Instruktion laut vorgesprochen wird;
- das Kind spricht sich die Instruktion selbst laut vor, während die Aufgabe bewältigt wird;
- Durchführung der Aufgabe, die Instruktion wird leise (flüsternd) vorgesprochen (Ausblenden der Hilfestellung);
- Durchführung der Aufgabe, indem die Instruktion lautlos (internalisiert) selbst vorgegeben wird.

Selbstinstruktionstrainings wurden zunächst bei kindlichen Verhaltensstörungen eingesetzt, z.B. bei aggressivem Verhalten (Schneider u. Robin 1975, Schlottke 1980; zum Teil auch als „Schildkrötentechnik" bezeichnet; bei impulsiven Kindern; z.B. bei Camp u. Bash 1981; zur Kontrolle von Aufmerksamkeit s. Lauth u. Schlottke 1993, Wagner 1976). Bei erwachsenen Patienten spielen Trainings in Selbstinstruktionen zumeist die Rolle von Therapiekomponenten komplexer Programme (z.B. bei Prüfungsangst, bei der Bewältigung komplexer Aufgaben usw., z.B. Kendall u. Hollen 1979, Kendall 1985). Erwähnenswert sind in diesem Zusammenhang auch Veränderungen von Selbstverbalisationen außerhalb des klinischen Bereichs, z.B. beim Training von Spitzensportlern, in denen handlungsrelevante Selbstverbalisationen vermittelt und beim Bewegungsablauf zielführend eingesetzt werden können (Suinn 1989).

Stressimpfungstraining. Das von Meichenbaum (1985) entwickelte Stressimpfungstraining (SIT) bildet eine kognitive Interventionstechnik, die auf die Bewältigung sehr allgemeiner Stress- und Belastungssituationen abzielt. Speziell unter diesem Bewältigungsaspekt hat das Training breite Akzeptanz und Verbreitung erfahren.

> **M** Das Grundprinzip des SIT besteht in der Annahme, dass Stress und damit verbundene Belastungen in hohem Maße durch kognitive Aspekte vermittelt werden. Diese kognitiven Aspekte werden im SIT analysiert und in zielführender Weise modifiziert.

Das Training selbst beinhaltet drei Schritte, nämlich eine Unterrichtsphase, eine Übungsphase und eine Stufe der Anwendung des Trainings:
- In der **Unterrichtsphase** wird mit dem Patienten ein Verständnis für seine Stressreaktion erarbeitet. Dabei wird versucht, das verdeckte Sprechen der Person zu analysieren und die problematische Funktion der Selbstverbalisationen zu erfassen. Als Modell des Stressablaufs kann man günstigerweise auf das kognitiv-psycho-physiologische Modell der Emotionen bei Schachter u. Singer (1962, Reisenzein 1983) zurückgreifen, wonach die kognitive Interpretation einer physiologischen Erregung eine wesentliche Determinante der Emotion ausmacht. Bedeutsam an dieser Phase ist auch, dass der Patient selbst situationale Determinanten und Verhaltensmerkmale der Stressreaktion frühzeitig erkennt, damit entsprechende Bewältigungsreaktionen realisiert werden können.
- Die **Übungsphase** beinhaltet eine Vermittlung kognitiver Strategien im Umgang mit Stress. In den einzelnen Ablaufphasen wird in hohem Maße auf vorhandene Bewältigungsstrategien des Patienten zurückgegriffen. Mit ihm zusammen werden für einzelne Phasen zielführende Selbstverbalisationen erstellt:
    - **Vorbereitung** auf den Stressor: z. B. „Was ist als Nächstes zu tun?"
    - **Konfrontation** mit dem Stressor: „Ich stelle mich der Herausforderung."
    - Phase der **Überwältigung**: „Ich kann die Angst zwar nicht abschalten, aber ich kann damit umgehen!"
- **Selbstverstärkung**: „Ich habe es geschafft!" Die einzelnen Selbstverbalisationen werden nicht standardisiert vorgegeben, sondern mit dem Patienten zusammen erarbeitet. Zu Beginn ist es meist sehr sinnvoll, die Sätze zu notieren, damit diese erlernt und in konkreten Belastungssituationen auch angewendet werden können (z. B. Zettel in der Handtasche...).
- In der **Anwendungsphase** sollte der Patient – unter der stützenden Anleitung des Therapeuten – die Selbstverbalisationen in konkreten Stresssituationen erproben (z. B. im Rollenspiel in einer persönlichen Konfliktsituation). Speziell auf dieser Anwendungsphase beruht auch die von Meichenbaum (1977) angenommene immunisierende Wirkung der Bewältigungsreaktion: Wenn belastende Situationen antizipiert (und nicht vermieden) werden, wenn für die belastende Situation entsprechende bewältigungsorientierte Kognitionen zur Verfügung stehen, so wird die konkrete und reale Belastung – ähnlich wie bei der Bildung von Antikörpern bei einer Impfung – nicht mehr so gravierend negative Auswirkungen haben.

Das SIT wird insbesondere zur Bewältigung von Stress-, Angst- und Schmerzreaktionen eingesetzt (Meichenbaum u. Jaremko 1983, Meichenbaum 1985). Eine typische Anwendung des SIT als **Komponente eines komplexen Angstbehandlungsprogramms** sei beispielhaft erwähnt: Bei Übungen zur Konfrontation, zur Bewältigung von Angst- und Panikstörungen (Margraf u. Schneider 1990, Reinecker 1983) bildet die Konfrontation mit internen (bei Panik) bzw. externen (bei Phobien) Auslösern der Angst eine für den Patienten zumeist schwierige Stufe. Als Erleichterung für den Patienten einerseits und als konkrete kognitive Bewältigungsstrategie andererseits kann mit dem Patienten diese Konfrontationssituation wie eine Stresssituation gesehen werden. Die Konfrontation beinhaltet eine Unterrichtsphase („Was wird passieren..."), eine Phase der Übung (mit den oben angeführten Stufen...) und eine Phase der Anwendung (zunächst unter Anleitung des Therapeuten, darauf aufbauend schrittweise im Selbstmanagement des Patienten). Das SIT stellt in diesem Kontext also eine Komponente eines komplexen Behandlungsverfahrens und weniger eine eigenständige Therapiemethode dar.

▪ Training in Problemlösen

Problemlöseansätze besitzen in der Psychologie große Bedeutung; dabei werden Problemlösetrainings längst nicht mehr auf vereinfachende akademische Situationen reduziert (Newell u. Simon 1972). Innerhalb der Verhaltenstherapie und kognitiven Verhaltenstherapie können verschiedene Ebenen dessen unterschieden werden, was man als Problemlösen bezeichnet:
- Der Aspekt des Problemlösens wurde Anfang der 1970er Jahre als **allgemeines Merkmal unterschiedlicher psychotherapeutischer Verfahren** gesehen (Urban u. Ford 1971). Dabei wird von unterschiedlichen theoretischen und therapeutischen Modellen abstrahiert. Auch die einzelnen therapeutischen Methoden (von der Traumdeutung über Beziehungsgestaltung oder auch Konfrontationstrainings...) werden als Wege von einem problematischen Ausgangszustand zu einem erwünschten Zielzustand gesehen. Abb. 17.24 verdeutlicht dieses Prinzip des Problemlösens als Meta-Modell der Therapie.

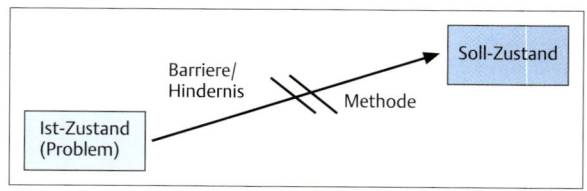

Abb. 17.**24** Problemlösen als allgemeines Prinzip psychotherapeutischer Verfahren.

- Problemlösen wird als **spezifische kognitive Interventionstechnik** gesehen (D'Zurilla u. Goldfried 1971, D'Zurilla u. Nezu 1982, Nezu u. Nezu 1989, Nezu 2004): Den Ausgangspunkt dieser Überlegungen bildet die Beobachtung, dass Patienten mit psychischen Problemen offenbar generell defizitäre Problemlösefertigkeiten aufweisen. Die Vermittlung einer Problemlöseperspektive – angesichts eines vorhandenen psychischen Problems – hilft den Patienten, ihre Problematik zu strukturieren und unter Hilfestellung des Psychotherapeuten einen zielführenden Lösungsweg zu entwickeln. Dieser Aspekt des Problemlösens im engeren Sinne wird unten näher betrachtet.
- Eine dritte Betrachtungsmöglichkeit ergibt sich, wenn man als Therapeut im Verlaufe des therapeutischen Prozesses auf **spezielle Störfälle** stößt (Kanfer et al. 2005): Falls der vorgesehene therapeutische Ablauf gewissermaßen unterbrochen wird, bietet sich eine Analyse unter der Problemlöseperspektive – hier für den Therapeuten – ebenfalls an.

Problemlösen als kognitive Interventionsstrategie. Bei Problemsituationen unterscheidet man ganz allgemein einen (zumeist unerwünschten) Ausgangszustand, einen (erwünschten) Zielzustand sowie eine endliche Menge an Transformationen, die geeignet sind, um den Ausgangszustand in einen erwünschten Zielzustand zu transferieren. In der Übertragung auf klinische Situationen können Probleme durch eine Störung auf jeder Stufe (sowie eine Kombination derselben) gegeben sein (**Abb. 17.24**).

- In vielen Fällen ist es bereits sehr schwierig, die zentralen Charakteristika eines psychischen Problems (Ausgangszustand) entsprechend präzise anzugeben.
- Patienten verfügen zumeist nur vage über (zumeist negative) Zielvorstellungen („Die Angst soll weg sein...!"); für eine Problemlösung ist dies kaum hinreichend, weil natürlich eine entsprechend genaue Angabe über den Zielzustand notwendig ist.
- Selbst wenn ein Patient seine problematische Ausgangssituation und seinen Zielzustand klar formulieren kann, mag das Problem für ihn darin bestehen, dass er nicht über entsprechende Mittel der Transformation (hier: Therapiemethoden) verfügt, um den Ausgangszustand in den Zielzustand zu überführen.

Die Vermittlung von Problemlösestrategien innerhalb der kognitiven Therapie hält sich nach wie vor recht eng an Modellvorstellungen des Problemlösens aus der allgemeinen und kognitiven Psychologie (z.B. Dörner 1979). Demnach sind für das Problemlösen folgende Schritte maßgeblich:

- **Allgemeine Orientierung**: Identifikation einer Situation als Problem, Differenzierung von Problemen einerseits und Tatsachen andererseits;
- **Beschreibung des Problems**: Erfassung von verschiedenen Standpunkten aus; erste Differenzierung in zentrale und nachgeordnete Problemaspekte;
- **Alternativen**: Erstellung von Lösungswegen, zumeist über „Brainstorming"...;
- **Treffen einer Entscheidung**: Auswahl von Alternativen aus kurz- und langfristiger Perspektive;
- **Überprüfung**: Ausführung einer ausgewählten Alternative, Prüfung, ob das Ziel erreicht ist usw.

Bewertung. Die Grenzen allgemeinpsychologischer Merkmale für die Lösung klinischer Probleme wurden häufig diskutiert (Schmelzer 1983, Kanfer et al. 2005). Dabei erscheint die geltendgemachte Dynamik von klinischen Problemen nicht als entscheidendes Differenzierungsmerkmal (weil auch komplexe Planungsprobleme durchaus dynamisch gesehen werden müssen, s. Dörner 1989). Besonders kennzeichnend aber ist für klinische Problemsituationen der Grad an persönlicher Betroffenheit und die damit verbundene emotionale Einbettung von Problemsituationen (Kanfer u. Busemeyer 1982). Dies stellt sicher eine gewisse (wenn auch nicht absolute) Grenze für die Betrachtung psychischer Störungen unter einer Problemlöseperspektive dar. Dennoch muss das Verständnis psychischer Störungen als Probleme, vor allem auch die Bedeutung allgemein psychologischer und kognitionspsychologischer Befunde für die klinische und therapeutische Praxis als hoch bedeutsam gesehen und als relevant beurteilt werden (König 1979, Goldfried u. Goldfried 1979, D'Zurilla 1986, Nezu 2004). Eine detaillierte Betrachtung von Problemlösen als Therapie – speziell unter der Perspektive des Selbstmanagements – findet sich bei Kanfer et al. (2005).

Anwendungen. Diese ergeben sich speziell dann, wenn inadäquates Problemlösen eine zentrale Rolle spielt, z.B. bei delinquenten und prädelinquenten Jugendlichen (Spivack et al. 1976) oder bei Defiziten in sozialen Fertigkeiten (Shure u. Spivack 1978, Kendall u. Finch 1979). Andere Beispiele der Anwendung von Problemlösestrategien ergeben sich im Bereich der Bewältigung von Ärger und Aggression sowie der Kontrolle von Gewalt (z.B. bei sexuellem Missbrauch).

Ein Streit um die Priorität von verhaltenstheoretischen versus kognitiven Modellen erscheint aus mehreren Gründen unangebracht: Auf der Ebene der Grundlagen wird heute auf einen sehr breiten Bereich – nämlich dem Fundus der Psychologie und ihrer Nachbardisziplinen – zurückgegriffen. Im Bereich der Praxis ist längst bekannt, dass die Arbeit auf einer einzelnen Ebene der Komplexität anstehender Probleme nicht gerecht werden kann. In dem Begriff „Kognitive Verhaltenstherapie" versucht man diesem Umstand in gebührender Weise Rechnung zu tragen.

17.6 Verhaltenstherapie: Anwendung und Perspektiven

Verhaltenstherapie hat inzwischen einen Grad an Differenziertheit erreicht, der von einer Einzelperson praktisch nicht mehr überblickt werden kann; dabei haben diese Entwicklungen nicht nur die auf S. 203 angeführten Kernbereiche betroffen: Auch in den sog. Randbereichen zeigen sich Entwicklungen und Verästelungen. Als Beispiele seien nur Anwendungen auf ganz spezifische Störungsgruppen zu nennen, z. B. somatoforme Störungen (Rief u. Hiller 1992, Rief 1998), in speziellen Bereichen der Verhaltensmedizin (z. B. Bluthochdruck etc.; Blanchard 1994) sowie Annäherungen der Verhaltenstherapie an Therapiemethoden, die lange Zeit außerhalb des Spektrums der eigenen Tätigkeit lagen (z. B. Hypnose, paradoxe Strategien...). Ein weiterer Bereich der Entwicklung ist in der Anwendung verhaltenstherapeutischer Prinzipien außerhalb des engeren klinischen Bereichs zu sehen (z. B. in Organisationen, in der pädagogischen Psychologie oder zur Bewältigung gravierender Probleme des Umweltverhaltens...). Einige Aspekte davon werden noch aufzugreifen sein.

Wenn man die eingangs angeführte Charakterisierung von „Verhaltenstherapie" ansieht, wird deutlich, dass Verhaltenstherapie in Forschung und Versorgung mittlerweile einen Großteil dessen abdeckt, was als „Klinische Psychologie" bezeichnet wird (**Abb. 17.25**).

Der Forschungs- und Tätigkeitsbereich der Klinischen Psychologie ist umfassender: Bereiche der Diagnostik und Klassifikation, der Epidemiologie, teilweise auch der nosologischen Forschung sind genuin der Klinischen Psychologie zuzuordnen.

Die Abbildung sollte in ihrer Logik nicht überstrapaziert werden: Klar muss sein, dass Überlappungsbereiche inzwischen sehr groß sind. Die Verschiebung des Gegenstands- und Methodikbereichs der Klinischen Psychologie in Richtung Verhaltenstherapie charakterisiert auch ein ganz spezielles Wissenschaftsverständnis im Sinne eines methodologischen Behaviorismus (Mahoney 1974, Westmeyer 1981).

In diesem abschließenden Kapitel werden – speziell unter dem Gesichtspunkt der Anwendung und der Praxis – einige Perspektiven angesprochen:
- die Rolle der Verhaltenstherapie in der Versorgung;
- Aspekte von Kosten, Nutzen usw.;
- Anwendung der Verhaltenstherapie außerhalb des klinischen Bereichs;
- die Frage eines Übergangs der Verhaltenstherapie in eine „allgemeine Psychotherapie" (Grawe et al. 1994).

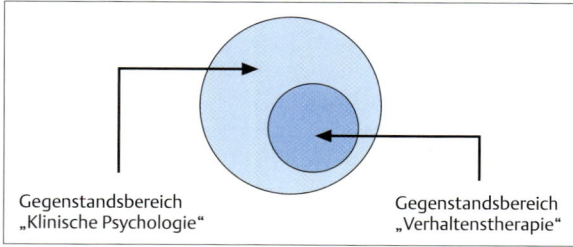

Abb. 17.**25** Überschnittsbereiche von klinischer Psychologie und Verhaltenstherapie.

Zur Rolle der Verhaltenstherapie in der Versorgung

Verhaltenstherapie verstand sich von Beginn ihrer Entwicklung an als ein Versuch zur Linderung menschlichen Leidens (s. dazu die Charakterisierung von Verhaltenstherapie bei Franks u. Wilson 1978). Den Krankheitsbegriff suchte man aus zum Teil sachlichen und zum Teil ideologischen Gründen zu vermeiden: Verhaltenstherapie wollte sich eben **nicht** als Krankenbehandlung unter einer medizinischen Modellvorstellung sehen, sondern als Hilfe zur Selbsthilfe (s. dazu auch Ullmann u. Krasner 1969: „A psychological approach to abnormal behavior"). Verhaltenstherapeuten setzten sich von den im Medizinischen Modell bekannten Rollenvorstellungen von Arzt einerseits und Patient andererseits strikt ab; Personen, die unter psychischen Störungen litten, sollten sich **aktiv** an der Behebung derjenigen Bedingungen beteiligen, die als Determinanten der Störung anzusehen sind.

In der Zwischenzeit kann man ein realistisches Verständnis des Krankheits- bzw. Störungsbegriffs konstatieren:

> **M** Die Verhaltenstherapie sollte zwar nicht unter das Medizinische Modell subsumiert werden, aber sie hat längst gezeigt, dass sie zur Behandlung und Veränderung von *Störungen mit Krankheitswert* in der Lage ist.

Die Frage, wann eine psychische Störung Krankheitswert besitzt, weist sehr wohl normative, darüber hinaus aber auch rechtliche, finanzielle und politische Dimensionen auf. Man denke an den Umstand, dass Alkoholismus erst seit 1968 als Krankheit anerkannt und die Behandlung von Krankenkassen finanziert wird. Die Beteiligung der Verhaltenstherapie an der Krankenversorgung ist inzwischen eine Realität. Ergänzend muss man sicherlich auch anführen, dass die Betrachtung psychischer Störungen als Krankheiten durchwegs auch positive Aspekte hat: Entlastungen des Patienten und der Familie von moralischen Urteilen, weiterhin Distanzierungsmöglichkeiten des Patienten sowie letztlich der bereits angesprochene Aspekt der Versorgung und Finanzierung.

Gemeindepsychologie. Welche Rolle spielt nun Verhaltenstherapie in der Versorgung? Verhaltenstherapie ist u. a. mit dem Anspruch auf gemeindenahe psychosoziale Versorgung angetreten; dieser Anspruch auf Gemeindepsychologie beinhaltet folgende Schwerpunkte (Heyden 1986, Zurek 1991):
- Intervention sollte dort ansetzen, wo Probleme entstehen, d. h. im Alltagsleben einer Person. Dies impliziert die Einrichtung gemeindenaher Zentren, um auch das sog. „Schwellenproblem" zu umgehen. Ideal wäre sicherlich ein weitgehendes Abgehen von der „Komm-Struktur" psychosozialer Einrichtungen.
- Psychosoziale Intervention bevorzugt ambulante vor stationärer Hilfestellung; das Individuum sollte in seinem natürlichen **Lebenskontext** bleiben und an Ort und Stelle zur Bewältigung anstehender Probleme befähigt werden.

- Das *„Prinzip der minimalen Intervention"* (Kanfer 1975) besagt unter einer gemeindepsychologischen Orientierung, dass professionelle Hilfe nur soweit in das Leben einer Person eingreifen sollte, wie dies unbedingt notwendig erscheint. Professionelle Hilfe sollte zur Stützung, zur Aktivierung von Selbsthilfekompetenzen beitragen; angesagt sind die Förderung von nonprofessioneller Hilfe, von sozialen Stützsystemen, von Selbsthilfegruppen (Tharp u. Wetzel 1975) sowie die Aktivierung von Mediatoren zur Unterstützung von Patienten/Klienten.
- Gemeindepsychologie bedeutet, dass sich Hilfe an den *Bedürfnissen* der Betroffenen orientiert: Probleme der betroffenen Personen sollten demnach nicht nur durch eine „psychologische Brille" betrachtet werden. Dies impliziert die Forderung nach einer Hilfestellung auf unterschiedlichen Ebenen – letztlich im Rahmen interdisziplinärer Arbeit.
- Gemeindepsychologie beinhaltet eine *präventive Orientierung*: Dies bedeutet, dass spezifische und allgemeine Beiträge zur Verhinderung psychischer Probleme geleistet werden müssen. Prävention beinhaltet auch ein Abgehen von einer rein individuellen hin zu einer sozialen Betrachtungsweise der Entstehung und Aufrechterhaltung psychischer Störungen. Gerade mit dem Aspekt der Prävention stößt therapeutische Arbeit an Grenzen, weil Bedingungen auch außerhalb des Bereichs psychischer Faktoren liegen können (z. B. familiäre Struktur, rechtliche und finanzielle Situation; Wohnungs- und Arbeitssituation usw.).

Beim heutigen Stand der Versorgung – speziell in Deutschland – und bei der Orientierung am System der ambulanten ärztlichen Versorgung lassen sich gemeindepsychologische Prinzipien wohl nur in Ansätzen verwirklichen. Um so wichtiger ist es, zu betonen, dass zusätzlich zur individuellen Hilfe (z. B. zur Abrechnung von Einzelleistungen) die Einrichtung *gemeindepsychologischer Zentren* eine unabdingbare Forderung aus verhaltenstherapeutischer Sicht darstellt.

Herausforderungen für die Zunkunft. Wenn man den Aspekt der Versorgung (auch unter dem Aspekt der Effektivität der psychotherapeutischen Intervention) betrachtet, so müssen auch durchaus beeindruckende Effektivitätsquoten der Verhaltenstherapie möglicherweise differenziert gesehen werden: Nach Marks (1987 u. 1993) bzw. nach Meyer et al. (1991) kommt nur ein geringer Teil derjenigen Personen zur Psychotherapie, für die eine Intervention angezeigt wäre. In diesem Kontext auf spontane Verbesserungen zu hoffen, ist bestenfalls zynisch. Grawe (1992) hat verdeutlicht, dass spontane Besserungen ein sehr geringes Ausmaß erreichen (untersucht an Veränderungen von Kontrollgruppen aus Psychotherapiestudien). Es erscheint selbstverständlich, dass unser Bestreben nach einer Optimierung verhaltenstherapeutischer Intervention fortgesetzt werden muss; unter *quantitativem Aspekt* – unter dem Aspekt der Versorgung, die diesen Namen auch verdient – ist es unabdingbar, den Zugang zur Psychotherapie zu erleichtern. Dazu gehören *Maßnahmen zur Verbesserung des Wissens* um psychische Störungen und um verhaltenstherapeutische Hilfsmöglichkeiten bei Betroffenen, bei Angehörigen und im ärztlichen Versorgungssystem; als weiteres sind Maßnahmen zur Verbesserung der Versorgungsstruktur in unterversorgten Regionen unabdingbar (Meyer et al. 1991). Nicht unterschätzen sollte man letztlich den Umstand, dass sich auch Psychotherapeuten an den Ergebnissen der Psychotherapieforschung orientieren sollten. Es erscheint zutiefst unethisch, Betroffenen diejenigen Behandlungsverfahren vorzuenthalten, die sich als zielführend herausgestellt haben, nur weil man als Therapeut nicht bereit ist, diese Verfahren zu erlernen und anzuwenden (Grawe 1992).

Das größte Problem und die größte Hürde in der psychosozialen Versorgung besteht **nicht** in der begrenzten Wirksamkeit psychotherapeutischer oder verhaltenstherapeutischer Methoden oder in der geringen Anzahl von Psychotherapeuten, gravierender sind vielmehr Informationsdefizite im Wissen über Verhaltenstherapie, Schwierigkeiten im Zugang zur Psychotherapie und in der Anwendung effizienter Strategien durch flexibel geschulte Therapeuten (s. Margraf 2009).

Die Rolle der Verhaltenstherapie in der Versorgung ist es – gerade als Konsequenz aus der einschlägigen Psychotherapieforschung – in erster Linie, Betroffenen den Zugang zu effizienter Hilfe zu ermöglichen. Hier muss der Vorbereitung verständlicher Information besondere Aufmerksamkeit gewidmet werden, weil sich auf diesem Wege die Schwelle zur professionellen Behandlung senken lässt. Das Ziel unserer Bemühungen ist mit der Bereitstellung effizienter Verfahren noch keineswegs erreicht, diese Verfahren müssen Betroffenen auch zugänglich gemacht werden.

Wirksamkeit, Kosten und Nutzen

Gerade im Bereich der Verhaltenstherapie hat die Therapieforschung einen Grad an Elaboriertheit und Differenziertheit erreicht, der ausgesprochen beeindruckend ist (Grawe et al. 1994). Dies hängt sicher auch damit zusammen, dass Verhaltenstherapie von jeher mit der Forderung nach einer systematischen Evaluation von Veränderungen aufgetreten war. Diese Forderung ist nicht nur ein Prinzip unserer Wissenschaftlichkeit, sondern auch unserer ethisch-menschlichen Haltung: Es erscheint zutiefst bedenklich, in der Psychotherapie Maßnahmen zu realisieren, deren Wirkung (und Nebenwirkung) auf das Befinden eines Patienten nicht auch geprüft wird.

Zur Untersuchung der Wirksamkeit von Verhaltenstherapie gibt es mittlerweile ein ganzes Spektrum an Zugängen und Verfahren; diese sind an anderer Stelle des Buches behandelt (s. dazu Kap. 51). Auch Aspekte des Nutzens und der Kosten (bzw. deren Relation) sind dort im Detail angeführt.

Verhaltenstherapie ist zwar im Prinzip ein Ansatz zur **Kurzzeittherapie**, deren hohe Effektivität außer Frage steht (Lambert et al. 1983, Lambert, Garfield u. Bergin 2004); in ausgewählten Einzelfällen und bei speziellen Problemen ergibt sich aber sicherlich die Notwendigkeit längerfristiger Therapie. Hier sind auch Kriterien durchaus unterschiedlich zu sehen, z. B. im subjektiven Bereich, zur Verhinderung von Rückfällen und auch zur Verbesserung von Lebensqualität (etwa im Bereich der Betreuung chronischer Erkrankungen).

Unter dem Stichwort „Wirksamkeit" sollte darauf hingewiesen werden, dass Verhaltenstherapie nicht als Ansatz zu sehen ist, um Probleme ein für allemal zu beseitigen, sondern als ein Versuch des *„empowerment"*, als ein Ansatz der **Hilfe zur Selbsthilfe** (Stichwort: Selbstmanagementtherapie). Wir sollten auch nicht davon ausgehen, dass nach der Durchführung einer verhaltenstherapeutischen Intervention Probleme nie mehr auftreten dürfen. Patienten sollten im Rahmen der Verhaltenstherapie vielmehr gelernt haben, wie sie mit ihnen umgehen können und dass neuerliche Hilfe möglich ist.

Verhaltenstherapie im außerklinischen Bereich

Klassische Verhaltenstheorie gilt als allgemeine Theorie menschlichen Verhaltens und seiner Bedingungen. Die in diesem Kapitel abgehandelten klinisch relevanten Aspekte bieten sicherlich nur einen Teil aller Anwendungsmöglichkeiten. Ausgewählte Exemplare der Anwendung der Verhaltenstherapie bilden darüber hinaus
- die pädagogische Verhaltensmodifikation, z. B. im Bereich von Elterntrainings (O'Dell 1985),
- Lehrer- und Verhaltenstrainings,
- in der Bewältigung von Kindesmissbrauch (Gambrill 1983),
- auch Prävention von Schwangerschaft (Schinke 1984),
- AIDS-Prävention (Lawrence u. Kelly 1989), Verhinderung von School Dropout (Evans u. Matthews 1992) und
- Verhaltenstherapie in der Beratung (Southern u. Caprara 1984).

- Dazu kommen Ansätze der Verhaltenstherapie und Verhaltensmodifikation in Organisationen, speziell die Berücksichtigung von Aspekten der Förderung von menschlichen Arbeitsbedingungen in Betrieben, Verhaltensmanagement, Arbeitsbereich (Andrasik et al. 1981),
- Organisationspsychologie (Frederiksen u. Johnson 1981).

Neue und ganz besonders bedeutsame Anwendungsfelder bieten sich
- im Bereich der verantwortungsvollen Nutzung der Umwelt,
- im Bereich des Energie- und Wasserverbrauchs,
- des privaten und öffentlichen Verkehrs (Kazdin 1977, Twardosz 1984) und
- ganz allgemein im Rahmen der Ökologie (Martens u. Witt 1988).

Zusätzlich gibt es Anwendungsfelder, die wiederum einem „klinischen" Ansatz näher stehen,
- z. B. im Bereich der Anwendung verhaltenstherapeutischer Ansätze bei geistiger Behinderung (Shafer 1987, Agran u. Martin 1987; Donahue u. Driesenga 1988) oder auch
- der Verhaltenstherapie im Bereich der Gerontologie (Wisocki 1984, Patterson u. Jackson 1980) und der Geriatrie (Hussian 1984).

Die Grenzen zwischen klinischen und außerklinischen Anwendungsfeldern müssen dabei als fließend angesehen werden. Um einige Bereiche solcher Anwendungsmöglichkeiten darzustellen, sind in **Tabelle 17.2** einige Hinweise angeführt.

Tabelle 17.2   Hinweise zu außerklinischen Anwendungsfeldern

Anwendungsfeld	Literaturhinweis
pädagogische Verhaltensmodifikation (z. B. Elterntraining)	O'Dell (1985)
Bewältigung von Kindesmissbrauch	Gambrill (1983)
Schwangerschaftsprävention (speziell bei Teenagern)	Schinke (1984)
Verhaltenstherapie in der Beratung	Southern u. Caprara (1984)
AIDS-Prävention	Lawrence u. Kelly (1989)
Umweltpsychologie, Energieverbrauch, Ökologie	Kazdin (1977) Twardosz (1984) Martens u. Witt (1988)
Verkehrserziehung/Nutzung von Sicherheitsgurten	Thyer u. Geller (1990)
Organisationspsychologie, Verhaltensmanagement	Frederikson u. Johnson (1981) Andrasik, Heimberg u. McNamara (1981)
Rauchverhalten in Betrieben	Klesges u. Cigrang (1988)
Gerontologie und Geriatrie	Wisocki (1984) Patterson u. Jackson (1980) Hussian (1984)

Eine besondere Quelle für praktische Anwendungen verhaltenstherapeutischer Prinzipien (speziell unter „operanten" Gesichtspunkten) bildet das „Journal of Applied Behavior Analysis". Auch andere Zeitschriften (z.B. „Behavior Modification" oder „Clinical Psychology Review") und insbesondere Publikationsreihen (z.B. „Progress in Behavior Modification", seit 1975, hrsg. von Hersen, Eisler u. Miller) bieten zum Teil ausgezeichnete Übersichten über klinische und außerklinische Anwendungsbereiche der Verhaltenstherapie.

Verhaltenstherapie: Auf dem Weg zur allgemeinen Psychotherapie

Einem unvoreingenommenen Betrachter bietet sich Psychotherapie als ein sehr heterogenes Feld völlig unterschiedlicher, ja sogar gegensätzlicher Schulen dar. Selbst wenn man die Auflistung von Herink (1980) in mehr als 250 „therapeutische Ansätze" für übertrieben hält (weil hier lediglich Namen und Etiketten gesammelt wurden), bleibt bei der Betrachtung sog. seriöser Modelle noch immer ein uneinheitliches Bild. Gekennzeichnet sind die einzelnen Ansätze durch unterschiedliche Annahmen
- im Menschenbild,
- in den Modellannahmen über die Entwicklung und Aufrechterhaltung psychischer Störungen,
- in Möglichkeiten zu deren Veränderungen und
- vor allem auch hinsichtlich der Kriterien einer Veränderung (z.B. wann man von Besserung/Heilung sprechen kann).

Die Trennung in einzelne Schulen schlägt sich in verschiedenen Ausbildungs- und Weiterbildungsgängen nieder, wo kaum eine Überbrückung verschiedener Differenzen möglich erscheint. Die Orientierung an einzelnen Schulen wird zumeist durch charismatische Gründerfiguren begünstigt (Freud, Adler, Jung, Rogers, Wolpe und andere).

■ Vereinheitlichung von Psychotherapie?

An verschiedenen Versuchen zur Vereinheitlichung von Psychotherapie mangelt es nicht (Garfield 1980, Lazarus 1976, Mahoney 1990, Stricker u. Gold 1993). Solche Versuche gehen entweder in Richtung **Eklektizismus** (d.h. sie sind technologisch orientiert, mit einer entsprechenden theoretischen Abstinenz und Sparsamkeit) oder in Richtung **Integration** (d.h. mit dem Versuch einer theoretischen Überbrückung unterschiedlicher methodischer Ansätze). So gut gemeint die einzelnen Ansätze waren, so wenig Attraktion und Durchsetzung haben sie bisher gefunden: Die Bezeichnung als „Eklektiker" gilt heutzutage fast als Ausgrenzung, weil man einem Vertreter unterstellt, er orientiere sich nicht an theoretischen Modellen (wo doch bereits Beobachtungsbegriffe „theoriegetränkt" sind, Bunge 1967). Ein Ansatz zur „Integration" erscheint geradezu utopisch, weil dazu ein theoretisches „Dach" entwickelt werden müsste und darunter einzelne Therapiemethoden (die ihrerseits wieder spezielle Grundlagen aufweisen) subsumiert werden müssten.

■ Pluralismus

Wenn man die heutige Situation wohlwollend betrachtet, so könnte man das Nebeneinander u.U. im Sinne eines theoretischen (und damit auch technologischen) Pluralismus sehen: Die einzelnen Ansätze stehen deshalb mehr oder weniger unverbunden nebeneinander, weil der Gegenstand der Betrachtungen (psychische Störungen) eben sehr unterschiedlich gefasst werden kann. In der Praxis der klinischen Versorgung zeigt sich dieser Pluralismus
- als Verteilungskampf und
- als Möglichkeit der differenziellen Indikationsstellung (Seidenstücker 1984).

Die einzelnen therapeutischen Ansätze (inklusive Verhaltenstherapie) sind gegenwärtig wohl am ehesten im Sinne dieses Pluralismus zu sehen (Lambert 2004).

Was sich für den Außenstehenden als Chaos und für den Fachmann als Pluralismus darstellt, ist für Betroffene gänzlich inakzeptabel: Patienten differenzieren nicht nach den Kategorien der Fachleute, und nur einem ganz geringen Teil an Betroffenen ist eine Differenzierung in einzelne psychotherapeutische Ansätze bekannt (Preuss 1986, Reinecker u. Krauß 1994). Was Fachleute als „Indikation" bezeichnen, ist aus der Sicht des Patienten „Glück" bzw. „Pech" – d.h. an einen Therapeuten oder an eine Klinik gelangt zu sein, die mit dem anstehenden Problem in adäquater Weise umzugehen in der Lage ist (Überweisungen u.ä. funktionieren wegen des angesprochenen Verteilungskampfes in der Praxis kaum).

Das angesprochene Problem ist sicher nicht einfach zu lösen – es ist in all seinen Dimensionen und Verästelungen noch nicht einmal einigermaßen differenziert beschrieben. Lösungsansätze gehen in Richtung einer
- fundierten Ausbildung in Psychologie (und ihren Teildisziplinen);
- ebenso fundierten und differenzierten Ausbildung in Klinischer Psychologie (Kenntnis von theoretischen Ansätzen, Störungsbildern usw.);
- Weiterbildung in Psychotherapie.

■ Allgemeine Wirkmechanismen (K. Grawe)

Perrez (1982) hat dazu schon vor einiger Zeit vorgeschlagen, Psychotherapie als „angewandte klinische Psychologie" zu verstehen. In einer sehr genauen Analyse der 3 seriösen Psychotherapiemodelle (Psychoanalyse, Verhaltenstherapie, humanistische Ansätze) hat Grawe (Grawe et al. 1994) versucht, die allgemeinen Wirkmechanismen dieser therapeutischen Ansätze zu erfassen. Grawe bewegt sich bei seiner Analyse stark im **theoretischen** Bereich der (vermuteten) Wirkmechanismen, d.h. derjenigen Faktoren, von denen wir annehmen, dass sie Änderungen bewirken (was immer dabei technisch realisiert wird).

Die von Grawe et al. (1994) angesprochenen Perspektiven sind
- die Problembewältigungsperspektive,
- die Klärungsperspektive,
- die Beziehungsperspektive.

Grawe verlässt mit diesen Perspektiven, die er explizit als „Umrisse einer allgemeinen Psychotherapie" (1994:749) bezeichnet, in erfreulicher Weise das Denken in Schulensystemen: Er begibt sich auf die Ebene dessen, was für Therapie, d. h. für Veränderung, auf Seiten des Patienten zentrale Bedeutung hat.

> **M** Therapeutische Ansätze müssten sich demnach daran messen lassen, inwieweit sie in der Lage sind, die einzelnen Perspektiven – orientiert an Zielvorstellungen und Bedürfnissen von Klienten und Patienten – auch zu realisieren.

Perspektive der Problembewältigung. Verhaltenstherapie bietet für die Realisierung dieser Perspektiven wohl einen optimalen Rahmen: Die Perspektive der Problembewältigung war immer eine Domäne (sogar der klassischen) Verhaltenstherapie: Der technische Aspekt der Übung, des Lernens, Situationen in alternativer Weise zu bewältigen, sich mit schwierigen Situationen auseinander zu setzen, bildet ein Kernmerkmal des verhaltenstherapeutischen Vorgehens. Die Bewältigungsperspektive wird auch von Grawe et al. (1994) als am stärksten in der Verhaltenstherapie verankert gesehen.

Klärungsperspektive. In der Verhaltenstherapie spielt – vermutlich mehr in der Praxis als in entsprechenden theoretischen Konzeptionen – der Aspekt der Klärung eine ausgesprochen bedeutsame Rolle (Grawe selbst spricht für die Perspektive der Bewältigung und der Klärung von einem Ergänzungsverhältnis): Patienten kommen zunächst nicht nur deshalb zur Therapie, weil sie bestimmte Dinge ändern oder Probleme bewältigen bzw. lösen möchten. Im Vordergrund steht vielmehr häufig die Frage nach einer Klärung der Beschwerden (z. B.: „Warum habe ich solche Ängste, Depressionen, Schmerzen...?"; „Ich habe bis vor vier Jahren als normale, gesunde Frau gelebt, warum funktioniert dies alles nicht mehr...?"). Im Kern dieser und ähnlicher Fragen steht der Wunsch nach einer Klärung der Beschwerden, nach einer sinnvollen Einordnung in den Lebenskontext. Die dem Patienten und seiner Umgebung zur Verfügung stehenden Kategorien sind hier an Grenzen gestoßen, sonst käme die Person nicht als Patient zur Therapie. Aufgabe im Rahmen dieser Klärungsperspektive ist es, dem Patienten ein plausibles Verständnis für seine Schwierigkeiten zu vermitteln; zu diesem Zweck muss der Therapeut zwei Bereiche verknüpfen: Sein theoretisches Hintergrundwissen in allgemeiner und klinischer Psychologie einerseits und die idiografische Situation und die Besonderheiten des Lebens eines Patienten andererseits.

Die Vermittlung dieses plausiblen Modells (im Sinne einer kognitiven Umstrukturierung, einer Veränderung von Schemata...) geschieht im Verlaufe des therapeutischen Prozesses (Margraf u. Schneider 1990, Reinecker 1994, Kanfer et al. 2005). Bewältigungs- und Klärungsperspektive wirken insofern zusammen, als der Patient zusammen mit dem Therapeuten ein plausibles Verständnis für seine Problematik vermittelt bekommt und gleichzeitig konkrete Veränderungen (im Sinne von Übungen) realisiert, die mit der Information und Klärung sowie mit der kognitiven Perspektive möglichst kongruent sind.

In der **Konfrontationstherapie** etwa begibt sich ein Patient in eine von ihm gefürchtete Situation (z. B. Menschenansammlung, aber auch Wahrnehmung interner Reize wie Herzschlag...). Im Verlaufe dieser Konfrontation erfolgt eine Auseinandersetzung mit belastenden Emotionen (Pennebaker 1993) im Sinne einer emotionalen Verarbeitung, Umstrukturierung und Bewältigung (Foa u. Kozak 1986). Dabei muss von einer gleichsinnigen Veränderung zentraler kognitiver Merkmale, nämlich der Erwartungen und der Einschätzung der eigenen Bewältigungsmöglichkeiten ausgegangen werden (Bandura 1977, Lazarus 1991).

Beziehungsperspektive. Das dritte unverzichtbare Element einer allgemeinen Psychotherapie besteht in der Beziehungsperspektive: Die Bedeutsamkeit dieses Aspekts ist inzwischen auch empirisch belegt (Orlinsky et al. 1994). In der Verhaltenstherapie wurde die Bedeutung der therapeutischen Beziehung schon von Anfang an als wichtig, als essentiell gesehen (Wolpe u. Lazarus 1967). Dennoch hat man ihr über lange Zeit den Status einer lediglich „unspezifischen Variable" zuerkannt. Erst relativ spät wurde gesehen, dass die Perspektive der therapeutischen Beziehung einen spezifischen Wirkfaktor darstellt, vor dessen Hintergrund therapeutische Methoden überhaupt erst ihre Bedeutung entwickeln können (deVoge u. Beck 1978, Seiderer-Hartig 1980, Zimmer 1983, Sweet 1984, Schindler 1991). In einschlägigen Interaktionsanalysen (Schindler 1991, Schaap et al. 1993) wurde die Relevanz der Beziehungsperspektive in der Verhaltenstherapie klar belegt. Schindler (1991) etwa unterstreicht die spezielle Rolle von Erklärung und Unterstützung auf Seiten des Therapeuten sowie Veränderungsberichte und motivationale Aspekte auf Seiten des Patienten als entscheidende Determinanten des therapeutischen Prozesses. Dass die Beziehungsaspekte in der verhaltenstherapeutischen Praxis immer realisiert wurden, zeigt sich u. a. in der Vergleichsstudie von Sloane et al. (1975): Von unabhängigen Ratern wurden hier die an der Studie beteiligten Verhaltenstherapeuten (im Vergleich zu Psychoanalytikern) auf gesprächstherapeutischen Skalen hinsichtlich der Realisierung von Beziehungsvariablen als deutlich überlegen eingestuft. Dennoch erschien es gerade aus verhaltenstherapeutischer Sicht problematisch, die Beziehungsperspektive getrennt von technischen oder Problemlösemerkmalen zu sehen: Beziehung wird praktisch in der Realisierung einer therapeutischen Strategie umgesetzt – umgekehrt lässt sich eine therapeutische Strategie nur realisieren, wenn eine entsprechende therapeutische Beziehung besteht (Verständnis, Vertrauen, Unterstützung).

Klaus Grawe hat seine Überlegungen zu Wirkfaktoren mehrfach überarbeitet und verändert. In neueren Publikationen (z. B. Grawe 1998) spielt vor allem ein zusätzlicher Wirkfaktor, nämlich die **Perspektive der Ressourcenaktivierung** eine wichtige Rolle. Grawe meint damit, dass es die Aufgabe in der Psychotherapie sein sollte, den Blickwinkel des Patienten weg von einer ausschließlichen Betrachtung der Probleme hin auf positive Möglichkeiten zu richten. Gerade dieser Auf- und Ausbau an vorhandenen Fertigkeiten trägt zu einem Wechsel in der Perspektive und zur Aktivierung von Selbsthilfemöglichkeiten auf Seiten des Patienten bei.

Grundsätzlich sollte zur Analyse von Wirkfaktoren angemerkt werden, dass es sich dabei um theoretische Konstrukte handelt, die im Lichte neuer Befunde der Therapieforschung einem stetigen Wandel unterliegen – Grawe hat dies bereits im Titel seines wegweisenden Buches angesprochen: „Psychotherapie im Wandel". Man sollte deshalb in den benannten Wirkfaktoren nicht letzte Wahrheiten, sondern Konstrukte sehen, die uns helfen, das komplexe prozessuale Geschehen in der Psychotherapie besser zu verstehen.

Ausblick. Da sich die Verhaltenstherapie seit ihrer Entstehung durch verschiedene Phasen ihrer Entwicklung immer als Umsetzung psychologischer Prinzipien im therapeutischen Kontext verstanden hat und versteht, besitzt sie ein besonderes Nahverhältnis zur „Allgemeinen Psychotherapie" (Grawe et al. 1994, Grawe 1998). Im konkreten therapeutischen Vorgehen werden die einzelnen Merkmale in sicherlich unterschiedlicher Weise realisiert, dies aber entspricht genau einem differenziellen Vorgehen – einer *Orientierung an den Bedürfnissen und Zielen des Patienten*. Damit sollte keinesfalls unterstellt sein, die gesamte Psychotherapie sollte und müsste sich in Richtung Verhaltenstherapie oder der Perspektive einer allgemeinen Psychotherapie entwickeln: Zu unterschiedlich erscheinen die theoretischen und technischen Annahmen sowie die Merkmale der Menschenbilder von humanistischen Verfahren, von Psychoanalyse und Verhaltenstherapie. Außerdem werden die von Grawe et al. (1994) thematisierten Aspekte der Beziehung, des Problemlösens und der Klärung von diesen therapeutischen Richtungen in durchaus unterschiedlicher Weise realisiert. Es käme einer Verarmung des potenziellen therapeutischen Spektrums gleich, wollte man diese Möglichkeiten gewissermaßen reduzieren oder eliminieren.

Der oben angesprochene **theoretische Pluralismus** sollte vielmehr auch im therapeutischen Rahmen seinen Platz haben: Menschliche Probleme, psychische Störungen usw. können eben durchaus unterschiedlich konzipiert und damit evtl. auch unterschiedlich gelöst werden (hier sei ausnahmsweise die Analogie zur Medizin erlaubt, wo es für dieselbe Krankheit durchaus unterschiedliche Zugänge auf beschreibender, erklärender und therapeutischer Ebene gibt). Der Pluralismus hat allerdings dort seine klaren Grenzen, wo sich die Konzeption einer Störung nicht prinzipiell psychologisch beschreiben und erklären lässt und wo sich die therapeutischen Prinzipien einer prinzipiellen Effektivitätskontrolle verschließen (Perrez 1982).

Verhaltenstherapie und allgemeine Psychotherapie sind keineswegs als identisch zu sehen; Verhaltenstherapie bietet sicher nicht *die* Lösung für alle theoretischen Lücken der Psychotherapie, und sie kann gewiss nicht als Allheilmittel für das Gesundheitssystem verstanden werden (dies hatten allerdings bereits Kanfer u. Phillips [1966] so gesehen). Verhaltenstherapie spielt aber eine wichtige Rolle im Bereich der Forschung (Grawe 1992) sowie im Bereich der Gesundheitsversorgung bei psychischen Störungen (Meyer et al. 1991, Margraf 2009). Verhaltenstherapie sollte deshalb verstanden werden als offenes Programm, offen für Kritik, offen für Veränderungen und für Weiterentwicklungen auf dem Weg zur Allgemeinen Psychotherapie.

Verhaltenstherapie kann heute als zentraler Ansatz in Forschung und klinischer Relevanz hinsichtlich eines sehr breiten Bereichs an Psychischen Störungen (und darüber hinaus, s. Verhaltensmedizin) gesehen werden. Das hat in besonderer Weise mit der theoretischen Fundierung des Ansatzes in diversen Grundlagen der Psychologie zu tun: Zu nennen sind in erster Linie lerntheoretische Modelle. Menschliches Verhalten ist in wesentlichen Teilen als komplexes Produkt eines vielschichtigen Lernprozesses auf mehreren Ebenen zu sehen. Neben den Lerntheorien sind Ansätze der Kognitiven Theorien, der Sozialpsychologie, der Entwicklungspsychologie, der Psychobiologie, der Evolutionstheorie etc. als besonders bedeutsam anzusehen. Theoretische Modelle liefern damit wichtige Bausteine für die Erklärung der Genese (Ätiologie), der Aufrechterhaltung und für die Veränderung psychischer Störungen (Therapietheorien). Zusätzlich zur theoretischen Fundierung können die heutigen therapeutischen Prinzipien der Verhaltenstherapie als unverzichtbare Interventionsbestandteile in der Veränderung menschlicher Leidenszustände gesehen werden. Sie haben sich in vielfacher Weise bei unterschiedlichen Störungsgruppen und in unterschiedlichen Settings als höchst wirkungsvoll und effizient erwiesen. Damit ist für die Verhaltenstherapie die Voraussetzung und Legitimation als Behandlungsverfahren im Kontext der Gesundheitsversorgung geschaffen. Es ist daher auch durchaus sinnvoll und berechtigt, die Verhaltenstherapie als im Kern Psychologische Psychotherapie zu bezeichnen.

18 Systemische Therapie

J. Schweitzer

> Ein System ist ethymologisch das, was zusammen (griech. *syn*) steht (griech. *stamein*) oder liegt (griech. *histamein*). Anders gesagt ist ein „System ein Satz von Elementen und Objekten zusammen mit den Beziehungen zwischen diesen Objekten und deren Merkmalen", der zudem durch eine Grenze von seiner Umwelt abgrenzbar ist – sodass man weiß, wer oder was zum System als Mitglied dazugehört und wer oder was nicht. Wenn Psychotherapeuten von „systemisch" sprechen, bezeichnen Sie damit die Kommunikation zwischen den Mitgliedselementen sozialer Systeme – Partnerschaft, Familie, Nachbarschaft, Therapeut-Patient-Beziehung, Team, Institution, Versorgungssystem – und die Anstöße, die von diesen Kommunikationen auf die Gedanken, Gefühle, Hormonausstöße oder Erkrankungen der Mitglieder ausgehen – also auf deren psychische und biologische Systeme.

18.1 Was heißt systemisch?

„Systemisch" ist mithin nicht ein bestimmter Realitätsbereich, sondern eine Betrachtungsweise, die das Verhalten von Elementen nicht aus ihrem endogenen „So-Sein", sondern aus ihren Beziehungen zu anderen Elementen zu erklären versucht. Insoweit *gibt* es keine Systeme, sondern Systeme werden als **Beschreibungen** von Realitätsbereichen durch Beobachter aufgefasst. Eine systemische Sichtweise stellt das Verhalten von Elementen stets in einen Kontext, einen Beobachtungsrahmen für situative Zusammenhänge. In diesem Beobachtungsrahmen sind folgende Konzepte für das Verständnis von Systemen besonders wichtig:

Zirkularität. Das Verhalten jedes Mitgliedelements eines Systems ist zugleich Ursache und Wirkung des Verhaltens der anderen Mitglieder. Einseitige **lineare Ursache-Wirkungs-Beschreibungen** („Er trinkt, weil sie sich ihm verweigert" oder umgekehrt „Sie verweigert sich ihm, weil er trinkt") sind Ergebnis willkürlicher **Interpunktionen** aus den Interessenlagen der jeweils Beteiligten heraus. Fokussiert wird also, wie sich Phänomene wechselwirksam beeinflussen und gegenseitig bedingen.

Kommunikation. Aufmerksamkeit gilt vor allem dem Austausch von Kommunikationen, d. h. von Botschaften zwischen sendenden und empfangenden Systemmitgliedern. Bei diesen lässt sich ein **Inhaltsaspekt** („Was wird explizit gesagt?") von einem **Beziehungsaspekt** unterscheiden („Was denkt A darüber, dass B gerade dies gerade jetzt gerade zu C sagt?").

Regeln. Der zirkuläre Austausch von Kommunikationen führt über die Zeit hinweg zum wiederholten Auftreten bestimmter Kommunikationsabläufe (**Redundanzen**), in denen ein Beobachter **Muster** (formal ähnliche Kommunikationsabläufe bei wechselnden Inhalten) erkennen kann und die als **Regeln** formuliert werden können („Immer wenn das Kind weint, zeigt sich der Vater besorgt und die Mutter ärgerlich" oder „Immer wenn die Mutter sich ärgerlich zeigt, weint das Kind, und der Vater wendet sich ihm besorgt zu").

System-Umwelt-Grenzen. Diese unterscheiden, was zu einem System dazugehört und was nicht. Sie sind zumindest in sozialen und psychischen Systemen nicht naturgegeben, sondern werden entsprechend deren Sinn-Verständnis ausgehandelt: Gehören die Schwiegermutter und der Freund der Tochter zur Familie? Sollten Angehörige in einer stationär-psychosomatischen Behandlung integriert werden? Gehören Zivildienstleistende in die Teamsupervision? Sind niederträchtige Racheimpulse legitime Mitglieder meiner Gefühlswelt?

18.2 Von der Kybernetik erster zur Kybernetik zweiter Ordnung

Die Rezeption systemtheoretischer Modelle aus verschiedenen Naturwissenschaften in die Psychotherapie fand in 2 Hauptphasen statt, die von Foerster (1988) als Kybernetik erster und zweiter Ordnung unterschieden hat.

Kybernetik erster Ordnung. Etwa von 1950 bis Mitte der 1970er Jahre wurde systemtheoretisches Denken vor allem aus der Regelungs- und Nachrichtentechnik rezipiert. Das Interesse an der Vorhersehbarkeit, Durchschaubarkeit und Planbarkeit komplexer Systeme stand im Vordergrund.

Die Kernfrage war: Wie können Systeme in einem Gleichgewicht gehalten oder aber aus einem für pathologisch gehaltenen Gleichgewicht herausgebracht werden? Zentraler Begriff war anfangs die Homöostase, deren Verlust durch negatives Feedback ausgeglichen und durch positives Feedback beschleunigt wird. Später rückte die Beschäftigung mit Zuständen fern vom Gleichgewicht, mit Fluktuation und Chaos, mit Unplanbarem in das Zentrum des Interesses.

Kybernetik zweiter Ordnung. Etwa ab 1980 wurde vermehrt eine **biologische Systemtheorie** („Theorie lebender Systeme", Maturana u. Varela 1987) rezipiert, die sich gerade für die Unmöglichkeit objektiv-externer Systembeobachtung und -beeinflussung interessierte. Die Kernfrage war hier: Wie sichern autonome, d. h. von außen unbeeinflussbare oder gar autopoietische, d. h. sich selbst erzeugende Prozesse das evolutionäre Überleben eines Systems und begrenzen die Möglichkeit von außen kommender Einflussnahme? Auf dem Hintergrund erkenntnistheoretischer Überlegungen (s. u.) wurde der Einfluss des Systembeobachters auf das beobachtete System thematisiert: Welche Beobachtungen erlaubt, welche verhindert, welche erzeugt gar die Eigenstruktur des Beobachters? Wie verändert sich das beobachtete System dadurch, dass es beobachtet wird?

Epistemologische und soziale Konstruktion von Systemen

Zwei primär philosophische bzw. sozialpsychologische Denkansätze haben wesentlich zur Kybernetik zweiter Ordnung beigetragen: Die Erzeugung von Systemprozessen durch individuelle Kognitionen als Thema des radikalen Konstruktivismus (von Glasersfeld 1981) und ihre Erzeugung durch soziale Verständigungsprozesse als Thema des sozialen Konstruktionismus (Gergen 1991).

Radikaler Konstruktivismus. Der radikale Konstruktivismus nimmt an, dass wir unsere Annahmen (Bilder, gedanklichen Konstruktionen) über die Welt grundsätzlich nicht erfolgreich danach beurteilen können, ob sie diese „wahr" oder „falsch" abbilden, sondern lediglich, inwieweit sie zur Welt in dem Sinne *passen*, dass wir mit Ihnen erfolgreich handeln und überleben können. Daher interessiert aus radikal-konstruktivistischer Perspektive bei den verschiedensten Ideen (z. B. darüber, ob ein Kind „wirklich" behindert ist oder nicht, ob eine Frau Ihren Mann „wirklich" liebt, ob ein Patient sein psychotisches Verhalten beeinflussen kann oder es „über ihn kommt") nicht deren Wahrheitsgehalt, sondern deren Nützlichkeit für die Lebensgestaltung der Beteiligten. Wie tröstlich oder beunruhigend ist z. B. eine psychiatrische oder somatische Krankheitstheorie, die die genetische Determiniertheit der Erkrankung betont? Aktiviert sie die Beteiligten, oder fördert sie passives Erdulden? Trägt sie zwischen den Beteiligten eher zu wohliger Harmonie oder zu lebhaftem Streit bei?

Sozialer Konstruktionismus. Gegenüber dem ursprünglich individualistisch konzipierten Konstruktivismus betont der soziale Konstruktionismus stärker das gemeinsame Aushandeln von Realitätssichten im Dia- oder Multilog, betont er noch stärker den Wert von Perspektivenvielfalt. Das „Selbst" ist in konstruktionistischer Sicht nicht mehr das in seine Haut eingeschlossene Individuum, sondern „jeder von uns wird zunehmend eine bunte Mischung von Potentialen, wobei jedes Potential eine oder mehrere der Beziehungen, in die wir uns einlassen, darstellt" (Gergen u. Gergen 2009).

Störungstheorie: Problemdeterminierte Systeme

Unter dem Schlagwort „Patient Familie" (Richter 1963) gelang der frühen Familientherapie eine Entpathologisierung des Patienten, die als ungewollte Nebenwirkung allerdings die latente Pathologisierung der Familie mit sich brachte. Auch systemische Familientherapieansätze aus der Kybernetik erster Ordnung sprechen von „dysfunktionalen Strukturen" (Minuchin 1977), „pathologischen Dreiecken" (Haley 1977) oder familiärer „Hybris" (Selvini et al. 1977). Erst mit dem Konzept des *„problemdeterminierten Systems"* (Goolishian 1988, Ludewig 1992) gelingt ein grundlegender Ausstieg aus linearen Verursachungs- und damit Schuldzuweisungstheorien.

„Problemdeterminiertes System" meint: Nicht ein System (eine Familie, eine Klinik, eine Firma) „hat" das Problem als sozusagen zu ihm gehörendes Strukturmerkmal („Herr Doktor, ich habe eine Depression", „Haben Sie sie mitgebracht?"), sondern um ein Thema herum, das als Problem konstruiert wird, entwickelt sich ein soziales System, welches durch das Problem zusammengehalten wird.

> **F** Steht etwa ein Mensch weit vorübergelehnt und ohne einschlägige Berufskleidung auf einer Flussbrücke oder auf dem 10. Stock eines Hochhauses, und wird dies von Passanten als „Suizidabsicht" gedeutet, so kann sich rasch ein „Suizidversuch-System" entwickeln, zu dem sich in rascher Folge der Betroffene, zwei Passanten, ein Polizist, ein Krankenwagenfahrer, mehrere Mitarbeiter einer psychiatrischen Klinik und schließlich die Angehörigen hinzugesellen können. Entscheidend ist nun, ob die nachfolgenden Kommunikationen so verlaufen, dass sie dieses Problemsystem rasch wieder auflösen (z. B. indem eine gute klärende Unterhaltung zwischen dem Betroffenen und seinen Angehörigen eventuelle Familienkonflikte überwinden hilft und/oder indem einige therapeutische Gespräche zur Überwindung depressiver Reaktionen helfen) oder aber ob sie es verfestigen und chronifizieren (etwa indem eine längerfristige psychiatrische Patientenkarriere eingeläutet wird).

Diese Perspektive hat einige sehr *praktische Konsequenzen*:
- Es ist keine „Generalsanierung" desjenigen sozialen Systems erforderlich, in dem das Problem als erstes bemerkt oder beklagt wird. Denn nicht das System an sich muss sich verändern, sondern „nur" die Kommunikation rund um das Problem. Das ist oft noch schwer genug, aber schon leichter und überschaubarer.
- Das Problemsystem muss nicht aus der Familie bestehen – seine Mitglieder können sich z. B. bei Schulphobien

aus Schüler, Eltern, Lehrern und Klassenkameraden zusammensetzen, bei chronifizierten Psychosen z. B. aus Nachbarn, Nervenarzt, Wohnheim und Rentenantrag.
- Das Problem ist nicht erst dann gelöst, wenn sich „wirklich" etwas geändert hat „im System". Es ist gelöst, wenn alle oder zumindest die „wichtigen" Leute meinen, dass es gelöst sei – wenn sich also die problemzentrierte Kommunikation aufgelöst hat.

Geschichtliche Entwicklung der systemischen Therapie

Mehr als andere psychotherapeutische Ansätze ist die systemische Therapie **polyzentrisch** entstanden. Statt einer zentralen Gründerfigur wie etwa Freud, Rogers, Perls, Moreno, Berne waren hier zu viele „Urväter und Urmütter" zugleich am Werk, als dass sich die Orthodoxie einer Führungsfigur und der Ausschluss von Häretikern hätten durchsetzen können. Stattdessen entwickelten sich einzelne Schulen systemischer Therapie teils parallel, teils in geringer zeitlicher Versetzung, oft aber in heftiger Abgrenzung voneinander.

Dabei veränderten sich über die Zeit aber die zentralen Gegensätze. In den 1960er und 1970er Jahren blieben einige familientherapeutische Schulen stärker mit ihren „Herkunftsschulen" verbunden, etwa die psychoanalytischen, an Mehrgenerationsprozessen interessierten Ansätze (Boszormenyi-Nagy u. Spark 1981, Sperling 1983, Stierlin 1975), oder die an der humanistischen Psychologie orientierten Ansätze insbesondere von Satir (1979) und ihrem Avanta-Netzwerk. Andere grenzten sich unter Berufung auf die Systemtheorie stärker und radikaler insbesondere von dem damals dominierenden psychoanalytischen Denken ab (Watzlawick et al. 1975, Haley 1977, Minuchin 1977, Selvini et al. 1977).

Seit den 1980er Jahren scheinen dezidiert systemische Sichtweisen unter den Paar- und Familientherapeuten sich in einem Ausmaße durchgesetzt zu haben (Stierlin 1988 u. 1994), dass andere Unterschiede hervortraten:
- Zwischen „Interventionisten", die Therapiesitzungen mit gezielten Abschlussinterventionen beenden, und „Konversierern", die den Klienten eine breite und ungefilterte Palette verschiedener Sichtweisen mit nach Hause geben;
- zwischen stärker verbal-narrativ und stärker handlungs- und erlebnisorientiert arbeitenden Therapeuten;
- zwischen einseitig lösungsorientierten und solchen Therapeuten, die gerne weiterhin das Problem verstehen wollen.

Aber diese Unterschiede sind mit der Expansion des Feldes fließender geworden.

Nachdem sich Mitte der 1990er Jahre die systemische Therapie in ihrer Theorie wie in ihrer Praxis soweit entwickelt hatte, dass sie zusammenfassend darstellende Lehrbücher geschrieben werden konnten (u. a. Ludewig 1992, von Schlippe u. Schweitzer 1996, Simon, Clement u. Stierlin 1999, Mücke 2011, Wirsching u. Scheib 2002, Schweitzer u. von Schlippe 2006, Schwing u. Fryszer 2007, von Schlippe u. Schweitzer 2009), im englischsprachigen Raum (u. a. Nichols u. Schwartz 2003, Winek 2010), lassen sich folgende weitere Entwicklungen beobachten:
- Integrationstendenzen besonders humanistisch-emotionsfokussierter („Emotion-focussed couple therapy", Greenberg u. Johnson 1988), bindungsorienterter („Attachment-Based Family Therapy", Diamond u. Siqueland 2001) und am Mentalisierungskonzept orientierter Ansätze (Asen u. Fonagy 2010) in die systemische Therapie;
- der Versuch, mit „Metaframeworks" (Pinsof et al. 2010) Spielregeln einer adaptiven Indikation genauer zu formulieren und empirisch zu testen, also wann innerhalb eines systemischen Gesamtkonzeptes eher mit Familien, Paaren oder Einzelnen gearbeitet werden sollte, und wann an ihren Verhaltensmustern, ihren Emotionen, ihrer Geschichte oder ihren Selbstkonzepten;
- vor allem im angelsächsischen Raum eine stärker „kultursensitive" Therapiepraxis, die sich interessiert für kulturelle Unterschiede zwischen Männern und Frauen (Gender), zwischen hetero- und homosexuellen Paaren und Familien (sexuelle Orientierung), unterschiedlichen ethnischen und religiösen Herkünften und Orientierungen, zwischen Alten und Jungen und schließlich zwischen arm und reich. Hier wird der Anspruch formuliert und umgesetzt, vorrangig jenen Menschen und jenen Gedanken „eine Stimme zu geben", die bislang eher unterdrückt waren;
- ökosystemische Ansätze, schon in den 1970er Jahren populär, feiern ein Revival. Sie halten die Familie für eine zu kleine Interventionseinheit und verbinden deshalb Einzel-, Paar- und Familientherapie mit gemeindepsychologischen Ansätzen („Community Family Therapy", Rojano 2004), Schulberatung und Nachbarschaftsarbeit bei delinquenten und suchtgefährdeten Jugendlichen („multisystemische Therapie", Borduin 2009; multidimensionale Familientherapie) und dem Zusammenbringen mehrerer therapiesuchender Familien in der Multifamilientherapie (Asen u. Scholz 2009).

18.3 Therapeutische Haltungen

Als Schnittstelle zwischen systemtheoretischen und erkenntnistheoretischen Grundlagen einerseits und dem konkreten therapietechnischen Vorgehen andererseits lassen sich einige grundlegende therapeutische Haltungen oder Richtlinien beschreiben.

Richtlinien

■ *Den Möglichkeitsraum vergrößern*

„Handle so, dass Du die Zahl der Möglichkeiten vergrößerst" – dieser basale „systemische Imperativ" (von Foerster 1988) bedeutet in der Psychotherapie: „Hilf, die Denk- und Handlungsspielräume deiner Klienten zu erweitern". Dem entspricht eine stark als „Ideen- und Experimentierwerkstatt", als „Denken des bislang Ungedachten", als Anregung zum „Ausprobieren des bislang nicht Ausprobierten" begriffene Praxis. Es gilt, neben dem bestätigenden Verstehen hinreichend viel Neues, Ungewohntes, vielleicht sogar Verstörendes oder Provokatives in der Therapie geschehen zu lassen.

■ *Achtung vor der Selbstorganisation*

Diese dem Autopoiese-Konzept entsprechende Haltung erfordert zunächst vom Therapeuten **Neugier,** einhergehend mit der Haltung einer **Expertise des Nicht-Wissens** und dem Bemühen, Genese, Funktion und (Dys-)Funktionalität symptomatischen Verhaltens aus der Innensicht des Klientensystems kennen zu lernen.

■ *Neutralität*

Um das oben Genannte zu tun, ist eine neutrale Haltung erforderlich – bewusstes Nichtbewerten (Selvini et al. 1981). Der Therapeut schlägt sich nicht auf eine Seite einer Unterscheidung, sondern pendelt zwischen beiden oder mehreren Seiten hin und her, beleuchtet die Konsequenzen der einen und anderen, bewahrt eine Außenperspektive. Solche Neutralität ist auf 3 Ebenen gefordert:

- *soziale Neutralität gegenüber Personen*: nicht einseitig Partei ergreifen, weder für die eine noch für die andere Konfliktpartei;
- *Neutralität gegenüber Ideen:* offen bleiben gegenüber widersprüchlichen Ideen darüber, wie ein Psychotherapieproblem entstanden und wie es am besten zu lösen sei;
- am schwierigsten scheint Neutralität gegenüber Symptomen und damit verbunden auch Neutralität gegenüber Veränderungs- und Nichtveränderungsimpulsen zu sein – Symptome nicht einseitig als zu beseitigende Probleme zu sehen, sondern als zwar suboptimale, aber doch kreative Lösungen anderer, bislang nicht besser lösbarer Probleme. Diese Haltung liegt u. a. therapeutischen Praktiken der absichtlichen, positiv konnotierten Symptomverschreibung zugrunde: das eigene Symptom zunächst (auch) schätzen zu lernen, um sich dann ggf. freier von ihm verabschieden zu können.

Neutralität wird manchmal in zweierlei Weise missverstanden. Zum einen können Therapeuten nur selten neutral *sein*, weil sie natürlich ihr eigenes Wertesystem stets mit sich tragen. Aber sie können sich darum bemühen, Neutralität zu *zeigen*, sie in ihren Äußerungen und Handlungen *anzustreben.* Entscheidend ist, inwieweit die Klienten ihre Therapeuten als neutral erleben. Zum anderen hat eine Haltung der Neutralität ihren Wert nur da, wo einem Klientensystem geholfen werden soll, den eigenen Denk- und Handlungsspielraum zu erweitern. Wo dieser aus therapeutischen und ethischen Gründen absichtlich verringert werden soll (z. B. gegenüber einem akut gewalttätigen oder suizidalen Patienten), wo moralische oder politische Positionen durchgesetzt werden sollen, oder wo vom Behandler schnell entschieden und gehandelt werden muss, ist Neutralität unmöglich, nutzlos oder hinderlich. Angesichts dieser Diskussionen bevorzugen manche Systemiker den älteren, von Stierlin geprägten Begriff der **Allparteilichkeit** gegenüber dem der Neutralität.

■ *Ressourcenorientierung*

Die neueren systemischen Therapieansätze gehen von der Arbeitshypothese aus, dass Klienten „nichts fehlt", was sie entweder „nachreifen" lassen müssten (z. B. ein stabiles Ich) oder was sie „neu lernen" müssten (z. B. adäquat zu kommunizieren, richtig zu essen oder angstfrei Fahrstuhl zu fahren), sondern dass die Ressourcen zur Problemlösung im Klientensystem bereits vorhanden sind, aber noch nicht oder nicht mehr gefunden oder genutzt wurden. Therapie wird unter dieser Idee zum Suchen nach vernachlässigten oder unentdeckten Ressourcen – sie arbeitet suggestiv mit der positiven Implikation und Prophezeiung, der Patient habe diese potenziell bereits in seinem Repertoire.

■ *Lösungsorientierung*

Lösungsorientierung bedeutet in ihrer radikalen Variante: „Man braucht das Problem nicht näher zu erkunden, man kann sich gleich an die Konstruktion von Lösungen begeben". Lösungsorientierte systemische Therapie sucht vor allem nach dem, was schon jetzt gut gelingt – den „Ausnahmen vom Problem" – und versucht durch Antizipieren einer „Zukunft nach der Problemlösung" Zielvisionen zu erzeugen, die positiv auf das heutige Tun und Handeln zurückwirken.

Kultursensibilität

In sozialen Systemen wirken zwar alle Mitglieder zirkulär aufeinander ein, aber fast immer in ungleichen Machtverhältnissen und mit ungleichen Chancen, die eigenen Meinungen, Erfahrungen und Wünsche zum Gesprächsthema zu machen. Therapieziel ist daher, besonders jenen Mitgliedern eine Chance zum sich äußern zu geben, die das traditionell weniger tun, auch auch jene Gedanken verstärkt zu thematisieren, die aufgrund Tabuisierung bislang seltener gedacht werden durften. Das ist in multikulturell zusammengesetzten Familien und Gemeinden besonders wichtig.

Kundenorientierung

Vor allem bei der Diskussion über Therapieziele ist Kundenorientierung verstärkt eine Folge der Lösungsorientierung (Schweitzer 1995): Systemische Therapie ist dann erfolgreich, wenn der Patient („Kunde") das erreicht hat, was er subjektiv erreichen wollte – und nicht unbedingt das, was der Psychotherapeut mit seinem eigenen Menschenbild als gutes Ergebnis ansieht.

Kontext- und Auftragsklärung

Eine ausführliche Klärung der (oft widersprüchlichen) Interessen und Erwartungen der an einer Therapie mittelbar und unmittelbar Beteiligten kann zu Therapiebeginn oft helfen, den Einstieg in unfruchtbare Prozesse zu vermeiden. Zu diesen Beteiligten gehören nicht nur die im Therapieraum Anwesenden, auch abwesende Familienmitglieder, ein überweisender Hausarzt, eine zuvor behandelnde Klinik, ein skeptisch im Vorzimmer sitzender Partner stecken den Rahmen mit ab, innerhalb dessen eine Therapie sich bewegt.

Folgende *Fragen zur Auftrags- und Erwartungsklärung* können sich hier als nützlich erweisen:
- Warum kommen Sie gerade zu diesem Zeitpunkt?
- Warum gerade zu mir? Warum gerade zu dieser Institution und nicht zu einer anderen?
- Wer ist der Überweiser? Was sind seine Motivation und seine Erwartung, was in der Therapie geschehen soll?
- Welche gleichzeitigen Kontakte des Klientensystems zu anderen Helfern gibt es? Sind Vorstellungen darüber, was in dieser Situation geschehen sollte, ähnlich oder unterschiedlich? Sind die Klienten professionellen Botschaften ausgesetzt, die sich evtl. gegenseitig neutralisieren?
- Welche Vorerfahrungen haben die Klienten mit Helfern gemacht und wie oft haben sie schon professionelle Hilfe in Anspruch genommen?
- Was verstehen die Klienten unter „Therapie"? Was soll da geschehen oder auf alle Fälle nicht geschehen? Welche Erwartungen haben sie, welche haben andere relevante Bezugspersonen? („Angenommen wir führten ein paar Gespräche gemeinsam und die Gespräche verliefen für alle Beteiligten optimal oder sehr zufriedenstellend, wie sähe dann Ihre Familie am Ende dieser erfolgreichen Gespräche aus? Was wäre dann konkret anders?")
- Evtl. können auch persönliche Merkmale der Therapeuten, z.B. ihr Alter, ihre Geschlechtszugehörigkeit, ihre Kleidung, ihr Beruf, einen wichtigen Einfluss auf das Verhalten der Klienten ausüben und den therapeutischen Prozess entscheidend beeinflussen. Es ist gut, wenn die Therapeuten dieses ahnen und zum Thema machen.

Fragen als therapeutische Interventionen

In der systemischen Therapie wird nicht zwischen einer Explorations- und einer Interventionsphase unterschieden. Fragen sind in diesem Modell die wichtigsten „Träger" und „Erreger" von Informationen (Unterschiedsbildungen), die bei den Klienten angestoßen werden sollen. Sie dienen gleichzeitig der Informationsgewinnung und -erzeugung. Wichtige Fragetypen sind z. B.
- *Erklärungsfragen*: „Wie erklären Sie sich, dass Ihre Frau gerade im vorigen Jahr begonnen hat zu trinken?" Oder: „Wie werden es sich ihre Kinder erklären, wenn Sie, Herr X, ein halbes Jahr überhaupt keine Herzangst mehr zeigen?"
- *Fragen, die Eigenschaften zu Verhalten verflüssigen*: „Was tut Ihr Vater, wenn Sie ihn für depressiv halten?"
- *Fragen, die ein Verhalten in einen spezifischen räumlichen, zeitlichen oder Beziehungskontext stellen*: „Zeigt sich Ihr Vater eher bedrückt, wenn Familienmitglieder anwesend sind oder wenn er allein ist?" „Eher während der Arbeitszeit oder außerhalb?"
- *Fragen, die gegenseitiges Sich-Bedingen nahelegen*: „Was tut die Mutter, wenn der Vater sich bedrückt zeigt (nicht ‚ist')?" „Und wie reagiert er dann seinerseits darauf?"
- *Fragen, die eine Außenperspektive ermöglichen*: „Was, vermuten Sie, denkt Ihr Mann, wenn...?"
- *Fragen, die aus Opfern Mitverantwortliche werden lassen können*: „Angenommen, ich gäbe Ihnen den Auftrag, sich schon innerhalb der nächsten 14 Tage wieder manisch zu zeigen, wie könnten Sie das am besten anstellen?"
- *Beziehungsfragen*: „Haben deine Eltern mehr miteinander gesprochen, bevor oder nachdem deine Schwester in den Schulstreik getreten ist?"
- *Triadische Fragen*: „Wie sehen Sie, Frau X, die Beziehung Ihres Mannes zu ihrer Tochter?"
- *Rangfragen*: „Mach du als Tochter bitte mal eine Reihenfolge, wer in der Familie am liebsten zu Haus bleibt und wer am liebsten fortgeht."
- *Fragen mit Zeitimplikationen*: „Wann denken Sie, werden Sie ihr Ziel eher erreicht haben: In 6 Tagen, 6 Wochen oder 6 Monaten?"
- *Verschlimmerungsfragen*: Fragen wie „Haben Sie Ideen, wie Sie Ihre Beziehung zu Ihrer Frau wieder verbessern können?" sind Klienten meist schon öfters gestellt worden. Verschlimmerungsfragen sind dagegen viel überraschender und bergen ebenso die Implikation, dass die Klienten ihren Zustand verändern können. „Angenommen, Sie hätten die Absicht, die Beziehung zu Ihrer Frau in den nächsten Tagen auf alle Fälle zu verschlechtern – was müssten Sie dann tun?"
- Mehrere dieser Beispielsfragen sind bereits zugleich hypothetische Fragen. Diese beginnen meist mit „an-

genommen, dass..." oder „was wäre, wenn...". Sie regen neue Optionen an, ohne dass die Klienten direkt aufgefordert werden, etwas Bestimmtes zu tun.

- Die Wunderfrage (De Shazer 1989 a u. b, Berg u. Miller 1993): „Angenommen, es geschähe ein Wunder und eine Fee sorgte heute Nacht dafür, dass Sie auf ihre Arbeitssituation nicht mehr mit Ängsten reagieren könnten, wie würden Sie dann morgen früh zur Arbeit gehen und was würden Sie morgen anders machen?"

Schlusskommentare, Schlussinterventionen, Reflektierendes Team

Viele systemische Therapeuten nutzen die Möglichkeit, am Ende der Sitzungen nach einer Pause den Klienten *Abschlusskommentare und -interventionen* mit „auf den Weg zu geben". Die Pause von etwa 10–20 Minuten nutzen die Therapeuten, um die erhaltenen Informationen noch einmal zu ordnen, ihre Hypothesen evtl. zu modifizieren, ihre Neutralität oder Parteilichkeit zu reflektieren und einen Schlusskommentar zu entwerfen.

Solche Abschlusskommentare werden meist direkt anschließend mündlich mitgeteilt. Inhaltlich beginnen sie meist mit einer „*positiven Konnotation*", also einer Anerkennung vorhandener Ressourcen und gezeigten Besserungen oder einer positiven Umdeutung des Problemkreislaufs.

Bei Klientensystemen, die deutliche Veränderungsbereitschaft signalisieren, können dann **Handlungsvorschläge** folgen, die zum Experimentieren mit im Gespräch andiskutierten Ideen einladen. Das können Rituale sein, z. B. Konfliktrituale, Trauerrituale, Versöhnungsrituale. Das können Symptomverschreibungen sein: einen unerwünschten Zustand absichtlich, aber nur kurz an bestimmten Orten oder zu bestimmten Zeiten herbeizuführen. Das können „So-tun-als-ob-Aufgaben" sein: Ein symptomatisches oder Problemverhalten absichtlich vorzutäuschen, um dann zu beobachten, ob und wie die Umgebung anders als auf „Echtsituationen" reagiert.

Bei noch weniger veränderungsmotivierten Klientensystemen empfehlen sich eher **Beobachtungsaufgaben**, z. B. bei häufig heftig streitenden Paaren: Am Ort der häufigsten Streits ein Tonband aufstellen, wie gewohnt weiterstreiten, aber zu Streitbeginn jeweils kurz das Tonband einstellen und es sich hinterher anhören. All diese Handlungs- und Beobachtungsvorschläge lösen eine heftige Konfrontation und Infragestellung bisheriger, redundanter Problemmuster hervor.

Besonders wenn im Klientensystem sehr unterschiedliche Beschreibungen, Wertungen und Lösungsvorstellungen vorhanden sind, nutzen die Therapeuten an dieser Stelle oft ein *therapeutisches Splitting* und konfrontieren die Klienten gleichzeitig mit mehreren Sichtweisen und Lösungsideen. Befanden sie sich im Gespräch überwiegend auf der Seite der Veränderung, betonen sie dann hier eher die positiven Aspekte des Vorhandenen und warnen evtl. vor zu vielen und zu schnellen Veränderungen.

Alternativ zum Team hinter einer Einwegscheibe – was seit etwa 1990 von vielen Systemikern als zu einseitig, nicht-partizipativ, „Deus-ex-Machina"-artig empfunden wurde – hat das *„Reflektierende Team"* zunehmende Verbreitung gefunden (Andersen 1990, 1998). Hier sitzt das zwei- bis dreiköpfige reflektierende Team mit im selben Raum und wird zwei- oder dreimal während des Interviews um eine Zwischenreflexion gebeten, der Therapeut und Klientensystem gemeinsam zuhören, um danach über die darin enthaltenen Anregungen weiter zu diskutieren. Das reflektierende Team folgt einer narrativen Therapiephilosophie, der das vorsichtig-zögernde Anbieten einer Palette von Sichtweisen wichtiger ist als drastische Schlussinterventionen. Über die Familientherapie hinaus hat das Reflecting Team-Konzept „Karriere gemacht", auch in Supervisionsprozessen und sogar als Hilfsmittel zur Qualitätsentwicklung in psychiatrischen und anderen Einrichtungen genutzt (Armbruster 1998).

18.4 Settings und Verläufe

Teilnehmerkreis. An systemischen Therapien nehmen nicht mehr zwangsläufig alle im Haushalt lebenden Familienmitglieder teil. Vielmehr kommt, wer zur Auflösung des Problemsystems beitragen kann und will. Der Teilnehmerkreis kann sich ferner von Sitzung zu Sitzung partiell ändern. So beginnen Therapien mit jungen Anorexiepatientinnen oft mit deren (Herkunfts-)Familie und werden später mit ihr allein oder mit hinzutretenden außerfamiliären Freunden und Partnern fortgeführt. Für Bulimiepatientinnen ist dieses Vorgehen bei Gröne (1996) anschaulich beschrieben, für Anorexiepatientinnen bei Weber u. Stierlin (1989). Bei Familientherapien mit Kindern als Indexpatienten wird man häufig eine Kombination aus Familiensitzungen, auf das Problem zentrierten Einzelsitzungen mit dem kindlichen Indexpatienten sowie drittens Sitzungen mit den Eltern wählen, die je nach Bedarf den Fokus eher auf „Elterncoaching" oder auf „Paarberatung" legen.

Wenn Konflikte zwischen den Eltern im Mittelpunkt einer Familientherapie stehen, die evtl. auch zu einer Trennung/Scheidung führen können, wird eine Kombination aus gemeinsamen Familiengesprächen („Welche Gedanken machen sich die Kinder über die Beziehung der Eltern?"), aus Paargesprächen („Welcher Fundus an Zuneigung, welche Wünsche aneinander sind trotz der Konflikte noch vorhanden?") und aus wenigen Einzelgesprächen („Wie sähe Ihr Leben aus, wenn Sie sich trennen würden? Wie stark sind derzeit Ihre Wünsche, zusammenzubleiben, im Vergleich zu Ihren Wünschen, sich zu trennen?"). Vor allem, wenn dann eine Trennung geschieht, werden im späteren Verlauf Einzelgespräche zur individuellen Anpassung beider an die neue Situation in den Vordergrund treten.

Sitzungszahl und Zeitabstände zwischen den Sitzungen. Die Mailänder und die Heidelberger Gruppe haben zwischen 1970 und 1985 ein Standardangebot von meist 10 Sitzungen eingeführt, welche genutzt werden können, aber nicht zwangsläufig genutzt werden müssen. Zwischen den Sitzungen werden Abstände von zumindest 4 Wochen, im späteren Verlauf bis zu einem halben oder auch ganzen Jahr eingelegt. Die Sitzungen sollen Anregungen erzeugen, zu deren Umsetzung Lebenszeit draußen, außerhalb der Therapie erforderlich ist. Als Regel gilt:

> **M** Je mehr sich gerade verändert, umso dichtere Zeitabstände, insbesondere in gefährdenden Krisensituationen; je weniger sich verändert, umso längere Zeitabstände.

Letzteres bewährt sich gerade in Therapien mit wenig motivierten Klientensystemen. Systemische Therapien verlaufen mit diesen zum Teil langen Abständen oft über 1–2 Jahre, gelegentlich auch länger, können also den Charakter einer „langen Kurzzeit-Therapie" annehmen.

Single Session Therapy. Aus der Erfahrung, dass einmalig bleibende Psychotherapiekontakte in allen Therapieansätzen die häufigste Sitzungsfrequenz sind, hat Talmon (1990) die „Single Session Therapy" vom bedauernswerten Therapieabbruch zu einem sorgfältig vorbereiteten und telefonisch katamnestisch nachbereiteten Therapiesetting weiterentwickelt. Ebbecke-Nohlen (2003) hat ähnlich eine Konsultation in zwei Sitzungen als paartherapeutisches Konzept entwickelt.

Modifikationen des klassischen ambulanten Settings. Gut 30 Jahre nach Entwicklung des klassischen Mailänder und Heidelberger ambulanten Settings hat die systemische Familientherapie Einzug in viele stationäre, psychiatrische und medizinische, sozialpädagogische und sozialarbeiterische Einrichtungen bis hinein in die Rechtspflege gehalten, wo dieses Setting erheblich variiert werden muss.

- Bei Akutbehandlung und Krisenintervention müssen die Abstände kürzer gehalten werden, beim ambulanten Management suizidgefährdeter, aber nicht einweisungsbedürftiger Patienten ggf. im Wochenabstand.
- Erfolgt die Behandlung unter Therapieauflage z. B. eines Gerichts, so ist „Kunde" des Therapiegesprächs oft weniger der Patient als vielmehr der Richter. Hier müssen andere Bündnisse geschlossen werden, etwa nach dem Motto: „Was müssen wir in den Gesprächen hier tun, damit dies den Richter davon überzeugt, dass Sie künftig nicht mehr zu mir kommen müssen?"
- Bei akut drohender Gewalt oder Selbstbeschädigung können sich Gesundheitsfachleute nicht auf die neutrale und neugierige Position zurückziehen, sondern müssen soziale Kontrollhandlungen vornehmen. Systemisches Denken hilft hier allerdings, sich immer wieder klar zu werden, welchen „Hut" man gerade aufhat: den des Therapeuten oder den des sozialen Kontrolleurs? Stärker als in anderen Therapierichtungen wird eine saubere Kontexttrennung von systemischen Therapeuten besonders betont.
- Bei vereinsamten Patienten stößt systemische Familientherapie an ihre natürlichen Grenzen, hier wird systemische Einzeltherapie oder aber Netzwerktherapie wichtiger. Für systemische Einzeltherapie ist häufig eine größere Sitzungszahl erforderlich, da der Therapeut selber ein wesentlicher Teil des sozialen Netzwerks des Patienten ist und mit dem Patienten erst langsam Wege wird entwickeln können, sich selbst ein reichhaltigeres Netzwerk zu konstruieren.
- Bei stationärer Familientherapie gilt es, die stationäre Einzel-, Gruppen- oder Milieutherapie sorgfältig mit dem familientherapeutischen Vorgehen in der Weise abzustimmen, dass beide sich nicht gegenseitig behindern.
- In der Organmedizin können ÄrztInnen oder Krankenpfleger methodische Elemente der systemischen Familientherapie in 2- bis 5-minütige Kurzberatungskontakte einbauen, insbesondere das zirkuläre Fragen. Hypothesen, die in der Familientherapie erst erarbeitet werden, können aufgrund der Autorität von Ärzten häufig auch vorab angeboten werden („Bei unerfülltem Kinderwunsch kann es häufig so sein, dass erstens..., zweitens..., drittens.... Vielleicht überlegen Sie einmal, ob eins davon bei Ihnen zutrifft.").
- *Familienberatung in der sozialen Arbeit*, insbesondere mit armen Klienten, erfordert die Kombination systemisch-beraterischer Kompetenzen mit anwaltschaftlichen und fürsorgenden Aktivitäten zur Gewährleistung materieller Ressourcen, um unangemessenen „Psychologismus" zu vermeiden.

Therapie, Beratung, Konsultation, Konferenz, Supervision, Organisationsberatung, Coaching?

Familientherapie. Flexibilisiert hat sich auch die Benennung dessen, was systemische Therapeuten tun. Da das Wort „Familientherapie" dahin missverstanden werden kann, man halte alle einzelnen Mitglieder für psychisch gestört und daher therapiebedürftig, und da ferner die systemische Therapie sich in Bereiche der Organmedizin, der sozialen Arbeit und der betrieblichen und beruflichen Beratung weiterentwickelt hat, wird kontextabhängig das systemische Arbeiten oft bewusst gerade nicht als „Therapie" etikettiert, sondern als „Familienberatung" oder schlicht als „Familiengespräche".

Familien-Helfer-Konferenzen/Konsultationen. Sobald die Beziehung zwischen einer Familie und den mit ihr befassten professionellen Helfern zum Thema wird (regelmäßig bei Fragen wie Kindesvernachlässigung, -misshandlung oder Schulverweigerung), wird man Familie und Profis zu einem gemeinsamen Gespräch einladen, in dem vor allem die Zusammenarbeit und deren Verbesserung besprochen wird (Aponte 1976, Imber-Black et al. 1992)

Systemische Einzeltherapie. Auch systemische Einzeltherapie kann mit guten Ergebnissen im klassischen Mailänder-/Heidelberger-Setting durchgeführt werden: Maximal 10 Sitzungen, lange Abstände dazwischen, Hypothesenbildung vorher anhand eines Genogramms, Pause vor Sitzungsende, Abschlussintervention. Aus pragmatischen Gründen (Ökonomie im Rahmen der Krankenkassenfinanzierungsrichtlinien) bieten aber viele tiefenpsychologische oder verhaltenstherapeutische Kassenpsychotherapeuten mit zusätzlicher systemischer Weiterbildung eine höhere Sitzungsfrequenz (z. B. 25 Sitzungen) an.

Systemisches Coaching. Ein Großteil der beschriebenen systemischen Haltungen und Praktiken kann auch, wo es nicht um die Behandlung von Störungen im Rahmen der Krankenversicherung geht, im dann meist mehr berufsorientierten Einzelcoaching genutzt werden (Raddatz 2009).

Systemische Supervision, Teamentwicklung, Organisationsentwicklung. Die „Supervision in Anwesenheit des Klienten (und zuweilen dessen Familie), über den gesprochen werden soll" ist in jüngerer Zeit zu einer häufigen Praxis in systemisch arbeitenden Instituionen geworden (Schweitzer u. Nicolai 2010). Während systemische Fallsupervision eine lange Tradition hat (Brandau 1991), haben sich systemische Ansätze in der Teamentwicklung und der Organisationsentwicklung im psychosozialen Bereich gerade im letzten Jahrzehnt stark weiterentwickelt (Schlippe, Zwack u. Schweitzer 2007)

18.5 Anwendung, Verbreitung, Berufspolitik

Anwendung. Systemische Therapie hat in den letzten Jahren breite Anwendung gefunden, vor allem in den Bereichen:
- Psychiatrie (in psychotherapeutisch aufgeschlossenen Landes- und Allgemeinkrankenhäusern sowie in gemeindepsychiatrischen Einrichtungen, kaum aber in Universitätskliniken),
- Kinder- und Jugendpsychiatrie (sehr starke Verbreitung), Psychosomatik (wiederum stärker in Fachkliniken als in Universitätskliniken),
- Pädiatrie (Onkologie, Neurologie und Sozialpädiatrie, Neonatologie, Nephrologie),
- Paar-, Familien-, Kinder- und Jugendberatung in öffentlichen und verbandlichen Beratungsstellen,
- stationäre und ambulante Jugendhilfe, Suchttherapie.

Neue Entwicklungen. Außerhalb des engeren Psychotherapiebereichs vollziehen sich derzeit neue Entwicklungen vor allem in der Familienmedizin (Integration systemischer Ansätze in die psychosomatische Grundversorgung und in die psychsomatische Medizin, Altmeyer u. Kröger 2003) und systemischen Sozialarbeit (im allgemeinen sozialen Dienst, im Jugendamt, in der Schuldnerberatung), am stärksten in der Jugendhilfe. Erste ermutigende Erfahrungen mit der systemischen Psychotherapie bei Psychosen der Heidelberger Systemtherapeuten-Gruppe (Weber et al. 1987, Simon et al. 1989, Retzer 1994, Schweitzer u. Schumacher 1995) sind inzwischen im institutionellen Kontext ganzer Klinikabteilungen (SYMPA-Projekt, Schweitzer u. Nicolai 2010) und klinikübergreifender regionaler Verbünde systematisch verbreitet und teilweise auch evaluiert worden.

Anerkennung. Systemische Therapie ist seit 2008 als evidenzbasiertes Behandlungsverfahren sowohl für Erwachsene wie auch für Kinder- und Jugendliche vom Wissenschaftlichen Beirat Psychotherapie anerkannt. Jedoch steht bislang noch die Anerkennung als Richtlinienverfahren in der ambulanten Versorgung durch die Krankenkassen aus. Daher ist sie als ambulantes Therapieverfahren bislang im früheren Erstattungsverfahren, mit Privatpatienten oder von Kollegen mit zusätzlicher psychoanalytisch-tiefenpsychologischer oder verhaltenstherapeutischer Weiterbildung durchgeführt worden.

Weiterbildung. In Deutschland haben die beiden Dachverbände (Deutsche Gesellschaft für Systemische Therapie und Familientherapie, DGSF, und systemische Gesellschaft, SG) relativ übereinstimmende Weiterbildungsrichtlinien verabschiedet, die 300 Stunden Theorie, 150 Stunden Supervision von Therapiefällen mit mindestens 200 Therapiesitzungen sowie 150 Stunden Selbsterfahrung und schließlich 100 Stunden kollegiale Intervision verlangen – insgesamt also eine Weiterbildung über 900 Stunden (www.dgsf.org; www.systemische-gesellschaft.de) von mindestens drei Jahren Dauer.

Systemische Weiterbildung ist grundsätzlich *transdisziplinär* angelegt und integriert neben Ärzten und Psychologen insbesondere Pädagogen, Sozialpädagogen und Sozialarbeiter, aber teilweise auch Klinikseelsorger, Fachtherapeuten (Konzentrative Bewegungstherapie, Logopädie, Ergotherapie, Krankengymnastik), ErzieherInnen und Fachkrankenpfleger ohne interne Segregation in ihren Weiterbildungsgängen. Dies wird von allen Beteiligten als zentrales Element eines kooperations- und kontextorientierungfördernden Designs erlebt.

Die Integration von ***Selbsterfahrung*** in Weiterbildungscurricula war in den frühen Zeiten umstritten: Wie systemisch muss sie sein? Kann die eigene Psychoanalyse eine nützliche systemische Selbsterfahrung sein? Darf sie innerhalb des Weiterbildungsinstitutes angesiedelt sein oder wird dann Selbsterfahrung nicht in unguter Weise mit latentem Leistungsdruck verquickt nach dem Motto: „Sie sind in ihrer Selbsterfahrung noch nicht weit genug, Sie können die Weiterbildung noch nicht abschließen". Freilich enthielten schon immer die Weiterbildungscurricula der systemischen Institute sehr viele Übungen, die intensive Erfahrungen des eigenen Selbst im Kontext ermöglichen, eingebettet in die Theorie- und Methodenvermittlung. In den letzten Jahren scheint aber systemische Selbsterfahrung zunehmend akzeptierter und auch gefragter zu werden. Als Selbsterfahrung eines „Ich in seinen Kontexten" sucht sie im Sinne des inzwischen popularisierten Titels „Wer bin ich – und wenn ja: wieviele" nicht nach einem „wahren Selbst", sondern nach einem breiten Selbstspektrum. Und im Sinne starker Lösungs- und Ressourcenorientierung hat sie wenig von jener „Schwere" an sich, die Selbsterfahrung früher einmal zugeschrieben wurde (Ebbecke-Nohlen u. Nicolai, im Druck).

18.6 Forschung

Das systemtheoretische Paradigma konfrontiert die empirische Forschungsmethodologie mit erhöhten Komplexitätsanforderungen:
- In Mehrpersonensystemen wie Paaren, Familien oder Organisationen geschehen Prozesse, die sich nicht angemessen durch Aggregierung von Daten beschreiben lassen, die an Individuen gewonnen werden. Mittelwerte eines Familienfragebogens, von vier verschiedenen Familienmitgliedern ausgefüllt, repräsentieren nicht zwangsläufig „die Familie".
- Systeme entwickeln sich nicht kontinuierlich, sondern oft in *qualitativen Sprüngen*. Dadurch können Variablen, anhand derer sich ein System zuvor gut beschreiben ließ, plötzlich irrelevant werden. So können Nähe-Distanz-Konflikte in einer Familie mit einer adoleszenten essgestörten Patientin lange Zeit eng mit der Symptomatik zusammenhängen, einige Jahre später aber für deren Gesundheit weitgehend irrelevant werden.

Prozessforschung

Analyse in natürlichen Situationen. Familiäre Interaktionsprozesse werden zum einen in „natürlichen" Situationen wie alltäglichen Familiengesprächen untersucht, vor allem mit teilnehmender Beobachtung und objektiv-hermeneutischen Auswertungsmethoden. Zum anderen wird familiäre Interaktion auch anhand von Video- und Audiotranskripten von Familientherapiesitzungen mit Ratingverfahren oder in sehr formaler Weise mit automatischer Interaktionschronografie analysiert (Brunner 1984).

Interaktionsexperimente. Ferner werden spezielle Interaktionsexperimente durchgeführt, bei denen Familien gemeinsam eine bestimmte Aufgabe mit Blick auf ein vorgegebenes Ziel zu lösen haben: Den nächsten Urlaub planen, logische Aufgaben lösen oder den Diätplan eines kranken Kindes festlegen. Ihre Interaktion wird mit Videokameras aufgezeichnet und mit Ratingverfahren ausgewertet. In solchen standardisierten Situationen können die Interaktionsbeiträge aller Einzelmitglieder erfasst, der mehr oder weniger konflikthafte oder konsensuelle Einigungsprozess dokumentiert und schließlich die Qualität des gemeinsamen Ergebnisses bewertet werden. Mit solchen Experimenten konnten unterschiedliche Beziehungsmuster in „normalen" oder „gestörten" Familien (Haley 1962), in Familien mit als neurotisch, delinquent und schizophren (Ferreira u. Winter 1965, Reiss 1981) und als schizophren, schizoaffektiv oder manisch-depressiv diagnostizierten Indexpatienten (Retzer 1994), in Mutter-Kind-Dyaden mit guter und schlechter Diäteinhaltung bei Phenylketonurie (Armbruster 1995) gezeigt werden.

Interaktion Therapeut–Klient. Später rückte die Interaktion zwischen systemischen Therapeuten und ihren Klientensystemen verstärkt in den Blickpunkt der Forschung. Die Arbeitsgruppe um Schiepek (Schiepek et al. 1995a) versucht, diese Interaktionen in systemisch-lösungsorientierten Einzeltherapien nach der Methode der Plananalyse in ihrem zeitlichen Verlauf abzubilden. Dies ermöglicht es, Unterschiede in der Häufigkeit des Einsatzes definierter therapeutischer Vorgehensweisen einerseits in derselben Therapie zu verschiedenen Zeitpunkten (z. B. Erstinterview vs. 6. Sitzung), andererseits zwischen verschiedenen Therapeuten (z. B. psychoanalytisch vs. systemisch orientierten) abzubilden.

Evaluationsforschung

Studien in den 1990er Jahren fanden zur Familientherapie unterschiedlichster Therapierichtungen statt in 163 Studien mit Kontrollgruppe (Shadish et al. 1993), speziell zur systemischen Therapierichtung aber damals nur in 27 Studien (Schiepek 1998; mit Pinsof u. Wynne 1995, Shadish et al. 1997 habe ich in einer früheren Auflage einmal deren Ergebnisse so resümiert):
- Familientherapie und Paartherapie haben positive Wirkungen im Vergleich zu nichtbehandelten Kontrollgruppen;
- Familientherapie hat auch im Vergleich zu einigen alternativen Behandlungsansätzen positivere Wirkungen;
- es gibt, wiederum im Vergleich mit anderen Verfahren, bislang keine Hinweise auf schädigende Nebenwirkungen von Familientherapie;
- Im Vergleich verschiedener Familientherapieschulen sind verhaltenstherapeutische Ansätze am häufigsten vor systemischen und eklektischen Ansätzen untersucht worden, humanistische und vor allem psychodynamische Familientherapieansätze hingegen weit seltener. Eine unterschiedliche Wirksamkeit dieser Ansätze lässt sich bislang nicht klar nachweisen.

Inzwischen ist die Forschung zur Wirksamkeit von Familientherapie viel reichhaltiger geworden. In einer Expertise „Die Wirksamkeit der systemischen Therapie/Familientherapie" (von Sydow et al. 2007) zeigte sich in bis 2006 publizierten RCT-Studien oder strikt parallelisierten Studien systemische Familientherapie wirksamer als „treatment as usual", oder gleich wirksam wie zuvor evaluierte Verfahren (oft: CBT, Psychoedukation, gelegentlich Tiefenpsychologie) bei den folgenden Störungsbildern:
- *Erwachsene:* bei Depressionen, bei Substanzstörungen (Alkohol, illegale Drogen), bei Essstörungen, bei der Bewältigung körperlicher Krankheiten (Krebs, Herzinfarkt, HIV/AIDS), bei Schizophrenie;
- *Kinder und Jugendliche:* bei Störungen des Sozialverhaltens und Jugenddelinquenz, bei Substanzstörungen, bei Essstörungen und körperlichen Störungen (Asthma, Diabetes) sowie bei affektiven Störungen inkl. Suizidalität.

Bei Substanzstörungen (Schindler et al. 2010) gilt systemische Familientherapie laut dem amerikanischen „National Institute of Drug Abuse" als bestevaluierte Behandlungsform. In der Kinder- und Jugendlichentherapie hat sie nach der Verhaltenstherapie die größte Fülle an Wirksamkeitsbelegen vorzuweisen. Systemische Familientherapie lohnt sich im Vergleich zu anderen Therapieansätzen besonders, wenn man schwach motivierte Klientengruppen (Szapocznik et al. 1988 für drogenabhängige Jugendliche) und Multi-Problemfamilien aus der Unterschicht erreichen will – meist in der Form aufsuchender (Conen 2002), „multisystemischer" (Henggeler u. Borduin 1990) und Multi-Familien-Therapie (Asen und Scholz 2009).

Neben den RCT-Studien, auf die sich Sydow et al. beschränken, liegen zahlreiche sorgfältige Evaluationsstudien zur systemischen Familientherapie ohne randomisierte Kontrollgruppe, aber mit multiplen Outcome-Kriterien, standardisierten Messinstrumenten, inferenzstatistischer Datenanalyse und Stichproben zwischen 50 und 270 Familien vor, z. B. mit verhaltensauffälligen Kindern und Jugendlichen (Santa Barbara et al. 1979), mit delinquenten Jugendlichen (Alexander et al. 1994), mit anorektischen (Minuchin et al. 1981, Weber u. Stierlin 1989), bulimischen (Jäger et al. 1996) und psychotischen PatientInnen (Retzer 1994, Schweitzer et al. 1995). An großen Stichproben, aber mit sehr einfachen Erhebungsmethoden haben die stärker lösungsorientierten unter den systemischen Therapeuten ihre Therapien evaluiert (de Shazer et al. 1986, Ludewig 1992).

18.7 Systemische Therapie als Krankenbehandlung: Einige Diskussionsangebote zum Selbstverständnis von Psychotherapie

Zum Thema „Psychotherapie als Krankenbehandlung" lassen sich aus dem Selbstverständnis der systemischen Therapie einige Unterschiede zu anderen Psychotherapieansätzen benennen, die zu einem produktiven Diskurs einladen.

Krankheitsverständnis

- Menschen „haben" keine Störungen, „sind" nicht gestört. Statt „Störung" als Eigenschaft einer Person zuzuordnen, die dieser „gehört", wird im systemischen Ansatz davon gesprochen, dass sich rund um ein zum Problem gewordenen Thema Interaktionen in einer Weise verdichten, dass ihnen aus der Perspektive eines oder mehrerer Beobachter Störungswert zugeschrieben wird. „Gestörte" Menschen sind insofern Teilelement einer „störenden" Interaktion.
- Systemische Therapie ist, wie wohl fast jede Psychotherapie, zunächst nichts als ein kommunikativer Prozess. Wie jede Psychotherapie hofft sie aber, dass veränderte Kommunikationen auch Veränderungen im psychischen und biologischen System „anzuregen" vermögen. Sie ist sich aber bewusst, dass dies keine quasi „instruktive" direkte Intervention von der sozialen auf die psychische und biologische Systemebene sein kann: Gedanken und Gefühle lassen sich ebensowenig wie Neurotransmitter und Hormone von außen direkt steuern – aber sehr wohl verstören und anregen.
- Sie geht davon aus, dass psychische Symptome in dem Ausmaße erfolgreich **als Kommunikationsprobleme behandelt** werden können, wie sie außerhalb von Kommunikation zu existieren aufhören. Wenn ein Mensch eine Manie (eine Phobie, einen Zwang, einen Wahn, eine Borderline-Störung) zwar immer noch „hat", diese aber über längere Zeit hinweg nicht mehr „zeigt" (keine Kommunikation darüber mehr aussendet), und wenn niemand diese mehr „bemerkt" (keine Kommunikation darüber mehr empfängt), dann beginnt eine Verflüssigung der Überzeugung, diese Störung weiterhin zu „haben".

- Ob einer Störung auf einer dieser drei Systemebenen (soziales, psychisches, biologisches) Krankheitswert zugeschrieben wird – ab welcher Intensität, welchem Grenzwert, welcher Symptomkombination, welcher Dauer – ist Ergebnis sozialer Aushandlung. Bei Kommunikationsstörungen ist auch die Frage, wem – welchem Mitglied eines Problemsystems – diese Störung als Krankheit zugeschrieben wird, Ergebnis sozialer Aushandlung.
- Die Benennung auffälliger Verhaltensweisen als „Krankheit" ist Ergebnis einer gesellschaftlichen Entscheidung – mithin nicht zwangsläufig, aber häufig sinnvoll. Das Konstrukt „Krankheit" stellt gegenüber seinen historischen (religiösen oder moralischen) Vorläufern einen zivilisatorischen Fortschritt dar: Sie bewahrt die Betroffenen vor Exorzismus und überfordernder Ausbeutung und sichert ihnen Schonräume. Auch wenn es Krankheit „an sich" in einem erkenntnistheoretischen Sinne nicht „gibt", so erscheint sie mir doch eine bewahrenswerte Erfindung. Freilich können Krankheitskonzepte kommunikativ auch so ausgeweitet (durch Erfindung ständig neuer Krankheitskonzepte oder beständiges Senken der Grenzwerte, ab wann eine Krankheit diagnostiziert wird) oder so verhärtet werden (Erfindung chronifizierender Krankheitskonzepte), dass manchmal gerade die Infragestellung solcher Krankheitskonzepte heilsam wirken kann.

Nosologie

- Psychopathologische Krankheitsklassifikationen haben in der systemischen Therapie ihre Bedeutung für die Verständigung mit anderen Fachleuten im Sprachspiel der Medical Community und für die Erkundung und den Umgang mit den subjektiven Krankheitstheorien von Patienten und Angehörigen. Für die Gestaltung therapeutischer Veränderungsprozesse haben sie geringere Relevanz.

- Systemtherapeutisch hochbedeutsam ist aber eine „Typologie störender Beziehungsmuster", auf die sich spezifische Interventionen beziehen lassen. Inwiefern spezifische Beziehungmuster die Entwicklung oder Aufrechterhaltung spezifischer Symptome fördern, ist Gegenstand kontrovers diskutierter Forschungen. Eine solche Typologie störender Beziehungsmuster ist in vielen einzelnen Ansätzen entwickelt und bei Perlmutter (1995) und Schweitzer u. von Schlippe (2006) systematisch zusammengetragen.

Ätiologie

- Neben den geschichtlichen Erfahrungen (der Biografie) und der aktuellen Situation tragen die Ideen von Menschen über ihre Zukunft mindestens genauso bedeutsam zur Erzeugung und Chronifizierung von Störungen bei.
- Da sich lebende Systeme zwangsläufig weiterentwickeln, ist die Frage „Wie schaffen es Systeme, ein Problem aktiv zu chronifizieren?" interessanter als die nach der Problemgenese. Problemchronifizierung wird als Ergebnis einer aktiven, wenngleich meist nichtbewussten Gemeinschaftsleistung angesehen, nicht jedoch als Ergebnis eines Defizits („Die können nicht anders").

Diagnostischer Prozess

- Die ausführliche Diskussion dessen, „was sein könnte" – also möglicher Lösungsszenarien – ist mindestens gleich wichtig wie die Beschreibung des Problems und die Erklärung seiner Entwicklungsgeschichte, und weit nützlicher als die Inventarisierung von all dem, was nicht geht („Residualsyndrome", „Strukturdefizite" etc.).
- Eine zu ausführliche Problemanalyse kann sogar therapeutisch schädlich sein, wenn sie zu einer sich selbst erfüllenden kollektiven „Problemtrance" beiträgt. Denn wenn die Beschreibung und Klärung von Problemzusammenhängen die Kommunikation zu einseitig beherrscht (wenn „nur noch Krankheit" zum Thema wird), dann werden Lösungsideen in der Vorstellungswelt der Beteiligten zu sehr an den Rand gedrängt.

Therapie

Wenn menschliche Systeme konsequent als autonom, als nicht instruierbar, als Experten ihres eigenen Lebens gedacht werden, bedeutet dies:
- Sie brauchen in erster Linie keine neuen Fertigkeiten zu trainieren, zu erlernen; sie brauchen primär nicht externes Wissen (Störungswissen, Problemlösewissen) vermittelt zu bekommen, sondern sie brauchen vor allem Hilfe dabei, Blockaden bei der Nutzung ihrer potenziell bereits vorhandenen Lösungsressourcen wieder zu überwinden (etwa durch die verstörende Infragestellung problemaufrechterhaltender Beziehungsmuster) und diese Lösungsressourcen wieder neu zu entdecken und zu nutzen (etwa durch die anregende Konstruktion von Lösungsszenarien). Was „die Wissenschaft festgestellt hat", wissen sie oft ohnehin schon.
- Da die Aufdeckung von Abgewehrtem und Verdrängtem kein typisches Ziel systemischer Therapie ist, können auch Widerstandsphänomene nur schwer auftauchen. Wo sie doch auftauchen, werden sie als berechtigte Reaktion auf ein unbefriedigendes Kooperationsangebot (meist: einen Verstoß gegen das Neutralitätsgebot) des Therapeuten gesehen und führen häufig zu einem Neuverhandeln des Behandlungsauftrags.
- Die Therapie orientiert sich thematisch, in der Dauer und im Setting an den „Kundenwünschen". Sie war erfolgreich und kann beendet werden, wenn die Patienten selbst den Eindruck haben, ihr Problem habe sich zufriedenstellend gelöst, und diese Sicht auch nach einigen kritischen Infragestellungen der Therapeuten beibehalten. Beendigungen des therapeutischen Kontakts nach einer oder wenigen Sitzungen müssen daher kein „Therapieabbruch" sein, auch wenn der therapeutische Ehrgeiz des Psychotherapeuten gerne weitergemacht hätte.
- Auch das Therapieziel wird idealerweise vom Kundensystem festgelegt; es gibt keine schulenspezifische Festlegung „guter Ergebniskriterien".
- Kundenorientierte Therapieplanung legt eine ausgeprägte Flexibilisierung von Therapiesettings nahe: Zwischen einer Sitzung („Single Session Therapy") und (warum nicht?) 360 Sitzungen, mit wöchentlichen bis mehrjährigen Abständen zwischen den Sitzungen, mit Teilnehmerkonstellationen von der Einzel- über die Paar- und Familien- bis zur Nachbarschafts- und Netzwerktherapie. Freilich sind systemische Therapeuten meist selbst nicht so flexibel: Ihre Sitzungsfrequenz liegt meist zwischen 1 und 20 Sitzungen, die Abstände dazwischen meist zwischen 1 und 6 Wochen, sie nehmen oft nur ungern den Aufwand größerer Netzwerktherapiesitzungen auf sich.

Indikation

Indikation und Kontraindikation stellen sich in der systemischen Therapie anders dar als in anderen Verfahren, vor allem aus drei Gründen:
- Die Flexibilisierung von Therapiezielen, -themen, -dauer und -settings bewirkt, dass sich systemische Therapie bislang überwiegend nicht als Katalog wohldefinierter „Therapiepakete" darbietet, deren jedes für einen bestimmten Störungsbereich indiziert und für andere kontraindiziert wäre.
- Die Indikation orientiert sich stärker an störenden Interaktionen als an gestörten Menschen.
- Viele Elemente systemischer Therapie lassen sich auch außerhalb explizit psychotherapeutischer Kontexte nutzen, z. B. in Organmedizin, Sozialarbeit, Schul- oder Betriebsberatung etc. – dort in der Regel kombiniert mit anderen Maßnahmen.

Indikationsentscheidungen stellen sich in der systemischen Therapie eher kontinuierlich während und nach jedem Gespräch als primär nach dem Erstinterview: Wen lade ich zum nächsten Gespräch ein? Biete ich angesichts der geäußerten Suizidtendenzen das nächste Gespräch bereits in wenigen Tagen an? Soll ich es am Gesprächsende bei einem positiv konnotierenden Kommentar belassen oder bereits ein handlungsorientiertes Experiment empfehlen? Müsste systemische Therapie ihre Angebote als „Standardpakete" definieren, dann wäre dies sicher machbar, im Sinne von „bei Schulphobie: max. 10 Familiengespräche, max. drei Lehrer-Eltern-Kooperationsgespräche, max. 20 Einzelgespräche mit Kind" – oder „bei schizophrener Psychose: max. 20 Familiengespräche". Freilich wäre es viel sinnvoller, die jetzige Flexibilität der systemtherapeutischen Praxis durch gleichermaßen flexible Richtlinien für systemische Kassen-Psychotherapie zu erhalten, zumal angesichts der im Vergleich zu anderen Therapierichtungen geringen Sitzungszahl bei der systemischen Therapie eine starke „Dosis-Expansion" sehr unwahrscheinlich erscheint.

Kontraindikation

Nicht für systemische Therapie generell, wohl aber speziell für das Setting „Mehr-Personen-Therapie" lassen sich aus systemischer Perspektive drei Kontraindikationen benennen:

- Wenn bei systemischer Mehr-Personen-Therapie am Ende des Erstgesprächs kein tragfähiger Motivationskonsens über die weiteren Gespräche zustande kommt;
- Wenn die Gefahr droht, dass offene Mitteilungen im Therapiegespräch hinterher mit Gewalt oder Repression beantwortet werden;
- Wenn dem Therapeuten nötige Qualifikationen für die Führung von Mehr-Personen-Therapien fehlen (Aushalten hoher interpersoneller Konfliktspannung; aktive Gesprächsmoderation, auch wo diese in Frage gestellt wird; Neutralität gegenüber Personen, Ideen und Problemen).

Ich hoffe, in meinen Ausführungen verdeutlicht zu haben, dass **systemische Therapie** einerseits ein theoretisch und methodisch sehr **eigenständiges Psychotherapieverfahren** ist, dass aber zahlreiche ihrer Elemente im Sinne einer erweiterten systemischen Perspektive an manchen Stellen in andere Ansätze integriert werden können.

Das Kapitel gibt einen möglichst knappen Überblick über Theorie, Methodik, Settings und Forschung zur systemischen Therapie. Wer Ausführlicheres sucht, sei auf das „Lehrbuch der systemischen Therapie und Beratung" Band I (v. Schlippe u. Schweitzer 1996) und Band II (Schweitzer u. von Schlippe 2006) verwiesen.

Wichtige Teile dieser Darstellung verdanken sich Diskussionen u. a. mit Arist von Schlippe, Gunthard Weber, Elisabeth Nicolai, Andrea Ebbecke-Nohlen, Julika Zwack, Matthias Ochs, Kirsten von Sydow, Stefan Beher und Rüdiger Retzlaff.

19 Humanistische Psychotherapieverfahren

J. Eckert, J. Kriz

Unter der Bezeichnung „humanistisch" wird in der Praxis und in vielen Lehrbüchern eine große Zahl unterschiedlicher Psychotherapieverfahren subsummiert, die durch ein gemeinsames Welt- und Menschenbild sowie durch die damit verbundenen Akzentuierungen des therapeutischen Prozesses verbunden sind. Nach einem einführenden Überblick über die Grundkonzepte werden wir besonders die Gesprächspsychotherapie darstellen, weil diese nicht nur wissenschaftlich anerkannt im Sinne des deutschen Psychotherapeutengesetzes (PsychThG) ist, sondern auch die größte Verbreitung an den Hochschulen und in der Versorgungspraxis gefunden hat.

Ergänzend wird noch kurz auf die Gestalttherapie, das Psychodrama sowie die Logotherapie und Existenzanalyse eingegangen werden. Weitere Ansätze, die auch zu den humanistischen Psychotherapieverfahren gerechnet werden – etwa die **Daseinsanalyse** nach L. Binswanger und M. Boss (Boss u. Condrau 1983), oder die für die USA bedeutsamere **Existenzielle Therapie** nach R. May (1969) und I. D. Yalom (1999) – wurden in diesem Rahmen nicht berücksichtigt.

19.1 Grundkonzepte im Überblick

Die Sammelbezeichnung „Humanistische Psychotherapieverfahren" entstand vermutlich in Anlehnung an die „Gesellschaft für Humanistische Psychologie", die 1962 in den USA gegründet worden war (u. a. von Ch. Bühler, A. Maslow und C. Rogers). Die Gesellschaft hatte sich zum Ziel gesetzt, explizit die – wie es hieß – „Dritte Kraft" im klinisch-therapeutischen aber auch allgemein gesellschaftlichen Diskurs zu stärken. Von den anderen beiden etablierten „Kräften", der Psychoanalyse und dem Behaviorismus, wollte sich diese Richtung durch eine deutlich anders zentrierte Perspektive dahingehend unterscheiden, wie theoretische Erklärungen, wissenschaftliche Erforschung und die Anleitung von Praxis im Bereich menschlichen Erlebens und Verhaltens ausgerichtet sein sollten.

Diese **Unterschiedlichkeit der Perspektive** lässt sich vor allem in den folgenden beiden Aspekten bündeln:

- Betonung einer **phänomenologisch-existenzialphilosophischen Position**: Hier wird vor allem das Wesen des Menschen ins Zentrum gerückt und von daher versucht, die konkrete Situation des therapeutischen Handelns und die beobachtbaren Vorgänge zu verstehen und theoretisch zu rekonstruieren. Damit wird die Verankerung menschlichen Leidens und dessen therapeutische Veränderung in den biophysischen Lebensprozessen sowie das Vorhandensein reiz-reaktionsbedingter Lernzusammenhänge keineswegs negiert. Aber als mindestens eben so bedeutsam für den Menschen – im Gegensatz zum nicht-menschlichen Bioorganismus – ist der Aspekt, dass der Mensch als reflexives Wesen seine Existenz und sein Dasein in dieser Welt sinnhaft definieren kann und muss.
- Betonung einer **ganzheitlich-systemischen Theoriekonzeption** mit ggf. entsprechend **empirischer** und **experimenteller Forschungsmethodologie**: Sowohl die Gestalttheorie – eine wesentliche psychologische Grundlage – als auch das zentrale Axiom in Rogers Gesprächspsychotherapie, die Aktualisierungstendenz, sind **Feldtheorien**. In diesen geht es um eine ganzheitliche Dynamik und nicht um statische Anordnungen. Relativiert sind auch klassisch lokale Ursache-Wirkung-Zusammenhänge, wie sie den naturwissenschaftlichen Modellen bis Ende des 19. Jahrhunderts zugrunde lagen, und damit auch die Vorstellungen mancher therapeutischer Ansätze beeinflussten. Sowohl die Gestalttheorie als auch die Gesprächspsychotherapie zeichnen sich zudem durch eine sehr starke experimentelle bzw. empirische Orientierung aus.

C. Rogers. Diese enge Verbindung zum empirisch-experimentellen Ansatz ist allerdings keineswegs für alle humanistischen Therapien so typisch, wie es für die stark forschungsorientierte Gesprächspsychotherapie der Fall ist. Dennoch haben auch einige Vertreter der Gesprächspsychotherapie um die 1970er Jahre in „Flower-Power"-Unterströmungen ihre eigenen Wurzeln ignoriert und eine eher forschungsabstinente oder gar -feindliche Position eingenommen. Dabei vergaßen oder verleugneten sie eine lange Forschungstradition des klientenzentrierten Ansatzes und der Gesprächspsychotherapie: Viele Errungenschaften moderner Psychotherapieforschung wurden von Rogers eingeführt, wie Therapiemitschnitte auf Tonträger, Kontrollgruppen- und Wartegruppen-Designs, korrelative Prozessanalysen, umfangreiche Verwendung psychologischer Diagnostik und üblicher Testbatterien für die Outcome- und Prozessforschung etc. Dementsprechend wurde bereits 1950 im Jahrbuch der Encyclopedia Britannica Rogers Forschung wie folgt gekennzeichnet: „These first efforts of Rogers to subject his methods of non-directive therapy to scientific test constituted a landmark for clinical psychology." Als Rogers 1956 gemeinsam mit dem Gestaltpsychologen W. Köhler sowie K. Spence den ersten Wissenschaftspreis

(„Distinguished Scientific Contribution Award") der „American Psychological Association (APA)" zugesprochen bekam, wurden in der Begründung ebenfalls besonders seine Leistungen im Bereich der Entwicklung wissenschaftlich-empirischer Forschungsmethodik klinischer Prozesse hervorgehoben.

Philosophische Wurzeln

Die konkrete Praxis der Psychotherapie ist, wie auch deren Theorie, immer stark bestimmt von einem spezifischen Menschenbild. Daher ist es keineswegs nur eine „akademische" Angelegenheit, diese Grundlagen der theoretischen und praktischen Position explizit verständlich zu machen und sie nicht unreflektiert für Selbstverständlichkeiten zu halten.

Unterschiede zwischen „Was" und „Wie". Die für unsere Ausführungen zentrale Perspektive der Humanistischen Therapien, die ihre philosophischen Wurzeln in der Existenzphilosophie, der Phänomenologie und im klassischen sowie französischen Humanismus hat (Kriz 2001), lässt sich mit M. Heidegger an der Unterscheidung zwischen dem „Was" und dem „Wie" deutlich machen: Üblicherweise kennzeichnen wir etwas in der Welt durch eine Ansammlung von einzelnen Entitäten. Mit dieser Beschreibung des „Was" klassifizieren wir etwas z. B. als „Haus" oder „Baum". Beim Menschen ist das Wesentliche aber nicht seine Zugehörigkeit zu einer Klasse, sein *„was"* er ist, sondern die Art und Weise, *wie* er sich und seine Existenz selbst in dieser Welt versteht, wie er sich zur Welt, zu sich selbst und zu seinen Möglichkeiten verhält. Indem der Mensch nicht (nur) als ein Beispiel für die Spezies „Mensch" verstanden wird, machen ihn die unterschiedlichen Weisen, er selbst sein zu können, kategoriell frei. Existenz ist somit etwas, das erst verwirklicht werden soll.

Damit kann der Mensch nur von „innen her", autonom, in seiner Zeitlichkeit und Endlichkeit begriffen werden. Der existenziell gelebte und erfahrene Augenblick gewinnt zentrale Bedeutung: Nicht das, was der Mensch ist, sondern das, wozu er sich jeweils durch die Tat macht, ist sein Wesen. Er ist, wie Sartre sagt, „zur Freiheit verdammt", er selbst oder nicht er selbst zu sein und zu werden. Durch diese Verantwortung und den Entscheidungsspielraum werden gleichzeitig aber auch Autonomie, Identität und menschliche Würde möglich. Besonders die phänomenologische Position betont das erfahrende Subjekt mit seinen sinnlichen Möglichkeiten, seiner Intentionalität und seinen Verstehensprozessen. So hob Husserl hervor, dass alle Erfahrung von Gegenständen letztlich auf Selbsterfahrung aufbaut – eine Sichtweise, die das Ernstnehmen der subjektiven Realität eines Patienten unterstützt. Die übliche Subjekt-Objekt-Trennung wird dabei zumindest so weit überwunden, als mit der „Lebenswelt" als Grundlage menschlicher Erfahrung zentrale Aspekte des Lebens nicht in objektiviert-messbarer, sondern in sinnhaft-eigenwertiger Weise beachtet werden: Lebenszeit und Lebensgeschichte, Sprache mit ihrer kommunikations- und traditionsbegründenden Funktion sowie Leiblichkeit und Geschlechtlichkeit als Voraussetzungen sinnerfüllten Lebens stehen im Zentrum der Betrachtung (Vetter u. Slunecko 2000).

Begegnung. Von besonderer Bedeutung ist auch die Ich-Du-Beziehung als „Begegnung" (speziell bei Buber 1923). In einer solchen Begegnung soll jeder die Möglichkeit haben, sich selbst tiefer zu finden, ohne vom anderen in irgendeiner Weise manipuliert zu werden – die Partner sind dann wechselseitig Katalysatoren zum Wachsen in Freiheit. „In das Leben der Dinge eingreifen", sagt Buber (1957, nach Rogers 1977, S. 21), „bedeutet, ihnen wie sich selbst Schaden zuzufügen... Der vollendete Mensch... greift nicht in das Leben der Wesen ein, er erlegt sich ihnen nicht auf, sondern er ‚verhilft allen Dingen zu ihrer Freiheit' (Laotse)".

Selbstorganisationstheorie. Es sei bemerkt, dass eine solche Sicht nach dem klassisch-abendländischen Weltbild eben entsprechend „weltfremd" wirken muss: Glaubte man dort doch (und hielt dies auch noch für eine „wissenschaftliche Tatsache"), dass Ordnung und Veränderung nur über Ordnen bzw. ordnende Intervention erreicht werden können. Gerade die modernen Naturwissenschaften mit ihren inzwischen interdisziplinär verbreiteten Selbstorganisationstheorien (und entsprechender Praxis) zeigen aber, dass unspezifische (aber nicht beliebige) Umgebungsbedingungen ein System dazu anregen können, einen ihm inhärenten dynamischen Ordnungszustand anzunehmen (**Emergenz**) bzw. einen eingenommen Ordnungszustand zu verlassen und einen anderen zu realisieren (**Phasenübergang**). Die Stagnation in unerwünschten Ordnungszuständen wird dabei durch nicht-ordnendes Eingreifen überwunden – eine Vorgehensweise, die alles andere als Untätigkeit (was die „Macher" befürchten) ist. Die Dialektik, dass man auch ohne ordnende Eingriffe zur Entstehung bzw. Veränderung von Ordnung beitragen kann, entspricht durchaus dem heutigen naturwissenschaftlichen Weltbild. Allerdings machen es 350 Jahre Kontrollideologie schwer, dies zu akzeptieren und umzudenken.

Ganzheitlich-systemische Theoriekonzeption

Historische Entwicklung. Starken Einfluss auf die Entwicklung der Humanistischen Psychotherapien hatten *holistische* und *gestaltpsychologische Konzepte.* Der Begriff „Holismus" (von gr. „holos" = ganz, vollständig) wurde von dem südafrikanischen Staatsmann, General und Philosophen J. Smuts geprägt. In der amerikanischen Psychologie wurden solche Ansätze im Rahmen der „Organismischen Psychologie" ausdifferenziert. Im deutschen Sprachraum entstanden zu Beginn des 20. Jahrhunderts unterschiedliche Schulen der Ganzheits- und Gestaltpsychologie. Besonders die Gestaltpsychologie der Berliner Schule (M. Wertheimer, W. Köhler, K. Koffka – später auch K. Goldstein, K. Lewin, W. Metzger u. a.) erlangte Weltgeltung, bis das nationalsozialistische Regime diese Richtung zerschlug (außer Metzger emigrierten alle Genannten in die USA).

Grundkonzept. Die Gestaltpsychologie kann wie folgt definiert werden:

> **D** Im Gegensatz zur „Elemente-Psychologie", die von der Annahme ausgeht, dass psychische Phänomene aus (isoliert untersuchbaren) einzelnen Elementen zusammengesetzt sind, betont die Gestaltpsychologie, dass beim Wahrnehmen, beim Denken, bei Willenshandlungen und bei Bewegungsabläufen eine ganzheitliche Organisation nach übergreifenden Gestaltgesetzlichkeiten und dynamischen Gerichtetheiten stattfindet.

Gestalten sind insbesondere transponierbar (z. B. eine Melodie, die in anderer Tonhöhe, von einem anderen Instrument, in anderem Rhythmus etc. gespielt werden kann) und heben sich vor einem Hintergrund als tendenziell geschlossene, in sich gegliederte Ganzheiten ab (Figur-Grund-Unterscheidung).

Gestalten sind weder dadurch charakterisiert, dass zu den Elementen etwas „hinzu kommt" (das Ganze ist keineswegs „mehr als die Summe der Teile", sondern **etwas anderes**!) noch dadurch, dass Elementeeigenschaften durch die Gestalt stets zum Verschwinden gebracht würden. Vielmehr erhalten Elemente eine neue Funktion und Bedeutung: Der „Leitton" einer Melodie wird z. B. nur im Rahmen dieser Gestalt so empfunden und ist nicht etwa eine Eigenschaft des Tones (z. B. C) selbst.

Selbstaktualisierung. Der Neurophysiologe und Psychiater K. Goldstein zeigte, dass die Gestaltgesetze nicht nur im Wahrnehmungsbereich gelten oder auf rein psychische Phänomene beschränkt sind. Vielmehr gelten Aspekte von Ganzheitlichkeit und Selbstregulation für den **gesamten** Organismus. Er wies z. B. nach, dass ein Organismus ein nicht mehr funktionstüchtiges Körperteil in einer ganzheitlichen Umorganisation der verbliebenen Teile kompensiert: Schneidet man einem Käfer eines oder mehrere seiner sechs Beine ab, so werden die übrigen spontan in einer neuartigen Weise erfolgreich zur Fortbewegung organisiert. Mit dieser „Tendenz zu geordnetem Verhalten" erklärte er, warum ein Organismus auch dann oft weiter existieren kann, wenn er erhebliche Beeinträchtigungen erfahren musste. Auf der Basis weitreichender Erfahrungen mit hirnverletzten Soldaten aus dem I. Weltkrieg stellte Goldstein die Tendenzen zur Selbstregulierung und zur Selbstaktualisierung heraus und verwies, ähnlich wie auch Köhler, auf die grundsätzliche Interdependenz psychischer und somatischer Prozesse.

Diese Selbstaktualisierung ist ein zentraler Begriff bei Goldstein (und später auch in der Klientzentrierten Psychotherapie von C. Rogers). Goldstein verstand darunter die selbstorganisierte Realisierung und Entfaltung inhärenter Potenziale. Der Organismus braucht für seine Ordnung also keinen externen „Organisator", sondern in Relation zur Umwelt strebt der dynamische Prozess selbst zu einer angemessenen Ordnung, bei der die inneren Möglichkeiten und äußeren Gegebenheiten dynamisch zu einer ganzheitlichen Gestalt abgestimmt werden. Veränderung dieser dynamischen Ordnung wird von Goldstein beschrieben als eine Reorganisation einer alten Struktur („pattern") zu einer neuen und effektiveren Struktur.

Diese Konzepte sind deshalb besonders bemerkenswert, weil man heute, im Lichte moderner naturwissenschaftlich fundierter **Systemtheorie**, die zentralen Annahmen in gleicher Weise formuliert. Entsprechend findet man bei dem Physiker Haken, dem Begründer der Laser-Theorie und eines großen interdisziplinären Wissenschaftsprogramms zur Selbstorganisation, in den letzten Jahren mehr Hinweise auf die klassische Gestaltpsychologie als in etlichen psychologischen Werken.

Fazit. Das Charakteristische des gestalttheoretischen Ansatzes für unseren Kontext lässt sich an folgender Begebenheit schon aus den Anfängen verdeutlichen (nach Stemberger 2001): Um 1906 forschte M. Wertheimer, späterer Begründer der Berliner Gestaltpsychologie-Schule, an der Wiener Neuro-Psychiatrischen Klinik. Deren Direktor, Wagner-Jauregg, beauftragte ihn damit, herauszufinden, ob bestimmte Patienten, es handelte sich um z. T. taubstumme Kinder, schwachsinnig waren. Wertheimer überprüfte das nicht mit den damals üblichen Tests, sondern indem er den Kindern bestimmte Aufgaben stellte und ihnen für die Lösung dieser Aufgaben möglichst gute Rahmenbedingungen zu schaffen suchte (Luchins u. Luchins 1982). Die Fähigkeiten eines Menschen auf einem bestimmten Gebiet wurden hier also in einer sehr untypischen Weise getestet: Untersucht wurden jene Bedingungen, unter denen sich diese Fähigkeiten entfalten bzw. nicht entfalten können. Der Mensch wird somit nicht als Ansammlung fester, unveränderlicher Teileigenschaften oder psychischer Funktionseinheiten verstanden, die in immer gleicher, festgelegter Weise auf einen äußeren Reiz bzw. auf eine bestimmte Anforderung reagieren. Vielmehr kommt in Wertheimers Vorgehen bereits die für humanistische Ansätze grundlegende Überzeugung zum Ausdruck, dass dem Menschen die Fähigkeit zu geordnetem, der Situation angemessenem Erleben und Verhalten innewohnt, wie gestört und verschüttet diese Fähigkeit in bestimmten Situationen und Konstellationen auch sein mag; und dass es folglich darauf ankommt, sich mit den Bedingungen zu befassen, die zu schaffen wären, um diese Fähigkeit freizulegen.

19.2 Grundannahmen und wesentliche Elemente der Gesprächspsychotherapie

Einleitung

Historische Entwicklung. Der Begründer der Gesprächspsychotherapie ist der amerikanische Psychologe C. R. Rogers (1902–1987). Er stellte sein neues Psychotherapiekonzept 1942 zum ersten Mal vor, und zwar unter der Überschrift „Counseling and Psychotherapy" (dt.: Rogers 1972).

Die Weiterentwicklung des Konzepts wird vor allem in Rogers Buch „Client-centered therapy" (1951, dt.: Rogers 1973a) dargestellt, in dem er ausdrücklich bzw. programmatisch die ursprüngliche Kennzeichnung seines Konzepts als „non-directive" durch die Kennzeichnung „client-centered" ersetzte. Noch im selben Jahrzehnt wurden die Ergebnisse einer groß angelegten empirischen Studie über Effekte und Prozesse klientenzentrierter Psychotherapie publiziert (Rogers u. Diamond 1954). Die Ergebnisse dieser Studie belegten sowohl die Wirksamkeit dieses Therapieverfahrens als auch die Relevanz und Brauchbarkeit vieler Annahmen zum Psychotherapieprozess. Die in der Studie eingesetzte Methodik wurde zur Richtschnur für nachfolgende Psychotherapiestudien und darf bis heute als mustergültig für Psychotherapieforschung gelten.

Für die Verbreitung des Konzepts im deutschsprachigen Raum sorgten in erster Linie die Psychologen A. und R. Tausch (Tausch u. Tausch 1956, 1990, Tausch 1960). Sie wählten zur Kennzeichnung des Verfahrens den Namen *Gesprächspsychotherapie*. Dieser Name hat sich in Deutschland eingebürgert, obwohl er unspezifisch ist und das Charakteristische des Verfahrens, wie auch andere Namensgebungen, nicht wiedergibt. In Österreich und in der Schweiz wird bevorzugt von „Personzentrierter Psychotherapie" gesprochen und seit längerem – in der Hoffnung, der Weiterentwicklung gerecht zu werden – von „Personzentrierter und Experienzieller Psychotherapie". International scheint aber der von Rogers geprägte Begriff „Klientenzentrierte Psychotherapie" am häufigsten benutzt zu werden.

Definition. Wir werden daher in der Regel den Begriff klientenzentrierte Psychotherapie benutzen, wenn wir das **Konzept** meinen, und Gesprächspsychotherapie, wenn wir vom **heilkundlichen Verfahren** sprechen. Wodurch sich das Verfahren auszeichnet, ist einer Definition zu entnehmen, die von Rogers selbst stammt:

» Die klientenzentrierte Orientierung ist eine sich ständig weiterentwickelnde Form der zwischenmenschlichen Beziehung, die Wachstum und Veränderung fördert. Sie geht von folgender Grundhypothese aus: Jedem Menschen ist ein Wachstumspotential zu eigen, das in der Beziehung zu einer anderen Person (etwa einem Therapeuten) freigesetzt werden kann. Voraussetzung ist, dass diese Person ihr eigenes reales Sein, ihre emotionale Zuwendung und ein höchst sensibles, nicht urteilendes Verstehen in sich selbst erfährt, zugleich aber dem Klienten mitteilt. Das Einzigartige dieses therapeutischen Ansatzes besteht darin, dass sein Schwerpunkt mehr auf dem Prozess der Beziehung selbst als auf den Symptomen oder ihrer Behandlung liegt; dass seine Hypothesen sich auf Material stützen, das aus therapeutischen und anderen zwischenmenschlichen Beziehungen gewonnen wurde, insbesondere auf Tonband- und Filmaufzeichnungen von Interviews, und dass diese Hypothesen der Überprüfung durch geeignete Untersuchungsmittel grundsätzlich offen stehen (Rogers 1975; zit. nach Rogers 1983, S. 17). «

In dieser Definition werden die wichtigen Grundpfeiler des klientenzentrierten Konzepts sichtbar:

D

- Eine Persönlichkeitstheorie, die ihre Wurzeln in der humanistischen Psychologie hat (s. S. 256),
- ein Menschenbild, in dem sich Auffassungen europäischer Existenzphilosophen wiederfinden (s. S. 257),
- eine Therapietheorie, in deren Mittelpunkt die therapeutische Beziehung steht und die Verpflichtung, die persönlichkeits- und vor allem die therapietheoretischen Annahmen wissenschaftlich zu überprüfen.

Unterschiede zwischen den Grundannahmen in klientenzentrierten, psychoanalytischen und verhaltenstherapeutischen Konzepten

Die Grundannahmen des klientenzentrierten Konzepts in den Bereichen der Persönlichkeits- und Therapietheorie unterscheiden sich wesentlich von denen des psychoanalytischen und des behavioralen Paradigmas. Dennoch gibt es natürlich gemeinsame Wurzeln:

» Sie (die Gesprächspsychotherapie) ist ein Produkt ihrer Zeit und ihres kulturellen Hintergrundes. Ihre Entwicklung wäre nicht möglich gewesen ohne das Verständnis für die unbewussten Strebungen des Menschen und seine komplizierte emotionelle Struktur, das Freuds Beitrag zu unserer Kultur gewesen ist. Zwar hat sich die nichtdirektive oder klientenzentrierte Therapie in anderen Bahnen entwickelt als die psychotherapeutischen Auffassungen von Horney und Sullivan oder Alexander und French, aber trotzdem bestehen viele Verbindungen zu diesen modernen Formulierungen psychoanalytischen Denkens (Rogers 1951, dt.: 1972, S. 21f). «

Als die Gesprächspsychotherapie in den 1940er und 1950er Jahren entwickelt wurde, unterschied sie sich von der Psychoanalyse und vom Behaviorismus vor allem in folgenden grundlegenden Aspekten (nach Eckert 2000, S. 123):

- ein an der Existenzphilosophie orientiertes und damit **philosophisch begründetes Menschenbild**;
- die Phänomenologie und empirische Forschung als wissenschaftliche Erkenntnismethoden;
- das Prinzip der „Sparsamkeit" bei den theoretischen Postulaten: das einzige von Rogers als Voraussetzung für die

Entwicklung eines Selbstkonzepts (= Selbst) postulierte Bedürfnis ist „need for positive regard" (Bedürfnis nach Anerkennung);
- den Verzicht auf die Annahme spezifischer biologisch determinierter Vorgänge (Triebtheorie) als Hauptfaktoren der **psychischen** Entwicklung von Menschen;
- die Aufgabe des psychoanalytischen Strukturmodells, stattdessen wird ein im Prinzip offenes psychisches System angenommen: das Selbst bzw. Selbstkonzept;
- das Primat der dem Menschen innewohnenden Entwicklungstendenzen („Aktualisierungstendenz" und „Selbstaktualisierungstendenz") gegenüber (von außen systematisch) angeleiteten Lernprozessen (operantes Konditionieren, Modelllernen).

Allerdings scheinen sich die Unterschiede zwischen den Therapieverfahren in einigen Bereichen, z.B. bezüglich der Gewichtung bestimmter Therapieprozessmerkmale, verringert zu haben. Sowohl die Psychoanalyse, vor allem die psychodynamischen bzw. tiefenpsychologisch orientierten Therapievarianten, als auch die Verhaltenstherapie, vor allem die kognitiv-behaviorale Therapie, weisen heute der therapeutischen Beziehung eine sehr viel höhere Bedeutung für das Gelingen einer Psychotherapie zu als früher. Sie berufen sich dabei auf die Ergebnisse der empirischen Therapieforschung nicht nur von Rogers und seinen Mitarbeitern, sondern auch von Forschern im Rahmen anderer Ansätze: Diese haben immer wieder den Nachweis geliefert, dass die therapeutische Beziehung (therapeutic bond, alliance) den stärksten Zusammenhang mit dem Therapieerfolg (outcome) aufweist (Orlinsky et al. 1994). Der Stellenwert, den Rogers in seiner Konzeption von Psychotherapie der therapeutischen Beziehung zugewiesen hat, wurde durch diese Forschungen bestätigt.

Dennoch bleiben die Gestaltung und die emotionale Qualität therapeutischer Beziehungen in den verschiedenen Verfahren unterschiedlich, z.B. im Hinblick auf ihre spezifische Ausgestaltung und emotionale Qualität. Im Rahmen einer vergleichenden Therapiestudie konnten „blinde" Beurteiler – es handelte sich um psychotherapeutisch informierte, aber nicht ausgebildete Medizinstudenten – nach Anhören eines Tonbandmitschnittes eines Therapiegesprächs von drei Minuten Länge in 98% aller Fälle richtig einschätzen, ob es sich um eine Gesprächspsychotherapie oder um eine psychodynamische Kurztherapie handelte (Bechmann 1988).

Auch die Wirksamkeit bestimmter Aspekte der therapeutischen Beziehung ist bei den verschiedenen Therapieverfahren unterschiedlich. So zeigten bei einem Vergleich von Verhaltenstherapeuten mit Gesprächspsychotherapeuten die beiden Gruppen dasselbe mittlere Ausmaß an Empathie und Wertschätzung. Während nun bei den Gesprächspsychotherapien Empathie und unbedingte Wertschätzung mit dem Therapieerfolg korrelierten, bestand ein solcher Zusammenhang bei den Verhaltenstherapien nicht, d.h. dass die spezifische Wirksamkeit von Therapieprozessmerkmalen mit der Therapietheorie zusammenhängt, welcher der Therapeut folgt. Im Unterschied zum Verhaltenstherapeuten geht der Gesprächspsychotherapeut von einem Zusammenhang zwischen seiner Empathie und unbedingten Wertschätzung und den Veränderungen auf Seiten des Patienten aus. Anders ausgedrückt:

> **M** Wenn zwei Therapeuten, die unterschiedlichen Therapieschulen angehören, das Gleiche tun, ist das nicht dasselbe. Der Kontext, in dessen Rahmen eine bestimmte Handlung erfolgt, bestimmt in hohem Maße mit, welche Wirkung bzw. Auswirkung diese Handlung hat.

Wesentliche Elemente des Therapieprozesses im Rahmen des klientenzentrierten Konzepts

Rogers hat in einem 1957 erschienenen, viel beachteten Aufsatz sechs notwendige und hinreichende **Bedingungen für konstruktive Persönlichkeitsveränderungen durch Psychotherapie** herausgestellt:

1. Zwei Menschen – ein Therapeut und ein Patient – befinden sich in einem **psychologischen Kontakt**. Sie beginnen, eine Beziehung zueinander aufzunehmen: Sie nehmen sich gegenseitig wahr, reagieren aufeinander, bedeuten einander etwas. Das, was wahrgenommen, worauf reagiert wird und was der eine dem anderen bedeutet, muss nicht voll bewusst sein bzw. klar erfassbar. Die Beziehung muss aber da sein. Diese Bedingung ist z.B. dann nicht gegeben, wenn der Patient akut psychotisch ist und im Therapeuten den Agenten einer fremden Macht sieht.
2. Der Patient befindet sich in einem Zustand von **Inkongruenz**. Er ist mit sich selbst uneins, verletzlich, ängstlich. Er erlebt, fühlt, erleidet usw. etwas, das er nicht erleben will bzw. das er als nicht zu sich selbst gehörend erlebt.
3. Der Therapeut hingegen ist **kongruent**: Er erlebt und fühlt im Kontakt mit dem Patienten nichts, was er als nicht zu sich selbst gehörend ansehen kann oder seinem Bewusstsein fernhalten müsste.
4. Der Therapeut erlebt sich als dem Patienten unbedingt zugewandt; er kann ihn **wertschätzend akzeptieren** und seine Wertschätzung ist nicht an bestimmte Bedingungen gebunden, die der Patient erfüllt. Diese Bedingung wird heute auch **bedingungsfreie Anerkennung** genannt.
5. Es gelingt dem Therapeuten, sich in den Patienten und sein Erleben und die Art, wie der Patient sich und sein Erleben bewertet, einzufühlen, und der Therapeut teilt dem Patienten mit, was er auf dem Wege der **Empathie** vom Erleben des Patienten verstanden hat.
6. Den Patienten erreicht zumindest in Ansätzen die Mitteilung des Therapeuten, dass er ihn versteht, und was er versteht, und es erreicht ihn die Mitteilung des Therapeuten, dass er ihn unbedingt wertschätzt. Heute wird diese Bedingung als **Ansprechbarkeit des Patienten für das therapeutische Beziehungsangebot** bezeichnet.

Die Bedingungen 3, 4 und 5 beschreiben Bedingungen auf Seiten des Therapeuten, die Bedingungen 2 und 6 benennen Voraussetzungen auf Seiten des Patienten, und die

Bedingung 1 ist eine allgemeine Voraussetzung für Psychotherapie, die z.B. dann nicht erfüllt ist, wenn der Patient unter Drogen steht oder akut psychotisch ist.

Wichtig ist der Hinweis darauf, dass Rogers die Bedingungen für den psychotherapeutischen Prozess auf einem relativ hohen Abstraktionsniveau formuliert hat. Höger (1989, 2000) hat herausgearbeitet, dass mindestens vier Ebenen der Darstellung der gesprächspsychotherapeutischen Beziehung mit unterschiedlichem Abstraktionsniveau zu unterscheiden sind (**Abb. 19.1**). Sie sind hierarchisch angeordnet i.S. einer Taxonomie, für die folgende Gesetzmäßigkeit gilt: Die Aussagen einer Ebene dürfen nicht im Widerspruch zu den Aussagen der nächst höheren Ebene stehen.

Die klientenzentrierte Therapietheorie, wie sie Rogers hinterlassen hat (z.B. Rogers 1957, 1959), nimmt sich im Vergleich zu beispielsweise der Therapietheorie der Psychoanalyse recht bescheiden aus, was vor allem darauf zurückzuführen ist, dass sie, wie auch die Entwicklungs- und Störungstheorie, vergleichsweise wenig elaboriert ist. Höger hat darauf hingewiesen, dass dies damit zusammenhängt, dass Rogers seine theoretischen Ausführungen ursprünglich sehr abstrakt formuliert und es auch weitgehend dabei belassen hat.

Das gilt auch für die o.g. 3 der 6 notwendigen und hinreichenden Bedingungen auf Seiten des Therapeuten: Empathie, Kongruenz und Unbedingte Wertschätzung. Rogers hat diese Bedingungen (s.u.) auf Ebene II beschrieben, ihre operationalen Definitionen, wie die Skala „Verbalisierung emotionaler Erlebnisinhalte" (s.u.), sind auf Ebene III anzusiedeln.

Vor allem für die Ebene IV, auf der die konkreten situationsspezifischen Ausgestaltungen der therapeutischen Beziehung beschrieben werden, gilt die Regel, dass dieses Handeln nicht gegen die Regeln auf den höheren Ebenen verstoßen darf. In diesem Sinne verhält sich ein Gesprächspsychotherapeut dann konzeptkonform, wenn er in einer bestimmten therapeutischen Situation seinen Patienten mit dessen Vermeidungsverhalten konfrontiert, mit dieser Konfrontation aber nicht gegen die Bedingungen Empathie, Kongruenz und bedingungsfreie Anerkennung verstößt. Spezifische Regeln auf der Ebene IV finden sich in störungsspezifischen Therapieleitlinien, z.B. in den Leitlinien zur gesprächspsychotherapeutischen Behandlung von Angst und Agoraphobie (Teusch u. Finke 1996).

Einen systematischen Überblick über die Anwendung des klientenzentrierten Konzepts in der Praxis sowie weitere Behandlungsleitlinien bietet das Lehrbuch „Gesprächspsychotherapie – Lehrbuch für die Praxis" (Eckert, Biermann-Ratjen u. Höger 2006)

> **Im klientenzentrierten Therapiekonzept wird eine therapeutische Beziehung angestrebt, die auf Seiten des Therapeuten durch Empathie, Kongruenz und bedingungsfreie Anerkennung gekennzeichnet ist. Welche therapeutischen Handlungen (auf Ebene IV) zur Entwicklung einer solchen Beziehung beitragen, ist sehr unterschiedlich und hängt in erster Linie von der Person des Patienten und der Art seiner Störung ab. Die Richtschnur für den Gesprächspsychotherapeuten besteht darin, dass er sich immer fragt, ob seine therapeutischen Handlungen zur Entwicklung einer solchen Beziehung beitragen.**

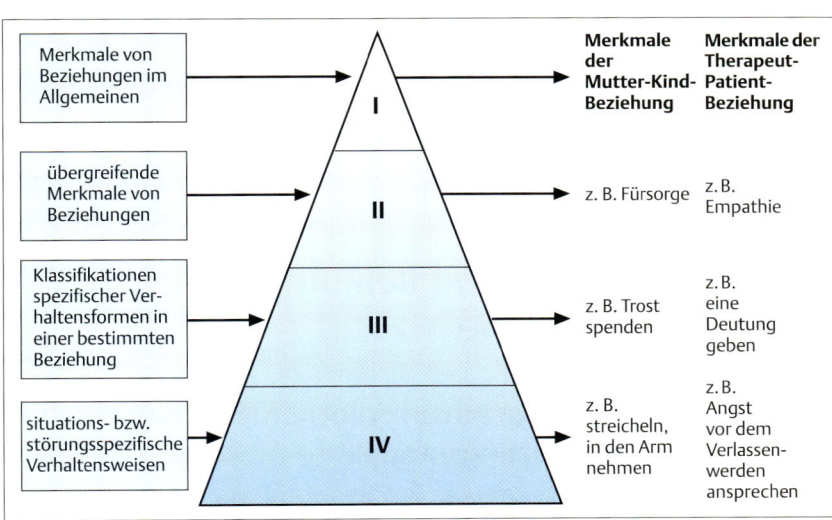

Abb. 19.1 Vier Abstraktionsebenen zur Erfassung von Beziehungen (nach Höger 1989, 2000).

Das Allgemeine Modell von Psychotherapie (AMP) von Orlinsky u. Howard

Orlinsky und Howard haben 1987 ein „Allgemeines Modell von Psychotherapie" (AMP, Orlinsky 1994) vorgestellt. Es versucht auf der Grundlage empirischer Forschungsergebnisse die verschiedenen psychotherapeutischen Modelle aus einer integrativen Metaperspektive zu betrachten und damit miteinander vergleichbar zu machen. Nach diesem Modell wird jede Psychotherapie im Kern von vier Faktoren bestimmt:

- vom Behandlungsmodell des Therapeuten;
- von der Erkrankung/Störung des Patienten;
- von den therapierelevanten Merkmalen des Therapeuten;
- von den therapierelevanten Merkmalen des Patienten.

Abb. 19.2 zeigt die Zusammenhänge zwischen diesen vier Faktoren, die sich in vier sog. Passungen niederschlagen. Danach stellt sich ein Therapieerfolg mit hoher Wahrscheinlichkeit dann ein, wenn folgende vier Passungen jeweils stimmen:

- Passung Behandlungsmodell und Störungsmodell;
- Passung Patient und Behandlungsmodell;
- Passung Therapeut und Patient;
- Passung Therapeut und Störung des Patienten.

Die Stimmigkeit bzw. Güte dieser Passungen wird vor allem in der Qualität der therapeutischen Arbeitsbeziehung sichtbar.

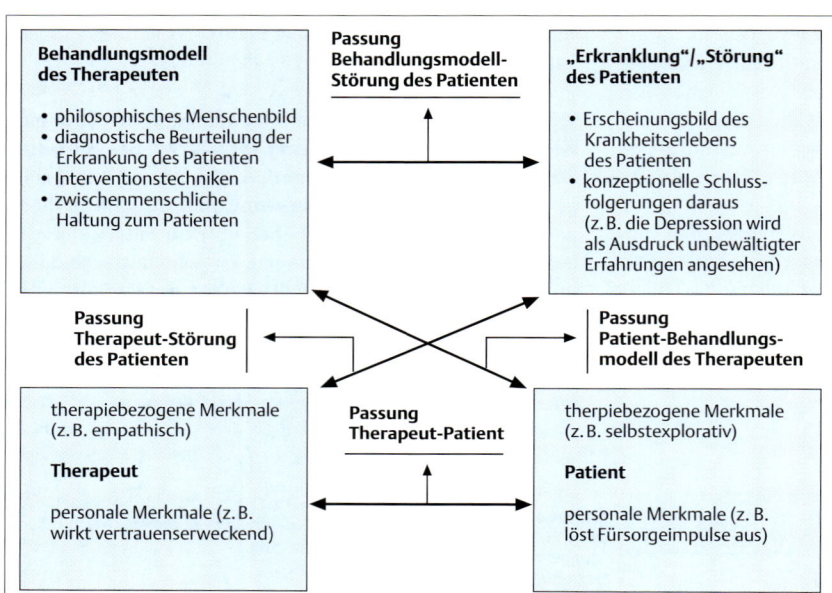

Abb. 19.2 AMP von Psychotherapie von Orlinsky u. Howard (1987).

19.3 Passung von Störungsmodell und Behandlungsmodell in der Gesprächspsychotherapie

Wir gehen im Folgenden von den vier Passungen des Allgemeinen Modells von Psychotherapie von Orlinsky und Horward als Gliederungspunkte bei der Darstellung der gesprächspsychotherapeutischen Therapietheorie aus.

Im Zentrum des gesprächspsychotherapeutischen Behandlungsmodells steht ein Beziehungsangebot, das durch die Aspekte Empathie, Kongruenz und bedingungsfreie Anerkennung gekennzeichnet ist.

Das Beziehungsangebot richtet sich an einen Patienten, der an einer psychischen Störung leidet, die sich auf eine **Inkongruenz** zurückführen lässt.

Gesprächspsychotherapeutisches Störungsmodell

- *Entwicklungs- und Persönlichkeitstheorie von Rogers*

Aktualisierungstendenz. Zum Verständnis des Inkongruenzkonzepts ist es erforderlich, einen kurzen Blick auf Rogers Entwicklungs- und Persönlichkeitstheorie zu werfen, in denen das „Selbst" und seine Entwicklung zentrale Konstrukte sind. Grundlage für die Entwicklung des Selbst ist die Aktualisierungstendenz:

> **D** Die Aktualisierungstendenz „ist die dem Organismus als Ganzem innewohnende Tendenz, alle seine Möglichkeiten in einer Art und Weise zu entwickeln, dass sie den Organismus als Ganzen erhalten und fördern" (Rogers 1987, S. 21).

Dieses u. a. auf den Gestaltpsychologen K. Goldstein zurückgehende Entwicklungsprinzip beschreibt einen Prozess der Selbstorganisation, wie er im Rahmen von Systemtheorien in den Naturwissenschaften inzwischen vielfach belegt worden ist. Rogers selbst (1981) verweist in diesem Zusammenhang auf den Biologen Szent-Gyorgyi und den Chemiker Prigogine, der für seine Theorie der Selbstorganisation 1977 den Nobelpreis erhielt. Beide führten den Nachweis, dass komplexe, nicht linear rückgekoppelte Systeme in der Lage sind, ohne steuernde Einflüsse von außen und damit selbstorganisiert, inhärente Ordnungen zu entfalten und zu erhalten (Höger 1993, Kriz 1999).

Da dieses Prinzip der modernen interdisziplinären Systemwissenschaften der Anschauung widerspricht, die sich aufgrund der Entwicklung der Naturwissenschaften zwischen dem 16. und 19. Jahrhundert gebildet hat, muss es kurz erläutert werden: Bedeutsam ist, dass die Ordnung nicht als ordnende Intervention (z.B. kausale Steuerung oder Kontrolle) von außen ins System eingeführt werden **muss** – obwohl diese **Möglichkeit** weiterhin gegeben ist. Vielmehr bedeutet Intervention nun, günstige (also keineswegs beliebige!) Bedingungen zu schaffen, unter denen das System selbst eine Ordnung entwickeln bzw. von einem bestimmten Ordnungszustand (z.B. Struktur mit „Störungen") in einen anderen (z.B. Struktur ohne „Störungen") übergehen kann. Dabei treten aber – entgegen klassischer naturwissenschaftlicher Sicht – typischerweise qualitative Sprünge und Diskontinuitäten auf und die quantitativen Zusammenhänge zwischen Ursache und Wirkung sind entkoppelt, weil die weitere Entwicklungsdynamik von der Geschichte des Systems, d. h. dem temporären Systemzustand, abhängig ist.

Selbstkonzept. Im Unterschied zu anderen Organismen besteht für den Menschen ein wesentlicher Bestandteil seiner Entwicklung darin, ein Bewusstsein von sich selbst zu entwickeln (s. **S. 257**). Diese Entwicklung wird durch einen Teilaspekt der Aktualisierungstendenz benannt: der Selbstaktualisierungstendenz. Am Ende dieser Entwicklung hat sich ein Selbst bzw. Selbstkonzept herausgebildet.

> **D** Das Selbst bzw. das Selbstkonzept versteht Rogers als eine „... organisierte, in sich geschlossene Gestalt. Diese beinhaltet Wahrnehmungscharakteristiken des Ich, die Wahrnehmungen der Beziehungen zwischen dem Ich und anderen und verschiedenen Lebensaspekten, einschließlich der mit diesen Erfahrungen verbundenen Werte" (Rogers 1987, S. 26).

Das gesunde Selbst wird als eine prozesshafte, wechselnde Gestalt aufgefasst, die aber zu jedem beliebigen Zeitpunkt eine spezifische Wesenheit beinhaltet. Das Selbst ist dem Bewusstsein zugänglich. Die Person ist sich aber nicht in jedem Augenblick ihres Selbst gewahr. Das Selbst organisiert und strukturiert die Erfahrung.

Erfahrung. Im klientenzentrierten Konzept bezeichnet Erfahrung (experience) all das, was den Organismus erreicht, was sich in ihm abspielt und prinzipiell dem Bewusstsein zugänglich ist, d. h. im Bewusstsein repräsentiert werden kann. Nicht dazu gehören also organismische Prozesse, die dem Bewusstsein prinzipiell nicht zugänglich sind, z. B. bestimmte neuronale und physiologische Prozesse.

Symbolisierungsprozess. Der Prozess, in dem Erfahrung bewusst wird, ist der Symbolisierungsprozess. Symbolisierung, Gewahrwerden und Bewusstwerden sind Synonyme (Rogers 1987, S. 24). Der Symbolisierungsprozess kann mehr oder weniger vollständig sein. Ungenaue bzw. verzerrte Symbolisierungen können einzelne Aspekte der Erfahrung ausblenden (z. B. bei einer missbrauchten Patientin die Affekte, die sie dabei hatte), oder Erfahrungen entstellen (z. B. kann die erfahrene Wut aus Enttäuschung im Bewusstsein nur noch als Enttäuschung und Depression repräsentiert werden).

Inkongruenz. Im Laufe der Entwicklung können bei einer Person mehr oder weniger gravierende Widersprüche zwischen den tatsächlichen Erfahrungen ihres Organismus und dem, was sie als zu ihrem Selbst gehörig wahrnimmt, entstehen.

> **D** Die Widersprüche bzw. mangelnde Übereinstimmung zwischen den Erfahrungen und dem Selbstkonzept einer Person werden als „Inkongruenz zwischen Selbst und Erfahrung", oder kurz als Inkongruenz bezeichnet.

Inkongruenz stellt sich in fehlender, lückenhafter, ungenauer oder verzerrter Symbolisierung der Erfahrungen dar, welche die eigene Person betreffen: „Das Individuum nimmt sich selbst wahr als jemanden, der die Charakteristiken a, b und c besitzt und die Gefühle x, y, und z. Eine exakte Erfahrung würde jedoch die Charakteristiken c, d und e und die Gefühle v, w und x aufweisen. Das Individuum befindet sich also in einem Zustand der Inkongruenz von Selbst und Erfahrung, weil solche Widersprüche bestehen" (Rogers 1987, S. 29). Diese Widersprüche, das, was als Inkongruenz bezeichnet wird, kann nicht in jedem Fall bewusst werden. Wenn sich eine Person ihrer Widersprüche („Inkongruenz") nicht bewusst ist, dann ist sie verletzlich. Wenn sie die Widersprüche ahnt, dann befindet sich die Person in einem Spannungszustand, der in der Regel als Angst erlebt wird. In jedem Falle bedeutet Inkongruenz die Erfahrung einer Bedrohung bzw. Beeinträchtigung der Person, und zwar sowohl in Form einer Erstarrung bzw. mangelnden Flexibilität im Verhalten als auch in der weiteren Entwicklung. Beispielsweise meidet eine Person ängstigende Situationen zunehmend oder sie versucht, ihre Ängste in Beziehungen durch vermehrte Kontrolle zu überwinden (ausführlichere Darstellungen der klientenzentrierten Krankheitslehre finden sich bei Biermann-Ratjen et al. 2003, Biermann-Ratjen u. Eckert 2003).

Therapieziel. Aus dem hier skizzierten Störungsmodell ergeben sich eine allgemeine Therapiezieldefinition und das therapeutische Vorgehen zum Erreichen dieses Ziels.

> **M** Das allgemeine Ziel einer Gesprächspsychotherapie ist die Reduktion der Inkongruenz zwischen Selbst und Erfahrung.

Diese Reduktion bzw. Aufhebung von Inkongruenz ist die Voraussetzung für eine Veränderung der unangepassten Verhaltensweisen und der Symptome, die durch die Inkongruenz verursacht oder aufrechterhalten werden.

Die Reduktion bzw. Aufhebung der Inkongruenz ist nach den entwicklungspsychologischen Annahmen der Gesprächspsychotherapie durch die **Integration der abgewehrten Erfahrungen in das Selbst** möglich, d.h. mit einer Gesprächspsychotherapie wird eine Veränderung des Selbst angestrebt.

Entwicklungspsychologische Aspekte. Welche Erfahrungen werden im Zuge der menschlichen Entwicklung in das Selbst integriert und sind damit das Selbst konstituierende Erfahrungen? Die zentrale entwicklungspsychologische Annahme des klientenzentrierten Konzepts ist folgende:

Das Selbst betreffende Erfahrungen werden unter der Bedingung in ein Selbstkonzept integriert, dass das Kind in ihnen von einer anderen Person in kongruenter Weise empathisch verstanden und bedingungsfrei wertgeschätzt wird. Die Entwicklungsbedingungen für das Selbst entsprechen also im Wesentlichen den notwendigen Bedingungen für die Reorganisation des Selbst in einer Gesprächspsychotherapie: Sie bestehen in einer Beziehung einer besonderen Qualität zu einer anderen Person.

Diese zentrale Annahme der Gesprächspsychotherapie kann inzwischen auch durch Forschungsergebnisse aus anderen Bereichen, vor allem aus der Säuglingsforschung und der Bindungsforschung, als gut belegt angesehen werden.

■ Inkongruenz in der Praxis

Der zentrale Begriff in der klientenzentrierten Störungstheorie ist Inkongruenz. Inkongruenz wurde oben als ein Zustand mangelnder Übereinstimmung zwischen den Erfahrungen eines Menschen und seinem Selbstkonzept definiert. Inkongruenz liegt vor, wenn eine Person bestimmte Erfahrungen nicht als Selbsterfahrungen wahr- und annehmen kann, ihre Gewahrwerdung bzw. Symbolisierung gänzlich unterbleibt oder wenn sie ihr nur in verzerrter Form bewusst werden.

> **F** Eine ehemals stationäre Patientin mit einer Borderline-Problematik wird erneut in die Klinik eingeliefert. Die Polizei hatte sie als sog. hilflose Person an der Endstation einer U-Bahnlinie aufgefunden. Sie wusste zwar noch ihren Namen, aber nicht, wo sie war und wie sie dahin gekommen war. Später konnte sie sich daran erinnern, dass sie auf dem Weg zu ihrem niedergelassenen Psychiater war, bei dem sie regelmäßig alle 14 Tage einen halbstündigen Termin hatte. Dort war sie aber nicht angekommen. Noch später fiel ihr ein, dass sie bei ihrem letzten Besuch den Psychiater gefragt hatte, ob sie nicht jede Woche einen Termin bei ihm haben könnte. Der hatte nur den Kopf geschüttelt und ihr eine Broschüre über Selbsthilfegruppen in die Hand gedrückt. Der Therapeut, dem sie das erzählt, sagt ihr, er könne sich vorstellen, dass diese Zurückweisung für sie sehr enttäuschend gewesen sei und sie vermutlich auch sauer auf ihn geworden sei. Das verneint die Patientin: Schon gleich nachdem sie die Bitte ausgesprochen hatte, sei ihr klar gewesen, dass es dumm von ihr war, ihren Arzt mit einer solchen Bitte zu behelligen. Sie habe doch gewusst, dass er zeitlich überlastet sei. Der Therapeut, der die Patientin aus der Zeit der stationären Therapie kennt, weist sie darauf hin, dass sie doch wisse, welche Probleme sie habe, Zorn oder Wut zu erleben. Therapeut und Patientin einigen sich schließlich „theoretisch" darauf, dass die auf dem Weg zu ihrem Psychiater aufgetretene massive Orientierungsstörung auch dadurch verursacht war, dass sie die Wut- und Enttäuschungsgefühle nicht spüren musste, die ursprünglich in der Reaktion auf die abgeschlagene Bitte aufgetaucht waren. Die Patientin betont, dass sie weder Wut noch Enttäuschung **gespürt** habe. Wenn sie sich jedoch jetzt vorstelle, dass der Arzt vergeblich auf sie gewartet habe, spüre sie auch eine kleine Genugtuung.

Die Fallvignette ist ein Beispiel dafür, dass die Symbolisierung bestimmter Erfahrungen unterbleiben kann. Welche Erfahrungen das sind, hängt davon ab, in welchen eine Person in ihrer Entwicklung nicht verstanden und unbedingt wertgeschätzt worden ist. Die Folge ist eine Stagnation in der Selbstentwicklung.

Im Störungsmodell der Gesprächspsychotherapie wird von **drei Phasen der Selbstkonzeptentwicklung** ausgegangen. In jeder dieser drei Phasen kann es zur Stagnation der Selbstentwicklung kommen, d.h. zu einer strukturellen Stagnation, die sich im Falle des Auftretens einer Inkongruenz in qualitativ unterschiedlichem Angsterleben zeigt (Biermann-Ratjen 2002, Biermann-Ratjen et al. 2003).

Insofern kann die Qualität der Angst, in der Inkongruenz erlebt wird, als ein Maß für die relative Reife bzw. Stabilität eines Selbstkonzepts angesehen werden und sagt etwas darüber aus, in welcher Phase die Selbstentwicklung strukturell stagniert ist.

1. Phase. Wenn in der 1. Phase – nach der Geburt – nur wenige Erfahrungen der unbedingten positiven Beachtung in der affektiven Erfahrung gemacht und in ein Selbstbild integriert werden konnten, entsteht ein nur labiles Selbstkonzept. Es wird durch jede affektive Erfahrung, die nicht ausgeblendet werden kann, erschüttert. Die dabei erlebte Angst ist die **Angst vor der totalen, auch als körperlich vorgestellten Vernichtung und dem Chaos**.

2. Phase. Personen, deren Entwicklung in der 2. Phase – etwa ab dem 8. Lebensmonat – stagniert ist, erleben in ihrer Inkongruenz die **Angst, absolut böse und wertlos zu sein** und deshalb verlassen zu werden bzw. mutterseelenallein zu sein.

3. Phase. Personen, die die 3. Entwicklungsphase – etwa ab dem 18. Lebensmonat – erreicht haben, erleben bei Erfahrungen, die nicht mit ihrem Selbstkonzept kompatibel sind, Selbstwertprobleme. Sie entwickeln Zweifel daran, dass sie

„richtig" sind, und zwar bevorzugt Zweifel daran, dass sie ein „richtiger" Mann oder eine „voll funktionsfähige" Frau sind. Sie erlebend entsprechend **Ängste, in diesen Funktionen nicht zu genügen** und/oder daran Schuld zu haben und/oder sich dadurch schuldig zu machen.

Fazit. Dieser Prozess ist stark mit den spezifischen Sozialisationsbedingungen und der Ausdifferenzierung von Rollen in der jeweiligen Sozialgemeinschaft verbunden.

Betrachten wir vor diesem Hintergrund noch einmal die Fallvignette. In diesem Beispiel sind es Wutgefühle, deren Auftauchen das Selbst der Patientin in Frage stellen. Die Patientin ist zumindest zeitweilig und partiell nicht „sie selbst". Es ist davon auszugehen, dass die Stagnation der Selbstentwicklung schon in der 1. Phase begonnen hat. Dafür sprechen auch die Diagnosen. Bei der Patientin wurde sowohl eine paranoid-halluzinatorische Psychose als auch eine Borderline-Persönlichkeitsstörung diagnostiziert.

Gesprächspsychotherapeutisches Behandlungsmodell

■ Therapeutische Prozesse beim Therapeuten

Im Mittelpunkt des gesprächspsychotherapeutischen Behandlungsmodells steht auf der Seite des Therapeuten sein Beziehungsangebot an den Patienten, das durch die 3 Aspekte Empathie, Kongruenz und bedingungsfreie Anerkennung gekennzeichnet ist.

Beziehungsaspekt Empathie. Der Therapeut erfährt auf dem Wege der Empathie (Einfühlung) den inneren Bezugsrahmen des Patienten und er bemüht sich, dem Patienten die Erfahrungen, die er auf diesem Wege macht, mitzuteilen.

„Die Einfühlung des Therapeuten führt zu einem genauen Verstehen dessen, was der Klient von seinen eigenen Erfahrungen wahrnimmt, so genau, als handelte es sich um eigene Erfahrungen. Die Einfühlung des Therapeuten ist von dem Bewusstsein begleitet, dass es eben nicht die eigenen Erfahrungen, sondern die eines anderen Menschen sind, in die er sich einfühlt. Geht dieses Bewusstsein verloren, dann kommt es zu einer Vermischung zwischen den wahrgenommenen Gefühlen des Klienten und den eigenen Gefühlen des Therapeuten. Der Therapeut ist dann mit dem Klienten identifiziert.

Besonders dann, wenn es sich beim Klienten um verwirrende Gefühle handelt, sagt Rogers, werde deutlich, dass die Einfühlung des Therapeuten zur Klärung des Erlebens des Klienten beitragen soll und dass nicht ein unreflektiertes Miterleben der Gefühle des Klienten gemeint ist – geteilte Verwirrung ist keine Einfühlung" (Biermann-Ratjen et al. 2003, S. 14f).

Die Empathie des Therapeuten richtet sich auf die für den Patienten relevanten Erfahrungen. Diese Erfahrungen sind immer bewertete Erfahrungen. Sie werden sowohl unter dem Gesichtspunkt bewertet, ob sie der Erhaltung und Entwicklung des Organismus dienlich sind oder nicht, als auch im Hinblick darauf, ob sie das Selbstkonzept bestätigen oder in Frage stellen. Vor allem dieser Bewertungsprozess kennzeichnet das, was als **innerer Bezugsrahmen** bezeichnet wird.

> **D** Der innere Bezugsrahmen kann definiert werden als die Standorte, die ein Mensch gegenüber seinen Erfahrungen einnimmt, und die damit verbundene Bewertung der Erfahrungen.

Menschliches Erleben umfasst immer mehr als nur eine isolierte Erfahrung (z. B. eine Kognition und/oder Gefühl). Die innere Repräsentation einer Erfahrung, z. B. „Ich scheitere an dieser Aufgabe" ist in der Regel sowohl mit weiteren gedanklichen Repräsentationen verbunden, z. B. „Ich habe mich wieder einmal übernommen", als auch mit Gefühlen, z. B. trauriger Niedergeschlagenheit: „Ich kann nicht mehr", und/oder affektiven Bewertungen, z. B. „Das ist mir peinlich".

> **D** Unter dem inneren Bezugsrahmen kann also die Gesamtheit der Affekte, gedanklichen Repräsentationen und Bewertungen verstanden werden, die im Zusammenhang mit einer unmittelbaren Erfahrung von einem Patienten erlebt werden.

Ein Beispiel für eine Therapeutenäußerung mit bzw. ohne die Einbeziehung des inneren Bezugsrahmens:

> **F** Patient: „... und letzte Woche, ich, ich... (druckst herum), da hielt ich es im vollen Theater nicht aus, ich musste es fluchtartig verlassen." Therapeuten-Äußerung ohne Einbeziehung des Bezugrahmens: „Sie spürten plötzlich so viel Angst, dass Sie weglaufen mussten." Therapeuten-Äußerung mit Einbeziehung des Bezugsrahmens: „Schämen Sie sich (mir gegenüber), dass Sie so viel Angst bekommen haben und weglaufen mussten?"

Beziehungsaspekt Kongruenz. Aus der Sicht des Patienten oder eines außenstehenden Beobachters wird der Beziehungsaspekt Kongruenz häufig als „Echtheit", „Transparenz" oder „ohne Fassade" bezeichnet, d. h. ein kongruenter Therapeut wird von seinem Patienten u. a. als „echt", authentisch, unverfälscht erlebt und beschrieben, während ein *inkongruenter* Therapeut als fassadenhaft, undurchschaubar, „unecht" erlebt und beschrieben wird.

Diese Beschreibungen geben die äußere Erscheinungsweise dieses Aspekts des gesprächspsychotherapeutischen Beziehungsangebots wieder. Zur Vermeidung von Missverständnissen empfiehlt es sich aber, auf solche alltagssprachlichen Begriffe wie Echtheit zu verzichten und den Begriff Kongruenz zu benutzen, der dem persönlichkeits- und entwicklungstheoretischen Konzept von Rogers entstammt. Der dazugehörige Begriff Inkongruenz, definiert als Nichtübereinstimmung von Selbstkonzept und Erfahrung, ist bereits oben eingeführt worden.

> **D** Ein Therapeut ist dann kongruent, wenn er „imstande ist, akzeptierend auf das zu achten, was in ihm selbst vor sich geht, und je besser er es fertig bringt, ohne Furcht das zu sein, was die Vielschichtigkeit seiner Gefühle ausmacht, um so größer ist seine Übereinstimmung mit sich selbst" (Rogers 1983, S. 213).

Es geht also darum, „...dass die Gefühle, die der Therapeut hat, ihm bekannt, seinem Bewusstsein zugänglich sein müssen, und dass er in der Lage ist, diese Gefühle (...) mitzuteilen, wenn es zweckmäßig erscheint" (Rogers 1973b, S. 74). Mit diesen Ausführungen macht Rogers auch deutlich, dass die Forderung nach Kongruenz nicht gleichzusetzen ist mit einer Selbstoffenbarung des Therapeuten. Das Sprechen über das eigene Erleben, vor allem vor dem Hintergrund von Inkongruenz des Therapeuten, ist in aller Regel unzweckmäßig, weil es einem Rollentausch gleichkomme: Sie nötigt den Patienten, sich mit bestimmten Erfahrungen des Therapeuten auseinanderzusetzen. Das kann nicht Aufgabe des Patienten sein, sondern gehört in die Supervision des Therapeuten.

Wir werden bei der Darstellung der bedingungsfreien Anerkennung darauf eingehen, wie sich der Therapeut mit emotionalen Reaktionen, die als Ausdruck seiner eigenen Inkongruenz zu verstehen sind, verhalten sollte.

Es hat sich als sinnvoll erwiesen, eine **reaktive Inkongruenz** von einer **primären Inkongruenz** zu unterscheiden. Swildens (1993, S. 92) bezeichnet das erstere Phänomen, wenn es den Patienten betrifft, als *sekundäre Inkongruenz*.

- *Reaktive* Inkongruenz stellt sich als Reaktion des Therapeuten in einer spezifischen Situation mit dem Patienten ein und ist in der Regel noch in der Situation selbst aufhebbar.
- *Primäre* Inkongruenz wird als die in der Entwicklung des Selbstkonzepts erworbene Grundlage von unterschiedlichen psychischen Störungen angesehen. Primäre Inkongruenz kennzeichnet den Status eines Patienten.

Reaktive Inkongruenz des Therapeuten bedeutet, dass er sich eines Teils der Erfahrungen, die er in der therapeutischen Beziehung macht, nicht bewusst werden kann. Der Therapeut kann die Erfahrungen, also innere Regungen, wie Gefühle, Erwartungen, Befürchtungen usw., die ein Patient in einer bestimmten Situation in ihm auslöst, nicht eindeutig identifizieren. Er weiß dann auch nicht, was diese Reaktionen für ihn selbst bedeuten, wie er sie z. B. einordnen kann. Er bekommt Vieles von dem nicht mit, was im Patienten vorgeht. Statt des Gefühls, den Patienten richtig verstanden zu haben, stellen sich z. B. Ohnmachtsgefühle und Kopfschmerzen ein. Die Mitteilungen des Therapeuten an den Patienten werden dann z. B. zunehmend einander widersprechen und den Patienten verwirren oder misstrauisch machen.

Inkongruenz ist nicht direkt erfahrbar oder beobachtbar, wohl aber ihre Symptome. Wir werden unten noch genauer ausführen, wie ein Therapeut erkennen kann, dass sich eine reaktive Inkongruenz bei ihm eingestellt hat.

Idealerweise lässt sich eine reaktive Inkongruenz in der Therapiesituation selbst mittels Selbstreflexion auflösen. Häufig jedoch wird eine Supervision zur Klärung notwendig sein. Ob die „Auflösung" einer reaktiven Inkongruenz geglückt ist oder nicht, kann der Therapeut auch daran erkennen, dass er den Patienten jetzt auch in den Erfahrungen versteht, die Auslöser für die Inkongruenz waren.

Diese Ausführungen sollten deutlich machen, dass es Möglichkeiten gibt, reaktive Inkongruenz aktiv zu beheben, aber keine Möglichkeiten, Kongruenz gezielt „herzustellen". Kongruenz besteht nämlich nicht darin, wie sich ein Therapeut seinem Patienten gegenüber gibt, sondern in dem, wie er ist. Wenn der Therapeut seine Erfahrung „ist", wird Kongruenz zur „Entsprechung von Erfahrung, Bewusstsein und Kommunikation" (Rogers 1973b, S. 330).

Beziehungsaspekt bedingungsfreie Anerkennung. Der 3. Aspekt des gesprächspsychotherapeutischen Beziehungsangebots beschreibt die besondere emotionale Qualität der Beziehung des Therapeuten zum Patienten.

Rogers (1987) stellt in seinem entwicklungspsychologischen Konzept ein übergeordnetes Bedürfnis als wesentlich für die Entwicklung des Selbst heraus: **need for positive regard**, das Bedürfnis nach (positiver) Anerkennung. (Wir haben uns für bedingungsfreie Anerkennung als Übersetzung für „unconditional positive regard" entschieden. In der deutschsprachigen Literatur werden auch noch die Begriffe „unbedingte Wertschätzung" und „bedingungsloses Akzeptieren" gebraucht.) Seine hinreichende Befriedigung sei eine wesentliche Voraussetzung für eine gesunde psychische Entwicklung. Die **emotionale Qualität von bedingungsfreier Anerkennung** (positive regard) ist „gekennzeichnet von Wärme, Liebe, Respekt, Sympathie oder positiver Beachtung" (Rogers 1987, S. 34).

Wie bereits erwähnt, geht Rogers davon aus, dass die notwendigen Bedingungen für eine Veränderung durch Psychotherapie vergleichbar sind mit den Bedingungen, die generell eine gesunde psychische Entwicklung ermöglichen: Von einer anderen Person, die kongruent ist, empathisch verstanden zu werden und bedingungsfrei anerkannt zu werden. Allerdings liegt beim Patienten bereits eine Inkongruenz vor, weshalb die Anforderungen zur Bereitstellung dieser Bedingungen höher bzw. auch andere sind und – anders als in der normalen Entwicklung – einer professionellen Fundierung bedürfen.

> **D** **Von bedingungsfreier Anerkennung wird in einer Gesprächspsychotherapie dann gesprochen, wenn die Anerkennung des Patienten durch den Therapeuten nicht an bestimmte Bedingungen geknüpft ist, d. h. wenn der Therapeut den Patienten auch in seinem Anders- und Fremdsein belassen kann.**

Wichtig sind die folgenden Präzisierungen: Die bedingungsfreie Anerkennung bezieht sich nicht auf die gesamte Person und schon gar nicht auf alle Verhaltensweisen des Patienten. Es ist beispielsweise nicht erforderlich, dass der Therapeut alle Wertvorstellungen, z. B. die moralischen und politischen Ansichten sowie die religiösen Überzeugungen, seines Patienten teilt. Bedingungsfreie Anerkennung muss für die vom Patienten in der Therapiesitzung zur Sprache gebrachten Erfahrungen, ihre Bewertung in Bezug auf seinen Organismus und sein Selbstkonzept vorhanden sein.

Wenn dem Therapeuten diese bedingungsfreie Anerkennung gelingt, ermöglicht das dem Patienten, sich seinen inneren Erfahrungen zuzuwenden. Der Patient muss sich dann weder mit den vom Therapeuten geäußerten noch mit den von ihm befürchteten Bewertungen auseinandersetzen. Bedingungsfreie Anerkennung sichert den Raum, den ein Patient braucht, um sich den *eigenen* Bewertungen des *eigenen* Erlebens zuzuwenden und sich mit ihnen auseinandersetzen zu können.

Bedingungsfreie Anerkennung kann nicht in die therapeutische Beziehung i. S. einer Intervention gezielt „eingebracht" werden, sondern sie stellt sich günstigenfalls ein. Wenn sie vorliegt, wird sie häufig nicht als solche wahrgenommen. Hingegen wird dem Therapeuten eher bewusst, wenn er nicht oder nur eingeschränkt in der Lage ist, bedingungsfrei anzuerkennen. Wenn er ungeduldig wird, wenn der Patient sich wiederholt; wenn er bleierne Müdigkeit spürt, obwohl er ausreichend lange geschlafen hat; wenn er sich nicht auf das konzentrieren kann, was der Patient sagt usw. Abweichungen von der bedingungsfreien Anerkennung, die mit negativen Gefühlen verbunden sind, sind in der Regel leichter zu erkennen als die, die von positiven Gefühlen begleitet werden. Ein Beispiel für letzteres ist, dass der Therapeut seinen Patienten bewundert.

F Ein 65-jähriger Patient berichtet, wie er in den 1950er Jahren sein Coming-out als Homosexueller hatte, also in einer Zeit, als homosexuelles Verhalten noch ein Straftatbestand (§§175, 175a StGB) war. Als gläubiger Katholik hatte er sein Coming-out auch gebeichtet. Er schildert den Beichtvorgang mehrmals ausführlich und jeweils mit großer gefühlsmäßiger Beteiligung: Der Beichtvater will ihm nur dann die Absolution erteilen, wenn er seine Homosexualität als Sünde anerkennt und von ihr ablässt. Der Therapeut merkt beim Protokollieren der Therapiesitzung, dass er voller Bewunderung für seinen Patienten ist, der als 16-Jähriger gegenüber seinem Beichtvater standhaft bei seiner Überzeugung geblieben ist, dass das, was er als seine „Natur" erlebte, von Gott nicht als Sünde angesehen werden könnte.

Dem Therapeuten wurde aber auch bewusst, dass er vor lauter Begeisterung völlig aus dem Auge verloren hatte, welche negativen Konsequenzen diese Standhaftigkeit für den Patienten und seine Familie hatte (die Familie hatte enge Verbindungen zur Kirchengemeinde, ein älterer Bruder besuchte mit finanzieller Förderung durch die Kirche ein Priesterseminar).

Im weiteren Therapieverlauf erkennt der Therapeut, dass alle Beziehungen des Patienten ein ähnliches Muster aufweisen: Er ist derjenige, der andere fördert oder ihnen beisteht. In keiner seiner Beziehungen hätten eventuelle Wünsche nach Abhängigsein und Versorgtwerden Platz. In ähnlicher Weise gestaltete er die Beziehung zum Therapeuten: Es gelang ihm immer wieder, die Bewunderung des Therapeuten zu wecken, d. h. den Blick des Therapeuten auf seine Stärken zu lenken, und damit erfolgreich zu vermeiden, dass seine Schwächen oder Wünsche nach Versorgung überhaupt Thema wurden.

Der Therapeut fand also durch die genauere Betrachtung seiner Abweichung von der bedingungsfreien Wertschätzung einen Schlüssel zum besseren, d. h. vollständigeren Verstehen des Patienten.

Handlungsleitend sind in einer Gesprächspsychotherapie also die **Abweichungen von der bedingungsfreien Anerkennung**.

M Die bedingungsfreie Anerkennung wird daher auch als Alarmanlage betrachtet, die das Vorliegen einer Störung der gesprächspsychotherapeutischen Beziehung anzeigt.

In der Praxis werden Gesprächspsychotherapeuten angeleitet, im Verlauf einer Therapiesitzung und bei deren Reflexion danach stets darauf zu achten, ob eine Abweichung von der bedingungsfreien Anerkennung vorliegt. Wenn das der Fall ist, sollte der Therapeut versuchen, herauszufinden, wodurch sie ausgelöst worden sein könnte. Er kann das entweder in stummer Selbstreflexion während der Therapiesitzung oder in einer Supervision danach tun. Häufig führt schon der Umstand, dass der Therapeut erkennt, wodurch die Abweichung ausgelöst worden ist, dazu, dass sie sich verflüchtigt. Da solche Erkenntnisse nicht selten auch zu einem tieferen bzw. vollständigeren Verstehen des Patienten führen, sollte der Therapeut versuchen, dieses Verständnis in geeigneter Form dem Patienten mitzuteilen. Offenbar ermöglicht aber schon das unausgesprochene bessere Verstehen des Therapeuten dem Patienten, bisher vermiedene Themen anzusprechen. Das soll das folgende Beispiel (in Anlehnung an Eckert 2001, S. 174f) zeigen:

F Eine Therapeutin stellt in einer Supervisionsgruppe eine Patientin vor, die sich zum wiederholten Male in einen Mann verliebt hat, bei dem es völlig ausgeschlossen erscheint, dass dieser die Liebe der Patientin in der Form einer realen Beziehung erwidern wird. Dieses Mal ist es der verheiratete Leiter des Chores, in dem die Patientin singt. Die Therapeutin berichtet, dass sie keine Mühe habe, die Gefühle, die ihre Patientin in Zusammenhang mit ihrem Verliebtsein erlebe, zu verstehen. Auch die Aussichtslosigkeit ihrer Verliebtheit sei zur Sprache gekommen. Dennoch spreche die Patientin seit Stunden über nichts anderes als über dieses Thema. Sie, die Therapeutin, merke, dass sie kaum noch zuhören könne. Von bedingungsfreier Anerkennung für die Erfahrungen der Patientin könne schon lange keine Rede mehr sein. Es erinnere sie an den Anfang der Therapie, als die Patientin – ebenfalls hoffnungslos – in ihren Musiklehrer verliebt gewesen sei. Dieses Thema habe sich nur dadurch erledigt, dass dieser Musiklehrer in eine andere Stadt gezogen sei.

Den Schlüssel zum Verständnis liefern die Mitglieder der Supervisionsgruppe, die sich, scheinbar losgelöst von dem vorgestellten Fall, plötzlich über ihre ersten sexuellen Fantasien, meist bezogen auf ihre Lehrer, ältere Mitschüler usw., austauschen.

Die Reaktion einer Supervisionsgruppe auf den jeweiligen „Akteur" in der aktuellen Supervisionssitzung ist in der Theorie der Gesprächspsychotherapie der Spiegel, in dem sich das bricht, was in der Therapie nicht verstanden worden und nicht mit bedingungsfreier Anerkennung aufgenommen worden ist. Im konkreten Fall befasste sich die Gruppe mit den ersten vergeblichen Versuchen, in sexuellen Gefühlen und Wünschen wahrgenommen und anerkannt zu werden.

Den Bezug dieser Erfahrungen zur Situation der Patientin mit ihrer Therapeutin sprach der Supervisor mit der Frage an: „Bist du schon einmal auf die Idee gekommen, mit deiner Patientin über Sexualität zu sprechen?" Die Therapeutin reagierte darauf sehr emotional. Ihr Gesicht rötete sich und sie sagte: „Nein, noch nie. Wenn ich an sie denke, sehe ich immer nur ein kleines Schulmädchen in einem dunklen Samtkleid mit weißem Kragen vor mir."

Die Therapeutin nahm sich nach dieser Supervision vor, das Thema Sexualität mit ihrer Patientin bei der nächstbesten Gelegenheit zur Sprache zu bringen. In der nächsten Supervisionssitzung berichtet sie, dass das überhaupt nicht nötig gewesen sei. Die Patientin hätte die Stunde mit dem Satz begonnen: „Heute möchte ich mit Ihnen über ein Thema reden, das ich noch nie angesprochen habe, ich meine das Thema Sexualität".

Dieses Beispiel macht deutlich, dass eine Abweichung von der bedingungsfreien Anerkennung häufig auf eine reaktive Inkongruenz des Therapeuten zurückzuführen ist: Die Therapeutin konnte sich – aus welchen Gründen auch immer – nicht in die sexuellen Probleme einer Frau einfühlen, die sie als asexuelles kleines Schulmädchen wahrnahm. Als die Therapeutin bereit war, die Patientin auch als sexuelles Wesen wahrzunehmen, hatte die Patientin ihrerseits plötzlich kein Problem mehr, das Thema in die Therapie einzubringen.

> **M** Das Auftreten von Abweichungen von der bedingungsfreien Anerkennung wird in der Gesprächspsychotherapie also nicht als therapeutischer Kunstfehler aufgefasst, sondern als Schlüssel für ein besseres Verstehen des Patienten genutzt.

Therapeutische Prozesse beim Patienten

Wie oben bereits ausgeführt, dient das gesprächspsychotherapeutische Beziehungsangebot dem Ziel, die Inkongruenz des Patienten zu verringern oder aufzuheben. In der Störungstheorie des klientenzentrierten Konzepts wird das dadurch möglich, dass im Patienten Symbolisierungsprozesse angeregt bzw. Erfahrungen bewusst und als Selbsterfahrungen integrierbar werden.

Symbolisierungsprozess. Im Symbolisierungsprozess treten Körperempfindungen, Vorstellungen, Gefühle, Gedanken und Worte auf, die aufeinander bezogen sind, sich gegenseitig *Ausdruck* und vor allem *Sinn* verleihen. Der erfolgreiche Abschluss eines Symbolisierungsprozesses, d. h. das vollständige Bewusstwerden einer Erfahrung und ihrer Bewertung, geht mit einer deutlichen, auch körperlich spürbaren Entspannung einher.

Erfahrung wird also bewusst bzw. symbolisiert in Körperempfindungen, Vorstellungen, Gefühlen, Gedanken und Worten, und vollständig bewusste Erfahrung ist auch „*sinnvolle Erfahrung*" (Gendlin 1981).

Im Verlauf des Therapieprozesses werden auch bisher weniger vollständig symbolisierte, nicht vollständig bewusste Erfahrungen der Selbstreflexion zugänglich. Der Patient beginnt, sie in Worte zu fassen und dem Therapeuten mitzuteilen.

In der klientenzentrierten Theorie wird angenommen, dass die bisher nicht oder nicht vollständig symbolisierten Erfahrungen dadurch als Selbsterfahrungen integriert werden (s. o.), dass die beiden am Therapieprozess beteiligten Personen, Therapeut und Patient, diesen Erfahrungen mit bedingungsfreier Anerkennung begegnen. Dabei geht die bedingungsfreie Anerkennung des Therapeuten der des Patienten voran, wenn der Therapeut Erfahrungen des Patienten annehmen kann, die diesen noch ängstigen. Aus dieser Perspektive betrachtet dient das Beziehungsangebot des Therapeuten der Förderung der **Selbstempathie** des Patienten.

Selbstexplorationsskala. Ein erfolgreicher Versuch, den sprachlichen Aspekt dieses Prozesses zu operationalisieren,

Tabelle 19.1   Skala zur Einschätzung des Ausmaßes der „Selbstexploration" des Klienten (nach Tausch et al. 1969)

Stufen der Einschätzung	Selbstexploration
Stufe 1	Der Klient sagt nichts über sich selbst, weder über sein Verhalten noch über sein inneres Erleben. Er spricht ausschließlich über Tatbestände, die unabhängig von seiner Person sind.
Stufe 2	Der Klient berichtet nichts über sich selbst, weder über sein Verhalten noch über sein Erleben. Er erzählt jedoch von Personen und/oder Sachen, die zu ihm in einer Beziehung stehen (z. B. von seinen Eltern, seinem Auto).
Stufe 3	Der Klient berichtet von äußeren Vorgängen und auch von seinem eigenen Verhalten, jedoch ohne von seinen spezifisch persönlichen inneren Erlebnissen zu sprechen, die dazu in Beziehung stehen.
Stufe 4	Der Klient berichtet von äußeren Vorgängen und auch von seinem eigenen Verhalten, jedoch ohne von spezifisch persönlichen inneren Erlebnissen zu sprechen, die im Zusammenhang damit stehen. Man kann jedoch annehmen, dass das Berichtete für ihn mit Gefühlen verbunden oder für ihn von ziemlicher Bedeutung ist.
Stufe 5	Der Klient berichtet über sein eigenes Verhalten oder äußere Vorgänge und über die spezifisch persönlichen inneren Erlebnisse, die dazu in Beziehung stehen. Der überwiegende Teil der Aussage besteht in der Schilderung seines Verhaltens oder äußerer Ereignisse; seine spezifisch persönlichen inneren Erlebnisse werden nur kurz erwähnt.
Stufe 6	Der Klient berichtet über sein eigenes Verhalten oder äußere Vorgänge und über die spezifisch persönlichen inneren Erlebnisse, die dazu in Beziehung stehen. Der Inhalt der Aussage besteht überwiegend aus der Schilderung seiner inneren Erlebnisse.
Stufe 7	Der Klient berichtet überwiegend von seinen spezifisch persönlichen inneren Erlebnissen. Zusätzlich ist ein Ansatz zu erkennen, seine inneren Erlebnisse weiter zu klären: etwa sie in neuen Zusammenhängen zu sehen, sich zu fragen, woher gewisse Einstellungen kommen, Widersprüche zu entdecken u. ä.
Stufe 8	Der Klient schildert ausführlich seine spezifisch persönlichen inneren Erlebnisse. Das Suchen nach neuen Aspekten und Zusammenhängen in seinem inneren Erleben kommt deutlich zum Ausdruck.
Stufe 9	Der Klient schildert ausführlich seine spezifisch persönlichen inneren Erlebnisse. Es wird deutlich, dass er neue Aspekte und Zusammenhänge in seinem inneren Erleben findet.

stellt die sog. Selbstexplorationsskala dar (**Tabelle 19.1**). In zahlreichen Untersuchungen konnte gezeigt werden, dass der Erfolg einer Gesprächspsychotherapie mit dem Grad der Selbstexploration, gemessen mit der Selbstexplorationsskala, korreliert. Später erfolgreiche Patienten haben entweder bereits bei Behandlungsbeginn ein relativ hohes Ausmaß an Selbstexploration oder das Ausmaß ihrer Selbstexploration, steigt im Verlauf des Therapieprozesses deutlich an.

Bei erfolgreich behandelten Patienten liegt das mit dieser Skala eingeschätzte Selbstexplorationsniveau gegen Ende der Behandlung auf Stufe 5 und höher. Der Grad der Selbstexploration schwankt in Abhängigkeit von der Therapiedauer und den Therapiethemen. Patienten, deren Selbstexploration zu Behandlungsbeginn vergleichsweise niedrig ist, brauchen eine längere Behandlungszeit als Patienten, deren Selbstexploration schon zu Behandlungsbeginn hoch ist.

Fazit. Die Symbolisierung von Erfahrung ist das Ergebnis sehr komplexer innerpsychischer Prozesse im Patienten, die von außen, d. h. durch die Interventionen des Therapeuten, zwar angeregt, aber nicht gezielt herbeigeführt werden kann. Im günstigen Fall stößt das gesprächspsychotherapeutische Beziehungsangebot Veränderungen im Selbst des Patienten an und begleitet sie. In keinem Fall steuert der Therapeut sie direkt und zielführend, sondern er stellt Bedingungen für selbstorganisierte Prozesse zur Verfügung.

Vor diesem Hintergrund wurden bereits vor längerer Zeit Vorschläge unterbreitet, die Wirksamkeit von Gesprächspsychotherapie nicht mehr in linear-kausalen Modellen der klassischen Physik abzubilden, sondern in systemischen Modellen, die auch in der Biologie und der modernen Physik zu Erklärung des Funktionierens selbstorganisierter Systeme entwickelt worden sind (Kriz 1989, 1999, 2003, Höger 1993).

■ „Evaluation" der gesprächspsychotherapeutischen Prozesse in der Praxis

Der Gesprächspsychotherapeut versucht eine Beziehung zum Patienten zu entwickeln, die dadurch gekennzeichnet ist, dass er vor dem Hintergrund eigener Kongruenz den Patienten empathisch versteht und das, was er empathisch verstanden hat, bedingungsfrei anerkennen kann.

Eine solche Beziehung kann kein Dauerzustand sein. Sie muss in jeder Therapiesitzung erneut entwickelt werden. Ein gesprächspsychotherapeutischer Kontakt ist von dem Bemühen des Therapeuten geprägt, eine solche Beziehung herzustellen, nicht vom Bestehen einer solchen Beziehung.

Woran kann nun ein Gesprächspsychotherapeut in der Praxis erkennen, ob er zusammen mit seinem Patienten auf einem „guten Weg" ist?

Eine Orientierungshilfe bilden dabei die Selbstexploration des Patienten und, wie bereits erwähnt, die Abweichungen von der bedingungsfreien Anerkennung beim Therapeuten.

Selbstexploration als Orientierungshilfe für den Therapeuten. Für die Praxis der Gesprächspsychotherapie liefert die Selbstexploration eines Patienten eine gute Orientierungshilfe für das therapeutische Handeln: In der Regel ist eine Selbstexploration von mindestens mittlerem Ausmaß im Sinne der Selbstexplorationsskala ein Zeichen für einen ausreichend guten therapeutischen Prozess. Der Therapeut sollte dann alarmiert sein, wenn die Selbstexploration dauerhaft stagniert oder sogar weniger wird. In diesem Fall sollte er prüfen, ob sein Beziehungsangebot in allen Aspekten die gewünschte Qualität hat.

Abweichung von der bedingungsfreien Anerkennung. Die drei Aspekte des therapeutischen Beziehungsangebots – Empathie, Kongruenz und bedingungsfreie Anerkennung – beeinflussen sich gegenseitig. Sie befinden sich sozusagen in einem labilen Gleichgewicht. Störungen dieses Gleichgewichts sind für den Therapeuten am ehesten an der Abweichung von der bedingungsfreien Anerkennung zu erkennen. Sie dient als Orientierungshilfe bei der Beurteilung der Güte der therapeutischen Beziehung.

> **M** Stellt sich beim Therapeuten eine reaktive Inkongruenz ein, so führt das meistens zu Abweichungen von der bedingungsfreien Anerkennung.

> **F** In der Regel nimmt ein Therapeut zunächst wahr, dass ihn Gefühle beschäftigen, die nicht Ausdruck bedingungsfreier Anerkennung sind. So ertappt er sich dabei, dass er während einer Therapiesitzung mit einem Patienten mit einer Borderline-Persönlichkeitsstörung heimlich auf die Uhr schaut. Er hat Mühe, dem Patienten zu folgen. Er fühlt sich leer und wünscht sich das Ende der Stunde herbei. Er kann sich diese Gefühle nicht erklären. Er versucht sie zu ignorieren und zwingt sich, dem Patienten zugewandt zu bleiben. Plötzlich springt der Patient auf und bricht die Sitzung vorzeitig mit den Worten ab: „Das bringt wohl heute nichts".

Eine reaktive Inkongruenz des Therapeuten, die sich in dem Auftauchen von Gefühlen ausdrückt, die sich der Therapeut nicht erklären kann, schränkt die inneren Freiheitsgrade des Therapeuten erheblich ein. Er kann seine Aufmerksamkeit nicht mehr uneingeschränkt auf den Patienten richten. Er kann nicht umhin, sich mit seinen eigenen Gefühlen zu befassen. In der Regel ist in so einem Fall nicht nur die Bedingungsfreie Anerkennung des Therapeuten beeinträchtigt, sondern auch seine Empathie.

> **M** Das Auftauchen einer reaktiven Inkongruenz beim Therapeuten beeinträchtigt seine Fähigkeit zur Empathie.

Im obigen Beispiel des Borderline-Patienten, der die Therapiestunde abbricht, war die Empathiefähigkeit des Therapeuten infolge der reaktiven Inkongruenz so sehr eingeschränkt, dass er nicht wahrgenommen hatte, wie sein Patient auf ihn reagierte. Er wurde vom vorzeitigen Abbruch der Sitzung durch den Patienten völlig überrascht.

> **M** Die Fähigkeit zur Empathie des Therapeuten zeigt sich auch in seiner bedingungsfreien Anerkennung.

Gelingt es einem Therapeuten nicht, seinen Patienten empathisch zu verstehen, wird das über kurz oder lang dazu führen, dass er die Erfahrungen seines Patienten auch nicht bedingungsfrei anerkennen kann. Man kann auf Dauer nur etwas wirklich anerkennen, was man auch versteht.

■ **Stimmigkeit von Störungsmodell und Behandlungsmodell**

Eine allgemeine Voraussetzung für die Passung von Störungsmodell und Erkrankung des Patienten in der Gesprächspsychotherapie ist es, dass die Störung Ausdruck von Inkongruenz ist.

Die gesprächspsychotherapeutische Störungslehre (Biermann-Ratjen et al. 2003, Kap. IV) vollzieht die theoretische Rekonstruktion von „psychischen Störungen" dahingehend, dass sich in allen Störungen, die früher als Neurosen klassifiziert wurden, und in allen anderen nicht organisch bedingten psychischen Störungen Formen von Inkongruenz finden lassen. Dementsprechend findet man bei der Durchsicht der klientenzentrierten Literatur im Hinblick auf die Art der psychischen Störungen, die erfolgreich behandelt worden sind, alle Störungsbilder vertreten, die als psychotherapeutisch behandelbar gelten (Sauer 1993). Neuere Übersichten über den internationalen Stand der Wirksamkeitsforschung im Bereich klientenzentrierter Psychotherapie geben Elliott et al. (2003) und Elliott u. Freire (2010).

19.4 Passung von Patient und Behandlungsmodell in der Gesprächspsychotherapie

Bei der Frage nach der Passung Patient–Behandlungsmodell geht es darum, ob ein bestimmter Patient ein bestimmtes Behandlungskonzept als für sich stimmig erlebt. Eine nicht unerhebliche Anzahl von Patienten lehnt eine vom Therapeuten als indiziert angesehene Behandlung ab, nachdem sie mit dem konkreten Vorgehen und seiner Theorie vertraut gemacht worden sind. Leider liegen konkrete Zahlen dazu nur aus der Verhaltenstherapie vor: Der Anteil der Therapie-Verweigerer (= refusals, die eine Verhaltenstherapie nach Probetherapiesitzungen nicht aufnehmen) beträgt bis zu 25% (Jacobi 2002). Wenn eine Reizkonfrontationstherapie zur Behandlung einer Höhenphobie empfohlen worden war, lag diese Quote noch erheblich höher.

Patienten unterscheiden sich im Hinblick auf die therapeutischen Wege, die sie bereit und in der Lage sind, einzuschlagen. Die verschiedenen therapeutischen Verfahren ihrerseits unterscheiden sich im Hinblick auf die Wege, auf denen sie bestimmte Ziele zu erreichen versuchen. Theoretischer formuliert heißt das: Der therapeutische Prozess, auf den sich ein Patient einlassen kann und will, muss in einem gewissen Ausmaß mit den Therapieprozessen, die im jeweiligen therapeutischen Verfahren realisiert werden, übereinstimmen (vgl. Eckert et al. 2010).

Diese Passung zwischen Patient und den spezifischen therapeutischen Prozessen in einem Therapieverfahren ist als ein Merkmal des Patienten, nämlich als die **Ansprechbarkeit des Patienten für das therapeutische Beziehungsangebot** (Eckert 1976, Eckert et al. 1979), herausgearbeitet worden (s. S. 260).

Stimmigkeit der Passung von Patient und Behandlungsmodell. Bezüglich der Passung Störung–Behandlungsmodell (s. S. 262) in der Gesprächspsychotherapie wurde darauf hingewiesen, dass die Störung als Ausdruck einer Inkongruenz aufzufassen ist. Unter dem Blickwinkel der Passung von Patient und Behandlungsmodell sind zwei weitere Kriterien zu nennen:
- Der Patient sollte ein hinreichend **stabiles Selbstkonzept** und ein gewisses Ausmaß an **Beziehungsfähigkeit zu sich selbst** haben. Negativ formuliert: Die Inkongruenz sollte nicht so groß sein, dass der Patient das gesprächspsychotherapeutische Beziehungsangebot nicht einmal im Ansatz wahr- und annehmen kann.

> **F** Ein Beispiel dafür wäre ein Patient, der nach einer enttäuschenden Erfahrung mit dem Therapeuten – dieser hatte ihm einen Ratschlag verweigert – die wahnhafte Überzeugung entwickelte, sein Therapeut sei ein heimlicher Verbündeter der russischen Mafia und wolle ihn „umdrehen".

- Es sollte gewährleistet sein, dass die Aufhebung der Inkongruenz auch zu **positiven Veränderungen im Störungsbild** führt. Das ist z. B. dann nicht der Fall, wenn die soziale Angst eines Patienten die Folge massiver Lerndefizite im sozialen und interpersonellen Bereich ist.

> **D** **Ansprechbarkeit für das gesprächspsychotherapeutische Beziehungsangebot** liegt dann vor, wenn der Patient die therapeutische Beziehung, die der Therapeut ihm anbietet, in einer Weise wahr- und annehmen kann, dass er sich davon emotional angesprochen fühlt und in der Reaktion darauf eine emotionale und/oder kognitive Veränderung in den für ihn problematischen Bereichen bei sich registriert.

Ist eine solche Ansprechbarkeit zu beobachten, dann spricht das für die Stimmigkeit der Passung Patient und Störungsmodell der Gesprächspsychotherapie.

Einschätzen lässt sich diese Ansprechbarkeit des Patienten für das gesprächspsychotherapeutische Beziehungsangebot auf der Grundlage der Beobachtung der Reaktionen des Patienten in der Probetherapiephase (Biermann-Ratjen et al. 2003, Kap. VII). Diese Fremdbeurteilung kann durch Selbsteinschätzungen des Patienten in einem sog. Stundenbogen, z. B. dem Bielefelder Klienten-Erfahrungsbogen (BIKEB) (Höger u. Eckert 2002), ergänzt werden.

Als weiteres Kriterium für die Stimmigkeit der Passung kann der Grad der Selbstexploration des Patienten bzw. ihre Zunahme in der Probetherapiephase herangezogen werden.

19.5 Passung von Therapeut und Patient in der Gesprächspsychotherapie

Es gibt eine Reihe von persönlichen Merkmalen, die für die Passung Therapeut–Patient von Bedeutung sind: das Geschlecht, das Lebensalter, die therapeutische Erfahrung, die spontane Sympathie u.a.

Es gibt aber keine empirisch geprüften Regeln bzw. Kriterien, die zur Optimierung dieser Passung herangezogen werden könnten. Das gilt unseres Wissens auch für die anderen in diesem Buch behandelten Verfahren. Dass solche Kriterien fehlen, ist in erster Linie darauf zurückzuführen, dass die Zusammenhänge von persönlichen Merkmalen, z. B. die einer gleichgeschlechtlichen oder gegengeschlechtlichen Therapeut-Patient-Dyade, mit dem Therapieerfolg kaum feststellbar oder äußerst schwach ausgeprägt sind. Der Therapieeffekt ist immer auf die Einwirkung vieler Faktoren und nie allein auf eine bestimmte Kombination in der Therapeut-Patient-Dyade, z. B. Mann–Frau oder alt–jung, zurückzuführen. Darüber hinaus begründen Patienten ihren eigenen Wunsch nach einem männlichen oder weiblichen Therapeuten scheinbar widersprüchlich: Beispielsweise begründete ein männlicher Patient, der Probleme in seinen Beziehungen mit Frauen hatte, seinen Wunsch nach einer Therapeutin damit, dass er seine Probleme mit Frauen mit Hilfe einer Frau besser lösen könne als mit Hilfe eines Mannes. Ein anderer männlicher Patient, der ebenfalls massive Probleme in seinen Beziehungen zu Frauen hatte, bestand auf einem männlichen Therapeuten, weil er sich nicht vorstellen konnte, dass eine Frau ihn in diesem Problem verstehen und akzeptieren könnte.

Stimmigkeit der Passung von Therapeut und Patient. In der Definition der Ansprechbarkeit für das therapeutische Beziehungsangebot (s. S. 270) wird darauf hingewiesen, dass bei einer Indikationsstellung zu bedenken ist, ob das jeweilige problematische Verhalten bzw. der Konflikt des Patienten in dem in Betracht gezogenen Therapieverfahren zum Tragen kommen kann, d. h. ob eine *Problemaktualisierung* (Grawe 1995, S. 136) stattfinden kann und stattfinden wird. Überträgt man dieses Indikationsprinzip auf unsere männlichen Patienten mit Problemen in den Beziehungen zu Frauen, dann ergibt sich als Entscheidungsregel:

> **M** Wenn sich Anzeichen dafür finden lassen, dass der Patient seine Beziehungsprobleme mit Frauen im Kontakt mit einer Psychotherapeutin mehr oder weniger ausgeprägt wiedererleben wird und sie unter therapeutischen Gesichtspunkten reflektiert werden können, dann würden wir ihm zu einer Behandlung bei einer Frau raten. Wenn sich jedoch Anzeichen dafür finden lassen, dass der Patient seine Beziehungsprobleme mit Frauen im Kontakt mit einer Psychotherapeutin nicht wird zur Sprache bringen können oder wenn die Gefahr besteht, dass er diese Konflikte nur austragen, aber einer therapeutischen Reflexion nicht zur Verfügung stellen können wird, dann würden wir ihm nicht zu einer Behandlung bei einer Frau raten.

Besonders die Passung von Therapeut und Patient lässt sich in der Regel nicht ganz durch ein Erstinterview klären, sondern erst in *probatorischen Sitzungen* bei der potenziellen Therapeutin bzw. dem potenziellen Therapeuten. Das gilt für alle Therapieverfahren.

19.6 Passung von Therapeut und Störung des Patienten in der Gesprächspsychotherapie

Fast alle Psychotherapeuten machen im Laufe ihrer Ausbildung, spätestens aber während ihrer Berufstätigkeit, die Erfahrung, dass sie bei Patienten mit bestimmten Störungen ihr therapeutisches Potenzial nicht ausschöpfen. Ihre Behandlungserfolge sind bei solchen Patienten deutlich geringer als bei anderen. Häufig registrieren Therapeuten bei diesen Patienten bereits im Erstinterview rasche und untypische Abweichungen von der bedingungsfreien Anerkennung. Gehen sie dennoch einen Therapiekontrakt ein, stellt sich häufig heraus, dass es ihnen auch langfristig nicht gelingt, das gesprächspsychotherapeutische Beziehungsangebot in therapeutisch wirksamer Weise zu entwickeln. Die Folge sind nicht selten vorzeitige Therapieabbrüche oder unzureichende Therapieerfolge.

Häufig handelt es sich dabei um Patienten, für deren Behandlung spezielle, von der Standardbehandlung abweichende Behandlungstechniken entwickelt worden sind, und meistens gibt es Therapeuten, die sich auf die Behandlung dieser Patienten spezialisiert haben. Zu dieser Patientengruppe gehören vor allem Patienten mit Abhängigkeitserkrankungen – dazu zählen auch Patienten mit Essstörungen – und Persönlichkeitsstörungen.

Stimmigkeit der Passung von Therapeut und Störung des Patienten. Registriert ein Therapeut Hinweise auf das Vorliegen eigener Inkongruenz, so hat er diesen nachzugehen, d. h. er sollte die momentane Beziehung zwischen sich und dem Patienten reflektieren mit dem unmittelbaren Ziel, das Auftauchen der Inkongruenz zu verstehen: Wodurch ist sie ausgelöst worden? Ist sie ein Hinweis auf eine Inkongruenz beim Patienten? Im Verstehen der Inkongruenz liegt in der Regel auch ein Schlüssel zu einem besseren Verstehen des Patienten.

M Gelingt es dem Therapeuten, das Auftauchen der Inkongruenz und ihre Bedeutung zu verstehen, so löst sich diese auf.

Ein einfaches Beispiel ist ein Patient, dessen Selbstkonzept es nicht zulässt, dass er wütend wird oder Hass verspürt. Die Wahrscheinlichkeit ist groß, dass der Therapeut bei der Thematisierung entsprechender Erfahrungen registriert, wie er selbst wütend wird – etwa auch auf den Patienten, wenn dieser eine Situation schildert, in der er sich nicht wehrt, obwohl er unfair behandelt wird. Der Therapeut versteht auf diesem Wege, wie sein Patient Wut und Hass seinem Selbsterleben und damit auch seinem Selbst fernhält.

Das Auftauchen von Inkongruenzen, meistens erfahrbar durch Abweichungen von der bedingungsfreien Anerkennung, ist also kein Ausdruck von therapeutischer Unzulänglichkeit, sondern selbstverständlicher Bestandteil des therapeutischen Prozesses. Das ist jedoch anders, wenn sich eine in der Therapiesitzung nicht auflösbare Inkongruenz einstellt. In einem solchen Fall wird der Therapeut versuchen, in einer **Supervisionssitzung** Klärung herbeizuführen. Dabei kann es zu einer Auflösung der Inkongruenz kommen oder aber zu der Erkenntnis, dass der Therapeut die Behandlung nicht fortführen sollte. Letzteres ist jedoch extrem selten. In der Regel weiß ein Therapeut durch eigene Psychotherapie und Selbsterfahrung in der Therapieausbildung, für welche Patienten er wahrscheinlich kein „guter" Therapeut sein kann.

19.7 Weiterentwicklungen der Gesprächspsychotherapie

Wir haben in diesem Kapitel die Gesprächspsychotherapie als eines der humanistischen Psychotherapieverfahren ausführlicher beschrieben. Das geschah vor dem Hintergrund, dass sie in Deutschland unter diesen Verfahren das verbreitetste und zugleich am besten erforschte Verfahren ist. Wir haben das Verfahren in der Form vorgestellt, die als „klassische Gesprächspsychotherapie" bezeichnet wird. Die Weiterentwicklung der klientenzentrierten Theorie und Praxis hat zu neuen bzw. erweiterten Konzepten und Konzeptionen geführt. Heute lassen sich innerhalb des klientenzentrierten Konzepts **vier Hauptströmungen** unterscheiden:
- klassische Gesprächspsychotherapie;
- process-experiential Psychotherapy und emotion-focused-Psychotherapy;
- zielorientierte Gesprächspsychotherapie;
- störungs- und prozessorientierte Ansätze.

Process-experiential-Psychotherapy. Es handelt sich um eine aus den USA und Kanada stammende Weiterentwicklung der client-centered therapy, die aber auch in Europa, z. B. in Belgien, Verbreitung gefunden hat. Eine deutsche Bezeichnung, von der aber noch nicht feststeht, ob sie sich durchsetzt, lautet „prozess-erlebnisorientierte Psychotherapie" (Elliott 1999 a, b in der Übersetzung von B. Strauß, Jena).
Der Fokus der Behandlung ist nicht mehr wie in der klassischen Gesprächspsychotherapie die therapeutische Beziehung, sondern die emotionale Erfahrung des Patienten: „Somit ist der prozess-erlebnisorientierte Ansatz eine emotionsorientierte Behandlung, bei der die emotionalen Erfahrungen eine ganz zentrale Rolle spielen" (Elliott 1999a, S. 204). Das gilt auch für die **emotion-focused-Therapy (EFT)** von Greenberg. Beide Ansätze basieren auf einer Theorie der Veränderung von Emotionen und Kognitionen (Greenberg et al. 1993).

Der Hauptunterschied zur klassischen Gesprächspsychotherapie liegt darin, dass das Prinzip der Nichtdirektivität zugunsten eines aktiv lenkenden Therapeutenverhalten aufgeben worden ist.

Zielorientierte Gesprächspsychotherapie. Diese ist eine Entwicklung von R. Sachse (1992, 1999), der damit den Versuch einer insgesamt neuen Fundierung der Gesprächspsychotherapie auf allgemeinpsychologischen Grundlagen unternimmt, vor allem der Motivations-, Kognitions-, Emotions- und Sprachpsychologie. Aus den Erweiterungen der Störungstheorie leitet er neue Handlungsregeln ab.

Störungs- und prozessorientierte Ansätze. Innerhalb der störungs- und prozessorientierten Ansätze wird versucht, in Abhängigkeit von der Störung des Patienten, meistens orientiert an ICD-10- oder DSM-IV-Kategorien, spezifische Handlungsregeln zu entwickeln (z. B. Tscheulin 1992, Finke 1994, Speierer 1994, Teusch u. Finke 1995). Aus den Niederlanden stammt ein Konzept, dass den phasenweisen Verlauf des gesprächspsychotherapeutischen Prozesses stärker in Rechnung stellt. Swildens (1991) legt dar, dass sich diese Prozesse in Abhängigkeit von der Störung des Patienten unterscheiden. Diese Konzeption unterscheidet sich von anderen auch dadurch, dass sie ausdrücklich die Bearbeitung existenzieller Fragen, wie Trennung, Tod und Einsamkeit, vorsieht.

Übersicht. Übersichten über diese neueren Entwicklungen geben Keil u. Stumm (2002) in „Die vielen Gesichter der Personzentrierten Pychotherapie", das von Caine und Seeman (2002) herausgegebene Handbuch „Humanistic Psychotherapies – Handbook of Research and Practice" sowie der Band von Kriz und Slunecko (2007) mit dem programmatischen Untertitel „Die therapeutische Vielfalt des personzentrierten Ansatzes".

19.8 Wirksamkeit von Gesprächspsychotherapie

Wie eingangs bereits ausgeführt (s. Kap. 19.1) fühlte sich Rogers auf der Grundlage seines Verständnisses von Wissenschaft verpflichtet, die klinischen Hypothesen zur Erklärung der Wirksamkeit von Psychotherapie und die Wirksamkeit selbst mit den Mitteln der naturwissenschaftlich-empirischen Forschungsmethodik zu überprüfen. Berühmt wurde die vor fast 60 Jahren zusammen mit Rosalind Dymond als Monografie publizierte Therapiestudie (Rogers u. Dymond 1954), deren Methodik, wie Kontrollgruppendesign und Follow-up-Erhebungen nach sechs und zwölf Monaten, noch heute Forschungsstandard ist. Bestätigt wurde u. a. die Wirksamkeitsannahme der Gesprächspsychotherapie, dass therapeutische Veränderungen mit Veränderungen der Persönlichkeit einhergehen, z. B. dass es in erfolgreichen Therapien zu einer Selbstkonzeptveränderung in der Form kommt, dass sich das Selbstbild und das ideale Selbstbild einander annähern.

Diese Forschungstradition wurde fortgesetzt, auch als das Verfahren in Europa, vor allem in Großbritannien, in den Niederlanden, Belgien und Deutschland, eingeführt und verbreitet wurde. Als Ergebnis dieser Forschungsarbeit galt zu Beginn der 1980er Jahre die Wirksamkeit von Gesprächspsychotherapie als empirisch ausreichend nachgewiesen. Das belegten deutsche (Grawe, Donati u. Bernauer 1994) und internationale Metaanalysen (Greenberg, Elliott u. Lietear 1994), und dieses Ergebnis fand Eingang als anerkannte Lehrmeinung in deutsche, z. B. Baumann und Perrez (2005), und internationale, wie Davison u. Neal (2007), Lehrbücher der klinischen Psychologie und Psychotherapie. Im Rahmen des 1999 eingeführten Psychotherapeutengesetzes (PsychThG) in Deutschland wurde die wissenschaftliche Anerkennung der Gesprächspsychotherapie auch vom Wissenschaftlichen Beirat Psychotherapie gemäß §11 PsychThG festgestellt.

Auch wenn an der generellen Wirksamkeit von Psychotherapie auf Grund der Forschungslage bereits in den 1980er Jahren des vorigen Jahrhunderts keine Zweifel mehr bestanden, entzündete sich dennoch eine Diskussion über die u. a. von Grawe et al. (1994) vertretenen Meinung, dass kognitive Verhaltenstherapie (KVT) bezüglich der Wirksamkeit und der erforderlichen Therapiedosis den anderen Verfahren überlegen sei. Galt doch bis dahin das 1975 erstmals von Luborsky et al. in Anlehnung an einen Ausspruch des Vogels Dodo aus „Alice in wonderland" formulierte sog. Verdikt des Dodo-Vogels: „Alle haben gewonnen und jeder bekommt einen Preis". Luborsky et al. beschrieben damit das für viele überraschende Ergebnis einer Metaanalyse vergleichender Therapiestudien, in der die verschiedenen Therapieverfahren keine bedeutsamen Unterschiede bezüglich ihrer Wirksamkeit aufwiesen. Man sprach deshalb auch vom „Äquivalenzparadoxon".

Auf die Gesprächspsychotherapieforschung wirkte sich die behauptete Überlegenheit von KVT u. a. dahingehend aus, dass wieder vermehrt Wirksamkeitsstudien durchgeführt wurden und dabei aus Gründen der Vergleichbarkeit eines der Forschungsparadigmen der VT, nämlich die störungsspezifische Wirksamkeitsforschung, übernommen wurde.

Im Folgenden wird eine Metaanalyse von Elliott u. Freire (2008) referiert, die den Stand von 60 Jahren empirischer Wirksamkeitsforschung in der Gesprächspsychotherapie (= client-centered [CCT] bzw. person-centered therapy [PCT]) und ihre Weiterentwicklungen, die „experential therapies" (ET), die übergreifend als PCE-Therapien bezeichnet werden, zusammenfasst. Elliott u. Freire kommen zu sechs Schlussfolgerungen, die auf der Grundlage von 203 Patientenstichproben mit mehr als 14000 Patienten aus 191 Studien gewonnen wurden. Die Schlussfolgerungen 1–3 fassen die generelle Wirksamkeit von PCE-Therapien zusammen, die Schlussfolgerungen 4–6 die Wirksamkeit im Vergleich zu KVT die Wirksamkeit in Abhängigkeit von der angewandten Variante von PCE.

1. **Schlussfolgerung 1:** In PCE-Therapien weisen Patienten große Prä-Post-Veränderungen auf. Die durchschnittliche Effektstärke (ES) beträgt 1,01.
2. **Schlussfolgerung 2:** Die zum Postzeitpunkt erzielten Therapiegewinne bleiben sowohl bei kurzfristigen (in der Regel 3–6 Monate) als auch bei längerfristigen Katamnesezeiträumen (1–2 Jahre) nicht nur erhalten, sondern es werden im Katamnesezeitraum weitere Therapiegewinne erzielt: Die ES steigt im Mittel von 0,99 zum Zeitpunkt Post auf 1,12 zum Einjahreszeitpunkt. Dieser zusätzliche Therapiegewinn bleibt erhalten und schlägt sich zum Zeitpunkt der Zweijahreskatamnese in einer ES von 1,13 nieder. Das Ergebnis kann sowohl als ein Beleg für die Nachhaltigkeit als von PCE-Therapien angesehen werden, als auch dafür, dass die konzeptuell intendierte Ressourcenförderung gelingt.
3. **Schlussfolgererung 3:** Die Therapiegewinne, die Patienten in PCE-Therapien erzielen, sind deutlich größer als die, die Patienten ohne Psychotherapie aufweisen, d. h. die in PCE-Therapien erzielten Veränderungen lassen sich ursächlich auf die durchgeführten PCE-Therapien zurückführen. Dieses Ergebnis basiert auf 60 RCT-Studien mit den Daten von mehr als 2100 PCE-Patienten und mehr als 1900 Patienten in Kontrollgruppen (Wartelisten oder keine Therapie). Die Effektstärke der Therapiegruppe wurde errechnet unter Berücksichtigung der Veränderungen in der Kontrollgruppe und ergab eine $ES_{control.} = 0{,}81$, was nach Cohen als „große Effektstärke" einzustufen ist. In den Kontrollgruppen zeigten sich auch positive Veränderungen, die aber deutlich geringer ausfallen: ES = 0,19.
4. **Schlussfolgerung 4:** Die klinische und statistische Wirksamkeit von PCE-Therapien ist im Mittel mit der anderer Therapieverfahren vergleichbar. Diese Aussage basiert auf dem Vergleich von 91 RCT-Studien, die dem sog. Goldstandard genügten. Der Vergleich der jeweiligen Ausmaße der Veränderungen ergab praktisch keinen Unterschied: die vergleichende ES beträgt 0,1.
5. **Schlussfolgerung 5:** Die in der Vergangenheit immer wieder einmal behauptete größere Wirksamkeit von KBT-Therapien im Vergleich zu anderen Verfahren, auch zur Gesprächspsychotherapie (z. B. Grawe, Donati u. Bernauer 1994, S. 135), hat sich nicht bestätigt. Die Ana-

lyse von 63 RCT-Studien, in denen PCE- mit KVT-Therapie miteinander verglichen wurden, ergab in der Tat eine leichte, aber praktisch zu vernachlässigende Überlegenheit (ES = 0,16) der KVT-Therapien. Doch diese Differenz war nicht mehr vorhanden, wenn der Einfluss der theoretischen Orientierung des Forschers („researchers allegiance") auf das Ergebnis statistisch einkalkuliert wurde. Dass man auch nach heutigem Forschungsstand weiterhin davon ausgehen muss, dass sich die verschiedenen Therapieverfahren in ihrer Wirksamkeit nicht wesentlich unterscheiden, wurde inzwischen auch von denen akzeptiert, die es vorher bezweifelt hatten (z. B. Grawe 2005).

6. **Schlussfolgerung 6:** In der Psychotherapieforschung sind vor allem vier Varianten von PCE-Therapien mit KBT verglichen worden:
   – „klassische Gesprächspsychotherapie/personzentrierte Therapie" nach Rogers;
   – Therapien, die von den Therapieforschern als „non-direktiv/supportive" bezeichnet werden. Sie dienen in vielen VT-Studien als Kontroll- bzw. Vergleichsgruppe und werden häufig von trainierten Verhaltenstherapeuten durchgeführt. Es handelt sich **nicht** um bona fide PCE-Therapien;
   – prozess-emotionsfokussierte Therapien (= „process-experiential therapies"), entwickelt von Greenberg, Rice und Elliott;
   – andere experienzielle Therapien, wie Gestalttherapien, focusing-orientierte Therapie usw.

Werden die Vergleiche der Wirksamkeit von PCE-Therapien und KVT getrennt für die vier PCE-Varianten gezogen, zeigt sich, dass die tendenziell größere Wirksamkeit (ES-Differenz + 0,1; s. Schlussfolgerung 4) auf das Konto der „non-directive/supportive Therapien" geht: Die mittlere Effektstärkendifferenz auf der Grundlage von 33 RCT-Studien beträgt -0,29. Schließt man nun diese „non-directive/supportive" Therapien aus den Effektstärkeberechnungen aus, dann zeigt sich die Wirksamkeit von bona fide PCE-Therapien eindeutiger:

- Die Wirksamkeit von „klassischer Gesprächspsychotherapie" (= klientenzentrierte/personzentrierte Psychotherapie nach Rogers) ist statistisch (auf der Basis von 18 RCT-Studien) identisch mit der von KVT. Diese Gleichwertigkeit der Wirksamkeit wurde festgestellt auch ohne Berücksichtigung der Forscherloyalität („researcher allegiance").
- In den bisher vorliegenden Metaanalysen (auf der Basis von 7 Studien, davon 4 RCT-Studien) mit Vergleichen zwischen „prozess-emotionsfokussierten Therapie" und KVT zeigt sich, dass diese PCE-Variante gemessen an der durchschnittlichen Effektstärke wirksamer als KVT ist: Die ES-Differenz in den RCT-Studien beträgt +0,55.
- Die Wirksamkeit der „anderen" PCE-Therapien (Gestalt, focusing etc.) ist äquivalent den KVT-Behandlungen: Der Vergleich von 7 RCT-Studien ergibt eine insignifikante Effektstärkendifferenz von -0,07 zu Ungunsten der „anderen" PCE-Varianten.

Als Fazit lässt sich festhalten: Gesprächspsychotherapie ist ein sehr wirksames Verfahren mit großer Effektstärke für ein breites Spektrum von psychischen Störungen. Die behauptete Überlegenheit von KVT lässt sich in Bezug auf die Gesprächspsychotherapie und ihre Weiterentwicklungen nicht nachweisen, ein Ergebnis, das auch für andere Therapieverfahren Gültigkeit zu haben scheint (Lambert u. Ogles 2003).

Nun erhebt sich angesichts dieses Forschungstandes abschließend die Frage, wieso der Gemeinsame Bundesausschuss (G-BA), der in Deutschland die Zulassung von Heilverfahren als Krankenkassenleistung prüft, in seinem Prüfverfahren zu dem Ergebnis kommt, dass die Wirksamkeit von Gesprächspsychotherapie in der Krankenbehandlung nicht ausreichend nachgewiesen sei (Gemeinsamer Bundesausschuss 2006), so dass Gesprächspsychotherapie auch keine Leistung der Gesetzlichen Krankenkassen sein könne.

Das G-BA Prüfergebnis steht nicht nur im Widerspruch zum Stand der Psychotherapieforschung, sondern auch zu einem im Auftrag der Bundespsychotherapeutenkammer (BPtK) erstellten Expertengutachten (Strauß, Hautzinger, Freyberger, Eckert u. Richter 2008), das unter Einsatz der Prüfmethoden, wie sie in der evidenzbasierten Medizin vorgesehen und für die Prüfverfahren des G-BA vorgeschrieben sind: Die Stellungnahme der BPtK ließ keinen Zweifel an Wirksamkeit der Gesprächspsychotherapie in der Krankenbehandlung und empfahl, das Verfahren sozialrechtlich anzuerkennen.

Die bestehenden gesetzlichen Regelungen sehen vor, dass der G-BA diese Stellungnahme der BPtK in seiner eigenen Stellungnahme berücksichtigt. Das hat er formal auch getan (Gemeinsamer Bundesausschuss 2008), ist aber bei seiner ursprünglichen Feststellung, dass es keine ausreichend wissenschaftlich fundierte Evidenz für die Wirksamkeit von Gesprächspsychotherapie bei der Krankenbehandlung gäbe, geblieben.

Die ehemaligen Experten der BPtK sind diesem Widerspruch in einer methodenkritischen Analyse des G-BA Prüfverfahrens nachgegangen und haben auch die Ursache der widersprüchlichen Prüfungsergebnisse ausgemacht: Die G-BA Prüfung erfolgte offensichtlich weniger unter wissenschaftlichen, sondern mehr unter interessengeleiteten berufspolitischen Gesichtspunkten (Strauß, Hautzinger, Freyberger, Eckert u. Richter 2010). Somit bleibt der Status Gesprächspsychotherapie in Deutschland ein auch vom Wissenschaftlichen Beirat Psychotherapie gemäß §11 PsychThG wissenschaftlich anerkanntes Psychotherapieverfahren, in dem Psychologen approbiert werden können, das aber von Kassenpatienten nicht in Anspruch genommen werden darf.

19.9 Abriss weiterer humanistischer Verfahren

Gestalttherapie

Historische Entwicklung. Dieser Ansatz ist historisch stark verbunden mit dem Namen Frederick („Fritz") S. Perls. Daneben werden seine Frau Lore, P. Goodman, J. Simkin, P. Weisz und R. Hefferline mit zu den Begründern der Gestalttherapie gezählt. Perls kommt das Verdienst zu, sehr viele unterschiedliche Ansätze und Strömungen in die Gestalttherapie integriert zu haben: Psychoanalytisches Gedankengut aus den Erfahrungen mit seinen Lehranalysen bei K. Horney (1925), C. Happel (1926) und W. Reich (1928). Auch von H. Schultz-Hencke, einem einflussreichen Mitglied der Berliner Psychoanalytischen Schule, zu der Perls Anfang der 1920er Jahre stieß, übernahm er Konzepte. Ferner integrierte er in seinem eigenen Ansatz Elemente aus dem Psychodrama Morenos. Zum Namen „Gestalttherapie" kam es durch seine Assistententätigkeit beim Gestaltpsychologen K. Goldstein und durch seine Frau, die eine promovierte Gestaltpsychologin war.

Grundkonzept. Entsprechend der starken psychoanalytischen Grundausrichtung ist Gestalttherapie im Kern eine *Widerstandsanalyse*:

> *Die Bewusstmachung unerwünschter Gefühle und die Fähigkeit, sie zu ertragen, sind die conditio sine qua non für eine erfolgreiche Behandlung (Perls 1978, S. 216).*

Im Gegensatz zur Psychoanalyse aber wird der Widerstand nicht gedeutet, sondern als Gestalt prägnant und damit dem Klienten erfahrbar gemacht. In der Gestalttherapie steht nicht das (wegzensierte) Material, sondern der (*Kontakt*- und *Blockierungs*-)*Prozess* selbst im Zentrum. Im Verhalten im Hier und Jetzt, in den Bewältigungsstrategien und in der Art des Umwelt- und Selbst-Kontaktes zeigen sich die unvollendeten, nicht geschlossenen Gestalten.

Bei dieser Konzeption von Kontakt ist es von zentraler Bedeutung, dass sich die Person, das „Selbst", erst im Kontakt zwischen Organismus und Umwelt gestaltet.

> **M** Das Selbst steht hier im Dienste der organismischen Selbstregulation – es ist also Integrator des Organismus und nur im Prozess der Organismus-Umwelt-Auseinandersetzung existent.

Es umfasst die Teilsysteme „Ich", „Es" und „Persönlichkeit" (nicht zu verwechseln mit „Person", die Perls synonym für „Selbst" verwendet). Allerdings sind diese drei Teilsysteme nicht scharf gegeneinander abgegrenzt, sondern nur im Sinne funktionaler Untergliederung zu verstehen und daher begrifflich schwer fassbar: Aus dem *Es* kommen die Bedürfnisse des Organismus, die vom *Ich* aufgegriffen werden und hier als bewusste, zielgerichtete Handlungsintensionen gegenüber der Umwelt erscheinen. Die Persönlichkeit, in etwa mit Freuds Über-Ich vergleichbar, ist die Verantwortungsstruktur des Selbst, die sich aus den bisherigen Sozialbeziehungen entwickelt hat. Sie ist das geronnene Ergebnis all des aufgenommenen (assimilierten und auch nicht assimilierten) Materials). Diese funktionale Untergliederung des Selbst im Prozess der „Organismischen Selbstregulation" wird im Zusammenhang mit dem sog. „Kontaktzyklus", in dem typischerweise die Auseinandersetzung des Organismus mit der Umwelt verläuft, etwas mehr erhellt. Je nach Bedürfnislage tritt eine Figur (z. B. ein Bedürfnis, eine kognitive Erkenntnis, eine Emotion, eine Wahrnehmung) aus dem Hintergrund und drängt im gestaltpsychologischen Sinne nach Schließung. Ist eine entsprechende Kontaktaufnahme zur Umwelt geglückt, so wird die Gestalt geschlossen, sinkt in den Hintergrund zurück und macht einer neuen Figur Platz.

Störungskonzept. Psychische Störungen werden als Verteidigungsmanöver gegen zu starke Bedrohung verstanden. Solche Manöver werden als Störungen an der Kontaktgrenze in Form von vier Mechanismen wirksam:
- *Introjektion* (ungeprüftes Hineinstopfen von Material, das nicht assimiliert wird),
- *Projektion* (unerwünschte Teile der eigenen Person werden als etwas außerhalb des Organismus Liegendes halluziniert),
- *Retroflexion* (das Zurückwenden der eigentlich nach außen intendierten Affekte gegen sich selbst) und
- *Konfluenz* (ein Verschmelzen mit der Umwelt im Kontakt ist wichtiger als die eigene Identität).

Behandlungskonzept. Es gibt in der Gestalttherapie eine große Anzahl von „Techniken", die helfen sollen, den Klienten mehr in Kontakt mit sich selbst und mit der Umwelt zu bringen. Im Grunde aber, sagt Perls, würden sogar die folgenden fünf Fragen „als Ausrüstung für den Therapeuten ausreichen":
- Was tust Du?
- Was fühlst Du?
- Was möchtest Du?
- Was vermeidest Du?
- Was erwartest Du?

Damit ist natürlich nicht gemeint, dass diese Fragen so an die Klienten gerichtet werden sollen, sondern diese Fragen kennzeichnen eher **Leitlinien für die therapeutische Arbeit**. Im Gegensatz zu anderen Therapieverfahren, z. B. zur Gesprächspsychotherapie, wird bei dieser Arbeit übrigens der Konfrontation und der Frustration des Klienten eine große Bedeutung beigemessen – allerdings nur auf der Basis einer tragfähigen Therapeut-Klient-Beziehung, die gleichzeitig durch Unterstützung gekennzeichnet ist. Das Wechselspiel zwischen Unterstützung („support") und Frustration („skillful frustration") ist ein wichtiges Kennzeichen des gestalttherapeutischen Interventionsstils.

Es gibt in der heutigen Gestalttherapie aber unterschiedliche Schwerpunktsetzungen: psychoanalytisch orientierte, stärker mit der Gesprächspsychotherapie verbundene und auch vornehmlich gestalttheoretisch ausgerichtete Ausbildungsgänge.

Psychodrama

Historische Entwicklung. Psychodrama geht auf I. L. Moreno (1889–1974) zurück, der seine Konzepte zunächst in Wien, ab 1925 in den USA entwickelte. Mehr noch als eine eigenständige, abgegrenzte Therapierichtung hat das Psychodrama dadurch Bedeutung, dass grundlegende Konzepte von vielen anderen Therapieansätzen – ggf. leicht modifiziert – übernommen wurden. So hat sich Moreno bereits 1915 in seiner Schrift „Einladung zu einer Begegnung" mit einem zentralen Konzept humanistischer Psychologie, der **Begegnung**, auseinandergesetzt. Auch das Konzept der „Empathie" wurde von Moreno erstmals thematisiert, ebenso die Hervorhebung des „Hier und Jetzt" für das Erleben des Klienten und die therapeutische Arbeit. Ferner sind wesentliche Aspekte der heutigen Gruppentherapie und der interaktionellen, systemischen Therapie bereits Jahrzehnte zuvor von ihm vorweggenommen worden. Perls (Gestalttherapie) und Berne (Transaktionsanalyse) waren ebenso wie fast alle Schüler K. Lewins (Gestalt- und Feldtheorie) in Morenos Vorlesungen. **Rollenspiel, Rollentausch** und **leerer Stuhl** sind z. B. Elemente, die Perls für seine Gestalttherapie von Moreno übernahm. Im Zuge seiner therapeutischen Arbeit in Gruppen entwickelte Moreno bereits Anfang der 1930er Jahre die **Soziometrie** – einen Ansatz zur Erfassung und Darstellung sozialer Beziehungen und Gruppenprozessen („Messen von Beziehungen").

Grundkonzept. Ein wesentlicher Aspekt der Psychodrama-Therapie ist die **Katharsis,** die heilende Wirkung des Nacherlebens und Ausagierens von belastenden Erfahrungen. Die „Aufrollung des Lebens im Schein wirkt nicht wie ein Leidensgang, sondern bestätigt den Satz: jedes wahre zweite Mal ist die Befreiung vom ersten" (Moreno 1923). Obwohl Psychodrama auch als Einzeltherapie, als „Monodrama" (bzw. „Psychodrama en miniature"), durchgeführt wird, sind die wesentlichen Konzepte doch auf eine Arbeit mit Gruppen bezogen.

Behandlungskonzept. Die Konzeption des Psychodramas als Gruppenverfahren lässt sich anhand der typischen sechs Bestandteile („Konstituenten") erläutern:
- Die **Bühne,** deutlich abgegrenzt vom übrigen Raum der Gruppe, mit einem symbolisch-imaginativen „Bühnenbild" ist der „Raum", in dem ein Protagonist das Psychodrama mit Szenen aus Vergangenheit und Zukunft, Träume, Ängste, Fantasien, Beziehungen, Lebenssituationen, Wünsche und Ängste entfaltet;
- der **Protagonist,** ein Mitglied der Gruppe, setzt spontan das in Szene, was seine Probleme und Konflikte betrifft. Mit Hilfe des Spielleiters und der Mitspieler, durch Einsatz von Sprache, Mimik, Gestik, Bewegung usw., soll ein möglichst hoher affektiver Realitätsgehalt (s. o.) erreicht werden. Hierdurch wird ermöglicht, dass der Protagonist seine Wirklichkeit erleben bzw. wiedererleben kann, aber auch mit sich experimentiert, und neue Erfahrungs- und Verhaltensmöglichkeiten für sich erprobt;
- der **Spielleiter**, der Therapeut, ermöglicht ein möglichst intensives Spiel, initiiert bzw. katalysiert und intensiviert Prozesse, bespricht mit dem Protagonisten und den anderen Mitgliedern/Mitspielern der Gruppe das Geschehen und arbeitet es analysierend auf;
- die **Mitspieler, Hilfs-Ichs („Auxiliary Egos")** oder **Assistenten** dienen dem Protagonisten bei der Realisierung seines Spieles, indem sie reale oder fantasierte Personen, Symbolfiguren usw. darstellen – z. B. „Mutter", „Vater", „Chef", „(Fantasie-)Kontrolleur", „Ehrgeiz" etc.;
- die **(übrigen) Teilnehmer** der Gruppe bilden als Publikum den Resonanzboden für das dramatische Geschehen. Beim sog. „Sharing" und Identifikations-Feedback wird dem Protagonisten rückgemeldet, was die einzelnen Gruppenmitglieder bei dem Spiel für sich erfahren haben, welche Eindrücke sie hatten, wo sie sich selbst angesprochen fühlten etc.;
- die **Psychodrama-Techniken** dienen dem Leiter als Mittel, dem Protagonisten und der Gruppe Prozesse, Fragen, Probleme, Beziehungen usw. deutlich werden zu lassen. Das Psychodrama wird dabei in seinem Ablauf in drei Phasen untergliedert:
  – eine Initialphase („Warm-Up"-, Problemfindungs-Phase),
  – eine Handlungsphase (Aktions-, Spiel-, Problembearbeitungsphase) und
  – eine Abschlussphase („Sum-Up"-, Gesprächs-, Integrations-, Nachbereitungsphase).

Jeder Phase lassen sich spezifische Techniken zuordnen, von denen viele auch in der Gestalttherapie eingesetzt werden – z. B. „leerer Stuhl" in der Initialphase, Rollenwechsel und Doppeln (wobei der Leiter hinter den Protagonisten tritt und Äußerungen wiederholt bzw. „mitmacht", ggf. emotional vertiefend) in der Spielphase. Daneben gibt es weitere Techniken, die von Moreno in seinen Werken beschrieben und von anderen ergänzt wurden. So hat Petzold (u. a. 1978) eine „Neuorientierungs-Phase" hinzugefügt, in der neue Verhaltensweisen erprobt und gefestigt werden. Im sog. „Behavior-Drama" versucht er, verhaltenstherapeutische Ansätze – wie systematische Desensibilisierung, Imitationslernen oder den Einsatz von Verstärkern ins Psychodrama zu integrieren.

Logotherapie und Existenzanalyse

Grundkonzepte. Die Logotherapie von V. Frankl stellt die „Selbstbestimmung des Menschen aufgrund seiner Verantwortlichkeit und vor dem Hintergrund der Sinn- und Wertewelt" (Frankl 1990, S. 230) ins Zentrum der Betrachtung. Frankl übersetzte das griechische „logos" im Kontext seines Ansatzes mit „Sinn". Als alternative Bezeichnung und gleichzeitig anthropologische Basis für die Logotherapie verwendete er den Begriff „Existenzanalyse".

Eines der Hauptprobleme, denen sich die Logotherapie widmet, ist „*das Leiden am sinnlosen Leben*" (so der Titel eines seiner Bücher), die „noogene Neurose". Dabei geht es allerdings nicht nur um Entwicklungs- und Lebenskrisen, sondern auch um Phobien, Depressionen, Zwänge, Süchte usw., denen ein solches „existenzielles Vakuum" zugrunde liegt. Allerdings kann „nicht davon die Rede sein, dass die Logotherapie dem Leben des Patienten einen Sinn gibt. Den muss er selbst und selbstständig finden" (Frankl 1982, S. 183). Der

Therapeut versucht allerdings, die Überzeugung beim Patienten zu wecken, dass sich der persönliche Einsatz für bestimmte Inhalte lohnt und dass selbst unter schlechten Bedingungen (sozial, ökonomisch oder körperlich) ein Sinn im Leben gefunden werden kann – und sei es nur, im Extremfall, das Schicksal mit Würde zu ertragen und Leid zu bewältigen.

Interventionsansätze. Der Therapeut bedient sich hier eines breiten Spektrums von konkreten Interventionsansätzen – z. B. setzt er *„Sinnfindungsgespräche"* (Längle 1988) oder den *„sokratischen Dialog"* ein, in dem durch geschickte Fragen bestimmte Positionen des Patienten hinterfragt werden. Die Technik der *„Dereflexion"* dient – besonders bei psychosomatischen Funktionsstörungen – dazu, dass die *„Hyperreflexion"*, mit der bestimmten Phänomenen übermäßige Aufmerksamkeit geschenkt wird, gemildert wird. Es geht dabei darum, die Symptome zu ignorieren. Hingegen wird dort, wo die Erwartungsangst erst das Symptom, vor dem sich der Patient fürchtet, hervorruft, die Technik der *„paradoxen Intention"* eingesetzt: Dabei sollen die befürchteten Symptome quasi „herbeigewünscht" werden. Beim Einsatz solcher Techniken ist die von Frankl hervorgehobene Fähigkeit eines guten Therapeuten zu beachten, nicht nach vorgefertigten Methoden vorzugehen, sondern zu improvisieren.

Personale Existenzanalyse. Seit den 1980er Jahren wurde die Logotherapie durch A. Längle wesentlich erweitert, besonders im Hinblick auf die Behandlung eines breiteren Spektrums psychopathologischer Störungen. Mit seiner „Personalen Existenzanalyse (PEA)" (Längle 1993) verschob er den Fokus von der Sinnfrage auf personale Prozesse, mit denen der Mensch sein Sein im dialogischen Austausch mit der Welt vollzieht: Mit den drei prozessualen Kernaspekten der Person – *Eindruck, Stellungnahme* und *Ausdruck* – werden Offenheit, Selektivität und Interaktivität der menschlichen Existenz verwirklicht. Diese erscheinen in der (kommunikativen) Außenperspektive als *Ansprechbarkeit, Verstehen-Können* und *Antwort*. Auf diese Weise werden in der Existenzanalyse sowohl die von Frankl wenig einbezogenen Emotionen und Affekte stärker berücksichtigt als auch die lebensgeschichtlichen Zusammenhänge des Patienten und seines Leidens betont.

Behandlungskonzept. Längle unterteilt den Therapieprozess in vier Phasen:

- In der **deskriptiven Vorphase** geht es um die inhaltliche Erfassung und Beschreibung der Fakten bzw. Probleme und um die Aufnahme der therapeutischen Beziehung. Die therapeutische Haltung ist in dieser Phase eher rational-kognitiv.
- In der **phänomenologischen Analyse** werden bei einer empathischen Haltung des Therapeuten die primäre Emotion und deren phänomenaler Gehalt bearbeitet.
- In der Phase der Restrukturierung der Person geht es um die innere (authentische) **Stellungnahme** zum erlebten Inhalt. Dabei wird diese mit den bestehenden Wertbezügen des Patienten in Verbindung gebracht, wodurch die Emotion verständlich wird und Freiraum für neue Entscheidungen bezüglich der Probleme eröffnet wird. In dieser Phase arbeitet der Therapeut durchaus auch konfrontativ.
- Als letzter Schritt wird eine entsprechende **Gesamt-„Antwort"** als ein adäquater Ausdruck der gesamten Existenz in Form einer konkreten **Handlung** für die Problemherausforderung erarbeitet. In dieser Phase verhält sich der Therapeut vor allem schützend und ermutigend.

Entwicklungen und Standpunkte. Dieses Konzept bildet heute in der erweiterten Form auch die Grundlage für die Krankheitslehre in der Existenzanalyse und für die störungsspezifische Therapie, die ein breites Spektrum psychischer Störungen umfasst. Die klassische Logotherapie wird darin als Spezialbereich der Existenzanalyse für die Sinnthematik verstanden. Nicht nur, um die gesetzlichen Vorgaben zu erfüllen, sondern auch konzeptionell wurde in der PEA die Selbsterfahrung zu einem zentralen Moment der Therapeutenausbildung. Diese Entwicklung wurde von Frankl selbst als „geistige Nabelschau" abgelehnt und entwertet. Diese unterschiedlichen Positionen stellen auch heute noch einen Konflikt dar. Während bei der in Österreich (und in zahlreichen Ausbildungsinstituten in aller Welt) anerkannten Ausbildung für PEA die Selbsterfahrung zentraler Bestandteil der Ausbildung ist, gibt es andere Ausbildungsinstitute für Logotherapie (vgl. z. B. Lukas 1991), die diese Weiterentwicklung nicht mittragen und nur den originären Ansatz von Frankl vertreten.

Bei aller Unterschiedlichkeit ist den „Humanistischen Psychotherapieverfahren" die Betonung einer phänomenologisch-existenzialphilosophischen Position und einer ganzheitlich-systemischen Theoriekonzeption gemeinsam. Diese Kennzeichnung gilt auch für die Ausrichtung der empirisch-experimentellen Forschungsmethodologie dieser Ansätze. Im Zentrum dieser Darstellung steht die Theorie und Praxis der Gesprächspsychotherapie, die Mitte des 20. Jahrhunderts von Carl Rogers auf der Basis einer differenzierten Persönlichkeitstheorie sowie umfangreicher empirischer Forschungsarbeiten über den psychotherapeutischen Prozess und die Patient-Therapeuten-Beziehung entwickelt wurde.

Inzwischen zählt die Gesprächspsychotherapie neben den tiefenpsychologischen und verhaltenstherapeutischen Verfahren zu den wichtigsten Psychotherapie-Ansätzen, deren Wirksamkeit umfassend belegt ist. Nach einem einleitenden Überblick über die wichtigsten Grundkonzepte humanistischer Psychotherapieverfahren werden die zentralen Konzepte der Gesprächspsychotherapie unter dem Aspekt der „Passung" von Störungsmodell, Behandlungsmodell, Therapeut und Patient erörtert. Abschließend folgt ein kurzer Abriss weiterer humanistischer Ansätze, nämlich der Gestalttherapie, des Psychodramas sowie der Logotherapie und Existenzanalyse.

IV Diagnostik

20 Psychodynamische Diagnostik
21 Verhaltenstherapeutische Diagnostik
22 Testdiagnostik in der Psychotherapie

20 Psychodynamische Diagnostik

G. Schüßler

> „Verrücktes Huhn. Drei Monate", mit dieser lapidaren Feststellung soll Sigmund Freud einen Patienten an einen Schüler zur Psychoanalyse überwiesen haben (Roazan 1971). Freud, der sehr gute diagnostische Fähigkeiten besaß, betrachtete eine Diagnose zwar als notwendig, hat diagnostische Überlegungen jedoch nie vertieft ausgearbeitet.

20.1 Entwicklung der psychodynamischen Diagnostik

Freuds Erstgespräche sollen kurz und intensiv gewesen sein, ohne lange Präliminarien und Indikationsformalitäten. Er wollte vor allem wissen, ob bei dem Analysanden
- etwas zu erreichen ist,
- ein Leidensdruck vorliegt,
- eine Psychose vorliegt,
- es sich um einen fragwürdigen Charakter handelt,
- der Patient anständig und erzogen ist,
- der Patient vernünftig und zuverlässig ist,
- der Patient sympathisch ist.

Wenn diese Indikationen zur Psychotherapiebefähigung positiv ausfielen, dann wurde eine Probebehandlung für 14 Tage vereinbart, dennoch hatten beide das Recht, auf die weitere Behandlung zu verzichten, denn:

> *Unsere Diagnosen erfolgen sehr häufig erst nachträglich... Wir können den Patienten, der zur Behandlung, oder ebenso den Kandidaten, der zur Ausbildung kommt, nicht beurteilen, ehe wir ihn durch einige Wochen oder Monate analytisch studiert haben. Wir kaufen die Katze tatsächlich im Sack (Freud 1913, S. 167).*

Von Freud selbst gibt es keine eigentliche Theorie des diagnostischen Erstgesprächs. Er begründete jedoch eine neue, die Interaktion und das Unbewusste einschließende Sichtweise des therapeutischen und diagnostischen Prozesses. Während die damalige und heutige psychiatrische Diagnostik vorwiegend die Erfassung und Beschreibung von Symptomen in den Mittelpunkt stellte (womit die Benennung eines Krankheitsbildes angestrebt wird), begründete Freud eine neue Anschauung: Die Diagnostik der Beziehung von Arzt/Patient (Übertragung/Gegenübertragung). Vielfach wurde (und wird) von Analytikern die Auffassung vertreten, es handle sich dabei um ein einzigartiges Geschehen, das keiner diagnostischen Beschreibung zugänglich ist. Diese Extremposition psychoanalytischen Denkens wurde z.B. von Menniger (1948) vertreten, der den Wert jeglicher Diagnostik für den therapeutischen Entscheidungsprozess bestritt. Diese Position ist jedoch ebenso wie die reine Auflistung von Symptomen, wie sie in einer rein symptomorientierten Diagnostik nach ICD-10 und DSM-IV leider allzu oft betrieben wird, für eine nachvollziehbare psychotherapeutische Entscheidungsfindung nicht hilfreich.

Mit der differenzierten Erfassung von Übertragung/Gegenübertragung, Konflikt- und Strukturmerkmalen verfügt die psychodynamische Diagnostik heute über ein breites Instrumentarium, das eine umfassende und individuelle Diagnostik ermöglicht. Diese hat sich in den letzten Jahrzehnten klinisch bewährt und findet auch zunehmend empirische Unterstützung.

> **M** In der psychodynamischen Theorie sind Symptome einer psychischen Erkrankung Folgeerscheinungen zugrundeliegender bewusster und unbewusster seelischer Prozesse.

Die Ursachen sind zum einen die psychobiologische Konstitution eines Menschen, zum anderen die individuelle Psychodynamik, d.h. das Wechselspiel von psychisch bewussten und unbewussten Kräften mit spezifischen inneren und äußeren Bedingungen. Biologisches und Psychosoziales stehen damit im Sinne einer „biopsychosozialen" Ergänzungsreihe. Um eine psychodynamisch orientierte biopsychosoziale Gesamtsicht zu ermöglichen, ist ein integratives diagnostisches Vorgehen notwendig, wie es z.B. in der Operationalisierten Psychodynamischen Diagnostik vorgeschlagen wird (Arbeitskreis OPD 1996, OPD-2 2006).

Alle im Folgenden dargestellten Erstgesprächs- und Diagnostikmodelle sehen den Untersucher als Beobachter und Teilnehmer und zielen auf eine Erfassung von Psychopathologie, Persönlichkeitsstruktur und Beziehung – insbesondere in ihren unbewussten Dimensionen – hin.

Grundannahmen. Psychodynamische Diagnostik und Therapie baut auf mehreren unerlässlichen gemeinsamen Grundannahmen auf:
- Die Psychologie des Unbewussten – die heute mehr als wissenschaftlich gesichert ist (Schüßler 2002);
- die Konflikt- und Objektbeziehungspsychologie mit dem biografischen Gesichtspunkt (alles Verhalten ist Teil einer biografischen Reihe und stammt aus Interaktionen);
- die Bedeutung von Übertragung und Gegenübertragung;
- die hilfreiche Beziehung als Grundlage des therapeutischen Prozesses (Schüßler 2001).

Psychodynamische Diagnostik steht immer im Dienste der Indikationsstellung und Therapieplanung, d. h. alle diagnostischen Verfahren müssen sich daran messen lassen, ob sie dem Untersucher Hilfestellung geben, den therapeutischen Prozess von der Motivation des Patienten bis hin zur Frage, welche Therapie die geeignetste für diesen Patienten ist, zu beantworten.

20.2 Psychodynamische diagnostische Verfahren

Erst in den 1950er Jahren des letzten Jahrhunderts haben sich zuerst in den USA in der Psychiatrie unter dem Einfluss der Psychoanalyse methodisch ausgearbeitete, psychodynamisch orientierte Erstinterviewkonzepte entwickelt, die bis zur OPD führten:

- das **Psychiatrische Interview** von Sullivan (1953) und
- das **Dynamische Interview** von Gill et al. (1954).
- Grundlegend und fruchtbar für die weitere Entwicklung war das **Diagnostische Interview** von M. und E. Balint (1962), die im Rahmen ihrer Forschungen über „Psychotherapeutische Techniken in der Medizin" ein interaktionelles Interviewschema ausarbeiteten.
- Von Argelander (1970) wurden unter der Bezeichnung **Psychoanalytisches Erstinterview** konkrete Anleitungen zur Durchführung von psychoanalytischen Erstuntersuchungen vorgelegt,
- Dührssen (1972, 1981) veröffentlichte Ähnliches unter der Bezeichnung **Biographische Anamnese unter tiefenpsychologischem Aspekt**.
- Von Kernberg (1977, 1981, 1984) wurde das **Strukturelle Interview** entwickelt, um die Borderline-Diagnostik zwischen Neurosen- und Psychosendiagnostik zu etablieren.
- Mit der **Methode des zentralen Beziehungskonfliktthemas** von Luborsky (1984) sind schließlich auch formalisierte Methoden des psychoanalytischen Interviews aufgekommen.
- Ein umfassender Versuch psychodynamischer Diagnostik ist die **Operationalisierte Psychodynamische Diagnostik** (Arbeitskreis OPD 1996, OPD-2 2006) (Tabelle 20.1).

Tabelle 20.1 Interviewkonzepte

Psychiatrisches Interview (Sullivan 1953)	
Definition	Weitgehend strukturierte Interviewtechnik, orientiert an der Vielgestaltigkeit psychiatrischer Erkrankungen.
Zielsetzung	Interpersonaler Prozesscharakter des Gespräches, Rolle des Psychiaters als teilnehmender Beobachter, Beachtung der Erwartungen des Patienten an dem Gespräch, Wahrnehmung reziproker Emotionen bei Arzt und Patient.
Technik	Nach einer Warming-up-Phase („formal inception") Konzentration darauf, wie Patient seine Lebensumstände subjektiv erlebt („reconnaissance"), indem nach einer detaillierten Exploration die Beschwerden und Ängste in einen Zusammenhang mit der Lebensgeschichte und inneren Welt des Patienten gebracht werden. In einem „final statement" informiert der Untersucher den Patienten über seine Überlegungen und Zielvorstellungen.
Dynamisches Interview (Gill 1954)	
Definition	Von der eigentlichen Behandlung abgetrennte sozialpsychologische Situation.
Zielsetzung	Untersucher als involvierter Teilnehmer, Beziehung zwischen Therapeut und Patient als zentrales Thema, Einbezug therapeutischer Elemente, Unterstützung für den Patienten auf dem Weg in die Therapie.
Technik	Herstellung der Beziehung, Patient leitet das Interview.
Diagnostisches Interview (M. u. E. Balint 1962)	
Definition	Kritische Abgrenzung zur psychiatrischen Exploration, Beziehungsaspekt zwischen Untersucher und Patient steht ganz im Vordergrund.
Zielsetzung	Beziehungsdiagnose durch Untersuchung der Wechselwirkung zwischen Arzt und Patient.
Technik	Erläuterung der Ziele des Erstgespräches, Schaffung und Erhaltung einer hilfreichen Beziehung.
Psychosomatische Anamnese (Morgan u. Engel 1977, Adler u. Hemmeler 1989)	
Definition	Erweiterung der psychodynamischen Anamnese auf psychosomatische Erkrankungen, Berücksichtigung des biopsychosozialen Modells und der daraus erwachsenden psychosomatischen Mehrebenendiagnostik.
Zielsetzung	Möglichst individuelle Erfassung der biopsychosozialen Erkrankungsursachen und Folgen unter Berücksichtigung psychodynamischer Aspekte.
Technik	Im Mittelpunkt steht das subjektive körperliche und seelische Leiden des Patienten. Mit dem Aufbau einer hilfreichen Beziehung leitet das Gespräch zur persönlichen Biografie, Entwicklung und sozialen Situation über.

Tabelle 20.1 Fortsetzung.

Psychoanalytisches Interview (Argelander 1967, 1970)

Definition	Erstgespräch als „psychoanalytische Situation" mit diagnostischem und therapeutischem Anspruch.
Zielsetzung	Inszenierung der innerpsychischen Konflikte in einer „ungewöhnlichen Gesprächssituation".
Technik	Nutzung objektiver, subjektiver, aber insbesondere szenischer Informationen.

Biografische Anamnese (Dührssen 1972, 1981)

Definition	Psychodynamisches Interview mit überwiegend diagnostischer Funktion.
Zielsetzung	Erfassung der psychosozialen und entwicklungspsychologisch bedeutsamen Faktoren aus dem früheren und gegenwärtigen Leben des Patienten.
Technik	Der Therapeut wird überwiegend als Beobachter gesehen, nutzt jedoch nicht nur objektive, sondern auch subjektive Informationen.

Strukturelles Interview (Kernberg 1981)

Definition	Strukturell ist ein auf die Persönlichkeitsstruktur des zu Untersuchenden ausgerichtetes Interview gemeint, das eine Integration von psychoanalytischer und psychiatrischer Diagnostik anstrebt.
Zielsetzung	Erfassung der drei Haupttypen der Persönlichkeitsorganisation (neurotischer Typ, Borderline-Typ und psychotischer Typ).
Technik	Unstrukturiertes Interview entlang eines Interviewleitfadens mit einem entsprechenden Wechsel von Exploration und Freiraum, Fokussierung auf Symptome, Konflikte und Schwierigkeiten, Darstellung im Hier und Jetzt in der Interaktion zum Interviewer.

Zentraler Beziehungskonflikt (ZBKT; Luborsky 1984)

Definition	Formalisierte psychodynamische Diagnostik als von der therapeutischen Situation unabhängige Methode.
Zielsetzung	Erfassung der Interaktionsmuster eines Subjekts bestehend aus seinem Wunsch, der Reaktion des Objekts und der darauf folgenden Reaktion des Subjekts.
Technik	Standardisiertes Interview, in dem subjektiv bedeutsame Beziehungsepisoden über tatsächlich erlebte Interaktionen berichtet werden und entlang dem Einzelfall oder anhand von Kategorien ausgewertet werden.

Diagnostisches Interview im Rahmen der Operationalisierten Psychodynamischen Diagnostik (OPD; Arbeitskreis OPD 1996)

Definition	Unstrukturiertes, psychodynamisches Interview. Man versucht anhand eines Interviewleitfadens, die klinisch relevanten, diagnostischen Achsen der OPD zu erfassen.
Zielsetzung	Erfassung des Krankheitserlebens, der Beziehungsebene, der zeitlich überdauernden Konflikte und der psychischen Struktur, Berücksichtigung der ICD-10-Diagnose.
Technik	Nutzung objektiver wie auch subjektiver Informationen, unter Berücksichtigung von Übertragung und Gegenübertragung sowie Inszenierung, die notwendigen „harten Daten" müssen erfasst werden.

Wichtige gebräuchliche diagnostische Verfahren. Von den im Überblick aufgeführten Verfahren sind heute weithin in Gebrauch:
- psychoanalytisches Erstinterview;
- biografische Anamnese unter tiefenpsychologischen Gesichtspunkten;
- psychosomatische Anamnese.

Psychoanalytisches Erstinterview

Argelander hat auf der theoretischen Basis der Interviews von Balint eine spezielle psychoanalytische Interviewtechnik „Das Erstinterview in der Psychotherapie" (1970) ausgearbeitet. Er betrachtet das Erstgespräch mit dem Patienten in dem Zeitrahmen von 60 Minuten schon als eine „psychoanalytische Situation" mit sowohl diagnostischen als auch therapeutischen Aspekten. Neben dem Anspruch auf diagnostische Klärung geht es um die gemeinsame Erarbeitung eines konkreten Behandlungsvorschlags sowie um die Motivierung und Vorbereitung für die Behandlung. Dabei wird besonders die innere subjektive Realität des Patienten berücksichtigt.

Zielsetzungen des Erstinterviews: Aufspüren des Sinnzusammenhangs der Symptome mit den dahinter verborgenen Konflikten;
- Antworten zu finden auf die Frage, in welche Persönlichkeitsstruktur das Krankheitsgeschehen eingebettet ist;
- Erkennen, über welche therapeutischen Fähigkeiten der Patient verfügt;
- Herausfinden, welche strukturspezifischen Merkmale vermutlich zu Widerständen bei der Behandlung führen werden.

Argelander sieht das psychoanalytische Erstinterview als „*ungewöhnliche Gesprächssituation*", welche durch das Einbeziehen der unmittelbaren Szenen und interaktionellen

Situationen und der in ihnen dargestellten unbewussten Mitteilung des Patienten zustande kommt.

„Das Wesen seelischer Krankheit liegt in unbewussten innerpsychischen Prozessen, die über eine aktuelle Szene mit dem Gesprächspartner erschlossen werden können" (Argelander 1970).

Antworten auf diagnostische Fragen. Diese kommen aus drei verschiedenen Quellen, die gleichermaßen großes Gewicht haben:

- *Objektive Informationen:* Angaben über Symptome, Verhaltensweisen, Persönlichkeitseigentümlichkeiten sowie medizinische, biografische und soziale Fakten. Der Diagnostiker bildet daraus klinische Hypothesen auf dem Boden seiner theoretischen Vorannahmen, seiner klinischen Erfahrung und seiner logischen Schlussfolgerungen. Das Kriterium für den relativen Wahrheitsgehalt der Informationen ist die logische Evidenz und die Übereinstimmung mit den theorie- oder erfahrungsgeleiteten Vorannahmen.
- *Subjektive Informationen:* Die subjektiven Bedeutungen, die der Patient seinen Beschwerden, seiner Lebenssituation sowie seinen Erwartungen an die Behandlung gibt. Um diese subjektiven Informationen gewinnen zu können, ist die gemeinsame Arbeit mit dem Patienten unerlässlich. Das setzt eine Atmosphäre des Vertrauens, der Sicherheit und des wohlwollenden Interesses voraus. Das Kriterium für die Verlässlichkeit dieser Informationen ist die situative Evidenz der Darstellung.
- *Szenische Informationen:* Hier geht es um die szenische Gestaltung der Gesprächssituation, d.h. der Beobachtung der Interaktion zwischen Patient und Therapeut mit allen verbalen, gestisch-mimischen, affektiven und körperlich-vegetativen Elementen und Abläufen. Das Instrument zur Wahrnehmung und Beurteilung der szenischen Informationen ist das subjektive Erleben des Interviewers. Er nimmt diese Information mittels der „gleichschwebenden Aufmerksamkeit" in dem unbewussten Beziehungsfeld auf. Das Kriterium für die Verlässlichkeit dieser Information ist die **subjektive Evidenz** des Diagnostikers.

Empfehlungen zur Diagnostik. Zur Herstellung dieser „ungewöhnlichen Gesprächssituation" orientiert sich Argelander u.a. an den Empfehlungen von Balint zur Diagnostik. Er unterscheidet:

- *Technik des Vorfelds:* „Wir respektieren die Kompliziertheit des Vorfeldes, überlassen dem Patienten die Aktivität, drängen ihn zu nichts und gehen auf seine Ansprüche, Wünsche und Forderungen so weit ein, wie es unsere Realität zulässt". Das betrifft z.B. die Festlegung des Interviewtermins, die Auswahl des Interviewers und andere Aspekte.
- *Vorbereitung des Interviews:* Die situativen Bedingungen des Interviews werden planmäßig vorbereitet, was Fragen des zeitlichen Umfangs, der Gestaltung des Settings (Ungestörtheit, Ambiente) betrifft, um ausreichende Intimität und damit Offenheit des Patienten herzustellen.
- *Haltung des Interviewers:* „Diese Haltung, die sich in Verhaltensweisen des ruhigen Abwartens, der Zuwendung, der gleichschwebenden Aufmerksamkeit und des Interesses dokumentiert, hat einen entscheidenden Einfluss... die Kehrseite dieses ermutigenden Verhaltens ist die Frustration, die sich an der abwartenden Haltung, dem nachdenklichen Schweigen, der kontrollierten Spontaneität und schließlich an der Enttäuschung über die fehlenden direkten Ratschläge entzündet."

Bewertung des Verfahrens. Das psychoanalytische Erstinterview nach Argelander stellt einen **Idealtypus eines analytischen Interviews** dar, wie es in dieser Form eigentlich nur noch in psychoanalytischen Praxen durchführbar ist. Argelander hat keine Systematik der schriftlichen Ausarbeitung und Hypothesenbildung dargelegt, so dass offen bleibt, wie die so gewonnenen Eindrücke und Daten zu einer psychodynamischen Hypothese führen können; Hypothesen, wie sie einer Behandlung notwendigerweise zugrunde liegen. Nicht unterschätzt werden darf die Gefahr einer zu „subjektiven" Wahrnehmung und Indikation, die aus der Betonung des Szenischen erwächst. Dieses Interview setzt sehr viel Erfahrung und Können voraus, damit es nicht zu „blühenden Phantasien und wildem Spekulieren" kommt (Argelander 1970).

Eine wesentliche **Kritik** am Ansatz von Argelander ist, ob eine derartige Interviewführung überhaupt zu einer differenziellen Indikationsstellung führen kann. Ist eine Antwort auf die Frage möglich, ob eine Kurzzeittherapie, Langzeitanalyse oder Gruppentherapie durchgeführt werden sollte? Sobald Fragen der differenziellen Indikationsstellung beantwortet werden müssen – wie es in der Klinik selbstverständlich ist – oder auch Forschungsanliegen verfolgt werden, müssen mehr diagnostische Informationen gesammelt und dokumentiert werden. Für gewisse Patienten (z.B. strukturell beeinträchtigte oder körperlich kranke) stellt die überwiegend abwartende psychoanalytische Gesprächshaltung eine erhebliche Belastung, die nicht unterschätzt werden darf, dar.

Biografische Anamnese unter tiefenpsychologischen Gesichtspunkten

Die ausführlichste und umfassendste Ausarbeitung dieses tiefenpsychologischen Interviews geht auf **Dührssen** (1981) zurück. Im Mittelpunkt dieses Ansatzes steht die **Verknüpfung** des *Hier und Jetzt* mit dem *Dort und Damals*. Mit der Erhebung einer Fülle von biografischen Daten besteht natürlich die Gefahr, dass die Sammlung von Information zum Wesentlichen des Interviews wird. Informationen bleiben jedoch wertlos, „wenn der kommunikative Aspekt zwischen dem Arzt und dem Patienten außer acht gelassen wird" (Dührssen 1981). Über das real Berichtete hinaus ist das „Hören mit dem dritten Ohr", also auch die Wahrnehmung der gesamten Gesprächs- und Interaktionssituation von wesentlicher Bedeutung.

Zielsetzung. Das Interview strebt ein möglichst umfassendes Bild der Entwicklung eines Menschen bis hin zu den gegenwärtigen Konflikten an. Am Anfang des Gesprächs stehen die Gegenwartsbeschwerden und Konflikte. Da es jedoch keine Verhaltens- oder Erlebensweise gibt, der man per se entnehmen könnte, dass sie der Ausdruck einer neurotischen Störung oder Verarbeitung ist, muss geklärt werden, ob es sich um Verhaltens-, Erlebens- und Reaktionsweisen handelt, die „unverschieblich sind und die als erstarrtes Verhalten stereotyp fixiert sind, dass sie sich auch in Situationen melden, in denen sie nutzlos oder gar nachteilig oder unangemessen sind" (Dührssen 1981).

Die Beurteilung von neurotischen Verhaltensweisen. Die Beurteilung von neurotischen Verhaltensweisen erschließt sich durch:
- verzerrtes und verformtes Erleben der umgebenden Welt;
- neurotische Reaktionsmuster, die sich zum Schaden des Patienten in Situationen melden, in denen sie nicht hilfreich sind;
- fehlende Bewältigungsstrategien.

Lebensbereiche. Die wichtigsten Lebensbereiche, in denen sich krankheitsauslösende Konflikte ergeben, sind:
- Partnerwahl und Bindungsverhalten;
- Herkunftsfamilie;
- Berufsbereich;
- Besitzverhältnisse;
- umgebender soziokultureller Raum mit den Gruppenzugehörigkeiten.

▪ Bedeutung der Auslösesituation

Große Bedeutung hat die sog. *Auslösesituation (Versuchungs- und Versagungssituation)*. Psychodynamisch wird davon ausgegangen, dass ein bisher relativ stabil abgewehrter unbewusster Triebanspruch stark mobilisiert wird (Versuchung), aufgrund der konflikthaften Gegebenheiten aber abgewehrt werden muss (Versagung) und die bisherige Abwehr hierzu nicht ausreicht. Selbstverständlich können alle schweren Schicksalsschläge und Katastrophen im Leben eines Menschen zu psychischen Krisen und Störungen führen, sie also auslösen. Als neurosenpsychologische Auslösesituation ist jedoch „die persönlich empfindsame Kerbe" gemeint, in der ein oft geringeres Ereignis ausreicht, eine erhebliche Symptomatik auszulösen, z. B. die Gehaltserhöhung eines heimlich beneideten Mitarbeiters auf dem Hintergrund der persönlichen Vorgeschichte der „stets Zukurzgekommene zu sein". Hierbei wird die Belastung, unter der es zum Auftreten der Störung gekommen ist, meist selbst von den Betroffenen nicht wahrgenommen (verdrängt). Die *direkte Frage* nach einer auslösenden Situation bringt somit meist keine weiterführende Auskunft („keine Probleme"), beharrliches „Nachbohren" nach den Bedingungen zum Zeitpunkt der Symptomentstehung erweist sich oft als wenig hilfreich, da es dann zu Ausweichantworten kommt.

Hilfreich ist die **Frage nach den allgemeinen Gegebenheiten** zum Zeitpunkt der Symptomentstehung, wobei auf die wichtigsten Daten und die Entwicklung der Symptomatik Bezug genommen werden sollte. Beschrieben werden müssen sowohl die situativen Gegebenheiten („ich war gerade mit meiner Frau im Auto zu meiner Schwiegermutter"), als auch die Rahmenbedingungen („meine Frau war nach 12 Jahren Ehe erstmals schwanger geworden"). Oft liegt zwischen der auslösenden Situation und der Dekompensation ein zeitlicher Zwischenraum, ein Intervall, das bis zu einem Jahr reichen kann: Zunächst werden die Konflikte noch halbwegs abgewehrt und bewältigt, bis die Dauerbelastung zur endgültigen Dekompensation führt. Über die unmittelbare Beantwortung der Frage nach den Gegebenheiten hinaus werden im Laufe des Interviews oft Gegebenheiten geschildert, welche zeitparallel mit der Symptomentstehung/-veränderung auftraten. So gibt z. B. ein Patient auf gezieltes Nachfragen keine Angaben zur Auslösesituation, wenn man mit ihm jedoch seinen Lebensweg biografisch-chronologisch verfolgt und die Sterbedaten der Eltern erfährt, so wird der zeitliche Zusammenhang zwischen dem Tod der Eltern und dem Beginn der Symptomatik offensichtlich. Besonders häufig symptomauslösend sind sog. *Schwellensituationen*, wie Kindergarten, Schuleintritt, Pubertät, Berufseintritt, Ehe, Geburt eigener Kinder, Lebensmitte, Klimakterium, Pensionierung, Tod naher Angehöriger usw.

> **M** Die Frage, ob lebensverändernde Ereignisse unabhängig von zugrunde liegenden neurotischen Persönlichkeitsmustern als eigenständige Belastung wirken und zu seelischen Störungen führen können, muss immer berücksichtigt werden!

Die Diagnose eines neurotischen Konflikts ist nur dann zulässig, wenn es im Rahmen der biografischen Anamnese zu einem schlüssigen Zusammenhang zwischen „dem vorgefundenen neurotischen Charakterbild, der zugehörigen auslösenden Lebenssituation und den vorliegenden Krankheitszeichen" (Dührssen 1981) gekommen ist.

> **M** Weder aus der szenischen Interaktion oder dem Beschwerdebild, noch aus der Biografie allein kann eine verlässliche Diagnose gestellt werden!

Das große Verdienst der biografischen Anamnese ist diese sog. *positive Neurosendiagnose:* die Diagnose verlangt ein umfassendes Verständnis für das Zusammenspiel zwischen den inneren Erlebnisabläufen und den äußeren Schicksalskonstellationen eines Patienten.

▪ Dokumentation

Die biografische Anamnese ist Grundlage für die Erstellung eines Psychotherapieantrags für tiefpsychologisch fundierte und analytische Therapie bei Erwachsenen. Dieser Antrag sollte folgende Punkte umfassen:

Spontanangaben des Patienten. Schilderung der Beschwerden des Patienten und der Symptomatik, möglichst auch in wörtlichen Zitaten. Wichtig ist, sämtliche Beschwerden des Patienten einschließlich der Art und Weise, wie er sie erlebt, zu erfassen. Leitende Fragen sind:
- Wann haben sie begonnen?
- Wie haben sie sich weiterentwickelt (verstärkt, vermindert)?
- Wie war der zeitliche Verlauf?

- Welche Beschwerden neben denen, die berichtet wurden, lassen sich bei gezielter Nachfrage erheben?
- Welche Informationen über körperliche und psychologische Befunde liegen vor?
- Welche Untersuchungen haben stattgefunden? Wann? Wo?
- Welche Vorbehandlungen haben stattgefunden? Wann? Bei wem?
- Warum kommt der Patient eben zu diesem Zeitpunkt? Wer veranlasst ihn?

Kurze Darstellung der lebensgeschichtlichen Entwicklung. Diese sollte auch die Familienanamnese berücksichtigen, sowie die körperliche, psychische und soziale Entwicklung, besonders im Hinblick auf die familiäre und berufliche Situation, den Bildungsgang und die Krisen in phasentypischen Schwellensituationen. Um auslösende Situationen und Lebenskrisen ausfindig machen zu können, ist es hilfreich, die im Interview erhobenen individuellen Daten und die Daten der wichtigsten Bezugspersonen in einer tabellarischen Übersicht zu bringen. Diese Übersicht ersetzt aber nicht eine Schilderung des Lebenslaufs des Patienten anhand der objektiven und subjektiven Eindrücke und Erinnerungen. Generell enthält die Darstellung der Lebensgeschichte nicht nur objektive Daten, vielmehr liegt der Schwerpunkt auf den subjektiven Erlebnissen und Bewertungen des Patienten. Die psychosoziale Situation, in der sich die Familie vor und nach der Geburt des Patienten befand, die vermuteten Einstellungen hinsichtlich der Geburt des Patienten und die Veränderungen, die dadurch bewirkt wurden, werden dargestellt. Die frühkindliche Entwicklung (Stillzeit, Sprechen und Laufen lernen, Sauberkeit usw.) wird nur in Bezug auf Auffälligkeiten und Abweichungen geschildert.

- Die wichtigsten Beziehungspersonen (bei ausführlichen Anamnesen beginnend mit den Großeltern) und die Beziehung zwischen ihnen und dem Patienten werden erfragt. Dabei werden auch die sozialen Daten (Alter, Beruf usw.) angegeben.
- Besondere Bedeutung hat die Schilderung der Elternehe und die Beziehung zu den Geschwistern unter Berücksichtigung der Entwicklung bis in die Gegenwart.
- In der ausführlichen biografischen Anamnese können die einzelnen Lebensabschnitte für den Untersucher lebendig werden („Schildern Sie mir doch, wie es Ihnen im Kindergarten gegangen ist..., wie waren damals die Kontakte? Womit haben Sie sich besonders gern beschäftigt?" usw.).
- Insgesamt sollte deutlich werden, wie der Patient in seinem Leben Kontakte gestaltet hat (Objektbeziehung), wie er sich selbst gefühlt hat (Selbstaspekt) und wie sich seine schulische/berufliche Entwicklung sowie seine Sexualentwicklung vollzogen haben.
- Die biografische Anamnese endet mit der aktuellen Lebenssituation. Ziel ist es, ein möglichst umfassendes und lebendiges Bild vom gegenwärtigen Leben des Patienten, von seinen Beziehungen, seinen Tätigkeiten und seiner sozialen Situation nachzuzeichnen. Hierbei wird deutlich, ob der Patient sich in einer konflikthaften oder krisenhaften Situation befindet, und über welche Ressourcen er individuell und in seinen Beziehungen verfügt.

Krankheitsanamnese. Die wesentlichen Erkrankungen und ihre ärztliche Behandlung werden erfasst. Die medizinische Anamnese enthält weiterhin Angaben zu den wesentlichen Erkrankungen in der Familie, insbesondere zu psychischen Krankheiten.

Psychischer Befund zum Zeitpunkt der Untersuchung. Zur differenzialen diagnostischen Abgrenzung müssen zusätzlich oft Fragen nach Stimmungslage, Angst, Zwangsvorstellungen, Impuls-, Wahrnehmungs- und Gedächtnisstörungen gestellt werden:

- emotionaler Kontakt, Intelligenzleistung und Differenziertheit der Persönlichkeit, Einsichtsfähigkeit, Krankheitseinsicht, Motivation des Patienten zur Psychotherapie;
- bevorzugte Abwehrmechanismen, Persönlichkeitsstruktur;
- psychopathologischer Befund.

Aussehen des Patienten, Besonderheit im Auftreten und Verhalten, Kleidung, Mimik und Gestik werden geschildert. Über den ersten Eindruck hinaus soll die Dynamik der gesamten Untersuchung abgebildet werden, insbesondere Übertragung und Gegenübertragungsreaktionen, die dem Untersucher aufgefallen sind. „Welche Gefühle und welchen Eindruck" erweckt er beim Untersucher? Wie beginnt er das Gespräch, welches sind die ersten Sätze? Wie gestaltet sich der Kontakt in der Folge? Gibt es im Verlauf des Gespräches eine Entwicklung bezüglich Verhalten, Ausdruck, Kontaktgestaltung usw.? Auch das Selbsterleben des Patienten kann hier abgebildet werden: Wie sieht sich der Patient selbst? Wie reagiert er überhaupt auf diese Frage? Wie erlebt er seine Störung? Ist er fähig, in die psychogene Verursachung (Mitverursachung) seiner Symptome Einsicht zu gewinnen oder wehrt und leugnet er diese ab?

Zum klassischen psychoanalytischen Interview gehört auch die Frage nach Träumen: Der letzte Traum vor dem diagnostischen Gespräch, ein sich stetig wiederholender Traum und ein Kindheitstraum. Traditionell sind auch die sog. „Testfragen": „Welches ist die erste Erinnerung? Was ist das Lieblingsmärchen? Welches ist Ihr Lieblingstier?"

Psychodynamik der neurotischen Erkrankung. Darstellung der neurotischen Entwicklung und des intrapsychischen neurotischen Konflikts mit der daraus folgenden Symptombildung: In diesem Punkt wird eine kurze Interpretation des Krankheitsbilds bzw. der Persönlichkeit des Patienten gegeben. Diese Zusammenfassung soll verdeutlichen, wo der aktuelle Hauptkonflikt des Patienten liegt.

Neurosenpsychologische Diagnose. Darstellung der Diagnose auf der symptomatischen und strukturellen Ebene unter Berücksichtigung differenzialdiagnostischer Erwägungen. Die deskriptive (klinische) Diagnose ist symptomorientiert (z. B. Zwangsneurose, Anorexia nervosa u. a.). Die psychodynamische (Strukturdiagnose) unterscheidet, ob es sich überwiegend um eine neurotische Störung mit Wiederbelebung eines sich immer wiederholenden Konfliktmusters handelt oder um eine Ich-strukturelle Störung (strukturelle Störung).

Beurteilung

Eine übersichtliche Beurteilung kann mit einer knappen Zusammenfassung beginnen: „Der 35-jährige Patient kommt mit einem seit 8 Jahren bestehenden Waschzwang". Der Hauptkonflikt wird in 3 Dimensionen dargestellt:

- Die äußere Belastungssituation: „der Waschzwang trat kurz nach der Entbindung der Ehefrau vom 3. Kind, dem ersten Sohn auf".
- Die intrapsychische Dimension: es wird dargestellt, welcher intrapsychische Konflikt wiederbelebt wird und nicht bewältigt werden kann. „Die Geburt des Sohnes führte zu einer abrupt erlebten Abwendung der Frau, wodurch die ödipale Konfliktsituation des Patienten wiederbelebt wurde. Plötzlich musste er mit einem männlichen Rivalen fertig werden und die Abwendung ertragen, die der neugeborene Sohn ihm in der Beziehung zu seiner Frau zufügte."
- Die lebensgeschichtliche Dimension: hier werden diejenigen Daten aus der Biografie herausgezogen, die die Wiederbelebung eines sich im Leben immer wiederfindenden Konfliktes verständlich machen. „Nachdem der Patient bis zum 5. Lebensjahr, während der Vater in Kriegsgefangenschaft war, sich als Alleinbesitzer der Mutter fühlte, war er plötzlich der Zurückweisung durch die Rückkehr des Vaters nicht gewachsen. Bedingt durch die Strenge der mütterlichen Erziehung (sie wollte Vater und Mutter in Einem sein) kam es zur Entwicklung einer ausgeprägten zwangsneurotischen Persönlichkeitsstörung."

In der Regel ist es nicht möglich, eine Störung auf einen einzigen Konfliktbereich einzugrenzen. Wichtig ist jedoch, zu bewerten, welcher Konfliktbereich entscheidend ist, damit nicht der Eindruck einer „Globalpathologie" entsteht.

Behandlungsplan und Zielsetzung der Therapie (Indikation). Prognose der Therapie. Zunächst ist die Frage zu klären, inwieweit ein psychodynamisches (tiefenpsychologisches oder psychoanalytisches) Verfahren in Frage kommt und ob Einzel- oder Gruppentherapie anzuwenden ist. Auch der Zeitplan (Beginn, Frequenz und Dauer) der Behandlung ist darzulegen. Dazu ist eine möglichst genaue Begründung anzugeben (Motivation, Introspektion, innere und äußere Flexibilität). Es muss abgewogen werden, was wahrscheinlich erreichbar oder nicht erreichbar sein wird (Teilziele, erwartetes Ergebnis). Prognosen sind also immer auf eine spezielle Art der Behandlung bezogen, und Differenzialindikationen werden erörtert.

Psychosomatische Anamnese

G.L. Engel hat als Internist und Psychoanalytiker in den 1950er Jahren in Rochester (USA) einen der ersten psychosomatischen Liaisondienste gegründet. In der engen Zusammenarbeit mit den somatischen Disziplinen wurde es notwendig, das klassische psychoanalytische Interview den besonderen Notwendigkeiten und Gegebenheiten körperlich Kranker anzupassen. Das von Morgan u. Engel (1977) beschriebene Modell eines integrierten und offenen Interviews verfolgt die Klärung sowohl der körperlichen als auch der psychosozialen Situation des Patienten und versucht, diese psychosoziale Situation auf dem Hintergrund der bisherigen Lebensentwicklung zu verstehen. Grundlage ist das Bemühen, eine angemessene Beziehung zum Patienten aufzubauen, eine tragfähige Arzt-Patient-Beziehung zu schaffen. Der schematisierte Ablauf der psychosomatischen Anamnese ist in der **Tabelle 20.2** zusammengefasst.

> **M** Eine tragfähige Beziehung zum Patienten mit körperlichen Störungen und Erkrankungen lässt sich nur herstellen, wenn die Patienten in ihren körperlichen Leiden angenommen werden und sich verstanden fühlen.

Tabelle 20.2 Psychosomatische Anamnese nach Engel

I	Vorstellen, Begrüßen	→	erster Eindruck
II	Schaffen einer günstigen Situation		
III	Landkarte der Beschwerden	→	Wahrnehmen der individuellen Wirklichkeit, Erfassen aller Symptome
IV	jetziges Leiden (zeitlicher Ablauf, Qualität, Intensität, Lokalisation und Ausstrahlung, Begleitzeichen, intensivierende/lindernde Faktoren, Umstände)	→	erste Hypothese, Festigen des Arbeitsbündnisses
V	persönliche Anamnese (Biografie)		
VI	Familienanamnese		
VII	psychische Entwicklung		
VIII	soziale Situation		
IX	Systemanamnese-ergänzungen	→	integrierte biopsychosoziale Diagnose
X	Fragen/Therapiepläne	→	Erwartungen des Patienten, erste therapeutische Schritte

Die „Landkarte der Symptomatik" besitzt also eine besondere Bedeutung. Adler u. Hemmeler (1984) betonen, dass aus der Art des Patienten, seine Beschwerden zu schildern, klare Hinweise auf Persönlichkeitsmerkmale abgeleitet werden können. So lässt das Erzählen von unendlichen Einzelheiten auf eine zwanghafte Persönlichkeit schließen. Der Bericht ohne Punkt und Komma und das Überfluten des Untersuchers gibt Anlass zur Vermutung, dass hinter dem Strom der Erzählungen Wesentliches verborgen wird. Die

Wahrnehmung solcher Gesprächsabläufe ermöglicht dem Untersucher wichtige diagnostische Erkenntnisse, andererseits hilft es ihm, das Gespräch zu gestalten.

Der Bedeutung der körperlichen Beschwerden wird mit ihrer genauen Erfassung Rechnung getragen:
- Wo: Lokalisation und Ausstrahlung?
- Wie: Art (Stechen, Ziehen, Brennen)?
- Wie stark: Intensität?
- Wann: zeitlicher Ablauf, Folge der Beschwerden?
- Bei welchen Umständen werden die Beschwerden deutlich (bei körperlicher Anstrengung, abends vor dem Einschlafen usw.)?
- Wodurch werden die Beschwerden gelindert oder verstärkt?

Die Gesprächsführung ist psychodynamisch orientiert, d. h. der Untersucher stellt offene Fragen und lässt dem Patienten den notwendigen individuellen Freiraum, sich mit seinen eigenen Worten darzustellen. Erst dadurch werden auch die subjektiven Krankheitsvorstellungen, Befürchtungen und Wünsche des Patienten deutlich. Am Ende steht die Zusammenfassung des Gesprächs und die Besprechung des weiteren therapeutischen Vorgehens. Eindeutige Informationen (soweit möglich) über die nächsten Abklärungs- und Behandlungsschritte stärken wiederum die Arzt-Patient-Beziehung und beruhigen den Patienten.

20.3 Entwurf einer umfassenden psychodynamischen Mehrebenendiagnostik: Operationalisierte Psychodynamische Diagnostik (OPD)

Die psychodynamische Diagnostik (und Therapie) steht großen Herausforderungen gegenüber. Zum einen gilt es die empirischen Befunde anderer Wissenschaftszweige wie der Neurobiologie, der kognitiven Psychologie, der Ethologie oder der Säuglingsforschung zur Überprüfung der bisherigen Theorien und Vorgehensweisen heranzuziehen, zum anderen die klinisch diagnostische und therapeutische Tätigkeit zu systematisieren und empirisch zu überprüfen. Die Operationalisierte Psychodynamische Diagnostik (OPD) ist der bisher umfassendste Versuch, das psychoanalytische Wissens- und Theoriegebäude den heutigen Notwendigkeiten und Kenntnissen anzupassen und Bewährtes zusammenzufügen. Für das Modell der Operationalisierten Psychodynamischen Diagnostik werden 5 Achsen festgelegt (Arbeitskreis OPD 1996, 2006):
- Achse I: Krankheitserleben und Behandlungserwartungen;
- Achse II: Beziehung;
- Achse III: Konflikt;
- Achse IV: Struktur;
- Achse V: Syndromachse (für den Bereich der Psychosomatik/Psychotherapie eine adaptierte Fassung der ICD-10.

Die OPD ist ein Gegenentwurf zur rein symptomorientierten Diagnostik nach ICD-10 und DSM-IV. Es ist der Versuch, über eine rein symptomorientierte und operationalisierte Beschreibung von Störungen hinaus, psychodynamisches Wissen klarer zu fassen und in breiter Anwendung zu erhalten.

OPD-Achse-I: Krankheitserleben und Behandlungsvoraussetzungen

Das Krankheitserleben umfasst das Gesamt der emotionalen und kognitiven Prozesse, das auf die Erkrankung und ihre Bewältigung ausgerichtet ist. Dabei müssen berücksichtigt werden:
- Art und Schwere der vorliegenden Erkrankung;
- Krankheitsdarstellung und -konzepte;
- Veränderungskonzepte (Symptomreduktion u. a.);
- Veränderungsressourcen/-hemmnisse;
- psychosoziales Umfeld;
- seine Behandlungsmotivation und Veränderungskonzepte.

Krankheitserleben und Behandlungsvoraussetzungen werden im Rahmen der OPD in insgesamt 19 (plus 6) Dimensionen abgebildet, die je nach Ausprägung als niedrig, mittel und hoch eingeschätzt werden.

> **D** Bei den Krankheitskonzepten geht es darum, ob und in welchem Ausmaß ein Patient seine Symptome körperlich-psychologisch-sozial (biopsychosozial) zuordnet.
> Stufe 0: In psychologischen Faktoren orientiertes Krankheitskonzept beschreibt einen Patienten, der keinerlei psychische/psychologische oder interaktionelle Ursachen zur Erklärung seiner Beschwerden akzeptiert.
> In Stufe 4 hingegen ist der Patient davon überzeugt, dass psychische/psychologische Einflüsse Ursache für seine Beschwerden sind.

Folgende Dimensionen des Krankheitserlebens und der Behandlungsvoraussetzung werden in der OPD erfasst:
- Ausmaß der körperlichen Behinderung: EQ-5D;
- Beurteilung des Schweregrades der Erkrankung;
- Dauer der Störung;

- Alter bei Erstmanifestation;
- Leidensdruck;
- Darstellung körperlicher/psychischer/sozialer Probleme;
- somatische/psychische/soziale Krankheitskonzepte;
- Einschätzung der geeigneten Behandlungsform, körperliche/soziale Behandlung, Psychotherapie;
- Motivation zur Psychotherapie;
- sekundärer Krankheitsgewinn;
- persönliche Ressourcen;
- soziale Unterstützung;
- Veränderungskonzepte (Symptomreduktion u. a.).

Art und Schwere der vorliegenden Erkrankung beeinflussen das Krankheitserleben, z. B. durch die körperlichen und psychischen Symptome und Behinderungen, die erforderlichen therapeutischen Notwendigkeiten, die sozialen Folgen usw. Schwere einer Erkrankung und persönlicher Leidensdruck stehen jedoch in keiner linearen Beziehung, wesentlich ist die persönliche (vor allem auch unbewusste) Verarbeitung und Bewertung der Erkrankung. Von besonderer Bedeutung sind die gesellschaftlichen und die institutionellen Bedingungen des Gesundheitssystems, mit den damit verbundenen gesundheits- und krankheitsbezogenen Einstellungen und Haltungen. Diese Bedingungen wirken über die Arzt-Patient-Beziehung direkt auf den Patienten ein, so z. B. führt das überwiegend am organischen Krankheitsmodell orientierte medizinische Versorgungssystem die Patienten eher zu einem „körperlichen Modell der Erkrankung". Der Patient übernimmt bei der Behandlung eher die Rolle des passiv Empfangenden. Aber auch das gesamte psychosoziale Umfeld (Familie, Freunde, Bekannte usw.) kann einen großen Einfluss auf die Leidensgeschichte des Patienten und sein Inanspruchnahme-Verhalten ausüben. Die Behandlungsmotivation erwächst aus den dargestellten persönlichen Überzeugungen. Behandlungserwartungen können grundsätzlich alle Formen paramedizinischer, medizinischer und psychotherapeutischer Behandlung umfassen.

OPD-Achse II: Beziehung

Interpersonelles Verhalten gilt in allen psychotherapeutischen Schulen als der wesentliche Faktor bei der Entstehung und Aufrechterhaltung seelischer Störungen. Zahlreiche Forscher und Kliniker bemühen sich seit Anfang der 1970er Jahre, Beziehungsmuster systematisch zu beschreiben und abzubilden. Zu erwähnen sind die Strukturale Analyse sozialen Verhaltens (SASB; Benjamin 1974), das zentrale Beziehungskonfliktthema (ZBKT; Luborsky 1984) oder die Plandiagnose (Weiss u. Pampson 1986).

Gemeinsam ist den meisten Modellen eine Anordnung des interpersonellen Verhaltens in bipolare Dimensionen: **Kontrolle** (dominant-kontrollierend vs. subversiv-unterwürfig) und **Affilation** (liebevoll-zugewandt vs. feindselig-distanziert). Das Gesamt der interpersonellen Beziehungen kann als Mischverhältnis dieser beiden Grunddimensionen bestimmt werden. Die unendliche Vielzahl zwischenmenschlicher Interaktionen muss hierbei auf wesentliche Grundkategorien (die reliabel und valide erschließbar sind) reduziert werden.

Psychodynamische Schulen sehen das Beziehungsverhalten als Ergebnis von mehr oder weniger unbewussten Beziehungswünschen. Damit verbunden sind intrapsychisch wirksam werdende Ängste und Befürchtungen hinsichtlich der Reaktion des Objekts (des Gegenübers) auf diese Wünsche. Von der individuellen Beziehungsgestaltung kann somit auf die intrapsychischen Konflikte geschlossen werden. Diese diagnostische Ebene ist vor allem ausgerichtet auf das habituelle Beziehungsverhalten eines Patienten, also auf die interpersonalen Einstellungen, die bei einem Patienten nach außen hin als dominant und mehr oder weniger durchgängig wirksam erscheinen. Im diagnostischen Gespräch erhält man Informationen über das Beziehungsverhalten des Patienten sowohl aus seinen Erzählungen über die Beziehungsgeschehnisse mit anderen, als auch aus dem eigenen Erleben des Untersuchers während des Gesprächs (Übertragung). Anhand der bei sich beobachteten Reaktionen und Gefühle kann der Therapeut Rückschlüsse ziehen, wie andere sich möglicherweise in der Beziehung zum Patienten fühlen und verhalten. So wird das Gegenübertragungserleben Instrument für die interpersonelle Diagnostik.

Die **Diagnostik** des habituellen Beziehungsverhaltens umfasst immer zwei Dimensionen:
- Wie erlebt der Patient sich selbst, wie erlebt er andere?
- Wie erleben andere den Patienten?
- Wie erleben andere sich gegenüber dem Patienten?

Voraussetzung für die Einschätzung der zentralen Beziehungsgestaltung ist ein eingehendes diagnostisches Gespräch, in dem als Informationsquellen die vom Patienten geschilderten Beziehungserfahrungen und das Beziehungsverhalten des Patienten im Gespräch eingehen. Das Beziehungsverhalten im Erstgespräch ist der direkten Beobachtung zugänglich, es können aber auch eigene Reaktionen des Diagnostikers (Gegenübertragung) hierzu genutzt werden.

Von den Grundkategorien seien einige genannt: Der **Patient** erlebt immer wieder, dass er
- anderen Freiraum lässt (1),
- andere verantwortlich macht (4),
- Kontakt aufnimmt (8),
- Zuneigung zeigt (13),
- übersieht/ignoriert (16),
- Schuld anerkennt (20),
- sich wenig abgrenzt (24),
- sich verschließt (29).

Die Reaktion des Interaktionspartners wird entsprechend eingestuft.

OPD-Achse III: Konflikt

Konflikt (lat. „Zusammenstoß") meint in seiner allgemeinen Bedeutung das Zusammentreffen unterschiedlicher Positionen innerhalb einer Person (Widerstreit von Motiven, Wünschen, Werten und Vorstellungen) oder zwischen mehreren Personen. Konflikte sind ein universelles Phänomen. Seit Freud wird im psychodynamischen Denken diesen inneren Konflikten eines Menschen ein zentraler Stellenwert zugewiesen. Psychodynamische Konflikte sind innere, unbewusste Konflikte und müssen abgegrenzt werden von äußeren Belastungen oder konflikthaften Belastungen. Die Bedeutung innerseelischer, unbewusster Konflikte bei der Entstehung seelischer und psychosomatischer Störungen wird heute kaum noch in Frage gestellt. Aber auch äußere und innere bewusste Konflikte können, sofern sie anhaltend und intensiv genug sind, zu Störungen führen und in diesem Sinne konflikthaft wirken. Unbewusste innerpsychische Konflikte sind innerseelische Zusammenstöße entgegengerichteter Motivationsbündel, z. B. der Wunsch nach Versorgung und der Wunsch, autark zu sein. „Wenn ich mich ganz auf einen Menschen einlasse, werde ich über kurz oder lang enttäuscht, die dann entstehende Trennungsangst oder den Trennungsschmerz kann ich nicht aushalten; aus diesem Grund habe ich Abwehrmöglichkeiten entwickelt, die Beziehung zu einem anderen Menschen niemals so intensiv werden zu lassen, das ich von dieser Beziehung abhängig werden könnte".

Diese unbewussten *zeitlich überdauernden „neurotischen" Konflikte* beschreiben die Fixierung in einem rigiden und unauflösbaren Entweder–Oder, ohne dass es zu einer Lösung oder Entscheidung kommen kann. Äußere und innere konflikthafte Belastungen hingegen sind bewusst und grundsätzlich dem Menschen einer Verarbeitung und Lösung zugänglich. Als derartige Konflikte sind z. B. zu nennen, die durch äußere Gründe als unaufhebbar geltende Gegensätzlichkeit des Wunsches einer Frau nach Ehe und Familie gegenüber dem Wunsch nach beruflicher Karriere. Die zeitlich überdauernden psychodynamischen Konflikte sind hingegen gekennzeichnet durch festgelegte Erlebensmuster eines Menschen. Dieser Mensch reagiert in entsprechenden Situationen immer wieder mit ähnlichen Verhaltensmustern. Das Vorhandensein unbewusster, zeitüberdauernder Konflikte ist an bestimmte Ich-strukturelle Voraussetzungen geknüpft, ohne die ein solcher Konflikt- und Verarbeitungsprozess nicht möglich ist. Bestehen deutliche Ich-strukturelle Störungen, kommt es nicht zur Ausprägung derartiger zeitüberdauernder bewusster Konflikte. Konflikt und Struktur stellen somit eine Ergänzungsreihe dar. Konflikte wachsen vor dem Hintergrund einer konflikthaften Beziehungserfahrung, also immer wiederkehrender Beziehungsmodi, die bis zur Traumatisierung gehen können. Die Folgen extremer Traumata in der Entwicklung werden sich aber eher als strukturelle Defizite nachweisen lassen. Konflikt und Struktur stellen in diesem Verständnis Pole einer klinischen Ergänzungsreihe dar.

M Das Erkennen psychodynamischer Konflikte benötigt sowohl induktives als auch deduktives Vorgehen. Induktiv meint ausgehend von beobachtbaren Phänomenen, ausgehend von sich wiederholenden Erlebnis- und Verhaltenseigenschaften, die durch den Lauf der Erkrankung des Patienten und seine persönliche Geschichte zurückverfolgt werden können. Deduktiv meint den Rückgriff auf das bisher empirisch und theoretisch erarbeitete Wissen um unbewusste Konflikte.

Eine nicht mehr aufrechtzuerhaltende Grundannahme der traditionellen analytischen Theorie war, dass in sensiblen Entwicklungsphasen gewisse Verhaltens- und Charakterbildungen geprägt werden. Die klassischen Konfliktthemen, wie das Ringen um Nähe und Distanz, Geborgenheit und Versorgung oder Kontrolle versus Unterwerfung, wie auch die ödipale Konfliktthematik wurden gewissen Entwicklungsphasen zugeordnet. Die Auswirkungen (Fixierungen) der Entwicklungsphase sollten sich in einer entsprechenden Charakterstruktur oder einer Störung manifestieren.

Die bisherige Forschung hat nun jedoch keinerlei Belege dafür finden können, dass es eine „Phase" gibt, in der gewisse Verhaltens- und Charakterbildungen geprägt werden. Das „Fixations-Regressionsmodell" muss damit abgelöst werden von einem Modell der kontinuierlichen Entwicklung (Schüßler u. Bertl-Schüßler 1992). Bereits A. Freud entwarf ein solches Modell mit der Annahme einer kontinuierlichen lebenslangen Entwicklung unter Einfluss zeitlich besonders begrenzter Reifungsabschnitte. „Die Entstehung von Psychopathologie kann so durch eine Akkumulierung von pathologischen Interaktionsmustern verstanden werden, in der man die gesamte Kette der interagierenden Einflüsse berücksichtigt".

Traditionelle psychoanalytische Termini werden in der OPD aufgrund dieser Loslösung von entwicklungspsychologischen Annahmen und der schulenspezifischen Vieldeutigkeit so weit wie möglich vermieden (z. B. analer oder oraler Konflikt). Grundbaustein des in der OPD vertretenen Konfliktmodells ist die konflikthafte Interaktionserfahrung eines Menschen, diese Erfahrungen können von der Phänomenologie (Oberfläche) hin zu ihrer unbewussten Bedeutung erschlossen werden.

Folgen der zeitlich überdauernden Konflikte werden klinisch herausgearbeitet:
- Abhängigkeit versus Individuation;
- Unterwerfung versus Kontrolle;
- Versorgung versus Autarkie;
- Selbstwertkonflikte (narzisstische Konflikte, Selbstwert vs. Objektwert);
- Über-Ich- und Schuldkonflikte (egoistische vs. prosoziale Tendenzen);
- ödipale/sexuelle Konflikte;
- Identitätskonflikte (Identität vs. Dissonanz);
- Mangelnde Konflikt- und Gefühlswahrnehmung.

Diese Konflikte erschließen sich aus der klinischen Beschreibung wahrnehmbarer Verhaltens- und Erlebensweisen. Häufig stehen Konflikte in Verbindung mit leitenden Affekten (z. B. Wut bei narzisstischer Kränkung) und oft ergibt sich eine Unmittelbarkeit des Konflikts in der Erfassung von Übertragung und Gegenübertragung. Die Konflikte manifestieren sich in den wesentlichen Lebensbereichen eines Menschen. Hierzu zählen Partnerwahl, Bindungsverhalten und Familienleben, der Bereich der Herkunftsfamilie, der gesamte Arbeits- und Berufsbereich, das Besitzverhalten, der umgebende soziokulturelle Raum sowie das Körper-/ Sexualitäts- und Krankheitserleben. Die Konflikthypothese kann sich bilden im anamnestischen Gespräch anhand des biografischen Materials, der Szene und der Übertragung/ Gegenübertragung. Hilfreich ist die Orientierung an sich wiederholenden Mustern von Konflikten und die Frage nach dem Selbstbild („Was sind Sie denn für ein Mensch? Sie kennen sich schon lange?"). Klinisch bedeutsam sind jene Konflikte, die vorrangig für die therapeutische Bearbeitung sind.

In Ergänzung zu diesen zeitlich überdauernden Konflikten entstehen auf dem Hintergrund von einschneidenden lebensverändernden Belastungen die **konflikthaften äußeren Lebensbelastungen**. Diese Belastungen sind begleitet von inneren Verarbeitungsprozessen, die häufig einen Widerstreit von Gefühlen, Vorstellungen und Erleben auslösen – ohne dass aber ein zeitlich überdauernder unbewusster Konflikt vorliegt.

OPD-Achse IV: Struktur

Als psychische Struktur gilt das für den einzelnen Typische in seinem Erleben und Verhalten. Die Einschätzung der Struktur orientiert sich nicht notwendigerweise an Störungen, sondern an der einem Menschen zugrundeliegenden Bereitschaft, in einer ihm eigenen Art und Weise zu fühlen, zu denken und zu handeln. Struktur begründet den **zeitüberdauernden persönlichen Stil**, sie ist aber nicht starr und unveränderlich, sondern zeigt **lebenslange Entwicklungsprozesse**. Dennoch besteht eine hohe Konstanz, so dass weite Überschneidungen zu den Begriffen wie Identität, Charakter und Persönlichkeit bestehen. In der Psychoanalyse ist kein einheitlicher Strukturbegriff zu finden. Freud verwandte das topografische Strukturmodell (das Zusammenspiel von Ich, Es und Über-Ich). In der Neurosenstruktur werden einige neurotische Persönlichkeitsdimensionen typologisch beschrieben: die schizoide, depressive, zwanghafte oder hysterische Neurosenstruktur. Grundlage dieser Einteilung ist ein triebtheoretisches Modell, das die charakterlichen Folgeerscheinungen bestimmter Trieb-/Triebabwehr-Vorgänge beschreibt.

Das Konzept des **dynamischen Konflikts** und des **strukturellen Entwicklungsschadens** sind sich ergänzende Vorstellungen. Beide Konzepte sind verschiedene Seiten einer Medaille, eines komplexen Entwicklungsgeschehens. Klinisch zeichnen sich Patienten mit strukturellen Entwicklungsdefiziten vor allen Dingen durch Defizite im Bereich der Ich-Funktionen, insbesondere der Angsttoleranz, Impulskontrolle usw. aus. Ein wichtiger Baustein bei der Erfassung der Funktionsweise einer Person war die Beschreibung der sog. Ich-Funktionen (**Tabelle 20.3**).

Diese **Ich-Funktionen** sind Grundlage zur Selbststeuerung und Konfliktverarbeitung bei allen Menschen. Abwehrprozesse sind unbewusste Bewältigungsmaßnahmen und schaffen die Voraussetzung für die Auseinandersetzung mit inneren und äußeren Konflikten. Abwehrmaßnahmen sind somit nicht generell ungünstig, vielmehr ist der flexible Einsatz von **Abwehrmechanismen** günstig. Im Gegensatz zu dem Modell des Entwicklungskonflikts (Symptom als Folge eines wiederbelebten Konflikts) ergibt sich der Entwicklungsschaden als Folge von Entwicklungsbehinderungen, die es einem Menschen nicht ermöglicht haben, eine hinlängliche Reife zu erfahren und stabile Objektbeziehungen aufzubauen.

Tabelle 20.3 Ausgewählte Ich-Funktionen

Realitätsprüfung (Wahrnehmung)	Fähigkeit, innere und äußere Reize adäquat zu beurteilen
Sinn für Realität (Welt und Selbst)	adäquates inneres Erleben der äußeren/inneren Welt mit Aufrechterhaltung von Ich-Grenzen
Kontrolle von Impulsen	Fähigkeit, Gefühle und Antriebe zu steuern
Fähigkeit zu Objektbeziehungen und Kommunikation	Fähigkeit, Kontakte aufzubauen, Beziehungen aufrechtzuerhalten und wechselseitig zu gestalten
Defensive Funktion	adäquater Einsatz von Abwehrmechanismen
Affektkontrolle	Fähigkeit, Affekte zu erkennen und zu kontrollieren

D Unter Objektbeziehungen verstehen wir, wie ein Mensch zu seiner Welt, sich selbst und anderen Menschen in Beziehung tritt (Objekt = Bezugspartner). Damit wird die Gesamtheit der verinnerlichten (fantasierten) und sich im Verhalten darstellenden Beziehung eines Menschen angesprochen.

Grundlage ist das von Anfang an bestehende Bedürfnis eines Menschen nach zwischenmenschlich tragenden Beziehungen. Störungen dieser Entwicklung zeigen sich in Defekten der Ich-Funktion und des Selbst-Systems. Das Selbst-System lässt sich in seiner Organisation teilen in den Selbstwert (Gefühl des eigenen Wertes – Narzissmus) und das Selbst-Identitätssystem. Spannungsfreie Zustände sind mit Wohlbefinden und Sicherheitsgefühl verbunden. Selbstvertrauen, Selbstsicherheit und ein konstantes Bild der eigenen Geschichte zu besitzen, sind Grundvoraussetzungen für seelische Gesundheit.

Die in der OPD verwirklichte Erfassung der Struktur verfolgt einen integrativen, psychodynamischen Ansatz, verzichtet jedoch ebenso wie im Bereich der Konflikte auf die Verwendung überlieferter psychoanalytischer (meist mehrdeutiger) Begriffe, um stattdessen das Verhalten und Erleben von Patienten und Therapeuten in der diagnostischen Situation möglichst beobachtungsnah zu erfassen. Die psychische Struktur wird hierbei als die Struktur des Selbst in Beziehung zu anderen betrachtet.

Anhand von sechs wesentlichen beobachtbaren Funktionen kann die zugrundeliegende Struktur gekennzeichnet werden:

- Fähigkeit zur Selbstwahrnehmung;
- Fähigkeit zur Objektwahrnehmung;
- Fähigkeit zur Selbstregulierung;
- Fähigkeit zur Regulierung des Objektbezugs;
- Fähigkeit zur Kommunikation;
- Fähigkeit zur Bindung.

Das Ausmaß und die Qualität der zugrundeliegenden Fähigkeiten oder Störungen lässt unterschiedliche Integrationsniveaus der Struktur unterscheiden: gut integriert, mäßig integriert, gering integriert und desintegriert. Damit ist es

Tabelle 20.4 Unterschiedliche Integrationsniveaus der Struktur

Gut integrierte Struktur	einem autonomen Selbst sind die wesentlichen regulierenden Funktionen verfügbar, das Innenleben ist strukturiert (Konflikte sind möglich)
Mäßig integrierte Struktur	Identität ist unsicher und die Verfügbarkeit über regulierende Funktionen herabgesetzt (Impulsdurchbrüche, rigide Abwehr, gestörte Kommunikation, wenig stabile innere Objektbilder)
Gering integrierte Struktur	Identitätsdiffusion mit erheblich eingeschränkten/fehlenden regulierenden Funktionen
Desintegrierte (psychotische) Struktur	Auflösung der Selbst-Objektgrenzen

möglich, ein Kontinuum zu beschreiben, das sich zwischen den extremen Polen der reifen, gesunden Struktur bis hin zur psychotischen Struktur bewegt (**Tabelle 20.4**).

Diagnostisches Interview im Rahmen der Operationalisierten Psychodynamischen Diagnostik

Unerlässlich für die Einschätzung der fünf verschiedenen Achsen ist ein ausführliches diagnostisches Interview. Voraussetzung für die Durchführung solcher Interviews sind die Akzeptanz des psychodynamischen Zugangs, Erfahrungen in der psychodynamischen Erstinterviewtechnik und hinreichende Selbst- und Behandlungserfahrungen. Die Diagnostik beruht auf den beobachtbaren Interaktionen und den verbalen Mitteilungen. Es werden also Elemente des psychoanalytischen Erstinterviews und der tiefenpsychologischen biografischen Anamnese zusammengefügt. Der Interviewleitfaden ist wie ein semistrukturelles Interview angelegt. Am Anfang sollte das Gespräch weitgehend offen geführt werden und im weiteren Verlauf kann eine zunehmende **Strukturierung** notwendig werden.

▪ Eröffnung

- Ziel des Gesprächs und Zeitrahmen;
- Beschwerdeschilderung;
- offene Fragen geben der Darstellung des Patienten Raum: „Wir haben noch nicht über die Entstehung Ihrer Beschwerden gesprochen?";
- es können erste Anhaltspunkte über das Krankheitserleben und die Behandlungsvoraussetzungen gewonnen werden, auch der Schweregrad der psychosomatischen Krankheit und der Leidensdruck des Patienten werden hier erfasst.

▪ Beziehungsepisoden

Es wird die Beziehung zum Interviewer in ihrer szenischen Darstellung erfasst (Beziehungsepisode Arzt–Patient). Der Interviewer greift des Weiteren erste Beziehungsschilderungen als Hinweise auf und fragt nach typischen Beziehungssituationen (Episoden): „Ich habe Ihre Beziehung zu Ihrer Mutter noch nicht recht verstanden, vielleicht könnten Sie mir ein Beispiel aus letzter Zeit geben".

▪ Selbsterleben und relevante Lebensbereiche

Wie sieht der Patient sich selbst und sein Verhalten in Gegenwart und Vergangenheit: „Wie sehen Sie sich selbst heute? Wie waren Sie früher?"

Hierbei werden nicht nur das aktuelle Selbstverständnis, sondern auch die Konflikte im Umgang mit anderen sowie die persönliche Identität des Einzelnen geklärt.

▪ Objekterleben und Lebensgestaltung

Hierbei geht es um die Frage, wie der Patient andere Menschen im Hier und Jetzt und Dort und Damals sieht und einschätzt: „Wie sehen Sie denn andere und wie werden Sie von anderen gesehen?"

▪ Psychotherapiemotivation und Behandlungsvoraussetzungen

In dieser Phase gilt es, das Hauptproblem des Patienten herauszuarbeiten und erste gemeinsame Überlegungen mit dem Patienten durchzuführen. Der Patient muss einen Hinweis über das weitere Vorgehen erhalten.

Der Ablauf dieser Phasen erfolgt nicht schematisch, sondern ist als innerer diagnostischer Leitfaden zu handhaben. Je nach Umfang und Zielsetzung des Interviews können auch nur einzelne Achsen (z. B. Konflikt und Struktur) erhoben werden. Für die weitere Therapieplanung wird eine Fokusliste erstellt, aus der sich das indizierte therapeutische Vorgehen ergibt (überwiegend konfliktorientierte vs. überwiegend strukturorientierte Behandlung).

Diese Mehrebenen der Diagnostik der OPD seien an einem **klinischen Beispiel** verdeutlicht:

> Frau A. kommt zur psychotherapeutischen Beratung, da sie seit vielen Jahren täglich unter Durchfällen und Bauchschmerzen leidet. Die Beschwerden begannen mit der Verschärfung ehelicher Schwierigkeiten: Der Ehemann betrog sie mit anderen Frauen und beschimpfte sie immer wieder: „Du bist Scheiße, ich mache Dich kaputt". Sie wollte seine Frauengeschichten nicht wahrhaben, litt aber ungemein unter den Beschimpfungen. Als sich die Situation immer mehr zuspitzte, der Ehemann sogar Gegenstände nach ihr warf, konnte sie die Situation nicht mehr verleugnen und entzog ihrem Ehemann eine hohe Bürgschaft für seine Firma. Von da an überschüttete er sie mit Hass, schließlich trennte er sich von ihr. Es begann

eine Zeit schrecklichen Leidens für sie. Erst spät fand sie den Mut, einen Antrag auf Trennung und Scheidung zu stellen. Der Ehemann ist ein sehr erfolgreicher, selbstständiger Ingenieur, sie hat für ihn immer alle finanziellen Angelegenheiten geregelt. Der einzige Sohn ist vor mehreren Jahren ausgezogen und versteht die Handlungsweise seines Vaters überhaupt nicht. Die Patientin hat ihren Mann während seines Studiums kennen gelernt. Der gleichaltrige Ehemann habe um sie geworben und von Anfang an habe eine „Versorgungsbeziehung" bestanden: Sie kümmerte sich um ihn, brachte ihn auch finanziell durchs Studium und war für alles da. Sie habe sich immer angepasst verhalten, alles für die Familie geopfert und sich bei Streitereien eher zurückgezogen, während der Mann immer aggressiver und impulsiver geworden sei. Er beteiligte sich nie an der Kindererziehung, habe den Sohn eher als Konkurrenten für die ihm zustehende Fürsorge empfunden. Er sei derjenige, der Zuwendung und Fürsorge brauche, sie war die Spenderin dafür. Im Gespräch bietet die Patientin den Zusammenhang zwischen den Beschwerden und ihrer Lebenssituation an, versucht aber gleichzeitig immer wieder zu hinterfragen, ob nicht doch dieses Medikament oder jene Diät Hilfe bringen könne oder sie nicht doch noch eine weitere medizinische Untersuchung durchführen müsse. Sie wirkt unsicher, schuldbeladen, bis hin zu Selbstvorwürfen (Ist es nicht meine Schuld, dass die Ehe schiefgelaufen ist?) und löst im Interviewer Gefühle aus wie „man muss fürsorglich mit ihr umgehen, ihr die Schuld nehmen". Ihre aktuelle soziale Lebenssituation hat die Patientin fest in der Hand, es bestehen in diesem Bereich keine Probleme. Aus der Anamnese ergibt sich als **repetitives Muster** das ständige Bestreben, für andere zu sorgen, um eine enge Beziehung aufrechtzuerhalten. Andererseits existiert die Befürchtung, dem Anspruch nicht zu genügen, Schuld auf sich geladen zu haben, versagt zu haben. **Strukturell** weist die Patientin eine gut integrierte Struktur auf, die klinische Diagnose nach ICD-10 lässt sich eindeutig als somatoforme autonome Funktionsstörung des Gastrointestinaltrakts F (45.32) stellen. Der **Beziehungsmodus** kann wie folgt eingeordnet werden: Die Patientin erlebt immer wieder, dass sie anderen besonders hilft, sie versorgt und beschützt, sich zurücknimmt oder selbst entwertet, andere (in diesem Fall der Ehemann) erleben, dass die Patientin Ansprüche und Forderungen stellt. Wenn wir die **Wurzeln dieser Beziehungsmuster** und Konflikte in der **Biografie** verfolgen, so verdeutlicht sich das Bild: Die Patientin wurde in einem kleinen Dorf geboren und wuchs dort auf. Der Vater kehrte als gebrochener und kranker Mann aus dem Krieg zurück. Die Mutter war eine starke Frau voller Lebensfreude. Sie wollte sich ihr ganzes Leben etwas gönnen und musste immer nur arbeiten, um die Familie zu versorgen. In ihrer Kindheit war die Patientin sehr viel bei der Großmutter. Sie vermutet, dass die Mutter, die einen kleinen Laden führte, kaum Zeit für sie hatte und sie eigentlich auch nicht habe betreuen wollen. Die Großmutter war eine sehr depressive Frau, weinte viel. Als Kind habe sie jedoch nie gewusst, was eigentlich „los sei". Der Großvater mütterlicherseits war Polizeikommissar, ein angesehener und respektierter Mann im Dorf. Nach Kriegsende wurde er von den Amerikanern verhaftet, die Familie musste die Dienstwohnung verlassen. Die Großmutter litt unter dieser Kränkung unsäglich. Die Patientin musste dann über ein Jahr bei der Großmutter im Zimmer schlafen, um auf sie „aufzupassen". Die Großmutter weinte fast jede Nacht und versuchte mehrfach, sich zu suizidieren. Die Patientin wurde immer wieder von allen angehalten, noch mehr auf die Großmutter aufzupassen. Eines Tages erhängte sich die Großmutter im Dachboden, alle im Dorf hätten die Mutter bemitleidet. Keiner habe erkannt, wie die Patientin gelitten habe, gelitten unter der Schuld, versagt zu haben. Diese Schuld belebte sich nun über viele Jahre im Rahmen der Ehe immer wieder: Die Patientin fragte sich, ob sie es nicht sei, die die Ehe durch ihr „Zu-wenig-Geben" zum Scheitern gebracht habe, was sie hätte anders tun können, um die Ehe zu retten.

Als lebensbestimmende **Konflikte** zeigen sich: Über-Ich-Schuldgefühle sowie eine altruistische Grundhaltung, in der sich Frau A. als Spenderin von Fürsorge und Verantwortung für die Familie erlebt. Die Lebensdevise lautet: Ich tue alles für andere, damit mir niemand einen Vorwurf machen kann. Die durch ihren Mann herbeigeführte Trennung konnte sie nicht ertragen, „da ich gebraucht werden will". Die Schuldproblematik wurzelt in der tragischen Familiengeschichte, in der sie als Heranwachsende überfordert wurde und den Suizid der Großmutter als ihr eigenes Versagen erlebte. Jeder Verstoß, jedes Zuwiderhandeln gegen die prosozialen Tendenzen löst Schuldgefühle aus. So erlebte sie auch das Scheitern der Beziehung immer wieder in ihren Grübeleien als eigenes Versagen und sieht die massiven Verletzungen, die der Ehemann ihr zugefügt hat, kaum.

Als Fokus-Bereiche konnten bestimmt werden:
- Die Patientin erlebt sich als verantwortliche Versorgerin, andere schätzen/beachten diese Versorgung nur zum Teil und beschuldigen/werten sie ab, die Patientin erlebt sich als verantwortlich/schuldig;
- Versorgungs- und Schuldkonflikt;
- mäßige Struktur, mit im Vordergrund stehender Übersteuerung (Selbstregulierung) und deutlicher Objekt-Abhängigkeit (Bindung).

Im Rahmen einer Kurzzeittherapie wurden als Therapiefokus diese beiden Konfliktbereiche und das interpersonale Beziehungsmuster aufgegriffen. Es gelang, eine Umorientierung einzuleiten und die konflikthaften Muster auf dem Hintergrund einer stabilen psychotherapeutischen Beziehung zu bearbeiten.

Psychodynamische Diagnostik reicht von der Erfassung der Symptome über die inneren Strukturen bis hin zur Abbildung von interaktionellem Verhalten (Übertragung/Gegenübertragung). Grundlage ist das Wissen um die unbewussten Anteile des Verhaltens und Erlebens. Unterschiedliche psychodynamische diagnostische Herangehensweisen mit unterschiedlichen Schwerpunkten müssen sowohl dem individuellen Einzelfall gerecht werden, als auch in der klinisch-wissenschaftlichen Gemeinschaft genügend Realibilität und Validität aufweisen. Den derzeit umfassendsten Versuch stellt die OPD dar.

21 Verhaltenstherapeutische Diagnostik

A. Zaby, J. Heider

In der Verhaltenstherapie sind Diagnostik und Behandlung eng miteinander verzahnt. Orientiert an empirischen Erkenntnissen der Grundlagenpsychologie und der Klinischen Psychologie wird im diagnostischen Prozess das Problem der Patientin oder des Patienten multimodal und verhaltensnah erfasst. Aus diesen Informationen wird eine vorläufige, hypothetische Fallkonzeptualisierung für die Entstehung und Aufrechterhaltung der Störung entwickelt, welche die Grundlage der Interventionsplanung darstellt. Die Möglichkeit der Korrektur und auch der Falsifikation der Hypothesen ist dabei zu jeder Zeit gegeben. Zeitlich gesehen ist die Verhaltenstherapie in einen kontinuierlichen begleitenden diagnostischen Prozess eingebettet, beginnend mit dem Erstkontakt bis hin zum Therapieabschluss.

Im Zentrum der verhaltenstherapeutischen Diagnostik steht die Problem- und Verhaltensanalyse, die das Problem, welches zum Aufsuchen therapeutischer Hilfe führt, mit seinen Entstehungs- und Aufrechterhaltungsbedingungen beschreibt. Sie strukturiert den diagnostischen Prozess und gibt die Suchrichtungen vor. Dem verhaltensanalytischen Erklärungsmodell liegen allgemeine störungsunabhängige Erkenntnisse, z. B. aus den Lerntheorien oder der Kognitionspsychologie, zugrunde. In der modernen verhaltenstherapeutischen Diagnostik wird jedoch auch störungsspezifisches ätiologisches Wissen einbezogen und findet somit auch Berücksichtigung in Fallkonzeption und Therapieplanung.

Die verhaltenstheoretische Diagnostik hat sich Anfang der 1970er Jahre als Reaktion auf Mängel der damals üblichen klinisch-psychiatrischen Diagnostik entwickelt. Kritisiert wurde die trait-orientierte Eigenschafts- und Persönlichkeitsdiagnostik, die für eine Therapieplanung wenig hilfreich war, sowie die damals schlecht operationalisierte kategoriale Diagnostik mit unzureichender Reliabilität und Validität. Im Gegensatz dazu beschreiben die verhaltenstheoretischen Ansätze Störungen situativ, als Verhalten in bestimmten Situationen, und erklären dann dieses Verhalten individuell anhand einer Analyse von relevanten Entstehungs- und Aufrechterhaltungsbedingungen. Aufgrund einer bedeutsamen Verbesserung der Qualität kategorialer Diagnosen im Bereich psychischer Störungen hat seit den 1990er Jahren das empirisch fundierte störungsbezogene Wissen wieder eine bedeutendere Rolle in der verhaltenstherapeutischen Diagnostik eingenommen.

21.1 Problem- und Verhaltensanalyse

Fallbeispiel: Der 27-jährige Herr L. leidet seit ca. zwei Jahren an zahlreichen körperlichen Beschwerden. Zunächst war er durch Schwindel und einem Kloßgefühl im Hals beeinträchtigt; wenig später sind dann noch gastrointestinale Symptome (Verstopfung, Durchfall, Völlegefühl und Blähungen) hinzugekommen. Zu jener Zeit hat er gerade sein Referendariat als Realschullehrer abgeschlossen und seine erste Stelle angetreten. Zudem ist damals seine erste langjährige Partnerschaft gescheitert. Vor einem Jahr haben sich dann noch ein ständig wiederkehrender Juckreiz in den Augen und Kopfschmerzen bei ihm eingestellt. Zur diagnostischen Abklärung seiner Körperbeschwerden hat Herr L. dann wiederholt Fachärzte verschiedener medizinischer Disziplinen aufgesucht. Ein pathologischer Befund ist dabei nicht festgestellt worden, was ihm die Ärzte auch mitgeteilt haben. Von seinen Behandlern fühlte er sich dann häufig unverstanden und nicht ernst genommen. Er befürchtet weiterhin, dass irgendetwas mit seinem Körper nicht stimme. Durch die Beschwerden ist seine Lebensqualität sehr eingeschränkt. Er kommt zwar seiner Tätigkeit als Lehrer nach, ist in seiner Freizeit dann aber sehr müde, zieht sich aus sozialen Kontakten zurück und vermeidet es, sich körperlich zu belasten. Sein Beruf macht ihm zwar sehr viel Spaß, er erlebt ihn aber auch als „sehr stressig". Er weiß, dass er sehr hohe Ansprüche an sein pädagogisches Handeln hat. In seiner Herkunftsfamilie sei stets sehr viel Wert auf gute Schulleistungen gelegt worden. Als ältester von drei Geschwistern habe er immer „sehr vernünftig" und ein „Vorbild für seine Geschwister" sein müssen und er habe für diese bereits früh Verantwortung übertragen bekommen. Dies sei auch notwendig gewesen, da sein Vater aufgrund seiner Multiplen Sklerose oft nicht belastbar gewesen sei.

Die *funktionale Verhaltensanalyse*, als Kernstück des diagnostisch-therapeutischen Prozesses, hat die individuelle Analyse der Beschwerden der Patientin oder des Patienten zum Ziel. Es wird davon ausgegangen, dass jedes (Problem-)Verhalten durch ein einzigartiges Netz von Bedingungen ausgelöst und aufrechterhalten wird, die es im Rahmen der funktionalen Verhaltensanalyse aufzudecken gilt. Die ursprünglich primär lerntheoretische Betrachtungsweise sieht ein bestimmtes Verhalten als Funktion der zeitlich vorhergehenden und nachfolgenden Bedingungen an. Die Verhaltensanalyse beschreibt Verhalten also in einem zeitlichen Kontinuum auf horizontaler Ebene:

$$V = f(\text{vorher/nachher})$$

Am häufigsten findet sich in der Literatur die Bezeichnung SORKC-Schema für diesen Typ der Verhaltensanalyse (Kanfer et al. 2000; Kanfer u. Saslow 1976). Eine Erweiterung und Ausdifferenzierung auf kognitiver Ebene nimmt u. a. Bartling (Bartling et al. 2008; Bartling et al. 1980) vor. Weiterentwicklungen der funktionalen Verhaltensanalyse sehen Verhalten auch als Funktion von überdauernden und verhaltenssteuernden Zielen und Plänen des Individuums:

V = f (Ziele/Pläne)

Diese Sichtweise wird auch als **vertikale Verhaltensanalyse** oder **Makroanalyse** bezeichnet. Zu diesen Weiterentwicklungen zählt die **Plan- und Schemaanalyse** (Caspar 2007, Grawe et al. 1996). Im Folgenden werden diese drei Varianten – SORKC-Schema, kognitive Erweiterung des SORKC-Schemas, vertikale Verhaltensanalyse – ausführlicher beschrieben.

Horizontale Verhaltensanalyse: Das SORKC-Schema

Im Zentrum der Verhaltensanalyse steht das gemeinsam mit der Patientin oder dem Patienten identifizierte **Problemverhalten (engl. „response" oder dt. „Reaktion": R)**, das im Rahmen der verhaltenstherapeutischen Behandlung verändert werden soll. Bei unserem Patienten aus dem Fallbeispiel wäre dies die somatoforme Symptomatik. Die horizontale Verhaltensanalyse mit ihrer mikroanalytischen Betrachtungsweise nimmt zunächst dieses Verhalten in konkreten Situationen unter die Lupe und beschreibt es auf kognitiv-emotionaler, physiologischer und behavioraler Ebene (s. Abb. 21.1).

Im Weiteren werden dem Problemverhalten zeitlich direkt vorausgehende **Stimuli (S)** exploriert, die sowohl äußere Bedingungen der Situation wie auch interne Zustände sein können. Aus lerntheoretischer Perspektive werden mit **S-R-Verbindungen** auch **klassische Konditionierungsprozesse** beschrieben. Beispielsweise erzeugt das Geräusch eines Zahnarztbohrers bei Menschen mit einer spezifischen Phobie vor Zahnbehandlungen deutliche Angstreaktionen, da möglicherweise in der Vergangenheit eine Koppelung dieses Geräuschs mit dem durch den Bohrer ausgelösten Schmerz stattfand. Menschen, die durch einen Autounfall traumatisiert wurden, geraten mitunter beim Einsteigen in ein Auto in heftige Angst.

In die **Organismusvariable (O)** werden biologisch-physiologische Einflussfaktoren, wie eine körperliche Erkrankung oder überdauernde physiologische Zustände, aufgenommen. Auch psychologische Variablen wie personenspezifische überdauernde Einstellungen und Überzeugungen, die dazu beitragen, dass das Problemverhalten gezeigt wird, zählen dazu. Die **O**-Variable kann daher zum einen als vermittelnde Bedingung zwischen **S** und **R**, zum anderen als Schnittstelle zwischen der horizontalen und der vertikalen Verhaltensanalyse angesehen werden.

Die dem Verhalten zeitlich nachfolgenden **Konsequenzen (engl. „consequences": C)** beinhalten die **operanten Lernprozesse** und können hinsichtlich unterschiedlicher Dimensionen beschrieben werden: ob sie kurz- oder langfristig dem Verhalten folgen, ob sie aus der Umwelt kommen oder intern entstehen (im Sinne einer inneren Bewertung oder einer körperlichen Reaktion), und ob sie in ihrer Qualität positiv oder negativ sind. Genauer können dabei vier qualitativ verschiedene Arten von Konsequenzen unterschieden werden. Als **positive Verstärkung (C+)** wird das Eintreten positiver Konsequenzen durch das Verhalten angesehen, wie beispielsweise die Zuwendung und Unterstützung durch Familie und Freunde. Unter **negativer Verstärkung (¢-)** wird der Wegfall erwarteter oder bestehender negativer Zustände verstanden, wie z. B. die erleichternde Reduktion von Angst durch Vermeidungsverhalten. Es kommen weiterhin negative Konsequenzen im Sinne der **Bestrafung (C-)** vor und der **Wegfall erwarteter oder bestehender positiver Konsequenzen (¢+)**.

Das **K** im SORKC-Schema steht für die **Kontingenz**, also den Verstärkerplan, nach welchem die Konsequenz auf das Verhalten folgt. Aus lerntheoretischer Perspektive ist der Verstärkerplan für die Entwicklung und Aufrechterhaltung von **R** bedeutsam. Da die Kontingenz jedoch in die klinische Praxis der Verhaltenstherapie kaum Eingang gefunden hat, wird sie in der weiteren Darstellung nicht berücksichtigt. In der Abb. 21.1 wird das SORC-Schema anhand des Fallbeispiels veranschaulicht. Es wurde hierfür eine Problemsituation gewählt, in welcher die körperliche Symptomatik typischerweise verstärkt auftritt. Herr L. fühlt sich häufig am späten Nachmittag, nach einem langen Arbeitstag, sehr erschöpft und körperlich beeinträchtigt.

Grundsätzlich bietet jede Variable dieses Bedingungsgefüges einen Ansatzpunkt für verhaltenstherapeutische Interventionen. Bei Betrachtung der externen **auslösenden Situation S** muss jedoch überprüft werden, inwiefern sie eine objektiv unveränderbare auslösende Bedingung darstellt, auf die das Problemverhalten eine normale und angemessene Reaktion darstellt. Eine depressive Symptomatik kann beispielsweise durch den drohenden Verlust der Wohnung bei Vorliegen von Arbeitslosigkeit und Armut ausgelöst werden. In solch einem Fall können verhaltenstherapeutische oder psychotherapeutische Interventionen generell nicht fruchten. Es müssen dann geeignetere Strategien gesucht werden, wie z. B. die Kontaktaufnahme zu psychosozialen Diensten.

Für die Fallkonzeptionierung und Interventionsplanung in der Verhaltenstherapie nehmen die **Konsequenzen (C)** eine herausragende Stellung ein, da sie als aufrechterhaltende Bedingung der Symptomatik angesehen werden und am ehesten der Veränderbarkeit zugänglich sind.

Aspekte der individuellen Biografie sind nicht per se in der verhaltensanalytischen Betrachtungsweise von psychischen Störungen von Relevanz. Sie spielen dann eine Rolle, wenn sie für die Entstehung oder Aufrechterhaltung des identifizierten Problemverhaltens bedeutsam sind und einen Ansatzpunkt für den Erwerb neuer Verhaltensweisen bieten. Bei Herrn L. könnte dies die leistungsorientierte Atmosphäre seines Elternhauses sein. Durch die aktuelle Belastungssituation, die mit dem Berufseintritt einhergeht, wurde er verstärkt mit seinen hohen Leistungsmotiven konfrontiert. Außerdem hat Herr L. durch die Erkrankung seines Vaters an Multipler Sklerose früh gelernt, dass zunächst harmlos erscheinende Körpersymptome auch sehr bedrohliche und tiefgreifende Folgen mit sich bringen können. Zur Förderung des Symptomverständnisses von Herrn L. wäre daher die Berücksichtigung dieser biografischen

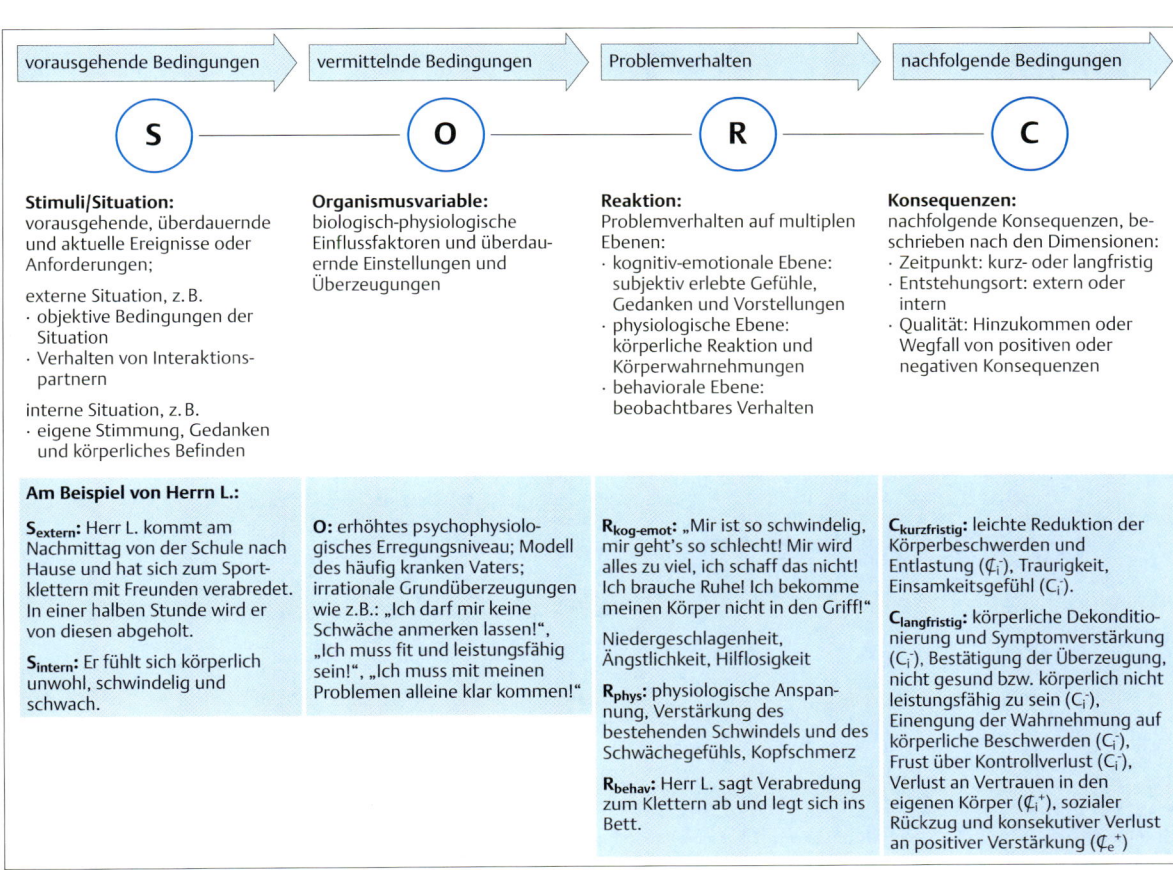

Abb. 21.1 Horizontale Verhaltensanalyse nach dem SORC-Modell, am Beispiel von Herrn L.

Aspekte hilfreich, um die Genese seiner überdauernden leistungsorientierten Überzeugungen oder der ängstlichen Symptombewertung zu erklären.

Horizontale Verhaltensanalyse: Integration kognitionspsychologischen Wissens

Eine Erweiterung des klassischen, lerntheoretisch orientierten SORC-Modells um Erkenntnisse der kognitiven Psychologie wurde u. a. von Bartling und anderen (1980, 2008) vorgeschlagen. In deren Modell geht dem Problemverhalten (**R**) ein innerer, überwiegend implizit ablaufender Informationsverarbeitungsprozess voraus. Hierzu wird die zwischen der vorausgehenden Situation und dem Problemverhalten vermittelnde **O**-Variable weiter ausdifferenziert (vgl. Abb. 21.2). In einem *Wahrnehmungsprozess (WP)* müssen zunächst die unzähligen aus einer problemrelevanten Situation (**S**) stammenden Informationen von einer Person selektiert und aufgenommen werden. Menschen unterscheiden sich dahingehend, welche Sinnesmodalitäten sie bevorzugen, wie differenziert sie wahrnehmen oder ob sie ihre Wahrnehmung eher nach außen oder innen richten. In unserem Fallbeispiel fixiert Herr L. seine Wahrnehmung nach innen auf negative Körpersensationen und nimmt diese sehr differenziert und genau wahr. Seine bisher gemachte Erfahrung, dass sportliche Aktivitäten nach einem Arbeitstag zunächst zwar anstrengend, dann aber sehr erholsam sein können, wird von ihm ausgeblendet.

Die aufgenommenen Informationen werden dann in einem *inneren kognitiven Verarbeitungsprozess (IV)* von der Person interpretiert und bewertet, d. h. sie fügt der beobachtbaren Situation subjektiv Inhalte hinzu. In der Interpretation der Situation werden von einer Person beispielsweise Kausalattributionen vorgenommen, Erwartungen aktiviert und Schlussfolgerungen gezogen. Herr L. deutet seine Körperbeschwerden beispielsweise als Symptome einer möglicherweise noch unentdeckten körperlichen Erkrankung und als Anzeichen von persönlicher Schwäche.

Die durch die Interpretationen um subjektive Aspekte erweiterte Situation wird dann vor dem Hintergrund eigener oder fremder Bedürfnisse, Ziele und Ansprüche auf ihren persönlichen Bedeutungsgehalt hin bewertet. So ist für Herrn L. die körperlich wahrgenommene Schwäche nicht mit seinem hohen Leistungsanspruch vereinbar. Er hat Angst, den beruflichen Anforderungen mittelfristig nicht mehr gewachsen zu sein und befürchtet den Verlust von Anerkennung und Wertschätzung für seine Arbeit.

Die Person bereitet sich dann kognitiv auf ihre Handlung vor. Vor dem Hintergrund eigener oder fremder Verhaltensstandards werden individuelle Handlungsstrategien und Kompetenzen aktiviert und hinsichtlich ihrer Effizienz

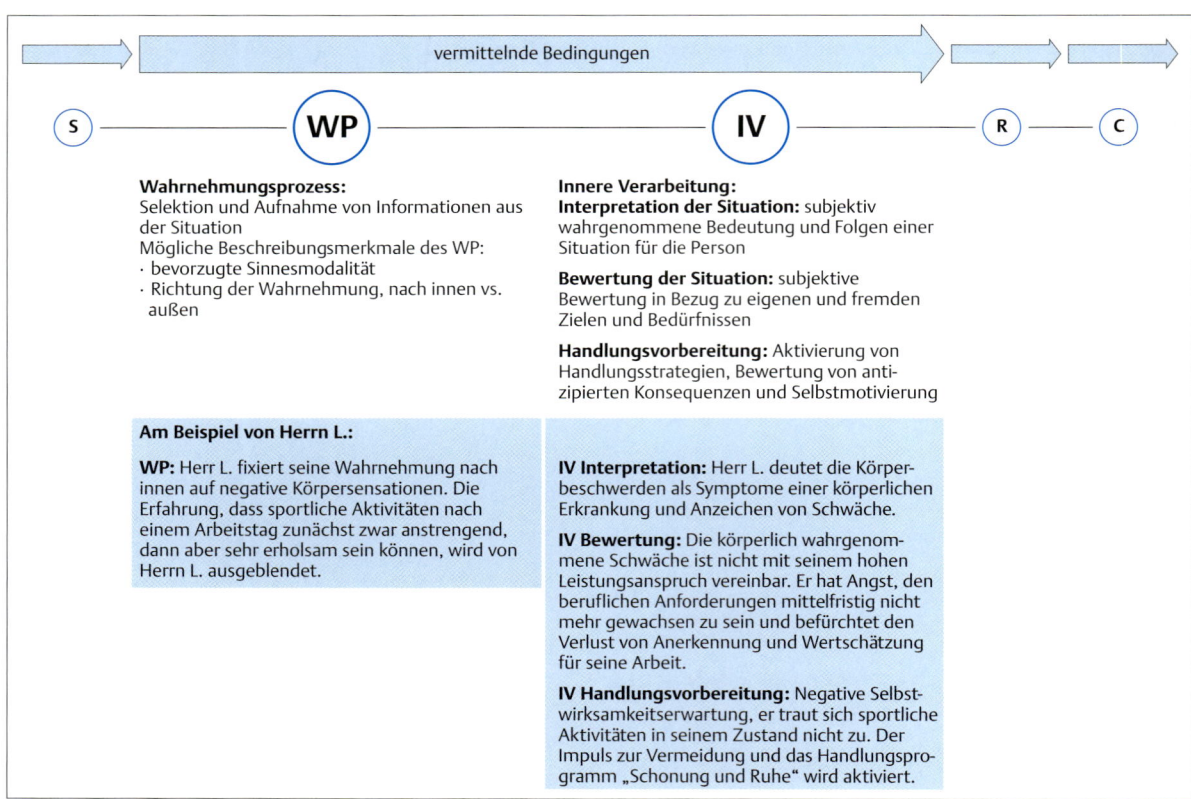

Abb. 21.2 Erweiterung des SORC-Modells um den Informationsverarbeitungsprozess nach Bartling et al. 2008, am Beispiel von Herrn L.

in der gegebenen Situation beurteilt. Mögliche Konsequenzen des Handelns werden antizipiert. Schließlich kommt es in einem volitionalen Prozess zur Umsetzung des Verhaltens. Herr L. ist überzeugt, dass sportliche Aktivitäten zu einer Verschlechterung seiner Körperbeschwerden beitragen würden. Sein Handlungsprogramm „Schonung und Ruhe" wird in Folge aktiviert. Wie im klassischen SORC-Modell auch wird das Verhalten durch dessen Konsequenzen operant verstärkt und aufrechterhalten.

Es wird deutlich, dass in der Spezifizierung dieses Informationsverarbeitungsprozesses eine Vielzahl psychologischer Theorieansätze, wie beispielsweise die Attributionstheorie, die „self-efficacy"-Theorie oder die Ansätze von Beck, Ellis oder Meichenbaum, zur Anwendung kommen können. Eine Integration weiterer Theorien in das Modell, insbesondere aus der Grundlagenpsychologie, ist möglich.

Vertikale Verhaltensanalyse

Die bisher beschriebenen Modelle beschreiben und erklären Problemverhalten in spezifischen Situationen in einem sequenziellen Ablauf über die Zeit hinweg (*horizontale Verhaltensanalyse*). Als verhaltenssteuernd werden auf lerntheoretischer Basis die vorausgehenden, vermittelnden und nachfolgenden Bedingungen gesehen. Eine Erweiterung dieser Perspektive findet sich in Ansätzen, die unter dem Oberbegriff der **vertikalen Verhaltensanalyse** oder **Makroanalyse** zusammengefasst werden. Sie sind geleitet von der Grundfrage: „Welcher bewusste oder unbewusste Zweck könnte hinter dem Verhalten oder Erleben eines Menschen stehen?". In der vertikalen Verhaltensanalyse stehen die oben beschriebenen *Informationsverarbeitungsprozesse* unter dem Einfluss hierarchisch übergeordneter und situationsübergreifender Grundeinstellungen, Wertehaltungen, Ziele oder Motive (Caspar 2007). Zur Analyse dieser motivationalen Einflüsse beziehen sich Grawe und Caspar in der von ihnen entwickelten **Plananalyse** auf Konzepte zur Handlungsregulation der Allgemeinen Psychologie. Im Zentrum steht hierbei das „Plan"-Konzept (Miller et al. 1960). Anders als die umgangssprachliche Bedeutung des Begriffs „Plan", der mit systematisch geplantem, absichtsvollem Handeln assoziiert ist, verstehen die Autoren unter einem **Plan** eine Einheit aus **motivationaler Komponente (Motiv, Ziel)** und einer **Strategie** bzw. einem **Mittel** zur Befriedigung des Motivs oder Erreichung des Ziels (vgl. **Abb. 21.3**). Beispielsweise könnte eine Patientin mit einer Agoraphobie von folgendem Plan 1a geleitet sein: „Zeige, dass du hilfsbedürftig bist, indem du viel und ausführlich von deinen Ängsten berichtest.". Hierbei wäre dann „viel und ausführlich von den Ängsten berichten" die Strategie oder das Mittel 1, mit der sie das Ziel 1a, „zeige, dass du hilfsbedürftig bist", erreichen kann.

Ziel der Plananalyse ist es, eine umfassende **Planstruktur** einer Person zu ermitteln. Die Pläne einer Person bilden jeweils hierarchische Strukturen (vgl. **Abb. 21.3**) mit multiplen Ebenen, d.h. es gibt jeweils über- und untergeordnete Pläne. Das Ziel 1a eines Plans 1a, im Beispiel: „Zeige, dass du hilfsbedürftig bist", ist dann gleichzeitig das Mittel eines

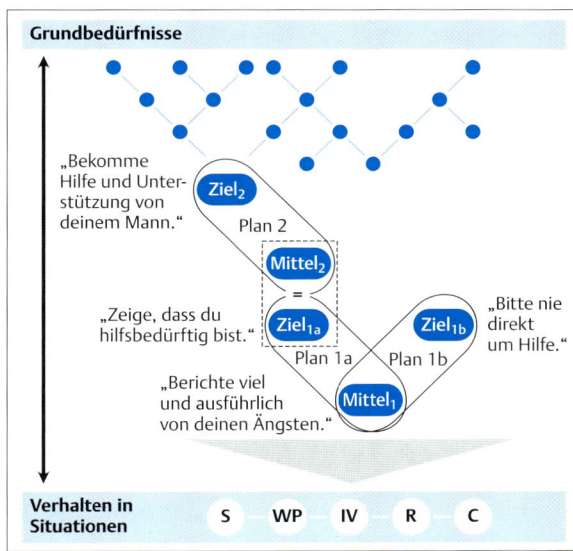

Abb. 21.3 Plan und Planstruktur im Rahmen der Plananalyse nach Caspar (2007).

übergeordneten Plans 2 mit dem Ziel 2, „bekomme Hilfe und Unterstützung von deinem Mann". In der Plananalyse ist damit immer der instrumentelle bzw. funktionale Aspekt eines Verhaltens oder Ziels für einen übergeordneten Plan von Bedeutung. Auf der obersten Planebene entsprechen die Ziele den allgemeinen Grundbedürfnissen eines Menschen, beispielsweise nach Autonomie oder Lustbefriedigung (Grawe 1998). Auf der untersten Ebene hingegen stellen die Strategien oder Mittel das konkrete Verhalten (*R*) in einer Situation (*S*) dar. Die Mittel-Komponente eines Plans kann gleichzeitig zur Befriedigung mehrerer übergeordneter Pläne bzw. deren Ziel-Komponenten dienen (**Prinzip der Mehrfachbestimmtheit**). Umgekehrt kann auch ein Ziel durch mehrere Mittel untergeordneter Pläne befriedigt werden.

Inhaltlich fokussiert die Plananalyse primär interpersonelle Aspekte des menschlichen Handelns, denen sie eine große Bedeutung für die Entstehung psychischer Störungen zuspricht. Problemverhalten lässt sich in der Plananalyse durch eine Art „Kompromissbildung" zwischen sich widersprechenden bzw. konflikthaften Plänen sehen. So kann bei der Patientin mit einer Agoraphobie das häufige und ausführliche Sprechen über ihre Ängste einerseits ihrem Ziel 1a dienen „zu zeigen, dass sie hilfsbedürftig ist", und gleichzeitig ihrem Anspruch (Ziel 1b) genügen, „bitte nie direkt um Hilfe" (vgl. **Abb. 21.3**). Zudem geht die Plananalyse davon aus, dass starke negative Emotionen immer dann evoziert werden, wenn wichtige Pläne eines Menschen blockiert sind oder bedroht werden. Betrachtet man die Tatsache, dass in der Plananalyse Motive oder auch Konflikte zwischen diesen Motiven ergründet werden, die überwiegend implizit, also nicht bewusst, wirksam sind, wird die Nähe der Plananalyse zu psychodynamischen Konzepten deutlich.

Eine Weiterentwicklung findet die Plananalyse in der **Schematheorie** Grawes (Grawe 1998, Grawe et al. 1996). Ausgehend vom Schemabegriff Piagets beinhaltet ein Schema neben den hier dargestellten Plänen noch weitere potenziell relevante aber nicht instrumentelle Elemente. Dies können typische schemaaktivierende Situationen oder schemabegleitende Gefühle sein. Die Schematheorie Grawes ist nicht mit der **Schematherapie** Youngs (Young et al. 2005) zu verwechseln, wenngleich sich einige Gemeinsamkeiten zeigen. Young postuliert 18 sogenannte **early maladaptive schemas**, die sich bei inadäquater Befriedigung kindlicher Bedürfnisse entwickeln können. Vergleichbar mit Grawes Ansatz beinhalten diese Schemata u.a. Erinnerungen, Kognitionen, Emotionen und Körperempfindungen. Die Inhalte der Schemata sind von Young sehr konkret definiert und können relativ rasch per Selbstauskunftsfragebögen ermittelt werden. Ausgangspunkt für die Erschließung von Plänen und Schemata sensu Caspar und Grawe ist hingegen das berichtete oder beobachtete Verhalten einer Patientin oder eines Patienten. Das Vorgehen ist damit wesentlich näher am Einzelfall orientiert und induktiver als bei Young (Caspar 2007).

„Maßgeschneidert oder von der Stange?" – Integration störungsspezifischen Wissens in die Verhaltensanalyse

Am oben skizzierten verhaltensanalytischen Vorgehen wurde wiederholt Kritik geübt. Insbesondere wurde die Reliabilität des verhaltensanalytischen Vorgehens bemängelt. Dabei wurde in Frage gestellt, ob verschiedene TherapeutInnen bei gleichen PatientInnen zu übereinstimmenden Erklärungsmodellen kommen und dann auch vergleichbare therapeutische Schlussfolgerungen ziehen. Gerade Letzteres wird deutlich bezweifelt. Auch für die Analyse und Beschreibung komplexer und rekursiver interaktioneller Prozesse, beispielsweise im Rahmen von Familienkonflikten, wird die Verhaltensanalyse als nur bedingt geeignet angesehen. Sehr kontrovers wurde auch die therapeutische Nützlichkeit der individuellen Verhaltensanalyse diskutiert. In den 1980er und 1990er Jahren ist darüber eine Debatte entstanden, ob das individuelle Ableiten und Erstellen einer Verhaltensanalyse zur „maßgeschneiderten" Interventionsplanung und -durchführung überhaupt erforderlich sei (Reinecker u. Fiedler 1997). Alternativ wird dazu vorgeschlagen, lediglich eine kategoriale Diagnose beim Patienten zu stellen und dann das jeweilige störungsspezifische Therapiemanual quasi komplett „von der Stange" zur Anwendung zu bringen.

Mindestens drei Entwicklungen haben zur Stimulierung dieser Kontroverse beigetragen: **Erstens** hat die kontinuierliche Weiterentwicklung und Verbesserung der operationalen klassifikatorischen Diagnostik zum ICD-10 bzw. DSM-IV-TR zu einer wesentlich reliableren und valideren klassifikatorischen Diagnostik psychischer Störungen geführt. Unterstützt wurde diese Entwicklung auch durch die Entwicklung diagnostischer Methoden, insbesondere strukturierter und standardisierter Interviews wie das **Strukturierte Klinische Interview für DSM-IV** (SKID; Wittchen et al. 1997) oder das **Diagnostische Interview bei psychischen Störungen** (DIPS; Schneider u. Margraf 2006) zur Klassifikation. **Zweitens** hat die intensivierte störungsorientierte Forschung zur Ätiologie und Therapie spezifischer psychischer Störungen zu einem enormen Wissenszuwachs geführt. Dieser spiegelt sich u. a. in der Entwicklung, empirischen Überprüfung und Publikation zahlreicher störungsspezifischer Therapiemanuale für diverse psychische Störungen wider. **Drittens** stellten Studien die Nützlichkeit der individuellen Verhaltensanalyse für die Therapieplanung und die Effektivität der Therapien in Frage. So konnten Schulte und Kollegen (Schulte et al. 1991) an einer Gruppe Phobiepatientinnen zeigen, dass eine standardisierte Reizkonfrontationsbehandlung zu einem besseren Therapieergebnis führte als eine aus einer individuellen Verhaltensanalyse abgeleitete kognitive Verhaltenstherapie.

Ob eine Generalisierung der Befunde auf alle psychischen Störungen und auf Patienten mit komplexen Störungen oder auch massiven interaktionellen Problemen möglich ist, kann bislang noch nicht gesagt werden. Gegen ein vorschnelles Aufgeben eines individualisierten verhaltensanalytischen Diagnostizierens spricht auch der Umstand, dass bisher noch nicht für alle psychischen Störungen Therapiemanuale existieren. Auch die Tatsache, dass Komorbidität bei PatientInnen mit psychischen Störungen eher die Regel als die Ausnahme ist, wird in Therapiemanualen bisher nicht berücksichtigt. So merkt Caspar (2007, S. 15) an: „Niemand wird behaupten, die Depression eines Patienten mit Agoraphobie (Depression z. B. aus Verstärkerverlust nach agoraphobischem Rückzug in die eigene Wohnung entstanden) sei gleich zu behandeln wie die monosymptomatische Depression …". Kritisch zu bemerken ist zudem, dass die oben beschriebenen Einflüsse übergeordneter Motive, Ziele oder Werte eines Menschen auf das Problemverhalten bisher in Therapiemanualen kaum Berücksichtigung finden. Therapiemanuale reduzieren damit in ihrem Problemverständnis Personen wieder wesentlich stärker auf ihr Problemverhalten. Dadurch wird dem Bedürfnis eines Menschen, eine für ihn schlüssige Erklärung für die Entstehung seines Problemverhaltens im Laufe seiner biografischen Entwicklung zu erhalten, zu wenig Rechnung getragen. Daher kann es Menschen auch wesentlich schlechter gelingen, ein Verständnis für die Sinnhaftigkeit ihrer Störung zu entwickeln.

Individualisiertes und manualisiertes störungsspezifisches Vorgehen in der Therapieplanung sollte nicht als ein Entweder-Oder verstanden werden. Beide Ansätze stellen keine Gegensätze dar, sondern können sich gegenseitig ergänzen. So kann störungsspezifisches Wissen zur Ätiologie und Wirksamkeit bestimmter Interventionen zur Optimierung der individuellen Verhaltensanalyse genutzt werden. Tuschen (1996) spricht in diesem Zusammenhang von **störungsorientierter Diagnostik**.

Störungsspezifische Erklärungsmodelle ermöglichen im Einzelfall, gezielter diagnostisch relevante Informationen zur erheben und Hypothesen zur Entstehung und Aufrechterhaltung des Problemverhaltens zu formulieren. Damit muss der Therapeut nicht mehr in jedem Einzelfall induktiv Hypothesen zur Störungsentstehung durch den Rückgriff auf allgemeine, störungsübergreifende Theorien wie z. B. die Lerngesetze bilden und damit „das Rad dabei jedes Mal neu erfinden", sondern er kann sein störungsspezifisches Ätiologiewissen nutzen und deduktiv seine Hypothesen zur individuellen Problemanalyse ableiten (Fiedler 1997). Eine Therapeutin könnte beispielsweise in der Erstellung einer Verhaltensanalyse für eine Patientin mit einer generalisierten Angststörung ihr Wissen zur Entstehung pathologischer Sorgen und Ängste nutzen und unmittelbar Informationen zu sorgenbezogenen Metakognitionen erheben (Becker u. Margraf 2002). Abgeleitet aus dem störungsspezifischen Vorwissen kann dann einzelnen Komponenten der Verhaltensanalyse eine stärkere Gewichtung zukommen, während andere nur eine untergeordnete Rolle spielen. Beispielsweise spielen Prozesse der Informationsverarbeitung wie Aufmerksamkeitsfokussierung oder katastrophisierende Bewertungen bei PatientInnen mit somatoformen Beschwerden eine größere Rolle für die Aufrechterhaltung der Beschwerden als die unmittelbar auslösenden Bedingungen.

21.2 Praxis der verhaltenstherapeutischen Diagnostik

Da Behandlung und Diagnostik einen ineinander verwobenen und aufeinander aufbauenden Prozess darstellen, wird das Vorgehen in der verhaltenstherapeutischen Diagnostik anhand eines idealtypischen therapeutischen Prozesses beschrieben. Neben den Inhalten der einzelnen Phasen werden ausgewählte typische diagnostische Methoden der Phasen exemplarisch beschrieben und dargestellt.

Erste Problemerfassung, Klassifikation und psychometrische Diagnostik

In der ersten Therapiephase werden zunächst, orientiert an den Schilderungen der Patientin oder des Patienten, die aktuellen Problembereiche grob erfasst. Meist findet dies im Rahmen einer **Exploration** statt, die häufig von unstandardisierten Leitfäden unterstützt wird. Dabei werden schon erste Angaben zu Häufigkeit, Intensität und Auslösern der Symptomatik erfasst sowie Ausnahmesituationen, in welchen kein Problemverhalten auftritt. Weiterhin werden die aktuellen Lebensbedingungen, subjektive Krankheitsmodelle und Erwartungen an die Therapie exploriert. Diagnostische Informationen lassen sich dabei nicht nur aus Selbstauskünften der PatientInnen, sondern auch aus der Beobachtung des Interaktionsverhaltens mit den TherapeutInnen im therapeutischen Kontakt ableiten. Oft werden auch schon vor Beginn der Behandlung Screening-Fragebögen mit Symptom- und Diagnose-Checklisten versandt, um den Belastungsgrad und die Störungsbereiche zu erfassen, z. B. mit der SCL-90-R (Franke 2002) oder dem Gesundheitsfragebogen für Patienten (Loewe et al. 2002).

In einer zweiten diagnostischen Phase werden zur kategorialen Erfassung der Störungsdiagnosen häufig strukturierte Interviewverfahren (SKID, DIPS) oder Checklisten (z. B. IDCL-Checklisten; Hiller et al. 1997) eingesetzt. Um differenzialdiagnostische Entscheidungen treffen zu können, ist zu diesem Zeitpunkt für jede Psychotherapie auch eine *somatische Differenzialdiagnose* notwendig. Weiterhin werden, je nach ermitteltem Problem- und Störungsbereich, psychometrische Selbstauskunftsfragebögen eingesetzt. Diese unterstützen die TherapeutInnen dabei, symptom- und krankheitsbezogene Informationen systematisch zu erheben, die über die reine kategoriale Diagnostik hinausgehen. Bei unserem anfangs beschriebenen Patienten mit multiplen somatoformen Symptomen kamen beispielsweise drei störungsspezifische Fragebogeninstrumente zum Einsatz: zur Erfassung der Art und Anzahl der Symptome und des Grades der Beeinträchtigung der SOMS-7 (Rief u. Hiller 2008); der Fragebogen zu Körper und Gesundheit (Hiller et al. 1997) zur Erfassung von dysfunktionalen kognitiven Stilen, wie z. B. die „katastrophisierende Symptombewertung" und das „Selbstkonzept der körperlichen Schwäche", und der Pain Disability Index (Dillmann et al. 1994), der erfasst, wie der Patient durch seine Beschwerden in verschiedenen Lebensbereichen eingeschränkt ist. Diese Fragebögen stützen sich auf empirisch belegtes und behandlungsrelevantes Störungswissen. Die Ergebnisse fließen daher in die Erstellung der Verhaltensanalyse mit ein. Eine erste Diagnosestellung und die Auswahl der zu behandelnden Problembereiche sind bereits zu diesem Zeitpunkt der Behandlung möglich.

Verhaltensanalyse

In dieser Phase wird die Problembeschreibung der ausgewählten Bereiche vertieft und präzisiert. Anhand des verhaltenstheoretischen Modells wird das Verhalten in Beispielsituationen auf den drei Reaktionsebenen (kognitiv-emotional, physiologisch und behavioral) erfasst und mit seinen Konsequenzen exploriert. Weiterhin müssen die übergeordneten kognitiven Regeln und Pläne der PatientInnen, die zum Auftreten des Problemverhaltens beitragen, herausgearbeitet werden. All dies geschieht vor dem Hintergrund des vorhandenen Störungswissens, welches die Suchrichtung nach weiteren Informationen beeinflusst. Bei depressiven Erkrankungen spielen beispielsweise der soziale Rückzug und soziale Kompetenzdefizite in der Perspektivenübernahme eine wichtige Rolle in der Aufrechterhaltung der Symptomatik, weshalb diese Merkmale immer explizit erhoben werden sollten. Zur Erarbeitung der Verhaltensanalyse stehen verschiedene diagnostische Methoden zur Verfügung, von welchen eine Auswahl im Weiteren dargestellt wird.

Ein herausragendes Merkmal der Verhaltenstherapie ist ihre Transparenz im Vorgehen. Für den diagnostischen Prozess bedeutet dies, dass schon zu Beginn der Behandlung die Patienten über das störungsorientierte verhaltenstheoretische Krankheitsverständnis informiert werden und dann gemeinsam mit ihnen in der *Exploration* die verschiedenen Ebenen der Verhaltensanalyse mit Inhalten gefüllt werden. Häufig werden hierzu in den therapeutischen Sitzungen grafische Abbildungen einer Verhaltensanalyse eingesetzt, die dann im Verlauf der ersten diagnostischen Phase mit Inhalten gefüllt werden. PatientInnen werden außerdem mit aktuellem Störungswissen versorgt, um ihr Krankheitsverständnis zu verbessern und zu verstehen, warum im diagnostischen Prozess bestimmte Aspekte besonders fokussiert werden. Für viele Beschwerdebereiche steht inzwischen eine gute Auswahl an Patientenratgebern zur Verfügung, die in der Verhaltenstherapie gerne zu psychoedukativen Zwecken eingesetzt werden. Dies erhöht in der Regel die Compliance für die Mitarbeit bei diagnostischen und therapeutischen Hausaufgaben. Es macht in dieser Phase Sinn, auch Fremdbeobachtungen, z. B. von Angehörigen, zur Verhaltensanalyse im Rahmen eines explorativen Gesprächs zu erheben.

Zusätzlich zur Exploration kommen *Beobachtungsverfahren* bei der Erstellung von Verhaltensanalysen in den unterschiedlichsten Varianten zum Einsatz. Für die Therapeutin oder den Therapeut empfiehlt es sich, wenn möglich zur Erhöhung der Objektivität der Verhaltensanalyse, das Problemverhalten *in-vivo* in der natürlichen Umgebung zu beobachten. Beispielsweise können sie eine Patientin mit Waschzwängen in ihrer häuslichen Umgebung oder in der Öffentlichkeit dabei beobachten, wie häufig und in welcher Art sie ihre Hände wäscht und welche Berührungen und Kontakte sie meidet. Aspekte der situativen Auslöser (*S*), der körperlichen (*Rphys*) und der behavioralen Reaktion (*Rmot*) sowie der äußeren Konsequenzen (z. B. Verhalten anderer im Umgang mit der Person; *C*) können somit vom Therapeuten in der Verhaltensanalyse ergänzt werden. Wenn Problemsituationen nicht ohne Weiteres hergestellt werden können, bzw. eine beobachtende Teilnahme nicht erwünscht ist, so ist es auch möglich, die Situationen im Rollenspiel nachzustellen und dabei Verhaltensbeobachtungen durchzuführen. Dies ist insbesondere bei sozialen Ängsten, beispielsweise im Beruf oder in Prüfungssituationen, häufig empfehlenswert.

Die *Selbstbeobachtung* durch PatientInnen ermöglicht es, neben der Erfassung des motorischen Verhaltens Auskünfte über innere, nicht beobachtbare Prozesse und Reaktionen zu erlangen, insbesondere Gedanken, Gefühle und körperliche Reaktionen. Daher werden in der verhaltensanalytischen Diagnostik vielfältige *Verhaltens- und Gedankenprotokolle* eingesetzt, die je nach Störungsbild und Problembereich unterschiedliche Aspekte der Reaktion erfassen. Dies reicht vom einfachen Protokollieren der Anzahl gerauchter Zigaretten mittels einer mitgeführten Strichliste bis hin zum Ausfüllen einer horizontalen Verhaltensanalyse nach dem SORC-Schema bei auftretendem selbstverletzendem Verhalten von PatientInnen mit einer Borderline-Persönlichkeitsstörung. Oft werden Verhaltensprotokolle in Tagebuchform eingesetzt, um einen Überblick über die Häufigkeit und den zeitlichen Verlauf der zu erhebenden Variable zu bekommen. Störungsspezifische verhaltenstherapeutische Therapiemanuale enthalten in der Regel verschiedene Selbstbeobachtungsprotokolle, die den Fokus auf die Symptomatik und für die Verhaltensanalyse bedeutsame Aspekte der jeweiligen Störung legen. Bei Herrn L. aus dem Beispiel wurde das SOMS-Befindlichkeitstagebuch (Rief u. Hiller 2008) eingesetzt, das in Abb. 21.4 in Teilen dargestellt wird. In diesem immer abends auszufüllenden Tagebuch werden neben der Art der Beschwerden auch das körperliche Wohlbefinden, emotionale Aspekte (Stimmung, Ängstlichkeit), Krankheitsängste und der selbst wahrgenommene Gesundheitszustand und

SOMS Befindlichkeitstagebuch

Bitte jeden Abend ausfüllen!

Name: ....

Datum: ....

Uhrzeit: ....

1. **KÖRPERLICHES WOHLBEFINDEN: Litten Sie heute unter körperlichen Beschwerden oder Symptomen?**
   Bitte markieren Sie zwischen 0 (= ständig starke Beschwerden) und 100 (= keine Beschwerden):

   Ich hatte ständig starke körperliche Beschwerden 0 |——————————————————————————| 100 Ich hatte keinerlei körperliche Beschwerden

2. **ART DER KÖRPERLICHEN BESCHWERDEN: Falls Sie heute körperliche Beschwerden hatten, zählen Sie sie bitte hier auf!**
   Heute hatte ich folgende Beschwerden:

   1. ....   6. ....
   2. ....   7. ....
   3. ....   8. ....
   4. ....   9. ....
   5. ....   10. ....

7. **AKTIVITÄTEN: Welche Aktivitäten und Tätigkeiten konnten Sie heute durchführen – trotz vielleicht bestehender Beschwerden?**
   Meine heutigen Aktivitäten:

   1. ....   6. ....
   2. ....   7. ....
   3. ....   8. ....
   4. ....   9. ....
   5. ....   10. ....

8. **AUSLÖSER: Was war vorausgegangen, als sich heute Ihre Beschwerden verbesserten oder verschlechterten?**

   Als sich meine Beschwerden **verbesserten**,   Als sich meine Beschwerden **verschlechterten**,
   war folgendes vorausgegangen: war folgendes vorausgegangen:

   1. ....   6. ....
   2. ....   7. ....
   3. ....   8. ....
   4. ....   9. ....
   5. ....   10. ....

   HUBER Bestellnummer 03 153 09
   © 2008 by Verlag Hans Huber, Hogrefe AG, Bern. Alle Rechte vorbehalten. Jegliche Art der Vervielfältigung verboten.

Abb. 21.4 Befindlichkeitstagebuch des SOMS (Rief u. Hiller 2008; mit freundlicher Genehmigung des Verlages Hans Huber; www.testzentrale.de).

auf der motorischen Ebene die täglichen Aktivitäten exploriert. Die Ergebnisse der täglichen Messungen werden dann gemeinsam in einem Kurvenblatt eingetragen, so dass beispielsweise Zusammenhänge zwischen psychologischen Faktoren und physiologischen Reaktionen, die nicht direkt explorierbar sind, deutlich werden können. Unser Patient aus dem Beispiel entdeckte durch dieses Vorgehen, dass bei ihm gereizte Stimmung über längere Zeit zu einem Symptomanstieg führte und dass fehlende Ruhetage, in welchen er keine außerberuflichen Aktivitäten geplant hatte, das Gefühl von Schwäche verstärken.

Ein Vorteil von Selbstbeobachtungsprotokollen liegt in der erhöhten ökologischen Validität der Informationen. Das Verhalten wird direkt bei Auftreten in seiner natürlichen Umgebung erfasst, wodurch Verzerrungseffekte aufgrund von Erinnerungsfehlern vermieden werden können. Ein weiterer Vorteil dieser Protokollierungsmethoden ist die individuelle Anpassungsmöglichkeit der zu erfassenden Merkmale. Obwohl auf eine Vielzahl publizierter Tagebücher, bzw. Protokolle, zugegriffen werden kann, die häufig wichtige störungsspezifische Variablen fokussieren, macht es in manchen Situationen Sinn, eigene Protokolle zu erstellen. Über Maße der psychometrischen Güte kann zu diesen Verfahren in der Regel keine Aussage gemacht werden, was als ein Nachteil anzusehen ist. Moderne Varianten der Protokollierung nutzen anstatt Papier und Bleistift Versionen elektronischer Medien zur Informationserfassung, wie z.B. früher **personal digital assistants (PDAs)** und heutzutage **Smartphones**. Mit diesen Geräten können mittels Erinnerungssignalen zu festgesetzten Zeitpunkten Gedanken oder Erlebnisse protokolliert werden.

In einem **Verhaltenstest** werden Fremd- und Selbstbeobachtung miteinander kombiniert. Dies kann in der natürlichen Situation geschehen oder im Rahmen eines Rollenspiels. Beispielsweise könnte man mit einer Patientin, die unter Angst vor dem Zugfahren im Rahmen einer Agoraphobie leidet, auf den Bahnhof gehen, einen Zug betreten und sie gleichzeitig bitten, alle ihr durch den Kopf gehenden Gedanken laut auszusprechen (Methode des **lauten Denkens**), sowie hin und wieder eine Schweregradeinschätzung der Angst auf einer Skala von 0–100 abzugeben.

Um **physiologische Parameter** für die Erstellung einer Verhaltensanalyse zu erheben, können neben Selbstbeobachtungsmethoden auch objektive Erfassungsmethoden eingesetzt werden. Hierzu eignen sich z.B. Biofeedback-Geräte oder Pulsuhren, mit welchen unterschiedliche biologische Parameter wie Muskelaktivität (EMG), Herzrate und Hautleitfähigkeit erfasst werden können. Es macht Sinn, bei psychischen Erkrankungen mit hoher emotionaler Beteiligung und Erregung (z.B. Angsterkrankungen) oder bei somatoformen Störungen, gezielt körperliche Reaktionen diagnostisch zu erfassen, um feststellen zu können, inwiefern biologische Prozesse und in welcher Intensität beteiligt sind. Zum einen können Interventionen spezifisch darauf abgestimmt werden, und zum anderen eignen sich diese Parameter auch zur Verlaufskontrolle. Beispielsweise spielt bei somatoformen Schmerzerkrankungen die reaktive muskuläre Anspannung meist eine bedeutsame Rolle im Chronifizierungsgeschehen. Dabei können gezielt Biofeedback-Interventionen für die verspannten Muskelpartien oder die Progressive Muskelentspannung nach Jacobson eingesetzt werden, um den Aufrechterhaltungsmechanismus an dieser Stelle zu unterbrechen.

Zur Erstellung der vertikalen Verhaltensanalyse werden Gemeinsamkeiten aus den verschiedenen durchgeführten horizontalen Verhaltensanalysen gesucht, die auf zugrundeliegende Verhaltensregeln und Pläne hinweisen. Aus diesen werden dann abstraktere Oberpläne und Grundannahmen abgeleitet. Neben der Exploration werden zur diagnostischen Erfassung auch Fragebögen zu Motiven und Wertvorstellungen eingesetzt. Hilfreiche Fragen für die Therapeutin oder den Therapeuten könnten dabei sein: „Auf welche konkrete Weise realisiert das Individuum persönlich bedeutsame, problemrelevante Ziele?", „Lässt sich das konkrete Verhalten in verschiedenen Situationen auf einen gemeinsamen Plan zurückführen?" (Bartling et al. 2008). Da Ziele und Pläne oft nicht unmittelbar bewusst sind, müssen diese im Rahmen der Therapie anhand von Verhalten erschlossen werden. Weiterführende Methoden zur Erfassung von Zielen und Plänen sind bei Caspar (2007) und Grawe et al. (Grawe et al. 1996) beschrieben.

Zur Analyse interaktioneller Pläne im Rahmen der vertikalen Verhaltensanalyse kann neben den hier genannten Methoden zusätzlich auch die Reflexion des Interaktionsverhaltens des Patienten in Therapie herangezogen werden. Es kann davon ausgegangen werden, dass sich bedeutsames Interaktionsverhalten einer Patientin oder eines Patienten auch in der Beziehung zur Therapeutin bzw. zum Therapeuten manifestiert. Der Therapeut oder die Therapeutin kann damit aus der Beobachtung des Patientenverhaltens in der Therapie und der dadurch auf ihn erzielten Wirkung auf interaktionelle Pläne der Patientin oder des Patienten schließen. Berücksichtigung findet dabei neben den Inhalten, die der Patient oder die Patientin einbringt oder auch gerade nicht einbringt, das non- oder paraverbale Verhalten. Hierzu zählen die Mimik, Gestik, Körperhaltung oder die Ausdrucksweise des Patienten. Therapeuten können sich dann zur Bildung von hypothetischen Plänen fragen: „Welche Gefühle, Gedanken und Vorstellungen löst mein Patient bei mir aus? Welches Bild von sich will der Patient bei mir erwecken? Zu welchen Äußerungen oder Verhalten will mein Patient mich bewegen und was möchte er verhindern?"

Neben der Analyse des problematischen Verhaltens interessiert in der verhaltenstherapeutischen Diagnostik auch jede Ausnahme der Regel. In welchen Situationen treten die Probleme nicht auf? Welche Faktoren sind dafür verantwortlich? Zum Einen werden durch diese Fragen Aufmerksamkeitsprozesse auf erfolgreich gemeisterte Situationen gelenkt, und zum Anderen erhält die Therapeutin bzw. der Therapeut Hinweise auf vorhandene Kompetenzen und Ressourcen, die für die Interventionsplanung relevant sein können.

Im therapeutischen Verlauf schließt sich an diese Phase der Diagnostik die Zielanalyse und Interventionsplanung an. Die Interventionen werden entsprechend der vereinbarten Ziele aus der störungsspezifischen Verhaltensanalyse abgeleitet und müssen durch die Verhaltensanalyse begründbar sein.

Verlaufsdiagnostik

Nach der Ableitung und Vereinbarung konkreter therapeutischer Interventionen ist der Patient in der nächsten Therapiephase gefordert, diese schrittweise umzusetzen. Die Durchführung therapeutischer Interventionen ist von der fortlaufenden Erhebung diagnostischer Information über die Auswirkungen des therapeutischen Vorgehens und der Verhaltensänderungen des Patienten begleitet. Inhaltlich können im Veränderungsprozess Informationen zu unterschiedlichen Fragen erhoben werden (Schulte 1996):

- Ergeben sich neue Aspekte zur Problem- oder Zielanalyse? Müssen Hypothesen zur Verhaltensanalyse modifiziert oder sogar verworfen werden? Konnten insbesondere neue Informationen zur Ausdifferenzierung der Planstruktur einer Person gewonnen werden?
- Ist der Patient noch ausreichend zur Mitarbeit in der Therapie motiviert? Öffnet er sich in der Therapie und setzt er vereinbarte Verhaltensänderungen um?
- Führen die Interventionen zu den angestrebten Veränderungen und zur Erreichung der Ziele des Patienten?

Die Rückmeldungen aus dem therapeutischen Prozess können von der Therapeutin oder dem Therapeuten zur adaptiven Indikationsstellung, d. h. der Anpassung der Interventionen an die Merkmale des Patienten, genutzt werden.

Neben der Exploration, der Beobachtung in der therapeutischen Situation und der Selbstbeobachtung (s.o.) können hierzu auch **störungsübergreifende und störungsspezifische psychometrische Fragebögen** wiederholt vorgelegt werden. Veränderungen des Verhaltens und Erlebens eines Patienten können damit indirekt über die Differenzwerte zwischen den Vor- und Nachtestwerten erschlossen werden. Zur Beurteilung der Bedeutsamkeit eines Differenzwertes für eine Person wird auf die Konzepte des „Reliable Change Index" bzw. der „klinisch signifikanten Veränderungen" verwiesen. Eine ausführliche Darstellung findet sich bei Jacobson und Truax (1991).

Im Rahmen von Wissenschaftler-Praktiker-Netzwerken kam es unter dem Begriff der **patientenorientierten Versorgungsforschung** in den letzten Jahren verstärkt zur Entwicklung von Feedbacksystemen zur Qualitätssicherung in der Psychotherapie (Fydrich et al. 2003). Ziel ist es, Daten aus dem Therapieprozess zur Optimierung der laufenden Therapie zu nutzen. Hierzu werden auf der Basis psychometrischer Verlaufsmessungen aus einer großen Anzahl von Therapien elaborierte statistische Modelle zur Vorhersage individueller Therapieverläufe berechnet. Aus den Patientendaten der ersten Therapiesitzungen kann dann der weitere Verlauf der Therapie individuell vorhergesagt und mit den tatsächlich beobachteten Verläufen einer Patientin verglichen werden. Diese Vergleiche ermöglichen sehr frühzeitig die Identifikation günstiger oder ungünstiger Therapieverläufe, was dann wiederum an die Therapeutin zurückgemeldet wird und zur Adaption ihrer Interventionsstrategie genutzt werden kann (Lutz et al. 2007).

Zur Erfassung der von der Patientin oder des Patienten und der Therapeutin oder des Therapeuten unmittelbar in der Therapiestunde erlebten Aspekte des Therapieprozesses, wie z. B. die emotionale Beteiligung in der Sitzung oder die Qualität der Therapiebeziehung, können zusätzlich **Therapiestundenbögen** herangezogen werden. Als standardisiertes und ökonomisches Instrument kann hier beispielsweise der Stundenbogen für die Allgemeine und Differenzielle Einzel-Psychotherapie (STEP; Krampen 2002), der die Dimensionen „motivationale Klärung", „aktive Hilfe zur Problembewältigung" und „therapeutische Beziehung" erfasst, eingesetzt werden.

Eine weitere Methode der Prozessdiagnostik stellt die **Zielerreichungsskalierung** bzw. das **Goal Attainment Scaling** (GAS; Kiresuk u. Sherman 1968) dar. Damit lassen sich Veränderungen im Therapieprozess individualisiert und verhaltensnah bewerten. Entsprechend der Therapieziele einer Patientin werden beim GAS Veränderungen ausgewählter Verhaltensweisen auf einer fünfstufigen Skala konkret operationalisiert. Mit der Patientin wird dazu möglichst frühzeitig im Therapieprozess festgelegt, was die von ihr erwarteten Therapieergebnisse für ihre wichtigsten Therapieziele sein sollten. Die von der Patientin erwarteten Veränderungen werden jeweils dann von ihr formuliert und als Zielerreichungsstufe 0 in die individuelle fünfstufige Zielerreichungsskala eingetragen. Im Beispiel von Herrn L., mit dem das Therapieziel, wieder sportlich aktiver zu werden, vereinbart wurde, könnte die Zielerreichungsstufe 0 „zweimal im Monat einen Nachmittag zum Sportklettern gehen" sein. Anschließend werden dann die Stufen +1 – etwas mehr als das erwartete Resultat – („mindestens dreimal im Monat Klettern gehen"), +2 – viel mehr als das erwartete Resultat – („wöchentlich Klettern gehen und wöchentlich zweimal 30 Minuten Joggen"), -1 – etwas weniger als das erwartete Resultat – („einmal im Monat Klettern gehen"), -2 – viel weniger als das erwartete Resultat – („weniger als einmal im Monat Klettern gehen"), operationalisiert. Mehrfach im Therapieprozess sowie zum Ende der Therapie kann dann vom Patienten eine Einschätzung seiner Zielerreichung auf seiner Skala zwischen -2 und +2 erfolgen.

Nach **Abschluss der Therapie** sollten die hier dargestellten Methoden im Rahmen einer Post-Messung noch einmal zur Anwendung kommen. Ziel ist es dabei, eine Kontrolle der Wirksamkeit und eine Bewertung der Therapie im Gesamten vornehmen zu können. Zusätzlich sollten zu den Post-Messungen auch Methoden der direkten Veränderungsmessung herangezogen werden. Hierbei werden die PatientInnen direkt nach den subjektiv erlebten Veränderungen während der Therapie und ihrer Zufriedenheit mit der Therapie befragt. Weit verbreitet ist hierzu der Veränderungsfragebogen des Erlebens und Verhaltens (VEV; Zielke u. Kopf-Mehnert 2001). Zum Nachweis der Nachhaltigkeit der in der Therapie erzielten Veränderungen sollte in einem gewissen Abstand (beispielsweise nach einem Jahr) erneut eine Post-Messung (follow-up) erfolgen.

Das Kernstück verhaltenstherapeutischer Diagnostik bildet die individuelle Problem- und Verhaltensanalyse. Ziel ist es, auf der Grundlage empirisch fundierten Wissens psychische Probleme hinsichtlich deren Entstehungs- und Aufrechterhaltungsbedingungen funktional zu beschreiben und hypothetisch zu erklären. Die Hypothesen werden im diagnostisch-therapeutischen Prozess einer kontinuierlichen Überprüfung und Adaption unterzogen. Die Problem- und Verhaltensanalyse kann sowohl auf der Ebene konkreten Verhaltens in spezifischen Situation erfolgen als auch auf der Ebene hierarchisch übergeordneter, handlungsleitender Regeln und Pläne. Neuere verhaltensanalytische Modelle sehen auch den Einbezug störungsspezifischen Wissens in der verhaltenstherapeutischen Diagnostik und Therapieplanung vor. Zur Erstellung von Problem- und Verhaltensanalyse wird ein multimethodaler Ansatz empfohlen, bei welchem neben der Exploration Selbstbeobachtungsprotokolle, Verhaltenstests und psychometrische Fragebögen zum Einsatz kommen.

22 Testdiagnostik in der Psychotherapie

E. Brähler, J. Schumacher†, P. Y. Herzberg

Der Begriff „Test" ist inzwischen zu einem häufig benutzten Wort der Alltagssprache geworden. Ein neues Produkt wird auf seinen Gebrauchswert hin getestet, ein Automobil einem Crash-Test unterzogen, Testberichte gibt es so gut wie für alle Produkte. In der Psychologie wird der Testbegriff vor allem in 3 Bedeutungen verwendet (Guthke, Böttcher u. Sprung, 1990): für jede Untersuchung mit Stichprobencharakter, für mathematisch-statistische Prüfverfahren, sowie für ein standardisiertes psychodiagnostisches Prüfverfahren.

22.1 Zum Testbegriff

Im Folgenden wollen wir uns mit dem Test in seiner Bedeutung als einem standardisierten psychodiagnostischen Prüfverfahren näher beschäftigen. Gemäß der Schwerpunktsetzung des vorliegenden Buches sollen dabei Anwendungsfragen der Testdiagnostik im Rahmen der Psychotherapie im Mittelpunkt der Betrachtung stehen. Für einen vollständigeren Überblick zur Psychodiagnostik im Allgemeinen und der Testdiagnostik im Besonderen sei auf die vorliegenden Übersichtsartikel sowie die entsprechenden Lehr- und Handbücher verwiesen (Amelang u. Schmidt-Atzert 2006, Baumann u. Stieglitz 2001, 2003, Fisseni 2007, Krohne u. Hock 2007, Kubinger 2009).

Definition. Was ist unter einem *psychodiagnostischen Test* zu verstehen?

> **D** Nach Guthke (1990, S. 108) handelt es sich bei einem psychodiagnostischen Test um „... ein wissenschaftlich entwickeltes und überprüftes Routineverfahren, bei dem in standardisierten Situationen Verhalten – provoziert durch definierte Anforderungen – registriert bzw. Verhaltensmerkmale von Personen oder Personengruppen erfasst werden, die als Indikatoren für bestimmte Eigenschaften, Zustände oder Beziehungen dienen sollen. Tests ermöglichen Klassifikationen, die an einer Gruppe vergleichbarer Personen gewonnen wurden bzw. die durch Annäherung an ein Kriterium oder einen Idealwert bestimmt werden."

Ausgehend von dieser Definition lassen sich psychologische Testverfahren somit durch die folgenden Merkmale näher charakterisieren (Krohne u. Hock 2007, Lienert u. Raatz 1998):

Wissenschaftliches Verfahren. Ein Test ist ein wissenschaftliches Verfahren, da er nach bestimmten Regeln konstruiert und überprüft wird, die sich aus der jeweils zugrunde gelegten Testtheorie ergeben. Die Mehrzahl der derzeit existierenden Testverfahren ist auf der Basis der **Klassischen Testtheorie (KTT)** (Lord u. Novick 1968, Rost 2004) entwickelt worden. Mit ihr ist der folgende Algorithmus der *Testkonstruktion* verknüpft (Lienert u. Raatz 1998):

1. Bestimmung des Gegenstandsbereiches und der zu erfassenden Dimensionen;
2. Formulierung und Zusammenstellung von Aufgaben (Items);
3. Gewinnung einer Analysestichprobe;
4. Skalenkonstruktion mittels Faktorenanalyse und/oder Itemanalyse (Skalenfestlegung und -zusammensetzung aufgrund der Faktoren und Ladungen und/oder psychometrische Überprüfung der Skalen mittels Schwierigkeit, Trennschärfe, Konsistenz etc.);
5. Berechnung der Gütekriterien (s. u.);
6. Durchführung von Validierungsstudien;
7. Testnormierung.

Ein weiteres, mathematisch-statistisch elaborierteres Testmodell, das sich auch als Alternative zur vielfach kritisierten KTT versteht (z. B. Fischer 1974), welches jedoch erst langsam an Bedeutung gewinnt, stellt die **Item-Response-Theorie (IRT)** dar (Moosbrugger 2007, van der Linden u. Hambleton 1997). Bei der **Kriteriumsorientierten Messung (KOM)** (Herzberg u. Frey 2011) handelt es sich im engeren Sinne um keine neue Testtheorie neben der KTT und der PTT, sie erweist sich jedoch im Hinblick auf den Einsatz der Testdiagnostik in der Psychotherapie als relevanter Ansatz, wenn z. B. mittels eines therapiezielorientierten Tests geprüft werden soll, ob ein Klient ein vorher festgelegtes, inhaltlich definiertes Therapieziel erreicht hat.

Gütekriterien. Die Wissenschaftlichkeit eines Tests wird durch den Nachweis der **Hauptgütekriterien** (Objektivität, Reliabilität, Validität) und **Nebengütekriterien** (Nützlichkeit, Vergleichbarkeit, Ökonomie, Normierung) erbracht (Lienert u. Raatz 1998). Eine umfassende und elaborierte Übersicht von Kriterien zur Testbeurteilung sind die Standards für pädagogisches und psychologisches Testen (Häcker, Leutner u. Amelang 1998), die in **Tabelle 22.1** im Überblick dargestellt sind.

Standardisierung. Testverfahren müssen für die routinemäßige Anwendung geeignet sein. Ein Test ist deshalb hinsichtlich seiner Durchführung, Auswertung und Interpreta-

Tabelle 22.1 Kriterien für die Testbeurteilung

Parameter	Kriterien
Testgrundlage	• diagnostische Zielsetzung • theoretische Grundlage • Nachvollziehbarkeit der Testkonstruktion (detaillierte Angabe der einzelnen Konstruktionsschritte)
Testdurchführung	• Durchführungsobjektivität • Transparenz (für Anwender) • Zumutbarkeit für den Diagnostizierten (ökonomischer und psychischer Aufwand in Relation zum Nutzen) • Ausmaß der Verfälschbarkeit • Störanfälligkeit, d. h. Empfindlichkeit von Traitverfahren gegenüber aktuellen Zuständen der Person und situativen Momenten
Testverwertung	• Auswertungsobjektivität • Zuverlässigkeit (Reliabilität) • Gültigkeit (Validität) • Normierung • Bandbreite, d. h. Ausmaß an möglichen Fragestellungen • Informationsausschöpfung, d. h. aus dem Test abgeleitete Indikatoren im Vergleich zur Ausgangsinformation • Änderungssensitivität
Testevaluation	• Ökonomie • Fairness, d. h. Ausmaß der systematischen Diskriminierung einzelner Personengruppen aufgrund spezifischer soziodemografischer Merkmale im Hinblick auf Kriteriumswerte • Akzeptanz durch Benutzer (Testleiter, Probanden, Patienten) und Sozietät • Vergleichbarkeit, d. h. Relation zu vergleichbaren Verfahren (Novität) • Bewährung, d. h. Bilanz aus der Anwendung
äußere Testgestaltung	• u. a. Verständlichkeit, probanden- und patientenfreundliche Gestaltung

tion standardisiert, d. h. es sind Regeln zur Durchführung, Auswertung sowie zur Interpretation der Ergebnisse vorgegeben. Die Standardisierung ist eine Voraussetzung, um die Messwerte aus psychodiagnostischen Verfahren intra- und interindividuell miteinander vergleichen zu können. Durch mangelnde Standardisierung wird die Objektivität eines diagnostischen Verfahrens beeinträchtigt, d. h. dessen Unabhängigkeit von der Person des Testleiters und den damit möglicherweise verbundenen Besonderheiten in ihren verschiedenen Aspekten der Durchführung, Auswertung und Interpretation. Dies hat Minderungen der Reliabilität und Validität zur Folge.

Erlebens- und Verhaltensstichproben. Mit einem Test werden – provoziert durch definierte Anforderungen und Fragen (Items) – Erlebens- und Verhaltensmerkmale von Personen erfasst, welche als **Indikatoren** für bestimmte Eigenschaften, Zustände oder Beziehungen dienen sollen. Eine alleinige Orientierung der „klassischen" Testdiagnostik auf **Persönlichkeitseigenschaften** im Sinne zeitstabiler und situationsinvarianter Merkmale (traits) erweist sich unter dieser Perspektive als unangemessene Einschränkung (Mischel 1968), da auch aktuelle, situationsabhängige Zustände (states), Verhaltenstendenzen ohne Bezug auf Eigenschaften, sowie Beziehungen zwischen Personen z. B. in der Partnerschaft (Brähler u. Brähler 1993), der therapeutischen Dyade oder in Gruppen durch Tests erfassbar sind.

Eine moderne Teststrategie, die sich als Ergänzung zur „klassischen" Testdiagnostik versteht und gerade das Phänomen der **intraindividuellen Variabilität** von Personmerkmalen in den Mittelpunkt der Betrachtung rückt, stellt das **dynamische Testen** dar (Guthke u. Wiedl 1996).

Da Erlebens- und Verhaltensstichproben in der retrospektiven Erfassung durch Fragebogenverfahren fehlerbehaftet sein können, bietet das **Ambulatory Assessment (AA)** die Möglichkeit, mittels computergestützter Selbstbeobachtung (z. B. über Smartphones oder tragbare Taschencomputer) Merkmale des Erlebens und Verhaltens von Personen in ihrer natürlichen Umgebung ereignisnah zu registrieren. Für die Individualdiagnostik erlaubt das AA die Erhebung von Grundraten von Problem- und Zielverhaltensweisen sowie die Verhaltens- und Kognitionsanalyse (Bedingungsanalyse), die frei von Gedächtnis- oder subjektiven Inferenzeffekten sind (Fahrenberg, Myrtek, Pawlik u. Perrez 2007).

Quantifizierung. Bei einem Test wird eine Messung (Quantifizierung) der erhobenen Merkmale angestrebt (Steyer u. Eid 2001). Die alleinige Orientierung auf messende Verfahren, auch wenn diese als sog. **psychometrische Tests** die wichtigste Kategorie von Testverfahren darstellen, wird von einigen Autoren wie z. B. Guthke (1990) kritisch betrachtet. So können auch Verfahren, die nicht messen, aber in Instruktion und Darbietung standardisiert sind, als „Test" bezeichnet werden (wie die sog. projektiven Verfahren).

Klassifizierung und Normierung. Beim Einsatz von Testverfahren wird zumeist eine Klassifizierung und Normierung der Testergebnisse auf der Grundlage einer Eichstichprobe von Menschen (Referenzpopulation) angestrebt. Daneben ist aber auch eine Klassifizierung und Normierung von Tests an Lernzielen, Trainingszielen oder Therapiezielen möglich (populations-/normorientierte vs. kriteriumsorientierte Messung).

22.2 Klassifikation von Testverfahren

Datentypen. Bevor Klassifikationsmöglichkeiten für Testverfahren näher vorgestellt werden, sei zunächst auf eine von Cattell (1965) eingeführte Unterscheidung verschiedener Datentypen verwiesen. Danach lassen sich innerhalb der psychologischen Diagnostik

- *L*(Life)-*Daten*,
- *Q*(Questionnaire)-*Daten* und
- *T*(Test)-*Daten*

voneinander abgrenzen. Unter L-Daten werden biografische Merkmale und Fremdbeurteilungen gefasst, während Q-Daten Selbstauskünften in Befragungen entstammen, die zumeist mittels Persönlichkeitsfragebögen erhoben wurden. Persönlichkeitsfragebögen werden deshalb auch als **subjektive Persönlichkeitstests** bezeichnet (Mummendey 1995). T-Daten schließlich gewinnt man mit Hilfe **objektiver Persönlichkeitstests**. Diese unterscheiden sich von den „subjektiven" darin, dass sie in der Regel nicht auf Selbstauskünften der Probanden basieren, sondern unmittelbare, situationsbezogene Messungen eines Persönlichkeitsmerkmals anstreben (Proyer, Ortner u. Kubinger 2006).

Auch wenn es unter sprachlichen Gesichtspunkten verwirrend erscheinen mag, wird sich unser Beitrag zur Testdiagnostik im Folgenden weniger mit den T-Daten im Sinne Cattells beschäftigen, als vielmehr mit den **Q- und L-Daten**, da sich insbesondere Selbst- und Fremdbeurteilungsinstrumente in Form von Fragebögen und Ratingskalen für die therapiebezogene Testdiagnostik als bedeutsam erweisen.

Eigenschafts- und Verhaltensdiagnostik. Eine von Pawlik (1976) vorgeschlagene **Klassifikation unterschiedlicher Dimensionen und Zielsetzungen** der Psychodiagnostik ist in **Tabelle 22.2** dargestellt. Danach lassen sich prinzipiell zwei unterschiedliche Ansätze zur Erfassung der Persönlichkeit unterscheiden:

Ansatz 1:
- Statusdiagnostik (Ziel: Ist-Zustand);
- Normorientierung (Ziel: interindividuelle Unterschiede);
- Testen (Ziel: Erschließen von Eigenschaftswerten);
- Messung (Ziel: Schätzung von Konstruktwerten).

Ansatz 2:
- Prozessdiagnostik (Ziel: Veränderungsmessung);
- Kriterienorientierung (Ziel: individuelle Position relativ zu Kriterium);
- Inventarisieren (Ziel: Bestimmen eines Verhaltensbereiches);
- Behandlungsinformation (Ziel: Entscheidungs- und Behandlungsoptimierung).

Der erste Ansatz wird häufig als **Eigenschaftsdiagnostik**, z. T. auch als „klassische" Diagnostik bezeichnet. Die Testdiagnostik in ihrem traditionellen, eigenschaftsorientierten Verständnis und in ihrer engen Verknüpfung mit der sog. Klassischen Testtheorie (KTT) ist diesem Ansatz zuzuordnen. Im klinischen Bereich hat die Eigenschaftsdiagnostik vor allem in den Forschungsfeldern der Beschreibung, Klassifikation, Erklärung, Prognose und Evaluation große Verbreitung gefunden. Dem steht der nach wie vor eher geringe Stellenwert dieses Ansatzes bei der Intervention im Einzelfall gegenüber (Perrez 1985).

Hier wird zumeist auf Ansatz 2 zurückgegriffen, der stärker lerntheoretisch fundiert ist und als **Verhaltensdiagnostik** (behavioral assessment) bezeichnet wird (Bellack u. Hersen 1998, Haynes u. O´Brien 2000; sowie Kap. 21).

Die immer noch häufig zu findende Gegenüberstellung von Eigenschafts- und Verhaltensdiagnostik erweist sich jedoch aufgrund neuerer Entwicklungen innerhalb der Persönlichkeitsforschung und der Psychodiagnostik als nicht mehr haltbar (Reinecker-Hecht u. Baumann 1998, Westmeyer 1994). So existiert innerhalb der Psychodiagnostik inzwischen eine Reihe von Testverfahren, die auch situationsabhängige Ausprägungen von Erlebens- und Verhaltensmerkmalen erfassen. Als Beispiel sei hier das State-Trait-Angstinventar (STAI) von Laux et al. (1981) genannt, das neben der Angstneigung (Ängstlichkeit, trait-anxiety) als zeitlich überdauernder und transsituativ stabiler Persönlichkeitseigenschaft auch die situationsabhängige Zustandsangst (state-anxiety) erfasst.

Eine Klassifikation von Testverfahren, die sich vor allem an **inhaltlichen Aspekten** orientiert, ist **Tabelle 22.3** zu entnehmen. Obwohl Testverfahren zur Leistungsdiagnostik sowie zur neuropsychologischen Funktionsdiagnostik auch im Rahmen der Psychotherapie einen nicht zu unterschätzenden Stellenwert besitzen (z. B. bei Patienten mit somatoformen oder depressiven Störungen oder aber bei Alkohol- und Drogenmissbrauch), kann auf diese Verfahrensgruppe hier nicht näher eingegangen werden, siehe dazu im Themenheft zu Stand und Perspektiven der Psy-

Tabelle 22.2   Dimensionen und Zielsetzungen der Psychodiagnostik (nach Pawlik 1976)

Dimension	Diagnostische Zielsetzung
Statusdiagnostik vs. Prozessdiagnostik	Erfassung des Ist-Zustands vs. Veränderungsmessung
normorientierte Diagnostik vs. kriterienorientierte Diagnostik	interindividuelle Unterschiede vs. individuelle Position relativ zu Verhaltenskriterium
Testen vs. Inventarisieren	Bestimmen von Eigenschaftswerten aufgrund von Erlebens- und Verhaltensstichproben vs. Bestimmen eines Verhaltensbereichs
Diagnostik als Messung vs. Diagnostik als Information für und über Behandlung	Schätzen von Eigenschaftswerten, aus denen Behandlungsaussagen abgeleitet werden vs. Entscheidungs- und Behandlungsoptimierung durch Informationsgewinnung

chologischen Diagnostik (Herzberg u. Roth 2008) die Beiträge von Dörfler u. Dislich (2008) sowie Gauggel u. Volz-Sidiropoulou (2008).

Auch *projektive Testverfahren* können hier nicht ausführlicher diskutiert werden, obwohl diese in relativ enger (theoretischer) Beziehung, insbesondere zu psychoanalytischen und psychodynamischen Therapieansätzen stehen (Rauchfleisch 2006). **Tabelle 22.4** gibt einen kurzen Überblick über wichtige projektive Testverfahren für den Erwachsenenbereich.

Wir haben uns darum bemüht, vor allem solche Testverfahren in die Übersicht aufzunehmen, die den anerkannten methodischen Standards für die Testkonstruktion und Testevaluation genügen (Häcker et al. 1998) und sich darüber hinaus in der klinischen Praxis einer hohen Akzeptanz und auch Verbreitung erfreuen (Roth u. Herzberg 2008, Roth, Schmitt u. Herzberg 2010). Auf eine weitergehende Bewertung der einzelnen psychodiagnostischen Verfahren (i.S. von Empfehlungen) haben wir bewusst verzichtet. Jeder Testanwender sollte sich deshalb vor dem praktischen Einsatz eines Verfahrens anhand der Handanweisung und ggf. unter Hinzuziehung psychodiagnostischer Expertise über Möglichkeiten, Besonderheiten, aber auch Grenzen des jeweiligen Erhebungsinstruments eingehend informieren. Wichtige Orientierungs- und Entscheidungshilfen können hier die Arbeiten von Brähler et al. (Brähler u. Herzberg 2007, 2002), diagnostische Themenhefte (Herzberg u. Roth 2008) oder aber die regelmäßig in psychologischen Fachzeitschriften (Diagnostica, Klinische Diagnostik und Evaluation, Zeitschrift für Klinische Psychologie) publizierten Testrezensionen liefern. Besonders ist auf die in der Zeitschrift für die Mitglieder des BdP (Report Psychologie) erscheinenden TBS-TK Rezensionen hinzuweisen. Das vom Testkuratorium (2006) entwickelte Testbeurteilungssystem basiert auf standardisierten Besprechungs- und Beurteilungskategorien, die eine abschließende Bewertung auf einer vierstufigen formalisierten Bewertungsskala beinhaltet und als derzeit anspruchsvollste Quelle zur Beurteilung von Testverfahren betrachtet werden kann. Derzeit sind ca. 10 TBS-TK Rezensionen erschienen, die klinische relevante Verfahren wie den BDI-II (Herzberg, Goldschmidt u. Heinrichs 2008), aber auch Verfahren für den Beratungskontext etc. (Andresen u. Beauducel 2008, Steinmayr, Spinath u. Rindermann 2010) evaluieren.

Zunächst möchten wir jedoch auf wesentliche Anwendungsfelder der Testdiagnostik in der Psychotherapie näher eingehen.

An späterer Stelle werden wir einen Überblick über wichtige **Selbst-** und **Fremdbeurteilungsverfahren** für den Erwachsenenbereich geben (für das Kindes- und Jugendalter: Döpfner u. Petermann 2008, Niebergall u. Remschmidt 2001, Petermann 2008, Remschmidt 2002).

Psychometrische Persönlichkeitstests. Im Mittelpunkt unserer weiteren Betrachtung sollen vor allem die psychometrischen Persönlichkeitstests stehen. Diesen kommt von Seiten der Testdiagnostik im Kontext der therapiebezogenen Diagnostik zweifellos die größte Bedeutung zu. Folgt man der in **Tabelle 22.3** eingeführten Systematik, besitzen dabei die **Persönlichkeits-Struktur-Tests** und insbesondere die **klinischen Tests** für die Psychotherapie den größten Stellenwert.

Anwendungsfelder der Testdiagnostik in der Psychotherapie

Allgemeine Vorbemerkungen. Über Jahrzehnte hinweg hatte die Psychodiagnostik innerhalb der Psychotherapie einen vergleichsweise schweren Stand. Insbesondere den standardisierten psychodiagnostischen Verfahren (Tests) standen und stehen z.T. bis heute viele Psychotherapeuten mit einem gewissen Misstrauen und auch Ablehnung gegenüber. Insbesondere gilt dies für Vertreter der Psychoanalyse, der Gesprächspsychotherapie und der Systemischen Therapie, während Verhaltenstherapeuten eher bereit waren, im Rahmen der Verhaltensdiagnostik zumindest auf standardisierte Ratingskalen oder Tagebücher zurückzugreifen (Heidenreich, Junghanns-Royack u. Fydrich 2009, Hoyer, Schneider u. Margraf 2009). In den letzten Jahren ist jedoch auch innerhalb der Psychoanalyse und Gesprächspsychotherapie eine zunehmende Bereitschaft zu erkennen, bei der Erhebung diagnostischer Informati-

Tabelle 22.3 Klassifikation von Testverfahren unter inhaltlichen Aspekten (nach Brähler et al. 2002)

inhaltlicher Aspekt	Testarten
Leistungstests	Entwicklungstests
	Intelligenztests
	allgemeine Leistungstests
	Schultests
	spezielle Funktionsprüfungs- und Eignungstests
psychometrische Persönlichkeitstests	Persönlichkeits-Struktur-Tests
	Einstellungs- und Interessentests
	klinische Tests
Persönlichkeits-Entfaltungsverfahren (projektive Tests)	Formdeuteverfahren verbal-thematische Verfahren zeichnerische und Gestaltungsverfahren

Tabelle 22.4 Projektive Testverfahren für Erwachsene (Auswahl)

Verfahren	Abkürzung	Literatur
Thematischer Apperzeptionstest	TAT	Rauchfleisch (1989)
Rorschach-Test	RT	Bohm (1996)
Zulliger-Tafeln-Test	Tafeln-Z-Test	Zulliger (1977)
Holtzman-Inkblot-Technik	HIT	Hartmann u. v. Rosenstiel (1977)
Wartegg-Zeichen-Test	WZT	Avé-Lallemant (1994)
Picture Frustration Test	PFT	Rauchfleisch (1993)

onen klinische Selbst- und Fremdbeurteilungsskalen oder strukturierte Interviews einzusetzen (Janssen u. Schneider 2009, Schwab 2009). Lediglich systemische Therapeuten stehen einer psychologischen Diagnostik mittels standardisierter Testverfahren nach wie vor eher skeptisch gegenüber (Schweitzer-Rothers u. Ochs 2008, Stierlin 2001).

Zusammenfassend kann jedoch konstatiert werden, dass psychodiagnostische Aspekte innerhalb der psychotherapeutischen Forschung und Praxis in den letzten Jahren zunehmend Beachtung gefunden haben. Davon zeugt nicht zuletzt auch eine ständig wachsende Zahl von Publikationen, die sich mit Fragen und Problemen der **therapiebezogenen Diagnostik** auseinander setzen (Laireiter 2000, Stieglitz, Baumann u. Freyberger 2001). Hintergründe für diese Entwicklung sind neben der Neu- und Weiterentwicklung psychologischer Behandlungsverfahren und deren fortschreitender Differenzierung vor allem eine verbesserte **Klassifikation** psychischer Störungen (Freyberger, Stieglitz u. Wittchen 2001, Schulte 1994, Schulte u. Wittchen 1988) sowie die immer häufiger vorgebrachten Forderungen nach einem **Wirksamkeitsnachweis (Evaluation)** und einer **Qualitätssicherung** von Psychotherapie (Braun u. Regli 2000, Grawe u. Braun 1994, Heuft u. Senf 1998, Hiller, Bleichhardt u. Schindler 2009).

Qualitätssicherung

D **Unter Qualitätssicherung wird eine kontinuierliche Erfassung und selbstkritische Überprüfung der Ergebnis- und Prozessqualität der eigenen psychotherapeutischen Arbeit verstanden.**

Die berufsgruppeninterne Qualitätssicherung ist dabei von einer externen Qualitätskontrolle, etwa durch die Kostenträger, abzugrenzen (Heuft et al. 1998). Im Rahmen der Qualitätssicherung von Psychotherapie kommt standardisierten **Dokumentationssystemen** eine bedeutsame Rolle zu. Eine Basisdokumentation für die Fachpsychotherapie haben Heuft und Senf (1998) vorgelegt. Weitere Vorschläge für Dokumentationssysteme im Bereich der Psychotherapie und Psychosomatik stammen von Broda et al. (1993, Zielke 1993, s. auch Kap. 3).

In den letzten Jahren sind darüber hinaus wiederholt Empfehlungen zur Standardisierung der Diagnostik in der Psychotherapie gegeben worden (z. B. Fydrich, Laireiter, Saile u. Engberding 1996). Dabei wurde immer wieder betont, dass es erst durch einen systematischen Einsatz erprobter und zuverlässiger psychodiagnostischer Verfahren möglich wird, klinisch-psychologische Praxis und Psychotherapie zu evaluieren und ihre Qualität zu überprüfen und zu sichern. Auch für die Psychotherapieforschung wird eine gewisse Standardisierung diagnostischer Instrumente gefordert, um die Vergleichbarkeit von empirischen Untersuchungsbefunden zu verbessern (Hoyer u. Uhmann 2008).

Aufgabenbereiche und Funktionen. Im Rahmen der Psychotherapie ist Psychodiagnostik für die folgenden **Aufgabenbereiche** von großer Bedeutung und unverzichtbar (Laireiter 2000, Stieglitz 2008).

- Bestimmung und Deskription der Ausgangslage des Patienten;
- Konzeption therapeutischer Problemstellungen (Fallkonzeption);
- Selektion und Beschreibung therapeutischer Problem- und Zielbereiche;
- Klassifikation der Symptomatik des Klienten;
- Erklärung von Ätiologie und Genese der Symptomatik des Klienten (ätiologische und funktionale Analyse);
- Selektion angemessener Interventionsstrategien und Zuordnung zu spezifischen therapeutischen Vorgehensweisen (differenzielle und selektive Indikation);
- Abschätzung der Entwicklung und Therapierbarkeit der Symptomatik sowie des Entwicklungsverlaufes der Therapie (Prognose);
- Qualitäts- und Prozesskontrolle sowie Therapie- und Prozesssteuerung (adaptive Indikation);
- Beurteilung des Erfolges und der Effektivität der Therapie (Evaluation);
- Dokumentation des Behandlungsverlaufes.

Daneben spielt Psychodiagnostik bei der **Supervision** von Psychotherapie eine wichtige Rolle, wenn die diagnostischen Grundlagen therapeutischer Entscheidungen auch für Außenstehende transparent und nachvollziehbar dargestellt werden sollen. Nicht zuletzt kommt der Psychodiagnostik auch eine eigenständige **therapeutische Funktion** zu, wenn nämlich diagnostische Erkenntnisse dazu beitragen, dass Klienten Einsicht in Problemzusammenhänge gewinnen und dadurch Selbstreflexion und Selbstmanagement gefördert werden. Betrachtet man den Verlauf des therapeutischen Prozesses, so lassen sich unter einer solchen zeitlichen Perspektive 3 **Funktionen** der Psychodiagnostik abgrenzen (Laireiter 2000b):

- Diagnostik vor und zu Beginn der Therapie: **indikationsorientierte Diagnostik,**
- Diagnostik im Verlauf der Therapie: **Verlaufs- und Prozessdiagnostik,**
- Diagnostik am Ende und nach der Therapie: **evaluative Diagnostik.**

D **Unter dem Begriff der therapiebezogenen Testdiagnostik sollen diejenigen psychodiagnostischen Testverfahren und damit zusammenhängende Entscheidungsprozesse zusammengefasst werden, die vor, während und nach einer Therapie**
- **zur selektiven und adaptiven Indikation sowie**
- **zur Messung von Veränderungen und zur Evaluation des Therapieerfolgs**
eingesetzt werden.

Indikationsdiagnostik

Die Indikationsfrage hat in der Anfangszeit der Psychotherapie keine allzu große Rolle gespielt, da es kaum alternative Therapieangebote gab. Inzwischen hat sich die Psychotherapie im rasanten Tempo weiterentwickelt und es sind neben der Psychoanalyse und auch aus ihr heraus zahlreiche neue psychologische Behandlungsverfahren entstanden, was nicht zuletzt auch durch das vorliegende Buch dokumentiert wird.

Die **allgemeine Indikationsfrage** lässt sich folgendermaßen formulieren: „Bei welchem Klienten mit welchen Problemen ist welche Behandlungsmaßnahme bzw. welche Sequenz von Behandlungselementen durch welchen Therapeuten zu welchen Zielsetzungen angemessen und wirksam?" In dieser Frage sind die wesentlichen Randbedingungen der Psychotherapieindikation enthalten (Seidenstücker 1999).

Nach Wittchen (1999) kann man zwei Arten der therapiebezogenen Diagnostik unterscheiden, welche wiederum mit zwei unterschiedlichen Indikationsfragen verknüpft sind:
- selektive, prognostisch orientierte Indikation (Diagnostik),
- adaptive, verlaufs- und erfolgsbezogene Indikation (Diagnostik).

Selektive Indikation. Bei selektiven Indikationsentscheidungen geht es um die Entscheidung zwischen mehreren therapeutischen Behandlungsmöglichkeiten mit dem Ziel einer möglichst optimalen Zuordnung von Klient, Therapeut und Behandlungsmethode (Seidenstücker 1999). Da zur Behandlung psychischer und psychosomatischer Störungen oftmals mehrere und z. T. sehr unterschiedliche Methoden, Programme und Techniken zur Verfügung stehen, ist damit auch die Frage verknüpft, mit welchem Therapieverfahren eine vorliegende Störung am wirkungsvollsten zu behandeln ist (**prognostische Indikation**; Grawe, Donati u. Bernauer 2001). Selektive Indikationsentscheidungen sollten somit vor oder zu Beginn einer Therapie getroffen werden und auf diagnostischen Informationen über den Klienten sowie auf Erfahrungswissen über die Spezifik und Leistungsfähigkeit der einzelnen Psychotherapiemethoden basieren. In diesem Kontext sind auch die Bemühungen und Diskussionen um eine evidenzbasierte Psychotherapie von Bedeutung (Chambless u. Ollendick 2001).

Die Indikationsstellung stellt somit neben der Auswahl geeigneter Behandlungsmethoden, der Ablaufplanung (Behandlungsrahmen, Kombination und Reihenfolge der Methoden) und der Konkretisierung auf den Einzelfall ein wesentliches Element der **Therapieplanung** dar, wobei selektive Indikationsentscheidungen vor allem die Vorausplanung der Therapie betreffen (Schulte 1996, 1998). In der Praxis erfolgt jedoch zumeist eine **pragmatische** selektive Indikation, bei der unter Berücksichtigung des verfügbaren und realisierbaren Behandlungsangebots, der Ziele und Änderungspräferenzen des Klienten und der zur Verfügung stehenden Zeit ein realisierbarer Behandlungsplan formuliert wird (Seidenstücker 1999). Im Zusammenhang mit der selektiven Indikationsfrage sind auch **Selbstselektionen** bzw. **-indikationen** von Klienten zu berücksichtigen, die zumeist auf subjektiven Theorien („Laientheorien") über Ursachen, Behandelbarkeit und Prognose der eigenen Probleme (Filipp u. Aymanns 1997, Flick 1998) sowie auf Wissen und Einstellungen zu professioneller Psychotherapie basieren.

Adaptive Indikation. Während selektive Indikationsentscheidungen vor allem bei der Vorausplanung der Therapie von Bedeutung sind, geht es bei der adaptiven Indikation (auch prozessuale oder verlaufsorientierte Indikation) um **Verlaufsanpassungen** von Indikationsentscheidungen (Schulte 1996, 1998). Adaptive Indikationsentscheidungen betreffen Art und Umfang der Modifikationen von Faktoren des psychotherapeutischen Prozesses. Basierend auf der Diagnostik der Veränderungen des Klientenverhaltens soll der Therapieverlauf durch diese Modifikationen auf bestimmte Zielgrößen hin optimiert werden. Letztlich geht es um die Anpassung des therapeutischen Vorgehens an den Einzelfall (Petermann u. Müller 2001). Zentrale Bedeutung kommt hierbei der **Therapieprozessdiagnostik** sowie der therapiebegleitenden **Veränderungsmessung** zu (Hoyer u. Uhmann 2008, Stieglitz u. Baumann 2001).

Indikationsdiagnostik und psychodiagnostische Verfahren. Zusammenfassend lässt sich feststellen, dass Indikationsentscheidungen im Rahmen der Psychotherapie nicht ohne psychodiagnostische Verfahren zu treffen sind, wobei die Testdiagnostik eine gewichtige Rolle spielt. Seidenstücker (1999) hält psychodiagnostische Verfahren für wünschenswert, mit denen
- selektive Indikationsentscheidungen zwischen Therapieschulen getroffen werden können;
- selektive Indikationsentscheidungen innerhalb von Therapieschulen begründet werden können;
- adaptive Indikationsentscheidungen bei der Gestaltung oder Entwicklung von Interventionsmethoden gefunden werden können.

Unter einem stärker pragmatischen Blickwinkel schlägt Margraf (2009) vor, bei spezifischen Störungen und Problemkonstellationen möglichst die dafür empirisch abgesicherten Verfahren anzuwenden und diese nach Problemanalyse und Therapieverlauf an den Einzelfall anzupassen.

Veränderungsmessung

Die Erfassung von Veränderungen spielt in der klinischen Psychologie, Psychosomatik, Psychotherapie und Psychiatrie traditionell eine zentrale Rolle (Stieglitz u. Baumann 2001, Hoyer u. Uhmann 2008). Die Überprüfung von Veränderungen erfolgt über entsprechende Messungen, sog. **Veränderungsmessungen**. Diese beziehen sich auf Feststellungen von quantitativen und qualitativen Veränderungen, die sich über eine gewisse Zeitspanne hinweg ergeben haben (Jäger u. Scheurer 1999). Ein wichtiger methodischer Zugang zu Veränderungsmessungen ergibt sich über die **Einzelfalldiagnostik** (Petermann 1996a, 1996b). Auf die spezifischen methodischen Probleme des einzelfalldiagnostischen Ansatzes und der in diesem Bereich relevanten statistischen Auswertungsmethoden (wie die Zeitreihenanalyse) kann hier nicht näher eingegangen werden (dazu Perels 2010).

Eine klassische Methode der einzelfallanalytischen Verlaufsforschung, die **Tagebuchmethode**, hat in den letzten Jahren in Forschung und Praxis eine Renaissance erlebt (Wilz u. Brähler 1997).

Wie bereits erwähnt, ist die Veränderungsmessung im Kontext der Psychotherapie eng mit der adaptiven Indikationsentscheidung verknüpft. Bei der Erfassung von Veränderungen im Verlauf der Therapie und bei der Evaluation des Therapieerfolgs kommen psychologische Testverfahren sehr häufig zur Anwendung. Viele Selbst- und Fremdbeurteilungsverfahren haben den Anspruch, Veränderungen zu erfassen. Aus der Tatsache, dass die Mehrzahl dieser Verfahren auf der Basis der klassischen Testtheorie konstruiert wurden, ergeben sich jedoch für die Veränderungsdiagnostik eine Reihe **messtheoretischer Probleme**, die wir hier aber nicht näher diskutieren können (Jäger u. Scheurer 1999, Rost 2004).

Wir wollen stattdessen auf alternative Ansätze der Veränderungsmessung hinweisen, die aufgrund der Schwierigkeiten bei der Erfassung von Veränderungen im Rahmen der klassischen Testtheorie, insbesondere bei Selbstbeurteilungsverfahren häufiger gewählt werden. Zu den wichtigsten Ansätzen zählen nach Stieglitz und Baumann (2001):

- indirekte Veränderungsdiagnostik;
- direkte Veränderungsdiagnostik;
- Beurteilung der Therapiezielerreichung;
- Beurteilung des (psychopathologischen) Status nach Therapieende.

Indirekte Veränderungsdiagnostik. Hierbei werden Veränderungsinformationen zumeist durch die Differenzbildung zwischen 2 Statusmessungen (zu Beginn und zu Ende der Therapie) gewonnen. Von besonderer Relevanz ist hier das **Paralleltestkonzept**, das den Vorteil bietet, dass Gedächtnis- und Erinnerungseffekte bei Messwiederholungen weitgehend ausgeschaltet werden können. Allerdings liegen derzeit nur für sehr wenige klinische Selbstbeurteilungsverfahren Parallelformen vor. Zu diesen Ausnahmen gehören die Beschwerdenliste und die Befindlichkeitsskala von v. Zerssen (1976a, 1976b) sowie der Mehrdimensionale Befindlichkeitsfragebogen (MDBF) von Steyer et al. (1997). Im Konzept der **Änderungssensitivität** wird der Versuch unternommen, bei einem Testverfahren diejenigen Items auszuwählen, die sich z. B. aufgrund von therapeutischen Interventionen in ihren teststatistischen Kennwerten ändern, und von denen deshalb angenommen wird, dass sie dadurch sensitiv zur Abbildung von Veränderungen sind. Wegen der hier auftretenden inhaltlichen und methodischen Probleme hat dieser Ansatz jedoch keine große Verbreitung gefunden (Stieglitz u. Baumann 2001). Einen Ausweg bieten Verfahren, die auf Basis einer probabilistischen Testtheorie (IRT) konstruiert worden sind und damit prinzipiell die Messung von Veränderungen ermöglichen. Bisher gibt es nur wenige IRT-basierte Verfahren für klinische Fragestellungen, etwa den IRES-24 Patientenfragebogen (Wirtz et al. 2005) oder ein Verfahren zur adaptiven Depressionsmessung (Fliege et al. 2005). Die Vorteile IRT-basierter Verfahren bestehen neben der Änderungssensitivität auch in der Möglichkeit, Verfahren computergestützt adaptiv darzubieten, was eine höhere Messgenauigkeit bei vergleichbarer Itemanzahl ermöglicht bzw. die gleiche Messgenauigkeit wie bei KTT-basierten Verfahren mit weniger Items zu erreichen. Weitere Möglichkeiten IRT-basierter Verfahren beschreiben Waller, Thompson und Wenk (2000), Wirtz u. Böcker (2007) sowie Gauggel et al. (2004).

Direkte Veränderungsdiagnostik. Bei der direkten Veränderungsdiagnostik werden hingegen Erhebungsinstrumente verwendet, die es einer Person erlauben, stattgefundene Veränderungen direkt einzustufen, wobei die Aussagen zur Beschreibung der subjektiv erlebten Veränderungen in der Komparativform gehalten sind (z. B. besser, schlechter). Im Unterschied zur indirekten Veränderungsdiagnostik, die mindestens 2 Erhebungszeitpunkte voraussetzt, ist für die direkte Veränderungsdiagnostik eine **einmalige Erhebung** zu Therapieende ausreichend. Obwohl die Angemessenheit dieses Ansatzes zur Abbildung von Veränderungen in einer Reihe methodisch orientierter Studien nachgewiesen werden konnte (Stieglitz u. Baumann 2001), existieren doch auch empirische Arbeiten, deren Ergebnisse eher zu einer kritischen Einschätzung der direkten Veränderungsdiagnostik Anlass geben (Kastner u. Basler 1997, Kohlmann u. Raspe 1998).

Beurteilung der Therapiezielerreichung. Ein nomothetischer Ansatz zur Beurteilung der Therapiezielerreichung kann mit Hilfe kriteriumsorientierter Tests verfolgt werden. Im Gegensatz zu normorientierten Tests zielen kriteriumsorientierte Tests nicht auf die Erfassung individueller Differenzen zur Festlegung eines Rangplatzes einer Testperson in Bezug auf eine vergleichbare Gruppe, sondern auf die Festlegung der Merkmalsausprägung einer Testperson bezüglich eines a priori spezifizierten Kriteriums. Bei vielen Fragestellungen interessiert nämlich nicht, ob und wieweit sich Personen voneinander unterscheiden, sondern wie sie hinsichtlich eines Kriteriums einzuordnen sind (Herzberg u. Frey 2011). Dieses Kriterium kann z. B. ein vorher festgelegtes Verhaltens-, Kompetenz- oder sonstiges Interventionsziel sein. Allerdings liegen für den klinischen Bereich bisher keine validierten kriteriumsorientierten Testverfahren vor.

Häufig eingesetzt werden dagegen Verfahren, bei denen versucht wird, die Veränderung von einem Ausgangszustand (Therapiebeginn) in einen Zielzustand (Therapieende) abzubilden, wobei hier zumeist eine individuumszentrierte, einzelfallanalytische Vorgehensweise gewählt wird. Als bekannteste Methode zur Evaluation psychotherapeutischer Maßnahmen und zur zielorientierten Erfolgsmessung ist hier die **Zielerreichungsskalierung** (Goal Attainment Scaling, GAS; Kiresuk, Smith u. Cardillo 1994, Kordy u. Hannöver 1999), sowie die auf Shapiro (1961) zurückgehende Konstruktion sog. Persönlicher Fragebögen (PF) zu nennen (Scholz 1996).

Beurteilung des (psychopathologischen) Status nach Therapieende. Schließlich wird nach Therapieende überprüft, inwieweit interventionsabhängige Veränderungen innerhalb oder außerhalb eines bestimmten Normbereiches liegen. Diese Vorgehensweise ist vor allem dann von praktischer Relevanz, wenn für ein Testverfahren Normwerte für gesunde Probanden vorliegen, zu denen der nach Beendigung einer Therapie erhobene individuelle Wert eines Klienten in Beziehung gesetzt werden kann.

Auch wenn sich für die einzelnen Phasen des therapeutischen Prozesses jeweils spezifische psychodiagnostische Aufgaben formulieren lassen (wie etwa die differenzielle und selektive Indikationsentscheidung zu Therapiebeginn), sind andere Aufgaben nicht an bestimmte Phasen gebunden. So ist es beispielsweise für die indirekte Veränderungsmessung notwendig, eine Statusdiagnostik der psychischen Probleme und Störungen des Klienten sowohl zu Beginn als auch am Ende der Therapie durchzuführen. Auch für eine lückenlose Dokumentation der psychotherapeutischen Behandlung sind diagnostische Informationen aus allen Phasen der Psychotherapie von Relevanz.

Einige Selbstbeurteilungsverfahren zur therapiebezogenen Verlaufs- und Veränderungsdiagnostik sowie zur Erfassung motivationaler Aspekte sind in **Tabelle 22.5** aufgeführt.

Tabelle 22.5 Selbstbeurteilungsverfahren zur therapiebezogenen Verlaufs- und Veränderungsdiagnostik sowie zur Erfassung motivationaler Aspekte (Auswahl)

Verfahren	Abkürzung	Literatur
Therapieverlaufsdiagnostik		
Bielefelder Klienten-Erfahrungsbogen	BIKEB	Höger und Eckert (1997)
Fragebögen zur Beurteilung der Behandlung	FBB	Mattejat und Remschmidt (1998)
Gruppenerfahrungsbogen	GEB	Eckert (1996)
Gruppenklimafragebogen	GCQ-S	Tschuschke et al. (1991)
Heidelberger Umstrukturierungsskala	HUS	Rudolf et al. (2000)
Helping Alliance Questionnaire	HAQ	Bassler et al. (1995)
Stations-Erfahrungsbogen	SEB	Sammet u. Schauenburg (1999)
Stundenbeurteilung	SB	Schindler et al. (2003)
Stundenbogen für die Allgemeine und Differenzielle Einzelpsychotherapie	STEP	Krampen (2002)
Direkte Veränderungsdiagnostik		
Fragebogen zu erlebten gesundheitlichen Veränderungen	FGV	Krampen u. von Delius (1981)
Veränderungsfragebogen des Erlebens und Verhaltens	VEV-R-2001	Zielke u. Kopf-Mehnert (2001)
Veränderungsprozessbogen	VPB	Grawe (1982)
Veränderungsfragebogen für Lebensbereiche	VLB	Grawe et al. (1990)
Indirekte Veränderungsdiagnostik		
Kieler Änderungssensitive Symptomliste	KASSL	Zielke (1979)
Diagnostik von Therapiezielen und der Therapiezielerreichung		
Berner Inventar für Therapieziele	BIT	Grosse Holtforth (2001)
Goal Attainment Scaling	GAS	Kiresuk et al. (1994)
Diagnostik von Therapiemotivation, motivationaler Schemata und therapiebezogener Erwartungen		
Fragebogen zur Analyse Motivationaler Schemata	FAMOS	Grosse Holtforth u. Grawe (2002)
Fragebogen zur Messung der Psychotherapiemotivation	FMP	Schneider et al. (1989)
Fragebogen zur Psychotherapiemotivation	FPTM	Schulz et al. (1995)
Bielefelder Fragebogen zu Klientenerwartungen	BFKE	Höger (1999)

Anmerkung: Aus Platzgründen sind die Literaturangaben zu den in den Tabellen 22.5–22.10 aufgeführten Testverfahren nicht im Literaturverzeichnis ausgeführt. Die Testverfahren lassen sich über die Testkataloge bzw. im Internet einfach recherchieren.

22.3 Überblick über Testverfahren mit Therapiebezug

Multimodalität der therapiebezogenen Diagnostik

Das Prinzip der Multimodalität stellt eine zentrale Grundannahme der klinisch-psychologischen und somit auch der therapiebezogenen Diagnostik dar (Seidenstücker u. Baumann 1987).

> **D** Multimodale (bzw. multimethodale) Diagnostik bedeutet, dass anstelle eines eng umschriebenen Zuganges ein komplexeres, d. h. multivariantes Vorgehen gewählt wird.

Dabei wird innerhalb einzelner Kategorien variiert, wobei die folgenden Kategorien zu unterscheiden sind (Baumann u. Stieglitz 2001):
- **Datenebenen**: biologische, soziale, psychologische und ökologische Ebene,
- **Datenquellen**: Informationsgeber wie der Befragte selbst oder andere Personen (Bezugspersonen, geschulte Beurteiler, Therapeut o. a.),
- **Untersuchungsverfahren**,
- **Konstrukte/Funktionsbereiche**: Klassen psychischer Funktionen (z. B. soziale Wahrnehmung) und Reaktionsklassen (z. B. selbstsicheres Verhalten) sowie die zur Erklärung verwendeten Konstrukte.

Im Rahmen der therapiebezogenen Testdiagnostik sind bezüglich der Datenebenen vor allem die psychische und teilweise auch die soziale Ebene von Interesse. Als Datenquellen werden sowohl Informationen der Patienten selbst als auch der Therapeuten genutzt. Dementsprechend häufig kommen hier Selbst- und Fremdbeurteilungsverfahren zum Einsatz. Die **Selbstbeurteilung**, insbesondere mittels **Fragebögen**, stellt die gebräuchlichste diagnostische Untersuchungsmethode in der Psychotherapie überhaupt dar (Roth et al. 2010).

Die Trennung zwischen Selbst- und Fremdbeurteilungsverfahren ist letztlich keine absolute, da fast alle Fremdbeurteilungsverfahren auch Items umfassen, die teilweise oder sogar ausschließlich auf Selbstaussagen basieren (Stieglitz, Ahrens u. Freyberger 2001). Übersichten und z. T. auch in der klinischen Praxis unmittelbar nutzbare Sammlungen der im deutschsprachigen Raum verfügbaren Messinstrumente finden sich bei (Brähler et al. 2002; Klann, Hahlweg u. Heinrichs 2009, Schumacher, Klaiberg u. Brähler 2003).

Selbstbeurteilungsverfahren

Besonders in den letzten zwei Jahrzehnten ist eine inzwischen kaum noch zu überblickende Fülle von Selbstbeurteilungsverfahren zu sehr unterschiedlichen Bereichen neu oder weiter entwickelt worden. Gründe für diese Entwicklung sind einerseits in einem ständig wachsenden Interesse der psychologischen und psychiatrischen Forschung an zuverlässigen und validen Messinstrumenten zur Operationalisierung der interessierenden Sachverhalte, zum anderen aber auch in der zentralen Bedeutung dieser Aspekte für die klinische Praxis, insbesondere für die Evaluation therapeutischer Interventionen zu suchen (Brähler et al. 2002, Stieglitz u. Freyberger 2001).

> **D** Selbstbeurteilungsverfahren basieren auf der Fähigkeit zur *Selbstreflexion* (Selbstbeobachtung, Introspektion). Sie liefern Selbstbeschreibungen und Selbstberichte von Patienten, Klienten oder Probanden.

Damit sind sie den subjektiven Persönlichkeitstests zuzuordnen (Mummendey 1995). Eine Abgrenzung zu Gruppen anderer Testverfahren (objektive Persönlichkeitstests, projektive Tests) aber auch zu weiteren, für die klinische Psychologie, Psychiatrie, Psychosomatik und Psychotherapie relevanten psychodiagnostischen Verfahrensgruppen wie z. B. Interviewmethoden, Verhaltensbeobachtungen oder Tagebuchverfahren erscheint sinnvoll, soll an dieser Stelle aber nicht weiter diskutiert werden.

Der Einsatz von Selbstbeurteilungsverfahren erweist sich vor allem dann als relevant, wenn es um die Erfassung von Merkmalen geht, die am leichtesten mittels Selbsteinschätzung erhoben werden können oder aber überhaupt nur der Selbstbeobachtung zugänglich sind (z. B. Beschwerden, Befindlichkeit). Auf der anderen Seite besitzen die entsprechenden Verfahren ihren Stellenwert aber auch in solchen Merkmalsbereichen, die prinzipiell ebenso durch Fremdbeobachtung erfassbar sind. In der Angst- und Depressionsdiagnostik steht z. B. oft gerade der Vergleich von Selbst- und Fremdbeurteilungen im Mittelpunkt des Forschungsinteresses (z. B. Polaino 1991).

Fehlerquellen. Beim praktischen Einsatz von Selbstbeurteilungsverfahren sollten eine Reihe von möglichen Fehlerquellen in Betracht gezogen und bei der Interpretation der Testergebnisse entsprechend berücksichtigt werden (Borkenau 2006, Herzberg 2011, Stieglitz u. Freyberger 2001):
- Fehlerquellen bedingt durch Testkonstruktion (z. B. unklare Formulierungen);
- Effekte der Itempositionierung und der Antwortvorgaben (z. B. Standardreihenfolge versus inhaltshomogene Blockbildung von Items);
- unwissentliche Fehler bedingt durch Erinnerungs-, Selbstbeobachtungs- und Selbstdarstellungsfehler (z. B. Gedächtnisbeeinträchtigung, Selbsttäuschung);
- absichtliche Verfälschungen (z. B. Simulation, Bagatellisierung);
- Antworttendenzen (response sets) (z. B. soziale Erwünschtheit; Acquiescence, yes-saying).

Klassifikation. Selbstbeurteilungsverfahren lassen sich hinsichtlich verschiedener inhaltlicher und methodischer Aspekte beschreiben und klassifizieren (Krohne u. Hock 2007).
- Unter methodischen Gesichtspunkten kann man die einzelnen Verfahren z. B. bezüglich der verwendeten Skalierungsmethode (z. B. verbal, numerisch, grafisch) oder der

zugrunde liegenden Testtheorie (klassisches oder probabilistisches Testmodell) differenzieren.

- Unter stärker **inhaltlichen** Gesichtspunkten lassen sich Selbstbeurteilungsverfahren z. B. nach der zeitlichen und transsituativen Stabilität der erfassten Merkmale (Erhebung von Trait- und/oder State-Variablen), nach ihrer Dimensionalität (homogen/eindimensional vs. heterogen/mehrdimensional) oder aber hinsichtlich der diagnostischen Zielgruppen (z. B. Gesunde/Kranke) klassifizieren.

allem die Erhebung zeitstabiler Persönlichkeitsmerkmale (wie z. B. Extraversion/Introversion und Neurotizismus). In einigen Verfahren werden daneben aber auch biografische Informationen (BIV) und Umweltbeziehungen (GT) erfasst. Bei der Mehrzahl der aufgeführten Verfahren wurden die jeweiligen Testskalen (Dimensionen) mittels **Faktorenanalyse** konstruiert (z. B. FPI-R, 16 PF-R), dem „Klassiker" unter den Persönlichkeitsfragebögen (MMPI) liegt hingegen eine kriteriumsorientierte Skalenkonstruktion zugrunde.

■ Mehrdimensionale Persönlichkeitstests

Einen Überblick über wichtige, im deutschsprachigen Raum entwickelte oder in deutschsprachigen Versionen vorliegende mehrdimensionale Persönlichkeitstests (Persönlichkeitsfragebögen) gibt **Tabelle 22.6**. Hier handelt es sich um Verfahren, die sowohl im normalpsychologischen als auch im klinisch-therapeutischen Bereich eingesetzt werden können und die den Anspruch haben, die Persönlichkeit möglichst umfassend zu beschreiben. Erreicht werden soll dabei vor

■ Klinische Selbstbeurteilungsverfahren

Wendet man sich den klinischen Selbstbeurteilungsverfahren zu, so findet man hier als das gebräuchlichste Klassifikationskriterium eine Einteilung nach den erfassten Merkmalsbereichen. Eine solche Unterteilung liegt auch der nachfolgenden Übersichtsdarstellung deutschsprachiger Verfahren zugrunde. In Anlehnung an Stieglitz (2008) haben wir die Verfahren noch einmal in **störungsgruppenübergreifende** (Tabelle 22.7) und **störungsgruppenbezogene** (Tabelle 22.8) unterteilt.

Tabelle 22.6 Mehrdimensionale Persönlichkeitstests (Auswahl)

Verfahren	Abkürzung	Literatur
Biografisches Inventar zur Diagnose von Verhaltensstörungen	BIV	Jäger et al. (1976)
Freiburger Persönlichkeitsinventar überarbeitete u. neu normierte Auflage	FPI-R	Fahrenberg et al. (2001)
Gießen-Test	GT	Beckmann et al. (1991)
Hamburger Persönlichkeits-Inventar	HPI	Andresen (2002)
Minnesota Multiphasic Personality Inventory MMPI – überarbeitete u. neu normierte Version	MMPI-Saarbrücken MMPI-2M	Spreen (1963) Gehring u. Blaser (1993), Hathaway, McKinley u. Engel (2000)
Münchner Persönlichkeitstest	MPT	von Zerssen (2002)
NEO-Fünf-Faktoren Inventar nach Costa und McCrae NEO-Persönlichkeitsinventar nach Costa und McCrae – revidierte Form	NEO-FFI NEO-PI-R	Borkenau u. Ostendorf (2008) Ostendorf u. Angleitner (2003)
16-Persönlichkeits-Faktoren-Test / Revision	16 PF-R	Schneewind u. Graf (1998)
Trierer Integriertes Persönlichkeitsinventar	TIPI	Becker (2003)

Tabelle 22.7 Störungsgruppenübergreifende klinische Selbstbeurteilungsverfahren (Auswahl)

Bereich	Verfahren	Abkürzung	Literatur
Befindlichkeit	Befindlichkeits-Skala	Bf-S	von Zerssen (1976a)
	Befindlichkeitsfragebogen	BF	Becker (1988)
	Eigenschaftswörterliste	EWL	Janke u. Debus (1978)
	Marburger Fragebogen zum habituellen Wohlbefinden	MFHW	Basler (2003)
	mehrdimensionaler Befindlichkeitsfragebogen	MDBF	Steyer et al. (1997)
	Positive and Negative Affect Schedule	PANAS	Krohne et al. (1996)
Beschwerden	Gießener Beschwerdebogen	GBB	Brähler u. Scheer (1995)
	Beschwerden-Liste	B-L	von Zerssen (1976b)
	Freiburger Beschwerdenliste	FBL-R	Fahrenberg (1994)

Tabelle 22.7 Fortsetzung

Bereich	Verfahren	Abkürzung	Literatur
Körperkonzept/Körpererleben	Fragebogen zur Beurteilung des eigenen Körpers	FBeK	Strauß u. Richter-Appelt (1996) Brähler et al. (2000)
	Fragebogen zum Figurbewusstsein	FFB	Pook et al. (2002)
	Frankfurter Körperkonzeptskalen	FKKS	Deusinger (1998)
Selbstkonzept	Frankfurter Selbstkonzeptskalen	FSKN	Deusinger (1986)
Selbstwirksamkeit	Skala zur Allgemeinen Selbstwirksamkeitserwartung	SWE	Schwarzer (2002)
Kohärenzgefühl	Sense of Coherence Scale	SOC	Antonovsky (1987) Schumacher et al. (2000)
Resilienz	Resilienzskala	RS	Leppert (2002) Schumacher et al. (2004)
Kontrollüberzeugungen	Fragebogen zu Kompetenz- und Kontrollüberzeugungen	FKK	Krampen (1991)
	Fragebogen zur Erhebung von Kontrollüberzeugungen zu Krankheit und Gesundheit	KKG	Lohaus u. Schmitt (1989)
irrationale Überzeugungen	Fragebogen Irrationaler Einstellungen	FIE	Klages (1989) Ellis (1997)
Spiritualität/Religiosität	Systems of Belief Inventory	SBI-115 R-D	Holland et al. (1998) Albani et al. (2002 a)
	Skala Transpersonales Vertrauen	TPV	Belschner (2000) Albani et al. (2003)
soziale Kompetenz	Unsicherheitsfragebogen	UFB	de Muynck u. Ullrich (1977) Albani et al. (2004)
Familie und Partnerschaft	Familiendiagnostisches Testsystem	FDTS	Schneewind (1988)
	Familienbögen	FB	Cierpka u. Frevert (1995)
	Fragebogen zum erinnerten elterlichen Erziehungsverhalten	FEE	Schumacher, Eisemann u. Brähler (2000)
	Dyadisches Coping Inventar	DCI	Bodenmann (2008)
	Fragebogen zur Partnerschaftsdiagnostik	FPD	Hahlweg (1996)
	Paarklimaskalen	PKS	Schneewind u. Kruse (2002)
interpersonale Probleme	Fragebogen zu interpersonalen Schuldgefühlen	FIS	Albani et al. (2002b)
	Inventar zur Erfassung interpersonaler Probleme	IIP-D	Horowitz, Strauss u. Kordy (2000)
Bindungsstile	Adult Attachment Scale	AAS	Schmidt (2002)
	Bielefelder Fragebogen zu Partnerschaftserwartungen	BFPE	Höger u. Buschkämper (2002)
soziale Unterstützung	Fragebogen zur sozialen Unterstützung	F-SozU	Fydrich et al. (2003)
Lebenszufriedenheit	Fragebogen zur Lebenszufriedenheit	FLZ	Fahrenberg et al. (2000)
kritische Lebensereignisse	Inventar zur Erfassung lebensverändernder Ereignisse	ILE	Siegrist (2002)
	Leipziger Ereignis- und Belastungsinventar	LEBI	Richter u. Guthke (1997)
	Münchner Ereignisliste	MEL	Meier-Diewald et al. (1983)
subjektive Krankheitstheorie	Patiententheorienfragebogen	PATEF	Zenz et al. (1996)

Tabelle 22.8 Störungsgruppenbezogene klinische Selbstbeurteilungsverfahren (Auswahl)

Bereiche	Verfahren	Abkürzung	Literatur
Gesamtpsychopathologie	Brief Symptom Inventory	BSI	Franke (1997, 2000)
	General Health Questionnaire	GHQ	Goldberg u. Williams (1988) Klaiberg et al. (2003)
	Gesundheitsfragebogen für Patienten	PHQ-D	Löwe et al. (2002)
	Symptom-Checkliste v. Derogatis	SCL-90-R	Franke (2002)
	Testbatterie zur Qualitätssicherung von Psychotherapie		Hahlweg et al. (2003)
Angst	State-Trait-Angstinventar	STAI	Laux et al. (1981)
	Hospital Anxiety and Depression Scale	HADS-D	Herrmann et al. (1995)
	Fragebogen zu körperbezogenen Ängsten, Kognitionen und Vermeidung	AKV	Chambless et al. (1984) Ehlers et al. (2001)
	Beck-Angst-Inventar	BAI	Margraf u. Ehlers (2003)
Depression	Allgemeine Depressionsskala	ADS	Hautzinger u. Bailer (1993)
	Beck-Depressions-Inventar	BDI	Hautzinger et al. (2000)
	Depressivitäts-Skala	D-S	von Zerssen (1976c)
	WHO Well Being Index	WBI-5	Heun et al. (1999)
Ärger	State-Trait-Ärgerausdrucks-Inventar	STAXI	Schwenkmezger et al. (1992)
Zwang	Hamburger Zwangsinventar (Lang- und Kurzform)	HZI	Zaworka et al. (1983) Klepsch et al. (1993)
Dissoziative Störungen	Fragebogen zu Dissoziativen Symptomen	FDS	Freyberger et al. (1999)
Schizophrenie	Paranoid-Depressivitäts-Skala	PD-S	von Zerssen (1976d)
	Frankfurter Befindlichkeits-Skala	FBS	Süllwold u. Herrlich (1987)
	Frankfurter Beschwerde-Fragebogen	FBF	Süllwold (1991)
Posttraumatische Belastungsstörung	Impact of Event-Scale (revidierte Version)	IES IES-R	Ferring u. Filipp (1994) Maercker u. Schützwohl (1998)
	PTSD Symptom Scale	PSS	Stieglitz et al. (1998a)
Persönlichkeitsstörungen	Beck Inventar für Kognitive Schemata	B-IKS	Fydrich (2002)
	Borderline-Persönlichkeits-Inventar	BPI	Leichsenring (1997)
	Inventar der Persönlichkeitsorganisation	IPO	Dammann (2002)
	Narzissmusinventar	NI	Deneke u. Hilgenstock (1989)
	Persönlichkeits-Stil- und Störungs-Inventar	PSSI	Kuhl u. Kazén (2009)
Alkoholabhängigkeit und -missbrauch	Lübecker Alkoholabhängigkeits- und -missbrauchs-Screening-Test	LAST	Rumpf et al. (2001)
	Lübecker Alkoholabhängigkeitsskala	LAS	John et al. (1992)
	Münchner Alkoholismustest	MALT	Feuerlein et al. (1979)
	Trierer Alkoholismusinventar	TAI	Funke et al. (1987)
Sexualstörungen	Fragebogen zur sexuellen Zufriedenheit	FSZ	Hoyndorf et al. (1995)
	Tübinger Skalen zur Sexualtherapie	TSST	Zimmer (1985)

Tabelle 22.8 Fortsetzung

Bereiche	Verfahren	Abkürzung	Literatur
Essstörungen	Dutch Eating Behaviour Questionnaire	DEBQ	van Strien et al. (1986) Grunert (1989)
	Eating Disorder Inventory - 2	EDI-2	Paul u. Thiel. (2004)
	Fragebogen zum Essverhalten	FEV	Pudel u. Westenhöfer (1989)
	Strukturiertes Inventar für Anorektische und Bulimische Essstörungen	SIAB-S	Fichter u. Quadflieg (1999)
Psychosomatische und Somatoforme Störungen	Fragebogen zur Abschätzung des psychosomatischen Krankheitsgeschehens	FAPK	Koch (1996)
	Hysterie-Hypochondrie-Inventar	HHI	Süllwold (1995)
	Screening für Somatoforme Störungen	SOMS	Rief et al. (1997) Hessel et al. (2002)
	Toronto-Alexithymie-Skala	TAS-26	Kupfer et al. (2001)
	Whiteley-Index	WI	Rief et al. (1994) Hinz et al. (2003)
Schmerz	Kieler Schmerz-Inventar	KSI	Hasenbring (1994)
	Multidimensionaler Schmerzfragebogen	MPI-D	Flor et al. (1990)
	Schmerzempfindungs-Skala	SES	Geissner (1996)

Störungsgruppenübergreifende Verfahren. Zu den störungsgruppenübergreifenden Verfahren gehören solche, die sich auf Merkmalsbereiche beziehen, welche prinzipiell im Zusammenhang mit sehr unterschiedlichen psychischen Störungen von Bedeutung sein können. Zu solchen Bereichen gehören beispielsweise körperliche Beschwerden, protektive Persönlichkeitsmerkmale, wie das Kohärenzgefühl nach Antonovsky (1987) oder die Selbstwirksamkeit, das subjektive Erleben des eigenen Körpers, die Qualität der sozialen Beziehungen innerhalb von Partnerschaft, Familie und anderen Bezugsgruppen, wahrgenommene Probleme im Umgang mit anderen Menschen oder die Konfrontation mit belastenden Lebensereignissen.

Störungsgruppenbezogene Verfahren. Zu den störungsgruppenbezogenen Verfahren müssen vor allem solche Erhebungsinstrumente gezählt werden, die „klassische" und auch für die psychotherapeutische Praxis zentrale Merkmalsbereiche wie **Angst und Depression** (ein Überblick über die Methoden und Verfahren bei Angststörungen findet sich bei Hoyer und Margraf 2003), aber auch **Zwang, Schizophrenie** sowie **somatoforme und psychosomatische Störungen** betreffen (Margraf u. Schneider 2009, von Uexküll 2010).

Posttraumatische Belastungsstörungen sind in den letzten Jahren vermehrt in den Blickpunkt theoretischer Studien und therapeutischer Bemühungen gerückt (Maercker 2003).

Die Beschäftigung mit den **Persönlichkeitsstörungen** hat zwar innerhalb der Psychoanalyse eine lange Tradition (z. B. Kernberg 1991), für die kognitiv-verhaltenstherapeutischen Behandlungsansätze stellen diese Störungsbilder jedoch ein noch vergleichsweise neues Praxisfeld dar (Beck u. Hautzinger 1999). Von Seiten der Testdiagnostik wurde dem Bereich der Persönlichkeitsstörungen lange Zeit wenig Beachtung geschenkt. Seit der Einführung des DSM-III-R ist jedoch eine Vielzahl von Untersuchungsinstrumenten zur Erfassung von Persönlichkeitsstörungen neu entwickelt worden (Dittmann, Ermer u. Stieglitz 2001). Dabei dominieren vor allem strukturierte Interviews, die eine kategoriale Diagnostik von Persönlichkeitsstörungen ermöglichen. Kritisch an der kategorialen Diagnostik ist die Listung einzelner Symptome, die keine klinische Gewichtung erfahren und somit beliebig kombiniert werden können. Gegenwärtig lässt sich eine Konvergenz dimensionaler und kategorialer Diagnostik bei der Konzeptualisierung von Persönlichkeitsstörungen erkennen. So wird ergänzend zur kategorialen Diagnostik von Persönlichkeitsstörungen eine dimensionale Beschreibung gefordert (Trull u. Durrett 2005). Auf Basis der aktuellen Version des DSM-IV-TR (Saß, Wittchen, Zaudig u. Houben 2003) sind daher eine Reihe von Verfahren zur dimensionalen Erfassung von Persönlichkeitsstörungen entwickelt worden (z. B. Shedler u. Westen 2007, siehe auch Taubner, Stumpe und Kächele (2009). Die Kombination beider Ansätze erlaubt die simultane Klassifikation und Quantifizierung von Symptomen.

Ausgewählte Beispiele für deutschsprachige Selbstbeurteilungsverfahren wurden in die Übersichtsdarstellung aufgenommen.

Der Bereich der **Essstörungen** (Anorexie und Bulimie) stellt ein zunehmend an Bedeutung gewinnendes Feld der Psychotherapie dar (Herzog u. Kächele 1996). Für diese Störungsgruppe existieren inzwischen auch im deutschsprachigen Raum eine Reihe von Selbstbeurteilungsverfahren (Paul u. Thiel 2004), weitere Beispiele in **Tabelle 22.8**. Die Referenzen der Testverfahren werden aus Platzgründen nicht im Literaturverzeichnis aufgeführt, lassen sich aber leicht aus den Testkatalogen bzw. Internetseiten der Verlage Hogrefe, Schuhfried und Pearson bzw. aus Testübersichten wie von Brähler, Schumacher und Strauß (2002) recherchieren.

Auch **Sexualstörungen**, **Alkoholmissbrauch** und **Alkoholabhängigkeit** sowie **Schmerzen** unterschiedlicher Genese stellen in der psychotherapeutischen Praxis häufiger anzutreffende Phänomene dar (Basler 2004, Hoyndorf, Reinhold u. Christmann 1995, Lindenmeyer 2005; **Tabelle 22.8**).

Weitere Anwendungsbereiche

Zum Abschluss dieses kurzen Überblicks über klinisch und therapeutisch relevante Selbstbeurteilungsinstrumente sei noch erwähnt, dass dieser Verfahrensgruppe auch außerhalb der hier im Mittelpunkt stehenden Anwendungsbereiche eine große Bedeutung zukommt. Stellvertretend für andere Forschungs- und Praxisfelder sollen die **Lebensqualitätsforschung** (Bullinger 2000, Diener u. Rahtz 2000, Schumacher et al. 2003) sowie die **Bewältigungsforschung** genannt werden (Laireiter 2001, Schwarzer u. Schwarzer 1996, Beispiele in **Tabelle 22.9**). Detaillierte Beschreibungen dieser und zahlreicher weiterer relevanter Testverfahren finden sich bei Brähler et al. (2002) sowie Schumacher et al. (2003).

Fremdbeurteilungsverfahren

Die Fremdbeurteilungsverfahren oder **Ratingskalen** zur Zustands- und Verlaufsbeschreibung stellen neben den Selbstbeurteilungsverfahren die zahlenmäßig größte Verfahrensgruppe innerhalb der klinischen und therapiebezogenen Testdiagnostik dar. Zu den klinischen Fremdbeurteilungsverfahren im weiteren Sinne können jedoch auch **Symptom-Checklisten** sowie strukturierte und standardisierte **Interviews** gezählt werden (Strauß u. Schumacher 2004, Wittchen, Freyberger u. Stieglitz 2001). Prinzipiell haben Fremdbeurteilungsverfahren ähnliche Anwendungsbereiche wie die Skalen zur Selbstbeurteilung. Allerdings existieren auch klinisch relevante Bereiche, die generell oder zum größten Teil nur der Fremdbeobachtung und -einschätzung zugänglich sind. Zu solchen Bereichen, die vor allem im Zusammenhang mit psychotischen Störungen von Interesse sind, gehören beispielsweise Denkstörungen und Wahnphänomene oder die schizophrene Negativsymptomatik (Stieglitz et al. 2001).

Ebenso wie bei den Selbstbeurteilungsinstrumenten sind auch bei der Anwendung von Fremdbeurteilungsverfahren mögliche **Fehlerquellen** in Rechnung zu stellen. Von besonderer Bedeutung sind Antworttendenzen (response sets) des Beurteilers (wie z. B. die Tendenz zu extremen Antwor-

Tabelle 22.9   Psychodiagnostische Verfahren in der Lebensqualitäts- und Bewältigungsforschung (Auswahl)

Verfahren	Abkürzung	Literatur
Lebensqualität/Quality of Life		
EORTC Quality of Life Questionnaire (S)	EORTC QLQ-C30	Aaronson et al. (1991, 1994) Schwarz u. Hinz (2001)
European Quality of Life Questionnaire (S)	EuroQOL (EQ-5 D)	Schulenburg et al. (1998) Schumacher (2003c)
Fragebogen Alltagsleben (S)	FAL	Bullinger et al. (1993)
Nottingham Health Profile (S)	NHP	Kohlmann et al. (1997)
Profil der Lebensqualität chronisch Kranker (S)	PLC	Siegrist et al. (1996) Laubach et al. (2001)
SF-36 Fragebogen zum Gesundheitszustand (S)	SF-36	Bullinger u. Kirchberger (1998)
Skalen zur Erfassung der Lebensqualität (S)	SEL	Averbeck et al. (1997)
WHO Instrumente zur Erfassung der Lebensqualität (S)	WHOQOL-100 WHOQOL-BREF	Angermeyer et al. (2000)
Bewältigung/Coping		
Stressverarbeitungsfragebogen (S)	SVF-120/SVF-78	Janke et al. (2002)
Angstbewältigungs-Inventar (S)	ABI	Krohne u. Egloff (1999)
Fragebogen zum Umgang mit belastenden Situationen im Verlauf (S)	UBV	Reicherts u. Perrez (1993)
Fragebogen zu Konfliktbewältigungsstrategien (S)	FKBS	Hentschel et al. (1998)
Freiburger Fragebogen zur Krankheitsverarbeitung (S/F)	FKV	Muthny (1989)
Trierer Skalen zur Krankheitsbewältigung (S)	TSK	Klauer u. Filipp (1993)
Berner Bewältigungsformen (F)	BEFO	Heim et al. (1991)

Anmerkung:
S = Selbstbeurteilungsinstrument
F = Fremdbeurteilungsinstrument

ten) sowie systematische Beurteilungsfehler (Fehler durch falsche Schlussfolgerungen, wie der bekannte Halo-Effekt).

Klassifikation. Fremdbeurteilungsverfahren lassen sich hinsichtlich unterschiedlicher Kriterien **klassifizieren**. Die Verfahren können z. B. nach den jeweils genutzten **Datenquellen** (Arzt/Psychologe, Pflegepersonal, Angehörige u. a.) differenziert werden. Insbesondere in Therapiestudien wird die Forderung erhoben, unterschiedliche Datenquellen zur Evaluation heranzuziehen. Dies entspricht dem Prinzip der Multimodalität, wie es bereits umrissen wurde. Wie bei den Selbstbeurteilungsverfahren ist auch bei den Fremdbeurteilungsverfahren die gebräuchlichste Unterteilung die nach den untersuchten **Merkmalsbereichen** (Stieglitz et al. 2001). Auf einer solchen Unterscheidung basiert auch die Übersichtsdarstellung von klinischen Fremdbeurteilungsverfahren in Tabelle 22.10.

Fremdbeurteilungsverfahren nach Merkmalsbereichen. Unter den entsprechenden Verfahren findet man häufiger als bei den Selbstbeurteilungsinstrumenten mehrdimensionale Skalen, die ein breites Spektrum psychopathologisch relevanter Symptome und Syndrome (**Gesamtpsychopathologie**) abbilden. Auch die verfügbaren Checklisten und strukturierten Interviews sind zumeist auf einen breiten Bereich von psychischen Störungen zugeschnitten,

Tabelle 22.10 Auswahl störungsgruppenbezogene klinische Fremdbeurteilungsverfahren (Ratingskalen, Checklisten und strukturierte Interviews)

Bereich	Verfahren	Abkürzung	Literatur
Gesamtpsychopathologie	AMDP-System	AMDP	AMDP (2000) Fähndrich u. Stieglitz (1998)
	Beeinträchtigungs-Schwere-Score	BSS	Schepank (1995)
	Brief Psychiatric Rating Scale	BPRS	Overall u. Gorham (1976)
	Diagnostisches Interview bei psychischen Störungen	DIPS	Margraf et al. (1994)
	Internationale Diagnosen Checklisten für ICD-10 und DSM-IV	IDCL	Hiller et al. (1995)
	Strukturiertes Klinisches Interview für DSM-IV Achse I	SKID-I	Wittchen et al. (1997)
Angst	Hamilton Angst-Skala	HAMA	Hamilton (1976a)
	Anxiety Status Inventory	ASI	Zung (1976a)
	Panik- und Agoraphobieskala (auch als Selbstbeurteilungsversion)	PAS	Bandelow (1997)
Depression	Hamilton Depressions-Skala	HAMD	Hamilton (1976b)
	Depression Status Inventory	DSI	Zung (1976b)
	Montgomery-Asberg Depressions Rating Scale	MADRS	Montgomery u. Asberg (1979) Neumann u. Schulte (1989)
	Inventar Depressiver Symptome	IDS	Hautzinger u. Bailer (1994)
	Bech-Rafaelsen-Melancholie-Skala	BRMS	Stieglitz et al. (1998b)
Zwang	Yale-Brown Obsessive Compulsive Scale	Y-BOCS	Büttner-Westphal u. Hand (1991)
	AMDP-Modul zur Erfassung von Zwangssymptomen		Grabe et al. (1998)
Dissoziative Störungen	Strukturiertes Klinisches Interview für Dissoziative Störungen	SKID-D	Gast et al. (2000)
Schizophrenie	Positive and Negative Syndrome Scale	PANSS	Kay et al. (1992, 1999) Müller (2002)
Persönlichkeitsstörungen	Aachener Integrierte Merkmalsliste zur Erfassung von Persönlichkeitsstörungen	AMPS	Saß et al. (1995)
	Shedler-Westen Assessment Procedure	(SWAP)	Shedler u. Westen (2007)
	Diagnostisches Interview für das Borderline-Syndrom	DIB	Gunderson (1990) Schödlbauer et al. (1997)
	Internationale Diagnosen Checkliste für Persönlichkeitsstörungen nach ICD-10 und DSM-IV	IDCL-P	Bronisch et al. (1995)
	Strukturiertes Klinisches Interview für DSM-IV Achse II	SKID-II	Wittchen et al. (1997)
Geriatrie	Nurses Observation Scale for Geriatric Patients	NOSGER	Brunner u. Spiegel (1990)

wobei bei den neueren Verfahren zumeist eine Klassifikation der Störungen nach ICD-10 oder DSM-IV-TR angezielt wird. Wichtige Merkmalsbereiche:

- **Angst** und **Depression** gehören zu den Merkmalsbereichen mit der größten Anzahl von verfügbaren Fremdbeurteilungsverfahren. Hierzu zählen auch Instrumente mit solch hohem Verbreitungs- und Bekanntheitsgrad wie die Hamilton Depressionsskala (HAMD).
- Für andere Phänomenbereiche, wie z.B. **Zwangsstörungen**, existieren bisher nur vergleichsweise wenige Fremdbeurteilungsverfahren. Wir haben deshalb die Yale-Brown Obsessive Compulsive Scale (Y-BOCS) als eine der wenigen bisher im deutschsprachigen Raum verfügbaren Ratingskalen in unsere Übersicht aufgenommen.
- Bei **schizophrenen Störungen** spielen Fremdbeurteilungsverfahren eine bedeutsame Rolle. Insbesondere zur Erfassung der Negativsymptomatik werden häufig Ratingskalen eingesetzt.
- Im Bereich der **Persönlichkeitsstörungen** kommen vor allem Diagnosen-Checklisten und strukturierte Interviews zu Anwendung, wobei diese zumeist einer klassifikatorischen Diagnostik nach ICD-10 und/oder DSM-IV-TR dienen (Dittmann et al. 2001). Allerdings wird ergänzend zur kategorialen Diagnostik von Persönlichkeitsstörungen eine dimensionale Beschreibung gefordert (Trull u. Durrett 2005). Ein Fremdbeurteilungsverfahren, dass als Q-Sort einfach durchzuführen ist, ist die SWAP-200 (Shedler u. Westen 2007).
- Ein Anwendungsbereich der Testdiagnostik, der auch unter psychotherapeutischen Gesichtspunkten zunehmend an Bedeutung gewinnt (Gunzelmann u. Schumacher 1997, Heuft, Kruse u. Radebold 2006) stellt die Geriatrie dar.

Vergleich von Selbst- und Fremdbeurteilungsverfahren

Insbesondere in der Angst- und Depressionsforschung hat man sich verstärkt mit dem Zusammenhang von Selbst- und Fremdbeurteilungen auseinandergesetzt. Als wichtige empirische Ergebnisse zum Vergleich von Selbst- und Fremdbeurteilungen lassen sich u.a. nennen (Paykel u. Norton 1986, Stieglitz et al. 2001):

- Korrelationen zwischen Selbst- und Fremdbeurteilungen sind zumeist nicht hoch und weisen darauf hin, dass unterschiedliche Phänomene abgebildet werden;
- Korrelationen sind dann höher, wenn sie sich auf Sachverhalte beziehen, die durch verbale Berichte vermittelt werden;
- Korrelationen sind zu Therapiebeginn, im akuten Stadium der Erkrankung geringer, werden dann jedoch im Verlauf der Behandlung größer;
- Selbstbeurteilungsverfahren ergeben ein globaleres Bild des Zustandes als Fremdbeurteilungsverfahren.

Auskunft über Einflüsse auf die Übereinstimmung von Selbst- und Fremdbeurteilungen wie Dauer der Bekanntschaft, Sichtbarkeit der zu beurteilenden Verhaltensweisen etc. geben die Arbeiten von Funder (Funder u. Colvin 1997, Funder u. West 1993).

Der vorliegende Beitrag verfolgte zwei Anliegen: Zum einen sollte eine kurze Einführung für die in der psychotherapeutischen Praxis relevanten Grundlagen der Testdiagnostik gegeben werden. Daran anschließend wurden zwei der wichtigsten Anwendungsfelder der Testdiagnostik in der Psychotherapie, die Indikationsdiagnostik und die Veränderungsmessung, kurz umrissen. Weiterhin soll dem psychotherapeutisch Tätigen ein systematischer Überblick über wichtige psychotherapierelevante Testverfahren gegeben werden und ihm dadurch die Orientierung in der Fülle der verfügbaren Erhebungsinstrumente und auch die Auswahlentscheidung für geeignete Verfahren erleichtert werden (Darstellung der Selbst- und Fremdbeurteilungsverfahren sowie die verschiedenen Übersichtstabellen). Wir hoffen, dass unser Beitrag dazu beitragen kann, die Relevanz psychologischer Testverfahren für die psychotherapeutische Praxis zu verdeutlichen und deren Akzeptanz in diesem wichtigen Anwendungsfeld weiter zu verbessern.

V Krankheitsbilder

23 Angstkrankheiten
24 Zwang
25 Depression
26 Posttraumatische Störungen
27 Essstörungen
28 Sexuelle Störungen
29 Psychotherapie von Persönlichkeitsstörungen – Perspektiven integrativer Psychotherapie
30 Dissoziative Störungen
31 Sucht
32 Schizophrenie und verwandte Störungen
33 Somatoforme Störungen
34 Chronisch-körperliche Erkrankungen
35 Psychosomatische Dermatologie
36 Chronisch-entzündliche Darmerkrankungen
37 Asthma bronchiale
38 Herzerkrankungen
39 Neurologische Erkrankungen
40 Schlafstörungen
41 Psychotherapeutische Betreuung von Transplantationspatienten
42 Psychotherapie mit Krebspatienten

23 Angstkrankheiten

M. Bassler, S. Leidig

> Angst zählt neben Freude, Trauer, Furcht, Wut, Überraschung und Ekel zu den sog. **primären Emotionen**. Bei diesen handelt es sich um **angeborene Reaktionsmuster**, die beim Menschen auf drei Reaktionsebenen ablaufen: der motorischen, der physiologischen und der subjektiv-psychologischen. Die Erlebnisqualität von Emotionen bzw. Gefühlen lässt sich grundsätzlich mit den beiden Dimensionen „angenehm versus unangenehm" (Annäherung – Vermeidung) und „erregend versus deaktivierend" beschreiben. Emotionen treten meist als Reaktionen auf positiv verstärkende Reize (Freude) auf, bei deren Ausbleiben (Frustration/Wut) oder aber als Reaktion auf bestrafende aversive Reize (Angst) oder deren Unterbleiben (Erleichterung). Die mit den primären Emotionen einhergehenden Körper- und Ausdrucksreaktionen, insbesondere die Gesichtsmimik, sind angeboren und fallen auch transkulturell sehr ähnlich aus. Dabei zeigen sich typische und voneinander abgrenzbare vegetative und somatomuskuläre Begleitreaktionen.

23.1 Neurobiologische Grundlagen von Angst

Es ist wahrscheinlich, dass die primären Emotionen in der Evolution der höheren Primaten und der Menschen vor allem wegen ihrer Funktionalität für soziale Kommunikation aus primitiveren Vorläufern entstanden sind: Furchtausdruck bzw. Weglaufen signalisiert Gefahr, Trauer nach Verlust teilt Isolation oder Hilfsbedürftigkeit mit, Freude bzw. Ekstase signalisieren Besitz eines Gefährten, Ekel vermittelt Zurückweisung, usw. Emotionen bzw. Gefühle lassen sich aber auch als evolutionäre Vorläufer der symbolisch viel differenzierteren menschlichen Sprache auffassen, wobei sie beim Menschen ihre ursprüngliche kommunikative Funktion noch weitgehend behalten haben (Bierbaumer u. Schmidt 1996).

Attribuierung. Ein wesentlicher Aspekt bei jeder Emotion ist ein kognitiver Bewertungsprozess bzw. Attribuierungsvorgang, ohne den eine Emotion nur unspezifisch erregend oder desaktivierend bliebe: So wäre die Furcht ohne diesen kognitiven Aspekt nur erregend, würde aber kein Vermeidungsverhalten initiieren, Liebe wäre nur entspannend, jedoch ohne Annäherungsbedürfnis. Es ist experimentell belegt, dass Emotionen bereits vor jeder bewussten Wahrnehmung und vor jedem bewussten Wiedererkennen der Situation ausgelöst werden können (z.B. Experimente zur subliminalen Wahrnehmung).

Primäre Emotionssysteme. Drei primäre Emotionssysteme werden gegenwärtig bei Säugetieren postuliert:
- das **Annäherungssystem** (BAS: behavioral approach oder activation system): Es ist in allen Situationen aktiv, in denen eine Annäherung an ein Objekt gelernt wird. Auf der Verhaltensebene bewirkt es sowohl positive Annäherung an einen Geschlechtspartner als auch aggressive Annäherung an einen Konkurrenten bzw. Beute, darüber hinaus initiiert es aktive Vermeidung wie auch zielgerichtete, konditionierte Flucht;
- das **Kampf-Flucht-System** (Steuerung über Amygdala): Es wird aktiv, wenn aversive Reize auftreten (z.B. extremer Lärm, unerwartete Attacken usw.). Auf der Verhaltensebene bewirkt es unkonditionierte und konditionierte Flucht sowie defensive Aggression;
- das **Verhaltenshemmsystem** (BIS: behavioral inhibition system): Es wird vor allem durch konditionierte Strafreize, aber auch durch neue, komplexe Reize aktiviert. Auf der Verhaltensebene bewirkt es passive Vermeidung oder Löschung.

Barbiturate, Tranquilizer, Alkohol. Das Kampf-Flucht-System wie auch das Verhaltenshemmsystem sind maßgeblich an der Auslösung und Ablauf von Angst- bzw. Furchtreaktionen beteiligt. Vor allem Barbiturate, Tranquilizer sowie Alkohol hemmen selektiv das Verhaltenshemmsystem, was sich auf der psychologischen Ebene angstmindernd auswirkt, auf der Verhaltensebene als Abschwächung der passiven Vermeidung (z.B. bezüglich furchterregender Objekte). Diese Substanzen haben jedoch kaum Einfluss auf die aktive Vermeidung (wie z.B. zwanghaftes Händewaschen) und Annäherungsverhalten. Letzteres können sie sogar unerwünscht verstärken (z.B. bei antisozialem Verhalten), weshalb sie für soziopathische Patienten in der Regel kontraindiziert sind.

Auslösung von Angst und Furcht. Angst- und Furchtreaktionen werden über klassische und instrumentelle **Konditionierung** gelernt. Während Angst vor allem eine unspezifische physiologische sowie auch zentralnervöse Überaktivierung in Gang setzt, initiiert Furcht als unmittelbare Folge einer Gefahrwahrnehmung spezifische motorische, physiologische und subjektive Reaktionen, die eine adäquate Bewältigung der Bedrohung ermöglichen sollen (z.B. Vermeidungs- und Fluchtverhalten, Aktivierung von Verhaltenshemmsystem und Kampf-Flucht-System). Speziell für die rasche Auslösung der Furchtreaktion ist ein neuronaler „Kurzschluss" zwischen Thalamus und Amygdala nachgewiesen, bevor die höheren neokortikalen Zentren involviert sind – was deutlich Reaktionszeit spart und von daher auch einen Überlebensvorteil darstellt.

Pathologische Angst- bzw. Furchtreaktionen können durch umschriebene abnorme Aktivitäten in limbischen Strukturen, insbesondere in Amygdala und Hippokampus, ausgelöst werden (Strian 1986). Amygdala und Hippokampus verfügen über ausgedehnte, meist bilaterale Nervenbahnen zu Hirnrinde wie auch Hirnstamm und besitzen somit eine Schnittstellenfunktion bei der Verarbeitung von umweltexternen und organismusinternen Informationen, wobei sie auch vom „handlungsbestimmenden" präfrontalen Cortex beeinflusst werden (Strian 1986). Damit ist auf neurobiologischer Grundlage die Hypothese gestützt, dass bei der Angstentstehung (wie auch bei anderen Affekten) maßgeblich auch **kognitiv-bewertende Funktionen** beteiligt sind.

> **Pathologische Angst ist in diesem neurophysiologischen Verständnis die Folge einer Fehleinschätzung von eigentlich „neutralen Informationen" aus dem Körperinnern bzw. eigentlich ungefährlichen äußeren Situationen oder Objekten.**

Genetik. Gegenwärtig gilt eine genetische Disposition mit unterschiedlicher Penetranz für die einzelnen Subtypen von Angststörungen als gesichert. Sie nimmt Einfluss auf die phänotypische Ausgestaltung der jeweiligen spezifischen Angststörung, wie sie sich z. B. unter Einwirkung von äußeren psychosozialen bzw. intrapsychischen Stressoren entwickeln kann.

23.2 Störungskonzeptionen

Kognitiv-behaviorale Störungskonzeption und klinische Implikationen

Schemata. Kognitiv-verhaltenstherapeutische Theorien erklären emotionale Störungen als Folge dysfunktionaler Interpretationen von Ereignissen und damit einhergehender, die Störung verfestigender Verhaltensweisen. Die krank machenden Interpretationen resultieren aus relativ stabilen Annahmen und Glaubenssätzen, die in Schemata genannten Gedächtnisstrukturen abgespeichert sind (Bartlett 1932, Beck 1976). Werden solche Schemata aktiviert, so beeinflussen sie die Informationsverarbeitung, formen Interpretationsmuster und das Verhalten.

Fehleinschätzungen. Bei Angsterkrankungen besteht die Einseitigkeit der Informationsverarbeitung darin, dass bestimmte Gefahren überschätzt und die eigenen Bewältigungsfähigkeiten in Bezug auf diese Gefahren unterschätzt werden. Patienten zeigen also in Bezug auf spezifische Stimuli Angst, weil sie diese Stimuli für gefährlicher und sich selbst für schwächer halten, als sie tatsächlich sind. Sobald eine Gefahreneinschätzung ausgelöst ist, schaukeln sich eine Reihe von negativen automatischen Gedanken wie Selbstzweifel, negative Bewertungen und skeptische Prognosen auf. Auf körperlicher Ebene entstehen damit einhergehend Empfindungen von Unruhe und Schwäche (die in tatsächlich bedrohlichen Situationen den Effekt haben, riskantes Verhalten zu beenden und auf Selbstschutz zu fokussieren; Beck et al. 1985).

Teufelskreise. Das Aufschaukeln der Angst kann im Rahmen von Teufelskreisen beschrieben werden: Anzeichen vermeintlicher körperlicher, sozialer oder psychischer Störungen verstärken das subjektive Erleben von Verletzlichkeit und verschärfen damit gefahrenbezogene Kognitionen und maladaptive Bewältigungsversuche. Die unrealistischen Interpretationen verfestigen sich, weil Patienten gedankliche und motorische Strategien mit dem Ziel anwenden, das gefürchtete Ereignis nicht eintreten zu lassen. Da die Ängste unrealistisch sind, besteht der Haupteffekt der Strategien darin, dass die Patienten ihre unangemessenen Bedrohungshypothesen nicht überprüfen.

Sicherheitsverhalten. Obwohl in der Absicht eingesetzt, die Bedrohung abzuwehren, führen von daher vielfältige offene und verdeckte Verhaltensweisen dazu, zunehmend stark an die Potenz des vermeintlich verhinderten Unglücks zu glauben. Verhaltensweisen mit dem Ziel, gefürchtete Ereignisse zu vermeiden, werden Sicherheitsverhalten (safety-seeking behaviours) genannt (Salkovskis 1991). Zum Sicherheitsverhalten gehören etwa die Anstrengungen sozial Ängstlicher, ihre Wortwahl und den Klang der Stimme so zu kontrollieren, dass sie glauben, weniger lächerlich zu wirken. Sicherheitsverhalten reduziert kurzfristig die Angst, verstärkt aber auf Dauer den Glauben an die Bedrohung. **Vermeidungsstrategien** dieser Art halten die Angst über verschiedene Wege aufrecht (Wells 1997):

- Das Ausbleiben befürchteter Folgen, wie etwa ausgelacht zu werden oder einen Herzinfarkt zu bekommen, wird auf das Sicherheitsverhalten zurückgeführt und nicht darauf, dass die Katastrophe einfach nicht auftreten wird.
- Erhöhte Wachsamkeit in Bezug auf vermeintliche Bedrohungen vermehrt die Wahrnehmung gefahrenbezogener Informationen und bestärkt dadurch negative Glaubenssätze. So führt etwa die Angst vor einem Herzinfarkt zu gehäuften Arztbesuchen und erhöht damit die Wahrscheinlichkeit widersprüchlicher Aussagen. Dies führt zu dem Evidenzerleben, dass Ärzte auch schwere Erkrankungen übersehen können und festigt damit die Überzeugung, sich ganz genau beobachten zu müssen.
- Sicherheitsverhalten kann soziale Situationen beeinflussen (unter sich schauen, schweigen) und Interaktionen in einer Art stören, die mit der negativen Selbsteinschätzung („Alle halten mich für langweilig") konsistent ist.

> **M** Sicherheitsverhalten verstärkt die negativen Interpretationen von Situationen und Empfindungen dadurch, dass die Falsifizierung der Bedrohungshypothese verhindert wird.

Entsprechend basiert die Definition von Sicherheitsverhalten auf dem Verständnis dessen, was genau vermieden werden soll. Auch wenn die Überlegungen und Verhaltensweisen eines Angstpatienten für Außenstehende unvernünftig erscheinen mögen, so folgen sie doch stringent den gerade aktivierten Annahmen und Glaubenssätzen. Die kognitive Verhaltenstherapie postuliert eine funktionale und in sich logische Verbindung zwischen Gedanken und Verhalten: Wenn ein Patient panikiert, weil er denkt, ein Herzinfarkt stehe bevor, wird er den Notarzt benachrichtigen, und wenn er erwartet, von Mitmenschen geringschätzig behandelt zu werden, wird er sich genau kontrollieren, um ein seiner Ansicht nach möglichst unauffälliges Verhalten zu zeigen. Es gibt also **charakteristische Beziehungsmuster** zwischen den bedrohungsbezogenen Kognitionen und spezifischem Sicherheitsverhalten. Das bedeutet auch, dass die Vorstellung, die die Betroffenen über die Art der Bedrohung haben, die einzelnen Störungsbilder unterscheidet (Salkovskis 1996).

> **M** Kognitiv-verhaltenstherapeutische Ansätze betonen die Notwendigkeit, offenes und verdecktes Sicherheitsverhalten zu modifizieren.

Konfrontationsverfahren. Übungen mit dem Ziel, Sicherheitsverhalten zu unterbinden und dadurch neues, angstfreieres Verhalten und Erleben zu generieren, werden als Konfrontations- oder Expositionsverfahren bezeichnet. Kognitiv-therapeutische Ansätze, die hypothesengeleitet dazu führen, das individuelle, bedrohungsspezifische Sicherheitsverhalten zu hinterfragen, zu unterbinden und sich entsprechend mit der gefürchteten Situation zu konfrontieren, erscheinen Erfolg versprechender zu sein als traditionelle verhaltenstherapeutische Verfahren, die unspezifisch eine Habituation in Angstsituationen anstreben (Lang et al. 2009). Diese hypothesengeleiteten Verfahren heißen **Verhaltensexperimente**. Die Bezeichnung „Verhaltensexperiment" betont im Gegensatz zu früheren verhaltenstherapeutischen Termini wie „Reizkonfrontation" oder „Reizüberflutung" die gründlich vorbereitete kognitive Auseinandersetzung mit den Bedrohungshypothesen im Verlauf der Übungen (Salkovskis 1996). Die Experimente dienen dazu, den Wahrheitsgehalt genau derjenigen bedrohungsbezogenen Kognitionen zu testen, die das Sicherheitsverhalten aufrechterhalten (Bennett-Levy et al. 2004). Das daraus resultierende neue Vorgehen falsifiziert die jeweilige Bedrohungshypothese und trägt zu neuen Verhaltens- und Erlebensmustern bei. Wie viel über diese handlungsorientierten, aktivierenden Strategien hinaus rein kognitive, nicht verhaltens- bzw. erlebnisbezogene Interventionen dazu beitragen, pathologische Störungsmuster zu verändern, wird derzeit kritisch diskutiert (Hoyer et al. 2009, Longmore et al. 2007).

Psychodynamische Störungskonzeption und klinische Implikationen

Angst als Warnsignal. Freud als Begründer der Psychoanalyse, von der sich auch die psychodynamische Psychotherapie herleitet, befasste sich schon früh in seiner wissenschaftlichen Arbeit mit der psychologischen Deutung von Angst, die für ihn ein Kernproblem in der Pathogenese verschiedener psychischer Störungen darstellt. In seiner 1926 publizierten Arbeit „Hemmung, Symptom und Angst" (Freud 1926) interpretierte er dabei erstmals die Funktion des Angstaffekts als eine Art Warnsignal, das vom Ich bei Wahrnehmung einer Gefahrsituation bzw. Bedrohung ausgelöst wird. Die Angst hat hierbei vor allem den Zweck, adaptive psychophysische Reaktionen zu initiieren, um der Gefahr besser begegnen zu können: So fördert Angst insbesondere die rasche Bereitstellung von körperlicher Kraft, um je nach Einschätzung der Bedrohungslage und der eigenen Möglichkeiten entweder anzugreifen oder zu fliehen. Die Intensität des Angstaffekts wird dabei wesentlich darüber gesteuert, für wie bedrohlich das Ich die Gefahrsituation bewertet. Handelt es sich beispielsweise um eine lebensbedrohliche Gefahr, ist die dadurch ausgelöste Todesangst durchaus angemessen, d. h. „realistisch".

> **M** Bei der neurotischen Angst dagegen besteht ein deutliches Missverhältnis zwischen realer Bedrohung und dabei empfundener Angst.

Intrapsychische Konflikte. Dieses Missverhältnis ist besonders bei Phobien zu beobachten. Freud erklärte sich dieses Phänomen dadurch, dass bei der phobischen Angst die bewusst wahrgenommene äußere Bedrohung in Wahrheit symbolisch für eine unbewusste intrapsychische Gefahrquelle steht.

Eine solche unbewusste innere Gefahrquelle kann zum Beispiel durch triebhafte Impulse repräsentiert sein, die nach Abfuhr streben, dabei aber in Konflikt mit Gewissensnormen geraten – z. B. wenn die ungebremste Befriedigung eines Triebanspruchs zu schwerwiegenden Sanktionen durch die äußere Realität führen würde (z. B. Bestrafung), oder aber, wenn der Triebanspruch von der Gewissensinstanz per se als verwerflich bewertet wird, wie dies beispielsweise bei perversen Triebimpulsen in der Regel der Fall ist. Gemäß dieser Konfliktauffassung löst das Ich den Angstaffekt dann aus, wenn es die drängenden Triebimpulse trotz hemmender Gewissensinstanz nicht mehr zu kontrollieren können glaubt und als Konsequenz der ungebremsten Triebabfuhr sowohl schwerwiegende äußere (Gesellschaft) als auch innere (Gewissensinstanz) Sanktionen drohen. Zu erwähnen ist in diesem Zusammenhang die nicht leicht zu verstehende Annahme Freuds, dass bei der phobischen Angst die intrapsychische Gefahrquelle dem Ich nicht bewusst ist (und damit ebenso wenig auch der zugrundeliegende Konflikt). Die Wahl und Durchführung der geeigneten Abwehr- und Bewältigungsmaßnahmen durch das Ich erfolgt ebenfalls unbewusst, um ihren wesentlichen Zweck, den bedrohlichen Konflikt vom Bewusstsein fernzuhalten, möglichst „geräuschlos" erfüllen zu können. Folgt man dieser mehr metaphorischen Beschreibung, die sich aus dem Konfliktverständnis von Freud ergibt, wird das wesentliche Motiv der skizzierten Bemühungen des Ich deutlich: mit allen Mitteln zu verhindern, dass der bedrohliche Konflikt bewusst wird, da damit eine hohe Unlust bzw. Gefährdung für das Individuum heraufbeschworen würde - z. B. heftige Schuldgefühle oder negative Konsequenzen bei unkontrolliertem Ausleben verpönter Triebimpulse.

Ein wesentlicher Abwehrvorgang ist die **Verschiebung**, bei der der unbewusste intrapsychische Konflikt in assoziativ-symbolische Weise auf eine äußere Situation oder Objekt verlagert wird. Der Vorteil dieser Abwehroperation besteht darin, dass das Ich die ursprünglich innere Angstquelle, die sich letztlich aus der unbewussten bedrohlichen Konfliktdynamik speist, in eine vermeintlich äußere Bedrohung transformiert, der man vergleichsweise leicht ausweichen kann. Die dadurch gewährleistete Angstfreiheit muss zwar dauerhaft um den Preis der phobischen Vermeidung von vermeintlich ängstigenden Situationen oder Objekten erkauft werden, was aber für das Ich das „kleinere Übel" darstellt.

Qualitative Ausprägung von Angst. Der Angstaffekt lässt sich nicht nur hinsichtlich seiner Intensität bzw. Angemessenheit differenzieren, sondern auch hinsichtlich seiner qualitativen Ausprägung. In der psychoanalytischen Entwicklungspsychologie wird angenommen, dass jeder Mensch im Verlauf seiner Kindheit phasentypischen Konflikten und daraus entspringenden spezifischen Ängsten ausgesetzt ist:

> *Die Gefahr der psychischen Hilflosigkeit passt zur Lebenszeit der Unreife des Ichs, wie die Gefahr des Objektverlustes zur Unselbstständigkeit der ersten Kinderjahre, die Kastrationsgefahr zur phallischen Phase, die Über-Ich-Angst zur Latenzzeit (Freud 1926).*

Aus der Qualität der vorherrschenden Ängste (was von psychotischer Selbstverlustangst bis hin zur reifen Gewissensangst reichen kann), lassen sich somit beim Erwachsenen implizit Rückschlüsse auf unbewältigte phasentypische Konfliktkonstellationen ziehen.

Bindungsverhalten. In diesem Zusammenhang gewinnen auch Konzepte der empirischen **Säuglingsforschung** zunehmend an Bedeutung (Dornes 1992, 1997). Dies zeigt sich insbesondere in einem Wandel der bisher gültigen Einschätzung der affektiv-kognitiven Fähigkeiten des Säuglings. Die frühen Phasen der Säuglingsentwicklung lassen sich zwar vielleicht noch am ehesten mit dem einfachen **Modell des „Reflexbogens"** erklären – gleichwohl gilt mittlerweile als empirisch gesichert, dass das Repertoire angeborener Reaktionsmuster, die sich autochthon ausdifferenzieren, bei weitem größer ist, als bisher angenommen wurde (Izard 1977). Hier ist besonders auf Bowlby (1976) zu verweisen, der auf der Basis von Verhaltensbeobachtungen die wesentliche Schlussfolgerung zog, dass der menschliche Säugling eine angeborene Tendenz hat, die Nähe einer vertrauten Bezugsperson zu suchen. Dieses „Bindungsverhalten" dürfte maßgeblich den Anstoß dafür geben, dass der Differenzierungsprozess affektiver bzw. emotionaler Reaktionen wesentlich über die Erfahrung sozialer Interaktionen gesteuert wird. Bei drohendem Verlust von Bindung wird Angst als Affekt mobilisiert, um dadurch das Bindungssystem des Interaktionspartners zu aktivieren. Das Zeigen von Angst soll dabei erreichen, dass der Partner (z. B. Eltern) das Kind nicht allein lässt, d. h. Trennung vermieden wird. Beim Interaktionspartner wird durch die wahrgenommene Ängstlichkeit des anderen in der Regel ein verstärktes Fürsorgeverhalten initiiert, was implizit auf die bereits oben erwähnte sozial-kommunikative Funktion von Angst (bzw. Affekten überhaupt) verweist.

Bindungstypen. Gegenwärtig werden vier Bindungstypen (A–D) unterschieden, die auf Verhaltensbeobachtungen von Ainsworth et al. (1978) an kleinen Kindern zurückgehen:
- A: unsicher-vermeidend gebunden;
- B: sicher gebunden;
- C: unsicher-ambivalent gebunden;
- D: desorganisiert/desorientiert gebunden. Diese weitere Kategorie kam später noch hinzu.

Selbstwertgefühl. Mit dieser Bindungstypologie ist erstmalig der Versuch unternommen worden, empirisch validierte Grundmuster von frühkindlichen Beziehungserfahrungen zu beschreiben, die die weitere psychische Entwicklung maßgeblich beeinflussen. Für die psychoanalytische Entwicklungspsychologie ist dabei von entscheidender Bedeutung, dass jede Beziehungserfahrung ihren intrapsychischen Niederschlag in der affektiv-kognitiven Ausformung von Objekt- und Selbstrepräsentanzen findet. Die Selbstrepräsentanz bildet sich nach diesem Verständnis notwendigerweise über den „Umweg des Objekts". Ich lerne mich so zu sehen (und zu empfinden), wie ich erlebt habe, dass andere mich sehen und behandeln. Daraus ergibt sich zwanglos die Schlussfolgerung, dass unsichere Bindungserfahrungen (etwa mit der Mutter) zu einem unsicheren Selbstbild und mittelbar auch zu einem unsicheren Selbstwertgefühl disponieren. Lässt die Mutter ihr Kind z. B. wiederholt unempathisch allein, wenn es bei Explorierung seiner Umgebung oder Kontaktversuchen mit anderen Menschen in Nöte kommt (etwa Angst empfindet), wird dieses Kind Alleinsein bzw. Autonomie zunehmend als gefährlich, vielleicht sogar als vital bedrohlich erleben. Ängstlichkeit als Persönlichkeitsmerkmal wird neben einem Anteil genetischer Disposition vor allem über diesen dialektischen Modus von Beziehungs- bzw. Bindungserfahrung biografisch erworben. Der Beginn einer manifesten Angsterkrankung wird bei vorbestehender ängstlicher Persönlichkeitsdisposition oft durch eine akute Belastung (sei sie real schon eingetreten oder nur befürchtet) ausgelöst.

Viele Angstpatienten fühlen sich sehr auf Schutz und Geborgenheit angewiesen, wobei diese Funktion nicht nur von Menschen, sondern ersatzweise auch von dafür geeignet gehaltenen Objekten (z. B. Mitführen eines Talismans oder Medikaments) symbolisch übernommen werden kann. Winnicott, Kinderarzt und Psychoanalytiker, beobachtete ein ähnliches Verhalten bei Kleinkindern (Winnicott 1953). Ihm zufolge verschafft sich ein Kleinkind unter dem Druck, zunehmend mehr auf die Präsenz bzw. ständige Verfügbarkeit seiner Mutter verzichten zu müssen, kreativ eine Art „Ersatzmutter", mit der es vergleichbar wie bei der realen Mutter tröstende bzw. geborgenheitsspendende Erfahrungen machen möchte. Diese Rolle kann ein besonders geliebtes Spielzeug (z. B. Teddybär) oder sonst geeignetes Objekt (z. B. Schmusedecke) übernehmen, die wenigstens in einigen Aspekten an die Mutter erinnern (z. B. kuschelige Wärme). Das Objekt vertritt symbolisch die abwesende bzw. nicht verfügbare Mutter und ist in diesem Sinn ein „Übergangsobjekt", das die allmähliche innere Loslösung von der realen Mutter erleichtern soll. Findet sich auch beim Erwachsenen noch ein ausgeprägtes Bedürfnis nach solchen Übergangsobjekten (wie z. B. bei Angstpatienten), lässt dies auf eine anhaltend starke (infantile) Abhängigkeit von schutzgebenden Personen bzw. Objekten rückschließen.

■ Erklärungsmodelle

Aus psychodynamischer Perspektive lassen sich zwei grundsätzliche Modelle zur Entstehung psychischer Symptome herleiten (Hoffmann 2008, 2009).

Konfliktmodell. Allen psychischen Symptomen liegen (un)bewusste intrapsychische und interpersonelle Konflikte zugrunde. Die Symptome werden dabei häufig durch Ursachen ausgelöst, deren eigentliche Bedeutung den Patienten mehr oder weniger unbewusst bleibt. Am Beispiel des „Trieb-Abwehr"-Konflikts, der für die psychodynamische Psychotherapie gleichsam Modellcharakter besitzt, soll die Symptombildung bei Konflikten etwas ausführlicher dargestellt werden. Auslösende Ursache für ein psychisches Symptom kann eine unbewusste „Versuchungs- und Versagungssituation" sein, durch die beim Patienten ein unbewusster intrapsychischer Konflikt zwischen verpönten Triebimpulse oder negativen Affekten einerseits und einer diese hemmenden bzw. verurteilenden Gewissensinstanz andererseits angestoßen wird. Zusätzliche Brisanz kann ein solcher aktueller Konflikt noch dadurch gewinnen, dass er an ähnlich gelagerte Konfliktkonstellationen aus der Kindheit anknüpft und von daher erst seine eigentliche Dynamik und Bedrohlichkeit für den Betroffenen gewinnt (ein Vorgang, der in der Psychoanalyse mit **Regression** bezeichnet wird). Die unbewusste Konfliktdynamik löst wie oben bereits beschrieben ein gewisses Quantum an Angst aus („Signalangst"), was dazu dient, adaptive Abwehrmaßnahmen zu initiieren. Im Idealfall kann eine erfolgreiche Abwehr den angstauslösenden (unbewussten) Konflikt vollständig vom Bewusstsein fernhalten, wie dies beispielsweise beim Abwehrmechanismus der Verdrängung der Fall ist. Misslingt dieses idelatypische Ziel jedoch (z. B. wegen der Heftigkeit der Konfliktdynamik), kommt es zu mehr oder weniger gelungenen Kompromisslösungen mit manifesten psychischen Symptomen (z. B. Zwänge oder Phobien). Die Symptome repräsentieren das dynamische Ergebnis einer Kompromissbildung zwischen dem jeweils beteiligten Abwehrvorgang (z. B. Verschiebung, vgl. oben) und dem Abgewehrten (z. B. verpönter Wunsch oder Affekt), wobei sich keine der beiden Konfliktparteien ganz durchsetzen kann, sondern in Abhängigkeit von ihrer jeweiligen Stärke mehr oder weniger Abstriche von ihren Zielen hinnehmen muss. Leitendes Motiv dieser Kompromissbildung ist letztlich das Bemühen, die bedrohliche Konfliktdynamik so weit wie möglich unbewusst zu halten, und sei es um den Preis eines psychischen Symptoms. Für den Betroffenen stellt dies unbewusst immer noch das kleinere Übel dar statt sich bewusst mit der bedrohlichen Konfliktdynamik auseinandersetzen zu müssen. In diesem Sinn haben psychische Symptome auch eine angstbindende Funktion, da sie eine relative Angstfreiheit gewähren. Reicht jedoch die psychische Symptombildung nicht mehr aus, den drängenden Konflikt aus dem Bewusstsein fern zu halten zu halten, kommt es zu einer unspezifischen Alarmreaktion in Form von heftiger Angst, die sich rasch zu einer Panikattacke steigern kann. Diese Form von panischer Angst erfüllt keinerlei adaptive Funktionen mehr, sondern ist Ausdruck einer **psychischen Dekompensation**, vergleichbar der Sirene bei einem untergehenden Schiff.

Typische Konfliktkonstellationen. Ordnet man die typischen Konfliktkonstellationen, die bei Angststörungen eine zentrale Rolle spielen, nach ihrer Häufigkeit, so sind an erster Stelle zu nennen Konflikte bezüglich Abhängigkeit und (befürchteter) Trennung von einer wesentlichen Bezugsperson, an zweiter Stelle Konflikte wegen Offenbarwerdens negativer Affekte (insbesondere Ärger und dessen befürchteten Folgen für die Beziehung) und an dritter Stelle Beunruhigung wegen sexueller Erregung (Hoffmann 2008).

Defizitmodell (Traumatisierung). Aufgrund einer schwerwiegenden Ich-strukturellen Schwäche besteht nur eine geringe Konflikttoleranz – schon bei minimalen Belastungen kommt es zum Auftreten von starker Angst in Verbindung mit heftigen Überforderungsgefühlen; nicht selten schlägt die ursprüngliche Angst in impulsives aggressives Verhalten um (z. B. bei Borderline-Persönlichkeitsstörung; Kernberg 1979). Die fehlenden Konfliktbewältigungsmöglichkeiten sind Folgen **primärer Entwicklungsdefizite,** wie dies z. B. unter den Bedingungen von grober Vernachlässigung emotionaler Basisbedürfnisse, Misshandlung, sexuellen und/oder aggressiven Missbrauchs eintreten kann.

Bewertung. Beide Modelle lassen sich fruchtbar um die bereits erwähnten bindungstheoretischen Annahmen bezüglich der Internalisierung von Beziehungserfahrungen in der frühen Kindheit ergänzen. So bedingen unsichere Bindungserfahrungen häufig eine ängstlich-unsichere Selbstrepräsentanz und damit eine vor allem auf Außensteuerung (Bezugspersonen) angewiesene Selbststeuerung des Individuums.

Bei den hier skizzierten „klassischen" psychodynamischen Konzepten sind lerntheoretische Aspekte bei der Pathogenese von Konflikten und Symptombildungen noch zu wenig reflektiert, insbesondere bezüglich des Wechselspiels von symptomauslösenden und -erhaltenden Bedingungen (z. B. bei den Phobien Vermeidung als Folge von negativer Verstärkung, d. h. Ausbleiben von Angst als Motor für Vermeidungsverhalten), die gerade bei den phobischen Angststörungen ein starkes Chronifizierungspotenzial aufweisen.

Ätiopathogenese der Panikstörungen. Shear et al. (1993) haben in jüngerer Zeit ein beispielhaftes Modell zur Ätiopathogenese der Panikstörung vorgestellt, bei der ein multifaktorielles Zusammenwirken von psychologischen wie auch neurophysiologischen Faktoren angenommen wird: Begünstigend für die Entwicklung einer Panikstörung ist demzufolge zunächst eine angeborene erhöhte neurophysiologische Erregbarkeit. Kinder, die davon betroffen sind, werden durch einen ungünstigen Erziehungsstil der Eltern (der z. B. primär angstmachend ist) zusätzlich in ihrer psychischen Entwicklung beeinträchtigt, insbesondere was das Erleben von stabilen und empathischen Beziehungen und Ausbildung reifer Bewältigungsmöglichkeiten von Konflikten anbelangt. In der Folge werden vermehrt intensive negative Affekte erlebt, die ihrerseits zu einer weiteren Zunahme der neurophysiologischen Erregbarkeit führen. Treten später nun biologisch oder psychologisch bedeutsame Belastungsereignisse auf, werden die ohnehin eingeschränkten Möglichkeiten der intrapsychischen Konfliktbewältigung überlastet, neben einer zunehmenden Erosion des Sicherheitsgefühls und dem Erlebnis eines inneren Kontrollverlusts kommt es zu einer massiven neurophysiologischen Aktivierung, was sich schließlich bis zu einem Panikanfall aufschaukeln kann.

23.3 Agoraphobie mit/ohne Panikstörung

Diagnostische Kriterien

D Die Agoraphobie ist nach der ICD-10 charakterisiert durch die Furcht oder Vermeidung von Menschenmengen, öffentlichen Plätzen und die Angst, alleine (weit) zu verreisen. In den gefürchteten Situationen müssen mindestens zwei Symptome psychophysiologischer Erregung (wie etwa Herzrasen und Angst vor Kontrollverlust) gemeinsam aufgetreten sein.

Bei vorhandener Einsicht in die Übertriebenheit der Symptomatik besteht ein ausgeprägter Leidensdruck. Das Auftreten oder Fehlen von Panikattacken im Rahmen der agoraphobischen Situationen wird zusätzlich kodiert (Agoraphobie mit bzw. ohne Panikstörung).

D Die Panikstörung ist definiert durch wiederholte Panikattacken, die nicht auf eine spezifische Situation oder ein spezifisches Objekt bezogen sind und oft spontan auftreten. Eine Panikattacke ist charakterisiert durch eine abrupt beginnende Angst, die innerhalb weniger Minuten ein Maximum erreicht und mindestens einige Minuten andauert. Mindestens vier Symptome einer psychophysiologischen Erregung müssen währenddessen vorliegen. Panikattacken können gelegentlich im Rahmen aller Angststörungen vorkommen (Barlow et al. 1985).

Die Agoraphobie wird im ICD-10, unabhängig von dem Vorliegen einer Panikstörung, als eigenständiges klinisches Syndrom der Gruppe der phobischen Störungen (F40) zugeordnet. Im Gegensatz hierzu ist in der amerikanischen nosologischen Klassifikation (DSM-IV) die Agoraphobie lediglich eine Restkategorie. Hier stehen bei der Klassifikation der Angststörungen wiederholt auftretende Panikattacken an der Spitze der diagnostischen Hierarchie. Diese Einstufung geht im Wesentlichen auf die pharmakologischen Untersuchungen von Klein (1981) zurück, der Panikattacken als Kernkomponente aller Ängste charakterisiert: als deren Folge entwickle sich zunächst eine antizipatorische Angst vor weiteren Panikattacken und bei zusätzlichen Komplikationen schließlich ein extensives Vermeidungsverhalten, das als Agoraphobie bezeichnet wird. Agoraphobie ist nach diesem Modell lediglich eine Komplikation, die sich infolge einer Panikstörung ausbildet (z. B. Hamm 1997).

Die ICD-10 hat diese Hierarchisierung so nicht übernommen, sondern stattdessen der agoraphoben Symptomatik eine primäre Wertigkeit zugeordnet (als Agoraphobie mit bzw. ohne Panikstörung) und darüber hinaus noch die eigenständige Kategorie einer „isoliert" auftretenden Panikstörung definiert (d. h. ohne agoraphobe Begleitsymptomatik).

Der Terminus „Phobie" ist bei der Agoraphobie eigentlich irreführend, da sich die Furcht weniger auf eine spezifische Situation oder Ort bezieht, sondern auf die antizipierte Hilflosigkeit bzw. Kontrollverlust bei Auftreten einer Panikattacke in der jeweiligen Situation oder Lokalität, zumal wenn der Betroffene befürchtet, dort nicht sofort (ärztliche) Hilfe verfügbar zu haben.

Epidemiologie und Verlauf

Agoraphobie. Bei der amerikanischen ECA-Studie wie bei der Münchener Follow-up-Studie lagen die 6-Monats-Prävalenzraten für die Agoraphobie mit/ohne Panikstörung zwischen 2,7% und 5,5% bzw. die Lebenszeitprävalenz zwischen 3,4% und 9% bei einem Geschlechtsverhältnis zwischen 3–4:1 zugunsten der Frauen (Myers et al. 1984, Robins et al. 1984, Wittchen et al. 1986). Der Verlauf der unbehandelten Erkrankung ist ungünstig. Bei der Münchener Follow-up-Studie wiesen auch nach sieben Jahren etwa 90% der untersuchten Patienten weiterhin eine agoraphobe Symptomatik auf.

Panikstörung. Für die Panikstörung ergab sich in der ECA-Studie eine Lebenszeitprävalenz von 1,5% (Eaton et al. 1991), in der Münchener Follow-up-Studie von Wittchen (1986a, 1986b) 2,4%. Der Verlauf der unbehandelten Erkrankung ist chronisch, aber eher schwankend, in einigen Fällen tritt die Störung episodisch auf mit dazwischenliegenden Jahren der Remission. Wahrscheinlich besteht eine bimodale Verteilung mit einem Gipfel in der späten Adoleszenz und einem weiteren niedrigeren Gipfel Mitte 30. Eine überwiegend biologische Verursachung, wie von Klein

(1964, 1981) noch postuliert, gilt zwischenzeitlich als widerlegt, eine genetische Disposition ist wahrscheinlich (Crowe et al. 1983).

Kognitiv-behaviorales Störungsmodell

Körperempfindungen als Bedrohung. Im Rahmen des hier zu beschreibenden kognitiv-verhaltenstherapeutischen Ansatzes wird wie im DSM die Panik in das Zentrum der Behandlungsstrategien gestellt. Menschen, die die diagnostischen Kriterien für eine Panikstörung erfüllen, neigen dazu, spezifische Körperempfindungen als Bedrohung zu interpretieren (Ehlers et al. 1988). Zu diesen Körperempfindungen gehören hauptsächlich Symptome vegetativer Erregung („Bereitstellungsreaktionen") wie Herzrasen, Atemnot, Kribbelgefühle, Schwankschwindel, Schwarzwerden-vor-den-Augen, Zittrigkeit, Schweißausbrüche, trockene Kehle. Die Fehlinterpretation besteht darin, solche Sensationen als an sich gefährlich bzw. als Signal einer unmittelbar bevorstehenden körperlichen oder psychischen Dekompensation anzusehen (Sturm u. Ehret 1982).

Auslösende Stimuli. Sowohl äußere (z. B. Kaufhaus, Autobahnbrücke) als auch innere Stimuli (vegetative Symptome, Gedanken und Vorstellungen) können Panik auslösen, sobald sie als Zeichen einer drohenden Katastrophe interpretiert werden. Die Gefahreneinschätzung führt zu vermehrten *vegetativen Stressreaktionen,* die wiederum beängstigend erlebt werden und zu einem Teufelskreis führen, der in einer Panikattacke gipfelt (Clark 1986; Abb. 23.1). Auch andere Emotionen, z. B. Ärger (Epstein 1977), können Attacken ebenso triggern wie harmlose Ereignisse. Zu solchen Ereignissen gehören schnelles Aufstehen, das zu leichtem Schwindel führt, oder körperliche Betätigungen, die die Wahrnehmung von Atemlosigkeit und Palpitationen verstärken. Allein eine horizontale Körperlage kann schon die Wahrnehmung des Herzschlags derart verbessern, dass in der Folge eine Panikattacke entsteht. Während solcher Attacken sind die Patienten meist nicht in der Lage, zwischen den triggernden Interozeptionen und der folgenden Panik zu unterscheiden, so dass die Angst aus heiterem Himmel zu kommen scheint.

Festigung der Symptomatik. Sobald die Neigung besteht, bestimmte Körperempfindungen als gefährlich zu erleben, tragen zwei Entwicklungen zur Festigung der Symptomatik bei.

- Zum einen beginnen die Betroffenen, ihren Körper besorgt zu beobachten. Im Rahmen dieser **selektiven Aufmerksamkeitsausrichtung** werden mit erhöhter Wahrscheinlichkeit Symptome (wie z. B. unregelmäßiger Herzschlag) entdeckt, die vorher nie beachtet worden sind und jetzt als Beweis dafür erscheinen, dass irgendetwas nicht stimmen kann (Clark 1986).
- Zweitens halten **Sicherheitsverhaltensweisen** die Angst vor der möglichen Bedrohung aufrecht (Salkovskis 1991). So werden Panikpatienten mit Herzinfarktbefürchtungen aufhören, sich körperlich anzustrengen, weil sie glauben, dadurch eine Herzattacke verhindern zu können. Eine solche „Verschleißhypothese" in Bezug auf kardiovaskuläres Funktionieren führt in der Folge zu einem Trainingsmangel. Die Betroffenen gehen davon aus, dass ihr Herz – analog zu einem Automotor – dadurch länger hält, indem sie vermeiden, es „unnötig" zu belasten. Auch hier kann in der Folge des körperlichen Schonverhaltens, des daraus resultierenden körperlichen Trainingsmangels und der damit einhergehenden erhöhten vegetativen Reagibilität ein **Teufelskreis** beschrieben werden (Sturm et al. 1987; Abb. 23.2).

Sicherheitsverhalten. Flucht und Vermeidung sind durch die Furcht davor motiviert, einen katastrophalen Kontrollverlust zu erleben, der zu körperlichen oder seelischen Schäden führt. Das Vertrauen in die Berechenbarkeit der körperlichen oder psychischen Leistungsfähigkeit ist reduziert. Entsprechend neigen die Patienten zu verängstigten Vorahnungen und Interpretationen in Bezug darauf, was an den von gemiedenen öffentlichen Orten Schlimmes (in Ohnmacht fallen, verrückt werden etc.) passieren könnte. Sie vermeiden also weder die Angst noch die öffentliche Situation per se, sondern die Katastrophe, von der sie glauben, dass sie ihnen, etwa im Kaufhaus, widerfahren könnte. Das Sicherheitsverhalten verhindert einen vermeintlichen Zusammenbruch und hält genau dadurch den Glauben daran aufrecht (Salkovskis et al. 1996).

Abb. 23.**1** Aufschaukelungsprozess bei Panikattacken (nach Clark 1986).

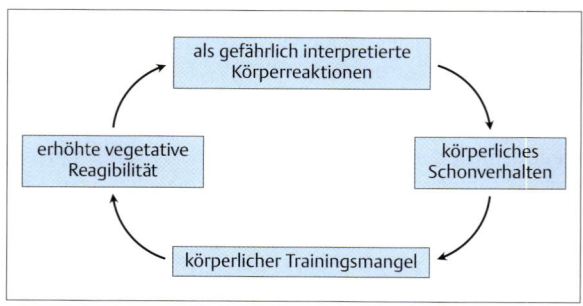

Abb. 23.**2** Folgen körperlichen Schonverhaltens.

Psychodynamisches Störungsmodell

▪ Agoraphobie

Bowlby (1976) hat die Agoraphobie als eine Sonderform der **Angstneurose** (nach heutigem Sprachgebrauch: generalisierte Angststörung) aufgefasst. Im Gegensatz zu den klassischen Phobien, bei denen Objekte oder Situationen direkt angstauslösend sind und deshalb vermieden werden, befürchtet der agoraphobe Patient vor allem die Abwesenheit einer Bezugsperson. Bowlby bezeichnete die Agoraphobie daher konsequenterweise als „Pseudophobie", da pathogenetisch nicht die phobische Vermeidung im Vordergrund steht, sondern die **dringende Angewiesenheit auf Schutz und Geborgenheit** (z.B. wenn man die sichere Wohnung verlässt). Damit ist implizit angesprochen, dass agoraphobe Patienten bevorzugt zu einem ängstlich-vermeidenden Bindungsverhalten tendieren. Befragt man agoraphobe Patienten nach ihren Fantasien, was ihnen bei Aufsuchen der ängstigenden Situationen bzw. Orte zustoßen könnte, stellen sich viele eine schlimme Panikattacke vor, wobei dann „niemand" da sei, der ihnen helfen könnte. Das **Motiv des Allein- bzw. Verlassenseins** spielt bei der Pathogenese der Agoraphobie somit eine entscheidende Rolle, was auch plausibel macht, warum viele agoraphobe Patienten in Begleitung einer schützenden Bezugsperson oder eines sicherheitsvermittelnden „Ersatzobjektes" die vermiedene Situation mit weniger Angst oder sogar angstfrei aufsuchen können.

Die auf Freud zurückgehende konfliktdynamische Perspektive fokussiert demgegenüber vor allem auf die Annahme einer unbewussten „Versuchungs- bzw. Versagungssituation", in die der Patient bei Verlassen der Wohnung geraten könnte. Die **unbewusste Versuchung** könnte z.B. darin bestehen, jemandem zu begegnen, der einem attraktiver als der eigene Partner erscheint, was bei einer schwelenden Partnerschaftskrise durchaus Gewicht erlangen kann. Oder ein spezielles Merkmal an einem Ort begünstigt Assoziationen zu einem unbewussten Konflikt, der dadurch ins Bewusstsein zu drängen droht, weswegen der Ort künftig vermieden werden muss.

▪ Paroxysmale Panikstörung

Für die paroxysmale Panikstörung gelten im Wesentlichen die gleichen Hypothesen wie bei der Agoraphobie. Speziell bei der **herzbezogenen Panikstörung** (früher „Herzangstneurose") handelt es sich jedoch um eine Sonderform der phobischen Symptombildung, da sie sich auf ein Organ des eigenen Körpers bezieht, das man nicht „loswerden" bzw. vermeiden kann. In der ICD-10 ist diese Angststörung in die Obergruppe der somatoformen Störungen (F45) in das Kapitel „somatoforme autonome Funktionsstörung" (F45.3) aufgenommen worden. Aus psychodynamischer Perspektive stellt sich die unbewusste Konfliktdynamik der herzbezogenen Panikstörung letztlich als unbewältigtes Abhängigkeitsproblem dar: das Herz wird unbewusst zur symbolischen Körperrepräsentanz einer mächtigen Bezugsperson, von der man sich vital abhängig fühlt und gleichzeitig loszukommen trachtet – im Prinzip werden damit ursprünglich mental repräsentierte Beziehungserfahrungen (z.B. mit der Mutter) symbolisch auf eine körpersprachliche Ebene übersetzt. Einen ähnlichen körpersprachlichen Symbolisierungsprozess finden wir auch bei **hypochondrischen Symptombildungen**. Fließende Übergänge zu wahnhaften Prozessen sind möglich, wie z.B. bei der Dysmorphophobie (Angst, körperlich missgestaltet zu sein).

Kognitiv-behaviorale Behandlung

▪ Veränderung der Krankheitstheorie

M Das erste Behandlungsziel besteht darin, ein plausibles idiosynkratisches Störungsmodell zu erarbeiten, das als gemeinsame Basis für Betroffene und Behandler dienen kann. Patienten sollten zu der Einsicht kommen, dass ihre Befürchtungen aus ängstlichen Bewertungen ungefährlicher körperlicher Symptome resultieren und ihre Sicherheitsverhaltensweisen das Bedrohungserleben verfestigen. Die vorherige internistisch/kardiologische und neurologische Abklärung der Angstsymptome als unproblematisch ist hierfür natürlich Voraussetzung.

Zunächst einmal müssen die Betroffenen davon überzeugt werden, dass ihre körperlichen Symptome keine Vorboten von Herzinfarkten oder psychotischen Dekompensationen sind. Dies geschieht auf dem Weg, den Patienten umfassende Erklärungen über die von ihnen bedrohlich erlebten Körpersymptome zu geben. Zu diesem Zweck haben sich psychoedukative Modelle bewährt, die die vegetativen Symptome in ihrer psychophysiologischen Sinnhaftigkeit – und damit Harmlosigkeit – im Rahmen von Angstreaktionen erklären (Leidig u. Glomp 2010). Diese Veränderung der individuellen Krankheitstheorie kann sowohl im Sokratischen Dialog in der **Einzeltherapie** als auch in einem **psychoedukativen Gruppensetting** geschehen und bibliotherapeutisch unterstützt werden (Völlinger et al. 1999).

Symptomprovokation. Um die neuen Informationen zu integrieren, kann es sinnvoll sein, mit den Patienten deren letzte Angstzustände zu explorieren und die Symptome nun als Eskalation infolge ängstlicher Bewertung harmloser vegetativer Empfindungen darzustellen. Ein direkterer Weg besteht darin, über die Provokation angstäquivalenter psychophysiologischer Reaktionen das individuelle Erregungsmuster zu erzeugen und die Bewertungen unmittelbar zu modifizieren. Dies kann mit Hilfe von Hyperventilationstests geschehen (Margraf u. Schneider 2000). Zur Vorbereitung auf den Hyperventilationstest müssen die Betroffenen genau über die körperlichen Abläufe während einer Hyperventilation aufgeklärt werden.

Sobald die Patienten ihre Symptome als ungefährliche psychophysiologische Reaktionen verstehen, werden Maßnahmen zum Abbau von Angstvermeidungsstrategien eingeführt.

Verhaltensexperimente und Reaktionsmanagement

Zur Vorbereitung von Verhaltensexperimenten mit dem Ziel, das bisherige Sicherheitsverhalten aufzugeben, werden die charakteristischen Bedrohungsfantasien herausgearbeitet, die die Vermeidungsstrategien motivieren. Hierzu gehören die Einschätzungen der erlebten Symptome als Katastrophe und deren potenzieller Konsequenzen.

Exploration der Befürchtungen. Zur effektiven Behandlungsplanung ist es notwendig, exakt die Vorstellungen herauszuarbeiten, die Patienten dazu bringen, das entsprechende Sicherheitsverhalten zu zeigen. Die Analyse der Vermeidung umfasst also die Analyse der Befürchtungen darüber, was passieren könnte, wenn die Situationen aufgesucht werden müssten. Damit können spezifische Therapiestrategien für die die Symptomatik aufrechterhaltenden individuellen Vermeidungsstrategien entwickelt werden. So kann beispielsweise die Angst, ohnmächtig zu werden, zu der Strategie führen, ausschließlich in Begleitung in den Supermarkt zu gehen. Die gefürchtete Konsequenz ist, hilflos vor Fremden auf den Boden zu sinken. Das spezifische Sicherheitsverhalten in der Situation, in der erste „Schwächegefühle" auftreten, besteht entsprechend darin, sich an der Begleitung anzulehnen oder sich fest am Einkaufswagen anzuklammern. Ein solch detailliertes Wissen über Sicherheitsstrategien in den relevanten Situationen ermöglicht die Planung effektiver Konfrontationsübungen im Sinne von Reaktionsverhinderungsmaßnahmen (Salkovskis et al. 1999). Ein entdramatisierender Effekt der genauen Exploration der gefürchteten Konsequenzen liegt darin, dass die Patienten in der Vorstellung schon vorbereitend mit der Situation konfrontiert werden und die Unangemessenheit ihrer Fantasien über den Ausgang erleben und formulieren können.

Nach der Exploration der Befürchtungen und spezifischer Vermeidungsstrategien, werden die Angstexpositionsübungen im Sinne von Verhaltensexperimenten geplant. Hier können zwei Formen unterschieden werden (Clark 1997).

Konfrontation mit den gefürchteten Symptomen. Hierzu erweisen sich Hyperventilation, den Atem anhalten und Schwindelprovokation auf einem Drehstuhl oder im Stehen als besonders effektiv (Lang et al. 2009). Diese Konfrontationsübungen „in vitro" ermöglichen eine Uminterpretation der bisher bedrohlich erlebten Symptome dahingehend, dass die Patienten „ihre" Angstsymptome selbst herstellen und sie dann als harmlos interpretieren lernen. Die Betroffenen bewältigen ihre gefürchteten Reaktionsmuster also zunächst in der Therapiesitzung gemeinsam mit dem Therapeuten (Exposition-Reaktions-Management, Hand 1993). In der Folge ist Patienten, die neben Panikattacken auch die Kriterien für eine Agoraphobie erfüllen, häufig die eigenständige Exposition in vivo möglich.

Patienten, die im Zusammenhang mit ihren Angstattacken schon Ohnmachtsanfälle erlebt haben, ist zu einem gründlichen Training von Hyperventilationsübungen zu raten, da Hyperventilation zu Synkopen führen kann (Simons u. Köhle 1996). Bei dieser – und nur bei dieser – Subgruppe von Betroffenen dienen die Atemübungen dazu, frühzeitig entsprechende Symptome zu identifizieren, um ihr Atemmuster zu verändern und damit eine **Ohnmacht zu verhindern**. In diesem Fall handelt es sich um Bewältigung einer **tatsächlich vorhandenen Bedrohung** und nicht um ein Sicherheitsverhalten, das die Falsifizierung der Bedrohungshypothese („ich werde in Ohnmacht fallen") verhindert. Die Betroffenen haben des Öfteren erlebt, dass sie tatsächlich ohnmächtig geworden sind.

Unterbinden des individuellen Sicherheitsverhaltens. Die zweite Form von Verhaltensexperiment besteht im Unterbinden des individuellen Sicherheitsverhaltens in angstauslösenden Situationen. Panikpatienten werden aufgefordert, Sport zu treiben, obwohl der erhöhte Puls und die Atembeschwerden Herzinfarktängste triggern (Sturm et al. 1987). Agoraphobiker bekommen die Aufgabe, im Kaufhaus Hyperventilationsübungen durchzuführen, ohne sich an einem Regal oder Einkaufswagen festzuhalten. Alle Übungen sind so zu planen und durchzuführen, dass die bedrohungsrelevanten internen und externen Stimuli auch tatsächlich auftreten und sämtliche Sicherheitsverhaltensweisen vom Patienten aktiv unterbunden werden. Dem Therapeuten sollten von daher alle Sicherheitsverhaltensweisen bekannt sein!

Fazit. Die Bezeichnung „Verhaltensexperiment" betont im Gegensatz zu früheren verhaltenstherapeutischen Termini wie „Reizkonfrontation" oder „Reizüberflutung" die gründlich vorbereitete **kognitive Auseinandersetzung** mit den Bedrohungshypothesen im Verlauf der Übungen. Entsprechend werden die Betroffen nicht dazu gebracht, einfach so lange im Supermarkt zu verharren, bis es zu einer Habituation kommt. Stattdessen sollen sie **aktiv ihre Hypothesen falsifizieren,** indem sie ausprobieren, ob es ihnen möglich ist, an Ort und Stelle verrückt zu werden oder einen Herzinfarkt zu bekommen (Salkovskis et al. 1999). Dies bedarf einer entsprechend sorgfältigen Aufklärung der Patienten und Vorbereitung der Experimente. In Bezug auf die Auswahl der Situationen kann es sinnvoll sein, Expositionsorte wie etwa Kinos oder Bekleidungsgeschäfte zu wählen, deren Vermeidung die Betroffenen besonders bedauern.

Psychodynamische Behandlung

Grundsätzliche Problematik

Im Gegensatz zu den kognitiv-verhaltenstherapeutischen Behandlungskonzepten, die für die einzelnen Angststörungen einen hohen Operationalisierungsgrad aufweisen, ist dies bei der psychodynamischen Psychotherapie erst etwa seit Mitte der 1990er Jahre in Angriff genommen worden. Diese späte Entwicklung erklärt sich vor allem damit, dass in der psychoanalytischen Tradition das Symptom nur als ein vergleichsweise nebensächliches **Epiphänomen der zugrundeliegenden neurotischen Störung** aufgefasst wurde, die es primär zu behandeln galt. Des Weiteren waren auch konzeptuelle Gründe (z.B. deutlicher Akzent auf nondirektive Beziehungsgestaltung, meist längerfristige Behandlungsdauer zwischen 50 und 100 Stunden) dafür verantwortlich, dass es lange Zeit nicht für erforderlich gehalten wurde, für die psychodynamische Psychotherapie auch nur ansatzweise vergleichbare Behandlungsmanuale wie bei der kognitiv-behavioralen Psychotherapie üblich zu entwickeln.

Aufgrund dieser Sachlage bestehen nach wie vor erhebliche Vorbehalte, störungsspezifische Modifikationen auch in die psychodynamische Psychotherapie einzuführen.

> **M** In diesem Zusammenhang ist interessant, dass Freud aus klinischer Sicht schon frühzeitig (1919) darauf hinwies, dass man eine Phobie mit dem psychoanalytischen Standard-Setting nur dann erfolgreich behandeln kann, wenn man den technischen Parameter einführt, den Patienten dazu zu bewegen, sich aktiv der ängstigenden Situation oder dem furchteinflößenden Objekt zu stellen – um dann über seine dabei von ihm wahrgenommenen Gefühle und Fantasien in der Analysestunde zu sprechen.

Diese klinische Empfehlung Freuds ist lange Zeit von der großen Mehrzahl der Psychoanalytiker nicht aufgegriffen worden. Erst in jüngerer Zeit zeichnet sich auch für die psychodynamischen Therapieverfahren die Tendenz ab, bei allen Angststörungen, bei denen das Vermeidungsverhalten eine besondere Rolle spielt, dieses frühzeitig und aktiv als eigenständiges Problem anzugehen (Hoffmann 2008).

Ein grundsätzliches **methodisches Problem** liegt darin, dass bei empirischen Studien zur Wirksamkeit von psychodynamischen Therapieverfahren (überwiegenden Kasuistiken bzw. naturalistischen Beobachtungsstudien) bislang nur selten eine valide diagnostische Zuordnung der Angstsymptome nach den nosologischen Diagnoseschemata von ICD oder DSM vorgenommen wurde. Entsprechend schwierig gestaltet sich unter diesen Bedingungen die Entwicklung von störungsspezifischen Therapiemanualen bzw. -empfehlungen. In jüngerer Zeit sind erste mehr oder weniger ausgearbeitete Therapiemanuale publiziert worden: für die generalisierte Angststörung eines von Crits-Christoph et al. (1995) sowie von Leichsenring et al. (2005), für die soziale Phobie eines von Leichsenring et al. (2007), für die Panikstörung eines von Milrod et al. (1997). Ein fokaltherapeutisches Konzept von psychodynamischer Psychotherapie (mit ca. 50 Stunden Therapiedauer) wurden von Hoffmann u. Bassler (1995) vorgestellt, ein erweitertes Manual für kurz- und mittelfristige psychodynamische Behandlung legte Hoffmann (2008) vor.

Im Folgenden sind für die Agoraphobie mit/ohne Panikstörung (unter Einbeziehung der somatoformen autonomen Funktionsstörung) nur holzschnittartig einige **Therapieempfehlungen** aufgelistet, wie sie sich aufgrund unserer eigenen klinischen Erfahrung bewährt haben.

■ Symptomspezifische Exploration

Vergleichbar den Empfehlungen für die kognitiv-behavioralen Therapieverfahren sollte zunächst eine sorgfältige Exploration der Panikattacken und der sie begleitenden (bewussten) Fantasien stattfinden. Darüber hinaus sollte der Therapeut einen Eindruck von den unmittelbaren Panikanfall bzw. die Angst auslösenden **unbewussten Fantasien** gewinnen. Hierbei ist zu berücksichtigen, dass viele Patienten auf direktes Befragen zunächst keine besonderen Fantasien oder Kognitionen benennen können, die einem Panikanfall vorangegangen sind.

Hier bedarf es besonderer Anstrengungen, z. B. kann der Patient aufgefordert werden, sich nochmals möglichst intensiv in die damalige Situation hinein zu versetzen und alles mitzuteilen, was ihm an Einfällen bzw. Erinnerungsfragmenten in den Sinn kommt. Im Prinzip ähnelt diese Strategie der Methode der freien Assoziation in der Psychoanalyse. Wie die klinische Erfahrung belegt, ist es erstaunlich, wie oft sich Patienten unter diesen Bedingungen doch an vermeintlich „belanglose Details" erinnern, die in unbewusster oder vorbewusster Beziehung zum plötzlichen Auftreten der Panikattacke stehen. Vermutlich hat man in früheren Studien zur ausschließlich biologischen Pathogenese der Panikstörung auf diesen Aspekt kaum geachtet und zu sehr der unmittelbaren Selbstauskunft der Patienten vertraut, wenn diese von vermeintlich unerklärlichen Panikattacken „wie aus heiterem Himmel" berichteten.

■ Diagnostische Anamneseerhebung

Ergänzend zu dieser symptomspezifischen Exploration sollte schließlich eine erweiterte und sorgfältige diagnostische Anamneseerhebung mit spezieller Berücksichtigung der Biografie und den Empfehlungen zur operationalisierten Beziehungsdiagnostik „OPD-2" (Arbeitskreis zur OPD 2006) erfolgen.

■ Weitere Überlegungen

Im Weiteren empfiehlt sich, folgende Gesichtspunkte besonders zu berücksichtigen (in Ergänzung zur üblichen psychodynamischen Standardtechnik):

Wahl des richtigen Vorgehens. Grundsätzlich sollte zunächst abgeklärt werden, ob ein mehr **konfliktaufdeckendes** oder alternativ ein mehr **ressourcenorientiertes Vorgehen** (vorrangig Verbesserung von Angstbewältigung) indiziert ist.

Im 1. Fall können ohne Einschränkung angstkonfrontierende Übungen in den Therapieplan mit aufgenommen werden, im 2. Fall dagegen sind zunächst die Ich-strukturellen Voraussetzungen zu schaffen, dass ein Patient ein stärkeres Ausmaß von Angst zu bewältigen lernt, da sonst bei angstkonfrontierenden Übungen rasch eine psychische Dekompensation mit traumatisierender Angstüberflutung droht.

Beziehung zum Therapeuten. Bei schwerer ängstlichen Patienten mit ausgeprägten Ich-strukturellen Defiziten sollte zunächst die Entwicklung einer vertrauensvollen Beziehung zum Therapeuten im Vordergrund stehen. Mentzos (1984) verweist in diesem Zusammenhang auf ein technisches Grundproblem: So sehr auch der Angstpatient unter seinen intensiven Ängsten bzw. Panikattacken leidet, möchte er doch nicht an die Quelle seiner Angst rühren, sondern am liebsten „beruhigt und immer wieder von neuem beruhigt werden". Mit Blick auf die therapeutische Beziehung verlangt er entsprechend die räumliche Nähe und ständige Verfügbarkeit des Therapeuten, ist aber nur widerwillig bereit, über Art und Grund dieser Bedürfnisse von sich nachzudenken. Die meisten diesbezüglichen Deutungen scheinen zunächst wirkungslos zu bleiben; als Therapeut empfindet man sich fast wie zu einer Art mechanisch stützendem Korsett degradiert, als willenloses Hilfs-Ich, das keinerlei Ansprüche an den Patienten zu stellen hat. Trotz solcher teilweise massiven Widerstände ist zu empfehlen, dieses anklammernde Verhalten dem Patienten deutlich aufzuzeigen und auf seinen jeweiligen (unbewussten) Grund zurückzuführen.

Partner und Bezugspersonen. Die Rolle des Partners bzw. naher Bezugspersonen des Patienten sollte frühzeitig sorgfältig berücksichtigt werden. Nicht selten kann auch der Partner unbewusst Interesse daran haben, das angstneurotische Arrangement aufrechtzuerhalten, z.B. weil er unbewusst Gewinn daraus zieht, für den Patienten die Rolle einer überfürsorglichen Mutter spielen zu können. Gesundet der Patient, kann sich dadurch das bisherige Beziehungsarrangement erheblich destabilisieren. Da gerade psychoanalytische Einzel- bzw. Gruppentherapie in der Regel den Partner nicht mit einbezieht, ist hier von Anbeginn ein Spannungsverhältnis gegeben, das in ungünstigen Fällen den therapeutischen Prozess empfindlich stören kann – z.B. weil der Patient aus unbewusstem Loyalitätsbedürfnis seinem Partner gegenüber keinen wirklichen Fortschritt in Richtung mehr Eigenständigkeit bzw. Autonomie machen möchte.

Medikamentöse Therapie. Sollte eine medikamentöse Begleittherapie erforderlich sein, stellt es erfahrungsgemäß eine Überforderung dar, wenn die Patienten als Eingangsbedingung für eine psychodynamische Psychotherapie ihre Medikamente forciert absetzen sollen. Stattdessen empfiehlt sich eine konsequente schrittweise Dosisreduktion, nicht aber eine Verordnung nach Bedarf.

> **M** **Grundsätzlich sollte gelten, dass ein Patient mit so wenig wie möglich Medikamenten (z. B. Antidepressiva) auskommen sollte. Aber nicht immer ist Medikamentenfreiheit erreichbar.**

■ Praktisches Vorgehen bei der Agoraphobie mit/ohne Panikstörung

Konfrontation. Besteht eine ausgeprägte agoraphobe Vermeidungshaltung, wird es in der 1. Therapiephase vorrangig darum gehen, den Patienten frühzeitig zu einer aktiven Konfrontation mit der angstmachenden Situation zu bewegen, wobei aus unserer Sicht hier die oben ausführlich dargestellten kognitv-behavioralen Behandlungsstrategien eingesetzt werden sollten. Man mag aus kognitiv-behavioraler Seite einwenden, dass mit diesem Vorgehen bereits der größte Teil der therapeutischen Wirksamkeit abgedeckt

ist und von daher unklar bleibt, was unter diesen Voraussetzungen dann für die Spezifität der „psychodynamischen Therapie" noch übrigbleibt. Diesem Einwand ist entgegenzuhalten, dass eine sinnvolle Kombination angstkonfrontierender Technik in Verbindung mit einsichtsfördernder psychodynamischer Psychotherapie einen besseren Therapieerfolg als psychodynamische oder kognitive-behaviorale Therapie allein zu erreichen vermag (Grawe 1998). In diesem Zusammenhang sollte erwähnt werden, dass Therapieerfolg hier mehr als bloße Symptomreduktion (z.B. des Vermeidungsverhaltens) meint. Viele Angstpatienten empfinden durchaus eine Art innere Evidenz dafür, dass das plötzliche Auftreten ihrer Angsterkrankung nicht „zufällig" oder „unmotiviert" geschah. Sie möchten einerseits zwar rasch etwas an die Hand bekommen, was ihnen hilft, mit ihren Ängsten besser zu Recht zu kommen. Andererseits haben viele Angstpatienten auch ein großes Interesse daran, die tieferliegenden Hintergründe ihrer Ängste näher kennenzulernen und sich mit ihrer gesamten Lebenssituation einschließlich biografischer Entwicklung auseinanderzusetzen.

Aufdeckung der Konflikte. Erst nachdem sich verlässlich ein angstkonfrontierendes Übungsverhalten bei den Patienten etabliert hat, ist es zweckmäßig, im engeren Sinn konfliktaufdeckend zu arbeiten.

Stationäre Therapie. Bei ausgeprägter phobischer Symptomatik, bei der der Patient im ambulanten Setting sich nicht in der Lage sieht, sich aktiv übend mit seinem Vermeidungsverhalten auseinanderzusetzen, ist es zweckmäßig, eine stationäre Psychotherapie vorzuschalten und hierbei eine initiale Expositionsbehandlung in vivo durchzuführen. Dies könnte sowohl in verhaltenstherapeutischen als auch psychodynamisch strukturierten Klinik-Settings geschehen.

■ Praktisches Vorgehen bei weniger phobisch organisierten Angststörungen

Panikstörung (episodisch paroxysmale Angst). Bei der Panikstörung ohne agoraphobe Begleitsymptomatik leidet der Patient vor allem unter der subjektiv erlebten „*Unvorhersehbarkeit*" seiner Panikattacken, weshalb es besonders wichtig ist, zunächst mit ihm ausführlich zu besprechen, wie er mit seinen Panikattacken besser zurechtkommen kann. Vergleichbar dem „Teufelskreis-Modell" der Angst, wie es in der kognitiv-behavioralen Psychotherapie eingesetzt wird, sollte dabei mit dem Patienten ausführlich über alle seine Panik betreffenden Fantasien gesprochen werden, insbesondere hinsichtlich seiner auf den Körper bezogenen Befürchtungen. In diesem Zusammenhang ist der Patient auch darauf aufmerksam zu machen, dass vor Auftreten eines Panikanfalls man häufig unbemerkt zu hyperventilieren beginnt und die dabei auftretenden Körpersymptome katastrophisch fehlinterpretiert, was dann den eigentlich selbstverstärkenden Circulus vitiosus der selbstverstärkenden Angst bis hin zum Panikanfall induziert. Diese Phase der „Erklärung" von Angstsymptomen unterscheidet sich inhaltlich kaum von den Empfehlungen, wie sie etwa Schneider u. Margraf 1998 in ihrem verhaltenstherapeutischen Therapiemanual für Agoraphobie und Panikstörung geben. Aufgrund unserer Erfahrungen ist der von ihnen vorgeschlagene Hyperventilationstest, bei dem der Patient aktiv zum probeweisen aktiven Hyperventilieren aufgefordert wird, um vergleichbar wie bei der Exposition in vivo bei der Agoraphobie konkrete Angsterfahrungen zu machen, jedoch nicht zwingend erforderlich.

Panikstörung mit körpernahen Ängsten. Organisieren sich die Panikattacken zunehmend in Richtung körpernaher Ängste suchen viele Patienten häufig einen somatisch orientierten Arzt auf. In der Folge nehmen sie zahlreiche somatische Untersuchungen in Anspruch, meist mit dem Ergebnis, dass kein relevanter organpathologischer Befund festgestellt werden kann. Leider braucht es auch gegenwärtig noch bis zu 5 Jahre, bevor bei diesen Patienten auch eine psychologisch-psychosomatische Diagnostik erfolgt und darauf aufbauend adäquate Therapiemaßnahmen empfohlen werden. Da den meisten Angststörungen eine ausgeprägte **Chronifizierungstendenz** innewohnt, ist es daher dringend erforderlich, die psychosomatisch-psychologische Kompetenz in der medizinischen Primärversorgung weiter zu verbessern, damit gerade Angststörungen mit ausgeprägter Somatisierungstendenz frühzeitiger als bisher erkannt und zur weiteren Behandlung an einen ärztlichen bzw. psychologischen Psychotherapeuten vermittelt werden können.

Manifeste Ängste, rezidivierende Panikattacken. Überwiegen dagegen mehr manifeste Ängste bis hin zu rezidivierenden Panikattacken sind die Patienten wegen ihres hohen Leidensdrucks für eine psychotherapeutische Behandlung meist eher aufgeschlossen. Für viele dieser Patienten ist charakteristisch, dass sie vor allem an einer raschen Entlastung von Angst, weniger aber an einer intrapsychischen Veränderung interessiert sind, weshalb sie für psychodynamische Therapieverfahren, die vermeintlich „zu langsam wirken" nur schwierig zu motivieren sind. Aufgrund der geringen Angsttoleranz neigen sie frühzeitig zu einem mehr oder weniger ausgeprägten **Medikamentenabusus** (z. B. Tranquilizer). Nicht wenige tendieren auch zu einem erheblichen **Alkoholabusus,** wobei bei Ich-strukturell schwerer gestörten Patienten mit deutlichen Suchttendenzen zu rechnen ist. Bei stärkerer Medikamentenabhängigkeit ist es daher sinnvoll, einer ambulanten Psychotherapie zunächst eine stationäre Behandlung vorzuschalten, bei der unter anderem auch eine zweckmäßige medikamentöse Einstellung erfolgen kann.

23.4 Soziale Phobie

Diagnostische Kriterien

D Bei der sozialen Phobie besteht eine ausgeprägte und anhaltende Angst davor, im Zentrum der Aufmerksamkeit zu stehen oder sich peinlich oder erniedrigend zu verhalten. Diese Ängste treten bevorzugt in sozialen Situationen auf, wie Essen oder Sprechen in der Öffentlichkeit, Begegnungen von Bekannten in der Öffentlichkeit, Hinzukommen oder Teilhaben an kleinen Gruppen, wie z. B. bei Parties, Konferenzen oder in Klassenräumen.

Häufige **Begleitsymptome** sind zusätzlich Erröten oder Zittern (bzw. Angst davor), Angst zu erbrechen oder ausgeprägter Miktions- oder Defäkationsdrang (bzw. Angst davor). Meist kommt es zu einem ausgeprägten und anhaltenden **Vermeidungsverhalten**, wobei Einsicht besteht, dass diese Symptome oder Befürchtungen übertrieben und unvernünftig sind. Wie für phobische Reaktionsweisen typisch, beschränken sich die Symptome auf die gefürchteten Situationen oder auf Gedanken an diese. Bei ungünstigen Verläufen kann es zu einer ausgeprägten Generalisierung sozialer Ängste kommen, oft auf dem Boden einer vermeidend-selbstunsicheren Persönlichkeit, weshalb in solchen Fällen eine **Persönlichkeitsstörung** als Zusatzdiagnose gestellt werden sollte. Differenzialdiagnostisch ist insbesondere auszuschließen, dass eine wahnhafte (paranoide) Störung bzw. eine Störung aus dem schizophrenen Formenkreis vorliegt.

Epidemiologie und Verlauf

Epidemiologie. In der ECA-Studie (Davidson et al. 1983) wird eine 6-Monats-Prävalenz von 2,7 % und eine Lebenszeitprävalenz von 3,8 % berichtet. Andere Studien geben bis zu 13 % an, wobei die erhebliche prozentuale Schwankungsbreite wahrscheinlich durch unterschiedliche Schwellenwerte bedingt ist. Während bei den klinischen Stichproben das Geschlechtsverhältnis entweder gleich ist oder eher die Männer überwiegen, scheinen die vorliegenden epidemiologischen Studien eher auf ein Überwiegen der Frauen hinzuweisen. Bei sozialen Ängsten ist öffentliches Sprechen am häufigsten vertreten, deutlich weniger häufig Angst vor dem Sprechen mit Fremden oder Angst, neue Menschen kennen zu lernen, Ängste vor Essen, Trinken oder Schreiben vor anderen sowie Aufsuchen öffentlicher Toiletten.

Verlauf. Die Erkrankung beginnt meist um die Pubertät; in der Vorgeschichte fällt häufig Schüchternheit bzw. soziale Hemmung auf. Der Beginn kann akut nach einem belastenden Ereignis oder aber auch schleichend sein, die Symptomatik bleibt häufig lebenslang unverändert bestehen, jedoch sind bevorzugt in der Adoleszenz auch Spontanremissionen, aber auch weitere Verschlimmerungen beobachtet worden. Treten im späteren Leben spezifische Belastungssituationen auf (z. B. berufliche Verpflichtung zum Sprechen in der Öffentlichkeit), kann es ebenfalls zu akuten Exazerbationen sozialer Ängste kommen.

Kognitiv-behaviorales Störungsmodell

Als zentrale Ursache der sozialen Phobie wird die Furcht vor negativer Bewertung angesehen. Die Betroffenen gehen davon aus, dass sie sich zumindest in den Augen Dritter in irgendeiner Weise inakzeptabel verhalten und dies zu Zurückweisungen oder anderweitigen Abwertungen führen muss. Diese übertrieben kritisch-negative Einschätzung wird durch überhöhte Ansprüche an das eigene soziale Funktionieren genährt. Die Betroffenen haben eine Reihe typischer Annahmen über sich selbst und soziale Situationen entwickelt, wie etwa: „Solange man mir nicht zeigt, dass man mich wirklich mag, mag man mich nicht." oder: „Man darf mir keine Unsicherheiten anmerken, sonst blamiere ich mich." Während einer sozialen Interaktion läuft bei den Betroffenen ein Prozess ab, der die Symptomatik durch die im Folgenden dargestellten, ineinander greifenden Verhaltens- und Erlebensweisen aufrecht erhält und verfestigt (Clark u. Wells 1995; **Abb. 23.3**).

Aktivierung typischer kognitiver Schemata. Die Annahmen über sich und die soziale Umwelt, die die pathogenen Interpretationsmuster/kognitiven Schemata immer wieder in Gang setzen, können in drei Kategorien gefasst werden (Clark u. Ehlers 2002):

- überhöhte Standards in Bezug auf das eigene soziale Auftreten und Funktionieren, wie z. B. „Man darf mir keine Fehler oder Makel anmerken";
- bedingte Annahmen über die Konsequenzen persönlicher Verhaltensweisen, wie z. B. „Wenn ich schweige, halten mich alle für einen Langweiler", „Wenn meine Hände zittern, denken alle, ich sei ein Alkoholiker";
- allgemeine negative Überzeugungen über sich selbst, wie z. B. „Ich habe nicht wirklich etwas zu sagen, was von Bedeutung ist".

Vermeintliche soziale Bedrohung. Werden derartige kognitive Schemata durch soziale Situationen oder deren Antizipation aktiviert, beginnen die Betroffenen, die entsprechende Situation als bedrohlich einzuschätzen. Die Bedrohlichkeit der Situation besteht darin, dass sie ein Scheitern erleben lässt.

Verschiebung des Aufmerksamkeitsfokus: Verarbeitung des Selbst als soziales Objekt. Sobald die Betroffenen glauben, man könne sie negativ bewerten, verlagern sie ihre Aufmerksamkeit weitestgehend auf sich selbst. Sie beginnen, sich genauestens zu beobachten und achten kaum noch auf Umgebungsaspekte. Die Betroffenen glauben, dass die Art und Weise, in der sie sich selbst erleben, genauso auch in von Dritten erlebt und bewertet wird („subjektive Kameraperspektive"). Im Rahmen dieses Selbsterlebens schüren Gefühle und Vorstellungsbilder die Angst (Clark u. Ehlers 2002). Hierzu gehört die Wahrnehmungsverzerrung, wonach einem alle ansehen, was und wie intensiv man gerade etwas fühlt. Auch Körpersensationen wie Zittern, ein warmes (rotes?) Gesicht oder Schwitzen werden von den Betroffenen visualisiert: Man sieht sich schwitzen wie in einem Verhör, der Kopf ist rot wie eine Tomate, das Zittern ist so stark, dass man nicht einmal mehr etwas greifen kann. Die selbstfokussierte Aufmerksamkeit und die negativistische Nutzung propriozeptiver Informationen erzeugen also einen verzerrten, negativen Eindruck des beobachtbaren Selbst.

Sicherheitsverhalten. Sicherheitsverhalten wird von Sozialphobikern eingesetzt, etwa um eine erwartete soziale Abqualifizierung zu verhindern und eine Interaktion irgendwie unbeschadet zu überstehen. Die Bemühung, sich „zusammenzureißen", um keinen weiteren Verdacht zu erregen, führt infolge des erhöhten Muskeltonus zu noch stärkerem Zittern, die damit einhergehenden Konzentrationsstörungen machen „Fehler" wahrscheinlicher.

Sicherheitsverhalten reduziert also kurzfristig die Angst, verstärkt aber auf Dauer den Glauben an die Bedrohung. Wenn die Katastrophe nicht eintritt, wird das von den Betroffenen auf die Wirksamkeit der Sicherheitsstrategien zurückgeführt und nicht darauf, dass die Situation harmlos ist.

Symptome. Durch die Antizipation oder Wahrnehmung möglicher Bedrohungen im Verlauf einer sozialen Interaktion werden körperliche und kognitive Angstsymptome ausgelöst. Diese Symptome werden genau beobachtet und als Zeichen drohenden Versagens interpretiert. Entsprechende Symptome sind zum Beispiel Erröten, Zittern, Herz-

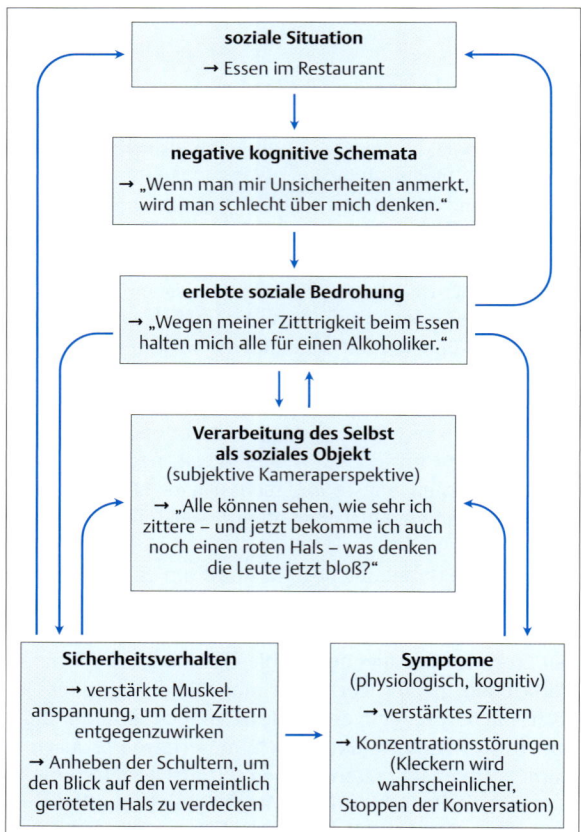

Abb. 23.3 Kognitives Modell der sozialen Phobie (nach Clark u. Wells 1995).

klopfen, Konzentrationsschwierigkeiten oder eine Leere im Kopf. Derlei Symptome erhöhen die subjektive Wahrscheinlichkeit, tatsächlich zu versagen und leiten damit einen Teufelskreis ein. Ein Zittern der Hände führt zu der Überzeugung, von den Umstehenden als Alkoholiker angesehen zu werden. Durch Sicherheitsverhalten können die Symptome noch verstärkt werden.

Auch vor und nach kritischen sozialen Interaktionen sind bei den Betroffenen negative Bewertungsprozesse zu beobachten (Clark u. Wells 1995):

Gedankliche Vorwegnahme. Im Rahmen der gedanklichen Vorwegnahme einer als gefahrvoll eingestuften sozialen Situation kommt es zu plastischen Vorstellungen darüber, was alles schief gehen könnte. Entsprechende Fantasien werden aus scheinbaren, vergangenen „Misserfolgen" in Interaktionen abgeleitet. Sie sind von dem Glauben bestimmt, was für ein schlechtes Bild man abgegeben hat und antizipieren die eigene „jämmerliche Erscheinung" und eine entsprechende Zurückweisung und Demütigung durch die anderen. Die dadurch aufgebauten Befürchtungen führen häufig zur kompletten Vermeidung einer Begegnung. Falls es doch dazu kommen sollte, sind die Betroffenen so stark auf sich konzentriert, dass sehr unwahrscheinlich ist, wohlwollende Signale überhaupt wahrzunehmen.

Nachkarten. Im Anschluss an die kritische Situation erleben die Betroffenen nicht notwendigerweise eine Erleichterung. Zwar hat die Angst vor der Bedrohung eine Ende, jedoch hält ein „Nachkarten" der als Misserfolg erlebten eigenen sozialen Leistung negative Emotionen aufrecht, da keine eindeutig positiven sozialen Hinweisreize registriert werden konnten: Bis ins Detail wird bildhaft rekonstruiert, welche Ängste ausgestanden wurden und wie unvorteilhaft man gewirkt haben mag. Dadurch werden die bedrohlichen Vorstellungen fester im Gedächtnis verankert und in folgenden sozialen Herausforderungen selektiv erinnert.

Psychodynamisches Störungsmodell

Triebtheoretische Erklärung. Das Phänomen sozialer Ängste ist in der Psychoanalyse schon seit langem bekannt. In der 3. Auflage der Neurosenlehre von Fenichel (1981) werden soziale Ängste als „ein Mittelding zwischen kindlicher Angst vor Kastration und vor Liebesverlust sowie dem schlechten Gewissen Erwachsener" charakterisiert. Fenichel zufolge ist der ursprüngliche Inhalt der infantilen Ängste, die **Befürchtung der Kastration,** nicht mehr bewusst, wohl aber bliebe das Gefühl der Bedrohung anhaltend verinnerlicht. Aus psychodynamischer Sicht leiten sich solche Kastrationsbefürchtungen aus der ödipalen Phase her und verweisen auf ungelöste Konflikte im Rahmen der ödipalen Dreiecksbeziehung. Die infantilen Kastrationsängste (mit konkreten Befürchtungen um die Integrität des eigenen Körpers) können sich beim Erwachsenen symbolisch in abgewandelter Form in Fantasien niederschlagen, von anderen in sozialen Situationen grundsätzlich „entwertet" bzw. „beschämt" zu werden (Wurmser 1986, 1990). Unbewusst erlebt man sich meist schon „kastriert", d.h. entwertet und traut sich entsprechend wenig zu – was die Angst vor dem Offenbarwerden dieser Situation vor anderen verstärkt und entsprechende Rückzugs- bzw. Vermeidungsreaktionen begünstigt.

Psychoanalytische Objektbeziehungstheorie. Neben der triebtheoretischen Erklärung lassen sich auch Konzepte der psychoanalytischen Objektbeziehungstheorie zur Ätiopathogenese sozialer Ängste heranziehen. Im Bezugsrahmen der Objektbeziehungstheorie lässt sich beschreiben, wie aus verinnerlichten frühen **negativen Beziehungserfahrungen** ein negatives Selbstbild erwächst, das von Selbstzweifel bzw. Selbstunsicherheit geprägt ist – was seinerseits Versagensängste in sozialen Situationen begünstigt. Dieses negative Selbstbild steht auch in enger Beziehung zum Schamaffekt. Wurmser (1986) führt die Art und Intensität des Schamaffekts vor allem auf konkrete Beschämungserlebnisse zurück. Traumatisierend ist, dass das Kind, wenn es ein von seinen Eltern missbilligtes Verhalten zeigt, von ihnen nicht nur wegen des missbilligten Verhaltens, sondern meist als ganze Person durch erniedrigenden bzw. entwertenden Spott bloßgestellt wird. Diese **Angst vor Bloßstellung** ist ein Kernproblem vieler soziophober Patienten, die diesbezüglich häufig schon in ihrer frühen Jugend (z.B. Schule) auffällig werden.

Kognitiv-behaviorale Behandlung

Die Therapie kann in *folgende Behandlungselemente* gegliedert werden (Stangier et al. 2009):

Erarbeitung des idiosynkratischen Störungsmodells. Ein individuelles Störungsmodell kann dann gut entwickelt werden, wenn den Patienten sowohl das Krankheitsmodell als auch die sich daraus ableitenden Behandlungsmaßnahmen vernünftig erscheinen. Entsprechend sinnvoll ist es, etwa im Rahmen psychoedukativer Maßnahmen, den Betroffenen das kognitive Störungsmodell zu erklären und im Rahmen von Verhaltensanalysen typischer Situationen zu vertiefen. Hierzu werden kürzlich erlebte angstbesetzte Situationen exploriert. Dabei kann eine Liste der individuellen Sicherheitsstrategien und der Körperempfindungen erstellt werden, verbunden mit den Fantasien darüber, wie diese Selbstwahrnehmungen wohl von den Sozialpartnern erlebt und eingeschätzt wurden. Die Fantasien sollten möglichst plastisch geschildert werden, so als gäbe es eine Videoaufzeichnung davon: „Als Ihnen der Schweiß auf die Stirn trat, wie groß waren die Schweißperlen?", „Wie klang Ihre Stimme?" Zentral ist hierbei das Bemühen um eine Veränderung der Kausalattribution: Die erlebten Verhaltensdefizite werden nicht als generelle Unfähigkeit, sondern als Auswirkung der Sicherheitsverhaltensweisen diskutiert. Die Angst entsteht nicht aus der Unfähigkeit, sondern die Umsetzung der, in welchem Maß auch immer, prinzipiell vorhandenen sozialen Kompetenzen wird durch die Angst behindert.

Bewertung des Sicherheitsverhaltens. Die Sicherheitsverhaltensweisen stehen als nächster Schritt im Fokus therapeutischer Bemühungen. Im Rollenspiel stellen die Patienten ihre typischen Strategien dar und werden daraufhin angewiesen, dieselbe Situation im Sinne eines Verhaltensexperiments noch einmal ohne Sicherheitsverhalten mit dem Fokus auf die Umgebung zu spielen. In der Regel stellen die Betroffenen fest, dass sie beim Einsatz ihres Sicherheitsverhaltens deutlich beunruhigter sind. So bemerkte ein Patient, dass seine gebückte Haltung, der gesenkte Kopf und die unter die Oberschenkel geschobenen Hände beim Sitzen in der Therapiegruppe ihn weit mehr verunsicherte als eine aufrechte Sitzhaltung, die Mitpatienten beobachtend. Er räumte weiterhin ein, dass letztere Sitzposition die wohl unauffälligere ist.

Einübung eines Aufmerksamkeitsfokus. Fällt es Betroffenen sehr schwer, in Interaktionen den Aufmerksamkeitsfokus von der Selbstbeobachtung weg auf die Umwelt zu richten, kann dieser „Schwenk" im Rahmen von Hausaufgaben trainiert werden. Unter dem Motto „Umgebungsbeschreibung üben" bekommen die Patienten den Auftrag, in sämtlichen öffentlichen Situationen all das zu benennen, was sie gerade erblicken („Mann mit dunklem Wollmantel", „Frau mit weißem Pudel" etc.) und im Bus, Supermarkt oder der Kantine die Augenfarbe ihrer Mitmenschen zu registrieren (Leidig u. Glomp 2010).

Korrektur des Selbstbildes. Sobald die Betroffen einsehen, dass sie primär ihr Selbsterleben dazu benutzen, zu beurteilen, wie sie auf andere wirken, wird dieses verzerrte Vorstellungsbild korrigiert. Dies geschieht im Rahmen von Rollenspielen in der Gruppe oder mit Videofeedback mit dem Ziel, eine realistischere, vielseitigere Einschätzung der Wirkung ihres gezeigten Verhaltens ohne Sicherheitsstrategien zu bekommen. Entweder werden die Gruppenmitglieder um Rückmeldung gebeten oder die Verhaltensexperimente werden auf Video aufgezeichnet und gemeinsam mit den Patienten besprochen. Therapeutische Aufgaben in der Folge dieses Prozesses bestehen darin, erste Versuche zu starten, ohne Sicherheitsverhalten, den Aufmerksamkeitsfokus auf die Umgebung gerichtet, sozial bedrohliche Situationen aufzusuchen.

Verhaltensexperimente. In sozialen Interaktionen, die nicht in der Familie, im Freundeskreis oder in der Therapiegruppe stattfinden, werden selten die Wirkungen des aktuellen eigenen Verhaltens eindeutig rückgemeldet. Zudem haben die Betroffenen aufgrund ihrer Störung keine Erfahrungen gesammelt, wie das soziale Umfeld tatsächlich reagiert, wenn sie sich ihrem eigenen Erleben nach blamabel verhalten. Von daher werden die Patienten im nächsten Schritt aufgefordert, sich in für sie relevanten Situationen „unpassend" zu benehmen. Derlei Verhaltensexperimente sind darauf angelegt, die von den Patienten gehegten Befürchtungen in Bezug auf die sozialen Folgen weniger kontrollierten Verhaltens zu entkräften.

Kognitive Strategien. Die Annahmen, die bei den Betroffenen dazu führen, soziale Situationen selbstwertbedrohlich einzuschätzen, können mittels Sokratischer Dialoge modifiziert werden. Dazu müssen diese negativen Gedankengänge zunächst, etwa mit Hilfe von Tagebuchaufzeichnungen klar identifiziert werden, um sie dann zu hinterfragen. Die therapeutische Disputation der These: „Ich bin zu langweilig, um beliebt zu sein", würde etwa mit der Frage beginnen, woher er denn wisse, dass er nicht beliebt sei. Das schambesetzte Grübeln nach vermeintlich gescheiterten Interaktionen wird unter dem Aspekt diskutiert, dass es auf einer unsoliden Datenbasis, nämlich der eigenen Vorurteile, fußt.

Defizite. Soziale Ängste aufgrund sozialer Fertigkeitsdefizite können mit dem beschriebenen Prozedere natürlich nicht behandelt werden. Objektiv ungünstige Formen sozialen Verhaltens müssen individuell charakterisiert und modifiziert werden. Klassische Selbstsicherheitstrainings scheinen nach den vorliegenden Befunden ein eher ungünstiger therapeutischer Weg zu sein. Passender sind Verhaltenstrainings, die konkrete, auf die spezifischen Defizite der Betroffenen zugeschnittene Übungen bieten (Fydrich 2002).

F Kognitiv-behaviorale Therapie einer sozialen Phobie

Anamnese. Frau S. war bei Aufnahme in die stationäre Therapie 52 Jahre alt, verheiratet, gelernte Groß- und Einzelhandelskauffrau und Mutter einer 27-jährigen, in Scheidung lebenden, allein erziehenden Tochter. Sie klagte über Ängste, dass man sie für eine Alkoholikerin hält, weil in den letzten drei Jahren ihre Hände zunehmend stärker zitterten. Insbesondere Fremde würden sie aufgrund dessen möglicherweise kritisch begutachten, weshalb sie sich weder traue, etwas zu schreiben noch in Gesellschaft zu essen. Ihr Ehemann, zu dem ein gutes Verhältnis besteht, verstehe ihre Sorge nicht und werde langsam ärgerlich, weil sie sich sozial zurückgezogen habe. Besondere soziale Probleme bestehen darin, dass ihre Tochter von deren Noch-Ehemann betrogen und körperlich misshandelt worden sei. Aus diesem Grund ist die Patientin mit ihrem Mann vor drei Jahren wieder zurück zur Tochter in den alten Heimatort gezogen. Der Mann habe hier einen Handwerksbetrieb übernommen und sie die Tochter bei der Erziehung der 4-jährigen Enkelin unterstützt. Frau S. gibt an, noch nie besonders selbstsicher gewesen zu sein, jedoch hätte erst mit dem Zittern die Angst vor den Menschen begonnen. Im Rahmen der Therapieplanung wurde die Symptomatik gemeinsam mit der Patientin anhand eines bedingungsanalytischen Modells (Leidig 2001) systematisiert. Hier eine Skizze der Bedingungsanalyse:

Symptome
- **Körperreaktionen:** zunehmendes Händezittern, Schweißausbrüche, Herzrasen;
- **Gedanken:** Bewertungsängste, als Alkoholikerin angesehen zu werden; Selbstabwertungen, ihre sozialen Kompetenzen betreffend; Antizipation von sozialen Versagenssituationen und negativen Folgen ihres sozialen Rückzugs;
- **Verhalten:** Vermeidung sämtlicher potenziell bedrohlicher Situationen (schreiben, essen in Gesellschaft, mit Ausnahme der Familie); Sicherheitsverhalten wie „Hände festhalten oder beim Sitzen unter die Oberschenkel schieben"; Anspannung der Hände, um Zittern zu vermeiden.
- **Angst auslösende Situationen:** Soziale Situationen (und deren Antizipation), in denen insbesondere „Höhergestellte", wie die Frauen der neuen Kollegen ihres Mannes das Zittern und die Verunsicherung bemerken könnten.

- **Konsequenzen:** Zunehmende Selbstbeobachtung und negative Selbstbewertung, sozialer Rückzug, Arbeitslosigkeit aufgrund der Angst, ein Bewerbungsgespräch zu führen.

Therapeutische Schritte. Nachdem die Patienten über das kognitiv-verhaltenstherapeutische Vorgehen informiert war und ihr das theoretische Modell plausibel erschien, wurde sie beauftragt, ihre individuellen Vermeidungs- und Sicherheitsstrategien aufzulisten. Anhand dieses persönlichen Vermeidungsprofils wurden die weiteren Schritte gemeinsam geplant. Die Sicherheitsverhaltensweisen (Hände festhalten, auf den Händen sitzen) sollte die Patientin in Zukunft gänzlich unterbinden. Zu diesem Zweck klärte sie im Rahmen der Gruppentherapien Mitpatienten über ihre Problematik auf und bat darum, auch im Klinikalltag darauf aufmerksam gemacht zu werden, falls sie in ihre dysfunktionale Gewohnheit zurückfiele. In einer der folgenden Gruppensitzungen wurde das Zittern als Ursache der Angst, für eine Alkoholikerin gehalten zu werden, problematisiert. Die Rückmeldungen der Gruppenmitglieder konnten sukzessive helfen, das negative Fremdbild der Patientin zu korrigieren. Parallel hierzu wurden In-vivo-Expositionsübungen zum Abbau ihres Vermeidungsverhaltens angesetzt. Hierzu erstellte die Patientin eine Rangliste der von ihr gemiedenen Situationen von wenig Angst auslösend („1") bis extrem beängstigend („100"). Zu den weniger ängstigenden Situationen gehörte das Essen im Speisesaal der Klinik, ohne Tischnachbarn oder mit einem der Gruppenmitglieder. Problematischer wurde es, wenn es darum ging, Suppe (insbesondere Tomatensuppe) zu essen, „weil damit das Zittern sogar sichtbare Konsequenzen hätte". An oberster Stelle der Vermeidungshierarchie stand ein Besuch der Sparkasse, mit der Aufgabe, ihre Scheckkarte endlich (nach 3 Jahren) abzuholen und dort auch zu unterschreiben. Wir brachten die Ängste deshalb in eine Rangfolge, weil es für die Patientin ein vorprogrammierter Fehlschlag gewesen wäre, nach entsprechenden therapeutischen Vorbereitungen im Kliniksetting, sofort ihre Kompetenz in der für sie problematischsten realen Situation zu beweisen. Der Betroffenen erschien es sicherer, sich schrittweise zu exponieren. So konnte sie im Rahmen der einzelnen Expositionsschritte auch gründlich üben, den Aufmerksamkeitsfokus nach außen zu richten. Zu diesem Zweck bekam sie die Aufgabe, beim Essen im Speisesaal die Kleidung und Augenfarbe ihrer Tischnachbarn zu registrieren. Frau S. war nach drei Wochen intensiven Übens in der Lage, vor den Bankangestellten eine Unterschrift zu leisten. Da sich die Angst im Zusammenhang mit der Ehekrise der Tochter und dem Wohnortwechsel entwickelte, mussten auch externe aufrechterhaltende Bedingungen in der Therapie problematisiert werden. Hierzu gehörte insbesondere die übermäßige Verantwortungsübernahme für die Belange der Tochter. Selbstvorwürfe wie „Was habe ich bloß falsch gemacht, dass sie solch einen Mann geheiratet hat?" und Annahmen wie „Sie ist schließlich meine Tochter, ich muss alles tun, um ihr zu helfen," wurden im Rahmen von Gruppengesprächen bearbeitet. Die Patientin konnte dazu bewegt werden, sich um eine von ihr schon lange gewünschte Halbtagsstelle in der Verwaltung zu bewerben. – Ihre Angst hinderte sie nicht mehr daran und Skrupel der Tochter gegenüber waren relativiert.

Psychodynamische Behandlung

Konfliktdefinition. Für die Behandlungsstrategie sozialer Ängste gelten im Prinzip die gleichen Überlegungen, wie sie bei der Agoraphobie aufgelistet wurden: Speziell bei soziophoben Patienten sollte man sich zunächst daran orientieren, ob mehr *Triebabwehrkonflikte* zugrunde liegen (z. B. abgewehrte sexuelle oder aggressive Strebungen) oder ob mehr *Selbstwertkonflikte* (insbesondere narzisstische Probleme in Verbindung mit Scham) im Vordergrund stehen. Im ersten Fall sind in der Regel keine Änderungen der Behandlungstechnik erforderlich (insbesondere bezüglich der angemessenen therapeutischen „Zurückhaltung"), im zweiten Fall sollte man jedoch stärker Empfehlungen berücksichtigen, wie sie sich besonders bei der Therapie narzisstischer Persönlichkeitsstörungen bewährt haben. Hierbei ist wesentlich, dass sich der Patient in der therapeutischen Beziehung vom Therapeuten in besonderem Maß empathisch verstanden und emotional angenommen fühlt (vgl. Wurmser 1981).

Exposition. Wie schon bei den Behandlungsempfehlungen zur Agoraphobie sollte man den Patienten frühzeitig dazu bewegen, sich den angstmachenden sozialen Situationen zu stellen und dabei solange darin zu verbleiben, bis die Angst deutlich nachlässt. Um allerdings die Beschämungsgefahr zu verringern (falls eine Exposition doch misslingt und der Patient vorzeitig abbrechen muss), empfiehlt sich oft ein gestuftes Vorgehen im Sinne einer *graduierten Exposition*.

Selbstbeobachtung. Als weiterer wesentlicher Schritt – und dies ist wohl etwas abweichend von ausschließlich konfrontierenden Therapietechniken – fordern wir den Patienten explizit auf, sich in den Angstsituationen sorgfältig zu beobachten, um dann in den Therapiestunden intensiv über die von ihm wahrgenommenen Fantasien, Befürchtungen bzw. körperlichen Symptome sprechen zu können. Wir haben oft die Erfahrung gemacht, dass gerade in den Therapiestunden nach solchen Angstexpositionen bis dahin unbewusst gebliebene konfliktrelevante Fantasien bzw. Assoziationen zu Tage treten.

> **M** Der besondere Akzent der psychodynamischen Behandlung liegt darauf, dass gerade die Erfahrungen, die der Patient in der Angstexposition macht, zugleich ein wertvoller Schlüssel zur Aufdeckung der ätiopathogenetisch relevanten Konflikte und der damit assoziierten Kognitionen sind.

Kognitive Faktoren. Die aktuell vorliegenden Ergebnisse zur differenziellen Wirksamkeit von kognitiv-behavioralen Psychotherapie dokumentieren die entscheidende Bedeutung von kognitiven Faktoren bei sozialen Ängsten. Dies ist möglicherweise die Erklärung, weshalb ausschließlich angewandte Expositionstechniken bislang keinen zufriedenstellenden Therapieerfolg erreichen konnten. Die seitens der kognitiv-behavioralen Therapiestudien benannten kognitiven Faktoren überschneiden sich inhaltlich mit den oben erwähnten konfliktrelevanten Assoziationen bzw. Befürchtungen, wobei der Hauptakzent überwiegend auf der Ebene der bewusst zugänglichen Fantasien liegt. Aus Sicht der psychodynamischen Psychotherapie sind jedoch neben diesen bewusstseinsnahen und vergleichsweise leicht zugänglichen Kognitionen ebenso auch die unbewussten Motiv- und Konfliktkonstellationen zu berücksichtigen, die der soziophoben Symptomatik erst ihre eigentliche Dynamik (und Bedrohlichkeit) für den Patienten verleihen.

Pharmakotherapie. Ein weiterer Aspekt berührt die Frage, unter welchen Bedingungen eine ergänzende psychopharmakologische Behandlung der sozialen Ängste erforderlich sein kann. Bislang besteht hier keine Einigkeit – abgesehen von dieser mehr grundsätzlichen Frage lassen sich aktuell wegen der unklaren Studienergebnisse auch noch keine Empfehlungen für bestimmte Substanzgruppen geben (Liebowitz u. Marshall 1995).

Fazit. Im Übrigen gelten keine Besonderheiten hinsichtlich der erforderlichen Dauer und Intensität der psychodynamischen Therapieverfahren. Je mehr die sozialen Ängste eine Tendenz zur Generalisierung haben und eine ängstlich-vermeidende bzw. abhängige Persönlichkeitsstörung als Hintergrund der Angstsymptomatik wahrscheinlich ist, um so eher sind Behandlungssettings zwischen 50 und 100 Stunden (1-2h/Woche im Sitzen bis hin zur klassischen Psychoanalyse) indiziert. Grundsätzlich sind wie bei den anderen phobischen Angststörungen eine mehr aktive Grundhaltung des Therapeuten sowie angstübende bzw. -konfrontierende Therapieelemente von Vorteil, was insbesondere für das klassische psychoanalytische Setting deutliche Änderungen erforderlich macht.

F Psychodynamische Therapie einer sozialen Phobie

Anamnese. Ein 20-jähriger Patient berichtet, seit dem 11. Lebensjahr an heftigen **Bauchschmerzen** zu leiden, die immer dann aufträten, wenn er außerhalb der Familie mit anderen zusammen essen müsse. Häufig würde es ihm dabei auch so übel, dass er einen starken Würgereiz bekomme und erbrechen müsse. In den vergangenen Jahren habe sich diese Symptomatik immer mehr ausgebreitet, so dass er jetzt auch schon Bauchschmerzen bekomme, wenn er sich überhaupt auf einen sozialen Kontakt außerhalb seiner Familie einließe. Gegenwärtig leide er verschärft unter diesem Problem, da er mit seinem Studium begonnen habe und an seinem Studienort nicht mit seinen Mitkommilitonen in die Mensa gegen könne. Er befürchtet, mit seinem Verhalten aufzufallen und beschämt zu werden, vor allem, wenn ihn jemand direkt darauf ansprechen würde. Er wohne noch bei seinen Eltern, obgleich der Studienort ziemlich weit entfernt liegt, jedoch mache ihm der Auszug von zu Hause Angst.

Wegen seiner Bauchschmerzen habe er wiederholt ambulante wie auch stationäre Psychotherapien (sowohl kognitiv-behavioral als auch tiefenpsychologisch fundiert) unternommen, die aber allesamt keinen anhaltenden Erfolg gebracht hätten. Angst würde er in sozialen Situationen nicht empfinden, sondern nur die akut einschießenden und willentlich nicht kontrollierbaren schmerzhaften Bauchkrämpfe.

Biografie. Er ist in einer eher ängstlich geprägten Familie als mittleres von insgesamt drei Kindern in ländlicher Umgebung aufgewachsen. Seine Mutter ist Hausfrau, sein Vater Beamter im mittleren Dienst. Für seine Eltern sei stets sehr wichtig gewesen, was „andere Leute über einen denken könnten". In der Kindergarten- wie auch Grundschulzeit sei er eher scheu gewesen, insbesondere Trennungen von zu Hause habe er nur schlecht ertragen können (er haben sich dabei stets sehr verlassen gefühlt). Ein ihn sehr belastendes Erlebnis hatte er mit etwa 11 Jahren, als er anlässlich eines ersten Schullandheims wohl wegen Heimwehs zunehmend Schwierigkeiten mit dem Essen bekommen habe. Besonders belastend sei für ihn eine Situation gewesen, in der ihn sein Lehrer öffentlich vor allen Mitschülern zum „Leeressen seines Tellers" aufgefordert habe. Er habe sich wegen dieser öffentlichen Bloßstellung sehr geschämt und sei danach sofort nach Hause gefahren. Seitdem habe er nie mehr an größeren sozialen Aktivitäten teilgenommen. Bislang habe er keine Beziehungen eingehen können, er fühle sich hier sehr gehemmt und unsicher, vor allem schäme er sich, wenn er offen über seine Schwierigkeiten sprechen müsste. Außer seiner Familie würde niemand über seine Symptome etwas wissen, nach außen hin würde er deswegen möglichst allen Begegnungen mit anderen aus dem Weg gehen.

Therapie. Die *psychodynamische Psychotherapie* wurde zunächst 2-stündlich pro Woche durchgeführt. In der ersten Phase ging es vor allem darum, dass der Patient seine überwiegend körperliche Symptomatik als Angstäquivalente zu verstehen lernen konnte. Bis dahin war ihm dies trotz mehrerer Therapien nicht möglich gewesen, was vielleicht durch den Umstand begünstigt worden war, dass er schon von Kindheit an große Schwierigkeiten hatte, eigene Gefühle bzw. Empfindungen differenzierter wahrzunehmen. Zwar konnte er schließlich akzeptieren, dass er vor allem sozialen Situationen ausweicht, jedoch war es dann in der Folge trotzdem über lange Wegstrecken nicht möglich, mehr über seine angstauslösenden Fantasien zu erfahren, als dass er die drohende Übelkeit und die damit verbundene Unfähigkeit zu essen benennen konnte. Das Stereotyp seiner Befürchtungen war immer: die anderen bemerkten seine Essstörung und machten sich dann über ihn lustig, was ihn außerordentlich beschämen würde.

Trotz verbesserter Einsicht in die Konfliktdynamik seiner sozialen Ängste konnte er über längere Zeit keinen Fortschritt hinsichtlich seiner Symptomatik erreichen: Er hatte das Gefühl, dass sich die Bauchkrämpfe in sozial ängstigenden Situationen so sehr verselbstständigt hatten, dass sie sich jeder willentlichen Kontrolle durch ihm entzogen. Aus diesem Grund wurde mit dem Patienten eine *graduierte Exposition* durchgeführt, auf die er sich nach vielem Bedenken schließlich auch einlassen konnte. Nach einigen Wochen mit Übungen in sozialen Situationen fasste er den Mut, von zu Hause zu seinem Studienort zu wechseln, gleichzeitig gelang es ihm, schrittweise in der Mensa mit anderen gemeinsam zu essen. In ersten Ansätzen war er schließlich in der Lage, auch an Freizeitaktivitäten von Bekannten aus seinem Heimatort teilzunehmen. In den ersten Monaten waren diese Übungen jedoch nur möglich, sofern er auch ein schwach wirksames Anxiolytikum bei sich führte. Er hielt lange hartnäckig an der Überzeugung fest, nur auf diese Weise gegen akut auftretende Bauchkrämpfe etwas besser gewappnet zu sein. In diesem Zusammenhang wurde ein besonderes behandlungstechnisches Problem sichtbar: Trotz positiver Erfahrungen in sozialen Situationen stellte er diese Fortschritte kurz danach wieder in Frage und fiel in die gleiche Erwartungsangst wie zuvor. Wie sich dann bei vertiefter Exploration zeigte, neigte er wegen seiner sozialen Unsicherheit kompensatorisch zu zwanghaft anmutenden Grübeleien und zeigte auch sonst viele Merkmale einer anankastischen und teilweise ängstlich-vermeidenden Persönlichkeit. Erst nachdem diese Hintergrundsthematik zum weiteren Fokus der Behandlung wurde, konnte die graduierte Exposition erfolgreicher umgesetzt werden. Parallel zu diesem äußeren Prozess setzte er sich intensiv mit seiner tieferliegenden Selbstunsicherheit auseinander, bei der es zentral um seine männliche Identität ging. Er entdeckte, dass er sich eigentlich noch wie ein halbwüchsiger und von seinen Eltern abhängiger Jugendlicher erlebte, nicht aber wie ein gereifter junger Mann. Entsprechend unsicher war auch sein Selbstbild hinsichtlich seiner Attraktivität für Frauen. Es war ein großer Schritt für ihn, erstmals seine Sehnsucht nach einer intimen Partnerschaft wahrzunehmen und sich vorzunehmen, hier aus seiner bisherigen Passivität herauszukommen. In der Beziehung zum Therapeuten entwickelte er eine überwiegend positiv geprägte väterliche Übertragung, in der er den Therapeuten als ermutigend und fördernd erlebte.

Evaluation. Gegenwärtig geht es dem Patienten sehr viel besser, er steht kurz vor seinem Studienabschluss, er wagt mehr soziale Kontakte. Er hat anhaltend verinnerlichen können, dass er seine sozialen Ängste und Selbstunsicherheit auf lange Sicht nur dann dauerhaft überwinden kann, wenn er sich mit ihnen aktiv auseinandersetzt. Voraussichtlich wird er die Therapie nicht ganz symptomfrei beenden können, aber er ist zuversichtlich, eine Strategie für sich gefunden zu haben, die er erfolgversprechend weiter verfolgen kann.

Soweit zur Kasuistik. Aus psychodynamischer Perspektive war es vor allem die *rigide anankastische Persönlichkeitsstruktur* des Patienten, die in allen bisherigen Behandlungen jeder konkret anstehenden Veränderung einen schwerwiegenden (unbewussten) Widerstand entgegenstellte. Erst durch die konsequente Einbeziehung dieser Persönlichkeitsthematik war es möglich, dass die gewählte therapeutische Strategie besser greifen konnte.

Der vorgestellte Fall ist auch ein Beispiel dafür, dass die psychodynamische Behandlung von phobischen Ängsten sinnvoll um angstkonfrontierende Elemente ergänzt werden sollte, vor allem, wenn es sich um eine chronifizierte Symptomatik handelt.

23.5 Spezifische (isolierte) Phobien

Diagnostische Kriterien

> Die spezifischen Phobien sind entweder durch Furcht vor oder Vermeidung von einem bestimmten Objekt oder einer bestimmten Situation bestimmt. Häufige Objekte oder Situationen sind Tiere, Höhen, Gewitter, kleine geschlossene Räume oder der Anblick von Blut.

In der gefürchteten Situation werden die bereits bekannten Angstsymptome ausgelöst. Es wird eine deutliche emotionale Belastung durch die Symptome bzw. das Vermeidungsverhalten erlebt, zumal diese selbst als übertrieben eingeschätzt werden. Die Symptome sind auf die gefürchtete Situation oder Gedanken daran beschränkt.

Epidemiologie und Verlauf

Bei der ECA-Studie (Myers et al. 1984, Robins et al. 1984) ergab sich eine Lebenszeitprävalenz von 14,7% für klinisch relevante Phobien, wobei aber die Prozentrate bei schwächer ausgeprägten Phobien erheblich höher liegen dürfte. Frauen überwiegen deutlich (75–90%) je nach phobischem Subtypus. Spezifische Phobien dauern unbehandelt oft lebenslang, sie remittieren wie die übrigen Angststörungen nur selten (ca. 20% der Fälle; Wittchen 1986a, 1986b).

Kognitiv-behaviorales Störungsmodell

Tierphobie. Von allen spezifischen Phobien ist die Furcht vor Tieren die häufigste. Insbesondere sind krabbelnde und kriechende Tiere (Spinnen, Schlangen, Würmer, Ratten etc.) Angst auslösend. Konfrontiert man Tierphobiker mit den gefürchteten Lebewesen, so kommt es zu Furchtreaktionen, die in Intensität und somatischer Ausprägung Angstattacken im Rahmen einer Panikstörung gleichen und sich insbesondere durch eine starke Sympathikusaktivität auszeichnen.

Blutphobie. Ein gänzlich anderes physiologisches Reaktionsmuster zeigen Blutphobiker bei einer Konfrontation. Hier kommt es in der Regel nach einem anfänglichen Anstieg von Blutdruck und Herzrate zu einem deutlichen Blutdruckabfall. Häufig tritt Übelkeit auf, nicht selten mit Synkopen einhergehend (Hamm 1997).

Klaustrophobie. Das Symptomprofil von Klaustrophobikern (Furcht vor dem Eingeschlossensein und physischer Enge) weist während der Konfrontation starke Ähnlichkeiten mit dem von Panikpatienten und Agoraphobikern auf. Klaustrophobiker haben genau wie Panikpatienten Angst davor, keine Luft zu bekommen oder ohnmächtig zu werden. Im Gegensatz zu den Tierphobikern, die bei Konfrontation eine deutliche Herzratenakzeleration zeigen, ist bei Klaustrophobikern (genau wie bei Agoraphobikern) eine deutliche Dissoziation zwischen der subjektiv erlebten Furchtintensität und den vergleichsweise geringen vegetativen Indikatoren der Angst gegeben (Craske u. Sipsas 1992).

Klinische Relevanz. Trotz des bei Konfrontation hohen Leidensdrucks ist die klinische Relevanz der spezifischen Phobien eher gering, da aufgrund ihrer starken Spezifität eine Vermeidung der auslösenden Situationen ohne gravierende Beeinträchtigungen alltäglicher Aktivitäten gut zu organisieren ist (Barlow 1988). Für die westlichen Industrieländer ist die Flugangst eine relevante Untergruppe, da 10% bis 15% der Bevölkerung darunter leiden und weitere 20% sich während eines Fluges deutlich unbehaglich fühlen (Mühlberger et al. 2005).

Psychodynamisches Störungsmodell

Verschiebung. Wie schon beim Störungsmodell der Agoraphobie dargestellt, erklärt sich aus psychodynamischer Perspektive die phobische Angst vor einem äußeren Objekt oder Situation durch deren assoziativ-symbolische Beziehung zu einem unbewussten psychischen Konflikt.

> Der Abwehrvorgang der „Verschiebung" bewirkt dabei, dass die Angst vor einem intrapsychischen Konflikt, dem man nicht ausweichen kann, auf ein äußeres Objekt oder eine Situation verlagert wird, die nunmehr vergleichsweise einfach vermieden werden können und dadurch relative Angstfreiheit ermöglicht wird.

Entscheidend für dieses Verständnis der phobischen Angst ist, dass die symbolische Bedeutung der angstauslösenden Objekte oder Situationen dem Patienten nicht bewusst ist – sie lässt sich nur indirekt erschließen aufgrund der Aufdeckung der die Angst begleitenden Assoziationen, die auf den eigentlich zugrundeliegenden intrapsychischen Konflikt hindeuten. Typische Beispiele für solche intrapsychischen Konfliktkonstellationen sind sexuelle, aber auch **aggressive Triebstrebungen**, die in scharfem Gegensatz zur Gewissensinstanz geraten und deswegen so weit wie möglich vom Bewusstsein (und damit der Chance auf ihre ungebremste Realisierung) ferngehalten werden. Wie bereits weiter oben angesprochen, repräsentiert das gefürchtete Objekt oder Situation unbewusst eine **„Versuchungs- und Versagungssituation"**, in der die bis dahin abgewehrte verpönte Triebimpulse oder Affekte so sehr bewusst zu werden drohen, dass das Ich in Ermangelung anderer Abwehrmaßnahmen zur „Notfallreaktion" panischer Angst greift.

Zwangsbefürchtungen. Bei den sog. Zwangsbefürchtungen, anders als bei den spezifischen Phobien, bricht der abgewehrte Triebimpuls oder Affekt zumindest als Vorstellungsinhalt ins Bewusstsein ein, wobei die Abwehr aber erreicht, dass er als Ich-dyston, d.h. als nicht zu einem selbst gehörig bzw. fremdartig empfunden wird. Die begleitende Angst bei der Zwangsbefürchtung ergibt sich daraus, dass trotz der erreichten „Ich-Fremdheit" die Befürchtung aufkommt, dem Impuls nachgeben zu müssen. Ein Beispiel: Die Angst beim Anblick von scharfen bzw. spitzen Gegenständen kann durch die Fantasie ausgelöst werden, mit diesem Gegenstand jemanden zu verletzen, wobei diese fantasierte Möglichkeit wie ein Zwang zur Handlungsausführung erlebt wird, dem man kaum widerstehen kann.

Zwangssymptom. Kann sich der verpönte (Trieb-)Impuls oder Affekt auf der Handlungsebene durchsetzen, geschieht dies in abgewandelter, symbolischer Form, wobei eine „Gegenhandlung" erforderlich wird, um die dadurch erreichte Befriedigung wieder aufzuheben, d.h. „ungeschehen" zu machen. Damit ist aus psychodynamischer Sicht der Bogen von der phobischen Reaktion über die Zwangsbefürchtung zum Zwangssymptom geschlagen. Bei der Symptombildung nehmen im Sinne einer Ergänzungsreihe auch neurobiologische bzw. konstitutionelle Faktoren Einfluss.

Kognitiv-behaviorale Behandlung

Das verhaltenstherapeutische Behandlungsprozedere besteht im Wesentlichen aus den bereits dargelegten Interventionen im Hinblick auf den Verzicht von Sicherheits- und Vermeidungsstrategien im Rahmen von **Verhaltensexperimenten bei Expositionen**. Das im Rahmen der Therapie von Tierphobien bekannte verhaltenstherapeutische **Habituationstraining**, im Sinne einer schrittweisen Gewöhnung an die Nähe des gefürchteten Tiers, kann mit Hilfe kognitiver Techniken („Bedrohungshypothesen falsifizieren") effizienter gestaltet werden. So weisen neuere Befunde darauf hin, dass Habituationsprozesse zwar entscheidend zu einer Reduktion der Angstsymptome beitragen, jedoch das Verlernen der Furcht vornehmlich über kognitive Prozesse gesteuert wird. Eine entsprechende aktive kortikale Hemmung subkortikaler Affektzentren ist möglicherweise der zentrale Wirkmechanismus der Expositionsbehandlung (Hamm 1997).

Flugangst wird meist in Form von Gruppenseminaren mit Psychoedukation (Informationen über das Fliegen, die Konstruktion von Flugzeugen und über Angst), Entspannungstraining und kognitiver Therapie behandelt. Die Vorgehensweisen basieren auf der Annahme, dass wie bei der Panikstörung ein Teufelskreis der Angst die Symptomatik plausibel erklärt: Reize aus der Umgebung (z.B. Turbulenzen) oder körperliche Veränderungen (z.B. während des Starts) werden als bedrohlich interpretiert. Diese Interpretation als Bedrohung führt zur Angst mit den physiologischen Veränderungen und somit zu weiteren körperlichen Symptomen. Die damit einhergehende Vigilanz lässt die bedrohlichen Reize vermehrt wahrnehmen und die Angst kann sich bis zu einer Panikattacke aufschaukeln. Die therapeutische Konfrontation erfolgt durch einen Flug oder mithilfe der Exposition in virtueller Realität (Mühlberger et al. 2005).

Psychodynamische Behandlung

Einfache Phobien lassen sich gegenwärtig erfolgreich und zeitökonomisch mit kognitiv-behavioralen Therapieverfahren behandeln. Sollte ein Patient jedoch ein erweitertes Interesse an den möglichen unbewussten Hintergründen seiner Phobie haben oder die Phobie selbst in eine mehr phobisch strukturierte Gesamtpersönlichkeit eingebettet sein, lässt sich ergänzend zu den angstkonfrontierenden Therapietechniken sinnvollerweise auch eine psychodynamische Psychotherapie durchführen. Das Spektrum der

Behandlungsmöglichkeiten reicht hierbei von fokal orientierter niederfrequenter Psychotherapie bis zu 50 Stunden (Bassler u. Leidig 2005, Hoffmann 2008) bis hin zu Langzeittherapien, wobei bei letzteren allerdings die Frage legitim ist, ob diese von der Solidargemeinschaft der Versicherten oder vom Patienten selbst bezahlt werden sollten (als vertiefte Selbstexploration ohne hinreichende Krankheitsschwere der Symptomatik). Eine psychodynamische Psychotherapie kann primär auch dann angezeigt sein, wenn die phobische Symptomatik sich zunehmend ausweitet und zu vermuten ist, dass ein gravierender intrapsychischer Konflikt besteht.

23.6 Generalisierte Angststörung

Diagnostische Kriterien

D Das wesentliche Symptom ist eine generalisierte und anhaltende Angst, die über einen Zeitraum von mindestens sechs Monaten besteht mit Anspannung, Besorgnis oder Befürchtungen in Bezug auf alltägliche Ereignisse und Probleme.

Wie bei der Panikstörung können vegetative und psychische Symptome vorkommen:
- Muskelverspannungen (mit akuten und chronischen Schmerzen),
- Ruhelosigkeit und Unfähigkeit zur Entspannung,
- Kloßgefühl im Hals und Schluckbeschwerden,
- Reizbarkeit,
- Konzentrationsschwierigkeiten,
- Leeregefühl im Kopf wegen Sorgen oder Angst sowie
- Einschlafschwierigkeiten.

Häufig kommen auch depressive Symptome sowie hypochondrische Befürchtungen im engeren Sinn vor (ICD-10: F45.2). Hypochondrische Patienten lassen sich selbst in Gegenwart eines Arztes bezüglich ihrer körperlichen Befürchtungen (z. B. Krebsangst) kaum beruhigen, während dies bei den Patienten mit Panikstörung oder generalisierter Angststörung sehr viel besser gelingt.

Epidemiologie und Verlauf

Für eine Teilstichprobe der bereits mehrfach erwähnten ECA-Studie (Myers et al. 1984, Robins et al. 1984) wurden etwa 4 % Lebenszeitprävalenz für die Gesamtbevölkerung ermittelt. Im Rahmen der Mannheimer Kohortenstudie berichtete Schepank (1987) Punktprävalenzraten zwischen 1,8 % und 2,7 %. Der Verlauf ist chronisch, eine stärkere erbliche Disposition gilt als wahrscheinlich.

Kognitiv-behaviorale Störungsmodelle

Obwohl die Generalisierte Angststörung (GAS) häufig ist und als schwer zu behandeln gilt, steht die Entwicklung von theoretischen Modellen zum Verständnis von Entwicklung und Aufrechterhaltung dieser Störung noch am Anfang (Robichaud u. Dugas 2009). Allen gegenwärtig diskutierten spezifischen Theorien zur Entstehung und Aufrechterhaltung der GAS ist gemeinsam, dass die Betroffenen exzessiv und unkontrollierbar Sorgen erleben (Hoyer u. Beesdo-Baum 2010, Fisher u. Wells 2009).

Sorgen gehen mit ängstlichen Erwartungen und Anspannung einher und beziehen sich auf zukünftige Gegebenheiten mit ungewissem Ausgang (Borkovec et al. 2004, Wells 2004). Sie werden im Vergleich zu Zwangsvorstellungen als realitätsnäher, ich-syntoner, schwerer aufzulösen, ablenkender und länger andauernd beschrieben; sie sind auch stärker mit der subjektiven Notwendigkeit, handeln zu müssen, verknüpft. Sie sind – im Gegensatz zu Zwangsgedanken – nicht in Vorstellungsbildern, sondern eher verbal kodiert (Wells u. Morrison 1994).

Wiederholtes Sich-Sorgen führt zu einer einseitigen Empfänglichkeit für negative Informationen und trägt damit dazu bei, dass die Sorgen zunehmen, um möglichst alle antizipierten bedrohlichen Konsequenzen „abzudecken". Dies ist nicht immer ein freiwilliger Akt, denn bedrohungsrelevante Informationen dringen leichter als andere ins Bewusstsein (Wells u. Matthews 1994). In der Folge werden vermehrt vermeintliche Bedrohungen identifiziert, ohne dass die angstbezogenen Hypothesen getestet werden.

Drei Störungsmodelle werden derzeit mit gutem Erfolg empirisch beforscht (Fisher u. Wells 2009):

Sorgen als kognitives Vermeidungsverhalten (Borkovec et al. 2004, Hoyer u. Beesdo-Baum 2010): In diesem Modell fungiert das Sich-Sorgen als Vermeidungsverhalten mit dem Effekt, unangenehme Vorstellungen und damit negative Affekte zu vermeiden bzw. möglichst gering zu halten. Sobald eine aversive Vorstellung getriggert wird, kommt es zu einer physiologischen Erregung und die Betroffenen versuchen, der unangenehmen Vorstellung und den körperlichen Symptomen durch Sorgenketten zu entkommen. Entsprechend verändert sich der interne Fokus weg von der Vorstellung in Richtung Gedanken (Sorgen). Durch diesen Prozess wird die psychophysiologische Erregung abgedämpft und damit der Sorgenprozess negativ verstärkt. Die Vermeidung der bildhaften Auseinandersetzung verhindert jedoch eine gründliche emotionale Verarbeitung, weshalb die Bedrohungsgefühle aufrechterhalten oder sogar verstärkt werden. Die Betroffenen bewältigen von daher ihre Kümmernisse nur oberflächlich: Dieses, für die GAS spezifische Sicherheitsverhalten (experiential avoidance) im Sinne einer Emotionsregulation durch das Sich-Sorgen auf einer rein verbal-linguistischen Ebene, verhindert eine gründliche emotionale Verarbeitung bedrohlich interpretierter Informationen, da auch relativierenden Erfahrungen verhindert werden (Mennin 2004).

Überempfindlichkeit gegenüber Ungewissheit („Intolerance of Uncertainty"; Dugas u. Robichaud 2007): Das Modell konzeptualisiert eine individuelle pathogene Überempfindlichkeit gegenüber Ungewissem. Diese Intoleranz wird als Persönlichkeitseigenschaft konzipiert, die aus einer Menge von negativen Glaubenssätzen über Ungewissheit besteht, wie etwa: „Ungewissheit verhindert ein normales Leben und macht Angst." In Bezug auf Situationen mit unsicherem Ausgang werden entsprechende Schemata aktiviert und die Betroffenen erleben emotionale, kognitive und motorische Angstreaktionen. Derartige kognitive Schemata führen zur Auffassung, dass mögliche negative zukünftige Ereignisse unerträglich sind. Hieraus resultieren die emotionalen, kognitiven und motorischen Symptome der GAS. Da Ungewissheit ubiquitär ist, kann man ihr nicht aus dem Weg gehen. Entsprechend werden für die Betroffenen Alltagssituationen problematisch, und sie reagieren mit Sorgen: „Was passiert, wenn …? Gut, dann könnte ich …"

Meta-kognitives Modell des pathologischen Sich-Sorgens (Wells 2004): Der zentrale Aspekt pathologischen Sich-Sorgens ist hier die erlebte Unkontrollierbarkeit der sorgenvollen Gedanken. Das Modell unterscheidet zwei Arten von Sorgen:

- Typ-1-Sorgen drehen sich um Gesundheits- und soziale Probleme, Finanzen, Arbeit etc. Sie kategorisieren all die ängstlichen Erwartungen, in denen sich die Patienten nicht von klinisch unauffälligen Probanden unterscheiden.
- Typ-2- oder Meta-Sorgen beschreiben die Klasse von Gedanken, die das eigene Sich-Sorgen als ungesund charakterisieren.

Typische Meta-Sorgen sind: „Ich drehe bald durch vor Angst", „Die Sorgen behindern mich bei meiner Arbeit". Die Betroffenen bewerten also die Art und das Auftreten ihrer Typ-1-Sorgen negativ. Gleichzeitig existieren aber auch positive Glaubenssätze in Bezug darauf, sich zu sorgen. Beispiele hierfür sind: „Wenn ich mir genügend Gedanken über zukünftige Probleme mache, bin ich gut gewappnet", „Es ist unverantwortlich, sich nicht zu sorgen". Hieraus entsteht eine kognitive Dissonanz, die durch die Koexistenz positiver und negativer Bewertungen im Rahmen der Meta-Sorgen bestimmt wird. Die Patienten neigen demnach dazu, Sorgen im Sinne einer Coping-Strategie einzusetzen, jedoch sobald sie das tun, fühlen sie sich durch den Prozess des Sich-Sorgens bedroht.

Den Theorien gemeinsam ist die Überlegung, dass Sorgen die gründliche emotionale Verarbeitung verhindern und damit vermehrt zu negativen Affekten führen. Alle Modelle messen der positiven Bewertung, wonach Sorgen hilfreiche Vorbeugungsmaßnahmen sind, eine zentrale Rolle der Aufrechterhaltung des Sich-Sorgens bei. Sorgen sind hier definiert als Gedanken über zukünftige bedrohliche Situationen, deren Auswirkungen und etwaige Bewältigungsmöglichkeiten.

Die **Unterschiede zwischen den Modellen** bestehen darin, dass die Vermeidungstheorie der Vermeidung gedanklicher und physiologischer Übererregung die zentrale Bedeutung beimisst, während die „Intolerance of Uncertainty"-Theorie die persönliche Haltung, wonach Ungewissheit in die Katastrophe führe, zum Kernkonstrukt macht. Das Metakognitive Modell geht davon aus, dass die negativen Gedanken über den Sorgenprozess (Metasorgen) mit den positiven und negativen Bewertungen über die Typ-I-Sorgen konfligieren.

Die **drei Hauptaspekte des pathologischen Sich-Sorgens, Exzessivität, Generalisierung und Unkontrollierbarkeit**, werden ebenfalls unterschiedlich erklärt (Fischer u. Wells 2009). Das **Vermeidungsmodell** postuliert, dass die Sorgen durch Verstärkungsbedingungen exzessiv, generalisiert und unkontrollierbar werden: Immer wenn die Betroffenen einen bedrohliche Wahrnehmung (Gedanke, Vorstellungsbild, körperliche Erregung) haben, werden Sorgenketten aktiviert. Dadurch wird der erlebte Stress erfolgreich gemindert. Das Sich-Sorgen wird aber durch die erlebte Beruhigung negativ verstärkt. Gleichzeitig wird diese entlastende Strategie auf immer mehr potenzielle Bedrohungen ausgeweitet, weshalb zunehmend mehr Wahrnehmungen das Grübeln auslösen. Sich-Sorgen wird zur konditionierten Reaktion und deshalb als unkontrollierbar erlebt. Das **Intolerance of Uncertainty-Modell** postuliert, dass die Betroffenen eine habituell erhöhte Sensitivität für eine große Spannbreite ungewisser Situationen haben. Da nahezu jede Lebenssituation Ungewissheiten mit sich bringt, wird Sich-Sorgen ubiquitär und exzessiv. Eine explizite Erklärung dafür, dass das Grübeln als unkontrollierbar erlebt wird, gibt es hier nicht. Nach dem **metakognitiven Modell** wird Sich-Sorgen exzessiv und generalisiert, weil die Betroffenen das Grübeln als Stressbewältigungsstrategie bevorzugen. Wenn dann die negativen Typ-2-Sorgen einsetzen und die Grübeleien in ihrem Nutzen als Copingstrategie anzweifeln, werden die ohnehin vorhandenen Verunsicherungen und Ängste noch verstärkt. Das Erleben von Unkontrollierbarkeit wird hier mit der Wahl ineffektiver Selbstkontrollstrategien erklärt. Die vermeintliche Notwendigkeit sich zu sorgen und der damit einhergehende Leidensdruck führen dazu, dass die Betroffenen sich nicht konsequent gegen den Sorgenprozess engagieren. Inadäquate Versuche, die Sorgen zu unterdrücken, vermehren die Beschäftigung mit ihnen. Die Patienten nehmen das Problem immer wieder ernst, anstatt ihr Grübeln als Problem zu definieren („Du darfst jetzt nicht an den grauenvollen Unfall denken!" vs. „Ich sorge mich schon wieder, also werde ich mich jetzt davon ablenken; die Sorgen können mir egal sein").

Sicherhaltsverhalten. Das Sicherheitsverhalten von Patienten, die die Kriterien für eine Generalisierte Angststörung erfüllen, kann nach den dargestellten Modellen zweistufig unter dem Aspekt verdeckten und offenen Sicherheitsverhaltens beschrieben werden (Hoyer u. Beesdo-Baum 2010). Zunächst können die Sorgen selbst als Sicherheitsverhalten gesehen werden, mit dem Ziel Ängste zu bewältigen und starke emotionale und physiologische Erregung zu verhindern. Dadurch wird die emotionale Verarbeitung erschwert und die Sorgen nehmen immer mehr Zeit in Anspruch, sodass offenes Vermeidungsverhalten eingesetzt werden muss.

Offenes Vermeidungsverhalten hat zum Ziel, sich nicht sorgen zu müssen oder den Sorgenprozess abzukürzen, damit die befürchteten negativen Konsequenzen des ängstlichen Grübelns („verrückt werden") nicht eintreten mögen. Es besteht aus Strategien, potenziell angsterzeugenden Situationen aus dem Weg zu gehen, wie etwa keine Nachrichtensendungen zu hören („Ich darf mich nicht sorgen, sonst steigere ich mich wieder hinein"). Weiterhin setzen die Betroffenen entsprechend der Vielfalt potenzieller Trigger für sorgenvolle Gedanken (eigene Fantasien, Erklingen eines Martinshorns, Bemerkungen über Entlassungen an der Kasse im Supermarkt etc.) unterschiedliche Sicherheitsverhaltensweisen ein. Entsprechende Sicherheitsverhaltensweisen sind beispielsweise Rückversicherungsstrategien im Rahmen häufigen Telefonierens, Ablenkungsversuche oder Strategien der Gedankenkontrolle.

Psychodynamisches Störungsmodell

Problematik der diagnostischen Abgrenzung. Die generalisierte Angststörung wird aus psychodynamischer Perspektive überwiegend als Folge einer gravierenden Ich-strukturellen Schwäche interpretiert. Diese Sichtweise scheint sich jedoch mehr auf theoriegeleite Überlegungen statt auf gesicherte empirischer Evidenz dafür zu stützen, dass diffuse Ängste prinzipiell nur bei Versagen der „reiferen Abwehrfunktionen" des Ichs auftreten können. Dem widerspricht jedoch die klinische Beobachtung, dass längst nicht alle Patienten mit einer generalisierten Angststörung das Kriterium einer gravierenden Ich-strukturellen Schwäche erfüllen. Außerdem besteht bei der gegenwärtig gültigen Klassifikation nach ICD-10 eine erhebliche Nähe wenn nicht fließender Übergang zur ängstlich-vermeidendenn bzw. abhängigen Persönlichkeitsstörung. Aus allem ergibt sich, dass bislang keine nosologisch klare Abgrenzung der generalisierten Angststörung vorliegt und möglicherweise auch in den diagnoserelevanten Studien kognitiv-behavioraler bzw. psychodynamischer Provenienz unterschiedliche Patientenkollektive untersucht wurden.

Ich-strukturelle Schwäche. Aus psychodynamischer Sicht versagen bei der generalisierten Angststörung die üblichen Abwehrfunktionen aufgrund einer schwerwiegenden Ich-strukturellen Schwäche, so dass keine angstbindenden Symptombildungen mehr möglich sind - stattdessen tritt anhaltende diffuse Angst als Ausdruck versagender psychischer Kompensationsmechanismen auf (Bellak u. Small 1972, Mentzos 1984, Thomä u. Kächele 1986). Diffuse Ängste können auch beim Borderline-Syndrom (Kernberg 1979) auftreten und markieren dort ebenfalls den Grad der allgemeinen Ich-strukturellen Schwäche.

Ursachen. Durch Neuinterpretation der Ergebnisse von Arbeiten anderer Autoren konnte Bowlby (1976) zeigen, dass viele schwerer ängstliche Patienten eine traumatisch erheblich belastete Kindheit hatten, insbesondere widersprüchliche und bindungsverunsichernde Beziehungserfahrungen mit den Eltern (Silove et al. 1991, Egle et al. 1997). Nach der psychoanalytischen Objektbeziehungstheorie ist es naheliegend, dass Patienten, die solche verunsichernden Beziehungserfahrungen gemacht haben, keine sicherheitsgebenden und verlässliche Objekt- bzw. Selbstrepräsentanzen internalisieren konnten. Im Erwachsenenalter führen deshalb schon geringe Konfliktspannungen zu intensiven Gefühlen von Überforderung und Hilflosigkeit, was zugleich ausgeprägte Angst und Besorgnis auslöst.

Die eben skizzierten psychodynamischen Hypothesen, die vor allem auf das Vorhandensein von Ich-strukturellen Defiziten fokussieren, lassen sich nur teilweise mit dem kognitiv-behavioralen Konzept der „übertriebenen Sorgen und negativen Erwartungen" in Einklang bringen. Ein möglicher Brückenschlag zwischen beiden Konzepten könnte darin bestehen, dass die Hartnäckigkeit der Sorgen ihre psychodynamische Begründung darin hat, dass die ursprünglich diffuse Angst durch „Anheften" an beliebige kognitive Inhalte diesen den Aspekt von Sorgen verleiht und sich selbst dadurch in den leichter ertragbaren Angsttyp konkreter Befürchtungen verwandelt. Dies hätte für den Patienten immerhin den Vorteil, nicht mehr hilflos einer diffusen unheimlichen Angst ausgeliefert zu sein, sondern dem kleineren Übel anhaltender Sorgen. Aus dieser Perspektive ist die ausgeprägte Tendenz zur Sorge Ergebnis eines Abwehrvorgangs, was auch plausibel machen würde, warum die bloße kognitive Aufklärung über die Widersinnigkeit von Sorgen eher ins Leere läuft, da der Patient ein unbewusstes Interesse daran hat, statt an diffuser Angst lieber an weniger bedrohlichen und greifbaren Sorgen zu leiden.

Kognitiv-behaviorale Behandlung

Jedes der oben dargestellten kognitiv-behavioralen Modelle hat eine spezifische Perspektive auf die psychischen Prozesse der Entstehung und Aufrechterhaltung der GAS. Entsprechend unterscheiden sich die Behandlungsrationale (Robichaud u. Dugas 2009).

Die **Vermeidungstheorie** unterscheidet folgende Behandlungsmodule (Borkovec 2006, Borkovec et al. 2004): Achtsamkeit und Selbstbeobachtung; Entspannung; Kognitive Therapie; Imagery Rehearsal (Bewältigung in sensu).

Borkovec legt Wert darauf, dass die Betroffenen ihre Hier-und-Jetzt-Orientierung schulen, da die Sorgen immer eine Zukunftsorientierung beinhalten, die durch die Konzentration auf Gegenwärtiges verhindert wird. Eine ähnliche didaktische Funktion hat die Einführung von Entspannungsverfahren. Sie sollen immer eingesetzt werden, sobald man im Alltag Angst empfindet. Das Ziel besteht darin, einen Entspannungszustand im gegenwärtigen Erleben zu erreichen. Es geht hierbei im Gegensatz zu dem üblichen Behandlungsrational der kognitiven Therapie nicht um die Korrektur dysfunktionaler Kognitionen in Bezug auf zukünftige Ereignisse. Die Patienten sollen generell lernen, Erwartungen in Bezug auf kommende Situationen zurückzuhalten, um dadurch jederzeit zu einer präzisen, vorurteilsfreien Einschätzung des aktuellen Geschehens zu kommen. Im Gegensatz zur Konfrontation in sensu, bei der die Patienten in Bezug auf Angst erzeugende Vorstellungsbilder habituieren sollen, werden bei der Bewältigung in sensu (Imagery Rehersal) in der Vorstellung Bewältigungsstrategien für die angsterzeugenden Situationen eingeübt.

Aus dem Modell der **Überempfindlichkeit bei Ungewissheit (Intolerance of Uncertainty)** ergeben sich die folgenden Behandlungsbausteine (Dugas u. Robichaud 2007): Erkennen der Ungewissheit und Exposition in vivo; Neubewertung der Nützlichkeit des Sich-Sorgens; Problemlösetraining; Konfrontation in sensu.

Im ersten Schritt werden die Betroffenen über folgende Aspekte mit dem Konzept bekannt gemacht: der Vergeblichkeit, Gewissheit im Leben zu erlangen; der Zeitverschwendung, nach Gewissheit zu streben und dem Problem, dass die Suche nach Gewissheit die Sorgen aufrechterhält (z. B. durch Rückversicherungsstrategien oder Prokrastination). Dieser erste Baustein hat zum Ziel, im Rahmen von Verhaltensexperimenten Ungewissheiten auszuhalten, indem Sicherheitsverhalten unterbunden werden soll. Das zweite Behandlungsmodul zielt auf die Infragestellung der hohen Meinung, die die Betroffenen über ihr Sich-Sorgen haben und damit auf mögliche Ambivalenzen bezüglich therapeutischer Veränderungen. Im Rahmen des Problemlösetrainings lernen die Patienten, zwischen lösbaren Problemen und „ungelegten Eiern" zu unterscheiden. In Bezug auf lösbare Probleme werden handlungsbezogene Copingstrategien eingeübt. In Bezug auf hypothetische, aktuell nicht lösbare Probleme lernen die Betroffenen durch Konfrontation in Sensu, sich ihren Sorgeninhalten im Rahmen von Vorstellungsbildern zu öffnen und die damit einhergehende psychophysische Erregung auszuhalten. Hierzu werden die Patienten angeleitet, eine detaillierte Beschreibung der häufigsten Sorgen niederzuschreiben. Diese Beschreibung soll möglichst alle Sinneswahrnehmungen einschließen, um die ursprünglichen erregungsreduzierenden, nur auf verbal-linguistischer Ebene stattfindenden Sorgenprozesse zu vertiefen und damit zu einer Habituation zu kommen.

Beim **meta-kognitiven Modell** können fünf zentrale Behandlungsaspekte unterschieden werden (Wells 1997): Erarbeitung des meta-kognitiven Modells; Herausarbeitung und Widerlegung der individuellen negativen Annahmen über Sorgen; Exploration der individuellen Vermeidungs- und Sicherheitsverhaltensweisen mit Planung und Durchführung der notwendigen Expositionen; Infragestellen positiver Annahmen über Sorgen.

Im Rahmen der Erarbeitung eines meta-kognitiven Modells ist es im Hinblick auf die Konstruktion eines individuellen Störungsmodells notwendig, die Struktur des Sorgenprozesses zu reflektieren, anstatt die unterschiedlichen Inhalte der Typ-1-Sorgen zu bearbeiten. Den Betroffenen wird diese Präferenz spätestens nach der Frage klar, ob mit der Lösung einer spezifischen Sorge ihr grundsätzliches Problem gelöst wäre. In der Regel werden sie antworten, sie grübelten dann über ihre anderen Probleme nach. An dieser Stelle können die Patienten davon überzeugt werden, an erster Stelle die Faktoren zu behandeln, die dazu beitragen, dass das Sich-Sorgen zur Belastung wird. Der Prozess der Entkräftung der negativen Annahmen über die Sorgen wird mit Fragen wie: „Wie kommen Sie eigentlich darauf, dass Ihre Sorgen Sie noch in den Wahnsinn treiben?" eingeleitet. Verhaltensübungen helfen, die irrationalen Annahmen zu widerlegen. Ein Beispiel hierfür ist das Kontrollverlustexperiment, bei dem die Betroffenen aufgefordert werden, aktiv zu versuchen, sich von ihren Sorgen „auffressen" zu lassen. Paradoxerweise führt dies zu dem Erleben, dass der befürchtete Kontrollverlust nicht eintritt und die Sorgen sogar weniger schlimm als erwartet erscheinen.

Die Sicherheits- und Vermeidungsstrategien zeigen sich in der Regel schon im Verlauf der ersten Sitzungen. Entsprechende offene oder verdeckte Verhaltensweisen können auf die Vermeidung oder Kontrolle sowohl von Typ-2- als auch Typ-1-Sorgeninhalten ausgerichtet sein. Beide Sorgentypen sollten bei den Expositionsübungen berücksichtigt werden, da auch die Vermeidung von Typ-1-Sorgeninhalten dazu dient, den Sorgenprozess und damit Meta-Sorgen zu verhindern. Vermeidungsverhaltensweisen wie „keine Nachrichtensendungen hören" sind leicht zu identifizieren und werden durch Aufgaben wie „stündlich Nachrichten hören" behandelt. Typische Sicherheitsverhaltensweisen zur Unterbindung von Meta-Sorgen, wie etwa Ablenkung oder Rückversicherung („um Aufregung zu vermeiden"), können im Rahmen des Kontrollverlustexperiments aufgegeben werden, um die entsprechenden Bedrohungshypothesen zu falsifizieren.

Positive Annahmen über Sorgen können dann therapeutische Fortschritte behindern, wenn das Generieren von Typ-1-Sorgen als unerlässliche Copingstrategie angesehen wird. Die Modifikation positiver Annahmen kann auf die Weise geschehen, dass Ereignisse betrachtet werden, die gut ausgegangen sind, obwohl man davor nicht gegrübelt hat. Werden Typ-1-Sorgen als Copingstrategie eingesetzt, so festigen sie Assoziationsketten im Hinblick auf Bedrohungsszenarien. Von daher kann das dauernde Sich-Sorgen (Typ 1) als eine Form von Einübung negativer Fantasien aufgefasst werden. Eine in diesem Zusammenhang wichtige Intervention ist die Erzeugung alternativer positiver Schlüsse der Sorgenszenarien, um Assoziationen zu positiven Einschätzungen wahrscheinlicher zu machen.

Die **Konfrontation mit den Sorgen** ist allen neueren Behandlungsansätzen der Behandlung gemein. Inwieweit es überhaupt notwendig ist, über den Einsatz von Expositionsverfahren hinaus weitere kognitive Strategien einzusetzen, wird derzeit kritisch diskutiert (Hoyer u. Beesdo-Baum 2010, Longmore u. Worrell 2007). Der alleinige Einsatz von Sorgenexposition zeitigt schon gute Erfolge (Hoyer et al. 2009). Allerdings ist das Verständnis der Störung im Vergleich zu den detailliert beforschten anderen Angsterkrankungen noch gering (Robichaud u. Dugas 2009).

Psychodynamische Behandlung

Exploration von Ich-struktureller Schwäche. Zunächst sollte durch eine sorgfältige Exploration eruiert werden, in welchem Umfang eine Ich-strukturelle Schwäche und insofern auch ein Mangel an angstbewältigenden Ressourcen vorliegt. Des Weiteren bedarf es einer sorgfältigen Abklärung, ob die generalisierten Ängste im Zusammenhang mit einer (oder kombinierten) Persönlichkeitsstörung stehen. Vom Vorgehen her wird man sich zunächst um eine Verbesserung der Ich-stützenden Ressourcen des Patienten bemühen, wozu gerade auch bei katastrophisierenden Befürchtungen (vor allem bezüglich des eigenen Körpers) die oben beschriebenen kognitiv-behavioralen Therapietechniken eingesetzt werden können. Zumindest bei den Ich-strukturell stabileren Patienten kann dies bereits zu einer entscheidenden Entlastung und Besserung der Gesamtsymptomatik führen.

Spätere konfliktaufdeckende Therapie. Eine frühes konfliktaufdeckendes Vorgehen ist bei Ich-strukturell schwerer gestörten Patienten kontraindiziert, da dadurch deren ohnehin schon ausgeprägte Angstneigung bei zugleich geringer Angsttoleranz bis zur akuten psychischen Dekompensation verstärkt werden kann. Im späteren Behandlungsverlauf, wenn eine stabile und belastbare therapeutische Beziehung aufgebaut und vom Patienten auch ausreichend gut internalisiert wurde, kann ohne besondere Einschränkungen zur Standardtechnik zurückgekehrt werden. In vielen Fällen werden zwischen 50–100 Stunden ausreichend sein, nicht jedoch, wenn eine komplizierende Persönlichkeitsstörung besteht: Hier ist in der Regel eine länger dauernde Behandlung ratsam (je nach Schweregrad auch mehr als 100 Stunden). Diese sollte mit 1–2 Stunden wöchentlich im Sitzen durchgeführt werden, bei besonderer Eignung in Ausnahmefällen auch als hochfrequente Psychoanalyse (3–4 Stunden wöchentlich im Liegen).

Fazit. Insgesamt liegen seitens der empirischen Forschung bei der generalisierten Angststörung noch keine klaren Ergebnisse vor, die eine Präferenz für bestimmte Therapiestrategien nahe legen. Vor allem wenn körpernahe Ängste bestehen, kann eine vegetativ abschirmende psychopharmakologische Begleittherapie zweckmäßig sein (z. B. mit einem modernen Serotonin-Wiederaufnahmehemmer).

23.7 Andere Angststörungen

Ergänzend sind an dieser Stelle weitere Angststörungen zu nennen
- *Angst und depressive Störung, gemischt* (ICD-10: F41.2): Diese Diagnose sollte nur vergeben werden, wenn weder die Angst noch die depressive Störung eindeutig vorherrscht und die depressive Störung zeitgleich mit der Angstsymptomatik entstanden ist.
- *Anpassungsstörungen* (ICD-10: F43.2), wenn die ängstlich-depressiven Symptome im zeitlich engen Zusammenhang mit einem schwerwiegenden Lebensereignis auftraten.
- Nach einem schwerwiegenden Trauma wie einem schweren Unfall, Naturkatastrophen, Kampfhandlungen, Folterungen oder Vergewaltigungen, kommt es häufiger zur *posttraumatischen Belastungsstörung* (ICD-10: F43.1), bei der unter anderem auch Panikattacken auftreten können. Im Gegensatz zur posttraumatischen Belastungsstörung, bei der in der Vorgeschichte zwingend eine schwerwiegende Traumatisierung nachgewiesen werden muss, ist dies bei der Panikstörung in der Regel nicht der Fall. Viele Patienten mit Panikstörung berichten, dass die Panikattacken plötzlich ohne erkennbaren Anlass „wie aus heiterem Himmel" aufgetreten wären. Wie oben bereits dargelegt wurde, zeigt sich bei eingehender Exploration dann doch, dass in fast allen Fällen unbewusste psychische Konflikte vorliegen, die als Auslöser für die Panikattacken zu werten sind.

23.8 Testdiagnostik

- Als Selbstbeurteilungsskala zur Erfassung von Panikstörung und Agoraphobie eignet sich – insbesondere im Rahmen kognitiv-verhaltenstherapeutischer Therapieplanungen – der aus drei Verfahren bestehende *„Fragebogen zu körperbezogenen Ängsten, Kognitionen und Vermeidung (AKV)"* (Ehlers u. Margraf 2001): Der *Agoraphobic Cognitions Questionnaire (ACQ)* erfasst die mit körperlichen Missempfindungen einhergehende Tendenz zu katastrophisierenden Gedanken, die bei Panikanfällen sehr häufig auftreten. Der *Body Sensations Questionnaire (BSQ)* erfasst die mit Panikanfällen einhergehenden Körperempfindungen und die dabei empfundene Angststärke. Zur Beurteilung des Ausmaßes der Vermeidungsstrategien im Rahmen einer Agoraphobie dient das *Mobilitätsinventar (MI)*, bei dem die Patienten einschätzen, welche Situationen sie alleine und in Begleitung vermeiden bzw. aufsuchen.
- Sozialphobische Symptome lassen sich mithilfe von zwei Skalen, die gemeinsam vorgelegt werden sollten, erfassen: Die *„Soziale-Interaktions-Angst-Skala (SIAS)"* und die *„Soziale-Phobie-Skala (SPS)"* (Stangier et al. 1999). Die SIAS erfasst Ängste in Situationen, in denen eine direkte Rückmeldung über das eigene Verhalten möglich ist, wie etwa im Gespräch mit einer unbekannten Person. Die SPS misst Ängste in Situationen, in denen sich die Betroffenen zwar beobachtet fühlen, jedoch keine direkte Rückmeldung zum eigenen Verhalten erfolgen kann, wie dies in Leistungssituationen (Rede halten) der Fall ist.
- Die *Liebowitz-Soziale-Angst-Skala* (LSAS; Stangier u. Heidenreich 2004) ist ein international gebräuchliches Messinstrument zur Fremdeinschätzung von Angst und Vermeidung in sozialen Situationen.
- Ein spezifisches und änderungssensitives Verfahren zur Messung der generalisierten Angststörung ist der auch in deutscher Übersetzung vorliegende *„Penn State Wor-*

ry Questionnaire (PSWQ)" (Stöber 2003). Hier wird das Ausmaß chronischer, exzessiver und unkontrollierter Besorgnis erfasst. Es gilt als Standardinstrument, erscheint aber wenig änderungssensitiv (Hoyer et al. 2009). Es wird die die Version mit einer angepassten Instruktion empfohlen (past week-version; Stöber u. Bittencourt 1998, Hoyer u. Beesdo-Baum 2010). Der oben dargestellten „Meta-kognitiven Therapie" der generalisierten Angst folgt der *„Metakognitionsfragebogen (MFK)"* (Hoyer u. Gräfe 1999).

23.9 Effektivität der Therapien

Kognitiv-behaviorale Psychotherapie

Kognitive Verhaltenstherapie. In allen Metaanalysen zeigt sich eine hohe Effektivität der Kognitiven Verhaltenstherapie bei sämtlichen Angsterkrankungen, jedoch ist die differenzielle Wirksamkeit der einzelnen Therapiekomponenten noch nicht ausreichend geklärt (Lang et al. 2009, Longmore u. Worrell 2007, Norton u. Price 2007).

Panikstörung mit/ohne Agoraphobie. Für die Panikstörung mit Agoraphobie erweist sich Konfrontation in vivo als wirksamste Methode (ES = 1,64), der Effekt bleibt bis zu zwei Jahre nach Therapieende stabil. In den Studien werden keine bedeutsamen Verschlechterungen festgestellt, und eine Symptomverschiebung ist nach einer erfolgreichen Konfrontationstherapie nicht häufiger als in der Allgemeinbevölkerung. Für die Panikstörung ohne Agoraphobie erzielen kognitiv-behaviorale Methoden und angewandte Entspannung die höchsten Effekte (1,32 bzw. 1,12). Auch hier waren die Effekte noch zwei Jahre nach Therapieende stabil (Bentz u. Margraf 2010; Ruhmland u. Margraf 2001c).

Soziale Phobien. In der Behandlung sozialer Phobien zeigen sich sowohl für reine Konfrontationsverfahren als auch für kognitiv-behaviorale Therapie gute Effekte (ES = 1,76 – 1,07), die bis zu 18 Monaten, in zwei Fällen (kognitiv-behaviorale Therapie) bis zu fünf Jahren stabil blieben (Ruhmland u. Margraf 2001b). Die Evaluationsstudien zum oben dargestellten Modell von Clark und Wells (1995) zeigen sämtlich eine gute Wirksamkeit; Soziale Kompetenztrainings sind nur dann wirksam, wenn die Betroffenen auch deutliche Defizite im Sozialverhalten haben (Ponniah u. Hollon 2008). Komorbide depressive Störungen oder eine Selbstunsichere Persönlichkeitsstörung sind mit dem therapeutischen Vorgehen gut vereinbar (Heidenreich et al. 2010).

Spezifische Phobien. Für spezifische Phobien weisen psychologische Therapiemethoden (Desensibilisierung, Konfrontation, angewandte Anspannung, angewandte Entspannung und kognitive Therapie) sehr gute Effektstärken zwischen ES = 1,42 und 2,06 in der Hauptsymptomatik auf. Stressmanagement und reine Informationsvermittlung zeigen mit ES <0,50 geringere Effekte. Langfristige Katamneseuntersuchungen gibt es nur für wenige Behandlungsarten; für Konfrontation und angewandte An- und Entspannung ergeben sich nach einem Jahr stabile Effekte (Ruhmland u. Margraf 2001a).

Generalisierte Angststörung. Die über lange Zeit wenig ausdifferenzierten kognitiv-behavioralen Therapiestrategien zur Behandlung der GAS zeitigten bis vor kurzem vergleichsweise geringere Effektstärken (1,20 bzw. 1,43; Ruhmland u. Margraf 2001b). Die neueren – oben dargestellten – Behandlungsmodelle sind nach jüngsten Studien deutlich Erfolg versprechender, wobei noch nicht gezeigt werden kann, welche der Vorgehensweisen bzw. welche Bausteine am wirksamsten sind (Fisher u. Wells 2009, Hoyer u. Gloster 2009, Robichaud u. Dugas 2009).

Psychodynamische Psychotherapie

Im Vergleich zur kognitiv-behavioralen Psychotherapie liegen für die psychodynamische Psychotherapie für die wesentlichen Angststörungen bislang nur einige naturalistische sowie in jüngerer Zeit erste randomisierte Wirksamkeitsstudien vor. Wegen der häufig längeren Therapiedauer sind viele dieser Studien jedoch nur mit kleinen Fallzahlen durchgeführt worden, weswegen die statistisch geprüfte Aussagekraft der Ergebnisse nur mit Vorsicht zu interpretieren sind (insbesondere in Vergleichsstudien mit anderen Therapieverfahren). Immerhin scheint sich abzuzeichnen, dass mit wachsender Zahl von empirischen Studien auch die psychodynamische Psychotherapie bei den meisten Angststörungen eine gute bis sehr gute Wirksamkeit für sich verbuchen kann. Unbestritten bleibt jedoch, dass trotz dieser erfreulichen Entwicklung auch für die nächsten Jahre für die psychodynamische Psychotherapie ein dringender Forschungsbedarf für weitere Studien mit praxisüblichen Settings besteht.

Panikstörung mit/ohne Agoraphobie. Shear et al. (1994) stellten keine Wirksamkeitsunterschiede zwischen kognitiv-behavioraler Psychotherapie und einer 12-stündigen psychodynamischen Kurztherapie fest. Milrod et al. (2000, 2007) belegten ebenfalls eine gute Wirksamkeit von psychodynamischer Kurztherapie. Offenbar gelingt es bei bestimmten Subgruppen agoraphober Patienten auch mit nondirektiver Gesprächspsychotherapie allein (d. h. ohne Angstexposition in vivo oder in sensu) befriedigende Ergebnisse zu erzielen (Teusch u. Finke 1995).

Soziale Phobien. Zwei randomisierte Vergleichsstudien liegen vor: Knijnk u. Kapczinski (2004) berichteten, dass psychodynamische Gruppentherapie einer glaubwürdigen Placebokontrolle überlegen war und eine signifikante Symptomreduktion erreichen konnte. Nach Bögels (2003) erwies sich psychodynamische Psychotherapie von generalisierter sozialer Phobie als genauso wirksam wie kognitiv-behaviorale Psychotherapie. Derzeit wird eine vielversprechende multizentrische randomisiert kontrollierte Studie in Deutschland (Leichensring et al. 2009a) durchgeführt, die psychodynamische und kognitiv-behaviorale Psychotherapie an verschiedenen Standorten miteinander vergleicht.

Spezifische Phobien. Für spezifische Phobien sind keine umfangreicheren psychodynamischen Wirksamkeitsstudien durchgeführt worden, da spezifische Phobien in der überwiegenden Zahl der Fälle wegen der vergleichsweise geringen Beeinträchtigung für die Betroffenen und der guten und raschen Wirksamkeit kognitiv-behavioraler Techniken keine längerdauernde psychodynamische Psychotherapie erfordern.

Generalisierte Angststörung. In einer randomisiert kontrollierten Machbarkeitsstudie von Crits-Christoph et al. 2005 waren psychodynamische und supportive Psychotherapie ähnlich wirksam bezüglich Angst als Trait-Merkmal. Die psychodynamische Psychotherapie zeigte indes eine höhere symptomatische Besserungsrate. In einer zweiten randomisiert kontrollierten Studie von Leichsenring et al. (2009b) war die psychodynamische Psychotherapie bezüglich der wesentlichen Outcomekriterien vergleichbar wirksam wie kognitiv-behaviorale Psychotherapie, wobei letztere in ergänzenden Outcomekriterien sich bei Therapieende und 6-Monate-Nachuntersuchung als überlegen zeigte.

Kombinierte Therapieansätze. Erste Erfahrungen mit kombinierten psychodynamisch-verhaltenstherapeutischen Therapieansätzen zeigen, da sich beide therapeutische Ansätze im Sinne eines sequentiellen Vorgehens durchaus sinnvoll ergänzen können (Nickel et al. 1999, Bassler u. Leidig 2005). Dies könnte beispielsweise bei stärker ängstlichen Patienten in der Weise geschehen, dass zunächst kognitiv-behaviorale Therapie mit Primat der Angstbewältigung zum Einsatz kommt und erst nach dieser initialen „Stabilisierungsphase" die Weiterführung mit psychodynamisch aufdeckender Therapie. Ergänzend einzubeziehen ist häufig auch eine pharmakotherapeutische Begleitbehandlung, wenn auf andere Weise keine Compliance und/ oder ausreichende Erfolgsprognose für ausschließlich psychologische Interventionen abzusehen sind (Bassler 1999, Dengler u. Selbmann 2000). Bestehen neben den jeweiligen Angststörungen weitere komorbide Störungen (insbesondere komplizierende Persönlichkeitsstörungen) sind meist längerdauernde Behandlungszeiten erforderlich. Gerade für diesen Anwendungsbereich könnten kombinierte bzw. integrierte Therapieansätze von Vorteil sein (womit auch Konzepte von ambulant-stationären Intervallbehandlungen angesprochen sind).

Langfristige Erfolgsstabilität. Bislang verfügen wir nur über wenige Kenntnisse darüber, was sich bei einer empirischen Überprüfung der langfristigen Erfolgsstabilität verschiedener Therapieverfahren ergeben wird. Sobald mehr Daten von mehrjährigen Katamneseintervallen verfügbar sind, könnte unter diesen Bedingungen die psychodynamische Psychotherapie deutlich besser als bei kürzeren Beobachtungszeiträumen abschneiden, da sie ja mehr auf langfristig angelegte Veränderungsprozesse abzielt.

Ein vollständiges Verständnis der Angststörungen ist ohne die Einordnung in den breiten Kontext der psychologischen Emotions- und Persönlichkeitsforschung nicht möglich. Hier besteht Handlungsbedarf in der klinischen Angstforschung. Am besten kann die Vielfalt der Angststörungen durch das Zusammenwirken verschiedener Faktoren erklärt werden. Moderne Ansätze versuchen daher, spezifische Konstellationen bei spezifischen Störungen zu identifizieren und darauf aufbauend auch adäquate Behandlungskonzepte zu entwickeln. Letztere werden vermutlich therapieschulen- und teilweise auch theorieübergreifend ausfallen, was im Sinne der verbesserten Wirksamkeit für den Patienten nur wünschenswert sein kann. In der Therapieforschung hat sich diese Erkenntnis mittlerweile weitgehend durchgesetzt (Orlinsky 1994). Für die therapeutische Praxis werden insbesondere in Bezug auf behandlungsresistente Ängste schulenübergreifende Ansätze entwickelt (Sookman u. Leahy 2010).

24 Zwang

H. Reinecker, P. Joraschky

> Zwanghafte Denk- und Verhaltensmuster gehören zum Alltag (z. B. Ess- und Trinksitten, Begrüßungsrituale etc.). Sie sind nicht unbedingt störend oder pathologisch, im Gegenteil: Viele Gewohnheiten erleichtern den Tagesablauf, indem sie uns von Entscheidungen entheben. Dazu zählen auch viele subklinische Zwänge, die in der Bevölkerung offenbar weit verbreitet sind (Gibbs 1996). Auch in Phasen des Übergangs oder bei Verunsicherungen geben Rituale Sicherheit. Störend, pathologisch und damit behandlungsbedürftig werden Denk- und Verhaltensmuster dann, wenn sie ein zumeist sehr variables und subjektives Intensitäts- und Häufigkeitskriterium überschreiten und dadurch eine deutliche Beeinträchtigung des Lebensvollzugs einer Person mit sich bringen.

24.1 Zwangserkrankungen im verhaltenstherapeutischen Kontext

Aus der Literatur sind verschiedene Beispiele von Personen bekannt, bei denen wir heute eine Zwangsstörung diagnostizieren würden: Dazu gehören etwa die Gestalt der Lady Macbeth oder die zwanghafte Eifersucht bei Othello in den Dramen von W. Shakespeare; Stefan Zweig stellte die Problematik in der Novelle „Der Zwang" in literarischer Form dar.

> Frau E., eine 28-jährige Frau, wendet sich auf Anraten einer ehemaligen Patientin an den Therapeuten. Sie leidet seit mehreren Jahren an einer deutlichen depressiven Verstimmung als Folge der Zwangsgedanken, ihre Kinder (2 und 4 Jahre) und evtl. auch ihren Ehemann mit „Gewaltgegenständen" verletzen oder sogar töten zu können. Den Kontakt mit solchen Gegenständen (Messern, Scheren, aber auch Schnüren, Telefonkabeln, Steinen etc.) versucht sie völlig zu umgehen. Sie vermeidet es nach Möglichkeit, allein zu sein, um die Kontrolle an andere Personen abgeben zu können. Nach mehreren Jahren fühlt sich Frau E. so sehr beeinträchtigt, dass sie praktisch nicht mehr in der Lage ist, den Haushalt und ihre Kinder zu versorgen. Sie schämt sich des Inhaltes ihrer Gedanken in höchstem Maße („eine Mutter denkt so etwas nicht") und zögert lange Zeit, sie ihrem Mann gegenüber zu äußern. Sie erscheint sehr erleichtert, als sie im Erstgespräch bemerkt, dass dem Therapeuten die Problematik wohl bekannt ist. Sie fasst Vertrauen und schöpft Mut zur Bewältigung ihrer Probleme.

Beschreibung und diagnostische Kriterien

Definition. Eine erste, durchaus präzise Beschreibung von Zwangsstörungen erfolgte bereits im vergangenen Jahrhundert durch Esquirol (1838) bzw. durch den deutschen Psychiater Westphal (1878). Die seit langer Zeit bekannten Merkmale von Zwangsstörungen (Jaspers 1913, Schneider 1925) fanden auch Eingang in die üblichen Klassifikationssysteme (hier: DSM-IV, APA 1996). Demnach sind für Zwangsstörungen folgende Merkmale ausschlaggebend:

- **Es handelt sich um einen inneren, subjektiven Drang, bestimmte Dinge zu tun oder zu denken.**
- **Die Person leistet zumindest einen gewissen Widerstand gegen den Impuls.**
- **Die Person besitzt Einsicht in die Sinnlosigkeit der Gedanken und Handlungen.**
- **Gedanken bzw. Rituale führen zu einer deutlichen Beeinträchtigung des Lebensvollzugs der Person.**

Speziell das letztgenannte Kriterium ist von besonderer Bedeutung, weil mit Zwangsgedanken und -handlungen zumeist deutliche Einschränkungen verbunden sind; die daraus folgende Beeinträchtigung der Lebensqualität bildet in den meisten Fällen das zentrale Motiv für das Aufsuchen therapeutischer Hilfe.

Diagnostische Kriterien. An den diagnostischen Kriterien sind zwei Aspekte von besonderer Bedeutung:
- Zum Ersten sind zentrale Kriterien der Zwangsstörungen *subjektiver Natur* (gedankliche Prozesse; subjektive Beeinträchtigung). Zwangsstörungen sind also ohne die Berücksichtigung des kognitiven Geschehens kaum zu verstehen, weswegen es bei den neueren theoretischen Modellen in besonderer Weise Berücksichtigung findet.
- In der Charakterisierung fehlt zum Zweiten das **Merkmal der Angst**. Dies ist insofern besonders erwähnenswert, als Zwangsstörungen nach wie vor zu den Angststörungen gezählt werden, was aus mehreren Gründen problematisch erscheint.

Klassifikation. Theoretische Vorstellungen über Zwangsstörungen waren zwar lange Zeit durch Modelle gekennzeichnet, wie sie für Angststörungen charakteristisch sind (z. B. Angstreduktionsmodell, Mowrer 1950; Rachman u. Hodgson 1980). Die zentrale Emotion bei Zwangsstörungen erscheint allerdings weniger als Angst, sondern vielmehr als Erregung, Unruhe, Unsicherheit, Ekel usw. Neuere Überlegungen zur Klassifikation von Zwangsstörungen gehen eher in die Richtung einer eigenständigen Betrachtung von Zwangsstörungen; sie sind gewissermaßen zwischen den Angst- und den Affektiven Störungen einzuordnen.

In der Klassifikation von Zwangsstörungen wurde zunächst in phänomenologischer Hinsicht unterschieden:
- *Zwangshandlungen* (hier: Waschen bzw. Kontrollieren);
- *Zwangsgedanken* (hier: Gedanken, Bilder, Impulse).

Die Differenzierung hat eine Reihe von Implikationen sowohl für die unterschiedliche Entstehung der Untergruppen, als auch für deren theoretische Erklärung und insbesondere für die Prognose und Behandlung.

Epidemiologie. Zwangsstörungen waren lange Zeit als sehr selten vorkommende Störung gesehen worden; dies mag mit der Tendenz zur Verheimlichung aufseiten des Patienten ebenso zusammenhängen (Dauer des Aufsuchens therapeutischer Hilfe: 7–10 Jahre) wie mit dem lange Zeit herrschenden „therapeutischen Nihilismus", den Patienten nämlich so gut wie keine effizienten Hilfestellungen anbieten zu können. Neuere epidemiologische Untersuchungen (Wittchen 1986, Rasmussen u. Tsuang 1986, Rasmussen u. Eisen 1991, 1992) zeigen 6-Monatsprävalenzraten im Bereich von 1–2%. In Deutschland ist demzufolge von rund 1 Mio. Zwangspatientinnen und -patienten auszugehen, von welchen die meisten aus verschiedenen Gründen unentdeckt und nach wie vor nicht zielführend behandelt werden. Dies ist eine aus menschlicher ebenso wie aus gesundheitspolitischer und ökonomischer Sichtweise außerordentlich problematische Situation.

Nosologie. Im klinischen Erscheinungsbild fällt eine Reihe von nosologischen Gemeinsamkeiten mit anderen Störungen auf, die hier nur angerissen werden können:
- Ein erster Zusammenhang betrifft **Zwänge und Angststörungen.** Dies beinhaltet vor allem Waschzwänge, bei denen Angst (vor Infektionen, Krankheit, Schmutz...) häufig in der Entwicklung und Aufrechterhaltung mit eine Rolle spielt. Auch soziale Ängste, generalisierte Ängste, Panikstörungen etc. sind bei Zwangsstörungen zu beachten (Marks 1987).
- Der Konnex zwischen **Zwängen und Depressionen** wird in der Literatur ausgiebig diskutiert. Unbestritten ist das häufige gemeinsame Auftreten („Komorbidität"), weitgehend unklar ist allerdings der ätiologische und pathogenetische Zusammenhang. Speziell in der Therapie muss der Aspekt der Depression berücksichtigt werden (Demal et al. 1992).
- Für die Entstehung einer Zwangsstörung wird häufig eine prämorbide *„zwanghafte Persönlichkeitsstörung"* (Fiedler 1995) als entscheidend erachtet. Während Zwangsstörungen jedoch Ich-dyston sind, sind die Persönlichkeitsstörungen als Ich-synton anzusehen und werden deshalb zu Recht auf Achse II des DSM-IV diagnostiziert.
- Zwangsstörungen sind manchmal nicht einfach von sog. **Borderline-Persönlichkeitsstörungen** oder von **Schizophrenien** zu trennen; Aufgabe einer präzisen funktionalen Analyse (Kanfer u. Saslow 1969) ist es somit, einzelne Merkmale im Detail zu beschreiben und sie in einen entsprechenden Zusammenhang mit internen und externen Variablen zu setzen.

Eine bloße diagnostische Kennzeichnung oder Klassifikation stellt lediglich ein Etikett („Kürzel") dar, das eine funktionale Analyse als Grundlage einer konkreten therapeutischen Intervention nicht ersetzen kann.

> **F** So zeigte sich im obigen Beispiel Frau E. als zunächst äußerst verzweifelt, depressiv und zurückgezogen, was sich in der funktionalen Analyse allerdings als sekundär, d. h. als von ihrer zwanghaften Problematik abhängig erwies.

> **M** Die funktionale Analyse sollte die Ebenen des Verhaltens, der Kognitionen sowie physiologisch relevante Variablen berücksichtigen.

Ein spezielles Konstrukt hat in neuerer Zeit große Aufmerksamkeit erhalten: Die sog. Zwangs-Spektrumsstörungen (Hollander 1993, Yaryura-Tobias u. Neziroglu 1996). Verschiedene psychische Störungen werden neuerdings im Zusammenhang mit Zwangsstörungen gesehen und analysiert (z. B. Gilles de la Tourette-Syndrom, somatoforme Störungen, Essstörungen, verschiedene neurologische Störungen, zwanghaftes Spielen oder Kaufen). Auf diese Verknüpfungen soll hier nur hingewiesen werden, sie werden in der folgenden Betrachtung ebenso ausgeklammert wie Überlegungen zu Zwangsstörungen bei Kindern und Jugendlichen (Knölker 1992, Flament et al. 1988, Last u. Strauss 1989, Rapoport et al. 1992, Swedo u. Rapoport 1990, Wolff u. Wolff 1991, Milby u. Weber 1991).

Theoretische Modelle

Eine zielführende Behandlung erscheint ohne eine zumindest implizite Berücksichtigung theoretischer Überlegungen problematisch. Zu klassischen und modernen Sichtweisen aus psychodynamischer Sicht siehe Hoffmann (1980) sowie den Beitrag von Joraschky. Aus kognitiv-verhaltenstherapeutischer Perspektive gibt es nicht *das* theoretische Modell: Innerhalb verschiedener Überlegungen werden – speziell mit Rückgriff auf verhaltenstherapeutische und psychophysiologische Modellvorstellungen – *unterschiedliche theoretische Perspektiven* angelegt, die gewissermaßen den Stand des Wissens repräsentieren. Theoretische Modelle sind nie abgeschlossen: Sie sind vorläufige Annahmen über Ereignisse und Prozesse.

Zwang als Angst-Reduktion: Das 2-Faktoren-Modell von H. Mowrer

Mowrers Modell wurde ursprünglich zur Erklärung von beobachtbaren Angstreaktionen entwickelt und erst später auf Zwangsstörungen übertragen; in diesem Modell hat man sich die **Entstehung** und **Aufrechterhaltung** von Zwangsstörungen (eben in Analogie zu Angststörungen, z. B. zu Agoraphobien) als einen 2-phasigen Prozess vorzustellen:

Erste Phase. In einer ersten Phase erwerben ursprünglich neutrale Situationen durch ein- oder mehrmalige **Koppelung mit einer belastenden Situation** aversive Qualität (Prinzip der klassischen Konditionierung, der Assoziation oder der Stimulussubstitution). In der Folge lösen nun nicht nur tatsächlich aversive Reize (UCS) die Angstreaktion aus, sondern ebenfalls die ursprünglich neutralen, nunmehr konditionierten Stimuli (CS). In der Literatur wurde vielfach verdeutlicht, dass man sich den Prozess der klassischen Konditionierung nicht als passiven Prozess der Koppelung von Reizen vorzustellen hat (Kimble 1961, Rescorla 1988, McAllister u. McAllister 1995, Mineka u. Zinbarg, 2006). Lernen ist vielmehr ein aktiver Prozess der Wahrnehmung unter intensiver Beteiligung von Gedächtnis- und Bedeutungsstrukturen. Deshalb sollte das in **Abb. 24.1** dargestellte Prinzip des 2-Faktoren-Modells nur als grobe Vereinfachung eines komplexen Prozesses betrachtet werden.

Zweite Phase. Unklar bleibt im ersten Teil des Prozesses die **Stabilität zwanghaften Verhaltens**: Die traumatischen/belastenden Bedingungen dauern in der Regel nicht an und so müsste es folglich zu einer Abnahme (Löschung) des zwanghaften Verhaltens kommen. Hier spielt nun der zweite Faktor (Vermeidungslernen) seine problematische Rolle (**Abb. 24.1**): Der CS wird zum diskriminativen Hinweisreiz auf die aversiven Konsequenzen (Reaktionen = CR); das Individuum sucht die Situation zu beenden (Flucht) bzw. zu umgehen (Vermeidung). Erfolgreiche Vermeidung (= R) lässt die befürchteten aversiven Konsequenzen gar nicht erst erneut eintreten, das Vermeidungsverhalten wird kontinuierlich negativ verstärkt (R→₵) und deshalb im Repertoire des Individuums stabilisiert.

> **F** Überträgt man die theoretischen Überlegungen auf das Beispiel von Frau E., so führt die Vermeidung (z. B. Wegsperren von Messern) kontinuierlich zu einer Vermeidung der von der Patientin so sehr gefürchteten Situation (d. h. der Verletzung ihrer Kinder): Sie erlebt eine Art problematischer „Bestätigung" für die scheinbare Richtigkeit ihres Handelns.

Eine besondere Form der Stabilisierung ergibt sich vor allem dadurch, dass man bei Zwängen von sog. **aktivem Vermeidungsverhalten** spricht, d. h. die Person entwickelt neue aktive Strategien (z. B. spezielle Waschrituale, spezielle Formen der Kontrolle), um sicherzugehen, dass ein gefürchtetes Ereignis **nicht** eintritt.

Grenzen und Probleme. Dieses 2-Faktoren-Modell diente sehr lange Zeit als nachvollziehbares und durchaus robustes Modell zur Erklärung von Zwangsstörungen aus verhaltenstherapeutischer Sicht. Besondere Bedeutung kommt dem Modell insofern zu, als es eine erste zielführende Behandlungsstrategie – nämlich Konfrontation und Reaktionsverhinderung – zu entwickeln erlaubte (Meyer 1966). Dies war sicherlich ein Durchbruch in der Behandlung von Zwangsstörungen. In der Zwischenzeit müssen allerdings verschiedene Grenzen und Probleme des Modells gesehen werden:

- Das Modell bietet eine gute Klärung (und auch Behandlungsansätze) insbesondere für beobachtbare Zwangshandlungen. **Zwangsgedanken** (vor allem in reiner Form) lassen sich durch das Modell hingegen kaum erklären und auch effiziente Behandlungsstrategien nur begrenzt gewinnen.
- Das Problem **angst-erhöhender Zwänge** entzieht sich einer Beschreibung und Erklärung (Foa u. Tillmanns 1980): Patienten berichten häufig, dass sich ihre gedanklichen Zwänge, ihre Angst und Unruhe nicht reduzieren lassen, sondern geradezu eskalieren.
- Die Annahme **traumatischer** oder konflikthafter **Konstellationen** ist für den ersten Teil des Modells zentral; verfolgt man die Entwicklung von Zwangsstörungen, so lässt sich in bestenfalls ca. $1/4$ aller Fälle eine solche mögliche Bedingung finden. Außerdem ist diese Annahme schon aus forschungsmethodologischen und wissenschaftstheoretischen Gründen kaum empirisch prüfbar.
- Anders als Patienten mit Angststörungen, die verschiedene Situationen konsistent zu **vermeiden** versuchen, werden Patienten mit Zwangsstörungen von den belastenden Situationen geradezu **magisch angezogen** (Leplow 1998, 2003). Patienten scheinen die Situationen (und aversive Konsequenzen) weniger vermeiden zu wollen, als vielmehr zu versuchen, Dinge richtig zu stellen usw.

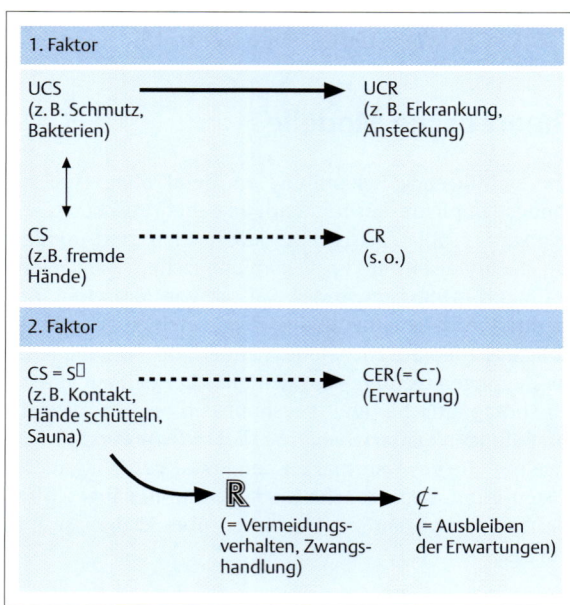

Abb. 24.1 Prinzip und Beispiel für das Zwei-Faktoren-Modell.

Einige dieser Schwierigkeiten wurden und werden auch von Vertretern des Modells gesehen, konnten jedoch durch Ergänzungen und Korrekturen des 2-Faktoren-Modells (Reinecker 1994) teilweise relativiert werden (z.B. Modell der Preparedness, kulturelle Einbettung von Zwängen, entwicklungspsychologische Besonderheiten). Das Modell ist trotz der Kritikpunkte bzw. weiterer Entwicklungen nicht falsch oder überholt: Das Grundprinzip und viele Elemente können heute noch als bedeutsam und handlungsleitend angesehen werden. Auf der Grundlage neuerer Entwicklungen der kognitiven Psychologie einerseits und neurophysiologischer Befunde andererseits wurden Erklärungsmodelle entwickelt, die im Zentrum der nächsten Abschnitte stehen sollen.

Kognitive Modellvorstellungen (P. M. Salkovskis)

Kognitive Prozesse spielen bei nahezu allen Zwangsstörungen eine ausschlaggebende Rolle.

In rund $1/4$ aller Fälle liegen rein kognitive Zwänge (also ohne beobachtbare Handlungen) vor. Diese bereiten für Diagnostik, für Beschreibung und Erklärung und insbesondere natürlich für die Therapie größte Probleme. Durch die Entwicklung eines Modells, das kognitiven Elementen und Prozessen einen gebührenden Raum zuweist, hat sich insbesondere die Forschergruppe um P.M. Salkovskis in Oxford verdient gemacht (Salkovskis 1985, 1989, Salkovskis u. Kirk 1989, 1996, Salkovskis u. Warwick 1988). Ausgangspunkt der Überlegungen war, den *Gedanken* innerhalb des Ablaufes der Störung eine gebührende Beachtung zuzuerkennen. Gedanken, und nicht so sehr Verhaltensweisen sind es, die den problematischen Ablauf zwanghafter Muster immer wieder in Gang setzen (u. a. weil Gedanken kaum zu kontrollieren, d. h. zu unterdrücken oder zu beenden sind, siehe dazu u.). Die Gedanken an sich erscheinen nicht pathologisch („Gedanken sind frei!"), sie werden erst durch eine spezielle *Bewertung* zum Problem: Diese Bewertung, also die Verknüpfung einer speziellen Bedeutung mit einem Gedanken vor dem Hintergrund der eigenen Biografie stellt ein Schlüsselelement in der Stabilisierung von Zwangsstörungen dar (**Abb. 24.2**). Ein entscheidender Aspekt in dem kognitiven Modell ist die Trennung in 2 Elemente des Zwanges, nämlich in eine Stimulus- und in eine Reaktionskomponente der Zwangsstörungen (**Abb. 24.2**), die ganz unterschiedliche Funktionen besitzen.

Stimulus-Komponente. In diesem Kreislauf bildet die Stimulus-Komponente (Gedanke) gewissermaßen einen ubiquitären Ausgangspunkt: Es sind *nicht* die Inhalte eines Gedankens, die problematisch sind, nicht der Gedanke selbst ist pathologisch, zum Problem wird er erst durch eine spezielle Form der Bewertung. Einer Untersuchung von Rachman und DeSilva (1978) zufolge, zeigen rund 95% aller Menschen fallweise ähnliche Gedanken wie Zwangspatienten (Gibbs 1996). Diese Personen werden allerdings nicht zu Zwangspatienten, weil sie die Gedanken nicht mit speziellen Bedeutungen verknüpfen. Erst die spezielle Bedeutung erhöht die (physiologische) Erregung und führt zu einem massiven Bedürfnis nach einer Reduktion der Erregung (Unruhe, Erregung, Ekel, „anxiety/discomfort", Rachman u. Hodgson 1980).

Neutralisieren. Die 2. Komponente, nämlich das Neutralisieren (Handlungen oder Gedanken), spielt insofern in der Aufrechterhaltung eine ganz problematische Rolle, als die versuchte (und nie gänzlich gelingende) Unterdrückung ein weiteres Signal für die Bedeutung des Gedankens darstellt (Rebound-Effekt, Wegner 1992). Das Neutralisieren ist – ähnlich wie das Vermeidungsverhalten im 2-Faktoren-Modell – deshalb so stabil im Repertoire der Person, weil das Ritual unmittelbar negativ verstärkt wird. Da aber Angst und Unruhe des Patienten niemals gänzlich reduziert werden können, stellt dies wiederum einen Ausgangspunkt für aufdringliche Gedanken (= Stufe 1) dar.

Zentrale Konstrukte. Für dieses kognitive Modell sind also Mechanismen der gedanklichen Verarbeitung von Informationen von größter Bedeutung: In der einschlägigen Literatur gibt es unzählige Hinweise auf selektive Wahrnehmung, auf eine problematische Form der Bedeutungszuschreibung, der

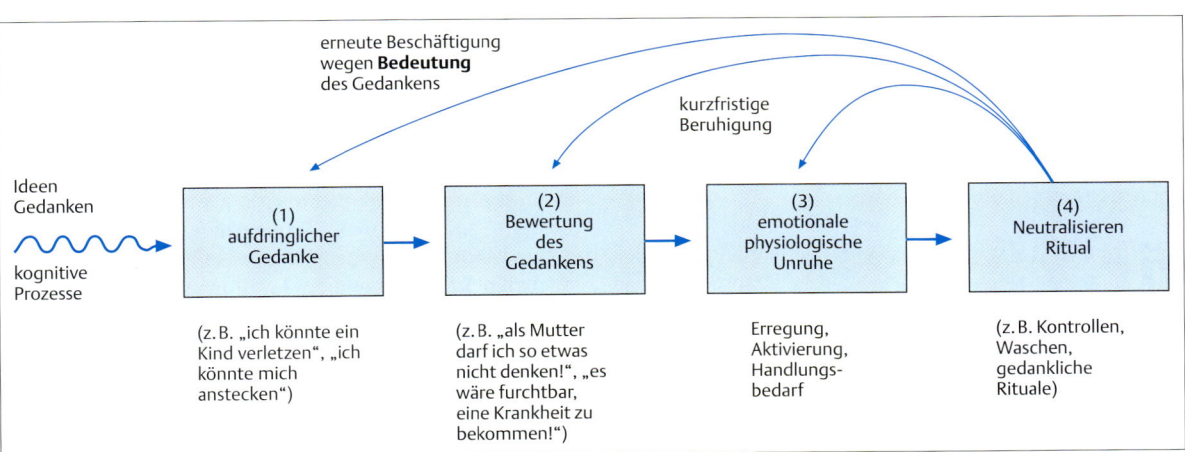

Abb. 24.2 Prinzip des kognitiven Modells von Zwangsstörungen nach P.M. Salkovskis.

Speicherung und Verknüpfung von Information (Lang 1979, 1985, Purdon u. Clark 2000). Wenn man versucht, die zentralen Konstrukte des Modells herauszustellen, so sind dies

Spezielle Erwartungen des Patienten. Patienten besitzen eine überhöhte Erwartung, dass negative Ereignisse eintreten könnten, wobei sie die Eintretenswahrscheinlichkeit in hohem Maße überschätzen.

> Das Ereignis der Verletzung oder Tötung von Familienmitgliedern steht ständig im Blickfeld der o. g. Patientin Frau E. Information aus den Medien springt ihr gewissermaßen ins Auge und sie schätzt die Wahrscheinlichkeit, dass auch ihr etwas Derartiges passieren könnte, sehr hoch ein.

Patienten mit Zwangsstörungen zeigen eine erhöhte Selbstbeobachtung und Selbstaufmerksamkeit (Wells 1997, Wells u. Mathews 1994, 1997, Clark u. Purdon 1993, Frost u. Steketee 2002). Befunde aus der Forschung zur Stimmungskongruenz zeigen, dass diese Information tatsächlich ständig zugänglich ist und von der Person stets aktiviert werden kann (Bower 1981, 1987, Singer u. Salovey 1988). Darüber hinaus vermischen die Patienten die Grenzen von Handlungen und Gedanken („thought-action-fusion", Rachman 1993, 1997).

Unsicherheit. Das Thema der Unsicherheit ist für Patienten mit Zwangsstörungen besonders charakteristisch: Da einer Entscheidung selbst bei trivial erscheinenden Gedanken und Handlungen höchste Bedeutung zugemessen wird, zeigt sich der Patient äußerst zögerlich. Dieses Zögern ist mit vermehrter Unruhe verbunden (= Stufe 3 im Salkovskis-Modell); dies ist aus allgemein-psychologischer Perspektive gesehen sehr sinnvoll, da in einer solchen Situation üblicherweise günstige Bedingungen für Problemlösungen gegeben sind. Für den Patienten ist die Situation der chronischen Erregung und Unsicherheit höchst aversiv; das Ritual bietet zumindest eine gewisse Stabilität in der Unsicherheit (vgl. dazu auch die Funktion von Ritualen in verschiedenen Kulturen, in Situationen des Übergangs, der Unsicherheit und großen emotionalen Beteiligung, z. B. bei Tauf-, Hochzeits-, Reinigungs- oder Beerdigungsritualen).

Schuld und Verantwortlichkeit. Dieses Thema spielt für die gedankliche Verarbeitung eine zentrale Rolle: Der Patient dehnt seine Verantwortung auf Bereiche aus, die im Prinzip außerhalb seiner Einflussmöglichkeiten liegen, so dass in vielen Fällen wohl von einer Form des magischen Denkens gesprochen werden muss.

> Frau M. ist erst nach umfangreichen und zeitraubenden Kontrollen aller Wasserhähne und Toilettenspülungen in der Lage, die Firma zu verlassen, in der sie angestellt ist. Da sie – gerade wegen dieser Kontrollen – zumeist die letzte Person ist, die das Gebäude verlässt, könnte sie ihrer Logik nach für eine Überflutung und einen damit verbundenen Wasserschaden verantwortlich gemacht werden.

Gemeinsam mit den beiden anderen Konstrukten ergibt dieses Gefühl der Schuld und Verantwortlichkeit (Salkovskis 1989, spricht von „inflated responsibility") eine Art Teufelskreis, aus dem die Patientin nur durch vermehrte Kontrollen zu entkommen glaubt. Im Sinne eines „metakognitiven Modells" (Tallis 1995, Wells u. Mathews 1997) spielen damit die **Gedanken des Patienten** (vor allem seine Gedanken über seine Gedanken...) eine entscheidende Rolle für die Stabilisierung des zwanghaften Systems.

Bewertung des Modells. Die kognitiven Modellvorstellungen aus der Arbeitsgruppe um Salkovskis stellen in mehrfacher Hinsicht eine enorme Bereicherung dar:
- Zum einen leistet das Modell einen Versuch zur Beschreibung und Erklärung rein **kognitiver Abläufe**, da das zentrale Problem bei Zwangsstörungen vor allem gedanklicher Art zu sein scheint.
- Das Modell bietet weiterhin eine geradezu ideale Einbindung von Befunden der kognitiven Psychologie, der Gedächtnispsychologie und neuerer **Emotionstheorien**: Viele dieser Aspekte erweisen sich zur Klärung pathologischer Abläufe bei Zwangspatientinnen und Zwangspatienten als äußerst zielführend.
- Nicht zuletzt enthält das Modell für die Therapieplanung und Therapiedurchführung eine Reihe von konkreten Hinweisen; als zentral muss demnach der Aspekt der **Bewertung eines Gedankens** angesehen werden. Ansätze der Veränderung von Bedeutung und Bewertung im Sinne kognitiver Therapie (siehe u.) bieten sich deshalb in besonderer Weise an.

Psychobiologische Modellvorstellungen (J. E. Schwartz)

> Jedes körperliche und kognitive Geschehen ist mit physiologischen und biologischen Prozessen verknüpft.

Aus diesem Grunde sind rein verhaltensorientierte oder rein kognitive Modellvorstellungen zumindest einseitig oder unvollständig. Für psychische Störungen wird deshalb in neuerer Zeit von einem **biopsychosozialen Modell** ausgegangen, das jede Form von Reduktionismus verbietet (Damasio 1997).

Aus verhaltenstherapeutischer Sicht haben Analysen von psychobiologischen Prozessen bei Zwangsstörungen bereits Tradition (Rachman u. Hodgson 1980, Schwartz u. Beyette 1997). Schwartz geht in seinen Überlegungen so weit, die Zwangsstörungen gewissermaßen als eine „Krankheit des Gehirns" zu bezeichnen. Untersuchungen aus seinem eigenen Labor haben gezeigt, dass das Gehirn durch Mechanismen des Lernens und der kognitiven Umstrukturierung beeinflussbar ist, dass also entsprechende Wechselbeziehungen bestehen (mit entsprechenden Implikationen für die Therapie von Zwangsstörungen).

Nach unserem heutigen Wissen sind am Ablauf von Zwangsstörungen vor allem folgende Hirnareale beteiligt (Baxter et a. 1992, Greisberg u. MacKay 2003, Kathmann 2009):

- *Corpus striatum* (Basalganglien): In diesem Bereich erfolgt die automatische Übertragung von Handlungen (Putamen) bzw. von Gedanken (Nucleus caudatus). Die automatische Verarbeitung scheint bei Zwangspatienten beeinträchtigt.
- *Orbitaler Kortex:* Hier erfolgt die Zusammenschaltung von Emotionen, Gedanken und Handlungen; durch die Störung des automatischen Ablaufes ergibt sich eine gewissermaßen chronische Aktivierung und Überaktivierung des Fehlernachweis-Reglers.
- *Gyrus cinguli:* Die Beteiligung des limbischen Systems bringt entsprechende Angst, Unruhe und emotionale Erregung mit sich, die vom Individuum besonders unangenehm und belastend erlebt wird; durch das oben angesprochene Neutralisieren kann der Patient diese Unruhe zumindest partiell reduzieren.

Potenzielle Zusammenhänge der einzelnen Systeme – unter Beteiligung des Thalamus – werden in **Abb. 24.3** dargestellt.

Aktivierung des Systems. Ähnlich wie im kognitiven Modell von Salkovskis bestehen verschiedene Möglichkeiten der Aktivierung des Systems: Ein externer Reiz (Wasserhahn, Schmutz, Gewaltgegenstand...) ebenso wie gedankliche Prozesse (Bilder, Vorstellungen etc.) lösen einen gedanklichen oder Verhaltensablauf aus. Die Hemmung des automatisierten Ablaufs (z. B. einfache Kontrolle des Wasserhahns oder eine visuelle Kontrolle) funktioniert nicht, weil im orbitalen Kortex eine Art chronische Fehlermeldung erfolgt; die Beteiligung des limbischen Systems ergibt eine Aufschaukelung aversiver Gefühle („etwas ist nicht in Ordnung"). In dieser Situation versucht die Person zunächst, partielle Sicherheit herzustellen und die Unruhe zu neutralisieren, und erreicht durch das Ritual zumindest eine kurzfristige Beruhigung (negative Verstärkung). Sie ist sich allerdings unsicher (s. o., kognitive Modelle) und übernimmt große Verantwortung für Handlungen und für das Unterlassen von Handlungen, so dass das System über den Weg der Informationsverarbeitung nie abgeschlossen ist.

Umkehrung des „omission error". Als besonderer Aspekt der chronischen und gedanklichen Handlungsaktivierung kommt hinzu, dass es bei Patienten mit Zwangsstörungen offenbar zu einer problematischen Umkehrung des bei normalen Personen gegebenen „omission error" kommt (Salkovskis 1996; Salkovskis u. Kirk 1996): Normale Personen fühlen sich für aktive Handlungen und deren Folgen stärker verantwortlich als für Handlungen, die sie unterlassen haben und die im Prinzip ebenso problematische Konsequenzen haben (Beispiel: Unterlassen einer Geldspende für karitative Zwecke). Zwangspatienten scheinen diese Logik umzukehren: Sie fühlen sich in besonderer Weise verantwortlich für Handlungen und Gedanken, deren Unterlassung möglicherweise problematische Folgen haben könnte (Beispiel: Kontrolle im Straßenverkehr, gedankliche Sprüche, Formeln, Zählen etc. um ein Unglück zu vermeiden). Die **Stabilität der Rituale** ergibt sich in besonderer Weise dadurch, dass sie kontinuierlich negativ verstärkt werden (s. dazu auch 2-Faktoren-Modell).

Bewertung des Modells. Die Relevanz von psychobiologischen Modellvorstellungen ist nicht so sehr in der bloßen Komplexitätserweiterung zu sehen; die Berücksichtigung des psychobiologischen Geschehens erscheint vielmehr unabdingbar. Von besonderem Wert ist diese Modellvorstellung auch deshalb, weil sich einzelne Elemente harmonisch ergänzen: Prinzipien aus den klassischen Lerntheorien lassen sich hier ebenso gut integrieren wie Überlegungen zu kognitiven Prozessen, zum Thema der Bedeutung, der Verantwortlichkeit usw. Das Modell erscheint darüber hinaus offen für Ergänzungen und Erweiterungen, die für das Verständnis von Zwangsstörungen große Bedeutung haben. Zu nennen sind *entwicklungspsychologische Prinzipien* (z. B. über die Rolle von Phasen des Übergangs, mit einem solchen Übergang verbundene Verunsicherung und der Rückgriff auf Rituale), aber auch Hinweise aus der *Ethologie* (siehe z. B. Rolle von Übersprungshandlungen) oder auf die Thematik einer **kulturellen und sozialen Einbettung** von Zwangsstörungen (z. B. Themen der Schuld, der Reinigung, der Verantwortung etc. in verschiedenen Kulturen). Dass gerade mit psychobiologischen Modellen Überlegungen zur Bedeutung unterschiedlicher Therapiemodalitäten verknüpft sind, ist u. a. Thema der Erörterungen im folgenden Abschnitt.

Behandlung von Zwangsstörungen

Im gesamten Spektrum psychischer Störungen gelten Zwangsstörungen zu Recht als besonders schwierig behandelbar, was mit der Pathologie im engeren Sinne ebenso zusammenhängt wie mit der Struktur der psychosozialen Versorgung, aber auch mit Merkmalen der therapeutischen Interaktion. In den obigen Ausführungen wurde von einem Durchbruch in der Behandlung von Zwangsstörungen durch das Verfahren der Konfrontation und Reaktionsverhinderung (Meyer 1966) gesprochen. Das Prinzip steht

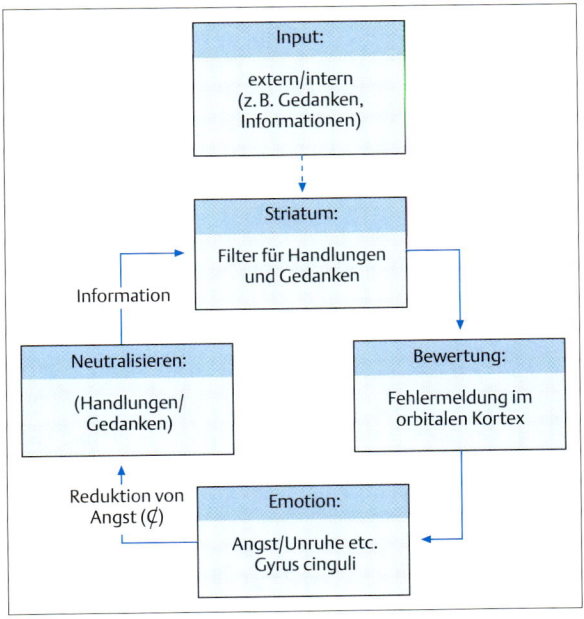

Abb. 24.3 Psychobiologisches Modell für Zwangsstörungen.

nach wie vor im Zentrum von verhaltenstherapeutischen Behandlungsansätzen. Hinzu kommen Variationen, Ergänzungen und Verbesserungen im konkreten Vorgehen; eine besondere Rolle spielen auch das sog. Vorfeld der Behandlung und prognostische Faktoren.

■ Vorbereitung der Behandlung

Die Durchführung von Verhaltenstherapie ist in einen **kontinuierlichen Prozess** eingebettet. An dessen Beginn steht die Klärung von Rollen, der therapeutischen Beziehung, des therapeutischen Settings; daran schließt sich eine Klärung und der Aufbau von Änderungsmotivation sowie eine präzise und detaillierte Verhaltens- und Zielklärung an (Kanfer et al. 2005).

Der konkrete technische Einsatz **therapeutischer Methoden** steht in diesem Prozessmodell an relativ später Stelle und bedarf einer entsprechend genauen Vorbereitung der anderen Stufen. Das Gesagte gilt für Verhaltenstherapie im Allgemeinen. In der therapeutischen Arbeit mit Zwangspatienten zeigen sich einige Besonderheiten, deren Kenntnis und Berücksichtigung für eine effiziente Arbeit unverzichtbar erscheint.

Verheimlichung. Patienten mit Zwangsstörungen stehen einer therapeutischen Intervention sehr zögerlich und ambivalent gegenüber (Turner u. Beidel 1988). Dies zeigt sich u. a. daran, dass Patienten ihr Problem in der Regel sehr lange Zeit verheimlichen. Die Verheimlichung hat mit dem Schamgefühl der Patienten ebenso zu tun wie mit der problematischen Struktur des Versorgungssystems. Besonders klar und eindringlich geschildert ist diese Problematik in der Darstellung einer ehemaligen Patientin (Ulrike et al. 1996).

Therapeutische Vorgeschichte. In der Vorbereitung sollte berücksichtigt werden, dass Patienten mit Zwangsstörungen üblicherweise eine Kette von erfolglosen Behandlungsversuchen hinter sich haben. Diese gehen in der Regel von Haus- und Fachärzten, stationären Klinikaufenthalten über Heilpraktiker, verschiedene psychotherapeutische Versuche, Ansätze im paramedizinischen und nonprofessionellen Feld, bis hin zu dubiosen und zum Teil unvertretbaren „Therapien" auf dem Psycho-Markt. Patienten sind nach diesen Irrwegen zumeist entmutigt bis verzweifelt. Diese Tatsache ist unbedingt in Rechnung zu stellen (d. h. warum sollte aus Sicht des Patienten gerade die anstehende Therapie helfen?).

Therapeutische Beziehung. Die Interaktion und Beziehung mit einem Patienten verlangt vom Therapeuten ein hohes Ausmaß an Ruhe, Geduld und Frustrationstoleranz: Patienten treten einer Therapie oft mit Feindseligkeit, Ablehnung und zum Teil offener Aggressivität gegenüber (z. B.: „Sie haben ja keine Ahnung, in welcher Situation ich mich befinde!"). Auf der anderen Seite zeigt der Patient oft eine Form von Abhängigkeit (Übertragung?) die sich in Kombination mit dem oben Gesagten als problematisch erweist (z. B.: „Sie sind meine letzte Rettung, wenn sie mir nicht helfen, kann ich mich auch umbringen!").

Motivation. In der Psychotherapieforschung ebenso wie in der therapeutischen Praxis gilt entsprechende Motivation eines Patienten als besonders bedeutsam. Motivation meint dabei ganz konkret die Bereitschaft, sich auf einzelne Veränderungsschritte einzulassen und am Prozess der Zielerreichung mitzuarbeiten. Es liegt auf der Hand, dass gerade dieser Punkt bei Zwangspatienten eine besondere Schwierigkeit darstellt, bedeutet doch Therapie, zwar pathologische, allerdings auch gewohnte und stabile Verhaltensmuster zu unterlassen. Aufgabe des Therapeuten ist es in diesem Kontext, Motivation nicht nur zu klären, sondern nach Möglichkeit zu unterstützen und zu fördern, indem Perspektiven und positive Beispiele aufgezeigt werden.

Plausible Erklärung. In der Vorbereitung der Behandlung (vor allem der Exposition) stellt die plausible Erklärung der Problematik ein bedeutsames Element dar. Patienten mit Zwangsstörungen sind besonders verunsichert, da ihnen die Zwangsgedanken und Rituale unerklärlich sind. Aufgabe des Therapeuten ist es deshalb, dem Patienten in verständlichen Worten den Stand unseres Wissens – bezogen auf seine individuelle Lebenssituation und Problematik – zu vermitteln. Die plausible Erklärung erleichtert nicht nur den Einstieg des Patienten in die Behandlung, sondern stellt auch ein Gebot der Transparenz unter dem Blickwinkel des Selbstmanagement dar.

Makro-Ebene. Zum Aspekt des Vorfelds der Behandlung gehört es auch, den breiteren Lebenskontext des Patienten gebührend zu berücksichtigen. Auf der Makro-Ebene besitzt die Zwangsstörung in der Regel eine spezielle Funktion, die einer genauen Analyse bedarf (Marks 1987). Therapie bedeutet nicht nur einen Eingriff in die engere Problematik, sondern sie beinhaltet eine Veränderung des persönlichen, familiären und des sozialen Kontextes.

> **F** Herr E. nimmt – seit er von den Schwierigkeiten seiner Frau weiß – besonders viel Rücksicht auf sie; Werkzeug lässt er weder im Garten, noch sonst im Haus liegen, damit seine Frau nicht mehr beunruhigt wird, verschiedene „Gewaltgegenstände" sperrt er in die Garage ein etc. Er versucht auch, besonders oft zu Hause zu sein, damit seine Frau nicht allein ist, bemüht sich, sie zu beruhigen und nimmt ihr eine Reihe von Entscheidungen ab.

■ Prognostische Faktoren

Der Effekt einer psychotherapeutischen Intervention hängt nicht nur von der Anwendung einer therapeutischen Maßnahme im Kontext einer therapeutischen Beziehung ab; verschiedene Variablen beeinflussen die Prognose einer Behandlung gewissermaßen unabhängig von diesen Faktoren (**Abb. 24.4**).

Aus der Liste von Faktoren (Reinecker 1994) soll ein Beispiel jeder Spalte hervorgehoben werden:
- Kurze **Dauer** gilt sicherlich deshalb als Faktor mit guter Prognose, weil sich die Problematik im Repertoire der Person und im Makro-Kontext (Bezugspersonen) noch nicht stabilisiert hat. Es ist einsichtig, dass das Alter der Person

Prognose gut	für Prognose irrelevant	Prognose schlecht
Motivation episodischer Verlauf prämorbider Zustand kurze Dauer Life Events (umstritten)	Alter Geschlecht Intelligenz Kindheit Medikation (umstritten)	Dauer „Overvalued Ideas" reine kognitive Zwänge Partnerschaft (umstritten)

Abb. 24.4 Prognostische Faktoren für die Behandlung von Zwangsstörungen.

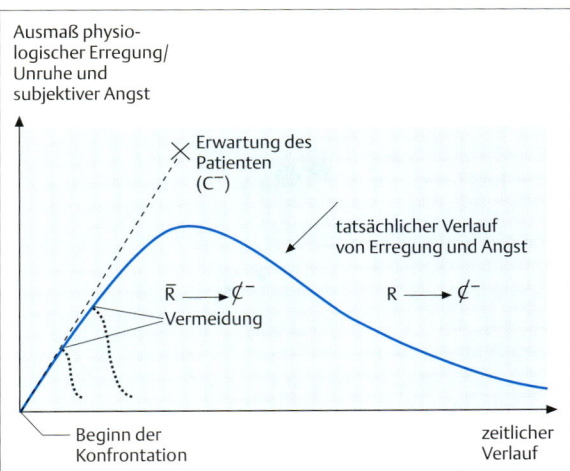

Abb. 24.5 Verlauf von Angst und Unruhe bei Vermeidung bzw. Konfrontation/Reaktionsverhinderung.

mit der Dauer der Störung korreliert, doch nicht das Alter der Person, sondern die kurze Dauer (interessanterweise auch nicht die Intensität der Störung) bildet den entscheidenden Prädiktor für eine mögliche Veränderung.

- Als weitgehend irrelevant gilt **zwanghaftes Verhalten in der Kindheit** vermutlich deshalb, weil solches in der Kindheit äußerst weit verbreitet ist (dies meint nicht unbedingt eine ausgeprägte Zwangsstörung im Kindesalter, Hemminger 1995).
- Ein bekannter negativer Prädiktor ist mit sog. „**overvalued ideas**" gegeben (Foa 1979, Foa et al. 1983, Kozak u. Foa 1994, 1996): Gemeint ist damit die Auffassung des Patienten, dass seine Ängste, Gedanken und Befürchtungen im Prinzip eine realistische Grundlage besitzen. Dass bei einer solchen Problemkonstellation eine Therapie nur sehr schwer möglich ist und daraus eine schlechte Prognose resultiert, liegt auf der Hand: Der Patient lässt sich auf die emotionale Bedeutung seiner Befürchtungen (Foa u. Kozak 1986, Kozak u. Foa 1996) nicht ein, so dass eine entsprechende Veränderung von Bedeutungen (Pennebaker 1993) nicht erfolgen kann.

> Ein 32-jähriger Patient mit massiven Kontrollzwängen hinsichtlich Straßenverkehr und potenzieller Unfälle, war im Prinzip fest davon überzeugt, dass seine Kontrollen (Straße mehrfach abfahren, in angrenzenden Grundstücken nachsehen, auch nachts kontrollieren, Polizei anrufen usw.) höchst wichtig seien. Er hielt sich für in besonderer Weise dafür verantwortlich (siehe o.), diese Kontrollen durchzuführen, weil er beim Unterlassen zwar unwahrscheinlicher-, aber möglicherweise doch Schuld auf sich laden würde, die er nicht ertragen könnte.

■ *Prinzip der Behandlung*

Das entscheidende Prinzip der Behandlung bei Zwangsstörungen besteht in **Konfrontation und Reaktionsverhinderung** (Meyer 1966, Sturgis u. Meyer 1981, Marks 1975, 1987, Rachman u. Hodgson 1980, Turner u. Beidel 1988, Reinecker 1994, Kozak u. Foa 1996, Schwartz u. Beyette 1997, Lakatos u. Reinecker, 2007). Konfrontation verlangt eine präzise Identifikation derjenigen Stimuli (interner und externer Art), die die Unruhe und die damit verbundenen Rituale auslösen. Die Konfrontation des Patienten mit solchen Situationen setzt die oben angeführte Vorbereitung ebenso voraus, wie eine transparente Erklärung an den Patienten und den Hinweis, dass die Behandlung durchaus unangenehm und belastend ist. Diese Belastung hängt u. a. damit zusammen, dass als 2. Komponente des Verfahrens die Reaktionsverhinderung greift (Marks 1987): Der Patient wird dazu angeleitet, seine üblichen Vermeidungsrituale zu unterlassen, bis im weiteren Verlauf Angst, Unruhe, Erregung etc. abnehmen (**Abb. 24.5**).

Konfrontation und Reaktionsverhinderung bilden die für den Patienten einzige Möglichkeit zur konkreten Prüfung seiner Erwartungen: Indem er seine bisherigen Vermeidungsrituale unterlässt, *erlebt* er, dass die Rituale nicht notwendig sind. Dies lässt sich anhand des folgenden scherzhaften Beispiels, das manchmal auch zur Verdeutlichung der zwanghaften Logik dem Patienten gegenüber verwendet wird, illustrieren:

> Ein Mann sitzt beim Psychiater und schnippt unaufhörlich mit den Fingern; nach einer Zeit fragt der Psychiater, was es mit dem Schnippen der Finger auf sich habe. Antwort des Patienten: „Ich verscheuche die Fledermäuse in diesem Zimmer". Der Psychiater: „Aber hier gibt es doch keine Fledermäuse". Daraufhin der Patient: „Ja, weil ich immer mit den Fingern schnippe!".

■ *Praktische Durchführung*

Stichwortartige, praktische Hinweise zur Durchführung des Verfahrens:
- Die Durchführung sollte in der Regel in der **Anwesenheit des Therapeuten** erfolgen, unterstützt evtl. durch Co-Therapeuten. Die Durchführung sollte im natürlichen Setting des Patienten erfolgen; auf Probleme der Anwendung in stationären Settings wird noch hingewiesen.
- Die **Dauer der Durchführung** der Konfrontation und Reaktionsverhinderung erscheint weniger bedeutsam als der Aspekt, dass der Patient eine Abnahme von Angst, Unruhe und Vermeidungstendenzen erlebt.
- Die Dauer ist sicherlich offen, beträgt aber zum Teil mehrere Stunden und verlangt vom Therapeuten entsprechende **Flexibilität** (s. Probleme der ambulanten Versorgung).

- Der Patient sollte sich auf den **emotionalen Inhalt seiner Ängste**, Befürchtungen, Unruhe etc. einlassen. Das Prinzip „Wasch mich, aber mach mich nicht nass" funktioniert in diesem Kontext keinesfalls. Bereits bei der Vorbereitung der Therapie wird Geduld aufseiten des Therapeuten verlangt, keinesfalls akzeptabel sind Überredung oder Überrumpelung. In der konkreten Durchführung der Intervention ist mit dem Hinweis auf die Vorbereitung durchaus Konsequenz erforderlich, was entsprechende Erfahrung und Kompetenz des Therapeuten voraussetzt.
- **Gewalt**, auch psychische Gewalt, ist auf jeden Fall **unangebracht** (z. B. auch ein Hinweis auf den Abbruch der Therapie). Die aktive Entscheidung des Patienten gegen den Beginn oder die Weiterführung der Therapie ist in jedem Fall zu respektieren.
- Schrittweises **Ausblenden von Hilfestellung** und ein Übergang zum Selbstmanagement bietet sich dann an, wenn der Patient Übungen selbstständig durchführen kann.
- Notwendigkeit von Übungen, Aufgaben im Sinne von **Hausaufgaben** (siehe dazu auch Motivation) zwischen den einzelnen Sitzungen.
- Bei Kontrollzwängen ist insbesondere die Übergabe der **Verantwortung** an den Patienten notwendig, was besonderer Übung und Erfahrung des Therapeuten bedarf.
- Information und Beteiligung von **Bezugspersonen:** Da diese üblicherweise mit dem zwanghaften System vernetzt sind, erweist sich deren Einbindung in den therapeutischen Prozess als wichtig. Dies gilt in besonderer Weise für die Stabilisierung von Veränderungen.
- Unbedingt notwendig erscheint ein **Aufbau von Alternativen**; Patienten waren oft viele Stunden mit zwanghaften Ritualen beschäftigt. In der Therapie kann es nicht nur um eine Reduktion pathologischer Aspekte gehen, sondern um den Aufbau von „gesunden" Denk- und Verhaltensmustern (z. B. im Bereich des Berufes, der Freizeit, sozialer und persönlicher Beziehungen usw.).
- Als unspezifische Faktoren der Intervention müssen sicherlich **Faktoren** wie Beruhigung, Unterstützung, Ermutigung etc. genannt werden. Diese Faktoren sind in der Regel mit einer kompetenten Therapiedurchführung verbunden und somit davon nicht zu trennen.

Problematisch bleibt sicherlich der Umgang mit **gedanklichen Zwängen**, weil Merkmale der kognitiven Vermeidung kaum kontrollierbar sind.

Das konkrete Vorgehen wurde aus der Sicht einer Patientin (Ulrike et al. 1996) sehr genau und im Detail beschrieben. Hier sind durchaus Hinweise zu belastenden wie auch erleichternden Faktoren bei der Bewältigung einzelner Situationen zu entnehmen.

> Frau E. wurde nach wenigen Therapiesitzungen ermutigt, ein Küchenmesser (eingewickelt in ein Küchentuch) in die Handtasche zu legen, zu sich ins Auto und zur Therapie mitzubringen. Dieses Messer wurde dann auf den Tisch gelegt; in dieser Situation zeigte die Patientin zunächst eine massive Unruhe. Mit der Zeit beruhigte sie sich und wurde dazu angehalten, mit dem Messer zu hantieren. Dies war anfänglich mit größter Angst verbunden. Im Laufe der Zeit wurde die Patientin auch aufgefordert, mit anderen Gewaltgegenständen umzugehen; sie sollte wieder beginnen, Tageszeitungen zu lesen und Gartengeräte zu benutzen. Außerdem suchte sie gemeinsam mit dem Therapeuten und der Co-Therapeutin die Garage auf. Gerade in diesem Bereich war es durchaus schwierig, die Verantwortung an die Patientin abzugeben, weil sie sich durch die Anwesenheit des Therapeuten und der Co-Therapeutin beruhigt fühlte. Wichtig war vor allem, zu Übungen überzugehen, in denen ein hoher Anteil an Selbstkontrolle und Selbstmanagement enthalten war (Hausaufgaben etc.). Von besonderer Bedeutung war in diesem Kontext auch ein Aufbau von Alternativen sowie die Veränderung der Kommunikation mit dem Partner (hinsichtlich der Bereiche Dominanz, Gefühle, auch aggressive Gefühle zulassen zu können und sie in der Kommunikation auszudrücken). Im Bereich der Alternativen kam es z. B. zu einer Wiederaufnahme der Berufstätigkeit, zu vermehrter Selbstständigkeit und größerem Selbstvertrauen der Patientin. In einem Follow-up nach 2 Jahren zeigte sie sich völlig beschwerdefrei; sie konnte ihrer früheren Halbtagsbeschäftigung wieder nachgehen und schilderte auch die partnerschaftliche und die soziale Interaktion als besonders befriedigend.

■ Zur Diskussion von ambulanter versus stationärer Behandlung

Diese Frage erscheint keineswegs eindeutig zu beantworten. Die Entscheidung wird nicht so sehr von der Problematik und deren Intensität abhängig sein, sondern vielmehr von Makro-Faktoren (z. B. familiäre Belastung etc., Ecker 1991, Crombach 1991). Bei fallweise durchaus sinnvollen stationären Behandlungen erscheint es besonders wichtig, einem **nahtlosen Übergang zu ambulanter Therapie** besondere Beachtung zu schenken und den Aspekt des Selbstmanagement zu betonen, weil Probleme vor allem eben zu Hause und nicht so sehr in der Klinik auftreten.

Kognitive Verhaltenstherapie bei Zwangsstörungen erfordert, verglichen etwa mit unterschiedlichen Gruppen von Angststörungen, in der Regel einen größeren Aufwand und mehr Zeit. In vielen Fällen ist eine Langzeittherapie (rund 40–60 Stunden, Dauer 1–2 Jahre) angemessen. Man sollte bei der Behandlung von Zwangsstörungen sog. „**Auffrischungssitzungen**" mit den Patienten planen und absprechen: Auch **nach** dem formellen Ende der Therapie sollten Patienten Gelegenheit haben, sich an ihren behandelnden Therapeuten zu wenden, um einzelnen Restschwierigkeiten – im Rahmen zumeist weniger Sitzungen und Übungen – zu begegnen. Solche Nachbehandlungen sollten nicht als Fehler des Therapeuten oder der Therapiedurchführung bzw. gar des Patienten angesehen werden. Die Schwierigkeiten, die Nachbehandlungen u. U. erforderlich machen, ergeben sich vielmehr aus der Dynamik der Störung und ihrer Vernetzung mit dem individuellen Lebenskontext. Schwartz u. Beyette (1997) sprechen in diesem Kontext sogar explizit von „Zwangsstörungen als einer chronischen Krankheit".

Exkurs: Zur Rolle der Medikation bei der Behandlung von Zwangsstörungen

Nahezu alle Patienten haben bei Beginn einer kognitiven Verhaltenstherapie eine bereits lange dauernde „Karriere" unterschiedlicher Behandlungsmaßnahmen hinter sich (ca. 7–10 Jahre, Reinecker u. Zaudig 1996). Unter diesen verschiedenen Maßnahmen nehmen medikamentöse Verfahren in der Versorgung sicherlich einen wichtigen Platz ein. Wenn man bisherige Forschungsergebnisse zu dieser Thematik zusammenfasst, so lässt sich Folgendes festhalten: Aus der breiten Gruppe von Psychopharmaka können unterschiedliche Antidepressiva als durchaus zielführende Medikamente angesehen werden. Dies mag damit zusammenhängen, dass zwischen Depressionen einerseits und Zwangsstörungen andererseits biochemische Gemeinsamkeiten bestehen (Turner et al. 1985). Einschränkend aber muss bereits hier festgehalten werden, dass es einen spezifisch auf die Zwangsproblematik gerichteten pharmakologischen Effekt nicht gibt, so dass auch der Wirkmechanismus weitgehend unklar bleibt.

Innerhalb der Antidepressiva zeigen sich 2 Medikamentengruppen als sinnvoll und in der Anwendung bei Zwangsstörungen indiziert (in der Regel allerdings unbedingt in Kombination mit Verhaltenstherapie, v. Balkom et al. 1994, Hohagen 1998): Dies sind zum Einen trizyklische Antidepressiva (Ananth 1986, Insel u. Mueller 1984, Turner u. Beidel 1988, DeVeaugh-Geis u. Katz 2000) und zum Anderen die selektiven Serotonin-Reuptake-Hemmer (SSRIs, Goodman 1982, Fineberg et al. 1992, Zohar u. Kindler 1992, Pigott u. Seay 2000). Beide Medikamentengruppen bewirken eine Veränderung des Serotonin-Systems, wobei die letztgenannte Gruppe offenbar geringere Nebenwirkungen zeigt als die trizyklischen Antidepressiva. Interessant erscheint in dem Zusammenhang, dass Patienten mit Zwangsstörungen (im Vergleich speziell zu Angststörungen) kaum auf Placebos ansprechen. Die Bedeutung medikamentöser Behandlung im Spektrum psychotherapeutischer Verfahren lässt sich heute kaum sachlich diskutieren. Die Argumentationen sind stärker durch berufspolitische Positionen als durch die Notwendigkeit der Versorgung und die Bedürfnisse von Patienten gekennzeichnet. In einer Übersicht verschiedener Studien zeigt Abel (1992), dass antidepressive Medikation (in Kombination mit Verhaltenstherapie) speziell zur kurzfristigen Verbesserung der Stimmung und zur Verbesserung der Motivation zur Behandlung durchaus angezeigt sein kann. Die Probleme medikamentöser Behandlung, insbesondere bezüglich unerwünschter Nebenwirkungen und Rückfällen beim Absetzen der Behandlung, sollten dabei nicht übersehen werden: Die Rückfallquoten liegen im Bereich von 80–100% bei rein medikamentöser Behandlung (Ananth 1986, Pato et al. 1988, Turner u. Beidel 1988), was nach übereinstimmender Meinung aller Autoren unbedingt für die langfristige Kombination mit kognitiver Verhaltenstherapie spricht (v. Balkom et al. 1994, Stanley u. Turner 1995, Hohagen 1998, Kozak et al. 2000).

Behandlung von Zwangsgedanken

Bei der Entstehung und Aufrechterhaltung von Zwangsstörungen spielen gedankliche Prozesse eine höchst bedeutsame Rolle: Sie besitzen in der Regel für den Ablauf des gesamten zwanghaften Rituals die Funktion eines *Auslösers* (s. obiges Modell, **Abb. 24.1**). Eine besondere Schwierigkeit in der Behandlung stellen rein gedankliche Zwänge dar, also Zwangsstörungen ohne beobachtbare Rituale. Nosologisch gesehen betrifft dies rund 25% aller Zwangsstörungen (Rachman u. Hodgson 1980), im Versorgungskontext etwa die Hälfte dieser Rate (d. h. ca. 12% im stationären Bereich, Reinecker u. Zaudig 1996). Dies dürfte mit Faktoren der Selbst- und Fremdselektion ebenso zusammenhängen wie mit dem Umstand, dass Patienten mit rein kognitiven Zwängen offenbar noch eher in der Lage sind, persönlichen, sozialen und beruflichen Verpflichtungen nachzukommen.

Zwei Funktionen von Zwangsgedanken. Die zentrale Schwierigkeit in der Behandlung von Zwangsgedanken betrifft nicht nur die „Flüchtigkeit" von gedanklichen Prozessen, sondern insbesondere den Umstand, dass gedankliche Zwänge zwei ganz unterschiedliche Funktionen annehmen können:
- Zum Einen die eines gedanklichen Ereignisses mit *Stimuluscharakter*, damit also des Auslösers einer speziellen Bewertung und eines damit verbundenen Anstiegs von Erregung, Unruhe usw. (Beispiel „Ich könnte ein Kind mit einem Gewaltgegenstand verletzen oder sogar töten!").

Diese sog. „angsterhöhenden" Zwänge stellen speziell für ein Angstreduktionsmodell (**Abb. 24.2**) ein unlösbares Problem dar. In verschiedenen Überlegungen wird insbesondere darin (nämlich im Aspekt der Angsterhöhung vs. der Angstreduktion) der bedeutsame Unterschied zwischen Zwangshandlungen und Zwangsgedanken gesehen (Foa u. Tillmanns 1980).
- Zum anderen können gedankliche Zwänge die Funktion von *Reaktionen* besitzen; hier bilden sie einen Versuch zur Reduktion von Angst, Unruhe und Erregung (z. B. „Lieber Gott, lass mich das nicht tun!").

> **M** In der Behandlung von Zwangsgedanken ist in besonderer Weise auf deren unterschiedliche *Funktion* zu achten, weil sie problematischerweise inhaltlich identisch sein können.

Dies wird am obigen Beispiel weniger deutlich als in anderen Fällen, etwa religiösen oder Zählzwängen: Das Denken einer bestimmten Zahl oder eines bestimmten Verses war für eine Patientin mit extremer Unruhe und Angst verbunden (= Stimuluscharakter). Wurde der Gedanke allerdings 4-mal oder ein Vielfaches von 4-mal gedacht, so reduzierte sich die Unruhe (= Reaktionscharakter). Während gedankliche Zwänge mit Stimuluscharakter der Konfrontation (Exposition) bedürfen, sollte Gedanken mit Reaktionscharakter (also das Neutralisieren) durch Reaktionsverhinderung begegnet werden (Marks 1987, Salkovskis u. Kirk 1996).

In der Behandlung von reinen Zwangsgedanken können nach heutigem Stand folgende Wege bzw. deren Kombination beschritten werden:

Konfrontation mit Gedanken und Verhindern des Neutralisierens. Die Konfrontation erfolgt hier in der Vorstellung (z. B. indem der Therapeut den Inhalt des Gedankens verbal darlegt). Der Klient sollte in dieser Situation versuchen, bei dem Gedanken zu bleiben (= Exposition) und nicht auf Strategien des Neutralisierens zurückgreifen (= Reaktionsverhinderung). Dieses Vorgehen stellt sich in der Praxis als äußerst schwierig dar: Weder die Vorstellung, noch das Unterbleiben des Neutralisierens lässt sich vom Therapeuten überprüfen. Auch für den Patienten ist es sehr schwierig, über längere Zeit hinweg bei einem – darüber hinaus noch aversiven – Gedanken zu verweilen. Eine gewisse Möglichkeit bietet die Strategie, Gedanken aufzuschreiben oder, noch besser, auf ein Tonband mit Endlosschleife zu sprechen. Das Tonband sollte dann vom Patienten über längere Zeit abgehört werden. Durch die monotone Darbietung bleibt der Patient beim Inhalt seines problematischen Gedankens, so dass es zur Habituation und idealerweise Generalisierung kommen kann (Salkovskis 1989, Salkovskis u. Westbrook 1989, Salkovskis u. Kirk 1996).

Koppelung mit externen Auslösern. Gedankliche Zwänge sind in der Regel nicht „gleichmäßig" über den gesamten Tag und über verschiedene Situationen verteilt, sondern zumeist an externe und somit beobachtbare Auslöser gekoppelt. Aufgabe der funktionalen Analyse ist es, diese Zusammenhänge zu erfassen und zu dokumentieren. Ein solches Vorgehen bietet zumeist einen in therapeutischer Hinsicht optimalen Ansatzpunkt.

> Frau K. vermied es seit langer Zeit, eine Kirche aufzusuchen, weil sie dort besonders häufig von blasphemischen Gedanken gequält wurde. Der Anblick Jesu am Kreuze, ebenso bildliche Darstellungen und in generalisierender Weise auch bloße Kreuze lösten einen belastenden Gedanken aus (z. B. „Jesus hängt nackt am Kreuz – ich könnte ihn berühren!"). Die Patientin versuchte eine Kontrolle und Unterdrückung des Gedankens durch sog. religiös gute Gedanken (z. B. „Heilige Gottesmutter, Heilige Jungfrau Maria, bitte für uns!" und Ähnliches) und trug damit eindeutig zur Stabilisierung des gedanklichen Ablaufes bei. Ein zentraler Aspekt der Behandlung bestand darin, Kirchen und Kapellen aufzusuchen, emotionale Unruhe und das Abklingen der Unruhe durch länger dauernde Konfrontation zu erleben.

Es ist selbstverständlich, dass sich die Therapie der zwanghaften Problematik nicht in einer Konfrontation mit externen Auslösern (z. B. auch bei aggressiven, schuldhaften Themen) erschöpfen kann; die Konfrontation bietet allerdings einen zumeist wichtigen Einstieg in die für den Patienten bedeutsame emotionale Thematik (Foa u. Kozak 1986, Pennebaker 1993). Gerade in diesem Bereich, nämlich während der Auseinandersetzung mit zentralen emotionalen Themen, können Gemeinsamkeiten verhaltenstherapeutischer und psychoanalytischer Praxis gesehen werden.

■ *Prinzipien kognitiver Therapie*

Die Ansätze der kognitiven Therapie sind nicht neu, sie werden vielmehr von der Behandlung anderer psychischer Störungen her gewissermaßen übertragen und nutzbar gemacht (Beck u. Emery 1985, Salkovskis u. Kirk 1989, 1996). In der Behandlung von Zwangsgedanken sind sie nicht mehr wegzudenken (Lakatos 1997, Wells 1997, Lakatos u. Reinecker 2000).

Das Prinzip kognitiver Therapie ergibt sich in besonderer Weise aus der Betrachtung des kognitiven Geschehens unter dem Blickwinkel des oben dargestellten Modells (**Abb. 24.2**). Von besonderer Bedeutung ist der Zusammenhang insofern, als nicht so sehr der Gedanke, sondern die mit ihm verbundene Bedeutung das zentrale Problem (vor allem für die Stabilisierung) der zwanghaften Probleme darstellt. Diese Bedeutung hängt selbstverständlich von individuellen Bewertungen vor einem speziellen biografischen Hintergrund ab (z. B. die im obigen Beispiel angeführte Thematik der religiösen Gedanken mit den Themen Sexualität und Schuld der Patientin).

Die Bedeutung der Zwangsgedanken. Gegenstand der kognitiven Therapie ist es nicht nur „mit der Patientin zu sprechen", sondern die von ihr als zentral erachteten Aspekte der Bedeutung eines Gedankens zum Thema der Intervention zu machen. Schon auf der Ebene des Interviews bietet sich durch die Position des Therapeuten als „naivem Außenstehenden" für die Patientin die Möglichkeit an, sich ihren Gedanken in veränderter Sichtweise zu nähern. In weiterer Folge können durch eine Art „Sokratischen Dialog" bisher vermiedene Folgerungen aus zwanghaften Gedanken zugänglich gemacht und einer neuerlichen Bewertung unterzogen werden (Ellis u. Hoellen 1997). Auch das gewissermaßen paradoxe (Ascher 1989) Angebot an den Patienten, mit seinen Zwängen und Problemen weiterzuleben oder die mit dem Gedanken verbundene Unsicherheit, potenzielle Konsequenzen etc. zu ertragen, schafft vielfach einen Einstieg in eine veränderte Sichtweise des Problems und eine Erhöhung der Motivation zur konkreten Behandlung.

Risikoübungen. Dass kognitive Therapie nicht auf die kognitive Ebene beschränkt bleibt, zeigt sich in einer gemeinsamen Erarbeitung sog. Risikoübungen, die der Patient *zwischen* den Sitzungen umsetzen kann und die eine deutliche Erweiterung des Verhaltensspielraums nach sich ziehen.

> Herr U. musste beim Verlassen seiner neu bezogenen Wohnung eine Reihe von gedanklichen Kontrollen realisieren, z. B. „Habe ich das Licht im Bad abgedreht...?", „habe ich alle Fenster geschlossen...?", „ist die Stereoanlage ausgeschaltet...?" Der Patient gewöhnte sich an stabile Muster in der Abfolge der Gedanken, die nicht verändert oder durchbrochen werden durften. In diesen (häufigen) Fällen musste alles neu beginnen usw. Arbeit und soziale Kontakte wurden immer schwieriger, weil der Patient immer zu spät kam und unter immer größeren Druck geriet. Im Laufe des Beginns der Behandlung wurde gemeinsam mit dem Patienten die Idee entwickelt, in der Abfolge Fehler bewusst einzubauen und speziell kleine *Risiken* einzugehen, z. B. das Fenster den Tag über gekippt zu

lassen (Angst vor Einbrechern), das Radio tagsüber laufen zu lassen (Angst vor Kurzschluss und Brand) usw. Verschiedene dieser Übungen verschafften dem Patienten eine Erhöhung seiner Flexibilität und die Möglichkeit, schrittweise wieder zu einem für ihn „normalen" Leben zurückzufinden.

Fazit. Zur Therapie von Zwangsgedanken muss abschließend festgehalten werden, dass die oben genannten Strategien bestenfalls gewisse Zugänge zur Behandlung bilden können. Gerade Praktiker wissen um die Schwierigkeit der Therapie kognitiver Zwangsstörungen und, dass eine solche nach wie vor (gewissermaßen als Steigerung in der Behandlung von Zwangshandlungen) ein äußerst mühsames Unterfangen darstellt.

Zur Effektivität der Behandlung von Zwangsstörungen

Wie bereits erwähnt, wurde die Behandlung von Zwangsstörungen in verschiedenen älteren Übersichten und Studien sehr pessimistisch beurteilt. Auch neuere psychoanalytische Autoren stehen einer Behandlung von Zwangsstörungen durch psychoanalytische Verfahren sehr skeptisch gegenüber (Malan 1979, Gabbard 1992). Die Behandlung von Zwangsstörungen durch gehirnchirurgische Operationen (Lobotomie, Einschätzung dazu bei Salzman u. Thaler 1981, Rachman 1994, Jenike 2000) muss deshalb als Ausdruck einer verzweifelten und zum Teil aussichtslosen Situation gesehen werden.

Auswirkungen der Behandlung. Ein Überblick über das kognitiv-verhaltenstherapeutische Vorgehen zeigt, dass rund 60–85% der in Studien behandelten Patienten deutliche Verbesserungen aufweisen (Marks 1987, Hand 1990). Stellt man in Rechnung, dass für Patienten aus Therapiestudien möglicherweise andere Randbedingungen gelten als in der aktuellen Versorgungssituation, so ist die Besserungsrate von ca. 50% im Versorgungskontext (Salkovskis 1989) immer noch durchaus beachtlich. V. Balkom (1994) hat eine Zusammenfassung aller bisher kontrollierten Studien (87 Studien mit insgesamt 162 Behandlungsbedingungen) zur Therapie von Zwangsstörungen in Form einer Metaanalyse vorgenommen und kommt zu differenziellen Effekten unterschiedlicher Behandlungsbedingungen: Vor allem verhaltenstherapeutische Verfahren zeigten (u. a. in Kombination mit medikamentöser Therapie) beachtliche Effektstärken (ES zwischen 1,43 und 1,84). In dieser Kombination der Bedingungen trägt nach Ansicht des Autors die zusätzlich durchgeführte Verhaltenstherapie zu einer Effektivitätssteigerung der medikamentösen Therapie bei, während zusätzliche Medikation die Effektivität kognitiver Verhaltenstherapie offenbar nicht weiter erhöhte. Für Abramowitz (1997) gehören die hohen Besserungsraten von kognitiver Verhaltenstherapie bei Zwangsstörungen zu den konsistentesten Befunden in der Behandlung psychischer Störungen.

Stabilität der therapeutischen Effekte. Für Forscher und Praktiker, in besonderer Weise aber für betroffene Patienten, stellt sich die Frage nach der Stabilität der therapeutischen Effekte; insgesamt muss es ja das Anliegen der Therapie sein, dem Patienten zu einer eigenständigen Bewältigung seiner Problematik im natürlichen Kontext zu verhelfen. Verschiedene Studien zeigen eine Effektstabilität – d. h. vom Ende der Therapie bis zum Follow-up–von ca. 70–80% (u. a. Emmelkamp 1986, 1987, Marks 1987, Kirk 1983). Eine Studie mit insgesamt 148 Patienten im stationären Versorgungskontext zeigte ebenfalls, dass rund 50% der Patienten vom Beginn der Behandlung bis zum FU nach 3–8 Jahren immerhin noch eine sehr gute, gute oder zumindest leichte Verbesserung ihrer Problematik aufwiesen (Reinecker u. Zaudig 1996). Während viele Autoren auch neuerdings (Schwartz u. Beyette 1997) von Zwängen als „chronischen Störungen" sprechen, können die angeführten Befunde durchaus Anlass zu einem gewissen Optimismus hinsichtlich der Veränderbarkeit der Problematik geben. Das darf allerdings nicht darüber hinwegtäuschen, dass Zwänge im Spektrum psychischer Störungen (ausgenommen vielleicht Abhängigkeiten) immer noch zu den Störungen mit insgesamt schlechteren Prognosen zählen und dass man dem Thema Misserfolg entsprechende Beachtung schenken muss (s. Kap. 24.2).

> **M** Ohne zielführende verhaltenstherapeutische Behandlung (Spontanverlauf bzw. alternative Behandlungen) gibt es für Patienten eine nur geringe Aussicht auf Besserung der Problematik. Bei einer fundierten kognitiv-verhaltenstherapeutischen Intervention besteht eine deutliche Chance einer auch dauerhaften Besserung.

Offene Fragen

Theorie und Praxis bei der Behandlung von Zwangsstörungen sind u. a. deshalb ein so faszinierendes Unterfangen, weil sich in der Analyse eine ganze Reihe von Querverbindungen nicht nur zu psychologischen Teildisziplinen ergeben. In der konkreten Behandlung ist man darüber hinaus immer mit Bezügen zur Kultur, Religion, Medizin, Evolution etc. konfrontiert. Hinzu kommt die Tatsache, dass die Behandlung von Zwangsstörungen für jeden Therapeuten eine spezielle fachliche und persönliche Belastung bedeutet. All diese Faktoren führen dazu, dass es gerade in der Behandlung von Zwangsstörungen eine große Zahl offener Fragen gibt, die eine kontinuierliche Herausforderung an Forscher und Praktiker darstellen. Dass daneben eine ganze Reihe theoretischer Fragen ungeklärt bleiben, bedarf keiner besonderen Erwähnung. Im Rahmen dieses Abschnittes sollen nur 2 aus praktischer Sicht bedeutsame Punkte erörtert werden, nämlich die Frage der Misserfolge und das Problem der therapeutischen Versorgung von Zwangspatienten.

■ Misserfolge in der Behandlung von Zwangsstörungen

Bei der Erörterung des Themas Effektivität wurde bereits angedeutet, dass die in einzelnen Studien auf 100% fehlenden Zahlen als Misserfolge angesehen werden müssen. Diese nüchternen Zahlen (also zwischen 15 und 40% nach der Behandlung bzw. langfristig gesehen knapp 50%) verbergen, dass es sich in jedem der Fälle um ein zumeist gravierendes menschliches Schicksal handelt.

Beurteilung von Erfolg/Misserfolg. Die Frage, wann therapeutische Behandlung als Misserfolg anzusehen ist, ist möglicherweise noch schwieriger zu beantworten als die Frage, wann vom Erfolg einer Therapie gesprochen werden kann. Die Beurteilung hängt in jedem Falle von **diversen Kriterien** ab, die als Maßstab herangezogen werden (Kazdin u. Wilson 1978, Rachman u. Wilson 1980). In diese fließen normative Standards und gesellschaftliche Richtlinien ebenso ein wie Perspektiven aus deskriptiv wissenschaftlicher Sicht (z.B. hängt die Frage, ob Berentung als Misserfolg zu sehen ist, auch von konjunkturellen Bedingungen ab; die Frage der Trennung oder der Stabilität der Partnerschaft hängt mit normativen Vorstellungen über Partnerschaft zusammen etc.). Foa et al. (1983) haben eine Differenzierung verschiedener Stufen von Misserfolgen vorgelegt (**Abb. 24.6**), die im Folgenden unterschieden werden.

Therapieverweigerung. Hier handelt es sich um Patienten, die sich nach einer detaillierten Beschreibung des Vorgehens (in der Regel Konfrontation und Reaktionsverhinderung) **gegen** die Durchführung der Behandlung aussprechen. In verschiedenen Studien wurde von Therapieverweigerungsraten im Bereich von 5–25% berichtet. Bei dieser Form von Misserfolg gelingt es in den ersten Stufen des therapeutischen Prozesses offenbar nicht, die Motivation des Patienten in Richtung Veränderung hinreichend aufzubauen.

Ausfälle („dropouts"). Hierunter sind Patienten zu zählen, die eine Therapie zwar beginnen, sie aber nicht wie geplant beenden. Die Rate solcher Patienten liegt in verschiedenen Studien bei 0–12%. Aus methodischen und studientechnischen Gründen werden (paradoxerweise) auch Patienten, die eine Therapie beenden, weil sie möglicherweise ein subjektives Kriterium der Verbesserung erreicht haben und an weiteren Sitzungen nicht teilnehmen wollen, unter die tatsächlichen dropouts subsumiert.

Behandlungsfehler. An dieser Stelle sollte von Missfolgen im engeren Sinne gesprochen werden; hier handelt es sich um Patienten, die am Therapieverfahren korrekt teilnehmen, bei denen das therapeutische Ziel jedoch nicht erreicht werden kann. Differenziert betrachtet werden müssen technische und eher theoretische Fehler der Behandlung.

Zu den **technisch-praktischen Fehlern** müssen z.B. eine inkorrekte Diagnostik, Fehler in der Durchführung des Verfahrens, Mängel in der Compliance usw. gezählt werden. Diese Fehler können sicherlich durch entsprechende Ausbildung von Therapeuten, durch Supervision, aber auch durch entsprechende Vorbereitung und Aufklärung von Patienten minimiert werden.

Der zweite Fehlerbereich, der eher **theoretischen Ebene** kann auch für Theorie und Technologie der Behandlung von Zwangsstörungen problematisch werden. Besonders heikel sind Fälle, in denen es trotz korrekter Behandlung nicht zu einer Abnahme von Angst und Unruhe (Habituation) kommt. Erklärungsansätze hierfür sind vielfach im Bereich zusätzlicher Störungen (Stichwort: Komorbidität, z.B. im Bereich der Depressivität) zu suchen.

Einen speziellen Bereich machen die sog. „**overvalued ideas**" (Foa 1979) aus: Patienten halten am Inhalt ihrer Gedanken fest; sie lassen sich nur oberflächlich auf die Behandlung ein und verstellen sich so selbst den Weg zu einer kognitiven und emotionalen Umorientierung (Foa u. Kozak 1986).

Auch sog. **atypische Zwänge** (Kozak u. Foa 1990) oder Übergänge zu Persönlichkeitsstörungen (Fiedler 1995) sind hier zu nennen. Der Vollständigkeit halber sollen abschließend Patienten mit **reinen Zwangsgedanken** angeführt werden, bei denen die Durchführung effizienter Behandlung bekanntermaßen ein großes Problem darstellt.

Rückfälle. Hierunter werden nach allgemeinem Sprachgebrauch Patienten verstanden, die nach dem Ende der Behandlung zwar eine gewisse Besserung erreicht haben, sie aber in zeitlicher oder situationaler Hinsicht nicht stabilisieren konnten. Rund 20–30% der erfolgreich behandelten Patienten erleiden im Zeitraum von 2–3 Jahren Rückfälle.

Als besondere Faktoren solcher Rückfälle sind zum Einen eine sog. **unvollständige Behandlung** anzuführen: Patienten halten gegen Ende der Behandlung an sog. **zwanghaften Resten** fest, die gewissermaßen wiederum eine Keimzelle für die Ausweitung alter Zwänge darstellen.

Als zweiter bekannter Faktor müssen soziale und interpersonale **Belastungen und Stress** angesehen werden: Patienten sind auch nach einer erfolgreichen Behandlung kritischen Lebensereignissen gegenüber besonders anfällig; im Stadium eines erhöhten Erregungsniveaus und einer damit erforderlichen neuerlichen Anpassungsleistung werden alte (wenn auch pathologische) Muster der Zwangsgedanken und Zwangshandlungen wieder aktiviert.

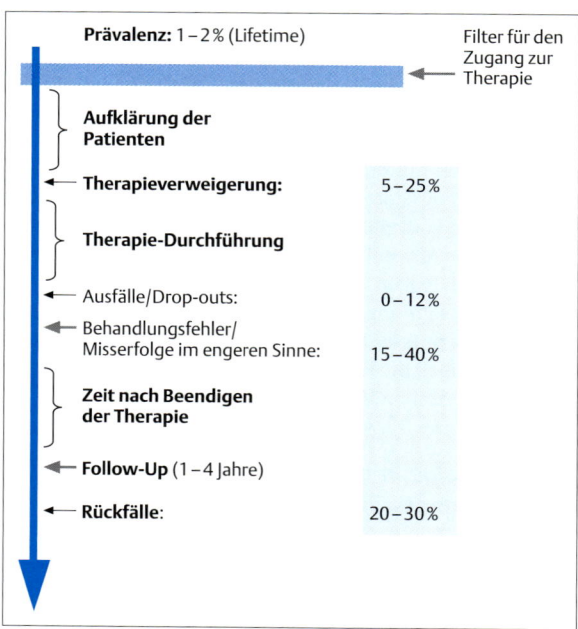

Abb. 24.6 Stufen von Misserfolgen im Makrokontext.

Fazit. Alle Arten von potenziellen Misserfolgen – die hier sicherlich künstlich getrennt wurden – stellen für Theorie und Praxis eine besondere Herausforderung dar. Einige potenzielle Misserfolge lassen sich durch korrekte Diagnostik, Therapieplanung und Durchführung wohl präventiv eindämmen; dies gilt insbesondere für Therapieverweigerung und zum Teil auch für technische Fehler in der Behandlung. Insgesamt aber führen uns Misserfolge gerade in der Behandlung bei Zwangsstörungen wohl Grenzen der therapeutischen Änderungsmöglichkeit stabiler menschlicher Gewohnheiten vor Augen.

Bemühungen um die Therapie von Zwangsstörungen sind in der Verhaltenstherapie seit rund 30 Jahren sehr intensiv; an erster Stelle stand dabei das Prinzip der Konfrontation und Reaktionsverhinderung (Meyer 1966), das in enger Verbindung mit dem 2-Faktoren-Modell der Entstehung und Aufrechterhaltung von Angst zu sehen ist (Mowrer 1950). Die heutige kognitive Verhaltenstherapie sieht die „Ursachen" von Zwangsstörungen in einem Bündel von Determinanten, die zum Teil nicht mehr zu klären sind; ihr Zusammenwirken („Verkettung") trägt aber wohl zur Entstehung und Aufrechterhaltung der Störung bei. In diesem biopsychosozialen Modell spielen prädisponierende Faktoren (Genetik, Physiologie, Biochemie) ebenso eine Rolle wie auslösende Faktoren (spezielle Belastungen, Modelllernen, Lernprozesse vor dem Hintergrund einer individuellen Entwicklung, kulturelle Determinanten) und aufrechterhaltende Merkmale im Mikro- und Makrobereich (Denk- und Bewertungsprozesse; familiäre und partnerschaftliche Konstellation).

Die Komplexität unterschiedlicher Problemkonstellationen vor dem Hintergrund einer individuellen biografischen Entwicklung verbietet es, von „*der* Ursache" von Zwangsstörungen zu sprechen. Es wäre deshalb geradezu überheblich zu behaupten, die Ursache von Zwangsstörungen könne heute als bekannt angesehen werden. Die in diesem Kapitel angeführten theoretischen Perspektiven sind als Modellvorstellungen zu betrachten, die gewissermaßen als Suchraster helfen können, mögliche relevante Bedingungen zu identifizieren; sie stellen darüber hinaus eine wertvolle Heuristik bei der Planung des therapeutischen Vorgehens dar. Zum therapeutischen Prozedere bei Zwangsstörungen lassen sich stichwortartig folgende Elemente als besonders bedeutsam festhalten:

- Rollenstrukturierung, **Klärung der therapeutischen Beziehung,** der Erwartungen des Patienten und Aufbau von Motivation;
- präzise **Analyse des Verhaltens** und seiner Bedingungen, der Kognitionen, Bewertungsprozesse;
- Auseinandersetzung des Patienten mit der problematischen Situation, seinen Verhaltensmustern und Kognitionen im Sinne einer **Konfrontation,** nach Möglichkeit in der natürlichen Umgebung des Patienten, d.h. dort, wo die Problematik auftritt. Dabei erscheint eine gewisse Belastbarkeit (siehe Motivation) des Patienten unabdingbar;
- **Reaktionsverhinderung**, d.h. das Unterbinden bzw. Unterlassen bisheriger Rituale, die Angst und Unruhe zwar kurzfristig reduzieren, langfristig aber zur Stabilisierung der Zwangsstörungen beitragen;
- kognitive Therapie im Sinne einer Veränderung von **Bewertungen**, von Aspekten der Unsicherheit, der Schuld und Verantwortlichkeit etc.
- schrittweiser Aufbau von **Alternativen** zu zwanghaften Ritualen und gedanklichen Mustern; dies verlangt vom Patienten vielfach, von stabilisierten Gewohnheiten abzurücken;
- die vom Therapeuten zunächst realisierte Lenkung und Steuerung des therapeutischen Prozesses sollte schrittweise in die Eigenverantwortung des Patienten übergehen (Stichwort: **Selbstmanagement**);
- Planung und Durchführung von **Auffrischungssitzungen,** weil erfahrungsgemäß davon auszugehen ist, dass eine im therapeutischen Setting vermittelte und eingeübte Strategie nicht auf Dauer beibehalten wird (dies gilt insbesondere für Rückschläge aufgrund von Belastungen, Stress, Life Events).

Kognitiv-verhaltenstherapeutisches Vorgehen bei Zwangsstörungen kann heute insgesamt als gut evaluiert gelten (von Balkom 1994, Abramowitz 1997). Wichtiger aber als die Angabe allgemeiner Besserungsraten ist die konsequente Umsetzung therapeutischer Strategien in der Versorgung einzelner Patienten. Bei entsprechender Motivation des Patienten und engagiertem Einsatz des Therapeuten bestehen gute Chancen auf eine Besserung der Zwangsproblematik.

■ Therapeutische Versorgung

Im Gutachten zur psychotherapeutischen Versorgung (Meyer et al. 1989) wurde diese in Deutschland als im Prinzip vorbildlich und als eine der besten der Welt gerühmt. Die Autoren haben gleichwohl auf eine Reihe von Mängeln und Lücken im Versorgungssystem hingewiesen, die besonders dann deutlich werden, wenn man die Situation von Zwangspatienten betrachtet: In Deutschland ist nach vorsichtigen Schätzungen von ca. 1 Million Betroffener auszugehen; nur ein ganz geringer Teil von diesen kommt zur Behandlung (siehe dazu für Angstpatienten Neumer u. Margraf 1996).

Problematik der Zwangspatienten. Zwangsstörungen gelten nach wie vor als „heimliche Krankheit"; während es heute unproblematisch erscheint, sich wegen einer Depression, evtl. auch wegen Alkoholismus oder einer Bulimie, an Fachleute zu wenden, zögern Patienten mit Zwangsstörungen über Jahre hinweg, sich einer Fachperson anzuvertrauen. Dies hat mit Merkmalen der Störung selbst zu tun, zeigt aber auch die angesprochenen Lücken.

F Herr T., ein 30-jähriger Arbeiter, zögert mehrere Jahre, sich wegen unterschiedlicher Zwangsgedanken und Zwangshandlungen an einen Arzt zu wenden. In seiner Bekanntschaft war ein ähnlicher Fall aufgetreten. Diese Person musste durch den Hausarzt in eine Klinik eingewiesen werden und kam „von zu Hause weg". Dieses Schicksal schwebte mehrere Jahre lang als Horrorvorstellung über dem Patienten und seiner Familie. Auch als Herr T. wegen seiner Zwänge den Arbeitsplatz verlor, lag er tagelang nur zu Hause im Bett und grübelte. Erst als ihm ein verständnisvoller Arzt bei einem Hausbesuch wegen einer schweren Grippe die Möglichkeit einer Verhaltenstherapie und damit zur Lösung seiner Problematik eröffnet hatte, sah der Patient einen Ausweg und wandte sich an den Psychotherapeuten.

Ärzten, selbst Fachärzten, ist die Problematik weitgehend unbekannt; Betroffene und Angehörige stehen zumeist vor einem Rätsel. Frank (1985) spricht von „Demoralisierung", d. h. von einer über die engere Störung hinausgehenden Hilflosigkeit und Betroffenheit, die eine Lösung im besonderen Maße zusätzlich verstellt.

Deutsche Gesellschaft für Zwangserkrankungen. Zu einer Verbesserung der Situation auf der Makro-Ebene, speziell im Bereich des Wissens um die Störung und die Akzeptanz bei Betroffenen, Angehörigen und in der Allgemeinheit, wurde die „Deutsche Gesellschaft Zwangserkrankungen" (DGZ; www.zwaenge.de) gegründet. Hier finden Interessierte die Möglichkeit einer Klärung verschiedener Fragen und eine Hilfe bei der Suche nach einem Therapeuten in ihrer Region. Regelmäßige Publikationen tragen zu einer besseren Zusammenarbeit von stationären Einrichtungen, der ambulanten verhaltenstherapeutischen Versorgung und flankierenden Maßnahmen im Bereich der Selbsthilfe bei.

Verbesserte Versorgung. Es erscheint unabdingbar, vor allem im Bereich der therapeutischen Versorgung der Zwangspatienten, eine Verbesserung der Situation anzustreben, die unter anderem dadurch zu erreichen wäre, dass die als effizient bekannten Strategien (siehe oben) auch in der Praxis umgesetzt werden. Grawe et al. (1994) sprechen in ihrer Analyse von Konfrontation und Reaktionsverhinderung als Methode der Wahl bei Zwangsstörungen. Ein Verzicht auf eine solche Vorgehensweise wird von den Autoren sogar als ethisch bedenklich angesehen, weil damit in jedem Falle das enorme Leiden von Patienten verlängert wird. Zum Prozedere existieren verschiedene Beschreibungen und Manuale (Lakatos u. Reinecker 2007), die sicherlich nicht im Sinne von rezeptartigen Vorschlägen umzusetzen sind. Bei einer *realistischen* Erwartung seitens des Patienten und des Therapeuten lässt sich selbst bei gravierenden Zwangsstörungen durchaus eine gewisse Besserung erreichen.

24.2 Psychodynamische Modelle für Zwangsstörungen

Patienten mit Zwangshandlungen werden von tiefenpsychologisch ausgerichteten Therapeuten mehrheitlich als Indikation für eine Verhaltenstherapie gesehen (Gabbard 1994). Die Behandlungsergebnisse sind überzeugend, 55 % der Patienten profitieren auch im Langzeitverlauf von der Therapie mit Reizkonfrontation und Reaktionsmanagement. Zu berücksichtigen ist, dass das Erfolgskriterium mit 25–30 % Symptombesserung im eher niedrigen Bereich liegt, was für Zwangsstörungen typisch ist. In der Versorgungsstatistik spiegelt sich jedoch auch die Komplexität der Behandlungsprobleme: 35 % ambulante Verhaltenstherapeuten und 25 % von tiefenpsychologisch arbeitenden Psychotherapeuten geben laut einer aktuellen Befragung an, sich für die Behandlung von Patienten mit Zwangsstörungen zu interessieren (Külz et al. 2010). Die überwiegende Skepsis liegt in den vielfältigen Behandlungsschwierigkeiten, der häufig komplexen Störung mit Komorbiditäten und in der hohen Ambivalenz bei der Behandlungsmotivation. Daraus resultieren Fragen nach der Kombination von Therapieprinzipien und der Langzeittherapie bei komplexen Patienten. Psychodynamische Therapieindikationen sind zum einen Patienten mit Zwangshandlungen, bei denen „am Zwang vorbei" die Persönlichkeit mitbehandelt wird, bzw. Patienten, die leichte bis mittelgradige Zwangsgedanken haben, die in enger Verbindung zu den allgemeinen Stress- und Konfliktsituationen stehen. So ist z. B. die Mehrheit der anorektischen Patientinnen anankastisch und zeigt auffallende Essrituale und verborgene ritualisierte Handlungsweisen, wo oft ein Wechselspiel von Ich-dystoner Symptomatik und Ich-syntoner Zwanghaftigkeit besteht. Bei diesen komplexen Zwangspatienten ist vorrangig die Indikation der psychodynamischen Therapie auf die anankastische Persönlichkeit ausgerichtet. Hier bestehen umfangreiche praktische Therapieerfahrungen über deren Wirksamkeit (Leichsenring 2008). In der Versorgung ist die zwanghafte Persönlichkeit mit oder ohne Depression eine häufige Indikation für psychodynamische Therapie. Nicht zuletzt wird sie auch von den Patienten wegen der Einbeziehung der Biografie und des Wunsches nach Verstehen eigener Persönlichkeitsanteile und Entwicklungslinien gesucht. Deshalb soll hier vor allem die Verbindung zur anankastischen Persönlichkeit erörtert werden, die in Kliniken sehr häufig ist. In der stationären Therapie wird aber heute auch die Kombination von Verhaltenstherapie mit psychodynamisch-interpersonellen Ansätzen mit Erfolg angewendet, sodass auch hierzu umfangreiche Erfahrungen vorliegen.

Komorbidität von Zwangsstörungen

Bei Zwangsstörungen finden sich sehr häufig in Achse-I-Komorbiditäten, so dass hier auch vom Zwangsspektrums-Störungen gesprochen wird: insbesondere soziale Angststörungen und generalisierte Angst, Dysthymie, de-

Tabelle 24.1 Syndromale Differenzierung bei n = 108 Zwangssyndromen (nach Csef 1988)

Syndrom	%
„Reine Zwangsneurose"	12,0
phobisch-anankastisches Syndrom (anankastische Phobie)	13,0
anankastische Depression	2,8
Zwang mit schwerer Persönlichkeitsstörung, z. B. Borderline	14,8
Zwang mit psychosomatischen Krankheiten im engeren Sinn	25,9
Zwang mit funktionellen Syndromen (somatoformen Störungen)	31,5
Gesamt	100,00

pressive Episoden, somatoforme Störungen und Impulskontrollstörungen sowie Tics und andere neurologische Erkrankungen. 65–85 % der Patienten mit Zwangsstörungen haben komorbide **Persönlichkeitsstörungen**, hier vor allem Cluster-C-Störungen mit anankastischer, selbstunsicherer und vermeidender Persönlichkeitsstörung wie auch Borderline-Persönlichkeitsstörungen (Kordon et al. 2009).

Zwangsstörungen präsentieren sich in der psychosomatischen Medizin in häufiger Verbindung mit funktionellen Syndromen, Essstörungen, insbesondere Anorexia nervosa, psychosomatischen Magen-Darm- und Herz-Kreislauf-Krankheiten. Von Csef (1988) wurden hierzu etwa 1000 Arbeiten zu diesem Zusammenhang ausgewertet. In einer sehr gründlichen Untersuchung über sechs Jahre wurde in der Psychotherapieambulanz der Universität Würzburg, die für Zwangsstörungen ausgewiesen ist, Patienten, die sich wegen Zwangsstörungen anmeldeten, untersucht. Es fand sich, wie zu erwarten, ein breites Spektrum an Komorbidäten (**Tabelle 24.1**). Besonders relevant ist, dass Zwangsstörungen z. B. bei Patienten mit Asthma bronchiale oder entzündlichen Darmerkrankungen wie bei somatoformen Störungen in der Medizin nicht erkannt werden.

■ Zwangsstörungen und Persönlichkeitsstörungen

Kordon et al. (2009) wiesen in ihrer Studie in 65 % Achse-II-Diagnosen (SKID II) nach. Im Zusammenhang zwischen Zwangsstörung und anankastischer Persönlichkeit finden sich sehr unterschiedliche Konstellationen. Black (1974) fand bei 71 % seiner Untersuchungsstichprobe mäßige bis ausgeprägte prämorbide Merkmale einer Zwangspersönlichkeit. Rasmussen u. Tsuang (1986) zeigten, dass bei ihren Probanden mit Zwangsstörungen lediglich 55 % nach DSM-III-R die Kriterien für eine Zwangspersönlichkeitsstörung erfüllten. In diesen Zahlen drücken sich die wechselnden Diagnosekriterien einer operationalisierten Persönlichkeitsdiagnostik aus, so dass hier in Zukunft möglicherweise für das Cluster C eine einheitliche Vulnerabilität dimensional entwickelt werden könnte (Samuels et al. 2000).

Im Zusammenhang mit der Zwangsstörung müssen soziale Probleme gesehen werden (seltene Eheschließungen, weniger Kinder), die gekoppelt mit Persönlichkeitsstörungen häufige instabile Beziehungen sowie soziale Rückzugs- und Ausgrenzungsprozesse mit sich bringen. Letztlich findet sich bei vielen chronisch Kranken eine soziale Nischenexistenz.

■ Ätiopathogenese – Versuch der Verbindung neuroanatomischer mit psychodynamischen Modellen

Eine Störung des Gleichgewichts zwischen direkten und indirekten kortiko-striato-thalomo-kortikalen Regelkreisen zugunsten des direkten Systems stellt gegenwärtig das plausibelste neuroanatomische Modell der Zwangsstörung dar. Dieses Ungleichgewicht bewirkt eine übermäßige Erregung bzw. Enthemmung des Thalamus. Die direkten Schleifen erhalten insgesamt zu wenig inhibitorisches Feedback, die kortiko-thalamische Bahn wird überaktiv. Für die Zwangsstörung wird eine verringerte modulatorische Aktivität im Striatum-Globus-Pallidus-System postuliert, die einerseits mit einer thalamischen, anderseits mit einer orbito-frontalen Hyperaktivität einhergeht (Saxena et al. 1998). Daraus resultiert eine mögliche Irritation zahlreicher impliziter affektiv-kognitiver Lern- und Bewertungsprozesse. Diese werden nun, statt unbewusst zu bleiben, verstärkt explizit verarbeitet. Überaktivierte orbito-frontale Strukturen werden für das Auftreten intrusiver Zwangsvorstellungen verantwortlich gemacht. Übersetzt auf die psychodynamische Ebene könnte dies mit einer **Verdrängungsschwäche**, als Filterstörung von Impulsen korrespondieren.

Überaktive anteriore Anteile des Cingulums signalisieren eine unspezifische Angstbeteiligung. Vor diesem Hintergrund sind psychodynamische Abwehrmechanismen der Rationalisierung, Intellektualisierung (der kognitiven Repetition) wie auch ritualisierte Gedanken und Handlungen als adaptiver Kompensationsvorgang zu interpretieren. Das repetitive Verhalten wiederum führt zu einer Modulation des überaktiven, in seiner Filterfunktion beeinträchtigten Thalamus (Saxena u. Rauch 2000, Overbeck et al. 2004). Die Störbarkeit dieses Systems kann angesichts der Komplexität der strukturell wie funktionell verschalteten neuroanatomischen Systeme auf unterschiedliche Weise zustande kommen (degenerativ, toxisch, entzündlich, traumatisch), so dass als Endstrecke ein adaptiv-kompensatorisches Zwangsbild resultiert.

Eine weitere ätiopathogenetisch wirksame Grundstörung neben der Filter-Störung könnte eine genetisch bedingte Unfähigkeit sein, widersprüchliche Impulse zu integrieren, so dass die von psychodynamischer Seite postulierte Ambiguitätsintoleranz auch ein neurobiologisch definierter Vulnerabilitätsfaktor sein könnte. Hier sind sehr viele Differenzierungen auch in Untergruppen zu erwarten, wie sie aktuell als unterschiedliche neurobiologische Regulationssysteme bei Waschzwängen gegenüber Sammelzwängen oder Symmetriezwängen untersucht werden (Kordon et al. 2009).

Grundstörungen aus der Sicht psychodynamischer Theorien

■ Über-Ich-Rigidität des Zwanghaften

Das klassisch strenge, verbietende Über-Ich des Zwanghaften wird in der Entwicklung vor dem Hintergrund der entwicklungspsychologischen Faktoren im Familienmilieu gesehen. Durch die Dominanz strafender, normenorientierter Erziehung werden die Über-Ich-Gebote im Grunde als fremd und gegen sich gerichtet, nicht schützend und bewahrend erlebt und erzeugen einen ständigen unbewussten Zwiespalt mit der unbewussten Auflehnung gegen diese Gebote. Die widersprüchlichen affektiven Schemata zwischen Freude und Aversion sind häufig als gespaltene Introjekte im Über-Ich verankert. Mit der Identifikation der Normenwelt elterlicher Gebote steht im polaren Widerspruch zu lustvoll-aggressiven, expansiven Impulsen.

Der nach außen hin fügsame, überordentliche und die Aggressivität sauber kontrollierende zwanghafte Mensch wird von Lang (1986) daher als „gehemmter Rebell" bezeichnet. Die Unterwerfung unter internalisierte elterliche Normvorstellungen, die Abspaltung eigener authentischer Auflehnung, des rebellischen Ichs bedeutet die Kontrolle der Spontaneität, des eigenen Willens, der lebhaften Motorik und Expansion. Fenichel (1945) beschrieb erstmals diese Doppelbedeutung einer Bestrafung durch ein strenges Über-Ich und der gleichzeitigen Lusterfüllung.

■ Integrationsfähigkeit von affektiven Widersprüchen und die Ambiguitätsintoleranz

Die Verarbeitung ubiquitärer Zwangsphänomene, die nahezu bei jedem Menschen vorkommen, unterscheidet sich von den pathologischen in psychodynamischer Sicht in der Fähigkeit, widersprüchliche Aspekte im Selbst zu integrieren. Die Widersprüchlichkeit von Hass und Liebe wird schon von Freud in seiner berühmten Analyse des „Wolfsmanns" dargestellt (1918). Typische Persönlichkeitscharakteristika von OCPD-Patienten können z. B. die Unfähigkeit zur Integration von aggressiven und sexuellen Impulsen sein. Die Nichtintegration kann dann in tödlich empfundenen aggressiven Impulsen wie in obszönen, perversen, sexuellen Fantasien ihren Ausdruck finden. In diesem aufgespannten Ambiguitätsfeld erhalten dann Impulse einen unkontrollierbaren Charakter.

■ Ambiguitätsintoleranz und dissoziierte affektiv-kognitive Schemata

Neuere psychodynamische Theorien fokussieren auf Struktur und mentale Repräsentation, auf affektiv-kognitive Schemata des Selbst und des Anderen (Blatt et al. 1997). Diese Repräsentationen oder Schemata basieren auf frühen Interaktionsmustern mit den primären Bezugspersonen, hier vor allem die Bedeutung der gespaltenen Repräsentation des Selbst und des Anderen. Dies führt zur Rigidität, starrer Kontrolle und Autarkie (Shapiro 1965). Die Folge ist, dass intellektuelle Prozesse überbetont werden, unkontrollierbare Aspekte, wie Gefühle und interpersonelle Beziehungen, werden vermieden (Blatt u. Shichman 1983).

Die Notwendigkeit, auch widersprüchliche Erziehungserfahrungen zu integrieren, geht Hand in Hand mit der Entwicklung der Mentalisierung. Nach der Theory of mind ist das Verlassen des Äquivalenzmodus, die Triangulierung und Fähigkeit, den Perspektivenwechsel, die Betrachtung des Selbst sowohl von außen als auch die Betrachtung des anderen in verschiedene Kontexte zu stellen, ein zentraler Prozess. Dieser Prozess ist erfolgreich, wenn er zu der Fähigkeit führt, Widersprüche aneinander anzunähern. Diese Fähigkeit wird heute auch unter entwicklungspsychopathologischer Perspektive genauer untersucht und lässt Schlüsse auf Defizite bzw. erschwerte kognitive Entwicklungsbedingungen erwarten. Insbesondere Widersprüche zwischen implizit gesteuerter Affektäußerung (z. B. Ekel in der Mimik) gegenüber z. B. explizit vermittelter verbaler Freude sind für die Betroffenen schwer zu integrieren.

Die Ambiguitätsintoleranz, die Absolutierung von Richtig oder Falsch, das Schwarz-Weiß-Denken führen zu einem ständigen Hin- und Herschwanken, dauerndem Zweifeln im Denken, Zaudern und Hemmungen im Handeln. Das Pendeln macht die Entscheidungsfindung nahezu unlösbar. Weiterhin werden gegensätzliche Bindungsstile der Eltern (vermeidend und hoch ambivalent) als Ursache gespaltener affektiv-kognitiver Schemata gesehen. Auf der anderen Seite zeigt die Heterogenität der Zwangsstörungen, dass offensichtlich neurobiologische Faktoren, genetische Dispositionen wie auch extreme Stresssituationen als Bedingungsfaktoren für die Eskalation einer Zwangskrankheit interpretiert werden können.

■ Ambiguitätsintoleranz und Regression zum magischen Denken

In psychoanalytischer Denktradition wird das magische Denken mit dem egozentrischen, nicht mentalisierten Denkprozessen des Kleinkindes in Verbindung gebracht. Im magischen Denken werden Gedanken und Worte zu Taten, was wiederum den Kreis zu übersteigerten Schuldgefühlen bei der Aktivierung magischer archaischer Schemata schließen lässt. In diesen Kontext passt angesichts der nicht mehr ausreichenden Verdrängungsfähigkeit auch der sekundäre Einsatz von Ritualen und Handlungs- wie Denkschablonen.

■ Zur Emotionsregulation der Zwangsstörungen

Die Psychodynamik der Zwangsstörung geht von **pathogenen Impulsen** aus (Hoffmann et al. 2009). Das sind archaische Triebanteile, die keinen Anschluss an differenzierte Ich-Bedingungen gefunden haben. Es handelt sich einmal um **aggressive** Impulse, die in der Verarbeitung durch das rigide Über-Ich, strenge moralische Verbote antisozialen Charakter annehmen. Die Zwangseinfälle können von lustvollen Gefühlen begleitet werden, sich und andere zu beschmutzen, blasphemische Gedanken zu genießen, mörderisches Gemetzel genussvoll auszufantasieren. Daneben bestehen fast regelhaft sexuelle Impulse mit sehr individuell geprägten perversen, homo- bzw. heterosexuellen Wünschen.

Neben Aggressions- und Schamgefühlen werden bei Zwangsstörungen in Untergruppen auch Ekelaffekte als Leitaffekte sowohl neurobiologisch (Schienle et al. 2005, Stein et al. 2001) diskutiert. Hier ließe sich dann eine psychologische Brücke von der erhöhten dispositionellen Ekelsensitivität zu den widersprüchlichen Sauberkeits-Schmutz-Erfahrungen in der analen Phase (Freud 1909) schlagen.

■ Psychodynamische Abwehr- und Konflikttheorien

Im Unterschied zum Abwehrcharakter der Zwangsgedanken, die häufig stereotyp ausfallen, sind Zwangseinfälle sehr individuell, in der Regel **schamhaft** verborgen und werden erst im längeren psychotherapeutischen Kontakt in all ihren Verzweigungen und persönlichen Färbungen, auch biografischen Bezügen offenbart. Hier liegt das Individuelle, Unbewusste quasi offen und löst Angst, Scham, Verachtung, Ekel- und Lustgefühle aus. Diese archaischen Impulse sind in der Regel beim Zwang bewusst, auch wenn sie nicht verbalisiert werden. Die normalerweise erfolgende Abwehr dieser Impulse durch Verdrängung dringt beim Zwanghaften in das Bewusstsein. Diese „Verdrängungsschwäche" kann Folge einer sich aufschaukelnden, durch die Impulsunterdrückung stattfindenden Aggressivierung sein, die biologischer oder psychogener Genese zugeordnet werden kann. Es kann aber auch eine dispositionelle Ich-Schwäche sein, die unter Stress verstärkt die Triebimpulse in das Bewusstsein dringen lässt, so dass hier eine Dynamik der Abwehrstabilität zu diagnostizieren ist.

Die Impulse treten als angstinduzierend ins Bewusstsein und werden mit sekundären Kontrollmechanismen im Denken bzw. Handeln (unablässiges Grübeln, ständiges Wiederholen, gleiche Denkabläufe, Weitschweifigkeit, Verlust des Blicks für das Wesentliche) wie auch inhaltliche stereotype Denkfiguren neutralisiert. Auch das Zwangsdenken mit Zählzwängen, Wiederholung, Magie der Buchstaben, Gegengedanken hat Abwehrfunktion, wird aber auch gleichzeitig wieder in das Zwangssystem eingebunden, so dass ein falscher Gedanke dann wieder töten kann, also die archaische Kraft der Impulsivität nicht neutralisieren, korrigieren kann, sondern sich in der Wiederholung bis zur Erschöpfung fortführen kann. Diese Impuls-Kontroll/Abwehr-Formation ist sehr schematisch. Wie sich das Individuum gegen die bahnbrechenden Impulse oder als aufgezwungen empfundenen Kontrolltechniken wehrt, ist außerordentlich individuell ausgestaltet. Die phänomenologischen Abstufungen von Ich-Dystonie bis hin zu überwertigen Gedanken und Fantasien wie auch die Ich-syntone Charakteristik sind auch im intraindividuellen Verlauf durchaus heterogen.

■ Zur Konvergenz verhaltenstherapeutischer und psychodynamischer Modelle

Salkovskis et al. (1998, 1999) greifen psychodynamische Grundprinzipien der Bedeutungsgebung und Schuld-Bewertungs-Systeme auf und verbinden sie mit dem symptomaufrechterhaltenden Prozessen.

Die Konvergenz mit dem psychodynamischen Modell besteht in der Konzeptualisierung, dass die Bedeutungsgebung der Impulse zu maladaptiven kognitiv-affektiven Schemata führt. 1997 gründete sich die „Obsessive Compulsive Cognitions Working Group" (OCCWG), welche sechs Schemata operationalisierte, die mit OCD verbunden sein sollen, und diese zeigen eine beeindruckende Ähnlichkeit zu den psychoanalytischen Beschreibungen:

1. Die Überschätzung der Gefahr, wie etwa die Kontaminationsgefahr zu phobischem Vermeidungsverhalten führt.
2. Überdimensionale Verantwortlichkeit für negative Geschehnisse, gekoppelt mit extremen Schuldgefühlen (Salkovskis 1999), die Verantwortungsübernahme für mögliche Katastrophen wie auch für die Verhinderung von potenziellen Gefahren.
3. Perfektionismus gekoppelt mit hoher Selbstkritik, geringer Fehlertoleranz.
4. Ein starkes Bedürfnis, Gedankenbilder und -impulse zu kontrollieren, der Wunsch nach kompletter Kontrolle.
5. Die Verknüpfung von Gedanken mit Handlungen (Thought-Action-Fusion, TAF), die Allmacht des Gedankens (Gedanken können zum Tod des Anderen führen, oder unmoralische Gedanken sind das Gleiche wie Handlungen).
6. Die Intoleranz der Unsicherheiten; dies bedeutet, dass jede einzelne Handlung geplant werden muss und keine spontane Reaktion möglich sein darf.

Diese Schemata finden sich nach Abramowitz et al. (2006) und Tolin et al. (2003) bei den meisten Zwangspatienten.

Wo liegen die Unterschiede der Modelle? Am Wichtigsten erscheint, dass die kognitiv-behavioralen Zugänge auf Mikroprozesse fokussiert sind, also spezifische Elemente wie die überhöhte Verantwortlichkeit oder die Gedanken-Handlungs-Fusion herausgreifen, während psychodynamische Zugänge auf Makroprozesse, breitere Konstrukte wie die Rolle der Ambivalenz zentriert sind. Beide Zugänge haben ihre Vorzüge. Die verhaltenstherapeutischen Modelle verknüpfen konkrete Behandlungsziele. Andererseits fehlt dem kognitiv-behavioralen Modell eine integrierende Makrotheorie, die die verschiedenen Prozesse im Rahmen der OCD zusammenführt. Wie die einzelnen Schemata zusammenwirken, bleibt nicht beantwortet. In den letzten Jahren gibt es Synergiebemühungen, umfassendere Modelle zu entwickeln (Doron u. Kyrios 2005, Kempke u. Luyten 2007). Empirisch ergab sich, dass sich eine hohe Korrelation zwischen den Subskalen der einzelnen Schemata fand, selbst bei Konzepten wie Perfektionismus und Intoleranz für Unsicherheit ergaben sich keine getrennten Faktoren. Daraus resultierte die Suche nach einer latenten Organisation der unterschiedlichen Schemata, die sich in einer Theorie des Selbst wiederfinden lassen (Doron et al. 2007). Sie orientieren sich an der Widersprüchlichkeit der Grundschemata am Beispiel eines ambivalenten Bindungsstils, wo die Bindungsperson Liebe, Kritik und Zurückweisung als Kontrastpaare vermittelt. Die Integrationsfähigkeit dieser Double-Bind-Situation scheint bei zwangsvulnerablen Kindern gering zu sein. Sowohl liebenswert wie wertlos, ungeliebt zu sein, wird später verknüpft mit moralischen Kategorien „Ich bin schlecht, unmoralisch" vs. „Ich bin moralisch untadelig". Hieraus resultiert dann die Entwicklung von Perfektionismus, die Aufspaltung der negativen Selbstanteile und Überbetonung des positiven Selbst. Letztlich führt dies zu einem Hass-Liebe-Dilemma und zu einer Überdimensionierung überkontrollierter moralischer Verhaltensweisen. Verstärkt werden können diese Grundschemata durch entsprechende Erziehungsstile, die sehr stark auf korrektes äußeres Verhalten Wert legen und innere Erfahrungen wie Gefühle ignorieren. Es betont rationale Fähigkeiten, verbalisierbare Realitätsprüfung, die leichter kontrollierbar ist und die Emotion vermeiden lässt. Bhar u. Kyrios (2007) sprechen von Ambivalenz-Grundkonflikten. Bhar fand, dass OCD-Patienten signifikant höhere Ausprägungen in der Selbstambivalenz zeigten als normale Kontrollen. Hier besteht eine Konvergenz zwischen den psychodynamischen Theorien von Blatt u. Shichman (1983), Shapiro (2001) und Shedler u. Westen (2004).

▪ Anankastische Persönlichkeitsstörungen

Im DSM-IV wird unter den diagnostischen Kriterien der zwanghaften Persönlichkeitsstörung ein „tiefgreifendes Muster von starker Beschäftigung mit Ordnung, Perfektion und psychischer sowie zwischenmenschlicher Kontrolle auf Kosten von Flexibilität, Aufgeschlossenheit und Effizienz" genannt. Typisch sind die Neigungen zur **Entscheidungsunfähigkeit**, zum Aufschieben, Zaudern und Zögern. Die **Ordentlichkeit** umfasst sowohl die körperliche Sauberkeit als auch **Gewissenhaftigkeit**, den Hang zur **Perfektion**, skrupulöse Züge, strenge moralische und religiöse Überzeugungen. **Rigidität**, Enge, Sparsamkeit bis hin zum Geiz und zum Horten sind typisch. Gleichzeitig besteht eine Hemmung motorisch-expansiver, sexueller und aggressiver Antriebe. Der Unterdrückung spontaner Gefühlsäußerungen steht bei zwanghaft strukturierten Personen eine ausgeprägte Dominanz intellektueller Kontrollbedürfnisse gegenüber. Der Ritualisierung von Lebensgewohnheiten, dem Festhalten an Gewohntem entspricht eine Restriktion der Veränderungsfähigkeit. Im Extremfall wird das ganze Leben starr und mechanisch. Daraus resultieren Stressanfälligkeiten, da nahezu fast alle Lebensbereiche kontrollierbar gemacht werden müssen. Alles Spontane, jedes innere Chaos wird zur Bedrohung. Aggressive oder sexuelle Triebregungen werden durch eine rigide, Schuldgefühle hervorrufende Gewissensinstanz abgewehrt.

Diese typischen Merkmale hat schon Freud (1909) bei seinen zwangsneurotischen Patienten modellhaft an den berühmten Patienten „Rattenmann" und „Wolfsmann" (1919) charakterisiert. Dabei ergründete er, wie die Allmacht des Gedankens, der chronische Zweifel, die Schwierigkeiten, Wichtiges und Unwichtiges zu unterscheiden, die Handlungsstörung, Rituale und magische Zuschreibungen durch unbewusste Prozesse beeinflusst werden, die er auch entwicklungspsychologisch ableitete. Er beschrieb Primärprozesse in der Symptombildung wie Verdichtung und Verschiebung, Vermeidung und Rationalisierung, aber auch emotionsverarbeitende Prozesse wie die Affektisolierung und -abspaltung (zur Übersicht s. Lang 2004). Zur Persönlichkeit (Fisher u. Greenberg 1996) und Abwehrmechanismen finden sich auch Bestätigungen zu empirischen Arbeiten (Albucher et al. 1998, Offer et al. 2000).

▪ Zwangspersönlichkeit und ihre entwicklungspsychologischen Bedingungsfaktoren

Anhand von Einzelfalluntersuchungen fand Freud (1908) Faktoren in der analen Phase (zweites bis drittes Lebensjahr), wo er die Verbindung zwischen rigider, harter, ritualisierter Sauberkeitserziehung mit späteren Persönlichkeitseigenschaften wie Ordentlichkeit, Pedanterie, Sparsamkeit und Eigensinn herstellte. Die affektive Widersprüchlichkeit kann z. B. darin begründet sein, dass sowohl das anale Produkt von der Erziehungsperson mit Freude begrüßt (häufig als Abwehr von Aversionen) und dann die Kontrolle über den Ausscheidungsvorgang und das Verschwindenlassen, das Runterspülen des Kots abrupt erfolgt. Frühe, quasi zwanghafte kindliche Äußerungen wie Einschlaf- und Trinkrituale, Still-, Fütterungs- und Baderituale, Berührungszwänge beim An-/Auskleiden, im 6. Lebensjahr Waschzwänge, Toilettenzwänge, um nur einige zu nennen, finden sich bei ca. 30% der Zwangsgestörten. Hier muss jedoch darauf verwiesen werden, dass Fixierungen selten sind, dass die Störungen meistens auch wieder aufgegeben werden können.

Das typische Manifestationsalter in der Pubertät geht eng mit der Erfahrung der sexuellen Reifung einher. Die dadurch angestoßene Schambildung greift auf Entwicklungsprozesse der sog. analen Phase zurück (Erikson 1968; Motivkonstellation von Zweifel und Scham) und kann sich in Masturbationsskrupeln und obszöne Gedanken äußern. Die Schamassoziation geht häufig mit sozialphobischem, selbstunsicheren Persönlichkeitszügen einher. Dies bedeutet, dass Zwangspatienten dann in der Folge überdurchschnittlich allein und sozial isoliert leben. Die Erkrankung wird zunehmend zum Lebensthema. Insgesamt werden in Familien mit gehäuften Zwängen die Expansivität, Spontaneität, Selbstbehauptung und Selbstvertrauen, die Bejahung des Körpers und des Begehrens durch das **Familienklima** überkontrolliert.

▪ Bindungsstil anankastischer Persönlichkeiten

Zwanghafte Persönlichkeiten sind in der Regel emotionale Selbstversorger, sie haben sich auf der Autarkieseite eingerichtet und zeigen einen vermeidenden, zwanghaft-selbstfürsorglichen, z. T. auch schizoiden Bindungsstil. Durch Zwangssymptome, depressive Symptome, Angstsymptome oder Arbeitsstörungen werden sie in ihrer Autarkie in Frage gestellt. In Symptombereichen sind sie hilfsbedürftig und müssen sich daher in die Abhängigkeit einer Unterstützung begeben. Dies macht die Autarkie vulnerabel und anfällig, so dass das oft jahrelange Verzögern einer Therapieaufnahme letztlich durch die Symptome oder die Angehörigen erzwungen wird. Hintergrund des Bindungsstils und der erschwerten Integrierbarkeit von Abhängigkeit und emotionaler Bedürftigkeit ist auch ein zentrales Dilemma der Therapie zwanghafter Persönlichkeiten.

Psychodynamische Therapie

Psychodynamische Therapien, zu denen eine Fülle von kasuistischen Beispielen vorliegen, wurden von jeher auf die Persönlichkeit ausgerichtet und auf ein Konfliktverständnis der Symptomgenese. Die Besonderheiten der Symptomaufrechterhaltung limitieren vor allem bei schweren Ichdystonen Handlungszwängen die Therapieerfolge. Anders bei den Zwangsgedanken, die häufig durch entwicklungspsychologische Krisen, Beziehungskonflikte, intrapsychische und persönlichkeitsgebundene Konfliktanfälligkeiten ausgelöst werden: Therapieziele sind hier die Bearbeitung des durch Übergewissenhaftigkeit, Selbstunsicherheit und Zweifel entstandenen sozialen Rückzugs, der Autarkie des emotionalen Selbstversorgers, der Angst- und Selbstwertregulation im Bereich der vermeidend-selbstunsicheren (generalisierte soziale Angststörung), depressiv-phobischen und phobisch-anankastischen Persönlichkeitsentwicklung.

■ Herstellung des Arbeitsbündnisses

Hier besteht eine Konvergenz zu dem supportiven, klar fokussierten Beziehungsaufbau der VT. Im Vordergrund steht die Berücksichtigung der Scham, des persönlichen Krankheitsmodells und der bisher erreichten Autonomie, die Einstellung zum Hilfesuchverhalten, die Ängste vor Abhängigkeit in der bisherigen Lebens- und Beziehungsgestaltung.

■ Motivationsphase

Patienten mit ausgeprägt vermeidendem Bindungsstil werden über bisherige Selbstbehandlungsversuche und ihr Problemlöseverhalten im Hinblick auf die ausschließlich autarken Lösungsansätze exploriert. Davon ausgehend wird die Schwierigkeit, überhaupt Hilfe zu suchen, respektiert und weiter reflektiert, inwieweit Skepsis und Befürchtungen in Bezug auf z.B. die Macht des Therapeuten besteht. Ängste vor Abhängigkeit, vor Versagen und Verstärkung der Ohnmacht und Beschämungsgefühle angesichts der Verurteilung durch den Anderen können vorweg genommen werden und Verständnis und Unterstützung zurückgespiegelt werden. Intensive positive Verstärkung der Reflexion und persönlichen Selbstexploration, der Verstehensansätze wie auch die Verstärkung der Distanzierung von Zwangsphänomenen unter neurobiologischen Konzepten können im Einzelfall so eingesetzt werden, dass das Arbeitsbündnis verbessert wird und eine kooperative Beziehung mit klarer kurz- und mittelfristiger Zielsetzung möglich ist.

Ziele im Bereich der Persönlichkeit

■ Klärung der emotionalen Reaktionsmuster

Die Klärung der Affektabwehr, der Ressourcen und der Macht-Ohnmachts- und Nähe-Distanz-Konflikten werden zunächst in differenzierter Diagnostik beschreibend-rationalisierend erfasst. Die Entwicklung einer positiven Übertragung mit Geduld, Empathie, Verständnis, Respekt (Lang 2004) ist die Basis, die häufig auch eine idealisierende Übertragung nahe legt. Diese Übertragungsform, bei der das „Negative" draußen bleibt, führt dazu, dass der Patient sich anerkannt fühlt.

Freud (1918) betonte, es bestehe die Gefahr, dass „sehr viel zutage gefördert und nichts geändert wird". Die Hauptschwierigkeit in der Therapie ist, mit dem Patienten aus dem rationalen Erkenntnis- und Verständnisansatz mit emotionaler Windstille in eine Situation zu kommen, die „härter am emotionalen Wind segelt". Es geht vor allem um die Sensibilisierung für die Selbstexploration der Emotionen, für Tendenzen, sich rasch in die Autarkie zurückzuziehen, und die Hintergründe für die Vermeidung intensiver emotionaler Erfahrungen.

Diese Reduktion der Affektisolierung gefährdet die Stabilität und führt zu starker Verunsicherung und Angst vor dem Ausbreiten und Nicht-kontrollieren-Können von chaotischem Kontrollverlust. Dabei ist wichtig, den Neugieraffekt, das Spielerische zu betonen und den Patienten in der zunächst angstmachenden Fantasie so zu begleiten, dass ein Über-Ich-entlastender Effekt besteht. Die Freiheit der Gedanken und ausufernden Fantasien, die gleichzeitig die Angst vor der Handlungsfusion stimuliert, wird durch das Wohlwollen und Interesse des Therapeuten getragen und entschärft.

Träume, Fantasiebilder, in denen die emotionale Ausdrucksweise entdeckt wird, vermitteln dem Zwanghaften die Kraft seiner Fantasiewelten, die tiefe Erlebnisweise seiner Person und die Stärken sowohl in der Emotionswahrnehmung wie in der Exploration. Dass auch vieldeutige Bilder in der Komplexität nicht nur eine Richtig- oder Falsch-Deutung enthalten, sondern Assoziationen öffnen, Verbindungen schließen lassen und zu einer überraschenden Ordnung der Gefühle und zur Klärung führen können, verstärkt häufig das Vertrauen in die unbewussten Selbstregulationen.

■ Reduktion der rigiden Über-Ich-Kontrolle

Die Erfahrung, dass bislang tabuisierte Vorstellungen, Triebregungen, Ängste und Schuldgefühle verbalisiert werden können, ohne dass das Befürchtete (Allmacht der Gedanken) eintritt, der Therapeut nicht schockiert ist, der Patient nicht auf Ablehnung, sondern Verständnis stößt, mindert die rigiden Über-Ich-Kriterien. Die Benennung verpönter, abgelehnter Impulse, die Reflexion der verurteilenden kritischen Haltung, die Fähigkeit, zu eigenen Impulsen eine persönliche Einstellung zu finden, die Erweiterung der Toleranz gegenüber sexuellen und aggressiven Fantasiewelten, mindert die Härte des Über-Ichs.

Die Wahrnehmung der Abwehr chaotischer, widerstrebender Impulse und die Machtausübung über Kontrolle und Ordnung sowie der mit diesen Kontrollbedürfnissen einhergehende hohe emotionale Kraftaufwand und der damit verbundene Leidensdruck schafft in der Regel eine positive Arbeitsatmosphäre.

Therapie inkongruenter Selbstanteile

Die Aufspaltung bewirkt, dass im Sinne des Schwarz-Weiß-Denkens das Nicht-Erreichen des Ideal-Selbst ein angstbesetztes Gefühl des Ungenügens und der Unvollkommenheit produziert. Die Annäherung an das Perfektionismus-Ideal ist daher nicht mit positiver Selbstakzeptanz assoziiert, sondern mit Angst, dieses nicht zu erreichen. Im Unterschied zum gesunden Perfektionismus, verbunden mit dem Gefühl, diesem Anspruch auch gerecht werden zu können, bei dem Versagen und Fehler toleriert werden, ist die Angstkoppelung an den Perfektionismus dysfunktional. Selbst kleinere Fehler werden zum kompletten Versagen. Die Annäherung an das gewünschte Ziel ist schon im Ansatz mit Scheitern verknüpft.

Korrigierende emotionale Erfahrung

F Ein Patient mit Infektionszwängen, Zwangsgedanken mit blasphemischem und obszönem Hintergrund reinigt beim Eintritt in die Praxis lange seine Schuhe. Der Therapeut greift nach Würdigung seiner taktvollen Bemühungen, die Praxis nicht zu verschmutzen, die Länge und Intensität der Reinigung auf. Nach dem Reflektieren der positiven Gefühle beim Reinigungsritual können die Gefühle des Gehetztseins, die Stunde rechtzeitig zu erreichen, reflektiert werden. Der Patient wird unruhig, dass er nach längerer Diskussion zugestehen muss, der er ein massives Unterwerfungsgefühl hat, dass er längst dem Therapeuten einen anderen Termin vorschlagen möchte, auch öfters mit dem Wunsch nach Terminabsagen kämpft. Über die Emotionalisierung der therapeutischen Beziehung können nun viele Themen im Macht-Ohnmachts-Konfliktspektrum aufgedeckt werden. Plötzlich empfindet er den Stillstand der Therapie in der reinen Harmonie und kann die Abwehr der Vermeidung und Verleugnung wahrnehmen und sich dafür sensibilisieren. Von diesem Zeitpunkt an war der Therapeut nicht mehr verlängerter Arm der die Spontaneität unterdrückenden Eltern.

Die „erlebte Einsicht", die Verbalisierung im Emotionalen, bringt den Fortschritt. Die Überzeugung, dass schon Gedanken Handlungen bewirken, macht Beziehungserfahrungen in der Therapie wichtig, dass kritische Gedanken gegen den Therapeuten nicht automatisch Abbruch, Trennung, Weggehen bedeuten. Die Wichtigkeit, Konflikte zu benennen, ohne sie in einer Weise austragen zu müssen, dass nur ein Entweder–Oder steht, sondern das Sowohl-als-auch-Ziel der zu verbessernden Konflikttoleranz ist, gelingt nicht mit wenigen Interventionen, sondern nur durch ständiges Durcharbeiten (Joraschky 1996).

Verbindung verhaltenstherapeutischer, psychodynamischer und pharmakologischer Therapieprinzipien

F Die 25-jährige Studentin leidet unter der Zwangssymptomatik, dass sie nachts die Toilette nicht verlassen kann. Stundenlange Rituale, Reinigungen, magische Beschwörungen, Argumentationsketten führten dazu, dass sie erst nach durchschnittlich 3–4 Stunden die Toilette wieder verlassen konnte. Zwei frühere Behandlungen vor 6 und 3 Jahren waren im Unterschied zu Monotherapien mit VT bzw. SSRI in der Kombination mit psychodynamischer Therapie erfolgreich. Es ging dabei neben dem Reaktionsmanagement der Handlungssymptome um die Verarbeitung um die Verarbeitung des Versorgungs-Autarkie-Konflikts mit dem Ziel verbesserter Angsttoleranz.

Nach drei Jahren Symptomfreiheit trat aktuell die schwerste Zwangssymptomatik auf. Sie hatte inzwischen durch die Trauer nach dem Tod ihres Vaters eine deutlich veränderte Einstellung zu sich gefunden. Ihre frühere Hyperaktivität und rasches Ablenken im beruflichen Handeln, welches ihr typisches Bewältigungsverhalten war, konnte sie durch stärker reflektierende und achtsame Verhaltensweisen sich selbst gegenüber verändern. Das Grundmuster, Ängsten erst einmal vermeidend zu begegnen, konnte sie deutlich besser wahrnehmen. Sie hatte sich inzwischen mit dem Freund liiert, ihre Tochter entbunden, Haushalt, Mutterschaft und Beruf in guter Feinabstimmung bewältigt. Ein Jahr nach der Geburt der Tochter trat nun wiederum massiv ein nächtlicher – wie sie sagte – „Klo-Knall" auf. Beim Blaseentleeren – hier reichten schon ein paar Tropfen – hatte sie ständig das Gefühl der nicht voll entleerten Blase und presste über Stunden, bis die Blase extrem schmerzhaft war und sich der Schmerz auf den ganzen Unterleib ausdehnte. Ein Unterbrechen der Abläufe war ihr nicht möglich. Sie sank regelmäßig nach Stunden erschöpft ins Bett und hatte anhaltende Schmerzen. Eine Erhöhung von Fluoxetin auf 80 mg und Augmentationstherapie mit Risperdal brachten keine Besserung. Eine zusätzliche Achtsamkeitstherapie führte zur Entspannung. Nun konnte auf mehreren Ebenen mit ihr gearbeitet werden. Neben den systematisch durchgeführten verhaltenstherapeutischen Interventionen war unter psychodynamischem Gesichtspunkt relevant, dass die Patientin, die sich bis zu diesem Zeitpunkt in meiner Einschätzung sehr gut von ihrer Mutter abgrenzen konnte, deren hysterische Übergriffe gut auch offen-aggressiv beantwortete, in eine andere Ebene der Beziehungsauseinandersetzung eintrat. Es wurde deutlich, dass die Patientin, die bisher in der Therapie ausgespart hatte, wie sie sich von der Mutter sehr häufig erpresst fühlte, völlig in Ohnmacht erstarrte und ihr altruistisch zur Verfügung stand. Wenn die Mutter ihr Schuldgefühle machte, wenn sie ihr Alleinsein beklagte, sie ihre Unfähigkeit, ihre Schmerzen und Trauergefühle auszuhalten, an die Tochter herantrug, war sie immer bereit, sofort zur Verfügung zu stehen. Hier war der Ärger völlig abgespalten, und erst als die Mutter ihr sagte, sie bräuchte doch kein zweites Kind mehr, sie könne sich doch sowieso nicht einmal richtig um das eine Kind kümmern, konnte sie ihre Hassimpulse expressiv machen. Die Erpressungen der Mutter gehen zurück auf alte Aspekte des Selbst-Objekts-Zustands, wo sie als älteste Tochter der verlängerte Arm, Bedürfnisfüller der Mutter in deren depressiven Zuständen war. Auf diese frühen Schemata griff jetzt die aktuelle Situation zurück, und so kam es zu regressiven Verhaltensmustern. Inwieweit die Entlastung durch diese Bearbeitung kausal wirksam war oder dass die Medikamente wieder auf mittlerem Stressniveau ihre Wirksamkeit entfalteten, muss offen bleiben. Die Patientin erlebt die Äquivalenz von „Pressen" und „Erpressen" für sich als wichtigen Erlebensbereich für ihre Affektdifferenzierung und Emotionstoleranz. Sie ist nach einem dreiviertel Jahr schwerer Symptomatik jetzt beschwerdefrei.

■ Kombination von Kreativ-Therapien im stationären Kontext

Viele zwanghafte Patienten entdecken in der **Kunsttherapie** innere Ordnungszwänge, Symmetrien, kleinkarierte Formationen, rechte Winkel und erleben es als beängstigend und lustvoll-befreiend, den Ekel beim Formen mit Ton zu überwinden, mit Fingerfarben zu schmieren und über Farben Emotionen ausdrücken zu lernen. Gerade diese nonverbale Therapieform, in der Ausdruck dann sekundär mit Sprache verknüpft wird, hat therapierückblickend für Patienten oft einen erstaunlichen und hoch bewerteten Therapieeffekt. **Körpertherapeutische Interventionen** haben die Indikation z.B. für die Berührungsphobie, Sexualphobie, traumatisierte Komponenten in der Persönlichkeitsstruktur.

In **Partner- und Angehörigengesprächen** erfolgt zuerst die Entbindung der Angehörigen von der Einbeziehung in die Zwänge (Rückversicherungen geben, Sauberkeitsstandards einzuführen, nachzugeben, Kontrolle zu übernehmen). Eventuell kann eine Unterstützung bei den Expositionstechniken, wenn die Funktionalität des Zwangs im Rahmen der interpersonellen Kontrolle analysiert wurde, erfolgen. Anregungen zu gemeinsamen spontanen Unternehmungen (kindlichen Erkundungen und Abenteuern, Förderung des Explorationsverhaltens und der Neugier) können die partnerschaftliche Starrheit aufbrechen.

Stärken der **Gruppentherapie** sind die Entwicklung neuer Kommunikations- und Verhaltensweisen, Äußerungsfähigkeiten unterdrückter Emotionen, Modelle für Aggressions- und Konfliktlösung, das Ansprechen von Liebe-Hass-Konflikten (Csef 1996). Die **soziale Isolation** wird zunächst in Therapiegruppen, auch nonverbalen Therapieverfahren in der Gruppe, aufgelockert, die soziale Kompetenz verbessert, die kommunikativen Fähigkeiten und emotionalen Äußerungsbereitschaften verbessert. Dann sind **rehabilitative Aspekte** wie Arbeitserprobung, Wiedereingliederung in den Arbeitsplatz und in das reale soziale Umfeld zu berücksichtigen.

Die Kombination von kognitiv-behavioralen Therapieansätzen mit strukturbezogener psychodynamischer Therapie richtet sich vor allem an den in 80% der Zwangsstörungen vorliegenden Komborbiditäten, vor allem den Persönlichkeitsstörungen aus. Für uns ist in der Klinik die Kombination bei den chronifizierten Patienten mit genauer Indikation der Therapiebausteine und dem sequenziellen Durchführen der Therapieprinzipien zur Regel geworden. Für die ambulante Praxis ist es eine Herausforderung, die Sequenz von Symptomkonfrontation und persönlichkeitsorientierter Langzeittherapie, in der die persönlichkeitsrelevanten Grundkonflikte und Grundschemata bearbeitet werden, in Feinabstimmung zu bringen. Nicht unterschätzt werden sollte die Einbeziehung von Kreativ- und Gruppentherapien angesichts der ausgeprägten Tendenzen zur Rationalisierung und sozialen Isolation. Die systematische Erfassung naturalistischer Verläufe zur Kombination auch mit Pharmakotherapie lässt aufgrund der Ergebnisse stationärer Therapien die Hoffnung zu, dass sich in Zukunft die große Zahl der immer noch sehr hohen Chronifizierungs- und Nonresponderrate verbessern lässt.

25 Depression

H. Schauenburg, F. T. Zimmer

> „Ich bin so niedergeschlagen und fertig... Ich komme morgens fast gar nicht mehr aus dem Bett. Ich bin so eine schlechte Hausfrau... Ich schaffe es einfach nicht mehr mit dem Haushalt. Es ist alles so viel! Das ist auch schlimm für meinen Mann. Ich fühl mich so mies und schuldig. Er hat soviel für mich getan. Ich kann verstehen, dass er mich nicht mehr mag und mir aus dem Weg geht... (weint). Ich glaub, er liebt mich nicht mehr, und ich weiß nicht, was ich tun soll. Ist ja auch kein Wunder, wenn ich ihm nur zur Last falle... Ich kann mich einfach zu nichts aufraffen... Und immer dieser Druck auf der Brust und nachts nicht schlafen zu können. Ich trau mich auch gar nicht mehr aus dem Haus, weil mich dann die Nachbarin sieht und denkt, ich bin faul, und das Haus ist schmutzig... Ich weiß nicht mehr, wie es weitergehen soll... (weint); auch als Mutter tauge ich nicht; mein Sohn tanzt mir auf der Nase herum und macht seine Schularbeiten nicht. Ich bin so hoffnungslos!"

Diese Beschreibung stammt aus einem Erstgespräch von einer Patientin, Frau K., die an einer seit einem halben Jahr bestehenden erstmaligen depressiven Episode litt, die vor etwa drei Monaten zur stationären Aufnahme mit anschließender ambulanter Behandlung führte.

Diese kurze Beschreibung enthält bereits viele **typische Charakteristika** depressiver Syndrome:

Patienten sind in ihrem Selbsterleben, in ihren Beziehungen zur Umwelt und ihrer Wahrnehmung der Zukunftsperspektive beeinträchtigt.

- Die **Stimmung** ist **niedergeschlagen** und ängstlich, hilflos, z. T. verzweifelt.
- Die **Gedanken** sind **pessimistisch-negativ**, voll Selbstanklagen und -vorwürfen, geringem Selbstwert.
- Die Aufgaben erscheinen wie ein **Berg voller Hindernisse**.
- Die **Umwelt** wird **gegen sich gerichtet** und kritisch erlebt, voll potenzieller weiterer Verluste, die Zukunft hoffnungslos.

Motivational gesehen haben die Patienten in der Regel ihr übliches Interesse an ihren Tätigkeiten und Hobbys verloren. Sie haben Schwierigkeiten, Entscheidungen zu treffen, ziehen sich von sozialen Kontakten zurück und fühlen sich abhängig von ihrer Umgebung. Im Verhalten sind sie inaktiv, antriebsarm, müde, klagend, können aber auch agitiert erregt sein. Sie fangen vieles an, ohne etwas zustande zu bringen. Somatische Symptome sind: Druck auf der Brust, Schlafschwierigkeiten, sichtbare Hemmung oder Erregung, Appetit- und Gewichtsverlust (oder Zunahme) und Verminderung sexuellen Interesses.

> **D** Der Begriff Depression bezeichnet eine typische Konstellation psychischer Beeinträchtigungen, bei denen die herabgesetzte Stimmung im Sinne von Niedergeschlagenheit, Verlust der Freude, emotionale Leere, Antriebslosigkeit, Interesseverlust und zahlreiche körperliche Beschwerden wesentliche Merkmale sind.

Depressive Störungen haben neben dem großen Leid für die Betroffenen Einschränkungen im sozialen Funktionieren, Anfälligkeit für körperliche Krankheiten sowie nicht zuletzt oft ausgedehnte **krankheitsbedingte Ausfallzeiten** zur Folge. Damit ist die Depression zu einer nicht nur subjektiv sehr belastenden, sondern auch zu einer gesundheitspolitisch und volkswirtschaftlich überaus relevanten Erkrankung geworden.

25.1 Epidemiologie und Risikofaktoren

Epidemiologie

Untersuchungen in Industrienationen kommen unter Anlegen der Kriterien operationaler Diagnostik (DSM-IV, ICD-10) für depressive Störungen zu einer **Punktprävalenz** von 2–7 %. Die Einjahresprävalenz bei 18- bis 65-Jährigen lag in Deutschland zuletzt bei 8,8 %. Die Wahrscheinlichkeit, im Laufe des Lebens eine Depression zu erleiden, liegt bei bis zu 12 % für Männer und bis zu 26 % für Frauen, insgesamt bei 17 % (Wittchen u. Jacobi 2001).

Die diagnostische Einteilung depressiver Störungen ist dabei bekanntermaßen von einer gewissen Willkür. Die epidemiologischen Aussagen müssen angesichts des kontinuierlich verteilten Merkmals Depressivität relativiert werden: Jedem Menschen mit einer depressiven Episode steht mindestens ein Mensch gegenüber, der unter subklinischen depressiven Symptomen leidet.

Geschlecht. Neuere Studien, insbesondere unter Berücksichtigung jüngerer Stichproben und mehrerer Indikatoren (Punktprävalenz und Inzidenz), lassen vermuten, dass das Erkrankungsrisiko für Mädchen und junge Frauen früher einsetzt und außerdem im Jugendalter bzw. frühen Erwachsenenalter steiler ansteigt als für Jungen und junge

Männer (Murphy et al. 2000). Frauen weisen zudem eine höhere Rückfallneigung für weitere depressive Phasen auf. Diese Geschlechtsunterschiede werden im mittleren und höheren Lebensalter geringer, d. h. die Depressionsraten der Geschlechter gleichen sich allmählich an. Bei bipolaren affektiven Erkrankungen finden sich in der Regel keine bedeutsamen Geschlechtsunterschiede.

Erkrankungsalter. Depressionen treten in allen Lebensaltern auf, nach früheren Untersuchungen mit einem Ersterkrankungsgipfel zwischen dem 30. und 40. Lebensjahr. Nach neueren Studien hat sich dieser Altersgipfel auf das 18.–25. Lebensjahr vorverlagert. Bei den Dysthymien kann über die Lebensspanne eine stetige Zunahme, dann jedoch ab dem 30. Lebensjahr eine allmähliche und ab dem 65. Lebensjahr eine deutliche Abnahme festgestellt werden. Dennoch sind im höheren Lebensalter Depressionen die häufigste psychische Störung, wobei eine hohe Komorbidität mit körperlichen Erkrankungen und Funktionseinschränkungen besteht.

Protektive und Risikofaktoren

Geschlecht. Frauen haben, wie oben genannt, ein doppelt so hohes Krankheitsrisiko für Depressionen wie Männer sowie ein höheres Risiko der Chronifizierung.

Sozialbeziehungen. Getrennte und geschiedene Personen und solche ohne vertraute Personen erkranken eher. Als wichtige protektive Faktoren erwiesen sich positive Sozialbeziehungen, aber auch gute Ressourcen im Wohn- und beruflichen Bereich.

Belastende Lebensereignisse. Diese kommen im Vorfeld depressiver Episoden gehäuft vor, wobei oft nicht ausgeschlossen werden kann, dass z. B. zwischenmenschliche Belastungen bereits Folge der beginnenden Depression sind. Dies gilt für personenabhängige, aber auch für unabhängige (nicht durch die Krankheit oder den Patienten selbst herbeigeführte) Ereignisse. Belastende Ereignisfolgen in Zeiträumen, in denen keine Erholung von den früheren Belastungen eintreten kann, scheinen besonders kritisch zu sein.

Familiäre Belastung. Angehörige 1. Grades von Patienten mit einer depressiven Erkrankung weisen ein Erkrankungsrisiko für affektive Störungen (alle Formen) von 20 % und Angehörige gesunder Kontrollpersonen eines von 7 % auf.

Komorbidität

Koexistierende Störungen. Depressionen weisen eine hohe Rate an Komorbidität auf (75–90 %). Überlappung bzw. gleichzeitiges Vorkommen mit folgenden psychischen Erkrankungen ist häufig:
- Angststörungen (Phobien, soziale Ängste, Panikstörung, generalisierte Angststörung),
- Zwängen,
- Posttraumatische Belastungsstörungen,
- Essstörungen, Substanzmissbrauch,
- Substanzabhängigkeiten,
- Schlafstörungen,
- sexuelle, somatoforme, und auch schizophrene Störungen,
- hirnorganische Störungen,
- Demenzerkrankungen sowie
- Persönlichkeitsstörungen.

Es ist bekannt, dass depressive Patienten ein **erhöhtes Risiko für verschiedenste somatische Erkrankungen** haben. Das Risiko, an einer körperlichen Beeinträchtigung zu erkranken, ist ein Jahr nach einer depressiven Erkrankung um das 1,8-fache erhöht, wobei dieser Zusammenhang für sich genommen noch nichts über eine mögliche Kausalität aussagt. Zu den gehäuft im Rahmen depressiver Episoden auftretenden somatischen Beeinträchtigungen zählen u. a. arteriosklerotische Herz-Kreislauf-Erkrankungen, Krebs, Migräne, Asthma bronchiale, Allergien, Ulcus pepticum, Diabetes mellitus und Infektionserkrankungen. Eine Schwächung des Immunsystems wurde für Trauernde nachgewiesen und könnte einen Teil der Assoziation depressiver und körperlicher/psychosomatischer Erkrankungen erklären.

Verlauf und Rückfallrisiko

 Entscheidend für die Beurteilung der Heilungs- und Besserungschancen ist die Länge der *Katamnese*.

Bei etwa ½–⅔ der Patienten bessert sich der Zustand im Verlauf unter Behandlung, z. T. auch unbehandelt, so weit, dass sie wieder ihre gewohnte Leistungsfähigkeit besitzen und das alte Selbst hervortritt, wobei einzelne Beschwerden weiter bestehen können.

Rückfälle nach Abschluss der Therapie einer akuten depressiven Episode sind ein häufiges Ereignis. Patienten, die mehr als drei vorhergehende depressive Episoden hatten, hatten dabei eine über 80 %ige Rückfallrate nach Abschluss der Therapie, verglichen mit ersterkrankten Patienten, deren Rückfallrate nur bei 20–30 % lag. Jede weitere depressive Episode erhöht das Rückfallrisiko also um 15 %. Diese Dynamik einer sich steigernden Vulnerabilität wird von Kendler et al. (2000) beschrieben, die fanden, dass mit jeder weiteren depressiven Episode der Zusammenhang zwischen psychosozialen Auslösern und Erkrankung geringer wird („biologisches Kindling").

Je früher und je schwerer die depressiven Symptome auftraten, umso größer war das Risiko von Rückfällen bzw. Chronifizierung. Eine zum Ende einer Therapie noch bestehende depressive „Restsymptomatik" (insbesondere Schlafstörungen) war mit raschen Rückfällen korreliert.

Weitere Rückfallrisiken liegen in
- begleitenden Persönlichkeitsstörungen,
- Angsterkrankungen bzw. -symptomen,
- Alkoholmissbrauch, sowie
- höheren Neurotizismuswerten als (subklinischem) Ausdruck von Angst, Scham und interpersoneller Sensitivität.

Letzteres verweist auch auf die Bedeutung der andauernden „leichten" depressiven Herabgestimmtheit (Dysthymie) und auch der ängstlich-vermeidenden Persönlichkeitsstörung als besonderem Chronifizierungsfaktor. Konkret fand sich ein enger Zusammenhang mit **sozialer Ängstlichkeit** für beide Geschlechter und mit schlechten Gleichaltrigenbeziehungen bei männlichen Patienten. Übereinstimmend wird für etwa 10–20 % der unipolaren Erkrankungen eine Chronifizierung (Minimaldauer der Beschwerden von 2 Jahren) gefunden. Diese Rate scheint für ältere Personen höher zu sein und auch mit einsetzenden bzw. parallel bestehenden körperlichen Erkrankungen zu korrelieren. Spätremissionen auch bei langen Phasen und solchen in hohem Lebensalter wurden wiederholt gefunden.

25.2 Klassifikation und Diagnostik

Formen und Subtypen unipolarer affektiver Störungen

Depressive Syndrome sind durch eine Vielzahl körperlicher und psychischer Symptome gekennzeichnet. Hilfreich ist die Unterscheidung in Symptome auf emotionaler, motivationaler, kognitiver, vegetativ-somatischer, motorisch-behavioraler und interaktioneller Ebene.

In **Tabelle 25.1** sind die wesentlichen Symptome depressiver Episoden nach psychologischen Gesichtspunkten geordnet.

In der Internationalen Klassifikation psychischer Störungen (ICD-10, Dilling et al. 2008) werden weiterhin folgende Erscheinungsformen depressiver Störungen unterschieden:

- *Rezidivierende depressive Störung (F33):* Wenn wiederholt eindeutige und abgegrenzte depressive Episoden aufgetreten sind;
- *Anhaltende affektive Erkrankungen (F34);*
- *Zyklothymie (F34.0):* anhaltende Stimmungsinstabilität mit zahlreichen Episoden leichter Depression und leicht gehobener Stimmung, die nicht die Schwerekriterien für manische (F30) oder depressive (F32) Episoden erfüllen;
- *Dysthymie (F34.1):* Chronische, gewöhnlich >2 Jahre anhaltende, milde depressive Verstimmung, die nie oder nur selten („double Depression") die Schwerekriterien der depressiven Episode erfüllt;
- *andere affektive Störungen (F38)* sowie nicht näher bezeichnete affektive Störung (F39);
- *depressive Anpassungsstörung (F43.2):* depressive Reaktionen, die eher leicht ausgeprägt sind und die die soziale Funktion und die Leistungsfähigkeit behindern. Sie treten während des Anpassungsprozesses an eine entscheidende Lebensveränderung auf (Krankheit, Trennung, sonstige Life-Events) innerhalb eines Monats auf.

Tabelle 25.**1** Kriterien für die Diagnose depressiver Episoden nach ICD-10 (Dilling u. Freyberger 2000)

Kategorie	Merkmale
F32.0 Leichte depressive Episode	Gewöhnlich sind mindestens 2 oder 3 der angegebenen Symptome vorhanden. Der betroffene Patient ist im Allgemeinen davon beeinträchtigt, aber oft in der Lage, die meisten Aktivitäten fortzusetzen.
F32.1 Mittelgradige depressive Episode	Gewöhnlich sind 4 oder mehr der oben angegebenen Symptome vorhanden, und der betroffene Patient hat meist große Schwierigkeiten, alltägliche Aktivitäten fortzusetzen.
F32.2 Schwere depressive Episode ohne psychotische Symptome	Eine depressive Episode mit mehreren oben angegebenen, quälenden Symptomen (mind. 8). Typischerweise bestehen ein Verlust des Selbstwertgefühls und Gefühle von Wertlosigkeit und Schuld. Suizidgedanken und -handlungen sind häufig, und meist liegen einige somatische Symptome vor.
F32.3 Schwere depressive Episode mit psychotischen Symptomen	Eine schwere depressive Episode, wie unter F32.2 beschrieben, bei der aber Halluzinationen, Wahnideen, psychomotorische Hemmung oder ein Stupor so schwer ausgeprägt sind, dass alltägliche soziale Aktivitäten unmöglich sind und Lebensgefahr durch Suizid und mangelhafte Flüssigkeits- und Nahrungsaufnahme bestehen kann. Halluzinationen und Wahn können, müssen aber nicht, synthym sein.
F32.x0	ohne „somatisches Syndrom"
F 32.x1	mit „somatischem Syndrom" (mind. 4 der o. g. Symptome)

Bei den typischen leichten (F32.0), mittelgradigen (F32.1) oder schweren (F32.2 und F32.3) Episoden leidet die betreffende Person gewöhnlich unter einer gedrückten Stimmung, Interessenverlust, Freudlosigkeit und einer Verminderung von Antrieb und Aktivität. Die Verminderung der Energie führt zu erhöhter Ermüdbarkeit und Aktivitätseinschränkung. Ausgeprägte Müdigkeit kann nach nur kleinen Anstrengungen auftreten. Die Fähigkeit zu Freude, das Interesse und die Konzentration und Aufmerksamkeit sind vermindert, Selbstwertgefühl und Selbstvertrauen sind fast immer beeinträchtigt. Sogar bei der leichten Form kommen Schuldgefühle oder Gedanken über eigene Wertlosigkeit vor. Weitere häufige Symptome sind negative, pessimistische Zukunftsperspektiven, Suizidgedanken, erfolgte Selbstverletzungen oder Suizidhandlungen. Der Schlaf ist meist gestört, der Appetit vermindert. Die gedrückte Stimmung verändert sich von Tag zu Tag wenig, reagiert meist nicht auf Lebensumstände und kann von sog. „somatischen Symptomen" begleitet werden wie Früherwachen, Morgentief, deutliche psychomotorische Hemmung, Agitiertheit, Appetitverlust, Gewichtsverlust und Libidoverlust. Abhängig von Anzahl und Schwere der Symptome ist eine depressive Episode als leicht, mittelgradig oder schwer zu bezeichnen. Die Diagnose verlangt eine Mindestdauer von 2 Wochen.

Differenzialdiagnostik

Depressive Verstimmungen und Episoden sind offensichtlich Endstrecke nicht nur verschiedenster biografischer, lerngeschichtlicher, konflikthafter, sondern gelegentlich auch *somatischer Prozesse*.

Innere Medizin. Im Bereich der Inneren Medizin sind dies Infekte, endokrinologische Erkrankungen (Schilddrüsenfunktionsstörungen, Morbus Cushing, Morbus Addison, postpartale Hormonstörungen), entzündliche Systemerkrankungen (z. B. Lupus erythematodes), schwere Herzerkrankungen, onkologische Erkrankungen.

Neurologie. Im Bereich der Neurologie müssen vor allem die Parkinson-Erkrankung, Hirntumore, Multiple Sklerose und besonders demenzielle Erkrankungen ausgeschlossen werden. Diese Krankheiten stellen keine Kontraindikation für psychotherapeutische Interventionen dar, allerdings verschiebt sich der Behandlungsansatz oft hin zur Therapie der Grunderkrankung.

Pharmakologische Ursachen. Depressionen können auch pharmakologisch verursacht sein: hier sind vor allem Amphetamine zu nennen, aber auch diverse Antihypertensiva, Antibiotika, Zytostatika, Hormone und Psychopharmaka (traditionelle Neuroleptika, Barbiturate, Benzodiazepine u. a.) und andere Medikamentengruppen.

> **M** Vor einer psychotherapeutischen Intervention müssen körperliche Ursachen ausgeschlossen werden, die eindeutig, und nicht nur im Sinne einer Verstärkung der herabgesetzten Stimmung, eine Depression hervorrufen können.

Auszuschließen ist psychopathologisch die bipolare Störung bzw. Zyklothymie sowie bei psychotischer Symptomatik eine schizophrene oder schizoaffektive Störung.

Trauerreaktionen. Abzugrenzen von depressiven Störungen sind weiterhin einfache Trauerreaktionen, die zwar in manchem der Depression ähneln (Antriebsmangel, Interessensmangel bzw. -einengung etc.), die aber z. B. meist keine Selbstwertproblematik bzw. Suizidalität aufweisen. Etwa ⅓ aller Menschen, die einen nahestehenden Menschen verloren haben, erfüllen irgendwann die Kriterien einer depressiven Episode. Eine „pathologische Trauerreaktion", also eine eigentlich depressive Entwicklung, sollte aber erst angenommen werden, wenn es über mehrere (zwei) Monate nicht zu einer Auflösung kommt und Schuldgefühle, übermäßige Rituale (ausgeprägte Bewahrung von Erinnerungsstücken u. ä.), Lebensüberdruss etc. bestehen.

25.3 Leitlinien zu Psychotherapie und Pharmakotherapie der Depression (Wirksamkeitsnachweise)

Weltweit werden seit längerem evidenzbasierte Empfehlungen für viele Erkrankungen erarbeitet. Für die Depression ist eine der wichtigsten die Leitlinie des National Institute for Health and Clinical Excellence – NICE (NICE 2009). In Deutschland liegt seit 2009 eine Nationale Versorgungsleitlinie „Unipolare Depression" vor, die in Zusammenarbeit von fast 30 Fachgesellschaften erstellt wurde (NVL 2009, Schauenburg et al. 2009, Härter et al. 2010). Auf letztere wird im Folgenden Bezug genommen.

Die deutsche Leitlinie umfasst insgesamt 76 Empfehlungen sowie 30 Statements. Die Aussagen der Leitlinie beziehen sich auf Ätiologiemodelle, diagnostische Vorgehensweisen, allgemeine Behandlungsgrundlagen sowie Pharmako- und Psychotherapie einschließlich Erhaltungstherapie und Rezidivprophylaxe. Ferner wird auf nichtmedikamentöse somatische Therapieverfahren eingegangen und das Management bei Suizidgefahr vorgegeben. Ein eigenes Unterkapitel befasst sich mit der Struktur der Versorgungslandschaft und den Überweisungspfaden bzw. -vernetzungen. Die Leitlinien können seit Sommer 2009 im Internet unter www.awmf-leitlinien.de bzw. unter www.depression.versorgungsleitlinien.de abgerufen werden.

Leitlinienempfehlungen. Ähnlich wie in den NICE-Leitlinien ist bei leichten depressiven Episoden eine Pharmakotherapie nicht Mittel der ersten Wahl, es sei denn es besteht ein entsprechender Wunsch der Patienten, positive Vorerfahrungen oder eine Symptomatik nach anderen Interventionen bzw. aus der Anamnese bekannte mittelgradige oder schwere Depressionen. Ansonsten gilt zunächst abwartende Beobachtung und dann ggf. Psychotherapie als die erste Wahl.

Bei mittelgradigen Depressionen wird im akuten Stadium von der gleichen Wertigkeit von antidepressiver Medikation und Psychotherapie ausgegangen. Die Empfehlungen sehen beide Behandlungsmöglichkeiten vor. Bei schweren Depressionen wird dezidiert empfohlen, dass zusätzlich zur Pharmakotherapie eine Psychotherapie anzubieten ist.

Weitere Aussagen werden zu Kombinationsbehandlungen, Präparatwechsel, Augmentation (nur Lithium empfohlen) sowie zur Erhaltungstherapie gemacht.

Alle bekannten Antidepressiva einschließlich Johanniskraut können als äquivalent wirksam bei leichten und mittelschweren Depressionen angesehen werden. Für schwere Depressionen liegen keine Untersuchungen zu Johanniskraut vor, für die übrigen Präparate gilt ebenfalls Äquivalenz.

Die Leitlinien enthalten u. a. ausführliche Empfehlungen hinsichtlich der Nebenwirkungsprofile der jeweiligen Präparate.

Im Bereich *Psychotherapie* wird zunächst auf die gemeinsamen Wirkfaktoren in der Psychotherapie sowie auf andere Einflüsse auf die Effektivität von Psychotherapie verwiesen. Als evidenzbasiert werden alle in Deutschland in der Richtlinienpsychotherapie verankerten Therapieverfahren empfohlen. Andere Verfahren, für die Evidenz existiert (Gesprächspsychotherapie, interpersonelle Psychotherapie), werden ebenfalls als Option genannt. Es wird darauf hingewiesen, dass Psychotherapien einen deutlich höheren „carry-over"-Effekt haben, d.h. eine längerfristige Wirkung auch nach Beendigung. Ferner zeigen Studien, dass die beste Rückfallprophylaxe, auch nach einer erfolgreich abgeschlossenen Pharmakotherapie, eine anschließende Psychotherapie ist.

Hinsichtlich der Kombination von Pharmako- und Psychotherapie kann bei mittelgradigen Depressionen auch ein *sequenzielles Vorgehen* erwogen werden, z. B. Beginn mit Psychotherapie, bei unzureichender Wirksamkeit spätestens nach 6–8 Wochen Ergänzung durch medikamentöse Behandlung (Frank et al. 2000).

M **Bei schweren depressiven Episoden mit psychotischen Symptomen oder psychosenahem Zustandsbild (z. B. depressiver Stupor) ist in jedem Fall zunächst eine hinreichend dosierte antidepressive und evtl. auch neuroleptische Medikation indiziert.**

25.4 Umgang mit akut depressiven Patienten

Die akute Depression ist oft ein recht uniformes, krisenhaftes und manchmal dramatisches Geschehen, das entsprechend auch ein von vielen psychotherapeutischen und psychiatrischen Schulen gleichermaßen empfohlenes Vorgehen erfordert, das in den folgenden Abschnitten dargestellt wird.

Kontaktaufnahme

Erstgespräch. Ziele sind vor allem:
- Aufbau eines guten affektiven Rapports;
- Empathie, Wärme, Zusammenfassen und Validierung;
- Überblick über die Hauptbeschwerden und deren Entwicklung;
- Strukturiert in die Breite fragen: „Gibt es noch etwas, das Sie belastet?";
- Einschätzung des Suizidrisikos und der damit zusammenhängenden Gedanken;
- Klärung der häufig auftretenden Hoffnungslosigkeit und ggf. Einleitung von Sofortmaßnahmen;
- Klärung der Therapiemotivation und Erwartungen;
- Information über die gegenwärtige Lebenssituation;
- Erhebung von Kompetenzen und psychischen sowie sozialen Ressourcen;
- von den affektiven Klagen zur Zielproblematik gelangen: statt Beschwerden Probleme und Ziele formulieren;
- störungsspezifische Diagnostik entsprechend der psychodynamischen und kognitionspsychologischen Modelle zur Aufrechterhaltung und Ätiologie depressiver Störungen (s. u.). Zusammenhänge zwischen Emotion, Kognitionen und Verhalten eruieren;
- Fokussieren und Präferenzen für die Reihenfolge des Angehens mit dem Patienten gemeinsam setzen; vorläufige Behandlungsdauer festlegen;
- kurzfristig ist aktuelle Entlastung notwendig, längerfristig die Bearbeitung der zentralen Probleme und kognitiv-emotionalen Schemata bzw. maladaptiven Beziehungsmuster. Die Leitlinie dabei ist der Affekt: „Welches Problem ist am belastendsten?", „Welches Problem ist am besten zugänglich?"

Behandlungsdauer. Hier können keine standardisierten Vorgaben zum Vorgehen gemacht werden. Selbst wenn nach klinischer Einschätzung eine langfristige Therapie angezeigt zu sein scheint (s. u.), kann es anfangs sinnvoll sein, zunächst nur einen kürzeren Behandlungsabschnitt (10 oder 20 Stunden) zu vereinbaren, um evtl. Abhängigkeitsängste nicht zu sehr zu mobilisieren. Umgekehrt ist oft aus der Schwere einer akuten depressiven Symptomatik nicht unbedingt von vorne herein abschätzbar, ob nicht bereits nach 20 oder 30 Therapiestunden eine Stabilisierung so weit erfolgt ist, dass die Betreffenden aus eigener Kraft weitermachen können. Die Entscheidung über solche Fragen wird im Verlaufe der ersten Gespräche wesentlich davon abhängen, ob im Vorfeld einer Depression langandauernde *intrapsychische Konfliktkonstellationen* bestanden oder ob es um rasch entwickelbare „Lösungen für aktuelle Probleme im Bereich von Schwellen- oder Rollenübergangssituationen o. ä. handelt, bei denen manchmal die Unterstützung im Bezug auf bereits angedachte Veränderungen (unter Berücksichtigung u. g. Vorsichtsmaßnahmen) ausreichen.

Begleitmedikation. Zum Behandlungsrahmen gehört auch die Besprechung einer evtl. nötigen Begleitmedikation und der Frage, wer diese verordnet und die entsprechenden Kontrollen durchführt. Außerdem sollte hier die evtl. Einbeziehung von Lebenspartnern angesprochen werden.

Umgang mit Suizidalität

Das Erkennen und Abschätzen des Suizidrisikos (Risikofaktoren: frühere Suizidversuche, höheres Lebensalter, Hilf- und Hoffnungslosigkeit, Impulsivität, Aggressivität, suizidales Verhalten in der Familiengeschichte, chronische Erkrankungen mit geringer Heilungsprognose, mangelnde Bindungen/Einbindung, Substanzmissbrauch und Schlafstörungen) gehört zu den vordringlichen Aufgaben der Depressionsbehandlung und ist unabdingbarer Bestandteil der initialen Diagnostik. Beim Vorliegen von Suizidgedanken ist deren Aktualität und Eingebundenheit in Persönlichkeit und Biografie des Patienten genau zu ergründen.

Bei psychotherapeutischen Interventionen muss von folgenden Grundüberlegungen hinsichtlich vorliegender Suizidalität ausgegangen werden (Bronisch 2002):

Hoffnungslosigkeit. Suizidversuche und Suizidalität basieren meist auf subjektiver Hoffnungslosigkeit, die korrigierbar ist. Viele **Suizidversuche** enthalten einen Appell an menschliche Bindungen. Zeitlicher Aufschub zur Rückschau auf die aktuelle Lebenssituation muss gemeinsam mit dem Patienten erreicht werden. Therapeuten sollten für den Patienten stellvertretend Hoffnung darstellen können.

 Jeder Suizidversuch muss ernst genommen werden.

Krisenintervention. In diesem Sinn umfasst die Krisenintervention vor allem die Akzeptanz des ausgedrückten Notsignals sowie das Verständnis von dessen Bedeutung und subjektiver Notwendigkeit. Gescheiterte Bewältigungsversuche sollten besprochen und das Wiederherstellen wichtiger Beziehungen thematisiert werden.

Erst nach dem Aufbau einer tragfähigen Beziehung kann die Entwicklung alternativer Problemlösungen für die aktuelle Situation und die Zukunft in Angriff genommen werden. Soweit möglich, sollten Angehörige in die Behandlungssituation einbezogen werden.

Chronische Suizidalität. Besondere Behandlungsgrundsätze gelten für chronisch-suizidale Patienten, deren Befinden oftmals in Zusammenhang mit Persönlichkeitsstörungen zu sehen ist, die nicht im Rahmen akuter Kriseninterventionen behandelt werden können (vgl. auch Schauenburg 2004).

Stationäre Einweisung

Zu Beginn depressiver Erkrankungen ergibt sich nicht selten die Notwendigkeit der stationären Klinikeinweisung. *Indikationen* hierfür bestehen
- in einer schweren suizidalen Krise,
- bei differenzialdiagnostischen Unklarheiten (somatische oder zusätzliche psychiatrische Erkrankung) sowie
- bei deutlicher Verschlechterung unter ambulanter Behandlung,
- bei sehr ausgeprägter Schwere der Symptomatik (z.B. Antriebshemmung, psychotische Wahrnehmungen),
- bei weitgehender Unfähigkeit zur Alltagsbewältigung und
- bei plötzlichem Zusammenbruch des sozialen Netzwerks.

Die Dauer der stationären Behandlung orientiert sich an den dort gesetzten Zielen. Sie ist eher kürzer bei Kriseninterventionen, länger bei schweren und nur langsam remittierenden depressiven Zustandsbildern und ebenfalls länger bei expliziter stationärer Psychotherapie.

Stützende Interventionen

Geduldige Präsenz. Gewöhnlich stellt das unaufdringliche Zuhören mit Empathie und Wertschätzung und die Bereitstellung von Zeit und Raum für die meisten Patienten eine erste Beruhigung dar und schafft eine gewisse Entängstigung, da die erlebte Starre und Hilflosigkeit mit jemandem geteilt werden kann, gegenüber dem zunächst einmal kein unbedingtes Gefühl der Verpflichtung besteht. Da depressive Patienten nicht selten davon ausgehen, dass ihnen so viel Zuwendung eigentlich gar nicht zusteht, ist es u.U. ratsam, die Betroffenen explizit darin zu bestärken, dass sie sich Hilfe gesucht haben.

Beruhigende Versicherungen. Für die Entlastung, den Beziehungsaufbau und die Schaffung von Hoffnung haben sich sog. beruhigende Versicherungen bewährt. Dazu gehören:
- der Patient ist kein Einzelfall;
- die Genese der Erkrankung ist bekannt;
- die Erkrankung ist unangenehm, aber nicht gefährlich;
- Hilfen und Behandlungen sind verfügbar und erfolgreich;
- Verschlechterungen werden in der Therapie aufgefangen.

An frühere Erfahrungen (mit der Bewältigung von Depressionen) sollte im positiven Sinne angeknüpft werden.

Im Zuge depressiver Entwicklungen haben sich häufig soziale Probleme entwickelt, die ihrerseits zur Verstärkung der Symptomatik beitragen. So bekommen Therapeuten oft zu Beginn eine gewisse betreuende und schützende Funktion und sollten diese keinesfalls zurückweisen, auch wenn später die hierin liegende Selbstaufgabe der Patienten thematisiert werden muss. Zu den unterstützenden Aufgaben gehört die **Erarbeitung „antidepressiver" Verhaltensweisen**. Hierunter können sportliche Aktivitäten fallen, aber auch andere Formen aktiver Betätigung und/oder die (Wieder-) Aufnahme sozialer Kontakte.

Therapeutisch besonders schwierig ist in der Phase der akuten Depression das Umgehen mit habituellen Selbstentwertungen, mit Suizidimpulsen sowie mit der Antriebshemmung der Patienten. Die therapeutische Arbeit besteht hier eher darin, die in dieser Situation oft, auch am eigenen Leib, spürbare Hilflosigkeit auszuhalten und auf vorschnelle Ratschläge, Bagatellisierung und „billigen Trost" zu verzichten, die hier selten hilfreich sind. Auch wenn es nicht um konkrete Ratschläge geht, gibt es dennoch Interventionen, die unmittelbare Entlastung aus depressivem Erleben ermöglichen können. So sind Patienten in der depressiven Verstimmung oft nicht mehr in der Lage, ihre Situation differenziert zu reflektieren und damit auch einen gewissen Abstand zu sich selbst zu entwickeln, was in gesunden Zeiten z.B. hilft, den eigenen Selbstwert zu stabilisieren.

In der akuten Depression sollten Interventionen auch darauf abzielen, den Patienten eine solche Distanzierung zu ihrem inneren Vorgehen (evtl. Kognitionen/Innenbildern) zu erleichtern. Dies ermöglichen beispielsweise Fragen nach kleinen Unterschieden in der Stimmungslage und Einflussfaktoren auf die Stimmung etc.

Behandlungsfehler bei akut depressiven Patienten

Die vielfältigen Interaktionsangebote der Patienten sind auch als Test auf die Belastbarkeit und „Tragfähigkeit" von Therapeuten zu verstehen. „Bestehen" sie diesen Test und bleiben gelassen präsent bzw. lassen sich nicht in problematische Interaktionen verstricken, so ist eine Entlastung in den ersten therapeutischen Kontakten in der Regel gut möglich. Insgesamt gilt es, sowohl Überengagement als auch Distanzierung zu vermeiden.

Der genannten Hilflosigkeit, die der Kontakt mit depressiven Patienten auslösen kann, wird oftmals von Therapeuten und Ärzten mit **problematischen Interaktionen** begegnet:

- Drängen auf rasche Besserung der depressiven Symptome (Folge: erhöhter Gewissensdruck bei Patienten, Verschweigen von Suizidalität u. a.);
- Suggestion „positiver Sichtweisen" ohne Berücksichtigung der subjektiven Möglichkeiten der Patienten;
- Deutung und Spiegelung von Aggressivität (Folge: Mobilisierung von Autoaggressivität und Schuldgefühlen);
- Suche nach auslösenden Ereignissen und problematischen biografischen Konstellationen ohne Anpassung an Befinden und Möglichkeiten der Patienten.

25.5 Weitere Aspekte der Therapie

■ Einbeziehung von Partnern

Die Einbeziehung von Partnern ist in der Therapie der Depression besonders wichtig, da diese sowohl Mitverursacher wie auch unmittelbar Leidtragende der Situation sein können. Eine Einbeziehung sollte insbesondere nach Abklingen der akuten depressiven Symptomatik dann erwogen werden, wenn die Partnerschaft als konflikthaft geschildert wird.

■ Behandlungsdauer, Erhaltungstherapie

Behandlungsdauer. Wirksamkeitsstudien zur Psychotherapie der Depression umfassen üblicherweise Behandlungen mit einem Umfang von weniger als 20 Stunden (z. B. Cuijpers et al. 2010). Katamnesestudien zeigen, dass für eine große Gruppe der behandelten Patienten diese Dauer nicht ausreicht. Eine Metaanalyse zu psychodynamischen Therapien hat insgesamt bessere Therapieerfolge für längere Behandlungen (bis 120 Stunden) gezeigt (Leichsenring u. Rabung 2008).

Für chronische depressive Entwicklungen und Dysthymien müssen ebenfalls längere Behandlungszeiträume angesetzt werden. Eindeutige Kriterien für die Behandlungsdauer sind angesichts der komplexen Ätiologie und der vielfältigen Interaktionen der Erkrankung mit körperlichen, innerpsychischen und sozialen Faktoren bisher nicht verlässlich entwickelt worden. Kriterien für die Verkürzung oder Verlängerung einer Therapie ergeben sich zudem oftmals erst im Rahmen des therapeutischen Prozesses. Die Bedingungen der Kassenfinanzierung im Rahmen der deutschen Richtlinien-Psychotherapie tragen den komplexen Verhältnissen angemessen Rechnung.

Erhaltungstherapie. Der oben beschriebenen Gefahr von raschen Rückfällen und Chronifizierung wird bei vielen Patienten mit einer langfristigen Gabe von antidepressiven Medikamenten begegnet. Es gibt aber auch Hinweise, dass **langfristig fortgeführte niederfrequente psychotherapeutische Kontakte** für eine bestimmte Risikogruppe die Gefahr einer erneuten Depression deutlich senken können (Übersicht bei Schauenburg u. Clarkin 2003). Empfehlenswert ist ein solches Vorgehen besonders bei erheblicher Restsymptomatik zu Therapieende (z. B. Schlafstörungen), bei raschen Rückfällen nach früheren Therapiebeendigungen, bei mehr als 3 eindeutigen depressiven Episoden in der Vorgeschichte, wenn die 1. Episode sehr schwer und vor dem 20. Lebensjahr aufgetreten ist, bei ausgeprägter Persönlichkeitsstörung, bei ausgeprägter (v. a. sozialer) Ängstlichkeit und Scham, bei sozialer Isolierung, bei Fortbestehen stark belastender Lebensumstände (Armut, Alleinerziehendenstatus, Gewalt, Krankheit etc.) und nicht zuletzt, wenn der Patient dies ausdrücklich wünscht.

Die Art der Erhaltungstherapien richtet sich nach der vorhergehenden Intervention (Kontinuität, auch der Person), aber auch nach den **Präferenzen der Patienten**. Die Häufigkeit liegt oft bei einmal im Monat, kann aber im Einzelnen auch etwas höher oder niedriger liegen. Im kognitiv-verhaltenstherapeutischen Vorgehen liegt der Fokus auf der Erhaltung des sozialen Funktionsniveaus, der Frühintervention und dem Auffangen von Rezidiven bei Frühwarnzeichen über eine Dauer von 6–12 Monaten bei 1- bis 2-wöchigen Sitzungen. Neben Einzelkontakten bieten sich auch gruppentherapeutische Settings an, die bisher mit dieser Zielsetzung noch nicht ausreichend systematisch untersucht worden sind.

> **M** Eine Vorgeschichte mit rezidivierenden Depressionen, deutlicher Residualsymptomatik sowie ein fehlendes soziales Netzwerk sind Risikofaktoren für einen Rückfall und sollten Anlass zur Vereinbarung einer Erhaltungstherapie nach Abschluss der eigentlichen Therapie sein.

25.6 Krankheitsmodelle

Psychodynamische/psychoanalytische Störungs- und Krankheitsmodelle

Die zentrale Rolle von Verlust-, Verunsicherungs- oder Enttäuschungserlebnissen in der Kindheit von später depressiv Erkrankten wird von psychoanalytischen Autoren als ätiologisches Moment besonders betont und ist auch empirisch gesichert (z. B. Brown et al. 1986, Felitti 2002).

Verlust einer wichtigen Bezugsperson. Bereits Freud beschrieb den Verlust einer wichtigen Bezugsperson oder eines lebensbestimmenden Ideals als zentrales auslösendes Moment (1916), wobei er erstmals den Unterschied zwischen der normalen Trauerreaktion und der Depression als einem Rückzug aus der Welt, verbunden mit Minderung des Selbstwertgefühls und der Wendung aggressiver Impulse gegen das eigene Selbst, konzeptualisiert hat. Der autoaggressive und selbstbeschuldigende Zug Depressiver wird von ihm mit der Verinnerlichung der enttäuschenden, „bösen" Anteile des verlorenen Objektes in Verbindung gebracht, die dann im Selbst attackiert werden.

Rolle des Selbstwertgefühls. Die nächste psychoanalytische Generation konzentrierte sich auf die Rolle des Selbstwertgefühls, das schon damals mit Aspekten der Bindung des Kindes an seine Bezugsperson verknüpft wurde. Rado (1927) beschrieb, dass ein Depressiver in seinen Beziehungserfahrungen die Eltern als vernachlässigend und überwiegend bestrafend erlebt hat. In der Folge identifiziert er sich übermäßig mit vermuteten oder tatsächlichen Leistungsanforderungen. Situationen des Scheiterns werden in diesem Sinn vor allem als eigenes Scheitern interpretiert. Auslösende Situation einer Depression können von daher nicht nur Verlusterlebnisse, sondern auch Kränkungen, andauernde Hilflosigkeit, Desillusionierungen und Enttäuschungen sein. Erstmals fand sich hier auch die Zentrierung auf den Aspekt der Hilf- und Machtlosigkeit, d. h. auf den Zusammenbruch der Möglichkeit, die Selbstachtung angesichts belastender Erlebnisse aufrechterhalten zu können.

Depressiver Grundkonflikt. Das besondere Erleben der Hilflosigkeit bei Depressiven kann auch als Ausdruck eines spezifischen emotionalen Dilemmas verstanden werden, das als depressiver Grundkonflikt (**Abb. 25.1**) bezeichnet wird (z. B. Rudolf 2000): Auf dem Boden eines verunsicherten Selbstwertgefühls bzw. einer unsicheren Bindung an primäre Bezugspersonen (Bowlby 1987, Ainsworth et al. 1978) entsteht eine **überstarke Abhängigkeit** von äußeren oder auch inneren Objekten bzw. Idealbildungen. Diesen wird aber, gerade wegen der als bedrohlich oder belastend erlebten Abhängigkeit, (oft unbewusst) ein Gefühl von wütendem Aufbegehren oder Distanzierung entgegengebracht. Diese Gefühle können nicht innerlich erlebt bzw. nicht ausgedrückt werden, weil damit die Beziehung bedroht würde und ein Verlust an Sicherheit die Folge wäre, der dem Betreffenden unerträglich ist. Aus dieser verborgenen, oft mit Neid und Enttäuschungsgefühlen einhergehenden Spannung entsteht eine Vielfalt schwieriger Interaktionsmuster. Hierzu zählen gehemmte Aggressivität, Abwehr durch Pseudoaltruismus, Ambivalenz oder Selbstentwertung, denen allen gemeinsam ist, dass sie in anderen Ärger, Distanzierung und Kritik hervorrufen können (vgl. auch kognitiv-behaviorale Modelle der Depression S. 378ff). Solche Reaktionen verstärken dann die basale Unsicherheit der Betroffenen weiter. Aus dem „Patt" zwischen teils verborgener Abhängigkeit und nicht realisierbaren Individuierungs-(Abgrenzungs-, Gegenwehr-)wünschen entsteht die **depressive Vulnerabilität.** Das Ausbrechen der Depression hängt dann von der Schwere des „Auslösers" und der ihn begleitenden Hilflosigkeit, d. h. der Intensität der zugrundeliegenden Bindungsunsicherheit bzw. der Rigidität der Persönlichkeit ab.

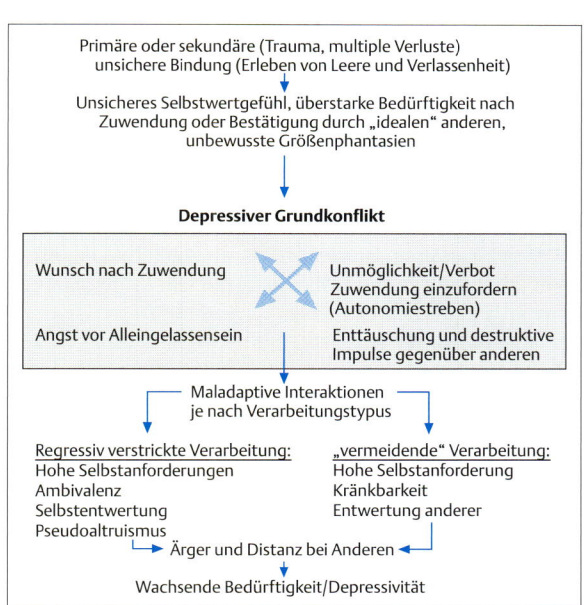

Abb. 25.1 Der depressive Grundkonflikt.

Depression als Schutzreaktion. Die Depression ist dann als eine Gegenregulation auf den Zusammenbruch der bisherigen Konfliktbewältigung zu sehen. Sie ist eine **„regressive Bewegung",** vor allem aber auch eine Schutzreaktion, die dazu dient, in einer Situation von Hilflosigkeit angesichts unlösbarer innerer Konflikte, die Bindung an eine schutzgewährende Instanz (äußerer oder innerer Art) zu gewährleisten. So können also alle Situationen, die mit dem Erleben von Angst, Schuld oder Scham einher gehen, zur Depression führen, wenn sie nur das basale Sicherheitsgefühl und die Handlungsfähigkeit der Betroffenen nachhaltig genug beeinträchtigen.

Konzepte der prämorbiden Persönlichkeit. Bedeutsam für das Verständnis der jeweils auslösenden Konstellation ist dabei die prämorbide Persönlichkeit, die nach heutigem Verständnis Ausdruck der **spezifischen charakterlichen Ver-**

arbeitungsweise des depressiven Grundkonfliktes ist. Dieser Verarbeitungsmodus ist dabei auch für den weiteren Verlauf und insbesondere für die Behandlung depressiver Erkrankungen ausschlaggebend.

Es gibt eine Reihe von Typisierungsversuchen zur Persönlichkeit Depressiver. Sie entstammen psychiatrischen (Tellenbach 1961), psychoanalytischen (Arieti u. Bemporad 1998, Blatt u. Zuroff 1992, Rudolf 2000) aber auch kognitiv-behavioralen (Beck 1973, 1999) Ansätzen. Eine **Sicherheit suchende Bindung** an äußere bzw. innere Objekte ist dabei für die meisten dieser Konzepte kennzeichnend. So unterscheiden Arieti und Bemporad zwischen Menschen, die sich an dominanten Anderen und solchen, die sich an einem dominanten Ideal orientieren. Blatt beschreibt die Depressiven vom *anaklitischen*, d.h. anklammernden und von einem *introjektiven* (d.h. durch hohe Selbstanforderungen geprägten) Typus. Ähnlich spricht Benedetti von Es- und Über-Ich-Depression. Beck teilt die Patienten in soziotrope (d.h. beziehungsorientierte) und betont autonome ein. Rudolf unterscheidet zwischen regressiven und eher narzisstischen Verarbeitungsformen des depressiven Grundkonfliktes.

In der **Operationalisierten Psychodynamischen Diagnostik** (Arbeitskreis OPD 2004) wird diese Typologie in der Konfliktachse abgebildet: anaklitische Patienten würden v.a. dem passiven Verarbeitungsmodus des Versorgungs-Autarkie-Konfliktes zugeordnet, introjektive z.T. (je nach Ausmaß der strukturellen Beeinträchtigung) dem Selbstwertkonflikt (Arbeitskreis OPD 2006).

Allen diesen Typologien ist eine Bipolarität von „Objektnähe" bzw. „Objektferne" als Grundprinzip der Regulation des inneren Gleichgewichtes gemeinsam.

Bindungstheoretische Konzepte. Eine ähnliche Zugangsmöglichkeit bietet die Bindungstheorie von J. Bowlby (z.B. 1987, zum aktuellen Stand der Bindungstheorie s. Cassidy u. Shaver 2008). Dieser ging von der Grundannahme aus, dass Menschen mit ungünstigen Bindungserfahrungen, d.h. einer fehlenden oder schwankenden Verfügbarkeit und Klarheit von Bezugspersonen, innere Arbeitsmodelle (inner working models) von Bindungen entwickeln, die Parallelen zu den von anderen Autoren beschriebenen Verarbeitungsmodi des depressiven Konfliktes aufweisen. Die **unsicheren Bindungsmodi** (ambivalent-unsicher und vermeidend-unsicher, Ainsworth et al. 1978) sind nach neueren Forschungsergebnissen Reflex der Bindungsrepräsentanz und Bindungssicherheit der zentralen Bezugsperson, d.h. sie werden zu einem großen Teil transgenerational über familiäre Interaktionen weitergegeben. Der ambivalente Bindungsstil ist dabei Ausdruck eines wechselnd überfürsorglichen und uneinfühlsamen Kontaktes mit den primären Bezugspersonen, wobei weitere **Belastungsfaktoren** und Life-Events einen eigenen Anteil am Entstehen der Bindungsunsicherheit haben. Vermeidendes Bindungsverhalten findet sich bei Kindern, die eine eher emotional karge bis vernachlässigende frühe Umgebung erlebt haben.

Aus der Sicht der Bindungstheorie entsteht im Rahmen eines ambivalent-unsicheren Stiles eine starke innere Verstrickung mit zentralen Bezugspersonen, während der vermeidende Bindungsstil eher zur Ausbildung von (pseudo-)autonomen Lebensentwürfen führt.

Konzept der internalisierten Objekte. Ein verwandter Zugang ist das ursprünglichere Konzept der „internalisierten Objekte". M. Klein führte die „Unfähigkeit zur Verinnerlichung eines guten Objektes" als wesentliches Merkmal depressiver Patienten an (Klein 1940). Dies führe dazu, dass die Betroffenen jeglichem Erleben von Frustration, Wut, Enttäuschung und destruktiven Fantasien schutzlos ausgeliefert seien, sich nicht durch Rückbezug auf einen „guten Kern" schützen können. Inwieweit das Fehlen eines solchen „guten inneren Objektes" durch deprivierende Realerfahrungen (Bowlby) oder durch innere, triebhaft zu verstehende Konflikte des Kindes bzgl. seiner primären aggressiven Impulse (Klein) zu erklären ist, bzw. beides eine Rolle spielt war und ist Inhalt vieler Kontroversen.

Fazit. Die dargestellten Versuche zur Konzeptualisierung der Vulnerabilität für Depression deuten bereits an, dass die jeweils unterschiedlichen Vorbedingungen der depressiven Dekompensation Auswirkungen auf Strategie und Ziele einer psychodynamisch orientierten Therapie der Depression haben.

Kognitionstheoretische und verhaltensorientierte Modelle der Depression

Kognitionen bezeichnen nach Neisser (1979) Prozesse, durch welche innere und äußere sensorische Reize umgewandelt, reduziert, elaboriert, gespeichert, wiedererkannt und verwertet werden. Kognitionen bezeichnen den Prozess sowie den Inhalt des Denkens. Hierzu gehören: Wahrnehmung, Sprache, Einstellungen, Werthaltungen, Glauben, Urteile, Gedächtnis, Antizipationen und Problemlösestrategien.

■ Modell der gelernten Hilflosigkeit

Das Modell der gelernten Hilflosigkeit (Seligman 1975, 1992) basiert auf Studien aus der experimentellen Psychologie, die nahelegen, dass Menschen durch die Erfahrung der Nichtbeeinflussung und Nichtvorhersagbarkeit vor allem aversiver Ereignisse eine Einstellung der Hilflosigkeit entwickeln, die der Depression entsprechende Symptome zur Folge hat. Entscheidend ist dabei die subjektive Ursachenzuschreibung (Kausalattribution) bedeutungsvoller Ereignisse auf 3 Dimensionen:

- Depressive suchen die Ursachen für Misserfolge eher bei sich (internal) als bei anderen (external).
- Sie schreiben sie öfter zeitlich überdauernden Persönlichkeitszügen zu „so bin ich halt" (stabil) als vorübergehenden Umständen (variabel).
- Sie generalisieren eher auf ihre „Unfähigkeit" (global), als dass sie spezifisch die einzelne Situation bewerten würden.

Während die internale Zuschreibung Schuldgefühle nach sich zieht, trägt die stabile Interpretation zur Chronifizierung bei und die Verallgemeinerung zur Ausweitung der Depression.

Frau K. erlebt sich als hilflos („Ich kann mich nicht aufraffen. Ich weiß nicht, was ich tun soll") mit internaler Ursachenzuschreibung („Ich fühle mich schuldig") und stabiler Erwartung in Bezug auf die Zukunft („... ich weiß nicht, wie es weitergehen soll, hoffnungslos"). Ihr Mann hat seit einem halben Jahr eine verantwortungsvollere Position in der Firma bekommen, muss sich einarbeiten und Überstunden machen, fühlt sich überfordert, ohne seine Ängste jedoch seiner Frau mitzuteilen. Sie sieht nur seine geringere Zeit für sie, seine Müdigkeit und keine Einflussmöglichkeit, macht sich, statt mit ihm vertrauensvoll zu sprechen, Vorwürfe für ihre Niedergeschlagenheit. Seit einem halben Jahr hat sich auch ihre Depression entwickelt.

Kognitive Theorie von Beck

Diese Theorie (1976, 1979, 1999) nimmt Depression als Folge verzerrter kognitiver Strukturen und fehlerhafter Informationsverarbeitung auf drei verschiedenen Ebenen an: Während die **kognitive Triade automatischer Gedanken** den inhaltlichen Aspekt des Denkens benennt, betreffen **Schemata** den strukturellen Aspekt und **systematische Fehler der Informationsverarbeitung** den Prozess des Denkens.

Kognitive Triade automatischer Gedanken. Diese kennzeichnet die negative Sicht der eigenen Person (Selbst), der Umwelt und der Zukunft.

So hatte Frau K. ein geringes Selbstwertgefühl als Hausfrau, sah sich als nutzlos, wertlos, unfähig, ihren Mann, ihren Sohn und die Nachbarin als ihre Umwelt kritisch gegen sich gerichtet, voll Anforderungen, Hindernissen und Verlassensein („Er liebt mich nicht"; „Sie wird schlecht von mir denken"; „Ich muss eine perfekte Hausfrau sein") und ihre Zukunft als hoffnungslos, voll Schwierigkeiten, Misserfolge, Versagen („Ich weiß nicht mehr weiter"; „Weiß nicht, was ich tun kann").

Schemata. Diese sind als die grundlegenden Organisationseinheiten psychischer Prozesse relativ **stabile kognitive Muster der Gedächtnisorganisation** (Beck 1976, 1999, Piaget 1981, Neisser 1979). Schemata entwickeln sich nach Beck im Laufe der Lebensgeschichte und sind dann latent vorhanden, bis sie durch interne oder externe Stressereignisse im Sinn eines Vulnerabilitäts-Stress-Modells oder durch einen Affekt, der dem der Ursprungssituation gleich oder ähnlich ist (State-dependent Learning), erneut aktiviert werden. Sie sind gleichzeitig Produkt wie Produzent der Individuums-Umgebungsinteraktionen. Schemata bestimmen die Wahrnehmungsselektion, beeinflussen die Verarbeitung und Interpretation von Erfahrungen und steuern so Erleben und Verhalten. Gleichzeitig werden sie durch das Wahrgenommene angereichert, differenziert, modifiziert (Aldenhoff 1997).

„Welche zentralen, bedeutungsvollen **Schlüsselkognitionen** bzw. **Grundannahmen** sind mit den belastenden Gefühlen verbunden?" Sie sind ungeprüfte Ableitungen früherer Erfahrungen, die als Prämissen auf die heutige Situation übertragen werden. Studien haben gezeigt, dass die Erfassung von Schlüsselkognitionen neben Empathie und Strukturierung am engsten mit dem Erfolg kognitiver Verhaltenstherapie korrelieren.

Frau K.s gegenwärtige Gedanken zum doppelten Verlust, der vermissten Zuwendung ihres Mannes wie der Ferne der Freunde wegen eines kürzlichen Umzugs: „Ich kann meinen Mann nicht beeinflussen. Wenn ich ihm meine Wünsche sagen würde, dann würde er mich noch unattraktiver, unweiblicher finden. Außerdem kann ich mir nicht vorstellen, wie." „Wenn ich etwas eigenständig mache, dann riskiere ich meine Ehe und werde allein sein." „Meine Freundin hat kein Interesse mehr an mir, sonst würde sie anrufen." Sie hatte nicht gelernt, sich autonom abzugrenzen, die Verluste durch positive Selbstbewertungen auszugleichen, und Angst, eigenständig unter Menschen zu gehen. Frau K. wuchs als Einzelkind auf. Ihre Mutter war eine eher schüchterne und anlehnungsbedürftige Hausfrau gewesen, die sich dem tüchtigen und liebevollen, aber oft beruflich abwesenden Vater unterordnete. Sie genoss einerseits die anerkannte Stellung ihres Mannes, litt jedoch andererseits unter seiner starken Beanspruchung, was die Tochter spürte. Frau K. erlebte frühzeitig im Modell der Mutter „weiblich" gleichbedeutend zu setzen mit „abhängig von der Zuwendung ihres Mannes" und konnte bei ihrer nicht berufstätigen Mutter wenig Eigenständigkeit in außerhäuslichen Bereichen abschauen. Auch wäre in dem kleinstädtischen Milieu ein solches Verhalten von der Umgebung sanktioniert worden. So lernte sie frühzeitig, ihr Selbstwertgefühl von der liebevollen, aber seltenen Zuwendung des Vaters abhängig zu machen, da ihre Mutter dies nicht vermitteln konnte. Wie diese passte sie sich um den Preis der hilflosen Abhängigkeit und geringen Autonomie an, um die Liebe des Vaters nicht zu riskieren. Da sie Einzelkind war, hatte ihre Mutter auch Mühe, in der Pubertät autonome Bedürfnisse zuzulassen. „Wenn ich geliebt werden will, dann muss ich brav sein und mich fügen und nicht eigene Bedürfnisse äußern oder eigene Wege gehen."

Systematische Fehler der Informationsverarbeitung. Systematische formale Fehler im Prozess der Informationsverarbeitung Depressiver sind nach Beck et al. (1999) arbiträre Inferenz (willkürliche Schlussfolgerung), Übergeneralisierung, selektive Abstraktion, Personifizieren, dichotomes, absolutistisches Denken, Magnifizieren der Leistungen anderer und Minimieren der eigenen sowie „Sollte-Tyranneien".

Frau K. generalisierte unüberprüft von den früheren Reaktionen ihrer Eltern auf die ihres Mannes und ihrer neuen Nachbarin. Aus der vermehrten Arbeit ihres Mannes schloss sie selektiv, dass er sie nicht mehr liebe, und dichotom nahm sie ihre eigenen Einflussmöglichkeiten als überhaupt nicht vorhanden wahr.

Selbstregulationsmodell von Kanfer und Hagermann

Das Selbstregulationsmodell von Kanfer u. Hagermann (1981), Kanfer et al. (1996) geht von einer gestörten Selbstregulation Depressiver aus:
- In der Selbstwahrnehmung nehmen sie selektiv negative Aspekte wahr, während sie positive ausblenden.
- In der Selbstbewertung setzen sie sich unrealistisch hohe Ziele, überfordern sich damit und können sich infolgedessen relativ selten für erreichte Ziele positiv bewerten.

- Bei der Selbstverstärkung überwiegt das Bestrafungsprinzip für Fehler und Unerreichtes, während Selbstbelohnungen rar sind.

> **F** Frau K. konnte zu Beginn der Therapie eigene Stärken kaum benennen. Stattdessen war ihr Denken völlig eingenommen von der Unfähigkeit, morgens mit Schwung das Frühstück zu machen, freundlich zu ihrem Mann zu sein und in Kürze den Haushalt zu bewältigen. Sie konnte keine Teilziele formulieren, sondern hätte sich nur bei täglich umfassender Erfüllung ihres hohen Anspruchs (eventuell) ein kleines Lob gegönnt. Dies kam jedoch in ihrem Zustand nicht vor.

■ Verstärker-Verlust-Modell von Lewinsohn

Das Verstärker-Verlust-Modell von Lewinsohn sieht Depression als Folge mangelnder positiv verstärkender Erfahrungen und Aktivitäten oder Verlust derselben. Dabei ist die Kontingenz, d.h. der zeitliche und verursachende Zusammenhang zwischen eigenem Handeln und folgender angenehmer Konsequenzen, für die Befindlichkeit entscheidend. Fragen können sein:
- Gibt es unbewältigte Verluste, aktuell oder früher?
- Gibt es derzeit befriedigende Erlebnisse, Tätigkeiten?
- Wie sind seine/ihre Fähigkeiten bzw. auch äußeren Möglichkeiten, sich selbst angenehme Erlebnisse zu verschaffen, sei es durch Interessen, Hobbys, durch soziale und/oder berufliche Fertigkeiten?

> **F** Für Frau K. waren die wesentlichen Verstärker soziale Zuwendung durch ihren Mann und zwei Freundinnen. Beide hatte sie im letzten halben Jahr vermisst. Unbefriedigend kamen die mit der Pubertät ihres Sohnes verbundenen Konflikte hinzu, denen sie aufgrund ihrer mangelnden sozialen Kompetenz nicht ausreichend gewachsen war. Kleinere Belohnungen wie spazieren gehen, telefonieren, bummeln gehen, Blumen kaufen usw. gönnte sie sich nicht, solange sie nicht ihre „Pflicht als Hausfrau" beendet hatte.

In diesem verhaltensorientierten Modell wird ähnlich wie im **Modell der sozialen Kompetenz** von Bellack et al. (1981) die **Beziehungsfähigkeit** thematisiert. Soziale Fertigkeiten sind eine Vorbedingung für befriedigende Beziehungen und damit für soziale Verstärker oder umgekehrt, im Falle eines Mangels, ein wichtiger depressionsfördernder Faktor.
- „Kann der Patient seine Wünsche und Bedürfnisse in Beziehungen etwa nach Geborgenheit und Nähe oder Autonomie und Distanz einbringen, seine Gefühle der Zuneigung oder der Enttäuschung und des Ärgers äußern, verbal und nonverbal, Konflikte ansprechen und klären?"

> **F** Frau K. hatte hier wenige Fertigkeiten. Abgesehen von eher inneren Ängsten, ihren Wünschen mehr Ausdruck zu verleihen, hatte sie bei ihren Eltern wenige Vorbilder gehabt. So äußerte sie ihren Wunsch, ihr Mann möge ihr kurz abends in der Küche helfen, nicht, hatte jedoch ein recht „ungenießbares Gesicht", wenn er ihr nicht automatisch den Wunsch von den Augen „ablas". Auch hatte sie niemals gewagt, ihren Mann einmal zu fragen, ob er es denn furchtbar fände, wenn sie evtl. abends allein zu einer Veranstaltung ginge, falls er nicht mitkönne. Dadurch reihten sich täglich die Enttäuschungen aneinander, ohne dass sie eine Möglichkeit sah, dies zu ändern.

■ Neuere Modelle rezidivierender und chronischer Depressionen

Die „Mindfulness-Based Cognitive Therapy for Depression (MBCT; Segal et al 2002, dt. 2008) basiert auf kognitiver Theoriebildung (Teasdale et al. 2000, dt. Heidenreich u. Michalak 2003) und wurde zur Rückfallprophylaxe von Patienten mit rezidivierenden Depressionen entwickelt.

Ein Kernproblem depressiver Störungen ist das hohe Rückfallrisiko. Im Anschluss an die Beck´sche Theorie wurden neue Modelle des Rückfallgeschehens entwickelt: Zwei Prozesse scheinen dabei vor allem von Bedeutung zu sein: (a) die leichte Aktivierbarkeit negativer Kognitionen, Grundannahmen und Erinnerungen sowie (b) die ruminative Verarbeitung dieser Gedankenmuster. Dies führt zu einem Aufschaukelungsprozess negativer Emotionen, Kognitionen, Bilder, Körperempfindungen und Verhaltensweisen.

Die MBCT soll nun die zentrale Fähigkeit entwickeln, bei drohendem Rückfall Geisteszustände zu erkennen und loszulassen, die durch selbstaufrechterhaltende, automatisierte Muster grüblerischer negativer Gedanken gekennzeichnet sind.

Das „Cognitive Behavioral Analysis System of Psychotherapy" (CBASP) integriert wichtige theoretische psychologische Ansätze: (a) Seligmans Modell der gelernten Hilflosigkeit, (b) Banduras Theorie des sozialen Lernens, (c) Piagets Theorie der kognitiv-emotionalen Entwicklung, (d) Skinners Erkenntnisse des operanten Lernens sowie (e) Kieslers Modell zur Interpersonellen Theorie. Es dient der Behandlung chronisch depressiver Patienten auf breiter, gut fundierter theoretischer Grundlage (McCullough 2006, zum Überblick: Schweiger u. Sipos 2009).

Der Ansatz arbeitet mit der Annahme, dass bei der chronisch Depressiven ein Stehenbleiben oder Rückschritt auf die frühere Entwicklungsstufe der normalen kognitiv-emotionalen Entwicklung, das präoperatorische Funktionsniveau, im Sinn von Piagets Stufenmodell stattgefunden hat. Daraus folgt das Hauptziel, Patienten die Fähigkeiten erneut oder überhaupt zu vermitteln, die im Sinne Piagets formale Operationen ermöglichen, das bedeutet, zielorientiert zu handeln, Zusammenhänge zwischen eigenem Handeln und Umgebungskonsequenzen wahrzunehmen und für persönliche Rückmeldungen zugänglich zu werden.

25.7 Psychotherapeutische Ansätze

Analytische und tiefenpsychologisch fundierte Psychotherapie

■ *Allgemeine Aspekte der psychodynamischen Psychotherapie Depressiver*

Das typische Vorgehen psychoanalytischer und psychodynamischer Psychotherapien ist in einem eigenen Abschnitt beschrieben (s. Kap. 15 u. Kap. 16). Im Umgang mit depressiven Patienten sollte die therapeutische Grundhaltung besonders davon geprägt sein, dass der Therapeut sich als **verlässliche Person** zur Verfügung stellt. Seine Aufgabe ist es, den Patienten bei der Wahrnehmung und im Umgang mit seinen Gefühlen zu unterstützen, sich gegen dessen Selbstentwertung zu stellen, Interesse und Neugierde für die Mitteilung des Patienten und an seiner Weiterentwicklung zu haben. Im Besonderen ist es für depressive Patienten wichtig, ihre innere Anspannung und den Mangel an emotionaler Entlastung bzw. Unterstützung zu erkennen und die habituelle Selbstverleugnung zu relativieren. Traurige und ärgerliche Emotionen sollten zugelassen und die damit einhergehende Bedürftigkeit eingestanden werden. Immer liegt ein Schwerpunkt aber auch auf der Betrachtung **ungünstiger Verhaltens- und Interaktionsmuster**. Es geht darum, Hilfe annehmen zu dürfen, für sich zu sorgen, sich zu behaupten oder abzugrenzen.

Im Verlauf einer Depressionstherapie wird das Zulassen schmerzlicher Erfahrungen und die Trauer um unwiederbringliche Verluste und Begrenzungen immer eine gewisse Rolle spielen. Im gelingenden Falle findet eine **Versöhnung** mit solchen biografischen Erfahrungen statt, ohne dass der Patient sich oder anderen weiter Vorwürfe machen muss (Rudolf 2003).

> **M** Patienten erkranken nach psychoanalytischem Verständnis depressiv, weil ihre kompromisshafte Bewältigung basaler Selbstunsicherheit (depressiver Grundkonflikt) unter bestimmten inneren bzw. äußeren Belastungen nicht mehr ausreicht und in eine quasi psychophysiologische Hilflosigkeitsreaktion mündet.

Die neurotisch eingeengte Bewältigung manifestiert sich in bestimmten vorherrschenden Beziehungskonstellationen, die oben dargestellt wurden. Vor allem die genaue Betrachtung und Einbeziehung von Übertragungs- und Gegenübertragungskonstellationen erlaubt, diese Muster zu verstehen, zu bearbeiten und ggf. zu überwinden. Das Verständnis des basalen Beziehungsmusters ist wesentlich, weil es ermöglicht, die zentralen Befürchtungen eines Patienten in Bezug auf die Beziehung zum Therapeuten zu erschließen. Außerdem lässt es in gewissem Rahmen auch eine Vorhersage des Beziehungsangebotes zu, das der Therapeut zu erwarten hat.

Dabei ist die genannte idealtypische Einteilung in regressiv-verstrickte und progressiv-vermeidende Muster, die in der Realität selbstverständlich auch in vielfältig „gemischter" Form auftritt, hilfreich zum Verständnis typischer therapeutischer Vorgehensweisen.

Psychodynamische Psychotherapie bei regressiv-verstrickter Verarbeitung des depressiven Grundkonfliktes

■ *Übertragungs-Gegenübertragungs-Konstellation*

Die typische Übertragungs-Gegenübertragungs-Konstellation spiegelt oft direkt Umfelderfahrungen der Patienten wider: So ruft die Hilflosigkeit des Patienten Hilfsangebote, Beschwichtigungen und Aufmunterungen durch andere, auch Ärzte und Therapeuten hervor, die wirkungslos bleiben. Andere sind dann enttäuscht, ihrerseits ratlos und ziehen sich zurück, was zum Gefühl des Alleingelassenwerdens und noch tieferer Depression beim Betroffenen führen kann. Schuldgefühle bei Therapeuten können aber auch zu „hektischen Aktivitäten", d. h. zu vorschnellem Wechsel der Therapiestrategie (statt Herausarbeiten der „kleinen" Erfolge) führen. Verstärktes Bemühen, statt **gelassener Begleitung** führen aber wiederum unweigerlich zu verstärktem Schulderleben beim Patienten.

> **F** Therapeuten erleben sich in der Gegenübertragung entweder so, wie die Patienten sich selbst erleben, nämlich überfordert und schuldig **(konkordante Gegenübertragung)** oder aber sie gehen innerlich auf Abstand und reproduzieren damit die Umgebungsreaktionen, die die Patienten kennen **(komplementäre Gegenübertragung)**.
>
> Eine solche therapeutische Reaktion ist therapeutisch nicht hilfreich und gefährdet einen zentralen Wirkmechanismus in der Therapie Depressiver, der in der Identifikation mit der zuverlässigen Gelassenheit des Therapeuten besteht.

■ *Therapiefoki: Altruismus, Ambivalenz, Wendung gegen das Selbst, gehemmte Aggressivität*

Altruismus. Der Wunsch nach einer konfliktfreien und zuverlässigen Beziehung ist vor dem Hintergrund der biografischen Erfahrung typisch für viele depressive Patienten. Auch das Verhaltensmuster der „altruistischen Abtretung" (A. Freud) gehört hierzu. In der übermäßigen Fürsorge für andere liegt meist ein verborgener Wiedergutmachungsanspruch („wie ich dir, so du mir"), der den Keim für depressionstypische Enttäuschungsreaktionen legt.

Das therapeutische Vorgehen bei dieser Art von depressiver Störung orientiert sich an der zentralen inneren Dynamik: Patienten mit regressiv-verstrickter Verarbeitung des depressiven Konfliktes fürchten, dass die Realisierung eigener Interessen, das Befolgen expansiver Wünsche oder auch aggressive Auseinandersetzungen ihr brüchiges Sicherheitserleben in Beziehungen noch weiter gefährden.

Ambivalenz. Diese basale Unsicherheit wird noch dadurch kompliziert, dass die Patienten durchaus auch in ihrem bewussten Erleben nicht frei von Aggression, Enttäuschung und Wut bzw. Neid sind. Die resultierende Ambivalenz gegenüber Bindungspersonen bestimmt von Beginn an mehr oder weniger stark die therapeutische Beziehung, wird aber durch die freundliche Kooperation zunächst überdeckt. Wie im Abschnitt zur Akuttherapie schon angeführt, sollte diese Ambivalenz und die mit ihr verbundene Aggression, die vordergründig v. a. in Selbstanklagen zum Ausdruck kommt, zunächst nur vorsichtig und eher nicht in Bezug auf den Therapeuten thematisiert werden. Die zentrale Angst, fallen gelassen zu werden, würde sonst zu stark mobilisiert. Leichter ist es möglich, zunächst die positiven Beziehungen und Gefühle hervorzuheben und später ggf. die in jeder Beziehung unvermeidliche Aggression in enger Anlehnung an die positiven Aspekte zu bearbeiten.

Wendung gegen das Selbst. Dies hilft, die oft sehr hartnäckige „Wendung gegen das Selbst" aufzulösen und Schuldgefühle „realistischer" zu betrachten. Im Verlauf der Therapie kann dann mit der Zunahme von Vertrauen auch die „aggressive" Auseinandersetzung mit dem Therapeuten gesucht werden. Therapeutisch geht es oft darum, die widerstrebenden Tendenzen in den sozialen Interaktionen herauszuarbeiten und vor allem anzuerkennen.

Gehemmte Aggressivität. Der Umgang mit „aggressiven" oder verdeckten Vorwürfen an den Therapeuten wird heute in der psychoanalytischen Diskussion so gesehen, dass die Anerkennung von therapiebezogenen Wahrnehmungen des Patienten (z. B. von Uneinfühlsamkeit des Therapeuten) hilfreich für die Auflösung widersprüchlicher und konflikthafter Erlebensweisen und damit für eine bessere Selbstwirksamkeit des Patienten ist.

Ein zu starkes Drängen nach Veränderung ungünstiger Muster muss im Übrigen vorsichtig gehandhabt werden. Es ist im eigentlichen Sinne eher untherapeutisch, da es das Erleben von Hilflosigkeit und Inkompetenz verstärken kann. Hier liegt aus psychodynamischer Sicht eine Gefahr in der unerfahrenen Anwendung pragmatischer Interventionen, wie sie in manchen Therapieformen vorgeschlagen werden („think positive!"). Die implizite Anthropologie der Psychoanalyse geht eher davon aus, dass bei Einsicht in die bestehenden Konflikte und mit ihrer „Durcharbeitung" sowie bei Anerkennung der verborgenen schmerzhaften Affekte mit Hilfe der stabilen therapeutischen Bindung die lebendigen und expansiven Tendenzen, die dem Menschen eigen sind, sich „von alleine" Bahn brechen. Es muss aber gesagt werden, dass dies wahrscheinlich oft, aber keineswegs immer zutrifft und psychodynamische Therapeuten hier auch einiges von den strukturierten Ansätzen der interpersonellen und der kognitiven Therapie lernen können.

> **Fallbeispiel einer regressiv-verstrickten Verarbeitung**
> **Anamnese.** Frau A., eine 42-jährige Verwaltungsangestellte und Mutter von 2 Kindern, kommt auf Empfehlung einer Familienberatungsstelle zum Erstgespräch. An diese hatte sie sich gewandt, da sie besorgt war, dass ihre depressiven Zustände sich nachteilig auf ihre halbwüchsigen Kinder auswirken könnten. Frau A. ist zutiefst verzweifelt, hat sich weitgehend aus ihren sozialen Bezügen zurückgezogen, kommt teilweise über Wochen, insbesondere in Urlaubszeiten, in denen ihr Beruf als Verwaltungsangestellte ihr keine äußere Struktur mehr gibt, nicht mehr aus dem Bett. Sie trinkt vermehrt Alkohol und flüchtet sich in Fressanfälle, die zu einer Gewichtszunahme geführt haben. Darüber hinaus ist sie von massiven Selbstwertzweifeln und Zukunftsängsten sowie von Schlafstörungen getrieben und fühlt sich kaum noch in der Lage, ihren Alltag zu bewältigen.
>
> Dieser akuten Zuspitzung vorausgegangen waren eine Kette von belastenden Ereignissen: Eine geliebte ältere Schwester war 2 Jahre zuvor plötzlich und unerwartet verstorben, ein Pfarrer, zu dem sie über einen langen Zeitraum vorsichtig Vertrauen gefasst hatte und an den sie sich wegen ihrer lebenslang bestehenden Selbstzweifel und depressiven Verstimmungen gewandt hatte, war ebenfalls überraschend verstorben, und zuletzt hatte sich unerwartet ihr Ehemann nach 15 Jahren Partnerschaft von ihr getrennt und war zu einer 20 Jahre jüngeren Geliebten gezogen. Zum lebensgeschichtlichen Hintergrund der jetzt aufgetretenen massiven Depression sei nur erwähnt, dass die Patientin Tochter eines oft strafenden, unberechenbar-gewalttätigen und emotional kargen Vaters und einer hilflosen unterwürfigen Mutter war, dass sie sich in der Adoleszenz früh von zu Hause distanziert hatte, in sozialen Bezügen die Rolle eines „Mädchen für alles" und in der Familie die Rolle der sich aufopfernden „Übermutter" übernommen hatte. Sie beschreibt ihr Erleben als von der unterschwelligen Idee geprägt, durch Leistung und Engagement für andere letztendlich doch noch die im Elternhaus versagte Anerkennung zu bekommen.
> **Diagnose nach ICD-10.** Schwere depressive Episode (F.32.2).
> **Therapieverlauf.** Zu Beginn hatte die Therapie viel stützende Elemente. Aufgrund negativer Vorerfahrungen lehnte die Patientin eine zusätzliche Gabe von Antidepressiva ab. Die Stabilisierungsphase dauerte wegen der anhaltenden Auseinandersetzungen mit dem Ehemann (Unterhalt) über ein Jahr. Eine wichtige Rolle spielte dabei die Orientierung an den faktischen Ressourcen der Patientin: Sie war zwar durch ihre Partnerschaftssituation zutiefst verletzt und hilflos, andererseits schätzte sie ihren Beruf und die dortigen sozialen Kontakte sehr und hatte eine liebevolle Beziehung zu ihren Kindern. Nach Überwindung der initialen schwer depressiven Symptomatik wurde deutlicher, dass Frau A. im Kontakt immer wieder wie ein geducktes Kind wirkte, das jeden Augenblick Strafe zu gewärtigen hat. Ihr engagiertes Mitarbeiten hatte, neben der produktiven und tatkräftigen Seite, immer auch etwas Beschwichtigendes an sich. Deshalb wurde zunehmend das Geschehen in der Therapie, ihr gelegentlicher Ärger und ihre Unzufriedenheit thematisiert.
>
> Einmal begann sie sichtlich aufgeregt und ganz gegen ihre sonstige Art (z. B. einfach von der vergangenen Woche zu erzählen), eine Stunde mit dem Satz „Letztes Mal habe ich mich geärgert… (Schweigen)". Dies war für sie offensichtlich eine recht ängstigende Eröffnung. Die Antwort des Therapeuten bestand zunächst einfach in einem Nachfragen und der Herausarbeitung der kritischen Situation und innerlich in der Selbstbefragung, ob die von ihr wahrgenommene ungeduldig-tadelnde Haltung eine innere Entsprechung bei ihm gehabt hatte, es sich um eine „reale" Wahrnehmung handelte. Im Fortgang der Stunde konnte die wahrgenommene Ungeduld des Therapeuten verifiziert werden und es gelang, den darin verborgenen Ärger mit der zuvor stattgefundenen Interaktion in Verbindung zu bringen. Dies war offensichtlich für Frau A. außerordentlich befreiend. Dass ihre Wahrnehmung bestätigt wurde, ohne dass der Therapeut bezüglich seiner Ungeduld Schuldgefühle zeigte, und dass der Bezug

zur Interaktion herstellbar war, veränderte ihr „inneres Beziehungswissen". Es war möglich, kritisch miteinander umzugehen, ohne dass die wechselseitige Sympathie Schaden nimmt. Ihre Depressivität nahm nachhaltig und auch in den folgenden Stunden ab, die ängstliche Defensivität wich öfter einer manchmal fast kecken, humorvollen und auch selbstironischen Art.

Ungeachtet dessen war es angesichts der großen Vulnerabilität der Patientin sinnvoll, die Beendigung der Therapie über insgesamt mehr als 1 Jahr (insgesamt 3 Jahre) zu strecken und das Angebot zum sofortigen Kontakt im Falle einer Krise zu machen. Dies hat die Patientin gelegentlich sehr zurückhaltend in Anspruch genommen, ohne dass es wieder zu einer depressiven Erkrankung kam.

Psychodynamische Psychotherapie bei „progressiver" (vermeidender) Verarbeitung des depressiven Grundkonflikts

■ Übertragungs-Gegenübertragungs-Konstellation

M Patienten mit vermeidenden Zügen fantasieren sich als unabhängig bzw. im negativen Fall als Menschen, denen keiner helfen kann.

Sie wehren auf unterschiedlichste Weise ihre Bedürftigkeit ab und tun dies auch gegenüber ihren Therapeuten. Das geschieht u.a. durch zwanghafte Kontrolle und Bemühtheit, durch misstrauisches Abwarten oder aber durch narzisstische Idealisierung bzw. Entwertung. Entsprechend ist das Erleben in der Gegenübertragung oft von Ärger, Distanz oder Sorge um die eigene Kompetenz gekennzeichnet.

Therapiebedürftigkeit als Kränkung. Es ist offensichtlich, dass trotz des ähnlich gelagerten Grundkonfliktes das therapeutische Vorgehen mit Patienten dieser Gruppe ein anderes ist. Während Patienten mit eher verstrickter Persönlichkeit oft ambivalent gegenüber Psychotherapie sind, weil sie denken, sie stünde ihnen nicht zu, sind Patienten dieser Gruppe ablehnend, weil sie Therapiebedürftigkeit als Kränkung ansehen. Diese ist unterschwellig verbunden mit einer Vision von Abhängigkeit, Demütigung und Gefangensein. In der akuten Depression sind diese Patienten in besonderer Weise ihren **destruktiven inneren Bildern** ausgeliefert, da sie ja gerade offensichtlich in ihrem Versuch gescheitert sind, sich und andere von ihrem Wert zu überzeugen.

Problematik für den Therapeuten. In dieser Situation findet sich dann, wenn auch vor einem etwas anderen Hintergrund, ebenfalls ein Vorherrschen von Selbstentwertung, hier aber weniger verknüpft mit der Suche nach Unterstützung durch den (evtl. idealisierten) Therapeuten, sondern eher mit dem Tenor, dass „sowieso" niemand, also auch der Therapeut, nicht helfen kann. Dies entspricht der Lebenserfahrung mit Bezugspersonen, die wenig Nähe und Geborgenheitserfahrung vermitteln konnten. Es besteht deshalb die **Gefahr der „Reinszenierung"** in der Therapie in dem Sinne, dass auch Therapeuten durch die entwertende und resignierte Art der Patienten ihrerseits auf Distanz gehen, karg und ratlos werden, die Patienten narzisstisch entwerten und so deren genanntes „Arbeitsmodell" bestätigen.

■ Therapiefoki: Kränkbarkeit, Selbstansprüche, Scham

Scham und Selbstzweifel als Ausdruck der wenig flexiblen Orientierung an nicht hinterfragten inneren Idealbildungen sind hartnäckige depressive Symptome. Die Selbstherabsetzung macht andere hilflos. Es ist deshalb wichtig, sich klar zu machen, dass eine solche innere Orientierung innerpsychisch der Aufrechterhaltung einer **Bindung an frühere Personen** dient, die mit diesen Forderungen unbewusst identifiziert werden. Andererseits können die hohen Selbstanforderungen umgekehrt auch der **Abgrenzung von früheren Bezugspersonen** dienen, wenn diese als schwach bzw. versagend erlebt wurden. Im Selbstzweifel verbirgt sich also sowohl der Wunsch nach Nähe („Ich komme Deiner – fantasierten – Kritik zuvor, um Dich gewogen zu stimmen") als auch nach Abgrenzung („Ich bin selbst mein stärkster Kritiker").

Während also bei den regressiven Verarbeitungsformen eher Aspekte der Individualisierung, der Abgrenzung, der Interessensdurchsetzung im Vordergrund stehen, sind es in dieser Gruppe Themen von **Relativierung von Ansprüchen**, **Anerkennung von Abhängigkeit** und Angewiesensein. Dabei geht es weniger darum, den Patienten „pädagogisch" auf die Notwendigkeit der Reduzierung seiner inneren Ansprüche zu verweisen. Dies scheitert meist und wird oft vorwurfsvoll und uneinfühlsam erlebt. Vielmehr geht es darum, im Sinne eines tieferen Verständnisses gemeinsam die Hintergründe und die Not zu verstehen, aus der diese Ansprüche entstanden sind. Auf der anderen Seite muss gesehen werden, dass das Beharren auf hohen Ansprüchen im Verlaufe einer Therapie tatsächlich auch Abwehrcharakter bekommen kann, der aus der Angst verständlich ist, Verhaltensänderungen, wie sie therapeutisch erarbeitet wurden, umzusetzen. Insofern ist ein Verweisen auf habituelle Selbstentwertungen in schwierigen Situationen durchaus wichtig (Tabelle 25.2).

F Fallbeispiel einer vermeidenden Verarbeitung
Anamnese. Ein 40-jähriger kaufmännischer Angestellter wird als Notfall in die Psychiatrische Klinik aufgenommen, nachdem er versucht hatte, sich mit einer hohen Dosis Antidepressiva (2 g Amitriptylin) zu suizidieren und in letzter Minute von einem Kollegen gefunden worden war. Auslöser war eine schwere berufliche Kränkung in seiner Tätigkeit als Abteilungsleiter in einer Marketingabteilung. Konflikte mit einer Untergebenen, zu der er ein länger andauerndes Liebesverhältnis hatte, hatten zur Kündigung des ehrgeizigen und erfolgsorientierten Mannes geführt. Sein bisheriger beruflicher Werdegang war von dem Muster geprägt, dass er sich mit Ehrgeiz und Intelligenz immer wieder in bestimmten Positionen emporarbeiten konnte, dann die Stelle kündigte und eine noch einflussreichere Position an einem anderen Ort übernahm. Auf diese Weise war er, der keine Familie hat, insgesamt in 7 oder 8 Anstellungen gewesen und zuletzt in eine leitende Position aufgestiegen. Nur selten war es ihm jedoch gelungen, das innere Gefühl, von seiner Umgebung und seinen Mitmenschen wie durch eine

Glaswand getrennt zu sein, zu überwinden. Seine berufliche Suche war von daher einerseits geprägt durch die Fantasie, auf die Umwelt nicht angewiesen, ihr faktisch auch überlegen zu sein, andererseits aber auch von der Suche nach Nähe und Kontakt. Immer wieder ging er Liebesbeziehungen zu untergeordneten Mitarbeiterinnen ein, die zuletzt in Entwertung, kühler Distanzierung und Einsamkeit endeten. Aus einer zurückliegenden Ehe hatte er zwei halbwüchsige Töchter, zu denen kein Kontakt bestand und die er auch nicht weiter erwähnte.

Lebensgeschichtlich muss man zum Verständnis seiner Situation wissen, dass er in einer Familie mit mehreren Geschwistern das „schwarze Schaf" war. Er war schon früh in schulischen und beruflichen Dingen gescheitert, brach Ausbildungen aus Prüfungsangst ab und versuchte schließlich, zur See zu fahren, was er wegen der Enge und Angewiesenheit der Crew aufeinander ebenfalls abbrechen musste. Ein erster Suizidversuch im 22. Lebensjahr und eine daran anschließende lange stationäre Psychotherapie halfen ihm schließlich zu mehr Stabilität und einer gewissen Klarheit in der beruflichen Orientierung und ermöglichten ihm die genannte Karriere. Was jedoch blieb, war seine basale Unsicherheit im Kontakt mit anderen, und eine Furcht vor Demütigung und Abweisung, die jedoch hinter einer kühlen und effizienten beruflichen Fassade verborgen blieb.

Diagnose nach ICD 10. Schwerer Suizidversuch im Rahmen einer schweren depressiven Episode (F32.2), narzisstische Persönlichkeitsstörung (F 60.8).

Therapieverlauf. Im Falle von Herrn C. führte die tiefe Ratlosigkeit und Verlassenheit, die „Glaswand" zwischen ihm und der Welt, anfangs zu einer gewissen Starre im Kontakt. Diese löste sich manchmal fast unerwartet in einem starken Verbundenheitsgefühl, verknüpft mit intensiver Reflexion und Einsicht, die wiederum vermutlich Ausdruck der tiefen Anlehnungswünsche des Patienten waren.

Die heillos verfahrene soziale Situation (gleichzeitiger Verlust von Partnerin, Arbeitsstelle und Wohnung, die an den Arbeitsplatz gebunden war) machte eine intensive Strukturierung im Rahmen einer stationär-psychotherapeutischen Behandlung nötig. Dies entlastete den Patienten zunächst, kränkte ihn aber auch sehr. In einem über mehrere Monate sich hinziehenden Prozess kam es deshalb immer wieder zu depressiven „Rückschlägen", in denen die Bemühungen der Umgebung massiv entwertet wurden und Hoffnungslosigkeit und Suizidimpulse aufkamen.

So ging es in der Therapie mit Herrn C. immer wieder auch darum, dass er sich in seinem Kontaktverhalten massiv in Frage stellte und unerfüllbare Forderungen an sich stellte, was Präsenz, Hilfsbereitschaft und Offenheit anging (dies wohlgemerkt hinter einer Fassade kühler Entwertung). In typischer Weise konnte er aber von der wiederholten Erfahrung profitieren, dass auch sein Therapeut nicht immer in der Lage war, ihn vollständig zu verstehen oder für ihn da zu sein. So gelang es dem Patienten aber, zu diesem wegen seiner geduldigen Präsenz dennoch so viel Vertrauen zu fassen, dass er eine langfristig angelegte ambulante Weiterbehandlung aufnehmen konnte.

Tabelle 25.2 Synopsis: Diagnostische und therapeutische Aspekte bei unterschiedlicher Verarbeitung des depressiven Grundkonflikts

	regressiv-verstrickte Verarbeitung	*vermeidende Verarbeitung*
Typologien	Soziotropie (Beck) anaklitischer Typ (Blatt) Oknophilie (Balint) OPD: Autonomie-Abhängigkeitskonflikt (passiv), Versorgungs-Autarkie-Konflikt (passiv)	Autonomie (Beck) z. T. introjektiver Typ (Blatt) Philobatie (Balint) OPD: Autonomie-Abhängigkeitskonflikt (aktiv), Versorgungs-Autarkie-Konflikt (aktiv), Selbstwertkonflikt (aktiv)
klinische Bilder	Dysthymie selbstunsichere Persönlichkeit abhängige Persönlichkeit (z. T. histrionische) Sucht	narzisstische Persönlichkeit zwanghafte Persönlichkeit schizoide Persönlichkeit (z. T. histrionische)
Abwehr	Wendung gegen Selbst Reaktionsbildung/Altruismus Somatisierung (Ziel: Fürsorge)	Isolierung Idealisierung/Entwertung Somatisierung (Ziel: „Eigenständigkeit")
Auslöser	Trennungen/Verluste, Entwurzelung (einschl. Beförderungssituation) Erschöpfung	Kränkungen, Scheitern, Desillusionierung, altersbedingte Leistungseinschränkung
zentrale therapeutische Themen	Abhängigkeit/Selbstzweifel gehemmte Aggressivität (Pseudo-)Altruismus Ambivalenz	Scham/Selbstzweifel Kränkbarkeit Idealisierung/Entidealisierung
Übertragungs-Gegenübertragungs-Konstellation	Therapeut als ersehntes fürsorgliches Objekt *Gegenübertragung*: konkordantes Erleben von Überforderung und Schuldgefühlen, komplementäres Erleben von Distanz und Ungeduld	Therapeut als erhofftes wertschätzendes Objekt *Gegenübertragung*: konkordantes Erleben von Selbstzweifel, komplementäres Erleben von Entwertung
Aspekte des Therapieprozesses	Betonung der „positiven" Beziehung, Erleben und Bearbeitung von Enttäuschung, Anregung zu Expansion und Bearbeitung von Trennungsschuld bzw. -angst, verborgene negative Übertragung	Erleben von Entidealisierung bzw. Aushalten von „Mittelmäßigkeit", Ertragen von Angewiesenheit und Verbundenheit, Verzicht auf Entwertung und Kontaktabbruch, verborgene Abhängigkeitsängste
Beendigung der Therapie	oft erschwert, Rückfallgefahr z. T. hoch, eher „Ausschleichen", längere Zeit, seltene Kontakte	oft zu schnelle Beendigung, Gefahr der Vermeidung von Abschiedserleben

Besonderes Vorgehen bei strukturellen Störungen

Eine weitere diagnostische Unterscheidung ergibt sich aus der Einbeziehung struktureller Merkmale im Sinne der OPD. Patienten mit einem hohen „Strukturniveau" (einfache depressive Episoden ohne starke Charakterproblematik) fordern ein anderes Vorgehen als solche, bei denen ein mäßig oder geringgradig integriertes Strukturniveau vorliegt (Dysthymien bzw. schwere Persönlichkeitsstörungen).

> **M** Zusammengefasst kann man sagen: Je höher das Strukturniveau ist, desto stärker kann die Therapie konfliktorientiert und an der Übertragungsbeziehung orientiert durchgeführt werden. Je niedriger das Strukturniveau ist, desto eher spielen stützende, strukturierende und psychoedukative Elemente auch im längeren Verlauf der Therapie eine Rolle (Will et al. 1998).

Beendigung der Therapie

Es muss auf die besondere Bedeutung und Schwierigkeit der Beendigung von Therapien mit Depressiven hingewiesen werden. Aus den obigen Darstellungen ergeben sich 2 grundsätzliche Probleme:
- Patienten mit ängstlich-regressiver Struktur neigen dazu, der Beendigung eher auszuweichen;
- forciert-autonome Patienten neigen dazu, die Behandlung bereits zu einem Zeitpunkt zu beenden, zu dem sie eigentlich noch nicht stabil sind.

Beide Gefahren sollten möglichst früh in der Therapie thematisiert werden, gerade dann, wenn keine feste Stundenzahl verabredet wurde. Es erfordert dabei beim Therapeuten eine ehrliche Reflexion der Gegenübertragung, um ein Mitagieren zu verhindern, d.h. zu sehen, wann ein anhänglicher und vielleicht weniger anstrengender Patient dennoch zur Beendigung angehalten werden sollte, bzw. wann ein evtl. entwertender und unzugänglicher Patient zum „Bleiben" veranlasst werden sollte, auch wenn dem Therapeuten beides jeweils schwer fällt.

Zur Differenzialindikation von tiefenpsychologisch fundierter Psychotherapie und klassischer Psychoanalyse

Im Verlauf der Besserung einer akuten Depression stellt sich die Frage der Indikation für eine **weiterführende vertiefte Psychotherapie**. Hier ist offensichtlich ein adaptives Vorgehen sinnvoll und die vorgeschlagene Behandlung muss vielfältige Faktoren berücksichtigen (aktuelle und zukünftige Lebenssituation, charakterliche Verfestigung ungünstiger Interaktionsmuster, nicht zuletzt Wünsche und Befürchtungen des Patienten u.v.a.m.). Die Abwägung zwischen der Autonomie der Patientenentscheidung (z.B. für oder gegen eine bestimmte vorgeschlagene Therapie) und der therapeutischen Infragestellung bestimmter Erwartungen oder Ängste als Ausdruck problematischer innerer Repräsentanzen ist dabei ein Gebiet, dass viel Erfahrung und Taktgefühl erfordert und sich klaren Empfehlungen entzieht.

Depressive Patienten machen weit über die Hälfte der von psychoanalytisch-psychodynamisch orientierten Therapeuten behandelten Klientel aus. Die Entscheidung, ob, so dies grundsätzlich möglich ist, einem Patienten ein **niedrigfrequentes Setting** im Sitzen oder ein **hochfrequentes im Liegen** vorgeschlagen wird, hängt von vielen Faktoren ab und kann sich bisher wenig auf empirische Befunde stützen. Es entsteht oft der Eindruck, dass prinzipiell „gesünderen", d.h. über mehr soziale, materielle oder intellektuelle Ressourcen verfügenden Patienten die intensivere, d.h. analytische Therapie angeboten wird. Dies ist nicht sinnvoll und könnte langfristig zur Desavouierung des unter bestimmten Bedingungen außerordentlich hilfreichen und wirksamen psychoanalytischen Vorgehens führen.

Entscheidungskriterien. Wichtiges Kriterium für ein hochfrequentes Vorgehen ist vor allem die **Chronizität** und die **charakterliche Eingebundenheit** der depressiven Herabgestimmtheit. Je eher zu erwarten ist, dass die Lösung bzw. Bearbeitung des aktuell wirksamen Konfliktes (Trennungsverarbeitung, Loslösungsaufgabe etc.) auch zu einer anhaltenden Besserung führt, desto eher ist ein entsprechend auf den Aktualkonflikt ausgerichtetes psychodynamisches Vorgehen sinnvoll.

Adaptive Indikation. Insgesamt ist bei depressiven Patienten das Prinzip der adaptiven Indikation besonders wichtig. Dies kann z.B. heißen: etwas häufigere Termine im Sitzen (d.h. weniger verunsichernd) zu Beginn, andererseits geringere Häufigkeit der Sitzungen zum Ende, manchmal auch über lange Zeiträume im Sinne einer Begleitung. Gelegentlich kann es sinnvoll sein, nach initialer Stabilisierung eine Intensivierung im Sinne eines hochfrequenten (3x/Woche) regressionsfördernden und dezidiert mit der Übertragung arbeitenden analytischen Vorgehens vorzunehmen. Klare Indikationsregeln hierzu fehlen allerdings, was angesichts der für jeden Patienten sehr spezifischen Entscheidungskonstellation verständlich ist. Bei der Steigerung der Frequenz, die oft durch ihren stützenden Aspekt hilfreich sein kann, besteht andererseits die Gefahr der „malignen Regression", d.h. einer weiteren Befindensverschlechterung trotz oder sogar wegen des verstärkten Bemühens.

Momente der therapeutischen Beziehung als Wirkfaktoren in der psychodynamisch-psychoanalytischen Psychotherapie

Die Diskussion um Wirkfaktoren ist auch für die Therapie depressiver Patienten bedeutsam. Die Frage ist, ob es neben den in diesem Kapitel beschriebenen lerntheoretischen oder konfliktspezifischen Vorgehensweisen auch noch allgemeine **schulenunabhängige Wirkfaktoren** gibt, die zur Verbesserung der Bindungssicherheit beitragen.

Hier werden in den letzten Jahren Begriffe diskutiert, die ihren Ursprung eher in der Entwicklungspsychologie haben:

- die Bedeutung des „Attunement" seitens des Therapeuten;
- die Wichtigkeit bestimmter „Moments of Meeting" in der Therapie (Stern 1998);
- die Entwicklung der „Reflexiven Funktion" (Fonagy u. Target 1998).

■ „Attunement" oder Eingestimmtheit des Therapeuten

D Der Begriff des „Attunement" meint in der Entwicklungspsychologie die affektive und kognitive Einstimmung der Bezugsperson auf das Kind bzw. auch die wechselseitige Einstimmung der Beteiligten aufeinander.

Diese Konzeptualisierung hat natürlich einen engen Bezug zu Empathie und einfühlendem Verstehen, geht aber in bestimmten Aspekten darüber hinaus. In der Psychotherapie ist „Attunement" wesentliche Voraussetzung dafür, dass der Therapeut dem Patienten als „sichere Basis" zur Verfügung stehen kann, um so eine gesunde Entwicklung explorativer und selbstrealisierender Verhaltensweisen zu unterstützen. **Vertrauensvolle Sicherheit** auch angesichts „unangenehmer" Affekte ist ein wesentliches Element der Therapie gerade depressiver Patienten. Dabei kann Einstimmung bzw. „Attunement" viele und wechselnde Formen annehmen. In Analogie zur elterlichen Pflegefunktion kann es um Beruhigung, Ablenkung, Aktivierung, Kontemplation oder auch Interpretation von inneren Zuständen gehen. Forschungen zur nonverbalen Einstimmung von Therapeuten auf ihre depressiven Patienten ergaben beispielsweise, dass je besser diese bereits zu Beginn der Therapie auf mimischer Ebene ist (z. B. unterstützend und ermunternd auf depressive Klagen), desto besser wird das spätere Ergebnis (Geerts et al. 1996). Diese Eingestimmtheit von Patient und Therapeut ist also ein wesentlicher, wenn auch insgesamt schwer zu fassender Faktor, zu dem ganz zentral auch das Akzeptieren depressiver Einbrüche der Patienten durch den Therapeuten gehört.

Ein wesentliches Moment der Behandlung Depressiver ist das „**Durcharbeiten**" von sich wiederholenden typischen „depressiven" Erfahrungen. Jeder Therapeut kennt Situationen, in denen ein Patient tief depressiv eine zurückliegende Alltagserfahrung schildert und dann schließlich am Ende mit einem Erleben von Akzeptanz und der Einsicht in (unbewusst) abgelaufene Mechanismen gestärkt aus einer schwierig begonnenen Sitzung geht. Vielleicht liegt in dieser steten Wiederholung des Verstehens und des „Herauskommens" aus der Hilflosigkeit eines der wichtigsten Wirkmomente von Psychotherapie. Hier wird ein Modell erschaffen, das vom Patienten zunehmend in das eigene Leben integriert wird und so „antidepressive" Wirkung entfalten kann.

Manchmal gibt es aber in einer Therapie durchaus auch einmalige Ereignisse, die von besonderer (auch heilender) Bedeutung sind. D. Stern hat mit seinem Konzept der „Now Moments" und der „Moments of Meeting" versucht, solche Momente zu beschreiben und zu verstehen.

■ „Now Moments" und „Moments of Meeting"

Brüche des Verständnisses. D. Stern geht von der Überlegung aus, dass implizites (nicht-bewusstes) Wissen über Bezogenheit (Implicit relational knowledge) ein wesentliches Merkmal unseres Beziehungsverhaltens ist. Dieses Wissen steuert das „Miteinander-Vorankommen" des therapeutischen Prozesses mit seinen oft verschwommenen oder unbemerkt wechselnden Zielen und Entwicklungen (das seiner Ansicht nach viele Gemeinsamkeiten mit der frühen Mutter-Kind-Interaktion hat). Tronic (2004) beschreibt die zunehmende negative Affektivität von Kindern in der Folge misslingender Passung in der Interaktion mit ihren depressiven Müttern. Stern sieht nun in der „Reparatur" der auch natürlich in Therapien häufig vorkommenden Brüche des Verständnisses einen zentralen therapeutischen Wirkaspekt (Missverstehen ist „reparabel").

„Now Moments" als Momente der Begegnung. In diesem schwer vorhersagbaren Prozess kommt es immer wieder zu plötzlichen Momenten der Offenheit und Unbestimmtheit, zu „Sprüngen", in denen Weichen gestellt werden, für den zukünftigen Charakter der Beziehung (sog. „Now Moments"). Diese Augenblicke sind deshalb so bedeutsam, weil sie das Potenzial enthalten, beim Patienten Änderungen in seinem sonst wenig der Veränderung zugänglichen impliziten Wissen über Bezogenheit herbeizuführen.

D „Now Moments" sind oft Augenblicke, in denen Patienten den Therapeuten direkt ansprechen, aus dem Fluss der Erzählung aussteigen, beispielsweise eine direkte Frage stellen, eine Handlung ankündigen oder offensichtlich eine typische Wiederholungsinteraktion initiieren.

Um ihr Potenzial zu entfalten, muss die Situation nach Stern von den Beteiligten so gehandhabt werden, dass aus ihr ein Moment der Begegnung, ein „Moment of Meeting" wird. Dieser Prozess bedarf einerseits keiner Deutung oder Verbalisierung, er „passiert" und hat andererseits zur Folge, dass sich danach die Beziehung für Patient und Therapeut verändert hat.

Voraussetzungen. Dass ein „Now Moment" zu einem Moment der Begegnung wird, hat zur Voraussetzung, dass beide Beteiligte etwas Einzigartiges und Authentisches in die Interaktion einbringen, das spontan und der Situation angemessen ist. Aus der Entwicklungspsychologie stammt die Beobachtung, dass gelungene Elternreaktionen auf ein neues oder unklares Verhalten des Kindes bei diesem zu einer sofortigen Veränderung des Verhaltens (z. B. erhöhte Wachheit oder auch zufriedener Schlaf) führen. Von einem ähnlichen „neuen Niveau" spricht Stern auch in therapeutischen Prozessen, die Beziehung und das Wissen um sie hat sich nach einem solchen Ereignis dauerhaft verändert.

Dass es in der Therapie aber nicht nur um solche Ereignisse, sondern auch um sehr bewusst erarbeitete affektivkognitive Erkenntnisse geht, wird in der Diskussion um die „reflexive Funktion" deutlich, wie sie augenblicklich in der klinischen Bindungsforschung geführt wird.

■ *Reflexive Funktion (Mentalisierung)*

D Der Begriff „Reflexive Funktion" bezeichnet basale zwischenmenschliche Fähigkeiten wie das „Sich und andere als denkend und fühlend realisieren", die Antizipation der Reaktion anderer, das Gespür für die Grenzen des „Psychischen" (Wünsche, Gedanken etc. sind nicht „allmächtig"), die Fähigkeit zur Perspektivenübernahme und die Verknüpfung von inneren Zuständen mit äußeren Handlungen (Fonagy u. Target 1997). Sie kann eine Pufferfunktion bei Belastungen und Traumatisierungen haben.

Befunde der Forschung zur Bindungssicherheit bei erwachsenen Patienten zeigen, dass bei unsicher gebundenen Individuen ein Zugewinn an Sicherheit (beispielsweise im Rahmen einer Therapie) mit einer Verbesserung der Selbstreflexion und der Einfühlung in andere verknüpft ist (Fonagy et al. 1996). Der Mangel an solchen reflexiven Fähigkeiten hat im weiteren Leben von unsicher gebundenen und damit für Depressionen vulnerablen Individuen eine große Bedeutung.

Fazit. Man kann zusammenfassend sagen, dass neben den Aspekten des geduldigen „Attunement" und der erfolgreichen Bewältigung bestimmter „moments of meeting" sicherlich die „reflexive Arbeit" der Therapie, wahrscheinlich vor allem im Sinne des Modelllernens, einen wesentlichen Beitrag zur Stabilisierung und zur Verbesserung der Bindungssicherheit sowie zur Überwindung depressiogener Strategien darstellt.

25.8 Kognitive Verhaltenstherapie

M Voraussetzung einer strukturierten, problemorientierten Kurzzeittherapie ist eine differenzierte Problemanalyse, in der die hierarchischen, funktional voneinander abhängigen Problembereiche in ihrem Zusammenhang geordnet und die mit dem belastenden Affekt verbundenen Kognitionen, Verhaltensweisen und somatischen Symptome herausgearbeitet werden (Caspar 1996).

Für die Behandlung sind die aufrechterhaltenden Mechanismen entscheidender als die ursprüngliche Ätiologie, da sie – unabhängig vom Beginn – eine funktionale Unabhängigkeit erhalten können (s. Teasdale u. Barnard 1993). Im Folgenden werden empirisch belegte Modelle der Aufrechterhaltung dargestellt. Aufgabe der Problemanalyse ist es nun, herauszufinden, welche der Erklärungen für den einzelnen Patienten Bedeutung haben.

Allgemeine Behandlungsansätze der Verhaltenstherapie

Im Rahmen der kognitiven Verhaltenstherapie wurden auf der Basis der oben beschriebenen Modelle Behandlungsstrategien entwickelt. Diese sind primär **gegenwarts- und ressourcenorientiert**. Biografisches wird, soweit zum Verständnis und zur Klärung vor allem der zentralen Schemata notwendig, einbezogen. Die kognitiv-emotionale Bewältigung kann jedoch nur durch wiederholtes Üben und reale Auseinandersetzung mit emotional bedeutsamen Personen in der Gegenwart geschehen. Dabei ist die therapeutische Beziehung die Basis für den Therapieprozess. Kurzfristige Strategien werden von längerfristigen und der Bearbeitung der Schemata unterschieden. Im Folgenden werden die Elemente kognitiver Verhaltenstherapie mit den wichtigsten therapeutischen Strategien zusammengefasst und am Beispiel der Patientin K. erläutert. In einem weiteren Abschnitt werden Aspekte der Durchführung und des Verlaufs beschrieben.

Elemente kognitiver Verhaltenstherapie

■ *Grundprinzipien der therapeutischen Beziehung*

M Der Aufbau einer tragfähigen therapeutischen Beziehung ist die Basis der Therapie. Hierzu gehören Empathie, Geduld und eine wertschätzende Haltung, in der sich Vertrauen bilden kann.

Kurzfristig sind in der Depressionsbehandlung **entlastende Maßnahmen** notwendig. Zielsymptome werden in Abhängigkeit von ihrer Aktualität und Intensität von Therapeut und Patient fokussiert, um sie nacheinander bearbeiten zu können. Möglichst früh wird versucht, dem Patienten kleine Erfolge zu vermitteln, die seiner Hoffnungslosigkeit entgegenwirken und damit auch die Therapiemotivation erhöhen. In dieser 1. Phase geht es darum, neben der Symptomatik interaktionelle Besonderheiten sensibel wahrzunehmen, Hoffnungen und Befürchtungen zu klären. Aufgrund der nicht selten jahrelangen Therapievorerfahrungen mit anderen Therapien ist es besonders wichtig, das subjektive Krankheitsmodell des Patienten zu erfassen und sich sukzessiv über ein Therapiekonzept zu verständigen. Hierzu gehört auch die oft vielfältige familiäre Dynamik und u. U. auch die Einbeziehung des engsten Angehörigen.

Wesentliche Gesprächsführungstechniken sind der „sokratische Dialog" gelenkter Fragen, der die subjektiven Bedeutungen von Ereignissen für den Patienten erfasst, und der „empirische Dialog", mit dem die in der Regel negativ verzerrten Wahrnehmungen und Bewertungen immer wieder an der objektiven Realität überprüft werden.

Charakteristisch für verhaltenstherapeutisches Vorgehen sind dabei die Zielorientierung, Transparenz und ein strukturiertes Vorgehen, das schrittweise Arbeiten an spezifischen Situationen, Zusammenfassungen und Rückmeldungen sowie umgekehrt das Erfassen von Rückmeldung durch den Patienten.

Aufbau befriedigender Aktivitäten

M Die Anregung befriedigender und verstärkender Aktivitäten in kleinen Schritten ist besonders bei motivationaler Hemmung, Passivität, Anhedonie – dem Verlust der Genussfähigkeit – indiziert und um so eher, je schwerer die Depression und je größer die Demoralisierung ist.

Der Patient wird durch die genaue Beobachtung seiner alltäglichen Aktivitäten angeleitet, Zusammenhänge zwischen seinem Handeln und seinem Befinden herauszufinden. Da hierbei sowohl unausgeschöpfte Möglichkeiten wie auch Konflikte deutlich werden, kann gemeinsam überlegt werden, welche ersten Schritte mit Hoffnung auf Erfolg und Stimmungsbesserung herausführen könnten. Durch die systematische Beobachtung und Erkundung kann
- das *Niveau* befriedigender, antidepressiver Aktivitäten gesteigert (wenn nötig) und die Woche strukturiert werden;
- das *hedonistische Repertoire* erweitert, Interessen angeregt werden.
- Dabei werden zunehmend *längerfristige Lebenspläne* und Ziele mit einbezogen, gleichzeitig belastende, depressionsfördernde Aktivitäten und Bedingungen reduziert (Beck et al. 1996, Zimmer 1990a, Hautzinger et al. 1992).

Tabelle 25.3 fasst Ziele und einige methodische Hilfen zusammen.

Veränderung kognitiver Prozesse

M Die Änderung von Kognitionen bzw. kognitiv-emotionaler Schemata ist dann indiziert, wenn verzerrte Wahrnehmungs- und Bewertungsmuster vorliegen, die sich in negativen automatischen Gedanken (s. u.), in der *„kognitiven Triade"* bezüglich Selbst, Umwelt und Zukunft oder depressionsfördernden Attributionen zeigen.

Hierzu zählen auch die Rolle als Patient („Ich bin ein hoffnungsloser Fall"), der Therapeut als unmittelbare Umwelt und der antizipierte Ausgang der Therapie. Ziel ist eine funktionale und realitätsgerechte Informationsverarbeitung. Hierzu ist es notwendig, die negativen Kognitionen zu analysieren, im sokratischen Gesprächsdialog auf ihren Realitätsgehalt hin zu prüfen und je nach Ergebnis entsprechend zu modifizieren. Im weiteren Prozess der Therapie geht es darum, auf die formalen Denkfehler in der Informationsverarbeitung aufmerksam zu werden und den darin enthaltenen Generalisierungen spezifischere Wahrnehmungen und Bewertungen entgegenzusetzen. Im Einzelnen gibt es hierzu eine Vielzahl von Interventionen wie sokratischer Dialog, Differenzierung, Distanzierung, Disattribution, Reattribuierung, Realitätstesten u. a., jeweils mit ihrer problemspezifischen Indikation (Beck et al. 1996).

Änderung der Schemata. Die Schemata spielen für Aufrechterhaltung und Chronifizierung eine entscheidende Rolle, unabhängig von ihrer Genese (Teasdale u. Barnard 1993, Modell der Chronifizierung und Remission, Zimmer 1991, 1999). Deshalb ist ihre Änderung für die Rezidivprophylaxe besonders wichtig (Überblicke u. a. in: Zimmer 1989, Dobson 1989, Hautzinger 1993, Blackburn 1994, Elkin 1994, Hautzinger 1997), und es muss das längerfristige Therapieziel sein, diese systematisch zu analysieren und zu modifizieren (Zimmer 1999, Teasdale et al. 2000).

Schemata haben *drei Komponenten*:
- eine starke affektive Beteiligung;
- eine kognitive Komponente, von Beck als dysfunktionale Grundannahmen bezeichnete, („alle müssen mich lieben" oder „Ich darf nie einen Fehler machen"), die in Form von „Wenn-dann-Aussagen" extreme Befürchtungen enthält, die
- zu einem starken Vermeidungsverhalten bzw. Widerstand führen.

Es gilt, den Patienten anzuleiten, die heutige Gültigkeit seiner Schemata immer wieder erneut zu überprüfen und so zu moderateren Kriterien seiner Selbstbewertungen zu gelangen (u. a. Beck et al. 1996). Wegen der starken *affektiven Beteiligung* und des automatisierten Vermeidungsverhaltens halten sich die Schemata selbst aufrecht, sofern sie nicht systematisch und gezielt bearbeitet werden und im Sinn von Piaget *Prozesse der Assimilation und Akkomodation* angeregt werden. Das Risiko, bei der Angstüberwindung schrittweise Vermeidungsverhalten aufzugeben, kann mit Unterstützung des Therapeuten begrenzt werden, jedoch letztlich dem Patienten nicht abgenommen werden (s. auch Behandlung von Persönlichkeitsstörungen: u. a. Beck u. Freeman 1999, Fiedler 2001).

Positive Selbstkonzeptanteile. Ein weiterer kognitiver Behandlungsansatz ist die gezielte Aufmerksamkeitslenkung auf positive Selbstkonzeptanteile (Zimmer 1993, s. auch Kanfer et al. 1996 sowie Wells u. Matthews 1994). Dieses ressourcenorientierte Vorgehen erleichtert besonders frühzeitig in der Behandlung die kurzfristige Unterbrechung des Circulus vitiosus Depression, Passivität und Selbstabwertung sowie die Wahrnehmung der Anerkennung durch den Therapeuten. Ziel ist eine ausgewogene positive Selbstbewertung anhand sehr spezifischer Situationen und von Verhaltensaspekten der eigenen Person aus der jüngsten Erinnerung. (Eine ausführlichere Darstellung findet sich bei Zimmer 1993.)

Tabelle 25.**3** Bearbeitung des Kernsymptoms Anhedonie

Ziel	methodische Hilfe
Selbstbeobachtung von Aktivität und Stimmung	Wochenplan (Erfolg und Vergnügen)
Zusammenhänge erkennen	Wochenplan (Stimmungsskala)
Erfassung von Zielaktivitäten	Stimmungskurven/Tübinger Anhedonie-FB (TAF)
Erfolgswahrnehmung	gestufte Aufgaben
längerfristige Lebenspläne einbeziehen	Gespräch/sokratischer Dialog

Soziales Kompetenztraining

M Die Erweiterung sozialer Fertigkeiten und damit die Förderung der Beziehungsfähigkeit ist ein weiteres wichtiges Element verhaltenstherapeutischer Depressionsbehandlung, insbesondere bei chronifizierten Verläufen. Interaktionelle Kompetenzdefizite lassen sich als Ursache wie auch als Folge der länger andauernden Erkrankung finden.

Ziel ist daher der Aufbau langfristig beidseitig verstärkender Beziehungen. Zu den analysierten Problembereichen gehören:
- Wahrnehmung und Äußern persönlicher Wünsche und Bedürfnisse;
- Ablehnen unberechtigter Forderungen und Setzen eigener Grenzen;
- Wahrnehmung und Ausdruck von Ärger und Enttäuschung;
- Wahrnehmung und Ausdruck von Gefühlen der Zuneigung und Trauer;
- konstruktiver Umgang mit Kritik.

Neben der Inhaltsebene ist die nonverbale emotionale Ausdrucksebene wesentlich mit zu berücksichtigen. Als Methoden haben sich das Rollenspiel und das Lernen am Modell bewährt, mit systematischer Rückmeldung und Verstärkung. So können Patienten ihr soziales Repertoire in relativ kurzer Zeit erheblich erweitern. **Rollenspiele** bieten die Chance einer intensiven Auseinandersetzung mit nicht anwesenden Interaktionspartnern, Ehepartnern und Elternfiguren, mit hohem affektivem Lerngewinn. Hier werden wichtige Bedürfnisse und Gefühle erstmals in geschütztem Rahmen formuliert. Dies kann u.U. später mit größerer Sicherheit in die Realität umgesetzt werden (Bellack et al. 1981, Heimberg et al. 1995).

Prinzipien, die dabei eine Rolle spielen können:
- eine adäquate Selbstwahrnehmung;
- Kongruenz;
- Angstbewältigung;
- flexibles Verhaltensrepertoire und
- Einstellungen.

Verbesserung der familiären Interaktion

M Die Einbeziehung des engsten Angehörigen (in der Regel der Ehepartner) ist dann wichtig, wenn problematische depressiogene Verhaltensmuster der Partner sich wechselseitig bedingen.

Inhaltliche Konflikte können dann zu einem negativen Aufschaukelungsprozess führen, wenn sie aufgrund fehlender sozialer Kompetenzen der Partner nicht konstruktiv bearbeitet werden können. Das klagende Verhalten vieler depressiver Patienten führt häufig kurzfristig zu vermehrter Aufmerksamkeit, wobei der Partner eigene Bedürfnisse zurücksteckt und sich zunehmend unwohl fühlt, bis er mit sozialem Rückzug reagiert. Dieser Wechsel zwischen komplementärer Helferrolle und Überforderung ist besonders bei unsicheren und hilfsbereiten Partnern zu beobachten. Unter lerntheoretischer Betrachtung unterliegen die Patienten dadurch einem Prozess **intermittierender Verstärkung** (s. Kap. 17), der Verhaltensweisen bekanntlich besonders löschungsresistent macht und zu stabilisieren vermag.

Aspekte der Durchführung im Verlauf

1. Auswahl der zu bearbeitenden Situationen: der Affekt als Leitprinzip,
2. Exploration der Situation,
3. der zugehörigen Kognitionen und
4. des Verhaltens,
5. Auswahl des nächsten Schrittes,
6. Hausaufgaben als Hilfe für den Transfer,
7. Widerstand, kognitive Mikroanalyse und
8. Adaptation des Vorgehens.

Auswahl der zu bearbeitenden Situationen. Für die Auswahl der anzugehenden Symptome und Situationen sind die Intensität des Affekts, seine Aktualität und sein Beginn maßgeblich. Kognitive und Verhaltensänderungen sind nur Wege zum Ziel der kurz- und langfristigen affektiven Entlastung.
- „Wann ging es Ihnen in der letzten Woche am schlechtesten?"
- „Was hat Sie so belastet?"
- „Was beschäftigt Sie?"
- „Wann hat das angefangen?"

Exploration der Situation. Methoden, um affektiv relevante Situationen und die dazugehörigen Kognitionen, das Verhalten und evtl. physiologische Reaktionen zu erfassen, sind:
- Erinnern und Vorstellen vergangener belastender Ereignisse;
- Stimmungsveränderungen während der Sitzung (Weinen, Lachen usw.);
- Tagesprotokoll negativer Gedanken;
- Selbstbeobachtung (Häufigkeit, Strichlisten);
- Exploration der Bedeutung von Ereignissen;
- Nacherleben vergangener Situationen im Rollenspiel;
- Konfrontation mit dem externen Ereignis.

Exploration der zugehörigen Kognitionen. Kognitionen, automatische Gedanken und Bedeutungen laufen im Sinne eines uns ständig begleitenden „Bewusstseinsstroms" reflexhaft, unfreiwillig und häufig vorbewusst zwischen einem inneren oder äußeren Ereignis und dem nachfolgenden emotionalen Erleben ab und erscheinen subjektiv plausibel. Sie drücken sich in Bildern, Fantasien, Selbstgesprächen, Selbstinstruktionen, persönlichen Interpretationen und idiosynkratischen Bewertungen von Situationen oder Ereignissen aus. Analysieren lassen sie sich anhand einer emotional bedeutsamen auslösenden Situation, wie oben beschrieben, zu der sie direkt erfragt (im Gegensatz zu Deutungen im analytischen Vorgehen) werden können. Im Laufe dieser Exploration werden in der Regel vorher

nicht direkt bewusste Inhalte und Zusammenhänge deutlich.
- „Was ging Ihnen durch den Kopf?"
- „Was haben Sie sich innerlich gesagt?"
- „Welches Bild, welche Fantasie hatten Sie vor Augen?"
- „Was bedeutet das für Sie?"
- „Was ist so schlimm daran?"

Exploration des Verhaltens. Verhaltensweisen des Patienten in der Situation und bisherige Bewältigungsversuche spiegeln das Verhaltensrepertoire und die Angstvermeidungstendenzen, aber möglicherweise auch den realen Mangel sozialer Kompetenz wider.

Auswahl des nächsten Schrittes. Was ist der nächste Schritt? Immer wieder stellt sich die Frage, was der eine nächste Schritt ist, um etwas Hoffnung oder Vertrauen in die eigene Kompetenz zu erfahren. Die Kunst ist es, aus großen Wünschen und langfristigen, schwierigen Zielen den nächsten erreichbaren Schritt abzuleiten, also die Ziele in Teilziele zu zerlegen. Hier ist zu klären, ob die Schwierigkeiten eher kognitiver Art im Sinne einer unrealistischen Wahrnehmung sind oder ob ein eingeschränktes Verhaltensrepertoire bzw. Mangel an sozialen Fertigkeiten im Vordergrund steht (was sich gegenseitig nicht ausschließt). Dies kann eine Bearbeitung automatischer Gedanken, z.B. „Ich habe versagt", oder die Vorbereitung neuer Handlungsstrategien durch Gespräch und Rollenspiel (s.u.) zur Folge haben.

Hausaufgaben als Hilfe für den Transfer. Wichtige Erfahrungen machen Patienten nicht nur in der Therapiestunde mit dem Therapeuten, sondern im Alltag mit wichtigen Bezugspersonen. Zwischen akut Depressiven und chronisch Depressiven findet sich ein wesentlicher Unterschied im Transfer von der Therapiestunde auf die natürliche Umgebung (Fennell u. Teasdale 1982). Der langfristige Therapieerfolg hängt wesentlich davon ab, ob ein Transfer der neuen Erfahrungen in das alltägliche Leben möglich ist. Das Grundprinzip besteht in der Anregung von Gegenerfahrungen zu zentralen kognitiv-emotionalen Schemata. Entscheidend ist aus dieser Sicht **nicht die Länge der Therapie,** sondern ob **schemarelevante Gegenerfahrungen** oder Neuerfahrungen gemacht werden können. Darüber hinaus ist nicht nur die Depressionsabnahme das Ziel, sondern die Rezidivprophylaxe. Hausaufgaben im Sinne „geleiteter Erfahrungen zwischen den Sitzungen" sind daher neben Transparenz und zunehmender Einbeziehung des Patienten wichtiges Hilfsmittel für die Bewältigung von Stimmungsschwankungen nach Therapieende.

Widerstand und kognitive Mikroanalyse. In der Regel treten im Laufe der Behandlung auch Widerstände und Vermeidungsverhalten auf. Es ist einfacher, über Themen zu sprechen, als neue Erfahrungen zu riskieren und über den eigenen Schatten zu springen. Der Fortschritt und die Bearbeitung der Schemata ist jedoch ohne neu „erlebte" Erfahrungen nicht möglich. Wie oben ausgeführt, sind zentrale Schemata durch starkes Vermeidungsverhalten gekennzeichnet.

Adaptationen des Vorgehens. Wir betrachten Therapie als einen Prozess fortlaufender Adaptationen. Die interessantesten Informationen sind dort zu gewinnen, wo es nicht so läuft, wie wir erwarten. Einbrüche und Widerstände sollten daher nicht übergangen, sondern frühzeitig beachtet und ernst genommen werden, da sie ein Zeichen für hohe affektive Beteiligung sind, ohne dass der eigentliche Affekt ausgesprochen wird.
- „War Ihnen das Konzept für die Hausaufgabe klar?"
- „Hatten Sie vor, es auszuprobieren?"
- „Wann haben Sie das letzte Mal daran gedacht?"
- „Was ging Ihnen dabei durch den Kopf?"

Entsprechend der Antworten können Überforderungsängste, motivationale Unklarheiten, Aspekte der therapeutischen Beziehung oder zentrale Schemata herausgearbeitet werden. Im Anschluss an diese Mikroproblemanalyse kann wieder gemeinsam der nächste Schritt überlegt werden, der zielorientierte Neuerfahrung anregen kann. Beck et al. (1996) führen eine Liste möglicher Probleme mit Hausaufgaben auf.

F Durchführung und Verlauf bei Frau K.
Die Anfangsphase. Motivation, Beziehungsangebot, Therapiekonzept, Ziel(um)formulierung, Auswahl des Problems „ich kann nicht", verbunden mit Hilflosigkeit, geringem Antrieb und Morgentief und erste Schritte. Frau K. war zu Beginn der ambulanten Therapie nicht mehr suizidal, litt jedoch unter dem Alleinsein tagsüber. Das Beziehungsangebot, sie in dieser Phase der erneuten Eingewöhnung Zuhause zu unterstützen und die konkrete Vereinbarung von zwei Terminen pro Woche mit dem Ziel, gemeinsam einen Weg zu finden, wie sie aus ihrer Hoffnungslosigkeit wieder herausfinden kann, nahm sie dankbar auf. An der morgendlichen Frühstückssituation sah sie beispielhaft, dass Gedanken wie „Ich kann es nicht, ich schaffe nichts", „Mein Mann liebt mich nicht, und ich bin es auch nicht wert" ihr Gefühl der Niedergeschlagenheit verstärkten und ihr Verhalten hemmten, ihren Mann anzuschauen oder später das Geschirr abzuräumen (Therapiekonzept). Sie formulierte als Therapieziele „Es soll alles wieder so werden wie früher," „Ich möchte, dass mein Mann wieder zärtlich zu mir ist." Diese diffus und passiv formulierten Ziele machten es notwendig, einerseits auf ihre Wünsche einzugehen, andererseits konkretere Zwischenziele zu formulieren und einen ersten Schritt zu überlegen, der geeignet war, ihr generalisiertes Gefühl der Hilflosigkeit, der Wahrnehmung „Ich kann nichts beeinflussen" zu überprüfen. Dies war auch für Ihre Therapiemotivation wichtig. Wir einigten uns auf zwei erste Schritte für die 1. Woche:
1. Im Gespräch und kurzem Rollenspiel in der Stunde bereitete sie sich vor, ihren Mann zu einem einmaligen diagnostischen Gespräch hinzuzubitten (zusätzliche Einschätzung der Paardynamik im Hinblick auf Einzel- oder Paartherapie).
2. Sie sollte einen Test versuchen „Ich kann vielleicht ein kleines bisschen zu meiner Stimmung beitragen."

Beispiel für einen sokratischen Dialog aus dieser Phase
Therapeutin: „Sie sind der Ansicht, dass Sie nichts tun können?"
Patientin: „Ja, ich bin so ausgeliefert. Da ist die Depression. Es ist alles immer so gleich."

Therapeutin: „Wann ist es denn am schlimmsten? Was können Sie denn nicht?"
Patientin: „Ja morgens, dann ist alles wie ein Berg und dieser Druck..., und nach dem Frühstück geh ich wieder ins Bett (weint). Es ist so furchtbar..., ich kann mich zu nichts aufraffen."
Therapeutin: „Haben Sie schon einmal etwas versucht?"
Patientin: „Ja, den Haushalt anzufangen, aber dann überkommt mich dieses Gefühl (seufzt), daß ich doch nicht alles schaffe, und dann kann ich nur die Teller in die Küche bringen."
Therapeutin: „Das schaffen Sie trotz allem?"
Patientin: „Ja, das stimmt. Na ja, das ist ja nichts."
Therapeutin: „Haben Sie einmal versucht, etwas zu tun, was vielleicht etwas angenehmer für Sie wäre?"
Patientin: „Nein, das mach' ich erst nach allem anderen. Aber dazu kommt es ja gar nicht."
Therapeutin: „Was mögen Sie denn ein bisschen oder haben Sie früher gern gemacht?"
Patientin: „Ja, früher hab ich den Hund spazieren geführt. Der bräuchte Auslauf."
Therapeutin: „Könnten Sie sich vorstellen auszuprobieren, ob Sie das schaffen, nach dem Frühstück 15 Minuten mit dem Hund zu spazieren statt gleich wieder ins Bett zu gehen, und zu schauen, ob es Ihre Stimmung irgendwie beeinflusst?"
Patientin: „Ja, ich weiß nicht, Ich glaube nicht, dass es etwas ändert, (zögert)..., aber vielleicht könnte ich es versuchen."
Therapeutin: „Ja, ich bin gespannt, wenn wir uns wiedersehen, zu hören, wie es Ihnen ergangen ist."

Sie versuchte es tatsächlich, und es tat ihr gut, etwas frische Luft zu bekommen und die Erfahrung zu machen, dass sie durch Ihr Verhalten eine kleine Stimmungsänderung induzieren konnte (internale Kontrollattribution für Erfolg und Gegenerfahrung zum Gedanken „ich kann nicht").

In einer 2. Phase ging es um ihr geringes Selbstwertgefühl („Ich kann mich zu nichts aufraffen. Ich bringe nichts zustande"), ihre negative Selbstbewertung und hohen Leistungsstandards bei ihrer Hausarbeit: die Prinzipien der gestuften Aufgaben und positiver Selbstbewertung und Selbstverstärkung für erreichte Teilziele (z. B. 1. Frühstück abräumen, Bett machen, dann Freundin anrufen. 2. Mittagessen überlegen, Sachen rausstellen – ausruhen, Kaffee trinken). Hilfreiche Gedanken waren für sie: „Jeder geputzte Treppenabsatz im Haushalt ist eine Leistung, wenn es einem nicht gut geht, und sollte belohnt werden." Dann wurde vereinbart, um ihre Wahrnehmung zu schärfen (und implizit die Erlaubnis zu erteilen), jedes „ich würde gern" zu protokollieren (3. Woche).

In einer 3. Phase ging es um die Äußerung dieser Wünsche sowohl zu Beginn der Therapiestunde („Was möchten Sie heute besprechen, was ist Ihnen wichtig?") als auch ihrem Mann gegenüber. In Rollenspielen übte die Patientin über mehrere Sitzungen, ihre Wünsche ihrem Mann gegenüber zu äußern, anstatt den Unmut in sich hineinzufressen, aber in ihrer Mimik zu zeigen. Hausaufgaben bestanden darin, zunehmend schwierige Wünsche freundlich und klar zu äußern und ihren Mann nach den seinen zu fragen. Darüber hinaus wollte sie nach seiner Arbeit fragen sowie Vorschläge für gemeinsame Unternehmungen machen. Es fiel ihr sichtlich schwer, ihre Bedürfnisse zu formulieren, so dass die wohlwollende Ermutigung nicht ausreichte, ihr über diese Hürde zu helfen. Eine nähere Exploration ihrer Gedanken und Befürchtungen durch Fragen wie etwa

- „Warum nicht?"
- „Was bedeutet das für Sie?"
- „Und was könnte passieren?"
- „Was befürchten Sie?" etc.

führte zur Herausarbeitung der Annahme „Wenn er mich lieben würde, würde er es merken, ohne dass ich meine Wünsche sagen muss" und „Wenn ich es sage, wird mein Mann mich unweiblich und unattraktiv finden". Erstaunlich war für sie die Erfahrung, dass es nicht aversiv für ihren Mann war, sondern dass er zum Teil direkt auf ihre Bedürfnisse einging und die Abnahme ihres Nörgelns angenehm kommentierte. Frau K. konnte als ihr Muster zunehmend wahrnehmen, wie sie einerseits eigene Wünsche zurückhielt, andererseits bei Nichterfüllung ihrer unausgesprochenen Wünsche in ihrer Mimik sehr anklagend wirkte. In vielen Rollenspielen mit ihrem Ehemann sowie durch Rückmeldung und Nachfragen in der therapeutischen Interaktion versuchte sie zunehmend, ihre sprachlichen und nonverbalen Äußerungen ihrem inneren Empfinden anzupassen und wurde damit immer verständlicher und glaubwürdiger. Ermutigt hierdurch kam sie wieder mit ihrem Mann ins Gespräch und schlug eine gemeinsame abendliche Unternehmung vor. Seine Ablehnung war ein Rückschlag für sie, verbunden mit der Interpretation:

Patientin: „Es stimmt doch, er liebt mich nicht, sonst würde er zustimmen."
Therapeutin: „Das wäre eine Möglichkeit zu denken. Wie kommen Sie darauf?"
Patientin: „Er ist immer bei der Arbeit und kommt seit Wochen erst nach zehn nach Hause."
Therapeutin: „Gibt es weitere ‚Hinweise' für Ihre Annahme: Er liebt mich nicht?"
Patientin: „Ja, er ist so in sich gekehrt und sagt nicht viel und ist ernst."
Therapeutin: „Spricht auch etwas gegen Ihre Annahme?"
Patientin: „Ich weiß nicht, er macht so einen besorgten Eindruck. Ich weiß nicht, wie es ihm mit seiner Arbeit geht."
Therapeutin: „Wie könnten Sie da mehr von ihm erfahren, was seine Gründe sind?"
Patientin: „Ich müsste ihn fragen..., vielleicht nach seiner Arbeit."

Frau K. nahm sich vor, ihren Mann daraufhin anzusprechen und erfuhr von seiner Überforderung, seinen Geldsorgen wegen des Hausbaus und seinem Konflikt zwischen dem Druck vom Chef und den Wünschen seiner Frau. Frau K. war unerwartet entlastet durch seine Offenheit und konnte auf seine Probleme eingehen.

4. Phase. Die Überlegung, auch allein unter Menschen zu gehen, war begleitet von Befürchtungen negativer Reaktionen ihres Mannes. Diese Ängste mussten immer wieder besprochen und schrittweise bewältigt werden. Tatsächliche Fortschritte im autonomen Verhalten führten vorübergehend zur Verunsicherung des Mannes, nach einem diesbezüglichen Gespräch jedoch zu beidseitig mehr Zufriedenheit allein und miteinander. Im Verlauf dieser Phase, die für sie besonders harte Arbeit war, kam sie zunehmend auf ihr Elternhaus zu sprechen, ihre Liebe, aber auch Enttäuschung über den so oft abwesenden Vater und auch über ihre Mutter, die sich so abhängig gemacht hatte und so wenig selbständiges Vorbild für sie war.

Letzte Phase. Vorbereitung der Trennung und Ablösung. Hier reflektierte die Patientin nochmals ihre Erfahrungen aus der stationären und ambulanten Therapie, in welchen Zielbereichen sie Fortschritte gemacht hatte, was sie selbst dazu beigetragen hatte, welche sozialen Kontakte sie hatte, wo sie persönlich offen sprechen konnte und welche Bewältigungsstrategien sie für zukünftige Krisen zur Verfügung hatte. Die Termine waren jetzt 2- bis 3-wöchig. Sie hielt zum üblichen Therapietermin zwischendurch „Beratung-mit-sich-selbst", wobei sie innere Bilder zu Hilfe nahm. Ihr Mann kam zu einem Teil des Abschlußgespräches, in dem Freude über das Bewältigte und Trauer um den Abschied sich mischten, dazu und berichtete von den Veränderungen seiner Frau und ihrer Beziehung, ohne dass eine Paartherapie dazu notwendig gewesen war.

1-Jahres-Katamnese. Ein Katamnesegespräch nach einem Jahr ergab eine Stabilität ihres Befindens. Da sie ihren Anteil an den Fortschritten während der Therapie gesehen hatte, gelang es ihr auch, die angeschnittenen Themen weiter zu entwickeln.

Kognitive Verhaltenstherapie bei rezidivierenden und chronischen Depressionen

Kognitive Verhaltenstherapie wird aufgrund bisheriger Studien für chronifizierte Depressionen empfohlen, die großes Leid für Betroffene wie für ihre Angehörigen darstellen. Wenngleich ihre Behandlung erwartungsgemäß schwieriger und die Erfolgsrate insgesamt niedriger ist als bei akuten, können auch bei sehr schwierigen Krankheitsverläufen mit langwieriger Vorgeschichte sowie Therapieresistenz auf Antidepressiva gute und anhaltende Besserungen durch kognitive Verhaltenstherapie erzielt werden (Scott 1992, Zimmer et al. 1992). Auch bei **geriatrischen Patienten** scheint kognitive Verhaltenstherapie nach den bisherigen angloamerikanischen Studien neue Möglichkeiten der Therapie aufzuzeigen (einen Überblick geben Fuchs u. Zimmer 1992, Hautzinger 2000) jedoch erfordert diese Patientengruppe Adaptationen des herkömmlichen Ansatzes im Hinblick auf kognitive Funktionen und körperliche Einschränkungen.

Spezielle Charakteristika chronifizierter Krankheitsverläufe. Folgende Aspekte müssen dabei in Betracht gezogen werden:
- *Psychopathologie*: der hohe Anteil an Komorbidität mit Panik, Alkohol- und Sedativamissbrauch, Selbstwertproblematik, Verlust der Lebensfreude und Hoffnungslosigkeit mit Suizidtendenzen bei zunehmender Chronifizierung aufgrund der gescheiterten Vorbehandlungen.
- *Persönlichkeit*: Neurotizismus, Introversion, Beziehungsschwierigkeiten und ambivalente Therapiemotivation erschweren einen psychotherapeutischen Zugang.
- *Psychosoziale Belastungsfaktoren* wie multiple Verluste, Tod oder körperliche Krankheit des Patienten oder Partners stellen besondere Probleme dar.

Schlussfolgerungen werden für die **Adaptation therapeutischer Interventionen** hinsichtlich Setting, Dauer, Konzept und Inhalten bei dieser Patientengruppe gezogen (Zimmer u. Heimann 1995). Ähnlichkeit gibt es zu den neueren Behandlungsansätzen der Persönlichkeitsstörungen (Beck u. Freeman 1999, Fiedler 2001), auf die hier nur verwiesen werden kann. Dem zeitlichen Aspekt sowie Trauer und Trennungsbewältigung kommt hier eine besondere Rolle zu (Zimmer 1999).

Setting, Dauer und Verlauf. Um beidseitige Demoralisierungen zu vermeiden, muss der Therapeut auf Selbstwertprobleme, Passivität und Motivationsprobleme ebenso vorbereitet sein wie auf langsame Fortschritte. Intensivere Kontaktdichte, längere Therapie und eine begrenzte Milieuveränderung durch ein stationäres Setting können hilfreich sein. Anhedonie und dysfunktionale Einstellungen sind als wichtige prognostische Faktoren in der Therapie zu berücksichtigen.

Therapeutische Beziehung. In der therapeutischen Beziehung spiegeln sich – ähnlich wie bei Persönlichkeitsstörungen – die chronifizierten Schemata. Sie ist daher immer wieder zentrales Thema. Stabilität, Geduld und ein realistischer Optimismus sind notwendig, um nicht dem Ansteckungseffekt von Hilflosigkeit und Resignation zu erliegen.

Therapiekonzept und Kooperation. Bei einer komplexen Behandlungsstrategie unter Beteiligung mehrerer Therapeuten oder stationärer Teams ist eine gute Kooperation der Beteiligten wichtig, um dem Patienten ein integriertes Therapiekonzept vermitteln zu können. Die skizzierte komplexe Symptomatik erfordert mehr Zeit und eine besonders sorgfältige Analyse der funktionalen Zusammenhänge.

Therapieelemente. Oftmals müssen wegen der hohen Komorbidität mit zusätzlicher Angst- oder Abhängigkeitssymptomatik (vgl. Kap. 23 u. Kap. 37) zusätzliche Verfahren hinzugezogen werden.

Interaktionelle Fertigkeiten und soziale Faktoren. Beispielsweise die Partnerdynamik und sekundäre familiäre Probleme bilden besondere, die chronische Depression aufrechterhaltende, Belastungsfaktoren. Klare, respektvolle Kommunikation sind dabei Voraussetzung für die Bearbeitung zentraler Beziehungskonflikte im Umgang mit Nähe/Distanz oder Abhängigkeit/Unabhängigkeit (Zimmer 1985).

Kombination mit Psychopharmaka. Grundsätzlich ist auch an eine mögliche Kombination mit psychopharmakologischer Behandlung zu denken, sofern ein Krankheitskonzept hierzu vermittelt werden kann, das beide Therapiearme sinnvoll miteinander verbindet (Heimann u. Zimmer 1991).

Speziell für rezidivierende Depressionen wurde das 8-wöchige Gruppenprogramm der MBCT („Mindfulness-Based Cognitive Therapy") entwickelt, das zum Ziel hat, durch intensive Übungen eine bestimmte Form der Aufmerksamkeitslenkung zu lehren, die den Erlebnisinhalten des gegenwärtigen Augenblicks eine bewusste und nicht wertende Aufmerksamkeit schenkt. (Übungen sind z. B. „body scan" im Liegen, Atemmeditation („Wenn Du 100-mal abschweifst, kehre 100-mal zurück.)", informelle Übungen der Achtsamkeit im Alltag, „Atemraum" (mehrfach im Tagesablauf), und kognitiv-verhaltenstherapeutische Elemente (s. o.). Zum Überblick s. Heidenreich u. Michalak 2003.

Die Wirksamkeit wurde in zwei randomisierten kontrollierten Studien untersucht. (Teasdale et al 2000) verglichen „treatment-as-usual"(TAU) mit zusätzlicher MBCT und fanden ca. 50% weniger Rezidive bei zusätzlicher MBCT innerhalb von 60 Wochen bei Patienten mit 3 und mehr Rezidiven in der Anamnese. Eine Replikationsstudie von Ma u. Teasdale 2004) erbrachte das gleiche Befundmuster.

Als mögliche Wirksamkeitsmechanismen zeigten sich eine Reduktion des übergenerellen autobiografischen Gedächtnisses sowie das Erlernen neuer Fähigkeiten und die akzeptierende Grundhaltung (Williams et al 2000) sowie eine Zunahme von „metacognitive awareness" (Teasdale et al 2002), der Fähigkeit zu einer disidentifizierenden Haltung gegenüber den Kognitionen.

Speziell für chronische Depressionen wurde das CBASP („Cognitive Behavioral Analysis System of Psychotherapy") entwickelt. Hauptziel dieses Ansatzes ist, dass Patienten ihr interpersonelles Verhalten mit den beobachteten spezifischen Konsequenzen in Verbindung bringen und durch die wiederentdeckte Fähigkeit, zielorientiert zu handeln, ihre Verbindung zur Umwelt wieder wahrnehmen können. Die wesentliche therapeutische Intervention zur Revision des Denkens und Aufhebung des Vermeidungsverhaltens ist das Einüben von Situationsanalysen, das ca. 75% der Therapiezeit in Anspruch nimmt. Hierbei handelt es sich immer um wesentliche, klar umgrenzte interpersonelle Situationen. Manual in Deutsch (McCullough 2006).

In einer sehr großen kontrollierten Studie wurde CBASP mit antidepressiver Pharmakotherapie (SSRI, Nefazodone) sowie einer Kombination beider Therapien verglichen. Es konnte ein klinisch signifikanter additiver Effekt zu psychopharmakologischer Behandlung wahrscheinlich gemacht werden (Keller et al. 2000). CBASP ist zudem besonders erfolgreich bei Patienten mit frühen Traumatisierungen, wie Nemeroff et al. (2003) zeigen konnten.

25.9 Evaluation

Für die Behandlung von Patienten mit depressiven Störungen ist neben dem Einsatz allgemeiner psychodiagnostischer Instrumente die Anwendung störungsspezifischer Verfahren mindestens vor und nach Therapie wünschenswert. Es ist dabei sinnvoll, die zu verwendenden Erhebungsinstrumente zu vereinheitlichen, weswegen an dieser Stelle Vorschläge gemacht werden (Sammet 2000).

Selbstbeurteilungsskalen

Beck-Depressions-Inventar BDI. Der Patient stuft sich bei 21 Gruppen von Aussagen über depressive Symptome auf einer 4-stufigen Skala ein. Der BDI wurde in praktisch allen randomisierten Therapievergleichsstudien eingesetzt. Als Cut-off-Punkt für eine klinische Depression gilt meist ein Wert von 18 Punkten (Beck et al. 1961, dt. Hautzinger et al. 1995).

Die Symptom Checklist 90R. Die SCL 90R, deren Depressionsskala hoch mit dem BDI-Summenwert korreliert (ca. r = 0,8) wird besonders häufig eingesetzt (Franke 2002). Sie erfasst in insgesamt neun Skalen wesentliche psychopathologische Phänomene und hat sich zum Standardinstrument für die fragebogengestützte Erfassung von Therapieergebnissen entwickelt. Kriterien zur Bestimmung signifikanter Veränderungen liegen vor (Schauenburg u. Strack 1998).

Tübinger Anhedonie-Fragebogen – TAF. Dieser Fragebogen erfasst das Kernsymptom der Depression unter den therapierelevanten Aspekten „Verlust der Freude und des Interesses". Er umfasst 55 Items und hat sich für die Rezidivprophylaxe und Prädiktion von Remission, auch bei chronischen Depressionen, bewährt. (Zimmer 1990b).

Fremdeinschätzungsskalen

Hamilton Depression Scale. Der HAMD (Hamilton 1960) ist eine Fremdbeurteilungsskala zur quantifizierten Beurteilung depressiver Symptomatik. Aufgrund eines klinischen Interviews schätzt der Diagnostiker den Schweregrad von insgesamt 21 vorgegebenen depressiven Symptomen ein. Die Anwendung erfordert ein Training und kann in der Durchführungsdauer erheblich variieren.

Montgomery-Åsberg Depression Rating Scale. Die MADRS (Montgomery u. Åsberg 1979) ist ebenfalls ein Fremdbeurteilungsinstrument zur psychometrischen Beurteilung depressiver Symptome. Auf der Grundlage einer Exploration schätzt der Beurteiler bei 10 Items mit einer Ausprägung zwischen 0 und 6 den Schweregrad des jeweiligen Symptoms ein.

Relevanz für Studien. Der Einsatz von Fremdeinschätzungsinstrumenten ist für Studien relevant. Eine standardisierte Prä-Post-Messung von depressiven Symptomen findet augenblicklich im Bereich der ambulanten Versorgung kaum statt. Es ist davon auszugehen, dass zukünftig diese Form von Qualitätssicherung eine größere Rolle spielen wird. Bei einem routinemäßigen Einsatz werden dann bekannte methodische Probleme zu berücksichtigen sein. Insbesondere wird die Unterscheidung von statistisch und klinisch signifikanten Veränderungen wichtig sein. Bisherige Erfahrungen zeigen, dass mit Fragebögen erhobene Patienteneinschätzungen ein erstaunlich gutes Abbild des inneren Befindens und damit beispielsweise auch der Rückfallgefahr geben können. Weiterführende Literatur: Collegium Internationale Psychiatriae Scalarum – CIPS 1996, Hank et al. 1990, Stieglitz u. Baumann 1994, Hautzinger u. Meyer 2002).

Tabelle 25.4 Gegenüberstellung von psychodynamisch-psychoanalytischen Verfahren und Verhaltenstherapie bei der Behandlung von Depressionen

Theoretische Konzepte

spezifisch für psychodynamisch-psychoanalytische Verfahren	ähnlich/übereinstimmend	spezifisch für Verhaltenstherapie
Zentrales Persönlichkeitsmerkmal von zu Depressionen neigenden Menschen ist eine ungenügende Verarbeitung des depressiven Grundkonflikts von Bindungswunsch und Autonomiestreben bzw. -angst. Dieser Grundkonflikt kann regressiv (phobisch, gehemmt, anklammernd) oder (pseudo)progressiv (narzisstisch, schizoid, zwanghaft-autonom) verarbeitet werden. Auslösende Konfliktsituationen führen dazu, dass die Verarbeitungsmuster (Abwehrmechanismen, Beziehungsmuster) zur Stabilisierung des fragilen Selbstgefühles nicht ausreichen. Es kommt zur depressiven Dekompensation.		Im Vordergrund steht das Verständnis der depressiogenen kognitiv-emotionalen Schemata, die als ursächliche und aufrechterhaltende Mechanismen gesehen werden (gelernte Hilflosigkeit, problematische Selbstregulation, Verstärker-Verlust-Modell, beeinträchtigte interaktionelle Kompetenz).
	Diagnostik Orientierung an gängigen Diagnosekriterien und ggf. Einsatz von Fremd- und Selbstbeurteilungsverfahren. Abklärung der Suizidalität. Reflexion von Indikation/Kontraindikation für das angebotene Verfahren.	
	Anfängliches Vorgehen In der akuten Depression sind stützende Entlastung, Strukturierung, Informationsvermittlung und Zielbestimmung sowie die Festlegung des Behandlungsrahmens zentrale Aspekte des Vorgehens. In der Depressionstherapie geht es um eine geduldige Kontaktaufnahme, begleitet von einer Balance von Akzeptanz und vorsichtiger Konfrontation mit ungünstigen Interaktionsmustern. Das wiederholte Durcharbeiten depressiogener Alltagserfahrungen hat einen hohen Stellenwert.	
Erstellung von Leithypothesen auf psychodynamischer Basis, Überprüfung der Hypothesen anhand der Lebensgeschichte und der in Übertragung und Gegenübertragung abgebildeten Interaktion.	**Therapieplanung**	Differenzierte Problemanalyse: Funktionale Zuordnung der Symptome und Problembereiche, die anhand des therapeutischen Prozesses und der Biografie validiert werden.
Schaffung eines Raums für *freie Assoziationen*, in psychoanalytischen Therapien insbesondere mit Bezug auf die therapeutische Beziehung. Möglichkeit der Entfaltung „verbliebener Kindlichkeit", z. B. durch Erzählen von Träumen oder Schilderung zurückliegender Interaktionserfahrung.	**Förderung der Selbstwahrnehmung** Ich-Stärkung bzw. Aufmerksamkeitslenkung auf positive Selbstkonzeptanteile. *Psychodynamische Theorie und Verhaltenstherapie*: Exploration von belastenden Situationen bzgl. Begleitaffekten, Selbstkonzepten und maladaptiven Schemata.	Anregung zur Selbstbeobachtung mittels Aufgaben und Protokollführung zwischen den Sitzungen. Dezidierte Erarbeitung von Therapiezielen und deren Zerlegung in Teilziele. Explizite Anregung befriedigender und verstärkender Aktivitäten, Aufbau von Genussfähigkeit.

Tabelle 25.4 Fortsetzung.

Theoretische Konzepte

ähnlich/übereinstimmend	spezifisch für psychodynamisch-psychoanalytische Verfahren	spezifisch für Verhaltenstherapie
Bewusstmachen und Ändern psychischer Muster	Klärung und Benennen von Gefühlen und verdeckten Motiven, Erkennen von ungünstigen Abwehrmechanismen. In der psychoanalytischen Therapie Analyse und Deutung der Übertragungsbeziehung, in psychodynamischen Therapien allenfalls Ansprechen „blockierender" Aspekte der therapeutischen Beziehung. Bei regressiven Verarbeitungsformen Fokussierung auf Selbstaktualisierung, Ambivalenzerleben und Trennungsschuld, bei autonomen Verarbeitungsformen Fokussierung auf hohe Selbstanforderungen, vordergründige Ablehnung von Bindung und Abhängigkeit Verstehen der Selbstwertproblematik und der Kränkbarkeit, Bearbeitung des Musters der Wendung gegen das Selbst. Versöhnung mit Begrenzungen, Annehmen von Schwächen.	*Sokratischer Dialog* zur Erfassung subjektiver Bedeutung von Ereignissen. *Empirischer Dialog* zur Überprüfung der (negativ verzerrten Wahrnehmungen der Realität) Aufdecken formaler Denkfehler bzw. dysfunktionaler Grundannahmen, z. B. durch Analyse negativer Kognitionen, Realitätsprüfung, Modifikation, Umstrukturierung, Distancing, Rollenspiele. Suche nach schemainkongruenten neuen emotionalen Erfahrungen in der therapeutischen Beziehung und im Alltag, Aufarbeitung ungünstiger Selbstbestrafungsmuster, Habituationserfahrung bei Bewältigung starker Ängste oder Trauer.
Aufbau neuer Verhaltensweisen	Erproben neuer Reaktionen im Rahmen der therapeutischen Beziehung und im Alltag. Identifikation mit bestimmten Persönlichkeitsaspekten des Therapeuten (Modelllernen).	Erlernen neuer Verhaltensweisen durch imaginatives Probehandeln, Rollenspiel, Lernen am Modell, Lernen in kleinen Schritten, systematische Rückmeldung durch Anerkennung und Verstärkung, systematischer Transfer in den Alltag. Schrittweise Reduktion von Vermeidungsverhalten
Wichtige Themen Abgrenzung Enttäuschung Trennungsangst Scham Ärger Selbstwertproblematik Ambivalenz		
Reflexion der therapeutischen Beziehung Gute Vorbereitung der Ablösung	*Psychodynamische Therapie:* Eher unterstützende Funktion der Beziehung und gelegentliche Rückmeldung von Gegenübertragungserleben zur Klärung maladaptiver Interaktionen. *Psychoanalytische Therapie:* Intensivere Analyse positiver und negativer Übertragung mit dem Ziel, z. B. Über-Ich-Strenge zu mildern.	Erkennen zentraler Bedürfnisse und Ängste in der therapeutischen Beziehung, Ansteckungseffekte von chronifizierten Schemata werden reflektiert, systematische Erfragung von Rückmeldungen. Gemeinsame Stundenstrukturierung, Vorbereitung der Ablösung.

Verhaltenstherapie und analytisch begründete Psychotherapie bei unipolaren, nichtpsychotischen Depressionen haben sich gut bewährt und sind nach heutigem Stand der Forschung in ihrer akuten Wirkung vergleichbar mit Pharmakotherapie. Während Antidepressiva unter Umständen schneller wirken und den Patienten aktuell entlasten können, hat sich der längerfristige Vorteil von Psychotherapie z. B. durch eine geringere Rückfallrate gezeigt. Eine Kombinationsbehandlung ist bei entsprechender Indikation möglich, wobei auf ein einheitliches Konzept für den Patienten zu achten ist. In der akuten Depression sind stützende Entlastung, Strukturierung, Informationsvermittlung und Zielbestimmung sowie die Festlegung des Behandlungsrahmens zentrale Aspekte des Vorgehens. In beiden Therapieverfahren ist die Beachtung interpersoneller Erfahrungen und Muster, nicht nur bei chronisch Depressiven, von besonderer Bedeutung. In der psychodynamischen und psychoanalytischen Therapie kann bei regressiven Verarbeitungsformen u. a. eine Fokussierung auf Selbstaktualisierung, Ambivalenzerleben und Trennungsschuld sinnvoll sein. Bei autonomen Verarbeitungsformen sollten die hohen Selbstanforderungen und die vordergründige Ablehnung von Bindung und Abhängigkeit beachtet werden. Depressive Residualsymptomatik, dysfunktionale Grundeinstellungen und residuale Anhedonie sind Risikofaktoren für spätere Rückfälle. Daher sollten Genussfähigkeit/Lebensfreude auf der Verhaltens- und kognitiven Ebene in der Therapieplanung besonders berücksichtigt werden. Neben spezifischen Interventionen geht es in der Depressionstherapie um eine bestimmte Art von geduldiger und eingestimmter Kontaktaufnahme („Attunement"), begleitet von einer Balance von Akzeptanz und vorsichtiger Konfrontation mit ungünstigen Interaktionsmustern. Das wiederholte Durcharbeiten und das Erarbeiten der Bewältigung depressiogener Alltagserfahrungen haben einen hohen Stellenwert. Spezifische Begegnungsmomente erfordern eine spontane Authentizität auf Seiten des Therapeuten, die zu einer wirksamen Veränderung der Beziehungsmuster führen kann. Die Dauer der Therapie wird für Patienten mit einer hohen Vulnerabilität für Depressionen eher langfristiger angelegt sein. Niederfrequente Begleitung im Anschluss an eine Therapie kann für Risikopatienten sinnvoll sein.

26 Posttraumatische Störungen

A. Möllering

> „Ich wusste, das wird immer an mir kleben, ich werde mich immer für das schuldig fühlen, was ich mit mir machen lassen musste, um zu überleben. Und meine Worte verstummten, bis heute habe ich darüber nicht sprechen können."
>
> Dies sind die Worte einer Frau, die als junge Frau 60 Jahre zuvor direkt nach Ende des Zweiten Weltkriegs zahllose Vergewaltigungen über sich ergehen lassen musste.

Die Posttraumatische Belastungsstörung wurde 1980 erstmals als „posttraumatische Belastungsreaktion akut" (308.30) und „posttraumatische Belastungsstörung chronisch oder verzögert" (309.81) in das DSM-III (American Psychiatric Association 1980) aufgenommen und auch ins DSM-IV 1994 übernommen. Im ICD-10 (WHO 1993) findet sie sich derzeit unter F43.1. Sie ist eine mögliche Folgekrankheit nach traumatischen Erfahrungen, allerdings ist nach traumatischen Ereignissen nahezu das gesamte Spektrum an psychischen Erkrankungen möglich. Hierauf soll im Weiteren genauer eingegangen werden. Doch werfen wir zunächst einen kurzen Blick auf die Historie der Psychotraumatologie.

26.1 Historie

Von Anbeginn an war die Menschheit mit Erlebnissen konfrontiert, die heute als traumatische Ereignisse eingestuft werden. Und immer hat es Bewältigungsmuster gegeben, um mit diesen Erfahrungen leben zu können, bei weitem nicht jede/r wurde hierdurch krank. Aber gleichzeitig gibt es vielfältige Erfahrungen, Beobachtungen und Beschreibungen, dass Menschen nach traumatischen Ereignissen Auffälligkeiten und Erkrankungen entwickeln. Dennoch gab es bis in die Mitte des 20. Jahrhunderts hinein eher eine Kultur der Verleugnung und Verharmlosung dieses Themas. Eine Haltung, die sich eindrucksvoll auch in der Geschichte der Psychotraumatologie widerspiegelt. So beschrieb bereits Mitte des 19. Jahrhunderts der französische Psychiater Briquet (1859) hysterische Symptome bei seinen PatientInnen, als deren Ursache er in vielen Fällen traumatische Ereignisse annahm. Eine eindrucksvolle Dokumentation gerichtsmedizinischer Untersuchung zu Missbrauch und Misshandlungen bei Kindern war dann bereits 1860 bei Ambroise Tardieu, einem französischen Gerichtsmediziner, zu finden (s. Roche et. al 2005). Doch schon 1880 hielt Alfred Fournier einen Vortrag vor der Académie de Medicine mit dem Titel „Simulation d´attentas vénériens sur de jeunes enfants" (Vortäuschung von sittlichen Übergriffen auf Kinder). Diese Form der Gegenbewegung gegen die Bewusstmachung traumatischer Erfahrungen spiegelt sich auch im weiteren Verlauf wider. So beschrieb Freud, der ebenso wie Pierre Janet bei dem berühmten Neurologen Charcot lernte, zunächst noch eine Traumaätiologie seiner beobachteten hysterischen Symptome (Freud 1895d), um diese dann 1897 zumindest scheinbar aufzugeben. Pierre Janet, ebenfalls ein Schüler Charcots, hingegen beschrieb 1889 eine – wenn auch über viele Jahrzehnte in Vergessenheit geratene, so doch heute noch gültige – Theorie der Verarbeitungsprozesse traumatischer Erfahrungen im Sinne einer Unfähigkeit der Integration des traumatischen Ereignisses in bestehende kognitive Strukturen, und führte somit den Begriff der Dissoziation ein. Auch wenn sich Freuds Konflikttheorie im Weiteren in der Psychoanalyse durchsetzte, gab es immer wieder Analytiker, die den Schwerpunkt auch auf reale Traumatisierungen legten. Erwähnt werden soll hier v.a. Sandor Frerenczi (1933). Erstmalig wurden dann im Rahmen des Ersten Weltkriegs sog. „Kriegszitterer" beschrieben; Soldaten, die von der Front kamen und unter unerträglichen Symptomen, u.a. in Form von Zittern, litten. Hermann Oppenheim hatte postuliert, dass diesen Kriegsneurosen eine im Gehirn zu lokalisierende organische Ursache zugrunde liege (1899). Vielfältig wurde den Betroffenen aber vorgeworfen, dass sie sich lediglich vor dem Kriegseinsatz drücken wollen. Auch die Folgen des Zweiten Weltkriegs mit vielfältigen Traumatisierungen bewegten sich weiterhin im Spannungsfeld zwischen Anerkennung von Traumatisierungen und Traumafolgen (Eissler 1963) sowie Verleugnung und Bagatellisierung dieser Umstände. Lange ging man davon aus, dass „seelisch Gesunde" auch durch Extrembelastungen nicht krank werden können. Eine deutliche Veränderung der Sichtweise gerade auch von Kriegstraumatisierungen begann dann mit ersten eindrucksvollen Studien zu Vietnamveteranen, die oftmals eine Vielzahl schwerer posttraumatischer Symptome aufwiesen. Die hervorzuhebenden Untersuchungen von Kempe et al. (1962) zum Thema der physischen Misshandlung von Kindern („battered child syndrome"), die Frauenbewegung der 1980er Jahre, die zunehmende Beschäftigung mit Großschadensereignissen (Ramstein, Eschede, Erfurt etc.), mit Terrorgefahren (11. September 2001 etc.) und mit Naturkatastrophen (Tsunami in Asien 2004 etc.) führte darüber hinaus zu immer mehr Wissen um Traumatisierungen und Traumafolgestörungen sowie zur Entwicklung fortschrittlicher Behandlungskonzepte. Dennoch ist auch heute die Polarisierung zwischen Anerkennung traumatischer Ereignisse (immer auch verbunden mit der Gefahr der Überbewertung) und der Verleugnung von Traumatisierungen und Traumafolgestörungen zu beobachten.

26.2 Diagnostik

Wichtig für die Diagnostik von Traumafolgestörungen ist das Vorliegen eines oder mehrerer traumatischer Ereignisse (wobei bereits bei der nachfolgenden Fokussierung auf verschiedene Klassifikationssysteme deutlich wird, dass der Traumabegriff teils unterschiedlich verwendet wird). Goldene Regel im Umgang mit Traumatisierten ist die vorsichtige Annäherung an das Traumathema. Ein zu rasches, direktes oder vertieftes Erfragen traumatischer Erfahrungen kann zu einer schweren Dekompensation führen. Gleichwohl ist es nicht sinnvoll bei Vorliegen von Symptomen, die ansonsten oft als Traumafolgen zu beobachten sind, zwangsläufig auf ein oder mehrere zugrunde liegende traumatische Erfahrungen zu schließen. Selbst dann nicht, wenn man heutzutage weiß, dass traumatische Erfahrungen u. U. für Jahrzehnte einer Amnesie unterliegen können. Bei aller Schwierigkeit, durch das direkte Erfragen traumatischer Ereignisse eine Destabilisierung herbeiführen zu können, ist es unter bestimmten Umständen doch erforderlich nachzufragen, da traumatische Erfahrungen oft nicht direkt benannt werden, z.B. dass sie amnestisch belegt sind oder auch aufgrund einer Schuld- und/oder Schamproblematik. Neben der klinischen Diagnostik ist es auch möglich, unterstützend Fragebögen und strukturierte Interviews einzusetzen, wobei strukturierte Interviews oftmals viel genauer sind, jedoch einen recht großen Aufwand bedeuten und einer intensiven Schulung bedürfen.

Instrumente

Es sollen nur einige Instrumente beispielhaft vorgestellt werden (Tabelle 26.1):
- IES (*Impact of Event Scale*; Horowitz et al. 1979, revidierte Fassung von Weiss u. Marmar 1996, deutsche revidierte Version von Maercker u. Schützwohl 1998), als ein Selbstbeurteilungsmaß zur Erfassung posttraumatischer Belastungsreaktionen;
- PDS (*Posttraumatic Stress Diagnostic Scale*; Foa et al. 1997) als Screeninginstrument, das eine vollständige Übereinstimmung mit dem DSM-IV zeigt;
- PTSS-10 (*Posttraumatic Stress Scale*; Raphael et al. 1989), als kurzes Screeninginstrument zur Erfassung allgemeiner Traumasymptome;
- ETI (*Essener Traumainventar*; Tagay et al. 2007), als ein Selbstbeurteilungsinstrument zur Erfassung psychotraumatischer Ereignisse und posttraumatischer Störungen nach den Diagnosekriterien des DSM-IV;

Tabelle 26.1 Strukturierte Interviews und Selbsteinschätzungsfragebögen zu Posttraumatischen Störungen (Tagay et al. 2009)

Strukturierte Interviews	Abkürzung	Autoren	Klassifikationssysteme
Strukturiertes Klinisches Interview für DSM-IV	SKID	Wittchen et al. (1997)	DSM-IV
Diagnostisches Interview bei Psychischen Störungen	DIPS	Schneider u. Margraf (2002)	DSM-IV-TR
Clinician-Administered PTSD Scale (sehr häufig im Einsatz)	CAPS	Blake et al (1995)	DSM-IV
Interview zur komplexen Posttraumatischen Belastungsstörung (derzeit das einzige deutschsprachige Interview zur Diagnose der komplexen PTSD)	I-kPTBS	Baroske-Leiner et al. (2008)	unspezifisch
Selbsteinschätzungsfragebögen			
Posttraumatic Stress Disorder Scale (häufig im Einsatz, Subskalen: Intrusionen, Vermeidung, Übererregung)	PDS	Foa et al (1997)	DSM-IV
Impact of Event Scale-Revised (sehr häufig im Einsatz; Subskalen: Intrusionen, Vermeidung, Übererregung)	IES-R	Maercker u. Schützwohl (1998)	unspezifisch
Posttraumatische Stress-Skala-10 (häufig im Einsatz)	PTSS-10	Raphael et al. (1989)	unspezifisch
Essener Trauma-Inventar (differenziert zw. persönlich und nicht persönlich erlebte Traumata, erfasst auch körperliche Beschwerden nach Traumatisierung; Subskalen: Intrusionen, Vermeidung, Übererregung, Dissoziation)	ETI	Tagay et al. (2007)	DSM-IV

- FDS (Freyberger et al. 1998), als Screeninginstrument zur Erfassung verschiedener dissoziativer Phänomene einschließlich Depersonalisation und Derealisation, auch als Kurzversion FDS-20 (Spitzer et al.2004);
- SKID-PTSD (*Strukturiertes Klinisches Interview für DSM-IV-PTBS Störungen*; Spitzer et al 1990);
- SKID-D (*Strukturiertes Klinisches Interview für DSM-IV-Dissoziative Störungen*; Gast et al. 2000);
- CAPS (*Clinican administered PTSD Scale*; Blake et al. 1995; dt. Übers. Schnyder und Moergeli 2002), als ein strukturiertes Interview zur Messung der Häufigkeit und Intensität von PTBS-Symptomen.

26.3 Mögliche Traumafolgestörungen

Die Lebenszeitprävalenz für die Entwicklung einer PTBS (AWMF-Leitlinien) von 7,5% unter Berücksichtigung der Annahme, dass mindestens die Hälfte der Menschen mindestens ein traumatisches Ereignis in ihrem Leben gemäß der DSM-IV Traumakriterien erleiden (Kessler et al. 1995; Breslau et al. 1998), zeigt, dass viele von ein oder mehreren traumatischen Ereignissen betroffene Menschen keine umschriebene Traumafolgestörung wie die PTBS entwickeln. Dennoch ist zu beobachten, dass letztendlich neben den umschriebenen Traumafolgestörungen, die insbesondere in der Kategorie F43 des ICD-10 abgebildet werden, ganz unterschiedliche psychische Erkrankungen in Folge von Traumatisierungen möglich sind. Hier sind beispielsweise folgende Krankheiten zu beobachten (s. auch **Abb. 26.1**):

- Depressionen,
- Angststörungen,
- Zwangserkrankungen,
- somatoforme Störungen,
- stoffgebundene und nichtstoffgebundene Süchte (hier insbesondere auch Essstörungen),
- dissoziative Störungen,
- psychotische Störungen,
- Persönlichkeitsstörungen etc.

> **M** Generell gilt, dass das Symptomspektrum nach traumatischen Erfahrungen sehr unterschiedlich sein kann: Teilweise imponieren die eher „klassischen" Traumasymptome wie Intrusionen (das traumatische Ereignis wird auf verschiedene Art und Weise immer wieder erlebt, sei es durch Bilder, Geräusche, Gerüche, Körpererleben oder auch Gefühle oder Gedanken etc.) oder traumaassoziiertes Vermeidungsverhalten, z. T. finden sich aber auch Symptome, die nicht immer direkt als Traumafolgesymptome zu identifizieren sind, wie etwa körperliche Symptome oder aggressives Verhalten. Manche Menschen reagieren auf traumatische Ereignisse mit einer eher „sympathogenen" Reaktion, d. h. sie zeigen klassischerweise die „typischen" Stresssymptome. Andere hingegen reagieren eher „parasympathogen", d. h. zum Teil wie betäubt (bis hin zu ausgeprägten Lähmungen), scheinbar gefühllos, kalt, wie „erstarrt". Diese Reaktionsmuster sind in der traumatischen Situation für die Betroffenen nicht bewusst zu beeinflussen. Für die Therapie ist es aber wichtig, um diese unterschiedlichen Reaktionswege zu wissen.

Bedeutend – gerade auch für therapeutische Interventionen – ist es auch, zu berücksichtigen, ob es sich eher um umschriebene, singuläre traumatische Ereignisse handelt (sog. Typ-I-Traumata) oder um kumulative, manchmal schon in frühester Kindheit einsetzende und sich u. U. wiederholende Traumata (sog. Typ-II-Traumata).

Die folgende Abschnitte (F43 bis F62) entstammen der ICD-10-GM-Vorabversion 2012 (vorläufige Fassung) des Deutschen Instituts für Medizinische Dokumentation und Information (www.dimdi.de).

F43 Reaktionen auf schwere Belastungen und Anpassungsstörungen

Die Störungen dieses Abschnittes unterscheiden sich von den übrigen, nicht nur aufgrund der Symptomatologie und des Verlaufs, sondern auch durch die Angabe von ein oder zwei ursächlichen Faktoren: ein außergewöhnlich belastendes Lebensereignis, das eine akute Belastungsreaktion hervorruft, oder eine besondere Veränderung im Leben, die zu einer anhaltend unangenehmen Situation geführt hat und eine Anpassungsstörung hervorruft. Obwohl we-

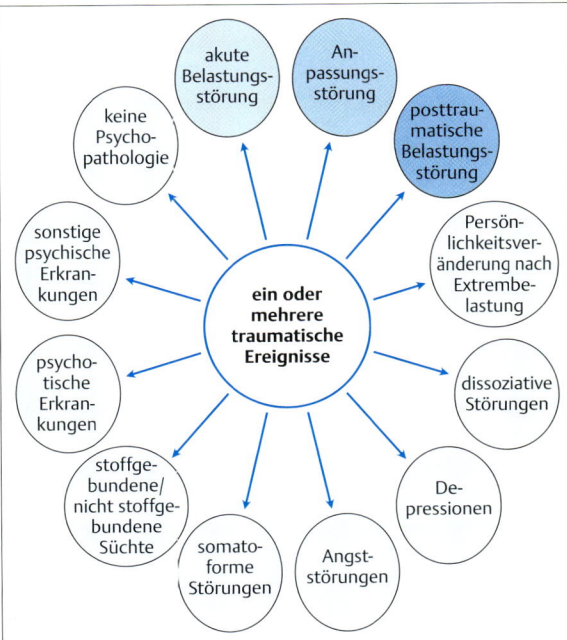

Abb. 26.1 Mögliche Entwicklungswege nach einem oder mehreren traumatischen Ereignissen.

niger schwere psychosoziale Belastungen („life events") den Beginn und das Erscheinungsbild auch zahlreicher anderer Störungen dieses Kapitels auslösen und beeinflussen können, ist ihre ätiologische Bedeutung doch nicht immer ganz klar. In jedem Fall hängt sie zusammen mit der individuellen, häufig idiosynkratischen Vulnerabilität, d. h. die Lebensereignisse sind weder notwendig noch ausreichend, um das Auftreten und die Art der Krankheit zu erklären. Im Gegensatz dazu entstehen die hier aufgeführten Störungen immer als direkte Folge der akuten schweren Belastung oder des kontinuierlichen Traumas. Das belastende Ereignis oder die andauernden, unangenehmen Umstände sind primäre und ausschlaggebende Kausalfaktoren, und die Störung wäre ohne ihre Einwirkung nicht entstanden. Die Störungen dieses Abschnitts können insofern als Anpassungsstörungen bei schwerer oder kontinuierlicher Belastung angesehen werden, da sie erfolgreiche Bewältigungsstrategien behindern und aus diesem Grunde zu Problemen der sozialen Funktionsfähigkeit führen.

■ F43.0 Akute Belastungsreaktion

D Eine vorübergehende Störung, die sich bei einem psychisch nicht manifest gestörten Menschen als Reaktion auf eine außergewöhnliche physische oder psychische Belastung entwickelt, und die im Allgemeinen innerhalb von Stunden oder Tagen abklingt.

Die individuelle Vulnerabilität und die zur Verfügung stehenden Bewältigungsmechanismen (Copingstrategien) spielen bei Auftreten und Schweregrad der akuten Belastungsreaktionen eine Rolle. Die Symptomatik zeigt typischerweise ein gemischtes und wechselndes Bild, beginnend mit einer Art „Betäubung", mit einer gewissen Bewusstseinseinengung und eingeschränkten Aufmerksamkeit, einer Unfähigkeit, Reize zu verarbeiten und Desorientiertheit. Diesem Zustand kann weiteres sich zurückziehen aus der Umweltsituation folgen (bis hin zu dissoziativem Stupor, siehe F44.2) oder aber ein Unruhezustand und Überaktivität (wie Fluchtreaktion oder Fugue). Vegetative Zeichen panischer Angst wie Tachykardie, Schwitzen und Erröten treten zumeist auf. Die Symptome erscheinen im Allgemeinen innerhalb von Minuten nach dem belastenden Ereignis und gehen innerhalb von zwei oder drei Tagen, oft innerhalb von Stunden zurück. Teilweise oder vollständige Amnesie (s. F44.0) bezüglich dieser Episode kann vorkommen. Wenn die Symptome andauern, sollte eine Änderung der Diagnose in Erwägung gezogen werden. [...]

■ F43.1 Posttraumatische Belastungsstörung

D Diese entsteht als eine verzögerte oder protrahierte Reaktion auf ein belastendes Ereignis oder eine Situation kürzerer oder längerer Dauer, mit außergewöhnlicher Bedrohung oder katastrophenartigem Ausmaß, die bei fast jedem eine tiefe Verzweiflung hervorrufen würde.

Prädisponierende Faktoren, wie bestimmte z. B. zwanghafte oder asthenische Persönlichkeitszüge oder neurotische Krankheiten in der Vorgeschichte, können die Schwelle für die Entwicklung dieses Syndroms senken und seinen Verlauf erschweren, aber die letztgenannten Faktoren sind weder notwendig noch ausreichend, um das Auftreten der Störung zu erklären. Typische Merkmale sind das wiederholte Erleben des Traumas in sich aufdrängenden Erinnerungen (Nachhallerinnerungen, Flashbacks), Träumen oder Alpträumen, die vor dem Hintergrund eines andauernden Gefühls von Betäubtsein und emotionaler Stumpfheit auftreten. Ferner finden sich Gleichgültigkeit gegenüber anderen Menschen, Teilnahmslosigkeit der Umgebung gegenüber, Freudlosigkeit sowie Vermeidung von Aktivitäten und Situationen, die Erinnerungen an das Trauma wachrufen könnten. Meist tritt ein Zustand von vegetativer Übererregtheit mit Vigilanzsteigerung, einer übermäßigen Schreckhaftigkeit und Schlafstörung auf. Angst und Depression sind häufig mit den genannten Symptomen und Merkmalen assoziiert und Suizidgedanken sind nicht selten. Der Beginn folgt dem Trauma mit einer Latenz, die wenige Wochen bis Monate dauern kann. Der Verlauf ist wechselhaft, in der Mehrzahl der Fälle kann jedoch eine Heilung erwartet werden. In wenigen Fällen nimmt die Störung über viele Jahre einen chronischen Verlauf und geht dann in eine andauernde Persönlichkeitsänderung (F62.0) über. [...]

■ F43.2 Anpassungsstörungen

D Hierbei handelt es sich um Zustände von subjektiver Bedrängnis und emotionaler Beeinträchtigung, die im Allgemeinen soziale Funktionen und Leistungen behindern und während des Anpassungsprozesses nach einer entscheidenden Lebensveränderung oder nach belastenden Lebensereignissen auftreten.

Die Belastung kann das soziale Netz des Betroffenen beschädigt haben (wie bei einem Trauerfall oder Trennungserlebnissen) oder das weitere Umfeld sozialer Unterstützung oder soziale Werte (wie bei Emigration oder nach Flucht). Sie kann auch in einem größeren Entwicklungsschritt oder einer Krise bestehen (wie Schulbesuch, Elternschaft, Misserfolg, Erreichen eines ersehnten Zieles und Ruhestand). Die individuelle Prädisposition oder Vulnerabilität spielen bei dem möglichen Auftreten und bei der Form der Anpassungsstörung eine bedeutsame Rolle; es ist aber dennoch davon auszugehen, dass das Krankheitsbild ohne die Belastung nicht entstanden wäre. Die Anzeichen sind unterschiedlich und umfassen depressive Stimmung, Angst oder Sorge (oder eine Mischung von diesen). Außerdem kann ein Gefühl bestehen, mit den alltäglichen Gegebenheiten nicht zurechtzukommen, diese nicht vorausplanen oder fortsetzen zu können. Störungen des Sozialverhaltens können insbesondere bei Jugendlichen ein zusätzliches Symptom sein. Hervorstechendes Merkmal kann eine kurze oder längere depressive Reaktion oder eine Störung anderer Gefühle und des Sozialverhaltens sein. [...]

F62 Andauernde Persönlichkeitsänderungen, nicht Folge einer Schädigung oder Krankheit des Gehirns

D Persönlichkeits- und Verhaltensstörungen ohne vorbestehende Persönlichkeitsstörung nach extremer oder übermäßiger, anhaltender Belastung oder schweren psychiatrischen Krankheiten.

Diese Diagnosen sollten nur dann gestellt werden, wenn Hinweise auf eine eindeutige und andauernde Veränderung in der Wahrnehmung sowie im Verhalten und Denken bezüglich der Umwelt und der eigenen Person vorliegen. Die Persönlichkeitsänderung sollte deutlich ausgeprägt sein und mit einem unflexiblen und fehlangepassten Verhalten verbunden sein, das vor der pathogenen Erfahrung nicht bestanden hat. Die Änderung sollte nicht Ausdruck einer anderen psychischen Störung oder Residualsymptom einer vorangegangenen psychischen Störung sein (exkl. Persönlichkeits- und Verhaltensstörung aufgrund einer Krankheit, Schädigung oder Funktionsstörung des Gehirns; F07):

- F62.0 Andauernde Persönlichkeitsänderung nach Extrembelastung
- F62.1 Andauernde Persönlichkeitsänderung nach psychischer Krankheit
- F62.8 Sonstige andauernde Persönlichkeitsänderungen
- F62.80 Andauernde Persönlichkeitsänderungen bei chronischem Schmerzsyndrom
- F62.88 Sonstige andauernde Persönlichkeitsänderungen
- F62.9 andauernde Persönlichkeitsänderungen, nicht näher bezeichnet.

M Wichtig ist es, bei der F62- Kategorie zu berücksichtigen, dass z. T. Kostenträger bei dieser Kategorie Psychotherapiefähigkeit infrage stellen. Von daher sollte diese Diagnose nur nach sorgfältiger Prüfung gestellt werden, und nicht – wie es auch öfter geschieht – als „Verlegenheitsdiagnose", wenn ein komplexes posttraumatisches Beschwerdebild zusammengefasst werden soll, das so u. U. im ICD-10 nicht ausreichend abgebildet werden kann.

Hierbei handelt es sich oftmals um Krankheitsbilder, die eine Symptomatik abbilden, die vielfach v. a. nach chronischen kumulativen (oftmals bereits in der Kindheit erlittenen) Traumatisierungen, den sog. Typ-II-Traumen, beobachtet wird und entsprechenden Behandlungskonzepten durchaus teilweise sehr gut zugänglich ist. Diese Symptomatik zeichnet sich v. a. durch schwere Störungen der Affektregulation, dissoziative Symptome, somatoforme Symptome und Persönlichkeitsstörungssymptome aus. Daneben finden sich zwar auch oft die typischen PTBS-Symptome wie Intrusionen, Übererregung und Vermeidungsverhalten, aber nicht immer ist das Kernsymptombild der PTBS nach der ICD-10 F43.1 erfüllt, so dass diese Traumafolgestörungen sich z. T. in diagnostischen Einschätzungen dadurch auszeichnen, dass eine Vielzahl an Diagnosen (auch aus dem Formenkreis schizophrener Erkrankungen) aufgeführt werden, ohne dass die dahinterliegende Traumagenese ausreichend berücksichtigt wird.

Diese Symptomkomplexe hat Judith Herman unter dem Begriff DESNOS (disorder of extreme stress not otherwise spezified; 1992) zusammengefasst. Im DSM-IV ist diese Kategorie in einem eigenen Abschnitt als „assoziierte Merkmale und Störungen" aufgenommen worden. Oftmals wird für diese Kategorie auch der Begriff komplexe posttraumatische Belastungsstörung verwendet, der allerdings so im ICD-10 als eigenständige Diagnose nicht abgebildet werden kann.

DESNOS (Disorder of extreme stress not otherwise spezified; Herman 1992a) in Trauma und Persönlichkeitsstörung (Wöller 2006)

A Störungen der Regulierung des affektiven Erregungsniveaus
1. chronische Affektdysregulation
2. Schwierigkeit, Ärger zu modulieren
3. selbstdestruktives und suizidales Verhalten
4. Schwierigkeit, sexuelles Kontaktverhalten zu modulieren
5. impulsive und risikoreiche Verhaltensweisen

B Störungen der Aufmerksamkeit und des Bewusstseins
1. Amnesie
2. Dissoziation

C Somatisierung

D chronische Persönlichkeitsveränderungen
1. Änderungen in der Selbstwahrnehmung: chronische Schuldgefühle, Selbstvorwürfe, Gefühle, nichts bewirken zu können, Gefühle, fortgesetzt geschädigt zu werden
2. Änderungen in der Wahrnehmung des Schädigers: verzerrte Einstellungen und Idealisierungen des Schädigers
3. Veränderung der Beziehung zu anderen Menschen
   a. Unfähigkeit zu vertrauen und Beziehungen mit anderen aufrechtzuerhalten
   b. Tendenz, erneut Opfer zu werden
   c. Tendenz, andere zu Opfern zu machen

E Veränderungen in Bedeutungssystemen
1. Verzweiflung und Hoffnungslosigkeit
2. Verlust der bisherigen Lebensüberzeugung

26.4 Epidemiologie

Legt man die DSM-IV-Traumakriterien zugrunde, so erleidet mindestens die Hälfte der Menschen mindestens ein traumatisches Ereignis im Leben (Kessler et al. 1995; Breslau et al. 1998). Die Häufigkeit einer PTBS ist gemäß der Angaben der Leitlinie „PTBS" (s. auch Flatten et al. 2001) und „Diagnostik und Therapie akuter Folgen psychischer Traumatisierung" der AWMF (Arbeitsgemeinschaft wissenschaftlicher, medizinischer Fachgesellschaften) abhängig von der Art des Traumas (ca. 50% Prävalenz nach Vergewaltigung, ca. 25% nach anderen Gewalttaten, ca. 50% bei Kriegs- und Vertreibungsopfern, ca. 15% bei Verkehrsunfallopfern, ca. 15% bei schweren Organerkrankungen, wie Herzinfarkt, Malignomen etc.). Die Lebenszeitprävalenz der PTBS in der Allgemeinbevölkerung liegt zwischen 2% und 7%. Die Prävalenz subsyndromaler Störungsbilder ist wesentlich höher. Es besteht außerdem eine hohe Chronifizierungsneigung.

26.5 Risiko- und protektive Faktoren

Nicht nur die klinische Erfahrung, sondern auch Studien zeigen, dass die meisten Menschen, die Opfer traumatischer Ereignisse wurden, anschließend keine posttraumatische Störung entwickeln (Brewin et al. 2000). Nicht nur das traumatische Ereignis als solches, sondern weitere Faktoren scheinen demnach an der Ausbildung posttraumatischer Störungen beteiligt. Um hier bezüglich dieser Faktoren genauere Angaben machen zu können, wären prospektive Studien zu fordern, die allerdings nicht vorliegen (NICE 2005). Die meisten Aussagen stützen sich auf retrospektiv erfasste Daten. Einen Überblick geben hier die Metaanalysen von Brewin et al. (2000) sowie Ozer et al. (2003). Allerdings handelt es sich bei den Studien um sehr unterschiedliche Arten von Traumatisierungen (Verkehrsunfall-, Naturkatastrophenopfer bis hin zu Kriegsveteranen).

Risikofaktoren

Risikofaktoren, die das Entstehen einer akuten Belastungsreaktion wie auch der posttraumatischen Belastungsstörung begünstigen können, unterscheidet man in Anlehnung an Watson u. Shalev (2005) in
- *prätraumatische Risikofaktoren* (z.B. frühere Traumatisierungen, im Vorhinein bestehende psychische Probleme, weibliches Geschlecht, Persönlichkeitsfaktoren, Aspekte sozialer Unterstützung wie auch psychische Erkrankungen in der Familie);
- *peritraumatische Faktoren* (z.B. Traumaschwere, plötzliches Auftreten des Traumas und die unmittelbare Reaktion nach dem Trauma, z.B. Dissoziation, Copingverhalten);
- *posttraumatische Faktoren* (z.B. Zunahme der Symptome, Mangel an sozialer Unterstützung und anhaltender Stress).

Wesentliche Faktoren scheinen hier u.a. zu sein, wie die Betroffenen das Ereignis wahrnehmen und bewerten und ob es nach dem Ereignis Umstände gibt, die einer raschen psychosozialen Erholung förderlich sind. Eine besondere Bedeutung scheint hier das Ausmaß der psychosozialen Unterstützung nach dem Ereignis zu sein. Auch die wahrgenommene Lebensgefahr sowie die peritraumatische Dissoziation scheinen einen wesentlichen Einfluss zu haben (Ozer et al. 2003; s. auch AWMF-Leitlinien 2009: „Diagnostik und Therapie akuter Folgen psychischer Traumatisierung").

Protektive Faktoren

Lange Zeit lag der Fokus der Forschung auf der Betrachtung der Risikofaktoren. Nicht unterschätzt werden darf allerdings der Einfluss protektiver Faktoren, wie z.B. „sense of coherence" (Antonovsky 1993), auf die Entstehung bzw. Verhinderung posttraumatischer Symptombildung. Nicht nur das, was „krank" macht, sondern gerade auch das was „gesund" hält, auch angesichts teils schwerwiegender Traumatisierungen, rückt immer mehr in den Fokus des Interesses. Dies zeigt sich nicht nur in den Therapiekonzepten, sondern auch in den entsprechenden diagnostischen Verfahren, etwa Screeninginstrumenten zu Ressourcen, die aktuell entwickelt werden, wie z.B. das Essener Ressourcen-Inventar (ERI; Tagay, Düllmann u. Senf 2008).

26.6 Psychodynamische Erklärungsansätze posttraumatischer Symptome

Traumatische Ereignisse setzen die Bewältigungsmuster des Ich außer Kraft. Die Wirklichkeit wird schlimmer als jede Fantasie. Es resultiert eine schwerwiegende Orientierungslosigkeit und psychische Hilflosigkeit. Ein direkter Bewältigungsversuch ist die „Flucht" (es handelt sich um einen unbewussten Prozess) in einen dissoziativen Zustand (peritraumatische Dissoziation). Hierbei findet eine Selbst- und Bewusstseinsspaltung statt, es ist, „als träfe es einen anderen". Schon Horowitz (1976) berichtete, dass sich an den direkten Schock ein Zustand anschließt, in dem einerseits alles unternommen wird, um das Trauma durch Verleugnung und Ungeschehenmachen zu verarbeiten, sich andererseits das Traumaerleben immer wiederholt in Form von Bildern, Gedanken, Gefühlen und Träumen. Im günstigsten Fall löst sich die peritraumatische Dissoziation auf und das Ereignis kann nach und nach in die Persönlichkeit integriert werden. Nicht immer ist dies jedoch möglich: Kommt die Abwehrfunktion des Ich zum Erliegen, kann ein Zustand resultieren, in dem einerseits die Reizschwelle deutlich erniedrigt, andererseits die Persönlichkeit fragmentiert ist und die traumatisierten Ich-Zustände von den nicht-traumatisierten Ich-Zuständen getrennt gehalten werden müssen. So kann es auch dazu kommen, dass u.U. nur bruchstückhaft Elemente der Traumatisierung abgerufen werden können. Durch **posttraumatische Dissoziation** versucht der Organismus. das Trauma erträglich zu machen, dies führt oft zu einer Ausklammerung des Traumainhalts aus dem Bewusstsein, es kann somit ein *„Traumaintrojekt"* werden. Um mit den unerträglichen inneren Verwirrtheitszuständen umgehen zu können, kann es zu einer Identifikation mit dem Täter kommen. Aus der Sicht des Täters hätte das Ereignis einen Sinn, die Tat kann gerechtfertigt werden. Dies führt oft zu sadomasochistischen Ausgestaltungen und verzerrten Schuld- und Schamgefühlen (Ermann 2005). Bricht dieses Arrangement zumindest partiell zusammen, droht das Auftreten von Symptomen (Intrusionen etc.).

Mit dem Modell der strukturellen Dissoziation der Persönlichkeit unternehmen u.a. Onno van der Hart und Ellert Nijenhuis in Fortführung der Überlegungen Pierre Janets einen Erklärungsversuch der beobachtbaren Phänomene (2008). Die Theorie der strukturellen Dissoziation der Persönlichkeit versteht die Traumatisierung als eine essenzielle Teilung der Persönlichkeit in eine oder mehrere Persönlichkeitsanteile, die hauptsächlich den Funktionen des täglichen Lebens und der Fortpflanzung dienen (Überleben der Spezies) und in einen oder mehrere Anteile, die an die traumatischen Erinnerungen fixiert sind und Reaktionen gegen reale oder vermutete Bedrohung zeigen (Überleben des Individuums).

26.7 Verhaltenstherapeutische Erklärungsansätze posttraumatischer Symptome

Aus verhaltenstherapeutischer Sicht betrachtet findet man bei den lerntheoretischen Modellen einerseits Sichtweisen der **Klassischen Konditionierung** (d.h. Reiz-Reaktions-Erklärungen i.S. von „angeborenen" Reflexen, die der biologischen Adaptation dienen), andererseits Sichtweisen des **Operanten Konditionierens** (dass zwischen Reaktionen und sich anschließenden Konsequenzen Zusammenhänge bestehen, die eine Auswirkung auf die Wahrscheinlichkeit des erneuten Auftretens haben). Da die negativen Folgen der Traumaerinnerungen durch Vermeidung häufig umgangen werden, bleiben diese im Gedächtnis in unverminderter Stärke bestehen und können nur über eine **graduelle Konfrontation** (in sensu oder in vivo) einer Veränderung zugänglich gemacht werden. Auch Modelle gestörter Informationsverarbeitung werden diskutiert. Kognitive verhaltenstherapeutische Erklärungsansätze gehen davon aus, dass die Grundüberzeugungen (kognitive Schemata) durch die traumatischen Erfahrungen erschüttert werden. Durch die Erschütterung dieser Grundüberzeugungen, die sich sowohl auf die eigene Person als auch auf die Umgebung beziehen, werden traumatische Erfahrungen nicht angemessen in diese Schemata integriert. Ziel der nachfolgenden Interventionen wäre es dann, die Integration dieser Erfahrungen so gut es geht zu fördern.

26.8 Neurobiologie

Auf dem Gebiet der Neurobiologie posttraumatischer Stresserkrankungen gibt es mittlerweile viele interessante Untersuchen. In diesem Buch gibt es einen groben Überblick.

Psychische Traumatisierungen sind heutzutage immer auch unter dem Aspekt einer veränderten Informationsverarbeitung im Gehirn zu sehen. Hierbei kommt bei der Beschäftigung mit posttraumatischen Folgen v.a. dem Bereich des limbischen Systems eine zentrale Bedeutung zu. Die Aymgdala („Mandelkern") als eine Struktur des limbischen Systems, speichert Reize gemäß ihrer gefühlsmäßigen Bedeutung ab und fungiert somit v. a. als die Struktur, die emotionale Zustände von Gefahr und Bedrohung anzeigt. Gemeinsam mit der limbischen Struktur des Hippocampus speichert sie diese Informationen gemäß ihrer gefühlsmäßigen Bedeutung als affektive Zustände, Körperempfindungen und Bilder ab, die mit Angst verbunden sind. Der Hippocampus („Seepferdchen") ist die Struktur, die diese Informationen in ein explizites oder deklaratives Gedächtnis umwandelt. Dieses kann zwischen Hier und Damals unterscheiden. Hieran schließt sich die weitere Verarbeitung in kortikalen Zentren an, u. a. im präfrontalen Kortex. Im Rahmen traumatischer Erfahrungen kommt es nun zu einer Funktionseinschränkung im Bereich des Hippocampus mit der Folge, dass die zu den Erinnerungen gehörenden Empfindungen nicht in ein integriertes semantisches Gedächtnis überführt werden können, und die Amygdala die Reize gemäß ihrer emotionalen Bedeutung abgespeichert lässt. Über einen zusätzlich ungünstigen Kreislauf von weiterer Ausschüttung von Stresshormonen etc. erfolgt eine zusätzliche Verfestigung der posttraumatischen Symptomatik. Das kann dazu führen, dass in der Folge bereits „unscheinbar" wirkende Außenreize eine starke Reaktion hervorrufen können, etwa dahingehend, dass ein bestimmter Geruch dazu führt, dass ein Mensch plötzlich erstarrt und bewegungslos ist, ohne dass womöglich eine direkte Erklärung vorliegt. Finden Traumatisierungen im Kontext von Bindungen statt (etwa bei fortgesetzten Traumatisierungen durch Bezugspersonen im Kindesalter), so führt dies oft dazu, dass die Kinder über lange Zeiträume in dysregulierten Gefühlszuständen mit sehr unangenehmen Gefühlen bleiben, mit einer Auswirkung u. a. auf den Kortisonstoffwechsel (im Sinne eines dauerhaft erhöhten Kortisonspiegels), aber auch mit einer exzessiven Freisetzung von Adrenalin und Noradrenalin mit der Folge des Rückgangs von Synapsen und einer Beschleunigung des programmierten Zelltodes (van der Kolk 1998, McLaughin 1998, Zhang 1997, Wöller 2006). In Untersuchungen, die sich mittels Bildgebung einen Einblick in Hirnfunktionen verschafften, wird deutlich, dass Betroffene im Rahmen der Reaktivierung eines solchen „Traumazustandes" im für das Sprechen zuständigen Hirnareal keine ausreichende Aktivität erkennen lassen, die das Sprechen ermöglichen würde. Diese Erkenntnisse haben somit auch direkten Einfluss auf therapeutische Interventionen. Schweigen muss an solchen Stellen kein „Widerstandspänomen" im klassisch psychoanalytischen Sinne sein, sondern kann einen auf Hirnleistungsebene automatisiert ablaufenden Schutzmechanismus darstellen, auf den die Betroffenen zunächst nicht direkt Einfluss nehmen können. Auch die Frage der Genetik und ihres Einflusses im Bereich von Traumafolgestörungen wird sich vermutlich in den nächsten Jahren zunehmend besser klären lassen

26.9 Therapie der Traumafolgestörungen

Mittlerweile gibt es sowohl zum Thema posttraumatische Belastungsstörungen als auch zum Thema „Diagnostik und Therapie akuter Folgen psychischer Traumatisierung" entsprechende Leitlinien über die AWMF (Arbeitsgemeinschaft wissenschaftlich medizinischer Fachgesellschaften). In diesen Leitlinien sind auch entsprechende Behandlungsoptionen festgehalten.

Zentral ist allen Empfehlungen, dass eine **Integration der traumatischen Erfahrung in die Persönlichkeit** das oberste Ziel sein sollte, jedoch bei weitem nicht immer erreicht werden kann. Eine wichtige Rolle spielt hierbei die **Stabilität** der Betroffenen sowohl direkt nach dem traumatischen Ereignis als auch im Verlauf der Therapie. Aktuell wird allerdings die Frage nach der Notwendigkeit von Stabilität im Rahmen von vorgenommenen Traumaexpositionen, auch bei komplex traumatisierten Menschen, kontrovers diskutiert (Neuner 2008). Im Bereich der psychodynamischen Therapien und auch zunehmend in der Verhaltenstherapie wird dem Begriff „Stabilität" aber eine große Bedeutung zugemessen. Stabilität beinhaltet hier „äußere" Stabilität, etwa bei Fragen nach fortgesetzter Traumatisierung, unzureichender Versorgung mit Wohnung, Nahrung, medizinischer Versorgung etc., aber auch „innere" Stabilität. Das bedeutet, dass diagnostisch auch das Ausmaß der Ressourcen einzuschätzen ist.

M Als Faustregel kann man sagen, dass einzelne umschriebene traumatische Ereignisse bei einem Menschen mit PTBS, der eine unbelastete Lebensgeschichte aufweist und auch ansonsten in seiner aktuellen Lebenssituation relativ stabil ist, durchaus zum Teil mit sehr raschen traumakonfrontativen Methoden kausal behandelbar sind (ohne dass sich eine weitere Therapie anschließen muss). Traumatische Ereignisse bei einem Menschen, der womöglich aber in einer aktuell schwierigen Lebenssituation ist und darüber hinaus eine sehr belastete Biografie (z. T. bis hin zu jahrelangem schwersten innerfamiliären Missbrauch und u. U. sogar mit vielen Brüchen in der Lebensgeschichte) aufweist, allerdings einer sehr viel sorgfältigeren und vorsichtigeren Therapieplanung bedürfen.

Ein besonderer Aspekt bei der Frage traumakonfrontativer Interventionen könnte das Ausmaß der Dissoziation sein, insbesondere dahingehend, dass bei einem dissoziativen Subtyp der PTBS Expositionstherapie zur Reduzierung von Vermeidungsverhalten den Behandlungserfolg negativ beeinflussen kann (Lichert 2010, unter Verweis auf Lanius et. al 2010).

Da es einen zweiten Band dieses Lehrbuchs speziell zum Thema Therapiemethoden gibt, erfolgt an dieser Stelle lediglich ein Verweis auf die AWMF-Leitlinien:
- AWMF-Leitlinien (www.uni-duesseldorf.de/AWMF)
- AWMF-Leitlinie Posttraumatische Belastungsstörung
- AWMF-Leitlinie Diagnostik und Behandlung von akuten Folgen psychischer Traumatisierung

In der Fachwelt besteht mittlerweile weitestgehend Einigkeit darüber, dass die herkömmlichen psychotherapeutischen Verfahren der Besonderheit traumatischer Folgeerkrankungen angepasst werden müssen. So findet sich in der Regel ein methodenübergreifender, integrativer Behandlungsansatz bei vielen Traumatherapiekonzepten. An Therapieformen sollen hier schon einmal beispielhaft genannt werden:

- kognitiv-behaviorale Therapien;
- prolongierte Exposition (Foa 1997);
- narrative Expositionstherapie (Neuner 2008) unter verhaltenstherapeutischen Gesichtspunkten;
- psychodynamisch imaginative Traumatherapie (PITT; Reddemann 2010), als eine spezielle für die Behandlung von komplex traumatisierten Menschen entwickelte Therapiemethode;
- mehrdimensionale psychodynamische Traumatherapie (MPTT, Fischer 2009) unter psychodynamischen Gesichtspunkten.

Ein weiteres in der Psychotraumatherapie mittlerweile bewährtes und gut evaluiertes Verfahren ist das EMDR (Eye Movement Desensitization and Reprocessing; Hofmann 2006), das auch in der Akuttherapie von umschriebenen Traumatisierungen zum Einsatz kommt. Die Komplexität der Erscheinungsformen posttraumatischer Krankheitsbilder von sehr umschriebenen akuten posttraumatischen Belastungsstörungen nach kurz zurückliegendem Monotrauma bis hin zu schweren Persönlichkeitsstörungen oder Suchterkrankungen und/oder Krankheitsbildern mit multiplen Komorbiditäten nach vielfältigen, teils schon in frühester Kindheit einsetzenden Traumatisierungen, macht deutlich, dass auch die Behandlungsansätze komplex sind und auf die jeweiligen Bedürfnisse ausgerichtet sein müssen. Die Indikationsstellung unterschiedlicher traumakonfrontativer Maßnahmen gehört immer in die Hand erfahrener TherapeutInnen (von der Gefahr der Traumareaktivierung bis hin zur Retraumatisierungsgefahr). Unterschätzt werden darf etwa nicht, dass ein unsachgemäßer Umgang mit solchen Interventionen auch dazu führen kann, dass PatientInnen so schwer labilisiert werden, dass sie psychotisches Erleben entwickeln oder schwer suizidal werden.

> **M** Für die therapeutische Haltung ist es wichtig, eine wertschätzende, respektvolle, das Leid der Betroffenen anerkennende und aushaltende Haltung zu haben, ohne als TherapeutIn selbst zu sehr mit dem Leid identifiziert zu sein. Gerade im Umgang mit komplex traumatisierten Menschen ist es besonders wichtig, auf Gegenübertragungsprobleme wie Überidentifikation mit der Opferrolle der PatientInnen bzw. Überidentifikation mit der Täterseite zu vermeiden. Auch der Umgang mit Grenzen und Regeln dieser oftmals in ihren Grenzen verletzten Betroffenen stellt eine wichtige Herausforderung dar.

26.10 Psychisches Wachstum nach Traumatisierung

Trauma kann bei allem Schrecken, der mit ihm verbunden ist, auch zu psychischem Wachstum führen. Allerdings sind die dafür notwendigen Umstände so komplex und auch individuell, dass es eine Anmaßung wäre, psychisches Wachstum nach Traumatisierung zu fordern. Eine solche Forderung wäre unseriös und würde das Leid der Betroffenen vermutlich eher vergrößern. Aber da wo es geschieht oder da wo wir helfen können, dass es möglich wird, sollten wir alles tun, um den Betroffenen zu helfen, dass neben der Versorgung der Narben auch ein „Nährboden" angelegt oder gefördert wird, auf dem Neues und Hoffnungsvolles wachsen kann.

> Gerade das Beispiel der posttraumatischen Belastungsstörung als einer umschriebenen und mittlerweile vielfach untersuchten Traumafolgestörung macht deutlich, wie sich Behandlungskonzepte in den letzten Jahren verändert und weiterentwickelt haben, und wie schulenübergreifende Behandlungsmodelle aussehen können. Dieses schulenübergreifende Vorgehen, das auch die neurobiologischen Erkenntnisse einschließt, (die uns verschiedene klinische Phänomene erst erklärbarer machten und in Zukunft voraussichtlich weiter erklärbar machen werden), sollte in der Behandlung von umschriebenen Traumafolgestörungen mittlerweile Standard sein. Dieses Wissen wird teilweise bereits und sollte in Zukunft noch stärker Einzug in die Behandlung anderer posttraumatischer Störungsbilder finden, die auf den ersten Blick nicht immer die Traumagenese erkennen lassen. Hier seien nur beispielhaft die Suchttherapie oder die Behandlungen von Depressionen und Ängsten im Rahmen von Traumafolgestörungen genannt. Aktuelle „Schulenstreitigkeiten", die teils eher auf akademischem Feld geführt werden, als dass sie sich in der Behandlungsrealität abbilden lassen, gilt es, im Dienste der PatientInnen zu überwinden.

27 Essstörungen

S. Herpertz, M. de Zwaan

Neben der Anorexia nervosa (AN) und der Bulimia nervosa (BN) hat sich in Deutschland die Binge Eating-Störung (BES) als Dritte, wenn auch zunächst einmal vorläufige Essstörung etabliert. In den vergangenen Jahrzehnten kamen zur Psychotherapie insbesondere der AN unterschiedliche Therapiemethoden aus den verschiedenen Therapieschulen zur Anwendung. Ganz am Anfang standen psychoanalytische Behandlungen (Thomä 1961, Bruch 1973, 1975, 1980) in z. T. weitgehender Abstinenz der körperlichen Situation gegenüber. Nur der innerpsychische Konflikt sollte ins Auge gefasst werden, und der therapeutische Zugang hatte über die Deutung zu erfolgen (Willenberg 1989). Anfang der 1980er Jahre des letzten Jahrhunderts fanden verhaltenstherapeutische Behandlungsstrategien, die zumindest in der angloamerikanischen Literatur als Goldstandard in der Behandlung von Essstörungen gelten (NICE 2004) zunehmend auch in Deutschland Verbreitung. Nicht zuletzt im Hinblick auf das Alter zur Zeit der Erstmanifestation der AN und BN in der Pubertät bzw. späten Adoleszenz meldeten sich Mitte der 1980er Jahre auch Familientherapeuten mit beachtlichen Erfolgsmeldungen zu Wort (Selvini Palazzoli 1982). Schließlich hat auch die Interpersonelle Psychotherapie, die ursprünglich für die Depressionsbehandlung entwickelt worden war (Klerman et al. 1984) vor allem in Großbritannien und den Vereinigten Staaten Einzug in die Behandlung der Essstörungen gehalten. Nach den Leitlinien für die Diagnostik und Therapie der Essstörungen in Deutschland (Herpertz et al. 2011) liegt keine Evidenz dafür vor, dass bei der Behandlung der AN ein psychotherapeutisches Verfahren einem anderen überlegen ist. Im Hinblick auf die BN sind in den letzten Jahrzehnten eine Vielzahl von randomisierten kontrollierten Studien zur kognitiven Verhaltenstherapie durchgeführt worden (Vocks et al. 2009). Sie gilt zurzeit als Behandlungsverfahren der Wahl (Herpertz et al. im Druck). Auch die Interpersonelle Psychotherapie konnte den Nachweis ihrer Wirksamkeit erbringen, wenngleich die Zahl der Studien im Vergleich zur kognitiven Verhaltenstherapie geringer ist.

Bei der Genese der Essstörungen handelt es sich um ein **multifaktorielles Krankheitsgeschehen**, bei welchem intrapsychische, psychosoziale, soziokulturelle und biologische Faktoren ineinander greifen und sich gegenseitig verstärken (Halmi et al. 1991). Nicht zuletzt aufgrund der größeren Unabhängigkeit gegenüber der Richtlinienpsychotherapie haben sich in der stationären Psychotherapie multimodale Behandlungskonzepte mit psychodynamischem, verhaltens- wie auch familientherapeutischem Ansatz durchgesetzt. Die folgenden Kapitel zur Behandlung der AN wie auch BN aus psychodynamischer und verhaltenstherapeutischer Sicht mögen somit nur vordergründig puristische Exzerpte darstellen, in der Behandlung der Essstörungen hat sich sicherlich eine schulenübergreifende, multimodale Sichtweise bewährt. Im Hinblick auf die BES, die in der Mehrzahl mit Übergewicht und Adipositas einhergeht, wurden in den letzten Jahren ähnlich wie bei der BN zahlreiche kontrollierte, teilweise randomisierte Studien durchgeführt. Auch bei der BES gilt aufgrund der profunden Studienlage die kognitive Verhaltenstherapie als goldener Standard, wenngleich die interpersonelle Psychotherapie, die in Deutschland nicht zu den Richtlinienpsychotherapieverfahren zählt, ebenso gute Behandlungsergebnisse aufzuweisen hat (Vocks et al. 2009). Gleichzeitig machten diese Studien der letzten Jahre deutlich, dass bewährte Therapiekonzepte der BN nicht einfach auf die BES übertragen werden können (Dingemans et al. 2002).

27.1 Anorexia nervosa (AN)

Historische Betrachtung

Die AN hat keine lange Geschichte, ihr erstes Zeugnis stammt aus der Neuzeit. Die Kunde von Menschen, die aufgrund selbst auferlegten Fastens hungern und abmagern, erregte in der damaligen Öffentlichkeit großes Aufsehen. Eine der ersten **Fallbeschreibungen** geht zurück auf das Jahr 1667, als in England die 18-jährige Martha Taylor eine AN entwickelte. Ihre Krankheit erregte nicht nur das Interesse medizinischer Fachkreise, selbst der bekannte englische Philosoph und politische Denker T. Hobbes setzte sich kritisch mit der Frage auseinander, inwieweit die genaue Untersuchung dieses Einzelfalls der Allgemeinheit nütze oder vielleicht eher Sache der Kirche sei (Silverman 1992). Wenig später lieferte R. Morton 1691 in seinem Werk „Phthisiologia" eine ausführliche Beschreibung dieses Krankheitsbildes, wobei er als Pathogenese eine nervöse Auszehrung aufgrund von Traurigkeit und ängstlicher Sorge annahm. Die **Krankheitsbezeichnung „Anorexia nervosa"** geht auf den englischen Arzt Sir F. Gull zurück (Gull 1888), der 1888 eine Monografie über die Magersucht in „Lancet" veröffentlichte. Ein eindrucksvolles literarisches Beispiel einer anorektischen Essstörung gab F. Kafka (1883–1924) Anfang dieses Jahrhunderts mit seinen beiden Novellen „Die Verwandlung" (1915) und „Der Hungerkünstler" (1924), wobei der Autor vermutlich selber an einer atypischen Magersucht litt (Fichter u. Daser 1988). Obwohl schon frühzeitig psychische Probleme dieser Erkrankung herausgestellt worden waren, standen die somatische Betrachtungsweise und die von ihr abgeleiteten Therapiekonzepte bis Mitte dieses Jahrhunderts weitgehend im Vordergrund, nicht zuletzt durch die von Simmonds 1914 beschriebene Nekrose der Hypophyse als Folge einer schweren Puerperalsepsis. Erst in den 1960er Jahren wurden die ersten Behandlungsplätze für magersüchtige Patientinnen in Abteilungen für Kinder- und Jugendpsychiatrie oder psychosomatischen Fachkliniken mit vorwiegend tiefenpsychologischer Orientierung eingerichtet. Im gleichen Zeitraum begann mit Bruch (1973), Crisp (1967) und Russel (1977) die systematische Erforschung der Magersucht mit konzeptuellen Überlegungen zur Therapie.

M In Deutschland hat sich die Behandlung der AN zunehmend multimodal entwickelt, d. h. dass unterschiedliche Therapieelemente sowohl aus tiefenpsychologischer wie auch verhaltenstherapeutischer Sichtweise Eingang in die Behandlung gefunden haben. In der Behandlung von anorektischen adoleszenten Mädchen, die in der Regel noch in ihren Herkunftsfamilien leben, kommt einer familienbasierten Therapie eine wichtige Bedeutung zu.

F Fallbeispiel einer tiefenpsychologischen Diagnostik
Diagnostische ambulante Phase. Die 20-jährige Patientin wurde von einer niedergelassenen Kollegin an die Klinik überwiesen, da ihr Untergewicht bedrohliche Ausmaße angenommen hatte. In den zwei Ambulanzgesprächen ergab sich folgende Anamnese.
Anamnese. Frau S. unternahm erstmals mit 16 Jahren eine Nulldiät, um abzunehmen. Sie sei damals schon mit ihrem Aussehen sehr unzufrieden gewesen, sie habe sich zu dick gefühlt, von daher der Wunsch abzunehmen. Eingebettet ist diese Unzufriedenheit mit ihrer Figur in einer ausgeprägten Selbstwertproblematik. Sie habe sich von keinem Menschen verstanden oder gemocht gefühlt. Auch ihre schulischen Leistungen seien damals sehr schlecht, die Versetzung gefährdet gewesen. In ihrem Leben habe „nichts mehr gestimmt", wenigstens der Körper, „die Figur habe stimmen müssen!"
Befund. Bei einer Körpergröße von 1,68 m wog die Patientin 40 kg, dies entspricht einem BMI von 14,2 kg/m². Seit 3 Jahren bestand eine Amenorrhö. Noch im Alter von 16 Jahren wog die Patientin 62 kg. Die Gewichtsabnahme erreichte die Patientin durch Fasten. Eine Sättigung führte sie durch die übermäßige Einnahme von Wasser herbei. Erbrechen oder der Gebrauch von Abführmitteln wurde von der Patientin verneint.
Biografie. Zusammen mit ihrer 10 Jahre älteren Schwester wuchs Frau S. bei ihren Eltern auf. Schon von ihrer frühen Jugend an war die Patientin begeisterte Turniertänzerin und Mitglied des Tanzsportvereins, den der Vater, selbst begeisterter Tänzer, gegründet hatte. Zu den mehrmals in der Woche stattfindenden Tanzveranstaltungen wurde die Patientin von ihrer Mutter regelmäßig gefahren.

Die Ehe der Eltern gestaltete sich sehr konfliktreich, der Vater weilte immer seltener zu Hause, schließlich lernte er eine andere Frau kennen, mit der er dann nach der Trennung von seiner Familie nach Norddeutschland zog. Im gleichen Jahr entwickelte die Patientin die AN. Bezeichnend für die Patientin war ihre Wohnsituation. Nach dem Wegzug des Vaters nach Norddeutschland wechselte auch die Mutter ein Jahr später in eine Eigentumswohnung, die Patientin blieb allein in dem nunmehr zum Verkauf stehenden Elternhaus zurück. Bis auf ihre Zimmereinrichtung und die Küche stehe das Haus weitgehend leer.

F Fallbeispiel einer verhaltenstherapeutischen
Diagnostik
Die 19-jährige Patientin kommt erstmals in die psychosomatische Ambulanz. Sie wird von einer Mitarbeiterin einer Beratungsstelle überwiesen, bei der die Patientin bisher drei Gespräche hatte.
Aktuelle Symptomatik. Frau A. begann vor etwa einem Jahr, bewusst ihr Gewicht zu reduzieren. Ihr Minimalgewicht seien 35 kg gewesen, das entspricht bei einer Körpergröße von 1,65 m einem BMI von 12,8 kg/m². Sie habe in den letzten vier Wochen bereits 3 kg zugenommen und wünsche eine ambulante Therapie, eine stationäre Aufnahme lehne sie ab. Sie möchte es selbstständig schaffen. Sie habe weder Essanfälle noch würde sie selbstinduziert erbrechen, sie betreibe jedoch fünfmal pro Woche Sport im Fitnesszentrum. Sie hasse das Gefühl, etwas im Magen zu haben und müsse es sofort abtrainieren. Sie stehe nun kurz vor dem Abitur, könne sich nicht mehr so gut konzentrieren und möchte daher zunehmen. Sie sei immer eine sehr gute Schülerin gewesen. Sie habe bereits eine Ernährungsberatung aufgesucht und sich einen Essensplan erstellen lassen. Mehr als 45 kg könne sie sich jedoch keinesfalls vorstellen (BMI 16,5 kg/m²). Sie habe nie mehr als 50 kg gewogen.

Bei genauerer Exploration wird deutlich, dass Frau A. stolz auf die Kontrolle ist, die sie über ihren Körper und ihr Essverhalten hat. Ihre Mutter sei etwas pummelig, „ich kann zeigen, dass ich etwas kann, was die anderen nicht können". Die Selbstkontrolle gibt ihr das Gefühl, „etwas Besonderes" zu sein, sich von anderen zu unterscheiden. Es wird deutlich, dass Frau A. ständig an Essen denkt, für die Familie kocht, ohne selbst etwas zu sich zu nehmen. Sie sei sehr genau, ihr Leben laufe nach festen Regeln ab, von denen sie nur ungern abweiche. Sie habe wegen ihres Essverhaltens und wegen ihrer Unflexibilität, die im letzten Jahr deutlich zugenommen habe, viele Freunde verloren.
Körperlicher Befund. Neben dem deutlichen Untergewicht, das Frau A. durch eine dicke Jacke zu verbergen sucht, fallen die bläulich gefärbten Finger auf. Die Pulsfrequenz liegt bei 45, der Blutdruck bei 90/60 mmHg. Die Laborparameter ergeben erhöhte Leberfunktionsparameter sowie eine Anämie und Leukopenie. Die Patientin gibt an, in letzter Zeit häufig schwindelig zu sein. Sie fühle sich körperlich schwach, was sie sehr beeinträchtige. „Es muss doch möglich sein, ein niedriges Gewicht zu haben und gleichzeitig gute Leistungen erbringen zu können." Die Knochendichte ist für ihre Altersgruppe bereits deutlich erniedrigt, die Menstruation sei nun schon seit 7 Monaten ausgeblieben.
Biografie. Sie sei eigentlich immer schlank gewesen, habe sich nie um ihre Figur gekümmert. Sie finde sich jetzt nicht besonders schön, aber darum ginge es ihr eigentlich nicht. Sie sei die älteste von 4 Töchtern und habe immer eine Führungspo-

sition unter den Geschwistern eingenommen. Sie habe sich um die Schwestern aufgrund der Berufstätigkeit beider Eltern gekümmert, fühle sich verantwortlich. Nun sei sie bald an der Universität und die Eltern hätten überlegt, ob sie nicht in ein Studentenheim ziehen könnte. Ihre Mutter sei immer ihre beste Freundin gewesen, ihre einzige Vertraute. Sie würden sich zurzeit beide Sorgen um ihre nächste Schwester machen, die in der Schule Schwierigkeiten habe und viel Unterstützung brauche.

Diagnose

Feighner et al. (1972) schlugen erstmals verbindliche Diagnosekriterien für die AN vor. Zwischen den beiden heute gängigen Diagnosesystemen psychischer Erkrankungen ICD-10 (1999) und DSM-IV (1994) besteht im Hinblick auf die AN weitgehende Übereinstimmung. Aufgrund des Untergewichtes ist die AN – im Gegensatz zur BN – relativ verlässlich zu diagnostizieren. Das Verstecken des Körpers unter weiter Kleidung kann jedoch leicht dazu führen, dass das tatsächliche Ausmaß der Unterernährung übersehen wird (**Tabelle 27.1** u. **Tab. 27.2**).

Symptombild. Leitsymptom der Magersucht ist die **selbstinduzierte Mangelernährung** mit Gewichtsverlust bis hin zur Kachexie. Der unerschütterliche Glaube, zu dick zu sein, steht im Vordergrund, damit verbunden der **unbezwingbare Drang, abzunehmen** – mit welchen Mitteln auch immer. Hinter einem meist nur vordergründigen Krankheitsbewusstsein wird häufig Stolz und Befriedigung über die **Leistung der Gewichtsabnahme** deutlich.

D Zur Kernsymptomatik zählt die *Körperschemastörung*, worunter eine perzeptorische und konzeptionelle Störung des eigenen Körperbildes verstanden wird: Trotz Untergewicht, ja teilweise kachektischem Ernährungszustand überschätzen anorektische Patientinnen ihren Körperumfang und empfinden sich oder zumindest Teile ihres Körpers als zu dick.

Die Körperschemastörung richtet sich vornehmlich auf charakteristische Körperpartien der weiblichen Fettverteilung wie Bauch, Oberschenkel oder Hüften.

Die beständige Gewichtsabnahme erfolgt bei der klassischen restriktiven AN mittels intermittierender Nahrungsverweigerung oder extrem kalorienarmer Ernährung. Zusätzliche Maßnahmen zur Gewichtsreduktion wie Er-

Tabelle 27.**1**   Diagnostische Kriterien der Anorexia nervosa, DSM-IV (APA 1994)

- Weigerung, das Minimum des für Alter und Körpergröße normalen Körpergewichts zu halten (z. B. der Gewichtsverlust führt dauerhaft zu einem Körpergewicht von weniger als 85 % des zu erwartenden Gewichts; oder das Ausbleiben einer während der Wachstumsperiode zu erwartenden Gewichtszunahme führt zu einem Körpergewicht von weniger als 85 % des zu erwartenden Gewichts).
- Ausgeprägte Ängste vor einer Gewichtszunahme oder davor, dick zu werden, trotz bestehenden Untergewichts.
- Störung in der Wahrnehmung der eigenen Figur und des Körpergewichts, übertriebener Einfluss des Körpergewichts oder der Figur auf die Selbstbewertung oder Leugnen des Schweregrades des gegenwärtigen geringen Körpergewichts.
- Bei postmenarchalen Frauen das Vorliegen einer Amenorrhoe, d. h. das Ausbleiben von mindestens drei aufeinanderfolgenden Menstruationszyklen (Amenorrhoe wird auch dann angenommen, wenn bei einer Frau die Periode nur nach Verabreichung von Hormonen, z. B. Östrogen, eintritt).

Tab. 27.**2**   Diagnostische Kriterien der Anorexia nervosa nach ICD-10 (Dilling et al. 1991)

- Tatsächliches Körpergewicht mindestens 15% unter dem erwarteten (entweder durch Gewichtsverlust oder nie erreichtes Gewicht) oder BMI* von 17,5 oder weniger. Bei Patienten in der Vorpubertät kann die erwartete Gewichtszunahme während der Wachstumsperiode ausbleiben.
- Der Gewichtsverlust ist selbst herbeigeführt durch Vermeidung von hochkalorienreichen Speisen; und eine oder mehrere der folgenden Möglichkeiten:
  – selbstinduziertes Erbrechen;
  – selbstinduziertes Abführen;
  – übertriebene körperliche Aktivität;
  – Gebrauch von Appetitzüglern und/oder Diuretika.
- Körperschemastörung in Form einer massiven Angst, zu dick zu werden, besteht als eine tief verwurzelte überwertige Idee; die Betroffenen legen eine sehr niedrige Gewichtsschwelle für sich selbst fest.
- Eine endokrine Störung auf der Hypothalamus-Hypophysen-Gonaden-Achse. Sie manifestiert sich bei Frauen als Amenorrhoe und bei Männern als Libido- und Potenzverlust. Eine Ausnahme stellt das Persistieren vaginaler Blutungen bei anorektischen Frauen mit einer Hormonsubstitutionstherapie zur Kontrazeption dar. Erhöhte Wachstumshormon- und Kortisolspiegel, Änderungen des peripheren Metabolismus von Schilddrüsenhormonen und Störungen der Insulinsekretion können gleichfalls vorliegen.
- Bei Beginn der Erkrankung vor der Pubertät ist die Abfolge der pubertären Entwicklungsschritte verzögert oder gehemmt (Wachstumsstopp; fehlende Brustentwicklung und primäre Amenorrhoe bei Mädchen; bei Knaben bleiben die Genitalien kindlich). Nach Remission wird die Pubertätsentwicklung häufig normal abgeschlossen, die Menarche tritt aber verspätet ein.

* Body mass Index (BMI) = Körpergewicht in Kilogramm dividiert durch das Quadrat der Körpergröße in Metern (kg/m^2). Diese Angaben sind als ungefähre Richtwerte zu verstehen. Normalbereich BMI = 20–25 kg/m^2.

brechen oder die Einnahme von Laxanzien, Diuretika, Appetitzüglern oder Schilddrüsenhormonen ergeben das Bild der bulimischen Magersucht.

M Die Unterscheidung zwischen restriktivem und bulimischem Typ ist von hoher klinischer Relevanz, da die Letalität bei rein restriktivem Verlauf geringer ist als beim bulimischen Typ.

Darüber hinaus lässt sich bei vielen magersüchtigen Patientinnen ein übermäßiger **Bewegungsdrang** beobachten. Auf die Essproblematik angesprochen, reagieren sie häufig aggressiv und abwehrend oder bagatellisieren das Problem.

Weitere charakteristische Merkmale sind eine **depressive Stimmungslage**, Sthenizität und ein übermäßiger Leistungsehrgeiz. Neben affektiven Störungen findet man als komorbide psychische Störungen häufig Angststörungen, Zwangsstörungen sowie eine zwanghafte Persönlichkeitsstörung. Beim bulimischen Typ der AN ist auf impulsive Persönlichkeitsmerkmale bis hin zur Borderline-Persönlichkeitsstörung zu achten.

Durch die Unterernährung kommt es zu typischen **körperlichen Veränderungen**: Kältegefühl, Zyanose der Hände, Dünnerwerden der Haare und Haarverlust, trockene Haut und brüchige Nägel, gelegentlich Gelbfärbung der Haut, Lanugo-Behaarung v.a. im Gesicht, an Schultern und Armen, Völlegefühl/Magenschmerzen nach dem Essen (selbst bei kleinen Mahlzeiten) bedingt durch eine verzögerte Magenentleerungsgeschwindigkeit durch lang dauerndes Fasten, Darmträgheit und Obstipation.

Epidemiologie

Neueren Untersuchungen zufolge hat sich die **Prävalenz** der Essstörungen in den letzten 15 Jahren nicht wesentlich verändert (Currin et al. 2005). Einer aktuellen Übersichtsarbeit zufolge liegt die Punktprävalenz der AN für Frauen im Risikoalter zwischen 15 und 35 Jahren bei 0,4%. Die **Inzidenz** der AN variiert von 0,10 pro 100000 Einwohner bis 0,6 in methodisch sehr aufwendigen Studien (Hoek 2006, Fichter 2008). **Risikogruppen**, wie Ballettschülerinnen oder Models, die unter einem hohen „Schlankheitsdruck" stehen, weisen eine Prävalenz von 7% auf. Die Prävalenz der AN beim männlichen Geschlecht ist deutlich geringer. Bei der AN ist das Verhältnis zwischen weiblichen und männlichen Betroffenen etwa 10:1.

Ätiologie

Die Genese der AN stellt ein Zusammenspiel biologischer, kultureller, familiärer und intrapsychischer Faktoren dar. Eine umfangreiche Übersicht über den derzeitigen Stand des Wissens über Risikofaktoren von Essstörungen findet sich in Jacobi et al. (2004).

Genetische Befunde. Eine genetische Disposition ist bei der AN nicht von der Hand zu weisen, zeigen doch Zwillingsuntersuchungen eine Konkordanzrate für eineiige Zwillinge von etwa 50% gegenüber nur 10% bei dizygoten Zwillingspaaren (ein umfassender Überblick findet sich in Klump et al. 2001, Bulik et al. 2000, Kipman et al. 1999). Große Zwillingsuntersuchungen lassen eine genetische Komponente von 56% vermuten (Bulik et al. 2006). Auch bei Verwandten ersten Grades magersüchtiger Patientinnen lässt sich eine 8-mal höhere Erkrankungsrate an AN wie an BN als bei der Normalbevölkerung nachweisen (Strober et al. 1990, Strober et al. 2000). Angehörige von Patientinnen mit Essstörungen haben außerdem auch ein 2- bis 4-fach erhöhtes Risiko, an einer affektiven Erkrankung oder an einer Substanzabhängigkeit zu leiden (Strober 1992).

Soziokulturelle Aspekte. Im Gegensatz zu Ländern der Dritten Welt finden wir in hochindustrialisierten Gesellschaften auf der einen Seite einen ausgeprägten Nahrungsüberschuss, gleichzeitig ein immer rigider werdendes Figurdiktat, dessen Schlankheitsnormen kaum noch zu erfüllen sind. So stieg das Durchschnittsgewicht der Menschen in Deutschland seit dem Zweiten Weltkrieg stetig an, während spätestens seit den 50er-Jahren des letzten Jahrhunderts der gesellschaftliche Druck in Richtung Schlanksein zugenommen hat, und das mit einer idealen Körpervorstellung verknüpfte Gewicht sich verringerte. Das Schlankheitsideal betrifft insbesondere jüngere Menschen, die den Prozess der Selbstfindung noch nicht abgeschlossen haben, nach ihrer eigenen Identität suchen und denen es an Selbstbewusstsein und Selbstvertrauen mangelt. Die Mehrzahl weiblicher Jugendlicher ist mit der eigenen Figur unzufrieden, etwa die Hälfte aller 12- bis 17-Jährigen hat bereits Diät gehalten. Auch das Rollenbild der Frau ändert sich, Frauen sind mit teilweise entgegengesetzten Rollenerwartungen konfrontiert. Jede Abweichung von gesellschaftlichen Normen, insbesondere dem gängigen Figur-/Schlankheitsideal, kann diese Menschen in schwere seelische Krisen stürzen und zwingt sie, durch immer rigidere Fastenregime der „Idealfigur" zu entsprechen.

Psychobiologische Faktoren. Zu den wesentlichen Fortschritten in der Konzeptualisierung der AN den letzten Jahren zählt auch die Erkenntnis, dass nicht nur hormonelle, sondern auch psychopathologische Charakteristika der AN starvationsbedingt sind. Schon 1950 hatte Keys (Keys et al. 1950) in der berühmt gewordenen Minnesota-Studie an gesunden Probanden im Hungerexperiment Verhaltensauffälligkeiten und Symptome beobachtet, die auch als typisch für die AN gelten. So stellen eine Reihe von **Verhaltensauffälligkeiten** magersüchtiger Patientinnen nicht etwa pathognomonische Symptome der AN dar, sondern sind ausschließlich Folgeerscheinungen des Hungerns. Darunter fallen das Horten von Nahrungsmitteln, Essrituale, die ständige gedankliche Beschäftigung mit Nahrung, sozialer Rückzug und auch teilweise die oft stark ausgeprägte Zwanghaftigkeit. Dies hatte weitreichende Konsequenzen für die Behandlung der AN: Der Gewichtszunahme wurde nicht nur eine entscheidende Bedeutung zuerkannt, Psychotherapie wurde erst ab einem bestimmten Minimalgewicht als sinnvoll erachtet.

Neben den vornehmlich starvationsbedingten biologischen Veränderungen insbesondere bei der AN sind **neu-**

robiologische Veränderungen als „Trait"-Merkmale bei den Essstörungen Gegenstand wissenschaftlicher Untersuchungen. Veränderungen zentraler Neurotransmittersysteme spielen sowohl in der Pathophysiologie der AN als auch bei einigen anderen psychischen Erkrankungen eine bedeutsame Rolle. Da es auch nach Remission der Essstörungen Hinweise auf eine gestörte zerebrale serotonerge Funktion gibt, kann von einer *serotonergen Dysfunktion* als prädisponierender Faktor für die Entwicklung einer Essstörung ausgegangen werden (Bailer et al. 2005). Auch Noradrenalin, Adrenalin, die Neuropeptide Cholecystokinin (CCK), Corticotropin-Releasing-Hormone (CRH), Neuropeptid Y (NPY) und die Endorphine sind Gegenstand intensivster Forschung im Bereich der Psychobiologie. Zuletzt wurde auch Leptin und Ghrelin vermehrt Aufmerksamkeit geschenkt (Fava et al. 1989, Jimmerson et al. 1990, Pirke 1990, Herpertz 1997, Herpertz u. Schweiger 2000, Holtkamp 2009).

Ätiologische Konzepte aus tiefenpsychologischer Sicht

Eine nicht unerhebliche Zahl tiefenpsychologischer Theorien zur Ätiologie der AN hat bisher Eingang in die Literatur gefunden. Gemeinsam ist ihnen die von Freud entwickelte *Neurosentheorie*, wonach der einzelnen Symptomneurose ein bestimmter Grundkonflikt zugeordnet werden kann, der wiederum eine bestimmte Kindheitsphase widerspiegelt. Neben der sich daraus ergebenden genetischen Fixierung können auch phasenspezifische Abwehrmechanismen und ein bestimmter phänomenal beschreibbarer Charaktertypus abgeleitet werden. Die weitere Entwicklung tiefenpsychologischer Theorienbildung rückte neben dem Triebkonflikt die Objektbeziehung und später die Reife der Ich-Funktionen in den Vordergrund diagnostischer und therapeutischer Überlegungen. Mit der Einführung der deskriptiven Klassifikationssysteme DSM-III-R (1987) und DSM IV (1994) sowie ICD 10 (1990) wurde das für die psychodynamisch orientierten Psychotherapien wichtige Neurosenkonzept zugunsten phänomenologisch und biologisch ausgerichteter Ätiologiekonzepte aufgegeben. Zweifelsohne tragen diese Klassifikationssysteme zu einer größeren diagnostischen Reliabilität bei, allerdings auf Kosten einer geringeren Validität (Schneider und Hoffmann, 1992). So geben diese Klassifikationssysteme keinerlei Auskunft über intrapsychische oder interpersonelle Konflikte, über das Strukturniveau oder das subjektive Krankheitserleben, was für die psychodynamisch orientierte Psychotherapie essentielle Bausteine der Behandlung sind. Die psychoanalytische Sichtweise geht über das rein Deskriptive und Bewusste hinaus und verfolgt das Ziel, die unbewussten Motive des Geschehens, zugleich auch die psychogenetischen Bedingungen, die in der Entstehungsgeschichte der Essstörung bedeutsam sind zu verstehen. Mittels der 1996 eingeführten „Operationalisierten Psychodynamischen Diagnostik" (OPD) wird das Ziel verfolgt, die symptomatologisch-deskriptiv orientierte Klassifikation psychischer Störungen, um die grundlegenden psychodynamischen Dimensionen zu erweitern (Arbeitskreis OPD 1996). Im Hinblick auf die Essstörung tritt die multiaxiale Diagnostik der OPD anstelle der antiquierten und dem Bedürfnis nach Monokausalität entsprechenden Neurosentheorie (s.o.). Letztendlich ist eher einem unspezifischen Vulnerablilitäts-Modell im Hinblick auf die Entstehung der AN der Vorzug zu geben. Auf dem Hintergrund, dass eine Gewichtsreduktionsmaßnahme eine notwendige (aber keineswegs hinreichende) Voraussetzung sowohl der AN wie auch der BN ist, sind Konflikte, die mit einer Inakzeptanz des eigenen Körpers oder zumindest des Körpergewichts als Ausdruck einer Störung der Selbstwertregulation einhergehen aus der individuellen Biografie zu verstehen. Allerdings muss entsprechend der klinischen Beobachtung bei der AN von einem teilweise raschen Übergang von psychischen Auslösefaktoren zu biologisch bedingter Chronifizierung ausgegangen werden. Nicht zuletzt spricht dafür die früh einsetzende und irrational anmutende Körperschemastörung und später der Verlust einer adäquaten Nahrungsaufnahme- und Sättigungsregulation (Herpertz et al. 2009). In der Regel suchen die Patientinnen und Patienten erst in dieser Phase der Krankheit psychotherapeutische Hilfe auf. Eine Fokussierung auf ein die AN auslösendes Konfliktgeschehen dürfte zu diesem Zeitpunkt wenig Sinn machen und eher der Rekonvaleszenz, nach begonnener Gewichtsrestitution vorbehalten sein.

Ätiologische Konzepte aus verhaltenstherapeutischer Sicht

Verhaltenstherapeutische Modelle unterscheiden zwischen begünstigenden, auslösenden und aufrechterhaltenden Faktoren der Krankheit und deuten mögliche Rückkoppelungseffekte zwischen den einzelnen Faktoren an (s. Kap. V). Ein Mädchen, das beginnt, Gewicht zu reduzieren, tut dies selten mit dem vorgefassten Gedanken anorektisch zu werden. Man muss davon ausgehen, dass es durch unterschiedliche positive und negative Verstärker (*mehrfach operante Verstärkung*) bei entsprechender Disposition zu einer Aufrechterhaltung des Fastens kommt. *Interne Verstärker* sind Gefühle der Sicherheit, Kontrolle und Leistung sowie das Gefühl „besonders" zu sein. Erhöhte Aufmerksamkeit durch andere oder sogar Bewunderung und Neid stellen positive *externe Verstärker* dar. Zusätzlich werden durch die AN potenziell schwierige Aufgaben vermieden, wie etwa der Aufbau sozialer Beziehungen oder die Ablösung vom Elternhaus (negative Verstärkung). Das *Gewichtsziel* wird immer weiter nach unten verlagert, es entwickelt sich eine ausgeprägte Angst vor Gewichtszunahme, die nicht zu Unrecht als *„Gewichtsphobie"* bezeichnet wird. Schließlich wird die AN auf die mehr oder weniger vorbereitete soziokulturelle oder familiäre Umwelt zurückwirken. In diesem Zusammenhang ist darauf hinzuweisen, dass die Familie in eine *Dilemma-Situation* geraten kann: Sowohl einfühlsames und liebevolles Verhalten als auch ablehnendes und kontrollierendes Verhalten können in gleicher Weise das Symptomverhalten aufrechterhalten. Dadurch sind die Eltern matt gesetzt. Insgesamt entsteht ein sich selbst aufrechterhaltender Kreislauf, die Krankheit verselbstständigt sich.

Welche *Funktion die Erkrankung* bei einer einzelnen Patientin übernimmt, kann jeweils nur im Rahmen einer umfassenden individuellen Bedingungs- und Verhaltensanalyse geklärt werden. Die zentralen Funktionen sind in **Abb. 27.1** und **Tabelle 27.3**, **Tabelle 27.4** aufgezeigt. Die AN als dysfunktionale Problemlösestrategie. Häufig liegen der AN schwere Selbstwertprobleme zugrunde.

> **M** Die AN kann als Versuch junger Frauen verstanden werden, unter schwierigen und selbstwertbedrohenden Ausgangsbedingungen einen selbstwertstabilisierenden Zustand zu erreichen. Dahinter verbergen sich oft schwere Störungen des Selbstwertgefühls.

Erlangung von Autonomie. Über die familiären Konstellationen von Patientinnen mit AN ist viel geschrieben worden. Hilde Bruch (1973, 1980) spricht in diesem Zusammenhang von einem *„goldenen Käfig"*. Die Frage nach „state" oder „trait", d.h. ob die beschriebenen familiären Verhaltensmuster bereits vor der Erkrankung der Patientin bestanden oder aber eine Folge der Erkrankung darstellen, lässt sich mittels retrospektiver Erhebungen allerdings nicht mit Sicherheit beantworten. Kog et al. (1987) überprüften das Konzept Minuchins an 56 Familien mit einer essgestörten Patientin. Dabei zeigte sich, dass das Modell auf einige Familien zutraf, auf andere nicht, es fanden sich sogar entgegengesetzte Verhaltensweisen.

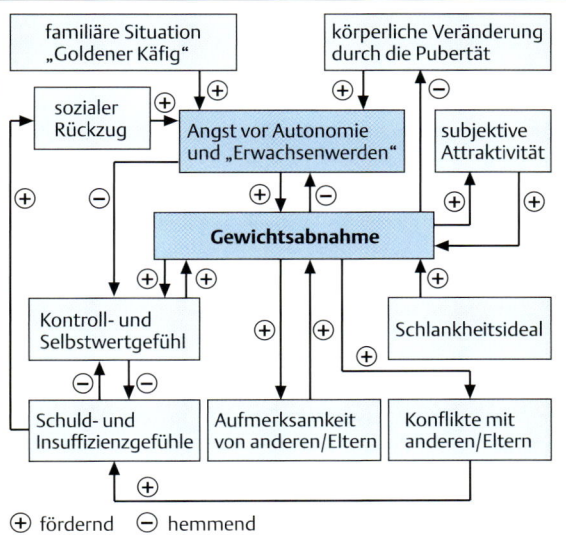

Abb. 27.1 Hypothetisches Bedingungsmodell der Anorexia nervosa (nach Böse et al. 1994).

Tabelle 27.3 Ausdrucksformen der Magersucht nach Untergruppen (nach Hänsel 1991)

Magersucht als Ausdruck eines Autonomieversuchs	Abgrenzung gegenüber familiären Ansprüchen, Autonomiebestrebungen innerhalb des familiären Systems, Verselbständigungstendenzen; Abgrenzung gegenüber eigenen triebhaften, sexuellen Impulsen (Pubertätsmagersucht), konfliktreiche Entwicklung der eigenen Geschlechtsidentität
Magersucht als Ausdruck der Beziehungsabwehr	Störung auf der Objektbeziehungsebene, Appell nach stützendem Objekt, Hilfeleistung wird als eigene Ohnmacht, narzisstische Kränkung und Einbruch in die Autonomie gewertet, Nähe-Distanz-, Abhängigkeits-Autonomiekonflikt
Magersucht als Ausdruck einer Lebensverweigerung	extreme, meist depressive Rückzugstendenzen mit ausgeprägten autodestruktiven Zügen, prolongierte Suizidalität

Tabelle 27.4 Funktionen der Anorexia nervosa nach Bemis-Vitousek (1998)

Vermeidung
- Erwachsenwerden
- Sexualität
- Emotionen

Positive Konsequenzen
- Gefühl der Kontrolle
- Gefühl der Kompetenz

Organisation
- Vereinfachung des Lebens
- Vorhersagbarkeit

Prognose

Die AN kann einen lebensbedrohlichen Verlauf nehmen. Die 10-Jahres-Letalität liegt bei 5,6%. Dies ist etwa das 12-Fache der Letalität in dieser Altersgruppe in der Allgemeinbevölkerung. AN und Suchterkrankungen haben die höchste Mortalitätsrate bei psychischen Erkrankungen. Als Todesursache steht der **Suizid** im Vordergrund, gefolgt von den Komplikationen der Essstörung. Katamnestische Beobachtungen nach einem mittleren Zeitraum von 4–5 Jahren weisen nach, dass etwa 40% anorektischer Patientinnen einen guten Heilungserfolg aufzeigen, jeweils 25–30% haben einen mittelmäßigen oder schlechten Heilungserfolg (Herzog et al. 1994, Steinhausen et al., 2002). Das Verlaufsergebnis scheint mit zunehmender Katamnesedauer eindeutiger zu werden, d.h., dass sich die Patientinnen mit mittelmäßigem Heilungserfolg auf die beiden Kategorien mit gutem und schlechtem Ergebnis verteilen. Auf der anderen Seite ist mit zunehmender Dauer der Erkrankung ein Anstieg der Mortalität zu beobachten: Bei etwa 20% ist eine Chronifizierung zu erwarten. Bis zu 30% der AN-Patientinnen erleiden einen Rückfall im ersten Jahr nach stationärer Behandlung.

Als prognostisch ungünstig gelten
- ein höheres Alter bei Erkrankungsbeginn,
- eine lange Krankheitsdauer vor Behandlungsbeginn,
- extremer Gewichtsverlust,
- gleichzeitiges Bestehen bulimischer Symptome,
- prämorbides Übergewicht,
- stark gestörte Familienbeziehungen,
- fehlgeschlagene Vorbehandlungen und
- eine schlechte prämorbide soziale Anpassung.

> **M** Im Verlauf entwickelt etwa ⅓ der Patientinnen mit AN eine BN. Übergänge von der BN zur AN sind selten.

Therapie

Therapeutische Konzepte zur AN sind nicht zuletzt aufgrund der multifaktoriellen Genese multimodal angelegt (Herpertz et al. 2003).

M Tiefenpsychologische, verhaltenstherapeutische und abhängig vom Alter auch familien-basierte Aspekte sind unverzichtbare Bestandteile jeder modernen Behandlung der AN.

Die Schwerpunktsetzung innerhalb des therapeutischen Settings richtet sich in der Regel nach den sozioökonomischen Gegebenheiten der jeweiligen Institution und deren Ausrichtung auf eine Psychotherapieschule. Während tiefenpsychologische Verfahren den der AN zugrunde liegenden Konflikt unter besonderer Berücksichtigung der Objektbeziehungsebene fokussieren, zielen verhaltenstherapeutische Konzepte insbesondere im Hinblick auf das interaktionelle Geschehen mehr auf den finalen Charakter der AN ab. Die Verhaltenstherapie fokussiert vor allem auf die **aufrechterhaltenden Mechanismen** der AN. Der Therapie liegt ein kognitiv behaviorales **Modell** zugrunde, das weitgehend empirisch überprüft ist (Abb. 27.2). Als zentrale dysfunktionale Einstellung wird die **Abhängigkeit des Selbstwertes** von Gewicht und Figur sowie die Wichtigkeit der Kontrolle über die Nahrungsaufnahme gesehen.

Psychoedukative Aspekte, d. h. die Vermittlung eines normalen Essverhaltens, sollten allerdings integraler Bestandteil eines jeden Therapiekonzepts sein. Hierzu kann man sich auch schriftlicher Manuale bedienen (Treasure 1999, Fairburn, 2008, Schauenburg et al. 2009).

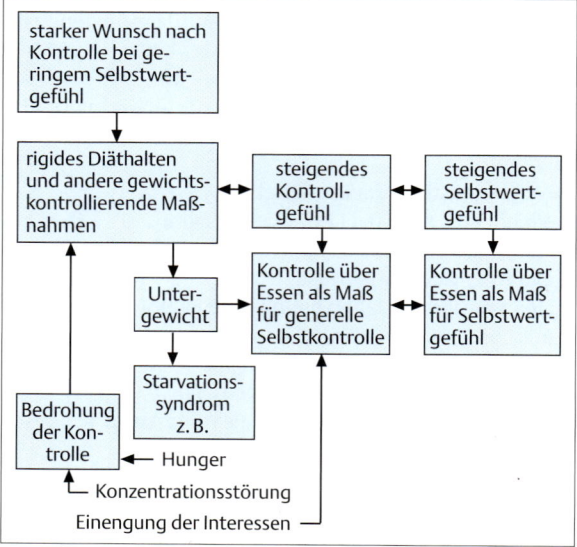

Abb. 27.2 Kognitiv-verhaltenstherapeutisches Modell zur Entstehung und Aufrechterhaltung der Anorexia nervosa (nach Fairburn et al. 1998).

Multimodale stationäre Psychotherapie mit tiefenpsychologischem Schwerpunkt

Es besteht weitgehend Konsens über die Genese der AN als ein multifaktorielles Krankheitsgeschehen, bei welchem innerseelisch-psychodynamische, psychosoziale, soziokulturelle und biologische Faktoren ineinander greifen und gegenseitige Verstärkerfunktion besitzen. Psychosomatische wie auch somatopsychische Zusammenhänge müssen auf ganz verschiedenen Ebenen berücksichtigt werden. Entsprechend kann diesem Krankheitsbild nur mit einem multimethodalen Therapieansatz begegnet werden. Die Bearbeitung des innerseelisch-psychodynamischen Konfliktes, des familiären und psychosozialen Umfelds stellen ebenso wie die Rückkehr zu normalen Essgewohnheiten unverzichtbare Therapieelemente dar.

Ernsthafte medizinische Komplikationen, ausgeprägte Verleugnungstendenzen und partiell starvationsbedingte ungenügende Introspektionsfähigkeit macht bei magersüchtigen Patientinnen die Indikation zu einer **stationären Psychotherapie** in der Regel notwendig.

M Nicht zuletzt aufgrund der geringen Bereitschaft zu einem Arbeitsbündnis und der damit einhergehenden Unmöglichkeit einer Regulation des Essverhaltens ist eine ambulante Therapie zumindest in der Initialphase wenig sinnvoll.

Die stationäre Therapie kann nur den Charakter einer Etappe in einem ambulant-stationär-ambulanten Gesamtbehandlungsplan haben.

■ Prästationäre Phase

Sie beinhaltet neben der Diagnostik (**Tabelle 27.5**) und Indikationsstellung die Vereinbarung eines Therapieplanes. Noch vor der stationären Aufnahme wird die Patientin mit allen Einzelheiten der stationären Therapie vertraut gemacht, da eine weitgehende Transparenz des Behandlungsprogramms die beste Voraussetzung eines Therapiebündnisses ist. Der überindividuell formulierte **Therapievertrag** stellt nicht nur für die Patientinnen, sondern auch für das Behandlungsteam eine notwendige Transparenz her und versteht sich als Leitfaden der Behandlung. Es hat sich als günstig erwiesen, einen schriftlichen Therapievertrag abzuschließen. Die Vereinbarung des Therapieplanes beinhaltet (Herpertz et al. 1997):

Transparenz. Vermittlung des nach einem Stufenmodell orientierten Therapiekonzepts.

Zielgewicht. Festlegung eines Zielgewichts, das bei einem BMI 18 kg/m² liegen sollte. In der Regel werden Zwischenziele definiert, z. B. ein Gewicht, mit dem die Patientin nicht mehr die diagnostischen Kriterien der AN (BMI 17,5 kg/m²) erfüllt. Zwar lässt die Interdependenz von Körpergewicht und endokrinologischen Veränderungen das Zielgewicht objektivier-

Tabelle 27.5 Diagnostik

- Abklärung des körperlichen Allgemein- und Ernährungszustandes und möglicher körperlicher Komplikationen
- Detaillierte Exploration der Symptomatik mit Illustration des Essverhaltens; Vorerfahrung mit bisherigen Therapien und deren Beurteilung
- Beurteilung der Körperbildstörung
- Abklärung der Veränderungsmotivation
- Erfassen der psychiatrischen/psychosomatischen Komorbidität
- Biografische Anamnese
- **Psychodynamische Diagnostik** (wichtige Lebensdaten), Auslösesituation, emotionale Einstellung zur Magersucht, Vorstellung von sich selbst und wichtigen Bezugspersonen, Beurteilung von Übertragungs- und Gegenübertragungsprozessen, Abwehrmechanismen
- **Kognitiv-verhaltenstherapeutische Diagnostik,** Bedingungs- und Verhaltensanalyse, auslösende Situationen, aufrechterhaltende Bedingungen, Erfassen relevanter kognitiver Schemata

Tabelle 27.6 Stufenprogramm für essgestörte Patientinnen. Das Essprogramm besteht aus vier Stufen. Bei einem Drittel des notwendigen Gewichtszuwachses wird die nächste Stufe erreicht.

1. Stufe	2 Stunden Ausgang pro Tag auf dem Klinikgelände in Begleitung von Mitpatienten oder Angehörigen, Besuche nur am Wochenende. Zusätzlich zu der normalen Krankenhauskost bekommen die Patienten eine Trinknahrung (ca. 1500 kcal).
2. Stufe	Keine weitere Applikation hochkalorischer Trinknahrung. Es wird die normale Krankenhausmahlzeit eingenommen. Die Klinik kann ohne Begleitung verlassen werden, aber nicht das Klinikgelände. Kein Ausgang am Wochenende.
3. Stufe	Sobald ⅔ des verlangten Gewichtszuwachses erreicht worden sind, freies Wochenende, das Klinikgelände kann verlassen werden. Nach Erreichen des Zielgewichtes erfolgt eine weitere stationäre Therapie von 6 Wochen.
4. Stufe	Fakultativ stationärer oder teilstationärer Behandlungsstatus möglich. Einnahme der normalen Krankenhausnahrung. Das Zielgewicht sollte gehalten werden. Fakultativ erfolgt einmal wöchentlich eine Blutabnahme, zwecks Ausschluss eines Laxanzien-/Diuretikaabusus (Elektrolyte und harnpflichtige Substanzen).

bar erscheinen, nicht selten persistiert die Oligo- oder Amenorrhoe als Ausdruck endokriner Dysfunktion jedoch auch nach Gewichtsnormalisierung, sodass die Frage, welches Gewicht während des Klinikaufenthaltes erreicht werden soll, einen Kompromiss aus physiologischer Notwendigkeit, psychischer Integration, aber auch Dauer des stationären Aufenthaltes darstellt. Eine forcierte Wiederauffütterung etwa mittels parenteraler oder Sondenernährung ist nur als Notfallmaßnahme bei vitaler Gefährdung indiziert.

Stufenplan. Entsprechend dem zu erreichenden Zielgewicht sieht das Essprogramm einen Stufenplan mit sukzessiver Steigerung des Psychotherapieangebotes und der individuellen Freiheitsgrade abhängig von der Gewichtszunahme vor. **Tabelle 27.6** gibt ein Beispiel, wie ein solcher Plan gestaltet werden kann. Bei sehr kachektischen Patientinnen ist ein differenziertes Ernährungsmanagement erforderlich (Herpertz et al. 2010).

■ Stationäre Therapiephase

Therapieprogramm. Die stationäre Therapiephase dient der Umsetzung des mit der Patientin verbindlich vereinbarten Therapieplanes. Das *Essprogramm* besteht aus vier Stufen. Bei ⅓ der notwendigen Gewichtszunahme wird die jeweils nächste Stufe erreicht (**Tabelle 27.6**).

Die starvationsabhängige defizitäre mentale Leistungsfähigkeit bei vielen magersüchtigen Patientinnen stellt initial häufig jegliches Arbeitsbündnis in Frage, was eine unabdingbare Voraussetzung einer psychotherapeutischen Behandlung ist. Sowohl auf dem Hintergrund der passager biologischen wie auch strukturellen Störungsanteile nicht selten zu beobachtenden Ich-Schwäche hat ein strukturiertes Therapieprogramm initial eine sehr bedeutende Hilfs-Ich-Funktion.

Behandlungsteam. Die Behandlung anorektischer Patientinnen stellt meist außerordentliche Anforderungen an das behandelnde Team. Besondere Anforderungen richten sich nicht nur auf dessen Containing-Funktion (Bion 1962), sondern auch auf dessen Fähigkeiten, mit Spaltungsprozessen umzugehen, die sich nahezu regelhaft im Umgang mit magersüchtigen Patientinnen beobachten lassen.

Gewichtsverlauf. Die grafische Dokumentation des Gewichtsverlaufs der Patientinnen hat sich neben besserer Illustrationsmöglichkeiten sowohl für das Behandlungsteam als auch für die gemeinsame Besprechung mit den Patientinnen bewährt. Sie spiegelt nicht selten den psychodynamischen Prozess während der stationären Psychotherapie und kann insofern wertvolle Orientierungshilfen für das Gesamt-Behandlungsteam bieten (**Abb. 27.3**).

Ziele der stationären Therapiephase. Diese sind zwangsläufig begrenzt und umfassen:
- eine Stabilisierung des körperlichen Zustands auf einem klinisch vertretbaren Niveau,
- Wiedererlernen eines normalen Essverhaltens, v. a. kontinuierlicher Einbezug von vermiedenen Nahrungsmitteln;
- Einstieg in einen Entwicklungsprozess mit Heranführung der Patientin an ein psychodynamisches Verständnis der Erkrankung als notwendige Voraussetzung für die sich in der Regel anschließende ambulante Behandlung.

Eckpfeiler der Therapie sind tiefenpsychologisch orientierte Einzel- und Gruppentherapien, Gestaltungstherapie und konzentrative Bewegungstherapie als Spezialverfahren, ein strukturiertes Essprogramm mit betreuten Einkaufs- und Kochmöglichkeiten, Essbegleitung und Nachruhe unter Führung und Anleitung z. B. einer Stationsschwester. Ernährungsberatung sowie sozialarbeiterische Maßnahmen und Hilfestellungen sind darüber hinaus unverzichtbare Therapieelemente (**Tabelle 27.7**, **Tabelle 27.8**).

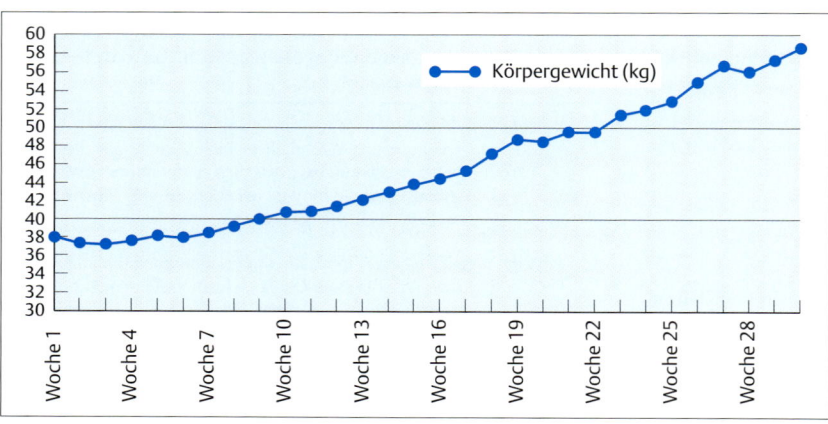

Abb. 27.**3** Beispielhafter Gewichtsverlauf während einer stationären Behandlung.

Tabelle 27.**7** Stationäres Therapiekonzept

1. stationäre Psychotherapie je nach therapeutischer Ausrichtung	2. strukturierendes Essprogramm	3. Ernährungsberatung	4. Sozialarbeit
▪ Einzeltherapie ▪ verbale Gruppentherapie ▪ Gestaltungstherapie ▪ Konzentrative Bewegungstherapie ▪ Schwesterngespräche ▪ stationsärztliche Betreuung mit wöchentlicher Teamvisite und Besprechung des Gewichtsverlaufs	▪ Festlegung eines Zielgewichtes ($\approx 18\,kg/m^2$) ▪ Dokumentation einer Gewichtskurve ▪ Therapievertrag mit vertraglich geregelter wöchentlicher Gewichtszunahme von 0,7 bis 1 kg ▪ 2mal wöchentliche Gewichtskontrolle ▪ gemeinsame Einnahme der Mahlzeiten ▪ 30minütige Nachruhe nach den Mahlzeiten ▪ Ess-, Nachruhebegleitung beim Mittagessen	▪ Vermittlung eines normalen Essverhaltens mit mindestens 4 Mahlzeiten zu festen Zeiten nach ernährungsphysiologischen Gesichtspunkten ▪ organisierte Einkäufe ▪ Kochgruppe	▪ Beratung und Begleitung bei Außenterminen ▪ Hilfestellung bei Wohnungssuche, Berufsfindung und im Freizeit- und Kontaktbereich ▪ Kontaktaufnahme zu Behörden, psychosozialen Institutionen, Frauenberatungsstellen, Selbsthilfegruppen usw.

Tabelle 27.**8** Therapeutisch begleitete Mahlzeiten („Esstisch")

- keine Gespräche über das Essen
- übermäßiges Würzen vermeiden
- Essenszeit ist auf 30–45 Minuten beschränkt
- niemand verlässt den Tisch
- kein Essen mitnehmen
- kein Essenstausch
- max. 2 Gläser Wasser während des Essens
- Abschlussrunde (Eigenbewertung des Essverhaltens, Rückmeldung der Gruppe

Fallbeispiel für eine tiefenpsychologisch orientierte stationäre Psychotherapie Befund

Neben einer verzerrten Körperwahrnehmung und einer Amenorrhoe entspricht die Patientin auch von ihrem Untergewicht her allen Kriterien der beiden Klassifikationsschemata für eine AN. Da die Patientin die Gewichtsabnahme ausschließlich mittels Fasten herbeiführte, war von einer **restriktiven Form der AN** auszugehen. Psychodynamisch deutete vieles bei ihr auf eine ausgeprägte Selbstwertproblematik, deren Wurzeln in ihrer Biografie sicherlich schon vor der Trennung des Vaters von seiner Familie zu suchen waren. In den prästationären Gesprächen wurde deutlich, dass das Hungern der Patientin als Reaktion auf den Weggang des Vaters mit einer anderen Frau zu werten war – der hilflose Versuch, die Familie mittels des anorektischen Symptoms wieder zusammenzuführen und an sich zu binden. Bezeichnenderweise hatte in der Vergangenheit eine kurzfristige Versöhnung der Eltern zu einer deutlichen Gewichtszunahme der Patientin geführt. Eine zweite, nunmehr endgültige Trennung zog eine umso dramatischere Gewichtsabnahme nach sich.

Behandlungsverlauf. Mit der Patientin wurde vor ihrer stationären Aufnahme vertraglich ein Zielgewicht von 52 kg vereinbart, welches sie mit einem Mindestgewichtszuwachs von 700 g/Woche zu erreichen hatte. Das Gewicht zeigte in der 1. Stufe einen kontinuierlichen Zuwachs. Eine Beunruhigung ließ die Patientin nicht erkennen; wie sie später ausführte, hatte der Vertrag im Sinne einer Außensteuerung gegenüber ihren Ängsten vor Gewichtszunahme und Kontrollverlust eine entlastende Funktion und wirkte jeglichem Ambivalenzkonflikt entgegen. Demgegenüber ließ sie sich jedoch auf die Therapieangebote in den einzelnen Therapiefeldern wenig ein. Ihr stilles und von Trauer geprägtes Auftreten führte nicht nur zu einer allgemeinen Akzeptanz in der Gruppe; gleichermaßen war die Begegnung mit ihr auch von einer Aggressionshemmung geprägt, was zur Folge hatte, dass sie in produktive gruppendynamische Konflikte nicht miteinbezogen wurde und eher die Rolle einer verträumten Außenseiterin einnehmen konnte. Der Gewichtsverlauf in der 2. und 3. Stufe spiegelte umso deutlicher die Ambivalenz der Patientin, ihre regressiven Neigungen aufzugeben, hatten diese doch einerseits ihre Aggressionen, insbesondere dem Vater gegenüber, weitgehend gebunden, andererseits die Sorge und Zuwendung der Mutter und Schwester gesichert. Schließlich fand die Patientin in der **konzentrativen Bewegungstherapie** einen geschützten Raum, der es ihr ermöglichte, Affekte der Trauer, Wut und Scham gegenüber ihrem Vater zu spüren und zuzulassen. Zusammen mit ihrer Einzeltherapeutin gelang es der Patientin, ihre ambivalenten Gefühle dem Vater gegenüber zu verbalisieren und zu verstehen. Auf dem Hintergrund des Scheiterns der elterlichen Ehe hatte die Patientin zunehmend die Rolle der Freundin gegenüber dem Vater eingenommen, wobei ihr insbesondere der Tanz die väterliche Aufmerksamkeit und Zuwendung sicherte. Die nicht zuletzt aus der Interaktion mit dem Vater erwachsene hochgradige narzisstische Besetzung des Körpers führte bei dessen Weggang zur Entwicklung der AN als Ausdruck einer schweren Selbstwertkrise. Die Patientin war im weiteren Verlauf der Therapie nun zunehmend in der Lage, ihre Konflikte in den einzelnen Therapiefeldern zu thematisieren und insbesondere gegenüber dem männlichen Gruppentherapeuten im Sinne einer Vaterübertragung eine deutlich konfrontativere Haltung einzunehmen. Bei einem Gewicht von 52 kg erreichte die Patientin schließlich die 4. Stufe ihrer Therapie. In dieser letzten Behandlungsphase sind keine für die Essstörung spezifischen Therapieelemente mehr vorgesehen. Nicht zuletzt die in den Gesprächen mit dem Sozialarbeiter aufgeworfenen Fragen nach ihrem zukünftigen psychosozialen Arrangement und die regelmäßige Teilnahme an Lebensmitteleinkäufen und Kochgruppen erlebte die Patientin als Herausforderung zu selbstständigen Entwicklungsschritten. In Anbetracht ihrer großen Regressionsneigung und des bisherigen langen Behandlungsverlaufs wurde der Patientin die Möglichkeit einer *tagesklinischen Behandlung* nahegelegt. Bei Fortsetzung des einzel- und gruppentherapeutischen Behandlungsangebots bestand ein abschließendes Therapieziel in einer langsamen Reintegration in die äußere Realität, wozu nicht nur die Klärung ihrer Studien- und Wohnungssituation zählte, sondern auch die Intensivierung sozialer Kontakte außerhalb der Klinik. Bei ihrer Entlassung wog die Patientin 53 kg. Die Fortsetzung der ambulanten Psychotherapie war an ihrem neuen Studienort vorgesehen.

Multimodale stationäre Psychotherapie mit kognitiv-verhaltenstherapeutischem Schwerpunkt

Bei anorektischen Patientinnen wird initial, v.a. im deutschen Gesundheitssystem, meist eine stationäre Therapie empfohlen. Eine stationäre Aufnahme ist bei einem BMI unter 15 kg/m² zu empfehlen. Ausgeprägtes Kompensationsverhalten bei der Anorexie vom bulimischen Typ sowie ein instabiler körperlicher Zustand stellen ebenfalls Indikationen zur stationären Therapie dar. Darüber hinaus können eine ausgeprägte psychische Komorbidität (Depression, Suizidalität, Persönlichkeitsstörung, Substanzmissbrauch) sowie körperliche Komorbidität (Diabetes mellitus Typ I), nicht verfügbare oder erfolglose ambulante Behandlung und eine instabile soziale Situation eine stationäre Aufnahme erforderlich machen.

Die 2011 veröffentlichten deutschen Leitlinien zur Diagnostik und Therapie der Essstörungen (www.awmf.org/leitlinien/detail/II/051-026.html) empfehlen, dass Betroffene mit Essstörungen möglichst frühzeitig eine Therapie erhalten und dass im Gesundheitswesen Tätige anerkennen, dass die Betroffenen einer Therapie meist ambivalent gegenüberstehen. Da die AN eine **Ich-syntone Störung** darstellt, stehen Betroffene einer Behandlung entweder ablehnend oder ambivalent gegenüber. Sie reagieren auf Konfrontation mit Abwehr oder Bagatellisierung des Problems. Etwa 50% der Betroffenen befinden sich bei Erstvorstellung im Stadium der „Präkontemplation" oder „Kontemplation" in Bezug auf ihre Therapiemotivation (transtheoretisches Modell der Veränderungsmotivation nach Prochaska u. DiClemente 1992). Für Patientinnen in diesem Stadium der Erkrankung stehen **motivationssteigernde Strategien** im Vordergrund. Information und motivierende Gesprächsführung sollen die Krankheitseinsicht fördern und den Therapieeinstieg ermöglichen. Die negativen Konsequenzen der AN müssen gemeinsam mit der Patientin herausgearbeitet werden und die positiven, aufrechterhaltenden Elemente müssen neu bewertet werden. Gerade bei einer so Ich-nahen Störung ist die kontinuierliche Motivationsarbeit einer der wesentlichsten Bestandteile der gesamten Therapie. Unbedingt notwendig ist die **organische Untersuchung** der Patientin, um evtl. lebensbedrohliche Komplikationen nicht zu übersehen (z.B. Hypokaliämie). Jede Psychotherapie sollte immer von regelmäßigen Kontrollen des physischen Zustandes der Patientinnen begleitet werden (NICE 2004). Eine störungsspezifische medikamentöse Therapie kann nach dem heutigen Wissensstand in der Routinebehandlung der AN nicht empfohlen werden (www.awmf.org/leitlinien/detail/II/051-026.html). Im akuten Erkrankungsstadium zeigen Antidepressiva keine die Gewichtzunahme unterstützende Wirkung. Die begleitende psychische Komorbidität bessert sich oft nach Gewichtszunahme, sodass Entscheidungen über eine adjuvante antidepressive Pharmakotherapie besser nach einer Gewichtszunahme getroffen werden sollen. In den letzten Jahren wurden neuere atypische Neuroleptika in kleinen kontrollierten Studien eingesetzt. Eine positive Wirkung auf kognitive Einengung und Gewichtszunahme konnte festgestellt werden, Nebenwirkungen fordern gerade bei dieser Gruppe jedoch ein kontinuierliches Monitoring.

> **M** Auf den symptomorientierten Behandlungsteil, wie er oben ausführlich dargestellt wurde, zu verzichten muss heute als Kunstfehler in der Therapie von Patientinnen mit Anorexie angesehen werden (de Zwaan et al. 1996).

Gewicht. Um mit den Worten von Hilde Bruch (1980) zu sprechen: „Mit einem Patienten, der hungert, kann man keine sinnvolle therapeutische Arbeit leisten."

Der Körper wird durch die Unterernährung nicht nur physisch, sondern auch kognitiv und emotional beeinträchtigt. Die **Gewichtsstabilisierung** stellt daher das erste und wichtigste Therapieziel dar. Dieses ist ambulant oft schwer zu erreichen. Die Minimalanforderung an die Patientin ist eine gewisse innere Bereitschaft zu einer Gewichtszunahme. Eine stationäre Aufnahme sollte ausschließlich in einer spezialisierten Einrichtung, die viel Erfahrung in der Behandlung von Essstörungen hat, erfolgen. Die Aufnahme in nicht darauf ausgerichteten Abteilungen sollte nur dann erfolgen, wenn es um lebenserhaltende Maßnahmen, aber nicht wenn es um eine essstörungsspezifische Therapie geht. In der Regel werden im stationären Bereich transparente verhaltenstherapeutische Programme mit klaren Richtlinien für die Patientinnen eingerichtet, sog. **Contract-Management-**

Techniken und **operante Verfahren**. Im Gegensatz zu strengeren operanten Programmen (z. B. mit Bettruhe) werden heute gelockerte und flexiblere Versionen bevorzugt, die den Handlungsspielraum der Patientin mit zunehmendem Gewicht erweitern. Weniger strenge Programme sind von den Patientinnen und vom beteiligten Personal meist leichter zu akzeptieren und fördern insgesamt die Kooperationsbereitschaft. Eine Gewichtszunahme von in der Regel 700 g/Woche, aber nicht mehr als 2 kg/Woche wird angestrebt. Selbstständige Nahrungsaufnahme normaler Nahrungsmittel ist jeder Art der künstlichen Ernährung vorzuziehen.

> **M** Es zeugt von schlechter klinischer Praxis, wenn die Gewichtszunahme die therapeutische Beziehung beherrscht und sich ein Kampf zwischen Patientin und therapeutischem Team um Macht und Kontrolle entwickelt.

Die Entlassung sollte bei einer stationären Therapie dann erfolgen, wenn ein **physiologisches Gewicht bei normalem Essverhalten** möglich ist, wobei psychosoziale Faktoren natürlich mitbestimmend sind. Voraussetzung für das Gelingen stationärer Gewichtsaufbauprogramme ist die Einheit des Teams. Es gibt jedoch zahlreiche Vorlagen, wie solche verhaltenstherapeutische Programme aufgebaut sein können (s. o., Jacobi et al. 1996, Schmidt 1997, Reich u. Cierpka 2001, Karwautz 2001).

Das Erstellen individueller Gewichtskurven kann helfen, Zusammenhänge und Bedingungen für Essprobleme zu erkennen und erste Veränderungsfoki zu definieren.

Hunger und Sättigung. Die natürlichen Hunger- und Sättigungsgefühle sind nicht mehr verfügbar, um sich spontan richtig zu ernähren. Außerdem sind Patientinnen mit AN oft voller Angst, die Kontrolle über das Essen zu verlieren. Viele essgestörte junge Frauen verfügen durch langjährige intensive Beschäftigung mit dem Thema Ernährung über ein erstaunliches Wissen, insbesondere was die Nahrungszusammensetzung und den Kaloriengehalt anbelangt. Von daher macht eine „Diätberatung" in der Regel keinen Sinn. Auch haben sich ökotrophologische Hilfsangebote in der Vergangenheit nicht bewährt (www.awmf.org/leitlinien/detail/II/051-026.html). Essprotokollgruppen und **therapeutisch begleitete Mahlzeiten** mit festgelegten Regeln sollen den Aufbau eines geregelten Essverhaltens unterstützen.

Emotionalität. Bei Besserung der somatischen Befindlichkeit werden die Patientinnen wieder individueller, die unterschiedlichen Problemfelder werden fassbarer. Das therapeutische Team muss verstehen, dass es alleine durch die Gewichtszunahme zu einer **Zunahme der Emotionalität** kommt. Untergewicht führt zu einer Abnahme der erlebten Gefühle und das erneute Aufkeimen von Gefühlen wie Wut, Angst, aber auch von sexuellen Empfindungen ist für viele Patientinnen beängstigend. Entsprechend der individuellen Bedingungs- und Verhaltensanalyse werden weitere therapeutische Schritte notwendig sein, die über die Gewichtszunahme hinausgehen. Diese Therapiestrategien werden parallel zu einem Gewichtsrestitutionsprogramm begonnen und müssen zu Beginn die kognitive Beeinträchtigung berücksichtigen, die ein reflektierendes Denken erschwert.

Störungsspezifische Gruppentherapie („Themengruppe"). Der Umgang mit anorektischen Patientinnen erfordert in besonderem Maße Klarheit, Struktur, Offenheit, Transparenz und Berechenbarkeit. Auf eine **motivierende Gesprächsführung** sollte während der gesamten Dauer der Gruppentherapie geachtet werden. Dazu gehören: die Eigenverantwortung der Patientin unterstreichen, die Patientin selbst Gründe, die für eine Veränderung sprechen, nennen lassen, Reflexion von selbstmotivierenden Aussagen durch selektives Paraphrasieren und Zusammenfassen, Verwenden von Affirmationen und positiven Umformulierungen von Aussagen der Patientin, um das Selbstwertgefühl und die Selbstwirksamkeitserwartung zu verbessern. Die Selbstwirksamkeitsüberzeugung ist eine der wichtigsten Einflussgrößen auf den Krankheitsverlauf.

Homogene Essstörungsgruppen bieten gegenüber Gruppen mit unterschiedlichen Krankheitsbildern den Vorteil, dass sie das typische Vermeidungsverhalten der Magersüchtigen, Klagen über Essen, Gewicht und Figur, Ablenkungsmanöver, schneller entlarven und die Patientin wesentlich weniger im Zentrum der Beachtung steht. Die Patientinnen als „Expertinnen" können sich gegenseitig „wenig vormachen".

Neben **psychoedukativen** Elementen (z. B. Fastenstudien) sind der **Umgang mit Emotionen** und die Rolle kognitiver Verzerrungen oder Defizite Inhalte der Themengruppe. Es werden Übungen zur besseren Gefühlswahrnehmung bei sich und anderen durchgeführt, wobei bedacht werden muss, dass die Emotionalität der Patientinnen mit zunehmendem Gewicht steigt. Dies wird häufig als bedrohlich erlebt. Weitere Themen sind die Bewusstmachung und Zuordnung von Emotionen zu auslösenden Ereignissen, Erkennen und Hinterfragen eigener Standards („Lieblingsgefühl") und die Unterstützung bei adäquatem Gefühlsausdruck. Es hat sich bewährt, Elemente aus dem Fertigkeitentraining der dialektischen Verhaltenstherapie anzuwenden (Linehan 1996).

Die **kognitive Theorie** geht davon aus, dass die Interpretation und Konzeptualisierung von Lebensereignissen durch vorhergehende Erfahrungen geformt werden. Der Mensch entwickelt Schemata, um neue Information rasch zu integrieren. Diese Schemata laufen automatisch und weitgehend außerhalb der kognitiven Kontrolle ab und sind wichtig für das normale Funktionieren im Alltag. Probleme treten dann auf, wenn diese Schemata sehr rigide oder dysfunktional sind. Diese Schemata zu identifizieren und ggf. zu modifizieren ist Ziel der kognitiven Therapie. Das kognitive Therapiemodell steht nicht im Widerspruch zu anderen Behandlungsmodellen, sondern kann als Sammel- und Endpunkt ätiologisch bedeutsamer und symptomerhaltender Variablen gesehen werden. Die Arbeit an kognitiven Verzerrungen kann mittels Selbstbeobachtung (ABC-Schema) eingeleitet werden. Es geht um die Sensibilisierung für automatische Gedanken, die Erarbeitung verzerrter Wahrnehmungen und Denkmuster, die Diskussion verzerrter Wahrnehmungsmuster in der Gruppe und die Erprobung alternativer Interpretationen.

Insgesamt hat sich der sogenannte **metakognitive Ansatz** (Fairburn 2003, Fairburn 2008) bewährt, der eine Differenzierung zwischen „Ich bin anorektisch" und „Ich habe eine Essstörung und dieser Teil von mir denkt so" vornimmt. Das Ziel ist eine Distanzierung vom Symptom, in tiefenpsychologischer Terminologie eine „therapeutische Ich-Spaltung".

Unterstützend können die Vor- und Nachteile der Essstörung notiert werden („Spaltentechnik") bzw. Briefe an die Anorexie als Freund und als Feind verfasst werden

Selbstsicherheitstraining. Selbstsicherheitstraining stellt eine wichtige Ergänzung in der Therapie Magersüchtiger dar. Nicht selten verstehen anorektische Patientinnen ihre Defizite in den Bereichen sozialer Kompetenz sowie autonomer Lebensführung gut zu verbergen. Das Selbstsicherheitstraining als übendes Verfahren bietet den Patientinnen im Rahmen von Rollenspielen die Möglichkeit, eine aktuelle, konkrete evtl. neue Erfahrung zu machen. Dies erlaubt ihnen, die Bereiche Körper und Gewicht als Nebenschauplatz im Ringen um Selbstwert und Autonomie zu erkennen.

Körpertherapie. Therapieelemente, die sich auf die Förderung der Wahrnehmung und Erfahrung körperlicher Vorgänge beziehen, nehmen in heutigen Behandlungsansätzen ebenfalls einen wichtigen Platz ein. Zu erwähnen sind hier:
- die progressive Muskelentspannung nach Jacobson bzw. das autogene Training,
- verschiedene Formen der Bewegungstherapie mit bewusstem Erleben gewohnter und neuer Bewegungsmuster und der Integration körperlicher und emotionaler Zustände, aber auch
- Massage,
- Trainings zur Genussfähigkeit oder
- imaginative Übungen.

Ausgeprägte Körperschemastörungen können ggf. mit **Konfrontationstechniken** bearbeitet werden (z. B. Videokonfrontation). Diese Technik beruht auf den verhaltenstherapeutischen Methoden der Reizkonfrontation und Habituation. Wie bei allen Konfrontationsverfahren müssen die Patientinnen jedoch sorgfältig vorbereitet und die Konfrontation sorgsam durchgeführt werden („keine Überraschungen"). Andere Möglichkeiten, eine Veränderung des Körperbildes zu erreichen, sind die Anfertigung von Körperumrisszeichnungen oder die Spiegelübung (Vocks u. Legenbauer 2005).

Soziales Umfeld. Das Einbeziehen der Familie bzw. Partner ist ein wesentlicher Baustein der Behandlung anorektischer Patientinnen. Dies kann im Rahmen von Familiengesprächen erfolgen, gelegentlich empfiehlt sich auch die Beratung und Stützung der Familienmitglieder getrennt von der Patientin. Dies sollte selbstverständlich durch eine neutrale Therapeutin erfolgen und nicht durch die Einzeltherapeutin der Patientin. Durch eine wohnortnahe Behandlung wird das Einbeziehen des sozialen Umfeldes natürlich erleichtert. In der Behandlung von Kindern und Jugendlichen unter 18 Jahren konnten Untersuchungen zeigen, dass das Einbeziehen der Familie den Therapieerfolg verbessert. Es handelt sich hierbei in der Regel weniger um ein familientherapeutisches Vorgehen im engeren Sinn, als vielmehr um Strategien, die Eltern dabei zu unterstützen, die Verantwortung für das Essverhalten des Kindes vorübergehend zu übernehmen (Lock et al. 2001).

Rückfallprophylaxe. Von Anfang an sollte die Rückfallprophylaxe einen Stellenwert in der stationären Therapie erhalten. Es hat sich bewährt, schon frühzeitig kritische Situationen zu sammeln und konkrete Bewältigungsschritte zu überlegen („Memory-Cards"). Wichtig ist die Klärung und Relativierung typischer Rückfallgedanken („...es war alles umsonst", „...habe keinerlei Kontrolle mehr!") sowie eine **Entpathologisierung** möglicher Rückfälle. Zur Vorbereitung auf kritische Situationen dienen die Verhaltenserprobung im Alltag bzw. zu Hause, das Training im Rollenspiel und eine Erhöhung der Stresstoleranz. Entlastend kann das Angebot einer Intervallbehandlung sein sowie der Aufbau externer Strukturen (Selbsthilfegruppen).

Gerade die Phase nach der Entlassung stellt eine **kritische Zeitperiode** dar, jede Lebenserfahrung wird zuerst mit der Verhaltensstörung des Essens oder des Gewichtsproblems konfrontiert sein. Es ist nicht ungewöhnlich, dass ambulante Therapien nach Gewichtszunahme 1–2 Jahre dauern, bevor eine ausreichende Stabilisierung erreicht werden kann. Die Behandlung der Anorexie zählt somit zu den länger dauernden Therapien in der Verhaltenstherapie. Dennoch kann man derzeit nur bei etwa 20 % der Patientinnen mit einer Vollremission rechnen (günstiger ist die Prognose bei Jugendlichen). In vielen Fällen kann zwar eine deutliche Verbesserung in psychosozialen Bereichen erzielt werden, das Gewicht bleibt aber in einem zu niedrigen, wenn auch stabilen Bereich.

> **Fallbeispiel für eine verhaltenstherapeutisch orientierte Psychotherapie: Therapieverlauf**
>
> Frau A. nahm das Angebot an, einmal wöchentlich zur ambulanten Therapie zu kommen. Bereits nach 3 Wochen wurde deutlich, dass sie die 40 kg-Grenze nicht überschreiten konnte. Sie versuchte, die Therapeutin zuerst zu beruhigen, indem sie über eine Magen-Darm-Grippe berichtete und dann den Stress in der Schule vorbrachte. Schließlich stimmte sie einer stationären Aufnahme zu, nicht zuletzt aufgrund der Tatsache, dass sie sich weiterhin auf die Abiturvorbereitung nicht konzentrieren konnte. Diagnostisch bestanden eine AN mit exzessiver sportlicher Betätigung sowie eine zwanghafte Persönlichkeitsstruktur. Das multimodale und multidisziplinäre Therapieangebot bestand aus Einzelgesprächen 2x/Woche, einer störungsspezifischen Essstörungsgruppe 2x/Woche sowie Kunst-, Ausdrucks- und Bewegungstherapie. Frau A. nahm am sogenannten Esstisch teil, der therapeutisch begleitet wurde. Sie stimmte einem Therapievertrag zu, in dem eine wöchentliche Gewichtszunahme von 700 g vereinbart wurde. Die Familie wurde während des 8-wöchigen Aufenthaltes zweimal zu einem Familiengespräch eingeladen. Während der ersten beiden Wochen bemühte sich Frau A. am Esstisch, die vorgegebenen Mahlzeiten vollständig aufzuessen. In der Essstörungsgruppe wurden ihr die für sie positiven Aspekte der Anorexie mehr und mehr bewusst und sie erreichte eine gewisse Distanzierung zu ihrem Symptom. Zu Beginn führte sie regelmäßig gymnastische Übungen auf ihrem Zimmer durch, die Hyperaktivität besserte sich jedoch mit der Gewichtszunahme. Mit zunehmendem Gewicht hatte Frau A. Schwierigkeiten, die Änderungsmotivation aufrechtzuerhalten. Sie wurde ambivalent, gelegentlich trotzig und versuchte, ihr Gewicht durch Wassertrinken künstlich zu erhöhen. Sie trat in Konkurrenz mit den anderen anorektischen Patientinnen auf der Station, konnte sich nicht vorstellen, dass sie zunimmt, während die anderen „tricksen". Sie verbrachte viel Zeit in der Patientenküche. Sie überlegte

sogar, die Therapie abzubrechen. Mit unterstützenden Einzelgesprächen, auch mit ihrer Bezugspflegeperson, konnte ihre Motivation zur weiteren Veränderung jedoch wieder gestärkt werden. Frau A. nahm an Gewicht zu, wenn auch mit schwankendem Verlauf, und es erforderte bis zum Zeitpunkt der Entlassung viel Motivationsarbeit („cheerleading"). Die rivalisierende Haltung in der Geschwisterreihe konnte thematisiert werden und die vergleichbare Situation mit den Mitpatientinnen auf der Station verdeutlicht werden. In den Familiengesprächen zeigte sich, dass Frau A. gleich die Führungsrolle übernehmen wollte und mit fast kindlichem Trotz reagierte, als über die Schulschwierigkeiten der Schwester gesprochen wurde. Obwohl der Patientin diese Zusammenhänge einsichtig waren, fiel es ihr dennoch schwer, die Essstörung ganz aufzugeben. Sie wurde schließlich nach 8 Wochen mit einem Gewicht von 43 kg entlassen und von ihrem stationären Therapeuten ambulant weiter behandelt. Somit konnte das Schnittstellenproblem, das häufig zwischen stationärer und ambulanter Therapie besteht, vermieden werden und die Kontinuität der Behandlung gewährleistet werden. Frau A. konnte das Gewicht in den nächsten Monaten halten und schaffte das Abitur verspätet im Herbst. Sie zog in ein Studentenwohnheim und knüpfte zaghaft neue Freundschaften. Es kam nach einer unglücklichen Liebesbeziehung jedoch zu einem Rückfall in ein restriktives Essverhalten. Diesmal war Frau A. jedoch bereits mit 41 kg zu einer erneuten stationären Aufnahme (Intervallbehandlung) bereit, auch wenn sie es „ein wenig als persönliches Versagen" erlebte, und sie stimmte einem Zielgewicht von 50 kg zu (prämorbides Gewicht).

27.2 Bulimia nervosa (BN)

Historischer Überblick

Bei der Bulimia nervosa (BN; griechisch „bous": Ochse, Stier, „limos": Hunger, Heißhunger) handelt es sich um ein primär psychisch bedingtes Krankheitsbild, dessen erste Falldarstellung, die aktuellen diagnostischen Kriterien genügt, von Wulff aus dem Jahre 1932 stammt. Rückblickend stellen auch Janets Fall „Nadia" (1903) und Binswangers Fall „Ellen West" (1944) bulimische Essstörungen dar, die jedoch mangels geeigneter Bezeichnungen eine andere Diagnose bekamen (Fichter 1989, Herpertz 2001). Ende der 1940er Jahre des letzten Jahrhunderts beobachtete Bruch die ersten Patientinnen mit BN. 1980 fand Russels Beschreibung dieses Krankheitsbildes Eingang in das amerikanische Klassifikationsschema DSM-III (APA 1980). In der Zeit danach fand eine intensive Diskussion statt hinsichtlich der Terminologie diagnostischer Kriterien. Zu einer einheitlichen Meinung fand man 1987 bei der Definition der BN in der ICD-10 (Dilling et al. 1991) und im DSM-III-R (APA 1987). Parallel zu der seit spätestens 1979 einsetzenden wissenschaftlichen Auseinandersetzung entwickelte sich eine zunehmend öffentliche Diskussion. 1979 wurde Boskind-Lodahls Untersuchung bulimischer Studentinnen an der renommierten amerikanischen Cornell-Universität im deutschen Sprachraum publiziert, wodurch erstmals auch hier eine breitere Öffentlichkeit Kenntnis von diesem Krankheitsbild bekam (Boskind-Lodahl u. Sirlin 1979). Nicht zuletzt aufgrund der BN haben die Essstörungen nicht nur in den medizinischen und psychologischen Fachbereichen zunehmend an Bedeutung gewonnen. Neben populärwissenschaftlichen Büchern und Magazinen widmen sich vermehrt die Massenmedien, insbesondere auflagenstarke Frauen- und Mädchenzeitschriften, diesem Themenkomplex.

Verhaltenstherapeutische Diagnostik
Befund. Die 18-jährige Frau I. fühlt sich zu dick. Sie wiegt 62 kg bei einer Größe von 168 cm. „Ich muss abnehmen, dann werde ich mich wohler fühlen" denkt sie. Sie beginnt, strenge Diäten zu halten und nimmt ab. Sie fühlt sich stark, wird von den Klassenkameradinnen bewundert. Viele Mädchen in ihrer Klasse halten Diät, sie geht jedoch als Siegerin hervor. Durch Nichtessen kann sie ihre Stärke und ihren Willen beweisen. Als sie 50 kg wiegt, bleibt die Menstruation aus. Mit der Zeit denkt sie ausschließlich ans Essen und hat selbst bei kleinen Mahlzeiten ein schlechtes Gewissen. Sie gestattet sich nur noch Gemüse und Obst, alle anderen Nahrungsmittel sind „verboten". Eines Tages – sie hatte gerade eine Auseinandersetzung mit ihren Eltern – verliert sie die Kontrolle und stopft wahllos Süßigkeit in sich hinein. Sie hält das Völlegefühl nicht aus, hat extreme Angst wieder zuzunehmen und steckt sich den Finger in den Hals, um alles wieder zu erbrechen. Als Frau I. in Begleitung der Mutter zur ambulanten Psychotherapie kommt wiegt sie 56 kg. Sie zeigt eine ausgeprägte Motivation, die Essanfälle „loszuwerden", möchte aber auf keinen Fall zunehmen. Jeden Tag beginnt sie mit dem Vorsatz, wenig zu essen, am Abend verliert sie aber wieder die Kontrolle. Laxanzien nimmt sie nicht ein, gelegentlich kaut sie Nahrungsmittel und spuckt sie wieder aus. Frau I. geht in die 13. Klasse, ihre Leistungen haben in den letzten Wochen stark abgenommen. Sie bezeichnet ihre Mutter als „meine beste Freundin". Ihren Vater sieht sie kaum, da er durch seine Arbeit oft unterwegs ist. Frau I. führt aus, dass sie alle Geheimnisse mit der Mutter teile, von Kindheit an habe es nichts gegeben, wo sie die Mutter nicht um Rat gefragt habe. Sie habe eine Freundin unter ihren Klassenkameradinnen, einen Freund habe sie nicht. Nach dem Abitur möchte sie eine Ausbildung zur Sozialpädagogin machen, die Schule ist allerdings 100 km entfernt und sie müsste von zu Hause ausziehen.

Tiefenpsychologische Diagnostik
Befund. Die 25-jährige Frau B. wird wegen kurzzeitiger Bewusstlosigkeit, Schwindel, Abgeschlagenheit und Kräfteverlust in der medizinischen Klinik notfallmäßig aufgenommen. Bei einer Körpergröße von 1,75 m ist die Patientin mit 62 kg normalgewichtig. Laborchemisch auffällig ist ein ausgeprägter Kalium-, Calcium- und Eisenverlust. Ein somatisches Korrelat kann nicht festgestellt werden, erst im weiteren Verlauf ihres stationären Aufenthalts vertraut die Patientin der Stationsärztin ihre BN an, woraufhin die Patientin in die psychosomatische Klinik verlegt wird. Weitere diagnostische Gespräche ergeben den Befund einer schweren BN mit täglich bis zu 8 bulimischen

Essanfällen. Jegliche zeitliche Strukturierung der Nahrungsaufnahme scheint aufgehoben, Ess- und Brechattacken alternieren mit Fastenepisoden. Neben einem ausgeprägten Laxanzienabusus konsumiert die Patientin in großen Mengen Lakritze. Seit dem 11. Lebensjahr unternahm die Patientin immer wieder Fastendiäten, die Angst vor einer Gewichtszunahme wurde immer stärker. Laxanzien nahm sie zum ersten Mal mit 15 Jahren, das erste selbstinduzierte Erbrechen erfolgte 3 Jahre später. Als Einzelkind wuchs die Patientin zusammen mit ihren Eltern und Großeltern auf einem Bauernhof auf. Im Alter von 2 Jahren wurde ihr Bruder geboren, der jedoch kurze Zeit nach seiner Geburt an einem Herzfehler starb. Ein Jahr später hatte die Mutter erneut eine Frühgeburt, ebenfalls ein Junge, der perinatal verstarb. Die Patientin beschreibt ihre Kindheit als hart, nicht zuletzt habe sie den Eltern auf dem Feld immer helfen müssen, Freizeit habe es nur selten gegeben. Häufig sei es insbesondere zwischen ihr und ihrem Vater zu aggressiven Auseinandersetzungen mit gewaltsamen Übergriffen von Seiten des Vaters gekommen. Der Vater habe sich immer einen Jungen gewünscht. Nicht nur die Trauer über seine beiden verstorbenen Söhne sei für sie spürbar gewesen, sondern auch eine latente Vorwurfshaltung wegen ihres weiblichen Geschlechts. Mit 18 Jahren beginnt die Patientin die Ausbildung beim Bundesgrenzschutz, schon als Kind habe sie Polizistin werden wollen. Während ihr anfangs die Ausbildung sehr zugesagt habe, sei sie den an sie gestellten Ansprüchen in ihrem Beruf weder physisch noch psychisch kaum noch gewachsen.

Diagnose

D Die Bezeichnung BN steht für den unwiderstehlichen Drang nach häufig hochkalorischer Nahrung. Phasen der übermäßigen unkontrollierten Nahrungsaufnahme folgen einer Gewichtszunahme gegensteuernde Maßnahme wie restriktives Essverhalten (Diäten), exzessiver Sport, Erbrechen, Laxanzien- und/oder Diuretikaabusus.

Aus der vorherrschenden Furcht, zu dick zu werden, folgen also Maßnahmen, die der Gewichtskontrolle dienen. Nach einer Essattacke, bei der mehrere tausend kcal konsumiert werden können, stellen sich Schuldgefühle und Selbstvorwürfe ein, verbunden mit dem Wunsch nach Ungeschehen-Machen-Wollen. Die in der Regel der BN vorausgehenden Fasten- und Diätregime hatten schon ein normales Essverhalten weitgehend aufgehoben. In ausgeprägten Fällen wechseln bulimische Kontrollverluste mit Hungerphasen. Mahlzeiten als basale Zeitgeber und Kommunikationsmittel des sozialen Lebens verlieren ihre Bedeutung, die Beschäftigung mit Nahrungsaufnahme, Lebensmitteln und der Figur, damit verbunden die Angst zu dick zu werden, gewinnt absolute Priorität. Die diagnostischen Kriterien sowie die beiden Subtypen der BN sind in den **Tabelle 27.9**, **Tabelle 27.10** und **Tabelle 27.11** aufgezeigt.

Tabelle 27.**9** Diagnostische Kriterien der Bulimia nervosa DSM-IV (APA 1994)

1. Wiederholte Episoden von „Fressattacken". Eine „Fressattacken"-Episode ist gekennzeichnet durch beide der folgenden Merkmale:
   – Verzehr einer Nahrungsmenge in einem bestimmten Zeitraum (z. B. innerhalb eines Zeitraums von zwei Stunden), wobei diese Nahrungsmenge erheblich größer ist, als die Menge, die die meisten Menschen in einem vergleichbaren Zeitraum und unter vergleichbaren Bedingungen essen würden;
   – das Gefühl, während der Episode die Kontrolle über das Essverhalten zu verlieren (z. B. das Gefühl, weder mit dem Essen aufhören zu können, noch Kontrolle über Art und Menge der Nahrung zu haben).
2. Wiederholte Anwendung von unangemessenen, einer Gewichtszunahme gegensteuernden Maßnahmen, wie z. B. selbstinduziertes Erbrechen, Missbrauch von Laxanzien, Diuretika, Klistieren oder anderen Arzneimitteln, Fasten oder übermäßige körperliche Betätigung.
3. Die „Fressattacken" und das unangemessene Kompensationsverhalten kommen 3 Monate lang im Durchschnitt mindestens 2-mal pro Woche vor.
4. Figur und Körpergewicht haben einen übermäßigen Einfluss auf die Selbstbewertung.
5. Die Störung tritt nicht ausschließlich im Verlauf von Episoden einer Anorexia nervosa auf.

Tabelle 27.**10** Diagnostische Kriterien der Bulimia nervosa nach ICD-10 (Dilling et al. 1991)

- andauernde Beschäftigung mit Essen und Essanfällen, bei denen große Mengen Nahrung in kurzer Zeit konsumiert werden
- Versuche, dem dickmachenden Effekt des Essens durch verschiedene Verhaltensweisen entgegenzusteuern, z. B. selbstinduziertes Erbrechen, Laxanzienabusus, restriktive Diät etc.
- krankhafte Furcht, zu dick zu werden
- häufig Anorexia nervosa in der Vorgeschichte

Tabelle 27.**11** Subtypen der Bulimia nervosa

Typus	Kennzeichen
„Purging"-Typus	Die Person induziert während der aktuellen Episode der Bulimia nervosa regelmäßig Erbrechen oder betreibt Laxanzien- oder Diuretikaabusus
„Nicht-Purging"-Typus	Die Person hat während der aktuellen Episode der Bulimia nervosa andere unangemessene, einer Gewichtszunahme gegensteuernde Maßnahmen gezeigt, wie beispielsweise Fasten oder übermäßige körperliche Betätigung, hat aber nicht regelmäßiges Erbrechen induziert oder Laxanzien- und Diuretikaabusus betrieben

Epidemiologie

Bei der BN liegt der Erkrankungsgipfel in der Altersgruppe zwischen 18 und 35 Jahren. Die **Prävalenz** in dieser Risikogruppe ist mit 1–3 % deutlich höher als die der AN. Es ist zusätzlich mit einer hohen Dunkelziffer zu rechnen. BN tritt vor allem in den Ballungsräumen der Städte auf. Besonders gefährdete Gruppen sind solche, die beruflich zu einem bestimmten Gewicht gedrängt werden: Athletinnen, Tänzerinnen, Flugbegleiterinnen.

Beide Essstörungen betreffen in der Mehrzahl Frauen, Männer sind nur in 5–10 % der Fälle betroffen, wobei bei der BN der relative Anteil der Frauen deutlich größer sein dürfte als bei der AN (101) (Herpertz et al. 1995, Hock u. van Hocken 2003).

Risikofaktoren

Für die Entwicklung der BN scheint es nur wenige spezifische Risikofaktoren zu geben. Die meisten vorausgehenden Risikofaktoren sind unspezifisch und erhöhen auch das Risiko, an einer anderen psychischen Störung wie z. B. einer Depression zu erkranken (z. B. sexueller Missbrauch).

Für die Entwicklung einer BN scheinen eine **negative Selbstbewertung** und **Perfektionismus** spezifische Risikofaktoren zu sein. Das Risiko, eine BN zu entwickeln, ist noch zusätzlich durch Übergewicht in der Kindheit, eine frühe Menarche und bei elterlichem Übergewicht erhöht. Diese Faktoren dürften Diäten ermutigen und damit das Auftreten von Essanfällen fördern. Als weiterer spezifischer Risikofaktor wird Substanzabhängigkeit der Eltern und gewisse elterliche Kommunikationsstile (geringer Kontakt, hohe Erwartungen) beschrieben (Jacobi et al. 2004).

Ätiologie

Impulsneurose. Mit seiner Beschreibung der Impulsneurose führte Janet 1906 die wichtigsten Kriterien der viele Jahre später beschriebenen bulimischen Essstörung auf:
- nicht kontrollierbarer Handlungsdrang, welcher häufig der Selbststimulation dient, um Zustände von Leere und innerer Langeweile zu überwinden und unangenehme Stimmungen zu durchbrechen;
- den Handlungen folgen in der Regel Schuldgefühle und Selbstvorwürfe, häufig verbunden mit der Überzeugung, in Zukunft diesen Impulsen nicht mehr nachgeben zu müssen.

Das Merkmal der Impulsivität ergibt sich aus der Diskrepanz zwischen der Ich-syntonen Qualität bei der Impulshandlung und ihrer Ich-Dystonität in den Intervallen (Habermas et al. 1987). Mit dem Begriff der „Impulsive Personality Disorder" fassen Lacey u. Evans (1986) **Impulsivität als stabiles Persönlichkeitsmerkmal**, wozu nicht nur die BN, sondern auch die von Fenichel unter den Begriff der Impulsneurose subsumierten Verhaltensauffälligkeiten wie Spielsucht, Pyromanie und Kleptomanie gehören.

Kontinuum gestörten Essverhaltens. Während die BN entsprechend dem medizinischen Modell als Ausdruck einer Impulsneurose mehr die Diskontinuitätsannahme widerspiegelt, wonach zwischen „echten" Essstörungen und anderen Problemen, z. B. chronischen Fastendiäten, ein qualitativer Unterschied postuliert wird, gehen neuere Forschungsansätze von einem Kontinuum des gestörten Essverhaltens aus, dessen einer Pol die normale Gewichtskontrolle, dessen anderer Pol die BN darstellt. Vieles spricht dafür, dass die Frage, wohin sich letztendlich die Essstörung innerhalb dieses Kontinuums entwickelt, damit verbunden die Frage nach dem therapeutischen Prozedere, der Gewichtung unterschiedlicher Therapieverfahren und schließlich der Prognose von der individuellen Psychopathologie abhängt, ohne die eine bulimische Essstörung nicht denkbar ist.

Individueller psychischer Konflikt. Nicht zuletzt aufgrund soziokulturell und geschlechtsspezifisch vermittelter Schönheitsideale und Verhaltensstandards erfährt der individuelle psychische Konflikt eine Bahnung und manifestiert sich in einer bulimischen Essstörung, die mit zunehmender Chronifizierung spezifische Konflikte und Auslösesituationen immer weniger erkennen lässt. Persönlichkeitsstrukturen mit frühen Ich-strukturellen Störungsanteilen, die sich durch unbedachte, impulsive Verhaltensweisen und affektive Merkmale wie Dysphorie, plötzliche Stimmungsänderungen und Gefühle der Leere auszeichnen, finden nicht selten ihre Ausdrucksform in einem bulimischen Essverhalten (Levin u. Hyler 1986, Skodol et al. 1993, Sohlberg 1990, Herpertz u. Saß 1994).

Gezügeltes Essverhalten. Die wissenschaftliche Forschung der letzten Jahre widmete sich nun zunehmend der Frage bahnender Einflüsse auf ein essgestörtes Verhalten, wobei insbesondere die Theorie des gezügelten Essverhaltens zunehmend an Bedeutung gewann. Andauernde Nahrungsrestriktion und einseitiges Essverhalten stellen demnach eine wesentliche Bedingung für die Entstehung und Aufrechter-

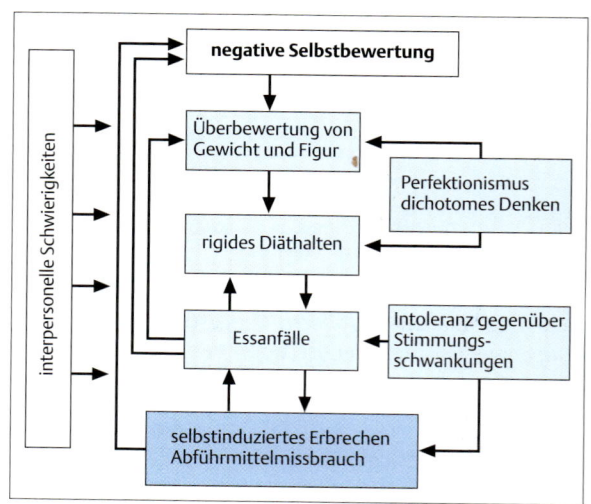

Abb. 27.4 Kognitiv-verhaltenstherapeutisches Modell zur Entstehung und Aufrechterhaltung der Bulimia nervosa (nach Fairburn et al. 2002).

haltung der BN dar (Fairburn et al. 2002). Das **kognitiv-verhaltenstherapeutische Modell** der BN ist in **Abb. 27.4** dargestellt und wird im Folgenden im Detail beschrieben.

Kognitiv-verhaltenstherapeutisches Modell der BN

Essanfall. Hierbei handelt es sich um ein hochkomplexes Geschehen, bei dem biologische, psychische und soziokulturelle Faktoren sich gegenseitig verstärken, wobei man sicherlich der Komplexität mit der Bezeichnung „Kontrollverlust" nicht gerecht wird. Vielmehr sollten die ätiologischen Konzepte dem phasenhaften Geschehen eines Essanfalls gerecht werden, damit verbunden auch die je nach Phase im Einzelnen unterschiedlichen Kognitionen und Emotionen.
- 1. Phase: prädisponierende Faktoren;
- 2. Phase: Triggermechanismen;
- 3. Phase: Faktoren, die das pathologische Essstörungsverhalten aufrechterhalten.

■ *Prädisponierende Faktoren*

Körper- und Figurunzufriedenheit. Auf Grund des vornehmlich in den Industrienationen gesellschaftlich vermittelten **Schlankheits- und Schönheitsideals** besteht bei vielen Mädchen und jungen Frauen der Wunsch abzunehmen. Diese Unzufriedenheit mit dem eigenen Körper und insbesondere mit dem Körpergewicht ist jedoch abzugrenzen von der Körperbildstörung der Magersucht, die eher eine Wahrnehmungsverzerrung darstellt. Der Wunsch nach einer Gewichtsreduktion ist in der Regel verbunden mit einem Diätverhalten, welches als einer der wichtigsten Prädiktoren insbesondere für eine bulimische Essstörung aufzufassen ist.

Der Wunsch abzunehmen steht für **den Wunsch nach mehr Attraktivität**. Eine zusätzliche Verstärkung erhält dieser Wunsch durch den von Seiten der medizinischen Wissenschaften objektivierten Glauben, dass Schlank-Sein synonym mit Gesundheit ist. Dazu dürfte sich die seit einem Jahrzehnt gesellschaftlich tradierte Überzeugung gesellen, dass Schlank-Sein Sinnbild für Leistung und Erfolg ist. Nach einer Studie von Yates et al. (1983) findet sich die Bulimie häufig auch bei Menschen, die exzessiven Sport treiben. Die kausale Verknüpfung dürfte im Zusammenhang mit bei Sportlern häufig anzutreffendem Diätverhalten zu finden sein.

Geringes Selbstwertgefühl. Geringes Selbstwertgefühl ist häufig mit einer größeren Suggestibilität gegenüber Massenmedien und Trendsettern verbunden, die in der Regel sehr geringe Körpermaße proklamieren (Figurdiktat). Im Gegensatz zu Männern artikuliert sich bei Frauen die Selbstwertproblematik vornehmlich in einer Unzufriedenheit über den Körper und insbesondere dessen Gewicht.

Dichotomes Denken. Dichotomes Alles-oder-Nichts-Denken, Schwarz-Weiß-Sehen, Negativismus, Fressen oder Hungern etc. zeichnet die BN nicht selten aus und wird durch Diätmaßnahmen im Allgemeinen gefördert. Gewöhnlich wird das Essen von negativen Gefühlen begleitet. Kann inneren Diätvorschriften nicht entsprochen werden, so wird dies als Versagen erlebt und ein Kontrollverlust und Essanfall ist die Folge. Essanfälle verstärken wiederum den Wunsch nach rigider Kontrolle des Essverhaltens, wodurch das Auftreten neuer Essanfälle gefördert wird.

Verstärkung. Zu Kontrollverlust und Essanfällen kommt es vor allem in Zeiten negativer Befindlichkeit, in denen es schwieriger ist, die Kontrolle aufrechtzuerhalten. Dieser Kontrollverlust führt zu ausgeprägten Schuld- und Versagensgefühlen und verstärkt die Bemühungen nach Schlankheit und Kontrolle. Eine vorübergehende Abnahme des negativen emotionalen Zustandes verstärkt das Auftreten weiterer Essanfälle.

Affektregulation. In Stresssituationen, ausgelöst z.B. durch inter- oder intrapsychische Konflikte, sind Menschen im Allgemeinen in einem größeren Umfang Außenreizen zugänglich und von ihnen gesteuert, was sich bei Patientinnen mit BN insbesondere auf Nahrungsstimuli bezieht. Zwar hat ein Essanfall in der Regel aversive Konsequenzen, nicht zu übersehen ist allerdings auch eine gewisse **Erleichterung** oder ein **Spannungsabfall,** die einem Essanfall folgen und insbesondere negativen Gefühlen entgegenwirken mit der Gefahr der positiven Verstärkung. In ihrem Bemühen, Stressfaktoren und insbesondere einer mit negativen Gefühlen einhergehenden Introspektion zu entgehen, verengen sie ihr Wahrnehmungsfeld auf spezifische Stimuli, in der Regel geschmackvolle hochkalorische Nahrungsangebote (kognitive Einengung oder „escape from higher meaning" (Heatherton u. Baumeister 1991).

Familiäre Faktoren. Ähnlich wie bei der Magersucht sind spezifische familiäre Faktoren mit Vorbehalt zu diskutieren. Die Datenerhebung gestaltet sich insofern schwierig, da eine Aussage über „state" und „trait" kaum zu treffen ist. Allerdings sind familiäre Einflüsse mit Betonung eines Diätverhaltens durch offene oder subtile **Verknüpfung von Körpergewicht und Selbstwert** als gewichtige prädisponierende Faktoren in der Entwicklung einer BN zu werten. In einer Stichprobe von 73 adoleszenten Mädchen und deren Eltern einer amerikanischen Untersuchung (Moreno u. Thelen 1993) unterschieden sich Mädchen mit einer klinischen und subklinischen BN signifikant von der gesunden Kontrollgruppe. Essgestörte Mädchen fühlten sich zu dick, betrieben eine übermäßige Gewichtskontrolle und erlebten mehr elterlichen Druck, abzunehmen und sich sportlich zu betätigen. Auch die Mütter, nicht jedoch die Väter unterschieden sich in den beiden Vergleichsgruppen. Mütter von essgestörten Mädchen nahmen ihre Töchter als übergewichtig wahr und veranlassten sie häufiger als in der Vergleichsgruppe zu Kalorieneinschränkungen und zum Körpertraining zwecks Gewichtsreduktion.

▪ Triggermechanismen

Gezügeltes Essverhalten (restraint eating). Sowohl Befunde an klinischen Populationen als auch Überlegungen zu möglichen biologischen Konsequenzen eines unphysiologischen Ernährungsverhaltens führten zu der Hypothese, dass **Diätverhalten ein kausaler Faktor** für die Pathogenese der BN ist (Tuschl et al. 1988, Faiburn et al. 2003). Empirische Befunde für diese Annahme stammen dabei u. a. aus Laborstudien zum Essverhalten im Rahmen des „Restraint"-Konzeptes (Polivy u. Herman 1975). In der Mehrzahl geht den Essstörungen ein Diätverhalten mit dem Ziel einer Körpergewichtsreduktion voraus. Unabhängig von der physiologischen Wahrnehmung von Hunger, Sättigung und psychischer Appetenz erfolgt die Regulation der Nahrungsaufnahme aufgrund einer der Schlankheitsnorm entsprechenden kognitiven Kontrolle (Herman u. Mack 1975). Quantität, Qualität und zeitliche Strukturierung der Nahrungsaufnahme werden unabhängig von physiologischen internen Signalen vorausgeplant. Natürliche Mechanismen der Nahrungsregulation treten zunehmend in den Hintergrund. Sowohl Starvationsversuche aus den 1950er Jahren (Keys et al. 1948) als auch Ergebnisse der Adipositasforschung (Herman u. Mack 1975) haben gezeigt, dass restriktives Essverhalten unter bestimmten Bedingungen zu einem unkontrollierten Konsum größerer, hochkalorischer Nahrungsmengen prädisponiert.

Affekt- und Selbstregulation. Eine ganz andere Funktion hat der Essanfall im Rahmen der Affekt- und Selbstregulation (Johnson u. Connors 1987). So vermag der Essanfall insbesondere bei Patienten mit BN eine Hilfe zur Wiederherstellung der Selbstregulation darstellen, etwa im Sinne eines Schutzes vor Desintegration. Die bulimische Symptomatik kann angstmindernd wirken, z. B. durch eine affektive und kognitive Entkopplung von angstbesetzten Inhalten oder durch Verschiebung der Angst von bedrohlichen auf weniger bedrohliche Inhalte wie etwa die Essstörung. Auf der Beziehungsebene kann der Essanfall Gefühlen der Deprivation und Isolation begegnen. Orleans u. Barnett (1984) bezeichnen den Essanfall als Möglichkeit, das „interpersonelle Vakuum" zu füllen.

▪ Faktoren, die zur Stabilität der bulimischen Symptomatik beitragen

Psychische Komorbidität. Ein entscheidender, die Essstörungspathologie stabilisierender Faktor ist die psychische Komorbidität, die intra- und interpersonelle Konflikte mit ihren dysphorischen Gefühlen perpetuiert und die Essstörungssymptomatik wie oben beschrieben triggert. Fairburn et al. (2003) schlagen vier zusätzliche, die Bulimie aufrechterhaltende Faktoren vor, die das kognitiv-verhaltenstherapeutische Modell erweitern:

- **Perfektionismus:** Darunter wird die Überbewertung des Erreichens hoher persönlicher Standards und Ziele verstanden. Das Selbstwertgefühl wird überwiegend vom Erfolg in der Zielerreichung abhängig gemacht, wobei durch die gleichzeitig bestehende selbstkritische Haltung eine ständige Unzufriedenheit in der Bewertung der eigenen Leistungen vorherrscht.
- **Geringes Selbstwertgefühl:** Bei vielen Patientinnen geht die negative Selbstbewertung über essensbezogene Themen hinaus und wird als Teil der eigenen Identität gesehen. Eine solche Selbstwahrnehmung behindert Veränderung im Allgemeinen.
- **Intoleranz gegenüber Stimmungsschwankungen:** Bei einigen Patientinnen steht die Unfähigkeit, mit emotionalen Zuständen umzugehen, im Vordergrund und eine Verminderung der rigiden Diätregeln wird alleine nicht ausreichen, um Essanfälle zu regulieren. Neben Essanfällen wird auch selbstverletzendes Verhalten oder Substanzmissbrauch zur Stimmungsmodulation eingesetzt. Hier wird die Nähe zur Borderline-Persönlichkeitsstörung deutlich.
- **Interpersonelle Probleme:** Dies können Spannungen in der Familie sein, z. B. ausgelöst durch ein anderes Familienmitglied mit Essstörungen. Auch veränderte Rollenerwartungen in der späten Adoleszenz und im frühen Erwachsenenalter können die Essstörung auslösen und aufrechterhalten.

Prognose

Die Zeitspanne vom Auftreten der ersten Symptome bis zum Beginn einer spezifischen Therapie liegt im Durchschnitt bei 7 Jahren. Diese Verzögerung ist häufig durch Scham- und Schuldgefühle bedingt oder durch das Gefühl, dass es keine Hilfe gibt. Etwa 80 % der Fälle kommen nie in eine Therapie.

Als **prognostisch ungünstig** gelten eine stärker ausgeprägte Symptomatik, eine schwere prämorbide Entwicklungsstörung, eine familiäre Vorgeschichte von Depression und Alkoholismus, sexueller Missbrauch, autodestruktive Tendenzen und Suchtprobleme, frühere Therapieabbrüche und eine größere Anzahl an Vorbehandlungen. Nach einer Verlaufsstudie von Fichter u. Mitarbeiter (1992) bei erwachsenen bulimischen Patientinnen waren nach 2-jähriger Beobachtungsdauer immer noch 41 % von 247 Patienten an einer Essstörung erkrankt, die die Kriterien des amerikanischen Klassifikationsschemas DSM-III-R (APA 1987) erfüllten. Sechs Jahre nach Entlassung waren es jedoch nur noch 20 %. Mit zunehmendem zeitlichen Abstand von der Behandlung zeigte sich eine steigende Remissionsrate (Fichter et al. 1995). Die Verlaufsbeobachtung von Reiss u. Johnson-Sabine (1995) ebenfalls über 6 Jahre sprach für eine schlechtere Prognose. Die Hälfte der nachuntersuchten Patienten hatte entweder keine Essstörung mehr oder zeigte einen Kontrollverlust oder Erbrechen seltener als einmal im Monat. Die andere Hälfte allerdings erfüllte weiterhin sämtliche Kriterien einer bulimischen Essstörung.

Therapie

BN aus verhaltenstherapeutischer Sicht

Kognitiv-behaviorale Modelle zur Entstehung und Aufrechterhaltung der BN

D Als zentrale dysfunktionale Einstellung wird die Abhängigkeit des Selbstwertes von Gewicht und Figur sowie die Wichtigkeit der Kontrolle über die Nahrungsaufnahme gesehen.

Patientinnen mit Bulimie versuchen Defizite im Selbstwertgefühl zu kompensieren, indem sie ihre Selbstbewertung ausschließlich von Figur und Gewicht abhängig machen. Ihr Selbstwertgefühl steigt, je tiefer das Körpergewicht reduziert wird. Dies führt zu rigidem Diäthalten mit strikten Regeln, die nahezu unmöglich eingehalten werden können. Durch den ständigen Hungerzustand werden Essanfälle begünstigt, die wiederum kompensatorisches Verhalten wie Erbrechen oder Laxanzieneinnahme sowie erneutes striktes Diäthalten zur Folge haben. Persönlichkeitszüge wie Perfektionismus unterstützen diesen Teufelskreis. Patientinnen mit Essstörungen zeichnen sich durch typische dysfunktionale Kognitionen aus. Diese können auf die Themenbereiche Gewicht, Körperform, Nahrung beschränkt sein oder auf andere Bereiche generalisieren. An dysfunktionalen Denkmustern finden sich u. a. dichotomes (schwarz-weiß) Denken, selektive Abstraktion und Übergeneralisierung.

Kognitive Verhaltenstherapie bei BN

In der Psychotherapie der BN ist die kognitive Verhaltenstherapie der empirisch am besten untersuchte und effektivste Therapieansatz (www.awmf.org/leitlinien/detail/II/051-026.html). Es existieren zahlreiche Therapiemanuale (z. B. Jacobi et al. 1996). In 4–6 Monaten können in unkomplizierten Fällen Remissionsraten bis zu 50 % erzielt werden.

Ambulante Therapie. Betroffene mit Bulimie und Normalgewicht können in der Regel ambulant behandelt werden. Auch Selbsthilfemanuale mit oft nur geringer therapeutischer Unterstützung (Schmidt u. Treasure 1995) haben sich bei vielen Betroffenen als minimale Therapieintervention als hilfreich erwiesen (**Tabelle 27.12**).

Bei ambulanter Therapie sind im 1. Monat zwei Therapiesitzungen pro Woche oft sinnvoll, um vor allem bei Patientinnen mit sehr chaotischem Essverhalten, initial eine gewisse Stabilisierung des Essverhaltens zu erzielen. Sowohl Einzel- als auch Gruppentherapien sind gut untersucht. Viele bulimische Patientinnen stehen einer Gruppentherapie, nicht zuletzt aufgrund sozialphobischer Züge aber eher ablehnend gegenüber. Patientinnen mit multiimpulsivem Verhalten oder Borderline-Persönlichkeitsstörung bedürfen einer oft länger dauernden Therapie, die Elemente von Therapieprogrammen für Persönlichkeitsstörungen enthalten müssen (Linehan 1996).

Tabelle 27.12 Stufenplan in der Behandlung der Bulimia nervosa („stepped care approach")

Therapie	Charakteristika
Selbstbehandlung	mit oder ohne Unterstützung durch die Therapeutin
ambulante Psychotherapie	spezielle Weiterbildung der Therapeutinnen nötig
Pharmakotherapie	SSRIs evtl. zu Beginn der Psychotherapie bei sehr chaotischem Essverhalten; bei schwerer Begleitdepression
Tagesklinik	zunehmende Konzeptentwicklung (z. B. Gerlinghoff et al. 1997)
stationäre Therapie	bei spezieller Indikation

M Die Therapie sollte weniger die Essattacken als vielmehr die Überbewertung von Figur und Gewicht für die Selbstbewertung und das rigide Diäthalten in den Mittelpunkt stellen. Ebenso gilt es, die Fähigkeiten zur Affektregulation zu verbessern und die Frustrationstoleranz zu erhöhen.

Therapiepakete. Bei der Kognitiven Verhaltenstherapie handelt es sich meist um „Therapiepakete", die eine Vielzahl unterschiedlicher Techniken beinhalten (z. B. Fairburn 2008):

- **Vermittlung des Therapierationals:** zentraler Ansatzpunkt der kognitiv-verhaltenstherapeutischen Behandlung sind das chronisch gezügelte Essverhalten und das verzerrte Gewichts- und Schlankheitsideal;
- **psychoedukative Elemente** beschäftigen sich daher mit den Zusammenhängen zwischen Hungern und Symptomen der Essstörung, den Folgeschäden und soziokulturellen Einflüssen;
- **Selbstbeobachtung** des Essverhaltens sowie von Gedanken und Gefühlen, die mit dem pathologischen Essverhalten in Zusammenhang stehen. Die Selbstbeobachtung von Verhalten ist eine wichtige verhaltenstherapeutische Technik, die Basis jedes Selbstkontrollansatzes und soll im Folgenden exemplarisch näher beschrieben werden. Wenn Selbstbeobachtung in der Therapie eingesetzt wird, so muss es auch Teil der therapeutischen Gespräche sein. Meistens kommt eine **Spaltentechnik** zum Einsatz. Die Selbstaufzeichnung soll zeitlich möglichst wenig verzögert zum Problemverhalten durchgeführt werden, da es sonst zu Verzerrungen der Erinnerung kommen kann. Es wird deutlich, wie häufig das Problemverhalten tatsächlich vorkommt. Es kommt zum Erkenntnisgewinn, das Protokollieren zeigt auf, welche Umstände zum Essen führen, welche Zusammenhänge zwischen Umwelt, innerer Befindlichkeit und Essverhalten bestehen. Im Sinne der Reaktanz beeinflusst die tägliche Selbstbeobachtung vorübergehend auch unmittelbar das Essverhalten. Anhand der Essprotokolle können auch kleine Änderungen während des Therapieverlaufs sichtbar gemacht werden. Natürlich kann die Konfrontation und ständige Beschäftigung mit dem Problemverhalten unangenehm sein, das Darlegen des vollen Ausmaßes der Essstörung vor der

Therapeutin schambesetzt sein. Die Art der Durchführung der Selbstbeobachtung (zwanghaft, Verweigerung) lässt Rückschlüsse auf die Persönlichkeitsstruktur der Patientin, aber natürlich auch auf die Beziehung zwischen Patientin und Therapeut zu und kann therapeutisch aufgegriffen werden (Herzog u. Sandholz 1997).

- **Ernährungsberatung**, vor allem mit dem Ziel einer regelmäßigen und ausgewogenen Nahrungsaufnahme. Vor allem Patientinnen mit prämorbidem Übergewicht befürchten, durch regelmäßige Nahrungszufuhr an Gewicht zuzunehmen. Auch wenn das nicht vollkommen ausgeschlossen werden kann, so kommt es in der Regel eher zu einer Abnahme der Essanfälle als zu einer Zunahme des Gewichtes. Sog. verbotene Nahrungsmittel werden zunehmend in den Ernährungsplan eingebaut. Zu Beginn v. a. einer ambulanten Therapie kann einschleichend mit einem „strukturierten Esstag" pro Woche begonnen werden. Die Patientinnen erleben zwar die Essanfälle meist als Ich-dyston, nicht aber den Wunsch nach Gewichtsreduktion oder -kontrolle. Diäthalten und der Abbau von Essanfällen sind jedoch nicht miteinander vereinbar. Auch die Bearbeitung von Problembereichen, die mit der Essstörung in Zusammenhang stehen, wird an der Notwendigkeit der Veränderung des restriktiven Essverhaltens nichts ändern.
- **Verhaltensanalysen**, horizontale wie vertikale, führen zu unmittelbaren Auslösern und aufrechterhaltenden Konsequenzen des Verhaltens sowie dysfunktionalen Kognitionen, die im weiteren Therapieverlauf überprüft werden können.
- **Problembereiche:** Neben der Veränderung des Essverhaltens richtet sich ein 2. wichtiger Schwerpunkt der kognitiv-verhaltenstherapeutischen Behandlung auf die Bearbeitung zugrundeliegender Problembereiche.
- **Fähigkeiten zur Affektregulation** werden durch Therapieelemente aus der dialektischen Verhaltenstherapie (Linehan 1996) verbessert. Dies ist vor allem bei Patientinnen mit ausgeprägter Intoleranz gegenüber Stimmungsschwankungen indiziert.
- Körperorientierte Strategien: Neben dem pathologischen Essverhalten stellt das negative Körperbild ein zentrales Symptom der BN dar und wird in den diagnostischen Kriterien sowohl im ICD 10 als auch im DSM IV entsprechend abgebildet. Vocks und Legenbauer (2005) beschreiben in ihrem Buch eine Protokollierungstechnik für dysfunktionale, körperbezogene Kognitionen. Fairburn (2003) schlägt vor, Zeitpunkte notieren zu lassen, zu denen sich die Patientin besonders „fett fühlt". Zugleich soll versucht werden, Gefühle und Sensationen zu identifizieren, die zur selben Zeit gespürt wurden (z. B. deprimiert, gelangweilt, müde). Ziel ist es, die direkte Auseinandersetzung mit diesen Auslösern zu fördern. Ebenso kann dysfunktionales Kontrollieren („checking") oder Vermeiden („avoidance") des Körpers durch Selbstbeobachtung z. B. über 24 Stunden bewusster gemacht werden. In der KVT werden 2 Methoden eingesetzt: kognitive Ansätze und Körperexposition, also ein konfrontativ-behaviorales Verfahren. Körperkonfrontation kann durch das Auslösen körperschemarelevanter Gedanken und Gefühle („emotionales Priming") für die Patientin sehr belastend sein und sollte nur nach ausreichender Vorbereitung mit Einverständnis der Patientin und niemals überraschend durchgeführt werden. Die Körpertherapie besteht in der Regel aus mehreren Modulen, wie sie exemplarisch mit dem Programm von Vocks und Legenbauer (2005) dargestellt werden soll:
  - Erarbeiten eines Störungsmodells
  - Herausarbeiten der vier Komponenten des negativen Körperbildes
  - Aufrechterhaltende Bedingungen (konditioniertes Vermeidungsverhalten)
  - Erkennen und Modifikation negativer körperbezogener Kognitionen, Grundannahmen, Schemata
  - Körperkonfrontation (Video, Spiegel)
  - Abbau von körperbezogenem Vermeidungs- und Kontrollverhalten
  - Aufbau positiver körperbezogener Aktivitäten
  - Rückfallprophylaxe
- **Rückfallprophylaxe:** Strategien dazu beinhalten etwa die Exposition mit „verbotenen" Nahrungsmitteln und das Verhindern eines Essanfalls bzw. kompensatorischer Maßnahmen. Die Vorbereitung der Patientinnen auf mögliche Rückfälle in alte Verhaltensmuster ist ein wesentlicher Bestandteil der Therapie, wobei vor allem die Neigung, Katastrophen vorauszusehen, vermieden werden soll.

Antidepressiva. In der Behandlung der BN hat sich die medikamentöse Therapie mit Antidepressiva als hilfreich erwiesen; sie bleiben jedoch Therapie 2. Wahl. Es werden in der Regel Serotonin-Wiederaufnahme-Hemmer (SSRIs) in einer etwas höheren Dosis als für die Therapie der Depression üblich, verwendet (z. B. Fluoxetin 60 mg/d). SSRIs dürften eine direkte „antibulimische" Wirkung entfalten. Zusätzlich erfordert die hohe Komorbidität mit Depression nicht selten die Therapie mit Antidepressiva. Bei einer Kombinationstherapie muss immer auf die Attribution der Therapiefortschritte durch die Patientin geachtet werden.

- **Psychodynamische Therapie bei BN: Ein integrativer tiefenpsychologischer Ansatz einer stationären Psychotherapie**

Ähnlich wie bei der Magersucht handelt es sich bei der BN um ein multifaktoriell bedingtes Krankheitsbild, dem nur mit einem **multidimensionalen Therapieansatz** zu begegnen ist. Entsprechend wurden in den letzten Jahren zunehmend Versuche unternommen, auf interindividuelle Unterschiede und intraindividuelle Veränderung im Therapieprozess durch Integration und Kombination verschiedener Therapiestrategien adaptiv zu reagieren (Senf et al. 1995, Herpertz 2001). Im Gegensatz zu magersüchtigen Patientinnen stellt sich die körperliche Situation bulimischer Patientinnen meist stabiler dar. Sie weisen per definitionem **kein massives Untergewicht** auf, so dass starvationsbedingte affektive und mentale Alterationen nicht zu erwarten sind. Von schweren **Elektrolytentgleisungen** aufgrund permanenten Erbrechens und/oder ausgeprägtem Abführmittelabusus abgesehen, richtet sich die Frage einer ambulanten oder stationären Therapie nach der Schwere der Psychopathologie und des psychosozialen Arrangements der bulimischen Patientin, worin auch die Familiendynamik und der Grad der krankheitsbedingten Isolation innerhalb des sozialen Umfelds miteinbezogen sind.

> **M** Als differenzialdiagnostisch wertvoll erwiesen hat sich die Unterteilung in bulimische Patientinnen mit einer psychoneurotischen Störung auf neurotischem Entwicklungsniveau gegenüber den Patientinnen mit Ich-struktureller Störung, die häufig eine umfassendere Störung der Impulskontrolle aufweisen (z. B. Suchtproblematik, automutilative Tendenzen).

Insbesondere bei letzteren Patientinnen erscheint eine stationäre Psychotherapie sinnvoll (**Tabelle 27.13**).

Behandlungsvertrag. In einem Behandlungsvertrag sollte die Festlegung eines Basisgewichts vorgesehen sein, welches individuell zu bestimmen ist, jedoch ein suboptimales wahrscheinlich unter dem konstitutionellen Körpergewicht der Patientin liegendes Gewicht verhindern soll, um den bulimischen Circulus vitiosus von latenten Hungerzuständen und Kontrollverlusten aufzuheben (Fichter 1992).

Essensplan. Ein Essensplan mit Haupt- und Zwischenmahlzeiten sollte mit der Patientin gemeinsam erstellt werden, wobei nicht zuletzt durch die Zwischenmahlzeiten ein Hungergefühl verhindert werden soll, welches die nächste bulimische Essattacke triggern könnte.

Bulimieprotokoll. Ein von der Patientin geführtes „Bulimieprotokoll" gibt Aufschluss über die Art der bisherigen Essgewohnheit, über den Ablauf, die Frequenz und die situativen Besonderheiten von Essanfällen und bietet in der Therapie die Möglichkeit der Analyse von Auslösesituationen und deren zukünftiger Verhinderung.

Tiefenpsychologische Therapieverfahren. Neben verhaltenstherapeutisch-kognitiven Therapieelementen, die vornehmlich die Bearbeitung dysfunktionaler und irrationaler Überzeugungen bezüglich Figur und Gewicht zum Ziel haben, haben sich in tiefenpsychologischen Therapieverfahren die Bearbeitung des neurotischen Konflikts, der Selbstwert-Problematik wie auch der Persönlichkeitsstörung als letztendlich die bulimische Essstörung unterhaltende Pathomechanismen bewährt.

> **M** Die stationäre Psychotherapie bulimischer Patientinnen stellt nur die initiale Phase eines Gesamttherapieplans dar, der in der Regel nur durch eine poststationäre ambulante Fortsetzung sinnvoll erscheint.

Neben einer Stabilisierung des körperlichen Zustands und einer Normalisierung des Essverhaltens kann die stationäre Therapiephase letztendlich nur dem Einstieg in den tiefenpsychologischen therapeutischen Prozess dienen, um die notwendigen Voraussetzungen und Grundlagen für die sich anschließende ambulante Behandlung zu schaffen.

Bei bulimischen Patientinnen mit einer **Ich-strukturellen** und häufig generalisierter **Impulskontrollstörung** sind die Abwehrmöglichkeiten des Ichs begrenzt und die Integration gegensätzlicher internalisierter Objektbilder unzureichend. Gegenüber den bei diesen Patientinnen häufig zu beobachtenden und gegen sich selbst gerichteten aggressiven Affekten gewinnt die BN eine sowohl bindende (Rohde-Dachser 1990) wie auch abspaltende Funktion (Ettl 1988). Tiefenpsychologisch ausgerichtete Therapieverfahren geben der Patientin die Möglichkeit, eine therapeutische Beziehung aufzubauen, in der der Therapeut als reales Objekt zur Verfügung steht. Neben der Konfrontation mit ihren inneren Widersprüchen und Verleugnungen, muss der Versuch unternommen werden, intrapsychische und interpersonelle Konfliktkonstellationen, die nicht selten ein enormes aggressives Konfliktpotenzial in sich bergen und ein bulimisches Essverhalten nach sich ziehen, aufzudecken und die meist diffus wahrgenommenen Gefühle und seelischen Spannungszustände in bewusstseinsnähere differenziertere Empfindungen zu transformieren. Langfristiges therapeutisches Ziel ist bei diesen Patientinnen die **Verbindung dissoziierter Ich-Anteile** zu einer stabilen Ich-Identität und die Aufhebung der Schwarz-Weiß-Zeichnung ihrer Objektbeziehungen.

> **F** Frau B. wirkte zu Beginn der **stationären Therapie** erleichtert, zumal sich ihr körperlicher Zustand stabilisiert hatte. Nicht zuletzt durch die Unterbrechung der für sie äußerst belastenden Situation an ihrem Arbeitsplatz und die Übernahme von Hilfs-Ich-Funktionen durch die Klinik und den Behandlungsvertrag hatte die bulimische Symptomatik sistiert, woran die Patientin voreilig Hoffnungen auf Spontanheilung knüpfte. Umso massiver traten im weiteren Verlauf der Therapie Probleme mit ihren Mitpatienten auf, die sie schließlich bis auf wenige kategorisch ablehnte. Ähnliches wiederholte sich in den einzelnen Therapiefeldern zu den jeweiligen Therapeuten. Während sie ihre Einzeltherapeutin zu idealisieren schien, weigerte sie sich zeitweilig, die Gruppentherapie aufzusuchen, sie fühlte sich vom Gruppentherapeuten unverstanden und reglementiert. Begleitet wurden diese interpersonellen Konflikte von einer enormen aggressiven Spannung, die sich nun regelhaft in Ess- und Brechattacken entlud. Allmachtsfantasien, die nicht selten die Säuberung der Welt von allem Übel zum Thema

Tabelle 27.13 Indikation zur stationären Psychotherapie bei Bulimia nervosa

Indikation	Charakteristika
Essstörungs-pathologie	schwerwiegende somatische Befunde (z. B. Elektrolytverschiebung)
Soziale Situation	ausgeprägte familiäre Konfliktsituation
	soziale Isolation
	unzureichende ambulante Versorgungsmöglichkeiten
Psychopathologie	Impulskontrollstörung (umfassende Störung der Impulskontrolle, Suchtkrankheiten, autoaggressives, mutilatives Verhalten)
	Patienten mit schwerer Ich-strukturellen Störung (z. B. Borderline-Persönlichkeitsstörung)

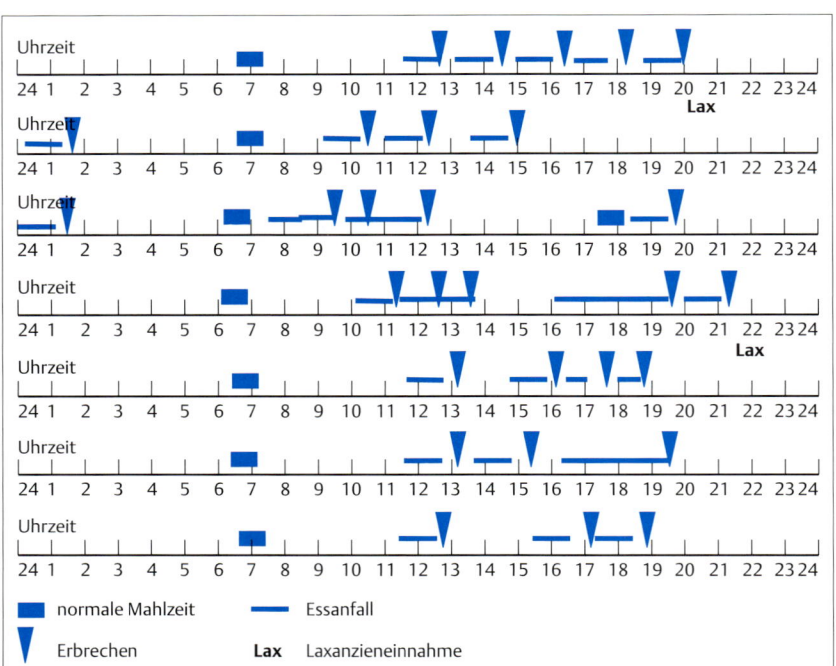

Abb. 27.5 Beispiel für Selbstbeobachtung bei Patientin mit Bulimia nervosa.

hatten, wechselten mit Gefühlen der Trauer, Minderwertigkeit und Beschämung. Die deutlich werdende Selbstwertproblematik schien nicht zuletzt auf einer Geschlechtsunsicherheit zu gründen, welche sie zuvor mittels dauernd wechselnder Sexualkontakte abzuwehren versucht hatte. Obschon die Schilderungen der Patientin genug Material boten, wurde auf die Rekonstruktion der Kindheitsgeschichte und das Aufdecken unbewusster Konflikte weitgehend verzichtet. Vielmehr konzentrierte sich die therapeutische Arbeit auf die **pathologischen Abwehrformen** der Patientin, von denen die Spaltung als primitiver Abwehrmechanismus vorzuherrschen schien. Voraussetzung waren tragfähige Beziehungen zu ihrer **Einzeltherapeutin** und zur Stationsschwester. Die Erfahrung guter und zuverlässiger Objektbeziehungen ermöglichte es der Patientin, **Beziehungskonflikte überhaupt zuzulassen** und in der therapeutischen Situation zu erproben, anstatt sie wie bisher aggressiv abzuspalten oder mittels der Bulimie „wegzuspülen". Hilfreich erwiesen sich auch die **Gruppentherapien**, in denen die Patientin im Mehr-Personen-Setting Entlastung gegenüber ihren zeitweise für die therapeutische Zweierbeziehung zu bedrohlich empfundenen Aggressionen fand. Die Erfahrung, das idealisierte und geliebte Objekt (Therapeutin/Schwester) mit ihrem Hass (auf die Primärobjekte Vater und Mutter) nicht zu vernichten, machte die BN als Möglichkeit der Spannungsabfuhr und Neutralisierung ihrer Wut zunehmend überflüssig. Während sich zu Beginn der Therapie keinerlei situativer Zusammenhang der bulimischen Essstörung aufzeigen ließ, die Ess- und Brechattacken fast ausschließlich Ausdruck eines habituellen Geschehens zu sein schienen, ließ sich mit Nachlassen der Essstörungssymptomatik nicht zuletzt anhand des Bulimieprotokolls eine Verknüpfung der bulimischen Episoden mit Phasen konfliktreicher Beziehungsgestaltung auf der Station und später außerhalb der Klinik herstellen.

Einzeltherapeutische Akzente. Das Wiegen der Patientin zu Beginn der Einzeltherapie dient einerseits als Informationsquelle über ihr Ess- und Trinkverhalten, andererseits auch der Konfrontation mit ihrem Gewichtsverlauf, der zumindest am Anfang der Therapie erhebliche Schwankungen aufweist. Unabdingbare Voraussetzung des Wiedererlernens eines normalen Essverhaltens ist die **differenzierte Wahrnehmung innerer und äußerer Reize** und deren Stellenwert für die Manifestation des bulimischen Symptoms. Hinsichtlich des Essverhaltens liegt der Schwerpunkt der Einzelsitzungen in einer kognitiven Umstrukturierung mit Hilfe des Bulimieprotokolls und ernährungsrelevanter Informationen. Anhand des Bulimieprotokolls erfolgt die Diskussion des Essverhaltens, begleitender Wahrnehmungen und Gefühle sowie möglicher situativer Zusammenhänge, um eine zunehmende Verknüpfung von Symptom und Konflikt zu ermöglichen. Individuelle Vereinbarungen können für die folgende Woche getroffen und im Protokoll schriftlich festgelegt werden, vornehmlich mit dem Ziel, alternative Reaktionsweisen auf individuelle Stresssituationen zu entwickeln. Als hilfreich hat sich auch ein „Wochenplan" erwiesen, eine Strichliste über die Häufigkeit und tageszeitliche Verteilung der bulimischen Ess- und Brechattacken, wodurch sich Therapeut und Patientin auf einen Blick einen Zeitraum von 4 Wochen vergegenwärtigen können (**Abb. 27.5** u. **Abb. 27.6**).

Gruppentherapie. Fokus der Gruppentherapie ist die bulimische Essstörung mit den sie bedingenden und aus ihr resultierenden seelischen Konflikten und deren Deutung vornehmlich im Hier und Jetzt. Neben der bewussten Förderung des Selbsthilfepotenzials durch die Therapeuten soll durch Klarifikation und Deutung der biografische und situative Kontext aufgezeigt werden, auf dem sich die Essstörungssymptomatik entwickelt einschließlich ihrer individuellen Bedeutung für die Patientin.

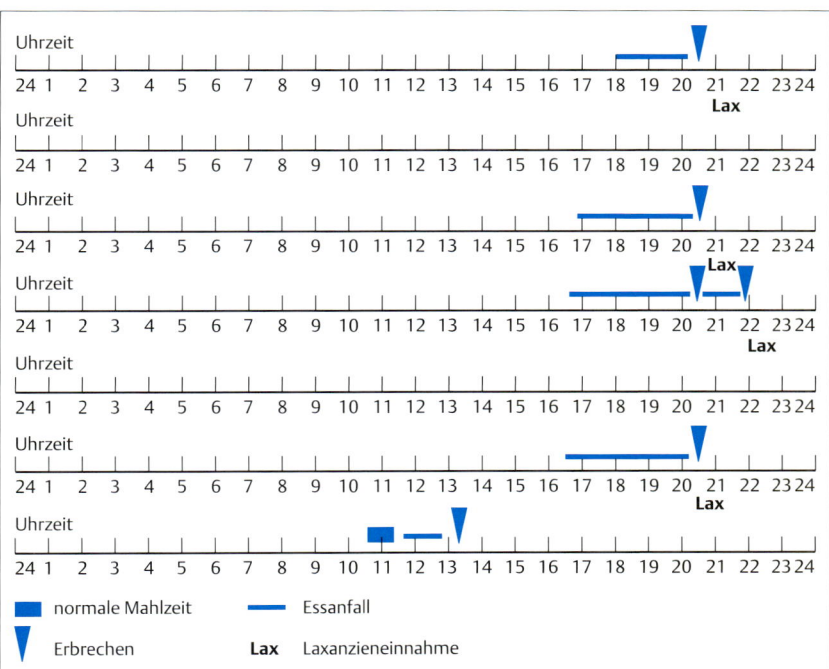

Abb. 27.6 Beispiel für Selbstbeobachtung bei Patientin mit Bulimia nervosa.

27.3 Binge-Eating-Störung (BES)

Einleitung

Dass seelische (Ver-)Stimmungen sowohl hypo- wie hyperkalorisches Essverhalten induzieren können, ist volksmündlich durch zahlreiche Zitate dokumentiert („das Problem schlägt auf den Magen", „die Wut in sich hineinfressen"). Diese Sprichwörter machen deutlich, dass das Essen neben der Hungersättigung offensichtlich wichtige andere Funktionen erfüllen muss, die sich z.B. unter dem Begriff der **Affektregulation** zusammenfassen lassen. Bei diesen Menschen findet sich nicht selten eine Koppelung negativer emotionaler Zustände und Nahrungsaufnahme (z.B. Eltern trösten ihre Kinder durch das Angebot von Süßigkeiten). Im Hinblick auf die Adipositas sind vornehmlich habitualisierte Handlungen im Zusammenhang mit der Nahrungsaufnahme von Interesse, die letztendlich zum Zweck der **Spannungsabfuhr** und des zumindest temporären **Aufschubs dysphorischer Gefühle** sowohl qualitativ wie quantitativ das Essverhalten beeinflussen und das Gleichgewicht von Energieaufnahme und -abgabe verändern.

Adipositas als Folge einer „suboptimalen" bis **gestörten Affektregulation** ist nicht immer verbunden mit einer psychischen Beschwerdesymptomatik, welche die Kriterien der beiden gängigen psychiatrischen Klassifikationsschemata ICD-10 oder DSM-IV erfüllt. Unterschiedliche, aus der individuellen Biografie verstehbare intra- wie interpersonelle Probleme können zu Störungen der Befindlichkeit führen, wobei eine hyperkalorische Ernährung, insbesondere von Süßigkeiten, Fastfood etc. nicht selten dem Versuch dient, dysphorische Stimmungen wenigstens passager zu neutralisieren. Insbesondere bei Frauen, deren Selbstwertregulation im Gegensatz zu Männern sehr stark vom Körpergewicht abhängig ist (Striegel-Moore et al. 1986, Striegel-Moore 1995) induziert Übergewicht und Adipositas im Sinne eines Circulus vitiosus weitere dysphorische Gefühle bis hin zu deutlichen **depressiven Symptomen**, die nicht selten von einem allgemeinen sozialen Rückzug begleitet werden.

> Schon 1955 beschrieb der amerikanische Psychiater A. Stunkard (1955), einer der renommiertesten Forscher auf dem Gebiet der Essstörungen und der Adipositas, in einer Kasuistik einen 37 Jahre alten Lehrer, der ihm als „zwanghafter Esser" von einem Kollegen überwiesen wurde. Der Mann war seit seiner Kindheit übergewichtig. Er wog mehr als 120 kg bei einer Körpergröße von 182 cm. Der Patient hatte das Anliegen einer Gewichtsabnahme, insbesondere im Hinblick auf seine Bewerbung als Direktor einer Schule. Nicht selten kaufte er nach der Arbeit auf seinem Heimweg in diversen Supermärkten größere Mengen an hochkalorischen Nahrungsmitteln, die er in der Regel schon im Auto „die eine Hand am Steuer, die andere Hand in der Einkaufstüte" im dichten Stadtverkehr verzehrte. Der Patient bezeichnete sein problematisches Essverhalten als „binge eating". Auch dieser Patient erbrach hin und wieder, jedoch nicht wie bei der BN als Ausdruck einer gegenregulatorischen Maßnahme zum Zweck der Gewichtsreduktion, sondern um sich Entlastung bei größeren postprandialen abdominellen Beschwerden zu verschaffen.

Klassifikation

1959 veröffentlichte A. Stunkard seine häufig zitierte Arbeit über „Eating Patterns and Obesity" (Stunkard 1959), in der er Essanfälle bei Übergewichtigen beschreibt, bei denen „enorme Nahrungsmengen in einer relativ kurzen Zeit konsumiert werden". Erst 35 Jahre später wurde die Diagnose binge eating disorder (BED) als Extremvariante gestörten Essverhaltens in das DSM-IV aufgenommen (APA 1994). Unter der Kategorie „*nicht näher bezeichnete Essstörung*" (eating disorder not otherwise specified, EDNOS) wurde sie zunächst vorläufig unter Forschungsgesichtspunkten subsumiert, hat sich aber in den letzten Jahren auch in Deutschland als eigenständige Essstörungsentität etabliert.

Zur *Kernsymptomatik* der BES zählt der Essanfall ohne regelmäßige gegenregulatorische Maßnahmen wie Erbrechen, exzessiven Sport oder Abführmittelabusus (Tabelle 27.14).

„To binge", zu deutsch: „fressen, saufen", deutet schon auf die Kernsymptomatik der BES hin, nämlich den Essanfall, der aber nicht von regelhaften gegenregulatorischen Maßnahmen wie es die Diagnose der BN vorschreibt, begleitet wird. Im ICD-10 wird die BES durch die „atypische BN" (F50.3) und die Essstörungen nicht näher bezeichnet (F50.9) nur unzureichend abgebildet.

Diagnose

Da die Essanfälle bei Personen mit BES nicht von kompensatorischem Verhalten begleitet sind (z.B. Erbrechen, Laxanzieneinnahme) sind sie oft schwer abgrenzbar.

M Für die Diagnose ist nicht die Anzahl der Essanfälle, sondern die Anzahl der Tage, an denen Essanfälle auftreten (2 Tage pro Woche für 6 Monate), maßgeblich. Für die 5. Version des DSM liegt nun ein diagnostischer Entwurf vor, der im Gegensatz zu den ursprünglichen Forschungskriterien im DSM-IV eine Frequenz von nur einem Tag mit Essanfällen über einen Zeitraum von 3 Monaten empfiehlt.

Die *Essanfälle* sind bei Übergewichtigen mit BES mit 600–3000 kcal in der Regel kleiner als bei bulimischen Patientinnen. Sie bestehen vorrangig aus zucker- und fettreichen Nahrungsmitteln. Sie treten im Durchschnitt an 2,5–5 Tagen der Woche auf und können sich auch als kontinuierlich, über den Tag verteilte Nahrungsaufnahme (grazing, nibbling) ohne feste Mahlzeiten manifestieren.

D Die Kriterien für einen Essanfall sind dann erfüllt, wenn innerhalb eines umschriebenen Zeitraums mehr gegessen wird, als andere Personen „in einem ähnlichen Zeitraum und unter ähnlichen Bedingungen" zu sich nehmen würden und wenn die Nahrungsaufnahme mit einem Gefühl des Kontrollverlustes einhergeht (objektiver Essanfall; Fairburn u. Cooper 1993).

Die Aufnahme normaler Nahrungsmittelmengen kann mit dem Gefühl des Kontrollverlustes einhergehen (subjektiver Essanfall). Untersuchungen konnten zeigen, dass sich Betroffene mit überwiegend subjektiven Essanfällen nicht von Betroffenen mit überwiegend objektiven Essanfällen unterscheiden (Niego et al. 1997). Darüber hinaus scheinen die Betroffenen selbst dem Kontrollverlust größere Bedeutung zuzumessen (Beglin u. Fairburn 1992).

M Der subjektiven Erfahrung des Kontrollverlustes und der Affektregulation durch Essen kommt eine größere Bedeutung für die Diagnose zu als der Größe des Essanfalls (Telch et al. 1998).

Epidemiologie

Zur *Prävalenz* der BES liegen bisher nur wenige epidemiologische Daten vor. Obwohl die Diagnose BES nicht auf Adipöse beschränkt ist, sind im klinischen Alltag die meisten Betroffenen übergewichtig bzw. adipös. Die Prävalenz beträgt bei übergewichtigen Personen, die an Gewichtsreduktionsprogrammen teilnehmen, um die 30 % (Spitzer et al. 1992). Die Prävalenz schwankt in der Allgemeinbevölke-

Tabelle 27.**14** Forschungskriterien für die Binge Eating-Störung nach DSM-IV (APA 1994)

Parameter	Merkmale
Wiederholte Episoden von „Fressanfällen". Ein „Fressanfall" ist gekennzeichnet durch	• Essen einer Nahrungsmenge in einem abgrenzbaren Zeitraum, die definitiv größer ist als die meisten Menschen essen würden. • Gefühl des Kontrollverlustes über das Essen
Die „Fressanfälle" treten gemeinsam mit mindestens drei der folgenden Symptome auf:	• wesentlich schneller essen als normal • Essen bis zu einem unangenehmen Völlegefühl • Essen großer Mengen ohne körperliches Hungergefühl • allein essen, aus Verlegenheit über die Menge, die man isst • Deprimiertheit, Ekel- oder Schuldgefühle nach dem „Fressanfall"
Es besteht ein deutlicher Leidensdruck wegen der „Fressanfälle".	
Die „Fressanfälle" treten durchschnittlich an mindestens zwei Tagen in der Woche für sechs Monate auf	
Die „Fressanfälle" gehen nicht mit dem regelmäßigen Einsatz unangemessener, gegenregulatorischer Maßnahmen einher und treten nicht ausschließlich im Verlauf einer Anorexia oder Bulimia nervosa auf.	

rung zwischen 0,7 % (Basdevant et al. 1995) und 4,3 % (Spitzer et al. 1993). Das Geschlechtsverhältnis scheint bei der BES in der bevölkerungsbasierten Untersuchungen nahezu ausgeglichen zu sein (de Zwaan 2001). Dies steht im Gegensatz zur Geschlechtsverteilung bei BN, bei der zu 90–95 % junge Frauen betroffen sind. Der Beginn der Essanfälle liegt in der späten Adoleszenz oder im frühen Erwachsenenalter.

Ätiologie und Pathogenese

Die Ätiologie der BES ist noch weitgehend unklar (Fairburn u. Harrison 2003). Es ist davon auszugehen, dass das Zusammenspiel von prädisponierenden Faktoren für eine psychische Störung und prädisponierenden Faktoren für Übergewicht und Adipositas die Entwicklung einer BES begünstigt (Fairburn et al. 1998). Familien-, Zwillings- und Adoptionsstudien konnten zeigen, dass genetische Faktoren in der Entstehung von Übergewicht eine wesentliche Rolle spielen, wenn auch der Anteil der Genetik an der Ätiologie noch strittig ist. In Zwillingsuntersuchungen liegen die Schätzungen bei immerhin zwischen 50 und 90 % (Barsh et al. 2000). Unbestritten bleibt jedoch, dass die rasche Zunahme von Übergewicht in der westlichen Welt auf soziokulturelle Faktoren zurückzuführen ist. **Gezügeltes Essverhalten**, definiert als die bewusste hypokalorische Ernährung auf dem Hintergrund einer permanenten kognitiven Kontrolle der Nahrungsaufnahme zum Zweck der Gewichtsreduktion oder der Vermeidung einer Gewichtszunahme hat in der Pathogenese der BES nicht den Stellenwert wie bei BN (Herman u. Mack 1975, Herman u. Polivy 1975). Im Gegensatz zur BN, bei der gezügeltes Essverhalten im Sinne von Diäten fast immer der Essstörung vorausgeht, ist diese Abfolge bei der BES nur in der Hälfte der Fälle zu beobachten (Masheb u. Grilo 2000, Abbott et al. 1998, Spurrell et al. 1997, Wilson et al. 1993, Yanovski et al. 1993).

> **M** Diätverhalten stellt nur für die Hälfte dieser Patienten einen entscheidenden Risikofaktor dar.

Allerdings lassen sich auch bei Menschen mit BES immer wieder Episoden von Fasten und Diäten beobachten. Diätverhalten mag hier als Versuch angesehen werden, die Kontrolle über das Essverhalten zurückzugewinnen (Haiman u. Devlin 1999, Mitchell u. Mussell 1995). Die mit der BES häufig einhergehende **Adipositas** motiviert die Patienten nicht selten zu regelmäßigen Fastenkuren, meist zeitlich begrenzten Episoden von strengem Diätverhalten und konsekutiver drastischer Gewichtsreduktion. In der Regel setzt danach allerdings wieder eine stete Gewichtszunahme ein, deren Ausmaß nicht selten das Körpergewicht vor Beginn der Diätmaßnahme übertrifft. Adipöse Menschen mit einer BES haben im Vergleich zu nicht essgestörten Adipösen ein geringeres Selbstwertgefühl. In der Überbewertung von Gewicht und Figur und dem übertriebenen Einfluss von Gewicht und Figur auf die Selbstbewertung und das Selbstwertgefühl ähneln sie Betroffenen mit BN.

Komorbidität

Bei der psychischen Komorbidität handelt es sich vor allem um **affektive Störungen**, die bei klinischen Gruppen mit einer Prävalenz von 30–90 % gefunden werden können, aber auch um **Angststörungen** und **Substanzmissbrauch** (de Zwaan u. Mitchell 1992, Kuehnel u. Wadden 1994, Mitchell u. Mussell 1996, Telch u. Stice 1998, Yanovski et al. 1993). Die Entwicklung der Adipositas beginnt anamnestisch früher als bei nicht essgestörten adipösen Menschen (de Zwaan et al. 1994, Hafner et al. 1987, Howard u. Prozelius 1999, Kuehnel u. Wadden 1994, Spitzer et al. 1993). Weitere Unterschiede bestehen im Hinblick auf die **Nahrungs-** bzw. **Energieaufnahme**, die bei adipösen Menschen mit BES sowohl global als auch an Tagen ohne Essanfälle größer ist (Goldfein et al. 1993, Yanovski et al. 1992). Es besteht ein direktes Verhältnis von Psychopathologie und dem Grad der Essstörung, weniger erscheint der psychopathologische Befund mit dem Ausmaß der Adipositas assoziiert zu sein (Hay u. Fairburn 1998). **Depressive Verstimmungen** können Auslöser oder aufrechterhaltender Faktor für Essanfälle sein und müssen daher in der Therapieplanung berücksichtigt werden.

Prognose

Im Vergleich zur AN oder BN stellt sich die Prognose der BES nicht nur im Hinblick auf die Essstörungssymptomatik, sondern auch anderer psychischer Parameter günstiger dar (Cachelin et al. 1999, Fairburn et al. 1998, Fichter et al. 1998). Die Annahme jedoch, dass eine Besserung psychischer Symptome wie auch der Essstörungssymptomatik eine Gewichtsabnahme nach sich zieht, scheint sich nicht zu bestätigen. Psychotherapeuten wie Betroffene haben hier oft überhöhte Erwartungen, die bereits zu Beginn der psychotherapeutischen Behandlung besprochen werden müssen. Ein Sistieren der BES zieht mittel- und langfristig keine Gewichtsreduktion nach sich (Dingemans et al. 2002), so dass wahrscheinlich andere Faktoren, wie z. B. ein hyperkalorisches Ernährungsverhalten auch zwischen den Episoden von Essanfällen das Körpergewicht entscheidend beeinflussen. Durch eine effiziente Therapie der BES kann eine weitere Gewichtszunahme verhindert werden.

Psychotherapie der Binge-Eating-Störung

In der Therapie Übergewichtiger mit BES sind mehrere Ziele zu definieren:
- Reduktion der Frequenz der Essanfälle und Reduktion der essstörungsspezifischen Psychopathologie (z. B. Überbewertung von Gewicht und Figur);
- Gewichtsabnahme oder Verhinderung der weiteren Gewichtszunahme;
- Verbesserung der allgemeinen Psychopathologie (z. B. Depression) und/oder
- Verbesserung der körperlichen Gesundheit.

Die therapeutische Arbeit an einem der Ziele sollte nach Möglichkeit die anderen Bereiche nicht negativ beeinflussen. Es gilt vor allem zu klären, ob Essverhalten und Gewicht parallel oder konsekutiv behandelt werden sollen, oder ob das Gewicht überhaupt einen Fokus der Therapie darstellen soll.

Die bisher veröffentlichen Therapiekonzepte sind vornehmlich verhaltenstherapeutisch orientiert und an Therapiekonzepte der BN angelehnt (siehe Leitlinien zur Diagnostik und Thrapie der Essstörungen, www.awmf.org/leitlinien/detail/II/051-026.html;Telch et al. 1990, Smith et al. 1992, Agras et al. 1994, Eldredge et al. 1997, Keefe et al. 1983, Marcus et al. 1988, Smith et al. 1991, Fichter et al. 1992, Ho et al. 1994, Levine et al. 1994, Telch 1996, Mitchell et al. 2007).

> **M** Wie bei der Behandlung der AN und BN dargestellt, dürften sich in Zukunft multidimensionale Therapiestrategien bei Patienten mit BES durchsetzen, wobei der Adipositas und damit der Frage einer Gewichtsreduktion sowohl medizinisch wie auch psychotherapeutisch Rechnung getragen werden muss.

Allerdings steht der medizinischen Forderung nach einer Gewichtsreduktion und dem damit zwangsläufig verbundenen restriktiven Essverhalten die Dynamik dieser Essstörung entgegen.

Leidensdruck. Der Leidensdruck von Patienten mit BES resultiert zunächst einmal weniger von der Essstörungssymptomatik, sondern vielmehr von der in der Regel damit einhergehenden Adipositas. Allerdings wird der subjektiv erlebte Kontrollverlust bei der Nahrungsaufnahme als Scheitern jeglicher Diätanstrengung erlebt, was den Leidensdruck dieser Patienten erheblich verstärkt. Ähnlich wie bei der BN wird jeder Essanfall **schuldhaft** erlebt und zieht nicht selten eine weitere Minderung der Selbstwirksamkeit und des Selbstwertgefühls nach sich, womit häufig ein Circulus vitiosus im Rahmen einer **depressiven Entwicklung** eingeleitet wird.

Therapieziele. Die Behandlung der BES würde also zu kurz greifen, würde man die Behandlung der Adipositas und der mit ihr einhergehenden medizinischen und psychosozialen Folgezuständen nicht mit einbeziehen. Allerdings stellt sich die Frage, ob eine niedrigkalorische Mischkost von 1000–1800 kcal entsprechend den Leitlinien der Deutschen Adipositas Gesellschaft (2007) bei adipösen Patienten mit BES Sinn macht, wird doch diesen Patienten erneut ein Diätverhalten abverlangt, welches die überwiegende Mehrheit von ihnen in der Vergangenheit schon unzählige Male letztendlich ohne Erfolg praktizierte. Bei vorsichtiger Einschätzung der Studienlage sollten Therapiekonzepte, die die **Behandlung der Essstörung** an den Anfang stellen, wozu auch das (Wieder-)Erlernen eines gesunden Ernährungsverhaltens einschließlich einer Re-Strukturierung des Einkaufens, Kochens und Verzehrs von Nahrungsmitteln gehört, klassischen Behandlungskonzepten, die primär auf eine Gewichtsreduktion abzielen, vorgezogen werden (Dingemanns et al. 2002).

Zu den weiteren Behandlungszielen gehört auch die **qualitative Veränderung des Essverhaltens** nach ernährungsmedizinischen Gesichtspunkten. So ist der zumeist hohe Fettgehalt der Nahrung von über 30% in jedem Fall deutlich zu senken, wohingegen der Anteil von Kohlenhydraten zu steigern ist (NHLBI 1998).

In der klinischen Praxis haben sich **psychoedukative Behandlungsansätze** mit einer Kombination von Informationsvermittlung und praktischer Erfahrung in den Einkaufs- und Kochgruppen bewährt.

Schwerpunkte der Behandlung. Im Vordergrund der Psychotherapie steht u.a. die Analyse auslösender und aufrechterhaltender Faktoren des **unkontrollierten Essverhaltens,** das durch das Führen eines Ernährungsprotokolls erleichtert wird. Ihr wesentlicher Sinn liegt darin, funktionale Zusammenhänge zwischen Essen und Emotionen zu erkennen, um u.a. im Hinblick auf die Therapieplanung eine unterschiedliche Gewichtung und zeitliche Abfolge von Therapiezielen möglichst gemeinsam mit dem Patienten definieren zu können (Herpertz u. Senf 2003).

Die Fokussierung auf schwerwiegende **intrapsychische und interpersonelle Problembereiche** ist dann vorrangig, wenn der Patient in Anbetracht einer schweren Psychopathologie auf sein bisheriges dysfunktionales Essverhalten im Sinne einer Regulationsfunktion angewiesen ist.

Weitere Schwerpunkte in der Behandlung der BES sind
- Schärfung der Wahrnehmung interozeptiver Reize des Hungers und der Sättigung;
- Erlernen alternativer Umgangsweisen mit spannungsreichen psychischen Verfassungen;
- Abbau des für viele adipöse und insbesondere essgestörte Patienten charakteristischen dichotomen Denkens (Schwarz-Weiß-Denken);
- Identifizierung dysfunktionaler Überzeugungen im Hinblick auf das Körperbild und die Selbstwertregulation.

Das der BN zugrunde liegende und vielfach evaluierte „**Anti-Diät-Konzept**" (Waadt et al. 1992), also die Vermeidung von restriktivem Essverhalten, macht insbesondere bei den adipösen Patienten mit BES Sinn, bei denen das gezügelte Essverhalten einen wichtigen Faktor in der Genese der Essstörung darstellen kann. Allerdings wird zu einem späteren Zeitpunkt die Indikation zu einer Gewichtsreduktionsmaßnahme unter Abwägung medizinischer Aspekte und individueller Machbarkeit neu zu prüfen sein.

> **M** Gerade zu hohen Erwartungen im Hinblick auf eine Gewichtsreduktion dieser Patienten ist frühzeitig zu begegnen, um die Kaskade von Essanfall, Erleben eigener Insuffizienz, depressiver Stimmung und schließlich Selbstaufgabe frühzeitig unterbrechen zu können.

Den Leitlinien der Deutschen Adipositas Gesellschaft (2007) entsprechend ist eine moderate Gewichtsreduktion anzustreben, wobei in bestimmten Fällen auch eine Gewichtsstabilisierung ein Behandlungsziel darstellen kann.

Therapieverfahren

Stationäre Psychotherapie. Die Indikation zu einer stationären Psychotherapie leitet sich weniger von der Adipositas, sondern von der medizinischen und psychischen Komorbidität ab. In der Regel sind teilstationären oder ambulanten gruppenpsychotherapeutischen Settings der Vorzug zu geben, um der Gefahr einer zu großen Regressionsneigung vorzubeugen.

Gruppentherapie. Der *Selbsthilfeaspekt* ist in der Behandlung der Adipositas im Allgemeinen und der BES im Besonderen essentiell wichtig, sodass die Gruppentherapie gegenüber der Einzeltherapie von Vorteil sein kann.

Spezialtherapieverfahren. Neben der verbalen Gruppentherapie haben sich insbesondere die Spezialtherapieverfahren Konzentrative Bewegungstherapie und Gestaltungstherapie bewährt.

> **D** Die Konzentrative Bewegungstherapie ist ein überwiegend nonverbales Psychotherapieverfahren, welches ähnlich dem autogenen Training die Beruhigung und Affektminderung zum Ziel hat.

Viele Patienten mit BES zeichnen sich durch starke körperliche Fehlwahrnehmungen und/oder einer ablehnenden Haltung gegenüber dem eigenen Körper aus. Die Wahrnehmung des eigenen Körpers und dessen „Bezug zum Raum und dessen umgehenden Objekten, die Kommunikation im gruppendynamischen Feld" (Becker 1987) wie auch das (Wieder-)Erlernen körperlicher Ausdrucksmöglichkeiten machen die Konzentrative Bewegungstherapie zu einer sinnvollen Ergänzung zu den anderen verbalen und nonverbalen Therapieverfahren.

Gestaltungstherapie. In der Gestaltungstherapie haben das *averbale Ausdruckserleben* und die präverbale Beziehung eine vorrangige Bedeutung. Neben der Aktivierung manueller Fähigkeiten, der Anregung der Kreativität und Fantasie können Gestaltungen als selbststeuerbare Probehandlungen verstanden werden (Schattmayer-Bolle 1990). Darüber hinaus hat die Wahrnehmung des fertigen Werkstückes als Resultat eigener Fähigkeiten und Ressourcen eine Ich-stärkende und emotional aufbauende Wirkung.

Sporttherapie. Als weitere wichtige Behandlungseinheit der BES ist die Sporttherapie zu nennen, wobei weniger die sportliche Aktivität, sondern die Motivation zu körperlicher Bewegung und die *Erfahrung des eigenen Körpers* im Vordergrund stehen. Für viele adipöse Patienten ist der Besuch einer öffentlichen Park- oder Sportanlage, Badeanstalt oder Sauna zunächst mit großen Schamgefühlen besetzt, letztendlich aber als Erfahrung in der Gruppe von Mitpatienten möglich. Eine so verstandene Sporttherapie leistet neben anderen Spezialtherapieverfahren einen wichtigen Beitrag zu neuen sozialen Erfahrungen und einem neuen Körperleben.

Selbsthilfe

In der *Therapieforschung* wird, nicht zuletzt aus ökonomischen Gründen, in den letzten Jahren ein stufenweises Vorgehen in der Behandlung psychischer (törungen propagiert. Die erste Stufe stellen „niederschwellige" Therapieansätze dar. In der Literatur werden hierfür Begriffe verwendet wie *Selbsthilfe, Selbstbehandlung, Selbstveränderung* oder *Bibliotherapie*. Erst bei Nichtansprechen sollen medikamentöse oder psychotherapeutische Ansätze Anwendung finden. Es wurden *Selbsthilfemanuale* entwickelt, die den Richtlinien der kognitiven Verhaltenstherapie (KVT) folgen und mit (angeleitet) oder ohne („pure") minimale therapeutische Begleitung von den Betroffenen selbstständig durchgeführt werden. Die Unterstützung bei angeleiteter Selbsthilfe kann eventuell auch von Nichtfachleuten in nicht auf die Therapie von Essstörungen spezialisierten Settings durchgeführt werden. Selbsthilfeansätze können individuell, in Gruppe oder auch telefonisch angeboten werden (Übersicht in de Zwaan 2002, Vocks et al. 2009). Die Begründung für Selbsthilfe ist, dass in vielen Fällen spezifische und teure psychotherapeutische Behandlung nicht notwendig sei und man außerdem Betroffene erreichen könne, die sonst keine Therapie in Anspruch nehmen würden. Die in den vorliegenden Untersuchungen erzielten Abstinenzraten unterscheiden sich nicht von den Ergebnissen anderer Therapiestudien und unterstützen den Einsatz von Selbsthilfemanualen als ersten therapeutischen Schritt. Es darf jedoch nicht übersehen werden, dass ein Therapieversagen die Motivation für die Inanspruchnahme des nächsten Therapieschrittes möglicherweise reduziert. Es konnten noch keine Prädiktoren für ein positives Ansprechen auf „niederschwellige" Ansätze definiert werden.

28 Sexuelle Störungen

B. Strauß

Obwohl in den vergangenen Jahrzehnten in der westlichen Welt eine sexuelle Liberalisierung gewaltigen Ausmaßes und eine Versachlichung der Sexualität zu verzeichnen war, ist die Behandlung sexueller Störungen nach wie vor ein Problemfeld innerhalb der Psychotherapie. Nur wenige Psychotherapeuten fühlen sich kompetent, Patienten mit sexuellen Problemen, wie Störungen der sexuellen Funktionen, der sexuellen Präferenz und der Geschlechtsidentität, langfristig zu behandeln, was dazu führt, dass diese Patienten häufig lange Wege gehen müssen, ehe ihnen adäquat geholfen werden kann. Dies ist insofern erstaunlich, als eigentlich gut evaluierte psychotherapeutische Konzepte für die Behandlung von Patienten mit Sexualstörungen vorliegen. Dem steht aber gegenüber, dass Psychotherapeuten – gleich welcher theoretischer Ausrichtung – offensichtlich immer noch unzureichende sexuologische Kenntnisse besitzen und es als schwierig erleben, in diagnostischen Gesprächen sexuelle Themen offen und ausführlich anzusprechen. Daraus resultiert nicht selten, dass Scham- und Insuffizienzgefühle aufseiten der Betroffenen verstärkt werden (vgl. Buddeberg 2005).

28.1 Einleitung

Die Sexualität, von der Freud sagte, sie gehöre zu den „gefährlichsten Betätigungen des Individuums" (Nunberg u. Federn 1977), kann auf unterschiedliche Weise definiert werden (vgl. z. B. Schorsch 1975, Bancroft 1989):

- Sexualität ist eine biologisch verankerte Form des menschlichen Erlebens, die aber nicht notwendigerweise manifest werden muss.
- Sexualität ist ein vielschichtiger, zahlreiche Aspekte umfassender Verhaltens- und Erlebensbereich, der durch eine enge Verknüpfung von körperlichen und psychischen Prozessen gekennzeichnet ist.
- Beim Menschen hat die Sexualität neben ihrer biologischen Funktion (Fortpflanzung) eine große Bedeutung für die Selbstbestätigung (narzisstischer Aspekt der Sexualität) und eine zentrale interpersonale Funktion (Sexualität als Mittel der Bezogenheit und Beziehungsgestaltung).
- Sexuelles Erleben, sexuelle Erregung und sexuelle Lust sind in starkem Maße subjektiv und beeinflusst durch biologische, psychologische und soziokulturelle Faktoren.

Die Entwicklung der Sexualität des Individuums ist äußerst komplex (vgl. z. B. Strauß 2005, Fonagy et al. 2006). Die sexuelle Entwicklung konstituiert sich aus verschiedenen Entwicklungslinien, die biologische Faktoren umfassen, die Entwicklung der Geschlechtsidentität, sexueller Reaktionen und Verhaltensweisen, einer sexuellen Präferenz (Identität) und Orientierung, die Entwicklung von Bindung und Beziehungsfähigkeit. Diese Entwicklungslinien werden von zahllosen Faktoren biologischer, psychologischer und sozialer Art beeinflusst. Speziell sexuelle Einstellungen und Verhaltensweisen sind stark durch den jeweiligen soziokulturellen Hintergrund geprägt. Beispielsweise gibt es Kulturen, in denen bezüglich bestimmter sexueller Praktiken sehr freizügige Einstellungen bestehen, in anderen sind diese eher restriktiv. Auch unterliegen sexuelle Werte, Einstellungen und Praktiken immer einem historischen Wandel, der sich in der „Postmoderne" an unterschiedlichen Phänomenen zeigt.

Seit etwa 20 Jahren wird in der sexualwissenschaftlichen Literatur ein kultureller und sozialer Wandel ungekannten Ausmaßes diskutiert. Die Rede ist von „spätmodernen Sexualverhältnissen", von einem „postmodernen Gebrauch der Sexualität" oder von einer „neosexuellen Revolution" (Schmidt u. Strauß 2001, Baumann 1998, Sigusch 2005). Dieser Wandel zeigt sich u. a. an Veränderungen in sexuellen Moralvorstellungen, einer zunehmend offener geführten Diskussion um sexuelle Gewalt, an veränderten Beziehungswelten und -biografien und an einem starken Einfluss (neuer) Medien auf die Sexualität. All diese kulturellen Einflussfaktoren spiegeln sich auch im klinischen Alltag und in der Arbeit mit Patienten mit sexuellen Störungen wider (Strauß 1998).

> **M** Angesichts der Komplexität der menschlichen Sexualität ist es angezeigt, bei der Diagnostik und Behandlung sexueller Störungen immer die Entwicklung der Gesamtpersönlichkeit eines Patienten im Blickfeld zu behalten. Störungen der Sexualität sind häufig gekoppelt bzw. zurückführbar auf neurotische Fehlentwicklungen und/oder Störungen der Persönlichkeit.

Die *Diagnostik* und psychotherapeutische *Behandlung* von sexuellen Störungen orientiert sich an den gängigen diagnostischen Klassifikationen, nach denen sexuelle Störungen (sowohl in der ICD-10 als auch im DSM-IV) in 3 größere Gruppen untergliedert werden:
- sexuelle Funktionsstörungen
- Störungen der Sexualpräferenz
- Störungen der Geschlechtsidentität

Nachfolgend werden die sexuellen Funktionsstörungen und die Störungen der Sexualpräferenz im Hinblick auf diagnostisch relevante Ätiologie-Modelle und psychotherapeutische Ansätze diskutiert. Ausführungen zur Störung der Geschlechtsidentität finden sich in Kap. 48.

28.2 Relevanz sexueller Störungen in der psychotherapeutischen Praxis und Epidemiologie

Wissen über Sexualität

In den vergangenen Jahren wurden Ärzte und Psychotherapeuten wiederholt zu ihren sexuologischen Kenntnissen befragt mit dem Ergebnis, dass sich diese „nach wie vor recht bescheiden" erwiesen (Buddeberg 2005). Im Studium der Psychologie und der Medizin sowie in der psychotherapeutischen Weiterbildung wird das Thema Sexualität in der Regel nur oberflächlich behandelt. Dementsprechend schätzen praktizierende Ärzte und Psychotherapeuten ihre sexuologischen Kenntnisse selbst auch überwiegend als „lückenhaft bis unzureichend" ein, obwohl sie derartige Kenntnisse eigentlich für äußerst wichtig halten.

Die geringen Kenntnisse schlagen sich im Umgang mit Patienten nieder: Nach Buddeberg (1991) sprachen beispielsweise 75% der von den Autoren befragten Allgemeinärzte ihre Patienten „selten bis sehr selten" auf die Sexualität an. Vielen scheint auch Kompetenz zu fehlen, entsprechende Patienten an Spezialisten zu überweisen. Eine ältere Analyse der Dokumentationsdaten einer Hamburger Spezialambulanz für sexuell gestörte Patienten ergab, dass Patienten dieser Ambulanz beim Erstkontakt im Durchschnitt bereits eine *vierjährige* erfolglose Behandlung bei mindestens 2–3 ÄrztInnen hinter sich hatten (Arentewicz u. Schmidt 1993). Mittlerweile hat sich an dieser Situation sicher etwas langsam zum Positiven verändert. Buddeberg (2005) berichtet, dass im Vergleich mit den 1980er Jahren Ärzte im Jahr 2004 angaben, sexuelle Probleme bereits häufiger anzusprechen.

Fort- und Weiterbildung

Die Versorgungsprobleme und die berichteten Kompetenzmängel haben in den vergangenen Jahren dazu geführt, dass sexualwissenschaftliche Fachgesellschaften Konzepte für die Fort- und Weiterbildung entwickelt haben. Die Deutsche Gesellschaft für Sexualforschung (www.dgfs.info) beispielsweise hat Curricula zur Vermittlung von „sexuologischen Basiskompetenzen" und für eine „sexualtherapeutische Weiterbildung" entwickelt, welche seit 1997 an verschiedenen Orten (z.B. Hamburg, Frankfurt, Münster, Aachen, Jena) realisiert werden (vgl. Strauß 2004).

Klinisch relevante Problemfelder

Welcher Art die sexuellen Probleme sind, deretwegen Ärzte und Psychotherapeuten aufgesucht werden, ist in den letzten Jahren von verschiedenen Arbeitsgruppen untersucht worden. **Tabelle 28.1** fasst die Ergebnisse aus 3 verschiedenen Studien zusammen, nämlich Befragungen von Allgemeinmedizinern in der Schweiz (Buddeberg 1996) sowie eine Befragung von Psychotherapeuten in NRW und Thüringen (Strauß et al. 1999).

Epidemiologie. In allen Befragungen, die in **Tabelle 28.1** zusammengefasst sind, erwiesen sich sexuelle Funktionsstörungen (vgl. Kap. 28.3) als die in der Praxis wichtigsten Störungen, wobei in der jüngsten Befragung (Strauß et al. 1999) die **Lustlosigkeit** besonders häufig als Präsentiersymptom beobachtet wurde (dies deckt sich mit Angaben von Buddeberg [2005], der Ähnliches in einer Replikation der Schweizer Untersuchungen beobachtete). In der Tat gibt es Hinweise darauf, dass die Lustlosigkeit – insbesondere bei Frauen – in den letzten Jahrzehnten drastisch zugenommen hat und deshalb auch häufiger in Spezialeinrichtungen als Hauptproblem genannt wird (s.u.; vgl. Hauch 2006).

Die Bedarfserhebungen in ärztlichen/psychotherapeutischen Praxen decken sich mit den vorliegenden Angaben zur Epidemiologie sexueller Störungen.

Sexuelle Funktionsstörungen. Auch wenn die Diagnostik sexueller Störungen häufig aufgrund der Tabuisierung des Themas schwierig ist, deuten Studien aus jüngerer Zeit darauf hin, dass sexuelle Funktionsstörungen bei Frauen und Männern sehr häufig sind (**Tabelle 28.2**), wenngleich die in den Studien berichteten „Probleme" nicht notwendigerweise immer den diagnostischen Kriterien für eine Störung im klinischen Sinne entsprechen müssen. Hauch (2006) kommt zu dem Schluss, dass eine „seriöse" Schätzung der Häufigkeit sexueller Funktionsstörungen mit etwa 10% zu beziffern sei. Die Häufigkeit sexueller Funktionsstörungen weist eine deutliche Altersabhängigkeit auf (besonders bei Erektionsstörungen). In klinischen Populationen wird die Prävalenz von Störungen der sexuellen Funktionen auf 10–40% geschätzt. Bei Männern sind **Erektionsstörungen** nach wie vor am häufigsten, gefolgt von der vorzeitigen *Ejakulation*, bei Frauen sind Störungen der sexuellen **Appetenz** mittlerweile das häufigste Präsentiersymptom.

Bedarfserhebungen und epidemiologische Daten zeigen, dass Störungen der Sexualpräferenz oder Paraphilien (vgl. Kap. 28.4) und Störungen der Geschlechtsidentität (vgl. Kap. 28.5) deutlich seltener vorkommen.

Tabelle 28.1 Sexuelle Probleme in der Allgemeinpraxis, geordnet nach Häufigkeit

Problem*	1980	1990	1997 AM	1997 Ps	1997 ges
Orgasmusschwierigkeiten/-störung	1	5	4	4	3 (268)
Erregungsstörungen	2	4	8	8	11 (48)
(orale) Kontrazeption	3	2	–	17	20 (9)
Dyspareunie	4	1	3	11	4 (243)
körperliche Krankheit	5	6	10	13	9 (61)
Erektionsstörung/erektile Dysfunktion	6	3	1	2	2 (612)
Alterssexualität	7	7	11	–	15 (28)
Kinder und Jugendliche	8	8	–	–	–
Ejaculatio praecox/Ejakulationsstörung	9	10	7	6	7 (114)
Homosexualität	10	9	–	11	14 (35)
sexuelle Deviationen	11	11	13	10	10 (51)
Lustlosigkeit	–	–	2	1	1 (809)
Beziehungsprobleme	–	–	5	3	5 (237)
sexueller Missbrauch	–	–	14	5	6 (132)
Angst	–	–	9	7	8 (77)
Erwartungsdruck	–	–	11	–	20 (9)
sexuelle Überforderung	–	–	–	9	13 (38)
sexuelle Identität	–	–	–	13	16 (27)
Medikamentennebenwirkung	–	–	6	15	12 (47)
Transsexualität	–	–	15	16	17 (18)
Delinquenz	–	–	–	18	18 (10)
Schwangerschaft	–	–	–	–	18 (10)

* Angaben in Klammern oder nach Schrägstrich beziehen sich auf Bezeichnungen in der vorliegenden Studie; auf die Unterscheidung Mann/Frau wurde verzichtet, da sich die Probleme 1, 2 und 4 auch in der vorliegenden Studie fast ausschließlich auf Frauen beziehen, während 6 und 9 naturgemäß nur Männer betreffen. Zahlenangaben in Klammern sind Summenwerte.
Die Angaben von 1980 und 1990 beziehen sich auf eine Studie von Buddeberg (1996), die Angaben der Allgemein-MedizinerInnen der Studie von Strauß et al. (1999) sind unter 1997 AM aufgeführt (N = 80), diejenigen der PsychologInnen unter „1997 Ps" (N = 77); „1997 ges" bezieht sich auf die gesamte Stichprobe der Studie von Strauß et al. (1999) (N = 393).

Tabelle 28.2 Häufigkeit sexueller Probleme und Störungen bei Männern und Frauen im Alter von 18–59 Jahren (nach Laumann et al. 1994, aus Buddeberg 2005)

Frauen	%	Männer	%
mangelndes sexuelles Interesse	33	vorzeitiger Samenerguss	29
kein Orgasmus	24	Angst vor Geschlechtsverkehr	17
keine Freude an Sexualität	21	mangelndes sexuelles Interesse	16
Schwierigkeiten mit sexueller Erregung	19	Erektionsschwierigkeiten	10
Schmerzen beim Geschlechtsverkehr	14	kein Orgasmus	8
Angst vor Geschlechtsverkehr	12	keine Freude an Sexualität	8
zu schneller Orgasmus	10	Schmerzen beim Geschlechtsverkehr	3

Sexualpräferenz. Störungen der Sexualpräferenz sind in ihrer Häufigkeit besonders schwer zu schätzen, da nur wenige Betroffene von sich aus psychotherapeutische Hilfe suchen. Wahrscheinlich liegt die Häufigkeit der Störungen wesentlich höher, als dies auf der Basis der klinisch beobachtbaren Fälle zu erwarten wäre (Berner et al. 2004). Die Mehrzahl der Störungen wird nur bei Männern festgestellt. Es ist nach wie vor nicht unumstritten, ob dies tatsächlich so ist oder ob Frauen statt der Diagnose einer Paraphilie andere Diagnosen erhalten (vgl. z. B. Fiedler 2004).

Geschlechtsidentität. Bezüglich der klinisch wichtigsten Störung der Geschlechtsidentität, der Transsexualität (s. Kap. 48), wurde über lange Zeit davon ausgegangen, dass die Mann-zu-Frau-Transsexualität etwa drei- bis viermal so häufig vorkommt wie die Frau-zu-Mann-Transsexualität. Dies wurde unter anderem damit erklärt, dass die männliche Geschlechtsrolle weniger Flexibilität ermögliche als die weibliche und damit das Verlangen nach Geschlechtswechsel eher provoziere. Es ist mittlerweile zu vermuten, dass sich das Geschlechterverhältnis angleicht (Sigusch 2005), was die kulturellen und medizinischen Rahmenbedingungen der Transsexualität reflektiert (s. u.). Neuere Schätzungen gehen von einer Prävalenz zwischen 1:20000 und 1:100000 aus, wobei das Verhältnis Mann-zu-Frau-:Frau-zu-Mann-Transsexualität noch bei ungefähr 2:1 liegt (z. B. van Trotsenburg 2002).

Sexuelle Traumatisierungen. In der klinischen Praxis sind neben den oben genannten auch sexuelle Probleme relevant, die nicht explizit in den diagnostischen Klassifikationssystemen enthalten sind. Hierzu zählen insbesondere Folgen sexueller Gewalt, deren Häufigkeit in jüngster Zeit mehr und mehr er- und anerkannt wurde (vgl. Richter-Appelt et al. 2004; s. Kap. 49). Zu den Folgen sexueller Gewalt und Traumatisierung zählen nicht selten auch manifeste sexuelle Störungen (vgl. Strauß et al. 2004), insgesamt ist das klinische Bild nach sexuellen Traumatisierungen aber sehr heterogen (Richter-Appelt et al. 2004). Bei der Behandlung von Folgen sexueller Traumatisierungen gelten größtenteils jene Prinzipien, die für die Behandlung anderer posttraumatischer Störungen formuliert wurden (vgl. Kap. 26).

Leitlinien. Bezüglich der Diagnostik und Behandlung sexueller Störungen sind im Kontext der Leitlinieninitiative der AWMF (vgl. www.awmf-leitlinien.de) bislang umfassende Leitlinien zu allen 3 Störungsgruppen durch die Akademie für Sexualmedizin veröffentlicht worden. Leitlinien zur Diagnostik und Behandlung sexueller Funktionsstörungen wurden außerdem von verschiedenen medizinischen Fachgesellschaften vorgelegt. Die Deutsche Gesellschaft für Sexualforschung erarbeitet derzeit gesonderte Leitlinien zu den 3 o. g. Störungsgruppen. Leitlinienähnliche „Standards der Behandlung und Begutachtung von Transsexuellen" wurden von Becker et al. (1997) veröffentlicht.

28.3 Sexuelle Funktionsstörungen

Störungen der sexuellen Funktionen sind – wie erwähnt – die in der Praxis mit Abstand häufigsten sexuellen Probleme.

> **D** Allgemein sind als sexuelle Funktionsstörungen alle Beeinträchtigungen des sexuellen Erlebens und Verhaltens zu verstehen, welche mit ausbleibenden, verminderten oder atypischen genitalphysiologischen Reaktionen einhergehen (vgl. Arentewicz u. Schmidt 1993).

In den gängigen Diagnosemanualen sind sexuelle Funktionsstörungen mittlerweile differenziert abgebildet, wobei sich die diagnostische Klassifikation der Störungen oft an den einzelnen Phasen der sexuellen Interaktion orientiert, nämlich der Appetenz-, Erregungs- und Orgasmusphase und der Entspannungsphase. **Tabelle 28.3** gibt einen Überblick über die wichtigsten sexuellen Funktionsstörungen bei Frau und Mann, soweit sie die entsprechenden diagnostischen Kategorien der ICD-10 repräsentieren.

Tabelle 28.**3** Sexuelle Funktionsstörungen der Frau und des Mannes in verschiedenen Phasen der sexuellen Interaktion (wenn nicht gesondert vermerkt, kommen alle Störungen bei Frauen und Männern vor)

Phase	ICD-10-Kategorie
sexuelle Annäherung (Appetenz)	Mangel oder Verlust von sexuellem Verlangen (F52.0) Sexuelle Aversion (F51.10) Gesteigertes sexuelles Verlangen (F52.7)
sexuelle Erregung/Stimulation	Versagen genitaler Reaktionen (F52.2) Mann: Erektionsstörung Frau: Mangel oder Ausfall vaginaler Lubrikation
Immissio/Koitus	Nichtorganische Dyspareunie (F52.6) Nichtorganischer Vaginismus (F52.5)
Orgasmus	Orgasmusstörungen (F52.3; einschließlich Ejaculatio deficiens beim Mann) Ejaculatio praecox (F52.4) Mangelnde sexuelle Befriedigung (F51.11)

Diagnostik

Appetenz. Es hat sich inzwischen eingebürgert, auch Störungen der sexuellen Annäherung oder Appetenz zu dieser Gruppe von Sexualstörungen zu zählen: Sexuelle Lustlosigkeit, Mangel oder Verlust sexuellen Verlangens, gehemmte sexuelle Appetenz, bei Männern und Frauen vorkommend, beschreiben andauernde Hemmungen des sexuellen Verlangens und Gleichgültigkeit gegenüber Sexualität. Diese sind oft gekoppelt mit sexueller Aversion, d. h. Widerwillen oder Ekel vor sexueller Annäherung und deren Vermeidung, die im Extremfall mit Angstzuständen (Sexualphobie) einhergehen kann.

> **F** Frau und Herr M. leben seit 8 Jahren als Paar in jeweils zweiter Ehe. Beide Partner sind Anfang Fünfzig und haben aus einer früheren Beziehung jeweils 2 Kinder. Frau und Herr M. sind in akademischen Berufen ganztags berufstätig und in ihren Berufen sehr stark engagiert. Nach einigen Jahren mit lustvollen und häufigen sexuellen Erfahrungen ließ sich bei beiden Partnern diesbezüglich zunehmend ein Rückzug beobachten, der schließlich dazu führte, dass sexuelle Kontakte alle paar Wochen zustande kamen, ohne aber besonders lustvoll erlebt zu werden. Zum Zeitpunkt des Erstkontaktes hatten die beiden Partner seit fast 2 Jahren keinen sexuellen Kontakt mehr. Sie berichten, dass Konflikte und Streitigkeiten in der Beziehung häufiger geworden seien. Beide würden sich wünschen, dass der andere auf sie/ihn zukommt und ihn/sie verführe. Dies geschieht aber nicht mehr, da beide sich unter Leistungsdruck empfinden und große Angst vor einer Zurückweisung erleben.

Eine Konstellation, wie sie in dem Fallbeispiel beschrieben ist, ist in der klinischen Praxis nicht selten, wie überhaupt die sexuelle Lustlosigkeit – insbesondere bei Patientinnen – als Präsentiersymptom drastisch zugenommen hat (vgl. Hauch 2006).

Es gibt viele Hypothesen zur Erklärung dieses Phänomens. Von den Betroffenen werden beispielsweise veränderte Lebensweisen, Stress und die Schnelllebigkeit unserer Zeit genannt (Bodenmann 2001). Sexualwissenschaftler vermuten darüber hinaus gesellschaftliche Faktoren, die eine Zunahme der Lustlosigkeit erklären können. Schmidt (1996) beispielsweise vermutet, dass „die Emanzipation Freiraum für Lustlosigkeit" geschaffen hat und die Zunahme an Autonomie und Selbstbestimmung von Frauen – möglicherweise auch von Männern – dazu geführt hat, dass das Symptom Lustlosigkeit erst präsentierbar geworden ist, die Flucht in andere funktionelle Sexualstörungen (bei Frauen Orgasmus- und Erregungsstörungen) oder Körperstörungen sich somit erübrigt hätte. Möglich sei auch, dass moderne Beziehungsstrukturen die natürliche Lustlosigkeit schwerer erträglich machen und somit dazu zwingen, früher professionelle Hilfe zu suchen.

Störungen der sexuellen Erregung bzw. das Versagen genitaler Reaktionen. Diese Störungen äußern sich beim Mann in nicht voll ausgeprägter oder vollständig ausbleibender Erektion, bei der Frau im Ausbleiben der physiologischen Reaktionen (Lubrikation, Anschwellen der äußeren Genitalien), die meist Voraussetzung sind für ein lustvolles Erleben des Koitus bzw. sexueller Stimulation. Auch ein anhaltender Mangel des subjektiven Gefühls sexueller Erregung würde zu dieser Gruppe von Störungen gerechnet.

> **F** Herr W. ist ein 43-jähriger ehemaliger Fabrikarbeiter, der im Erstkontakt berichtet, dass er – im Osten Deutschlands lebend – wenige Jahre nach der Wende aufgrund der Insolvenz seines Betriebes seinen Arbeitsplatz verlor. Seine Familie, insbesondere seine Frau, zu der er zu dieser Zeit eine sehr gute Beziehung hatte, unterstützten ihn in der Folgezeit auch bei seinen Versuchen, eine neue Arbeit zu finden. Je mehr Zeit ins Land ging, desto schwieriger wurden Erfahrungen mit Bewerbungen. Herr W. habe sehr viel Entwertung und Kränkungen erlebt, die ihn zunehmend unglücklich machten. Etwa ein Jahr nach dem Arbeitsplatzverlust habe er erstmalig beobachtet, dass er beim Sexualkontakt mit seiner Frau Erektionsschwierigkeiten hatte. Dies hätte ihn irritiert und dazu geführt, dass er sich verstärkt selbst beobachtete. Diese Selbstbeobachtung habe sich langfristig sehr ungünstig ausgewirkt. Je mehr er ein Versagen befürchtete, desto häufiger habe er es auch erlebt. Mittlerweile hätten sich die Versuche, mit seiner Frau zu schlafen, auf ein Minimum reduziert. Eine Folge davon sei, dass beide Partner zunehmend gereizt seien und häufig streiten würden.

Orgasmus. Zu den Störungen des Orgasmus beim Mann zählen verschiedenartige Beeinträchtigungen der Ejakulation. Die vorzeitige Ejakulation (***Ejaculatio praecox***) ist charakterisiert durch einen sehr schnellen Samenerguss, welcher vor, während der Immissio penis oder kurz danach auftritt. Seltener kommt es vor, dass die Ejakulation sehr spät erfolgt oder ganz ausbleibt (***Ejaculatio deficiens*** oder ***retarda***) oder retrograd in die Blase erfolgt. Eine Ejakulation ohne das Gefühl der Befriedigung würde man diagnostisch als mangelnde sexuelle Befriedigung auffassen. Orgasmusstörungen der Frau sind vielfältiger. In der Regel versteht man darunter eine Verzögerung oder ein Ausbleiben des Orgasmus trotz intensiver Stimulation. Hier ist allerdings zu berücksichtigen, dass das Orgasmuserleben von Frauen generell intra- und interindividuell verschiedener ist als beim Mann und dass relativ viele Frauen über den Koitus hinausgehender manueller Stimulation bedürfen, um einen Orgasmus zu erleben.

Schmerzempfindungen. Der (nichtorganische) ***Vaginismus*** – d. h. ein unwillkürlicher Spasmus der Beckenmuskulatur beim Versuch oder bei der Vorstellung einer Immissio und unspezifische Schmerzen beim Sexualverkehr (***Dyspareunie***), letztere können bei Frauen und Männern vorkommen – zählt zu Störungen, die im DSM früher als „sexuell bedingte Schmerzen" bezeichnet wurden.

> **F** Frau D. und Herr K., beide 29 Jahre alt, berichten im Erstgespräch, dass sie bereits seit 10 Jahren ein Paar seien. Sie hätten beim ersten Versuch eines Geschlechtsverkehrs bemerkt, dass es aufgrund von Verkrampfungen und Schmerzen bei Frau D. nicht möglich gewesen sei, den Penis einzuführen. Nachdem sich diese Erfahrung noch einige Male wiederholt hätte, der Gynäkologe von Frau D. gemeint hätte, das Problem würde sich schon geben, hätten die beiden Partner darauf verzichtet, Geschlechtsverkehr mit einer Penetration zu versuchen und sich stattdessen manuell und oral befriedigt, was beide durchaus genießen konnten. Das Bedürfnis, etwas an dem Zustand zu verändern, sei eigentlich nur dadurch entstanden, dass die beiden Partner sicher seien, auch in Zukunft zusammenleben zu wollen und sich nun ein Kind wünschten, das „wie es sich gehört" gezeugt werden soll.

Gesteigertes sexuelles Verlangen wird gelegentlich ebenso zu den sexuellen Funktionsstörungen gezählt wie ***postorgastische Reaktionen*** bei intakter sexueller Funktion. Letztere, bei Männern und Frauen möglichen Reaktionen, können sich sowohl körperlich (z. B. in genitalen Missempfindungen) wie auch psychisch (in innerer Unruhe,

Gereiztheit, depressiven Verstimmungen usw.) äußern. Sexualprobleme können in der klinischen Praxis häufig zudem larviert erscheinen, beispielsweise als körperliche Symptome im Bereich des urogenitalen Systems (Miktionsstörungen, Dysmenorrhoe usw.).

Diagnostik

Von klinisch-diagnostischer Bedeutung sind eine Reihe *formaler Beschreibungsmerkmale*, die für fast alle genannten Störungen gelten, z. B. ihr Schweregrad, die Dauer der Störung, die Frage, ob die Störung primär (d. h. von der ersten sexuellen Erfahrung an bestehend) oder sekundär (d. h. nach symptomfreier Zeit auftretend) ist, initial (d. h. nur auf die erste Erfahrung begrenzt) oder dauerhaft. Situations-, Partner- und Praktikabhängigkeit einer Störung können wichtige Aufschlüsse über die Bedeutung unterschiedlicher Ursachen für deren Entstehung geben.

Sexuelle Funktionsstörungen lassen sich als Paradebeispiel einer **psychosomatischen Symptomatik** verstehen. Trotzdem finden sich in der Literatur immer wieder Auffassungen einer entweder ausschließlich körperlichen oder ausschließlich psychischen Bedingtheit der Probleme, derzeit mit einer deutlichen Überbetonung körperlicher Entstehungsfaktoren (speziell bei Erektionsstörungen), deren allgemeine Bedeutung aber sicher außer Zweifel steht.

> **M** Es ist davon auszugehen, dass körperliche Erkrankungen jedweder Art eine Reduktion der sexuellen Appetenz und eine Beeinträchtigung sexueller Funktionen mit sich bringen können. Dies geschieht entweder durch spezifische Einflüsse, negative Auswirkungen auf die Stimmung, das Selbstwertgefühl oder durch die Funktionalisierung der Krankheit als Mittel zum Rückzug aus einer sexuellen Beziehung. Besonders häufig sind sexuelle Dysfunktionen beschrieben beim Diabetes mellitus, bei Herz-Kreislauf-Erkrankungen und Nierenerkrankungen. Hormonelle Störungen, wie die Hyperprolaktinämie, genitale Missbildungen oder Verletzungen und Erkrankungen des Rückenmarks führen ebenfalls gehäuft zu sexuellen Störungen, die überdies nicht selten gekoppelt mit psychiatrischen Erkrankungen, speziell affektiven Störungen und Störungen durch psychotrope Substanzen, beobachtbar sind.

Um *körperliche Ursachen* sexueller Funktionsstörungen auszuschließen, sind diverse medizinische Behandlungsmaßnahmen, von denen Auswirkungen auf die Sexualität zu erwarten sind, genau zu explorieren. Allen voran sind hier Operationen im Genitalbereich und medikamentöse Behandlungen zu nennen. Eine ganze Reihe von chemischen Substanzen, wie Alkohol, Psychopharmaka, blutdrucksenkende Mittel oder exogen verabreichte Hormone, können sich über die Beeinflussung zentralnervöser, peripherer oder endokriner Systeme negativ auf die Sexualfunktionen auswirken.

Bei der Frage nach der *Psychogenese* sexueller Dysfunktionen besteht aus psychodynamischer Sicht Übereinstimmung darin, dass durch die Störung eine Vielzahl von Konflikten ausgedrückt werden kann.

> **M** Primär dienen sexuelle Funktionsstörungen dem Betroffenen zum Schutz vor irrationalen Ängsten, die sich aus der Bedürfnis-, Beziehungs- und Geschlechtsgeschichte eines Individuums ableiten lassen (vgl. Arentewicz u. Schmidt 1993).

Spezifische Funktionsstörungen sind dabei keineswegs mit spezifischen Ängsten assoziiert. Generell ist zu erwarten, dass das Symptom dem Schutz vor Triebängsten (z. B. Angst vor Enttäuschung, Kontrollverlust, fantasierter Gewalttätigkeit oder Kastration) dienen kann, dem Schutz vor Beziehungsängsten (z. B. Angst vor Verschmelzung, Ich-Auflösung, Selbstaufgabe, Partnerverlust oder inzestuösen Wünschen, die in der sexuellen Interaktion reaktiviert werden können), vor Geschlechtsidentitätsängsten, also Unsicherheiten im Hinblick auf die Geschlechtsidentität bei Mann und Frau, und vor Gewissensängsten (vgl. Becker 1980).

Partnerbeziehung. Von besonderer Wichtigkeit im Zusammenhang mit sexuellen Funktionsstörungen ist ihre Bedeutung für das *Gleichgewicht innerhalb einer Partnerbeziehung*. Es ist mittlerweile mehrfach gezeigt worden, dass ein sexuelles Symptom in einer Beziehung meistens zur Lösung eines *gemeinsamen Konflikts beider Partner*, also der interpersonalen Abwehr, dient. So kann die Störung funktionalisiert werden zur Delegation von Unzulänglichkeiten und Ängsten eines Partners auf den anderen, zur Abwehr gemeinsamer Ängste, zum Ausdruck von Dominanzkonflikten in der Beziehung oder zur Regulation der erträglichen Nähe bzw. Distanz zwischen beiden Partnern (vgl. Arentewicz u. Schmidt 1993).

Lerndefizite. Verzerrte und falsche Vorstellungen von der menschlichen Sexualität sind häufig die Grundlage sexueller Funktionsstörungen. Daneben ist das bei fast allen Störungen beobachtbare Phänomen zu berücksichtigen, dass eine gestörte Funktion sehr rasch Erwartungs- und Versagensängste provozieren kann, die dann wiederum die sexuelle Funktion beeinträchtigen. Dieses Phänomen, gewöhnlich als **Selbstverstärkungsmechanismus** bezeichnet, hat neben der Auffassung, dass sexuelles Verhalten gelernt wird, sexuelle **Störungen** damit auch Ausdruck eines fehl gelaufenen Lernprozesses sind, die psychotherapeutischen Behandlungsansätze sexueller Funktionsstörungen maßgeblich beeinflusst.

Verhaltenstheoretische Konzepte für das Verständnis der Entstehung sexueller Funktionsstörungen stellen den o. g. Selbstverstärkungsmechanismus und die daraus resultierende „Kette gestörten Sexualverhaltens" (Fahrner u. Kockott 2003, Fliegel 2004) in den Mittelpunkt, ebenso die Bedeutung von Angst als prädisponierende Ursache der Störung und kognitive Ablenkungsprozesse, die vor allem in einem empirisch bestätigten Modell von Barlow (1986) spezifiziert wurden. Geringe Selbstsicherheit, ein hoher Leistungsanspruch und negative sexuelle Vorerfahrungen werden als persönlichkeitsbezogene Faktoren begriffen, die sexuelle Störungen mit bedingen können (vgl. Fahrner u. Kockott 2003, Kockott u. Fahrner 2000, Gromus 2002).

Spezielle Aspekte

Sexualität im höheren Lebensalter. Diese wurde von der Gesellschaft (einschließlich der Sexualwissenschaft) über lange Zeit ignoriert und tabuisiert. In jüngster Zeit wurde die Sexualität älterer Frauen und Männer systematisch untersucht, was dazu beigetragen hat, die Lebendigkeit und Individualität der Alterssexualität anzuerkennen. Der Verlust von finanzieller Sicherheit, die Abnahme der körperlichen und geistigen Leistungsfähigkeit bis zur Krankheit und Pflegebedürftigkeit, der Verlust von Partnern, Freunden und Kollegen durch Pensionierung und Tod stellen beispielhafte Konfliktbereiche des Alters dar, für deren Kompensation zwischenmenschliche, einschließlich sexueller Erfahrungen eine wichtige Kompensationsmöglichkeit darstellen.

Buddeberg (2005) beschreibt, dass die sexuelle Aktivität im höheren Alter bei Frauen und Männern vor allem durch den körperlichen und seelischen Gesundheitszustand, das spezifische Alter, die Art der früheren sexuellen Betätigung und den Familienstand bestimmt würde. Sexualwissenschaftliche Umfragen zeigen, dass die Koitushäufigkeit bei 60jährigen noch bei durchschnittlich 1x/Woche liegt und erst nach dem 75. Lebensjahr drastisch abnimmt. Offenbar gibt es einen deutlichen Zusammenhang zwischen früheren sexuellen Aktivitäten und der sexuellen Aktivität im Alter. Ab dem 65. Lebensjahr wird die Zärtlichkeit zum wesentlichen Aspekt sexuellen Erlebens.

Altersbedingte Veränderungen in der sexuellen Reaktionsfähigkeit sind bei älter werdenden Männern wesentlich ausgeprägter als bei Frauen (bei denen beispielsweise eine Veränderung der Reaktionsfähigkeit im Kontext der hormonellen Umstellung während der Menopause vermutet wird). Eine kurvilineare Zunahme von Erektionsproblemen ab ca. dem 40. Lebensjahr wurde mehrfach empirisch belegt. Mit der reduzierten Erektionsfähigkeit (und einer Verlängerung der Refraktärzeit) geht aber eine bessere Ejakulationskontrolle einher, eine Verminderung des Bedürfnisses beim sexuellen Verkehr „ejakulieren zu müssen" und eine erhöhte Befriedigung beim Koitus ohne Ejakulation. Diese Angaben stammen beispielhaft aus einer der größten Studien zu altersbedingten Veränderungen der männlichen Sexualität, der sog. Massachusetts-Male-Ageing-Study (Feldmann et al. 1994). Aus diesen Veränderungen resultieren spezifische Schwerpunkte im Gespräch mit älteren Menschen, die in **Tabelle 28.4** zusammengefasst sind.

Patienten aus anderen Kulturkreisen. Wie eingangs erwähnt, sind sexuelle Einstellungen und Verhaltensweisen in starkem Maße kulturabhängig. Menschen aus anderen Kulturkreisen haben deshalb oft ganz andere sexuelle Normen und Vorstellungen, die dann zum Problem werden, wenn sie mit den hier geltenden Normen kollidieren, wenn diese fehlinterpretiert werden bzw. zu einer Verunsicherung der betroffenen Person führen, die dann auch sexuelle Störungen zur Folge haben kann. Ein wesentliches Ziel bei der Behandlung von Patienten dieser Kategorie besteht in der Prüfung und ggf. Korrektur von Vorstellungen und Grundannahmen bezüglich des eigenen sexuellen Erlebens und des Erlebens des jeweiligen Partners.

Spezifische Diagnostik

Im Prinzip folgt die Diagnostik sexueller Störungen den in der Psychotherapie üblichen Diagnoseprinzipien. Da häufig beide Partner in die Diagnostik und Behandlung einbezogen werden sollten, sind diagnostische Paargespräche häufig. Inhaltlich stehen **Themen einer ausführlichen Sexualanamnese** im Blick der Diagnostik, die ausführlich beispielsweise bei Hauch (2006) nachzulesen sind.

> **M** Schwerpunkte einer Sexualanamnese sind das gegenwärtige sexuelle Erleben und Verhalten und die exakte Beschreibung der aktuellen Störung, die soziosexuelle Entwicklung, Sexualität und Beziehungserfahrungen in früheren Partnerschaften und die Exploration der gegenwärtigen Beziehung, deren Entwicklung und Struktur.

Therapie

Patienten mit sexuellen Funktionsstörungen – besonders Männer mit einer derartigen Problematik – wirken in der Praxis häufig somatisch fixiert, weswegen **somatische Behandlungsansätze**, deren Angebot immer größer wird, auch bereitwillig akzeptiert werden. Gerade zur Behandlung von Störungen der Erektion werden häufig **Medikamente** (PDE5-Hemmer wie Viagra, Cialis, Levitra), die Implantation von Prothesen und – inzwischen seltener – die Schwellkörperautoinjektionstherapie (SKAT) angewandt. Eine ausführliche Sexualanamnese, welche Biografie und Beziehungsgeschichte eines Patienten bzw. Paares berücksichtigt, kann häufig bereits invasive medizinische Diagnostik

Tabelle 28.**4** Schwerpunkte im Gespräch mit älteren Menschen bezüglich der Sexualität

Akzeptieren von Verlusten z. B. der Attraktivität, Hochleistungsfähigkeit	Information über altersbedingte Veränderungen
Männlichkeits- und Weiblichkeitsmythen	Erlaubnisgeben, Akzeptanz sexueller Bedürfnisse im Alter
Moralvorstellungen und Überwindung von Tabus	Treueverpflichtungen, Akzeptanz von „Abnutzungseffekten" in Beziehungen
Schuldgefühle	Veränderung von Schwerpunkten im Erleben
Änderung des Sexualitätsmodells	Auseinandersetzung mit öffentlichen (meist „jugendlichen") Sexualitätsbildern
Überwindung des Zeitgeistes	Männlichkeit/Weiblichkeit ist nicht nur Sex, Verlust ist auch Gewinn

und eingreifende Behandlungsmaßnahmen verhindern helfen. Wenn nicht eindeutige körperliche Ursachen einer sexuellen Funktionsstörung diagnostizierbar sind, dürften somatische Behandlungsmaßnahmen keinerlei Besserung bringen, es sei denn über eine suggestive Beeinflussung des Patienten oder als kurzfristige Hilfe zur Wiederherstellung von Zuversicht und Selbstwertgefühl.

Offensichtlich ist vielen Paaren, die sexuelle Funktionsstörungen präsentieren – zumindest wenn abgegrenzte Konflikte oder Lerndefizite die Basis der Störung sind–, mit relativ geringem Aufwand zu helfen. Mittlerweile gibt es für diese Fälle eine Reihe elaborierter Beratungskonzepte (vgl. z. B. Buddeberg 2005).

Es gibt ferner eine Reihe sowohl verhaltenstherapeutischer als auch tiefenpsychologisch fundierter Ansätze zur **Psychotherapie sexueller Funktionsstörungen**. Nicht selten und mit viel Erfolg wird versucht, Prinzipien der Verhaltenstherapie, also gezielte Verhaltensanleitungen, mit psychodynamischen, also konfliktfokussierenden Interventionen zu kombinieren.

Arentewicz u. Schmidt (1993) haben als allgemeine Ziele einer psychotherapeutischen Behandlung sexueller Dysfunktionen formuliert:

- Auflösung des Selbstverstärkungsmechanismus
- Korrektur von Lerndefiziten
- Verständnis der Bedeutung der sexuellen Störung für die Partnerbeziehung und – nach Möglichkeit–eine Bearbeitung zugrunde liegender Paarkonflikte
- Verständnis und Bearbeitung der ursächlichen psychodynamischen Konflikte und Ängste

Paartherapie. Insbesondere aufgrund der großen Erfolge eines von Masters und Johnson (1970) in den frühen 70er-Jahren veröffentlichten *paartherapeutischen Behandlungsprogramms* bei sexuellen Funktionsstörungen, das sich spezifischer gestufter Verhaltensanleitungen bediente, gilt ein paartherapeutisches Vorgehen bei sexuellen Funktionsstörungen – sofern dies realisierbar ist – als die Behandlungsmethode der Wahl. Das Programm von Masters und Johnson wurde zwischenzeitlich mehrfach formal und inhaltlich modifiziert und vor allem ergänzt durch eine besondere Berücksichtigung der Psycho- und Paardynamik. Verhaltensanleitungen, einschließlich Verbot des Koitus, um den genannten Selbstverstärkungsmechanismus zu durchbrechen, erweisen sich dabei als hilfreich, um intrapsychische und interpersonale Konflikte zu verdeutlichen, aber auch – wie dies ursprünglich intendiert war – um es einem Paar zu ermöglichen, sexuelle Interaktionen neu zu erleben und zu erlernen (**Tabelle 28.5**).

Einzeltherapie. Ebenso wie die Paartherapie stützen sich speziell für die Behandlung sexueller Schwierigkeiten konzipierte Formen der Einzeltherapie auf eine Kombination verbaler Techniken, Verhaltensanleitungen und Körperselbsterfahrungsübungen. Auch in geschlechtshomogenen Gruppen und Paargruppen wurden psychotherapeutische Behandlungen sexuell gestörter Patienten erfolgreich angewandt.

Tabelle 28.5 Idealtypischer Ablauf einer (Paar-)Therapie bei sexuellen Funktionsstörungen nach dem sog. Hamburger Modell (einer Modifikation des von Masters u. Johnson entwickelten Vorgehens; vgl. Hauch 2006)

- Vorgespräche, Abklärung der Rahmenbedingungen, Einzel- und Paarexplorationen
- Auswertung der Explorationsergebnisse mit dem Paar
- Einführung der Regeln für die Verhaltensvorgaben
- Streicheln I (Streicheln ohne Einbezug der Genitalregionen)
- Streicheln II (Streicheln mit flüchtigem Einbezug der Genitalregionen)
- erkundendes Streicheln im Genitalbereich
- Spielen mit Erregung
- Einführen des Penis
- Koitus mit erkundenden und stimulierenden Bewegungen
- Vorbereitung des Therapieendes
- Abschlussgespräch
- Katamnesegespräch(e)

F Herr E. und Frau K., die sich sehr rasch nach ihrem Kennenlernen eine gemeinsame Wohnung suchten, kamen auf Initiative der Frau in Therapie, da sich schon recht bald in der Beziehung ein sexuelles Problem manifestierte. Herr E. entwickelte beim Sexualkontakt mit seiner Partnerin keine Erektionen mehr und fühlte sich dadurch stark unter Druck. Der typische Teufelskreis von Versagensangst und sexueller Dysfunktion hatte sich bei ihm eingestellt. Eine Exploration der Beziehung ergab, dass Frau K. absolut die dominierende Person in der Partnerbeziehung war, die den Tagesablauf festlegte und alle Entscheidungen selbstbewusst und ohne den Partner zu fragen selbst traf. Paardynamisch war das sexuelle Problem bei Herrn E. als unbewusster Protest gegen die Dominanz seiner Partnerin zu verstehen. Dass er sich so rasch darauf einließ, mit seiner Partnerin, der ersten, mit der er eine längere Beziehung hatte, zusammenzuziehen, erklärte sich aus seinem Wunsch, sich endlich von seinen Eltern loszulösen. Allerdings tauschte er offensichtlich eine Abhängigkeit gegen eine neue ein. Frau K., die zu Beginn der Therapie verdeutlichte, dass sie ihren Mann „haben wollte" und es schade fände, dass die sexuellen Aktivitäten zum Erliegen gekommen seien, wirkte zunächst in ihrer Sexualität relativ unbeeinträchtigt, wenngleich sie berichtete, dass ihre ersten sexuellen Erfahrungen sehr unangenehm gewesen seien und sie bislang erst eine Beziehung hatte, die für sie mit einer großen Enttäuschung endete. In der Paartherapie, in der von Anfang an Übungen nach den Prinzipien von Masters u. Johnson einschließlich des Koitusverbotes praktiziert wurden, war das sexuelle Symptom bei Herrn E. rasch verschwunden. Stattdessen stellten sich bei Frau K. Probleme ein. Sie erlebte die Streichelübungen eine Zeit lang als sehr unangenehm, fühlte sich gar nicht erregt, während ihr Partner in der Beziehung zunehmend „die Oberhand gewann". Die „Symptomverschiebung" innerhalb der Beziehung, die in Paartherapien sehr häufig zu beobachten ist, bot die Möglichkeit, die Funktion des

Symptoms mit dem Paar zu klarifizieren und zu verstehen. Frau K. hatte sich – nach ihren schmerzlichen Erfahrungen in früheren Beziehungen – mit Herrn E. offensichtlich einen Mann gesucht, der selbst – notfalls mit seinem Symptom – für eine Abgrenzung in der Beziehung sorgte, was vor Enttäuschungen schützte. Mit dem Wegfall dieses Symptoms „musste" Frau K. gewissermaßen selbst für die Regulierung von Nähe und Distanz sorgen und wurde gleichzeitig mit ihren eigenen sexuellen Problemen konfrontiert, die bis dahin quasi an den Partner delegiert worden waren. In die Behandlung, die mit einem Therapeutenpaar durchgeführt wurde, wurde an dieser Stelle ein Gespräch der Therapeutin mit Frau K. integriert, in dessen Rahmen der Patientin einige Übungen zur Körperselbsterfahrung erklärt wurden, die zu einer größeren Sicherheit im Umgang mit dem eigenen Körper beitragen sollten (s. dazu beispielsweise Gromus 2002). Die Behandlung endete damit, dass die beiden Partner nach dem „Durchlaufen" der Übungen sehr gut in der Lage waren, miteinander über ihre Wünsche zu kommunizieren, sie konnten sexuelle Kontakte sehr viel angstfreier genießen und waren optimistisch, die in der Behandlung erlernten und erkannten Wege des Umgangs miteinander auch in Zukunft anwenden zu können.

Es versteht sich, dass in vielen Fällen eine Paartherapie nicht möglich sein wird, sei es weil der Partner/die Partnerin nicht bereit ist, an einer Behandlung teilzunehmen oder weil derzeit gar kein Partner vorhanden ist. Für Spezifika der Behandlung sexueller Probleme bei Frauen/Männern ohne Partner sei auf Kockott u. Fahrner (2000) bzw. Gromus (2002) verwiesen. Prinzipiell sind auch Einzeltherapien meist als Kombination von konflikt- und einsichtsorientierten, angstmindernden Interventionen und spezifischen Verhaltensanleitungen konzipiert.

Althof (2010) legt in einem aktuellen Review dar, dass gerade in jüngster Zeit einige neuere Entwicklungen im Bereich der Sexualtherapie zu beobachten waren: Ein Bereich, der zunehmend intensiver beforscht wird, ist die Kombination von psychologischer Behandlung sexueller Störungen und medikamentöser Therapie. Zwar gelten die Behandlungen von Erektionsstörungen mit PDE-5-Hemmern durchaus effektiv (so werden zu 70% Erfolgsraten berichtet), gleichzeitig scheinen viele Männer aber die Behandlung mit diesen Medikamenten frühzeitig abzubrechen und generell mit verschiedenen Aspekten der Behandlung, einschließlich der Nebenwirkungen, nicht sehr zufrieden zu sein. Eine Reihe von Studien aus der jüngsten Zeit konnten zeigen, dass kombinierte medikamentöse und psychologische Behandlungen tatsächlich zu einer Erhöhung der Besserungsrate führen, die Abbruchraten der medikamentösen Therapie reduziert werden und die Zufriedenheit mit der Behandlung bzw. die sexuelle Zufriedenheit insgesamt unter einer Kombinationstherapie größer ist.

So wie auch in vielen anderen Bereichen der Psychotherapie, wird auch im Bereich der Sexualtherapie in den letzten Jahren deutlich, dass Ansätze, die mit dem Konzept der Mindfulness (Achtsamkeit) arbeiten, im Kommen sind. Schließlich gibt es erste Versuche, auch die Sexualtherapie über das Internet zu vermitteln, wobei hierzu bislang nur einige – allerdings vielversprechende - Pilotstudien vorliegen.

M Generell sind die sexualtherapeutischen Methoden meist integrierte Behandlungskonzepte, in denen psychodynamische, systemische und kognitiv-verhaltenstherapeutische Elemente verbunden sind. In jüngster Zeit wurden von einigen Autoren spezifische Behandlungsansätze beschrieben, die vor allem auf eine Entpathologisierung der Betroffenen zielen und die sexualtherapeutische Behandlungskonzepte der Zukunft sicherlich beeinflussen werden (z. B. Clement 2005, Schnarch 2006).

Evaluation

Der Verlauf sexueller Funktionsstörungen kann sehr unterschiedlich sein; dies wird deutlich an der Angabe, dass bis zu 50% aller Paare temporär von Störungen der Sexualität betroffen sein sollen. Sexuelle Funktionsstörungen treten häufig als Folge psychischer Krisen oder mehr oder weniger ausgeprägter Belastungssituationen auf. Nicht selten aber bestehen die Störungen bereits sehr lange Zeit, bevor ein Patient oder ein Paar professionelle Hilfe sucht. Der Grad der Chronifizierung einer sexuellen Funktionsstörung ist sicher ein wesentlicher Prognosefaktor für den Erfolg einer psychotherapeutischen Behandlung. Daneben werden die Qualität der Partnerbeziehung und die Behandlungsmotivation in der Literatur als prognostisch bedeutsame Einflüsse genannt. Erfahrungen, besonders mit paartherapeutischen Behandlungen sexueller Funktionsstörungen, legen nahe, die Prognose nicht allein an der Veränderung der Symptomatik zu messen. Wenn die Störung als Ausdruck einer neurotischen Beziehungsstörung aufgefasst wird, sollte die Bewertung des Behandlungserfolgs sich primär an der Frage orientieren, in welchem Maße der Beziehungskonflikt einer Lösung zugänglich war.

Beginnend mit den Veröffentlichungen von Masters u. Johnson (1970) waren die berichteten Erfolgsraten sexualtherapeutischer Interventionen erstaunlich hoch. Dies hat sich seither wenig geändert (vgl. den Überblick bei Kockott u. Fahrner 2004). Die in Hamburg entwickelte Modifikation des paartherapeutischen Vorgehens bei sexuellen Störungen (vgl. Hauch 2006) wurde seit den späten 70er Jahren immer wieder evaluiert. Die Evaluation ergab kontinuierlich positive Befunde sowohl auf der Ebene der Symptomatik als auch und insbesondere auf der Ebene der Zufriedenheit der Patienten und Patientinnen mit der Behandlung.

28.4 Störungen der Sexualpräferenz

Störungen der Sexualpräferenz, in der psychiatrischen Literatur oft auch als sexuelle Abweichungen/Deviationen bzw. Perversionen bezeichnet, lassen sich sinnvoll untergliedern in von der Norm abweichende sexuelle Praktiken und Präferenzen für bestimmte Objekte (z. B. Partner bzw. Partneräquivalente). **Tabelle 28.6** fasst die diagnostischen Subgruppen von Störungen der sexuellen Präferenz bzw. Paraphilien zusammen, die nach der ICD-10 unterschieden werden.

Einige der in dieser Kategorie subsummierten Störungen sind strafrechtlich relevant und werden in dem Kapitel zur psychotherapeutischen Behandlung von Sexualstraftätern (Kap. 50) abgehandelt. Deswegen kann die Darstellung dieser Störungsgruppe hier komprimiert erfolgen.

Exhibitionismus dürfte die häufigste praktikbezogene Störung der Sexualpräferenz sein, charakterisiert durch den Impuls, die eigenen Genitalien in der Öffentlichkeit vor gegengeschlechtlichen Fremden zu entblößen und damit sexuelle Erregung zu verbinden, die meist verstärkt wird, wenn das Opfer mit Abscheu, Angst und Schrecken reagiert.

Sadismus ist das Zufügen von Schmerzen und die Erniedrigung des Partners.

Basis der sexuellen Erregung, beim **Masochismus** ist das Erleiden sadistischer Handlungen.

Voyeurismus bezeichnet die Beobachtung anderer Menschen bei sexuellen Handlungen oder beim Entkleiden zum Zwecke der sexuellen Erregung und Befriedigung (durch Masturbation).

Frotteurismus ist schließlich gekennzeichnet durch sexuelle Erregung, die durch engen Körperkontakt, Berührungen oder sich Reiben an anderen Menschen – meist in der Öffentlichkeit – gesucht wird.

Ähnlich wie bei den objektbezogenen Störungen der Sexualpräferenz gibt es weitere spezifische Deviationen, die auch aufgrund ihrer Seltenheit in den gängigen Diagnosenmanualen nicht gesondert berücksichtigt werden. Nicht unbedeutend dürfte darunter allerdings die **Erotophonie** sein (Erleben sexueller Erregung durch obszöne Telefonanrufe).

Fetischismus ist unter den Störungen der Sexualpräferenz bezüglich des Objekts die wohl häufigste, bei der meist leblose Objekte (z. B. Kleidungsstücke, Objekte aus Gummi, Kunststoff oder Leder) als Quelle sexueller Stimulation benutzt werden. Der **fetischistische Transvestitismus** ist als Sonderform dadurch gekennzeichnet, dass Kleidung des anderen Geschlechts der sexuellen Befriedigung dient.

Pädophilie ist die fixierte Befriedigung durch sexuellen Kontakt mit gleich- und/oder gegengeschlechtlichen Kindern (real oder in der Fantasie). Erheblich seltener sind Präferenzen für Kontakte mit Tieren (**Sodomie**), die sexuelle Erregung durch Fäkalien (**Koprophilie**), Urin (**Urophilie**) usw. (vgl. Fiedler 2004).

> **D** Um eine Störung der Sexualpräferenz zu diagnostizieren, müssen die charakteristischen sexuellen Impulse und Fantasien dranghaft und ausgeprägt sein, immer wiederkehren und sich – im Falle einer mittleren bis schweren Störung – in sexuellen Handlungen niederschlagen.

Tabelle 28.6 Diagnostische Einteilung der häufigsten Störungen der sexuellen Präferenz

Diagnose	ICD-10-Kategorie
Störung der Präferenz bezüglich der Sexualpraktik:	
Exhibitionismus	F65.2
Frotteurismus	F65.8
Sexueller Masochismus/Sadomasochismus/Sadismus	F65.5
Voyeurismus	F65.3
Störung der Präferenz bezüglich des Sexualobjekts:	
Fetischismus	F65.0
Transvestitischer Fetischismus	F65.1
Pädophilie	F65.4
Multiple Störungen der Sexualpräferenz	F65.9
Nicht näher bezeichnete Störungen der Sexualpräferenz	F65.9

Die Symptomatik lässt sich in der Regel im Hinblick auf unterschiedliche klinische Aspekte differenziell beschreiben (vgl. Schorsch 1985), nämlich durch
- die Intensität der Störung, die aus psychodynamischer Sicht auf die Schwere der Konflikte schließen lässt, die mit der Symptomatik abgewehrt werden;
- den Stellenwert, den die Störung in der Persönlichkeitsstruktur einnimmt;
- die Ich-Nähe der devianten sexuellen Präferenz.

Dies deutet bereits an, dass die Mehrzahl der genannten Störungen durchaus neben oder im Rahmen einer festen hetero- oder homosexuellen Beziehung existieren kann.

> **D** Differenzialdiagnostisch sind Störungen der Sexualpräferenz abzugrenzen von devianten Symptomen im Zusammenhang mit Intelligenzminderung, Epilepsien und anderen organischen Störungen, Altersveränderungen und psychotischen (Residual-)Syndromen.

Diagnostisch relevante Aspekte von Ätiologie und Pathogenese

Innerhalb der **Psychoanalyse** wurden sexuelle Deviationen der beschriebenen Art zunächst als offene Äußerungen kindlicher Partialtriebe gesehen, welche in der Neurose abgewehrt werden. Sexualisierung als Abwehr von Kastrationsangst wurde als die Basis perverser Symptomatik gesehen. Diese Auffassung wurde in den letzten Jahrzehnten ergänzt bzw. modifiziert, indem auf die Bedeutung präödipaler Entwicklungsabschnitte und früher Ängste vor Vernichtung und Selbstaufgabe hingewiesen wurde, ebenso wie auf die Rolle von sexuellen Abweichungen bei der Kompensation von Defiziten der Selbstentwicklung. Insbesondere Autoren wie Morgenthaler (1984), der die sexuelle Perversion als Plombe bezeichnet, weisen auf diese Zusammenhänge hin. Stoller (1979) sieht in Störungen der Sexualpräferenz eine erotisierte oder sexualisierte Form der Aggression, bei der eine frühe – reale oder erlebnishaft missverstandene – Bedrohung der Geschlechtsidentität reinszeniert und das erlebte Trauma in Triumph umgewandelt wird. Allen theoretischen Auffassungen dieser Art ist die Annahme einer selbstreparativen Funktion der Störung gemein, die sich primär auf eine instabile Geschlechtsidentität bezieht. Weitere Funktionen der Symptomatik haben Schorsch et al. (1985) beschrieben, nämlich die Demonstration von Männlichkeit, das Ausweichen vor Genitalität, den Ausdruck von Wut und Hass, oppositionelle Ausbrüche, das Erleben von Omnipotenzgefühlen, das Auffüllen innerer Leere sowie die identifikatorische Wunscherfüllung.

Lerntheoretiker haben versucht, Störungen der Sexualpräferenz zunächst nach dem Modell der klassischen Konditionierung mit der Verbindung sexueller Reaktionen mit bestimmten Handlungen oder Objekten zu erklären, die im weiteren Verlauf nach dem Prinzip der operanten Konditionierung durch das Erleben des Orgasmus verstärkt und somit aufrechterhalten werden. Bancroft (1989) hat ausführlich dargelegt, dass das ursprüngliche lerntheoretische Modell offenbar noch nicht ausreicht, um die vielfältigen Störungen der sexuellen Präferenz wirklich zufrieden stellend erklären zu können, weshalb in verhaltenstheoretische Ätiologiemodelle komplexere und integrative Ansätze aufgenommen wurden (vgl. Fiedler 2004).

Praktizierende Psychotherapeuten werden manifesten Störungen der sexuellen Präferenz aufgrund der Seltenheit der Störungen und der in der Regel geringen Therapiemotivation nicht häufig begegnen. Sehr viel häufiger spielen sexuell deviante Fantasien im Kontext verschiedener psychischer Störungen, häufig Persönlichkeitsstörungen wie z. B. der Borderline-Persönlichkeitsstörung, eine Rolle. Diese Fantasien haben oft eine vergleichbare Funktion wie manifeste Symptome sexueller Präferenzsstörungen, wie die nachfolgend beschriebene Fallvignette andeuten mag.

> **F** Herr P., Mitte dreißig, kam zunächst in die Psychotherapie wegen einer ausgeprägten Arbeitsstörung, die ihn bei der Fertigstellung einer naturwissenschaftlichen Dissertation stark behinderte. Im Laufe der ersten Kontakte offenbarte er eine große Angst, sich sexuell Kindern anzunähern, gegenüber Kindern und Frauen seiner Umgebung gewalttätig zu werden und bekannte, sehr häufig Peepshows aufzusuchen, um beim Betrachten von Frauen diese in der Fantasie zu erniedrigen und zu demütigen. Er empfände dies in diesen Momenten als sehr erregend, fühle sich hinterher aber schuldig und voller Angst, seine Fantasien könnten irgendwann einmal sein Verhalten bestimmen. Der Patient hatte vor dem Beginn seiner Psychotherapie noch keinerlei sexuelle Kontakte und niemals eine Beziehung zu einer Frau. Biografisch wurde deutlich, dass Herr P. als ältester von 2 Geschwistern schon sehr früh von seiner Mutter, über die er voller Abscheu und Ekel berichtete, als eine Art Partnerersatz missbraucht wurde, nachdem der Vater die Familie Hals über Kopf verlassen hatte, als der Patient gerade 4 Jahre alt war. Der in seinem Gefühlsausdruck sehr stark gehemmte Patient konnte im Therapieverlauf mehr und mehr erkennen, dass die „perversen" Fantasien für ihn das Ventil für Aggressivität und Wut darstellten, die sich aufgrund des Gefühl von Abhängigkeit, Einschränkung und Entwertung und Behinderung seiner männlichen Entwicklung in ihm aufstauten. Es war wichtig, diese Fantasien immer wieder zu thematisieren und mit dem Patienten als eine, wenn auch inadäquate Möglichkeit der Affektverarbeitung zu besprechen, auch um ihm das Gefühl zu geben, dass die damit verbundene Scham überwunden werden kann. Die sexuelle Symptomatik des Patienten war sicher nur ein Mosaikstein in einer recht komplexen Störung. Ihre offene Thematisierung und Bearbeitung trug aber wesentlich dazu bei, dass Herr P. nach einiger Zeit auf diese Mechanismen verzichten und sich auf sehr viel reifere Art mit seinen Affekten auseinandersetzen konnte.

Therapie

Ein wesentliches Problem bei der psychotherapeutischen Behandlung von Störungen der sexuellen Präferenz ist der Umstand, dass die **Eigenmotivation** zur Behandlung oft nur minimal ist, besonders wenn die Störung Ich-synton erlebt wird (vgl. Berner et al. 2004). Dies zeigt sich besonders bei den strafrechtlich relevanten Störungen der sexuellen Präferenz, für die oftmals gerichtlich Psychotherapien angeordnet werden (vgl. Kap. 50). Vielleicht ist so erklärbar, dass wirklich systematische Versuche, Patienten mit sexuellen Deviationen psychotherapeutisch zu behandeln, bisher relativ rar geblieben sind. Eine wichtige Ausnahme war der Versuch der Gruppe um Schorsch (1985), eine größere Population von Sexualstraftätern (vorwiegend Exhibitionisten und Personen, die sexueller Handlungen mit Kindern oder sexueller Gewalt gegen Frauen überführt waren) ambulant psychotherapeutisch zu behandeln. Im Blickpunkt der Therapien stand die Bearbeitung des Ausdrucks- oder Bedeutungsgehalts der Symptomatik. Auf der Basis eines psychodynamischen Verständnisses der Störung wurden auch verhaltenstherapeutische Techniken eingesetzt. Die Vorgehensweise der Autoren belegte, dass eine Therapiemotivation bei vielen Patienten durchaus förder- bzw. herstellbar ist und somit ein psychotherapeutischer Zugang möglich wird. Auf verschiedenen Ebenen erwies sich die Behandlung als recht erfolgreich (deutliche Besserung in etwa zwei Dritteln der Fälle).

In den Behandlungen bildeten 4 Ebenen, die für die Patienten unterschiedlich bedeutsam waren, Schwerpunkte der Therapie, nämlich

- Hilfen bei der Bewältigung äußerer Lebensumstände (z. B. soziale Desintegration);
- Hilfen bei der Bewältigung aktueller Krisen (z. B. Partnerprobleme);
- verhaltenstherapeutisches Arbeiten auf der Ebene konkreten Verhaltens und Erlebens;
- Herausarbeiten emotionaler Bewertungszusammenhänge, übergreifender Verhaltensstrukturen und funktionaler Zusammenhänge (vgl. Schorsch et al. 1985).

Nachdem die Aversionstherapie und andere operante Verfahren zu Recht in Verruf geraten bzw. wenig wirksam geblieben sind, stehen in der kognitiven Verhaltenstherapie von Störungen der sexuellen Präferenz z. B. Methoden der verdeckten Sensibilisierung und Selbstkontrollmethoden sowie Methoden zur Verstärkung nicht-devianten sexuellen Verhaltens im Vordergrund. Die meisten Behandlungsprogramme sind multimodal und beinhalten neben störungsspezifischen Techniken (z. B. Deliktszenario, Deliktzyklus) Methoden zur Steigerung der Selbstsicherheit, Stress-Management-Verfahren, Selbstsicherheitstrainings etc. (Fiedler 2004). Insbesondere im Bereich der forensischen Psychotherapie sind die verschiedenen Techniken eingebettet in teilweise gut evaluierte Behandlungsprogramme (z. B. Sex Offender Treatment Programme, SOTP; Mann u. Thornton 1998), die meistens – wie auch psychodynamische Behandlungen – in Gruppen durchgeführt werden.

Berner et al. (2004) haben darauf hingewiesen, dass die zentralen Strategien der beiden wichtigsten Psychotherapieansätze in ähnliche Richtung wiesen. In der kognitiven Verhaltenstherapie ginge es vorwiegend um direkt (Szenario) und indirekt symptomspezifische Themen (z. B. Wut-Management), die Bearbeitung von Minimierung und Leugnung als kognitive Verzerrung, Modell-Lernen (in der Gruppe). Auch in der psychodynamischen Therapie geht es um die Klärung der Umstände des Symptoms und damit verbundener Affekte und die Konfrontation mit den im Symptom realisierten Manipulationen. Ein Schwerpunkt ist ferner die Analyse von Übertragung und Gegenübertragung und die dadurch mögliche Bearbeitung des Umgangs mit Beziehungsobjekten. Beide Methoden zielen nicht zuletzt auch auf die Prophylaxe von Rückfällen ab.

Auf **somatische Therapien** bei Störungen der sexuellen Präferenz, insbesondere die **medikamentöse Behandlung** von Patienten mit gestörter Sexualpräferenz (üblicherweise die Vergabe von Antiandrogenen [Cyproteronacetat], inzwischen häufiger von GnRH- oder LHRH-Agonisten sowie Serotonin-Wiederaufnahmehemmern, SSRI; vgl. Berner et al. 2004) wird in Kap. 50 ausführlicher eingegangen.

Verlauf, Prognose, Evaluation

Einige der beschriebenen Störungen nehmen ihren Anfang oftmals bereits in der Kindheit, zumindest auf der Ebene der Fantasie (speziell masochistische und sadistische Störungen und der transvestitische Fetischismus), andere entwickeln sich in der Adoleszenz. Der Verlauf der Symptomatik kann sehr unterschiedlich sein. Im Extremfall, wahrscheinlich abhängig davon, welchen Stellenwert die Störung in der Organisation der Persönlichkeit einnimmt, entwickelt sich aus vereinzelten devianten Impulsen im Lauf der Zeit eine stabile deviante Orientierung, d. h. dass die Sexualität ohne die abweichende Präferenz nicht oder nur unvollständig erlebbar ist. Nimmt die Störung einen progredienten Verlauf, ist sie durch **Leitsymptome** gekennzeichnet, die vor vor langer Zeit bereits Giese (1962) in seiner Perversionslehre beschrieben hat, nämlich süchtiges Erleben, eine zunehmende Frequenz der abweichenden Verhaltensweisen bei abnehmender Satisfaktion, ein Verfall an die Sinnlichkeit, zunehmende Promiskuität, Anonymität, Ausbau von Fantasie, Praktik und Raffinement.

In diesem Fall dürfte die Störung den zentralen Bewältigungsmechanismus darstellen und dementsprechend Ich-synton erlebt werden. Da man davon ausgehen kann, dass in vielen Fällen eine Störung der sexuellen Präferenz nicht auffällig wird, zum Teil sogar in eine heterosexuelle Beziehung integrierbar ist, lässt sich die Prognose schwer abschätzen. Generell ist aber anzunehmen, dass die Störungen chronisch verlaufen und als Folge soziale Probleme, Partnerprobleme und psychische Krisen auftreten. Auf andere Personen gerichtete Störungen der Sexualpräferenz sind in der Regel strafbar und führen dementsprechend bei Bekanntwerden zu Festnahmen und Inhaftierung (vgl. Kap. 50). Wenn unter den genannten Bedingungen eine Psychotherapie initiiert und trotz des oftmals eingeschränkten Leidensdrucks aufrechterhalten werden kann, dürfte die Prognose dennoch nicht ungünstig sein. Die bereits erwähnte Studie von Schorsch et al. (1985) sowie spätere Studien aus verschiedenen Theorierichtungen belegen, dass weniger schulenspezifische als störungsspezifische Ansätze zu guten Behandlungserfolgen führen, wenn es gelingt, eine Behandlung abzuschließen (Fiedler 2004).

28.5 Störungen der Geschlechtsidentität

Unter den Störungen der Geschlechtsidentität (vgl. **Tabelle 48.1**), deren Hauptmerkmal eine Inkongruenz des tatsächlichen biologischen Geschlechts und der psychischen Geschlechtsidentität ist, ist die **Transsexualität** von besonderer klinischer Bedeutung. Sie ist gekennzeichnet durch die ausgeprägte Identifikation mit dem Gegengeschlecht und den massiven Wunsch nach Geschlechtswechsel, bis hin zur operativen Geschlechtskorrektur oder -umwandlung. Geschlechtsspezifische Körpermerkmale werden abgelehnt, durch das Tragen von Kleidung des anderen Geschlechts (cross-dressing) und die Nachahmung von Erscheinungsbild, Ausdruck und Verhalten des angestrebten Geschlechts wird der Wunsch nach Geschlechtswechsel ausgelebt.

Die Transsexualität ist ausführlich dargestellt im Kap. 48.

Sexuelle Störungen, insbesondere sexuelle Funktionsstörungen, sind ein häufiges klinisches Phänomen. Betroffene Patienten haben allerdings oft Schwierigkeiten, Psychotherapeuten zu finden, die sich in der Behandlung dieser Störungen kompetent fühlen, dies gilt auch für Störungen der Sexualpräferenz und der Geschlechtsidentität. Mittlerweile existieren eine Reihe von Möglichkeiten, sich sexualtherapeutisch weiter zu qualifizieren. Wenn diese Möglichkeiten mehr genutzt würden, könnte sich die psychotherapeutische Versorgung betroffener Patienten sicher verbessern.

Ansätze zur Behandlung der sexuellen Störungen liegen seit langem vor, sind sehr elaboriert und integrieren meist Techniken und Strategien aus verschiedenen Schulrichtungen. Diese Ansätze haben sich bewährt und sind auch als effektiv ausgewiesen. Ein wesentliches Element sexualtherapeutischer Maßnahmen ist die direkte Einbeziehung des Themas Sexualität von Beginn der Behandlung an, und die Anwendung spezifischer, auf die Sexualität fokussierender Interventionen.

29 Psychotherapie von Persönlichkeitsstörungen – Perspektiven integrativer Psychotherapie

G. Dammann, P. Fiedler

Bis auf wenige Ausnahmen ist die **psychologische Persönlichkeitsforschung** der Psychometrie und einer dimensionalen Klassifikation verpflichtet, die sich zumeist für Persönlichkeitsunterschiede normaler Populationen und den dabei beobachtbaren Normabweichungen interessierte. Im Unterschied dazu richtet die **psychiatrische Persönlichkeitsforschung** ihr Augenmerk stärker auf die Differenzierung klinisch auffälliger Personengruppen (Patienten mit psychischen Störungen) – zumeist mittels kategorialer Klassifikation. Noch immer gelten Persönlichkeitsstörungen als nur teilweise verstandene und schwer zu behandelnde Störungsbilder. Im Folgenden soll es darum gehen, Perspektiven einer **integrativen Psychotherapie der Persönlichkeitsstörung** auf der Basis neuerer Entwicklungen darzustellen und zu diskutieren.

29.1 Definition, Differenzierung und Prävalenz

Definition

> Persönlichkeitsstörungen sind definiert als persistierende unflexible Charakterzüge und Verhaltensmuster eines Individuums, die sich in zahlreichen verschiedenen Situationen manifestieren und zu subjektivem Leiden des Betroffenen und/oder seiner sozialen Umgebung führen. Entsprechend gelten sie als persönlichkeitsbedingte komplexe Störungen des zwischenmenschlichen Beziehungsverhaltens und Erlebens.

Auffindbare Persönlichkeitsabweichungen sollten sich auf der Grundlage differenzierbarer Merkmale eindeutig beschreiben und benennen lassen, um diese dann in gleichfalls eindeutig voneinander zu trennende Klassen psychischer Störungen und Syndrome sowie möglicher spezifischer Persönlichkeitsstörungen einordnen zu können.

Differenzierung

Sowohl die historische Entwicklung als auch die aktuelle Diskussion sind von Kontroversen zu vier grundlegenden Fragen geprägt (Skodoll 2005; Widiger u. Mullins-Sweatt 2005):

- Abgrenzung vom Normalen;
- Abgrenzung von anderen psychischen Störungen;
- Untergliederung in einzelne Formen von Persönlichkeitsstörungen;
- Entwicklung kategorialer oder dimensionaler Modelle für Forschung und Praxis.

Der Status der Persönlichkeitsstörungen innerhalb der Psychiatrie bleibt äußerst umstritten (Erkrankungen, Störungen etc.). Klassisch psychopathologische und psychoanalytische Konzeptionen verbinden, dass es sich bei Neurosen und Persönlichkeitsstörungen nicht um eigentliche Krankheiten handelt, sondern lediglich um **abnorme Persönlichkeitsvarianten** (Schneider 1959). Auch in empirischen Studien erweist es sich als schwierig, normalpsychologische Persönlichkeitsmerkmale von Merkmalen zu unterscheiden, die spezifisch für Persönlichkeitsstörungen sind (Livesley u. Jang 2000, First et al. 2002). Nicht nur die Grenzziehung zwischen Persönlichkeitsstörung und Neurose, Persönlichkeitsstörung und Normalität, sondern auch die Grenzziehung zwischen Persönlichkeitsstörung und Psychose bereitete und bereitet Schwierigkeiten (Dammann u. Benecke 2004; Frommer 2004).

Insbesondere methodenkritische Einwände gegenüber der kategorialen Diagnostik haben in den vergangenen Jahrzehnten erheblichen Einfluss auf die zukünftig stärker dimensionale Neugestaltung psychiatrischer Diagnosesysteme genommen. Die Fortentwicklung der beiden wichtigsten Klassifikationssysteme – aktuell: DSM-IV(-TR) der American Psychiatric Association (APA 1994, 1996, 2000, 2004); ICD-10 der Weltgesundheitsorganisation (WHO 1991, 1993) – betrafen vor allem fünf Punkte (insbesondere mit Blick auf die Persönlichkeitsstörungen; vgl. Fiedler 2007):

1. Prototypenklassifikation. Der Anspruch streng voneinander abgrenzbarer Kategorien wurde fallengelassen und in den Diagnosesystemen durch eine Annäherung an eine sog. Prototypenklassifikation ersetzt. Die Prototypenperspektive stellt u.a. folgende Anforderungen an eine Klassifikation von Persönlichkeitsstörungen (Widiger u. Frances 1985):

- Akzeptanz einer **Mehrfachdiagnose**;
- die Diagnosekriterien sollten zur Reliabilitätserhöhung **polythetisch** angelegt sein;
- die Kriterien sollten (zukünftig vermehrt) **qualitativ** gewichtet sein;
- schließlich sollten **prototypische Merkmale** benannt sein, die für das jeweilige Störungsbild als besondere Markierungspunkte gelten.

2. **Konkrete Verhaltensindikatoren.** DSM wie ICD verzichten inzwischen weitgehend auf Gesamteindrücke und intuitive Erfahrungen des Diagnostikers als Beurteilungsgrundlage. Sie fordern vielmehr eine Beurteilung des Problemverhaltens anhand konkreter Verhaltensindikatoren oder Verhaltensmuster, die für spezifische Persönlichkeitsstörungen als prototypisch betrachtet werden.

3. **Störungsbegriff.** Beide Systematiken verwenden den Störungsbegriff ohne weitergehende Implikationen in Richtung „Erkrankung". In den aktuell gültigen Auflagen wurde nicht nur die Kennzeichnung der spezifischen psychischen Störungen als „Neurose" oder „Psychose" weitgehend gestrichen, sondern es wurden auch die stigmatisierenden Begriffe „Psychopathie" und „Soziopathie" durch den Oberbegriff „Persönlichkeitsstörungen" ersetzt. Und mit Blick auf das zu erwartende DSM-V wird diskutiert, für die Achse II zusätzlich zur kategorialen Störungsdiagnostik eine dimensionale Beurteilung von Persönlichkeitsstilen einzuführen, so dass qualitative Übergänge ausgehend von der Normalität hin zur Persönlichkeitsstörung besser untersucht und in eine Beurteilung einbezogen werden könnten (Krueger et al. 2007).

4. **Interpersonelle Verhaltensmerkmale.** Früher wurde vielfach etwas zu simplifizierend versucht, aus den sich wiederholenden Normabweichungen einer Person auf deren innerpsychische Struktur und Psychodynamik als „Charakterstörungen" rückzuschließen, die dann als Diagnose ausgegeben wurden. Die aktuellen Klassifikationssystematiken fordern demgegenüber eine zunächst möglichst theorie- und vorurteilsfreiere Orientierung der Diagnostik an objektiv beobachtbaren interpersonellen Verhaltensmerkmalen der Betroffenen. Insbesondere der letzte Punkt hat erheblichen Anteil an einem gegenwärtig beobachtbaren grundlegenden **Wandel der Bedeutung und Funktion**, welche die Persönlichkeitsstörungen innerhalb der Diagnosesysteme einnehmen. Die meisten Autoren betonen inzwischen den Aspekt der **Beziehungsstörungen**. Sie betrachten heute überwiegend Persönlichkeitsstörungen als **Störungen der zwischenmenschlichen Interaktion** (z. B. Benjamin 1996), was charakterologische Aspekte aber nicht ausschließt.

5. **Gleichzeitigkeitsdiagnostik.** Von zunehmender Bedeutung für die Psychotherapieplanung und Psychotherapieforschung erweist sich inzwischen die Tatsache, dass sich bei vielen Menschen mit spezifischen psychischen Störungen gleichzeitig noch eine Persönlichkeitsstörung diagnostizieren lässt. Dies ist insbesondere beobachtbar, seitdem im DSM und in der ICD das sog. **Komorbiditätsprinzip** gilt. Der Sachverhalt, um den es bei der „Komorbidität" (oder besser: der zeitgleichen Feststellung von Mehrfachdiagnosen bei ein und derselben Person) geht, ist inzwischen so bedeutsam, dass sich Psychotherapeuten diesen Befunden nicht mehr verschließen sollten (vgl. Fydrich et al. 1996, Skodol 2005). Eine große Anzahl der Patienten, die die Diagnose einer Persönlichkeitsstörung erfüllen, hat komorbid mindestens eine weitere Persönlichkeitsstörung, was auch prognostische Implikationen hat.

Prävalenz

Bei den Persönlichkeitsstörungen handelt es sich um vergleichsweise häufige Störungen. Frühere Studien kommen – mit wenigen Ausnahmen – recht übereinstimmend zu Prävalenzraten zwischen 5–10 % für das Vorhandensein von Persönlichkeitsstörungen in unterschiedlichen Bevölkerungsgruppen und Kulturkreisen (mit Untersuchungen an mehr als 1000 Personen z. B. Bremer 1951, Essen-Möller 1956, Langner u. Michael 1963). Erste Hinweise auf eine Verteilung der unterschiedlichen Störungsbilder lassen sich fünf Prävalenzstudien entnehmen, die in den vergangenen Jahren mit unterschiedlichen Erhebungsinstrumenten durchgeführt wurden (Fragebögen und Fremdratings). Ohne hier allzu sehr auf die Details dieser Studien einzugehen, können grob zusammengefasst die in **Tabelle 29.1** dargestellten Aussagen gemacht werden (vgl. Einzelheiten zu den einbezogenen Studien bei Fiedler 2007).

Tabelle 29.1   Prävalenz von Persönlichkeitsstörungen (mittlere %-Angaben der angeführten Studien)

Persönlichkeitsstörungen	unbehandelte Prävalenz	behandelte Prävalenz
paranoid	0,4–0,8	2,4–5,9
schizoid	0,4–0,9	1,8–2,8
schizotypisch	0,7–5,6	1,1–3,5
dissozial/antisozial	0,2–3,0	0,2–1,8
Borderline	1,1–4,6	3,0–14,5
histrionisch	1,3–3,0	1,6–7,1
narzisstisch	0,0–0,4	0,2–1,3
selbstunsicher	0,0–1,3	11,0–16,3
dependent	1,5–6,7	4,5–8,7
zwanghaft	1,7–6,4	1,8–4,4
passiv-aggressiv	0,0–3,0	0,2–5,0

Quellen (Detailanalyse dieser Befunde bei Fiedler 2007)
unbehandelte Prävalenz: Reich et al. (1989; 235 Personen, US-amerikanische Kleinstadt); Zimmerman u. Coryell (1989, 1990; 697 nicht erkrankte Angehörige schizophrener Patienten; USA); Maier et al. (1992; 452 Personen, Großraum Mainz);
behandelte Prävalenz: Fydrich et al. (1995; 118 Patienten einer psychosomatischen Fachklinik; Deutschland); Loranger et al. (1994; 716 psychiatrische Patienten; WHO-Studie, weltweit).

29.2 Übergeordnete Symptomatologie

Für persönlichkeitsbedingte komplexe Störungen des Interaktionsverhaltens zeichnen jedoch noch eine Reihe weiterer Auffälligkeiten mitverantwortlich. Die wichtigsten sind nachfolgend aufgeführt (Oldham u. Skodol 1996):

Störungen des emotionalen Erlebens. Häufig sind die Gefühle einseitig betroffen. So dominieren z. B. Angst (Dammann u. Benecke 2004) und Unsicherheit bei selbstunsicheren Personen, Traurigkeit und Dysphorie bei depressiven Menschen. Oder es werden von wiederum anderen Menschen die Emotionen einseitig übertrieben und gleichzeitig oberflächlich dargestellt, wie dies häufig bei histrionischen Persönlichkeiten der Fall ist. Letztere, histrionische Persönlichkeiten, neigen zur Dramatisierung und zu plötzlichen und schnell wechselnden Gefühlsäußerungen.

Störungen der Realitätswahrnehmung. Bei einigen Persönlichkeitsstörungen kann die Möglichkeit zur Realitätsprüfung beeinträchtigt sein. Die äußeren Umstände und Beziehungserfahrungen werden verzerrt wahrgenommen oder falsch bewertet. So können sich beispielsweise extrem misstrauische Personen, die in den Diagnosesystemen etwas unglücklich als paranoide Persönlichkeiten bezeichnet werden, schon durch harmlose Bemerkungen und Vorfälle bedroht fühlen. Sie erwarten ständig, von anderen gekränkt oder herabgesetzt zu werden.

Störungen der Selbstwahrnehmung und Selbstdarstellung (Identitätsstörung). Persönlichkeitsstörungen können sich auch auf die Art und Weise auswirken, wie jemand sich selbst sieht, wie er oder sie über sich denkt und welche gefühlsmäßigen Einstellungen jemand zu sich selbst hat, z. B. übertreiben Menschen mit narzisstischer Persönlichkeit häufig ihre eigenen Leistungen und Fähigkeiten. Ganz im Unterschied dazu fehlt es Menschen mit dependenter Persönlichkeit an Selbstvertrauen. Dependente Personen lassen andere Menschen Entscheidungen für sich treffen und spielen ihre eigenen Fähigkeiten herunter.

Störungen der Impuls- und Selbstkontrolle. Besondere gravierende soziale Folgen verursachen Personen, die persönlichkeitsbedingt häufig und sehr spontan ihre Selbstbeherrschung verlieren oder eigene Triebregungen nur schwer regulieren und kontrollieren können. So weisen beispielsweise Personen mit einer Borderline-Persönlichkeitsstörung oft eine gravierende Neigung zu impulsiver Verschwendung, zu sexueller Promiskuität oder zu Substanzmissbrauch auf – wie bei ihnen ebenfalls häufig suizidale oder parasuizidale Handlungen beobachtbar sind. Oder schließlich: Personen mit dissozialer Persönlichkeit. Diese neigen zu abenteuerlichen Eskapaden bis hin zu leichtfertigen Gesetzesübertretungen wie Vandalismus, Diebstahl oder körperliche Gewaltanwendung. Viele Menschen mit dissozialer Persönlichkeit bringen sich oder andere wiederholt durch extrem impulsives Verhalten in Schwierigkeiten, weil sie zu Schlägereien und körperlichen Übergriffen neigen.

Ich-Syntonie und die Außenperspektive in der Diagnostik. Die wiederholt beobachtbaren Eigenschaften jedes erwachsenen Menschen sind zumeist Ausdruck eines für ihn charakteristischen Lebensstils, mit dem er die jeweiligen Lebensanforderungen und zwischenmenschlichen Beziehungen mit Sinn zu füllen versucht. Anhand der zumeist höchst individuellen Eigenarten, mit denen sich Menschen interpersonell engagieren (oder auch nicht), kann man rückschließen, welches persönliche Verhältnis zur eigenen Person und zu anderen Personen angestrebt und vermieden wird. Persönlichkeitsstörungen gehören als Persönlichkeitseigenarten auch zur Person dazu, weshalb zunächst nicht zu erwarten sein dürfte, dass ein Mensch sich selbst die Diagnose einer „gestörten Persönlichkeit" gibt. Nur die Außenperspektive der Bezugspersonen oder die eines professionellen Diagnostikers erlaubt in den vielen Fällen die Schlussfolgerung einer „gestörten Persönlichkeitsentwicklung".

Das Phänomen, dass Persönlichkeitsstörungen aus der Eigenperspektive oft nicht unmittelbar als störend, abweichend oder normverletzend erlebt werden und als solche bei sich selbst schwer diagnostizierbar sind, bezeichnet man als Ich-Syntonie der Persönlichkeitsstörungen (Fiedler 2007). Die Ich-Syntonie verdeutlicht, dass die interpersonellen Probleme der Betroffenen auf Verhaltensweisen beruhen, die diese Menschen als Person kennzeichnen. Sie werden von den Betroffenen manchmal sogar als zu sich zugehörig erlebt.

Die prototypischen **Merkmale der Persönlichkeitsstörungen** gem. DSM-IV-TR und ICD-10 sowie die zugehörigen **Normalvarianten** persönlicher Stile werden in **Tabelle 29.3** wiedergegeben.

29.3 Modellvorstellungen

Zu den einzelnen Störungsbildern liegen inzwischen vielfältige spezifische Ätiologiemodelle vor (Millon 1996, Fiedler 2007), aber auch einige integrative Modellierungsversuche (Heim u. Westen 2005, Paris 2005). Ihre weitere Ausarbeitung darf als zentrales Anliegen der zukünftigen wissenschaftlichen Auseinandersetzung mit den Persönlichkeitsstörungen und (angesichts der hohen Komorbiditätsraten) mit den spezifischen psychischen Störungen gelten. Für dieses Kapitel haben wir vier nach unserer Auffassung wichtige integrative Theorieansätze ausgewählt (s. ergänzend auch Kap. 12 über Persönlichkeitstheorien mit allgemeinen, auch salutogenetischen Modellvorstellungen der Differenziellen Psychologie).

Biosoziale Lerntheorien

Dimensionales Persönlichkeitsmodell von Eysenck. Im Kontext der Versuche, psychische Störungen persönlichkeitspsychologisch zu begründen, hat insbesondere das dimensionale Persönlichkeitsmodell von Eysenck (1952) weite Beachtung gefunden. Persönlichkeitseigenschaften werden in diesem Modell auf den sog. Persönlichkeitsdimensionen *Neurotizismus* und *Extraversion–Introversion* eingeordnet, die von Eysenck faktorenanalytisch gewonnen wurden. Neurotizismus wird theoretisch mit einer (vererbten) Labilität des autonomen Nervensystems und Extraversion–Introversion mit prädisponierten Funktionseigentümlichkeiten der Formatio reticularis (Verschiebung im Erregungs-Hemmungs-Gleichgewicht) in Verbindung gebracht. Letztere soll eine leichtere Konditionierbarkeit der Introvertierten gegenüber den Extravertierten bewirken. Interessante Perspektiven ergeben sich in diesem Zusammenhang auch mit dem älteren Alexithymie-Konzept als Gegenpol der emotionalen Dysregulation und dem Temperamentenkonzept.

Persönlichkeitsmerkmale. Zur Feststellung von Persönlichkeitsmerkmalen werden mittels Fragebögen (z. B. dem Maudsley Personality Inventory [MPI] oder dem Eysenck Personality Inventory [EPI]) einzelne Persönlichkeitsmerkmale der Patienten abgefragt. Der schließlich ermittelte Gesamtwert soll als *Disposition* der Person und nicht als Zeichen einer akuten psychopathologischen Gestörtheit interpretiert werden (Eysenck u. Eysenck 1985).

Eysenck versuchte die seinerzeit einseitigen biologischen Sichtweisen im medizinischen Krankheitsmodell und die ebenfalls einseitigen Sichtweisen psychosozialer Verstehensansätze in klinischer Soziologie und Psychologie miteinander zu verbinden. Nach seiner Auffassung erklärt vor allem das Vorliegen personspezifischer *biologischer Prädispositionen* die Unterschiede, warum Menschen im späteren Leben ebenso unterschiedliche psychische Störungen entwickeln. Er versuchte diese Unterschiede in der spezifischen *Konditionierbarkeit* von Personen mit seinen Persönlichkeitsdimensionen Extraversion–Introversion, Neurotizismus und Psychotizismus aufzuklären. In den 1960er Jahren hat Eysenck dann seine Überlegungen zu einem Diathese-Stress-Modell ausgebaut. Mit diesem unterstellt er einer psychisch gestörten Person eine prädispositionelle Verletzlichkeit, die in spezifischen Persönlichkeitseigenarten (in den *traits*) ihren Ausdruck findet, und die eine Vorhersage erlaube, wann eine Person in späteren Stress- und Belastungssituationen in spezifischer Weise psychisch gestört reagiere (z. B. Eysenck 1977).

Diathese-Stress-Modell. Eysencks Persönlichkeitsmodell hat sich in der klinischen Psychologie wegen der Betonung biologischer Persönlichkeitswurzeln zunächst nicht so recht durchsetzen können. Der Grundgedanke jedoch erfuhr spätestens Ende der 1970er Jahre eine Renaissance, angeregt durch Forschungsarbeiten über die Grundstörungen der Schizophrenie (v. a. durch Zubin u. Spring 1977) sowie durch Untersuchungen über die psychosozialen Ursachen der Depression (v. a. durch Brown u. Harris 1978).

Seither gilt das *Vulnerabilitäts-* oder *Diathese-Stress-Modell* in der klinisch-psychologischen Forschung als einer der wichtigsten Ansätze zur Ätiologiemodellierung schizophrener und affektiv-depressiver Störungen sowie – neuerlich – bei klinisch-psychologischen Versuchen, sich die zwischenmenschlichen Schwierigkeiten und Normabweichungen persönlichkeitsgestörter Personen zu erklären.

Bedingungen der psychosozialen Prädisposition. Als Bedingungen einer solchen psychosozialen Prädisposition werden vor allem ungünstige familiäre und erzieherische Einflüsse auf die frühkindliche Persönlichkeitsentwicklung beschrieben und untersucht. Markante Ereignisse, die regelmäßig im Zusammenhang mit Persönlichkeitsstörungen gefunden wurden, sind Kindesmisshandlungen, frühe sexuelle Missbrauchserfahrungen oder miterlebte kriminelle Gewalttätigkeit eines Elternteils (Cohen u. Crawford 2005, Johnson et al. 2005).

Mittels des Vulnerabilitäts-Stress-Modells erklärt sich eine episodenhafte Zuspitzung der Persönlichkeitsstörungen u. a. aus einer *Eskalation* bzw. *Permanenz interpersoneller Konflikte und Krisen*. Diese selbst haben ihre Ursache häufig darin, dass viele der von den Betroffenen als *Selbstschutz* gewählten zwischenmenschlichen Verhaltensweisen (wie Rückzug aus sozialen Beziehungen oder aggressive Abwehr sozialer Anforderungen) für die Bezugspersonen gar nicht als Vulnerabilitätsschutz verstehbar sind. Sie werden vielmehr zumeist als *Verletzung* interpersoneller Umgangsformen interpretiert und fordern deshalb geradezu vermehrt jene Ablehnung, Kritik und Feindseligkeit heraus, vor denen sich die Betroffenen gerade noch zu schützen versuchten.

Kritisch könnte man jedoch anmerken, dass dieses allgemeine Modell nicht wirklich erklären kann, warum in dem einen Fall beispielsweise eine Depression, im anderen eine Hypochrondrie und in einem weiteren schließlich eine Persönlichkeitsstörung resultiert.

Kognitive und schematheoretische Erklärungsversuche

Eine erste kognitionstheoretische Analyse der Persönlichkeitsstörungen wurde von einer Arbeitsgruppe um Beck vorgelegt (Beck et al. 1990). Die Autorengruppe betrachtet die Persönlichkeitsstörungen zugleich als grundlegend für die meisten spezifischen psychischen Störungen und damit als wesentliche Orientierungsmöglichkeit für die Ableitung therapeutischer Strategien in unterschiedlichen Behandlungskontexten. Auch Beck et al. unterstellen in der Entwicklungspsychologie der Persönlichkeitsstörungen eine genetisch, biologisch und erzieherisch prädisponierte *Vulnerabilität* der Betroffenen. Die Persönlichkeitsstörungen selbst entstehen in ihrer Sicht jedoch durch die Art, wie Menschen ihre Vulnerabilität in zwischenmenschliche Erfahrungen einbeziehen und wie sie die dabei möglichen Erfahrungen *kognitiv* (subjektiv) *strukturieren und verarbeiten*.

Störungsgenese. Viele prädisponiert vulnerable Menschen neigen im Laufe ihrer Entwicklung vermehrt dazu, zwischenmenschliche Gefahrensituationen und Krisen als bedrohlich und gefahrvoll zu konzeptualisieren. Sie scheuen – zum Schutz ihrer Vulnerabilität – zunehmend, Risiken einzugehen oder sich überhaupt auf neue Erfahrungen einzulassen. Im weiteren Verlauf werden Erfahrungen durch die bis dahin angelegte kognitive Struktur möglichst „geschützt" (also selektiv) wahrgenommen, d. h. kognitiv nur mehr voreingestellt und damit voreingenommen evaluiert. Neue und vor allem alternative zwischenmenschliche Erfahrungen werden vermieden.

Schematheoretische Weiterung kognitiver Perspektiven. In den letzten Jahren hat insbesondere Jeffrey Young (seit 1990) eine Weiterung des kognitivpsychologischen Ansatzes von Beck, dessen Schüler und Mitarbeiter er war, vorgenommen (vgl. Roediger 2009). Unter dieser Perspektive werden nunmehr enge Zusammenhänge kognitiver Prozesse mit emotionalen Prozessen postuliert, die sich sog. *affektiv-kognitiven Schema-Verbindungen* fixieren können. Vor den Ergebnissen der Bindungsforschung geht Young davon aus, dass sich in den ersten zwei Lebensjahren grundlegende Beziehungserfahrungen als (teilweise unbewusste, vorbewusste oder bewusste) „Schemata" in die sich entwickelnde neuronale Struktur des Kindes einprägen und als wichtige Bewältigungsprozesse (oder Copingstile) tief verankert wirksam bleiben.

Schicksal der Schemata kann werden, dass sie relativ unverbunden und statisch neben den sich zeitlich nachgeordnet entwickelnden bewussten Verarbeitungsprozessen fortbestehen, wodurch sie zunehmend dysfunktional werden können, aber wiederholt werden. Maladaptive Schemata können entstehen und unterbewusst weiter wirken, wenn die Grundbedürfnisse des Kindes durch das primäre Umfeld nicht ausreichend befriedigt und korrigiert werden. Bleibt eine Kontrollmöglichkeit aus, kann dies in das Erleben von Depersonalisation einmünden, einer hilflosen Entfremdung gegenüber dem eigenen Erleben.

Fehlende Mentalisierung. Hier sehen die aktuell an Zahl zunehmenden Schematheorie-Forscher übrigens eine Nähe zu Phänomenen, die in den letzten Jahren von Psychoanalytikern unter Einbezug neurobiologischer Entwicklungshypothesen als *fehlende Mentalisierung* bezeichnet werden (Fonagy u. Bateman 2005). Sowohl mit *impliziten Schemawirkungen* als auch mit fehlender Mentalisierung ist gemeint, dass so wie das Umgehen mit der Umwelt auch die inneren Erfahrungen nicht per se der Einsicht und Kontrolle unterliegen, sondern zunächst nur implizit seien und ihr Erleben wie alle anderen sensomotorischen Leistungen zunächst erlernt werden muss – sie erst damit bewusstseinsnah („mental") werden. Geschieht das nicht, passiert es, dass Schemawirkungen nicht einer Kontrolle unterliegen und auf diese Weise die Betreffenden in hilflose Ausnahmezustände hineingleiten lassen, deren Beschreibungen sich dann in den Kriterien der Persönlichkeitsstörungen widerspiegeln.

Entwicklungspsychologisch betrachtet, können sich lang nachwirkenden Probleme durch eine früh erfahrene vernachlässigende Nichterfüllung kindlicher (menschlicher) Grundbedürfnisse einstellen oder durch Traumatisierung oder andersartige Verletzungen, aber auch infolge eines „Zuviel des Guten" bei Verwöhnung oder fehlender Grenzziehung. Das Kind reagiert dann auf seine Weise mit ihm möglichen Copingstilen. Im ungünstigen Fall wird der Betreffende in seiner Entwicklung bis ins Erwachsenenalter hinein an frühen maladaptiven Schemata als Sicherheitsoperationen festhalten, und zwar so lange, wie keine Alternativen gelernt wurden.

> **M** **Persönlichkeitseigenarten (traits), die üblicherweise mit Adjektiven wie „dependent", „arrogant" oder „extravertiert" belegt werden, sind in diesem Sinne also äußerlich sichtbare Anzeichen einer darunter liegenden, die jeweilige Person typisierenden schemagesteuerten „affektiv-kognitiven" Struktur. Diese stellt die Voraussetzung für (adaptive oder eben auch maladaptive) Versuche dar, die innere Konfliktspannung zwischen menschlichen Grundbedürfnissen einerseits und intern wie extern vorhandenen Anforderungen andererseits zu überbrücken bzw. zu reduzieren. Die daraus resultierenden Bewältigungsmuster können über Jahre oder Jahrzehnte hinweg das Funktionsniveau von Menschen stabilisieren, drohen jedoch wegen ihrer frühen Fixierung im weiteren Lebensverlauf maladaptiv zu werden, wenn sie sich kontextabhängig zunehmend als dysfunktional erweisen: Manifeste psychische und Persönlichkeitsstörungen können die Folge sein.**

Der vielleicht wichtigste Aspekt der aktuellen schematheoretischen Betrachtung ist darin zu sehen, dass sich mit ihm durchaus integrative Verbindungen zu Modellierungsversuchen andeuten, wie sie gegenwärtig von ebenfalls zunehmend neuropsychologisch und bindungstheoretisch orientierten Psychoanalytikern entwickelt werden.

Interpersonelle Erklärungsansätze

Es soll im Folgenden eine weitere Theorieperspektive angedeutet werden, die in den vergangenen Jahren einen deutlichen Einfluss auf die Diskussion um die zukünftige Fortentwicklung der Diagnosesysteme bekommen hat, und in der Persönlichkeitsstörungen funktional primär als **Störungen des zwischenmenschlichen Beziehungsverhaltens** aufgefasst werden (Benjamin 1996).

> **M** **Jede Persönlichkeitsstörung hat für sich charakteristische und dysfunktionale interpersonelle Eigenarten, die in besonderer Weise der direkten und damit objektiven Beobachtung zugänglich sind.**

Für eine Analyse der Interaktionstypika persönlichkeitsgestörter Menschen wurden deshalb in den vergangenen Jahren verschiedene Beobachtungsverfahren entwickelt, denen gemeinsam ist, dass sie konzeptuell der Interaktionsvielfalt eine zirkuläre Struktur unterstellen, die sich in sog. *Circumplex-Modellen* abbilden lässt (Übersicht bei Fiedler 2007). Diese Modelle gehen theoretisch u. a. auf die Arbeiten von Sullivan (1953) und Leary zurück. Es wurden neue Perspektiven für ein interpersonelles Verständnis der Persönlichkeitsstörungen erarbeitet (Benjamin 1996, Fiedler 2007).

Bedürfniskonflikt. Auch interpersonelle Ätiologieüberlegungen gehen konsensuell von einer besonderen Art zwischenmenschlicher Verletzlichkeit (Vulnerabilität) persönlichkeitsgestörter Menschen aus. Aufbauend auf den neopsychoanalytischen Überlegungen Sullivans (1953) zu einem allgemeinmenschlichen **Grundbedürfnis nach Erhalt der eigenen Selbstsicherheit** ist ein nachfolgend beschriebener zwischenmenschlich bestimmter Bedürfniskonflikt für die Ich-syntone Qualität der (selbstschützenden) Interaktionseigenarten persönlichkeitsgestörter Personen verantwortlich (Fiedler 2004a):

- Auf der einen Seite dieses Konflikts steht das **soziale Bedürfnis nach Sicherheit und Schutz bietenden Beziehungen** (wie zugleich die Bedürfnisse nach sozialer Einbindung, sozialer Geborgenheit, Zuneigung, Nähe und Intimität);
- auf der anderen Seite steht das **zwischenmenschliche Bedürfnis nach sozialer Anerkennung** (wie zugleich die Bedürfnisse nach sozialer Einflussnahme, Autonomie, Erfolg und Macht).

Beide Bedürfnispole sind nun von ihrer scheinbaren Gegensätzlichkeit her gefühlsmäßig höchst bedeutsam, weil **ambivalent**. Ambivalent u. a. deshalb, weil sie unmittelbar in ein Spannungsverhältnis gegeneinander geraten können (Fiedler 2003). Je mehr nämlich das Bemühen einer Person in Richtung auf Erfüllung der einen Bedürfnisseite gelangt, umso mehr kann der damit möglicherweise verbundene Verlust oder Verzicht der anderen Bedürfnisseite erlebt und wahrgenommen werden. Der Wunsch beispielsweise nach Autonomie und Unabhängigkeit wird im Prozess seiner Durchsetzung (interpersonell) die Gefahr entstehen lassen, dass die Interaktionspartner sich zurückziehen, weil sie ein Zuviel an autonomer Einflussnahme als sozial unerwünschten Egoismus ablehnen. Der Wunsch andererseits nach Geborgenheit, Nähe und Intimität wird (kognitiv und gefühlsmäßig) vielfach mit einer Aufgabe von Autonomie und Unabhängigkeit verknüpft. Und in ähnlicher Weise wie auf der gegenüberliegenden Seite können sich (interpersonell) unerwünschte soziale Konsequenzen andeuten, z. B. dann, wenn ein Zuviel an sozialer Anpassung als sozial unerwünschter Konformismus ausgelegt wird.

Bewertung. Insgesamt eignen sich die hier angedeuteten Möglichkeiten einer interpersonellen (Bedürfnis-)Konfliktanalyse vor allem zur Diagnose und Bewertung der **aktuellen, direkt beobachtbaren Beziehungsstörungen** persönlichkeitsgestörter Menschen. Inwieweit sich diese Theorieperspektive auch für eine, die **Störungsentwicklung** (Biografie) mit einbeziehende Ätiologie-Modellierung eignet, ist noch weitgehend unklar. Es ergeben sich jedoch ganz zweifelsohne Verbindungen zu Versuchen, Persönlichkeitsstörungen mithilfe der Bindungstheorie weiter aufzuklären (z. B. Fonagy u. Bateman 2005).

Die in den Kriterien der Persönlichkeitsstörungen angegebenen Interaktionseigenarten könnten sich also von außen betrachtet einerseits als Persönlichkeitsstörungen darstellen, müssten nach diesem Modell andererseits jedoch (nämlich bei Beachtung subjektiver Ziele und Motive) als zum Teil **funktionale Kompetenzen** und damit besser als (teil-)**adaptive Persönlichkeitsstile** bewertet werden – die mit Blick auf eine sinnvolle Therapieplanung durchaus und kontextbedingt als „nicht ganz hinreichend" bewertet und damit behandelt (z. B. angereichert) werden könnten.

Intrapsychische Funktionalität (die für zahlreiche Störungen gelten mag) und Adaptivität sind nicht unmittelbar überführbar. Aus psychodynamischer Perspektive wäre allerdings eine gewisse „Gefahr" kritisch zu beachten. Die interpersonellen Schwierigkeiten sind danach letztlich die Folge internalisierter Beziehungserfahrungen, die extreme Reaktionsweisen, die von Wut, Neid, Rückzug u. a. geprägt sind, erklären – eine Perspektive, die gegenwärtig auch in schematheoretischen Überlegungen eine größere Bedeutung erhält. Unter einer solchen Vorannahme kann eine dauerhafte Veränderung nämlich nur dann erfolgen, wenn parallel dazu (nicht nur das „Wie" sondern auch) das „Warum" dieser (zumeist unbewussten) inneren Muster affektiv und biografisch aufgearbeitet wird (auch: Fiedler 1998).

Psychoanalytische Modelle und das Konzept der „Strukturellen Störung"

■ Rückblick

Freud selbst ging ursprünglich von einer rein triebtheoretischen Charaktertheorie aus, an der er letztlich auch festhielt:

> *Die bleibenden Charakterzüge sind entweder unveränderte Fortsetzungen der ursprünglichen Triebe, Sublimierungen derselben oder Reaktionsbildungen gegen sie (Freud 1908).*

Allerdings findet sich besonders seit 1923 eine Veränderung in Richtung Ich-Psychologie, die auch für die weitere Konzeptionsbildung dieser Störungen (besonders Reich, Fenichel und A. Freud) maßgeblich blieb. In Freuds Arbeit „Das Ich und das Es" wird Charakter als Folge von Objektbeziehungen oder Identifizierungen gesehen:

> *Auch eine Gleichzeitigkeit von Objektbesetzung und Identifizierung, also eine Charakterveränderung, ehe das Objekt aufgegeben worden ist, kommt in Betracht. In diesem Fall könnte die Charakterveränderung die Objektbeziehung überleben und sie in gewissem Sinne konservieren (Freud 1923).*

Freud veränderte nun seine metapsychologisch ursprüngliche „topografische" Perspektive in Richtung einer mehr „strukturtheoretischen" Sicht, die weiterhin konfliktzentriert war, jedoch auch die Möglichkeit einer zusätzlichen interpersonellen Dimension beinhaltete (später auch mit dem „Alloplastie"-Begriff verbunden), was besonders für die Charakterstörungen wichtig blieb. Ausgehend von einer jeweiligen Dominanz der Instanzen von „Es", „Über-Ich" und „Ich" schlug Freud (1931), die zunehmende damalige Diskussion um die Charakterneurosen aufgreifend, eine Unterscheidung in drei „libidinöse" Typen vor: den „erotischen", den „zwanghaften" und den „narzisstischen" Typ. Charakterstörungen entstünden, so Freud, aus diesen Grundtypen, insbesondere wenn nur eine dominante Seite vorliegt, anders als bei den Neurosen und den normalen

Entwicklungen, wo zwei oder im besten Fall alle drei Typen zusammenspielten.

Karl Abraham, der die Psychoanalyse in verschiedene Richtungen erweiterte, trug ebenfalls Wesentliches für das Verständnis der Persönlichkeitsstörungen bei. So in seiner frühen, „strukturdiagnostisch" zu nennenden Einschätzung, dass die therapeutischen Bemühungen notwendigerweise in die Richtung gehen sollten, dass der Patient „... von der erreichten Fähigkeit..., Sympathiegefühle auf andere Personen oder auf die Gesamtheit zu übertragen", profitieren sollte (Abraham 1923).

Es war dann **Wilhelm Reich** (1928), der mit seiner Theoriebildung vor allem aus drei Gründen für das weitere psychoanalytische Verständnis der Behandlung von Persönlichkeitsstörungen äußerst wichtig geblieben ist.

- Er postulierte (von der Triebtheorie ausgehend) einen eigenen Abwehrmodus des „Charakters", in der Unterscheidung vom „Ich", was auch die „Ich-Syntonie" der Charakterstörungen plausibel machte.
- Reich ging davon aus, dass die Ausbildung einer Neurose bis in eine Charakterstörung auch in körperliche Prozesse („Charakterpanzer") hineinreichen könnte.
- Er sah Charakterneurosen, im Gegensatz zu Freud, wegen ihrer, grundsätzlich den Symptomneurosen entsprechenden Abwehrfunktion, als prinzipiell der psychoanalytischen Behandlung zugänglich an.

Otto Fenichel und **Anna Freud** erweiterten später Reichs auf die Abwehr zentriertes Charakterverständnis, in dem sie den synthetischen Ich-Aspekt betonten. Den Charakter kann Fenichel dann definieren als „die habituellen Modi des Ichs zur Anpassung an die äußere Welt, das Es und das Über-Ich, und die charakteristischen Arten, diese Modi miteinander zu kombinieren". Charakter wird so zur individuellen Art und Weise der Ausprägung der zentralen Ich-Funktionen (Hoffmann 1979). Initiiert durch Freuds Schrift über „Charakter und Analerotik" (1908) werden seit den frühen Schriften von Reich (1925) und Alexander (1928) in der Psychoanalyse und in ihren neopsychoanalytischen Extensionen Persönlichkeitsstörungen zumeist mit dem Begriff der **Charakterneurose** belegt. Seither wird in psychoanalytischen Arbeiten zwischen „neurotischem Charakter" und den „Symptomneurosen" unterschieden und es wird angenommen, dass den Charakterneurosen die („autoplastischen") *Symptombildungen* fehlen (Hoffmann 1979, 1986). An die Stelle der Symptome sind persönlichkeitsspezifische (Ich-syntone, alloplastische) Auffälligkeiten im interpersonellen Verhalten, im Agieren und Auftreten der Person gegenüber anderen sowie im Umgang der Person mit sich selbst getreten. Charakterzüge können danach entweder aufgefasst werden

- als unveränderte Fortsetzungen der ursprünglichen Triebe (Libido);
- als Sublimierungen derselben oder
- als Reaktionsbildungen gegen sie.

Schwere Charakterstörungen werden seit Freud auch als *narzisstische Neurosen* bezeichnet, ursprünglich, weil die Libido bei diesen Erkrankungen ganz auf das Individuum zurückgezogen betrachtet wird („Über-Ich-Isolierung"; „Gewissenlosigkeit"). Freud selbst war noch der Meinung, dass narzisstische Störungen einer psychoanalytischen Behandlung nicht zugänglich seien, weil ja das Prinzip der psychoanalytischen Therapie in der Bearbeitung von Übertragung und Widerstand bestehe und folglich da nicht anwendbar sei, wo es mangels libidinöser Energie Objektbesetzung nicht gäbe, somit Übertragung und Widerstand vermindert seien, wenn nicht gar fehlten.

■ *Objektbeziehungstheorie*

Innerhalb der theoretischen Weiterentwicklungen in der Psychoanalyse, vor allem im Rahmen der aktuellen „Objektbeziehungstheorie" steht die Untersuchung der sog. *internalisierten Objektbeziehungen* im Mittelpunkt (d. h. die intrapsychische Repräsentation der gefühlsmäßigen Beziehungen zu den Bezugspersonen). Gefragt wird nach der Bedeutung frühkindlich vermittelter zwischenmenschlicher Erfahrungen für die weitere Persönlichkeitsentwicklung, oder konkreter: nach ihrer überdauernden Repräsentation im Ich bzw. im Selbst sowie schließlich auch nach der Vermittlung und Wirkung sozialer Normen (u. a. als **Introjekte**). Identifizierung ist dabei ein wichtiger Mechanismus der Internalisierungsprozesse. Wichtig für das Verständnis der Persönlichkeitsstörungen wird zunehmend eine – entwicklungsgeschichtlich und biografisch vermittelte – Verzögerung bei der Entwicklung differenzierbarer Selbst- und Objektrepräsentanzen (Mertens 1992). Die gestörte Persönlichkeitsentwicklung kommt nach dieser Auffassung früh unter das Regime starrer und unflexibler, die Autonomie einschränkender Introjekte, die das spätere Erlernen neuer, altersabhängiger Handlungsnormen zunehmend erschwert und behindert. Das Phänomen nicht integrierter und flexibler Selbst- und Fremdrepräsentationen wird auch als **Identitätsdiffusion** bezeichnet.

Wesentliche Impulse für das objektbeziehungstheoretische Verständnis von Persönlichkeitsstörungen gehen von **Otto Kernberg** (1975, 1976) aus. Nach seiner Auffassung bleiben insbesondere bei den sog. Narzissmus- und Borderline-Störungen frühe (traumatische) Objektbeziehungen für das spätere Beziehungsverhalten bestimmend, in dem verschiedenste, affektiv diffuse oder konflikthafte Selbst-Objekt-Repräsentanzen erhalten geblieben sind. Für ihren Umgang mit **Beziehungsambivalenzen** (insbesondere in der frühen Eltern-Kind-Beziehung) entwickelt die betroffene Person alsbald eine besondere Form des Selbstschutzes (oder auch hier: des Vulnerabilitäts-Schutzes), der für das weitere Leben bestimmend bleibt. Kernberg bezeichnet diese besondere Form der Abwehr als **Spaltung**. Und er erklärt damit und mit der Identitätsdiffusion die insbesondere in der Borderline-Störung persistierenden affektiven Instabilitäten, die fluktuierenden Symptombildungen, die abrupten Einstellungsverschiebungen und den episodischen Verlust der Impulskontrolle, die so als Selbstschutzmöglichkeit vor potenziell verletzenden Beziehungserfahrungen aufgefasst werden können (Rohde-Dachser 2004). Spätestens mit dieser Theorieextension wird auch das Freudsche Diktum von der Unbehandelbarkeit schwerer Charakterstörungen mittels Psychoanalyse zunehmend aufgegeben.

Tabelle 29.2 Konstituierende Elemente der psychischen Struktur (Persönlichkeitsorganisation)

Identitätsdiffusion	Schwierigkeit, über ein kohärentes inneres Bild von sich und den anderen zu verfügen und es äußern zu können, Gefühle, immer ein Außenseiter zu sein werden geäußert, sexuelle Identitätsschwierigkeiten
vorwiegende Abwehrmuster	z. B. Spaltung, Verleugnung oder Projektion vs. Rationalisierung oder Verdrängung bei höherer Persönlichkeitsorganisation
Qualität der Objektbeziehungen	z. B. manipulative oder von Misstrauen bestimmte Formen der Objektbeziehung; Fähigkeit zu Empathie, Fähigkeit, Bindungen wieder zu lösen
psychosenahe Erlebnisweisen bei Labilisierung	manchmal dissoziativ bedingt; meist „pseudopsychotisch", (d. h. Patient kann Abstand dazu herstellen), häufiger jedoch Entfremdungserlebnisse
Fähigkeit zur Selbstwahrnehmung oder Introspektionsfähigkeit	Spaltung beeinträchtigt auch die synthetischen und realitätsprüfenden Funktionen des Ichs; nicht zu verwechseln mit Intelligenz
Fähigkeit, mit unangenehmen Affekten umzugehen	Affekttoleranz, Selbstwertregulation
Kommunikations- und Kontaktschwierigkeiten	Patienten haben Schwierigkeiten, Grenzen anderer einzuhalten, Affekte anderer zu verstehen oder sich mitzuteilen, dadurch manchmal „arrogant" wirkendes Verhalten
sexuelles Verhalten oder sexuelle Hemmung	Perversionen bzw. Paraphilien, primäre Unfähigkeit, Sexualität zu genießen oder zu tolerieren, Promiskuität
Umgang mit Aggression und Hass	Über-Ich-Pathologie durch die Verzerrung der Objektrepräsentanzen in aggressiver Richtung und dem Vorherrschen von oraler Wut und Neid
psychosenahe Erlebnisweisen bei Labilisierung	manchmal dissoziativ bedingt; meist „pseudopsychotisch"

■ Diagnostik

Für die psychodynamische Diagnostik von Persönlichkeitsstörungen sind im Gegensatz zu den Klassifikationssystemen DSM-IV oder ICD-10 weniger deskriptive Verhaltensweisen entscheidend als vielmehr das Vorhandensein und Ausmaß von sog. „struktureller Störung". In **Tabelle 29.2** finden sich die zentralen konstituierenden Elemente der psychischen Struktur (oder des Persönlichkeitsorganisationsniveaus) im Überblick zusammengefasst wieder.

29.4 Diagnostik und Differenzialdiagnostik

Erst in den letzten zwei Jahrzehnten wurden die Persönlichkeitsstörungen auch für die psychiatrischen Klassifikation (ICD-10, DSM-III-R, DSM-IV[-TR]) operationalisierter konzeptualisiert. Heute werden Borderline-Störungen vermehrt diagnostiziert, Fragen zur Behandlung dieser Störungen erfahren in fast allen psychotherapeutischen Richtungen große Aufmerksamkeit, und es wird darüber diskutiert, ob schwere strukturelle Störungen insgesamt zunehmen.

》 *Borderline-Erkrankungen sind nach unserer aller Urteil die Leit-Neurosen unserer gesellschaftlichen Gegenwart, wie es die Hysterien am Ende des 19. Jahrhunderts waren. Sie verlangen von uns das therapeutische Vertrautsein mit jenem Mechanismus, der die Gespenster zu bilden vermag, der gewalttätigen projektiven Identifizierung, die pathologischen Identitätsspaltungen und neue Nicht-Getrenntheiten in Konzepten und Gefühlen erzwingen (Beland 2002).* 《

Auf die kategoriale, phänomenologische und atheoretische Diagnostik (etwa durch das SCID-II-Interview; First et al. 1996) der Persönlichkeitsstörungen nach dem DSM-IV (APA 1994) und ICD-10-System (WHO 1991) kann an dieser Stelle nicht näher eingegangen werden. Fiedler (2007), der eine stärkere auch ressourcenorientierte Berücksichtigung von normalen, dimensionalen Persönlichkeitsvarianten („Persönlichkeitsstilen") empfiehlt, schlägt vor, dass die einzelnen Persönlichkeitsstörungen mit spezifischen Persönlichkeiten verbunden werden, wie sie gegenwärtig als dimensionale Perspektive für das DSM-V diskutiert werden (**Tabelle 29.3**).

Modellüberlegungen von Kernberg. Ein vollständig anderes Modell, das allerdings ebenfalls Probleme aufweist, aber dem **qualitativen Sprung** zwischen den Persönlichkeitsstörungen und den normalen und neurotischen Persönlichkeiten gerechter werden kann, hat Kernberg (1996, s. a. Clarkin u. Dammann 2000) vorgelegt. Danach weisen übergeordnet **alle** Persönlichkeitsstörungen Probleme in der Stabilität und Integration des Persönlichkeit bzw. des Selbst oder der Identität auf, und sind durch das Vorherrschen von *Identitätsdiffusion* gekennzeichnet. Hinzu kommen bei allen Persönlichkeitsstörungen das Vorherrschen

Tabelle 29.3 Spezifische Persönlichkeit und Persönlichkeitsstörungen (nach Fiedler 2007)

Persönlichkeit	Persönlichkeitsstörung
zurückhaltend-einzelgängerische Persönlichkeit	schizoide Persönlichkeitsstörung
misstrauisch-scharfsinnige Persönlichkeit	paranoid-querulatorische Persönlichkeitsstörung
ahnungsvoll-sensible Persönlichkeit	schizotypische Persönlichkeitsstörung
abenteuerlich-risikofreudige Persönlichkeit	dissoziale Persönlichkeitsstörung
spontan-sprunghafte Persönlichkeit	emotional instabile (Borderline-) Persönlichkeitsstörung
expressive und selbst darstellende Persönlichkeit	histrionische Persönlichkeitsstörung
ehrgeizige und sich selbst bewusste Persönlichkeit	narzisstische Persönlichkeitsstörung
selbstkritisch-vorsichtige Persönlichkeit	ängstlich vermeidende Persönlichkeitsstörung
anhänglich-loyale Persönlichkeit	dependente Persönlichkeitsstörung
sorgfältig-gewissenhafte Persönlichkeit	zwanghafte Persönlichkeitsstörung
passiv-pessimistische Persönlichkeit	depressive Persönlichkeitsstörung
kritisch-zögerliche Persönlichkeit	negativistische Persönlichkeitsstörung

von sog. *unreifen* („primitiven") *Abwehrmechanismen* (wie Verleugnung, Entwertung, omnipotente Kontrolle etc.) sowie phasenweise eine *Verlust der Fähigkeit zur Realitätsprüfung,* wie er sich etwa in kurzzeitigen psychotischen Episoden von Patienten mit Persönlichkeitsstörungen äußert.

Letztlich geht dieses Modell also davon aus, dass es sich bei den Persönlichkeitsstörungen um eine übergeordnete *Störung der Persönlichkeitsorganisation* („Struktur") handelt. Die hohe Komorbidität zwischen den einzelnen Persönlichkeitsstörungen wäre so ebenfalls gut zu erklären.

Allerdings weist auch dieses Modell ungelöste Probleme auf. Zum einen sind bis heute die zentralen Hypothesen kaum überprüft, dass z.B. alle (schweren) Persönlichkeitsstörungen Identitätsdiffusion aufweisen sollen, während dies für die Neurosen nicht zutrifft. Erklärungsbedürftig ist teilweise auch, warum – wenn es sich sozusagen um eine „Einheitspersönlichkeitsstörung" handelt – die einzelnen Persönlichkeitsstörungen in ihrer Phänomenologie so unterschiedlich auftreten, d.h. histrionische und schizoide Persönlichkeitsstörungen sind schwerlich „unter einen Hut zu bringen". Kernberg erklärt diese unterschiedliche Auffächerung vor allem mit der Dominanz einzelner dominierender Objektbeziehungsthemen und den damit verbundenen Konflikten (etwa verfolgtes und verfolgendes Objekt bei der paranoiden Persönlichkeitsstörung) sowie mit temperaments- und aggressivitätsbedingten Unterschieden.

Bewertung. Wir sind der Auffassung, dass Persönlichkeitsstörungen unbedingt zurückhaltender diagnostiziert werden sollten, d.h. nur dann, wenn die übergeordneten Kriterien, wie sie im DSM und ICD dargestellt sind, auch zutreffen.

Beispielsweise wird ein Chefarzt, der deutlich kränkbar ist und Kollegen stärker entwertet, durchaus narzisstische Züge haben, aber wohl kaum eine „narzisstische Persönlichkeitsstörung", die man ihm möglicherweise leicht attestiert. Denn wenn er beruflich und privat erfolgreich sein kann, beinhaltet das immer auch die Fähigkeit zur Frustrationstoleranz (Sublimationsfähigkeit etc.). Anders würde sich die Sache darstellen, wenn er neben diesem Verhalten mit Kollegen, auch in Partnerschaften beziehungsunfähig und isoliert wäre, ein beginnendes Suchtproblem oder finanzielle Schwierigkeiten hätte etc. In diesem Fall könnte man tatsächlich von einer Persönlichkeitsstörung sprechen.

Weiter gilt, dass sich üblicherweise die typischen Verhaltensmuster bereits in der Kindheit und Jugend beobachten lassen. Dennoch sollte in der Regel die Störungsdiagnose erst nach einer längeren Zeit der Personentwicklung ab dem frühen Erwachsenenalter erfolgen.

29.5 Therapeutisches Vorgehen

Persönlichkeitsstörungen können gewissermaßen als Modellstörungen für eine integrative Sichtweise betracht werden, denn sowohl eine rein „handlungsorientierte" (etwa verhaltenstherapeutische), wie auch eine rein „einsichtsorientierte" (etwa psychoanalytisch-psychodynamische) Zugangsweise erweisen sich oft als nicht ausreichend.

Integrative Psychotherapie

Wenn von „integrativen" Ansätzen im Bereich der Psychotherapie von Persönlichkeitsstörungen gesprochen wird, sollten mindestens folgende verschiedene Formen voneinander unterschieden werden:

Eklektizismus. Unter eklektizistisch vorgehenden Therapien werden in der allgemeinen Form Psychotherapien verstanden, die auf der Basis eines bestimmten Ansatzes (kognitiv, psychodynamisch, humanistisch etc.) jeweils Elemente aus anderen Verfahren verbinden, d.h. beispielsweise Übertragungsdeutungen und familienorientierte systemische Interventionen. De facto arbeiten die meisten Psychotherapeuten auf diese Weise ohnehin integrativ, d. h. psychoanalytisch-orientierte Therapien fokussieren auch handlungsorientiert und umgekehrt kognitiv-behaviorale Therapeuten auf unbewusste intrapsychische Konflikte. Schwieriger erscheint es allerdings, eine eigentliche (auch lern- und lehrbare) Praxeologie dieses Modells von „Integrativität" zu erarbeiten.

Integration. In jüngster Zeit entstehen Psychotherapieverfahren, die sich als „integrative Psychotherapie" (vgl. Fiedler 2003) bezeichnen. In der Regel handelt es sich um Verfahren, die von der theoretischen Grundausrichtung als „interpersonell" bezeichnet werden können, d. h. zwischen den behavioral-kognitiven und psychoanalytisch orientierten Ansätzen liegen. Die Zukunft wird zeigen, ob sich diese Ansätze, die ressourcenorientiert (supportiv), interpersonell (beziehungsorientiert) und schemaorientiert (d. h. auf tiefere kognitive Schemata fokussiert) sind, in Zukunft weiter verbreiten werden.

Störungsspezifische Integration. Den Autoren dieser Arbeit ist in den vergangenen Jahren ein anderer Ansatz wichtiger geworden, der versucht, die Psychotherapie nicht auf eine allgemeine Form zurückzuführen, sondern darzustellen versucht, dass offensichtlich alle effizienten und in den letzten Jahren entstandenen störungsspezifischen Therapieansätze der Persönlichkeitsstörungen in zentralen Punkten wichtige Gemeinsamkeiten aufweisen (etwa aktive affektiv-kognitive Technik, Wichtigkeit von Perspektivewechsel und Mentalisierung). Eine solche Perspektive ist bei der Lektüre der nachfolgenden Abschnitte immer im Hintergrund mitzudenken (Dammann 2007, Fiedler 2010).

■ Problem: Rollenwechsel

Letztere Perspektive impliziert in gewisser Hinsicht die Bereitschaft zum Strategiewechsel. Kann und/oder sollte nun jedoch die Verwendung von Therapietechniken aus unterschiedlichen Psychotherapieverfahren von einem Psychotherapeuten selbst ausgeübt werden (bspw. eine Expositionsbehandlung bei einer Zwangs- oder Angststörung durch einen psychodynamischen Psychotherapeuten)? Oder sollte die Behandlung in einem solchen Fall besser durch eine weitere, zweite Psychotherapeutin durchgeführt werden? Analog der Frage, ob (bei Ärzten) Psychotherapie und Pharmakotherapie von persönlichkeitsgestörten Patienten vom gleichen Therapeuten durchgeführt werden sollte, was zu Problemen führen kann, oder von zwei verschiedenen Personen, was ebenfalls zu Schwierigkeiten führen kann, könnte man für beide Möglichkeiten erhebliche potenzielle Vor- und Nachteile benennen.

> **F** Beispielsweise wird es auch für eine Patientin nicht ohne Weiteres plausibel sein, dass ein Therapeut einmal eine ganze Zeit handlungsorientiert und gemeinsam planend mit ihr die Struktur einer Woche anschaut, entsprechende Pläne entwickelt und bespricht, um wiederum dann zu einem anderen Zeitpunkt mit ihr ihre dependente Seite und ihren Wunsch nach Versorgung zu thematisieren. Selbstverständlich sind grundsätzlich solche Rollenwechsel möglich, sie bedürfen jedoch einer besonderen Einbettung in den therapeutischen Prozess (v. a. durch vermehrte Transparenz), um nicht vom Patienten als Agieren von Hilflosigkeit des Therapeuten missverstanden zu werden.

Auch ein Analytiker, der die modernen psychoanalytischen Theorien zu verbinden sucht, findet sich in der therapeutischen Situation in folgender Situation wieder: Je strukturell gestörter sein Patient ist, umso mehr braucht er zur Mentalisation ein echtes, lebendiges Gegenüber. Eine rein „interpretative", abstinente Haltung schafft dies vermutlich nicht. Wenn man andererseits als nur offenes, lebendiges Gegenüber, etwa Elemente der Selbstoffenbarung anwendend, in Erscheinung tritt, besteht immer die Gefahr, den (Fantasie-) Raum des Patienten mit zu viel Eigenem „voll zu stellen".

Gemeinsames Ziel. Gemeinsam ist den unterschiedlichen Therapieverfahren wohl vor allem das Ziel:

> **M** Nicht die Persönlichkeitsstörungen selbst sollten behandelt werden, sondern die mit ihnen gegebenen komplexen Störungen des Beziehungsverhaltens, des Umgangs mit sich selbst, des Erlebens oder des Verhaltens.

Diese integrative Perspektive wird inzwischen ganz allgemein vertreten, auch wenn in schulübergreifend angelegten Handbüchern dann jeweils verfahrensspezifische Differenzierungen vorgenommen werden (z. B. Merod 2005, Oldham, Skodol u. Bender 2005).

Unterschiede. Denn in der Tat gibt es zwischen den schulspezifischen Therapieansätzen eine Reihe beachtenswerter Unterschiede, die sich im Wesentlichen aus der Unterschiedlichkeit herleiten, mit der die methodischen Vorgaben der verschiedenen therapeutischen Ansätze dem Therapeuten prinzipiell Flexibilität zugestehen. So sind beispielsweise die Psychoanalyse und die interpersonelle Therapie strikter auf ein (einsichtsorientiertes) Gesprächs-Setting festgelegt, als dies in der (kognitiven) Verhaltenstherapie der Fall ist. Letztere – die kognitive bzw. behaviorale Verhaltenstherapie – empfiehlt dem Therapeuten, das therapeutische Vorgehen und Setting den spezifischen Problembereichen und individuellen Möglichkeiten der Patienten anzupassen. Das heißt z. B. neue Verhaltensmuster oder emotionale Interaktionsstile, die der Patient nicht kennt oder noch nicht beherrscht, direkt einzuüben; oder auch, wenn dies sinnvoll erscheint, den Therapieraum zu verlassen und die Therapie zu Hause bei den Patienten durchzuführen.

Im Folgenden werden wir – weil diese bis heute besser ausgearbeitet und empirisch untersucht wurden – schwerpunktmäßig die zentralen Herangehensweise der psychodynamischen und der verhaltenstherapeutisch-kognitiven Ansätze in den Mittelpunkt rücken. Zwischen beiden Ansätzen steht die ebenfalls gut begründete Interpersonelle Psychotherapie (unseres Erachtens mit zahlreichen die beiden anderen Verfahren verbindenden Elementen), weshalb wir zunächst mit einem Blick in diese Richtung beginnen werden.

Interpersonelle Behandlungstechnik

Die interpersonelle Behandlungstechnik ist durch ein sehr strukturiertes, teils psychoedukatives Therapeutenhandeln gekennzeichnet. Zu Beginn einer interpersonellen Therapie von Persönlichkeitsstörungen steht in aller Regel eine sorgsame diagnostische Abklärung der gegenwärtigen zwischenmenschlichen Beziehungsmuster in Konfliktsituationen (Benjamin 1996). Dabei werden die aktuellen Schwierigkeiten als kontinuierliche Wiederholung früherer Interaktionsmuster mit den Eltern, Geschwistern, Schulkameraden, jedoch nicht nur in der Kindheit, sondern auch gegenwartsnäher z. B. mit Arbeitskollegen oder Ehepartnern betrachtet.

In der interpersonellen Therapie der Persönlichkeitsstörungen stehen entsprechend diese Interaktionstransaktionen mit anderen Menschen im Mittelpunkt der Bewertung und Modifikation (Strupp u. Binder 1984, vgl. auch die Arbeiten von Anchin u. Kiesler 1982). Dabei geht es vor allem um die detaillierte Besprechung und Analyse zwischenmenschlicher Beziehungsstörungen in den unterschiedlichsten Lebenszusammenhängen. Im Unterschied zur Psychoanalyse, die diese Ebene nicht vermeidet, benutzt die interpersonelle Therapie also nur gelegentlich die therapeutische Beziehung selbst als Gegenstand der Analyse und Erfahrungsbildung. Der Blick der Therapie richtet sich vorrangig nach außerhalb in die *alltäglichen Lebensprobleme und Interaktionskrisen* der Patienten.

Insbesondere Benjamin (1996) hat das Vorgehen der interpersonellen Therapie in einer *Programmatik therapeutischer Regeln* zusammengefasst, die folgende Teilaspekte enthält:

Aufbau einer funktionierenden Arbeitsbeziehung. Patient und Therapeut sollten gemeinsam „auf einer Seite" (z. B. „gegen" widrige Lebensumstände oder „gegen" zwischenmenschliche Krisen) zusammenarbeiten.

Analyse und Therapie der Interaktionsstörungen. Es soll die Bereitschaft des Patienten gefördert werden, eigene kritische Interaktionsmuster zu erkennen und zu analysieren. Dabei ist u. a. Folgendes beachtenswert: Einsicht ist nur eine Zwischenstufe und kein Ziel der Therapie; und Therapeuten betonen das Recht von Patienten, sich zu ändern oder auch nicht. Mediär kann dazu dann auch eine konstruktive psychoedukative Aufklärung und Beratung des Patienten durch den Therapeuten (z. B. zu Fragen der Kindererziehung, der Umgangsweise mit anderen Menschen im Beruf) helfen, die Einsicht in das eigene Verhalten zu verbessern. Eine diagnostisch-therapeutische „Familienkonferenz" (also die Beteiligung der Angehörigen an der Therapie) kann nicht nur das Verständnis, sondern auch die Behandlung der interaktionellen Probleme entscheidend verbessern.

Unterbindung (selbst-)destruktiver Interaktionsmuster. Das heißt u. a., dass der Therapeut durchgängig darauf achten sollte, selbstdestruktive und fremdschädigende Aktivitäten anzusprechen und zu unterbinden. Entsprechend kann er gelegentlich die laufende „interpersonelle Therapiestratifikation" in Richtung Krisenintervention (innerhalb der Sitzungen) und Krisenmanagement (außerhalb der Therapieabsprachen) abändern, wenn Suizid- oder Gewaltthemen vorrangig werden. Patienten sollten schließlich direkt darin unterstützt werden, destruktive interpersonelle Bedürfnisse aufzugeben und zu ändern.

Anregung und Unterstützung beim Erwerb interaktioneller Kompetenzen. Zum Wiederaufbau befriedigender zwischenmenschlicher Erfahrungen dienen nicht nur therapeutische Gespräche, sondern es werden zur Unterstützung gelegentlich auch Rollenspiele zur Analyse und Einübung sozialer Fertigkeiten eingesetzt.

29.6 Psychodynamische Behandlungsansätze

Therapeutische Ansätze

Prinzip. Bei der Behandlung der Persönlichkeitsstörungen lassen sich (nach der daraus abgeleiteten psychoanalytischer Auffassung) die *Spaltung* als zentraler Abwehrmodus, der die – durch unklare Ich-Grenzen und primitive negative Übertragungen in Beziehungen zu anderen und sich selbst auftretende – chaotische Diffusion zu verhindern versucht, ebenso wie der *Wiederholungszwang* – als Flucht vor dem Gewissen, der in einem (traumatisch begründeten) Vorherrschen des Über-Ichs als hauptsächliche innere Regulationsinstanz gründet, letztlich nur durch eine Affekte reaktivierende, übertragungs- und abwehrfokussierte, länger dauernde Behandlung wirksam verändern. Diese bedarf gelegentlicher, im Dienste des Patienten und des strukturierenden Behandlungs-Settings stehender, reflektierter Abweichungen von der technischen Neutralität.

Ziel. Das übergeordnete Ziel einer psychodynamischen Behandlung von Patienten mit schwerer Persönlichkeitsstörung im Sinne einer Borderline-Persönlichkeitsorganisation ist es, diejenigen zentralen Bereiche der internalisierten Objektbeziehung des Patienten zu verändern, die zu den (für die jeweilige Störung charakteristischen) sich ständig wiederholenden, maladaptiven Verhaltensauffälligkeiten und chronischen affektiven und kognitiven Störungen führen. Von einem objektpsychologischen Standpunkt aus könnte man diesen Prozess wie folgt beschreiben: Rigide internalisierte Objektbeziehungen werden ebenso wie abgespaltene (z. B. gut–böse) Anteile in eine reifere, integrierte und flexiblere Form übergeführt. Dies geschieht in der Arbeit an der Übertragung und am Widerstand durch Deutung dieser Tendenzen. Deutung ermöglicht also integrierende Internalisierung abgespaltener Anteile.

Behandlungstechnische Debatten

Insgesamt ist die Debatte um die Behandlung der schweren Persönlichkeitsstörungen (auch historisch) nicht nur geprägt von einer Dichotomie zwischen technischen Erfordernissen bei neurotischen Patienten und technischen Modifikationen bei persönlichkeitsgestörten Personen (Dammann 2000, S. 401f), sondern auch von einer Diskussion, die **supportivere** von **expressiveren** Ansätzen unterscheidet (Aronson 1989, Wöller u. Kruse 2001).

Supportive Therapie. Unter supportiver Technik (die im deutschen Sprachraum z. T. missverständlich etwas negativ verstanden wird) wird weniger „aktiv unterstützend" verstanden als vielmehr ein therapeutischer Ansatz, der folgenden Leitlinien folgt:
- Stärkung der Ich-Funktionen (und damit auch der Abwehr) steht im Vordergrund, weniger dagegen Widerstands-Analysen;
- Begrenzung von Regressionen;
- Therapeut tritt vermehrt als reale Person in Erscheinung (statt vor allem Übertragungsfigur zu sein, die nicht forciert werden sollte);
- Deutungen sind weniger genetisch, d. h. auf die Vergangenheit gerichtet;
- Therapeut fördert z. T. aktiv Gefühle des Vertrauens, des Verstandenwerdens und Angenommenseins.

Expressive Therapie. Wie Aronson (1989, S. 515) feststellt, kam es jedoch durch die Arbeiten von Kernberg (insbesondere in den 1970er Jahren) zu einer Art Scheideweg, wobei Kernberg erneut der konfrontativen, aufdeckenden oder expressiven Therapie gerade auch bei Borderline-Patienten das Wort redete. Aus dem Ansatz Kernbergs entstand eine eigene störungsspezifische Therapietechnik, die **Übertragungsfokussierte Psychotherapie** (TFP) (Kernberg et al. 1989, Clarkin et al. 1999). Die expressiven Therapien (innerhalb der psychodynamischen Ansätze) fordern das Beachten folgender Elemente:
- Weitgehend neutraler, objektiver Stil des Therapeuten (Ermutigungen, Lob und anderes ist nicht vorgesehen);
- es muss insbesondere mit Wut und Destruktivität, die es auszuhalten gilt (contained), gearbeitet werden;
- stark deutende Fokussierung auf die Übertragungsbeziehung.

Interessant sind dabei die Befunde aus der Arbeitsgruppe von Ogrodniczuk u. Piper (1999), die gezeigt haben, dass Übertragungsdeutungen oder supportivere Techniken (beispielsweise interpersonelle Deutungen), je nach Qualität der Objektbeziehung zwischen Therapeut und Patient sowie der Fähigkeit, Prozesse psychologisch zu attribuieren (mindedness) in unterschiedlicher Weise wirksam sein können.

Bewertung. Die Ergebnisse der Psychotherapieforschung erlauben es bis heute jedoch nicht eindeutig, der einen oder anderen Richtung klar den Vorzug zu geben. Deutlich wird, dass es auch mit der wenig supportiven TFP-Methode nach Kernberg zu erheblichen symptomatologischen Stabilisierungen bei Borderline-Patienten kommt, allerdings riskieren konfrontative Ansätze nach wie vor höhere Abbruchraten (Clarkin et al. 2001). Besonders bei schwerer narzisstischen Patienten kann klinisch eine zu stark konfrontative Technik anfangs zu Problemen führen.

Stone (1990, S. 265) plädiert insgesamt für einen pragmatischen Ansatz, der die Suche nach der „allgemeingültig optimalen Behandlungsstrategie" verlässt und der Tatsache Rechnung trägt, dass es sich bei der Borderline-Störung beispielsweise um ein äußerst heterogenes Krankheitsbild handelt, wobei das Vorkommen von Essstörungen, antisozialen Verhaltensweisen, Abhängigkeitsstörungen und anderen mit therapeutischen Konsequenzen voneinander abzugrenzen seien.

Beachtet werden sollte weiterhin immer, dass die Therapieeinschätzungen – etwa Phasen größeren therapeutischen Pessimismus (bis 1980er Jahre) oder Optimismus (seit 1990er Jahre), was die Behandelbarkeit dieser Störungsgruppe anbelangt – durch die Dynamik (Idealisierung und Entwertung), die diese Störungen entfalten können, selbst beeinflusst sein können.

Modifizierte psychodynamische Verfahren

Setting. Es wurde u. a. kritisch gesehen, dass das klassische (regressionsfördernde) **Couch-Setting** die Wünsche und Fantasien sowie die zwischenmenschliche Verletzlichkeit zu direkt ansprechen könnte. Auf diese Weise kann sich gelegentlich die Ich-syntone Abwehr (d. h. der zwischenmenschliche Selbstschutz) methodenbedingt verstärken (d. h. Widerstände, Verleugnung, Abwehr, Aggressionen treten verstärkt auf). Und diesen Methoden-Bias wollte man durch neue Setting- und Technikvorschriften eliminieren. Zwei Veränderungen wurden aufgrund dieser Erkenntnisse gegenüber dem klassischen Vorgehen vorgenommen:
- Es wurde zunehmend versucht, das regressionsfördernde Couch-Setting durch eine **vis-à-vis**-Gesprächssituation zu ersetzen. Aus heutiger Sicht kann das Couch-Setting jedoch weiterhin insbesondere für dependente und zwanghafte, teilweise auch narzisstische Persönlichkeitsstörungen in Erwägung gezogen werden.
- Weiter führten insbesondere die im Kontext der psychoanalytischen Theorie der Objektbeziehungen entwickelten Therapieansätze in den vergangenen Jahren zu einer radikalen Ausdifferenzierung der methodischen Vorgaben. Im Rahmen dieser Ansätze wird der Aufbau einer engen, gut funktionierenden kooperativen Arbeitsbeziehung, die persönlichkeitsbedingte Widerstände und Verweigerungen der Patienten nicht durch sich selbst provoziert, als Voraussetzung dafür angesehen, die tief greifenden Beziehungsdiffusionen persönlichkeitsgestörter Menschen aufzuklären und zu behandeln.

Objektbeziehungstheoretisch begründete Therapieansätze. Das Gros psychoanalytischer Arbeiten über eine objektbeziehungstheoretisch begründete Therapie der Persönlichkeitsstörungen war und ist zwar in den vergangenen Jahren eindeutig der Behandlung von **Borderline-Störungen** gewidmet (Kernberg 1984, Kernberg et al. 1989, Rohde-Dachser 2004). Dennoch liegen bis heute zahlreiche Versuche vor, die Grundgedanken der Objektbeziehungstheorie auf die anderen Persönlichkeitsstörungen zu übertragen. Die dabei entwickelten **therapeutisch-technischen Empfehlungen** konvergieren in ihren zentralen Annahmen (Liebowitz et al. 1986, Stone 1992) und beinhalten – grob zusammengefasst – folgende Punkte:

- eine – im Unterschied zur klassischen Abstinenzregel – klarere, aktivere, klärendere und transparentere Grundhaltung des Therapeuten;
- längere, gegenwarts- und realitätsorientierte Verlaufsphasen in der Therapie;
- Vermeidung regressionsfördernder Interventionen durch Behalt des Realitäts- und Gegenwartbezugs;
- Förderung der Einsicht auf Seiten des Patienten, dass er – der Patient – wegen der interpersonellen Reziprozität zwischenmenschlicher Konflikte mitverantwortlich für ihre konstruktive Auflösung ist;
- wo immer notwendig: eine verhaltensorientierte Konfrontation der Patienten mit den möglichen Negativfolgen impulsiv-gefahrvoller, aggressiver und potenziell selbstschädigender Impulse und Handlungen;
- starke Beachtung der Tendenz am Muster festhalten zu wollen, weil Veränderung verunsichert und der Gefahr von „Pseudotherapie".

Mentalisierungsbasierte Therapie

Mentalisierung (siehe auch oben) meint die einfühlende Fähigkeit, das eigene Verhalten oder das Verhalten anderer Menschen durch Zuschreibung mentaler Zustände zu interpretieren. Die Mentalisierungstheorie tritt heute häufig an Stelle der zuvor vorhandenen Beschäftigung mit der Symbolisierung, die als Ich-Funktion von der Psychoanalyse schon früh konzeptualisiert wurde (Beres 1970). Basis der Mentalisierungstheorie ist dabei die den Primaten (und evtl. auch anderen Tieren) eigene „Theory of Mind", d. h. die Fähigkeit sich in die Perspektive des anderen hineinversetzen zu können und seine Gedanken, Emotionen und Planungen ein Stück weit antizipieren zu können (zur Theory of Mind s. Förstl 2007). Die Mentalisierungstheorie erscheint dabei als ein einleuchtendes entwicklungspsychologisches Modell, das insbesondere auch die sog. Transmission psychischer Störungen zu erklären versucht. Sind die primären frühen Bezugspersonen nicht einfühlsam, so wird auch das Kind in dieser Hinsicht Defizite entwickeln.

Auch bei der psychodynamischen Behandlung von Delinquenten wurde im Zusammenhang mit besonders pathologischen Mustern (Lügen, „doppelte Buchführung") auf das Konzept der Mentalisierung zurückgegriffen. Dabei sind jedoch einige Aspekte bis heute ungeklärt Die „doppelte Buchführung" (hier nicht der Schizophrenie gemeint, sondern das Vorspielen einer ganz anderen Seite von antisozialen Persönlichkeiten) spricht doch gerade nicht für ein Mentalisierungsdefizit, sondern erfordert hohes reflexives Funktionieren („Was will der andere von mir hören, dass es ihn so stimmt, dass es mir nützt?"). Wie erklärt die Mentalisierungstheorie, dass jemand gleichzeitig ein einfühlsamer und sensibler Lehrer sein und gleichzeitig Kinder aufs Grausamste missbrauchen kann?

29.7 Verhaltens- und kognitiv-schematherapeutisch orientierte Behandlungsansätze

In den vergangenen Jahrzehnten wurden – den Psychoanalytikern nachfolgend – auch seitens der Verhaltenstherapie störungsübergreifende wie auch störungsspezifische Behandlungsansätze entwickelt (beginnend mit Turkat 1990 und Beck et al. 1990, vermehrt eigenständig im deutschsprachigen Raum, z. B. Trautmann 2004, Schmitz et al. 2008). Etwas im Unterschied zu den psychodynamischen Therapieansätzen rücken dabei **nicht** so sehr die Persönlichkeitsstörungen als solche in den Mittelpunkt der Behandlung. Vielmehr bevorzugen es Verhaltenstherapeuten, in ihren Verhaltensanalysen die spezifischen **Interaktionsstörungen** und **Interaktionsdefizite** zu erfassen sowie deren Abhängigkeiten möglichst detailliert herauszuarbeiten (interpersonelle Auslöser, Folgen und Wechselwirkungen).

Training sozialer Fertigkeiten. Konsequenterweise steht denn auch das für die Behandlung komplexer zwischenmenschlicher Beziehungsstörungen inzwischen am besten untersuchte Verfahren im Vordergrund vieler Behandlungsvorschläge: das sog. Training sozialer Fertigkeiten (vgl. u. a. Fiedler 2005). Das Training sozialer Fertigkeiten zielt darauf ab, spezifische soziale Kompetenzen und Handlungsmöglichkeiten zu vermitteln, die auf der Grundlage individueller Verhaltensanalysen als defizitär eingeschätzt werden müssen. Dazu gehören u. a.

- eigene Bedürfnisse auf sozial akzeptierbare Weise auszudrücken;
- die damit zusammenhängenden negativen wie positiven Gefühle;
- für berechtigte Bedürfnisse (öffentlich) einzutreten und diese
- schließlich partnerbezogen durchzusetzen.

Als zentrale therapeutische Medien zum Erwerb und zur Evaluation sozialer Kompetenzen dienen dem Verhaltenstherapeuten vor allem:
- helfende Instruktionen;
- Unterstützung durch geeignete Vorbilder und Modelle;
- Rollenspiele als wesentliches Agens zur Einübung alternativer Verhaltensweisen und Rollen;
- Video-Feedback zur direkten Bewertung und Korrektur neu erprobter Verhaltensweisen;
- Einsatz gezielter Hausaufgaben zur Übertragung neu gelernter Interaktionsmuster in alltägliche Kontexte.

Zur Optimierung der Mediennutzung wird das Training sozialer Fertigkeiten üblicherweise in Therapiegruppen durchgeführt.

Anwendungsgebiete des Kompetenztrainings. Da soziale Angst und Unsicherheit auch bei den Persönlichkeitsstörungen als ein Leitsymptom gelten kann, wurde das Sozialtraining inzwischen als ein Baustein in der verhaltenstherapeutischen Behandlung insbesondere der **dependenten, selbstunsicher-vermeidenden** und **passiv-aggressiven Persönlichkeitsstörung** empfohlen und eingesetzt (Perry u. Flannery 1989, Renneberg 1996, Vogelsang 1996). Die vorliegenden Erfahrungen von Kompetenztrainings in der Behandlung schizophrener Patienten lassen seine Anwendung im Bereich der **paranoiden, schizoiden** und **schizotypischen Persönlichkeitsstörung** sinnvoll erscheinen (Beispiele bei Fiedler 2005).

Beträchtliche Fortschritte deuten sich in den vergangenen Jahren durch die Entwicklung verhaltenstherapeutischer Behandlungsprogramme für die **dissozialen Persönlichkeitsstörungen** an, die wegen der vielfach gegebenen Normstrukturlosigkeit der Betroffenen und der damit einhergehenden Gewaltkriminalität als besonders schwer zu behandeln gelten (vgl. Dolan u. Coid 1993). Es handelt sich dabei zumeist um Ansätze, die ausdrücklich für einen Einsatz im institutionellen Kontext entwickelt wurden (forensische Psychiatrie; sozialtherapeutischer Strafvollzug). Bei diesen Verhaltenstherapieprogrammen handelt es sich zumeist um unterschiedliche Formen des systematischen Einübens neuer Handlungs- und Problemlösungsmuster als Alternativen zur Impulsivität und spontaner Aggressivität, die in aller Regel ein hochgradig kooperierendes Team gut ausgebildeter Therapeuten voraussetzen (z.B. Heilemann u. Fischwasser-von Proeck 2001).

Mit Hilfe von Metaanalysen ließ sich weiter die Effektivität unterschiedlicher Programmaspekte genauer bestimmen. In der Straftäterbehandlung dissozialer Persönlichkeiten wurde auf diese Weise untersucht, ob die Intervention eine Auswirkung auf die Rückfallhäufigkeit hat, aber auch, ob Variablen wie Typus, Quantität und Qualität der Behandlung deren Effektivität beeinflussen (vgl. die Übersichten bei Müller-Isberner 2000, Lösel 2001). Dabei finden sich inzwischen konsistent Behandlungseffekte, die belegen, dass Straftäterbehandlung nicht nur in der Lage ist, die Rückfallkriminalität deutlich zu vermindern, sondern auch mit Blick auf günstige Persönlichkeitsänderungen weitere positive Effekte erzielen kann.

Kognitiv-orientierte Behandlung. Im Unterschied zur klassischen Verhaltenstherapie beruht die kognitiv orientierte Therapieplanung – wie bereits im Ätiologieteil angedeutet – auf einer sorgsamen Abklärung der Bedeutung innerpsychischer Strukturiertheit (Werthaltungen und/oder affektiv-kognitiver Schemata) der Patienten, die für die Entstehung und Aufrechtaltung persontypischer (Ich-syntoner) Interaktionsmuster und Interaktionsstörungen verantwortlich gemacht werden. Ausgehend von ersten Behandlungskonzepten der Arbeitsgruppe um Beck (1990) wurde der kognitiv orientierte Behandlungsansatz insbesondere mit der **Dialektisch-behavioralen Therapie** (DBT) für Borderline-Patienten (Linehan 1993, 1994) einer systematischen Erforschung zugeführt (wobei die DBT eher in der behavioralen als in der kognitiven Tradition steht).

Mit „dialektisch" wird eine Grundhaltung des Therapeuten beschrieben, die betont, dass die treibende Kraft für Veränderungen aus Widersprüchen im Erleben von Borderline-Patienten erwachsen kann. Entsprechend ist die Behandlung ressourcenaktivierend und kompetenzfördernd angelegt. Prototypische Borderline-Störungsmuster stehen entweder funktionell in Zusammenhang mit einer grundlegenden Störung der Emotionsregulation oder sind Konsequenzen dysfunktionaler emotionaler Prozesse, die bei ihrer Entstehung durchaus überlebensbedeutsame Funktionen haben konnten (z.B. im Kontext körperlicher oder sexueller Missbrauchserfahrungen). Weiter lernen die Patienten mittels Achtsamkeitstraining Fertigkeiten zur Verbesserung der Spannungstoleranz, zur Emotionsregulierung sowie die Fokussierung der Aufmerksamkeit auf das momentane innere Erleben. Der Behandlungsansatz sieht gewöhnlich eine Parallelisierung von Einzel- und Gruppensitzungen vor (vgl. auch Bohus 2004, Trautmann 2004).

Schematherapeutische Weiterentwicklungen. Becks Kognitive Therapie und Linehans DBT-Ansatz wurden insbesondere vom Beck-Schüler Young (1990, 2006) in Richtung **Schematherapie bei Persönlichkeitsstörungen** (insbesondere für die Behandlung von Borderline-Störungen) weiterentwickelt – ein Vorgehen, das sehr viele Ähnlichkeiten mit der neuropsychotherapeutischen Schematherapie von Grawe (2004) aufweist. Wie in der Verhaltenstherapie üblich, handelt es sich bei der therapeutischen Bearbeitung affektiv-kognitiver Schemata um ein direktives und zielorientiertes Arbeiten, in dem sich Verhaltensübungen und das Reflektieren des Patienten über gemachte Erfahrungen kontinuierlich abwechseln. Mittels imaginativ-therapeutischer Übungen sollen unterbewusst ablaufende emotionale Prozesse einer bewussten Verarbeitung und Integration zugänglich gemacht werden – und zwar über den Umweg der Aktivierung und Veränderung implizit gelernter und noch vorhandener dysfunktionaler Coping- bzw. Bewältigungsstile.

Eine schematherapeutische Verhaltensänderung setzt die Aktualisierung von früh fixierten, zum Teil vorsprachlichen Erlebensmuster voraus. Und da dysfunktionale Beziehungsmuster auch in der Therapiebeziehung aktiviert werden, wird sich der therapeutische Fokus phasenweise auf die in der Beziehung zwischen Therapeut und Patient evozierten Emotionen verschieben, wenn sich auf diese Weise die nicht mentalen, jedoch impliziten Bedürfnisse aktivieren lassen.

Ziel der Schema-Behandlung ist es, die dysfunktionalen (zumeist nicht erwachsen anmutenden) Bewältigungsversuche zu hemmen, die ursprünglichen oder aktuell nicht gelebten Bedürfnisse ins Bewusstsein zu rufen und damit neue, ausbalancierte Lösungen zu entwickeln, die Ausdruck des Modus eines „gesunden Erwachsenen" werden können.

Therapeut-Patient-Beziehung. Die therapeutische Beziehung sollte – wie Young (2006) dies beschreibt – zwischen den Polen einer unterstützenden „Nachbeelterung" (*reparenting*) und einer „empathischen Konfrontation" flexibel ausbalanciert werden. Dies erinnert teilweise auch an die psychoanalytischen Konzepte der „korrigierenden emotionalen Erfahrung" (Alexander) oder des „Spiegelns" (Kohut). Vielleicht sollte man besser von *„Begleiten"* sprechen. Auch in dieser Hinsicht sind sich – beginnend mit Linehan bis hin zu Grawe – die Schematherapeuten inzwischen einig: Erst wenn sich Patienten in der Beziehung zum Therapeuten sicher und geborgen fühlen, wenn sich also das implizite Erleben beruhigt und stabilisiert, können sie sich mit ernsthaften Belastungen und existenziell bedeutsamen Konflikten bewusst und erwachsen auseinander setzen.

> In dieser Haltung akzeptiert und wertschätzt der Therapeut jeden dysfunktionalen Bewältigungsversuch als das, was er ist: nämlich als in früheren Beziehungen notwendigen Selbstschutz oder als Sicherheitsoperation, als bis in die Gegenwart hinein notwendige Überlebensroutine. Gesprochen wird manchmal auch von „radikaler Akzeptanz". Nur ein hohes Maß an Wertschätzung und aktiver Unterstützung schafft das therapeutische Milieu, in dem Patienten bereit sind, sich anstelle konfrontativer Beziehungsarbeit ihren unangenehmen früheren Beziehungserfahrungen einer mittels Übungen erfahrenen emotionalen Exposition anzunähern.

Bei der Suche nach geeigneten (erwachsenen) Bewältigungsmustern geht es nicht nur um Erfahrungen mit den Eltern, sondern auch um Erfahrungen mit Geschwistern, mit Gleichaltrigen oder anderen Angehörigen, mit Bezugspersonen in Kindergarten und in der Schule. Es ist auch möglich, mit aktuellen Schemaaktivierungen aus dem Lebensalltag oder an den unmittelbaren Erfahrungen der Beziehung zwischen Patient und Therapeut zu arbeiten.

Ergänzende Möglichkeiten. Im weiteren Verlauf geht die schematherapeutische Behandlung in eine Verhaltenstherapie über, in der praktische Überlegungen und Veränderungspläne in den Mittelpunkt rücken. Dazu werden so genannte Ein-Personen-Rollenspiele eingesetzt, also die Arbeit mit zwei oder mehreren Stühlen, mit deren Hilfe neue Interaktionsmuster zur Lösung interpersoneller Konflikte eingeübt werden. Die vielfältigen Möglichkeiten sind insbesondere von Greenberg (2006) in seiner – von der Gestalttherapie herkommenden – emotionsfokussierten Therapie über viele Jahrzehnte hinweg entwickelt und in ihrer Wirksamkeit empirisch abgesichert worden.

In einigen Schematherapie-Ansätzen ist es üblich, dass Patienten ihre Erfahrungen und Erkenntnisse in einem begleitenden Tagebuch dokumentieren. So entsteht allmählich eine Regulationsschleife zunehmender Selbstbehandlungskompetenz, die nach und nach das dysfunktionale Coping durch adäquate Handlungsmöglichkeiten ersetzt. Dazu werden schließlich weitere in der Verhaltenstherapie übliche Ressourcen aktivierenden Strategien eingesetzt, wie z. B. Briefe an Beziehungspartner und konkrete Verhaltensexperimente in der Lebenswirklichkeit (Bohus 2004, Fiedler u. Renneberg 2007).

29.8 Annäherungen zwischen der Psychoanalyse und der kognitiven Verhaltenstherapie

Erfreulicherweise ist es in den letzten Jahren zu einer deutlichen Annäherung zwischen den kognitiv-behavioralen und den psychodynamischen Ansätzen zur Behandlung der Persönlichkeitsstörungen gekommen.

1. Verkürzt könnte man sagen, dass die die psychoanalytischen Verfahren insbesondere eine aktivere, am Hier-und-Jetzt ausgerichtete Behandlungstechnik in diesem Bereich zunehmend akzeptiert haben und insbesondere die historisch verpönten „Parameter", also die Abweichungen von einer sehr neutral-abstinenten Standardtechnik reflektiert haben (Dammann 2006). Diese „Parameter", um den Begriff von Eissler (1953) aufzugreifen, sind dabei u.a. die Arbeit mit Therapievereinbarungen, thematische Hierarchien, das Verlassen der therapeutischen Neutralität, pädagogische Elemente u.ä. Von großer Bedeutung für die Entwicklung der psychoanalytischen Psychotherapie in diesem Bereich war dabei die Erkenntnis, dass es auch aus psychodynamischer Sicht möglich ist, dass es punktuell zu stark supportiven, pädagogischen oder gelegentlich sogar mitagierenden Phänomenen kommen kann, es aber möglich und geboten ist, dann erneut zu einer neutralen und beziehungsorientierten Analyse zurückzukehren und das Geschehen mit dem Patienten von der Beziehungs- und Konfliktdynamik her zu verstehen.
2. Von Seiten der behavioral-kognitiven Therapie wiederum kam es zu wichtigen Weiterentwicklungen, wofür insbesondere die Schematheorie steht (s.o.). Hier werden stärker als in der klassischen kognitiven Therapie, die Bedeutung von tiefsitzenden Modi, die teilweise auch unbewusst sein können, betont. Auch finden die Vergangenheit bzw. biografische Erklärungen und die Bedeutung von Beziehungsproblemen, aber auch Widerstandsphänomenen (Reaktanz) bei Veränderungen, vermehrte Beachtung. Auch scheint die therapeutische

Beziehung (und damit verbunden der Wert von Selbsterfahrung) auch in den Weiterentwicklungen der kognitiven Therapie einen zunehmend größeren Stellenwert zu erfahren. Aus psychodynamischer Perspektive kann gelegentlich bedauert werden, dass die Schematherapie diese klinisch richtigen Erkenntnisse, die die rein kognitive Therapie erheblich modifiziert haben, teilweise als neuartig ausgibt, was jedoch in manchem einer „Neuerfindung" der Psychoanalyse gleicht.
3. Im Vergleich zu den kognitiv-behavioralen und psychoanalytisch-orientierten Therapieverfahren hat sich die systemische Therapie und die Gesprächspsychotherapie weniger explizit dem Bereich der Persönlichkeitsstörungen zugewandt, mit einigen Ausnahmen (Eckert u. Biermann-Ratjen 2000, Sachse 2004).

Technischer Rahmen – eine gemeinsame Basis

Zunehmend sind sich Therapeuten über folgende technischen Kernpunkte der Psychotherapie schwerer Störungen einig:
- Starke Betonung auf die Stabilität des Behandlungsrahmens. Es braucht einen Rahmen, der geschützt werden muss. Auffallend sind die klaren Regeln des Settings in allen Ansätzen.
- Grundsätzliches Anerkennen und tolerierendes Aushalten auch „destruktiver" Aspekte des Patienten, die sich in der „negativen Übertragung" manifestieren und mit denen gearbeitet werden sollte.
- Besonders am Anfang der Therapie erfolgt eine stärkere Fokussierung auf Deutungen im Hier-und-Jetzt und weit weniger auf genetische (d. h. auf die Vergangenheit bezogene) Deutungen.
- Sorgfältiges Beobachten der Gegenübertragungsgefühle. Gegenübertragung kann neben den manifesten Inhalten, die der Patient äußert und seiner Gestik und Mimik als wichtiger Zugang verstanden werden.
- Technik ist sehr wichtig, darf aber nicht zu einer Art „Technologie" verkommen, bei der der Patient nur noch „gemanagt" wird und nicht mehr im Vordergrund steht. Die Technik vermittelt das eigentliche der therapeutischen Arbeit.

Auch im stationären Bereich bilden sich behandlungstechnische Essentials heraus:
- Mutiples Rollenangebot („Das Team heilt"). Gute Teams agieren die diversen Übertragungsangebote nicht aus, sondern bringen sie zusammen.
- Beachtung von genauer Diagnostik bzw. Untergruppen (nicht alle Patienten brauchen dasselbe).
- Arbeit mit einem Behandlungsfokus (insbesondere bei verkürzter Behandlung wichtig).
- Kombination von Verhaltenstherapie und Psychodynamik erscheint möglich.
- Beachtung wichtiger Balancen (z. B. Strukturiertheit vs. Flexibilität). Das Team bzw. die Station selbst befindet sich in einer Art „Borderline-Therapie", d. h. darf weder überstrukturiert noch zu regellos zu werden.

- Therapievereinbarungen (diese verkörpern auch die wichtige äußere Realität)
- Bewusstsein, dass Behandlung immer etwas ist, was der Patient einerseits wünscht und andererseits auch fürchtet.

Debatten und Differenzen

Trotz diesen Annäherungen gibt es nach wie vor einige zentrale und weiterbestehende Kontroversen, die u. E. dazu führen, dass weiterhin nicht von einer integrativen Psychotherapie der Persönlichkeitsstörungen gesprochen werden sollte, vielleicht aber von einer Zunahme eines Konsens über schulenübergreifende, integrative Elemente (Dammann 2007). Im Allgemeinen werden – nicht zuletzt aus „schulenpolitischem" oder akademischem Kalkül die Differenzen zwischen den Verfahren stärker betont. Ob sich, um nur ein Beispiel zu geben ein MBT- und ein Schematherapeut im praktischen Tun überhaupt noch unterscheiden lassen, sei dahingestellt.

Allerdings unterscheiden sich die Ansätze in einigen zentralen Punkten, die sich dann auch in der empfohlenen Behandlungstechnik zeigen. In gewisser Weise könnte man von einem „bewusst-unbewussten" (wird eher mit kognitiv bewussten oder auch mit vorbewussten Aspekten) und von einem „supportiv-konfrontativem" Kontinuum sprechen. Interessanterweise sind die Verfahren der TFP und der DBT (obwohl aus unterschiedlichen Richtungen kommend) stärker konfrontativ als die MBT, die strukturbezogene Therapie oder die Schematherapie.

Innerhalb der psychoanalytischen Verfahren gibt es darüber hinaus eine Debatte, ob und wann Deutungen (insbesondere der Übertragungsbeziehung) für persönlichkeitsgestörte Patienten hilfreich (was die TFP betont) sind. Während insbesondere Otto Kernberg der Deutung weiterhin eine im technischen Vorgehen eine zentrale Rolle zuschreibt, allerdings auch betont, dass in vielen Fällen zunächst Klärungen und der Aufbau einer therapeutischen Beziehung notwendig sind, sieht die Gruppe der stärker interaktionell ausgerichteten psychodynamischen Psychotherapeuten – etwa die „stukturbezogene Psychotherapie" von Rudolf (2004) und die Weiterentwicklung der „interaktionellen Psychotherapie" durch Streeck (2007) – Übertragungs-Deutungen bei diesen Patienten sogar als schädlich an (siehe auch oben). Beziehungsklärungen oder Übertragungsdeutungen (auch wenn sie manchmal schmerzhaft sind und zu passageren Widerständen führen) können u. E. die therapeutische Beziehung vertiefen, können sie aber auch belasten.

Wie muss ein Therapeut auf schwerer gestörte Patienten antworten?

Hier gibt es klinisch zunehmenden Konsens was die technische Vorgehensweise angeht, wie sie etwa aus psychodynamischer Sicht z. B. für das Gebiet der Borderline-Persönlichkeitsstörung in den letzten Jahren diskutiert wurden (Dammann 2010).

1. Insgesamt sollte die Technik umso aktiver oder mentalisierungsfördernder sein, je strukturell kränker der Patient ist.
2. Je stärker ein Patient narzisstische Züge aufweist, was sich in dünnhäutiger Empfindlichkeit (die eher das Gegenteil von Empfindsamkeit ist) bis zu übertriebenem Misstrauen zeigen kann, umso wichtiger sind am Anfang der Behandlung unterstützende Techniken.
3. Mit der Zeit – dann wenn die therapeutische Beziehung tragfähiger wird – wird es zunehmend möglich, einen Patienten mit einer Persönlichkeitsstörung auch stärker zu konfrontieren.

Die Gefahr eines zu sehr konfrontativen, deutenden Zugangs könnte sein, dass der Patient zu früh seinen „Widerstandspanzer" angegriffen bekommt, bevor die Beziehung tragfähig genug ist, dass er dadurch Angst bekommt und destabilisiert wird oder die Behandlung zu einer Art „Machtkampf" wird. Aber auch die Gefahren einer zu stark supportiven Technik liegen auf der Hand. Sie arbeitet letztlich nicht mit einem dynamischen, von Konflikten geprägten Unbewussten. Diese Technik ignoriert nicht selten die psychoanalytischen Vorstellungen von Sexualität und Destruktivität. Sie betont die Bedeutung der Tragfähigkeit von Beziehung, benützt dieses Konzept jedoch, um Argumente zu finden, warum nicht stärker konfrontierend gearbeitet werden konnte.

Aktive Fürsorge und Helfernetze für die Patienten zu Beginn der Behandlung

Wechselnde Stimmungslagen, Selbstverletzungen und Suizidneigungen erschweren in vielerlei Hinsicht die Möglichkeit, mit den Patienten in ein stabiles Arbeitsverhältnis einzutreten. Von Therapeuten wird entsprechend ein hohes Maß an Flexibilisierung des therapeutischen Vorgehens erwartet. Die Ermöglichung telefonischer Kontakte für Patienten, die zwischen den Sitzungen in emotionale Krisen kommen, ist bereits integraler Anteil der DBT für Borderline-Patienten von Linehan und wird inzwischen ganz allgemein zur Krisenprophylaxe bei Persönlichkeitsstörungen empfohlen (vgl. Bronisch et al. 2002). Einige Autoren haben sich nun die Mühe gemacht, einmal genauer in Projektberichten und Fallmitteilungen herauszuarbeiten, was jene Therapeuten tun, die über Erfolge in der Verminderung von Suizidabsichten, Selbstverletzungen und von einer Zunahme der Therapiecompliance berichten (Schmidtke 2005, Fonagy u. Roth 2004). Herausgekommen ist dabei etwas, das man kurz und knapp auf folgende Formel bringen kann: Es handelt sich um Therapeuten, die sich um ihre Patienten kümmern. Nicht nur, dass diese „Kümmere-dich-um-die-Patienten-Therapeuten" telefonisch erreichbar sind. Sie selbst sind es, die von sich aus aktiv zwischen den Therapiesitzungen nochmals Kontakt mit ihren Patienten suchen. Patienten, bei denen die Therapeuten den Eindruck haben, dass es ihnen gerade nicht besonders gut geht, rufen sie beispielsweise zwischen den Sitzungen ihrerseits an und erkundigen sich nach dem Befinden. Oder sie schreiben dazwischen eine E-Mail, um nochmals positive Aspekte der vorhergehenden Sitzung zu bekräftigen. Arbeiten sie in Kliniken, so schauen sie abends, bevor sie nach Hause fahren, kurz noch einmal bei ihren Sorgenkindern vorbei. Dabei bleiben sie aber Psychotherapeuten und vermeiden es, zu „Sozialpädagogen" oder realen Freunden des Patienten zu werden.

Stabilisierung und Krisenmanagement. Offensichtlich liegt die Erkenntnis, dass insbesondere schwerst persönlichkeitsgestörte Patienten mit wenig Ressourcen einen über die Therapiesitzungen hinaus Sicherheit bietenden Therapeuten benötigen, derzeit außerhalb der meisten psychotherapeutischen Ansätze. Von manchem Praktiker wird in diesem Zusammenhang die Frage gestellt, ob wir mit kontinuierlicher Erreichbarkeit nicht in die Gefahr kommen, ein Abhängigkeitsverhalten zu verstärken und der Verselbständigung des Patienten Wege zu verbauen. Einige Autoren sind inzwischen entschieden anderer Ansicht (z.B. die Psychoanalytiker Fonagy u. Roth 2004). Nach dieser Auffassung sollten Therapeuten in der Lage sein, Therapiedisziplin und Beständigkeit im Rahmen eines Behandlungsplanes zu realisieren, der Beständigkeit erst dadurch herstellt, dass auf störungsbedingte Stimmungsschwankungen der Patienten zunächst Rücksicht genommen wird, und zwar wenigstens so lange, bis sich die emotionale Unausgeglichenheit dieser Patienten (permanente „Blaulicht"-Atmosphäre) zu stabilisieren beginnt. Angesichts einer erwartbaren Unberechenbarkeit insbesondere von Patienten mit Persönlichkeitsstörungen sollte zu Beginn einer Behandlung die Entwicklung eines individuell ausgerichteten und fürsorglich organisierten Krisen- und Managementplans und der Aufbau eines multimodalen und miteinander regelmäßig kommunizierenden Helfernetzes, da selten eine Person alle Funktion in sich vereinen kann, ein unverzichtbares Element in gut strukturierten Therapieplänen werden. Mit der Zeit wird der Patient dann die reale Unterstützung weniger benötigen.

Zentrale Beziehungsdilemmata bei Persönlichkeitsstörungen

Borderline-Patienten können nicht kontinuierlich ohne Beziehung sein, sie sind existenziell auf den anderen (als Tröster etc.) angewiesen (Mangel an haltenden inneren Objekten, Wunsch nach ungetrennter Symbiose = man könnte dies als **Verlassenheitsangst** benennen; die Notwendigkeit einer stabilen, kontinuierlichen Beziehung wird daraus plausibel). Gleichzeitig können Borderline-Patienten aber auch nicht kontinuierlich in Beziehung sein (aufgrund der Angst, manipuliert zu werden, wegen der Nähe, die entsteht, und die bedeuten kann, sich selbst zu verlieren etc. = **Verschmelzungsangst**).

Aufgabe des Therapeuten ist es nun, zwischen diesen beiden Gefahren, Skylla und Charybdis, zu umschiffen. Folge dieser Problematik (nach Lohmer 2002) sind abrupte Kehrtwendungen, mit dem Versuch, Distanz herzustellen (Vorwürfe, plötzliche Kühle, Wutanfälle etc.), oder aber Versuche, wieder Nähe herzustellen (Unterwerfungen, Verführungen, Manipulationen, Drohungen etc.). Das Gegenüber (der Partner, Therapeut etc.) wird in diese Dynamik hineingezogen und kann nicht anders, als jeweils polar dazu zu reagieren bzw. zu antworten (sich entziehend, verschlingend etc.).

Die Therapie mit persönlichkeitsgestörten Patienten ist eine Gratwanderung zwischen der Beachtung realer Verlassenheitsängste einerseits und einer technisch neutralen, allerdings nicht zu abstinenten Haltung. Der Therapeut wird immer in der Versuchung sein, den Patienten entweder (real) zu nahe an sich herankommen zu lassen, was eine Verführung, ein Verführtwerden oder eine Infantilisierung bedeuten könnte, oder aber den Patienten (real), technisch mit der Neutralität begründet, zu sehr auf Distanz zu halten, und dadurch eben kein wirkliches echtes und lebendiges Gegenüber zu sein.

Der Therapeut stellt neben seinem Verständnis sein „kohärentes Selbst" zur Verfügung und dem „fragmentierten Selbst" des Patienten gegenüber. Entwicklungsgeschichtlich besteht hier eine Nähe zur mütterlichen Funktion. Dafür ist es aber auch wichtig, dass sich die TherapeutInnen genügend mit den „gestörten Anteilen" des Patienten identifizieren können bzw. genügend Zugang zu seiner eigenen „gestörten Seite" haben. Die Behandlung weist somit immer auch wechselseitige Elemente auf: der Therapeut untersucht den Patienten; aber der Patient untersucht auch den Therapeuten! Ja, man kann wohl noch weiter gehen: Therapeut und Patienten behandeln sich gegenseitig. Unter dem Druck, der vom Patienten, seinen Problemen oder der Gegenübertragung herrührt, besteht immer die Gefahr, dass die Psychotherapie als ein Versuch im Patienten selbst die Mittel zur Bewältigung seiner Schwierigkeiten aufzubauen scheitert und der Patient quasi reale Bedürfnisbefriedigung sucht und erhält (realer Beziehungsersatz, Trost, die ihm als Kind zugestanden hätte etc.)

Metatheorie der Technik

Die neueren psychotherapeutischen Verfahren zur Behandlung der Borderline-Störung kreisen um die Integration „abgespaltener Teile". Je nach Theorie als „dissoziierte Ego states", „inkompatible Schemata", „oszillierende Teilobjektrepräsentanzen" oder als „Dialektik zwischen Validierungs- und Veränderungsstrategien" bezeichnet (s. Dammann 2007).

In der Dialektisch-Behavioralen Therapie (DBT) kommt der Balance von Validierungsstrategien („radikale Akzeptanz": „Ich kann Sie da wirklich verstehen") und Veränderungsstrategien („Und dennoch, obwohl es so schwer ist, müssen Sie etwas daran ändern...") eine wesentliche Bedeutung zu. Indem der Therapeut selbst mit diesen Balancen arbeitet – diese selbst aushält und dem Patienten (kognitiv, deutend, modellhaft, affektiv spürbar) vermittelt – findet integrierende Therapie erfolgreich statt.

Wie Westen (1991) ausgeführt hat, ähnelt die psychoanalytische Theorie der Ich-Funktionen dem kognitiv-behavioralen Konzept der „Selbstregulation", ohne dass hier allerdings der psychodynamische Selbstbegriff gemeint ist (s. dazu auch Sass u. Herpertz 1999, S. 123):

> *Die empathische Anleitung zu kompetenterer Affektregulation und verbesserter Impulskontrolle kann durchaus als passagere Übernahme von Hilfs-Ich-Funktionen verstanden und dem Patienten auch so begründet werden. Eine psychodynamische Herangehensweise kann schließlich auch eher negative therapeutische Reaktionen verstehen helfen, indem sie in der Analyse unbewusster motivationaler Verhaltenshintergründe bei Borderline-Patienten masochistische Tendenzen offenlegt, die jeden therapeutischen Fortschritt zunichte machen (vgl. Westen 1991).*

Die beiden Ansätze, die gegenwärtig am ehesten die Voraussetzungen aufweisen, eine Art Metatheorie der Behandlung der Persönlichkeitsstörungen zu bilden sind die Mentalisierungstheorie und die Schematheorie (siehe oben). Am ehesten scheinen die Mentalisierungsbasierte Psychotherapie (MBT) auf psychodynamischer Seite und die Schematherapie auf kognitiv-behavioraler Seite die Bedingungen für eine „allgemeine Psychotherapie" zu erfüllen. Möglicherweise wird es in den nächsten Jahren noch zu einer weiteren Annäherung der beiden Methoden kommen, die insbesondere auch die Bindungsforschung und neurobiologische Erkenntnisse zu integrieren suchen.

Einschränkend muss natürlich darauf hingewiesen werden, dass „Mentalisierung" natürlich ein Ziel aller Psychotherapien darstellt, etwas wenn durch Klärungen Gefühlszustände differenziert werden. Auch die „Schemata" als unbewusste, strukturgebende Muster tauchen in allen wichtigen Therapieansätzen (außer eventuell der DBT) auf, einmal heißen sie „Ego-States", „Unter-Persönlichkeiten", „(Teil-)Selbst- und Objektrepräsentanzen", „kognitive Muster", (aus der Bindungstheorie herrührende Funktions-)"Modi" etc.

29.9 Weitere integrative Behandlungsperspektiven

Ressourcenorientierter Zugang

Theoretischer Hintergrund. Von einigen Autoren (Benjamin 1993, Fiedler 2007) wurde zurecht darauf hingewiesen, dass es problematisch erscheint, Persönlichkeitsstörungen, zumal wenn diese tief mit der Persönlichkeit der Betroffenen verwurzelt und daher nicht ohne weiteres leicht änderbar erscheinen, nur unter pathopsychologischen Aspekten zu diskutieren. In diesem Ansatz rückt somit die Persönlichkeitsstörung näher an die „Normal"-Persönlichkeit oder den „Charakter" heran. Für diesen Ansatz, der ein eher **dimensionales Modell der Persönlichkeit** vertritt (d.h. Persönlichkeitsstörungen wären als quantitative Extremvarianten normaler Persönlichkeitszüge zu verstehen) könnten auch evolutionspsychologische Überlegungen sprechen, die in **Extremvarianten von Persönlichkeiten** situative adaptive Vorteile erkennen können (Dammann 2003). So hätten weitgehend angstfreie („antisoziale") Persönlichkeiten bessere Chancen bei der Nahrungssuche gehabt, da sie sich auch relativ gefährlichen Tieren genähert hätten, oder schizoide Persönlichkeiten hätten bei Epidemien durch ihre Kontaktscheu Überlebensvorteile.

Der ressourcenorientierte Zugang innerhalb einer integrativen Psychotherapie der Persönlichkeitsstörungen konzeptualisiert diese so als zum Teil nützliche und mit Ressourcen ausgestatte Extremvarianten von Persönlichkeitsstilen: vorsichtig-paranoide Persönlichkeit(sstörung); ordentliche-anankastische Persönlichkeit(sstörung); angstfreie-antisoziale Persönlichkeit(sstörung); anhänglich-dependente Persönlcihkeit(sstörung) etc. Entsprechend wird so auch argumentiert, dass die Patienten möglicherweise ihren Persönlichkeiten entsprechende berufliche Nischen (Detektiv, Archivar etc.) wählen sollten.

„Ressourcenorientierung" ist eine inzwischen empirisch gut begründete, weil die Wirksamkeit steigernde Behandlungsperspektive, wie sich dies aus den Ergebnissen der letzten zwanzig Jahre Therapieforschung herleiten lässt (Grawe et al. 1994). Wir finden solchermaßen Überlegungen beispielsweise bereits bei Rohde-Dachser (1986, 2004) mit Blick auf die Behandlung von Borderline-Störungen. Als Empowerment-Konzept wird sie bereits Anfang der 1970er Jahre in der Sozialpsychiatrie und Familientherapie diskutiert. Auch wenn es die Bezeichnung Ressourcenorientierung früher nicht gab, kann man die Intentionen dieses Ansatzes bereits vor Jahrhunderten in der Literatur zur Behandlung psychischer Auffälligkeiten finden.

Problematik des ressourcenorientierten Zugangs. Obschon dieser Ansatz zu einer Entstigmatisierung der Diagnose einer Persönlichkeitsstörung beitragen kann und ein dimensionaleres Verständnis der Persönlichkeitsstörungen fördern hilft, in dem er die Persönlichkeitsstörungen stärker an die normalen Persönlichkeiten und Persönlichkeitsakzentuierungen heranrückt, besteht die Gefahr, dass Persönlichkeitszüge, akzentuierte Persönlichkeiten und Persönlichkeitsstörungen gleich gesetzt werden. Oder mit anderen Worten: Probleme entstehen möglicherweise dort, wo *Ressourcenorientierung jeder Defizitorientierung als das vermeintliche wesentliche Agens einer Psychotherapie übergeordnet wird*. Eine solche Fehleinschätzung sollte in der Behandlung von Persönlichkeitsstörungen möglichst vermieden werden.

M **Persönlichkeitsstörungen sollten nicht unbedacht mit Persönlichkeitsakzentuierungen verwechselt werden. Kennzeichen einer Persönlichkeitsstörung sind nämlich immer das erhebliche Leiden in verschiedenen Lebensbereichen sowie die ausgesprochen defizitäre Kompetenz, auf interpersonelle Konflikte in sozial angemessener Weise zu reagieren. Auch ein zwanghafter Archivar oder ein angstfreier Kampfpilot mit Sensation Seeking oder eine hysterische Schauspielerin müssen sich in ihren Teams, mit Vorgesetzten, mit Frustrationen und Kränkungen arrangieren können müssen, um überhaupt Erfolg zu haben.**

Defizitorientierung und Ressourcenorientierung. Ressourcennutzung allein reicht u. E. also für eine Therapieplanung nicht hin. Eine Ressourcenbeurteilung steht immer gleichwertig neben einer Defizitbegutachtung. Erst die beiden Seiten derselben Medaille ergeben Sinn und Perspektive. Insbesondere, wenn Ressourcen kaum vorhanden sind (und das trifft auf viele Patienten mit Persönlichkeitsstörungen zu), gilt es zunächst, Defizite auszugleichen, Entwicklung anzuregen, häufig mit dem Ziel, eine Ressourcenaktivierung überhaupt in Gang bringen zu können (Fiedler 2004b).

Genau deshalb wurde und wird diese Doppelbetrachtung in Richtung „Defizit und Ressourcen" in jeder Psychotherapieausbildung genau so und nicht anders vermittelt. Auch darin dürften sich Psychoanalytiker und Gesprächspsychotherapeuten nicht von Verhaltenstherapeuten unterscheiden. Nur zum Beispiel hatte Christa Rohde-Dachser auf die zwingende Notwendigkeit dieser Doppelbetrachtung „Defizit und Ressourcen" in der psychodynamischen Behandlung von Borderline-Persönlichkeitsstörungen bereits vor mehr als zwanzig Jahren hingewiesen – und zwar unter Nutzung des Begriffs „Ressourcen" (1986).

Untergruppenorientierte und traumaspezifische Aspekte

Wohl unabhängig vom Einsatz eines bestimmten Behandlungskonzepts gibt es einige weitere Aspekte, die es bei der Planung und Durchführung übergreifend zu beachten gilt. Dies beginnt bereits mit der Eingangsdiagnostik. Insbesondere persönlichkeitsgestörte Menschen mit ausgeprägten Identitäts- und Interaktionsstörungen gelten als Patienten, die bislang weniger gut auf eine psychotherapeutische Behandlung ansprechen. Diese Aussage wird gestützt durch eine Modellierung stationärer Behandlungsverläufe z.B. von Borderline-Patienten (Hull et al. 1993). Die über sechs Monate hinweg untersuchten Patienten mit den schweren Kernsymptomen der Borderline-Störung (Identitätsdiffusion, Gefühle der inneren Leere, instabile zwischenmenschliche Beziehungen mit extremen Schwankungen zwischen Idealisierung und Abwertung, Angst vor realem und imaginiertem Alleinsein) berichteten während der gesamten Behandlungszeit über bleibende Symptome, ja sogar über eine ansteigende Symptomatik. Ganz im Unterschied dazu fand sich bei Patienten mit weniger ausgeprägter Kernsymptomatik eine über die Behandlung hinweg beobachtbare Symptombesserung.

Bei den weniger erfolgreichen Patienten handelt es sich u. E. zumeist um Menschen, die in ihrem bisherigen Leben vielfältigen traumatischen Erfahrungen einschließlich körperlichen und sexuellen Misshandlungen ausgesetzt waren. Da für diese Personengruppe in den letzten Jahren deutliche Fortschritte in der Entwicklung effektiver Behandlungskonzepte erzielt wurden, soll auch darauf kurz eingegangen werden (ausführlich: Bronisch et al. 2000, Bohus 2004; zur stationären Behandlung: Sipos u. Schweiger 2005, Dulz 2009).

Trauma und Traumasymptomatik. Wenn Traumatisierung für das bisherige Leben vieler von Patienten eine Verantwortlichkeit trägt, bleibt zu beachten, dass das Traumaerleben und die früher gelernten Bewältigungsmuster reaktiviert werden können (und dies gilt nicht nur für Borderline-Patienten). Da die Betroffenen gelernt haben, sich an traumatische Situationen anzupassen, tendieren viele dazu, misstrauisch zu sein, keine klaren Signale zu geben und in Momenten, in denen die Realität der therapeutischen Beziehung ihnen keine Sicherheit bietet, aggressiv zu reagieren – dies vor allem dann, wenn z. B. heikle oder bedrohliche Themen angesprochen werden oder wenn es zu Kränkungen kommt (Fiedler 2008).

Es scheint sogar so, dass Traumabewältigungsmuster (vor allem Dissoziationen) ähnlich einer konditionierten Reaktion recht leicht gelernt werden können. Sind sie einmal konditioniert, kann Stress automatisch bzw. autoregulativ zu Dissoziationsphänomenen führen, z. B. zu tranceähnlichem Verhalten, zu Depersonalisation und zu Erinnerungsverlust. In diesem Zustand fühlt sich die Person abgestumpft und beziehungslos. Bezugspersonen (gelegentlich sogar die Therapeuten) tendieren in solchen Situationen vorschnell dazu, erheblich frustriert darüber zu sein, wenn ein Patient plötzlich (willentlich oder unwillentlich) unfähig erscheint, angemessen zu reagieren und „verantwortlich" zu handeln.

Therapeutische Grundhaltung. Wenn traumatisierte Patienten dazu tendieren, gegenwärtige Interaktionen auch mit den Möglichkeiten anzugehen, die ihnen als überlebenswichtige Kompetenz in traumatischen Situationen oder in konflikthaltigen Beziehungen zur Verfügung standen, besteht die wesentliche Voraussetzung der Therapie in der Herstellung eines grundlegenden Gefühls von zwischenmenschlicher Sicherheit. Es geht darum, eine tragfähige therapeutische Beziehung aufzubauen. Die Qualität der therapeutischen Beziehung wird von den Patienten aus verständlichen Gründen wiederholte Male auf ihre Tragfähigkeit geprüft. Besonders zu Beginn steht deshalb die Beziehungsgestaltung im Mittelpunkt der Therapie, d. h. die therapeutische Beziehung muss sich immer wieder aufs Neue bewähren. Dabei sollte die Arbeit mit traumatischem Material (Erinnerungen etc.) nicht starr vermieden werden, wie noch vor einigen Jahren häufiger gelehrt.

29.10 Evaluation

Störungsspezifische Methoden

In den letzten Jahren kam es zunehmend zur Ausarbeitung und Evaluation von **störungsspezifischen, manualgeleiteten Vorgehensweisen**, wie sie auch bereits für andere Störungsbilder vorliegen. Die meisten Ansätze nahmen von der Borderline-Persönlichkeitsstörung ihren Ausgang. Und interessanterweise ist diese Entwicklung nicht nur in der Verhaltenstherapie etwa mit Konzeptweiterungen in der Tradition der Dialektisch-Behavioralen Therapie sensu Linehan (z. B. Bohus 2004) oder der Schematherapie sensu Young (z. B. Roediger 2009, Arntz u. van Genderen 2010) vorangekommen, sondern erste Manualentwicklungen befinden sich auch in der Psychoanalyse in der Evaluation, z. B. die manualisierte Transference-Focused Psychotherapy in der Tradition von Kernberg (Clarkin et al. 1999, dt. 2001; vgl. Buchheim et al. 1999).

Sie wurden neben der klinischen Notwendigkeit u. a. deshalb entwickelt, um den Anforderungen der evidenzbasierten Psychotherapie nach „empirisch validierten Therapieverfahren" zu genügen, was heißt, auch den (von ökonomischer Seite geforderten) Nachweis von Wirksamkeit an einer definierten Gruppe mit einer therapiespezifischen Skala zur Manualtreue und Umsetzungskompetenz (als Adherence and Competence Rating) zu erbringen. Dieser Trend zu manualgeleiteten Therapieformen hat einige wesentliche Vorteile wie Lehr- und Lernbarkeit und Umgang mit störungstypischen Problemen. Alle genannten Verfahren zur Behandlung der Borderline-Störung weisen zudem besonders am Anfang der Therapie zahlreiche Behandlungsgemeinsamkeiten auf: Therapieverträge und thematische Hierarchien auch bei den Psychodynamikern, auf der anderen Seite stärkere Beachtung der Beziehung und von „Gegenübertragungsimpulsen" auf Seiten der Verhaltenstherapeuten.

Die Fortentwicklung und empirische Untersuchung brauchbarer Behandlungskonzepte expandiert gegenwärtig jedoch in erheblichem Umfang. So liegen inzwischen ausgearbeitete störungsübergreifende (z. B. Livesley 2003, Schmitz et al. 2008) als auch zunehmend störungsspezifische Konzepte jenseits der Borderline-Problematik vor (Übersichten in Oldham et al. 2005, Fiedler 2007, Bohus et al. 2009). Leider findet sich demgegenüber in der therapeutischen Praxis, dass die Patienten nach wie vor therapieschulen- und nicht störungsspezifisch behandelt werden. Nach wie vor mangelt es erheblich an Überlegungen und Untersuchungen zu Fragen der selektiven und differenziellen Indikation (also zu Entscheidungshilfen, welche Patienten mit welchen Störungsmustern welchem Therapieverfahren sinnvollerweise zugewiesen werden sollten). Hierin sehen wir übrigens eine der wichtigsten und anspruchsvollsten Aufgaben für die Zukunft. Darüber hinaus könnte unseres Erachtens vor allem eine ausdrücklichere Orientierung an spezifischen Persönlichkeitsstörungen die Möglichkeit der schulübergreifenden Entwicklung von Behandlungsleitlinien eröffnen.

Psychotherapieforschung

Auch von Seiten der Psychotherapieforschung liegen inzwischen für eine Reihe von Persönlichkeitsstörungen vielversprechende Behandlungsergebnisse vor (in der Übersicht ebenfalls Oldham et al. 2005, Fiedler 2007). Dabei gibt es insbesondere Studien zu den Persönlichkeitsstörungen aus dem *DSM-Cluster-C* (ängstlich-vermeidende Persönlichkeitsstörungen) und zu den **Borderline-Persönlichkeitsstörungen**. Leider gibt es bislang **kaum Studien zu den klinisch wichtigen narzisstischen Persönlichkeitsstörungen**. Bezüglich der Behandlung der Borderline-Störung konnte für die DBT nach Linehan (1993) gezeigt werden, dass dieses manualgeleitete störungsspezifische Verfahren signifikant zu einer Reduktion von Selbstverletzungen, Hospitalisationen etc. führte (Linehan et al. 1993, 1994, Bohus et al. 2000, Verheul et al. 2003). Allerdings bewirkte die Therapie in allen Studien nur einen geringen Einfluss auf interpersonelle Schwierigkeiten und Depressivität. Dies hat sich jedoch mit Entwicklung der Schematherapie geändert, zu der ebenfalls erste Untersuchungen vorliegen (Giesen-Bloo et al. 2006). Zudem liegen auch kontrollierte psychodynamische Studien für die TFP und die DBT vor, die ebenfalls einen Rückgang der dysfunktionalen Symptomatik zeigten (allerdings zeitlich etwas später als mit DBT), z.T. höhere Abbruchraten, aber dafür zusätzlich erhebliche Verbesserungen im interpersonellen und affektiven Bereich aufwiesen (Stevenson u. Meares 1992, Bateman u. Fonagy 1999, 2001, Clarkin et al. 2001, Clarkin et al. 2007, Döring et al. 2010). In einer kontrollierten Studie gelang es nur für die TFP (und nicht für die DBT und das „Treatment-as-Usual") zu zeigen, dass diese Veränderungen im Bindungsstil und reflexiven Funktionieren erreichen konnte (Levy et al. 2006).

Dem Problem des frühen Abbruchs bei Borderline-Störungen müssen sich jedoch die Therapeuten aller Therapieschulen stellen, auch wenn sich in der TFP sensu Kernberg nach wie vor die höheren Abbruchraten finden.

Das zeigte sich erneut in einer holländischen Studie einer Arbeitsgruppe um Arntz (Giesen-Bloo et al 2006, Arntz u. Genderen 2010). In dieser Studie wurde übrigens erstmals bei Borderline-Patienten die schemafokussierte Therapie sensu Young mit der übertragungsorientierten Therapie nach Kernberg verglichen. Dazu wurden 44 Patienten mit der (manualisierten) Schematherapie und 42 Patienten mit der (manualisierten) TFP ambulant behandelt. Bei parallelisierten soziodemografischen und klinischen Merkmalen zeigte sich, dass die vorzeitige Abbrecherrate für die Gruppe mit übertragungsfokussierter Therapie Behandelten zwar signifikant höher ist, jedoch auch in der Schematherapie ein beachtenswertes Problem bleibt. Über einen Zeitraum von drei Jahren wiesen beide Behandlungsgruppen bei Abzug der Therapieabbrüche in allen Parametern nach einem, zwei und drei Jahren Verbesserungen auf mit leichter Überlegenheit in dieser Studie für die schemafokussierte Psychotherapie. Obwohl beide Verfahren bei (vielleicht unterschiedlichen Borderline-Patienten) zu deutlichen Verbesserungen führten, wurde leider verabsäumt, nach Indikatoren auf Patientenseite zu forschen, die zukünftig einer Entscheidung selektiver Zuweisung von Patienten zu dem einen oder dem anderen Vorgehen hätten zugrunde gelegt werden können. Wiederum wurde etwas einseitig nur der Frage nachgegangen, welches der beiden Verfahren dem anderen überlegen ist.

Insgesamt ist somit festzustellen, dass die Behandlungskonzepte der Persönlichkeitsstörungen nach wie vor in der Tradition unterschiedlicher Therapieschulen (v. a. der interpersonellen Psychotherapie, der Psychoanalyse oder kognitiven Verhaltenstherapie) entwickelt und erprobt werden. Entsprechend wurden auch in dieser Arbeit schulspezifische Schwerpunkte gesetzt und entsprechend integrative Perspektiven eher nebengeordnet dargestellt. Dies geschieht im Unterschied zu den Behandlungskonzepten bei spezifischen psychischen Störungen. Für letztere sind die Therapieansätze (beispielsweise bei Schizophrenien, Depressionen, Phobien oder Sprechstörungen) in den vergangenen Jahren bereits stärker **phänomen-** bzw. **ätiologiespezifisch** ausgerichtet und damit unabhängiger von Therapieschulen begründet und fortentwickelt worden (Fiedler 2010). Eine solche Entwicklung könnte auch vermehrt für die Persönlichkeitsstörungen angestoßen werden. Andererseits dürfte sie erst bei einem weiter zunehmendem Konsens über die Störungsdefinition und der davon abhängigen Möglichkeit der Entwicklung störungsspezifischer Ätiologie- und Behandlungs-Modelle für die nächsten Jahre zu erwarten sein, wenn die Protagonisten der unterschiedlichen Verfahren die Offenheit haben, wichtige Erkenntnisse aus anderen Therapierichtungen aufzunehmen.

30 Dissoziative Störungen

C. Spitzer, H. J. Freyberger

Die dissoziativen Störungen sind durch einen partiellen oder vollständigen „Verlust der normalerweise gelingenden Integration der (autobiografischen) Erinnerung, des Identitätsbewusstseins, der Wahrnehmung unmittelbarer Sinnesempfindungen sowie der Kontrolle willkürlicher Körperbewegungen" gekennzeichnet. Als diagnostische Kategorie haben sie sich aus der Hysterie entwickelt, deren klinische Charakteristika – neben typischen Persönlichkeitseigenschaften – eine Vielzahl psychischer und körperlicher Funktionsstörungen ohne organisches Korrelat umfassen (Fiedler 2008, Mentzos 2009).

30.1 Historie

Die wechselvolle Geschichte dieser Erkrankung zeigt, dass sie nicht nur durch unterschiedliche medizinische Disziplinen „beansprucht" wurde, sondern auch als soziokulturelles Phänomen zu verstehen ist. Die ersten ätiopathogenetischen Modellvorstellungen stammen aus der ägyptischen Hochkultur, in der angenommen wurde, dass eine im Körper umherwandernde Gebärmutter für die vielfältigen hysterischen Symptome verantwortlich sei. Die Griechen übernahmen diese Ideen und leiteten aus dem griechischen Wort „hystera" (Gebärmutter) ihre Bezeichnung ab. Wissenschaftlich-systematische Ansätze stammen aus der französischen Neurologie der 2. Hälfte des 19. Jahrhunderts: In der Auseinandersetzung mit hysterischen Patienten wies Jean-Martin Charcot auf eine zentrale psychische Komponente hin, indem er entdeckte, dass sich hysterische Symptome unter Hypnose auflösen respektive induzieren lassen.

Er vermutete, dass alterierte Bewusstseinsanteile den zentralen Pathomechanismus darstellen. Sein Schüler Pierre Janet, der den Terminus der Dissoziation prägte, führte diese Idee fort. Nach ihm sind so genannte „psychologischen Automatismen" in ihrer Gesamtheit in einem phänomenalen Bewusstsein vereint. Durch traumatische Erfahrungen können sich einzelne Elemente abspalten, die in der Folge eigendynamisch wirken und so für die hysterischen Symptome verantwortlich sind. Die Bereitschaft zu dieser Dissoziation hängt dabei nicht allein von der Schwere des Traumas, sondern vielmehr von der individuellen Disposition ab. Etwa zeitgleich stellten Sigmund Freud und Joseph Breuer als entscheidenden Pathomechanismus der Hysterie die Konversion heraus. Darunter verstanden sie die Umsetzung eines intrapsychischen Konflikts in Körpersymptome, die diesen meist sexuell-ödipalen Konflikt symbolisch darstellen.

30.2 Dissoziation und Konversion

In der Folgezeit entwickelten sich die komplementären Konzepte der Dissoziation und Konversion vergleichsweise unabhängig voneinander. Hatte Freud die Konversionssymptome ausschließlich im Bereich der Sensorik, Sensibilität und der Willkürmotorik verortet, wurde sein Modell später auf vegetative Organsysteme ausgeweitet; diese Erkrankungen werden heute unter den somatoformen Störungen subsumiert. Auch die Vermischung von Persönlichkeitsmerkmalen wie emotionale Labilität, Dramatisierung, Emotionalisierung und (Pseudo-)Sexualisierung mit Konversions- und dissoziativen Phänomenen hat zu einer terminologischen Unschärfe des Hysteriebegriffs geführt. Gleichzeitig haben psychotraumatologische Studien an Kriegsveteranen und Überlebenden schwerer kindlicher Misshandlungen übereinstimmend gezeigt, dass spezifische psychische und körperliche Beschwerden wie beispielsweise Gedächtnislücken, Entfremdungserleben, vorübergehende Analgesie und Bewegungslosigkeit als Folgen traumatischer Erlebnisse verstanden werden können.

Dementsprechend ist es zu einer erneuten Annäherung dieser beiden Konzepte gekommen, die sich in der ICD-10 Klassifikation widerspiegelt. Trotz dieser Annäherung erscheint es sinnvoll, die phänomenologischen Unterschiede auch begrifflich zu differenzieren und die dissoziativen Störungen in zwei Gruppen zu unterteilen (Tabelle 30.1):
- dissoziative Bewusstseinsstörungen (Dissoziation rein auf der psychischen Ebene; Eckhardt-Henn et al. 2004)
- Konversionsstörungen (Dissoziation ausschließlich auf der Körperebene; Kößler u. Scheidt 1997).

Dissoziative Bewusstseinsstörungen

Die dissoziativen Bewusstseinsstörungen umfassen die Amnesie, Fugue, Stupor, Trance- und Besessenheitszustände, das Ganser-Syndrom und die multiple Persönlichkeitsstörung, die in Analogie zum DSM-IV besser als Dissoziative Identitätsstörung bezeichnet werden sollte.

Tabelle 30.1 Übersicht über die dissoziativen Störungen in der ICD-10

Dissoziative Bewusstseinsstörungen		Konversionsstörungen	
F44.0	Dissoziative Amnesie	F44.4	Dissoziative Bewegungsstörungen
F44.1	Dissoziative Fugue	F44.5	Dissoziative Krampfanfälle
F44.2	Dissoziativer Stupor	F44.6	Dissoziative Sensibilitäts- und Empfindungsstörungen
F44.3	Trance- und Besessenheitszustände		
F44.80	Ganser-Syndrom		
F44.81	Multiple Persönlichkeitsstörung		
F44.7	Dissoziative Störungen, gemischt		

Dissoziative Amnesie. Die Störung ist durch eine defizitäre Erinnerung an persönlich relevante Informationen wie die eigene Identität, wichtige Lebensereignisse oder -abschnitte gekennzeichnet. Die Amnesie bezieht sich also auf das autobiografisch-deklarative Gedächtnis, wobei die vergessenen Inhalte ganz überwiegend traumatischen Charakter haben oder die psychische Integrität massiv in Frage stellen. In der Regel ist die Amnesie unvollständig, selektiv und im Verlauf fluktuierend, übersteigt jedoch immer das Ausmaß natürlicher Vergesslichkeit.

Dissoziative Fugue. Das zentrale Charakteristikum der dissoziativen Fugue besteht in einer zielgerichteten Ortsveränderung, die über die gewöhnliche Alltagsaktivität des Betroffenen hinausgeht. Obwohl für die Zeit der Fugue eine Amnesie besteht, sind die sonstigen psychosozialen Kompetenzen wie z. B. die Selbstversorgung weitgehend erhalten, so dass die Betroffenen auf Außenstehende unauffällig wirken.

Dissoziativer Stupor. Diese Erscheinungsform zeichnet sich durch eine beträchtliche Verringerung oder ein vollständiges Fehlen willkürlicher Spontanbewegungen, der Sprache und der normalen Reaktionen auf Licht, Geräusche oder Berührung aus. Im Gegensatz zu organisch stuporösen Bildern ist der Muskeltonus normal und die aufrechte Haltung und Atmung bleiben erhalten. Gerade bei dem dissoziativen Stupor ist eine schnelle Differenzialdiagnostik wichtig, weil sich daraus erhebliche therapeutische Konsequenzen ergeben.

Dissoziative Trance- und Besessenheitszustände. Diese sind überwiegend in Ländern der Dritten Welt zu beobachten und imponieren durch einen vorübergehenden Verlust der persönlichen Identität und Umgebungswahrnehmung. Einerseits kommt es zu tranceartigen Bildern mit Bewusstseinseinengung und eingeschränkter Psychomotorik. Andererseits finden sich Zustandsbilder, bei denen die Betroffenen davon überzeugt sind, sie werden von einer Gottheit, einem Geist oder einer unheimlichen Kraft beherrscht. Dieser Überzeugung folgt ihr Verhalten, was dadurch oft bizarr und inadäquat wirkt.

Ganser-Syndrom. Führendes Merkmal des Ganser-Syndrom stellt das sog. „haarscharfe" Vorbeiantworten im Gespräch dar: So antworten beispielsweise die Betroffenen auf die Frage: „Wie viel ist 2 plus 2?" mit „5". Diese Störung kommt sehr selten vor und wird überwiegend in forensischen Settings berichtet.

Multiple Persönlichkeitsstörung. Als charakteristisch für die multiple Persönlichkeitsstörung (mulitple personality disorder, MPD) gilt das Vorhandensein von zwei oder mehreren verschiedenen Persönlichkeiten bzw. Persönlichkeitsanteilen innerhalb eines Individuums, wobei jeweils nur eine in Erscheinung tritt. Jeder Teil hat sein eignes Gedächtnis, eigene Vorlieben und Verhaltensweisen und übernimmt in unterschiedlichem zeitlichen Ausmaß die volle Kontrolle über das Verhalten der Betroffenen. In der Regel haben die verschiedenen Persönlichkeitsanteile keinen Zugang zu der Existenz oder den Erinnerungen der anderen Anteile. Klinisch wegweisend ist die direkte Beobachtung eines Wechsels zwischen den verschiedenen Persönlichkeit(santeil)en, die im Englischen als „switches" bezeichnet werden. Im DSM-IV erfolgte eine Umbenennung der multiplen Persönlichkeitsstörung in die *dissoziative Identitätsstörung* (dissociative identity disorder, DID). Die nosologische Stellung der DID ist umstritten und die umfassendste Kritik findet sich im sog. soziokognitiven Modell der DID (Spanos 1994). Ob veränderte Diagnosenkriterien (Gast 2004a) zu einer besseren Akzeptanz führen, bleibt abzuwarten. Aus klinischer Perspektive ist jedoch unbestritten, dass gerade biografisch früh, schwer und chronisch traumatisierte Patienten unterschiedliche Persönlichkeitskonfigurationen zeigen. Daher ist es folgerichtig, die DID als posttraumatische Störung zu konzipieren. Hingegen ist derzeit offen, ob die DID als eigene klinische Entität, als Variante der komplexen posttraumatischen Belastungsstörung oder eine Variante der bzw. Syndroms innerhalb der Borderline-Persönlichkeitsstörung sinnvoll zu verstehen ist (Dulz u. Sachsse 2004).

Konversionsstörungen

Zu den pseudoneurologischen dissoziativen Störungen, die in der ICD-10 synonym auch als Konversionsstörungen bezeichnet werden, zählen die Bewegungsstörungen, die Krampfanfälle sowie die Sensibilitäts- und Empfindungsstörungen. Im Gegensatz zur ICD-10, welche die Konversions- und dissoziativen Störungen in einer Kategorie bündelt, subsumiert das DSM-IV die Konversionsstörungen als eine Variante unter die **somatoformen Störungen**.

Die **dissoziativen Bewegungsstörungen** umfassen alle psychogenen Dysfunktionen der Willkürmotorik, wobei Lähmungen aller Schweregrade am häufigsten sind. Es kommen jedoch auch A- bzw. Dysphonien, Dysarthrien, Dyskinesien und Koordiniationsstörungen (z. B. Ataxie, Abasie und Astasie) vor. Oft gleicht die Symptomatik tatsächlichen neurologischen Erkrankungen, etwas einer brachiofazial betonte Hemiparese bei einem cerebralen Insult oder einem „bunten" Bild wie bei der multiplen Sklerose.

Dissoziative Krampfanfälle ähneln in ihrer Vielgestaltigkeit epileptischen Anfällen. Die klinische Symptomatik reicht dabei von nicht-konvulsiven Synkopen („Ohnmachtsanfälle") über „Wutanfälle" mit Kratzen, Schlagen oder Beißen zu Anfällen, bei denen es zu rhythmischen Bewegungen kommt, die als Koitusäquivalente interpretiert wurden (z. B. „arc de cercle") und daher auch „symbolische Anfälle" genannt werden. Im Gegensatz zu epileptischen Anfällen finden sich bei den dissoziativen Anfällen keine lichtstarren Pupillen, kaum Zungenbisse, Einnässen oder -koten, keine vegetative Dysregulation (z. B. Blutdruckspitzen, Zyanose oder Hypersalivation) und wenig schwere Verletzungen.

Dissoziative Sensibilitäts- und Empfindungsstörungen sind durch Veränderungen bzw. Ausfälle der Sensibilität und Sensorik gekennzeichnet. Klinisch kommt es zu Dys-, Hyp- und Anästhesien, die in ihrer Ausdehnung häufig den laienhaften Vorstellungen des Patienten entsprechen, so dass oft eine „schneidermusterartigen" Verteilung gesehen wird, die nicht den anatomischen Strukturen folgt (z. B. handschuhartig begrenzte Anästhesie). Unter dieser Diagnose werden auch Störungen des Visus bis zur Blindheit, Hörstörungen bis zur Taubheit und Anosmie subsumiert.

Liegt mehr als eine dissoziative Störung vor (z. B. eine motorische und sensible Hemisymptomatik), sollte eine **dissoziative Störung, gemischt**, diagnostiziert werden. In die Rubrik sonstige dissoziative Störungen gehören dissoziative Verwirrtheits- und Dämmerzustände, die jedoch sehr selten sind.

30.3 Diagnose und Differenzialdiagnose

Für die Diagnose einer dissoziativen Störung fordert die ICD-10 das Vorliegen aller der folgenden drei Merkmale:
1. klinische Charakteristika, wie sie für die einzelnen Störungen (Amnesie, Fugue, Anfälle, Paresen, etc.) typisch sind;
2. keine körperliche Erkrankung, welche die Symptome ausreichend erklären könnte;
3. Nachweis einer psychogenen Verursachung, d. h. zeitlicher Zusammenhang mit einer psychosozialen Belastung (auch wenn diese vom Patienten selbst geleugnet werden).

Damit wird deutlich, dass dissoziative Störungen keine Ausschlussdiagnosen darstellen; vielmehr ist bei entsprechenden klinischen Verdachtsmomenten sofort eine mögliche Psychogenese zu berücksichtigen. Dennoch ist bei allen Erstmanifestationen eine eingehende somatische, vor allem neurologische Diagnostik unabdingbar. Die gleichzeitige erfolgende psychiatrisch-psychotherapeutische Diagnostik berücksichtigt folgende Aspekte, um eine Psychogenese ebenso plausibel zu machen wie die ersten Behandlungsschritte zu planen und zu initiieren (Dammann u. Overkamp 2004):
- klinische Symptomatik mit Ausprägung und psychosozialen Funktionseinschränkungen;
- kategoriale Diagnose (primär dissoziative Störung oder Bestandteil einer „übergeordneten" Störung);
- differenzialdiagnostisch relevante Symptome;
- komorbide Erkrankungen;
- Beginn und potenzielle Auslöser;
- Verlauf und verlaufsmodifizierende Einflüsse;
- psychosoziale Situation;
- Therapievoraussetzungen und -motivation;
- Persönlichkeitsstruktur und -variablen;
- Vorerfahrungen mit Psychotherapie und/oder Psychopharmaka (Art, Dauer, Erfolg oder Misserfolg von Vorbehandlungen);
- Störungswissen der Betroffenen und Krankheitsmodell.

Psychometrische Verfahren können zur erweiterten Symptomerfassung, diagnostischen Sicherheit und Verlaufsmessung genutzt werden. Als Screeningverfahren hat sich die international am breitesten etablierte Selbstbeurteilungsskala **Dissociative Experiences Scale** bewährt. Diese gibt es als Kurz- und Langfassung in einer modifizierten deutschen Version als **Fragebogen zu Dissoziativen Symptomen** (FDS; Spitzer et al. 2005a). Für die kategoriale Diagnostik steht das in deutscher Übersetzung vorliegende **Strukturierte Klinische Interview für DSM-IV Dissoziative Störungen** (SKID-D; Gast et al. 2006) zur Verfügung.

Differenzialdiagnostisch ergibt sich bei allen dissoziativen Störungen die Notwendigkeit, eine ausreichend erklärende organische Basis der Symptomatik auszuschließen. Hinzu kommt, dass dissoziative Symptome bei anderen psychischen Störungen häufig vorkommen. Bei der akuten und posttraumatischen Belastungsstörung und der Borderline-Persönlichkeitsstörung gehören sie gar zu den diagnostischen Kriterien. Daher ist immer zu klären, ob die dissoziative Symptomatik allein das klinische Bild dominiert, oder ob sie in einen weiteren Störungszusammenhang eingebettet ist. Die zusätzliche Diagnose einer dissoziativen Störung erscheint dann gerechtfertigt, wenn diese das klinische Bild maßgeblich mitprägt. Zu den weiteren Differenzialdiagnosen gehören affektive, Angst- und somatoforme Störungen, Schizophrenien, hirnorganische und artifizielle Störungen sowie Simulationstendenzen.

Konversionsstörungen sind in erster Linie von neurologischen Krankheiten abzugrenzen, die die Beschwerden hinreichend erklären könnten. Am relevantesten sind hier Epilepsien, zerebrovaskuläre Erkrankungen, Kleinhirnsyndrome und die Encephalomyelitis disseminata. Eine Differenzierung allein auf der Basis des klinischen Bilds ist in der Regel nicht möglich, zumal die Komorbidität zwischen neurologischen Erkrankungen und dissoziativen Störungen hoch ist. Liegt etwa eine gesicherte organische Störung vor, ist immer zu fragen, ob diese ausreicht, um die Symptomatik zu erklären.

Bei allen differenzialdiagnostischen Erwägungen und sich daraus ergebenden diagnostischen Maßnahmen ist das häufig somatisch geprägte Störungsmodell der Betroffen kritisch zu berücksichtigen. Eine umfassende Organdiagnostik birgt nämlich die Gefahr einer iatrogenen Fixierung dieses somatischen Krankheitskonzeptes, was die Initiierung einer Psychotherapie deutlich erschwert oder gar unmöglich macht.

30.4 Epidemiologie

Für dissoziative Bewusstseinsstörungen liegen keine Prävalenzangaben in der Allgemeinbevölkerung vor. Ähnlich wie bei den Konversionsstörungen, für die Lebenszeitprävalenzen von 0,6 % in der europäischen Allgemeinbevölkerung berichtet wurden, sind sie insgesamt selten.

In psychiatrischen Inanspruchnahmepopulationen werden Prävalenzen von bis zu 30 % ermittelt, wobei diese klinisch häufig übersehen werden. Pseudoneurologische Störungen finden sich vorrangig in der somatischen Medizin, v. a. in der Neurologie und Inneren Medizin.

Klinisch relevante dissoziative Störungen treten gehäuft vor Beginn bzw. am Anfang des dritten Lebensjahrzehnts erstmalig auf und in größeren klinisch behandelten Populationen beginn bei ca. 75 % der Patienten der Erkrankung zwischen dem 17. und 32. Lebensjahr. Frauen scheinen insgesamt häufiger betroffen als Männer.

Dissoziative Störungen, die durch ein hohes Ausmaß an Desintegration psychischer Funktionen (Krampfanfälle, Fugue, multiple Persönlichkeitsstörung) gekennzeichnet sind, verlaufen in der Regel eher chronisch. Hingegen zeigen Amnesien, Bewegungs-, Sensibilitäts- und Empfindungsstörungen häufig einen episodenhaften Verlauf.

Patienten mit dissoziativen Störungen weisen eine hohe Komorbidität mit Persönlichkeitsstörungen (ca. 30 %), Phobien und anderen Angsterkrankungen (25–90 %), depressiven (70–90 %) und somatoformen Störungen (ca. 15 %) auf (Dammann et al. 2004; Spitzer et al. 2005b).

Das *Risiko einer ungünstigen Prognose* scheint dabei mit dem Ausmaß der Komorbidität, mit dem Zeitpunkt einer adäquaten Diagnosenstellung und der Erkrankungsdauer zu steigen. Als problematisch erweist sich vor allem bei Patienten mit Konversionsstörungen, dass diese z.T. über lange Zeiträume als neurologisch erkrankt verkannt werden. In Stichproben von Patienten mit dissoziativen Störungen, die in der Neurologie hospitalisiert wurden, wurde eine mittlere Erkrankungsdauer von ca. 7 Jahren gefunden, bevor erstmalig eine psychiatrisch-psychotherapeutische Intervention erfolgte. Während zu Beginn einer dissoziativen Störung auslösende Ereignisse und Auftreten der Symptomatik inhaltlich und zeitlich korreliert sind, kommt es im Verlauf häufig zu einer zunehmenden Generalisierung auf unspezifische innere und äußere Stimuli.

30.5 Ätiologie und Pathogenese

Psychodynamische Konzepte

Nach psychodynamischen Verständnis (Eckhardt-Henn et al. 2004, Mentzos 2004) sind dissoziative Symptome und Störungen als unspezifische Reaktionsmodi auf intrapsychische und interpersonelle Konflikte, welche die Ich-Integrität massiv bedrohen, ebenso zu verstehen wie als Folge schwerer Realtraumatisierungen. Grundlegend ist die Annahme, dass die kognitive und emotionale Reizverarbeitungskapazität überschritten wird, unabhängig davon, ob es sich um innere Reize (z. B. intrapsychische Konflikte) oder äußere Stimuli (etwa traumatische Erfahrungen) handelt. Somit können dissoziative Störungen als **Konfliktpathologie** konzipiert werden, wobei neben einem unspezifischen Konflikt meist eine **Strukturpathologie** im Sinne defizitärer Ich-Funktionen vorliegt. Diese kann jedoch bis zur symptomauslösenden Situation klinisch „stumm" gewesen sein. Diese strukturellen Mängel verweisen dabei auf entwicklungsbedingte Defizite, die der Ausbildung eines kohäsiven Selbst und stabiler innerer Objekte entgegenstanden, z. B. in Form von Realtraumatisierungen in sehr frühen Lebensphasen oder fortgesetzter emotionaler, psychischer und physischer Deprivation. Die Symptommanifestation erfolgt dann häufig in Versuchungs- und Versagungssituationen oder durch Reaktualisierungen. Aber auch bei strukturell gesunden Menschen können massive Traumatisierungen dissoziative Phänomene hervorrufen: Die Intensität eines exzessiven Traumas überfordert den individuellen Reizschutz und übersteigt die Fähigkeiten des Ichs, es zu bearbeiten. In der Folge wird dann durch Wiederholungen des Traumas (z. B. in Form von Träumen oder Re-Inszenierungen) eine angemessene intrapsychische Bearbeitung und dadurch Wiederherstellung der gestörten Homöostase angestrebt, wobei dies nicht immer gelingt.

Aufgrund der gestörten Körperfunktionen sind bei den Konversionssyndromen weitere psychodynamische Aspekte von hoher Relevanz (Kößler u. Scheidt 1997). So kann die „Symptomwahl" als Kompromiss zwischen Triebwunsch und seiner Abwehr verstanden werden, wobei sich der zugrunde liegende Konflikt im Symptom symbolisiert. Häufig finden sich auch unbewusste Identifikationen mit real erkrankten relevanten Objekten, die die Konversionssymptomatik determinieren. Der Betroffene erscheint somatisch erkrankt, was für ihn selbst oft eine Über-Ich-Entlastung bedeutet, weil der initialintrapsychische Konflikt auf eine körperliche Ebene verschoben wird (primärer Krankheitsgewinn). Im Hinblick auf seine Umwelt eröffnet ihm die vermeintliche körperliche Krankheit neue Beziehungsmöglichkeiten, da sie ihm im sozialen Raum die Übernahme der klassischen Krankenrolle erlaubt (sekundärer Krankheitsgewinn). Gerade dem letztgenannten Aspekt kommt oft eine interpersonell regulierende und damit symptomaufrechterhaltende Funktion zu (Spitzer et al. 2005b).

Kognitiv-behaviorale Konzepte

Das kognitiv-behaviorale Verständnis (Fiedler 2008) ist Vulnerabilitäts-Stress-Modellen verpflichtet, die Dissoziation als autoregulative Verarbeitungsstörung traumatischer Erfahrungen respektive als Komponente trauma-assoziierter Spaltungsvorgänge auffassen. Demnach werden im Zuge des traumatischen Geschehens emotionale, kognitive, motorische und sensorische Sinneseindrücke abgespalten, weil ihr Impetus und ihre Bedrohlichkeit die normale Reizverarbeitungskapazität übersteigen (peritraumatische Dissoziation). Während diese initiale Reaktion funktional ist, kann es im Verlauf zu einer dysfunktionalen Dissoziationsneigung kommen. Dissoziation fungiert dabei als Vermeidungsstrategie in sensu, d. h. die hoch aversiven emotionalen und kognitiven Elemente eines Reizes werden nicht bewusst erlebt, sondern gewissermaßen „ausgeblendet", was kurzfristig zu einer Entlastung führt. Auf diese Weise findet dann operante Konditionierung statt, die dazu führt, dass die Schwelle für dissoziationsauslösende Hinweisreize zunehmend sinkt, also eine Generalisierung eintritt.

Mittlerweile liegen auch sehr elaborierte neurobiologische Modellvorstellungen vor, die gut mit einer Störung der Reizverarbeitungskapazität vereinbar sind (Kapfhammer 2004).

30.6 Therapie

Psychotherapie gilt – unabhängig von ihrer Provenienz – als Mittel der Wahl bei den dissoziativen Störungen, obwohl systematische kontrollierte Therapiestudien ausstehen. Erste experimentelle psychopharmakologische Behandlungsansätze, z. B. mit Opioidantagonisten (Bohus et al. 1999), haben sich klinisch bislang nicht durchsetzen können. Es gibt kein zugelassenes „Anti-Dissoziativum"; jedoch kann angesichts komorbider psychischer Störungen eine psychopharmakologische Mitbehandlung sinnvoll sein.

Dissoziative Bewusstseinsstörungen

Die Behandlung der dissoziativen Identitätsstörung lässt sich nach der Richtlinie der International Society for the Study of Dissociation (1997) schematisch in 4 Phasen unterteilen:
1. Stabilisierung
2. Förderung der Kommunikation zwischen den Teilpersönlichkeiten
3. Traumabearbeitung und Integration der Teilpersönlichkeiten
4. postintegrative Psychotherapie

Es wird darauf abgezielt, ein zunehmendes Gefühl innerer Verbundenheit und Beziehungen zwischen den alternierenden Persönlichkeitsanteilen zu fördern. Die Patienten sollen ein zunehmendes Gefühl für ein einheitliches und alltagstaugliches Selbst entwickeln. Als übergeordnetes Therapieziel gilt die vollständige Integration aller Teilidentitäten in die Gesamtpersönlichkeit.

> Eine 36jährige „Traumapatientin" kommt auf Überweisung einer niedergelassenen Psychotherapeutin mit Verdacht auf eine „psychotische Dekompensation" zur stationären Aufnahme in die Klinik. Im psychischen Befund erscheint sie initial fast stuporös und im Verlauf des Erstgesprächs kommt es zu erheblichen Vigilanzschwankungen, wobei die Patientin in verschiedenen Episoden des Interviews einerseits wie eine erwachsene Person antwortet, andererseits aber zwischenzeitlich wie ein etwa 10- bis 12-jähriges Kind spricht und antwortet. Am nächsten Morgen erscheint die Patientin vollständig psychisch rekompensiert und aus der Fremdexploration mit dem Lebenspartner wird deutlich, das derartige Episoden des Identitätswechsels in den vergangenen Jahren regelmäßig, aber auf wenige Stunden begrenzt aufgetreten sind. Der Patientin selbst ist dieses Phänomen bewusst zugänglich. Sie berichtet selbst in den situativen Kontexten unerträgliche innere Spannungszustände, in denen ihre Gefühle „verrückt spielen" würden und sie die Kontrolle verliere. Von der ambulant behandelnden Psychotherapeutin ist bei einem bereits mehrjährigen Psychotherapieverlauf zu erfahren, das die Patientin Gegenstand umfassender traumatischer Erfahrungen in der Kindheit und Jugend wurde, ein früher selbstverletzendes Verhalten im Rahmen der Therapie aufgeben konnte, es aber bei Reaktualisierung zurückliegender Traumainhalte zu derartigen „Ausnahmezuständen" komme.

Obwohl für die anderen dissoziativen Bewusstseinsstörungen keine Richtlinien existieren, kann verallgemeinernd ihre Behandlung analog den oben genannten Phasen erfolgen:
1. Stabilisierung und Symptomreduktion
2. Auseinandersetzung mit den traumatischen Erlebnissen, inneren Konflikten, interpersonellen Schwierigkeiten oder Ich-strukturellen Defiziten
3. Integration, Alltagstransfer und Rehabilitation

Psychodynamische, kognitiv-behaviorale, hypnotherapeutische und familientherapeutische Vorgehensweisen werden miteinander kombiniert, die letztendlich auf eine genügende Affektkontrolle und Fähigkeit zur Selbststeuerung abzielen (Reddemann et al. 2004).

Konversionsstörung

Auch wenn bei Konversionsstörung Psychotherapie das Mittel der Wahl ist, stellt gerade deren Initiierung ein besonderes Problem dar: Aufgrund ihrer körperlichen Funktionsausfälle haben die Betroffenen häufig ein somatisches Krankheitskonzept, welches möglicherweise durch umfangreiche Organdiagnostik iatrogen fixiert wird. In solchen Fällen ist eine vorschnelle Konfrontation mit einem Psychogenesemodell zu vermeiden; vielmehr hat sich folgendes Vorgehen bewährt (Scheidt et al. 1998, Spitzer et al. 2005b):
1. Aufklärung, dass psychologische Faktoren einen verlaufsmodifizierenden oder (teil-)ursächlichen Einfluss haben
2. Anerkennung des Leidensdruck und der psychosozialen Konsequenzen
3. keine Beschämung durch Andeutungen, dass der Patient „nichts hat"
4. Einleitung einer symptomorientierten Behandlung
5. Angebot suggestiv-hypnotherapeutischer Verfahren, die den Patienten initial einen eher passiv-rezeptiver Zugang ermöglichen

Auf der Grundlage der hierdurch gewonnenen Behandlungserfahrungen kann die differenzielle Indikation einer konfliktbearbeitenden bzw. verhaltenstherapeutischen Therapie gestellt werden.
Eine **konfliktzentrierte, psychodynamisch orientierte Vorgehensweise** ist zu wählen, wenn der Patient die prinzipiellen Eingangskriterien erfüllt. Für eine gelingende Therapie ist es dabei unbedingt ratsam, gemeinsam mit dem Patienten Behandlungsziele zu erarbeiten, die auch in Abhängigkeit von der Prognose zu formulieren sind. Als prognostisch günstige Faktoren gelten bei Patienten mit Konversionsstörungen folgende spezifische und allgemeine Konstellationen:
- akut aufgetretene Symptomatik
- Symptomdarbietung nicht ausschließlich auf der Körperebene
- erstmalige Erkrankung an einer Konversionssymptomatik

- keine oder allenfalls geringe psychiatrische Komorbidität
- niedriger sekundärer Krankheitsgewinn und hoher Leidensdruck
- hohe Psychotherapiemotivation
- hohe Einsichtsfähigkeit in psychodynamische Zusammenhänge
- gutes persönlichkeitsstrukturelles Niveau
- klar umrissener Konflikt intrapsychischer oder interpersoneller Art
- hohe Intelligenz und Introspektionsfähigkeit

Je nach Behandlungsziel erscheint es sinnvoll, den Fokus der Therapie auf drei mögliche Schwerpunkte zu legen (Spitzer et al. 2005b):
1. Symptomebene
2. Konfliktebene (unbewusste, interpersonelle und Aktualkonflikte)
3. Ebene struktureller Defizite

Verhaltenstherapeutische Interventionen (Fiedler 2008) sind vor allem dann sinnvoll, wenn beispielsweise angesichts eines hohen Chronifizierungsgrades die Symptomreduktion und das Inanspruchnahmeverhalten im Vordergrund stehen.

Das grundsätzlich zu bevorzugende ambulante Behandlungssetting muss bei folgenden Indikationen verlassen werden:
1. Schwere Symptomatik, die eine ambulante Behandlung unmöglich macht (z.B. dissoziative Halbseitenlähmung, wiederholte dissoziative Krampfanfälle)
2. Therapieresistenz über einen Zeitraum von mehr als 6 Monaten
3. rezidivierende Störungen
4. hohe Komorbidität mit anderen psychischen Störungen
5. Symptomverschiebungen und Komplikationen

Neben dem Ziel einer symptomatischen Besserung und einer Differenzierung der Krankheitsverarbeitung besteht die Aufgabe stationärer psychotherapeutischer Ansätze vor allem darin, die zugrunde liegende Konfliktdynamik herauszuarbeiten. Hilfreich scheinen vor allem gruppenpsychotherapeutische Ansätze zu sein, in denen dissoziative Abwehrprozesse möglicherweise besser als in einzeltherapeutischen Settings identifiziert und korrigiert werden können (Freyberger et al. 1996). Für die therapeutische Bearbeitung der realtraumatischen Aspekte ist allerdings eine Kombination mit einer Einzeltherapie indiziert. Komplikationen, mit denen auch bei behutsamer Planung im psychotherapeutischen Prozess vor allem dann zu rechnen ist, wenn es plötzlich zu einschneidenden Symptombesserungen kommt, sind:
1. schwere Krisen mit Suizidalität, Selbstbeschädigung, psychotischen, schweren affektiven und Angstsymptomen;
2. Re-Inszenierung erlittener Realtraumatisierungen im therapeutischen oder nicht-therapeutischen Raum.

Bei allen dissoziativen Störungen können Realtraumata eine prominente Rolle spielen – sei es in der Ätiologie, als symptomauslösendes Ereignis oder als den Verlauf komplizierende Faktoren. Hier kann es nützlich sein, eine traumazentrierte Psychotherapie (oder Elemente daraus) zu wählen (Sachsse 2004, Sack 2010). Unabhängig von der Art der Psychotherapie gestaltet sich die Behandlung von Patienten mit dissoziativen Bewusstseins- und Konversionsstörungen häufig als längerfristiger Prozess, bei dem sich ambulante und stationäre Behandlungen im Sinne einer Intervalltherapie abwechseln können.

Leider liegen bisher keine kontrollierten Psychotherapiestudien zu dissoziativen Störungen im engeren Sinne vor. Ein klinisch erfolgreiches Vorgehen scheint unserer Auffassung nach davon abzuhängen, dass die Betroffenen in ihrem Krankheits-, Pathogenese- und Ätiologieverständnis respektiert und nicht mit Interventionen konfrontiert werden, die ihre Beziehungs- und Bindungsfähigkeit, ihre Konflikteinsicht und ihr strukturelles Niveau überfordern. Insbesondere die Betroffenen mit einem neurologischen oder anderweitig somatischen Krankheitsverständnis sind in einem sorgfältigen Vorgehen dort abzuholen, wo sie sich in ihrem möglicherweise noch brüchigen Psychogeneseverständnis befinden.

31 Sucht

K. W. Bilitza, P. Schuhler

Die Suchterkrankungen gehören zu den häufigsten psychischen Erkrankungen: In der Bundesrepublik machen 2 Millionen Menschen schädlichen Gebrauch von Alkohol und weitere 1,3 Millionen sind von Alkohol abhängig, werden die Diagnosekriterien des ICD-10 (Dilling et al. 2010) zugrunde gelegt. Darüber hinaus können Medikamente ein großes Suchtpotenzial haben: Tranquilizer vom Benzodiazepin-Typ, zentral wirksame Schmerzmittel, codeinhaltige Medikamente oder auch Psychostimulanzien gehören dazu. In Deutschland sind etwa 1,4 Millionen der 18- bis 59-jährigen Bevölkerung abhängig von suchtpotenten Medikamenten. Frauen sind davon weitaus häufiger betroffen als Männer (Vogelgesang 2010). Die Konsumrate steigt außerdem mit zunehmendem Alter. Dabei stehen Hypnotika und Sedativa an der Spitze. Von illegalen Drogen sind etwa 220000 Menschen abhängig, wie die Deutsche Hauptstelle für Suchtfragen ausweist. Gegen die nosologische Einordnung des in den letzten Jahren immer häufiger diskutierten pathologischen PC-/Internet-Gebrauchs als sog. „Online-Abhängigkeit" oder „Mediensucht" lassen sich gewichtige fachliche Einwände erheben (Schuhler et al. 2009), wie generell das Konzept der sog. „Verhaltenssüchte" fragwürdig ist.

Im Mittelpunkt der Suchttherapie und Suchtforschung steht die Alkoholabhängigkeit, auf die sich die meisten therapeutischen Anstrengungen und Forschungsarbeiten beziehen. Die Anfänge der psychiatrischen Alkoholismustherapie können etwa bei Karl Jaspers verortet werden, der zwar als fortschrittlich galt, den Süchtigen aber als „psychopathisches Individuum" charakterisierte. 1949 unterschied Bleuler noch die Alkoholiker in Willensschwache, Kraftmenschen, frohe Menschen und fröhliche Gesellschaftsmenschen. In den letzten 50 Jahren ist eine grundlegende Wandlung des Krankheitsbegriffs gelungen, der heute charakterisiert ist durch eine operationalisierte Definition der Sucht, wie sie in den klinischen Glossars ICD-10 und DSM-IV erfolgt. Als Kern der Abhängigkeit wird die psychische Abhängigkeit, die als Kontrollverlust und unbezwingbares Verlangen nach dem Suchtmittel definiert wird, angesehen, neben der körperlichen Abhängigkeit, die sich als körperliche Entzugserscheinungen bei Auslassen des Alkohols zeigt.

Entwicklung der Suchttherapie. Am Anfang der Suchttherapie standen die Trinkerheilanstalten, die durch „Abgeschiedenheit–Arbeit–Andacht" dem Suchtteufel Herr zu werden versuchten. Die moderne Suchttherapie als bedeutendes psychotherapeutisches Indikationsgebiet im Rahmen der stationären Entwöhnungsbehandlungen ist noch heute von erfolgreichen Kernmerkmalen dieser frühen Besserungsanstalten geprägt: beispielsweise dem Zusammenleben in einer stützenden Gemeinschaft von Gleichbetroffenen, der Herausnahme aus dem suchtmittelgeprägten Lebensalltag, der Suche nach neuem Sinn und einer strukturierten, tätigen Alltagsgestaltung. Lange galt die psychotherapeutische Beschäftigung mit Suchtkranken als unattraktiv, da die verschiedenen Behandlungsversuche kaum Erfolg brachten. Eine Wende trat ein, als Betroffene die Sache selbst in die Hand nahmen und der Selbsthilfegedanke sich etablierte. Die Selbsthilfebewegung der Anonymen Alkoholiker breitete sich rasch weltweit aus und führte dazu, dass der Grundsatz der Eigenverantwortlichkeit bis heute in der Suchttherapie eine wesentliche Rolle spielt. Ein weiterer wichtiger Meilenstein war die sozialversicherungsrechtliche Anerkennung der Sucht als Erkrankung im Jahr 1968 durch die Weltgesundheitsorganisation (WHO). Damit wurde Alkoholismus als Krankheitsbegriff konzeptualisiert, womit ein kraftvoller Entwicklungsschub in Richtung Professionalisierung in Gang gesetzt wurde (Vogelgesang u. Schuhler 2011).

31.1 Theoriebildung

Verhaltenstherapeutische Modellentwicklung

Feuerlein (1986) formulierte sein biopsychosoziales Verständnismodell der Sucht, das heuristisch inspirierend, breit umfassend angelegt und bis heute gültig ist. Mitte der 1960er Jahre wurden kognitiv-verhaltenstherapeutische Ansätze vorgelegt (Beck et al. 1997).

Aus verhaltenstherapeutischer Sicht (Petry 1993, 1996) wird der Blick auf die Sucht bestimmt von der funktionalen Analyse des Suchtverhaltens, d. h. der Analyse der individuellen und zumeist verdeckt wirkenden, dem Bewusstsein nicht unmittelbar zugänglichen Wirkungsabsicht mit der ein Suchtmittel konsumiert wird, den auslösenden Faktoren und den nachfolgenden, das Suchtverhalten aufrecht erhaltenden Bedingungen, wie etwa Spannungslösung oder Leistungssteigerung. Besondere

Bedeutung haben emotionale Prozesse gewonnen (Vogelgesang u. Schuhler 2011).

Die neue emotionsfokussierende Modellentwicklung (Young et al. 2008, Hayes et al. 2007, McCullough 2006) vollzog sich in der Auseinandersetzung mit den kognitiven Ansätzen. Die Weiterentwicklung wurde notwendig, weil klassische kognitive Interventionen sich dann als nicht ausreichend produktiv erwiesen haben, wenn die Kognitionen isoliert und getrennt vom inneren Kontext bearbeitet wurden, in dem sie verankert waren. Außerdem wurden Therapieerfolge dann nur unzulänglich erreicht, wenn innere Verarbeitungsstrategien vornehmlich dem Selbstschutz dienten und deshalb den Veränderungsbemühungen entgegenstanden. Und schließlich waren kognitive Interventionen nahezu wirkungslos, wenn die emotionale Beteiligung fehlte. Als unverzichtbares Element in den neuen emotionsfokussierenden Ansätzen gilt die Beziehungsgestaltung zwischen Therapeut und Patient, innerhalb derer die spezifische Methoden überhaupt erst wirksam werden und die deshalb entscheidende Bedeutung hat.

Psychoanalytische Theoriebildung

Die psychoanalytische Krankheitslehre der Sucht erweiterte sich in den letzten 100 Jahren von der klassischen Trieb- und Strukturtheorie zur Ich-Psychologie, Selbst-Psychologie und zur Objektbeziehungstheorie (Bilitza 1993, 2009a, Dowling 1995, Rost 1987, Sabshin 1995, Tress 1985, Voigtel 1996, Wurmser 1997, Yalisove 1997). Diesen Theorien sind Krankheitsmodelle über die Pathogenese der Erkrankung gemeinsam, die unterschieden werden in das Modell der **Entwicklungspathologie** (Pathologie der frühen psychosozialen Entwicklung), der **Konfliktpathologie** (Störungen aufgrund eines neurotischen Konflikts) und der **Psychotraumatologie** (Folgeerkrankungen einer Traumatisierung). Zeitgleich zu den Theorien der Suchtdynamik wurden die therapeutischen Behandlungsformen, ausgehend von der klassischen Psychoanalyse hin zu ihren modernen Varianten, bis hin zu den psychoanalytisch orientierten bzw. tiefenpsychologisch fundierten Psychotherapien (Blanck u. Blanck 1981, Mertens 1990, Wöller u. Kruse 2010) weiterentwickelt.

Den komplexen Zusammenhang gibt **Tabelle 31.1** wieder.

> **M** Nach diesen psychoanalytischen Auffassungen entsteht Sucht nicht aus dem bloßen Substanzmissbrauch eines ansonsten gesunden Patienten, sondern steht am sichtbaren Ende einer prämorbiden seelischen Krankheitsgeschichte. Bildlich gesprochen: Sucht ist immer nur die Spitze eines Eisberges.

In den anfänglichen *triebpsychologischen* Suchttheorien wurde Sucht auf eine vom Ich nicht zu bewältigende Störung der Triebentwicklung zurückgeführt (Abraham 1908, Radó 1926, Simmel 1927). Während hier gemäß dem Gesetz des Lustprinzips vordringlich das Streben nach Lust und die Regression auf die Fixierungsstellen der Libido gesehen wurde (Subkowski 2009), setzte die nachfolgende **Ich-psychologische** Suchttheorie an der nicht genügend entwickelten bzw. „lückenhaften" Reizschutzfunktion des Ichs an, insbesondere Unlust zu vermeiden oder zu ertragen (Glover 1933). Der Suchtkranke gerät so zu seinem „kreativen" Selbstheilungsversuch, diese „Lücken" im Ich mittels artifizieller Ich-Funktionen – nämlich durch Entwicklung einer Sucht – zu schließen (Büchner 1993, Dally 2009, Krystal u. Raskin 1983, Heigl-Evers 1987). In diesem Fall weist also die Ich-Organisation eine durch eine pathogene Entwicklung verursachte **strukturelle Ich-Störung** auf, die von der Ich-Einschränkung aufgrund einer neurotischen Konfliktpathologie zu unterscheiden ist.

Die Selbst-Psychologie und die neuere **Objektbeziehungstheorie** der Sucht verstehen die dranghafte Inkorporation selbst als Ausdruck und Ergebnis einer Pathogenese (vgl. „Transsubstantiation" nach Krystal u. Raskin 1983). Demgegenüber ist die salutogenetische Bildung innerer Strukturen (Es, Ich, Über-Ich) aus Selbst- und Objektrepräsentanzen durch Internalisierungsprozesse misslungen und hat schwer erträgliche Zustände des Systems „Ich" bewirkt, die nun, immer wieder vergeblich, durch die Einnahme von Substanzen zu ersetzen versucht werden. Je nach Entwicklungsstand der Objektbeziehungen, welche ihrerseits das sog. Strukturniveau der Erkrankungen ausmachen, dient das Suchtmittel gemäß seiner psychodynamischen Bedeutung als pathologische Form eines **Übergangs-„Objektes"** bzw. Übergangsphänomens; und im wohl häufigsten Falle, wenn Introjektion, Projektion und Spaltung vorherrschen, bekommt es die Funktion eines **präödipalen Partialobjekts**; und erst wenn die ödipale Identifizierung erreicht werden kann, wird es zum Ersatz für ein integriertes **Totalobjekt** (Bilitza u. Heigl-Evers 1993). Als Traumafolgestörung dominiert die Suchtbildung als chemisch erzeugte emotionale Anästhesie und Dissoziation im Dienste der psychotraumatischen Abwehr (Bering et al. 2009, Möllering 2009).

Tabelle 31.1 Psychoanalytische Krankheitsmodelle, Theorien der Suchtdynamik und Behandlungsmethoden (nach Bilitza 2009b)

Krankheitsmodelle	Triebpsychologie der Sucht	Ich-Psychologie der Sucht	Selbst- und Objekttheorie der Sucht	Behandlungsmethoden
Entwicklungspathologie	Sucht im Dienste des Lustprinzips; Fixierung auf Oralität; Triebentmischung, Regression auf Partialtriebniveau; perverse Strukturbildung	Sucht als artifizielle Ich-Funktion, u. a. für Affektdifferenzierung, Selbst-Fürsorge; frühe Störung der Gender-Entwicklung	Sucht als Ersatzbildung struktureller Defekte im Selbst; narzisstische Vulnerabilität; süchtige Beziehungsstruktur	Psychoanalytisch-interaktionelle Psychotherapie (Streeck 2007, Streeck u. Leichsenring 2009) Übertragungs-fokussierte Psychotherapie (Clarkin, Yeomans u. Kernberg 1999); Strukturbezogene Psychotherapie (Rudolf 2006)
Konfliktpathologie	Sucht zur Unlustvermeidung; neurotische Konfliktregulierung von Triebspannungen und zur Angstbewältigung	Suchtmittelmissbrauch als Ersatz der Anpassung des Ichs; Fixierung auf ungelöste ödipale Konflikte	Suchtmittel als apersonales Substitut; abhängiger Beziehungskonflikt	Tiefenpsychologisch fundierte Psychotherapie (Wöller u. Kruse 2001); analytische Psychotherapie (Psychoanalyse; Mertens 1990b)
Psychotraumatologie	Sucht zur Förderung der Regression auf Partialtriebniveau	Sucht als chemisch erzeugte emotionale Anästhesie und Dissoziation im Dienste der psychotraumatischen Abwehr	süchtige Fantasie und süchtige Beziehung gegen Retraumatisierung und Reviktimisierung	mehrdimensionale psychodynamische Traumatherapie (Fischer 2000); Psychodynamische Imaginative Traumatherapie (Reddemann 2004); Psychodynamisch-integrative Traumatherapie (Wöller 2006)

31.2 Diagnostik

Nach der ICD-10 (Dilling et al. 2010) ist das Abhängigkeitssyndrom durch subjektiv empfundenen Konsumzwang, Toleranzentwicklung mit Dosissteigerung, Entzugserscheinungen, Kontrollverlust, Vernachlässigung von Interessen und Verpflichtungen sowie der Inkaufnahme einer Selbstschädigung durch den Konsum gekennzeichnet. Falls drei dieser Auffälligkeiten über einen definierten Zeitraum vorlagen oder noch vorliegen, trifft die Diagnose „Abhängigkeitserkrankung" zu. „Schädlicher Gebrauch" wird nur an der physischen oder auch psychischen Schädigung festgemacht, die maladaptive Funktionalität des Suchtmittels für die Alltagbewältigung (Schuhler 2007) bleibt leider unbeachtet. Screening-Verfahren zur Identifizierung von Alkoholabhängigkeit, schädlichem Gebrauch und riskantem Alkoholkonsum werden von Rumpf et al. (2003) diskutiert. Das Münchwieser Diagnose-Inventar (MDI; Schuhler u. Wagner 1999) differenziert zwischen schädlichem Gebrauch und Abhängigkeit und berücksichtigt die Dysfunktionalität des Suchtmittelkonsums. Königsweg der diagnostischen Erkundung ist jedoch das anamnestische Gespräch (Schuhler 2007).

Verhaltenstherapeutische Diagnostik

Anders als bei der herkömmlichen psychologischen Diagnostik geht es bei der verhaltenstherapeutischen Diagnostik ganz allgemein und auch hinsichtlich des Suchtverhaltens um die individuelle, auf den jeweils vorliegenden Einzelfall bezogene Erfassung von direkt beobachtbaren Verhaltensweisen und der sie steuernden situationalen kognitiven und vor allem emotionalen Bedingungen (Schuhler u. Baumeister 1999, Schuhler 2007). Eine solche Verhaltensanalyse entscheidet über die Methoden, die den Gegebenheiten des Einzelfalls angepasst, in der Therapie angewandt werden. Dabei soll Aufschluss erlangt werden über die Richtung, in der die Bedingungen des Suchtverhaltens günstig beeinflusst werden können. Durch eine diagnostische Analyse mit verhaltenstherapeutischem Ansatz sind drei Fragen zu beantworten:

1. Welche Verhaltensweisen und welche Aspekte emotional-kognitiver Verarbeitung sollen verändert werden?
2. Welchen Bedingungsfaktoren unterliegen Verhalten und innere Prozesse?
3. Durch welches therapeutische Vorgehen kann die angestrebte Veränderung am besten erzielt werden?

Die **Bedingungsanalyse** ist dabei das Kernstück, das über Auswahl der Therapiemethoden und die Anlage der Therapieplanung entscheidet. Das bedingungsanalytische Modell basiert auf Ausschnitten des Erlebens und Verhaltens, die als Prototyp des Problems betrachtet werden. Die Beobachtungsmerkmale beziehen sich auf **biologische**, **externe**, **emotionale** sowie **kognitive Bedingungen**. Diese Analyse, die jedem verhaltenstherapeutischen Vorgehen und entsprechend auch der therapeutischen Arbeit in der verhaltenstherapeutischen Suchtbehandlung zugrunde liegt, bezieht sich auf die unmittelbaren funktionalen Zusammenhänge zwischen auslösenden und aufrechterhaltenden Faktoren einerseits und resultierendem Verhalten andererseits. Die Bedingungsanalyse gliedert den Gesamtbereich in die das Verhalten und Erleben beeinflussenden Faktoren auf: Unter biologischen Bedingungen wird die Betrachtung der das Suchtverhalten moderierenden organischen Faktoren verstanden, die am Auftreten, der Aufrechterhaltung oder Ausgestaltung des Substanzkonsums Anteil haben. Die externen Bedingungen schließen die Umweltbedingungen ein, wie Arbeitsplatzverhältnisse, Wohnbedingungen oder familiären Kontext. Soziokulturelle Faktoren werden bedacht wie beispielsweise Subkulturen, Szenen, Cliquen, schließlich kritische Lebensereignisse und die Belastungen im Alltag. Dabei gilt die Grundthese, dass auf Prozesse im inneren Erleben ebenso die Prinzipien der Klassischen und Operanten Konditionierung sowie des Modelllernens anzuwenden sind, wie auf von außen beobachtbare Stimulus-Reaktions-Zusammenhänge, z. B. in der Verflechtung selbstabwertender Gedanken, minimaler Selbstwirksamkeitsüberzeugungen, depressiv-ängstlicher oder aggressiver Affektregulation und der subjektiven Gewissheit, dass Suchtmitteleinnahme diese aversive emotional-kognitive Steuerung dämpft oder mindert. Dieses Bedingungsgefüge prägt das Suchtverhalten und die damit assoziierten emotionalen und kognitiven inneren Prozesse: Emotionale Bewertung, Antizipation von Handlungs- und Ereignisabläufen, Erfolgserwartungen an das eigene Handeln und die attributionale Kontrollüberzeugungen in Verbindung mit einem Suchtmittel spielen als innere Prozesse die Schlüsselrolle bei der Entwicklung und Aufrechterhaltung des Suchtverhaltens. Die Bedingungsanalyse als richtungsgebendes diagnostisches Instrument bringt die biologischen, emotional-kognitiven und Verhaltensmerkmale, die mit dem Suchtmittelkonsum verbunden sind, in einen funktionalen Zusammenhang. Im Fokus stehen dabei die Erhellung der bislang verdeckten Wirkungsabsicht und deren vielfältigen Verflechtungen mit der inneren Steuerung des Patienten. Jede bedingungsanalytische Betrachtung des Suchtverhaltens eines Patienten ist spezifisch in einem individuellen Fallkonzept, das die biografische Entwicklung unter dem Gesichtspunkt der Lerngeschichte einbezieht und in Verbindung bringt zur situationalen bedingungsanalytischen Betrachtung. Youngs Arbeit zu den Schemamodi eröffnet dabei einen besonders weiten Blickwinkel (Young et al. 2008).

Psychoanalytische Diagnostik

Die Diagnostik der Sucht folgt der Logik psychoanalytischer diagnostischer Methodik, als deren Hauptmethoden neben dem analytischen Erstinterview und der tiefenpsychologisch fundierten Anamneseserhebung, ergänzt durch die Suchtanamnese, die Strukturdiagnose mit Differenzialdiagnose und die diagnostischen Hypothesen über die Psychodynamik der Erkrankung anzusehen sind (Hohage 2000, vgl. auch Kap. 20).
- Während die Strukturdiagnose den allgemeinen Entwicklungsstand der Systeme Ich und Über-Ich sowie der Trieb-Organisation des Suchtkranken angibt,
- werden mit der Differenzialdiagnose Spezifika der individuellen Suchtpathologie bestimmt.
- In der Psychodynamik der Erkrankung findet sich schließlich die Darstellung der Suchtpathogenese nach der Formel „Biografie – pathogene Struktur – auslösende Situation/Umwelt – Sucht" (nach Klußmann 1988).

Wiederholt wurde auf die Zusammenhänge zwischen der psychopharmakologischen Wirkung der Suchtmittel und struktureller Störungen (s. **Tabelle 31.2**) hingewiesen (Hopper 1995, Khantzian 1995, Wurmser 1997). Daher sollte neben der individuellen Suchtdynamik die **Suchtanamnese** im Rahmen der Diagnostik auch über die **Suchtmittelwahl** Auskunft geben.

Nach neuerer psychoanalytischer Auffassung wird die Suchterkrankung auf erfahrene, schwere Beziehungsstörungen und deren innerer Repräsentierung zurückgeführt, insbesondere auf die nicht aufgelösten Abhängigkeiten des Selbst vom Objekt und auf die daraus resultierenden Störungen in der Entwicklung der inneren Strukturen. Dies entspricht der klinischen Erfahrung, wonach mit zunehmender Substanzabhängigkeit die „Sucht" in der Beziehungsgestaltung des Erkrankten einen immer größer werdenden Raum einnimmt. Zugleich verstärkt sich die psychologische Bedeutung des Suchtmittels, wenn der Persönlichkeitsabbau eintritt, d. h. wenn sich die Realperson des Erkrankten unter dem Suchtmittelmissbrauch in regressiver Weise rückentwickelt und das einmal erreichte Entwicklungsniveau wieder aufgibt (vgl. Einengung auf Beschaffung und Konsum, Vernachlässigung anderer Aktivitäten). Standard ist daher die **Beziehungsdiagnostik,** welche
- erstens die Ableitung der Objektbeziehungen aus der Beziehungsgeschichte des Abhängigkeitskranken und
- zweitens die Auswertung der Inszenierung der therapeutischen Beziehung durch den Patienten im psychoanalytischen Erstgespräch und in der tiefenpsychologischen Anamneserhebung umfasst, sowie sich im Verlauf von Einzel- und in der Gruppensitzungen zeigt. Hierbei handelt es sich vor allem um die Übertragungs- und Gegenübertragungs-Analyse.

Suchtmittelmissbrauch findet sich auf allen klinisch zu unterscheidenden Strukturniveaus von „fiktiver" Normalperson über die speziellen Neurosen, narzisstischen Persönlichkeitsstörungen, Borderline-Persönlichkeitsorganisation bis zum Niveau der Psychosen – aber nicht jeder Missbrauch führt zur Abhängigkeitserkrankung. Von einer **Suchtmittelabhängigkeit** ist erst die Rede, wenn das Leitsyndrom Suchtverhalten sowie die strukturellen Störungen das klinische Bild bestimmen.

■ Differenzialdiagnostik der strukturellen Störungen als Determinanten von Sucht

M **Strukturelle Störungen** entstehen als Niederschlag erlebter maligner Erfahrungen mit relevanten Bezugspersonen, den sog. Objekten, und pathogenen Bedingungen der Außenwelt, sowie deren innerer Verarbeitung, den sog. Objekt- und Selbst-Repräsentanzen, sowie unter dem Einfluss der Triebentwicklung (z. B. Kernberg 1997). Im klinischen Bild der Suchtmittelabhängigkeit dominieren die Ich-strukturellen Störungen neben der unzureichenden Entwicklung des Selbst aufgrund von pathologischen Abhängigkeiten als Störung der Selbst- und Objekt-Differenzierung.

Ich-strukturelle Störungen zeigen sich bei Suchtkranken als suchtspezifische Defizite in der Verfügung über mehr oder weniger komplexe Ich-Funktionen und in der Verwendung sog. primitiver Abwehrformen (Khantzian 1995, Krystal 1995, Wurmser 1997, 2003). Khantzian (1995) fand bei fast allen Süchtigen eine hohe Dysfunktionalität („vulnerability") in den Ich-Funktionen, die im Dienste der ***„Selbst-Regulation"*** (d. h. Erhalt eines funktionsfähigen, gesunden Selbst) stehen:

- Umgang mit Affekten
- Selbsteinschätzung und Selbstachtung
- Fähigkeit zur Gestaltung von Beziehungen
- „self-care" (diese komplexe Fähigkeit, für sich selbst zu sorgen, umfasst: Realitätsprüfung und -kontrolle, Signalangst und Antizipationsfähigkeit der Folgen eigenen Handelns)

Insbesondere ***Affektstörungen*** lassen sich bei Suchtkranken nachweisen. Krystal (1995) fasst für die „Workshop Series of the American Psychoanalytical Association" seine Erkenntnisse über Störungen der emotionalen Entwicklung bei Süchtigen zusammen. Gemäß seiner Affekttheorie enthält eine Affektäußerung verschiedene Komponenten:
1. kognitive (den Affekt verstehen);
2. expressive (den Affekt mit körperlichen und gestischen Mitteln zum Ausdruck bringen);
3. hedonistische (die Qualität des Affektes spüren);
4. aktionale (auf den Affekt körperlich, u. a. motorisch, reagieren können).

Vergleichbar der Alexithymie bei psychosomatischen Erkrankungen können bei Suchtkranken spezifische Störungen in einzelnen Affektkomponenten vorgefunden werden oder aufgrund einer gewissen ***Affektregression***, d. h. emotionale Spannungen werden ähnlich wie beim Kleinkind mit Substanzen statt mit seelischen Mitteln bewältigt, kann die gesamte ***Affektdifferenzierung*** ausfallen ebenso auch die ***Affekttoleranz***. Versagt z. B. bei Zurückweisung die Fähigkeit, Enttäuschung auszuhalten, kann die Störung darin beruhen, die Enttäuschung als eine solche zu verstehen (vgl. 1.); sie für sich selbst, ggf. auch für andere, zum Ausdruck zu bringen (2.); deren eigene emotionale Qualität zu erfassen (3.) und in angemessener Weise zu kontrollieren; auf die Enttäuschung in adäquater Weise zu reagieren (4.).

Wurmser (1978; dt. 1997) hat wiederholt von einer ***„künstlichen Affektabwehr"*** mit Hilfe der Substanz gesprochen, eine „pharmakologisch massiv verstärkte Verleugnung von Gefühlen", insbesondere dann, wenn es zur Affektblockierung im Zuge der Affektregression kommt. Der Süchtige schwanke zwischen maßlosem Ausagieren der Affekte und seiner Unfähigkeit im Umgang mit Gefühlen. In einer neueren diagnostischen Übersicht führt Wurmser (2003) neben der genannten Affektabwehr den „phobischen" Kern der Suchtpathologie an, das meint die „klaustrophobische" Angst vor Einengung in der Abhängigkeitsbeziehung und die gewissermaßen „antiphobischen" Fantasien über davor schützende personale und apersonale Objekte, die aber unter dem Einfluss der „Rückkehr des Verdrängten" wiederum zur Abhängigkeit bzw. Unterwerfung (unter die Droge) führen.

Zugleich werde diese als Folge der Spaltung narzisstisch in ihrer Omnipotenz überschätzt oder mit allzerstörerischer Macht versehen. Es sind ***Identitätsspaltungen*** in der Art zu beobachten, dass Ehrlichkeit und Rechtschaffenheit unvermittelt und unverständlich neben Lüge und kriminellem Potenzial bestehen. Weiterhin führt Wurmser derartige Identitätsspaltungen auf eine Über-Ich-Spaltung zurück, die Droge wird als Abwehr gegen das archaisch strenge Über-Ich eingesetzt: einerseits zur Besänftigung von unerträglicher Scham, als „schwere Minderwertigkeitsgefühle gegenüber einem Ideal" und der Angst, dies zu zeigen, und andererseits zur Verleugnung schwerer Schuld, gegen die Forderungen einer strengen, allmächtigen Autorität verstoßen zu haben.

Wie die Anamnesen von Patienten mit strukturellen Störungen zeigen, wählen diese das Suchtmittel nach der erfahrenen (oder verheißenen) psychoaktiven Wirkung aus und geraten derart in den „Suchtzirkel" (Wurmser). In der folgenden **Tabelle 31.2** sind einige Zusammenhänge aufgelistet.

Besonders Hopper (1995) greift mit einer viel beachteten Arbeit zum ***„Sucht-Syndrom"*** eine psychoanalytische Diskus-

Tabelle **31.2** Ausgewählte Beispiele für Suchtmittelwahl und strukturelle Störungen des Süchtigen (nach Hopper 1995, Khantzian 1995, Wurmser 1997)

Suchtmittel	psychoaktive Wirkung	strukturelle Störung
Narkotika Analgetika (Morphium) Opioide/Opiate (Heroin)	Aggression hemmend; Beruhigung, Dämpfung intensiver Affekte: Enttäuschung, Wut, Scham, Verletzung, Angst; Steigerung des Selbstwertgefühls; Euphorisierung	brüchige Abwehr gegen Wut, aggressive Impulse sowie gegen Angst und aversive Affekte; Sehnsucht nach Verschmelzung, nach transsexueller Verwandlung
Sedativa, Hypnotika Barbiturate (Alkohol)	Aufhellung von Einsamkeits-, Leeregefühlen, gegen Gefühllosigkeit; Verleugnung der Scham, der panikartigen Angst über Hilflosigkeit und Verlassenheit; um Entfremdung hervorzurufen; Steigerung des Selbstwertgefühls	Angst vor Abhängigkeit in der Beziehung; Angst vor einem „Klaustrum"; Schuldgefühle; Selbstwertproblematik und depressive Grundstörung
Stimulantia Amphetamine Kokain	gegen Energielosigkeit, Leere und Langeweile; gegen Depression; zur Steigerung der Erlebnisfähigkeit; Stimulierung bei Kreativitätseinbußen; zur allgemeinen Aktivierung	Ich-Ideal-Störung; narzisstische Depression; brüchige Abwehr gegen Depressionen und Gefühle der Wertlosigkeit; Ich-Spaltung, Über-Ich-Spaltung; Wunsch nach homosexuellen, sadomasochistischen Praktiken

sion vom Beginn des 20. Jahrhunderts wieder auf (vgl. Eith 1993), wonach Sucht im Dienste der Abwehr psychosenaher Fantasien steht, und sich diese unterschiedlichen Suchtmitteln zuordnen lassen. Kokainsüchtige z. B. können paranoid getönte Fantasien von Gewalt und homosexuellen sadomasochistischen Praktiken produzieren und abwehren, während Heroinsüchtige ozeanische Seligkeit und ein Urbild weiblichmütterlicher Friedfertigkeit (ein wohlig gesättigtes Baby an der Mutterbrust) und regressive Auflösung geschlechtlicher Grenzen mit Nähe zur transsexuellen Verwandlung anstreben. So ermöglicht die Droge beides, die Teilhabe an den Fantasien (bzw. den ihnen zugrunde liegenden Triebwünschen) und deren Abwehr, um Scham und Schuld aber auch die Angst vor der paranoid erzeugten Bedrohung zu mindern.

Störungen der Selbst- und Objekt-Differenzierung

Die **Abhängigkeit von einem Objekt** eine häufig bei Suchtkranken aus einer ungelösten seelischen Entwicklungsproblematik **als Störung der Selbst- und Objekt-Differenzierung** stammende Objektbeziehungskonstellation (Burian 2009a, Wernado 2009a) findet sich klinisch in vielerlei Gestalt:

In Form eines ungelösten neurotischen Abhängigkeitskonflikts. Hier kann das Suchtmittel zum Totalobjekt-Ersatz werden. In diesem Zusammenhang ist klinisch häufiger ein Substanzmissbrauch gegeben, Abhängigkeitssyndrome sind eher selten (Bilitza u. Heigl-Evers 1993, S. 163ff, Eith 1993, S. 124).

In Form der Abhängigkeit der Selbstwertregulation durch ein externes Objekt. Der andere wird als narzisstischer Spiegel des Größenselbst und zur Aufrechterhaltung des Selbstwertgefühls benötigt wird. Hier entwickelt sich dann eine Sucht, wenn die realen Objekte in ihrer Funktion für das narzisstische Gleichgewicht versiegen und sich kein hilfreiches Ich-Ideal bilden konnte (Chassequet-Smirgel 1981, Heigl-Evers 1977, „Suchtzirkel" nach Wurmser 1997, S. 128ff, Wernado 2009).

Herr Z. hatte sich an die Spitze eines High-Tech-Unternehmens hochgearbeitet. Von Anfang an ordneten sich Ehefrau und Kinder seinen beruflichen Anforderungen unter und mussten klaglos hinter Beruf und Unternehmen zurückstehen. Die berufliche Arbeit erfüllte Herrn Z. absolut, auch nach mehrstündigen pausenlosen Aufgaben stets mit höchster Präzision nach seinen strengen Ich-Ideal-Forderungen; gern verglich er sich hierbei mit einem Flugzeugkapitän, der sich auch keinen Fehler erlauben dürfe. Als älteste von 5 Geschwistern hatte er von seiner erkrankten Mutter nur dann die begehrte Zuwendung erhalten, wenn er ihre Erwartung absolut erfüllte. Zum Schmerz über den Tod der Mutter (mit 17 Jahren) kam die Enttäuschung über den Vater (kriegsbedingt hatte er ihn erst mit drei Jahren kennengelernt), ein kaltzäriger Perfektionist, der mehr zur Mutter und später zur ungeliebten Stiefmutter hielt als zu seinem Ältesten. Dessen Liebe konnte er niemals gewinnen, zurück blieb eine unbewältigte Ambivalenz aus Liebe und Hass, welche der Patient über Reaktionsbildungen verdrängte.

Entsprechend seiner narzisstischen Persönlichkeitsstruktur fand sich bei Herrn Z. eine Ich-Organisation, die von einer (geheimen) Größenselbst-Vorstellung beherrscht wurde. Diese bestand aus einer Selbst-Repräsentanz, die mit seinen besonderen beruflichen Idealvorstellungen von sich selbst (Idealselbst-Repräsentanz) und mit einer elitären Vorstellung von seiner Institution (Idealobjekt-Repräsentanz) eng verbunden war. Aufgrund der deutlich institutionellen Züge des Größenselbst wurde sein Ich von einem umfassenden „institutionellen Ich-Anteil" bestimmt. Als Führungskraft war Herr Z. von den Institutionen, in die er hineingewachsen war, einerseits geprägt worden, andererseits war er nun selbst in der Lage, dem Unternehmen seinen „Stempel aufzudrücken". Wenn Herr Z. von sich sprach, redete er immer von seinem Beruf, der Arbeit und der Institution, gestaltete dabei den therapeutischen Kontakt derart, als ob er wie selbstverständlich die Wertschätzung des Therapeuten für seine Hingabe an den Beruf und für seine hohe Verpflichtung gegenüber den Kunden einfordern könne. Herr Z. liebte sich in seinem Beruf. Gegenübertragungsgefühle von Leere und Langeweile stellten sich beim Therapeuten dann ein, wenn sich die gewählt vorgetragenen Berichte wiederholten („Ich weiß nicht, ob ich Ihnen schon erzählt habe, dass..."). Der Umgang mit Gefühlen, insbesondere Affektdifferenzierung, war bei einem derart erfolgreichen Mann erstaunlich unterentwickelt. Herr Z. sprach oft von seiner „Erschöpfung und großen beruflichen Anspannung" und meinte damit: Schamgefühle und diffuses Schuldempfinden wegen seiner einsamen Alkoholexzesse, Angstzustände und unklaren aggressiven Spannungen mit beruflichen Rivalen sowie vorbewusste libidinöse Wünsche gegenüber attraktiven Mitarbeiterinnen. Offensichtlich stand er, der gewohnt war, nüchtern-technisch und funktional zu denken und zu handeln, seiner Innenwelt ziemlich fremd gegenüber. Abgesehen von gelegentlichen Impulsdurchbrüchen, bei denen er wutentbrannt Mitarbeiter öffentlich degradierte, wenn diese versagten, war Herr Z. eher beliebt, aber als ein lebendes Vorbild löste er bei Untergebenen auch Unbehagen aus.

Herr Z. wandte sich an den Analytiker aus einer stationären Akutbehandlung, der er sich wegen seiner Alkoholabhängigkeit auf Drängen der Ehefrau und nach erneutem Verlust des Führerscheins unterzogen hatte. Er suchte auch die nachsorgende Psychotherapie, weil er große Angst davor hatte, dass seine Alkoholerkrankung dem Aufsichtsrat bekannt werden würde, und er verstand es, unter geschickter Ausnutzung von Kollegenempfehlungen, den Therapeuten für sich zu gewinnen. Alle seine Vorbehalte gegen die tiefenpsychologische Therapie waren an die Ehefrau delegiert, die aus ihrer mangelnden Krankheitseinsicht keinen Hehl machte („Wir haben jetzt genug gelitten, ich will, dass er es einsieht und mit dem Trinken aufhört, und dass er wieder seinen Führerschein erhält,... denn, was werden die Leute und Kollegen denken, wenn ich ihn jetzt immer fahre... im Übrigen habe ich einen großen Haushalt zu versorgen..."). Noch während der diagnostischen Erhebungs- und Vereinbarungsphase erfolgte, einige Wochen der Abstinenz bestanden bereits, ein erneuter Rückfall, der öffentlich unbemerkt blieb und von der Familie wie bisher vertuscht wurde. Die große Scham und Zerknirschung von Herrn Z. milderte sich etwas, als der Rückfall als ein wichtiger Hinweis auf den Schweregrad der Erkrankung interpretiert wurde, die aufgrund des klaren, gradlinigen und gewinnenden Auftretens – man sah und merkte ihm den Alkoholismus in keiner Weise an – im ersten Eindruck eher unterschätzt worden war. Die Ehefrau von Herrn Z. führte lange Zeit in Demut ein Schattendasein an seiner Seite. Sie ermöglichte ihm die Karriere, indem sie ihm, der nur zum emotionalen „Auftanken" spät abends „furchtbar erschöpft" nach Hause kam, immer bewundernd und klaglos zur Seite stand. Der Alkoholismus von Herrn Z. nahm zu, als seine Frau sich ehrenamtlich engagierte und emotional weniger zur Verfügung stand.

In Form der Abhängigkeit vom Anderen als Hilfs-Ich. Versagt die Regulierung und Abwehr innerer Impulse bzw. die Anpassung an die Umweltanforderungen als Folge der Ich-strukturellen Störungen einer nicht genügend entwickelten Ich-Organisation des Suchtkranken, dann ist dieser abhängig vom Anderen als ein für ihn steuerndes Hilfs-Ich. (Dies entspricht der entwicklungspsychologischen Situation des gesunden Kleinkindes, das in seinen frühen Reifungsphasen die Mutter als Hilfs-Ich zur Daseinsbewältigung benötigt.) Das Objekt mit Hilfs-Ich-Funktion dient dem Suchtkranken zum Reizschutz und zur Selbstfürsorge und weist Züge eines Partialobjektes auf, d. h. des „nur guten" Liebesobjekts oder des „nur bösen" Hassobjekts (Bilitza u. Heigl-Evers 1993, S. 165ff, Dally 2009a, Krystal u. Raskin 1983, S. 49ff, Rost 1987, S. 77ff, Tress 1985).

> Herr A., ein Ingenieur (44), hatte aufgrund einer Polytoxikomanie bereits vielfältige Therapieversuche unternommen, hatte sich in einer längeren Phase der Abstinenz als Suchthelfer in einer Selbsthilfeorganisation engagiert und suchte nun, nach episodisch auftretenden Rückfällen, die ihm seine Bedürftigkeit signalisierten, eine langfristige therapeutische Hilfe. „So wie damals in meiner schönsten Zeit...", wie er sich im Erstinterview erinnert, als er in einer Universitätsstadt zwar „gut lebte und vielerlei konsumierte", aber sein Studium, das er zwei Mal wechselte, nicht abschließen konnte. Damals sei er nach 8 Jahren der Selbstständigkeit auf Forderung der Mutter wieder ins Elternhaus zurückgekehrt, habe dort erneut ein Ingenieurstudium aufgenommen und schließlich auch abgeschlossen: „Ich habe wegen Mutter etwas studiert, was mich überhaupt nicht interessierte, aber ich war in der Zeit abstinent!"

In Form der Abhängigkeit von einer Person mit Hilfs-Über-Ich-Funktion. Zusätzlich besteht häufig Abhängigkeit von einer die Funktion eines Hilfs-Über-Ichs übernehmenden Person, insbesondere wenn sich eine Über-Ich-Pathologie in antisozialem Verhalten, Straftaten usw. auswirkt. Die Bezugsperson übernimmt in diesem Fall die strenge Über-Ich-Orientierung eines archaisches Über-Ichs bzw. des nur bösen Hass-Partialobjektes. Diese Abhängigkeit findet sich häufig verborgen hinter Abwehrkonstellationen aus „Verleugnung", „Harmonisieren" und „Bagatellisieren", aber auch im „Schweigen aus Scham" in Partnerbeziehungen von schwer Suchtkranken (Bilitza u. Heigl-Evers 1993, S. 165ff, Krystal u. Raskin 1983, S. 49ff, Rost 1987, S. 77ff, Wurmser 1997, S. 279ff).

> Herr B., ein 60-jähriger Unternehmer, der seit 20 Jahren an einer Alkoholabhängigkeit litt, hatte den Betrieb vom Stiefvater geerbt, für den die äußerst zielstrebige Mutter den Vater, einen farblosen Beamten, verlassen hatte, als der Patient 10 Jahre alt war. Als die 2. Ehefrau von Herrn B. (die 1. hatte sich wegen des Alkoholismus von ihm getrennt) eine einfache Anstellung im Betrieb bekam, nahmen seine Unstimmigkeiten mit Kompagnon und Kollegen zu. Schließlich unterzog er sich erfolgreich einer stationären Kurzzeittherapie (Entwöhnung) und suchte den Analytiker für eine nachsorgende tiefenpsychologisch fundierte Psychotherapie auf. In äußerst geschickter Weise (selbst der die Therapie begleitende Konsiliararzt „spielte" in der Auslegung seiner Befunde mit) täuschte der Patient nach einem „milden Rückfall" (lapse) Abstinenz vor. Seine Verleugnung erfolgt auf dem Strukturniveau einer Ich-Spaltung, die sich auch in der Gegenübertragung widerspiegelte: der Therapeut wiegte sich einerseits in dem sicheren Gefühl, die offenen Gespräche „unter Männern" versöhnten den Patienten allmählich mit seiner Geschichte und stabilisierten die Kontrolle eines leichten Suchtdrucks (craving), andererseits blieb immer ein Rest Misstrauen angesichts des weiterhin geröteten Gesichtes mit dem treuherzigen Blick. Seine Ehefrau, eine hübsche und zielstrebige Frau mit einer Bar-Stimme, die ihren Alkoholkonsum zugunsten des Partners grundsätzlich nicht einstellen wollte, war in den begleitenden Partnergesprächen bemüht, das Bild einer harmonischen Beziehung zu erzeugen. Gegen besseres Wissen übernahm sie nach der ersten Rückfallbearbeitung (lapse) die Verleugnung des Patienten und verschwieg ebenfalls die wiederholten Rückfälle (relapse). Das Arrangement offenbarte sich schlagartig, als die Ehefrau im Streit im Betrieb des Ehemanns kündigte und nun ihrerseits verstärkt Alkohol trank. Als Folge der therapeutischen Bearbeitung verweigerte sie freundlich und höflich weitere Partnergespräche, der Patient brach nach einer Urlaubspause unerwartet die Therapie mit einem entwertenden Brief ab („der Small Talk mit Ihnen bringt ja doch nichts mehr"). Zwei Jahre später traf eine Ansichtskarte vom anderen Ende der Welt ein, die lautete: „Erst jetzt kann ich die Gespräche mit Ihnen schätzen und einiges davon aufnehmen. Was die andere Sache betrifft, es ist alles in trockenen Tüchern!"

31.3 Therapeutisches Vorgehen

Komorbidität

D **Wenn zusätzlich zu der Abhängigkeitserkrankung eine oder mehrere zusätzliche psychische Krankheiten vorliegen, die klar diagnostizierbar und behandlungsbedürftig sind, spricht man von psychischer Komorbidität.**

Epidemiologische Untersuchungen ergaben eine hohe Komorbiditätsrate von Persönlichkeitsstörungen (Schmitz et al. 2001), Angst, depressiven Störungen, sowie Psychosen einerseits und Abhängigkeitserkrankungen andererseits (Vogelgesang u. Schuhler 2011). Methodische Schwierigkeiten ergeben sich durch die gebotene Differenzierung der komorbiden Erkrankung als Folgeerkrankung der Abhängigkeit oder als vorausgegangene Erkrankung, die den Alkoholkonsum erst mit ausgelöst haben könnte. Diskutiert werden muss auch eine mögliche gemeinsame genetische Wurzel von Abhängigkeitserkrankung und weiterer psychischer Störung.

Komorbidität bei Abhängigkeitserkrankungen stellt in verschiedenster Hinsicht eine Hochrisikokonstellation dar (Lorscheider u. Fehr 2009, Wedekind u. Havemann-Reinecke 2009): So sind z. B. **süchtige PatientInnen mit Angststörungen** weniger häufig erwerbsfähig und öfter arbeitslos. Sie leiden bezüglich des Suchtmittelkonsums unter einem stärkeren Kontrollverlust sowie unter heftigeren Entzugserscheinungen (Neubauer et al. 2007). Das Vorliegen einer **Persönlichkeitsstörung** in Kombination mit einer Abhängigkeitserkrankung verschlechtert die Prognose bezüglich einer Suchtmittelabstinenz. Trotz ihrer gravierenden Folgen wurde und wird der psychischen Multimorbidität sowohl in der allgemeinen Darstellung als auch in Lehre und Forschung, gemessen an ihrer Häufigkeit, erstaunlich wenig Aufmerksamkeit zuteil.

Entscheidend ist die **parallele Behandlung** der Sucherkrankung und komorbiden Störung in einem therapeutischen Kontext. Wird dies nicht beachtet und alleine die Suchterkrankung bzw. nur die komorbide Störung behandelt, in der Hoffnung, dass sich dann die jeweils andere Erkrankung gleichsam von selbst legen würde, droht die Zuspitzung der jeweils unbehandelten Erkrankung, wie sich z. B. bei essgestörten abhängigen Patientinnen beobachten lässt (Vogelgesang 2010). Im Fall der Suchterkrankung sind an erster Stelle der Komorbidität aus dem Formenkreis der psychischen Erkrankungen die Persönlichkeitsstörungen zu nennen, die mit einer reliablen und validen Diagnostik an einer repräsentativen Stichprobe abhängiger Patienten eine Prävalenz von 40% ergab (Schmitz et al. 2001).

Aus der Pflicht der Diagnoseverschlüsselung nach ICD-10 ergeben sich für den psychoanalytisch orientierten Therapeuten, der gemäß Psychotherapierichtlinien im Antrag ätiologische und pathogenetische Zusammenhänge darstellen soll, vielfältige ungelöste Folgeprobleme, insbesondere dass das Konzept der Komorbidität die ätiologische Verknüpfung ersetzt. Dies wurde in letzter Zeit kritisch beleuchtet. Vielleicht zeigt hier das Krankheitsbild der Sucht besonders deutlich das **Dilemma** der psychiatrischen Diagnostik.

» Die Richtlinien lassen (...) die Existenz verschiedener Theoriesysteme nebeneinander zu. ... In der Philosophie von Kapitel V der ICD-10 ist das Symptom bzw. die Störung bereits die Krankheit; in den Richtlinien wird dagegen eine ätiologisch fundierte Diagnostik ausdrücklich vorausgesetzt und Symptome werden von seelischer Erkrankung deutlich unterschieden... (Hohage 2000, S. 136). «

Differenzielle verhaltenstherapeutische Suchttherapie

M **Die Diagnostik und begleitende Therapie der komorbiden psychischen Störungen ist als einer der wichtigen innovativen Schritte in jüngerer Zeit anzusehen.**

Ein zweiter wichtiger Innovationspunkt ist die in Deutschland lange vernachlässigte Berücksichtigung des schädlichen Gebrauchs, der immer noch nicht die gebotene Beachtung findet (Schuhler u. Baumeister 1999, Schuhler 2007). Neben der Beachtung der Komorbidität und der differenziellen Indikation gelang eine weitere Anpassung des Therapiewissens an geschlechtsspezifische Anforderungen, besondere Probleme des Alters und weitere soziale Faktoren. Die gegenwärtige Therapielandschaft ist zudem bestimmt durch die Diskussion der ambulanten Suchttherapie, in der sozial integrierte, nicht psychisch komorbide Abhängige am meisten Aussicht auf einen ersten Weg aus der Sucht haben dürften. Eine **stationäre Therapie** ist weiterhin angezeigt bei schwerer Betroffenen, sozial weniger integrierten und psychisch komorbiden Abhängigen. Die immer wieder neu belebte Kontroverse um das sog. „kontrollierte Trinken" bei bestehender Abhängigkeit sollte um der Patienten Willen so geführt werden, dass das Erlangen einer zufriedenen Abstinenz absoluten Vorrang hat und keinem Patienten vorenthalten werden sollte. Programme, die nur eine Trinkreduktion bei Alkoholabhängigen anstreben, sollten den Patientengruppen vorbehalten werden, bei denen das primär anzustrebende Therapieziel Abstinenz nicht mehr erreichbar erscheint.

Motivation zur Psychotherapie bei abhängigen Patienten. Die Motivationsfrage ist eine Kernfrage der Suchttherapie. Dabei ist die Motivation zur Aufgabe des Suchtverhaltens und zur Inanspruchnahme von psychotherapeutischen Maßnahmen keine statische Dimension. Es handelt sich vielmehr um einen Prozess, in dem es Rückschritte gibt und der immer wieder neu gefördert werden muss. Lehrmeinung ist seit geraumer Zeit, dass nicht-konfrontative Motivierungsstrategien vorzuziehen sind (Miller 1991). Das konkrete therapeutische Vorgehen ist angelehnt an das Phasenmodell von Prochaska und DiClemente (1992), die den Veränderungsprozess in Nachdenklichkeit, Entscheidung, Handlungseinleitung und Aufrechterhaltung unterteilen. In einem narrativen Ansatz zur Förderung der Therapiemotivation (Schuhler 2007) werden schwer vermittelbare, aversive Zusammenhänge in der Suchtentwicklung, der Suchttherapie und der therapeutischen Beziehung auf einer Symbolebene dargestellt. Gerade im Umgang mit Widerstand und Reaktanz auf Seiten des Patienten wird dieses nicht konfrontative Vorgehen empfohlen, das den assoziativen Raum erweitert, den Kampf um die Macht in der therapeutischen Beziehung vermeidet und zur Neugier und Entdeckerfreude einlädt. Das Fallbeispiel illustriert den narrativen Ansatz im Rahmen einer Behandlung bei Alkoholmissbrauch (Schuhler u. Baumeister 1999, Schuhler 2007)

> Ein Patient, der als Dachdecker arbeitet und sich seit einem Beinbruch nicht mehr aufs Dach wagt, sitzt voller aggressiver Spannung in der Gruppentherapie mit anderen abhängigen Patienten. Gegen die Ängste auf dem Dach hat er in letzter Zeit Valium eingesetzt, und als seine Kollegen ihn davor warnten, beruhigte er sich mit Bier und konnte so recht und schlecht dann wieder aufs Dach. In einer Gruppenstunde haderte er wieder mit seinem Schicksal, dass ihn diese unerklärliche Angst überfalle, wenn er sich anschickt, aufs Dach zu klettern. Er verglich die jetzige schwierige Situation mit früher, als er als ausgesprochen einsatzfreudiger Handwerker galt. Ihm wurde von der Gruppentherapeutin zunächst eine erklärende Intervention angeboten: „Nun, da waren wohl schon vor dem Beinbruch alle Kräfte angespannt. Sie haben immer das Äußerste von sich gefordert. Schließlich kam es zu einer Krise, in diesem Fall der Unfall mit dem Beinbruch und diese zusätzliche Belastung war dann nicht mehr zu verkraften und so ist es doch verständlich, dass Sie Alkohol und Medikamente eingesetzt haben, um sich in dieser schwierigen Situation zu helfen. Schließlich beruhigen und dämpfen Alkohol und Medikamente ja tatsächlich." Daraufhin verwies der Patient ärgerlich auf seinen Arzt, der ihm ursprünglich das Medikament verschrieben habe und dann meinte er aufbegehrend: „Ich muss doch meinem Arzt vertrauen können." Der Patient reagierte hier in einer ganz üblichen Weise, die gewöhnlich als Fremdschuldzuweisung bezeichnet wird, mit der Patienten von möglichen eigenen Anteilen abzulenken versuchen. Statt nun mit ihm zu argumentieren, sagte ich dem Patienten, dass mich dies an einen anderen Patienten erinnere, der als Bauarbeiter in einer Baukolonne gearbeitet hatte und von dem ich gerne erzählen würde. Bei ihm gab es eine gewisse Arbeitssituation, die ihm den Alkohol nahe gebracht hat: „Wenn Hohlblocksteine zu transportieren waren, von denen ja jeder weiß, dass sie sehr schwer sind und sich schlecht greifen lassen, wenn also zentnerweise Hohlblocksteine abgeladen werden mussten, zog sich diese Arbeit gewöhnlich über Stunden. Ein Arbeiter stand dann auf dem Lastwagen mit Schutzhandschuhen, reichte den schweren Stein vorsichtig an einen anderen weiter, der ihn unten in Empfang nahm. Der hievte den Stein weiter, ebenso vorsichtig weiter an einen dritten, der ihn dann behutsam ablegte. Wenn nun eine solche Ladung Hohlblocksteine kam, dann trank unser Mann morgens ziemlich schnell gleich drei Bier. Der Alkohol bewirkte, dass er auf die Handschuhe verzichten konnte, die zwar vor dem schweren rissigen Stein schützten, mit denen man aber schlechter greifen konnte. Der Alkohol dämpfte das Empfindlichkeitsgefühl an den Händen und ließ ihn kleine Risse und Schrammen gar nicht spüren. Die Arbeit ging flott von der Hand. Jeder bewunderte ihn, wie zielsicher und unverdrossen er mit den schweren unhandlichen Steinen hantierte. Er war nicht mehr darauf angewiesen die Hohlblocksteine langsam zu tragen und dem anderen vorsichtig in die Hand zu geben, man konnte ihm die Steine zuwerfen, das ging dann zack, zack. In die Sache kam richtig Schwung und die unangenehme Arbeit mit den Hohlblocksteinen war schnell erledigt."

Hier ist ein kleines Geschichtsfragment bereits dazu angetan, das faktische Wissen, dass Alkohol entspannt und dämpft, „in persönliches Wissen" umzuwandeln, in dem die Fantasie der Patienten angeregt wird. Die Figuren und Ereignisse gewinnen Gestalt aus dem inneren Erleben der Patienten, und nicht aus der Vorgabe, mit der es zunächst versucht wurde.

Nach der kleinen Geschichte wurde der Dachdecker nachdenklich und meinte dann: „Das Bier wurde ja dann für ihn zu so einer Art Dopingmittel, so war das ja bei mir auch." Hier wurde also die gewünschte Einsicht durch die kleine Geschichte erreicht, die die rationale Erklärung, die vorher angeboten wurde, nicht bewirken konnte. Dabei spielt eine bestimmte Bedingung zwischen Therapeut und Patient eine ausschlaggebende Rolle: In der Geschichte tauchen Menschen auf, die in den Augen der Patienten Verwerfliches tun. Sie setzen Alkohol ein, um sich besser zu fühlen oder schneller arbeiten zu können. Bei ihnen ist nicht klar ist, inwieweit der Alkohol schon von ihnen Besitz ergriffen hat. Das ist aber genau das Bild, das die Patienten zu entdecken bei sich am meisten fürchten. Wenn dann Geschichten erzählt werden, in denen solche Menschen auftauchen, wird den Patienten die Möglichkeit geboten, sich mit diesen „schlechten" Seiten bei sich zu identifizieren, sie überhaupt erst einmal spürbar zu machen. Den Patienten gelingt dadurch ein angstfreier Umgang mit dem bedrohlichen Thema Suchtmittel. Sie fühlen sich eher in ihrer Beschämung und ihren Ängsten verstanden und gewürdigt, ohne dass diese konfrontativ dargestellt und kühl-rational erforscht werden würden. Und die Geschichten tun ein Übriges: sie vermeiden den Kampf. Sie sagen dem anderen nicht, was zu tun ist, sondern sie laden aufgrund ihrer Mehrdeutigkeit zur Neugier ein. Die Geschichten sind eine besonders produktive Art, Kampf um die Macht zu umgehen und einzuladen zu einer gänzlich anderen Art von Interaktionen zwischen Therapeut und Patient.

Verhaltenstherapie. Sowohl im Einzel- wie im Gruppentherapiesetting steht der therapeutischen Arbeit das Erstellen einer horizontalen (situativ aktuellen) und vertikalen (biografisch-genetischen) *Bedingungsanalyse* voran als Weichenstellung für den therapeutischen Prozess. Zur vertikalen Bedingungsanalyse gehört die Herausarbeitung früherer Beziehungserfahrungen in der Kindheit und Jugend, die zur Entwicklung und Aufrechterhaltung grundlegender subjektiver Überzeugungen und innerer Beziehungsrepräsentanzen beigetragen haben, die den Suchtmittelkonsum gefördert haben dürften (Schuhler u. Baumeister 1999, Schuhler 2007). Als weiterer bedeutsamer Faktor werden **biologische Bedingungen** mitbedacht, etwa eine erkennbare vegetative Reaktionsneigung oder familiäre Häufung von Suchterkrankungen. In der situativ aktuellen Bedingungsanalyse werden zunächst *Risikosituationen* festgehalten, d. h. die typischen Situationen herausgearbeitet, in denen der Patient habituell zu Suchtmitteln griff. Besonderes Gewicht wird auf die Identifizierung der automatisiert ablaufenden emotionalen Bewegungen und *kognitiver Bedeutungszuschreibungen* gelegt. Das Problemverhalten des Patienten wird als Produkt dysfunktionaler emotionaler und kognitiver Verarbeitung aufgeschlüsselt. Dazu gehört die **Identifikation** (mit dem Ziel der späteren Modifikation) von überdauernden inneren Einstellungen, die den Suchtmechanismus auslösten und verstärkten. Im Fokus stehen dabei die Schemata, die das Selbstbild und die inneren Beziehungsrepräsentanzen einer Person prägen. Maladaptive emotionale Verarbeitung ist häufig von Ärger, Angst, Hoffnungslosigkeit geprägt und Auslöser des Suchtmittelkonsums, wobei deren Dämpfung durch das Suchtmittel operant den Suchtmittelkonsum weiter verstärkt. Dieses **Misslingen affektiver Regulation** steht im Fokus der therapeutischen Arbeit. Unangemessene Bewertungen als Denkgewohnheiten, die fest verwurzelt sind, werden darüber hinaus modifiziert durch Techniken zur Überprüfung der Logik und Realitätsnähe der Bewertungen (sokratischer Dialog), durch Techniken zum Nutzen der Bewertungen (hedonistisches Kalkül) sowie Techniken zur Förderung der Antizipationsweite der Bewertungen und zur Überprüfung des Absolutheitsanspruches, den die verzerrten Denkgewohnheiten oft implizieren. Darauf aufbauend werden dem Patienten emotional-kognitive und behaviorale Techniken vermittelt, die dazu beitragen, suchtmittelabstinent zu leben. Dazu gehören die Vermittlung von Stressbewältigungsstrategien und die Unterstützung von Ressourcen und Kompetenzen.

Besonderen Stellenwert haben die Herausarbeitung und das Deutlichmachen der Verflechtung folgender Faktoren, die das nicht zu bezähmende Verlangen nach Suchtmitteln beeinflussen:
- externale und internale Stimuli, die den Suchtmittelkonsum auslösen,
- aktivierte suchtspezifische Gedanken, wie Trinkerlaubnis geben in bestimmten Druck- und Stresssituationen,
- dysfunktionale Grundüberzeugungen,
- davon abgeleitete automatisierte verzerrte Kognitionen und schließlich
- die Einsicht, dass der Suchtmittelkonsum als kurzfristig wirksamer Ausweg mehr oder minder bewusst gesucht wurde.

Um die **Kontrollkompetenz** zu erhöhen, wird der Patient an einen günstigen Umgang mit der Risikositation herangeführt, die bislang das unwiderstehliche Verlangen nach Suchtmitteln auslösten.

Im Fall der Suchterkrankung sind die Grundannahmen der neuen emotionsfokussierenden Entwicklung der Verhaltenstherapie (Hayes 2007, Young 2007, Mc Cullough 2007) von besonderem heuristischem Wert. Die Pathologie drückt sich nämlich auch aus in Defiziten der Plastizität und Differenzierung im inneren Erleben: Neben einer kognitiven Wahrnehmungs- und Bewertungsverzerrung können Gefühle nicht angemessen wahrgenommen und reguliert werden. Der innere Kontakt zur kognitiven und emotionalen Verarbeitung und deren metakognitive Steuerungsmöglichkeit gelingen nur schwer und brechen leicht ab. Schon von dem Doyen der kognitiven Therapie, Aaron Beck, wurde die **emotionale Aktivierung** beim Einsatz kognitiver Methoden propagiert. Dies wurde jedoch – bis zur „Third Wave" der Verhaltenstherapie – zumindest in der Fachliteratur nicht ausreichend beachtet. In der klinischen Praxis wurde jedoch gewiss schon früher für eine emotionsaktivierende Einbettung kognitiver Techniken gesorgt (vgl. Schmitz et al. 2001, Schuhler 2007, Vogelgesang u. Schuhler 2011).

Das **Verhaltenstraining** umfasst Rollenspieltechniken, in denen bestimmte, besonders schwierige situationale Anforderungen im Mittelpunkt stehen. Dies beginnt mit einer Hierarchisierung problematischer Situationen und der Vermittlung darauf bezogener Problemlösefertigkeiten, die dann in den nachgestellten Situationen eingeübt werden. Das Ablehnungstraining als Rückfallprophylaxe (Zurückweisung von Suchtmitteln in verschiedenen Situationen, die bislang Suchtmittelkonsum auslösten,) hat besonderen Stellenwert. Aktivitätsaufbau, Entspannungstraining und sportliche Bewegung zur Spannungsabfuhr flankieren diesen Prozess.

Wie universell für die Psychotherapie gültig, soll mit dem Patienten eine tragfähige **therapeutische Allianz** aufgebaut werden. In Ansätzen, die verhaltenstherapeutische mit imaginativen Elementen (Vogelgesang u. Schuhler 2011).verbinden, wird der Aufbau und der Erhalt einer produktiven therapeutischen Beziehung vor allem bei schwer gestörten Suchtpatienten durch die Induktion positiven Erlebens hervorgerufen. Es leuchtet ein, dass dies gerade bei in dieser Hinsicht sehr bedürftigen Suchtkranken zu einer raschen Belebung und raschen Aufeinanderzubewegung in der therapeutischen Beziehung führt. Eng damit verwandt sind die narrativen Therapieelemente, die im therapeutischen Prozess einen vielfachen wünschenswerten Effekt hervorrufen (Schuhler 2007).

Primäres **Erfolgskriterium** ist die Erreichung der Abstinenz bei Abhängigkeit und das Einstellen des Suchtmittelkonsums zur Alltagsbewältigung bei schädlichem Gebrauch. Dazu kommen als **Ziel** die günstige Entwicklung komorbider psychischer Störungen, sowie die Förderung der sozialen und beruflichen Integration nach Behandlungsende. Die Erfolgsmessung wird betrieben in Ein-, Zwei- und Dreijahreskatamnesen hinsichtlich der Abstinenz, der Lebenszufriedenheit sowie der sozialen Einbindung und Akzeptanz der therapeutischen Maßnahmen im Patientenurteil.

> **F** Es handelt sich um eine Patientin, die in der AHG Klinik Münchwies zur stationären Therapie kam, nachdem eine Vielzahl ambulanter Behandlungsversuche fehlgeschlagen war. Die Einweisungsdiagnosen des nach langem erfolglosen Engagements ratlosen Hausarztes lauteten: Bulimia nervosa, depressiver Verstimmungszustand und Alkoholabhängigkeit. Die Perspektive der Therapeutin fokussiert die Komorbidität, Suchtdynamik und bedingungsanalytischen Zusammenhänge:
> Als ich sie in der Eingangshalle draußen abholen will, ist ihr Mann, der sie gebracht hat, offenbar schon abgefahren. Sie steht allein mit ihren Koffern zwischen den Vitrinen, halb versteckt. Als ich auf sie zugehe, gibt mir eine ernst dreinblickende, etwa 30-jährige normalgewichtig wirkende mittelgroße Frau zurückhaltend die Hand. Auffällig sind ihre starken Brillengläser, die mich aus dem blassen Gesicht anfunkeln. Sie ist unauffällig gekleidet, praktisch in bequemer Stoffhose und Regenjacke. Sie ist jemand, den man leicht übersieht – niemand, an den man sich erinnert.

Im Gespräch braucht sie lange, bis sie ihre äußerst reservierte Haltung etwas ablegen kann. Mit gepresster Stimme schildert sie mir nach und nach ihre Probleme: Seit über 10 Jahren leidet sie unter bulimischen Essattacken, d. h. sie stopft anfallsartig große Mengen hochkalorischer, leicht zu konsumierender Nahrung in sich hinein: dazu gehören Chips, Kekse, Kuchen, Pudding, Sahnetorten aus der Tiefkühltruhe, aber auch halbe Toastbrote – die Schnitten reißt sie aus der Packung und bestreicht sie direkt dick mit Tee- oder Leberwurst, bevor sie sie in großen Bissen halbzerkaut hinunterschlingt.

Schon lange setzt fast automatisch – ohne große Mühe ihrerseits – ein Brechreiz ein und sie würgt das Essen wieder hervor. Nach dieser Erleichterung wird sie von heftigen Schuldgefühlen und Gewissensbissen geplagt. Sie ekelt sich vor sich selbst, sie macht sich heftige Vorwürfe als Frau und Mutter – sie ist verheiratet und Mutter einer vierjährigen Tochter – versagt zu haben. Sie beschimpft sich innerlich als „seelischer Krüppel", als „Katastrophe", als eine „einzige Zumutung für ihre Familie". Wie vernichtend ihre Selbstanklagen aber auch sein mögen – gegen den Zwang, sich immer wieder vollzustopfen und auf dem Weg über das Erbrechen wieder erleichtern zu können, ist sie machtlos. Immer wieder erliegt sie dem Drang, zu essen bis zum Überdruss und anschließend alles wieder hochzuwürgen und auszuspucken.

Biografische Entwicklung. Begonnen hatte dieser Ess-Brechzwang in der Jugendzeit, in der sie sich sehr um ihre Figur sorgte: Sie wollte unbedingt dünn sein, denn nur sehr schlanke Mädchen galten als schöne Mädchen. Keine Wahrheit schien ihr natürlicher und richtiger als diese Einsicht. Zudem musste sie den Makel Brillenträgerin zu sein – eine Brille trug sie seit ihrer Kindheit als ein Schielfehler korrigiert wurde – doch mit etwas ausgleichen und so war sie sehr darauf bedacht, dünn zu sein. Diese Neigung nahm nie das volle Ausmaß einer Anorexie an, hatte aber anorektische Züge. Sie hasste ihren Körper, fand sich unattraktiv und unansehnlich. In der Schule und in der Freizeit mit anderen war sie gehemmt, zurückhaltend und leicht unter Spannung geratend. Nie stand sie im Mittelpunkt, keiner suchte ihre Nähe. Auf der Eisbahn beim Schlittschuhlaufen, in der Disco, wenn andere fröhlich und ausgelassen waren, sich in der Gemeinschaft mit anderen wohl fühlten und sie daneben stand und sich überflüssig fand, unbeachtet, zur Seite geschoben – in dieser Zeit begannen die Fluchten in das Ess-Brech-Ritual: zum ersten Mal spürte sie diese scheinbar magische Wirkung, wenn sich danach nahezu Gleichgültigkeit einstellte gegenüber der eben noch so quälenden Wirklichkeit. „Ich hatte endlich Ruhe", sagte sie mir im Rückblick. „Nichts konnte mich mehr wirklich erreichen, wenigstens für eine Weile." Für diese Auszeit bezahlte sie damals schon mit Heimlichtuerei, schlechtem Gewissen und einer schlechten körperlichen Verfassung.

Als junge Erwachsene entdeckte sie dann noch einen Weg, dieses von ihr so geschätzte Gefühl der Distanz zum Leben zu erreichen: sie trank zunehmend mehr Alkohol, v. a. nach der Geburt ihres Kindes. Mit Alkohol – sie bevorzugte Erdbeersekt – sei ihr alles „noch ein Stück egaler geworden", wie sie sagte. Und sie fand eine speziell nützliche Verwendung für den Sekt heraus: Sie erlebte sich als nicht mehr so fett und hässlich. Mittlerweile war sie zu ihrem großen Bedauern nämlich nicht mehr dünn, sondern normalgewichtig geworden und ihr schauderte, wenn sie sich in einem Spiegel sah.

Suchtdynamik. Wenn sie getrunken hatte, konnte sie zudem auf Essen verzichten, sie brauchte das rauschhafte In-sich-hinein-Schlingen nicht, wenn sie zwei, drei Gläser Sekt getrunken hatte. Sie verspürte dann gar keine Lust, etwas zu essen. Sie rauchte und trank und essen spielte gar keine Rolle. In diesen Momenten gaukelte sie sich vor, dass sie die Essstörung im Griff hatte. „Trinken, das tun doch alle – was kann das bisschen Sekt schon schaden? Es belebt mich eben … und die Fressanfälle bleiben aus." Das war ihr tagtägliches Ticket zur Flasche, damit gab sie sich die Trinkerlaubnis. Umso mehr, als ihr der Alkohol noch einen großen Dienst tat: sie stellte nämlich fest, dass sie unter Alkoholeinfluss viel entspannter mit Konflikten umgehen konnte.

Äußere und innere Auslöser. Und sie stand oft am Tag unter Druck: Sie arbeitete als Schulsekretärin in einer großen Berufsschule. Von allen Seiten strömten Anforderungen auf sie ein: der Direktor, das Kollegium, die oft nicht sehr höflichen pubertären Schüler, die Eltern. Auch ein sehr viel robusterer Mensch als sie es war, hätte den Anforderungen im sozialen Kontakt nicht immer standhalten können. Typisch für sie war, dass sie versuchte, es allen recht zu machen, eigene Interessen und Bedürfnisse nicht angemessen verfolgen und Kritik nicht äußern konnte: Schrie sie ihr offensichtlich cholerischer Direktor an, schluckte sie das schweigend, beschimpfte sie ein Vater am Telefon als unfähig, nahm sie das hin, schmetterte ein Schüler auftrumpfend die Tür zu ihrem Sekretariat hinter sich zu, ließ sie die Sache auf sich beruhen. In solchen Situationen gewöhnte sie sich an, auch tagsüber zu trinken. Sie hatte einen Flachmann dabei, sorgfältig ganz unten in ihrer Tasche versteckt, den sie dann verstohlen herauszog. Er war mit Gin gefüllt. Jemand hatte ihr gesagt, den riecht man nicht. Der Flachmann half ihr, Angst, Scham und Wut zu ertragen. Die Abhängigkeitsentwicklung begann und endete in wenigen Jahren in der manifesten Abhängigkeit mit Kontrollverlust und Entzugszeichen.

Koinzidenz von Alkoholabhängigkeit und Essstörung. In dieser ersten Zeit der beginnenden Abhängigkeit entwickelte sich auch die Essstörung parallel dazu weiter. Wie ganz typisch für die Suchtentwicklung wehrte sich auch die Patientin gegen die einsetzende Abhängigkeit. So versuchte sie, alkoholabstinent zu leben, um sich und den anderen zu beweisen, denen ihr übermäßiger Alkoholgenuss aufgefallen war, dass sie natürlich ohne Alkohol auskommen konnte. Diese Versuche, auf den Alkohol zu verzichten, führten dazu, dass die bulimischen Essattacken wieder stärker wurden. Das nahm sie zunächst in Kauf, denn wenn sie sich vollstopfte, brauchte sie keinen Alkohol, um die innere Spannung zu lösen. So nahm sie dann das Essen auch mit auf die Arbeit, in Einkaufstüten getarnt, in denen scheinbar eben ihre Einkäufe verstaut waren, bis sie nach Dienstschluss nach Hause gehen würde. In Wirklichkeit waren die Vorräte nicht für die Familienmahlzeiten Zuhause bestimmt, sondern für sie allein, damit sie Stoff hatte, um sich auch während des Vormittags voll essen und sich erbrechen zu können, um auf diesem Weg den ersehnten Zustand der Abwesenheit von Spannung und das Aufkommen von Gleichgültigkeit zu erleben. Eine schreckliche Zeit begann: heimlich musste das alles vonstatten gehen, das In-sich-hinein-Schlingen, die häufigen Abwesenheiten, immer wieder verschwinden, die würgenden Geräusche auf der Personaltoilette, das angstvolle Horchen, ob nicht doch eine Lehrerin hereingekommen ist, das ewige Mundspray, mit dem sie hoffte, den säuerlichen Geruch nach Erbrochenem übertünchen zu können.

Letztlich setzten ihr die Fressanfälle und das Erbrechen wieder so zu, dass sie wieder mit dem Trinken begann. Und sie registrierte eine gewisse Überlegenheit des Alkohols, was die Wirkungskraft bei der Lösung von Spannungszuständen anging: Alkohol half zwar nicht schneller, aber länger anhaltend als die Ess-Brech-Anfälle. Auf der andern Seite konnte auch schnell getrunkener Schnaps nicht mit der Erleichterung und dem Spannungsabfall konkurrieren, den ein Ess-Brech-Anfall herbeiführen könne: „Dann ist für den Moment alles wie weggeblasen." Aber durch das Trinken nahm sie nicht so zu. Auch als junge Frau war sie noch gefangen in dem dünnen Schönheitsideal ihrer Jugend. Und dies wirkte immer noch als mächtige Schubkraft, die dazu führte, dass sie lieber zum Flachmann griff als sich vollzustopfen. Der Alkohol half ihr auch dabei, Kontrolle über das Essen zu haben. Wenn sie trank, konnte sie eine gewisse Zeitlang zumindest normal essen.

Dieses gegenseitige Eindämmen der beiden Dämonen Essen und Alkohol spielte sich aber nur für kurze Zeit ein. Dann fielen beide gewissermaßen mit gleicher Wucht über sie her und sie aß und erbrach sich hemmungslos und trank mit zunehmendem Kontrollverlust. Dies war schon lange der Fall, bevor sie zu uns in Behandlung kam.

Probleme in der Herkunftsfamilie. Die Patientin wuchs bei den leiblichen Eltern auf, sie war ein Wunschkind, ihre Mutter war nicht berufstätig, der Vater hatte sich bereits in einem großen Werk als kompetenter Fachmann bewährt. Man lebte in bescheidenem Wohlstand. Die Mutter der Patientin hatte nur einen einzigen Ehrgeiz im Leben, der sich mit Familie, eigenes Haus, Garten umreißen lässt. Sie sorgte für den schönen Schein: das saubere Haus, den gepflegten Garten. Dafür hätte die Mutter anscheinend auf alles andere verzichtet. Der kleinen Tochter, die in den ersten Jahren schielte und eine korrigierende Brille brauchte mit dem hässlichen Gummieinsatz unter dem Brillenglas, konnte sie offensichtlich emotional nicht zur Verfügung stehen.

Denn so makellos wie ihren Garten schien die Mutter die kleine Tochter nicht zu erleben, wie sich die Patientin erinnerte. Sie sagte: „Ich habe als Kind oft gesehen, dass sie vor mir zurückzuckte und immer starrte sie auf meine Brille. Ich wusste schon früh, so wie ich aussehe, das ist nicht gut." Sie hielt sich mehr an ihren Vater, einen Mann mit Erfolg. „Der war mein Vorbild", meinte sie. Und sie blickte in zurückhaltender Liebe zu ihrem Vater auf, der ihr zugetan war und sich die verehrende Liebe der kleinen Tochter gern gefallen ließ, jedoch nicht allzu oft Zuhause war, weil er viel arbeitete. Womöglich hätte sich die Familie noch ganz gut in dieses emotionale Arrangement fügen können, ohne dass jemand zu Schaden gekommen wäre, wenn nicht die Ankunft eines Bruders die Welt der Patientin als Kind ganz aus den Angeln gehoben hätte: „Da war ich abgemeldet." Auch bei ihrem geliebten Vater. Der schien sich nun ganz in seiner wenigen Zeit, die er für die Familie hatte, auf den Sohn zu konzentrieren. Das kleine Mädchen strengte sich sehr an, nicht nur in der Schule, sondern auch Zuhause: es versucht zu gefallen. Und es wusste, dass seiner Mutter das, was man von außen sieht, sehr wichtig war. Vielleicht war das ja auch der Weg, wieder den Vater zu erreichen. Und so rückten Figur und Aussehen schon früh in den kindlichen Wertekatalog. „Ich bin aber nicht mehr an meine Eltern herangekommen", erinnert sich die Patientin, „ da war immer schon mein Bruder. Der hat den ganzen Platz weggenommen." Konflikte, vor allem auch emotionaler Art, wurden offenbar Zuhause nicht angesprochen, Spannungen wurden wortlos hingenommen und ertragen.

Sie wurde eine unsichere Jugendliche mit nur wenigen Freunden. Zwar verliebte sie sich oft, aber nahezu immer unglücklich. „Von mir will niemand was wissen", kristallisierte sich als innere Gewissheit heraus, die sie unsicher und nervös in Kontakten werden ließ. Der Wunsch, abzunehmen, stand für ihre verzweifelte Suche nach mehr Attraktivität für einen Menschen, der sich zu ihr hingezogen fühlte und bei ihr blieb um ihrer selbst Willen, so paradox das klingen mag. Im Körper bündelte sich aber nicht nur die Sehnsucht nach dem anderen, sondern auch der Hass auf sich selbst, dafür, dass sie sich so unsicher fühlt und nicht liebenswert erlebte. Es schien, als ob der Körper zur Projektionsfläche werden musste für alle mächtig anflutenden Gefühle von Selbsthass und Liebessehnsucht. Dort waren diese in gewissem Sinn gebändigt, weil nicht so nah im Inneren und deshalb besser zu ertragen, wenn auch zu dem hohen Preis der Essstörung.

Probleme in der Partnerschaft. Mit 19 Jahren zog die Patientin von Zuhause aus, flüchtete in eine frühe Ehe, in der es schnell zu Problemen kam. Sie befürchtete, dass ihr Mann außereheliche Verhältnisse mit anderen Frauen hatte. Sie konnte nicht glauben, dass er die Sexualität mit ihr als lustvoll erlebte, tat sie es doch auch nicht, wagte aber nicht ihm etwas davon zu sagen, aus Angst, ihn zu verlieren. Immer häufiger wurden ihr Essverhalten und dann auch ihr Alkoholkonsum zum Streitthema. Ihr Mann machte ihr Vorwürfe, drohte sie zu verlassen, was sie ihrer Meinung nach nicht überleben würde. Diese Angst hatte sie mit in die Klinik gebracht und es war in der Therapie immer wieder notwendig, die beiden Suchterkrankungen, die aus essen und trinken entstanden waren, mit der Entwicklung der emotionalen Möglichkeiten der Patientin zu verbinden.

Biologische Faktoren. Es ist zu prüfen, ob es bei der Patientin als mit auslösende biologische Bedingung Suchterkrankungen in der Familie gab, wobei angenommen wird, dass dabei dann vermutlich ein genetischer Faktor wirkt. Dies war jedoch nicht der Fall. Anamnestisch konnten keine Suchterkrankungen in der Familie festgestellt werden. Dennoch kann damit ein genetischer Faktor nicht ausgeschlossen werden. Die neurobiologische Forschung lässt jedoch gegenwärtig noch keine spezifischen Schlussfolgerungen zu.

Externe Faktoren. Die auslösenden Bedingungen als situative Anforderung und deren kognitive Verarbeitung ist bei der Patientin typischerweise folgendermaßen aufgebaut: der Vater eines Schülers fertigt sie barsch am Telefon ab, sie muss mit dem Direktor den Stundenplan erstellen und kommt mit dem neuen Software-Programm nicht 100%ig zurecht. Entscheidend für den Stressaufbau, für die ganz individuelle Herausforderung für unsere Patientin ist nun nicht dieses Ereignis an sich, sondern ihre Interpretation davon, ihre innere Kommentierung dieser Situationen. Typischerweise sagt sie nämlich dann zu sich selbst: „Ich will das gut machen, aber ich bin ja jetzt schon ganz nervös" oder „Der sollte nicht so mit mir reden, aber mir fehlen einfach die Worte. Ich kriege den Mund nicht auf."

Innere Steuerung. Das Selbstregulationssystem hat lange Wurzeln in der Entwicklungsgeschichte der Patientin: offensichtlich wurden schon früh grundlegende Bedürfnisse des Kindes nach Zuwendung und Bestätigung nicht genügend beachtet, wodurch sich Gefühle der Abhängigkeit und Hilflosigkeit im kindlichen Erleben über das übliche Maß hinaus etablierten. Die unsichere Bindung erfuhr in der schwierig verlaufenden Adoleszenz eine neue ungünstige Vertiefung, in der prinzipiell – wie in jeder Jugendzeit – noch einmal die Chance bestanden hätte, neue Beziehungserfahrungen zu machen und eine neue Sicht auf das eigene Selbst zu gewinnen.

So aber verfügte die Patientin nur über rudimentär entwickelte Fähigkeiten, Affekte sprachlich zu symbolisieren, nicht nur in der Interaktion mit anderen, sondern auch im inneren Dialog mit sich selbst. Sie war gewissermaßen dem affektiven Druck hilflos ausgeliefert, ohne die Bewältigungsmöglichkeit zur Verfügung zu haben, ihn durch sprachliche Bahnen zu kanalisieren. Ihr Fantasieleben war entsprechend unlebendig. Sie konnte sich kein prospektiv positives Bild von der unmittelbaren Zukunft machen. Ihr standen keine inneren guten Modelle zur Verfügung, die ihr Impulse geben konnten, mit diesen Anforderungen aktiv zupackend umzugehen. Sie hatte keine innere Stimme, die sie ermutigt und ihr Mut gemacht hätte. Die Umgebung wurde als hart, feindlich und lieblos empfunden und sich selbst erlebte die Patientin als hilflos und machtlos. Jede Spannung, jedes auch geringfügige Problem im Alltag wurde dadurch potenziell zur gefährlichen Bedrohung. In der Sprache des Modells beeinflussten sich niedrige Frustrationstoleranz, niedrige Selbstwirksamkeitsüberzeugungen und die negative Sicht der Zukunft in destruktiver Weise und bereiteten den Boden für die subjektiv erlebte Wirkung der Suchtmittel, die scheinbar auf magischem Weg so schnell und wirksam die Hilfe brachten, die die Menschen der Umgebung offenbar nicht bereitstellen konnten und die die Betroffene selbst sich auch nicht verschaffen konnte. Aber mit Hilfe der „Sorgenbrecher" war jederzeit der Druck der Realität, der inneren wie der äußeren Realität, zu lindern. Und was wäre natürlicher gewesen als essen und trinken?

Auf der Reaktionsebene, der Oberflächenebene, die der Patientin am ehesten zugänglich war, stand der Versuch, der Situation doch standzuhalten, nicht wegzulaufen, es irgendwie zu bewältigen. Dieser an sich günstige Impuls wurde aber sofort konterkariert durch die kognitive Steuerung, in der „zugeflüstert" wurde: „Ich kann den Zustand aber nicht ertragen. Das ist ja nicht auszuhalten." Die Lösung, die jetzt noch offen stand, wurde vorbereitet durch lang erprobte, eingeschliffene, ja eingefräste Handlungsvorbereitungen auf der kognitiven Ebene, die etwa folgendermaßen zu umreißen sind: „Ich muss was trinken. Dann könnte ich es besser hinter mich bringen. Dann ist mir nicht mehr so übel. Außerdem muss ich dann nicht das Essen auskotzen. Und ich nehme vielleicht ab, weil ich gar kein Abendessen brauche." So etwa dürfte die innere Kommentierung der Patientin gelautet haben, in der Phase, als sie mit Alkohol dem Ess-Brech-Teufel Schach bieten wollte. Kurzfristig wurde sie durch den Alkohol tatsächlich ruhiger und sie konnte für kurze Zeit tatsächlich auf die Ess-Brech-Orgien verzichten. Aber dieses Austreiben des Teufels mit einem anderen Teufel ließ sich nie lange durchhalten und war auch nur zu dem hohen Preis der Selbstverachtung, der Schuldgefühle, der Verfestigung und der Abhängigkeitsentwicklung zu haben.

Psychoanalytische Suchttherapie

Grundzüge. Psychoanalytische Suchttherapie umfasst eine spezifische psychologische Untersuchungsmethode zur Gewinnung von Wissen über das Erleben und Verhalten des Suchtkranken sowie deren Störungen und eine auf diesen Erkenntnissen beruhende Behandlungsmethode. Ausgehend von der Krankheitslehre betonen psychoanalytische Autoren die Notwendigkeit von *zwei grundlegenden Therapiezielen,* die der Therapeut seinem Patienten gegenüber als klar abgegrenzten fachlichen Standpunkt vertreten sollte:
1. Herstellung und Sicherung der Abstinenz mit strukturierten Methoden, z. B. mit der psychoanalytisch-interaktionellen Methode (Streeck u. Leichsenring 2009) und geleitet von einem tiefenpsychologischen Verständnis der Suchtdynamik;
2. Bearbeitung der dominierenden Grundstörung mit tiefenpsychologisch fundierter Psychotherapie unter der Voraussetzung von Abstinenz, unter prognostisch günstigen Voraussetzungen auch mit Analytischer Psychotherapie/Psychoanalyse.

Entscheidend für die Prognose eines ambulanten Behandlungsversuchs ist die *Abstinenzfähigkeit* des Patienten vor dem Hintergrund seines *psychischen Strukturniveaus*. Mit zunehmendem Ausmaß struktureller Störungen und der damit verbunden Abhängigkeit wird die Abstinenz ambulant nicht zu erreichen sein, sodass der Patient zur stationären Entwöhnung zu motivieren ist. Wenn die stationäre Behandlung aber auf Herstellung der Abstinenz begrenzt bleiben musste, und wenn die zugrunde liegende Grundstörung nicht ausreichend erfasst und bearbeitet werden konnte, sind die leider immer wieder anzutreffenden Rückfälle nach intensiver Behandlung (Entgiftung und stationäre Entwöhnung) aus psychoanalytischer Sicht dann verständlich.

Auch für die Suchtbehandlung gilt „state of the art" (Dowling 1995) der mittlerweile allseits bekannten Behandlungen präödipaler Störungen. Mit zunehmendem Wissen über die Pathodynamik der Erkrankung konnten modifizierte Verfahren entwickelt werden (s. o.), die insbesondere einen veränderten Umgang mit der Übertragung aufweisen. Die Suchtbehandlung könnte zum therapeutischen Standardangebot des niedergelassenen Psychotherapeuten und Analytikers werden. Denn die Argumentation, Suchtbehandlung sei aufgrund des schwer handhabbaren Übertragungsagierens des Süchtigen psychoanalytisch kontraindiziert, kann in dem Maße als überholt gelten, als Psychotherapie als eine methodisch geleitete Begegnung zwischen Therapeut und Patient verstanden wird, die therapeutisch-technisch nicht nur die Analyse, sondern auch die Beziehungsgestaltung umfasst, d. h. einen modifizierten Umgang mit Übertragung (Ü) und Gegenübertragung (GÜ). Modifizierte Verfahren unterscheiden sich bezüglich der technischen Position des Therapeuten in der Ü/GÜ-Verschränkung, ob er analysierend und *die Ü/GÜ deutend* arbeitet oder ob er sich geleitet von seinem analytischen Verständnis *antwortend in der Ü/GÜ* bewegt (Thomä 1999, Gerlach et al. 2003).

Pychoanalytisch-interaktionelle Psychotherapie. Letzteres ist in der sog. pychoanalytisch-interaktionellen Psychotherapie (Heigl-Evers u. Ott 1994, Bilitza 2003, Dieckmann 2003), neuerdings als psychoanalytisch-interaktionelle Methode bezeichnet (Streeck 2007, Streeck u. Leichsenring 2008) gegeben. Diese therapeutische Technik geht von dem Wissen über die Pathogenese struktureller Störungen aus, und reinszeniert in verblüffend einfacher Anwendung die Bedingungen der individuellen Pathogenese und bietet über korrigierende emotionale Erfahrungen Anstöße zur Änderung. Zeigt beispielsweise ein Suchtpatient in der Gruppentherapie wenig Selbstfürsorge, übernimmt der Therapeut die Hilfs-Ich-Funktion eines fürsorglichen Objektes, therapeutisch wird erwartet, dass der Patient diese Funktion allmählich internalisiert. In gewisser Weise greift die psychoanalytisch-interaktionelle Therapie ein wesentliches Grundmerkmal stationärer Psychotherapie heraus, nämlich die therapeutische Begleitung und Beobachtung realer Interaktionen mit den (möglichst gesunden) Therapeuten, Schwestern und Pflegern unter der Zielsetzung, dem Patienten korrigierende emotionale Erfahrungen zu ermöglichen.

> **F** A., ein narzisstisch gestörter Patient, hält sich in der Gruppe zurück, um nicht „gegen seinen Willen", wie er sagt, die Aufmerksamkeit und, wie so oft geschehen, den hochaggressiven Unwillen der Gruppe auf sich zu ziehen. Also lehnt er sich zurück, schließt die Augen („um mir einen schönen Platz zu denken"), während die Gruppe bemüht ist, ein Thema der Sitzung zu finden. Das Schließen der Augen wird von einigen Gruppenmitgliedern als Missachtung und Ablehnung angesprochen, der wortgewandte und intelligente Patient verteidigt sich rundum, die Gruppe setzt ihm darauf immer mehr zu. Die Stimmung wird gereizter, aggressiver und unversehens steht A. im Mittelpunkt der Gruppensitzung. Der Therapeut interveniert antwortend: „Auch ich habe Ihr Zurücklehnen und Ihr Schließen der Augen wie ein Desinteresse an der Gruppe und an mir empfunden, ich konnte es aber ertragen, weil ich spürte, dass Sie daran nicht gedacht hatten, als Sie sich an einen schönen Platz dachten. Ich an Ihrer Stelle würde versuchen, die anderen immer noch ein wenig wahrzunehmen, wenn ich mich so zurückziehe. Denn ich weiß, dass das sonst Ärger und Unwillen bei den anderen erzeugen kann."

■ Strukturiertes Vorgehen

Die ambulante psychoanalytische Behandlung von Suchtkranken verlangt ein klar strukturiertes Vorgehen aus:
- Phase der Diagnostik und Indikationsstellung;
- Phase der gestuften Psychotherapie;
- ggf. einer Epikrise.

Phase der Diagnostik und Indikationsstellung. Grundsätzlich ist eine ärztliche **körperliche Untersuchung** mit den relevanten Labordaten zu fordern und sollte in die differenzialdiagnostischen Erwägungen mit einbezogen werden.

> **M** Zusammenfassend verlangt die Suchtdiagnose (s. o.) die Erfassung des symptomatischen Suchtverhaltens und die Einschätzung des Grades der Abhängigkeit (analytisches Erstinterview, tiefenpsychologisch fundierte Anamnese, Suchtanamnese mit Suchtmittelwahl), die Bestimmung des Strukturniveaus (Strukturdiagnose) sowie Aussagen/Hypothesen zur spezifischen Psychodynamik der Suchterkrankung (Differenzialdiagnose).

Die psychoanalytische Indikationsstellung geschieht heutzutage überwiegend ergebnis-, prozess- und methodenorientiert, d. h. es werden nicht mehr nur die „objektiven" Indikationskriterien, die der Patient „mitbringt", berücksichtigt, sondern es werden Ableitungen aus den dynamischen Inszenierungen zwischen Patient und Therapeut als Indikationskriterien und zur Einschätzung der Prognose herangezogen. In diesem Zusammenhang kann vermutet werden, dass das lange Zeit zu beobachtende Meiden bzw. Abweisen von Suchtkranken durch Ärzte, Psychotherapeuten und Psychoanalytiker mehr mit den Übertragungs-Inszenierungen der Suchtkranken (s. u.) zu tun hat, d. h. mit ihrem Agieren und der nicht einfachen Handhabung der Gegenübertragung, und weniger mit der nachweislichen Kontraindikation von „Sucht" für eine psychotherapeutische Behandlung.

Die *Indikationsstellung für ambulante Behandlung* erfolgt in Abgrenzung zur Indikation der stationären Behandlung. Ein ausführlicher Überblick findet sich bei Zemlin (1993). Für *stationäre Behandlung* spricht:
- Notwendigkeit der Entgiftung in einem geschützten Setting;
- Abhängigkeitssyndrom bei einem Strukturniveau ausgeprägter Persönlichkeitsstörungen;
- allgemeiner Gesundheitszustand, Vorliegen von körperlichen Folgeschäden und von Persönlichkeitsabbau;
- ein erfolgloser ambulanter fachärztlicher bzw. psychotherapeutischer Versuch;
- geringe Therapiemotivation und mangelnde Fähigkeit, mit dem Therapeuten ein Arbeitsbündnis einzugehen (geringe therapeutische Ich-Spaltung);
- Patient hat noch keinen „Einstieg" in die Therapie und in die Psychogenese seiner „Sucht" gefunden (geringe Krankheitseinsicht);
- instabile Lebenssituation (Arbeit, Wohnen, Familie, Partnerbeziehungen, Sozialkontakte);
- ein suchtförderndes soziales Umfeld (Anbindung an Suchtmilieu).

Die früher geübte, strenge Indikationsstellung, jeder Suchtkranke sollte grundsätzlich zunächst stationär behandelt werden, steht erstens im Gegensatz zu der Realität, dass für 1,5 Mio. Suchtkranke in der BRD z. B. im Jahre 2001 lediglich 11312 vollstationäre Entwöhnungsplätze zur Verfügung standen (DHS, Jahrbuch Sucht 2003, S. 140), und wird zweitens in dieser Pauschalisierung der differenzierten Betrachtung des individuellen Patienten nicht gerecht.

Phase der Psychotherapie. Für den ambulanten Therapieversuch empfiehlt es sich, ähnlich wie bei der Behandlung von Patienten mit präödipalen Persönlichkeitsstörungen,

einen schriftlichen, strukturierten Therapievertrag abzuschließen. Dieser könnte (im Einzelfall sind die Rahmenbedingungen der Psychotherapie-Richtlinien zu berücksichtigen; Bilitza 2009c) enthalten:
- Vereinbarung über regelmäßige ärztliche Begleituntersuchungen;
- Festlegung eines mehrstufigen Therapiesettings;
- klare Festlegung aller weiteren Therapieformalia: Terminabsagen, Urlaubsregelung, Bereitstellungshonorar, Rückfallvereinbarungen bei „lapse" und „relapse", Beendigung statt Abbruch etc.

Beispiel für ein mehrstufiges ambulantes Therapiesetting

- **Stufe I:** Tiefenpsychologisch fundierte Psychotherapie anfangs als psychoanalytisch-interaktionelle Therapie; Ziele: weitere diagnostische Abklärung und Überprüfung der Indikation zur ambulanten Therapie, Aufbau des Arbeitsbündnisses, Überprüfung der ambulanten Therapiefähigkeit, Abstinenzprüfung, therapeutische Bearbeitung von Rückfällen. Begleitende Partnergespräche zunächst zur diagnostischen Einschätzung. Voraussetzungen auf Seiten des Therapeuten: Respekt und Akzeptanz des Suchtkranken.
- **Stufe II:** Tiefenpsychologisch fundierte Psychotherapie teilweise als psychoanalytisch-interaktionelle Therapie; Ziele: Abstinenzforderung, Stabilisierung der Abstinenz durch Förderung der Ich-Entwicklung bzw. -„Nachreifung"; Technik: Therapeut übernimmt über weite Strecken Hilfs-Ich- und Hilfs-Über-Ich-Funktion; supportive Begleitung; Fokusbildung. Regelmäßige begleitende Partnergespräche. Beendigung der Therapie oder Fortführung bei Indikationsstellung zur Analyse.
- **Stufe III:** Analytische Psychotherapie nach dem Standardverfahren. Voraussetzungen: Eignung und Motivation des Patienten für die Analyse (z. B. Fähigkeit, den Analytiker mit der Entwicklung einer therapeutischen Objektspaltung als hilfreiches, gutes inneres Objekt zu nutzen); Analysierbarkeit der seelischen Störung; keine begleitenden Partnergespräche.

Phase der Epikrise. Das strukturierte Vorgehen sollte auch eine Beendigung der Therapie mit niederfrequenten Nachgesprächen in größeren Abständen beinhalten. Im Einzelfall müssen bei der Frage der Honorierung die entsprechenden Psychotherapie-Richtlinien berücksichtigt werden.

F (Fortsetzung Herr Z. s. o.:) In einem schriftlichen Therapievertrag wurde mit Herrn Z. ein dreistufiger Behandlungsplan vereinbart, der eine Phase psychoanalytisch-interaktioneller Psychotherapie als Einstieg und zur Festigung des Arbeitsbündnisses im Hier-und-Jetzt der therapeutischen Beziehung umfasste sowie nachfolgend eine Phase tiefenpsychologisch fundierter Psychotherapie, fokussiert auf Affektdifferenzierung und Selbstfürsorge (z. B. begann Herr Z., sich Entspannungs- und Ruhezeiten einzurichten), und – unter Umständen – 3. eine analytische Psychotherapie. Weitere Modifikationen waren: begleitende, fest abgesprochene analytische Partnergespräche in den ersten beiden Phasen; Abstinenz wurde für die Phase I nicht vereinbart, die Abstinenzforderung war nicht ausdrücklich als Voraussetzung für die ambulante Behandlung vereinbart worden, stattdessen die Bereitschaft zur stationären Akutbehandlung im Falle eines Rückfalls (stationäre Intervallbehandlung).

Indem von Herrn Z. keine Abstinenz verlangt wurde, wurde von der Ich-psychologischen Einschätzung ausgegangen, seine Sucht als artifizielle Ich-Funktion könne erst aufgegeben werden, wenn psychische Strukturen diese ersetzten. So hatte Herr Z. beispielsweise berichtet, dass er sich auf der Heimfahrt an seiner Tankstelle mit einem Kräuterlikör versorgte und diesen dann auf einem Waldparkplatz, immer in der Angst, gesehen zu werden, mit einem wohligen Gefühl rasch konsumierte; denn er habe sich an den beruflichen Erfolgen nicht mehr freuen und das äußerst unangenehme, diffuse Gefühl von „Spannung und beruflicher Belastung" kaum noch aushalten können. Offensichtlich erfolgte die Einnahme des Suchtmittels, wenn das Größenselbst des Patienten, das ihn die als unangenehm erlebte Spannung zwischen seinem realem Selbstbild und seinem Idealselbst aushalten ließ, bedroht war: entweder dadurch, dass Halt gebende Idealobjekte fehlten (z. B. wenn die Bewunderung bekannter Kollegen für seine Leistungen ausblieb), oder durch Entwertung der Idealobjekte (z. B. wenn die von ihm vertretene Institution auch nur im Geringsten kritisiert wurde) oder dadurch, dass die Banalisierung des Alltäglichen seinen Taten den Glanz nahm. Verminderte sich derart die stärkende Funktion seines Größenselbst, begann Herr Z., sich in massiver Weise zu entwerten, sein bedrängtes Ich war nicht in der Lage, hier ausreichend auszugleichen, diffuse und unangenehme Gefühlsspannungen sowie ein Leeregefühl breiteten sich aus. Der Kräuterlikör, dessen psychologische Bedeutung als Idealobjekt-Ersatz für männliche Autoritätsfiguren (sein Vater stand der Jagd nahe; dies stellte bereits eine Verbindung zum Namen des Likörs her) auf dem Entwicklungsniveau eines mit narzisstischer Libido besetzten Partialobjektes verstanden wurde, wärmte und stärkte in der kurzen Phase der Rezeption, solange der Alkohol also nicht seine destruktiven Wirkungen entfalten konnte. Somit bestand die Ich-Leistung des Patienten auch darin, sich im Zustand der so wieder gewonnenen Spannkraft rechtzeitig zu Hause den Seinen zu präsentieren, bevor seine Betrunkenheit ersichtlich wurde.

In der Anfangsphase der Behandlung stattete mich Herr Z. mit vielfältigen überidealisierten Eigenschaften aus und nutzte mich als Idealobjekt. Dass er, der für so viele Mitarbeiter und so umfangreiche betriebliche Investitionen Verantwortung trug, sich Zeit nahm, mich regelmäßig 1- bis 2-mal wöchentlich aufzusuchen, verlieh mir in seinen Augen eine lusziose Autorität. Indem meine Funktion als Hilfs-Ich bzw. Hilfs-Über-Ich zunahm, konnte Herr Z. relativ mühelos, wie er voller Stolz berichtete, abstinent sein. Dies änderte sich, als seine Ehefrau in den Partnergesprächen die „heile" häusliche Welt und die „überaus harmonische" Partnerbeziehung hinterfragt sah. Wenig in der Lage, realistische Korrekturen der „Familiensaga" vorzunehmen, zog sie es (unbewusst?) vor, gegen die Idealisierung des Therapeuten zu arbeiten. Sie brachte ihren Mann dazu, mit allen ihm zur Verfügung stehenden Möglichkeiten, den Führerschein wiederzuerlangen (ich hatte in den Vorgesprächen geraten, den Führerschein erst dann wieder zu beantragen, wenn dessen psychologische Bedeutung für Herrn Z. genügend untersucht worden sei). Als er die Fahrerlaubnis kurze Zeit danach im Zuge eines Rückfalls (lapse) nochmals verlor, entwickelte sich ein ungemein heftiges szenisches Agieren: Frau Z. wandte sich entgegen die Vereinbarung nicht an mich, sondern an einen Vorgesetzten ihres Mannes, mit dessen Ehefrau sie sich etwas angefreundet hatte. Herr Z. stand plötzlich beruflich am Abgrund, denn die Geschäftsleitung geriet nun in einen starken Zwiespalt, ob sie ihn noch weiterhin in seiner verantwortungsvollen Position belassen könne.

Unter Abwägung der Interessen der Institution erhielt Herr Z. die Chance, seine Behandlung fortzuführen. Bei Einhaltung der therapeutischen Vereinbarung, auf der ich insistierte, erfolgte eine stationäre Akutbehandlung, aus der zurückkommend Herr Z. mir wieder eine (etwas mildere) Idealisierung verlieh; seine Ehefrau zeigte depressive Reaktionen, die Aufnahme einer psychotherapeutischen Behandlung (bei einem anderen Therapeuten) wurde ihrerseits in Erwägung gezogen. Im anfänglichen Schutze der Idealisierung konnte Herr Z. abstinent bleiben; angeregt durch die psychoanalytisch-interaktionelle Therapie entwickelte Herr Z. im folgenden Jahr weitere Ich-Fähigkeiten, die es ihm ermöglichten, seine durch narzisstische Haltungen unzweckmäßig organisierte persönliche Arbeitsorganisation zu entlasten. Bei stabilisierter Abstinenz erfolgte nun das Durcharbeiten der psychischen Funktionen des Suchtmittelgebrauchs. Die Behandlung von Herrn Z. zeigte nun im Wesentlichen die Merkmale einer analytischen Psychotherapie mit günstiger Prognose: unter Einbeziehung von Übertragung und Gegenübertragung und aufgrund der Arbeit an den Widerständen konnten die Störungen seiner Beziehungsgeschichte und deren innere Repräsentierung langsam analysiert werden. In der Ü/GÜ-Verschränkung tauchten in der 3. Phase der analytischen Psychotherapie allmählich auch kritisch-realistische Einschätzungen über den Therapeuten auf, ohne dass die zugleich stützende Idealobjekt-Funktion durch Entwertungen ersetzt wurden, d.h. mit zunehmender Ambivalenz konnten Rivalitäten zugelassen werden.

Herr Z. konnte, gefördert durch die mehrjährige Langzeitbehandlung, nunmehr im Sinne einer „inneren Umstrukturierung" genügend Halt gebende innere Strukturen entwickeln, die verlässlich weiter zur Verfügung stehen.

■ Übertragung und Gegenübertragung in der therapeutischen Beziehung mit Suchtkranken

Wer als Arzt, Psychologe oder Sozialpädagoge in der Klinik, in der Beratungsstelle oder in der freien Praxis mit Suchtkranken arbeitet, weiß typische eigene Reaktionsweisen zu berichten. Diese in Supervisionen häufig genannten Beziehungsformen stellen in psychoanalytischer Terminologie Gegenübertragungsbereitschaften dar, die als Antworten auf die Übertragungsangebote der Patienten verstanden werden. Hieraus sowie aus den oben genannten Formen der Abhängigkeit erklärt sich das sog. **„koabhängige Verhalten"** von angeblich gut meinenden Bezugspersonen und von manchen übereifrigen Professionals.

Verleugnung der Erkrankung. Leicht wird die Verleugnung der Erkrankung, welche viele Suchtpatienten und deren Angehörigen ausüben, übernommen. Hier identifiziert sich der Therapeut mit einer spezifischen Abwehrform des Patienten aus **Angst und Scham** vor der ihm angetragenen Rolle des konfrontierenden Bösen, die ihm mit dem Selbstbild des guten Helfers nicht vereinbar erscheint.

Helfer-Größenvorstellungen. Aus uneingestandenen Helfer-Größenvorstellungen meist wenig erfahrener Professionals erhalten Suchtpatienten ungemein mehr an Einsatz und Zuwendung als vergleichbar schwer Erkrankte; fast ebenso groß ist dann die Enttäuschung, wenn alle Mühe vergeblich erscheint. In diesem Fall gelingt es, dem Abhängigkeitskranken auf dem Strukturniveau einer narzisstischen Persönlichkeitsstörung, die (wiederum) narzisstische Bedürftigkeit des wenig erfahrenen Therapeuten anzusprechen; die Übertragung ließe sich gelegentlich entschlüsseln als der Wunsch: „Sei du mein großartiger Retter und Helfer, wie meine allesumsorgende gute Mutter, nach der ich mich seit frühester Kindheit sehne!" Die entsprechende Größenvorstellung als ausagierte Gegenübertragung lautet dann: „Ich bin Dein großartiger Retter!" und stellt sich ein, wenn die Ich-Funktion der Realitätsüberprüfung des Therapeuten versagt. Spätestens dann droht große Enttäuschung, wenn sich ein derartiges Mitagieren in der Krankheitsdynamik als therapeutisch wenig wirksam erweist.

Entwertende Äußerungen. Ärzte und Therapeuten, die ihren Patienten professionelle Akzeptanz und Wertschätzung entgegen bringen, ertappen sich im Gebrauch entwertender Äußerungen über Patienten. Diese Entwertungen treten besonders dann auf, wenn die gewohnte Idealisierung des Therapeuten durch eine überraschende Entwertung von Seiten des Patienten ersetzt wird. Diesen Zusammenhang können wir häufig bei der Rückfallanalyse finden.

F Eine Gruppentherapeutin erfährt nach Rückkehr aus dem Urlaub in die Klinik, dass B., ein adoleszenter Patient auf höherem Borderline-Strukturniveau mit einer dominierenden Alkoholabhängigkeit nach polytoxikomanischen Phasen, die Behandlung abgebrochen hat. Zunächst empfindet sie Sorge und Bedauern, hatte sie doch für diesen Patienten mit vorbereitenden Einzelgesprächen und ausgiebiger Absprache mit ihrer Urlaubsvertretung nach ihrem Eindruck besonders gesorgt. Auf Nachfragen der Kollegen nach dem Stand der therapeutischen Beziehung vor dem Urlaub reagiert sie anfänglich mit Stolz auf das bisher Erreichte. Als aber die Fragen persistieren, schlägt ihre Stimmung plötzlich um. Sie fühlt sich kritisiert und hinterfragt und verteidigt sich wütend rundum mit Entwertungen des Patienten („dieser verdammte Alki hat mich soviel Zeit gekostet...!") und mit Angriffen gegen die Kollegen („Ihr seid doch nur Schlauberger! Hinterher ist jeder schlauer!").

Gnadenlose Richter. Friedfertige und warmherzig-fürsorgliche Fachleute werden zu strengen, unbarmherzigen und aggressiven Richtern über die „willensschwachen" Patienten, denen man kalt vorwirft, ihr Leid selbst verschuldet zu haben. In diesem Beispiel nimmt der Therapeut die ihm aufgrund von Über-Ich-Pathologien des Patienten angetragene Rolle des strengen, unbarmherzigen Richters an; mit anderen Worten: der archaisch-strenge Über-Ich-Anteil des Suchtkranken ist abgespalten vom normativ-fürsorglichen Über-Ich-Anteil; aufgrund der Über-Ich-Schwäche erlebt es der Patient als erleichternd, wenn dieser schwer erträgliche, innere Einfluss nach außen und in eine andere Person psychodynamisch verlagert werden kann (Externalisierung und Personifizierung des archaisch-strengen Über-Ich-Anteils, Wurmser 1997, S. 79ff). Hat sich der Therapeut mit derartigen Projektionen identifiziert (vgl. *projektive Identifikation*), sind auch Entwertungen gegenüber seinen Patienten nicht auszuschließen.

31.4 Evaluation

Empirisch überprüfte Suchttherapie stützt sich auf die Ergebnisse von Evaluationsstudien, die dort schon viel länger Usus sind als in vergleichbarer Krankheitsforschung. In der Suchtbehandlung werden seit Jahrzehnten die Therapieergebnisse im Rahmen groß angelegter und standardisierter Katamneseuntersuchungen auf den Prüfstand gestellt. Zweifelsfrei ist dabei die Wirksamkeit der psychotherapeutischen Suchtbehandlung, auch wenn immer wieder versucht wird, diese im Vergleich zu einer medikamentösen Therapie in Frage zu stellen. Hauptkriterium für den Behandlungserfolg in der Suchtbehandlung ist die Abstinenz von Suchtstoffen, wobei gleichzeitig noch andere Kriterienbereiche wie körperliche Gesundheit, Arbeit, Delinquenz, Lebensumstände und anderes einbezogen werden. Bei der Frage der Evaluation zeigt sich am deutlichsten die Bedeutung der bislang in Deutschland noch nicht gut gelungenen Unterscheidung zwischen schädlichem Gebrauch und Missbrauch (Schuhler u. Baumeister 1999, Schuhler 2007) einerseits und Abhängigkeit andererseits. Bei schädlichem Gebrauch muss keine Abstinenz als Therapieziel verfolgt werden, sondern andere Therapieziele – nämlich Auslassen des Suchtmittels zur Alltagsbewältigung – festgelegt und auch andere methodische Wege eingeschlagen werden, um das Ziel zu erreichen.

Nach den Standards zur Durchführung von Katamnesen bei Abhängigen der Deutschen Gesellschaft für Suchtforschung und Suchttherapie (DGSS 1992) werden in Einjahreskatamnesen sehr zufriedenstellende Abstinenzquoten von 60% erreicht (Funke et al. 1997, 2002). Küfner (2003) gibt einen ausführlichen Überblick über suchtbezogene Evaluationsstudien.

31.5 Resümee

Von einer Integration verhaltenstherapeutisch und psychoanalytisch fundierter Theoriemodelle in der Suchttherapie kann noch nicht die Rede sein, mag aber in diesem Fachgebiet vielleicht leichter gelingen als in anderen Indikationsgebieten (hat doch insbesondere die deutsche Suchttherapie gleich welcher Provenienz dieselben historischen Wurzeln und kann an einem übereinstimmenden Therapieziel, der Abstinenzverfolgung, ansetzen). Vergegenwärtigt man sich aber zunächst die Unterschiede, um dann zu einer vermutlich besseren Integration zu gelangen, so kann für die verhaltenstherapeutische Seite festgehalten werden, dass sie den Ertrag der Lerngesetze für die Suchtbehandlung zugänglich gemacht hat, in ihrer handlungstheoretischen Weiterentwicklung (Petry 1996) den Anschluss an epochale Entwicklungen in der psychologischen Forschung und Modellentwicklung bereitstellt und insbesondere mit den Arbeiten der Dritten Welle und ihrer Emotionsfokussierung gute Anatzpunkte zur Verknüpfung der beiden klinischen Methoden anbietet.

Die *psychoanalytische* Tradition kann eine elaborierte Krankheitslehre vorweisen, die die Erkenntnisse aus analytischer Entwicklungs- und Persönlichkeitspsychologie einbezieht, und die zugleich theorieleitend für die Psychotherapiemethodik und für die Gewinnung von Heuristiken im jeweiligen therapeutischen Prozess wirksam wird.

Insbesondere die niedergelassenen *Psychoanalytiker* sahen in der Suchterkrankung lange Zeit eine **Kontraindikation für Psychotherapie**, obwohl die durchaus vergleichbare Behandlung von Persönlichkeitsstörungen längst zu deren Therapiealltag gehört, und obwohl ein veränderter Umgang mit der Gegenübertragung das Agieren dieser Patienten als Übertragungsgeschehen verstehen lässt.

> **M** Vielleicht erzeugt „Sucht" immer noch so viel Abwehr gegen eine Beschäftigung mit dem Krankheitsbild, dass eine differenziertere Diagnostik verhindert wird und die vorurteilsbehaftete Auffassung von der einen „Suchtpersönlichkeit" beibehalten wird.

Leicht kann der Dialog zwischen Verhaltenstherapie und Psychoanalyse über das **Verhältnis von Symptom und Struktur** zu Missverständnissen führen, gegenseitige Vereinfachungen können unterstellt werden. Psychoanalytisch ist ein neurotisches Symptom eine Kompromissbildung zwischen Triebansprüchen und Abwehr, es handelt sich um eine „neurotische Konfliktregulierung", die in gewisser Weise ein funktionsfähiges Ich voraus setzt. Anders bei den präödipalen Störungen (oder Persönlichkeitsstörungen), hier verstehen wir Symptombildung als ein Mittel zur „Regulierung struktureller Defizite", nämlich als das „Produkt einer defizitären Entwicklung, einer basalen Störung in der frühen Mutter-Kind-Beziehung oder als Ergebnis sekundärer Traumatisierungen... Das Symptom ist dann die direkte Folge eines Entwicklungsschadens, Ausdruck einer Schwäche im Ich (Selbst) oder Ersatz für den Schaden" (Grabhorn u. Overbeck 2000, S. 699). Aus verhaltenstherapeutischer Sicht ist das Suchtsymptom das Ergebnis von biologischen, psychischen und sozial-interaktiven Faktoren, die im Lauf der Entwicklung eines Menschen ungünstig zusammengewirkt haben und die es zu entschlüsseln gilt, sollen wirksame therapeutische Zielsetzungen und Methoden bestimmt werden.

32 Schizophrenie und verwandte Störungen

S. Bachmann, M. Weisbrod, C. Mundt

Im Folgenden werden mit Schizophrenie und verwandten Erkrankungen die Entitäten bezeichnet, die das ICD-10 (Dilling et al. 1991) im Kap. 2 listet. Schwerpunkte liegen dabei auf Schizophrenie sowie akuten vorübergehenden psychotischen, schizophreniformen und schizoaffektiven Störungen.

Seit der letzten Ausgabe dieses Lehrbuchs haben einige grundsätzliche Veränderungen auf dem Gebiet der Psychotherapie der Schizophrenie stattgefunden:

1. Die Akzeptanz von Psychotherapie ist gestiegen, und der Einsatz psychotherapeutischer Verfahren wird mittlerweile selbstverständlich gefordert, was sich in Leitlinien der Fachorganisationen verschiedener Länder niedergeschlagen hat.
2. Die Forschung zur Psychotherapie bei Schizophrenie hat zugenommen, es liegen Übersichten, Metaanalysen und Wirksamkeitsstudien vor.
3. Eine Ausdifferenzierung psychotherapeutischer Methoden hat begonnen und ihr Ende ist noch nicht erreicht. Dadurch sind differenzierte Empfehlungen entstanden, die den Einsatz bestimmter Methoden in unterschiedlichen Krankheitsphasen betreffen.

32.1 Kasuistik

Der 25-jährige Herr H. wird auf eine offene psychiatrische Station eingewiesen. Dies ist seine vierte stationäre Aufnahme, die Erstbehandlung war im Alter von 20 Jahren erfolgt.

Er berichtet, die Kollegen an seiner ersten Ausbildungsstätte hätten ihn seltsam behandelt, sich gegenseitig mit Zeichen über ihn verständigt, hinter seinem Rücken über ihn gesprochen und ihm zu verstehen gegeben, dass sie ihn loswerden wollten. Schließlich sei ihm auch außerhalb der Arbeit nachspioniert worden, nämlich durch neue Mieter in der Nachbarwohnung, die mit den Kollegen unter einer Decke steckten, ihn über Richtmikrofone abgehört und nachts über magnetische Systeme seine Energie absaugt hätten. Dadurch verspürte er durchgehende Erschöpfung und eine Veränderung seiner inneren Organe. Schließlich sei ihm unmittelbar klar geworden, dass auch seine Eltern in den Komplott einbezogen waren, als diese Gesichtsausdrücke der Kollegen übernommen, die gleichen Gesten ausgeführt und Sätze wortwörtlich wiederholt hätten. Dies alles sei inzwischen kaum noch vorhanden. Auffällig sei aber, dass sich unbekannte Personen stark für ihn interessierten. Daher meide er es, auf die Straße zu gehen. Daher sei noch nichts Rechtes aus ihm geworden, aber er wisse sowieso nicht, was er beruflich tun solle. Er lebe bei den Eltern, was ihn nicht störe. Er übernehme einige Aufgaben im Haushalt und höre Musik. Freunde habe er nicht. Schade sei nur, dass er keine Frau kennenlerne.

Nach Angaben der Eltern war Herr H. als Kind ängstlich und unsicher, hatte wenige Freunde. Er sei bis zur 9. Klasse ein guter Schüler gewesen, habe danach nur mit Mühe den Realschulabschluss geschafft und sich nicht für eine Berufsausbildung entscheiden können. Einen Ausbildungsplatz erhielt er durch Vermittlung des Vaters, fühlte er sich von Beginn an überfordert, verbrachte seine Freizeit alleine, stand immer häufiger morgens nicht auf und blieb wegen eines Komplotts gegen ihn der Arbeit fern. Als er seine Eltern beschimpfte, erfolgte die erste Einweisung. Beeinträchtigungserlebnisse, Verfolgungsideen und Ängste ließen unter antipsychotischer Behandlung nach. Misstrauen und Rückzugstendenzen blieben bestehen, einer geregelten Tätigkeit konnte er nur für einige Wochen nachgehen. Kurze Zeit später setzte er die Medikation ohne Rücksprache ab und litt erneut unter o. g. Beschwerden.

32.2 Krankheitsbild

Die Diagnose dieses jungen Mannes lautete **Paranoide Schizophrenie** mit unvollständiger Remission (ICD-10: F20.04). Seine Symptome sind typisch:

- Misstrauen,
- Beobachtungs- und Verfolgungswahn,
- abnormes Bedeutungserleben,
- Körperhalluzinationen,
- Ambivalenz,
- Interessensverlust,
- Teilnahmslosigkeit (Anhedonie),
- Rückzug aus sozialen Bezügen,
- verflachte Affekte mit Rückgang an Gefühlsintensität und Erlebnisfähigkeit (Apathie),
- Antriebsarmut
- gedankliche Verarmung (Alogie)

Aus der Fremdanamnese ergibt sich das Bild einer ängstlichen, unsicheren und wenig kontaktfreudigen prämorbiden Persönlichkeit.

Wie im geschilderten Fall kündigt sich die Erkrankung häufig durch einen Leistungsknick, durch Interessensverlust, Abbruch sozialer Kontakte und Aktivitäten an. Sog. **Prodromalsymptome** können Monate bis Jahre vor der Erstmanifestation auftreten und pseudoneurasthenisch, coenästhetisch oder depressiv ausgestaltet sein.

Aufgrund des jungen Erkrankungsalters (Männer um das 21. Lebensjahr, Frauen etwa 5 Jahre später) und des Prodromalstadiums kann es in einer lebensgeschichtlich wichtigen Entwicklungsphase zu einer Verzögerung kommen. Auf die akute Erkrankungsphase folgt häufig eine **postschizophrene Depression** in Form von Antriebsarmut, schneller Erschöpfbarkeit, Konzentrationsstörungen, Irritabilität, sozialem Rückzug und depressiver Verstimmtheit (s. Kasuistik, Kap. 32.1). Dies kann in einen Residualzustand münden, der hauptsächlich durch Negativsymptome geprägt ist (Berger 2009, Möller et al. 2008).

Epidemiologie und Ätiologie

Die Lebenszeit-Prävalenz der Schizophrenie liegt weltweit bei etwa 1,0–1,5 %. Zu einem beliebigen Zeitpunkt leiden in der BRD etwa 400 000 Personen an Schizophrenie. Frauen und Männer erkranken etwa gleich häufig.

Ätiologisch ist ein multifaktorielles Geschehen unumstritten, beteiligt sind sowohl biologische – insbesondere genetische – als auch psychologische und Umweltfaktoren. In der Arbeit mit PatientInnen und ihren Angehörigen hat das heuristische **Vulnerabilitäts-Stress-Modell** weitgehende Anerkennung gefunden, da es sehr unterschiedliche Aspekte der Erkrankung und Forschungsergebnisse auf verschiedenen Ebenen integrieren kann.

Dieses Modell geht davon aus, dass bei Personen mit einer bestehenden Krankheitsbereitschaft (Vulnerabilität) die schizophrene Erkrankung dann manifest wird, wenn zusätzliche Faktoren (Stressoren) hinzutreten (Nuechterlein 1987, Zubin u. Spring 1977). Die Krankheitsbereitschaft kann in genetischen Prädispositionen, früh erworbenen Hirnfunktionsstörungen, psychotropen Substanzen oder somatischen Erkrankungen bestehen. Ebenso kann sie in Störungen der psychosozialen Entwicklung, Verlust von Bezugspersonen oder anderen frühen Traumatisierungen begründet sein. Infolge dieser Vulnerabilität entstehen oft schon bei der Bewältigung von physiologischen Stresssituationen und Reifungsschritten dysfunktionale Abwehr- und Copingmechanismen, die zu Prodromalsymptomen oder zum Ausbruch der Erkrankung führen können. Die beobachtbaren klinischen Symptome werden somit als das Resultat komplexer Interaktionen der Grund-Vulnerabilität mit situativen Faktoren, psychosozialen Einflüssen und Bewältigungsversuchen aufgefasst (s. a. Kap. 9).

32.3 Stellenwert der Psychotherapie im Gesamttherapieplan

Die Grundlage jeder Behandlung bildet die therapeutische Beziehung (s. Kap. 11). Schizophren Erkrankte sind häufig misstrauisch und ängstlich. Der Versuch, mit PatientInnen in eine therapeutische Beziehung zu treten, wird von diesen häufig als Grenzüberschreitung erlebt und kann Ängste vor Manipulation auslösen. Das Beziehungsangebot muss deshalb transparent, sicher und verlässlich sein sowie hochgradig sensibel entgegengebracht werden. Es beschränkt sich zunächst auf den Aufbau einer Vertrauensbasis, PatientInnen sollen erleben, dass sie auch mit ungewöhnlichen Erlebnissen und Denkinhalten verstanden werden. Dies gilt für eine rein psychopharmakologische Behandlung ebenso wie für umfassendere Ansätze. Dennoch müssen TherapeutInnen darauf vorbereitet sein, Ablehnung und Zurückweisung zu erleben.

Der wichtigste Baustein in der Behandlung eines schizophren erkrankten Menschen ist die **Psychopharmakotherapie** mit Antipsychotika. Eine reine Psychotherapie ist im Allgemeinen nicht möglich und muss ggf. als Kunstfehler angesehen werden. Während allerdings über Jahrzehnte biologische und psychologische Therapieverfahren als sich gegenseitig ausschließend betrachtet wurden, gilt es zumindest seit Beginn des Jahrtausends als „state of the art", biologische, psycho- und soziotherapeutische Konzepte integriert anzubieten.

> Inzwischen ist allgemein anerkannt, dass schizophren erkrankte Menschen eine mehrdimensionale Therapie benötigen, die psychotherapeutische Elemente mit pharmakologischen und soziotherapeutischen Maßnahmen verbindet.

Diese Entwicklung hat sich in einer Vielzahl von Leitlinien niedergeschlagen, die in den vergangenen Jahren erschienen sind. Schon 2005 identifizierten Gaebel et al. (2005) 27 Leitlinien, die aus 21 verschiedenen Ländern stammten, deren Qualität sie jedoch als allenfalls moderat bezeichnen.

Beispielhaft seien die Leitlinien der Deutschen Gesellschaft für Psychiatrie, Psychotherapie und Nervenheilkunde (DGPPN 2006), des Britischen National Institute of Clinical Excellence (NICE 2010) und des Nordamerikanischen Patient Outcome Research Team (PORT; Kreyenbuhl et al. 2010) genannt. Diese, wie viele andere, empfehlen explizit den Einsatz von Psychotherapie, wobei verschiedene Formen der Verhaltenstherapie und Familieninterventionen genannt werden.

Phasenspezifische Behandlung

In der Akutphase stehen die medikamentöse Behandlung, die Gestaltung eines entspannenden Milieus sowie der Schutz der PatientInnen im Vordergrund. In dieser – auch von Angehörigen – oft als bedrohlich erlebten Phase wird der Grundstein für die weitere therapeutische Beziehung gelegt.

Mit Abklingen der akuten psychotischen Symptome gewinnen psychotherapeutische und soziotherapeutische Maßnahmen stärker an Bedeutung.

Auch die oben genannten Praxisleitlinien gehen von der Notwendigkeit einer phasenspezifischen Behandlung aus. Die DGPPN nennt verschiedene Therapieziele für Akut-, postakute Stabilisierungs- und Remissionsphase. In der Akutphase gelten neben der Etablierung einer therapeutischen Beziehung Aufklärung, Verminderung von Symptomen und Gefährdungsmomenten, Einbeziehung von Bezugspersonen, Verminderung sozialer Folgen, Motivation zur Selbsthilfe und rehabilitative Maßnahmen als wichtig (die beiden letztgenannten gelten auch für die folgenden Phasen).

Vor allem während der postakuten Phase müssen das Selbstwertgefühl der PatientInnen gestärkt, die Integration der Erkrankung in das Selbstbild unterstützt und die Revision der Lebensperspektiven in Angriff genommen werden, u. a. um die in dieser Phase hohe suizidale Gefährdung abzuwehren.

Von der DGPPN werden u. a. folgende Ziele festgelegt:

- Behandlung kognitiver und sozialer Defizite
- Krankheitseinsicht
- Rückfallprävention
- verstärkte Einbeziehung der Bezugspersonen
- Harmonisierung von Konflikten
- soziale Kontakte

In der Remissionsphase stehen dann im Vordergrund:
- Aufrechterhaltung der therapeutischen Beziehung
- Symptomsuppression
- soziale Integration
- Rückfall- und Suizidprophylaxe
- Lebensqualität
- berufliche Rehabilitation

In allen Therapiephasen muss aufgrund der möglichen Defizite der kognitiven Informationsverarbeitung auf Eingrenzung, Klarheit und Strukturiertheit der vermittelten Information geachtet werden. Um eine Überstimulierung und eine daraus möglicherweise resultierende Exazerbation der schizophrenen Akutsymptomatik zu vermeiden, sollte auf affektprovozierende Verfahren verzichtet und das Erregungsniveau kontrolliert werden.

> **M** Erst nachdem die mitunter schwierige Etablierung einer therapeutischen Beziehung geglückt ist, können die spezifischen Akzentuierungen in unterschiedlichen Therapiephasen und die unterschiedlichen psychotherapeutischen Ansätze zum Tragen kommen.

32.4 Effektivität von Psychotherapie

Die genannten Praxisleitlinien gehen davon aus, dass kognitiv behaviorale Therapie (kVT), Angehörigenarbeit/Familieninterventionen und berufliche Rehabilitation wirksam sind, ebenso wie Case-Management, soziales Kompetenztraining, Verstärkerpläne und Einbezug ergänzender Therapieformen bei Komorbiditäten wie Substanzmissbrauch, Angst, Depression und Übergewicht (DGPPN 2006, NICE 2010, Kreyenbuhl et al. 2010). Die Wirksamkeit von kognitivem Training, psychosozialer Behandlung bei Erstmanifestation, dem Einbezug von anderen Betroffenen und von Maßnahmen zur Förderung der Medikamenten-Compliance sind noch nicht bzw. nicht gut belegt.

Seit Anfang des Jahrtausends erschienen einige Metaanalysen zur Wirksamkeit von kVT bei Schizophrenie-PatientInnen (Butler et al. 2006, Gould et al. 2001, Jung 1968, Rector u. Beck 2001), die moderate bis große Effektstärken angeben mit Werten bis $d = 0.93$. Allerdings kommt noch 2004 ein Cochrane-Review zu dem Ergebnis, dass kVT ein vielversprechendes Interventionsverfahren darstellt, die studienbasierte Datenlage aber bislang nicht ausreichend fundiert ist. Kritikpunkte anderer Autoren (Rector u. Beck 2001) sind methodologische Probleme, die die Aussagekraft von Metaanalysen schwächen, beispielsweise das Fehlen repräsentativer Stichproben, verblindeter Beurteilung, reliabler und valider multidimensionaler Beurteilungsinstrumente, Aussagen über Medikamenten-Compliance und Kompetenz der TherapeutInnen.

32.5 Kognitive Verhaltenstherapie und abgeleitete Verfahren

Kognitive Verhaltenstherapie

Aus der Sicht der kognitiven Verhaltenstherapie (kVT; s. Kap. 17) existiert kein Ätiopathogenesemodell im engeren Sinn, wie es den psychoanalytischen/-dynamischen Ansätzen zugrunde liegt. Das o. g. Vulnerabilitäts-Stress-Modell hat sich jedoch als Arbeitshypothese bewährt und dient den genannten Therapien als Basis. Daneben haben lerntheoretische Erklärungen ihren Platz. So wird angenommen, dass gestörte zwischenmenschliche Beziehungen auf ungünstigem Modelllernen basieren, z. B. durch Übernahme irrationaler Verhaltensweisen und Denkstile.

Die Verfahren der kVT setzen überwiegend an Stressoren an und versuchen, günstige Verhaltensweisen zur Bewältigung belastender Situationen zu erarbeiten. So wird z. B. Krankheitsmanagement trainiert, Copingstrategien entwickelt und eine verbesserte Compliance angestrebt. Aversive Techniken sind nicht mehr üblich, ebenso wenig wie Beeinflussung dysfunktionalen Verhaltens. Vielmehr liegt der Fokus auf positiver Verstärkung von Ressourcen und bisheriger Leistung im Umgang mit der Erkrankung.

Üblicherweise besteht eine kognitive VT aus folgenden Schritten:
- Verhaltensanalyse
- Klärung der Motivation
- Formulierung der Therapieziele
- Intervention
- Rückfallprophylaxe

Während aller Behandlungsphasen bieten die TherapeutInnen Unterstützung, Informationen und Aufklärung an (Schaub 1999). Bei psychotischen Erkrankungen liegt der Behandlungsfokus der kognitiven VT weniger auf der Störung selbst als vielmehr auf Krankheitsbewältigung und Modifizierung sekundärer Einschränkungen wie z. B. Antriebsminderung, Schwierigkeiten im zwischenmenschlichen Bereich. So nimmt die Psychoedukation (s. u.) einen besonderen Stellenwert ein.

Aufgrund der häufig eingeschränkten kognitiven Leistungsfähigkeit der PatientInnen ist es wichtig, klar und explizit zu kommunizieren. Dies gilt besonders für die Formulierung von Therapiezielen, die vorsichtig gewählt werden sollten, um sowohl Überstimulierung als auch Enttäuschung zu vermeiden. Letzteres kann durch Beginnen mit kleinen Veränderungen und regelmäßiges Überprüfen der Zielerreichung geschehen. Methodisch kommen geleitetes Fragen, Diskussion, Rollenspiel, Hausaufgaben, Planen von Aktivitäten u. a. zum Einsatz.

Aktuelle Konzepte beziehen emotionale, kognitive und soziale Aspekte ein sowie Neubewertungen von Denkfehlern und Veränderungen von Schemata (Tai u. Turkington 2009).

Vor allem aus England stammen Ansätze zum Umgang mit persistierenden Positivsymptomen in Form von Wahn und Halluzinationen (Bentall et al. 1994, Chadwick u. Lowe 1990, Haddock u. Slade 1996, Kingdon u. Turkington 1994).

Wahn. Zur Behandlung eines Wahns wird der Einsatz von verbaler Verstärkung und Selbstinstruktion vorgeschlagen (Drummond u. Duggal 1997). Verbale Instruktionen können z. B. aus Befehlen bestehen wie „Sei logisch", „Sei nüchtern". PatientInnen können auch üben, wahnhafte Überzeugungen zu ignorieren und damit den Einfluss des Wahns auf den Alltag zurückzudrängen. Eine andere Vorgehensweise, wie die von Kingdon et al. (1994) beschrieben, setzt Realitätsprüfung ein, z. B. in Form eines (sokratischen) Dialogs über den Wahrheitsgehalt des Wahns bzw. alternative Erklärungen. Dieses Vorgehen setzt an der Beobachtung an, dass der Grad an subjektiver Überzeugung und Unkorrigierbarkeit eines Wahns sowohl intra- als auch interindividuell erheblich schwanken kann. Solche Schwankungen werden als Ankerpunkt für kognitive Verhaltenstherapie genutzt. Kingdon u. Turkington (1994) schlagen vor, zunächst die Entstehungsbedingungen des Wahns zu explorieren, um eine für die PatientInnen verstehbare Erklärung des Wahns zu formulieren. In einem nächsten Schritt sollen dann die vermeintlichen Beweise überprüft und alternative Erklärungen gefunden werden. Gleichzeitig wird den PatientInnen ein Krankheitsmodell vermittelt, das das Verständnis der individuellen Situation ermöglicht. So könnte z. B. erörtert werden, wie die Wahrnehmung von non-verbalen Äußerungen eines Gesprächspartners zur Antizipation seiner Gedanken und zum Erleben von Gedankenausbreiten führen kann. Dieses Vorgehen ist nach unserer Erfahrung allerdings nur möglich, wenn keine Wahngewissheit vorliegt, die Wahndynamik die PatientInnen nicht entmächtigt und die Wahnarbeit noch nicht weit fortgeschritten ist. Kingdon und Turkington weisen auch ausdrücklich auf die Notwendigkeit hin, an dem „Schema", das sich in einem Wahn verbergen kann, zu arbeiten. Sie verweisen damit auf Ähnliches wie Mundt, der es für unverzichtbar hält, die vor-prädikative Aussage des Wahns herauszuarbeiten (Mundt 1996a).

Halluzinationen. Die Behandlung von Halluzinationen kann entweder mittels Ablenkung oder mittels Konfrontation erfolgen. Konfrontative Ansätze bedienen sich u. a. des oben beschriebenen sokratischen Dialogs. Auch kann zur Realitätsprüfung ein „empirisches Testen" verordnet werden (Chadwick et al. 1994, Farhall et al. 2007). Um den Ursprung von Halluzinationen zu erforschen, können PatientInnen aufgefordert werden, schalldichte Kopfhörer aufzusetzen und sich von der Wahrnehmungsstörung zu überzeugen. Andere Techniken sind Gedankenstopp oder Ausführen subvokaler (Mit-)Bewegungen des Mundes bei Auftreten von akustischen Halluzinationen. Zur Ablenkung von Halluzinationen können Wechsel der Aufmerksamkeit zu externen Stimuli und Ausführung von Aktivitäten, die mit Halluzinationen nicht zu vereinbaren sind, eingesetzt werden, sowie der o. g. Gedankenstopp. Alle genannten Methoden sind in der Symptomreduktion erfolgreich und werden oft durch das Führen eines Tagebuchs verstärkt.

Die **Verbesserung von Copingstrategien** wird von Tarrier et al. (1990, 1998) propagiert. Dabei bildet die Erfahrung der PatientInnen im Umgang mit ihren psychotischen Symptomen die Grundlage, auf der Copingstrategien selbst entwickelt und zielgerichtet eingesetzt werden

Negativsymptome. Zur Behandlung **Schizophrener Negativsymptome** wurden zunächst Verstärkersysteme (Ayllon u. Azrin 1968) eingesetzt. Hierbei werden Problembereiche und Zielverhalten individuell identifiziert und ein angepasstes Belohnungssystem entwickelt. PatientInnen erwerben oder verlieren in Abhängigkeit von ihrem Verhalten Verstärker, die sie gegen Belohnungen eintauschen können. Dieses Konzept wurde zunächst sehr enthusiastisch aufgenommen, da anfängliche Studien sehr ermutigende Ergebnisse berichteten. Erst nach und nach wurde deutlich, dass die Effekte unspezifisch sind und nicht langfristig bestehen (Margison u. Mace 1997). Neben Einzelansätzen (Hogg 1996) haben sich vor allem Trainingsverfahren durchgesetzt, die auf umfassende Verhaltensänderung abzielen. Hierzu wurden Programme entwickelt, die meist aus aufeinander aufbauenden Modulen bestehen, spezifisch auf psychotisch Erkrankte abgestimmt sind und u. a. das auch eigenständig bestehende Social Skills-Training einbeziehen.

Psychoedukation

Psychoedukative Ansätze sind ebenfalls vom Vulnerabilitäts-Stress-Modell abgeleitet und werden oft als Bestandteil einer umfassenderen kognitiv-verhaltenstherapeutischen Behandlung eingesetzt. Sie haben aber durchaus in Form von Informationsgruppen für PatientInnen und Angehörige (getrennt oder gemeinsam) und Familien-/Angehörigengesprächen eine eigenständige Berechtigung. Üblicherweise werden Manuale genutzt, um folgende Problembereiche zu behandeln: Symptome der Psychose, Genese, Behandlung, Rückfallprophylaxe, Frühwarnzeichen, individueller Plan zum Krisenmanagement (Fiedler et al. 1986, Hahlweg et al. 1995).

Entsprechend der Praxisleitlinien stellt die Psychoedukation einen unverzichtbaren Teil der Behandlung dar.

Kognitives und metakognitives Training

Bei der überwiegenden Zahl schizophren erkrankter Menschen (70–80%) bestehen Einschränkungen der kognitiven Funktionen (Medalia u. Choi 2009). Da sich ihr Ausmaß als bester Prädiktor für die Alltagsfunktionalität erwiesen hat, erscheint eine Therapie ausgesprochen wichtig. Kognitive Trainingsverfahren zielen auf die Verbesserung von Aufmerksamkeit, Reaktionsgeschwindigkeit, Gedächtnis, Konzeptbildung, sozialer Wahrnehmung und Motivation (Spaulding et al. 1986, Geibel-Jacobs u. Olbrich 1998, Medalia u. Choi 2009). Entsprechende Übungen werden alleine oder in der Gruppe, auf Papier oder am Computer durchgeführt. Häufig sind sie Teil eines umfassenderen Programms, wie z. B. des IPT (s. u.).

Kein Einzelverfahren scheint überlegen (Wykes u. Huddy 2009), aber insgesamt erreicht die Wirksamkeit mittlere Effektstärken. Generalisierungen auf andere kognitive Domänen und Alltagsfunktionen (berufliche und soziale Rollen, Problemlösen, Motivation, Umgang mit der Erkrankung) sind beschrieben (Medalia u. Choi 2009).

Das **metakognitive Training** baut auf jüngeren Theorien zur Schizophrenie auf, die betonen, dass Kommunikationsprobleme auf Einschränkungen, z. B. von Empathie, „theory of mind" und „mind reading" (hier das Erkennen von Motiven und Zielen anderer) beruhen (Demily u. Franck 2008).

Erkrankte weisen eine überschießende Bereitschaft auf, trotz unzureichender Faktenlage Entschlüsse zu treffen (jump to conclusion), external zu attribuieren und Evidenzen zu ignorieren, die getroffene Festlegungen in Frage stellen könnten. Diese Bereitschaft besteht bereits vor der Krankheitsmanifestation (Moritz u. Woodward 2006). Durchgeführt wird das metakognitive Training zumeist in Gruppen.

Training sozialer Fertigkeiten

Das Training sozialer Fertigkeiten ist auf die Verbesserung von Kommunikation und Fähigkeiten des Alltagslebens ausgerichtet (Bellack u. Mueser 1993, Lieberman et al. 1986). Üblicherweise basiert es auf Elementen der kVT, insbesondere das Rollenspiel wird genutzt.

32.6 Psychoanalytische und psychodynamische Therapie

Die Leitlinien der DGPPN erläutern, dass bisher kein Nachweis zur Wirksamkeit psychodynamischer oder psychoanalytischer Psychotherapieverfahren geführt wurde, weder hinsichtlich Symptomreduktion noch bezüglich Rückfallverhütung. Es wird eingeräumt, dass der Einsatz in Einzelfällen sinnvoll sein kann.

Historisches

Sigmund Freud (1991, 1924) hielt PsychosepatientInnen aufgrund ihres primären Narzissmus für unbehandelbar. Er nahm einen Mangel an libidinöser Objektbesetzung und eine Regression auf einen objektlosen, narzisstischen Zustand an. Als Folge postulierte er, dass Psychoseerkrankte keine Übertragung – die Grundlage der analytischen Behandlung – entwickeln können. Freuds Nachfolger verließen diese Auffassung und lieferten wesentliche Beiträge zum Verständnis psychotischer Erkrankungen. Paul Federn (1978) entwickelte das Konzept der Ich-Grenzen und wies nach, dass eine Übertragungsbeziehung aufgebaut werden kann. Melanie Klein (1946) beschrieb die schizoid-paranoide Position als ein physiologisches Entwicklungsstadium. Das Ich entwickelt sich in der Beziehung zu einer anderen Person, dem Objekt. Die guten Aspekte dieser Objektbeziehung werden zunächst von den schlechten vollständig getrennt, die letzteren qua projektiver Identifikation ausgestoßen. Ziel normaler Entwicklung und analytischer Behandlung ist das Erreichen von Ambivalenztoleranz in der nächsten Entwicklungsstufe, der depressiven Position. Klein (1960/1961) fasste schizophrene Psychosen als Regression auf die paranoid-schizoide Position frühkindlicher Entwicklung auf, in der das frühe Ich sich gegen intensive widerstrebende Triebe durch u. a. Spaltung, projektive Identifikation und Idealisierung verteidigt. Diese Objekt-Beziehungs-Theorie wurde in England von Bion, Fairbairn, Rosenfeld und Segal weiterentwickelt. In den USA arbeitete Margaret Mahler (1968) die Entwicklungsphasen Individuation und Separation heraus.

Ebenfalls in den USA trugen die Interpersonalisten zu Verständnis und Weiterentwicklung der Behandlung Psychosekranker bei, das klassische Setting wurde verlassen. Harry S. Sullivan (1940) legte Wert auf Aspekte der Identität, der existenziellen und sozialen Sicherheit. Frieda Fromm-Reichmann (1950) hielt die Übertragungsbeziehung bei der Behandlung psychosekranker Menschen für sehr intensiv; sie prägte die Begriffe „psychodynamisch" und „psychoanalytische Psychotherapie". Harold F. Searles (1965) erweiterte das Verständnis der therapeutischen Symbiose als gemeinsamer Regression in der Bemühung, die infantile Situation und ihre Abhängigkeiten zu verstehen. Seither werden Übertragung und gemeinsame Realität in der Behandlungsbeziehung als wichtige Faktoren zur Stabilisierung und Symptomreduktion, bestenfalls zur Ermöglichung von Reifungs- und Heilungsprozessen betrachtet.

Diskutiert wird außerdem ein linguistisch-strukturaler Ansatz (Lang 1973) zur Erklärung der schizophrenen Ätiogenese. Er hebt auf eine Symbolisationsstörung ab und postuliert, dass unstrukturierten PatientInnen der Übergang von der dyadisch-symbiontischen Zweierbeziehung zur ödipalen Dreierkonstellation nicht gelingt.

Gaetano Benedetti (1987, 1998) prägte die Weiterentwicklung psychoanalytischer Therapie bei Psychosen. Er betonte die emotionale Beteiligung der TherapeutInnen einschließlich persönlicher Präsenz, die positive Übertragungsbeziehung und die Integration der therapeutischen Person in die Psychopathologie der Kranken, um narzisstische Wunden zum Verheilen zu bringen. Im Dialog soll eine „Positivierung" der psychotischen Erlebnisse entstehen, „nicht nur ... Psychoanalyse, sondern auch ... Psychosynthese".

Intrapsychische und interpersonelle Konflikte. Aus Sicht von Stavros Mentzos (1996, 1997) bestehen Konflikte während einer Psychose weniger zwischen den reifen Strukturen Ich, Es und Über-Ich. Sie stellen vielmehr fundamentale, unlösbare Konstellationen dar, ein Auseinanderstreben von Verschmelzungs- und Individuationstendenzen in einer frühen Phase, in der Selbst- und Objektrepräsentanzen noch nicht getrennt sind. So kann für einen psychotisch erkrankten Menschen das Akzeptieren eines Hilfsangebots die vollständige Aufgabe von Autonomie bedeuten. Psychotische Symptome stellen nach Mentzos Lösungen dar, Wunscherfüllungen, Erhaltung der Integrität – sie sind aktive Coping-Prozesse.

> **M** Die klassische Analyse wird allgemein bei PsychosepatientInnen für kontraindiziert gehalten. Hinsichtlich des Einsatzes psychoanalytischer/-dynamischer Psychotherapie stellen aufdeckende Interventionen und die damit verbundene Gefahr einer Zunahme von bestehenden Ich-Störungen einen Diskussionspunkt dar.

Therapieziele und Methodik. Ziele psychoanalytischer/-dynamischer Psychotherapien sind Festigung von Identität und Ichgrenzen durch die dauerhafte Differenzierung der Selbst- und Objektrepräsentanzen. Damit werden Verschmelzungsängste in engen Beziehungen reduziert. Ein weiteres Ziel ist es, den abgerissenen Sinnzusammenhang in der lebensgeschichtlichen Kontinuität wiederherzustellen.

Deutungen sollen behutsam eingesetzt werden, da sie verunsichern und zur Destabilisierung des Arbeitsbündnisses beitragen können. Freies Assoziieren ist angesichts von Denkstörungen nicht möglich bzw. kann zu einer Verstärkung psychotischer Symptomatik führen. Übertragungsbeziehungen stellen sich oft nicht von selber ein und sind instabil. Darüber hinaus sind sie gekennzeichnet durch emotionale Irritierbarkeit und Ambivalenz, betreffend Nähe und Distanz.

Mit einer fassbaren Wirkung im Sinne einer Reduktion akuter Exazerbationen ist erst nach mindestens 2-jähriger

Therapiedauer zu rechnen. Diese Dauer wird aufgrund von Therapieabbrüchen oft nicht erreicht. In der Gegenübertragung überwiegen häufig Gefühle von Hilflosigkeit und Ohnmacht.

Mentzos empfiehlt drei verschiedene therapeutische Settings: kurze Gespräche von 20–30 Minuten alle 2–4 Wochen über viele Jahre; eine Stunde wöchentlich über 3–4 Jahre; 2–3 Stunden wöchentlich über mehrere Jahre. Die Spannweite erstreckt sich von einer Begleitung bis hin zu einer intensiven Übertragungsbeziehung mit der Möglichkeit von Deutungen. Immer wird die Behandlung im Sitzen durchgeführt.

Die Vereinbarkeit von psychodynamischer Psychotherapie mit der Gabe antipsychotischer Medikation wird inzwischen als gegeben angesehen.

Wahn. Eine besondere Schwierigkeit stellt der Wahn dar, der ja durch die Unkorrigierbarkeit der Überzeugungen gekennzeichnet ist. Hier ist eine medikamentöse Behandlung alleine oft nicht erfolgreich, da der Wahn selbst die Kohärenz der Sinnzusammenhänge herstellt und so die Grundlage für Erfahrungs- und Beziehungsfähigkeit bildet (Mundt 1996a). Allerdings kann Wahn auch Distanz zu Themen schaffen, deren Verarbeitung auf andere Art nicht gelingt. In solchen Fällen kann eine psychotherapeutische Bearbeitung des Wahns die PatientInnen destabilisieren.

Häufig können aber mentale Grundhaltungen außerhalb der eigentlichen Wahnfelder umstrukturiert werden, ohne dass Widerstand geweckt wird. Ziel sollte die Öffnung zu neuen Themen und der Erwerb neuer Repräsentationen sein, um zu ermöglichen, die Wahninhalte durch Neubesetzung ihrer Speicherfelder mit anderen affektiv relevanten Inhalten aktiv zu verlernen (Spitzer 1996).

Wie andere psychische Symptome kann auch der Wahn auf bestimmte Traumen, unbewältigte Reifungsschritte, Ängste oder Sehnsüchte hinweisen. Daher ist nach Aufgabe eines Wahns möglicherweise Trauerarbeit hinsichtlich nicht realisierter biografischer Intentionslinien zu leisten.

> **M** Das Wissen um die im Wahn ausgedrückten Themen hilft den TherapeutInnen, den PatientInnen mit Verständnis und Takt zu begegnen, wenn entsprechende Themen außerhalb des Wahns berührt werden.

Aus diesen Überlegungen lassen sich zwei therapeutische Empfehlungen ableiten:
1. Wahnthemen sollten nicht unnötig durch Nachexplorationen reaktualisiert werden.
2. PatientInnen sollten mit neuen kognitiven und lebenspraktischen Aufgaben gefordert werden.

Weiterhin sollte vor Beginn der Therapie die Verwurzelung des Wahns in der Persönlichkeit und die Zähigkeit, mit der am Wahn festgehalten wird, in Erfahrung gebracht werden. Bei geringer Fixiertheit ist eine stützende Begleitung ausreichend. Bei einem chronifizierten Wahn kann das Ziel meist nur die Entaktualisierung sein (Mundt 1996b).

32.7 Andere Formen individueller Psychotherapie

Neben den ausführlich dargestellten Formen werden in der Behandlung psychosekranker Menschen Elemente aus vielen weiteren bekannten Therapieschulen eingesetzt. Erwähnenswert erscheint vor allem die (supportive) **Gesprächspsychotherapie** (Rogers 1951) sowie die **Entspannungsverfahren** Progressive Muskelrelaxation (Jacobson 1938) und Autogenes Training (Schultz 1932). Letzteres sollte wegen der Gefahr einer Exazerbation nur von erfahrenen TherapeutInnen durchgeführt werden. Den **nonverbalen Therapien** – Sport-, Bewegungs-, Ergo-, Musik-, Kunst- und Tanztherapie – kommt ein ebenfalls fester Platz in der Behandlung zu.

Für diese Verfahren liegt noch kein ausreichender Wirksamkeitsnachweis vor (s. Leitlinien).

32.8 Integrative Ansätze

Zunehmend wird eine Integration verschiedener Therapierichtungen gefordert (Böker u. Brenner 1986, Fenton u. Schooler 2000, Krausz 2000, Margison u. Mace 1997). Einzelne Kongruenzen lassen sich schon in den bisherigen Konzepten finden. So könnte die Vulnerabilität des Vulnerabilitäts-Stress-Modells (Zubin u. Spring 1977) als korrespondierend zum Konzept der Ich-Schwäche (Jacobson 1972, Mahler et al. 1975) gesehen werden, insofern letztere eine unspezifische Prädisposition des Ichs darstellt. Andererseits haben einige psychoanalytisch orientierte TherapeutInnen (Kernberg 1975, Sullivan 1940) die Auseinandersetzung mit der Realität besonders betont und diese über das Gewinnen von Einsichten gestellt – wie es in der kognitiven Verhaltenstherapie der Fall ist.

Die Gruppe um Alanen in Finnland hat aus systemischen und psychoanalytischen Elementen die **bedürfnisorientierte Behandlung** (Alanen 1997) entwickelt. Franz Resch (1992) in Heidelberg beschreibt einen integrierten Ansatz für die **Adoleszenz**, der besonderes Gewicht auf das Nachholen altersspezifischer Entwicklungsschritte und das Wiederherstellen der biografischen Kontinuität legt. In den USA hat Wayne Fenton (2000) die **Flexible Psychotherapie** vorgestellt. Hierbei wird biologischen, psychologischen, sozialen und Umwelteinflüssen Rechnung getragen. Die

TherapeutInnen sollen mit einer großen Bandbreite von Interventionen und Strategien vertraut und in der Lage sein, individuell über den Einsatz der verschiedenen Elemente zu entscheiden. Fenton schlägt die Orientierung an einer Hierarchie von Aufgaben vor, die von Diagnostik, Stabilisierung des Zustands, Behandlungsplan, Aufbau einer stützenden Beziehung, Rehabilitation und Psychoedukation bis hin zu einsichtsfördernden therapeutischen Interventionen reichen. Einige Behandlungsregeln sind auf allen Stufen gültig, nämlich Beziehungsaufbau und ständige Re-/Evaluation des Einsatzes bestimmter Interventionen zu bestimmten Zeitpunkten sowie deren Integration mit der Psychopharmakotherapie.

Das bekannteste, überwiegend verhaltenstherapeutische Programm ist wahrscheinlich das von der Gruppe um Brenner seit 1976 (weiter-)entwickelte und inzwischen in zahlreichen Sprachen verbreitete *Integrierte Psychologische Therapieprogramm* (IPT; Roder et al. 2008). Das IPT geht von der Überlegung aus, dass erst durch die Behandlung basaler kognitiver Defizite die Aneignung und Wiederherstellung komplexerer Funktionen (z. B. sozialer Fähigkeiten) möglich wird. Danach verlagert sich der Schwerpunkt im Verlauf zunehmend zu einer Betonung sozialer Fertigkeiten und zu emotional belastenden Inhalten. Das IPT besteht aus 5 Unterprogrammen, die in Gruppen von 6–8 Personen über einen Zeitraum von ca. 3 Monaten hinweg aufeinander aufbauen: Aufmerksamkeit und kognitive Differenzierung, soziale Wahrnehmung, verbale Kommunikation, soziale Fertigkeiten und interpersonelles Problemlösen. Eingesetzte Techniken können Rollenspiel, Modelling, Rehearsal, In-vivo-Übungen u. a. sein, die einen Bezug zum Alltag der PatientInnen herstellen. Die Effizienz des IPT und die Aufrechterhaltung der Therapieeffekte sind gut belegt (Mueller u. Roder 2007).

32.9 Familieninterventionen und Angehörigenarbeit

Die Bedeutung des familiären Umfeldes in der Behandlung Psychoseerkrankter wurde schon früh erkannt. Zunächst vorhandene kausale Modelle wurden dabei bald zugunsten eines Zusammenhangsverständnisses zwischen Familienklima und Rezidiv verlassen. Zahlreiche Studien konnten belegen, dass der familiäre Interaktionsstil die Prognose beeinflusst (Mundt 1996b). Eine Metaanalyse berichtet eine bis zu 60%ige Wirksamkeit für Familieninterventionen mit kVT (Rodrigues et al. 2008). Alle vorhandenen Leitlinien werten den Einbezug der Angehörigen als sehr wichtig und sehen einen hohen Empfehlungsgrad.

Angehörige. Häufig führt eine schizophrene Erkrankung zu Verwerfungen in sozialen und interpersonellen Bezügen. Wie in der Kasuistik dargestellt, können Angehörige in das psychotische Erleben einbezogen sein. Auch Negativsymptome stellen Herausforderungen dar: Rückzug kann als Ablehnung, Antriebsschwäche als Faulheit und affektive Labilität als Launenhaftigkeit aufgefasst werden. Belastende Erlebnisse mit den erkrankten Angehörigen sowie Wut, Trauer, Schuld werden häufig aus Scham nicht angesprochen, können aber in Form von Feindseligkeit, unangemessener Kritik und übermäßiger Einschränkung der Selbstbestimmung der Kranken den weiteren Krankheitsverlauf belasten. Günstig sind eindeutige und klare Botschaften, Respekt vor den Autonomiebedürfnissen auch bei geschwächten Ich-Funktionen und ein niedriges Maß an Kritik.

Weiterhin wird die oft notwendige Aufgabe der ursprünglichen Lebensziele von den PatientInnen oft leichter akzeptiert als von ihren Angehörigen, insbesondere bei hohem Sozialstatus.

Expressed Emotion (EE). Dieses empirisch gut gesicherte Konzept (Leff 1994, Leff et al. 1985) beruht auf der Beobachtung, dass PatientInnen, die nach stationärer Behandlung zu ihren Ursprungsfamilien entlassen wurden, früh und häufig Rückfälle erlitten. Die Häufigkeit der Rückfälle hing von einem Interaktionsstil ab, der von Kritik, Feindseligkeit und/oder emotionaler Überinvolviertheit geprägt ist (Kavanagh 1992). Kontrollierte Therapiestudien belegten, dass sich Angehörigenarbeit mit High-EE-Familien (HEE) günstig auf die Rezidivrate der PatientInnen auswirkt (Mundt 1996b), insbesondere wenn sie zusammenleben (Pilling et al. 2002). Die Gültigkeit des EE-Konzepts ist weitreichend, so unterscheiden sich Angehörige von erstmals schizophren Erkrankten nicht von denjenigen chronischer PatientInnen (Bachmann et al. 2002).

In den letzten Jahren nehmen allerdings Erkenntnisse zu, dass die Zusammenhänge komplexer und weniger einheitlich sind als zuvor gedacht, sich im Verlauf der Erkrankung wandeln und hinsichtlich der Familien Heterogenität aufweisen (Schulze, Mönking u. Buchkremer 1993).

Psychoedukation. Wie Untersuchungen nahelegen, lassen sich viele Unsicherheiten der Angehörigen auf ein erhebliches Informationsdefizit zurückführen (Fiedler et al. 1986). Daher betonen – unabhängig von den therapeutischen Ausrichtungen – in Angehörigenarbeit erfahrene TherapeutInnen die Wichtigkeit der Psychoedukation. Den Angehörigen soll ein Krankheitsmodell vermittelt werden, das sie in die Lage versetzt, z. B. Krankheitssymptome zu verstehen, einzuordnen und ihre eigene Hilflosigkeit zu überwinden. Aufklärung allein scheint aber nicht ausreichend, um Überzeugungen und Verhaltensweisen innerhalb der Familien zu verändern (Tarrier et al. 1988). Daher sollen Vermittlung von Problemlösungsstrategien und Erarbeitung stressreduzierender Interaktionsmuster hinzutreten.

Empfohlen wird strukturiertes, sachliches und emotional distanziertes Erarbeiten zur Vermeidung einer HEE-Atmosphäre.

Die Arbeit mit Angehörigen ist selbstverständlich nur möglich, wenn PatientInnen dies zulassen. Nicht selten müssen zuvor bei PatientInnen Ängste und Misstrauen abgebaut werden.

> **M** Es ist empfehlenswert, den Fokus der Angehörigenarbeit auf die Bewältigung unmittelbar bestehender Schwierigkeiten zu richten. Konfliktträchtige Felder sollten zunächst vermieden werden, um eine emotionale Aufladung, die die PatientInnen überfordern und zu einer Exazerbation der Symptome führen könnte, zu vermeiden.

Angehörigenarbeit kann sowohl mit einzelnen Familien als auch in Angehörigengruppen stattfinden (Fiedler et al. 1986).

Angehörigenarbeit in Gruppen. Behandlungsprogramme, die Therapien in einzelnen Familien mit Angehörigenarbeit in Gruppen verbinden, haben z.B. Anderson et al. (1986) und Leff u. Vaughn (1985) vorgeschlagen. Gruppen können therapeutisch ausgebildete LeiterInnen haben, primär als Selbsthilfegruppen organisiert sein oder in Selbsthilfegruppen überführt werden. Sie sollten regelmäßig stattfinden (ca. alle 2 Wochen), können geschlossen oder offen konzipiert sein sowie als begrenzte Krisenintervention, als Rückfallprophylaxe oder Langzeittherapie (i. A. länger als 6 Monate). Neben Psychoedukation und der Herausarbeitung von Problemlösestrategien kann die Arbeit in der Gruppe auch Selbsterfahrung einschließen. In Gruppen profitieren Angehörige häufig am Beispiel anderer Betroffener und durch die emotionale Entlastung, die mit dem Teilen von Erfahrungen verbunden ist. Anleitungen und Materialien zur Arbeit mit Angehörigengruppen wurden z.B. von Fiedler et al. (1986), Schulze, Mönking u. Buchkremer (1993) und Bäuml et al. (1994) vorgelegt.

32.10 Therapieansätze bei speziellen Problemen

Erstmanifestation

Alle Leitlinien betonen die außerordentliche Wichtigkeit der frühen und umfassenden Behandlung bei einer Erstmanifestation. Dies geschieht vor dem Hintergrund, dass in der Erkrankungsfrühphase die besten Chancen für eine vollständige symptomatische und psychosoziale Remission bestehen.

Die Therapieelemente entsprechen den hier beschriebenen. Sie sollten allerdings mit größerem Nachdruck vorgehalten und angewandt werden.

Therapieresistenz

Trotz hinreichender Psychopharmakotherapie leiden im Verlauf der Erkrankung bis zu 60% aller PatientInnen unter anhaltenden psychotischen und kognitiven Symptomen sowie unter Suizidalität. Für diese Personen ist der neben der medikamentösen die psychotherapeutische Behandlung essenziell – die Wahl der Methode sollte sich nach der jeweiligen Problematik richten, sinnvoll z.B. die speziellen kVT-Ansätze bei Positivsymptomatik, das kognitive Training und Familieninterventionen.

So konnte z.B. eine 10-Jahres-Verlaufsuntersuchung (Tuori et al. 1998) die Wirksamkeit eines integrierten, an die Bedürfnisse angepassten Behandlungsansatzes zeigen. Anzahl und Dauer der Krankenhausaufenthalte reduzierten sich um 50%, die Kosten sanken, Behandlungserfolg und Lebensqualität der PatientInnen stiegen.

Adherence Therapie

„Adherence beschreibt den Grad, in dem das Verhalten einer Person mit abgesprochenen Empfehlungen der Gesundheitsexperten korrespondiert" (Organization 2003). Der Begriff wird hat sich in der Englischen Version eingebürgert und soll eine Abgrenzung von „Compliance" darstellen, der nicht hinterfragten Befolgung einer nur von medizinischem Fachpersonal ausgesprochenen Empfehlung.

Nur 20–50% der PatientInnen verfügen über ausreichende Krankheitseinsicht (Lincoln et al. 2007). Daher soll mithilfe dieser Intervention eine informierte Entscheidungsfindung hinsichtlich der Medikamenteneinnahme ermöglicht werden. Gray et al. (2001) entwickelten ein Verfahren auf der Basis der Verhaltenstherapie und der motivierenden Gesprächsführung. Es wird von speziell geschulten Pflegefachpersonen eingesetzt und besteht aus etwa 8 Einzelgesprächen während des Klinikaufenthalts sowie etwa 3 anschließenden Hausbesuchen. Die Intervention lässt sich in folgende Phasen unterteilen:
- Kennenlernen
- Assessment (Umgang und Erfahrungen mit sowie Einstellung zu Medikamenten)
- therapeutische Phase
- Evaluationsphase

Laut DIMDI wird so ein positiver Effekt auf den Therapie-Erfolg erreicht (Gorenoi et al. 2007).

Gewichtsmanagement

Einige atypische Neuroleptika führen gehäuft zu Appetit- und damit auch zu Gewichtssteigerung mit den entsprechenden nachfolgenden Gesundheits- und Selbstwertproblemen. Loh et al. publizierten 2006 eine Übersicht, in der sie 23 bis dahin erschienene Studien zur Gewichtskontrolle zusammenfassten. Eingesetzt wurden Techniken zur Verhaltensänderung, Kalorienbeschränkung und Psychoedukation. Immerhin 19 Studien konnten einen Gewichtsverlust verzeichnen. Trotz hoher Verlustraten und kurzen Nachbeobachtungszeiten ergaben sich Hinweise darauf, dass kVT-Maßnahmen einen Gewichtsanstieg verhindern und evt. sogar eine -abnahme herbeiführen können.

Substanzmissbrauch und -abhängigkeit

Das Problem komorbiden Missbrauchs oder Abhängigkeit von Alkohol und Drogen stellt eine besondere und steigende Herausforderung in der Behandlung von schizophren Erkrankten dar. Schon ein niedriges Missbrauchsniveau kann den Verlauf negativ beeinflussen. Ein Cochrane Review (Cleary et al. 2008) schloss alle randomisierten Studien zu diesem Thema ein; angewandte Therapieverfahren umfassten integrierte Behandlung, Fallmanagement, motivierende Gesprächsführung alleine oder in Kombination mit kVT, nur kVT und Training sozialer Fähigkeiten. Im Vergleich mit einer Regelbehandlung verblieb eine höhere Zahl an Personen der kVT-Gruppe in Therapie, dies hatte allerdings keinen Effekt auf den Substanzkonsum. Im Hinblick auf die motivierende Gesprächsführung ergab sich eine geringe Überlegenheit bei AlkoholkonsumentInnen. Für den deutschen Sprachraum hat Gouzoulis-Mayfrank (2003) ein spezielles Manual vorgelegt.

Zusammenfassend lässt sich sagen, dass es heute eine Vielzahl von individual- und soziotherapeutischen Techniken für die Behandlung von Schizophrenie-Erkrankten gibt. Die übergeordneten Prinzipien dieser Ansätze liegen in der Stärkung integrativer Kräfte zu verbesserter Kohärenzbildung des Selbsterlebens, Abschirmung von spezifischen und unspezifischen emotionalen und kognitiven Belastungsfaktoren, die sich ungünstig auf Selbsterleben und Sozialverhalten auswirken sowie Erwerb und Training kognitiver, emotionaler und sozialer Kompetenzen der PatientInnen, die oft durch verminderte Stressbelastbarkeit und Desintegration in entwicklungsintensiven Lebensphasen wie der Adoleszenz hinter dem Niveau gesunder Gleichaltriger zurückgeblieben sind.

Ergebnisse der Therapieforschung weisen gute Ergebnisse für die kognitive Verhaltenstherapie und integrative Verfahren auf. Obwohl der Wirksamkeitsnachweis geführt wurde, hinkt die Umsetzung in die klinische Praxis weit hinterher (Puschner et al. 2006, Dixon et al. 2009).

33 Somatoforme Störungen

W. Rief, P. Henningsen

Weltweit klagen entsprechende Patienten am häufigsten über Schmerzen unterschiedlicher Lokalisation, es folgen organbezogene Funktionsstörungen wie Herz- und Darmbeschwerden oder Schwindel sowie Erschöpfungssymptome. Somatoforme Störungen sind auf allen Gebieten des Gesundheitswesens häufig anzutreffen, führen zu einer überproportionalen, dysfunktionalen und besonders kostenintensiven Inanspruchnahme desselben und gehen, insbesondere bei schwereren Verläufen, gehäuft mit depressiven, Angst- und Persönlichkeitsstörungen einher.

> **M** Somatoforme Störungen sind charakterisiert durch anhaltende Körperbeschwerden, für die sich nach angemessener Untersuchung keine ausreichende organische Erklärung im Sinne struktureller Organpathologie finden lässt.

Der Umgang mit Patienten mit somatoformen Störungen gilt traditionell als schwierig, weil die Patienten häufig trotz gegenteiliger Versicherung der Ärzte auf einer organischen Ursache ihrer Beschwerden beharren und psychosoziale Erklärungsmodelle sowie entsprechend auch psychotherapeutische Hilfe zumindest initial ablehnen. Eine wichtige Ursache dieses Attributionsverhaltens ist im Bemühen um die – von anderen häufig infragegestellte – Legitimität von Körperbeschwerden zu sehen, die in unserem dichotomen System der Krankheitsklassifikation in das Niemandsland zwischen klar organischen und klar psychischen Störungen fallen.

Erfahrungen der letzten Jahre haben gezeigt, dass mit **störungsorientierten Handlungsstrategien** auf allen Versorgungsebenen schulenübergreifend entgegen früherer Ansichten durchaus befriedigende Ergebnisse in der Behandlung somatoformer Störungen erzielt werden können. Diese Entwicklung spiegelt sich in den diagnostischen und therapeutischen Handlungsempfehlungen der *„Leitlinien Somatoforme Störungen"* der psychosomatisch-psychotherapeutischen Fachgesellschaften innerhalb der Arbeitsgemeinschaft Medizinisch-Wissenschaftlicher Fachgesellschaften (AWMF, www.awmf-online.de) sowie in den dazugehörigen Quellentexten (Henningsen 2002) – Leitlinien und Quellentexte werden derzeit umfassend und unter Einbeziehung vieler weiterer medizinischer Fachgesellschaften aktualisiert (Hausteiner et al., in Vorb.); zusätzlich finden sich Leitlinien spezifisch zur Psychotherapie ebenfalls in Vorbereitung (Martin u. Rief, in Vorb.) Auch das vorliegende, von einem verhaltenstherapeutisch und einem psychodynamisch orientierten Autor gemeinsam verfasste Kapitel soll in seiner einheitlichen Gestaltung demonstrieren, dass der psychotherapeutische Zugang zu Patienten mit somatoformen Störungen nicht vorwiegend durch Spezifika der verschiedenen Psychotherapieschulen geprägt ist – auch wenn es diese nach wie vor gibt –, sondern durch **Gemeinsamkeiten im Verständnis** und **in den Handlungsstrategien**.

33.1 Epidemiologie

In 2 deutschen Bevölkerungsuntersuchungen der 1990er Jahre, im bundesweiten Zusatzsurvey „Psychische Störungen" und im Rahmen der sog. TACOS-Studie sind somatoforme Störungen als zweithäufigste (1-Monats-Prävalenz 7,5%) nach Angststörungen und vor affektiven Störungen bzw. als dritthäufigste (Lebenszeit-Prävalenz 12,9%) nach Suchtstörungen und Angststörungen zentral repräsentiert (Meyer et al. 2000, Wittchen 1999).

Für die Ebene der Primärversorgung ergaben sich nach einem vorläufigen Bericht (Janca et al. 1999) in einer internationalen Studie der WHO speziell zu somatoformen Studien in 11 primärmedizinischen und internistischen Zentren aus 4 Kontinenten folgende **Prävalenzraten** für somatoforme Störungen nach ICD-10:

- Somatisierungsstörung 1%;
- undifferenzierte somatoforme Störung 7%;
- hypochondrische Störung 1%;
- somatoforme autonome Funktionsstörung 4%;
- anhaltende somatoforme Schmerzstörung 15%;
- Neurasthenie 4%.

Insgesamt hatten ca. 24% aller Primärversorgungspatienten mindestens eine somatoforme Störung, ¼ erfüllten dabei die Kriterien von mehr als einer somatoformen Störung.

Auch in der somatischen Spezialversorgung finden sich – in variabler Ausprägung je nach Fachgebiet – hohe Raten organisch unerklärter Körperbeschwerden, die allerdings dort meist als funktionelle Syndrome und weniger als somatoforme Störungen diagnostiziert werden (Wessely et al. 1999). So fanden sich in einer Studie von Reid et al. (2001) unter denjenigen Patienten, die häufiger somatische Spezialambulanzen aufsuchten, eine breite Spanne organisch nicht erklärter bzw. somatoformer Beschwerden. Sie reichte von einem Fall organisch unerklärter Beschwerden unter 62 Untersuchungen in der dermatologischen Ambulanz bis hin zu 20 Fällen bei 40 Untersuchungen in der Neurologie und 32 bei 59 Untersuchungen in der Gastroenterologie.

Komorbidität

Angst- und depressive Störungen. Die Zahl organisch unerklärter Körperbeschwerden ist linear mit der Häufigkeit von Angst- und depressiven Störungen korreliert (Kisely et al. 1997). Bei Somatisierungsstörungen, der schwersten Kategorie somatoformer Störungen, liegt z. B. je nach Studie in 44–100 % der Fälle gleichzeitig eine depressive Störung, meist eine Major Depression, vor, etwas niedrigere Raten gelten für gleichzeitig vorliegende Panikstörungen (Ebell u. Podoll 1998, Fink et al. 1999; Rief et al. 1996).

Persönlichkeitsstörungen. Im Hinblick auf gleichzeitig vorliegende Persönlichkeitsstörungen ist eine ähnlich lineare Häufigkeitskorrelation mit der Schwere somatoformer Störungen anzunehmen, aber nicht in der gleichen Weise belegt. Ebel und Podoll (Ebell u. Podoll 1998) geben in ihrer Übersicht Komorbiditätsraten zwischen einer Somatisierungsstörung und mindestens einer Persönlichkeitsstörung von 28–80 % an, wobei sich frühere Annahmen zur besonderen Häufung histrionischer oder antisozialer Persönlichkeitsstörungen nicht bestätigten. Garyfallos et al. (1999) fanden bei 63 % ihrer Patienten mit somatoformen Störungen eine komorbide Persönlichkeitsstörung. Ähnliche Daten berichten auch amerikanische Studien (Rost et al. 1992).

33.2 Ätiologische Modelle somatoformer Störungen

Die Ätiologie hinsichtlich Disposition und Auslösung somatoformer Störungen ist, wie bei den meisten psychischen Störungen, genauso **multifaktoriell** zu verstehen wie die Aufrechterhaltung der Störung. Nicht nur individuelle genetische, biografische und psychobiologische Faktoren spielen hier eine Rolle, sondern auch übergeordnete kulturelle Einflüsse auf Wahrnehmungs- und Äußerungsformen von Distress sowie soziale und sozialpolitische Faktoren wie sekundärer Krankheitsgewinn/Gratifikation von Krankheitsverhalten, Behandlerverhalten und Trends der Medikalisierung sozialer Phänomene wie z. B. Arbeitsplatzabbau über Berentung wegen chronischem Rückenschmerz.

Die Psychotherapie somatoformer Störungen ist vor diesem allgemeinen Hintergrund auf spezifische heuristische Modelle angewiesen, die nicht unbedingt alle ätiologischen Faktoren berücksichtigen, die aber das eigene diagnostische und therapeutische Handeln so anleiten sollen, dass es mit wissenschaftlichen Befunden zumindest nicht im Widerspruch steht und die damit auch eine überprüfbare Grundlage für die Evaluation der therapeutischen Strategie bilden.

Psychodynamisches Modell

In der psychodynamischen Tradition wurden somatoforme Störungen in der Nachfolge von F. Alexander lange Zeit als über Sympathikus- und Parasympathikusaktivierungen vermittelte psychophysiologische Folgen unverarbeiteter intrapsychischer Affektspannungen angesehen und damit als nicht-symbolischer Ausdruck dahinterliegender, meist unbewusster psychischer Konflikte. Dieses **intrapersonal** angelegte **heuristische Modell** hatte den Vorteil, somatoforme Störungen als sog. vegetative Neurosen prinzipiell den gleichen Behandlungsstrategien zugänglich zu machen wie andere, z. B. durch Angst- oder depressive Symptome manifeste Neurosen. Das Modell ließ sich aber psychophysiologisch, trotz der prima-facie-Evidenz, die es aus der Psychophysiologie normaler Affekte bezieht, bei den entsprechenden Patienten mit chronischen Körperbeschwerden nicht bestätigen; auch die mit dem Modell implizierte Annahme, dass körperliche Beschwerden im Sinne einer „Somatisierung" statt psychischer Beschwerden auftreten, wird empirisch angesichts der engen linear positiven Korrelation zwischen somatoformen, Angst- und depressiven Beschwerden nicht bestätigt. Im Hinblick auf den **psychotherapeutischen Umgang** erschwerte das Modell die ohnehin nicht einfache initiale Arbeitsbeziehung zum „somatisierenden" Patienten durch die explizit psychogene Ätiologiehypothese und, damit verbunden, durch die eher implizit bleibende Annahme, dass Klagen über Körperbeschwerden des nicht „introspektiven" Patienten vom „Eigentlichen", der Arbeit an den zugrundeliegenden psychischen Konflikten, abhalte. Zum Teil dürften die von vielen Autoren beschriebenen negativen Gegenübertragungsgefühle (Ohnmacht, Wut), die Patienten mit somatoformen Störungen auslösen, durch die Anwendung dieses heuristischen Modells mitinduziert gewesen sein (Henningsen 1998).

Interpersonell angelegtes Modell

Inzwischen hat sich zur Erklärung der Disposition zu somatoformen Störungen unter psychodynamischen Gesichtspunkten ein eher interpersonell angelegtes Modell als nützlich erwiesen, das von einer **Körperbeziehungsstörung**, also von maladaptiven Körperumgangserfahrungen in der frühen Mutter-Kind-Beziehung oder auch später ausgeht (mangelnde, ggf. traumatisch gestörte Aktivierung, Beruhigung, Erklärung, Tröstung etc. im interpersonellen Umgang mit dem eigenen Körpererleben), die dispositionell die Wahrscheinlichkeit zu negativ getönten Körpererfahrungen in Verbindung mit einer „Beziehungsstörung im

Gesundheitswesen" erhöhen (Rudolf u. Henningsen 2003). Psychobiologisch werden somatoforme Störungen in diesem Zusammenhang eher als **Störungen des „Körpers im Kopf"**, also der sensorischen in Verbindung mit der affektiven und kognitiven Körperrepräsentanz konzeptualisiert – erste Ergebnisse funktioneller Bildgebung des Gehirns bei somatoformen Störungen unterstützen dieses Konzept. Dieses heuristische Modell erleichtert es psychodynamisch orientierten Behandlern, die Körperbeschwerden und die daran geknüpften Beziehungserfahrungen im Gesundheitswesen als primäres Material der Therapie von Anfang an ernst zunehmen und Themen wie psychische Konflikte, so vorhanden, eher vorsichtig, tangential einzuführen (s. u.). In seiner relativen Allgemeinheit kann das Modell gut an die spezifischen Bedingungen des Einzelfalls, insbesondere an die jeweiligen konflikthaften, strukturell vulnerablen oder traumatisch gestörten Persönlichkeitsbedingungen angepasst werden.

Aufschaukelungsprozesse

Besonders für die verhaltenstherapeutischen Ansätze spielt der Aufschaukelungsprozess zwischen Fokussierung der Aufmerksamkeit auf körperliche Vorgänge, verstärkte Wahrnehmung von Körpermissempfindungen und damit ein erhöhtes Risiko zur Fehlbewertung von Körpermissempfindungen eine besondere Rolle. Der amerikanische Psychiater A. Barsky beschreibt dieses Modell am Beispiel der Hypochondrie unter der Bezeichnung „Somatosensorische Verstärkung" (somatosensory amplification; Barsky u. Wyshak 1990). In der Tat ist es eine Besonderheit von Personen mit somatoformen Störungen, dass sie dazu neigen, alltägliche Körpermissempfindungen gehäuft wahrzunehmen und tendenziell in einer „katastrophisierenden" Art und Weise zu bewerten. Dies konnte im Vergleich zu Personen mit (anderen) psychischen Störungen sowie zu Gesunden belegt werden (Rief et al. 1998). Der Grund für die erhöhte Körperbeobachtung kann in einem **zu restriktiven Konzept von „gesund sein"** liegen.

> **M** Für viele Patienten mit somatoformen Störungen ist „gesund sein" gleichbedeutend mit „keine körperlichen Missempfindungen haben". Dies ist jedoch ein Trugschluss, da Körpermissempfindungen genuiner Bestandteil des menschlichen Lebens sind und deshalb Patienten mit somatoformen Störungen durch die Therapie auch wieder lernen müssen, Körpermissempfindungen zu tolerieren.

In der genannten Studie von Rief et al. (1998) konnte auch belegt werden, dass viele Patienten mit somatoformen Störungen nicht nur symptomspezifische negative Kognitionen haben, sondern oftmals ein **globales negatives Selbstkonzept** im Sinne von „schwach, wenig belastbar, anfällig". In Therapieverlaufstudien hat sich herausgestellt, dass dieses negative Selbstkonzept einen gewissen Prädiktor dafür darstellt, ob Therapieerfolge gehalten werden können. Deshalb scheint es von besonderer Bedeutung, in der Behandlung auch dieses allgemeine negative Selbstkonzept zu verändern.

Subjektive Krankheitsmodelle

Katastrophenvoraussehende Bewertungsprozesse. Ein weiteres kognitives Problem bei Patienten mit somatoformen Störungen stellen die subjektiven Krankheitsmodelle dar. Früher wurde oftmals vermutet, dass Patienten mit Somatisierungssyndrom ein rigides, rein organisch-geprägtes Erklärungsmodell für ihre Beschwerden haben. Dies scheint nicht ganz korrekt zu sein, da Patienten mit somatoformen Störungen durchaus auch andere kausale Überlegungen einbeziehen können. Die Besonderheit scheint vielmehr darin zu liegen, dass Patienten mit somatoformen Störungen in Krisensituationen nur Katastrophen voraussehende Bewertungsprozesse zur Verfügung haben und die nötige Flexibilität fehlt, andere Bewertungsmuster zu aktivieren. Sensky u. a. (1996) beschreiben deshalb, dass Patienten mit somatoformen Störungen in der Behandlung den vermehrten Gebrauch von normalisierenden Bewertungsmustern wieder lernen müssen, anstatt dass der Therapeut versucht, gegen das organische Krankheitsmodell zu arbeiten.

Abnormes Krankheitsverhalten. In dem beschriebenen **Modell zur somatosensorischen Verstärkung** werden Verhaltensaspekte der Patienten zu wenig berücksichtigt. Für umfassendere Erklärungsmodelle spielen diese jedoch eine große Rolle. Pilowsky (1997) spricht in diesem Zusammenhang von abnormem Krankheitsverhalten (abnormal illness behavior). Mit diesem Konzept wird die Annahme verbunden, dass Menschen sehr unterschiedliche Verhaltensweisen im Umgang mit körperlichen Beschwerden erlernen. Während eine Person bei Bauchschmerzen einfach abwartet, ggf. erhöhte Selbstbeobachtung entwickelt, setzt eine andere Person bei gleicher Symptomatik „Hausmittel" ein, während die dritte Person direkt zum Arzt geht. Alle Verhaltensweisen, die im Umgang mit der Erkrankung dysfunktional sind und eher zu einer Chronifizierung beitragen, werden als abnormes Krankheitsverhalten bezeichnet. Naheliegendes Beispiel ist ausgeprägtes Schonverhalten als Reaktion auf die Symptomatik, wobei das Schonverhalten u. U. zu einem schlechten körperlichen Trainingszustand führt, so dass sich die Wahrscheinlichkeit von zusätzlichen Körpermissempfindungen erhöht und ein Teufelskreis entsteht. Oftmals sind diese Krankheitsverhaltensweisen von Patienten mit somatoformen Störungen jedoch subtiler und/oder individueller. In einer Arbeit von Rief et al. (2003) konnte gefunden werden, dass verschiedene Unterphänomene von Krankheitsverhalten wie Suche nach Bestätigung für Diagnosen, Einnahme von Medikamenten, erhöhtes Schonverhalten, erhöhte Selbstbeobachtung u. a. untereinander nur mittelmäßig korrelieren. Dies bestätigt, dass die verschiedenen Facetten von Krankheitsverhalten individuell sehr unterschiedlich ausgeprägt sein können. Damit verbunden sind auch individuell unterschiedliche Bedürfnisse der Patienten, die wegen Krankheit Hilfe suchen.

Biologische Aspekte

Bei somatoformer Symptomatik handelt es sich nicht um rein „psychologische" Phänomene, sondern die Symptomatik geht grundsätzlich auch mit biologischen Veränderungen einher. Dazu können diskrete periphere Veränderungen, Veränderungen im zentral-nervösen oder autonom-innervierten Bereich (z.B. veränderte Herzratenreaktivität), jedoch auch Veränderungen bei Immunparametern zählen. Interessanterweise differenzieren diverse biologische Besonderheiten auch die Somatisierungssymptomatik von depressiven Störungen (Rief et al. 2010). Einige dieser biologischen Korrelate können jedoch genauso als Folge der Störung gesehen werden, nicht nur als Ursache oder prädisponierender Risikofaktor.

33.3 Diagnostik, Klassifikation, Differenzialdiagnostik

Somatisierungsstörung. Die problematischste Gruppe unter den Personen mit somatoformen Störungen stellen jene mit chronischen, multiplen körperlichen Symptomen dar. Diese Untergruppe hat gleichzeitig die ungünstigste Prognose (Kroenke u. Mangelsdorff 1989). ICD-10 schlägt als Hauptdiagnose für Personen mit multiplen körperlichen Beschwerden Somatisierungsstörung vor.

Somatoforme autonome Funktionsstörung. Auch bei der somatoformen autonomen Funktionsstörung können multiple Beschwerden vorliegen, jedoch stehen im Vordergrund Körpersymptome, die vom Betreffenden auf Störungen von autonom innervierten Organen wie z.B. Herz oder Darm zurückgeführt werden. Die somatoforme autonome Funktionsstörung wurde im ICD-10 als Begriff eingeführt, ohne dass wesentliche Forschungsergebnisse hierzu vorliegen würden. Das amerikanische Klassifikationssystem DSM-IV sieht diese Diagnose nicht vor.

Somatoforme Schmerzstörung. In der ICD-10 werden weitere Diagnosen aufgeführt, bei denen jedoch Einzelsymptome mehr im Vordergrund stehen. Ein Beispiel hierfür ist die anhaltende somatoforme Schmerzstörung, die mittlerweile in zwei Unterformen differenziert wurde (s. u.).

Somatoforme Störung. Da sowohl in der ICD-10 als auch im DSM-IV die Kriterien für die Somatisierungsstörung sehr streng gefasst sind und dieses Störungsbild somit extrem selten ist, obwohl die klinische Bedeutung multipler körperlicher Beschwerden sehr hoch ist, müssen viele Patienten unter der Restkategorie der undifferenzierten somatoformen Störung kategorisiert werden.

Dissoziative Störung. ICD-10 trennt des Weiteren von den somatoformen Störungen (F45) die dissoziativen Störungen (Konversionstörunge; F44) ab. Obwohl manche Unterschiede zwischen somatoformen Störungen im engeren Sinne und dissoziativen/Konversionsstörungen bestehen mögen, ist unklar, ob diese strenge Differenzierung sinnvoll ist.

Differenzialdiagnose Hypochondrie und körperdysmorphe Störung. Auch bei der **hypochondrischen Störung** sind oftmals Körpersymptome der erstgenannte Grund für Arztbesuche, trotzdem gibt es einen gravierenden Unterschied zu den vorgenannten Störungsbildern. Mit den Patienten ist relativ schnell zu bearbeiten, dass das Hauptproblem weniger die Körpersymptome sind, sondern vielmehr die ausgeprägte Angst vor einer schweren körperlichen Erkrankung. Da die Angst bei der Hypochondrie eine große Rolle spielt, wurde die Hypochondrie oftmals auch als Bindeglied zwischen Angststörungen und somatoformen Störungen gesehen. ICD-10 fasst zusätzlich als eine Untergruppe der Hypochondrie die sog. **körperdysmorphe Störung** (Dysmorphophobie) auf, die bei DSM-IV als eigene Diagnose geführt wird. Bei diesem Störungsbild empfinden Betroffene bestimmte Körperteile so missgestaltet, dass sie sich deswegen schämen, nicht mehr in die Öffentlichkeit gehen, nicht ihren sozialen Verpflichtungen nachgehen, etc.; die Diagnose ist nur dann gerechtfertigt, wenn die Beurteilung des vermeintlichen Makels von den Personen der Umgebung nicht geteilt wird. Inhalt der körperdysmorphen Überzeugungen sind oftmals vermeintliche Verunstaltungen der Haare, der Nase, bei Frauen ausgeprägte Unzufriedenheit über die Brust, etc. Wenn auch in diesem Kapitel weniger auf die körperdysmorphen Störungen eingegangen werden soll, sei an dieser Stelle doch darauf hingewiesen, dass gerade in neuerer Zeit einige vielversprechende Behandlungsansätze hierfür entwickelt wurden (McKay et al. 1997, Rosen et al. 1995, Veale et al. 1996).

Neurasthenie. ICD-10 führt in dem Kapitel „Andere neurotische Störungen" (F48) noch die Neurasthenie auf, die inhaltlich eine große Überlappung mit den somatoformen Störungen zeigt. Hauptmerkmal jedoch stellt die erhöhte Erschöpfbarkeit dar. Dieses Konzept kann gewissermaßen als historischer Vorläufer des „chronic fatigue syndrom" gesehen werden, das in einigen angloamerikanischen Ländern zurzeit häufig als Konzept verwendet wird.

Funktionelle somatische Syndromdiagnosen. Parallel zu den zu den psychischen Störungen gerechneten Kategorien somatoformer Störungen gibt es innerhalb der somatischen Medizin für organisch nicht ausreichend erklärbare Körperbeschwerden noch eine Reihe sog. funktioneller somatischer Syndromdiagnosen, so z. B. **Fibromyalgie** (ICD-10 M79.0) in der Rheumatologie, **Reizdarmsyndrom** (K58) in der Gastroenterologie, **Pelvipathie** (N94) in der Gynäkologie etc. Diese funktionell-somatischen Syndromdiagnosen enthalten keine Aussage zum Schweregrad der Störung und beschreiben auch nicht die neben den Beschwerden auffälligen Kognitionen wie eine mögliche organische Ursachenüberzeugung und weitere Merkmale des Krankheitsverhaltens. Die einzelnen funktionellen somatischen Syndrome überlappen allerdings sehr stark, so dass die Aufteilung zumindest teilweise als Artefakt der spezialisierten somatischen Versorgung anzusehen ist (Wessely et al. 1999).

Umweltbezogene Körperbeschwerden. Bei den ebenfalls verwandten umweltbezogenen Körperbeschwerden, die z. T. als *Multiple-Chemical-Sensitivity-Syndrom* (MCS, synonym: idiopathic environmental illness) zusammengefasst werden, z. T. als spezifischere, z. B. amalgam- oder elektrosmogbezogene Beschwerden imponieren, treten typischerweise neben organisch (toxikologisch) nicht ausreichend erklärbaren Körper- auch psychische Beschwerden wie Konzentrations- und Merkfähigkeitsstörungen auf. Die Lokalisierung der Beschwerdeursache durch den Betroffenen in der Umwelt statt im Körper führt häufig zu ausgedehntem Vermeidungsverhalten.

Tabelle 33.1 gibt eine kleine Übersicht über Diagnosen, die oftmals im Kontext somatoformer Störungen gesehen werden müssen. Es hat sich immer wieder gezeigt, dass Patienten zwar u. U. einzelne Symptome in den Vordergrund stellen und deshalb eher spezifische Diagnosen erhalten, bei ausführlicher Exploration jedoch deutlich wird, dass multiple körperliche Beschwerden vorliegen oder in den vergangenen Jahren vorlagen, die nicht ausreichend organisch erklärbar waren. Ungeachtet der nachfolgend geäußerten Kritik am Konzept der somatoformen Störungen kann einer der Vorteile dieser neuen Terminologie darin liegen, dass der neue Begriff in allen Teildisziplinen der Medizin gleich verwendet werden sollte.

Problematik der aktuellen Klassifikation. Nachdem die Terminologie und die einzelnen Diagnosen zu den somatoformen Störungen 1980 im DSM-III eingeführt wurden, wurde auch viel Kritik an dieser Neufassung laut. Hauptkritikpunkt ist, dass dieser Klassifikationsansatz ungenügend die klinische Relevanz widerspiegelt. Oberste *klinische Relevanz* in dieser Störungsgruppe haben die *Personen mit multiplen körperlichen Beschwerden*, da sie zahlreich sind (Rief et al. 2001), hohes Inanspruchnahmeverhalten medizinischer Dienste einschließlich stationärer Behandlungen aufweisen und in aller Regel chronifizierte Verläufe haben. Diese Hauptgruppe somatoformer Störungen wird jedoch mit der Diagnose Somatisierungsstörung nicht adäquat erfasst, da für diese Diagnose die Kriterien zu restriktiv formuliert wurden. Gerade bei ICD-10 gibt es des Weiteren das Problem der *Überlappung von Diagnosen,* deren Abgrenzung kaum präzise formuliert wird. So kann es im Einzelfall unklar bleiben, ob ein Patient mit multiplen körperlichen Beschwerden die Diagnose Somatisierungsstörung erhalten soll, die Diagnose somatoforme autonome Funktionsstörung oder die Diagnose Neurasthenie. Auch zeigt sich eine erhöhte Komorbidität von Somatisierungssyndromen mit anderen psychischen Krankheitsbildern wie Depression oder Angststörungen. Offensichtlich bringt die Entwicklung einer der genannten Störungen jeweils ein erhöhtes Risiko für die Entwicklung auch anderer psychischer Störungen mit sich.

Vorschlag für eine überarbeitete Klassifikation. Aus den genannten Gründen besteht ein gewisser Konsens, dass eine Überarbeitung der Klassifikationskriterien somatoformer Störungen notwendig ist. Zwischenzeitlich liegt auch ein Vorschlag für DSM-V vor (www.DSM5.org), der eine Namensänderung zu „Somatic Symptom Disorder" vorsieht. Dieser Vorschlag ist folgendermaßen charakterisiert:
- Prototyp der „somatic symptom disorder" ist die „complex somatic symptom disorder". Es reicht bereits ein körperliches Symptom als Eingangskriterium aus; dieses muss auch nicht zwingend „organisch unbegründet" sein. Allerdings müssen zusätzlich zu den körperlichen Beschwerden auch psychologische Faktoren vorliegen, die das Syndrom positiv charakterisieren.
- Relevante psychologische Variablen sind:
  – ausgeprägte Gesundheitsängste
  – Katastrophisierungstendenz bzgl. körperlicher Beschwerden
  – trotz gegenteiliger Erklärungen wird Problematik als ernsthaft medizinisch eingeschätzt
  – Gesundheitssorgen spielen im Leben eine zentrale Rolle
- Chronifizierung: Dauer der Problematik (nicht des einzelnen Symptoms): mind. 6 Monate

Wie sich die beiden zentralen Merkmale dieser diagnostischen Neufassung, der Verzicht auf die wenig reliable Anforderung einer „mangelnden medizinischen Erklärbarkeit" und die Hinzufügung von psychobehavioralen Positivkriterien auf die klinische Praxis im Umgang mit Menschen mit anhaltenden Körperbeschwerden auswirken werden, lässt sich derzeit noch wenig abschätzen.

Psychometrische Instrumente

Zur Status- und Verlaufsdiagnostik bei somatoformen Störungen bietet sich der Einsatz verschiedener psychometrischer Instrumente an (s. Kap. 17):
- Als einziges direkt am Konzept der somatoformen Störungen validiertes Verfahren gilt zur Zeit das *Screening für somatoforme Störungen SOMS*, das sowohl eine Statusdiagnostik erlaubt (Rief u. Hiller 2008), jedoch auch in einer modifizierten Form eine Verlaufsdiagnostik zur Messung von Therapieeffekten (Rief u. Hiller 2003).

Tabelle 33.1 Diagnostische Termini mit Überlappung zu den somatoformen Störungen

Diagnosen im Kontext psychosomatischer Störungen
- psychosomatisches Syndrom
- psychovegetatives Syndrom
- funktionelle Störung
- Fibromyalgie
- chronic fatigue syndrome
- Reizmagen, Reizdarm
- multiple chemical sensitivity
- somatisierte oder larvierte Depression
- Herzphobie
- Globus hystericus

- Ein ökonomisches, jedoch weniger spezifisches Verfahren ist die **Unterskala „Somatisierung" der Symptom Check List SCL-90-R** (Derogatis 1994).
- Bei hypochondrischen Syndromen hat sich der **Whiteley-Index** durchgesetzt, der mit 14 Items angenehm kurz ist, jedoch schwer zwischen Hypochondrie und anderen körperbezogenen Ängsten unterscheiden kann (deutsche Fassung: Hiller u. Rief 2004).
- Auch die Langform dieses Verfahrens, das **Illness Behavior Questionaire IBQ** wurde gerade bei hypochondrischen Ängsten häufig eingesetzt.
- Des Weiteren liegen zwischenzeitlich auch Verfahren vor, die einzelne Merkmale von Patienten mit somatoformen Störungen näher erfassen und z. B. Katastrophen annehmende Kognitionen (Fragebogen zu Körper und Gesundheit, Hiller et al. 1997) oder Krankheitsverhalten (Scale for the Assessment of Illness Behavior, Rief et al. 2003) quantifizierbar machen.

33.4 Allgemeine Handlungsempfehlungen im Umgang mit Patienten mit somatoformen Störungen

Wie bereits ausgeführt ist die besondere Herausforderung im Umgang mit Patienten mit somatoformen Störungen der Aufbau einer tragfähigen therapeutischen Beziehung. Diese Aufgabe stellt sich sowohl für den Hausarzt, für den Facharzt als auch für den psychotherapeutisch Tätigen. Da oftmals bei den Patienten frustrierende Behandlungsvorerfahrungen vorliegen, sind sie ausgesprochen misstrauisch, z. T. kann der distanzierte und misstrauische Denkstil sogar die Diagnose einer Persönlichkeitsstörung rechtfertigen (Rost et al. 1992). Therapeutisch bedeutet dies, dass sich der Behandler in der Anfangsphase aktiv um eine tragfähige Beziehung bemühen muss, Interpretationen der dysfunktionalen Kommunikationsmuster der Patienten unterlassen sollte und dysfunktionale Interaktionen umgehen muss. Positiv wirkt sich eine Haltung des „Sowohl-Als-Auch" statt eines „Entweder-Oders" von „psychogen oder organisch" aus, eine Balance von typisch biomedizinischer Orientierung an der Pathophysiologie des Symptoms und typisch psychotherapeutischer Orientierung am Erleben und Verhalten des Patienten. Dies erfordert sowohl von Hausärzten und somatisch tätigen Kollegen wie von Psychotherapeuten Veränderungen der traditionellen Herangehensweise (Henningsen et al. 2007).

Gerade in der Schulung von Hausärzten im adäquaten Umgang mit dieser Patientengruppe haben sich bestimmte Verhaltensregeln als sinnvoll erwiesen, die auch Relevanz für Psychotherapeuten haben (**Tabelle 33.2**; Rief 2007). Einige der in **Tabelle 33.2** dargestellten Prinzipien sollen im Folgenden kurz kommentiert werden:

Glaubhaftigkeit der Beschwerden bestätigen. Viele Patienten mit somatoformen Störungen haben wiederholt die Erfahrung gemacht, dass ihnen ihre Beschwerden nicht geglaubt werden, obwohl sie diese selbst intensiv wahrnehmen. Falls ein Somatisierungspatient den Eindruck hat, dass sein Therapeut ihm die Beschwerden nicht glaubt, ist die therapeutische Interaktion zu Ende, bevor sie überhaupt begonnen hat.

Frühe psychosomatische Information. Gerade im hausärztlichen Bereich sollte frühzeitig darauf hingewiesen werden, dass zwar alle notwendigen Untersuchungen gemacht werden, jedoch das Ergebnis höchst wahrscheinlich keine organische Erklärung für die Beschwerden erbringt. Je später Patienten darüber informiert werden, dass sie psychosomatische Zusammenhänge zur Erklärung der Beschwerden heranziehen müssen, desto schwerer wird ihnen dieser Schritt fallen. Dies soll wiederum keine Aufforderung zur Einführung spekulativer psychosomatischer Zusammenhänge an dieser Stelle bedeuten.

Vollständige Exploration der Symptomatik und der Anamnese. Gerade bei klagenden Patienten verfallen viele Behandelnde dem Fehler, die Exploration der Symptomatik, der Anamnese und der Vorbehandlungen „abkürzen" zu wollen. Kennt der Therapeut jedoch nicht die Gesamtsymptomatik, kann der Patient ihm und seinen Ratschlägen nicht vertrauen, da er zu Recht davon ausgeht, dass dem Therapeuten wesentliche Informationen für eine korrekte Behandlung fehlen. Andere Patienten stellen wiederum Einzelsymptome in den Vordergrund (z. B. die Bauchschmerzen oder Schwindelattacken) und erst durch näheres Nachfragen wird deutlich, dass es sich um ein multiples Somatisierungssyndrom handelt. Beide Beispiele machen deutlich, dass eine aus-

Tabelle 33.2 Empfehlungen zum Umgang mit Patienten mit Somatisierungssyndrom (Rief 2007)

- Bestätigen Sie die Glaubhaftigkeit der Beschwerden.
- Sprechen Sie frühzeitig an, dass die wahrscheinlichste Ursache für die Beschwerden keine schwere Erkrankung ist, sondern eine Störung in der Wahrnehmung von Körperprozessen.
- Explorieren Sie körperliche und mögliche psychische Symptome vollständig.
- Besprechen Sie mit dem Patienten die geplanten Schritte und ihre Konsequenzen.
- Vermeiden Sie unnötige Eingriffe und Bagatelldiagnosen.
- Vereinbaren Sie feste Termine für Nachuntersuchungen.
- Motivieren Sie zu gesunder Lebensführung und Stressabbau sowie zu ausreichender körperlicher Bewegung. Beugen Sie inadäquatem Schonverhalten vor.
- Stellen Sie Rückfragen und lassen Sie den Patienten Zusammenfassungen geben, um mögliche Informationsverzerrungen zu erkennen.

führliche Exploration aktiv vom Behandler ausgehen muss, da sonst zu einem späteren Zeitpunkt Behandlungskrisen oder Behandlungsfehler auftreten.

Zeitkontigente, nicht symptomkontingente Terminplanung. Gerade für die Patienten, die oftmals unerwartet beim Arzt erscheinen und um dringende Behandlung nachsuchen, ist es sinnvoll, frühzeitig ein festes Zeitmuster für die Arztbesuche zu installieren. Dabei wird am Anfang die gleiche Häufigkeit gewählt, die der Patient bisher für Arztbesuche benötigte. Allerdings werden die Zeitpunkte von vornherein durch den Arzt festgelegt, und der Patient wird instruiert, in den Zeiten zwischen den Arztbesuchen selbst zu versuchen, mit den Beschwerden zurechtzukommen. Ist ein festes Zeitmuster installiert, kann der Therapeut die Zeitspanne zwischen den Arztbesuchen systematisch verlängern. Als allgemeine Richtschnur gilt, dass die Patienten mit somatoformen Störungen nur noch alle 4–6 Wochen zum Arzt gehen.

Rückversicherungswünsche hypochondrischer Patienten. Viele Patienten mit Hypochondrie fragen wiederholt ihre Therapeuten, Angehörigen, Freunde oder Arbeitskollegen, ob sie denn wirklich keinen Krebs oder eine andere schlimme Erkrankung haben. Die Umwelt wird bei einem solchen Verhalten somit dazu eingesetzt, um eigene Ängste zu beruhigen. Übernehmen die Personen aus der Umgebung jedoch diese Funktion, werden die betroffenen Patienten selbst kaum lernen, eigene Krankheitsängste selbst bewältigen zu können. Für das Gesamtverständnis ist es u. U. hilfreich sich zu verdeutlichen, dass gelegentliche hypochondrische Ängste für alle Menschen „normal" sind; das Besondere bei hypochondrischen Patienten ist jedoch, dass sie sich bei diesen Krankheitsängsten nicht selbst beruhigen können und deshalb die Personen der Umgebung zur Beruhigung einsetzen. Ziel muss es jedoch sein, dass die hypochondrischen Patienten sich in solchen Krisensituationen wieder selbst beruhigen lernen.

Informations- und Gedächtnisverzerrungen. Die meisten Patienten mit somatoformen Störungen haben bereits zahlreiche, oftmals auch widersprechende medizinische und therapeutische Informationen erhalten. Obwohl viele dieser Informationen eigentlich gedacht waren, den Patienten in der Bewältigung seiner Symptomatik zu unterstützen, wurde dieses Ziel oftmals verfehlt. Grund dafür kann sein, dass die Patienten die dargebotenen Informationen etwas verändern, bis sie in ihr bestehendes Gesamtbild passen. Die Aussage „Krebs ist bei Ihnen ganz unwahrscheinlich", kann z. B. sukzessive modifiziert werden in „es gibt eine kleine Wahrscheinlichkeit, dass ich Krebs habe" bis hin „der Arzt wollte mir damit eigentlich sagen, dass ich Krebs habe, hat sich aber nicht getraut, es offen anzusprechen". Um solche Gedankengänge entweder zu verhindern oder wenigstens transparent zu machen, ist es notwendig, dass der Behandler immer wieder nachfragt und den Patienten zusammenfassen lässt, was die bisherige Information für ihn bedeutet. Aus diesem Grund geben auch manche Hypochondrie-Experten (z. B. Salkovskis) ihren Patienten immer wieder die Aufgabe, Protokolle der einzelnen Sitzungen zu schreiben, in denen die für die Patienten wesentlichen Punkte festgehalten werden.

■ Erfahrungen mit dem Einsatz der Handlungsempfehlungen

Diese und weitere Empfehlungen wurden in einem Schulungsprogramm für Hausärzte im Rahmen eines wissenschaftlichen Projektes an der Philipps-Universität Marburg eingesetzt. Die ersten Ergebnisse zeigen bei der Analyse von 300 Patienten-Verlaufsdaten, dass eine eintägige Schulung von Hausärzten zur Verwendung dieser Richtlinien bei Patienten mit somatoformen Störungen dazu führt, dass sich Krankheitsängste bei den Patienten reduzieren und auch das Inanspruchnahmeverhalten verringert (Rief et al. 2006). Es sei jedoch nochmals betont, dass diese Verhaltensregeln nicht nur für den Hausarzt sinnvoll sind, sondern auch eine Grundlage für erfolgreiche Psychotherapien sein können.

■ Bedeutung von Stepped Care-Modellen in der Versorgung somatoformer Störungen

Sowohl in der hausärztlichen wie in der psychotherapeutischen Versorgung ist ein stufenweises Behandlungskonzept wichtig. Für weniger komplizierte Fälle können hausärztliche und/oder fachärztliche Interventionen vollkommen ausreichen, erst in komplexeren Fällen sollte eine Überweisung zur ambulanten Psychotherapie erfolgen, in chronifizierten und/oder anderweitig schweren Fällen ist ein multimodales Behandlungskonzept mit somatischen, physiotherapeutischen und psychotherapeutischen Komponenten auf (teil-)stationärer Basis indiziert (Henningsen et al. 2007).

33.5 Psychotherapeutische Ansätze

Die hohe Bedeutung der ärztlichen Primärversorgung für die Verhütung von Chronifizierung und die Behandlung somatoformer Störungen hat auch Konsequenzen für die fachpsychotherapeutische Versorgung.

> Mehr als bei anderen psychischen Störungen ist bei somatoformen Störungen die Zusammenarbeit und Beratung des Psychotherapeuten mit dem Hausarzt und anderen somatischen Mitbehandlern gefragt, um somatische und psychotherapeutische Interventionen abzustimmen, ggf. unnötige oder selbstschädigende somatische Diagnostik und Therapie zu verhindern und dem Hausarzt Handlungsempfehlungen zu übermitteln.

Darüber hinaus vermittelt dieses Vorgehen auch dem Patienten, dass entgegen seiner Erfahrung der „Beziehungsstörung im Gesundheitswesen" ein wertschätzender Umgang der verschiedenen Therapeuten untereinander und mit ihm möglich ist.

Ziele in der Psychotherapie somatoformer Störungen

Folgende Ziele sind in der Psychotherapie somatoformer Störungen wichtig:
- körperliche Missempfindungen von Krankheitszeichen unterscheiden lernen, ein realistisches Bild von körperlicher Gesundheit entwickeln;
- das somatische Erklärungsmodell in psychosomatischer Richtung erweitern;
- psychische Begriffe wie Belastung, Überforderung, Stress im Krankheitsverständnis einführen;
- mit körperlichen und psychischen Belastungsgrenzen verantwortlich umgehen lernen;
- Reduktion der Aufmerksamkeit für Körpervorgänge; Förderung des Interesses an der Umwelt;
- Erreichen bestmöglicher Lebensqualität, auch bei Fortbestehen der Symptomatik;
- Verhinderung von Chronifizierung und Selbstschädigung durch repetitive Diagnostik und riskante Therapien.

Man muss sich klar machen, dass diese symptombezogenen Ziele nicht nur in verhaltenstherapeutischer, sondern auch in psychodynamischer Perspektive von primärer Wichtigkeit sind, nicht nur wegen ihrer immanenten Bedeutung, sondern auch weil die gemeinsame Orientierung von Therapeut und Patient auf diese Ziele ein wichtiges Mittel in der Erarbeitung eines tragfähigen Arbeitsbündnisses darstellt. Weitere, nicht mehr unmittelbar symptombezogene Ziele können im Therapieverlauf mit dem Patienten natürlich vereinbart werden, wenn sie sich als relevant und realistisch herauskristallisieren.

Zur Bedeutung der psychotherapeutischen Initialphase

Die psychotherapeutische Initialphase ist im Umgang mit Patienten mit somatoformen Störungen von zentraler Bedeutung. Diese Patienten suchen typischerweise nicht primär und aus eigener Motivation fachpsychotherapeutische Hilfe auf. Das Ausmaß an positiver Erwartung oder Misstrauen, mit dem sie dem Psychotherapeuten begegnen und das Ausmaß der Befürchtung, in ihren körperlichen Beschwerden nicht ernst genommen und als „Spinner" oder „Simulant" abgestempelt zu werden, hängt daher sehr stark davon ab, wie gut die Überweisung zum Psychotherapeuten vorbereitet wurde.

Erfassung der Motivation und Erwartung. Sobald bekannt ist, dass das Leitsymptom des Patienten aus somatoformen Körperbeschwerden besteht, ist es in jedem Fall hilfreich, als Psychotherapeut von einer hohen Wahrscheinlichkeit auszugehen, dass der Patient fremdmotiviert und misstrauisch zum psychotherapeutischen Erstkontakt erscheint. Durch frühzeitige Erfassung der Motivation und Erwartung des Patienten lässt sich dann immerhin mit ihm Einverständnis darüber erzielen, dass er tatsächlich von einer organischen Genese seiner Beschwerden überzeugt und entsprechend *fremdmotiviert* ist: „Ich komme nur her, weil die Chirurgen das verlangen, bevor sie auf mein Drängen hin eine weitere Laparoskopie machen" ist eine häufig zu hörende Aussage.

Bei gleichzeitiger Zurückhaltung hinsichtlich eigener Ursachenannahmen („ich weiß auch nicht, woher Ihre Beschwerden kommen, ich weiß nur, dass die Kollegen bei angemessener Untersuchung keine Hinweise auf eine ernsthafte körperliche Erkrankung gefunden haben") kann von diesem Einverständnis ausgehend eine erste Exploration der Beschwerden, ihrer Entstehungsumstände und Folgen mitsamt den daran geknüpften Erfahrungen im Gesundheitswesen, mit Angehörigen etc. erfolgen.

„Eintrittstickets". In Fällen, in denen sich zeigt, dass die körperlichen Beschwerden nur ein „Eintrittsticket" darstellen, hinter dem der Patient selbst aber psychosoziale Zusammenhänge vermutet bzw. diesen gegenüber auf Nachfrage offen ist, kann rascher mit den schulenspezifischen typischen Mitteln auf diese psychosozialen Zusammenhänge fokussiert werden – ein solcher Patient hat zwar möglicherweise formal eine somatoforme Diagnose, ist aber im psychotherapeutischen Umgang nicht grundsätzlich anders zu behandeln als „typische Psychotherapiepatienten" mit psychischen und/oder Beziehungssymptomen. Umgekehrt kann ein Patient, der formal z. B. eine Panikstörung hat, der die damit einhergehenden Herzbeschwerden aber mit persistierender organischer Ursachenüberzeugung als Ausdruck eines drohenden Herzinfarkts interpretiert und ein entsprechend auf Kardiologie und Notambulanzen fixiertes Krankheitsverhalten an den Tag legt, der gleichen vorsichtig von den Beschwerden ausgehenden Explorationsweise bedürfen wie ein „typisch somatoformer Patient".

> **M** Für die Wahl des initialen Vorgehens ist das Erklärungsmodell, das der Patient von seinen Beschwerden hat, besonders wichtig.

Für die *Exploration* der Beschwerden und ihres Kontexts wird bei Patienten mit ausgeprägteren somatoformen Störungen teilweise mehr als ein Gesprächstermin benötigt. Das gezeigte Interesse, die paraphrasierende Wiedergabe des Verstandenen, die aktive zeitliche und kontextuelle Einordnung durch den Untersucher trägt zu einem Gefühl des Ernstgenommen-Werdens auf Seiten des Patienten bei. Psychosoziale Faktoren lassen sich unter dem Aspekt der Auswirkung der Beschwerden auf die verschiedenen Lebensbereiche sehr viel leichter besprechen als unter dem Aspekt möglicher psychosozialer Ursachen der Beschwerden – diese „psychogene" Perspektive sollte am Anfang sogar aktiv vermieden werden, da sie initial häufig, wie schon erwähnt, als Infragestellung der Beschwerden erlebt wird und „normative" oder „alexithyme" Antworten des Patienten hervorrufen kann („privat und beruflich ist bei mir alles in Ordnung").

Bewältigung der Beschwerden statt Heilung. Schon im Erstgespräch sollte der Akzent von Untersucherseite auf die Bewältigung der Beschwerden statt auf Heilung gelegt werden. Erstens verführt die Heilungsaussicht zu kontraproduktiven Ursachendebatten (dann bedeutet Psychotherapie „automatisch" psychogene Ursache). Zweitens und entscheidend geht es darum, die Wiederholung der im Vorfeld bei Arztbesuchen von Patienten mit somatoformen Störungen sich regelmäßig abspielenden Hoffnungs-Enttäuschungs-Abfolgen von vornherein zu vermeiden, indem der Erwartung auf rasche, durchgreifende Besserung angesichts der meist bereits chronifizierten Beschwerden aktiv entgegengetreten wird. Das kann für den Patienten einerseits enttäuschend sein, andererseits wird mit der Aussicht auf langsame, graduelle Verbesserungen auch ein Ernstnehmen der Schwere der Symptomatik vermittelt.

Informieren. In einem weiteren Schritt, bei bereits stabilerem therapeutischen Arbeitsbündnis, ist das Anbieten eines *positiven Erklärungsmodells* für die Beschwerden, das an die Stelle des bisher vom Patienten oft gehörten „Sie haben nichts" tritt, wichtig. Hierzu sollten ihm möglichst individuelle, auf seine Leitsymptome zugeschnittene Informationen über psychophysische Zusammenhänge, z.B. im Sinne des Zusammenhangs von Anspannung und Schmerz oder von Dekonditionierung und Erschöpfung, vermittelt werden. Diese können durch Beispiele und Verhaltensexperimente unterlegt werden. Aus den Informationen sollte hervorgehen, dass die entsprechenden Zirkel im Sinne des „Sowohl-als-auch" sowohl durch somatische wie durch psychosoziale Faktoren negativ und positiv beeinflusst werden können. Die langsame Hinführung des Patienten zu solchen **„Sowohl-als-auch"-Modellen,** weg von dem mehr oder weniger rigiden „Entweder-Oder-Modell" (entweder legitime organische Krankheit oder „illegitime" psychische Störung), entspricht einer Erweiterung seines Erklärungsmodells von „organisch" zu „psychosomatisch" und ist ein wichtiges eigenständiges Ziel der Initialphase. Erst auf dieser Grundlage entsteht ein stabiles Verständnis für den Sinn psychotherapeutischer Maßnahmen bei primär körperlichen Beschwerden.

Setting. Eine besondere Schwierigkeit der Initialphase kann – je nach Ausprägung des Erklärungsmodells des Patienten, aber auch je nach Setting – erfahrungsgemäß die *Verabredung zu weiteren Gesprächen* darstellen, da dies bereits eine Aushandlung über das Ziel der Gespräche voraussetzt. Hier hat es sich als sinnvoll erwiesen, nicht gleich eine Psychotherapie im Wortsinn zu vereinbaren, sondern zunächst weitere „Gespräche über die Beschwerden und Möglichkeiten zur Beschwerdelinderung" o. ä. Niedergelassene Psychotherapeuten benötigen teilweise mehr als die von der Krankenkasse zugestandene Zahl an probatorischen Sitzungen, bis das Erklärungsmodell so erweitert und die Motivation zur Psychotherapie so stabil ist, dass diese explizit und längerfristig verabredet werden kann. Gelegentlich – das gilt insbesondere für psychodynamisch orientierte Kollegen – ist es sinnvoll, daher zunächst einen Antrag auf *Kurzzeitpsychotherapie* zu stellen und diesen primär mit der Erweiterung des Erklärungsmodells, Beschwerdelinderung und Motivationsentwicklung zu begründen.

Spezielles verhaltenstherapeutisches Vorgehen

An dieser Stelle sollen einige Eckpunkte des verhaltenstherapeutischen Vorgehens bei somatoformen Störungen näher beschrieben werden. Der interessierte Leser sei auch auf ausführlichere Darstellungen des Behandlungsansatzes verwiesen (Rief et al. 2002, Rief u. Hiller 2010).

Einleitung. Auch beim verhaltenstherapeutischen Vorgehen ist zwingende Voraussetzung für eine erfolgreiche Therapie der Aufbau einer konstruktiven therapeutischen Beziehung. Wie bereits weiter oben ausgeführt, ist dies bei Patienten mit somatoformen Störungen oftmals eine besondere Schwierigkeit. Deshalb sollen bereits die Explorationsphase sowie die Ableitung einer Verhaltens- und Bedingungsanalyse durch eine aktive Beziehungsgestaltung von Seiten des Therapeuten gekennzeichnet sein. Positive Rückmeldungen geben, Betonung der Ressourcen der Patienten, Anerkennung für eigene Bewältigungsversuche, Verständnis für das Leiden durch die Einschränkungen als Folge der Symptomatik zeigen und andere Verhaltensweisen der Therapeuten sind nur einige Beispiele, wie bereits früh im diagnostischen und therapeutischen Prozess die Beziehungsgestaltung erfolgen kann.

Zieldefinition. Die Frage der Definition von *realistischen Therapiezielen* spielt bei Personen mit somatoformen Störungen, vor allem in der chronifizierten Verlaufsform eine besondere Rolle. Viele Patienten schwanken zwischen den beiden Extremformen Demoralisierung („mir kann eh keiner helfen; die Behandlung bei Ihnen wird mir auch nichts nützen") und völliger Heilserwartung („ich will gesund werden und nie wieder körperliche Beschwerden haben"). Gelingt es dem Therapeuten nicht, positive, jedoch realisierbare Ziele mit den Patienten abzuleiten, ist die Wahrscheinlichkeit eines wenig erfolgreichen Therapieverlaufs hoch. Aus diesem Grund sollte bei Personen mit chronifizierten somatoformen Störungen zu Beginn der Behandlung die ausführliche Erstellung einer Zielhierarchie erfolgen. Hierzu ist es notwendig, übergeordnete Lebensziele auf erreichbare Unterziele für die nächsten Wochen oder Monate weiter zu entwickeln. Der Therapeut muss darauf achten, dass möglichst verschiedene Ebenen des Erlebens und Verhaltens bei den Zielen angesprochen sind, genauso wie möglichst die verschiedenen Lebensbereiche, die durch die Symptomatik beeinflusst werden, aufgegriffen werden sollten (z.B. Ziele für die Arbeitssituation, Ziele für die häusliche Situation, Ziele für das Symptommanagement, etc.). Je unklarer Patienten in ihren spontanen Zieläußerungen sind, desto wichtiger ist es, aus der Zieldefinition Kriterien der kleinsten positiven Veränderung abzuleiten. Diese sog. „Babysteps" stellen eine minimale Veränderung dar, an der der Patient erkennen kann, dass er oder sie sich in die richtige Richtung entwickelt. Diese Ziele sollten auf jeden Fall schriftlich festgehalten werden, so dass zu späteren Zeitpunkten ein Vergleich vorgenommen werden kann.

Symptomtagebuch; Verhaltensanalyse. Ursprünglich in der Schmerztherapie, jedoch auch bei der Therapie somatoformer Störungen hat es sich als ausgesprochen hilfreich erwiesen, Symptomtagebücher einzusetzen. Viele Schmerzpatienten berichten am Beginn der Behandlung, dass die Beschwerden immer gleich schlimm wären. Erst durch den Einsatz von Symptomtagebüchern wird deutlich, dass es wenigstens leichte Variationen bei den Beschwerden gibt, und dass es auch äußere Einflüsse gibt, die bislang z.T. zu wenig berücksichtigt wurden. Diese **situativen Einflüsse** stellen einen wichtigen Beitrag bei der Definition der Verhaltens- und Bedingungsanalyse dar. Weitere Aspekte, die für die Behandlung relevant sind, sind Beeinträchtigungen durch die Beschwerden, persönliche Reaktionen auf die Beschwerden (Verhaltensebene und physiologische Ebene), kognitive und emotionale Prozesse, Verhalten der Umgebung. Im Gegensatz z.B. zur verhaltenstherapeutischen Angstbehandlung werden diese Komponenten des Problems jedoch noch nicht zu früh zu komplexen psychophysiologischen Erklärungsmodellen zusammengestellt. In Einzelfällen kann dies zwar erfolgen, jedoch muss bei Patienten mit somatoformen Störungen verstärkt beachtet werden, dass diese zu Beginn u.U. einem psychologischen Störungsmodell ablehnend gegenüberstehen und deshalb ein solches Modell erst zu einem späteren Zeitpunkt eingeführt werden sollte.

Stress und Entspannung. Stress als eine mögliche Einflusskomponente auf die Intensität der Symptomatik kann von vielen Patienten als erster eher psychosomatischer Erklärungsansatz am leichtesten akzeptiert werden. Unter Umständen gibt bereits das Symptomtagebuch Anhaltspunkte, welche externen Einflüsse und Belastungsfaktoren eher zu einer Symptomreduktion beitragen und welche eher mit einer Symptomintensivierung oder Reduktion der Toleranz gegenüber Beschwerden einhergehen. Vielen Patienten gelingt es sehr gut, zu benennen, welche körperlichen Erscheinungen sich unter Stressbedingungen bei ihnen einstellen. Im Gegenzug kann Stress nicht nur die Intensität von körperlichen Beschwerden verändern, sondern körperliche Beschwerden stellen selbst wiederum einen Stressfaktor dar. Dieser Aufschaukelungsprozess kann demonstriert werden. Auf dieses Teilmodell aufbauend werden entsprechende Interventionen abgeleitet. Eine der naheliegendsten Bewältigungsstrategien für Stresssituationen ist das **Einüben von Entspannungstechniken.** Bei Somatisierungs- und Schmerzpatienten stellt das Erlernen einer Entspannungstechnik immer noch einen zentralen Therapiebaustein dar, auf den nicht verzichtet werden sollte.

Biofeedback. Biofeedbackmethoden sind par excellence dazu geeignet, Patienten mit somatoformen Störungen den engen Zusammenhang zwischen psychologischen Einflussbedingungen und körperlichen Reaktionen sichtbar zu machen. Unter verschiedenen psychologischen Einflüssen wie Entspannung, kognitiver Belastung, emotionaler Belastung, etc., werden psychophysiologische Ableitungen vorgenommen, und die Reaktion des Körpers auf solche veränderten Umgebungsbedingungen wird mit den Patienten besprochen. In einer kontrollierten Therapiestudie von Nanke u. Rief (2000) konnte bei 50 Patienten mit somatoformen Störungen belegt werden, dass gerade die Biofeedback-Technik besonders dazu geeignet ist, Katastrophen voraussehende Bewertungen für Körpermissempfindungen zu reduzieren und normalisierende Erklärungen leichter akzeptieren und einzusetzen.

Aufmerksamkeitslenkung. Über verschiedene Verhaltensexperimente kann Betroffenen verdeutlicht werden, dass und wie die Fokussierung der Aufmerksamkeit auf körpereigene Prozesse dazu beiträgt, dass Beschwerden intensiver wahrgenommen werden und ablenkende Bedingungen weniger wirken. Obwohl es sich hierbei bereits um ein ausgeprägtes psychologisches Erklärungsmodell handelt, ist dieses für viele Patienten mit somatoformen Störungen gut akzeptabel, da sie den Prozess der Aufmerksamkeitsfokussierung bei sich selbst wahrnehmen und somit bestätigen können. In diesem Kontext sollten mit den Patienten folgende Aspekte erarbeitet werden:

- Aufmerksamkeit ist wie ein Scheinwerfer. Der Fokus der Aufmerksamkeit wird stark ausgeleuchtet, intensiver und relevanter wahrgenommen, während Aspekte außerhalb des Aufmerksamkeitsfokusses kaum wahrgenommen werden.
- Viele Prozesse (vor allem Körperprozesse) stehen nicht im Fokus der Aufmerksamkeit und werden deshalb oftmals nicht bewusst wahrgenommen. Richtet sich jedoch die Aufmerksamkeit darauf, können deutlich mehr Körpermissempfindungen wahrgenommen werden.
- Aufmerksamkeit ist lenkbar. Menschen sind nicht nur „Opfer" einer unbewussten Aufmerksamkeitslenkung, sondern können selbst den Aufmerksamkeitsfokus verändern.

Sind diese Aspekte ausreichend deutlich geworden, kann daraus eine entsprechende Intervention abgeleitet werden. Nachdem ein Problem der bisherigen Störungskonstellation darin liegt, dass Patienten ihre Aufmerksamkeit zu stark auf innere Prozesse richten, liegt der Schwerpunkt der Intervention konsequent darin, die Aufmerksamkeit wieder **nach „außen" richten** zu können, Umgebungsreize wahrzunehmen und damit wieder verbessert am allgemeinen Leben teilnehmen zu können. In der Regel reicht es hierzu nicht aus, Patienten einfach darauf hinzuweisen, ihre Aufmerksamkeit mehr nach außen zu richten, sondern es muss eine allgemeine Schulung der Sinne zur verbesserten externen Wahrnehmung erfolgen (z.B. „Wahrnehmungsspaziergang"). Dieser Therapieansatz soll somit nicht nur ein einfaches Ablenkungstraining sein, sondern auch ein Zugewinn der Fähigkeit, bewusst Umgebungsbedingungen aufnehmen zu können.

Kognitiver Ansatz. Die automatischen Gedanken, die bei Personen mit chronischen Somatisierungssyndromen oder Schmerzsyndromen ausgelöst werden, sind oftmals durch Resignation geprägt, Katastrophen voraussehend oder in anderer Weise dysfunktional. Deshalb ist Ziel der kognitiven Therapie, die allgemeinen Einstellungen zu den Beschwerden sowie die spezifischen, situationsabhängigen automatischen Gedanken zu modifizieren. Auch hier wird sinnvollerweise zu Beginn über Verhaltensexperimente oder Beispiele demonstriert, wie eng der Zusammenhang zwischen individuellen Einstellungen und subjektivem Beschwerdeerleben ist, wie individuell unterschiedlich Kognitionen bei gleichen Beschwerden sein können und dass diese internen Bewertungsprozesse auch veränderbar sind. Klassische Strategie zur Veränderung von Kognitionen ist der sog. *sokratische Dialog*, der für das Beispiel somatoformer Störungen an anderer Stelle ausführlicher beschrieben ist (Rief u. Hiller 2010). Dabei ist neben verschiedenen anderen Aspekten auch besonders darauf zu achten, dass zuerst gemeinsam mit den Patienten alle Gründe gesammelt werden, die *für* die bisherige Sicht und Bewertung der Beschwerden sprechen. Erst wenn alle Pro-Argumente gesammelt sind, sind viele Patienten bereit, auch Gegenargumente zu ihrer bisherigen Sichtweise zu suchen. Weitere Strategien im Rahmen der kognitiven Ansätze finden sich in der entsprechenden Spezialliteratur.

Verhaltenstechniken

Auf Verhaltensebene ist es bedeutsam, den Patienten z. B. den **Aufschaukelungsprozess** zwischen Bewertung der Symptome als Krankheitszeichen, Aktivierung von Schonverhalten, Reduktion der körperlichen Belastbarkeit und erhöhter Wahrscheinlichkeit von Körpermissempfindungen deutlich zu machen. Gerade bei Personen mit multiplen somatoformen Beschwerden findet sich oftmals ein ausgeprägtes, generalisiertes **Schonverhalten**, was entsprechend negativen Einfluss auf die körperliche Belastbarkeit und Beschwerdentoleranz hat. Zur Veranschaulichung ist es bedeutsam, zwischen den kurzfristigen positiven Konsequenzen des Schonverhaltens (die in aller Regel die Motivation für die Patienten zur Durchführung desselben darstellen) und den langfristigen negativen Konsequenzen von Schonverhalten zu unterscheiden. Aus diesen Vorbereitungen leitet sich als Konsequenz ein Aktivitätenprogramm ab. Hierbei ist darauf zu achten, dass Patienten bereits im Vorfeld darauf hingewiesen werden, dass eine Aktivitätssteigerung kurzfristig zu einer Symptomerhöhung führen wird, jedoch langfristig zu einer Besserung beitragen kann. Auch ist darauf zu achten, dass manche Betroffene an dieser Stelle nicht „überschießend" reagieren, was ebenfalls dysfunktional wäre.

Expositionsübungen. Ein leicht modifizierter Ansatz zur Modifizierung der Verhaltenskomponenten bei somatoformen Störungen lehnt sich an das Expositionsprinzip bei Angsterkrankungen an. Hierbei wird den Betroffenen vermittelt, dass es durch den bisherigen Umgang mit Beschwerden sowie der inneren Vermeidungshaltung zu einer Sensibilisierung der zentralnervösen Wahrnehmungsprozesse für Körpermissempfindungen kommt. Um den neuronalen Prozessen ein „Wiedererlernen" der Filterfunktion bei unbedrohlichen körperlichen Missempfindungen zu ermöglichen, wird deshalb als Logik abgeleitet, dass Betroffene in Zukunft Körpermissempfindungen nicht vermeiden sollen, sondern sich massiert ihnen stellen sollen. Der Patient soll somit vom Opfer körperlicher Missempfindungen zum Täter, also zum selbststeuernden Provokateur von Körpermissempfindungen werden.

Adäquates Inanspruchnahmeverhalten. Eine weitere wichtige Komponente auf Verhaltensebene ist die Realisierung eines adäquaten Inanspruchnahmeverhaltens. Wie auch bei anderen chronifizierten Erkrankungen kann oftmals nicht mehr davon ausgegangen werden, dass Patienten selbst eine sinnvolle kognitive Repräsentation davon haben, was „normales" Krankheitsverhalten ist. Deshalb soll auch hier der Patient in den Mittelpunkt zukünftiger Entscheidungsprozesse gestellt werden und mit ihm genaue Richtlinien besprochen werden, mit welchen Beschwerden er in Zukunft wann zum Arzt gehen will.

Weitere Interventionen. Die bisherigen Ausführungen zu verhaltenstherapeutischen Interventionen bei somatoformen Störungen sind eng orientiert an der Hauptsymptomatik. Je nach *individueller Problemanalyse* sind jedoch oftmals darüber hinausgehende Interventionen angezeigt. Bei chronischen Beschwerden verändern sich häufig die Kommunikationsmuster zu den nahen Angehörigen, so dass es notwendig wird, im Rahmen der Psychotherapie die Kommunikation wieder in eine Richtung zu verändern, so dass Angehörige nicht verstärkend auf das Krankheitsgeschehen einwirken und Patienten auch nicht „entmündigt" werden, sondern Angehörige konstruktiv den Genesungsprozess unterstützen. **Kommunikationstrainings** sowie **soziale Kompetenztrainings** können in solchen Fällen angezeigt sein. Bei der hohen Rate an Personen mit traumatischen Lebenserfahrungen ist weiterhin zuweilen eine Therapie zur Bewältigung der *Folgen des Traumas* indiziert, s. S. 498ff. Als weiteres Beispiel individueller Problemkonstellationen sei auch die **Schwierigkeit am Arbeitsplatz** benannt, die durch die Symptomatik begründet wird und bis hin zu Anträgen auf Zeitrente führen kann. Motivationsanalysen, Ausschaltung beruflicher Konfliktkonstellationen sowie ein berufliches Belastungstraining können in solchen Fällen indiziert sein. Für viele Somatisierungs- und Schmerzbetroffene wird Körpererleben generalisiert als negative Erfahrung beschrieben. In diesen Fällen kann es notwendig sein, verschiedene Interventionen zu realisieren, die **positive Körpererlebnisse** provozieren.

Spezielles psychodynamisches Vorgehen

Die Gestaltung der Initialphase einer Psychotherapie ist auch aus psychodynamischer Sicht von zentraler Bedeutung (s. Kap. 16). Es ist wichtig, diese Initialphase nicht, wie früher häufiger geschehen, als eine Art „Vorschaltphase" vor dem „Eigentlichen", der psychotherapeutischen Bearbeitung unbewusster Konflikte, dysfunktionaler Beziehungsmuster und struktureller Vulnerabilitäten anzusehen und sie damit latent abzuwerten. Im Folgenden soll zudem deutlich werden, dass die in der Initialphase wichtigen Aspekte wie Ernstnehmen der Symptome, Erweitern des Erklärungsmodells des Patienten etc. gewissermaßen nahtlos an die weitergehenden psychodynamischen Themen heranführen.

Haltung des Psychotherapeuten. Die symptombezogenen psychotherapeutischen Ziele wurden weiter oben explizit angeführt; auch die dafür im Umgang mit Patienten mit somatoformen Störungen empfehlenswerte Haltung des Psychotherapeuten ist implizit bereits deutlich geworden: sie ist begleitender, offen interessierter, aktiv (Informationen, Beratung) gebender als es traditionell abstinente Haltungsregeln vorsahen, dabei um das Propagieren kleiner Schritte und die Relativierung hoher Ansprüche bemüht (Rudolf u. Henningsen 2003). Ein wichtiges Element der Haltung ist das klare Trennen zwischen der **Ebene des psychodynamischen Symptom- und Personverständnisses,** auf das mit dem „dritten Ohr" mitlaufend gehört wird, und der **Ebene der manifesten Interventionen,** die alltagsnah und aus der Position eines realen Gegenübers gemacht werden. Die Haltung entspricht damit in wichtigen Aspekten derjenigen, die sich im Umgang mit Patienten mit persönlichkeitsstrukturellen Vulnerabilitäten z. B. in der strukturbezogenen oder der psychoanalytisch-interaktionellen Psychotherapie bewährt hat (Rudolf et al. 2002). Dass diese Haltung sinnvoll ist, auch wenn bei somatoformen Patienten keine derartige strukturelle Vulnerabilität vorliegt, hat auch damit zu tun, dass sie durchaus auch Anklänge an die Idealfigur des guten, d. h. zugewandten, sich seiner eigenen Grenzen aber bewussten Arztes hat. Daraus kann sich für die im medizinischen Feld teilweise auch real geschädigten Patienten ein gelegentlich ambivalent erlebter Kontrast zu früheren Arzterfahrungen ergeben („der ist zwar viel interessierter und nimmt sich viel mehr Zeit, aber er sagt von vornherein, dass er mir nur wenig helfen kann").

> **M** „Technisch" entspricht dieser Haltung eine Gesprächsführung, in der psychische Begriffe eher tangential, beiläufig eingeführt werden („Stress, Belastungen, Anspannungen" etc.) und in der auf die Deutung auch offensichtlicher psychodynamischer Zusammenhänge zwischen Lebenssituation bzw. Biografie und Beschwerdeauftreten bzw. -verschlechterung zunächst verzichtet wird.

Differenzierende Wahrnehmung. Ein zentrales, eher theoriegeleitetes Psychotherapieziel aus psychodynamischer Sicht schließt sich an das erste der oben genannten Ziele direkt an: die *Differenzierung von körperlicher Missempfindung und Krankheitszeichen.* Bei Patienten insbesondere mit schwereren somatoformen Störungen besteht als Folge der Körperbeziehungsstörung häufig ein Defizit in der Differenzierung zwischen einzelnen negativen Affekten und Körperbeschwerden. Unter der Annahme, dass sich in den Affekten immer auch bestimmte Beziehungsgestalten spiegeln, ist eine bessere derartige Differenzierung Voraussetzung, um die mit den Beschwerden einhergehenden Beziehungsstörungen klarer verstehen und positiv verändern zu können. Dieses Ziel der *Affektdifferenzierung* lässt sich – und das ist die Bedeutung des Prinzips, die Körperbeschwerden und die daran geknüpften Beziehungserfahrungen zum primären Material der Therapie zu machen – bereits im Zuge der symptomorientierten Vorgehensweise verfolgen. Es ist also nicht etwas, das als das „Eigentliche" erst nach der Entgegennahme der körperlichen Symptomklage vorzunehmen ist. Dies wird schon deutlich, wenn man sich klar macht, dass diese Entgegennahme selbst nichts Passives ist, sondern eine aktive Tätigkeit in verschiedenen Phasen: das Annehmen der Symptomklage wird begleitet vom Anreichern der Klage mit eigenen Affekten und Bildern, auch mit positiven Fantasien über (noch) Mögliches etc. Dadurch wird die Klage organisiert und zunehmend sprachlich symbolisiert. Mit selektiv-authentischer Haltung reagiert dabei der Therapeut auf die sich im Lauf der Zeit immer klarer herausbildenden Situations- und Beziehungskontexte der Beschwerden.

Enttäuschungsthema. Noch deutlicher wird das Verfolgen dieses psychodynamischen Therapieziels „inmitten" des symptomorientierten Vorgehens bei der Bearbeitung des Enttäuschungsthemas, das bei vielen Patienten mit dem Erleben der Körperbeschwerden verknüpft ist. Im Vordergrund steht zunächst die **Enttäuschung am Körper** und der aussichtslose Kampf gegen das Symptom, das wie ein negatives inneres Objekt fungiert. Daran schließt sich (die Abfolge ist idealtypisch) das Thema der **enttäuschten Hoffnung** auf die medizinischen Helfer und die **Enttäuschung an den wichtigen Anderen** an, bevor die lebensgeschichtliche Entwicklung in den Blick kommt im Sinne des hilflosen Selbst gegenüber den enttäuschenden und bedrohlichen Objekten. Dann rückt auch die therapeutische Beziehung, die **Enttäuschung an Therapie** und Therapeut, in den Fokus, wobei im Rahmen dieser Therapien – schwerere somatoforme Störungen vorausgesetzt – wie bei strukturbezogenen Psychotherapien eine längerfristige Arbeit direkt in der therapeutischen Beziehung eher die Ausnahme bleiben sollte. Insgesamt bleibt bei all diesen Bearbeitungsstadien die gemeinsame Beobachtung des Zusammenhangs wie des Unterschieds von negativem Affekt und Körperbeschwerde ein durchlaufendes Thema.

Während dieser Prozesse werden in der Regel nicht nur symptomunabhängige strukturelle Vulnerabilitäten und Konflikte eines Patienten deutlicher, es lässt sich mit ihm auch Einverständnis darüber erzielen, ob diese Fokus der Therapie werden sollen oder nicht.

Körperbezogenheit. Wichtig ist im Therapieverlauf immer die Einbeziehung des Körpers jenseits der Körperbeschwerden, zumindest als Gesprächsthema (welche Erlebensmöglichkeiten habe ich in meinem Körper jenseits der Beschwerden?), oder, wenn das vom Setting her möglich ist, durch Kombination mit **körperorientierter Psychotherapie.** Die z. B. in funktioneller Entspannung oder konzentrativer Bewegungstherapie möglichen **Körpererfahrungen** können eine wichtige Brückenfunktion übernehmen, um die defiziente Differenzierung von Körperwahrnehmung, Affekt und Körperbeschwerde weiter voran zu bringen (Küchenhoff 1998).

Schichtenregel. Im Hinblick auf den Umgang mit Affekten lässt sich zusammenfassend sagen, dass im Sinne einer „Schichtenregel" drei **affektbezogene Phänomene** bei Patienten mit somatoformen Störungen unterschieden und in der Therapie bearbeitet werden sollten:

- auf der Oberfläche des interaktionellen Initialangebots die mit einem Gefühl von Infragestellung einhergehenden wechselseitig negativen Affekte, die den somatoformen zum typisch „schwierigen", unmotivierten Patienten machen;
- die mit den Körperbeschwerden im Sinne zusätzlicher Symptome einhergehende gehäufte Depressivität und Angst;

ist ein stabilerer therapeutischer Kontakt etabliert, kann man auf verlässlichere Anhaltspunkte für jene Affektwahrnehmungs- und -differenzierungsschwäche stoßen, die möglicherweise im Rahmen einer frühkindlichen Körperbeziehungsstörung entstanden ist und die Bezüge hat zu dem in seiner Spezifität immer noch umstrittenen Konzept der „Alexithymie".

Die bei Vorstellung des heuristischen Modells nahegelegte „gleichschwebende Aufmerksamkeit" für Körperliches und Psychisches, d.h. der Verzicht auf einen therapeutischen „bias" zugunsten psychosozialer Themen und Inhalte der Therapie, ist nicht nur für die Initialphase wichtig. Üblicherweise gibt es im Lauf der Therapie immer Phasen, in denen die Patienten wieder die **körperliche Symptomklage** in den Vordergrund stellen und vermeintliche Erkenntnisse und Fortschritte wie weggewischt erscheinen. Für den Therapeut ist es dann im Sinne der auch initial eingenommenen Haltung wichtig, solche Phasen als jetzt notwendig entgegenzunehmen, die Suche nach Verständnis der Bedeutung dieses Verhaltens ggf. zurückzustellen und entsprechend offen, d.h. auch nicht enttäuscht oder verärgert zu reagieren.

Umgekehrt sollte man aber auch auf die Möglichkeit gefasst sein, dass für einen Patienten, der rasch oder im Verlauf plötzlich gar nicht mehr von seinen Körperbeschwerden, sondern nur noch von psychosozialen Konflikten und Belastungen spricht, diese Beschwerden ihre belastende Bedeutung gar nicht verloren haben, sondern dass er sie aus Anpassung/Unterwerfung bzw. Angst nicht mehr berichtet. Hier ist es wichtig, sich ggf. als Therapeut nicht „zu früh zu freuen", wie gut der Patient psychotherapeutisch mitarbeitet, da einem dann die affektiven Indikatoren entgehen können, die dafür sprechen, dass das **Psychologisieren** des Patienten **Abwehrcharakter** hat. Stattdessen sollte der Therapeut in einer solchen Situation ggf. selbst „somatisieren" und aktiv nach den Beschwerden und ihrer gegenwärtigen Bedeutung fragen.

Mittlerweile wurde für die hier umrissene störungsorientierte psychodynamisch-interpersonelle Herangehensweise unter dem Kürzel „PISO" ein Manual entwickelt (Arbeitsgruppe PISO, im Druck). Das Manual sieht drei Phasen der Behandlung vor: in einer ersten steht der Aufbau einer tragfähigen Arbeitsbeziehung mit Entgegennehmen der Symptomklage und psychoedukativen Elementen im Vordergrund, in der zentralen zweiten Phase geht es um die Erarbeitung von Zusammenhängen zwischen Körperbeschwerden, Affekten und Beziehungserfahrungen, wobei hier strukturorientierten Techniken wie Förderung der Selbst- und Affektwahrnehmung und -steuerung besondere Bedeutung zukommt. Die dritte Phase wird von Themen der Beendigung und des Transfers bestimmt.

Die Wirksamkeit dieser manualisierten Behandlung wurde im Rahmen einer 12-stündigen Kurzintervention überprüft (Henningsen et al, in Vorb.). Es zeigte sich in Bezug auf die körperbezogene Lebensqualität der Patienten in einem Follow-up nach 9 Monaten eine hochsignifikante, in der Effektstärke eine geringe bis mittlere Größe erreichende Überlegenheit der Intervention im Vergleich zu einer Kontrollgruppe, die eine leitliniengerechte fachärztliche Behandlung erhielt (Enhanced Medical Care).

33.6 Behandlungsansätze bei Untergruppen somatoformer Störungen

Behandlung der Hypochondrie

Da die Hypochondrie häufiger einen fluktuierenden Verlauf nimmt und weniger chronisch-persistierend ist wie die Somatisierungsstörung, bieten sich zusätzliche Chancen für eine erfolgreiche Behandlung. So kann bereits frühzeitig mit den Patienten als Alternative zum bisherigen Vorgehen ein neues Störungsmodell erarbeitet werden, in dem Angst eine zentrale Rolle spielt. Auf kognitiver Ebene dominieren in aller Regel Katastrophen voraussehende Bewertungen, so dass hypochondrische Patienten motiviert werden müssen, sich wieder vermehrt **Körpermissempfindungen** zu stellen und **neutralisierende Bewertungsprozesse** einzuüben.

Viele hypochondrische Patienten zeigen ein ausgesprochenes Bedürfnis nach Rückversicherung über die Unbedenklichkeit der körperlichen Beschwerden. In diesen Fällen muss mit den Patienten erarbeitet werden, dass das externale Darbieten von Rückversicherung zwar zu einer kurzfristigen Beruhigung führt, die Patienten jedoch nicht darin unterstützt, eigene Bewältigungsstrategien zu entwickeln. Auf Verhaltensebene zeigen viele hypochondrische Patienten Kontrollverhaltensweisen, die manchmal an Zwangspatienten erinnern (z.B. sog. checking behaviour). Dazu zählt das wiederholte Überprüfen bestimmter Körperfunktionen oder Körperteile, um zu testen, ob diese noch funktionsgerecht sind oder Anzeichen einer schweren Erkrankung haben (z.B. häufiges Schlucken, um Symptome eines Kehlkopfkrebses zu prüfen; Austasten des Mundinnenraumes mit der Zunge, um Entzündungsprozesse als Hinweis einer malignen Erkrankung zu identifizieren etc.). In diesen Fällen ist es oftmals sinnvoll, zuerst die **Folgeerscheinungen** des **checking behaviours** zu demonstrieren, bevor Motivation zur **Reduktion** solcher **Kontrollverhaltensweisen** aufgebaut wird. Insgesamt liegen zur Behandlung der Hypochondrie Behandlungsprogramme vor, die die Veränderbarkeit der Symptomatik gut belegen (Clark et al. 1998; Barsky u. Ahern 2004).

Chronischer Schmerz und somatoforme Störungen

Abgrenzungsproblem. In der Praxis ergibt sich häufig die Frage, in wieweit Patienten mit zunächst nicht näher differenziertem chronischem Schmerz als Patienten mit somatoformer Störung zu gelten haben und entsprechend zu behandeln sind. Die häufigste Art somatoformer Beschwerden sind ja weltweit, wie schon gesagt, Schmerzen, wobei diese diagnostisch nicht nur der „anhaltenden somatoformen Schmerzstörung", sondern je nach Zahl, Lokalisation und gesamtem Beschwerdemuster auch anderen Diagnosen aus dem somatoformen Spektrum zuzuordnen sind. Natürlich ist insgesamt aber ein gewisser Teil chronischer nicht-maligner Schmerzen durchaus auch organisch ausreichend erklärbar, z. B. durch entzündliche Prozesse.

Konzeptuell, vor allem aber häufig auch im Einzelfall ist die **Abgrenzung** allgemeiner chronischer Schmerzen von somatoformen Schmerzen **problematisch**. Die Feststellung chronischer Schmerzen als somatoform erfordert zwei aufeinander aufbauende, aber letztlich unabhängige schwierig zu operationalisierende Entscheidungen:

- die Feststellung, dass ein Schmerz organisch nicht ausreichend erklärt ist;
- die Feststellung „ursächlicher" emotionaler Konflikte oder psychosozialer Probleme.

Zählt als organische Erklärung z. B. auch ein Muskelhartspann? Ab wann ist ein belastendes Lebensereignis, ein privater oder beruflicher Konflikt schwerwiegend genug, um als ursächlich zu gelten? Es ist kein Wunder, dass angesichts dieser **Unschärfe** in unterschiedlichen Studien die Rate somatoformer Schmerzstörung in Populationen mit chronischem Schmerz insgesamt sehr stark variiert: von 0,3–45 % (vgl. Hartkamp 2002). Etwas einfacher gestaltet sich die Diagnostik seit Einführung einer Unterkategorie der somatoformen Schmerzstörung, der sog. „Chronischen Schmerzstörung mit somatischen und psychischen Faktoren" nach ICD-10 F45.41. Psychische Faktoren müssen jetzt nicht mehr als „ursächlich" eingeschätzt werden, sie müssen „nur" noch allgemein „eine wichtige Rolle für Beginn, Schweregrad, Verschlimmerung oder Aufrechterhaltung der Schmerzen spielen". Praktisch heißt das, dass diese Diagnose dann erwogen werden sollte, wenn die Bedeutung der Schmerzen und ihrer Konsequenzen im Erleben und Verhalten über das hinausgeht, was durch den organischen Befund zu erwarten wäre.

Kategoriale Zuordnungsmöglichkeiten. Angesichts dieser Unsicherheiten in der kategorialen Zuordnung ist es wichtig, unter Patienten mit chronischen Schmerzen eher **dimensional** anhand des Beschwerdemusters, der Schmerzbeschreibung, der Ursachenüberzeugung und des Krankheitsverhaltens sowie der Biografie und Persönlichkeit diejenige Gruppe zu identifizieren, bei der aus psychotherapeutischer Sicht nicht nur allgemeine Schmerzbewältigungsprogramme für chronischen Schmerz eingesetzt werden sollten (Basler et al. 2001), sondern bei denen die überlappenden, im Anspruch aber weiterreichenden Prinzipien der Psychotherapie somatoformer Störungen zur Anwendung kommen sollten. Zur Relevanz der entsprechend hinweisenden Faktoren liegt eine Reihe von Befunden vor:

- Bei Patienten mit chronischen Schmerzen ist die Anzahl organisch nicht erklärter Körperbeschwerden insgesamt mit höheren Schmerzintensitäten, einer stärkeren schmerz-bezogenen Beeinträchtigung und geringeren Besserungen von Angst und Depressivität unter der Behandlung sowie mit der Länge der Arbeitsunfähigkeit und der Häufigkeit der Arztbesuche korreliert (Hiller et al. 2000).
- Adler et al. (1997) differenzierten Patienten mit überwiegend psychogenen versus solchen mit überwiegend organisch erklärten chronischen Schmerzsyndromen auch anhand der Art der **Schmerzbeschreibung**: Patienten mit organisch erklärten Schmerzen benutzten mehr sensorische (statt affektive) Begriffe zur Schmerzbeschreibung und gaben mehr Wechsel in der Schmerzintensität und benennbare Einflussfaktoren (z. B. Bewegung) auf die Schmerzen an. Einschränkend ist hierzu allerdings zu bemerken, dass der mögliche Einfluss von Depressivität auf die unterschiedliche Art der Schmerzbeschreibung in den Gruppen nicht kontrolliert wurde.
- Organische Ursachenüberzeugung und dysfunktionales Krankheitsverhalten haben sich in prospektiven Studien als wichtige Prädiktoren sowohl des Neubeginns wie der Persistenz chronischer, organisch nicht ausreichend erklärter Schmerzen erwiesen (McBeth et al. 2001).
- Im Hinblick auf relevante **biografische Faktoren** wiesen Hotopf et al. (1998) in einer prospektiven Bevölkerungs-Kohortenstudie nach, dass sowohl kindliche Bauchschmerzen wie das Erleben von reduzierter Gesundheit der Eltern mit einem erhöhten Risiko für das Erleben organisch nicht ausreichend erklärbarer (Schmerz-)Beschwerden im Erwachsenenalter einhergehen. Wie bei anderen psychischen Störungen auch finden sich bei Patienten mit somatoformen Schmerzen darüber hinaus deutlich höhere Raten von körperlichem und sexuellem Missbrauch, aber auch von „weicheren" Risikofaktoren wie emotionalem Missbrauch und Vernachlässigung in der Kindheit als in der Normalbevölkerung (Hartkamp 2002).

Individuelle Ausprägung. Angesichts der skizzierten Probleme, Patienten mit somatoformen Schmerz- und anderen psychischen Störungen kategorial scharf abzugrenzen von der übrigen Gruppe von Patienten mit chronischen Schmerzen ist als diagnostische Grundlage einer Psychotherapieplanung einzig eine Feststellung der individuellen Ausprägung auf den unterschiedlichen Beschreibungsdimensionen rational. Wie therapiebedürftig ist die mögliche organische Komponente der Schmerzentstehung? Wie ausgeprägt sind andere somatoforme, auch nicht schmerzbezogene Körperbeschwerden, sind Angst und Depression vorhanden? Wie sehr spricht die Art der Schmerzbeschreibung für ein eher affektiv als sensorisch geprägtes Schmerzerleben? Wie rigide oder flexibel ist die Ursachenüberzeugung des Patienten, wie dysfunktional ist sein Krankheitsverhalten? Wie veränderbar ist der soziale Kontext der Beschwerdeaufrechterhaltung? Wie ausgeprägt sind biografische Belastungen und wie stringent die Hypothesen über den Zusammenhang dieser Belastungen mit Schmerzentstehung und -aufrechterhaltung? Es wird deutlich, dass diese diagnostischen Dimensionen deutlich mehr Aspekte umfassen (und z. T. schwieriger zu erheben sind) als z. B. die 4-achsige Stadieneinteilung der Schmerzchronifizierung nach Gerbershagen (Casser et al. 1999).

„Schmerzpatienten". Entscheidet man sich bei einem sog. Schmerzpatienten zur diagnostischen Annahme einer somatoformen Störung, wird man die dafür typischen störungsorientierten Behandlungsstrategien, wie oben beschrieben, einsetzen. Besonderheiten in der Behandlung somatoformer Schmerzpatienten ergeben sich je nach Setting, in dem die Überweisung zustande kommt. Die im Grunde nichtdiagnostische Beschreibung von Patienten als „chronische Schmerzpatienten" ist ja auch ein Ergebnis der Einrichtung von spezialisierten ambulanten und stationären „Schmerzzentren", die, oft geführt von Anästhesisten, ein zumindest im nichtmalignen Bereich tendenziell ursachenunabhängiges, globalisiertes Schmerzkonzept vertreten und die die Patienten dementsprechend ohne spezielle diagnostische Gewichtung vor allem psychosozialer Einflussfaktoren schmerztherapeutisch behandeln. Sind die Patienten hier vorbehandelt, ist es oftmals sinnvoll, parallel zur beginnenden psychotherapeutischen Behandlung diese *Schmerztherapie* fortzusetzen und auch zu akzeptieren, dass die prinzipiell bei somatoformen Schmerzen nicht indizierten analgetischen Medikamente erst einmal – nach Schema, nicht nach Bedarf! – weitergegeben und erst langsam stufenweise abgesetzt werden; nur opiathaltige Analgetika sollten vor einer Psychotherapie entzogen werden.

33.7 Therapieevaluation

Qualitätssicherung

Neben den allgemeinen Gesichtspunkten zur Struktur-, Prozess- und Ergebnisqualität, die für Psychotherapie gelten, sei hier auf einige Besonderheiten bei Personen mit somatoformen Störungen eingegangen. Strukturqualität kann die Frage betreffen, ob die Therapeuten ausreichend für die spezifische Behandlung der Patientengruppe qualifiziert sind und ob für die verschiedenen am Behandlungsprozess beteiligten Personen adäquate Kommunikationswege bestehen. Findet die Behandlung im stationären Setting statt, so macht dies nur dann Sinn, wenn Merkmale der strukturellen Qualität über das hinausgehen, was ambulant möglich ist (z. B. höhere Fachkompetenz und bessere Koordination organmedizinischer und psychotherapeutischer Ansätze, höhere Behandlungsdichte, breiteres Behandlungsangebot zum Beispiel mit Biofeedback, Körpertherapie und sozialen Integrationsmaßnahmen). Gerade die *enge Kommunikation* zwischen Therapeuten und das Erarbeiten gemeinsamer Behandlungsstrategien stellt einen wesentlichen Faktor für den Gesamterfolg dar. Dazu ist es in der Regel notwendig, dass Psychotherapeuten auch von sich aus die Absprache mit dem Hausarzt suchen.

Für die Prozess- und Ergebnisqualität ist die kontinuierliche, selbstkritische *Überprüfung* wichtig, wie korrekt und erfolgreich der bisherige Therapieverlauf ist. Neben systematischen Verfahren (z. B. Vorgabe von Beschwerdelisten nach jeweils 10 Therapieeinheiten) können zusätzlich *Super-* und *Intervision* hierzu beitragen. Gerade bei dieser Patientengruppe ist die Reflexion der Fragen, wie gut die Therapeuten die therapeutische Beziehung stabilisieren, den Patienten ernst nehmen, nicht zu früh auf psychosomatische Sichtweisen drängen, durch eigenes Verhalten Krankheitsverhalten der Patienten unterstützen etc., von entscheidender Bedeutung für den Therapieverlauf. Neben allgemeinen Verfahren zur Dokumentation qualitätsrelevanter Aspekte (wie z. B. Basisdokumentation) wird der Einsatz standardisierter Verfahren dringend empfohlen (z. B. SOMS, Rief u. Hiller 2008; SCL-90 R, Derogatis 1994 o. ä.).

Psychotherapieforschung und Evidenzbasierung

Im Vergleich zur Erforschung der Psychotherapiewirksamkeit und -effizienz bei Störungsbildern z. B. aus dem Bereich der depressiven und Angststörungen steckt die entsprechende Forschung im Bereich somatoformer Störungen noch in den Anfängen. Die meisten Studien wurden zur Therapie einzelner funktioneller Syndrome, z. B. dem Reizdarm- und dem Chronic-Fatigue-Syndrom, durchgeführt, häufig an Stichproben, die hinsichtlich Schweregrad sowie anderer körperlicher und psychischer Symptomen nicht näher charakterisiert waren. Legt man die Maßstäbe der „Evidence based medicine" an und bezeichnet solche Therapieformen als empirisch validiert, für die sich in mindestens 2 methodisch soliden, unabhängigen, randomisiert kontrollierten Studien eine Überlegenheit der untersuchten Therapie gegenüber einer anderen Therapie, gegenüber Placebo oder Wartegruppe ergeben hat, lässt sich Folgendes sagen (vgl. Kapitel „Evidenzbasierung" in den „Leitlinien Somatoforme Störungen", Henningsen 2002, Kroenke u. Swindle 2000, Looper u. Kirmayer 2002, Rudolf u. Henningsen 2003):

- Kognitiv-behaviorale Psychotherapie (bzw. eine spezifische Subkomponente davon) ist wirksam bei:
  - multiplen somatoformen Symptomatiken (z. B. Somatisierungsstörung)
  - hypochondrischen Störungen inkl. körperdysmorpher Störung;
  - bei undifferenzierter Somatisierungsstörung/Somatisierungssyndrom;
  - beim Chronic-Fatigue- und beim Reizdarmsyndrom;
- psychodynamisch-interpersonelle Psychotherapie ist wirksam beim Reizdarmsyndrom und möglicherweise bei der nichtulzerösen Dyspepsie;
- die Wirkkomponenten sind bisher kaum untersucht;
- die Wirkung auf Körpersymptome ist, soweit das untersucht wurde, z. T. deutlicher als auf Angst und Depression.

Berechnet man für die bisher am umfangreichsten auf ihre Wirksamkeit hin untersuchte Therapieform, die kognitiv-behaviorale, die Effektstärken der Therapie bei unterschiedlichen Störungsbildern, zeigen sich bedeutsame Unterschiede für Untergruppen somatoformer Störungen (vgl. **Tabelle 33.3**).

Aus dem Vergleich ergibt sich, dass eine kognitiv-behaviorale Therapie bei Hypochondrie und körperdysmorphen Störungen offensichtlich besonders wirkungsvoll ist, während bei multiplem Somatisierungssyndrom nur mittlere Effekte erreicht werden, die allerdings insgesamt höher sind als z. B. die Effekte bei chronischen Schmerzsyndromen. Die bisher einzige vergleichende Psychotherapie-Studie, bei der psychodynamische Interventionen mit kognitiv-verhaltenstherapeutischen Interventionen bei Hypochondrie verglichen wurde, erbrachte entsprechend deutliche Vorteile für das kognitiv-verhaltenstherapeutische Vorgehen (Sörensen et al. 2010).

Aus zwei Gründen ist es bei somatoformen Störungen besonders wichtig, auch die *Effizienz* einer *Therapie* im naturalistischen Umfeld genau zu beachten und zu erforschen:

- Erstens ist hier angesichts der initial oft mehr als geringen Psychotherapiemotivation ein Selektionseffekt im Vergleich zur Ausgangspopulation je nach Studiendesign besonders groß, wenn „nur" randomisierte Therapievergleiche zwischen ausgesuchten, jeweils randomisierten und damit psychotherapiebereiten Patienten angestellt werden.
- Zweitens vermittelt eine Therapie, die trotz der epidemiologisch gesicherten hohen Komorbiden Überlappung mit angrenzenden psychischen Störungen wie insbesondere Angst-, depressiven und Persönlichkeitsstörungen, an den relativ seltenen Patienten mit isolierten Störungsbildern entwickelt und erprobt wurde, einen wenig validen Eindruck von ihrer Wirkung im naturalistischen Feld.

Angesichts gerade dieses zweiten Punkts wird in letzter Zeit auch vermehrt eine Einbindung verschiedener Phasen von Wirksamkeits- und Effizienzforschung in eine eher als Prozess und nicht als einmalige Prüfung zu sehende Evaluation komplexer Interventionen bei komplexen Störungsbildern gefordert (Campbell et al. 2000, Guthrie 2000, Rief 1994). Dies ist eine Forderung, die bei der künftigen Erforschung der Wirkung von Psychotherapie auf somatoforme Störungen berücksichtigt werden sollte; ebenso wie die Forderung, angesichts der nachgewiesenen Wirkung des Verhaltens des Therapeuten auf Auftreten und Verlauf von somatoformen Störungen bei der Therapieforschung auch behandlerzentrierte Interventionen gezielt zu untersuchen (Looper u. Kirmayer 2002).

F Psychodynamische Psychotherapie bei somatoformer Schmerzstörung

Ein Mann, Ende zwanzig, wird im Rahmen einer Liaisontätigkeit im Schmerzzentrum der Universität gesehen, er hat sich dort mit seit Monaten anhaltenden Schmerzen im Urogenitalbereich vorgestellt, für die sich nach eingehenden, wiederholten Untersuchungen keine ausreichende organische Erklärung fand. Der Patient, der trotzdem weiterhin von einer organischen Ursache seiner Beschwerden überzeugt ist, klagt zusätzlich über erhebliche Erschöpfung und sexuelle Lustlosigkeit. Er fühlt sich zwar zum Gespräch mit dem „Psycho" geschickt, akzeptiert es aber als Teil der umfassenden Abklärung im Schmerzzentrum, während er einer früheren Überweisung seines Hausarztes zum Psychotherapeuten nicht Folge geleistet hatte.

Im *Erstgespräch* lässt sich gut über die Folgen sprechen, die die Schmerzen auch in psychischer Hinsicht für ihn haben, es lässt sich auch eine Verständigung über die Diskrepanz in den Ursachenüberzeugungen zwischen ihm, vorbehandelnden Ärzten und auch seinen Angehörigen erzielen. Hier wird schon früh ein besonders konflikthaftes Verhältnis zu seinem beruflich erfolgreichen, den Sohn stark fordernden Vater erkennbar, von dem er bislang vergeblich in seinem Schmerzleiden ernstgenommen werden will. Der Beginn der Symptomatik fiel relativ eng zusammen mit der Schwellensituation des Studienendes und der Aufnahme einer intimen Beziehung zu einer Freundin – eine Koinzidenz, die den Patienten ärgert, da sie anderen psychologische Interpretationen seiner Beschwerden besonders nahelege. Als Folge der Beschwerden leidet nicht nur die Beziehung zur Freundin, der Patient fühlt sich auch zu beeinträchtigt, um eine erste feste Arbeitsstelle anzutreten, die ihm an seiner früheren Praktikumsstelle von einem von ihm abgelehnten autoritären Chef angeboten worden ist. *Biografisch* ergeben sich Hinweise auf eine materielle Verwöhnungsgenese bei emotional wenig präsenter Mutter und einem überwiegend abwesenden, sehr strengen Vater. Die Verarbeitungsweise erscheint überwiegend narzisstisch bei, soweit symptombedingt zunächst beurteilbar, überwiegend gut bis mäßig integrierter psychischer Struktur. Während mögliche biografische Hintergründe und aktuelle Zusammenhänge von Symptomauslösung und -aufrechterhaltung im Erstgespräch vom Therapeuten registriert, aber nicht weiter thematisiert werden, erzielt er eine Einigung mit dem Patienten dahingehend, dass zur Besprechung des Umgangs mit den Beschwerden zunächst einmal einige *weitere Gespräche* im Rahmen der Schmerzbehandlung sinnvoll sind. In diesen nimmt der Therapeut zunächst jeweils die aktuellen Beschwerden und die damit verbundenen Beziehungserfahrungen entgegen, vermittelt dem Patienten *Informationen* über die Spiralen zwischen Anspannung, Schmerz, Schonung und Erschöpfung und verabredet mit ihm eine *systematische Beobachtung* des Zusammenhangs von Schmerzintensität, Aktivitäten und begleitenden Affekten. Im Laufe von ca. 5 Gesprächen werden dem Patienten erste Zusammenhänge zwischen Lebenssituation und Symptomintensität erkennbar, was seine Motivation für weitere, jetzt klar als „psychotherapeutisch" bezeichnete Gespräche im

Tabelle 33.3 Effektstärkenberechnung von Studien zur kognitiven Verhaltenstherapie bei somatoformen Störungen (Looper u. Kirmayer 2002)

Störungsgruppe	Effektstärke
Hypochondrie (4 Studien)	1,3–2,0
körperdysmorphe Störung (4 Studien)	1,3–2,6
multiple somatoforme Syndrome (5 Studien)	0,38–0,88
Roseneck-Studie (Timmer et al. 2004, Rief et al. 2002) multiples Somatisierungssyndrom (mind. 8 Symptome)	0,81

Rahmen einer regulären tiefenpsychologischen Psychotherapie erhöht. Im Kontakt mit ihm dominieren phasenweise Vorwürfe über Symptome und Ohnmacht der Ärzte und Therapeuten, aber auch Dankbarkeit über das Ernstgenommen-Werden seiner schwierigen Lage wird erkennbar.

Im weiteren Verlauf der **Psychotherapie** tritt das Schmerzerleben im spontanen Bericht stärker in den Hintergrund, obwohl der Patient auf Nachfrage nach wie vor betont, sehr unter Schmerzen und Erschöpfung zu leiden. Zunehmend gelingt es, jeweils ausgehend von konkreten, oft beschwerdebezogenen Episoden gemeinsam **Affekte** wie eine ausgeprägte ohnmächtige Wut dem Vater gegenüber zu benennen, von dem er sich trotz starken Bemühens noch nie anerkannt fühlte, ebenso die Enttäuschung über die nicht zur Verfügung stehende Mutter. Erstmals werden für den Patienten die mit diesen Affekten verknüpften unsicheren und abhängigen Selbstanteile in Ansätzen erlebbar, daneben werden auch erste konkrete Schritte zu wieder vermehrter körperlicher Aktivität besprochen und vom Patienten umgesetzt. Die bis dahin ca. 40-stündige Therapie muss beendet werden, nachdem sich der Patient relativ plötzlich entschließt, eine Arbeitstelle in einer entfernteren Stadt anzunehmen. Dort plant er – bei noch immer gelegentlich vorhandener, jetzt aber nur noch an einzelnen Tagen einschränkender Schmerzsymptomatik – eine Fortführung ambulanter Psychotherapie, nun mit dem expliziten Ziel, den, wie er es selbst nennt, **Vaterkonflikt** weiter zu bearbeiten und eine klarere, von den Eltern unabhängige private und berufliche Perspektive für sich selbst zu entwickeln.

F Kognitive Verhaltenstherapie bei Hypochondrie

Eine Patientin meldet sich zur Behandlung und schildert bereits im Eingangsgespräch Zweifel, ob sie bei einem Psychotherapeuten richtig wäre; sie habe diverse körperlich Beschwerden und bräuchte vor allem einen Arzt, der die Ursachen hierfür findet und dem es gelänge, sie entgültig zu beruhigen. Die Patientin wird darüber informiert, dass auch in der Psychotherapie körperliche Beschwerden eine wichtige Rolle spielen und das Ziel jeglicher Behandlung sein muss, dass es ihr besser geht. Da sie offensichtlich Zweifel an diesem Ansatz hat, wird ihr angeboten, probeweise 6 Sitzungen durchzuführen und dann zu entscheiden, ob die Behandlung weitergeführt wird oder nicht. In den folgenden Sitzungen wird die **Anamnese** und **Bedingungsanalyse** erhoben, wobei deutlich wurde, dass die Patientin vor 10 Jahren ein Mammakarzinom entwickelt hatte, das operativ entfernt wurde und zwischenzeitlich ohne Rezidiv blieb. Offensichtlich hat dies dazu geführt, dass sich ausgeprägte Gesundheitsängste entwickelt haben, die die Patientin nicht mehr selbst bewältigen konnte.

Als eine der ersten **Hausaufgaben** sollte die Patientin zusammenfassen, was ihre **Vorstellung** von „gesund sein" ist. Erwartungsgemäß beschrieb sie einen Zustand ohne körperliche Missempfindungen, da körperliche Missempfindungen für sie gleichbedeutend mit schwerer Krankheit seien. Die Patientin erhielt daraufhin den Auftrag, in die nächste Sitzung mit Körpermissempfindungen zu kommen, die zwar eindeutig spürbar seien, jedoch keine schwere körperliche Erkrankung als Ursache hätten. Die Patientin ließ sich dazu motivieren, sich körperlich wieder mehr zu belasten als bisher, um dadurch einen „Muskelkater" auszulösen.

In einer der nächsten Sitzungen wurde auch eine **Biofeedback-Demonstration** vorgenommen. Die Patientin zeigte sich beeindruckt, wie sensibel ihr Körper auf Stress und Belastung reagierte. Auch wurde deutlich, dass diese körperlichen Reaktionen dann besonders ausgeprägt waren, wenn sie sich selbst unter erhöhten Druck setzte, gute Leistung zu erbringen bzw. in der Öffentlichkeit nicht zu versagen. Da bereits in den bisherigen Sitzungen ein hohes Bedürfnis nach **Rückversicherung** offensichtlich war, wurde mit dem Patienten auch besprochen, welche Vor- und Nachteile das Geben von Rückversicherung mit sich bringen und dass es deshalb sinnvoll ist, dass sie selbst Strategien entwickelt, sich zu beruhigen, wenn ausgeprägte Gesundheitsängste auftreten.

An einem der nächsten Tage stand die Patientin weinend vor der Tür des Therapeuten, war völlig aufgelöst und berichtete ausgeprägte Ängste vor malignen Erkrankungen, ausgelöst durch eine Entzündung am Ohrläppchen durch den Ohrring. Die Patientin wünschte sich direkte Beruhigung, bevorzugt auch eine Überweisung zum Arzt. Sie konnte jedoch darauf hingewiesen werden, dass genau diese Situation in einer der vorangegangen Sitzungen besprochen worden sei und dass es jetzt besonders wichtig ist, zu testen, ob es auch andere Strategien zur Lösung der Krise geben kann. Die Patientin erklärte sich bereit, in der nächsten $^3/_4$ Stunde mit einer ihr bekannten Mitpatientin spazieren zu gehen, und es wurde vereinbart, dass sie direkt im Anschluss wieder zum Therapeuten kommt, um zu prüfen, ob dies irgendeinen Einfluss auf ihre Sorgen gehabt habe. Erfreulicherweise hat sich in diesen 45 Minuten die Krankheitsangst der Patientin deutlich reduziert, sie erschien gefasster und war bereit, diese und ähnliche Strategien weiter auszubauen.

In dieser Phase fiel auch die Entscheidung der Patientin, auf jeden Fall noch 15–20 Sitzungen weitermachen zu wollen. Deshalb wurde das **kognitive Modell** eingeführt und mit ihr daran gearbeitet, welche zusätzlichen Erklärungsmodelle zu ihrem „Erklärungsfavoriten" („ich habe Krebs") es bei verschiedenen körperlichen Beschwerden geben kann. Hauptziel war somit eine Flexibilisierung in der Verwendung verschiedener Erklärungsmodelle, ohne das Katastrophen voraussehende Erklärungsmodell der Patientin gänzlich abzuwerten. Es gelang ihr immer besser, auch in Krisensituationen erst einmal etwas abzuwarten, beruhigende kognitive Strategien einzusetzen und damit die subjektive Einschätzung ihrer eigenen Möglichkeiten zur Beeinflussung der Symptomatik zu verbessern.

Aus der Bedingungsanalyse und dem bisherigen Therapieverlauf war deutlich geworden, dass die Beschwerden auch durch verschiedene Problemkonstellationen verstärkt wurden. Dazu zählten zum einen hohe innere Ansprüche in Richtung Perfektion und optimalem Auftreten in der Öffentlichkeit, zusätzlich auch gewisse Unzufriedenheiten in der ehelichen Beziehung. Deshalb wurde in einer **abschließenden Therapiephase** die Patientin darin unterstützt, Veränderungswünsche in der ehelichen Kommunikation anzusprechen sowie allgemein eigene Ansprüche an die Person etwas zu reduzieren, um damit sich selbst nicht unnötigen Stress zu machen. Ein halbes Jahr nach Beendigung der Hauptbehandlung wurde die Patientin nochmals zu einer „Booster-Session" einbestellt. Sie berichtete, zwar immer wieder Gesundheitsängste zu haben, jedoch die gelernten Strategien gut einsetzen zu können, so dass sie zuversichtlich war, dass sie die Symptomatik weiter in den Griff bekommt. Mit ihrer allgemeinen Lebenssituation sei sie deutlich zufriedener als vor der Behandlung.

Somatoforme Störungen stellen ein weit verbreitetes und kostenintensives Problem im Gesundheitswesen dar. In der Vergangenheit galten die betroffenen Patienten als schwer behandelbar und die Verlaufsprognose wurde ungünstig eingeschätzt, nicht zuletzt weil viele Betroffene psychotherapeutische Ansätze schwer akzeptieren konnten. In den letzten Jahren wurde jedoch sowohl bei psychodynamischen als auch bei verhaltenstherapeutischen Ansätzen die Behandlungskonzeption erweitert und es wird ein Schwerpunkt auf die Motivierung der Patienten zur Zusammenarbeit in der Psychotherapie sowie auf die Arbeit an subjektiven Krankheitsmodellen gelegt. Dadurch konnte erreicht werden, dass zwischenzeitlich die Akzeptanz psychotherapeutischer Angebote bei diesen Personen hoch ist. Für die Verhaltenstherapie liegen bereits erste Metaanalysen vor, die bestätigen, dass Personen mit Somatisierungssyndrom zumindest mit mittlerer bis hoher Effektstärke erfolgreich behandelt werden können; bei reinen Schmerzpatienten liegen die Erfolge etwas niedriger, während bei Personen mit Hypochondrie und/oder körperdysmorphen Störungen ähnlich hohe Erfolgsraten erreicht werden können wie bei Personen mit Angsterkrankungen.

34 Chronisch-körperliche Erkrankungen

A. Dinger-Broda, G. Schüßler

Fortschritte in der apparativen Medizin und eine seit Jahren ansteigende Lebenserwartung führen dazu, dass sich in den nächsten Jahren das Psychotherapieklientel in Bezug auf Alter, Diagnosen und Problemstellungen verändern wird. Hinzu kommt, dass Dank einer aufgeschlosseneren Einstellung in der Bevölkerung gegenüber Psychotherapie Schwellenängste gegenüber psychologischer Betreuung weniger bestehen und die Bereitschaft psychologische Unterstützung anzunehmen steigt. Es müssen daher Versorgungskonzepte entwickelt werden, die diesen Veränderungen Rechnung tragen. Die psychotherapeutische Betreuung chronisch-körperlich Kranker stellt bereits heute eine neue Herausforderung an etablierte psychotherapeutische Behandlungskonzepte dar. Psychosoziale Faktoren beeinflussen den Verlauf einer chronischen Erkrankung und werden durch ihren Verlauf wiederum beeinflusst. Notwendige Bausteine einer Gesamtbehandlung chronisch-körperlich Kranker sind daher Maßnahmen wie Patientenschulungsprogramme oder fachpsychotherapeutische Hilfestellungen.

34.1 Entwicklung und Modellbildung

Psychodynamische Therapie

In der psychoanalytischen Psychosomatik begann in den 1950er Jahren des letzten Jahrhunderts eine intensive Auseinandersetzung mit chronischen Erkrankungen. Diese Auseinandersetzung erlebte einen Höhepunkt in der Spezifitätstheorie von Alexander (1951), der zufolge spezifische unbewusste interseelische Konflikte zu bestimmten körperlichen Erkrankungen führen („Psychosomatische Erkrankungen"). Aufgrund dieses Modells wurde psychosomatisch mit psychogen gleichbedeutend benutzt, seelische Faktoren wurden also als vorrangig und entscheidend in der Entstehung und Aufrechterhaltung von körperlichen Erkrankungen angesehen. Mit dem Wissen, dass körperliche Erkrankung in ihrer Entstehung und in ihrem Verlauf multikausal bestimmt ist, berücksichtigt die psychodynamische Sichtweise heute jedoch in Theorie und Therapie die komplexe Wechselwirkung von biologischen und körperlichen Faktoren und trägt in der Therapie den besonderen Bedingungen der körperlichen Erkrankung Rechnung.

Verhaltensmedizin

In der Verhaltenstherapie wurde ein funktionales Modell entwickelt, das sich von den kausalen oder multikausalen Modellen unterscheidet: die Verhaltensmedizin. Lerntheoretische und verhaltenstherapeutische Prinzipien werden auf spezifische Problemstellungen von Menschen mit (zumeist chronischen) körperlichen Erkrankungen angewandt. Die Verhaltensmedizin beeinflusste vor allem die medizinische Rehabilitation (Petermann 1995). Es wurden Behandlungsstrategien entwickelt, die insbesondere bei spezifischen Verhaltensproblemen und Befindensstörungen Hilfestellungen und Veränderungsmöglichkeiten schufen (Köllner u. Broda 2005).

Krankheitsbewältigung

Zwei Entwicklungen in der Bewältigungsforschung sind von zentraler Bedeutung für die Auseinandersetzung mit einer chronischen Erkrankung (Broda 2005):

- Transaktionales Stresskonzept (Lazarus u. Folkman 1984): Nach diesem Modell sind die Wahrnehmung einer Situation und die Beurteilung der eigenen Handlungsmöglichkeiten entscheidend für deren Verarbeitung.
- Modell der Salutogenese (Antonovsky 1987): Im Fokus steht die Frage, was Menschen gesund erhält. Dies rückt ab vom Pathogenese- und Risikofaktorenansatz und stellt die Orientierung an Ressourcen in den Mittelpunkt.

Biopsychosoziales Modell

Jede psychotherapeutische und psychosomatische Betrachtung körperlicher Erkrankungen muss die komplexen psychosozialen Zusammenhänge in der Entstehung von Krankheiten bzw. der Aufrechterhaltung von Gesundheit berücksichtigen. Gesundheit, Krankheitszustand und Krankheit haben immer multifaktorielle Ursachen. Krankheitsbeginn, Aufrechterhaltung und Folgen einer Erkrankung sind bestimmt durch soziale, psychische und biologische Komponenten (Schüßler 2001; Abb. 34.1).

Psychosoziale Faktoren sind bei körperlichen Erkrankungen mitbedingend (so können sich z. B. bei kardiovaskulären Erkrankungen psychosoziale Faktoren über die Blutdruckregulation pathophysiologisch direkt oder indirekt über Verhaltensweisen wie vermehrtes Tabakrauchen auswirken). Des Weiteren beeinflussen psychosoziale Faktoren den Verlauf der Erkrankung (Depression und Tabakrauchen erhöhen die Mortalitätsrate nach Herzinfarkt) und können Folge einer Erkrankung sein (Anpassungsstörungen nach Herzinfarkt). Psychosoziale Faktoren wirken damit sowohl

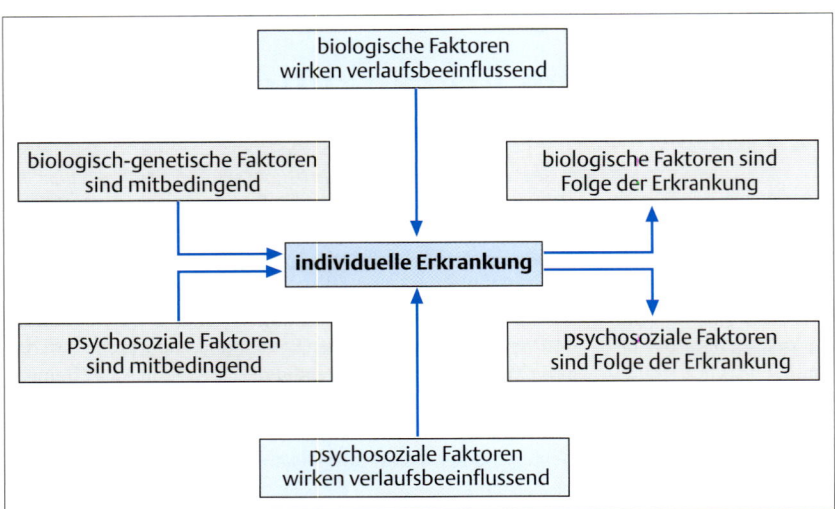

Abb. 34.1 Biopsychosoziales Bedingungsgefüge.

kausal als auch verlaufsstabilisierend und/oder sind selbst die Folge der Erkrankung.

Psychische Faktoren umfassen:
- psychische Symptome oder Störungen (ängstliche, depressive, hypochondrische u. a. Beschwerden), die zur Diagnose einer seelischen Störung führen oder diese Schwelle nicht erreichen **und** in Wechselwirkung mit der körperlichen Erkrankung stehen;
- interpersonelle Störungen, die in Wechselwirkung mit der Erkrankung stehen (z. B. Ehekonflikt, Arzt-Patient-Beziehungsstörung);
- ungünstiges Bewältigungs- oder Abwehrverhalten (z. B. Verleugnung, Noncompliance) als Persönlichkeits- oder Bewältigungsstil;
- ungünstiges Gesundheitsverhalten (Rauchen, übermäßiges Essen, risikobehaftetes Sexualverhalten, fehlende körperliche Betätigung).

Die diagnostische Klassifikation bei chronisch-körperlichen Erkrankungen umfasst somit „psychische Faktoren und Verhaltenseinflüsse bei körperlichen Erkrankungen" (ICD-10: F54, DSM-IV: 316) und spezifische seelische Störungen (z. B. depressive Anpassungsstörung ICD-10: F43.2).

Epidemiologie

Es ist gesichert, dass chronisch-körperliche Erkrankungen zu einer erhöhten Häufigkeit seelischer Störungen, insbesondere depressiver Reaktionen führen (Schüßler u. Heuft 2008). Während wir bei PatientInnen ohne körperliche Erkrankungen z. B. depressive Störungen in einer Häufigkeit von 6 % der Allgemeinbevölkerung erwarten, liegen PatientInnen mit chronischen und körperlichen Erkrankungen deutlich darüber (Wells et al. 1988, Schüßler 1993). So bestehen klinisch-relevante depressive Verstimmungen bei PatientInnen mit Herz-Kreislauf-Erkrankungen oder Schlaganfall in 15–30 % der Fälle und führen zu einem ungünstigen weiteren Verlauf der Erkrankung – auch wenn die Depressionen „subsyndromal" sind, d. h. die Schwelle einer ICD- oder DSM-Diagnose nicht erreichen. Entsprechend diesen epidemiologischen Grunddaten finden sich auch in Allgemeinpraxen bei körperlich Kranken vermehrt depressive Verstimmungen (Kisely u. Goldberg 1996) und bei KrankenhauspatientInnen konnte auf der Grundlage von klinischen Interviews bei 20–30 % der PatientInnen eine psychosoziale Störung diagnostiziert werden.

Leitlinien

Die zunehmende Bedeutung psychosozialer Maßnahmen in der Behandlung chronisch-körperlich kranker Menschen hat ihren Niederschlag in den Leitlinien der einzelnen Erkrankungen nur ansatzweise gefunden. Dies ist auf die erst seit kurzem gesicherte Bedeutung seelischer Störungen bei körperlichen Erkrankungen und das Fehlen entsprechender systematischer Therapiestudien zurückzuführen. Generell werden psychosoziale Maßnahmen heute als zentraler Baustein der Patientenschulungsprogramme oder des Patientenmanagements gesehen (zur Übersicht: Korff et al. 2002). Nur bei einem Teil der chronischen Erkrankungen, wie bei Krebsleiden, ist die psychologisch-psychotherapeutische Behandlung mehr oder weniger fester Teil einer umfassenden Behandlung (White u. Macleod 2002); für viele andere Erkrankungen sind therapeutische Leitlinien in Bearbeitung (z. B. www.nice.org.uk).

34.2 Belastungen, Bewältigung und resultierende Folgen

Psychosoziale Belastungen einer chronisch-körperlichen Erkrankung

Chronische Krankheit ist kein uniformes Phänomen. Die Belastungen, die mit ihr zusammenhängen, sind nicht nur von der Art der Erkrankung abhängig, sondern auch vom individuellen Krankheitsverlauf und von den medizinischen Behandlungsmaßnahmen. Dennoch gibt es eine Reihe von Gemeinsamkeiten, die das Leiden an einer chronischen Krankheit charakterisieren (Beutel 1988, Faller u. Weis 2005):

- *Irreversibilität des Zustandes:* dabei auch Wissen um mögliche Rückschläge;
- *unklare Zukunftsperspektive:* Nichtvorhersehbarkeit des Krankheitsverlaufs;
- *Lebensbedrohung:* Konfrontation mit dem eigenen Tod;
- *Nachlassen der Leistungsfähigkeit:* Reduktion der körperlichen und psychischen Belastbarkeit, rasche Ermüdbarkeit, Konzentrationsstörungen;
- *Verlust vertrauter Rollen und Lebensumstände:* z. B. Neuverteilung familiärer Aufgaben, Unterbrechung oder Aufgabe der Berufstätigkeit;
- *Anpassung an das medizinische Setting*: Orientierung an Erfordernissen der Klinikroutine.

Innerseelische Auseinandersetzung

In der psychodynamischen Tradition wird besonders die innerseelische Auseinandersetzung mit chronischen Erkrankungen beleuchtet (Schüßler 1993). Jede Erkrankung ist demnach eine narzisstische Kränkung, sie stellt das uns anscheinend als selbstverständlich gegebene Gefühl der Unverletzbarkeit und Allmacht in Frage. Einschränkungen und Behinderungen sind eine schwere Selbstwertbeeinträchtigung, die zu dramatischen innerseelischen Folgen führen kann.

> Ein 36-jähriger Ingenieur erleidet einen schweren Bergunfall, als Folge bleiben Rückenschmerzen und erhebliche Einschränkungen beim Gehen zurück. Bergsteigen war für ihn Lebenserfüllung und Bestätigung, gerade dies kann er nun nicht mehr ausüben. Obwohl die Behinderung und die Schmerzen ihn in seiner sonstigen sozialen und beruflichen Tätigkeit kaum beeinträchtigen, gerät er in eine schwere Krise, beginnt massiv Alkohol zu trinken und unternimmt einen Selbstmordversuch. In der folgenden psychotherapeutischen Behandlung steht das Gefühl „nichts mehr wert zu sein" im Mittelpunkt.

Jede Erkrankung führt zu Ängsten, die wichtigen Beziehungen zu verlieren, bzw. zur fantasierten oder realen Befürchtung, dass die eigene Rolle in der Beziehung infrage gestellt wird (z. B. die Ehefrau, die ihre Bedeutung aus der Fürsorgerin für die Familie gewinnt und nun als körperlich Kranke das Gefühl entwickelt überflüssig zu sein). Wut und Enttäuschungsgefühle sind ein weiteres allgemeines – oft unterdrücktes – Kennzeichen schwerer Erkrankungen. Der Ausdruck dieser Gefühle wird jedoch in den tragenden Beziehungen, also auch in den Beziehungen zu Ärzten, vermieden. Hierbei kommen Abwehr- oder Bewältigungsmechanismen zum Tragen, die in der Aufrechterhaltung des seelischen Gleichgewichtes bei chronischen und bedrohlichen körperlichen Erkrankungen eine hohe Bedeutung besitzen. Die Abwehr oder Bewältigung steht im Dienste der Entlastung von Gefahrensituationen und der Anpassung an die Umwelt. Besondere Bedeutung kommt der **Verleugnung** zu. Das Wechselspiel von Verleugnung und Anerkennung einer Erkrankung ist ein langwieriger Prozess bis zum Erreichen eines mehr oder weniger stabilen seelischen Gleichgewichtes. Die Anerkennung einer chronischen Erkrankung ist jedoch nicht möglich, wenn das Selbst durch die Bedrohung überwältigt wird – um dies zu vermeiden, werden die Erkrankung oder einzelne Aspekte von ihr verleugnet. Die Verleugnung umfasst verschiedene Stufen und verschiedenes Ausmaß:

- die verleugnete persönliche Bedrohung;
- die verleugnete Schwere der Erkrankung;
- die verleugnete Verletzbarkeit;
- die Verleugnung des Affekts.

Verleugnung führt zu kurzfristig günstigeren Anpassungsergebnissen und ist, z. B. bei Krebserkrankungen, auch im Verlauf ein wichtiges klinisches Phänomen. Im langfristigen Verlauf führt jedoch eine komplette Verleugnung zu realitätsinaktivem Verhalten und dem Vermeiden einer sachgerechten Therapie (Engel 1970).

Psychosoziale Folgen einer chronischen Erkrankung

- *Psychische Reaktionen:* Ängste, Depressionen, emotionale Labilität, Reizbarkeit, Selbstunsicherheit, Verlust an Selbstwertgefühl.
- *Familie und Partnerschaft:* höhere Belastung gesunder Familienmitglieder, u. U. psychische und psychosomatische Erkrankungen bei Partnern und Kindern (u. a. Unruhezustände, Schlafstörungen, Depressionen, Ängste), Kommunikationsstörungen, Nachlassen sexueller Aktivitäten, sexuelle Störungen.
- *Berufstätigkeit:* z. B. berufliche Herabstufung, geringere Aufstiegschancen, Aufgabe der Berufstätigkeit, Berentung, finanzielle Einbußen, Statusverlust, negative Reaktionen von Arbeitgebern und Arbeitskollegen.
- *Freizeitaktivitäten und Sozialkontakte:* Reduktion von Freizeitaktivitäten, sozialer Rückzug, Unsicherheit im sozialen Kontakt.
- *Persönlichkeit des chronisch Kranken:* vermehrte Gesundheitssorgen, Beschäftigung mit dem eigenen Körper, hohe Anpassungsbereitschaft, zunehmende Passivität.

34.3 Diagnostik, Indikation und Zielsetzung

Diagnostik

Grundlage ist die ärztlich-psychologische Untersuchung. Der Einsatz diagnostischer Instrumente ist abhängig von der Zielsetzung. Zur Identifikation psychischer Störungen kommt den **Screening-Verfahren** eine große Bedeutung zu (Reuter u. Härter 2007). Der Einsatz kurzer Selbstbeurteilungsfragebögen zur Erfassung der psychischen Befindlichkeit könnte dazu verhelfen, psychische Störungen bei körperlich Kranken frühzeitig zu erkennen und einer Fachbehandlung zuzuführen (z.B. Hospital Anxiety and Depression Scale – Deutsche Version, HADS-D, Hermann et al. 1995). Wie bei der Psychotherapie primär psychisch Kranker ist Ziel des verhaltenstherapeutischen oder psychodynamischen Interviews, Informationen über die Belastungen, Bewältigungsressourcen und die psychosoziale Situation der Betroffenen zu gewinnen (Vögele 2009).

Die komplexe Differenzialdiagnose und differenzielle Therapie bei körperlichen Erkrankungen fasst **Tabelle 34.1** zusammen.

Das Auftreten von seelischen (subsyndromalen oder syndromalen) Störungen wird durch vorangehende belastende und schützende Faktoren beeinflusst. Frühe belastende Lebensbedingungen, auffällige Persönlichkeitszüge vor dem Auftreten der körperlichen Erkrankung, spätere belastende Lebensereignisse und ungünstige ökonomische soziale Belastungen sowie ein passiv resignatives Coping sind häufiger mit seelischen Störungen verbunden, während als protektive Faktoren eine günstige Lebensentwicklung, stabile soziale Beziehungen und ein aktives Coping gelten (Schüßler 1993).

Indikation

Die bisherigen diagnostischen Überlegungen und Ergebnisse haben ein differenzielles, stufenweise psychotherapeutisches Behandlungsprogramm zur Folge. Unter der Berücksichtigung des grundsätzlichen Einflusses psychosozialer Faktoren und der zu erwartenden psychosozialen Belastung bei chronischen Erkrankungen, bedürfen **alle** PatientInnen einer psychosomatischen Grundversorgung mit ärztlicher Beratung, Begleitung und Unterstützung. Hierbei geht es nicht nur um PatientInnen-Edukation, sondern um die Verbesserung der Einstellung zur Erkrankung im Sinne einer **aktiven Selbstversorgung** und eines **Selbstmanagements** (von Korff et al. 2002). Diese Maßnahmen sollen dazu führen, die PatientInnen Experten für ihre Erkrankung werden zu lassen. Ergänzend kommt den sozialen Maßnahmen wie Selbsthilfegruppen, verbesserte soziale Betreuung von Familien usw. wachsende Bedeutung zu.

Spezifische psychotherapeutische Ansätze beginnen mit unterschiedlichen gruppentherapeutischen Ansätzen, wie symptom- oder bewältigungsorientierte Gruppen (Rückenschmerzgruppe, Stressbewältigungsgruppe, Tinnitusgruppe usw.). Diese meist interdisziplinären, in der Verhaltensmedizin entwickelten Programme haben sich zunehmend bewährt und stellen einen unverzichtbaren Bestandteil der Behandlung chronisch Erkrankter dar (Strauß 2002).

Die Indikation für eine fachpsychotherapeutische Maßnahme baut auf diesen vorhergehenden Behandlungsschritten auf und ist gegeben, wenn derartige Maßnahmen an Grenzen stoßen (oder nicht zur Verfügung stehen) und psychosoziale Konflikte und Symptome, aber auch interaktionelle Probleme im Mittelpunkt der Problematik stehen (**Abb. 34.2**).

Tabelle 34.1 Differenzialdiagnose und -therapie depressiver Störungen bei körperlich Kranken

- Symptome, die ursächlich auf die körperliche Erkrankung zurückgehen, z.B. Gewichtsverlust, Schlaflosigkeit, Lustlosigkeit, Kraftlosigkeit müssen abgegrenzt werden von depressiven Symptomen (cave: Fehldiagnose!)

- Depressive Störungen als Folge der organischen Erkrankung/Behandlung (Durchgangssyndrome, Cortisonbehandlung usf.)
→ wenn möglich ursächliche Behandlung, psychopharmakologische Behandlung, ärztlich-stützende Gespräche

- Depression als Reaktion auf die Erkrankung (Anpassungsstörung)
→ psychosomatische Grundversorgung bis zur Fachpsychotherapie

- Depressive Störungen, die bereits vor der Erkrankung bestanden oder wieder ausgelöst wurden
→ je nach Schwere psychosomatische Grundversorgung, Fachpsychotherapie, psychopharmakologische Behandlung

- Multikausale Störung: Brain, Drug and Mind, z.B. HIV-Patient mit zentralnervösem Befall, eingreifender Medikation und seelischer Reaktion auf die Erkrankung

- Missbrauch von Suchtstoffen und Medikamenten, um den körperlichen und seelischen Auswirkungen der Erkrankung zu entfliehen (z.B. Benzodiazepine)
→ Entzug und Entwöhnungstherapie, Fachpsychotherapie

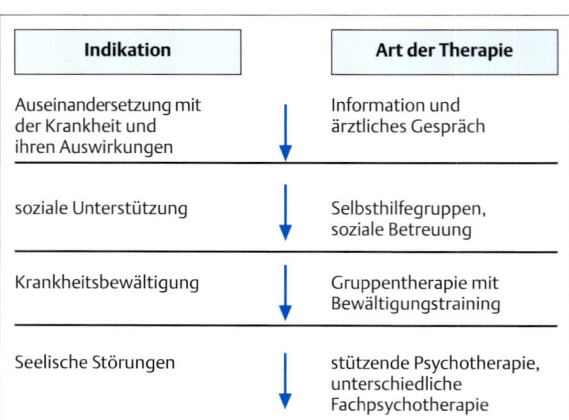

Abb. 34.2 Stufenprogramm psychosozialer-psychotherapeutischer Behandlungsschritte bei einer körperlichen Erkrankung.

Zielsetzungen

Die Ziele einer Psychotherapie bei PatientInnen mit körperlichen Erkrankungen sind vorrangig auf einen besseren Umgang mit der körperlichen Erkrankung ausgerichtet, vor Heilserwartungen („Psychotherapie wird ihre Erkrankung heilen") muss gewarnt werden! Als konkret zu vereinbarende Ziele sind zu nennen (Schüßler 1998):

- Unterstützung und Förderung bei dem Ertragen oder der Bewältigung von Schmerz, Angst, Grübeln, Trauer oder auch Verleugnung;
- Mithilfe bei der Auseinandersetzung mit Verlusten bis hin zum Tod;
- Förderung der Bewältigung von Abhängigkeit und Isolation;
- Akzeptanz der Erkrankung oder Krankenrolle;
- Akzeptanz der notwendigen Behandlung, Verbesserung der Compliance und Förderung der Selbstverantwortung;
- Neugestaltung des Selbstgefühls und des Selbstwertgefühls;
- Berücksichtigung der Probleme und Konflikte der Familienmitglieder und
- als vertiefte psychodynamische Aufgabe die Bearbeitung der lebensgeschichtlich bedingten inneren Konflikte und strukturellen Störungen.

Gelegentlich bietet ein so gravierendes Lebensereignis wie eine chronische Erkrankung auch die Chance zu einer Neuorientierung, lange anstehende Veränderungswünsche und Problemlösungen können in Angriff genommen werden. Therapieziele können daher sehr umfassend (z. B. Aufbau selbstsicheren Verhaltens) oder eng begrenzt sein (z. B. Bewältigung von Punktionsängsten). Es sollte in jedem Einzelfall geprüft werden, welche konkreten Therapieziele mit PatientInnen vereinbart werden, abhängig von der Problemstellung und den Rahmenbedingungen.

> **M** Es muss darauf geachtet werden, dass Therapieziele erreichbar sind und nicht unrealisierbare Wunschvorstellungen enthalten. „Wieder so sein wie früher" ist ein häufiger, verständlicher Wunsch von chronisch Kranken, aber kein erreichbares Therapieziel.

34.4 Herausforderungen für PsychotherapeutInnen

Wissen und Flexibilität. Psychotherapeutinnen und Psychotherapeuten, die mit chronisch kranken Menschen arbeiten, benötigen gute Kenntnisse der somatischen Erkrankung, ihrer Behandlung und der damit zusammenhängenden Belastungsfaktoren. Nur so ist es möglich, die Lebenssituation und die psychische Befindlichkeit zu verstehen. Dennoch sollte man sich davor hüten, aufgrund der körperlichen Erkrankung vorschnell auf die psychische Situation zu schließen (beispielsweise bei einem todkranken Patienten sofort eine depressive Grundstimmung zu implizieren). In jedem Einzelfall ist es wichtig, die gegenwärtige Problematik zu erfassen und **individuelle** Behandlungsstrategien zu entwickeln. Psychotherapeutische Hilfestellungen müssen daher in der Regel sehr flexibel sein.

Eigene Auseinandersetzung. PsychotherapeutInnen, die mit chronisch Kranken arbeiten, müssen sich mit den Themen Krankheit bis hin zu Tod und Sterben auseinander setzen. Da diese Bereiche in unserer Gesellschaft ein Tabuthema darstellen, ist im sozialen Umfeld häufig Sprachlosigkeit und Hilflosigkeit vorhanden. Es ist wichtig, eigene Erfahrungen (z. B. Tod von Angehörigen) zu bearbeiten, um unvoreingenommen und ohne „innere Panik" mit PatientInnen über dieses Thema sprechen zu können. Nur so ist es möglich, zu erkennen, ob PatientInnen zum gegebenen Zeitpunkt über dieses Thema sprechen können/möchten oder ob ganz andere Belastungen im Vordergrund stehen.

Ressourcenorientierung. Die psychotherapeutische Betreuung soll dazu beitragen, dass sich Patientinnen und Patienten auf noch vorhandene Möglichkeiten und eigene Stärken besinnen und daran anknüpfend notwendige innere Verarbeitungsprozesse und äußere Verhaltensänderungen vornehmen können.

34.5 Therapeutisches Vorgehen

Setting

Anpassung an somatisches Behandlungs-Setting. Die Bedingungen des Settings, in dem psychotherapeutische Betreuung stattfindet, erschweren in der Regel die Förderung von Selbsthilfefähigkeiten und Selbstmanagement-Aktivitäten (Dinger-Broda 1994). Gelegentlich ist es zwar möglich, eine ambulante psychotherapeutische Behandlung über mehrere Monate in einer niedergelassenen Praxis (das „klassische" Psychotherapie-Setting) durchzuführen, erforderlich sind jedoch flexible Krisen-interventionen im Rahmen der somatischen Behandlung. Dies bedeutet, dass die behandelnden PsychotherapeutInnen sich dem somatischen Behandlungs-Setting, in der Regel einem Krankenhaus oder der ambulanten ärztlichen Behandlung, anpassen müssen und psychotherapeutische Interventionen möglicherweise sogar am Krankenbett stattfinden.

Motivation. Die PatientInnen sind meist nicht primär seelisch krank. Es besteht daher oft eine geringe Motivation zur Inanspruchnahme psychologischer Interventionen. Nicht selten sind es nicht die Betroffenen selbst, die psychotherapeutisch behandelt werden möchten, sondern die psychologische Betreuung wird von Ärzten und Pflegepersonal gewünscht. Dies ist z.B. dann der Fall, wenn sich PatientInnen nicht an das Behandlungsregime oder an gegebene Ratschläge halten oder wenn Interaktionskonflikte mit dem medizinischen Personal vorliegen (Non-Compliance). Diese Probleme müssen mit den betroffenen PatientInnen offen thematisiert werden. Im Mittelpunkt der Motivationsarbeit steht der Aufbau einer vertrauensvollen Beziehung.

Kooperation. Eine enge Zusammenarbeit mit den somatischen Behandlern ist unerlässlich, da die körperliche Verfassung nicht nur den psychischen Zustand mit beeinflussen kann, sondern auch die psychotherapeutische Zielsetzung und die Auswahl der psychotherapeutischen Strategien mitbedingt. Andererseits verbessern ein ausreichender Kenntnisstand bezüglich psychischer Probleme und eine erhöhte psychosoziale Kompetenz der Ärzte und des Pflegepersonals nicht nur die Kooperationsbedingungen, sondern auch die psychosoziale Situation von PatientInnen (Broda u. Muthny 1990).

Aufbau einer therapeutischen Beziehung

Stabile Beziehung. Die ersten Behandlungsbausteine aller psychotherapeutischen Richtungen verfolgen das Ziel, eine stabile „hilfreiche Beziehung" zum Patienten aufzubauen. Die betroffenen PatientInnen müssen Verständnis für ihre Situation spüren, PsychotherapeutInnen müssen sich mit der Situation vertraut machen, Einstellung und Vorurteile gegenüber Psychotherapie sind ebenso zu klären wie die Rolle der psychotherapeutischen Beratung und Behandlung innerhalb der somatischen Behandlung.

Faktoren für den Aufbau einer hilfreichen Beziehung sind:
- Anerkennung der körperlichen Störungen, Raum und Aufmerksamkeit für das Leiden des Patienten;
- Verständnis und Akzeptanz für den Patienten;
- notwendige Abwehrhaltungen, welche die Lebens(Krankheits)-bewältigung fördern, müssen unterstützt, dysfunktionale Abwehrhaltungen (z.B. extreme Verleugnung) dürfen nur sehr vorsichtig bearbeitet werden;
- Behandlungsziele sollten realistisch, aber auch zuversichtlich und hoffnungsvoll sein;
- Behandlungsfortschritte würdigen und betonen.

Grundsätze der Behandlung

Behandlungsziele. Am Anfang jeder psychotherapeutischen Arbeit steht damit eine aktiv-supportive Technik mit flexibel individueller Handhabung im Vordergrund. In diesem Rahmen werden die wesentlichen Behandlungsziele (Begleitung und Stützung versus umfassendere Veränderungen) geklärt. Im Unterschied zu den sonstigen psychotherapeutischen Prozessen, für die die Änderungsmotivation eine Grundvoraussetzung darstellt, kann somit bei körperlich Kranken die **Akzeptanz des körperlichen Zustandes** das eigentliche Therapieziel darstellen.

Eklektisches Vorgehen. Bezüglich der Behandlung chronisch-körperlich Kranker gibt es keine umfassenden psychotherapeutischen Konzepte, die sich an übergreifenden Belastungen und der Krankheitsbewältigung orientieren. In der Praxis verwischen sich die Unterschiede zwischen den einzelnen Therapieschulen, meist wird ein eklektisches Vorgehen gewählt. Dies spiegelt die Erfordernisse des klinischen Alltags wider, in dem **kurzfristige Kriseninterventionen** gegenüber langfristigen Behandlungsstrategien im Vordergrund stehen.

Flexibilität der Therapieansätze. Psychoanalytische Standardtechniken kommen bei psychotherapeutischen Behandlungen von körperlich Erkrankten nur in Ausnahmefällen zum Tragen. Nur wenige PatientInnen können mit höherfrequentierter psychodynamisch-analytischer Technik (Überwiegen von Konfrontation und Deutung) behandelt werden, hierbei handelt es sich um sehr selbstverantwortliche und stabile PatientInnen (Karush et al. 1977). Vielmehr ist die Flexibilität des Ansatzes – inhaltlich wie zeitlich – wesentlich. Die psychodynamische Therapie bewegt sich in einem therapeutischen Kontinuum von supportiv bis expressiv-konfliktklärend. Beide Ansätze – der supportive und der konfliktklärende Ansatz – gelangen in jeder psychodynamischen Therapie zur Anwendung, jedoch in unterschiedlichem Ausmaß. Insbesondere bei körperlichen Erkrankungen ist der Aufbau und die Stabilisierung einer hilfreichen und vertrauensvollen Beziehung notwendige Voraussetzung. Die **supportiven Techniken** reichen von Beratung, Information, Ermutigung, Stützung, Realitätsprüfung, Lob, Anerkennung bis zu Maßnahmen der Umgebungsveränderung, Entlastung von Schuld und Schamgefühlen u.a.. Die Therapie ist adaptiv und begrenzt, die Rahmenbedingungen des therapeutischen Prozesses werden von Anfang an gemeinsam thematisiert. Gemäß der psychodynamischen Grundannahmen stehen **die innere Verarbeitung der Erkrankung (und deren innere Folgen)** und die dazugehörigen Gefühle im Mittelpunkt des therapeutischen Prozesses. Nicht bei allen PatientInnen muss oder kann der psychotherapeutische Prozess zur **Aufarbeitung seelischer Konflikte** fortschreiten.

Wie in den meisten Therapieansätzen werden auch beim verhaltenstherapeutischen Vorgehen **unterstützende Gespräche zur Krankheitsverarbeitung** angeboten, verbunden mit **Entspannungs- und Vorstellungsübungen. Gruppengespräche** können hilfreich sein, ebenso die **Einbeziehung von Lebenspartnerinnen und -partnern.** Hinzu kommen **verhaltensmedizinische Maßnahmen**, die sich nach den jeweiligen Krankheitsbildern unterscheiden und an den jeweiligen Hauptsymptomen bzw. Hauptproblemen orientiert sind, z.B. Techniken zur Schmerzbewältigung bei rheumatischen Erkrankungen oder Strategien zur Reduktion von Erbrechen und Übelkeit bei Tumorerkrankungen (Dinger-Broda

2005). Die Auswahl verhaltenstherapeutischer Strategien im Einzelfall sollte sich an den spezifischen Belastungen der Betroffenen, deren Selbsthilferessourcen, der momentanen psychischen und körperlichen Belastbarkeit, den Therapiezielen und den Setting-Bedingungen orientieren. Stärker als bei der Psychotherapie psychischer Erkrankungen ist dabei ein hohes Maß an Flexibilität zu gewährleisten, da sich all die genannten Bedingungen innerhalb kurzer Zeit verändern können. Oft ist es durchaus sinnvoll und indiziert, auch bei chronisch-körperlich Kranken **Verhaltens- und Einstellungsänderungen** zu intendieren, um ihnen die bessere Anpassung an ihre Situation zu ermöglichen (z. B. Aufbau selbstsicheren Verhaltens).

Therapeutischer Prozess

■ Psychodynamische Therapie

Die Aufarbeitung innerseelischer Konflikte, die im Zusammenhang mit der körperlichen Erkrankung stehen, geschieht schrittweise. Zu Beginn wird der Patient ermutigt, Gefühle und Gedanken auszudrücken, die im Zusammenhang mit seiner Erkrankung und seiner Lebenssituation stehen. Hierauf aufbauend wird ein gemeinsames Verständnis der Erkrankung erarbeitet (Krankheitsbewältigung, Krankheitsakzeptanz). In dieser Phase entscheidet sich, ob die Therapie zu einer konfliktklärenden Therapie fortschreitet, d.h. die Phase, in der der Therapeut mehr und mehr aus der beziehungsgestaltenden Rolle zurücktritt, um dem Patienten die Möglichkeit zu geben, mehr seine Gefühle, Fantasien und Vorstellungen bezüglich seiner Erkrankung und seines Lebens zu äußern. Diese beginnende Selbstreflexion mit vorsichtigen Konfrontationen und Interpretationen vonseiten des Therapeuten sind der Umschlagpunkt von einer überwiegend **supportiven** hin zu einer **explorativ-klärenden** psychodynamisch orientierten Psychotherapie. Die reale Bedeutung der Erkrankung darf aber trotz aller neurotischen Konflikte nie übersehen werden. In dieser Phase stehen die Ängste und Fantasien, die mit der körperlichen Erkrankung verbunden sind, zunehmend im Mittelpunkt. Es eröffnen sich Möglichkeiten, Verständnis für das Wechselspiel von Lebensbelastung und körperlichen Symptomen zu erkennen und zu bearbeiten (Karasu 1979).

■ Verhaltenstherapie

Zunächst wird die psychische, soziale und körperliche Situation der Erkrankten erfasst. Dies geschieht nicht nur im Gespräch, sondern auch durch Gewinnung fremdanamnestischer Daten und durch Sichtung medizinischer Befunde.

Im nächsten Schritt geht es um die Konkretisierung der Problemdefinition und die Herausarbeitung funktioneller Bedingungen. Je nach individueller Situation und Therapieanlass kann diese Verhaltensanalyse unterschiedlich aufwendig geschehen. In der Regel wird sie kürzer ausfallen als in der klassischen Verhaltenstherapie, da es oft um umgrenzte Problemstellungen geht und nur wenig Zeit zur Verfügung steht. Auch sollte berücksichtigt werden, dass zur Aufrechterhaltung der Motivation rasche Verbesserungen der Situation des Patienten notwendig sein können. Die Auswahl der therapeutischen Strategien berücksichtigt die vorhandenen Informationen und erfolgt in Abhängigkeit von den formulierten Therapiezielen, sie ist ziel- und problemorientiert. Dieses **individuelle Vorgehen** ist einer Vermittlung von Standardprogrammen vorzuziehen, da die spezifische Belastungssituation und der Stand der Krankheitsbewältigung berücksichtigt werden können. Neben dem verhaltenstherapeutischen Repertoire an Veränderungsstrategien kann durchaus ein ausschließlich supportiv-begleitendes Vorgehen indiziert sein. Elemente des aktiven Zuhörens sind bei der psychologischen Betreuung Schwerkranker unerlässlich. In manchen Situationen ist auch die bloße Anwesenheit der Therapeutin oder des Therapeuten mit nonverbalen Zeichen der Unterstützung hilfreich und ausreichend.

Abschluss der Therapie und Evaluation

Der Abschluss der Psychotherapie ist außer vom Erreichen von Therapiezielen entscheidend vom Wunsch und dem Befinden der PatientInnen abhängig und kann außerdem von organisatorischen Gegebenheiten (z. B. Ende des Krankenhausaufenthaltes) bedingt sein. Die Beendigung ist häufig weniger planbar als in Psychotherapien mit psychisch Kranken. In einigen Fällen kann die psychotherapeutische Betreuung mit dem Tod der Patientin oder des Patienten enden, ein Therapieende, das für einen Psychotherapeuten eine große Belastung bedeuten kann und dessen mögliches Eintreten mitberücksichtigt sollte, wer mit chronisch Kranken arbeitet.

Aufgrund der Vielfalt der Krankheitsbilder, Problemstellungen und therapeutischen Vorgehensweisen sind Aussagen zur Evaluation psychotherapeutischer Ansätze jeweils auf die spezifischen chronischen Erkrankungen zu beziehen. Generell kann die Effektivität in Bewältigungssymptomgruppen „als gesichert" gelten. Soweit Untersuchungen vorliegen, ist auch Fachpsychotherapie hilfreich und effektiv (Guthrie 1996) – wenn sie den spezifischen Bedingungen chronischer Erkrankungen folgt. Die Wirksamkeit psychodynamischen Vorgehens ist für mehrere Krankheitsbilder nachgewiesen (Abbass et al. 2009).

Psychotherapeutische Ansätze sind in der Versorgung chronisch körperlich Kranker mittlerweile unverzichtbar, auch wenn sie im medizinischen Alltag in erheblich unterschiedlicher Häufigkeit und Intensität verwirklicht sind. Die weitere Etablierung psychosozialer/-therapeutischer Dienste in ambulanten wie stationären Settings ist notwendig. Stärker als bisher ist die Vernetzung unterschiedlicher Angebote und interdisziplinäre Zusammenarbeit gefordert. Wichtig bleibt die schnelle Verfügbarkeit psychotherapeutischer Maßnahmen. Als Grundsatz gilt: Die psychotherapeutischen Angebote müssen den Bedürfnissen der chronisch Kranken angepasst werden, und nicht die PatientInnen sich in vorhandene Versorgungsstrukturen einfügen.

Unterschiede zwischen den Therapieverfahren haben in der Versorgung chronisch körperlich Kranker wenig Bedeutung. Da sich die psychotherapeutische Behandlung dieser PatientInnengruppe aus Anforderungen des klinischen Alltags heraus entwickelt hat und weniger aufgrund therapietheoretischer Überlegungen, gibt es in der Praxis kein „klassisches" Vorgehen, es wird eher flexibel reagiert. Folgende Elemente werden als wichtig erachtet:

- Aufbau einer tragfähigen stabilen Therapiebeziehung;
- Selbstreflexion von TherapeutInnen;
- Flexibilität im therapeutischen Vorgehen;
- stützende und adaptive Funktion therapeutischer Gespräche;
- eine therapeutische Grundeinstellung, die den Erkrankten Hoffnung vermittelt.

Das therapeutische Vorgehen orientiert sich am **biopsychosozialen Modell** und erfordert damit eine umfassende Berücksichtigung der Bedeutung psychischer Faktoren im Erkrankungsprozess und der Beachtung der Wechselwirkung mit körperlichen und sozialen Faktoren.

35 Psychosomatische Dermatologie

V. Ritter, U. Gieler, U. Stangier

Die Haut hat durch ihre besondere Stellung im Organismus als Organ der Abwehr, der Abgrenzung, der Stabilität und der Regulierung von Temperatur sowie als Sexualorgan eine besondere Bedeutung im Hinblick auf psychosomatische Reaktionen. Durch die erhöhte Prävalenz und Inzidenz allergischer Krankheiten, die nicht nur durch eine Zunahme umweltbelastender Stoffe erklärbar ist, durch die Erkenntnis neuerer psychodynamischer Zusammenhänge, insbesondere der Bindungstheorie, und die Entwicklung zahlreicher verhaltenstherapeutischer Techniken zur Behandlung und im Umgang mit Hautkrankheiten erlebt die psychosomatische Dermatologie ein ihr bisher nie zuerkanntes Interesse.

35.1 Einleitung

Obwohl bereits im Altertum Schriften zu psychosomatischen Aspekten bei Hautkrankheiten bekannt sind und Sigmund Freud (1923) wie vor allem auch Georg Groddeck (1923) sich eingehend mit Hautreaktionen beschäftigt haben, war es über Jahrzehnte relativ still um die psychosomatischen Aspekte bei Hautkranken. Die zunehmende Zahl an Publikationen sowohl aus psychoanalytischer als auch aus verhaltenstherapeutischer Sicht spiegelt die Entwicklung der psychosomatischen Dermatologie wider (in Niemeier, Stangier u. Gieler 2009).

Psychoanalytische Studien haben mit Anzieu (1990) im französischen Sprachraum und in Deutschland durch Brosig u. Gieler (2004) und durch psychodynamische Erklärungsmodelle für Artefaktpatienten (Paar 1995, Plassmann 1995) wesentliche Beiträge zum Verständnis von Hautkrankheiten geliefert. Vor allem durch die Einführung des *„Haut-Ich"* durch Anzieu konnte gezeigt werden, wie bedeutsam die taktile Phase in der Entwicklung der menschlichen Psyche ist, die bereits Montagu (1980) aus anthropologischer Sicht unter Beweis stellte. Die Metapher „Haut-Ich" weist auf die psychische Hülle des Menschen hin. Gleichzeitig hat die Säuglingsforschung (Dornes 1993) Erkenntnisse geliefert, die auf die Bedeutung der frühen Objekterfahrung in der taktilen Phase hinweisen. Ebenso sind die Bindungstheorien von Bion (1990) wichtig für das Verständnis der Auswirkungen von Hauterkrankungen auf die psychische Entwicklung.

Ausgehend von der Kritik der psychodynamischen Ansätze zu krankheitsspezifischen Persönlichkeitsstrukturen (Whitlock 1976) hat sich die empirisch-psychologische Forschung stärker auf den Einfluss von belastenden Lebensereignissen und chronischem Stress auf Hauterkrankungen und die Bewältigung von krankheitsbedingten Belastungen konzentriert. In methodenkritischen Übersichten sind die ersten wichtigsten Forschungsergebnisse zu Krankheitsbewältigung (Welzel-Ruhrmann 1995), Belastungsreaktivität in laborexperimentellen Studien (Scholz 1995) und Feldstudien (Stangier 1995) sowie zu Therapiestudien (Münzel 1995) im dermatologischen Bereich dokumentiert. Besonders gefördert wurde diese Entwicklung durch die zunehmende Orientierung an psychologisch definierten Problembereichen anstelle medizinischer Krankheitsdiagnosen.

35.2 Prävalenz psychischer Störungen in der Dermatologie

Untersuchungen an unselektierten Stichproben dermatologischer Patienten weisen auf eine überdurchschnittliche Häufigkeit psychischer Störungen hin. Picardi et al. (2000) konnte bei ca. 2500 **Outpatients** zeigen, dass die Prävalenz psychiatrischer Störungen bei 25,2% lag. Vor allem bei Hautkrankheiten wie Akne, Juckreiz, Urtikaria, Alopezie, Herpesinfektionen und somatoformen Reaktionen wurde eine Prävalenz von mehr als 30% gefunden. Stangier et al. (2003a) fanden bei 26% **ambulanter dermatologischer Patienten** Hinweise auf das Vorliegen einer allgemeinen somatoformen Störung (v.a. somatoforme Schmerzstörung, körperdysmorphe Störung). Coskun et al. (2005) untersuchten **stationäre Patienten** mit chronischen Hauterkrankungen wie Psoriasis, Prurigo und Urtikaria, bei 61,7% wurde eine psychiatrische Störung (v.a. depressive Störungen, Angststörungen) diagnostiziert. Fritzsche et al. (2001) konnten im **stationären Setting** behandlungsrelevante Zusammenhänge zwischen Hauterkrankungen und psychischen oder sozialen Problemen nachweisen.

Insgesamt kann man also von einem hohen Anteil an Patienten mit behandlungsbedürftigen psychosomatischen Problemen ausgehen. Andererseits ist die Behandlungsmotivation dermatologischer Patienten eher an den somatischen Behandlungsangeboten als an Psychotherapie orientiert, und auch die Umsetzung der Behandlungsmöglichkeiten in die psychosomatische Versorgungspraxis ist – trotz aller Fortschritte in den Behandlungsmöglichkeiten – nach wie vor verbesserungsbedürftig. Dennoch ergab eine Umfrage von Gieler et al. (2000) unter Chefärzten in dermatologischen Kliniken, dass psychosomatische Aspekte inzwischen fester Bestandteil der dermatologischen Versorgung geworden zu sein scheinen. Dennoch wird die Häufigkeit einzelner Störungen noch unterschätzt und es bestehen weiterhin Schwierigkeiten beim Übergang zur psychotherapeutischen Versorgung (Niemeier u. Gieler 2009). Trotz zahlreicher Hautärzte, die sich inzwischen in der psychosomatischen Grundversorgung weitergebildet haben, bestehen große Probleme in der Umsetzung der täglichen Kassenpraxis.

35.3 Psychotherapiemotivation bei dermatologischen Patienten

Im Allgemeinen stellt der **stationäre Behandlungsrahmen** eine günstigere Rahmenbedingung dar, um sich mit psychosomatischen Aspekten der Krankheit auseinander zu setzen und psychotherapeutische Hilfsangebote anzunehmen, als das ambulante Setting. Stationäre dermatologische Patienten weisen insgesamt eine günstigere Psychotherapiemotivation auf als ambulante Patienten; die Psychotherapiemotivation wird durch den erhöhten Leidensdruck infolge von Krankheitsschüben verstärkt. Dennoch dürfte die Motivierung von Patienten mit Hauterkrankungen zu einer Psychotherapie häufig im **ambulanten Setting** erfolgen und soll deshalb ausführlicher dargestellt werden.

Therapeutische Beziehung. Eine wichtige Rolle spielt der behandelnde Arzt, der den Patienten meist über Jahre begleitet und dessen subjektives Erklärungsmodell mit beeinflusst. Aus der Beziehung zum Arzt erhält der Patient in der Regel wichtige Impulse, um Schritte zur eigenständigen Veränderung von Problemen oder zum Aufsuchen einer Psychotherapie zu unternehmen. Der Arzt kann den Patienten durch ein empathisches Verständnis, eine Beratung bezüglich möglicher Therapieziele und durch eine direkte Empfehlung zur Psychotherapie unterstützen. Dem Patienten sollte die freie Entscheidung über den Beginn einer Psychotherapie überlassen werden.

Veränderungsmotivation ist keine statische Dimension. Es handelt sich vielmehr um ein prozesshaftes Geschehen, in dem psychische Belastungen („Leidensdruck"), Kausalattributionen und Kontrollüberzeugungen in einer komplexen Interaktion mit Informationen und Erfahrungen im konkreten Lebensalltag stehen.

Nach Prochaska u. DiClemente (1992) lassen sich verschiedene **Stadien der Selbstveränderungs- bzw. Psychotherapiemotivation** unterscheiden:

Vor-Nachdenklichkeit. In diesem Stadium ist dem Patienten die mögliche Bedeutung des psychischen Faktors für seine Hauterkrankung nicht bewusst bzw. wird sogar aktiv abgewehrt. Die Hauptaufgabe des Arztes besteht in der Vermittlung eines angemessenen Krankheitskonzeptes und der möglichen Bedeutung psychischer Faktoren. Wichtig ist das Erkennen und Ansprechen möglicher Belastungen. Der Arzt sollte im Umgang mit problematischen Verhaltensweisen behutsam hinterfragen statt massiv zu konfrontieren, da dies häufig zu Widerstand auf Seiten des Patienten führt.

Nachdenklichkeit. Der Patient erwägt nun die mögliche Bedeutung des psychischen Faktors für das Krankheitsgeschehen und beginnt, Kosten und Nutzen einer Veränderung abzuwägen. In dieser Phase ist es für den Arzt von zentraler Bedeutung, gemeinsam mit dem Patienten Gründe für die Veränderung herauszustreichen und Risiken bei Nicht-Veränderung herauszustellen. Besonders wichtig ist eine Unterstützung im Hinblick auf die Erwartung, wirklich eine Veränderung vollziehen zu können.

Entscheidungsfindung. Der Patient ist zu der Erkenntnis gelangt, dass psychische Faktoren von Bedeutung sind und entscheidet sich, aktive Schritte zur Veränderung zu unternehmen. In dieser Phase geht es um konkrete Hilfe bei der Suche nach den besten Möglichkeiten zur Veränderung: Selbstveränderung oder Psychotherapie. Dem Patienten sollten möglichst detaillierte Informationen über den Ablauf der Aufnahme einer Psychotherapie an die Hand gegeben werden, da sonst die Gefahr groß ist, dass der Patient gar nicht erst in der Therapie auftaucht. Der Patient wird hier selbst aktiv, bemüht sich um Termine etc.

Handlungsaktivierung. Vom Patienten werden aktiv neue Verhaltensweisen ausprobiert und Veränderungen vollzogen. Die Aufgabe des Arztes besteht in der Hilfe, Schritte in Richtung Veränderung zu unternehmen sowie in der unterstützenden, nichteinmischenden Begleitung der Therapie. Auf der Seite des Therapeuten beginnt die Phase des Beziehungsaufbaus, der diagnostischen Abklärung sowie der Planung der psychotherapeutischen Interventionen. Unterschiedliche Therapieschulen stützen sich hierbei auf unterschiedliche Konzeptionen und Strategien. Die Entscheidung, welche Therapie ggf. empfohlen wird, variiert je nach Störung und persönlichen Präferenzen des Arztes.

Aufrechterhaltung. Auch wenn Veränderungen vollzogen sind, kann nicht davon ausgegangen werden, dass diese ein Leben lang stabil bleiben. In der Phase der Aufrechterhaltung besteht die Aufgabe des Arztes darin, den Patienten bei der Wahrnehmung möglicher Rückfälle in alte Verhaltensmuster zu unterstützen und ihn ggf. darauf anzusprechen.

35.4 Differenzielle Therapieindikation

Psychodynamisches Konzept. Im Hinblick auf die Überweisung in eine Psychotherapie sind auch die unterschiedlichen Schwerpunktsetzungen der therapeutischen Schulen zu berücksichtigen. Die psychodynamische Sichtweise geht von der Hauterkrankung als Ausdruck einer auf der psychischen Ebene nicht zu bewältigenden Störung aus (Resomatisierung nach Schur 1955). Die Haut wird als Ausdrucksorgan angesehen, die zum Teil auch symbolisch („Mein Schuppenpanzer schützt mich!", Gieler et al. 1986) die psychischen Mängel aufzeigt. Meist wird jedoch unter Berücksichtigung von Übertragung und Gegenübertragung von der *Reinszenierung eines entwicklungspsychologischen Konfliktes* ausgegangen, der zeitlich wie auch inhaltlich mit der Störung zusammenhängt.

Verhaltensmedizinisches Konzept. Im Rahmen der Verhaltensmedizin steht hingegen die Identifikation und Veränderung von konkret eingrenzbaren Verhaltensweisen, die als Auslöser, begleitender Faktor oder Folge in einem funktionalen Zusammenhang mit dermatologischen Problemen stehen, im Vordergrund (Stangier, 2002). Beispiele hierfür sind

- ungünstige Bewältigungsreaktionen in Belastungssituationen, die zur Auslösung von Krankheitsschüben führen;
- Kratzen und andere Verhaltensweisen, die zu Hautschäden führen;
- Depressionen, soziale Ängste und Vermeidung in Folge einer entstellenden Dermatose, oder
- die Überzeugung, durch (minimale) Hautveränderungen im Aussehen entstellt zu sein.

Tabelle 35.1 Differenzielle Psychotherapieindikation bei Hauterkrankungen

Verhaltenstherapie	tiefenpsychologisch fundierte Psychotherapie und Psychoanalyse
abgrenzbares Problemverhalten	unbewusste Konflikte
überschaubarer zeitlicher Rahmen	zeitlicher Rahmen eher offen (Ausnahme: Fokaltherapie)
adäquates Erklärungsmodell und Behandlungserwartung des Patienten	Auseinandersetzung mit kindlicher Entwicklung und deren Einflüssen
Bereitschaft zur Kooperation	empathisches Beziehungsmuster und Übertragungsbeziehung
Therapieziel: Bewältigung des Problems	Therapieziel: Verstehen und Wiedererleben emotionaler Reaktionen

Auch wenn eine differenzielle Psychotherapieindikation nach wissenschaftlichen Kriterien derzeit umstritten ist, erscheint diese in der Praxis nach wie vor von großer Bedeutung zu sein. Die Autoren schlagen daher ein praktisches Schema vor, nach dem aufgrund ihrer klinischen Erfahrung die Zuordnung zu Therapieverfahren sinnvoll erscheint (**Tabelle 35.1**). Zu berücksichtigen ist zudem, die Persönlichkeiten des Patienten und des Therapeuten eine ebenso wichtige Rolle für den Therapieerfolg spielen.

35.5 Problembereiche aus psychologischer Sicht

Die Ausweitung der Verhaltenstherapie durch die Fortschritte der wissenschaftlichen Psychologie hat auch zu einer differenzierten Anwendung bei dermatologischen Problemen geführt. So stehen nicht mehr nur bestimmte Krankheitsbilder, wie Neurodermitis, im Vordergrund, und die Indikation für verhaltenstherapeutische Maßnahmen beschränkt sich z. B. nicht nur auf Kratzverhalten. Die Klassifikation von Problemen nach psychologischen Aspekten (**Tabelle 35.2**) und nicht, wie bisher üblich, nach dermatologischen Diagnosen, fördert ein differenzielles therapeutisches Vorgehen. Danach lassen sich verschiedene Problembereiche unterscheiden:

Auslösung/Aufrechterhaltung dermatologischer Erkrankungen (mit Organbefund) durch psychische Faktoren

Die traditionelle Eingrenzung der psychoanalytischen Psychosomatik auf bestimmte Krankheitsbilder, wie vor allem Neurodermitis (Alexander 1950), wird in der psychosomatischen Dermatologie zunehmend weniger vertreten. Eine Beeinflussung des Krankheitsverlaufs durch psychische Faktoren ist prinzipiell bei allen Dermatosen denkbar und abhängig von psychophysiologischen und -immunologischen Vermittlungsmechanismen (Chida et al., 2008, Buske-Kirschbaum u. Hellhammer, 2003). Entscheidendes Kriterium ist ein individuell (möglichst wiederholt) nachweisbarer zeitlicher Zusammenhang zu psychischen Belastungen.

Somatoforme dermatologische Beschwerden (ohne Organbefund)

Ein nicht unerheblicher Anteil von Patienten klagt über Beschwerden, die nicht durch einen dermatologischen Befund erklärt werden können, und bei denen ebenfalls Hinweise auf einen engen Zusammenhang zu psychischen Faktoren bestehen. Nach gängiger Terminologie kann man sie den somatoformen Störungen zurechnen; hierzu zählen u. a. auch die sog. funktionellen bzw. psychovegetativen Störungen der Haut. Beispiele sind Juckreiz (z. B. Pruritus sine materia, auch analer und genitaler Pruritus), Schmerzen oder Brennen der Haut (z. B. Glossodynie: Brennen der Mundschleimhaut), die subjektive Überzeugung, an Haarausfall zu leiden (auch im Sinne einer körperdysmorphen Störung) und Hyperhidrosis (übermäßiges Schwitzen). Nicht selten sind diese Missempfindungen auch mit Exkoriationen infolge von Hautmanipulationen verbunden. Differenzialdiagnostisch zu berücksichtigen sind Hautirritationen wie z. B. Juckreiz infolge von Zwangsstörungen.

Krankheitsverarbeitung progredient verlaufender Dermatosen

Chronische Hautkrankheiten, insbesondere mit progredientem Verlauf, stellen aufgrund der Unkontrollierbarkeit und Unvorhersagbarkeit des Krankeitsverlaufs, der begrenzten Zukunftsperspektive und der dauerhaften Einschränkung des körperlich-seelischen Wohlbefindens eine Bedrohung des emotionalen Gleichgewichts dar. Vielen Betroffenen gelingt es nicht, diese belastende psychische Situation durch aktive Bewältigung der kognitiven Mechanismen zu verarbeiten; die Folge sind Anpassungsstörungen mit zumeist depressiven oder ängstlichen Symptomen. Beispiele für besonders gravierende Erkrankungen sind Sklerodermie (Lochner 2007), Epidermolysis bullosa oder malignes Melanom (Söllner et al. 1998).

Entstellungsproblematik

Aufgrund der Sichtbarkeit von Hauterscheinungen sind Entstellungsgefühle (Hünecke 2009) ein Spezifikum der Dermatologie; sie sind in der Regel „somatopsychisch" begründet, können jedoch auch eine somatoforme Störung darstellen. Differenzialdiagnostisches Merkmal ist die somatische Begründbarkeit der Überzeugung, entstellt zu sein:

Krankheitsverarbeitung entstellender Dermatosen. Entstellungsgefühle können einerseits bei Dermatosen auftreten, die mit einer objektiv nachvollziehbaren Beeinträchtigung des äußeren Erscheinungsbildes einhergehen. Dabei sind nicht nur morphologische Besonderheiten der Hautsymptomatik (etwa die prägnante silbrig-weiße Schuppung bei Psoriasis oder der kreisrunde Haarausfall einer Alopecia areata) relevant, sondern auch ein chronisch-rezidivierender Verlauf mit wechselnden Umweltreaktionen und Anpassungsanforderungen.

Körperdysmorphe Störung. Die körperdysmorphe Störung (KDS) kennzeichnet die übermäßige Beschäftigung mit einem eingebildeten oder allenfalls minimal erkennbaren Makel in der äußeren Erscheinung. Insbesondere in dermatologischen Settings sind Patienten mit KDS häufig zu finden (Stangier et al. 2003a u. b, Phillips et al 2000). Beispiele sind Patienten mit diskreten Folgezuständen einer Akne (Bower et al. 2007, Uzun et al. 2003), die massive operative Narbenkorrekturen suchen, oder Patienten, die über Entstellung durch objektiv nicht nachweisbaren Haarausfall klagen. Die körperdysmorphe Störung wird bislang den somatoformen Störungen zugeordnet. Zentrales Kriterium ist das Missverhältnis von objektivem Befund zu subjektivem Befinden, der Übergang zum körperbezogenen Wahn ist nicht immer klar abgrenzbar.

Erythrophobie. Im Vordergrund steht die Befürchtung, in Situationen, in denen man der Aufmerksamkeit anderer ausgesetzt wird, sich durch Erröten lächerlich zu machen oder zu blamieren. In Abgrenzung zur körperdysmorphen Störung handelt es sich hierbei um eine soziale Phobie (Chaker u. Hoyer 2007), die jedoch auch mit hypochondrischen Überzeugungen (z. B. Gefäßerkrankung) einhergehen kann.

Manipulationen an der Haut

Die Möglichkeit eines direkten Zugangs macht die Haut zu einem bevorzugten Objekt von Manipulationen. Dabei kann man unterschiedliche Formen der Manipulation hinsichtlich der auslösenden Bedingungen unterscheiden:

Kratzen. Primär eine physiologisch begründbare Reflexhandlung auf Juckreiz, kann sich Kratzen auch auf andere auslösende Bedingungen ausweiten (klassisches Konditionieren). Zudem wird Kratzen durch die ungünstigen Konsequenzen rückwirkend zusätzlich verstärkt (operantes Konditionieren). Juckreizbedingtes Kratzen ist nicht nur bei Neurodermitis eine chronifizierende Bedingung, sondern kann auch bei anderen Hautkrankheiten ein Problem darstellen (Stangier 2002).

Paraartefakte (sog. neurotische Exkoriationen). Diese Manipulationen zielen auf eine Verringerung von psychischer Anspannung ab. Somatische Auslöser können fehlen bzw. sind so minimal ausgeprägt, dass sie die Hautschädigungen nicht erklären können; mitunter lässt sich jedoch auch ein somatoformer Pruritus als Auslöser feststellen. Beispiele für Paraartefakte sind exzessives Ausdrücken diskreter Aknekomedone („acne excoriée des jeunes filles"), die Trichotillomanie (Ausreißen der Haare) oder exzessives Kratzen bei geringfügiger Neurodermitis. Subjektiv häufig als Zwang oder Sucht erlebt, sind diese Manipulationen psychopathologisch am ehesten als Störungen der Impulskontrolle einzustufen (Arnold et al. 2001).

Kutane Artefakte. Hierbei handelt es sich um die Vortäuschung von somatischen Symptomen der Haut (z. B. durch Reiben, Chemikalien, Hitze). Die Selbstbeteiligung wird verleugnet und verheimlicht mit dem Ziel, die Krankenrolle einzunehmen (Gieler u Eckhardt-Henn 2004). Den psychopathologischen Hintergrund bildet meist eine Borderline-Persönlichkeitsstörung.

Psychosen, die sich auf die Haut beziehen

Als zumeist monosymptomatische Psychosen seien, obwohl bisher keine psychotherapeutischen Behandlungskonzepte hierzu vorliegen, der Vollständigkeit halber ebenfalls erwähnt: Dermatozoenwahn (Hillert et al. 2004) und körperbezogener Wahn.

35.6 Diagnostik

Eine differenziertere Ausgangsdiagnostik integriert Informationen aus psychiatrischer Diagnostik, Testdiagnostik und Verhaltensanalyse. Hieraus lassen sich Hinweise für eine differenzielle Indikation zu bestimmten Behandlungsverfahren und die therapiebegleitende Evaluation von Therapieeffekten ableiten.

Psychiatrische Diagnostik

Im Bereich der Dermatologie wird die Notwendigkeit einer Diagnose besonders deutlich bei der Differenzialdiagnostik von Entstellungsproblemen oder Manipulationen an der Haut. Die den oben dargestellten Problembereichen entsprechenden Diagnosen nach der DSM-IV- bzw. ICD-10-Klassifikation sind in **Tabelle 35.2** dargestellt.

Testdiagnostik

In den letzten Jahren wurden für die deutschsprachige Dermatologie spezifische, standardisierte Messinstrumente entwickelt, die eine differenziertere Erfassung von Problembereichen und Therapieeffekten erlauben:
- Fragebogen zur Bewältigung von Hautkrankheiten (FBH; Stangier, Ehlers u Gieler 1996a), darin:
  - Marburger Haut-Fragebogen (MHF),
  - Marburger Neurodermitis-Fragebogen (MNF),
  - Juckreiz-Kognitions-Fragebogen (JKF),
  - Fragebogen für Eltern von neurodermitiskranken Kindern (FEN);
- Fragebogen zum Coping von Kindern mit Neurodermitis (Kupfer et al. 2003);
- Fragebogen zur Hautzufriedenheit (HautZuf; Kupfer et al. 2003).

Tabelle 35.2 Diagnostische Einordnung von Störungsbildern in der Dermatologie (nach DSM-IV und ICD-10)

dermatologischer Befund	psychosomatisches Problem		psychiatrische Diagnose	DSM-IV	ICD-10
Dermatosen	Auslösung/Aggravation durch psychosomatische Faktoren		psychische Faktoren mit Einfluss auf den körperlichen Zustand	316.00[1]	F54
	ungünstige Verarbeitung körperlicher, psychischer und sozialer Folgen von Krankheiten (z. B. bei Entstellung)		Anpassungsstörung: • mit depressiver Verstimmung • mit ängstlicher Gestimmtheit • mit sozialen Ängsten	309.0 309.24 309.9	F43.2
Manipulationen an der Haut	Paraartefakte		Störung der Impulskontrolle: • sychogene Exkoriation • Trichotillomanie	312.30 312.39	F63.8 F63.3
	kutane Artefakte		Chronische vorgetäuschte Störung mit körperlichen Symptomen	300.10	F68.1
Beschwerden ohne (ausreichenden) dermatologischen Befund	somatoforme Störungen	Juckreiz, kutane Dysästhesien	undifferenzierte somatoforme Störung, Konversionsstörung	300.38 300.11	F45.8 F45.38
		Krankheitsangst/-überzeugung	Hypochondrie	300.70	F45.2
		Entstellungsüberzeugung	körperdysmorphe Störung	300.70	F45.21
	kutane Psychosen		wahnhafte Störung (körperbezogener Wahn, Dermatozoenwahn)	297.10	F22.0

[1] Die dermatologische Diagnose wird auf Achse III kodiert.

Eine hervorragende Zusammenstellung psychodiagnostischer Verfahren für die Dermatologie findet sich bei Kupfer et al. (2006). Es werden 45 Verfahren beschrieben, wobei 13 der vorgestellten Messinstrumente speziell für erkrankte Kinder und Jugendliche sowie deren Eltern konzipiert wurden.

Darüber hinaus können auch nicht speziell für dermatologische Probleme entwickelte Fragebögen eingesetzt werden, z. B. der Stressverarbeitungsbogen von Erdmann u. Janke (2008) oder der SOMS für somatoforme Störungen (Rief u. Hiller 2008; hier empfiehlt sich die Erweiterung um Fragen zu Juckreiz, Brennen, Schmerzen, Haarverlust und Entstellungsgefühlen).

Tiefenpsychologische Diagnostik

Die tiefenpsychologische Diagnostik bei Hautkrankheiten orientiert sich grundsätzlich an den bekannten technischen Hinweisen aus psychoanalytischen Interviews (Argelander 1989), die die szenische Darstellung der Krankheit durch den Patienten erfasst und unter Berücksichtigung von Übertragung und Gegenübertragung diagnostiziert. In den letzten Jahren wird auch in der Dermatologie zunehmend die Operationalisierte Psychodynamische Diagnostik (OPD) eingesetzt (Arbeitskreis OPD 2009). Generell sind entsprechende Modifikationen des diagnostischen Konzeptes notwendig (von Rad 1981). Grundsätzlich wird die tiefenpsychologisch orientierte Diagnostik auch nach den Vorschlägen von Luborsky (1988) durchgeführt.

Speziell bei Hautkrankheiten wird vor allem auf Störungen in den **frühen Entwicklungsphasen der taktilen Phase** (Anzieu 1991) geachtet, außerdem auch der Entwicklung von Autonomie und Abhängigkeit besondere Beachtung geschenkt, da es bei Störungen häufig zu sog. Nähe-Distanz-Konflikten kommt (Detig-Kohler 2001). Die tiefenpsychologischen Aspekte wurden insbesondere von Pines (1981) eingehend hinsichtlich der Übertragung und Gegenübertragung dargestellt, während Klöß-Rotmann (1990) wie auch Kelleter (1990) die Probleme in der Primärbeziehung unter dem Aspekt des Haut-Ich für die psychoanalytische Praxis zeigen konnten. Insgesamt wird man interaktionelle Probleme erfassen, die vor allem in der Folge von chronisch-entzündlichen Dermatosen einen wesentlichen Einfluss auf die Entwicklung von neurotischen Krankheitsverarbeitungen haben.

Verhaltens- und Bedingungsanalyse

Die Durchführung einer Verhaltens- und Bedingungsanalyse konzentriert sich auf die Verhaltensweisen, die in engem funktionalen Zusammenhang zur Entstehung und Aufrechterhaltung der Probleme beitragen. In **Tabelle 35.3** seien einige wichtige Aspekte genannt, die eine Eingrenzung des Problemverhaltens ermöglichen. Im Folgenden wird eine Verhaltensanalyse anhand der Falldarstellung eines Klienten mit ungünstiger Krankheitsbewältigung veranschaulicht.

Tabelle 35.3   Problembereiche der psychosomatischen Dermatologie aus verhaltenstherapeutischer Sicht

Auslösung/Aufrechterhaltung von Hauterkrankungen durch psychische Belastungen	• belastende Ereignisse vor Auslösung/Aggravation der Krankheit; • dysfunktionale Kognitionen oder ungünstiges Bewältigungsverhalten in Stresssituationen.
somatoforme Störungen (Juckreiz, Brennen, Schmerzen, Haarausfall)	• extremer Leidensdruck trotz minimaler/fehlender körperlicher Symptomatik; • Erklärungsmodell für Symptome: Fehlinterpretation als körperliche Krankheit; • Präokkupation mit dem Hautzustand (z. B. gedanklich, Handlungen); • Suche nach ärztlicher Rückversicherung (z. B. Allergietestung); • psychische Belastung vor Erstmanifestation (Zusammenhang zunächst nicht nahelegen!).
körperdysmorphe Störung	• Überzeugung, entstellt zu sein, und extremer Leidensdruck, trotz minimaler/fehlender Symptome; • Vermeidung von Situationen mit visueller Exposition in der Öffentlichkeit; • Präokkupation mit dem Aussehen (z. B. Wie häufig wird vor dem Spiegel kontrolliert?); • Versuche, durch Manipulationen (Paraartefakte) oder massive Behandlungsmethoden (Cortison, Dermabrasion) die Entstellung zu verändern.
ungünstige Verarbeitung chronischer/entstellender Hauterkrankungen	• unangemessene negative Kognitionen bezüglich Krankheitsverlauf und Selbstbild; • Gefühle der Hilflosigkeit, depressive Verstimmungen; • Einschränkung von allgemeinem Aktivitätsniveau und sozialen Kontakten; • Mangel an sozialer Unterstützung.
exzessives Kratzen	• somatische Ursache als primärer Auslöser (Juckreiz); • Ausweitung von Kratzen auf Situationen ohne Juckreiz; • aufrechterhaltende Konsequenzen (Nachlassen des Juckreizes vs. langfristige Hautschäden, verstärkende Umweltreaktionen).
Paraartefakte	• dranghafter Impuls als Auslöser (keine somatische Ursache); • Ausformung von Ritualen, in denen die Manipulationen vorgenommen werden; • vorausgehende dysfunktionale Kognitionen, emotionale Reaktionen, Verhaltensweisen.
kutane Artefakte	• Verleugnung der Selbstverursachung der Symptome (nicht konfrontieren!); • vorausgehende dissoziative Zustände oder extreme Wut- oder Angstaffekte; • soziale Belastungsfaktoren.

F Ein 30-jähriger Patient sucht eine psychologische Therapie wegen einer seit 5 Jahren bestehenden Neurodermitis mit starkem und generalisiertem Körperbefall auf. Drei stationäre Aufenthalte sowie die tägliche Anwendung von Cortison zeigten keinen dauerhaften Erfolg. Neben Juckreiz sind weitere Beschwerden das „unschöne" Aussehen der Haut, Anspannung, Ängste, Deprimiertheit, sexuelle Probleme, Minderwertigkeitsgefühle.

Anamnese. Er ist der einzige Sohn einer Witwe, zu der sich nach dem Tod des Vaters (Arbeitsunfall) und der Schwester (Hirnblutungen) seit seiner Jugend eine enge Bindung entwickelte. Die Neurodermitis trat erstmals nach dem Studium auf, als er mit 24 Jahren seine 1. Stelle antrat, aus dem Elternhaus auszog und mit seiner Freundin zusammenzog, die er vor 2 Jahren heiratete und die ein Kind erwartet. Er besucht regelmäßig die Mutter, mit der ihn eine „Hassliebe" verbindet, da sie ihn „immer noch einengt und kontrolliert". Aktueller Anlass für die Therapie ist eine monatelang hinausgezögerte Entscheidung, in ein Haus in unmittelbarer Nachbarschaft der Mutter umzuziehen, was diese erwarte, da sie das Haus deshalb erworben habe, während die Ehefrau dagegen war.

Testbefunde. Erhöhte Werte im MNF bezüglich „Leidensdruck", „soziale Stigmatisierung", „Einschränkung der Lebensqualität".

Diagnose nach DSM-IV. Achse I – psychische Faktoren mit Einfluss auf den körperlichen Zustand (316.00), Anpassungsstörung mit depressiver Verstimmung (309.00); Achse II – zwanghafte Persönlichkeit; Achse III – Neurodermitis.

Verhaltensanalyse. Exzessives Kratzen, ungünstige Krankheitsbewältigung und Entstellungsgefühle.

Problemverhalten. Ein wesentliches Problem ist das exzessive Kratzen (Selbstbeobachtungsprotokoll: ca. 15x/Tag). Dieses wird gefördert durch Rückzugsverhalten (z. B. Aufsuchen der Toilette am Arbeitsplatz) und ungünstige Kognitionen („Ich muss mich abreagieren"). Außer der verstärkten Anwendung von Cortison fehlen aktive Bewältigungsstrategien zum Abbau von Juckreiz und zur Verhinderung von Kratzen. In emotionaler Hinsicht werden Gefühle der Hilflosigkeit ausgelöst, sowie Gedanken, die Krankheit könnte sich verschlimmern. Die Entstellungsgefühle führen zu verstärktem Vermeidungs- und Rückzugsverhalten im sozialen Kontakt und im (sexuellen) Kontakt zu seiner Frau.

Auslösende Bedingungen. Das exzessive Kratzen ist primär auf den starken, fast permanenten Juckreiz zurückzuführen, darüber hinaus aber auch auf Konfliktsituationen (vor allem Auflehnung gegen Einengung durch Mutter und Schuldgefühle, sie im Stich zu lassen), die eine Handlungsblockade und diffuse Anspannung hervorrufen. Die Entstellungsgefühle resultieren aus der subjektiven Bewertung der sichtbaren Hautsymptome („unattraktiv/ unschön") und der Fehlinterpretation neutraler Aufmerksamkeitsreaktionen anderer (Anstarren, Abwerten).

Nachfolgende Konsequenzen. Das Kratzen wird durch die kurzfristige Verringerung von Juckreiz und Anspannung negativ verstärkt; langfristig intensiviert das Kratzen jedoch die Hautentzündung und trägt zur Chronifizierung der Symptomatik bei. Zusätzlich bedeutet die Schonung und Versorgung durch Ehefrau und Mutter eine positive Verstärkung des Kratzens. Rückzug und Vermeidung infolge von Entstellungserleben führen langfristig zu depressiven Verstimmungen, sozialem Rückzug, Minderwertigkeitsgefühlen, Schwierigkeiten in der Paarbeziehung (unbefriedigende Sexualität) und der manifesten Überzeugung, durch die Neurodermitis im Leben „bestraft" zu sein.

Lerngeschichte. Die Erstmanifestation der Neurodermitis fällt mit kumulativen Belastungen (Auszug aus dem Haus der Mutter, Schuldgefühle wegen des Verlassens der Mutter, Zusammenziehen und Anfangsprobleme mit der Freundin, Eintritt ins Berufsleben, drohende Überlastung aufgrund von Perfektionismus) zeitlich zusammen. Durch die Krankheit wurden diese Belastungen zunächst verringert. Der krankheitsbedingte Rückzug wurde durch den Wegfall der Anforderungen negativ verstärkt; das „Versorgtwerden" kann im Sinne einer positiven Verstärkung aufgefasst werden. So zog der Klient während einer Partnerschaftskrise wegen eines starken Krankheitsschubes zu seiner Mutter. Die Freundin nahm ihre Trennungsabsichten zurück, als sich beide in einem klärenden Gespräch auf die Neurodermitis als „eigentliche Ursache" für die Krise einigen konnten. Dadurch wurde die Entwicklung eines ungünstigen Krankheitsverhaltens begünstigt und der Aufbau von Selbstkontrolle behindert.

35.7 Therapieevaluation

Die therapiebegleitende Diagnostik leitet sich aus der Auswahl der Therapieziele ab. Dabei können unterschiedliche Maße in Frage kommen, um die Effekte der Therapie zu erfassen:
- Hautsymptomatik, z. B. Ausmaß der betroffenen Körperoberfläche (in %);
- Intensität des Juckreizes (auf einer Skala von 0–10 eingeschätzt);
- Medikamentenverbrauch: z. B. Cortisonmenge (in Gramm) oder cortisonfreie Intervalle;
- Fragebögen (z. B. MHF vor und nach Therapie);
- Zielerreichungsskala (Goal-Attainment-Scale).

Besonders günstig für die schrittweise Überprüfung von Interventionen sind standardisierte Selbstbeobachtungsprotokolle, die der Patient selbst ausfüllen kann. In **Abb. 35.1** ist ein Beispiel für ein Selbstbeobachtungsprotokoll bei Neurodermitis festgehalten, das sich besonders auf Juckreiz und Kratzen im Verlauf eines Tages konzentriert. Hieraus lässt sich die Häufigkeit/Stärke von Kratzen und Juckreiz errechnen, etwa indem die tägliche Häufigkeit in Wochendurchschnittswerte fließt. Therapeutisch nützlich ist, dass der Patient zu einer Diskrimination von Kratzen und Juckreiz angeregt wird und sich Hinweise für auslösende Situationen sammeln lassen, aus denen Ansatzpunkte für Interventionen abgeleitet werden können.

Name:				Tag:	
Uhrzeit	Kratzen Stärke 0–10	Juckreiz Stärke 0–10	vorausgehende Situation	Reaktion	

Abb. 35.1 Standardisiertes Selbstbeobachtungsprotokoll für Kratzen.

35.8 Spezielle Aspekte in der psychotherapeutischen Behandlung

Psychische Faktoren mit Einfluss auf Dermatosen

■ Verhaltenstherapeutische Interventionen

Im Allgemeinen haben sich Entspannungsverfahren als sehr erfolgreich in der verhaltenstherapeutischen Behandlung von Hauterkrankungen erwiesen:

Progressive Muskelentspannung. Diese stellt ein Standardverfahren insbesondere bei Neurodermitis dar, da die erhöhte vegetative Anspannung abgebaut und der Juckreiz beeinflusst werden kann. Das Verfahren eignet sich auch sehr gut als Alternativhandlung für Kratzen im Rahmen der Habit-Reversal-Technik (Rosenbaum u. Ayllon 1981). Nach den Prinzipien der „applied relaxation technique" von Öst (1987) wird eine zunächst ausführliche Version der PME immer weiter verkürzt (von ca. 20 bis auf 4 Minuten), die zunehmend automatisierte Entspannungsreaktion an Hinweisreize gekoppelt („cue-controlled relaxation") und unter Alltagsbedingungen eingeübt. Gegenüber anderen Entspannungsverfahren hat die PME den Vorteil, rasch erlernbar und relativ wenig störanfällig (z. B. gegenüber Juckreiz) zu sein.

Autogenes Training. Günstige Effekte werden insbesondere auf entzündliche Hauterkrankungen wie Neurodermitis (Stangier et al. 1992) und Urtikaria (Buffet 2003) berichtet. Generell wird die Erweiterung um hautspezifische Formeln zur Vorstellung von Kühle empfohlen; ein Beispiel hierfür ist die Formel „Haut ganz ruhig und angenehm kühl".

Biofeedbacktraining. Je nach psychophysiologischem Vermittlungsmechanismus wurden unterschiedliche Ansatzpunkte für Biofeedbacktrainings bei Hautkrankheiten gewählt (Shenefelt 2003). An spezifischen pathophysiologischen Reaktionen der Haut setzen folgende Verfahren an:
- Biofeedbacktraining zur Reduktion der Hauttemperatur (aufgrund einer durch Entzündungsreaktionen erhöhten Hautdurchblutung) bei Psoriasis (Stangier et al. 1988);
- Biofeedbacktraining zur Erhöhung der Hauttemperatur bei der Raynaud-Krankheit (Karavidas et al. 2006)

Wesentliche Faktoren des Behandlungserfolges sind eine regelmäßige Übungspraxis und das Einbeziehen von Entspannungs- und Vorstellungstechniken. Der spezifische Wirkmechanismus von Biofeedbacktrainings bleibt ungeklärt: Neben einer tatsächlichen Verbesserung der Selbstregulation könnten für positive Effekte auch die höheren Erfolgserwartungen durch den Einsatz physiologischer Apparaturen oder ein unspezifischer Entspannungseffekt verantwortlich sein; letzterer wäre aber auch mit geringerem Aufwand durch Entspannungsverfahren erreichbar.

Imaginationsverfahren. Zumeist werden die Patienten angeleitet, sich die Heilungsprozesse bildlich vorzustellen. Dabei kann sowohl die Krankheitsbewältigung unterstützt als auch die Symptomatik günstig beeinflusst werden. Im Rahmen von **Stressbewältigungstrainings** (Kaluza et al. 2004), die nicht spezifisch auf dermatologische Probleme gerichtet sind, können auch kognitive Verfahren zur Veränderung stresserzeugender Kognitionen und Verhaltenstrainings zur Anwendung kommen.

■ Tiefenpsychologisch orientierte Psychotherapie und Psychoanalyse

Die tiefenpsychologisch orientierte Therapie hielt sich, im Gegensatz zur Verhaltenstherapie, traditionell zunächst stärker an die Theorie von Alexander (1950), dass den dermatologischen Erkrankungen **spezifische psychodynamische Konflikte und Persönlichkeiten** zuzuordnen sind. Alexander und Mitarbeiter zählten bekanntlich vor allem die Neurodermitis zu den psychosomatischen Erkrankungen und hielten einige Persönlichkeitseigenschaften für pathognomonisch für die Erkrankung. Fast alle psychosomatischen Theoriebildungen wurden an Patienten mit **Neurodermitis** entwickelt und dargestellt (Schur 1955). Diese Theorien wurden in den 1970er Jahren im Rahmen triebtheoretischer Darstellungen (Rechenberger 1979) wieder aufgegriffen und beispielsweise wurde die Neurodermitis als symbiotischer Ablösungskonflikt dargestellt.

Diese Aspekte haben sich in weiteren Studien nicht bestätigt, vielmehr muss davon ausgegangen werden, dass die psychodynamische Störung vor allem vom Schweregrad und vom Zeitpunkt der Erstmanifestation wie auch der Dauer der Erkrankung abhängt. Hierbei treten sowohl neurotische Störungen wie auch Persönlichkeitsstörungen, die im Sinne einer **Komorbidität** anzusehen sind und eines entsprechenden Psychotherapieregimes bedürfen. Besondere Beachtung sollte unter psychodynamischen Gesichtspunkten deshalb der Umgang mit der Erkrankung im Rahmen der Familie, die eigene Verarbeitung und die Aufnahme der Objektbeziehungen haben, um mögliche Nähe-Distanz-Probleme, Störungen in den Schamaffekten (Hilgers 1995) oder depressive Reaktionen erkennen zu können.

Erythrodermie. Besonders schwierig stellen sich aus klinisch-psychosomatischer Sicht die generalisierten Formen der Erythrodermie dar, die auch häufig mit Borderline-Störungen korrelieren. Obsolet ist jedoch die Annahme, dass die Mutter eine gestörte Beziehung aufweist, dies hat sich bisher in allen empirischen Studien nicht nachvollziehen lassen!

Psoriasis vulgaris („Schuppenflechte"). Bei der Psoriasis wurden Hinweise auf **Konflikte im libidinösen** und **aggressiven Bereich** festgestellt, vor allem die Tendenz, Ärger in sich hineinzufressen. Diese immer wieder diskutierte Aggressionshemmung der Psoriatiker könnte natürlich auch Folge der Erkrankung sein, da Psoriatiker sich wegen der vermuteten und/oder realen Stigmatisierung durch die Erkrankung im öffentlichen Leben immer wieder zurücknehmen müssen. Ebenso wurden gehäuft depressive und zwanghafte Charakterstrukturen und Erlebnisreaktionen bei Psoriatikern nachgewiesen, die sowohl prämorbid als auch als Folge der Krankheit entstanden sein konnten. Aus tiefenpsychologischer Sicht werden häufig **Störungen im Selbstwerterleben** diagnostiziert, die der Abwehr von Minderwertigkeitsgefühlen, Regressionswünschen und Depression dienen. In diesem Zusammenhang dient auch der „Schuppenpanzer" als Schutz gegen innere Verletzlichkeit (Gieler et al. 1986). Nach Meinung einiger analytisch orientierter Autoren haben Psoriatiker in ihrer psychischen Entwicklung die ödipale Phase erreicht, können aber bei Auftreten erythrodermischer Schübe bis auf frühkindliche Stufen regredieren (Rechenberger 1979).

Allergien. Trotz der zumeist multifaktoriellen Genese können auch bei Allergien **emotionale Auslöser** einen bedeutsamen Einfluss auf den Krankheitsverlauf nehmen. So wird gehäuft von erhöhten Aggressionswerten berichtet. Auch scheinen allergische Erkrankungen und alle Formen von Depressionen immer nur alternativ aufzutreten. Einige Autoren schlussfolgern daraus, dass die allergischen Symptome als Entlastung der aggressiven Strebungen dienen, die sich sonst gegen das Selbst richten würden. Nachgewiesen wurde auch, dass Allergien durch Autosuggestion entstehen können, und dass starke **Ängstlichkeit** die Haut sensibler auf potenzielle Allergene reagieren lässt. Bei schon bestehenden Kontaktekzemen konnte gezeigt werden, dass nichtautonomes Verhalten und ein Ignorieren von Gefühlen bzw. ein unangemessener Umgang mit Emotionen in Konflikt- und Entscheidungssituationen den Krankheitsverlauf ungünstig beeinflussen. Wiederholt wurden in der Literatur Beziehungsmuster beschrieben, die für den Allergiker typisch sein sollen. Marty (1958) stellte die **allergische Objektbeziehungstheorie** auf: Hiernach haben Allergiker einen symbiotischen Objektbeziehungsmodus, der eine substituierende Wirkung für ihre labile Struktur hat und der durch die Angewiesenheit auf die ständige Präsenz der Objektbeziehungen (Partner, Wohnung, Arbeitsplatz etc.) gekennzeichnet ist. Im Falle des realen oder symbolischen Verlustes eines solchen Objektes kommt es zur Regression und zum Ausbruch der Erkrankung. Es erscheint jedoch fraglich, ob diese Konzeption spezifische Aspekte allergischer Erkrankungen erfasst oder ob es sich nicht vielmehr um allgemeine Charakteristika psychosomatischer Grundstörungen handelt.

Dyshidrotisches Handekzem. Bei dem sog. dyshidrotischen Handekzem wurden psychodynamisch folgende Charakteristika gesehen: Es soll sich um überbewusste, ernste Menschen handeln, die auf allen Ebenen verantwortungsvoll sind. Ihr Leben ist gut organisiert, sie arbeiten effizient, genau und detailorientiert. Sie haben einen hoch durchstrukturierten Tag mit vielen Terminen. Es bestehen zu hohe Erwartungen an die eigenen Leistungen, bei einem gleichzeitigen gnadenlosen Umgehen mit sich selbst. Aus den überhöhten Leistungsansprüchen an sich selbst resultieren die Spannungen. Aus dem zwangsläufigen Scheitern an den zu hohen Erwartungen entstehen Gefühle von **Minderwertigkeit** und **Inkompetenz.** Diese Menschen fühlen sich schuldig, frustriert und sind ärgerlich. Hansen et al. (1981) identifizierten bei ihrer Untersuchung an 20 jüngeren Patientinnen das dyshidrotische Handekzem als Ausdrucksgeschehen und zwar in Form einer prägenitalen Konversion. Die Patientinnen zeigten gehäuft gehemmte Aggressionen, fühlten sich unselbstständig und kontrolliert, zeigten aber auch selbst die Tendenz, Beziehungen kontrollieren zu wollen. Sie schienen in symbolisierter Form mit den Händen ihren Abhängigkeitskonflikt vorzuzeigen, der zu einem Zeitpunkt deutlich wird, an dem sie das Leben in ihre eigenen Hände nehmen möchten, das selbstständige Handeln jedoch durch ihre Abhängigkeitswünsche behindert wird.

Akne vulgaris. Bei Akne vulgaris sollte man unter psychodynamischen Aspekten folgende Formen differenzieren:
- **Akne des Pubertätsalters** (physiologisch, in der Regel keine Indikation zur psychotherapeutischen Intervention);
- **persistierende Akne** (nach dem 25. Lebensjahr beginnend oder eine Pubertätsakne, die sich über das 25. Lebensjahr hinaus verschlechtert, meist neurotische Hintergründe);
- **Akne excoriata** (als Paraartefakt anzusehen, bedarf spezieller psychotherapeutischer Behandlung);
- **körperdysmorphe Störung bei minimaler Akne** (hohe Diskrepanz zwischen subjektivem Leidensdruck und objektivem Befund des Arztes, bedarf dringend einer psychotherapeutischen Behandlung).

Die meisten tiefenpsychologisch orientierten Autoren gehen davon aus, dass es auch stabile Aknepatienten gibt, bei denen offenbar die Krankheit wenig in ihrem Selbstwertgefühl verändert, während bei schon früher gestörter Persönlichkeitsentwicklung auch die Akne zu einer mangelhaften

Verarbeitung der Krankheit und zu sozialem und partnerschaftlichem Rückzug führt. Durch das zusätzliche Vorhandensein neurotischer Prozesse, meist in Form von ödipalen Triebkonflikten wird eine juvenile in eine persistierende Akne transformiert, wobei dann Ursache und Wirkung austauschbar sein können. Aber auch narzisstische Störungen werden als zusätzlicher Faktor angenommen. Hinzu kommt, dass die objektiven Befunde meist nicht mit dem subjektiven Krankheitsgefühl übereinstimmen müssen. So kann z. B. die Akne excoriata als Ausdruck einer Dysmorphophobie bei neurotischen Tendenzen verstanden werden. Bei der Akne excoriata wird davon ausgegangen, dass es sich um eine neurotische Selbstbeschädigung handelt (Paraartefakt), die oft eine schwere Depression verdeckt, aber auch um einen sog. sozialen Suizid, der die Patienten aus der gefürchteten und konflikthaft erlebten Versuchungssituation z. B. dem Vater gegenüber herausnimmt und sie gegen spezifische Anfechtungen erotischer und sexueller Art abschirmt. Es gibt auch Hinweise auf Inzestprobleme, die sich als Akne excoriée manifestieren.

Periorale Dermatitis. Nach Meinung vieler tiefenpsychologisch orientierter Autoren scheinen an perioraler Dermatitis erkrankte Patienten besondere Merkmale der Persönlichkeitsstruktur und des sozialen Habitus aufzuweisen, die wie folgt gekennzeichnet sind (Hornstein 1976): Es handelt sich in der Regel um besonders gepflegte, psychisch differenzierte Frauen mit höheren sozialen Ansprüchen oder in gehobenen beruflichen bzw. gesellschaftlichen Positionen; die meisten Patientinnen bieten anamnestische oder klinische Symptome einer verstärkten vegetativen Labilität, z. B. hypotoner Symptomenkomplex, Obstipationsneigung, Kopfschmerzen oder Schlafstörungen. Diese Symptome werden von einigen Autoren aber nicht nur als Zeichen vegetativer Labilität verstanden, sondern auch „unter dem Gesichtspunkt viszerokutaner neurovegetativer Reflexbezüge als mögliche vasomotorische Determinanten für die periorale und faziale Lokalisation der Hauterscheinungen" (Hornstein 1976). Die Hauterscheinungen treten oft unregelmäßig periodisch auf, gelegentlich in kritischem Zusammenhang mit partnerschaftlichen oder beruflichen Konfliktsituationen oder Dauerbelastungen. Psychologische Testergebnisse gaben deutliche Hinweise auf emotionale Unreife bei relativ hoher Intelligenz, auf Störungen im mitmenschlichen Kontakt, denen vermehrte rationale Anpassungsbemühungen entgegenstehen, und schließlich auf eine Neigung zu „hysterieformen" Verhaltensweisen (Hartung u. Lehrl 1976).

Urtikaria. Bei der Urtikaria haben sich vor allem Fokalpsychotherapie und Kurzpsychotherapien bewährt, die ein mögliches auslösendes Ereignis bearbeiten. Aus tiefenpsychologischer Sicht findet man bei Urtikaria nicht selten psychisch nicht verarbeitete Wutaffekte, die im analytischen Setting verdeutlicht und sowohl interaktionell als auch durch Deutungen herausgearbeitet werden können. Die Urtikaria stellt nicht selten ein Konversionssyndrom dar, weshalb es sich immer lohnt, nach auslösenden Lebensereignissen zu fragen. Die Urtikaria gilt tiefenpsychologisch eher als vorbewusste Erkrankung, bei der nur selten eine psychosomatische Grundstörung gefunden wird.

Alopezie. Es gibt eine ganze Reihe klinischer Untersuchungsergebnisse, die den Einfluss psychischer Faktoren auf Entstehung und Verlauf **der Alopecia areata** eindeutig belegen. Während in früheren Studien eher von dramatischen Episoden über plötzlichen Haarausfall aufgrund eines außergewöhnlichen, traumatischen Erlebnisses berichtet wird, zeigen neuere Studien, dass länger bestehende Probleme von größerer ätiologischer Signifikanz sind (Egle u. Tauschke 1987). Ein hoher Prozentsatz der Patienten scheint aufgrund frühkindlicher Entwicklungsstörungen besonders empfindsam auf emotionalen Stress zu reagieren. Wenn sie mit diesem über ein bestimmtes Maß hinaus konfrontiert werden, kommt es zum Zusammenbruch effektiver Verarbeitungsmechanismen und es entwickeln sich somatische Symptome. Immer wieder wird auch auf das gehäufte Vorkommen von Ängstlichkeit und Depression bei Alopecia-areata-Patienten hingewiesen sowie auf häufige Fälle von Psychosen und Verhaltensabnormalitäten. Auch scheint ein gewisser Typus gehäuft aufzutreten, der sich durch Schüchternheit, Unsicherheit, Zwanghaftigkeit, Unterlegenheitsgefühle und Passivität auszeichnet sowie durch die Unfähigkeit stärkere Gefühle durch Sprache oder Handlungen auszudrücken. In vielen Fällen konnte nachgewiesen werden, dass diese Persönlichkeitszüge schon prämorbid bestanden und auf frühkindliche psychische Entwicklungsstörungen zurückgingen. Untersuchungen an Kindern mit Alopecia areata zeigten, dass der Ausbruch der Erkrankung oft in engem Zusammenhang mit einem für sie sehr schmerzhaften, realen oder symbolischen Verlusterlebnis stand. Von einem psychodynamischen Blickwinkel aus wird Alopecia areata von einigen Autoren als konversionsneurotische Reaktion betrachtet, von anderen wird sie auf eine gestörte Mutter-Kind-Beziehung in präödipalen Entwicklungsphasen und die damit in Zusammenhang stehenden gravierenden Abhängigkeitsproblematiken zurückgeführt.

Somatoforme dermatologische Beschwerden

■ *Verhaltenstherapeutische Interventionen*

Zentrales Problem in der Behandlung somatoformer Störungen ist das rigide organmedizinisch orientierte Krankheitsmodell, das die Wahrnehmung von Zusammenhängen zwischen Beschwerden, eigenem Verhalten und auslösenden Situationen behindert.

Zur Gewährleistung einer positiven therapeutischen Beziehung müssen einerseits die Belastungen durch das Symptom ernstgenommen und andererseits ein akzeptables, möglichst multifaktorielles Krankheitsmodell vermittelt werden (z. B. Juckreiz wird durch verschiedene Faktoren, auch Stress ausgelöst). Bei autonomen somatoformen Störungen orientiert sich das weitere verhaltenstherapeutische Vorgehen allgemein an der Identifizierung von Krankheitsverhalten, das zur Chronifizierung beiträgt, der Vermittlung eines psychophysiologischen Verständnisses von Stressreaktionen und einer Verbesserung der Körperwahrnehmung. Bei hypochondrischen Störungen hat sich eine Kombination aus Informationsvermittlung, Psychoedukation, kognitiver Umstrukturierung, Exposition und Verhaltensexperimente als ein effektives Behandlungspaket erwiesen.

▪ *Tiefenpsychologisch orientierte Psychotherapie und Psychoanalyse*

Psychodynamisch werden somatoforme Störungen mit Hautsymptomen vor allem als Ausdruck einer Regression auf die somatische Ebene gesehen, die einen psychischen Konflikt vermeiden soll. Hierbei kann das Hautorgan als Symbolebene angesehen werden (Juckreiz galt früher als Äquivalent für Lust!), wenn auch vor allzu phantasierten Bedeutungen gewarnt werden muss! So kann der Juckreiz sowohl sexuelle Bedeutung wie auch Ausdruck von Ärger, Scham, Wut oder sonstigen Affekten sein, bei der Neurodermitis wird Juckreiz auch bei freudigen Ereignissen wie einer Hochzeit gesehen, der vielleicht weniger die Ambivalenz des Patienten als der durch Stress vermittelte Ausdruck immunologischer Dysregulation ist.

In der Psychotherapie der somatoformen Störungen wird heute versucht, durch Deutungsarbeit den Patienten zunächst darauf aufmerksam zu machen, dass seine somatoformen Beschwerden eher Ausdruck eines psychischen Äquivalents sind und die biografische Aufarbeitung eine Veränderung in der Erfassung der emotionalen Probleme verbessert. Meist kommt es durch kritische Situationen, in denen unbewusst das Bedürfnis besteht, eher somatoform zu reagieren, zu einer Katharsis (Simmich et al. 1998).

Ungünstige Krankheitsverarbeitung/ Entstellungsproblematik

▪ *Verhaltenstherapeutische Interventionen*

Neben einer Veränderung spezifischer Probleme, wie z.B. Entstellungsgefühle, zielen die Interventionen auf eine Verhinderung bzw. Prophylaxe *depressiver Reaktionen* ab (Stangier 2002):
- *kognitive Methoden* zur Überprüfung und ggf. Korrektur unangemessener negativer Kognitionen bezüglich des Krankheitsverlaufs und des Selbstbildes;
- *Aktivitätstraining* zum Abbau von sozialem Rückzug und Vermeidung von Anforderungen;
- *Training von Kommunikationskompetenzen* zur Verbesserung der Bewältigung sozialer Probleme und zum Aufbau eines sozialen Unterstützungssystems;
- bei Entstellungsproblemen mit ängstlichen/ depressiven Reaktionen: *Training sozialer Kompetenzen* und Abbau sozialer Vermeidung;
- *Genusstraining und Aufbau angenehmer Aktivitäten* zur Veränderung einer Präokkupation mit der Krankheit und der Konzentration auf negative Lebensbereiche;
- *Entspannungstraining* zur Verbesserung der Selbstregulation;

- *Informationsvermittlung* bezüglich Krankheit und Einflussfaktoren in Schulungsprogrammen;
- Möglichkeit zum *emotionalen Austausch* (Probleme der Krankheitsbewältigung).

▪ *Tiefenpsychologisch orientierte Psychotherapie und Psychoanalyse*

Die ungünstige Krankheitsverarbeitung ist psychodynamisch eher unter dem Aspekt der Ich-Entwicklung umfassender zu sehen und fand in den neueren Konzepten der Selbstpsychologie (Milch u. Hartmann 1996) neuere psychotherapeutische Ansätze zum Verständnis. Die mangelnde Stabilität des Selbst bringt demnach den Patienten leicht aus seinem Konzept, wenn eine Hauterkrankung seine äußere Abgrenzung destabilisiert. Psychotherapeutisch wird durch das Durcharbeiten der eigenen Entstellungsproblematik verbunden mit einer psychodynamischen Übungsbehandlung durch interaktionelles Arbeiten mit dem Symptom eine Verbesserung der Krankheitsverarbeitung erreicht.

Körperdysmorphe Störung

▪ *Verhaltenstherapeutische Interventionen*

Die differenzialdiagnostische Abgrenzung der körperdysmorphen Störung von Anpassungsstörungen bei entstellenden Dermatosen und körperbezogenem Wahn ist von entscheidender Bedeutung. Das verhaltenstherapeutische Vorgehen setzt an der Überbewertung des äußeren Erscheinungsbildes und der sozialen Vermeidung an. Wesentlich ist der Aufbau einer **vertrauensvollen therapeutischen Beziehung** sowie **Verständnis und Empathie für das subjektive Erleben des Patienten**.

Eingangs- und Motivierungsphase (kann sich zeitlich erheblich ausdehnen!). Entwicklung eines akzeptablen Erklärungsmodells für Therapie (etwa: „Abbau von Stress durch das Aussehen"); Psychotherapie als „zeitlich limitierter Test"; Aufstellen eines individuellen Erklärungsmodells: Verdeutlichung der Rolle von exzessiver Selbstaufmerksamkeit, verzerrter Vorstellung des sichtbaren Selbst, Kognitionen, Kontroll- und Sicherheitsverhalten, Verbergen und Vermeidung, negativen Emotionen.

Aufmerksamkeitstraining. Umlenkung der exzessiven Aufmerksamkeitsfokussierung von innen nach außen zur Verbesserung der sozialen Wahrnehmung.

Konfrontation. Aufsuchen sozialer Situationen mit „Reaktionsverhinderung" (ohne Kontrolle des vermeintlichen Defektes, Sicherheits- oder Rückversicherungsverhalten) im Sinne von **Verhaltensexperimenten** (systematische Tests zur Überprüfung spezifischer Erwartungen/ Überzeugungen, Reaktionen der Interaktionspartner etc. mit externem Aufmerksamkeitsfokus (zunächst therapeutengeleitet, dann auch als Hausaufgabe);

Kognitive Umstrukturierung. Korrektur der Überbetonung der äußerlichen Erscheinung als wichtigster Maßstab für die Bewertung der eigenen Person; Akzeptieren der Unsicherheit über die „objektive" Beurteilung des Defektes, keine konfrontierende Überprüfung irrationaler Gedanken bezüglich des Defektes!

Videofeedback. Veränderung innerer verzerrter statischer (Körper-)Bilder durch Verdeutlichung der tatsächlichen Wirkung nach außen und systematisches Betrachten dynamischer Aspekte des Erscheinungsbildes. Aufgrund der selektiven Wahrnehmung von negativen Details im Aussehen ist das parallele Einüben einer konstruktiveren Selbstbewertung unerlässlich. Falls notwendig, sollten auch häufig komorbid vorhandene Störungen (z.B. Depression) und Defizite in sozialen Kompetenzen in der Behandlung mitberücksichtigt werden. Eine detaillierte Darstellung des kognitiv verhaltenstherapeutischen Vorgehens und weiterer Interventionen findet sich bei Ritter u. Stangier (2010) sowie Veale u. Neziroglu (2010).

■ *Tiefenpsychologisch orientierte Psychotherapie und Psychoanalyse*

Psychodynamisch soll bei der Dysmorphophobie der *interaktionelle Aspekt* der Erkrankung herausgearbeitet werden, indem versucht wird, die Ursache für den subjektiven Rückzug zu erarbeiten. Es kann sich hierbei sowohl um Probleme der eigenen Rollenidentifikation als auch um generalisierte Selbstwertproblematik handeln (Gieler 2003). Auch depressive Neurosen können sich gerade bei Patientinnen mit diffusem Haarausfall und entsprechender Dysmorphophobie äußern

> **M** Gerade bei der Dysmorphophobie darf eine Suizidalität infolge einer narzisstischen Krise oder einer depressiven Entwicklung nicht übersehen werden.

Kratzen

■ *Verhaltenstherapeutische Interventionen*

In einer Reihe von Studien wurden Maßnahmen zur Veränderung von Kratzen bei Neurodermitis überprüft, integriert in Einzel- oder Gruppenbehandlung, wobei sich letztere als besonders erfolgreich erwiesen hat (Ehlers et al. 1995, Chida et al. 2007). Prinzipiell lassen sich drei Ansätze unterscheiden (s. auch Stangier et al. 1996, Ritter u. Stangier 2009a):
- Techniken zur Verbesserung der Selbstkontrolle über Kratzen
  - Selbstbeobachtung (s.o.) und Diskrimination von Auslösern: Juckreiz, Anspannung usw.;
  - Einüben alternativer Handlungen gegen Kratzen (Habit-Reversal-Technik, s.o.), z.B. progressive Muskelentspannung;
  - Stimuluskontrolle: Veränderung von Situationen, in denen Kratzen häufig auftritt;
  - Reaktionskontrolle: Maßnahmen zur direkten Verhinderung von Juckreiz und Kratzen;
  - Aufbau von Selbstbelohnung für „Nicht-Kratzen".
- Entspannungs- und Imaginationstechniken zum Abbau von Juckreiz
  - progressive Muskelentspannung zum Abbau des Kratzimpulses;
  - Imaginationsübungen zur Vorstellung von Kühle;
  - Imaginationsübungen zur direkten Beeinflussung des Juckreizes.
- kognitive Modifikation ungünstiger Kognitionen bezüglich Juckreiz
  - Vermittlung von Erklärungsmodellen (z.B. „Teufelskreislauf-Modell");
  - Identifizierung katastrophisierender Kognitionen bezüglich Juckreiz;
  - Aufbau positiver Selbstinstruktionen, die sich auf die Bewältigung von Juckreiz beziehen;
  - Ablenkungstechniken (Konzentration auf manuelle oder mentale Aktivitäten, auf angenehme Empfindungen oder auf intensivere Reize).

■ *Interventionen bei Kindern und Jugendlichen*

Zentrales Prinzip der Behandlung ist die altersgemäße Einbeziehung der betroffenen Kinder und Jugendlichen bei größtmöglicher Betonung der Eigenverantwortung. Bei Kleinkindern und Kindern sollten die Bezugspersonen/Eltern als Mediatoren geschult und als Hauptansprechpartner stärker in die Therapie einbezogen werden. Bei Jugendlichen können die Interventionen direkt ansetzen (Ritter u. Stangier 2009b):
- Vermittlung von Informationen über Einflussfaktoren (Allergien, Ernährung, Hautpflege; Juckreiz-Kratz-Zirkel)
- Entspannungs- und Imaginationstechniken für Eltern und Kinder;
- Erlernen von Selbstkontrolltechniken gegen Kratzen für Kinder;
- Selbstbeobachtung der Bezugspersonen: eigene Reaktionen auf das Kratzen des Kindes
- Kontingenzmanagement: Modifikation verstärkender Bedingungen des Kratzverhaltens (Verlagerung der Aufmerksamkeit auf positive Verhaltensbereiche, Abbau von Bestrafung);
- kognitive Umstrukturierung belastender Einstellungen der Eltern (z.B. Abbau von Schuldgefühlen);
- Verhaltenstraining zur Verbesserung der sozialen Kompetenz bei älteren Kindern
- Multimodale Schulungsprogramme (Gieler 2009).

■ *Tiefenpsychologisch orientierte Psychotherapie und Psychoanalyse*

Tiefenpsychologisch wird der Juckreiz-Kratz-Zirkel als Spannungsentladung unbewusster Affekte verstanden, der nach triebtheoretischen Gesichtspunkten Lustcharakter annehmen kann (Rechenberger 1979). Bei exkoriierten Läsionen geht man psychodynamisch eher von der Abfuhr aggressiver Affekte aus, die gegen das eigene Selbst gerichtet sind oder sogar bei Borderline-Patienten von der Notwendigkeit der Wahrnehmung der eigenen Person durch Juckreiz und Kratzen. Bei der Prurigo simplex subacuta, einer stark durch Juckreiz und Kratzen geprägten Erkrankung, spielt der sexuelle Charakter des Kratzens jedoch in Einzelfällen eine Rolle. Mit Hilfe körperpsychotherapeutischer Techniken kann der interaktionelle Aspekt des Juckreiz-Kratz-Zirkels häufig gut bewusst gemacht werden.

Paraartefakte

■ Verhaltenstherapeutische Interventionen

Grundsätzlich ist selbstschädigendes Verhalten, vor allem im stationären Behandlungsrahmen, durch gezielte Anwendung *operanter Verstärkungsprinzipien* zu beeinflussen:
- Verstärkung von Verhalten, das mit selbstschädigendem Verhalten inkompatibel ist;
- Veränderung verstärkender Konsequenzen (z. B. Legitimation sozialen Rückzugs).

Da bei solchen Störungen die Selbstverursachung in der Regel nicht dauerhaft verleugnet wird, können auch *Methoden der Selbstkontrolle* zum Einsatz kommen:
- Selbstbeobachtung des selbstschädigenden Verhaltens und auslösender Ereignisse;
- Habit-Reversal-Training zur Unterbrechung des Handlungsablaufs;
- Vermittlung von Entspannungstechniken.

Verschiedene kontrollierte randomisierte Therapiestudien belegen den erfolgreichen Einsatz dieser Methoden bei *Trichotillomanie* (Flessner et al. 2008, Woods et al. 2006). Es konnte gezeigt werden, dass insbesondere die Kombination von Habit-Reversal-Training und Acceptance-Commitment-Therapie (ACT; Hayes et al. 2008) mit einer signifikanten Symptomreduktion, geringeren Beeinträchtigungen sowie einer Reduktion von ängstlichen und depressiven Symptomen einherging. Bei *Akne excoriée* erwiesen sich Selbstbeobachtung, Habit-Reversal-Training zur Unterbrechung des Auskratzens und kognitive Interventionen als effektiv (Welkowitz et al. 1989, Bowes u. Alster 2003).

■ Tiefenpsychologisch orientierte Psychotherapie und Psychoanalyse

Auch bei den Paraartefakten wird unter psychodynamischen Aspekten versucht, die Bedeutung der autoaggressiven Handlung bewusst zu machen. Da die Patienten die eigene Beteiligung häufig ablehnen, bietet sich ein solches Vorgehen an, da die Patienten keine eigene Behandlungsmotivation im Sinne einer symptomorientierten Behandlung wünschen. Paraartefakte treten in der Regel im Zusammenhang mit anderen Konflikten auf, so dass die alleinige Behandlung des Paraartefakts oft nur das tieferliegende Problem herausarbeitet. Paraartefakte haben ebenfalls nicht selten symbolhafte Bedeutung, die nach Stabilisierung der Übertragungsbeziehung durch deutende Formulierungen wie „sich die Haare vor Ärger ausreißen" bearbeitet werden können. Das subjektive Bewusstmachen der Paraartefakte (vor allem Onychotillomanie und Akne excoriée) führt meist schon zu einer deutlichen Verbesserung.

Kutane Artefakte

■ Verhaltenstherapeutische Interventionen

Zentrales Problem und vordringliches Ziel in der Behandlung von Artefakten ist der Aufbau einer **positiven therapeutischen Beziehung**; zu vermeiden ist daher eine vorschnelle Konfrontation des Patienten mit der Selbstverursachung (Gieler 2004, Gieler u. Eckhardt-Henn 2004). Stattdessen ist es sinnvoll, sich auf die grundlegenden psychischen und sozialen Defizite zu konzentrieren. Um Spaltungstendenzen zuvorzukommen, wird die Einführung von zwei Therapeuten (einem „guten" und einem „bösen") empfohlen, etwa mit der Begründung, diese wären dazu ausgebildet, „Patienten beizubringen, besser mit chronischen Krankheiten umzugehen".

■ Tiefenpsychologisch orientierte Psychotherapie und Psychoanalyse

Widerstreit zwischen Gefügigkeit und Aggressivität. Verschiedene Autoren machten zwei zunächst nicht miteinander zu vereinbarende Beobachtungen:
- Die Patienten werden zum einen sehr emotionslos und unterwürfig, still oder stumm erlebt (sie unterziehen sich z. B. kritiklos allen diagnostischen Schritten),
- zum anderen wird von den Untersuchenden aber auch starke Aggressivität und Feindseligkeit wahrgenommen.

Rechenberger (1971) drückt diese zwiespältige Wahrnehmung so aus, dass sie in den Artefakten den „Widerstreit zwischen Gefügigkeit und Aggressivität" sieht bzw. die Unmöglichkeit, beides gleichzeitig auszuleben. Wenn Menschen mit Artefakten ihre Umwelt immer wieder so erleben, dass es ihnen unmöglich ist, beides – nämlich sowohl aggressiv als auch hilflos und schutzbedürftig – sein zu dürfen, finden sie in der Selbstbeschädigung den Weg, beides auszuleben und ihre intrapsychischen Spannungen dadurch abzubauen.

Biografie. In der Biografie von Artefaktpatienten wurden häufig einschneidende Erlebnisse gefunden, die in einem Zusammenhang mit den späteren Hautverletzungen gesehen werden. Eckardt (1989) wie auch Sachsse (1987) konnten zeigen, dass dem selbstschädigenden Verhalten des Erwachsenen in der Kindheit schwere körperliche Erkrankungen, Trennungserlebnisse, Inzest und Misshandlungen durch seine Eltern vorausgehen. Die Hauterkrankung wird gleichsam zum Indikator für eine Lebenssituation, die dem Kind nicht die Möglichkeit ließ, einerseits seine Bedürfnisse nach Sättigung, Liebe und Angenommensein zu befriedigen und andererseits Regungen wie Zorn, Eifersucht und Aggressivität auszuleben, ohne die Zuneigung entzogen zu bekommen. Viele Autoren sprechen von einer Reinszenierung der Verletzungen der Kindheit in den Hautartefakten (Plassmann 1987, Sachsse 1987).

Suizid. Das autoaggressive Verhalten von Artefaktpatienten drückt sich in weiteren Auffälligkeiten aus; so wird immer wieder der Zusammenhang zwischen Artefakten und Suizidhandlungen betont. Viele Hinweise auf Suizidhandlungen in der Literatur machen deutlich, dass eine enge Verbindung zwischen Selbstverletzungen und Selbstmordhandlungen besteht.

Essstörungen, Suchterkrankungen. Viele Autoren beschreiben das gemeinsame Auftreten von Artefakten und Essstörungen (Rechenberger 1971, Sachsse 1987) sowie von Artefakten und Suchterkrankungen (Sachsse 1987). In den Krankengeschichten von Artefaktpatienten fällt immer wieder die große Zahl an Operationen, Klinikaufenthalten und Unfällen auf. Diese werden von vielen Autoren als Äquivalente der Hautartefakte betrachtet (Paar 1987, Eckardt 1989).

Artefakte als „Tranquilizer". Sehr oft schildern die Patienten, dass sie vor der Selbstschädigung unter starkem Druck und Spannungen stehen und sich nach der Verletzung erleichtert, entspannt und befreit fühlen (Paar 1987, Eckardt 1989, Sachsse 1987). Letzterer bezeichnet Artefakte auch als eine Art „Tranquilizer".

Kutane Notsignale. Rechenberger (1971) sieht die Artefakte als „kutane Notsignale", die dazu dienen, auf ein schweres psychisches Leiden aufmerksam zu machen. Es wird aber auch Wut und Aggression an der Umwelt im Artefakt ausgelebt, dadurch, dass ein Raum für aggressive Impulse gesucht und gefunden wird, in dem diese nicht gefährlich werden (Rückzug oder Rache des Menschen, an den sie gerichtet sind), sondern im Gegenteil ein verstärktes Bemühen und Zuwendung (im Krankenhaus) erzielen.

Arzt-Patient-Beziehung. Die Arzt-Patient-Beziehung ist bei Patienten mit Artefakten von Anfang an belastet. Der Arzt befindet sich in einem merkwürdigen Schwebezustand zwischen Überzeugung und Zweifel an der Diagnose. Paar (1987) hat das fast stereotyp ablaufende Muster der Beziehung folgendermaßen charakterisiert:
- Mit Hilfe selbstinduzierter Krankheiten lässt sich der Patient aufnehmen.
- Er eröffnet den Kontakt mit einer Idealisierung des Arztes und Abwertung seiner – meist zahlreichen – Vorbehandler.
- Mit hilfesuchender Bedürftigkeit und anspruchsvollem Drängen auf Soforthilfe mobilisiert er im Arzt Aktivitätspotenziale. Dieser schaltet jetzt den ganzen technischen Apparat ein, um zu einer schnellen eindeutigen Diagnose zu kommen.
- Die Untersuchungen erbringen keine eindeutigen Befunde. Eingriffe und Behandlungen werden mit immer fraglicher werdenden Indikationen durchgeführt.
- Allmählich wird der behandelnde Arzt unsicher und misstrauisch, der Patient reagiert zunehmend ablehnend und feindlich.
- Es kommt im weiteren Verlauf zu kriminalistischen Nachweisuntersuchungen, um den Patienten zu „überführen". Auf eine Konfrontation mit dem Manipulationsverdacht reagiert der Patient ableugnend und ärgerlich.
- Beide Parteien trennen sich im Unfrieden, der Patient arrangiert häufig zur Erleichterung des Arztes seine Entlassung selbst – ein sich wiederholender Zyklus kann anderswo beginnen.

Diese von Paar geschilderten Abläufe sind typisch für Hautartefakte, allerdings sind die Hautpatienten geduldiger, und es kommt seltener zu einer Selbstentlassung.

Therapie. In der Therapie der Hautartefakte ist zunächst die Herstellung eines **Vertrauensverhältnisses** zwischen Arzt und Patient wichtig, um diesen nicht zu verunsichern oder abzuschrecken. Dabei empfiehlt sich folgendes Vorgehen:
- Der Artefaktverdacht sollte nicht sofort angesprochen werden!
- Durchführung einer indifferenten topischen Therapie, die den Behandlungswunsch des Patienten befriedigt;
- zur Diagnostik evtl. festhaftende Verbände, um den Artefakt zu sichern;
- Erhebung einer ausführlichen Anamnese zur Verbesserung des Zugangs zum Patienten und zur Erforschung seines Konfliktes, der meist verleugnet wird;
- Vermeidung von wertenden Interpretationen, Verzicht auf suggestive Ratschläge.
- Ermutigung des Patienten zum Selbstengagement und zur weiterführenden Behandlung, evtl. Kontakt zum Psychiater herstellen.

Der behandelnde Arzt sollte den Patienten so lange in der Therapie begleiten, bis er für eine spezifische Therapie z. B. in einer psychosomatischen Klinik oder beim Psychiater – motiviert werden kann. Hierbei ist Geduld und Fingerspitzengefühl wichtig, da die Motivierungsphase sich über einen langen Zeitraum erstrecken kann. Eine Konfrontation des Patienten mit der Notwendigkeit einer psychiatrischen oder psychotherapeutischen Therapie sollte erst nach dem Aufbau einer stabilen Vertrauensbeziehung zwischen Arzt und Patient erfolgen.

Wahnsyndrome in der Dermatologie

Bei den Wahnstörungen in der Dermatologie unterscheiden wir den körperbezogenen Wahn von den *atypischen nichtorganischen Psychosen* (sog. monosymptomatischer Wahn, z. B. Dermatozoenwahn). Außerdem gibt es auch *organische Halluzinosen* unter Medikamenten oder durch toxische Substanzen (z. B. durch Hexachlorcyclohexan in Desinfektionsmitteln!) und *chronische organische Wahnsyndrome*, die sich durch anhaltende und wiederholte Halluzinationen bzw. Wahnvorstellungen auszeichnen, keine Störung der Intelligenz oder des Bewusstseins bzw. der affektiven Stimmung zeigen und bei denen Hinweise auf eine organische Genese gegeben sind.

Körperbezogener Wahn. Demgegenüber ist der körperbezogene Wahn dadurch gekennzeichnet, dass von dem Patienten die Möglichkeit der Übertreibung/Fehleinschätzung seinerseits nicht akzeptiert wird, er mindestens einen Monat besteht und keine sonstigen Wahnsymptome vorhanden sind.

Dies unterscheidet den körperbezogenen Wahn auch von der körperdysmorphen Störung, die durch Psychotherapie behandelbar ist, während der körperbezogene Wahn meist den zusätzlichen Einsatz von Psychopharmaka rechtfertigt.

Zur Abgrenzung von *hypochondrischen Neurosen*, die einer Aufklärung eher zugänglich sind, sollte zunächst versucht werden, den Patienten über seinen Irrtum aufzuklären. Ist dieser jedoch unkorrigierbar überzeugt (was die Wahnerkrankung bestätigt), ist es weder sinnvoll noch nützlich, gegen die Überzeugung des Patienten zu argumentieren.

Oft fällt bei den Patienten großes **Misstrauen** und **Argwohn** auf, da sie in der Regel schon mit mehreren Ärzten und Mitmenschen konfrontiert waren, die ihnen entweder keinen Glauben geschenkt oder versucht hatten, den Wahn aufzudecken. In der Praxis hat es sich bewährt, aufmerksam und wertfrei zuzuhören und die Wahnvorstellungen als solche zu akzeptieren. Lokaltherapeutisch kommen topische, indifferente Externa in Betracht. Wichtig ist es, das Vertrauen des Patienten zu gewinnen, um die Erkrankung adäquat behandeln zu können. Sobald diese Voraussetzung erfüllt ist, sollte der Patient an einen Psychiater überwiesen werden, um die Möglichkeit einer medikamentösen Therapie zu überprüfen. Sollte der Patient sich weigern, ist ein eigener Therapieversuch mit einem milden Neuroleptikum (z. B. Pimozid) indiziert. Erfahrungsgemäß kann der Patient diese Therapie akzeptieren, wenn sie mit der „Notwendigkeit einer Beruhigung der Hautnerven" begründet wird.

Verhaltenstherapeutische Behandlung der Neurodermitis

Die verhaltenstherapeutische Vorgehensweise soll anhand des bereits oben beschriebenen Fallbeispiels (s. Verhaltens- und Bedingungsanalyse) verdeutlicht werden:

In den ersten Sitzungen wurden, gemeinsam mit dem Patienten, die auf die genannten Problembereiche bezogenen Therapieziele konkretisiert. Zunächst wurde der im Vordergrund stehende **aktuelle Konflikt zur Mutter** bearbeitet mit dem Ziel, die Konfliktvermeidung abzubauen. In einem **Problemlösetraining** wurde die Fähigkeit eingeübt, das vorhandene Problem zu konkretisieren, eigene Ziele zu definieren und Möglichkeiten der Umsetzung zu entwickeln. In einem **Kommunikationstraining** wurden darüber hinaus Rollenspiele durchgeführt, in denen der Patient lernte, der Mutter gegenüber eigene Bedürfnisse und Ärger direkter auszudrücken. Parallel hierzu wurde auf das Therapieziel eingegangen, die **Selbstkontrolle** bezüglich Juckreiz und Kratzen aufzubauen.

Mittels **Selbstbeobachtungsprotokoll** (Abb. 35.1) wurden zunächst Informationen bezüglich auslösender Situationen von Kratzen gesammelt. Diese bestanden hauptsächlich in Spannungs- und Ärgersituationen, in denen sich der Patient teilweise unbewusst, teilweise aber auch gezielt (Rückzug auf Toilette) kratzt. Durch die bewusste Selbstbeobachtung wurde das Kratzen schon deutlich reduziert. Zusätzlich wurde die **progressive Muskelentspannung** intensiv eingeübt; diese wurde mit zunehmender Übungsdauer verkürzt und eine flexible Umsetzung in den genannten Situationen eingeübt (z. B. in der Pause am Arbeitsplatz). Gleichzeitig wurde die **Habit-Reversal-Technik** eingeübt: Vorstellung der auslösenden Situation und des Kratzimpulses, Verankerung eines Signals zur Unterbrechung des Ablaufs, Durchführung der Muskelentspannung als Alternativhandlung. Diese Techniken konnte der Patient gut umsetzen und erreichte innerhalb weniger Wochen eine Besserung der Symptomatik, insbesondere der durch das Kratzen hervorgerufenen Entzündungsreaktionen.

Im weiteren Verlauf wurde der **Perfektionismus am Arbeitsplatz** bearbeitet: Es wurden in einem eigenen **Selbstbeobachtungsprotokoll** typische Kognitionen und der Zusammenhangs zu Ärger und Anspannung festgehalten. Diese wurden im Sinne der kognitiven Therapie auf Logik und Rationalität überprüft und alternative Einstellungen gezielt eingeübt. Schließlich wurden auch die Entstellungsängste und das soziale Rückzugs-/Vermeidungsverhalten durch **Videofeedbacktraining, kognitive Verfahren und ein Verhaltenstraining** krankheitsspezifischer sozialer Kompetenzen (auf Fragen bezüglich der Erkrankung reagieren, sich von übertriebenen Mitleidsreaktionen abgrenzen) bearbeitet.

Nach Abschluss der 50 Sitzungen umfassenden Therapie hatte sich der Hautzustand wesentlich gebessert (von 78 % der Körperoberfläche bei starkem Befall auf 19 % bei leichtem Befall), der Cortisonverbrauch war deutlich reduziert (cortisonfreie Intervalle von 0 auf 4 Tage erweitert), und im MNF ergaben sich Normalisierungen in den Skalen „Leidensdruck", „soziale Stigmatisierung", „Einschränkung der Lebensqualität". In der Zielerreichungsskala ergab sich ein über die drei Zielbereiche gemittelter Wert von 1.3 (etwas bis stark gebessert).

Tiefenpsychologisch orientierte Behandlung der Neurodermitis

Der Patient kommt in die Psychotherapie mit einem 5-seitigen Papier, auf dem er einige seiner **Träume** aufgeschrieben hat. Er wirkt sehr motiviert, bedankt sich, dass er einen Termin bekommen hat. Seine Träume handeln fast immer von Flucht und Fliegen, meist auch unter Wasser, wo er sich in alte Schiffswracks flüchtet. Meist findet sehr viel Gewalt in diesen Träumen statt (Türen werden eingetreten, Morddrohungen, Schießereien), so dass der Therapeut hinter der freundlichen Fassade ein starke **Aggressivität** vermutet. Auslösend für die Psychotherapie wäre für ihn ein Gespräch mit einer Tante gewesen, die ihm klar gemacht habe, dass sein Verhältnis zu seinen Eltern in keiner Weise so gut war, wie er es sonst vermutet hat. „Ich bin im Moment sehr durcheinander, ich weiß gar nicht mehr, woran ich bin, aber alle Anzeichen sprechen dafür, dass meine Eltern mich sowohl finanziell als auch körperlich missbraucht haben! Ich wollte eigentlich zu Ihnen kommen wegen meinem Asthma und meiner Neurodermitis, aber jetzt habe ich erkannt, dass da viel tiefere Ursachen stecken, ich hoffe, Sie nehmen mich."

Den letzten Nebensatz sagt er wie ein getretener Hund, gedemütigt und traurig. Erschütternd war auch sein Ausspruch „Mein Leben hat eigentlich erst begonnen, als ich ins Internat kam."

Der Patient leidet an einer **chronischen Neurodermitis**, vor allem der Hände, sowie an einer **Coxarthrose** rechts. Schon seit der Kindheit bestehen **Allergien**, die vom Vater, der als niedergelassener Arzt selbstständig tätig ist, mit Spritzen behandelt wurden. Die Mutter ist drei Jahre jünger als der Vater, arbeitet mit in der Praxis, leidet an Kreuzschmerzen und vegetativen Beschwerden (Schlaflosigkeit, Depression). Ein zwei Jahre älterer Bruder lebt noch im Elternhaus, kann sich angeblich nicht lösen, studiert noch und leidet an Rhinitis allergica und Prostatitis. Er ist im elterlichen Haus aufgewachsen. Als 6-jähriger wurde der Patient vom Vater selbst zirkumzidiert, offenbar auch ohne Vorankündigung, so dass der Patient aus der Schule kam, zu seinem Vater in die Praxis geschickt wurde und dort gar nicht wusste, wieso er sich auf den OP-Tisch legen sollte. Er bekam dann eine Spritze und wurde beschnitten. Es tat ihm fürchterlich weh, und er konnte hinterher kaum laufen.

Zu dieser Zeit begann das Ekzem in den Beugen. Wegen seinen später vorhandenen Verdauungsprobleme hat der Vater dann noch mehrfach in Narkose (selbst!) eine Dehnung des Schließmuskels durchgeführt. Mit 13 Jahren wurde er wegen schlechter Schulleistungen auf ein Internat geschickt, das die Eltern für ihn ausgesucht hatten. Dort fühlte er sich sehr wohl, hatte gute Betreuer, einige Freunde (die er vorher nicht hatte). Er schaffte dann die Schule im Internat bis zum Abitur mit mäßigen Leistungen, aber konnte sich wohlfühlen, obwohl er sich von den Eltern abgeschoben fühlte.

Nach dem Abitur begann er das Studium, hatte aber viele Arbeitsstörungen. Im Gespräch werden in der Übertragung die **starken Wutaffekte** deutlich spürbar, der Patient selbst wirkt dabei jedoch ruhig und distanziert. Die aggressiven Affekte sind ihm jedoch zugänglich, da er sich an die Tötung eines Meerschweinchens erinnert, dass er – als er 7 Jahre alt war – beim Spielen „wie gehe ich mit Kindern um" solange geschlagen hat, bis es tot war. Danach ist ihm klar geworden, dass er seine Wut im Zaum halten muss.

Insgesamt wirkt er traurig und nachdenklich, berichtet von häufigem Grübeln über seine früheren Probleme, bedauert dabei jedoch eher den älteren Bruder, der noch bei den Eltern lebt und diese ertragen muss. Er selbst glaubt, sich durch die veränderte Studienortsituation inzwischen „abgenabelt" zu haben. Die probatorischen Sitzungen nimmt er dankbar wie ein Kind an, lässt sich deutlich in eine gewisse **Regression** fallen und freut sich kindlich, dass ihm eine Psychotherapie in Aussicht gestellt wird. Der Patient hat sein Ekzem nach der für ihn völlig unvorbereiteten und überraschenden Beschneidung entwickelt, so dass eine **Störung des Vater-Kind-Verhältnisses** angenommen werden muss. Die Mutter wird von dem Patienten als sadistisch-selbstbezogen erlebt, die angeblichen finanziellen Probleme der Eltern als vorgeschoben, damit er und sein Bruder die Eltern später finanziell unterstützen. Die gewalttätige und destruktive Erziehung (er musste für Gäste die Abendtafel decken und durfte selbst nicht mitessen) führte zunächst zu einer vollständigen Ausblendung der emotionalen Reaktionen, die ihm erst durch die Begegnung mit seiner jetzigen Freundin und durch Gespräche mit einer Verwandten, die ihm von den früheren Prügeleien erzählte, bewusster wurden.

Er selbst reagierte mit lethargischen Reaktionen und Zurückgezogenheit, seine Spielsachen versteckte er im Bettgestell, damit die Mutter ihn nicht beim Spielen mit Soldaten oder Tieren erwischte. Die **intrapsychische Wut** wurde sublimiert und von dem Patienten durch ein heftiges Kratzen in Problemsituationen (Abitur, Nichtbestehen der Führerscheinprüfung), das zu einer Verschlechterung der Hautentzündung führte, kompensiert. Durch die Bewusstwerdung seiner sehr instabilen und schizoiden Kindheit ist eine **Destabilisierung der Ich-Anteile** eingetreten, die er durch sehr kindliche Reaktionen (freut sich, wenn er von der Freundin eine Spielpuppe geschenkt bekommt) oder durch **asketische Verhaltensweisen**, wie er sie durch die Erziehung der Mutter erlebt hat, versucht zu kompensieren. Die Juckreizattacken sind offenbar hierbei als somatisches Äquivalent einer massiven aggressiven Affektlage anzusehen. In emotional bedrohlichen Situationen, wo er als Mann gefordert ist, hat er **Ängste vor dem Versagen**.

In der tiefenpsychologisch orientierten Psychotherapie werden die aggressiven Affekte sichtbar und handhabbar gemacht, um auch die Sublimation und Verschiebung auf den Juckreiz zu verbessern. Die Durcharbeitung und das Wiedererleben der Konflikte in seiner Biografie ermöglichen ihm eine Stabilisierung seiner Beziehung zu einer Studentin und schließlich das Erreichen des Examens ohne Ekzeme und Juckreizattacken!

Die Haut steht aufgrund eines hochdifferenzierten neuroimmunologischen und psychophysiologischen Systems in vielfältiger Beziehung zu psychischen Faktoren. Psychische Belastungen können sich auf die Symptomatik von Hautkrankheiten, insbesondere den Juckreiz als dermatologischem Kardinalsymptom, wie auch den Entzündungsreaktionen und anderen immunologischen Krankheitsmechanismen auswirken. Empirische Studien zeigen, dass der Einfluss von chronische Konfliktkonstellationen oder akuten Stressfaktoren, vor dem Hintergrund von psychologischen und somatischen Vulnerabilitätsfaktoren, bei unterschiedlichsten Hautkrankheiten nachweisbar und nicht auf spezifische Störungsbilder begrenzt ist. Andererseits können Hautkrankheiten auch starke psychische Belastungen verursachen, die auf die Stigmatisierung und den Attraktivitätsverlust durch die sichtbaren, mitunter entstellenden Symptomen zurückzuführen sind. Darüber hinaus stellen somatoforme Störungen mit dermatologischen Symptomen, vor allem somatoformer Juckreiz, häufig anzutreffende psychische Störungen in der Dermatologie dar. Eine besondere Rolle spielt die körperdysmorphe Störung als eine zumeist schwere Störung der Körperwahrnehmung, die durch die Überzeugung charakterisiert ist, durch einen bestimmten Defekt im Aussehen entstellt zu sein. Einen weiteren wichtigen Bereich stellen Schädigungen aufgrund von Hautmanipulationen dar, die in psychologischer Hinsicht als Impulskontrollstörungen und artifizielle Störungen erklärt werden können. Psychodynamische Therapieansätze gehen davon aus, dass die Hauterkrankungen als Ausdruck einer auf der psychischen Ebene nicht zu bewältigenden Störung anzusehen sind. Fallstudien zeigen, dass dabei vor allem auf Störungen in den frühen Entwicklungsphasen der taktilen Phase sowie Nähe-Distanz-Konflikte aufgrund einer gestörten Entwicklung von Autonomie und Abhängigkeit im Vordergrund stehen. Verhaltensmedizinische Behandlungsansätze sind für Neurodermitis, Psoriasis, malignes Melanom und Herpes evaluiert. Diese liegen zumeist als standardisierte Gruppenprogramme vor und umfassen in der Regel Entspannungstraining, kognitive Umstrukturierung und Verhaltenstraining sowie Selbstkontrolltechniken (gegen Kratzen bei Neurodermitis). Bei Entstellungsproblemen werden häufig soziale Kompetenztrainings, Exposition und Videofeedback eingesetzt. Schließlich findet sich in neuester Zeit eine Reihe von kontrollierten Studien, die die Wirksamkeit von Exposition und kognitiver Umstrukturierung bei körperdysmorpher Störung belegen.

36 Chronisch-entzündliche Darmerkrankungen

P. Kosarz, J. Küchenhoff

Zu den chronisch-entzündlichen Darmerkrankungen (CED), bei denen psychosomatische Faktoren eine Rolle spielen, zählen die **Colitis ulcerosa** und der **Morbus Crohn**. Beide Erkrankungen sind häufig, mindestens jeder tausendste Einwohner der Bundesrepublik Deutschland leidet im Verlaufe seines Lebens an einer dieser Erkrankungen. Während die Zahl der Patienten mit einer Colitis ulcerosa stabil geblieben ist, hat die Zahl der Patienten mit Morbus Crohn nach epidemiologischen Befunden bis vor einigen Jahren zugenommen.

36.1 Krankheitsbilder

Ätiologie

Die Ätiologie der Colitis ulcerosa wie auch des Morbus Crohn ist bislang unklar. Diskutiert werden mehrere Faktoren (Abb. 36.1):

- Eine **genetische Prädisposition** ist wahrscheinlich, da Patienten mit CED und deren Verwandte 1. Grades gehäuft eine Störung der intestinalen Barrierefunktion aufweisen.
- **Ernährungsfaktoren** scheinen eine Rolle zu spielen, wobei deren Einfluss in der Vergangenheit überschätzt wurde. Diskutiert wurden ein erhöhter Zuckerkonsum und sog. Carrageene (Nahrungsmittelstabilisatoren), gehärtete Fette und Milchzucker. Prospektive Studien zur Auslösung einer chronisch-entzündlichen Darmerkrankung durch Nahrungsmittel fehlen allerdings.
- Als **infektiöse Ursachen** werden Mykobakterien, Viren und pathogene Keime diskutiert. Vorstellbar ist, dass verschiedene Pathogene eine Entzündungsreaktion auslösen, die durch das intestinale Immunsystem genetisch disponierter Patienten nicht mehr kontrolliert werden kann.
- Am wichtigsten erscheint heute die **Immunpathologie** der Erkrankungen. Verantwortlich für die Entstehung einer CED scheint eine inadäquate Immunantwort, vermutlich auf einen endogenen Stimulus aus der Darmflora mit oder ohne autoimmune Komponente, zu sein. Autoimmunfaktoren sind bei beiden Krankheiten gefunden worden. Gestört ist nachweislich das Gleichgewicht zwischen entzündungsauslösenden und entzündungshemmenden Zytokinen. Bei den CED liegt also keine Schwächung des Immunsystems vor, sondern im Gegenteil eine überschießende und zu lang dauernde Aktivierung des darmassoziierten Immunsystems.
- **Seelische Faktoren** wirken nach dem heutigen Stand der Forschung an der Entstehung der Krankheit mit und beeinflussen den Krankheitsverlauf.

Insgesamt muss ein **multifaktoriell verursachtes Krankheitsgeschehen** angenommen werden.

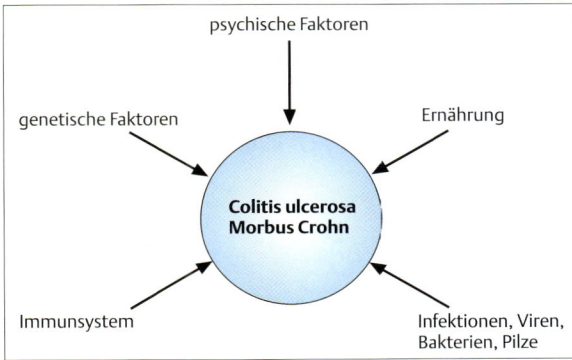

Abb. 36.1 Die Ätiologie chronisch-entzündlicher Darmerkrankungen.

Klinik

Die klinische **Symptomatik** muss für beide Krankheiten gesondert dargestellt werden.

Colitis ulcerosa. Bei der Colitis ulcerosa handelt es sich um eine fast immer im Rektum beginnende kontinuierliche Entzündung der Dickdarmschleimhaut (Kolon). Die jährliche Inzidenz beträgt 3–9 Fälle/100000 Einwohner, die Prävalenz ca. 40 Fälle/100000 Einwohner. Der Erkrankungsgipfel liegt im 20. Lebensjahr. Männer und Frauen sind gleich häufig betroffen.

Leitsymptome sind:
- chronische und rezidivierende blutig-schleimige Durchfälle;
- wiederkehrende abdominelle Schmerzen;
- Übelkeit, Gewichtsverlust, allgemeine Entzündungszeichen;
- extraintestinale Krankheitsmanifestationen, welche die Gelenke, die Haut, Bindehaut und Schleimhaut betreffen, wie Gelenksentzündungen, Erythema nodosum, Iridocyclitis usw.

Die Durchfälle können eine traumatische Intensität annehmen, es kann bis zu 30 Darmentleerungen pro Tag kommen, Wasser-, Elektrolyt- und Eiweißverluste sind die Folgen.

Morbus Crohn. Anders als die Colitis ulcerosa ist der Morbus Crohn nicht auf das Kolon beschränkt, sondern kann jeden Darmabschnitt (Mund bis Rektum) befallen. Das Befallsmuster ist diskontinuierlich, gesunde Darmabschnitte wechseln mit erkrankten. Prädilektionsort ist das terminale Ileum. Da die Entzündung die ganze Darmwand durchsetzt, sind Fistelbildungen für den Morbus Crohn typisch. Die jährliche Inzidenz beträgt 2–4 Fälle/100.000 Einwohner, die Prävalenz 20–40 Fälle/100.000 Einwohner. Der Erkrankungsgipfel liegt zwischen dem 20. und 30. Lebensjahr. Bei Morbus Crohn scheinen Männer häufiger von der Erkrankung betroffen zu sein.

Die Symptomatik, unter der die Patienten leiden, ist von der Lokalisation abhängig:
- diffuse und lokale Bauchschmerzen;
- Stuhlveränderungen: uncharakteristische Durchfälle, schleimige und blutige Stühle;
- Malabsorptionssyndrom bei Dünndarmbefall;
- Wachstumsretardierungen in der Kindheit und Adoleszenz;
- extraintestinale Komplikationen wie bei der Colitis ulcerosa;
- Fistelbildungen zu Nachbarorganen oder Hautfisteln.

Verlauf

Beide Krankheiten können chronisch-rezidivierend oder chronisch-persistierend verlaufen. Bei der Colitis ulcerosa ist das Kolonkarzinomrisiko erhöht. Zur Erfassung der Schwere der Erkrankung liegen Aktivitätsindizes vor. Am verbreitetsten dürfte der Crohns Disease Activity Index CDAI von Best et al. (1979) sein. Erhoben werden die wöchentliche Stuhlfrequenz, der Grad der Bauchschmerzen, das Allgemeinbefinden, andere mit Morbus Crohn assoziierte Symptome, symptomatische Durchfallbehandlung, Resistenz im Abdomen, der Hämatokritwert und das aktuelle Gewicht. Zur Errechnung eines Summenwertes werden die einzelnen Faktoren gewichtet aufaddiert. Ein Punktwert über 150 spricht für die Notwendigkeit einer medizinischen Behandlung, über 450 für einen schweren und sehr aktiven Verlauf. Die Klassifikation der Krankheitsaktivität der Colitis ulcerosa erfolgt in 3 Schweregraden. Zugrunde gelegt werden Stuhlfrequenz, Blutung, Fieber und verschiedene Laborparameter.

Therapie

Zur Diagnostik und Therapie chronisch-entzündlicher Darmerkrankungen wurden von der Deutschen Gesellschaft für Verdauungs- und Stoffwechselkrankheiten zusammen mit dem Kompetenznetz Chronisch-entzündliche Darmerkrankungen Leitlinien veröffentlicht (Colitis ulcerosa AWMF 2004 und Morbus Crohn AWMF 2008). Die **medikamentöse Therapie** erfolgt mit entzündungshemmenden Medikamenten (Salizylsäurepräparate, Cortisonpräparate, Immunsuppressiva). Eine medikamentöse Dauerbehandlung als Prophylaxe zur Erhaltung der Remission kann sinnvoll sein. Wegen der Heftigkeit der Entzündung oder wegen entzündlicher Komplikationen (Fisteln, Strikturen) ist eine **chirurgische Intervention** im Krankheitsverlauf oft notwendig (weiterführende Informationen bei Friedman u. Blumberg [2003] und den Veröffentlichungen der Falk Foundation [Adresse im Anhang]).

36.2 Chronische und krankheitsspezifische Belastungen

Krankheiten mit chronischer Verlaufsform sind gleichermaßen eine besondere Herausforderung für Betroffene und Therapeuten. Die Besonderheit liegt im Wesentlichen darin begründet, dass die jeweilige Störung nicht zu beseitigen oder auszuschalten ist (weitgehende Irreversibilität) und infolgedessen traditionelle „Heilungs"-Konzepte oder -erwartungen meistens unzulänglich und enttäuschend bleiben. Für entzündliche Darmerkrankungen hat die somatische Medizin noch kein adäquates Mittel gefunden, um Krankheitsschübe zu verhindern oder Remissionszustände dauerhaft aufrechtzuerhalten.

Für viele Patienten entwickelt sich die chronische Krankheit zum chronischen Leiden mit krankheitsspezifischen Belastungen, die auf der subjektiven Erlebnisseite gekennzeichnet sein können durch **kognitiv-emotionale Inhalte** wie beispielsweise
- Erwartungsängste, bezogen auf Kontrollverluste über Körperfunktionen oder unzureichend beeinflussbare Schmerzen;
- Verunsicherung durch Beeinträchtigung der körperlichen Attraktivität (z. B. bei Fistelbildung oder Anlage eines Stomas);
- Sorgen hinsichtlich des weiteren Verlaufes der Krankheit, die unvorhersehbar oder unbeeinflussbar erscheint (prognostische Bewertung).

Als Folge davon können aversive Erfahrungen der Hilflosigkeit entstehen, die letztlich in eine depressive Entwicklung mit zunehmender Hoffnungslosigkeit und Resignation führen können. Unter behavioralen Aspekten kann es auf der Handlungsebene zu folgenden *Einschränkungen* kommen:
- verminderte Mobilität infolge Durchfallsymptomatik;
- häufig in Kombination mit angstmotiviertem Vermeidungsverhalten (konditionierte Erwartungsängste, s. o.) und weiteren damit verbundenen Einschränkungen des alltäglichen Bewegungs- und Handlungsspielraumes;

- Rückzugsverhalten aus sozialen Kontakten und Freizeitaktivitäten;
- Einbußen hinsichtlich Leistungsfähigkeit, Belastbarkeit.

Unter funktionalen Aspekten betrachtet können sich sowohl kognitiv-emotionale als auch behaviorale Verhaltensanteile zu störungsbegünstigenden bzw. aufrechterhaltenden Faktoren für die chronische Grunderkrankung entwickeln. Zielke u. Sturm (1994) haben für solcherart dysfunktionale, maladaptive Verhaltensweisen im Umgang mit einer chronischen Störung den Begriff des *„chronischen Krankheitsverhaltens"* geprägt (s. hierzu auch Glier 1997).

36.3 Psychotherapeutische Behandlung und Begleitung von Patienten mit chronisch-entzündlichen Darmerkrankungen

Die empirische Forschung, v.a. die deutsche prospektive multizentrische Psychotherapiestudie, hat keinen Einfluss von Psychotherapie auf den Krankheitsverlauf nachweisen können (Jantschek et al. 1998, von Wietersheim et al. 2006). Allerdings bedeutet dieses Ergebnis nicht, dass Psychotherapie damit obsolet geworden ist. Die Leitlinie der Deutschen Gesellschaft für Verdauungs- und Stoffwechselkrankheiten zusammen mit dem Kompetenznetz Chronisch-entzündliche Darmerkrankungen aus dem Jahre 2008 hält fest: „Psychotherapeutische Interventionen sind bei psychischen Störungen wie Depressionen und Angststörungen, reduzierter gesundheitsbezogener Lebensqualität mit seelischen Belastungen und bei maladaptiver Krankheitsbewältigung induziert" (AWMF 2008). Der generelle und überhöhte Anspruch an Psychotherapie muss demnach also differenziert werden.

Zeitpunkt der psychotherapeutischen Begleitung

Immer wieder ist die Empfehlung zu lesen, dass Psychotherapien in der Remission der Erkrankung stattfinden sollen. Diese Empfehlung gilt nur mit Einschränkungen. Zwar ist es richtig, dass emotional zusätzlich belastende, unbewusste Konflikte aufdeckende Behandlungsformen in der Akutphase kontraindiziert sind. Auf der anderen Seite aber ist in der Akutphase die Abwehr des Patienten oft ohnehin labilisiert, er ist in dieser Zeit besonders hilfsbedürftig, aber auch psychisch besonders offen. Durch die Infragestellung der körperlichen und auch der seelischen und sozialen Identität werden für den Patienten viele Fragen aufgewühlt, die vorher und nachher nicht beachtet oder verdrängt werden. Dieses „therapeutische Fenster" kann genutzt werden. Eine therapeutische Haltung, die von dem Wunsch nach empathischer Begleitung getragen ist, ist hier am wirksamsten; die vielen Konflikte, die manche Patienten in der bedrohten Lebenssituation der akuten Krankheitsphase dem Therapeuten mitteilen, können nicht sogleich aufgearbeitet werden, aber der Therapeut kann sie anhören und sie für spätere Gespräche, wenn eine längerfristige Begleitung geplant ist, gleichsam aufbewahren.

Integrative oder spezialisierte Psychotherapie?

Wer soll die Behandlung durchführen, der psychotherapeutische Spezialist oder der Hausarzt, d.h. meist der Internist, der die Patienten betreut? Ein langfristiger, unaufdringlicher, aber zuverlässiger hausärztlicher Kontakt kommt der Nähe-Distanz-Problematik, unter der die Patienten leiden, sehr entgegen. Die **Kontinuität hausärztlicher Betreuung** ist auch für die Krankheitsverarbeitung wichtig. Im Laufe ihrer Krankheitsgeschichte haben die Patienten Kontakt zu verschiedenen Ärzten, z.B. wenn sie in eine Klinik aufgenommen werden oder chirurgisch versorgt werden müssen. Die Fäden der Behandlung in der Hand zu halten, die Befunde zu interpretieren, Verbesserungen und Verschlechterungen einfühlsam zu begleiten – diese Aufgaben gehören zu einer psychosomatischen Grundversorgung, die der Hausarzt als integrative psychotherapeutische Begleitung leisten kann. Je nach seiner psychotherapeutischen Vorbildung wird der Hausarzt auch einige speziellere Ziele, die im nächsten Abschnitt beschrieben werden, vor allem die psychodynamischen Aspekte der Krankheitsverarbeitung, mit dem Patienten selbst thematisieren können.

Langfristige psychosoziale Belastungen, die in der Lebensgeschichte des Patienten vor den Krankheitsbeginn zurückreichen und die offensichtlich sind, werden die fachlichen und zeitlichen Möglichkeiten des Hausarztes u.U. überfordern, dann sollte der **Spezialist** hinzugezogen werden. Dabei empfiehlt sich in erster Linie eine ambulante, wieder auch besonders zuverlässig und langfristig geplante psychotherapeutische Behandlung; stationäre Psychotherapien im Rahmen von psychosomatischen Kliniken können sehr ambivalente Beziehungswünsche und -ängste mobilisieren und den Patienten überfordern.

36.4 Psychodynamische Aspekte der Behandlung

Chronisch-entzündliche Darmerkrankungen aus der Perspektive des biopsychosozialen Modells

Das biopsychosoziale Modell, das heute in der psychosomatischen Medizin zu Recht vorherrschend ist, ermöglicht es dem Arzt oder Psychotherapeuten, Krankheiten wie die chronisch-entzündlichen Darmerkrankungen nicht nur einseitig somatisch oder einseitig psychotherapeutisch oder soziotherapeutisch zu behandeln, sondern die Ebenen des körperlichen Krankheitsgeschehens, der seelischen Voraussetzungen und seelischen Folgen der Erkrankung und der sozialen Dimension des Krankseins gemeinsam zu untersuchen.

> Ebenso wie die psychosomatische Forschung, muss auch die Behandlung die Wechselbeziehungen biologischer, psychologischer und sozialer Determinanten einer Krankheit gleichberechtigt berücksichtigen (Küchenhoff 1995).

Die psychoanalytische Psychosomatik hat sich von Spezifitätsmodellen in einem engen Sinne verabschiedet; die Annahme, dass eine spezifische Konfliktkonstellation oder eine spezifische Persönlichkeitsstruktur ausschlaggebend für die Entstehung einer sog. psychosomatischen Erkrankung sind, hat sich empirisch nicht bestätigt und als zu global herausgestellt (Küchenhoff 1994). Es gibt wohl keinen Zweifel mehr daran, dass viele auffällige Persönlichkeitsmerkmale und seelische Belastungen als Folge der Erkrankung, also als ein **sekundäres Phänomen** zu betrachten sind. Als stellvertretender Beleg dafür sollen die Ergebnisse einer Untersuchung der Arbeitsgruppe um Feiereis in Lübeck zitiert werden. Leibig et al. (1985) konnten zeigen, dass Persönlichkeitsmerkmale, die als crohn-und colitisspezifisch erhoben worden waren, in Abhängigkeit vom Krankheitsgeschehen schwankten. Auffällige Persönlichkeitszüge, die im Schub festgestellt wurden, waren in der Phase der Remission nicht mehr replizierbar. Die oben zitierte Leitlinie hält fest: „Psychische Störungen sind eher eine Folge als eine Ursache des Morbus Crohn. Das Ausmaß der seelischen Belastung korreliert mit der Krankheitsschwere, beeinflusst die gesundheitsbezogene Lebensqualität und den Krankheitsverlauf".

Dadurch sind die Diagnostik und die Behandlungsvoraussetzungen komplexer geworden. Der Psychotherapeut muss sich und dem Patienten *folgende Fragen* stellen:
- Wie ist der körperliche Gesundheitszustand des Patienten?
- Wie verarbeitet er das körperliche Leiden und die veränderte Zukunftsperspektive, die sich durch die Krankheitsdiagnose und den medizinischen Befund ergibt?
- Welche psychischen Haltungen des Patienten behindern die Krankheitsverarbeitung oder den körperlichen Heilungsprozess?
- Welche Folgen hat die Erkrankung für die soziale Lebenswelt des Patienten, für seinen Beruf, für seine Stellung in Partnerschaft und Familie?
- Welche Ressourcen bietet die Lebenswelt des Patienten zur Überwindung der Krankheit an?
- Welche aktuellen seelischen oder psychosozialen Belastungen stehen im Vorfeld eines Krankheitsschubes oder des Krankheitsbeginns?
- Welche lebensgeschichtlichen Erfahrungen haben die psychische Struktur, die Beziehungsformen und das Konflikterleben des Patienten bis zur Erkrankung und seit der Erkrankung geprägt?

Persönlichkeit, Psycho- und Familiendynamik

Colitis ulcerosa

Auch wenn die Spezifitätskonzepte sich als generell gültige Erklärungsmodelle nicht aufrechterhalten lassen und auch wenn die beschriebenen Persönlichkeitsmerkmale oft genug nicht primär, sondern sekundär sind, so sind doch die Beschreibungen für das Verständnis der psychologischen Situation der Patienten hilfreich. Auf den ersten Blick scheinen die Forschungsergebnisse zur Persönlichkeit und Psychodynamik von Colitis-ulcerosa- und Morbus-Crohn-Patienten sehr unterschiedlich zu sein. Bei der Colitis ulcerosa wurde immer wieder die ausgesprochen starke Bindung an zentrale Bezugspersonen betont, die als Abhängigkeit von „Schlüsselfiguren" beschrieben wird. Colitis-Patienten verfügen oft nicht über ein ausgeglichenes und umgebungsunabhängiges Selbstgefühl, sondern bleiben stark von der realen äußeren Bestätigung und Unterstützung abhängig. Aus dieser grundlegenden Abhängigkeit lassen sich andere, häufig beschriebene Merkmale erklären.
- *Aggressive Gehemmtheit:* Aggressive Auseinandersetzungen dienen der Abgrenzung, sie sind mit dem Risiko verbunden, andere Menschen zu verletzen und sie zum Rückzug zu veranlassen. Dieses Risiko können die Menschen nicht eingehen, die sich auf ihre Bezugspersonen sehr stark angewiesen fühlen.
- *Trennungsintoleranz:* Kommt es zu einer tatsächlichen Trennung oder zu einer Distanzierung von den primären Bezugspersonen durch lebensphasentypische Loslösungsschritte, kann das Selbstgefühl massiv in Frage gestellt werden.
- *Familiäre Gebundenheit:* Familiendynamische Untersuchungen beschreiben Familienmuster, die die starke Bindung und Unselbstständigkeit erläutern können. Die familiären Bindungen werden als besonders stark beschrieben, die psychologischen Grenzen innerhalb der Familie scheinen aufgehoben zu sein.

Morbus Crohn

Morbus-Crohn-Patienten erscheinen im Vergleich zu den Colitis-ulcerosa-Patienten häufig als unabhängiger, selbstsicherer, im Kontakt weniger anlehnungsbedürftig und distanzierter. Viele Patienten betonen ihre Selbstständigkeit, lassen sich auf Bindungen nicht gern ein und vermitteln den Eindruck, ihr Leben am besten allein bewältigen zu können. Bei näherer Betrachtung erscheinen aber die Pseudounabhängigkeit der Morbus-Crohn-Patienten und die Angewiesenheit der Kolitispatienten auf Schlüsselfiguren als zwei Lösungsversuche eines **Konfliktes** zwischen **Angewiesenheit** und **Selbstständigkeit**. Die seelische Dramatik der Patienten bestünde dann darin, dass sie einerseits Angst vor allzu nahen Beziehungen haben, dass sie sich auf der anderen Seite aber nach Trennungen unerträglich einsam fühlen (Green 1990). Wie gesagt, diese Konfliktkonstellationen können sich auch als Folge der Auseinandersetzung mit der chronischen Erkrankung entwickeln.

Es verwundert nicht, wenn Objektverluste, Trennungserfahrungen, Anforderungen an die eigene Selbstständigkeit usw. im Vorfeld der Erkrankung oder der Krankheitsschübe genannt werden.

Die Life-Event-Forschung konnte in mehreren Studien zeigen, dass sich oft gravierende Lebenskrisen wie Tod, Verlust oder Scheidung im Vorfeld der Erkrankung häuften. In vielen Fällen konnten sie als Auslöser für einen erneuten Schub identifiziert werden. Bedeutsam für die Ausgestaltung der Symptomatik erscheint aber auch die soziale Integration der Patienten zu sein. Man kann also vermuten, dass kritische Life-Events vor allem dann eine Rolle in der Auslösung eines erneuten Krankheitsschubs spielen, wenn die betroffenen Patienten zudem sehr isoliert und ohne unterstützendes soziales System leben (von Wietersheim 1997). In eigenen Untersuchungen zu bedeutsamen Lebensereignissen bei Morbus-Crohn-Patienten fand Küchenhoff folgende **belastende Lebensereignisse**:

- oftmals einen Verlust eines als mütterlich-versorgend erlebten nahestehenden Menschen;
- „In-between"-Situationen: im Vorfeld der Erkrankung bestehen Loyalitätskonflikte verschiedenen wichtigen Beziehungspartnern gegenüber, die sich nur lösen lassen, indem zumindest in der Phantasie ein Teil gekränkt oder zurückgewiesen wird;
- starke Gewissensangst bei Verselbstständigungsschritten: Verselbstständigung wird von einigen Patienten als schuldhaft oder als Provokation gegen eine magisch überhöhte, bedrohlich erlebte Bezugsperson erfahren, deren Rache gefürchtet werden muss (Küchenhoff 1993).

Der kurz- und langfristige Krankheitsverlauf beim Morbus Crohn ist, so konnte weiter gezeigt werden, von psychosozialen Faktoren beeinflusst. Küchenhoff (1993) fand folgende **Risikofaktoren**:

- depressive Persönlichkeitsstruktur;
- ablenkende und bagatellisierende Krankheitsbewältigungsformen;
- Ersterkrankung in der Adoleszenz.

In Übereinstimmung mit diesen Forschungsergebnissen hält die zitierte Leitlinie aus dem Jahr 2007 fest: „Depressivität, Ängstlichkeit und wahrgenommener chronischer Stress sind Risikofaktoren für ein Rezidiv".

In einer Konsensuskonferenz der Österreichischen Gesellschaft für Gastroenterologie und Hepatologie wurde sinnvollerweise und in voller Übereinstimmung mit diesen Forschungsresultaten eine psychosomatische Begleittherapie bei jungen Patienten mit Ablösungskonflikten und mit inadäquatem Coping empfohlen (Vogelsang et al. 2000).

Jede Typologie, also auch die Beschreibung typischer Persönlichkeitsstrukturen oder Konflikte, reduziert die Komplexität der klinischen Wirklichkeit; dadurch schafft sie einen Überblick, sie sollte aber nicht dazu verführen, die Vielfalt in den Wechselwirkungen zwischen sozialen, psychologischen und körperlichen Faktoren zu unterschätzen. Dies sei am Beispiel der Krankheitsverarbeitung des Morbus Crohn erläutert. In unseren Untersuchungen konnten wir **5 Verlaufsformen** beschreiben:

- **integrative Verlaufsform:** Die schwere Krankheit führt erst zu einer massiven psychischen Destabilisierung, im Verlauf aber zu einem seelischen „Neubeginn" (Balint) und zur Reifung;
- **Regression** im Dienste des Ich: die schwere Krankheit erlaubt erstmals, weniger streng mit sich umzugehen und mehr Selbstfürsorge zu entwickeln;
- **nicht-reaktive Verlaufsform:** Trotz zum Teil schwerster körperlicher Einschränkung wird die Krankheit ignoriert, d. h. psychisch nicht verarbeitet; diese Verlaufsform kann zu gesundheitsgefährdenden Verhaltensweisen führen;
- Entwicklung von **Pseudoautonomie**: In Antwort auf die Krankheit werden wichtige Lebensentscheidungen getroffen, die zunächst wie Verselbstständigungsschritte aussehen, die aber dazu dienen, innere Bindungen und emotional wichtige Beziehungen zu vermeiden;
- **regressive Verlaufsform:** Krankheitserleben führt zu Hoffnungs- und Mutlosigkeit (Küchenhoff 1993).

Anamnese. Frau X. wird im jungen Erwachsenenalter plötzlich und heftig krank. Sie ist in der Akutphase ihrer Erkrankung, während der sie stationär behandelt wird, völlig verzweifelt: „Ich bin in einer völligen Lebenspanik..., ich habe Angst, dass es nicht stimmt, dass es mir besser gehen soll. Das Leben ist so schwer geworden, den Kopf zu erheben, der nicht aufhören kann zu denken und der alles in Frage stellt. Es ist viel zusammengeklappt von meinen Lebensvorstellungen." Im Verlaufe des Krankheitsschubs aber verändert sich die Stimmung der Patientin, nach überstandenem Schub denkt sie anders über sich, sie wird nachdenklich, sie entwickelt ein anderes Gefühl zu ihrem Körper und kann für sich sorgen: „Wozu ich den Morbus Crohn nehme, ist, um aufzupassen und was zu tun. In der Klinik habe ich geübt, was mir gut tut: baden, das regelmäßige Einnehmen von Medikamenten, da hatte ich immer einen Widerwillen. Das geht jetzt besser. Im Grunde habe ich schon ein Gefühl von Zufriedenheit jetzt."

Biografie. Frau X. hat in ihrer frühen Lebensentwicklung erhebliche Belastungen durchstehen müssen; sie musste von Anfang ihres Lebens an die Zuwendung der Eltern mit einem Zwillingsbruder teilen, von dem sie sich verdrängt fühlte. Eine wenige Jahre ältere Schwester litt an einer schwerwiegenden

Körperbehinderung und verlangte die besondere Aufmerksamkeit der Eltern, die sich beide ausgesprochen intensiv um das behinderte Kind kümmerten. Fünf Jahre nach der Geburt von Frau X. wurde ein weiterer Bruder geboren, den sie als das verwöhnte Nesthäkchen der Familie betrachtet. Die für die Patientin wichtigste Bezugsperson war die Großmutter, von der sie sich beachtet und anerkannt fühlte. Die Großmutter verstarb, als Frau X. 14 Jahre alt war. Nach dem Tod der Großmutter entwickelte sie ein schwerwiegendes Alkoholproblem. Im jungen Erwachsenenalter suchte sie intensive intime Beziehungen zu Frauen, eine Freundin wurde ihr besonders wichtig, und als sie sich von dieser Freundin trennte, wurde sie innerhalb von wenigen Wochen krank.

Evaluation. Die lebensgeschichtliche Entwicklung kann einen Anhaltspunkt dafür geben, dass frühzeitig ein Versorgungs-Autarkie-Konflikt für Frau X. bedeutsam gewesen ist, mit einem Gefühl mangelnden Versorgtseins, der Sehnsucht nach starkem Halt in Beziehungen und Neid- und Rivalitätsgefühle anderen Menschen gegenüber. Trennungserfahrungen stimulieren immer neu die schmerzhaften Mangelerfahrungen im Konfliktbereich. Der akute Krankheitsschub verstärkt das Gefühl von Verlassenheit und Abhängigkeit; zugleich ist eindrucksvoll, dass im Verlauf der Krankheit die Patientin Selbstmitleid entwickelt, sie nutzt die Krankheit als Signal, sich endlich um sich sorgen zu können. Mit anderen Worten: Im Verlauf der Anpassung an die Krankheit identifiziert sich die Patientin mit guten und versorgenden Objektbildern, für die aus der Lebensgeschichte vor allem die Großmutter steht, sie kann zum ersten Mal in ihrem Leben Versorgung für sich akzeptieren und annehmen. War vor dem Erkrankungsbeginn die Fähigkeit zur Besorgnis auf andere, reale Bezugspersonen projiziert, ohne die ein Überleben nicht möglich schien, konnte diese Fähigkeit im Verlauf der Krankheit von der Patientin selbst entwickelt werden.

Psychodynamische Aspekte der Krankheitsverarbeitung

Krankheitsverarbeitung wird nicht nur von rationalen Motiven gesteuert, sondern ist von vielen unbewussten Wünschen und Ängsten überlagert, die durch eine psychodynamische Begleitung der Krankheitsverarbeitung bearbeitet werden können. Einige Themen sollen im Folgenden genannt werden:

Bearbeitung subjektiver Krankheitstheorien. Die individuelle Bedeutung, die zumal eine chronische Krankheit einnehmen kann, kann sehr variieren; die Krankheit kann als Herausforderung, als Feind, als Strafe usw. angesehen werden. Je nach dieser subjektiven Bedeutung, die die Patienten dem Krankheitsgeschehen zuschreiben, variiert das Coping. Patienten, die die Krankheit als **gerechte Strafe** für schuldbewusst erlebte Phantasien oder Handlungen verstehen, haben einen inneren Widerstand dagegen, adäquate Maßnahmen zu ihrer Gesundung zu ergreifen. Subjektive Krankheitstheorien sind relativ leicht zu erfragen, sie können ein Fokus für verarbeitungsorientierte Interventionen sein. Eigene Untersuchungen legen nahe, dass Patienten, die sehr stark psychologische Gründe für die Entstehung der Krankheit sehen, oft schlechter mit der Krankheit umgehen können, weil sie sich die Schuld an der Krankheit selbst zuschreiben (Küchenhoff u. Mathes 1993). Die Suche nach psychologischen Ursachen ist demnach oft Ausdruck einer depressiven Grundeinstellung. Da die Bereitschaft, seelische Ursachen zu reflektieren, für Psychotherapeuten oft sehr erwünscht ist, wird dieser negative Aspekt einer zu starken Psychologisierung gelegentlich übersehen.

Förderung der Trauerarbeit. Die Coping-Forschung erweist immer wieder, dass aktive Bewältigung gut und depressive Bewältigung schlecht sei; aus diesen Forschungsergebnissen könnte der falsche Eindruck entstehen, Aktivität sei um jeden Preis zu fördern. Auch empirisch lässt sich nachweisen, dass eine Balance zwischen der Traurigkeit über die Verluste, die durch die Krankheit entstehen, auf der einen Seite und dem Vertrauen in die eigenen Möglichkeiten, die Krankheit zu verbessern, am günstigsten ist (Küchenhoff u. Manz 1993). Den Patienten in seiner Trauer über den u. U. endgültigen Verlust seiner Gesundheit oder körperlichen Integrität zu begleiten, ist eine für den Psychotherapeuten persönlich oft schwierige Aufgabe.

Arbeit an sozialen Beziehungen. Die soziale Unterstützung, die die Patienten erhalten, wirkt sich zwar nicht auf den Krankheitsverlauf, aber doch auf die **Lebenszufriedenheit** deutlich aus (Küchenhoff 1995). Die sozialen Ressourcen können oft nicht genutzt werden, weil die Schamgefühle in Bezug auf die Krankheit zu groß sind. Andererseits kann das Sicherheitsbedürfnis der Patienten dazu führen, dass persönlich wichtige Schritte, wie Berufswechsel oder beruflicher Aufstieg, nicht mehr gewagt werden. Eine ganz konkrete Folge der Schamproblematik ist z. B. die Tatsache, dass manche Patienten mit chronisch-entzündlichen Darmerkrankungen weder einen Schwerbehindertenausweis beantragen noch sich einer der effektiv arbeitenden Selbsthilfegruppen (z. B. DCCV) anschließen.

Arbeit am Körperbild. Sowohl die akute somatische Bedrohung wie auch die Dauer des Krankheitsverlaufes gefährden das kohärente Selbstbild, damit auch das **körperliche Identitätsgefühl** der Patienten. Die Selbstwahrnehmung des eigenen Körpers schränkt sich nach eigenen Untersuchungen von Morbus-Crohn-Patienten sehr auf den kranken Körper ein, es geht vor allem um die Kontrolle körperlicher Funktionen einerseits oder um den Kampf gegen den als schwach erlebten Körper andererseits. Die **körperliche Selbstzuwendung** zu fördern, z. B. die körperliche Selbstfürsorge zu verstärken (s. das Fallbeispiel), ist eine wichtige Aufgabe, ebenso aber auch die Hilfe bei der Rückgewinnung von Vertrauen in die vorhandenen Körperfunktionen.

Die Annahme einer symbolischen Auflading des erkrankten Körperteils spielte in den Anfangsphasen der psychoanalytischen Therapie eine große Rolle, diese Tendenz hat zu gravierenden Fehlentwicklungen der Psychotherapie geführt. Allerdings deutet die neuere qualitative Forschung darauf hin, dass das Erleben von Beziehungsmustern und das Erleben des kranken Körpers miteinander verbunden sind (Porsch 2009).

Spezialisierte psychodynamische Psychotherapie

Spezialisierte psychotherapeutische Behandlungen auf einer psychoanalytischen Grundlage werden in der Regel langfristig erfolgen müssen. Hier sind besonders zwei Problemfelder zu beachten, die emotionale Ausdrucks- und Belastungsfähigkeit der Patienten (Gündel et al. 2000) und die bereits beschriebene Nähe-Distanz-Problematik (vgl. hierzu auch Küchenhoff 2002).

Psychotherapeutische Arbeit mit Patienten, die sog. alexithyme Charakteristika aufweisen. Manche Patienten mit chronisch-entzündlichen Darmerkrankungen können sich vor äußerst bedrohlichen Gefühlszuständen nicht anders schützen, als die eigene Phantasie, die eigenen Gefühle, eine differenzierte Selbstsicht usw. durch eine technisch-rationale, gefühlsabgespaltene, scheinbar undifferenzierte Lebenssicht zu ersetzen. Bei diesen Patienten muss sich Psychotherapie bemühen,
- in der Gegenübertragung Gefühle von Ungeduld, Langeweile, Zorn zu ertragen, die die Patienten auslösen können;
- den Patienten bei der allmählichen Differenzierung eigener Gefühlszustände behilflich zu sein;
- in der therapeutischen Beziehung an der Differenzierung zwischen Selbst und Objekt zu arbeiten.

Arbeit an den Beziehungsängsten. Ist es im Verlauf der Psychotherapie möglich geworden, dass der Patient auf die alexithymen Abwehr- und Schutzmöglichkeiten verzichtet, so kann die bereits beschriebene Nähe-Distanz-Problematik, die Angst vor der eindringenden Nähe des anderen oder vor dem gänzlichen Verlust der Beziehung, zum Gegenstand der Behandlung werden. Die Durcharbeitung braucht Zeit und ist nicht frei von Risiken. Krankheitsrezidive können, ausgelöst durch die emotionalen Belastungen in der Therapie, aber auch ganz unabhängig von ihr, natürlich auftreten. In jeder Form spezialisierter Psychotherapie ist die **Kooperation mit den Internisten** unverzichtbar, zur eigenen Absicherung des Psychotherapeuten, aber auch um eine Aufspaltung der körperlichen und seelischen Krankheitsdimensionen zu verhindern, die durch die Spezialisierung ein Stück weit auf verschiedene Personen verteilt werden müssen. Psychodynamische Behandlungen haben nicht mehr den Anspruch auf Heilung des Krankheitsbildes, aber doch die Erwartung, psychosoziale Faktoren abfedern zu können und somit die Prognose im Krankheitsverlauf zu verbessern (Chessick 1995).

36.5 Verhaltensmedizinische Aspekte chronisch-entzündlicher Darmerkrankungen

Psychische Faktoren. Die Schwerpunkte der Literatur über den Einfluss psychischer Faktoren auf die Auslösung und Aufrechterhaltung chronisch-entzündlicher Darmerkrankungen lassen sich durch drei Fragen kennzeichnen:
- Gibt es eine spezifische Persönlichkeitsstruktur?
- Welche Rolle spielen Life-Events, also kritische Lebensereignisse in der Ausgestaltung der Erkrankung?
- Hat Stress/Alltagsstress einen Einfluss auf die Erkrankung?

Auf spezifische Persönlichkeitsstrukturen und den Einfluss von Life-Events bei Patienten mit chronisch-entzündlichen Darmerkrankungen wurde bereits eingegangen. Es gibt wohl keinen Zweifel daran, dass auffällige Persönlichkeitsmerkmale als Folge der Erkrankung, also als ein sekundäres Phänomen zu betrachten sind. Der Einfluss von Life-Events ist umstritten. Ein deutlich engerer Zusammenhang konnte allerdings zwischen Alltagsärgernissen und der Ausprägung der Symptomatik gefunden werden.

Daily Hassle. Im Gegensatz zur Life-Event-Forschung versucht der Daily-Hassle-Ansatz – was übersetzt heißt „Alltagsärgernisse" – den Einfluss von Alltagswidrigkeiten auf die Ausgestaltung der Symptomatik am selben oder darauffolgenden Tag zu untersuchen. In mehreren prospektiven Studien konnte nachgewiesen werden, dass Alltagsärgernisse einen signifikanten Einfluss auf das Krankheitsgeschehen haben können. Regelhaft fand sich eine positive und zeitgleiche Korrelation von Stress und Symptomatik. Hohe Stress-Tageswerte führen zu einer stärkeren Ausprägung der Symptomatik am selben Tag. Ebenso führt ein stressreicher Monat zu einer deutlichen Zunahme der Krankheitsaktivität im selben Zeitraum.

Das etwas grobe Stresskonzept zu kritischen Lebensereignissen erfährt eine Ergänzung durch Einbeziehung alltäglicher Belastungen. Im Einzelfall lassen sich so mit Hilfe einer gezielten Verhaltensanalyse *individuelle Stress-Krankheits-Relationen* beschreiben, Rückschlüsse auf Stressverarbeitungsstile ziehen und damit sinnvolle Bestimmungsstücke für eine verhaltensmedizinische Behandlung definieren. Bei vielen Patienten scheint die Symptomatik der chronisch-entzündlichen Darmerkrankung in diesem Sinne stresssensitiv zu sein. Ein hohes Maß an Alltagsstress geht mit einer Verschlechterung der Symptomatik einher. Interessanterweise zeigen diese Studien aber auch, dass dieser Zusammenhang nicht bei allen Patienten festzustellen ist (Kosarz u. Traue 1997). Offensichtlich existieren Untergruppen mit *unterschiedlicher Stressanfälligkeit*. Dieses Phänomen wurde in Untersuchungen an anderen Krankheitsbildern repliziert. Mehrfach konnte gezeigt werden, dass bei einer individuellen Auswertung die Symptomatik durchschnittlich bei ungefähr der Hälfte der untersuchten Versuchspersonen stressanfällig ist. Diese Ergebnisse gelten offenbar auch für Asthma bronchiale (s. Kap. 37), Spannungskopfschmerz, Migräne und Diabetes.

Indikation. Die Diagnosekategorie F54 in der ICD 10 (Psychologische Faktoren und Verhaltensfaktoren bei andernorts klassifizierten Krankheiten, in unserem Fall K 50 für Morbus Crohn und K 51 für Colitis ulcerosa) setzt voraus, dass psychisch bedeutsame Faktoren in einem zeitlichen Zusammenhang mit dem Beginn oder der Verschlimmerung eines spezifischen körperlichen Zustandes stehen. Es kann zum jetzigen Zeitpunkt als gesichert gelten, dass dieses Kriterium nur bei einem Teil der Patienten mit solchen Störungen erfüllt ist.

> **M** Die Diagnose eines Morbus Crohn oder einer Colitis ulcerosa stellt nicht automatisch eine Indikation für eine verhaltensmedizinische Behandlung dar. Jeder Einzelfall ist zu prüfen.

Verhaltensmedizinische Interventionen wie z. B. ein Stressbewältigungstraining sind nur bei jenen Patienten sinnvoll, für die ein solcher Zusammenhang identifiziert ist. Der Mangel an einer solchen Differenzierung in einigen Studien erklärt vielleicht auch die uneinheitlichen Ergebnisse psychotherapeutischer Behandlungsversuche (Kosarz 1997, von Wietersheim et al. 2001, Sachse 2006, von Wietersheim et al. 2006, Deter et al. 2007). Allerdings zeigen die Ergebnisse eindeutig, dass psychologische Behandlungsansätze bei chronisch-entzündlichen Darmerkrankungen nachweislich hilfreich sind. Letztlich sind es diese Daten, die zur Aufnahme von Psychotherapie in die bereits zitierten Leitlinien zur Behandlung chronisch-entzündlicher Darmerkrankungen geführt haben.

Stress und chronisch-entzündliche Darmerkrankungen

Als eine der Schlussfolgerungen der bisher zitierten Literatur lässt sich festhalten, dass belastende psychosoziale Faktoren offensichtlich einen Einfluss auf die Krankheitsaktivität haben. Mawdsley et al. (2005; S. 1488) fassen die Ergebnisse wie folgt zusammen:
- Recent studies indicate that chronic stress, adverse life events, and depression can cause relapse in patients with IBD.
- The effects of stress on inflammation in IBD are likely to be mediated through changes in hypothalamic-pituitary-adrenal function, alterations in bacterial-mucosal floral interactions, activation of mucosal mast cells, and peripheral release of corticotrophin releasing factor.
- The symptoms of IBD may be exacerbated by the effects of stress on gut motility and fluid secretion.

■ Kognitiv-behaviorale Achse

> **M** Die Annahme einer kognitiv-behavioralen Achse impliziert, dass kognitive, emotionale und verhaltensmäßige Komponenten der psychobiologischen Reaktion den Organismus unabhängig von direkten Stresseinflüssen auf physiologische Systeme beeinflussen.

Innerhalb dieses Bezugsrahmens können verschiedene moderierende Prozesse unterschieden werden.

Veränderung gesundheitsfördernden Verhaltens. Am wahrscheinlichsten ist die Annahme, dass psychosoziale Stressfaktoren zu einer Veränderung gesundheitsförderlichen Verhaltens führen. Dies kann sich auf Rauchen, Essen und sportliche Aktivitäten beziehen. Für Patienten mit chronisch-entzündlichen Darmerkrankungen kann dies bedeuten, dass in Zusammenhang mit Stressfaktoren vermehrt *unverträgliche Nahrung* (Zucker?) zu sich genommen wird. Auch die Einnahme von Medikamenten kann durch psychosozialen Stress beeinflusst werden. Dies bedeutet nicht, dass Stressfaktoren allein für solche Verhaltensweisen verantwortlich sind, es kann jedoch davon ausgegangen werden, dass sie das Muster und die Häufigkeit gesundheitsförderlichen Verhaltens verändern. Entsprechend kann eine Modifikation solcher Verhaltensweisen zu einer deutlichen Besserung der Symptomatik führen.

Copingstile. Andere kognitiv-behaviorale relevante Prozesse beziehen sich auf die Aufmerksamkeit, die den eigenen *Körperreaktionen* geschenkt wird. Die Spanne reicht von extremer Beobachtung der Körperreaktionen bis hin zu einer Verleugnung der Erkrankung. Diese Coping-Stile haben einen Einfluss auf die Inanspruchnahme ärztlicher Vorsorge- oder Verlaufsuntersuchungen und die Einnahme von Medikamenten. Sie sind nicht selten die Ursache für Compliance-Probleme. Überbewertung oder Verleugnung erklären auch die oft beobachtbare Diskrepanz von subjektiven Beschwerden und tatsächlichem organischem Befund, der Patienten oft zu „Problempatienten" macht.

Konsequenzen der Krankheit. Ein weiterer Prozess, der die Verbindung von psychosozialem Stress und Krankheit erklären kann, sind die Konsequenzen, die als Folge der Erkrankung auftreten können. So mag die Äußerung von Schmerzen oder die Mitteilung der Häufigkeit von Durchfällen bei Bezugspersonen vermehrte Zuwendung, Fürsorge und Schonung auslösen. Überprotektives Verhalten kann zu einer Verunsicherung der Patienten mit erhöhter Angstbereitschaft führen, womit im Sinne der Lerntheorie aufrechterhaltende Faktoren beschrieben sind.

Gemeinsamkeiten. Die Gemeinsamkeit dieser Mechanismen liegt darin, dass psychosoziale Stressfaktoren einen Einfluss auf das Krankheitsgeschehen haben, ohne dass dieser Einfluss direkt über physiologische Prozesse zustande kommt.

■ Psychophysiologische Achse

Die bisher beschriebenen Mechanismen können nicht alle Einflussmöglichkeiten von Stress auf Krankheit erklären. In einer Reihe von Untersuchungen konnte gezeigt werden, dass psychosozialer Stress auch dann einen Einfluss auf das Krankheitsgeschehen hat, wenn diese Faktoren kontrolliert werden. Die 2. Möglichkeit, die Verbindung von Stress und Krankheit zu erklären, bezieht sich auf den Einfluss psychophysiologischer Prozesse. Die Wirkung von Stressfaktoren

auf autonome und endokrine Reaktionen wird durch die Erkenntnisse aus dem Bereich der Psychoneuroimmunologie zunehmend besser verstanden. Systematische tier- und humanexperimentelle Studien über den Einfluss von Stress auf zelluläre und humorale Vorgänge haben zu der faszinierenden Möglichkeit geführt, dass ein physiologisches Substrat gefunden werden könnte, das erklärt, wie emotionale Faktoren und Verhaltensweisen zu einer Verminderung der Resistenz gegenüber Infektionen oder zu einer schlechteren Prognose bei einer Krebserkrankung führen können. Es lassen sich zumindest drei verschiedene Möglichkeiten unterscheiden:
- reizbezogene psychophysiologische Überaktivierung,
- Krankheitsstabilitätsprozess,
- Vulnerabilitätskonzept.

Reizbezogene psychophysiologische Überaktivierung. Damit ist die Tendenz eines Organismus gemeint, auf psychosozialen Stress mit einer abnormen Steigerung der *autonomen* oder *neuroendokrinen Reaktion* oder einer verzögerten Rückbildung dieser Aktivierung zu antworten. Diese Bereitschaft kann konstitutionell erworben oder sekundär erlernt und auf bestimmte Organsysteme beschränkt sein. Für chronisch-entzündliche Darmerkrankungen ist beispielsweise eine erhöhte Darmmotilität denkbar oder die Bereitschaft, unter psychosozialem Stress mit einer überschießenden und zu lange anhaltenden Aktivierung des Immunsystems zu antworten. Die zugrunde liegende Hypothese dieser Überlegungen liegt in der Annahme, dass eine wiederholte oder verlängerte Konfrontation mit psychosozialen Stressfaktoren vermittels einer psychophysiologischen Überaktivierung pathogen ist. Offen bleibt die Frage, ob diese Überaktivierung der Krankheit (kausal) vorangeht oder Folge der Erkrankung ist.

Krankheitsstabilitätsprozess. Eng verwandt mit dieser Frage ist der 2. Mechanismus zur Beschreibung einer möglichen Stress-Krankheit-Relation. Steptoe bezeichnet diesen Mechanismus als „Krankheitsstabilitätsprozess" Gemeint ist damit die Tatsache, dass psychosozialer Stress bei einer gegebenen Krankheit den Verlauf der Erkrankung beeinflusst. Physiologische Überaktivierung ist damit nicht kausal krankheitsauslösend zu verstehen, sondern beeinflusst den Verlauf einer bereits bestehenden Erkrankung. Hier lassen sich die Ergebnisse der Life-Event-Forschung und der Einfluss von Alltagsstress auf die Symptomatik chronisch-entzündlicher Darmerkrankungen einordnen.

Vulnerabilitätskonzept. Als 3. Möglichkeit beschreibt Steptoe ein Vulnerabilitätskonzept. Damit ist eine verminderte Abwehr gegen von außen kommende Schädigungen gemeint. Die Hypothese besagt, dass psychosozialer Stress zu einer Verminderung der Resistenz oder Überaktivierung des Immunsystems gegen fremde oder körpereigene Zellen führt. Die psychobiologische Reaktion verursacht also nicht die Erkrankung, sondern schwächt den Organismus. Die Wirkungsweise dieses Prozesses liegt auf immunologischer Ebene. Eine stressinduzierte Immunsuppression oder -überaktivierung kann zu einer verstärkten Symptomatik führen.

Psychobiologische Überlegungen. Stacher et al. (1986) betonen, dass der Gastrointestinaltrakt jeweils in den distalen und proximalen Teilen unter der unmittelbaren Kontrolle des zentralen Nervensystems steht. Im gesamten übrigen Verlauf hat das Zentralnervensystem nur eine die intrinsische Aktivität des enteralen Nervensystems modulierende und integrierende Funktion, wofür es, vor allem über den Nervus vagus und die Nervi splanchnici, sensorische Informationen aus dem Magen-Darm-Trakt erhält. Die Strukturen, die dabei eine Rolle spielen, sind vor allem die des *„viszeralen Hirns"*. Durch die enge Verbindung dieser Strukturen mit dem **limbischen System** ist es verständlich, dass nicht nur Emotionen den Gastrointestinaltrakt beeinflussen können, sondern auch umgekehrt eine dem Hypothalamus mitgeteilte Hypoglykämie sich in einer erhöhten Aggressivität oder Ängstlichkeit äußern kann. Die glatte Muskulatur des Darmes zeigt eine autonome myogene Aktivität, welche über das enterale Nervensystem koordiniert wird. Über lange intramurale Bahnen erhält dieser Teil Informationen aus anderen Darmabschnitten und ist über sympathische und parasympathische Bahnen zu höher gelegenen Zentren verschaltet.

Eine Verursachung von Entzündungen durch das autonome Nervensystem ist bisher nicht bekannt. Für diesen pathogenetisch sehr viel bedeutsameren Aspekt kann der eben skizzierte Mechanismus keine Erklärung liefern. Eine mögliche Stress-Krankheit-Relation könnte über das **Immunsystem** bestehen, wobei hier die einzelnen vermittelnden Glieder noch relativ unbekannt sind.

Weiterführende Überlegungen zur Psychobiologie chronisch-entzündlicher Darmerkrankungen wurden von Traue und Kosarz (1997) veröffentlicht. Zusammenfassend können unter verhaltensmedizinischen Gesichtspunkten drei **Problembereiche** formuliert werden:
- Ist nachweislich ein Einfluss von Stress auf die Auslösung oder Ausgestaltung der Erkrankung gegeben? Welchen Einfluss haben Alltagsärgernisse? Stehen angemessene Copingstrategien im Umgang mit Stress zur Verfügung?
- Bestehen Probleme im Umgang mit der Erkrankung? Wie ist das subjektive Krankheitsmodell? Liegt ein ausschließliches organisches Krankheitsmodell vor? Wird eine unzulässige Psychologisierung vorgenommen („wenn ich nur lerne, mit Stress besser umzugehen, dann bekomme ich nie wieder einen Schub..."). Bestehen Compliance-Probleme bezüglich der notwendigen medikamentösen Therapie (z. B. Cortison)?
- Sind gravierende psychische Folgen der Erkrankung festzustellen? Ist beispielsweise eine ängstlich-hypochondrische oder reaktiv depressive Entwicklung zu beobachten? Hat sich eine sekundäre agoraphobische Symptomatik herausgebildet, da Patienten aus Angst vor Durchfällen das Haus nicht mehr verlassen? Führt die Erkrankung zu familiären Konflikten oder partnerschaftlichen Problemen (Sexualität)? Bestehen erhebliche sozialmedizinische Probleme, wie beispielsweise eine eingeschränkte Arbeitsfähigkeit oder eine Frühberentung?

Psychologische Diagnostik

Voraussetzung psychologischer Diagnostik ist eine genaue Kenntnis des Krankheitsgeschehens des jeweiligen Patienten, der momentanen Schwere der Erkrankung, der aktuellen Symptomatik und der Medikation. An 1. Stelle der Diagnostik steht eine ausführliche **Verhaltens- und Bedingungsanalyse**, um die oben genannten Problembereiche zu erfassen, einzugrenzen und zu präzisieren. Ausgesprochen sinnvoll ist der Einsatz von Tages- und Wochenprotokollen zur Erfassung der Stressbelastung und der Ausprägung der Symptomatik. Ein standardisiertes **CED Symptom- und Stresstagebuch** wurde 1997 von Kosarz et al. veröffentlicht. Es setzt sich aus einem symptomspezifischen Teil und einer Daily-Hassles-Skala zusammen. Im symptomspezifischen Teil werden Form und Beschaffenheit der Stühle, Bauchschmerzen, Medikamente und weitere CED-spezifische Symptome und Besonderheiten erfasst. Aus diesen Symptomangaben kann zusätzlich ein Summenscore für die Krankheitsaktivität errechnet werden. Die durchschnittliche Alltagsbelastung lässt sich aus den Bewertungen der einzelnen Items berechnen. Mit Hilfe dieses Instrumentes kann erfasst werden, ob, in welchem Ausmaß und mit welchen Inhalten Alltagsärgernisse einen Einfluss auf die Symptomatik, z. B. die Bauchschmerzen oder die Durchfallhäufigkeit, haben. Zudem sind diese Informationen wertvolles Material zur Gewinnung oder Überprüfung verhaltensanalytischer Hypothesen.

Verhaltensmedizinischer Behandlungsansatz

Welche Konsequenzen ergeben sich für eine verhaltensmedizinische Behandlungsstrategie?

In einem ersten Schritt ist über eine **sorgfältige Diagnostik** mit Hilfe von Anamnese, Exploration, Symptomtagebüchern und Verhaltensanalysen zu entscheiden, ob eine Indikation für eine verhaltensmedizinische Behandlung vorliegt. Nicht alle Patienten mit einer chronisch-entzündlichen Darmerkrankung müssen verhaltensmedizinisch behandelt werden.

■ Interventionsebenen

Falls eine Indikation besteht, können folgende Interventionsebenen unterschieden werden:

Direkte, auf die chronisch-entzündliche Darmerkrankung bezogene Verfahren. Hierzu gehört vor allem die medikamentöse Therapie (oft auch in der Phase der Remission), was eine enge Kooperation mit dem behandelnden Internisten voraussetzt. Selbstverständlich ist die medikamentöse Behandlung nicht Gegenstand der Psychotherapie, der Psychologische Psychotherapeut sollte aber eine genaue Kenntnis der aktuellen Medikation, deren Wirkung und Nebenwirkungen haben. Weiterhin sollten in jedem Fall Entspannungsverfahren zur Anwendung kommen. Allgemeine Empfehlungen bezüglich der Ernährung lassen sich nicht geben. Als Regel gilt: Patienten dürfen alles essen, was ihnen bekommt, sie sollten aber ein Ernährungstagebuch führen.

Indirekte, auf die „psychische" Auslösung und Aufrechterhaltung bezogene Verfahren. Hierzu gehören Methoden der Stressreduktion und die Vermittlung exakter Informationen über die Erkrankung und über die Wirkung von Medikamenten. In Abhängigkeit von den Ergebnissen der jeweils individuellen Problemanalyse kann das gesamte verhaltenstherapeutische Repertoire stressreduzierender Therapiebausteine zur Anwendung kommen, beispielsweise Therapiebausteine für einen verbesserten Umgang mit Emotionen, Stressbewältigungstrainings, alternative Coping-Strategien, Möglichkeiten der Konfliktbewältigung und Einbeziehung des Partners und der Familie.

Interventionen auf der Ebene der Krankheitsfolgen. Bei vielen Patienten sind die oft dramatischen Folgen der Erkrankung Fokus der Therapie. Ein Angstbewältigungstraining kann indiziert sein, wenn sich sekundär, nach Abklingen der akuten Durchfallsymptomatik, eine massive Angst, das Haus zu verlassen, herausgebildet hat. Patienten mit einem künstlichen Darmausgang bedürfen oft erheblicher Unterstützung bei der Anpassung an diese gravierende Veränderung der Lebensqualität. Da bei chronisch-entzündlichen Darmerkrankungen häufig eine sozialmedizinische Problematik vorliegt, sollte dieser Problembereich nicht übersehen werden. Generelles Ziel der Behandlung ist die Lebensanpassung an eine chronische Erkrankung, mit dem Ziel chronisches Krankheitsverhalten zu minimieren (s. hierzu auch Glier 1997). Letztlich ist auch die Anbindung der Patienten an Selbsthilfegruppen wichtig, wie z.B. die DCCV, die Deutsche Morbus Crohn/Colitis ulcerosa Vereinigung, die ihre Mitglieder regelmäßig über neue Entwicklungen auf diesem Gebiet informiert, Kongresse veranstaltet, Kontakte vermittelt und die Zeitschrift „Bauchredner" herausgibt (Adresse im Anhang).

■ Behandlungsstrategie

Folgende Behandlungsstrategie lässt sich skizzieren: Bei vielen Patienten mit einer chronisch-entzündlichen Darmerkrankung ist eine verhaltensmedizinisch angelegte begleitende Behandlung sinnvoll. Welche verhaltenstherapeutischen Strategien zur Anwendung kommen, hängt von einer genauen Analyse der möglichen **Stresssensitivität** der Erkrankung, den **Folgen** der Krankheit und den krankheitsbezogenen **Copingstilen** der Patienten ab. Auslösende und aufrechterhaltende Faktoren der Erkrankung im psychosozialen Kontext der Patienten lassen sich mit Hilfe einer Verhaltens- und Bedingungsanalyse und durch Symptomtagebücher klären.

Ziel dieser Behandlungsstrategie ist für jeden Patienten bei einem Minimum an Medikamenten ein Maximum an Kompetenz im Umgang mit seiner Erkrankung.

Inhalt dieses Kapitels sind Klinik, Ätiologie und psychotherapeutische Behandlungsansätze chronisch-entzündlicher Darmerkrankungen. Im medizinischen Teil bilden neben der Darstellung der Symptomatik konkurrierende ätiologische Modelle den Schwerpunkt, da die Ätiologie dieser Erkrankungen noch immer nicht gesichert ist. Der psychologische Teil gliedert sich in 2 Abschnitte: Unter psychodynamischen Aspekten werden getrennt für die Krankheitsbilder Colitis ulcerosa und Morbus Crohn Persönlichkeitszüge und familiendynamische Faktoren referiert. Der Abschnitt schließt mit einem Fallbeispiel und der Darstellung der psychotherapeutischen Vorgehensweise. Verhaltensmedizinische Überlegungen fokussieren auf der Stress-Krankheit-Relation und stellen die Frage der Indikation für Psychotherapie, da nicht bei allen Patienten psychosoziale Faktoren einen krankheitsmoderierenden Einfluss haben. Zu unterscheiden sind 3 Interventionsebenen: Direkte, auf die chronisch-entzündliche Darmerkrankung bezogene Verfahren, indirekte, auf die psychische Auslösung und Aufrechterhaltung bezogene Interventionen und die Bearbeitung von Krankheitsfolgen.

37 Asthma bronchiale

P. Kosarz

Leitsymptom des Asthma bronchiale ist Atemnot, oftmals begleitet von giemenden und pfeifenden Atemgeräuschen, einem Engegefühl in der Brust und trockenem Husten. Der Verlauf ist variabel. Krankheitsepisoden wechseln mit symptomfreien Intervallen. Die symptomatischen Phasen können typischerweise wenige Minuten bis Stunden dauern. Im Anschluss scheinen sich die Patienten vollständig zu erholen.

Symptome können allerdings auch mehrfach täglich in unterschiedlicher Ausprägung auftreten und sich über mehrere Tage mit schweren Obstruktionen zu einem **Status asthmaticus**, einem lebensbedrohlichen Zustand, steigern, der sofort notfallmäßig behandelt werden muss. Unter besonders ungünstigen Bedingungen kann ein unbehandelter Asthmaanfall zum Tode führen.

37.1 Medizinische Grundlagen

Nolte (1998) definiert Asthma bronchiale wie folgt:

> **D** „Asthma ist eine variable und reversible Atemwegsobstruktion infolge Entzündung und Hyperreaktivität der Atemwege."

Pathogenese. Wesentliche Bestimmungsstücke des pathologischen Geschehens sind **Hyperaktivität** des **Bronchialsystems** und **Entzündung**. Damit lässt sich Asthma charakterisieren als eine chronische Entzündung des Bronchialbaumes unter Beteiligung spezifischer Zellpopulationen. Die Atemwege des Asthmatikers zeichnen sich durch bronchiale Hyperaktivität oder Hypersensibilität aus, d. h. sie reagieren auf spezifische Stimuli mit besonderer Empfindlichkeit im Vergleich zu Gesunden. Der Anfall spielt sich vorwiegend in den tiefliegenden sog. kleinen Luftwegen, den Bronchiolen, ab. Die oberen großen Luftwege wie Luftröhre und Bronchien haben eingebaute Knorpelspangen, die verhindern, dass ein Anfall dort wirksam wird. Die kleinen Bronchiolen bestehen nur aus dehnbarem Bindegewebe, Muskulatur und einer feinen Schleimhaut. Diese Muskeln werden nicht willentlich gesteuert, sondern autonom. Sie haben die Aufgabe, Atemluft zu den Lungenbläschen zu befördern. Die Atemnot, die durch eine Behinderung der Exspiration, also der Ausatmung, bedingt ist, wird durch eine Obstruktion, eine Verengung der Bronchien, verursacht.

Bronchiale Trias. Die Obstruktion ist auf drei Mechanismen zurückzuführen:

- Es findet sich ein erhöhter Tonus der Bronchialmuskulatur. Dabei handelt es sich um ein krampfartiges Zusammenziehen der die Bronchiolen umgebenden Ringmuskeln, die zu einer Bronchialkonstriktion führen. Dieser Mechanismus bedingt den typischen Anfallscharakter der Symptomatik und ihre spontane Rückbildungsfähigkeit.
- Es kommt zu einer Schwellung der Bronchialschleimhaut durch eine entzündliche Ödembildung. Die Verdickung wirkt sich vor allem im Bereich der kleinen Atemwege auf den Strömungswiderstand aus.
- Schließlich kommt es zu einer Verstopfung der Atemwege durch vermehrte Bildung von eingedicktem Schleim. Die Eindickung verhindert ein vollständiges Abhusten des Schleims, was sich vor allem im Status asthmaticus verhängnisvoll auswirkt.

Als Ergebnis dieser Prozesse kommt es zu einer **Lungenüberblähung mit Elastizitätsverlust** und damit verbunden zu einer überwiegend **exspiratorischen Bronchialobstruktion**, was das Phänomen der Behinderung der Ausatmung erklärt.

Jede Komponente dieser „bronchialen Trias" ist im Anfall unterschiedlich ausgeprägt und abhängig von der Art des Asthmas und der Dauer der Erkrankung.

Epidemiologie

Nach übereinstimmenden Ergebnissen vieler Forscher gehört Asthma zu den Erkrankungen, die in den letzten Jahren **dramatisch zugenommen** haben, ohne dass die exakten Gründe dafür bekannt sind. Internationale Studien zeigen, dass sich die Prävalenz des Asthmas in den letzten 20 Jahren annähernd verdoppelt hat. Vermutlich sind Umweltfaktoren wie die zunehmende Umweltbelastung und Luftverschmutzung („Western Lifestyle") wesentlich verantwortlich. Diese Vermutung wird auch durch die Tatsache gestützt, dass Asthma offenbar in ländlichen Gebieten seltener als in städtischen Regionen vorkommt.

Häufigkeit. Die Ergebnisse ätiologischer Studien lassen sich wie folgt zusammenfassen: In europäischen Ländern beträgt die Häufigkeit bei Erwachsenen zwischen 3 und 10 %. Die Zunahme geht mit einem Anstieg der Allergien und atopischen Erkrankungen wie Rhinokonjunktivitis und Neurodermitis einher. Die Krankheit kann sich in jedem Lebensalter manifestieren, tritt aber bevorzugt in jungen Jahren auf. Etwa die Hälfte der Patienten erkrankt vor dem 10. Lebensjahr, ein weiteres Drittel vor dem 40. Lebensjahr. Im Kindesalter sind Jungen etwa doppelt so häufig betroffen wie Mädchen. Diese geschlechtsspezifische Prävalenz verliert sich bis zum 30. Lebensjahr. Innerhalb Europas existiert offensichtlich ein West-Ost-Gefälle. Prävalenzunterschiede konnten auch innerhalb Deutschlands nachgewiesen werden: Bei 9- bis 11-jährigen Kindern war die Prävalenz des Asthmas in Westdeutschland signifikant höher als in Ostdeutschland. Dieser Trend konnte auch für junge Erwachsene bestätigt werden. International werden die höchsten Prävalenzraten aus Australien und Neuseeland berichtet. Die Werte liegen zwischen 10 und 20 % der Gesamtbevölkerung. Hier lässt sich bereits bei jedem 3. Schulkind eine bronchiale Hyperaktivität nachweisen, die eine Prädisposition für ein Asthma bronchiale darstellt.

Mortalität. In Deutschland beträgt die Mortalitätsrate etwa 10 Asthmatote auf 100.000 Einwohner. Risikopatienten sind solche, die mit schweren Asthmaanfällen schlecht medikamentös einstellbar sind und Complianceprobleme zeigen. Vor allem psychosoziale Faktoren scheinen einen erheblichen Einfluss auf die Mortalitätsrate zu haben. In mehreren Untersuchungen konnte gezeigt werden, dass Probleme mit dem Krankheitsmanagement der Patienten, mangelnde familiäre Unterstützung und psychische Auffälligkeiten der Erkrankten negative Prognosefaktoren darstellen.

Ätiologie

Asthma-auslösende Substanzen. Folgende Substanzen lösen Asthma aus:
- Als häufigste **Allergene** gelten Pollen, Federn, Hausstaub, Tierhaare, Schimmelpilze und Milben.
- Arzneimittel, die Asthmaanfälle auslösen können, sind z. B. Aspirin, β-Rezeptorenblocker und Medikamente mit Schwefelverbindungen.
- An **Umwelt**- und **Luftverschmutzung** als auslösende Bedingungen sind vor allem hohe Konzentrationen von Ozon, NO_2 und SO_2 zu nennen. Neue Forschungsergebnisse belegen einen deutlichen Zusammenhang zwischen Passivrauchen und der Entstehung und Verschlechterung eines Asthmas bei Kleinkindern.
- Eine Vielzahl von Substanzen, die in den verschiedensten **Arbeitsbereichen** vorkommen, können Asthmaanfälle auslösen. In Frage kommen beispielsweise Metallsalze, Plastik-Inhalationsstoffe, Waschmittel und Holz- und Pflanzenstaub. Berühmt geworden ist das Bäckerasthma als Folge vermehrter und lang anhaltender Exposition mit Mehl.

Infektionen. Atemwegsinfektionen sind die häufigste Ursache der Asthmaexazerbation. Offenbar bilden **Viren** den wesentlichen ätiologischen Faktor.

Körperliche Belastung. Asthmaanfälle werden häufig durch körperliche Anstrengung ausgelöst. Körperliche Belastung kann bei jedem Asthmapatienten zu einer Bronchokonstriktion führen. Die Stärke des Anfalls kann durch die **Lufttemperatur** beeinflusst werden: Je tiefer die Temperatur und je größer das Atemvolumen, desto heftiger kann die Reaktion ausfallen.

Emotionaler Stress. Immer wieder werden psychische Faktoren und vor allem emotionaler Stress als Auslöser für Asthmaanfälle genannt. In internistischen Lehrbüchern wird davon ausgegangen, dass diese Faktoren bei etwa ⅓ bis zur ½ der Patienten ernsthafte klinische Konsequenzen haben. Überlegungen über mögliche pathophysiologische Zusammenhänge zwischen Psyche und asthmatischer Reaktion werden weiter unten dargestellt (**Abb. 37.1**).

Verlauf

Verlaufsbeobachtungen weisen im Allgemeinen auf eine **günstige Prognose** bei einem milden Asthma und frühem Erkrankungsbeginn hin. Die Zahl der Kinder, die 7–10 Jahre nach Erstmanifestation noch an Asthma leiden, schwankt zwischen 26 und 78 %, der Durchschnitt liegt bei 46 %. Bei

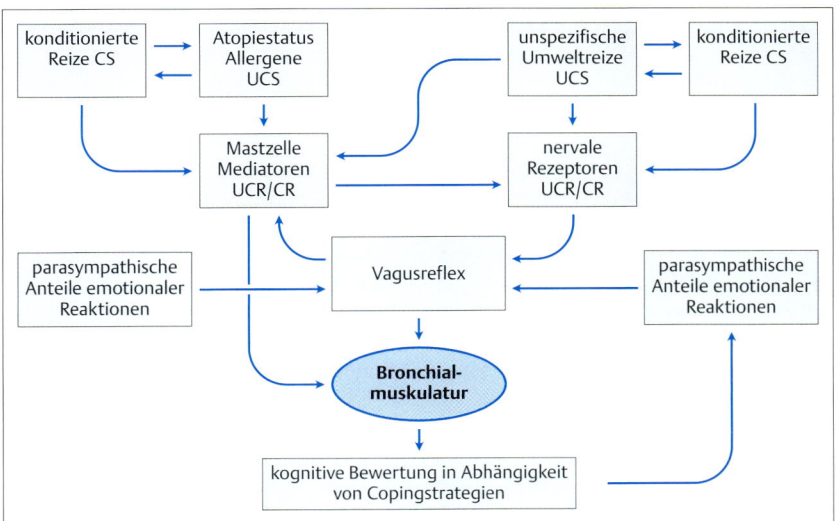

Abb. 37.1 Ein verhaltensmedizinisches Modell des Asthma bronchiale.

etwa 40% der Patienten, die im Erwachsenenalter erkranken, nehmen Frequenz und Schwere der Anfälle mit zunehmendem Alter ab. In einigen Studien wird über Spontanheilungen von bis zu 20% berichtet.

Weiterführende Literatur zu epidemiologischen Daten finden sich bei Petermann (1999) sowie Matthys u. Seeger (2008).

Klassifikation und Schweregrad

Auch wenn als gemeinsame ätiologische Grundlage des Asthma bronchiale ein hyperragibles Bronchialsystem anzusehen ist, lassen sich **verschiedene Formen des Asthmas** unterscheiden: Eine grobe Unterteilung wäre:
- exogen-allergisches Asthma;
- nicht-allergisches oder intrinsisches Asthma.

Weitere Asthmaformen sind:
- medikamentös ausgelöst;
- umwelt- und arbeitsbedingt;
- infektiösbedingt;
- belastungsassoziiert;
- durch emotionalen Stress ausgelöst.

Exogen-allergisches Asthma. Die meisten Asthmatiker leiden unter einem allergischen Asthma, das bereits im 1. Lebensjahrzehnt auftritt. Ein Asthma, das erst im Erwachsenenalter beginnt, hat nur in höchstens 30% der Fälle eine rein exogen-allergische Ursache. Die meisten Allergene werden inhaliert. Für die Sensibilisierung ist eine hohe Konzentration über einen längeren Zeitraum notwendig. Einmal sensibilisiert, genügen kleinste Mengen, um einen Asthmaanfall auszulösen. Zu unterscheiden ist dabei die Sofortreaktion innerhalb von Minuten, die sich nach einer Stunde weitgehend normalisiert, von der Spätreaktion, die nach 4–8 Stunden einen erneuten Asthmaanfall auslöst. Der Unterschied ist durch das Ansprechen verschiedener Zellpopulationen bedingt.

Intrinsisches Asthma. Bei dem sog. nicht-allergischen oder intrinsischen Asthma sind keine klassischen Allergene zu finden.

Asthmaschweregrad. Zur Erfassung der Schwere des Asthmas werden in regelmäßig stattfindenden Konsenskonferenzen Kriterien festgelegt, mit deren Hilfe der Schweregrad der Erkrankung definiert werden kann.

Die zurzeit gültige Klassifikation des Asthmaschweregrades wurde 1998 veröffentlicht. Der Asthmaschweregrad wird auf der Grundlage relevanter Symptome und Lungenfunktionsparameter in 4 Stufen eingeteilt. Für Kinder (Berdel et al.) und Jugendliche/Erwachsene (Wettengel et al.) existieren 2 Klassifikationssysteme, die sich vor allem durch die Symptomintensität unterscheiden. An ihnen orientiert sich die medikamentöse Therapie.

Pathogenese

In der Definition des Asthma bronchiale sind zwei ätiologische Elemente genannt, nämlich Entzündung und bronchiale Hyperreaktivität.

Hyperreaktives Bronchialsystem. Das hyperreaktive Bronchialsystem nimmt in der Asthmapathogenese eine Schlüsselrolle ein. Unter einem überaktiven oder hyperragiblen Bronchialsystem wird eine erhöhte **individuelle Irritierbarkeit** des Bronchialsystems verstanden, also die verstärkte Bereitschaft, auf unterschiedliche Reize mit einer Bronchokonstriktion zu antworten. Es konnte gezeigt werden, dass Asthmakranke im Vergleich zu Gesunden häufiger eine höhere Reagibilität zeigen. Ob es sich dabei um eine primäre, vielleicht sogar genetisch bedingte Eigenschaft handelt oder eine im Verlauf der Erkrankung sekundär erworbene, ist noch nicht eindeutig entschieden. Hinweise auf einen **dispositionellen Faktor** geben Untersuchungen, die zeigen, dass in Familien von Asthmakranken häufig Allergien auftreten. Es finden sich auch hohe Konkordanzraten bei eineiigen Zwillingen. Hierzu ist allerdings anzumerken, dass genetische Faktoren für die Entwicklung eines hyperragiblen Bronchialsystems offenbar nur eine **Prädisposition** schaffen, die erst in Verbindung mit exogenen Einflüssen zu einem manifesten Asthma bronchiale führen.

M Als gesicherte Ursachen für ein hyperreaktives Bronchialsystem gelten
- **Allergien des Respirationstraktes gegenüber inhalativen Allergenen,**
- **häufige virale Atemwegsinfekte vor allem im Kindesalter und**
- **bestimmte chemische Substanzen.**

Entzündungsprozess. Allen drei Auslösemechanismen der bronchialen Hyperreagibilität ist gemeinsam, dass sie in der Bronchialschleimhaut eine Entzündung verursachen, bei der verschiedene Zellpopulationen und aus diesen Zellen freigesetzte **Mediatoren** eine entscheidende Rolle spielen. Die Auslösung eines Asthmaanfalls kann auf **mehreren Wegen** erfolgen: In Zusammenhang mit einer allergischen Reaktion sind
- die **Mastzellen** der Lunge,
- Kaskaden von verschiedenen **Entzündungsstoffen** und
- **eosinophile Granulozyten** von besonderer Bedeutung.

Allergene wie beispielsweise Pollen lösen im Abwehrsystem eines Asthmatikers Alarm aus. Bestimmte Zelltypen im Blut produzieren einen Eiweißstoff, der sozusagen maßgeschneidert zur Abwehr dieser Allergene ist. Diese **Pollenantikörper** (IgE-Moleküle) setzen sich auf den Mastzellen fest. Dort warten sie in ständiger Alarmbereitschaft auf den nächsten Kontakt mit den Allergenen. Die Mastzellen sind dadurch sensibilisiert und aktiviert. Sobald der Asthmatiker Pollen des gleichen Typs einatmet und die Antikörper auf den Granulozyten, z. B. den Mastzellen, Kontakt mit dem Allergen bekommen haben, geben diese Zellen Substanzen ins Blut ab, die sog. Mediatoren, die für die Entzündungsreaktion verantwortlich sind. Gelangen solche Mediatoren, wie beispielsweise **Histamin**, an die glatten Muskelzellen der Bronchien, bewirken sie ein krampfartiges Zusammenziehen der Bronchiolen, so dass sich die Atemwege verengen. Das Ergebnis ist ein akuter Asthmaanfall. Neben Histamin werden auch **Prostaglandine** und **Leukotrine** als Mediatoren freigesetzt, welche die Entzündungsreaktion unterstützen. Damit bewirken die Mediatoren neben der Bronchokonstriktion auch entzündliche Ödeme, Schleimabsonderungen und längerfristig eine Veränderung der Permeabilität des Bronchialepithels. Zudem aktivieren sie weitere Entzündungszellen, die Mediatoren freisetzen, die ihrerseits wieder auf die Bronchialmuskulatur und die schleimbildenden Strukturen wirken und Ödeme verursachen.

Neben den Mastzellen sind **eosinophile Granulozyten** für die asthmatische Entzündungsreaktion von besonderer Bedeutung. Sie spielen sowohl beim allergischen wie auch beim intrinsischen Asthma eine bedeutende Rolle. Eosinophile Granulozyten dienen als diagnostische Leitzellen. Je größer die Anzahl dieser Zellen ist, desto ausgeprägter ist die Entzündung.

Lymphozyten unterstützen diesen Prozess. **T-Helferzellen** tragen ebenfalls zur inflammatorischen Reaktion bei, indem ihre Zytokine die zelluläre Immunantwort aktivieren.

Neurogener Pathomechanismus. Durch die Schädigung des Bronchialepithels werden sensorische Nervenenden freigelegt, die sog. *„irritant receptors"*, deren Reizung zu einer Bronchokonstriktion führt. Damit ist ein weiterer, neurogener Pathomechanismus beschrieben. Die Einwirkung unspezifischer Stimuli wie Zigarettenrauch, noxische Umweltreize, Kaltluft, aber auch Anstrengung und Husten können zu einer Änderung der Permeabilität also der Durchlässigkeit des Bronchialepithels führen. Unter dem Bronchialepithel liegen nervale Rezeptoren, die über den Vagusreflex durch Ausschüttung des Botenstoffs **Acetylcholin** eine Bronchokonstriktion auslösen (Reflexbronchokonstriktion). Zudem stimuliert Acetylcholin die in der Nachbarschaft gelegenen irritant receptors, die dann ebenfalls Acetylcholin ausschütten, was seinerseits zu einer Bronchokonstriktion führt, wodurch ein circulus vitiosus unterhalten wird. Durch diesen Prozess werden auch **Neuropeptide** freigesetzt, die zu einer neurogenen Entzündung des Bronchialepithels führen.

Fazit. Zusammenfassend lässt sich der Pathomechanismus wie folgt beschreiben: Entzündungszellen, Mediatoren und nervale Rezeptoren (irritant receptors) sind die wesentlichen pathogenetischen Bestimmungsstücke. Diese Elemente sind durch Rückkoppelungsschleifen so miteinander verschaltet, dass ein sich steigernder und sich selbst aufrechterhaltender Pathomechanismus im Sinne eines circulus vitiosus resultiert. Entzündungszellen, Mediatoren und Zytokine sind für den Entzündungsprozess verantwortlich, führen zu einer Bronchokonstriktion und bewirken eine Schädigung des Bronchialepithels, wodurch die darunterliegenden irritant receptors freigelegt werden. Eine Reizung der irritant receptors führt zum einen via Acetylcholin zu einer Bronchokonstriktion und über die Ausschüttung von Neuropeptiden zu einer Freisetzung von Mediatoren aus Mastzellen, die ihrerseits die weitere Aktivierung von Entzündungszellen bewirken. Damit können Allergene wie auch unspezifische Reize, Infektionen und eine veränderte Permeabilität der Bronchialschleimhaut beispielsweise durch Husten zu Auslösern eines Asthmaanfalls werden. Weiterführende Literatur zur Ätiopathogenese des Asthma bronchiale findet sich bei Matthys u. Seeger (2008).

Diagnostik

Verfahren der Lungenfunktionsprüfung. Zur Diagnostik eines Asthma bronchiale stehen neben Anamnese und körperlicher Untersuchung verschiedene Verfahren der Lungenfunktionsprüfung zur Verfügung. Zur Anwendung kommen
- der Tiffeneau-Test,
- Ganzkörperplethysmografie,
- Broncholyse- und Provokationsstests.

Beim **Tiffeneau-Test** atmet der Patient nach maximaler Einatmung so schnell er kann das gesamte Lungenvolumen in einen Messapparat. Das Spirometer misst ein Volumen-Zeit-Diagramm und kann so eine obstruktive Ventilationsstörung feststellen.

Mit dem **Ganzkörperplethysmographen** kann über die atmungsbedingten Druckschwankungen in einer hermetisch abgeschlossenen Kammer in Relation zur Stärke des Atmungsstroms der Atemwiderstand bestimmt werden. Wird während der Lungenfunktionsmessung eine Erhöhung des Atemwiderstandes festgestellt, kann diagnostisch ein **Spasmolyticum** gegeben werden. Der Broncholysetest zeigt an, ob die Bronchialobstruktion medikamentös rückgängig gemacht werden kann.

Provokationstests können mit Reizgasen, Kaltluft oder durch körperliche Belastung durchgeführt werden.

Zur Abklärung eines allergisch bedingten Asthmas ist die Allergiediagnostik von großer Bedeutung. Für die Selbstdiagnostik ist der Einsatz eines **Peak-flow-Meters**, eines einfachen Gerätes zur Bestimmung des Atemvolumens am einfachsten.

Peak-flow-Meter. Den Peak-flow-Wert kann ein Patient leicht selbst bestimmen, indem er nach tiefer Einatmung so kräftig wie möglich in das Mundstück des Peak-flow-Meters ausatmet. Der dadurch erzeugte Atemfluss wird durch einen Messanzeiger abgebildet. Es existieren Normwerte in Abhängigkeit von Geschlecht und Alter. Mit dem Peak-Flow-Meter lassen sich Tages-, Wochen- und Monatsprofile erstellen. Bei einer akuten Verschlechterung des Atemwiderstandes kann der Patient die vorher mit dem behandelnden Arzt festgelegte Änderung der Medikation in Eigenregie vornehmen. Zudem erlaubt es diese Methode relativ einfach zu unterscheiden, ob lediglich das Gefühl von Atemnot vorhanden ist, beispielsweise als Angstäquivalent, oder ob eine tatsächliche Bronchialobstruktion vorliegt. Diese Unterscheidung ist für die Selbstmedikation entscheidend.

Die Deutsche Atemwegsliga hat zur Interpretation der Peak-Flow-Werte ein Ampelschema vorgeschlagen (**Tabelle 37.1**).

Tabelle 37.1 Bestimmung des Peak-Flow-Wertes

Atemvolumen	Merkmale
80–100% des Bestwertes: „grüner Bereich"	• Beschwerden sind aufgrund der Dauermedikation minimal • Alltagsbelastungen werden gut bewältigt, die Lebensqualität ist nicht beeinträchtigt • keine oder kaum Beschwerden (Atemnot) in der Nacht
50–80% des Bestwertes: „gelber Bereich"	• Zunahme der bronchialen Entzündung und Verkrampfungsbereitschaft • nächtliche Beschwerden nehmen zu • Dauermedikation reicht nicht mehr aus
unter 50% des Bestwertes: „roter Bereich"	• ständige Atemnot in Ruhe oder beim Sprechen • unbeherrschbarer Husten und zunehmendes Engegefühl aufgrund vermehrter Schleimproduktion (zäher Schleim)

Medikamentöse Behandlung des Asthma bronchiale

Ziele der Therapie. Die Deutsche Atemwegsliga stellt folgende Ziele für die medikamentöse Therapie des Asthma bronchiale auf (Wettengel et al. 1998):
- Erhalten oder Wiederherstellung einer normalen oder bestmöglichen Lungenfunktion;
- Vermeiden von Asthmaanfällen;
- Verhindern von krankheitsbedingten Beeinträchtigungen der körperlichen und psychischen Entwicklung.

M Die Obstruktion der Bronchiolen ist auf drei Mechanismen zurückzuführen: Einen erhöhten Tonus der Bronchialmuskulatur, die Schwellung der Bronchialschleimhaut und die Bildung von vermehrtem Schleim in den Atemwegen.

Asthmamedikamente. Wirksame Asthmamedikamente setzen gezielt an diesen einzelnen Komponenten an.
- *Reliever* sind kurzfristig wirksame Medikamente, die zu einer sofort spürbaren Bronchodilatation führen;
- *Controller* wirken langfristig auf die Entzündungsprozesse und sollen einen günstigen Einfluss auf den Verlauf des Asthma bronchiale nehmen;
- *β-sympatikomimetische Substanzen* wirken auf die Bronchialmuskulatur und entspannen sie;
- *Kortikosteroide*, also Cortison-Präparate, reduzieren die entzündliche Schwellung;
- *Theophylline* wirken sowohl antientzündlich wie auch broncholytisch;
- bronchienerweiternde Mittel werden in der Regel durch Dosieraerosole verabreicht.

Langzeitbehandlung. Für die medikamentöse Langzeitbehandlung des Asthma bronchiale gilt ein der Schwere der Erkrankung angepasstes, variables Stufenschema. Die Auswahl und Dosierung der Asthmamedikamente wird entsprechend der Ausprägung der Erkrankung schrittweise kombiniert und gesteigert, bis die Beschwerden nachlassen und der erhöhte Atemwegswiderstand nachweislich sinkt. Bei fast allen Formen des Asthma bronchiale ist über eine Bedarfsmedikation hinaus eine Basistherapie notwendig. Hier werden zusätzlich inhalative antientzündliche Mittel eingesetzt. Bei schweren Fällen sind additiv systemisch wirkende Medikamente notwendig.

Prävention

Neben der medikamentösen Behandlung des Asthmaanfalls steht an erster Stelle der Therapie die Prävention. Insbesondere bei allergischem Asthma sind die Chancen für eine erfolgreiche Prävention gut. Eine medikamentöse Behandlung erübrigt sich manchmal dann, wenn der Asthmapatient die für ihn typischen Allergene vermeiden kann. Solche Maßnahmen sind besonders erfolgreich bei Haustierallergie, beruflich bedingten Allergien und Nahrungsmittelallergien. Gegen Allergene kann auch eine **Hyposensibilisierung** durchgeführt werden. Selbstverständlich ist Rauchen ein absolutes Tabu für Asthmapatienten. Von besonderer Bedeutung ist die **krankengymnastische Atemtherapie**. Trainiert werden können Ausatemtechniken wie beispielsweise die Lippenbremse, atemerleichternde Körperstellungen (z.B. der Kutschersitz und Flankenatmung) und eine korrekte Hustentechnik, um den zähen Schleim abzuhusten und unproduktives Husten zu vermeiden.

37.2 Psychologische Faktoren

Es wurde bereits mehrfach darauf hingewiesen, dass emotionaler Stress und psychosoziale Belastungsfaktoren bei der Auslösung und Ausgestaltung des Asthma bronchiale eine große Rolle spielen können. Unter verhaltensmedizinischen Gesichtspunkten ergeben sich verschiedene Themenschwerpunkte und Problembereiche:

- Möglichkeiten der psychologischen Diagnostik;
- Erfassung und Wirkungsweise „psychogener" Auslöser;
- Fragen des Krankheitsmanagements;
- verhaltensmedizinische Therapieansätze.

Psychologische Diagnostik

M Grundlage psychologischer Diagnostik ist eine genaue Kenntnis des Asthmageschehens des jeweiligen Patienten, der spezifischen Auslöser seiner Atemnotanfälle und der Medikation.

Die Interpretation eines Tagebuchs unter verhaltensanalytischen Gesichtspunkten ist nur dann sinnvoll, wenn unterschieden werden kann, ob als Auslöser für die asthmatischen Beschwerden die ärgerliche Gereiztheit oder die sportliche Aktivität eines Patienten mit Anstrengungsasthma relevant sind.

Asthma-Anamnese-Bogen. An erster Stelle der Diagnostik steht eine ausführliche Verhaltens- und Bedingungsanalyse. Von Petermann wurde 1999 ein Asthma-Anamnese-Bogen veröffentlicht, der anhand von 15 Items wesentliche asthmabezogene Informationen erfasst. Hilfreich ist das Führen eines Tagebuchs unter Verwendung des Peak-Flow-Meters. Patienten werden gebeten, ein Aktivitäten- und Befindlichkeitsprotokoll (Stundenprotokoll) des Tages zu führen und – in Abhängigkeit von der Schwere des Asthmas – beispielsweise morgens, mittags und abends die Peak-Flow-Werte zu messen. Zusätzlich soll der Atemwegswiderstand bestimmt werden, wenn akut Atemnot auftritt (time- und event-sampling). Diese Daten können zusätzlich zur verhaltensanalytischen Exploration wichtige Hinweise auf Auslöser, aufrechterhaltende Bedingungen und funktionale Zusammenhänge geben.

Asthma-Symptom-Liste (ASL). Für den praktisch-therapeutischen Einsatz haben sich vor allem zwei Fragebögen bewährt.

In der Asthma-Symptom-Liste ASL (Richter et al. 1985) werden mit 25 Items asthma- und befindlichkeitsbezogene Symptome in ihrer Häufigkeit erfasst. In einer Untersuchung an 338 Asthmatikern fand Richter (1988) 5 Dimensionen des asthmatischen Geschehens. Zwei Dimensionen beschreiben vorwiegend die bekannte körperliche Symptomatik, drei Dimensionen beziehen sich auf Beschwerden in der Befindlichkeit des Patienten.
Folgende **Skalen** wurden gefunden:
- **nervöse Ängstlichkeit:** Patienten mit hohen Skalenwerten fühlen sich während asthmatischer Anfälle ängstlich, beunruhigt, bedrückt, hilflos und haben Angst alleingelassen zu werden;
- **obstruktive Atembeschwerden:** Diese Skala beschreibt die bekannten körperlichen Beschwerden der obstruktiven Atemnot;
- **ärgerliche Gereiztheit:** Patienten mit hohen Testwerten fühlen sich während der asthmatischen Anfälle gereizt, ärgerlich, schlecht gelaunt, aufbrausend und zornig;
- **Hyperventilationssymptome:** Diese Skala beschreibt die typischen körperlichen Beschwerden einer Hyperventilation, wie sie im Rahmen eines Asthmaanfalls oder als Angstäquivalent auftreten kann;
- **Müdigkeit:** Die Skala besteht aus Beschwerden wie Müdigkeit, Trägheit und Schläfrigkeit.

Die drei Dimensionen „nervöse Ängstlichkeit", „ärgerliche Gereiztheit" und „Müdigkeit", die vermutlich Folgen der Erkrankung und der Medikation abbilden, erklären vielleicht auch den von Klinikern häufig beschriebenen Ambivalenzkonflikt: Patienten, die sich ängstlich und bedrückt fühlen, kommunizieren Bedürfnisse nach Unterstützung und Sicherheit, deren Erfüllung durch den Behandler aber in Widerspruch zu ärgerlicher Gereiztheit gerät.

Fragebogen zur Lebensqualität bei Asthma (FLA). Der Fragebogen zur Lebensqualität bei Asthma (FLA) wurde von Petermann und Bergmann (1994) veröffentlicht. Er umfasst 40 Items, wobei sich 11 Aussagen auf körperliche Empfindungen, Krankheitssymptome und Begleiterscheinungen beziehen, 15 Items auf die psychische Belastung durch die Erkrankung und 14 Items auf das Aktivitätsniveau im Alltag und die berufliche Belastbarkeit. Für jede dieser 3 Dimensionen kann eine getrennte Auswertung erfolgen. Als Gesamtwert lässt sich ein Lebensqualitätsindex von 0–100 bestimmen.

Psychogene Auslöser des Asthma bronchiale

Immer wieder wurde berichtet, dass ein Pollenallergiker schon beim bloßen Anblick einer blühenden Wiese mit einem Asthmaanfall reagieren kann. Bereits 1886 wurde der Fall einer Frau beschrieben, die beim Anblick einer Papierrose, die in einem Glasbehälter aufbewahrt wurde, Asthmaanfälle bekommen haben soll. Beschrieben wurden aber auch emotionale Reaktionen wie Wut, Ärger und vor allem Angst als Auslöser für Asthmaanfälle.

Um zu verstehen, wie diese doch offensichtlich psychologischen Faktoren einen Asthmaanfall auslösen können, kehren wir noch einmal kurz zur Pathophysiologie des Asthma bronchiale zurück: Sowohl exogene Reize wie Allergene als auch unspezifische Reize wie Kälte, Nebel und Rauch können Asthmaanfälle auslösen. Eine wichtige Rolle spielen dabei die Mastzellen, andere Entzündungszellen und nervale Rezeptoren in Verbindung mit dem Vagusreflex.

Konditionierung. Denkbar sind Prozesse der klassischen Konditionierung. So kann angenommen werden, dass ursprünglich neutrale, externe oder interne, z. B. kognitive, Reize in Anwesenheit von Allergenen zu konditionierten Stimuli werden, welche dann die allergische Reaktion auch in Abwesenheit von Allergenen auslösen können. So kann alleine der Gedanke an eine blühende Wiese Atemnot erzeugen. Gleiches gilt für unspezifische Reize, die über eine veränderte Permeabilität des Bronchialepithels nervale Rezeptoren reizen, die einen Vagusreflex auslösen.

Vor allem der **Nervus vagus** als Teil des parasympathischen Systems ist für verhaltensmedizinische Überlegungen von Bedeutung. Er reguliert über die Freisetzung der Transmittersubstanz Acetylcholin den Bronchialtonus. Eine vermehrte Ausschüttung von Acetylcholin führt zu einem Bronchospasmus. An dieser Stelle ist die Auslösung einer Bronchokonstriktion durch die parasympathischen Anteile emotionaler Reaktionen anzunehmen. Starke Affekte wie

Angst, Ärger und Wut haben neben dem sympathischen Anteil auch parasympathische Anteile, die über diesen Mechanismus einen Asthmaanfall triggern oder auch die Anfallshäufigkeit erhöhen können. So werden **Konfliktsituationen**, aber auch **Hilflosigkeit** und **Depressivität** zu sog. „psychogenen" Auslösern von Asthmaanfällen. Damit können exogene wie auch endogene und über vegetative Regulationsmechanismen psychosoziale Faktoren zu einer Initialzündung im System führen. Die eingebauten Rückkoppelungsschleifen bewirken dann die Aufrechterhaltung und Steigerung der asthmatischen Anfälle (Kosarz 1994, Petermann 1999). Die Wahrnehmung und kognitive Bewertung der Atemnot kann zu einer weiteren aufrechterhaltenden Bedingung werden (**Abb. 37.1**). Die Literatur ergibt eine Fülle von experimentellen Belegen für den Zusammenhang von Stressfaktoren und Lungenfunktion (Kullowatz et al. 2008).

Experimenteller Nachweis. Schon in den 1950er Jahren wurde die Konditionierbarkeit eines allergischen Asthmaanfalls beim Menschen experimentell nachgewiesen. In neuerer Zeit gelang die Konditionierung eines Mechanismus, der für allergische Reaktionen von Bedeutung ist: Es konnte tierexperimentell gezeigt werden, dass eine Histaminausschüttung an ursprünglich neutrale Reize gekoppelt werden kann. Nachgewiesen ist auch der Zusammenhang von **Angst** und Asthmaanfällen. Mehrfach konnte gezeigt werden, dass **Erwartungsängsten** bei der Auslösung von Asthmaanfällen eine besondere Bedeutung zukommt. Bei vielen Patienten besteht ein Zusammenhang von Panik und Angst mit der Schwere von Asthmaanfällen, häufig vermittelt über Hyperventilation.

Psychosoziales Umfeld. Es wurde bereits darauf hingewiesen, dass Asthmaanfälle nicht ohne Auswirkung auf das psychosoziale Umfeld von Patienten bleiben. Dadurch kommen aufrechterhaltenden Konsequenzen erhebliche Bedeutung zu. Häufig sind die Ängste der Eltern asthmakranker Kinder massiver als die Ängste der Patienten selbst, was zu einer zusätzlichen Verunsicherung der Kinder führen kann. Asthmaanfälle können auch – wie fast alle Krankheiten – instrumentalisiert werden, um Einfluss auf die Gestaltung und Kontrolle von Interaktionsprozessen nehmen zu können.

Krankheitsmanagement

Inadäquates Krankheitsverhalten. Mehrere Forscher konnten zeigen, dass Patienten mit hohen Angstwerten häufiger wegen einer Verschlechterung ihres Gesundheitszustandes in einem Akutkrankenhaus behandelt werden mussten. Ebenso zeigten aber auch Patienten mit extrem niedrigen Angstwerten inadäquates Krankheitsverhalten. Sie tendieren zu einer Dissimulation der Schwere ihres Asthmas und verhindern damit frühzeitige und angemessene therapeutische Maßnahmen.

Angst. Ein hohes Angstniveau scheint die Gefahr der Überdosierung der Selbstmedikation mit sich zu bringen. Es empfiehlt sich daher, mit Patienten die Vereinbarung zu treffen, die Bedarfsmedikation in Abhängigkeit von der tatsächlich festgestellten Atemwegsbehinderung einzunehmen, objektiviert durch das bereits beschriebene Peak-Flow-Meter. Dies ist von besonderer Bedeutung, da Sympatikomimetika eine stimulierende Wirkung haben, die ihrerseits als Angst missinterpretiert werden kann, so dass sich schnell ein Teufelskreis von ängstlicher Erregung, Atemnot und ängstlicher Bewertung dieser Atemnot ergibt. Die Angst der Patienten scheint sogar in 2 Richtungen zu wirken. Ängstliche Patienten bekommen von ihren behandelnden Ärzten bei der Entlassung aus einer stationären Behandlung höhere Dosierungen verordnet als nicht ängstliche.

Compliance. Lehrer et al. kommen 1993 in einer Übersichtsarbeit zu dem Schluss, dass offenbar ein mittleres Angstmaß, eine deutlich erlebte Bedrohung durch die Erkrankung und relativ starke Symptome compliancefördernde Faktoren sind. Zur Optimierung der Compliance gehört auch die umfassende Information der Patienten über Wirkung und Nebenwirkungen der Medikamente, vor allem Cortison.

Complianceprobleme scheinen bei vielen Patienten auch in einer gestörten Körperwahrnehmung begründet zu sein. Eine Reihe von Arbeiten belegt, dass Asthmapatienten, die ihren körperlichen Zustand verzerrt einschätzen, im Vergleich mit Patienten mit einer guten Symptomwahrnehmung stärkere Symptome zeigen, häufiger ärztliche Hilfe in Anspruch nehmen müssen, häufigere Krankenhausaufenthalte haben und ihre Medikamente nicht oder falsch einnehmen. Dahme et al. (1996) konnten zeigen, dass Patienten mit starker Angst vor einem Asthmaanfall den Obstruktionsgrad ungenauer wahrnehmen als Asthmapatienten mit weniger Angst (s. hierzu auch Dahme et al. 2000).

Fazit. Es ergeben sich folgende Schlussfolgerungen: Beim Asthma bronchiale können auf der Grundlage eines hyperreagiblen Bronchialsystems Asthmaanfälle durch klassische Konditionierung ausgelöst und über operante Faktoren aufrechterhalten werden. Starke emotionale Reaktionen, vor allem Angst, können über deren parasympathische Anteile ein hochkomplexes pathophysiologisches Geschehen in Gang setzen, das in einem Asthmaanfall mündet. Defizite in der Körperwahrnehmung und ein hoher Angstlevel können Ursachen von Complianceproblemen sein.

37.3 Verhaltensmedizinischer Behandlungsansatz

Welche Konsequenzen ergeben sich für eine verhaltensmedizinische Behandlungsstrategie?

In einem ersten Schritt muss über eine sorgfältige Diagnostik mit Hilfe von Anamnese, Exploration, Fragebögen und Verhaltensanalysen entschieden werden, ob eine Indikation für eine verhaltensmedizinische Behandlung vorliegt. Es wurde bereits darauf hingewiesen, dass bei weitem nicht alle Patienten mit einem Asthma bronchiale verhaltensmedizinisch behandelt werden müssen. Falls eine Indikation besteht, können folgende Interventionsebenen unterschieden werden:

Direkte, auf das Asthmageschehen bezogene Verfahren. Dazu gehören an erster Stelle die medikamentöse Therapie, die eine enge Kooperation mit dem behandelnden Lungenfacharzt voraussetzt, weiterhin Atemgymnastik, sporttherapeutische Maßnahmen und Entspannungsverfahren. Falls einzelne Bausteine im jeweiligen therapeutischen Setting nicht realisierbar sind, beispielsweise im Rahmen einer ambulanten verhaltenstherapeutischen Betreuung, sollte die Teilnahme an entsprechenden Angeboten vor Ort ermöglicht werden.

Indirekte, auf die „psychische" Auslösung und Aufrechterhaltung bezogene Verfahren. Hierzu gehören Methoden der Angstbewältigung, der Einsatz eines Peak-Flow-Meters zur Identifikation von psychogenen Auslösern und zur Objektivierung des Atemwiderstandes, die Vermittlung exakter Informationen über den Pathomechanismus des Asthma bronchiale und über die Wirkung von Medikamenten (z. B. Petermann 2004). In Abhängigkeit von den Ergebnissen der jeweils individuellen Problemanalyse kann das gesamte verhaltenstherapeutische Repertoire *stressreduzierender Therapiebausteine* zur Anwendung kommen, beispielsweise Therapiebausteine für einen verbesserten Umgang mit Emotionen, Stressbewältigungstrainings, kognitive Umstrukturierung, Möglichkeiten der Konfliktbewältigung und Einbeziehung des Partners und der Familie.

Eine Übersicht über die Wirksamkeit verschiedener Verfahren findet sich bei Yorke et al. (2007).

Interventionen auf der Ebene des Krankheitsmanagements. Hier steht der Einsatz eines Peak-Flow-Meters mit den Möglichkeiten der Objektivierung der Symptomstärke und der Verbesserung der Symptomwahrnehmung an erster Stelle. Unbedingt erforderlich ist die Teilnahme an Schulungsprogrammen, die über die Vermittlung individueller Copingstrategien weit hinausgehen. Solche *Asthmaschulungen* haben vor allem in den letzten Jahren zunehmend an Bedeutung gewonnen. Gestärkt wird vor allem die Eigenverantwortlichkeit. Lernziel ist ein möglichst angstfreier und professioneller Umgang mit der Krankheit und notwendigen medizinischen Interventionen. Solche Asthma-Verhaltenstrainings liegen für Erwachsene, für Schulkinder und seit kurzem auch für Vorschulkinder vor (siehe hierzu Petermann u. Warschburger 2000). Falls Patienten trotz ihrer Asthmaerkrankung rauchen, ist die Teilnahme an einem Anti-Raucher-Training indiziert.

Behandlungsstrategie. Folgende Behandlungsstrategie lässt sich skizzieren: Bei vielen asthmakranken Patienten ist eine Kombination der medikamentösen Behandlung mit psychotherapeutischen Verfahren, Informationsvermittlung und Schulungsprogrammen sinnvoll. Welche psychotherapeutischen Verfahren zur Anwendung kommen, hängt von einer genauen Analyse des Asthma bronchiale ab, dem Anfallsgeschehen und den Verhaltensweisen des Patienten im Anfall. Auslösende und aufrechterhaltende Faktoren der Erkrankung im psychosozialen Kontext des Patienten lassen sich mit Hilfe einer Verhaltens- und Bedingungsanalyse und unter Einsatz eine Peak-Flow-Meters klären.

Damit kann für jeden Patienten eine optimale Behandlungsstrategie entworfen werden, deren Ziel darin besteht, bei einem Minimum an Medikamenten ein Maximum an Kompetenz im Umgang mit der Erkrankung zu vermitteln.

In diesem Kapitel werden die medizinischen und psychologischen Grundlagen des Asthma bronchiale dargestellt. Da psychologische Ätiologie- und Behandlungskonzepte noch häufig von der irrigen Annahme eines „psychogenen Asthmas" ausgehen, bildet die Darstellung der Symptomatik, Pathogenese und Diagnostik einen Schwerpunkt. Im psychologischen Teil des Beitrags werden Verfahren psychologischer Diagnostik, psychologische Auslöser und symptommoderierende Variablen diskutiert. Ein verhaltensmedizinischer Behandlungsansatz umfasst direkte, auf das Asthmageschehen bezogene Verfahren, indirekte, auf die psychische Auslösung und Aufrechterhaltung bezogene Therapiebausteine und Interventionen auf der Ebene des Krankheitsmanagements.

38 Herzerkrankungen

J. Jordan, C. Herrmann-Lingen

Der Begriff „Herzerkrankungen" steht in der Alltagssprache für eine Vielzahl von unterschiedlichen kardiologischen Erkrankungen (koronare Herzkrankheit, Herzinfarkt, Herzklappenerkrankung, Herzmuskelentzündung, angeborene Anomalien am Herzen, Herzinsuffizienz, Herzrhythmusstörungen). Genese und Symptomcharakteristik sind bei diesen Erkrankungen teilweise ebenso unterschiedlich wie Erleben und Verlauf. Für die Betroffenen können körperliche Beschwerden, psychische Folgewirkungen und soziale Konsequenzen (Berufs- und Familienrollenänderungen) mit der Erkrankung verbunden sein. Aber auch die jeweiligen diagnostischen und therapeutischen Behandlungsmaßnahmen sind sehr vielfältig: Internistische Akutbehandlung, Herzkatheter mit Angiografie und ggf. Angioplastie, Echokardiografie, Szintigrafie, offene Herzchirurgie, Herztransplantation, Rehabilitation. Im Rahmen dieses Kapitels ist es nicht möglich, psychosoziale Aspekte und psychotherapeutische Konsequenzen all dieser Herzerkrankungen zu erörtern. Wir werden uns überwiegend auf die **koronare Herzkrankheit** konzentrieren.

38.1 Epidemiologie

Die koronare Herzkrankheit ist in hochentwickelten Ländern eine weit verbreitete Zivilisationserkrankung. Kardiovaskuläre Erkrankungen stellen die häufigste Todesursache dar, hieran hat die koronare Herzkrankheit den größten Anteil.

Jeweils aktuelle epidemiologische Zahlen und Angaben zu Versorgungsleistungen sind im Internet zu finden (www.gbe-bund.de) oder im jährlichen sog. Herzbericht (Bruckenberger 2009). In Deutschland sind exakte Zahlen über die Morbidität und Mortalität nicht verlässlich zu nennen und die vorliegenden Zahlen sind oft veraltet. Bruckenberger ermittelt für das Jahr 2008 insgesamt 679.910 Fälle stationärer Krankenhausbehandlung wegen akutem Herzinfarkt oder ischämischer Herzerkrankung.

Diese Zahlen zeigen zunächst nur, dass kardiale Erkrankungen und insbesondere die koronare Herzkrankheit eine der bedeutendsten Krankheiten unserer Zeit sind. Man geht davon aus, dass nach wie vor Männer vor dem 65. Lebensjahr häufiger erkranken als Frauen: Der Erkrankungsgipfel bei Männern liegt bei ca. 62 Jahren und der von Frauen bei 72 Jahren. Die Entwicklung der letzten Jahre zeigt eine leichte Abnahme insgesamt, insbesondere bei Männern, dagegen eine Zunahme bei Frauen. Alters- und geschlechtskontrollierte Statistiken zeigen im Großen und Ganzen keine geschlechtsspezifischen Unterschiede in der medizinischen Diagnostik und Behandlung.

Die *Diagnostik und Therapie* der koronaren Herzkrankheit kostet einen sehr wesentlichen Teil der vorhandenen finanziellen Mittel innerhalb des Gesundheitssystems (vgl. hierzu die o.g. Quellen). Internationale Zahlen sind ebenfalls über das Internet bei der WHO aktuell einsehbar (www.who.org).

Der **akute Myokardinfarkt** (nachfolgend AMI) ist auch heute noch, trotz großer Fortschritte der Kardiologie, ein äußerst gefährliches Ereignis: Innerhalb des 1. Monats sterben etwa 50 % der Betroffenen, viele davon schon vor ihrem Eintreffen im Krankenhaus. Allerdings haben sich die Behandlungserfolge ebenfalls sehr verbessert, so dass ab dem 2. Jahr nach Krankheitsbeginn die Mortalität im Durchschnitt auf etwa 2 % sank.

38.2 Ätiologische Faktoren und deren Relevanz für psychotherapeutische Interventionen

Ursachen des AMI. Die dem AMI zugrunde liegende Erkrankung ist die sog. (ischämische) koronare Herzerkrankung (Durchblutungsminderung durch Ablagerungen in den Blutgefäßen). Ursache sind **atherosklerotische Veränderung der Gefäße,** die nach heutigem Wissen bereits am Übergang zum Erwachsenenalter beginnen und bei jedem Menschen in unterschiedlicher Geschwindigkeit ablaufen. Ausmaß und Lokalisation der atherosklerotischen Veränderungen bestimmen die Charakteristik und den Ort der Folgeerkrankungen: Im Gehirn führen sie zum Schlaganfall, im Herzen zu Angina Pectoris oder Herzinfarkt, in den Beinen zu Durchblutungsstörungen etc.

Die allmähliche Veränderung des Gefäßsystems – Entwicklung von Verengungen (Stenosen) durch Ablagerungen von cholesterinbeladenen Makrophagen, und Einwanderung glatter Muskelzellen mit interstitieller Kollagenproduktion u. a. – bleibt für die Betroffenen lange Zeit unbemerkt, bis sich schließlich Symptome einer Angina Pectoris einstellen oder z. B. ein AMI eintritt.

M Der AMI wird zumeist als ein plötzliches, völlig unerwartetes Ereignis erlebt, obwohl er aus medizinischer Sicht die Endstrecke eines sich über Jahrzehnte erstreckenden Prozesses ist.

Ursachen der Gefäßveränderungen. Intensität, Progression und Ausmaß der Gefäßveränderungen sind einerseits von *genetischen Dispositionen* (Geschlechtseffekte, familiäre Häufung), andererseits aber auch ganz wesentlich vom *Lebensstil und psychosozialen Variablen* abhängig. Auch die sog. klassischen Risikofaktoren (z. B. Diabetes mellitus, arterieller Hypertonus, Rauchen, erhöhte Cholesterinwerte, Bewegungsmangel, Übergewicht), die in der Medizin wie rein somatische Aspekte verhandelt werden, haben deutliche psychophysiologische bzw. *verhaltensbedingte Anteile*. In der Literatur werden viele hundert Prädiktoren für Entstehung und Verlauf der koronaren Herzkrankheit beschrieben, die allerdings überwiegend nicht strengen methodischen Kriterien genügen, um als Risikofaktoren bezeichnet zu werden (Dosis-Wirkungs-Zusammenhang, Gültigkeit für verschiedene Bevölkerungsgruppen, ausreichend erklärbarer Pathomechanismus).

Klassifikation der Risikofaktoren. Um die Forschungslage übersichtlich zu gestalten, wurden viele Versuche einer Klassifizierung unternommen. Die bekannteste und weitgehend konsensfähige Klassifikation der Risikofaktoren der koronaren Herzkrankheit sind die **Bethesda Kriterien** (The 27th Bethesda Conference, 1996, zit. in Fuster u. Pearson 1999):

- *Kategorie I* – Risikofaktoren, für die erwiesen ist, dass ihre Modifikation das Risiko verringert: Zigarettenrauchen, Low Density Lipoprotein (LDL), fettreiche Ernährung, Bluthochdruck, linksventrikuläre Hypertrophie;
- *Kategorie II* – Risikofaktoren, für die wahrscheinlich ist, dass eine Modifikation das Risiko verringert: Diabetes mellitus, Bewegungsmangel, erniedrigtes High Density Lipoprotein (HDL), Triglyzeride, Übergewicht, für Frauen die postmenopausale Hormonlage;
- *Kategorie III* – Risikofaktoren, deren Modifikation das Risiko verringern könnte: psychosoziale Faktoren, Lipoprotein A, Homocystein, „oxidativer Stress", Alkoholkonsum;
- *Kategorie IV* – Risikofaktoren, die nicht beeinflusst werden können: Alter, männliches Geschlecht, geringer sozioökonomischer Status, Familienanamnese.

Die Zuordnungslogik dieses Modells nach Kriterien der Modifizierbarkeit und deren prognostischer Valenz produziert argumentationslogisch natürlich gewisse Schwierigkeiten, wenn beispielsweise in Kategorie III die „psychosozialen Faktoren" stehen, so als ob die in der Kategorie I und II genannten Aspekte wie Rauchen, Ernährung, Bewegungsmangel etc. nicht ebenfalls im weiteren Sinne psychosoziale, nämlich *verhaltensbedingte Variablen* wären.

Prävalenz und Effektstärken der Risikofaktoren. Es würde an dieser Stelle zu weit führen, die Prävalenz und Effektstärken der aufgeführten Risikofaktoren im Detail zu referieren. Ein Teil der entsprechenden Daten ist im Internet abrufbar unter www.gbe-bund.de und www.herzbericht.de. Zusammenfassend ist festzustellen, dass ab einem Alter von ca. 55 Jahren jeder Mensch im Durchschnitt mindestens 2 solcher Risikofaktoren hat. Dies macht die gesundheitspolitische Bedeutung dieser Verhaltensmuster deutlich. **Abb. 38.1** gibt einen an der Zeitachse orientierten Überblick.

Psychotherapeutisch relevante Risikofaktoren. Wir müssen uns auf die im Schema genannten Faktoren beschränken, die für psychotherapeutische Interventionen besonders bedeutsam erscheinen. Relevanz erhalten sie, weil viele PatientInnen von ihren behandelnden Ärzten mahnend und drohend aufgefordert werden, ihren Lebensstil zu ändern. Da der Hinweis auf die Notwendigkeit einer Ver-

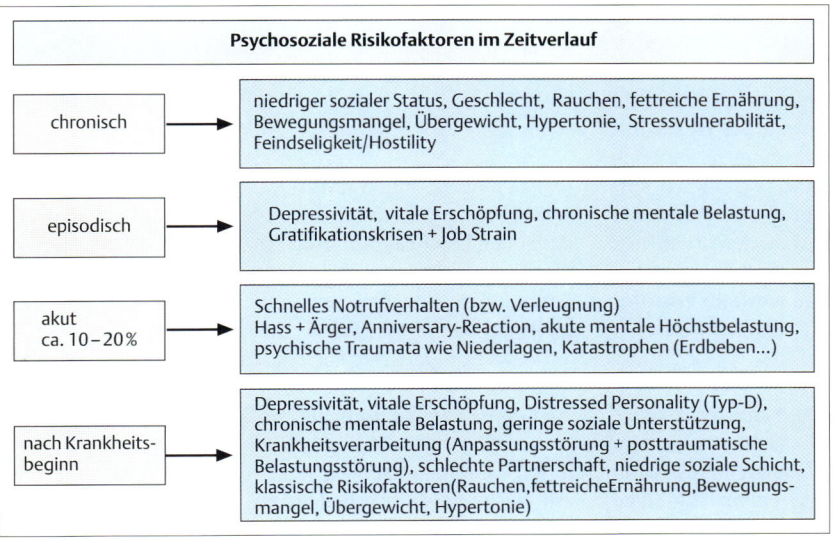

Abb. 38.1 Gesicherte Risikofaktoren im Zeitverlauf.

änderung selten eine Hilfe bei der Umsetzung beinhaltet, fühlen sich viele Betroffene allein gelassen. Aus psychosomatischer Sicht sind Veränderungen von lang anhaltenden Verhaltensmustern ohne das Verständnis für deren Entwicklung und Aufrechterhaltung schwer möglich und viele Menschen brauchen dabei professionelle psychologische bzw. psychotherapeutische Hilfe.

Chronisch langfristig wirksame Risikofaktoren

Viele der in **Abb. 38.1** aufgeführten Verhaltensweisen werden als *klassische Risikofaktoren* bezeichnet (s.o.). Ihre Modifikation gelingt häufig nur mit Hilfe psychologischer Interventionsverfahren.

Niedriger sozialer Status (Schul- und Berufsausbildung, familiäres Einkommen, Position in der beruflichen Hierarchie etc.). Dies stellt neben dem Rauchen einen der stärksten Prädiktoren für die Krankheitsentstehung und den Verlauf dar (Rugulies u. Siegrist 2001).

Geschlecht. Das Geschlecht ist an dieser Stelle genannt, weil Männer im Allgemeinen 10 bis 12 Jahre früher (nämlich mit etwa 60 Jahren) an einer koronaren Herzkrankheit erkranken als Frauen.

Stress. Stress wird von den meisten Betroffenen an erster Stelle ursächlich für die Krankheitsentstehung verantwortlich gemacht (Fahrenberg et al. 1985), und auch wissenschaftlich ist gesichert, dass chronische und akute Belastungen für die Entstehung und Auslösung der KHK relevant sind. Die empirische Befundlage ist uneinheitlich, weil das Phänomen Stress methodisch schwer fassbarer ist und Stressreaktionen sehr individuell moduliert sind.

Viele PatientInnen mit koronarer Herzkrankheit zeigen eine **erhöhte Stressvulnerabilität und -reaktivität**. Sie neigen dazu, belastende Situationen selbst hervorzurufen und/oder in objektiv belastenden Situationen mit erhöhtem mentalem und zeitlichem Einsatz sowie einer Zunahme von Kontrollambitionen zu reagieren. Hierdurch geraten sie in eine schwierige, oft chronisch belastende Konstellation, in der sie dann zunehmend weitere risikosteigernde Verhaltensweisen entwickeln (Kaffeekonsum, Tabakabusus, Ausweitung der Überstunden, ungesunde Ernährung, Bewegungsmangel, fehlende kompensatorische Lebensbereiche). Die Typologien solcher *internaler Stressproduktionen* und der *maladaptiven Stressverarbeitungsmechanismen* sind außerordentlich vielfältig und können vermutlich – je nach Biografie – nahezu alle Erlebnisbereiche betreffen, weshalb entsprechende wissenschaftliche Konzepte bisher immer an ihrer Generalisierung scheitern.

Typ-A-Verhaltensmuster. Typ-A-Verhaltensmuster (sog. „coronary prone behavior"; bestehend aus übersteigertem Tatendrang bei schlecht definierten Zielen, Aggressivität, Ehrgeiz und Konkurrenzstreben sowie einem ständigen Gefühl von Zeitdruck mit motorischer Hyperaktivität) von Rosenman u. Friedman sind ein sehr lehrreiches Beispiel, das viele Jahrzehnte die Psychokardiologie beherrschte und das 1981 von der American Heart Association als eigenständiger Risikofaktor der koronaren Herzkrankheit anerkannt wurde. Da es sich um Verhaltensmuster handelt, die lediglich als Indikatoren eines komplexen Erlebnis- und Verhaltensstils angesehen werden können und die wiederum mit zahlreichen anderen Risikofaktoren (vor allem Rauchen, Cholesterin, Bewegungsmangel) korrelieren, haben umfangreiche Meta-Analysen nicht bestätigen können, dass hier ein eigenständiger Risikofaktor vorliegt. Sehr ähnlich ist die Datenlage hinsichtlich des Folgekonstrukts des Typ-A-Verhaltens, nämlich der Feindseligkeit (hostility) und der Ärgerregulation zu beurteilen (Myrtek 2000, Hank u. Mittag 2003). Diese gehen zwar statistisch gehäuft einer koronaren Herzkrankheit voraus, ihre klinische Relevanz ist aber umstritten.

Episodische Risikofaktoren

An 1. Stelle stehen in **Abb. 38.1** zwei psychologische Konstrukte, die in den letzten Jahren große Beachtung erlangt haben: *Depressivität* und *vitale Erschöpfung*. Beide Konstrukte haben eine hohe Prävalenz in der Bevölkerung und spielen auch bei anderen Erkrankungen eine wichtige verlaufsmodulierende Rolle.

> **M** Es gilt heute als belegt, dass Depressivität die Wahrscheinlichkeit des Auftretens einer koronaren Herzkrankheit deutlich erhöht (Ladwig et al. 2003, Rugulies 2002, Carney 1995, Lesperance u. Frasure-Smith 2000, Wulsin u. Singal 2002) und dass sie nach Beginn der Erkrankung zu einer deutlich schlechteren Prognose führt (Herrmann-Lingen u. Buss 2002).

Vitale Erschöpfung. Unter Vitaler Erschöpfung wird ein Erlebniszustand verstanden, der durch starke Ermüdung, Schlafstörungen, zunehmende Entmutigung (Gefühl der Demoralisierung) und Reizbarkeit gekennzeichnet ist. Dieser Symptomkomplex findet sich gehäuft als Prodromalsyndrom bei PatientInnen vor einem Infarktereignis (Appels 1980). PatientInnen mit einer erheblichen Ausprägung dieser Komponenten haben auch im weiteren Verlauf hinsichtlich psychischer und physischer Variablen eine schlechtere Prognose.

Mentale Belastungen (Stress). Die in **Abb. 38.1** genannten Faktoren einer chronisch-mentalen Belastung entsprechen dem oben bereits erläuterten Stressmodell, das auch episodisch von Bedeutung ist und mit den Belastungsmodellen der medizin-soziologischen Forschung zu *beruflichen Belastungsfaktoren* zu verbinden ist.

Diese soziologischen Forschungen haben methodisch auf hohem Niveau nachgewiesen, dass berufliche Belastungen, vor allem die *Imbalance* aus beruflicher Verausgabung und (materiellen wie immateriellen) Gegenleistungen (sog. „effort-reward-imbalance" bzw. Gratifikationskrisen) eine erhebliche prädiktive Bedeutung haben (Rugulies u. Siegrist 2001).

Akut wirksame Risikofaktoren

Umfangreiche Forschungen haben sich der Frage gewidmet, ob dem akuten Infarkt auslösende Bedingungen vorausgehen. Psychische und/oder physische Belastungen konnten jedoch nur in weniger als 50% der Fälle nachgewiesen werden, wobei psychische Faktoren zweifellos zur Ereignisauslösung beitragen können, zahlenmäßig allerdings gegenüber körperlichen Auslösern eine deutlich geringere Rolle zu spielen scheinen. Schwere natürliche **Katastrophen** wie Erdbeben oder sog. „man-made-disaster", aber auch **persönliche Niederlagen** oder **bedeutsame Ereignisse** (Jahrestage von belastenden Situationen wie Todesfällen etc.) können bei vorbestehender koronarer Herzkrankheit als akute Faktoren die Herz-Kreislauf-Funktionen so sehr belasten, dass ein Infarkt oder eine bedrohliche Rhythmusstörung eintritt.

Ein wesentlicher risikosteigernder Faktor ist die **Tendenz zur Verleugnung**, die dazu führt, dass bedrohliche Vorzeichen einer kardialen Krise, z.B. Angina Pectoris, nicht wahrgenommen bzw. verharmlosend uminterpretiert werden und auf diese Weise viel zu spät ein Notarzt gerufen wird. Dieses Verhalten kostet viele Menschenleben, weil die Betroffenen dann vor dem Eintreffen im Krankenhaus versterben.

Interaktion der Risikofaktoren

Faktisch handelt es sich bei den genannten psychosozialen Risikofaktoren zwar teilweise um statistisch unabhängige Effekte; in aller Regel interagieren aber mehrere dieser Faktoren entlang der individuellen Lebenslinie miteinander sowie mit somatischen Pathogeneseprozessen. Sinnvoller als ein Nebeneinander immer weiter aufdifferenzierter Einzelaspekte ist für das Verständnis der PatientInnen daher ein **integratives biopsychosoziales Genesemodell** wie es in Abb. 38.2 skizziert ist. Dieses Modell geht davon aus, dass in vielen Fällen bereits während der Entwicklung in Kindheit und Jugendzeit bestimmte Prägungen (unsichere Bindung, Selbst(wert)regulationsprobleme) erworben werden, die dann gerade in unteren sozialen Schichten zur Übernahme

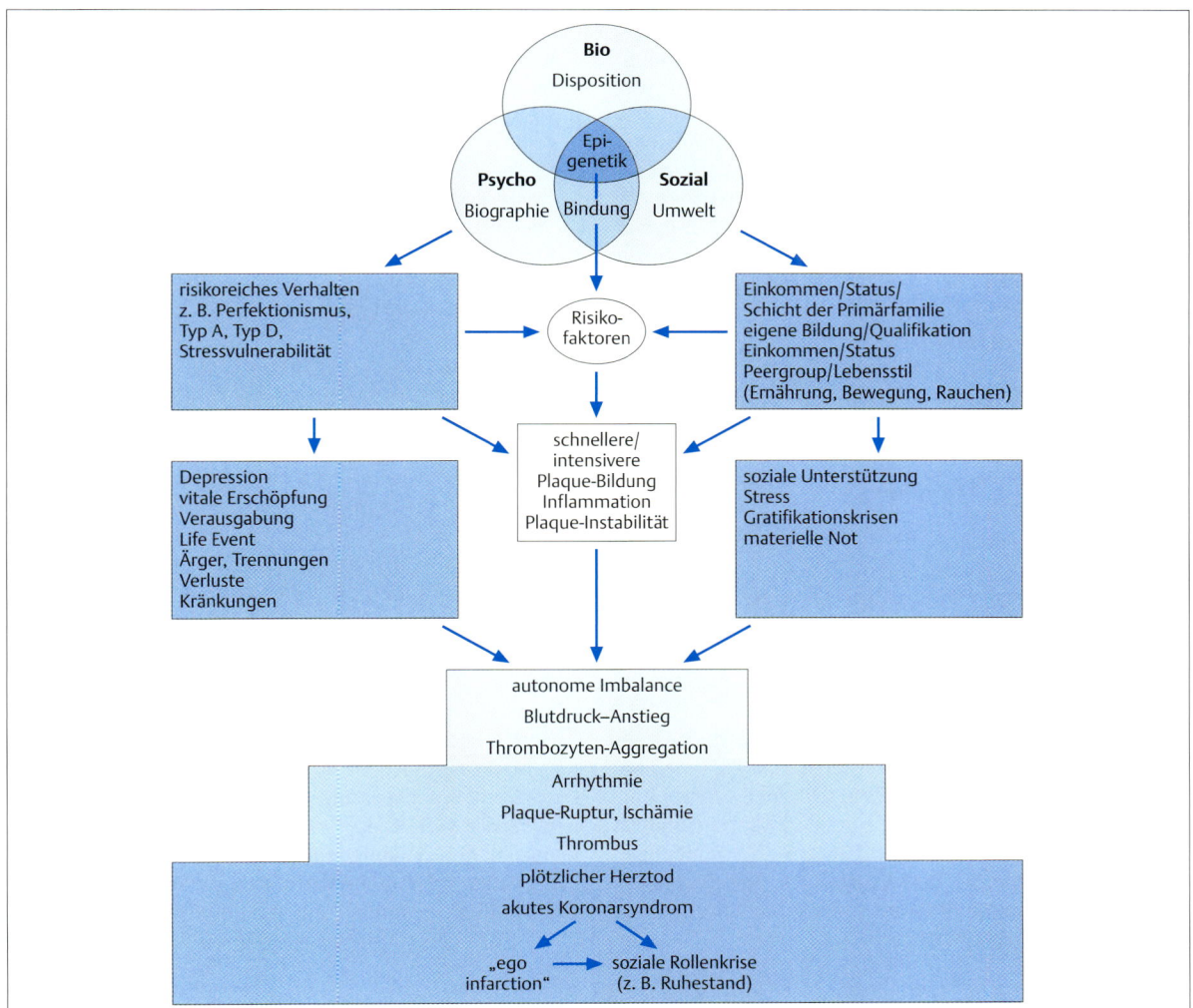

Abb. 38.2 Biopsychosoziales Modell zur Genese der Koronaren Herzkrankheit (nach Herrmann-Lingen 2000).

gesundheitsschädlicher Verhaltensweisen, überwertiger Leistungsorientierung und chronischer Stressbelastungen im Berufsleben führen. Diese Kompensationsmechanismen sind oft nur vorübergehend in der Lage, vordergründige soziale Anerkennung und eine labile psychoökonomische Balance zu gewährleisten. Langfristig erweisen sie sich dagegen als maladaptiv und führen sowohl zur vaskulären Vorschädigung als auch zur episodischen oder akutkrisenhaften Dekompensation. In diesem Stadium können sie entweder subakut zur stabilen Angina pectoris oder kurzfristig zum akuten Koronarsyndrom mit AMI, instabiler Angina pectoris oder maligner Rhythmusstörung führen (Herrmann-Lingen 2000).

Risikofaktoren nach Krankheitsbeginn

Viele der in Abb. 38.1 aufgeführten Risikofaktoren besitzen auch nach Krankheitsbeginn prognostische Bedeutung. Hier kommen einige Faktoren hinzu, die nachfolgend unter dem Aspekt der *Krankheitsverarbeitung* abgehandelt werden.

Depressivität. Unmittelbar nach Beginn der Erkrankung und in den ersten Wochen ist auch die **Angst** verständlicherweise deutlich erhöht. Die Prävalenzraten für Depressivität nach Beginn der Krankheit schwanken in den verschiedenen methodisch hochwertigen Studien zwischen 20 und 48%. Unbehandelt geht bei einigen PatientInnen die Depressivität auch wieder zurück, sie persistiert jedoch bei einer beachtlichen Zahl der Betroffenen. Eine positive Beeinflussung ist besonders durch **gute soziale Unterstützung** zu erwarten. Erhöhte Depressivität ist mit einer ganzen Reihe von psychologischen Variablen korreliert:
- mit vitaler Erschöpfung,
- niedriger Lebensqualität,
- häufigen subjektiven kardialen Beschwerden,
- erhöhten Schwierigkeiten bei der Lebensstiländerung,
- niedriger Rate der Rückkehr zur Arbeit (Herrmann-Lingen u. Buss 2002).

Depressivität des Betroffenen hat auch belastende Auswirkungen auf die Partner, die in den ersten 18 Monaten ebenfalls unter verschiedenen psychischen Beschwerden und Störungen leiden (Titscher u. Schöppl 2000). Anhaltende Depressivität nach Krankheitsbeginn ist also eine relevante Prädiktorvariable für erhöhte kardiale Morbidität und Mortalität. Dieser gut gesicherte Befund sollte vor allem dazu führen, dass in der Zukunft einer Erfassung und systematischen Behandlung von Depressivität größere Beachtung geschenkt wird.

Typ-D. Bei KoronarpatientInnen wurde ein „neuer" Persönlichkeitstyp als Risikofaktor für ungünstige Krankheitsverläufe beschrieben. Diese *„distressed personality"* oder **Typ-D** wurde von Denollet (1995, 2000) beschrieben. Die Bezeichnung Persönlichkeitstyp ist dabei irreführend. Vielmehr handelt es sich um zwei mittels Fragebogen erfassbare **Verhaltens- und Erlebnismuster,** deren Kombination bei etwa 20–30% der PatientInnen mit koronarer Herzkrankheit festgestellt werden kann: negative Affektivität und soziale Inhibition.
- *Negative Affektivität* kennzeichnet Indikatoren für chronisch maladaptive soziale Beziehungsmodulationen: Menschen mit einer hohen Ladung auf diesem Faktor scheinen chronisch soziale Interaktionen so zu gestalten und/oder zu erleben, dass sie häufig mit negativen Affekten unterschiedlicher Qualität zurückbleiben.
- *Soziale Inhibition* kennzeichnet Verhaltensweisen mangelnder sozialer Offenheit in alltäglichen Begegnungen. Dieses Konzept der sozialen Inhibition hat viele Berührungspunkte mit dem schon seit langem formulierten Theorem der **mangelnden sozialen Unterstützung**, das für viele Erkrankungen als negativer Prognosefaktor gilt, wobei die „soziale Inhibition" besonders die **aktive** Vermeidungshaltung betont.

KoronarpatientInnen mit dem Typ-D-Muster weisen gegenüber nicht-Typ-D-PatientInnen eine deutlich **erhöhte Sterblichkeit** auf; ungewiss ist aber bislang, ob Typ-D-PatientInnen auch primär häufiger Herzerkrankungen erwerben.

38.3 Psychische Verarbeitung der Krankheit als eine wesentliche Aufgabe der Psychotherapie

Ein akuter Myokardinfarkt hat sehr unterschiedliche Verlaufscharakteristika: Manche Menschen (ca. 20%) bemerken ihren Infarkt überhaupt nicht (stummer Infarkt) und dieser wird dann eher beiläufig entdeckt, während andere im Moment des Infarkts unter stärkstem, ausstrahlendem Brustschmerz, Atemnot und vegetativen Begleitsymptomen leiden, massive Todesangst spüren und zuweilen bewusstlos zusammenbrechen.

Nach Beginn der Herzerkrankung bzw. nach einem akuten Infarkt ist mit dem Auftreten zahlreicher psychischer Beschwerden und Störungen von Krankheitswert zu rechnen (Tabelle 38.1). Diese Beschwerden können **Folgeerscheinungen** der Erkrankung sein oder als **Komorbidität** verstanden werden (psychische Störungen, die bereits vor Beginn der Krankheit bestanden und nun hervortreten).

Tabelle 38.1 Häufige Symptome nach Herzinfarkt

Problemfelder	Beispiele
Depressivität/ depressive Störungen	- Selbstzweifel - verminderte internale Kontrollüberzeugungen - verminderte Selbstwirksamkeitserwartung - Schlafstörungen - sozialer Rückzug
Angst- (erkrankungen)	- Ängste im Zusammenhang mit sozialem Statusverlust - Panikstörungen und ausgeprägtes Vermeidungsverhalten
Störungen des Körpererlebens	- dissoziative Störungen - Somatisierungsstörungen - sexuelle Störungen
Störungen des Verhaltens	- Probleme bei der familiären Reintegration - Probleme bei der Rückkehr zur Arbeit - Probleme bei der Änderung des Lebensstils - impulsives Verhalten - gesundheitsgefährdende Verhaltensweisen wie z. B. Substanzmissbrauch

Psychische Belastungen bei PatientInnen mit koronarer Herzkrankheit

M Das Erleben eines Herzinfarkts oder die Mitteilung der Diagnose einer koronaren Herzkrankheit lösen häufig Ängste, v. a. Todesangst aus.

Weiterhin entstehen Gefühle von Unbestimmtheit und Ungewissheit über den weiteren Lebensweg und Befürchtungen hinsichtlich der Qualität der medizinischen Versorgung und der behandelnden Ärzte. Auftretende Einschränkungen der körperlichen Leistungsfähigkeit und die Erfordernisse der dauernden, lebenslänglichen Medikamenteneinnahme und deren Nebenwirkungen sind für viele Patienten unangenehme Folgen. Gerade „typische" Koronarpatienten mit überwertiger Leistungsorientierung und Unabhängigkeitsstreben, die dadurch eine bestehende Selbstregulationsstörung und latente Depressivität oft nur mühsam kompensieren, sind in ihrer emotionalen Balance besonders anfällig für Gefühle von Schwäche, Ungewissheit und Abhängigkeit.

Neben den erforderlichen diagnostischen und therapeutischen Maßnahmen, die nach vorliegenden Untersuchungen im Allgemeinen gut bewältigt werden, ist die psychische Adaptation an die neue Situation besonders schwierig, weil es oft viele Wochen dauert, bis hier eine gewisse Sicherheit gewonnen werden kann. Häufig ist die Erkrankung mit deutlichen, zuweilen schmerzlich empfundenen *Veränderungen der sozialen Rolle* in Familie, Freizeit und Beruf verbunden und zusätzlich werden von Seiten der Kardiologen sehr drastische Richtlinien zur Lebensstiländerung formuliert, deren Befolgung alles andere als einfach ist. Eine Hilfe bei der Umsetzung gibt es in den meisten Gesundheitssystemen der Welt nur sehr selten.

■ Anpassungsstörungen und akute/ posttraumatische Belastungsstörung

Nach einem emotional schwer belastenden und das Leben nachhaltig beeinflussenden Ereignis wie einem AMI oder der Diagnose einer koronaren Herzkrankheit ist mit einer hohen Prävalenz von Anpassungsstörungen (ca. 20–25%) und akuten sowie posttraumatischen Belastungsstörungen (PTSD: Prävalenz bis zu 11%) zu rechnen (s. Kap. 26).

Beide Diagnosen sind nicht einfach zu stellen und erfordern eine hohe Qualifikation und viel klinische Erfahrung. Die Schwierigkeit besteht darin, dass Beschwerden und psychische Störungen (wie sie in **Tabelle 38.2** dargestellt sind) jeweils einzeln diagnostiziert werden können, dass sie aber häufig Teil eines Syndroms im Sinne einer Anpassungsstörung oder eines akuten/posttraumatischen Belastungssyndroms sein können. So handelt es sich bei den häufig nach Infarkt beschriebenen Depressionen zum Großteil eigentlich um *Anpassungsstörungen mit depressiver Symptomatik*.

Ein Fallbeispiel soll verdeutlichen, welche klinischen Phänomene gegeben sein müssen, um eine PTSD nach Herzinfarkt zu diagnostizieren (vgl. auch DSM 309.81):

F Ein 55-jähriger Mann erlitt vor 5 Monaten einen schweren Hinterwandinfarkt, wurde nach 5 Minuten bewusstlos und erwachte erst auf der Intensivstation. Auf der Intensivstation war er unruhig, angespannt, äußerte heftige Angst (auch Todesangst). Nach einer erforderlichen Bypass-Operation durch-

Tabelle 38.2 Screening: Liste der diagnostisch relevanten psychologischen Variablen

- klassische Risikofaktoren
- Rauchen
- fettreiche Ernährung (Cholesterinwerte)
- Bewegungsmangel
- Übergewicht
- Hypertonie
- Diabetes
- depressive Episoden bzw. Anpassungsstörungen
- vitale Erschöpfung
- Vorliegen einer akuten bzw. posttraumatischen Belastungsstörung
- chronisch negative Affekte, soziale Hemmung (distressed Personality)
- schlechte soziale Verankerung, geringe soziale Unterstützung
- Angst
- atypische Körperbeschwerden
- Stressanfälligkeit und mangelhafte Stressverarbeitung
- chronische Feindseligkeit, inadäquate Ärgerverarbeitung

lebte er ein schweres Durchgangssyndrom und wurde dann in die stationäre Rehabilitation überwiesen. Dort wirkt er zurückgezogen, überangepasst und schildert erst in einem längeren Gespräch seine schweren inneren Nöte. Auch nach 5 Monaten findet er nur schwer in den Alltag zurück, lebt noch immer sehr zurückgezogen, meidet soziale Kontakte (nimmt beispielsweise nicht mehr an Familienfesten teil, die er früher sehr geliebt hat) und leidet an massiven Ängsten und etwa wöchentlich auftretenden Panikattacken. Die Angst ist verbunden mit dem Gefühl, keine Zukunft mehr zu haben, das Leben abschließen zu müssen und unbedeutend geworden zu sein. Er vermeidet jede Anstrengung aus Angst vor einem Reinfarkt (obwohl er mit 110 Watt eine gute Leistungsfähigkeit hat), verlässt das Haus nur in Begleitung (und mit Notfallhandy) und gerät beim Anblick von Krankenwagen oder beim Hören des Martinshorns in einen angespannten Zustand und empfindet Brustdruck. Er leidet unter Einschlaf- und Durchschlafstörungen, träumt hin und wieder angstvoll von der Intensivstation. Er hat keinerlei sexuelle Appetenz und findet auch zu früheren Hobbys und Interessen nicht zurück. Sein Affekt ist gedämpft, depressiv und mutlos, zugleich angespannt-ängstlich und auch gereizt, er hat Schwierigkeiten, sich auf das Gespräch zu konzentrieren.

38.4 Diagnostik und Differenzialdiagnostik

Im Abschnitt zur Epidemiologie wurde die Befundlage differenziert dargestellt, weil diese Daten die Grundlage für die Diagnostik bilden. Alle aufgeführten psychischen Störungen und risikosteigernden Verhaltensmuster sind aus psychosomatischer Sicht im Verlaufe des Behandlungsprozesses, also im Allgemeinen **innerhalb der ersten 6 Wochen**, diagnostisch abzuklären, um zu einer fundierten Indikationsstellung zu gelangen. Die derzeitige Versorgungsrealität ist von dieser Feststellung noch weit entfernt. Der größte Teil der PatientInnen wird nicht oder unzureichend psychodiagnostisch untersucht und erhält keine spezifischen Angebote.

Nachfolgend werden die psychodiagnostischen Erfordernisse entlang der Zeitachse kurz skizziert:

Akutphase. Unmittelbar nach einem akuten Herzinfarkt und der Erstbehandlung befinden sich die PatientInnen im Allgemeinen auf einer Intensivstation zur Überwachung. Hier ist eine sorgfältige ärztliche Anamneseerhebung unter Berücksichtigung präexistenter psychosozialer Belastungen bzw. psychischer Störungen oder akuter Belastungsreaktionen wünschenswert. Ggf. sollte für eine vertiefte Psychodiagnostik ein psychosomatischer Konsiliar-Liaisondienst eingeschaltet werden.

Phase der kardiologischen Diagnostik und Intervention. In der ambulant oder stationär verlaufenden Phase der kardiologischen Diagnostik und Therapie werden im Allgemeinen von den Kardiologen die sog. **klassischen Risikofaktoren** erhoben und bereits erste Hinweise auf die Erfordernisse der Lebensumstellung gegeben. Eine erweiterte Psychodiagnostik, die es derzeit selten gibt, sollte bereits jetzt im Rahmen einer Sozial- und Krankheitsanamnese stattfinden und die aktuelle Lebenssituation sowie unterstützende und belastende soziale Bindungen und Beziehungen (Paarbeziehung, Freundeskreis, Beruf) erheben. Außerdem sollte geprüft werden, ob eine Anpassungsstörung oder akute Belastungsstörung vorliegt. Ergänzend kann ein Fragebogen-Screening oder eine konsiliarische Abklärung sinnvoll sein.

Rehabilitationsphase. Ein Teil der PatientInnen (vermutlich 30–40 %) werden nach Infarkt und nach bestimmten interventionellen kardiologischen Behandlungsverfahren (insbesondere Bypassoperation) in eine stationäre Rehabilitation überwiesen, die meist 3 Wochen dauert. In dieser Institution bestehen die besten Möglichkeiten einer umfassenden Psychodiagnostik. Hier sind neben Gespräch und Beratung auch umfangreiche testpsychologische Untersuchungen möglich und sinnvoll.

Im günstigsten Fall sollten aus einer solchen ganzheitlichen psychosozialen Diagnostik präzise Empfehlungen und Hilfestellungen resultieren, die mit den PatientInnen besprochen sowie im Abschlussbericht festgehalten werden und den Betroffenen eine Orientierung für die Zeit nach der Rehabilitation geben.

Ambulante ganzheitliche Langzeitbetreuung. Nach Einschätzung von namhaften Experten und Fachverbänden (VDR – Verband Deutscher Rentenversicherungsträger, WHO, AHA – Americ. Heart Association u. a.) gilt die Langzeitbetreuung von Herzkranken als die **wichtigste Phase der Therapie** (Grande u. Badura 2001). Sie liegt in den Händen der niedergelassenen Allgemeinärzte, Internisten und Kardiologen. Eine günstige Krankheitsverarbeitung, erfolgreiche Lebensstiländerung, gute soziale Unterstützung und emotionale Stabilität gelten als wesentliche Intermediärziele der sog. Sekundärprävention.

Eine professionelle Betreuung der PatientInnen setzt ihr möglichst **ganzheitliches Verständnis** voraus. Gerade für den psychokardiologischen Nichtfachmann ist dabei die systematische und verantwortungsvolle Erfassung der in Tabelle 38.2 zusammengestellten Variablen sinnvoll. Dies kann nur zu einem Teil von niedergelassenen Ärzten geleistet werden und es bedarf daher einer intensiven **Kooperation mit ortsnahen Psychotherapeuten**. Entsprechende Versorgungsstrukturen existieren im deutschsprachigen Raum nur selten. Dennoch zeigt die Erfahrung aus Modellprojekten, dass eine enge Vernetzung zwischen Psychotherapeuten, Kardiologen und Allgemeinmedizinern vor Ort zu einer besseren psychosozialen Versorgung führen kann.

Die Reihenfolge der in Tabelle 38.2 wiedergegebenen Variablen entspricht in etwa der Rangreihe ihrer Bedeutung und gibt daher auch eine gewisse **Dringlichkeitsabstufung** wieder.

Die Erfassung dieser psychosozialen Variablen erfordert zunächst eine professionell geführte **biografische Anamnese** von ca. 30-minütiger Dauer und eine ergänzende Untersuchung mit Hilfe einiger testpsychologischer Instrumente.

Liegen bei PatientInnen 8–10 Wochen nach Krankheitsbeginn krankheitswertige psychische Störungen vor (affektive Störungen, funktionelle und somatoforme Störungen, Anpassungs- oder Belastungsstörungen), so sind dringend *geeignete Therapieverfahren* zu empfehlen. Bei Nichtbehandlung ist mit einer höheren Wahrscheinlichkeit mit einer negativen Prognose hinsichtlich psychologischer Variablen (Befindlichkeit, Lebensqualität...) aber auch bezüglich harter Outcome-Variablen (wie Morbidität und Mortalität) zu rechnen. Diese empirisch gut belegten Zusammenhänge machen deutlich, wie wichtig eine systematische psychosomatische Diagnostik und Intervention ist.

Diagnostische Instrumentarien. Für die verschiedenen Störungen stehen eine Reihe von Instrumentarien zur Verfügung (Albus et al. 2004):
- *Depressivität:*
  - Hospital Anxiety and Depression Scale – deutsche Version (HADS – auch zur Erfassung der Angst geeignet, speziell für körperlich Kranke entwickelt);
  - Beck-Depressions-Inventar (BDI);
  - Gesundheitsfragebogen für PatientInnen (PHQ-D – Kurzform zu Depression und Angst, insbesondere für Primärversorgung geeignet);
  - Symptom-Checkliste 90 (SCL 90-R – breiter, mehrdimensionaler Screeningbogen, allerdings recht lang).
- *Vitale Erschöpfung:* Maastricht Questionnaire;
- *„Typ-D" (Negative Affektivität/Soziale Inhibition):* Typ-D-Skala (DS14);
- (Deutsche Versionen der beiden letztgenannten Verfahren können ggf. von den Autoren dieses Kapitels angefordert werden).
- *Depressive Episode, Dysthymie, Anpassungs- und Belastungsstörungen, sekundäre somatoforme, hypochondrische oder Panikstörungen, Persönlichkeitsstörungen:* Experten-Interview in Anlehnung an DSM bzw. ICD.

38.5 Therapeutisches Vorgehen

Wesentlich für die Bewertung des Einzelfalles und für die Planung von Interventionen ist, dass die meisten der hier aufgeführten sog. risikosteigernden Faktoren in *Clustern* vorkommen. Dies bedeutet, dass es durch das gleichzeitige Vorkommen mehrerer Faktoren nicht nur zu einer Summation, sondern auch zu einer *Potenzierung der Risiken* kommen kann und dass die sich ergebenden therapeutischen Konsequenzen auf diese Konstellationen abgestimmt sein müssen.

Im Einzelfall muss daher immer abgewogen werden, welchen Faktoren besondere Bedeutung zukommt und – da nicht für alle Faktoren gleichzeitig eine Veränderung angestrebt werden kann – welche am dringlichsten einer Veränderung bedürfen. Es muss geprüft werden, welche Ressourcen und kompensatorischen Faktoren im Einzelfall vorliegen und wie gleichzeitig gesundheitsfördernde Verhaltensweisen unterstützt werden können.

Nach Krankheitsbeginn sind, neben den sog. klassischen Risikofaktoren (Lebensstil: Rauchen, Bewegung, Ernährung) besonders die nachfolgend genannten Aspekte zu beachten: Negative Affektivität, insbesondere Depressivität und phobische Angst, vitale Erschöpfung, soziale Einbindung und sozialer Rückzug (Inhibition), die alle ohne spezifische Intervention eine hohe zeitliche Persistenz haben und mit großer Wahrscheinlichkeit zu einer deutlich schlechteren Prognose hinsichtlich Morbidität und Mortalität führen.

Psychologische Interventionen müssen deshalb von geschulten Fachärzten bzw. ärztlichen oder psychologischen Psychotherapeuten indiziert und durchgeführt werden und auf den jeweiligen Einzelfall zugeschnitten sein.

Psychosoziale Interventionen bei kardiologischen PatientInnen werden in verschiedenen Settings und mit ganz unterschiedlicher Zielsetzung angeboten. Die Mehrzahl der Interventionen bewegt sich unterhalb der Schwelle typischer Psychotherapien im engeren Sinne. Grob unterschieden werden können:
- psychosomatische Grundversorgung durch behandelnde Allgemeinärzte oder Internisten/Kardiologen;
- konsiliarische Kurzinterventionen in der Akutklinik;
- Gruppenbehandlungen zur Krankheitsbewältigung, insbesondere in der stationären und z. T. ambulanten Rehabilitation;
- Stressbewältigungstrainings;
- psychoedukative bzw. verhaltensmedizinische Interventionen zur Modifikation verhaltensabhängiger Standard-Risikofaktoren;
- Programme zur Modifikation potenziell koronarschädigender Persönlichkeitszüge;
- Einzelpsychotherapie und ggf. Psychopharmakotherapie krankheitswertiger psychischer Folge- oder Begleiterkrankungen.

Alle diese Angebote sollten idealerweise eingebunden sein in **multimodale (ganzheitliche) Versorgungskonzepte** (comprehensive cardiac care), innerhalb derer sie sich gegenseitig sowie mit somatischen und bewegungstherapeutischen Behandlungsoptionen sinnvoll ergänzen können. Die Indikationsstellung sollte dabei spezifisch auf der Basis der individuellen Problematik und im interdisziplinären Dialog erfolgen – eine Forderung, die allerdings heute noch weit von ihrer flächendeckenden Umsetzung in der Versorgungsroutine entfernt ist.

Grundsätzlich sollte die ärztliche Behandlung aller Herz-Kreislauf-Patienten auf der Basis einer **biopsychosozialen Anamneseerhebung** (s. o.) erfolgen. Dabei sollten auch die Partner und Partnerinnen mit einbezogen werden, die häufig wichtige Informationen über vom PatientInnen sonst geleugnete Beschwerden geben können, oft aber auch selbst erheblich belastet sind und diese Belastung ohne adäquate Unterstützung z. B. in Form überprotektiven Verhaltens in der Beziehung zum herzkranken Partner ausagieren können.

Ärztliche Führung und psychosomatische Grundversorgung

M Die Vertrauenssetzung in die behandelnden Ärzte stellt einen zentralen Coping-Mechanismus vieler Herz-Kreislauf-PatientInnen dar. Angesichts der erlebten vitalen Bedrohung suchen sie nach Sicherheit, die sie sich naturgemäß weitaus eher vom Kardiologen als vom Psychologen erhoffen (vgl. Klasmeier 1991).

Insofern stellt der behandelnde Somatiker die erste Anlaufstelle auch für psychosoziale Fragestellungen dar. Bei entsprechender Ausbildung und Beziehungsgestaltung kann dieser im Rahmen der **psychosomatischen Grundversorgung** als psychosozialer Berater wichtige Hilfestellung bei der Bewältigung der Krankheit und der Modifikation von Risikofaktoren geben und auch die Partner und Partnerinnen mit ihren grundsätzlich nachvollziehbaren Ängsten unterstützen. Hilfreich ist oft der Rat, sich einer – auch Gruppengespräche anbietenden – **Koronargruppe** anzuschließen. Außerdem sollte den PatientInnen Hilfe im Umgang mit beruflichem Stress oder familiären Konflikten angeboten werden. Auch die sehr häufigen Sexualstörungen können im Rahmen der psychosomatischen Grundversorgung besprochen und z. T. auch behandelt werden. Wichtig ist schließlich, auf psychische oder psychosomatische Folgestörungen zu achten und die Patienten ggf. nach entsprechender Aufklärung einem Psychotherapeuten oder Psychiater vorzustellen.

Konsiliar-Liaisondienste

Viele Herzpatienten sprechen psychosoziale Belastungen von sich aus allerdings beim Hausarzt und erst recht beim niedergelassenen Kardiologen nicht an. Angesichts der hohen Rate und prognostischen Relevanz psychischer Komorbidität in der Akutbehandlungsphase ist daher immer wieder gefordert worden, frühzeitig, evtl. bereits **auf der Intensivstation**, ein Gesprächsangebot zu machen. In dieser Phase entscheidet sich die weitere Krankheitsverarbeitung und mehrere Studien konnten zeigen, dass bereits relativ einfache Interventionen, die etwa Patienten auf der Intensivstation ein Gefühl von Kontrolle über ihren Tagesablauf ermöglichen, das weitere Befinden positiv beeinflussen. In dieser frühen Phase suchen viele PatientInnen eher das Gespräch über Krankheitsursachen und Folgen sowie über Möglichkeiten, erneute Krankheitsereignisse zu verhüten. Hier stellt ein **psychosomatischer Konsiliar-Liaisondienst** eine niederschwellige Möglichkeit dar, mit den PatientInnen ins Gespräch zu kommen und psychische Anpassungsprobleme, wo nicht zu verhüten so doch frühzeitig zu erkennen und zu behandeln. Gerade bei leichteren Anpassungsstörungen reichen nicht selten ein oder wenige Gesprächskontakte für eine deutliche subjektive Entlastung und Bahnung einer erfolgreichen Krankheitsbewältigung. Aber auch als Begleitung durch ängstigende invasive Diagnostik oder kardiochirurgische Eingriffe bis hin zur Herztransplantation kann der Kontakt zum psychosomatischen Konsiliarius helfen, aufkommende Gefühle von Ausgeliefertsein oder Selbstzweifeln zu integrieren und die oft notwendige Phase einer entlastenden Regression zu begleiten.

Gruppentherapie zur Krankheitsbewältigung

In der Rehabilitationsphase liegt ein Schwergewicht auf Gruppenbehandlungen. Eine Zielsetzung ist, dass PatientInnen im therapeutisch geleiteten Gespräch mit Mitbetroffenen Unterstützung bei der Krankheitsbewältigung erhalten. Neben psychoedukativen Elementen (Informationen zum Krankheitsbild, den Risikofaktoren und Konsequenzen) können hier mit kognitiv-verhaltenstherapeutischer oder klientenzentriert-ressourcenorientierter Technik die durch die Herzerkrankung ausgelösten Ängste und Affekte bearbeitet und durch Austausch mit in ähnlicher Weise Betroffenen ein Stück Normalität wiederhergestellt werden. Idealerweise ist es dabei ein Ziel, die PatientInnen eine „neue Normalität" und einen weder hypochondrischen noch massiv verleugnenden Umgang mit der ggf. weiterbestehenden kardialen Symptomatik entdecken zu lassen, die auf maladaptive und oft selbstschädigende Stressbewältigungsmechanismen (übertriebenes berufliches Engagement, Entspannungsdefizit, Suchtverhalten) weniger angewiesen ist als dies in der Vergangenheit von vielen praktiziert wurde.

Hier überlappt sich die rehabilitative Zielsetzung einer gelingenden Krankheitsbewältigung mit sekundärpräventiven Zielsetzungen von Stressabbau und Risikofaktor-Modifikation.

Gruppenbehandlungen zur Stressbewältigung und Risikofaktor-Modifikation

Die meist kognitiv-verhaltenstherapeutisch ausgerichteten **Stressbewältigungs-Trainings** bestehen neben Gruppengesprächen zur Identifikation von Stresssituationen und zur Suche nach einem alternativen Umgang mit diesen in der Regel auch aus Übungen in einem Entspannungsverfahren, etwa der progressiven Muskelrelaxation nach Jacobsen oder atemtherapeutischen Übungen, z. B. nach v. Dixhoorn. Außer auf die kognitive Umbewertung von Belastungssituationen zielen diese Programme vor allem auch auf die Entwicklung von Selbstfürsorglichkeit, insbesondere im Bereich des Entspannungsvermögens. Teilweise werden solche Programme auch gezielt zur nichtmedikamentösen Blutdrucksenkung eingesetzt.

Überwiegend psychoedukativer Natur sind die zahlreichen Programme zur **Ernährungsberatung** und **Raucherentwöhnung**.

Da alle diese Gruppenangebote im deutschen Versorgungssystem ganz überwiegend im Rahmen der stationären kardiologischen Rehabilitation zum Einsatz kommen, handelt es sich meist um Kurzbehandlungen mit selten mehr als 6 Doppelstunden innerhalb von 3 Wochen. In der internationalen Literatur finden sich ähnlich Angebote, die im ambulanten Setting mit teilweise etwas längerer Dauer (12–16 Doppelstunden) durchgeführt werden.

In den letzten Jahren fand das intensive multimodale Hochdosisprogramm der Arbeitsgruppe um Dean Ornish besondere Beachtung (Ornish 1998, Ornish et al. 1993, Ornish et al. 1990).

Psychotherapie koronargefährdender Persönlichkeitsmerkmale

Kognitiv-verhaltenstherapeutische Angebote zur Modifikation koronargefährdender Persönlichkeitszüge wie habituellem Ärger oder „Typ-A"-Verhalten gehen davon aus, dass durch Beeinflussung dieser Risikofaktoren auch eine sekundärpräventive Wirkung zu erzielen ist. Sie spielen allerdings in der Versorgungsrealität bislang keine Rolle.

Spezifische Aspekte bei Anpassungs- oder Belastungsstörungen

Bei verschiedenen Gruppen von kardiologischen PatientInnen ist mit einem gehäuften Vorkommen von Anpassungsstörungen sowie akuten bzw. posttraumatischen Belastungsstörungen zu rechnen: bei PatientInnen mit implantierten Defibrillatoren – oft nach Herzstillstand – sowie bei Herztransplantierten und Patienten nach Bypass-Operation. Zum gegenwärtigen Zeitpunkt werden in der Psychotherapie der posttraumatischen Belastungsstörung mehrere Verfahren angewendet, die von psychodynamischen, lerntheoretischen, kognitiv-behavioralen oder neurobiologischen Konzepten und Modellen abgeleitet und begründet sind (Flatten et al. 2001:60 ff). Hier sind zu nennen
- therapeutische Techniken der Imagination,
- der kognitiv-behavioralen Umstrukturierung,
- der verhaltenstherapeutischen Expositionsstrategien,
- das „Eye Movement Desensitization and Reprocessing" (EMDR) und
- Verfahren der körperlichen und künstlerisch expressiven Aktivierung sowie
- der gezielte Einsatz von Psychopharmaka (s. Kap. 26).

Therapeutisches Konzept. Im Zentrum der Therapieverfahren steht die Idee, die traumatischen Erfahrungen (die oft verdrängt oder abgespalten sein können) und deren Folgesyndrome (Intrusion, Dissoziation, Nicht-Fühlen, Übererregung, Somatisierung etc.) in der therapeutischen Beziehung wiederzubeleben und mit dem Ziel durchzuarbeiten, dass durch Symbolisierung, Typisierung und Normalisierung die außeralltäglichen und völlig überraschenden und zunächst unbegreiflichen Ereignisse, die das Fassungsvermögen des seelischen Gewebes überfordernden Erfahrungen, nachträglich im therapeutischen Dialog integriert werden (Horowitz 1974, Lindy 1993, Lindy 1996). Das *therapeutische Vorgehen* besteht aus den drei Komponenten
- Stabilisierung,
- Traumabearbeitung im engeren Sinne und
- Rehabilitation bzw. Reintegration (vgl. auch das Themenheft der Zeitschrift „Psychotherapie im Dialog", Nr. 1, März 2000 sowie Flatten et al. 2001).

Hinsichtlich kardiologischer Erkrankungen gibt es keine systematische empirische Interventionsstudie zur posttraumatischen Belastungsstörung, weshalb derzeit lediglich eine Reihe von Erfahrungsberichten von Experten und einige Kasuistiken als Handlungsgrundlage zur Verfügung stehen (Bardé u. Jordan 2003).

Problematik PTSD. Ein zentrales Problem der akuten und posttraumatischen Belastungsstörung bei Herzinfarktpatienten ist nach derzeitigem Wissen die *spezifische Übertragung* der Betroffenen, die sich in ähnlicher Weise auch bei vielen PatientInnen mit ängstlich-depressiven Anpassungsstörungen findet: Sie lösen zuweilen Distanz in ihrem Gegenüber aus, erscheinen im Klinikalltag unauffällig und vermeiden eher enge Kontakte zum medizinischen Personal. Im Gespräch meiden sie die mit dem Trauma in Zusammenhang stehenden Themen und Affekte, sie äußern sich bagatellisierend (was allgemein bei traumatisierten Menschen ebenfalls beschrieben wurde; Fischer u. Riedesser 1998). Somit besteht zunächst die große Gefahr, dass sie im Rahmen der Akut- und Rehabilitationsbehandlung und auch in der Langzeitbetreuung bei niedergelassenen Ärzten unerkannt bleiben, da diese PatientInnen meist nicht eigeninitiativ psychotherapeutische Hilfe aufsuchen. Oft sind es Freunde, Familienangehörige oder die Ehepartner, die die Veränderungen wahrnehmen.

Einem verbreiteten Vorurteil folgend wird meist davon ausgegangen, dass sich die Symptome einer PTSD mit der Zeit von selbst verlieren. Diese Auffassung ist falsch: Es sprechen viele Befunde dafür, dass mit einer Spontanremission in den ersten 6 Monaten gerechnet werden kann, aber danach vermutlich nicht mehr.

Setting. Im psychotherapeutischen Behandlungssetting ist zunächst das geschilderte spezifische Übertragungsangebot zu beachten und die Gegenübertragung muss genau kontrolliert werden. Bagatellisierung und Verharmlosung sollten nicht gefördert werden, auch dann nicht, wenn die PatientInnen dies unbewusst als Wunsch in den Raum stellen bzw. als Verarbeitungsmodus „präsentieren". Schon F. Dunbar (1943) wies in ihren Arbeiten einerseits auf die gute psychotherapeutische Behandelbarkeit hin, merkte aber auch an, dass es gerade die gut gelaunten, sportlich und ironisch mit der Krankheit umgehenden Männer seien, die sich in größter Gefahr eines Reinfarktes befinden. Der Ernst der Lage darf **und soll** thematisiert werden, die Trauer über den erlittenen **Verlust an Unversehrtheit und Urvertrauen** sollte besprochen werden. Zentrales bewusstes oder unbewusstes Thema dieser Menschen ist die permanente Todesangst und deren Abwehr. Sie sprechen meist noch nicht einmal mit ihren Partnern hierüber. Deshalb ist es um so wichtiger, dass es einen Ort gibt, an dem dies besprochen werden kann, ohne dass das Gegenüber sich destabilisiert zeigt. Die Unbestimmtheit des weiteren Lebens, die Möglichkeit eines jederzeit eintretenden erneuten und möglicherweise tödlichen Infarktes ist das bedrohende und den psychischen Apparat belastende Thema.

Therapeutische Haltung. Die therapeutische Haltung kann so beschrieben werden:

> **M** Der Therapeut soll präsent sein für die existenziellen Sorgen und dennoch die Realität der nächsten Lebensschritte nicht aus dem Auge verlieren, Todesangst zulassen und dennoch lohnende und lustvolle Lebensperspektiven entwickeln.

Dabei ist es wichtig, nicht mit den PatientInnen zu verschmelzen und auch nicht dem unbewussten Übertragungsangebot einer zu großen Distanzierung zu unterliegen (Wilson u. Lindy 1994). Gleichzeitig gilt es mit einer **verhaltenstherapeutischen Perspektive** systematisch das meist entstandene Vermeidungsverhalten abzubauen und hier auch die Familie als aktiv unterstützende Personen mit einzubeziehen. Die PatientInnen sollen lernen, dass sie ihren Radius erweitern können, dass sie sich nicht permanent in der Nähe eines Arztes aufhalten müssen und dass ihre körperliche Leistungsfähigkeit durch sie selbst präzise eingeschätzt und dann auch genutzt werden kann (vgl. Kutz et al. 1988).

Es ist empfehlenswert, mit den Betroffenen die **Auslösesituation des Infarktes** genau und auch wiederholt zu besprechen. Außerdem sollte die persönliche Laientheorie erfragt werden, denn häufig wird der Infarkt auf dem Hintergrund der Biografie mit einer spezifischen Bedeutung ausgestattet (Strafe, Niederlage, Moratorium, Erlösung, Befreiung…). Das Gespräch über die Auslösesituation und **Kausalattribuierung** führt häufig zu einer weiteren Vertiefung des Verständnisses der PatientInnen, die das Trauma des Infarktes mit anderen ebenfalls schwer belastenden Ereignissen unbewusst verknüpfen. Nur diese Auseinandersetzung mit den persönlichen Kausalattribuierungen fördert allmählich eine Wiederanpassung und hilft, die permanente Todesangst, die Unbestimmtheit zu ertragen und auch die meist vorhandenen sog. Risikofaktoren durch eine Veränderung des Lebensstils zu beeinflussen. Diese intensiven Bemühungen der meisten PatientInnen zur Lebensstiländerung sollten nicht durch einen drohenden erhobenen Zeigefinger unterstützt werden, sondern vorwiegend durch die Arbeit an der Trauer und durch die Wiedergewinnung neuer Perspektiven und Ressourcen.

> **M** Hier gerät die Psychotherapie in eine grundsätzlich andere Haltung als die Kardiologie: nicht Todesdrohung und Ermahnung zu einem neuen Lebensstil, sondern Erarbeitung eigener Ziele und Integration der Angst, Unbestimmtheit und Trauer sind zentrale Elemente der Beziehung.

Die Bedeutung des Partner/der Partnerin. In vielen Fällen ist auch die Einbeziehung der Partner von großer Bedeutung (s.o.). Nicht selten fällt es den Partnern schwer, über die Bedrohung der Krankheit zu sprechen, weil sie fürchten, den Patienten damit zu belasten. Dies zeigt eine Äußerung einer Frau, die im Rahmen einer psychotherapeutischen Behandlung sagte: „Sie können sich nicht vorstellen, wie schwer es ist, mit einem Mann zu leben, bei dem man seit 10 Jahren täglich die Furcht hat, er könne heute sterben und der dies auch noch einmal pro Woche andeutet…" (vgl. Titscher u. Schöppl 2000).

Leichte Anpassungsstörungen. Grundsätzlich Ähnliches gilt für die Behandlung der im Durchschnitt leichteren Anpassungsstörungen. Hier reichen jedoch bei guten intrapsychischen und psychosozialen Ressourcen oft wenige Gespräche mit Durchgehen der Biografie und Ressourcenaktivierung, die ggf. mit einem niedrig dosierten Antidepressivum gegen die Schlafstörung zu kombinieren sind. Vorsicht ist aufgrund des kardiovaskulären Nebenwirkungsprofils allerdings bei der Verordnung trizyklischer Antidepressiva geboten.

38.6 Evaluation

Systematische Evaluationen einschließlich mehrerer größerer Meta-Analysen liegen sowohl für Programme zur Stressbewältigung und allgemeinen Psychoedukation als auch gezielt für die psychologische Raucherentwöhnungsbehandlung vor.

Interventionen zur Stressreduktion. So konnten Linden et al. (Linden et al. 1996, Linden 2000) in ihrer Meta-Analyse zeigen, dass durch Interventionen zur Stressreduktion nicht nur der psychische Distress signifikant reduziert werden kann, sondern auch kardiale Risikofaktoren (systolischer Blutdruck, Serumcholesterin) und sogar die mittelfristige Sterblichkeit (um immerhin ca. 40%).

Psychoedukative Programme. In einer neueren Meta-Analyse von Dusseldorp et al. (1999) fand sich dagegen ein weniger eindeutiges Bild: Zwar konnte durch die vorwiegend psychoedukativen Programme die Risikofaktor-Belastung, nicht aber das psychische Befinden im Mittel signifikant gebessert werden. Dies verwundert nur wenig, zielen doch viele der hier untersuchten Programme tatsächlich vorwiegend auf eine Änderung des Risikoverhaltens bei psychisch nicht überdurchschnittlich belasteten Patienten ab und stellen oft eindeutig keine Psychotherapie dar. Deutlich wurden allerdings erhebliche Unterschiede zwischen den Ergebnissen der einzelnen Studien. Diejenigen Studien, in denen es gelang, kurzfristige Änderungen in den unmittelbaren Zielgrößen zu erreichen, erbrachten auch eine signifikante Senkung von kardialen Ereignis- und Sterblichkeitsraten um bis zu 36%. Leider konnte dabei nicht eindeutig geklärt werden, welche spezifischen Inhalte die „aktiven Wirkfaktoren" der verschiedenen Interventionen darstellen.

Ärztlich-psychologische Raucherentwöhnungsbehandlungen. Spezifischer konnten Barth und Bengel (2003) zeigen, dass auch ärztlich-psychologische Raucherentwöhnungsbehandlungen grundsätzlich wirksam sind, obgleich die Abstinenzraten nach kardialem Ereignis auch in Kontrollgruppen der Interventionsstudien mit 30–45 % relativ hoch liegen und von den Interventionsgruppen mit 45–55 % nur mäßig übertroffen werden. Im Einzelfall ist eine Erfolgsvorhersage kaum möglich. Auch die Frage, welche der zahlreichen, oft in Kombination eingesetzten Interventionen (vom ärztlichen Ratschlag über Selbsthilfe- oder Bewegungsangebote und Psychopharmaka bis hin zur verhaltenstherapeutischen Gruppenbehandlung) vorzugsweise einzusetzen ist, ist noch ungeklärt.

Nichtmedikamentöse Blutdrucksenkung. Für die Interventionen zur nichtmedikamentösen Blutdrucksenkung ist durch mehr als 10 Meta-Analysen über mehr als 200 Originalstudien sehr gut belegt, dass mit psychologischen bzw. im weiteren Sinne psychotherapeutischen Maßnahmen signifikante Blutdrucksenkungen zu erzielen sind. Erneut bleibt aber empirisch unklar, welche Patienten von welcher Intervention besonders profitieren. Es muss damit im Einzelfall entschieden werden, ob bei Patienten mit arterieller Hypertonie – ggf. neben einer medikamentösen Blutdrucksenkung – auch eine psychologische bzw. psychotherapeutische Intervention aussichtsreich ist. Dies ist aus klinischer Sicht insbesondere dann der Fall, wenn deutliche *psychosoziale Kausalfaktoren* an Entstehung oder schlechter Einstellbarkeit des Hypertonus beteiligt sind. So können verleugnete chronisch belastende oder konflikthafte Lebensarrangements einen Hypertonus auslösen und unterhalten.

Ihre psychotherapeutische Behandlung trägt dann oft zu einer deutlichen Blutdrucksenkung bei. Ähnliches gilt für Hypertoniker mit Angsterkrankungen und panikinduzierten Blutdruckkrisen. Bei wieder anderen Patienten besteht ein eher unspezifisches *Entspannungsdefizit,* das durch Bewegungs- und Entspannungsübungen günstig beeinflusst werden kann. PatientInnen mit mangelnder Medikamenten-Adherence oder begleitenden gesundheitsschädigenden Verhaltensweisen (Fehlernährung, Bewegungsmangel) können von psychoedukativen Angeboten profitieren. Auch eine adäquate suchttherapeutische Behandlung bei Alkoholabusus bzw. -abhängigkeit kann zur Verbesserung der Blutdruckwerte beitragen. Bei der Hochdruckbehandlung steht aber sicher die Lotsenfunktion des Hausarztes, auch und gerade im Sinne psychosomatischer Grundversorgung, im Zentrum der Behandlung.

Psychotherapeutische Behandlung von Begleit- oder Folgeerkrankungen. Ungewiss ist bislang der empirische Nutzen psychotherapeutischer Behandlungen psychischer Begleit- oder Folgeerkrankungen. Offenbar profitieren depressive PatientInnen nach Infarkt im Durchschnitt nur wenig von kognitiv-verhaltenstherapeutischen Angeboten. Es findet sich vielmehr bei etwa der Hälfte der PatientInnen eine Spontanbesserung, während von den übrigen PatientInnen auch mit der kognitiven Therapie über bis zu einem ½ Jahr nur geringe Effekte zu erzielen sind. Da kognitive Verhaltenstherapie wie auch andere Verfahren bei anderen Patientengruppen erwiesenermaßen wirksam in der Depressionsbehandlung ist, könnte vermutet werden, dass bei der Psychotherapie depressiver Patienten mit koronarer Herzkrankheit andere Aspekte (Typ-D-Persönlichkeit, Vorliegen von Anpassungs- oder Belastungsstörungen) ein modifiziertes Vorgehen im obigen Sinne erfordern. Insofern ist auch hier eine sorgfältige individuelle Diagnostik und Indikationsstellung behandlungsleitend.

Kardiovaskuläre Erkrankungen stellen in den hochentwickelten Ländern trotz intensiver präventiver Bemühungen und großer Fortschritte in der Diagnostik und Behandlung die häufigste Todesursache dar. Hieran hat die koronare Herzkrankheit den größten Anteil. Ein integratives biopsychosoziales Genesemodell zugrundelegend, kann die koronare Herzkrankheit als eine klassische psychosomatische Erkrankung angesehen werden: kulturell bedingte Lebensgewohnheiten, soziale Normen und Anpassungserfordernisse sowie biografische Konstellationen führen zu risikoreichen Lebensgewohnheiten und maladaptiven psychischen Mechanismen, massiv belastenden Erlebenszuständen und krankheitsfördernden Bewältigungsstrategien. In dem vorliegenden Kapitel werden die psychosozialen ätiopathologisch relevanten Forschungsergebnisse skizziert und es werden die psychotherapeutischen Behandlungsansätze für verschiedene Phasen der Behandlung differenziert dargestellt.

39 Neurologische Erkrankungen

P. Senf

Wenn man sich mit den Biografien der psychosomatischen Gründerväter auseinandersetzt, ist es bemerkenswert häufig der Fall, dass man es mit einem gelernten Neurologen zu tun hat. Viktor von Weizsäcker war am Anfang und am Ende seiner beruflichen Laufbahn Internist. Die große Mitte seiner Lebensarbeit gehörte aber der Neurologie (Janz 2007). Zu nennen sind auch die Studien zur Hysterie von Jean-Martin Charcot, einer der einflussreichsten Neurologen des 19. Jahrhunderts. Charcot´s Studien hatten wiederum einen enormen Einfluss auf Charcot-Schüler Sigmund Freud (Schmitz 2005).

Aktuell gibt es Diskussionen über den Sinn und Zweck einer strengen Trennung der im weitesten Sinne neuropsychiatrisch-psychotherapeutischen Fächer. Neue Entwicklungen propagieren zunehmend eine Abschaffung der strengen Trennung der neurowissenschaftlichen Fächer, da sie den aktuellen Gegebenheiten nicht mehr gerecht werden könnten. Für den Überlappungsbereich zwischen Neurologie und Psychosomatik wurde durch Henningsen 2006 bereits der Begriff der „Neuro-Psychosomatik" geprägt, welcher primär organ-neurologisch definierte Erkrankungen umfasst (Henningsen 2006), bei denen psychische bzw. psychosomatische Faktoren eine Rolle spielen für den Verlauf (z. B. Multiple Sklerose, Parkinson-Krankheit, Epilepsien etc.), als auch psychosomatische Krankheiten, die in der Neurologie manifest werden, weil sie erst einmal so wirken, als handle es sich um eine neurologische Erkrankung (z. B. somatoforme oder Konversionsstörungen).

Häufig ist bei Erkrankungen aus diesem Überlappungsbereich der erste zuständige Arzt, gerade bei Vorstellung in der Rettungsstelle, der Neurologe. Dieser ist somit die erste Vertrauensperson und zuständig für die weitere Bahnung der erfolgversprechendsten Therapie.

In vielen Fällen gestaltet sich eine Weitervermittlung in eine psychosomatische Behandlung trotz bestehender Indikation schwierig. Dies ist teils der jeweiligen Unkenntnis der Besonderheiten des anderen Fachbereichs der behandelnden Ärzte, teils dem häufig schwierigen Patientenklientel mit nicht selten bestehenden Vorurteilen gegenüber einer psychischen Interpretation ihrer Beschwerden geschuldet. Umso dringender ist eine unvoreingenommene Zusammenarbeit ebenso wie ein tieferes Verständnis des jeweils anderen Faches, um eine umfassende Patientenversorgung zu gewährleisten.

39.1 Psychische Störungen in der Neurologie

Bei der Einschätzung der Prävalenz psychischer Störungen bei neurologischen Erkrankungen stößt man auf besondere Schwierigkeiten, da man bisher grundsätzlich zwischen den organopsychischen Veränderungen im Rahmen der physiologischen Beeinträchtigung der Hirnleistung und den psychosozialen bzw. psychosomatischen Folgeerkrankungen chronischer Erkrankungen unterscheidet.

Henningsen (2006) beschreibt zwei sich gegenüberstehende unterschiedliche Erklärungsansätze für psychische Störungen:

- das **neurophysiologische Erklärungsmodell** erklärt sowohl die körperlichen als auch die psychischen Phänomene über die Funktion bzw. Störung der basalen neuralen Mechanismen,
- das **psychologische Erklärungsmodell** erfasst die psychischen ebenso wie die körperlichen Phänomene über ihre Bedeutung im personalen Lebenszusammenhang und erklärt die Phänomene über psychologische Motive und Gründe (modifiziert nach Henningsen 2006).

Häufig besteht eine gewisse Konkurrenz dieser beiden Erklärungsmodelle, wobei der organisch orientierte Neurologe häufig eher dazu neigt, organopsychische Erklärungen heranzuziehen, der Psychotherapeut zu psychologisieren. Grundsätzlich ist festzuhalten, dass die Entwicklungen der kognitiven, affektiven und sozialen Neurowissenschaften bereits gezeigt haben, dass auch die sog. psychogenen Störungen eine organische, neurophysiologische Basis haben (Henningsen 2006).

Als Stichwort ist hier die **Neuroplastizität** zu nennen, welche den experimentellen Nachweis der biologisch nachweisbaren Beeinflussbarkeit des Gehirns durch psychosoziale Umstände und Einwirkungen liefert und die bisher angenommene Theorie der Statik des ausgereiften Gehirns ersetzt hat.

39.2 Neurobiologische Grundlagen und Neuro-Psychosomatik

Zwei Neuerungen haben die Wahrnehmung der neurowissenschaftlichen und psychiatrisch-psychosomatischen Fachbereiche in den letzten Jahren wesentlich verändert:
- die Entdeckung der **Neuroplastizität des Gehirns**, welche einen organischen Beweis für die Beeinflussbarkeit des Gehirns unter psychosozialen Einflüssen liefert,
- die neuesten Entwicklungen in der **bildgebenden Diagnostik** wie der funktionellen Magnetresonanztomografie, wo psychische Prozesse teilweise visuell sichtbar gemacht werden können und so eine Darstellung der Arbeitsprozesse des menschlichen Gehirns möglich machen.

Durch diese Neuerungen sind neurophysiologische Korrelate für psychische Prozesse gefunden worden, aber auch für psychosomatische Erkrankungen finden sich zunehmend neurale Korrelate. Diese neuesten Entwicklungen sollten idealerweise dazu führen, dass psychosoziale Einflussfaktoren auf organische Erkrankungen zunehmend ernster genommen werden, und ebenso die organischen Korrelate psychischer Störungen in die Behandlung mit einbezogen werden – weitergedacht führt dies zu einer zunehmenden Annäherung der psychosomatischen und neurologischen Fachgebiete mit jeweiliger Ergänzung und Zusammenarbeit. In einigen Fällen ist hier jedoch eine Entwicklung in Richtung Konkurrenz zu spüren, vornehmlich ist hier eine Kritik an der voranschreitenden „Neurologisierung" der psychischen Aspekte und Erklärungsmodelle zu vernehmen.

》 *Alles Neuro oder was? (Anonymus 2004)* 《《

Henningsen weist in seinem Buch „Neuro-Psychosomatik" (2006) auf eine drohende „Neuro-Doktrin" hin und beschreibt das sich rein auf neurophysiologische Prozesse beziehende Erklärungsmuster als ein klassisch-kausales, am gesetzmäßigen Zusammenhang von Ursache und Wirkung orientiertes wie in der Mechanik. Als Beispiel führt er u. a. Kandel (1998) an, wenn gesagt wird, es sei der Nachweis der veränderten Genexpression und/oder lokalen Hirnfunktion, der die Wirkung von Psychotherapie jetzt wissenschaftlich belege.

Im Gegensatz zu dieser reduktionistischen Haltung, welche ganz dem Mainstream der modernen Wissenschaften von Geist und Gehirn entspricht, positioniert Henningsen jedoch seine Interpretation von Neuro-Psychosomatik hier eindeutig im Sinne eines „nicht-reduktionistischen Erklärungsrahmens", das heißt, bei ihm wird „auch den höherstufigen personal-psychologischen Erklärungen von (möglicherweise gestörtem Erleben) und Verhalten über Gründe, Motive, Absichten weiterhin wissenschaftlicher Stellenwert eingeräumt. Hier wird also – als Ideal der gleichberechtigten Zusammenarbeit von Psychosomatik und Neurologie – im Gegensatz zur kognitiv-psychologischen subpersonalen Ebene die noch höherstufige Ebene personalpsychologischer Beschreibungen und Erklärungen angestrebt" (Henningsen 2006).

> **M** Ziel ist es, neurobiologische Erklärungsmodelle in bereits bewährte personal-psychologische Erklärungsebenen zu integrieren, ohne diese abzulösen. Ebenso ist eine Integration der personal-psychologischen Modelle in das organische Verständnis von neurologischen Erkrankungen anzustreben, um eine erfolgreiche Zusammenarbeit zwischen der Neurologie und der Psychosomatik im Sinne einer Neuro-Psychosomatik zu verwirklichen.

39.3 Psychotherapie in der Neurologie

Geht es um Psychotherapie in der Neurologie, muss zunächst zwischen Psychotherapie bei **chronisch organischen Störungen** und bei **primär funktionellen somatoformen Störungen** unterschieden werden. Bei ersteren geht es im weitesten Sinne um eine bessere Integration der Erkrankung und Bewältigungsstrategien sowie ein Vermindern oder Verhindern psychiatrisch-psychosomatischer Komorbiditäten. Hier kann es nicht das Ziel sein, die primär organisch determinierten Erkrankungssymptome zu beeinflussen.

Im anderen Falle ist die Psychotherapie die bevorzugte Behandlungsmethode, welche hier auch kausalen therapeutischen Charakter hat mit dem Ziel, die körperlichen Beschwerden zu lindern.

> **M** Bei neurologischen Patienten geht es zum einen um den symptomatischen, bewältigungsorientierten Ansatz bei chronisch-neurologischen Erkrankungen, zum anderen um den kausal-therapeutischen Ansatz bei primär funktionell somatoformen Störungen.

Insgesamt gelten neurologische Patienten, bei denen psychosomatische Aspekte eine Rolle spielen, als „schwierig". Zum einen ist dies häufig der Tatsache geschuldet, dass die geschilderten Symptome in vielen Fällen einer akutneurologischen Diagnostik bedürfen, um eine potenziell lebensbedrohliche Erkrankung auszuschließen. Dies führt häufig primär sowohl von Seiten des behandelnden Arztes als auch in der Wahrnehmung der Patienten zunächst auf eine klar organische orientierte Linie, von welcher es zu einem späteren Zeitpunkt manchmal schwer sein kann, wieder abzukommen.

> **F** Wenn sich ein Patient in einer Notfallversorgung mit apoplektiform aufgetretenem stärksten Kopfschmerz und möglicherweise begleitenden fokalneurologischen Ausfällen im Sinne von Sehstörungen oder Lähmungserscheinungen vorstellt, so ist – trotz eventueller Frühzeichen einer somatoformen Ursache der Symptome – zunächst eine als mögliche Ursache der Beschwerden infrage kommende Subarachnoidal-

blutung auszuschließen. Hierfür muss der Patient zunächst eine zerebrale Bildgebung sowie im Zweifelsfall eine Lumbalpunktion über sich ergehen lassen, eine intensivmedizinische Überwachung mit Intubationsbereitschaft ist bei dieser Verdachtsdiagnose indiziert. Weitere Diagnostik schließt sich an, um andere neurologische Erkrankungen – wie z. B. das Vorliegen einer Migräne mit Aurasymptomatik oder eines nur im cMRT erkennbaren organischen Korrelates der Kopfschmerzen – festzustellen, dies beinhaltet in der Regel einige Tage, meist im stationären Krankenhaussetting.

Wenn sich dann nach dieser diagnostischen Wegstrecke die Erkenntnis festigt, dass es sich im Sinne einer Ausschlussdiagnostik um eine funktionelle Störung handeln muss, kann beim behandelnden Arzt das Gefühl entstehen, getäuscht worden zu sein. Hier ist häufig eine negative Gefühlsreaktion zu spüren gegenüber dem Patienten, welche die Beziehung zwischen Patient und Behandelndem stark belasten kann. Man kann diese negativen Gefühle aber auch als diagnostischen Indikator im Sinne einer Gegenübertragung nutzen, um mögliche funktionelle Ursachen früh in Erwägung zu ziehen (Henningsen 2006).

Simultandiagnostik. Grundsätzlich sollte im Idealfall von Anfang an im Sinne einer Simultandiagnostik gehandelt werden, d. h. auch vor dem Ausschluss organischer Ursachen eines Symptoms kann durchaus in Gesprächen bereits versucht werden, nach möglichen Anhalten für eine somatoforme Ursache der Beschwerden zu fahnden. Auch als mögliche Differenzialdiagnose kann eine psychische Ursache der Beschwerden bereits in einem früheren Stadium mit dem Patienten besprochen werden, es ist nicht – wie vielfach angenommen – blamabel, wenn sich dann doch ein organisches Korrelat findet, da die Differenzialdiagnose einer psychischen Ursache ja trotzdem zuvor bestand und – betrachtet man die Häufigkeit somatoformer Störungen im Gegensatz zu seltenen Kopfschmerzursachen wie z. B. einer Sinusvenenthrombose – eine relevante Differenzialdiagnose darstellt.

Somatoforme Störungen

Patienten mit primär neurologisch-organisch anmutenden somatoformen Beschwerden legen häufig eine lange Wegstrecke zurück, bevor die richtige Diagnose gestellt wird. Auch gelten sie als „schwierig", da sie meist ein buntes Beschwerdebild vorlegen, welches sich weder in organische zu erwartende Untersuchungsbefunde noch in klassisch somatoforme Befunde integrieren lässt und somit diagnostische Schwierigkeiten bereitet, was den lösungsorientiertes Ansatz der meisten Neurologen durcheinander bringt und so für Unmut sorgt.

Die somatoformen Störungen werden in Kap. 34 abgehandelt, sodass hier mehr auf die Kooperation mit der Neurologie fokussiert wird. Grundsätzlich ist es Aufgabe des Neurologen, eine zuverlässige Zuordnung von zunächst neurologisch erscheinenden Körperbeschwerden als organisch nicht ausreichend erklärt – also psychisch verursacht – zu bewerten.

Der Neurologe sollte aber darüber hinaus auch in der Lage sein, ein erstes klärendes Gespräch im Sinne der psychosomatischen Grundversorgung zu führen. Der weitere Behandlungsverlauf sollte sowohl von psychotherapeutischer als auch von neurologischer Seite bestritten werden. Hilfreich sind hier nach Henningsen Wiederbestellungen in relativ kurzen Abständen, so dass der Patient keine neuen Beschwerden entwickeln kann, um Anlass zu einem erneuten Vorstellen in einer Rettungsstelle oder einem Arztbesuch zu haben. Auf eine redundante Diagnostik „zur Beruhigung des Patienten" sollte verzichtet werden (Henningsen 2006).

Teilweise ist auch ein infrage Stellen der psychischen Ursache der behandelnden Psychotherapeuten zu beobachten, da der Patient möglicherweise neue körperlich erscheinende Beschwerden entwickelt. Manche Patienten, hier sind insbesondere auch die dissoziativen nicht-epileptischen Anfallspatienten zu nennen, lernen durch viele Besuche in Rettungsstellen, Epilepsiezentren und anderweitige Beschäftigung mit der Erkrankung im Verlauf immer besser, körperliche Symptome auch wirklich „wahrheitsgetreu nachzustellen". So entsteht oft Verunsicherung gerade bei Ärzten und Psychotherapeuten, welche normalerweise nicht mit neurologischen Erkrankungen konfrontiert sind. Hier empfiehlt sich eine enge Zusammenarbeit mit dem Neurologen, welcher die Diagnose im Zweifelsfall erneut prüfen kann, auf dessen Aussage man aber auch vertrauen sollte, falls bereits eine umfangreiche Ausschlussdiagnostik erfolgt ist.

Psychotherapeutisch kommen psychodynamische ebenso wie kognitiv-verhaltenstherapeutische Therapieverfahren infrage. Nach Henningsen geht es psychodynamisch pauschal gesprochen darum, „über die Durcharbeitung der Beziehungsstörung im Gesundheitswesen stufenweise zu Aspekten der Beziehungsgestaltung und des Selbsterlebens in andere Beziehungen einschließlich der therapeutischen zu kommen". So dient hier das vermeintlich „Schwierige" dieser Patienten mit all den Problemen, auf welche er aufgrund seines schwer greifbaren Erkrankungsbildes in seinem Weg durch das Gesundheitswesen zurückgelegt hat, als Basis für die Exploration des Beziehungsverhaltens in anderen Lebensbereichen.

Kognitiv-therapeutisch geht es laut Henningsen pauschal darum, „einzelne als ätiologisch relevant angesehene Faktoren in darauf ausgerichteten Gesprächen und Übungen zu fokussieren, so Entspannungsübungen, Übungen zur Aufmerksamkeitslenkung, Biofeedback, Verhaltensübungen zu Aufschaukelungsprozessen, kognitive Techniken usw."

Die **Ziele** einer Psychotherapie bei somatoformen Störungen sind grundsätzlich nicht primär heilungsorientiert, sondern auf **Bewältigung** ausgerichtet. Hilfreich kann sein, den Patienten darin zu unterstützen, somatoform bedingte körperliche Beschwerden von „echten" organischen Krankheitszeichen unterscheiden zu lernen.

Organisch-neurologische Erkrankungen

Hier ist zunächst darauf hinzuweisen, dass – unabhängig von der Schulrichtung des Psychotherapeuten – die Bereitschaft zur Arbeit mit Lebensbedrohlichkeit, existenzieller Ungewissheit, Unwiderbringlichkeit und Ohnmacht als

Behandler gegeben sein muss. Generell sind hier einerseits ärztliche Therapeuten im Vorteil, da sie die organischen Aspekte der Erkrankung leichter einschätzen können (Henningsen 2006), andererseits verfügen psychologische Psychotherapeuten meist über eine bessere Vorbereitung bezüglich des Ertragens von Hilflosigkeit und Akzeptanz eines progredienten Prozesses. Spezielle Untersuchungen zur Wirksamkeit von Psychotherapie bei organisch-neurologischen Erkrankungen liegen nicht vor. Innerhalb der psychodynamisch orientierten Psychotherapie propagiert Henningsen die strukturbezogene Psychotherapie nach Rudolf (2004) als besonders geeignet für die Psychotherapie von Patienten mit organ-neurologischen Erkrankungen und psychosomatischer Komorbidität. Dies liege daran, dass „die Haltung des Therapeuten als personal antwortendem Gegenüber und die zukunftsorientierte Konzentration auf Fähigkeiten und deren Entwicklung nicht primär regressionsfördernd ist und dennoch auch wichtige Einsichten vermitteln kann" (Henningsen 2006).

Mit regressionsfördernden Techniken ist bei organ-neurologischen Erkrankungen insgesamt Vorsicht geboten, da potenziell eine Verschlechterung der neurologischen Grundkrankheit droht.

Die Verhaltenstherapie fokussiert auf die Bewältigungsaspekte und stellt eine Reihe kognitiver und instrumenteller Hilfestellungen zur Verfügung, die stark an das jeweilige neurologische Krankheitsbild und die jeweilige Erkrankungsphase adaptiert sind (Leplow u. Paetow 2003)

39.4 Problembereiche aus neuro-psychosomatischer Sicht

Dissoziative neurologische Symptome (ohne Organbefund)

Die dissoziativen Störungen werden in Kap. 30 ausführlich abgehandelt, sodass hier mehr auf die neurologische Sichtweise fokussiert wird.

■ *Psychogene Bewegungsstörungen*

Nach einer Studie von Ehrbar und Waespe (1992) leiden etwa die Hälfte aller stationär-neurologischen Patienten ohne fassbaren organischen Befund an einer funktionellen Gangstörung. Bei einer Untersuchung von 50 stationär-neurologisch aufgenommenen Patienten fanden sich u. a. bei 30% dissoziative Bewegungsstörungen (Spitzer 1994). Nach Williams et al. (1995) treten als häufigste Störungsbilder Tremor, Gangstörungen und unspezifische Dystonien auf. Nicht selten geht einer psychogenen Bewegungsstörung ein Trauma oder eine lokale Verletzung voraus (Heruti et al. 2002).

Klinisch ist in der Regel das ungewöhnliche Erscheinungsbild ohne organpathologisches Korrelat sowie das Fehlen einer organischen Ursache typisch. Bei diagnostischer Unsicherheit sollten elektrophysiologische Untersuchungen herangezogen werden, ein einfacher klinischer Test ist der SIC-Test (Yugué et al. 2004). Hier schiebt der Arzt die Füße des Patienten, welcher sich in liegender Position befindet, langsam nach kranial und lässt sich bei aufgerichteten Knien vorsichtig los. Bleiben die Beine angewinkelt, ist der SIC-Test positiv für eine psychogene Parese, die Spezifität des Testes liegt bei 97,7%, die Sensitivität bei 100%.

Das Spektrum der jeweils indizierten **Psychotherapieform** umfasst nahezu alle gängigen Verfahren (psychodynamisch, verhaltens-/familien-/körpertherapeutisch, Hypnose etc.). Eine psychotherapeutische Behandlung sollte grundsätzlich durch zusätzliche physiotherapeutische Beübung sowie weitere neurologische Mitbetreuung untermauert werden.

Systematische Studien und Verlaufsbeobachtungen zu Patienten mit psychogenen Bewegungsstörungen unter Psychotherapie existieren nicht. In einer Übersichtsarbeit von Miyasaki et al. (2003) hatten weder Alter, Geschlecht, Intelligenzquotient, Art der Bewegungsstörung und Dauer der Erkrankung einen signifikanten Einfluss auf den letztendlichen Verlauf. Eine Übersichtsarbeit über die Prognose der Erkrankung von Stone et al. (2003) zeigte, dass 29% aller Patienten mit der Diagnose einer funktionellen Lähmung oder psychogenen Sensibilitätsstörung 12,5 Jahre nach Diagnosestellung aufgrund der Erkrankung berentet worden waren. Insgesamt erscheint die Prognose nach bisheriger Studienlage also als eher ungünstig.

■ *Dissoziative Anfälle*

D Dissoziative Anfälle sind psychisch verursachte, paroxysmale Störungen des Verhaltens, der Wahrnehmung oder des Erlebens, die somatischen Anfällen, insbesondere epileptischen Anfällen, ähnlich sehen, ohne die für diese Erkrankungen typischen organischen Funktionsstörungen (Schmitz 2006).

Diagnose. Nach einer Studie von Reuber und Elger (2003) beträgt das Intervall zwischen der Erstmanifestation psychogener Anfälle und korrekter Diagnose im Mittel 7 Jahre. Dreiviertel dieser Patienten werde initial mit Antiepileptika behandelt, hiermit sind zum einen Nebenwirkungen sowie Kosten verbunden, auf welche verzichtet werden könnte, käme es zu einer früheren Diagnosestellung.

Eine verschleppte Diagnosestellung verursachte bei 125 amerikanischen Patienten nicht indizierte medizinische Maßnahmen in Höhe von 15000 US Dollar pro Patient (Lancman et al. 1995). Auch nach richtiger Diagnosestellung kommt es im weiteren Krankheitsverlauf häufig zu erneuten Fehleinschätzungen, häufig auch dadurch ausgelöst, dass Psychiater bzw. Psychotherapeuten der Diagnose der Neurologen nicht trauen. In einer Studie von Harden et al. (2003) glaubten nur 18% der Psychiater an die diagnostische Zuverlässigkeit des Video-EEG (Schmitz 2006).

Psychotherapeutische Behandlung. Ist der Weg zu einer psychotherapeutischen Behandlung der Patienten erst einmal gebahnt, ist die Herausforderung für den behandelnden Psychotherapeuten häufig sehr vielfältig und nicht selten ungewöhnlich hoch: nach Schmitz (2006) bedarf es gerade bei einer „so sehr alles Interesse auf sich ziehenden Symptomatik wie der dissoziativer Anfälle einer professionellen Wahrnehmungseinstellung mit der Fähigkeit, die Aufmerksamkeit zu defokussieren, und sie weg von den Anfällen selbst auf die je spezifischen nosologischen, psychopathologischen und psychodynamischen Kontexte auszurichten".

Nosologisch können hinter dem Symptom eines dissoziativen Anfallsgeschehens z.B. eine Angsterkrankung oder eine Depression stehen, welche unter Umständen pharmakotherapeutisch angegangen werden kann. Auch eine Borderline-Störung bis hin zu artifiziellen Störungen kann als Grunderkrankung vorliegen. Psychopathologisch gibt es wenig systematische Studien zu Patienten mit dissoziativen Anfällen, aus einigen gesprächsanalytischen Studien konnte ein Hang zu karger Schilderung der Symptome im Sinne einer alexithymen Störung festgestellt werden, ebenso eine Tendenz zu langen Pausen mit Einnehmen einer passiven Gesprächsrolle.

Gerade Patienten mit dissoziativen Anfällen lösen oft heftige Affekte bei den behandelnden Ärzten aus. Nach Schmitz (2006) liegt hier das ganze Spektrum zwischen ironischer Geringschätzung über grenzenlose Ohnmachtsgefühle bis hin zu Empörung und hasserfüllter Aggression vor. Hier hilft es, die Gefühle als „erkennende Gefühle" zu sehen und ggf. als den Spiegel der unterträglichen Selbstanteile des Patienten wahrzunehmen.

Prognose. Die Prognose psychogener Anfälle gilt gemeinhin als schlechter als die epileptischer Anfälle. In einer Untersuchung von Lempert und Schmidt (1990) waren nach 2 Jahren 41% der Patienten in ihrer Anfallsfrequenz unverändert.

Psychotherapeutisch wird bislang ein tiefenpsychologisch fundierter oder psychoanalytischer Ansatz propagiert unter der Annahme, dass dissoziativen Anfällen möglicherweise eine frühe Traumatisierung zugrunde liegt. Ebenso wird nach den Leitlinien der AWMF eine Indikation von Verhaltenstherapie zur Symptomreduktion gesehen. Außerdem sei Verhaltenstherapie nach EBM-Kriterien möglicherweise hilfreich. Systematische Studien liegen zu beiden Grundorientierungen bislang nicht ausreichend vor.

■ Phobischer Schwankschwindel

In Spezialambulanzen beträgt der Anteil somatoformer Schwindelsyndrome bei Patienten mit komplexen Schwindelsymptomen nach einer Studie von Eckhardt-Henn et al. (2005) über 50%.

Schwindel hat eine besondere Charakteristik, da durch dieses Syndrom meist eine existenzielle Bedrohung ausgelöst wird. So bringt Kirkegaard (1844) in seiner Charakterisierung der Angst die Begriffe Angst und Schwindel treffend zueinander:

》 Angst kann man vergleichen mit Schwindligsein. Derjenige, dessen Auge plötzlich in eine gähnende Tiefe hinunterschaut, der wird schwindlig. Aber was ist der Grund dafür? Es ist eben so sehr sein Auge wie der Abgrund; denn was, wenn er nicht hinabgestarrt hätte! So ist Angst der Schwindel der Freiheit, der entsteht, indem der Geist die Synthese setzen will und die Freiheit nun hinabschaut in ihre eigene Möglichkeit und da die Endlichkeit ergreift, um sich daran zu halten. In diesem Schwindel sinkt die Freiheit ohnmächtig um. 《

Auch bei **primär neurologischen Schwindelursachen** kann es im Verlauf zu Angst- und Panikreaktionen und zu einer exazerbierten Angst vor neuen Schwindelattacken kommen, die dann einen eigenständigen Krankheitswert einnehmen. Ist der Schwindel Ausdruck einer psychischen Störung, so liegen ihm am häufigsten phobische und Angststörungen, depressive und dissoziative und seltener Depersonalisations- und Derealisationssyndrome zugrunde (Dietrich u. Eckhardt-Henn 2006). Meist werden die psychopathologischen Störungen seitens der Patienten als reaktive Syndrome auf den Schwindel interpretiert.

Therapeutisch richtet sich das Verfahren im Wesentlichen nach der zugrunde liegenden Erkrankung. Bei Angststörungen sind nach Dietrich u. Eckhardt-Henn sowohl psychodynamische, psychoanalytische als auch verhaltenstherapeutische Verfahren wirksam; bei kurzer Dauer und leichter Symptomatik kann eine fokussierte, ambulante psychodynamische Therapie bereits erfolgreich sein. Bei phobischen Störungen steht eine verhaltenstherapeutische Therapie im Vordergrund. Im Falle einer dissoziativen Störung stehen bislang tiefenpsychologisch fundierte Therapieverfahren im Vordergrund. Im Gegensatz zu anderen Grunderkrankungen ist hier eine supportive pharmakologische Therapie weder belegt noch sinnvoll.

Krankheitsverarbeitung und psychische Komorbidität ausgewählter chronisch-neurologischer Erkrankungen

■ Hirninfarkt

Schlaganfälle sind nach Herzinfarkt und Karzinomerkrankungen in den westlichen Industrieländern die häufigste Todesursache sowie die wichtigste Ursache einer Behinderung oder Pflegebedürftigkeit. In 85% der Fälle handelt es sich um ein ischämisches Ereignis durch Embolisierung vorgeschalteter Gefäßabschnitte (arterioarteriell) oder aus dem Herzen (kardioembolisch). Die zerebrale Mikroangiopathie führt zu lakunären Hirninfarkten und zur subkortikalen arteriosklerotischen Enzephalopathie. Wichtigste Risikofaktoren sind arterieller Hypertonus, Diabetes mellitus, Nikotin, Fettstoffwechselstörungen sowie absolute Arrhythmie bei Vorhofflimmern. In der Sekundärprophylaxe werden Thrombozytenaggregationshemmer, orale Antikoagulantien und die Thrombendarteriektomie (TEA) der A. carotis bzw. Stent-PTA betroffener Gefäße eingesetzt (Berlit 2007).

Depression ist eine häufige und wichtige Komplikation nach einem Schlaganfall mit einer sehr hohen Prävalenzraten von ca. 20–40% und einer ungünstigen Auswirkung auf den Verlauf des Schlaganfalls. Aufgrund der negativen Auswirkungen der PSD (Post-Stroke-Depression) auf den Krankheitsverlauf nach dem Schlaganfall, die zu Reduktion der Therapiemotivation und -Compliance, Verlängerung der stationären Verweildauer, Verschlechterung der Überlebenswahrscheinlichkeit und der Lebensqualität führen, können hohe gesundheitsökonomische Kosten entstehen (Malevani 2005).

Post-Stroke-Depression.

> **M** Ohne Intervention ist die Prävalenz für die Entwicklung einer Post-Stroke-Depression zwischen 6 Monaten und 2 Jahren nach dem Schlaganfall (Francisco 1993). Variablen wie Alter, Geschlecht, psychiatrische vorbestehende Erkrankungen, die Länge des Krankenhausaufenthaltes sowie der funktionelle Status der Einschränkungen durch den Schlaganfall haben Einfluss auf die Lebensqualität nach einem Schlaganfall (Almborg 2010).

Trotz der großen klinischen Relevanz dieses Krankheitsbildes wird in der Routinebehandlung der Schlaganfallpatienten die PSD häufig übersehen und verbleibt auch bei Diagnosestellung oft unbehandelt. Die diagnostische Unsicherheit wird dadurch vergrößert, dass einheitliche Diagnosekriterien fehlen und damit das Krankheitsbild durch die aktuelle Version der International Classification of Diseases (ICD-10) nicht eindeutig erfasst werden kann (Dohmen 2006).

Obwohl eine Reihe Faktoren wie z.B. das Ausmaß körperlicher Behinderung, eine psychiatrische Vorerkrankung oder die vorbestehenden sozialen Rahmenbedingungen im Zusammenhang mit dem Auftreten depressiver Symptome stehen können, ist das Entstehen der Post-Stroke-Depression (PSD) nach dem heutigen Stand der klinischen Forschung noch nicht vorhersehbar. Eine frühzeitige Erkennung der PSD sowie eine Initiierung einer konsequenten psychiatrischen Behandlung stellen einen wichtigen Aspekt in der Schlaganfallbehandlung im Rahmen der neurologisch-psychiatrischen Kooperation dar (Malevani 2005).

Dabei kann es nach den bisherigen Untersuchungen als gesichert gelten, dass Schlaganfallpatienten, die depressive Symptome entwickeln, einen schlechteren Verlauf, besonders ein schlechteres funktionelles Behandlungsergebnis (motorische Fähigkeiten, selbständige Teilnahme an den Aktivitäten des täglichen Lebens) zeigen. Dieser Unterschied in der Beeinträchtigung zu einem vergleichbaren nicht-depressiven Schlaganfallpatienten lässt sich auch nach mehreren Jahren noch nachweisen. Für eine sich daraus ergebende Behandlungsnotwendigkeit ist nach dem aktuellen Stand der Literatur sowohl der günstigste Zeitpunkt einer therapeutischen Intervention sowie deren Art und Umfang jedoch noch unklar. Einzelnen Untersuchungen zufolge, die selten unter den Bedingungen einer randomisierten kontrollierten Studie erfolgten, zeigen sich positive Effekte einer frühzeitigen medikamentösen Behandlung. Hier können neben den Psychostimulanzien, die vorwiegend im US-amerikanischen Raum eingesetzt werden, und den konventionellen trizyklischen Antidepressiva besonders die Gruppe der Selektiven Serotonin-Wiederaufnahmehemmer (Selective Serotonin Reuptake Inhibitor, SSRI) mit einem breiten Einsatzspektrum bei älteren Patienten gute klinische Erfolge vorweisen (Huff 2001). Systematische Studien zu psychotherapeutischer Behandlung nach Schlaganfall liegen bisher noch nicht vor.

■ *Epilepsie*

Etwa 10% der Bevölkerung weist eine erhöhte Anfallsbereitschaft auf, in 5% kommt es zu einem einzelnen epileptischen Anfall, bei 0,5–1% entwickelt sich eine Epilepsie (Berlit 2007).

Die Epilepsie ist somit eine der häufigsten neurologischen Erkrankungen. Die durchschnittliche Krankheitsdauer liegt bei 10 Jahren. Ein einzelner epileptischer Anfall ist zunächst ein unspezifisches Syndrom, dessen Ursache verschiedenartige systemische oder zentralnervöse Erkrankungen sein können.

> **D** Von einer Epilepsie spricht man, wenn es wiederholt zu epileptischen Anfällen kommt, oder wenn nach einem epileptischen Anfall durch entsprechende Zusatzuntersuchungen eine Epilepsie belegt werden konnte (z.B. epilepsietypische Potenziale im EEG, strukturelles Korrelat im cMRT).

Diagnose. Zur Diagnosestellung ist das wichtigste Instrument die Anamnese, vor allem die Fremdanamnese. Weiterhin stehen das EEG, funktionell und strukturell bildgebende Verfahren sowie neuropsychologische Testung zur Verfügung.

Therapie. Therapeutisch steht die Pharmakotherapie mit Antiepileptika im Vordergrund. Die Therapie richtet sich primär nach dem Epilepsiesyndrom und dem Anfallstyp, sekundär nach dem individuell optimalen Verträglichkeitsprofil sowie weiteren individuellen Aspekten wie z.B. einer geplanten Schwangerschaft. Bei Pharmakoresistenz können geeignete Patienten auch erfolgreich epilepsiechirurgisch behandelt werden. Die Prognose ist sehr unterschiedlich für die verschiedenen Epilepsiesyndrome, die beste Prognose haben kindliche fokale Epilepsien, wie z.B. die Rolando-Epilepsie, eine eher ungünstige Prognose haben z.B. symptomatische Epilepsien nach intrakraniellen Läsionen (z.B. Hirninfarkte).

Bei Epilepsiepatienten kommen alle Varianten psychischer Störungen häufiger vor als in der Allgemeinbevölkerung (Schmitz 2006). Nach einer Klassifikation von Krishnamoorthy (2000) unterteilt man die für eine Epilepsie typischen psychischen Komorbiditäten bei Epilepsie folgendermaßen:
- I. komorbide Störungen, welche völlig unabhängig von der Epilepsie-Erkrankung existieren;
- II. Psychoathologie als Symptomatik epileptischer Anfälle, wie z.B. bei komplex-fokalen Anfällen mit gestörtem Bewusstsein;

- III. epilepsietypische interiktale psychische Störungen. Diese Gruppe umfasst folgende Unterpunkte:
  - kognitive Störungen,
  - Psychosen bei Epilepsien,
  - affektiv-somatoforme (dysphorische) Störungen bei Epilepsien,
  - Auffälligkeiten oder Störungen der Persönlichkeit.

Der Schwerpunkt dieser Klassifikation wurde auf die psychischen Störungen gelegt, welche für Epilepsie charakteristisch sind, weniger auf die generellen komorbiden psychischen Störungen bei Epilepsien, da diese mit den gängigen Klassifikationssystemen gut erfassbar sind.

Therapeutisch ist die Komplexität der psychischen Erfahrungen, welche im Rahmen des Anfallserlebens gemacht werden, zu beachten. Nicht selten findet sich **Todesangst**, auch als einen Anfall einleitende Aurasymptomatik auf hirnorganischer Ebene getriggert. Auch kann es zu **Derealisations-** und **Depersonalisationserleben** kommen. Weiterhin unterliegen Menschen mit Epilepsie nach wie vor starken Stigmatisierungen sowie in vielen Fällen einer starken Reduktion auf eine Existenz um die Erkrankung.

Therapeutisch-psychologisch steht zunächst die neuropsychiatrische Therapieexploration im Zentrum, hier sollten mögliche Triggerfaktoren für Anfällen herausgearbeitet werden sowie die Besprechung ängstigender Erlebnisaspekte mancher Anfälle, insbesondere von experientiellen Auren (Wolf, Gülich, Schöndienst, 2000; Schmitz, 2006).

Neuro-behaviourale Ansätze nutzen das Prinzip der „Anfallskontrolle" unter Zuhilfenahme verhaltenstherapeutischer Strategien, um Anfälle bei Ankündigung eventuell abzuwenden (wie z.B. das Konzentrieren auf einen bestimmten Gegenstand, das Singen einer Melodie etc.). Dies funktioniert natürlich nur bei Anfällen, welche sich durch eine fokale Einleitung ankündigen. Bei psychodynamischen Ansätzen können nach Schmitz (2006) primär mehr oder weniger unbewusst gebliebene, pathogene, z.B: Identitäts-, Selbstwert- oder Abhängigkeits-Autonomiekonflikte sowie Ich-strukturelle Auffälligkeiten angegangen werden. Hier sind auch die bei Epilepsiepatienten gehäuft nachweisbar traumatischen Erfahrungen sowie posttraumatische Belastungsstörungen zu nennen (Rosenberg 2000). Grundsätzlich ist festzuhalten, dass vor dem Hintergrund der tiefen Erschütterung, welche ein Anfallserleben häufig mit sich bringt, ein Erträglich werden dieses Erlebens häufig nur durch verdrängende, leugnende oder affektisolierende Bearbeitungsmodi möglich ist (Schmitz 2006). Folgendes Zitat macht den anthropologischen Aspekt von Epilepsien deutlich (Spector 2004, in: Schmitz 2006):

> » The gap between the fantasy of control and the reality of the limited control that we actually have over our lives generates anxiety that ist part of human experience. Epilepsy deprives people of the privilege of repressing this anxiety and ignoring their existential vulnerability. «

Parkinson

Das Parkinsonsyndrom wurde vom englischen Landarzt James Parkinson 1817 erstmalig beschrieben. Die Inzidenz beträgt 100 auf 100000 Personen bei ausgewogenem Geschlechtverhältnis. Das idiopathische Parkinsonsyndrom ist mit einer Prävalenz von 150 auf 100000 Einwohner in Deutschland eine der häufigsten neurologischen Erkrankungen, wobei die Häufigkeit jenseits des 60. Lebensjahres rasch zunimmt. Bei über 65-Jährigen liegt die Prävalenz bei 1800/100000. Eine familiäre Häufung liegt in 5% vor (Morbus Parkinson). Als Initialsymptom findet sich in 70% ein unilateraler Tremor (Berlit 2007).

> **D** Man unterscheidet zwischen dem *idiopathischen Parkinson-Syndrom* (IPS), welches in 75% der Fälle vorliegt, und den sogenannten *atypischen Parkinsonsyndromen* im Rahmen von degenerativen Multisystemerkrankungen. Hierzu zählen die progressive supranukleäre Blickparese (Stell-Richardson-Olschewski-Syndrom), die kortikobasale Degeneration, die Lewy-Body-Demenz sowie die Multi-Systematrophie mit ihren beiden Unterformen MSA-P und MSA-C. Ein Parkinsonoid kann auch sekundär nach metabolischen, entzündlichen oder toxischen Erkrankungen auftreten. Pathophysiologisch liegt dem Syndrom ein Dopaminmangel in der Substantia nigra zugrunde, was zu einem Ungleichgewicht zwischen cholinerger und dopaminerger Transmission führt.

Diagnose. Die Diagnose wird klinisch gestellt, wobei besonders die Trias aus Akinese, Rigor und Ruhetremor typisch ist. Weiterhin sind vor allem bei Beginn der Erkrankung Riechstörungen nachweisbar, zudem kommt es häufig zu einer posturalen Instabilität. Ein L-DOPA-Test dient der Abgrenzung vom idiopathischen, Dopa-sensitiven Parkinsonsyndrom zu atypischen, nicht auf DOPA ansprechenden Parkinsonoiden.

Therapie. Therapeutisch wird zwischen jüngeren Erkrankten (<70 Jahre) und älteren Patienten unterschieden. Bei Patienten >70 Jahre ist eine Primärtherapie mit L-DOPA zum Ausgleich des DOPA-Defizits empfohlen, bei jüngeren Patienten werden primär Dopaminagonisten zur Therapie eingesetzt. Weiterhin stehen der NMDA-Antagonist Amantadin sowie Mao-B- und COMT-Hemmer zur Verfügung.

Grundsätzlich ist das idiopathische Parkinsonsyndrom ebenso wie die atypischen Parkinsonsyndrome häufig mit psychischer Komorbidität assoziiert.

Depressionen stellen die häufigsten psychischen Störungen im Zusammenhang mit dem idiopathischen Parkinsonsyndrom dar und betreffen ca. 40% der Patienten (Ceballos-Baumann A, Gündel 2006). Auch Angststörungen treten in bis zu 40% der Parkinsonpatienten auf (Nuti et al. 2004).

Diese psychischen Begleiterkrankungen sind unabhängig von der organ-neurologischen Beeinträchtigung ein entscheidender Faktor für die Lebensqualität der an Parkinson erkrankten Patienten (Kuopio 2000). Schrag konnte untersuchen, dass kein linearer Zusammenhang zwischen depressiven Symptomen und der Dauer und Schwere der Parkinsonerkrankung besteht, die begleitende Depressivität ist also nicht allein als Reaktion auf die motorische Einschränkung zu verstehen (Schrag 2000). Hier spielt möglicherweise die Interaktion der Neurotransmitter, welche in der Genese von Angststörungen eine Rolle spielen (z. B. Norepinephrin, Serotonin, GABA etc.), mit dem bei Parkinsonpatienten gestörten dopaminergen System eine Rolle.

Die Diagnoseerhebung kann durch Symptome der Parkinsonerkrankung erschwert sein, welche auch bei nicht an einer Depression erkrankten Parkinsonpatienten auftreten und primär als depressiv wirken können, wie z. B. die Hypomimie, Störungen des Schlaf-Wach-Rhythmus oder Erschöpfbarkeit.

Kontrollierte Studien zur **Psychotherapie** bei Parkinsonpatienten existieren nicht. Anhand von zahlreichen Angeboten zur psychologischen Beratung, zur Krankheitsbewältigung oder Angehörigengruppen, welche vorwiegend über Selbsthilfe-Gruppen organisiert werden, kann man allerdings den Bedarf nach einer psychotherapeutischen Mitbetreuung als hoch einschätzen.

Parkinsonpatienten sind häufig mit zwei primären Gefühlslagen konfrontiert: sowohl Angst als auch Scham spielen hier eine große Rolle. Die Krankheit ist nach außen sichtbar und somit ist häufig eine Rückzugstendenz zu beobachten, zudem besteht eine Angst vor der nächsten On- oder Off-Phase und vor der unaufhaltbaren Progredienz der Erkrankung. Der Patient verliert zunehmend seine Selbstbestimmtheit und Freiheit, was nicht selten zu einem Überengagement seitens des Lebenspartners mit konsekutiver Überforderung sowie einem Machtgefälle in der Beziehung werden kann. Gerade bei fortgeschrittenen Erkrankungsstadien überwiegt häufig die Trauer über den Verlust von Körperfunktionen die Freude über noch vorhandene Funktionen. Analog hierzu wird die Anforderung an die ärztliche Kompetenz häufig höher, dementsprechend ist die Enttäuschung zunehmend größer, wenn nach wochenlangen Rehabilitationsbehandlungen und Medikamentenumstellungen doch keine Besserung erzielt werden konnte. Ärztlicherseits besteht hier auch die Gefahr, in einen Aktionismus zu verfallen.

Psychotherapeutisch ist es in jedem Fall sinnvoll, Angehörige in das Setting mit einzubeziehen. Auch der Austausch mit anderen Erkrankten ist sinnvoll, aber über das Konzept der Selbsthilfegruppe hinausgehend, im Sinne eines strukturierten, geschlossenen Settings unter Führung mit psychotherapeutischer Absicht (Ceballos-Baumann u. Gündel 2006). Auch pflegende Angehörige von Parkinsonpatienten bedürfen häufig einer psychotherapeutischen Unterstützung. In einer Studie von Secker konnte 2005 gezeigt werden, dass eine 12 bis 14 Sitzungen umfassende kognitivbehaviourale Gruppentherapie für pflegende Angehörige deren psychische Belastung signifikant reduzieren konnte (Secker 2005, Ceballos-Baumann u. Gündel 2006).

Ausgewählte chronische Schmerzsyndrome

■ Kopfschmerzen

Kopfschmerzen gehören neben den Rückenschmerzen zu den häufigsten gesundheitlichen Beeinträchtigungen in den westlichen Industrienationen. Der episodische Spannungskopfschmerz ist mit einer Lebenszeitprävalenz von >90% und einer 1-Jahres-Prävalenz von >18% der häufigste Kopfschmerz überhaupt, gefolgt von der Migräne, welche eine Lebenszeit-Prävalenz von 25% für Frauen und von 10% für Männer sowie eine 1-Jahres-Prävalenz von 7% hat (Zwart 2004).

Die Klassifikation der Einteilung der Internationalen Kopfschmerzgesellschaft (IHS) ist die Grundlage der Einteilung der Kopfschmerzen (Olesen 2004). Man unterscheidet hier zwischen primären Kopfschmerzsyndromen, welche eine eigene Krankheitsentität darstellen, und sekundären Kopfschmerzen, welche als Symptom bei anderen Erkrankungen auftreten.

Primäre Kopfschmerzen. Zu den Kopfschmerzen ohne strukturelle Läsionen zählen der Spannungs- und Muskelkontraktionskopfschmerz, die Migräne mit rezidivierenden, einseitig beginnenden Kopfschmerzen, Übelkeit und visueller Aura, die trigeminoautonomen Kopfschmerzformen mit streng einseitigem Schmerz und fokaler autonomer Begleitsymptomatik wie der Clusterkopfschmerz sowie der medikamenteninduzierte Kopfschmerz.

Sekundäre Kopfschmerzsyndrome. Zu den Kopfschmerzen mit zugrunde liegenden strukturellen Läsionen gehören z. B. gefäßbedingte Kopfschmerzen, wie die Arteriitis temporalis oder das SUNCT-Syndrom, sowie Neuralgien. Andere neurologische Erkrankungen, welche sich primär durch Kopfschmerzen äußern können, sind ein erhöhter Liquordruck oder ein Pseudotumor cerebri. Auch Erkrankungen anderer Organe im HNO-Gebiet, der Augen oder der Zähne und des Halswirbelbereichs können Kopfschmerzen verursachen. Bei internistischen Erkrankungen wie Hypertonus, Leberleiden und Infektionserkrankungen sind Kopfschmerzen ein häufiges Begleitsymptom (Berlitt 2007).

> **M** Grundsätzlich ist die Frage nach dem *Beginn der Schmerzen* von großer Bedeutung, da ein apoplektiformer, also plötzlicher Beginn für eine zugrundeliegende intrazerebrale Blutung sprechen kann und somit eine Notfallsituation darstellt.

Ursache. Zur Klärung der Ursache sind klinisch bedeutend:
- Schmerzcharakter;
- zeitlicher Verlauf (chronisch oder episodisch);
- Lokalisation (holozephal, hemikraniell, occipital, temporal etc.)

Therapie. Die Therapie richtet sich nach der Grunderkrankung, zur symptomatischen Schmerzbekämpfung sind nicht steriodale Antirheumatika zunächst Mittel der ersten Wahl.

Kopfschmerzen können in vielfältigen psychosozialen Belastungssituationen als somatisches Korrelat einer inneren (vegetativen) Anspannung bzw. als Begleitsymptom bei vielen psychischen Erkrankungen, z. B. Depressionen („ständiger Kopfdruck") auftreten (Straube u. Gündel 2006). Einige Patienten mit Spannungskopfschmerz entwickeln entsprechende Symptome häufig in Situationen besonderen Leistungsdrucks bzw. in kritischen beruflichen oder gesellschaftlichen Lagen (Straube u. Gündel 2006).

Therapeutisch können Entspannungsverfahren, Biofeedbackbehandlungen sowie psychoedukative Verfahren hilfreich sein. Bei chronifizierten Kopfschmerzsyndromen ist durchaus auch eine längerfristige ambulante oder zwischenzeitlich stationäre Psychotherapie indiziert. Hier ist weniger das Kopfschmerzsyndrom als die individuelle Problematik und Persönlichkeit des Patienten aussschlaggebend (Straube u. Gündel 2006).

■ Rückenschmerzen

Grundsätzlich können alle nozizeptiv versorgten Strukturen des Rückens Schmerzen verursachen: die äußeren Anteile des Anulus fibrosus, das Periost der Wirbelkörper, Wirbelgelenkkapseln, Längsbänder, Spinalnervenwurzeln, Blutgefäße sowie Muskeln und Bänder. In den meisten Fällen ist eine klare somatische Grundlage des Rückenschmerzes jedoch nicht zu erheben, es wird davon ausgegangen, dass mehr als 95 % aller Rückenschmerzen unspezifischer Natur sind, da keine spezifische Therapiekonsequenz abzuleiten ist (Schiltenwolf 2006). Laut einer Untersuchung von Schiltenwolf wurden bei 192 Patienten, die erstmalig mit akuten Rückenschmerzen Fachärzte für Orthopädie aufsuchten, 201 verschiedene Diagnosen gestellt. Die ist wahrscheinlich Ausdruck der z. T. verwirrenden diagnostischen Zuteilung, welche wahrscheinlich aufgrund der in der Mehrzahl der Fälle nicht auffindbaren klinischen oder apparativen Befunde bei chronischen Rückenschmerzen zustande kommt (Nachemson 2000).

Diagnose. Wesentlich ist das Erkennen *spezifischer Rückenschmerzen*, welche in der Regel bei folgenden Erkrankungen auftreten: neoplastische Veränderungen im Rückenbereich, Wirbelkörperfrakturen, Bandscheibenprolaps mit Affektion einer Radix und konsekutiver Radikulopathie mit entsprechendem neurologischem Defizit, chronische Rückenschmerzen bei angeborenen oder erworbenen segmentalen Formstörungen (Spondylolisthesis) sowie spinale Stenosen.

Zur **Chronifizierung** des Rückenschmerzes wird zum einen das **Angst-Vermeidungsmodell** herangezogen, welches vor allem bei katastrophisierenden Attributionen eine Rolle spielt. So folgen hier auf den Schmerz Angst und Vermeidungsverhalten. Weiterhin spielt das Stress-Diathese-Modell hier eine Rolle, bei welchem der eigentliche Muskelschmerz suppressiv verleugnet wird, wodurch einerseits eine gereizte Stimmung, andererseits eine muskuläre Überaktivität ausgelöst werden im Sinne eines Durchhalteverhaltens mit übermäßiger Bereitschaft zur Aktivität, hier können dann irgendwann Schmerz, Stress und Muskelanspannung nicht mehr getrennt werden (Flor 1985).

Therapie. Therapeutisch können beim unspezifischen Rückenschmerz ohne fassbares organisches Korrelat in der Akutphase des Schmerzes zunächst Analgetika gemäß dem WHO-Schema zum Einsatz kommen, zudem können Chirotherapie und v. a. auch Beratung bzgl. der Gutartigkeit der Schmerzen sowie die Empfehlung, weiter in Bewegung zu bleiben (ggf. durch entsprechende physiotherapeutische Verfahren) sinnvoll sein (Schiltenwolf 2006).

Die Überlegenheit *multimodaler Therapiekonzepte* zur Behandlung chronischer Rückenschmerzen steht außer Zweifel (Flor 1992). Am häufigsten wird die Überwindung von Angst und Vermeidung konzeptuell verfolgt, da dies sich in Studien auch als die erfolgreichste Strategie erwiesen hat. Laut Dworkin wird die Wirkung der Therapie auch erreicht, wenn keine wesentliche Schmerzlinderung angegeben wird, sondern vielmehr durch das psychische Modell: die Patienten lernen (neu), dass körperliche Arbeit nicht schadet, und dass sie selbst auf den Schmerz Einfluss nehmen können. Problematisch erscheint laut Schiltenwolf eine von den Bedingungen des Einzelfalls absehende, dogmatisch forcierte „aufdeckende psychotherapeutische Begleitung" mit der Notwendigkeit streng dosierter und therapeutisch begleiteter Regression.

M Dieses Gebot lässt außer Acht, dass die meisten Rückenschmerzpatienten weniger unter einem somatisierten Konflikt, denn „nur" unter den Konsequenzen einer (ängstlichen) Vermeidungsstrategie leiden; anders können die überzeugenden Erfolge durch Verhaltenstherapie nicht interpretiert werden (Schiltenwolf 2006).

Multiple Sklerose

D Multiple Sklerose (MS) ist eine immunologisch bedingte Entmarkungserkrankung des ZNS, mit schubförmigem oder chronischem Verlauf sowie charakteristischen Liquor- (oligoklonale Banden) und MRT-Befunden (multilokuläre, periventrikulär betonte Entmarkungsherde).

Ursache. Die Entstehung ist multifaktoriell, eine genetische Disposition mit familiärer Häufung, die Assoziation mit verschiedenen HLA-Antigenen (HLA-DR2), Umweltfaktoren sowie Infektionen scheinen eine Rolle zu spielen. MS ist mit einer Prävalenz von 120 auf 100000 und einer Inzidenz von 5 auf 100000 Einwohner einer der häufigsten neurologischen Erkrankungen bei jungen Erwachsenen (Erstmanifestation 15. bis 30. Lebensjahr; Berlit 2007).

Diagnose. Eine multilokuläre ZNS-Symptomatik ist typisch für das klinische Bild einer MS. Häufige Erstsymptome sind Sehstörungen, Sensibilitätsstörungen und Lähmungen.

Bereits zu Beginn der Erkrankung sind häufig leichte kognitive Beeinträchtigungen nachweisbar. Als psychische Symptome treten häufig depressive Verstimmungen auf, oft im Sinne einer reaktiven Depression vor allem in der Phase der Diagnosestellung sowie vor der Rollstuhlpflichtigkeit. Eine pathologische Ermüdbarkeit (Fatigue) ist im Verlauf der Erkrankung ein sehr häufiges Symptom (80%).

Organische Faktoren wie z. B. Infekte können Schübe triggern. Unterschiedliche Ergebnisse erbrachten bisher aber die Studien bezüglich der Auslösung von Schüben durch psychosoziale Faktoren. Eine Metaanalyse über 14 Studien kam nun jedoch zu dem Ergebnis, dass vorangehende psychosoziale Stressoren die Wahrscheinlichkeit eines MS-Schubes erhöhen (Mohr 2004).

Therapie. Die Therapie besteht aus zwei Säulen, der Schubtherapie, welche nach einem Stufenschema vom primärem Einsatz von Glukokortikoiden behandelt wird, sowie eine Prophylaxe mit einer immunmodulatorischen Therapie (Interferone, Gatimeracetat, intravenöse Immunglobuline).

Psychotherapeutische Behandlungen von Patienten mit Multipler Sklerose können häufig sinnvoll sein, weil sich die Erkrankung in vielfältiger Weise auf das Leben und das Selbstbild eines Betroffenen auswirkt und die dadurch notwendigen Anpassungs- und Bewältigungsleistungen auch für ansonsten psychisch relativ Gesunde zumindest phasenweise überfordernd sein können.

Nach Grau und Henningsen neigen Patienten mit MS – auch unter dem Eindruck der bekannten Faktoren zur psychosozialen Beeinflussbarkeit der Schubauslösung – mitunter sowohl zu überzogenen Schuldgefühlen, was die eigene Verantwortung für den Verlauf der Erkrankung angeht, als auch zu überzogenen Erwartungen, was die positive Beeinflussbarkeit der Grunderkrankung, z. B. durch psychotherapeutische Maßnahmen betrifft. Von besonderer Bedeutung ist es hier, als Behandler einen angemessenen zurückhaltenden und auf die individuellen Bedingungen abgestimmten Realismus zu vertreten (Grau u. Henningsen 2006).

Die Teilnahme an Selbsthilfegruppen wird von vielen Betroffenen als entlastend und bereichernd erlebt. Zur Verbesserung der Krankheitsbewältigung bei MS werden auch Gruppenpsychotherapie, Musiktherapie und Bewältigungs-Trainings-Programme eingesetzt (Langenmayr u. Schöttes 2000).

Bei neurologischen Erkrankungen stößt man auf besondere Schwierigkeiten, da es zu unterscheiden gilt zwischen den organopsychischen Veränderungen im Rahmen der physiologischen Beeinträchtigung der Hirnleistung, den psychosozialen bzw. psychosomatischen Folgeerkrankungen chronischer neurologischer Erkrankungen und den primär psychisch bedingten neurologischen Symptombildungen im Sinne einer Somatisierungsstörung. Deshalb ist bei neurologischen Erkrankungen eine enge Zusammenarbeit zwischen Psychotherapie und Neurologie notwendig. In der Therapie geht es häufig zunächst um die Differenzierung von subjektiver (innerer) Realität, also die Wahrnehmung der Beschwerden und die Bedeutungen, die der Kranke seinen Beschwerden zuschreibt, und objektiver (äußerer) Realität, also den ärztlichen Befunden vor dem Hintergrund aller medizinischen Maßnahmen. In der großen Mehrzahl der Fälle dreht es sich bei den psychotherapeutischen Interventionen und Zugängen neben dem Verstehen der eingeschränkten Lebenssituation um eine Maßnahme zur Bewältigung und Integration in den Lebensalltag.

40 Schlafstörungen

H. G. Weeß

Schlafstörungen sind in der Allgemeinbevölkerung weit verbreitet. Sie können zu einer reduzierten Arbeitsleistung, Unfällen am Arbeitsplatz oder im Straßenverkehr, Stimmungsveränderungen und Einschränkungen im Sozialverhalten führen. Schlafstörungen können erhebliche organische, neurologische und psychiatrische Erkrankungen hervorrufen oder verstärken (Peter et al. 2007). Sie haben sowohl in der klinischen Praxis als auch unter wissenschaftlichen Gesichtspunkten in den vergangenen beiden Dekaden an Bedeutung gewonnen.

In der Schlafmedizin stellt die Internationale Klassifikation der Schlafstörungen (ICSD-2, American Academy of Sleep Medicine 2005) die Basis für die Diagnostik dar. Sie umfasst mehr als 80 verschiedene primäre Schlafstörungen.

Aufgrund der Komplexität des Fachgebiets kann in diesem kurzen Kapitel auf eine Darstellung der über 80 verschiedenen Schlafstörungen und deren diagnostischen und therapeutischen Standards nicht eingegangen werden. Im vorliegenden Kapitel werden die diagnostischen und vor allem psychotherapeutischen Ansätze bei der Behandlung von Insomnien dargestellt. Für die moderne Pharmakotherapie der Insomnien wird der interessierte Leser auf einschlägige Übersichtsarbeiten verwiesen (Weeß 2009).

40.1 Insomnien

D Insomnien sind durch die Diskrepanz zwischen Schlafbedürfnis und subjektivem Schlafvermögen gekennzeichnet. Als charakteristisch gelten eine erhöhte Einschlafzeit, vermehrte nächtliche Wachphasen und frühmorgendliches Erwachen. Insomnien sind durch eine reduzierte Schlafmenge während der Nacht definiert. Sie können aber auch bei ausreichendem Schlaf über eine subjektiv reduzierte Erholungsfunktion des Nachtschlafes bestimmt sein.

Als typische Beschwerden am Tage gelten Leistungseinschränkungen in Form von Aufmerksamkeits- und Gedächtnisstörungen (**Tabelle 40.1**). Auf psychischer Seite finden sich häufig Klagen über Müdigkeit, Erschöpfung, Mattigkeit, Gereiztheit, erhöhte Irritierbarkeit und sozialer Rückzug, insbesondere am Abend. Bei schweren Formen von Insomnien können somatische Symptome wie z. B. Muskelschmerzen, Kopfschmerzen und Magen-Darm-Beschwerden beobachtet werden. Ohne Symptome am Tag wird – trotz Klagen über ein mangelndes Schlafvermögen – keine Diagnose gestellt.

Insomnien gelten als die häufigste Form der Schlafstörungen. Je nach Definitions- und Schweregradkriterien in den respektiven epidemiologischen Studien finden sich Angaben von 6–10 % behandlungsbedürftiger Patienten in der Bevölkerung. Insomnien weisen eine hohe Chronifizierungsneigung auf, über 80 % leiden länger als 1 Jahr, über 25 % länger als 10 Jahre an den Beschwerden.

Es wird zwischen primären und sekundären Insomnien unterschieden. Bei den sekundären Formen handelt es sich um das Symptom einer zugrundeliegenden somatischen oder psychischen Erkrankung, einer anderen Schlafstörung oder um Nebenwirkungen von Medikamenten oder anderen Substanzen (ausführliche Darstellung s. Weeß 2009).

Tabelle 40.**1**   Hauptkriterien der Insomnie nach ICSD-2

Hauptkriterien der Insomnie nach ICSD-2
A. Klagen über Schwierigkeit, einzuschlafen, durchzuschlafen, frühmorgendliches Erwachen oder über chronisch unerholsamen Schlaf. Bei Kindern wird das Problem häufig von den Eltern berichtet und manifestiert sich im Wunsch der Kinder, nicht ins Bett zu gehen oder nicht alleine zu schlafen.
B. Die Schlafbeschwerde tritt trotz der Möglichkeit ausreichend zu schlafen und adäquaten Schlafbedingungen auf.
C. Mindestens eines der nachfolgenden Symptome wird im Zusammenhang mit der Schlafstörung vom Patienten berichtet: • Müdigkeit oder allgemeines Unwohlsein   • Aufmerksamkeits- und Gedächtnisprobleme   • soziale oder berufliche Einschränkungen; bei Kindern reduzierte schulische Leistungen   • Stimmungsbeeinträchtigungen oder Irritierbarkeit   • Tagesschläfrigkeit   • Reduktion von Motivation, Antrieb und Initiative   • erhöhte Neigung zu Arbeitsfehlern oder Unfällen im Straßenverkehr   • Anspannung, Kopfschmerzen, gastrointestinale Beschwerden als Folge des Schlafmangels   • Sorgen über die Schlafstörung

Therapie der Insomnien

Fehlende Schlafhygiene. Insomnien können sowohl psychische, organische und substanzinduzierte Ursachen aufweisen. Im Verlauf der Erkrankung entwickeln schlafgestörte Patienten häufig im Zusammenhang mit dem Schlaf Verhaltensweisen, welche mit Schlaf inkompatibel sind und sekundär verstärkend auf die Insomnie wirken können. Sie werden unter dem Begriff fehlende Schlafhygiene zusammengefasst. Das in der Regel multifaktorielle Bedingungsgefüge der Insomnien bedarf eines multimodalen Therapieansatzes. Bei den meisten Insomnien, auch primär organischer Natur, nehmen psychische Faktoren eine wesentliche Rolle bei der Genese, vor allem aber bei der Chronifizierung der Insomnien ein. Aus diesem Grund stellen neben der Behandlung der Grunderkrankung und medikamentösen Strategien, die verhaltensmedizinischen, verhaltenstherapeutischen und anderen psychotherapeutischen Interventionen ein wesentliches und nicht zu vernachlässigendes Element im Behandlungsplan dar. Ein rein symptomorientiertes Vorgehen in Form von Behandlungen mit Schlafmitteln, möglicherweise auch ohne umfassende vorausgehende Diagnostik, ist wenig erfolgversprechend und gilt als obsolet.

Pharmakologie. Pharmakologische Interventionen mittels Hypnotika sind geeignet eine rasche und kurzfristige Besserung der Beschwerdesymptomatik herbeizuführen. Sie stellen eine symptomatische Behandlung dar. Hypnotika vom Typ der Benzodiazepine, aber auch die neueren Benzodiazepinrezeptoragonisten, sind aufgrund Ihrer Neigung zu Gewöhnung und Abhängigkeit für eine kurzzeitige Anwendung indiziert und gelten nicht als kausale Therapie. Bei frustranen psychotherapeutischen Bemühungen und chronischen Insomnien kommt bei der medikamentösen Langzeittherapie den sekundären Schlafmitteln aufgrund ihres geringen Risikos für Abhängigkeiten und Gewöhnungen eine besondere Bedeutung zu. Zu den sekundären Schlafmitteln werden z. B. sedierende Antidepressiva, niedrigpotente Neuroleptika u. a. gezählt (Steinberg et al. 2010).

In den nachfolgenden Abschnitten werden die wesentlichen Bausteine der Insomnietherapie vorgestellt.

Verhaltensmedizinische Beratung und Regeln der Schlafhygiene

Mittels der verhaltensmedizinischen Beratung zu den Regeln der Schlafhygiene werden schlafinkompatible Verhaltensweisen aufgelöst und schlafförderliche Verhaltensweisen neu eingeführt (**Tabelle 40.2**). Inappropriate Schlafhygiene kann allein die Persistenz oder eine nicht ausreichende Remission einer Schlafstörung bedingen.

Obwohl viele Patienten schlafhygienisch angemessenes Verhalten im Prinzip kennen, gelingt es vielen nicht, sich im Alltag danach zu richten. Der Therapeut muss bei dieser Thematik gleichermaßen motivierend als auch kontrollierend wirken. Dabei ist es Ziel, den Patienten zum „Fachmann" seines eigenen Störungsbildes zu machen. Die Rolle des „Fachmanns in eigener Sache" reduziert Hilflosigkeitsgefühle und fördert die als Therapieziel anzustrebende entspannte Grundhaltung in der Schlafsituation.

> **M** Schlafzimmer und Bett sollten ausschließlich zum Ruhen und Schlafen sowie zu sexuellen Aktivitäten benutzt werden.

Tabelle 40.2 Regeln der Schlafhygiene

Regeln der Schlafhygiene

- Bettzeiten auf das notwendige Maß reduzieren: 6 bis maximal 7 Stunden sind ausreichend
- regelmäßige Zubettgeh- und Aufstehzeiten; auch am Wochenende
- wenn Tagschlaf, dann maximal 20 Minuten
- kein Schlaf vor dem Fernseher, kein Fernseher im Schlafzimmer
- angenehme Schlafzimmeratmosphäre: Stressoren des Alltags entfernen; Zimmertemperatur 16–18 °C
- keine späten und schweren Mahlzeiten, Verzicht auf abendlichen Alkoholkonsum, Nikotinkonsum möglichst reduzieren, koffeinhaltige Getränke nicht mehr ab 13 Uhr mittags
- keine starken oder sportlichen körperlichen Aktivitäten am Abend, Sport am Tag

- Über einen kurzen Mittagsschlaf von etwa 15–20 Minuten hinausgehende Schlafepisoden vermindern den Schlafdruck am Abend und sollten vermieden werden. Schlaf vor dem Fernseher ist obsolet.
- Um ein potenzielles Schlafdefizit auszugleichen, weisen Insomniepatienten häufig verlängerte Bettzeiten auf. Sie gehen abends früher als üblich zu Bett oder bleiben morgens lange, teilweise bis in den frühen Vormittag, im Bett liegen. Ein derartiger selbstauferlegter Schlafzwang ist Motor einer Reihe von insomnischen Störungen und Beschwerden. Zu lange Liegezeiten im Bett sollten vermieden werden. Regelmäßige Bettzeiten sollten vor allem auch am Wochenende eingehalten werden. Für Insomniker gilt, dass eine Bettzeit von 6 bis maximal 7 Stunden ausreichend ist.
- Eine entspannende Gestaltung des Abendausklanges in Form eines nahezu ritualisierten, emotional entspannenden Verhaltensablaufes gilt als schlafförderlich. Die Ereignisse des aktuellen Tages und die für den nächsten Tag anstehenden Tätigkeiten sollten im Vorfeld der Schlafsituation außerhalb des Schlafzimmers ausreichend durchdacht und gedanklich abgeschlossen werden. Besonders wichtig ist das Einschlafritual für Kinder, die nicht nur eine feste Schlafstätte, sondern Ruhe, Dunkelheit, elterliche oder vertraute Einschlafbegleitung, evtl. ein Kuscheltier etc. benötigen.
- Die Schlafumgebung sollte ansprechend gestaltet sein, der Schläfer sollte sich wohl und geborgen fühlen. Stressoren, wie z. B. der Hauptarbeitstisch im Schlafzimmer, die an Alltag und Beruf erinnern, sollten, wenn möglich, vermieden werden. Wichtig sind orthopädisch adäquate Matratzen, eine ausreichende Geräuschisolierung und Abdunkelung des Schlafraumes.
- Aktivierende körperliche Tätigkeiten am Abend sollten ebenso vermieden werden wie antriebssteigernde Medikamente und Substanzen. Regelmäßiger und gesteigerter Alkoholkonsum mit dem Ziel der psychovegetativen Entspannung und Sedierung am Abend sind bei Insomnien häufig anzutreffen. Die Gefahr der Abhängigkeit und Steigerung der Alkoholmenge infolge fortschreitender Toleranzentwicklung ist gegeben. Alkohol, bereits in ge-

sellschaftlich als normal eingeschätzter Menge, kann den Tiefschlaf unterdrücken, in der zweiten Nachthälfte über Entzugsphänomene und seine auf den Organismus dehydrierenden Eigenschaften vermehrt Alpträume, Schwitzen, Kopfschmerzen, Zittern, intermittierende Weckreaktionen und verlängerte Wachphasen hervorrufen (**Tabelle 40.3**).

- Der nächtliche Blick auf den Wecker sollte vermieden werden. Wiederholte nächtliche Zeitregistrierungen sind ein häufiges Phänomen des Schlafgestörten. Berechnungen bisheriger und noch zur Verfügung stehender Schlafenszeiten bzw. Wachphasen fördern Schlaferwartungsängste, welche über Anspannungserhöhungen insomnieverstärkend wirken.

Verhaltenstherapeutische und psychotherapeutische Grundlagen der Insomnietherapie

Psychotherapeutische und vor allem verhaltenstherapeutische Interventionen gelten in vielen Fällen als kausale Therapie. Gerade dann, wenn die ursprünglichen Auslöser der Insomnie weggefallen sind und Verselbstständigungsprozesse stattgefunden haben. Erfolgreiche verhaltenstherapeutische Interventionen vermeiden den langfristigen Einsatz von pharmakologischen Behandlungen. Sie zielen auf eine langfristige Auflösung des erhöhten psychovegetativen Arousals in der Schlafsituation ab, was als Vorraussetzung für ein ungestörtes Auftreten von Schlaf betrachtet werden kann.

Es stehen Bausteine verschiedener Psychotherapieschulen zur Verfügung. Dabei kommen insbesondere Elemente der **Verhaltenstherapie** zur Anwendung. Ausgangspunkt der psychotherapeutischen Bemühungen ist das psychophysiologisch erhöhte **Anspannungsniveau** der Insomniepatienten, welches sich auf kognitiver, emotionaler und vegetativer Ebene manifestiert. Ziel jeglicher psychotherapeutischen Intervention ist eine ausgeglichene, entspannte Situation auf allen drei Merkmalsebenen.

- Auf *kognitiver Ebene* drückt sich das erhöhte Anspannungsniveau in einer erhöhten mentalen Aktivität oder Grübelneigung aus. Dabei kann es sich um als belastend erlebte Tagesereignisse in krisenhaften Lebenssituationen handeln oder auch um scheinbare Nichtigkeiten des Alltags.
- Auf *emotionaler Ebene* führt die kognitive Beschäftigung mit Grübelneigung und Fokusierung auf die insomnische Problematik zu verstärkter emotionaler Auslenkung. Typisch sind subjektiv negativ erlebte Emotionen, wie Ängste, Traurigkeit, Wut, Ärger, innere Unruhe und andere. Aber auch positiv erlebte Emotionen sind dazu geeignet, das psychophysiologische Erregungsniveau schlafstörend zu erhöhen.
- Auf *vegetativer Ebene* können Anzeichen einer erhöhten Erregung, wie z.B. motorische Unruhe, Herzrasen und Schwitzen, beobachtet werden. Sie werden von den Betroffenen nicht zwingend als direkte Folge der erhöhten kognitiven und emotionalen Anspannung erlebt. Sie können bei fehlendem Introspektionsvermögen oder bei psychischen Störungen als einzigstes Symptom berichtet werden.

Die als typisch zu betrachtende Fokussierung auf die insomnische Problematik mit verstärkter Selbstbeobachtung hinsichtlich des Unvermögens einzuschlafen, ist ein wesentlicher Faktor, welcher das psychophysiologische Anspannungsniveau erhöht und zur Chronifizierung von Insomnien beiträgt. Auf dieser Ebene drückt sich das Verhalten u.a. mit der verstärkten nächtlichen Zeitregistrierung (wiederholtes auf den Wecker schauen) und der gedanklichen Beschäftigung mit negativen Konsequenzen des Nicht-Schlafen-Könnens aus.

Tabelle 40.3 Verhaltensregeln für gesunden Schlaf

Verhaltensregeln für gesunden Schlaf
- entspannende Atmosphäre in den Abendstunden herstellen
- vor dem Zubettgehen, außerhalb des Schlafzimmers, den Tag gedanklich abschließen und Tätigkeiten des nächsten Tages durchdenken bzw. aufschreiben
- Einschlafritual durchführen: Tagebuch schreiben, entspannende Musik hören, entspannende Lektüre, Entspannungsverfahren durchführen
- im Schlafzimmer Wecker und andere Uhren aus dem Blickfeld, nachts nicht auf die Uhr schauen
- Wohlfühlatmosphäre im Bett, nicht ärgern bei fehlendem Schlafvermögen, keine Bemühungen einzuschlafen

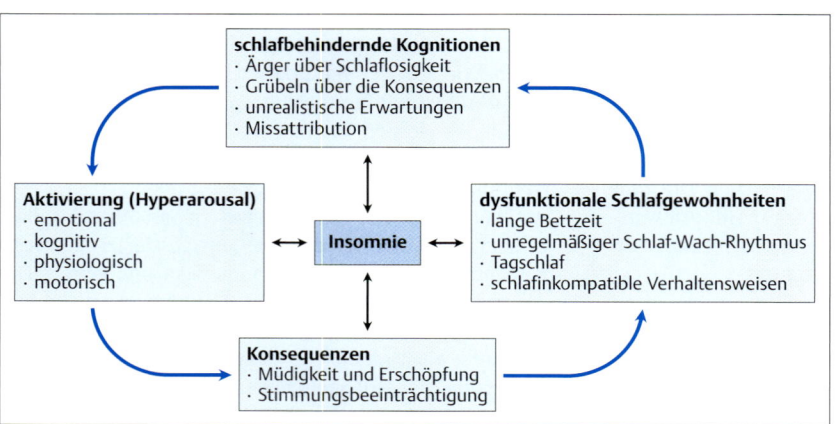

Abb. 40.1 Circulus vitiosus der Insomnie (nach Morin 1993).

Als Insomnie auslösend und aufrechterhaltend gilt der „Teufelskreis" oder *Circulus vitiosus* der Insomnie (Staedt u. Riemann 2007). Es handelt sich dabei um einen sich selbst verstärkenden Kreislauf schlafstörender Faktoren (Abb. 40.1). Er ist bei chronischen primären als auch sekundären Insomnieformen anzutreffen. Er gilt als wesentliches pathognomisches Merkmal der primären und auch sekundären Insomnien. Im Verlauf der erfolgreichen Insomnietherapie gilt es, diesen „Teufelskreis" gemeinsam mit dem Patienten zu identifizieren und aufzulösen. Die Auflösung des sich selbstverstärkenden Kreislaufs schlafstörender Faktoren gilt als wesentlicher „Schlüssel" zum Therapieerfolg.

Elemente der Psychotherapie von Schlafstörungen

Alle therapeutischen Interventionen haben das Ziel auf kognitiver, emotionaler und vegetativer Ebene eine mit Schlaf vereinbare Entspannungslage herzustellen. Es sei ausdrücklich darauf hingewiesen, dass im Fokus der psychotherapeutischen Bemühungen nicht das Schlafvermögen selbst steht. Eine zu starke Beschäftigung des Therapeuten mit dem Schlaf führt beim Patienten zu einer Verstärkung seiner Fokussierung auf den Schlaf und kann damit schlafstörungsverstärkend wirken.

Primär Schlafgestörte unterscheiden sich von Schlafgesunden nicht durch eine höhere Anzahl oder ausgeprägteren intrapsychischen Konflikten, vielmehr in der Fähigkeit, diese aus der Bettsituation herauszuhalten. Aus diesem Grunde ist die psychotherapeutische Aufarbeitung intrapsychischer Konflikte nur bei sekundären Insomnien, wie sie z. B. bei depressiven Störungen auftreten, indiziert. Aber auch in diesen Fällen kann ein streng auf Entspannung ausgerichtetes psychotherapeutisches Vorgehen sehr hilfreich sein und zu einer raschen Symptomauflösung wesentlich beitragen.

Die *kognitive Umstrukturierung* zielt auf die Auflösung dysfunktionaler Gedanken in Zusammenhang mit dem Schlaf ab. Insomniepatienten schreiben dem Schlaf häufig irreale Funktionen und Bedeutungen zu, welche bei Schlaflosigkeit den psychischen Druck, schlafen zu müssen, deutlich erhöhen und damit schlafstörungsverstärkend wirken (Tabelle 40.4).

Das *Einschlafritual* hat das Ziel auf psychophysiologischer Ebene bei dem Patienten eine entspannte Grundhaltung und ein Gefühl der Entpflichtung von Alltagsanforderungen herbeizuführen. Dies kann durch mannigfaltige Interventionen unterstützt werden:

- Entspannungsverfahren, wie z. B. Autogenes Training, progressive Muskelentspannung nach Jacobson, Yoga etc. Es ist für Insomniepatienten durchaus typisch, dass diese nur sehr schwer erlernt werden, stellt die mangelnde Entspannungsfähigkeit doch ein wesentliches pathognomisches Merkmal seiner chronischen Insomnie dar.
- Maßnahmen, welche beim Patienten ein für die Entspannung förderliches Gefühl der Geborgenheit auslösen: Dies können auf Verhaltensebene ein warmes abendliches Bad, Bettsocken (Studien belegen einen signifikanten Effekt auf die Einschlaflatenz), ein warmes Getränk (Tee, Milch), entspannende Musik, gedämpftes (Kerzen-) Licht, ein entspannendes Buch oder ähnliches sein.

Für vielerlei „Übungen" bereits im Vorfeld des Zubettgehens kann für den Patienten die Einrichtung eines *„Grübelstuhls"* hilfreich sein. Dabei handelt es sich um einen ruhigen, angenehmen, zur Selbstreflexion geeigneten Ort in der Wohnung außerhalb des Schlafzimmers. Er sollte gemütlich mit angenehmer Atmosphäre gestaltet werden.

Die *Schlafrestriktionstherapie* stellt einen Grundbaustein der Insomnietherapie dar, da Insomniepatienten zu überlangen Bettzeiten mit langen Grübelzeiten neigen. Ziel ist es, die Bettzeit soweit zu reduzieren, dass ein leichtes Schlafdefizit über Tage hinweg aufgebaut wird. Der daraus resultierende erhöhte Schlafdruck fördert das Schlafvermögen im Bett. Sekundär können durch das verbesserte Schlafvermögen Hilflosigkeitsgefühle während der Bettzeit ab- und ein verbessertes Entspannungsvermögen aufgebaut werden. Theoriekonform wird auf Basis eines 2-wöchigen Schlaftagebuchs die effektive Schlafzeit ermittelt. Die effektive Schlafzeit, zumeist vom Patienten subjektiv unterschätzt, wird als Bettzeit gewählt (Minimum jedoch 4,5 h). Erreicht der Patient auf Basis dieser Bettzeit eine Schlafeffizienz von größer 90 %, darf er seine Bettzeit um 20

Tabelle 40.4 Dysfunktionale, schlafstörungsverstärkende Gedanken von Insomniepatienten

dysfunktionale Gedanken	funktionale Alternativen
„Acht Stunden Schlaf braucht der Mensch."	„Die Spannbreite der benötigten Schlafdauer ist individuell unterschiedlich. Zudem gibt es bei jedem auch individuelle Schwankungen – auch gute Schläfer haben schlechte Nächte."
„Wenn ich nicht genug oder ausreichend tief schlafe, bin ich morgen nicht leistungsfähig."	„Meine Leistungsfähigkeit ist nicht nur vom Schlaf, sondern auch von anderen Faktoren abhängig, es war schon öfter so, dass ich auch nach einer schlechten Nacht einiges geleistet habe."
„Jetzt muss ich aber doch endlich einschlafen, andere haben doch auch keine Probleme mit dem Schlaf, das kann einen ja richtig wütend machen…"	„Sich über die Schlaflosigkeit zu ärgern, macht es auch nicht besser, der Ärger ist im Grunde noch stressiger als eine Nacht mit weniger Schlaf."
„Jetzt liege ich schon eine Stunde hier wach herum: Das wird wohl eine miserable Nacht werden."	„Ich bleibe jetzt ruhig liegen, entspanne mich und genieße die Nacht. Der Schlaf wird schon kommen."
„Die Schlaflosigkeit macht mich noch verrückt, ich weiß nicht mehr, was ich noch tun soll."	„Es gibt gute und schlechte Nächte, jetzt warte ich mal ab, entspanne mich und denke an mein Ruhebild. Auch eine schlechte Nacht ist keine Katastrophe."

Minuten verlängern. Liegt sie zwischen 85 und 90%, wird die Bettzeit beibehalten. Schlafeffizienzen unter 85% führen zu einer Verkürzung der Bettzeit um 15 Minuten. Die Schlafrestriktion wird über 6–8 Wochen durchgeführt. Ziel ist eine Bettzeit von 5–6 Stunden mit einer Schlafeffizienz größer 90%.

Die Schlafeffizienz errechnet sich aus der subjektiv geschätzten Schlafzeit dividiert durch die Bettzeit. Der Quotient wird mit 100 multipliziert.

Ruhebilder oder Fantasiereisen nach dem Motto „Sei Dein eigener Fernseher" (Schlafgestörte schlafen vor dem Fernseher häufig gut aufgrund der gedanklichen Distraktion und aufgrund der emotionalen Entspannung) können das Einschlafen aufgrund der Ablenkung von negativen Gedanken und der Fokussierung auf angenehme Inhalte wesentlich unterstützen. Dabei ist die entspannte kognitive, emotionale und vegetative Situation die entscheidende Zielgröße. Auch verwandte, etwas elaboriertere und damit distraktierende Formen des Schäfchenzählens, wie z.B. 10000 – 13 rückwärts zählen, können empfohlen werden.

Die **Gedankenstopp-Technik** kann die Vermeidung negativer Gedanken während Entspannungsübungen, Fantasiereisen und Stimuluskontrolle unterstützen. Der Patient wird instruiert, die Wichtigkeit aufkommender (negativer) Gedanken zu analysieren. Bei hoher Wichtigkeit kann das Aufschreiben auf einem Notizblock auf dem Nachtisch helfen. Bei geringer Wichtigkeit wird die Fantasiereise oder anderweitige Entspannungstechnik fortgesetzt und der Gedanke aktiv verdrängt.

Die **Stimuluskontrolle** hat das Ziel, die schlafstörende Konditionierung im Schlafzimmer aufzulösen. Schlafgesunde weisen eine unbewusste Kopplung (Konditionierung) zwischen Schlafumgebung und (unbewusst) einsetzender psychovegetativer Entspannung auf. Bei Schlafgestörten ist diese Konditionierung auf die Schlafumgebung nicht vorhanden, vielmehr findet sich eine für das Auftreten von Schlaf negative Konditionierung zwischen dem Stimulus Schlafzimmer, Bett und erhöhter psychovegetativer Anspannung. Bei der Stimuluskontrolle wird der Patient instruiert, das Bett im Falle von Grübeleien zu verlassen. Um Grübeleien zu vermeiden, wird er angewiesen, Einschlafritual, Fantasiereisen oder andere Entspannungsverfahren und Gedankenstopp-Techniken anzuwenden. Gelingt ihm in einem Zeitraum von 20 Minuten nicht die Herstellung einer entspannenden Atmosphäre, hat er Bett und Schlafzimmer zu verlassen. Außerhalb des Schlafzimmers, beispielsweise auf dem Grübelstuhl, darf die Beschäftigung mit negativen Gedanken und Emotionen stattfinden. Stellt sich erneut ein entspannter Zustand ein, geht der Patient zurück ins Bett. Ist dort die Beibehaltung der entspannten Atmosphäre nicht möglich, verlässt der Patient das Bett erneut.

Insomnien sind häufige Schlafstörungen und weisen eine hohe Chronifizierungsneigung auf. Letztere beruht u. a. auf dem häufigen Einsatz von Pharmaka, welche ein rein symptomorientiertes Vorgehen darstellen. Psychische Faktoren tragen häufig zur Verselbstständigung von Insomnien bei. Psychotherapeutische Interventionen stellen bei vielen Formen der Insomnie eine kausale und erfolgreiche Therapie dar. Der Psychotherapeut ist angehalten, mit dem Patienten eine entspannte Bettsituation zu erarbeiten und dabei das mangelnde Schlafvermögen nicht in den Vordergrund der therapeutischen Bemühungen zu stellen. Nur bei sekundären Insomnien im Rahmen psychischer Störungen kann zusätzlich die psychotherapeutische Aufarbeitung intrapsychischer Konflikte sinnvoll sein.

41 Psychotherapeutische Betreuung von Transplantationspatienten

V. Köllner, Y. Erim

Jedes Jahr werden in Deutschland ca. 4.000 Organtransplantationen durchgeführt. Eine weitaus größere Zahl von Patienten steht auf der Warteliste für eine Organspende. Nicht nur für die Patienten, sondern auch für die Angehörigen stellt eine Organtransplantation ein belastendes Lebensereignis dar, das einerseits mit viel Hoffnung herbeigesehnt wird und das andererseits Angst auslöst. Die Zeit nach der Transplantation stellt hohe Anforderungen an die Mitarbeit der Patienten bezüglich Medikamenteneinnahme, Kontrolluntersuchungen und Gesundheitsverhalten. In dieser psychisch hoch belasteten Situation sind nicht nur die Patienten, sondern häufig auch ihre Angehörigen auf psychotherapeutische Begleitung angewiesen. Sie ist im deutschen Transplantationsgesetz daher ausdrücklich vorgesehen. Hierzu gehören diagnostische Gespräche, Krisenintervention, Begleitung während der Wartezeit, Nachsorge, störungsspezifische Gruppen sowie Paar- und Familiengespräche. Das folgende Kapitel beschreibt die überwiegend therapieschulübergreifend Konzepte und ist gleichzeitig ein Beispiel für die Möglichkeit, Menschen in der extremen Situation der Auseinandersetzung mit einer lebensbedrohlichen Erkrankung und den Behandlungsmöglichkeiten der Hightechmedizin psychotherapeutisch zu begleiten.

41.1 Grundlagen

Bedeutung der Transplantationsmedizin

Bei einer Organtransplantation wird ein nicht mehr funktionstüchtiges Organ eines Patienten durch ein gesundes Organ eines Spenders ersetzt. Spenderorgane stammen von Verstorbenen, die sich vor ihrem Tod zur Organspende bereit erklärt hatten, oder von lebenden Spendern (Nieren- und Leberteilspende). Die erste Nierentransplantation wurde 1950 durch Lawler durchgeführt, die erste Herztransplantation 1967 durch Barnard. Erst in den 1980er Jahren wurde die Organtransplantation zur medizinischen Standardtechnik. Bis dahin war es nicht möglich, die Abstoßungsreaktion auf das fremde Organ zuverlässig zu beherrschen. Auch heute sind Abstoßung und Infektion die größten Gefahren nach einer Organtransplantation. Die Überlebensraten haben sich jedoch deutlich verbessert: Sie betragen z. B. bei Herztransplantierten nach 1,5 und 10 Jahren 80 %, 65 % und 40 % (Scheld et al. 1997; www.dso.de).

Ziel der Transplantation ist es auch, die **Lebensqualität** der Betroffenen zu verbessern. Während PatientInnen mit einer Herz- oder Lungeninsuffizienz im Endstadium oft nur noch wenige Meter gehen können, bettlägerig sind oder auch in Ruhe starke Beschwerden haben, nähert sich die Lebensqualität nach der Transplantation bei der Mehrzahl der Patienten wieder dem Niveau der Normalbevölkerung an (Hetzer et al. 1997). Dies bedeutet, dass Sport, Urlaubsreisen und Berufstätigkeit wieder möglich sind. Allerdings bleiben die Patienten lebenslang auf die Betreuung durch ein Transplantationszentrum und die Einnahme immunsuppressiver Medikamente angewiesen. Bereits geringe Störungen der Compliance führen zu einer schlechteren Überlebensrate.

Der am häufigsten durchgeführte Eingriff ist die Nierentransplantation, aber auch Leber-, Herz- und Lungentransplantationen haben sich inzwischen als medizinische Standardverfahren etabliert (**Tabelle 41.1**). Die psychologische Ausgangslage ist bei diesen drei Organen gegenüber der Niere insofern verschieden, als dass im Falle eines Organversagens keine alternative Behandlungsmöglichkeit besteht. Bei der Nierentransplantation hat sich als Alternative zur Leichenspende die Lebensspende etabliert. 2009 wurden in Deutschland ca. 600 Nierentransplantationen durchgeführt (www.dso.de). Vorteile der Lebensspende sind die Verkürzung der Wartezeit und die mit 84 % gegenüber 70 % deutlich bessere 5-Jahres-Funktionsrate des Transplantats. Wegen des deutlich höheren Risikos für die Spender spielt die Lebersegment-Lebendspende eine deutlich geringere Rolle (60 Eingriffe in 2009) und wird vor allem als Ultima ratio bei schwer erkrankten Kindern durchgeführt. Die Stammzelltransplantation (geläufiger ist noch der Begriff „Knochenmarktransplantation") ist nicht Gegenstand dieses Kapitels, hier sei auf weiterführende Literatur aus dem Bereich Psychoonkologie verwiesen.

Tabelle 41.1 Organtransplantationen und Patienten auf Wartelisten in Deutschland 2009 (ohne Lebendspende) (Eurotransplant, www.eurotransplant.org)

	Niere	Herz	Lunge	Pankreas	Leber
Transplantationen 2009	2136	363	271	112	1115
Patienten auf der Warteliste	7940	974		284	2156

Bedeutung psychosozialer Faktoren für den Transplantationserfolg

Obwohl die Lebensqualität von der Mehrzahl der PatientInnen nach einer Transplantation als gut eingeschätzt wird, bestehen bei Subgruppen mit komorbider Depression, Angst oder Posttraumatischer Belastungsstörung deutliche Beeinträchtigungen in diesem Bereich. Die Lebensqualität der PatientInnen wird hierbei stärker von den psychosozialen als von den medizinischen Variablen beeinflusst (Köllner u. Archonti 2003, Johann u. Erim 2001). Sowohl depressive PatientInnen nach Herztransplantation (Consoli et al. 1997, Zipfel et al. 2002) als auch solche mit einer auf die Transplantation bezogenen posttraumatischen Belastungsstörung (Dew et al. 1999) haben eine gegenüber psychisch nicht belasteten PatientInnen signifikant verringerte Überlebenszeit nach der Transplantation.

Psychotherapeutische Betreuung in der Transplantationsmedizin

Eine Organtransplantation ist für die Betroffenen eine Quelle der Hoffnung, Lebenszeit und -qualität zu gewinnen. Sie stellt aber auch erhebliche Anforderungen an die Belastbarkeit und Kooperationsfähigkeit der Patienten. Daher ist die Kooperation mit Psychotherapeuten und Psychosomatikern etablierter als in anderen Bereichen der Medizin. Das Transplantationsgesetz vom 05.11.1997 fordert in §10 Abs. 2 S. 5 „vor und nach einer Organübertragung Maßnahmen für eine erforderliche psychische Betreuung der Patienten im Krankenhaus sicherzustellen". Leider wird dieser Forderung nicht in allen Transplantationszentren Rechnung getragen. Während die Betreuung in der Wartezeit und der frühen postoperativen Phase noch engmaschig ist, dünnt sie im weiteren Verlauf zunehmend aus.

Eine wertvolle Möglichkeit zur Unterstützung von Patienten sowohl in der Entscheidungsphase zur Transplantation als auch während der Wartezeit und im Langzeitverlauf bieten Selbsthilfegruppen, die meist als bundesweite Netzwerke organisiert sind. Über das Internet gibt es hier auch niedrigschwellige Kontaktangebote bzw. Unterstützung für Patienten, die wegen ihres schlechten Gesundheitszustandes keine Gruppensitzungen mehr aufsuchen können. Der Bundesverband der Organtransplantierten (www.bdo-ev.de) organisiert darüber hinaus ein Netzwerk mit Informations- und Supervisionsangeboten für niedergelassene Psychotherapeuten, die Menschen im Umfeld einer Organtransplantation betreuen.

41.2 Psychische Störungen und ihre Behandlung in den unterschiedlichen Phasen des Transplantationsprozesses

Empfängerauswahl, Orientierungsphase und Wartezeit

■ *Psychologische Aspekte der Empfängerauswahl*

Die psychosomatische Evaluation vor der Transplantation zielt darauf ab, festzustellen, ob PatientInnen über ausreichende **psychische Bewältigungsfähigkeiten** verfügen, um mit der Transplantation als einem schwierigen oder gar traumatischen Lebensereignis umgehen zu können. Gleichzeitig wird ein erster persönlicher Kontakt mit dem psychosomatischen Team hergestellt.

Es empfiehlt sich, die Untersuchung in Form eines **semistrukturierten Interviews** durchzuführen. Neben der biografischen Anamnese sollten frühere psychische Erkrankungen und der bisherige Umgang mit belastenden Lebenssituationen eruiert werden. Das Gesundheitsverhalten einschließlich Nikotin- und Alkoholkonsum, die Umsetzung von ärztlichen Empfehlungen, familiäre und soziale Unterstützungsmöglichkeiten werden in diesem Interview thematisiert. In der psychosomatischen Evaluation werden auch der Informationsstand des Patienten und die Festigkeit seiner Entscheidung für die Transplantation überprüft. Wenn Patienten sich nicht für die Transplantation entscheiden können, sollten die Gründe dafür gemeinsam untersucht werden.

Ergebnisse der Evaluation sollten unter den beteiligten Fachdisziplinen regelmäßig in einer „Konsensuskonferenz" ausgetauscht werden. Die Listung eines Patienten für die Organwarteliste ist eine gemeinsame Entscheidung dieses Gremiums.

Ratinginstrumente. Als Ratinginstrumente liegen TERS (Transplant-Evaluation Rating Scale; Twillman et al. 1993), auch in deutscher Übersetzung (Johann u. Lorenzen 1997; **Tabelle 41.2**) und PACT (Psychosocial Assessment of Candidates for Transplant; Olbrisch u. Levenson 1995) vor. Beide Skalen beinhalten neben der Erfassung psychiatrischer Vorerkrankungen die Einschätzung des Untersuchers bezüglich der oben angeführten Aspekte des Gesundheitsverhaltens. Neben der prognostischen Aussagefähigkeit der Skalen, die besonders bei der TERS gute Werte erreicht, haben die Skalen den Vorteil, dass sie die Vereinheitlichung der Patientenbeurteilung unter verschiedenen Untersuchern eines Zentrums ermöglichen.

Wartezeit

> Die Wartezeit stellt für die Mehrzahl der Patienten die am stärksten belastende Phase im Transplantationsprozess dar.

Tabelle 41.2 TERS (Transplant-Evaluation Rating Scale)

Patienten-Chiffre:	Interview-Datum:				Interviewer:	Rating-Datum:	Rater:
I	Psychiatrische Vorerkrankung DSM IV Achse 1	0	1	2	3	Diagnose (Nr.)	
II	Psychiatrische Vorerkrankung DSM IV Achse 2	0	1	2	3	Diagnose (Nr.)	
III	Substanzmissbrauch	0	1	2	3		
IV	Compliance	0	1	2	3		
V	Gesundheitsverhalten	0	1	2	3		
VI	familiäre/soziale Unterstützung	0	1	2	3		
VII	Coping-Vorgeschichte	0	1	2	3		
VIII	Bewältigungsverhalten aktuelle Erkrankung	0	1	2	3		
XI	Affekt	0	1	2	3		
X	mentaler Zustand	0	1	2	3		
	Summe						

0 = kein Rating möglich, es unterbleibt die Bildung eines Summenscores

Der Zeitpunkt der Transplantation ist völlig offen, sie kann unmittelbar nach der Anmeldung erfolgen, sich jedoch auch über viele Monate, im Einzelfall auch Jahre, verzögern. Dies verstärkt die Angst, vor Eintreffen des rettenden Spenderorgans zu versterben. Diese Stressoren betreffen auch die Angehörigen und Partner. Zu Beginn der Wartezeit steht bei den meisten PatientInnen die Auseinandersetzung mit der Erkrankung und der Transplantation im Vordergrund, die auch von Phasen des Zweifelns über die Richtigkeit der getroffenen Entscheidung begleitet werden kann. Im weiteren Verlauf geraten körperliche Symptome wie Schwäche, Müdigkeit und abnehmende Belastbarkeit, Verlust an Autonomie und Kontrolle sowie die Sorgen der Familie in den Fokus der Aufmerksamkeit. Die Notwendigkeit einer Rollenumkehr in der Familie stellt vor allem für männliche Patienten mit traditionell geprägtem Verständnis ein Problem dar, welches ihnen große Anpassungsleistungen abverlangt.

Leben und Tod. Ein belastendes Moment in der Auseinandersetzung mit der Transplantation stellt die Tatsache dar, dass das Überleben letztlich erst durch den **Tod eines anderen Menschen** ermöglicht wird und der Wunsch nach der Transplantation im Grunde auch die Sehnsucht nach dem Tod eines anderen Menschen beinhaltet. Diese Gedanken nehmen im Verlauf der Wartefrist zu und werden als befremdlich und zuweilen fast zwanghaft aufkommend erlebt (Bunzel 1993).

Weitere psychische Störungen. Der Großteil der PatientInnen entwickelt im Vorfeld der Transplantation weitere psychische Symptome und Verhaltensauffälligkeiten. Hierzu zählen vor allem Schlafstörungen (die auch hypoxisch bedingt sein können), Angst, Depressivität sowie Affektlabilität mit Phasen der Wut und Aggressivität. PatientInnen, deren gesundheitlicher Status sich vor der Transplantation deutlich verschlechtert, so dass invasive therapeutische Maßnahmen wie z. B. der temporäre Einsatz eines Kunstherzens notwendig werden, haben ein besonders hohes Risiko, psychische Auffälligkeiten bis hin zu kurzen psychotischen Episoden zu entwickeln (Albert et al. 2002). Patienten vor Lebertransplantation zeigen bei nachlassender Organfunktion aufgrund der Ansammlung toxischer Stoffwechselprodukte organisch bedingte psychische Störungen; die sog. hepatische Enzephalopathie kann bis zu Delir und Bewusstseinstrübung führen. Die Essener Klinik für Psychosomatische Medizin und Psychotherapie bietet in der Wartezeit eine spezialisierte Psychotherapiegruppe für Lebertransplantationspatienten mit Alkoholabhängigkeit an (Erim et al. 2006a u. b, 2010a)

Perioperative Phase

■ *Hirnorganisches Syndrom (Delir).*

Nach der Transplantation können durch die Belastung der allgemeinen Anästhesie akute hirnorganische Syndrome auftreten. Hierzu gehören Verwirrtheitszustände, die mit Wahnvorstellungen und Wahrnehmungsveränderungen, teilweise mit optischen Halluzinationen einhergehen. Inhaltlich handelt es sich z. B. um die Vorstellung, schlecht behandelt, festgehalten oder vergiftet zu werden.

> **M** Beim Auftreten eines hirnorganischen Syndroms muss ein allgemeiner klinischer Status zum Ausschluss möglicher Störungen des zentralen Nervensystems erhoben werden.

Nachdem die Ätiologie des hirnorganischen Syndroms geklärt ist, müssen zuerst mögliche organische Ursachen behandelt werden. Gleichzeitig können Neuroleptika, in der Regel Haloperidol, vorübergehend auch Benzodiazepine eingesetzt werden. Die Verarbeitung von hirnorganischen Psychosyndromen ist nicht einfach, weil dieses Erlebnis die

Angst der PatientInnen fördert, dass sie medizinischen Eingriffen hilflos ausgeliefert sind, durch die Transplantation in ihrer Persönlichkeit verändert werden und schließlich die Kontrolle über ihren Lebensweg verlieren.

Honeymoon-Periode. Bei erfolgreichem Verlauf der Transplantation können PatientInnen ein *überhöhtes Unverwundbarkeitsgefühl* entwickeln. Gefühle von Euphorie und vom Aufkeimen neuer sexueller Kraft wurden von verschiedenen Autoren (z. B. Muslin 1972), beschrieben und als „Honeymoon-Period" (Christophersen 1987) bezeichnet.

Entlastungsdepression. Viel häufiger begegnet man in der Praxis einer bedrückten Stimmungslage, die die Patienten selbst nicht nachvollziehen können, nachdem sie doch das schwierige Lebensereignis überwunden haben. Sie beklagen, dass sie den Transplantationserfolg nicht genießen können. Diese Zustände können als Entlastungsdepressionen verstanden werden. Lange mussten die PatientInnen ihre Kräfte ganz der Aufgabe des Überlebens widmen, jetzt steht ihnen ihre psychische Energie auch für die Bearbeitung der Verluste und Entbehrungen zur Verfügung.

Psychotherapeutische Interventionen in der perioperativen Phase. Psychotherapeutische Interventionen in dieser Phase folgen dem Ziel, den Patienten zu stabilisieren. Im Vordergrund steht **die Benennung und Annahme der Gefühle.** Die Patienten sind entlastet, wenn ihnen Erklärungsmodelle, z. B. für ihre depressive Reaktion „Entlastungsdepression" oder den durchgemachten Verwirrtheitszustand, angeboten werden. Strukturierende Maßnahmen, die die Neuorientierung der Patienten an der Realität erleichtern, wie **Bezugspflegesystem** oder wiederholtes Erklären von einfachen Zusammenhängen, sind hilfreich. Auch die konsiliarpsychosomatische Mitbehandlung sollte durch den gleichen Bezugsarzt erfolgen. Eine Behandlung mit SSRI oder anderen Antidepressiva kann neben der stimmungsaufhellenden auch durch die schlafanstoßende und beruhigende Wirkung sehr hilfreich sein. Hierbei sollten Wechselwirkungen mit Immunsuppressiva oder den anderen Medikamenten beachtet werden (Erim u. Senf 2004).

Rehabilitationsphase und Langzeitverlauf

Diese Phase beginnt 3–6 Monate nach der Transplantation, wenn erste Abstoßungskrisen überstanden sind und die Medikamente reduziert werden konnten. Es kommt zu einer Zunahme der Mobilität sowie einer signifikanten Abnahme der präoperativ gemessenen Angst und Depressivität. Einzelne Patienten reagieren auf die neu gewonnene Bewegungsfreiheit überschießend, z. B. mit dem Kauf eines Sportwagens oder Motorrades und der Entwicklung eines riskanten Fahrstils (Eine Übersicht über die Inzidenz psychischer Störungen und entsprechender Risikofaktoren gibt **Tabelle 41.3**, s. a. Johann u. Erim 2001).

Integration des fremden Organs. Probleme bei der Integration des fremden Organs waren in der psychoanalytisch orientierten Literatur schon früh ein Thema (Castelnuovo-Tedesco 1978, Laederach-Hofmann et al. 2002a). Bei Schlitt et al. (1999) berichten lediglich 1 % der PatientInnen nach Herz-, Lungen-, Leber- und Nierentransplantation, das Implantat sei fremd und gehöre nicht zu ihrem Körper. Prädiktoren für eine gelungene psychische Annahme des Transplantats sind eine gute Organfunktion, weibliches Geschlecht und höhere Bildung sowie das Vermeiden von Informationen über den Spender. Offensichtlich wirft die Organintegration nicht regelhaft Probleme auf, sondern in erster Linie bei Patienten mit problematischem Körpererleben im Vorfeld der Operation (s. u.).

Berufliche Wiedereingliederung. Diese gelingt nur einem Teil der Patienten. Die Rate der Patienten, die wieder ganz oder teilweise erwerbstätig ist, schwankt zwischen 20 % und 80 % (Phipps 1997, Moore et al. 1997). Sie hängt vom Alter der Patienten, von der Art der vorher ausgeübten Beschäftigung und der Dauer der Arbeitsunfähigkeit bis zur Transplantation ab. Hinzu kommen die Lage auf dem Arbeitsmarkt und bürokratische Hürden, die sich vor Patienten aufbauen, wenn sie aus dem Status als Rentner wieder heraus möchten. Wenn das Leben mit dem neuen Organ Alltag geworden ist, kann das Problem der Arbeits- oder Beschäftigungslosigkeit zu einer **Ursache für Depressionen** werden. Neben dem Verstärkerverlust spielen Kognitionen wie „Jetzt habe ich das alles überstanden – nur, damit mich keiner mehr braucht" eine Rolle. Hinzu kommen vor allem bei jung berenteten Patienten finanzielle Probleme.

Depression. Bei der Langzeitbeobachtung Herztransplantierter zeigte sich, dass **körperliche Beschwerden** zwar in den Jahren 1–5 rückläufig waren, nach dem 5. Jahr jedoch als Nebenwirkung der immunsuppressiven Medikamente wieder signifikant zunahmen. Psychische Beschwerden wie **Depressivität** und Dysphorie zeigten bereits nach dem ersten postoperativen Jahr wieder eine stetige Zunahme. Nach der klinischen Erfahrung der Autoren finden sich depressive Störungen im Langzeitverlauf vor allem bei PatientInnen, denen die berufliche Reintegration misslingt und die auch keine andere neue Lebensaufgabe, wie z. B. ehrenamtliches Engagement oder die Betreuung von Kindern oder Enkelkindern finden.

Posttraumatische Belastungsstörung. Eine relevante Folgekomplikation bei Organtransplantierten ist die posttraumatische Belastungsstörung (PTBS). Beschrieben wurden PTBS-Raten von etwa 10–15 %, wobei die PTBS-Diagnose mit einem signifikant erhöhten Mortalitätsrisiko und einer

Tabelle 41.3 Prävalenz psychischer Störungen ein Jahr nach Herztransplantation

psychische Störungen bei 33,9 % aller Patienten, darunter	
17,3 %	depressive Störungen
13,7 %	posttraumatische Belastungsstörung
10 %	Anpassungsstörungen

schlechteren Lebensqualität korrelierte (Stukkas et al. 1999, Köllner et al. 2003). Traumatisch wirken hier eher lebensbedrohliche Situationen während der Wartezeit als die Transplantation selbst (Köllner et al. 2010). PTBS-Symptome werden nur von einem kleinen Teil der Patienten spontan berichtet. Dies unterstreicht die Notwendigkeit regelmäßiger psychodiagnostischer Gespräche auch im Langzeitverlauf nach der Transplantation. Zur Behandlung sind v.a. bei intrusiven Symptomen Konfrontationsbehandlung bzw. EMDR sinnvoll (Köllner 2009), wobei Studien zur Wirksamkeit im Bereich der Organtransplantation noch ausstehen.

Essstörungen. Gelegentlich werden vor oder nach Organtransplantationen auch Essstörungen beschrieben (Chesler u. Hsu 1995). Gewichtsabnahmen bis zur Kachexie sind vor der Transplantation eher auf den schlechten körperlichen Zustand zurückzuführen als durch absichtlich herbeigeführte Gewichtsabnahme. Nach der Transplantation stehen Essstörungen häufig im Zusammenhang mit der Kortison-Medikation. Einerseits steigert Kortison den Appetit, so dass es zu problematischen Gewichtszunahmen kommt. Andererseits gibt es aus Angst vor einer kortisoninduzierten Gewichtszunahme auch Gegenreaktionen bis hin zu einer anorektischen Reaktion.

Problem der Compliance. Die Effektivität einer Behandlung hängt nicht nur von der Verordnung der richtigen Therapie ab, sondern auch von deren Umsetzung durch die Patienten. Nach einer Definition von Haynes et al. ist Compliance das Ausmaß, in dem Patienten medizinische Empfehlungen befolgen (2002). Während der Begriff der Compliance eine paternalistische Sichtweise der Arzt-Patienten-Beziehung voraussetzt und dabei der Fehler in der Umsetzung der Maßnahmen als Versagen des Patienten angesehen wird, betonen die neueren Begriffe von Adhärenz und Konkordanz eine gemeinsame Entwicklung von Therapiezielen durch Arzt und Patienten (Laederach-Hoffmann u. Bunzel 2000). In der Transplantationsmedizin ist die Compliance oder Adhärenz eine sehr wichtige Patientenkompetenz, weil Noncompliance im Umgang mit Immunsuppressiva zu akuter und chronischer Abstoßung des Transplantats und zum Transplantatversagen mit fatalem Ausgang führen können. Darüber hinaus werden folgende Bereiche des Gesundheitsverhaltens als wichtige Aspekte der Compliance betrachtet: Körperliche Betätigung, Termineinhaltung, Diäteinhaltung, Durchführung von Laborkontrollen, Selbstkontrolle von körperlichen Zeichen (Blutdruck etc.), Verzicht auf Nikotin-, Alkohol- oder Drogenkonsum.

Nach dem Modell gesundheitlicher Überzeugungen (=Health Belief Model; Rosenstock et al. 1988, Becker et al. 1974) steigt die Wahrscheinlichkeit eines neuen Verhaltens, hier der Medikamenteneinnahme, mit dem Grad der wahrgenommenen Gefährdung und mit dem Ausmaß der wahrgenommenen Wirksamkeit der Gegenmaßnahme. Viele Medikamente werden eingenommen, um eine Symptombesserung zu erreichen. Immunsuppressiva beugen der Organabstoßung vor, haben jedoch keine symptomlindernde Funktion. Zudem weisen sie ein spürbares Spektrum an Nebenwirkungen auf. Diese werden mit zusätzlichen Medikamenten „behandelt". Die Patienten befinden sich in einer Situation, in der immer wieder, und für sie spürbar, ein Gleichgewicht zwischen „Wirksamkeit" und „Toxizität" hergestellt werden muss. Das heißt, entgegen der evidenzbasierten Wirksamkeit bleibt die wahrgenommene Wirksamkeit der Immunsuppressiva im Erleben der Patienten geringfügig. Solange es nicht zu einer Abstoßungsreaktion kommt, wird die diesbezügliche Bedrohung nicht wahrgenommen. Also fehlen beide Komponenten, die wahrgenommene Gefährdung und die Wirksamkeit der Gegenmaßnahme im Erleben der Patienten. Durch die Züricher Arbeitsgruppe (Götzmann 2006) wurde ein Messinstrument zur Erfassung der Einstellungen gegenüber Immunsuppressiva (MESI) validiert. Die ersten Ergebnisse mit MESI zeigen, dass negative Einstellungen gegenüber Immunsuppressiva, wie z.B. die deutliche Wahrnehmung von Nebenwirkungen, mit schlechter Einnahmeadhärenz korrelieren.

Wie Compliance gefördert werden kann. In der Literatur wird der Gebrauch elektronischer Geräte wie z.B. Erinnerungsarmbanduhren empfohlen. Die täglichen Medikamentendosen zu reduzieren, wurde als Ziel teilweise auch von den Pharmaherstellern unterstützt, die Immunsuppressiva mit langer Halbwertszeit entwickelten, die nur ein Mal täglich eingenommen werden müssen. Für die Patienten sind Compliance-Probleme schambesetzt („obwohl ein anderer Mensch für mich sein Organ gegeben hat, schaffe ich es nicht, mich an die Anweisungen zu halten"), so dass sie es vermeiden, dieses Thema von sich aus anzusprechen. Von besonderer Bedeutung ist eine vertrauensvolle therapeutische Beziehung, in der Patienten Adherence-Probleme offen und ohne Furcht vor Abwertung oder gar Beziehungsabbruch thematisieren können.

41.3 Rolle der Familie im Transplantationsprozess

M Eine zu geringe Beachtung wird bisher der Rolle der Partner geschenkt. Einerseits stellen sie eine der wichtigsten Ressourcen für eine erfolgreiche Krankheitsverarbeitung dar, andererseits sind sie selbst und auch die Partnerbeziehung extremen Belastungen ausgesetzt, die nicht selten zu psychischen Störungen führen.

Zur Situation der Partner gibt es nur wenige Untersuchungen. Die vorliegenden Befunde deuten darauf hin, dass insbesondere Partnerinnen transplantierter Männer eine höhere psychische Belastung und eine geringere soziale Unterstützung aufweisen als die Patienten selbst. Collins et al. (1996) untersuchten Paare, bei denen ein Partner auf der Warteliste zur Herztransplantation stand. Sie beschrieben, dass ungünstige Copingstrategien mit der Länge der

Warteperiode zunahmen. Bunzel et al. (1999) zeigten eine erhebliche Belastung der Paarbeziehung auch für den Langzeitverlauf bis 5 Jahre nach der Transplantation.

Dew et al. (2004) fanden bei Angehörigen (caregiver) herztransplantierter Patienten 22,5% PTBS und 34,5% Anpassungsstörungen. Auch im Langzeitverlauf nach Stammzelltransplantation zeigte sich eine höhere Symptombelastung bei den Partnern als bei den Patienten (Lautenschläger et al. 2003). Bunzel et al. (2007) fanden bei keinem der untersuchten Patienten (36 m, 2 w), denen ein Kunstherz eingesetzt worden war, aber bei 27% der Partner (26 w, 1 m) eine PTBS. Höhere PTBS-Scores traten vor allem bei Partnerinnen von Patienten auf, die hohe Werte hinsichtlich Hyperarousal und Vermeidung aufwiesen. Eine mögliche Erklärung für diese Befunde ist, dass die Patienten eher Männer und die Angehörigen Frauen sind, die eine höhere Vulnerabilität hinsichtlich PTBS haben. Ein anderer Erklärungsansatz ist, dass Bilder von dem Eingriff und der Situation des Patienten danach eher von den Angehörigen wahrgenommen werden als vom Patienten selbst, der möglicherweise zusätzlich die aktuelle Bedrohung verdrängt und eher die unterstützenden Aspekte des Eingriffs wahrnimmt. Hinzu kommt, dass soziale Unterstützung v. a. dem Patienten und weniger den Angehörigen angeboten wird.

Diese Befunde legen nahe, Partner frühzeitig in die psychosomatische Diagnostik und Betreuung mit einzubeziehen. Wenn Partner eigene therapeutische Unterstützung benötigen, kann dies von einzelnen Beratungs- oder Krisengesprächen bis zur ambulanten oder stationären Psychotherapie reichen. Nicht selten löst es bei den Partnern zunächst Schuldgefühle aus, Hilfe für sich selbst in Anspruch zu nehmen, so dass es hierzu ausdrücklicher Ermutigung bedarf.

41.4 Psychosomatische Betreuung im Bereich der Lebendorganspende

Thiel (1998) beschreibt die neuere liberalere Einstellung gegenüber Lebendorganspende in mitteleuropäischen Ländern. Trotz größerer Offenheit gegenüber Lebendorganspende unter Verwandten und Ehepaaren werde die Ressource der Lebendorganspende nicht ausreichend genutzt. Die Untersuchung von Nierenlebendspendern hat auch in Langzeitkatamnesen eine im Vergleich zur Normalbevölkerung bessere psychische und körperliche Lebensqualität ergeben (Schover et al. 1997, Binet et al. 1997), so dass sich aus Bedenken um die Gesundheit der Spender keine Abhaltungen mehr formulieren lassen. Die Verwandtenleberspende stellt eine der wichtigsten Organressourcen für Patienten mit terminalen Lebererkrankungen dar, wird jedoch durch die notwendigen strengen Auswahlkriterien begrenzt. In prospektiven multizentrischen Studien konnte aufgezeigt werden, dass weibliche Spender, Spender mit eigenen erheblichen chirurgischen Komplikationen oder unrealistischen Ergebniserwartungen hohe psychische Belastungen erfahren und unbedingt psychotherapeutische Unterstützung erhalten sollten (Erim et al. 2010b).

Die psychosomatische Evaluation der Spender wirft gleichzeitig ethische Fragen auf. Der Lebendspender entscheidet sich für einen Eingriff, der nicht für ihn als einen Betroffenen erforderlich ist, sondern dem Nutzen eines Empfängers dient. Deswegen verdient er besondere ärztliche Fürsorge. Das Ziel des psychosomatischen Interviews ist es, wie beim Empfänger, eine ausreichende Bewältigungsfähigkeit für die anstehende Operation zu bestätigen und einen ersten therapeutischen Kontakt zum Spender herzustellen, auf den bei späteren möglichen Krisen zurückgegriffen werden kann.

Freiwilligkeit der Spendeentscheidung und Psychodynamik der Familien. Das Transplantationsgesetz übernimmt das Konzept **der informierten Zustimmung**, das im Gegensatz zu älteren paternalistischen Konzepten die Autonomie des Patienten hervorhebt. Hierzu gehören

- die Aufklärung des Probanden (TPG §8 Abs. 1, 1b);
- die Feststellung seiner Freiwilligkeit (TPG §8 Abs. 3);
- Einwilligungsfähigkeit (TPG §8, Abs. 1, 1b);
- und der Ausschluss von äußerem Druck bei der Entscheidungsfindung.

Die Freiwilligkeit des Spenders ist mit der aktuellen Psychodynamik des Spender-Empfänger-Paares und der Familie verknüpft. Es ist sozial erwünscht, dem Familienmitglied, dessen Gesundheit gefährdet ist, zu helfen. Innerhalb der Familie kann ein großer Druck entstehen, insbesondere dann, wenn der gesundheitliche Zustand des Empfängers eine Dringlichkeit aufweist (Erim u. Senf 2004, Erim et al. 2003) Familiendynamische Konstellationen, in denen dem potenziellen Spender aus emotionaler Beteiligung kein Raum für eine Erwägung der Vor- und Nachteile der Spende bleibt, wurden auch im Zusammenhang mit der Nierenlebendspende diskutiert (Fellner 1970). Auch die symbolische Begleichung von bisherigen Schulden und Versäumnissen gegenüber der Familie können ein Motiv für die Spendebereitschaft sein. Seidel-Wiesel u. Schweitzer-Rothers (2004) sehen die interaktionellen Probleme der Spender-Empfängerpaare u. a. in extrem einseitig-abhängigen Versorgungsbeziehungen (Mutter–Sohn, Ehefrau–Ehemann), unrealistischen Veränderungshoffnungen und einer ängstlichen Vermeidung jeglichen Nachdenkens über Komplikationen.

41.5 Methodenspezifische Aspekte: 3 Fallbeispiele

Fallbeispiel zur Verhaltenstherapie

Die Verhaltenstherapie eignet sich durch ihren pragmatischen, gegenwartsbezogenen Ansatz besonders zur Betreuung von Transplantationspatienten. Eine Übersicht findet sich bei Köllner u. Archonti (2003). Im Folgenden wird dies an einem Fallbeispiel verdeutlicht.

F Herr F., ein 56-jähriger selbstständiger Handwerksmeister, war nach 3 Jahren Wartezeit lungentransplantiert worden. Bis vor einem halben Jahr war er mit Hilfe eines tragbaren Sauerstoffgeräts noch regelmäßig in seinem Betrieb tätig gewesen, aber seitdem hatte er bereits Luftnot, wenn er im Bett lag. Dreimal war er zur Transplantation einbestellt worden, aber das Spenderorgan war nicht geeignet gewesen. Diese „Fehlalarme" hatten seine psychische Widerstandskraft schon sehr geschwächt, als dann doch noch ein geeignetes Spenderorgan gefunden wurde. Nach der Transplantation ging es ihm zunächst sehr gut und er konnte bereits nach 3 Wochen Waldspaziergänge machen. Zuletzt war ihm das vor 3 Jahren möglich gewesen. Dann kam es zu einer schweren **Abstoßungsreaktion** mit nachfolgender Lungenentzündung, so dass er wieder auf die Intensivstation aufgenommen und künstlich beatmet werden musste. In den ersten Wochen wurde er vollständig beatmet und medikamentös sediert („Künstliches Koma"). Als sich seine Lungenfunktion besserte, wurde die Medikation reduziert, so dass er wach und ansprechbar war. Während dieser Zeit war Herr F intubiert und konnte deshalb nicht sprechen. Er erhielt regelmäßig Besuch von seiner Familie und konnte durch Lippenbewegungen oder mit Hilfe eines Schreibbretts kommunizieren. Als sich seine Lungenfunktion so weit gebessert hatte, dass er ganz vom Beatmungsgerät abtrainiert werden sollte, kam es zu Problemen. Das Spüren des erhöhten Widerstands beim Atmen durch den Beatmungsschlauch oder das Bewusstsein, plötzlich von dem Beatmungsgerät getrennt zu sein, löste sofort Erstickungsängste aus. Wie bei einem klassischen **Panikanfall** führte diese Angst zu einer physiologischen Reaktion, die mit erhöhter Muskelspannung und Hyperventilation einherging (**Abb. 42.1**). In der Anfangsphase des Panikanfalls klagte Herr F. über quälende Luftnot, während die Blutgaswerte noch günstig waren. Die Hyperventilation führte dann dazu, dass seine Atemmuskulatur sich erschöpfte, so dass er tatsächlich wieder beatmungspflichtig wurde. Das Wiederanschließen an das Beatmungsgerät wurde von Herrn F. dann als Niederlage erlebt und verstärkte sein Gefühl der **vollständigen Abhängigkeit**. Er reagierte zunehmend depressiv und verweigerte die Mitarbeit auch bei anderen therapeutischen Maßnahmen. Herr F. war bereits während der Wartezeit in verhaltenstherapeutischer Betreuung gewesen und es hatten auch auf der Intensivstation regelmäßige Besuche stattgefunden. Die hierbei aufgebaute therapeutische Beziehung konnte nun in der Krisensituation genutzt werden. Als Diagnose wurde eine **ängstlich-depressive Anpassungsstörung** (ICD-10 F43.22) gestellt. Ziel des therapeutischen Vorgehens war es, Herrn F. den Teufelskreis aus Angst, Hyperventilation und Erschöpfung (**Abb. 41.1**) aufzuzeigen und ihm zu verdeutlichen, dass seine Erfolgschancen steigen würden, wenn es ihm gelänge, weiterhin ruhig und gleichmäßig zu atmen. Die Neigung des Patienten zu Selbst-

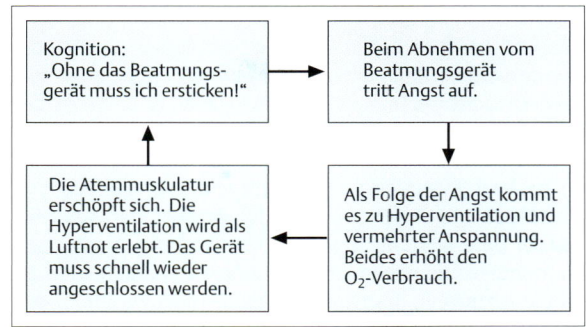

Abb. 41.1 Teufelskreismodell der Angst während des Abtrainierens vom Beatmungsgerät.

vorwürfen („Ich bin zu blöd, um zu atmen") wurde mit Beispielen aus anderen Krankheitsbildern modifiziert: „Wenn jemand nach einem komplizierten Beinbruch wieder laufen lernen muss, so tut dies häufig auch am Anfang weh, ist sehr anstrengend und benötigt viel Zeit". Hilfreich war es auch, Sicherheitssignale zu suchen, die seine Angst mildern konnten („Diese rote Lampe, die an ihrem Finger klemmt, misst ununterbrochen den Sauerstoffgehalt in ihrem Blut. Es lässt sich beim Abtrainieren leider nicht vermeiden, dass sie das Gefühl haben, keine Luft zu bekommen. Sollte der Sauerstoffgehalt Ihres Blutes jedoch wirklich sinken, so gibt das Gerät automatisch Alarm."). Um Herrn F. ein Gefühl der Kontrolle zu geben, wurden feste Zeitintervalle ausgehandelt, in denen er vom Beatmungsgerät abgekoppelt war. Während dieser Trainingszeiten lenkte er sich dann durch Besuch, Fernsehen oder Radio ab, anstatt wie zuvor auf die Uhr zu starren und auf erste Anzeichen von Luftnot zu warten. Als sehr wohltuend wurde von Herrn F. der Einsatz von **Entspannungs- und Imaginationstechniken** erlebt. Bei der Imagination bevorzugte er Bilder aus der Natur in der Umgebung seiner Ferienwohnung. Er setzte diese Übung auch alleine ein und beschrieb sie als seine persönliche Fluchtmöglichkeit („So kann ich die Intensivstation wenigstens in Gedanken verlassen"). Innerhalb von 3 Wochen mit je 3 etwa 30-minütigen verhaltenstherapeutischen Interventionen war es auf diese Weise möglich, Herrn F. vom Beatmungsgerät abzutrainieren, so dass er wieder auf die Normalstation verlegt werden konnte.

Fallbeispiele zur tiefenpsychologisch fundierten Psychotherapie

Aus psychodynamischer Sicht werden durch die Transplantation vornehmlich drei unbewusste Konflikte angesprochen:
- Autonomie-/Abhängigkeitskonflikt;
- Kontrolle und Unterwerfungskonflikt;
- narzisstischer Konflikt.

Der **Autonomie-/Abhängigkeitskonflikt** lebt auf, wenn Transplantationspatienten durch die notwendige engmaschige Betreuung durch Ärzte in die Zeit der kindlichen Abhängigkeit von Eltern zurückversetzt werden.

> **F** Eine herztransplantierte Patientin wehrte sich gegen die nächtlich über Telefon geschriebenen EKG-Ableitungen, da sie nicht an die Elektroden gebunden sein wollte. Wegen der angeborenen Herzerkrankung hatten die Eltern die Patientin in ihrer engsten Nähe gehalten. In der Nachbetreuung nach der Transplantation fühlte sich die Patientin an die familiäre Bindung erinnert, die ihre eigene Individuation (z. B. die Berufswahl) erschwert hatte.

Im Zusammenhang mit der Annahme und Umsetzung von ärztlichen Empfehlungen wird der **Konflikt der Kontrolle und der Unterwerfung** angesprochen. Die Patienten müssen als mündige und informierte Erwachsene handeln, machen oft die Erfahrung, dass sie über eigene medizinische Daten gut Bescheid wissen und die häufig wechselnden ärztlichen Behandler mit Informationen versorgen müssen. Einerseits wird also von ihnen eine eigene Kontrolle und Erweiterung des Wissens über die Krankheit gefordert, andererseits müssen sie das Medikamentenregime, das verschrieben wurde, optimal umsetzen. Patienten, die in ihrer biografischen Entwicklung Probleme im Umgang mit eigener Behauptung und Unterwerfung gegenüber Autoritätspersonen nicht zufriedenstellend gelöst haben, geraten in dieser Situation in Schwierigkeiten.

> **F** Eine 58-jährige Krankengymnastin wurde der psychosomatischen Ambulanz ein Jahr nach einer Leberlebendtransplantation wegen Problemen in der Kooperation mit Ärzten vorgestellt. Die Leberzirrhose war vor dem Hintergrund einer chronischen Cholangitis und eines schädlichen Alkoholgebrauchs entstanden. Die Patientin hatte ihren Wohnort gewechselt, um in die Nähe des Transplantationszentrums zu ziehen, wo auch ihre ein Jahr jüngere Schwester, die Spenderin, wohnte. Im bisherigen Behandlungsverlauf war sie durch eigenständige Veränderungen ihrer Medikamentenverordnung und durch fortgesetzten Alkoholmissbrauch aufgefallen. Sie nahm die Empfehlung an, an einer Gruppe für Transplantationspatienten mit Alkoholabhängigkeit teilzunehmen. Auch im psychotherapeutischen Kontakt gab es immer wieder Störungen. So rieb sich die Patientin z. B. mit ätherischen Ölen ein und erweckte bei den Untersuchern den Eindruck, dass sie damit den Alkoholgeruch kaschieren wollte. Sie fühlte sich oft zurückgewiesen, schlecht behandelt, und beschuldigte die Ärzte, dass sie nicht auf ihre Bedürfnisse eingehen und ihre Beschwerden nicht richtig aufnehmen würden. Die Behandler erlebten sich durch sie abgelehnt, beklagten sich im Gespräch mit ihr nicht vertiefen zu können und spürten in der Gegenübertragung Ekel und Ablehnung. Zwölf Monate später wurde während einer stationären Behandlung erneut Alkoholmissbrauch der Patientin festgestellt. In den daraufhin geführten Krisengesprächen berichtete die Patientin der Untersucherin zum ersten Mal einen **wesentlichen Aspekt ihrer Lebensgeschichte**: Sie sei homosexuell orientiert und hatte sich bei dem Ortswechsel wegen der Transplantation von ihrer Partnerin getrennt. Beide Eltern waren in der Nachkriegszeit mit der Gründung eines Betriebs beschäftigt und standen wenig für die Kinder zur Verfügung. Insbesondere der Vater wurde von der Patientin als wenig empathisch, dominant und kontrollierend erlebt. Sie fühlte sich durch die körperliche Arbeit und die strengen Erziehungsregeln überfordert. Später nahm sie eine **Protesthaltung** gegenüber dem Establishment ein. Sie lebte in alternativen Lebensgemeinschaften und eignete sich alternative Therapieverfahren an. Es wurde deutlich, dass die Transplantation mit der Notwendigkeit einer strengen Befolgung des Medikamentenregimes den ungelösten Kontroll- und Unterwerfungskonflikt der Patientin virulent gemacht hatte. Die fürsorgliche und nützliche Seite der ärztlichen Empfehlungen konnte sie wenig erkennen. Sie fühlte sich durch die behandelnden Ärzte wie früher von ihrem Vater **überfordert und kontrolliert.** Die längere psychosomatische Betreuung, zuerst in der Gruppe und anschließend im Einzelgespräch ermöglichte der Patientin eine korrigierende Erfahrung. Die Patientin konnte nicht nur den Alkoholkonsum einstellen und ihre Verständigung mit somatisch behandelnden Ärzten verbessern, sondern auch ihrer Familie, z. B. ihrer Schwester, gegenüber deutlich positivere Gefühle zulassen.

Beim **narzisstischen Konflikt** geht es um die liebevolle Annahme des eigenen Körpers. Wenn die narzisstische Besetzung des Körpers im Vorfeld der Transplantation nicht gelungen ist, wird es schwierig, das neue Organ und die Veränderungen im Körpererleben zu integrieren.

Im Verständnis von Compliance-Problemen in Krisensituationen ist auch das analytische Konzept des **Introjekts** von Nutzen. Nach dieser Vorstellung ist das neue Organ zuerst fremd und wird erst durch die Freude, die Patienten erleben, wenn sie feststellen, dass das Organ funktioniert oder die ängstliche Fürsorge, die sie in Phasen körperlicher Störungen erleben, in die Vorstellung vom eigenen Körper und in die Gesamtheit der Vorstellungen vom Selbst integriert. In schwierigen Phasen haben die Patienten eine Tendenz, das neue Organ als Introjekt zu externalisieren, d. h. die erlebten Probleme auf das noch als fremd erlebte Organ zu projizieren und sich dadurch zu entlasten. Die unbewusste Fantasie kann die Vorstellung beinhalten, dass sie ihre vielfältigen Probleme lösen können, wenn sie das böse, fremde Organ loswerden.

> **F** Eine Lebertransplantationspatientin, die an einer angeborenen Erkrankung litt, an deren Folgen schon eine ältere Schwester verstorben war, hatte keine vertrauens- und liebevolle Beziehung zu ihrem Körper entwickeln können. Nach der Transplantation entwickelte sie die Vorstellung, dass die neue Leber zu groß und unförmig sei und ihren Körper verunstaltete. Mehrfach kam es zu subakuten Abstoßungsreaktionen, da die Patientin die Immunsuppressiva vernachlässigte. Sie benötigte eine jahrelange psychotherapeutische Unterstützung, um das Gefühl des Beschädigtseins bewältigen und die neue Leber akzeptieren zu können.

Fallbeispiel zur systemischen Familientherapie

Ein schwerwiegendes Lebensereignis wie eine Organtransplantation betrifft, wie oben dargestellt, die Familie in der Regel ebenso wie den Patienten selbst. Innerhalb der systemischen Therapie hat hier die systemische Familienmedizin (Altmeyer u. Kröger 2003) Interventionsstrategien entwickelt, die sich im Kontext der Organtransplantation bewährt haben.

F Herr B., ein 42-jähriger Patient, der vor einem Jahr lungentransplantiert worden war, wurde in der psychosomatischen Poliklinik vorgestellt, nachdem er wegen eines Alkoholexzesses in die Psychiatrie eingewiesen worden war und in diesem Zusammenhang seine immunsuppressiven Medikamente nicht genommen hatte. Zusätzlich bestand der Verdacht auf einen Nikotinabusus. Im **Erstgespräch** berichtete der schweigsam und angespannt wirkende Patient, dass er nach einer Auseinandersetzung mit seiner Frau „ausgerastet" sei, sich betrunken und dann Teile der Wohnungseinrichtung zertrümmert habe. Seine Frau habe dann die Polizei gerufen. Er fürchte nun, dass seine Frau sich von ihm trennen wolle. Er und seine Frau seien sehr verschieden, er intro-, sie extrovertiert. Sie sei von Beruf Friseurin, er sei schon bald nach der Heirat erkrankt und berentet worden. Die Ehe werde vor allem durch den 14-jährigen Sohn zusammengehalten. Herr B. machte den Eindruck, als habe er sich bereits mit seiner Erkrankung und dem nahen Tod abgefunden gehabt, so dass er für die Möglichkeit einer zumindest vorübergehenden Heilung und Wiederherstellung seiner Bewegungsfreiheit kein Konzept hatte. Es wurde die Indikation zur systemischen Familientherapie gestellt. Zum **ersten Familiengespräch** erschienen Patient, Ehefrau und Sohn. Frau B. berichtete, dass sie sich gewünscht habe, dass nach der Transplantation „alles anders" würde. Ihr Mann habe in den letzten Jahren die Wohnung nicht mehr verlassen können. Oft habe ihm die Luft zum Sprechen gefehlt. Nun habe sie gehofft, dass man wieder mehr gemeinsam unternehmen könne. Stattdessen sei der Mann weiter in sich gekehrt und es gebe dauernd Streit. Dies belaste sie besonders, da Harmonie für sie das Wichtigste sei. Als Ziel formulierte sie, dass es in Zukunft keine Alkoholexzesse und Gewaltausbrüche mehr geben dürfe. Der Sohn sagte, dass er in seiner Kindheit einen Vater vermisst habe, mit dem er „Fußballspielen und so was" habe machen können. Nun genieße er, wieder mehr mit ihm unternehmen zu können. Es störe ihn zwar, dass der Vater rechthaberisch sei, Streitereien und Diskussionen würden aber auch Spaß machen. Als Ziel für die Therapie beschrieb er, dass die Eltern lernen sollten, ihren Streit unter sich auszumachen. Herr B. fühlte sich unter Druck gesetzt durch die Erwartung seiner Frau, durch die Transplantation „ein anderer Mensch" werden zu müssen. Er benötige weiterhin die Möglichkeit für Rückzug und Ruhe. Er formulierte ebenfalls als Ziel, dass es nicht mehr zu Alkoholexzessen kommen solle. Hierzu sei es aber notwendig, im Alltag Streitgespräche führen zu können, damit sich seine Wut nicht so aufstaue. Als Ergebnis wurde festgehalten, dass Frau B. Streitgesprächen nicht mehr aus dem Weg gehen solle, während Herr B. sich verpflichtete, die Situation nicht mehr eskalieren zu lassen. Zusätzlich entschloss Herr B. sich zur Durchführung einer **stationären psychosomatischen Rehabilitation**, um zu lernen, seine Gefühle und Bedürfnisse besser ausdrücken zu können. Alle waren sich darin einig, dass es das Ziel sei, die Familie zu erhalten. Es fiel jedoch auf, dass zwischen den Eltern wenig Blickkontakt bestand und dass nonverbal eine deutliche Entfremdung zwischen den Ehepartnern ausgedrückt wurde. Im folgenden halben Jahr fanden Familiengespräche alle 6 Wochen, danach für 3 Jahre alle 3 Monate statt. Zu Beginn jeder Sitzung beschrieben die Familienmitglieder auf einer Skala von 0–10, inwieweit die eingangs definierten Probleme noch bestanden, welche nächsten Veränderungsschritte wünschenswert seien und was jedes Familienmitglied konkret zu deren Realisierung beitragen könne. Alkoholexzesse und Probleme mit der Medikamenten-Compliance traten bereits nach dem ersten Familiengespräch nicht mehr auf. Allerdings kam es immer wieder zu Auseinandersetzungen zwischen den Ehepartnern, die als destruktiv erlebt wurden. Die Situation machte den Eindruck eines „Burgfriedens" mit dem Ziel, Eskalationen zu vermeiden. Besonders der Sohn misstraute diesem Frieden und drängte auf eine Fortsetzung der Therapie. Ab dem zweiten Jahr wurde seine Ablösung zunehmend Thema. Im **Abschlussgespräch**, vier Jahre nach Therapiebeginn, machte der bevorstehende Auszug des Sohnes der Familie keine Sorgen mehr. Er äußerte sein Vertrauen darauf, dass die Eltern inzwischen Konflikte auch ohne seine Vermittlung lösen könnten. Herr B. hatte sich inzwischen mit der Jagd ein Hobby ausgewählt, das ihm gestattete, sein Bedürfnis nach Rückzug und Einsamkeit auszuleben. In der Führung des Haushalts hatte er eine Aufgabe gefunden, die ihn befriedigte. Frau B., die weiter berufstätig war, erlebte diese Entlastung als positiv und konnte sich damit abfinden, dass ihr Mann nicht mehr in die Berufstätigkeit zurückging. Sie konnte sein Bedürfnis nach Rückzug akzeptieren und hatte sich mehr Gesprächspartner im Familienkreis gesucht. Beide meinten, sie hätten sich von ihren ursprünglichen Idealvorstellungen verabschiedet und seien nun mit ihrem Leben zufrieden. Dies drückte sich auch in der nonverbalen Interaktion des Paares aus, beide waren einander deutlich mehr zugewandt als 4 Jahre zuvor. Obwohl Herr B. seinen Nikotinkonsum nicht vollständig eingestellt hatte, waren seine Lungenfunktion und seine Belastbarkeit weiterhin gut.

Bei der Betreuung organtransplantierter PatientInnen und ihrer Angehörigen hat sich in den vergangenen Jahren ein pragmatischer, methodenintegrierender Ansatz durchgesetzt. Die besonderen Erfordernisse des Arbeitsfeldes haben sich hier offensichtlich gegenüber der Prägung durch Therapieschulen als stärker erwiesen. Ein regelmäßiger kollegialer Austausch (im deutschsprachigen Raum institutionalisiert durch die im Rahmen des Deutschen Psychosomatik-Kongresses stattfindenden Treffens der Arbeitsgruppe Transplantationsmedizion des DKPM – www.dkpm.de/cmc/dkpm/arbeitsgruppen/transplantationsmedizin) der auf diesem Gebiet tätigen Psychotherapeuten hat diese Entwicklung sicherlich beschleunigt. Eine neuere Entwicklung stellt die intensive Kooperation mit den entsprechenden Selbsthilfegruppen dar. Aufgrund der kleinen und sehr heterogenen Patientenstichproben gibt es bisher keine Studien, die die Wirksamkeit psychotherapeutischer Interventionen belegen. Evidenz liegt bisher nur auf dem Niveau von Kasuistiken vor. Ein weiteres ungelöstes Problem stellt die psychosomatische Versorgung dieser Patientengruppe außerhalb der Transplantationszentren dar.

42 Psychotherapie mit Krebspatienten

J. Weis, A. Sellschopp

Krebs ist ein Sammelbegriff für eine Vielzahl von malignen Erkrankungen, die unterschiedliche Organe oder Systeme des Körpers betreffen können und je nach Zeitpunkt der Entdeckung, Schweregrad sowie Lokalisation unterschiedliche Prognosen haben. In Deutschland erkranken nach neuesten Hochrechnungen des Robert Koch-Instituts jährlich ca. 450000 Menschen an Krebs, wobei die Verteilung und Häufigkeit in Abhängigkeit vom Geschlecht variiert (www.rki.de). Bei den Frauen ist die Brustkrebserkrankung mit jährlich geschätzten 59000 Neuerkrankungen die häufigste Tumorerkrankung, während bei Männern das Prostatakarzinom mit jährlich 64000 Neuerkrankungen am häufigsten auftritt. Die Ursachen von Krebserkrankungen sind vielfältig und im Einzelfall häufig nicht eindeutig geklärt; neben erblichen Faktoren kommt insbesondere dem Lebensstil und Gesundheitsverhalten eine wichtige Bedeutung zu. Wenngleich hinsichtlich der Sterblichkeit für einige Krebsarten wie bspw. Hoden Ca oder maligne Lymphomerkrankungen ein Rückgang der Mortalitätsrate in den letzten Jahren festzustellen ist, sind die Tumorerkrankungen nach den Herz-/Kreislauferkrankungen die zweithäufigste Todesursache für beide Geschlechter geblieben. Bei Männern ist der Lungenkrebs die häufigste zum Tode führende Krebserkrankung, bei Frauen der Brustkrebs; zweithäufigste Krebstodesursache ist bei beiden Geschlechtern die Darmkrebserkrankung. Durch die Früherkennung und die Verbesserung der Behandlungsmöglichkeiten konnten in den letzten Jahren die Überlebensraten für einige Tumorarten deutlich verbessert werden, allerdings sind Morbidität und psychosoziale Belastungen bedingt durch die Folgen der Erkrankung und der Behandlung deutlich angestiegen. Eine Tumorerkrankung ist heute als eine chronische Erkrankung anzusehen, bei der die supportive Betreuung durch psychotherapeutische Maßnahmen einen immer höheren Stellenwert einnimmt.

42.1 Diagnostik und Differenzialdiagnostik psychosozialer Folgeprobleme

Trotz verbesserter Behandlungsmöglichkeiten wird eine Tumorerkrankung von den meisten Betroffenen als eine existenzielle Bedrohung erlebt und mit Gedanken an Sterben und Tod assoziiert. Zugleich entstehen durch die Erkrankung und ihre Behandlung für die betroffenen Patienten vielfältige Belastungen und Problemlagen, die sich in folgenden Bereichen zusammenfassen lassen:
- körperliche Leistungseinschränkungen;
- funktionelle Störungen;
- emotionale Belastungen;
- Probleme in der Partnerschaft und Familie;
- beruflich-soziale Probleme.

Die Tumorerkrankung selbst wie auch die tumorspezifische Behandlung führen häufig zu vorübergehenden oder bleibenden körperlichen Leistungseinschränkungen und funktionellen Störungen (wie z.B. Schmerzen, Leistungseinbußen, Sensibilitätsstörungen, kognitive Störungen etc.), die die Lebensqualität der Betroffenen mehr oder weniger stark beeinträchtigen. Im gesamten Verlauf der Erkrankung und Behandlung können Beeinträchtigungen der emotionalen Befindlichkeit auftreten, die je nach Art und Schweregrad auch als psychische Störung im Sinne einer ICD-Klassifikation zu diagnostizieren sind. Weiterhin zeigen sich häufig auch negative Auswirkungen auf die Partnerschaft und Familie z.B. im Bereich der Kommunikation oder partnerschaftlichen bzw. sexuellen Beziehung. Beruflich-soziale Probleme beinhalten soziale Einschränkungen wie Rückzug oder Einschränkungen in den Sozialkontakten, Probleme bei der Rückkehr ins Berufsleben durch erlebte Leistungseinschränkungen oder Probleme durch eine drohende Frühberentung.

Psychische Komorbidität

Eine wichtige Aufgabe der psychologischen Diagnostik in der Onkologie liegt darin, mögliche psychische Störungen und Folgeprobleme im Sinne der Komorbidität von niedrigschwelligen Belastungserleben differenzialdiagnostisch abzugrenzen und den Bedarf für eine gezielte psychoonkologische Beratung oder Behandlung festzustellen. Eine bedarfsgerechte Zuweisung ist die Voraussetzung für eine effektive Behandlung. Die psychologische Diagnostik von Tumorpatienten sollte neben der differenziellen Abklärung psychischer Störungen auch den Bereich der funktionellen Beeinträchtigungen, der gesundheitsbezogenen Lebensqualität sowie der Krankheitsverarbeitung umfassen.

Epidemiologische Studien zur psychischen Komorbidität zeigen, dass etwa 30–50% aller Krebspatienten psychische Befindlichkeitsstörungen infolge der Tumorerkrankung entwickeln (Grassi et al. 2004, Härter et al. 2001, Strain 1998, Massie u. Popkin 1998, Noyes et al. 1998). Hierbei zeigen

Studien, dass Patienten mit einer psychiatrischen Erkrankung in der Vorgeschichte, einer geringeren sozialen Einbettung sowie jüngeren Alters ein erhöhtes Risiko für psychische Folgestörungen aufweisen (Aschenbrenner et al. 2003). Die in der Literatur genannten Zahlen zur Prävalenz variieren in Abhängigkeit von der Art, Stadium sowie Schwere der Tumorerkrankung und des untersuchten Settings, aber auch aufgrund der unterschiedlichen diagnostischen Kriterien. Psychodiagnostisch sind Veränderungen der psychischen Befindlichkeit in Folge der Krebserkrankung überwiegend als reaktive Störungen einzuordnen. Aufgrund der engen somatopsychischen Wechselwirkungen muss in der psychologischen Diagnostik bei Krebspatienten die körperliche Erkrankung oder die Behandlungsfolgen (bspw. cerebrale Bestrahlung, neurotoxische Zytostatika, Cortison) in die Diagnostik einbezogen werden, damit körperliche Symptome wie Erschöpfung und Antriebsschwäche diagnostisch richtig eingeordnet werden und eine angemessene Behandlung erfolgen kann (NCCN 2010). Die häufigsten psychischen Störungen bei Tumorpatienten sind Anpassungsstörungen, Depression, Angststörungen sowie posttraumatische Belastungsstörungen (Tabelle 42.1).

Anpassungsstörungen

D Unter dem Begriff der Anpassungsstörungen werden verschiedene kürzer oder länger andauernde psychische Reaktionen und Störungen zusammengefasst, die sich in Zuständen seelischen Leidens und emotionaler Beeinträchtigung äußern und auch soziale Funktionen und Leistungsfähigkeit behindern oder beeinträchtigen können.

Bei Anpassungsstörungen wird davon ausgegangen, dass die direkte Verursachung durch die körperliche Erkrankung (Krebs) erklärt werden kann. Diagnostische Anzeichen sind depressive Verstimmung, Angstsymptome, Besorgnis, Unfähigkeit vorauszuplanen, Einschränkungen bei der Bewältigung der alltäglichen Routine. Die Angaben zur Prävalenz von Anpassungsstörungen variieren sehr stark in Abhängigkeit von den untersuchten Diagnosegruppen und dem jeweils untersuchten Setting (Akutkrankenhaus, Rehabilitationsklinik, ambulante Nachsorge). Die Angaben reichen von 2% bis mehr als 50%. In der US-amerikanischen Literatur (Helgeson et al 2004, Strain 1998) wird im Durchschnitt bei ca. 30% eine Anpassungsstörung im Sinne der Adjustment Disorder (293.89 nach DSM-IV oder F43.2 nach ICD-10) diagnostiziert.

Depression. Auch bei depressiven Störungen schwanken die Angaben zur Prävalenz zwischen 1% und 50% (Uchitomi et al. 2003, Massie 2004). Je schlechter der körperliche Zustand, etwa im fortgeschrittenen Stadium einer Krebskrankheit, ist, desto höher sind die Angaben zur Prävalenzrate depressiver Störungen. Als mögliche organische Ursachen depressiver Störungen bei Tumorpatienten werden insbesondere die Gabe von Kortikosteroiden, Chemotherapeutika, cerebrale Bestrahlung, endokrine Komplikationen sowie paraneoblastische Syndrome diskutiert. Die Diagnostik einer depressiven Störung bei Tumorpatienten ist dadurch erschwert, dass die somatischen Symptome wie Gewichtsreduktion, Schlafstörungen, Müdigkeit und Energieverlust Teil der körperlichen Erkrankung sind und nicht als verlässliches Kriterium für die Diagnose einer Depression angesehen werden können. Die körperlichen Symptome können durch die Therapie oder die Erkrankung selbst bedingt sein und wären dann nicht als Indiz für eine depressive Symptomatik zu bewerten. Affektive Symptome wie Dysphorie, Hoffnungslosigkeit, Schuld, Suizidgedanken oder Gefühle der Wertlosigkeit haben daher in der Diagnostik der depressiven Störungen bei Tumorpatienten einen höheren Stellenwert. Suizidgedanken kommen insbesondere bei Patienten in fortgeschrittenen Stadien vor und sind häufig Ausdruck der erlebten Hoffnungslosigkeit und Ausweglosigkeit oder Ängste vor einem möglichen längeren Siechtum. Die wenigen systematischen Untersuchungen weisen daraufhin, dass Krebspatienten im Vergleich zur Normalbevölkerung ein erhöhtes Suizidrisiko haben (Misono et al. 2008).

Angststörungen. Angststörungen bei Tumorpatienten umfassen reaktive Angst, Angst in Zusammenhang mit somatischen Aspekten wie Schmerz u.ä. sowie vorbestehende Angststörungen (Phobien, Panikattacken, chronische Angststörungen), die durch die Erkrankung und Behandlung zu einer Verstärkung der Symptomatik führen können. Insbesondere Phobien können die tumorspezifisch notwendige Behandlung beeinträchtigen (z.B. Spritzenphobie) und sollten daher in jedem Fall fachgerecht behandelt werden. Wie bei allen psychischen Störungen variiert die Prävalenz je nach Untersuchungsgruppe und Untersuchungssetting von 10% bis ca. 40% (Stark u. House 2000, Stark et al. 2002, Payne et al. 1999, Noyes et al. 1998). In einer Studie zur Komorbidität von Ängsten bei Tumorerkrankungen in Deutschland (Härter et al. 2000) fanden sich bei 17% der Patienten komorbide Angststörungen.

Posttraumatische Belastungsstörung. Erst in jüngster Zeit wird die posttraumatische Belastungsstörung (Post Traumatic Stress Disorder = PTSD) auch in Zusammenhang mit schweren lebensbedrohlichen Erkrankungen wie Tumorerkrankungen diskutiert (Kangas et al. 2002, Smith et al. 1999). Für viele Patienten kann die Diagnosemitteilung ein traumatisierendes Ereignis darstellen. Durch die Konfrontation mit der Erkrankung wird ein Schock ausgelöst, was unter Umständen auch zu einer Reaktivierung frühkindlicher Traumata führen kann. Zur Diagnose einer PTSD müssen Symptome wie wiederholtes und persistierendes Erleben (länger als 1 Monat) des traumatisierenden Ereignisses,

Tabelle 42.1 Überblick über die Prävalenz psychischer Störungen bei Krebspatienten

Störungsbild (ICD)	Prävalenzangaben
Anpassungsstörungen (F43.2)	Gesamtprävalenz 2–52%
Angststörungen (F40,41)	Gesamtprävalenz 1–49%, klinisches Interview bis ca. 30%
Depression (F32)	Gesamtprävalenz 0–58%, klinisches Interview bis ca. 15%
Posttraumatische Belastungsstörung (F43.1)	Gesamtprävalenz 0–32%

Verleugnung und Vermeidung in Bezug auf das intrusive Erleben sowie psychovegetative Erregungszustände feststellbar sein. Ebenfalls sind Symptome wie schwere Unbeweglichkeit, Depressivität im Wechsel mit Wut und Protest Teile der Vermeidungs- und Verleugnungssymptomatik. Angst vor Überflutung und intensiver Erregungszustände vor Überflutung, Antizipation des unmittelbar bevorstehenden eigenen Tods sind weitere wichtige Merkmale auf der Symptomebene. Angaben zur Prävalenz des PTSD bei Krebspatienten schwanken zwischen 2 und 39 % je nach verwendetem Instrument und untersuchter Stichprobe.

Behandlungsbedarf

Ausmaß und Umfang psychosozialer Folgeprobleme nach einer Tumorerkrankung sind abhängig von der Art und Schwere der Erkrankung sowie medizinischen Behandlung. Über den gesamten Verlauf kann sich ein psychoonkologischer Beratungs- oder Behandlungsbedarf in allen Phasen der Erkrankung ergeben:
- Mitteilung und Erfahrung der Diagnose
- Behandlung und ihre Nebenwirkungen
- Rehabilitation und Nachsorge
- Rezidiv bzw. Auftreten von Metastasen
- palliative bzw. terminale Phase

Indikation. Nicht alle Krebspatienten benötigen jedoch entsprechende psychoonkologische Unterstützung. Deshalb wird von verschiedener Seite ein Screening zur Bestimmung des psychoonkologischen Behandlungsbedarfs gefordert, um die zur Verfügung stehenden personellen Ressourcen bedarfsgerecht einsetzen zu können; entsprechende Messinstrumente liegen bereits vor (Herschbach u. Weis 2010). Nach groben Schätzungen bewältigen etwa die Hälfte die auftretenden Belastungen mit ihren eigenen personalen oder sozialen Ressourcen. Im Akutkrankenhaus wird in der Regel der Behandlungsbedarf über die betroffenen Patienten selbst oder das medizinische Personal (Arzt, Pflegepersonal) teilweise auch unter Verwendung von den genannten Screeningsinstrumenten festgestellt. Für die Indikationsstellung ist es dabei erschwerend, dass sich nicht selten Diskrepanzen in der Feststellung des Bedarfs zwischen den Experten und den Betroffenen selbst zeigen. So äußern insbesondere im Akutkrankenhaus die betroffenen Patienten häufig keinen subjektiven Betreuungsbedarf, da sie eine Destabilisierung und zu starke Konfrontation mit der Problematik der Krankheit befürchten. Weiterhin spielen Einflussgrößen, wie die Frage patientenseitiger Inanspruchnahmebarrieren sowie Zugänglichkeit und Verfügbarkeit von Angeboten eine Rolle.

Empirisch begründete Angaben zur Abschätzung des Betreuungsbedarf basieren bislang nur auf wenigen Studien; eine derzeit noch laufende Studie wird für Deutschland in absehbarer Zeit jedoch repräsentative Zahlen liefern können, so dass die zukünftige Versorgungsplanung besser empirisch abgesichert werden kann. Erste Ergebnisse weisen darauf hin, dass etwa ein Drittel aller Krebspatienten im Verlauf der Erkrankung einer spezifischen psychoonkologischen Behandlung bedürfen (Faller u. Weis 2005, Strittmatter 1997). Wichtige Hinweise für eine psychoonkologische Betreuungsbedürftigkeit sind Veränderungen in der psychischen Befindlichkeit, vor allem Angst und Depression, Persönlichkeitsveränderungen, suizidale Gedanken sowie Erschöpfungssyndrome, die nicht als Wirkung bzw. Nebenwirkung der Medikation zu erklären sind. Bei stark ausgeprägten psychischen Störungen sowie manifester Suizidgefahr sollte eine psychiatrisch-psychopharmakologische Mitbehandlung erfolgen.

> **M** Eine frühzeitige Erkennung einer psychoonkologischen Behandlungsbedürftigkeit ist wichtig, um rechtzeitig entsprechende fachliche Hilfestellungen einleiten zu können und die Krankheitsverarbeitung positiv zu beeinflussen.

In diesem Zusammenhang kommt der kommunikativen Kompetenz der behandelnden Ärzte eine besondere Bedeutung zu. Aufgrund der vorliegenden Studiendaten ist die kommunikative Kompetenz nicht nur Voraussetzung für eine patientenorientierte Aufklärung und Information sowie Begleitung und Betreuung des Patienten, sondern auch für die Erkennung psychosozialer Problemlagen (Maguire 2002). Mit Hilfe einer adaptieren Achse-1-Krankheitsverarbeitung des OPD konnte gezeigt werden, dass sich eine verbesserte Arzt-Patient-Kommunikation positiv auf die Arzt-Patienten-Beziehung auswirkt (Pouget-Schors et al. 2004).

42.2 Therapeutische Vorgehensweisen

Allgemeine Grundlagen der psychotherapeutischen Arbeit mit Krebspatienten

Psychotherapie mit Krebspatienten umfasst ein breit gefächertes Spektrum an Beratungs- und Behandlungsformen. Durch die zunehmende Integration psychoonkologischer Betreuungskonzepte in die Behandlung von Krebskranken und die Einrichtung von zertifizierten Behandlungszentren (Organkrebszentren, onkologische Zentren) hat sich die psychoonkologische Versorgung in Einrichtungen der medizinischen Primärversorgung in den vergangenen Jahren deutlich verbessert, ist aber immer noch nicht flächendeckend ausgearbeitet (Giesler u. Weis 2009). Psychoonkologische Angebote werden in Akutkrankenhäusern, Rehabilitationskliniken, psychosozialen Krebsberatungsstellen sowie über niedergelassene Psychotherapeuten angeboten.

Die psychotherapeutische Behandlung ist eine Teilaufgabe psychoonkologischer Betreuung von Krebspatienten und weist im Vergleich zur **klassischen Psychotherapie** eine Reihe von Besonderheiten auf. Wie bereits im Abschnitt zur Diagnostik ausgeführt sind in der Mehrzahl der Fälle die psychischen Probleme der Patienten nicht Ausdruck neurotischer Konflikte, sondern primär als Reaktionen auf die Belastungen der Erkrankung zurückzuführen. Allerdings können durch die Krebserkrankung auch vorbestehende biografische Probleme oder Traumatisierungen reaktiviert oder verstärkt werden.

In der **psychodynamischen** Herangehensweise bestehen grundlegende Unterschiede in der Bewertung und Handhabung der Phänomene der Abwehr und Verdrängung. Einige Abwehrstrategien sind für den Patienten lebenswichtig, da sie ihm helfen, seine psychische Stabilität aufrechtzuerhalten, z.B. Verleugnung oder Dissoziation der Bedeutung des somatischen Befunds. In der psychotherapeutischen Arbeit werden diese Strategien daher nicht infrage gestellt, sondern je nach Erfordernissen des seelisch-körperlichen Zustandes des Patienten bis zu einem gewissen Grad unterstützt. Diese Strategien werden nur dann verändert, wenn selbstschädigende oder die Compliance ernsthaft behindernde Verhaltensweisen auftreten, z.B. zu starke Externalisierung eigener Beunruhigung auf ein stationäres Behandlungsteam oder Projektion der erlebten Bedrohung durch die Krankheit auf das Arzt-Patient-Verhältnis.

M **Als ein wichtiges therapeutisches Grundkonzept psychotherapeutischer Hilfestellung hat die Begegnung mit den Patienten das Ziel, seine verbleibenden Fähigkeiten und Ressourcen sowie sein Selbsthilfepotenzial zu stärken. In der Vermittlung von Hoffnung und in der Erarbeitung von Perspektiven übernimmt der Psychoonkologe eine aktive Funktion, wobei im Sinne des Salutogenese Modells der Fokus auf die Wahrnehmung, Schaffung und Nutzung der personalen und sozialen Ressourcen gerichtet wird.**

Die psychotherapeutische Arbeit mit Krebspatienten ist dem Ansatz der **supportiven** Psychotherapie im weitesten Sinne verpflichtet und umfasst ein breites Spektrum von verschiedenen Therapiemethoden und -konzepten, wobei weniger einzelne Therapieschulen für sich bestimmend sind, sondern eher ein **methodenintegrierender** und **patientenzentrierter** Ansatz Verwendung findet. Hierbei ist das gesamte Spektrum der etablierten psychotherapeutischen Schulen vertreten, vor allem jedoch haben die **Verhaltenstherapie**, **klientenzentrierte Gesprächspsychotherapie**, **Tiefenpsychologie** und die **systemische Therapie** zur spezifischen Entwicklung einer Psychotherapie bei Krebspatienten beigetragen. Vorstellungen der frühen 1980er Jahre, dass durch die Psychotherapie die Tumorerkrankung direkt beeinflusst werden kann (stellvertretend soll hier das Buch „Psychotherapie gegen den Krebs" von Leshan 1982 genannt werden), gelten heute als überholt und werden von der Mehrzahl der Fachvertreter nicht mehr geteilt.

M **Die als unspezifische Wirkfaktoren bezeichneten Elemente der Psychotherapie wie Vertrauensbildung, Empathie, Ermutigung, Verstehen und Etablierung einer hilfreichen Beziehung sind gerade in der psychoonkologischen Arbeit von vorrangiger Bedeutung (Wampold 2001).**

Behandlungsziele

Psychotherapie mit Krebspatienten zielt in erster Linie darauf ab, die psychische Befindlichkeit und Auseinandersetzung mit der Erkrankung sowie die Lebensqualität der Patienten zu verbessern. Darüber hinaus lassen sich eine Reihe von spezifischen Therapiezielen benennen, die die Reduktion von Angst und Depressivität, die Verbesserung oder Entwicklung von tragenden Kontakten zu Familie, Freunden oder Selbsthilfegruppen, Einstellungs- und Verhaltensänderungen in zentralen Lebensbereichen, die Erlangung eigener Handlungskompetenz, die Auseinandersetzung dem Sterben und dem Tod, Verantwortung und Selbstverwirklichung beinhalten (**Tabelle 42.2**).

Psychotherapeutische Interventionen

Mittlerweile steht für die psychotherapeutische Behandlung von Krebspatienten eine Vielzahl unterschiedlicher Verfahren zur Verfügung, die von der Beratung über die Einzeltherapie bis hin zu Gruppenangeboten sowie übenden Verfahren aus dem Bereich der Entspannungstechniken reicht.

■ Einzelbehandlung

Psychoonkologische Einzelbehandlung ist in der Regel dem Konzept der supportiven Psychotherapie im weitesten Sinne verpflichtet. Je nach individueller Problemkonstellation ist zwar auch die Bearbeitung individueller Konflikte mit eingeschlossen. Einzeltherapie im engeren Sinne ist aber in der Regel dann indiziert, wenn die Erarbeitung individueller Lösungen für persönliche und zwischenmenschliche Konflikte im Kontext der Krebserkrankung im Zentrum steht und über eine Begleitung und Unterstützung hinaus gehen. Sie setzen die Bereitschaft zur Selbstreflexion voraus. Beispielsweise wird vom Patienten nicht selten die Krebserkrankung in Zusammenhang mit belastend erlebten Beziehungen gesehen

Tabelle 42.2   Spezifische Behandlungsziele aus psychoonkologischer Sicht

Spezifische Behandlungsziele aus psychoonkologischer Sicht
• Reduktion von Angst, Depression, Hilflosigkeit und Hoffnungslosigkeit
• Ermutigung zu offenem Ausdruck von Gefühlen (z.B. Angst, Wut, Trauer etc.)
• Verbesserung des Selbstwertgefühls und der mentalen Einstellung zur Krebserkrankung
• Förderung der verbleibenden Gesundheit und personaler Ressourcen
• Verbesserung der Kommunikation zwischen Patient und nahestehenden Personen
• Entwicklung realistischer und situationsangemessener Lebensziele
• Stärkung des Selbsthilfepotenzials und Vermittlung von Selbstkontrollstrategien (insbesondere bei Schmerzen, Fatigue, Übelkeit etc.)
• Unterstützung bei der Klärung der beruflichen Situation und von Fragen der Alltagsbewältigung
• Auseinandersetzung mit Sterben und Tod (insbesondere Werte, Sinn sowie spirituelle Fragen)

und dadurch direkte oder indirekte wechselseitige Schuldzuweisungen mit anderen Menschen vorgenommen. Durch die Einzeltherapie können die subjektiven Überzeugungen hinterfragt werden und Hilfestellungen für die Klärung der als problematisch erlebten Beziehungen gegeben werden. Ein weiteres Beispiel lässt sich in einer unklaren Kommunikation über die Erkrankung zwischen dem Patienten und seinem Lebenspartner aufzeigen. So haben die meisten Patienten Ängste, offen mit ihrem Partner über die Erkrankung und ihre Fantasien bezüglich des weiteren Verlaufs oder der Angst vor dem Sterben zu sprechen (Pitceathly u. Maguire 2003). Hier können Einzelgespräche helfen, Ängste zu klären und den Weg für ein Paargespräch zu ebnen. Darüber hinaus wurden spezifische Behandlungsprogramme für Paare entwickelt (Heinrichs u. Zimmermann 2008). Davon abgegrenzt stellt die Einzelberatung ein niederschwelliges Angebot zur ersten Orientierung und Hilfestellung für die individuelle Verarbeitung der krankheits- oder behandlungsbedingten Einschränkungen dar.

Speziell mit Blick auf Beeinträchtigungen durch Angst und Depression haben sich die folgenden Techniken aus dem Repertoire der kognitiv-behavioralen Therapie als hilfreich erwiesen:
- Erlernen von Ablenkungsstrategien;
- Aufbau positiver Selbstinstruktionen;
- kognitive Umstrukturierung/Einnahme alternativer Perspektiven;
- kontrollierte Überprüfung von Befürchtungen an der Realität.

■ Gruppeninterventionen

Gruppeninterventionen bieten sich in der Psychoonkologie vor allem aus zwei Gründen an. Zum einen kann auf diese Weise die Behandlung einer größeren Anzahl von Patienten erreicht werden. Zum anderen stellt der hier mögliche Austausch unter den Betroffenen eine förderliche Bedingung dafür dar, eigene Wege im Umgang mit der Krebserkrankung zu entwickeln.

Das therapeutische Setting psychoonkologischer Gruppeninterventionen sieht in der Regel einen zeitlichen Umfang von 6–12 Sitzungen vor. Bezogen auf das therapeutische Konzept lassen sich hierbei zwei Arten von Ansätzen unterscheiden: Strukturierte psychoedukative Ansätze (Patientenschulung) auf der Basis der kognitiv-behavioralen Therapie sowie supportiv expressive Gruppentherapie, ein auf den Emotionsausdruck und Gruppenprozess abzielende psychodynamisches Verfahren.

Psychoedukative Ansätze verbinden psychotherapeutische Strategien mit Schulungselementen und Aspekten der Gesundheitsförderung. Sie beinhalten in der Regel folgende Komponenten:
- Vermittlung von psychosozialen Informationen über Erkrankung und Behandlung;
- Vermittlung von Problemlösestrategien;
- Vermittlung von Stressbewältigungsfertigkeiten und Entspannungstechniken;
- Förderung gesundheitsbezogener Einstellungen und Verhaltensweisen.

Häufig werden Patientenschulungen auch interdisziplinär zusammen mit Onkologen durchgeführt, um auch medizinische Sachthemen integrieren zu können (Weis et al. 2006).

Zu den stärker am Emotionsausdruck orientierten Ansätzen gehört z. B. die sog. „supportiv-expressive Gruppentherapie" (SEGT), die auf die Tradition der existenziellen Psychotherapie zurückgeht (Spiegel u. Classen 2000). Bei diesen Ansätzen sind die Themen der einzelnen Therapiesitzungen nicht fest vorgegeben, sondern werden aus dem Gruppenprozess heraus entwickelt. Die wesentlichen existenziellen Themen, die im Rahmen der SEGT angesprochen werden, sind:
- Bewusstsein der eigenen Sterblichkeit;
- Verantwortlichkeit des Menschen für das eigene Leben;
- Unvorhersehbarkeit des Lebens;
- Frage nach dem Lebenssinn.

■ Entspannung und Imagination

Neben den beschriebenen Ansätzen gehören spezifische Entspannungstechniken wie z. B. Autogenes Training, Progressive Muskelrelaxation und Gelenkte Imagination zu den allgemeinen psychotherapeutischen Methoden, die bei psychischen Belastungen im Kontext einer Krebserkrankung sinnvoll eingesetzt werden können. Sie ermöglichen es dem Patienten, belastende Situationen im Kontext seiner Erkrankung besser zu bewältigen. Die Basis von Techniken der Gelenkten Imagination stellt die Arbeit mit inneren Bildern der Patienten dar. Allgemein wird nach heutigem Wissensstand davon ausgegangen, dass Imaginationstechniken keinen direkten Einfluss auf die Tumorerkrankung haben, dass sie aber dazu beitragen können
- die kreativen Ressourcen der Patienten im Umgang mit Problemen zu stärken;
- emotional belastende Themen zu bearbeiten;
- geistig-spirituelle Aspekte der Krankheitsverarbeitung anzuregen;
- spezifische Symptome wie Schmerz, Schlaflosigkeit, Übelkeit und Erbrechen sowie Ängste positiv zu beeinflussen.

Diese Techniken haben ein sehr breites Anwendungsgebiet und können u. a. bei belastenden Diagnosemaßnahmen (z. B. MRT), als Einschlafhilfe, zur psychologischen Schmerzbeeinflussung oder allgemein als stressreduzierendes Mittel eingesetzt werden. Sie basieren auf regelmäßiger Übung und sollten zumindest in der Anfangsphase täglich (ca. 20 Minuten), später dann mehrfach wöchentlich geübt werden, um die gewünschten Effekte erzielen zu können.

■ Künstlerische Therapien und Ergotherapie

Künstlerische Therapien umfassen ein breites Spektrum therapeutischer Ansätze, die je nach verwendeten Medien als Mal-, Musik-, Tanz- und Bewegungstherapie, therapeutisches Plastizieren sowie als Poesie- und Bibliotherapie bezeichnet werden. Das gemeinsame Ziel aller dieser Verfahren ist, das persönliche Wachstum und die Weiterentwicklung der Patienten mit Hilfe verschiedener kreativer Medien zu fördern. Damit wird das kreative Potenzial der Einzelnen angesprochen und die Auseinandersetzung mit Problemen und Belastungen im Kontext der Krebserkrankung unterstützt. Ein wesentlicher Ansatzpunkt hierbei ist die Förderung der Selbstwahrnehmung sowie der Körperwahrnehmung der Patienten. Das spezifische Potenzial kunsttherapeutischer Ansätze liegt im Medium der künstlerischen Gestaltung, die es ermöglicht über das praktisch-künstlerische Handeln psychische Entlastung zu schaffen und die Krankheitsverarbeitung zu unterstützen (Henn u. Gruber 2004). Funktionelle Ergotherapie zielt darauf ab, mit Hilfe verschiedener Materialien sensorische, perzeptive, kognitive oder motorische Funktionen positiv zu beeinflussen. Im Vordergrund bei Tumorpatienten stehen insbesondere die Probleme der Polyneuropathie sowie kognitive Funktionseinschränkungen infolge von Chemo- und/oder Strahlentherapie.

42.3 Falldarstellungen

In zwei Falldarstellungen sollen die spezifischen Probleme und Behandlungsstrategien onkologischer Patienten deutlich werden. Der erste Fall behandelt das wichtige Thema der sog. subjektiven Theorie der eigenen Erkrankung, der Ausdruck der Suche nach einer Antwort auf die Frage des „Warum gerade ich" enthält. Dies ist besonders bei Patienten ab der Lebensmitte der Fall, eine Altersphase, in der die Bewertung des Lebenserfolgs eine größere Dringlichkeit bekommt. Der zweite Fall beleuchtet mehr die Auseinandersetzung mit den Einschränkungen und Folgeproblemen bei einem jungen Patienten.

Falldarstellung 1

Herr N. kam zu Einzelgesprächen, nachdem er in Folge der Operation seines Colonkarzinoms mit seiner Frau in eine Partnerkrise geraten war, in deren Belastung er sich von ihr nicht ernst genommen fühlte. Die Erkrankung führte zu einer vorgezogenen Berentung. Er befand sich kurz vor Vollendung des 60. Lebensjahres. Lebenslänglich litt er unter einem Gefühl der Abhängigkeit von Frauen. Er wurde vorwiegend von Mutter und Großmutter erzogen. Der Vater kehrte gedemütigt und körperlich verletzt aus dem Krieg zurück. Der Patient sah in seinem Vater einen lebenslänglichen Absteiger und verachtete ihn. Aus seiner Sicht wiederholte er die Situation der Abhängigkeit in seiner Ehe mit der Schwiegermutter und der Ehefrau, beide Ärztinnen. Er erkrankte gleich zu Beginn der Ehe an einem Non-Hodgkin-Lymphom und wurde von ihnen so mit Cortisol versorgt, dass er „nicht mehr gewusst habe, ob ich männlich oder weiblich war". In der Ehe entwickelte sich bald eine sexuelle Lustlosigkeit, die er auf die Prüderie und die abweisende Haltung der Frau zurückführte. Außereheliche Verhältnisse – wie beim Vater – sorgfältig dosiert, führten nie zu einer affektiven Problematik, sondern dienten eher der inneren Genugtuung, der Balancierung seines männlichen Selbstwertgefühls, als dass sie Ausdruck starker sexueller Bedürfnisse gewesen wären. Durch strikte moralische Direktiven innerlich gelähmt, war er ein fleißiger, korrekter, unbestechlicher Mann geworden, der zunehmend innerlich isoliert, in einer defensiv-trotzigen Verweigerungshaltung lebte.

In der Therapie (insgesamt 50 Sitzungen) war es möglich, seine Depressionen als Reaktion auf den Verlust der Arbeitssituation, seiner wichtigsten Anerkennungsquelle, zu bearbeiten. Er entwickelte zur Therapeutin eine platonische Liebe, voller Rücksichtnahme und Behutsamkeit. Einfühlsames Lesen von Gedichten in Gedanken an sie, Kommentierung seiner Fantasien über ihre sicher der Arbeit mit Schwerkranken gewidmete Lebensaufgabe und Angebote, ihr behilflich zu sein, füllten die Stunden. Er war wieder wie zu Hause der fürsorgliche Familienvater, ohne Gefühle von Unzufriedenheit oder Ausbruchsbedürfnis, wie sie vielleicht zu erwarten gewesen wären. Durch diese ideelle neue Erfahrung bewegt, schöpfte er wieder Hoffnung für sein weiteres Leben. Es gelang ihm nach einiger Zeit, wieder ein den veränderten Möglichkeiten angemessenen Rahmen für einen Neuanfang zu schaffen. Er wurde wieder wie früher ein leidenschaftlicher Segler und nahm seine künstlerischen Betätigungen im Bereich der Fotografie auf, mit denen er schon Ausstellungserfolge errungen hatte. Immer wieder verfiel er in einen Zustand schwerer Depression mit Gefahr der Suizidalität, wenn das Ende der Therapie thematisiert wurde. Auf meine Vermutung, dass nicht bearbeitete sexuelle oder erotische Bedürfnisse auch in der Beziehung zu mir Grund sein könnten, ließ er mich als aufgeklärter Patient, der sich in der Psychotherapie auskannte, nicht ein, sondern verwies auf die schutzgebende Funktion des Rahmens der analytischen Situation und der Abstinenzverpflichtung. Es schien mir, als müsste er einen Versuch, seine sexuelle Attraktivität unter Beweis zu stellen, glücklicherweise gar nicht erst starten. Stattdessen schien seine Erwartung ähnlich anderer Tumorpatienten zu sein. Die Kombination von „Frau" und „onkologieerfahren" löste bei ihm eine intensive Rettungsübertragung aus. Gedanken an eine Beendigung der Therapie stimmten ihn depressiv, weil er Angst hatte, dass er nicht mehr genügend geschützt wäre ohne mich und meine magischen Fähigkeiten, ihn gesund zu erhalten. Er hatte eine Art „Wunderheilerinübertragung", die schon bestanden hatte, bevor er gezielt und aufgrund des Vorwissens, was er über mich gesammelt hatte, zu mir kam.

Es wäre ein Missverständnis, solche längerfristigen Betreuungen als rein supportiv abzutun. Mit Herrn N. war es möglich, die Projektion eigener „aggressiver" Selbstanteile auf die Rezidivangst zu entflechten und zu bearbeiten.

Desgleichen wurde es möglich, durch die zunehmende Eifersucht der Familie auf seine Psychotherapie die kreative familiäre Konfrontation für klärende Familiensitzungen zu nutzen, zeitweilig unter Einbeziehung der bereits erwachsenen Kinder. Dies führte zu einem Neubeginn der intimen Beziehungen zwischen Herrn N. und seiner Frau, deren von den Töchtern unterstützten intensiven Bemühungen um eine Beendigung der Beziehung zu seiner Therapeutin ihn schließlich bewogen, die Beendigung selbst in die Hand zu nehmen. In einem katamnestischen Gespräch bestätigte der Patient, dass er den Neuanfang seines Lebens, seinen Aufschwung festhalten konnte und in der durch Enkelkinder gewachsenen Großfamilie eine seinen männlichen Vorstellungen entsprechende Alters angemessene Rolle für sich geschaffen hatte.

Falldarstellung 2

Der Patient ist zum Zeitpunkt des Beginns der psychotherapeutischen Betreuung 19 Jahre alt und besucht die 11. Klasse eines Gymnasiums. Er lebt im Hause der Eltern und hat eine Schwester. Der Patient wurde über den behandelnden Arzt einer onkologischen Abteilung der Universitätsklinik aufgrund einer Reihe von psychosozialen Schwierigkeiten und Problemen im Zusammenhang mit seiner Lymphomerkrankung (Morbus Hodgkin) an den Psychoonkologen zur ambulanten psychotherapeutischen Behandlung überwiesen. Die Diagnose beinhaltete Anpassungsstörungen, verbunden mit sozialen Ängsten und wiederkehrenden depressiven Verstimmungen. Die Lymphomerkrankung war vor einem Jahr ausgebrochen und befand sich nach chemotherapeutischer und radiotherapeutischer Behandlung in Remission. Zum Zeitpunkt der Überweisung durch den behandelnden Arzt war das erste Rezidiv der Erkrankung nach ca. 10-monatiger Remissionszeit aufgetreten. Der Patient ist in einem relativ behüteten Elternhaus aufgewachsen, schildert sich selbst als einen wenig geselligen und eher zurückgezogenen Menschen, der sich gerne seinen Hobbys (v. a. Modelleisenbahnbau, Basteln) widmet. Bis zum Ausbruch der Lymphomerkrankung hat er einen weitgehend normalen Lebensweg durchlaufen, ohne größere Einschnitte oder psychische Probleme. Bedingt durch die Krankheit und die langdauernde chemotherapeutische Behandlung musste er ein Schuljahr wiederholen, da er nicht regelmäßig am Unterricht teilnehmen konnte und dadurch einen Lernrückstand hatte. Dies hatte ihn aus seinem gewohnten Freundeskreis herausgerissen.

Infolge des neu diagnostizierten Rezidivs litt der Patient unter einer reaktiven Depression, da bedingt durch den Neuausbruch der Erkrankung und die erneut notwendige Chemotherapie die Pläne in Bezug auf die Wiederaufnahme seiner Schulausbildung vorerst zurückgestellt werden mussten. Die Anamnese zeigte, dass der Patient bereits vor dem Rezidiv unter massiven Angstzuständen litt, die sich vor allem auf soziale Situationen (Menschenmengen, Gedränge) konzentrierte. Damit verbunden hatte sich infolge der Erkrankung eine deutliche Tendenz zum sozialen Rückzug entwickelt, verbunden mit der Tendenz des Haderns mit depressiven Verstimmungen. Er verglich sich oft mit seinen gesunden Mitschülern und betonte dabei, dass er vieles einfach nicht mehr so machen könne wie sie. Die Erkrankung wollte er zunächst nie so recht wahrhaben und spielte sie anfänglich etwas herunter. Seit dem Rezidiv dachte er jedoch verstärkt über die möglichen Folgen nach und entwickelte auch Ängste vor dem Sterben, die er zunächst nur ganz vorsichtig und indirekt äußern konnte.

Die Familiensituation hatte sich im Verlauf der Erkrankung des Patienten stark verändert; durch die Krankheit konzentrierte sich das Familienleben sehr stark auf den Patienten. Dies führte immer wieder zu Konflikten zwischen dem Patienten und den Eltern, als auch zu Auseinandersetzungen mit der Schwester, die sich benachteiligt fühlte. Primäre Bezugsperson für den Patienten war die Mutter, die sich mit der gesamten Situation überfordert fühlte und die Unterstützung durch ihren Ehemann oftmals vermisste. Sie wendete sich mehrfach an den Therapeuten, um über den Fortlauf der Psychotherapie informiert zu werden und sich indirekt selbst Unterstützung zu holen. Den Vater schilderte der Patient als emotional distanzierter.

Im Zentrum der psychotherapeutischen Behandlung stand zunächst die Auseinandersetzung mit den eigenen Einstellungen zur Krankheit und zu eigenen Lebenssituation, die der Patient zunächst als nicht weiter beeinflussbar ansah. Im Laufe der Therapie wurde es dem Patienten möglich, aktiver mit seiner Erkrankung umzugehen und durch den Einsatz von Selbstkontrolltechniken (imaginative Entspannung, Gedankenstopp) mit den Stimmungsschwankungen besser umzugehen. Durch erste Erfolgserlebnisse im sozialen Umgang mit seinen Mitschülern lernte der Patient, dass er durch eigenes Zutun seine Bedingungen verändern und verbessern konnte und sich dadurch die soziale Isolation abschwächte. Er begann zunehmend, die ihm verbleibenden Freiräume zu nutzen, insbesondere dadurch, dass sich die sozialen Ängste reduzierten und eine Normalisierung des Alltags zunahm. Die zwischenzeitliche Wiederaufnahme des privaten Schulunterrichts aus eigener Initiative war ein Hinweis dafür, dass es ihm gelang, sich trotz des Rezidivs der Krankheit und der damit verbundenen Verschlechterung der Prognose neue Ziele zu setzen. Nach zwischenzeitlichen Erfolgen brachte die Verschlechterung des körperlichen Zustands einen starken Einbruch und ließ die Bearbeitung der Ängste vor Tod und Sterben stärker in den Mittelpunkt rücken. Die bis dahin stärker verhaltenstherapeutisch orientierte Psychotherapie ging dadurch zunehmend in eine supportive Psychotherapie und Sterbebegleitung über. Hier war es für den Patienten von großer Bedeutung, die Ängste aussprechen zu können und sich emotional zu entlasten. Die zunehmende Verschlechterung machte einen erneuten Krankenhausaufenthalt notwendig, so dass die letzten Kontakte kurz vor dem Tode des Patienten am Krankenbett stattfanden.

42.4 Wirksamkeitsnachweise psychoonkologischer Interventionen

Eine Vielzahl von Studien hat sich in den letzten beiden Jahrzehnten der Untersuchung der Effektivität psychoonkologischer Interventionen gewidmet. Insgesamt kommen die vorliegenden Übersichtsarbeiten zu uneinheitlichen Bewertungen (Faller 2009). Die Wirksamkeit verhaltenstherapeutischer Ansätze ist durch randomisiert-kontrollierte Studien für ein breites Spektrum von körperlichen und psychosozialen Beeinträchtigungen belegt, das von Symptomen wie Übelkeit und Erbrechen bis hin zu Angst, Depression und Aspekten der Lebensqualität reicht. Für gruppentherapeutische Ansätze zeigen vorliegende Meta-Analysen durchschnittlich kleine bis mittelstarke Effekte in Bezug auf die Reduktion der Symptombelastung und die Verbesserung der gesundheitsbezogenen Lebensqualität, die aber als klinisch relevant gelten können (Edwards et al. 2004, Newell et al. 2002, Faller 2009). Ansätze aus dem Bereich künstlerischer Therapien bedürfen dagegen erst noch eingehender Prüfung in randomisiert-kontrollierten Studien. Dass psychosoziale Interventionen den Krankheitsverlauf und die Überlebenszeit günstig beeinflussen, wird inzwischen eher zurückhaltend beurteilt (Ross et al. 2002, Edwards et al. 2004, Coyne et al. 2007). Differenzierte Vorschläge zur Verbesserung der methodischen Qualität von Wirksamkeitsstudien im gesamten Bereich der Interventionsforschung finden sich bei Newell et al. (2002). Trotz der Heterogenität in den Forschungsergebnissen werden in verschiedenen Leitlinien den psychoonkologischen Behandlungsformen hohe Evidenzgrade bescheinigt (NHMRC 2003, Weis et al. 2008).

42.5 Qualitätssicherung psychoonkologischer Interventionen

Die zunehmenden Erkenntnisfortschritte in der Psychoonkologie begründen auch für den Bereich der psychosozialen Interventionen die Verpflichtung zur Qualitätssicherung. Zur Sicherstellung der Qualität psychoonkologischer Interventionen sind insbesondere folgende Maßnahmen zu nennen:
- Dokumentation;
- Fort-/Weiterbildung;
- Supervision;
- Behandlungsstandards/Leitlinien.

Eine wichtige Aufgabe zur Sicherstellung der Qualität sind *Dokumentationssysteme*, die die Nachvollziehbarkeit und Kontrollierbarkeit über die therapeutischen Prozesse garantieren. Ausgangspunkt ist hierbei eine Basisdokumentation aller wichtigen medizinischen und psychosozialen Merkmale der Patienten. Die psychoonkologisch relevanten Inhalte sind hierbei Angaben zur Anamnese der Erkrankung, soziale Einbettung und soziales Umfeld, evtl. psychiatrisch-psychotherapeutische Vorgeschichte, psychologische Diagnostik und Therapieplanung, Krankheitsverarbeitung sowie die Beurteilung des Therapieerfolges. Die Dokumentation der therapeutischen Aktivitäten orientiert sich an Vorbildern aus dem Bereich der Psychosomatischen Konsiliar/Liaisondienste.

Die Besonderheiten in den psychoonkologischen Interventionen, die speziellen Anforderungen der Betreuung und Behandlung von Tumorpatienten und die anwachsende Wissensentwicklung durch den Erkenntnisfortschritt in der psychoonkologischen Forschung erfordern eine spezifische **Fort- und Weiterbildung** der psychosozialen Mitarbeiter. Seit vielen Jahren bieten die durch die beiden Fachgesellschaften (PSO = Arbeitsgemeinschaft für Psychoonkologie in der Deutschen Krebsgesellschaft; dapo = Deutsche Arbeitsgemeinschaft für Psychoonkologie) getragene Fortbildungseinrichtung WPO e.V. für unterschiedliche Zielgruppen verschiedene Curricula zum Erwerb spezieller psychoonkologischer Qualifikation an (Weis et al. 2008). Diese Weiterbildungscurricula „Psychosoziale Onkologie" werden durch ein entsprechendes Zertifikat der Deutschen Krebsgesellschaft abgeschlossen. Darüber hinaus bieten weiter Fachgruppen und Einzelpersonen Fortbildungsveranstaltungen zu den unterschiedlichsten Themenstellungen aus dem Bereich der Psychoonkologie an.

Durch die Belastungen, die in der Betreuung schwerkranker Patienten entstehen, ist die **Supervision** gerade für die in der Onkologie tätigen Berufsgruppen eine unverzichtbare Hilfestellung, mit den Belastungen besser umgehen zu können und eine hohe Qualität in der Versorgung der Patienten aufrechtzuerhalten. Zugleich ist die Supervision ein wichtiges Instrument zur Vorbeugung des Burnout-Syndroms. Intervisionen, d.h. kollegiale Formen der Supervision, können eine externe Supervision ergänzen, sie jedoch nicht ersetzen.

Vor dem Hintergrund einer zunehmenden Bedeutung der evidenzbasierten Medizin ist die Entwicklung von **Leitlinien** im Bereich der Psychoonkologie eine wichtige Grundvoraussetzung dafür, dass eine bedarfsgerechte psychoonkologische Versorgung von Krebspatienten auch in der Zukunft abgesichert werden kann. Nach verschiedenen Vorarbeiten werden im Rahmen des Leitlinienprogramms der AWMF, DKG und DKH in Deutschland derzeit evidenzbasierte Leitlinien zur psychoonkologischen Diagnostik, Beratung und Behandlung erarbeitet, die im Hinblick auf die Vorgabe von Standards psychoonkologischer Versorgung in allen Versorgungssektoren wichtige Schritte in Richtung einer flächendeckenden Betreuung darstellen.

Psychotherapeutische Interventionen bei Krebspatienten zielen auf eine Verbesserung der Krankheitsverarbeitung und Lebensqualität ab und sind in der Gesamtkonzeption dem Konzept der supportiven Psychotherapie zuzuordnen. Hierbei muss der psychotherapeutische Ansatz den Besonderheiten von Tumorpatienten als einer Zielgruppe primär chronisch körperlich Kranker gerecht werden. Die Übersicht über die psychosozialen Interventionen in der Onkologie hat gezeigt, dass es mittlerweile eine Vielzahl von differenzierten Interventionen gibt, die auf die speziellen Betreuungserfordernisse von Tumorpatienten ausgerichtet sind und auch in kurzen Behandlungszeitraum durch stärkere Fokussierung Erfolge erzielen können. Da für viele Patienten die Auseinandersetzung mit ihrer Erkrankung sowie die Überwindung möglicher Folgewirkungen einen länger andauernden Prozess darstellt, kann zu verschiedenen Zeitpunkten im Verlauf der Erkrankung eine psychotherapeutische Betreuung erforderlich sein. Je nach den institutionellen Rahmenbedingungen, unter denen die psychotherapeutische Betreuung geleistet wird, können sich Ziele und Methoden unterscheiden. Die eingesetzten Interventionen sind zum größten Teil evidenzbasiert, wenngleich für spezifische Interventionen weiterhin ein großer Forschungsbedarf besteht. Im Vergleich zur Psychotherapieforschung hat die psychosoziale Interventionsforschung in der Onkologie immer noch einen gewissen Rückstand aufzuholen. Dennoch weisen die eingesetzten Verfahren eine gute Evidenz insbesondere im Hinblick auf Lebensqualität und Krankheitsverarbeitung als Zielkriterien auf. Der im Jahre 2009 durch das Bundesministerium für Gesundheit eingerichtete Nationale Krebsplan erarbeitet in Zusammenarbeit mit allen Akteuren im Gesundheitswesen Empfehlungen zur weiteren Entwicklung der Krebsfrüherkennung, Dokumentation und Krebsbehandlung, in denen die Patientenorientierung und die bedarfsgerechte psychoonkologische Versorgung der Patienten wichtige Elemente darstellen.

VI Besondere Problemstellungen

43 Notfälle
44 Psychotherapie mit Kindern und Jugendlichen
45 Psychotherapie von psychischen Störungen und Verhaltensproblemen bei Menschen mit Intelligenzminderung
46 Psychotherapie mit Migranten – Aspekte der interkulturellen Psychotherapie
47 Psychotherapie bei alten Menschen
48 Transsexualität
49 Sexueller Missbrauch
50 Psychotherapeutische Behandlung von Sexualstraftätern

43 Notfälle

M. Heidt, A. Möllering

Notfälle und traumatisierende Ereignisse stellen für Menschen Ausnahmesituationen dar, in denen sie unerwartet einer schwer belastenden bis hin zu lebensbedrohlichen Situation ausgesetzt sind, diese als Angehörige von Betroffenen oder als Zeugen miterleben oder in eine krisenhafte Situation geraten, in der die eigenen Bewältigungsmechanismen nicht greifen. Hierbei kann es sich sowohl um psychische Krisen handeln, die u. U. auch in Situationen auftreten, die „von außen" als gar nicht so bedrohlich wahrgenommen werden bis hin zu Auslösesituationen, die die klassischen Kriterien einer traumatischen Situation bis hin zu Großschadensereignissen erfüllen. Schwierig wird es auch, wenn die Notfallsituation durch therapeutische Interventionen als solche erst ausgelöst wird.

Der erste Teil des Kapitels beschäftigt sich mit intrapsychischen Krisen, wie beispielsweise Suizidalität, dissoziativen Symptomatiken, selbstverletzendem Verhalten sowie psychosozialen, psychosomatischen Krisen und psychischen Krisen im Zusammenhang mit medizinischen Maßnahmen. Im zweiten Teil des Kapitels wird dann auf Notfälle im Rahmen von traumatischen Ereignissen bis hin zu Großschadenslagen eingegangen. Dies berücksichtigt neben Fragen der Akutinterventionen etwa im Rahmen von Traumaambulanzen oder ähnlichen Einrichtungen auch Fragen zum Einsatz von Psychotherapeuten am Schadensort oder in unmittelbarer Nähe dazu. In diesen Fällen sind die Psychotherapeuten damit im Gegensatz zum sonst üblichen Vorgehen, aufsuchend und außerhalb der Praxis, Ambulanz oder Klinik tätig und unbekannten oder zumindest ungewohnten Arbeitsbedingungen ausgesetzt. Die rechtlichen Grundlagen und der strukturelle Rahmen, der durch die Psychosoziale Notfallversorgung (PSNV) vorgegeben ist und in den sich die im akuten Notfall tätigen Psychotherapeuten einbringen, sind ebenso Teil des Kapitels, wie die Tätigkeitsbereiche und Maßnahmen, die unter Notfallbedingungen durchgeführt werden können.

43.1 Akute intrapsychische Krisen

Akute Suizidalität

Akute Suizidalität kann als Symptom bei allen psychischen Erkrankungen vorkommen und erfordert in der Regel rasche Interventionen. Hierbei kann Suizidalität bei entsprechend vorbelasteten Menschen schon durch u. U. relativ geringfügige Lebenskrisen ausgelöst werden (Henseler 1974, Wöller 2006) aber auch ohne entsprechende psychische Vorbelastungen durch aktuelle schwer belastende Situationen auftreten.

> **M** Tritt eine suizidale Krise im Rahmen einer bestehenden psychotherapeutischen Behandlung auf, so ist zu erfassen, ob therapeutische Interventionen hierfür verantwortlich sind. Falls die Patienten Belastungen durch die Therapie direkt ansprechen können, ist es wichtig, respektvoll mit dieser Not umzugehen, die Umstände zu beleuchten und zu klären, in wieweit etwa eine weitere Absprachefähigkeit besteht.

Sollte der Eindruck bestehen, dass ein Patient suizidal ist, ohne dass er dies äußern kann, ist es wichtig, aktiv nachzufragen. Wenn die akute Situation über eine Klärung möglicher Übertragungsverzerrungen oder auch über eine „Aussprache" über möglicherweise missverständliche Äußerungen nicht klärbar ist, so ist es doch zumindest wichtig, etwa über mündliche oder auch schriftliche „Antisuizidverträge" ein Arbeitsbündnis zumindest bis zum nächsten Termin aufrechtzuerhalten. Dies sollte auch unter juristischen Aspekten gut dokumentiert sein. Sollte allerdings auch dies in der Notfallsituation nicht möglich sein, dann wäre zum Schutze des Patienten auch die Einleitung weiterer Schritte (etwa Einweisung in eine Klinik gemäß diesbezüglicher gängiger Standards) erforderlich. Dieser Punkt beinhaltet sowohl therapeutische als auch juristische Aspekte.

> **M** Betont werden sollte hier, dass zum Schutze des Therapeuten eine juristische Absicherung auch Vorrang vor therapeutischen Aspekten haben sollte, sollte der Patient nicht im Rahmen eines Arbeitsbündnisses einem Antisuizdvertrag klar zustimmen können.

Vollendete Suizide sind nicht selten. Die Zahlen hängen von verschiedenen Variablen ab (Geschlecht: fast 3x so viele Männer wie Frauen begehen Suizid, während sehr viel mehr Frauen als Männer Suizidversuche unternehmen), Alter (in der Gruppe der 15- bis 19-Jährigen ist der Suizid an 2. Stelle der Todesursachen zu finden), den gesellschaftlichen Umständen etc. In absoluten Zahlen zeigt sich, dass 2007 9402 Menschen in Deutschland durch Suizid starben, während es 1979 noch 19729 Menschen waren. Als eine Ursache für die stetige Abnahme der Suizidrate wird die verbesserte Suizidprävention angesehen (umfassende Zahlen sind u. a. beim Statistischen Bundesamt und der Deutschen Gesellschaft für Suizidprävention einzusehen).

Akute dissoziative Symptome

Gerade komplex traumatisierte Patienten leiden oftmals unter vielfältigen dissoziativen Symptomen. Ausgelöst durch manchmal relativ alltägliche Außenreize können so schwerwiegende Symptomatiken resultieren. So kann etwa das Ansprechen traumatischer Erfahrungen im Rahmen von Therapien zu schweren körperlichen Reaktionen (Lähmungserscheinungen, Krampfanfällen, Fuguezuständen etc.) führen, ohne dass den Betroffenen womöglich bewusst ist, dass traumatische Inhalte angesprochen wurden. In diesem Fall ist es wichtig, eine möglichst rasche Reorientierung im „Hier und Jetzt" herbeizuführen, z. B. über Interventionen, die eine Fokussierung auf den realen Therapieraum mit sich bringen, beispielsweise durch „Bitte benennen Sie drei grüne Gegenstände im Raum", „Bitte versuchen sie sich im Raum umzuschauen, ggf. aufzustehen und fest mit den Füßen aufzutreten". Übertragungsverzerrungen sollten günstigerweise rasch benannt und aufgelöst werden und wenn möglich sollten die Betroffenen psychoedukativ über das aufgeklärt werden, was stattfand (Reddemann u. Dehner-Rau 2006).

Selbstverletzendes Verhalten

Die Ursachen selbstverletzenden Verhaltens können sehr unterschiedlich sein und von schwersten psychischen Störungen bis zu aktuellen u. U. rasch zu behandelnden psychischen Krisen reichen. Im therapeutischen Alltag hat es sich bewährt, darauf zu achten, ob es eine Möglichkeit gibt, dass die Betroffenen ihr selbstverletzendes Verhalten in einem „verträglichen" Rahmen halten, etwa indem Absprachen getroffen werden, dass z. B. Schnittverletzungen nicht zu chirurgischen Interventionen führen.

> **F** Eine 30-jährige Patientin, die in Kindheit und Jugend über viele Jahre einen innerfamiliären Missbrauch erleiden musste, hatte lange auch im Rahmen der ambulanten Therapie noch keine anderen Möglichkeiten, den inneren Bildern (Intrusionen) und dem Körpererleben, ausgelöst durch manchmal sehr banal wirkende Äußerungen der Therapeutin, etwas entgegenzusetzen, als sich Schnittverletzungen zuzufügen. Es war ihr allerdings möglich, zuzusichern, dass diese Selbstverletzungen nicht chirurgisch behandlungsbedürftig wurden und sie zunehmend alternative Verarbeitungsmuster entwickeln konnte.

43.2 Psychosoziale Krisen

Vor allem familiäre und berufliche Situationen können zu teils schwerwiegenden psychischen Krisen führen. Im Rahmen familiärer Krisen, beispielsweise in Form familiärer Gewalt, besteht meist eine rasche Notwendigkeit, weitere Einrichtungen und psychosoziale Dienste einzuschalten (Polizei, Jugendamt, Frauenhäuser, Beratungsstellen etc.), um ggf. eine möglichst rasche Distanz zum familiären Umfeld ermöglichen zu können. Die berufliche Situation vieler Menschen ist heutzutage oftmals durch eine Zunahme der Belastungen im Rahmen der beruflichen Tätigkeit, durch drohende bzw. bereits eingetretene Arbeitslosigkeit und auch durch schwerwiegende Konflikte oder Überforderungssituationen am Arbeitsplatz gekennzeichnet. Dies kann zu vielfältigen teils akuten psychischen Krisen führen, die auch rasche psychotherapeutische Interventionen erforderlich machen, für die entsprechende Angebote vorgehalten werden sollten, und ist immer auch im Rahmen gesellschaftlicher Zusammenhänge zu beleuchten.

43.3 Psychosomatische Krisen

Im Bereich „Psycho"-„Somatik" sind vielfältige Krisen denkbar. Dies können z. B. akute Schmerzzustände sein, die eine umgehende somatische Intervention erforderlich machen.

> **F** Es handelt sich um einen 47-jährigen Patienten, der sich mit akut aufgetretenen ausgeprägten Beschwerden (Schmerzen) in der Herzgegend in Verbindung mit einer Schwindelsymptomatik zum wiederholten Male in einer internistischen Abteilung vorstellte. Aufgrund der akuten Symptome erfolgte daraufhin die entsprechende internistische Diagnostik. Erst nachdem sämtliche Untersuchungsbefunde unauffällig waren und die Symptomatik abklang, war es dem Patienten möglich zu berichten, dass eine ähnliche Symptomatik im Vorfeld bereits mehrfach ohne auffälligen Befund in anderen Kliniken abgeklärt worden war. Er selber hatte Sorge, dass die Symptomatik, die er als körperlich erlebte, „fälschlicherweise" als psychisch interpretiert würde und ihm somit die nötige Hilfe verwehrt würde. So war ein naher Angehöriger erst kurz zuvor vom Hausarzt wieder nach Hause geschickt worden, nachdem er über Schmerzen im Brustbereich klagte, da diese Schmerzen in der Vergangenheit des Öfteren ohne organisches Korrelat beobachtet wurden. Im Verlauf stellte sich allerdings heraus, dass es sich in diesem Fall um einen schweren Herzinfarkt handelte, der fast den Tod des Betroffenen nach sich zog. Unter Berücksichtigung dieser Erfahrung und der Angst des Patienten war dann im weiteren Verlauf in enger Zusammenarbeit mit dem Hausarzt die Einsicht in psychosomatische Zusammenhänge möglich und die Aufnahme einer psychosomatisch/psychotherapeutischen Behandlung. Hier erfolgte die „psychosomatische Notfallbehandlung" im Wesentlichen dadurch, dass der Hausarzt an der Erarbeitung eines psychosomatischen Krankheitsverständnisses arbeitete, bis eine fachspezifische Weiterbehandlung des Patienten annehmbar war.

Gerade im Bereich der Essstörungen kann es ebenfalls zu teils schweren psychosomatischen Krisen kommen, etwa bei ausgeprägtem Erbrechen im Rahmen einer anorektisch/bulimischen Symptomatik und daraus resultierenden Elektrolytverschiebungen, vor allem mit der Gefahr von kardialen Nebenwirkungen, die oftmals eine primär internistische Behandlung erforderlich machen.

43.4 Akute Notfälle im Rahmen medizinischer Maßnahmen und weiterer potenziell traumatischer Situationen

Die modernen Veränderungen in Diagnostik und Therapie vieler Krankheiten lassen Mediziner in immer neue Dimensionen vorstoßen, die gleichfalls zunehmende Herausforderungen für die Psychotherapie darstellen. Die Fragen der Verarbeitung weitreichender operativer Eingriffe nicht nur bei kleinsten (z. T. noch ungeborenen) Kindern und hoch betagten Menschen, zunehmende Möglichkeiten gendiagnostischer Verfahren, sondern auch die Möglichkeiten und gleichzeitig Grenzen intensivmedizinischer Behandlungen, stellen zwangsläufig hohe Anforderungen an psychische Verarbeitungswege der Betroffenen, Angehörigen und Mitarbeiter des Versorgungssystems dar. Das Warten auf Untersuchungsergebnisse, die möglichweise die Unbehandelbarkeit der Erkrankung deutlich machen, das Warten auf evtl. lebensbedrohliche Operationen, das Erleben von Ohnmacht und Hilflosigkeit angesichts eigener körperlicher Einschränkung etwa nach Unfallverletzungen und die damit möglicherweise einhergehenden psychischen Krisen, erfordern nicht selten ein rasches psychotherapeutisches Angebot. Hier ist es nicht möglich auf einen Termin, der Wochen oder gar Monate später stattfindet, zu verweisen, sondern die Hilfe ist womöglich innerhalb der ersten Tage erforderlich. Im Krankenhaus kann dies im günstigsten Fall über ein entsprechendes Konsiliarangebot abgedeckt werden.

In anderen Bereichen werden zunehmend Strukturen für rasche Krisenintervention geschaffen (etwa die Traumaambulanzen für Opfer von Straftaten in NRW).

> **M** Vergessen werden darf in diesem Zusammenhang allerdings auch nicht: Eine akute psychische Krise stellt noch keine Erkrankung dar und ob sich hieraus eine Psychotherapienotwendigkeit ergibt, ist völlig offen. Bezüglich der Prävalenz akuter Belastungsreaktionen im Rahmen körperlicher Erkrankungen gibt es nur wenige Studien (Köllner 2009).

Traumatische Erfahrungen führen in der Regel zu einer akuten psychischen Krise, die sich ganz unterschiedlich gestalten kann. Zu traumatischen Erfahrungen zählen:
- Gewalterfahrungen;
- Unfälle;
- Naturkatastrophen;
- medizinische Maßnahmen;
- Diagnosestellungen;
- Verlusterfahrungen.

> **D** Kennzeichen traumatischer Erfahrungen ist das Erleben von Ohnmacht und Hilflosigkeit angesichts des Ereignisses und einem Zusammenbrechen der eigenen Bewältigungsmuster. An Symptomen sind initial v. a. vegetative Symptome in Form von Übererregung, Herzrasen, Schlafstörungen etc. zu beobachten.

Symptomatisch kann allerdings auch eine scheinbare „Symptomfreiheit" imponieren (etwa bei ausgeprägt körperlicher Verletzung). Man weiß heutzutage, dass für die Verarbeitung solcher Ereignisse als Risikofaktoren u. a. die Traumaschwere, der nachfolgende Stress und vor allem das Fehlen sozialer Unterstützung entscheidend sind (Brewin et al. 2000). Hier setzen akutpsychotherapeutische Interventionen an. Beschrieben ist dies u. a. im Rahmen der AWMF-Leitlinien „Diagnostik und Therapie von akuten Folgen psychischer Traumatisierung".

Grundprinzip jeglicher psychotherapeutischer Interventionen im Rahmen von Akuttraumatisierungen ist die Fokussierung auf primäre Stabilisierung in Form von äußerer und innerer Sicherheit. Darüber hinaus ist es wichtig, das Ausmaß der Traumatisierung und die Behandlungsnotwendigkeiten einzuschätzen und entsprechende Maßnahmen einzuleiten (wie schon zu Beginn dieses Kapitels ausführlich beschrieben).

> **D** Psychosomatische Notfallsituationen können im Rahmen relativ blander Außenreize auftreten, etwa im Rahmen narzisstischer Kränkungen auf dem Boden einer entsprechenden Persönlichkeitsstruktur, als Panikstörung beispielsweise im Rahmen einer konflikthaften Situation oder auch im Rahmen von Zuspitzungen sich langsam entwickelnder und/oder lange Zeit unerkannter psychischer Erkrankungen, z. B. Depressionen oder Suchterkrankungen.

Therapeutische Maßnahmen können in diesem Zusammenhang selbst Auslöser dieser Krisen sein, was Chancen aber auch entsprechende Risiken mit sich bringt. Aber psychosomatische Notfallsituationen können auch im Rahmen akuter äußerer Auslöser bis hin zu schwerwiegenden traumatischen Situationen auftreten. Dies kann von sehr individuellen traumatischen Erfahrungen bis hin zu Traumatisierungen im Rahmen von Großschadensereignissen reichen. Im Falle der Entwicklung einer psychischen Problematik ist für alle diese Erfahrungen ein entsprechendes – auch psychotherapeutisches – Hilfsangebot zu fordern.

43.5 Psychotherapeutische Interventionen im akuten Notfall

D Maßnahmen des Screenings, der Krisenintervention und emotionalen Stabilisierung, der fachlichen Beratung und Unterstützung von Einsatzkräften und Einsatzführung und die Vermittlung von Betroffenen bzw. Patienten in weiterführende Versorgungsstrukturen durch Psychotherapeuten im akuten Notfall werden als notfallpsychotherapeutische Akutinterventionen bezeichnet.

Individuelle Notlagen, Großschadenslagen (GSL) mit einem Massenanfall von Verletzten bzw. notfallmäßig zu Versorgenden (MANV) oder der Katastrophenfall bestimmen mit den Strukturen der nichtpolizeilichen Gefahrenabwehr und im Speziellen der Psychosozialen Notfallversorgung (PSNV) die Rahmenbedingungen der psychotherapeutischen Hilfeleistung. Im Notfall tätige Psychotherapeuten werden als Notfallpsychotherapeuten (NFPT) bezeichnet. Ihre Fortbildung regelt die zuständige Landespsychotherapeutenkammer.

Rechtliche Grundlagen

In den letzten Jahren sind in verschiedenen Bundesländern Gesetzesnovellierungen oder Erlasse in Kraft getreten, die die Einbindung von Psychotherapeuten in die nichtpolizeiliche Gefahrenabwehr regeln und eine psychotherapeutische Akutversorgung sicherstellen sollen.

Die eingebundenen Psychotherapeuten werden, wie im Landes-Brand- und Katastrophenschutzgesetz Rheinland-Pfalz (LBKG), als „in ihrem Beruf tätige" Angehörige eines Gesundheitsberufs im Katastrophenfall eingesetzt. Daraus ergibt sich eine heilkundliche Tätigkeit, die im Gesetz über die Berufe des Psychologischen Psychotherapeuten und Kinder- und Jugendlichenpsychotherapeuten (Psychotherapeutengesetz, PsychThG) geregelt ist.

Notfallsituationen, Einsatzanlässe und Inanspruchnahme notfallpsychotherapeutischer Angebote

Der Grundstein für den Einsatz von Psychotherapeuten im akuten Notfall ist in den letzten Jahren nicht nur juristisch gelegt worden, sondern auch Kostenträger wie die Unfallkassen und Berufsgenossenschaften haben erkannt, dass Frühinterventionen hilfreich sein können und lange Ausfallzeiten am Arbeitsplatz vermeiden helfen. Deshalb werden über einen Sondervertrag, dem „Modellverfahren der Landesverbände der gewerblichen Berufsgenossenschaften" Frühinterventionen von Psychotherapeuten finanziert, wenn sie im Rahmen einer Behandlung einer psychischen Schädigung Anwendung finden und die Schädigung durch einen Arbeitsunfall oder Überfall am Arbeitsplatz entstanden ist. Über die Häufigkeit der Inanspruchnahme einer psychotherapeutischen (Begleit-)Behandlung liegen nur intern den Unfallkassen oder Berufsgenossenschaften Zahlen vor. Eine Behandlung nach dem „Modellverfahren" wird durch den Sachbearbeiter bei diesen Kostenträgern oder durch den Durchgangsarzt angeregt. Die Sachbearbeiter fungieren als Case-Manager und koordinieren die gesamten therapeutischen Maßnahmen.

Neben diesen frühzeitigen therapeutischen Interventionen und den individuellen Einsätzen außerhalb der Praxis, z. B. bei Lokführern nach Unfällen mit Schienenfahrzeugen oder bei überfallenen Mitarbeitern von Kreditinstituten, können Psychotherapeuten auch im Rahmen der nichtpolizeilichen Gefahrenabwehr und dem Katastrophenschutz eingesetzt werden (z. B. bei Großunfällen, Bränden, Amokläufen etc.). Da die Integration der Psychotherapeuten in den Katastrophenschutz und die nichtpolizeiliche Gefahrenabwehr noch am Anfang steht, sind die Einsatzzahlen bislang sehr gering. Psychotherapeuten werden eingesetzt, wenn Einsatzleiter oder der eingesetzte Krisenstab dies für notwendig erachten. In der Regel findet dies über die Psychosoziale Notfallversorgung statt. Es gibt aber auch gewerbliche Anbieter, die mit ihren Firmen oder Instituten im Anschluss an den akuten Notfall eine langfristige psychologisch-psychotherapeutische Versorgung aufbauen oder koordinieren. Beispielhaft sind hier die Opfer von Schulamokläufen zu nennen (z. B. Winnenden 2009), die über Monate hinweg von Psychologen und Psychotherapeuten betreut wurden. In der Regel sind die Zeitumfänge jedoch deutlich geringer und zunächst von der Dauer des Einsatzes abhängig (*Akutphase*: Stunden bis Tage). In einigen Fällen folgt eine Phase der Nachbetreuung, die ein bis wenige Gespräche beinhaltet und die Funktion der Reintegration in den Alltag oder auch die Funktion eines Screenings beinhaltet (*Übergangsphase*: Tage, Wochen bis max. 3 Monate). Danach erfolgt nach Indikation ggf. eine psychotherapeutische oder traumatherapeutische Behandlung (*Regelversorgung*; s. Kap. 51).

Einsatz- und Tätigkeitsfelder von Notfallpsychotherapeuten und die Vernetzung mit anderen Helfergruppen der PSNV

Art und Umfang des Notfalls sowie die Einbindung des Psychotherapeuten in die Versorgungsstrukturen der nichtpolizeilichen Gefahrenabwehr beeinflussen die Bewältigung des Notfalls und die Möglichkeit der Anwendung notfallpsychotherapeutischer Interventionsmaßnahmen. Dabei arbeiten Notfallpsychotherapeuten im Rahmen der Psychosozialen Notfallversorgung mit anderen Helfergruppen zusammen. Zu diesen Helfergruppen gehören:
- Notärzte (NÄ), Leitende Notärzte (LNA);
- Kriseninterventions- und Notfallnachsorgegruppen (KID und NNS);
- Betreuungseinheiten und Schnelleinsatzgruppen „Betreuung" (SEG-B);
- Notfallseelsorger (NFS);

- Notfallpsychologen (NFP);
- Einsatz- und Abschnittsleitungen (TEL = Technische Einsatzleitung).

Der Einsatz von Notfallpsychotherapeuten ergänzt die psychosoziale Betreuung von Notfallopfern, wie sie von den o.g. Helfergruppen ausgeübt wird. Notärzte haben im Einsatzgeschehen die medizinische Gesamtverantwortung und sind schwerpunktmäßig für den somatischen Notfall und die fachliche Gesamtkoordination und Leitung verantwortlich. Die organisatorische Koordination liegt bei der Einsatz(abschnitts)leitung. Sie bildet sich aus Helfern der Hilfsorganisationen, meist der Feuerwehr, die für diese spezielle Tätigkeit ausgebildet wurden. Die grundlegende Betreuung von Opfern und Helfern übernehmen Betreuungseinheiten. Diese sorgen z.B. für Unterkunft, Kleidung, Verpflegung oder Transportmöglichkeiten. Kriseninterventions- und Nachsorgegruppen bestehen aus – in der Regel – gut ausgebildeten Laienhelfern unterschiedlicher Profession. Sie leisten mit den Notfallseelsorgern, deren Tätigkeit unter Anwendung seelsorgerlicher Maßnahmen stattfindet, die psychosoziale Grundversorgung im Notfall. Diese letztgenannten Gruppen sind zahlenmäßig bislang weitaus besser aufgestellt als Notfallpsychologen oder Notfallpsychotherapeuten. Notfallpsychologen sehen ihr Tätigkeitsfeld in der Anwendung psychologischer Maßnahmen (z.B. Psychoedukation), Notfallpsychotherapeuten in der Anwendung psychotherapeutischer Grundfertigkeiten (Screening/klinischer Eindruck, Krisenintervention und Stabilisierung mittels Gespräch und [trauma-]therapeutischer Techniken). Nicht alle Gruppen sind bei allen Einsätzen immer tätig, aber wenn, dann ergänzen sie sich in der Regel vor dem Hintergrund der unterschiedlichen Fachlichkeit oder Personalstärke gut.

Der Einsatzort ist dabei meist in der Nähe des Schadensgebiets, zu dem die Psychotherapeuten eigenständig oder im Rahmen einer vorherigen Vernetzung und Zusammenarbeit mit den anderen Helfergruppen anreisen. Die interne Organisation, Strukturierung und Alarmierung der Gruppe der Notfallpsychotherapeuten sollte die Landespsychotherapeutenkammer oder der für den Bereich der psychotherapeutischen Akutversorgung Beauftragte übernehmen. Der Einsatz von Notfallpsychotherapeuten kann auf der Basis heilkundlichen und nicht-heilkundlichen Handelns stattfinden.

Heilkundliche psychotherapeutische Tätigkeit

Seit dem Inkrafttreten des Psychotherapeutengesetzes im Jahr 1999 ist Psychotherapie als heilkundliche Tätigkeit insofern definiert, dass darunter psychotherapeutische Verfahren fallen, die wissenschaftlich anerkannt sind und die der Feststellung, Heilung oder Linderung von Störungen mit Krankheitswert dienen. Nach Bengel u. Becker (2008) fallen damit nachfolgende Aufgaben und Tätigkeiten unter die Heilkunde:
- Erkennen versorgungsrelevanter Zielgruppen und die Abschätzung des psychologisch-psychotherapeutischen Bedarfs der (Weiter-)Versorgung;
- Interpretation von diagnostischen Screenings;
- differenzialdiagnostische Einschätzung psychischer Belastungen und Störungen;
- Anwenden Psycho(trauma)therapeutischer Frühinterventionen;
- Monitoring von Betroffenen (Beobachtung und Einschätzung des Verlaufs der Symptomatik).

Es handelt sich bei dieser Auflistung um unspezifische Interventionsmaßnahmen, die über das Maß der Psychischen Ersten Hilfe und der grundlegenden psychosozialen Akuthilfe hinausgehen.

Es wird deutlich, dass bereits am Einsatzort die Notwendigkeit gegeben sein kann, **Risikopersonen** mit einer möglichen Symptomatik oder psychischen Störung *zu identifizieren*. Das setzt ein umfassendes Störungswissen beim Notfallpsychotherapeuten voraus und die Fähigkeit mit einfachen Mitteln Auffälligkeiten zu erkennen. Der psychische Befund und der klinische Eindruck sind, gepaart mit Erfahrungswissen, wichtige diagnostische Elemente. Einfache Screeningverfahren können ergänzend hinzugenommen werden.

Die **Stabilisierung** und **Stärkung** der Notfallpatienten sind die Hauptziele einer psychotherapeutischen Intervention im Notfalleinsatz. Eine wichtige Voraussetzung ist das Feststellen von psychosozialen Notfall-Schlüsselsyndromen. So werden Bewusstseinsstörungen und Suchtmittelmissbrauch in enger Zusammenarbeit mit den ärztlichen Kollegen und ggf. unter Einsatz von Medikation zu behandeln sein. Zu aggressiven Patienten oder zu Konfliktsituationen mit Bedrohungs- und Gewaltcharakter sollte die Polizei hinzugerufen werden. Aufgabenfelder des Notfallpsychotherapeuten sind:
- Verlust des Realitätsbezugs;
- Verzweiflung;
- Suizidalität;
- Angst und Panik;
- getriggerte und erkannte chronisch-akute Störungsproblematik.

M **Zunächst sollte der Psychotherapeut in Absprache, z.B. mit Betreuungseinheiten, für einen ruhigen, abgeschiedenen Ort für das Interventionsgespräch sorgen und beachten, dass die Grundbedürfnisse des betroffenen Patienten befriedigt sind (Wärme, Essen und Trinken, Sauberkeit). So werden erste Ansätze für die Wiederherstellung von Sicherheit geschaffen und Stressoren und emotionaler Druck abgebaut.**

Eine frühe Intervention im Notfall sollte einfach, kurz und pragmatisch sein und angemessene realistische Erwartungen hervorrufen. Diese sollten über einen Interventionsauftrag geklärt werden. Der Notfallpsychotherapeut wird mit seinen Maßnahmen nur die ersten Schritte des Patienten in Richtung psychischer Gesundung begleiten. Die Komplexität der Problematik sollte für die Intervention im Notfalleinsatz auf wesentliche Kernthemen reduziert werden und auf eine möglicherweise eingeschränkte Lösbarkeit hingewiesen werden, wenngleich das weitere Vorgehen lösungsorientiert sein sollte. Zudem sollte der zeitliche Umfang der Maßnahmen festgelegt werden und auf die Rahmenbedingungen hingewiesen werden. Am Einsatzort sind oftmals noch andere Betroffene zu sichten und zu betreuen bzw. zu behandeln. Gespräche können ggf. im Zelt oder einer Sporthalle stattfinden und Unterbrechungen sind wahrscheinlich. Die Zusammenarbeit mit anderen Helfergruppen der Psychosozialen Notfallversorgung bietet aber die Möglichkeit, Aufgaben zu delegieren und das soziale Netz des Patienten zu aktivieren. Möglicherweise können die zu delegierenden Aufgaben auch an den Patienten (zurück-)gegeben werden, um seine eigene Handlungskompetenz in den Fokus zu rücken.

Ein weiterer Schritt ist das **psychoedukative Vorgehen**. Vorgefertigte Infoblätter (www.bbk.bund.de), die die akute Belastungssymptomatik erklären, können im Gespräch und darüber hinaus Hilfestellung bieten und das Verstehen der eigenen Symptomatik beim Patienten fördern. Ansonsten ist es wichtig, Stresssymptome zu erkennen, zu erklären und ihnen mittels geeigneter Entlastungsmaßnahmen zu begegnen. Hierzu kann das Herstellen angemessener Rahmenbedingungen gehören (Ruhe, Rückzugsmöglichkeit, Befriedigung physiologischer Grundbedürfnisse). Auch einfache Atemtechniken, Imaginationsübungen oder Techniken der Aufmerksamkeitsfokussierung (z. B. 5-4-3-2-1-Technik aus der Traumatherapie) können sinnvoll angewendet werden. Inwieweit diese Entlastungsmöglichkeiten zusammen mit dem Patienten erarbeitet werden, ist abhängig vom Patienten, der Belastungs- oder Störungssymptomatik und den Rahmenbedingungen.

Ein wichtiges Element im Rahmen der psychischen Stabilisierung ist eine weiterführende Handlungsplanung des Patienten. Über eine frühe psychotherapeutische Intervention kann der Betroffene hierin unterstützt werden. Dabei ist ein ressourcenorientiertes Vorgehen indiziert. Die weiteren Aktivitäten des Patienten sind so konkret und zielorientiert wie möglich zu beschreiben, um damit einen positiven Perspektivaufbau zu erzielen. Die Selbstheilungskräfte des Patienten können dadurch aktiviert und gestärkt werden.

> **M** Das Wiederherstellen der Handlungskompetenz und Sicherheit des betroffenen Patienten sind die wichtigsten Ziele der frühen Intervention im Notfall.

Über die Belastungen zu sprechen und die Eindrücke und Emotionen zu verbalisieren, ist in der Regel hilfreich, aber auch, mangels passender Worte, in einigen Fällen sehr schwierig. Dann kann es ausreichen, nur da zu sein, den Kontakt zum Betroffenen zu halten und ihm bei Bedarf zuzuhören.

Des Weiteren sollte der Psychotherapeut Kenntnisse über die nachfolgenden Versorgungsstrukturen haben, weil in vielen Fällen nach der Erstintervention eine Weitervermittlung ins psychosoziale Versorgungsnetz notwendig sein wird.

In bestimmten Fällen ist ein besonderes Vorgehen angebracht. Bei Selbst- und/oder Fremdgefährdung ist zu erkunden, inwieweit trotz des Gesprächsangebots und dem oben beschriebenen Vorgehen der Entlastung, dem Wiedererlangen der Handlungskompetenz und der konkreten lösungsorientierten Handlungsplanung, der Patient von seinem Vorhaben nicht ablässt. Dann ist in Kooperation mit ärztlichen Kollegen und der Polizei eine Einweisung anzuraten, die die Optionen beinhaltet, den Patienten und/oder andere zu schützen und den weiteren Entwicklungsverlauf der Problematik zu beobachten.

Im Falle des Auftretens einer dissoziativen Symptomatik sollte mit dem Patienten unter Anleitung des Psychotherapeuten und mittels einfacher Distanzierungstechniken (z. B. benennen lassen bestimmter Dinge im Raum) ein Realitätsbezug hergestellt werden. Dabei ist der Sicherheitsaspekt zu betonen, wenn die persönliche Sicherheit des Betroffenen auch wirklich gegeben ist! Medikamentöse Maßnahmen können unterstützend durch Ärzte angesetzt werden, wobei in den AWMF-Leitlinien zur Behandlung von akuten Folgen psychischer Traumatisierung der Einsatz von Benzodiazepinen unter Vorsicht und nur bei spezifischer Indikationsstellung angeraten wird (bei akuter Suizidalität).

Kinder bedürfen eines eigenen notfallmäßigen Vorgehens. Diese Interventionsmaßnahmen müssen sich am Alter bzw. der Reife des Kindes orientieren. Hierbei ist es wichtig, Bezugspersonen zu finden und zu aktivieren, damit diese sobald wie möglich persönlichen Kontakt zum Kind aufnehmen. Bis dahin sind körperliche und emotionale Zuwendungen obligatorisch. Zudem können Ablenkung (z. B. mit dem Kind spielen) oder ein Kuscheltier entlastend wirken.

Im Falle eines individuellen panischen Verhaltens oder im Rahmen einer Panikprävention ist eine rasche Intervention notwendig. Der Psychotherapeut hat dabei einfach, klar und deutlich vorzugehen. Die Aufmerksamkeit des betroffenen Patienten oder der panikgefährdeten Gruppe sollte auf den Notfallpsychotherapeuten oder seine Erklärung über das weitere Vorgehen gelenkt sein. Dabei ist ein direktives Vorgehen erforderlich, welches Handlungsanweisungen beinhaltet. Über einfache Entspannungsmethoden (z. B. Atemtechnik des konzentriert langsamen Atmens) kann ggf. ein Beruhigungseffekt erzielt werden.

In den AWMF-Leitlinien werden als spezifische Interventionsstrategien der weiteren Frühintervention nachfolgende Methoden genannt:

- kognitive Verhaltenstherapie (Evidenzbewertung: E I);
- EMDR (Evidenzbewertung: E III);
- psychodynamische Methoden, z. B. Psychodynamisch Imaginative Traumatherapie (PITT), Mehrdimensionale Psychodynamische Traumatherapie (MPTT) (Evidenzbewertung: E III);
- hypnotherapeutisch-imaginative Techniken (Evidenzbewertung: EIII);
- Pharmakotherapie im posttraumatischen Akutzeitraum (bei Unruhezuständen und Schlafstörungen – sedierende Antidepressiva und bei psychotischen Dekompensationen – Antipsychotika) (Evidenzbewertung: E II-III).

Der Einsatz dieser Methoden wird auf den Zeitraum von Tagen bis Wochen nach dem Notfallereignis beschränkt sein und nur bedingt am Einsatzort praktiziert werden. Voraussetzung für die Anwendung dieser Methoden wird leitliniengemäß eine umfangreichere Diagnostik sein und die sichere Feststellung einer Störungsdiagnose.

Nicht-heilkundliche Tätigkeiten von Notfallpsychotherapeuten

Psychotherapeuten können im Rahmen der psychosozialen Notfallversorgung aber auch Aufgaben wahrnehmen, die nicht unter die Heilkunde fallen. Hierzu gehören Schulungen und Fortbildungen für andere Helfergruppen in der Psychosozialen Notfallversorgung.

Die Einsatzkräftenachsorge stellt für Psychotherapeuten ebenfalls ein Aufgabenfeld dar. Führungskräfte innerhalb der Feuerwehren und Hilfsorganisationen sind in den letzten Jahren für die Thematik der Stressbelastung bei Einsatzkräften sensibilisiert worden und sollten ihren Mitarbeitern fachlich geleitete Nachsorgeangebote unterbreiten. Entlastende Gruppengespräche werden von vielen Einsatzkräften insbesondere nach schwierigen Einsätzen als hilfreich wahrgenommen und erfüllen zudem den Zweck der persönlichen Wertschätzung des Helfers und der Wahrnehmung von Führungsverantwortung durch die Führungskraft.

Leitungs- und Führungsaufgaben von Notfallpsychotherapeuten

Psychotherapeuten können, unter der Voraussetzung, dass sie selbst Struktur- und Netzwerkwissen bzw. Feldkompetenz haben, auch in beratender Funktion oder in Leitungsfunktion eingesetzt werden. So ist es möglich, die Aufgabe als Fachberater in einem Einsatzstab wahrzunehmen, wenn die Einsatzleitung entscheidungsrelevante Informationen über Versorgungs- und Vermittlungsstrukturen für den psychosozialen Bereich benötigt. Eine fachliche Leitung ist auch dann erforderlich, wenn Bedarfsanalysen für die psychologisch-psychotherapeutische Versorgung Betroffener bzw. Entscheidungs- und Handlungsnotwendigkeiten im heilkundlich-notfallpsychotherapeutischen Bereich anstehen.

Das Führen einer Gruppe wird dann relevant sein, wenn mehrere Psychotherapeuten (>3) im Notfall zum Einsatz kommen und eine Verbindung zur Einsatz- oder Abschnittsleitung gehalten werden muss. Für diese Tätigkeit der strukturierten Einbindung von Notfallpsychotherapeuten in die nichtpolizeiliche Gefahrenabwehr sind spezielle Qualifikationen notwendig, wie sie die Hilfsorganisationen oder Feuerwehr- und Katastrophenschutzschulen vermitteln.

Die psychotherapeutische Intervention im Notfall stellt für die meisten Psychotherapeuten ein unbekanntes Arbeitsfeld und in Bezug auf die Arbeitsweise ein teils ungewohntes Vorgehen dar. Die Praxis oder den gewohnten Arbeitsplatz zu verlassen ist nicht typisch. Psychotherapeuten arbeiten in der Regel in einer Komm-Struktur und sind selten aufsuchend tätig. Sich in eine bestehende Organisationsstruktur zu integrieren, die streng hierarchisch ist, wie es der Katastrophenschutz und die nichtpolizeiliche Gefahrenabwehr sind, fällt den Therapeuten oftmals schwer. Schnell und zielgerichtet zu entscheiden und zu handeln ist für einige Psychotherapeuten deshalb nicht leicht, weil viele Aspekte und Eventualitäten nicht beachtet werden können. Dadurch verschlechtert sich die Erfolgsaussicht auf einen zufriedenstellenden Ausgang der Handlung bzw. Intervention. Mit festgelegten Algorithmen versucht man, im Katastrophenfall die Erfolgschancen der Handlung oder Maßname zu erhöhen. Therapeuten versuchen dies auch, aber durch vernetztes komplexes Herangehen an eine Problemlösung. Hierfür fehlen im Einsatzfall oftmals die Informationen und die Zeit. Es kann nicht mehr abgewogen oder diskutiert werden. Die Kommunikation ist bei der Interaktion der Helfer auf das Wesentliche reduziert. Deshalb sind den einsatzspezifischen Begriffen in diesem Artikel zur Verdeutlichung auch die zugehörigen Abkürzungen beigefügt worden, die im Notfall Anwendung finden.

M **Notfallpsychotherapie ist dann effektiv, wenn sie den natürlichen Bewältigungsprozess eines Betroffenen oder Patienten unterstützt, mit dem Notfall oder belastenden Ereignis fertig zu werden. Es ist jedoch nicht einfach, die passende Interventionsform für den jeweiligen Patienten zu finden, der wiederum individuell auf die erfahrene Belastung reagiert. Ein teils standardisiertes Vorgehen der Krisenintervensionsdienste stößt da manchmal an seine Grenzen. Deshalb macht die Notfallpsychotherapie Sinn. Sie kann aufgrund der fachspezifischen Kenntnisse aus der Psychotherapie, dem Hintergrundwissen psychodynamischer und störungsspezifischer Vorgänge ergänzende Unterstützung zu den Maßnahmen der anderen Helfer der Psychosozialen Notfallversorgung liefern. Notfallpsychotherapeutische Maßnahmen können immer nur Angebote an Betroffene sein. Ein Zwang oder eine Verpflichtung, diese Angebote wahrnehmen zu müssen, darf nie bestehen. Sonst könnte der Vorwurf zutreffen, dass durch notfallpsychotherapeutische Maßnahmen Menschen (re)traumatisiert werden. Ein adäquater Verarbeitungsprozess würde dadurch nicht nur verhindert, sondern sogar negativ beeinflusst.**

Betroffene Menschen im Einsatz zu begleiten, sie zu stabilisieren, mit ihnen zeitnahe Perspektiven aufzubauen oder sie wieder sozial zu vernetzen, macht Sinn und wird in der Regel dankbar angenommen. Des Weiteren unterstützen Screeningmaßnahmen, Verlaufsbeobachtung und ggf. Vermittlungstätigkeit in die therapeutischen Versorgungsstrukturen den Betroffenen bei seinem Ziel, zu genesen und in den Alltag zurück zu kehren. Wenn notfallpsychotherapeutisches Handeln im Einsatz und in der Zeit danach dazu beiträgt und fachliche Kenntnisse und Erfahrung aus dem therapeutischen Alltag hierbei Anwendung finden, ist die Integration von Psychotherapeuten in die Strukturen der Psychosozialen Notfallversorgung zu befürworten und voranzutreiben. Notfallpsychotherapeutisches Handeln ist – trotz aller Unwägbarkeiten eines Einsatzes in der Katastrophe – oftmals von schnellem sichtbarem Erfolg begleitet und dadurch auch befriedigend für den Notfallpsychotherapeuten.

Die Beschäftigung mit dem Thema Notfälle und Psychotherapie macht deutlich, dass sich bei den entsprechenden Ereignissen eine große Bandbreite findet von Großschadensereignissen bis hin zu u. U. erst im Rahmen der Therapie aufgetretenen oder durch sie gar ausgelösten psychischen Notfällen. Und sie ist auch verknüpft mit der Frage, welche Interventionen zu welchem Zeitpunkt, wenn überhaupt, erforderlich sind. Wo sie hilfreich sind oder an welchen Stellen sie gar schaden könnten. Welche Rolle kommt hier dem Psychotherapeuten zu, der es in der Regel gewohnt ist, im Rahmen geplanter Termine in geschützter Gesprächsatmosphäre mit ausreichend Zeit zu arbeiten, Einerseits gibt es auch zunehmend evaluierte, sehr wirksame Behandlungsmöglichkeiten, andererseits ist der Psychotherapeut gefordert, sich vor „blindem Aktionismus" angesichts der Akutizität der Situation und des nicht seltenen deutlichen Außendruckes (etwa durch Medienberichterstattung, Behördeninteressen etc.) zu schützen. Die Anforderungen an Psychotherapie dürfen auch im Kontext von Notfällen nicht außer Acht gelassen werden, auch wenn sich das Vorgehen in vielen Fällen an den Umständen zu orientieren hat und nicht selten pragmatisch sein muss. Wichtig ist es aber auch, dafür Sorge zu tragen, dass gerade dort wo weiterreichende Behandlungsangebote erforderlich sind, diese dem Patienten auch über die Notfallsituation hinaus angeboten oder vermittelt werden. Oder zumindest eine Aufklärung über entsprechende Wege erfolgt. Dies kann erforderlich u. a. aufgrund der Notallsituation selbst und ihrer direkten Folgen sein, dadurch, dass durch die Situation weiterreichende Problemfelder angestoßen wurden oder auch dadurch, dass die Notfallsituation des Betroffenen, die bereits im Vorfeld eine psychische Problematik aufwiesen, womöglich erstmalig ermöglichte, sich dem Helfersystem zuzuwenden.

44 Psychotherapie mit Kindern und Jugendlichen

M. Brünger, K. Rudolf

> Psychotherapie im Kindes- und Jugendalter berücksichtigt alle Prozesse der körperlichen, geistigen und seelischen Reifung und Entwicklung von jungen Menschen. Gleichzeitig sind durch die Minderjährigkeit und die Einbindung in ein familiäres Umfeld typische Aspekte des sozialen Umfeldes zu beachten: hier liegen Ressourcen aber auch erschwerende Besonderheiten der Lebenswelt junger Menschen. Als Herausforderung des Alltags ist der schulische Bereich bei allen psychotherapeutischen Interventionen stets zu reflektieren: Schulische Leistungsfähigkeit und soziale Kompetenz in der Peergroup sind hierbei gleichermaßen wichtig.
>
> Die therapeutische Arbeit mit Kindern, Jugendlichen und ihren Familien erfordert Kenntnisse in der altersspezifischen Diagnostik und fundiertes Wissen über die spezifischen therapeutischen Wege. Ressourcen der Familie, der Schule und der Jugendhilfe tragen häufig zum Erfolg einer Psychotherapie bei – oder werden schmerzlich vermisst, sodass ein Transfer in den Alltag nur unzureichend gelingt. Diese Besonderheiten der therapeutischen Arbeit mit Kindern und Jugendlichen und stets weiteren Beteiligten macht Psychotherapie in diesem Altersbereich facettenreich, aber auch aufwändiger. Fallvignetten sollen die Komplexität und die Besonderheiten von Psychotherapie im Kindes- und Jugendalter illustrieren.

44.1 Epidemiologie

In Deutschland leiden 4–6 % aller Kinder und Jugendlichen unter dringend behandlungsbedürftigen seelischen Beeinträchtigungen und Erkrankungen. So lautet das Ergebnis einer bundesweiten Erhebung aus dem Jahr 2002 (Bundesarbeitsgemeinschaft der Leitenden Klinikärzte für Kinder- und Jugendpsychiatrie und -psychotherapie). Bei weiteren 1–1,5 Mio. jungen Menschen liegen so erhebliche Störungen der sozialen und emotionalen Entwicklung vor, dass mindestens eine fachliche Abklärung durch den Kinder- und Jugendpsychiater vor dem 18. Lebensjahr geboten ist.

Etwa 20 % der Bevölkerung in Deutschland sind minderjährig, dies sind ca. 16 Mio. Kinder und Jugendliche. Im Rahmen des demografischen Wandels geht ihr Anteil an der Bevölkerung jedoch weiter zurück: Bereits heute leben in Deutschland mehr 65-jährige oder ältere Menschen als 15-jährige und jüngere (Statistisches Bundesamt 2010).

Laut der 2010 veröffentlichten Shell-Studie handelt es sich auf den ersten Blick um eine überwiegend zufriedene und optimistische Generation, die da heranwächst. Doch die genauere Analyse zeigt dies nicht für Kinder und Jugendliche aus bildungsfernen und sozial schwachen Schichten. Zudem sind diese Jugendlichen mit schwachem sozialem Hintergrund häufiger von Übergewicht, Fehlernährung und Bewegungsmangel betroffen – drei Faktoren, von denen hinlänglich bekannt ist, dass sie psychischen Problemen Vorschub leisten. Häufig geht es um Familien in materieller Not, mit Migrationshintergrund und niedrigen Bildungsabschlüssen. So hat der Verein „Armut und Gesundheit e.V." in sein Obdachlosen-Projekt, welches sich an Kinder in sozial schwachen Familien wendet, folgende Punkte aufgenommen: Ernährung, Bewegung, Gesundheitsinformation, Gesundheitserziehung, Impfungen, Umwelt und Entspannung (Trabert et al. 2006).

Erschwerend kommt zu dieser Bestandsaufnahme hinzu, dass gerade sozial schwächere Jugendliche bei Problemen den Rückzug antreten. Es sind eher die Jugendlichen aus Schichten mit höherem sozialen Status, die sich mit einem Freund beraten und nicht in die soziale Isolation gehen.

> **M** Der *Weg zum Psychotherapeuten* ist für Kinder und Jugendliche meist *fremdbestimmt*. In der praktischen Erfahrung sind es gelegentlich Mädchen mit Essstörung, die erkannt haben: „Ich bin krank und brauche professionelle Hilfe". Sofern nicht die Eltern selbst eine Vorstellung vereinbaren, sind es gerade bei expansiven Störungen die Schulen, die auf eine Abklärung drängen.

Die Lebensbedingungen von Jugendlichen sind in den vergangenen Jahren verstärkt sozialwissenschaftlich untersucht worden (Shell-Studie 2010, KiGGS-Studie 2007, Bella-Studie [wird fortgesetzt]). Immer ging es um die Erkundung der Lebenswelten von Jugendlichen, um die Bedingungen ihres Aufwachsens und ihre seelische Gesundheit.

Gleichzeitig wurden bereits bekannte **Problemgruppen** intensiver beforscht: die Kinder psychisch kranker Eltern, die gegenüber anderen Jugendlichen ein erheblich erhöhtes Risiko einer psychischen Erkrankung haben. Da es im Bereich der Jugendhilfe seit 2008 zu vermehrten Aktivitäten im Bereich des Kindeswohl bzw. der Abwehr von Kindeswohlgefährdung kam, konnten hier Gesetzesinitiativen und praktisches Vorgehen rasch in Gang kommen: Flächendeckend wurden auf kommunaler Ebene Netzwerke gegründet, in denen von der Hebamme bis zum Facharzt viele Experten zukünftig unter der Federführung des örtlichen Jugendamtes Hilfen vor Ort organisieren.

Dieses Vorgehen passt zum „Setting-Ansatz" gemäß der Ottawa-Charta der Weltgesundheitsorganisation (1986):

Für die oben beschriebenen Risikogruppen wird eine Anwaltschaft für Gesundheit benötigt, sie müssen früh befähigt werden, selbst für ihr Wohlergehen zu sorgen. Für diese Ziele müssen sich alle Akteure innerhalb und außerhalb des Gesundheitswesens zusammenschließen.

Dieser Ansatz, der ganz bewusst auch Akteure außerhalb des Gesundheitssystems einschließt, ist gerade für Kinder und Jugendliche mit seelischer Erkrankung, psychischer Störung und/oder Verhaltensauffälligkeiten notwendig. Für den Kinder- und Jugendpsychotherapeuten oder -psychiater ist der Kontakt zur Kindertagesstätte, zum Jugendamt, zur Schule bei vielen Behandlungen unverzichtbar. Das Wissen um die psychosozialen Bedingungen des Aufwachsens von Kindern und Jugendlichen ermöglicht es, die eher individuell und im Familienkontext ansetzenden Aspekte der Entwicklungspsychologie hinsichtlich ihrer Wertigkeit einzuschätzen.

44.2 Entwicklungspsychologie

Psychotherapeutisches Arbeiten mit Kindern und Jugendlichen basiert auf entwicklungspsychologischen Kenntnissen. Das Wissen um Entwicklungen der Kognitionen und Intelligenz, Emotionen, Bindung und Selbst, Sprach- und Symbolgebrauch, Motorik, Moral und Sozialverhalten ist elementar nutzbar zum Verständnis psychotherapeutischer Dynamiken, diagnostischer und therapeutischer Interventionen sowie Verläufen von psychischen Störungen.

Die moderne Entwicklungspsychologie wurde zweifelsohne von den psychoanalytischen Entwicklungstheorien Freuds, Kleins, Mahlers, den Theorien Piagets und Eriksons, Arbeiten von Spitz, Kohut, Winnicott, Stern u.a. maßgeblich beeinflusst, fand jedoch durch die Säuglings- und Bindungsforschung z.T. Widerlegungen , z.T. Bestätigung. Die Theorien blieben teils uneinheitlich oder wurden nicht weiterentwickelt.

Kindesentwicklung

Grundlegend für das heutige Verständnis der Kindesentwicklung „von der infantilen Abgängigkeit zum erwachsenen Liebesleben" (Seiffge-Krenke 2004) sind die Erkenntnisse, dass Entwicklung im Dualismus Anlage und Umwelt, zyklisch und diskontinuierlich, individuell different, im Kontext soziokultureller Gegebenheiten und der Herausforderung des Bewältigens altersspezifischer Entwicklungsaufgaben stattfindet. Neurobiologische Grundlagen der Gehirnentwicklung, u.a. der Erkenntnisse der embryologischen Anatomie und frühen Fähigkeiten des Wahrnehmens, Lernens und Gedächtnis, der Mechanismen der Hirnreifung und ihrer sensiblen Phasen sowie des Umwelt-, insbesondere Beziehungseinfluss (Plastizität), finden Eintritt in das psychotherapeutische Arbeiten. Entwicklung wird heutzutage in der Lebensspannen-Perspektive verstanden. Das Subjekt wirkt als aktiver Gestalter seiner Entwicklung mit wechselseitiger Einflussnahme in den Eltern-Kind-Interaktionen und mit enormem Einfluss auf den jeweiligen Entwicklungskontext. Entwicklung bedeutet nicht zwangsläufig Progression und Erfolg.

Pränatale Forschungsergebnisse belegen die Wahrnehmungsqualitäten des Sehens, Hörens, Geruch, Geschmack und die ausgeprägten motorischen und taktilen Aktivitäten des Fetus. Habituationsversuche konnten nachweisen, dass bereits ab der 32. Schwangerschaftswoche Lern- und Gedächtnisleistungen vollbracht werden können. Das zwanghaft-adaptative Prinzip der Gehirnentwicklung an die Umweltanforderungen beginnt bereits ab der 3. Woche nach der Befruchtung, und schreitet mit den Prinzipien der Neuro- und Synaptogenese rasant voran (500000 Neurone/min). In den ersten Lebensjahren finden die elementarsten Veränderungen der Hirnentwicklung statt. Prozesse des Synapsensterbens bei Nichtaktivierung sind bekannt, ebenso wie die Fähigkeit des Gehirns, sich durch Erfahrung beeinflussen zu lassen (Plastizität). Sensible Phasen, wie z.B. das erste Lebensjahr und die Adoleszenz, in denen grundlegende Strukturierungsprozesse der Verminderung der Neuronendichte, Myelinisierung u.a stattfinden, stellen Phasen erhöhter Irritabilität dar. Der Säugling verfügt ab der Geburt über ein breites Repertoire an Kompetenzen, wie Größen- und Formkonstanz, Detail-Wahrnehmung, Tiefen- und Bewegungswahrnehmung. Ab dem 3. Lebensmonat finden sich Nachweise schnelleren Lernens mit signifikanten Zusammenhängen zur weiteren kognitiven Entwicklung (u.a. Rudolf 1993). Die Fähigkeit des Säuglings das menschliche Gesicht, insbesondere das der Mutter, in seiner Aufmerksamkeit zu bevorzugen, das Antwortlächeln und das Fremdeln belegen die Differenzierungsfähigkeit in Subjekt und Objekte, das innere Bild der Mutter und die aktive Rolle im Beziehungsgeschehen.

Bindung

Interaktionsbeobachtungen zwischen Müttern und Säuglingen markieren die aktiv-reaktiv gestaltenden Elemente bezüglich Abstimmung, Wechselseitigkeit, Bezogenheit und Angemessenheit des Säuglings. Angeborene Temperamentsfaktoren bestimmen Affekterleben und -ausdruck. Im Wechselspiel mit Umfeldvariablen sind diese auf dem Weg der Persönlichkeitsentwicklung modifizierbar.

Winnicott (1965) betont die zentrale Bedeutung der Mutter-Kind-Beziehung für den Säugling. Die innere Bereitschaft ganz für das Kind da zu sein, seine Bedürfnisse zu erkennen, feinfühlig und angemessen auf diese zu reagieren und einzugehen, kindliche Signale richtig zu deuten („Good-enough-mothering", „Primäre Mütterlichkeit") und in wechselseitiger Bezogenheit zu interagieren, fördert die Ich-Entwicklung und die Integration von Ich und Es.

> **D** Bowlby beschreibt Bindung als universelles, menschliches Bedürfnis, enge affektive Bindungen einzugehen.

Er geht von einer angeborenen Bindungsneigung aus, die dazu dienen soll, ein andauerndes Band zu bestimmten Personen zu knüpfen, die nicht auswechselbar sind und die das Subjekt in Selbstregulationskräfte überfordernden Situationen unterstützen. Die unmittelbare Bezugsperson, in der Regel die Mutter, ist gefordert, Interaktionen mit dem Kind zwischen sicherem Hafen („secure base") und Explorationsbestreben des Kindes auszubalancieren. Durch sichere Bindungsrepräsentationen können innere Arbeitsmodelle i.S. kognitiver Schemata ausgebildet werden. Diese Schemata bestimmen als Prototyp alle späteren sozialen Beziehungen. Die Emotionsregulierung, d.h. das Erlernen mit heftigen Affekten der Angst, der Wut etc. umzugehen, hängt von der Bindungsqualität ab. Sicher gebundene Kinder erleben ihre Bezugspersonen unterstützend und hilfreich.

Mentalisierungsprozesse (Fonagy 1997, Baron-Cohen 1995) setzen ebenso Bindungssicherheit voraus. Das Kind erlernt über das Erforschen mütterlichen emotionalen Empfindens sowohl ein Bild der eigenen inneren Verfassung wie auch eine Vorstellung des Inneren des Gegenübers und kann hierüber reflektieren („Theory of mind"). Die Entdeckung der Spiegelneurone (Rizzolati 1991) als assoziierte Zellkomplexe im Kortex (Prämotorische Rinde, Inferiore Parietalregion, Sehrinde) löste weitere Forschungen aus. Nach Bauer (2005) nutzt der Säugling die ererbte Grundausstattung von Spiegelneuronen, um mit der Mutter intuitiv Signale auszutauschen und Kontakt zu regulieren. Weitere Eigenschaften sind: Intuition, Empathie, Mitgefühl, Kommunikation, Lernen und Sympathie.

In der Forschung mit Kindern psychisch kranker Eltern kristallisiert sich heraus, dass z.B. Kinder depressiver Mütter mit sehr passivem, wenig beachtendem und wenig emotionalem Interaktionsstil Probleme haben, eine altersentsprechende Emotionsregulation und soziale Kompetenz auszubilden (Davies u. Windle 1997, Weinfield et al. 2000).

Triangulierung

Moderne entwicklungspsychologische Modelle belegen die angeborene Fähigkeit des Säuglings, zu zwei Bezugspersonen eine Beziehung aufzubauen. Die Art und Weise, wie Väter ihre Beziehung zum Kind aufbauen und gestalten, stellt einen wichtigen Beitrag in der Entwicklungsgeschichte des Kindes dar und ist als Ressource auch in der therapeutischen Beziehung nutzbar zu machen. Zwischen frühen Triangulierungsprozessen und der späteren Entwicklung der kindlichen Innenwelt im Vorschulalter sind Zusammenhänge beobachtbar (Klitzing 2002).

Triangulierung als ständige Entwicklungsaufgabe aller Beteiligten einer Familie impliziert die sich verändernden Rollen, Grenzen, Regeln, Schutzbedürfnisse, Verantwortlichkeiten etc. im Entwicklungsverlauf einer Familie. Die Eltern sind immer wieder gefordert, angemessen zu fördern, zu begrenzen, zu erkennen, zu akzeptieren, auszuhandeln und Nähe und Distanz auszubalancieren. Die sich verändernde Paarbeziehung bei der Ankunft des ersten Kindes und ggf. weiterer Kinder, in der Latenzzeit, der Adoleszenz und nach dem Verlassen des Elternhauses durch die Kinder muss permanent in ihrer Beziehungsqualität und Kommunikation ausbalanciert werden. Herausfordernde Kinder, z.B. mit schwierigem Temperament, Regulationsstörungen, Kinder mit chronischen Erkrankungen, mit Beeinträchtigungen (Intelligenzminderung, Körperbehinderung) stellen eine besondere Belastung und Prüfung für die Eltern dar. Innere Wunschbilder des Kindes, eigene Vorstellungen eines Familienlebens, Aktualisierungen intrapsychischer Konflikte (z.B. nicht gelungene Ablösung und Individuation vom Elternhaus) bergen psychodynamisch ebenso Konfliktpotenzial wie auch die veränderten Alltagsaufgaben und Stressoren (Haushaltsführung, Organisation, Koordinationen in Hilfssystemen).

Entwicklungsaufgaben

Die Konzeption von Entwicklungsaufgaben geht vor allem auf Havighurst (1948) zurück. Entwicklung als Aufgabe kann auf alle Bereiche angewandt werden (Streek-Fischer 2004).

Havighurst definiert eine Entwicklungsaufgabe („developmental task") als Aufgabe, die in oder zumindest ungefähr zu einem bestimmten Lebensabschnitt des Individuums entsteht, deren erfolgreiche Bewältigung zu dessen Glück und Erfolg bei späteren Aufgaben führt, während ein Misslingen zu Unglücklichsein, Missbilligung durch die Gesellschaft und zu Schwierigkeiten mit späteren Aufgaben führt.

- Im Säuglingsalter und in der frühen Kindheit stehen Aufgaben der Entwicklung und Bewältigung frühkindlicher Meilensteine, wie z.B. Laufen, Sprechen, Ausscheidungskontrolle, im Mittelpunkt.
- Im Vorschul- und Schulalter sind Aufgaben der Sozialisation, des Erwerbs der Kulturtechniken (Lesen, Schreiben, Rechnen) zu bewältigen.
- In der Adoleszenz gilt es neue und reife Beziehungen zu Gleichaltrigen beiderlei Geschlechts aufzubauen, seine Rolle und Identität zu finden (Körper, Selbst, Sexualität, soziale Rolle), einen Schulabschluss zu erreichen und die berufliche Perspektive zu entwickeln, sich vom Elternhaus zu lösen und eine Eigenständigkeit und Unabhängigkeit zu erreichen.

Der Entwicklungsdruck und der Modus der Bewältigung dieser Aufgaben wird von mehreren Faktoren bestimmt:
- körperliche Reifung;
- kulturelle Gegebenheiten;
- gesellschaftliche Veränderunge;
- individuelle Wünsche und Werte.

Der Entwicklungsverlauf ist am wenigsten problembehaftet, wenn die Jugendlichen sowohl mit Gleichaltrigen als auch mit den Eltern in guten Beziehungen leben und für Werte beider Seiten zugänglich sind (Palmonari et al. 1991, Noom et al. 1999). Eltern und andere wichtige Bezugspersonen können als Entwicklungsbegleiter fungieren.

44.3 Biopsychosoziales Modell

Das von Engel konzipierte biopsychosoziale Modell mag gerade in einem Zitat des Psychosomatikers Egger, welches noch sehr somatisch ausgerichtet ist, verdeutlichen, dass
- es nicht nur um den Dualismus Körper und Seele geht,
- es nicht nur um Verursachung von Krankheit geht und
- die Autonomie und die Fähigkeit zur Autoregulation eine ganz wesentliche Rolle spielen.

D *Im biopsychosozialen Modell bedeutet Gesundheit die ausreichende Kompetenz des Systems „Mensch", beliebige Störungen auf beliebigen Systemebenen autoregulativ zu bewältigen. Nicht das Fehlen von pathogenen Keimen (Viren, Bakterien etc.) oder das Nichtvorhandensein von Störungen/Auffälligkeiten auf der psychosozialen Ebene bedeuten demnach Gesundheit, sondern die Fähigkeit, diese pathogenen Faktoren ausreichend wirksam zu kontrollieren.*

D *Krankheit stellt sich dann ein, wenn der Organismus die autoregulative Kompetenz zur Bewältigung von auftretenden Störungen auf beliebigen Ebenen des Systems „Mensch" nicht ausreichend zur Verfügung stellen kann und relevante Regelkreise für die Funktionstüchtigkeit des Individuums überfordert sind bzw. ausfallen. Wegen der parallelen Verschaltung der Systemebenen ist es nicht so bedeutsam, auf welcher Ebene oder an welchem Ort eine Störung generiert oder augenscheinlich wird, sondern welchen Schaden diese auf der jeweiligen Systemebene, aber auch auf den unter- oder übergeordneten Systemen zu bewirken imstande ist (Egger 2005).*

Übertragen wir das Gesagte in den Kontext psychisch auffälliger Jugendlicher, die auf Ablösung bedacht sind und eine durch die Eltern, durch Schule oder Jugendamt fremdbestimmte Vorstellung beim Therapeuten möglicherweise als beeinträchtigender finden als das, was für die Eltern Anlass zur Vorstellung gibt.

Zum einen haben wir ein Modell, welches den Grundgedanken der Anlage-Umwelt-Diskussion hilfreich erweitert, zum anderen lässt sich aus diesem Grundmodell ableiten, dass es die Aufgabe des Therapeuten sein muss, ein Höchstmaß an Fähigkeit zur Autoregulation durch seine therapeutischen Interventionen zu „erzeugen". Die aktive Partizipation des Jugendlichen und das frühe Erlebnis der Selbstwirksamkeit sind geeignet, ein therapeutisches Bündnis zu ermöglichen.

44.4 Historie

Psychische Störungen des Kindes- und Jugendalters sind ebenso wie die des Erwachsenenalters eng verknüpft mit der Kulturgeschichte der Menschheit. Die vorherrschenden gesellschaftlichen Rahmenbedingungen und Stand des Wissens prägen seit jeher das Menschenbild und die Modellvorstellungen von Krankheit, ihrer Entstehungen und Verläufe.

Historische Quellen und Funde belegen die Existenz psychiatrischer Erkrankungen bis in die Jungsteinzeit. Erste klassifikatorische Werke reichen bis 2000 v.Chr. zurück (z.B. Veden, Upanishaden), Kinder sind nicht berücksichtigt. Nach Aristoteles (384–322 v.Chr.) sollen schwangere Frauen „ihr Gemüt frei von Sorge halten, denn das werdende Kind nimmt vieles von der Mutter an, wie die Pflanze von dem Erdreich, in dem sie wurzelt." Kindstötungen und -aussetzungen von schwächlichen oder missgebildeten Neugeborenen waren in Athen, Sparta und Babylonien legitimiert.

Krankheitsmodellvorstellungen des Dämonenglaubens, der Besessenheit durch den Teufel, der Versündigung wechselten in der Menschheitsgeschichte mit somatischen Modellvorstellungen und konsekutiv die Umgangs- und Behandlungsformen mit psychisch kranken Menschen. Ab Anfang des 19. Jahrhunderts mehren sich mit der Konstituierung der Psychiatrie als eigenständiges Fachgebiet Fallberichte über psychisch kranke Kinder und Jugendliche, eingebettet in ein zunehmendes Forschungsinteresse, naturwissenschaftlichen Betrachtungsweise und Bemühen klassifikatorischer Präzisierung und Vereinheitlichung (Nissen 2005). Griesingers Postulat, „psychische Krankheiten sind Krankheiten des Gehirns", verkürzte missverständlich seine Grundüberzeugung, dass neben biologischen gleichrangig psychische und soziale Ursachen für die Entstehung psychischer Krankheiten verantwortlich sind (1845). Griesinger gilt als Gründungsvater der „Entwicklungspsychiatrie". Das Fachgebiet der Kinder- und Jugendpsychiatrie wurzelt in den medizinischen Fächern der Pädiatrie und Psychiatrie, war aber stets durch Einflüsse der Pädagogik, später auch der Heilpädagogik, Soziologie, Philosophie geprägt. Emminghaus (1887), Hoffmann (1845), Ziehen (1904), Scholz (1912), Homburger (1912), Tramer (1942) u.a. gelten mit ihren Werken und Lehrbüchern als Urväter der Kinder- und Jugendpsychiatrie. Erste Anstalten und Abteilungen für psychisch kranke Kinder und Jugendliche entstehen (z.B. 1906 Frankfurt), ebenso erste Lehrstühle (Marburg 1954, Rostock 1958). Die Anerkennung der Kinder- und Jugendpsychiatrie als eigenständiges Fachgebiet erfolgte 1968 (Umbenennung in „Kinder- und Jugendpsychiatrie und -psychotherapie" 1995).

Ordnungspolitische Rahmenbedingungen, wie die Entwicklung des Fürsorgegesetzes (1900) und dessen Weiterentwicklung zum heutigen Kinder- und Jugendhilfegesetz (KJHG 1990, KICK 2005), nehmen ebenso Einfluss wie Veränderungen der Gesetzgebung (Sozialgesetzbücher, Strafgesetzbuch, BGB u.a.) und der Rechtssprechung (z.B. familiengerichtliche Entscheidungen zum Sorge- und Umgangsrecht). Deutschland sichert mit einer Reihe gesetzlicher Neuerungen und Modifikationen familien- und kinderfreundliche Rahmenbedingungen: Rechtsanspruch auf Kindergartenplatz (1996), Recht von Kindern auf gewaltfreie Erziehung (2000), neues Jugendschutzgesetz (2003,

2007), Erhöhung des Kindergelds, Elternzeitregelung (2001), Nationaler Aktionsplan „Für ein kindergerechtes Deutschland 2005–2010" und die Ratifizierung der UN-Kinderrechtskonvention (1989, 1992). Eine ausführliche Darstellung findet sich bei Brünger (2005).

Wegbereiter der analytischen Psychotherapie mit Kindern waren vor allem Melanie Klein, Anna Freud und Annemarie Dührssen. In Sigmunds Freud Werken dominieren die Erfahrungen mit Erwachsenen und seine Theorieentwicklung der Entwicklung aus Rekonstruktionen der Analysen Erwachsener. Die Publikationen zu zwei hysterischen Kindern (Traumdeutung 1900) und zur Analyse des kleinen Hans (1909), eigentlich eine Behandlung des Kindes über seinen Vater, begründeten keine eigene Kindertherapie.

Die erste Kinderpsychotherapeutin, die nicht-ärztliche Schülerin Freuds, von Hug-Hellmuth (1871–1924), gilt als Begründerin der Spieltherapie. Sie beschrieb früh die Fremdmotivation der Kinder und deren eingeschränkte Krankheits- und Behandlungseinsicht und betonte den Einbezug der Eltern. Träume, Übertragung und Widerstand waren aus ihrer Sicht zentrale Elemente der therapeutischen Arbeit.

Anna Freud, Melanie Klein, Margeret Mahler und Rene Spitz beobachteten Kinder direkt in Kriegskinderheimen und Krankenhäusern und entwickelten aus diesen Erkenntnissen heraus Theorien der Entwicklung (A. Freud „Entwicklungslinie 1965/1982) und Durchführung von Diagnostik und Therapie.

Melanie Klein (1882–1960) vertrat u. a. die Ansicht einer sich regelmäßig in den therapeutischen Sitzungen manifestierende Übertragungsneurose, d. h. Reinszenierungen verdrängter Konflikte mit Bezugspersonen. Zudem postulierte sie frühe ödipale Regungen, d. h. aggressive Impulse kleiner Kinder gegenüber dem gleichgeschlechtlichen Elternteil. Spieleinfälle und Handlungen setzte sie gleich mit dem freien Assoziieren der Erwachsenen.

Anna Freud (1895–1982) entwickelte eine Psychoanalyse für Kinder, die wesentlich stärker am realen Erleben der Kinder orientiert war. In ihrer Form der Spieltherapie legte sie den Schwerpunkt auf das Deuten der Malereien, Träume (auch Tagträume) und Fantasien. Der kleinianischen Auffassung trat sie mit ihrer Haltung, dass symbolisches Spiel nicht von realen Ereignissen abzugrenzen sei, entschieden entgegen. Sie akzeptierte die Eltern als reale Liebesobjekte, so dass sie die Existenz einer speziellen Übertragungsneurose negierte. Gleichwohl beschrieb sie die Übertragung, die Abwehr und die Besetzung des Therapeuten als Ich-Ideal als wesentliche Grundlagen der Behandlung.

Anfänge der Kinderverhaltenstherapie

Der Arzt William Healy und die Psychologen Alan Ross und Frederik H. Kanfer haben in besonderer Weise die Verbindungen zwischen Deutschland und der in den USA begründeten verhaltenstherapeutischen Kinderpsychiatrie geprägt.

AO. Ross (1921 in Frankfurt geboren als Albrecht Rosenmeyer) wurde in den 1960er Jahren zu einem wichtigen Mittelsmann zwischen der von der Lerntheorie geprägten therapeutischen Sichtweise in den englischsprachigen Ländern (USA, England, Südafrika) und der deutschsprachigen Kinder- und Jugendpsychiatrie. Der Kinderpsychologe und Lehrstuhlinhaber in New York trug ab 1967 sorgfältig die Erkenntnisse der jungen Kinderverhaltenstherapie zusammen und bemühte sich um eine kindgerechte Anpassung des vorhandenen verhaltenstherapeutischen Wissens aus der Behandlung Erwachsener. Sein Lehrbuch der Kinder- und Jugendpsychiatrie erschien auch in deutscher Sprache (Ross 1980).

Zuvor hatte bereits Healy, der in Deutschland seine Neurologiekenntnisse erwarb, durch Gründung der ersten Child Guidance Clinic entscheidend zur Versorgung von amerikanischen kinderpsychiatrischen Patienten beigetragen.

Der Selbstmanagementansatz von F.H. Kanfer wurde auch in der Verhaltenstherapie bei Kindern und Jugendlichen rezipiert.

44.5 Verhaltenstherapie mit Kindern und Jugendlichen

Grundprinzipien der Verhaltentherapie

Grundprinzipien der verhaltenstherapeutischen Arbeit sind 1978 von Braun und Tittelbach zusammengefasst worden, sie gelten auch für den minderjährigen Psychotherapiepatienten. (zitiert nach P. Gottwald 1988 in: Remschmidt u. Schmidt 1988, S. 686):
- pragmatische Grundorientierung;
- Orientierung des Therapeuten am beobachtbaren Verhalten;
- Betonung von Lernprozessen unter Berücksichtigung von Entwicklungsaspekten;
- therapiebegleitende Diagnostik, Klassifikation von psychischen Störungen;
- kontinuierliche empirische Überprüfung von Therapietechniken.

Diagnostik

Verhaltenstherapeutische Behandlung von Kindern und Jugendlichen setzt Diagnostik voraus. Im Sinne der empirischen Überprüfung aller Behandlungsschritte ist im Verlauf therapiebegleitende Diagnostik Teil eines geplanten Vorgehens. Grundsätzlich geht es um eine Einschätzung des beobachtbaren Verhaltens auf der Grundlage einer sorgfältigen **Anamnese**. Hierbei sind die individuellen Organismusvariablen (genetische und körperliche Faktoren) und die Familienanamnese von großer Bedeutung (Kanfer 1975).

Testpsychologische Diagnostik und Verhaltensbeobachtung. Zum diagnostischen Instrumentarium gehören vor allem standardisierte und alters- und entwicklungsspezifische testpsychologische Verfahren sowie die sorgfältige und direkte Verhaltensbeobachtung. Nicht selten werden sich aber gerade jüngere Kinder in der Sondersituation des psychotherapeutischen Sprechzimmers anders verhalten, als dies von den begleitenden Erwachsenen als „typisch" angesehen wird. Eine altersentsprechende Ausstattung und die zunehmende Vertrautheit können in entsprechenden Fällen helfen. Verhalten von Kindern und Jugendlichen ist in hohem Maße situationsspezifisch, eine **Fremdeinschätzung** von Alltagssituationen - in der Familie, Schule und Gruppe der Gleichaltrigen - wird meist unentbehrlich sein. Auch wenn es hierfür eine Vielzahl von Fragebögen und Checklisten gibt, bleibt das Grundproblem der Subjektivität aller Einschätzungen: nur im Gesamtkontext lässt sich die im Fragebogen protokollierte Verhaltensbewertung eines Lehrers über seinen aufmerksamkeitsgestörten Schüler angemessen einschätzen.

Da die Komplexität psychischer Störungen bei Kindern und Jugendlichen stets im psychosozialen Umfeld zu bewerten ist und Reifungsaspekte eine wesentliche Rolle spielen, muss neben der Auflistung des klinisch-psychiatrischen Syndroms differenziert erfasst werden, welche körperlichen und psychosozialen Aspekte die aktuelle Situation zusätzlich kennzeichnen.

Mehrere Diagnosen können dabei auf Achse 1 angegeben werden, sie sind jeweils auf dem Hintergrund einer mit testpsychologischer Untersuchung festzustellenden Begabung zu gewichten. Auch die umschriebenen Entwicklungsstörungen sind in ihrer Reifungsabhängigkeit nicht ohne Bezug zum Alter und zur Begabung zu bewerten.

Auf Achse 4 werden Diagnosen nach ICD-10 außerhalb des Kapitels F (Psychische Störungen) kodiert. Aktuelle Lebensumstände, die im Zusammenhang mit der psychischen Problematik zu sehen sind, werden auf Achse 5 beschrieben. Überschlägig gibt die Achse 6 Auskunft über das „psychosoziale Funktionsniveau".

Bedingungsanalyse. Auf der Grundlage einer Verhaltensbeschreibung (S-O-R-K-C) wird die Symptomatik bewertet, im Rahmen einer Bedingungsanalyse werden Hypothesen dazu aufgestellt, wie das Problemverhalten entstanden ist und wie es aufrechterhalten wird. Dies kann in mehreren Zyklen ablaufen, wenn neue Informationen über das betreffende Kind und sein soziales System gewonnen werden können.

Ein Verständnis der dem Problemverhalten vorangehenden Bedingungen und der nachfolgenden Konsequenzen ist Grundlage für die Erstellung eines **Therapieplans**. Die erreichte Modifikation des Verhaltens wird kontinuierlich eingeschätzt und kann damit den Ausgangspunkt neuer Bedingungsanalysen darstellen.

Beziehungsgestaltung. Die Beziehungsgestaltung zum Kind oder Jugendlichen ist bei vorhandenen diagnostischen und therapeutischen Fertigkeiten die weitere wesentliche Bedingung für das Gelingen einer psychotherapeutischen Untersuchung und Behandlung. Aus den Rechten des Minderjährigen, wie sie in der UN-Kinderrechtskonvention niedergelegt sind, lässt sich ein Anspruch von Kindern und Jugendlichen auf Beteiligung und Gehör in jedem Fall ableiten. Da der Kindeswille dabei nicht immer dem Kindeswohl gleichzusetzen ist, bedarf es gelegentlich eines Verfahrensbeistandes, wenn sich therapeutische und familiengerichtliche Ebenen berühren.

Auch die Beziehungsgestaltung zu den Eltern und zum sozialen Umfeld gehört zur therapeutischen Arbeit. Neben empathischen Fähigkeiten bedarf es der kritischen, professionellen Distanz und der Reflexion des therapeutischen Handelns, welche in Form von Intervision und Supervision stattfinden kann. Diese Anforderungen sind angesichts der vielen Beteiligten, die sich bei Therapien von Kindern und Jugendlichen zu Wort melden, stets unterschiedlich und nicht immer leicht zu erfüllen. Bei zerstrittenen Eltern, neuen Lebensgefährten und einem nicht sehr zugänglichen Jugendlichen ist es manchmal nicht leicht, eine „wohlwollende Neutralität" außerhalb des Systems einzuhalten. In komplexen Gesprächssituationen kann ein Arbeiten mit zwei Therapeuten unverzichtbar sein.

Praxis der Verhaltenstherapie im Kindes- und Jugendalter

Lebensumfeld, Entwicklungsniveau und die individuellen Merkmale der bei einem Kind oder Jugendlichen vorliegenden Störung bestimmen die therapeutische Vorgehensweise: Bei vielen psychischen Störungen des Kindes- und Jugendalters sind parallel Aspekte der Reifungs- und Entwicklungsstörungen sowie körperliche Faktoren zu berücksichtigen, ebenso dürfen Ressourcen nicht übersehen werden. Im Einzelfall ist festzulegen, in welchem Umfang verhaltensmedizinische und verhaltenstherapeutische In-

Tabelle 44.1 Multiaxiales Klassifikationsschema (nach Remschmidt et al. 2001).

MAS-Achsen	Was wird beschrieben?	Art der Codierung
1. Achse	klinisch-psychiatrisches Syndrom	ICD-10 F90–F98.9, auch F0–F68 und F84
2. Achse	umschriebene Entwicklungsstörungen Sprechen und Sprache, Motorik, schulische Fertigkeiten	ICD-10 F80–F83
3. Achse	Intelligenzniveau	ICD-10 F7
4. Achse	körperliche Symptomatik	ICD-10 (ohne Kapitel F)
5. Achse	assoziierte aktuelle abnorme psychosoziale Umstände abnorme intrafamiliäre Beziehungen, akut belastende Lebensereignisse,	nach ICD-10 Z oder nach der Codierung von 5 Kategorien
6. Achse	globale Beurteilung des psychosozialen Funktionsniveaus (Adaptation/Beeinträchtigung)	9 Kategorien

terventionen mit Methoden der eher pädagogischen Verhaltensmodifikation zu kombinieren sind (Steinhausen u. von Aster 1999; siehe **Abb. 44.1**).

Diese Aspekte lassen sich an folgendem Fallbeispiel illustrieren.

F Christoph, 9 Jahre

Diagnose. Primäre Enuresis nocturna, ICD10 F98.0

Anamnese. Christoph wird von seinen Eltern vorgestellt, weil er noch nicht trocken ist. Nach später Einschulung beendet er gerade die 2. Klasse der Grundschule, nun steht eine 2-tägige Schulunternehmung mit auswärtiger Übernachtung an. Längst ist die 6-jährige Schwester trocken, Ihr bleibt nicht verborgen, dass Christophs Bett etwa 2-mal in der Woche nass ist. Christoph wird sehr zornig, wenn sie darauf anspielt. Von seinen Klassenkameraden hat er sich in letzter Zeit zurückgezogen und Einladungen zum Übernachten ausgeschlagen. Seine bisherigen Versuche, trocken zu bleiben, wurden vom Kinderarzt unterstützt, der organisch nichts feststellen konnte. Christophs Mutter klagt über große Wäscheberge und macht sich Sorgen wegen Christophs Rückzugstendenzen. Der Vater kann im Elterngespräch mitteilen, dass auch er erst spät trocken geworden ist. Dies war bisher seiner Frau, nicht aber den Kindern bekannt.

Diagnostik. Die organischen Befunde müssen gesichtet werden, die späte Einschulung gibt Anlass, den Entwicklungsstand des Jungen einzuschätzen. Christoph zeigt eine reaktive depressive Verstimmung, es finden sich keine psychosozialen Belastungen in der Familie, das Klima ist vor allem zwischen Christoph und seiner Schwester, aber auch zwischen Mutter und Sohn belastet. Christophs Vater ist oft abwesend.

Hypothesen. Reifungsbedingte funktionelle Störung mit guter Prognose, die sekundär zur seelischen Belastung des Kindes und zu einer Beeinträchtigung der familiären Interaktion geführt hat. Es besteht ein Informationsdefizit bezüglich der Grundproblematik, bisher werden Ressourcen der Familie nicht ausreichend genutzt. Es droht eine soziale Isolierung des Jungen in wesentlichen Alltagsbereichen (Schule). Dem Ziel der Trockenheit kommt zentrale Bedeutung zu.

Überlegungen zur therapeutischen Intervention. Informationen und Verhaltensregeln hinsichtlich des Einnässens sind sinnvoll für Christoph und seine Familie. Etablierung von „Familienregeln" zur Kommunikation über das heikle Thema, dies wird auch die angemessene Einbeziehung der Schwester erfordern. Altersgemäße Übernahme von Verantwortung durch Christoph für die nasse Wäsche. Fokussierung der Aufmerksamkeit auf die trockenen Nächte. Christophs Vater könnte seinem Sohn Hoffnung geben, wenn er ihm erzählen würde, wie auch er schließlich trocken wurde. Die bei Christoph ebenfalls anzutreffenden Ressourcen und Stärken sollten verdeutlicht werden. Programme zur Aufmerksamkeitslenkung und der Einsatz einer „Klingelhose", der genaueste Instruktionen und regelmäßige und sorgfältige therapeutische Überwachung benötigt, sind zu überlegen. Mit dem Kinderarzt ist zu klären, ob während des Landschulaufenthaltes der vorübergehende Einsatz von Desmopressin sinnvoll und möglich ist. Erfolge sollen mit Christoph regelmäßig gewürdigt werden. Christoph soll für seine Anstrengungen belohnt werden, daneben soll eine feste Zeit am Tag mit Mutter oder Vater ohne alle Bedingungen eingerichtet werden.

Notwendige Kooperationen mit anderen Institutionen

Die auf Netzwerkarbeit ausgerichtete Arbeitsweise der Kinder- und Jugendpsychiatrie und -psychotherapie leitet sich ganz wesentlich aus dem bereits beschriebenen biopsychosozialen Modell ab: Ohne eine stabile soziale Verankerung ist die seelische Gesundheit von Kindern und Jugendlichen auch nach intensiver Intervention schnell wieder bedroht. Häufig erfordern die Problemstellungen, mit denen die Patienten vorgestellt werden, die enge Kooperation mit dem *Jugendamt*, der *Jugendhilfe* und den *Schulen*. Gerade bei Jugendlichen mit expansiven Verhaltensstörungen ist die Ergänzung psychotherapeutischer und kinder- und jugendpsychiatrischer Maßnahmen durch *pädagogische und damit verbundene therapeutische Hilfen zur Erziehung* nach §27ff des Kinder- und Jugendhilfegesetzes KJHG (SGB VIII) häufig geboten. Das Hilfeplangespräch als eine wesentliche Nahtstelle zwischen der Jugendhilfe und der Kinder- und Jugendpsychiatrie und -psychotherapie ist in §36 KJHG geregelt. Über die Sprache der Gesetzestexte hinaus gilt es, diese Anknüpfungspunkte vor Ort mit Leben zu erfüllen und kreative Kooperationen patientenzentriert gemeinsam zu gestalten.

Kooperation bei Kindern und Jugendlichen mit seelischer Behinderung. Entsprechend den Regelungen des §2 des 9. Sozialgesetzbuches (SGB IX: Rehabilitation und Teilhabe behinderter Menschen am Leben in der Gemeinschaft) ist eine seelische Behinderung dann anzunehmen, „wenn seelische Gesundheit mit hoher Wahrscheinlichkeit länger als 6 Monate von dem für das Lebensalter typischen Zustand" abweicht. Zweitens ist zusätzlich zur Diagnose nach Kapitel F der ICD-10 gefordert, dass aus diesem Zustand heraus die „Teilhabe am Leben in der Gemeinschaft beeinträchtigt ist" (nach Brünger 2005). Dies ist etwa anzunehmen, wenn z. B. nicht mangelnde Begabung, sondern eine psychische

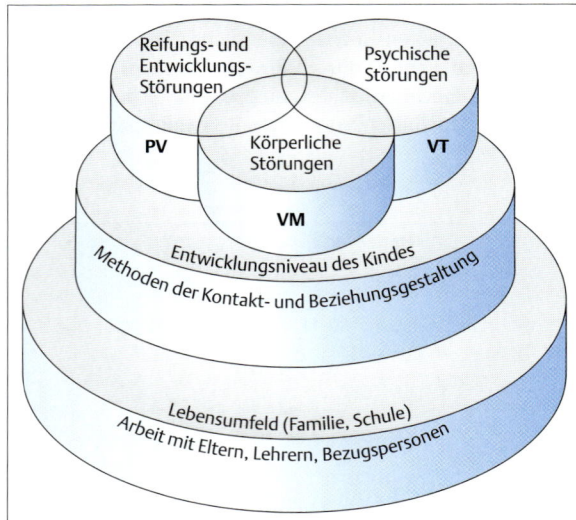

Abb. 44.1 Grundelemente in der Behandlung von Kindern und Jugendlichen (Steinhausen u. von Aster 1999).

Erkrankung den Besuch einer Regelschule verhindert und es fortgesetzte und schwere Probleme der Integration in die Peergroup gibt. Entsprechend den bislang noch nicht veränderten bundeseinheitlichen Regelungen ist das örtliche Jugendamt für die Gewährung von Eingliederungshilfe zuständig, wenn aufgrund von psychischen Erkrankungen eine seelische Behinderung entsprechend §35a KJHG droht oder bereits besteht.

Aufsuchende Arbeit. Passend zum „Setting-Ansatz", der in der Diskussion um die Prävention seelischer Erkrankung zunehmend angewandt wird (Trabert, Krankenkassen), wird im Bereich der aufsuchenden Arbeit durch Kinder- und Jugendpsychiater und -psychotherapeuten einem Jugendhilfeträger ein Konsiliardienst in der Einrichtung angeboten. Wenngleich zunächst die praktischen Vorteile für die Institution ersichtlich sind, sind es doch vor allem Einblicke in die Alltagswelt des Kindes oder Jugendlichen, die wesentlich dazu beitragen können, eine spezifische therapeutische Hilfestellung zu geben. Aufsuchende Arbeit wird von vielen niedergelassenen Kinder- und Jugendpsychiater und -psychotherapeuten, aber auch von den Psychiatrischen Institutsambulanzen der Kliniken regelmäßig durchgeführt, häufig auch mit der Intention ungeplante Aufnahmen im Krisenfall durch eine derartige sekundär-präventive Arbeit möglichst zu vermeiden. So können absehbar notwendige diagnostische und therapeutische Schritte bei Kindern und Jugendlichen der Jugendhilfeeinrichtung ambulant eingeleitet werden. Vielfach erfolgen parallel auch supervisorische Tätigkeiten oder Institutionsberatungen, bestenfalls auch gemeinsame, institutionsübergreifende Fortbildungen.

Schule. Im Kinder- und Jugendhilfegesetz gibt es keine beschriebene Schnittstelle für den Bereich der Jugendhilfe und der Schule. Beide Seiten haben diesen Mangel erkannt und sind in den letzten Jahren verstärkt in die Kooperation gegangen: Dies ist angesichts der hohen Zuweisungsrate von Kindern und Jugendlichen an die Jugendhilfe und die Kinder- und Jugendpsychiatrie und -psychotherapie durch die Schulen in hohem Maße erforderlich. Örtliche Arbeitsgruppen und die stärker werdende Schulsozialarbeit sind Indizien einer enger werdenden *Vernetzung* zwischen Jugendhilfe und Schule.

Klinikschule. Für die Patienten einer Kinder- und Jugendpsychiatrie steht die Klinikschule für den ihnen vertrauten Alltag. Auch wenn viele Klinikschulen – je nach Bundesland – keine eigenen Organisationseinheiten sind, sondern Krankenhausunterricht mit aus anderen Schulen abgeordneten Lehren gewährleisten, hat die Stimme des Lehrers im multidisziplinären Klinikteam große Bedeutung. Die Wahrnehmung diagnostischer Aufgaben – etwa eine Verhaltensbeobachtung –, das Mittragen therapeutischer Verantwortung, sowie die Informationsübermittlung zwischen Klinik und Stammschule sind vielfältige und wichtige Aufgaben für den Transfer von Ergebnissen der stationären Psychotherapie mit Kindern und Jugendlichen.

Psychotherapie und Psychopharmakotherapie

Im nachfolgenden Fallbeispiel („Marc") wurde eine Hyperkinetische Störung diagnostiziert – eine Organismusvariable in der Bedingungsanalyse. Es bestand Aussicht darauf, dass sich in anderen Problembereichen erfolgreich therapeutisch gearbeitet werden könnte, wenn Impulsivität und Aufmerksamkeitsdefizit günstig beeinflusst werden könnten. Daher wurde Methylphenidat nach sorgfältiger Aufklärung eingesetzt. Psychotherapie und Pharmakotherapie stehen nicht im Widerspruch zueinander, sondern sind jeweils Bestandteil eines gemeinsamen, multimodalen Therapiekonzepts, welches individuell erstellt werden muss und dessen Bausteine sorgfältig auf Sinn und Effizienz hin überprüft werden müssen. Besonders musste bei Marc auch die depressive Verstimmung beachtet werden, die sich unter der Behandlung besserte. Eine Verschlechterung depressiver Stimmungslagen kann sich einstellen, wenn Methylphenidat unangemessen hoch dosiert wird.

F Marc, 12 Jahre
Diagnose. Hyperkinetische Störung des Sozialverhaltens, ICD-10 F90.1.

Anamnese. Marc kommt an einem Freitagabend mit 2 Sanitätern in die Klinik. Er hat in der Außenwohngruppe einer Jugendhilfeeinrichtung randaliert und die Dienst habende Erzieherin bespuckt. Den Dienstarzt erreichte zuvor ein Anruf, dass Marc unterwegs sei. Seit 6 Monaten lebt Marc nicht mehr zu Hause. Bei der Geburt seiner Halbschwester war er 10 Jahre, der neue Partner der Mutter war kurz zuvor zu ihnen gezogen. Es gab häufig Streit, Marc fühlte sich abgelehnt und wurde zunehmend aggressiv gegen Mutter und Partner und lief häufiger fort. Die 5. Klasse Hauptschule hätte er seinen Noten zu Folge nicht bestanden, wurde aber aus pädagogischen Gründen versetzt. Nur knapp kann er sich nun in der 6. Klasse über die Runden retten. Der Hausarzt habe Methylphenidat (ein zentral wirkendes Psychostimulans) verschrieben. Das Medikament wurde im Heim abgesetzt. Beim Aufnahmegespräch erwähnt Marc, dass er sich nicht das Rauchen verbieten lasse, die Erzieherin sei eben „eine blöde Tussi". Die spätere telefonische Rücksprache mit der Einrichtung ergab Hinweise auf eine hohe Reizbarkeit und unüberlegtes, manchmal aggressives Handeln gegenüber Gleichaltrigen und Erwachsenen. Man überlege nun, den Heimplatz zu kündigen. Marc wird auf einer Station mit 6 anderen jugendlichen im Alter von 11–14 Jahren aufgenommen.

Diagnostik. Marc wird in Einzelgesprächen von einer Kinder- und Jugendpsychiaterin exploriert; sein Zorn auf die Mutter und seine Trauer über seinen „Rausschmiss" aus der Familie kommen nach und nach zum Vorschein. Marc kann kindlich und anhänglich sein. Planung: Abklärung des körperlichen Befundes, testpsychologische Untersuchung der Begabung und der Merkmale einer Störung von Aktivität und Aufmerksamkeit. Verhaltensbeobachtung in der pädagogisch betreuten Gruppe und in der Klinikschule sowie in unstrukturierten Situationen. Die Eltern und die Jugendhilfe-Einrichtung müssen angemessen einbezogen werden.

Hypothesen. Differenzialdiagnostisch müssen eine Störung des Sozialverhalten (F91), eine Hyperkinetische Störung (F90) oder eine Mischform (F90.1) gegeneinander abgegrenzt werden. Der Junge zeigt zeitweilig eine depressive Verstimmung, die im Zusammenhang mit der Ausstoßung aus seiner Patchwork-Familie gesehen werden kann.

Zum weiteren therapeutischen Vorgehen. Die Diagnostik ergibt eine durchschnittliche Begabung, aber deutliche Hinweise auf eine Aufmerksamkeitsstörung und hohe Impulsivität. Die Gespräche mit der Mutter und ihrem Partner erweisen sich als recht fruchtlos: die angebotene Teilnahme an einem Elterninformationsabend nehmen sie mit Hinweis auf die kleine Tochter nicht wahr (zum leiblichen Vater besteht seit Jahren kein Kontakt).

Marc besucht eine fortlaufende stationäre Gruppe für soziales Kompetenztraining, zusammen mit den anderen jugendlichen erhält er Psychoedukation zum Thema der Hyperkinetischen Störung. Das Regeltraining auf der Station akzeptiert er zunächst nur auf Grund der entfallenden Ausgänge bei Verstößen. Eine erneute Behandlung mit Methylphenidat wird nach sorgfältiger Aufklärung der Sorgeberechtigten durch den Arzt und unter sorgfältiger Beobachtung begonnen. Marc kann bemerken, dass ihm schulisch mehr gelingt, weil er nun besser bei der Sache bleiben kann. Er ist mit der Einnahme, die noch 2-mal angepasst werden muss, einverstanden. Eine Wochenendbeurlaubung in seine Außenwohngruppe verläuft überraschend harmonisch. Im bald darauf durchgeführten Hilfeplangespräch mit dem zuständigen Jugendamt können die Weichen für einen langfristig angelegten Aufenthalt in dieser Einrichtung gestellt werden. Marc hat im „Bandprojekt" des Musiktherapeuten erste Erfolge am Schlagzeug und beschließt, im Heim eine Band zu gründen. Nach entsprechender Entbindung von der Schweigepflicht kann der Lehrer der Klinikschule hilfreiche Informationen an den Klassenlehrer von Marcs Stammschule weitergeben. Eine Nachbetreuung wird durch die Institutsambulanz angeboten.

Evaluation von verhaltenstherapeutischen Behandlungsansätzen

Therapiebegleitende Diagnostik kann man als eine individualisierte Form der Behandlungsevaluation verstehen. Ein Wechsel der Ausgangshypothese oder der (psycho-)therapeutischen Strategien ist dabei ein gewohnter und wichtiger Schritt hin zu mehr Behandlungseffizienz.

Im Rückblick schildern Remschmidt u. Mattejat (2003) verschiedene Leitthemen in der Psychotherapieforschung: ein „vorempirisches Stadium" (Wirksamkeit wurde unterstellt, anstatt es systematisch zu überprüfen), eine Epoche, in der es grundsätzlich um den Nachweis von Wirksamkeit von Psychotherapie ging, schließlich ein Stadium der „spezifischen Wirksamkeitsforschung" – eine bis heute aktuelle Aufgabenstellung.

Baving u. Schmidt (2001) haben hierzu Metaanalysen für mehrere veraltenstherapeutische und -medizinische Interventionen aus dem kinder- und jugendpsychiatrischen und -psychotherapeutischen Arbeitsgebiet zusammengestellt. Im Jahr 2009 wurde auch bei den Leitlinien der Kinder- und Jugendpsychiatrie der Empfehlungscharakter der S1-Leitlinien als zu wenig aussagekräftig eingestuft, zukünftige Leitlinien tragen diese Bezeichnung erst ab dem S2-Niveau.

44.6 Tiefenpsychologische Psychotherapie

Diagnostik

Die Praxis der Psychotherapie mit Kindern und Jugendlichen sowie ihren Familien orientiert sich in einem pragmatischen, lebensnahen, lösungs- und ressourcenorientierten Ansatz an aktuellen Gegebenheiten im Hier und Jetzt, so dass sich ein historisch bedingter Schulenstreit der Psychotherapierichtungen angesichts der komplexen Herausforderungen kinder- und jugendpsychiatrischer Störungen verbietet („ The success of multimodal or multisystemic approaches for young people reflects (…) reality"; Target u. Fonagy 2005). Ein modernes Verständnis eines qualifiziert fachlichen Vorgehens unter Berücksichtigung aktueller Entwicklungen, Forschungserkenntnissen und Leitlinien nutzt die Methodenvielfalt wirksamer und bewährter Interventionen.

> **Diagnostisches und therapeutisches Arbeiten mit Kindern und Jugendlichen ist grundsätzlich multimodal, multisystemisch und -dimensional zu verstehen.**
> Als Therapeuten müssen wir uns vor Augen führen, dass Kinder bzw. Jugendliche nie alleine in das Setting beispielsweise einer ambulanten Einzelpsychotherapiesitzung oder das einer stationären psychotherapeutischen Gruppensitzung kommen.

Aus der *Sozialisationsforschung* ist bekannt, dass jedes Individuum in einer Umwelt komplex ineinander verzahnter ökologischer Systeme lebt und sich entwickelt, die es direkt oder indirekt in seinem Denken, Wahrnehmen, Entscheiden, Handeln und Planen beeinflusst, und welche sich im Lebenslauf verändern und interagieren. Diese Systeme lassen sich unterschiedlichen gesellschaftlichen Organisationsebenen zuordnen. Bronfenbrenner (1981) hat diesem Mehrebenenmodell (Mikro-, Meso-, Exo und Makrosystem) Wirkungsebenen zugeordnet, die unterschiedlichste Umwelteinflüsse auf die menschliche Entwicklung repräsentieren. Die Mikrosysteme Freunde, Schule, Familie und Freizeit mit ihren dyadischen und triadischen Beziehungskonstellationen, bidirektionalen Beeinflussungen prägen das Kind. Im Mesosystem interagieren diese Mikrosysteme, welche eingebunden sind in Rahmenkonstellationen des Exo- und Makrosystems (kulturelle, gesellschaftliche, politische Faktoren, Ökologie, Gesetzgebung etc.).

Eine optimale *Operationalisierung* dieser Komplexität, d. h. Lebensrealitäten und Welten des Individuums sowie unzähliger psychodynamischer Prozesse, gelingt durch eine strukturierte Diagnostik und Therapieplanung.

Eine psychodynamisch orientierte **Erstuntersuchung**, welche selbst als dynamische und dimensionale Konzeptionierung aufzufassen ist, beinhaltet: Die Analyse der Vorfeldphänomene und Anfangsszene, Interviewsequenzen eines psychoanalytisch geprägten Erstinterviews, eine deskriptiv-phänomenologische Diagnostik, die biografische Anamnese, die Entwicklungsanamnese, den psychischen Befund sowie die Erfassung relevanter Psychodynamiken. Die Erkenntnisse werden in eine diagnostische, prognostische Einschätzung und im Folgenden in einen strukturierten Therapieplan integriert.

Beginnend mit den **Vorfeldphänomenen** (Argelander 1970) registriert der Therapeut bereits alles, was vor der ersten persönlichen Begegnung mit dem Kind/Jugendlichen passiert. Zentrale Fragen sind hierbei, was der Patient bzw. andere Personen zur Terminierung unternommen haben, auf welche Art und Weise und warum man als Therapeut ausgewählt wurde. Des Weiteren wird man erfassen, wer sich bis zur ersten Begegnung wie und mit welchen Informationen meldet. Kommt es in der Zwischenzeit zu Terminverschiebungen, Sonderwünschen, Absagen; kommt der Patient an, zu spät, zu früh, erscheint er ungeduldig, aufdrängend, nicht warten können oder eher unscheinbar.

Die **Anfangsszene** (Wegener 1982) beschreibt das Gesamt der vom Therapeuten und Patienten hergestellten Interaktionen von der Begrüßung bis zum Beginn des Interviews. Projektion, Erwartung, Ängste, Wünsche kommen häufig unmittelbar zum Ausdruck, neue, unausgesprochene und unstrukturierte Dynamiken eröffnen vorsprachliche, quasi symbolische Bereiche.

> **M** Grundsätzlich ist auf Therapeutenseite zu berücksichtigen, dass diese professionelle Gesprächsform nicht kongruent ist mit Gesprächsformen aus dem Alltagsbereich des Patienten und darüber hinaus biografisch wie kontextabhängig Einbruch mit bisherigen Kommunikationserfahrungen darstellt. Die verbreitete *Fremdmotivation* der Patienten spielt ebenso eine Rolle, wie das Faktum, dass der Therapeut ein Fremder ist, eine Asymmetrie der Beziehung besteht und die Fragen im Kern rasch Nähe und Intimität herstellen, die es im interaktionellen Geschehen zu berücksichtigen gilt. Auch das Schweigen des Therapeuten, welches zwar zu begrenzen gilt, jedoch Realität in Gesprächen ist, signalisiert am deutlichsten den Unterschied zu Alltagsgesprächen.

Mit einer neutralen, affektiv mild getönten **Eröffnungsfrage** (z. B. „Was führt Dich zu mir?") wird der Erstkontakt eingeläutet und mit zunächst möglichst wenig Strukturieren des Interviewers Raum und Zeit gegeben, den subjektiven Schilderungen des Patienten zu folgen. Im Umgang mit dieser offenen Szene wird auf die äußere Erscheinung, spontane Äußerungen und Gesten, Fehlleistungen wie Versprecher und auf die Art der Schilderung eingegangen. Das Gespräch beinhaltet insbesondere die Beschwerden, den aktuellen sozialen Lebenskontext, und in einem strukturierten Teil die biografische, insbesondere Entwicklungsanamnese mit Erfassung des Schwangerschafts- und Geburtsverlaufs, der Bewältigung der frühkindlichen Entwicklungsmeilensteine (Erwerb von Sprache, Motorik und Sauberkeit), der Kindergarten- und Schulanamnese sowie der Sexual-, Sucht- und Delinquenzanamnese mit Erfassung des Freizeitkontextes und Peergroup-Kontakten sowie der Sozial- und Familienanamnese. Quasi synchron zum Interviewgeschehen werden die Patienten und Eltern in ihrem Verhalten beobachtet, die Darstellung der Störung bzw. Beschwerden, die Art der Rede erfasst, da wichtige unbewusste Mitteilung in der Regel die Tendenz haben, sich in Gesprächssituation zu manifestieren. Aus den objektiven anamnestischen und biografischen Daten, der subjektiven Bedeutung für Patient und Eltern sowie der szenischen Evidenz aus der Interviewsituation können erste Hypothesen zur Störung, zur diagnostischen Einschätzung sowie zur Genese und weiteren diagnostischen und therapeutischen Planung geschlussfolgert werden.

Diagnostisch wie auch therapeutisch nutzbare **Interventionstechniken** sind im Wesentlichen:
- Erklärung,
- Konfrontation,
- Deutung.

Die Klärung ist als wertfreie sachliche Klärung zur Erforschung von bislang unklaren, vagen, diffusen, widersprüchlichen Aspekten zu verstehen. Die Technik der Konfrontation soll dann widersprüchliche Tendenzen darstellen, wobei hier mit einer Einfühlsamkeit und Empathie gearbeitet werden muss, um einen vorzeitigen Beziehungsabbruch, des Patientenempfindens als Provokation zu vermeiden. In diesem konfrontationsdynamischen Geschehen können bereits wesentliche Widerstände im Sinne von Abwehrformationen zu Tage treten. Die Deutungsintervention zielt am Weitesten auf unbewusste Vorgänge und ist geeignet, hierin konflikthafte Aspekte und Motive darzulegen. **Therapeutische Grundhaltung** ist streng methodenorientiert, die Neutralität und Abstinenz sowie die Fähigkeit der frei schwebenden Aufmerksamkeit und Rollenübernahmebereitschaft. Die frei schwebende Aufmerksamkeit ermöglicht dem Therapeuten auf „allen Wahrnehmungskanälen" alles zu registrieren und in einem erweiterten Sinne auch offen nach innen zu sein, d. h. eigene Gedanken, Wahrnehmung, Erinnerung etc. aufmerksam zu registrieren und in das Gesamtgeschehen zu integrieren. Die Rollenübernahmebereitschaft bedeutet immer wieder, zwischen aktivem Zuhören und Dialogführen zu wechseln.

Dem Therapeuten steht darüber hinaus eine Fülle traditioneller, projektiver **Verfahren** zur Verfügung.

Im Kindes- und Jugendalter verbreitete Verfahren stammen aus dem verbal thematischen Bereich, wie z. B. der Thematic Apperceptionstest (TAT), der Childrens' Apperceptionstest (CAT), der Satzergänzungstest sowie das projektive Geschichtenerzählen. Aus dem Bereich der zeichnerischen Verfahren, sind es insbesondere „Familie in Tieren" und die Squiggel-Technik nach Winnicott. Bei den Gestaltungsverfahren findet der Sceno-Test ebenso Anwendung wie das Sandspiel. Grundsätzliches Ziel all dieser Verfahren ist der Zugang zu unbewusstem Material über diverse Techniken des Zeichnens, Erzählens, Spielens und Gestaltens.

Die Fülle psychodynamischer Aspekte des diagnostischen Prozesses können standardisiert mit Hilfe der seit 1992 im Erwachsenenalter eingeführten Operationalisierten Psychodynamischen Diagnostik (OPD-E), die seit 2003 in modifizierter Form für das Kindes- und Jugendalter (OPD-KJ) vorliegt, erfasst werden. Berücksichtigt werden die diagnostischen Quellen, der Kontext auf der Grundlage entwicklungsbezogener Dynamiken und Faktoren.

Das Instrument der OPD-KJ erfasst multiaxial die Konstrukte der Beziehung, Konflikt, Struktur und Behandlungsvoraussetzungen, das der psychodynamischen Theoriebildung Rechnung trägt, jedoch jegliche Unschärfen versucht zu vermeiden. Die Befunderhebung der einzelnen Achsen erfolgt auf standardisierten Protokollbögen. Das OPD-KJ sollte nur von einem geschulten sowie tiefenpsychologisch/analytisch geschulten Diagnostiker verwendet werden. Hierzu finden regelmäßig Trainingsseminare durch Mitarbeiter der OPD-KJ-Arbeitsgruppen statt.

Die **Achse Beziehung** bildet interpersonelles Geschehen zwischen Patient und Therapeut mit Beginn der ersten Beziehungsepisode ab und berücksichtigt, dass sich sowohl die Struktur des Patienten als auch seine intrapsychischen Konflikte eben in diesen Beziehungskonstellationen des Übertragungs- und Gegenübertragungsgeschehens manifestieren. Die Achse Beziehung erfasst insbesondere dyadische Beziehungen. Es besteht jedoch auch die Möglichkeit, Triaden mit unterschiedlichsten Objekten abzubilden. Das pragmatische Instrument der Erfassung basiert auf dem Circumplexmodell interpersonellen Verhaltens, der strukturellen Analyse sozialen Verhaltens (SASB; Benjamin 1974, Tress 1993). Die Interaktionen können auf die Ebenen transitiv, intransitiv und selbstbezüglich auf den jeweiligen Achsen der Graduierung der Affiliation (liebevolle Freundlichkeit versus Feindlichkeit) und der Interdependenz (unabhängig sein versus unterwerfen) erhoben werden.

Die **Achse Konflikt** erfasst intrapsychische Konflikte von Kindern und Jugendlichen, die zeitlich stabil, beziehungsmodulierend und entwicklungsbeeinträchtigend wirken. Erfasst werden die zentralen Konflikte:
- Abhängigkeit vs. Autonomie;
- Unterwerfung vs. Kontrolle;
- Versorgung vs. Autarkie;
- Selbstwertkonflikte (Selbst- vs. Objektwert);
- Loyalitätskonflikte (Schuld- und Über-Ich-Konflikte);
- ödipale Konflikte;
- Identitätskonflikte (Identität vs. Dissonanz);
- konflikthafte Lebensbelastungen.

Die **Achse psychische Struktur** basiert auf dem theoretischen Hintergrund, dass jeder Mensch in seiner psychischen Struktur im Wechselspiel angeborener Bereitschaften und Interaktionen mit seinen Bezugspersonen und Umwelt geformt wird. Ein entwicklungspathologisches Verständnis fasst Struktur als Verfügbarkeit adaptiver Verhaltensstrategien in der Interaktion mit der physikalischen und psychosozialen Umwelt auf. Sie dient dabei als Organisator des Verhaltens (Anpassung) und verfügt über internale regulative Funktionen der Selbstorganisation und Selbstregulation (Resch 1996, Rudolf 1993). Die Struktur wird in den Dimensionen der Selbst- und Objektwahrnehmung (Selbsterleben, Objekterleben, Selbst-Objektdifferenzierung, Empathie und Objekt bezogene Affekte), Steuerung und Abwehr (Konfliktbewältigung, Steuerungsinstanz, Impulssteuerung, Selbstgefühl, negativer Affekt), sowie kommunikative Fähigkeiten (internalisierte Kommunikation, Reziprozität, kommunikative Funktion eigener Affekte, Entschlüsselung fremder Affekte, Kontakt) erfasst.

Die Dokumentation der **Achse Behandlungsvoraussetzung** erfasst wesentliche Persönlichkeitsmerkmale des Kindes/Jugendlichen und leitet über in die konzeptionelle Therapieplanung. Die traditionelle Ressourcen- und Lösungsorientierung der kinder- und jugendpsychiatrischen und psychotherapeutischen Behandlung wird ebenso berücksichtigt wie die Erforschung protektiver Faktoren (Rota 1985, Seiffge-Kränke 2000). Auf dieser Achse werden sowohl die subjektiven Dimensionen wie subjektive Krankheitshypothesen, subjektiver Schweregrad der Beeinträchtigung, Leidensdruck und Veränderungsmotivation, die Ressourcen (Beziehung zu Gleichaltrigen, familiäre Ressourcen, außerfamiliärer Unterstützung, intrapsychische Ressourcen) und spezifische Therapievoraussetzung wie beispielsweise die Einsicht in biopsychosoziale Zusammenhänge, Krankheitsgewinn, Therapie und Arbeitsbündnisfähigkeit sowie die spezifische Behandlungsmotivation erfasst.

Tiefenpsychologische Psychotherapie

Die Konzeptionierung der Kinder- und Jugendlichen-Psychotherapie nutzt in einem nächsten Schritt die Fülle der diagnostischen Erkenntnisse und Einschätzungen, um in Abstimmung mit dem Betroffenen und seinen Eltern einen Therapieplan zu erstellen, der patienten-, familien- und umfeldzentrierte Interventionen ebenso definiert wie Setting, Terminierung, Therapieziele und Therapiedauer. Grundsätzlich kann Kinder- und Jugendpsychotherapie in allen drei Sektoren, ambulant, teilstationär und stationär stattfinden, je nach Einschätzung gemäß des Multiaxialen Klassifikationsschema nach ICD-10 (MAS, Remschmidt, Schmidt u. Poustka 1996, 2006), insbesondere der 6. Achse (Globalbeurteilung des psychosozialen Funktionsniveaus).

Ein erster wichtiger Meilenstein der therapeutischen Beziehungsarbeit findet in einer transparenten umfassenden initialen **Aufklärung** und **Beratung mit allen Beteiligten** statt. Auf der Grundlage des aktuellen Wissens über das jeweilige Störungsbild und der Leitlinien soll im Sinne eines biopsychosozialen Krankheitsmodells Wissen vermittelt und ein Grundverständnis über die Symptomatik und Erklärungsmodelle des Störungsbildes gewonnen werden. Die Aufklärung über das weitere therapeutische Vorgehen schafft Klarheit und setzt Grenzen. Gleichzeitig werden wesentliche Aspekte des Rahmens der Therapeutenrolle dargelegt und geklärt sowie die neutrale Grundhaltung und gleichzeitige Empathie des Therapeuten erlebbar. Von den in der Kinder- und Jugendlichen-Psychotherapie gegenüber den analytischen Therapeuten überwiegend tiefenpsychologisch fundiert arbeitenden Therapeuten wird ein Face-to-face-Setting in einem breiten Spektrum von Kurzzeittherapie (bis 25 Stunden) bis Langzeittherapie (150–180 Stunden) sowie den Möglichkeiten der Einzel- vs. Gruppentherapie in 2–3 (analytische Psychotherapie) bzw. 1–2 (tiefenpsychologisch fundierte Psychotherapie) Stunden pro Woche gewählt. Charakteristika sind die führende Rolle des Therapeuten, der in individuell differierendem Maße zwischen aktiv und passiv, dialogisieren und schweigen, Grenzen setzen und intervenieren, innehalten und sich zurücknehmen, spiegeln und empfangen, gleichsam die therapeutische Beziehung immer wieder aufs Neue ausbalanciert. Unter Beachtung von Übertragungs-, Gegenübertragungs- und Widerstandsphänomenen werden regressive Prozesse begrenzt, auf Konflikte in der Verwobenheit der individuellen Struktur und des Beziehungserlebens fokussiert und die Therapieziele begrenzt. Wesentliche **Ziele** sind die Symptomreduzierung durch Beseitigung der Störungsursachen, die durch die Bearbeitung der zugrunde liegenden unbewussten Psychodynamik aktuell wirksamer Konflikte und durch die Veränderung repetitiver, maladaptiver Beziehungsmuster erreicht werden können. Konsekutiv soll dem Patienten durch die Therapie eine **Reintegration** in sein Alltagsleben, seine Partizipation und seine erfolgreiche Bewältigung der Alltagsaufgaben und der jeweiligen entwicklungsspezifischen Entwicklungsaufgaben erzielt werden. Aus bindungstheoretischer Sicht nach Bowlby nimmt der Therapeut in der therapeutischen Beziehung gleichsam die Funktion einer „secure base" ein, von der aus der Patient ermutigt wird, gleichsam Innen- wie Außenwelt zu explorieren. Die Besonderheiten und Herausforderungen in der Kinder- und Jugendlichen-Behandlung sind vielfältig. So sind die Eltern in der Regel Objekte der Gegenwart, so dass sie stets wichtiger sind als ein Übertragungsobjekt. Hieraus resultiert eine geringere Übertragungsneigung in der Gegenwart und insbesondere in der Jugendlichen-Therapie wird der Therapeut sehr viel mehr als Realperson, Realobjekt wahrgenommen. Gleichsam ist der **Einbezug der Eltern** altersspezifisch notwendig, je jünger desto stärker und intensiver. Im Jugendlichenalter gilt die Herausforderung, auf jugendliches Autonomiebedürfnis ausreichend zu achten und unter Einbezug der Eltern in Abstimmung mit dem Patienten zu definieren. Es gilt unter entwicklungspsychologischen und entwicklungspsychopathologischen Gesichtspunkten stets die Spezifität der jeweiligen Entwicklungsphase in das therapeutische Vorgehen zu integrieren:

- spezifische Entwicklungsaufgaben,
- neurobiologische Reife,
- entwicklungsphasentypische Konflikte.

Jugendlichentherapie als „Versuch auf einen fahrenden Zug aufzuspringen" (Seiffge-Krenke) signalisiert die therapeutischen Herausforderungen des permanenten Testens der therapeutischen Beziehung und der Grenzen, der Konfrontation des Therapeuten mit aggressiver und libidinöser Energie und der Realität turbulenter Verläufe, d. h. einem bisweilen unberechenbaren, unvorhersehbaren Wechsel zwischen Progression und Regression, Zuneigung und Ablehnung, Kooperation und Verweigerung, Verschmelzungswünschen und Abbruchgedanken.

In der **Kindertherapie** sehen sich Therapeuten einer Vielzahl verführerischer Dynamiken ausgesetzt. Der Therapeut sollte sensibel mit Thematiken einer einseitigen Loyalitätsverteilung, möglicher Rivalisierungstendenzen mit den elterlichen Objekten umgehen und sich vor Omnipotenzphantasien als Heiler und Exklusivbeziehung hüten. Immer wieder gilt es eine eigene Rolle, insbesondere der Grenzen und Neutralität zu achten, um nicht in die Falle von Ablösungsproblemen von „seinem Kind" zu treten. Ebenso müssen sehr sensibel Gegenübertragungsreaktionen dahingehend analysiert werden, wem sie gelten, dem Kind oder eher den Eltern.

In der **Beziehungsarbeit** mit dem Patienten wird die Technik des Deutens in einem milden Ausmaße genutzt, als dass das stetig reflexive Geschehen therapeutischer Wahrnehmung und Erklärungsmöglichkeiten der dargebotenen Symptome im Vordergrund steht (Ehrmann 1996). Sehr viel stärker wird der Therapeut in seiner „Containing-Funktion" (z. B. Rangell 1989, Bion 1967), des Haltens und Bewahrens gefordert.

Das Alterieren zwischen längerem Zuhören, gemeinsamen Schweigen und dem Dialog prägt die therapeutische Beziehungsdynamik. Das empathische Einfühlen des Therapeuten kommt einer kurzdauernden, bewussten Identifizierung gleich.

> *Sie müssen den richtigen Moment abwarten, um dem Patienten ihre Deutung mit Aussicht auf Erfolg mitzuteilen (Freud 1926).*

Deutungsquellen sind
- Art des Sprechens und Schweigens,
- Körperhaltung,
- Motorik,
- Sitz- und Lageveränderungen,
- Art und Weise des Verbalisierens (z. B. Diskussion, Referat, Klage etc.),
- Spontaneität des Geäußerten,
- emotionale Betroffenheit und verschwiegene Themen.

Der Therapeut ist gefordert, gleichsam auf allen Kanälen nach innen wie nach außen offen und unverstellt zu bleiben für alles angebotene Material im Sinne der freischwebenden Aufmerksamkeit. Der Patient wird aufgefordert, alles äußern zu können, was ihn bewegt, was ihm in den Sinn kommt, auch wenn manches vielleicht unbedeutend erscheint. Die therapeutischen Kanäle nach innen widmen sich insbesondere dem Übertragung-Gegenübertragung-Geschehen.

Die Übertragung als zentrales Vehikel der Analyse wird heute in seiner Begriffserweiterung als Summe aller inneren Wahrnehmungen, Impulse und Handlungstendenzen verstanden, die durch den Patienten in die therapeutische Beziehung quasi hineingetragen wird. Die Übertragungsquellen speisen sich sowohl aus früheren, repetitiven Interaktionserfahrungen wie auch aktuellen interpersonellen Beziehungserfahrungen mit prägenden Objekten der Gegenwart (Eltern, Geschwister, Freunde, Lehrer etc.).

Die Kenntnis verschiedener Phasen der **Übertragung**, nämlich der Phase der positiven Übertragung, der negativen Übertragung und der neutralen Phase (Argelander 1974) und die Realität dynamischer Therapieprozesse des Fort- und Rückschritts, des Kooperierens und Ablehnens, schützen Therapeut und Patient vor Therapieabbruch oder frühzeitigem Interpretierens als Therapieresistenz bzw. Scheitern des Therapeuten.

Die **Gegenübertragung** wird als zentrales Werkzeug zur Erfassung der sich im Übertragungsgeschehen manifestierenden zentralen Konflikte angesehen. „Der Behandler soll sich seines Unbewussten bedienen, (...) um das Unbewusste des Patienten zu erschließen" (Freud). Alle Gefühle, alle inneren Wahrnehmungen, Impulse und Handlungstendenzen, die ein Behandler gegenüber seinem Patienten empfindet, werden unter dem Begriff der Gegenübertragung im aktuellen Sinne subsummiert. Die Dekodierung dieses Gegenübertragungsgeschehen kann der Schlüssel zur Übertragung des Patienten darstellen. Der Therapeut ist gefordert, seinen Blick nach innen stets aufmerksam und kritisch beizubehalten, um seine Eigenanteile des Gegenübertragungsgeschehens zu registrieren und zu trennen. Eigene biografische Aspekte, wie das Selbsterleben der Pubertät, erster schmerzlicher Trennungserfahrungen, ungeklärter Konflikte mit seinen Eltern, Objektverluste, können mit jungen Patienten in den entsprechenden Entwicklungsphasen aktualisiert und reinszeniert werden. Eigene Rollenstereotype, Selbstbegrenzung von denkbaren Optionen, eingeschränkter Fantasietätigkeit können das Gegenübertragungsgeschehen behindern und fehlbewerten. Die kontinuierliche Beschäftigung mit sich verändernden Welten der Kinder- und Jugendkultur ist wesentlicher Bestandteil der therapeutischen Weiterentwicklung geworden. Zutreffend erscheint hierin der Qualitätsmanagement-Begriff des „Kontinuierlichen Weiterentwicklungsprozess". Folglich gilt es als Therapeut sich mit verändernden Modestilen, Musikgruppen, Trends, elektronischen Medien (Online-Spiele, SMS-Kommunikation, Chats) und gesellschaftlichen Ereignissen zu beschäftigen.

In der therapeutischen Beziehung wirken im Übertragungs-Gegenübertragungs-Prozess auch **Widerstände** als scheinbares Paradoxon, dass der Patient einerseits als Hilfesuchender kommt und andererseits dem Behandlungsprozess widersteht.

D **Widerstand wird als Wirken unbewusster Kräfte gegen ein Fortschreiten des therapeutischen Prozess verstanden.**

Mit den Kräften der zur Verfügung stehenden **Abwehrmechanismen** kann dem Bewusstwerden von Triebimpulsen, einer unliebsamen Realität, negativen Affekten (Wut, Ärger, Traurigkeit etc.), Scham- und Schuldgefühlen widerstanden werden. Abwehr per se ist bezogen auf die Entwicklungsaufgaben zur Balance des psychischen Haushalts sinnvoll (A. Freud 1932/2002, Erikson 1970/2003). In der Entwicklung der Abwehr sind das Alter, die kognitive Reife und die Reife des Ich relevant. Frühe Abwehrmechanismen sind eher körper- und verhaltensbezogen, wie Schreien, Blickabwendung, Fütterstörung, Schlafstörung etc. (Lichtenberg 1991, Resch 1996). Mit zunehmender Reife erweitert sich das zur Verfügung stehende Repertoire der Abwehrformationen. Die Ich-Reifung verbunden mit den Kompetenzen differenzierter Eigen- und Fremdwahrnehmung sowie Realitätsüberprüfung bildet die Grundlage zur Ausbildung sog. reifer Abwehrmechanismen. Das Kleinkind bewältigt Konflikte mit Verleugnung, eher nach außen gerichteten Abwehrmanövern, Projektionen, Allmachtsfantasien und im Agieren, wie z.B. Kaspern. Im Grundschulalter treten die Mechanismen der Rationalisierung und der Verdrängung hinzu, um negative Affekte, Scham und Schuld bei erhaltener Realitätsprüfung zu bewältigen. Mit Eintritt in das Jugendalter und der Fähigkeit Perspektivenwechsel vorzunehmen, sich sprachlich differenziert auszudrücken, der Fähigkeit abstrakt-logisch zu denken und auf moralisch konventionellem bis postkonventionellem Niveau zu handeln, gelingt es dem Jugendlichen mit Hilfe der Intellektualisierung, Askese und Sublimation Konflikte zu bewältigen. Die jugendtypische Askese, auch als **Pubertätsaskese** bezeichnet, ist durch eine durchaus radikale Triebfeindlichkeit mit vereinzelten Durchbrüchen zur Bewältigung der Triebregungen charakterisiert und erstreckt sich auf zentrale Bereiche der Kleidung, Essen, Sexualität etc. (u. a. A. Freud 1936/2002).

M **Therapeutisches Arbeiten mit Widerständen bedeutet, den Patienten dahingehend zu fördern unreife, regressive Abwehrfomationen hin zu reifen Abwehrmechanismen zu entwickeln.**

D **Regression** bezeichnet das Einnehmen einer früheren Entwicklungsstufe und erstreckt sich auf Ich-Funktionen, Beziehungsmuster und Befriedigungsmuster. Regressive Tendenzen in der therapeutischen Beziehung sind aufmerksam zu registrieren und zu begrenzen. Regressionsphänomene können sich vielfältig als Daumenlutschen, Babysprache, phasenweiser Aufgabe der erreichten Entwicklungsmeilensteine wie Laufen, Ausscheidungskontrolle etc (Einnässen, Getragen werden, Babyflasche benutzen etc.), Fresslust, Kuschel- und Schmusetendenzen bei Jugendlichen u. ä. präsentieren.

Der Kinder- und Jugendlichenpsychotherapeut verfügt über ein vielfältiges Spektrum seiner **Gestaltungsoptionen der therapeutischen Sitzung**. Dominiert in Jugendlichentherapien das Gespräch, so werden in der Arbeit mit Kindern das Spiel und kindgerechte Medien nutzbar gemacht. Stets muss der Therapeut seine Angebote und Mittel variieren sowie an die individuellen Präferenzen adaptieren, um einen Zugang zum Inneren seiner Patienten zu erlangen. So gehören neben den klassischen Sitzungen in einem Therapiezimmer auch Aktivitäten draußen, wie Ballspiele, Spaziergänge zum Repertoire.

Das **Therapiezimmer** sollte folglich in seiner räumlichen Konzeption und Materialausstattung vielfältigst gestaltet und für Kinder wie Jugendliche geeignet sein. Ausreichend Platz, eine Sicherung ruhiger ungestörter Atmosphäre, ein Angebot altersentsprechender Spiele und Materialien sind unabdingbar. Materialien zum Werken, Basteln und Malen, Puppen, Spielfiguren, Autos, Bauklötze, Puppenhaus, Tücher, Decken, Eisenbahn, Flugzeuge, eine Sandkiste, Murmeln, Steine usw. stellen eine repräsentative Option dar, altersentsprechende Medien umgehend zur Verfügung zu haben.

Das **Spiel** in der Kinder- und Jugendlichenpsychotherapie stellt sehr viel mehr dar als nur Aktivität der Kindheit. Im Winnicott'schen Verständnis stellt das Spiel einen imaginären Ort dar, an dem sich zwei Menschen begegnen, kommunizieren und eine Beziehung gestalten. Der Therapeut kann durch seine unterstützende Haltung Entwicklungs-, Reifungs- und heilsame Prozesse in Gang setzen (Winnicott 1978). Kalff (1991) betont die Entsprechung kindlicher Innenwelt in der Gestaltung des Spiels, welches seine Wirkung über das heilsame Spielen an sich, der subjektiven

Kontrollfunktion und im Verbalisieren und im Gespräch mit dem Therapeuten entfaltet. Spielen ist über die Kommunikation hinaus stets ein komplexes Tun kreativer, geistiger sowie motorischer und Verhaltenskräfte. Die Erkenntnis des Patienten, dass Realität und Handlungen des Spiels getrennt sind, erlaubt es dem Spielenden Unbewusstes, Unausgesprochenes, Verbotenes etc. darzustellen. Die *Spielcharakteristik* folgt der Kindheitsentwicklung. Das sensumotorische Spiel der ersten beiden Lebensjahre wird allmählich von den „Als-ob-Spielen" ab dem ersten Lebensjahr abgelöst. Mit dem Beginn des Schulalters folgen die Regel- und Rollenspiele.

> **M** **Spiele eignen sich als Indikator für den Entwicklungsstand und das Strukturniveau: Desintegriert strukturierte Patienten zeigen häufig Grenzüberschreitungen, realitätsfernes Spielen in zusammenhanglosen, inkohärenten Sequenzen mit z. T. bizarren Inhalten, die sich dem Therapeuten nicht erschließen, ihn gleichsam verwirren. Bei gut integrierten Patienten ist auf der Grundlage einer guten Realitätsüberprüfung und -verankerung die rege Fantasietätigkeit in längeren Spielsequenzen mit logischem Spielaufbau und Handlungssequenzen gut nutzbar. Im Spielgeschehen lassen sich spezifische Psychopathologien beobachten, wie z. B. die impulsive, unkonzentrierte Desorganisiertheit eines ADHS-Kindes oder die gestaltungsarme Leere einer depressiven Jugendlichen.**

Interpretationspunkte sind die Geschichte und Inhalte, das Spielverhalten, die Nutzung der und Umgang mit den Materialien und des Raums, Wahl der Materialien und ihr Symbolgehalt, Anordnungen und Prozesse, Realitätsferne bzw. -nähe, Entwicklungsalter des Spiels sowie das Verhältnis zum Therapeuten in Bezug auf die therapeutische Beziehung.

Fantasie setzt ein Mindestmaß an sicherer Bindung und zwischenmenschlichem Kontakt ebenso voraus wie kreative Tätigkeiten, die therapeutisch genutzt werden können, wie z. B. Malen, Schreiben, Basteln, Erschaffung von Skulpturen aus Ton oder Stein (Bowlby 1973, Cassidy 1999). Häufige Fantasien sind der imaginäre Gefährte und die Rettungsfantasie. Der häufig Eltern irritierende imaginäre Gefährte, mit welchem in der frühen und mittleren Kindheit insbesondere Mädchen und Einzelkinder kommunizieren und den sie in den Alltag integrieren, hilft Defizite im Beziehungserleben, Impulse und narzisstische Kränkungen zu bewältigt (Seiffge-Krenke 2000). Im Gegensatz zum psychotischen Erleben ist das Kind diesem imaginären Gefährten nie ausgeliefert.

Die *Rettungsfantasie* (Blos 1973) ist charakteristisch für das Jugendalter und beschreibt ein Verharren des Adoleszenten auf der Grundlage seines Autonomiebestrebens bei nicht abgeschlossener bzw. gelungener Separation in fantasierten Gedankengängen im Sinne von „irgendetwas wird geschehen oder irgendjemand wird kommen" und diese Entwicklungsaufgabe übernehmen.

Therapeutisch nutzbar sind Geschichten, Märchen und Filme. Einerseits durch die dargestellten Inhalte, andererseits durch das Vorlesen durch den Therapeuten bzw. das gemeinsame Anschauen. Bedeutsam sind im anschließenden Prozess das Sprechen über das Erzählte, Gezeigte und das therapeutisch unterstützte Reflektieren. Klassische Themen des Gut und Böse, Wahrheit und Lüge, Vertrauen und Missbrauch, Krieg und Frieden, Streit und Versöhnung, Schuld und Vergebung, Flucht und Rückkehr etc. stellen Bezüge her zu eigenen zentralen Konflikten, Beziehungserleben, Objekten der Vergangenheit und Gegenwart sowie **Ich-Funktionen**. Die erlebte Distanz durch die Medien erleichtert den inneren Zugang und Bewusstwerdung.

Der *Traum*, als „Königsweg zum Unbewussten" (Freud 1917), Freuds Publikationen zur Traumdeutung (1899), belegen früh die Bedeutsamkeit. Das Traumgeschehen erfüllt regulative Funktionen im regressiven Zustand des Schlafs. Der Träumer berichtet im Wachzustand seinen Traum als Erinnerungsfragment. In der psychotherapeutischen Arbeit mit Kindern und Jugendlichen kann mit einer ritualisierten, empathischen Frage („Hast Du etwas geträumt?", „Kannst Du dich an einen Traum erinnern?") der Traumdialog eröffnet werden. Die narrative Traumanalyse erfasst das Thema des Traums und stellt die Bezüge zur Realität, d. h. zur aktuellen Lebenssituation mit den entsprechenden Beziehungskonstellationen und Aufgaben des Alltags her. Interessierte Aufmerksamkeit, Wertschätzung des Traums, kompetente Exploration und Lebensbezugsherstellung sind hierbei tragende Elemente. Grundsätzliche Analyseelemente sind die subjektive Bewertung (guter/schlechter Traum), Hinweise auf Wünsche, Ängste, Symbole, Fragmente des Tages, Personen (Übertragungs/Gegenübertragungsgeschehen) und ihre Rollen sowie den Entwicklungsbezug (Hopf 2005).

Einbezug von Eltern, Familie und Umfeld aus tiefenpsychologischer Sicht

Eine konstruktive Zusammenarbeit mit den Eltern und der Einbezug in therapeutische Interventionen sind der elementare Grundstein einer gelingenden Therapie mit dem Kind („The need for parents and teachers to participate in treatment"; Target u. Fonagy 2005).

> **M** **Altersabhängig werden die wichtigsten Bezugspersonen des Kindes, in der Regel die Eltern, in die Behandlung einbezogen; je jünger das Kind, umso intensiver der Einbezug.**

Im *Säuglings- und Kleinkindalter* wird primär mit den Eltern und an der Eltern-Kind-Beziehung gearbeitet. Kindliche Psychopathologie kann nicht als solitäres intrapsychisches Phänomen, sondern nur unter Berücksichtigung der Eltern-Kind-Interaktion verstanden werden (Wiefel u. Lehmkuhl 2006). Wesentliche Elemente sind hierbei die Wissensvermittlung über kindliche Entwicklung, Wahrnehmungsübungen kindlicher Signale und deren Dekodierung sowie das Einüben angemessener Reaktionen, Körperübungen (z. B. Baby-Massage), Video-Interaktionsdiagnostik, Sensibilisierung des Übertragungsgeschehens (z. B. eigener Elternbilder) und Wiederholung transgenerationaler Interaktionsmuster. Grundsätzlich ist ein besonderes Augenmerk auf eine eigene Eltern-/Elternteilpsychopathologie zu richten. Hierbei sind Interventionsmaßnahmen mit dem Fokus der Motivation zur Inanspruchnahme psychiatrisch-psychotherapeutischer

Hilfen zu konzipieren. Ebenso sollten Eltern ermutigt werden, weitere professionelle Hilfen zur Unterstützung und Entlastung, beispielsweise Familienhilfe, Erziehungsbeistand, Sozialpsychiatrischer Dienst etc., anzunehmen.

Kinder psychisch kranker Eltern haben im Vergleich zur Durchschnittsbevölkerung ein deutlich erhöhtes Risiko, im Laufe ihrer Entwicklung mit Verhaltensauffälligkeiten zu reagieren oder selbst an einer klinisch relevanten psychischen Störung zu erkranken (u. a. Downey u. Coyne 1990). Prävalenzraten schwanken je nach Population zwischen 9–61 % (Lenz 2005). Psychische Beeinträchtigung der Eltern führt zu Einschränkungen in der Versorgung der Kinder sowie der erzieherischen und Beziehungsfunktion.

Im **Vorschul-, Grundschul- und präadoleszentärem Alter** bis ca. 14 Jahren kann im ambulanten Setting nach jeder 4. Sitzung ein Elterngespräch stattfinden. Ab dem 14. Lebensjahr ist mit zunehmendem Alter und Reife der Einbezug der Eltern in Absprache mit dem Patienten und dessen Autonomiebedürfnis auszubalancieren. Wichtige Mitteilungen an die Eltern, wie beispielsweise eigen- bzw. fremdgefährdende Symptomatiken, sind selbstverständlich hiervon ausgenommen. Dieses Vorgehen sollte transparent und eindeutig mit dem Patienten besprochen werden.

Inhaltlich stehen die Erkrankung und die Konflikte des Patienten sowie deren Folgen auf die Eltern-Kind-Interaktionen im Vordergrund. Aufklärung und Beratung auf der Grundlage des biopsychosozialen Krankheitsmodells soll bei den Eltern ein Verständnis für ihr erkranktes Kind, aber auch dessen Ressourcen, wecken. Elterntrainings können Eltern anleiten ihre Erziehungs- und Beziehungskompetenzen zu fördern und zu stärken. Familientherapeutische Sitzungen haben das System Familie mit allen seinen Beteiligten im Fokus. Spezifische, mit der psychischen Störung des Kindes zusammenhängende Muster der Kommunikation, des Umgangs, der Hierarchie, Delegation etc. werden analysiert und mit neuen Impulsen (Umdeutung, Verschreibung familiärer Regeln etc.) „gestört".

In den **triangulierenden Eltern-Kind-Therapeutendynamiken** gilt es stets, aufmerksam zu bleiben für Re-Inszenierungen biografischer Gegebenheiten, Übertragungs- und Gegenübertragungs- sowie Widerstandsphänomenen. Rivalitäten, Grenzüberschreitungen, Idealisierungen und Entwertungen, Rückzug und Abbruch sind hierbei typische Dynamiken.

Besondere **Herausforderungen** stellen Patchwork-Familien, Pflegefamilien und Familien mit Migrationshintergrund dar.

Bei Kindern und Jugendlichen aus Einrichtungen, z. B. der Jugend- bzw. Behindertenhilfe, wird man frühzeitig den Modus der Zusammenarbeit mit den Eltern bzw. anderer wichtig gewordener Bezugspersonen des extrafamiliären Lebensmittelpunkts definieren müssen.

Bei Patienten im Kindergarten- und Schulalter ist gemeinsam mit den Eltern das Involvieren der Erzieherin oder Lehrerin abzustimmen. Vielfach zielen Interventionen auf ein besseres Verständnis für das Kind (Aufklärung und Beratung), Modifikationen der Raum- und Gruppensituation sowie Adaptation der Leistungsüberprüfung ab. Spezielle Fördermaßnahmen, Schulbegleitung, ggf. Umschulung sind weitere Optionen der Intervention.

Tiefenpsychologische Gruppenpsychotherapie

Gruppentherapie eröffnet die Möglichkeit mehrere Patienten in relativ kurzer Zeit behandeln zu können. Sie findet sowohl im ambulanten wie auch teil- bzw. stationären Setting statt. Die Grundhaltung des Therapeuten entspricht der in der Einzeltherapie, nur dass er die Gruppe als „Ganzes" nutzt. Es findet also die Behandlung des Einzelnen mit und durch die Gruppe statt (Stuhr 1997, Bion 1961, Foulkes 1964, Argelander 1962). Pionierarbeiten zur Gruppentherapie mit Kindern (Slavson 1971) beschreiben die wichtige Funktion der Gruppe als Gemeinschaft, der Bedeutung einer warmen getragenen Atmosphäre und Entwicklung zu einer Ersatzfamilie, die Möglichkeit des freien Handelns und die Förderung der Selbstregulation des Einzelnen. Entwicklungen gruppentherapeutischer Konzepte integrieren zunehmend schulendifferente Konzepte und orientieren sich in ihrem Grundverständnis an der „allgemeinen Psychotherapie" (Grawe 1998) und elementaren Zielen: Symptomverringerung und Entwicklung der Persönlichkeitsstruktur (Yalom 2005).

Die Zusammenstellung der Gruppen orientiert sich am Alter bzw. Entwicklungsstand und sollte ca. 4–5 Jahre Altersunterschied nicht überschreiten.

Die ideale Gruppengröße liegt bei einem Therapeuten bei 3–5, bei einem Therapeutenteam bei 5–8 Personen. Wünschenswert ist ein gemischtgeschlechtliches Therapeutenteam, quasi als Elternpaar. Die Patientengruppe kann gemischtgeschlechtlich geführt werden. Hinsichtlich der Störungsbilder können störungsheterogene ebenso wie störungshomogene Gruppen gebildet werden. Patienten mit hohem Strukturierungs- und Reglementierungsbedarf sowie mit großem Unterstützungs- und Schutzbedürfnissen (z. B. aktuelle Krise, Suizidalität, Desintegration) profitieren eher von Einzelsitzungen bzw. Alternativen, wie supportive Gespräche. Der Gruppe vorgeschaltete Einzelgespräche können der Indikationsprüfung dienen. Offene Gruppen lassen ein Kommen und Gehen der einzelnen Mitglieder zu; geschlossene Gruppen bilden eine feste stabile Gemeinschaft mit einem gemeinsamen Start und Ende der Therapie. Ein ritualisierter Ablauf der Gruppensitzung erfolgt in der Regel durch eine Aufwärm-/Eingangs-, Handlungs-/Kern- und Abschlussphase und schafft stabilisierende Strukturen für die Gruppe und Schutz und Sicherheit für den Einzelnen (von der Horst u. Heinemann 2009). Gruppenregeln berücksichtigen:

- Wertschätzung,
- Nähe und Distanz,
- Respekt,
- transparente Kommunikation.

Wie bereits in der Einzeltherapie überwiegen in der Gruppentherapie mit **Kindern** Spiele und gestalterische Elemente (malen, kneten, tonen etc.). Im Spielen mit anderen werden die Kontaktaufnahme und -gestaltung, die soziale Wahrnehmung, das gemeinsame Beschäftigen mit etwas Dritten, das Handeln im sozialen Kontext erprobt und ausagiert. Die anderen Gruppenmitglieder dienen auch als Modell und Objekte neuer Beziehungserfahrungen.

Im **Jugendalter** dominieren Gesprächsrunden, welche vom Therapeuten in der Regel durch geleitete Übungen zur Selbst- und Fremdwahrnehmung, durch eine aktive Rolle, strukturierende Elemente, Rückmeldungen und Methodenvielfalt eingenommen werden. Jugendtypische Themen der Ablösung und Individuation, der Autonomie und Abhängigkeit, der Unterwerfung und Kontrolle finden sich in den gruppendynamischen Prozessen mit Jugendgruppen wider. Die besondere Bedeutung der Peergroup in dieser Phase kann es dem einzelnen erschweren ohne Gesichtsverlust über eigene Konflikte frei zu berichten. Der Therapeut kann als Modell fungieren, um diesen Schwierigkeiten und ggf. Abbruchwünschen konstruktiv zu begegnen. Mit empathischer Haltung leitet der Therapeut an zur Interaktion, zu eigenen Beiträgen, gibt Feedback, regt an zum Verstehen, zur Selbst- und Fremdwahrnehmung in einer aktiven Position. Quasi in einer Hilfs-Ich-Funktion fördert er Realitätsüberprüfung, Affektwahrnehmung, Selbst- und Objektdifferenzierung, Impulskontrolle sowie Altruismus, Emotionsmanagement und Ressourcen.

Stationäre Psychotherapie aus tiefenpsychologischer Sicht

Traditionell wird stationäre Psychotherapie für Kinder und Jugendliche seit der Etablierung kinder- und jugendpsychiatrischer Kliniken sowohl im vollstationären wie auch teilstationären Sektor angeboten.

Indikationen einer stationären Psychotherapie sind:
- Scheitern ambulanter Hilfen,
- Mittel- bis schwergradig ausgeprägte Psychopathologie bzw. Störungsbildes mit ernster globaler Funktionsbeeinträchtigung (Teilhabe),
- Komorbidität,
- Eigen- bzw. Fremdgefährdung,
- Dekompensation des familiären bzw. Umfeldsettings,
- rasche Änderungen der psychosozialen Situation,
- Notwendigkeit einer engmaschigen, multiprofessionellen Betreuung,
- Fehlen ambulanter Optionen.

Die Besonderheiten, Herausforderungen wie auch Chancen einer stationären Psychotherapie bestehen in der Verzahnung des Therapieraums mit dem Realraum des Stationssettings (duBois 2005, Streek-Fischer 2002, Branik 2001, Enke 1965). Beide Räume werden stets mit dem Patienten reflektiert (Janssen 1987). Konzeptionell unabhängig findet sich der Patient einerseits in geschützten Räumen der Therapeuten, wie Psychotherapeuten, Ergo-, Musik-, Bewegungstherapeuten, und andererseits in einem Setting einer Stationsstruktur mit Regeln, Abläufen, mehreren Mitpatienten, Teammitgliedern und verschiedenen Berufsgruppen. Herausfordernd stellt sich das Ausbalancieren autonomer Bestrebungen mit der strukturell mehr oder minder ausgeprägten Fremdbestimmung (Kontakt, Essenszeiten, Bettgehzeiten, Besitz, Ausgang) dar. Die enge Abstimmung der Mitarbeiter des Therapie- und Realraums kann für das Individuum nutzbar gemacht werden. Dynamiken und Konflikte im Außen stellen in der Regel Reinszenierungen biografisch bedeutsamer Konflikte und repetitiver Beziehungsmuster dar und können in den Therapieraum befördert und dort bearbeitet werden. Neue Erfahrungen und Erkenntnisse aus dem Therapieraum können im „Stationsaußen" erprobt und erfahrbar gemacht werden und zur Reifung beitragen. Um Spaltungsdynamiken und Eskalationen im stationären Setting zu begegnen, sind Besprechungsroutinen zwischen den Mitarbeitern aller Berufsgruppen, Super- und Intervision sowie ein Risikomanagement unabdingbar. Übertragungs- und Gegenübertragungsphänomene, Projektionen u. a. können transparent identifiziert werden; ein Risikomanagement kann allen Beteiligten Sicherheit und Professionalität in herausfordernden Situationen (Gewalt, Suizidalität, Entweichung, Selbstverletzung u. a.) gewährleisten.

44.7 Verläufe

In der breiten Versorgungspraxis ist immer noch die Konzeption des „Auswachsens" psychischer Störungen des Kindes- und Jugendalters anzutreffen.

Demgegenüber bilden heutige Längsschnittuntersuchungen und die Wirksamkeitsnachweise von Früherkennungen und Frühinterventionen ein differenziertes Bild.

Schmidt und Remschmidt (2000, 2006) haben folgende Einteilung psychischer Störungen vorgenommen:

Entwicklungsvarianten und Belastungsreaktionen

Entwicklungsvarianten, wie z.B. bezüglich der Motorik, Sprache und Sprechen, Schlafen, Ausscheidungsfunktionen sind in der Regel Normabweichungen alterstypischen Verhaltens von passageren oder andauernden Verlaufs. Belastungsreaktionen (Anpassungsstörungen, akute Belastungsreaktion, PTSD) spiegeln die Dysbalance von Stressoren und Coping auf der Grundlage individueller Vulnerabilität bzw. Resilienz wider.

Früh beginnende Störungen mit überdauernder Entwicklungsbeeinträchtigung

Diese Kategorie umfasst Störungsbilder wie den frühkindlichen Autismus, Legasthenie und Dyskalkulie, früh beginnende Störung des Sozialverhaltens und Hyperkinetische Störung des Sozialverhaltens, die ein differentes Beeinträchtigungsniveau ausweisen und bis ins dritte Lebensjahrzehnt nachweisbar sind.

Die **hyperkinetische Störung (ADHS)** persistiert in 30–50 % der Fälle bis in das Erwachsenenalter, wobei insbesondere das Aufmerksamkeitsdefizit und Impulsivität imponieren, die motorische Unruhe kompensiert werden kann. Eine dissoziale Symptomatik verschlechtert die Prognose, bei einem drittel der Betroffenen geht die Störung in eine dissoziale Persönlichkeitsstörung über. Insbesondere Aggressivität und Impulsivität bestimmen eine konsekutiv hohe Rate von Substanzmissbrauch, Unfällen, abgebrochener Schule und Ausbildung sowie Delinquenz.

Kinder mit *frühkindlichem Autismus* erreichen nur in 1–2 % der Fälle eine gutes psychosoziales Funktionsniveau und Integration im Erwachsenenalter. Rund 60 % bleiben lebenslang auf professionelle Unterstützung, z. T. im institutionellen Rahmen, angewiesen. Häufig entwickeln sich assoziierte Verhaltensauffälligkeiten, wie z. B. auto- und heteroaggressive Verhaltensweisen, Pica, motorische Unruhe, die zur Teilhabebeeinträchtigung erheblich beitragen. Komorbide Störungen treten häufig auf: Epilepsie (20–30 %), ADHS (28 %) und im Erwachsenenalter in rund 16 % der Fälle Zwangsstörungen, affektive Störungen, bipolare und Angststörungen.

Reifungsabhängige Störungen

Regulationsstörungen, passagere Tic-Störungen, altersspezifische Phobien, Enuresis, Enkopresis u. a. stellen eine Störungsgruppe dar, die von körperlicher und psychischer Reife abhängen. Mit zunehmendem Alter remittiert v. a. durch Reifung, z. T. ohne Interventionen, das Störungsbild.

Alterspezifisch beginnende Störungen

Alterspezifisch beginnende Störungen stehen in engem Zusammenhang zu alterstypischen Entwicklungsphasen und Entwicklungsaufgaben. Zu diesen zählen Anorexia und Bulimia nervosa, Zwangsstörung, Gilles-de-la-Tourette-Syndrom, Mutismus u. a. Die Störungsverläufe sind uneinheitlich.

Die **Anorexia nervosa** remittiert in rund 40 % der Fälle im 3-Jahres-Verlauf, ein Drittel zeigt partielle Remission mit Rezidiven, ein Drittel imponiert durch einen chronischen Verlauf. Die hohe Mortalitätsrate (5–10 %), meist in der dritten Lebensdekade, ist die höchste unter den psychischen Störungen. Bei einem hohen Anteil der Patienten muss mit komorbiden Störungen (depressive Störungen 50–75 %, Persönlichkeitsstörungen bis ca. 50 %) gerechnet werden. Gewichts- und Zyklusnormalisierungen werden eher erreicht als eine Veränderung des Essverhaltens.

Auch die **Bulimia nervosa** zeigt einen langfristigen Verlauf mit Teilremissionen und Rezidiven. Eine Symptomreduktion wird eher erreicht als eine Symptomabstinenz. Rund 89 % der Betroffenen geben im 6-Jahres-Zeitraum ein gutes bis mittleres Verlaufsergebnis an. Die Mortalitätsrate ist wesentlich geringer als bei der Anorexia (1,6 %). Komorbide Störungen im Verlauf sind depressive Störungen (25 %), Substanzmissbrauch (15 %) und Angststörungen (13 %). Chronische Verläufe mit alternierenden Mustern aus Fressphasen, Diäten und normalen Essverhalten sind typisch.

Entwicklungsabhängige Interaktionsstörungen

Typische Störungen, wie z. B. reaktive Bindungsstörung im Kindesalter, Fütterstörung, auf die Familie beschränkte Störung des Sozialverhaltens, spiegeln die kindliche Abhängigkeit zu seinem Bezugssystem und soziale Dysfunktionalitäten bei der Bewältigung der Entwicklungsaufgaben wider. Mit wachsender Autonomie und Erweiterung des eigenen Aktionsradius und Sozialraums nehmen diese Störungen ab.

Früh beginnende erwachsenentypische Störungen

Störungen, die häufiger im Erwachsenenalter auftreten, jedoch schon in der Adoleszenz beginnen können, sind z. B. depressive Episoden, schizophrene Störung, dissoziative Störung, Persönlichkeitsstörungen, Störungen durch psychotrope Substanzen (Tabak, Alkohol u. a.). Häufig sind bei diesen Erkrankungen genetische Dispositionen nachweisbar und Verläufe bis ins Erwachsenenalter typisch.

Depressive Episoden remittieren im Jugendalter zu einem Drittel in den ersten drei Monaten, jedoch rezidivieren rund 72 % nach 5 Jahren. Schwere depressive Episoden gehen mit einem erhöhten Risiko für affektive Störungen, Suizidalität, Substanzmissbrauch und Persönlichkeitsstörungen einher. Bipolare affektive Störungen rezidivieren in 40 % der Fälle im ersten Jahr. Frühmanifestationen der Manie mit psychotischen Symptomen nehmen einen ungünstigeren Verlauf als Erstmanifestationen im Erwachsenenalter (mehr als 80 % der Jugendlichen mit einer manischen Episode erleben erneut eine manische bzw. depressive Episode). Die Suizidquote bei bipolaren Störungen ist um das 10- bis 15-fache höher als in der Allgemeinbevölkerung.

Die **schizophrene Störung** der Adoleszenz weist mehrheitlich ungünstige Verläufe auf. Über die Hälfte der Patienten weist eine ungünstige Prognose und Teilhabebeeinträchtigungen im Sinne einer Chronifizierung auf. Nur 25 % der Patienten erreichen eine Vollremission. Besonders ungünstig ist eine Erstmanifestation vor dem 13. Lebensjahr („early-onset-schizophrenia").

Inwieweit sich verändernde Lebenswelten neue Störungen induzieren, wie z. B. eine Online-Sucht, und eigene Entitäten darstellen, dazu bedarf es weiterer Forschung.

Die **Multidimensionalität** und **Komplexität** psychischer Störungen des Kindes- und Jugendalters machen für den Therapeuten vernetztes und interdisziplinäres Arbeiten notwendig. Die häufig rezidivierenden, teilremittierten und chronischen Verläufe implizieren eine fortwährende Adaptation des individuellen Hilfebedarfs ausgerichtet an dem Ausmaß der Teilhabebeeinträchtigung und subjektivem Leidensdruck. Übergänge in das Erwachsenenalter müssen im professionellen Hilfesystem gelingend und unter Achtung der Autonomie und Selbstbestimmung gestaltet werden. Immer noch existieren an dieser Stelle Abbrüche, beispielsweise von der Jugendlichen- zur Erwachsenenpsychiatrie und Psychotherapie oder im Bereich institutioneller Hilfen.

- *Problemstellungen an der Grenze zum Erwachsenenalter*

F Janine, 17 Jahre

Diagnose. V. a. posttraumatische Belastungsstörung ICD-10 F 43.1, v. a. beginnende Persönlichkeitsstörung ICD-10 F60.4

Anamnese. Janine wird von ihrem Vater in der Ambulanz angemeldet: Der Vater wisse von ihrem Wunsch nach Therapie, Janine habe ihn gebeten einen Termin auszumachen. Andererseits sei sie gerade ausgezogen und wünsche eigentlich keinen Kontakt mehr zu den Eltern.

Etwa 6 ambulante Termine nimmt Janine in der Ambulanz wahr. In den ersten Stunden war sie mit hohem Leidensdruck und sehr motiviert zur Kinder- und Jugendpsychotherapeutin gekommen. Damals übernachtete sie bei Freundinnen, plante die Aufnahme einer Tätigkeit in einer Gaststätte und suchte eine Alternative zum weiteren Schulbesuch. Die Versetzung hatte sie nur mit pädagogischer Begründung erreichen können. Sie berichtete von sexuellen Übergriffen, deren Opfer sie in einem Internat geworden sei, Im Rahmen der aktuellen Auseinandersetzungen mit den Eltern war dies erstmals zur Sprache gekommen. Konflikte um die Regeln im Elternhaus - z. B. Rauchen im Zimmer - prägten ihren Alltag in hohem Maße. Janine berichtet über eine zweite innere Person, die sie quäle. Diese veranlasse sie zu aggressiven Handlungen gegen sich und andere: so war ihr linker Unterarm vielfach aufgeritzt und blutig. Als sie feststellt, dass sie nicht in der Lage ist, in die Schule zu gehen oder in der Gaststätte zu arbeiten, sieht sie auch hier die „zweite Person" als Schuldigen an.

Bald danach zieht sie erneut zu den Eltern, wo sie mehr Freiräume für sich erkämpft: Um des lieben Friedens willens darf sie im Zimmer rauchen, Eltern und Janine gehen sich aus dem Weg. Die Ambulanztermine nimmt sie ohne Absage nicht mehr wahr. 2 Monate später wird Janine nach einem massiven Konflikt im Elternhaus nachts um 3 Uhr in die Klinik gebracht. Die „zweite Person" hatte ihr Verletzungen zugefügt und sie erneut zu aggressiven Handlungen gegen die Eltern veranlasst.

Diagnostik. Ausschluss einer psychotischen Symptomatik, negatives Drogenscreening, somatische Abklärung unauffällig. Hinweise auf ausgeprägtes Selbstverletzungsverhalten und fremdaggressives Verhalten. Anforderungen des Alltags (Schulbesuch, Arbeit, Regeleinhaltung) waren jeweils durch die „zweite Person" blockiert, gleichzeitig wurde ein deutlicher Leidensdruck geschildert. Janine wünschte nun eine Therapie, „um von der zweiten Person befreit zu werden".

Hypothesen. Hohe Funktionalität der geklagten Symptomatik. Hoch ambivalenter Wunsch nach Autonomie, schulische Leistungseinschränkung noch unklarer Ätiologie, Defizite in der sozialen Kompetenz.

Therapeutische Intervention. Therapeutische Schritte zielten auf eine Verbesserung der Autonomie und Selbstkontrolle hin, hierbei war auch die dialektisch-behaviorale Therapie nach Linehan wegweisend. Weiterhin standen der Aufbau sozialer Kompetenz und die Klärung von schulischen und beruflichen Zielen im Vordergrund, an die sich die praktische Schulerprobung anschloss. Die Eltern wurden parallel von einem 2. Therapeuten betreut, mehrere Gespräche waren gemeinsam durchführbar.

Im späten Jugendalter erhält die Einbeziehung der Eltern und der Familie eine neue Qualität: Deutlich verändert sich die Rolle des Jugendlichen in der Familie. Im Einzelfall ist immer zu entscheiden, ob eine gewollte oder ungewollte Ablösung von der Herkunftsfamilie in einem Ausmaße stattgefunden hat, dass die Einbeziehung der Eltern keinen Sinn mehr macht. In anderen Situationen ist es - wie im geschilderten Fall - die hohe Ambivalenz, die es dem Therapeuten schwer macht, die Elternarbeit richtig zu „dosieren". In jedem Fall sollte er aber die Herkunftsfamilie bedenken und ihr in der therapeutischen Arbeit den ihr gebührenden Platz einräumen oder - noch besser - ihn zusammen mit den Eltern und dem Adoleszenten finden. Becht (2002) weist anschaulich darauf hin, dass gute Verhaltenstherapie immer das soziale System des Patienten im Auge hat. Insofern sind Verhaltenstherapie und systemische Sichtweise keinesfalls Gegensätze.

Diagnosen des Erwachsenenalters bei Jugendlichen. Bei Janine bleibt die Diagnose einer Persönlichkeitsstörung unbestimmt. Auch wenn der Psychotherapeut retrospektiv bei seinem erwachsenen Patienten die Anfänge der psychischen Störung bis in die frühe Jugend hinein verfolgen kann, ist die prospektive Sicht des Kinder- und Jugendpsychiaters und -psychotherapeuten vorsichtig und abwartend. Nicht nur Persönlichkeitsstörungen, auch psychotische Entwicklungen beginnen oft untypisch und monosymptomatisch. Gleichwohl werden auch hier die Kriterien der Leitlinien herangezogen, wird eine Klassifikation nach bestem Bemühen versucht.

Motivation und Freiwilligkeit in der psychotherapeutischen Behandlung von Jugendlichen. Bei der stationären Aufnahme von Janine war eine hohe Therapiemotivation festzustellen, die allerdings gegen ein Vermeidungsverhalten abzugrenzen war: in der Klinik konnte sie den Konflikten mit den Eltern aus dem Weg gehen. Es wurde darauf Wert gelegt, dass die Klinik nicht zu einem Schonraum wurde, der nun die Funktion hatte, vor Anforderungen und Unannehmlichkeiten zu bewahren.

Bei Minderjährigen ist zunächst die klare Haltung der Eltern zu Behandlungsbeginn oder zur Klinikaufnahme gefragt; Klarheit erleichtert es Kindern und Jugendlichen, diesen Weg anzunehmen. In jedem Fall soll auf eine angemessene Vermittlung der Entscheidung hingewirkt werden.

Analog zum Tenor der Regelungen des Kinder- und Jugendhilfegesetzes (§ 8 SGB VIII) sind besonders Jugendliche ihrem Entwicklungsstand entsprechend zu beteiligen. In manchen Situationen kann sich daraus auch die Schweigepflicht des Therapeuten gegenüber den Eltern eines jugendlichen Patienten ergeben.

44.8 Aktuelle Versorgungslandschaft

Psychisch erkrankte Kinder und Jugendliche und ihre Familien können in Deutschland mit regionalen Unterschieden in der Regel auf ein breites Netzwerk professioneller Hilfen zugreifen: Fachärzte für Kinder- und Jugendpsychiatrie und -psychotherapie, Kinder- und Jugendlichenpsychotherapeuten, Kliniken für Kinder- und Jugendpsychiatrie und Psychotherapie mit Stationen, Institutsambulanzen und Tageskliniken, Frühförderzentren, Psychologische Beratungsstellen, Drogenberatungsstellen etc. Darüber hinaus existieren Einrichtungen der Jugend- und Behindertenhilfe, ambulante Hilfen (z. B. sozialpädagogische Familienhilfe), Elterninitiativen und Selbsthilfegruppen.

In der vertragsärztlichen Versorgung sind 732 Fachärzte für Kinder- und Jugendpsychiatrie und -psychotherapie, im stationären Bereich 649 Fachärzte tätig (Bundesarztregister der KBV 2007, BÄK 2008). Rund 148 Fachabteilungen und Krankenhäuser für Kinder- und Jugendpsychiatrie und -psychotherapie sowie 155 Psychiatrische Institutsambulanzen (§118 SGB V) sichern die Versorgung (AOLG 2007).

Im stationären Bereich stehen 4941 Betten und teilstationär 1923 Plätze bei einer jährlichen Fallzahl von 41259 und einer durchschnittlichen Verweildauer von 41,8 Tagen zur Verfügung (AOLG 2007, ZOP 2009). Im Bundesgebiet sind weitere 2987 Kinder- und Jugendlichenpsychotherapeuten an der vertragsärztlichen Versorgung beteiligt, hiervon 40% tiefenpsychologisch fundierte Psychotherapeuten, 23% analytische Psychotherapeuten, 22% Verhaltenstherapeuten, 15% analytisch und tiefenpsychologisch fundierte Psychotherapeuten (Bundesarztregister der KBV 2008).

44.9 Ausbildung

Weiterbildung zum Facharzt für Kinder- und Jugendpsychiatrie und -psychotherapie

Die Weiterbildungszeit beträgt 5 Jahre, hiervon muss eines alternativ im Bereich der Kinder- und Jugendmedizin oder im Bereich Psychiatrie und Psychotherapie abgeleistet werden. Seit 1996 ist die Ausbildung zum (tiefenpsychologischen oder verhaltenstherapeutischen) Psychotherapeuten in den Weiterbildungsgang integriert, diese Synthese ist zwischenzeitlich auch im Alltag völlig selbstverständlich. Mit der erneuten Reform der Weiterbildungsordnung 2006 sind ambulante Ausbildungsabschnitte – hierzu zählen auch die Tätigkeiten in einer Tagesklinik oder in einer psychiatrischen Institutsambulanz für Kinder und Jugendliche sowie die Praxistätigkeit – in ihrer Bedeutung hervorgehoben worden.

Ausbildung zum Kinder- und Jugendlichenpsychotherapeuten

Neben dem Zugang für Psychologen mit den Studienabschlüssen des Diploms und des Masters können auch pädagogische Berufe zu diesem Ausbildungsgang zugelassen werden und somit den Abschluss eines Approbierten Kinder- und Jugendlichenpsychotherapeuten erlangen. Die Diskussionen, die an die letzte wissenschaftliche Begutachtung dieses Ausbildungsganges angeschlossen hat, scheint noch nicht beendet: So werden Zulassungsvoraussetzungen und Wechselmöglichkeiten zwischen der Qualifikation als Psychotherapeut für Erwachsene oder Kinder und Jugendliche weiter diskutiert, insbesondere im Hinblick auf eine gemeinsame Wegstrecke in der Ausbildung („common trunk").

Durch die Ausbildungsmodalitäten hat sich aber seit 1998 eine erfreuliche inhaltliche Nähe zwischen den beiden Berufen ergeben: Überschneidungsbereiche und jeweilige Kernkompetenzen sind transparenter geworden, was sich positiv in der Kooperation auswirken kann.

Die verschiedenen Ausbildungsmöglichkeiten (Stand 2010) sind in **Tabelle 44.2** dargestellt.

Tabelle 44.2   Zulassungsvoraussetzungen und Weiterbildungsziele in der Kinder- und Jugendlichen-Psychotherapie (vereinfachte Darstellung)

Weiterbildungsgang \ Grundstudium	Medizin	Psychologie (nur mit Studien-Schwerpunkt: „Klinische Psychologie")	Pädagogik (nach Berufsliste der Länder)
Weiterbildung zum Kinder- und Jugendlichen-Psychotherapeuten	keine Zulassungsmöglichkeit	Zulassung mit dem Weiterbildungsziel: „Kinder- und Jugendlichen-Psychotherapeut"	Zulassung mit dem Weiterbildungsziel: „Kinder- und Jugendlichen-Psychotherapeut"
Weiterbildung zum psychologischen Psychotherapeuten	keine Zulassungsmöglichkeit	Zulassung mit dem Weiterbildungsziel: **„Psychologischer Psychotherapeut"**	keine Zulassungsmöglichkeit
Facharztweiterbildung	Facharzt für Kinder- und Jugendpsychiatrie und -psychotherapie	keine Zulassungsmöglichkeit	keine Zulassungsmöglichkeit
Fachkundenachweis „Kinder- und Jugendlichen-Psychotherapie"	keine Zulassungsmöglichkeit	**Abrechnungsmöglichkeit** für die Behandlung von Kindern und Jugendlichen	keine Zulassungsmöglichkeit

Zusammenfassend lässt sich sagen, dass die wesentlichen Unterschiede zum Erwachsenenalter darin liegen, dass kindliche Entwicklung, jugendliche Normabweichung und alterstypische Psychopathologie zu beachten sind. Weiterhin sind bei Kindern und Jugendlichen immer viele Beteiligte aus Familie und sozialem Umfeld angemessen einzubeziehen.

Aus psychodynamischer Sicht stellt der Therapeut in wichtigen Entwicklungsphasen des Kindes bzw. Jugendlichen ein sicheres Objekt dar, dessen Containing-Funktion und Bereitschaft als Übertragungs-Objekt zur Verfügung zu stehen stets mit den realen Objekten der Familie ausbalanciert werden muss.

Kinder- und Jugendlichenpsychotherapie bedeutet Entwicklungsförderung in bestimmten Zeitfenstern kritischer und sensibler Lebensphasen junger Menschen.

Erfreulich ist die Tatsache, dass viele kinder- und jugendtypische Störungen eine durchaus günstige Prognose haben und die Wirksamkeit psychotherapeutischer Behandlung gut belegt ist (Remschmidt u. Mattejat 2003).

Auch der Kinder- und Jugendlichenpsychotherapeut hat mit psychisch kranken Erwachsenen zu tun: Seine Klienten sind in sehr ernstzunehmender Zahl Kinder psychisch kranker Eltern. Bewährt haben sich regionale Vernetzungen, um ein gemeinsames Verständnis der indizierten Hilfen zu entwickeln und zu realisieren. Umgekehrt möchten wir den Psychotherapeuten für das Erwachsenenalter gerne nahelegen, sich Gedanken um die Kinder in der Familie ihrer Klienten zu machen: für viele sind Hilfen zur Erziehung oder noch intensivere Maßnahmen durchaus zu erwägen.

So ergeben sich wichtige Kommunikationsnotwendigkeiten zwischen Psychotherapeuten des Kindes- und Jugendalters und Behandlern der Erwachsenen. Wer sich näher mit der Psychotherapie von Kindern und Jugendlichen befassen will, sollte wenigstens den Fachkundenachweis für dieses Alter erwerben.

45 Psychotherapie von psychischen Störungen und Verhaltensproblemen bei Menschen mit Intelligenzminderung

W. Rotthaus, B. Wilms

Der Begriff Intelligenzminderung wird in diesem Aufsatz inhaltlich identisch mit dem der geistigen Behinderung benutzt. Er hat den Vorteil, deutlich zu machen, dass die Einschränkung, die zu der Kategorisierung führt, lediglich die kognitive Leistungsfähigkeit betrifft, während über die emotionale und soziale Seite noch nichts ausgesagt ist. Die Angaben dazu, wie viele Menschen mit Intelligenzminderung in Deutschland leben, variieren in der Literatur (Steinhausen 2005, Hennicke 2009, Jantzen 2010) nicht unerheblich, können aber in etwa so zusammengefasst werden: Bei etwa 0,6 % der Bevölkerung ist eine Intelligenzminderung mit einem IQ-Wert <50 (mittelgradige, schwere und sehr schwere Intelligenzminderung) festzustellen. Zählt man die Personen mit einer leichten Intelligenzminderung (IQ 50–69) hinzu, kommt man auf einen Bevölkerungsanteil von 2,5–3 %.

Psychische Störungen und Verhaltensprobleme treten bei Menschen mit Intelligenzminderung mindestens 3–4mal so häufig auf als bei durchschnittlich Intelligenten. Internationale Studien verweisen auf einen Anteil an psychischen gestörten geistig Behinderten von 30–40 % bei Erwachsenen und 40–60 % bei Kindern und Jugendlichen. Die Prävalenzrate fällt mit zunehmendem Alter ab bis zu einem Prozentrang von 20 bei über 65-Jährigen. Es finden sich die gleichen Störungsbilder wie bei durchschnittlich intelligenten Personen, und ihrer Entstehung liegen die gleichen biologischen, psychischen und sozialen Bedingungsfaktoren zugrunde, wie sie bei nicht behinderten Menschen bekannt sind. Hinzu treten jedoch spezifische entwicklungspsychopathologisch bedeutsame Faktoren, die für das erhöhte Risiko einer Entwicklung psychischer Störungen bei Menschen mit Intelligenzminderung verantwortlich sind (siehe u. a. Hennicke 2008):

45.1 Frühe Bindungsstörungen

Für viele Eltern stellt die Geburt eines behinderten Kindes ein traumatisierendes Erlebnis dar. Dies kann sie gerade in den ersten Wochen und Monaten daran hindern, die Bedürfnisse ihres realen Kindes feinfühlig wahrzunehmen und angemessen darauf zu reagieren. Es entwickelt sich leicht eine Störung der Interaktion zwischen Eltern und Kind, die das Potenzial hat, sich in einem verhängnisvollen Kreislauf weiter zu steigern.

Leid erzeugende Familienbeziehungen

Niemand ist alleine behindert. Die Geburt eines behinderten Kindes stellt für alle Familienmitglieder eine große Herausforderung dar und erfordert in erhöhtem Maße, die Beziehungen innerhalb und außerhalb der Familie neu zu gestalten. Das betrifft die Paarbeziehung, die Beziehung zwischen den Eltern und den nicht behinderten Kindern, die Beziehung zu den Herkunftsfamilien und die Beziehung zu Freunden, Bekannten sowie der sozialen Umwelt allgemein. Die Enttäuschung und der Verlust ihres Selbstbewusstseins in der Folge der Tatsache, dass sie ein behindertes Kind haben, die Konfrontation mit sozialer Isolierung und vielfältigen Vorurteilen und nicht zuletzt die hohen finanziellen und körperlichen Anforderungen sind schwere existenzielle Belastungen. Auch wenn die meisten Familien diese Belastungen soweit bewältigen, dass sie mit ihren Kindern ein ziemlich „normales" Leben führen können (Schubert u. Tatzer 1987), bleiben die Belastungen nicht ohne Folgen. So sind in Familien mit einem behinderten Kind gegenüber anderen Familien vielfach eine deutlich schwächere Kohäsion und Adaptabilität zu beobachten. Schwierigkeiten zeigen sich vor allem in den affektiven Beziehungen zwischen den Familienmitgliedern (Schubert 1987, S. 88).

Ungleichzeitigkeiten der Entwicklung

Bei Menschen mit Intelligenzminderung kommt es im Laufe der Entwicklung zu oft deutlichen Unterschieden in der Entwicklungsgeschwindigkeit der verschiedenen Persönlichkeitsbereiche und damit zu teilweise großen Diskrepanzen zwischen dem kognitiven, dem sozialen und dem emotionalen Persönlichkeitsbereich sowie dem chronologischen Alter, das weitgehend die gesellschaftlichen Erwartungen bestimmt. Diese Ungleichheiten in der Entwicklung können persönlichkeitsimmanent große Probleme darstellen. Sie können zudem zu vielen Missverständnissen, Fehlwahrnehmungen sowie Über- und Unterforderungssituationen führen, die den weiteren Entwicklungsprozess beeinträchtigen.

Stigmatisierung und Diskriminierung

Trotz aller Bemühungen der Integration, Inklusion und Normalisierung machen intelligenzgeminderte Menschen und ihre Familien ein Leben lang Erfahrungen von Ausgrenzung und Diskriminierung, mit denen sich alle Betroffenen immer wieder erneut auseinandersetzen müssen. Daraus resultierende Problemverhaltensweisen können nahezu als „normal" angesehen werden, behindern aber wiederum die weitere Entwicklung, wenn therapeutische Hilfe versagt wird.

45.2 Besonderheiten der Psychotherapie bei Menschen mit Intelligenzminderung

Im „Übereinkommen der Vereinten Nationen über die Rechte von Menschen mit Behinderungen" (2006), das seit März 2009 in Deutschland geltendes Recht ist, heißt es unter anderem: „Insbesondere (…) erlegen die Vertragsstaaten den Angehörigen der Gesundheitsberufe die Verpflichtung auf, Menschen mit Behinderungen eine Versorgung von gleicher Qualität wie anderen Menschen angedeihen zu lassen, namentlich auf der Grundlage der freien Einwilligung nach vorheriger Aufklärung, indem sie unter anderem durch Schulungen und den Erlass ethischer Normen für die staatliche und private Gesundheitsversorgung das Bewusstsein für die Menschenrechte, die Würde, die Autonomie und die Bedürfnisse von Menschen mit Behinderungen schärfen."

Auch wenn es den Anschein hat, dass sich die psychotherapeutische Versorgung von Menschen mit Intelligenzminderung in den letzten beiden Jahrzehnten verbessert hat, lässt sich doch eindeutig sagen, dass diese Forderung noch lange nicht erfüllt ist: An den Universitäten werden nur selten fundierte wissenschaftliche Evaluationen von psychotherapeutischen Behandlungsmethoden bei geistig behinderten Menschen durchgeführt (Voß et al. 2008), und psychotherapeutische Lehr- und Ausbildungsinstitute behandeln in ihren Curricula die Besonderheiten der Psychotherapie mit Menschen mit geistiger Behinderung kaum. Auch deshalb ist die Zurückhaltung niedergelassener Psychotherapeuten gegenüber der Arbeit mit Menschen mit Intelligenzminderung nach wie vor hoch. Vor allem die Versorgungslage für erwachsene Menschen mit Intelligenzminderung scheint völlig unzureichend zu sein, während das entsprechende Angebot für Kinder und Jugendliche offensichtlich etwas besser ist. Dies erscheint der Tatsache geschuldet, dass Kinder- und Jugendlichentherapeuten eine Vielfalt von Methoden anwenden, die den Entwicklungsstand des jeweiligen Kindes berücksichtigen, und dass die Einbeziehung der Eltern und sonstigen Bezugspersonen für sie eine Selbstverständlichkeit darstellt.

Grundsätzlich gibt es keine spezifische Therapie für Menschen mit Intelligenzminderung. Vielmehr „müssen die Therapien auf die individuellen Fähigkeiten und Bedürfnisse wie auch auf die häufig besonderen Kontextbedingungen zugeschnitten werden, unter zwingender Einbeziehung der Bezugspersonen und wichtigsten Beteiligten" (Hennicke et al. 2009). In der Stellungnahme der Deutschen Gesellschaft für Psychiatrie, Psychotherapie und Nervenheilkunde 2009 wurden für die Behandlung von Erwachsenen mit geistiger Behinderung und zusätzlichen psychischen Störungen folgende methodische Besonderheiten formuliert:

- *Entwicklungsbezug:* Verhaltensbesonderheiten und die Präsentation der Symptomatik psychischer Störungen sind oft nur angemessen interpretierbar auf dem Hintergrund des individuellen Entwicklungsniveaus, das bei Menschen mit geistiger Behinderung vom altersentsprechenden Durchschnitt erheblich abweichen kann.
- *Kontextbezug:* Viele auffällige Verhaltensweisen und manche Folgen psychischer Störungen bei Menschen mit geistiger Behinderung treten nur in bestimmten Kontexten auf oder werden nur in bestimmten Kontexten beobachtet.
- *Abhängigkeit von unterstützenden Systemen:* Menschen mit geistiger Behinderung sind häufig von familiären, professionellen oder anderen Hilfesystemen abhängig. Dies betrifft nicht nur die Erkennung von psychischen Störungen, sondern auch die Navigation im Hilfesystem.
- *Zielgruppenspezifische Kommunikation und Interaktion:* Introspektionsfähigkeit, sprachliche Kommunikationsfähigkeit sowie Interaktionsfähigkeit mit Fremden oder unter ungewohnten Bedingungen sind bei Menschen mit geistiger Behinderung in Abhängigkeit vom Schweregrad ihrer geistigen Behinderung und von zusätzlichen Behinderungen (z. B. sensorischen Behinderungen) beeinträchtigt. Die Kommunikation und Interaktion im Rahmen von Diagnostik und Therapie bedarf einerseits der Erfahrung bei der Interpretation sprachlicher Mitteilungen und Interaktionsbesonderheiten sowie andererseits bestimmter Kompetenzen für alternative, z. B. nonverbale, Kommunikationsformen.
- *Vermehrter Zeitaufwand:* Der Behandlungsprozess benötigt in allen seinen einzelnen Schritten bei Menschen mit geistiger Behinderung in Abhängigkeit von der Schwere der Behinderung überdurchschnittlich viel Zeit. Insbesondere manualisierte Vorgehensweisen, wie sie z. B. in der Verhaltenstherapie vielfach angewandt werden, sind an die Situation des Klienten und seinen Kontext anzupassen. Neben inhaltlichen Adaptationen ist bei Klienten mit Intelligenzminderungen in aller Regel auch die Anzahl der benötigten Therapieeinheiten zu erweitern.
- *Multiprofessioneller Zugang:* Diagnostische und therapeutische Prozesse bei Menschen mit geistiger Behinderung verlangen zumeist eine multiprofessionelle Herangehensweise, bei der das Methodenrepertoire um pädagogische und heilpädagogische Komponenten ergänzt werden muss.

Insbesondere für die Arbeit mit Menschen mit sehr schwerer geistiger Behinderung betont Dosen (Dosen et al. 2008) die Notwendigkeit eines entwicklungspsychologisch orientierten Ansatzes.

> **M** Der Psychotherapeut sollte das Entwicklungsalter eines Menschen mit Intelligenzminderung erfassen und wissen, was ein Kind dieses Alters braucht, um sich gut zu fühlen und um adäquate soziale Reaktionen erleben und angemessene Erwiderungen geben zu können.

Er verweist zugleich auf die häufigen Entwicklungsdiskrepanzen bei diesen Menschen und fordert eine Diagnostik, die das Niveau der Persönlichkeitsentwicklung im kognitiven, sozialen und emotionalen Bereich erfasst. Als Ausgangspunkt für die Psychotherapie empfiehlt er, den Stand der emotionalen Entwicklung zu wählen. Er verweist auf die häufigen Bindungsprobleme bei Kindern mit mentaler Retardierung und empfiehlt, auf einfache Art und Weise Situationen zu schaffen, in denen die Person die Möglichkeit hat, am Modell der Therapeutin zu lernen – möglicherweise ohne verbale Kommunikation, sondern durch andere sensorische Kanäle.

45.3 Multimodale Therapiekonzepte

> **M** Unter dem Aspekt der Schulenorientierung können alle Therapierichtungen Wichtiges für eine Psychotherapie mit Menschen mit Intelligenzminderung beitragen. In jedem Falle ist ein multimodales Therapiekonzept erforderlich, das auf den verschiedenen Ebenen von Individuum, Familie und Umfeld ansetzt, eine Flexibilität bei der Wahl des Settings erfordert, die Sinnhaftigkeit heilpädagogischer Maßnahmen und funktioneller Therapien berücksichtigt und vor allem die Notwendigkeit einer engen Vernetzung der beteiligten Hilfesysteme beachtet.

Ein *verhaltenstherapeutisches Vorgehen* wird vor allem dann ins Gespräch gebracht, wenn ein beobachtetes Verhalten des Betroffenen als inkompatibel zu seinem Kontext erscheint. Hier besteht allerdings vielfach die Gefahr, Verhaltenstherapie mit Erziehung zu konfundieren, ohne am präsentierten Problem beteiligte Kontextvariablen jenseits der Person des intelligenzgeminderten Menschen mit einzubeziehen. Die Grundprinzipien der Verhaltenstherapie an sich können jedoch ausgesprochen nützlich in der Situation geistig behinderter Menschen angewandt werden, da ein konsequenzorientiertes Vorgehen mit einem aktiven Therapeutenverhalten und hohen Anteil an Informationen mit einfachen Worten, wenn nötig auch hoch redundant, vermittelt werden kann. Dies führt dazu, dass unmittelbare Rückmeldungen als direkte Verstärker eine leicht verständliche Arbeit an den Ressourcen und ersten Erfolgen des Klienten oder der Klientin möglich machen. Dabei darf jedoch nicht aus dem Blickfeld geraten, dass die emotionale Ebene des Erlebens und das erlernte Bindungsverhalten mit einbezogen werden müssen.

Psychodynamische Therapieansätze bieten hier eine hilfreiche Erweiterung individualpsychotherapeutischer Sicht- und Vorgehensweisen. Psychodynamisch orientierte Autoren (u. a. Sinason 1990, 1993, Gaedt 1993) widmen sich beispielsweise der Frage, mit welchen strukturellen Schwächen bei Personen, deren Sozialisation sich unter den Bedingungen einer Intelligenzminderung vollzieht, zu rechnen ist, und beschreiben ein „psychosoziales Defizit" bei geistig behinderten Jugendlichen mit den Merkmalen eines atypischen Selbstgefühls (ein vermitteltes Selbst), eines primitiven Über-Ichs, einer ineffektiven Selbstregulation, einer Tendenz, Verbote in Hemmungen umzusetzen, sowie eines Entwicklungsstopps in der Adoleszenz, charakterisiert durch eine primär autoerotische Sexualität und ein ambivalentes Verhältnis zur Autonomie. Darüber hinaus wurden Erklärungsmodelle für die bei Menschen mit geistiger Behinderung häufig zu beobachtenden, sich ständig wiederholenden Inszenierungen entwickelt.

Therapeutische Ansätze aus der **Gestalttherapie** (z. B. Besems u. van Vugt 1988, 1989) versuchen, mit einem stark körperorientierten Ansatz in der Begegnung von Subjekt zu Subjekt einen Dialog entstehen zu lassen und in diesem Dialog dem Behinderten die Möglichkeit zu geben, seiner eigenen immanenten Entwicklungslogik zu folgen. Gestalttherapeuten sehen in diesem gemeinsamen Weg des Dialogs das eigentliche identitätsstiftende Ziel und den Ausgangspunkt für persönliche Weiterentwicklung und Lebensentfaltung.

Besonders für Menschen mit eingeschränkter Verbalisierungsfähigkeit bietet die **Musiktherapie** nach Nordoff-Robbins (Neugebauer 2008) Möglichkeiten eines Dialogs im gemeinsamen Musizieren, bei dem der behinderte Mensch häufig die Einschränkung seiner expressiven Möglichkeiten in einem sehr emotional getragenen Kontakt zu überwinden vermag.

Der *systemtherapeutische Ansatz* betont einige Aspekte, die für die Psychotherapie mit Menschen mit Intelligenzminderung keineswegs spezifisch sind, denen in der Arbeit mit diesen Menschen aber besondere Bedeutung zukommt und die in individualpsychotherapeutischen Verfahren leicht in den Hintergrund geraten: Wer mit Familien mit einem intelligenzgeminderten Mitglied umgeht, weiß sehr gut, wie sich in solchen Familien in fortlaufend rekursiven Prozessen Eigenstrukturen (Eigenwerte im Sinne Heinz von Foersters) in Reaktion auf dieses Familienmitglied ausbilden, das als aktiv Handelnder eben nicht nur Opfer, sondern auch „Täter", nämlich für sein Handeln verantwortlich ist. Seine menschliche Würde geriete in Gefahr, wenn ihm diese Verantwortlichkeit für sein Tun abgesprochen würde, wenn versucht würde, für ihn die Therapieziele zu bestimmen und letztlich sogar für ihn zu entscheiden, ob er sein Verhalten, dass wir als „Problem" oder „gestört" beschreiben, beibehalten will oder nicht (Rotthaus 1993).

M Erst wenn die Therapeutin dem intelligenzgeminderten Menschen seine Autonomie zuspricht, kann sie mit ihm eine therapeutische Beziehung eingehen, die von Respekt und Wertschätzung geprägt ist.

Dieser therapeutischen Beziehung wurde in einer Befragung durch Tobias Buchner (2008) von den befragten intelligenzgeminderten Menschen selbst ein entscheidender Stellenwert eingeräumt. Für das Entstehen einer vertrauensvollen und wertschätzenden Beziehung erlebten sie eine Art und Weise der Kommunikation für wesentlich, die als frei von vorbestimmten Meinungen, Zielen und Erwartungshaltungen wahrgenommen wurde. Wertschätzung erlebten sie nicht zuletzt durch das Einhalten der Schweigepflicht, die ihnen als eine Grundvoraussetzung für die Entwicklung von Vertrauen erschien.

Systemische Therapie im Einzel-, Paar- oder Mehrpersonensetting betrachtet den Menschen mit Intelligenzminderung im Kontext seiner Familie und diese wiederum im gesellschaftlichen Kontext. Dabei stößt man bald auf den rekursiven Wechselwirkungsprozess zwischen Familie und Gesellschaft, der oft zur Folge hat, dass die Familie ihr intelligenzgemindertes Mitglied zu verbergen sucht und ihn an „normalen" Interaktionen in der Gemeinde hindert, dass die Familie sich schämt und ihre eigenen sozialen Kontakte weitestgehend eingeschränkt. Hier hat die Therapeutin die Möglichkeit, die Außenperspektive wieder einzuführen und all zu lange vernachlässigte Außenkontakte anzuregen.

Familienhelfer. Die wichtigsten, zuweilen sogar die noch einzigen Kontaktpersonen für Familien mit einem intelligenzbehinderten Mitglied sind die Helferinnen aus unterschiedlichen professionellen Institutionen mit nicht immer optimalem Abstimmungsverhalten untereinander. Sie haben außerdem nur allzu oft die Tendenz, den Familien die Verantwortung abzunehmen, wodurch sie sie entmündigen und die Kompetenz der Familienmitglieder im Umgang miteinander untergraben. Bei solchen Entwicklungen geht es in besonderem Maße darum, innerhalb der Psychotherapie die Ressourcen der Familie wahrzunehmen und ihre Lösungsversuche wertzuschätzen. Familienangehörige sind durchweg Fachleute im Umgang mit intelligenzgeminderten Menschen, von denen Therapeutinnen in der Regel viel lernen können. Nur wenn die Therapeutin sie als solche anzusprechen weiß, wird ihr eine gute Kooperation mit den Familienangehörigen zum Nutzen des intelligenzgeminderten Menschen gelingen.

Für viele Familien sind die **normativen Krisen** im familiären Lebenszyklus die Zeitpunkte, an denen immer wieder von neuem Trauerarbeit über den Verlust des „normalen" Kindes, das sie erwartet hatten, geleistet werden muss. Der Therapeut muss die Notwendigkeit dieses Trauerns wahrnehmen und der Familie helfen, den Schmerz zuzulassen, sich seiner nicht zu schämen, sondern seine Berechtigung anzuerkennen. Dabei ist zu beachten, dass das intelligenzgeminderte Kind die verschiedenen Stadien der Entwicklung zumeist später erreicht als seine nicht behinderten Altersgenossen. Zudem müssen sich die Familien, so hebt Imber-Black (1987, S. 442) hervor, zum Zeitpunkt dieser normativen Krisen, die in allen Familien die Möglichkeit von Weiterentwicklung und Wachstum, aber auch von Stillstand und Fehlentwicklung einschließen, nicht nur in ihren innerfamiliären Beziehungen jeweils neu organisieren, sondern sie müssen dies zusätzlich tun in ihrem Verhältnis zu einer großen Zahl von außen stehenden Helfern. Das heißt: Familien mit einem intelligenzgeminderten Mitglied haben alle Krisen im Familienzyklus in doppelter Weise zu bewältigen.

Psychotherapie für psychisch gestörte oder kranke intelligenzgeminderte Menschen ist ein wichtiges Angebot, von dem sie – wie alle anderen Menschen – wesentlich profitieren. Die dabei eingesetzten Methoden müssen an die jeweils individuellen Fähigkeiten des Patienten angepasst werden, was bei dieser Klientel eine besondere Herausforderung bedeutet. Damit kann die psychotherapeutische Arbeit mit geistig Behinderten jedoch als ein gutes Aufmerksamkeitstraining für alle Psychotherapeutinnen angesehen werden. Denn im Kern geht es darum, bestimmte Grundbedingungen von Psychotherapie, die häufig als zentrale Wirkfaktoren erarbeitet wurden, lediglich bewusster und ausgeprägter als mit nicht Behinderten üblich zu realisieren.

46 Psychotherapie mit Migranten – Aspekte der interkulturellen Psychotherapie

Y. Erim

> Anfang der 1950er Jahre des letzten Jahrhunderts wurden aufgrund der knappen Arbeitskräfte in Deutschland Arbeiter aus europäischen Ländern, aus Italien, Griechenland, Spanien, Portugal, der Türkei, Jugoslawien und Marokko geworben. Nach dem sog. Anwerbestopp 1973 setzte sich die Migration durch die Zuwanderung von Familienangehörigen, Kindern und Eheleuten und durch Flüchtlingswellen fort.
>
> Die psychotherapeutische und beratende Arbeit mit Migranten ist inzwischen ein Teil der täglichen Praxis geworden. Aufgrund von zunehmender kultureller Heterogenität der westlichen Gesellschaften durch die Zuwanderung entsteht für Psychotherapeuten die Notwendigkeit, grundlegende interkulturelle Kompetenzen zu erwerben.

46.1 Migration – Trauma, Entwicklungschance oder beides?

In der psychiatrisch-epidemiologischen Forschungsrichtung wurde die Migration zunächst als **belastendes Lebensereignis** verstanden. In vielen Arbeiten wurde von einer erhöhten Morbidität der Migranten für psychosomatische und psychiatrische Erkrankungen ausgegangen, wobei ein Vergleich mit der Bevölkerung des Herkunftslandes oder der Normalbevölkerung meistens ausblieb und dieses die Aussagekraft dieser Arbeiten beeinträchtigte (Binder u. Simeos 1978, Boos-Nünning 1998).

Auch in der Psychotherapieliteratur fanden kulturspezifische und interkulturelle Aspekte eine erst sehr späte Reputation, obwohl viele Psychoanalytiker selbst Migrationsschicksale erlebten. Eine Ausnahme bildet die Monografie des Ehepaares Grinberg (1990). Grinbergs verstehen die Migration als ein *Trauma* oder eine *Lebenskrise*. Sie beziehen sich auf das Modell von Garza-Guerrero (1974), das die psychische Entwicklung in der Migration in 3 Phasen beschreibt.

- In der 1. Phase würden die Unterschiede zwischen den neuen Objekten und der psychischen Repräsentanz der verlassenen Kultur deutlich.
- In der 2. Phase würde das Individuum durch Trauerarbeit für die Besetzung der neuen Objekte frei und
- entwickele schließlich in der 3. Phase ein neues Selbstkonzept.

Schepker et al. (1999) untersuchten 77 Migrantenfamilien aus dem Ruhrgebiet, die hinsichtlich soziodemografischer Daten für die türkeistämmige Bevölkerung repräsentativ waren und konnten viele erfolgreiche Bewältigungsstile in der Migration beschreiben. Dem Migrationsstatus sei **keine pathogene Wirkung** zuzuschreiben, vielmehr würden der Migration die Probleme attribuiert, die mit den beschränkten Entwicklungschancen in der Aufnahmegesellschaft zusammenhingen.

Bermejo et al. (2010) stellten in einer Reanalyse der Daten des Bundesgesundheitssurveys von 1998 eine häufigere Prävalenzrate von psychischen Erkrankungen insgesamt sowie von affektiven und somatoformen Störungen bei Migranten im Vergleich zu einheimisch Deutschen fest. Hierbei lagen bei der Migrantengruppe eine geringere soziale Schichtzugehörigkeit und geringere Schulbildung vor. Igel et al. (2010) wiesen nach, dass Migranten, die eine Diskriminierung wahrnehmen, eine schlechtere Gesundheit angeben und Diskriminierungserfahrungen ein signifikanter unabhängiger Prädiktor für subjektive Gesundheit sind. Mögliche belastende Effekte der Migration sollten in der psychotherapeutischen Diagnostik immer eruiert werden.

Identitätsentwicklung in der Migration

Zur Bewältigung des kulturellen Wandels in der Migration setzen die Familien verschiedene **Anpassungsmechanismen** ein. Güc (1991) beschrieb ein breites Spektrum von dysfunktionalen Anpassungsversuchen, von einer Überbetonung und Idealisierung der ethnischen Wertvorstellungen bis hin zu einer völligen Aufgabe dergleichen und zur unkritischen zwanghaften Annahme neuer kultureller Normen. Kürsat-Ahlers (1995) beschrieb ein Phasenmodell der Migration, an dessen Ende idealtypisch eine Bereicherung der Identität durch eine gute Synthese- und Kritikfähigkeit nach der Bewältigung der Migration und Integration von beiden Kulturen entstehe.

Die *Identitätsentwicklung* in der Migration beschreibt Akhtar (1995, 2007) als eine dritte Individuation nach den Phasen der Separation-Individuation (Mahler et al. 1975) und dem zweiten Individuationsprozess während der Adoleszenz (Blos u. Kallner 2001). Er verdeutlicht, dass es hier nur um eine phänomenologische Ähnlichkeit beider Prozesse geht und die Migranten natürlich wesentliche Schritte ihrer psychischen Entwicklung abgeschlossen haben, wenn sie ins Aufnahmeland kommen. Der Terminus „dritte Individuation" beziehe sich auf eine Reorganisation der Identität im Erwachsenenalter. Er beschreibt, dass der Migrant, der in eine kulturell unterschiedliche Umgebung kommt, verschiedenen psychischen Belastungen in den neuen Objektbeziehungen ausgesetzt sein wird. Ein Migrant aus einer individualistischen Heimatkultur könnte sich z. B. in einer Umgebung wie Japan, in der die Gruppenzugehörigkeit eine wichtige Wertorientierung darstellt, unter Druck gesetzt fühlen. Männliche Migranten aus einer „sexuell repressiven" Kultur, z. B. aus einem arabischen Land, könnten in einem westlichen Land im Kontakt zu zugewandt freundlichen Frauen unter Triebdruck geraten. Alle beschriebenen Situationen würden die psychische Stabilität oder die Ich-Stärke der Migranten auf den Prüfstand stellen. Akhtar beschreibt, dass in diesem Zustand der Destabilisierung nach der Begegnung mit der neuen Kultur eine Auseinandersetzung mit der Heimat- und der Aufnahmekultur, mit alten wie neuen Objekten beginnt. Heimat- und das Aufnahmeland werden in dieser Phase abwechselnd idealisiert, bis schließlich eine realistische Haltung gegenüber beiden Objekten angenommen wird.

Kohte-Meyer (2009) untersuchte die **Über-Ich-Anforderungen** in einer neuen kulturellen Umgebung und verwies dabei auf Trimborn (1979), der das soziale Über-Ich beschreibt, das Triebbefriedigung nach den Regeln der Gruppe gestatte. Die Triebbefriedigung an die neuen Über-Ich-Anforderungen anzupassen, ist auch nach Meinung der Autorin die zentrale Entwicklungsaufgabe in der Migration. Die Differenzen zwischen den Kulturen werden oft an dem Aspekt der Repressivität versus Triebfreundlichkeit der Kulturen deutlich. Auch für die hier geborenen MigrantInnen ist die Regulierung der Über-Ich-Gebote eine wichtige psychische Entwicklungsaufgabe. In diesem Zusammenhang können insbesondere Migrantinnen einen Konflikt zwischen Triebwunsch, Triebverbot und den ethnischen Wertvorstellungen erleben. Die Über-Ich-Gebote der Aufnahme- und der Herkunftskultur können dabei deutliche Unterschiede aufweisen und die Patientinnen können sich im Sinne der Triebabwehr mit der weniger permissiven Kultur verbünden (Erim 2009a).

Insgesamt zeichnet sich in der Migrationsforschung eine Entwicklung von defizitorientierten zu **ressourcenorientierten Konzepten** ab.

> Die Migration ist als wichtiges und sicher belastendes Lebensereignis anzusehen, das jedoch nicht regelhaft zu psychischen Problemen führen muss und auch eine Bereicherung sein kann, indem sie dem Individuum neue Handlungsräume eröffnet.

46.2 Ausgangslage in der psychotherapeutischen Praxis

Sprach- und Verständigungsprobleme

Wenn ein einheimischer Psychotherapeut einen Patienten aus einer anderen Ethnie behandelt, taucht als erstes die Frage nach Möglichkeiten der sprachlichen Verständigung auf.

> Auch wenn die Sprachkenntnisse des Patienten für alltägliche Situationen ausreichend sind, sind sie für die Verständigung über emotionale Probleme oft unzulänglich.

Die Frage, ob die sprachliche Verständigung für das Errichten eines therapeutischen Bündnisses ausreicht, muss jeweils nach Möglichkeiten des Therapeuten, des lokalen Versorgungsangebotes und der Bedürftigkeit des Patienten entschieden werden. So wird man bei problematischer sprachlicher Verständigung einen Patienten aus einer der größeren ethnischen Gruppierungen eher an einen **muttersprachlichen Psychotherapeuten** weiter verweisen (Toker 1998). Bei einem Flüchtling, der massiv unter den Symptomen einer posttraumatischen Stressstörung leidet, wird man die erschwerte psychotherapeutische Beziehungsaufnahme durch die **Vermittlung eines Dolmetschers** in Kauf nehmen müssen, wenn es in der Umgebung keine Therapeuten gibt, die die Muttersprache des Patienten beherrschen. Bei übersetzten Psychotherapien ist eine Supervision durch einen bilingualen Psychotherapeuten wünschenswert (Baxter u. Cheng 1996).

Therapeutische Haltungen und Voreinstellungen

> Die psychotherapeutische Arbeit mit Patienten aus einer fremden Ethnie setzt die Bereitschaft des Therapeuten voraus, sich mit neuen Beziehungs- und Erlebensmustern auseinander zu setzen. Dem Therapeuten sollte es gelingen, eine neugierige, offene und respektierende Einstellung gegenüber unterschiedlichen kulturellen Haltungen einzunehmen.

Grundsätzlich hat er die Möglichkeit, sich über den Patienten selbst Informationen über soziokulturelle Besonderheiten seiner Ethnie zu verschaffen. Die Möglichkeit einer **interkulturellen Supervision** gibt dem Therapeuten mehr Sicherheit und entlastet die psychotherapeutische Beziehung. Eine Supervision, die die kulturspezifischen Besonderheiten berücksichtigt, hilft dem Therapeuten grundsätzlich in der diagnostischen Einschätzung darüber, ob ein besonderes Verhalten oder Erleben des Patienten und die Verstehensschwierigkeiten des Therapeuten aus dem kulturellen Unterschied resultieren oder mit der Inszenierung, dem konflikthaften Erleben des Patienten zusammenhängen.

Bezüglich des Unterschiedes zwischen den kulturellen Zugehörigkeiten des Therapeuten und des Patienten beschreiben Fisek und Schepker (1997) 2 Arten von Voreinstellungen (Bias).

- Ein A*bias* beschreibt eine Überbetonung des Unterschiedes zwischen zwei Kulturen, im Extremfall würde ein einheimischer Therapeut mit dieser Haltung aufgrund der kulturellen Unterschiede eine therapeutische Arbeit

mit einem Patienten aus einer fremden Ethnie für unmöglich erachten.
- Ein B*bias* beschreibt hingegen eine Verleugnung der Unterschiede zwischen den Kulturen. Diese Haltung könne problematisch werden, wenn der Einfluss der unterschiedlichen sozialen Lebensumfelder auf die Individuen ignoriert würde.

Übertragungs- und Gegenübertragungsbereitschaften, Eigenübertragung in der interkulturellen Psychotherapie

Die Theoriebildung von Erdheim (1994, 2000) über das Fremde als Projektionsfläche bildet die Grundlage für das psychoanalytische Verständnis interkultureller Beziehungen. Alles, was man bei sich nicht haben möchte, werde auf den Fremden, nach außen projiziert. Damit bleibe das Gute im Subjekt, das Böse außerhalb. Nach dieser Sichtweise werden in der Begegnung mit dem Fremden bestehende Wertvorstellungen in Frage gestellt und eigene Konflikte mobilisiert (Erdheim 1994, Übersicht bei Leyer 1991).

Insbesondere wenn Möglichkeiten der Supervision fehlen, können die fremden Patienten als frustrierend erlebt werden. Wenn bei dem Therapeuten aufgrund der erschwerten emotionalen Verständigung Gefühle der Distanzierung entstehen, fühlt sich in der Folge auch der Patient abgelehnt, es kommt zu Therapieabbrüchen.

Gegenübertragung und Eigenübertragung. Eine andere Form, auf die Hilflosigkeit und Unsicherheit in der therapeutischen Verständigung zu reagieren, kann eine nachsichtig duldende Haltung des Therapeuten gegenüber dem Patienten sein. So wird der fremde Patient überbehütet und unterfordert. Eine solche Gegenübertragung lösen ausländische Patienten oft auch durch ihre reellen Probleme, wie z. B. aufenthaltsrechtliche Schwierigkeiten, unzulängliche soziale Kompetenzen usw. aus. Es ist zu vermuten, dass in der Begegnung mit Patienten aus einer anderen Ethnie neben den herausarbeitbaren Gegenübertragungsgefühlen auch andere auftauchen, wie z. B. kollektive Gefühle der Schuld, die im Zusammenhang mit dem Schicksal der jüdischen Ethnie unter der Nazidiktatur oder den aktuellen Übergriffen gegenüber Ausländern stehen. In der Auseinandersetzung mit diesen eher im Kollektiv begründeten Gegenübertragungsgefühlen finden wir das von Heuft (1990) beschriebene Konzept der Eigenübertragung hilfreich. Heuft definiert als Eigenübertragung alle innerseelischen Konflikte des Behandlers, die ihn nachhaltig daran hindern, die Gegenübertragungsabbildungen im Dienste des Prozesses zu analysieren.

Für die interkulturelle psychotherapeutische Arbeit scheint eine über die übliche Selbsterfahrung hinausgehende Auseinandersetzung des Therapeuten mit der eigenen ethnischen Zugehörigkeit notwendig zu sein (Erim 2004).

Einheimischer Therapeut. In der Übertragung des fremden Patienten kann der einheimische Therapeut die Rolle der einheimischen behördlichen Instanz, eines verfolgenden Über-Ichs bekommen. Die misstrauischen Übertragungsgefühle können die Etablierung des Arbeitsbündnisses erschweren. Andererseits können ausländische Patienten dem einheimischen Psychotherapeuten mit großer Dankbarkeit gegenüber stehen und ihn als jemand idealisieren, der sich endlich um ihr Leid kümmert.

Muttersprachlicher Therapeut. Im Falle der muttersprachlichen Behandlung von Migranten durch einen Psychotherapeuten aus der eigenen Ethnie intensiviert sich für beide die Auseinandersetzung mit der eigenen ethnischen Identität. Gemeinsame Werte erfahren eine große Wertschätzung. Die *Idealisierung* als vordergründiger Beziehungsaspekt kann den Einstieg in die therapeutische Beziehung erleichtern. In diesem Falle sollte darauf geachtet werden, dass realistische, auch für das familiäre Umfeld des Patienten tragbare Ziele erarbeitet werden, und der Patient nicht durch zu hoch gesteckte, z. B. emanzipatorische Ziele überfordert wird.

Bilingualer Therapeut. Eine besonders günstige Konstellation für die interkulturelle Psychotherapie ist ein muttersprachliches Angebot durch bilinguale Psychotherapeuten, das *in einer Regelversorgungseinrichtung* etabliert wird. In diesem Setting können der muttersprachliche Therapeut und der Patient die Institution oder aber der Patient und die Institution den muttersprachlichen Therapeuten als triangulierendes Objekt nutzen. Diese Paare bilden sozusagen ein Modell für ein von Nähe und Akzeptanz aber auch von Unterschiedlichkeit geprägtes Beziehungspaar, das auch die Beziehung zu einem 3., außenstehenden Objekt zulässt. Überdies macht dieses Modell die Anerkennung der anderen Kulturzugehörigkeit öffentlich, was für alle Beteiligten eine narzisstische Aufwertung bedeutet. Entgegen der verbreiteten Annahme, dass Migranten aufgrund von Unkenntnis psychosoziale Einrichtungen nicht aufsuchen würden, nimmt die Inanspruchnahme von psychosozialen Einrichtungen nach Etablierung eines muttersprachlichen Angebotes rapide zu und erreicht prozentual den Bevölkerungsanteil der betroffenen Ethnie (Erim-Frodermann et al. 2000).

46.3 Migrationsspezifische Besonderheiten der biografischen Anamnese

McGoldrick et al. (2005) stellen dar, dass ethnische Wertvorstellungen bewusste und unbewusste Prozesse steuern, die das tiefe Verlangen des Individuums nach Identität und historischer Kontinuität erfüllen.

> **M** Die ethnische Identität wird wie kein anderer Orientierungswert in der Familie vermittelt und prägt insbesondere Bereiche wie Familienleben, Partnerfindung, Familiengründung, Lebenszyklus und schließlich das Krankheitserleben.

Eine Kenntnis der kulturspezifischen Besonderheiten ist somit wichtig für Diagnose und Therapie von psychischen Störungen, wobei Kulturleitfäden ein sinnvolles Instrumentarium darstellen (Erim 2004).

Auch im deutschsprachigen Raum sind kulturelle Besonderheiten von ethnischen Gruppen beschrieben worden. Leyer gibt in ihrer Monografie (1991) eine ausführliche Schilderung der türkischen Familien. Güc (1991), Akgün (1991), Erim-Frodermann (1999) u.a. haben Besonderheiten der biografischen Anamnese, der Stellung der Frau und der Familiengründung (Erim 2001) bei türkischstämmigen Migranten beschrieben. Zeul (1995) berichtete über soziokulturelle Hintergründe der spanischen und Bianchi-Schäfer (2000) der italienischen Arbeitsmigration nach Deutschland. Rhee-Park und Löwenberg (1996) stellten „typische Objektbeziehungen" im ostasiatischen Kulturkreis dar.

Folgende **kultur- und migrationsspezifische Besonderheiten** der biografischen Anamnese wurden am Beispiel der türkischen Migranten erarbeitet, wobei die meisten Aspekte auf die anderen Gruppen aus den südeuropäischen Anwerbeländern wie Spanien, Griechenland und Süditalien erweitert werden können:
- traditionelle kohäsive Familienstruktur;
- unterschiedliche Lebenszyklen in der Herkunfts- und in der Aufnahmegesellschaft;
- Trennungserfahrung in der Migrantenfamilie;
- unterschiedliche Sozialisationsbedingungen der 1. und der nachfolgenden Migrantengenerationen;
- Realangst/doppelte Bedürftigkeit;
- Ressourcen und Anpassungsleistungen in der Aufnahmegesellschaft.

Traditionelle kohäsive Familienstruktur. In der traditionellen türkischen Familie werden die Beziehungsstrukturen von großer **interpersoneller Verbundenheit** und vom **Kollektivismus** geprägt. Eine geschlechts- und generationenabhängige Hierarchie ermöglicht in der Familie eine starke Kohäsion, wobei Männer gegenüber Frauen und Ältere gegenüber Jüngeren dominant sind. Die Familie ist in ein enges soziales Netz von Verwandten, Nachbarn, Landsleuten aus der gleichen Heimatstadt eingebunden. Wichtige traditionelle Wertvorstellungen in diesem sozialen Netz sind Ehre und Integrität. In der Migration orientieren sich einzelne Personen und Familien sehr genau an dem Verhaltenskodex der Gruppe, eine Haltung, die als strukturgebende Maßnahme in Anbetracht von schnellem kulturellen Wandel und Anpassungsdruck verstanden werden kann. Progressive, den neuen Bedürfnissen entsprechende Rollenmuster können, wenn sie einmal sozial akzeptierbar geworden sind, von einzelnen Personen mit großer Geschwindigkeit übernommen werden. **Identifikatorische Übernahme von Verhaltensmustern** ist auch in der Therapie eine wichtige Ressource.

Nach einer westlichen Sichtweise wird von einheimischen Therapeuten manchmal vermutet, dass die kohäsive Familienstruktur keinen Raum für die Individuation des Einzelnen lässt. Sicher gibt es Patienten, deren Autonomie-/Abhängigkeitskonflikte von den oben beschriebenen engen Beziehungsstrukturen unterhalten werden. Oft haben Migranten jedoch nicht mit der Annahme, sondern mit der Gestaltung von neuen, mehr abgegrenzten sozialen Rollen- und Verhaltensmustern Schwierigkeiten. So fehlen z.B. vielen Ehepaaren **Rollenvorbilder** für eine partnerschaftliche Beziehung, die über die gemeinsame Übernahme von Pflichten hinausgeht.

Unterschiedliche Lebenszyklen in der Herkunfts- und in der Aufnahmegesellschaft. In der Ursprungs- und in der Aufnahmegesellschaft werden die Lebenszyklen unterschiedlich gestaltet. Die Migranten der ersten Einwanderungsgeneration haben in der Regel aufgrund einer kurzen Schulbesuchszeit und eines früheren Beginns der Lebensarbeitszeit eine kürzere Kindheit gehabt als ihre Altersgenossen in der Aufnahmegesellschaft. Durch recht frühe Ehen und anschließend frühe Verheiratung der eigenen Kinder und frühe Großelternschaft haben sie ein kürzeres mittleres Alter und steigen früher in das Seniorenalter ein. In der Türkei wird dieses Phänomen auch in der Berechnung der Rentenanwartschaft berücksichtigt, diese ist für Anwärter in der Türkei um etwa 10 Jahre kürzer als in Deutschland.

Trennungserfahrung in der Migrantenfamilie. Die meisten Migrantenfamilien leben mehrere Jahre in Trennung. Diese Trennungserfahrung hat sowohl für die Eltern als auch für die zweite Migrantengeneration vielfältige Folgen, z.B. **Verlustängste** und unbearbeitete **Trauer.** In der zweiten Migrationsgeneration kann die jahrelange Trennung zu einer Neidproblematik unter den Geschwistern, einer Verwischung oder der Neudefinierung der Stellung in der Geschwisterreihe führen. So können z.B. letztgeborene Kinder ihren älteren Geschwistern, die im Heimatland zurückgelassen und später nachgeholt wurden, bezüglich ihrer sprach- und sozialen Kompetenzen in der neuen Heimat überlegen sein. Ähnliches geschieht auch unter Ehepartnern, so dass derjenige, der über eine längere Erfahrung im Aufnahmeland verfügt oder die Migrationsentscheidung gefällt hat, eine dominante Rolle im System bekommt.

Unterschiedliche Sozialisationsbedingungen der 1. und der nachfolgenden Migrantengeneration. Die erste und die nachfolgenden Migrantengenerationen sind unter unterschiedlichen Bedingungen sozialisiert. Die Elterngeneration kommt oft aus einem ländlichen Lebensumfeld. Im Herkunftsland hat diese Generation nur spärliche Kontakte zu Institutionen gehabt, wenn überhaupt, sind diese als Strukturierungs- und Bestrafungsinstanzen (Steuer- und Rekrutierungs- oder Polizeibehörde) in Erscheinung getreten. Die Gestaltung von egalitären Beziehungen zu Behörden und Institutionen sind Kompetenzen, die in der Migration errungen wurden.

Realangst/doppelte Bedürftigkeit. Auch wenn sie wegen psychischer Probleme Rat suchen, haben Migranten oft soziale und wirtschaftliche Probleme, die zum Teil Konsequenzen ihrer Schichtzugehörigkeit, zum Teil der Migration sind. Migranten sind häufig von Arbeitslosigkeit und aufenthaltsrechtlichen Einschränkungen betroffen. Andererseits sind sie regelmäßig alltäglichen Mikrotraumatisierungen, Kränkungen seitens der Aufnahmegesellschaft in Schule, Verwaltung, bei der Arbeitssuche ausgesetzt. Im Zusammenhang mit diesen Problemen ist in der Therapie eine eingreifende, Ich-stützende therapeutische Haltung, manchmal auch konkrete Beratung erforderlich. Schließlich kann Realangst und reelle Bedrohung auch in der Beziehung zum Ursprungsland begründet sein. Dieses gilt für Flüchtlinge, die in ihrer Heimat politisch verfolgt werden, oder z. B. Arbeitsmigranten, die ihre zurückgelassenen Angehörigen finanziell unterstützen und dadurch belastet sind.

Ressourcen und Anpassungsleistungen in der Aufnahmegesellschaft. In der Aufnahmegesellschaft haben Migranten neue, bisher unbekannte soziale Rollen angenommen, z. B. die außerhäusliche Berufstätigkeit der Frauen. In vielen Bereichen sind Lösungswege der Aufnahmegesellschaft übernommen worden, wie z. B. der Auszug von noch nicht verheirateten erwachsenen Kindern, der im Ursprungsland verpönt war und hier immer häufiger von Eltern befürwortet wird. Auch das Pendeln der Rentner zwischen dem Aufnahme- und dem Ursprungsland, um einerseits in ersehnten Lebenszusammenhängen in der Heimat psychische Kraft zu schöpfen, andererseits den Kontakt zu in Deutschland lebenden Kindern aufrecht zu erhalten, gehört zu den Anpassungsleistungen. Eine wichtige Ressource der Migranten ist die Bereitschaft, Lösungsmöglichkeiten innerhalb der ethnischen Gruppe auszutauschen und einander zugänglich zu machen.

46.4 Typische Problemkonstellationen

Stellvertretend für viele andere sollen einige migrationstypische Problemkonstellationen skizziert werden.

Schmerzsyndrome

Migranten stellen sich oft mit Schmerzsyndromen in der hausärztlichen oder psychosomatischen Sprechstunde vor. Einen ersten Hinweis auf das Somatisierungssyndrom gibt der **„Ganzkörperschmerz"**, der vom Betroffenen nicht eng umschrieben werden kann, im ganzen Körper wahrgenommen wird. Ältere Patienten können durch die Schmerzsymptomatik im Sinne eines sekundären Krankheitsgewinns die bestehenden Rollenverhältnisse in der Familie festigen oder eine neue Rollenverteilung einführen.

> Eine Patientin, Anfang 40, die mit einem therapieresistenten chronischen Kopfschmerz von der Schmerzambulanz vorgestellt wurde, apellierte mit der Symptomatik an ihre Kinder. Während jahrelanger Arbeitslosigkeit ihres Ehemannes hatte sie mit ihren Kindern in engen Verhältnissen von Sozialhilfe und Kindergeld gelebt, mit beginnender Berufstätigkeit der älteren Kinder setzte die Schmerzsymptomatik ein. Die Kinder verzichteten auf den geplanten Auszug, unterstützten die Patientin weiterhin finanziell und emotional.

> Eine 43-jährige Patientin unterstrich durch die Schmerzsymptomatik, die zeitgleich mit der Heirat ihres ältesten Sohnes einsetzte, ihre Stellung als „ältere Frau". Entsprechend ihren traditionellen Vorstellungen verdeutlichte sie durch die Schmerzen das körperliche Altern, gab bestimmte Bereiche körperlicher Aktivität, z. B. die Hausarbeit und Sexualität auf und trat aus dem Kreis der Agierenden hinaus und in den Hintergrund. An wichtigen Entscheidungen der Familie wurde sie intensiver als bisher beteiligt.

Es liegt auf der Hand, dass in diesen Fällen die Motivation für eine Beratung oder Psychotherapie nur im **System der Familie** erarbeitet werden kann. Von einem Einsatz von medikamentöser Behandlung, z. B. mit Schmerzmitteln, ist abzuraten.

Vereinsamung des Vaters in der Familie

Beim Eintritt ins Rentnerdasein fühlt sich manchmal der Vater/Ehemann einsam und machtlos, wenn er sich Jahre lang nur als Außenvertreter und Ernährer der Familie verstanden und an dem „Innenleben" nicht mehr teilgenommen hatte. In vielen Familien übernimmt die Mutter eine vermittelnde Funktion zwischen der Autorität des Vaters und den Integrationswünschen der Kinder. In dieser Rolle kann sie eine schrittweise Integration und allmählichen kulturellen Wandel in der Familie wesentlich vorantreiben. Problematisch wird diese Konstellation, wenn das aus Mutter und Kindern bestehende Subsystem immer mehr in Loyalitätskonflikte gegenüber dem Vater gerät, und dieser aus dem System immer mehr ausgeschlossen wird.

> Ein 57-jähriger Patient wird aufgrund eines anhaltenden Hörgeräusches „notfallmäßig" von dem behandelnden HNO-Arzt in der Ambulanz vorgestellt. Vor einigen Monaten hatte er das Angebot einer Frühberentung angenommen, da er sich als Rangiermeister bei der Bahn nach Einführung neuer computergesteuerter Systeme überfordert fühlte. Zu Hause habe er festgestellt, dass die Kinder seit Jahren nicht mehr nach seinen streng moslemischen Vorstellungen lebten. Niemand höre mehr auf seine Worte, seine Kinder böten ihm Paroli. Sein Vorwurf gilt insbesondere der Ehefrau, die sich hinter seinem Rücken mit den Kindern verbündet und diese habe moralisch verkommen lassen. Dieser Patient versuchte seine Autoritätsposition als Familienoberhaupt wieder zu etablieren, indem er mit der Ehefrau eine neue Wohnung bezog, sich räumlich von den Kindern trennte und die Generationengrenzen und sein Subsystem der Eltern, bestehend aus ihm und seiner Frau, unterstrich.

Probleme neu zugezogener Ehepartner

Nachvollziehbar tiefgreifende Probleme können junge Bräute in ihrer neuen kulturellen Umgebung haben, wenn sie durch Heirat in die Bundesrepublik umgesiedelt sind. Die Orientierung in der sprachfremden Umgebung kann zusätzlich erschwert sein, wenn andere wichtige Lebensveränderungen gleichzeitig eingetreten sind.

> Eine 18-jährige Patientin kurdischer Abstammung, die vor $1\frac{1}{2}$ Jahren nach ihrer Heirat nach Deutschland umgesiedelt war, litt unter der Zwangsvorstellung, ihrem 6 Monate alten Baby einen Schaden zufügen zu müssen. In Anwesenheit von Familienangehörigen ließ die Symptomatik schnell nach. Die Patientin, älteste von 5 Geschwistern, hatte sich in ihrer neuen Wohnung mit dem Ehemann vereinsamt gefühlt und sich bis zur Geburt ihrer Tochter oft bei den Schwiegereltern aufgehalten. Es wurde deutlich, dass die Patientin nach ihrer Übersiedlung eine Verunsicherung in der sprachfremden Umgebung erfuhr, als sie in ihren Außenkontakten verhindert war. Im Umfeld der Familie war sie sehr bemüht gewesen, sich den ihr teilweise fremden „Normen" der Migrantenfamilie anzupassen. Mit der Patientin und dem Ehemann konnte die Lösung erarbeitet werden, dass zuerst die Mutter der Patientin zu einem Besuch eingeladen wurde. Diese Intervention entsprach dem traditionellen Verhaltensrepertoire der Familie, das sozusagen wieder aktiviert wurde. Der Ehemann nahm sich vor, seine Frau im Prozess des Kennenlernens der neuen Umgebung mehr zu unterstützen.

Transgenerationelle Migrations- oder Traumaerfahrung

Die Trauer um den Verlust der Heimat kann von der Elterngeneration unbearbeitet an die zweite Generation weitergegeben werden. Wenn politische Verfolgung den Hintergrund einer traumatisch erlebten Migration bildet, ist die Verfolgung oft der Lebensweg mehrerer Generationen gewesen. Hirsch (2000) weist neben anderen Extremerfahrungen wie z. B. KZ-Terror und sexueller Gewalt auf traumatisch erlebte Migration hin, die bei den Eltern zu Schuldgefühlen oder unauflösbaren Widersprüchen führen kann, die sie zwingen, die eigenen unbewältigten Komplexe bei den Kindern zu implementieren, wo sie als „unassimiliertes Introjekt" wirksam werden.

> Eine 33-jährige Patientin griechischer Abstammung entwickelte eine heftige Angstsymptomatik mit Panikattacken und Agoraphobie, als sie ein halbes Jahr nach ihrer Heirat ihre Junggesellenwohnung auflöste und endgültig in die Heimatstadt ihres Mannes zog. Ihre Eltern hatten sie als 4-Jährige bei der Großmutter zurückgelassen und kamen als Gastarbeiter nach Deutschland. Die Patientin kam als 10-Jährige nach Deutschland nach und zog mit 18 Jahren mit heftigen Vorwürfen an die Eltern aus dem Elternhaus aus. In der Therapie wird die tiefe Trauer über ihr Zukurzgekommensein deutlich, „ganze 12 Jahre!" habe sie in ihrem Elternhaus gelebt. Ihre „Pseudoautonomie" kann als Abwehr der Trauer, der Verlust- und Trennungsängste verstanden werden. In der Auseinandersetzung mit den Eltern erinnert die Patientin, dass die Großeltern im Ersten Weltkrieg aus ihrer Heimat an der anatolischen Schwarzmeerküste vertrieben wurden. Die Familie hatte kaum Gelegenheit gefunden, in Griechenland Fuß zu fassen. Viele Familienmitglieder, die nach Deutschland immigriert waren, lebten als große Sippe in einer nordrheinischen Kleinstadt. Im Erleben der Patientin waren ihre Verwandten alle depressiv erkrankt und ließen sich schon Jahre lang mit Medikamenten behandeln. Ihre eigene Psychotherapie sah die Patientin als Alternative zu der „gemeinschaftlichen Depression" der Familie an.

Maritale Probleme und neue soziale Rollenbilder

> In der Spezialambulanz für Migranten in Essen sind Eheprobleme, Trennung und Scheidung häufige Vorstellungsgründe (Erim et al. 2009). Diese Lebenssituationen können zu Anpassungsstörungen oder posttraumatischen Belastungen führen. Die Betroffenen sind fast zur Hälfte Heiratsmigranten. Wenn man bedenkt, dass diese Personen ihre Heimat und ihre familiären Beziehungen für die Eheschließung und Gründung ihrer eigenen Familie „zurückgelassen" haben, kann man die große Bedeutung der ehelichen Beziehung und den traumatisierenden Effekt der Trennung verstehen.

Bis vor etwa fünfzehn Jahren war insbesondere für die Frauen die Rolle der Geschiedenen und „Alleinerziehenden" verpönt. Seitdem die Trennung und Scheidung von Paaren als eine Lösungsmöglichkeit Annerkennung findet, lassen sich maritale Konflikte teilweise leichter lösen.

Hartkamp (2009) betont, dass das männliche Geschlechtsrollenstereotyp inzwischen kulturübergreifend ähnlich strikt festgelegt sei wie schon seit langem bei Frauen. So werden an den Mann Erwartungen herangetragen, dass er z. B. „jugendlich, sportlich, durch sein Einkommen und seine soziale Lage fähig sein sollte, eine Frau und eine Familie zu ernähren". Männer, die diesen Idealen nicht entsprechen, würden oft in einer durchaus als traumatisch zu bezeichnenden Weise zur Übernahme eines männlichen Geschlechtsrollenstereotyps gezwungen. Im türkischen Kulturkreis könne ein sittlicher, moralisch gefestigter Mann eine Stellung als ehrbares (namuslu) und ehrenhaftes (serefli) Mitglied einer Gesellschaft dann beanspruchen, wenn er in seiner Ehrbarkeit von der Gemeinschaft anerkannt ist. Weil in der kollektivistischen Kultur die Sicht der Anderen besonders hoch bewertet werde, seien Ehrhaftigkeit und Ehrbarkeit wichtige Wertorientierungen. Der Mann müsse nicht nur „selbst für seine Ehre eintreten", sondern auch für den Erhalt der Ehre der mit ihm verwandten Frauen, da davon ausgegangen werde, dass deren Kraft dazu nicht ausreiche. Gleichzeitig müssen die Männer die Rolle des Beschützers von Frau oder Schwestern wahrnehmen.

Nach Ansicht der Autorin haben Männer in dieser soziokulturellen Konstellation nicht nur eine zusätzliche Aufgabe zu erfüllen, sondern sie können von dieser Position aus weibliche Mitglieder ihrer Familie kontrollieren und dominieren. So entsteht eine hierarchische Bindung zwischen den Geschlechtern. Die Ehrhaftigkeit des Mannes ist auch an die Erfüllung dieser Schutz- und Kontrollaufgabe gebunden. Ist eine Frau aus der Familie unehrenhaft, ist die Ehrenhaftigkeit und auch die Ehrbarkeit, d. h. Anerkennung des Mannes in der sozialen Gruppe gefährdet. In diesem Zusammenhang kann die Auflösung der ehelichen (oder geschwisterlichen) Bindung für Männer problematisch werden, die sich aus den beschriebenen Gründen nicht mehr ehrenhaft oder ehrbar, d. h. auch entwertet fühlen, aus Angst, ohne ihre Kontrolle würde die Frau nicht mehr „ehrenhaft" leben. Oft stellen Ehemänner und Familienverbände auch nach einer Scheidung den Anspruch, die Ex-Partnerinnen zu kontrollieren. Hilflosigkeits- und Wutaffekte bis hin zu Racheakten („Ehrenmord") sind in diesen Zusammenhang einzuordnen. In den letzten Jahren befassten sich verschiedene Projekte, teilweise mit einem psychoedukativen Ansatz, mit Männern, die nach einer Scheidung versuchen, ihrer Rolle als geschiedener Mann und alleinerziehender Vater gerecht zu werden.

Hartkamp (2009) führt aus, dass die Psychotherapie für türkeistämmige Männer ein Ort sozialen Lernens sein kann, an dem sie ihre mitgebrachten Vorstellungen von Ehre und Würde ebenso wie ihre Orientierung auf Gemeinschaft hin einer Reflexion unterziehen können.

46.5 Therapeutische Haltung

Eine hilfreiche Haltung im interkulturellen Therapiesetting ist gekennzeichnet durch:
- Joining und interkulturelle Offenheit:
  - Akzeptanz des „Fremden";
  - Klärung des interkulturellen Beziehungsaspekts;
  - Prüfung der Therapieziele auf Tragbarkeit in der ethnischen Gruppe;
- aktive, unterstützende Interventionen;
- Förderung der Individuation;
- Aktivierung der Ressourcen des Kollektivs:
  - Zusammenarbeit mit einem „progressiven Familienmitglied";
- kultursensitive Interventionen.

Interkulturelle Offenheit. Unter interkultureller Offenheit des Therapeuten verstehen wir eine neugierige, respektvolle und akzeptierende Haltung gegenüber dem fremden Patienten.

Frühzeitige Therapiezielbestimmung. Bei der Klärung der Therapieziele sollte den kohäsiven Familienstrukturen mit einem systemischen Ansatz Rechnung getragen werden. Therapieziele sollten bezüglich ihrer Tragbarkeit in Familie und Bezugsgruppe geprüft werden.

Aktiv eingreifende Haltung. Der Therapeut sollte aktiv intervenieren, wenn er durch offene Unterstützung das Eintreten des gewünschten Verhaltens beschleunigen kann. Hierzu gehört auch die Beratung des Patienten in wesentlichen alltagspraktischen Bereichen mit Informationen über den Umgang mit Behörden, Einschulung, Einbürgerung usw. Im Sinne des verhaltenstherapeutisch-kognitiven „Shaping" sollte der Patient im Aufbau von erwünschtem sozialem, z. B. durchsetzungsfähigem Verhalten unterstützt werden.

Förderung der Individuation. Der Therapeut sollte progressives Verhalten nicht aufdrängen, jedoch gutheißen und unterstützen. Dazu gehört in erster Linie die Erschließung abgegrenzter sozialer Beziehungen, z. B. durch Teilnahme an regelmäßigen Aktivitäten bei Vereinen, Sprachkursen oder Unterstreichung von Abgrenzung des Individuums durch Aktivitäten wie Lesen, einen Spaziergang machen usw. Eine gute Möglichkeit, den innerpsychischen Raum des Patienten zu betonen, besteht in der Arbeit mit Metaphern. Hierbei kann man den Patienten z. B. fragen, ob ihm zu einem bestimmten Thema eine Fabel oder ein Märchen einfällt.

Ressourcen des Kollektivs erfragen und aktivieren. Durch direktes Erfragen, ob der Patient jemanden aus seinem Kulturkreis kennt, der mit einem ähnlichen Problem zu tun hatte, und welche Lösungswege dieser gefunden habe, können mögliche Lösungswege in Erfahrung gebracht werden, die für die ethnische Bezugsgruppe akzeptierbar sind. Mit dem Patienten kann dann überlegt werden, ob diese Lösungen auch für ihn in Frage kämen.

Kultursensitive Interventionen. Kulturelle Vorstellungen von psychischer Entwicklung oder Heilrituale können in das therapeutische Konzept eingebaut werden, um die Wirksamkeit der Behandlung zu erhöhen. Voraussetzung für diese Form der therapeutischen Arbeit ist eine ausreichend **gute Kenntnis der fremden Kultur.** Schreiber (1995) berichtet über die Behandlung einer aus Äthiopien geflüchteten Patientin in Israel. Erst die Durchführung traditioneller Reinheitsrituale der Patientin gemeinsam mit dem Therapeuten ermöglichte ihr die Beendigung der Trauer. Röder und Opalic (1987) untersuchten anhand von kasuistischen Fällen, inwiefern die parallele Behandlung von türkischstämmigen Patienten durch Hodschas toleriert werden könne und schlussfolgerten, dass insbesondere bei dissoziativen Phänomenen die ritualisierten Suggestionen der Hodschas durchaus eine Ergänzung der autochthonen therapeutischen Behandlung darstellen können.

Yilmaz u. Weiss (2001) beschreiben **kultursensitives Reframing** als eine effektive Methode der Krisenintervention. Verhaltensweisen, die durch kulturelle Wertorientierungen motiviert sind, könnten auf diese Weise durch Werte der Aufnahmekultur, die den Patienten bekannt sind, ergänzt und bereichert werden. Durch die Neudefinierung der Situation erhalte der Patient Möglichkeiten, alternative Verhaltensweisen zu akzeptieren, die ihm zu einer besseren Krisenbewältigung verhelfen. Kizilhan (2009) und Erim (2009b) haben im deutschsprachigen Raum über den Einsatz von kurzen Geschichten und Märchen als kultursensitive psychotherapeutische Interventionen berichtet.

Zunehmende kulturelle Heterogenität der Gesellschaft macht die interkulturelle Kompetenz zu einem wichtigen Instrument in der Psychotherapie. Bestehende Therapiekonzepte können nicht ohne Modifikation in der Therapie mit Migranten eingesetzt werden. In der therapeutischen Praxis hat sich die Arbeit mit integrativen Behandlungskonzepten bewährt. Im interkulturellen Therapie-Setting sind kulturspezifische Kenntnisse und eine respektierende, aber manifest neugierige Haltung des einheimischen Therapeuten wichtige Voraussetzungen für das therapeutische Bündnis.

Hilfreiche Interventionen sind Joining, Aktivierung von ethnischen Ressourcen und kultursensitive Interventionen. Inzwischen sind spezialisierte Therapie-Settings für Migranten wie z.B. muttersprachliche Angebote an Regelversorgungseinrichtungen, monokulturelle muttersprachliche Behandlungs-Settings an fachpsychosomatischen Rehabilitationskliniken und vielfältige Verbundprojekte entstanden, die in der Indikationsstellung für diese Klientel berücksichtigt werden sollten.

47 Psychotherapie bei alten Menschen

G. Heuft

> Während die bekannte skeptische Haltung des bereits selbst etwa 50-jährigen Freud in Bezug auf die psychische Therapierbarkeit Älterer (1903) immer wieder zitiert wurde, wird seine differenziertere Sicht, es gäbe aber Personen, „bei denen diese psychische Plastizität weit über die gewöhnliche Altersgrenze hinaus bestehen bleibt" (1918, S. 151), immer noch skeptisch aufgenommen. Die ersten kasuistischen psychoanalytischen Behandlungsberichte von Menschen in der 2. Lebenshälfte wurden von Abraham (1919), Ferenczi (1921) und Jelliffe (1925) zusammengestellt. Im Zentrum stand die theoretische Annahme ungelöster Aufgaben und Konflikte aus Kindheit und Jugend. Diese Hypothese wurde von Vertretern entwicklungspsychologischer Ansätze (Liptzin 1985) weitergeführt. So wird der Lebenslauf im Sinne eines Life Cycle über 8 aufeinander bezogene zentrale Entwicklungsaufgaben bei Erikson (1956, 1982) oder als lebenslanges Schicksal von zehn Kernthemen (z.B. Liebe, Sexualität, Arbeit, Tod; Colarusso u. Nemiroff 1987) begriffen.

Die Annahme einer Psychogenese von Symptomen infolge der Kindheitsentwicklung oder im Rahmen des **Life Cycle** wirft das Problem des auslösenden Ereignisses für den Symptombeginn im Alter auf, da psychoneurotische und psychosomatische Problembereiche keineswegs immer „von Kindheit an" symptomatisch sind: Warum erkrankt der alte Mensch jetzt an dieser Symptomatik? Aufgrund einer häufig komplexen Problematik sind bei alten Menschen neben medizinischen (geriatrischen) auch soziotherapeutische Maßnahmen in einem Gesamtbehandlungsplan angezeigt. Beratung und differenzielle Therapieindikation können heute bei alten Menschen nicht ohne umfassendes Wissen über psychosoziale und soziotherapeutische Dienste, Bildungs- und Trainingsangebote sowie Rehabilitationsmöglichkeiten usw. verantwortlich angeboten werden. Diese Aspekte können hier nicht alle ausreichend berücksichtigt werden.

47.1 Epidemiologie – Bedarf alter Menschen an Psychotherapie

Ältere Menschen fordern (noch) kaum psychotherapeutische Interventionen und ihre Ärzte denken (noch) selten an diese Behandlungsindikation. Ursächlich sind
- **Vorurteilsbildungen** (ageism, Butler 1974; wastebasketing syndrome, Blau u. Berezin 1982);
- **Ignoranz gerontologischer Forschungsergebnisse**, z.B. zur Lernfähigkeit und Kompetenz alter Menschen (Kruse 1992, Lehr 1986, Thomae 1992);
- **negative Altersbilder**, wie sie für die psychoanalytische und kognitiv-behaviorale Psychotherapie (Kemper 1992, Radebold 1992) und die Familientherapie (Gilleard et al. 1992) aufgezeigt wurden;
- **Eigenübertragungsprobleme** (Heuft 1990) der in der Regel jüngeren Behandler gegenüber den älteren Patienten.

Die Folge von Fehlallokation in der Regelbehandlung alter Menschen ist im Hinblick auf eine selbstständige Lebensführung für die Betroffenen oft katastrophal und für die Allgemeinheit ethisch und auch ökonomisch nicht zu rechtfertigen.

Der Anteil alter Menschen zeigt in allen Industrienationen eine stark steigende Tendenz und beträgt für die über 65-Jährigen in Deutschland derzeit rund 15%. Mit zunehmendem Alter steigt der Gesamtanteil psychischer Erkrankungen an. Die **Prävalenz** psychisch und psychiatrisch erkrankter alter Menschen wurde von Cooper u. Sosna (1984) in der Stadt Mannheim mit 23,3% und im Altenheim mit 42,8% angegeben. Dass psycho- und soziotherapeutische Behandlungsansätze auch in dieser Altersgruppe indiziert sind, zeigt die Bedarfsschätzung von Dilling (1981) in der BRD für 50- bis 65-Jährige von 17% und für die über 65-Jährigen um 9% (dabei 2% für analytisch orientierte längerfristige Psychotherapie). Die in der gesundheitspolitischen Diskussion oft bei alten Menschen angeführten psychoorganischen Syndrome (Alter als einziger gesicherter Risikofaktor für demenzielle Erkrankungen) liegen in europäischen Ländern wie England, Skandinavien und Deutschland wie auch in den USA mit 11–13% aller psychogeriatrischen Störungen erst an 2. Stelle (Bauer 1994, Blazer 1980, Cooper u. Sosna 1981, Dilling et al. 1984) hinter dem größten Anteil psychischer Erkrankungen im Alter: den neurotischen und psychosomatischen Erkrankungen mit 16,9% (Dilling et al. 1984). In einer eigenen Untersuchung an der Memory Clinic Essen zeigte sich, dass von 1000 Patienten, die unter dem Verdacht einer Gedächtnisstörung im Alter untersucht wurden, rund 30% tatsächlich unter einer Konfliktreaktion, Neurose oder Persönlichkeitsstörung im Alter (z.T. mit funktionellen Körperstörungen) litten.

Dagegen sind im Vergleich zum Bevölkerungsanteil sowie dem Bedarf ältere Menschen in ambulanten psychoanalytischen wie verhaltenstherapeutischen Behandlungen (Fichter 1990, Linden 1999, Blazer 1980) und in psychotherapeutischen stationären und teilstationären Behandlungs-Settings (Wächtler u. Block 1991, Werner u. Dittberner 1993, Imai et al. 2008) bis heute deutlich unterrepräsentiert.

Im Folgenden werden die altersspezifischen Besonderheiten zunächst der verhaltenstherapeutischen (kognitiv-behavioralen) und anschließend der psychoanalytischen (psychodynamischen; tiefenpsychologisch-fundierten) Psychotherapie dargestellt. Lerntheoretisch fassbare Mechanismen bestehen über den gesamten Lebenslauf ebenso weiter wie aus psychoanalytischer Perspektive kein Zweifel mehr besteht, dass Triebansprüche auf allen psychosexuellen Ebenen auch im Alter fortbestehen. Das Verständnis für die Bedeutung der **narzisstischen Konflikte** im Alterungsprozess, des **körperlichen Alterungsprozesses** selbst, die **soziale Vulnerabilität** und lange zurückliegende oder **akute Traumatisierungen** für die Symptombildung im Alter auch bei bis dahin relativ Gesunden, führt oft über ein psychodynamisches Verständnis der Betroffenen zur diagnostischen Klärung.

47.2 Verhaltenstherapeutische und psychodynamische Diagnostik

Funktionelle Störungen im Alter

Nach eigenen Untersuchungen in einer **allgemeinärztlichen Praxis** waren von 100 über 60-jährigen Patienten gut die Hälfte (54%) rein somatisch erkrankt, weitere 28% litten unter zusätzlichen funktionellen Störungen und 18% unter zusätzlichen psychischen bzw. psychiatrischen Erkrankungen (Heuft et al. 2000). Während die ausschließlich somatisch Erkrankten ihre oft polypathischen Beschwerden durch Adaptation nur in sehr geringem Umfang in der Selbstauskunft als „sehr belastend" erlebten, stieg der Anteil der subjektiv durch ihre zusätzlichen funktionellen und psychischen Beschwerden sich als „sehr eingeschränkt" erlebten Patienten signifikant an. Das bedeutet, dass die Patienten mit zusätzlichen funktionellen Störungen einen in einem signifikanten Ausmaß höheren subjektiven Leidensdruck haben – sicher eine der wesentlichen Ursachen für den steilen Anstieg des Hypnotika- und Tranquilizergebrauchs jenseits des 45. Lebensjahres.

In einer **geriatrisch-internistischen Akutklinik** erfüllten rund ¼ aller Patienten über 60 Jahre die Fallkriterien einer psychogenen Erkrankung: bei gegebener ICD-10-Diagnose aus dem Kapitel F war der Beeinträchtigungsschwere-Score (BSS) ≥5 einzuschätzen (Schepank 1995, Schneider et al. 1997). Damit unterscheiden sich die über 60-Jährigen nicht wesentlich in ihrem Ausmaß psychogener Störungen von jüngeren Erwachsenen.

Da die Prognose bei akuten funktionellen Somatisierungen im Alter nicht grundsätzlich schlechter ist als bei jüngeren Patienten, hängt für den Betroffenen viel von einer zutreffenden Differentialdiagnose ab.

Verhaltenstherapeutische Aspekte

Aus verhaltenstherapeutischer Sicht muss in der Diagnostik berücksichtigt werden, dass der ältere Mensch häufig vor allem im sozialen und gesundheitlichen Bereich mit Veränderungen konfrontiert ist, die möglicherweise mit seinen Verhaltensproblemen in Zusammenhang stehen. Daher erfordert die Arbeit mit älteren Menschen in höherem Maße eine **Breitbanddiagnostik** als dies bei jüngeren Menschen der Fall ist. Eine solche umfassende Diagnostik hat sowohl die Funktionsfähigkeit im kognitiven Bereich und bei den Aktivitäten des täglichen Lebens als auch die körperliche Gesundheit, die materiellen Ressourcen und das System sozialer Unterstützung im Blick. Verhaltenstherapeutische Behandlungsansätze sind auch für kognitiv beeinträchtigte Patienten entwickelt worden. Vor allem bei hirnorganischer Beeinträchtigung des Patienten ist es oft zweckmäßig, die Angaben durch Informationen seitens der Angehörigen und ggf. des Pflegepersonals oder anderweitiger Bezugspersonen zu validieren.

Psychoanalytische Aspekte

Aus **psychodynamischer** Sicht lassen sich 3 Subtypen älterer Patienten mit akuten psychogenen Symptombildungen evaluieren (Abb. 47.1).

■ *Akute psychogene Symptombildungen in Folge der Erstmanifestation eines persistierenden neurotischen Konfliktes*

Diagnostik. In der Diagnostik kann eine akute neurotische oder somatische Symptomatik festgestellt werden, die im bisherigen Lebenslauf oft keine Entsprechung hat. Die Untersuchung zeigt, dass die Patienten seit ihrer Kindheit an einem zentralen neurotischen Konflikt litten, der jedoch erst in einer ganz spezifischen Situation im Alter relevant wurde. Dies kann z.B. die Loslösung eines erwachsenen Kindes sein. Bis dahin können die Patienten ein praktisch

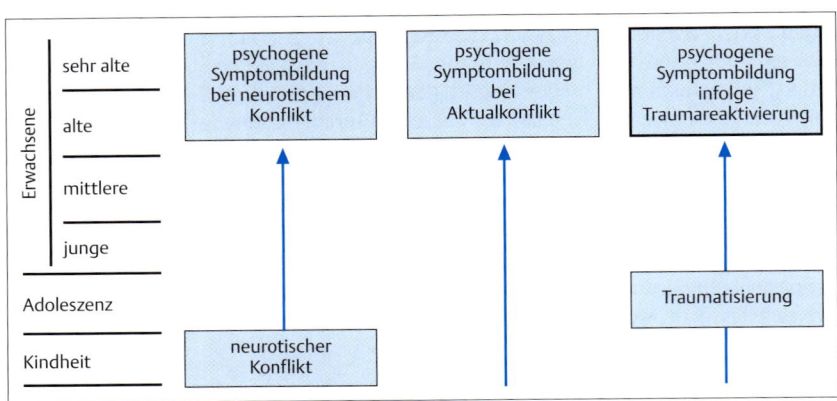

Abb. 47.1 Differenzielle Genese akuter funktioneller Somatisierungen im Alter.

symptomfreies, sozial geglücktes, nach außen zu keinem Zeitpunkt als krank erscheinendes und von ihnen selbst nie mit dem Gefühl von Behandlungsbedürftigkeit belegtes Leben geführt haben.

Therapie. Die Therapieplanung umfasst:
- Mittelfristige psychodynamische Einzel- oder Gruppenpsychotherapie mittlerer oder auch höherer Frequenz. Als einziger bisher ausführlich mit Assoziationen, Traumarbeit und Gegenübertragungsgefühlen publizierter Fallbericht einer psychoanalytischen Behandlung sowohl aus Sicht des Therapeuten wie der zu Behandlungsbeginn 65-jährigen Patientin ist die Monografie von Radebold u. Schweizer (2001) lesenswert.
- Alternativ kommt bei umschriebenen psychischen Symptombildungen wie einer phobischen Störung eine kognitiv-behaviorale Psychotherapie in Betracht.

■ *Akute funktionelle Somatisierung infolge eines Aktualkonfliktes im Alter*

Diagnostik. Diagnostisch lassen sich keine lebenslang laufenden repetitiven konflikthaften Muster aufdecken. Das Konzept des Aktualkonfliktes (Heuft et al. 1997) ist kein – wie man meinen könnte – ahistorisches Konzept, da in der Biografie genau untersucht wird, ob es in Schwellensituationen oder Konfliktbelastungen während des bisherigen Lebenslaufes bereits zu relevanten psychogenen Symptombildungen gekommen ist. Beim Aktualkonflikt (siehe OPD-2 2006: Achse III) fehlt die Evidenz zwischen psychodynamischer Hypothesenbildung, einer etwaigen Auslösesituation und der Symptomatik. Die Symptomentwicklung erfolgt charakteristischerweise in einer Umstellungs- oder Verlustsituation, die sich psychodynamisch entweder auf einer pathologischen Trauerreaktion (Erstarrung, prolongierte Trauerreaktion) oder einer narzisstischen Verletzung gründet. Lerntheoretisch gesehen können hier Rollenstereotypien wirksam sein (z. B. „Man muss im Leben für alles kompetent sein"; „Humor im Alter ist kindisch"), die dem alten Menschen nicht erlauben, sein persönliches Altern befriedigend zu gestalten.

Durch die Veränderung der äußeren Realität im Alternsprozess stellen alte Menschen hinsichtlich ihrer sozialen Desintegration eine Hochrisikogruppe dar. Die soziale Desintegration kann jeweils auch zu einer narzisstischen Verletzung Anlass geben. Da sie jeden Älteren unabhängig von seiner Neurosen- oder Persönlichkeitsstruktur bedroht, scheint es berechtigt, von einer „sozialen Vulnerabilität" alter Menschen zu sprechen, die die Verletzbarkeitsschwelle bei Triebkonflikten oder Verunsicherungen der inneren Realität durch Abzug von Kompensationsmöglichkeiten senkt. Als Reaktion auf die erlebten Enttäuschungen kann es zum verstärkten sozialen Rückzug mit Verschärfung der sozialen Desintegration kommen, so dass man von einem dynamischen Circulus vitiosus sprechen kann. Da die schleichende soziale Desintegration oft lange verleugnet oder illusionär umgedeutet wird, tritt eine solche Dynamik oft als Krise (u. U. auch mit suizidaler Gefährdung) ins Bewusstsein des Älteren ein.

Therapie. Neben der Notwendigkeit zur Krisenintervention kommen fokaltherapeutische psychodynamische Behandlungsverfahren in Frage.

■ *Akute psychogene Symptombildung infolge einer Traumareaktivierung im Alternsprozess*

Diagnostik. In der Diagnostik finden sich Traumatisierungen – u. U. auch in der politischen Biografie – während der Adoleszenz oder jüngeren Erwachsenenzeit, die unter akuter Symptombildung reaktiviert werden. Eine solche Trauma-Reaktivierung (Heuft 1993) kann angestoßen werden dadurch, dass
- ältere Patienten, befreit vom Druck direkter Lebensanforderungen durch Existenzaufbau, Beruf und Familie, „mehr Zeit" haben, bisher Unbewältigtes wahrzunehmen;
- sie zudem nicht selten auch den vorbewussten Druck spüren, noch eine unerledigte Aufgabe zu haben, der sie sich stellen wollen und stellen müssen;
- darüber hinaus der Alternsprozess selbst (z. B. in seiner narzisstischen Dimension) traumatische Inhalte reaktivieren kann.

Therapie. Fokalisierende niederfrequente ambulante Psychotherapie (1x/Woche) oder stationäre Fokaltherapie, u. U. in Kombination mit spezifischen traumatherapeutischen Konzepten (Beutel et al. 2007, Heuft et al. 2007).

Psychosomatische Störungen im Alter

Sehr häufig finden sich bei Älteren entlang präformierender somatischer Vorerkrankungen, die auch ausgeheilt sein können, funktionelle Störungen (Somatisierungen). Zu denken ist etwa an eine Herzangstneurose (somatoforme autonome Funktionsstörung des kardio-vaskulären Systems) nach einer Bypass-OP vor 3 Jahren ohne aktuelle organisch bedingte kardiale Symptome. Diese können bei der mit dem Lebensalter ansteigenden Wahrscheinlichkeit somatischer Erkrankungen gerade bei Älteren oft nur schwer von somatisch bedingten Störungen im engeren Sinne abgegrenzt werden. Bei somatoformen Schmerzstörungen gibt es seit 2010 die Möglichkeit, auch eine „Doppelgenese" der Symptomatik (somatisch und psychisch) über die ICD-10: F45.41 abzubilden.

Eine andere wesentliche Gruppe stellen die Patienten dar, deren organisch definierte Erkrankung (Hypertonie, Neurodermitis, Colitis ulcerosa, Tinnitus etc.) durch psychische Faktoren (mit-)ausgelöst oder im Verlauf negativ beeinflusst wird. In diesem Fall ist von psychisch/psychosomatisch mitbedingenden Faktoren (ICD-10: F54 u. organische Diagnose) zu sprechen. Diese können z.B. bei einer Hypertonie dazu führen, dass die Blutdruckwerte seitens des Internisten nur sehr schwer eingestellt werden können: in stressarmen Zeit ist der Blutdruck zu „stramm" eingestellt und die Lebensqualität des Patienten dadurch deutlich eingeschränkt. In konfliktreichen Phasen überspringt der Blutdruck im Gegensatz dazu dann oft kritische Werte.

Therapie. Therapeutisch stehen bei diesen Patienten häufig die psychische Verarbeitung der entsprechenden Erkrankung, deren Konfliktgenese oder psychosoziale Folgen im Vordergrund.

Somatopsychische Störungen im Alter

Unvermeidliche altersbedingte körperliche Veränderungen können komplexe psychische Symptome, wie z.B. eine (reaktiv) **depressive Symptomatik**, nach sich ziehen (Radebold 1990). Manchmal machen sich solche somatopsychosomatischen Reaktionen auch an scheinbar „kleinen" Veränderungen wie z.B. dem Verlust von Zähnen fest. Oder sind es auch die im Alter in der Gesichtshaut oder auf dem Handrücken auftretenden dunklen Pigmentflecken, die Anlass für eine nachhaltige Niedergeschlagenheit sein können. Der Zuhörer ist häufig zunächst geneigt, unwirsch diese scheinbar belanglosen Körperveränderungen in ihrer Bedeutung zu negieren, zumal dann, wenn der Patient unter anderen, tatsächlich gravierenden zusätzlichen Körperkrankheiten leidet.

Erst im intensiveren Zuhören wird deutlich, dass der Zahnverlust möglicherweise ein sehr komplexes Symbol für das Gefühl, die Attraktivität, vielleicht auch die lebensnotwendige Bissigkeit verloren zu haben, ist. Dabei ist wiederum von Bedeutung, in welcher biografischen Situation diese Körperveränderungen ihre besondere seelische Bedeutung bekommen.

> **F** Bei einer 68-jährigen Frau fiel der Zahnverlust zeitlich zusammen mit der Heirat ihres einzigen Sohnes, den sie nach dem frühen Tod des Ehemannes über die Maßen geliebt und an sich zu binden getrachtet hatte. In diesem Fall bekommt die körperbezogene Verlustthematik eine biografisch verstehbare zusätzliche Verstärkung in Form der Trennung ihres Sohnes durch Heirat. Da sie sich ihrer aus dieser Heirat resultierenden Ängste hinsichtlich einer neuen Lebensperspektive nur teilweise bewusst war, bot sich der Zahnverlust als eine Möglichkeit an, diese tiefgehende seelische Verunsicherung stellvertretend zum Ausdruck zu bringen.

47.3 Aktueller Stand der Verhaltenstherapie bei alten Menschen

Die Verhaltenstherapie kennt keine spezifischen Konzepte und Krankheitstheorien für alte Menschen (Übersicht z.B. bei Junkers 1981, Haag u. Bayen 1996). Veränderungen werden entweder durch eigene Lern- und Umlernprozesse oder durch aktive Veränderungen der Umgebung erreicht (z.B. Hoyer 1973). Die veränderte Lernfähigkeit im Alter korreliert dabei weniger mit dem chronologischen Alter, eher mit Variablen wie der individuellen Lerngeschichte, dem Training und der Motivation. Lernvorgänge werden durch individuelles Tempo, kleine Schritte und bedeutungsvolle Aufgaben erleichtert. Verhaltenstherapie stellt einen **geeigneten Therapieansatz im Alter** dar, weil sie zeitbegrenzt, zielorientiert und konkret an der Lösung alltäglicher Probleme (auch als Gruppentherapie) arbeitet (Moberg u. Lazarus 1990) und aufgrund des Trainingsaspekts eher als eine „nichtstigmatisierende" Psychotherapie erlebt wird.

Kognitiv-behaviorale Konzepte. Die kognitiv-behavioralen Therapien haben sich Ende der 1960er Jahre aus der Verhaltenstherapie entwickelt, mit dem Konzept vom Menschen als selbstreflexivem Wesen. Im Altersbereich bedeutsam ist unter den kognitiven Therapien die **Rational Emotive Therapie** (RET) von Ellis (1990). Die Grundannahme der kognitiven Therapie geht davon aus, dass kognitive Strukturen wie Gedanken, Einstellungen und Wertsysteme eine bedeutende Rolle bei Verhalten und Erleben spielen. Irrationale Denkstile, die mit negativen (Alters-)Erwartungen verknüpft sind, können sich z.B. als **depressiogene Spirale** im Sinne einer sich selbst erfüllenden Prophezeiung zuspitzen. Ellis (1970) hat 12 derartige irrationale Ideen zusammengestellt, die prinzipiell auch für den Altersbereich zutreffen können (z.B. man müsse in allen Bereichen äußerst kompetent, intelligent und erfolgreich sein). Als altersspezifische Konzepte können die Auseinandersetzungen mit negativen Altersbildern (Freedman 1986, Peth 1974; z.B. Inaktivität ist gleich Nutzlosigkeit) und die notwendige Anpassung an Alterungsvorgänge angesehen werden. Thomae (1970) formulierte die Hypothese, Anpassung an das Alter sei eine Funktion des Gleichgewichts zwischen kognitiven und motivationalen Systemen des Individuums. Er belegte dies mit Ergebnissen der Bonner gerontologischen Längsschnittstudie, nach denen Pensionierung positiv erlebt wurde, wenn ein Gefühl der Kongruenz zwischen erstrebten und erreichten Zielen bestand.

Verhaltensgerontologie. Unter den verhaltensorientierten Ansätzen ist die Verhaltensgerontologie eine relativ junge Subspezialität, welche in den letzten Jahren jedoch zunehmend an Bedeutung gewinnt.

> **D** Verhaltensgerontologie (behavioral gerontology) ist die Anwendung lerntheoretischer Prinzipien und darauf aufbauender verhaltenstherapeutischer Methoden zur Prävention und Behandlung von Problemen älterer Menschen.

Im deutschsprachigen Raum nehmen die Arbeiten, die Vorschläge für die Anwendung verhaltenstherapeutischer Konzepte und Methoden im gerontologischen und geriatrischen Bereich machen oder Erfahrungsberichte liefern (Birbaumer 1986, Gatterer 1985, Hirsch 1991, Junkers 1981, Perrez 1984, Korintenberg 1990, Haag u. Bayen 1996), in jüngerer Zeit zu. Allerdings sind empirische Erfolgsstudien vergleichsweise selten, so dass die Verhaltensgerontologie hierzulande noch als ein vernachlässigtes Gebiet bezeichnet werden muss.

Geriatrische Verhaltensmedizin. Eine neuere Entwicklung auf dem Gebiet der Verhaltensgerontologie ist die geriatrische Verhaltensmedizin, d.h. die Anwendung der Methoden der Verhaltenstherapie zur Prävention und Therapie körperlicher Krankheiten im höheren Erwachsenenalter.

Die geriatrische Verhaltensmedizin ist ein wichtiger Fortschritt in der Entwicklung der Verhaltensgerontologie, da für eine Reihe körperlicher Erkrankungen im Alter, wie z.B. Diabetes, Krebs, kardiovaskuläre Erkrankungen, ein deutlicher Zusammenhang mit Verhaltensfaktoren nachgewiesen ist wie Rauchen, Alkohol- und Medikamentenkonsum, Ernährungsgewohnheiten, unangepasstes Verhalten in Stresssituationen und mangelnde Befolgung ärztlicher Anweisungen (Non-Compliance).

Allgemeine Probleme. Die lange geübte Zurückhaltung bei der Anwendung bewährter Verhaltensprogramme auch bei älteren Menschen ist z.T. auf ein **defizitäres Altersbild** zurückzuführen, welches das Altern als einen fortschreitenden und unaufhaltsamen Prozess des Abbaus körperlicher, geistiger und sozialer Fähigkeiten kennzeichnet. Genauso wie in der psychoanalytischen Psychotherapie wurden die Ergebnisse der Gerontologie etwa zur Lernfähigkeit im Alter nicht breit rezipiert. Unter einem solchen Blickwinkel müssen Alter und Intervention geradezu als Widerspruch, wenn nicht gar als Kontraindikation erscheinen.

Die therapeutische Zurückhaltung dem älteren Menschen gegenüber lässt sich teilweise auch durch die **hohen Anforderungen** erklären, welche diese Arbeit an den Therapeuten stellt: Therapeutische Ziele und Methoden müssen der Situation des älteren Menschen angepasst werden; die Generationenkluft erschwert dem jüngeren Therapeuten eine Einfühlung in das Denk- und Wertesystem des Betagten. Eine eigene problematische Elternbeziehung kann sowohl den verhaltenstherapeutischen als auch den psychoanalytischen Prozess ebenso behindern wie die Angst vor dem eigenen Altern.

Frustrationstoleranz und *Geduld* sind vor allem bei Bemühungen um demenziell erkrankte ältere Menschen gefragt. Auch kann es vom Therapeuten häufig als Enttäuschung empfunden werden, wenn ein älterer Mensch, mit dem er gearbeitet hat, nach lange und schwer erkämpften Erfolgen plötzlich verstirbt. Schließlich steht ein in unserer Gesellschaft weitverbreitetes Nützlichkeitsdenken der Verwendung von Ressourcen für gerontologische Intervention im Wege: Die Therapie eines jungen Menschen, der eine Lebenserwartung von weiteren 50 Jahren hat, erscheint unter reinen Kosten-Nutzen-Überlegungen lohnender als die Verwendung derselben Mittel für die Therapie eines alten Menschen, bei dem vielleicht noch fünf weitere Lebensjahre zu erwarten sind, die scheinbar für die Gesellschaft keinen (ökonomischen) Nutzen erbringen.

47.4 Verhaltenstherapeutische Behandlungsansätze

Die Verhaltenstherapie verfügt über ein breites Methodenrepertoire, welches verschiedensten Gruppen älterer Menschen gerecht werden kann, von in physischer wie psychischer Hinsicht kaum oder gar nicht Beeinträchtigten, die sich Optimierung ihrer Möglichkeiten und Erweiterung ihres Lebensraumes wünschen, bis hin zu in ihren psychischen und kognitiven Funktionen schwerstgestörten geriatrischen Patienten. Die wesentlichen verhaltenstherapeutischen Behandlungsansätze bei alten Menschen sind in **Tabelle 47.1** – wiederum mit einer zentralen Literaturstelle – aufgeführt.

Die verhaltenstherapeutischen Methoden wie **Stimuluskontrolle** und **operantes Konditionieren** eignen sich vor allem für die Arbeit mit dementen Patienten, deren Verhaltensrepertoire häufig durch kognitive Einbußen eingeschränkt ist. Zielverhalten solcher Interventionen sind einfache Tätigkeiten wie selbstständiges Essen, Waschen, Ankleiden usw.

Verhaltenstherapie ist jedoch durchaus nicht nur für den geringen Prozentsatz älterer Menschen geeignet, die aufgrund hirnpathologischer Veränderungen in ihren kognitiven und psychischen Funktionen stark behindert sind. Je größer die kognitiven Fähigkeiten der Person sind, in desto

Tabelle 47.1 Verhaltenstherapeutische Behandlungstechniken bei alten Menschen mit ihren typischen Indikationsbereichen und Settinggestaltung

Verhaltenstherapeutische Behandlungstechniken	typische Indikationen	Setting
Kognitive Umstrukturierung (Ellis 1990)	negatives Altersbild	Einzel- oder Gruppenpsychotherapie (10–20 Sitzungen)
Lösung von Alltagsproblemen (Morberg u. Lazarus 1990)	unbewältigte altersbedingte Veränderungen im Alltag	Einzel- oder Gruppenpsychotherapie (10–20 Sitzungen)
Störungsspezifische Therapiemanuale der Depression (Yost et al. 1986)	depressive Störungen	Einzel- oder Gruppenpsychotherapie (10–20 Sitzungen)
Störungsspezifische Therapieansätze der Angstbehandlung durch operantes Konditionieren	Angststörungen	Einzel- oder Gruppenpsychotherapie (10–20 Sitzungen)
Realitätsorientierungstraining (ROT) (Haag u. Noll 1996)	Unterstützung der Orientierung dementer Patienten	Einzel- oder Gruppenpsychotherapie (10–20 Sitzungen)

höherem Maße können Selbstkontrollansätze und kognitive Verfahren zur Anwendung kommen. Solche Ansätze haben jedoch erst in jüngerer Zeit die ihnen gebührende Aufmerksamkeit der Verhaltensgerontologen gefunden, und ihre Anwendung bei älteren Menschen wird seit etwa Mitte der 1980er Jahre systematisch erforscht.

Die Anwendungsbereiche der Verhaltensgerontologie reichen von der Förderung beispielsweise des Gesundheitsverhaltens oder der sozialen Kompetenz älterer Menschen bis zu Interventionen bei spezifischen Störungen wie
- Depression,
- Gedächtnisstörungen,
- Demenz,
- Schlafstörungen,
- sexuellen Funktionsstörungen,
- Harninkontinenz etc. (Haag u. Bayen 1996).

Anwendungsfelder – Beispiel Demenz

Konkretes verhaltenstherapeutisches Vorgehen bei spezifischen Störungen im Alter soll im Weiteren kursorisch am Beispiel der Demenz aufgezeigt werden.

Demenzielle Erkrankungen im höheren Lebensalter stellen eines der größten Probleme unseres Gesundheitswesens dar und rücken als solches zunehmend in das Bewusstsein der Öffentlichkeit und der Wissenschaft. In vielen Industrienationen sind Demenzerkrankungen die vierthäufigste Todesursache (nach den Herz-Kreislauf-Erkrankungen, den Malignomen und dem Schlaganfall). Vor allem im angloamerikanischen Sprachraum wurden in den vergangenen Jahren die Forschungsbemühungen auf diesem Gebiet verstärkt, und zwar sowohl von medizinischer als auch von psychologischer Seite. Bei der Demenz handelt es sich um ein heterogenes Störungsbild, dessen Definition auf klinischen Symptomen beruht. Charakteristisch sind
- Abnahme der kognitiven Fähigkeiten,
- Desorientierung und
- Persönlichkeitsveränderungen (Bauer 1994, Gutmann 1994).

Analyse der Verhaltenssymptomatik. Neben der üblichen Demenzdiagnostik mit standardisierten Instrumenten ist die spezifische Verhaltenssymptomatik, welche der Demenzpatient zeigt, ein besonderer Zielpunkt verhaltenstherapeutischer diagnostischer Bemühungen. Sollen verhaltensorientierte Interventionsmaßnahmen zum Einsatz kommen, so ist eine eingehende Analyse funktionaler Zusammenhänge zwischen Verhalten und Befinden des Individuums auf der einen Seite und den Bedingungsfaktoren auf der anderen Seite wesentlich.

Am Beispiel **unselbstständigen Verhaltens** lässt sich das Vorgehen illustrieren: Zunächst wird das Verhalten operationalisiert und beschrieben.

》 *Frau M. zieht sich morgens nicht selbstständig an, obwohl sie körperlich dazu in der Lage ist. Sie folgt Anweisungen nicht, sondern verhält sich passiv.* 《

Dann werden die dem Verhalten vorausgehenden Bedingungen (Antezedenzen) beschrieben:

》 *Die Pflegekräfte sagen Frau Müller, was sie anziehen soll. Sie sprechen dabei mit ihr über ihre Enkel. Die Pflegekräfte geben mehrere verschiedene Anweisungen.* 《

Ebenso werden die Konsequenzen von Frau M.s Verhalten beschrieben:

》 *Frau M. wird von den Pflegekräften angezogen. Währenddessen unterhalten sie sich mit ihr über ihre Enkel.* 《

Ein funktionales Bedingungsmodell gibt auf diesem Wege Aufschlüsse über den Zusammenhang von Verhalten und vorausgehenden und nachfolgenden Bedingungsfaktoren:

》 *Frau M. ist durch das Gespräch abgelenkt und durch die vielen Anweisungen verwirrt. Ihr passives Verhalten wird durch Hilfestellung und Zuwendung verstärkt.* 《

Ein solches Bedingungsmodell dient dann als Ausgangspunkt für eine verhaltenstherapeutische Intervention.

Verhaltenstherapie bei Demenz

> Ziele verhaltenstherapeutischer Intervention bei Dementen sind die Stärkung (noch) vorhandener Fähigkeiten, die Steigerung der Aktivität und die Schaffung und Aufrechterhaltung von Kontakten.

Dem Patienten selbst sowie seinen Bezugspersonen soll der Umgang mit der demenziellen Behinderung und ihre Bewältigung erleichtert werden. Die Verhaltenstherapie kann hier, auch in Kombination mit anderen Methoden, einen wichtigen Beitrag leisten.

Realitätsorientierungstraining. Ein Beispiel hierfür ist das sog. Realitätsorientierungstraining (ROT), entwickelt von den amerikanischen Psychiatern Folsom u. Taulbee (1966). Das ROT vereinigt Elemente der Verhaltenstherapie und der Milieutherapie. Es hat die Verbesserung der zeitlichen, örtlichen und personellen Orientierung des verwirrten älteren Menschen zum Ziel sowie die Förderung der Selbstständigkeit und der sozialen Kompetenz. Es ist unabhängig von Entstehungsursache, Chronizität und Schweregrad der Störung anwendbar. In den Rahmen dieses Verfahrens können auch andere psychologische Ansätze integriert werden.
Das *ROT* setzt sich aus **3 Bestandteilen** zusammen:
- Training des Personals;
- 24-Stunden-ROT;
- ergänzende Gruppensitzungen („Classroom-ROT").

Training des Personals. Dem Einsatz des ROT hat ein sorgfältiges Training des Personals vorauszugehen. Da das ROT eine Neugestaltung des Institutionsalltags bedeutet, erfordert es eine besonders hohe Kooperationsbereitschaft seitens des Personals.

24-Stunden-ROT. Das 24-Stunden-ROT zielt darauf ab, den Alltag demenzkranker Patienten „rund um die Uhr" auf eine Weise zu gestalten, die ihre Orientierungsfähigkeit unterstützt. Sehr wichtig ist es, den gesamten Institutions- bzw. Stationsalltag unter dem Gesichtspunkt der Reorientierung zu gestalten, und zwar sowohl in bezug auf *interpersonell-interaktive Komponenten* als auch auf umgebungsbezogene Komponenten. Bei jeder Begegnung zwischen Patienten und Personal werden verbale Informationen gegeben. Hierzu werden auch kurze Kontakte etwa beim Wecken oder Mahlzeiten-Bringen genutzt. Durch namentliche Anrede, sinngemäße Wiederholungen und Aufmerksam-Machen auf Jahreszeit, Wochentag, Uhrzeit, Wetter usw. wird das Realitätsbewusstsein des Demenzkranken unterstützt. Wichtiges Ziel dabei ist es, *Erfolgserlebnisse* zu vermitteln. Orientierte Äußerungen und Verhaltensweisen werden durch Aufmerksamkeit verstärkt. Desorientierte Äußerungen werden vorsichtig korrigiert, wenn es um weniger sensible Bereiche geht.
Die *Gestaltung der dinglichen Umwelt* ist neben der interpersonell-interaktiven Komponente ein weiterer wesentlicher Baustein des 24-Stunden-ROT. Die Umgebung sollte so überschaubar, angenehm und anregend wie nur möglich gestaltet sein. Räume sind durch Schilder, Zeichen, Farben usw. deutlich zu kennzeichnen. Uhren und Kalender unterstützen die selbstständige zeitliche Orientierung. Die Patienten müssen systematisch auf diese Orientierungshilfen hingewiesen und in ihrem Gebrauch trainiert werden.

Strukturierte Gruppensitzungen („Classroom-ROT"). Diese stellen eine Ergänzung zum 24-Stunden-ROT dar. Sitzungen von einer ½–1 Stunde Dauer werden täglich in kleinen Gruppen von 3–6 Personen durchgeführt, die von 1 oder 2 Leitern betreut werden. Während dieser Gruppensitzungen findet intensive *Realitätsorientierung* statt. *Ziele* sind
- die Förderung des Bezugs zur Wirklichkeit und des Interesses und der Anteilnahme an der Umgebung;
- die Verhinderung eines sozialen Rückzugs durch die Unterstützung von Kommunikation;
- die Vermittlung von Erfolgserlebnissen und damit ein größeres Selbstvertrauen.

Die Gruppensitzungen erfordern vor allem *Kreativität* und *Flexibilität* der Leiter entsprechend den Fähigkeiten und Interessen der Teilnehmer.

Fazit ROT. Zum ROT wurden eine Reihe empirischer Untersuchungen durchgeführt (Haag u. Noll 1991). Nach der Mehrzahl dieser Studien bewirkt das ROT insbesondere im Bereich der *verbalen Orientierung* Veränderungen.
Verhaltenstherapeutische Prinzipien können unter fachlicher Anleitung und Supervision auch von Familienangehörigen mit Erfolg angewendet werden und das Zusammenleben mit dem Demenzpatienten wesentlich erleichtern.

Vorteile des verhaltensgerontologischen Ansatzes

Nach Grawes (1992) Überblick über den Stand der Psychotherapieforschung ist die Wirksamkeit kognitiv-behavioraler Therapieverfahren in zahlreichen wissenschaftlichen Untersuchungen zweifelsfrei nachgewiesen worden. Leider stützen sich diese Ergebnisse fast ausschließlich auf die Evaluation von Therapien jüngerer Menschen. Ältere Personen werden nur selten in Psychotherapieerfolgsstudien einbezogen. Die relativ wenigen Studien, an denen Betagte teilnahmen, oder die ausschließlich der Wirksamkeit bei dieser Personengruppe gewidmet wurden, zeigen jedoch in gleicher Weise gute Ergebnisse und erweisen übereinstimmend den Erfolg verhaltensgerontologischer Vorgehensweisen (Carstensen 1988). Dieser Erfolg zeigt sich nicht nur in erhöhtem Wohlbefinden älterer Menschen, sondern schlägt sich auch in monetärem Nutzen nieder. Mittels einer Kosten-Nutzen-Analyse konnten Frank et al. (1982) aufweisen, dass der Einsatz verhaltensgerontologischer Methoden in Institutionen nicht nur die Unabhängigkeit älterer Menschen unterstützt, sondern auch im monetären Sinne kosteneffektiv ist.

Gegenwartsorientierung. Neben seiner nachgewiesenen Wirksamkeit hat der behaviorale Ansatz eine Reihe weiterer Vorteile, die ihn für eine Anwendung in der geriatrischen Arbeit besonders geeignet machen. So ist dieser Ansatz gegenwartsorientiert, d.h. dass eine ältere Person mit seiner

Hilfe in relativ kurzer Zeit **Verbesserungen in unmittelbaren Problembereichen** erfahren kann. Es besteht außerdem die Möglichkeit, komplexe Verhaltensziele in einzelne Teile zu zerlegen und somit rasche Erfolgserlebnisse zu vermitteln.

Selbstkontrolle. Der Verhaltenstherapie ist mitunter der Vorwurf gemacht worden, ihr Vorgehen sei manipulativ. Dabei wurde übersehen, dass nach lerntheoretischem Verständnis jedes Verhalten durch Antezedenzen und Konsequenzen bestimmt wird, unser Verhalten also immer einer gewissen Kontrolle durch die Umwelt unterliegt. Beispielsweise konnte Baltes (1988) zeigen, dass Pflegekräfte dazu neigen, unselbstständiges Verhalten von älteren Menschen durch Zuwendung und Aufmerksamkeit zu verstärken, während selbstständiges Verhalten ignoriert und somit gelöscht wird. Verhaltensanalyse und Verhaltenstherapie ermöglichen es, solche regelhaften Zusammenhänge zu erkennen, die unerwünschtem und dysfunktionalem Verhalten zugrunde liegen und systematisch Umweltbedingungen so zu gestalten, dass angestrebtes Verhalten erleichtert wird. Vor allem in den Selbstkontrollansätzen ist es die betroffene Person selbst, welche dieses angestrebte Verhalten nach ihren eigenen Vorstellungen, Werten und Zielen festlegt. Selbstkontrollansätze helfen älteren Menschen somit, ihr Verhalten selbstständig und entsprechend selbst gesetzten Zielen zu verändern und erhöhen so ihre Handlungsfreiheit und ihr Selbsthilfepotenzial.

Bereicherung und Prävention. Ein weiterer Vorteil der Verhaltensgerontologie ist, dass sie nicht nur therapeutisch zur Behandlung von Problemen und Störungen eingesetzt werden kann, sondern auch eine Bereicherungsfunktion und eine präventive Funktion hat (Perrez 1984). Beispielsweise gibt es verhaltensgerontologische Programme, die Umgang mit Stress, Fähigkeiten zur Belastungsbewältigung, Vorbereitung auf Lebensereignisse, Umgang mit leichten depressiven Gefühlen, soziale Kompetenz, Gesundheitsverhalten etc. lehren. All diese Bereiche sind wesentlich im Sinne einer Prävention psychischer und körperlicher Probleme im höheren Erwachsenenalter.

Verständlichkeit. Die Prinzipien und Methoden der Verhaltensgerontologie sind leicht verständlich, so dass sie vom älteren Menschen selbst verstanden und angewendet werden können, oder – wenn der ältere Mensch nicht (mehr) die kognitiven Fähigkeiten zur Anwendung eines Selbstkontrollprogramms hat – so können die meisten Methoden unter Anleitung und Supervision eines Verhaltenstherapeuten von Pflegepersonal und Familienangehörigen angewendet werden.

Entlastung pflegender Angehöriger. Empirischen Untersuchungen folgend kann die subjektive Belastung pflegender Angehöriger eines älteren Patienten vor allem durch adäquate Lösungen für den Umgang mit Verhaltensproblemen entscheidend verringert werden. Verhaltensgerontologie kann Angehörigen, die **Hilfe bei der häuslichen Pflege** suchen, helfen, ihre oft schwere Aufgabe zu meistern. Häufig sind es Verhaltensprobleme, die eine Heimeinweisung auslösen. Die Linderung solcher Probleme im häuslichen Milieu kann die Pflegebelastung erheblich reduzieren und in Fällen, in denen ein Zusammenleben von beiden Seiten erwünscht ist, helfen, eine Heimeinweisung zu verhindern.

Entlastung des Pflegepersonals. Auch das Pflegepersonal in Altenheimen und Krankenhäusern kann durch die Anwendung verhaltensgerontologischer Methoden erheblich entlastet werden. Nach empirischen Untersuchungen stellen Schwierigkeiten im Umgang mit problematischem Verhalten von Heimbewohnern Hauptbelastungsmomente für Altenpflegekräfte dar. Das Training verhaltenstherapeutischer Methoden gibt Pflegekräften Möglichkeiten an die Hand, problematisches Verhalten wirksam zu verändern; es verringert so das Gefühl der Hilflosigkeit gegenüber als unveränderlich erlebten Belastungen der Pflegetätigkeit und erhöht die Berufszufriedenheit.

Ethische Aspekte der Alterspsychotherapie bei demenziell Erkrankten

Die Beteiligung des betroffenen älteren Menschen bei der Bestimmung der Mittel und Ziele einer Verhaltensmodifikation sollte soweit eben möglich gegeben sein. Es ist in der Praxis nicht immer leicht, diesem Ideal nachzukommen. Im Falle demenzieller Erkrankungen z.B. ist eine informierte Einwilligung des Patienten nicht immer möglich, wodurch dem Behandelnden eine besonders große Verantwortung zufällt. Die Versuchung ist groß, einer leichten „Handhabung" eines geriatrischen Patienten durch Personal und Angehörige eine höhere Priorität einzuräumen als den Bedürfnissen des Patienten selbst. Ziele einer verhaltensgerontologischen Intervention, z.B. in Altenheimen, sollten nicht nur Verhalten betreffen, an dem Personal und Familienangehörige Anstoß nehmen (z.B. Inkontinenz, mangelnde Körperpflege), sondern vor allem auch Probleme, denen die Heimbewohner selbst möglicherweise eine höhere Priorität zumessen (z.B. Angst und Depression).

47.5 Psychoanalytische Behandlungsansätze

Besonderheiten der ambulanten psychoanalytischen Behandlung Älterer

Tabelle 47.2 stellt in einer Übersicht alle psychodynamischen Verfahren (jeweils mit einer zentralen Literaturstelle) bei alten Patienten zusammen. Das typische Indikationsspektrum bezogen auf die einzelnen Verfahren und die entsprechenden Settings machen deutlich, dass die differentielle Psychotherapie-Indikation ein denkbar breites Spektrum zwischen dem klassischen psychoanalytischen Behandlungsverfahren einerseits und der langfristigen Therapie niederfrequenter Kontakte andererseits umfasst. Bezüglich der psychodynamischen Behandlungstechnik bei älteren Patienten wird von einer Reihe von Autoren vorgeschlagen, als Therapeut mehr aus der **Neutralität herauszutreten** und auf die emotionalen Bedürfnisse der Patienten einzugehen, u. U. auch sogar soziale Verluste symbolisch auszugleichen („Symbolisches Geben"; Pfeiffer 1976). Es ist unter den mit Älteren arbeitenden Therapeuten auch unstrittig, ggf. den Patienten im sozialen Kontext angemessene Hilfestellungen zu geben (z. B. in den Mantel zu helfen etc.). Immer wieder wird auf die Besonderheit der **inversen Altersstruktur** zwischen jüngeren Therapeuten und älteren Patienten hingewiesen. In der fachärztlichen bzw. fachpsychotherapeutischen Ausbildung sollten die spezifischen Übertragungs- und Gegenübertragungskonstellationen auch im Umgang mit älteren Patienten systematisch erlernt und reflektiert werden.

Wenn sich in der Literatur eine Tendenz zur bevorzugten Bearbeitung von bewussten oder vorbewussten Konflikten findet, wird dies nicht nur mit supportiv angelegter Psychotherapie begründet. Gründe könnten auch in den im weiteren Lebenslauf auftretenden (Entwicklungs-)Konflikten im Sinne von Aktualkonflikten (s. o.) liegen, deren sich Menschen durchaus bewusster sein können, als dies im Hinblick auf „frühe" Entwicklungskonflikte der ersten Lebensjahre möglich ist.

Stationäre psychoanalytische Fokaltherapie alter Patienten

Gerade bei der Psychotherapie-Indikation alter Menschen wird immer wieder die Befürchtung geäußert, die Fülle des biografischen Materials sei in der Behandlung nicht produktiv nutzbar und stelle bereits an sich quasi ein The-

Tabelle 47.2 Psychoanalytische Behandlungsverfahren bei alten Menschen mit ihren typischen Indikationsbereichen und der Settinggestaltung

psychoanalytische Behandlungsverfahren	typische Indikationen	Setting
Einzeltherapie		
• Standardverfahren (Radebold 1992)	Bearbeitung ungewusster neurotischer Konflikte einer lebenslang bestehenden (Übertragungs-)Neurose	2–4 Stunden/Woche im Liegen, über 2–3 Jahre
• psychodynamische Psychotherapie (Radebold 1992)	Bearbeitung vorbewusster und aktueller (z. B. narzisstischer) Konflikte unter Berücksichtigung der biografischen Entwicklung	1–2 Stunden/Woche im Sitzen, einige Monate bis zu 2 Jahren
• supportive psychodynamische Psychotherapie (Deitz 1988)	Ausdrücken belastender Gefühle, Aktivierung positiver Selbstobjekte und Ich-Stützung in der Begleitung somatisch oder psychisch schwer Kranker	große Variabilität der Dauern einzelner Sitzungen und der Gesamtbehandlung
• langfristige Therapie mit niederfrequenten Kontakten (Kahana 1979)	emotionale Begleitung eines sozial vereinsamten Patienten	alle 2–4 Wochen, 10–15 Minuten
• Kurzpsychotherapie (Lazarus 1988)	Bearbeitung eines bewusstseinsnahen, emotional wichtigen und sich auf die gegenwärtige Situation beziehenden Fokus	10–20 Sitzungen im Wochenabstand
Gruppentherapie		
• analytische Gruppentherapie (Radebold 1983)	Bearbeitung abgrenzbarer neurotischer Konflikte	geschlossene oder Slow-open-Gruppe mit 8–11 Teilnehmern, 7 Monate bis 3 Jahre, 1 Doppelstunde/Woche
• analytisch orientierte Gruppenpsychotherapie (Radebold u. Schlesinger-Kipp 1983)	Verarbeitung von Verlusten, Aufbau eines neuen Selbstwertgefühls durch Aktivierung und Sozialisierung	geschlossene oder Slow-open-Gruppe über 1–3 Jahre, 1 Doppelstunde/Woche
stationäre Psychotherapie		
• stationäre Fokaltherapie (Heuft u. Senf 1992)	Auslösung neurotischer Symptome oder Reaktivierung von Traumata aus der Genese durch den Alterungsprozess mit funktionellen/psychosomatischen Symptomen oder/und somatischen Erkrankungen	6–12 Wochen stationäre Psychotherapie in einem komplexen stationären Setting

rapiehemmnis dar. Stationäre Psychotherapie ist immer zeitlich umgrenzt und erfordert bei der Behandlungsplanung daher stets fokaltherapeutische Überlegungen, die insofern bei älteren Patienten besonders schwer realisierbar erscheinen. Die klinische Erfahrung zeigt jedoch im Gegenteil, dass sich bei Menschen, die ihr Leben bis zum Symptomausbruch ohne Behandlungsbedürftigkeit über z. B. 6 Jahrzehnte „durchschnittlich neurotisch" gelebt haben, sich oft relativ gut **symptomauslösende Konflikte** herausarbeiten lassen, wenn man entsprechend eingestellt ist und nicht gleich in einen therapeutischen Nihilismus verfällt („In Ihrem Alter ist sowieso nichts mehr zu machen!"). Zusätzlich helfen mit dem Patienten konsentierte Therapieziele, die stationäre Behandlung zu fokussieren (Schneider et al. 2008).

Jedes Individuum durchläuft im Rahmen seiner Frühgenese charakteristische Entwicklungskrisen mit zugehörigen Triebkonflikten, deren Spuren sich als **Nuklearkonflikte** (im Sinne von French 1952) bzw. **Kernkonflikte** im seelischen Apparat niederschlagen. In ihrer „Schnittpunktmetapher" der Neurosenentstehung entwickeln Heigl-Evers u. Heigl (1984, S. 235f.) unter Bezugnahme auf Freuds Überlegungen zur Ätiologie der Neurosen (1917) die These, „dass sich die neurotische und funktionelle Symptomatik am Schnittpunkt der vertikalen Achse der Lebensgeschichte mit der horizontal verlaufenden Achse der Aktualgeschichte in dem Moment aktualisiert, in dem soziokulturelle und sozioökonomische Gegebenheiten, soziale Umfelder, interpersonelle Konstellationen und schicksalhafte Ereignisse für den Kranken individual-spezifisch bedeutsame Versagungen" bedingen (**Abb. 47.2**). Im Alternsprozess mit seinen spezifischen Konflikten und Herausforderungen ergibt sich eine besondere Häufigkeit von aktuellen Belastungen ohne eingeübte Bewältigungs- und Abwehrmechanismen. Das bedeutet, dass die Abbilder der Kernkonflikte auf der horizontalen Achse in einer neuen Weise „beleuchtet" werden. Durch die Arbeit an den abhängigen, abgeleiteten Konflikten sind die alten Patienten durchaus in der Lage, die Auflösung einer neurotischen Symptomatik zu erreichen.

Indikation zur stationären Fokaltherapie bei Älteren. Die folgenden Umstände gelten als Indikation für eine stationäre Fokaltherapie:
- Der Patient leidet stark und kann im ambulanten hausärztlichen Bereich kaum gehalten werden (z. B. Gefahr der Entwicklung einer Tranquilizerabhängigkeit bei Ängsten).
- Der diagnostisch-therapeutische Prozess lässt einen Fokus erkennen, der zusammen mit dem Patienten als wesentlich für den Therapieprozess verstanden werden kann.
- Der Patient ist insofern mit einer vollstationären Behandlung einverstanden und profitiert von der hohen Therapiedosis (Heuft et al. 2002).
- Das regressive Angebot einer stationären Behandlung erscheint indiziert, jedoch soll gleichzeitig über die feste zeitliche Struktur (z. B. 6 Wochen, u. U. eher Planung einer Intervalltherapie) einer fokaltherapeutischen Behandlung auch ein Rahmen gesetzt werden.
- Eine zeitweilige Herauslösung aus dem gewohnten Umfeld (Konfliktfeld) ist erwünscht, jedoch werden die Gemeindenähe und zugleich die im Alter besonders zentrale Beziehungspflege (z. B. abends und an den Wochenenden) weiter ermöglicht (vgl. Wolf et al. 2008).
- Trotz der Akuität der Symptomatik kann nicht rasch genug ein qualifizierter ambulanter Behandlungsplatz gefunden werden (als relative Indikation).

Es liegen bisher erst wenige Katamnesestudien zur Wirksamkeit stationärer Psychotherapie Älterer vor, wobei das Wissen um die Indikationen zunimmt (Heuft et al. 2006, Peters 2008)

> **Die wichtigsten Ziele verhaltenstherapeutischer wie psychoanalytischer Intervention bei alten Menschen müssen stets die Bewahrung von Würde, die Stärkung der sozialen und gesellschaftlichen Teilhabe sowie eine möglichst große Unabhängigkeit sein.**

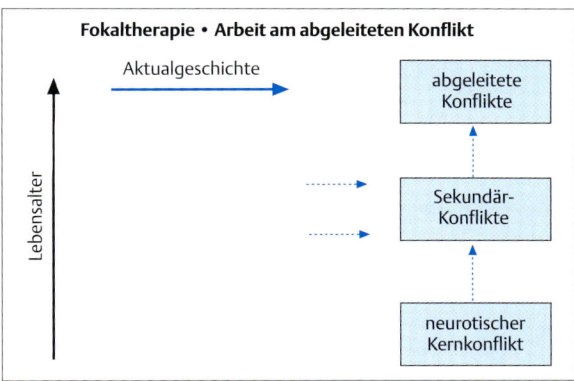

Abb. 47.2 Konzeption zur Fokaltherapie im Alter (Erläuterung im Text).

Es kann festgehalten werden, dass alte Patienten bei einer stimmigen, gemeinsam erarbeiteten Behandlungsindikation überraschend konsequent und intensiv auch in niederfrequenten ambulanten Behandlungs-Settings mitarbeiten, wenn die oft jüngeren Behandler in ihrer Ausbildung einen professionell kompetenten Umgang mit älteren Patienten erlernt und ihre eigenen Schwierigkeiten in diesem Arbeitsfeld verstanden haben. Bei Demenzkranken besteht die Möglichkeit einer verhaltenstherapeutischen Psychotherapie, die jedoch einem hohen ethischen Standard verpflichtet ist. Die methodischen Besonderheiten in der Psychotherapie alter Menschen sind sowohl für psychoanalytisch wie für verhaltenstherapeutisch Arbeitende in überschaubarer Zeit erlernbar.

48 Transsexualität

W. Senf, G. Senf

Ob es im letzten Jahrzehnt vermehrt zu Störungen der Geschlechtsidentität gekommen ist und ob ein weiterer Anstieg zu beobachten sein wird, oder ob einfach mehr Menschen wagen, mit diesen Problemen in die Öffentlichkeit zu treten, ist wegen fehlender epidemiologischer Daten nicht zu entscheiden. Tatsache ist aber, dass immer mehr Menschen mit **Geschlechtsidentitätsstörungen** um psychotherapeutische Hilfe nachfragen und in Behandlung kommen. In dem Spektrum von Geschlechtsidentitätsstörungen (Tabelle 48.1) spielt die Transsexualität eine besondere Rolle. Für Menschen mit einer transsexuellen Thematik sind heute eindeutige diagnostische und therapeutische Kriterien etabliert. Bei der Entwicklung einer transsexuellen Identität handelt es sich um einen dynamischen biopsychosozialen Prozess, dem die betroffenen Menschen nicht entkommen können und der an sie sehr hohe Anforderungen stellt und zu erheblichen Belastungen führen kann. Dieser Prozess kann gelingen, er kann aber auch scheitern. Der Psychotherapie kommt in diesem Prozess eine zentrale Rolle zu.

48.1 Transsexuelles Erleben und Verhalten

Definition

> Kern des transsexuellen Erlebens ist das Bewusstsein, objektiv zwar einem realistisch wahrgenommenen körperlichen Geschlecht (Übereinstimmung von Genotyp und Phänotyp) anzugehören, sich subjektiv aber dem anderen Geschlecht zugehörig zu fühlen. Das subjektive Bewusstsein, dem anderen Geschlecht zuzugehören, ist *absolut*, das *Zugehörigkeitsgefühl* zum Gegengeschlecht wird als *unveränderbare, zweifelsfreie Identität* erlebt, es handelt sich um eine absolute innere *Gewissheit* für die Betroffenen.

Die transsexuelle Entwicklung ist ein **dynamischer biopsychosozialer Prozess**, der sich aus den Betroffenen unvermeidbar von selbst generiert und dem die betroffenen Menschen **nicht entkommen können**. Aus einem zunächst **unbestimmten Gefühl, anders zu sein,** reift zunehmend die **Gewissheit** heran, nicht so zu sein, wie es das biologische Geschlecht vorgibt, also nicht männlich sondern weiblich bzw. nicht weiblich sondern männlich. Transsexuelle Menschen streben wegen dieser Gewissheit den **Wechsel in die innerlich vorgegebene Geschlechtsidentität** an, der mit dem Rollenwechsel sowie in den meisten Fällen mit einer hormonellen und chirurgischen Umwandlung des Körpers zum gewünschten Geschlecht verbunden ist (Senf 2008, Senf u. Strauss 2009).

Tabelle 48.1 Störungen der Geschlechtsidentität (nach ICD-10)

Störungen der Geschlechtsidentität (nach ICD-10)
• Störungen der Geschlechtsidentität (F64)
• Transsexualismus (F64.0)
• Transvestitismus unter Beibehaltung beider Geschlechtsrollen (F64.1)
• Störung der Geschlechtsidentität des Kindesalters (F64.2)
• Sonstige Störungen der Geschlechtsidentität (F64.8)
• Nicht näher bezeichnete Störung der Geschlechtsidentität (F64.9)

Begriffsklärungen. Statt der Begriffe „Transsexualität" und „Transsexuelle" werden häufig synonym die Begriffe „**Transgender**" oder „Transidente" benutzt. Die Vermeidung der Zuschreibung „*sexuell*" ist sinnvoll um deutlich zu machen, dass es bei der Transsexualität eben **nicht** um sexuelle Verhaltensabweichungen oder sexuelle Störungen geht, sondern dass es sich um eine **Besonderheit in der Entwicklung der Geschlechtsidentität** handelt, bei der die sexuelle Orientierung oder Sexualpräferenz nur eine sekundäre Rolle spielt. Eindeutige Abgrenzungen bestehen zum **Transvestitismus** und zur **Intersexualität**.

Epidemiologie

Verlässliche epidemiologische Untersuchungen über die Häufigkeit transsexueller Entwicklungen liegen nicht vor. Die Schätzungen der Prävalenz schwanken ebenso wie die Angaben über das Geschlechterverhältnis, und diese variieren wieder von Land zu Land. Osburg u. Weitze 1993 errechneten eine 10-Jahres-Prävalenz von 2,1 auf 100000 volljährige Einwohner, dabei 2,4 für Mann-zu-Frau-Transsexuelle (MzF) und 1,0 für Frau-zu-Mann-Transsexuelle (FzM). Sigusch (2001) schätzt, abhängig von der Definition, für Deutschland 2000–4000 Transsexuelle. Viele Experten und Betroffene sind der Meinung, dass die Transsexualität zunimmt, besser gesicherte Daten sind notwendig. Deutlich zu beobachten ist eine Verschiebung im Geschlechterverhältnis. Die Ungleichverteilung im Verhältnis der beiden Ausgangsgeschlechter zugunsten von MzF-Transsexualität gleicht sich nach Sigusch 2001 zunehmend an, von 2,8:1 (1974) auf 1,6:1 (1998), wofür verschiedene Gründe, wie verändertes Verhalten der Betroffenen und der Therapeuten, verantwortlich gemacht werden.

Ätiologie

Die Ätiologie der Transsexualität ist ungeklärt. In den Theorien lassen sich biologische und psychosoziale Erklärungsansätze unterscheiden, kein Ansatz wird jedoch der Komplexität der Transsexualität gerecht.

Biologisch wird die Entwicklung einer Transsexualität in erster Linie auf verschiedene Spielarten endokriner Störungen zurückgeführt. Die **biologischen Erklärungsansätze** fokussieren überwiegend auf Störungen des prä- und postnatalen Hormonmilieus mit Folgen für die Differenzierung von Genitalien und Gehirn als eine mögliche Ursache für Transsexualität (Kruiver 2000, Garcia-Falgueras 2008). Die Einflüsse des pränatalen Zusammenspiels von Androgenen, Gestagenen und Östrogenen auf die Entwicklung der Geschlechtsidentität sind aber nicht abschließend geklärt, bisher konnten keine eindeutigen kausalen Zusammenhänge zur Entwicklung von Transsexualität nachgewiesen werden. Einige Hinweise auf biologische Ursachen ergeben sich aus modernen bildgebenden Verfahren (Gizewski et al. 2008, 2009). **Genetische Theorien** sind bisher weniger erforscht.

Psychosoziale Theorien sehen die Entstehung von Transsexualität in postnatalen psychosozialen Entwicklungsfaktoren begründet, insbesondere von familiären Faktoren (Cohen-Kettenis et al. 1999). In einer Vielzahl theoretisch-psychologischer Abhandlungen, häufig Behandlungsberichte überwiegend psychoanalytischer Natur, wurde die Transsexualität je nach fachlicher Orientierung und Zeitgeist differenten ätiopathogenetischen und psychopathologischen nosologischen Entitäten zugeordnet: den Neurosen, Borderline-Störungen, Psychosen, dem Fetischismus, Masochismus, oder den Perversionen. Dafür gibt es keine wissenschaftliche Evidenz.

Heute besteht Konsens darüber, dass transsexuelles Erleben offenbar das Resultat sequenzieller, in verschiedenen Abschnitten der psychosexuellen Entwicklung gelegener, eventuell kumulativ wirksam werdender Einflussfaktoren ist. Dazu wissen wir heute lediglich gesichert, dass sich Transsexualität über einen langen Zeitraum entwickelt, in dem das Individuum dem Einfluss vieler unterschiedlichster Faktoren ausgesetzt ist. Das betrifft die intrauterine Entwicklung ebenso wie die biopsychosoziale nachgeburtliche Entwicklung. Dass es eine biologische Grundlage geben muss, daran kann alleine schon aus der Phänomenologie einer transsexuellen Entwicklung kein Zweifel bestehen.

48.2 Diagnostik

Wesentlich für die Diagnostik einer Transsexualität ist die Beobachtung der typischen Phänomene im Verlauf einer transsexuellen Entwicklung. Güldenring (2009) hat Phasen der transsexuellen Entwicklung ausführlich beschrieben (**Tabelle 48.2**), was sowohl für die Diagnostik wie für die Behandlung sehr hilfreich ist. Da es keine spezifischen Messinstrumente zur „Objektivierung" gibt, erschließt sich die Diagnostik aus der Interaktion. Insoweit handelt es sich um eine **Beziehungsdiagnostik**. Über die Feststellung typischer Leitphänomene nach den diagnostischen Kriterien in ICD-10 und über die Abklärung möglicher Differenzialdiagnosen und komorbider Problemstellungen (**Tabelle 48.3**) hinaus, kommt schon in der Diagnostik der **Beratung** eine wesentliche Bedeutung zu.

Der **Wunsch nach einer Geschlechtsumwandlung** kann bei den verschiedensten Grundkrankheiten auftreten, bei Paranoia ebenso wie bei psychotischer Depression, bei Identitätsstörungen, in speziellen Konfliktsituationen oder auch in spezifischen kulturellen Kontexten. Für die medizinische Betrachtung erfordert der geäußerte Wunsch nach einem Geschlechtswechsel zunächst, diesen Wunsch entweder als behandelbares **Symptom einer Grunderkrankung** zu erkennen oder aber davon die **transsexuelle Entwicklung** eindeutig klinisch zu differenzieren und abzugrenzen. Das ist mit einer hohen Verantwortung verbunden. Der Wunsch nach einer Geschlechtsumwandlung ist somit zuerst ein klinisches Problem, das einer sehr sorgfältigen Abklärung bedarf. Die Diagnose einer transsexuellen Entwicklung erfolgt über die typischen Phänomene transsexuellen Erlebens und Verhaltens (s. o.).

Tabelle 48.2 Phasen der transsexuellen Entwicklung (nach Güldenring 2009)

Phasen der transsexuellen Entwicklung (nach Güldenring 2009)
• Erste Phase **Innere Wahrnehmung des transsexuellen Erlebens**
• Zweite Phase **Innere Auseinandersetzung mit der Möglichkeit des Öffnens nach Außen**
• Dritte Phase **Offenbarung des transsexuellen Erlebens nach außen**
• Vierte Phase **Juristischer, medizinischer und psychologischer Prozess**
• Fünfte Phase **Körperliche Angleichung – Hormone und Operation**
• Sechste Phase **Heilungsphase, Realitätsklärung, Integration und Stabilisierung**

F Die **22-jährige FzM-transsexuelle Frau** kommt gemeinsam mit ihrer Mutter zur Begutachtung. Sie erscheint eindeutig männlich, und selbst mit Wissen um die Problematik ist die vormals weibliche Identität nur schwer zu erkennen. Die Patientin beschreibt den eigenen Zustand folgendermaßen: „Das Innere, das Seelische, das stimmt nicht mit dem Körper überein", und: „Innerlich bin ich ein Mann, ich fühle mich so, wie Sie sich als Mann fühlen."

F Der *52-jährige MzF-transsexuelle Mann* erscheint in weiblichem Äußerem, ohne dass er das überbetont, zur Begutachtung für die Vornamensänderung. Er gibt an, sich „als Frau pudelwohl zu fühlen" da „ich jetzt ich selbst bin". Obwohl seit 30 Jahren verheiratet und 3 Kinder, habe er sich schon lange „heimlich als Frau gegeben", als Fernfahrer immer eine Tasche mit Frauenkleidern im LKW dabei gehabt, dabei aber immer „ein Unwohlsein, damit meine Frau zu betrügen", bis die Ehefrau eines Tages fragte, ob er eine Freundin habe, da habe er sich dann offenbart.

Tabelle 48.3 Diagnostik im Überblick

Diagnostische Kriterien nach ICD-10
- Wunsch, als Angehöriger des anderen anatomischen Geschlechts zu leben und anerkannt zu werden
- Gefühl des Unbehagens oder der Nichtzugehörigkeit zum eigenen Geschlecht
- Wunsch nach hormoneller und chirurgischer Behandlung muss mind. 2 Jahre durchgehend bestanden haben
- kein Symptom einer anderen psychischen Störung, z. B. einer Schizophrenie
- kein Zusammenhang mit intersexuellen, genetischen oder geschlechtschromosomalen Anomalien

Differenzialdiagnosen
- Unbehagen mit den gängigen Geschlechtsrollenerwartungen
- partielle oder passagere Störungen der Geschlechtsidentität, z. B. in Adoleszenzkrisen
- Transvestitismus und fetischistischer Transvestitismus
- Ablehnung einer homosexuellen Orientierung
- psychotische Verkennung der Geschlechtsidentität
- schwere Persönlichkeitsstörungen mit Auswirkung auf die Geschlechtsidentität
- Intersexualität

komorbide Problemstellungen
- Strukturniveau der Persönlichkeit und deren Defizite
- psychosoziales Funktionsniveau
- neurotische Dispositionen bzw. Konflikte
- Abhängigkeiten/Süchte
- suizidale Tendenzen und selbstbeschädigendes Verhalten
- Paraphilien/Perversionen
- psychotische Erkrankungen
- hirnorganische Störungen
- Minderbegabungen

körperliche Abklärung
- allgemeinkörperlich
- gynäkologisch bzw. urologisch
- endokrinologisch
- humangenetisch

psychosoziale Situation
- beruflich
- familiär
- sozial

Verlaufsdiagnostik

Diagnostik einer Transsexualität ist Verlaufsdiagnostik, und in der ersten Konfrontation sollte i. d. R. nur von einem Verdacht auf eine transsexuelle Entwicklung gesprochen werden. Die weitere Klärung hat prozessual im Laufe einer psychosozialen oder psychotherapeutischen Betreuung zu erfolgen. Auch wenn auf einer Verlaufsdiagnostik zu bestehen ist, kann eine Psychotherapie nicht „verordnet" werden. Eine psychotherapeutische Begleitung ist aber dringend zu empfehlen. Transsexuelle Menschen müssen zudem verbindlich und gezielt in eine Psychotherapie vermittelt werden, bei der gewährleistet ist, dass sie mit ihrem Anliegen auch angenommen werden.

Beziehungsdiagnostik

Die Beurteilung einer Transsexualität beruht nahezu ausschließlich auf der Validität der Mitteilungen der Betroffenen und der eigenen Beobachtung und Wahrnehmung. Bei einer typischen transsexuellen Entwicklung stellt sich im Verlauf der Diagnostik bei einem erfahrenen Untersucher eine emotionale Gewissheit ein, mit einem Menschen des angestrebten Geschlechts zu tun zu haben. Dieser *Eindruck* ist seinerseits zwar kein „hartes" diagnostisches Kriterium, er erweist sich aber als verlässlich, wenn sich der Therapeut im therapeutischen Kontakt auf die spezifische Interaktion mit dem transsexuellen Menschen einlässt. Dazu sollten folgende *Grundsätze* beachtet werden:

Neutralität. Neutralität gegenüber dem transsexuellen Wunsch ist eine unabdingbare Voraussetzung für den diagnostischen Prozess und natürlich für die Entwicklung eines tragfähigen Arbeitsbündnisses in der Behandlung. Weder das Ziel, den transsexuellen Wunsch zu forcieren noch auszureden, was nicht so selten ist, sind hilfreich, auch wenn es später im therapeutischen Prozess zu einer Auflösung des transsexuellen Wunschs kommen sollte.

Achtung und Wertschätzung. Diesen Menschen ist mit großem Respekt und Achtung zu begegnen. Wenn sie sich diesem so radikalen Wandel ihrer Identität stellen und unsere Hilfe dabei suchen, ist ihnen Wertschätzung entgegen zu bringen. Es muss die enorme „Leistung" gesehen werden, sich diesem Problem aktiv zu stellen, was eigentlich nur einer grundsätzlich starken und „gesunden" Persönlichkeit gelingen kann. Es gibt keinen vergleichbar radikalen Bruch in der Identität eines Menschen wie bei der Entwicklung einer Transsexualität. Das bisher gelebte Leben erfährt eine absolute biopsychosoziale Umwandlung mit radikaler Umorientierung für die Betroffenen selbst, für ihre Angehörigen, die Freunde, Kollegen. Das muss auch bewältigt werden.

Diagnostik ist Beratung. Für manche transsexuelle Menschen beginnt mit der diagnostischen Prozedur eine erste Auseinandersetzung mit den konkreten Folgen ihrer inneren Orientierung. Der erste wichtige Schritt ist, sie zuerst einmal sorgfältig zu informieren.

> **F** Ein Ehepaar kommt in die Sprechstunde, Herr F. ist 38, seine Frau 36 Jahre alt. Sie sind seit 15 Jahren verheiratet und haben zwei Kinder im Alter von 6 und 8 Jahren. Herr F. ist Bankkaufmann in guter Position. Er hat seiner Frau die transsexuelle Neigung eröffnet, nachdem sie ihn zum zweiten Mal mit ihrer Ober- und Unterkleidung ertappt hatte. Sie ist völlig konsterniert und entsetzt, weiß das Verhalten ihres Mannes nicht einzuschätzen. Seine offensichtliche Erleichterung kontrastiert zu der Dramatik der Beziehungssituation. Beide haben sich sozusagen im Schock noch wenig informiert. Die Aufklärung über die Sachverhalte einer transsexuellen Entwicklung und dabei die Tatsache der unabänderlichen inneren Dynamik hilft dem Paar aus der akuten Konfliktsituation, sich gegenseitig starke Vorwürfe zu machen. Aufgrund der Aufklärung der Ehefrau kann diese für sich die Entscheidung treffen, zuerst einmal mit den Kindern alleine zu leben und ihrem Mann die Möglichkeit zu geben, eine eigene Wohnung zu nehmen, um seine transsexuelle Neigung besser ausleben zu können, ohne sich ständig damit konfrontiert zu sehen und ihn dann aus der Familie auszugrenzen.

Mit den allgemeinen Informationen über Transsexualität können schon erste Hinweise über die notwendigen Abläufe und Behandlungsschritte gegeben werden (**Tabelle 48.3**). In vielen Regionen haben sich Selbsthilfegruppen gebildet, in denen Betroffene sich gegenseitig unterstützen und Informationen austauschen. Dazu sollten geeignete Informationsmaterialien bereitliegen, etwa in Form eines Merkblatts oder Empfehlung von Literatur. Auch im Internet sind Hilfen zu finden für die Betroffenen selbst wie für ihre Angehörigen (Döring 2009).

Wenn Primärberatung, Diagnostik und weiterführende Begleitung bei der Behandlung von Transsexualität koordiniert werden können, besteht die Chance zum Aufbau eines tragfähigen Arbeitsbündnisses, in dem es gelingen kann, den Betroffenen in seiner Identitätsproblematik zu verstehen, ohne eine bestimmte Entwicklung auf dem transsexuellen Weg festzuschreiben. Dazu ist es notwendig, als Psychotherapeut über die wesentlichen Aspekte einer transsexuellen Entwicklung (Becker 2009, Güldenring 2009), über die medizinischen Grundlagen (Lederbogen 2009), rechtlichen Regelungen (Reinert 2009), und operativen Möglichkeiten (Krege 2009) auch selbst gut informiert zu sein.

Transsexuelle Entwicklung. Rückblickend berichten viele Transsexuelle bereits von aus der Kindheit datierenden Verhaltensweisen, die dem anderen Geschlecht zugeordnet werden. **Biologische Jungen** geben an, mit Puppen und fast ausschließlich mit Mädchen gespielt zu haben; heimlich, im Rahmen von Fantasiespielen, hätten sie die Kleidung der Mutter oder der Schwester getragen. In den **„falschen weiblichen Körper" geborene Mädchen** berichten, dass sie, obwohl offiziell Mädchen, in der Jungenmannschaft eines Fußballvereins waren, sich mit Kumpels gerauft und Mädchen abgelehnt haben. Die Pubertät stellt bei einer transsexuellen Entwicklung allen eine oft sehr heftige Zäsur dar, da zu diesem Zeitpunkt sowohl die Altersgenossen als auch die Erwachsenen geschlechtstypisches Verhalten erwarten oder einfordern. Die Ausbildung der biologischen sekundären Geschlechtsmerkmale konfrontiert mit dem nicht akzeptierten, oft zunehmend gehassten Körpergeschlecht. Das Einsetzen der Menstruation oder des Bartwuchses lösen häufig heftige Verzweiflung aus. Biologische Frauen bandagieren ihre Brüste und statten sich mit Penisattrappen aus, biologische Männer verstecken Penis und Hoden in extrem enger Unterwäsche oder entfernen jedes Körperhaar. Fantasien, sich die Geschlechtsmerkmale selbst abzuschneiden, können in einzelnen Fällen in Handlungen übergehen. Die Ablehnung der sekundären Geschlechtsmerkmale wird beim Blick in den Spiegel oder bei der Körperpflege, beim Gang zur Toilette, beim Sport oder am Strand zur Qual. Manche berichten, dass sie den Sommer fürchten, da eine weite Kleidung zur Verdeckung der unliebsamen körperlichen Merkmale dann auffälliger oder unmöglich sei.

Manche Transsexuelle erleben eine Verunsicherung bezüglich ihrer sexuellen Orientierung. Sie prüfen sich, ob ihr Erleben homosexuell ist und experimentieren teilweise mit Partnern verschiedenen Geschlechts. Früher wurde angenommen, dass die bewusst erlebte Sexualität für transsexuelle Menschen eine untergeordnete Bedeutung habe, es hat sich aber gezeigt, dass für viele transsexuelle Menschen die Sexualität in ihrem Stellenwert so variiert wie bei anderen Menschen auch. In ihrer sexuellen Orientierung weisen Transsexuelle alle Konstellationen auf. So können MzF-transsexuelle Menschen als Frau durchaus lesbische Beziehungen suchen und müssen nicht auf heterosexuelle Männer orientiert sein, sie werden sich aber auf keinen Fall mit einer heterosexuellen Partnerin einlassen wollen. Entsprechendes gilt für FzM-transsexuelle Menschen.

Viele Transsexuelle berichten, über lange Zeiträume versucht zu haben, dem schicksalhaften Erleben, „im falschen Körper gefangen zu sein", zu entfliehen. Depressiver Rückzug bis zu depressiven Krisen mit Suizidversuchen, aber auch extremes Rollenverhalten des biologischen Geschlechts sowie „Selbstbehandlung" mit Alkohol und Drogen sind bekannt. Bei der oft heftig auftretenden psychischen Symptomatik im Rahmen einer transsexuellen Entwicklung handelt es sich nahezu immer um eine typische **Anpassungsstörung**, die sich beim Fortschritt der Entwicklung auflöst. Transsexuelle Menschen, die sich ihrer Entwicklung stellen, sind psychisch meist sehr gesund, auch wenn sie unter Anpassungsstörungen leiden können wegen der enormen psychosozialen Belastungen.

48.3   Psychotherapie bei Transsexualität

Psychotherapie mit Transsexuellen gilt zu Unrecht als besonders schwierig. Das liegt an der Unkenntnis über die Sachverhalte oder daran, dass alle Aspekte des Behandlungsgangs bei Transsexualität vom Alltagstest bis zur Operation in die Psychotherapie einzubeziehen sind. Damit erfährt die Psychotherapie eine oft weitgehende „Öffnung" in Realitäten des Patienten, welche direkte Entscheidungen verlangen.

Bei der psychotherapeutischen Begleitung transsexueller Menschen, bei der es vor allem um eine *„Auslotung des Machbaren"* (Szukaj 2009) geht, stehen folgende Zielsetzungen im Vordergrund:

Förderung statt Heilung. Viele Transsexuelle halten eine Psychotherapie schon deshalb nicht für nötig, weil sie sich gar nicht als krank erleben, sie sehen sich nicht als Patienten. Sie sind davon überzeugt, dass eine Psychotherapie auf dem Weg zu ihrem Ziel ohnehin nichts beitragen kann. Oft steht hinter dieser Haltung die Angst, der Psychotherapeut könnte die gegengeschlechtliche Identität in Frage stellen und versuchen, davon abzubringen. Dann wird der Psychotherapeut als Bedrohung und als Gegner erlebt. Die **Psychotherapie bei Transsexualität** zielt nicht darauf ab, „Symptomatik" oder „Störungen" zu reduzieren oder gar zu „heilen". Bei Transsexualität gibt es keine „Heilung" von der inneren Überzeugung, im falschen Körper zu leben. Es kann nur eine psychotherapeutische Hilfe für diese Patienten auf ihrem Weg geben, diese sog. *„Störung"* zu stabilisieren und auszugestalten.

Für Transsexuelle ist nicht ihr Zugehörigkeitsgefühl zum Gegengeschlecht der Grund ihres Leidensdrucks, sondern der bisher fehlende Ausweg aus dem Leiden, sich im falschen Körper zu befinden. Die Psychotherapie soll den Betroffenen dazu verhelfen, ihnen angemessene individuelle Lösungen für ihre spezifischen Identitätsprobleme zu finden und sie soll eine Bearbeitung der damit verbundenen psychischen Probleme ermöglichen.

Über die transsexualitätsspezifischen Probleme und Konflikte hinaus muss die Psychotherapie selbstverständlich auch komorbide Störungen beachten und diese behandeln, so vorhanden.

Innere Stimmigkeit. Die innere Stimmigkeit in der individuellen transsexuellen Entwicklung muss „erarbeitet" sein im biopsychosozialen Entwicklungsprozess, und hier sind transsexuelle Menschen sehr verschieden. Die Ausgestaltung der inneren Repräsentanz und der äußeren Erscheinungsform des „neuen" Geschlechts ist ganz unterschiedlich. Diese Ausgestaltung kann bei Therapiebeginn schon sehr weit entwickelt sein und sich subjektiv bewährt haben, sie kann aber auch noch in einem Entwicklungsprozess sein. So benötigen manche Transsexuelle eine gewisse Zeit, um sich gegen stereotype Geschlechterklischees abzugrenzen und eine eigene, häufig auch unkonventionelle Form von Weiblichkeit oder Männlichkeit zu finden. Es gibt auch den umgekehrten Fall, dass nach einer Phase der Irritation sich der Wunsch verfestigt, sich gerade an sehr stereotypen Vorbildern zu orientieren. So wünschen sich manche MzF-Transsexuelle eine Zukunft in einer ganz konventionellen Hausfrauenrolle, während andere eine feministisch-lesbische Identität entwickeln.

Zudem kann die Anforderung, sich in der neuen Geschlechtsidentität zu Recht zu finden, auch zu Belastungen führen. Ebenso geht es um Verunsicherung bzgl. der **sexuellen Orientierung**: sucht der (biologisch männliche) MzF-Transsexuelle als Frau Kontakt zu einem heterosexuellen Mann, unter eindeutiger Ablehnung homosexuelle Kontakte, oder besteht eine lesbische Orientierung und damit der Wunsch nach einer sexuellen Beziehung zu einer lesbischen oder bisexuellen Frau? Das sind Aspekte, die in der Therapie ausführlich behandelt werden sollten. Dabei ist es oft sehr ergiebig, praktische Konfliktsituationen durchzusprechen oder zum Ausfantasieren konkreter Wunschvorstellungen zu ermuntern. Aufkommende Zweifel, Unsicherheiten oder Ambivalenzen sind nicht als Hinweise darauf zu interpretieren, dass die Transsexualität „konflikthaft" oder „unecht" sei. Vielmehr sprechen solche Prozesse eher für eine differenzierte Selbstwahrnehmung und Introspektion.

Versöhnung mit der eigenen Biografie. Manche haben die Vorstellung, nach der operativen Umwandlung mit ihrem Vorleben nichts mehr zu tun haben und dieses auslöschen zu wollen. Niemand jedoch kann a-historisch leben in Bezug auf seine eigene Biografie, und sei sie noch so belastet. Die „Versöhnung" mit der eigenen Biografie ist deshalb ein sehr wichtiges Ziel in der Psychotherapie. Versöhnung bedeutet in diesem Zusammenhang, die Lebensvorgeschichte in die neue Identität zu integrieren. Das zeigt sich u.a. darin, wie andere Menschen in das „Geheimnis" um die Geschlechtsrolle eingeweiht werden. Günstig dafür ist, wenn Beziehungen aus dem „Vorleben" mit hinübergenommen werden in die neue Geschlechtsidentität. Hier kommt dem Einbezug der Familie, der Eltern und Geschwister, der nahen Freunde und auch der Arbeitswelt eine wichtige Bedeutung zu. Geradezu dramatisch gestaltet sich häufig die Umwandlung an der Arbeitsstelle.

Leben in der gewünschten Geschlechtsrolle. Transsexuelle müssen vor den hormonellen und vor allem vor den operativen Maßnahmen erprobt haben, wie sie die gewünschte Geschlechtsrolle in der Gesellschaft leben können. Dieses Ziel verfolgt der „Alltagstest". Es ist hilfreich, wenn die gemeinsame Auffassung entwickelt werden kann, dass der Alltagstest kein passives „vom Alltag getestet werden" ist, sondern es eine aktive Aufgabe ist, „den Alltag testen". Dann wird das nicht lediglich als eine „Prüfung" missverstanden, sondern wird zu einer aktiven Gestaltungs- und Verhaltensaufgabe in dem Sinne, dass der Alltag daraufhin getestet wird, ob er sich so realisieren lässt, dass er für ihn in der angestrebten Geschlechtsrolle lebbar ist. Am Ende der Therapie sollte es zu einer realistischen Einschätzung gekommen sein über die Art mit anderen Menschen umzugehen, oder über die konkrete Körperlichkeit als transsexueller Mensch in der Gesellschaft etc. Dazu ist es hilfreich, sich die typischen Phasen bei einer transsexuellen Entwicklung (**Tabelle 48.2**) zu vergegenwärtigen (Güldenring 2009).

Begleitung der hormonellen und operativen Behandlung. Die Psychotherapie soll zu einer realistischen Einschätzung der Möglichkeiten der hormonellen und operativen Behandlung beitragen. Die Aussicht auf reale Veränderungen der gehassten Körperteile verbunden mit der Hoffnung auf eine Erlösung von einem langen Leiden an sich selbst können dazu, dass die realen Möglichkeiten unrealistisch überschätzt werden. Das bezieht sich sowohl auf die körperliche wie auch psychische Situation. Vor allem kann die Erwartung auftreten dass mit der „Umwandlung" *alle* Probleme gelöst seien. Der Psychotherapeut sollte selbst über die verschiedenen Behandlungsmöglichkeiten informiert sein, er kann diese dann weitergeben.

Wann ist eine Therapie abgeschlossen? Optimale Kriterien für den Abschluss einer Therapie ist die Realisierung der oben genannten Zielsetzungen. Da diese auch Voraussetzung für die Indikation einer körperlichen Behandlung sind, kann dies darauf hinauslaufen, dass die Therapie mit der Indikationsstellung für eine Operation beendet ist. Eine postoperative psychotherapeutische Betreuung ist aber zu empfehlen. Bei postoperativen Krisen sollte die Weiterführung der Therapie selbstverständlich sein. Auch wenn eine Unzufriedenheit mit den Operationsergebnissen vorliegt mit dem mit dem Wunsch an den Therapeuten, weitere Nachoperationen zu befürworten, dann ist eine Fortführung der Psychotherapie indiziert.

Welche Form der Psychotherapie? Als Regelbehandlung werden am häufigsten die *supportive* und die *tiefenpsychologisch-fundierte Psychotherapie* genannt. Die hochfrequente *analytische Psychotherapie* tritt ebenso dahinter zurück wie die *Verhaltenstherapie*.

> **M** Methode der Wahl ist ein problemorientierter Therapieansatz, der psychoedukative Elemente ebenso einbezieht wie ein psychodynamisches Verständnis für diese Problematik und sich dann verhaltenstherapeutischer Aspekte bedient, wenn es angezeigt ist, um die oben genannten Ziele zu erreichen.

> **M** Wesentlich ist, dass die Psychotherapie in Methodik, Technik und Handhabung flexibel den transsexualitätsspezifischen Problemstellungen und der besonderen Situation dieser Menschen angepasst ist und damit flexibel und adaptiv gehandhabt wird.

In Einzelfällen kann es notwendig sein, transsexuelle Patienten auch zur stationären Therapie aufzunehmen. Dabei ist der Behandlungsfokus nicht die Transsexualität, sondern es stehen andere Probleme im Vordergrund, z. B. Somatisierungsstörungen oder depressive Störungen. Es wurde auch über gute Erfahrungen mit ambulanten Gruppentherapien transsexueller Patienten berichtet, teilweise auch mit deren Partnern.

Therapieempfehlung oder Therapieauflage? Die *Therapieempfehlung* ist dann ist sinnvoll und sollte in jedem Fall erfolgen, wenn die Psychotherapie als Begleitung in der transsexuellen Entwicklung verstanden wird.

Eine *Therapieauflage* in dem Sinne, dass eine Therapie nur dann als solche gilt, wenn sie mindestens mit einer Sitzung in der Woche stattfindet und mindestens 80 Sitzungen umfasst, kann als eine Zumutung aufgefasst werden und auch eine Zumutung sein.

Eine Therapieauflage in dem Sinne, dass nur dann einer Operation zugestimmt werden kann, wenn die Versöhnung mit dem biologischen Geschlecht durch eine Psychotherapie misslungen ist, ist abzulehnen. Das würde heißen, dass der psychotherapeutische Misserfolg als ultima ratio die Voraussetzung für die Operationsindikation ist. Einmal abgesehen davon, dass das die falsche Zielsetzung ist, würde es nur dazu führen, dass die Therapie abgesessen wird.

Die Frage einer Therapieauflage kann sich im Zusammenhang mit der Indikation zur Operation auch dann stellen, wenn ein Patient sich geweigert hat, sich auf eine Psychotherapie einzulassen. Kein Arzt ist nun gezwungen, eine Operationsindikation zu stellen, ohne dass er ausreichende Kenntnis über den Betroffenen durch eine Betreuung oder Psychotherapie hat. Ein Operateur sollte sich dazu auch sorgfältig kundig machen. Aber es gibt aber auch transsexuelle Menschen, die keiner Psychotherapie bedürfen, eine solche nicht wünschen und dennoch einen guten Verlauf haben. Häufig wird von den Krankenkassen und deren medizinischen Diensten für die Kostenübernahme die ultimative Forderung nach einer Psychotherapie gestellt und dann verweigert, wenn eine solche als nicht ausreichend bewertet wird.

Rahmenbedingungen. Verständlicherweise drängen viele Transsexuelle auf einen raschen Ablauf. Für die Psychotherapie hat sich bewährt, zunächst eine Vorgabe von „einem Jahr" als eine zeitliche Orientierung zu geben, gleichzeitig aber Art, Dauer und Frequenz der Psychotherapie anfangs aber noch offen zu halten und sie ggf. erst später in Absprache festzulegen bzw. abzuändern.

Ein „offener" Einstieg in die Psychotherapie ist auch deshalb sinnvoll, weil man sich in den Erstgesprächen auch täuschen kann. Manche Patienten wirken im Erstgespräch so überzeugend und stabil „transsexuell", dass man sich ernsthaft fragt, ob man ihnen überhaupt eine intensivere und längere psychotherapeutische Arbeit zumuten soll. Dann stellt man fest, wie wenig sie über sich wie über die von ihnen gewünschte geschlechtsangleichende Behandlung wissen, oder es bestehen illusionäre Erwartungen. Umgekehrt gibt es Patienten, bei denen zunächst ein Alltagstest unvorstellbar erscheint, und die von der Psychotherapie sehr profitieren.

Dauer. Die zeitliche Vorgabe von „einem Jahr" stellt eine gute erste Orientierung dar, sie sollte aber nicht zur „Zwangsjacke" werden. Manchmal muss dieser Zeitrahmen überschritten werden, manchmal unterschritten. Es sollten dann die Gründe dafür genau dokumentiert und ggf. auch in einer Supervision diskutiert werden. Die Dauer hängt wesentlich ab von Art und Ausmaß der transsexualitätsspezifischen Probleme und der ggf. vorliegenden psychischen Komorbidität und sollte darauf abgestimmt sein.

Frequenz. Ein 14-tägiges bis 4-wöchiges Setting ist in der Regel sinnvoll und ausreichend, wenn die Frequenz je nach Problemlage flexibel gehalten wird. Vielleicht kann es sogar sinnvoll sein, ein nieder frequentes Setting mit Sitzungen alle 4–6 Wochen zu wählen, z. B. wenn die Betroffenen in den oben genannten Zielsetzungen schon weit fortgeschritten sind, und sie in anderen Bereichen wie z. B. in Selbsthilfeaktivitäten engagiert sind. Andererseits sollte sehr genau abgewogen werden, ob sich darin nicht auch ein Widerstand ausdrückt, sich doch mit den Schattenseiten der transsexuellen Problematik auseinanderzusetzen.

Beziehungsgestaltung. Der Regulierung von Nähe/Distanz sowie von Autonomie/Abhängigkeit in der therapeutischen Beziehung kommt bei der Psychotherapie mit transsexuellen Menschen eine besondere Bedeutung zu. Bei der transsexuellen Problematik geht es zwar im subjektiven Erleben der Betroffenen um eine autonome Festlegung der eigenen Geschlechtsidentität, sie sind aber gleichzeitig abhängig von anderen im Rahmen des Behandlungsgangs, bei den Begutachtungen und v. a. bei der körperlichen Angleichung (Pfäfflin 1993).

Vereinbarungen. Manche Therapeuten verlangen die Verpflichtung, sich während der Dauer der Psychotherapie unter keinen Umständen einer hormonellen Behandlung oder anderen Maßnahmen, wie z. B. einer Epilationsbehandlung zu unterziehen. Dafür gibt es keine Begründung und muss als Aufforderung zur Unterwerfung verstanden werden, gegen die sich die Betroffenen dann wehren müssen. Eine solche Vereinbarung kann läuft auch den Notwendigkeiten des Alltagstests zuwider.

48.4 Allgemeine Aspekte

Bei der Behandlung der Transsexualität kommt der Psychotherapie zwar eine zentrale Aufgabe zu. Sie ist jedoch eingebunden in allgemeine Abläufe, die in dem psychotherapeutischen Prozess zu berücksichtigen und einzubeziehen sind (Erim et al. 2009).

Rechtliche Regelungen. Ein Rahmen auch für die Psychotherapie ergibt sich aus den rechtlichen Regelungen (Reinert 2009). Die **Vornamensänderung** nach §1 TSG wie die **Personenstandsänderung** nach §8 TSG werden zu gegebener Zeit von den Betroffenen bei Gericht beantragt und müssen nach den Bestimmungen des TSG erstellt werden. Sie stellen wichtige Meilensteine in der transsexuellen Entwicklung dar. Dazu sind Begutachtung notwendig, wobei die zur Vornamensänderung bei weitem reicher an Konsequenzen ist (z. B. Missbrauch zur Operationserlangung) als die Begutachtung zur Personenstandsänderung nach erfolgter Transformationsoperation. Die Psychotherapeuten sind oft in die Begutachtung einbezogen, es bedarf dafür aber spezieller Schulung und Erfahrung.

Alltagstest. Damit ist gemeint, dass die Betroffenen zunehmend vollständig in der „neuen" Rolle auftreten und leben. Für die Begutachtung ist gefordert, dass die Antragsteller mindestens drei Jahre in der gewünschten Geschlechtsrolle gelebt haben. Die psychotherapeutische Aufgabe ist dabei, den Betroffenen zu helfen, die sehr wichtigen neuen Erfahrungen mit und in der neuen Geschlechtsrolle langsam und mit Hilfe zu einer ausführlichen Reflektion zu machen. Es geht darum, zu helfen, Enttäuschungen angemessen zu verarbeiten oder andererseits übertriebene Euphorie und Verleugnung abzubauen.

Hormonbehandlung. Sie stellt in der Regel den ersten Schritt der somatischen Behandlung dar. Hormone sind hochwirksame Medikamente, die einer gezielten Indikation, spezifischen Dosierung und fachkundiger Kontrolle der Wirkungen und unerwünschten Nebenwirkungen bedürfen. Da es vielfältige Möglichkeiten gibt, sich die Hormone außerhalb einer fachkompetenten Verordnung zu besorgen, kommt es oft bereits „heimlich" zu einer Selbstmedikation noch vor der Behandlung. In jedem Fall muss eine reguläre medizinische endokrinologische Betreuung gefordert werden (Lederbogen 2009).

Operative Behandlung. Mehr noch als bei der Hormonbehandlung besteht die Notwendigkeit einer interdisziplinären Zusammenarbeit sowohl bei der Indikation zu geschlechtsangleichenden Operationen als auch in der postoperativen Phase und bei weiteren operativen Eingriffen. Die **Indikation** zu der geschlechtsangleichenden Operation sollte von den langfristig behandelnden Fachärzten und dem Psychotherapeuten gestellt werden. Dabei sollte erklärt werden, warum der Patient ohne Operation auf Dauer unter einem erheblichen Leidensdruck stehen würde, und es sollte eine Prognose gestellt werden, wie sich die Transformationsoperation auf die soziale Integration, Beziehungsfähigkeit, Arbeitsfähigkeit und Selbstständigkeit wahrscheinlich auswirken wird. In Deutschland werden in der Regel zwei von der Krankenkasse beauftragte, meist MDK-Gutachter die Operation indizieren, bevor eine Kostenzusage für eine Operation gegeben wird.

48.5 Evaluation

Es liegen katamnestische Studien vor, die sich mit dem Verlauf von geschlechtsangleichend operierten Patienten befassen.

Pfäfflin u. Junge (1992) stellen in ihrer Metaanalyse als die wohl wichtigste Veränderung die Zunahme der subjektiven Zufriedenheit heraus, die deutlich zu der subjektiv unbefriedigenden Ausgangslage der Patienten kontrastiert. Für den Gesamtkomplex der psychischen Stabilität überwogen die positiven Auswirkungen die negativen. Auch das sozioökonomische Funktionsniveau war postoperativ überwiegend verbessert, die Kontaktfähigkeit in Partnerschaften, zu Angehörigen, in der Nachbarschaft und am Arbeitsplatz hatte zugenommen sowie sozioökonomische Verbesserungen. Zum Bereich Partnerschaft und Sexualität heben die Autoren hervor, dass es Frau-zu-Mann-Transsexuellen deutlich besser als Mann-zu-Frau-Transsexuellen gelang, stabile und befriedigende Partnerschaften aufzubauen und aufrechtzuerhalten. Weiterhin weisen die Autoren darauf hin, dass die sexuelle Befriedigung bei Frau-zu-Mann-Transsexuellen statistisch signifikant höher war als bei Mann-zu-Frau Transsexuellen, und dies trotz der erheblich begrenzteren operativen Möglichkeiten im Genitalbereich.

Rauchfleisch et al. (1998) umfassen in ihrer Studie einen Katamnesezeitraum von 5–20 Jahren (Durchschnittsdauer 14 Jahre), in der von 69 Patienten, die zwischen 1970 und 1990 die Psychiatrische Universitätsklinik in Basel aufgesucht hatten, 13 Mann-zu-Frau- und 4 Frau-zu-Mann-Transsexuelle nachuntersucht werden. Das lost-to-follow-up ist verglichen mit anderen Studien zwar erheblich, die Autoren legen Wert auf eine differenzierte Ergebnisdarstellung, wobei insbesondere die Zufriedenheit kritisch hinterfragt wird. Bei den nachuntersuchten Patienten findet sich eine hochsignifikante Verschlechterung der sozialen Situation, die genauer exploriert wird und ein hohes Ausmaß von Nicht-Erwerbstätigkeit und Angewiesenheit auf „Fürsorge". In den Angaben der Patienten spielt die soziale Isolation eine große Rolle. Auffällig ist in dieser Studie die enorme Diskrepanz zwischen der von den Untersuchten stereotyp anmutend vorgebrachten subjektiven Zufriedenheit und der im Interview wahrgenommenen Befindlichkeit, insbesondere Depressivität und Ängstlichkeit, die die Autoren als Ausdruck massiver Spaltungs- und Verleugnungstendenzen verstanden.

Hepp et al. (2002) aus der Psychiatrischen Universitätsklinik Zürich konnten diese alarmierenden Ergebnisse nicht bestätigen: In die Stichprobe wurden 47 Patienten eingeschlossen, die zwischen 1990 und 1995 erstmals die Universitätspoliklinik aufgesucht hatten und die diagnostischen Kriterien für das Vorliegen von Transsexualität erfüllten; von diesen konnten 33 Patienten nachuntersucht werden. Die soziale Integration erwies sich mehrheitlich als gut und relativ stabil. 29 von 33 Patienten wurden hormonell behandelt; 25 Patienten hatten sich zwischenzeitlich einer geschlechtsangleichenden Operation unterzogen. Die Mehrzahl gab eine relativ hohe Zufriedenheit an, die operierten Patienten bezüglich des ästhetischen Operationsresultats (75%) und des funktionellen Ergebnisses (80%) an.

Happich (2006) hat die Zufriedenheit bei 33 MzF- und 23 FzM-Transsexuellen nach geschlechtsangleichender Operation untersucht, die zwischen 1989–2001 im Rahmen des Transsexuellen-Gesetzes zur Vornamensänderung begutachtet worden waren mit einem Rücklauf von rund 50%. Das Ausmaß der Zufriedenheit war generell mit über 90% sehr hoch, was die Zufriedenheit mit dem Geschlechtsrollenwechsel betrifft. Von großer Bedeutung für die Zufriedenheit mit dem Geschlechtsrollenwechsel sind die Verfahrensabläufe, die psychotherapeutische Begleitung, in gewissem Umfang die partnerschaftliche Entwicklung und das sexuelle Erleben. Von eher untergeordneter Bedeutung für die Zufriedenheit mit dem Geschlechtsrollenwechsel erschienen dagegen die Akzeptanz durch die Umgebung, die Zufriedenheit mit der beruflichen Entwicklung sowie das operative Ergebnis. FzM-Transsexuelle erschienen sozial besser integriert und akzeptiert. Der Grad der Erwerbsfähigkeit aber auch die Häufigkeit partnerschaftlicher Beziehungen nahm bei beiden Geschlechtern im Verlauf deutlich zu. Bei beiden Geschlechtern dominierten längerfristige und dauerhafte Partnerbeziehungen, was früheren Untersuchungen widerspricht, die für MzF-Transsexuelle instabilere Beziehungsmuster annahmen. Die Ergebnisse bestätigen auch, dass Psychotherapie weitgehend angewendet wird und in seiner Mannigfaltigkeit sinnvoll ist. Für den Gesamtverlauf ist aus der Sicht der Betroffenen eine hilfreiche psychotherapeutische Begleitung bzw. Behandlung von sehr großer Bedeutung und sollte mindestens bis zur geschlechtsangleichenden Operation erfolgen. Da sich viele Veränderungen im psychosozialen Bereich oftmals erst postoperativ entwickeln, erscheint das Angebot weiterer psychotherapeutischer Interventionen sinnvoll.

Dieses Kapitel soll verdeutlichen, was eine transsexuelle Entwicklung ist und was sie für die Betroffenen bedeutet. Transsexualität hat nichts zu tun mit „Sex" im konventionellen Sinn, sondern ist ein sehr ernstes Problem bei der Entwicklung der Geschlechtsidentität und damit für das Selbstverständnis der betroffenen Menschen. Der biopsychosoziale Veränderungsprozess, der sich den Betroffenen von innen heraus aufdrängt, stellt diese vor sehr große Anforderungen. Notwendig ist es zunächst, dieser **Laune der Natur**, wie es eine Betroffene einmal formuliert hat, mit angemessener Wertschätzung zu begegnen. Die Psychotherapie ist eine interessante und dankbare Aufgabe und ist sehr hilfreich für diese Menschen. Notwendig wären mehr engagierte PsychotherapeutInnen, die sich dieser Aufgabe stellen.

49 Sexueller Missbrauch

G. Amann, R. Wipplinger

> Sexueller Missbrauch ist nicht so eindeutig zu definieren wie viele andere, in diesem Buch beschriebenen Störungsbilder, da es sich bei sexuellem Missbrauch um kein klinisches Störungsbild, sondern um eine unangemessene sexualisierte traumatische Erfahrung handelt, der Kinder oder Jugendliche im Laufe ihres Lebens ausgesetzt sein können.

Charakteristische Merkmale eines sexuellen Missbrauchs. Sexueller Missbrauch wird in der Literatur anhand folgender Kriterien beschrieben, die in Definitionen mehr oder weniger explizit enthalten sind (Bagley u. King 1990, Bange u. Deegener 1996, Conte 1993, Gaenslen-Jordan et al. 1990, Richter-Appelt 1995):

- eine sexuelle Handlung;
- das Ausmaß und die Dauer der sexuellen Handlung;
- die Altersdifferenz zwischen Opfer und TäterIn;
- der Entwicklungsstand des Opfers;
- die Absicht der TäterIn;
- die Bedürfnisbefriedigung der Mächtigeren;
- die Missachtung des kindlichen Willens;
- die Folgen des Missbrauchs;
- das mangelnde Einfühlungsvermögen der TäterIn;
- das Sich-Missbraucht-Fühlen;
- der sexuelle Missbrauch durch Blicke und Worte;
- das Gebot der Geheimhaltung.

Möglichkeiten der Definition. Sexueller Missbrauch kann verstanden werden:

- Als *direkte Kontakthandlung*, wie z. B. Berührung der Genitalien, Genital-, Oral- oder Analverkehr;
- Aber auch als *unangemessenes sexualisiertes Verhalten*, das Nicht-Kontakthandlungen, wie obszöne Anreden, Exhibitionismus, Anleitung zur Prostitution, die Herstellung von pornografischem Material usw. mit einschließt.

Diese zwei gegensätzlichen Auffassungen repräsentieren die *enge* bzw. *weite Definition* von sexuellem Missbrauch. Auf dem Kontinuum zwischen enger und weiter Definition, das den unterschiedlichen Bedeutungsumfang von sexuellem Missbrauch abbildet, lassen sich die verschiedenen Definitionen einordnen, die entsprechend ihrer inhaltlichen Schwerpunkte in normative bzw. gesellschaftliche, feministische, entwicklungspsychologische sowie klinische, juristische und Forschungsdefinitionen eingeteilt werden können (Julius u. Boehme 1997, Wipplinger u. Amann 2004).

- *Gesellschaftliche Definitionen* heben besonders das Machtgefälle und den Machtmissbrauch zwischen den Opfern und TäterInnen hervor.
- *Feministische Definitionen* betonen zusätzlich zum Macht- und Autoritätsgefälle eine geschlechtliche Zuweisung zu männlichen Tätern und weiblichen Opfern sowie den Aspekt des Sich-Missbraucht-Fühlens.
- Ein Beispiel für eine *entwicklungspsychologische Definition* ist jene von Kempe und Kempe (1980): Sexueller Missbrauch ist „die Inanspruchnahme von abhängigen, entwicklungsmäßig unreifen Kindern und Adoleszenten für sexuelle Handlungen, die sie nicht gänzlich verstehen, in die einzuwilligen sie in dem Sinne außerstande sind, da sie nicht die Fähigkeit haben, Umfang und Bedeutung der Einwilligung zu erkennen, oder die sozialen Tabus von Familienrollen verletzen" (Kempe u. Kempe 1980, S. 62). Bei entwicklungspsychologischen Definitionen stehen Aspekte der **Entwicklung des Kindes** im Vordergrund, wie beispielsweise, dass Kindern wesentliche *kognitive Fähigkeiten fehlen*, die gesamte Tragweite einer sexuellen Handlung zu überblicken und zu erfassen. Folglich können sie auch den sexuellen Handlungen, in die sie involviert werden, nicht zustimmen. Damit tritt diese Art der Definition verbreiteten Laienauffassungen entgegen, dass Kinder in der Lage sind, sexuellen Kontakten mit älteren bzw. mächtigeren Personen zuzustimmen, diese sogar von ihnen gewünscht und forciert werden. Hinter dieser Auffassung verbirgt sich vielmehr die Projektion eigener sexueller Gefühle, Wünsche und Gedanken auf das Kind, um sich der Verantwortung für das unangemessene sexuelle Verhalten entziehen zu können (Ferenczi 1933).
- *Klinische Definitionen* hingegen versuchen anhand von möglichen Symptomen und Störungen einen sexuellen Missbrauch zu bestimmen.
- *Juristische Definitionen* finden wir in den jeweiligen Gesetzestexten eines Landes.
- *Forschungsdefinitionen* beziehen sich je nach Forschungskontext auf die unterschiedlichen, oben genannten Definitionsmöglichkeiten.

Aufgrund der großen Bandbreite möglicher Definitionen eines sexuellen Missbrauchs wird verständlich, warum Haugaard und Repucci (1988) vom **Mythos einer allgemein gültigen Definition** sprechen. Dennoch spielen Definitionen im Forschungs- wie im Behandlungsbereich eine bedeutende Rolle. Sie haben Einfluss auf den Bedeutungsinhalt und Bedeutungsumfang eines Begriffes, wirken sich entsprechend auf epidemiologische Ergebnisse aus, und die Folgen eines sexuellen Missbrauchs werden uns erst verständlich, wenn wir wissen, auf welche Definition wir uns beziehen können.

49.1 Diagnostische Klassifikationsmöglichkeiten und Folgen

Sexueller Missbrauch kann nicht wie ein klinisches Störungsbild diagnostiziert werden. Im DSM-IV (APA 1996) und nach der ICD-10 (Dilling et al. 1991) können die **möglichen psychischen Folgen** eines sexuellen Missbrauchs

- als Posttraumatische Belastungsstörung (PTSD, 309.81 bzw. F43.1);
- als Reaktion auf akute bzw. schwere Belastungen (308.3 bzw. F43.0);
- als Anpassungsstörung (309. XX bzw. F43.2);
- oder bei chronifizierten Folgen als andauernde Persönlichkeitsänderung nach Extrembelastungen (F62.0)

klassifiziert werden. Opfer eines sexuellen Missbrauchs können eine Reihe von Symptomen entwickeln, die auch bei Opfern eines Krieges, von gewalttätigen Angriffen wie Straßen- und Raubüberfälle, von Terroranschlägen, Naturkatastrophen, Autounfällen usw. auftreten. Obwohl bei vielen sexuell missbrauchten Kindern häufig eine PTSD diagnostiziert werden kann (Deblinger et al. 1989, McLeer et al. 1988, McLeer et al. 1994), ist eine PTSD dennoch nicht als alleinige Folge zu sehen. Denn nicht alle möglichen Folgen können durch dieses Störungsbild erfasst werden. Zudem ist die PTSD-Kategorie nicht ausschließlich für die Folgen eines sexuellen Missbrauchs konzipiert worden. Aus diesem Grund sind in den beiden genannten Diagnosemanualen zusätzliche Kategorien zu finden, die sich im Besonderen auf Probleme und Bedingungen beziehen, die mit den diagnostizierten Störungen (z. B. Depression) in Zusammenhang stehen und somit eine speziellere Kodierung dieser Störungen mit dem Hinweis auf einen sexuellem Missbrauch ermöglichen (z. B. Sexueller Missbrauch oder Vernachlässigung eines Kindes, V61.21. bzw. Y05, Y07.x, Z61.4 und Z61.5).

Aufdeckung sexuellen Missbrauchs. Die Aufdeckung eines vermuteten sexuellen Missbrauchs kann im Rahmen einer amtlichen bzw. gutachterlichen Tätigkeit oder im Verlauf einer Psychotherapie oder Beratung erfolgen. Zur Erhebung einer möglichen sexuellen Traumatisierung existieren unterschiedliche **Interviewvorlagen** (z. B. Kopecky-Wenzel et al. 1996, Rowan et al. 1994, Russell 1986, Tully u. Tam 1987, siehe auch Emery u. Lilienfeld 2004). Retrospektive Befragungen an Erwachsenen und Erhebungen an Kindern ergeben eine Aufdeckungsrate zwischen 35 % und 45 %, die noch im Verlauf der Kindheit erfolgt (London et al. 2005). Fast bei einem Drittel der Betroffenen erfolgt diese unmittelbar nach der Tat (Ullman u. Filipas, 2005). Als wichtige Einflussfaktoren für die Aufdeckungsbereitschaft gelten beispielsweise das Alter des Kindes – wobei die Aufdeckungsrate mit dem Alter des Kindes steigt – sprachliche Barrieren zwischen dem Kind und der potenziell unterstützenden Person sowie die Beziehung zwischen Opfer und Täter. Bei Tätern, die als Elternfiguren einzustufen sind, ist die Aufdeckungsrate geringer und liegt bei nur ca. 21 % (Hershkowitz et al. 2005). Mit einer zusätzlichen Schwierigkeit ist man konfrontiert, wenn Kinder einmal gemachte Aussagen zurücknehmen oder diese noch gar nicht wissen, wie sie über den erlebten Missbrauch sprechen sollen. In solchen Fällen sind therapeutische Kompetenzen gefordert (Willutzki et al. 2004).

Folgen sexuellen Missbrauchs. Bei sexuellem Missbrauch können wir zwei unterschiedliche Arten von Folgen unterscheiden: Initialfolgen und Langzeitfolgen (Browne u. Finkelkor 1986).

- Mit **Initialfolgen** bzw. Kurzzeitfolgen sind jene Reaktionen gemeint, die sich unmittelbar bzw. innerhalb von 2 Jahren nach der Beendigung des Missbrauchs beim Kind bemerkbar machen, wie affektive Reaktionen (z. B. Angststörungen, PTSD, Depression), auffälliges Sozialverhalten (z. B. Rückzugsverhalten, Hyperaktivität, Schulschwierigkeiten, delinquentes Verhalten, aggressives Verhalten), sexuelle Symptome (z. B. sexualisiertes Verhalten, Aufdrängen von Küssen, offenes Masturbieren, Simulierung des Geschlechtsverkehrs), körperlich erkennbare Folgen (z. B. Geschlechtskrankheiten, Schwangerschaft, Verletzungen im oralen, genitalen und analen Bereich) und psychosomatische Beschwerden (z. B. Essstörungen, Schlafstörungen, Enuresis, Enkopresis, Atembeschwerden).
- Als **Langzeitfolgen** werden diejenigen Konsequenzen bezeichnet, die anhaltend sind oder nach einer Latenz von mindestens 2 Jahren in der Adoleszenz oder im Erwachsenenalter auftreten. Dies können eine Vielzahl chronischer Symptome auf der emotionalen, kognitiven oder physiologischen Ebene sein: affektive Störungen, autodestruktives Verhalten bis hin zur Suizidalität, niedriges Selbstwertgefühl und negative Selbstwahrnehmung usw., oder beispielsweise eine unterdrückte Kortisolreaktion. Häufig zu finden sind auch Störungen im Zusammenhang mit psychotropen Substanzen wie z. B. Alkoholmissbrauch, Drogenmissbrauch, Medikamentenmissbrauch, sowie dissoziative Störungen, Angststörungen, Persönlichkeitsstörungen, somatoforme Störungen, Schlafstörungen, Essstörungen, sexuelle und Beziehungsstörungen. Viele dieser Störungen sind auch als Bewältigungsstrategien des Opfers im Hinblick auf den erlebten sexuellen Missbrauch und seiner Folgen zu sehen.

Es gibt fast keinen Symptombereich der nicht mit der Anamnese eines sexuellen Missbrauchs in Zusammenhang gebracht wurde. Da die Ergebnisse zu den Folgen eines sexuellen Missbrauchs sich ausschließlich auf retrospektive Untersuchungsdesigns gründen, sind kausale Zusammenhänge zwischen dem Missbrauch und den Folgen nicht einwandfrei nachzuweisen. Prospektive Langzeitstudien, die dies ermöglichen würden, sind natürlich aus ethischen Gründen auszuschließen.

Nachweis sexuellen Missbrauchs. Ein eindeutiger Nachweis eines sexuellen Missbrauchs aufgrund von vorhandenen psychischen Symptomen ist somit **nicht möglich**. Zum einen können sich die Auswirkungen eines sexuellen Missbrauchs in der gesamten Bandbreite aller psychischen Symptome manifestieren. Ein spezifisches Symptommuster, wie dies einige AutorInnen vorschlagen (Corwin 1989, Jampole u. Weber 1987, Wolfe et al. 1989), ist bis jetzt nicht nachweisbar. Wenngleich es sich bei sexualisiertem Verhalten und der Posttraumatischen Belastungsstörung um Störungsbilder handelt, die bei sexuell missbrauchten Kindern häufiger auftreten (Kendall-Tackett et al. 2004), so sind diese Störungsbilder auch bei anderen, nicht sexuell missbrauchten Kindern zu finden (Coughlan 1997). Zum anderen können protektive Faktoren und adäquate Coping-Strategien bei den Opfern dazu führen, dass keine Symptome oder Störungen entwickelt werden (Bender u. Lösel 1997, Spaccarelli u. Fuchs 2004, Steel et al 2004). Somit kann aufgrund des Fehlens von Symptomen ein sexueller Missbrauch auch nicht ausgeschlossen werden.

49.2 Epidemiologie

Epidemiologischen Studien folgend stellt sexueller Missbrauch ein international verbreitetes Problem dar. Ein historischer Rückblick zeigt, dass sexueller Missbrauch schon zu Zeiten der Römer und Griechen, ja schon viel früher existent war (Kahr 1991, Rush 1984, Trube-Becker 2004).

Finkelhor (2004) liefert einen Überblick zu 21 großen Prävalenzstudien aus verschiedenen Ländern. Die Häufigkeitszahlen erstrecken sich dabei von 7–36% bei Mädchen und 3–29% bei Jungen. Eine Nachfolgestudie von Pereda et al. (2009) erbrachte trotz einer größeren Spannbreite der Prävalenzzahlen (Mädchen: 0–53%, Jungen: 0–60%) insgesamt gesehen ähnliche Daten. Bei den Frauen lagen bei einem Drittel der analysierten Studien die Prävalenzen zwischen 10 und 20%, bei den Männern wiesen über die Hälfte der Studien Prävalenzen von unter 10% auf.

In Deutschland beispielsweise wurden sexuelle Missbrauchserlebnisse bei 5,8% der befragten Männer und 16,8% der Frauen erhoben, wobei 4% der Männer und 10,3% der Frauen sexuellen Missbrauch mit Körperkontakt und 0,9% Männer und 1,9% Frauen einen Geschlechtsverkehr nannten (Schötensack et al. 1992). Diese Prävalenzdaten bestätigten auch Raupp und Eggers (1993). Weitere epidemiologische Daten finden sich für die Schweiz (Frauen: 11,5–39,8% und Männer: 3–15%; Ernst et al. 1993, Gloor u. Pfister 1995, Tschumper et al. 1998, Bouvier et al. 1999, Niederberger 2002) und für Österreich (Frauen: 36%, Männer: 19%, Kinzl u. Biebl 1993). Die z.T. großen Unterschiede bei den Prävalenzzahlen sind auf die verschiedenen zugrunde liegenden Definitionen, die unterschiedlichen Stichproben sowie die unterschiedlichen Befragungsinstrumente zurückzuführen (zur Problematik epidemiologischer Forschung: Ernst 2004).

49.3 Psychotherapeutische Behandlung von Opfern eines sexuellen Missbrauchs

Sexueller Missbrauch kann, wie bereits erwähnt, zu sehr vielfältigen Initial- und Spätfolgen führen. Dennoch suchen Opfer eines sexuellen Missbrauchs sehr häufig erst im Erwachsenenalter, Jahre nach ihrem Missbrauch, eine Therapie auf. Dies bedeutet jedoch keineswegs, dass sie vorher symptomfrei waren. Vielmehr entwickeln viele Opfer im Laufe ihres Lebens unterschiedlichste Strategien, jene aversiven Affekte oder andere Störungen, die infolge des sexuellen Missbrauchs auftreten, zu bewältigen. Diese Strategien sind zumeist kurzfristig erfolgreich, da sie effektiv die belastenden Affekte zum Verschwinden bringen, langfristig sind sie jedoch dysfunktional, und führen durchwegs zu einer deutlichen Verschlimmerung und auch Ausweitung der Probleme und Störungen.

Vermeidung. Die Ursachen dafür, dass Opfer mehr auf ihre *eigenen Bewältigungsstrategien* setzen, als sich in Behandlung zu begeben, sind vielfältig und sollten von den TherapeutInnen verstanden werden. Dieses Verständnis erleichtert gerade zu Beginn der Therapie die therapeutische Arbeit und den Aufbau eines Arbeitsbündnisses. Vermeidung ist wohl die bedeutsamste Strategie, die Opfer eines sexuellen Missbrauchs einsetzen, um diesen zu bewältigen. Um nicht mit den negativen Erlebnissen und Gefühlen konfrontiert zu werden, vermeiden es Opfer, sich mit dem Missbrauch auseinander zu setzen. Sich in Therapie zu begeben, bedeutet hingegen unweigerlich die Konfrontation mit dem Erlebten. Therapie ist mit der Gefahr verbunden, schmerzhafte und negative Gefühle wieder zu erleben und das System von Erklärungen und Rechtfertigungen, das wahrscheinlich im Verlauf der Jahre aufgebaut wurde, in Frage stellen zu müssen.

Tabuisierung. Für die Tabuisierung des sexuellen Missbrauchs oft über viele Jahre hinweg gibt es jedoch noch weitere wichtige Ursachen. Sexueller Missbrauch ist mit einem deutlichen **Stigma** verbunden. Die öffentliche Meinung schreibt dem Opfer sehr häufig zumindest eine Mitschuld an dem Geschehenen zu (Amann u. Wipplinger 2004). Betrachtet man diesen Aspekt unter dem Blickwinkel entwicklungspsychologischer Erkenntnisse, so wird deutlich, warum auch die Opfer selbst sehr häufig die Verantwortung für das Erlebte übernehmen. Das Denken gerade jüngerer Kinder (bis zu ca. 7 Jahren) ist von Egozentrismus geprägt.

Sie sehen sich als Mittelpunkt aller Dinge, sind unfähig Sachverhalte aus der Perspektive anderer zu betrachten und beziehen deshalb auch alle Geschehnisse auf sich selbst, sehen sich selbst für alles verantwortlich. Doch diese Verantwortungsübernahme findet sich auch bei Opfern, die zur Zeit des sexuellen Missbrauchs das präoperationale Entwicklungsstadium bereits überwunden haben. Denn neben negativen Gefühlen wie Schuld, Scham, Ekel und Angst können Kinder bei sexuellen Missbrauchshandlungen durchaus auch positive Gefühle wie sexuelle Lust und Erregung oder emotionales und körperliches Wohlbefinden erleben. Zudem erhalten Opfer von den TäterInnen häufig Vergünstigungen (z. B. Geschenke, besondere Erlaubnisse) oder einen Sonderstatus. Dies alles hinterlässt bei ihnen das Gefühl, dass sie das Geschehene vielleicht doch auch selbst gewollt haben bzw. dafür verantwortlich sind. Verstärkt wird diese Sichtweise vor allem durch **Rechtfertigungen**, welche die TäterInnen den Opfern gegenüber anführen, aber auch durch die öffentliche Meinung und die Reaktionen des Umfelds, wenn ein sexueller Missbrauch aufgedeckt wird.

Grenzverletzung. Sexueller Missbrauch ist immer auch mit einer massiven Grenzverletzung und einem **Vertrauensbruch** verbunden. Opfer haben im Zusammenhang mit dem sexuellen Missbrauch immer wieder erfahren, dass andere Menschen ihre Bedürfnisse, Wünsche und Gefühle nicht respektieren, sie nicht geschützt werden. Aufgrund dieser Beziehungs- und Bindungserfahrungen birgt eine **enge Vertrauensbeziehung,** wie sie zwischen KlientInnen und TherapeutInnen stattfinden soll, für das Opfer immer auch die Gefahr, erneut enttäuscht und missachtet zu werden. Sich mit derartigen Sichtweisen und Bewertungen der KlientInnen auseinander zu setzen, ist für TherapeutInnen von Beginn an wichtig. Zum einen hilft es im Aufbau einer tragfähigen therapeutischen Beziehung, zum anderen werden dadurch auf den ersten Blick vielleicht unverständliche Handlungen der KlientInnen verstehbar.

M Insgesamt gesehen hilft die Auseinandersetzung mit möglichen Befürchtungen und Ängsten ihrer KlientInnen den TherapeutInnen, abzuschätzen, was die Bearbeitung der Erlebnisse eines sexuellen Missbrauchs für ihre KlientInnen bedeutet und welche mögliche Kosten und Nutzen für die KlientInnen damit verbunden sind (Faber et al. 2009).

Grundprinzipien der psychotherapeutischen Behandlung

Wir haben in unserem Beitrag auf eine explizite Gegenüberstellung von therapeutischen Herangehensweisen unterschiedlicher Therapieschulen verzichtet, sondern werden vielmehr ein psychotherapeutisches Behandlungskonzept beschreiben, in das relevante Erkenntnisse psychologischer und psychotherapeutischer Forschung einfließen. Zudem möchten wir uns auf die **Therapie mit erwachsenen Opfern** beschränken (s. auch Amann u. Wipplinger 2006). Eine Therapie mit Kindern folgt anderen Regeln, andere Problembereiche stehen im Vordergrund, ein anderes Vorgehen und andere Strategien sind hier indiziert. Hier sei lediglich auf entsprechende Arbeiten verwiesen (Amann u. Wipplinger 1998, 2004, Bingel 2004, Garbe 2004).

Konzeptualisierung des Einzelfalls. Viele Opfer, die eine Therapie aufsuchen, leiden unter einer Vielzahl von komplexen und interagierenden Problembereichen. Daher ist es wichtig in einem ersten Schritt unter enger Beteiligung der KlientInnen eine sinnvolle Konzeptualisierung ihres Einzelfalles zu erarbeiten. In einem ersten Schritt sollten sich die TherapeutInnen einen Überblick zu den vorhandenen Problembereichen verschaffen und klären, wie diese Problembereiche miteinander in Zusammenhang stehen.

Therapieziele und therapeutisches Vorgehen. Erst im Anschluss daran sollten Überlegungen zu den Zielen für die Therapie und zum therapeutischen Vorgehen angestellt werden. Die Therapieziele sollten gemeinsam mit der/dem KlientIn festgelegt, das therapeutische Vorgehen aus dem individuellen Bedingungsgefüge abgeleitet werden und auf die/den KlientIn spezifisch zugeschnitten sein. Für die Problemanalyse und Therapieplanung ist wichtig, dass sie in einem **interaktionellen** und **dynamischen Prozess** erfolgt, in dem TherapeutInnen und KlientInnen in gleichem Maß beteiligt sind.

Generelle Therapieziele. Doch neben den spezifischen, vom individuellen Bedingungsgefüge der/des jeweiligen KlientIn abhängigen Therapiezielen, existieren Therapieziele, die direkt auf das Trauma des sexuellen Missbrauchs bezogen sind und daher generell für die Psychotherapie von Opfern eines sexuellen Missbrauchs relevant sind.
- Dabei ist die konstruktive **kognitiv-emotionale Verarbeitung** des Erlebten der zentrale Punkt. Ziel ist, das traumaassoziierte Gedächtnisnetzwerk weiterzuverarbeiten und mit neuen korrigierenden Erfahrungen zu verknüpfen. Manche Autoren sprechen auch davon, introjizierte Erlebnisse des sexuellen Missbrauchs zu externalisieren, sich von ihnen zu lösen und projektiv externalisierte Selbst- und Objektanteile zu integrieren (Hirsch 2004). Die Isolierung der Traumaerinnerungen muss aufgehoben werden, diese in das übrige bestehende autobiografische Gedächtnisnetzwerk integriert werden.
- Weiterhin ist es wichtig, **dysfunktionale Bewertungen** des Missbrauchs und dessen Folgen zu modifizieren sowie **dysfunktionale Bewältigungsstrategien** abzubauen.
- Von grundlegender Bedeutung ist, dass die KlientInnen für sich im Verlauf der Therapie ein **plausibles Erklärungsmodell** ihrer komplexen Probleme und Schwierigkeiten erarbeiten. Sie sollten für sich klären, wie ihre aktuellen Probleme mit dem Missbrauch in Zusammenhang stehen und wie sich diese entwickelt haben. Gelingt es den KlientInnen, ihre Probleme für sie nachvollziehbar einzuordnen und Zusammenhänge zu verstehen, erlangt sie damit wieder ein gewisses Maß an „Kontrolle" über sich und ihr Leben und das zumeist vorherrschende Gefühl von Hilflosigkeit wird etwas reduziert.

Reihenfolge der Bearbeitung von Problembereichen. Liegt ein **komplexes Bedingungsgefüge** unterschiedlicher Problembereiche vor und ist es nicht möglich, die bestehenden

Problembereiche in einem Zuge zu verändern, so muss aufgrund ihrer Stellung im Bedingungsgefüge und ihrer Bedeutung für die/den KlientIn entschieden werden, in welcher Reihenfolge man sich mit diesen beschäftigen sollte. Für den Fall, dass die Veränderung eines Problembereichs erst durch die Veränderung eines anderen Problembereichs ermöglicht wird, kann der Therapiefortschritt gefährdet bzw. verhindert werden, wenn dies unberücksichtigt bleibt. Eine Planung des therapeutischen Vorgehens, die auf dem Bedingungsgefüge aller vorhandenen Problembereiche fußt, ist daher von essentieller Bedeutung.

Transparentes therapeutisches Vorgehen. Dies ist gerade bei sexuell missbrauchten KlientInnen von essentieller Bedeutung. Durch ihre im Zuge des sexuellen Missbrauchs gemachten Erfahrungen des Benützt-Werdens und des Kontrollverlustes ist die Angst besonders ausgeprägt, dass in der Therapie etwas geschehen könnte, was sie nicht wünschen,. Daher muss für die KlientInnen immer nachvollziehbar sein, wie durch die gemeinsam entworfene Strategie ihre Ziele erreicht werden können und sie sollten auf alles, was in der Therapie geschieht, vorbereitet werden und damit einverstanden sein (Calhoun u. Atkeson 1994, Hoyndorf et al. 1995).

Therapeutische Beziehung

Beziehungsaufbau. Der Aufbau einer therapeutischen Beziehung gestaltet sich bei Opfern eines sexuellen Missbrauchs oft sehr schwierig, da diese aufgrund ihrer Erfahrungen davor zurückscheuen, jemandem zu vertrauen und Therapie häufig mit Hilflosigkeit und Ausgeliefert-Sein assoziiert ist. Opfer stehen einer Therapie meist **ambivalent** gegenüber, da Therapie einerseits zwar Hilfe verspricht, andererseits aber auch die Auseinandersetzung mit sehr schmerzhaften Gefühlen und Erinnerungen bedeutet. Von zentraler Bedeutung in der therapeutischen Arbeit mit sexuell missbrauchten KlientInnen ist es daher, dass die TherapeutInnen **begleitend-stützend agieren** und Ich-Funktionen für die KlientInnen übernehmen. Die therapeutische Beziehung soll als Modell für eine unterstützende, wertschätzende und tragfähige Vertrauensbeziehung fungieren, in der die KlientInnen lernen können, dass es möglich ist, mit einem anderen Menschen in einer klaren, eindeutigen und verlässlichen Weise verbunden zu sein und von diesem Menschen ohne bestimmte Gegenleistungen Wertschätzung und Unterstützung erfahren zu können. Die KlientInnen sollen durch das Verhalten der TherapeutInnen lernen, ihre Einschätzung und ihr Verhalten sich selbst gegenüber positiv zu verändern. Insbesondere zu Beginn aufdeckend zu arbeiten oder die KlientInnen mit Gegenübertragungsgefühlen zu konfrontieren wäre kontraproduktiv. Häufig kommt es in der ersten Phase der Therapie zu einer **Idealisierung der/des TherapeutIn**, die jedoch der therapeutischen Arbeit durchaus zuträglich ist, da sie das Misstrauen der KlientInnen verringert, es ihnen erleichtert, sich zu öffnen und den bei vielen KlientInnen vorherrschenden Interaktionsstil, die Beziehung zu anderen Menschen kontrollieren zu müssen, abschwächt.

Übertragung und Gegenübertragung. Die psychoanalytische Behandlung lehrt uns, die therapeutische Beziehung als therapeutisches Instrument einzusetzen. Entsprechend besteht ein wesentliches Ziel darin, die Erlebnisse des sexuellen Missbrauchs einschließlich der verleugneten und dissoziierten Affekte in die **Übertragungsbeziehung** zu bringen. Die in der therapeutischen Beziehung stattfindende Übertragung von Beziehungsqualitäten hilft den TherapeutInnen, die verinnerlichten Objekterfahrungen und ihre Veränderungen zu erkennen und zu verstehen. In gleicher Weise dienen die bei den TherapeutInnen auftretenden Gegenübertragungsgefühle als Diagnoseinstrument für Objektrepräsentationen und Beziehungserfahrungen der KlientInnen. Frühere Beziehungsszenarien werden im Rahmen der therapeutischen Beziehungen wiederholt und die Fixierung auf diese durch die therapeutische Bearbeitung gelöst. Holderegger (1993) spricht sogar von einer traumatisierenden Übertragung, durch welche traumatisierte Opfer ihnen unerträgliche Gefühle wie Angst, Wut, Ekel in die/den TherapeutIn hineinprojizieren. Diese Gefühle können die therapeutische Arbeit erheblich erschweren, wenn sie nicht als Übertragungsgefühle erkannt und eingeordnet werden und den TherapeutInnen nicht die Distanzierung davon gelingt (Harrison u. Westwood 2009). Wenn es die therapeutische Beziehung und auch das Befinden und die Ressourcen der KlientInnen zulassen, ist es wichtig, diese **Gegenübertragungsgefühle** zu **kommunizieren.** Dies gilt als Voraussetzung für die Trennung der verschmolzenen Bilder von Selbst und Introjekt und somit für die Auflösung der Identifizierung mit dem Introjekt (Hirsch 1990).

Balance zwischen Nähe und Distanz. All diese Aspekte erklären, warum die Interaktion zwischen TherapeutIn und KlientIn sich zumeist schwierig gestaltet. Viele der missbrauchten KlientInnen sind sehr sensibel gegenüber Kritik und Zurückweisungen. Die oft vorherrschenden negativen Affekte können erstmals im geschützten Rahmen der Therapie hervortreten und sich auch gegen die/denTherapeutIn richten. Zudem ist es für die TherapeutInnenn oft schwierig, die für eine therapeutische Arbeit notwendige richtige Balance zwischen Nähe und Distanz zu finden – schwieriger als bei vielen Themen, die mit anderen KlientInnen behandelt werden.

Sexualisiertes Verhalten in der Therapie. Ein weiterer wichtiger Aspekt der therapeutischen Beziehung ist, dass KlientInnen sexualisiertes Verhalten auch im therapeutischen Kontakt zeigen können. So ist es im Verlauf der therapeutischen Arbeit nicht ungewöhnlich, dass bei TherapeutInnen erotische Gefühle oder sexuelle Wünsche auftreten. Wichtig ist hier, diese als **Gegenübertragungsphänomen** anzuerkennen und zuzulassen – sie auch nicht zu verleugnen – um sie einer Bearbeitung im Sinne einer Beziehungsklärung zugänglich zu machen. Wenn TherapeutInnen nicht gelernt haben, dieses Verhalten entsprechend einzuordnen und professionell damit umzugehen, kommt es leider nicht selten dazu, dass KlientInnen in der Therapie erneut sexuell missbraucht werden.

49.4 Therapeutische Behandlung spezifischer Problembereiche

Häufig besteht bei KlientInnen die Meinung, dass eine Verarbeitung der Missbrauchserlebnisse auch das Verschwinden der aktuellen Probleme und Schwierigkeiten zur Folge hat. Dies ist jedoch leider zumeist nicht der Fall, da diese Probleme wohl im Zusammenhang mit dem Missbrauch entstanden sind, sich jedoch im Verlauf der Jahre so weit verselbstständigt haben, dass sie unabhängig davon therapeutisch behandelt werden müssen.

> **M** Für die psychotherapeutische Behandlung von Opfern eines sexuellen Missbrauchs ist es daher von zentraler Bedeutung über die eigentliche „Traumaarbeit", d.h. der Bearbeitung des traumaassoziierten Gedächtnisnetzwerkes hinausgehende therapeutische Strategien umzusetzen.

Zudem sollte die Klientin in der Bewältigung spezifischer Problembereiche unterstützt werden, die als Folge des sexuellen Missbrauchs entstanden sind.

Im Folgenden möchten wir uns auf die Behandlung jener Bereiche beschränken, mit welchen man in der Therapie mit erwachsenen Opfern eines sexuellen Missbrauchs am häufigsten konfrontiert wird. Zentrales Element ist dabei die Behandlung der **Posttraumatischen Belastungsstörung**, in deren Rahmen auch die wesentlichen Aspekte der Traumaarbeit dargestellt werden. Dieser Abschnitt sollte jedoch nicht dahingehend missverstanden werden, dass diese beschriebenen Problembereiche immer und ausschließlich auftreten und als isolierte Probleme zu behandeln sind. In der Therapie muss vielmehr immer – wie bereits mehrfach betont - der individuelle Gesamtzusammenhang berücksichtigt werden.

Posttraumatische Belastungsstörung/Ängste

Ängste, Panikattacken, Alpträume und Schlafstörungen sind bei Opfern eines sexuellen Missbrauchs häufig zu finden (Bagley u. Ramsey 1985–1986, Briere u. Runtz 1988, Pribor u. Dinwiddie 1992, Saunders et al. 1992, Sedney u. Brooks 1984). Diese Symptome können im Rahmen einer Posttraumatischen Belastungsstörung (PTSD) auftreten (vgl. Kap. 26). Briere (1997) gibt einen umfassenden Überblick zu den Möglichkeiten der Erfassung einer PTSD.

Entstehung und Aufrechterhaltung einer PTSD. Die Entstehung und Aufrechterhaltung einer PTSD wird durch unterschiedlichste biologische und lerntheoretische Ätiologiemodelle erklärt, die sich in ihrer Grundlage auf die **Zwei-Faktoren-Theorie** von Mowrer (1960) stützen, jedoch später um die Konzepte der sozialen Unterstützung, der Fähigkeit zur Bewältigung, der biologischen Vulnerabilität und Erkenntnisse der kognitiven Psychologie erweitert wurden (Barlow 1988, Ehlers u. Clark 2000, Ehlers et al. 2004, Foa et al. 1989, van der Kolk et al. 1985, Brewin u. Holmes 2003, Brewin et al. 2010, Dalgleish 2004).

Die PTSD unterscheidet sich von anderen Angststörungen darin, dass sich hier **Angststrukturen** etabliert haben, die **von traumatischen Inhalten geprägt** sind (Foa u. Kozak 1986). Ihre Besonderheit ist deshalb, dass vormals sicher erlebte Reize durch das Trauma als gefährlich umbewertet und damit in die traumatischen Angststrukturen integriert werden. Dies kann so weit führen, dass die gesamte Welt und auch der eigene Körpers als gefährlich erlebt werden, denen sich die/der Betroffene hilflos ausgeliefert fühlt. Zu Beginn werden Ängste zumeist von Situationen bzw. Stimuli ausgelöst, die mit dem sexuellen Missbrauch in Zusammenhang standen. Die im Verlauf stattfindende **Generalisierung** lässt jedoch den Zusammenhang zwischen den Ängsten und dem sexuellen Missbrauch oft nur mehr schwer erkennen. Personen mit einer Posttraumatischen Belastungsstörung sehen somit das erlebte Trauma nicht als ein isoliertes Ereignis, sondern aufgrund dieses Ereignisses ihre Zukunft generell negativ beeinflusst. Sie leben unter einer ständigen, akut vorhandenen **Bedrohung**. Diese Bedrohung kann sowohl extern als auch intern erlebt werden und die betroffenen Personen entwickeln zumeist unterschiedliche Verhaltensstrategien, die sie vor weiteren Katastrophen schützen sollen (bei Missbrauchsopfern beispielsweise die Vermeidung von Nähe). **Vermeidung** als häufig eingesetzte Strategie, vorhandene Ängste zu bewältigen, kann zu einer massiven Einschränkung in der Lebensgestaltung führen, was wiederum eine **Depression** auslösen bzw. verstärken kann (Abb. 49.1).

> **M** Den Teufelskreis „Ängste – Vermeidungsverhalten – Depression" gilt es in der Therapie zu durchbrechen.

Hyperarousals. Die allgegenwärtige Bedrohung, die Personen mit einer Posttraumatischen Belastungsstörung erleben, führt zu ständiger Alarmbereitschaft, wodurch auch die Symptome des Hyperarousals erklärt werden. Interessant ist der Befund, dass neben einer generellen Hypersensitivität des autonomen Nervensystems auch Störungen der subkortikalen Zentren im limbischen Systems zu finden sind (Char-

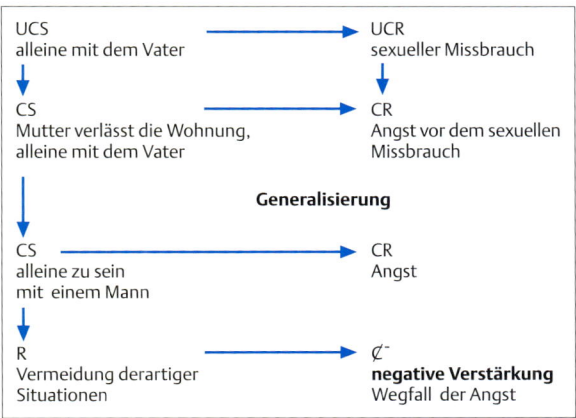

Abb. 49.1 Entstehung und Aufrechterhaltung der generalisierten Ängste nach der 2-Faktoren-Theorie von Mowrer (1960).

ney et al. 1993), jenen Bereichen, denen eine wesentliche Funktion für das emotionale Gedächtnis zukommt.

Intrusionen und Flashbacks. Während KlientInnen mit einer Posttraumatischen Belastungsstörungen häufig Schwierigkeiten haben, das gesamte traumatische Ereignis absichtlich wiederzuerinnern, kann es zu häufigen unfreiwillig einschießenden sehr lebendigen und hoch emotionalen Erinnerungen kommen. Dabei handelt es sich um Intrusionen oder Flashbacks, die als szenenhaftes Wiedererleben traumatischer Erlebnisse mit hohem Realitätsgehalt beschrieben werden. Diese Wiedererinnerungen können sich auch in Form von Alpträumen zeigen. Neuere Erkenntnisse psychologischer Forschung helfen uns, dieses Phänomen zu erklären (Ehlers u. Clark 2000).

Informationsverarbeitung in Gedächtnisnetzwerken. Im Prinzip existieren zwei Wege, autobiografische Informationen aus dem Gedächtnis abzurufen.
- Einerseits durch Abrufstrategien höherer Ordnung, die sich an der Bedeutung von Ereignissen orientieren;
- andererseits durch Reize, die mit dem entsprechenden Ereignis assoziiert waren, die die Erinnerung direkt auslösen.

Üblicherweise werden autobiografische Informationen wohlorganisiert anhand ihrer Bedeutungen bzw. ihrer Einordnung in die Lebenszeitspanne ins Gedächtnis integriert. Diese Form der Verarbeitung schützt uns davor, dass es zu einem rein reizorientierten Erinnerungsabruf kommt, der uns in unserem alltäglichen Lebensvollzug erheblich stören würde. Werden Erlebnisse hingegen nur wenig elaboriert, mit nur **wenigen Verknüpfungen** zum übrigen Gedächtnisnetzwerk versehen, abgespeichert – wie dies bei traumatischen Erlebnissen der Fall ist –, erhöht dies die Wahrscheinlichkeit, dass diese Erinnerungen ungewollt, von bestimmten Reizen ausgelöst, ins Bewusstsein dringen. Entsprechend sind traumatische Ereignisse nur schlecht gewollt abrufbar, werden jedoch leicht und entsprechend häufig durch **traumaassoziierte Reize** ausgelöst. Durch die Erlebnisse des Traumas können Reize, die möglicherweise in gar keinem ursächlichen Zusammenhang mit den traumatischen Ereignissen stehen, allein infolge ihrer zeitlichen Kontingenz aufgrund von klassischer Konditionierung die Qualität von *Gefahrensignalen* erhalten (z. B. ein bestimmter Geruch, Geräusche o. Ä.). Das Besondere an Gefahrensignalen ist, dass bei ihnen die Wahrnehmungsschwelle herabgesetzt ist. Dies erklärt, warum die ungewollten Erinnerungen an das Trauma in neutralen Situationen auftreten, die scheinbar nichts mit den traumatischen Erlebnissen zu tun haben (**Abb. 49.2**). Eine Folge des Gefühls der ständigen Bedrohung ist jedoch auch, dass die selektive Aufmerksamkeit insbesondere auf Gefahrensignale gerichtet ist, was wiederum die Wahrscheinlichkeit des Auftretens von Flashbacks bzw. traumaassoziierten Emotionen erhöht. Die Angst vor Flashbacks führt die Betroffenen dazu, Situationen, in denen diese auftreten können, zu vermeiden.

Interessant in diesem Zusammenhang ist der Befund, dass Traumaopfer, die sich selbst in der traumatischen Situation als klar denkend und analysierend erlebt hatten, deutlich weniger häufig an einer Posttraumatischen Belastungs-

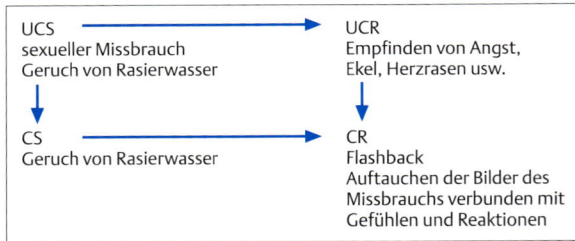

Abb. 49.2 Entstehung von Flashbacks nach dem Prinzip der Klassischen Konditionierung.

störung erkranken, als jene, die diese Situation verworren, von Sinneseindrücken überwältigt wahrgenommen hatten.

M Das Ausmaß an Verwirrung bestimmt das Ausmaß, in dem die eintreffenden Informationen einer weiteren Verarbeitung zugeführt werden und dies wiederum legt fest, in welcher Form die Erinnerungen im Gedächtnis abgespeichert werden.

Wenn nun die Speicherung der eingehenden Information nicht entsprechend ihres Bedeutungshintergrundes weiterverarbeitet erfolgt, sondern unverarbeitet, vorwiegend datenorientiert, so bestimmt dies die Beschaffenheit des mit diesen Erlebnissen verbundenen Gedächtnisnetzwerkes – mit allen oben beschriebenen Konsequenzen. Für Kinder sind nun die Dinge, die sie während eines sexuellen Missbrauchs erleben, aufgrund des fehlenden Erfahrungshintergrundes gänzlich unverständlich. Die Speicherung dieser Erlebnisse wird also alleine schon aufgrund dieser Tatsache weitgehend unverarbeitet und datenorientiert erfolgen.

Bewertung des eigenen Verhaltens. Die Bewertung des eigenen Verhaltens während des Missbrauchs ist von zentraler Bedeutung für die Entwicklung von Ängsten bzw. des Sich-Bedroht-Fühlens, hat aber auch einen wesentlichen Einfluss auf das **Selbstbild** der Betroffenen (Feiring et al. 2002). Darüber hinaus ist jedoch auch wichtig, wie die Auffälligkeiten und Probleme, die sich infolge der traumatischen Erfahrung entwickeln, erlebt und bewertet werden. So wird das Erleben einer dauerhaften Beeinträchtigung oder Schädigung das Empfinden des andauernden Bedroht-Seins verstärken. Zudem besteht ein deutlicher Zusammenhang zwischen den von den Betroffenen vorgenommenen Bewertungen und den vorherrschenden Emotionen (z. B. Quas et al. 2003):
- Fühlt sich das Opfer bedroht und gefährdet, so ist die vorherrschende Emotion Angst.
- Empfindet das Opfer das Verhalten anderer als Verletzung der eigenen Grenzen oder sozialer Regeln, so wird Wut und Ärger im Vordergrund stehen.
- Bewertet das Opfer das eigene Verhalten, als Verstoß gegen allgemeine Regeln und Standards, so wird Scham und Schuld vorherrschen.
- Wird das Opfer die Erlebnisse des Missbrauchs und dessen Folgen mit Verlust assoziieren, so wird Traurigkeit die vorherrschende Emotion sein.

Dysfunktionale Bewältigungsstrategien. Die Gedächtnisforschung hilft uns auch zu verstehen, warum viele der von den Betroffenen eingesetzten Strategien zur Bewältigung des Traumas kontraproduktiv sind. So schützt die **Vermeidung,** über das Erlebte zu sprechen oder auch nur darüber nachzudenken, den Betroffenen zwar kurzfristig, doch verhindert sie die für die psychische Gesundheit notwendige Weiterverarbeitung des traumaassoziierten Erinnerungsnetzwerkes. Die Erlebnisse des Traumas bleiben isoliert gespeichert, eine für eine adäquate Verarbeitung des Erlebten notwendige Verknüpfung mit anderen autobiografischen Erinnerungen, Bedeutungen und Bewertungen wird nicht hergestellt und Korrekturen damit verhindert.

Die Vermeidungsstrategien bei Opfern eines sexuellen Missbrauchs sind zumeist sehr umfassend (Chaffin et al. 1997). So werden nicht nur Gedanken an den Missbrauch vermieden, sondern auch Situationen, Personen – d. h. generell Stimuli, die mit dem Missbrauch assoziiert sind. Dies verhindert nicht nur die weitergehende Verarbeitung des Gedächtnisnetzwerkes, sondern hält auch **dysfunktionale Bewertungen** aufrecht, beispielsweise die Befürchtung, dass sich das Trauma wiederholen könnte und schränkt die Person generell in ihrem Leben ein. Das bei Missbrauchsopfern häufig vorkommende **Grübeln** über den Missbrauch und dessen Folgen scheint zwar eine Auseinandersetzung mit den Erlebnissen zu beinhalten, doch diese Auseinandersetzung bleibt nur oberflächlich, eine weiterführende Verarbeitung des traumaassoziierten Gedächtnisses ist damit nicht verbunden. Vielmehr trägt dieses Grübeln dazu bei, dysfunktionale Bewertungen aufrechtzuerhalten. All diese dysfunktionalen Bewältigungsstrategien gilt es im Rahmen der Therapie zu modifizieren.

■ Konfrontation mit traumaassoziierten Inhalten

Wie die bisherigen Ausführungen zur Posttraumatischen Belastungsstörung verdeutlicht haben, muss eine effektive Behandlung dieser Störung in der **Bearbeitung des traumaassoziierten Gedächtnisnetzwerkes** liegen (Foa et al. 2000). Die effektivste Strategie ist hierbei die Konfrontation mit traumaassoziierten Inhalten. Die Bearbeitung des Traumagedächtnisses setzt jedoch nicht nur die Konfrontation mit den unterschiedlichen angstauslösenden Stimuli voraus, sondern auch die Konfrontation mit korrigierenden Informationen, durch welche die Bedeutung dieser Stimuli und die Reaktionen darauf, d. h. die Gedächtnisstrukturen, die diesen Emotionen zugrunde liegen, modifiziert werden können. Denn es sind immer die durch den Reiz ausgelösten dysfunktionalen Bewertungsschemata, die zu dysfunktionalen Handlungen führen (Foa u. Kozak 1986, Foa et al. 1989, Resick u. Schnicke 1993).

Die Konfrontation setzt also die systematische Erhebung aller angstauslösenden Stimuli und Situationen, auch unter Beachtung innerer Bilder und Kognitionen voraus. Zudem sollte sichergestellt sein, dass der/dem KlientIn hinreichend Strategien zur Verfügung stehen, die massiven Affekte und Spannungszustände, die im Rahmen der Konfrontation auftreten können, zu regulieren. Dies ist insbesondere bei Personen von zentraler Bedeutung, die unter dissoziativen Symptomen leiden. Es sollte dafür gesorgt sein, dass die/der KlientIn über ausreichend **interne Ressourcen** verfügt, um die mit dem Trauma verbundenen dysfunktionalen Schemata auch tatsächlich korrigieren zu können.

M Um zu verhindern, dass es im Zuge der Konfrontation zu einer Retraumatisierung kommt, muss die Konfrontation mit dem Trauma, die Erarbeitung von Strategien zur Affektregulation und der Aufbau von adäquaten Selbst-Schemata Hand in Hand gehen.

Herstellung neuer funktionaler Verknüpfungen. Von zentraler Bedeutung für die Konfrontation ist, dass die Erlebnisse des Missbrauchs nicht nur relativ unbeteiligt geschildert werden, sondern, dass es bei der Betroffenen auch tatsächlich zu einem „Wiedererleben" der Situation kommt, was sich in einer **starken emotionalen Beteiligung** der/des KlientIn zeigt. Dies ist Voraussetzung dafür, dass auch die emotionalen Aspekte der Erlebnisse im Gedächtnisnetzwerk aktiviert werden. Nur bei einem aktivierten Netzwerk ist es möglich, bestehende dysfunktionale Assoziationen zu entkoppeln und neue adäquate Inhalte und Strukturen wie Emotionen, Gedanken oder Handlungsentwürfe zu integrieren – und somit generell neue Verknüpfungen herzustellen. Zentrale Aufgabe der TherapeutInnen ist hierbei, das Verhaften der KlientInnen in den alten Erlebnis- und Verhaltensmustern zu lösen und den Bezug zur Gegenwart, zur heute gültigen Realität herzustellen. Dieser Prozess stellt in der Therapie jedoch immer eine Gratwanderung dar.

M Das „Wiedererleben" des Traumas muss so stark sein, dass das traumaassoziierte Gedächtnisnetzwerk tatsächlich aktiviert wird, die Klientin jedoch noch in der Lage ist, neue, korrigierende Informationen aufzunehmen und in das vorhandene Netzwerk zu integrieren, d. h. *neue funktionale Verknüpfungen herzustellen.*

Diese Gradwanderung wird nicht immer gelingen, der Prozess wird immer wieder aus der Balance geraten. Es erfordert eine hohe Sensibilität auf Seiten der TherapeutInnen, diese Abweichungen rechtzeitig zu erkennen, um die Balance wieder herstellen zu können.

Neuinszenierung. Hilfreich in der Konfrontation kann auch die Methode der Neuinszenierung sein. Im Mittelpunkt steht das Bestreben, in der Missbrauchssituation blockierte adäquate Emotionen, Gedanken und Verhaltenstendenzen zu ermöglichen. Dies kann beispielsweise durch die Einführung einer unterstützenden Person geschehen. Dabei sollten sich die KlientInnen mit vergangenen Missbrauchssituationen konfrontieren, den Ablauf der Situationen verändern und so die ursprünglichen Missbrauchserlebnisse retrospektiv **alternativen Lösungen** zuführen. Die KlientInnen sollen die Erfahrung machen, dass sie sowohl ihren Gefühlen als auch ihren Gedanken vertrauen, als auch situationsangemessen handeln können. Wichtig ist, dass sie lernen, zwischen tatsächlichen Gefahrensignalen und ungefährlichen Signalen zu diskriminieren, um so die Generalisierung von Gefahrensignalen aufzuheben. Insgesamt unterstützt diese Strategie die Modifikation dysfunktionaler Aspekte des traumaassoziierten Gedächtnisnetzwerks. Eine Wirkvariable dabei ist aber auch, dass die KlientInnen in dieser Situation ein **Gefühl der Macht und Stärke** erleben, das sie in aktuellen Situationen von Grenzverletzungen erneut aktivieren können.

> **F** Bei einer Klientin tauchten in Form von Alpträumen und Flashbacks immer wieder Erinnerungen und Bilder an den langjährigen sexuellen Missbrauch durch ihren Bruder auf. Diese Erinnerungen und Bilder wurden mit der Klientin in Imaginationsübungen schrittweise bearbeitet. Sie wurde instruiert, sich diese Bilder konkret vorzustellen und sie anschließend bewusst zu verändern, indem sie diese farblich variierte (z. B. grün einfärben oder schwarz-weiß), die Tonlagen der Stimmen änderte (die Stimme des Bruders ganz hoch, ihre eigene Stimme ganz tief), die Bilder in Zeitlupe oder Zeitraffer ablaufen ließ. Dadurch verloren die Bilder und Erinnerungen ihren Schrecken für die Klientin und lösten im Verlauf immer weniger negative Gefühle wie Angst, Ekel und Hilflosigkeit verbunden mit einer physiologischen Erregung aus und es gelang ihr in der Folge, sich verstärkt jenen Situationen zu stellen, die sie aus Angst vor Flashbacks zuvor vermieden hatte. Im Verlauf traten die Flashbacks immer seltener auf.

Depressionen – negatives Selbstbild

Das traumaassoziierte Gedächtnisnetzwerk ist nicht nur für die Entstehung und Aufrechterhaltung der vielfältigen Probleme der Posttraumatischen Belastungsstörung verantwortlich, sondern auch zentrale Bedingung für depressive Störungen, die bei erwachsenen Opfern eines sexuellen Missbrauchs häufig zu finden sind (Braver et al. 1992, Briere u. Runtz 1988, Jackson et al. 1990, Peters 1988, Stein et al. 1988). Zur Erklärung der Entwicklung und Aufrechterhaltung dieser Störungen und Probleme können

- die Bindungstheorie (Bowlby 1969, 1980, Ernst u. von Luckner 1985, Wolfe 1987, Thomas 2003, Gormley 2004, Muller u. Rosenkranz, 2009);
- die Theorie der gelernten Hilflosigkeit (Seligman 1995, Abramson et al. 1978, Peterson u. Seligman 1984);
- das Depressionsmodell von Beck (Beck 1970, 1983, Beck et al. 1986) herangezogen werden.

Im Zentrum der psychotherapeutischen Behandlung dieses Problembereichs steht **die Modifikation dysfunktionaler Kognitionen und Grundannahmen** und den damit assoziierten **Verhaltensstrategien**, die im Zuge der traumatischen Erlebnisse des Missbrauchs oder im Rahmen der Bewältigung dieser Erlebnisse entstanden sind bzw. aufrechterhalten werden. Bohus u. Wagner (2000) bezeichnen diese Aspekte als **traumaassoziierte Schemata**, sie sind auch den in der psychoanalytischen Literatur beschriebenen Objekt- und Selbstrepräsentationen vergleichbar. Entsprechend sieht Hirsch (2004) in der **Modifikation** der infolge des sexuellen Missbrauchs **verzerrten Selbst- und Objektrepräsentationen** eine zentrale Aufgabe der psychoanalytischen Behandlung.

Erfassung dysfunktionaler Schemata. Die Aktivierung dieser traumaassoziierten Schemata löst, ähnlich wie die Konfrontation mit traumaassoziierten Stimuli, bei den Betroffenen zumeist intensive und gewöhnlich aversive Emotionen und Spannungszustände aus. Daher wird die Aktivierung dieser Schemata von den Betroffenen so weit als möglich vermieden. Diese Vermeidung gilt es im Rahmen der Psychotherapie zu durchbrechen. Als Methoden hierfür bieten sich die **kognitive Therapie nach Beck** (Beck et al. 1986) sowie die **rational-emotive Therapie nach Ellis** (1977) an. Die gesamten Überzeugungen bzgl. des Missbrauchs, dessen Ursachen, die Selbstbeschuldigungen, Bewertungen und Erwartungen hinsichtlich der langfristigen Folgen müssen systematisch und genau erfasst werden. Dysfunktionale Grundannahmen sollten möglichst genau benannt werden, die daraus abgeleiteten Regeln und automatisierten Gedanken möglichst vollständig identifiziert und umfassend jene Argumente gesammelt werden, die *für* diese dysfunktionalen Grundannahmen sprechen.

Modifikation der dysfunktionalen Schemata. In einem weiteren Schritt sollte die/der TherapeutIn sukzessive diese Argumente im Rahmen eines **sokratischen Dialoges** kritisch hinterfragen. Von zentraler Bedeutung ist hierbei, die KlientInnen nicht direkt mit Gegenargumenten zu konfrontieren, sondern sie selbst, angeregt durch offenes Hinterfragen, dazu zu bringen, Zweifel an ihren Argumenten zu generieren. Ziel ist es, die dysfunktionalen Schemata in einer Art und Weise zu modifizieren, so dass sie zu realistischen und damit funktionalen Schemata werden, die dem gegenwärtigen Leben der KlientInnen angepasst sind (Celano et al. 2002, Massad u. Hulsey 2006). Besonders zu beachten ist, dass dysfunktionale Schemata bei sexuell missbrauchten KlientInnen zumeist über lange Zeit bestanden haben und oft das gesamte Leben von diesen Erklärungen und Bewertungen bestimmt war, so dass eine Veränderung besonders schwierig und schmerzhaft und zumeist mit großem Widerstand verbunden ist.

> **F** Das Denken einer Klientin war von der Überzeugung geprägt, dass sie den über Jahre andauernden sexuellen Missbrauch durch ihren Onkel selbst verschuldet hat. Sie war der Ansicht, sie hätte ihn durch ihr Verhalten zu den sexuellen Handlungen verleitet. Erst nach dem systematischen Herausarbeiten ihrer emotionalen Bedürftigkeit (die Beziehung zu ihren Eltern war kühl, distanziert und abwertend), der Unfähigkeit von Kindern zu erkennen, dass ihre Handlungen auch „sexuell" interpretiert werden können (z. B. wenn ein Kind sich zu jemandem auf den Schoß setzt) und des unterschiedlichen Ausmaßes an Verantwortung von Erwachsenen und Kindern für Geschehnisse, in die beide involviert sind, gelang es ihr langsam, sich von dieser Überzeugung zu lösen und die Verantwortung für den sexuellen Missbrauch dem Onkel zuzuschreiben. Besonders wichtig in diesem Prozess der kognitiven Umstrukturierung war, sich immer wieder von der konkreten Person der Klientin und den konkreten Geschehnissen zu lösen. Erst in der Bearbeitung von Situationen und Konstellationen anderer fiktiver Personen gelang es der Klientin die Irrationalität ihrer Überzeugungen und Zuschreibungen zu erkennen. Auch zeigte sich, dass die Klientin den Weg der Umstrukturierung **selbst finden** musste. Wurden auch nur geringfügige Änderungen in Form von alternativen Gedanken und Erklärungen von der Therapeutin vorgeschlagen, blieb dies ohne Effekt – die Klientin konnte diese nicht übernehmen.

Erlernen abgrenzenden Verhaltens. Auch Gefühle von Hilflosigkeit und die Unfähigkeit, sich gegenüber der Umwelt bzw. anderen Menschen und deren Forderungen abzugrenzen, sind bei Opfern eines sexuellen Missbrauchs häufig zu finden. Diese gründen sich auf die Erlebnisse der Missbrauchssituation und können durch die *Theorie der gelernten Hilflosigkeit* erklärt werden. Therapeutisches Ziel ist, dass die KlientInnen derartige Situationen erkennen und für sich Möglichkeiten erarbeiten, diese Situationen beeinflussen zu können, indem schrittweise abgrenzendes Verhalten aufgebaut wird. Dies kann durch den Einsatz von *Imaginationsübungen* unterstützt werden.

Integration abgespaltener Anteile. Bei Opfern eines sexuellen Missbrauchs werden traumaassoziierte Schemata nicht nur aus den Erlebnissen als Opfer generiert, vielmehr enthalten sie auch Emotionen, Verhaltensweisen oder Persönlichkeitseigenschaften, die bei dem/der TäterIn erlebt wurden. Werden nun mit dem/der TäterIn assoziierte Aspekte, an sich selbst wahrgenommen, so kann dies beim Opfer *massive Ablehnung* und auch *Scham* auslösen, wenn diese mit dem Selbstbild des Opfers als nicht vereinbar erlebt werden. Dieser Prozess wird auch als *Vermeidung des introjizierten Täterschemas* bezeichnet. Das zentrale Problem hierbei ist, dass im Prinzip adäquate Aspekte menschlichen Erlebens und Verhaltens, die für sinnvolle und befriedigende zwischenmenschliche Kontakte vonnöten sind – wie Ärger und Wut erleben, Forderungen stellen –, diesen Personen zur Regulation zwischenmenschlicher Kontakte nun nicht mehr zur Verfügung stehen. Hier gilt es, eine Differenzierung herbeizuführen und die primäre Assoziation mit dem Täterschema zu lösen. Dieser Prozess wird auch als *Integration abgespaltener Anteile* bezeichnet.

Sexualisierung

Die Sexualisierung der Opfer eines sexuellen Missbrauchs zeigt sich u. a. in verführerischem Verhalten und Aufforderungen zu sexuellen Aktivitäten auch in unangemessenen Situationen sowie durch Promiskuität (Courtois 1979, DeYoung 1982, Herman 1981, Meiselman 1978). Die Sexualisierung ist über den Prozess der *positiven Verstärkung* zu erklären. Vom Täter wurden „sexuelle" Körperteile übermäßig beachtet, unangemessenes „sexuelles" Verhalten belohnt und dem Opfer vermittelt, dass es nur als sexuelles Wesen einen Wert hat. Da das Opfer positive Zuwendung nur über Sexualität und sexuelles Verhalten erhielt, begründet das Opfer als Konsequenz seinen Selbstwert im Wesentlichen in diesem Bereich und entwickelt ein entsprechendes Selbstschema. Therapeutisches Ziel für diesen Bereich ist, dass die KlientInnen diese Zusammenhänge erkennen, ihr Selbstschema in diesem Bereich modifizieren und lernen, andere Bereiche zu sehen und erfahren, in welchen sie sich als wertvoll und liebenswert erleben können.

Sexuelle Funktionsstörungen

Sexueller Missbrauch und sexuelle Gewalt sind wahrscheinlich die am meisten unterschätzten Ursachen sexueller Dysfunktionen und werden als die **häufigsten Langzeitfolgen** eines sexuellen Missbrauchs beschrieben (Becker et al. 1986, Jackson et al. 1990, Hunter 1991, Myers 1989, Wyatt et al. 1993). Ängste, die negative Bewertung des eigenen Körpers, Intrusionen und Probleme, dem Partner zu vertrauen, führen dazu, dass sexuelle Kontakte vermieden werden. Dies führt sehr häufig zu Schuldgefühlen und zu Selbstabwertungen, keine richtige Frau oder kein richtiger Mann zu sein.

Entstehung und Aufrechterhaltung. Die Entstehung und Aufrechterhaltung einer sexuellen Funktionsstörung wird zumeist über die *2-Faktoren-Theorie* von Mowrer (1960) erklärt. Bestimmte Situationen und Stimuli, die Aspekten der Missbrauchserlebnisse ähneln, können negative Reaktionen auslösen, die dann auf andere sexuelle Situationen, Verhaltensweisen oder Interaktionen generalisiert werden können. Durch Vermeidungsverhalten werden diese negativen Reaktionen aufrechterhalten. Ergänzend in diesem Zusammenhang ist die Theorie von Beck und Barlow (1984, s. a. Barlow 1986) zu sehen. In dieser stehen kognitiv-attentionale Prozesse im Mittelpunkt. Sexuelle Dysfunktionen werden durch den Prozess der *kognitiven Hemmung* erklärt, die durch negative Affekte ausgelöst werden, die mit dem Gefühl der Erregung verbunden sind und bei einer Stimulierung auftreten.

Generierung von Zielen. Eine *Reflexion* der möglichen Auswirkungen eines sexuellen Missbrauchs auf das spätere sexuelle Erleben kann gerade zu Beginn der Therapie zu einer deutlichen Entlastung der KlientInnen und zu einer veränderten Sichtweise führen, was wiederum den Prozess der Zielfindung in diesem Bereich erleichtern wird. Mögliche Ziele für diesen Bereich wären, dass die KlientInnen

- die Kontrolle über ihre eigene Sexualität wiedererlangen;
- dysfunktionale Kognitionen umstrukturiert werden;
- lernen, eigene Wünsche und Vorlieben wahrzunehmen und zu äußern.

Von grundlegender Bedeutung ist jedoch, dass die KlientInnen für sich selbst die Ziele generieren.

Therapeutisches Vorgehen. Nach einer sorgfältigen Problemanalyse des sexuellen Erlebens, der sexuellen Schwierigkeiten und der sexuellen Wünsche der KlientInnen empfiehlt es sich, nach dem *PLISSIT-Modell* (Annon 1976, 1987) vorzugehen. Dieses Modell ist stufenweise nach dem Prinzip der minimalen Intervention aufgebaut und ermöglicht bei jeder/m KlientIn individuell zu entscheiden, in welchem Ausmaß diese/r eine therapeutische Unterstützung benötigt, um die jeweils generierten Ziele erreichen zu können. Ein in den meisten Fällen unverzichtbarer Bestandteil der therapeutischen Strategie in diesem Bereich wird jedoch die Arbeit am *Körperbild und Körpererleben* sein. Opfer eines sexuellen Missbrauchs erleben sich häufig als unattraktiv und lehnen ihren Körper oder Teile davon ab. Ziel ist, dass die KlientInnen lernen, ihren Körper positiv und angenehm zu erleben. Hier können **Übungen der körperlichen Selbsterfahrung** eingesetzt werden, wie sie von Hauch et al. (1986) in Anlehnung an LoPiccolo und Lobitz (1972) beschrieben werden. Da diese Übungen sehr starke negative Emotionen bei den KlientInnen auslösen können, empfiehlt es sich, insbesondere auf ein graduelles Vorgehen zu achten, um die KlientInnen nicht zu überfordern.

> **F** Ein Klient berichtete in der Therapie über massive sexuelle Probleme. Es fiel ihm sehr schwer, seinen Körper wahrzunehmen, die Konfrontation mit seinem Körper, insbesondere seinen Genitalien, löste sehr negative Gefühle aus. In einem schrittweisen Vorgehen wurde der Klient mit seinem Körper und seinen Körperempfindungen konfrontiert. Zu Beginn betrachtete sich der Klient angezogen und später ohne Bekleidung eingehend vor einem Spiegel und wurde angeleitet, die unterschiedlichen Regionen seines Körpers zu berühren und auf seine Empfindungen zu achten. Die Erfahrungen des Klienten wurden in den Therapiestunden ausführlich besprochen. Ergänzt wurden diese Übungen zudem durch Entspannungsübungen in der Badewanne, die darauf abzielten, positive Körperempfindungen zu unterstützen. In einem weiteren Schritt wurden diese Selbsterfahrungsübungen auf die Erkundung der Genitalien erweitert. Im Verlauf gelang es dem Klienten, seinen Körper und auch die sexuelle Erregung positiv zu erleben.

Einbeziehung des Partners. Dies kann in manchen Fällen sinnvoll sein. Zum einen sind für den Partner Verhaltensweisen und Reaktionen seines Partners oder seiner Partnerin oft unverständlich, wobei ein gemeinsames Gespräch hier Aufklärung bringen kann. Zum anderen sollte KlientInnen, die ihre Sexualität neu entdecken bzw. verändern, selbst bestimmen können, wann und wie sie sexuell aktiv werden wollen, um Erfolge in diesem Bereich nicht zu gefährden und eine erfolgreiche Bewältigung zu ermöglichen. Dies setzt jedoch eine funktionierende Kommunikation zwischen den Partnern voraus, die in vielen Fällen erst erarbeitet werden muss.

In der psychotherapeutischen Behandlung von Opfern eines sexuellen Missbrauchs steht die Bearbeitung des mit dem Trauma des sexuellen Missbrauchs assoziierten Gedächtnisnetzwerkes im Mittelpunkt. Dieses gilt es auszudifferenzieren, fehlende Verknüpfungen zu den anderen Inhalten des autobiografischen Gedächtnisses herzustellen sowie dysfunktionale Schemata zu modifizieren. Darüber hinaus sollten alle Probleme und Schwierigkeiten, die sich in der Folge des sexuellen Missbrauchs entwickelt haben, erfasst und daraus ein komplexes Bedingungsgefüge des Einzelfalles entwickelt werden. Aus diesem komplexen Bedingungsmodell sollte das psychotherapeutische Vorgehen abgeleitet werden.

50 Psychotherapeutische Behandlung von Sexualstraftätern

H.-J. Pitzing, H. Will

Trotz des relativ niedrigen Anteils der Sexualstraftaten an der Gesamtkriminalität rückte besonders in den 1980er und 1990er Jahren das Thema Sexualstraftäter durch grausame Straftaten stärker in das Bewusstsein der Öffentlichkeit. Es wurden die Leiden der Opfer und die der Angehörigen vermehrt wahrgenommen, so dass eine Diskussion um Strafverschärfung, intensivere Behandlungsmaßnahmen und mehr Sicherheitskontrolle begann. Verfassungsrechtlich dienen die Verbote und Strafandrohungen des Sexualstrafrechts dem Schutz der sexuellen Selbstbestimmung, die sich auf Art. 2 Abs. 1 in Verbindung mit Art. 1 Abs. 1 GG stützt.

50.1 Einführung

Begriff Sexualstraftäter

D Der Begriff Sexualstraftäter (SST) ist zunächst ein rein juristischer Sammelbegriff, der Personen mit sehr heterogener Persönlichkeitsstruktur, ggf. Psychopathologie und entsprechend unterschiedlicher Gefährlichkeitsprognose zusammenfasst (Baurmann 1991). SST ist lediglich gemeinsam, dass sie Straftaten begangen haben, die im 13. Abschnitt „Straftaten gegen die sexuelle Selbstbestimmung" des Strafgesetzbuchs (StGB) in den Paragrafen §174–184f beschrieben sind (StGB, 1998, S. 88–96).

Diese Straftaten sind zumeist
- sexueller Missbrauch von Kindern;
- sexuelle Nötigung;
- Vergewaltigung;
- exhibitionistische Handlungen;
- Verbreitung kinderpornografischer Schriften.

Aus juristischer Sicht handelt es sich dabei primär um eine Straftat, die nach dem Strafrecht verfolgt wird. Erst sekundär wird geprüft, ob die Tat im Zustand der Schuldunfähigkeit (§20 StGB) oder der erheblich verminderten Schuldfähigkeit (§21 StGB) begangen wurde. Vor Gericht überprüft der psychiatrische Gutachter im Verdachtsfall die Schuldfrage anhand der Kriterien „krankhafte seelische Störung, tiefgreifende Bewusstseinsstörung, Schwachsinn und schwere andere seelische Abartigkeit". Gegebenenfalls wird das Strafmaß reduziert oder eine freiheitsentziehende Maßregel angeordnet, die nach §63 oder §64 StGB zur Unterbringung in einem psychiatrischen Krankenhaus oder einer Entziehungsanstalt (max. 2 Jahre) führt. Im psychiatrischen Krankenhaus „hinter Mauern" muss der kranke Täter solange behandelt werden, bis er als „ungefährlich" entlassen werden kann.

Für zunächst psychisch unauffällig wirkende SST sieht das Strafgesetz Sanktionen (Haftstrafe mit oder ohne Bewährung) vor, obwohl auch dieser Täterkreis zum Teil erhebliche psychische Störungen oder Erkrankungen aufweist und therapiebedürftig ist (Frädrich u. Pfäfflin 2000).

■ Epidemiologie

Sexualdelinquenz ist im Gesamtspektrum der Kriminalität ein eher unbedeutendes Randphänomen. Lediglich bei etwa 56000 der gut 6,1 Mio. Straftaten, die von der Polizei im Jahr 2008 registriert wurden, handelt es sich um Delikte gegen die sexuelle Selbstbestimmung. Diese machen somit nur etwa 0,9 % der in der polizeilichen Kriminal-Statistik (PKS) erfassten Gesamtkriminalität aus (Bundeskriminalamt Wiesbaden 2008). Die überwiegende Mehrzahl der Sexualstraftaten wird von **Männern** verübt. Das Ansteigen der Verbreitung von Kinderpornografie ist insbesondere auf das Internet zurückzuführen mit einem Rückgang durch die technische Verbesserung kriminalpolizeilicher Ermittlungen. Sexueller Missbrauch von Kindern ist mit ca. 12000 angezeigten Verdachtsfällen pro Jahr ein **häufiges Sexualdelikt, wogegen** die Tötung eines Kindes aus sexuellen Motiven oder zur Verdeckung eines Sexualdelikts mit 1–6 Fälle pro Jahr ein konstant seltenes Ereignis ist (Kröber 1998).

Rückfälligkeit

Da Sexualstraftaten für die Opfer häufig gravierende und lebenslange Folgen haben können, fordern Öffentlichkeit und Justiz vehement den Schutz vor Rückfällen. Diese sind abhängig von unterschiedlichen, aber psychodynamisch verknüpften Faktoren, z.B. vorliegenden Störungen und Krankheiten, der kriminellen Vergangenheit, sozialen Kompetenzen und dem sozialen Empfangsraum. Dieser trägt wesentlich zur sozialen Rehabilitation bei, ohne die kaum Aussicht auf ein straffreies Leben besteht.

Unter diesem Aspekt ist die konsequente, gesellschaftliche Ausgrenzung und Isolierung von SST, wie sie in den USA manchen Ortes praktiziert und in der BRD diskutiert wird u.a. mit Veröffentlichung der Person im Internet, nach Meinung vieler Fachleute zum Scheitern verurteilt. Auch die lückenlose, zeitlich unbefristete Überwachung in Freiheit lebender Täter scheint schon aus praktischen Gründen nicht möglich zu sein. Weiterhin gefährliche und nicht durch Therapie erreichbare Täter werden in anderen Ländern (z. B. in Holland) in sog. „long-stay-units" humanitär vertretbar und, wenn nötig, bis an ihr Lebensende aus der Gesellschaft ausgeschlossen.

Die Rückfallwahrscheinlichkeit wird bei SST mit 13% bis 22% (Hanson 1996, ELZ 2001) angegeben. Durch **Therapie** kann sie unter 12% gesenkt werden (Gallagher 2001, Alexander 1999).

50.2 Diagnostik und Prognose

In der Behandlung von SST ist die Diagnostik zurzeit noch wenig (einheitlich) entwickelt. Dies hängt sicherlich damit zusammen, dass der Begriff der Sexualstraftat zunächst ein rein juristischer Begriff ist.

Diagnostische Grundlagen

Das Gericht ordnet die Zuweisung des Straftäters in eine bestimmte (Behandlungs-)Einrichtung an (Strafvollzugsanstalt, Sozialtherapeutische Anstalt, Maßregelvollzug, ambulante Psychotherapie). Hierzu wird oftmals ein medizinisch-psychiatrisches Gutachten angefertigt, das nicht nur zur **Schuldfähigkeit** sondern auch zur möglichen **psychiatrischen Diagnose** Stellung bezieht. Dies sagt aber ggf. noch nichts Konkretes über die Behandlungsmöglichkeiten des Verurteilten aus. Erst im 2. Schritt sind insbesondere Psychotherapeuten im zugewiesenen Behandlungskontext damit beauftragt, aufgrund ihrer Möglichkeiten einer längerfristigen Verhaltensbeobachtung und einer vertieften Exploration weitergehende Überlegungen bzgl. der Behandlungsbedürftigkeit und -fähigkeit einzuleiten. Implizit geht man heute jedoch davon aus, dass bei SST generell eine Behandlungsnotwendigkeit besteht, da juristische Sanktionen nur bedingt Wirkung zeigen und die Öffentlichkeit weitere Straftaten befürchtet.

Im Internationalen Klassifikationssystem (ICD-10) sind Störungen der Sexualpräferenz (F65) den Persönlichkeits- und Verhaltensstörungen zugeordnet. Das delinquente Verhalten der Sexualstraftäter wird mit Hilfe dieser diagnostischen Kategorien erfasst. Missbrauch oder Vergewaltigung sind Straftaten aber keine Diagnosen, diese müssen dann auf die zugrunde liegenden Krankheiten oder Persönlichkeitsstörungen zurückgeführt werden.

Rückfall

Prognose der Rückfallwahrscheinlichkeit. Damit richtet sich der Blick zunehmend auf die Abklärung der Rückfallwahrscheinlichkeit, auf die Prognose eines möglichen weiteren Strafverhaltens des Täters. Grundlegende Persönlichkeitszüge rücken ins Zentrum der Beurteilung von Tätern und deren Rückfallgefahr. Hierzu hat sich die von dem kanadischen Psychologen Hare (1991) entwickelte **Psychopathy Checklist Revised (PCL-R)** als bestes Instrument zur Kriminalitätsvorhersage erwiesen. Psychopathy wird an Hand von 20 Merkmalen operationalisiert, in die auch Akteninformationen der Täter einfließen (**Tabelle 50.1**).

Tabelle 50.**1** Psychopathy Checklist Revised (einige Merkmale)

Parameter	Verhaltensweisen
emotionale Charakteristika	Gefühlskälte, Mangel an Empathie, oberflächliche Gefühle, fehlende Reue und Schuldgefühle, erheblich übersteigertes Selbstwertgefühl, Stimulationsbedürfnis und ständiges Gefühl der Langeweile
interpersonelles Verhalten	pathologisches Lügen, oberflächlicher Charme und betrügerisch-manipulatives Verhalten
Lebensstil	Mangel an realistischen langfristigen Zielen, frühe Verhaltensauffälligkeiten, Jugendkriminalität, Promiskuität, polytrope Kriminalität und mangelnde Therapierbarkeit

Psychopathie in diesem Sinne wird auf ein biologisch bedingtes Defizit der kortikalen Emotionsverarbeitung zurückgeführt, das einhergeht mit einer Unfähigkeit, enge Bindungen einzugehen und aus negativen Erfahrungen (Strafe) zu lernen (Hare 1993, 1998).

Weitere **Checklisten** zur Rückfallvorhersage von Gewalt- und Sexualstraftaten:

- HCR 20 zur Vorhersage von Gewalttaten von Müller-Isberner (1998);
- SVR 20 zur Vorhersage sexueller Gewalttaten von Müller-Isberner (2000);
- MSI: Multiphasic Sex Inventory (Nichols u. Molinder 1984); Fragebogen zur Erfassung psychosexueller Merkmale bei SST;
- SCL-90-R; Symptom-Checkliste (Derogatis 1986); misst subjektiv empfundene Beeinträchtigung durch körperliche und psychische Symptome;
- „Kriterien zur Beurteilung des Rückfallrisikos besonders gefährlicher Straftäter" nach Dittmann (2000);
- RRS Rückfallrisiko bei Sexualstraftätern von Rehder (2002);
- LSI-R: Level of Service Inventory – Revised (Andrews u. Bonta 2000); Instrument zur allgemeinen Rückfallprognose und zur Feststellung des Behandlungsbedarfs von SST;
- SORAG: Sexoffender Risk Appraisal Guide (Quinsey et al. 2006); Bestimmung des Rückfallrisikos von Sexualstraftätern;
- VRAG: Violence Risk Appraisal Guide (Quinsey et al. 2006);
- FORTRES: Forensisches Operationalisiertes Therapie-Risiko-Evaluationssystem (Urbaniok 2007); Instrument zur Kalkulation des Rückfallrisikos von Straftätern und Qualitätsinstrument bei Therapien und Gutachten;

- Static-99 (Hanson u. Thornton 1999); hierunter sind nur statische Rückfallfaktoren von Delinquenten subsumiert, die durch Behandlung nicht mehr zu verändern sind.

Diese Checklisten verwenden Parameter wie Persönlichkeitsmerkmale, Lebenslauf, Art und Schwere der Straftat, Haftverhalten, sozialer Empfangsraum etc.

Psychiatrische Aspekte

Sowohl in die klinische Diagnostik wie auch in die Checklisten zur Einschätzung der Gefährlichkeit der Täter und deren Rückfallprognose fließen Parameter der ICD-10 wie auch Persönlichkeitseigenschaften, biografische Faktoren und aktuelle Probleme und Konflikte ein.

In der Praxis lassen sich bei der Mehrzahl der SST einige der nachfolgend aufgeführten psychischen Störungen und Probleme auch in Kombination festzustellen:
- Traumatisierung in Kindheit und Jugend mit Milieuschäden, Entwicklungsstörungen und -defiziten, insbesondere im sexuellen Bereich, dissoziale Entwicklung, geringe Verbalisationsfähigkeit, Ablösungsprobleme.
- Schlechte Schulbildung ohne Abschluss, mangelnde Ausbildung, berufliche Probleme, geringes Einkommen, Arbeitslosigkeit, Schulden.
- Geringe Frustrationstoleranz, mangelnde Konfliktkompetenz, Impulskontrollschwäche, Suchtprobleme.
- Beziehungsstörungen, Partnerprobleme, soziale Isolation und Ausgrenzung, Migrationshintergrund.
- Lebenskrisen, Depressionen, allgemeine gesundheitliche Probleme.
- Aggressionshemmung, erhöhte Aggressivität, Machtstreben bei geringem Selbstwertgefühl.

> **M** Allen Tätern ist trotz aller Unterschiede zum Tatzeitpunkt gemeinsam: Sie waren nicht in der Lage, ihr sexuelles Verlangen adäquat zu befriedigen, ihr Sexualverhalten gesellschaftskonform zu steuern, ihr Machtbedürfnis und ihre Impulse zu kontrollieren und nicht an Frauen oder Kindern auszuleben. Sie konnten ihr mangelhaft ausgeprägtes Selbstwertgefühl nicht durch andere Aktivitäten kompensieren oder ihre persönliche Lebenskrise nicht konstruktiv bewältigen. Es handelt sich oftmals um Männer, die Angst vor gleichberechtigten Partnerinnen haben oder keine Befriedigung ihrer sexuellen Bedürfnisse oder ihres Selbstwertes empfinden (Pitzing 2001).

Sexuelle Gewalt und sexueller Missbrauch sind daher Ausdruck einer gravierenden **Beziehungs- und Entwicklungsstörung**. Durch ein kritisches Lebensereignis, eine persönliche Lebenskrise kann sich diese psychische Störung in einer sexuellen Gewalttat manifestieren. Durch die Verfolgung der Sexualstraftat wird oftmals erst die psychische Erkrankung erkannt (Pitzing 2001).

Die Psychotherapie ist daher nur eine Methode, die hier in einem Gesamtkonzept der Sozialtherapie integriert ist. Die Gruppenpsychotherapien sind oftmals den Behandlungsprogrammen aus angelsächsischen Ländern entlehnt wie z. B. dem **„Sex Offender Treatment Program"**, abgekürzt SOTP (Berner 2001). Durchgesetzt hat sich in vielen deutschen Haftanstalten das Behandlungsprogramm für Sexualstraftäter (BPS; Wischka et al. 2001).

50.3 Behandlung

Gesetzliche Grundlagen der Behandlung

Mit dem Gesetz zur Bekämpfung von Sexualdelikten und anderen gefährlichen Straftaten vom 26.01.1998 (BGBl I 1998, S. 160ff) wird neben der Strafverschärfung die Bedeutung der Therapie von Straftätern besonders hervorgehoben. Ohne ausführlich auf das Sexualstraftätergesetz einzugehen, sollen einige wesentliche Aspekte genannt werden.

Ein wesentlicher Aspekt ist die Zustimmung und Einwilligung des Verurteilten, die nur noch bei Behandlungen, „die mit einem körperlichen Eingriff verbunden (sind)" notwendig ist. Zudem setzte der Gesetzgeber mit Hilfe von verstärkten freiheitseinschränkenden Maßnahmen auf einen verbesserten Bevölkerungsschutz vor schweren Gewalt- und Sexualstraftaten. Durch die **Einführung der Weisung für die Dauer der Bewährungszeit** (§56c Abs. 3 Nr. 1 StGB), nach der sich ein SST auch ohne seine Einwilligung einer psychotherapeutischen Behandlung zu unterziehen hat, soll nun in Einzelfällen Freiheitsentzug vermieden oder abgekürzt werden.

> **M** Psychotherapie als Möglichkeit zur Veränderung des Verhaltens von Delinquenten ist nun als gerichtliche Auflage bei allen verurteilten SST möglich und soll auch auf diesem Weg zum besseren Schutz der Bevölkerung vor Sexualstraftaten beitragen – Täterbehandlung ist Opferschutz.

In welcher Form und Einrichtung die Behandlung eines SST stattfindet, hängt, wie oben ausgeführt, zunächst von der gerichtlichen Entscheidung ab. Ist ein Täter schuldfähig, wird er i. d. R. zunächst zu einer **Freiheitsstrafe** verurteilt.

Deren Vollstreckung kann, sofern die erkannte Strafe zwei Jahre nicht übersteigt, zur Bewährung ausgesetzt werden. Andernfalls wird der Verurteilte in den Regelvollzug einer Justizvollzugsanstalt eingewiesen. Bei langjährigen Haftstrafen und dem Vorliegen einer Behandlungsnotwendigkeit und -fähigkeit muss der Strafvollzug prüfen, ob die Verlegung in eine **sozialtherapeutische Anstalt** indiziert ist.

In den beiden ersten Fällen können die Gerichte sowohl die (originäre) Strafaussetzung zur Bewährung durch Urteil als auch die Entlassung zur Bewährung nach Teilverbüßung mit der **Weisung zur ambulanten Psychotherapie** verbinden.

In der sozialtherapeutischen Anstalt ist die Therapie ohnehin Bestandteil des Vollzugs. Aber auch hier kann im Falle der Entlassung zur Bewährung eine entsprechende Therapieweisung zur ambulanten Nachsorge erteilt werden.

Ist ein Täter aber gem. §20 StGB nicht schuldfähig oder gem. §21 StGB wegen erheblich eingeschränkten Steuerungsvermögens nur vermindert schuldfähig, erfolgt (zunächst) die Einweisung in den **Maßregelvollzug** – eine Entziehungsanstalt oder ein psychiatrisches Krankenhaus –, wenn die Notwendigkeit einer Behandlung und die Gefahr bestehen, er werde weitere erhebliche Straftaten begehen.

Auf die Fragen der Zuweisung zu den verschiedenen Einrichtungen und den dort unter den jeweiligen besonderen Bedingungen durchgeführten Behandlungen gehen wir nicht ein, da wir uns im Folgenden auf die ambulante Behandlung beziehen.

Ambulante Behandlung in Fachambulanzen und freien Praxen

SST, bei denen das Gericht eine Freiheitsstrafe in Form einer Strafaussetzung zur Bewährung mit einer Weisung zur psychotherapeutischen Behandlung festgelegt hat, können zu einer Behandlung verpflichtet werden. Niedergelassene Psychotherapeuten stehen der Behandlung von SST oftmals kritisch gegenüber und übernehmen nur ungern dieses Klientel. Dies ist sicherlich auf viele Ursachen zurückzuführen, wie z. B.:

- mangelhafte Motivation der Patienten durch juristische Therapieweisung;
- Verpflichtung zur Zusammenarbeit mit Gerichten und Bewährungshilfe, dadurch Schweigepflichtentbindung und hoher Zeitaufwand;
- zeitaufwändiges Studium von Akteninformationen, Gutachten, Gerichtsurteilen;
- Probleme der Kostenerstattung durch die gesetzlichen Krankenkassen;
- Gefahr von Deliktrückfällen, dadurch Gefährdung und Imageverlust des Therapeuten;
- fehlende Fachkenntnisse über Forensik und Straftäterbehandlung;
- Schwierigkeiten in der ambulanten Behandlung von Persönlichkeitsstörungen;
- Probleme im Umgang mit Verleugnungsverhalten, Bagatellisieren und starkem Abwehrverhalten der Täter;
- Relativierung der regelhaften klientenzentrierten oder tiefenpsychologischen Gesprächsführung, Hinwendung zu deliktspezifischen und zielorientierten Interventionsverfahren.

Fachleute fordern daher schon seit Jahren, dass der dringende Bedarf an entsprechenden forensischen Fachambulanzen gedeckt wird, um ehemalige SST fachgerecht behandeln zu können.

In dem vom Deutschen Bundestag verabschiedeten Gesetz zur Reform der Führungsaufsicht und zur Änderung der Vorschriften über die nachträgliche Sicherungsverwahrung vom 13. April 2007 wurde diese Forderung aufgegriffen (BGBL, S. 513). Sie sieht den Aufbau geeigneter Forensischer Ambulanzen vor, damit gefährliche Sexualstraftäter mit gerichtlichen Weisungen in geeigneter Form überwacht, betreut und behandelt werden können. Baden-Württemberg hat mit der Kabinettsvorlage am 10. November 2009 als erstes Bundesland den flächendeckenden Aufbau von Forensischen Ambulanzen beschlossen, so dass hiermit die lückenlose fachliche Versorgung von ehemaligen Patienten aus dem Maßregelvollzug und entlassenen Straftätern aus den Justizvollzugsanstalten mit Führungsaufsicht sichergestellt werden kann.

In der ambulanten Praxis kommen Einzelbehandlungen wie auch Gruppenbehandlungen zur Anwendung. Im Folgenden wird an Hand von Falldarstellungen praxisnah erläutert, welche Problematik bei der Behandlung von SST bewältigt werden muss. Dies geschieht im 1. Fall in einer kognitiv-verhaltenstherapeutisch orientierten ambulanten Einzeltherapie. Im 2. Fall wird dies an einer ambulanten Gruppentherapie aufgezeigt, die tiefenpsychologisch-gruppendynamisch geleitet wird.

F Ambulante kognitiv-verhaltenstherapeutische Einzelpsychotherapie

Sexualstraftat. Herr M. ist 28 Jahre alt, einschlägig vorbestraft wegen sexuellen Missbrauchs von zwei Mädchen, alleinstehend, lange arbeitslos nach Verbüßung einer zweijährigen Haftstrafe. Jetzt hatte er gelegentlichen Kontakt zu der 13-jährigen Tochter seiner damaligen Partnerin gehabt, die er durch Barbesuche kennengelernt hatte. Das Mädchen entwickelte zu ihm ein vertrauensvolles freundliches Verhältnis, da er mit ihr oftmals die Freizeit verbrachte mit Aktivitäten wie Schwimmen gehen und Online-Spiele am PC bei sich zuhause. Diese gemeinsamen Freizeitaktivitäten nutzte er aus und begann zunächst mit körperlichem Kontakt beim Herumtollen, beim Schwimmen und beim gemeinsamen Auf-dem-Schoß-sitzen vor dem Homecomputer. Bald intensivierte er die körperlichen Berührungen auch im Intimbereich des Mädchens. Das Mädchen genoss diese für sie zunächst spielerisch empfundene Zuwendung und verweigerte sich erst nach längerer Zeit, als der Freund ihrer strengen Mutter mehrfach versuchte, mit ihr den Geschlechtsverkehr durchzuführen. Er drohte ihr, der Mutter zu erzählen, dass sie oftmals die Schule schwänze und heimlich zu ihm käme. Die Klassenlehrerin erfuhr schließlich über Andeutungen von ihr, dass sie sexuell belästigt und missbraucht wird und verständigte die Polizei. Untersuchungen bestätigten die mehrfachen sexuellen Übergriffe über viele Monate, so dass Herr M. erneut inhaftiert und zu einer Haftstrafe von 2½ Jahren verurteilt wurde.

Anamnestische Daten. Herr M. wuchs bei seinen sozial randständigen Eltern mit vier Geschwistern (hiervon waren zwei behindert) in einer kleinen Stadt auf. Sein Vater war Alkoholiker und erzog ihn sehr streng, auch mit heftigsten körperlichen Züchtigungen. Seine Mutter erlebte er hilflos und schwach, die ihn vor den Prügelserien seines Vaters nicht schützte. Schon früh entwickelte Herr M. Verhaltensauffälligkeiten wie Verstörtheit, Sprachverzögerung, Einnässen, Nägelkauen, Rückzugsverhalten und Einzelgängerverhalten, so dass er schließlich Suizidgedanken hatte, sich Selbstverletzungen zuzog, die Schule schwänzte und wegen Schulversagens schließlich auf die Sonderschule wechseln musste. Niemand erkannte, dass er in einem gewalttätigen und vernachlässigenden Elternhaus aufwuchs. Mit 18 Jahren wurde er von seinem Vater herausgeworfen und musste sich seitdem alleine mit Aushilfsjobs und Arbeitslosengeld durchschlagen.

Die sexuelle Entwicklung verlief bei ihm ebenfalls problematisch. Mit 8 Jahren wurde er durch seine Tante über zwei Jahre lang sexuell missbraucht, indem er gezwungen wurde, sie im Genitalbereich zu stimulieren. Ein Freund seines Vaters vergewaltigte ihn mit 13 Jahren mehrfach über viele Monate ohne Kenntnis der Eltern. Nach Beendigung der Sonderschule absolvierte er erfolgreich ein Berufsaufbaujahr und schloss mit dem Hauptschulabschluss die Maßnahme ab. Anschließend begann er als Kfz-Mechaniker eine Lehre, die er aber nach eineinhalb Jahren abbrach, da er mit seinem autoritären Meister nicht zurechtkam. Danach gelang es ihm nicht, eine feste Anstellung zu finden, so dass er sich schließlich als Gelegenheitsarbeiter durchzuschlagen begann. Er bezog nun eine eigene kleine Wohnung und hatte mit 22 Jahren erste sexuelle Erfahrungen mit einem 16-jährigen Mädchen, die sogleich schwanger von ihm wurde. Sie heirateten überhastet und bald kam das zweite Kind. Sie kauften sich eine Eigentumswohnung, in der Hoffnung, die schon angeschlagene Beziehung noch retten zu können. Seine Frau verweigerte sich ihm schließlich sexuell, Streitereien häuften sich, Schulden belasteten sie, er fühlte sich in der Erziehung seiner Kinder komplett überfordert und flüchtete in die Tabletten- und Spielsucht. Auch konsumierte er zunehmend im Internet Pornografie zur sexuellen Stimulation und Befriedigung bis er den Zugang zu kinderpornografischem Material suchte und sich hierüber mit anderen Usern über viele Monate mit tausenden von Dateien austauschte. Polizeiliche Ermittlungen stellten schließlich einen ganzen Ring von Internetkonsumenten fest, so dass Herr M. mit 24 Jahren zum ersten Mal wegen Verbreitung und Besitz von kinderpornografischem Material zu einer Haftstrafe von 2 Jahren und 4 Monaten verurteilt wurde. Nach ⅔ seiner Haftzeit wurde er auf Bewährung und mit einer Weisung zu Psychotherapie wegen Störung des Sexualverhaltens entlassen. Mit seinem Psychotherapeuten in einer Praxis kam er jedoch nicht zurecht und brach die Behandlung nach wenigen Terminen ab, zumal das Delikt vom Therapeuten nicht angesprochen wurde. Auch fasste er nicht mehr richtig Fuß im Arbeitsleben und litt unter dem Alleinsein, da sich seine Frau mittlerweile von ihm getrennt hatte. Er verfiel in Depressionen und konsumierte Drogen. Er litt unter Minderwertigkeitsgefühlen. In einer Diskothek arbeitete er nachts als DJ, in der Hoffnung, hierüber andere Frauen kennen zu lernen. In einer Bar lernte er schließlich eine fast gleichaltrige attraktive Frau kennen, die bereits mit 15 Jahren ihre Tochter bekommen und seitdem ständig zerrüttete Männerbeziehungen gehabt hatte. Es entwickelte sich eine Freundschaft, die aber nicht intensiver wurde und ohne Sexualität blieb. Da diese Frau durch ihre berufliche Auslastung als Bardame ihrer Tochter nur wenig Aufmerksamkeit schenkte, war es ihr recht, dass sich ihr neuer Freund um die Tochter „kümmerte". Sie ahnte nicht, dass sich Herr M. in sexueller Absicht der Tochter näherte und sie schließlich über einen langen Zeitraum sexuell missbrauchte.

Haftzeit und stationäre Psychotherapie. Herr M. wurde schließlich erneut verurteilt wegen sexuellen Missbrauchs eines Kindes und verbüßte eine Haftstrafe von 4 Jahren. Nun wurde er bereits zu Beginn der Inhaftierung in eine Behandlungsabteilung verlegt, in der für SST ein Behandlungsprogramm nach englischem Vorbild durchgeführt wurde. Hier begriff er das erste Mal Zusammenhänge seiner Straftaten mit seiner Biografie und Lebenssituation und entwickelte ein Interesse für sich. Aufgrund seiner guten Mitwirkung während der Haftzeit wurde er erneut vorzeitig nach ⅔ Haftverbüßung auf Bewährung entlassen mit der Auflage, eine weiterführende forensische Psychotherapie in einer Fachambulanz eines freien Trägers zu machen.

Ambulante deliktorientierte Psychotherapie. Diese ambulante deliktorientierte Psychotherapie in der Fachambulanz sollte die Nachsorgebehandlung sicherstellen und die Ursachen seiner Straftaten auch unter den Bedingungen in Freiheit weiter aufdecken, die Risikofaktoren für mögliche einschlägige Rückfälle aufzeigen und bearbeiten und Copingstrategien entwickeln, um Deliktrückfälle zu verhindern.

Förderung der Therapiemotivation. Durch klientenzentrierte Gesprächsführung und empathisches Verhalten des Therapeuten wurde die Basis für eine vertrauensvolle therapeutische Beziehung gelegt. Der Patient wurde nicht nur als Straftäter, sondern als ganze Person mit seinen Stärken und Schwächen gesehen und anerkannt.

Entwicklung von Selbstverantwortung. Nach Aufarbeitung seiner Biografie, seiner Suchtmittelabhängigkeit und seiner Kontaktangst gegenüber Frauen wurde der Patient mit seinen Straftaten erneut konfrontiert. Mit Hilfe von Deliktszenarien (Bullens 1994) wurden Empathie und Einsicht gefördert. Der Tatablauf wurde sehr detailliert rekonstruiert und durchgearbeitet. Die Entscheidungen des Täters/Patienten wurden in Form einer Verhaltensanalyse während des Tatablaufs untersucht und das typische Muster (Handlungsketten) herausgearbeitet. Diese Interventionen zielten auf die Beeinflussung von Denken, Fühlen und Handeln des Täters während der Straftaten.

Förderung von Selbstregulation. Es wurde aufgezeigt, welche negativen Folgen der Konsum von Drogen (Kontrollverlust, Jobverlust, Straftat), seine Hilflosigkeit und Ängstlichkeit gegenüber Frauen (Unzufriedenheit, soziale Isolation), sein geringes Selbstwertgefühl (Suizidgedanken) und die sexuellen Übergriffe an einem minderjährigen Mädchen (Inhaftierung, Existenzverlust) hatten.

Kognitive Umstrukturierung. Dem Patienten wurde verdeutlicht, dass er durch seine Drogenabhängigkeit in die soziale Isolation geraten war. Ferner wurde ihm gespiegelt, dass er gar nicht so unattraktiv aussähe – er litt seit frühester Jugend an seiner Schmalbrüstigkeit, als Brillenträger und an seiner Ängstlichkeit mit Mangel an Durchsetzungsfähigkeit. Im Kontakt gegenüber Frauen habe er aber nur seine negativen Erfahrungen gesehen und verallgemeinere diese.

Modifikation der sexuellen Wahrnehmung. Durch die Vorstellung, dass das Opfer seine Tochter hätte sein können, empfand der Patient Hilflosigkeit, Wut und Scham sich selbst gegenüber. Er wurde in die Lage versetzt, eigene Hilflosigkeit in seiner Kindheit zu erinnern. Ebenfalls wurde er darin bestärkt, dass sein (männliches) Aussehen für Frauen durchaus eine Attraktivität darstellt und dass er über gute Voraussetzungen verfügt, irgendwann einmal eine für ihn passende Frau zu finden, die mit ihm eine erfüllte Beziehung eingehen wird. Verdeutlicht wurde ihm auch, dass Sexualität nur ein Teil der Beziehung ist. Dies reduzierte die soziale Kontaktangst und Hilflosigkeit gegenüber Frauen.

Modifikation rückfallbegünstigender Wahrnehmung. Rückfallfaktoren wie Vermeidung von Trauer über ein leidiges Elternhaus, Nichterkennen von Überforderungssituationen

(Schulden, autoritäre Personen), Selbstmissachtung und Drogenmissbrauch wurden herausgearbeitet. Bei allen Stationen dieser Handlungskette wurden befriedigende Alternativen erarbeitet, um einen mechanischen kriminellen Handlungsablauf zu verhindern.

Stabilisierung der Persönlichkeit. Therapiebegleitend wurde veranlasst, dass die Bewährungshilfe bei der Vermittlung eines Arbeitsplatzes, bei der Suche nach einem Psychiater zur begleitenden Medikation mit Antidepressiva und einem Drogenberater behilflich war.

Nachgehende therapeutische Arbeit. Schuld- und Schamgefühle provozieren beim Täter oftmals Angst und Vermeidung. Folgen sind Fernbleiben von Therapiesitzungen oder gar Therapieabbruch. Psychotherapeuten müssen bei diesen psychisch gestörten Patienten immer wieder die therapeutische Beziehung stabilisieren, aktiv auf sie zugehen und zur Behandlung motivieren. Dies ist besonders bei aufkommenden psychischen Krisen erforderlich, da hier mit erneutem Deliktverhalten zu rechnen ist.

Therapieverlauf und Ergebnis der Behandlung. Nach 72 Stunden ambulanter deliktorientierter Psychotherapie in einem Zeitraum von 2½ Jahren hat der Patient ein vertieftes Verständnis für sein Sexualstrafverhalten, seine psychischen Störungen und sein soziales Umfeld erarbeitet.

Dem Patienten wurden seine Frustrationen und Ängste im Elternhaus, seine Unsicherheit gegenüber Frauen (eigener sexueller Missbrauch durch seine Tante) und seine Aggressionen (Eindruck, im Leben immer zu kurz zu kommen) verdeutlicht, die eine konstruktive Auseinandersetzung mit seiner Realität verhinderten. Es wurde ihm klar, dass er bislang Frustrationen, Stress und Trauer nur mit Drogen, Spielautomaten und Computerspielen bewältigen konnte. Der eigene erfahrene sexuelle Missbrauch diente ihm als Lernen am Modell.

Heute kennt Herr M. seine Risikofaktoren und seine Gefährdungen. Ihm sind der Aufbau einer suchtfreien Lebensführung, eines strukturierten Freizeitverhaltens, von sozialen Kontakten und die Aufnahme einer befriedigenden beruflichen Tätigkeit gelungen. Herr M. hat sich in einem metallverarbeitenden Betrieb vom ungelernten Arbeiter zu einem zuverlässigen Vorarbeiter mit steigendem Einkommen hochgearbeitet. Dies hat sein Selbstwertgefühl so verbessert, dass er Beziehungen zu Frauen aufnehmen und erste längerfristige befriedigende sexuelle Erfahrungen machen konnte. Schließlich heiratete er über eine Familie in der Nachbarschaft eine asiatische Frau, bezog eine kleine Mietwohnung mit ihr und baute sich über Jahre durch berufliche Tätigkeit eine sichere Existenz auf. Seine Schulden aus erster Ehe tilgte er kontinuierlich über einen Entschuldungsfonds. Den Wunsch nach eigenen Kindern verschob er über einige Jahre, um zunächst die Beständigkeit der Beziehung zu prüfen. Seit acht Jahren nach Abschluss der deliktorientierten ambulanten Psychotherapie lebt Herr M. straffrei und ohne Rückfälle. Er lebt weiterhin ohne Drogen und Alkohol.

Die **Sexualstraftat** bei diesem Patienten ist als **Symptom von mehreren psychischen Störungen** zu beurteilen. Die Behandlung ist möglich, wenn der Straftäter/Patient sich nochmals seinem Strafverhalten stellt und dies nicht abwehrt. Leugnungsverhalten würde den Zugang zur Genese der Strafhandlungen und zu den psychischen Störungen verhindern. Ursachen seiner Straftat würden unerkannt bleiben und Rückfälle würden möglicherweise dadurch provoziert.

> **Die Behandlung von Strafverhalten bedeutet immer Rückfallprophylaxe von weiteren Straftaten.**

■ Ambulante tiefenpsychologisch-deliktorientierte Gruppenpsychotherapie

In der Behandlung von SST hat die Gruppentherapie an Bedeutung gewonnen. Sie ist besonders geeignet, deliktspezifische Störungen der Beziehungsfähigkeit und -gestaltung erlebbar zu machen und sie zu verändern. Je nach Rahmenbedingungen (stationär während der Haft oder ambulant im Rahmen von Lockerungen nach Entlassung und bei Bewährungsstrafen) werden verschiedene Behandlungsmodelle diskutiert und angewendet. Im institutionellen Bereich werden zurzeit vorwiegend kognitiv-behaviorale Ansätze als geschlossene Gruppenarbeit mit strukturierten Programmen entwickelt. Einige dieser Programme sind so aufbereitet, dass sie nicht nur von Therapeuten sondern auch von geschultem Vollzugspersonal umgesetzt werden können, z. B. finden das Sex Offender Treatment Program (SOTP) von Mann u. Thornton (1998) und das Behandlungsprogramm für Sexualstraftäter (BPS) von Wischka et al. (2001) in Vollzugsanstalten Anwendung. Als Ergänzung zur Therapie haben sich, unter Berücksichtigung des ganz im Vordergrund stehenden Behandlungsziels, der Verminderung des Rückfallrisikos, speziell entwickelte Rückfallpräventionsprogramme zur Unterbrechung der delinquenten Handlungskette bewährt (Marshall et al. 1999).

Den Vorteilen dieser lerntheoretisch begründeten Programme (standardisierte und tatfokussierte Behandlungsmodule mit erleichterten Evaluationsmöglichkeiten) stehen Nachteile gegenüber: die festgelegten Programme können nur schwer auf individuelle Bedürfnisse abgestimmt werden und der Therapeut hat kaum Möglichkeiten zur exploratorischen und therapeutischen Beziehungsarbeit. So können die kognitiven Erkenntnisse wie ein Schulwissen abgefragt werden ohne die nötige emotionale Tiefe zu erreichen.

Ambulanter Bereich. Im ambulanten Bereich hat sich für die Gruppentherapie ein eher offener, pragmatisch-eklektischer und integrativer Ansatz bewährt, der, sehr verkürzt wiedergegeben, Förderung bewusster Einsicht in die eigenen Tatmotive mit der Aufforderung zum Handeln im Sinne einer Verhaltensänderung verbindet. Denn hier ist die therapeutische Ausgangslage oft sehr heterogen. Es kommen Erst- oder Rückfalltäter aus den Vollzugsanstalten zur Nachsorge mit sehr unterschiedlichen therapeutischen Vorerfahrungen oder Täter ohne Therapieerfahrung mit Bewährungsstrafen, oft unfreiwillig mit gerichtlich verfügter Therapieweisung, und – selten – therapiewillige Selbstmelder. Gemeinsam ist dieser Klientel eine häufig schwache bis fehlende Motivation und Reflexionsfähigkeit sowie Misstrauen gegenüber Therapie und Therapeuten („ich bin doch nicht verrückt").

Entscheidend für eine erfolgreiche Gruppentherapie in diesem Setting ist die Beachtung und Abklärung der Gruppenfähigkeit der prospektiven Teilnehmer. So können schwere Borderline-Fälle, z. B. mit impulsiver Aggressivität,

Kernpädophile mit Ich-syntoner Abwehr („nicht ich bin schuld, sondern die Gesellschaft, die mich ungerecht bestraft und ohne Not diskriminiert") oder nicht integrierbare Außenseiter die Gruppenarbeit behindern oder gefährden, ohne selbst davon zu profitieren. Durch zunehmende Differenzierung im forensischen Bereich hat sich eine ambulante Gruppenarbeit mit „Tatgeneigten" entwickelt, d. h. mit Männern, die sich bezüglich Kindesmissbrauch gefährdet fühlen, ohne bisher straffällig geworden zu sein (Beier 2007).

Gruppenprozess. Im aktuellen Gruppenprozess werden Abwehrstrategien und psychodynamische Phänomene (Übertragung früher Beziehungsmuster, Widerstand gegen kränkende und schmerzhafte Einsichten, Übergriffe, Dominanz und Unterwerfung, Regression etc.) in die sozial korrigierende Interaktion einbezogen. Das geschieht vor dem Hintergrund des tiefenpsychologischen Verstehens des Delikts als Symptom einer Beziehungsstörung und konflikthaften Fehlentwicklung oder einer therapeutisch schwer beeinflussbaren Persönlichkeitsstörung. Gleichzeitig wird die Veränderung des konkreten Verhaltens in und außerhalb der Gruppe durch Bearbeitung des Tatgeschehens, struktureller Defizite (z. B. Frustrationsintoleranz oder Impulskontrollschwäche) und suchtartiger Wiederholungen von delinquenten Handlungsabläufen, wie bei den meisten Exhibitionisten, angestrebt und gefördert.

Vorbesprechung und erste Therapiesitzung. Beispielhaft für diesen Ansatz werden im Folgenden die Vorbesprechung und in gedrängter Form der Ablauf der ersten Therapiesitzung einer neubeginnenden ambulanten Therapiegruppe dargestellt. Die Gruppe wurde mit sieben männlichen Gruppenteilnehmern (GT) weitgehend deliktspezifisch zusammengestellt und fand einmal wöchentlich doppelstündig abends statt. Unter Berücksichtigung des zur Verfügung stehenden Rahmens müssen sich die Angaben auf die wichtigsten Eckdaten der GT beschränken:

Anamnestische Daten. Das Alter der GT lag zwischen 31 und 65 Jahren, 6 waren wegen sexuellen Missbrauchs an Kindern, einer wegen Exhibitionismus verurteilt. Letzterer wurde aufgenommen, weil es keine andere Möglichkeit einer Therapie für ihn gab. Ein GT war noch in Haft und kam im Rahmen von Lockerungen zur Gruppentherapie, 3 hatten Haftstrafen hinter sich, davon 2 in einer sozialtherapeutischen Anstalt mit Endstrafenentlassung und Therapieempfehlung, 1 im Regelvollzug mit vorzeitiger Entlassung und Therapieauflage. Drei waren zu Haftstrafen auf Bewährung mit Therapieweisung verurteilt worden. Keiner der Missbraucher war ausschließlich auf Kinder fixiert, fast alle hatten gescheiterte Ehen oder Partnerschaften hinter sich und lebten allein. Die Zusammensetzung dieser Gruppe ist nicht repräsentativ, vermutlich findet Kindesmissbrauch am häufigsten im familiären Rahmen statt. Ivan, der Exhibitionist, beschrieb sich „wie gefangen" in einer unglücklichen Ehe mit einer dominanten Ehefrau. Eugen, 43-jährig, lebte noch in „Vollpension" bei den Eltern, die ihm bereits Haus und Vermögen überschrieben hatten. Es war auffällig und typisch für diese Tätergruppe, dass sie meist partnerlos und nicht selten in desolaten oder bizarren sozialen Umständen lebten. Einer der Missbraucher lebte allein im Haus der verstorbenen Mutter und verbrachte seine Zeit mit der Bewirtschaftung eines Gartengrundstücks zusammen mit zahllosen Kleintieren. Ein anderer, ein gelernter Gärtner, geschieden, lebte allein in einem Wirtschaftsraum der Gärtnerei seines Sohnes, dem er die Gewächshäuser versorgte. Von den 7 Männern arbeitete Bert, 31-jährig, als Küchenhelfer, Ivan als Elektriker, die anderen 5 waren entweder Frührentner oder arbeitslos.

Vorbesprechung. Im Vorfeld waren mit jedem GT mehrere vorbereitende Einzelgespräche geführt worden mit ausführlicher Anamneseserhebung und Sichtung der Akten. Fünf der 7 vorgesehenen Patienten waren zur Vorbesprechung der Gruppentherapie gekommen. Wichtige Rahmenbedingungen wurden diskutiert und vertraglich festgelegt: Schweigepflicht der GT, eingeschränkte Schweigepflicht und damit Mitteilungspflicht des Gruppenleiters (GL) einschließlich möglicher Informationsweitergabe bestimmter Daten an Bewährungshilfe oder Gericht (Kontrollfunktion), der selbstverantwortliche Umgang der Patienten mit der gerichtlichen Therapieweisung, Finanzierung der Therapiesitzungen und Grundregeln der Kommunikation und des Umgangs miteinander. Die Dynamik, Struktur und Thematik dieser Sitzung waren daher erwartungsgemäß weitgehend leiterzentriert. Die zunächst gespannte Stimmung lockerte sich schnell. Nach kurzer Zeit duzten sich alle GT und Erleichterung wurde geäußert, dass endlich offen geredet werden konnte, „wir sitzen alle in einem Boot".

Zwei Patienten waren unabgemeldet nicht erschienen, so dass ihre Teilnahme zunächst offen blieb. Karl, 61, der mit einer erheblichen Alkoholfahne gekommen war („nur ein Bierchen zum Essen"), musste an die im Einzelgespräch getroffene Vereinbarung der Nüchternheit in Therapiegruppen erinnert werden.

Erste Sitzung. In der 1. Therapiesitzung fehlt Horst, 40, Inzesttäter an seiner Tochter; Bert, dissoziale Persönlichkeitsstörung und Ivan, 53, Kroate, chronischer Exhibitionist, kommen neu dazu. Nach deren Begrüßung erläutert der GL sein Rollenverständnis als teilnehmend-beobachtender Kommentator und Interpret, der im Allgemeinen inhaltlich nicht vorangeht. Nach kurzer Phase der Unsicherheit ergreift Anton, 65, noch in Haft, die Initiative und schildert als Erster seine Delikte und deren juristische Folgen. Er hatte 2 Mädchen, die im Alter von 7 und 9 Jahren aus einem Heim entwichen waren und sich auf der Straße herumtrieben, zu Hause aufgenommen und sie dort ohne „Gewaltanwendung" missbraucht. „Die haben sich bei mir wohlgefühlt, Kinder sind noch so rein und sauber, ich habe ihnen nicht weh getan". Eugen greift das Thema auf, streift sein Delikt kurz (gegenseitige Onanie mit präpubertären Jungen in seiner Funktion als Jugendwart für Modellflugzeugbau) und nimmt ausführlich Stellung dazu. Er habe vor Gericht alles zugegeben, obwohl das Meiste in der Anklage nicht gestimmt habe, der Rechtsanwalt habe ihm das geraten, weil er sich davon ein mildes Urteil versprach. Außerdem seien die Jungen zu ihm gekommen, „die haben das alles gewollt", es war freiwillig, ohne Gewalt, sie seien ohnehin durch die Medien verdorben.

Das reizt Bert zu einer heftigen Konfrontation, da er als Kind selber unter solchen Übergriffen gelitten hatte: „Ihr wollt ja nur die Schuld von euch abwälzen." Der GL bestätigt den Eindruck, dass Eugen sich im Moment als Opfer präsentiert. Bert outet sich als Homosexueller und erzählt von seinen Erfahrungen in der Gesellschaft und von seinem diesbezüglichen Misstrauen. Der GL fasst dies als Frage an die Gruppe auf, ob Bert hier als Schwuler akzeptiert wird. Dieser bekommt wegen seiner Offenheit und seines Mutes viel Anerkennung. Jetzt drängt es Karl, der auf Bert nicht eingeht, dazu, bei Eugen anzuknüpfen und von eigenen „Opfererfahrungen" zu berichten. Er sei mit einer hohen Schmerzensgeldzahlung an die Mutter eines der Kinder (er hatte vor 2 Mädchen, 5- und 6-jährig, onaniert und sie veranlasst, sein Glied in die Hand zu nehmen) richtig ausgebeutet worden, dabei hätten die Kinder „das sehen wollen" und im Übrigen hätte er sie ja „noch nicht einmal angefasst" und betrunken sei er auch etwas gewesen. Im Vollzug sei er als „Kinderficker" körperlichen Misshandlungen ausgesetzt gewesen. Jetzt würden die Nachbarn komisch gucken und hinter seinem Rücken tuscheln. Er werde wahrscheinlich wegziehen müssen. Eugen pflichtet ihm bei. Beide beklagen die Folgen ihrer Verurteilung. Wenn in der weiteren Umgebung ihres Wohnortes ein Sexualverbrechen geschehe, würden sie jedes Mal von der Polizei aufgesucht, Karl hätte schon mehrmals den Speicheltest (DNA-Test) machen müssen. Sie seien erpressbar, jedes Kind könne sie in den Knast bringen. Eugen berichtet, dass ein 15-Jähriger von ihm 5 Euro gefordert habe zum Tanken für sein Moped, andernfalls würde er ihn bei der Polizei anzeigen, Eugen wisse schon, warum. Anton beendet die Diskussion mit der Bemerkung, dass das alles richtig sei, er habe durch die Haft Wohnung und Arbeit verloren und trotzdem: „Wenn der Orgasmus vorbei ist, macht es klick im Hirn und du fragst dich, was du eigentlich gemacht hast". Der GL greift diese Aussage auf und formuliert sie als wichtiges Thema für die nächste Sitzung. Außerdem hebt er die Eigenaktivität der Gruppe lobend hervor und äußert Verständnis dafür, dass jeder erst einmal über die Folgen seiner Straftat einschließlich seiner Gefühle als „Opfer" sprechen will, bevor er sich als Täter mit der Tat selbst auseinandersetzen kann. Mehrere GT äußern sich sehr positiv über den Beginn der Gruppenarbeit und vor allem über „die Möglichkeit, angstfrei und offen über alles reden zu können".

■ Kommentar zur Gruppenstunde

Typische Elemente der Gruppendynamik. Schon in dieser ersten Therapiestunde werden typische Elemente der Gruppendynamik und des therapeutischen Vorgehens sichtbar:
- Sehr auffällig ist die schnelle Ausbildung einer Gruppenkohärenz durch die Gemeinsamkeit der sexuellen Straffälligkeit und deren Folgen verbunden mit der ungewohnten Möglichkeit, darüber offen zu kommunizieren ohne erneute Diskriminierung zu befürchten.
- Gleichzeitig ist diese starke Solidarisierung der GT als *Gegenkraft zum „Therapiezwang"* und zur realen und fantasierten „Macht" des Therapeuten als Vertreter des Staates zu begrüßen wie auch zu problematisieren, falls daraus eine gemeinsame Abwehr entsteht.
- Ebenso typisch ist die anfängliche Betonung der *eigenen Erfahrungen als „Opfer"*, deren Deutung als Abwehr eigener Schuld auf der Hand liegt, aber nicht voreilig eingebracht werden sollte, da diese häufig traumatischen Erfahrungen real gemacht wurden. Deswegen ist es wichtiger, diese Äußerungen zunächst als indirekte Frage an den Therapeuten nach Empathie und Akzeptanz im Sinn einer „vertrauensbildenden Maßnahme" zu verstehen.

Diese Patienten brauchen eine wohlwollende und in der Beziehung zum GL Sicherheit und Akzeptanz vermittelnde Atmosphäre, bevor sie sich mit ihrer Problematik, mit ihren „verbotenen" Fantasien, Impulsen und Handlungen konfrontieren können. Sie haben sich durch ihre Straftat nicht nur in persönliche, berufliche und finanzielle Schwierigkeiten gebracht, sondern sind häufig selber als Kinder und Jugendliche traumatisiert worden. So kann die Arbeit an eigenen Erfahrungen als Opfer ihnen helfen, sich in die Situation ihrer Deliktopfer einzufühlen, d. h. Empathie zu entwickeln.

Stärkung der Selbstverantwortung. Der GT Bert deutet mit seiner Intervention an, wie die GT sich gegenseitig „auf die Schliche" kommen und konfrontieren. Das ist erfahrungsgemäß wesentlich wirksamer, weil authentischer und eher akzeptabel als entsprechende konfrontative Deutungen oder Korrektur von Fehlkognitionen durch den oder die GL. Im Verlauf der Gruppenstunde wird auch deutlich, wie die Verhaltenheit des GL die Eigeninitiative, Selbstverantwortung und Motivation der GT verstärkt und damit die auferlegte Therapie zum eigenen Anliegen gemacht werden kann. Eine starke Strukturierung birgt die Gefahr einer Passivierung und „oraler Erwartungshaltung" der Gruppe.

Reinszenierung. Im weiteren Verlauf der Gruppenarbeit konnten aktuell auftretende Beziehungsstörungen in der Gruppe nicht nur angesprochen, sondern als Übertragungsphänomene im Sinne einer Reinszenierung von *Beziehungserfahrungen* aus der Kindheit direkt erlebbar gemacht werden. Es fiel beispielsweise auf, dass Ivan nicht nur wenig sagte, sondern ausschließlich Fragen beantwortete und völlig unfähig war, sich spontan zu äußern. Dann überraschte er die Gruppe mit der Erinnerung, dass es hier für ihn genauso sei wie früher zu Hause, wo alle Kinder stumm am Esstisch saßen und nur reden durften, wenn sie dazu von den Eltern aufgefordert wurden. So konnten diese belastenden Erfahrungen in ihrem biografischen Zusammenhang verstanden und mit Hilfe der Gruppe verarbeitet werden, indem die GT ihn immer wieder darauf ansprachen und ermutigten, sich doch zu trauen und „herauszuschwätzen", wie ihm der „Schnabel gewachsen" sei.

Therapeutisch können auch Situationen genutzt werden, in denen sich das *deliktspezifische Verhalten* im gruppendynamischen Geschehen spiegelt. Bert dominierte zeitweilig die Gruppe, indem er ohne Rücksicht oder Bezugnahme auf die Interessen und Bedürfnisse der übrigen GT lange „Vorträge" über Moral und das Leben im Allgemeinen und Besonderen hielt. Er war sehr betroffen, als ihm klar wurde, wie sehr er diese übergriffige Machtausübung über andere genoss. Dieses Verhalten war ein deutliches Motiv seiner Straftaten und hatte auch eine „reparative" Funktion für sein Ich nach den Demütigungen und der Machtlosigkeit, die er als Kind erlebt hatte.

50.4 Psychotherapie

Spezifisches Patientenprofil

Wie schon geschildert, weisen SST ein weitgefächertes **Spektrum an psychischen Auffälligkeiten, Störungen** und **Krankheiten** auf. Es reicht von
- akuten, situativ bedingten Belastungsreaktionen bei ansonsten weitgehend unauffällig angepassten Persönlichkeiten über
- neurotische Fehlentwicklungen mit Ängsten und Zwängen,
- psychotische Erkrankungen,
- leichte bis schwere Persönlichkeitsstörungen insbesondere im Bereich Borderline-Störung bis zu
- geistiger Behinderung und cerebralem Abbau.

Viele Täter sind in chaotischen Verhältnissen aufgewachsen mit zerbrochenen Familien und jahrelanger Heimkarriere, sind durch Trennungen, Misshandlungen und **emotionalen Mangel** traumatisiert und haben kaum positive Beziehungserfahrungen machen und gute innere Objekte ausbilden können. Zur Tatzeit sahen sie sich manchmal in einer nicht mehr zu bewältigenden und damit **aussichtslosen Lage** durch Probleme und Konflikte in der Familie oder Partnerschaft, bei drohender oder eingetretener Arbeitslosigkeit, finanziellen Schwierigkeiten und sozialer Isolation. Vor allem Exhibitionisten benutzen das Heimliche und Verbotene ihres Entblößens sehr häufig zur Entlastung von innerem Druck in konflikthaften Situationen, mit denen sie auf andere Weise nicht umgehen können.

Nach Bekanntwerden einer Sexualstraftat erleben die Täter gesellschaftliche Diskriminierung, nach längerer Haft völlige Entwurzelung ohne soziale Kontakte, Wohnung oder Arbeit im Sinne einer weitgehenden **sozialen Desintegration**. Sie sind dem Therapeuten gegenüber oft verschlossen, misstrauisch und nicht selten aggressiv gestimmt, da sie ihre schlechten Beziehungserfahrungen auf ihn übertragen und ihn auf der realen Ebene zunächst als „Handlanger der Justiz" oder als psychologisch verkleideten Staatsanwalt und Richter fantasieren.

Sie kommen meist unfreiwillig in die Therapie mit der überwiegend **extrinsischen Motivation**, formale Nachteile zu vermeiden: Die Ablehnung ihrer Haftentlassung auf Bewährung oder der Widerruf einer auf Bewährung ausgesetzten Haftstrafe durch verweigerte oder abgebrochene Therapie. Häufig sind sie nicht gewohnt, sich und ihr Leben zu reflektieren, und sie neigen dazu, Therapie als übergriffige Einmischung oder unfreiwillige Erziehung wahrzunehmen, „ich soll ja wohl hier zurecht gebogen werden". Sie sehen wenig Sinn im Reden („was soll da anders werden") und finden oft schwer Zugang zur eigenen inneren Welt, für die sich bisher niemand interessiert hat. Hinzu kommt ihre Neigung, Probleme zu externalisieren, wie am Beispiel der Straftat deutlich wird.

Dieser Anhäufung von Schwierigkeiten steht als **intrinsische Motivation** die Angst vor erneuter Straffälligkeit und eventueller Inhaftierung mit allen privaten und beruflichen Folgen gegenüber sowie, im günstigen Fall, eine unbestimmte Angst vor dem in ihnen versteckt wirksamen „Bösen".

Besonderheiten der Psychotherapie

Von allen Psychotherapeuten wird vermutlich die schulenübergreifende Meinung geteilt, dass eine wohlwollend engagierte, gleichwohl kritische Zuwendung und die vertrauensvolle, emotionale Öffnung des Patienten Grundlage einer psychotherapeutisch tragfähigen und wirksamen Beziehung sind.

■ Vertrauen vs. Misstrauen

Diese „Öffnung" kann bei den wenigsten SST vorausgesetzt werden, im Gegenteil bestimmt das **Ringen um Vertrauen** häufig in hohem Maße den Beginn der Therapie. Die Täter werden meistens mit einer gerichtlich verfügten Auflage, oft ohne Einsicht in die Notwendigkeit oder die Möglichkeiten einer Psychotherapie, zugewiesen. Die juristisch notwendige Kontrolle über die Weisung zur Psychotherapie überschattet die gesamte Behandlung sowohl auf Seiten des Therapeuten als auch des Patienten, da das persönliche „Glück" oder Wohlbefinden im Sinne von Gesundheit an den Schutz der Allgemeinheit vor weiteren Sexualdelikten als Behandlungsziel gekoppelt ist.

Der Therapeut muss die Durchführung der Therapie bestätigen und deren Erfolg (oder Misserfolg) bei Abschluss einschätzen und im Überblick dokumentiert an den Bewährungshelfer und/oder das Gericht weiterleiten. Außerdem muss er über die subjektiv gefärbten Angaben seiner Patienten hinaus ergänzende Fakten aus vorliegenden Urteilen, Gutachten, Berichten und Stellungnahmen in der Behandlung berücksichtigen, um sich ein verlässliches Bild über Vorgeschichte, Tathintergrund und -ablauf sowie soziale Situation machen zu können, da SST oftmals ihre Tat leugnen, bagatellisieren oder verfremdet wahrnehmen.

In der ambulanten Therapie von SST ist diese **Einbeziehung von Daten**, gewonnen durch eine enge Kooperation mit Gerichten, Staatsanwaltschaft, Bewährungshilfe, Arbeitsamt etc. unverzichtbar. Da diese Informationen nicht aus der konkreten Interaktion mit dem Patienten stammen, mag dieses Vorgehen zunächst ungewohnt sein und als störend oder gar therapiefeindlich bewertet werden.

Die Erfahrung bestätigt aber das Gegenteil: Ohne die justizielle Weisung würde ein Großteil der Psychotherapien mit SST nicht zustande kommen. Therapeutisch ausgedrückt:

> **M** **Mangelnde Einsicht und Motivation müssen wie Symptome einer Ich-schwachen, unreifen oder gestörten Persönlichkeit verstanden und behandelt werden. Erst nach einer Phase der vertrauensbildenden Stützung als entscheidende Grundlage der Therapie können die Möglichkeiten und Chancen des Verstehens und Veränderns realisiert werden.**

> In der praktischen Arbeit hat sich der Grundsatz bewährt: So viel Strukturvorgabe in der Therapie wie nötig, aber so wenig wie möglich. Hiermit wird die Eigenaktivität und Initiative des Einzelnen, die Verantwortungsübernahme für das therapeutische Anliegen sowie die emotionale Beteiligung und persönliche Authentizität dieser häufig überangepassten Klientel gestärkt. Gleichzeitig soll dadurch der realen und durch Übertragung entstehenden Abhängigkeit vom Therapeuten entgegengewirkt werden, die den gewünschten Transfer der therapeutisch erarbeiteten Inhalte in die oftmals unverändert problematischen Lebensumstände des Täters nach Therapieende erschwert.

Deliktszenarium. Im Mittelpunkt jeder Straftäterbehandlung steht die schon erwähnte Bearbeitung des sog. Deliktszenariums (Bullens 1994). Dies ist die sorgfältige Rekonstruktion der Vorbereitung und des Ablaufs der Tat aus subjektivem und objektivierendem Blickwinkel einschließlich der begleitenden Fantasien und Gefühle sowie eingesetzten Abwehrstrategien. Diese präsentieren sich beispielsweise

- als *Verleugnung* („Ich wollte doch nur Wasser lassen, da kam zufällig die Frau vorbei", sagt der Exhibitionist),
- als *Bagatellisierung* („Ich hab dem Kind doch gar nicht wehgetan"),
- und als *Projektion* („Die Kinder sind zu mir gekommen, sie waren neugierig und wollten das doch"), sagt der Kindesmissbraucher.

Biografie. Weitere mit dem Delikt mehr oder weniger eng verbundene Themen entwickeln sich aus der **reflektiven Bearbeitung** der Biografie. Hier stehen frühe, traumatisierende Beziehungserfahrungen und -störungen im Vordergrund, vor allem körperliche Misshandlungen und erlittene sexuelle Übergriffe in der Familie. Unter solchen Umständen ist die Ausbildung von Rücksichtnahme und Empathie nicht zu erwarten. Weiterhin werden die psychosexuelle Entwicklung, die sexuellen Erfahrungen sowie die Ausprägung von Verwahrlosung und Frühkriminalität thematisiert. In der aktuellen therapeutischen Situation werden Aspekte des Selbstwertes, der Steuerungsfähigkeit, der Konfliktfähigkeit und Verarbeitung von Demütigung, Ausbeutung, Dominanz und Unterwerfung aufgegriffen. Nicht zuletzt müssen die schon in Zusammenhang mit der Rückfallgefahr erwähnten Faktoren berücksichtigt werden, entweder in der selektiv-strukturierten therapeutischen Interaktion oder als vorstrukturiertes Programm wie z.B. dem Sex Offender Treatment Program (SOTP) in England (Mann u. Thornton 1998).

Medikamentöse Behandlung

„Die Störung ist nicht in den Hoden, sie ist im Kopf", zitierte die Frankfurter Rundschau am 13. März 2003 den Kriminologen Prof. Egg in einem Artikel zur Frage der Zwangskastration von SST (Frankfurter Rundschau, 13.03.2003).

Zur Ergänzung der Psychotherapie dieser „Störungen im Kopf" sollen die zurzeit aktuellen **medikamentösen Möglichkeiten** erwähnt werden:

- Am bekanntesten ist die antihormonelle Behandlung mit dem Testosteronantagonisten Cyproteronacetat (Androcur), der sowohl an den Hoden wirkt (kompetitive Hemmung) wie auch über den Hypothalamus den Testosteronspiegel im Plasma senkt. Dadurch werden, abhängig von der individuellen Wirkstärke und der Dosis die sexuelle Ansprechbarkeit wie auch die Aktivität des „Erfolgsorgans" (Verminderung der Erektionsfähigkeit) herabgesetzt, allerdings nur solange das Medikament genommen wird. Problematisch können die Nebenwirkungen werden (Vitalitätsverlust, Initiativlosigkeit, Gewichtszunahme, depressive Verstimmung, Leberschädigung, Verschlimmerung eines Diabetes Mellitus u.a.). Außerdem kann die Hemmung der sexuellen Funktionsfähigkeit zu einer Steigerung der Aggressivität führen. Trotz dieser Probleme hat sich der Einsatz von Androcur vor allem bei suchtartigen Entwicklungen wie bei Kindesmissbrauch oder chronischem Exhibitionismus bewährt.
- Seit einiger Zeit werden auch LHRH-Agonisten (z.B. Trenantone) und selektive Serotonin-Wiederaufnahme-Hemmer (SSRI, z.B. Fluctin oder Paroxetin) eingesetzt. Während erstere über zentrale Wirkungsmechanismen den Testosteronspiegel auf das Niveau der Kastration senken, werden SSRI im Sinne einer Beeinflussung von depressiven und zwanghaften Symptomen mit Erfolg eingesetzt. Auch hier sind zahlreiche Nebenwirkungen beschrieben worden, wobei die SSRI am verträglichsten zu sein scheinen.

Die medikamentöse Behandlung wird parallel und als Ergänzung zur Psychotherapie eingesetzt. Manchmal kann sie durch Reduktion der suchtartigen und zwanghaft erlebten, deliktvorbereitenden Fantasien und Impulsen eine Psychotherapie erst ermöglichen.

Die chirurgische **Kastration** (als Zwangskastration verboten) wird seit den 1960er Jahren nur noch ausnahmsweise durchgeführt. Sie verhindert zwar die weitere Testosteronproduktion und senkt damit die sexuelle Ansprechbarkeit und Fantasietätigkeit in nicht vorhersehbarem Maße. Aus ethischen Erwägungen und wegen der Endgültigkeit des Eingriffs hat sie aber als Behandlungsmethode bei SST keine Bedeutung mehr.

Spezifische Anforderungen an die TherapeutInnen

Über die Diskussion hinaus, welche Psychotherapiemethoden bei welchen SST die Kriterien von Effizienz und Wirtschaftlichkeit erfüllen, besteht Einigkeit darüber, dass Therapie der Täter durch Verminderung des Rückfallrisikos auch und vor allem Opferschutz bedeutet. Diese Stärkung des Therapiegedankens hat, neben Verschärfung der juristischen Sanktionen, im Sexualstraftätergesetz von 1998 seinen Niederschlag gefunden (BGBl I, 1998, S. 160ff).

Forensischer Psychotherapeut. Die Verpflichtung zur Therapie bei Vorliegen einer Indikation setzt voraus, dass sowohl im institutionellen wie auch ambulanten Bereich genügend Therapeuten zur Verfügung stehen, die sowohl forensisch weitergebildet wie auch bereit sind, sich den Besonderheiten dieser Klientel zu stellen. Hier besteht zurzeit noch erheblicher Bedarf.

M *Forensische Psychotherapeuten müssen in hohem Maße flexibel sein und ihre Therapiemethoden der Klientel und den juristischen Voraussetzungen anpassen. Sie müssen risikobereit sein und die erhöhte Verantwortung tragen und ertragen können, die sich aus dem Erreichen oder Verfehlen des Therapieziels „Verringerung des Rückfallrisikos" ergibt.*

Da die Therapie mit SST im Allgemeinen eingebettet sein muss in ein umfassenderes Konzept von psychoedukativen und psychosozialen Maßnahmen, müssen die Therapeuten bereit sein, mit entsprechenden Einrichtungen zur Optimierung und Kontrolle des Therapieverlaufs zu kooperieren. Bildlich gesprochen schaut die Justiz ihnen dabei mit ihrem Interesse am Fortgang und der Wirksamkeit der therapeutischen Arbeit ständig über die Schulter.

Schweigepflicht und Offenbarungsbefugnis

Hier sei auch auf die Problematik der „eingeschränkten Schweigepflicht" und der Offenbarungsbefugnis des Therapeuten in der Behandlung von Straftätern hingewiesen, die vor Behandlungsbeginn mit dem Patienten abzuklären ist, damit kein Vertrauensverlust droht. Der Therapeut steht in der Arbeit mit Straftätern immer im Spannungsfeld zwischen Patient, Justiz und Gesellschaft. Dennoch gilt auch für ihn zunächst §203 StGB, in dem die Verpflichtung zur Geheimhaltung von Patientendaten festgeschrieben ist.

Da jedoch von Seiten der Justiz gegenüber dem Therapeuten durch die juristische Weisung zur Heilbehandlung eine Mitwirkungspflicht zur Erreichung des Vollzugsziels oder des Bewährungsziels besteht, sind Erwartungen und Ansprüche der Justiz gegenüber dem Therapeuten vorhanden, die eine Abweichung gegenüber der uneingeschränkten Schweigepflicht notwendig macht.

In der Behandlung von (noch) inhaftierten SST hat sich die psychotherapeutische Fachkraft sogar gem. §182 Abs. 2 und 4 StVollzG „gegenüber dem Anstaltsleiter bzw. dem Anstaltsarzt oder dem in der Anstalt mit der Behandlung des Gefangenen betrauten Psychologen zu offenbaren, soweit dies für die Aufgabenerfüllung der Vollzugsbehörde oder zur Abwehr von erheblichen Gefahren für Leib oder Leben des Gefangenen oder Dritter erforderlich ist." Es besteht damit sogar eine **Offenbarungspflicht** nicht nur während der Inhaftierung, sondern auch nach der Entlassung des Inhaftierten gegenüber der Strafvollstreckungskammer.

Der Therapeut wird in der Straftäterbehandlung ggf. durch die Gerichte angehalten, Therapieverlaufsberichte und prognostische Erwägungen über den Patienten anzufertigen, die den Behandlungsverlauf so verdeutlichen, dass der Strafvollstreckungskammer eine eigenverantwortliche prognostische Beurteilung nach §67 d Abs. 2 StGB möglich ist. Für den Therapeuten besteht ggf. auch eine Offenbarungspflicht gegenüber Gerichten bei Rückfallverhandlungen: Sofern der Patient etwa auf Anraten seines Verteidigers den Therapeuten von der Schweigepflicht entbindet, kann der Therapeut sich dann **nicht** mehr auf sein Zeugnisverweigerungsrecht berufen, wenn er als sachverständiger Zeuge geladen wird (vgl. §53 Abs. 2 StPO). Er **muss** wie jeder andere Zeuge auch *vollständig und wahrheitsgemäß* aussagen und *darf nichts verschweigen*.

Diese entscheidende Abweichung der Straftäterbehandlung gegenüber der allgemeinen Psychotherapie muss mit dem Täter/Patienten vor Behandlungsbeginn besprochen und in einem Behandlungsvertrag fixiert werden. Außerdem ist es erforderlich, dass der Patient den Therapeuten von der Schweigepflicht schriftlich entbindet, damit die geforderten Informationen übermittelt werden können. Psychotherapeuten fürchten dadurch oftmals einen Vertrauensverlust gegenüber dem Patienten, der als verurteilter Straftäter ohnehin die Justiz fürchtet. Es muss eine hohe Transparenz über den Informationsaustausch von Patientendaten eingehalten werden, damit der Patient ständig über die Rolle und Position des Therapeuten informiert ist. „Transparenz statt Abstinenz" (Urbaniok 2000) ist in der Behandlung mit Straftätern notwendig, um die therapeutische Beziehung wenigstens in Ansätzen vertrauensvoll gestalten zu können.

Eine weitere Belastung in der Behandlung von SST ist, dass die Therapeuten mit Realitäten und Fantasien im aggressiv-sadistischen Bereich konfrontiert werden, die schwer erträglich sein können. Sie rufen nicht nur Gefühle von Ablehnung, Abscheu und Entsetzen hervor, sondern durch Verführung zur Identifikation vor dem Hintergrund des eigenen sexuellen Erlebens auch Neugier, Erregung und Faszination: „bad men do what good men dream". Die Bedeutung dieses Wechselbades intensiver Gefühle sowohl im diagnostischen wie auch therapeutischen Prozess muss sich jeder Therapeut sehr bewusst machen und die Möglichkeiten der Supervision als Hilfe zur Klärung schwieriger Therapiesituationen nutzen. In diesem Zusammenhang kann auf die Problematik der Unterschiedlichkeit von Empfindungen bei weiblichen und männlichen Therapeuten nur hingewiesen werden.

Reaktion und Gegenübertragung. Da das Symptom „Straftat" auch bei den Therapeuten einer starken sittlich-moralischen Wertung unterliegt, können bei ihm unbewusste Bestrafungsimpulse ausgelöst werden. Diese drücken sich z. B. darin aus, dass er in einer Art kriminalistisch-inquisitorischer Verfolgung eine Abgleichung der subjektiven Tatschilderung des Täters mit dem im Urteil beschriebenen Tatablauf versucht oder dies gar als Voraussetzung für die weitere Arbeit fordert. Dieser angeblich therapiestiftende „Geständniszwang" mag eher Frucht eines solchen Gegenübertragungsgefühls des Therapeuten sein, entstanden durch die vordergründige Weigerung des Täters, sich der schamvollen Demütigung durch den Nachweis seiner Schuld zu stellen. Angesichts der Delikte und ihrer Opfer kann diese „Geständnisabwehr" den Therapeuten empören und ihn veranlassen, den Vergewaltiger oder sexuellen Missbraucher zu einer möglicherweise unzutreffenden, emotional unwirksamen und eine aufdeckende psychotherapeutische Arbeit verhindernden Gefälligkeits- oder Erwünschtheitsaussage als Lippenbekenntnis zu „nötigen". In dieser möglichen *„Vergewaltigung des Vergewaltigers"* zeigt sich in typischer Weise die Heftigkeit der Emotionen, denen sich der Therapeut ausgesetzt sieht. Kröber (1993, S. 140) stellte relativierend fest: „Offen ist in der Gegenwart allerdings der tatsächliche Nutzen des Geständnisses (...) zur Einsicht und Besserung des Täters führt dieses Geständnis selten." Damit soll die Bedeutung des Deliktszenariums und dessen Bearbeitung in keiner Weise in Frage gestellt werden.

Ausbildung. Die hier beispielhaft beschriebenen besonderen Anforderungen an die Psychotherapie und Psychotherapeuten von Straftätern im Allgemeinen und SST im Besonderen werden in der standardisierten psychotherapeutischen Ausbildung nicht vermittelt. Diese muss in **berufsbegleitenden Fortbildungsmaßnahmen** durch Theorie und Praxis der forensischen Psychotherapie erweitert und ergänzt werden, wie sie in verschiedenen Bundesländern bereits angeboten werden. Niedergelassene Psychotherapeuten in eigener Praxis ohne forensische Fachkenntnisse fühlen sich häufig durch die besondere Problematik dieser Klientel überfordert, geängstigt oder in ihrer therapeutischen Grundhaltung beeinträchtigt. Darüber hinaus entsteht durch die nötige institutionelle Zusammenarbeit, Aktenstudium und Berichterstattung ein zeitlicher Mehraufwand, der durch die Gebührenordnung der gesetzlichen Krankenversicherung nicht gedeckt ist. Daher sind die Gründung und der Ausbau weiterer fachspezifischer Ambulanzen für die psychotherapeutische Versorgung der SST zu begrüßen und zu fordern (Heim 2002, Pitzing 2001).

Wir hoffen, durch die vorliegende Darstellung einen versachlichenden Überblick über ein Thema zu geben, das seit Jahren in der Öffentlichkeit und den Medien kontrovers und auf sehr unterschiedlichem Niveau diskutiert wird. Es sollte die Aufmerksamkeit auch darauf gelenkt werden, dass ein therapeutisches Engagement für diese Randgruppe zwar sinnvoll und erwünscht ist, die personellen, institutionellen und finanziellen Voraussetzungen im ambulanten Bereich dem Behandlungs- und Nachsorgeanspruch bisher aber nicht genügen. Dies ist von Bedeutung, da die Rückfallgefahr in den ersten 1–2 Jahren nach Entlassung aus der Haft am höchsten ist (ELZ 2001, S. 261) und sehr stark vom Ausmaß der sozialen Reintegration abhängt.

Der Behandlungserfolg therapeutischer Maßnahmen mit dieser Klientel lässt sich auch statistisch signifikant nachweisen. Es wird immer Täter geben, die als unbehandelbar eingestuft und zum Schutz der Öffentlichkeit möglicherweise lebenslang „weggesperrt" werden müssen. Für alle anderen gilt, was Boetticher (2000, S. 212), Richter am Bundesgerichtshof a. D., vor Jahren bereits forderte: „Die Politik und die Justiz sind (...) aufgefordert, nicht nur kurzfristige Lösungen anzubieten, sondern alle Anstrengungen zu unternehmen und dazu auch erhebliche Mittel einzusetzen, damit Sexualstraftäter nicht nur verurteilt und weggeschlossen werden. Ist eine Intervention möglich, dann ist erfolgreiche Rehabilitation immer noch der beste Schutz der Gesellschaft vor Sexualstraftaten."

VII Rahmenbedingungen der Berufspraxis

51 Gesundheitspolitische Grundlagen der ambulanten Psychotherapie im Rahmen der gesetzlichen Krankenversicherung

52 Sozialrechtliche Rahmenbedingungen und Sozialarbeit

53 Rechtliche Grundlagen psychotherapeutischen Handelns

54 Ethik in der Psychotherapie und der Psychotherapieausbildung

51 Gesundheitspolitische Grundlagen der ambulanten Psychotherapie im Rahmen der gesetzlichen Krankenversicherung

A. Dahm

> Ziel dieses Beitrags ist es, einen kurzen Überblick über die gesundheitspolitischen, d.h. gesetzlich vorgegebenen und durch die Selbstverwaltung ausgestalteten Grundlagen der ambulanten Psychotherapie im Rahmen der gesetzlichen Krankenversicherung zu geben. Weiterhin soll in diesem Zusammenhang kurz über die hierfür notwendigen ökonomischen Grundlagen referiert werden. Hierzu ist sicherlich einleitend ein Blick auf die geschichtliche Entwicklung, die zur heutigen Ausgestaltung geführt hat, sinnvoll.

51.1 Ambulante Psychotherapie in ihrer geschichtlichen Entwicklung

In der Bundesrepublik Deutschland kann die Entwicklung der ambulanten Psychotherapie als Bestandteil der vertragsärztlichen Versorgung in 6 Phasen unterteilt werden (Faber u. Haarstrick 1994 und 2009, Dührssen 1994).

Phase 1. Die 1. Phase beginnt mit dem Inkrafttreten der 1. Psychotherapie-Richtlinien im Jahr 1967. Der Bundesausschuss der Ärzte und Krankenkassen hatte die Aufgabe, den psychotherapeutischen Versorgungsbereich in der gesetzlichen Krankenversicherung festzulegen und gleichzeitig abzugrenzen. Dabei ist zu bedenken, dass durch die Formulierung des Krankheitsbegriffs auf der Grundlage der Reichsversicherungsordnung damals nur die aktuelle und **akute neurotische Krise** als Krankheit anzusehen war. Für ihre Behandlung wurden die **analytisch begründeten Therapieverfahren** bereitgestellt, wobei damals der Begriff der tiefenpsychologisch fundierten Psychotherapie als Möglichkeit zeitlich verkürzter und konzentrierter Behandlungsverfahren eingeführt wurde. Mit diesen Psychotherapie-Richtlinien von 1967 beginnt überhaupt erst eine ambulante Psychotherapie zu Lasten der gesetzlichen Krankenversicherung in der Bundesrepublik Deutschland.

Phase 2. Die 2. Phase der Entwicklung wird mit der Neufassung der Psychotherapie-Richtlinien im Jahr 1976 eröffnet. Die Rechtsprechung hatte inzwischen das Indikationsgebiet Psychotherapie um die **chronifizierten neurotischen Erkrankungen** erweitert. Dazu kam die Ausdehnung der Leistungspflicht für die gesetzliche Krankenversicherung um die medizinischen Leistungen zur Rehabilitation auch im Bereich der Psychotherapie durch das 1974 in Kraft getretene Rehabilitations-Angleichungsgesetz.

Phase 3. Mit dem 1. Oktober 1987 begann die 3. Phase in der Entwicklung der psychotherapeutischen Versorgung. Die Richtlinien des Bundesausschusses der Ärzte und Krankenkassen wurden in vollständig überarbeiteter Form neu vorgelegt. Nach mehrjährigen Beratungen, intensiven Diskussionen mit Sachverständigen und Anhörung der führenden Vertreter unterschiedlichster Therapieverfahren und -methoden wurden in diesen Richtlinien erstmals Erläuterungen zur **Verbindlichkeit des Krankheitsbegriffs** in der vertragsärztlichen Versorgung und klare Entscheidungshilfen für die Auswahl geeigneter Therapieverfahren gegeben. Mit der Einführung der **Verhaltenstherapie** und ihrer methodischen Abgrenzung auf bestimmte Indikationsgebiete wurde eine wesentliche Erweiterung des Behandlungsspektrums erreicht. Zur Ergänzung der Psychotherapie wurde die **psychosomatische Grundversorgung** definiert und inhaltlich konkretisiert.

Phase 4. Die 4. Phase kann mit dem Beginn der deutschen Wiedervereinigung 1989 angesetzt werden. In dieser Phase stand insbesondere die Schaffung von **Übergangsregelungen** für die Psychotherapie in den neuen Bundesländern, d.h. der ehemaligen DDR, im Vordergrund, die einen möglichst reibungslosen Übergang der dortigen psychotherapeutischen Versorgung in die nach den Psychotherapie-Richtlinien definierte gewährleisten sollten.

Phase 5. Ein wesentlicher Einschnitt und der Beginn der 5. Phase ist mit der Verabschiedung des **Psychotherapeuten-Gesetzes** im Frühjahr des Jahres 1998 erfolgt. Aufgrund dieser Gesetzesinitiative wurden die neuen Heilberufe
- der Psychologischen Psychotherapeuten und
- Kinder- und Jugendlichen-Psychotherapeuten geschaffen,

die von nun an im Bereich der Psychotherapie selbstständig und eigenverantwortlich tätig werden. Die beiden neuen Heilberufe erhalten eigene **Approbationen** und können bei Nachweis einer berufsrechtlichen Qualifikation innerhalb der Richtlinien-Psychotherapie auch eine Zulassung bzw. **Ermächtigung zur vertragsärztlichen Versorgung**, verbunden mit ordentlicher bzw. außerordentlicher Mitgliedschaft in den Kassenärztlichen Vereinigungen, erhalten. Dies beinhaltet dann auch die Wählbarkeit in die Vertreterversammlungen der Kassenärztlichen Vereinigungen und vollgültiges Mitspracherecht in den entsprechenden Gremien. Das Psychotherapeuten-Gesetz stellt somit einen erheblichen Schritt in der Entwicklung der Psychotherapie in der vertragsärztlichen Versorgung dar.

Eine **sechste Phase** begann mit den Beschlüssen des Gemeinsamen Bundesausschusses vom 20.12.2007 zur Definition psychotherapeutischer Verfahren, Methoden und Techniken und zur Einführung des sog. „Schwellenkriteriums" bei der Prüfung auf Anerkennung als psychotherapeutisches Verfahren. Dies sind grundlegende Weiterentwicklungen der bestehenden Psychotherapie-Richtlinie.

Fazit. Auf diesem geschichtlichen Hintergrund ist festzuhalten, dass mit den Initiativen von Kassenärzten und Krankenkassen die Psychotherapie aus einer Privatbehandlung, die nur wenigen, finanziell entsprechend ausgestatteten Personen zur Verfügung stand, zu einer **Leistung der gesetzlichen Krankenversicherung** wurde, auf die jeder Versicherter bei entsprechender Indikation einen **Rechtsanspruch** hat, zu dessen Erfüllung ihm qualifizierte Psychotherapeuten zur Verfügung stehen. Damit wurde eine bahnbrechende Entwicklung eingeleitet und ein Versorgungsangebot zur Verfügung gestellt, das auch international keinen Vergleich zu scheuen braucht.

51.2 Inhalte der Psychotherapie-Richtlinie des Gemeinsamen Bundesausschusses der Ärzte und Krankenkassen

Die sog. Psychotherapie-Richtlinie des Gemeinsamen Bundesausschusses (GBA) regelt die Durchführung der Psychotherapie in der vertragsärztlichen Versorgung und stellt somit den Rahmen dar, der durch die Regelungen der Psychotherapie-Vereinbarungen ausgestaltet wird.

Allgemeiner Teil. Sie enthält einen allgemeinen Teil, in dem eine Abgrenzung der Psychotherapie als Krankenbehandlung nach den Richtlinien gegenüber allgemeinen Maßnahmen der Lebensberatung bzw. Lebenshilfe vorgenommen wird. Weiterhin wird eine allgemeine Definition von Psychotherapie als Krankenbehandlung gegeben. Hier finden sich auch die Definitionen von Psychotherapieverfahren, Psychotherapiemethode und psychotherapeutischer Technik.

Behandlungs- und Anwendungsformen. In einem weiteren Abschnitt der Richtlinie werden dann psychotherapeutische Behandlungs- und Anwendungsformen aufgeführt. In diesem Teil werden die anerkannten psychotherapeutischen Verfahren und die Möglichkeiten ihrer Anwendung z.B. als Einzel- bzw. Gruppenbehandlung genannt.

Psychosomatische Grundversorgung. Ein nächster Abschnitt der Richtlinie definiert die psychosomatische Grundversorgung, welche die spezifische Psychotherapie ergänzt. Schließlich werden in der Psychotherapie-Richtlinie Anwendungsbereiche und Leistungsumfang der anerkannten Psychotherapie-Verfahren festgelegt.
- Im Kapitel **Anwendungsbereiche** werden Indikationen, d.h. Krankheiten bzw. Krankheitsbilder aufgeführt, bei denen eine Behandlungsbedürftigkeit bzw. -notwendigkeit für Psychotherapie besteht. In diesem Kapitel finden sich zudem Ausschlusskriterien, die eine Psychotherapie nach der Richtlinie nicht zulassen.
- Im Kapitel **Leistungsumfang** werden die Anzahl der Behandlungsstunden, die in einzelnen Bewilligungsschritten festgelegt sind, und die Höchstgrenze an Behandlungsstunden für die einzelnen psychotherapeutischen Verfahren und übende und suggestive Interventionen im Rahmen der psychosomatischen Grundversorgung festgelegt.

Rahmenvoraussetzungen. Weitere Abschnitte der Richtlinie regeln das sog. **Konsiliar-, Antrags- und Gutachterverfahren** für Psychotherapie, die **Qualifikationsvoraussetzungen** zur Durchführung der Psychotherapie und der psychosomatischen Grundversorgung für Ärzte und Psychologische Psychotherapeuten und Kinder- und Jugendlichen-Psychotherapeuten im Rahmen der psychotherapeutischen Versorgung. Diese Abschnitte legen lediglich Rahmenvoraussetzungen fest, die in den Psychotherapie-Vereinbarungen zwischen der Kassenärztlichen Bundesvereinigung und den Spitzenverbänden der Krankenkassen konkretisiert werden.

Anlage 1 der Psychotherapie-Richtlinie. Darin sind Verfahren aufgeführt, die keine eigenständige Psychotherapie im Sinne der Richtlinie darstellen, jedoch im Rahmen eines übergeordneten Therapiekonzeptes Anwendung finden können. Weiterhin sind in dieser Anlage auch Methoden aufgeführt, welche die Erfordernisse der Psychotherapie-Richtlinie nicht erfüllen.

Fassung. Die Psychotherapie-Richtlinie liegt aktuell in der Fassung vom 19. Februar 2009 vor, die am 18. April 2009 in Kraft getreten ist. Die 1. Fassung dieser Richtlinien datiert vom 3. Mai 1967.

51.3 Psychotherapie-Vereinbarungen zwischen der Kassenärztlichen Bundesvereinigung und den Spitzenverbänden der Krankenkassen

Wie bereits gesagt, wird der durch die Psychotherapie-Richtlinie des Gemeinsamen Bundesausschusses (GBA) vorgegebene Rahmen durch die spezifschen Psychotherapie-Vereinbarungen mit den Spitzenverbänden der Krankenkassen (ab 2011 ersetzt durch eine Vereinbarung mit dem GKV Spitzenverband) näher ausgestaltet. So regeln die Psychotherapie-Vereinbarungen u.a. das Nähere über die **Qualifikationsvoraussetzungen** zur Erbringung von Psychotherapie, die **Abrechnung** von Leistungen in Einrichtungen gemäß §117 Abs. 2 SGB V, die **Kooperation** zwischen ärztlichen und Psychologischen Psychotherapeuten bzw. Kinder- und Jugendlichen-Psychotherapeuten, das **Gutachterverfahren** in der Psychotherapie und die **Vordrucke**, die in der ambulanten Psychotherapie Verwendung finden. Auf einige Gesichtspunkte der Richtlinie und dieser Vereinbarungen sei noch kurz etwas näher eingegangen, da sie häufiger in der Diskussion stehen.

Konsiliarverfahren

Da die Psychologischen Psychotherapeuten bzw. Kinder- und Jugendlichen-Psychotherapeuten durch das Psychotherapeuten-Gesetz zu eigenen Heilberufen geworden sind, war eine Weiterführung des früheren Delegationsverfahrens nicht mehr notwendig. Das Gesetz sieht jedoch anstelle dessen vor Aufnahme einer Psychotherapie durch einen Psychologischen Psychotherapeuten oder Kinder- und Jugendlichen-Psychotherapeuten die Einführung eines sog. Konsiliarverfahrens vor. Dieses Konsiliarverfahren ist in der neuen Psychotherapie-Richtlinie festgelegt worden. Dabei war insbesondere die Überlegung ausschlaggebend, dass dieses Verfahren kein weitergeführtes bzw. verkapptes Delegationsverfahren darstellen soll.

> **M** Der *Konsiliararzt* hat sich nicht zur spezifischen Indikation für die Psychotherapie zu äußern, sondern lediglich den Ausschluss somatischer Ursachen, ggf. – sofern er dies für erforderlich hält – auch psychiatrischer Ursachen, im Hinblick auf eine Kontraindikation für die jetzige Durchführung einer Psychotherapie vorzunehmen.

Konsiliarbericht. Gesetzlich ist weiterhin festgelegt, dass der Konsiliarbericht spätestens nach Abschluss der probatorischen Sitzungen und vor Aufnahme der Psychotherapie vom Psychologischen Psychotherapeuten bzw. Kinder- und Jugendlichen-Psychotherapeuten veranlasst werden muss. Dafür wurde ein eigenständiges Formular entwickelt, das Muster 7 der Vordruckvereinbarung. Hiermit wird der Patient an den Konsiliararzt überwiesen. Auch für den Konsilarbericht wurde ein eigenes Muster 22 in der Vordruckvereinbarung erstellt. Die ausführliche Form dieses Musters erhält der anfordernde Therapeut im Original, während der 1. Durchschlag zum Verbleib beim Konsiliararzt bestimmt ist. Der 2. Durchschlag geht direkt vom Konsiliararzt an die Krankenkasse, wobei diese die Mehrzahl der (auf den für den Therapeuten und den Konsiliararzt bestimmten Fassungen enthaltenen) Fragen des Formulars aus datenschutzrechtlichen Gründen geschwärzt erhält. Die Krankenkasse wird lediglich vom Konsiliararzt darüber informiert, ob derzeit aus seiner Sicht Kontraindikationen für eine psychotherapeutische Behandlung bestehen und ob eine ärztliche Mitbehandlung für erforderlich gehalten wird.

Konfliktfälle. Dieser Weg wurde gewählt, damit im Konfliktfall die Krankenkasse direkt über Bedenken des Konsiliararztes informiert werden kann, ohne dass ggf. die entsprechenden Informationen nur über den Psychologischen Psychotherapeuten oder Kinder- und Jugendlichen-Psychotherapeuten der Kasse zur Kenntnis gelangen.

Weiterhin ist in den Psychotherapie-Richtlinie festgelegt, dass im Konfliktfall, d.h. wenn der Psychologische Psychotherapeut oder Kinder- und Jugendlichen-Psychotherapeut trotz festgestellter Kontraindikation durch den Konsiliararzt dennoch den Patienten dazu anhält, einen Antrag auf Psychotherapie zu stellen, die Krankenkasse eine Begutachtung durch den Medizinischen Dienst der Krankenkassen veranlasst.

Qualifikation der Konsiliarärzte. Zu den Regelungen zum Konsiliarverfahren gehört auch die Festlegung der Qualifikation der den Konsiliarbericht abgebenden Ärzte. Danach sind bei der Psychotherapie von Jugendlichen und Erwachsenen alle Ärzte mit Ausnahme einiger, die nur auf Überweisung in Anspruch genommen werden können, zur Abgabe des Konsiliarberichts berechtigt. Bei dieser Festlegung war die Aufgabenstellung des Konsiliarberichts durch das Gesetz ausschlaggebend, wonach primär die Abklärung bzw. der Ausschluss somatischer Ursachen gefordert ist. Aus diesem Grunde wurde die Zahl der den Konsiliarbericht abgebenden Ärzte möglichst weit gefasst.

Der Konsiliarbericht im Falle vorgesehener Psychotherapie **bei Kindern** kann laut Richtlinien lediglich von Pädiatern, Kinder- und Jugendpsychiatern, Internisten, Allgemein- und praktischen Ärzten abgegeben werden. Selbstverständlich können bei der Abgabe des Konsiliarberichts für Kinder ggf. im Hinblick auf die als evtl. zusätzlich notwendig angesehene psychiatrische Abklärung auch Nervenärzte oder Psychiater hinzugezogen werden, sofern dies der Konsiliararzt für angezeigt hält.

Dokumentation und Evaluation psychotherapeutischer Leistungen

In der Psychotherapie-Richtlinie wurde 1998 die Absichtserklärung eingefügt, dass zum 01.01.2000 ein Verfahren zur Dokumentation psychotherapeutischer Leistungen und zur Evaluation der Prozess- und Ergebnisqualität zwischen den Vertragspartnern der Psychotherapie-Vereinbarungen vereinbart werden solle. Diese Absichtserklärung hat in der Folgezeit im Arbeitsausschuss (inzwischen Unterausschuss) Psychotherapie-Richtlinie zu ausgiebigen Diskussionen geführt, die jedoch bisher noch nicht zu einem konkreten Ergebnis geführt haben. Ein ursprünglich im Arbeitsausschuss erarbeiteter Dokumentationsbogen für die Erfassung von Diagnose, Therapiezielen zu Beginn und Therapieerfolg bzw. -ergebnis am Ende einer Psychotherapie sollte in einem Bereich einer Kassenärztlichen Vereinigung erprobt werden. Dafür war als Anreiz für die freiwillig an dieser Erprobung beteiligten Therapeuten eine Befreiung vom Gutachterverfahren für entsprechende Behandlungsfälle vorgesehen. Der Bundesausschuss hat jedoch die Verabschiedung einer entsprechenden „Erprobungsklausel" in den Psychotherapie-Richtlinien im Jahre 2000 abgelehnt. Somit konnte die in den 1998 beschlossenen Richtlinien enthaltene Absichtserklärung bisher nicht umgesetzt werden. Die Diskussion über die Evaluation von Prozess- und Ergebnisqualität in der Psychotherapie und deren Umsetzung wird jedoch inzwischen mit erneuerter Intensität fortgesetzt.

Gutachterverfahren in der Psychotherapie

Kritik. Dieses Gutachterverfahren steht seit Beginn seiner Einführung in der Kritik unterschiedlicher Seiten. Wesentliche Kritikpunkte am bestehenden Gutachterverfahren sind:

- Das Gutachterverfahren kann den darin enthaltenen *Qualitätssicherungsaspekt* nicht gewährleisten, weil die von den Therapeuten geschriebenen Begründungen standardisiert sind. Demnach wird ein individueller Fall dem bestehenden Schema der Begutachtung angepasst, damit die erhoffte Befürwortung durch den Gutachter eintritt.
- Dadurch wird auch der individuelle Patient der Begründung der Antragstellung angepasst bzw. so geschildert, dass eine Befürwortung durch den Gutachter erwartet werden kann. Es werden vielfach **höhere Kontingente beantragt**, als in der Realität für eine erfolgreiche Behandlung des Patienten notwendig sind, damit sich der Aufwand des Antragsverfahrens für den Therapeuten lohnt.
- Das Gutachterverfahren erreicht **keine Aussonderung** von unqualifizierten Therapeuten, da sich aufgrund einer gutachterlichen Ablehnung keine Sanktionsmöglichkeiten gegenüber dem Therapeuten anschließen.
- Der mit dem Gutachterverfahren gegebene **bürokratische Aufwand** bindet ansonsten für die Therapie freiwerdende zeitliche Valenzen des Therapeuten.

Seitens der Gutachter wird zu diesen Vorwürfen entgegnet:

Entgegnungen. *Zu 1. und 2.:* Im Wesentlichen gelinge es bei Studium des Begründungsteiles zur Psychodynamik des Patienten bzw. zur Verhaltensanalyse, die Qualität des Therapeuten zu erkennen. So ist es nach Aussage der Gutachter möglich, zu identifizieren, ob es sich um individuell begründete Anträge auf Psychotherapie handele.

Zudem stelle das Gutachterverfahren eine wirksame **Kontrolle der Prozessqualität** dar. Die Gutachter verweisen in diesem Zusammenhang nicht so sehr auf die Ablehnungsquoten des Gutachterverfahrens, die sich zwischen 3–4 % in den jeweiligen Verfahren bewegen, sondern auf die wesentlich höheren Änderungsquoten von Anträgen, die zwischen 12 und 15 % bei den jeweiligen Verfahren liegen und insbesondere auf die häufiger auch bei der Befürwortung von Anträgen vorliegende Begleitkorrespondenz mit den Antragsbegründenden.

Zu 3.: Das Gutachterverfahren erfüllt durchaus einen **Qualitätssicherungsaspekt** in der Psychotherapie. Dies gilt vor allem im Hinblick auf die Begründungen von Berufsanfängern. Weiterhin sorgt das Gutachterverfahren für einen Zwang zum fortgesetzten **Selbstkontrollieren** des Therapeuten. Es ermöglicht zudem den **Dialog** zwischen Gutachtern und Therapeuten, der auch fruchtbar für die Behandlung des Patienten sein kann, wie sich an den oben aufgeführten Daten ersehen lässt.

Sanktionsmöglichkeiten im Sinne eines Entzuges zur Berechtigung zur Durchführung von Psychotherapie kann und soll das bestehende Gutachterverfahren nicht leisten.

Zu 4.: Der beklagte bürokratische Aufwand bei der Antragstellung geht nicht wesentlich inhaltlich über das hinaus, wozu der Arzt bzw. Therapeut zur Dokumentation der Krankengeschichte des Patienten ohnehin verpflichtet ist. Zudem wird der Arzt bzw. Therapeut durch die Begründung der Antragstellung zur **Präzisierung** der Diagnostik, Indikationsstellung und Prognose des Patienten gezwungen, was wiederum dem Patienten selbst bzw. dessen qualifizierter Behandlung zugute kommt.

Fazit. Die Kassenärztliche Bundesvereinigung hält das Gutachterverfahren im Sinne eines Qualitätssicherungsaspekts nach wie vor für eine sinnvolle Institution, denkt jedoch schon seit einiger Zeit über notwendige bzw. sinnvolle **Modifizierungen** dieses Verfahrens nach. Dabei wird insbesondere auch in einer AG des Unterausschusses Psychotherapie über Ergänzungen des Verfahrens durch obligatorische Einbeziehung psychometrischer Testung und der Patientenperspektive diskutiert.

51.4 Sicherstellung von ambulanter psychotherapeutischer Versorgung

Im System der vertragsärztlichen Versorgung sind die Vertragsärzte bzw. Vertragspsychotherapeuten gesetzlich verpflichtet, die Sicherstellung der Leistungen zu übernehmen, auf die ein Versicherter der gesetzlichen Krankenversicherung einen Rechtsanspruch hat. Dies gilt auch für Psychotherapie. Aufgrund der Tatsache, dass bei Einführung der Psychotherapie in die vertragsärztliche Versorgung keine ausreichende Zahl qualifizierter Ärzte zur Durchführung der Behandlung zur Verfügung stand, wurde damals das *Delegationsverfahren* eingeführt.

Nur so konnte der Bedarf an Psychotherapien hinreichend gedeckt und eine qualifizierte Behandlung sichergestellt werden. Seither hat sich die Zahl der Therapeuten sowohl auf Seiten der Ärzte als auch auf Seiten der Psychologischen Psychotherapeuten und Kinder- Jugendlichen-Psychotherapeuten ständig vermehrt. Die aktuellen Zahlen mit Stand vom 31.12.2009 lauten für das Bundesgebiet:

- ca. 5300 ärztliche Psychotherapeuten;
- ca. 13400 Psychologische Psychotherapeuten;
- ca. 1300 Kinder- und Jugendlichen-Psychotherapeuten.

51.5 Ökonomische Grundlagen

Sachleistungsprinzip und Wirtschaftlichkeitsgebot in der vertragsärztlichen und -psychotherapeutischen Versorgung

Wie die gesamte vertragsärztliche Versorgung unterliegt auch die Psychotherapie dem sog. **Sachleistungsprinzip, das nach wie vor im Rahmen der gesetzlichen Krankenversicherung Gültigkeit hat. Danach hat jeder Versicherte der gesetzlichen Krankenkasse, das sind zum jetzigen Zeitpunkt über 90% der Bevölkerung in der Bundesrepublik, bei entsprechender Indikation einen Rechtsanspruch auf die ihm zustehende ärztliche Behandlung.**

Dies gilt somit auch für Psychotherapie nach der Psychotherapie-Richtlinie und den Psychotherapie-Vereinbarungen. Der Versicherte muss für eine entsprechende Psychotherapie keinerlei Kosten selbst übernehmen bzw. keine Selbstbeteiligung für einen bestimmten Prozentsatz der entstehenden Kosten tragen.

Die Therapeuten unterstehen jedoch gemäß §70 SGB V dem Wirtschaftlichkeitsgebot. Dies ist in §70 Abs. 1 SGB V am eindeutigsten festgelegt: Dem Versicherten stehen Leistungen zu, die ausreichend, zweckmäßig und wirtschaftlich, erbracht werden. Die Wirtschaftlichkeit der jetzigen Behandlung kann auch durch nachträgliche Wirtschaftlichkeitsprüfungen kontrolliert werden. Dies ist allerdings im Bereich der Psychotherapie nicht gegeben, da durch das oben näher erläuterte Gutachterverfahren gleichsam eine *vorweggenommene Wirtschaftlichkeitsprüfung* stattfindet.

Psychotherapie unter dem Budget

Im gesamten SGB V ist seit dem Gesundheitsstrukturgesetz 1992 die sog. *Beitragssatzstabilität* eine der obersten Maximen. Dies ist z. B. im Paragraphen 71 SGB V festgelegt. In §85 SGB V wird u. a. eine Budgetierungsphase des Gesamthonorars zwischen 1993 und 1995 festgesetzt. Diese seit 1993 festgelegte Budgetierung bedeutete für die Erbringung psychotherapeutischer Leistungen, dass die Einzelleistung aufgrund **sinkender Punktwerte** unter dem Budget weniger honoriert wurde. Vor der Budgetierungsphase waren die psychotherapeutischen Leistungen aus der Gesamtvergütung „ausgedeckelt" und wurden nach festen Punktwerten vergütet. Obgleich die Kassenärztliche Bundesvereinigung dem Bundesgesundheitsministerium im September 1992 vor Inkrafttreten des Gesundheitsstrukturgesetzes nochmals die ambulante Psychotherapie als einen besonders förderungswürdigen Bereich dargestellt hatte, sah dieses sich nicht in der Lage, sie aus dem Budget auszugliedern. Seitens des Bewertungsausschusses wurde im Oktober 1994 durch die 10-prozentige Anhebung der Punktwerte im Bereich der psychotherapeutischen Leistungen versucht, dennoch eine gewisse Aufwertung der einzelnen psychotherapeutischen Leistungen vorzunehmen.

Das Psychotherapeuten-Gesetz sah für das Jahr 1999 eine weitere Budgetierung der Ausgaben für ambulante Psychotherapie vor, die auf Basis der im Jahr 1996 regulär gezahlten Vergütungen im ambulanten Bereich und zusätzlich der bisher außerhalb der vertragsärztlichen Versorgung im Erstattungsverfahren durchgeführten psychotherapeutischen Leistungen maximal um höchstens 1% der im Jahr 1997 entrichteten Gesamtvergütung angehoben werden könnte. Auch dies war allerdings keine unverrückbare Ausgabenobergrenze, da die Gesamtvertragsparteien diese Ausgabenvolumen erhöhen könnten, wenn

- die tatsächlichen Ausgaben der Krankenkassen für psychotherapeutische Leistungen im Rahmen des Erstattungsverfahrens im Jahr 1997 höher waren als dieser 1-prozentige Anteil an der Gesamtvergütung oder
- der Punktwert, der für die Auszahlung an die psychotherapeutischen Leistungserbringer im Rahmen der Honorarverteilung maßgeblich ist, den durchschnittlichen Punktwert für Beratungs- und Betreuungsgrundleistungen nach Kapitel B II EBM mehr als 10% unterschritt.

Die weitere Entwicklung hat gezeigt, dass das entsprechende Budget nicht mit den Leistungsanforderungen korrespondierte, was letztlich in eine höchstrichterlichen Rechtssprechung mündete, die den Punktwert für antrags- und gutachterpflichtige Psychotherapie auf damals 10 Pfennig festlegte.

Erst mit der Honorarreform 2009 konnte eine Vergütung nach festen Eurosätzen für die Richtlinientherapie wieder hergestellt werden. Danach werden pro Therapiestunde 80,08 Euro vergütet. Im Jahre 2009 wurden insgesamt ca. 1,25 Milliarden Euro für ambulante Psychotherapie vergütet.

Der Beitrag gibt eine fokussierte Zusammenfassung über die Rahmenbedingungen der ambulanten Psychotherapie in der vertragsärztlichen bzw. -psychotherapeutischen Versorgung. Dabei wurden nach einem einleitenden kurzen historischen Abriss über die verschiedenen Phasen seit Inkrafttreten der ersten Psychotherapie-Richtlinien wesentliche Gesichtspunkte der aktuellen Psychotherapie-Richtlinie und -Vereinbarungen dargestellt. Insbesondere wird dabei auf das dort festgelegte Konsiliar- und das Gutachterverfahren eingegangen. Schließlich erfolgt ein kurzer Ausblick auf die andauernden Diskussionen zur Evaluation und Dokumentation ambulanter Psychotherapie und abschließend eine kurze Darstellung der ökonomischen Grundlagen.

52 Sozialrechtliche Rahmenbedingungen und Sozialarbeit

F.-P. Begher

Durch die zunehmende Ökonomisierung des Gesundheitswesens werden in der praktischen Durchführung psychotherapeutischer Leistungen die den Patienten betreffenden sozial- und sozialversicherungsrechtlichen Rahmenbedingungen immer bedeutsamer. Nicht nur in der Klinik, sondern zunehmend auch in der ambulanten Versorgung kommen Psychotherapeuten nicht mehr umhin, sich zu vergegenwärtigen, welche juristischen und administrativen Hintergründe die Therapiegestaltung beeinflussen und an welchen Stellen sich Auswirkungen auf den psychotherapeutischen Prozess ergeben.

52.1 Sozialrechtliche Rahmenbedingungen

Krankenversicherung. In der Regel kann man davon ausgehen, dass ein Patient zur Behebung seiner psychischen Beschwerden zunächst zu Lasten seiner gesetzlichen oder privaten Krankenversicherung psychotherapeutische Hilfe ersucht. Dies ist, abgesehen von der Erfordernis, den Kostenträger von der Notwendigkeit der Maßnahme zu überzeugen, noch relativ eindeutig. Treten im weiteren Krankheitsverlauf jedoch, z.B. durch teure Psychopharmaka, lange Krankenhausbehandlungen und andauernde Arbeitsunfähigkeitszeiten mit Krankengeldbezug hohe Kosten auf, so wird sehr schnell die Zuständigkeit im mehrgliedrigen Gesundheitswesen überprüft und es wird an *andere Träger* verwiesen. Dies geschieht dann nicht selten schon nach wenigen Wochen und ohne ein Abwarten der maximal möglichen 78 Wochen Krankengeldbezugszeit. Der Patient hat hierbei ebenso wie der Behandler nur begrenzt Einflussmöglichkeiten (Begher 2002).

Ganz entscheidende Bewertungsfragen ergeben sich hierbei einerseits aus der *Kausalität der Symptomatik* zum Verweis an die Berufsgenossenschaften und zum anderen zur möglicherweise *gefährdeten Erwerbsfähigkeit*, die die Zuständigkeit auf den jeweiligen Rentenversicherungsträger überträgt.

Arbeits- oder Erwerbsunfähigkeit. Für den Behandler ist es wichtig, scharf zu trennen zwischen der Arbeitsunfähigkeit des Patienten bezogen auf die zuletzt ausgeübte berufliche Tätigkeit und der möglicherweise nicht nur vorübergehend geminderten Erwerbsfähigkeit für sämtliche Tätigkeiten auf dem allgemeinen Arbeitsmarkt. Dabei sollte für die Entscheidung, ob Rehabilitationsmaßnahmen durch die Rentenversicherung zu unterstützen sind in erster Linie der *objektive Krankheitszustand* des Patienten unter Berücksichtigung des bisherigen Verlaufs maßgeblich sein.

Der Rentenversicherungsträger wird, um bei gefährdeter Erwerbsfähigkeit und bei ausreichenden Erfolgsaussichten eine Berentung zu vermeiden, *medizinische Rehabilitationsleistungen* durchführen, die in der Regel eine Krankenbehandlung zu Lasten der Krankenkasse zunächst einmal unterbrechen. Nicht mehr nur die Behandlung sondern auch die gutachterliche *sozialmedizinische Bewertung* des Krankheitsgeschehens gewinnen dann zunehmend an Bedeutung für die weitere Entwicklung (Schneider et al. 2001).

Rentenbegehren. Der Wunsch nach Rente und noch nicht abgeschlossene Antragsverfahren bedeuten ebenso wie befristete Renten in aller Regel eine sehr ernste Beeinträchtigung der psychotherapeutischen Prognose. Hierdurch werden bei Patienten häufig Versorgungskonflikte und Wiedergutmachungsansprüche aktiviert, deren Bearbeitung vor diesem realen Hintergrund oft sehr schwierig und vielschichtig sein kann. Da eine mögliche Verbesserung der gesundheitlichen Situation meist gleichbedeutend mit einer getrübten Aussicht auf Ersatzleistungen ist, wird es häufig notwendig sein, den psychotherapeutischen Prozess entsprechend anzupassen (Bückers 2001).

Behinderung. Begleitend hierzu ergibt sich bei längeren Krankheitsverläufen die Frage nach dauerhaften Einschränkungen im Sinne einer Behinderung, welche die Beantragung von Nachteilsausgleichen an die *Versorgungsämter* begründen, auf die Bewertung der Erwerbsminderung durch die Rentenversicherung jedoch keinen Einfluss haben. Neben den Vorteilen, die ein Behindertenausweis vor allem bei einem gefährdeten Arbeitsplatz bietet, sei jedoch auch auf Nachteile bei der Stellensuche und die Gefahr von Stigmatisierungseffekten hingewiesen. Wenn die zu behandelnde Erkrankung mittels einer festgeschriebenen Behinderung amtlich anerkannt wird, ergeben sich zudem für die in der Psychotherapie gewünschten Veränderungen deutlich geringere Spielräume.

Wohnungshilfen. Die Leistungen des ambulant betreuten Wohnens werden in Zeiten knapper Kassen immer deutlicher auf den Personenkreis behinderter Menschen eingegrenzt. Obwohl ein nicht kleiner Teil der Patienten von alltagsbegleitenden Hilfen deutlich profitieren kann, kommt es so zu einer Leistungsbegrenzung, die den Behandler schnell in die Rolle des Gutachters drängt, der die therapeutisch nicht erwünschte Manifestierung von Einschränkungen und Handicaps zur Erlangung der psychosozialen Hilfe attestieren muss.

Arbeitslosigkeit. Durch die neuen „Gesetze für moderne Dienstleistungen am Arbeitsmarkt"(„Hartz" I–IV) haben sich einschneidende Veränderungen vor allem für langzeitarbeitslose Menschen ergeben (Jäger u. Thomé 2008). Das vom Gesetzgeber verlangte „Fördern und Fordern" überfordert Patienten mit psychischen Erkrankungen sehr häufig, ohne dass bislang adäquate Unterstützung für diesen Personenkreis in spezialisierten beruflichen Maßnahmen angeboten wird. Bei einer nicht nur vorübergehenden, mehr als sechs Monate anhaltenden Einschränkung der Erwerbsfähigkeit unter drei Stunden am Tag erfolgt zudem der Leistungsübergang vom Arbeitslosengeld II in die Sozialhilfe bzw. die Grundsicherung für dauerhaft Erwerbsgeminderte.

Arbeitssituation. Langwierige und komplizierte Krankheitsverläufe, wie sie in der Psychotherapie durchaus üblich sind, können zu erheblichen Beeinträchtigungen der Arbeitskraft und z. T. zu deutlichen, auch krankheitsbedingten Störungen der Beziehungen am Arbeitsplatz führen. Auf beiden Seiten des Arbeitsverhältnisses kommt es zu „Ermüdungserscheinungen", die nicht selten in der Beendigung der Arbeitsbeziehung enden. Patienten neigen in einer solch belastenden beruflichen Situation häufig zur Vermeidung. Vorschnelle **Kündigungen** oder **Arbeitsplatzwechsel** ohne ausreichende Betrachtung möglicher Handlungsalternativen sind jedoch oft nur von vordergründigem und kurzfristigem Erfolg. Auch sollten vermeintliche **Mobbing-Situationen** zunächst in ihrer interpersonellen Bedeutung analysiert und verstanden sein, bevor manchmal unumgängliche arbeitsrechtliche Schritte verfolgt werden. Arbeitgeber versuchen nicht selten, durch personenbedingte Kündigungen oder **Aufhebungsverträge** mit Abfindungen unbequeme oder nicht mehr ausreichend leistungsfähige Mitarbeiter an die Arbeitsämter abzugeben.

> **M** Da die Arbeitstätigkeit bei aller Belastung für eine Vielzahl der Patienten von immenser strukturierender und selbstwertregulierender Wirkung ist, sollten solche scheinbaren Lösungsversuche mit den Patienten immer sehr kritisch hinterfragt und alle Handlungsoptionen realistisch und pragmatisch durchgearbeitet werden.

52.2 Sozialarbeit in der psychotherapeutischen Versorgung

Bis vor wenigen Jahren gab es in der praktischen Tätigkeit von Sozialarbeitern und Sozialpädagogen nur wenig Trennschärfe zu den Aufgabengebieten der in der psychotherapeutischen Versorgung tätigen Psychologen und Ärzte. Seit mit der Einführung des Psychotherapeuten-Gesetzes diese Abgrenzung klarer definiert ist, gilt es mehr denn je für die in der psychotherapeutischen Versorgung tätigen Berufe sozialer Arbeit, ein neues Profil zu entwickeln und die aufgrund der Aus- und Weiterbildung sehr individuellen Schwerpunkte und spezifischen Interessen in ein **Gesamtbehandlungskonzept** zu integrieren, das den Patienten in den Mittelpunkt der Betrachtung stellt.

> **M** Obwohl jede beratende Tätigkeit, welche die Interaktionen der beteiligten Personen einbezieht, immer auch Auswirkungen auf den psychotherapeutischen Prozess haben wird, ist es in der aktuellen Situation sinnvoller, dass die besonderen Qualifikationen der originären sozialarbeiterischen Tätigkeit im Vordergrund stehen vor dem im engeren Sinne psychotherapeutischen Vorgehen.

Die folgenden Ausführungen beziehen sich demzufolge auf diesen Teil sozialarbeiterischen Handlungsrepertoires.

Grundsätzliches

Hilfe zur Selbsthilfe. Ähnlich wie in der Psychotherapie erfolgen sozialarbeiterische Interventionen personenbezogen. In aller Regel ist der behandelte Patient hierbei mündig und im Vollbesitz seiner mentalen Fähigkeiten. Daraus ergeben sich für das methodische Vorgehen gewisse Implikationen. Anders als in allgemeinpsychiatrischen Arbeitsfeldern wird es nur in Ausnahmefällen nötig sein, konkrete Handlungsschritte für den Patienten zu übernehmen. Auch benötigen Psychotherapiepatienten eher selten eine personelle Begleitung zur Erledigung der anstehenden Aufgaben. Zudem ist eine dauerhafte „Stand-by-Funktion" bei den meisten Patienten eher hemmend für die Entwicklung eigener lebenspraktischer Fähigkeiten. Der Sozialarbeiter wird also vor allem in der Position benötigt, in der es darum geht, den Patienten zu Eigenaktivität zu befähigen und mit dem nötigen Hintergrundwissen wie auch entsprechender Handlungskompetenz auszustatten (**empowerment**; Herriger 2006).

> **M** Der Sozialarbeiter wird in aller Regel auf Wunsch des Patienten aktiv. Alle Schritte erfolgen transparent und in enger Absprache mit dem Patienten. Die Beratung und Befähigung des Patienten steht im Vordergrund des Handelns. Das Nutzen und Fördern patienteneigener Ressourcen ist zentraler Bestandteil sozialarbeiterischen Vorgehens. Die einzelnen Schritte sind zielgerichtet und ermöglichen sukzessive autonome Handlungen des Patienten.

Brauchen alle Patienten einen Sozialarbeiter? Die moderne Psychotherapie versteht sich als eine Heilmethode, die, anders als in ihren Anfängen, heute allen Alters- und Sozialschichten ein Behandlungsangebot macht. Viele Untersuchungen zeigen zudem, dass **soziale Einfluss- und Umgebungsfaktoren** mit psychischen Befunden korrelieren (Hurrelmann et al.2003, Berth et al. 2006). Wenn die Psychotherapie nicht im sprichwörtlich „luftleeren Raum" arbeiten soll, ist sie dringend darauf angewiesen, die aktuellen Lebensverhältnisse und sozialen Belastungsfaktoren nicht nur mitzubetrachten, sondern auch deren Beeinflussung und positive Gestaltung mit im Blick zu haben.

Nicht jeder Psychotherapiepatient benötigt hierzu einen Fachberater, sondern kann mit der nötigen vorhandenen oder mittels Therapie erworbenen Sozialkompetenz und einem veränderten Verhaltensspektrum anstehende Probleme eigenständig bewältigen. Sehr häufig sind jedoch im Krankheitsverlauf Wechselwirkungen zwischen **ungünstigen äußeren Bedingungen** und **inneren Bewältigungsmöglichkeiten** zu beobachten, die allein durch psychotherapeutische Interventionen nicht zu entzerren sind. Ebenso können sich infolge langer Krankengeschichten ungünstige Rahmenbedingungen entwickelt und manifestiert haben, die eine fachkompetente Unterstützung notwendig machen.

Indikationen. Patienten, die eine psychotherapeutische Behandlung aufsuchen, sind häufig durch eine oder mehrere der folgenden psychosozialen Problemlagen zusätzlich beeinträchtigt:
- nicht abgeschlossene Schul- oder Berufsausbildung;
- lange Krankheitszeiten, drohender Arbeitsplatzverlust, Konflikte am Arbeitsplatz;
- Arbeitslosigkeit, Arbeitsplatzsuche;
- Wohnungsprobleme, ungeklärte oder unbefriedigende Wohnsituation;
- Vernachlässigung der Versicherungs- und Versorgungssituation;
- Verschuldung, riskanter Umgang mit Finanzen;
- juristische und sozialversicherungsrechtliche Auseinandersetzungen, Delinquenz;
- gesellschaftlicher Rückzug, Vereinsamung, Isolation.

Sind im Einzelfall die Belastungen besonders gravierend oder anhaltend, und stehen dem Patienten nur unzureichende eigene Bewältigungsmöglichkeiten zur Verfügung, dann sollte der behandelnde Psychotherapeut eine sozialarbeiterische Beratung erwägen und den Patienten dazu ermutigen, entsprechende Hilfsangebote in Anspruch zu nehmen.

Methodisches Vorgehen

Sozialanamnese. Ausgangspunkt der sozialarbeiterischen Beratung ist das Erstellen einer ausführlichen Sozialanamnese. Da durch den Psychotherapeuten bereits relevante biografische Daten und Ereignisse erfasst und beleuchtet sind, sollte dabei vor allem auf **berufliche, materielle, häusliche und juristische Einzelheiten** fokussiert werden. Die umfassende Bestandsaufnahme ist unabdingbare Grundlage für die zu entwickelnden Veränderungsschritte. Darüber hinaus ermöglicht ein ausführlicher Erstkontakt sowohl das Entstehen einer persönlichen Beziehung, als auch den ausreichenden Einbezug des Patienten in Art und Umfang der notwendigen Aktivitäten.

Hierbei ist es wichtig, unter Berücksichtigung der tatsächlich aus fachlicher Sicht anstehenden Handlungsschritte und der individuellen Wünsche und Vorstellungen des Patienten zu einer **gemeinsamen Problemdefinition** zu gelangen. Wenn möglich erfolgen bereits eine erste Zielsetzung und die Vereinbarung eines **zeitlich definierten Handlungsplans**.

Zeitrahmen. Anders als im psychotherapeutischen Kontakt, der die Beziehungsgestaltung in den Vordergrund des Handelns rückt, ist es für die sozialarbeiterische Beratung im Regelfall nicht notwendig, an einen festen Zeitrahmen (z. B. 50 min) für die Beratungseinheit festzuhalten. Auch eine Regelmäßigkeit der Interventionen, z. B. im Wochentakt, ist nicht von vorneherein sinnvoll. Vielmehr gilt es, ausgehend vom vereinbarten Vorgehen, **feste Termine** einzuräumen, die der Überprüfung und Weiterentwicklung der weiteren Schritte dienen. Der Patient sollte hierbei in hohem Maße an der weiteren Gestaltung der Beratung beteiligt sein, um gemeinsam flexibel auf die besonderen Einflüsse der parallel laufenden psychotherapeutischen Behandlung reagieren zu können.

Auch wenn es institutionelle Gegebenheiten teilweise erfordern, ist es grundsätzlich nicht sinnvoll, die sozialarbeiterische Beratungstätigkeit fest an die Notwendigkeit der psychotherapeutischen Behandlung zu koppeln. Im Einzelfall kann es vielfach notwendig sein, den Beratungsprozess über die Behandlungszeit hinaus zu verlängern. Auch kann die sozialarbeiterische Intervention vor einer geplanten Psychotherapie notwendig werden, um die Durchführung derselben überhaupt erst zu ermöglichen.

Offene Sprechstunde. Für aktuell auftretende Schwierigkeiten und Fragen empfiehlt sich zudem das Angebot einer offenen Sprechstunde, was eine schnelle und unkomplizierte Kontaktaufnahme zur Sozialberatung ermöglicht.

Außenorientierung. Typisch für die sozialarbeiterische Tätigkeit ist die Außenorientierung. Bei Bedarf sollte deshalb ein **Miteinbezug des Partners** oder anderer wichtiger Bezugspersonen in gemeinsame Themen angeboten werden. Auch der **Arbeitgeber** kann im Einzelfall an gemeinsamen Gesprächen teilnehmen, wobei hier größte Sorgfalt auf die Vermeidung einer drohenden Stigmatisierung und die Gefahr von Grenzverwischungen zwischen zu schützenden privaten und arbeitsbezogenen Bereichen gelegt werden muss.

Soziale Gruppenarbeit. Eine weitere sozialarbeiterische Intervention ist das Anbieten fester Gruppen, die vorrangig der Erarbeitung psychosozialer Themenkomplexe dienen und sowohl **themenzentriert-interaktionelle** als auch **pädagogische und beratende** Interventionen ermöglichen (Cohn u. Terfurth 1993). Gruppenangebote sind hierbei sehr häufig auf einzelne Themenbereiche begrenzt. Ein besonderes Merkmal sozialer Gruppenarbeit liegt in der besonderen Beachtung von äußeren Zusammenhängen und dem Miteinbezug von familiären, beruflichen und gesellschaftlichen Netzwerken. Bei Gruppenangeboten ist es zwar üblich und für den gemeinsamen Arbeitsprozess durchaus förderlich, wenn die Sitzungen regelmäßig stattfinden, es besteht jedoch auch hier keine Notwendigkeit, an Rahmenbedingungen festzuhalten, wie sie für die psychotherapeutische Gruppe beschrieben sind.

Netzwerkarbeit

Ein zentrales Merkmal sozialarbeiterischer Tätigkeit ist der **Miteinbezug von Fremdressourcen** in die Beurteilung und für die Erarbeitung von Handlungsansätzen bei psychosozialen Problemkonstellationen. Sozialarbeiter werden demzufolge immer einen besonderen Blick für die den Patienten umgebenden potenziellen Hilfesysteme haben. Neben der besseren Nutzung der bestehenden äußeren Ressourcen des Patienten geht es häufig auch darum, neue Unterstützungssysteme zu finden, um den erreichten Therapieerfolg zu festigen und zu verhindern, dass durch die überfordernde Konfrontation mit belastenden Lebensbedingungen Erfolge wieder gefährdet werden.

Unter Berücksichtigung der eigenen Ressourcen des Patienten soll ein Miteinbezug fremder Hilfen nicht zum Ersatz für die Erarbeitung eigener Möglichkeiten werden, sondern für einen möglichst vorübergehenden Zeitraum ein rasches Zurückfallen in altes Verhalten vermeiden helfen. Eine gute Kenntnis der örtlichen Angebote sollte hier in Verbindung stehen mit einer hohen Bereitschaft zu Kooperation und gemeinsamem Austausch. Bei einem Zusammentreffen mehrerer verschiedener Hilfsangebote ist es zudem außerordentlich wichtig, dass es zu einer Abstimmung der einzelnen Unterstützungsleistungen kommt. Hilfreich sind hier vor allem **Case-Management-Modelle** (Wendt 1999, Löcherbach et al. 2005), welche die Koordinierung und Leitung der einzelnen Aktionen ermöglichen.

Zusammenarbeit mit anderen Berufsgruppen

> Grundsätzlich ist der sozialarbeiterische Handlungsbedarf unabhängig von der Indikation zur psychotherapeutischen Behandlung zu sehen. Das bedeutet, dass sowohl während ambulanter als auch bei stationärer Therapie, die zusätzliche Versorgung durch ein sozialarbeiterisches Angebot indiziert sein kann.

Für alle an der Behandlung und Betreuung des Patienten beteiligten Personen und Berufsgruppen sollte selbstverständlich sein, dass es eines ständigen Abgleichs der geplanten Interventionen bedarf, um ungünstige und hemmende Auswirkungen auf den Therapieverlauf zu vermeiden. Im stationären Bereich ist im Rahmen der **Teambesprechung** die kontinuierliche Erörterung aller relevanten Therapiethemen im **interdisziplinären multimodalen Setting** fest zu verankern (Becker u. Senf 1988).

Für den ambulanten Bereich gestaltet sich die Zusammenarbeit häufig schwieriger. Dies ist zum einen durch zeitökonomische Gründe bedingt, zum anderen bleibt jedoch nicht ohne Auswirkung, dass die einzelnen professionellen Hilfsangebote nicht einem einheitlichen Versorgungssystem angehören.

Umso wichtiger scheint es hier, durch regelmäßige telefonische Kontakte und bei Bedarf auch durch gemeinsame Gespräche im Sinne einer **Helferkonferenz** oder eines **Hilfeplangesprächs** den notwendigen Austausch zu ermöglichen und die Versorgung zu optimieren. In der Praxis beinhaltet dies weniger das Besprechen des methodischen Vorgehens, sondern vielmehr die **Definition der gemeinsamen Behandlungsziele** und das Festlegen geplanter Zeitintervalle mit dem Ziel, wechselseitige Transparenz in der Durchführung von Handlungsschritten zu erreichen.

Verhältnis von Psychotherapie und Beratung

Aufgrund der bestehenden Nähe zwischen den Angeboten der sozialarbeiterisch-psychosozialen Beratung und der psychosozial-psychotherapeutischen Behandlung ist es wichtig, abschließend noch einmal sowohl auf Gemeinsamkeiten als auch auf die entscheidenden Unterscheidungsmerkmale aufmerksam zu machen:

In Abgrenzung zur Psychotherapie, in welcher die Behandlung und Bewältigung von psychischen Störungen, Erkrankungen und schweren persönlichen Krisen im Mittelpunkt des Handelns steht, konzentriert sich die psychosoziale Beratung auf die **Problembewältigung** in den Phasen der **Orientierung, Planung, Entscheidung** und **Handlung**. Überschneidungen ergeben sich hierbei vor allem bei den gemeinsamen Zielen der **Ressourcenförderung** und **Kompetenzentwicklung** des Patienten. Im Unterschied zur Psychotherapie findet die Beratung jedoch im **offenen Setting** und mit **hohem Kontextbezug** statt, sie ist in der Regel **niedrigschwellig** organisiert und nicht zwingend Bestandteil des medizinischen Versorgungssystems (Nestmann 2008). Ein charakteristisches Merkmal psychosozialer Beratung ist die starke **Alltags- und Lebensweltorientierung** (Thiersch 2005, Wendt 1995).

Es ist festzuhalten, dass sich soziale Arbeit und psychosoziale Beratungstätigkeit in der Aufgabenstellung, der Zielsetzung, den Funktionen und Arbeitsprozessen von der Psychotherapie deutlich unterscheidet.

Soziale Arbeit und soziale Beratung als Teil der Behandlung von psychischen Erkrankungen wird dem Anspruch nach einer ganzheitlichen Sicht von Krankheit und Gesundheit gerecht. Im Verhältnis zur Psychotherapie versteht sie sich als komplementär und verfügt über eigene Methoden und Möglichkeiten. Die Integration in die bestehenden Hilfsangebote erfordert jedoch eine interdisziplinäre Abstimmung und die Bereitschaft aller Seiten zur multiprofessionellen Kooperation. Wenn es gelingt, Konkurrenzdenken und Omnipotenzansprüche auf beiden Seiten zu begrenzen, bietet soziale Arbeit eine sinnvolle Erweiterung des psychotherapeutischen Handlungsspektrums.

In diesem Sinne gilt es, die verschiedenen Angebote zu koordinieren und damit zu einer Optimierung der psychotherapeutischen Versorgung im Sinne der betroffenen Patienten beizutragen.

53 Rechtliche Grundlagen psychotherapeutischen Handelns

S. Kneer-Weidenhammer

Psychotherapie gilt von jeher als Heilkunde, die nur von dazu berechtigten Personen ausgeübt werden darf. Dies waren bis 1998 Ärzte und als Heilpraktiker tätige, diplomierte Psychologen, die allerdings nicht im System der vertragsärztlichen Versorgung den Vertragsärzten gleichgestellt waren. Nach langem Ringen entstand ein Regelwerk für einen **eigenständigen Heilberuf mit Approbation**, einer standardisierten und qualitätsbezogenen Ausbildung und einer sozialrechtlichen Gleichstellung durch die Einbeziehung des Handelns in die vertragsärztliche Tätigkeit. Im Mittelpunkt des Artikelgesetzes steht das **Psychotherapeutengesetz** (PsychThG). Mit Inkrafttreten des Gesetzes über die Berufe des psychologischen Psychotherapeuten und des Kinder- und Jugendlichen-Psychotherapeuten (EG-PsychThG; BGBl. I, 1311) zum 01.01.1999 sind die Grundlagen für psychotherapeutisches Handeln maßgeblich verändert worden. Es definiert mit den Voraussetzungen für die Approbation den berufsrechtlichen Teil. Die Zulassung zur vertragstherapeutischen Versorgung ist einem sozialrechtlichen Teil zugeordnet, der systemgerecht in das Sozialgesetzbuch V (SGB V) eingefügt wurde. Psychotherapie wird heute von Ärzten mit Facharztweiterbildung in den Gebieten Psychosomatische Medizin und Psychotherapie, Psychiatrie und Psychotherapie sowie Kinder-, Jugendpsychiatrie und -psychotherapie und von Psychologischen Psychotherapeuten bzw. Kinder- und Jugendlichen-Psychotherapeuten ausgeübt.

Eine Reform des jetzt 10 Jahre alten Gesetzes steht infolge der Veränderungen durch den „Bologna-Prozesses" an.

> **Definition von Psychotherapie gemäß §1 Abs. 3 PsychThG:** Ausübung von Psychotherapie im Sinne des Gesetzes ist jede mittels wissenschaftlich anerkannter psychotherapeutischer Verfahren vorgenommene Tätigkeit zur Feststellung, Heilung oder Linderung von Störungen mit Krankheitswert, bei denen Psychotherapie indiziert ist. Zur Ausübung von Psychotherapie gehören nicht psychologische Tätigkeiten, die die Aufarbeitung und Überwindung sozialer Konflikte oder sonstige Zwecke außerhalb der Heilkunde zum Gegenstand haben.

53.1 Berufsrecht

Voraussetzungen für die ärztlichen Psychotherapeuten

Approbierte Ärzte können psychotherapeutisch tätig sein, wenn sie eine ärztliche Weiterbildung in den Gebieten
- Psychiatrie und Psychotherapie,
- Kinder- und Jugendpsychiatrie und -psychotherapie oder
- Psychosomatische Medizin und Psychotherapie

erfolgreich abgeschlossen haben. Die Weiterbildung dient dazu, die praktische Anwendung ärztlicher Kenntnisse in der ambulanten, stationären und rehabilitativen Versorgung der Patienten zu erfahren.

Zudem können von Ärzten nach erfolgreich abgeschlossener Weiterbildung die Zusatzweiterbildungsbezeichnungen Psychotherapie fachgebunden und Psychoanalyse erworben werden.

Voraussetzungen für die Psychologischen Psychotherapeuten

Approbation. Wer die heilkundliche Psychotherapie unter der Berufsbezeichnung „Psychologischer Psychotherapeut" (PP) oder die heilkundliche Kinder- und Jugendlichen-Psychotherapie unter der Berufsbezeichnung „Kinder- und Jugendlichen-Psychotherapeut" (KJP) ausüben will, bedarf nach §1 Abs. 1 Satz 1 PsychThG der Approbation als Psychologischer Psychotherapeut oder Kinder- und Jugendlichen-Psychotherapeut. Die Berufsbezeichnungen darf nach §1 Abs. 1 Satz 3 PychThG nur tragen, wer nach Satz 1 oder Satz 2 zur Ausübung der Berufe befugt ist. Damit werden die **Berufsbezeichnungen**, die Qualitätsstandards in Ausbildung und praktischer Tätigkeit verbürgen, gesetzlich geschützt.

Voraussetzung für die Approbation und anschließend für die Zulassung zur Tätigkeit als psychologischer Psychotherapeut sowie als „Kinder- und Jugendlichen-Psychotherapeut" ist ein **abgeschlossenes Psychologiestudium** oder ein in einem Mitgliedstaat der EU oder in einem anderem Vertragsstaat des Abkommens über den Wirtschaftsraum erworbenes **gleichwertiges Diplom** im Studiengang Psychologie oder in einem anderen Staat erfolgreich **abgeschlossenes gleichwertiges** Hochschulstudium der **Psychologie** (§12 Abs. 3, 4, §5 Abs. 2 Nr. 1 PsychThG).

Exkurs: Reformbedürftigkeit

Mit der Einführung und Umsetzung der Studienabschlüsse „Bachelor" und „Master" infolge des „Bologna-Prozesses" stellt sich die Frage, ob ein für den Bachelorabschluss in der Regel nur 3-jähriges Studium den Qualitätsanforderungen an die Hochschulausbildung im Fach Psychologie entspricht. Während für die Ausbildung zum PP allgemein der Masterabschluss gefordert wird, akzeptieren derzeit (Stand 31.07.2010) 9 von 16 Landesprüfungsämtern den Bachelor als Voraussetzung für die Ausbildung zum KJP. Eine gesetzliche Regelung ist hier gefordert, um einheitliche Qualitätsstandards für beiden Berufsgruppen sicherzustellen.

An die Hochschulausbildung schließt sich eine **3-jährige Ausbildung** an einer staatlich anerkannten Ausbildungsstätte (§5 Abs. 1 in Verbindung mit §1 Abs. 3 Satz 1; §6 PsychThG) an. Diese besteht aus einer praktischen Tätigkeit, in der Theorie und Praxis in wissenschaftlich anerkannten psychotherapeutischen Verfahren vermittelt werden. Die Ausbildung wird mit einer bestandenen staatlichen Prüfung abgeschlossen. Für eine Ausbildung zum „Kinder- und Jugendlichen-Psychotherapeuten" reicht eine bestandene Abschlussprüfung in den Studiengängen Pädagogik oder Sozialpädagogik als Voraussetzung für die Ausbildung. Wer die Ausbildung nicht in einer 3-jährigen Vollzeitform ableisten kann, muss mindestens eine 5-jährige Ausbildung absolvieren.

Berufspflichten

Die Berufspflichten der psychotherapeutisch arbeitenden Fachärzte ergeben sich aus den Berufsordnungen der Ärzte. In ähnlicher Weise sind die Berufsordnungen für die PP und KJP verfasst. Die Kammer- und Heilberufsgesetze der Länder stellen dabei die rechtlichen Grundlagen **der Berufsordnungen**, die von den Kammerversammlungen als Beschlüsse verabschiedet werden, dar. Zu den Regeln der Berufsausübung der PP und KJP gehören:
- allgemeine Obliegenheiten,
- Sorgfaltspflichten,
- Abstinenz,
- Aufklärung des Patienten,
- Schweigepflicht,
- Dokumentation- und Aufbewahrungspflicht,
- Datensicherheit,
- Einsicht in Behandlungsdokumentation,
- Umgang mit minderjährigen Patienten,
- Umgang mit eingeschränkt einwilligungsfähigen Patienten,
- Honorierung und Abrechnung,
- Fortbildungspflicht,
- Qualitätssicherung,
- Verhalten gegenüber anderen Kammermitgliedern und Dritten,
- Delegation,
- Psychotherapeuten als Arbeitgeber oder Vorgesetzte.

Die Berufsordnungen regeln weiterhin die berufsrechtlich zulässigen Formen der Berufsausübung und verweisen auf die Sanktionsmöglichkeiten der Kammern bei Verstößen gegen die Verpflichtungen der Berufsordnungen.

Verfahrensrecht

Die berufsrechtlichen Fragen, namentlich die zur Approbation, betreffen ein öffentlich-rechtliches Rechtsverhältnis und unterliegen damit der **Verwaltungsgerichtsbarkeit**.

53.2 Sozialrecht

Die systematische Integration der vertragstherapeutischen Leistungen in das vertragsärztliche System ermöglicht die **Abrechnung** mit den Krankenkassen mittels der Kassenärztlichen Vereinigung und sichert die **Gleichstellung** des Berufsstandes mit den ärztlichen Kollegen. Damit erhalten aber auch alle standardisierenden und formalen Regelungen des Zulassungsverfahrens Bedeutung.

Zulassung

Der approbierte PP oder der KJP bedarf zur Berufsausübung als Therapeut und insbesondere zur Möglichkeit der Teilnahme an der vertragsärztlichen Versorgung der **Zulassung** zur vertragstherapeutischen Tätigkeit. Diese Zulassung erst ermöglicht die Abrechnung vertragstherapeutischer Arbeit über die Kassenärztlichen Vereinigungen mit den Krankenkassen. Die Zulassungsbestimmungen sind denen zur vertragsärztlichen Versorgung nachgebildet und gleichgestellt (§§95 Abs. 10 bis 13, 95 c SGBV). Voraussetzungen für die Zulassung sind **Approbation** und **Eintragung in das Arztregister**, welche wiederum nur auf **Nachweis der Fachkunde** erfolgt. Der Fachkundenachweis ist unter den 3 Varianten des §95 c Abs. 2 SGB V zu führen. Die Kassenärztlichen Vereinigungen nehmen dabei für sich in Anspruch, nicht an die Vorgaben der Prüfungsbehörde im Approbationsverfahren gebunden zu sein.

Die Zulassung erfolgt nach Maßgabe der auch für PP und KJP entsprechend geltenden Zulassungsverordnung für Vertragsärzte (Ärzte-ZV) für einen Vertragsarztsitz und unterliegt den Kriterien der Bedarfsplanung (§103 Abs. 1 Satz 1 i. V. m. §95 Abs. 12 SGB V). Die Überversorgung orientiert sich nach dem allgemeinen bedarfsgerechten Versorgungsgrad auf der Grundlage des Standes vom 01.01.1999. Für die Bedarfsplanung bilden die ärztlichen Psychotherapeuten und die PP/KJP eine Gruppe. Von einer Überversorgung ist auszugehen, wenn der bedarfsgerechte Versorgungsgrad für den Versorgungsbereich um mehr als 10% überschritten ist.

Geschichte – bedarfsunabhängige Zulassung und bedarfsunabhängige Ermächtigung

Aufgrund der geänderten Zugangsmöglichkeiten für die Erbringung und Abrechnung psychotherapeutischer Leistungen durch das Psychotherapeutengesetz wurden Übergangsregelungen notwendig, um die psychotherapeutische Versorgung gesetzlich versicherter Patienten sicherzustellen. Unter Erfüllung bestimmter Voraussetzungen wurde die Möglichkeit einer **bedarfsunabhängigen Zulassung** eingeräumt. Verschiedene Auslegungsfragen führten zu einer umfangreichen Rechtsprechung.

Die **bedarfsunabhängige Ermächtigung** (§95 Abs. 11 SGB V) war für viele psychologische Psychotherapeuten – wenn der Fachkundenachweis nicht erbracht werden konnte – ein Zwischenschritt, um über eine Nachqualifikation die bedarfsunabhängige Zulassung zu erhalten.

Rechte und Pflichten der zu vertragstherapeutischen Leistungen zugelassenen Psychotherapeuten

Als in das vertragsärztliche Versorgungssystem integrierte Leistungserbringer unterliegen die PP und KJP wie die Vertragsärzte den sozialrechtlichen Vorschriften, die Rechte und Pflichten beinhalten.

Mitgliedschaftsrechte. Die zur vertragstherapeutischen Leistung zugelassenen PP und KJP sind ordentliche oder außerordentliche Mitglieder ihrer jeweiligen Kassenärztlichen Vereinigung und nehmen an den Vertreterversammlungen als solche teil (§80 Abs. 1a SGB V).

Auf Themen wie Zulassung, Bedarfsplanung und Strukturfragen der Honorarverteilung können sie als Mitglied in den *beratenden Fachausschüssen für Psychotherapie* (§79b SGB V) Einfluss nehmen.

■ Formen der Berufsausübung

Vertragstherapeutisch zugelassene PP und KJP können sich wie Vertragsärzte in einer Praxis niederlassen. Darüber hinaus gibt es verschiedene Kooperationsmöglichkeiten, wobei zwischen der Praxisgemeinschaft und der Berufsausübungsgemeinschaft zu unterscheiden ist. **Praxisgemeinschaften** sind Organisationsgemeinschaften, die auf eine gemeinsame Nutzung von Praxisräumen und -einrichtungen bei gleichzeitiger Erhaltung der Eigenständigkeit auch gegenüber der Kassenärztlichen Vereinigung abzielen. Über die Kooperation in Form der Praxisgemeinschaft ist die Kassenärztliche Vereinigung lediglich zu informieren (§33 Abs. 1 Ärzte-ZV).

Anders verhält es sich bei **Berufsausübungsgemeinschaften,** bei denen es sich gemäß §33 Abs. 2 Ärzte-ZV um die gemeinsame Ausübung vertragsärztlicher Tätigkeit unter allen zur vertragsärztlichen Versorgung zugelassenen Leistungserbringern handelt, sei es in örtlicher, überörtlicher Form oder in der Gestalt der fachgleichen, fachübergreifenden Berufsausübungsgemeinschaft oder in der Ausgestaltung der Teilberufsausübungsgemeinschaft. Sie bedürfen, da sie einen eigenen, vertragsärztlichen Status erhalten, der vorherigen Genehmigung durch den Zulassungsausschuss (§33 Abs. 3 Ärzte-ZV).

Vertragsärztliche und vertragspsychotherapeutische Leistungen können auch in einem Medizinischen Versorgungszentrum (MVZ; §95 Abs. 1 Satz 2 SGB V) erbracht werden. Hierbei handelt es sich um zugelassene, fachübergreifende Einrichtungen unter ärztlicher Leitung, in denen neben angestellten Ärzten und Psychotherapeuten mit Arztregistereintragung auch freiberufliche Vertragsärzte und psychologische Psychotherapeuten tätig sein können.

Die Möglichkeiten der **Anstellung** und des **Job-Sharings** bestehen auch für PP und KJP im Rahmen des §101 Abs. 1 Nr. 4 und 5 SGB V in Verbindung mit den Bedarfsplanungs-Richtlinien-Ärzte und Angestellte-Ärzte-Richtlinien.

Praxis, Vertretung, Notdienste. Für die ärztlichen Kollegen gilt die Verpflichtung, eine Sprechstunde (§24 Abs. 2 Ärzte-ZV) einzurichten, die Vertretung im Verhinderungsfalle (§32 Abs. 1 und 2 Ärzte-ZV) zu organisieren sowie am Notfalldienst im Rahmen des Sicherstellungsauftrages der Kassenärztlichen Vereinigungen teilzunehmen. Für die PP und KJP kommen diese Regelungen nicht uneingeschränkt zur Anwendung. Praxen von Psychotherapeuten müssen den besonderen Anforderungen der psychotherapeutischen Behandlung genügen. Präsenz und Erreichbarkeit sind zu gewährleisten. Soweit ein Notfalldienst eingerichtet ist, kann sich eine Verpflichtung zur Teilnahme aus der Berufsordnung ergeben. Für jeden PP und KJP empfiehlt es sich, sich bei seiner Landespsychotherapeutenkammer nach den Regelungen im Bezirk seiner Praxis zu erkundigen.

Nebentätigkeiten. Grundsätzlich verpflichtet die Zulassung nach §19a Ärzte ZV zur vollzeitigen Tätigkeit. Daneben gibt es die Möglichkeit, durch Erklärung gegenüber der Kassenärztlichen Vereinigung den Versorgungsauftrag auf die Hälfte zu beschränken (§19a Abs 2 Ärzte-ZV). Bei einer vollzeitigen Tätigkeit dürfen Nebentätigkeiten nach §20 Abs. 1 und 2 Ärzte-ZV nur ausgeübt werden, wenn sie die vertragsärztliche Tätigkeit nicht so beeinträchtigen, dass der Niedergelassene für die Versorgung der Versicherten persönlich nicht mehr in dem erforderlichen Umfang zur Verfügung steht oder soweit sie ihrem Wesen nach nicht der Haupttätigkeit widersprechen. Inwieweit dies der Fall ist, lässt sich nur im Einzelfall klären.

Abrechnung, Vergütung

Mit der Einbindung in die vertragsärztliche Versorgung können die PP, KJP und Fachärzte, die psychotherapeutische Vertragsleistungen erbringen, im System der gesetzlichen Krankenversicherung abrechnen. Diese erfolgt gegenüber der Kassenärztlichen Vereinigung, da gegenüber GKV-Versicherten in der Regel kein Vergütungsanspruch besteht.

Die Psychotherapie-Vergütung folgt aus den Vereinbarungen der Kassenärztlichen Vereinigungen mit den Krankenkassen über das Honorar der vertragsärztlichen Leistungen, das sich für psychotherapeutische Leistungen bei Einhaltung der zeitbezogenen Kapazitätsgrenzen mit einem festgesetzten Punktwert (derzeit ca. 3,5 Cent) berechnet. Oberhalb der zeitbezogenen Kapazitätsgrenzen wird mit einem abgesenkten Punktwert vergütet.

Im Rahmen der vertragsärztlichen Versorgung können nur psychotherapeutische Leistungen abgerechnet werden, die nach den Vorgaben der Richtlinie des Gemeinsamen Bundesausschusses über die Durchführung der Psychotherapie (Psychotherapie-Richtlinie) erbracht werden. Anerkannt sind danach die Verfahren der tiefenpsychologisch fundierten Psychotherapie, der analytischen Psychotherapie und der Verhaltenstherapie. In begründeten Ausnahmefällen kann unter den Voraussetzungen des §17 Abs. 3 in Zusammenhang mit der Anlage 1 der Richtlinie eine Erstattungsfähigkeit befürwortet werden. Die Gesprächspsychotherapie ist nach diesen Richtlinien kein Therapieverfahren, das nach der derzeitigen Bewertung des Gemeinsamen Bundesausschusses die Erfordernisse der Psychotherapie-Richtlinien erfüllt.

Gegenüber privat versicherten Patienten rechnen Psychologische Psychotherapeuten auf der Grundlage der Gebührenordnung für Psychotherapeuten ab, die in §1 GOP auf die Gebührenordnung der Ärzte hinweist.

Verfahrensrecht

Streitige Zulassungsfragen mit der Kassenärztlichen Vereinigung, den Zulassungsausschüssen und den Krankenkassen unterliegen der **Sozialgerichtsbarkeit**.

53.3 Zivilrecht

Vertragliches Schuldverhältnis

Die zivilrechtliche Beziehung zwischen Psychotherapeut und Patient beruht auf einem Vertragsverhältnis. Es wird ein Behandlungsvertrag abgeschlossen, der der rechtlichen Zuordnung nach ein Dienstvertrag ist. Einer besonderen Form bedarf es dazu nicht; der Vertrag kann mündlich oder schriftlich zustande kommen. In der Praxis findet man vermehrt **schriftliche Behandlungsverträge**, die auch „Spielregeln" zum Therapieablauf enthalten.

Bei der **Behandlung Minderjähriger** ist zu bedenken, dass diese bis zur Vollendung des 7. Lebensjahres gem. §104 BGB geschäftsunfähig oder nach Vollendung des 7. Lebensjahres bis zur Volljährigkeit gem. §106 BGB beschränkt geschäftsfähig sind. Wirksame Behandlungsverträge kommen daher nicht oder nur mit Einwilligung der gesetzlichen Vertreter zustande. Verweigern die Eltern oder sonstige Personenberechtigte die Zustimmung zum Abschluss eines notwendigen ärztlichen Behandlungsvertrages, so kann nach §1666 BGB das Familiengericht die erforderlichen Maßnahmen anordnen, wenn das körperliche, geistige oder seelische Wohl des Minderjährigen gefährdet ist.

> **M** Aus dem psychotherapeutischen Behandlungsvertrag ergibt sich in erster Linie die Verpflichtung des Psychotherapeuten bzw. des Arztes, dem Patienten die zur Wiederherstellung seiner körperlichen und gesundheitlichen Integrität erforderlichen medizinischen bzw. therapeutischen Maßnahmen nach den Regeln der ärztlichen psychotherapeutischen Kunst zukommen zu lassen. Die Regeln der ärztlichen Kunst bzw. Psychotherapie werden eingehalten, wenn die Leistung dem psychotherapeutischen Sorgfaltsmaßstab entspricht.

Für die Psychotherapeuten gelten die Grundsätze, die im Arztrecht entwickelt wurden, gleichermaßen (BGH 113,297 in NJW 00,2737).

Aus dem Behandlungsvertrag ergeben sich auch **vertragliche Nebenpflichten**.

Hierzu gehört, zu Beginn der Behandlung, eine ordnungsgemäße **Aufklärung**. Vor dem Hintergrund, dass jeder Heileingriff, auch wenn er lege artis durchgeführt wird, rechtsdogmatisch eine Körperverletzung darstellt, sind Aufklärung des Behandelnden und Einwilligung des Patienten in die Behandlung von besonderer Bedeutung. Erst die nach ausreichender Aufklärung gegebene Einwilligung rechtfertigt den „Eingriff" in die persönliche Sphäre des Patienten. Eine wirksame Einwilligung des Patienten setzt voraus, dass dieser das Wesen, die Bedeutung und die Tragweite des psychotherapeutischen Eingriffs in seinen Grundzügen erkennt. Entsprechend ist von der Aufklärung des Psychotherapeuten zu erwarten, dass sie dem Patienten eine Vorstellung von der Therapie und möglichen Folgen für seine persönliche Situation vermittelt.

> **M** Es ist über alles, was behandlungsrelevant sein kann, aufzuklären, insbesondere über Sitzungsdauer, -frequenz, ggf. Behandlungsdauer, Methode, Therapieplan, ggf. Behandlungsalternativen und Risiken der psychotherapeutischen Maßnahme für Partnerschaft, Beruf und soziale Beziehungen.

Verschiedentlich wird diskutiert, ob die Aufklärungsverpflichtung eingeschränkt sein kann, wenn nach Auffassung des Arztes bei der Persönlichkeit des Kranken und seinem psychischen Zustand eine umfassende Aufklärung wegen ihrer psychologischen Wirkung zu einer **Gefährdung der Heilungschancen** führen könnte. Bei der Anerkennung von therapeutischen Überlegungen als einen Grund, die Aufklärung einzuschränken, verhält sich die höchstrichterliche Rechtsprechung zurückhaltend. Allgemein wird das **Selbstbestimmungsrecht** als höherrangig bewertet.

In den zahlreichen Entscheidungen zur ärztlichen Aufklärungspflicht ist auch vielfältig zu Adressat, Art, Zeitpunkt, Form und Umfang der Aufklärung Stellung bezogen worden. An den Arzt wie an den Therapeuten werden dabei in hohem Maße Anforderungen an Einfühlungsvermögen, Klarheit und nicht zuletzt an sprachliche Fähigkeiten gestellt.

> **M** Der Psychotherapeut sollte dem Aufklärungsgespräch ausreichend Zeit und Aufmerksamkeit widmen.

Zu den vertraglichen Nebenpflichten gehört auch die Verpflichtung, dem Patienten bei Bedarf die **Einsicht in seine Krankenunterlagen** zu gewähren. Hierauf hat der Patient grundsätzlich einen Anspruch. Alternativ zur Einsicht kann der Patient auch Fotokopien der Unterlagen gegen Kostenerstattung verlangen. Sofern es sich um handschriftliche Aufzeichnungen handelt, besteht ein Recht auf eine leserliche Handschrift des Arztes (AG Hagen, Az: 10 C 33/97).

Soweit es sich um Aufzeichnungen über objektive physische Befunde und Berichte über Behandlungsmaßnahmen sowie die Medikation handelt, ist eine Ausnahme nicht gerechtfertigt.

In der Psychiatrie und Psychotherapie werden aber, sofern dies der Arzt oder der Therapeut in verantwortlicher Weise geltend macht, **Beschränkungen aus therapeutischen Gründen** anerkannt. Nach der höchstrichterlichen Rechtsprechung beruht „diese Berechtigung ärztlicher Vorbehalte gegen eine Einsicht des Patienten in die Unterlagen des Arztes vor allem auf dem in diesem Bereich nicht nur beiläufig möglichen, sondern notwendigen persönlichen Engagement von Arzt und Patient, das in der Psychoanalyse in dem anerkannten Phänomen von Übertragung und Gegenübertragung seine deutliche Ausprägung findet" (BGHZ 85, S. 339ff).

Einschränkungen bestehen auch dann, wenn dem Einsichtsrecht das Persönlichkeitsrecht des Therapeuten entgegensteht. Im Einzelfall ist eine Abwägung zwischen den widerstreitenden Interessen vorzunehmen. Wiegt das Persönlichkeitsrecht des Therapeuten stärker, hat er das Recht, die entsprechende Passage zwecks Einsichtnahme zu schwärzen oder zu überdecken (abgewandelter Leitsatz LG Bremen, Urt. v. 25.07.2008 – 3 O 2011/07).

Nach dem Tode eines Patienten geht das Einsichtsrecht in die Krankenunterlagen auf die Erben über, sofern sie vermögensrechtliche Interessen geltend machen können und der geäußerte oder mutmaßliche Wille des Verstorbenen einer Einsichtnahme nicht entgegensteht.

Auch die **Schweigepflicht** stellt eine vertragliche Nebenpflicht des Behandlungsvertrages dar. Schon berufsrechtlich sind Psychotherapeuten zur Verschwiegenheit über Behandlungsverhältnisse verpflichtet, sofern sie nicht gesetzlich zur Offenbarung verpflichtet sind. Die Schweigepflicht beinhaltet die Verpflichtung, alle patientenbezogenen Daten und Mitteilung des Patienten nicht an Dritte weiterzuleiten, es sei denn, der Patient hat den Psychotherapeuten von seiner Schweigepflicht entbunden.

Zu den vertraglichen Nebenpflichten gehört weiterhin die **Dokumentationspflicht**. Die zentrale Frage ist, was im Rahmen der psychotherapeutischen Behandlung aus rechtlicher Sicht dokumentiert werden muss. Sowohl Ärzte wie auch die PP und KJP sind nach ihren Berufsordnungen verpflichtet, die in Ausübung ihres Berufes gemachten Feststellungen und getroffenen Maßnahmen, die psychotherapeutische Behandlung und Beratung zu dokumentieren. Ob die Aufzeichnung handschriftlich oder elektronisch erfolgt, ist unerheblich. Die digitale Dokumentation medizinischer Daten ist dem Grunde nach zulässig (Laufs u. Kern; Handbuch des Arztrechts; 4. Auflage, zu §55 Randziffer 11; OLG Hamm in GesR 2005, 349).

Die Tatsache, dass sich der Behandelnde Notizen über den Therapieablauf hauptsächlich als **Gedankenstütze für den Eigengebrauch** anfertigt, sollte nicht darüber hinwegtäuschen, dass diese schriftlichen Niederlegungen gegenüber dem Patienten einer ihm obliegenden Vertragspflicht (so BGH VersR 83, 264) genügen, deren Nichtbeachtung beweis- und haftungsrechtliche Bedeutung erlangen kann.

Was alles unter Beachtung dieser Rechtsprechung zur ärztlichen Dokumentationsverpflichtung vom Psychotherapeuten festgehalten werden muss, ist im Einzelfall zu entschieden werden, aber im Allgemeinen gilt:

> **M** In Übereinstimmung mit Rechtsprechung und Literatur sollen alle Umstände dokumentiert werden, die behandlungsrelevant sind, die Behandlung unterstützen und/oder über die Behandlung informieren. Gleicherweise sind Entscheidungen des Patienten über Behandlungswünsche und/oder ggf. über einen Behandlungsabbruch zu dokumentieren.

Im Übrigen gilt für den Psychotherapeuten, dass besprochene, gestaltete und in anderer Form in die Therapie einbezogene Themenbereiche, ggf. auch die Empfehlung, einen Facharzt zu konsultieren, festzuhalten sind.

Eine Verpflichtung des Arztes zur Dokumentation von Umständen, die **ausschließlich** im eigenen Interesse des Arztes oder Therapeuten liegen, ist aus dem Vertragsverhältnis mit dem Patienten grundsätzlich nicht herzuleiten. Tatsachen, die im **Beweisinteresse** des Arztes oder des Psychotherapeuten liegen, betreffen vor allem die **Aufklärung**.

> **M** Für die wirksame Einwilligung nach zuvor erfolgter ausreichender Aufklärung trägt der Arzt oder Therapeut die Darlegungs- und *Beweislast*.

Es empfiehlt sich daher, die Einwilligung des Patienten nach einem durchgeführten Aufklärungsgespräch immer unter Datumsangabe festzuhalten. Eine fehlende Dokumentation über ein geführtes Aufklärungsgespräch begründet zwar keinen eigenen Haftungsanspruch des Patienten, verschlechtert aber die beweisrechtliche Situation des Therapeuten, wenn der Patient vorträgt und behauptet, eine Aufklärung habe nicht stattgefunden und der Therapeut das Gegenteil beweisen möchte.

M Die Maßstäbe, die an eine ordnungsgemäße Dokumentation anzulegen sind, bemessen sich nach den Kriterien: klar, richtig, angemessen, verständlich, umfassend, hinreichend und leserlich.

Zivilrechtliche Haftung

Erbringt der Arzt oder Psychotherapeut eine Leistung, die nach dem Erkenntnisstand der medizinischen und anerkannt psychotherapeutischen Wissenschaft die **gebotene Sorgfalt** verletzt und erleidet der Patient dadurch einen **Schaden**, so können Schadensersatz- und Schmerzensgeldansprüche nach allgemein zivilrechtlichen Grundsätzen entstehen (so nur BGH in NJW 95,776; MDR 99,676).

Statistisch gesehen sind Arzthaftungsprozesse wegen Fehlbehandlung in der Psychotherapie selten, was sich mit Wahrscheinlichkeit nicht mit einer geringen Fehlerquote in diesem Bereich erklären lässt, sondern vielmehr mit den Beweisschwierigkeiten für den Patienten, der in aller Regel darlegungs- und beweispflichtig ist. Eine Verletzung der psychotherapeutischen Sorgfaltspflicht kann bei der Behandlung, der Beratung, der Diagnose, der Befunderhebung, als Verstoß gegen das Abstinenzgebot, in der Aufklärung, in der Dokumentation und in der Organisation vorkommen.

Nicht jede Pflichtverletzung führt zwangsläufig zu einem Schaden, der notwendigerweise entstanden sein muss, um einen Haftungsanspruch durchsetzen zu können. So führen Dokumentationsmängel in aller Regel nicht zu einem Schadensersatzanspruch, wohl aber zu Beweiserleichterungen.

Ob ein Behandlungsfehler vorliegt, entscheidet sich maßgeblich an der Frage, ob bei der psychotherapeutischen Behandlung die dem wissenschaftlichen Stand entsprechende Sachkunde zur Anwendung gekommen ist oder ob der Therapeut gegen wissenschaftliche Erkenntnisse verstoßen hat. Der Therapeut schuldet dem Patienten den Standard eines erfahrenen Vertreters seines Fachgebietes (BGHZ 88, 248[254]). Kann der Behandelnde diesen Standard nicht selbst erbringen, so ist er verpflichtet, den Patienten darüber aufzuklären und ggf. an einen anderen, spezialisierten Kollegen zu überweisen.

Um einen Beratungsfehler kann es sich beispielsweise handeln, wenn der Behandelnde den Patienten nicht über gewichtige Bedenken bezüglich Diagnose und Therapie informiert (s. BGH in NJW 89, 1536).

Fehlerhaft kann auch das Unterlassen einer notwendigen Abklärung somatischer Beschwerden sein, was als Befunderhebungsfehler zu Schadensersatzansprüchen des Patienten führen kann (OLG Düsseldorf, Urteil vom 21.07.2005 – 1-8 U 33/05 LG Mönchengladbach in MedR. 2006, S. 537ff).

Die Verletzung des Sorgfaltsmaßstabes kann als **grob** zu bewerten sein, was zu Beweiserleichterungen zugunsten des Patienten bis hin zur Beweislastumkehr führt.

M Die Rechtsprechung nimmt einen groben Behandlungsfehler an, wenn der Arzt eindeutig gegen bewährte ärztliche Behandlungsregeln oder gesicherte medizinische Erkenntnisse verstoßen und einen Fehler begangen hat, der aus objektiver Sicht nicht mehr verständlich erscheint, weil er einem Arzt schlechterdings nicht unterlaufen darf (z. B. BGH VersR 1997, S. 315f).

Als **grober Behandlungsfehler** gilt beispielsweise die **Verletzung des Abstinenzgebotes** (Eingehung einer persönlichen Beziehung zu einer Patientin aus eigenem Antrieb des Therapeuten oder aus dem Verlangen der Patientin – OLG Düsseldorf Urteil vom 12.10.1989 in NJW 1990, 1543ff: DM 10000,00 Schmerzensgeld).

53.4 Strafrecht

Von Relevanz sind für die Fachärzte, PP und KJP die Straftatbestände:
- Verletzung der Schweigepflicht (§§203 Abs. 1 Nr. 1, 204 StGB);
- unterlassene Hilfeleistung (§323c StGB);
- sexueller Missbrauch unter Ausnutzung eines Beratungs-, Behandlungs- oder Betreuungsverhältnisses (§174 c StGB);
- fahrlässige Körperverletzung (§229 StGB);
- Abrechnungsbetrug (§263 StGB).

Einzelheiten der einzelnen Straftatbestände sollte man kennen, auch wenn im Allgemeinen davon ausgegangen werden kann, dass der Psychotherapeut sich in seiner täglichen Arbeit nicht mit dieser Thematik auseinandersetzen muss.

Der **Schweigepflicht**, die als vertragliche Nebenpflicht geschuldet wird, ist wegen der berufsrechtlichen Bedeutung und bei Verletzung aufgrund der strafrechtlichen Bewertung eine besondere Bedeutung beizumessen.

M Zur Verschwiegenheit über Privatgeheimnisse verpflichtet sind Ärzte, Psychologische Psychotherapeuten Kinder- und Jugendlichen-Psychotherapeuten neben anderen Berufsgruppen, denen im Rahmen ihrer Beratungs- insbesondere ihrer Lebensberatungstätigkeit fremde, zum persönlichen Lebensbereich anderer Personen gehörende Geheimnisse anvertraut werden (z. B. §203 StGB; §41 BDSG; §35 i. V. m. §67 SGB X).

Im Zusammenhang mit der **Verschwiegenheitsverpflichtung** sind folgende Punkte wichtig:
- Die Weitergabe von Privatgeheimnissen (informelles Selbstbestimmungsrecht; Art. 2 GG) ist grundsätzlich nur zulässig, wenn der Betroffene, auch wenn er noch minderjährig ist, hierin einwilligt. Die **Einwilligung** bedarf keiner Form; sie kann schriftlich, mündlich, durch schlüssiges Verhalten oder aber auch stillschweigend gegeben werden.
- Die Verschwiegenheitsverpflichtung gilt auch gegenüber **anderen Verschwiegenheitsverpflichteten** wie Ärzten und

Therapeuten (BayObLG in NJW 1995, 1623). Vielfältig werden Patienten durch mehrere Ärzte gleichzeitig, neben- oder nacheinander behandelt. Nach der Berufsordnung der Ärzte sind diese zu einer engen Zusammenarbeit verpflichtet und in diesem Rahmen auch untereinander von der Schweigepflicht befreit, soweit das Einverständnis des Patienten anzunehmen ist. Erfolgt die Behandlung eines Patienten durch mehrere Therapeuten oder Ärzte, durch ein Krankenhausteam oder eine Gemeinschaftspraxis, so ist im Regelfall von einem stillschweigenden Einverständnis des Patienten auszugehen. Wird erkennbar, dass der Patient nicht ohne Weiteres mit einer Behandlung durch mehrere Ärzte einverstanden ist oder sich einer Weiterbehandlung entzieht, so kann nicht mehr von einem stillschweigenden Einverständnis ausgegangen werden. In diesen Fällen muss die Weitergabe von Daten mit dem Patienten besprochen und ein Einverständnis bzw. eine Verweigerung schriftlich dokumentiert werden.

- Die Verschwiegenheitsverpflichtung besteht grundsätzlich auch gegenüber **Angehörigen und Arbeitgebern**, es sei denn, der Patient macht deutlich, dass er die Einbeziehung von bestimmten Personen wünscht.
- Für die Weitergabe von Daten an die **privatärztliche Abrechnungsstelle** sowie an die Beihilfestelle ist eine individuelle Einverständniserklärung des Patienten erforderlich.
- Die Schweigepflicht wird nicht verletzt, wenn entweder gesetzliche Vorschriften zur Offenbarung (z.B. Bundesseuchengesetz) verpflichten oder ein **rechtfertigender Notstand** gemäß §34 StGB vorliegt. Davon ist auszugehen, wenn die Offenbarung eines Geheimnisses zum **Schutz eines höherrangiges Rechtsgutes** erforderlich ist, so z.B. bei Kenntnis von körperlicher oder seelischer Misshandlung von Kindern, bei Ansteckungsgefahr, bei lebensbedrohlicher Lage des Patienten oder um zukünftige schwere Rechtsgutverletzungen bei anderen Personen abzuwenden. Letzteres kann der Fall sein, wenn die Verurteilung eines Unschuldigen droht und der Psychotherapeut weiß, dass sein Patient die Tat begangen hat. In diesen Fällen rechtfertigt eine **Güterabwägung** das Brechen der Schweigepflicht.
- In bestimmten Konfliktsituationen mit widerstreitenden Interessen kann der Arzt oder der Psychotherapeut sogar zur Offenbarung **verpflichtet** sein. Eine Verpflichtung zur Offenbarung lässt sich in einer Gefahrensituation mit der Garantenstellung des Arztes, des Psychotherapeuten und aus §§138, 139 StGB (Strafgesetzbuch) begründen.
- Im gerichtlichen Zivilverfahren und im Strafprozess sind Ärzte, PP und KJP gemäß §383 Abs. 1 Ziff. 6 ZPO und §53 Abs. 1 Ziff. 3,3a StPO, zur **Zeugnisverweigerung** berechtigt.
- Art und Umfang der Patientendaten, die an die gesetzliche Krankenversicherung weitergegeben werden dürfen und sollen, sind **sozialrechtlich festgelegt**. Die Grundnorm stellt §35 SGB I dar, nach der jedermann einen Anspruch auf Wahrung des Sozialgeheimnisses hat. Weitere, wichtige Regelungen finden sich in den §§25, 67–85a SGB X und in den §§275, 284–305a SGB V.

> **Verlangen die Kostenträger für die Prüfung ihrer Leistungspflicht Einsicht in die Patientenunterlagen, so ist grundsätzlich eine Übersendung nur an den Medizinischen Dienst der Krankenkassen gerechtfertigt und zulässig.**

Das seit 1999 geltende Psychotherapeutengesetz (PsychoThG; BGBl. I, 1311) bildet mit den Anforderungen an Approbation und Ausbildung die zentrale gesetzliche Grundlage für psychotherapeutisches Handeln. Daneben sind die sozialrechtlichen Regelungen zur vertragsärztlichen Zulassung sowie die Vorschriften der Berufsordnungen und die Richtlinie über die Durchführung der Psychotherapie (Psychotherapie-Richtlinie) für die Fachärzte und PP und KJP von maßgeblicher Bedeutung. In diesem Beitrag soll ein Überblick über die berufsrechtlichen, sozialrechtlichen, zivilrechtlichen und strafrechtlichen Grundlagen des psychotherapeutischen Handelns gegeben werden.

54 Ethik in der Psychotherapie und der Psychotherapieausbildung

D. Birnbacher, L. Kottje-Birnbacher

Seit den 1980er Jahren lässt sich ein wachsendes Bewusstsein für die Notwendigkeit einer ethischen Reflexion des psychotherapeutischen Handelns beobachten. Der Hauptteil der Beiträge kommt dabei aus der Psychotherapie selbst, weniger aus der akademischen Ethik oder Bioethik (Reiter-Theil 1988, Holmes u. Lindley 1989, Lakin 1991, Reimer 1991, Bersoff 1996, Hutterer-Krisch 1996, 2007, Tress u. Langenbach 1999, Reimer u. Rüger 2000, 2006). Parallel wurden in den Berufsverbänden und Ausbildungsinstituten ethische Leitlinien entwickelt. Die Notwendigkeit einer ethischen Reflexion des psychotherapeutischen Handelns ist vor allem darin begründet, dass die therapeutische Beziehung ebenso wie das Verhältnis zwischen Arzt und Patienten in der somatischen Medizin ein erhebliches Machtpotenzial des Therapeuten und ein entsprechendes Risiko von Missbrauch und Abhängigkeit beinhaltet. Der Einfluss von Ärzten und Therapeuten beruht zu einem großen Teil auf projektiven Erwartungen und lässt sich kaum bewusst kontrollieren. Durch die Intimität der Beziehung zwischen Patient und Therapeut und die dabei entstehende Übertragung kommt es in der Regel zu einer inneren Abhängigkeit des Patienten vom Therapeuten mit Schadensrisiken für den Patienten und moralischen Risiken für den Therapeuten.

54.1 Warum Ethik der Psychotherapie?

Eine missglückte Psychotherapie kann einen Patienten sehr unglücklich machen, sehr viel unglücklicher, als er andernfalls hätte sein müssen, weil durch die Behandlung Symptome verschlimmert oder Partnerkonflikte verschärft werden können. Spektakuläre Presseberichte über „Sex auf der Couch" (vgl. Heyne 1991) beleuchten dabei nur eine Facette eines umfassenderen Problemzusammenhangs. Auch wenn die sexuelle Annäherung des Therapeuten ein besonders krasser Verstoß gegen elementare Regeln therapeutischer Moral darstellt, dürften doch die vielfältigen anderweitigen Formen ethisch bedenklicher emotionaler Ausbeutung quantitativ wesentlich stärker zu Buche schlagen. Moralische Risiken für den Therapeuten ergeben sich vor allem aus den Verführungen, denen er durch die emotionale Abhängigkeit des Patienten ausgesetzt ist.

Moralische Appelle, dass dies oder das nicht sein darf, sind allerdings wohlfeil und weitgehend unwirksam. Ethische Forderungen müssen nicht nur abstrakt vermittelt, sondern auch konkret operationalisiert werden. Moralische Verantwortung muss nicht nur gefordert, sondern auch praxisnah eingeübt werden. Dazu gehört u.a., dass der Konflikt zwischen Professionalität und Pflichterfüllung einerseits, eigenen Bedürfnissen und Gedankenlosigkeit andererseits gespürt wird, und die Widerstände, die in der Praxis dem ethisch geforderten – und meist als solchem erkannten – Verhalten entgegenstehen, erfahren und nachvollzogen werden. Es geht nicht darum, ethische Theorieprobleme zu lösen, sondern sich für moralische Konfliktsituationen zu sensibilisieren, moralische Urteilsfähigkeit einzuüben und eine professionelle Haltung zu etablieren, für die es selbstverständlich ist, moralischen Einsichten auch gegen reale oder vermeintliche institutionelle oder anderweitige äußere Zwänge zu folgen.

54.2 Normativer Rahmen: Vier-Prinzipien-Modell

In der Ethik der Neuzeit ist verschiedentlich versucht worden, die intuitiv einleuchtenden Moralprinzipien auf einen möglichst allgemeinen Nenner zu bringen und Axiome zu konstruieren, aus denen sich alle situativen Urteile der moralischen Urteilspraxis herleiten lassen sollen. Die nach wie vor meistdiskutierten ethischen „Weltformeln", der Kategorische Imperativ Kants und das utilitaristische Prinzip der sozialen Nutzenmaximierung repräsentieren die Extreme eines breiten Spektrums ethischer Theorien. Die Theorie des Kategorischen Imperativs, nach der man nur nach denjenigen individuellen Grundsätzen („Maximen") handeln soll, von denen man wollen kann, dass sie als allgemeines Gesetz gelten, repräsentiert den Idealtyp der **deontologischen** Ethik, das utilitaristische Prinzip der sozialen Nutzenmaximierung, nach dem alles menschliche Handeln an dem Ziel des „größten Glücks der größten Zahl" orientiert sein soll, den Idealtyp der **konsequenzialistischen** Ethik. Die meisten im moralischen Alltag wirksamen Moralsysteme setzen sich aus Elementen beider Typen zusammen.

Eine rein deontologische Ethik wie die Kants gebietet oder verbietet bestimmte Handlungsweisen unabhängig von den Handlungsfolgen, während eine rein konsequenzialistische Ethik wie die des Utilitarismus die Gebotenoder Verbotenheit einer Handlung oder Handlungsweise ausschließlich von den (abzusehenden) Handlungsfolgen abhängen lässt. Im strengen Sinne **absolute** moralische Pflichten, Rechte oder Freiheiten sind in der Regel nur in einer rein deontologischen Ethik begründbar. Für Kant etwa besteht die Pflicht zur Wahrhaftigkeit als eine nahezu absolute Pflicht, d. h. für ihn gilt eine Lüge selbst dann als moralisch unzulässig, wenn man absehen kann, dass sie großes Unglück verhindert. Für den klassischen Utilitarismus (Bentham) dagegen lassen alle konkreten Pflichten und Rechte Ausnahmen zu, je nachdem, ob ihre Einhaltung oder Respektierung der Steigerung der gesellschaftlichen Gesamtwohlfahrt dient. Auch für den Konsequenzialisten müssen allerdings Ausnahmen eng begrenzt sein, da ansonsten die gesellschaftliche Erwartungs- und Verhaltenssicherheit – zwei wichtige Komponenten des „Glücks der großen Zahl" – Schaden nehmen würden.

Bereits die Tatsache, dass die neuzeitliche Ethik die im Alltag vorherrschenden moralischen Urteile auf so extrem gegensätzlich Axiome wie den Kategorischen Imperativ und das Nutzenmaximierungsprinzip zurückgeführt hat, deutet darauf hin, dass der „Aufstieg" von der Konkretheit der Alltagsmoral zu den Abstraktionen der Ethik mehrere divergierende Richtungen einschlagen kann, und dass gerade über die letzten ethischen Prinzipien unter den Philosophen kein Konsens zu erwarten ist. Ähnliches gilt für das ärztliche Ethos, bei dem an die Stelle starrer Prinzipien (wie dem hippokratischen Eid) offenere und pluralistischere Konzeptionen getreten sind. Aus soziologischer Sicht spiegelt die Diversifizierung der moralischen Orientierungen den historischen Trend zu einer stärker differenzierten und kulturell pluralistischen Gesellschaft.

Ein größeres Maß an Einverständnis als bei den letzten Grundprinzipien besteht bei den Prinzipien auf der „mittleren" Ebene. Die Prinzipien etwa, von denen die amerikanischen Ethiker Tom Beauchamp und James Childress (1994, 2009) in ihrem pragmatischen Ansatz einer Medizinethik ausgehen, verkörpern einen Kernbestand an moralischem **Common sense**, der unterschiedliche Begründungen zulässt und offen ist für unterschiedliche Anwendungen. Dieses Modell geht von vier Prinzipien mittlerer Reichweite aus:
- Prinzip der Nichtschädigung (non-maleficence);
- Prinzip der Fürsorge (beneficence);
- Prinzip der Achtung von Selbstbestimmung (autonomy);
- Prinzip der Gerechtigkeit und Gleichheit (justice).

Dieses Prinzipienschema zu akzeptieren bedeutet nicht, sich auf irgendeine bestimmte Moral oder auf eine bestimmte ethische Theorie festzulegen. Diese Prinzipien sind weder zur Begründung ethischer Normen geeignet noch zur „Herleitung" eindeutiger moralischer Entscheidungen (Clouser u. Gert 1990, 2005, Birnbacher 2006). Sie liefern lediglich eine ethische Heuristik, die moralische Entscheidungssituationen strukturiert und eine situationsangemessene Entscheidungsfindung unterstützt.

Nichtschädigung. Das Prinzip der Nichtschädigung ist das unumstrittenste und schlechthin zentrale Prinzip nicht nur der ärztlichen Ethik (wo es dem traditionellen Grundsatz „primum non nocere" entspricht), sondern jeder Ethik überhaupt. In seiner engen – und speziell seiner rechtlichen (vgl. Wolfslast 1985, Kap. 1) – Interpretation verbietet es, anderen Schaden an Leib, Leben oder Eigentum zuzufügen oder sie in diesen Hinsichten hohen Risiken auszusetzen. Angewendet auf die Situation der Psychotherapie kann es in einem erweiterten Sinn verstanden werden, in dem auch jede Art von psychischer Schädigung verbietet, etwa seelische Verletzungen (z. B. durch unvorsichtige Deutungen) oder narzisstische Vereinnahmungen.

Fürsorge. Das Prinzip der Fürsorge geht über das Prinzip der Nicht-Schädigung in dreifacher Weise hinaus. Es gebietet, mögliche Schäden zu verhindern, eingetretene Schäden zu lindern und die Situation anderer auch dann, wenn von einem Schaden keine Rede sein kann, zu verbessern. Die in unserem Kulturraum dominierende christliche Ethik ordnet dem Prinzip der Fürsorge herkömmlich eine so beherrschende Rolle zu, dass vielfach erst eine bewusste Distanzierung den Blick auf die Grenzen freigibt, die diesem Prinzip insbesondere durch das Selbstbestimmungsrecht gezogen sind. Aus demselben Grund besteht auf dem Gebiet der Patientenselbstbestimmung in der Praxis nach wie vor Nachholbedarf.

Achtung von Selbstbestimmung. Das Prinzip der Achtung von Selbstbestimmung fordert, die Wünsche, Ziele und Lebenspläne anderer zu respektieren, auch dann, wenn diese einem wenig nachvollziehbar oder abwegig erscheinen. Dass der Wille anderer geachtet statt einer wie immer gut gemeinten Fremdbestimmung unterworfen wird – gleichgültig, ob er seinerseits selbstbestimmt oder fremdbestimmt, rational oder affektgeleitet ist –, ist eine Bedingung dafür, dass jeder (im Rahmen der äußeren Bedingungen) Herr seines eigenen Lebens bleibt. Selbstverständlich gilt dieses Prinzip nicht absolut, sondern wird sowohl durch das Prinzip der Nichtschädigung als auch durch die Prinzipien der Fürsorge und der Gerechtigkeit und Gleichheit eingeschränkt. Ein vieldiskutiertes Thema der Medizinethik ist dabei das genaue Ausmaß, in dem **paternalistische** Eingriffe gerechtfertigt werden können, d. h. Eingriffe gegen den Willen des Patienten zu dessen eigenem langfristigen Besten. Ein Paternalismus, nach dem auch einer freien und informierten Willensentscheidung eines Erwachsenen zuwidergehandelt werden darf, wird in der Bioethik überwiegend abgelehnt (Wieland 1989, Emanuel/Emanuel 1992). Akzeptiert oder gefordert wird dagegen eine Überordnung des Prinzips der Fürsorge über das Prinzip der Achtung von Selbstbestimmung in dem Maße, in dem eine Willensentscheidung unfrei oder unzureichend informiert ist.

In der biomedizinischen Ethik der letzten fünfzig Jahre ist die Bedeutung des Selbstbestimmungsrecht des Patienten – teilweise in Wechselwirkung mit anderen Emanzipationsentwicklungen (Feminismus, Behindertenrechte, Kinderrechte) – zunehmend aufgewertet worden. Dem Anspruch nach ist das herkömmliche paternalistische durch ein partnerschaftliches Arztbild abgelöst worden, der Leitsatz **salus aegroti suprema lex** durch den Leitsatz **voluntas aegroti suprema lex**.

Allerdings wird für den Umgang mit psychotherapeutischen Patienten von einigen Autoren darauf hingewiesen, dass diese nur selten über die für eine selbstbestimmte Setzung von Zielen erforderliche Autonomie verfügen und die Therapie deshalb zunächst paternalistisch darauf zielen müsse, die **Bedingungen** für eine autonome Patientenentscheidung herzustellen (Kress 1999, S. 84, Tress u. Erny 2008, S. 333). Dagegen ist zu sagen, dass Autonomie im Sinne eines **Rechtsanspruchs** auf Selbstbestimmung im Allgemeinen auch demjenigen zugesprochen wird, der situativ oder dauerhaft zu Autonomie als **Fähigkeit** zu selbstbestimmtem Entscheiden nur eingeschränkt in der Lage ist. Nur wenn Autonomie als Fähigkeit in einem sehr grundlegenden Sinn fehlt (wie bei im rechtlichen Sinne Unmündigen und bei zwangseingewiesenen psychiatrischen Patienten), verliert der Anspruch auf Selbstbestimmung seinen Sinn. Selbstverständlich ist die Förderung von Autonomie als Fähigkeit ein legitimes Therapieziel. Aber genauso wie andere Therapieziele auch bedarf es der Legitimation durch den Patienten. Patienten, die ihre Situation oder ihre Symptome nicht realistisch einschätzen können, brauchen dazu eine Hilfestellung, z. B. in Form von wohlwollenden Konfrontationen mit den ausgeblendeten Fakten und Gefühlen, um in den probatorischen Sitzungen gemeinsam mit dem Therapeuten angemessene Therapieziele entwickeln zu können.

Gerechtigkeit und Gleichheit. Das Prinzip der Gerechtigkeit und Gleichheit ist unter den vier Prinzipien inhaltlich am offensten und auslegungsbedürftigsten. Allgemein anerkannt ist das sogenannte Prinzip der formalen Gleichheit, nach dem in relevanten Hinsichten ähnliche Fälle ähnlich beurteilt und behandelt werden müssen. Es verbietet sachfremde Differenzierungen und Ungleichbehandlungen aufgrund persönlicher Präferenzen. Eine solche liegt etwa dann vor, wenn Therapeuten – im Sinne der eigenen Psychohygiene – Patienten bevorzugen, die angenehm im Umgang sind, den Therapeuten emotional wenig belasten, gut versichert sind und Termine pünktlich einhalten (Holmes u. Lindley 1989, S. 52ff, Dulz u. Schneider 1995, S. 126f).

54.3 Anwendungen der vier Prinzipien auf das psychotherapeutische Handeln

Die vier Prinzipien von Beauchamp und Childress können bei der Diskussion der ethischen Probleme in Psychotherapie und Psychotherapieausbildung sowohl als Ordnungsprinzip als auch als Beurteilungsgesichtspunkte dienen: Dem Patienten (aber auch dem angehenden Therapeuten in der Ausbildung) sollte nicht geschadet werden, sein Selbstbestimmungsrecht sollte geachtet werden, er sollte in der für sein Wohlbefinden förderlichsten Weise behandelt werden, und es sollte darauf geachtet werden, unter Bedingungen knapper Ressourcen nicht bestimmte Gruppen zum Schaden anderer zu privilegieren.

Anwendungen des Prinzips Nichtschädigung

Instrumentalisierung. Unvereinbar mit dem Prinzip der Nichtschädigung sind alle Formen von bewusster und unbewusster Instrumentalisierung des Patienten zu eigennützigen Zwecken, gleichgültig, ob aus sexuellen, emotionalen oder finanziellen Motiven. Mit einem Patienten eine sexuelle Beziehung aufzunehmen, bedeutet für die betroffenen Patienten vielfach Depressionen, Wut, Schuldgefühle und Störungen des Selbstwertgefühls, z. T. auch erhebliche Symptomverschlimmerungen (Bachmann u. Böker 1994, S. 64, Hirsch 1994, Reimer u. Rüger 2009, S. 397). Hier liegt eine wichtige prophylaktische Aufgabe für die **Therapeutenausbildung**. Sie muss auf den besonderen Verführungscharakter der therapeutischen Situation hinweisen, damit die Therapeuten in eigenen Krisen- und Überlastungssituationen besonders sorgfältig auf sich selbst achten und auf eventuelle erotische Anfechtungen vorbereitet sind.

Grenzverletzungen. Die Häufigkeit schädigender Grenzverletzungen ist erschreckend. Etwa 10 % der Therapeuten gaben in Befragungen zu, schon einmal mit Patienten eine sexuelle Beziehung gehabt zu haben (Reimer u. Rüger 2009, S. 397). Erschreckend ist aber auch der beteiligte Täterkreis. Es handelt sich weitgehend nicht um Berufsanfänger, sondern in der Mehrzahl um gut ausgebildete und beruflich gut etablierte Therapeuten, darunter etliche Lehrtherapeuten und Ausbilder. Die Mehrzahl der Täter sind Wiederholungstäter mit besonderer Vulnerabilität durch aktuelle Lebenskrisen (Einsamkeit, Frustrationen, innere Leere und Minderwertigkeitsgefühle) und anfällige Persönlichkeitsstruktur (Löwer-Hirsch 1998). Das Problem des sexuellen Missbrauchs ist allerdings nur die Spitze des Eisbergs. Ausgebeutet wird der Patient z. B. auch dann, wenn er dazu ermuntert wird, Dinge zu tun, von denen der Therapeut fasziniert ist, die er selbst aber nicht auszuleben wagt, sondern stattdessen gefahrlos am Erleben des Patienten partizipiert.

Beziehungsdefizite. Die Beziehung zu Patienten kann auch als Ersatz für fehlende eigene tragende Beziehungen missbraucht werden, etwa indem der Therapeut seine Patienten an sich bindet und zu wenig ihre Weiterentwicklung im Auge hat. Die Trennung von Patienten fällt ihm dann eventuell sehr schwer, was sich in übermäßig langen Therapien niederschlagen kann. Eine Instrumentalisierung des Patienten kann auch darin bestehen, dass der Therapeut von der Therapie, vom Patienten oder von sich selbst so fasziniert ist, dass ihm bestimmte therapeutische Prozesse zum Selbstzweck werden und eventuelle persönlichkeitsspezifische Grenzen der Belastbarkeit des Patienten oder zeitliche und finanzielle Grenzen der Therapie nicht ausreichend berücksichtigt werden. Bedenklich ist die Großzügigkeit im Umgang mit Therapiestunden dabei nicht nur als ökonomischer Missbrauch des Patienten (Reimer u. Rüger 2009, S. 403ff), sondern auch der Krankenkassen. Letztlich bedeutet auch schon die häufige Übung, bewilligte Stunden grundsätzlich auszuschöpfen, ohne über deren Notwendigkeit nachzudenken, eine Schädigung der Solidargemeinschaft.

Kinder und Jugendliche. Insbesondere bei der Behandlung von Kindern und Jugendlichen sind Grenzverletzungen durch Therapeuten und andere Helfer in Form von unüberlegtem, die Selbstbestimmung und Eigenarten der Patienten zu wenig achtendem Verhalten nicht selten, besonders wenn es um Kindesmissbrauch und Kindesmisshandlung geht. Übermäßige Betroffenheit oder Überidentifikation mit dem Kind können zu vorschnellem Handeln führen, das weniger den Bedürfnissen des Kindes dient als dem eigenen Bedürfnis, schnell etwas zu verändern. Eine professionelle Haltung sollte dagegen die Ambivalenz aller Familienmitglieder zwischen dem Wunsch nach Veränderung und der Angst vor Zerbrechen der Familie berücksichtigen. Unvereinbar mit einer professionellen Haltung ist bei Kindern auch ein mangelnder Schutz der Intimität des in der Therapie anvertrauten Materials, etwa das Weiterreichen von Informationen an Eltern oder Institutionen.

Soziales Umfeld. Nicht nur der Patient selbst kann geschädigt werden, auch das soziale Umfeld. Die in der hippokratischen Tradition der Medizin verwurzelte ausschließliche Verantwortung des Therapeuten für das Wohl des individuellen Patienten stößt immer dann an ihre Grenzen, wo das Wohl und Wehe Dritter mehr als geringfügig betroffen ist. Unter ethischen Gesichtspunkten kann der Behandlungsauftrag nicht ausschließlich die individuelle Entwicklung des Patienten anstreben, sondern sollte von einem erweiterten Entwicklungskonzept ausgehen, wie es z. B. in der Familientherapie üblich ist (Fürstenau 1992).

> **M** Um Gefahren einer zu einseitigen Identifikation mit dem Patienten zu begegnen, sollte der Therapeut in seiner Ausbildung lernen, die Lebenssituation und Lebensumwelt des Patienten verantwortlich im Blick zu behalten. Insbesondere Angehörige von Patienten können durch eine Therapie geschädigt werden.

Durch das Hinzutreten des Therapeuten verändert sich die bisherige Beziehungs-Balance. Der Patient kann sich mit dem Therapeuten als Verbündeten offener und aggressiver mit seinen Eltern oder seinem Partner auseinandersetzen, er kann den Therapeuten idealisieren und seine Angehörigen verteufeln oder er kann neue Sichtweisen in die Familie einführen und Tabus brechen. Das alles kann zu erheblichem Aufruhr in den Familien und u. a. zu Erkrankungen von Angehörigen führen. Bei gravierend sozialschädlichem Verhalten (ob formell kriminalisiert oder nicht) muss das Prinzip der Achtung von Selbstbestimmung hinter das Prinzip der Nichtschädigung zurücktreten. Nicht nur muss sich der Therapeut dem Wunsch eines Pädophilen verweigern, von seinen Hemmungen befreit zu werden (ein Beispiel von Reiter-Theil 1991, S. 12), die Therapie muss in Fällen von gravierenden Über-Ich-Defekten (wie bei manchen Frühgestörten, Borderlinepatienten oder pathologischen Narzissten) als strukturbezogene Psychotherapie (Rudolf 2006) primär ein Bemühen um Nachreifung beinhalten, bei der die therapeutische Abstinenz durch Grenzziehungen, durch die Kontrolle von Agieren und durch klare Konfrontationen mit verleugneten Gefahren ergänzt wird (vgl. Dulz u. Schneider 1995, S. 70ff).

Behandlungsfehler. Ethisch schwierige Fragen entstehen für den Therapeuten auch, wenn er über Patienten von gravierenden Behandlungsfehlern seiner Kollegen erfährt. Er muss dann abwägen, wie weit der Bericht zutrifft und ob er tätig werden sollte, wobei die allgemeine Loyalität Kollegen gegenüber und der spezielle Kontakt zu dem fraglichen Kollegen die Umsetzung eines als ethisch wünschenswert angesehenen Schritts vielfach erschwert. Die Versuchung ist groß, nur die Folgeprobleme des Patienten zu bearbeiten, ohne sich anderweitig in die Situation zu involvieren.

Anwendung des Prinzips Fürsorge

Information. Dem Patienten einen möglichst umfassenden Überblick über die für seinen Fall relevanten Angebote zu verschaffen, ist eine Forderung des Prinzips der Fürsorge ebenso wie der Ermöglichung von Selbstbestimmung. Ein Mehr an Markttransparenz erhöht nicht nur die Entscheidungsfreiheit des Patienten, sondern zwingt den Therapeuten auch zu der ansonsten leicht vernachlässigten Überlegung, ob der Patient gut beraten ist, wenn er mit seinem Problem ausgerechnet zu ihm kommt. Es zwingt ihn, den Patienten konsequent in dessen eigenem besten Interesse zu beraten und dabei die Grenzen des eigenen fachlichen Könnens und der eigenen fachlichen Orientierung zu bedenken. Die Pflicht zur Aufklärung über die Chancen und Risiken der verschiedenen Behandlungsmöglichkeiten ist ein Punkt, der in der Praxis oft viel zu wenig beachtet wird.

Persönliche Passung. Ein Patient kann mit einem Therapeuten schlecht beraten sein, wenn die Persönlichkeiten, Lebenskonzepte, Moralvorstellungen und weltanschaulichen Orientierungen beider zu nahtlos übereinstimmen oder zu weit auseinander liegen. Im ersten Fall kann der Therapeut durch die Sympathie mit dem Patienten zu einer überstarken kontraproduktiven Identifikation verführt werden. Im zweiten Fall kann seine Bereitschaft zu Verständnis, Einfühlung und therapeutischer Solidarität überstrapaziert werden, so dass er nicht wirklich wohlwollend mit dem Patienten umgehen kann, so dass es günstiger wäre, den Patienten an einen Kollegen mit größerer persönlicher, weltanschaulicher oder ethischer Affinität weiter zu empfehlen. Im Sinne eines „Prinzips der guten Passung" (Ehl et al. 2005, S. 582) kommt es immer wieder darauf an, die eigenen Möglichkeiten und Grenzen realistisch abzuschätzen. Es ist u. a. eine Aufgabe der Ausbildung und Supervision, dem Therapeuten die möglichen offenen und latenten Konflikte zwischen den eigenen Wünschen und der Orientierung am Patientenwohl bewusst zu machen. Dies ist allerdings ein heikles Thema. Sowohl die Überschätzung der eigenen Kompetenz als auch der gelegentlich kindlich anmutende Glaube an die Überlegenheit der eigenen Methode sind vielfach hochgradig emotional aufgeladen.

Setting-Gestaltung. Nicht weniger wichtig sind die genaue Exploration der Lebensrealität des Patienten und deren Berücksichtigung bei der Planung der Behandlung, mit Wahl eines veränderungsoptimalen Settings und Orientierung des therapeutischen Handelns an Gesichtspunkten effizienter Zielerreichung (Fürstenau 1992, S. 76ff). Das Setting und das Beziehungsangebot sollten vom Therapeuten hinsichtlich Frequenz, Dauer und Regressionstiefe so gestaltet werden, dass es den Bedürfnissen des Patienten nach Weiterentwicklung gerecht werden kann. Jedes Setting verfügt über spezifische Möglichkeiten, lädt zur Darstellung bestimmter Probleme ein, spricht bestimmte kognitive und emotionale Potenziale an und beinhaltet bestimmte Gefahren, die bedacht werden müssen. De facto wird die Settinggestaltung allerdings vielfach von den Begrenztheiten und Bedürfnissen des Therapeuten bestimmt. Zudem spielen die Bedürfnisse des Therapeuten hinsichtlich der Praxisorganisation oft eine große Rolle beim Settingangebot, etwa wenn ein Therapeut noch genau einen Patienten braucht, um eine Gruppe aufzufüllen. Eine Unsitte ist auch die Praxis mancher Therapeuten, die schon eine über viele Monate reichende Warteliste haben, Patienten zu Vorgesprächen kommen zu lassen, um so abgesagte Stunden zu ersetzen. Dadurch wecken sie Hoffnungen, obwohl sie wissen, dass sie dem Patienten innerhalb eines angemessenen Zeitraums keinen Behandlungsplatz anbieten können. Wirklich kranke Patienten können nicht viele Monate auf ihre Behandlung warten. Manche bemühen sich ein zweites und drittes Mal bei einem anderen Therapeuten. Viele aber geben auch auf, wollen nicht noch einmal ihre Geschichte erzählen und nicht noch einmal das Risiko eingehen, Hoffnung auf eine hilfreiche Beziehung zu entwickeln und enttäuscht zu werden. Sie behelfen sich dann lieber mit Psychopharmaka vom Hausarzt.

Selbstüberforderung. Eine wichtige Bedingung der Verwirklichung von Fürsorge ist die Vermeidung von Selbstüberforderung. Therapien wirken sich in vielen Hinsichten auf den Therapeuten als Belastung aus (Reimer u. Rüger 2009, S. 393ff), u.a. durch die Konfrontation mit eigenen unbewältigten Konflikten der eigenen Biografie, durch Aggressionen und Entwertungen und durch Erfahrungen von Frustration und Hilfslosigkeit.

Therapeuten müssen überdies bei der Verarbeitung von vielen intensiven Emotionen helfen und werden mit tragischen Lebenswidrigkeiten konfrontiert wie Missbrauch, Vernachlässigung, Armut, Hilflosigkeit, Überforderung, Verluste, Bedrohung oder Perspektivenlosigkeit. Deshalb ist es für Therapeuten zentral wichtig, die Balance zu halten zwischen Empathie und Distanz, Identifikation und Grenzziehung, legitimen und illegitimen Ansprüchen von Patienten und angemessenen und unangemessenen Forderungen an die eigene Bereitschaft, sich auf einen Patienten einzulassen. Viele Therapeuten nehmen sich für dieses immer wieder notwendige Abwägen zu wenig Zeit, vor allem, wenn sie zu viel arbeiten. Sie risikieren damit, dass sich ihre Persönlichkeit im Sinn einer generalisierten Abwehr verändert und sie für die Menschen, die ihnen nahestehen, emotional kaum noch ansprechbar sind.

Fachliche und persönlichkeitsbedingte Unzulänglichkeiten. In der Psychotherapie liegt die Verantwortung für die Orientierung an den Zielen der Therapie und das Voranschreiten des therapeutischen Prozesses beim Therapeuten. Dabei können sich fachliche und persönlichkeitsbedingte Unzulänglichkeiten des Therapeuten als hinderlich erweisen. Fachliche Unzulänglichkeiten sind oft die Folge ungenügender Aus- und Weiterbildung. Erfahrungs- und Informationsdefizite können zu Fehleinschätzungen und unzweckmäßigem Vorgehen führen, z.B. wenn organisch bedingte Störungen nicht erkannt werden, eine notwendige antidepressive Medikation nicht in Erwägung gezogen wird oder strukturelle Defizite als neurotische Konflikte verkannt werden. Als persönlichkeitsbedingte Unzulänglichkeiten wirken sich u.a. neurotische Tendenzen der Therapeuten aus, die trotz der Bearbeitung in der Selbsterfahrung nicht genügend verändert werden konnten und in den Therapien zu Gegenagieren, defensiven Abwehrarrangements und Kollusionen mit den Patienten führen, wofür die Struktur der therapeutischen Situation vielfältige Verführungs- und Gefahrenmomente bereithält.

Beispielsweise kann die Intimität der therapeutischen Beziehung Therapeuten dazu verleiten, den Ansinnen und Ansprüchen ihrer Patienten zu wenig Widerstand entgegenzusetzen und sich als emotionale Stütze, Klagemauer oder Objekt unausgelebter Liebesgefühle oder Aggressionen zur Verfügung zu stellen. Dadurch wird sich an der Situation der Patienten wenig ändern, sie kann sogar mit Hilfe des Therapeuten stabilisiert werden. Wenig produktiv ist oft auch eine zu starke Identifikation und übermäßige Beziehungsharmonie mit dem Patienten. Der Wunsch, den Patienten gut zu verstehen, führt leicht zur Ausblendung „störender" Aspekte und verhindert die Wahrnehmung und Bearbeitung unangenehmer Realitäten, illusionärer Hoffnungen und negativer Gefühle und Übertragungsanteile. Indem der Therapeut vor indizierten Konfrontationen zurückscheut, gibt er dem Patienten zuviel von dem, was er will, und zu wenig von dem, was er braucht – mit dem Risiko, dass sich der unbefriedigende Status quo verfestigt.

Anwendung des Prinzips Achtung der Selbstbestimmung

Selbstbestimmungsrecht des Patienten. Zu den Rechten des Patienten gehört u.a. seine Freiheit, ein Therapieangebot auszuschlagen und eine aufgenommene Therapie abzubrechen. Ethisch und rechtlich gelten für die Aufnahme und Weiterführung einer Therapie dieselben Anforderungen an den *informed consent*, wie sie auch für somatische Behandlungen gelten. Die ethisch bedeutsame Gefahr der Manipulation dürfte dabei im therapeutischen Bereich fast noch schwerer wiegen als in der somatischen Medizin, da die zu kurierenden Symptome und die angestrebten Therapieziele oft weniger klar definiert sind und weniger Erfolgskontrollen zur Verfügung stehen.

Therapieziele. Für die Psychotherapie gilt wie für die somatische Medizin, dass die Therapieziele Gegenstand einer Vereinbarung zwischen Patient und Therapeut sein müssen. Sie müssen überdies in jedem Stadium der Therapie neu verhandelt werden. Wichtig ist dabei, dass der Therapeut Experte nur hinsichtlich der Mittel, nicht hinsichtlich der Ziele der Therapie ist (Kottje-Birnbacher u. Birnbacher 1999, S. 27). Der Therapeut muss dabei seine persönlichen Werte und die mit dem Menschenbild seines therapeutischen Vorgehens implizit verknüpften Zusatzziele reflektieren und mit dem Patienten abstimmen. Diese *Zusatzziele* – etwa Einsicht und Selbsterkenntnis in der Analyse oder Befreiung von inneren und äußeren Zwängen in der humanistischen Psychologie – sind den Vertretern dieser Methoden oft so sehr zu Selbstverständlichkeiten geworden, dass sie ihre ausdrückliche Deklaration für überflüssig halten. Selbst das häufig genannte Therapieziel Autonomie – im Sinne einer Befähigung zu Unabhängigkeit, Eigenverantwortung und innerer Souveränität – kann nicht als schlechthin selbstverständlich gelten. Jemanden zu „emanzipierten" Wertvorstellungen erziehen zu wollen ist um nichts weniger eine Verletzung seines Selbstbestimmungsrechts als die Insinuierung von Anpassungszielen. Autonomie ist nicht das einzige mögliche Therapieziel. Jemandem kann genauso an Werten wie Bindung, Symbiose oder Religiosität liegen, die in der impliziten psychotherapeutischen Ethik eher unterrepräsentiert sind. Falls einem Patienten daran liegt, ist das kein Hinweis darauf, dass seine Entscheidungsfreiheit in irgendeiner Weise eingeschränkt ist, und er muss das Recht haben, auch (aus der Sicht des Therapeuten) „falsche", infantile oder unreife Bedürfnisse für wichtig zu halten. In jedem Fall muss sich der Patient darauf verlassen können, dass der Therapeut keine anderen Ziele verfolgt als die Ziele, in die er zu Anfang eingewilligt hat.

Information. Um die Zustimmung des Patienten zu einem vorgeschlagenen Behandlungsplan ethisch und rechtlich wirksam werden zu lassen, ist neben einer Abstimmung über die angestrebten Ziele auch eine Abstimmung über das methodische Vorgehen, die von seiner Seite erwartete Mitarbeit, den abzusehenden (von Methode zu Methode sehr unterschiedlichen) Zeitrahmen und die mit dem vorgeschlagenen Vorgehen einhergehenden Chancen und Risiken notwendig. Dabei muss die Information über die verfügbaren Optionen in den Vorgesprächen so erfolgen, dass sie für die – möglicherweise durch starke Affekte in seiner Urteilskraft eingeschränkten – Patienten verständlich ist. In keinem Fall sollte der Therapeut die Behandlungsparameter eigenmächtig festlegen. Wichtig ist insbesondere die – auch rechtlich erforderliche – Information über alternative Angebote, die oft vernachlässigt wird. Eine wichtige Voraussetzung für eine gute patientenorientierte Beratung wäre eine bessere Information der in Einzelpraxen praktizierenden Therapeuten über die in der Region verfügbaren unterschiedlichen therapeutischen Angebote und ihre Indikationsschwerpunkte.

Anwendung des Prinzips Gerechtigkeit und Gleichheit

„Schwierige" Patienten. Verletzt wird das Prinzip der Gerechtigkeit und Gleichheit in der Psychotherapie insbesondere durch die schlechteren Chancen „schwieriger" Patienten, einen Therapieplatz zu finden, und durch die chronische Unterversorgung ganzer Regionen (insbesondere in den neuen Bundesländern) mit therapeutischen Einrichtungen. Patienten mit leichteren Störungen sowie Patienten, die angenehm im Umgang, flexibel in der Zeitgestaltung und gut versichert sind, finden leichter Zugang zu psychotherapeutischer Versorgung als Patienten mit schwerwiegenden Störungen. Daher gestaltet sich die notwendige ambulante Nachsorge nach einer Klinikbehandlung oft schwierig, was den noch fragilen Therapieerfolg gefährdet (Dulz u. Schneider 1995, S. 126). Die allgemeine Versorgungsverpflichtung mit dem Anspruch jedes Patienten auf gleichen Zugang zu Behandlungsmöglichkeiten lässt sich im Bereich der ambulanten Versorgung kaum durchsetzen, da sich die Therapeuten ihre Patienten aussuchen können und keine Sanktionsmöglichkeiten bestehen. Angesichts der im Allgemeinen höheren Therapiebedürftigkeit der schwierigeren Patienten ist damit die Verteilungsgerechtigkeit gleich doppelt verletzt.

Grenzen der Zumutbarkeit. Selbstverständlich gibt es auch für den Therapeuten Grenzen der Zumutbarkeit. Idealnormen wie die Forderung nach optimaler Gerechtigkeit sind wichtige Orientierungsmarken, lassen sich aber nur begrenzt in die Praxis umsetzen. Sinnvolle Praxisnormen müssen auch Aspekte wie Zumutbarkeit und Durchsetzbarkeit berücksichtigen. Eine unüberschreitbare Grenze der Zumutbarkeit ist die körperliche und psychische Integrität: Fühlt man sich von einem Patienten körperlich bedroht, kann man kaum mit ihm therapeutisch arbeiten (Dulz u. Schneider 1995, S. 69). Dasselbe gilt, wenn der Patient den Therapeuten stärker provoziert, als man trotz Hilfe durch Supervisions- und Intervisionsgruppen kognitiv und emotional zu verarbeiten imstande ist. Therapieabbrüche wiederum haben belastende Nachwirkungen für alle Beteiligten. Insofern ist der Vorbehalt gegen die Übernahme besonders schwieriger Patienten nachvollziehbar. Dieser muss jedoch von jedem Therapeuten mit seiner allgemeinen Versorgungsverpflichtung abgeglichen werden. Im Endeffekt sollte jeder bereit sein, seinen Anteil an schwierigen Behandlungen zu übernehmen, damit diese sich auf möglichst viele Schultern verteilen.

54.4 Ethische Probleme in der therapeutischen Ausbildung

M Wie die Therapie selbst ist auch die Therapeutenausbildung kein Selbstzweck, sondern orientiert am Wohl der zukünftigen Patienten, genauer: an deren Interesse, durch die Therapie nicht geschädigt, sondern fürsorglich behandelt und in ihrem Recht auf Selbstbestimmung und gleiche Zugangschancen geachtet zu werden.

Nicht nur Mängel an technischer therapeutischer Kompetenz schaden dem Patienten, sondern auch ethische Defizite. Schon aus Verantwortung gegenüber den potenziellen Patienten und nicht erst aus Gründen der Gefährdung der Kassenzulassung und der Beeinträchtigung des öffentlichen Images sollte neben der technischen auch die ethische und persönliche Qualifikation des Therapeuten ein wichtiges Kriterium seiner Berufsqualifikation sein.

Damit wird die Vermittlung von ethischen Beurteilungskategorien und die Einübung ethischer Sensibilität und Urteilskraft einer der unverzichtbaren Inhalte therapeutischer Aus- und Fortbildung. Das Lernziel ist dabei die Entwicklung einer zunächst ausdrücklich formulierten und aktivierten, später aber zur Routine gewordenen schrittweisen Evaluation und Abwägung der ethischen Dimensionen eines Behandlungsfalls und deren angemessener Berücksichtigung im therapeutischen Handeln.

Ein mögliches Verfahren, das sich des oben angeführten Vier-Prinzipien-Schemas bedient und insgesamt vier Schritte umfasst, könnte folgendermaßen aussehen:

1. Situationsklärung. Ein erster Schritt besteht darin, die Situation hinsichtlich aller für die ethische Beurteilung möglicherweise relevanten Sachdimensionen zu klären: Welche Störung liegt vor? Welche Prognose ist dem Patienten zu stellen? Welche Behandlungsoptionen existieren? Welche ist angesichts der besonderen Konstellation erfolgversprechend? Welcher Aufwand ist dafür von Seiten des Patienten, aber auch von Seiten des Therapeuten zu erbringen? Mit welchen Komplikationen und Nebenwirkungen ist zu rechnen?

2. Identifikation moralischer Problembereiche. In einem zweiten Schritt gilt es, die moralischen Problem- und Konfliktbereiche zu identifizieren, und zwar anhand der durch die vier Prinzipien vorgegebenen Leitbegriffe: In welchen Hinsichten könnte die Therapie für den Patienten schädliche Auswirkungen haben? Durch welches therapeutische Vorgehen könnte das Schadensrisiko gemindert oder minimiert werden? Ist die angeratene Vorgehensweise angesichts der Therapieziele sinnvoll? Habe ich bei der Wahl des Vorgehens meine eigenen Möglichkeiten und Grenzen berücksichtigt? Wie kann trotz starker Fürsorgeverpflichtung das Selbstbestimmungsrecht des Patienten gewahrt werden? Was weiß ich über das Wertsystem und die Einstellungen des Patienten? Ist der Patient an der Formulierung und Festlegung der Therapieziele angemessen beteiligt oder dränge ich dem Patienten eine Behandlung auf, deren Chancen und Risiken er unzureichend durchdacht hat? Wie weit soll und kann die Entscheidung dem Patienten überlassen werden? Ist die Behandlung unter Gesichtspunkten der Gerechtigkeit und Gleichheit vertretbar, oder stellt sie eine Über- oder Unterversorgung dar?

3. Abwägung kollidierender moralischer Aspekte. In einem dritten Schritt ist dann die schwierigste und am stärksten von subjektiven Faktoren geprägte Aufgabe zu bewältigen: die Abwägung der kollidierenden moralischen Aspekte gegeneinander. Häufig bestehen Konflikte insbesondere zwischen dem Fürsorgeprinzip und dem Prinzip der Achtung von Selbstbestimmung. Wie weit ist in der gegebenen Situation ein paternalistisches Vorgehen berechtigt oder sogar erforderlich, das das Selbstbestimmungsrecht des Patienten zu seinem langfristigen Besten verletzt? Liegen Bedingungen vor, die eine Verletzung der Fürsorgeverpflichtung (z. B. der Schweigepflicht) rechtfertigen? Sind die Belastungen, die die Therapie dem Patienten auferlegt, angesichts der Erfolgsaussichten vertretbar?

Bei Abwägungen dieser Art geht es darum, eine Vorgehensweise zu finden, für die die ethische „Kosten-Nutzen-Rechnung" möglichst positiv ausfällt. Als „Nutzen" zählt dabei das Ausmaß, in dem die vier Prinzipien erfüllt, als „Kosten" das Ausmaß, in dem das eine oder andere dieser Prinzipien verletzt wird. Dabei kommt zu den Normverletzungen noch eine zusätzliche Kostendimension hinzu, nämlich die Belastungen, die ein bestimmtes Vorgehen für den Therapeuten selbst bedeutet.

Der Therapeut hat nicht nur Pflichten, er hat auch Rechte. U. a. hat er das Recht, für seine Tätigkeit angemessen entlohnt zu werden, z. B. im Vergleich mit anderen Gesundheitsberufen (Pawelzik u. Prinz 2004, S. 384). Er hat auch das Recht, sich nicht zu viel zumuten zu lassen. Er wird deshalb auch das, was ihn höchstpersönlich die Behandlung des Patienten an psychischer Energie, an Wohlbefinden, an materiellem Verzicht, an Belastung der Beziehung zu Kollegen „kostet", in seine Erwägungen einbeziehen. Es ist schwierig, wenn nicht unmöglich, für diese Abwägung einen allgemeinverbindlichen Maßstab anzugeben. Aber nur durch solche Überlegungen (die man möglichst in Supervisionsgruppen miteinander anstellen sollte, um verschiedene Sichtweisen zusammenzutragen und zu diskutieren) wird die moralische Intuition geschärft und der Umgang mit den relevanten Prinzipien eingeübt.

4. Realisierung. Der letzte und entscheidende Schritt ist die Umsetzung der gefundenen Lösung in die Praxis. Dazu gehört Festigkeit wie Flexibilität – die Fähigkeit und Bereitschaft, das einmal gefundene Konzept zu praktizieren und daran festzuhalten, zugleich aber auch, bei neuen Erfahrungen und Überlegungen offen zu sein für Revisionen und Modifikationen. Dieser Schritt scheint in der Praxis immer wieder Schwierigkeiten zu bereiten. In Umfragen geben 60% der praktizierenden Therapeuten zu, in ihrem Berufsalltag von Zeit zu Zeit gegen Gesetze oder ethische Prinzipien zu verstoßen (Bersoff 1995, S. 66). Die bloße Kenntnis ethischer Regeln reicht nicht, ihre Einhaltung zu gewährleisten.

- Psychotherapeuten sollten ihren Patienten und ihrem Umfeld nicht schaden, das Selbstbestimmungsrecht der Patienten achten, ihnen die größtmögliche Hilfe zukommen lassen und Chancengleichheit gewähren.
- Psychotherapeuten müssen lernen, mit dem Machtpotenzial ihrer Position verantwortlich umzugehen. Die Sensibilisierung für die ethischen Risiken von Psychotherapien sollte Bestandteil der Ausbildung sein, d.h. der Therapeut sollte bereits in der Ausbildung üben, Situationen, in denen es zu schädigendem Verhalten kommen kann, zu erkennen und schädigendes Verhalten gezielt zu vermeiden. Geschädigt werden Patienten insbesondere durch Instrumentalisierung und durch narzisstischen oder sexuellen Missbrauch.
- Therapieziele, Therapiemethoden und das therapeutische Setting müssen mit dem Patienten ausdrücklich ausgehandelt werden. Das gilt auch für so selbstverständlich erscheinende Ziele wie Autonomie und Selbstbehauptung. In der Praxis werden oft keine angemessenen Informationen über Behandlungsalternativen gegeben.
- Der Therapeut darf den Patienten, aber auch sich selbst nicht überfordern.

VIII Anhang

Literaturverzeichnis
Sachverzeichnis

Literaturverzeichnis

Aaronson NK, Ahmedzai S, Bullinger M. The EORTC core quality of life questionnaire: Interim results of an international field study. In: Osaba D (ed.). Effect of cancer on quality of life. Boca Raton, FL: CRC Press; 1991:185–203.

Aaronson NK, Cull A, Stein K, Sprangers M. The European Organization for Research and Treatment of Cancer (EORTC) modular approach to quality of life assessment in oncology. International Journal of Mental Health. 1994;2:75–96.

Abbass A, Kisely S, Kroenke K. Short-Term Psychodynamic Psychotherapy for Somatic Disorders. Psychother Psychosom. 2009;78:265–274.

Abbott DW, de Zwaan M, Mussell M, Raymond NC, Seim HC, Crow S, Crosby RD, Mitchell JE. On the relationship between binge eating and dietary restraint. J Psychosom Res. 1998;44:367–374.

Abel JL. Exposure with response prevention and serotonergic antidepressants in the treatment of obsessive-compulsive disorder: A review and implications for interdisciplinary treatment. Behaviour Research and Therapy. 1993;31:463–478.

Abel T, Kandel ER. Positive and negative regulatory mechanism that mediate long-term memory storage. Brain Research Reviews. 1998;26:360–378.

Abraham K. Ergänzungen zur Lehre vom Analcharakter. Int Ztschr Psychoanal. 1923a;9:27–47. Hier zitiert aus dem Nachdruck in Psyche. 1961;2:162–180.

Abraham K. Ergänzungen zur Lehre vom Analcharakter; Beiträge der Oralerotik zur Charakterbildung. In: Abraham K. Psychoanalytische Studien zur Charakterbildung und andere Schriften. Frankfurt/M.: Fischer [1923; 1924] 1969; 184–217.

Abraham K. Versuch einer Entwicklungsgeschichte der Libido auf Grund der Psychoanalyse seelischer Störungen. In: Abraham K. Psychoanalytische Studien zur Charakterbildung (1923b) (Hrsg. J. Cremerius). Frankfurt/M: Fischer; 1969.

Abraham K. Versuch einer Entwicklungsgeschichte der Libido aufgrund der Psychoanalyse seelischer Störungen. In: Psychoanalytische Studien, Bd.1.Frankfurt/M: Fischer; 1971.

Abraham K. Zur Prognose psychoanalytischer Behandlung im fortgeschrittenen Lebensalter. Int. Z. Psychanal. 1919;6:113–117.

Abramowitz JS, Khandker M, Nelson CA, Deacon BJ, Rygwall R. The role of cognitive factors in the pathogenesis of obsessive-compulsive symptoms: A prospective study. Behaviour Research and Therapy. 2006;44:1361–1374.

Abramowitz JS. Effectiveness of Psychological and Pharmacological treatments for Obsessive-Compulsive Disorder: A Quantitative Review. Journal of Consulting and Clinical Psychology. 1997;65:44–52.

Abramson LY, Metalsky GI, Alloy LB. Hopelessness depression: a theory-based subtype of depression. Psychological Review. 1989;96:358–372.

Abramson LY, Seligman ME, Teasdale JD. Learned helplessness in humans: Critique and reformulation. Journal of Abnormal Psychology. 1978;87:49–74.

Adler CM, McDonough-Ryan P., Sax K.W., Holland S.K., Arndt S., Strakowski S.M. FMRI of neuronal activation with symptom provocation in unmedicated patients with obsessive-compulsive disorder. Journal of Psychiatry Research. 2000;34:317–324.

Adler RH, Hemmeler W. Praxis der Anamnese. Stuttgart: Fischer; 1989.

Adler RH, Zamboni P, Hofer T, Hemmeler W, Hurny C, Minder C, Radvila A, Zlot SI. How not to miss a somatic needle in a haystack of chronic pain. Journal of Psychosomatic Research. 1997;42:499–505.

Adorno Th.W, et al. The Authoritarian Personality (1950). Zit. nach Vinnai G. Sozialpsychologie des Faschismus. In: Heigl-Evers A, Streeck U (eds.). „Die Psychologie des 20. Jahrhunderts". Bd.VIII. „Lewin und die Folgen". Zürich: Kindler; 1979.

Agran M, Martin J E. Applying a technology of self-control in community environments for individuals who are mentally retarded. In: Hersen M, Eisler RM, Miller PM (eds.). Progress in behavior modification, Vol. 21. London: Sage Publications; 1987.

Agras WS, Telch CF, Arnow B, Eldredge K, Detzer MJ, Henderson J, Marnell M. Does interpersonal therapy help patients with binge eating disorder who fail to respond to cognitive-behavioral therapy? J Consult Clin Psychol. 1995;63:356–360.

Agras WS, Telch CF, Arnow B, Eldredge K, Marnell M. One-year follow-up of cognitive-behavioral therapy for obese individuals with binge eating disorder. J Consult Clin Psychol. 1997;65:343–347.

Agras WS, Telch CF, Arnow B, Eldredge K, Wilfley DE, Reaburn SD, Henderson J, Marnell M. Weight loss, cognitive-behavioral, and desipramine treatments in binge eating disorder. An additive design. Behav Ther. 1994;25:225–238.

AGST (Arbeitsgemeinschaft Systemische Therapie). Antrag auf Anerkennung der Systemischen Therapie als eigenständiges Psychotherapie-Richtlinienverfahren. Hauptautor: PD Dr. Günter Schiepek; 1998 a.

AGST (Arbeitsgemeinschaft Systemische Therapie). Antrag auf Anerkennung der systemischen Weiterbildung beim Berufsverband Deutscher Psychologinnen und Psychologen (BDP). Autor: Dipl.Psych. Guido Strunk; 1998 b.

Ainsworth MDS, Bell SM, Stayton D. Individual differences in strange situation behavior of one year olds. In: Schaffer Hr (ed.). The origins of human social relations. New York: Academic Press; 1971:17–57.

Ainsworth MDS, Blehar MC, Waters E, Wall S. Patterns of attachment. A psychological study of the strange situation. Hillsdale NY: Erlbaum; 1978.

Ainsworth MDS. Skalen zur Erfassung mütterlichen Verhaltens: Feinfühligkeit versus Unempfindlichkeit gegenüber den Signalen des Babys. In Grossmann KE (Hrsg.). Entwicklung der Lernfähigkeit. München: Kindler; 1977:96–107.

Ainsworth MDS. The development of infant mother attachment. In: Caldwell BM, Ricciuti HN (eds.). Review of Child Development Research, Vol. 3. Chicago: University of Chicago Press; 1973:1–99.

Akgün L. Strukturelle Familientherapie bei türkischen Familien. Familiendynamik. 1991;16:24–36.

Akhtar S. A Third Individuation: Immigration, Identity, and The Psychoanalytic Process. J Am Psychoanal Assoc. 1995;43(4):1051–1084.

Akhtar S. Immigration und Identität. Psychosoziale Aspekte und kulturübergreifende Therapie. Gießen: Psychosozial-Verlag; 2007.

Alanen YO. Schizophrenia. Its origin and need-adapted treatment. London: Karnac; 1997.

Albani C, Bailer H, Blaser G, Geyer M, Brähler E, Grulke N. Erfassung religiöser und spiritueller Einstellungen. Psychometrische Überprüfung der deutschen Version des „Systems of Belief Inventory" (SBI-15R-D). von Holland et al. in einer repräsentativen Bevölkerungsstichprobe. Psychotherapie, Psychosomatik, Medizinische Psychologie 2002 a;52:306–313.

Albani C, Bailer H, Blaser G, Geyer M, Brähler E, Grulke N. Psychometrische Überprüfung der Skala „Transpersonales Vertrauen" (TPV) in einer repräsentativen Bevölkerungsstichprobe. Zeitschrift für Transpersonale Psychologie und Psychotherapie 2003;9:86–98.

Albani C, Blaser G, Körner A, Geyer M, Volkhart R, O'Connor L, Berry J, Brähler E. Der „Fragebogen zu interpersonellen Schuldgefühlen" (FIS). Anwendung bei einer repräsentativen Bevölkerungsstichprobe und bei Psychotherapiepatientinnen. Psychotherapie, Psychosomatik, Medizinische Psychologie. 2002 b;52:189–197.

Albani C, Schmutzer G, Blaser G, Körner A, Geyer M, Brähler E. Die Entwicklung einer Kurzversion (U-Bogen-24) des Unsicherheitsfragebogens von Ullrich & Ullrich de Muynck. Diagnostica. 2004 (i. Druck)

Albert W, Bittner A, Kiekbusch S, Buschtöns C, Gehringer A, Kinzel S, Hetzer R. Das Kunstherz - eine extreme Belastungssituation? Z Herz Thorax Gefaess Chir. 2002;16,1:i110–i119.

Albucher RC, Abelson JL, Nesse R.M. Defense mechanism changes in successfully treated patients with Obsessive-Compulsive Disorder. American Journal of Psychiatry. 1998;155:558–559.

Albus C, Jordan J, Herrmann-Lingen C. Screening for psychosocial risk factors in patients with coronary heart disease-recommendations for clinical practice. European Journal of Cardiovascular Prevention and Rehabilitation. 2004;11:1–5.

Albus C, Wöller W, Kruse J. Die körperliche Seite nicht vernachlässigen. Patienten mit somatischen und „psychosomatischen" Erkrankungen. In: Wöller W, Kruse J (Hrsg.). Tiefenpsychologisch fundierte Psychotherapie. 3. Auflage. Stuttgart: Schattauer; 2010.

Alden LE. Short-term structured treatment for avoidant personality disorder. Journal of Consulting and Clinical Psychology. 1989;56:756–764.

Aldenhoff J. Überlegungen zur Psychobiologie der Depression. Nervenarzt. 1997;6;8:379–389.

Alexander F, French TM. Psychoanalytic therapy. Principes and application. Lincoln University of Nebraska Press 1946. New York: Wiley 1974.

Alexander F. Der neurotische Charakter. Seine Stellung in der Psychopathologie und in der Literatur. Internationale Zeitschrift für Psychoanalyse. 1928;14:26–44.

Alexander F. Psychosomatic medicine. New York: Norton: 1950.

Alexander F. Psychosomatische Medizin. Erstausgabe. Berlin: De Gruyter; 1951.

Alexander JF, Holtzworth-Munroe A, Jameson P. Process and outcome of marital and family therapy: Research, Review and Evaluation. In: Bergin AE, Garfield S (eds.). Handbook of psychotherapy and behavior change. New York: Wiley; 1994.

Alexander M. Sexual Offender Treatment Efficacy Revisited. Sexual Abuse. 1999;11/2 (http://inpsyte.asarian-host.org/alexander.htm).

Alger SA, Schwalberg MD, Bigaouette JM, Michalek AV, Howard LJ. Effect of a tricyclic antidepressant and opiate antagonist on binge-eating behavior in normoweight bulimic and obese, binge-eating subjects. Am J Clin Nutr. 1991;53:865–871.

Allport GW. The historical background of social psychology. In: Lindzey G, Aronson E (eds.). Handbook of social psychology. Vol.1. 3rd (ed.). New York: Random House; 1985:1–46.

Almborg AH, Ulander K, Thulin A, Berg S. Discharged after stroke – important factors for health-related quality of life. J Clin Nurs. 2010;19(15-16):2196–2206.

Althof SE. What´s new in sex therapy. J Sex Med. 2010;7:5–13.

Altmeyer S, Kröger F (Hrsg.). Theorie und Praxis der systemischen Familienmedizin. Göttingen: Vandenhoeck u. Ruprecht; 2003.

Altmeyer S, Kröger F, McDaniel S. Systemische Familienmedizin. In: Wirsching M, Scheib P (eds.). Lehrbuch der Paar- und Familientherapie. Heidelberg: Springer; 2002:297–321.

Altmeyer S, Tietze U. Strukturierte Gruppentherapie bei PatientInnen mit Multipler Sklerose – Nachuntersuchung. Forum Psychosomatik. 2003

Amann G, Wipplinger R. Psychotherapeutische Behandlung von Opfern eines sexuellen Missbrauchs. Psychotherapie im Dialog. 2006;7:399–401.

Amann G, Wipplinger R. Schuldgefühle, Vertrauen und Verarbeiten – zentrale Aspekte in der Verhaltenstherapie mit sexuell mißbrauchten Kindern. Ein Fallbericht. Verhaltenstherapie u. Verhaltensmedizin. 1998;19;4:523–541.

Amann G, Wipplinger R. Sexueller Missbrauch in den Medien. In: Amann G, Wipplinger R (eds.). Sexueller Missbrauch. Überblick zu Forschung, Beratung und Therapie. Ein Handbuch. 3. überarb. u. erg. Aufl. Tübingen: DGVT; 2004.

Amann G, Wipplinger R. Verhaltenstherapie bei kindlichen Opfern eines sexuellen Mißbrauchs. In: Körner W, Lenz A (eds.). Sexueller Missbrauch. Band 1: Grundlagen und Korzepte. Göttingen: Hogrefe; 2004:355–367

Ambühl H, Orlinsky D, Cierpka M et al. Zur Entwicklung der theoretischen Orientierung von Psychotherapeut(innen). PPmP. 1995;3/4;45:109–120.

Ambühl H. Therapeutische Beziehungsgestaltung unter dem Gesichtspunkt der Konfliktdynamik. In: Markgraf J, Brengelmann JC. Die Therapeut-Patient-Beziehung in der Verhaltenstherapie. München: Gerhard Röttger; 1992:245–264.

AMDP – Arbeitsgemeinschaft für Methodik und Dokumentation in der Psychiatrie (ed.). Das AMDP-System. Manual zur Dokumentation psychiatrischer Befunde. 7.Aufl. Göttingen: Hogrefe; 2000.

Amelang D, Zielinski W. Psychologische Diagnostik und Intervention. 3. korr. u. akt. Aufl. Berlin: Springer; 2002.

Amelang M, Bartussek D. Differentielle Psychologie und Persönlichkeitsforschung. 2.Aufl. Stuttgart: Kohlhammer; 1985.

Amelang M, Schmidt-Atzert L. Psychologische Diagnostik und Intervention (4. Aufl.). Berlin: Springer; 2006.

American Academy of Sleep Medicine. International classification of sleep disorders. Diagnostic and coding manual. Westchester, Illinois: American Academy of Sleep Medicine; 2005.

American Psychiatric Association (APA) Diagnostic and statistical manual of mental disorders, 4. edition, Washington DC:APA;1994.

American Psychiatric Association (APA) Diagnostic and statistical manual of mental disorders. 3rd revised edition, DSM-III-R. In: American Psychiatric Association. Deutsche Bearbeitung und Einführung von Koehler K, Saß H. Washington, Weinheim, Basel: American Psychiatric Press; 1987.

American Psychiatric Association (APA). Diagnostic and statistical manual of mental disorders. 3rd. (ed.). rev. DSM-III-R. Washington DC: APA; 1987.Deutsche Bearbeitung und Einführung von Wittchen H-U, Saß H, Zaudig M, Koehler K. Weinheim: Beltz; 1989.

American Psychiatric Association (APA). Diagnostic and statistical manual of mental disorders. 4th (ed.). DSM-IV. Washington DC: APA; 1994.Deutsche Bearbeitung und Einleitung von Saß H, Wittchen H-U, Zaudig M. Göttingen: Hogrefe; 1996.

American Psychiatric Association (APA). Diagnostic and statistical manual of mental disorders. 4th. (ed.). DSM-IV Text Revision (TR). Washington DC: APA; 2000a. Deutsche Bearbeitung und Einleitung von Saß H, Wittchen H-U, Zaudig M, Houben I. Göttingen: Hogrefe; 2003.

American Psychiatric Association (APA). Diagnostic and statistical manual of mental disorders. 3rd. (ed.). DSM-III. Washington DC: APA; 1980.Deutsche Bearbeitung und Einführung von Koehler K, Saß H. Weinheim: Beltz; 1984.

American Psychiatric Association (APA). Handbook of psychiatric measures. Washington DC: APA; 2000.

American Psychiatric Association. Diagnostic and statistical manual of mental disorders. Washington, DC: American Psychiatric Association; 1994 [deutsch: Diagnostisches und Statistisches Manual Psychischer Störungen DSM-IV. Göttingen: Hogrefe; 1996].

American Psychiatric Association. Diagnostic and statistical manual of mental disorders – textrevision (DSM-IV-TR). Washington, DC: American Psychiatric Association; 2000 [deutsch: Diagnostisches und Statistisches Manual Psychischer Störungen –Textrevision- DSM-IV-TR. Göttingen: Hogrefe; 2003].

American Psychiatric Association. Diagnostic and Statistical Manual of Mental Disorders (DSM-IV). Washington, DC: American Psychiatric Press; 1994.

American Psychiatric Association. Diagnostic and statistical manual of mental disorders. 4th. (ed.). Washington DC: APA; 1994. (deutsch: Saß H, Wittchen H-U, Zaudig M. Diagnostische Kriterien DSM-IV. Göttingen: Hogrefe 1998.)

American Psychiatric Association. Diagnostic and Statistical Manual of Mental Disorders. 4th (ed.). Washington, DC: APA; 1997.

American Psychiatric Association. Diagnostisches und statistisches Manual psychischer Störungen DSM-IV. Göttingen: Hogrefe;1996.

American Psychiatric Association. www.apa.org: Internetpräsenz der American Psychiatric Association

Amitai M. Die Zwangsneurose – Die Bedeutung der Objektdistanz für ihre Behandlung. Psyche. 1977;5:385–398.

Ammerman RT, Hersen M (eds.). Handbook of behavior therapy with children and adults. Boston: Allyn & Bacon; 1993.

Ananth J. Pharmacotherapy of obsessive-compulsive disorder. In: Mavissakalian SM, Turner SM, Michelson L (eds.). Obsessive-compulsive disorder: Psychological and pharmacological treatment. New York: Plenum; 1985.

Anchin JC, Kiesler DJ. Handbook of interpersonal psychotherapy. New York: Pergamon Press; 1982.

Andersen T (Hrsg.). Das Reflektierende Team. Dortmund: Modernes Lernen; 1990.

Anderson CM, Reiss DJ, Hogarty GE. Schizophrenia in the family. A Practitioners guide to psychoeducation and management. New York: Guilford; 1986.

Andrasik F, Heimberg JS, McNamara JR. Behaviour Modification of Work and Work-related Problems. In: Hersen M, Eisler RM, Miller PM (eds.). Progress in behaviour modification. Vol. 11.New York: Academic Press; 1981.

Andresen B, Beauducel A. TBS-TK Rezension: NEO-Persönlichkeitsinventar nach Costa und McCrae, Revidierte Fassung (NEO-PI-R). Report Psychologie. 2008;33:543–544.

Andresen B. Hamburger-Persönlichkeits-Inventar (HPI). Das NEOCAR-Basisfaktoren-System. Göttingen: Hogrefe; 2002.

Andrews DA, Bonta J. Level of Service Inventory – Revise (LSI-R). User`s manual. North Tonawanda, NY: Multi-Health Systems; 2001.

Andrews G, Henderson S (Hrsg.). Unmet need in psychiatry. Cambridge: Cambridge University Press; 2000.

Angermeyer MC, Breier P, Dietrich S, Kenzine D, Matschinger H. Public attitudes toward psychiatric treatment. An international comparison. Social Psychiatry and Psychiatric Epidemiology. 2005; 40(11):855–864.

Angermeyer MC, Kilian R, Matschinger H. WHOQOL-100 und WHOQOL-BREF. Handbuch für die deutschsprachige Version der WHO Instrumente zur Erfassung der Lebensqualität. Göttingen: Hogrefe; 2000.

Angst J. Das Komorbiditätskonzept in der psychiatrischen Diagnostik. In: Dilling H, Schulte-Markwort M, Freyberger HJ (eds.). Von der ICD-9 zur ICD-10.Neue Ansätze der Diagnostik psychischer Störungen in der Psychiatrie, Psychosomatik und Kinder- und Jugendpsychiatrie. Bern: Hans Huber; 1994:41–48.

Annon JS. Behavioral treatment of sexual problems: Brief therapy. Hagerstown, MD: Harper u. Row; 1976.

Annon JS. Einfache Verhaltensthrapie bei sexuellen Problemen. In: Swanson JM, Forrest KA (eds.). Die Sexualität des Mannes. Köln: Deutscher Ärzte-Verlag; 1997:250–271.

Anonymus. Alles Neu oder was? Z Psychosom Med Psychother. 2004;50:343–345.

Antonovsky A. Health, Stress and Coping. San Francisco: Jossey-Bass Inc.; 1979.

Antonovsky A. Health, stress, and coping. San Francisco: Jossey-Bass Inc.; 1999.

Antonovsky A. The Structure and Properties of the Sense of Coherence Scale. Social Science and Medicine. 1993;36:725–733

Antonovsky A. Unraveling the mystery of health. How people manage stress and stay well. San Francisco, CA: Jossey-Bass; 1987.

Antonovsky A. Unraveling the mystery of health. San Francisco: Jossey-Bass, 2000.

Antonovsky A. Zur Entmystifizierung der Gesundheit. Tübingen: DGVT Verlag; 1997.

Antons K. Praxis der Gruppendynamik. 5. überarb. Aufl. Göttingen: Hogrefe; 1992.

Anzieu D. Das Haut-Ich. Frankfurt/M: Suhrkamp; 1991.

AOK-Forum für Politik, Praxis und Wissenschaft Spezial 7–8. Gesundheit und Gesellschaft: Spezial Kindergesundheit – starke Eltern, starke Kinder. Berlin; 2010.

APA – American Psychiatric Association: Diagnostic and Statistical Manual of Mental Disorders– DSM-IV-TR (4th edition, Text Revision). Washington, DC: American Psychiatric Association; 2000.

Aponte HJ. The Family School-Inter¬view – An Eco-Structural Approach. Family Process. 1976;15(3):303–311.

Appel G. An approach to the treatment of schizoid phenomena, Psychoanalytic Revue. 1974;61:99–113.

Appels A. Psychological prodromata of myocardial infarction and sudden death. Psychother Psychosom. 1980;34:187–195.

Appelt H, Strauß B (ed.). Ergebnisse einzelfallanalytischer Untersuchungen in Psychosomatik und klinischer Psychologie. Berlin: Springer; 1985.

Arbeitsgemeinschaft für Methodik und Dokumentation in der Psychiatrie. Das AMDP-System: Manual zur Dokumentation psychiatrischer Befunde (8. Aufl.). Göttingen: Hogrefe; 2007.

Arbeitsgemeinschaft Medizinrecht im DAV (ed.). Psychotherapeutengesetz/ Ärztliche Kooperationsformen. Köln: Otto Schmidt;2000.

Arbeitsgruppe PISO (Hrsg.). PISO: eine psychodynamisch-interpersonelle Kurzintervention zur Behandlung somatoformer/ funktioneller Störungen. In: Beutel M (Hrsg.). Störungsorientierte psychodynamische Psychotherapie. Göttingen: Hogrefe, im Druck.

Arbeitskreis Armut und Gesundheit Niedersachsen (Hrsg.). Strategien gegen Kinderarmut – Impulse für die Praxis. Hannover: Regionaler Knotenpunkt Niedersachsen; 2008.

Arbeitskreis OPD (Hrsg.). Operationalisierte Psychodynamische Diagnostik. Bern: Hans Huber; 1996.

Arbeitskreis OPD (eds.). Operationalisierte Psychodynamische Diagnostik (OPD). Grundlagen und Manual. 2.Aufl. Bern: Hans Huber; 1998.

Arbeitskreis OPD. Operationalisierte Psychodynamische Diagnostik OPD-2. Das Manual für Diagnostik und Therapieplanung. Bern: Hans Huber; 2006.

Arbeitskreis OPD. Operationalisierte Psychodynamische Diagnostik OPD-2. Das Manual für Diagnostik und Therapieplanung (2. Aufl.). Bern: Hans Huber; 2009.

Arbeitskreis OPD. Operationalisierte Psychodynamische Diagnostik. Grundlagen und Manual. 4.Aufl. Bern: Hans Huber; 2004.

Arbeitskreis OPD-KJ (ed.). Operationalisierte Diagnostik des Kindes- und Jugendalters. Bern: Hans Huber; 2003.

Arentewicz G, Schmidt G. Sexuelle gestörte Beziehungen. 3.Aufl. Stuttgart: Enke; 1993.

Argelander H. Das Erstinterview in der Psychotherapie (4. Aufl.). Darmstadt: Wissenschaftliche Buchgesellschaft; 1989.

Argelander H. Das Erstinterview in der Psychotherapie. Erträge der Forschung, Bd. 2. Darmstadt: Wissenschaftliche Buchgesellschaft; 1970.

Arieti S, Bemporad J. Depression. Stuttgart: Klett-Cotta; 1998.

Armbruster J. Praxisreflexion und Selbstevaluation in der Sozial¬psy¬chiatrie Freiburg/Br.: Lambertus; 1998.

Armbruster M. Jugendliche mit Phenylketonurie und ihre Familie. Unveröff. Diss., Medizinische Fakultät und Universität Heidelberg; 1995.

Arnold LM, Auchenbach MB, McElroy SL. Psychogenic Excoration. Clinical features, proposed diagnostic criteria, epidemiology and approaches to treatment. CNS. 2001;15:351–359.

Arntz A, van Genderen H. Schematherapie bei Borderline-Persönlichkeitsstörung. Weinheim: Beltz; 2010.

Arold V, Diefenbacher A (eds.). Psychiatrie in der klinischen Medizin. Darmstadt: Steinkopff; 2004.

Aronson TA. A criticial review of psychotherapeutic treatements of the Borderline Personality. Journal Nervous Mental Disease. 1989;177:513f.

Aschenbrenner A, Härter M, Reuter K, Bengel J Prädiktoren für psychische Beeinträchtigungen und Störungen bei Patienten mit Tumorerkrankungen – Ein systematischer Überblick empirischer Studien. Z Med Psychol. 2003;12:15–28.

Ascher LM (ed.). Therapeutic paradox. New York: Guilford Press; 1989.

Asen E, Fonagyi P. Mentalisation Based Family Therapy. Im Druck.

Asen E, Scholz M. Praxis der Multifamilientherapie. Heidelberg: Carl Auer; 2009.

Ashby W R. Design for a brain - the origin of adaptive behaviour. London: Chapman and Hall; 1960.

Aston-Jones G, Foote SL, Bloom FF. Anatomy and physiology of locus coeruleus neurons: functional implications. In: Zeigler M, Lake C. (Hrsg.). Norepinephrine. Baltimore: Williams & Wilke; 1984:92–116.

Auckenthaler A. Supervision von Psychotherapie. Behauptungen – Fakten – Trends. Psychotherapeut. 1999; 44:139–152.

Augustin M, Dieterle W, Zschocke I, Brill C, Trefzer D, Peschen M, Schöpf E, Vanscheidt W. Development and validation of a disease specific questionnaire on the quality of life of patients with chronic venous insufficiency. VASA. 1997;26:291 –301.

Avé-Lallemant U. Der Wartegg-Zeichentest in der Lebensberatung. München: Ernst Reinhardt; 1994.

Averbeck M, Leiberich P, Grote-Kusch MTh, Olbrich E, Schröder A, Brieger M, Schumacher K. Skalen zur Erfassung der Lebensqualität (SEL). Göttingen: Hogrefe; 1997.

AWMF online. Leitlinie 021/004, „Diagnostik und Therapie des Morbus Crohn"; 2008.

AWMF online. Leitlinie 021/009, „Diagnostik und Therapie der Colitis ulcerosa"; 2004.

AWMF-Leitlinien (www.uni-duesseldorf.de/AWMF).

Ayllon T, Azrin NH. The token economy: A motivational system for therapy and rehabilitation. New York: Appleton-Century; 1968.

Bachmann K, Böker W (Hrsg.). Sexueller Missbrauch in Psychotherapie und Psychiatrie. Bern: Hans Huber; 1994.

Bachmann S, Bottmer C, Jacob S, Kronmuller KT, Backenstrass M, Mundt C, Renneberg B, Fiedler P, Schroder J. Expressed emotion in relatives of first-episode and chronic patients with schizophrenia and major depressive disorder-a comparison. Psychiat Res. 2002;112:239–250.

Bachmann S, Bottmer C, Jacob S, Kronmüller KT, Backenstrass M, Mundt C, Renneberg B, Fiedler P, Schröder J. Expressed emotion in relatives of first-episode and chronic patients with schizophrenia and major depressive disorder – a comparison. Psychiatry Research. 2002;112:239–250.

Bachmann S, Mundt Ch. Psychosen. Psychotherapie im Dialog. 2002;3:214–222.

Bachmann S, Resch F, Mundt C. Psychological treatments for psychosis: history and overview. Journal of the American Academy of Psychoanalysis. 2003;31:155–176.

Baer DM. Applied behavior analysis. In: Wilson GT, Franks CM (eds.). Contemporary behavior therapy. Conceptual and empirical foundations. New York: Guilford Press; 1982.

Baer L. Alles unter Kontrolle. Zwangsgedanken und Zwangshandlungen überwinden. Bern: Hans Huber; 1993.

Bagley C, King K. Child sexual abuse: The search for healing. London: Tavistock/Routledge; 1990.

Bagley C, Ramsey R. Sexual abuse in childhood: Psychosocial outcomes and implication for social work practice. Journal of Social Work and Human Sexuality. 1985–86;4:33–47.

Bailer UF, Frank GK, Henry SE, Price JC, Meltzer CC, Weissfeld L, Mathis CA, Drevets WC, Wagner A, Hoge J, Ziolko SK, McConaha CW, Kaye WH. Altered brain serotonin 5-HT1A receptor binding after recovery from anorexia nervosa measured by positron emission tomography and [carbonyl11C]WAY-100635. Arch Gen Psychiatry. 2005;62:1032–41.

Balint M, Balint E. Psychotherapeutische Techniken in der Medizin. Bern: Hans Huber; 1962.

Balint M, Ornstein PH, Balint E. Fokaltherapie. Ein Beispiel angewandter Psychoanalyse. Frankfurt/M: Suhrkamp; 1992

Balint M. Der Arzt, sein Patient und die Krankheit. Stuttgart: Klett-Cotta; 1988.

Balint M. Die Urformen der Liebe und die Technik der Psychoanalyse. Bern, Stuttgart: Huber, Klett; 1947.

Balint M. Therapeutische Aspekte der Regression. Stuttgart: Klett-Cotta; 1970.

Balkom AJ v, Oppen P v, Vermeulen AW, Dyck R v, Nauta MC, Vorst HC. A meta-analysis on the treatment of obsessive-compulsive disorder: A comparison of antidepressant behavior and cognitive therapy. Clinical Psychology Review. 1994;14;5: 359–381.

Baltes MM. The etiology and maintenance of dependency in the elderly: Three phases of operant research. Behav. Ther. 1988;19:301–319.

Balzer W. Der Tod und der Kompaß. Überlegungen zur trügerischen Plausibilität bei der psychoanalytischen Behandlung narzißtischer Patienten. Jahrbuch der Psychoanalyse. 1992;31:9–47.

Bancroft J. Human sexuality and its problems. 2nd (ed.). Edinburgh: Churchill-Livingstone; 1989.

Bandelow B. Panik- und Agoraphobieskala (PAS). Göttingen: Hogreve; 1997.

Bandelow B. Panik- und Agoraphobieskala. In: Hoyer J, Margraf J (eds.). Angstdiagnostik. Grundlagen und Testverfahren. Berlin: Springer; 2003:202–204.

Bandura A. Human agency in social cognitive theory. American Psychologist. 1989;44:1175–1184.

Bandura A. Principes of behavior modification. London: Holt, Rinehart u. Winston; 1986.

Bandura A. Self efficacy mechanism in human agency. American Psychologist. 1982;37:122–147.

Bandura A. Self efficacy: Towards a unifying theory of behavioral change. Psychological Review. 1977;84:191–215.

Bandura A. Self-efficiacy: The excercise of control. New York: Freeman; 1997.

Bandura A. Social foundations of thought and action: A social cognitive theory. Englewood Cliffs, NJ: Prentice-Hall; 1986.

Bange D, Deegener G. Sexueller Mißbrauch an Kindern. Ausmaß, Hintergründe, Folgen. Weinheim: Beltz, PVU; 1996.

Bär HJ, Kuypers RM. Behavior therapy in dermatological practice. Br J Dermatol. 1973;88:591–598.

Barber CE, Lyness KP. Ethical issues in family care of older persons with dementia. Implications for family therapists. Home Health Care Serv Q 20.California: Harworth Press;2001;3:1–26.

Bardé B, Jordan J. Psychodynamische Beiträge zu Ätiologie, Verlauf und Psychotherapie der koronaren Herzerkrankung – 100 Jahre psychoanalytische Forschung. Frankfurt a.M.: VAS; 2003.

Barghaan D, Watzke B, Koch U, Schulz H. Psychoanalytisch und verhaltenstherapeutisch begründete Behandlungsverfahren in der Rehabilitation für Patienten mit psychischen / psychosomatischen Störungen: Analysen zur differentiellen Versorgung und Indikationsstellung, DRV-Schriften. 2004; Band 52: 545–547

Barkham M, Connell J, Stiles WB, Miles JNV, Margison F, Evans C, Mellor-Clark J. Dose-effect relations and responsive regulation of treatment duration: The good enough level. Journal of Consulting and Clinical Psychology. 2006;74(1):160–167.

Barlow DH, Vermilyea J, Blachard EB, Vermilyea BB., Di Nardo PA, Cerny JA. The phenomenon of panic. Journal of Abnormal Psychology. 1985;94:320–328.

Barlow DH. Anxiety and its disorders. The nature and treatment of anxiety and panic. New York: Guilford; 1988.

Barlow DH. Causes of sexual dysfunction: The role of anxiety and cognitive interference. Journal of Consulting and Clinical Psychology. 1986;54:140–48.

Barlow DH. Psychological Treatments. American Psychologist; 2004;59(9):869–878.

Barlow DH. Vermilyea J, Blachard EB, Vermilyea BB, Di Nardo PA, Cerny JA. The phenomenon of panic. Journal of Abnormal Psychology. 1985;94:320–328.

Baroske-Leiner K, Hofmann A, Sack M. Ergebnisse zur internen und externen Validität des Interviews zur komplexen Posttraumatischen Belastungsstörung (I-kPTBS). Psychotherapie, Psychosomatik, Medizinischen Psychologie. 2008;58:192–199.

Barrowclough C, Tarrier N. Social functioning in schizophrenic patients. I. The effects of expressed emotion and family intervention. Social Psychiatry and Psychiatric Epidemiology. 1990;25:125–129.

Barsh GS, Farooqui IS, ORahilly S. Genetics of body weight regulation. Nature. 2000,404:644–651.

Barsky AJ, Ahern DK. Cognitive behavior therapy for hypochondriasis. A randomized controlled trial. Journal of the American Medical Association. 2004;291:1464–1470.

Barsky AJ, Wyshak GL. Hypochondriasis and somatosensory amplification. British Journal of Psychiatry. 1990; 157:404–409.

Barth J, Bengel J. Interventionen zur Raucherentwöhnung bei kardiovaskulären Erkrankungen. Darstellung der Maßnahmen und Stand der Evaluation. Frankfurt a.M.: VAS; 2003.

Barth M, Matt G. Evaluationsforschung im Drogenbereich: Ein Stiefkind. Suchtgefahren. 1984;30:107–114.

Bartholomew K, Horowitz LM. Attachment styles in young adults: A test of a four-category model. Journal of Personality and Social Psychology. 1991;61:226–244.

Bartlett, FC. Remembering: A study in experimental and social psychology. Cambridge: Cambridge University Press: 1932.

Bartling G, Echelmeyer L, Engberding M, Krause R. Problemanalyse im therapeutischen Prozeß. Stuttgart: Kohlhammer; 1980.

Bartling G, Echelmeyer L, Engberding M, Krause R. Problemanalyse im therapeutischen Prozeß. 3.Aufl. Stuttgart: Kohlhammer; 1992.

Bartling G, Echelmeyer L, Engberding M. Problemanalyse im psychotherapeutischen Prozess. Leitfaden für die Praxis. Stuttgart: Kohlhammer; 2008.

Bartling G, Fiegenbaum W, Krause R. Reizüberflutung. Theorie und Praxis. Stuttgart: Kohlhammer; 1980.

Basdevant A, Pouillon M, Lahlou N, Le Barzie M, Billant M, Guy-Grand B. Prevalence of Binge Eating Disorder in different populations of French women. Int J Eat Disord. 1995;18:309–315.

Basler HD, Beisenherz B, Frank A. Chronische Kopf- und Rückenschmerzen. Trainerhandbuch. Göttingen: Vandenhoeck & Ruprecht; 2001.

Basler HD, Franz C, Kröner-Herwig B, Rehfisch HP, Seemann H (eds.). Psychologische Schmerztherapie. Grundlagen, Diagnostik, Krankheitsbilder, Behandlung. 3. Aufl. Berlin: Springer; 1996.

Basler HD. Marburger Fragebogen zum habituellen Wohlbefinden (MFHW). In: Schumacher J, Klaiberg A, Brähler E (eds.). Diagnostische Verfahren zu Lebensqualität und Wohlbefinden. Diagnostik für Klinik und Praxis, Band 2.Göttingen: Hogreve; 2003:212 –215.

Basler HD. Psychologische Schmerztherapie (5. Aufl.). Berlin: Springer; 2004.

Bassler M, Hoffmann SO. Psychoanalytisch fundierte stationäre Psychotherapie bei Angstpatienten - ein Vergleich der therapeutischen Wirksamkeit bei generalisierter Angststörung, Agoraphobie und Panikstörung. Psychotherapie Psychosomatik Medizinische Psychologie. 1994;44:217–225.

Bassler M, Krauthauser H. Vergleich von stationärer und ambulanter Psychotherapie bei Angstpatienten. Studienbericht für das Bundesministerium für Forschung und Technologie: Bonn; 1996.

Bassler M, Leidig S. Psychotherapie der Angsterkrankungen. Krankheitsmodelle und Therapiepraxis – störungsspezifisch und schulenübergreifend. Stuttgart: Thieme; 2005.

Bassler M, Potratz B, Krauthauser H. Der „Helping Alliance Questionnaire" (HAQ) von Luborsky. Psychotherapeut. 1995;40:23–32.

Bassler M. Differentialindikation von Psychotherapie und Pharmakotherapie bei Angststörungen. Psycho. 1999;7:439–446.

Bassler M. Evaluation der differentiellen Wirkung von ambulanter und stationärer psychodynamischer Psychotherapie bei Agoraphobie mit Panikstörung. Gießen: Psychosozial Verlag; 2000.

Bassler M. Psychodynamische Pathogenese und Therapie von Angststörungen. In: Möller HJ (eds.). Therapie psychiatrischer Erkrankungen. 2. Aufl. Stuttgart, New York: Thieme 2000.

Bastine R. Klinische Psychologie. Bd.1: Grundlegung der Allgemeinen Klinischen Psychologie. 3. überarb. Aufl. Stuttgart: Kohlhammer; 1998.

Bateman A, Fonagy P. Effectiveness of partial hospitalization in the treatment of borderline personality disorder. Am J Psychiatry. 1999;156:1563–1569.

Bateman A, Fonagy P. Treatment of borderline personality disorder with psychoanalytically oriented partial hospitalization: an 18-month follow-up. Am J Psychiatry. 2001;158:36–42.

Bateman AW, Fonagy P. Effectiveness of psychotherapeutic treatment of personality disorder. Br J Psychiatry. 2000 Aug;177:138–143.

Bateson G, Jackson DD, Haley J. Towards a theory of schizophrenia. Behavioral Science. 1956;1:251–264.

Bateson G. Ökologie des Geistes. Frankfurt a.M.: Suhrkamp; 1988.

Bateson G. Steps to an ecology of mind. San Francisco: Chandler; 1972.

Bauer J, Qualmann J, Bauer H. Psychosomatische Aspekte bei der Alzheimer-Demenz und bei vaskulären Demenzformen. In: Heuft G, Kruse A, Nehen HG, Radebold H. Interdisziplinäre Gerontopsychosomatik. München: MMV Verlag; 1995;217–228.

Bauer J. Die Alzheimer-Krankheit: Neurobiologie, Psychosomatik, Diagnostik und Therapie. Stuttgart: Schattauer; 1994.

Bauer M. Verhaltensmodifikation durch Modellernen. Stuttgart: Kohlhammer; 1979.

Baukus P, Thies J. Aktuelle Tendenzen in der Kunsttherapie. Ulm: Gustav Fischer; 1993.

Baumann U (ed.). Indikation in der Psychotherapie. München: Urban & Schwarzenberg; 1981.

Baumann U, Fähndrich E, Stieglitz RD, Woggon B (eds.). Veränderungsmessung in Psychiatrie und Klinischer Psychologie. München: Profil; 1990.

Baumann U, Perrez M (Hrsg.). Lehrbuch Klinische Psychologie. Psychotherapie. Bern: Hans Huber; 2005.

Baumann U, Stieglitz R-D. Klassifikation. In: Baumann U, Perrez M (eds.). Lehrbuch Klinischer Psychologie Psychotherapie. 2.Aufl. Bern: Hans Huber; 1998:83–99.

Baumann U, Stieglitz RD. Klinisch-psychologische Diagnostik. In: Kubinger KD, Jäger RS (Hrsg.). Schlüsselbegriffe der Psychologischen Diagnostik. Weinheim: Beltz PVU; 2003:242–248.

Baumann U, Stieglitz RD. Psychodiagnostik psychischer Störungen: Allgemeine Grundlagen. In: Stieglitz RD, Baumann U, Freyberger HJ (Hrsg.). Psychodiagnostik in Klinischer Psychologie, Psychiatrie, Psychotherapie (2. Aufl.). Stuttgart: Thieme; 2001:3–20.

Baumann U. Persönlichkeitsforschung in der Psychiatrie. In Berger M, Möller HJ, Wittchen U (Hrsg.). Psychiatrie als empirische Wissenschaft (preprint). Basel: Karger; 1993.

Baumann U. Wissenschaftliche Psychotherapie auf der Basis der wissenschaftlichen Psychologie. In: Petzold H, Märtens M (eds.). Wege zu effektiven Psychotherapien. Opladen: Leske & Budrich; 1999:45–61.

Baumann Z. Über den postmodernen Gebrauch der Sexualität. In: Schmidt G, Strauß B (Hrsg). Sexualität und Spätmoderne. Stuttgart: Enke; 1998: 5–26.

Baumeister RF, Vohs KD (eds.). Handbook of self-regulation. New York: Guilford Press; 2004.

Baumeyer F. Zur Geschichte der Psychoanalyse in Deutschland. 60 Jahre Deutsche Psychoanalytische Gesellschaft. Z psychosom Med. Psychoanal. 1971;17:203–240.

Bäuml J, Kissling W, Pitschel-Walz G. Psychoedukative Gruppen für schizophrene Patienten: Einfluß auf Wissensstand und Compliance. Nervenheilkunde. 1996;15:145–150.

Bäuml J. Psychosen aus dem schizophrenen Formenkreis. Ein Ratgeber für Patienten und Angehörige Berlin: Springer; 1994.

Bauriedl T. Beziehungsanalyse. Frankfurt a.M.: Suhrkamp; 1980.

Bauriedl T. Psychoanalyse ohne Couch: Zur Theorie und Praxis der angewandten Psychoanalyse. München: Urban & Schwarzenberg; 1985.

Baurmann M. Straftaten gegen die sexuelle Selbstbestimmung. In: Schweizerische Arbeitsgruppe für Kriminologie, Sexualdelinquenz. Chur/Zürich: Rügger AG; 1991:77–110.

Baving L, Schmidt MH. Evaluierte Behandlungsansätze bei ausgewählten Störungsbildern in der Kinder- und Jugendpsychiatrie und -psychotherapie.

Baxter H, Cheng LY. Use of interpreters in individual psychotherapy. Aust N Z J Psychiatry. 1996;30(1):153–156.

Baxter LR Jr, Schwartz JM, Bergman KS, Szuba MP, Guze BH, Mazziotta JC. Caudate glucose metabolic rate changes with both drug and behavior therapy for obsessive-compulsive disorder. Arch Gen Psychiatry. 1992;49:681–689.

Beauchamp TL, Childress JF. Principles of biomedical ethics. New York: Oxford University Press; 2009.

Bech P, Rasmussen NA, Raabaek Olsen L, Noerholm V, Abildgaard W. The sensitivity and specificity of the Major Depression Inventory using the Present State Examination as the index of diagnostic validity. J Aff Disord. 2001;66:159–164.

Bechmann R. Die Verbalisierung der therapeutischen Beziehung in der fokal-analytischen und in der klientenzentrierten Psychotherapie. Eine inhaltsanalytische Untersuchung aus dem Hamburger Kurzpsychotherapie-Vergleichs-Experiment. Unveröff. Diss., Fachbereich Medizin, Universität Hamburg 1988.

Beck A. Wahrnehmung der Wirklichkeit und Neurose: München: Pfeiffer; 1979.

Beck AP. Gruppenrollen und informelle Gruppenleitung in der Gruppenpsychotherapie. In: Tschuschke V (ed.). Praxis der Gruppenpsychotherapie. Stuttgart: Thieme; 2001:127–131.

Beck AT, Emery G, Greenberg RL. Anxiety disorders and phobias: A cognitive perspective. New York: Basic Books.; 1985.

Beck AT, Freeman A, et al. Kognitive Therapie der Persönlichkeitsstörungen. 4.Aufl. Weinheim: Psychologie Verlags Union; 1999.

Beck AT, Freeman A, et al. Kognitive Therapie der Persönlichkeitsstörungen. Weinheim: Psychologie Verlags Union; 1993.

Beck AT, Greenberg L. Kognitive Therapie bei der Behandlung von Depressionen. In: Hoffmann N (ed.). Grundlagen kognitiver Therapien. Bern: Hans Huber; 1979.

Beck AT, Hautzinger M. Kognitive Therapie der Persönlichkeitsstörungen (4. Aufl.). Weinheim: Beltz Psychologie Verlags Union; 1999.

Beck AT, Rush AJ, Shaw BF, Emery G. Kognitive Therapie der Depression. 3.Aufl. Weinheim: Psychologie Verlags Union; 1992.

Beck AT, Rush AJ, Shaw BF, Emery G. Kognitive Therapie der Depression. 5.Aufl. Weinheim: Psychologie Verlags Union; 1996.

Beck AT, Rush AJ, Shaw BF, Emery G. Kognitive Therapie der Depression. München: Psychologie Verlags Union; 1986.

Beck AT, Rush JA, Shaw BF, Emery G. Cognitiv therapy of depression. New York: Guilford Press; 1979.

Beck AT, Ward CH, Mendelson M, Mock J, Erbaugh J. An inventory for measuring depression. Arch Gen Psychiat. 1961;4:561–571. (dt: Hautzinger M. Bailer B, Worall H, Keller F. Beck-Depressions-Inventar BDI. Testhandbuch. Bern: Hans Huber; 1995.)

Beck AT, Wright FD, Newman CF, Liese BS. Kognitive Therapie der Sucht. Weinheim: Beltz PVU; 1997.

Beck AT. Cognitive therapy and the emotional disorders. International Universities Press Inc. New York, 1976. Deutsch: Wahrnehmung der Wirklichkeit und Neurose. München: Pfeiffer; 1979.

Beck AT. Cognitive therapy and the emotional disorders. New York: International Universities Press; 1976.

Beck AT. Cognitive therapy of depression: New perspectives. In Clayton PJ, Barrett JE (eds.). Treatment of depression: Old controversies and new approaches. New York: Raven; 1983.

Beck AT. Depression. Causes and treatment. Philadelphia: University of Pennsylvania Press; 1970.

Beck AT. The development of depression: a cognitive model. In: Friedman RJ, Katz MM (Hrsg.). The psychology of depression: contemporary theory and research. Washington: Winston u. Sons; 1974:3–20.

Beck JG, Barlow DH. Current conceptualizations of sexual dysfunction: A review and an alternative perspective. Clinical Psychology Review. 1984;4:363–378.

Becker ES, Margraf J. Generalisierte Angststörung. Ein Therapieprogramm. Weinheim: Beltz; 2002.

Becker H, Senf W. Praxis der stationären Psychotherapie. Stuttgart: Thieme; 1988.

Becker H. Psychoanalyse, Handlung und Körper. Prax Psychother Psychosom. 1987;32:170–177.

Becker JV, Skinner LJ, Abel GG, Cichon J. Level of postassault sexual functioning in rape and incest victims. Archives of Sexual Behavior. 1986;15:37–49.

Becker N. Psychoanalytische Ansätze bei der Therapie sexueller Funktionsstörungen. In: Sigusch V (Hrsg) Therapie sexueller Störungen. Stuttgart: Thieme; 1980: 59–73.

Becker P. Der Trierer Persönlichkeitsfragebogen TPF. Göttingen: Hogrefe; 1989.

Becker P. Seelische Gesundheit und Verhaltenskontrolle. Göttingen: Hogrefe; 1985.

Becker P. Seelische Gesundheit und Verhaltenskontrolle. Göttingen: Hogrefe; 1995.

Becker P. Skalen für Verlaufsstudien der emotionalen Befindlichkeit. Zeitschrift für experimentelle und angewandte Psychologie. 1988;25:345–369.

Becker S, Bosinski H, Clement U, Eicher W, Goerlich TH, Hartmann U, Kockott G. et al. Standards der Behandlung und Begutachtung von Transsexuellen. Zeitschrift für Sexualforschung. 1997;10:147–56.

Becker S. Transsexuelle Entwicklungen – Verlaufsdiagnostik, Psychotherapie und Indikation zu somatischen Behandlungen. In: Senf W, Strauss B. Sexuelle Identitäten. Psychotherapie im Dialog 1; 2009:12.

Becker-Stoll F. Umgang mit Entwicklungsaufgaben, Autonomie und Bindung bei essgestörten Jugendlichen. Habilitationschrift LMU München; 2004.

Beckmann D, Brähler E, Richter H. Der Gießen-Test (GT). Ein Test für Individual- und Gruppendiagnostik. 4., überarb. Aufl. Bern: Hans Huber; 1991.

Beerlage I, Springer S, Hering T, Nörenberg L, Arndt D. Auf dem Weg zu gemeinsamen (Mindest-)Standards in der Psychosozialen Notfallversorgung – Dokumentation der Workshop-Tagung 29./30. September 2005 in Magdeburg. Magdeburg: Verlag Blauer Punkt; 2005.

Begher F. Im Netz der Gesetze – Sozialrechtliche Rahmenbedingungen bei der Behandlung von chronischen Erkrankungen. In: Psychotherapie im Dialog. 2002;1:21–25.

Beglin SJ, Fairburn CG. What is meant by the term „binge"? Am J Psychiatry. 1992;149:123–124.

Beiche A, König HH, Ebinger M, Matysiak-Klose D, Braun V, Leidl R. Kosten der allgemeinmedizinischen Versorgung von Patienten mit chronisch-entzündlichen Darmerkrankungen. Z. Gastoenterol. 2003;41:527–536.

Beier KM. Das Präventionsprojekt Dunkelfeld (PPD). Berliner Ärzte. 2007;7:32–35.

Beier KM. Sexualmedizin. Lehrbuch. München: Urban u. Fischer; 2001.

Beier KM. Verlaufsformen bei Dissexualität. In: Kröber HL, Dahle KP (eds.). Sexualstraftaten und Gewaltdelinquenz, Heidelberg: Kriminalistik Verlag; 1998:71–86.

Beitel E. Das Bochumer Gesundheitstraining. Dortmund: Modernes Leben; 1996.

Beland H. Das Gespenst „ist wieder da". Die Subjekte der Gesellschaft im Jenseits des Garnrollenspiels, Vortrag auf der Jahrestagung der DPG, 9.-12.5.2002 in Berlin, DPV-Informationen. 2002;33:17–23.

Beland H. Ichveränderung durch Abwehrprozesse und die Grenzen der Analyse. Z Psychoan Theorie Praxis. 1989;4:225–249.

Bellack AS, Hersen M, Kazdin AE (eds.). International handbook of behavior modification and therapy. 2nd (ed.). New York: Plenum Press; 1990.

Bellack AS, Hersen M. Behavioral assessment: A practical handbook. 4th (ed.)., Needham Heights, MA: Allyn & Bacon; 1998.

Bellack AS, Herssen M, Himmelhoch J. Social Skills training compared with pharmacotherapy and psychotherapy in the treatment of unipolar depression. Amer J Psychiat. 1981;138:1562–1567.

Bellack AS, Mueser KT. Psychosocial treatment for schizophrenia. Schizophr Bull. 1993;19:317–336.

Bellack AS. Behavioral assessment of social skills. In: Bellack A, Hersen M (eds.). Research and practice in social skills training. New York: Plenum; 1979:75–104.

Bellak L, Small L. Endogene und exogene Panikzustände. In: Bellak L, Small L. Kurzpsychotherapie und Notfallpsychotherapie. Frankfurt a.M.: Suhrkamp; 1972.

Bellak L, Small L. Kurzpsychotherapie und Notfallpsychotherapie. Frankfurt a.M.: Suhrkamp; 1965.

Belsky J. The determinants of parenting. A process model. Child Development. 1984;55:718–728.

Bender D, Lösel F. Risiko- und Schutzfaktoren in der Genese und der Bewältigung von Mißhandlungen und Vernachlässigung. In: Egle UT, Hoffmann SO, Joraschky P (eds.). Sexueller Mißbrauch, Mißhandlung, Vernachlässigung. Erkennung und Behandlung psychischer und psychosomatischer Folgen früher Traumatisierungen. Stuttgart: Schattauer; 1997:35–53.

Benedetti G et al. Psychosentherapie: psychoanalytische und existentielle Grundlagen. Stuttgart: Hippokrates; 1983.

Benedetti G. Psychodynamik der Zwangsneurose. Erträge der Forschung. Bd.96. Darmstadt: Wissenschaftliche Buchgesellschaft; 1993.

Benedetti G. Psychotherapeutische Behandlungsmethoden. In: Kisker KP, Lauter H, Meyer JE, Mueller C, Stroemgren E. Psychiatrie der Gegenwart, Bd.4: Schizophrenien. Berlin, Heidelberg, New York, Tokyo: Springer; 1987.

Benedetti G. Todeslandschaften der Seele: Psychopathologie, Psychodynamik und Psychotherapie der Schizophrenie (5. Aufl.). Göttingen: Vandenhoeck u. Ruprecht; 1998.

Bengel J, Becker K. Psychosoziale Notfallversorgung – Leitlinien und Konsensus-Konferenz 2008. Wissenschaftliches Gutachten im Auftrag des Bundesamtes für Bevölkerungsschutz und Katastrophenhilfe. Institut für Psychologie, Universität Freiburg; Oktober 2008.

Bengel M, et al. Beratungsverständnis – eine Diskussionsgrundlage. Beratung Aktuell. 2002;3;1:43–49.

Benjamin LS. Interpersonal diagnosis and treatment of personality disorders. 2nd (ed.). New York: Guilford; 1996. (deutsch: Die interpersonelle Diagnose und Behandlung von Persönlichkeitsstörungen. München: CIP-Medien; 2001).

Benjamin LS. Structural analysis of social behavior. Psychol Rev. 1974;81:392–425.

Benkert O, Hippius H. Psychiatrische Pharmakotherapie. 5.Aufl. Berlin: Springer; 1992.

Bennett-Levy J, Butler G, Fennell M, Hackmann A, Mueller M u. Westbrock D (eds.). Oxford guide to behavioural experiments in cognitive therapy. Oxford: Oxford Universtiy Press; 2004.

Bentall RP, Haddock G, Slade PD. Psychological treatment of auditory hallucinations: from theory to therapy. Behavioral Therapy. 1994;25:51–66.

Bentz D, Margraf J. Panikstörung und Agoraphobie. Verhaltenstherapie u. Verhaltensmedizin. 2010;31:130–150.

Berdel D, Reinhardt D, Hofmann D, Leupold W, Lindemann H. Therapieempfehlungen der Deutschen Gesellschaft für Pädiatrische Pneumologie zur Behandlung des Asthma bronchiale bei Kindern und Jugendlichen. Monatsschrift Kinderheilkunde. 1998;146:492 –497.

Beres D. Symbol und Objekt. Psyche. 1970;24:921–941.

Berger M (Hrsg.). Psychische Erkrankungen. Klinik und Therapie. München: Elsevier; 2009.

Berger M, Gaebel W (eds.). Qualitätssicherung in der Psychiatrie. Berlin: Springer; 1997.

Berger M. Die Versorgung psychisch Erkrankter in Deutschland – unter besonderer Berücksichtigung des Faches „Psychiatrie und Psychotherapie". Nervenarzt. 2005; 75:195–204.

Berger M. Psychiatrische Erkrankungen – Klinik und Therapie (3rd (ed.).). München/Jena: Urban u. Fischer; 2009.

Berger T, Caspar C. Gewinnt die Psychotherapie durch die neurobiologische Erforschung ihrer Wirkmechanismen? Zeitschrift für Psychiatrie, Psychologie und Psychotherapie. 2009;57(2):77–85.

Berger T. Die Dynamik in neuronalen Netzwerken: Modelle, Simulationen und Rückschlüsse auf Phänomene psychischer Störungen. Unveröffentlichte Dissertation; 2004.

Bergin AL, Garfield SL. Handbook of psychotherapy and behavior change. 4th (ed.). New York: John Wiley; 1994.

Bering R, Fischer G, Reddemann L. Psychodynamische Traumatherapie und Suchtbehandlung. In: Bilitza KW (Hrsg.). Psychotherapie der Sucht. Psychoanalytische Beiträge zur Praxis (2. Aufl.). Göttingen: Vandenhoeck u. Ruprecht; 2009b:191–206.

Berlit P. Basiswissen Neurologie. Heidelberg/Berlin: Springer; 2007:221–250.

Bermejo I, Mayninger E, Kriston L, Härter M. Psychische Störungen bei Menschen mit Migrationshintergrund im Vergleich zur deutschen Allgemeinbevölkerung. Psychiatr Prax. 2010;37:225–232.

Berner W, Becker KH. „Sex Offender Treatment Programme" (SOTP) in der Sozialtherapeutischen Abteilung Hamburg-Nesselstraße. In: Rehn G, Wischka B, Lösel E, Walter M (eds.). Behandlung „gefährlicher Straftäter", Grundlagen, Konzepte, Ergebnisse. Herbolzheim: Centaurus; 2001.

Berner W, Kleber R, Lohse H. Psychotherapie bei sexueller Delinquenz. In: Strauß B (Hrsg) Psychotherapie der Sexualstörungen. 2.Aufl. Stuttgart: Thieme; 2004: 135–54.

Berner, W. Zur Differenzierung der Behandlung paraphiler Störungen. Zeitschrift für Sexualforschung. 2000;13:181–193.

Bersoff DN. Ethical conflicts in psychology. Washington DC: American Psychological Association; 1996.

Berth A. Arbeitslosigkeit und psychische Belastung. Ergebnisse einer Längsschnittstudie 1991–2004. Zeitschrift für medizinische Psychologie. 2006;3:111–116.

Berzins JI, Welling MA, Wetter RE. A new measure of psychological androgyny based on the Personality Research Form. Journal of Consulting and Clinical Psychology. 1978;46:126–138.

Besems T, van Vugt G. Gestalttherapie mit geistig behinderten Menschen – Teil 1. Geistige Behinderung. 1988;37:1–24.

Besems T, van Vugt G. Gestalttherapie mit geistig behinderten Menschen – Teil 2. Geistige Behinderung. 1989;38:1–24.

Best WR, Becktel JM, Singleton JW. Rederived Values of the Eight Coefficients of the Crohns Disease Activity Index (CDAI). Gastroenterol. 1979;4;77:843–846.

Bettighofer S. Die latente Ebene der Übertragung. Interaktionelle und systemische Aspekte der therapeutischen Situation. Forum Psychoanal. 1994;10:116–129.

Bettighofer S. Übertragung und Gegenübertragung im therapeutischen Prozeß. Stuttgart: Kohlhammer; 2000.

Beutel M. Bewältigungsprozesse bei chronischen Erkrankungen. Berlin: Springer; 1988.

Beutler L, Clarkin EJF. Systematic Treatment Selection – Toward Targeted Therapeutic Interventions. New York: Brunner/Mazel; 1990.

Beutler L. Systematic eclectic psychotherapy. In: Norcross JC (ed.). Handbook of eclectic psychotherapy. New York: Brunner/Mazel; 1986:94–131.

Beutler LE, Crago M, Arizmendi TG. Therapist variables in psychotherapy process and outcome. In: Garfield SL, Bergin AE (eds.). Handbook of Psychotherapy and Behavior Change. 3.Aufl. New York: Wiley; 1986:257– 310.

Beutler LE, Crago M. Self-report measures of psychotherapy outcome. In: Lambert ML, Christensen ER, DeJulio SS,eds. The assessment of psychotherapy outcome. New York: Wiley; 1983:453–497.

Beutler LE, Machado PP, Allstetter Neufeldt S. Therapist variables. In: Bergin AE, Garfield SL (eds.). Handbook of Psychotherapy and Behavior Change. 4.Aufl. New York: Wiley;1994:229–269.

Beyer J.L. & Krishnan K.R. Volumetric brain imaging findings in mood disorders. Bipolar Disorders. 2002;4:89–104.

BGBI, Bundesgesetzblatt, 1998, I, Nr.6, ausgegeben zu Bonn am 30.Januar 1998. Gesetz zur Bekämpfung von Sexualdelikten und anderen gefährlichen Straftaten von 26.01.1998:160–163.

Bhar S, Kyrios, M. An investigation of self-ambivalence in Obsessive-Compulsive Disorder. Behaviour Research and Therapy. 2007;45:1845–1857.

Bianchi-Schäfer M. Rückkehr: Wohin? Alter und Migration. In: Heise T, Schuler J (eds.). Transkulturelle Beratung, Psychotherapie und Psychiatrie in Deutschland. Berlin: Verlag für Wissenschaft und Bildung; 2000:115–127.

Biefang S, Potthoff P, Schliehe F. Assessmentverfahren für die Rehabilitation. Göttingen: Hogreve; 1999.

Bierbaumer N, Schmidt R. Biologische Psychologie. 3. Aufl. Heidelberg/Berlin: Springer; 1996.

Bierhoff H-W. Sozialpsychologie. Ein Lehrbuch. 5.Aufl. Stuttgart: Kohlhammer; 2000.

Biermann-Ratjen E-M, Eckert J, Schwartz H-J. Gesprächspsychotherapie. 9. überarb. Aufl. Stuttgart: Kohlhammer; 2003.

Biermann-Ratjen E-M, Eckert J. Krankheitslehre der Gesprächspsychotherapie. In: Strauß B, Hohagen F, Caspar F (eds.). Lehrbuch Psychotherapie. Stuttgart: Thieme; 2003.

Biermann-Ratjen E-M. Die entwicklungspsychologische Perspektive des klientenzentrierten Konzepts. In: Keil WW, Stumm G (eds.). Die vielen Gesichter der Personzentrierten Psychotherapie. Wien: Springer; 2002:123–145.

Bijou SW, Baer DM. Behavior analysis of child development. Englewood Cliffs, NJ: Prentice-Hall; 1978.

Bilitza KW (Hrsg.). Psychodynamik der Sucht. Psychoanalytische Beiträge zur Theorie (2. Aufl.). Göttingen: Vandenhoeck u. Ruprecht; 2009a.

Bilitza KW (Hrsg.). Psychotherapie der Sucht. Psychoanalytische Beiträge zur Praxis (2. Aufl.). Göttingen: Vandenhoeck u. Ruprecht; 2009b.

Bilitza KW (ed.). Suchttherapie und Sozialtherapie – Psychoanalytisches Grundwissen für die Praxis. Göttingen: Vandenhoeck & Ruprecht; 1993.

Bilitza KW, Heigl-Evers A. Suchtmittel als Objekt-Substitut. Zur Objektbeziehungstheorie der Sucht. In: Bilitza KW (ed.). Suchttherapie und Sozialtherapie – Psychoanalytisches Grundwissen für die Praxis. Göttingen: Vandenhoeck & Ruprecht; 1993:158 –181.

Bilitza KW. Praxis der ambulanten Psychotherapie bei Sucht. Sucht Aktuell. 2009c;1:57– 62.

Bilitza KW. Psychoanalytisch-interaktionelle Psychotherapie – Psychoanalytische Behandlung in der Fachklinik heute. Psychotherapie im Dialog. 2003;2;4:130–135.

Binder J, Simeos M. Sozialpsychiatrie der Gastarbeiter. Fortschr Neurol Psychiatr Grenzgeb. 1978;46:342–359.

Bingel E. Probleme der Übertragung und Gegenübertragung in der Therapie mit sexuell mißbrauchten Kindern. In: Amann G, Wipplinger R (eds.). Sexueller Mißbrauch. Überblick zu Forschung, Beratung und

Therapie. Ein Handbuch. 3. überarb. und erg. Aufl. Tübingen: DGVT; 2004.

Binzwanger L. Der Fall Ellen West. Schweiz Arch Neuropsychiat. 1949;54:69ff

Bion WR. Attacks on linking. Int J. of Psycho-Analysis 1959;40: 308–315

Bion WR. Elements of psychoanalysis. London: Tavistock; 1963.

Bion WR. Experiences in groups. New York: Jason Aronson; 1977. (dt. Übersetzung: Erfahrungen in Gruppen und andere Schriften. Stuttgart: Klett-Cotta; 1987.

Bion WR. Learning from experience. London: Heinemann; 1962 (Deutsch: Lernen durch Erfahrung. Frankfurt a. M.: Suhrkamp; 1990).

Bion WR. Lernen durch Erfahrung. Frankfurt/M: Suhrkamp; 1990.

Birbaumer N. Höheres Lebensalter. In: Miltner W, Birbaumer N, Gerber WD. Verhaltensmedizin. Berlin: Springer; 1986: 467–476.

Birbaumer N. Psychophysiologie der Angst. München: Urban & Schwarzenberg; 1977.

Birnbacher D. Welche Ethik ist als Bioethik tauglich? In: Birnbacher D. Bioethik zwischen Natur und Interesse. Frankfurt/M: Suhrkamp; 2006:29–52.

Black A. The natural history of obsessional neurosis. In: Beech HR (ed). Obsessional states. London: Methuen; 1974:19–54.

Blackburn IM. Psychology and psychotherapy of depression. Current Opinion in Psychiatry. 1994;7:30–33.

Blackburn IM. Severely depressed inpatients. In: Scott J, Williams JMG, Beck AT (eds.). Cognitive Therapy in Clinical Practice. An Illustrative Casebook. London, New York: Routledge; 1989.

Blake DD, Weathers FW, Nagy LM, Kaloupek DG, Gusman FD, Charney DS u. Keane TM. The development of a Clinician-Administered PTSD Scale. Journal of Traumatic Stress. 1995;8:75–90.

Blanchard C., Spencer R.L., Weiss S.M., Blanchard R., McEwen B.S., Sakai R. Visible burrow system as a model of chronic social stress. Behavioral Neuroendocrinology. 1995;20: 117–139.

Blanchard EB. Behavioral medicine and health psychology. In: Bergin AE, Garfield SL (eds.). Handbook of psychotherapy and behavior change. 4th (ed.). New York: J. Wiley; 1994.

Blanck G, Blanck R. Angewandte Ich-Psychologie. 4.Aufl. Stuttgart: Klett-Cotta; 1988.

Blankenburg W. Der „Leidensdruck" des Patienten in seiner Bedeutung für Psychotherapie und Psychopathologie. Der Nervenarzt. 19981;52:635–642.

Blaser A, Heim E, Ringer C, Thommen M. Problemorientierte Psychotherapie. Ein integratives Konzept. Bern: Hans Huber; 1992.

Blatt SJ, Auerbach JS, Levy, KN. Mental representations in personality development, psychopathology, and the therapeutic process. Review of General Psychology. 1997;1:351–374.

Blatt SJ, Shichman S. Two primary configurations of psychopathology. Psychoanalysis and Contemporary Thought. 1983;6:187–254.

Blatt SJ, Zuroff DC. Interpersonal relatedness and self definition: Two prototypes of depression. Clin Psychol Rev. 1992;12:527–561.

Blatt SJ. Contributions of psychoanalysis to the understanding and treatment of depression. J Am Psychoanal Assoc. 1998;46:723–752.

Blau D, Berezin MA. Neuroses and character disorders. J Geriatr Psychiat. 1982;15:55–97.

Blazer D. The epidemiology of mental illness in late life. In: Busse EW, Blazer DG. Handbook of geriatric psychiatry. New York: Van Nostrand Reinhold; 1980:249–273.

Bleichhardt G, Timmer B, Rief W. Cognitive behavioural therapy für patiens with multiple somatoform symptoms - a randomised trial in tertiary care. Journal of Psychosomatic Research. 2004;44:492–498.

Bleuler E. Dementia praecox oder Gruppe der Schizophrenien. Leipzig, Wien: Deuticke; 1911.

Bliwise N, Pike M, O`Sullivan M, Evashevski K, Travis L. Attachment style, psychotherapy process and psychotherapy outcome: Panel presented at the 27th annual meeting of the Society for Psychotherapy Research, Amelia Island USA; 1996.

Blos P, Kallner G. Adoleszenz: Eine psychoanalytische Interpretation. Stuttgart: Klett-Cotta; 2001.

Blos P. The second individuation process of adolescence. Psychoanal Study Child. 1967;22:162–186.

Bodenmann G. Beziehungskrisen. Erkennen, verstehen und bewältigen. 2. Aufl. Bern: Hans Huber; 2002.

Bodenmann G. Stress und Partnerschaft. Gemeinsam den Alltag bewältigen. Bern: Hans Huber; 2001.

Boeker W, Brenner H (eds.). Bewältigung der Schizophrenie. Bern: Hans Huber; 1986.

Boesky D. Acting out: a reconsideration of the concept. Int J Psycho-Anal 1982;63:39–55.

Boessmann U. Psychoanalytisch und tiefenpsychologisch fundierte Berichte an den Gutachter schnell und sicher schreiben. Bonn: Deutscher Psychologen Verlag; 2003.

Boetticher A. Neue Aufgaben für die Bewährungshilfe – zum Umgang mit Sexualstraftätern. Bewährungshilfe. 2000;2:196–212.

Bögels S, Sallaerts S. Analytic psychotherapy versus cognitive-behavioral therapy for social phobia. Vortrag in European Congress for Cognitive and Behavioural Therapies. Prague; 2003.

Bohm E. Lehrbuch der Rorschach-Psychodiagnostik. 7.Aufl. Bern: Hans Huber; 1996.

Bohus M, Haaf B, Stiglmayr C, Pohl U, Böhme R, Linehan M. Evaluation of inpatient dialectical-behavioral therapy for Borderline personality disorder – a prospective study. Behaviour Research and Therapy. 2000;38:875–887.

Bohus M, Mauchnik J, Schmahl C. Neurobiologische Grundlagen von psychotherapeutischen Interventionen. Zeitschrift für Psychiatrie, Psychologie und Psychotherapie. 2009;57:97–104.

Bohus M, Stieglitz R-D, Fiedler P, Berger M. Persönlichkeitsstörungen. In: Berger M et al. (eds.). Lehrbuch der Psychiatrie und Psychotherapie. München: Urban & Schwarzenberg; 1999:771–846.

Bohus M, Stieglitz RD, Fiedler P, Hecht H, Herpertz SC, Müller-IsbernerR, BergerM. Persönlichkeitsstörungen. In M. Berger (Hrsg.), Psychische Erkrankungen. Klinik und Therapie. München: Urban u. Fischer; 2009:819–909.

Bohus M, Wagner AW. Dialektisch-behaviorale Therapie früh traumatisierter Patientinnen mit Boderline Störung. In: Egle UT, Hoffmann SO, Joraschky P (eds.). Sexueller Mißbrauch, Mißhandlung, Vernachlässigung, Erkennung und Therapie psychischer und psychosomatischer Folgen früher Traumatisierungen (S.405–432). Stuttgart: Schattauer; 2000:405–432.

Bohus M. Borderline-Störungen. Fortschritte der Psychotherapie. Göttingen: Hogrefe; 2004.

Bohus MJ, Landwehrmeyer GB, Stiglmayr CE, Limberger MF, Böhme R, Schmahl CG. Naltrexone in the treatment of dissociative symptoms in patients with borderline personality disorder: An open-label trial. J Clin Psychiatry. 1999;60:598–603.

Böker W, Brenner H. Bewältigung der Schizophrenie Bern: Hans Huber; 1986.

Bommert H, Henning TH, Wälte D. Indikation zur Familientherapie. Stuttgart: Kohlhammer; 1990.

Bommert H, Hockel M (eds.). Therapie-orientierte Diagnostik. Stuttgart: Kohlhammer; 1981.

Bonnet U, Gaspar M. Opioide. In: Gaspar M, Mann K, Rommelspacher L. Lehrbuch der Suchterkrankungen. Stuttgart: Thieme; 1999:237–262.

Boos-Nünning U. Migrationsforschung unter geschlechtsspezifischer Perspektive. In: Koch E, Özek M, Pfeiffer W, Schepker R (Hrsg.). Chancen und Risiken von Migration. Freiburg i. Br.: Lambertus; 1998:304–316.

Bordin E. The generalizability of the psychoanalytic concept of the working alliance. Psychotherapy. 1979;16:252–260.

Borduin CM. Multisystemische Therapie bei antisozialem Verhalten Jugendlicher. Familiendynamik. 2009;34(2):236–245.

Borkenau P, Ostendorf F. NEO-Fünf-Faktoren Inventar (NEO-FFI) nach Costa und McCrae. Göttingen: Hogrefe; 1993.

Borkenau P, Ostendorf F. Untersuchungen zum Fünf-Faktoren-Modell der Persönlichkeit und seiner diagnostischen Erfassung. Zeitschrift für Differenzielle und Diagnostische Psychologie. 1989;10:239–251.

Borkenau P. Selbstbericht. In: Petermann F, Eid M (Hrsg.). Handbuch der psychologischen Diagnostik. Göttingen: Hogrefe; 2006:135–142.

Borkenau P. Traits as ideal-based and goal-derived social categories. Journal of Personality and Social Psychology. 1999;58:381–396.

Borkovec TD, Alcaine OM, Behar E. Avoidance theory of worry and generalized anxiety disorder. In: Heimberg RG, Turk CL, Mennin

DS (eds.), Generalized Anxiety Disorder. Advances in Research and Practice: New York: Guilford; 2004:77–108.

Borkovec TD, Ruscio AM. Psychotherapy for generalized anxiety disorder. Journal of Clinical Psychiatry. 2001;62;11:37–42.

Borkovec TD. Applied relaxation and cognitive therapy for pathological worry and generalized anxiety disorder. In: Davey GCL, Wells A (eds.). Worry and its psychological disorders: Theory, assessment and treatment. Chichester: Wiley; 2006:273–287.

Boskind-Lodahl M, Sirlin J. Frauen zwischen Ess- und Magersucht. Psychologie Heute. 1979;6:70–75.

Boss M, Condrau G. Die Weiterentwicklung der Daseinsanalyse nach Ludwig Binswanger. In: Peters UH (ed.). Psychiatrie: Bd.1(Kindlers „Psychologie des 20.Jahrhunderts"). Weinheim: Beltz; 1983:158–169.

Boszomenyi-Nagy I, Spark G. Unsichtbare Bindungen. Die Dynamik familiärer Systeme. Stuttgart: Klett; 1981.

Botvinick M.M., Braver T.S., Barch D.M., Carter C.S., Cohen J.D. Conflict monitoring and cognitive control. Psychological Review. 2001;108:624–652.

Bouvier P, Halpérin D, Rey H, Jaffé PD, Laederach J, Mounoud RL, Pawlak C. Typology and correlates of sexual abuse in children and youth: Multivariate analyses in a prevalence study in Geneva. Child Abuse and Neglect. 1999;23(8):779–790.

Bowe WP, Leyden JJ, Crerand CE. Body dysmorphic disorder symptoms among patients with acne vulgaris. Journal of the American Academy of Dermatology. 2007;57:222–230.

Bower GH. Commentary n mood and memory. Behaviour Research and Therapy. 1987;25:443–445.

Bower GH. Mood and memory. Amer Psychol. 1981;36:129–148.

Bowes LE, Alster TS. Treatment of facial scarring and ulceration from acne excoriée with 585-nm pulsed dye laser irradiation and cognitive psychotherapy. Dermatologic Surgery. 2004;30:934–938.

Bowlby J. A secure base: Clinical applications of attachment theory. London: Routledge; 1988.

Bowlby J. Attachment and loss (Vol. 1). New York: Basic Books; 1969 [deutsch: Bindung. Eine Analyse der Mutter-Kind-Beziehung. München: Kindler; 1975].

Bowlby J. Attachment and loss. Vol. III: Loss: Sadness and depression. New York: Basic Books; 1980.

Bowlby J. Bindung. Eine Analyse der Mutter-Kind-Beziehung. München: Kindler; 1975/1980.

Bowlby J. Bindung. Historische Wurzeln, theoretische Konzepte und klinische Relevanz. In: Spangler G, Zimmermann P. (Hrsg.). Die Bindungstheorie. Grundlagen, Forschung und Anwendung. Stuttgart: Klett Cotta; 1995:17–26.

Bowlby J. Elternbindung und Persönlichkeitsentwicklung: Therapeutische Aspekte der Bindungstheorie. Heidelberg: Dexter; 1995.

Bowlby J. Trennung. München: Kindler; 1976.

Bowlby J. Trennung. Psychische Schäden als Folge der Trennung von Mutter und Kind. München: Kindler; 1976.

Bowlby J. Verlust, Trauer und Depression. Frankfurt/M.: Fischer; 1983.

Bowlby J. Verlust, Trauer und Depression. Frankfurt/M.: Fischer; 1987.

Brähler E, Brähler C. Paardiagnostik mit dem Gießen-Test. Bern: Hans Huber; 1993.

Brähler E (ed.). Körpererleben. Berlin: Springer; 1986.

Brähler E, Herzberg PY. Messinstrumente in der Medizinischen Psychologie. Berlin: Akademische Verlagsgesellschaft; 2007.

Brähler E, Holling H, Leutner D, Petermann F (eds.). Brickenkamp Handbuch psychologischer und pädagogischer Tests. 3. Aufl. 2 Bd. Göttingen: Hogrefe 2002 a.

Brähler E, Horowitz LM,Kordy H, Schumacher J, Strauß B. Zur Validierung des Inventars zur Erfassung Interpersonaler Probleme (IIP). Psychotherapie, Psychosomatik, Medizinische Psychologie. 1999;49:422–431.

Brähler E, Scheer JW. Der Gießener Beschwerdebogen (GBB). Handbuch. 2.Aufl. Bern: Hans Huber; 1995.

Brähler E, Schumacher J, Strauß B (Hrsg.). Diagnostische Verfahren in der Psychotherapie (Diagnostik für Klinik und Praxis, Band 1). Göttingen: Hogrefe; 2002.

Brähler E, Schumacher J. Befund und Befinden: Psychologische Aspekte körperlicher Beschwerden. In: Brähler E, Strauß B (eds.). Handlungsfelder in der Psychosozialen Medizin. Göttingen: Hogrefe; 2002:208–241.

Brähler E, Strauß B, Hessel A, Schumacher J. Normierung des Fragebogens zur Beurteilung des eigenen Körpers (FBeK) an einer bevölkerungsrepräsentativen Stichprobe. Diagnostica. 2000;46:156–164.

Brähler E,Schumacher J, Strauß B (eds.). Diagnostische Verfahren in der Psychotherapie. Diagnostik für Klinik und Praxis. Bd.1.Göttingen: Hogrefe; 2002 b.

Bramesfeld A, Riedel-Heller S. Prioritäre Themen in der Versorgungsforschung zur psychischen Gesundheit. Psychiatrische Praxis. 2008;35:315–317.

Brandau H (Hrsg.). Super¬vi¬sion aus syste¬mischer Sicht. Salz¬burg: Otto Müller; 1991.

Braun U, Regli D. Psychotherapie-Evaluation in der Praxis. In: Laireiter AR (Hrsg.). Diagnostik in der Psychotherapie. Wien: Springer; 2000:459–475.

Brautigam W. Realistische Beziehung und Übertragung. In: Kutter P, Paramo OR, Zargemann P (Hrsg.). Die psychoanalytische Haltung. München: Verlag Int. Psychoanal.; 1988.

Bräutigam W. Rückblick auf das Jahr 1942. Betrachtungen eines psychoanalytischen Ausbildungskandidaten des Berliner Instituts der Kriegsjahre. Psyche. 1984;38:905–914.

Braver M, Bumberry J, Green K, Rawson R. Childhood abuse and current psychological functioning in a university counseling center population. Journal of Counseling Psychology. 1992;39:252–257.

Brehm SS, Smith TW. Social psychological approaches to psychotherapy and behavior change. In: Garfield SL, Bergin, AE (eds.). Handbook of psychotherapy and behavior change. 3. (ed.). New York: Wiley; 1986:69–115.

Brehm SS. Anwendungen der Sozialpsychologie in der klinischen Praxis. Bern: Hans Huber; 1980. (Original: The applications of social psychology to clinical practice. New York: Wiley; 1976).

Bremer J. A social psychiatric investigation of a small community in northern Norway. Acta Psychiatrica et Neurologica. 1951;62:1–166.

Bremner J.D. Structural changes in the brain in depression and relationship to symptom recurrence. CNS Spectrum. 2002;7:129–130.

Bremner JD, Vythilingam M, Vermetten E, Southwick SM, McGlashan T, Nazeer A, Khan S, Vaccarino LV, Soufer R, Garg PK, Ng CK, Staib LH, Duncan JS, Charney DS. MRI and PET study of deficits in hippocampal structure and function in women with childhood sexual abuse and posttraumatic stress disorder. Am J Psychiatry. 2003;160:924–932.

Bremner JD. Traumatic stress: effects on the brain. Dialogues Clin Neurosci. 2006;8(4):445–461.

Brenner H. Long-term survival rates of cancer patients achieved by the end of the 20th century: a period analysis. Lancet. 2002; 36;12:1131–1135.

Brenner HD, Hoffmann H, Heise H. Sozio- und Psychotherapie schizophrener Störungen. In: Helmchen H, Henn F, Lauter H, Sartorius N (eds.). Psychiatrie der Gegenwart, Bd.5: Schizophrene und affektive Störungen. 4.Aufl. Berlin, Heidelberg, New York, Tokyo: Springer; 1987.

Breslau N, Davis GC, Andreski B, Peterson E. Traumatic events and posttraumatic stress disorder in an urban population of young adults. Archives of General Psychiatry. 1991;48:216–222.

Breslau N, Kessler RC, Chilcoat HD, Schultz LR, Davis GC, Andreski P. Trauma and posttraumatic stress disorder in the community. Archives of General Psychiatry. 1998;55:626–632.

Bretherton I, Waters E (eds.). Growing points of attachment theory and research. Chicago: Society for Research in Child Development; 1985.

Breuer J, Freud S. Studien über Hysterie. GW Bd. 1. 1893–1895

Brewin CR & Holmes EA. Psychological theories of posttraumatic stress disorders. Clinical Psychology Review. 2003;23:339–376.

Brewin CR, Andrews B, Valentine JD. Meta-analysis of risk factors for post-traumatic stress disorder in trauma-exposed adults. Journal of Consulting and Clinical Psychology. 2000;68:748–766.

Brewin CR, Gregory JD, Lipton M, Burgess N. Intrusive Images in Psychological Disorders: Characteristics, Neural Mechanisms and Treatment Implications. Psychological Review. 2010;117(1):210–232.

Brewin CR, Holmes EA. Psychological theories of posttraumatic stress disorder. Clinical Psychology Review. 2003;23:339–376.

Brewin CR. A cognitive neuroscience account of posttraumatic stress disorder and its treatment. Behavior Research and Therapy. 2001;39:373–393.

Brewin CR. Cognitive change processes in psychotherapy. Psychol Rev. 1989;96:379–394.

Bridger WH, Mandel IJ. Abolition of the PRE by instructions in GSR conditioning. J exp Psychol. 1965;69:476–482.

Briere J, Runtz M. Symptomatology associated with childhood sexual victimization in a nonclinical adult sample. Child Abuse and Neglect. 1988;12:51–59.

Briere J. Psychological assessment of adult posttraumatic states. Washington: APA; 1997.

Briquet P. Trait clinique et therapeutique de l`hysterie. Paris: Baillière; 1859.

Brocke H. Handlungsstrategien zur Förderung von Kindern und Jugendlichen in sozialen Brennpunkten – Die Rolle der freien Träger im E&C Prozess. Berlin: Stiftung SPI; 2006.

Broda M, Dahlbender RW, Schmidt J, Rad R, Schors R. DKPM-Basisdokumentation: Eine einheitliche Basisdokumentation für die stationäre Psychosomatik und Psychotherapie. Psychotherapie, Psychosomatik, Medizinische Psychologie. 1993;43:214–223.

Broda M, Muthny FA. Umgang mit chronisch Kranken. Ein Lehr- und Handbuch der psychosozialen Fortbildung. Stuttgart: Thieme; 1990.

Broda M. Salutogenese und Prävention. In: Köllner V, Broda M (Hrsg.). Praktische Verhaltensmedizin. Stuttgart: Thieme; 2005:24–30.

Brody AL, Saxena S, Stoessel P, Gillies LA, Fairbanks LA, Alborzian S, Phelps ME, Huang SC, Wu HM, Ho ML, Ho MK, Au SC, Maidment K, Baxter LR Jr. Regional brain metabolic changes in patients with major depression treated with either paroxetine or interpersonal therapy: preliminary findings. Arch Gen Psychiatry. 2001;58(7):631–640.

Brody ML, Walsh BT, Devlin MJ. Binge eating disorder: Reliability and validity of a new diagnostic category. J Consult Clin Psychol. 1994; 62:381–386.

Bronfenbrenner U. Die Ökologie der menschlichen Entwicklung. Stuttgart: Klett-Cotta; 1981.

Bronisch T, Bohus M, Dose M, Reddemann L, Unckel C. Krisenintervention bei Persönlichkeitsstörungen. Stuttgart: Pfeiffer bei Klett-Cotta; 2000.

Bronisch T, Hiller W, Zaudig M, Mombour W. IDCL-P. Internationale Diagnosen Checkliste für Persönlichkeitsstörungen nach ICD-10 und DSM-IV. Bern: Hans Huber; 1995.

Bronisch T. Psychotherapie der Suizidalität. Stuttgart: Thieme; 2002.

Brosig B, Gieler U. Die psychische Hülle. Gießen: Psychosozial; 2004.

Brosig U, Gieler U. Die Haut als psychische Hülle. Bibliothek der Psychoanalyse. Gießen: Psychosozial-Verlag; 2004.

Brown GW, Harris TO, Bifulco A. Long-term effects of early loss of parent. In: Rutter M, Izard CE, Read PB (eds.). Depression in Young People. New York: Guilford; 1986.

Brown GW, Harris TO. Social origins of depression: A study of psychiatric disorders in women. London: Tavistock; 1978.

Brown SD, Lent RW. Handbook of Counseling Psychology. New York: Wiley; 1992.

Browne A, Finkelhor D. The impact of child sexual abuse: A review of the research. Psychological Bulletin. 1986;99:66–77.

Brownell KD. The LEARN Program for Weight Control. Philadelphia PA: University of Pennsylvania School of Medicine; 1985.

Brozek J, Diamond S. Die Ursprünge der objektiven Psychologie. In: Balmer H (eds.). Die Psychologie des 20.Jahrhunderts. Band I: Die europäische Tradition. Zürich: Kindler; 1976.

Bruce B, Agras WS. Binge eating in females: A population-based investigation. Int J Eat Disord. 1992;12:365–373.

Bruch H. Behaviour therapy in anorexia nervosa. Letter to the editor. Am J Med Ass. 1975;233:317–318.

Bruch H. Das verhungerte Selbst. Gespräche mit Magersüchtigen. Frankfurt a. M.: Fischer; 1990.

Bruch H. Der goldene Käfig. Das Rätsel der Magersucht. Frankfurt a. M.: Fischer; 1980.

Bruch H. Eating disorders: obesity, anorexia and the person within. New York: Basic Books; 1973:356–357.

Bruch H. Perceptual and conceptual disturbances in anorexia nervosa. Psychosom Med. 1962;24:187–194.

Bruch M, Hoffmann N (eds.). Selbsterfahrung in der Verhaltenstherapie? Berlin: Springer; 1996.

Bruckenberger E. Herzbericht 2001 mit Transplantationschirurgie (14.Bericht der Arbeitsgruppe Krankenhauswesen der Arbeitsgemeinschaft der obersten Landesgesundheitsbehörden der Länder). Hannover: Selbstdruck; 2002.

Brünger M. Sozialrecht aus kinder- und jugendpsychiatrischer und -psychotherapeutischer Sicht. Teil 1: Entwicklungen des Sozialhilferechts. Teil 2: aktuelle Änderungen. In Forum der Kinder- und Jugendpsychiatrie und Psychotherapie. Aachen: Forum Verlag; 2005.

Brunner EJ (ed.). Interaktion in der Familie. Berlin, Heidelberg: Springer; 1984.

Brunner G, Spiegel R. Eine Validierungsstudie mit der NOSGER (Nurses Observation Scale for Geriatric Patients), einem neuen Beurteilungsinstrument für die Psychogeriatrie. Zeitschrift für Klinische Psychologie. 1990;19:211–229.

Brunnhuber S. Zur Psychopathologie, Psychodynamik und Differentialdiagnose des „Frühen Anankasmus". Psyche. 2001;1:26–42.

Bryant RA, Marosszeky JE, Crooks J, Gurka JA. Posttraumatic stress disorder after severe traumatic brain injury. American Journal of Psychiatry. 2000;157: 629–631.

Buber M. Ich und Du. Gerlingen: Schneider; 1923.

Buchheim A, Brisch KH, Kächele H. Einführung in die Bindungstheorie und ihre Bedeutung für die Psychotherapie. Psychother Psychosom Med Psychol. 1998;48:129–138.

Buchheim P, Dammann G, Clarkin JF; Yeomans FE, Kernberg OF. Psychotherapie der Borderline-Persönlichkeit. Manual zur Transference- Focused Psychotherapy (TFP) 2000.

Buchheim P, Dammann G, Martius P, Clarkin JF, Kernberg O. Psychodynamische Therapie der Borderline-Persönlichkeit: ein Manual. PTT – Persönlichkeitsstörungen: Theorie und Therapie. 1999;3:66–78.

Buchner T. Erleben von Psychotherapie aus Sicht von Menschen mit sogenannter geistiger Behinderung. Psychotherapie im Dialog (Themenheft Geistige Behinderung). 2008;9:178–182.

Büchner U. Sucht als artifizielle Ich-Funktion. Ich-psychologische Suchttheorien. In: Bilitza KW (ed.). Suchttherapie und Sozialtherapie – Psychoanalytisches Grundwissen für die Praxis. Göttingen: Vandenhoeck & Ruprecht; 1993:145–157

Bückers R. Der „geschickte Patient" in der psychosomatischen Rehabilitation – Leitlinien für die sozialmedizinische Beurteilung und Behandlung von fremdmotivierten Patienten. In: Rehabilitation. 2001;40:65–71.

Buddeberg C. Sexualberatung. 3.Aufl. Stuttgart: Thieme; 1996.

Buddeberg C. Sexualberatung. 4.Aufl. Stuttgart: Thieme; 2005.

Buddeberg C. Sexualmedizin in der Allgemeinpraxis. Schweiz Ärztez. 1991;72:1270–5.

Buffet M. Management of psychologic factors in chronic urticaria. When and how? Annales de dermatology et de Venereologie. 2003;130:145–159.

Bulik CM, Sullivan PF, Tozzi F, Furberg H, Lichtenstein P, Pedersen NL. Prevalence, heritability, and prospective risk factors for anorexia nervosa. Arch Gen Psychiatry. 2006;63:305–12.

Bulik CM, Sullivan PF, Wade TD, Kendler KS. Twin studies of eating disorders: a review. International Journal of Eating Disorders. 2000;27:1–20.

Bullens R. Faktoren der Behandlung von Sexualstraftätern: Motive, Therapiesetting, Nachsorge. Werkstattschriften Forensische Psychiatrie und Psychotherapie. 1994;2:33–53.

Bullinger M, Kirchberger I, v. Steinbüchel N. Der Fragebogen Alltagsleben – ein Verfahren zur Erfassung der gesundheitsbezogenen Lebensqualität. Zeitschrift für Medizinische Psychologie. 1993; 2:121–131.

Bullinger M, Kirchberger I. Der SF-36 Fragebogen zum Gesundheitszustand (SF-36). Handbuch für die deutschsprachige Fragebogenversion. Göttingen: Hogrefe; 1998.

Bullinger M, Kirchberger I. SF-36 Fragebogen zum Gesundheitszustand: Handanweisung. Göttingen: Hogrefe; 1998.

Bullinger M, Siegrist J, Ravens-Sieberer U (eds.). Lebensqualitätsforschung aus medizinpsychologischer und -soziologischer Perspektive. Jahrbuch der Medizinischen

Psychologie. Bd.18.Göttingen: Hogrefe; 2000.

Bullinger M. Erfassung der gesundheitsbezogenen Lebensqualität mit dem SF-36-Health Survey. Bundesgesundheitsblatt-Gesundheitsforschung – Gesundheitsschutz. 2000;43:190–197.

Bullinger M. Gesundheitsbezogene Lebensqualität und subjektive Gesundheit. Überblick über den Stand der Forschung zu einem neuen Evaluationskriterium in der Medizin. Psychotherapie, Psychosomatik, Medizinische Psychologie. 1997;47:76–91.

Bundesärztekammer (ed.). Leitfaden: Qualitätsmanagement im deutschen Krankenhaus. München: Zuckschwerdt; 1997.

Bundesministerium für Familie, Senioren, Frauen und Jugend (ed.). Bericht zur gesundheitlichen Situation von Frauen in Deutschland. Berlin: Kohlhammer; 2001.

Bundesversicherungsanstalt für Angestellte. Klassifikation therapeutischer Leistungen in der stationären medizinischen Rehabilitation. Berlin: BfA; 1996.

Bungard W. Qualitätszirkel als Gegenstand der Arbeits- und Organisationspsychologie. Zeitschrift für Arbeits- und Organisationspsychologie. 1988;32:54–63.

Bunge M. Scientific research I, II. New York: Springer; 1967.

Bunzel B, Laedarach-Hofmann K, Schubert MT. Patient benefit- partners suffer? The impact of heart transplantation on the partner relationship. Transplant International. 1999;12:33–41.

Bunzel B, Laedarach-Hofmann K. Solid organtransplantation: are there predictors for posttransplant noncompliance? A literature overview. Transplantation. 2000;15:711–716.

Bunzel B. Herztransplantation: psychosoziale Grundlagen und Forschungsergebnisse zur Lebensqualität. Stuttgart: Thieme; 1993.

Burgmer M, Spielberg R. Psychotherapie im Internet. PID 2000;1:77–81.

Burian W. Die süchtige Phantasie und die süchtige Beziehung. In: Bilitza KW (Hrsg.). Psychodynamik der Sucht. Psychoanalytische Beiträge zur Theorie (2. Aufl.). Göttingen: Vandenhoeck u. Ruprecht; 2009a:143–148.

Bursten B. Narcissistic personalities in DSM-III. Comprehensive Psychiatry. 1982;23:409–420.

Bush FN, Cooper AM, Klerman GL, Penzer RJ, Shapiro T, Shear MK. Neurophysiological, cognitive-behavioral, and psychoanalytical approaches to panic disorder: toward an integration. Psychoanalytic Inquiry. 1991;11:316–332.

Buske-Kirschbaum A, Hellhammer DH. Endocrine and immune responses to stress in chronic inflammatory skin disorders. Annals of the New York Academy of Sciences. 2003;992:231–240.

Butler AC, Chapman JE, Forman EM, Beck AT. The empirical status of cognitive-behavioral therapy: a review of meta-analyses. Clinical Psychology Review. 2006;26:17–31.

Butler RN. Successful aging and the role of the life review. J Amer Geriatr Soc. 1974;22;529–535.

Butnik SM. Neurofeedback in adolescents and adults with attention deficit hyperactivity disorder. Journal of Clinical Psychology, 2005;61:621–625.

Büttner-Westphal H, Hand I. Die Yale-Brown Obsessive-Compulsive Scale. Verhaltenstherapie. 1991;1:226–233.

Cachelin FM, Striegel-Moore RH, Elder KA, Pike KM, Wilfley DE, Fairburn CG. Natural course of a community sample of women with binge eating disorder. Int J Eat Disord. 1999;25:45–54.

Calhoun KS, Atkeson BM. Therapie mit Opfern von Vergewaltigung. Hilfen bei der Überwindung der psychischen und sozialen Folgen. Bern: Hans Huber; 1994.

Camp BW, Bash MS. Think aloud. Increasing social and cognitive skills. Champaign, Ill.: Research Press; 1981.

Campbell M, Fitzpatrick R, Haines A, Kinmonth AL, Sandercock P, Spiegelhalter D, Tyrer P. Framework for design and evaluations of complex interventions to improve health. British Medical Journal. 2000;321:694–696.

Campbell S, Marriott M, Nahmias C, MacQueen GM. Lower hippocampal volume in patients suffering from depression: a meta-analysis. American Journal of Psychiatry. 2004;161:598–607.

Cannon WB. The wisdom of the body. New York: Norton; 1932.

Cappe RF, Alden LE. A comparison of treatment strategies for clients functionally impaired by extreme shyness and social avoidance, Journal of Consulting and Clinical Psychology. 1986;54:796–801.

Carlson EA, Sroufe LA. Contributions of attachment theory to developmental psychopathology. In: Ciccetti D, Cohen DJ (Hrsg.). Developmental Psychopathology: Vol. 1. Theory and Methods. New York: Wiley; 1995:581–617.

Carlson EA. A prospective longitudinal study of disorganized/disoriented attachment. Child development. 1998;69:1107–1128.

Carney RM, Rich MW, Jaffe AS. Depression as a risk factor for cardiac events in established coronary heart disease: A review of possible mechanisms. Annals of Behavioral Medicine. 1995;17:142–149.

Carter JC, Fairburn CG. Cognitive-behavioral self-help for binge eating disorder: A controlled effectiveness study. J Consult Clin Psychol. 1998;66:616–623.

Carver CS, Scheier MF. Control processes and self-organization as complementary principles underlying behavior. Personality and Social Psychology Review. 2002;6:304–315.

Carver CS, Scheier MF. On the self-regulation of behavior. New York: Cambridge University Press; 1998.

Caspar F, Berger T. Insight and cognitive psychology. In: Castonguay L, Hill C (eds.). Insight in psychotherapy. Washington: APA; 2006:375–399.

Caspar F, Berger T. Struktur und Dynamik psychischer Störungen: Was tragen neuere Modelle zu einem Verständnis bei? In: Lang H, Faller H (Hrsg.). Struktur – Persönlichkeit, Persönlichkeitsstörung. Würzburg: Königshausen u. Neumann; 2007:115–132.

Caspar F, Grosse Holtforth M. Responsiveness – Eine entscheidende Prozessvariable in der Psychotherapie. Zeitschrift für Klinische Psychologie und Psychotherapie; 2009;38(1):61–69.

Caspar F, Rothenfluh Th, Segal ZV. The appeal of connectionism for clinical psychology. Clinical Psychology Review. 1992;12:719–762.

Caspar F. A connectionist view of psychotherapy. In D. J. Stein & J. Ludik (Hrsg.). Neural Networks and Psychopathology. Cambridge UK: Cambridge University Press; 1998:88–131.

Caspar F. Ätiologie und Therapie psychischer Störungen aus der Sicht eines integrativen Modelles. In S. Ahrens & W. Schneider (Hrsg.). Lehrbuch der Psychotherapie und Psychosomatischen Medizin. Stuttgart, New York: Schattauer; 2002:569–580.

Caspar F. Beziehungen und Probleme verstehen. Bern: Hogrefe; 2007.

Caspar F. Beziehungen und Probleme verstehen. Eine Einführung in die psychotherapeutische Plananalyse. Bern: Hans Huber; 1996.

Caspar F. Kognitiv-verhaltenstherapeutisches Vorgehen auf der Basis plananalytischer Fallkonzeptionen. In Böker H, Hell D (Eds.). Therapie der affektiven Störungen. Psychosoziale und neurobiologische Perspektiven. Stuttgart/New York: Schattauer; 2002:265–273.

Caspar F. Psychotherapy research and neurobiology: challenge, chance, or enrichment? Psychotherapy Research. 2003;13:1–23.

Caspar F. Wie allgemein ist Grawes „Allgemeine Psychotherapie"? Psychotherapie im Dialog. 2010;11(1):15–21.

Caspar FM, (Hrsg.). Problemanalyse in der Psychotherapie. Bestandsaufnahme und Perspektive. Tübingen: DGVT-Verlag; 1987.

Casser HR, Riedel T, Schrembs C, Ingenhorst A, Kühnau D. Das multimodale interdisziplinäre Therapieprogramm beim chronifizierten Rückenschmerz – eine neue Behandlungsstrategie. Der Orthopäde. 1999;28:946–957.

Cassidy J, Shaver PR (eds.). Handbook of attachment: Theory, research and clinical applications. New York: Guilford; 1999.

Cassidy J. The Nature of Childs Ties. In: Cassidy J, Shaver PR (eds.). Handbook of Attachment – Theory, Research, and Clinical Applications. New York: Guilford; 1999:3–21.

Castelnuovo-Tedesco P. Ego vicissitudes in response to replacement of body parts. Psychoanalytic Quarterly. 1978:47;3;381–397.

Cattell RB. The scientific analysis of personality. Harmandsworth: Penguin; 1965.

Cautela JR. Covert conditioning. In: Jacobs A, Sachs LB (eds.). The psychology of private events: Perspectives on covert response systems. New York: Academic Press; 1971.

Cautela JR. Covert processes and behavior modification. J nerv ment Dis. 1973;157:27–36.

Cautela JR. Covert sensitization. Psychol Rep. 1967;74:459–468.

Cautela, JR. Rationale and procedures for covert conditioning. In: Rubin RD, Fensterheim H, Henderson JD, Ullmann LP (eds.). Advances in behavior therapy. New York: Academic Press; 1972.

Cavenar JO, Werman DS. The sex of the psychotherapist. Am J Psychiatry. 1983; 140: 85–87.

Ceballos-Baumann A, Gündel H. Neuro-Psychosomatik. Stuttgart: Schattauer; 2006:76–92.

Cecchin G. Zum gegenwärtigen Stand von Hypothetisieren, Zirkularität und Neutralität: Eine Einladung zur Neugier. Familiendynamik. 1988;13:190–203.

Celano M, Hazzard A, Campbell SK, Lang CB. Attribution retraining with sexually abused children: Review of techniques. Child Maltreatment. 2002;7:65–76.

Chadwick P, Birchwood M. The omnipotence of voices. A cognitive approach to auditory hallucinations. British Journal of Psychiatry. 1994;164:190–201.

Chadwick PD, Lowe CF, Horne PJ, Higson PJ. Modifying delusions: the role of empirical testing. Behavior Therapy. 1994;25:35–49.

Chadwick PD, Lowe CF. Measurement and modification of delusional beliefs. Journal of Consulting and Clinical Psychology. 1990;58:225–232.

Chaffin M, Wherry JN, Dykman R. School age children's coping with sexual abuse: Abuse stresses and symptoms associated with four coping strategies. Child Abuse and Neglect; 1997;21:227–240.

Chaiken S. Heuristic versus systematic information processing and the use of source versus message cues in persuasion. Journal of Personality and Social Psychology. 1980;39:752–766.

Chaker S, Hoyer J. Erythrophobie: Störungswissen und Verhaltenstherapie. Verhaltenstherapie. 2007;17:183–190.

Chambless DC, Caputo P, Bright P, Gallagher R. Assessment of fear in agoraphobies: the Body Sensation Questionnaire and the Agoraphobic Cognitions Questionnaire. Journal of Consulting and Clinical Psychology. 1984;52:1090–1097.

Chambless DL, Ollendick TH. Empirically supported psychological interventions: Controversies and evidence. Annual Review of Psychology. 2001; 52 :685–716.

Charney DS, Deutch AY, Krystal JH, Southwick SM, Davies M. Psychobiological mechanism of posttraumatic disorder. Archives of General Psychiatry. 1993;50:294–305.

Chasseguet-Smirgel. Das Ichideal. Psychoanalytischer Essay über die „Krankheit der Idealität". Frankfurt a.M.: Suhrkamp; 1981.

Chesler BE, Hsu LKG. Development of an Eating Disorder in a 40 Year-old Male Lung Transplant Candidate: A Case Study. International Journal of Eating Disorders. 1995;17:205–209.

Chessick RD. The psychoanalytic treatment of ulcerative colitis revisited. J Am Acad Psychoanal. 1995;23:243–261.

Chida Y, Hamer M, Steptoe A. A bidirectional relationship between psychosocial factors and atopic disorders: A systematic review and meta-analysis. Psychosomatic Medicine. 2008;70:102–116.

Chida Y, Steptoe A, Hirakawa N, Sudo N, Kubo C. The effects of psychological intervention on atopic dermatitis. A systematic review and meta-analysis. International Archives of Allergy and Immunology. 2007;144:1–9.

Christophersen LK. Cardiac Transplantation: A psychological perspective. Circulation. 1987;75:57–62.

Cierpka M, Buchheim P, Freyberger HJ, Hoffmann SO, Janssen P, Muhs A, Rudolf G, Rüger U, Schneider W, Schüßler G. Die erste Version einer Operationalisierten Psychodynamischen Diagnostik (OPD1). Psychotherapeut. 1995;40:69–78.

Cierpka M (ed.). Handbuch der Familiendiagnostik. Heidelberg/Berlin: Springer; 1996.

Cierpka M, Frevert G. Die Familienbögen (FB). Ein Inventar zur Einschätzung von Familienfunktionen. Göttingen: Hogrefe;1995.

Cierpka M, Stasch M. Die GARF-Skala. Familiendynamik. 2003;2:176–200.

Cierpka M, Zander B, Seide L, Balck F, Conen ML, Martens-Schmid K, Michelmann A, Scheib B, Wirsching M. Multizentrische Studie zur Versorgungsrelevanz und Effektivität der Familientherapie – der aktuelle Stand. System Familie. 1994;7:173–177.

Cierpka M. Geschwisterbeziehungen aus familientherapeutischer Perspektive – Unterstützung, Bindung, Rivalität und Neid. Prax Kinderpsychol Kinderpsychiatr. 2001;506:440–453.

CIPS – Collegium Internationale Psychiatrae Scalarum (ed.). Internationale Skalen für Psychiatrie. 4.Aufl. Weinheim: Beltz Test; 1996.

Claes SJ. Corticotropin-releasing hormone (CRH) in psychiatry: from stress to psychopathology. Annals of Medicine. 2004;36,:50–61.

Clark DA, Purdon CL. The assessment of unwanted intrusive thoughts: A review and critique of the literature. Behaviour Research and Therapy. 1995;33:967–976

Clark DM, Ehlers A. Soziale Phobie: Eine kognitive Perspektive. In: Stangier U, Fydrich T (Hrsg.). Soziale Phobie und Soziale Angststörung. Göttingen: Hogrefe; 2002:157–180.

Clark DM, Salkovskis PM, Hackman A, Wells A, Fennell M, Ludgate J, Ahmad S, Richards HC, Gelder M. Two psychological treatments for hypochondriasis. British Journal of Psychiatry. 1998;173:218–225.

Clark DM, Wells A. A cognitive model of social phobia. In: Heimberg RG, Leibowitz MR, Hope DA, Schneier FR (eds.). Social phobia: Diagnosis, Assessment, and Treatment. New York: The Guilford Press; 1995:69–93.

Clark DM. A cognitive approach to panic disorder. Behaviour Research and Therapy. 1986;24:461–470.

Clark DM. Panic disorder and social phobia. In: Clark DM, Fairburn CF (eds.). Science and practice of cognitive behaviour therapy. Oxford: Oxford University Press; 1997:119–153.

Clarkin JF, Dammann G. Psychometrische Verfahren zur Diagnostik und Therapie der Borderline-Störungen, In: Kernberg OF, Dulz B, Sachsse R (eds.). Handbuch der Borderline-Störungen. Stuttgart: Schattauer; 2000:125–48.

Clarkin JF, Foelsch PA, Levy KN, Hull JW, Delaney JC, Kernberg OF. The development of a psychodynamic treatment for patients with borderline personality disorder: a preliminary study of behavioral change. J Personal Disord. 2001b;15:487–495.

Clarkin JF, Levy KN, Lenzenweger MF, Kernberg OF. Evaluating three treatments for borderline personality disorder: A multiwave study. Am J Psychiatry. 2007;164(6):922–928.

Clarkin JF, Levy KN. Influence of client variables on psychotherapy. In: Lambert M (Ed.). Handbook of Psychotherapy and Behavior Change (5th (ed.).). New York: Wiley u. Sons; 2003.

Clarkin JF, Yeomans FE, Kernberg OF. Psychotherapy for borderline personality. Wiley, New York; 1999 [deutsch: Psychotherapie der Borderline-Persönlichkeit: Manual zur Transference-Focused Psychotherapy (TFP). Stuttgart: Schattauer; 2001].

Clarkin JF, Yeomans FE, Kernberg OF. Psychotherapy for borderline personality. New York: Wiley; 1999. (deutsch: Psychotherapie der Borderline-Persönlichkeit: Manual zur Transference-Focused Psychotherapy (TFP). Stuttgart: Schattauer 2001a).

Cleary M, Hunt G, Matheson S, Siegfried N, Walter G. Psychosocial interventions for people with both severe mental illness and substance misuse. Cochrane Database of Systematic Reviews. 2008;23:CD001088.

Cleary PD, McNeil BJ. The measurement of quality. Patient satisfaction as an indicator of quality care. Inquiry. 1988; 25:25–36.

Clement U, Senf W. Transsexualität. Stuttgart: Schattauer; 1996:74–80.

Clement U. Systemische Sexualtherapie. 2.Aufl. Stuttgart: Klett-Cotta, 2005.

Cloninger CR. Genetics. In Oldham JM, Skodol AE, Bender DS (eds.). Textbook of personality disorders. Washington, DC: The American Psychiatric Publishing, Inc.; 2005:209–222.

Clouser KD, Gert B. A critique of principlism. Journal of Medicine and Philosophy. 1990;15:219–236 (deutsch: Rauprich O, Steger F (Hrsg.). Prinzipienethik in der Biomedizin. Frankfurt/M: Campus; 2005:88–108.

Cocaro EF, Siever LJ. Neurobiology. In Oldham JM, Skodol AE, Bender DS (eds.). Textbook of personality disorders. Washington, DC: The American Psychiatric Publishing, Inc.; 2005:209–222.

Cocks G C. Psychotherapy in the Third Reich. The Goering Institute. New York: Oxford University Press; 1984.

Cohen JD, Braver TS, Brown JW. Computational perspectives on dopamine function in prefrontal cortex. Current Opinion in Neurobiology. 2002;12:223–229.

Cohen P, Crawford T. Developmental issues. In: Oldham JM, Skodol AE, Bender DS (eds.). Textbook of personality disorders. Washington, DC: The American Psychiatric Publishing Inc; 2005:171–186.

Cohen R, Florin I, Grusche A, Meyer-Osterkamp S, Sell H. The introduction of a token economy in a psychiatric ward with extremely withdrawn chronic schizophrenics. Behaviour Research and Therapy. 1972;10:69–74.

Cohen J. The statistical power of abnormal-social psychological research. A review. Journal of abnormal and Social Psychology. 1962;65:145–153.

Cohn RC, Terfurth C (Hrsg.). Lebendiges Lehren und Lernen. TZI macht Schule. Stuttgart: Klett-Cotta; 1993.

Coid J, Yang M, Tyrer P, Roberts A, Ullrich S. Prevalence and correlates of personality disorder in Great Britain. British Journal of Psychiatry. 2006;188(5):423–431.

Colarusso CA, Nemiroff RA. Clinical implications of adult developmental theory. Amer J Psychiatry. 1987;144:1263–1270.

Collins EG, White-Williams C, Jalowiec A. Spouse stressors while awaiting heart transplantation. Heart & Lung. 1996;25:4–13.

Conen ML (ed.). Wo keine Hoffnung ist, muss man sie erfinden. Heidelberg: Auer; 2002.

Conen ML. Zwangskontexte konstruktiv nutzen – Psychotherapie und Beratung bei „hoffnungslosen" Klienten. Psychotherapie im Dialog. 2005;5(2).

Conrad W. Diagnostik als Messung. In: Jäger RS, Petermann F (eds.). Psychologische Diagnostik. 4.Aufl. Weinheim: Psychologie Verlags Union; 1999:245–256.

Consoli S, Pucheu S, Baudin M. Eine psychosomatische Evaluation von Herztransplantationskandidaten: Erfahrungen und prädiktive Faktoren des Überlebens: Ergebnisse der Pariser Arbeitsgruppe. In: Johann B, Erhard J (eds.). Psychosomatische Betreuung von Transplantationspatienten. Lengerich: Pabst; 1997:30–42.

Conte JR. Sexual abuse of children. In: Hampton RL, Gullota TP, Adams GR, Potter EH, Weissberg RP (eds.). Family violence: Prevention and treatment. Newbury Park: Sage; 1993: 56–85.

Conway MA. Theories of memory. Hove: Erlbaum; 1998.

Cook TD, Campbell DT. Quasi-experimentation: Design and analysis issues for field settings. Boston, MA: Houghton-Mifflin; 1979.

Cooper B, Sosna U. Psychische Erkrankungen in der Altenbevölkerung. Nervenarzt. 1984;54:239–249.

Cooper JE, Kendell RE, Sharpe L, Copeland RM, Simon R. Psychiatric diagnosis in New York and London. Maudsley Monograph No. 20.London: Oxford University Press; 1972.

Cooper PJ, Fairburn CG. Binge-eating and self-induced vomiting in the community. A preliminary study. Br J Psychiat. 1983; 142:139–144.

Cording C, Gaebel W, Spengler A, et al. Die neue psychiatrische Basisdokumentation. Eine Empfehlung der DGPPN zur Qualitätssicherung im (teil-)stationären Bereich. Spektrum der Psychiatrie, Psychotherapie und Nervenheilkunde. 1995; 24;3–41.

Cormac I, Jones C, Campbell C, Silveira da Mota Neto J. Cognitive behaviour therapy for schizophrenia (Cochrane Review). In: The Cochrane Library, Issue 1.Oxford: Update Software; 2003.

Corodimas KP, LeDoux JE, Gold PW, Schulkin J. Corticosterone potentiation of learned fear. Annals of the New York Academy of Sciences. 1994;746:392–393.

Coskun BK, Atmaca M, Saral Y, Coskun N. Prevalence of psychological factors in chronic dermatoses. International Journal of Psychiatry in Clinical Practice. 2005;9:52–54.

Costello EJ, Erkanli A, Angold A. Is there an epidemic of child or adolescent depression? Journal of Child Psychology and Psychiatry. 2006;47(12):1263–1271.

Cotterill JA. Dermatological nondisease. Br J Dermatol. 1981;103(Suppl):18,13.

Cottrell D, Boston P. Practitioner Review: The effectiveness of systemic family therapy for children and adolescents. J Child Psychol Psychiatry. 2002;43;5:473–486.

Coughlan J-G. Zur Arbeit von Erziehungsberatungsstellen bei Verdacht auf sexuellen Mißbrauch. Praxis der Kinderpsychologie und Kinderpsychiatrie. 1997;46:499–506.

Courtois C. The incest and its aftermath. Victimology: An International Journal. 1979;4:337–347.

Coyne JC, Stefanek M, Palmer S. Psychotherapy and survival in cancer: The conflict between hope and evidence. Psychological Bulletin. 2007;133:367–394.

Craske MG, Rapee RM, Jackel L, Barlow DM. Qualitative dimensions of worry in DSM-III-R generalised anxiety disorder subjects and non-anxious controls. Behaviour Research and Therapy. 1989;27:397–402.

Craske MG, Sipsas A. Animal phobias versus claustrophobias: Exteroceptive versus interoceptive cues. Behaviour Research and Therapy. 1992;30:569–581.

Cremerius J. Kritische Überlegungen zur Supervision in der institutionalisierten psychoanalytischen Ausbildung. In: Pühl H (ed.). Handbuch der Supervision 2.Berlin: Marhold; 1994:419–431.

Crisp AH. Anorexia nervosa. Hosp Med. 1967;1:713–718.

Crits-Christoph P, Connolly Gibbons MB, Narducci J, Schamberger, M, Gallop, R. Interpersonal problems and the outcome of interpersonally oriented psychodynamic treatment of GAD. Psychotherapy: Theory, Research, Practice, Training. 2005;42:211–224.

Crits-Christoph P, Connolly MB, Azarian K, Crits-Christoph K, Shappell S. An open trial of brief supportive-expressive psychotherapy in the treatment of generalized anxiety disorder. Psychotherapy. 1996;33:418–430.

Crits-Christoph P, Wolf-Palacio D, Ficher M, Rudick D. Brief supportive-expressive psychodynamic therapy for generalized anxiety disorder. In: Barber J, Crits-Christoph P (eds.). Dynamic therapies for psychiatric disorders (Axis I). New York: Basic Books; 1995.

Crombach G. Die Behandlung von Zwängen aus der Sicht der psychiatrischen Praxis. Psychomed. 1991;3:235–238

Crowe RR, Noyes R, Pauls DL, Slymen DJ. A family study of panic disorder. Archives of General Psychiatry. 1983;36:652–653.

Crowin DL. Early diagnosis of sexual abuse: Diminishing the lasting effects. In: Wyatt GE, Powell GJ (eds.). Lasting effects of child sexual abuse. Newbury Park, CA: Sage; 1989: 251–270.

Csef H. Gruppentherapie bei Zwangsstörungen. In: Ambühl H (ed.). Psychotherapie der Zwangsstörungen. Stuttgart: Thieme; 1998.

Csef H. Psychosomatische Störungen bei Zwangskrankheiten. In: Nissen G (Hrsg.) Zwangserkrankungen – Prävention und Therapie. Bern: Hans Huber; 1996:43–52.

Csef H. Zur Psychosomatik des Zwangskranken. Heidelberg/Berlin: Springer, 1988.

Cuijpers P, Smit F, Bohlmeijer E, Hollon SD, Andersson G. Efficacy of cognitive-behavioural therapy and other psychological treatments for adult depression: meta-analytic study of publication bias. Br. J. Psychiat. 2010;196:173–178.

Cummings NA. Impact of managed care on employment and training: A primer for survival. Professional Psychology: Research and Practice. 1995;26;1:10–15.

Cunningham AJ, Edmonds C, Phillips C, Soots K, Hedley D, Lockwood G. A prospective, longitudinal study of the relationship of psychological work to duration of survival in patients with metastatic cancer. Psycho-Oncology. 2000; 9:323–339.

Cunningham AJ, Edmonds CV, Jenkins GP, Pollack H, Lockwood GA, Warr D. A randomized controlled trial of the effects of group psychological therapy on survival in women with metastatic breast cancer. Psychooncology. 1998;7;6:508–517.

Currin L, Schnidt U, Treasure J, Hershel JCK. Time trends in eating disorder incidence. Br J Psychiatry. 2005;186:132–5.

D'Zurilla TJ, Goldfried MR. Problem solving and behavior modification. J abnorm Psychol. 1971;78:107–126.

D'Zurilla TJ, Nezu A. Social problem solving in adults. In: Kendall PC (ed.). Advances in cognitive-behavioral research and therapy, Vol. 1.New York: Academic Press; 1982.

D'Zurilla TJ. Problemsolving therapy: A social competence approach to clinical intervention. New York: Springer; 1986.

Dahme B, Richter R, Mass R. Interoception of respiratory resistance in asthmatic patients. Biological Psychology. 1996;42:215–229.

Dahme B, Schandry R, Leupold Chr. Symptomwahrnehmung beim Asthma bronchiale. In: Petermann F, Warschburger P (eds.). Asthma bronchiale. Göttingen: Hogrefe; 2000:99–114.

Dahmer H. Kapitulation vor der „Weltanschauung". Zu einem Aufsatz von Carl Müller – Braunschweig aus dem Herbst 1933. Psyche. 1983;37:1116–1135.

DAK Versorgungsmanagement. DAK Gesundheitsreport 2005. (www.sozialpolitik-aktuell.de/docs/DAK-Gesundheitsreport_2005.pdf)

Dalgleish T. Cognitive approaches to posttraumatic stress disorder: Multirepresentational theorizing. Psychological Bulletin; 2004;130:228–260.

Dally A. Störungen der Selbstfürsorge und süchtiges Verhalten. In: Bilitza KW (Hrsgs). Psychodynamik der Sucht. Psychoanalytische Beiträge zur Theorie (2. Aufl.). Göttingen: Vandenhoeck u. Ruprecht; 2009a;113–127.

Damasio AR. Descartes Irrtum. Berlin: Ullstein; 2004.

Damasio AR. Descartes Irrtum: Fühlen, Denken und das menschliche Gehirn. 3.Aufl. München: dtv; 1998.

Damasio AR. Descartes Irrtum: Fühlen, Denken und das menschliche Gehirn. München: dtv; 1995.

Damasio AR. Ich fühle, also bin ich. Die Entschlüsselung des Bewusstseins (2. Aufl.). München: List; 2002.

Dammann G, Benecke B. Angstzustände bei Patienten mit schweren Persönlichkeitsstörungen. Psychodynamik und Behandlung, Psychotherapeut, 2004;49:193–202.

Dammann G, Benecke C. Psychotische Symptome bei Patienten mit Borderline-Persönlichkeitsstörungen. Persönlichkeitsstörungen. 2002;7;4:261–273.

Dammann G, Clarkin JF, Kächele H. Psychotherapieforschung und Borderline-Störung: Resultate und Probleme. In: Kernberg OF, Dulz B, Sachsse R (eds.). Handbuch der Borderline-Störungen. Stuttgart: Schattauer; 2000:701–730.

Dammann G, Overkamp B. Diagnose, Differentialdiagnose und Komorbidität dissoziativer Störungen des Bewusstseins. In: Reddemann L, Hofmann A, Gast U (Hrsg.). Psychotherapie dissoziativer Störungen. Stuttgart: Thieme; 2004:3–25.

Dammann G. Aktuelle Kontroversen und Forschungsansätze bei der psychodynamischen Behandlung von Borderline-Persönlichkeitsstörungen. In: Stuhr U, Leuzinger-Bohleber M, Beutel M (eds.). Langzeit-Psychotherapie: Perspektiven für Therapeuten und Wissenschaftler. Stuttgart: Kohlhammer; 2001a:379–409.

Dammann G. Bausteine einer allgemeinen Psychotherapie der Borderline-Störung. In: Dammann G, Janssen PL (Hrsg.). Psychotherapie der Borderline-Störungen. Stuttgart: Thieme; 2007:238–258.

Dammann G. Bausteine einer allgemeinen Psychotherapie der Borderline-Störung In: Dammann G, Janssen PL (eds.). Psychotherapie der Borderline-Störungen. Stuttgart: Thieme; 2001b:232–257.

Dammann G. Borderline Personality Disorder and Theory of Mind: An Evolutionary Perspective. In: Brüne M, Ribbert H, Schiefenhövel W (eds.). The Social Brain: Evolution and Pathology. Chichester: John Wiley; 2003:373–417.

Dammann G. Inventar zur Persönlichkeitsorgansiation (IPO). In: Brähler E, Schumacher J., Strauß B (eds.). Diagnostische Verfahren in der Psychotherapie. Diagnostik für Klinik und Praxis, Bd.1.Göttingen: Hogrefe; 2002:217–221.

Dammann G. Manualgeleitete Borderline-Therapie. Möglichkeiten und Grenzen aus psychoanalytischer Sicht. Zeitschrift für Psychoanalytische Theorie und Praxis. 2006;21(1):71–116.

Dammann G. Psychoanalytische Therapie bei Persönlichkeitsstörungen. In: Senf W, Broda M (eds.). Praxis der Psychotherapie, 2.Aufl. Stuttgart: Thieme; 2000:395–406.

Dammann G. Psychotherapeutische Behandlung von Persönlichkeitsstörungen. In: Arolt V, Kersting A (Hrsg.). Psychotherapie in der Psychiatrie. Welche Störungen behandelt man wie? Heidelberg/Berlin: Springer; 2010:177–213.

Danckwardt JF. Indikation. In: Mertens W, Waldvogel B (ed.). Handbuch psychoanalytischer Grundbegriffe. Stuttgart: Kohlhammer; 2000:333–339.

Danckwardt JF. Zur Interaktion von Psychotherapie und Psychopharmakotherapie. Psyche. 1978;32:111–154.

Dans PE, Weiner JP, Otter SE. Peer review organizations. Promises and potential pitfalls. The New England Journal of Medicine. 1985;313:1131–1137.

Darvez-Bornoz JM, Alonso J, de Giramolo G. Main Traumatic Events in Europe: PTSD in the European Study of the Epidemiology of Mental Disorders Survey. Journal of Traumatic Stress. 2008;21(5):455–462.

Davidson B, Quinn WH, Josephson AM. Diagnostik in der Familientherapie. Familiendynamik. 2003;2:159–175.

Davidson JRT, Hughes DL, George LK, Blazer DG. The epidemiology of social phobia: findings from the Duke Epidemiological Catchment Area Study. Psychological Medicine. 1993;23:709–718.

Davidson PR, Parker KCH. Eye movement desensitization and reprocessing (EMDR): a meta-analysis. Journal of Consulting and Clinical Psychology. 2001;69:302–316.

Davidson RJ, Pizzagalli D, Nitschke JB, Putnam K. Depression: perspectives from affective neuroscience. Annu Rev Psychol. 2002;53:545–574.

Davison GC, Neal JM, Hautzinger M (Hrsg.). Klinische Psychologie. Weinheim: Beltz; 2007.

Davison GC, Wilson GT. Process of fear-reduction in systematic desensitization: Cognitive and social reinforcement factors in humans. Behav Ther. 1973;4:1–21.

De Jong-Meyer R, Hautzinger M, Rudolf GAE, Strauss W, Frick U. Die Überprüfung der Wirksamkeit einer Kombination von Antidepressiva- und Verhaltenstherapie bei endogenen depressiven Patienten. Z klin Psychol. 1996;XXV;2:93–109.

De Jong-Meyer R, Hautzinger M, Rudolf GAE, Strauss W. Multizentrische randomisierte Therapiestudie zur Effektivität einer Kombination von Antidepressivatherapie und Verhaltenstherapie bei endogen depressiven Patienten. BMFT-Symposium, Dresden 1997.

de Maat S, de Jonghe F, Schoevers R, Dekker J. The effectiveness of long-term psychoanalytic therapy: A systematic review of empirical studies. Harvard Rev Psychiatry. 2009;17:1–23.

de Shazer St, Kim Berg S, Lipchik E, Munally E, Molnar A, Gingerich W, Weiner-Davies M. Kurztherapie – zielgerichtete Entwicklung von Lösungen. In: Familiendynamik. 1986;11;13:192–205.

de Shazer St. Der Dreh. Überraschende Wendungen und Lösungen in der Kurzzeittherapie. Heidelberg: Auer; 1989 a.

de Shazer St. Wege der erfolgreichen Kurztherapie. Stuttgart: Klett; 1989 b.

de Zwaan M, Karwautz A, Strnad A. Therapie der Eßstörungen. Psychotherapeut. 1996;41:275–287.

de Zwaan M, Mitchell JE, Mussell MP, Raymond NC, Seim HC, Specker SM, Crosby RD. Short-term cognitive behavioral treatment does not improve long-term outcome of a comprehensive very-low-calorie diet program in obese women with binge eating disorder. Behaviour Therapy (in press).

de Zwaan M, Mitchell JE, Seim HC et al. Eating related and general psychopathology in obese females with Binge Eating Disorder. Int J Eat Disord. 1994;15:43–52.

de Zwaan M, Mitchell JE. Binge eating disorder. In: Mitchell JE (ed.). The Outpatient Treatment of Eating Disorders: A Guide for Therapists, Dietitians and Physicians. Minneapolis: University of Minnesota Press; 2001:59–96.

de Zwaan M, Mitchell JE. Binge eating in the obese. Ann Med. 1992;24:303–308.

de Zwaan M, Nutzinger DO, Schönbeck G. Binge eating in overweight females. Compr Psychiatry. 1992;33:256–261.

de Zwaan M. Binge eating disorder and obesity. Int J Obesity.2001;25;1:51–55.

de Zwaan M. Binge Eating Disorder und Adipositas. Verhaltenstherapie. 2002;12:288–296.

Deblinger E, McLeer SV, Atkins MS, Ralphe D, Foa E. Post-traumatic stress in sexually abused, physically abused, and nonabused children. Child Abuse and Neglect. 1989;13:403–408.

Deffenbacher JL, Suinn RM. The self-control of anxiety. In: Karoly P, Kanfer FH (eds.). Self-management and behavior change. New York: Pergamon; 1982.

Deitz J. Self-psychological interventions for major depression: technique and theory. Amer J Psychother. 1988. 42;4:597–609.

DeJong-Meyer R, Hautzinger M, Rudolf GAE, Strauss W. Multizentrische randomisierte Therapiestudie zur Effektivität einer Kombination von Antidepressivatherapie und Verhaltenstherapie bei endogen depressiven Patienten. BMFT-Symposium, Dresden; 1992.

Demal UG, Lenz G, Mayrhofer A, Zapotoczky HG, Zitterl W. Zwangskrankheit und Depression: Retrospektive Untersuchung über den Langzeitverlauf. Verhaltensmodifikation und Verhaltensmedizin. 1992;13:71–85.

Demily C, Franck N. Cognitive remediation: a promising tool for the treatment of schizophrenia. Expert Review of Neurotherapeutics. 2008;8:1029–1036.

Deneke FW, Hilgenstock B. Das Narzißmusinventar. Bern: Hans Huber; 1989.

Dengler W, Selbmann HK. Leitlinien zur Diagnostik und Therapie von Angsterkrankungen. Ergebnis einer Konsensuskonferenz. Darmstadt: Steinkopff; 2000.

Denollet J, Sys SU, Brutsaert DL. Personality and mortality after myocardial infarction. Psychosom Med. 1995;57:582–591.

Denollet J. Type D personality. A potential risk factor refined. J Psychosom Res. 2000;49:255–266.

Derogatis LR. SCL-90.Administration, Scoring & Procedures. Massachussetts: Author; 1994.

DeRubeis RJ, Gelfland AL, Tang TZ, Simons AD. Medication versus cognitive behavior therapy for severely depressed outpatients: megaanalysis of four randomized comparisons. Am J Psychiat. 1999; 156:1007–1013.

DeRubeis RJ, Siegle GJ, Hollon SD. Cognitive therapy versus medication for depression: Treatment outcomes and neural mechanisms. Nature Reviews Neuroscience. 2008;9:788–796.

Deserno H. Die Analyse und das Arbeitsbündnis. Kritik eines Konzepts. Frankfurt/M: Fischer; 1994.

Désirat K. Die transsexuelle Frau. Beiträge zur Sexualforschung. 1985;60.

Deter HD, Keller W, von Wietersheim J, Jantschek G, Duchmann R, Zeitz M. Psychological Treatment May Reduce the Need for Healthcare in Patients With Crohn's Desease. Inflamm. Bowel Dis. 2007;13(6):745–752.

Detig C. Hautkrank: Unberührbarkeit aus Abwehr ? – Psychodynamische Prozesse zwischen Nähe und Distanz. Gießen: Psychosozial; 2001.

Detig-Kohler C. Hautkrank: Unberührbarkeit aus Abwehr? Psychodynamische Prozesse zwischen Nähe und Distanz. Göttingen: Vandenhoeck u. Ruprecht; 1989.

Deutsche Adipositas Gesellschaft: Adipositas Leitlinie. Evidenz-basierte Leitlinie zur Behandlung der Adipositas in Deutschland. Hamburg: Deutsche Adipositas Gesellschaft; 1998.

Deutsche Gesellschaft für Psychiatrie Psychotherapie und Nervenheilkunde (DGPPN). S3 – Praxisleitlinien in Psychiatrie und Psychotherapie; Behandlungsleitlinie Schizophrenie. Heidelberg/Berlin: Springer; 2006.

Deutsche Gesellschaft für Psychiatrie, Psychotherapie und Nervenheilkunde. Zielgruppenspezifische psychiatrische und psychotherapeutische Versorgung von Erwachsenen mit geistiger Behinderung und zusätzlichen psychischen Störungen – Situation, Bedarf und Entwicklungsperspektiven. Stellungnahme Nr. 7; 11.08.2009.

Deutsche Gesellschaft für Suchtforschung und Suchttherapie. Dokumentationsstandards 2 für die Behandlung von Abhängigen. Freiburg: Lambertus; 1992.

Deutsche Gesellschaft für Suizidprävention (www.suizidprophylaxe.de)

Deutsche Hauptstelle für Suchtfragen (ed.). Jahrbuch Sucht 2003.Geesthacht: Neuland; 2003.

Deutsche Morbus Crohn/Colitis ulcerosa Vereinigung DCCV e.V. Paracelsusstr. 15, 51375 Leverkusen. Internetadresse: www.dccv.de

Deutsche Stiftung Organtransplantation. Gesetz über die Spende, Entnahme und Übertragung von Organen, Transplantationsgesetz. Neu-Isenburg: Deutsche Stiftung Organtransplantation; 1997.

Deutsches Institut für Medizinische Dokumentation und Information (Hrsg.). Internationale Klassifikation der Funktionsfähigkeit, Behinderung und Gesundheit. Genf: World Health Organization; 2006 (www.dimdi.de/static/de/klassi/icf/index.htm).

Deutsches Institut für medizinische Dokumentation und Information (DIMDI) (eds.). Internationale statistische Klassifikation der Krankheiten und verwandter Gesundheitsprobleme. 10.Revision (ICD-10). Amtliche deutschsprachige Ausgabe. Bd.1: systematisches Verzeichnis. 2.Aufl. Bern: Hans Huber; 2001.

Deutsches Jugendinstitut/Universität Hamburg (Hrsg.). Gesundheit beginnt in der Familie – eine Handreichung. München: DJI München, Deutsches Jugendinstitut e.V.; 2010.

DeVeaugh-Geiss J, Katz R. Clomipramine in the treatment of obsessive-compulsive disorder. In: Goodman WK, Rudorfer MV, Maser JD (eds.). Obsessive-compulsive disorder. Mahwah, N.J.: L. Erlbaum; 2000.

Devlin M. Psychotherapy and medication for binge eating disorder, Abstract, Plenary Session, International Conference on Eating Disorders, April 25–28, Boston, 2002.

DeVoge JT, Beck S. The therapist-client relationship in behavior therapy. In: Hersen M, Eisler RM, Miller PM (eds.). Progress in behavior modification. Vol. 6.New York: Academic Press; 1978.

Dew MA, Kormos RL, Roth LH, Murali S, Di-Martini A, Griffith BP. Early post-transplant medical compliance and mental health predict physical morbidity and mortality one to three years after heart transplantation. The Journal of Heart and Lung Transplantation. 1999;18:549–562.

DeYoung M. The sexual victimization of children. Jefferson, NC: McFarland; 1982.

DGQ Deutsche Gesellschaft für Qualität (ed.). Kennzahlen für erfolgreiches Management von Organisationen. Umsetzung von EFQM Excellence - Qualität messbar machen. DGQ-Bd.14–24.Berlin: Beuth; 1999.

Diamond G, Siqueland L. Current status of family intervention science. Child Adolesc Psychiatr Clin N Am. 2001;10;3:641–661.

Dickenberger D, Gniech G, Grabitz HJ. Die Theorie der psychologischen Reaktanz. In: Frey D, Irle M (eds.). Theorien der Sozialpsychologie. Bd.1: Kognitive Theorien. 2. überarb. Aufl. Bern: Hans Huber; 2001:243–274.

Dieckmann A. Die psychoanalytisch-interaktionelle Methode in der Versorgung von multimorbiden, sozial desintegrierten Abhängigkeitskranken. In: Bilitza KW, Schuhler P. Sucht – Themenheft, Psychotherapie im Dialog, Zeitschrift für Psychoanalyse, Systemische Therapie und Verhaltenstherapie. 2003;2:145–149.

Diener E, Rahtz DR (eds.). Advances in quality of life theory and research (Social Indicators Research Series, Vol. 4). Dordrecht: Kluwer Academic Publishers; 2000.

Dieterich M, Eckhardt-Henn A. Neurologische und somatoforme Schwindelsymptome: Neuro-Psychosomatik. Stuttgart: Schattauer; 2006:253–265.

DiGiuseppe RA, Miller NJ. Überblick über Untersuchungen zur Effektivität der Rational-Emotiven Therapie. In: Ellis A, Grieger G (eds.). Praxis der Rational-Emotiven Therapie. München: Urban & Schwarzenberg; 1979.

Dilling H (ed.). Die vielen Gesichter des psychischen Leids. Bern: Hans Huber; 2000.

Dilling H (ed.). Lexikon zur ICD-10 Klassifikation psychischer Störungen. Bern: Hans Huber; 2002.

Dilling H, Freyberger HJ (eds.). Taschenführer zur Klassifikation psychischer Störungen. 2.Aufl. Bern: Hans Huber; 2001.

Dilling H, Mombour W, Schmidt MH (eds.). Internationale Klassifikation psychischer Störungen. ICD-10 Kapitel V (F). Klinische Beschreibungen und diagnostische Leitlinien. 3.Aufl. Bern: Hans Huber; 1999.

Dilling H, Mombour W, Schmidt MH (eds.). Internationale Klassifikation psychischer Störungen. ICD-10, Kapitel V (F). Klinisch diagnostische Leitlinien. 2.Aufl. Bern: Hans Huber; 1993.

Dilling H, Mombour W, Schmidt MH (eds.). Internationale Klassifikation psychischer Störungen: ICD-10, Kapitel V (F), Klinisch-diagnostische Leitlinien, Weltgesundheitsorganisation. Bern: Hans Huber; 1991.

Dilling H, Mombour W, Schmidt MH, Schulte-Markwort E (eds.). Internationale Klassifikation psychischer Störungen. ICD-10 Kapitel V (F). Diagnostische Kriterien für Forschung und Praxis. 3.Aufl. Bern: Hans Huber; 2004.

Dilling H, Mombour W, Schmidt MH. Internationale Klassifikaiton psychischer Störungen. ICD-10 Kapitel V (F). Bern: Hans Huber; 2010.

Dilling H, Mombour W, Schmidt MH. Internationale Klassifikation psychischer Störungen, ICD-10, Kapitel V (F). Bern: Hans Huber; 1991.

Dilling H, Weyerer S, Castell R. Psychische Erkrankungen in der Bevölkerung. Stuttgart: Enke; 1984.

Dilling H. Zur Notwendigkeit psychotherapeutischer Interventionen zwischen dem 50. und 80. Lebensjahr. Vortrag Weltkongress für Gerontologie. Hamburg; 1981.

Dillmann U, Nilges P, Saile H, Gerbershagen HU. Behinderungseinschätzung bei chro-

nischen Schmerzpatienten. Der Schmerz. 1994;8:100–110.
DIMDI 2011 (http://www.dimdi.de/static/de/klassi/diagnosen/icd10/htmlgm2010/block-f40-f48.htm).
Dingemans AE, Bruna MJ, van Furth EF. Binge eating disorder: a review. Int J Obes Relat Metab Disord. 2002;26:299–307.
Dinger-Broda A, Becker A, Fischer E, Gergen E, Jacob V, Sprick G. Gesundheitsförderung von Frauen - Entwicklung und Evaluation einer Gruppentherapie. Verhaltenstherapie und Verhaltensmedizin. 1998;19:333–358.
Dinger-Broda A, Broda M. Geschlechtsspezifische Unterschiede in der psychosomatischen Rehabilitation. Praxis Klinische Verhaltensmedizin und Rehabilitation. 1997;40:7–12.
Dinger-Broda A. Psychotherapie bei chronischen körperlichen Erkrankungen. In: Zielke M, Sturm J. Handbuch Stationäre Verhaltenstherapie. Weinheim: Psychologie Verlags Union; 1994.
Dinger-Broda A. Tumoren und andere lebensbedrohliche Erkrankungen. In: Köllner V, Broda M (Hrsg.). Praktische Verhaltensmedizin. Stuttgart: Thieme; 2005:233–238.
Dittmann V, Ermer A, Stieglitz RD. Diagnostik von Persönlichkeitsstörungen. In: Stieglitz RS, Baumann U, Freyberger HJ (Hrsg.). Psychodiagnostik in Klinischer Psychologie, Psychiatrie, Psychotherapie. Stuttgart: Thieme; 2001:448–460.
Dittmann V, Freyberger HJ, Stieglitz R-D, Zaudig M. Die ICD-10-Merkmalsliste. Testversion III. In: Dittmann V, Dilling H, Freyberger HJ (eds.). Psychiatrische Diagnostik nach ICD-10 – klinische Erfahrungen bei der Anwendung. Ergebnisse der ICD-10-Merkmalslistenstudie. Bern: Hans Huber; 1992:185–216.
Dittmann V. „Was kann die Kriminalprognose heuten leisten?" Schweizerische Arbeitsgruppe für Kriminologie, Separatdruck Bd.18, „Gemeingefährliche" Straftäter. Chur/Zürich: Rügger: 2000.
Dixon LB, Dickerson F, Bellack AS, Bennett M, Dickinson D, Goldberg RW, Lehman A, Tenhula WN, Calmes C, Pasillas RM. The 2009 Schizophrenia PORT Psychosocial Treatment Recommendations and Summary Statements. Schizophr Bull. 2009;36:48–70.
Dobson KS (eds.). Handbook of cognitive-behavioral therapies. New York: Guilford Press; 1990.
Dobson KS. A Meta-Analysis of the Efficacy of Cognitive Therapy for Depression. J Consult Clin Psychol. 1989; 57:414–419.
Doering S, Hörz S, Rentrop M, Fischer-Kern M, Schuster P, Benecke C, Buchheim A, Martius P, Buchheim P. Transference-focused psychotherapy v. treatment by community psychotherapists for borderline personality disorder: randomised controlled trial. British Journal of Psychiatry. 2010;196:389–395.
Doering St, Schüßler G. Theorie und Praxis der psychodynamischen Diagnostik, Indikationsstellung und Therapieplanung. In: Hiller W, Sulz S, Leichsenring F. Lehrbuch der Psychotherapie. München: CIP Medienverlag; 2003.
Doherty WJ, Baird MA. Family-Centered Medical Care. New York: Guilford; 1987.
Dohmen C, Garlip G, Sitzer M, Siebler M, Malevanik J, Kessler R, Huf W. Post-Stroke-Depression: Algorithm for a Standardized Diagnostic Approach in Clinical Routine. Fortschr Neurol Psychiatr. 2006;74(5):257–262.
Dolan B, Coid J. Psychopathic and antisocial personality disorders. Treatment and research issues. London: Gaskell – The Royal College of Psychiatrists; 1993.
Dollard J, Miller NE. Personality and psychotherapy: An analysis in terms of learning, thinking, and culture. New York: McGraw-Hill; 1950.
Donabedian A. Evaluating the Quality of Medical Care. Milbank Memorial Fund Quarterly. 1966;44(3):66–203.
Donabedian A. The quality of medical care. Methods for assessing and monitoring the quality of care for research and for quality assurance programs. Science. 1978;200:856–864.
Donahue CP, Driesenga SA. A review of socialskills training with chronic mental patients. In: Hersen M, Eisler RM, Miller PM (eds.). Progress in behavior modification. Vol. 23.London: Sage; 1988.
Döpfner M, Lehmkuhl G, Heubrock D, Petermann F. Diagnostik psychischer Störungen im Kindes- und Jugendalter. Göttingen: Hogrefe; 2000.
Döpfner M, Petermann F. Diagnostik psychischer Störungen im Kindes- und Jugendalter (2., überarb. Aufl.). Göttingen: Hogrefe; 2008.
Dörfler T, Dislich F. Leistungsdiagnostik. Klinische Diagnostik und Evaluation. 2008;1:61–83.
Döring N. Internetangebote von und für Transsexuelle. In: Senf W, Strauss B. Sexuelle Identitäten. Psychotherapie im Dialog 1; 2009.
Dörner D, Kreuzig HW, Reither F, Stäudel T. Lohhausen. Vom Umgang mit Unbestimmtheit und Komplexität. Bern: Hans Huber; 1983.
Dörner D, Schaub H, Stäudel T, Strohschneider S. Ein System zur Handlungsregulation oder die Interaktion von Emotion, Kognition und Motivation. In: Roth E (ed.). Denken und Fühlen: Aspekte kognitiv-emotionaler Wechselwirkung. Heidelberg: Springer; 1989:112–132.
Dörner D. Die Logik des Mißlingens. Strategisches Denken in komplexen Situationen. Reinbek: Rowohlt; 1989.
Dörner D. Problemlösen als Informationsverarbeitung. Stuttgart: Kohlhammer; 1979.
Dornes M. Der kompetente Säugling. Die präverbale Entwicklung des Menschen. Frankfurt/M: Fischer; 1992.
Dornes M. Der kompetente Säugling. die präverbale Entwicklung des Menschen. Frankfurt/M: Fischer; 1993.
Dornes M. Der kompetente Säugling. Frankfurt/M: Fischer Verlag; 1997
Dornes M. Die emotionale Welt des Kindes. Geist und Psyche. Frankfurt a.M.: Fischer; 2000.
Dornes M. Die frühe Kindheit. Entwicklungspsychologie der ersten Lebensjahre. Frankfurt/M: Fischer; 1997.
Doron G, Kyrios M, Moulding R. Sensitive domains of self-concept in obsessive-compulsive disorder (OCD): Further evidence for a multidimensional model of OCD. J Anxiety Disord. 2007;21:433–444.
Doron G, Kyrios M. Obsessive-compulsive disorder: A review of possible specific internal representations within a broader cognitive theory. Clin Psychol Rev. 2005;25:415–432.
Dosen A, Day K. Epidemology, Etiology, and Presentation of Mental Illness and Behavior Disorders in Persons with Mental Retardation. In: Dosen A, Day K. Treating Mental Illness and Behavior Disorders in Children and Adults with Mental Retardation. Washington: American Psychiatric Press. 2011;3–24.
Dosen A, Wilms B, Rotthaus W. „Ich hoffe nun, dass es weiter vorangeht!" Psychotherapie im Dialog (Themenheft Geistige Behinderung). 2008;9:187–192.
Dowling S (ed.). The Psychology and Treatment of Addictive Behavior. Workshop Series of the American Psychoanalytic Association. Monograph 8.Madison: International Universities Press; 1995.
Dozier M, Stovall KC, Albus KE. Attachment and Psychopathology in adulthood. In: Cassidy J, Shaver PR (Hrsg.). Handbook of Attachment. New York: Guilford Press; 1999:497–519.
Draycott S, Dabbs A. Cognitive dissonance: An overview of the literature and its integration into theory and practice in clinical psychology. British Journal of Clinical Psychology. 1998;37:341–353.
Drevets WC, Bogerts W, Raichle ME. Functional anatomical correlates of antidepressant drug treatment assessed using PET measures of regional glucose metabolism. European Neuropsychopharmacology. 2002;12:527–544.
Drevets WC, Price JL, Furey ML. Brain structural and functional abnormalities in mood disorders: implications for neurocircuitry models of depression. Brain Struct Funct. 2008;213(1–2):93–118.
Drevets WC, Price JL, Simpson JR Jr., Todd RD, Reich T, Vannier M, Raichle ME. Subgenual prefrontal cortex abnormalities in mood disorders. Nature. 1997;386(6627):824–827.
Drevets WC, Raichle ME. Reciprocal suppression of regional cerebral blood flow during emotional versus higher order cognitive processes: implications for interactions between emotion and cognition. Cognition and Emotion. 1998;12:353–385.
Drevets WC. Functional anatomical abnormalities in limbic and prefrontal cortical structures in major depression. Progress in Brain Research. 2000;126:413–431.
Drimmelen-Krabbe J v, Bertelsen A, Pull Ch. Ähnlichkeiten und Unterschiede zwischen

ICD-10 und DSM-IV. In: Helmchen H, Henn H, Lauter H, Sartorius N (eds.). Psychiatrie der Gegenwart, Bd.2: Allgemeine Psychiatrie. Berlin: Springer; 1999:89–117.

Drummond LM, Duggal A. Cognitive behavioral approaches to psychosis: an overview. Psychotherapy of Psychosis. In: Margison F, Mace C (eds.). Psychotherapy of Psychosis. London: Gaskell; 1997:93–114.

DSM-IV. SKID-II Strukturiertes Klinisches Interview für DSM-IV Achse II: Persönlichkeitsstörungen. Interviewheft von Fydrich T, Renneberg BS, Wittchen H-U. Göttingen: Hogrefe; 1997.

Dugas MJ, Robichaud M. The cognitive-behavioral treatment of generalized anxiety disorder: From science to practice. New York: Routledge; 2007.

Dührssen A. Analytische Psychotherapie in Theorie, Praxis und Ergebnissen. Göttingen: Vandenhoeck u. Ruprecht; 1972.

Dührssen A. Die biographische Anamnese unter tiefenpsychologischem Aspekt. Göttingen: Verlag für Medizinische Psychologie; 1981.

Dührssen A. Ein Jahrhundert psychoanalytische Bewegung in Deutschland. Göttingen: Vandenhoeck u. Ruprecht; 1994.

Duisburg S, Weitze C. Betrachtungen über 10 Jahre Transsexuellengesetz. Recht & Psychiatrie. 1993;11:94–107.

Dulz B, Sachsse U. Dissoziative Identitätsstörung – eigene nosologische Entität oder Variante der Borderline-Störung? In: Eckhardt-Henn A, Hoffmann SO (Hrsg.). Dissoziative Bewusstseinsstörungen. Stuttgart: Schattauer; 2004:343–353.

Dulz B, Schneider A. Borderline-Störungen. Theorie und Therapie. Stuttgart: Schattauer; 1995.

Dulz B. Stationäre Borderline-Therapie: vorgestern, gestern, heute und morgen. In: Festschrift Nr. 25 zur Preisverleihung. Zürich: Dr. Margrit Egnér Stiftung; 2009:69–90.

Dümpelmann M, Böhlke H. Zwang und Psychose – Verzerrte Autonomie. Psychotherapie im Dialog. 2003;3:282–287.

Dunbar F. Psychosomatic diagnosis. New York, London: Harper; 1943.

Dusseldorp E, van Elderen T, Maes S, Meulman J, Kraaij V. A meta-analysis of psychoeducational programs for coronary heart disease patients. Health Psychology. 1999;18:506–519.

Dustewitz D, Seamans JK, Sejnowski TJ. Dopamine mediated stabilization of delay-period activity in a network model of prefrontal cortex. Journal of Neurophysiology. 2000;83: 1733–1750.

Duttweiler S. Ökonomisierung der Therapie. Therapeutisierung der Ökonomie: von Kunden, Märkten und Unternehmern. In: Geyer M, Strauss B (Hrsg.). Psychotherapie in Zeiten der Globalisierung. Göttingen: Vandenhoeck u. Ruprecht; 2006.

Dworkin RH, Cooper EM, Siegied RN. Chronic pain and disease conviction. Clin J Pain. 1996;12:111–117.

Dyck DG, Hendryx MS, Short RA, Voss WD, McFarlane WR. Service use among patients with schizophrenia in psychoeducational multiple-family group treatment. Psychiatr Serv. 2002;53,6:749–754.

DZurilla TJ, Goldfried MR. Problem solving and behavior modification. Journal of Abnormal Psychology. 1971;78:107–126.

Eaton WW, Dryman A, Weissman MM. Panic and phobia. In: Robins LN, Regier DA (eds.). Psychiatric disorders in America. New York: The Free Press; 1991.

Ebell H, Podoll K. Komorbidität von somatoformen mit anderen psychischen Störungen. In: Rudolf G, Henningsen P (eds.). Somatoforme Störungen. Stuttgart: Schattauer; 1998:25–38.

Eckardt A. Das Münchhausen Syndrom – die chronische Artefaktkrankheit. München: Urban & Schwarzenberg; 1989.

Eckensberger LH, Keller H. Menschenbilder und Entwicklungskonzepte. In: Keller H (ed.). Entwicklungspsychologie. Bern: Hans Huber; 1998.

Eckensberger LH. A metamethodological evaluation of psychological theories from a cross-cultural perspective. In: Eckensberger, L.H. et al. (eds.). Cross-cultural contributions to psychology. Lisse: Swets & Zeitlinger;1979:255–275.

Ecker D, Graf B, Mempel S, Scheidt B, Tempel-Griebe H. Diagnostische Aspekte und gruppentherapeutische Erfahrungen bei der Behandlung sexuell mißbrauchter und vergewaltigter Frauen. In: Zielke M, Sturm J (eds.). Handbuch Stationäre Verhaltenstherapie. Weinheim: Psychologie Verlags Union; 1994:763–773.

Ecker W. Probleme der Verhaltenstherapie von Zwängen im stationären Setting. Psychomed, 1991;3:239–246

Eckert J, Barnow S, Richter R (Hrsg.). Das Erstgespräch in der Klinischen Psychologie. Diagnostik und Indikation zur Psychotherapie. Bern: Huber; 2010.

Eckert J, Biermann-Ratjen EM, Höger D (Hrsg.). Gesprächspsychotherapie. Lehrbuch für die Praxis. Heidelberg/Berlin: Springer; 2006.

Eckert J, Biermann-Ratjen E-M. Ein heimlicher Wirkfaktor: Die „Theorie" des Therapeuten. In: Tschuschke V, Czogalik D. (eds.). Psychotherapie – Welche Effekte verändern? Berlin: Springer; 1990:272–287.

Eckert J, Biermann-Ratjen EM. Gesprächspsychotherapie nach Rogers - Prinzipien einer klientenzentrierten Behandlung von Patienten mit einer Borderline-Persönlichkeitsstörung. In: Kernberg OE, Dulz B, Sachsse U (Hrsg.). Handbuch der Borderline-Störung. Stuttgart: Schattauer; 2000:595–611.

Eckert J, Bolz W, Pfuhlmann K. Überprüfung der Vorhersagbarkeit von psychotherapeutischen Effekten auf Grund der „Ansprechbarkeit" des Klienten bei Gesprächspsychotherapie und psychodynamischer Kurztherapie. Zeitschrift für Klinische Psychologie. 1979;8:69–180.

Eckert J. Gesprächspsychotherapie. In: Reimer C, Eckert J, Hautzinger M, Wilke E (eds.). Psychotherapie. Ein Lehrbuch für Ärzte und Psychologen. 2. Aufl. Berlin, Heidelberg: Springer; 2000:122–188.

Eckert J. Gruppenerfahrungsbogen (GEB). In: Strauß B, Eckert J, Tschuschke V (eds.). Methoden der empirischen Gruppentherapieforschung. Ein Handbuch. Opladen: Westdeutscher Verlag; 1996:160–171.

Eckert J. Zur Prognose psychotherapeutischer Effekte bei verschiedenen Behandlungsmethoden. Zeitschrift für Klinische Psychologie. 1976;5:153–163.

Eckhardt-Henn A, Dieterich M. Psychiatric disorders in otoneurology patients. Neurol Clin. 2005;23:731–749.

Eckhardt-Henn A, Hoffmann SO. Dissoziative Bewusstseinsstörungen. Stuttgart: Schattauer; 2004.

Edelman GM. Neural Darwinism. The theory of neuronal group selection. New York: Basic Books; 1987.

Edwards A, Hailey S, Maxwell M. Psychological support for women with metastatic breast cancer. Cochrane Database of Systematic Reviews. 2003;2:CD004253.

Edwards SA, Rachal KC, Dixon DN. Counseling psychology and welfare reform – implications and opportunities. The Counseling Psychologist. 1999;27;2:263–284.

Egeland B, Faber EA. Infant mother attachment. Factors related to its development and changes over time. Child Development. 1984;55:753–771.

Egg P, Frankfurter Rundschau. 13.03.2003.

Egger JW. Das biopsychosoziale Krankheitsmodell. Psychologische Medizin. 2005;16(2):3–10.

Eggert D. Eysenck-Persönlichkeits-Inventar (E-P-I). 2.Aufl. Göttingen: Hogreve; 1983.

Egle UT, Hoffmann SO, Joraschky P. Sexueller Mißbrauch, Mißhandlung, Vernachlässigung. Erkennung, Therapie und Prävention der Folgen früher Stresserfahrungen (3. Aufl.). Stuttgart: Schattauer; 2004.

Egle UT, Hoffmann SO, Joraschky P. Sexueller Mißbrauch, Mißhandlung, Vernachlässigung. Stuttgart, New York: Schattauer; 1997.

Egle UT, Tauschke E. Die Alopezie – ein psychosomatisches Krankheitsbild ? Psychotherapie, Psychoanalyse und Med Psychologie. 1987;37:31–35.

Ehl M, Helbing-Tietze B, Lücking I, Pollmann I, Ruff W, Wrage I, Zinke A. Ethische Prinzipien in der Psychoanalyse. Psyche. 2005;59:573–586.

Ehlers A, Clark DM. A cognitive model of post-traumatic stress disorder. Behavior Research and Therapy. 2000;38:319–345.

Ehlers A, Hackmann A, Michael T. Intrusive re-experiencing in post-traumatic stress disorder: Phenomenology, theory, and therapy. Memory. 2004;12:403–415.

Ehlers A, Margraf J, Chambless D. Fragebogen zu körperbezogenen Ängsten, Kognitionen und Vermeidung (AKV). 2., überarb. u. neu normierte Aufl. Weinheim: Beltz Test; 2001.

Ehlers A, Margraf J, Davies S, Roth WT. Selective information processing of threat cues in subjects with panic attacks. Cognition and Emotion. 1988;2:201–220.

Ehlers A, Stangier U, Dohn D, Gieler U. Kognitive Faktoren beim Juckreiz: Entwicklung und Validierung eines Fragebogens. Verhaltenstherapie. 1993;3:112–119.

Ehlers A, Stangier U, Gieler U. Treatment of Atopic Dermatitis. A comparison of psychological, dermatological approaches to relapse prevention. Journal of Consulting and Clinical Psychology. 1995;63:624–635.

Ehlers W, Holder A. Psychoanalytische Verfahren. Basiswissen Psychoanalyse. Bd. 2. Stuttgart: Kohlhammer; 2009.

Ehrbar R, Waespe W. Funktionelle Gangstörungen. Schweiz med Wschr. 1992;122:833–841.

Eifert GH, Wilson PH. The triple response approach to assessment: A conceptual and methodological reappraisal. Behav Res Ther. 1991;29:283–292.

Eisler I, Dare C, Russell GFM, Szmukler G, le Grange D, Dodge E. Family and individual therapy in anorexia nervosa. Arch Gen Psychiatry. 1997;54:1025–1030.

Eisler R. The behavioral assessment of social skills. In: Hersen M, Bellack A (eds.). Behavioral assessment: A practical handbook. New York: Pergamon; 1976:369–395.

Eissler K. Die Ermordung wie vieler seiner Kinder muß ein Mensch ertragen können, um eine normale psychische Konstitution zu haben. Psyche. 1963/64;17:241–291.

Eissler KR. The effect of the structure of the ego on psychoanalytic technique. J Am Psychoanal Assoc; 1953;1:104–143.

Eith F. Alkohol im Dienst des Lustprinzips. Triebpsychologische Suchttheorien. In: Bilitza KW (ed.). Suchttherapie und Sozialtherapie – Psychoanalytisches Grundwissen für die Praxis. Göttingen: Vandenhoeck & Ruprecht; 1993:115–144

Ekman P, Friesen WV. Unmasking the face. Englewood Cliffs, NJ: Prentice Hall; 1975.

Eldredge KL, Agras WS, Arnow B, Telch CF, Bell S, Castonguay LG, Marnell M. The effects of extending cognitive-behavioral therapy for binge eating disorder among initial treatment non-responders. Int J Eat Disord. 1997;21:347–352.

Elhardt S. Tiefenpsychologie. Eine Einführung. Stuttgart: Kohlhammer; 2006.

Elkin I, Pilkonis PA, Docherty JP, Sotsky SM. Conceptual and methodological issues in comparative studies of psychotherapy and pharmacotherapy, I: Active ingredients and mechanisms of change. Am J Psychiatry. 1988a;145;8:909–917.

Elkin I, Pilkonis PA, Docherty JP, Sotsky SM. Conceptual and methodological issues in comparative studies of psychotherapy and pharmacotherapy, II: Nature and timing of treatment effects. Am J Psychiatry. 1988b;145;9:1070–1076.

Elkin I. The NIMH Treatment of Depression Collaborative Research Program: Where we Began And Where We Are. In: Bergin AE, Garfield SL (eds.). Handbook of Psychotherapy and Behavior Change. 4th (ed.). New York: Wiley; 1994.

Ellerbrok G, Heuft G, Senf W. Zur Prävalenz sexuellen Missbrauchs in der Vorgeschichte stationärer Psychotherapiepatienten. Psychotherapeut. 1995;40:9–16.

Ellgring H. Sozialpsychologische Aspekte der Psychotherapie. In: Baumann U, Perrez M (eds.). Lehrbuch Klinische Psychologie - Psychotherapie. Bern: Hans Huber; 1998:248–263.

Elliott R, Freire B. Person-Centered u. Experiential Therapies are Highly Effective: Summary of the 2008 Meta-analysis. Person-Centerd Quartly; 2008.

Elliot R, Freire E. The effectivness of Person-centered and Experiential Therapies. A Review of the Meta-Analyses. In: Cooper M, Watson JC, Hölldampf D (eds.) Person-centered and Experiential Therapies work: A review of research on counseling, psychotherapiy and related practices. Ross-on-Wye: PCCS BOOKS; 2010.

Elliott R, Greeberg LS, Lietaer G. Research on Experiential Psychotherapies. In: Lambert M, Bergin A, Garfield S (eds.). Handbook of psychotherapy and behavior change. 5th (ed.). New York: Wiley; 2003:493–539.

Ellis A, Hoellen B. Die Rational Emotive Verhaltenstherapie. Reflexionen und Neubestimmungen. München: Pfeiffer; 1997.

Ellis A. Die rationalemotive Therapie. Das innere Selbstgespräch bei seelischen Problemen und seine Veränderung. München: Pfeiffer; 1977.

Ellis A. Grundlagen und Methoden der Rational-Emotiven Verhaltenstherapie. München: Pfeiffer; 1997.

Ellis A. Humanistic psychotherapy. The rational-emotive approach. New York: Julian Press; 1973.

Ellis A. Reason and emotion in psychotherapy. New York: Lyle Stuart; 1962.

Ellis A. The essence of rational psychotherapy. New York: Institute for Rational Living; 1970.

Ellis A. Treating the widow client with Rational-Emotive Therapy (RET). Psychother. Patient. 1990;6:105–111.

Elman JL. Learning and development in neural networks: The importance of starting small. Cognition. 1993;48,1:71–99.

Elz J. Legalbewährung und kriminelle Karrieren von Sexualstraftätern – Sexuelle Gewaltdelikte. Wiesbaden: KrimZ – Kriminologische Zentralstelle e.V.; 2002;34.

Elz J. Legalbewährung und kriminelle Karrieren von Sexualstraftätern – Sexuelle Missbrauchsdelikte. Wiesbaden: KrimZ – Kriminologische Zentralstelle e.V.; 2001;33.

Emanuel EJ, Emanuel LL. Four models of the physician-patient relation¬ship. Journal of the American Medical Association. 1992;267:2221–2226.

Emery CL, Lilienfeld SO. The Validity of Childhood Sexual Abuse Checklists in the Popular Psychology Literature: A Barnum Effect? Professional Psychology: Research and Practice. 2004;35(3):268–274.

Emmelkamp PMG. Behavior therapy with adults. In: Bergin AE, Garfield SL (eds.). Handbook of psychotherapy and behavior change. An empirical analysis. 4th (ed.). New York: Wiley; 1994.

Emmelkamp PMG. Behavior Therapy with Adults. In: Garfield SL, Bergin AE (eds.). Handbook of Psychotherapy and Behavior Change. 3rd (ed.). New York: Wiley; 1986.

Emmelkamp PMG. Obsessive-compulsive disorders. In: Michelson L, Ascher LM (eds.). Anxiety and stress disorders. New York: Guilford; 1987.

Endler NS, Magnusson D (eds.). Interactional psychology and personality. Washington: Hemisphere; 1976.

Endres M, Hauser S. Bindungstheorie in der Psychotherapie. München, Basel: Ernst Reinhardt; 2000.

Engel F. Beratung zwischen Performanz und Bildung. PÄDforum. 1998;26;5:425–429.

Engel F. Dacapo – oder moderne Beratung im Themenpark der Postmoderne. In: Nestmann F (ed.). Beratung. Bausteine für eine interdisziplinäre Wissenschaft und Praxis. Tübingen: dgvt; 1997:179–216.

Engel GL. Psychisches Verhalten in Gesundheit und Krankheit. Bern: Hans Huber; 1970.

Engel GL. The clinical application of the biopsychosocial model. Am J Psychiatry. 1980;137:535–544.

Engelhardt U, Küster W, Stangier U, Gieler U. Krankheitsbewältigung bei Patienten mit Epidermolysis bullosa hereditaria. Zeitschrift für Hautkrankheiten. 1997;72:651–656.

Epstein S. Versuch einer Theorie der Angst. In Birbaumer N (ed.). Psychophysiologie der Angst. München: Urban u. Schwarzenberg; 1977.

Erdheim M. Das fremde Böse. Prax Kinderpsychol Kinderpsychiat. 1994;43:242–247.

Erdheim M. Das Fremde. Totem und Tabu in der Psychoanalyse. In: Streeck U (Hrsg.). Das Fremde in der Psychoanalyse. Gießen: Psychosozial-Verlag; 2000:167–183.

Erdheim M. Die gesellschaftliche Produktion von Unbewusstheit. Eine Einführung in den ethnopsychoanalytischen Prozess. Frankfurt a.M.: Suhrkamp; 1982.

Erdmann G, Janke W. SVF. Stressverarbeitungsfragebogen. Göttingen: Hogrefe; 2008.

Erichsen JE. On railway and other injuries of the nervous system.London: Walton & Maberly; 1866.

Erikson E. Jugend und Krise. Stuttgart: Klett; 1970.

Erikson E. Kinderspiel und politische Phantasie. Frankfurt/M: Suhrkamp; 1978.

Erikson E. Kindheit und Gesellschaft. Stuttgart: Klett; 1979.

Erikson EH. Identität und Lebenszyklus. Frankfurt/M: Klett; 1968.

Erikson EH. Identity and the Life Cycle. New York: 1959 (deutsch: Identität und Lebenszyklus. Frankfurt A. M.: Suhrkamp; 1966.)

Erikson EH. The life cycle completed. New York: Norton; 1982.

Erikson EH. The problem of ego identity. J Amer Psychoanal Assoc. 1956;4:56–121.

Eriksson M, Lindström B. Antonovsky's sense of coherence scale and its relation with quality of life: a systematic review. J Epidemiol Community Health. 2007;61:938–944.

Erim Y, Heitfeld M, Schäfers M, Malago M, Nadalin S, Senf W, Philipp Th, Broelsch CE. Entscheidungsprozesse, psychische Belastung und Lebensqualität der Leberlebendspender im Vergleich mit Nierenlebendspendern. In: Erim Y, Schulz KH (eds.). Beiträge der Psychosomatik zur Transplantationsmedizin. Lengerich: Pabst; 2004.

Erim Y, Malago M, Valentin-Gamazo C, Senf W, Broelsch CE. Guidelines for the Psychosomatic Evaluation of Living Liver Donors: Analysis of Donor Exclusion, Tranplantation Proceedings. 2003;35:909–910.

Erim Y, Möller E, Beckebaum S, Kalbheim V, Senf W. Problemlösetraining für Transplantationspatienten. Erste Ergebnisse einer manualisierten psychoedukativen Gruppentherapie. Universitätsklinikum Essen: Vortrag bei der 7.Arbeitstagung Transplantationsmedizin, 6. und 7.Dezember 2002.

Erim Y, Morawa E, Atay H, Tagay S, Aygün S, Senf W. Traumaerlebnisse, Posttraumatische Belastungsstörung und Kohärenzgefühl bei türkischsprachigen Patienten einer psychosomatischen Universitätsambulanz. Z Med Psychol. 2009;18:108–116.

Erim Y, Senf W. Psychosomatische Aspekte der Transplantationsmedizin. In: Arold V, Diefenbacher A (eds.). Psychiatrie in der klinischen Medizin. Darmstadt: Steinkopff; 2004.

Erim Y, Senf W. Psychotherapie mit Migranten. Interkulturelle Aspekte in der Psychotherapie. Psychotherapeut. 2002;47:336–346.

Erim Y. Die türkische Migrantin in der Psychotherapie: Wie prägt der islamische Glaube das Selbst und das Körperselbst unserer Patientinnen? – Ein ethno-sozio-analytischer Exkurs. In: Erim Y (Hrsg.). Klinische Interkulturelle Psychotherapie: ein Lehr- und Praxisbuch. Stuttgart: Kohlhammer; 2009a:213–225.

Erim Y. Interkulturelle Aspekte der therapeutischen Beziehung. Kollektive Übertragungsbereitschaften. PiD. 2004;55(4):368–374.

Erim Y. Muttersprachliche Gruppentherapie mit türkeistämmigen Migrantinnen. Gruppenpsychother Gruppendynamik. 2001;37:158–176.

Erim Y. Türkschstämmige Patientinnen mit masochistischen Persönlichkeitsanteilen und der Einsatz von Märchen als kultursensible Intervention. In: Erim Y (Hrsg.). Klinische Interkulturelle Psychotherapie. Ein Lehr- und Praxisbuch. Stuttgart: Kohlhammer; 2009b:64–76.

Erim-Frodermann Y, Aygün S, Senf W. Türkeistämmige Migranten in der psychotherapeutsich-psychosomatischen Ambulanz. In: Heise T, Schuler J (Hrsg.). Transkulturelle Beratung, Psychotherapie und Psychiatrie in Deutschland. Berlin: Verlag für Wissenschaft und Bildung; 2000:157–169.

Erim-Frodermann Y. Psychotherapie mit Migranten. In: Senf W, Broda W (Hrsg.). Praxis der Psychotherapie. Ein integratives Lehrbuch der Psychotherapie. Stuttgart: Thieme; 1999:634–639.

Ermann M. Idealisieren wir die projektive Identifizierung? Kommentar zu T.H. Ogden: „Die projektive Identifikation". Forum Psychonaal. 1988;4:76–79.

Ermann M. Psychosomatische Medizin und Psychotherapie. Ein Lehrbuch auf psychoanalytischer Grundlage. Stuttgart: Kohlhammer; 2007.

Ermann M. Trauma und Traumafolgen aus psychodynamischer Sicht Psychotherapeut. 2005;50:209–228.

Ernst C, Angst J, Földeny M. The Zürich Study, XVII: Sexual abuse in childhood: Frequency and relevance for adult morbidity. Data of a longitudinal epidemiological study. European Archives of Psychiatry and Clinical Neuroscience. 1993;242:293 –300.

Ernst C, von Luckner N. Stellt die Frühkindheit die Weichen? Eine Kritik an der Lehre von der schicksalshaften Bedeutung erster Erlebnisse. Stuttgart: Enke; 1985.

Ernst C. Zu den Problemen der epidemiologischen Erforschung des sexuellen Mißbrauchs. In: Amann G, Wipplinger R, eds Sexueller Mißbrauch: Überblick zu Forschung, Beratung und Therapie. Ein Handbuch. 3. überarb. und erg. Aufl. Tübingen: DGVT; 2004.

Ernstmann N, Neumann M, Ommen O, Galushko M, Wirtz M, Voltz R, Hallek M, Pfaff H. Determinants and implications of cancer patients' psychosocial needs. Support Care Cancer. 2009;17:1417–1423.

ESEMeD/MHEDEA 2000 Investigators. Disability and quality of life impact of mental disorders in Europe: results from the European Study of the Epidemiology of Mental Disorders (ESEMeD) project. Acta Psychiatrica Scandinavica. 2004;109(1):38–46.

Esquirol JED. Des malades mentales. Paris: Lafayette; 1838.

Essen-Möller E. Individual traits and morbidity in a swedish rural population. Acta Psychiatrica et Neurologica Scandinavia. 1956;Suppl. 100:1–160.

Estes WK (ed.). Handbook of learning and cognitive processes. Vol. 2: Conditioning and behavior theory. Hillsdale, NJ: L. Erlbaum; 1975.

Ettl T. Bulimia nervosa - die heimliche unheimliche Aggression. Z psychanal Theorie Praxis. 1988;3:48–76.

Europäisches Komitee für Normung – CEN. Qualitätsmanagement und Elemente eines Qualitätssicherungssystems. Leitfaden für Dienstleistungen (DIN ISO 9004–2). Brüssel: Europäisches Komitee für Normung (CEN); 1995.

European Commission. Green Paper. Improving the mental health of the population: Towards a strategy on mental health for the European Union; 2005. (http://ec.europa.eu/health/ph_determinants/life_style/mental/green_paper/mental_gp_en.pdf).

Eurotransplant (www.eurotransplant.org)

Evans IM, Mathews AK. A behavioral approach to the prevention of school dropouts: Conceptual and empirical strategies for children and youth placed at risk. In: Hersen M, Eisler RM, Miller PM (eds.). Progress in behavior modification. Vol. 28.Sycamore, Ill.: Sycamore Publishing Company; 1992.

Everson S, Goldberg D, Kaplan G, et al. Hopelessness and risk of mortality and incidence of myocardial infarction and cancer. Psychosom Med. 1996;58:113–121.

Eysenck HJ (ed.). Handbook of abnormal psychology. London: Pitman; 1960.

Eysenck HJ, Eysenck MW. Personality and individual differences. A natural science approach. New York: Plenum Press; 1985 [deutsch: Persönlichkeit und Individualität. Ein naturwissenschaftliches Paradigma. Weinheim: Psychologie Verlags Union; 1987].

Eysenck HJ. Crime and personality. London: Routledge; 1977.

Eysenck HJ. Grawe and the effectiveness of psychotherapy: Some comments. Psychologische Rundschau. 1993;44:177–180.

Eysenck HJ. Learning theory and behavior therapy. Journal of Mental Science. 1995;105:61–75.

Eysenck HJ. Neobehavioristic (S-R) theory. In: Wilson GT, Franks CM (eds.). Contemporary behavior therapy. Conceptual and empirical foundations. New York: Guilford; 1982.

Eysenck HJ. Psychopathie. In: Baumann U, Berbalck H, Seidenstücker G (Hrsg.). Klinische Psychologie. Trends in Forschung und Praxis, Bd. 3. Bern: Hans Huber; 1980:323–360.

Eysenck HJ. The scientific study of personality. London: Routledge u. Kegan Paul; 1952.

Eysenck HJ. The structure of human personality (3rd (ed.).). London: Methuen; 1970.

Eysenck, HJ, Martin E. Theoretical foundations of behavior therapy. New York: Plenum; 1987.

Faber F, Haarstrick R. Kommentar Psychotherapie-Richtlinien. München: Urban & Fischer; 1999.

Faber FR, Haarstrick R, Kallinke D. Kommentar Psychotherapie-Richtlinien: Gutachterverfahren in der Psychotherapie. Psychosomatische Grundversorgung. Kommentar der Beihilfe-Vorschriften für Psychotherapeuten. Neckarsulm: Jungjohann; 1991.

Faber FR, Haarstrick R. Kommentar Psychotherapie-Richtlinien (4. Aufl.). Neckarsulm: Jungjohann; 1994.

Faber FR, Haarstrick R. Kommentar Psychotherapie-Richtlinien (8. Aufl.). München/Jena: Urban u. Fischer; 2009.

Faber FR, Haarstrick R. Kommentar Psychotherapie-Richtlinien (6.Aufl.). München/Jena: Urban u. Fischer; 2002.

Fachgruppe Klinische Psychologie und Psychotherapie der DGPs. (2002). Hochschulambulanzen für Psychotherapie an Psychologischen Instituten/Fachbereichen. Stand 21.11.2002.

Fähndrich E, Stieglitz RD. Leitfaden zur Erfassung des psychopathologischen Befundes. Halbstrukturiertes Interview anhand des AMDP-Systems. 2., überarb. Aufl. Göttingen: Hogreve; 1998.

Fahrenberg J, Hampel R, Selg H. Das Freiburger Persönlichkeitsinventar FPI-R. 7., überarb. u. neu normierte Aufl. Göttingen: Hogrefe; 2001.

Fahrenberg J, Myrtek M (eds.). Ambulatory assessment. Computer-assisted psychological and psychophysiological methods in monitoring and field studies. Seattle: Hogrefe & Huber; 1996.

Fahrenberg J, Myrtek M, Pawlik K, Perrez M. Ambulatory assessment – monitoring behavior in daily life settings. A behavioral-scientific challenge for psychology. European Journal of Psychological Assessment. 2007;23:206–213.

Fahrenberg J, Myrtek M, Schumacher J, Brähler E. Fragebogen zur Lebenszufriedenheit (FLZ). Handanweisung. Göttingen: Hogrefe; 2000.

Fahrenberg J, Myrtek M, Trichtinger I. Die Krankheitsursache aus der Sicht des Koronarpatienten. In: Langosch W (ed.). Psychische Bewältigung chronischer Herzerkrankungen. Berlin: Springer; 1985:32–40.

Fahrenberg J, Selg H, Hampel R. Das Freiburger Persönlichkeitsinventar FPI. 3. Aufl. Göttingen: Hogrefe; 1978.

Fahrenberg J. Die Freiburger Beschwerdenliste FBL. Form FBL-G und revidierte Form FBL-R. Göttingen: Hogrefe; 1994.

Fahrner EM, Kockott G. Sexualtherapie. Göttingen: Hogrefe; 2003.

Fairburn CG, Cooper Z, Doll HA, Norman P, OConnor M. The natural course of bulimia nervosa and binge eating disorder in young women. Arch Gen Psychiatry. 2000;57:659–665.

Fairburn CG, Cooper Z, Shafran R. Cognitive behaviour therapy for eating disorders: a „trandiagnostic" theory and treatment. Behav Res Ther. 2003;41:509–528.

Fairburn CG, Cooper Z. The Eating Disorder Examination. 12th (ed.). In: Fairburn CG, Wilson GT (eds.). Binge Eating: Nature, Assessment, and Treatment. New York: Guilford; 1993:317–360.

Fairburn CG, Doll HA, Welch SI, Hay PF, Davies BA, OConnor ME. Risk factors for binge eating disorder. Arch Gen Psychiatry. 1998;55:425–432.

Fairburn CG, Harrison PJ. Eating Disorders. Lancet. 2003;361:407–416.

Fairburn CG, Shafran R, Cooper Z. A cognitive behavioural theory of anorexia nervosa. Behav Res Ther. 1998;37:1–13.

Fairburn CG. Cognitive Behavior Therapy and Eating Disorders. New York. Guilford Press; 2008.

Falk Foundation e.V. Leinenweberstr. 579041 Freiburg.

Faller H, Weis J. Bedarf psychosozialer Unterstützung und reale Versorgung. In: Faller H (Hrsg.) Psychotherapie bei somatischen Erkrankungen: Krankheitsmodelle und Therapiepraxis. Stuttgart: Thieme; 2005:18–31.

Faller H. Beeinflussen psychologische Faktoren den Verlauf einer Krebserkrankung? Ergebnisse, Methoden, Mechanismen. Z Med Psychol. 2004;13:99–108.

Falloon IR, Boyd JL, McGill CW, Razani J, Moss HB, Gilderman AM. Family management in the prevention of exacerbations of schizophrenia: a controlled study. New England Journal of Medicine. 1982;306:1437–1440.

Falloon IR. Relapse: a reappraisal of assessment of outcome in schizophrenia. Schizophrenia Bulletin. 1984;10:293–299.

Farber BA, Khurgin-Bott R, Feldman S. The benefits and risks of patient self disclosure in the psychotherapy with women with the history of childhood sexual abuse. Psychotherapy: Theory, Research, Practice, Training. 2009;46(1):52–67.

Farhall J, Greenwood KM, Jackson HJ. Coping with hallucinated voices in schizophrenia: a review of self-initiated strategies and therapeutic interventions. Clinical Psychology Review 2007;27:476–493.

Fava GA, Freyberger HJ, Christodoulou G, Sensky T, Theorell T, Wise TN. Diagnostic criteria for use in psychosomatic research. Psychother Psychosom. 1995;63:1–8.

Fava M, Copeland PM, Schweiger U, Herzog DB. Neurochemical abnormalities of anorexia nervosa and bulimia nervosa. Am J Psychiat. 1989;146:963–971.

Favell JE, Azrin NH et al. The treatment of self-injurious behavior. Behav Ther. 1982;13:529–554.

Fawzy F, Fawzy N, Arndt L, Pasnau R. Critical review of psychosocial interventions in cancer care. Arch Gen Psychiatry. 1995;52:100–113.

Fawzy F, Fawzy N. Group therapy in the cancer setting. J Psychosom Res. 1998; 45:3;191–200.

Fawzy FI, Fawzy NW, Hyun CS, Elashoff R, Guthrie D, Fahey JL, Morton DL. Malignant melanoma. Effects of an early structured psychiatric intervention, coping, and affective state on recurrence and survival 6 years later. Arch Gen Psychiatry. 1993;50;9:681–689.

Federn P. Die vier Frongesetze der Zwangsneurose. Int. Zeitschrift für Psychoanalyse. 1933;19:616–620.Zit. Nach Hoffmann SO. Die Zwangsneurose. In: Peters UH (ed.). Die Psychologie des 20.Jahrhunderts. Bd.10. Zürich: Kindler; 1980:791 –809.

Federn P. Ich-Psychologie und die Psychosen. Frankfurt/M: Suhrkamp; 1978:198–227.

Feighner P, Robins E, Guze S, Woodruff A, Winiokor G, Munoz R. Diagnostic criteria for use in psychiatric research. Arch. Gen. Psychiat. 1972;26:57–63.

Feiring C, Taska L, Chen K. Trying to understand why horrible things happen: Attribution, shame, and symptom development following sexual abuse. Child Maltreatment. 2002;7:26–41.

Feldman HA, Goldstein J, Hatzichristou DG, Krane RJ, McKinlay JB. Impotence and its medical and psychological correlates. Urology. 1994;151:54–61.

Felitti VJ. The relationship of adverse childhood experiences to adult health: Turning gold into lead. Z. Psychosom. Med. Psychotherap. 2002;48(4):359–369.

Fellner H, Marshall JR. Kidney Donors – The Myth of Informed Consent. American Journal of Psychiatry. 1970;126:79–85.

Felmingham KL, Williams LM, Kemp AH, Rennie C, Gordon E, Bryant RA. Anterior cingulate activity to salient stimuli is modulated by autonomic arousal in post-traumatic stress disorder. Psychiatry Res. 2009;173(1):59–62.

Feltham C. What is counselling? London: Sage; 1995.

Fenichel O. The Psychoanalytic Theory of Neurosis. New York: Norton; 1945 (deutsch: Psychoanalytische Neurosenlehre. Olten, Freiburg: Walter; 1974).

Fenichel O. The psychoanalytic theory of neurosis. New York: W.W. Norton u. Company; 1945.

Fennell M, Teasdale JD. Cognitive Therapy with chronic drugrefractory depressed outpatients. Cog Ther Res. 1982;6:455–460.

Fenton WS, Schooler NR. Evidence-based psychosocial treatment for schizophrenia. Schizophr Bull. 2000;26:1–3.

Fenton WS. Evolving perspectives on individual psychotherapy for schizophrenia. Schizophr Bull 2000; 26: 47-72.

Ferber Chr v, Heigl-Evers A. Aspekte der Weiterentwicklung einer psychosozialen Medizin. In: Heigl-Evers A, Rosin U (eds.). Psychotherapie in der ärztlichen Praxis. Göttingen: Vandehoeck & Ruprecht; 1989:42–45.

Ferenczi S. A contribution to the understanding of psychoneurosis of the age of involution. New York: Basic Books; 1923.

Ferenczi S. Relaxationsprinzip und Neokatharsis.1930.In: Schriften zur Psychoanalyse. Bd.II Frankfurt a.M.: Fischer; 1972:257–273.

Ferenczi S. Sprachverwirrung zwischen dem Erwachsenen und dem Kind. Bern: Hans Huber; 1964:511–525.

Ferenczi S. Sprachverwirrung zwischen dem Erwachsenen und dem Kind. Die Sprache der Zärtlichkeit und der Leidenschaft. Internationale Zeitschrift für Psychoanalyse. 1933;1/2:5–15.

Ferreira AJ, Winter WD. Family interaction and decision making. Archives of General Psychiatry. 1965;13:214–223.

Ferring D, Filipp SH. Teststatistische Überprüfung der Impact of Event-Skala: Befunde zu Reliabilität und Stabilität. Diagnostica. 1994;40:344–362.

Ferster CB, Skinner BF. Schedules of reinforcement. New York: Appleton-Century; 1957.

Festinger L. A theory of cognitive dissonance. Evanston IL: Row, Persterson; 1957.

Feuerlein W, Küfner H, Soyka M. Alkoholismus – Mißbrauch und Abhängigkeit. Stuttgart: Thieme; 1998.

Feuerlein W, Ringer Ch, Küfer H, Antons K. Münchner Alkoholismustest (MALT). Weinheim: Beltz-Test; 1979.

Feuerlein W. Alkoholismus – Missbrauch und Abhängigkeit. Stuttgart: Thieme; 1986.

Fichter MM, Daser C. Franz Kafkas Magersucht. Fortschr Neurol Psychiat. 1987;56:231–238.

Fichter MM, Quadflieg N, Gnutzmann A. Binge eating disorder: treatment outcome over a 6-year course. J Psychosom Res. 1998;44:385–405.

Fichter MM, Quadflieg N, Rief W. Langzeitverlauf bulimischer Eßstörungen. Vortrag auf dem 5.Kongreß der Dt. Gesellschaft f. Verhaltensmedizin u. Verhaltensmodifikation. Bad Kreuznach (29.03.1995–01.04.1995).

Fichter MM, Quadflieg N, Rief W. The German longitudinal bulimia nervosa study. In: Herzog W, Deter H-C, Vanderrycken W (eds.). The course of eating disorders. Berlin, Heidelberg, New York: Springer; 1992:133–150.

Fichter MM, Quadflieg N. Strukturiertes Inventar für Anorektische und Bulimische Essstörungen (SIAB). Fragebogen (SIAB-S) und Interview (SIAB-EX) nach DSM-IV und ICD-10.Handanweisung. Göttingen: Hogrefe; 1999.

Fichter MM. Bulimia nervosa: Grundlagen und Behandlung. Stuttgart: Enke; 1989.

Fichter MM. Den Circulus vitiosus durchbrechen. Psycho. 1992;18:15–31.

Fichter MM. Prävalenz und inzidenz anorektischer und bulimischer Essstörungen. In: Herpertz S, de Zwaan M, Zipfel S (Hrsg.). Handbuch Essstörungen und Adipositas. Heidelberg/Berlin: Springer; 2008.

Fichter MM. Verlauf psychischer Erkrankungen in der Bevölkerung. Berlin: Springer; 1990.

Fiedler K. Emotional mood, cognitive style, and behavior regulation. In: Fiedler K, Forgas J (eds.). Affect, cognition and social behavior. Göttingen: Hogrefe; 1988:100–119.

Fiedler P, Niedermaier T, Mundt C. Gruppenarbeit mit Angehörigen schizophrener Patienten. München, Weinheim: Psychologische Verlags Union; 1986.

Fiedler P, Renneberg B. Ressourcenorientierte Psychotherapie der Borderline-Persönlichkeitsstörung. In: Dammann G, Janssen PL (Hrsg.) Psychotherapie der Borderline-Störungen. Stuttgart: Thieme; 2007:155–163.

Fiedler P. Beratung in der Psychotherapie? Ein Beitrag zur Diskussion am Beispiel der Behandlung einer narzistischen Persönlichkeitsstörung. Beratung Aktuell. 2000;1:52–68.

Fiedler P. Biographie in der Verhaltenstherapie. In: Jüttemann G, Thomae H (eds.). Biographische Methoden in den Humanwissenschaften. Weinheim: PVU; 1998b:367–382.

Fiedler P. Die Bedeutung innerpsychischer Konflikte für die Entstehung und Aufrechterhaltung psychischer Störungen. In: Pfetsch F (Hrsg.). Konflikt. Heidelberger Jahrbücher Bd. 48. Heidelberg/Berlin: Springer; 2004a:201–212.

Fiedler P. Differentielle Psychotherapie bei Persönlichkeitsstörungen. In: Marneros A, Brieger P (eds.). Psychiatrie als Therapiefach. Regensburg: Roderer; 1997b:229–238.

Fiedler P. Dissoziative Störungen und Konversion. Trauma und Traumabehandlung (3. Aufl.). Weinheim: Psychologie Verlagsunion; 2008.

Fiedler P. Integrative Psychotherapie von Persönlichkeitsstörungen (2. Aufl.). Göttingen: Hogrefe; 2003.

Fiedler P. Kritische Lebensereignisse, soziale Unterstützung und Depression. In: Mundt C, Fiedler P, Lang H, Kraus A (Hrsg.). Depressionskonzepte heute: Psychopathologie oder Pathopsychologie. Heidelberg: Springer-Verlag; 1991:280–296.

Fiedler P. Persönlichkeitsstörung. In: Reinecker H (ed.). Fallbuch der Klinischen Psychologie. Modelle psychischer Störungen. Göttingen: Hogrefe; 1995:95–113.

Fiedler P. Persönlichkeitsstörungen (6. Aufl.). Weinheim: Beltz-PVU; 2007.

Fiedler P. Persönlichkeitsstörungen (2. Aufl.). Weinheim: PVU; 1995.

Fiedler P. Persönlichkeitsstörungen (3. Aufl.). Weinheim: PVU; 1997a.

Fiedler P. Persönlichkeitsstörungen. (5. neu Aufl.). Weinheim: Beltz-PVU; 2001.

Fiedler P. Persönlichkeitsstörungen. In: Reinecker H (ed.). Lehrbuch der Klinischen Psychologie. 2.Aufl. Göttingen: Hogrefe; 1994.

Fiedler P. Persönlichkeitsstörungen. Weinheim: Beltz-PVU; 2007.

Fiedler P. Problemzentrierte Arbeitsgruppen in der Psychotherapie. Verhaltensmodif u Verhaltensmed, 1987;8:111–133.

Fiedler P. Psychoedukative Verhaltenstherapie in Gruppen - Eine systematische, stichwortorientierte Übersicht über zugängliche Konzepte und Therapiemanuale. Verhaltensmodif u Verhaltensmed. 1995;16:35–53.

Fiedler P. Psychotherapieziel Selbstbehandlung. Weinheim: PVU; 1981.

Fiedler P. Ressourcenorientierte Psychotherapie bei Persönlichkeitsstörungen. Psychotherapeutenjournal. 2004b;3(1):4–12.

Fiedler P. Salutogenese und Pathogenese in der Persönlichkeitsentwicklung. In: Oerter R, v. Hagen C, Röper G (eds.). Klinische Entwicklungspsychologie. Weinheim: Beltz-PVU; 1999:314–324.

Fiedler P. Sexuelle Orientierung und sexuelle Abweichung. München: Beltz PVU; 2004.

Fiedler P. Therapieplanung in der modernen Verhaltenstherapie. Verhaltenstherapie und Verhaltensmedizin. 1997;18:7–39.

Fiedler P. Therapieplanung in der modernen Verhaltenstherapie. Von der allgemeinen zur phänomen- und störungsspezifischen Behandlung. In Reinecker H, Fiedler P (Hrsg.). Therapieplanung in der modernen Verhaltenstherapie. Lengerich: Pabst Science Publishers; 1997:1–27.

Fiedler P. Über Nutzen und Grenzen der Neurobiologie für die Psychotherapie. In: Wollschläger M (Hrsg.). Hirn-Herz-Seele-Schmerz. Psychotherapie zwischen Neurowissenschaften und Geisteswissenschaften. Tübingen: dgvt-Verlag; 2008:147–164.

Fiedler P. Verhaltenstherapie in Gruppen. Psychologische Psychotherapie in der Praxis (2. Aufl.). Weinheim: Beltz-PVU; 2005.

Fiedler P. Verhaltenstherapie in und mit Gruppen. Psychologische Psychotherapie in der Praxis. Weinheim: PVU; 1996.

Fiedler P. Verhaltenstherapie mon amour. Mythos – Fiktion – Wirklichkeit. Stuttgart: Schattauer; 2010.

Fiedler P. Zwanghafte Persönlichkeitsstörung. In: Fiedler P. Persönlichkeitsstörungen. 4.Aufl. Weinheim: Beltz PVU; 1998:309–318.

Fiegenbaum W, Freitag M, Frank B. Kognitive Vorbereitung auf Reizkonfrontationstherapien. In: Margraf J, Brengelmann JC (eds.). Die Therapeut-Patient-Beziehung in der Verhaltenstherapie. München: Gerhard Röttger; 1992.

Fiegenbaum W. Agoraphobie: Theoretische Konzepte und Behandlungsmethoden. Opladen: Westdeutscher Verlag; 1986.

Fiegenbaum W. Long-term efficacy of ungraded versus graded massed exposure in agoraphobics. In: Hand I, Wittchen U (eds.). Panic and phobias 2.Berlin: Springer; 1988.

Filipp SH, Aymanns P. Subjektive Krankheitstheorien. In: Schwarzer R (Hrsg.). Gesundheitspsychologie – Ein Lehrbuch. Göttingen: Hogrefe; 1997:3–21.

Filipp SH (ed.). Kritische Lebensereignisse. 3.Aufl. Weinheim: Psychologie Verlags Union; 1995.

Fine S, Fine E. Four psychoanalytic perspectives: A study of differences in interpretative interventions. J Amer psychoanal Ass. 1990;39:1017–1047.

Fink P, Sorensen L, Engberg M, Holm M, Munk-Jorgensen P. Somatization in primary care: Prevalence, health care utilization, and general practitioner recognition. Psychosomatics. 1999;40:330–338.

Finke J. Empathie und Interaktion. Methodik und Praxis der Gesprächspsychotherapie. Stuttgart: Thieme; 1994.

Finkelhor D. Zur internationalen Epidemiologie von sexuellem Mißbrauch an Kindern. In Amann G, Wipplinger R (eds.). Sexueller Mißbrauch: Überblick zu Forschung, Beratung und Therapie. Ein Handbuch. 3. überarb. und erg. Aufl. Tübingen: DGVT; 2004.

Finneberg NA, Bullock T, Montgomery DB, Montgomery SA. Serotonine reuptake inhibitors are the treatment of choice in obsessive-compulsive disorder. International Clinical Psychopharmacology. 1992;7:43–47.

Finzen A. Arzt, Patient und Gesellschaft. Stuttgart:G. Fischer; 1969:63.

First M, Gibbon M, Spitzer RL, Williams JB, Benjamin LS. Users Guide for the Structured Clinical Interview for DSM-IV Axis II Personality Disorders. Washington D.C.: American Psychiatric Press; 1997.

First MB, Bell CC, Cuthbert B, et al. Personality disorders and relational disorders. A research agenda for addressing crucial gaps in DSM. In: Kupfer DJ, First MB, Regier DE (eds.). A research agenda for DSM-V. Washington D.C.: American Psychiatric Association; 2002:123–199.

Fischer G, Riedesser P. Lehrbuch der Psychotraumatologie. München: Reihard UTB; 2009.

Fischer G, Riedesser P. Lehrbuch der Psychotraumatologie. München: Reinhardt; 1998.

Fischer G. Mehrdimensionale Psychodynamische Traumatherapie MPTT. Heidelberg; 2000.

Fischer G. Psychotraumatologie – Querschnittsthema oder neue wissenschaftliche Disziplin. In: Senf W, Heuft G. Gesellschaftliche Umbrüche – Individuelle Antworten. München: VAS-Verlag; 1995.

Fischer, G. Einführung in die Theorie psychologischer Tests. Bern: Hans Huber; 1974.

Fisek GO, Schepker R. Kontext-Bewußtheit in der transkulturellen Psychotherapie: Deutsch-türkische Erfahrung. Familiendynamik. 1997;22:396–413.

Fisher PL, Wells, A. Psychological models of worry and generalized anxiety disorder. In: Antony MM, Stein MB (Eds.). Oxford handbook of anxiety and related disorders; 2009:225–237.

Fisher S, Greenberg RP. Freud scientifically reappraised. Testing the theories and therapy. New York: John Wiley u. Sons; 1996.

Fisseni HJ. Lehrbuch der psychologischen Diagnostik. 2. überarb. Aufl. Göttingen: Hogrefe; 1997.

Fisseni HJ. Lehrbuch der psychologischen Diagnostik. Göttingen: Hogrefe; 2007.

Flaake K, King V. Weibliche Adoleszenz. 4.Aufl. Frankfurt a.M.: Campus; 1998.

Flament MF, Whitaker FA, Rapoport JL, Davies M, Berg CZ, Kalikow K Scerry W, Shaffer D. Obsessive Compulsive Disorder in Adolsecence: An Epidemiological Study. Journal of the American Academy of Child and Adolescent Psychiatry. 1988;27:764–771.

Flatten G, Hofmann A, Liebermann P, Wöller W, Siol T, Petzold E. Posttraumatische Belastungsstörung. Leitlinien und Quellentext. Stuttgart: Schattauer; 2001.

Fleming B. Kognitiv-verhaltenstherapeutische Behandlung der histrionischen Persönlichkeitsstörung. In: Schmitz B, Fydrich T, Limbacher K (eds.). Persönlichkeitsstörungen: Diagnostik und Psychotherapie. Weinheim: PVU; 1996:213–246.

Flessner CA, Busch AM, Heideman PW, Woods DW. Acceptance-Enhanced Behavior Therapy (AEBT) for Trichotillomania and Chronic Skin Picking: Exploring the Effects of Component Sequencing. Behavior Modification. 2008;32:579–594.

Flick U (ed.). Wann fühlen wir uns gesund? Subjektive Vorstellungen von Gesundheit und Krankheit. Weinheim: Juventa; 1998.

Flick U. Wann fühlen wir uns gesund? Subjektive Vorstellungen von Gesundheit und Krankheit. Weinheim: Juventa; 1998.

Fliege H, Becker J, Walter OB, Bjorner JB, Klapp BF, Rose M. Development of a computer-adaptive test for depression (D-CAT). Quality of Life Research. 2005;14:2277–2291.

Fliegel S, Groeger WM, Künzel R, Schulte D, Sorgatz H. Verhaltenstherapeutische Standardmethoden. München: Urban & Schwarzenberg; 1981.

Fliegel S. Verhaltenstherapie bei sexuellen Störungen. In: Strauß B (Hrsg.) Psychotherapie der Sexualstörungen. 2.Aufl. Stuttgart: Thieme; 2004: 89–109.

Flor H, Fydrich T, Turk DC. Efficacy of multidisciplinary pain treatment centers: a meta-analytic review. Pain. 1992;49:221–230.

Flor H, Rudy TE, Birbaumer NE, Streit B, Schugens MM. Zur Anwendbarkeit des West-Haven-Yale Multidimensional Pain Inventory im deutschen Sprachraum: Daten zur Reliabilität und Validität des MPI-D. Schmerz. 1990;4:82–87.

Flor H, Turk DC, Birbaumer N. Asessment of stress-related psychophysiological reactions in chronic back pain patients. J. Consult Clin Psychol. 1985;53:354–364.

Flueckiger C, Regli D, Zwahlen D, Hostettler S, Caspar F. Der Berner Patienten- und Therapeutenstundenbogen 2000. Ein Instrument zur Erfassung von Therapieprozessen. Zeitschrift für Klinische Psychologie und Psychotherapie. 2010;39(2):71–79.

Foa EB, Cashman L, Jaycox L, Perry K. The validation of a self-report measure of PTSD. The Posttraumatic Stress Diagnostic Scale. Psychological Assessment. 1997;9:445–451.

Foa EB, Grayson JB, Steketee GS, Doppelt HG, Turner RM, Latimer PR. Success and failure in the behavioural treatment of obsessive-compulsives Journal of Consulting and Clinical Psychology. 1983;51:287–297.

Foa EB, Keane TM, Friedman MJ. Effective treatments for PTSD: Practice guidelines from the International Society for Traumatic Stress Studies. New York: Guilford Press; 2000.

Foa EB, Kozak MB. Emotional processing of fear: Exposure to corrective information. Psychol Bull. 1986;99:20–35.

Foa EB, Rothenbaum BO. Kognitive Verhaltenstherapie der Posttraumatischen Belastungsstörung. In: Märcker A. (Hrsg.). Therapie der Posttraumatischen Belastungsstörung. Heidelberg/Berlin: Springer; 1997.

Foa EB, Steketee G, Olasov-Rothbaum B. Behavioral/cognitive conceptualizations of post-traumatic stress disorder. Behavior Therapy. 1989;20:155–176.

Foa EB, Tillmanns A. The treatment of obsessive-compulsive neurosis. In: Goldstein A, Foa EB (eds.). Handbook of behavioral interventions. Now York: Wiley; 1980.

Foa EB. Failures in treating obsessive compulsives. Behavour Research and Therapy. 1979;17:169–176.

Foerster H v. Abbau und Aufbau. In: Simon FB (ed.). Lebende Systeme. Berlin, Heidelberg: Springer; 1988.

Foerster H v. Sicht und Einsicht. Braunschweig: Vieweg; 1985.

Foldys J, Knopf B. Untersuchungen zur psychologischen Krankheitsbewältigung bei Patienten mit malignem Melanom. Z Hautkr. 1992;76:239–241.

Folkman S, Lazarus RS, Dunkel-Schetter C, DeLongis A, Gruen R. Dynamics of stressful encounter: Cognitive appraisal, Coping, and encounter outcomes. Journal of Personality and Social Psychology. 1986;50:992–1003.

Folkman S, Lazarus RS, Gruen R, DeLongis A. Appraisal, coping, health status, and psychological symptoms. Journal of Personality and Social Psychology. 1986;50:571–579.

Folsom JC, Taulbee LR. Reality orientation for geriatric patients. J Hosp Commmun Psychiat. 1966;17:133–135.

Fonagy P, Bateman AW. Attachment theory and mentalization-oriented model of Borderline Personality Disorder. In: Oldham JM, Skodol AE, Bender DS (eds.). Textbook of personality disorders. Washington, DC: The American Psychiatric Publishing Inc; 2005:119–128.

Fonagy P, Gergely G, Jurist EL, Target M. Affektregulierung, Mentalisierung und die Entwicklung des Selbst. Stuttgart: Klett-Cotta; 2004.

Fonagy P, Krause R, Leuzinger-Bohleber M (Hrsg). Identity, Gender, and Sexuality. London: IPA; 2006.

Fonagy P, Leigh T, Steele M, Stelle H, Kennedy R, Matton G. The relation of attachment status, psychiatric classification and response to psychotherapy. Journal of Consulting and Clinical Psychology. 1996;64:22–31.

Fonagy P, Roth A. Ein Überblick über die Ergebnisforschung anhand nosologischer Indikationen. Psychotherapeutenjournal. 2004;3(3):205–219.

Fonagy P, Target M. Attachment and reflective function. their role in self-organization. Develop Psychopathol. 1997;9:679–700.

Fonagy P, Target M. Mit der Realität spielen. Zur Doppelgesichtigkeit psychischer Realität von Borderline-Patienten. Psyche. 2001;9/10:961–995.

Fonagy P. Memory and Therapeutic Action. Int J Psycho-Anal. 1999;80:215–221.

Fonagy P. Miss A with commentaries by Paul Denis and Irwin Z. Hoffman. International Journal of Psychoanalysis. 2004;85:807–822.

Fonagy P. Prevention, the appropiate target of infant psychotherapy. Infant Mental Health Journal. 1998;19/2:124–150.

Forgas JP. Soziale Interaktion und Kommunikation. Weinheim: Beltz; 1992.

Fornari F. Psychoanalyse des ersten Lebensjahres. Conditio humana. Frankfurt/M: Fischer; 1970.

Försterling F. Attributions-Konzeptionen in der Klinischen Psychologie. In: Ehlers A, Hahlweg K (eds.). Psychologische und biologische Grundlagen der Klinischen Psychologie. Enzyklopädie der Psychologie (Themengebiet D, Serie II, Bd.1). Göttingen: Hogrefe; 1996:405–434.

Förstl H (Hrsg.). Theory of Mind. Neurobiologie und Psychologie sozialen Verhaltens. Heidelberg/Berlin: Springer; 2007.

Fox NA, Kimmerly NL, Schafer WD. Attachment to mother / attachment to father: A meta-analysis. Child Development. 1991;62:210–225.

Foxhall K. Research for the real world. Monitor on Psychology. 2000;31:7.

Frädrich S, Pfäfflin F. Zur Prävalenz von Persönlichkeitsstörungen bei Strafgefangenen. Recht und Psychiatrie. 2000;18.Jg.;3.

Francisco GS. An overview of post-stroke depression. N J Med. 1993;90(9):686–689.

Frank E, Grochocinski VJ, Spanier CA, Buysse DJ, Cherry CR, Houck PR, Stapf DM, Kupfer DJ. Interpersonal psychotherapy and antidepressant medication: evaluation of a sequential treatment strategy in women with recurrent major deoression. J. Clin Psychiatry. 2000;61:1;51ff

Frank J, Klein S, Jacobs J. Costbenefit analysis of the behavioral program for geriatric inpatients. Hosp Commun Psychiat. 1982;33:374–377.

Frank JD, Frank JB. Persuasion and healing, 3rd (ed.). Baltimore: The Johns Hopkins University Press; 1991.

Frank JD. Die Heiler. Über psychotherapeutische Wirkungsweisen vom Schamanismus bis zu den modernen Therapien. Stuttgart: Klett; 1985.

Frank JD. Die Heiler. Wirkungsweisen psychotherapeutischer Beeinflussung (2.Ausgabe). Stuttgart: Klett Cotta; 1997. (Original Persuasion and healing – A comparative study of psychotherapy. Baltimore: John Hopkins 1961.)

Frank M, Fiegenbaum W. Therapieerfolgsmessung in der psychotherapeutischen Praxis. Zeitschrift für Klinische Psychologie. 1994;23:268–227.

Frank R. Qualitätssicherung durch Psychotherapie-Supervision. In: Laireiter AR, Vogel H (eds.). Qualitätssicherung in der Psychotherapie und psychosozialen Versorgung. Tübingen: DGVT; 1998:647–682.

Franke A, Kämmerer A (eds.). Klinische Psychologie der Frau. Göttingen: Hogrefe; 2001.

Franke A. Selbstmanagement und die Frauen. In: Reinecker HS, Schmelzer D (eds.). Verhaltenstherapie, Selbstregulation, Selbstmanagement. Göttingen: Hogrefe; 1996:119–127.

Franke A. Therapeutische Risiken für Frauen. In: Giese E, Kleiber D (eds.). Das Risiko Therapie. Weinheim: Beltz; 1989.

Franke A. Wege aus dem goldenen Käfig. Berlin, München: Quintessenz; 1994.

Franke GH. Brief Symptom Inventory von Derogatis BSI. Manual. Göttingen: Hogrefe; 2000.

Franke GH. Effekte von Typographie und Itempositionierung in der Fragebogendiagnostik. Zeitschrift für Differentielle und Diagnostische Psychologie. 1996;17:187–200.

Franke GH. Erste Studien zur Güte des Brief Symptom Inventory (BSI). Zeitschrift für Medizinische Psychologie. 1997;6:159–166.

Franke GH. SCL-90-R. Die Symptom-Checkliste von Derogatis – Deutsche Version – Manual., 2. vollst. neu bearb. u. erw. Aufl. Weinheim: Beltz; 2002.

Franke GH. Symptom-Checkliste von L.R. Derogatis – Deutsche Version (SCL-90-R). Göttingen: Beltz Test Gesellschaft; 2002.

Frankfurter Rundschau. „Die Störung ist nicht in den Hoden, sie ist im Kopf", Der CDU-Politiker Müller stößt mit seinem Vorschlag zur Zwangskastration von Sexualstraftätern auf Widerspruch. 13.März 2003.

Frankl VE. Der leidende Mensch. Anthropologische Grundlagen der Psychotherapie. München: Piper; 1990.

Frankl VE. Der Wille zum Sinn. 3. erw. Aufl. Bern: Hans Huber; 1982.

Frankl VE. Die Psychotherapie in der Praxis. Wien: Deuticke; 1947.

Frankl VE. Mans seach for meaning: An introduction to logotherapy. New York: Simon & Schuster; 1984.

Frankl VE. Psychotherapy and existentialism: Selected papers on logotherapy. New York: Washington Square; 1967.

Franks CM, Wilson GT (eds.). Annual review of behavior therapy. Theory and practice 1978.New York: Bruner & Mazel; 1978.

Franks CM, Wilson GT. Jahresüberblick der Verhaltenstherapie. Tübingen: DGVT; 1979.

Franz M. Der Weg in die psychotherapeutische Beziehung. Göttingen: Vandenhoeck u. Ruprecht; 2007.

Frederiksen LW, Johnson RP. Organizational behavior management. In: Hersen M, Eisler RM, Miller PM (eds.). Progress in behavior modification, Vol. 12.New York: Academic Press; 1981.

Freedberg EJ. Behavior therapy: A comparison between early (1890–1920) and contemporary techniques. The Canadian Psychologist. 1973;14:225–240.

Freedman RR. Long-term effectiveness of behavioral treatments for Raynaud's Disease. Behav Ther. 1987;18:387–399.

Freeman A, Pretzer J, Fleming B, Simon K. Clinical applications of cognitive therapy. New York: Plenum; 1990.

Freitas-Ferrari MC, Hallak JE, Trzesniak C, Filho AS, Machado-de-Sousa JP, Chagas MH, Nardi AE, Crippa JA. Neuroimaging in social anxiety disorder: a systematic review of the literature. Prog Neuropsychopharmacol Biol Psychiatry. 2011;34(4):565–580.

Frodl T, Jager M, Smajstrlova I, Born C, Bottlender R, Palladino T, Reiser M, Moller HJ, Meisenzahl EM. Effect of hippocampal and amygdala volumes on clinical outcomes in major depression: a 3-year prospective magnetic resonance imaging study. J Psychiatry Neurosci. 2008a;33(5):423–430.

French TM. The integration of behaviour. Chicago: University of Chicago Press; 1952.

Frensch PA, Funke J. Definitions, traditions and a general framework for understanding complex problem solving. In: Frensch PA, Funke J (eds.). Complex problem solving: The European perspective. Hillsdale, NJ: Erlbaum; 1995:3–25.

Freud A. Psychoanalytische Theorien über Zwangsneurose. Eine Zusammenfassung (1965). In: Die Schriften der Anna Freud, Bd.VI. Frankfurt/M: Fischer; 1987.

Freud A. Wege und Irrwege in der Kinderentwicklung. Stuttgart: Klett; 1971.

Freud S. (Zusammen mit: Breuer, J) Studien zur Hysterie. GW, Bd.I. Frankfurt/M: Fischer; 1895d:75–312.

Freud S. Abriß der Psychoanalyse, GW, Bd.XVII. Frankfurt/M: Fischer; 1940.

Freud S. Abriß der Psychoanalyse. Frankfurt/M: Fischer; 1994.

Freud S. Analyse der Phobie eines 5-jährigen Knaben. GW, Bd.VII. Frankfurt/M: Fischer; 1909:243–280.

Freud S. Aus der Geschichte einer infantilen Neurose. GW, Bd. 12. 1918:27–157.

Freud S. Aus der Geschichte einer infantilen Neurose. GW, Bd.XII (1918). Frankfurt/M: Fischer; 1999.

Freud S. Bemerkungen über die Übertragungsliebe. GW, Bd.X. Frankfurt/M: Fischer; 1915a:305–321.

Freud S. Bemerkungen über einen Fall von Zwangsneurose. GW, Bd.VII (1909). Frankfurt/M: Fischer; 1999.

Freud S. Bruchstück einer Hysterie-Analyse. GW. Bd.V. Frankfurt/M: Fischer; 1905e:161–286.

Freud S. Charakter und Analerotik, GW, Bd.VII. Frankfurt/M: Fischer; 1980:203ff.

Freud S. Charakter und Analerotik. Gesammelte Werke, Bd 7. Frankfurt/M: Fischer; 1908.

Freud S. Charakter und Analerotik. GW, Bd.VII (1908). Frankfurt/M: Fischer; 1999.

Freud S. Das Ich und das Es, GW, Bd.XIII. Frankfurt/M: Fischer; 1923:235–290.

Freud S. Das Ich und das Es. In: Freud S (Hrsg.). Psychologie des Unbewußten. Studienausgabe, Bd. 3, S. 273. Frankfurt/M: Fischer; 1923.

Freud S. Das Ich und das Es. In: Freud S (ed.). Psychologie des Unbewußten. Studienausgabe Bd.3.Frankfurt/M: Fischer/M; 1975:273.

Freud S. Das Unbewusste. GW, Bd.X. Frankfurt/M: Fischer; 1915.

Freud S. Die Disposition zur Zwangsneurose. GW, Bd.VIII (1913). Frankfurt/M: Fischer; 1999.

Freud S. Die endliche und die unendliche Analyse. Studienausgabe, Ergänzungsbd. Frankfurt/M: Fischer; 1975:351–392.

Freud S. Die Frage der Laienanalyse. GW, Bd.14.Frankfurt/M: Fischer; 1926e:207–286.

Freud S. Die Freudsche psychoanalytische Methode. GW, Bd.V. Frankfurt/M: Fischer; 1903.

Freud S. Die zukünftigen Chancen der psychoanalytischen Therapie, GW, Bd.VIII. Frankfurt/M: Fischer.

Freud S. Drei Abhandlungen zur Sexualtheorie und verwandte Schriften. Frankfurt/M: Fischer; 1961.

Freud S. Erinnern, Wiederholen und Durcharbeiten GW, Bd.X. Frankfurt/M: Fischer; 1914.

Freud S. Hemmung, Symptom, Angst. GW, Bd.XIV (1926). Frankfurt/M: Fischer; 1975:113–205.

Freud S. Jenseits des Lustprinzips. GW, Bd.XIII, Frankfurt/M: Fischer; 1920.

Freud S. Konstruktionen in der Analyse. GW, Bd.16.Frankfurt/M: Fischer; 1973d:43–56.

Freud S. Massenpsychologie und Ich-Analyse. GW, Bd XIII. Frankfurt/M: Fischer; 1912.

Freud S. Neue Folge der Vorlesungen zur Einführung in die Psychoanalyse. GW, Bd.XV. Frankfurt : Fischer; 1933:163.

Freud S. Neurose und Psychose Frankfurt/M: GW XIII; 1924.

Freud S. Psychische Behandlung (Seelenbehandlung) (1905). GW. London: V. Imago; 1942.

Freud S. Psychoanalytische Bemerkungen über einen autobiographisch beschriebenen

Fall von Paranoia (Dementia paranoides) Frankfurt/M: GW VIII; 1911:317–320.

Freud S. Ratschläge für den Arzt bei der psychoanalytischen Behandlung. GW, Bd.VIII. Frankfurt/M: Fischer; 1912e:376–387.

Freud S. Selbstdarstellung. GW, Bd.14. Frankfurt/M: Fischer; 1925d:31–96.

Freud S. Studien über Hysterie GW 1; 1895d.

Freud S. Totem und Tabu. GW, Bd.IX (1912). Frankfurt/M: Fischer; 1999.

Freud S. Trauer und Melancholie. GW, Bd.X. Frankfurt/M: Fischer; 1971:427–446.

Freud S. Über libidinöse Typen Internationale Zeitschrift für Psychoanalyse. 1931;17:313–316.

Freud S. Über Psychotherapie (1904). In: Mitscherlich A, Richards A, Strachey J (eds.). Studienausgabe: Schriften zur Behandlungstechnik. Frankfurt/M: Fischer; 1975:109–119.

Freud S. Vorlesung zur Einführung in die Psychoanalyse. GW, Bd.XI. Vorlesung zur Einführung in die Psychoanalyse. XXVII. Die analytische Therapie. Frankfurt/M: Fischer; 1916/17:478.

Freud S. Wege der Psychoanalytischen Therapie (1917). In: Freud S.GW, Bd.1.London: Imago; 1947.

Freud S. Wege der Psychoanalytischen Therapie. Ges. W. Bd. XII (1919; 181–194). Frankfurt/M: Fischer; 1975.

Freud S. Wege der Psychoanalytischen Therapie. GW, Bd.XII (1919). Frankfurt/M: Fischer; 1999.

Freud S. Weitere Bemerkungen über die Abwehr-Neuropsychosen. GW, Bd.VII (1896). Frankfurt/M: Fischer; 1999.

Freud S. Zur Dynamik der Übertragung. GW, Bd.XIII. Frankfurt/M: Fischer; 1912b:363–374.

Freud S. Zur Einleitung der Behandlung - Weitere Ratschläge zur Technik der Psychoanalyse I. GW, Bd.VIII. Frankfurt/M: Fischer; 1913.

Freud S: Bemerkungen über einen Fall von Zwangsneurose. Gesammelte Werke VIII. London: Imago; 1909.

Frey D, Gaska A. Die Theorie der kognitiven Dissonanz. In: Frey D, Irle M (eds.). Theorien der Sozialpsychologie. Bd.1: Kognitive Theorien. 2. überarb. Aufl. Bern: Hans Huber; 2001:275–326.

Freyberger HJ, Dierse B, Schneider W, Strauß B, Heuft G, Schauenburg H, Pouget-Schors D, Seidler GH, Küchenhoff J, Janssen PL, Hoffmann S-O. Operationalisierte Psychodynamische Diagnostik (OPD) in der Erprobung – Ergebnisse einer multizentrischen Anwendungs- und Praktikabilitätsstudie. Psychother Psychosom Med Psychol. 1996;46:356–365.

Freyberger HJ, Dilling H (eds.). Fallbuch Psychiatrie. Bern: Hans Huber, 1999.

Freyberger HJ, Dittmann V, Stieglitz R-D, Dilling H. ICD-10 in der Erprobung: Ergebnisse einer multizentrischen Feldstudie in den deutschsprachigen Ländern. Nervenarzt. 1990a; 61:271–275.

Freyberger HJ, Drescher S, Dierse B, Spitzer C. Psychotherapeutic outcome among inpatients with neurotic and personality disorders with and without benzodiazepine dependence syndrome. Eur Add Res, 1996;2:53–61.

Freyberger HJ, Schneider W, Malchow CP. The assessment of comorbidity in the diagnosis of psychosomatic and neurotic disorders - results from the ICD-10 field trials with the Diagnostic Criteria for Research (DCR) in Germany. Psychother Psychosom. 1995:63:90–98.

Freyberger HJ, Schneider W, Thiel A. Neurotic and psychosomatic disorders (F4, F5): Results from the ICD-10 field trial of the Diagnostic Criteria for Research (DCR) in German-speaking countries. Psychopathology. 1996;29:292–300.

Freyberger HJ, Schulte-Markwort E, Dilling H. Referenztabellen der WHO zum Kapitel V (F) der 10.Revision der Internationalen Klassifikation der Krankheiten (ICD-10): ICD-10 vs. ICD-9.Fortschr Neurol. Psychiat. 1993b;61:128–143.

Freyberger HJ, Schulte-Markwort E, Dilling H. Referenztabellen der WHO zum Kapitel V (F) der 10.Revision der Internationalen Klassifikation der Krankheiten (ICD-10): ICD-9 vs. ICD-10.Fortschr Neurol Psychiat. 1993a; 61:109–127.

Freyberger HJ, Spitzer C, Stieglitz RD. Fragebogen zu Dissoziativen Symptomen (FDS). Testmanual. Bern: Hans Huber; 1999.

Freyberger HJ, Spitzer C, Striglitz RD, Kuhn G, Magdeburg N, Bernstein-Carlson E. Der Fragebogen zu dissoziativen Symptomen (FDS). Deutsche Adaptation, Reliabilität und Validität der amerikanischen Dissociative Experience Scale (DES). Göttingen: Hogrefe; 1999.

Freyberger HJ, Stieglitz R-D, Berner P. Neurotic, stressrelated and somatoform disorders: results of the ICD-10 field trial in German-speaking countries. Pharmacopsychiatry. 1990b; 23:165–169.

Freyberger HJ, Stieglitz R-D, Dilling H. Ergebnisse multizentrischer Diagnosenstudien zur Einführung des Kapitel V (F) der ICD-10. Fundam Psychiat. 1992a;6:121–127.

Freyberger HJ, Stieglitz R-D, Dilling H. Neurotische und psychosomatische Störungen (Abschnitte F4 und F5). In: Dittmann V, Dilling H, Freyberger HJ (eds.). Psychiatrische Diagnostik nach ICD-10 -klinische Erfahrungen bei der Anwendung. Ergebnisse der ICD-10-Merkmalslistenstudie. Bern: Hans Huber; 1992b: 83–98.

Freyberger HJ, Stieglitz RD, Wittchen HU. Klassifikation. In: Stieglitz RD, Baumann U, Freyberger HJ (Hrsg.). Psychodiagnostik in Klinischer Psychologie, Psychiatrie, Psychotherapie. Stuttgart: Thieme; 2001:50–64.

Freyer T, Kloppel S, Tuscher O, Kordon A, Zurowski B, Kuelz AK, Speck O, Glauche V, Voderholzer U. Frontostriatal activation in patients with obsessive-compulsive disorder before and after cognitive behavioral therapy. Psychol Med. 2011;41(1):1–10.

Fried RG. Evaluation and treatment of „psychogenic" pruritus and self-excoriation. Journal of the American Academy of Dermatology. 1994;30:993–999.

Friedman S, Blumberg RS. Entzündliche Darmerkrankungen. In: Dietel M, Dudenhausen J, Suttorp N (eds.). Harrisons Innere Medizin 1.Deutsche Ausgabe in Zusammenarbeit mit der Charité. Berlin: McGraw-Hill. ABW Wissenschaftsverlag 2003:1846–1863.

Friman PC, Finney JW, Christophersen ER. Behavioral treatment of Trichotillomania: An Evaluative Review. Behav Ther. 1984;15:249–265.

Fritzsche K, Ott J, Zschocke I, Scheib P, Burger T, Augustin M. Psychosomatic liaison service in dermatology. Need for psychotherapeutic interventions and their realization. Dermatology. 2001;203:27–31.

Fritzsche K. Psychotherapie bei lebensbedrohlich Erkrankten. Psychotherapeut. 2005;50:281–289.

Frodl T, Koutsouleris N, Bottlender R, Born C, Jager M, Morgenthaler M, Scheuerecker J, Zill P, Baghai T, Schule C, Rupprecht R, Bondy B, Reiser M, Moller HJ, Meisenzahl EM. Reduced gray matter brain volumes are associated with variants of the serotonin transporter gene in major depression. Mol Psychiatry. 2008b;13(12):1093–1101.

Frommann A, Schramm D, Thiersch H. Sozialpädagogische Beratung. Zeitschrift für Pädagogik. 1976;22:715–742.

Frommann A. Was geschieht eigentlich in Beratungen? In: Brunner EJ, Schönig W (eds.). Theorie und Praxis von Beratung. Tübingen: Lambertus; 1990.

Frommann N, Streit M, Wölwer W. Remediation of facial affect recognition impairments in patients with schizophrenia: a new training program. Psychiatry Research. 2003;117:281–284.

Frommer J. Begriffsbestimmung und Klassifikation. In: Haltenhof H, Schmid-Ott G, Schneider U. (eds.).: Persönlichkeitsstörungen. Umgang im therapeutischen Alltag. Schattauer: Stuttgart; 2004.

Fromm-Reichmann F. Principles of intensive psychotherapy. Chicago: University of Chicago Press; 1950.

Frost RO, Steketee GS (eds.). Cognitive approaches to obsessions and compulsions. Amsterdam: Pergamon; 2000.

Frühmann R, Petzold H (eds.). Lehrjahre der Seele. Lehranalyse, Selbsterfahrung, Eigentherapie in den psychotherapeutischen Schulen. Paderborn: Junfermann; 1994.

Fruzzetti AE, Waltz JA, Linehan MM. Supervision in dialectical behavior therapy. In: Watkins jr CE (ed.). Handbook of psychotherapy supervision. New York: Wiley; 1997:84–100.

Fuchs T, Zimmer FT. Verhaltenstherapeutische und Psychodynamische Aspekte Therapieansätze bei Altersdepressionen. Verhaltenstherapie. 1992;2:244–250.

Fuchs T. Neuromythologien. Mutmaßungen über die Bewegkräfte der Hirnforschung. Scheidewege. Jahresschrift für skeptisches Denken. 2006;36:184–202.

Funder DC, Colvin CR. Congruence of others´ and self-judgments of personality. In: Hogan R, Johnson J, Briggs S (eds.). Handbook of personality psychology. San Diego: Academic Press; 1997:617–647.

Funder DC, West SG. Consensus, self-other-agreement, and accuracy in personality judgment: An introduction. Journal of Personality. 1993;61:457–476.

Fung WY, Chien WT. The effectiveness of a mutual support group for family caregivers of a relative with dementia. Arch Psychiatr Nurs. 2002,16;3:134–144.

Funke J. Komplexes Problemlösen. Bestandsaufnahme und Perspektiven. Heidelberg: Springer; 1986.

Funke J. Problemlösen in komplexen computersimulierten Realitätsbereichen. Sprache u. Kognition. 1985;4:113–129.

Funke J. Problemlösendes Denken. Stuttgart: Kohlhammer; 2003.

Funke W, Funke J, Klein M, Scheller R.[FK_E] > so90=44 <lz> so90=44 < Trierer Alkoholismusinventar (TAI). Göttingen: Hogrefe; 1987.

Funke W, Kluger H, Bachmeier R, Herder F, Medenwaldt J, Missel P, Weissinger V, Wüst G. FVS-Katamnese des Entlassjahrgangs 1996 von Fachkliniken für Alkohol- und Medikamentenabhängige. Sucht Aktuell. 1997;6(1):40–44.

Funke W, Kluger H, Bachmeier R, Herder F, Medenwaldt J, Missel P, Weissinger V, Wüst G. FVS-Katamnese des Entlassjahrgangs 1998 von Fachkliniken für Alkohol- und Medikamentenabhängige. Sucht Aktuell. 2002;8(1):43–48.

Furmark T, Tillfors M, Marteinsdottir I, Fischer H, Pissiota A, Langstrom B. Common changes in cerebral blood flow in patients with social phobia treated with citalopram or cognitive-behavioral therapy. Archives of General Psychiatry. 2002;59:425–433.

Fürstenau P. Entwicklungsförderung durch Therapie. Grundlagen psycho-analytisch-systemischer Psychotherapie. München: Pfeiffer; 1992.

Fuster V, Pearson TA. Matching the intensity of risk factor modification with the hazard-for coronary disease events. In: Wenger NK, Smith K, Froelicher ES, Comoss P (Ed). Cardiac Rehabilitation. A Guide to Practice in the 21st century. New York: Marcel Dekker; 1999:193–199.

Fydrich T, Laireiter AR, Potreck-Rose F. Basis- und Verlaufsdokumentation (BaVD). Ambulante Psychotherapie. Göttingen: Hogrefe; 2004.

Fydrich T, Laireiter AR, Saile H, Engberding M. Diagnostik und Evaluation in der Psychotherapie: Empfehlungen zur Standardisierung. Zeitschrift für Klinische Psychologie. 1996;25:161–168.

Fydrich T, Nagel A, Lutz W, Richter R. Qualitätsmonitoring in der ambulanten Psychotherapie: Modellprojekt der Techniker Krankenkasse. Verhaltenstherapie. 2003;13:291–295.

Fydrich T, Renneberg B, Schmitz B, Wittchen H-U. Strukturiertes Klinisches Interview für DSM-IV (SKID-IV). Achse II Persönlichkeitsstörungen. Göttingen: Hogrefe; 1997.

Fydrich T, Schmitz B, Dietrich G, Heinicke S, König J. Prävalenz und Komorbididtät von Persönlichkeitsstörungen. In: Schmitz B, Fydrich T, Limbacher K (Hrsg.). Persönlichkeitsstörungen: Diagnostik und Psychotherapie. Weinheim: Psychologie Verlags Union; 1995:56–90.

Fydrich T, Sommer G, Brähler E. Fragebogen zur Sozialen Unterstützung (F-SoZU). Handanweisung. Göttingen: Hogreve; 2003.

Fydrich T. Beck Inventar für Kognitive Schemata (B-IKS). In: Brähler E, Schumacher J, Strauß B (eds.). Diagnostische Verfahren in der Psychotherapie. Diagnostik für Klinik und Praxis, Bd.1.Göttingen: Hogrefe; 2002:51–55.

Fydrich T. Soziale Kompetenz und soziale Performanz bei Sozialer Phobie. In: Stangier U, Fydrich T (eds.). Soziale Phobie und Soziale Angststörung. Göttingen: Hogrefe; 2002:181–203.

Gabbard G. Long-term Psychodynamic Psychotherapy. Washington, DC: American Psychiatric Publishing; 2004.

Gabbard GD. Psychoanalytically Informed Approaches to the treatment of Obsessive-Compulsive Disorder. Psychoanalytic Inquiry. 2001;21:208–221.

Gabbard GO, et al. Speaking the Unspeakable: Institutional Reactions to Boundary Violations by Training Analysts.JAPA. 2001;48;1:659–1219.

Gabbard GO, Gabbard K. The female Psychoanalyst in the Movies. JAPA. 1989;24:193–213.

Gabbard GO. Countertransference: the emerging common ground. Int J Psycho-Anal. 1995;76;475–485.

Gabbard GO. Psychodynamic psychiatry in „the decade of the brain". American Journal of Psychiatry. 1992;149:991–998.

Gabbard GO. Psychodynamic psychiatry in clinical practice. The DSM-IV Edition. Washington D.C.: American Psychiatric Press; 1994.

Gabbard GO. Psychodynamic psychotherapy of borderline personality disorder: A contemporary approach. Bull Menn Clinic. 2001;65:41–57.

Gadamer HG. Hermeneutik II. Gesammelte Werke Bd.I. Tübingen: Mohr; 1986.

Gadamer HG. Wahrheit und Methode. Gesammelte Werke Bd.I. 5.Aufl. Tübingen: Mohr; 1986.

Gaebel W, Falkai P. Behandlungsleitlinie Affektive Erkrankungen. Darmstadt: Steinkopf; 2000.

Gaebel W, Weinmann S, Sartorius N, Rutz W, McIntyre JS. Schizophrenia practice guidelines: international survey and comparison. Br J Psychiatry. 2005;187:248–255.

Gaedt C. Der Beitrag psychoanalytisch orientierter Konzeptionen zum Verständnis geistig behinderter Menschen und ihrer psychischen Störungen. In: Hennicke K, Rotthaus W. Psychotherapie und geistige Behinderung. Dortmund: modernes lernen. 1993;219–230.

Gaenslen-Jordan C, Appelt H, von Osterroht A. Sexueller Mißbrauch von Mädchen in der Familie - Ergebnisse einer Auswertung psychologischer Glaubwürdigkeitsgutachten. Psychotherapie, Psychosomatik und medizinische Psychologie. 1990; 40:241–247.

Gallagher CA, Wilson DB, Mackenzie DL. Effectiveness of Sex Offender Treatment Programs. 2001; http://www.wam.umd.edu/-wilsondb/papers/sexoffender.pdf.

Gambrill (ed.). Behavioral intervention with child abuse and neglect. In: Hersen M, Eisler RM, Miller PM (eds.). Progress in behavior modification. Vol. 15.New York: Academic Press; 1983.

Garbe E. Integrative Therapie mit Opfern von sexuellem Mißbrauch. In: Amann G, Wipplinger R (eds.). Sexueller Mißbrauch. Überblick zu Forschung, Beratung und Therapie. Ein Handbuch. 3. überarb. und erg. Aufl. Tübingen: DGVT; 2004.

Garcia J, McGowan BK, Green KF. Biological constraints of conditioning. In: Black AH, Prokasy WF (eds.). Classical conditioning. Vol. 2: Current theory and research. New York: Appleton-Century; 1972.

Garcia-Falgueras A, Swaab D. A sex difference in the hypothalamic uncinate nucleus: relationship to gender identity. Brain. 2008;131:3132–3146.

Garfield SL. Eclectic psychotherapy: A common factor approach. In: Norcross JC, Goldfried MR (eds.). Handbook of psychotherapy integration. New York: Basic Books; 1992:169–201.

Garfield SL. Psychotherapy: An eclectic approach. New York: J. Wiley; 1980.

Garssen B, Goodkin K. On the role of immunological factors as mediators between psychosocial factors and cancer progression. Psychiatry Res. 1999;18;85;1:51–61.

Garyfallos G, Adamopoulou A, Karastergiou A, Voikli M, Ikonomidis N, Donias S, Giouzepas J, Dimitriou E. Somatoform disorders – comorbidity with others DSM-IIIR psychiatric diagnoses in Greece. Comprehensive Psychiatry. 1999;40:299–307.

Garza-Guerrero AC. Culture shock: Its mourning and the vicissitudes of identity. J Am Psychoanal Assoc. 1974;22(2):408–429.

Gassmann D, Grawe K. General change mechanisms: The relation between problem activation and resource activation in successful and unsuccessful therapeutic interactions. Journal of Clinical Psychology and Psychotherapy: 2006;13:1–11.

Gast U, Oswald T, Zündorf F, Hofmann A. Strukturiertes Klinisches Interview für Dissoziative Störungen (SKID-D). Göttingen: Hogrefe; 2000.

Gast U, Zündorf F, Hofmann A. Strukturiertes Klinisches Interview für DSM-IV Dissoziative Störungen (SKID-D). Göttingen: Hogrefe; 2000.

Gast U. Das Strukturierte Klinische Interview für DSM-IV, dissoziative Störungen SKID-D. Deutsche Fassung. Interviewheft. Göttingen; 2000.

Gast U. Dissoziative Identitätsstörung – valides und dennoch reformbedürftiges Konzept. In: Reddemann L, Hofmann A, Gast U

(Hrsg.). Psychotherapie dissoziativer Störungen. Stuttgart: Thieme; 2004a:26–36.

Gastpar M. Unterschiedliche Pharmakoneffekte bei Angst und Depression. In: Helmchen H, Linden M (eds.). Die Differenzierung von Angst und Depression. Berlin, Heidelberg, New York: Springer; 1986:167–176.

Gatterer G. Verhaltenstherapie bei Patienten im höheren Lebensalter. Verhaltensmodifikation. 1985;6:20–35.

Gauggel S, Böcker M, Zimmermann P, Privou C, Lutz D. Item-response-Theorie und deren Anwendung in der Neurologie. Nervenarzt. 2004;75:1179–1186.

Gauggel S, Volz-Sidiropoulou E. Neuropsychologische Diagnostik. Klinische Diagnostik und Evaluation. 2008;1:107–121.

Gaus E, Bechter K-H, Merkle W, Rein A. Untersuchungen zur Bedeutung und Rolle von Medikamenten. In: Quint H, Janssen TL (eds.). Psychotherapie in der psychosomatischen Medizin. Erfahrungen, Konzepte, Ergebnisse. Berlin, Heidelberg, New York: Springer;1987:61–66.

Geerts E, Bouhuys N, van den Hoofdakker, RH. Nonverbal attunement between depressed patients and interviewer predicts subsequent improvement. J Aff Disord. 1996;40:15–21.

Gehring A, Blaser P. Minnesota Multiphasic Personality Inventory (MMPI). Deutsche Kurzform für Handauswertung. 2., korr. Aufl. Bern: Hans Huber; 1993.

Geibel-Jacobs M, Olbrich R. Computergestütztes kognitives Training bei schizophrenen Patienten. Psychiatrische Praxis 1998;25:111–116.

Geissner E. Die Schmerzempfindungs-Skala (SES). Göttingen: Hogrefe; 1996.

Gelatt HB. Positive uncertainty: A new decision making framework for counseling. Journal of Counseling Psychology. 1989;36:252–256.

Gelso Ch, Fretz BR. Counseling Psychology. Fort Worth: Harcourt College Publ.; 1999.

Gemeinsame Bundesausschuss (G-BA). Richtlinie des Gemeinsamen Bundesausschusses über grundsätzliche Anforderungen an ein einrichtungsinternes Qualitätsmanagement für die an der vertragsärztlichen Versorgung teilnehmenden Ärzte, Psychotherapeuten und medizinischen Versorgungszentren. Bundesanzeiger. 2005;248:17248–17329.

Gemeinsamer Bundesausschuss. Beschluss des Gemeinsamen Bundesausschusses zu den Psychotherapie-Richtlinien: Ergebnis des Bewertungsverfahrens bei der Gesprächspsychotherapie bei Erwachsenen. Veröffentlicht auf der Homepage des G-BA am 21. November 2006 (www.g-ba.de).

Gemeinsamer Bundesausschuss. Tragende Gründe des Gemeinsamen Bundesausschusses zum Beschluss über eine Änderung der Psychotherapie-Richtlinien: Ergebnis des Bewertungsverfahrens über die Gesprächspsychotherapie bei Erwachsenen. Veröffentlicht auf der Homepage des G-BA am 24. April 2008 (www.g-ba.de).

Gendlin E. Focusing. Technik der Selbsthilfe bei der Lösung persönlicher Probleme. Salzburg: Otto Müller; 1981.

Gendlin GT. Focusing-oriented psychotherapy: A manual of the experiential method. New York: Guilford; 1996.

Gentry WD (ed.). Handbook of behavioral medicine. New York: Guilford Press; 1984.

Gergen K, Gergen R. Einführung in den sozialen Konstruktionismus. Heidelberg: Carl Auer; 2009.

Gergen K. The saturated self. New York: Basic. (deutsch: Das übersättigte Selbst. Heidelberg: Auer; 1991).

Gerlach A, Schlösser A-M, Springer A (eds.). Psychoanalyse mit und ohne Couch. Haltung und Methode. Gießen: Psychosozial; 2003.

Gerlinghoff M, Backmund H (eds.). Therapie der Magersucht und Bulimie. Anleitung zu eigenverantwortlichem Handeln. Weinheim: Psychologie Verlags Union; 1995.

Gerlinghoff M, Backmund H, Franzen U, Gorzewski B, Fenzel T. Strukturiertes tagesklinisches Therapie-Programm für Eßstörungen. PPmP. 1997;47:12–20.

Gershuny BS, Baer L, Radomsky AS, Wilson KA, Jenike MA. Connections among symptoms of obsessive-compulsive disorder and posttraumatic stress disorder: a case series. Behav Res Ther. 2003;41;9:1029–1041.

Gersons BPR, Carlier IVE, Lamberts RD, van der Kolk BA. Randomized clinical trial of brief eclectic psychotherapy for police officers with posttraumatic stress disorder. Journal of Traumatic Stress. 2000;13: 333–348.

Gesundheitsbezogene Prävention und Gesundheitsförderung in der Kinder- und Jugendhilfe (13. Kinder- und Jugendbericht). Bericht über die Lebenssituation junger Menschen und die Leistungen der Kinder- und Jugendhilfe in Deutschland. Berlin; 2009.

Geyer M, Hirsch R. Ärztliche psychotherapeutische Weiterbildung in Deutschland – Auszüge aus der (Muster-) Weiterbildungsordnung der Bundesärztekammer und den Richtlinien. Leipzig: Barth; 1994.

Geyer M. Das ärztliche Gespräch – Allgemeinpsychotherapeutische Strategien und Techniken. Berlin: Gesundheit; 1990.

Geyer M. Methodik des psychotherapeutischen Einzelgespräches. Leipzig: Barth; 1990.

Geyer M. Psychoanalytisches Denken in der Psychosomatik der früheren DDR. Das Subjektive in der Medizin. In: Richter H-E, Wirsching M (eds.). Neues Denken in der Psychosomatik. Frankfurt/M.: Fischer; 1991:129–138.

Geyer M. Zur Situation der Psychotherapie in der ehemaligen DDR. In: Tress W (ed.). Psychosomatische Medizin und Psychotherapie in Deutschland. Göttingen: Vandenhoeck & Ruprecht; 1992.

Ghent E. Interaction in the Psychoanalytic Situation. Psychoanalytic Dialogue. 1995;5:479–491.

Gibbs NA. Nonclinical Populations in Research on Obsessive-Compulsive Disorder: A Critical Review. Clinical Psychology Review. 1996;16:729–773.

Giddens A. Modernity and self-identity. Self and society in the late modern age. Stanford, CA: Stanford University Press; 1991.

Gieler U, Bosse K. Seelische Faktoren bei Hautkrankheiten. 2.Aufl. Bern: Hans Huber; 1995.

Gieler U, Bräuer J, Freiling G. Neurodermitis-Schulung – ein neuer psychosomatisch orientierter Behandlungsansatz. In: Gieler U, Stangier U, Brähler E (eds.). Hauterkrankungen in psychologischer Sicht. Jahrbuch der medizinischen Psychologie. Bd.9.Göttingen: Hogrefe; 1993.

Gieler U, Eckhardt-Henn A. Artifizielle Störungen. Dermatology and Psychosomatics. 2004;5:93–98.

Gieler U, Effendy I, Stangier U. Kutane Artefakte - Behandlungsmöglichkeiten und ihre Grenzen Zeitschrift für Hautkrankheiten. 1987;62:882–890.

Gieler U, Ernst R, Fritz J. Mein Schuppenpanzer schützt mich! Persönlichkeitsbild und Körperbeschwerden bei Psoriasis-Patienten. Zeitschrift für Hautkrankheiten. 1986;61:572–576.

Gieler U, Ernst R, Fritz J. Mein Schuppenpanzer schützt mich! Persönlichkeitsbild und Körperbeschwerden bei Psoriasis-Patienten. Zeitschrift für Hautkrankheiten. 1986;61:572–576.

Gieler U, Niemeier V, Kupfer J, Brosig B, Schill WB. Psychosomatische Dermatologie in Deutschland – Eine Umfrage an 69 Hautkliniken. Hautarzt. 2001;52:104–110.

Gieler U, Stangier U, Ernst R. Psychosomatische Behandlungsansätze im Rahmen der klinischen Therapie von Hautkrankheiten. Praxis der klinischen Verhaltensmedizin und Rehabilitation. 1988;1:50–54.

Gieler U, Stangier U, Niemeier V. Somatoforme Syndrome in der Dermatologie. In: Kapfhammer H-P, Gündel H (eds.). Psychotherapie der Somatisierungsstörungen. Stuttgart: Thieme; 2001:104–116.

Gieler U. Factitious Disease in the Field of Dermatology. Psychother Psychosom. 1994;62:48–55.

Gieler U. Leitlinien in der Psychotherapeutischen Medizin für Artifizielle Störungen. Journal der Deutschen Dermatologischen Gesellschaft. 2004;2:66–73.

Gieler U. Neurodermitis-Schulung als psychosomatisches Therapiemodell in der Dermatologie. In: Niemeier V, Stangier U, Gieler U (Hrsg.). Hauterkrankungen – Ergebnisse psychologischer Forschung und Anwendungsperspektiven. Göttingen: Hogrefe; 2009.

Gieler U. Psychodynamische Diagnostik und Therapie der körperdysmorphen Störung. Psychosozial. 2003;26:55–63.

Giese H. Psychopathologie der Sexualität. Stuttgart: Enke; 1962.

Giesen-Bloo J, van Dyck R, Spinhoven P, van Tilburg W, Dirksen C, van Asselt T, Kremers I, Nadort M, Arntz A. Outpatient

Giesler J, Weis J. Psychoonkologische Versorgung in Brustzentren. FORUM. 2009;6:49–52.

Gill M, Thomä H, Rotmann JM. Sich der Natur der Interaktion bewusst zu werden. Psyche. 1999;9/10:905–928.

Gill M. Die Übertragungsanalyse – Theorie und Technik. Frankfurt/M: Fischer; 1996.

Gill MM, Muslin H. Early interpretation of the transference. J Amer psychoanal Ass. 1976;24:770–794.

Gill MM. Analysis of treansference. Vol. 1.Theory and technique. Psychological Issues Monograph 53.New York: International Universities Press; 1982

Gill MM. Die Analyse der Übertragung. For Psychoanal. 1993;9:46–61.

Gill MM. Psychoanalysis and exploratory psychotherapy. J Am Psychoanal Assoc. 1954;2:771–797.

Gilleard C, Lieberman S, Peeler R. Family therapy for older adults: A survey of professionals attitudes. J Family Ther. 1992;14:413–422.

Gilligan C. Die andere Stimme. München: Piper; 1988.

Ginsburg GH, Opper S. Piagets Theorie der geistigen Entwicklung. Stuttgart: Klett-Cotta; 1982.

Gizewski E, Forsting M, Senf W. Funktionelle Hirnbildgebung bei Transsexualität. Mit dem „gefühlten" Geschlecht konform. Gynäkologie und Geburtshilfe. 2008;42–42.

Gizewski E, Krause E, Schlamann M, Happich F, Ladd ME, Forsting M, Senf W: Specific Cerebral Activation due to Visual Erotic Stimuli in Male-to-Female Transsexuals Compared with Male and Female Controls: An fMRI Study, J Sex Med. 2009;6:440–448.

Gladis MM, Wadden TA, Vogt R, Foster G, Kuehnel RH, Bartlett SJ. Behavioral treatment of obese binge eaters: Do they need different care? J Psychosom Res. 1998;44:375–384.

Glasersfeld E v. Einführung in den radikalen Konstruktivismus. In: Watzlawick P (ed.). Die erfundene Wirklichkeit. München: Piper; 1981:16–38.

Glier B. Chronisches Krankheitsverhalten – ein Konzept und seine Anwendung auf chronisch-entzündliche Darmerkrankungen. In: Kosarz P,Traue HC (eds.). Psychosomatik chronisch-entzündlicher Darmerkrankungen. Bern: Hans Huber; 1997:203–227.

Gloor R, Pfister T. Kindheit im Schatten: Ausmaß, Hintergründe und Abgrenzungen sexueller Ausbeutung. Bern: Lang; 1995.

Glover E. Zur Ätiologie der Sucht. Internationale Zeitschrift für Psychoanalyse. 1933;19:170–197.

Goffman E. Interaktionsrituale. Frankfurt/M: Suhrkamp; 1971.

Goffman E. Stigma. Über Techniken der Bewältigung beschädigter Identität. Frankfurt/M: Suhrkamp; 1967.

Goldapple K, Segal Z, Garson C, Lau M, Bieling P, Kennedy S, Mayberg H. Modulation of cortical-limbic pathways in major depression: treatment-specific effects of cognitive behavior therapy. Arch Gen Psychiatry. 2004;61(1):34–41.

Goldberg D, Huxley P. Mental Illness in the Community: the Pathway to Psychiatric Care. London: Tavistock; 1980.

Goldberg DP, Williams P. A user's guide to the General Health Questionnaire. Windsor: NFER-Nelson; 1988.

Goldberg LR. The structure of phenotypic personality traits. American Psychologist. 1993;48:26–34.

Goldfein JA, Walsh BT, LaChaussee JL, Kissileff HR. Eating behavior in binge eating disorder. Int J Eat Disord. 1993;14:427–431.

Goldfried MR, Davison GC. Clinical behavior therapy. New York: Holt; 1976.

Goldfried MR, Goldfried AP. Cognitive change methods. In: Kanfer FH, Goldstein AP (eds.). Helping people change. A textbook of methods. 2nd (ed.). New York: Pergamon; 1979.

Goldfried MR, Kent RN. Traditional versus behavioral personality assessment: A comparison of methodological and theoretical assumptions. Psychological Bulletin. 1972;77:409–420.

Goldstein A, Foa EB (eds.). Handbook of behavioral interventions. A clinical guide. New York: Wiley; 1980.

Goldstein AP, Kanfer FH. Maximizing treatment gains. Transfer enhancement in psychotherapy. New York: Academic Press; 1979.

Goldstein AP. Strukturierte Lerntherapie. Ansätze zu einer Psychotherapie der sozial Benachteiligten. München: Urban & Schwarzenberg; 1979.

Gonzales S, Steinglass P, Reiss D. Putting the Illness in Its Place: Discussion Groups for families with Chronic Medical Illness. Fam Proc. 1989;28:69–87.

Goodenough FL. Mental Testing. New York: Rinehart & Co; 1949.

Goodman WK, Rudorfer MV, Maser JD (eds.). Obsessive-compulsive disorder. Contemporary issues in treatment. Mahwah, N.J.: Erlbaum; 2000.

Goodman WK. Pharmacotherapy of Obsessive-Compulsive Disorder. In: Hand I, Goodman WK, Evers U (eds.). Obsessive-Compulsive Disorders. New Research Results. Berlin: Springer; 1992.

Goodrick CK, Poston WSC, Kimball KT, Reeves RS, Foreyt JP. Non-dieting versus dieting treatment for overweight binge-eating women. J Consult Clin Psychol. 1998;66:363–368.

Goodwin PJ, Leszcz M, Ennis M, Koopmans J, Vincent L, Guther H, Drysdale E, Hundleby M, Chochinov HM, Navarro M, Speca M, Hunter J. The effect of group psychosocial support on survival in metastatic breast cancer. N Engl J Med. 2001;345(24):1719–1726.

Goodwin PJ, Leszcz M, Ennis M, Koopmans J, Vincent L, Guther H, Drysdale E, Hundleby M, Chochinov HM, Navarro M, Speca M, Hunter J. The effect of group psychosocial support on survival in metastatic breast cancer. N Engl J Med. 2001; 345;24:1719–1726.

Goolishian H, Anderson H. Menschliche Systeme. In: Reiter L, Brunner E, Reiter-Theil S (Hrsg.). Von der Familientherapie zur systemischen Perspektive. 1997:253–287.

Goolishian HA, Anderson H. Menschliche Systeme. Vor welche Probleme sie uns stellen und wie wir mit ihnen arbeiten. In: Reiter L, Brunner EJ, Reither Theil S (eds.). Von der Familientherapie zur Systemischen Therapie. Berlin, Heidelberg: Springer; 1988.

Gorenoi V, Schönermark MP, Hagen A. Massnahmen zur Verbesserung der Compliance bzw. Adherence in der Arzneimitteltherapie im Hinblick auf den Therapieerfolg Köln: DIMDI. 2007;65.

Gormley B. Application of adult attachment theory to treatment of chronically traumatized women. Psychotherapy: Theory, Research, Practice, Training. 2004;41(2):136–143.

Gould RA, Mueser KT, Bolton E, Mays V, Goff D. Cognitive therapy for psychosis in schizophrenia: an effect size analysis. Schizophr Res. 2001;48:335–342.

Gould W, Gragg T. Delusions of parasitosis. Arch Dermatol. 1976;112:1745–1748.

Gouzoulis-Mayfrank E. Komorbidität Psychose und Sucht. Von den Grundlagen zur Praxis Darmstadt: Steinkopff; 2003–136.

Grabe HJ, Thiel A, Freyberger HJ, Kathmann A, Boerner RJ, Hoff P. Entwicklung eines AMDP-Moduls zur Erfassung von Zwangssymptomen – Konzeptualisierung und erste empirische Ergebnisse. In: Stieglitz RD, Fähndrich E, Möller HJ (eds.). Syndromale Diagnostik psychischer Störungen. Göttingen: Hogrefe;1998:184–190.

Grabhorn R, Overbeck G. Symptombildung, Kompromißbildung. In: Mertens W, Waldvogel B (ed.). Handbuch psychoanalytischer Grundbegriffe. Stuttgart: Kohlhammer; 2000:699–705.

Grande G, Badura B. Die Rehabilitation der KHK aus gesundheitssystemanalytischer Perspektive. Frankfurt a.M.: VAS; 2001.

Grassi L, Travado L, Moncayo FL, Sabato S, Rossi E SEPOS Group. Psychosocial morbidity and its correlates in cancer patients of the Mediterranean area: findings from the Southern European Psycho-Oncology Study. J Affect Disord. 2004;83:243–248.

Grau A, Henningsen P. Neuro-Psychosomatik. Autoimmunologisch vermittelte neurologische Erkrankungen: Multiple Sklerose. Stuttgart: Schattauer; 2006:283–293.

Graumann CF. Die Scheu der Psychologen vor der Interaktion. Zeitschrift für Sozialpsychologie. 1979;10:284–304.

Grawe K, Braun U. Qualitätskontrolle in der Psychotherapiepraxis. Zeitschrift für Klinische Psychologie. 1994;23:242–267.

Grawe K, Caspar F, Ambühl H. Veränderungsfragebogen für Lebensbereiche

(VLB). Zeitschrift für Klinische Psychologie. 1990;19:292–376.

Grawe K, Caspar F. Die Plananalyse als Konzept und Instrument für die Psychotherapieforschung. In: Baumann U. Psychotherapie: Makro- und Mikroperspektiven. Göttingen: Hogrefe; 1984..

Grawe K, Donati R, Bernauer F. Psychotherapie im Wandel. Von der Konfession zur Profession. Göttingen: Hogrefe; 1994.

Grawe K, Donati R, Bernauer F. Psychotherapie im Wandel. Von der Konfession zur Profession. Göttingen: Hogrefe; 2001.

Grawe K (ed.). Verhaltenstherapie in Gruppen. München: Urban & Schwarzenberg; 1980.

Grawe K et al. Psychologische Therapie. Göttingen: Hogrefe; 2000.

Grawe K, Grawe-Gerber M, Heininger B, Ambühl H, Caspar F. Schematheoretische Fallkonzeption und Therapieplanung. In: Caspar F (Hrsg.). Psychotherapeutische Problemanalyse. Tübingen: Deutsche Gesellschaft für Verhaltenstherapie; 1996:189–247.

Grawe K. (Wie) Kann Psychotherapie durch empirische Validierung wirksamer werden? Psychotherapeutenjournal. 2005;1:4–11.

Grawe K. „Moderne" Verhaltenstherapie oder allgemeine Psychotherapie? Verhaltenstherapie und Verhaltensmedizin. 1997;18:137–159.

Grawe K. Allgemeine Psychotherapie: Leitbild für eine empiriegeleitete psychologische Therapie. In: Wagner RF, Becker P (eds.). Allgemeine Psychotherapie. Neue Ansätze zu einer Integration psychotherapeutischer Schulen. Göttingen: Hogrefe; 1999:117–168.

Grawe K. Der Veränderungsprozessbogen (VPB). In: Zielke M (ed.). Diagnostik in der Psychotherapie. Stuttgart: Kohlhammer; 1982:231–252.

Grawe K. Die Black Box wird durchsichtig. Psychologie Heute. 2004b;5:34–39.

Grawe K. Grundriss einer Allgemeinen Psychotherapie. Psychotherapeut. 1995;40:130–145.

Grawe K. Komplementäre Beziehungsgestaltung als Mittel zur Herstellung einer guten Therapiebeziehung. In: Markgraf J, Brengelmann JC. Die Therapeut-Patient-Beziehung in der Verhaltenstherapie. München: Gerhard Röttger Verlag; 1992:215–244.

Grawe K. Neuropsychotherapie. Göttingen: Hogrefe; 2004.

Grawe K. Psychologische Psychotherapie. Göttingen: Hogrefe; 1998.

Grawe K. Psychologische Psychotherapie. Göttingen: Hogrefe; 1999.

Grawe K. Psychologische Therapie, 2.korr. Aufl. Göttingen: Hogrefe; 2000.

Grawe K. Psychologische Therapie. Göttingen: Hogrefe; 1998.

Grawe K. Psychotherapie ohne Grenzen – Von den Therapieschulen zur Allgemeinen Psychotherapie. Verhaltenstherapie und psychosoziale Praxis. 1994;26:357–370.

Grawe K. Psychotherapieforschung zu Beginn der neunziger Jahre. Psychologische Rundschau. 1992;43:132–162.

Grawe K. Research-informed Psychotherapy. Psychotherapie Research. 1997;7:1–20.

Grawe K. Von der psychotherapeutischen Outcome-Forschung zur differentiellen Prozessanalyse. Zeitschrift für Klinische Psychologie. 1989;18:23–34.

Grawe K. Zurück zur psychotherapeutischen Einzelfallforschung. Editorial. Z klin Psychol. 1988;17:1–7.

Gray P. On helping analysands observe intrapsychic activity. In: Richards AD, Willick MS (eds.). Psychoanalysis. The science of mental conflict. Essays in honor of Charles Brenner. Hillsdale NJ: Analytic Press; 1986:245–262.

Gray P. The ego and the analysis of defense. 2nd. Northvale, NJ: Jason Aronson; 1994.

Gray R, Gournay K, David A. QUATRO: Adherence therapy: training and treatment manual. London: unveröffentlichtes Manuskript; 2001.

Green A. Geheime Verrücktheit. Grenzfälle der psychoanalytischen Praxis. Gießen: Psychosozial; 2000.

Greenberg L, Elliott R, Lietaer G. Research on Experiential Psychotherapies. In: Bergin AE, Garfield SL (eds.). Handbook of Psychotherapy and Behavior Change. New York: Wiley; 1994:509–539.

Greenberg L, Johnson S. Emotion focussed couple therapy for couples. New York: Guilford Press; 1988.

Greenberg LS, Paivio SC. Working with emotion in psychotherapy. New York: Guilford; 1997.

Greenberg LS, Rice LN, Elliott R. Facilitating Emotional Change. The Moment-by-Moment Process. New York: Guilford; 1993.

Greenberg LS, Safran JD. Emotion in psychotherapy. New York: Guilford Press; 1987.

Greenberg LS. Emotionsfokussierte Psychotherapie. Tübingen: Dgvt-Verlag; 2006.

Greenberg MT. Attachment and psychopathology in childhood. In: Cassidy J, Shaver PR (Hrsg.). Handbook of Attachment. New York: Guilford Press; 1999:469–496.

Greenson RR. Psychoanalytische Erkundungen. Stuttgart: Klett; 1982.

Greenson RR. Technik und Praxis der Psychoanalyse. Band. 1. Stuttgart: Klett-Cotta; 1981.

Greenson RR. Technik und Praxis der Psychoanalyse. Stuttgart: Klett-Cotta; 2007.

Greer S, Moorey S, Baruch JD, Watson M, Robertson B, Mason A, et al. Adjuvant psychological therapy for patients with cancer: a prospective randomised trial. BMJ. 1992;304:675–680.

Greisberg S, McKay D. Neuropsychology of OCD: A review of treatment implications. Clinical Psychology Review. 2003;23;95–117.

Greve W. Die Psychologie des Selbst – Konturen eines Forschungsthemas. In: Greve W (ed.). Psychologie des Selbst. Weinheim: Beltz/PVU; 2000: 15–38.

Grilo CM, Masheb RM, Heninger G, Wilson GT. Psychotherapy and medication for binge eating disorder. Abstract 095, International Conference on Eating Disorders, April 25–28, Boston; 2002.

Grilo CM, Masheb RM. Onset of dieting vs binge eating in outpatients with binge eating disorder. Int J Obesity. 2000;24:404–409.

Grinberg L, Grinberg R. Die Migration als Trauma und Krise. In: Grinberg L, Grinberg R (Hrsg.). Psychoanalyse der Migration und des Exils. München/Wien: Verlag Internationale Psychoanalyse; 1990:9–15.

Grinberg L. Aspectos magicos en la transferencia: Identificación y contraidentificación proyectivas. Rev Psicoanal. 1958;15:213–230.

Grinberg L. On a specific aspect of countertransference due to the patient s projective identification. Int J Psycho-Anal. 1962;43:436–440.

Grinberg L. Perturbaciones en la interpretación pour la contraidentificación proycetivas. Rev Psicoanal. 1957;14:29–41.

Groddeck G. Das Buch vom Es. Frankfurt/M: Fischer; 1979.

Groffmann KJ, Michel L (eds.). Intelligenz- und Leistungsdiagnostik. Enzyklopädie der Psychologie, Themenbereich B, Serie II: Psychologische Diagnostik, Bd.2.Göttingen: Hogreve; 1983.

Groffmann KJ, Michel L (eds.). Persönlichkeitsdiagnostik. Enzyklopädie der Psychologie, Themenbereich B, Serie II: Psychologische Diagnostik, Bd.3. Göttingen: Hogrefe; 1982.

Gromus B. Sexualstörungen der Frau. Göttingen: Hogrefe; 2002.

Gröne M. Wie lasse ich meine Bulimie verhungern? Heidelberg: Auer; 1995.

Gross G. Basisraten für kriminelle Rückfälligkeit. Eine Zusammenschau veröffentlicher Daten. München: Diss. Abt. Forensische Psychiatrie, Ludwig Maximilians-Universität; 2000.

Grosse Holtforth M, Grawe K. Fragebogen zur Erfassung Motivationaler Schemata (FAMOS). Handanweisung. Göttingen: Hogrefe; 2002.

Grosse Holtforth M. Was möchten Patienten in ihrer Therapie erreichen? Die Erfassung von Therapiezielen mit dem Berner Inventar für Therapieziele (BIT). Verhaltenstherapie & Psychosoziale Praxis. 2001;34:241–258.

Grossmann K, Grossmann KE, Spangler G, Suess G, Unzner L. Maternal sensitivity and newborns' orientation responses as related to quality of attachment in northern Germany. In: Bretherton I, Waters E (eds.). Growing points of attachment theory and research. Monographs of the Society for Research in Child Development. 1985;50(209):1 2.

Grossmann K. Entfremdung, Abhängigkeit und Anhänglichkeit im Lichte der Bindungstheorie. Prax Psychother Psychosom. 1990;35:231–238.

Grossmann KE, Grossmann K. Die Bedeutung sprachlicher Diskurse für die Entwicklung internaler Arbeitsmodelle von Bindung. In: Gloger-Tippelt G (Hrsg.). Bindung im Erwachsenenalter. Ein Handbuch für Forschung und Praxis. 1. Aufl. Bern, Huber; 2001:75–101.

Grossmann KE, Grossmann K. Frühkindliche Bindung und Entwicklung individueller Psychodynamik über den Lebenslauf. Familiendynamik. 1995;20:171–192.

Großmaß R. Psychische Krisen und sozialer Raum. Eine Sozialphänomenologie psychosozialer Beratung. Tübingen: dgvt; 2001.

Großmaß R. Psychotherapie und Beratung. In: Nestmann F, Engel F, Sickendiek U (eds.). Das Handbuch der Beratung, Bd 1. Disziplinen und Zugänge. Tübingen: dgvt; 2004:89–101

Grunert SC. Ein Inventar zur Erfassung von Selbstaussagen zum Ernährungsverhalten. Diagnostica. 1989;35:167–176.

Grünwald HS, Hegemann U, Eggel T, Anthenien L. Ergebnisqualität systemischer Therapie. System Familie. 1999;12:17–24.

Grünzig HJ, Schors R. Routinemäßige quantitative Psychotherapieerfolgskontrolle im klinischen Alltag. In: Lamprecht F (ed.). Spezialisierung und Integration in Psychosomatik und Psychotherapie. Berlin, Heidelberg: Springer; 1987:276–283.

Gschwend G. Notfallpsychologie und Trauma-Akuttherapie. Ein kurzes Handbuch für die Praxis. Bern: Hans Huber; 2002.

Güc F. Ein familientherapeutisches Konzept in der Arbeit mit Immigrantenfamilien. Familiendynamik. 1991;16:3–23.

Guilford JP. Factors and factors of personality. Psychological Bulletin. 1975;82:802–814.

Güldenring A. Phasenspezifische Konfliktthemen eines transsexuellen Entwicklungsweges. In: Senf W, Strauss B. Sexuelle Identitäten. Psychotherapie im Dialog 1; 2009:25.

Gull W. Anorexia nervosa. Lancet. 1888;1:516–517.

Gulliksen H. Theory of mental tests. New York: Wiley; 1950.

Gündel H, Ceballos-Baumann A, von Rad M. Aktuelle Perspektiven der Alexithymie. Nervenarzt. 2000;71:151–163.

Gündel H, Lordick F, Brandl T, Würschmidt F, Schüßler J, Leps B, Sendler A, Mert E, Pouget-Schors D, von Schilling C, Peschel C, Sellschopp A. Psychoedukative Patientengruppen im Rahmen einer interdisziplinären Tumortherapie. Zeitschrift für Psychosomatische Medizin und Psychotherapie. 2003;3:246–261.

Gunderson JG, Ronningstam E. Is narcissistic personality disorder a valid diagnosis? In: Oldham JM (ed.). Personality disorders: New perspectives on diagnostic validity. Washington DC: American Psychiatric Press; 1991:105–119.

Gunderson JG. Diagnostisches Interview für das Borderline-Syndrom (DIB). 2.Aufl. Göttingen: Hogrefe; 1990.

Gunzelmann T, Schumacher J. Psychologische Betreuungs- und Behandlungskonzepte für Demenzkranke. In: Weis S, Weber G (Hrsg.). Handbuch Morbus Alzheimer. Neurobiologie, Diagnose, Therapie. Weinheim: Psychologie Verlags Union; 1997:1147–1172. Guthke J, Böttcher HR, Sprung L. Psychodiagnostik. Ein Lehr- und Arbeitsbuch für Psychologen sowie empirisch arbeitende Sozialwissenschaftler, Band 1. Berlin: Deutscher Verlag der Wissenschaften; 1990.

Gunzelmann Th, Schumacher J. Psychologische Betreuungs- und Behandlungskonzepte für Demenzkranke. In: Weis S, Weber G (eds.). Handbuch Morbus Alzheimer. Neurobiologie, Diagnose, Therapie. Weinheim: Psychologie Verlags Union; 1997:1147–1172.

Gupta MA, Gupta AK, Haberman H. Neurotic excoriations: a review and some more perspectives. Compr Psychiat. 1986;27:381–386.

Gupta MA, Haberman H. Psoriasis and psychiatry: an update. General Hospital Psychiatry. 1987;9:157–166.

Gupta MA, Schork NJ, Gupta AK, Ellis CN. Alcohol intake and treatment responsiveness of psoriasis: a prospective study. Journal of the American Academy of Dermatology. 1993;28:730–732.

Gupta MA, Schork NJ, Gupta AK, Kirkby S, Ellis CN. Suicidal ideation in psoriasis. International Journal of Dermatology. 1993;32:188–190.

Gurman AS, Kniskern DT, Pinsof WM. Research on the process and outcome of marital and family therapy. In: Garfield S, Bergin A (eds.). Handbook of psychotherapy and behavior change. New York: Wiley; 1986:565–624.

Guthke J, Böttcher HR, Sprung L (eds.). Psychodiagnostik. Ein Lehr- und Arbeitsbuch für Psychologen sowie empirisch arbeitende Sozialwissenschaftler, Bd.1.Berlin: Deutscher Verlag der Wissenschaften; 1990.

Guthke J, Wiedl KH. Dynamisches Testen. Zur Psychodiagnostik der intraindividuellen Variabilität. Grundlagen, Verfahren und Anwendungsfelder. Göttingen: Hogrefe; 1996.

Guthke J. Testtheorie (Testmodelle). In: Guthke J, Böttcher HR, Sprung L (eds.). Psychodiagnostik, Bd.1.Berlin: Deutscher Verlag der Wissenschaften; 1990:105–200.

Guthrie E. Emotional disorders in chronic illness: psychotherapeutic interventions. Brit J Psychiat. 1996;168:265–273.

Guthrie E. Psychotherapy for patients with complex disorders and chronic symptoms – The need for a new research paradigm. British Journal of Psychiatry. 2000; 177:131–137.

Guthrie ER. The psychology of learning. New York: Harper; 1935.

Guttmann H (ed.). Der dementielle Patient. Bern: Hans Huber; 1994.

Haag G, Bayen UJ, Verhaltensmedizinische Konzepte bei Älteren. Köln: Deutscher Ärzteverlag; 1996.

Haag G, Noll P. Das Realitätsorientierungstraining (ROT) – eine spezifische Intervention bei Verwirrtheit. In: Haag G, Brengelmann JC (eds.). Alte Menschen – Ansätze psychosozialer Hilfen. München: Rötger; 1991:127–164.

Haag G, Noll P. Realitätsorientierungstraining. In: Linden M, Hautzinger M (eds.). Verhaltenstherapie. Techniken, Einzelverfahren und Behandlungsanleitungen. 3.Aufl. Berlin: Springer; 1996:256–259.

Haar R. Gruppentherapie mit Kindern und Jugendlichen in Klinik und Heim. Prax Kinderpsychol Kinderpsychiat. 1980;29:182–194.

Habel U, Koch K, Kellermann T, Reske M, Frommann N, Wolwer W, Zilles K, Shah NJ, Schneider F. Training of affect recognition in schizophrenia: Neurobiological correlates. Soc Neurosci. 2010;5(1):92–104.

Habel U, Posse S, Schneider F. Funktionelle Kernspintomographie in der klinisch-experimentellen Psychologie und Psychiatrie. Fortschritte der Neurologie - Psychiatrie. 2002;70:61–70.

Häcker H, Leutner D, Amelang M (eds.). Standards für pädagogisches und psychologisches Testen. Göttingen: Hogrefe; 1998.

Häcker H, Schmidt LR. Objektive Persönlichkeitstests. In: Schmidt LR (ed.). Lehrbuch der Klinischen Psychologie. 2.Aufl. Stuttgart: Enke; 1984:247–255.

Häcker H. Objektive Tests zur Messung der Persönlichkeit. In: Groffmann KJ, Michel l (eds.). Persönlichkeitsdiagnostik. (Enzyklopädie der Psychologie, Themenbereich B, Serie II: Psychologische Diagnostik, Bd.3). Göttingen: Hogrefe; 1982:132–185.

Haddock G, Slade PD. Focusing versus distraction approaches in the treatment of persistent auditory hallucinations. In: Haddock G, Slade PD (eds.). Behavioral Interventions with Psychotic Disorders. London: Routledge; 1996.

Haenel T, Rauchfleisch U, Schuppli R. Die Bedeutung von Hautartefakten. Schweizerische Medizinische Wochenschrift. 1982;112:326–333.

Haenel T, Rauchfleisch U, Schuppli R. The psychiatric significance of dermatitis artefacta. Psychiatric and neurological science. 1984;234:38–41.

Haesler L. Zur Technik des Interviews bei „unergiebigen Patienten". Psyche. 1978;2:157–182.

Hafner RJ, Watts JM, Rogers J. Psychological status of morbidly obese women before gastric restriction surgery. J Psychosom Res. 1987;31:607–612.

Hahlweg K, Duerr H, Mueller U. Familienbetreuung schizophrener Patienten. Weinheim: Psychologische Verlags-Union; 1995.

Hahlweg K, Markman HJ. Effectiveness of behavioral marital therapy. Empirical status of behavioral techniques in preventing and alleviating marital distress. Journal of Consulting and Clinical Psychology. 1988;56;3:440–447.

Hahlweg K, Schindler L, Revenstorf D. Partnerschaftsprobleme: Diagnose und Therapie. Ein Handbuch für den Therapeuten. Berlin: Springer; 1982.

Hahlweg K. Fragebogen zur Partnerschaftsdiagnostik (FPD). Handanweisung. Göttingen: Hogrefe; 1996.

Hahlweg K. Interaktionelle Aspekte psychischer Störungen. In: Ehlers A, Hahlweg K (eds.). Psychologische und biologische Grundlagen der Klinischen Psychologie. Enzyklopädie der Psychologie (Themengebiet D, Serie II, Bd.1). Göttingen: Hogrefe; 1996:585–648.

Haiman C, Devlin MJ. Binge eating before the onset of dieting: a distinct subgroup of bulimia nervosa? Int J Eat Disord. 1999;25:151–157.

Haisch J (ed.). Angewandte Sozialpsychologie. Bern: Hans Huber; 1983.

Haisch J, Haisch I. Anwendungen der Sozialpsychologie in der Klinischen Psychologie. In: Schultz-Gambard J (ed.). Angewandte Sozialpsychologie. Konzepte, Ergebnisse, Perspektiven. Weinheim: Psychologie Verlags Union; 1987:307–320.

Haley J. Direktive Familientherapie. Strategien für die Lösung von Problemen. München: Pfeiffer; 1977.

Haley J. Family experiments: a new type of experimentation. Family Process. 1962;1:265–293.

Hall A, Fagen R. Definition of System. In: Bertalanffy L v, Rappaport A (eds.). Ann Arbor: General Systems Yearbook; 1956:18–29.

Halmi KA, Eckert E, Marchi P, Sampugnaro V, Apple R, Cohen J. Comorbidity of psychiatric diagnosis in anorexia nervosa. Arch Gen Psychiatry. 1991;48:712–718.

Halsband U, Unterrainer J. Neuropsychologische Funktionsdiagnostik. In: Stieglitz RD, Baumann U, Freyberger HJ (eds.). Psychodiagnostik in Klinischer Psychologie, Psychiatrie, Psychotherapie. 2., überarb. u. erweit. Aufl. Stuttgart: Thieme; 2001:159–68.

Hambrick JP, Weeks JW, Harb GC, Heimberg RG. Cognitive-behavioral therapy for social anxiety disorder: supporting evidence and future directions. CNS Spectrums. 2003;8:373–381.

Hamilton CE. Continuity and discontinuity of attachment from infancy through adolescence. Child development. 2000;71:690–694.

Hamilton J, Guthrie E, Creed F. A randomised controlled trial of psychotherapy in patients with chronic functional dyspepsia Gastroenterology. 2000;119:661–669.

Hamilton M. A Rating Scale for Depression. J Neurol Neurosurg Psychiat. 1960;23:56.

Hamilton M. HAMA. Hamilton Anxiety Scale. In: Guy W (ed.). ECDEU assessment manual for psychopharmacology. Rockville: National Institute of Mental Health; 1976 a:193–198.

Hamilton M. HAMD. Hamilton Depression Scale. In: Guy W (ed.). ECDEU assessment manual for psychopharmacology. Rockville: National Institute of Mental Health; 1976 b:179–192.

Hamm A. Furcht und Phobien. Göttingen: Hogrefe; 1997.

Hand I. Exposition-Reaktions-Management (ERM) in der strategisch-systemischen Verhaltenstherapie. Verhaltenstherapie. 1993;3:61–65.

Hand I. Verhaltenstherapie bei Angsterkrankungen. In: Möller HJ (ed.). Therapie psychiatrischer Erkrankungen. Stuttgart: Enke; 1990.

Hand I. Verhaltenstherapie bei Patienten mit Angsterkrankungen. In: Möller H-J (ed.). Therapie psychiatrischer Erkrankungen. Stuttgart: Thieme; 2000.

Hand I. Verhaltenstherapie der Zwangsstörungen: Therapieverfahren und Ergebnisse. In: Hand I, Goodman WK, Evers U (eds.). Zwangsstörungen. Neue Forschungsergebnisse. Berlin: Springer; 1992.

Hank G, Hahlweg K, Klann N. Diagnostische Verfahren für Berater. Weinheim: Beltz-Test; 1990.

Hank P, Mittag O, Schwenkmezger P. Zur Bedeutung von Ärger und Ärgerausdruck für die Entstehung der KHK. Frankfurt/M: VAS; 2003.

Hänsel D. Ein Versuch der Untergruppenbildung beim Anorexie-Syndrom. Krankenhauspsychiatrie. 1991;2:120–123.

Hansen O, Küchler T, Lotz G, Richter G, Wilckens A. Es juckt mich an den Fingern, aber mir sind die Hände gebunden. Zeitschrift für Psychosomatische Medizin und Psychoanalyse. 1981;27:275–290.

Hänsgen KD. Berliner Verfahren zur Neurosendiagnostik. Mehrdimensionale Erfassung von Beschwerden und Selbstkonzept. 2.Aufl. Göttingen: Hogrefe; 1991.

Hanson P, Thornton L. Static 99 – Improving actuarial risk assessment for sex offenders. User Report No. 1999 – 02. Ottawa. Department of the Solicitor General of Canada; 1999.

Hanson RK, Bussiere MT. Predictors of Sexual Offender Recidivism. In: A Meta-analysis. Report No. 1996–04. Ottawa, Department of the Solicitor General in Canada; 1996.

Harden CL, Burgut FT, Kanner AM. The diagnostic significance of video-EEG monitoring findings on pseudoseizure patients differs between neurologists and psychiatrists. Epilepsia. 2003;44(3):453–456.

Hare RD. Psychopathy affect and behavior. In: Cooke DJ, Forth AE, Hare RD (eds.). Psychopathy. Theory research and implications for society. Dordrecht: Kluwer; 1998:105–137.

Hare RD. The Revised Psychopathy Checklist. Toronto: Multi-Health Systems; 1991.

Hare RD. Without conscience. The disturbing world of the psychopaths among us. New York: Pocket Books; 1993.

Harfst T, Marstedt G. Psychische Gesundheit in Deutschland: Erkrankungen bleiben oft unentdeckt. Gesundheitsmonitor. 2009;1:1–7.

Hargens J, v Schlippe A. Das Spiel der Ideen. Reflektierendes Team und Systemische Praxis. Dortmund: Borgmann; 1998.

Harrison JD, Young JM, Price MA, Butow PN, Solomon MJ. What are the unmet supportive care needs of people with cancer? A systematic review. Supp Care Cancer. 2009;17:1117–1128.

Harrison RL, Westwood MJ. Preventing vicarious traumatization of mental health therapists: Identifying protective practicies. Psychotherapy: Theory, Research, Practice, Training. 2009;46(2):203–219.

Harter C, Kick J, Rave-Schwank M. Psychoedukative Gruppen für depressive Patienten und ihre Angehörigen. Psychiatr Prax. 2002;29;3:160–163.

Härter M, Groß-Hardt M, Berger M (eds.). Leitfaden Qualitätszirkel in Psychiatrie und Psychotherapie. Göttingen: Hogrefe; 1999.

Härter M, Klesse C, Bermejo I, Bschor T, Gensichen J, Harfst T, Hautzinger M, Kolada C, • Kopp I, Kühner C, Lelgemann M, Matzat J, Meyerrose B, Mundt C, Niebling W, Ollenschläger G, Richter R, Schauenburg H, Schulz H, Weinbrenner S, Schneider F, Berger M. Evidenzbasierte Therapie der Depression. Die S3-Leitlinie unipolare Depression. Nervenarzt. 2010;81:1049–1068.

Härter M, Reuter K, Aschenbrenner A, Schretzmann B, Marschner N, Hasenburg A, Weis J. Psychiatric disorders and associated factors in cancer: Results of an interview study with patients in inpatient, rehabilitation and outpatient treatment. European Journal of Cancer. 2001;37:1385–1393.

Härter M, Sitta P, Keller F, Metzger R, Wiegand W, Schell G, Stieglitz RD, Wolfersdorf M, Felsenstein M, Berger M. Externe Qualitätssicherung bei stationärer Depressionsbehandlung - Modellprojekt der Landesärztekammer Baden-Württemberg. Deutsches Ärzteblatt 2004;101 (27):A 1970–1974.

Hartig M. Selbstkontrolle: Lerntheoretische und verhaltenstherapeutische Ansätze. München: Urban & Schwarzenberg; 1973.

Hartkamp N. „Stolz und Vorurteil". Stationäre Psychotherapie bei Männern mit türkischem Migrationshintergrund. In: Erim Y (Hrsg.). Klinische Interkulturelle Psychotherapie: ein Lehr- und Praxisbuch. Stuttgart: Kohlhammer Verlag; 2009:253–260.

Hartkamp N. Quellentext Somatoforme Störungen 6: Anhaltende Somatoforme Schmerzstörung (ICD-10 F45.4). In: Henningsen P, Hartkamp N, Loew T, Sack M, Scheidt CE, Rudolf G (eds.). Somatoforme Störungen. Leitlinien und Quellentexte. Stuttgart: Schattauer; 2002:159–186.

Hartmann H, Rosenstiel L. Lehrbuch der Holtzman-Inkblot-Technik (HIT). Bern: Hans Huber, 1977.

Hartmann H. Ich-Psychologie und Anpassungsproblem. Stuttgart: Klett; 1975.

Hartung J, Schulte D. Action and state orientation during therapy of phobic patients. In: Kuhl J, Beckmann J (eds.). Volition and personality. Action vrsus state orientation. Seattle: Hogrefe & Huber; 1994: 217–231.

Hartung J. Psychotherapie phobischer Störungen. Zur Handlungs- und Lageorientierung im Therapieprozess. In: Schulte D (ed.). Therapeutische Entscheidungen. Göttingen: Hogrefe; 1990.

Hartung ML, Lehrl S. Psychologische Befunde bei einer Gruppe von Patientinnen mit perioraler Dermatitis. In: Bosse K, Hünecke P (Hrsg.). Psychodynamik und Soziodynamik bei Hautkranken. Göttingen: Vandenhoeck u. Ruprecht; 1976.

Harvey AG, Bryant RA. Acute Stress Disorder: A synthesis and critique. Psychological Bulletin. 2002;128:886–902.

Harvey JH, Omarzu J, Pauwels BE. Socialclinical psychology: Past, present and future.

In; Kowalski RM, Leary MR (eds.). The Social Psychology of emotional and behavioural problems: Interfaces of social and clinical psychology. Washington: APA; 1999:363–376.

Harvey JH, Omarzu J. Social psychological foundations of clinical psychology. In: Bellack AS, Hersen M (eds.). Comprehensive Clinical Psychology. Amsterdam: Elsevier; 1989:297–321.

Hasenbring M. Kieler-Schmerz-Inventar (KSI). Handanweisung. Bern: Hans Huber; 1994.

Hatch ML, Paradis C, Friedman S, Popkin M, Shalita, AR. Obsessive-compulsive disorder in patients with chronic pruritic conditions: Case studies and discussion. Journal of the American Academy of Dermatology. 1992;26:549–551.

Hathaway RS, McKinley JC, Engel RR (eds.). (der dt. Vers.). MMPI-2TM. Minnesota Multiphasic Personality Inventory-2TM. Bern: Hans Huber; 2000.

Haubl R, Lamott F. Handbuch Gruppenanalyse. Berlin: Quintessenz; 1994.

Hauch M (Hrsg). Paartherapie bei sexuellen Störungen. Stuttgart: Thieme; 2006.

Hauch M, Arentewicz G, Gaschae M. Anhang. Manual zur Paartherapie sexueller Funktionsstörungen. In: Arentewicz G, Schmidt G (eds.). Sexuell gestörte Beziehungen. Konzept und Technik der Paartherapie. 2. neu bearb. Aufl. Berlin: Springer; 1986:162–257.

Haugaard JJ, Repucci DN. The sexual abuse of children: A comprehensive guide to current knowledge and intervention strategies. San Francisco: Jossey-Bass; 1988.

Haupt M, Siebel U, Palm B, Kretschmar JH, Janner M. Behandlungseffekte einer paartherapeutischen psychoedukativen Gruppenarbeit mit Demenzkranken und ihren pflegenden Angehörigen. Fortschr Neurol Psychiatr. 2000;68;11:503–515.

Hausmann C. Handbuch Notfallpsychologie und Traumabewältigung – Grundlagen, Interventionen, Versorgungsstandards. Wien: Facultas; 2003.

Häussler B. Methodische Ansätze zur Qualitätssicherung in der ambulanten medizinische Versorgung. In: Häussler B, Schliehe F, Brennecke R, Weber-Falkensammer H (eds.). Sozialmedizinische Ansätze der Evaluation im Gesundheitswesen. Bd.2: Qualitätssicherung in der ambulanten Versorgung und medizinischen Rehabilitation. Berlin: Springer; 1992:97–106.

Häussler B. Qualitätszirkel in Rehabilitationskliniken. Was hat sich in der Praxis bewährt. Rehabilitation. 1989;37;1:20–23.

Hautzinger M (Hrsg.). Kognitive Verhaltenstherapie bei psychischen Störungen (3. Aufl.). Weinheim: Beltz PVU; 2000.

Hautzinger M, Bailer M, Worall H, Keller F. Beck-Depressions-Inventar BDI. 3.Aufl. Bern: Hans Huber, Bern; 2000.

Hautzinger M, Bailer M. Allgemeine Depressions-Skala ADS.Die deutsche Version des CES-D. Weinheim: Beltz Test, 1993

Hautzinger M, Bailer M. Das Inventar Depressiver Symptome IDS.Weinheim: Beltz Test; 1994.

Hautzinger M, de Jong-Meyer R, Rudolf GAE, Treiber R. Erste Ergebnisse der multizentrischen prospektiven Therapiestudie zum kontrollierten Vergleich von verhaltenstherapeutischer und medikamentöser Behandlung bei neurotischer Depression. BMFT-Symposium, Dresden; 1992.

Hautzinger M (ed.). Kognitive Verhaltenstherapie bei psychischen Erkrankungen. Berlin: Quintessenz; 1994.

Hautzinger M, Meyer TD. Diagnostik affektiver Störungen. Göttingen: Hogrefe; 2002.

Hautzinger M, Stark W, Treiber R. Kognitive Verhaltenstherapie bei Depressionen. Weinheim: Psychologie Verlags Union; 1988.

Hautzinger M. Affektive Störungen. In: Hahlweg K, Ehlers A (eds.). Enzyklopädie der Psychologie. Psychische Störungen und ihre Behandlungen. Klinische Psychologie 2. Göttingen: Hogrefe; 1997.

Hautzinger M. Depression im Alter. Weinheim: Belz PVU; 2000.

Hautzinger M. Depression. Göttingen: Hogrefe: 1998.

Hautzinger M. Depressionen. In: Linden M, Hautzinger M (eds.). Verhaltenstherapie. Berlin, Heidelberg, New York: Springer; 1994:369–374.

Hautzinger M. Diagnostik in der Psychotherapie. In: Stieglitz RD, Baumann U, Freyberger HJ (eds.). Psychodiagnostik in Klinischer Psychologie, Psychiatrie, Psychotherapie. 2., überarb. u. erw. Aufl. Stuttgart: Thieme; 2001:351–364.

Hautzinger M. Kognitive Verhaltenstherapie bei Depressionen. 4.Aufl. Weinheim: Psychologie Verlags Union; 1997.

Hautzinger M. Kognitive Verhaltenstherapie und Pharmakotherapie bei Depressionen. Überblick und Vergleich. Verhaltenstherapie. 1993;3:26–34.

Hawton K, Salkovskis PM, Kirk J, Clark DM (eds.). Cognitive Behavior Therapy for Psychiatric Problems. Oxford: Oxford University Press; 1989.

Hay P. The epidemiology of eating disorder behaviors: an Australian community-based survey. Int J Eat Disord. 1998;23:371–382.

Hayes SC, Strosahl KD, Wilson K. Akzeptanz und Commitment Therapie. München: CIP-Medien; 2007.

Hayes SC, Luoma J, Walser RD. ACT-Training. Handbuch der Acceptance & Commitment Therapie. Paderborn: Junfermann Verlag; 2008.

Hayes SC, Nelson RO, Jarrett RB. The treatment utility of assessment. Amer Psychol. 1987;42:963–974.

Haynes SN, CC Wilson, PG Jaffe, Britton BT. Biofeedback treatment of atopic dermatitis. Biofeedback and Self-Regulation. 1979;4:195–209.

Haynes SN, O´Brien WH. Principles and practice of behavioral assessment. Dordrecht: Kluwer Academic Publishers; 2000.

Hazelrigg M, Cooper M, Borduin C. Evaluating the Effectiveness of Family Therapies: An Integrative Review and Analysis. Psychological Bulletin. 1987;101;3:428–442.

Hearst E. The classical-instrumental distinction: Reflexes, voluntary behavior, and categories of associative learning. In: Estes WK (ed.). Handbook of learning and cognitive processes. Vol. 2: Conditioning and behavior theory. Hillsdale, N.J.: L. Erlbaum; 1975.

Heatherton TE, Baumeister RF. Binge-eating as escape from self-awareness. Psychological Bulletin. 1991;110:86–108.

Heatherton TF, Weinberger JL (eds.). Can personality change? Washington DC: American Psychological Association; 1993.

Hebb DO. The organization of behavior. New York: John Wiley & Sons, Inc.; 1948.

Hecht Ch. Kognitive Verhaltenstherapie: Selbstmanagement-Therapie. In: Petzold H (ed.). Wege zum Menschen. Bd.2.Paderborn: Jungfermann; 1984.

Hecht Ch. Selbstaufzeichnungen und deren reaktive Effekte. Salzburg: Dissertation; 1979.

Hecker E. Die Hebephrenie. Ein Beitrag zur klinischen Psychopathologie. Leipzig, Wien: Deuticke; 1871.

Heckhausen H, Gollwitzer PM, Weinert FE (eds.). Jenseits des Rubikon: Der Wille in den Humanwissenschaften. Berlin: Springer; 1987.

Heckhausen H. Wünschen - :Wählen – Wollen. In: Heckhausen H, Gollwitzer PM, Weinert FE (eds.). Jenseits des Rubikon: Der Wille in den Humanwissenschaften. Berlin: Springer; 1987:3–9.

Heekerens HP. Familientherapie bei Problemen von Kindern und Jugendlichen: Eine Sekundärevaluation der Effektivitätsstudien. In: System Familie. Heidelberg: Auer; 1990;3;1:1—10.

Heidenreich T, Junghanns-Royack K, Fydrich T. Diagnostik in der Verhaltenstherapie. Psychotherapeut. 2009;54:145–159.

Heidenreich T, Michalak J. Achtsamkeit („Mindfulness") als Therapieprinzip in Verhaltenstherapie und Verhaltensmedizin. Verhaltenstherapie. 2003;13:264–274.

Heidenreich T, Noyon A, Stangier U. Soziale Angststörungen. Verhaltenstherapie u. Verhaltensmedizin. 2010;31:164–177.

Heigl A. Indikation und Prognose in Psychoanalyse und Psychotherapie. Göttingen: Vandenhoeck u. Ruprecht; 1978.

Heigl-Evers A, Heigl F. Zum Prinzip „Antwort" in der psychoanalytischen Therapie. In: Klussmann R, Mertens W, Schwarz F (eds.). Aktuelle Themen der Psychoanalyse. Berlin: Springer; 1988.

Heigl F. Indikation und Prognose in Psychoanalyse und Psychotherapie. Göttingen: Vandenhoeck & Ruprecht; 1987.

Heigl-Evers A, Heigl F, Ott J (eds.). Lehrbuch der Psychotherapie. Stuttgart: Gustav Fischer; 1993.

Heigl-Evers A, Heigl F. Was ist tiefenpsychologische fundierte Psychotherapie. Prax Psychother Psychosom. 1984;29:234–244.

Heigl-Evers A, Henneberg-Mönch U. Psychoanalytischointeraktionelle Psychotherapie bei präödipal gestörten Patienten mit Borderline-Strukturen. Prax Psychother Psychosom. 1985;30:227–235.

Heigl-Evers A, Ott J (ed.). Die psychoanalytisch-interaktionelle Methode: Theorie und Praxis. Göttingen: Vandenhoeck & Ruprecht; 1998.

Heigl-Evers A. Möglichkeiten und Grenzen einer analytische orientierten Kurztherapie bei Suchtkranken. Kassel: Nicol; 1977.

Heilemann M, Fischwasser-von Proeck G. Gewalt wandeln. Das Anti-Aggressivitäts-Training ATT. Lengerich: Pabst; 2001.

Heim A, Weston D. Theories of personality and personality disorders. In: Oldham JM, Skodol AE, Bender DS (eds.). Textbook of personality disorders. Washington, DC: The American Psychiatric Publishing Inc; 2005:17–34.

Heim E, Augustiny K, Blaser A, Schaffner L. Berner Bewältigungsformen (BEFO). Handbuch. Bern: Hans Huber; 1991.

Heim E, Perrez M (eds.). Krankheitsverarbeitung. Jahrbuch der Medizinischen Psychologie. Bd.10.Göttingen: Hogrefe; 1994.

Heim E. Die Welt der Psychotherapie. Stuttgart: Klett-Cotta; 2009.

Heim E. Praxis der Milieutherapie. Berlin: Springer; 1985.

Heim T. Forensische Psychiatrie – Ambulanzen dringend notwendig. Deutsches Ärzteblatt, Jg. 99;12; 22.03.2002:584.

Heimann H, Zimmer FT. Chronifizierte Depression. Münchner Medizinische Wochenschrift. 1991;49:749–750.

Heimann P. Countertransference. Brit J med Psychol. 1960;33:9–15.

Heimann P. On countertransference. Int J Psycho-Anal. 1950;31:81–84.

Heimberg RG, Juster HR. Cognitive-behavioral treatments: literature review. In: Heimberg RG, Liebowitz MR, Hope DA, Schneier FR (eds.). Social Phobia. Diagnosis, assessment and treatment. New York, London: Guilford; 1995.

Heimberg RG, Liebowitz MR, Hope DA, Schneider FR. Social Phobia. New York: Guilford; 1995.

Heines M, Green R. Human hormonal and neural correlates of sex-typed behaviors. In: Tasman A, Goldinger SM (eds.). American Psychiatric Press Review of Psychiatry, Vol 10.Washington DC: American Psychiatric Press. 1991: 536–555.

Heinrichs N, Zimmermann T. Bewältigung einer gynäkologischen Krebserkrankung in der Partnerschaft: ein psychoonkologisches Behandlungsprogramm für Paare. Göttingen: Hogrefe; 2008.

Helgeson VS, Snyder P, Seltman H. Psychological and physical adjustment to breast cancer over 4 years: identifying distinct trajectories of change. Health Psychology; 2004;23(1):3–15.

Helmchen H. Unterschwellige psychische Störungen. Nervenarzt. 2001;72:181–189.

Hemminger U. Motorik und Zwangserkrankungen im Kindes- und Jugendalter. Ein Vulnerabilitätskonzept. Diss. Bamberg. 1995

Henkel V, Bussfeld P, Möller H-J, Hegerl U. Cognitive behavioural theories of helplessness/hopelessness: valid models of depression? European Archives of Psychiatry and Clinical Neuroscience. 2002;252:240–249.

Henn W, Gruber H (Hrsg.). Kunsttherapie in der Onkologie: Grundlagen, Forschungsprojekte, Praxisberichte. Köln: Claus Richter Verlag; 2004.

Hennicke K, Buscher M, Häßler F, Roosen-Runge G. Psychische Störungen und Verhaltensauffälligkeiten bei Kindern und Jugendlichen mit Intelligenzminderung. S1-Leistlinie der Deutschen Gesellschaft für Kinder- und Jugendpsychiatrie, Psychosomatik und Psychotherapie. Berlin: Medizinisch Wissenschaftliche Verlagsgesellschaft; 2009.

Henningsen P, Gündel H, Ceballos-Baumann A. Neuro-Psychosomatik. Grundlagen und Klinik neurologischer Psychosomatik. Stuttgart: Schattauer; 2006:1–70.

Henningsen P, Hartkamp N, Loew T. Somatoforme Störungen. Leitlinien und Quellentexte. Stuttgart: Schattauer; 2002.

Henningsen P, Zipfel S, Herzog W. Management of functional somatic syndromes. Lancet. 2007;369:946–955.

Henningsen P. Brief psychodynamic-interpersonal psychotherapy for patients with multisomatoform disorder: a randomized controlled trial. Submitted

Henningsen P. Somatisierung und Affektregulation – Elemente eines interpersonellen Modells. In: Rudolf G, Henningsen P (eds.). Somatoforme Störungen. Stuttgart: Schattauer; 1998: 185–198.

Henningsen P. Somatoforme Störungen. Leitlinien und Quellentexte. Stuttgart: Schattauer; 2002.

Henseler H, Reimer R. Selbstmordgefährdung. Zur Psychodynamik und Psychotherapie. Stuttgart: fromman-holzboog; 1981.

Henseler H. Narzißtische Krisen. Zur Psychodynamik des Selbstmords. Reinbek: Rowohlt; 1974.

Hentschel U, Kießling M, Wiemers M. Fragebogen zu Konfliktbewältigungsstrategien (FKBS). Handanweisung. Weinheim: Beltz Test; 1998.

Herink R. The psychotherapy handbook. New York: Meridian 1980.

Herman CP, Mack D. Restrained and unrestrained eating behaviour. J Abnom Psychol. 1975;84:666–672.

Herman CP, Polivy J. Anxiety, restraint and eating behavior. J Abnorm Psychol. 1975;84:666–672.

Herman JL. Complex PTSD: a syndrom of prolonged and repeated trauma. J.of Traumatic Stress. 1992;5:377–391

Herman JL. Father-daughter incest. Cambridge, MA: Harvard University Press; 1981.

Herman JL. Sequelae of prolonged and repeated trauma: evidence for a complex posttraumatic syndrome (DESNOS). In: Davidson JRT, Foa EB (eds) Posttraumatic stress disorder: DSM-IV and beyond. Washington DC: American Psychiatric Press; 1993:213–228.

Hermann C, Buss U, Snaith RP. Hospital Anxiety and Depression Scale – Deutsche Version (HADS-D). Göttingen: Hogrefe; 1995.

Herpertz S, Johann B, Senf W. Multimethodale Therapie der Eßstörungen. In: Janssen PL, Senf W, Meermann R (eds.). Klinik der Eßstörungen: Magersucht und Bulimie. Stuttgart: Fischer; 1997:68–89.

Herpertz S, Kielmann R, Siffert W, Stang A, Jöckel K-H, Senf W. Predictor variables of the course of weight – a multicenter, prospective, controlled trial. Int J of Obesity. 2002;26;1:74.

Herpertz S, Kochhäuser W, Senf W. Stationäre psychodynamische multimodale Psychotherapie der Essstörungen In: Herzog W, Kächele H, Munz D. Essstörungen. Therapieführer und psychodynamische Behandlungskonzepte. Stuttgart: Schattauer; 2. Aufl. 2004.

Herpertz S, Moll A, Gizewski E, Tagay S, Senf W. Störung des Hunger- und Sättigungsempfindens bei restriktiver Anorexia nervosa. Psychotherapie, Psychosomatik, Medizinische Psychologie; 2007.

Herpertz S, Schweiger U. Psychobiologische Aspekte der Anorexia nervosa. Zeitschrift für Psychotherapeutische Medizin und Psychotherapie. 2000;2:179–204.

Herpertz S, von Blume B, Senf W. Eßstörungen und Diabetes mellitus. Zeitschrift für Psychosomatische Medizin und Psychoanalyse. 1995;43:329–343.

Herpertz S. Bulimia nervosa. Psychotherapie im Dialog. 2001;2:139–153.

Herpertz S. Psychobiologische Aspekte der Eßstörungen. In: Janssen PL, Senf W, Meermann R (eds.). Klinik der Eßstörungen. Stuttgart: Fischer; 1997:13–23.

Herpertz SC, Caspar F, Mundt C (Hrsg.). Störungsorientierte Psychotherapie. München: Urban u. Schwarzenberg; 2008.

Herpertz-Dahlmann B, Remschmidt H. Anorexia und Bulimia Nervosa im Kindesalter. Dt Ärztebl. 1994;91:906–911.

Herriger N. Empowerment in der sozialen Arbeit. Eine Einführung. Stuttgart: Kohlhammer; 2006.

Herrlen-Pelzer S, Rechenberg P. Malen mit Krebspatienten. Ulm: Gustav Fischer; 1998.

Herrmann Ch, Buss U, Snaith RP. HADS-D: Hospital Anxiety and Depression Scale – Deutsche Version. Bern: Hans Huber; 1995.

Herrmann-Lingen C, Buss U. Angst und Depressivität im Verlauf der koronaren Herzerkrankung. Frankfurt a.M.: VAS; 2002.

Herrmann-Lingen C. Biopsychosoziale Faktoren in Genese und Manifestation der koronaren Herzkrankheit. Z Psychother Psychosom Med Psychol. 2000;46:315–330.

Herrnstein RJ. Method and therapy in the study of avoidance. Psychological Review. 1969;76:49–70.

Herschbach P, Weis J. Screeningverfahren in der Psychoonkologie: Testinstrumente zur Identifikation betreuungsbedürftiger Krebspatienten. DKG Berlin: Eigenverlag; 2010.

Hersen M, Barlow DH. Single case experimental designs. Strategies for studying behavior change. New York: Pergamon; 1976.

Hershenson DB, Power PW, Waldo M. Community Counseling – Contemporary Theory and Practice. Boston: Allyn u. Bacon; 1996.

Hershkowitz I, Horowitz D, Lamb ME. Trend in childern´s disclosure of abuse in Israel: A national study. Child Abuse and Neglect. 2005;29:1203–1214.

Heruti RJ, Reznik J, Adunski A, Levy A, Weingarden H, Ohry A. Conversion motor paralysis disorder: analysis of 34 consecutive referrals. Spinal Cord. 2002;40:335–340.

Herzberg PY, Frey A. Kriteriumsorientierte Diagnostik. In: Hornke LF, Amelang B, Kersting M (Hrsg.). Methoden der psychologischen Diagnostik. Enzyklopädie der Psychologie, B/II/2. Göttingen: Hogrefe; 2011:281–324.

Herzberg PY, Goldschmidt S, Heinrichs N. TBS-TK Rezension: „Beck Depressions-Inventar (BDI-II). Revision". Report Psychologie. 2008;33:301–302.

Herzberg PY, Roth M. Themenheft: Stand und Perspektiven der Psychologischen Diagnostik. Klinische Diagnostik und Evaluation, 1.

Herzberg PY. Selbstdarstellung in Persönlichkeitsfragebögen: Das Phänomen der sozialen Erwünschtheit. In Hornke LF, Amelang M, Kersting M (Hrsg.). Verfahren der Persönlichkeitsdiagnostik. Enzyklopädie der Psychologie, B/II/4. Göttingen: Hogrefe; 2011:121–154.

Herzog T, Stein B, Soellner W, Franz M (Hrsg.). Konsiliar- und Liaisonpsychosomatik und -psychiatrie. Stuttgart: Schattauer; 2003.

Herzog T, Horch U, Sandlholz A, Binz-Kern L. Konflikt- und symptomzentrierte Psychotherapie der Bulimie im ambulanten und stationären Setting einer Psychosomatischen Klinik (Psychosomatische Universitätsklinik Heidelberg) Prax. Klin. Verhaltensmedizin und Rehabilitation. 1988;3:175–186.

Herzog T, Sandholz A. Störungsspezifische konflikt- und symptomzentrierte Kurzpsychotherapie der Bulimia nervosa. Ein Leitfaden für Therapeuten. Psychotherapeut. 1997;42:106–115.

Herzog T. Wirkfaktoren der Bulimiebehandlung. In: Lang H (ed.). Wirkfaktoren der Psychotherapie. Berlin: Springer; 1990:251–259.

Herzog W, Kächele H. Analytische Psychotherapie bei Essstörungen. Therapieführer. Stuttgart: Schattauer; 1996.

Herzog W, Munz D, Kächele H (eds.). Analytische Psychotherapie bei Essstörungen – Therapieführer. Stuttgart: Schattauer; 1996.

Herzog W, Rathner G, Vandereycken W. Longterm course of anorexia nervosa: A review in the literature. In: Herzog W, Deter H-C, Vandereycken W (eds.). The course of eating disorders. Berlin: Springer; 1994:15–29.

Hessel A, Geyer M, Schumacher J, Brähler E. Somatoforme Beschwerden in der Bevölkerung Deutschlands. Zeitschrift für Psychosomatische Medizin und Psychotherapie. 2002;48:38–58.

Hetzer R, Albert W, Hummel M, Pasic M, Loebe M, Warnecke H, Haverich A, Borst HG. Status of patients presently living 9 to 13 years after ortotopic heart transplantation. Ann Thorac Surg. 1997;64:1661–1668.

Heuft G, Eich W, Henningsen P, Janssen PL, Merkle W, Fichter M, Senf W, Giere W. Psychosomatic and Psychotherapeutic Medicine gets DRG. Prozeduren-Katalog OPS-301. 2.1 als erster Schritt. Z Psychosom Med Psychother. 2002;48:90–103.

Heuft G, Hoffmann SO, Mans EJ Mentzos S, Schüßler G. Das Konzept des Aktualkonfliktes und seine Bedeutung für die Therapie. Z Psychosom Med Psychother. 1997;43:1–14.

Heuft G, Kruse A, Radebold H. Lehrbuch der Gerontopsychosomatik und Alterspsychotherapie (2., überarb. und erw. Aufl.). München: E. Reinhardt; 2006.

Heuft G, Kruse A, Radebold H. Lehrbuch der Gerontopsychosomatik und Alterspsychotherapie. München: Reinhardt; 2000.

Heuft G, Senf W, Bell K, Cording C, Geyer M, Janssen PL, Lamprecht F, Meermann R, Strauß B, Wirsching M. Psy-BaDo. Kernmodul einer Basisdokumentation in der Fachpsychotherapie. Psychotherapeut. 1998;43:48–52.

Heuft G, Senf W. Praxis der Qualitätssicherung in der Psychotherapie. Das Manual der Psy-BaDo. Stuttgart: Thieme; 1998.

Heuft G, Senf W. Stationäre fokaltherapeutische Behandlung Älterer – Konzeption und erste Ergebnisse. Z Gerontol. 1992;25:380–385.

Heuft G, Stricker S, Langkafel M, Schneider G, Senf W. Qualitätssicherung in der Fachpsychotherapie - empirische Befunde und ihre Relevanz. Zeitschrift für Medizinische Psychologie; 1998;7:128–135.

Heuft G. Bedarf es eines Konzeptes der Eigenübertragung? Forum der Psychoanalyse. 1990;6:299–315.

Heun R, Burkart M, Maier W, Bech P. Internal and external validity of the WHO Well-Being Scale in the elderly general population. Acta Psychiatrica Scandinavia. 1999;99:171–178.

Heyden T. Verhaltenstherapie in der psychosozialen Versorgung. In: Deutsche Gesellschaft für Verhaltenstherapie (ed.). Verhaltenstherapie: Theorien und Methoden. Tübingen: DGVT; 1986.

Heyer GR. Das körperlich-seelische Zusammenwirken in den Lebensvorgängen. München: J. F. Bergmann; 1925.

Heyne C. Tatort Couch. Sexueller Mißbrauch in der Therapie – Ursachen, Fakten, Folgen und Möglichkeiten der Verarbeitung. Zürich: Kreuz; 1991.

Hildebrandt H (ed.). Pschyrembel Medizinisches Wörterbuch. Bd.257.Berlin: Walter de Gruyter; 1993.

Hilgard ER, Bower GH. Theorien des Lernens I. 4.Aufl. Stuttgart: Klett; 1975.

Hilgers M. Zur Bedeutung von Schamaffekten bei der Behandlung schwerer Störungen. Psychotherapeut. 1995;40:33–38.

Hiller W, Bleichhardt G, Schindler A. Evaluation von Psychotherapien aus der Perspektive von Qualitätssicherung und Qualitätsmanagement. Zeitschrift für Psychiatrie, Psychologie und Psychotherapie; 2009;57:7–22.

Hiller W, Heuser J, Fichter MM. The DSM-IV nosology of chronic pain: a comparison of pain disorder and multiple somatisation syndrome. European Journal of Pain. 2000;4:45–55.

Hiller W, Rief W, Elefant S, Margraf J, Kroymann R, Leibbrand R, Fichter MM. Dysfunktionale Kognitionen bei Patienten mit Somatisierungssyndrom. Z. Klin. Psychol Psychother. 1997; 26:226–234.

Hiller W, Rief W. Internationale Skalen für Hypochondrie. Bern: Hans Huber; 2004.

Hiller W, Zaudig M, Mombour W. Internationale Diagnosen Checklisten für ICD-10 und DSM-VI. Bern: Hans Huber; 1997.

Hiller W, Zaudig M, Mombour W. Internationale Diagnosen-Checklisten für ICD-10.Bern: Hans Huber; 1995.

Hillert A, Gieler U, Niemeier V, Brosig B. Delusional Parasitosis. Dermatology and Psychosomatics. 2004;5:33–35.

Hinz A, Rief W, Brähler E. Hypochondrie in der Allgemeinbevölkerung: Teststatistische Prüfung und Normierung des Whiteley-Index. Diagnostica. 2003.

Hippler B, Görlitz G. Selbsterfahrung in der Gruppe. Person- und patientenorientierte Übungen. Stuttgart: Pfeiffer/Klett-Cotta; 2001.

Hirsch M. Das Fremde als unassimiliertes Introjekt. In: Streeck U (Hrsg.). Das Fremde in der Psychoanalyse. Erkundungen über das „Andere" in Seele, Körper und Kultur. Gießen: Psychosozial-Verlag; 2000:213–224.

Hirsch M. Realer Inzest. 2. überarb. Aufl. Berlin: Springer; 1990.

Hirsch M. Realer Inzest. Psychodynamik des sexuellen Mißbrauchs in der Familie. Heidelberg/Berlin: Springer; 1994.

Hirsch RD (ed.). Psychotherapie im Alter. Bern: Hans Huber; 1990.

Hirsch RD. Lernen ist immer möglich. München: Reinhardt; 1991.

Hirsch RD. Zur psychoanalytischen Therapie der Opfern sexuellen Mißbrauchs. In: Amann G, Wipplinger R (eds.). Sexueller Mißbrauch. Überblick zu Forschung, Beratung und Therapie. Ein Handbuch. 3. überarb. und erg. Aufl. Tübingen: DGVT; 2004.

Ho KSI, Nichaman MZ, Taylor WC, Lee ES, Foreyt JP. Binge eating disorder, retention, and drop out in an adult obesity program. Int J Eat Disord. 1995;18:291–294.

Hobi V. Projektive Testverfahren: Ein Überblick. In: Imoberdorf U, Käser R, Zihlmann R (eds.). Psychodiagnostik heute. Beiträge aus Theorie und Praxis. Stuttgart: Hirzel; 1992:37–52.

Hodapp V, Schwenkmezger P (eds.). Ärger und Ärgerausdruck. Bern: Hans Huber; 1993.

Hoek HW, van Hoecken D. Review of the Prevalence and Incidence of Eating Disorders. Int J Eating Disord. 2003;34:383–396.

Hoek HW. Incidence, prevalence and mortality of anorexia and other eating disorders. Curr Opin Psychiatry. 2006;19:389–394.

Hofer MA. Relationships as regulators: A psychobiologic perspective on bereavement. Psychosomatic Medicine. 1984;46:183–197.

Hofer MA. The effects of brief maternal separations on behavior and heart rate of two week old rat pups. Physiology and Behavior. 1973;10:423–427.

Hoff LA. People in Crisis: Understanding and Helping. Menlo Park CA: Addison Wesley; 1984.

Hoffman IZ. Some Practical Implications of a Social-Constructivist View of the Psychoanalytic Situation. Psychoanalytic Dialogue; 1992;2:287–304.

Hoffman IZ. Toward a Social-Constructivist View of the Psychoanalytic Situation. Psychoanalytic Dialogue. 1991;1;74–105.

Hoffmann IZ. The Patient as Interpreter of the Analyst´s Experience. In: Mitchell SA, Aron L (eds.). Relational Psychoanalysis. The Emergence of a Tradition. Hilldale, NJ/London: The Analytic Press; 1999.

Hoffmann M. Frauen und Therapie - Brauchen Frauen eine andere Therapie als Männer? In: Zimmer D (ed.). Die therapeutische Beziehung. Weinheim: Edition Psychologie; 1983:250–264.

Hoffmann N, Hofmann B. Verhaltenstherapie bei Depressionen. Lengerich: W. Pabst; 2002.

Hoffmann SO, Bassler M. „Manual" für fokal orientierte psychoanalytische Psychotherapie bei Angststörungen. Erste Erfahrungen aus einer Therapiestudie. Forum der Psychoanalyse. 1995;11:2–14.

Hoffmann SO, Bassler M. Phobische Störungen. In: Ahrens S (ed.). Lehrbuch für Psychotherapeutische Medizin. Stuttgart: Schattauer; 1996.

Hoffmann SO, Egle UT, Bassler M, Nickel R, Petrak F, Porsch U. Wechselwirkung differenter Therapieteile innerhalb einer stationären psychodynamisch-verhaltenstherapeutischen Kombinationsbehandlung. Psychotherapeut. 1998;43:282–287.

Hoffmann SO, Hochapfel G. Neurotische Störungen und Psychosomatische Medizin. Mit einer Einführung in die Psychodiagnostik und Psychotherapie (8. Aufl.). Stuttgart: Schattauer; 2009.

Hoffmann SO, Hochapfel G: Neurosenlehre, Psychotherapeutische und Psychosomatische Medizin (8. Aufl.). Stuttgart: Schattauer; 2009.

Hoffmann SO, Margraf J. Anforderungen des wissenschaftlichen Beirats Psychotherapie an den Wirksamkeits- und Unbedenklichkeitsnachweis und der Mangel an entsprechenden Studien. Psychotherapeut. 2001;6;2:188–191.

Hoffmann SO, Schepank H, Speidel H. Denkschrift 90.Zur Lage der Psycho-Somatischen Medizin und Psychotherapie an den Hochschulen der Bundesrepublik Deutschland. Ulm: PSZ-Verlag; 1991.

Hoffmann SO. Charakter und Neurose: Ansätze zu einer psychoanalytischen Charakterologie. Frankfurt/M: Suhrkamp; 1979.

Hoffmann SO. Die Psychodynamik der Sozialen Phobien, Forum der Psychoanalyse. 2002;18:51–71.

Hoffmann SO. Die Zwangsneurose. In: Peters UH (ed.). Die Psychologie des 20.Jahrhunderts. Bd.X: Ergebnisse für die Medizin (2). Psychiatrie. Zürich: Kindler; 1980.

Hoffmann SO. Psychodynamische Therapie von Angststörungen. Stuttgart: Schattauer; 2008.

Hoffmann SO. Psychoneurosen und Charakterneurosen. In: Kisker KP, Lauter H, Meier JE, Müller C, Strömgren E (eds.). Psychiatrie der Gegenwart, Bd.1: Neurosen, Psychosomatische Erkrankungen. Psychotherapie. 3.Aufl. Berlin: Springer; 1986:29–62.

Hofmann A. EMDR in der Behandlung posttraumatischer Belastungssydrome. Stuttgart: Thieme; 2006.

Hofmann SG, Meuret AE, Smits JA, Simon NM, Pollack MH, Eisenmenger K. Augmentation of exposure therapy with d-cycloserine for social anxiety disorder. Archives of General Psychiatry. 2006;63:298–304.

Hogarty GE, Anderson CM, Reis DJ, Kornblith SJ, Greenwald DP, Ulrich RF, Carter M. Family psychoeducation, social skills training, and maintenance chemotherapy in the aftercare treatment of schizophrenia: II. Two-year effects of a controlled study on relapse and adjustment. Archives of General Psychiatry. 1991:48:340–347.

Hogarty GE. Depot neuroleptics: the relevance of psychosocial factors – a United States perspective. Journal of Clinical Psychiatry. 1984;45:36–42.

Höger D, Buschkämper S. Der Bielefelder Fragebogen zu Partnerschaftserwartungen (BFPE). Ein alternativer Vorschlag zur Operationalisierung von Bindungsmustern mittels Fragebogen. Zeitschrift für Differentielle und Diagnostische Psychologie. 2002;23:83–98.

Höger D, Eckert J. BIKEB. Bielefelder Klienten-Erfahrungsbogen. In: Brähler E, Schumacher J, Strauß B (eds.). Diagnostische Verfahren in der Psychotherapie. Göttingen: Hogrefe; 2002:47–50.

Höger D, Eckert J. Der Bielefelder Klienten-Erfahrungsbogen (BIKEB). Ein Verfahren zur Erfassung von Aspekten des „Post-Session-Outcome" bei Psychotherapien. Zeitschrift für Klinische Psychologie. 1997;26:129–137.

Höger D. „Ist das noch GT, wenn ich...?" Was ist eigentlich Gesprächspsychotherapie? PsychotherapeutenFORUM. 2000;5:5–17.

Höger D. Der Bielefelder Fragebogen zu Klientenerwartungen (BFKE). Ein Verfahren zur Erfassung von Bindungsstilen bei Psychotherapiepatienten. Psychotherapeut. 1999;44:159–166.

Höger D. Deutsche Adaptation und erste Validierung des „Feelings, Reactions and Beliefs Survey" (FRBS) von Desmond Cartwright. Ein Beitrag zur konzeptorientierten Erfassung von Effekten der Klientenzentrierten Gesprächspsychotherapie. In: Eckert J (ed.). Forschung zur Klientenzentrierten Psychotherapie. Aktuelle Ansätze und Ergebnisse. Köln: GwG-Verlag; 1995:167–183.

Höger D. Klientenzentrierte Psychotherapie – Ein Breitbandkonzept mit Zukunft. In: Sachse R, Howe J (eds.). Zur Zukunft der klientenzentrierten Psychotherapie. Heidelberg: Asanger; 1989:197–222.

Höger D. Organismus, Aktualisierungstendenz, Beziehung – die zentralen Grundbegriffe der Klientenzentrierten Gesprächspsychotherapie. In: Eckert J, Höger D, Linster H (eds.). Die Entwicklung der Person und ihre Störung. Bd.1.Köln: GwG-Verlag; 1993:17–41.

Hogg L. Psychological treatments for negative symptoms. In: Haddock G, Slade PD (eds.). Behavioral Interventions with Psychotic Disorders. London: Routledge; 1996.

Hohage R, Kächele H, Hößle I. Die Dokumentation des Interviewausganges in einer psychotherapeutischen Ambulanz. Psychother Psychosom Med Psychol. 1987;37:244–247.

Hohage R. Analytisch orientierte Psychotherapie in der Praxis – Diagnostik. Behandlungsplanung, Kassenanträge. Stuttgart: Schattauer; 1996.

Hohage R. Analytisch orientierte Psychotherapie in der Praxis. 3.Aufl. Stuttgart: Schattauer; 2003.

Hohage R. Analytisch orientierte Psychotherapie in der Praxis. 4. Aufl. Stuttgart: Schattauer; 2004.

Hohage R. Analytisch orientierte Psychotherapie in der Praxis. Diagnostik, Behandlungsplanung, Kassenantrag. Stuttgart: Schattauer; 2000.

Hohagen F (ed.). New perspectives in research and treatment of obsessive compulsive disorder. Brit J Psychiat. 1998;173;Suppl. 35.

Holderegger H. Der Umgang mit dem Trauma. Stuttgart: Klett; 1993.

Holland JC (ed.). Psycho-Oncology. New York: Oxford University Press; 1998.

Holland JC. NCCN Practice guidelines for the management for psychosocial distress. Oncology. 1999;13:113–147.

Holland JG, Skinner BF. Analyse des Verhaltens. München: Urban & Schwarzenberg; 1971.

Holland JG. Behaviorism: Part of the problem or part of the solution? J appl Behav Anal. 1978;11:163–174.

Hollander E, Neville D, Frenkel M, Josephson S, Liebowitz M. Body Dysmorphic Disorder. Psychosomatics. 1992;33:156–165.

Hollander E. Obsessive-compulsive related disorders. Washington D.C.: American Psychiatric Press; 1993.

Hollander MB. Excoriated acne controlled by post-hypnotic suggestion. Am J Clin Hypn. 1958;1:122–123.

Hollon SD, Beck AT. Cognitive and cognitive-behavioral therapies. In: Bergin AE, Garfield SL (eds.). Handbook of psychotherapy and behavior change. 4th (ed.). New York: Wiley; 1994.

Holmes J, Lindley R. The values of psychotherapy. New York: Oxford University Press; 1989.

Holm-Hadulla RM. Die psychotherapeutische Kunst. Göttingen: Vandenhoeck & Ruprecht; 1997.

Holm-Hadulla RM. Kreativität-Konzept und Lebensstil. Göttingen: Vandenhoeck & Ruprecht; 2004a.

Holm-Hadulla RM. The art of counselling and psychotherapy. London, New York: Karnac Books; 2004b.

Holroyd KA, Creer TL (eds.). Self-management and chronic disease. New York: Academic Press; 1986.

Holtkamp K. Neurohormone und Neurotransmitter in Herpertz S, de Zwaan M, Zipfel S. Handbuch Essstörungen und Adipositas. Heidelberg/Berlin: Springer; 2009:137–142.

Homme LE. Perspectives in psychology XXIV. Control of coverants, the operants of the mind. Psychological Record. 1965;15:501–511.

Honig WK, Staddon JER. Handbook of operant behavior. Englewood Cliffs, NJ: Prentice-Hall; 1977.

Hopper E. A psychoanalytical theory of »drug addiction. The International Journal of Psycho-Analysis. 1995;76;6:1121–1142.

Hornstein O. Die Entwicklung des psychosomatischen Konzepts von der perioralen Dermatitis. In: Bosse K, Hünecke P (Hrsg.): Psychodynamik und Soziodynamik bei Hautkranken. Göttingen: Vandenhoeck u. Ruprecht; 1976.

Horowitz LM, Rosenberg SE, Bartholomew K. Interpersonale Probleme in der Psychotherapie. Gruppenpsychotherapie und Gruppendynamik. 1993;29:170–197.

Horowitz LM, Strauß B, Kordy H. Inventar zur Erfassung Interpersonaler Probleme (IIP-D). Handanweisung. 2.Aufl. Weiheim: Beltz-Test; 2000.

Horowitz LM. Pschemas, psychopathology, and psychotherapy research. Psychotherapy Research. 1994;4:1–17.

Horowitz M, Wilner N, Alvarez W. Impact of Event Scale: a measure of subjective stress. Psychosomatic Medicine. 1979;41:209–218.

Horowitz M. Stress response syndromes. New York: Aronson; 1976.

Horowitz MJ (ed.). Hysterical personality stile and the histrionic personality disorder. Northvale: Jason; 1991.

Horowitz MJ. Stress response syndromes. Character style and dynamic psychotherapy. Arch Gen Psychiatry. 1974;31:768–781.

Horowitz MJ. Stress-response syndromes: a review of posttraumatic stress and adjustment disorders. In: Wilson JP, Raphael B (eds) International handbook of traumatic stress syndromes. New York: New York Plenum Press; 1993:49–60.

Horvath AO, Greenberg LS. The therapeutic alliance: Theory, research and practice. New York: Wiley; 1994.

Hotopf M, Carr S, Mayou R, Wadsworth M, Wessely S. Why do children have chronic abdominal pain, and what happens to them when they grow up? Population based cohort study. British Medical Journal. 1998; 316:1196–2000.

House JS, Landis KR, Umberson D. Social relationships and health. In: Science. 1988; 241:540–545.

Howard CE, Porzelius LK. The role of dieting in binge eating disorder: etiology and treatment implication. Clin Psychol Rev. 1999;19:25–44.

Howard HI, Kopta SM, Krause MS, Orlinsky DE. The doseeffect relationship in psychology. American Psychologist. 1986;41:159–164.

Hoyer J, Becker ES. Verhaltenstherapie des Sich-Sorgens und Grübelns. Verhaltenstherapie u. psychosoziale Praxis. 2000;32:213–222.

Hoyer J, Beesdo-Baum K. Generalisierte Angststörung: Sorgen als kognitives Vermeidungsverhalten. Verhaltenstherapie u. Verhaltensmedizin. 2010;31:151–163.

Hoyer J, Gloster AT. Psychotherapy for generalized anxiety disorder: Don´t worry, it works! The Psychiatric Clinics of Noth Amerika. 2009;32:629–640.

Hoyer J, Gräfe K. Meta-Kognitionsfragebogen. Unveröffentlichtes Manuskript, Technische Universität Dresden; 1999 (http://www.psychologie.tu-dresden.de/angstfragebogen/mkf-rev.pdf).

Hoyer J, Gräfe K. Meta-Kognitionsfragebogen. Unveröffentlichtes Manuskript, Technische Universität Dresden; 1999.

Hoyer J, Margraf J (eds.). Angstdiagnostik. Grundlagen und Testverfahren. Heidelberg/Berlin: Springer; 2003.

Hoyer J, Schneider S, Margraf J. Fragebogen, Ratingskalen und Tagebücher für die verhaltenstherapeutische Praxis. In: Margraf J, Schneider S (Hrsg.). Lehrbuch der Verhaltenstherapie. Heidelberg: Springer Medizin; 2009:377–390.

Hoyer J, Uhmann S. Therapieevaluation. Klinische Diagnostik und Evaluation; 2008;1:84–106.

Hoyer J. Beesdo K. Gloster AT, Runge J, Höfler M, Becker ES. Worry exposure versus applied relaxation in the treatment of Generalized Anxiety Disorder. Psychotherapy and Psychosomatics. 2009;78:106–115.

Hoyer WJ. Application of operant techniques to the modification. o.O; 1973.

Hoyndorf S, Christmann F. Verhaltenstherapie mit Sexualtätern. In: Zielke M, Sturm J (eds.). Handbuch Stationäre Verhaltenstherapie. Weinheim: Psychologie Verlags Union; 1994:774–784.

Hoyndorf S, Reinhold M, Christmann F. Behandlung sexueller Störungen: Ätiologie, Diagnostik, Therapie: sexuelle Dysfunktionen, Mißbrauch, Delinquenz. Weinheim: Beltz Psychologie-Verl.-Union; 1995.

Hsu G. Eating disorders. New York: Guilford; 1990.

Huber G. Psychiatrie. 6.Aufl. Stuttgart, New York: Schattauer; 1999.

Huber G. Reine Defektsyndrome und Basisstadien endogener Psychosen. Fortschritte der Neurologie und Psychiatrie. 1966;34:409–426.

Huber HP. Einzelfalldiagnostik. In: Jäger RS, Petermann F (eds.). Psychologische Diagnostik. 4.Aufl. Weinheim: Psychologie Verlagsunion; 1999:208–216.

Huber HP. Psychometrische Einzelfalldiagnostik. Weinheim: Beltz; 1973.

Huber W. Entwicklung der integrativen Therapie. In: Senf W, Broda M (Hrsg.) Praxis der Psychotherapie. Stuttgart: Thieme; 2000:290–329.

Hudson JI, McElroy SL, Raymond NC, Crow S, Keck PE, Carter WP, Mitchell JE, Strakowski SM, Pope HG, Coleman B, Jonas JM. Fluvoxamine in the treatment of binge-eating disorder. Am J Psychiatry. 1998;155:1756–1762.

Hudson JI, Pope HG, Wurtman J, Yurgelun-Todd D, Mark S, Rosenthal NE. Bulimia in obese individuals, Relationship to normal-weight bulimia. J Nerv Ment Disord. 1988;176:144–152.

Huff W, Ruhrmann S, Sitzer M. Post Stroke Depression: diagnosis and therapy. Fortschr Neurol Psychiatr. 2001;69(12):581–591.

Hughes H, Brown BW, Lawlis GF, Fulton JE. Treatment of acne vulgaris by biofeedback, relaxation and cognitive imagery. Psychosom Res. 1983;27:185–191.

Hull CL. Principles of behavior. New York: Appleton; 1943.

Hull JW, Clarkin JF, KakumaT. Treatment response of borderline inpatients. A growth curve analysis. Journal of Nervous and Mental Disease. 1993;181:503–509.

Hünecke P, Bosse K. Entstellung – Erleben und Verarbeitung der äußeren Erscheinung. In: Whitlock FA (ed.). Psychophysiologische Aspekte bei Hauterkrankungen. Perimed, Erlangen: Perimed; 1980.

Hünecke P. Entstellung: Plädoyer für einen kognitiven wahrnehmungspsychologischen Ansatz. In. Niemeier V, Stangier U, Gieler U (Hrsg.). Hauterkrankungen – Psychologische Grundlagen und Behandlung. Göttingen: Hogrefe; 2009.

Hünecke P. Entstellungsgefühle und strukturiertes Video-Feedback – Orientierende Befunde und Überlegungen für einen neuen psychotherapeutischen Ansatz. In: Gieler U, Stangier U, Brähler E (eds.). Hauterkrankungen in psychologischer Sicht. Jahrbuch der medizinischen Psychologie. Bd.9.Göttingen: Hogrefe; 1993.

Hünecke P. Variabilität in der sozialen Beurteilung von Hautkranken. Med Psych. 1976;2:121–144.

Hunter JA. A comparison of the psychosocial maladjustment of adult males and females sexually molested as children. Journal of Interpersonal Violence. 1991:6;205–217.

Hunter JE, Schmidt FL. Methods of meta-analysis. Correcting error and bias in research findings. Newbury Park: Sage Publ; 1990.

Hunter V. Psychoanalysts talk. New York: Guilford; 1994,

Hurrelmann K, Klocke A; Melzer W, Ravens-Sieberer U (Hrsg.). Jugendgesundheitssurvey. Internationale Vergleichsstudie im Auftrag der Weltgesundheitsorganisation WHO. Weinheim/München: Juventa; 2003.

Hurst DM. Toward a Definition of the Term and Concept of Interaction. J Amer Psy Assn. 1995;43:523–537.

Hurt SW, Clarkin JF, Munroe-Blum H, Marziali E. Borderline behavioral clusters and different treatment approaches. In: Clarkin JF, Marziali E, Munroe-Blum H (eds.). Borderline Personality Disorder: Clinical and empirical perspectives. New York: Guilford; 1992:199–219.

Hussian RA. Behavioral geriatrics. In: Hersen M, Eisler RM, Miller PM (eds.). Progress in behavior modification. Vol. 16.New York: Academic Press; 1984.

Hutterer-Krisch R (Hrsg.). Fragen der Ethik in der Psychotherapie. Wien/New York: Springer; 1996.

Hutterer-Krisch R. Grundriss der Psychotherapieethik. Wien/New York: Springer; 2007.

Huxley NA, Rendall M, Sederer L. Psychosocial treatments in schizophrenia. A review of the past 20 years. The Journal of Nervous and Mental Disease. 2000;188;4:187–201.

Igel U, Brähler E, Grande G. Der Einfluss von Diskriminierungserfahrungen auf die Gesundheit von MigrantInnen. Psychiatr Prax. 2010;37:183–190.

Ihle W, Esser G. Epidemiologie psychischer Störungen im Kindes- und Jugendalter: Prävalenz, Verlauf, Komorbidität und Geschlechtsunterschiede. Psychologische Rundschau. 2002;53(4):159–169.

Ikemi Y, Nakagawa S, Kusano T, Sugita F. The application for autogenic training to „psychological desensitization" of allergic disorders. In: Luthe W, Schultz JH (eds.). Autogenic therapy. Vol.4 Research and Therapy. New York: Grune & Stratton; 1970.

Imber-Black E. Familien und größere Systeme. Heidelberg: Auer; 1992.

Imber-Black E. The mentally handicapped in context. Family Systems Medicine. 1987;5:428–445.

Insel TR, Mueller EA, Gillin JG. Biological markers in obsessive-compulsive and affective disorders. J Psychiatric Research. 1984;18:407–425.

International Organization for Standardization (2001). ISO 9000:2000.Verfügbar: http://www.iso.ch.

International Society for the Study of Dissociation. Guidelines for treating dissociative identity disorder (multiple personality disorder) in adults; 1997 (http://www.issd.org/isdguide.html).

Internetadresse der Deutschen Liga für Atemwegserkrankungen: www.atemwegsliga.de

Isay RA. Being Homosexual: Gay Men and their Development. New York: Farrar, Straus & Giroux; 1989.

Israel L. Die unerhörte Botschaft der Hysterie. München: Reinhardt; 1983.

Izard CE. Human Emotions. New York: Plenum Press; 1977.

Jäckel WH, Maier-Riehle B, Protz W, Gerdes N. Peer-Review: Ein Verfahren zur Analyse der Prozessqualität stationärer Rehabilitationsmaßnahmen. Rehabilitation. 1997;36:224–232.

Jackson JL, Calhoun KS, Amick AE, Maddever HM, Habif VL. Young adult women who report childhood intrafamilial sexual abuse: Subsequent adjustment. Archives of Sexual Behavior. 1990;19:211–221.

Jacobi C, Esser G. Zur Einteilung von Risikofaktoren bei psychischen Störungen. Zeitschrift für Klinische Psychologie und Psychotherapie. 2003;32:257–266.

Jacobi C, Hayward C, de Zwaan M, Kraemer HC, Agras WS. Coming to terms with risk factors for eating disorders: Application of risk terminology ans suggestions für a general taxonomy. Psychological Bulletin. 2004;130:19–65.

Jacobi C, Thiel A, Paul T. Kognitive Verhaltenstherapie bei Anorexia und Bulimia nervosa. Weinheim: Beltz Psychologie Verlagsunion; 1996.

Jacobi C. Kognitive Verhaltenstherapie bei Essstörungen. In: Hautzinger M (ed.). Kognitive Verhaltenstherapie bei psychischen Störungen. 2.Aufl. Weinheim: Psychologie Verlagsunion; 1998:211–246.

Jacobi F, Hoyer J. Gesundheitsberichterstattung über Psychotherapie nach dem Gesundheitsmodernisierungsgesetz: Ein kritischer Fall. Psychotherapeutenjournal. 2008;2:140–143.

Jacobi F, Klose K, Wittchen HU. Psychische Störungen in der deutschen Allgemeinbevölkerung: Inanspruchnahme von Gesundheitsleistungen und Ausfalltage. Bundesgesundheitsblatt. 2004;47:736–744.

Jacobi F, Spitzer K, Bürkner A, Gerschler A, Preiß S, Wittchen HU. Der aktuelle deutsche Gesundheitssurvey 2009–2011 und seine „DEGS-Zusatzuntersuchung Psychische Gesundheit". Posterbeitrag auf dem 28. Symposium der Fachgruppe Klinische Psychologie und Psychotherapie, Mainz, 13. bis 15. Mai 2010. (http://www.psychologie.tu-dresden.de/i2/klinische/degs-poster-fg-mainz-final.pdf).

Jacobi F. Entwicklung und Beurteilung therapeutischer Interventionen. In: Wittchen Hu, Hoyer J (Hrsg.). Lehrbuch Klinische Psychologie. Berlin: Springer; 2010: 553–582.

Jacobi F. Nehmen psychische Störungen zu? Report Psychologie. 2009;34(1):16–28.

Jacobi F. Risiken und Nebenwirkungen verhaltenstherapeutischer Behandlung. In: Märtens M, Petzold H (eds.). Therapieschäden. Risiken und Nebenwirkungen von Psychotherapie. München: Grünwald; 2002:89–108.

Jacobsen LK, Southwick SM, Kosten TR. Substance use disorders in patients with posttraumatic stress disorder: a review of the literature. American Journal of Psychiatry. 2001;158:1184–1190.

Jacobson E. Progressive relaxation. Chicago: University of Chicago Press; 1938.

Jacobson E. Psychotischer Konflikt und Realität. Frankfurt/M: Fischer; 1972.

Jacobson N, Truax P. Clinical significance: A statistical approach to defining meaningful change in psychotherapy research. J Consult Clin Psychol. 1991;59:12–19.

Jadad AR, Moore RA, Carroll D, Jenkinson C, Reynolds DJ, Gavaghan DJ, McQuay HJ. Assessing the quality of reports of randomized clinical trials: is blinding necessary. Control Clin Trials. 1996;17:1–12.

Jaeggi E, Gödde G, Hegener W, Möller H. Tiefenpsychologie lehren – Tiefenpsychologie lernen. Stuttgart: Klett-Cotta; 2003.

Jaeggi E, Riegels V. Techniken und Theorien der tiefenpsychologisch fundierten Psychotherapie. Stuttgart: Klett-Cotta; 2008.

Jaenicke C. Das Risiko der Verbundenheit – Intersubjektivitätstheorie in der Praxis. Stuttgart: Klett-Cotta; 2006.

Jaenicke C. Veränderung in der Psychoanalyse. Selbstreflexionen des Analytikers in der therapeutischen Beziehung. Stuttgart: Klett-Cotta; 2010.

Jäger B, Liedtke R, Künsebeck W-W, Lempa W, Kersting A, Seide L. Psychotherapy and Bulimia nervosa: Evaluation and Long-term Follow-up of two Conflict-oriented Treatment Conditions. Acta Psychiatrica Scandinavica 1996;Bd.93:268–278.

Jäger F, Thomé H. Leitfaden für Alg II/Sozialhilfe von A–Z. Frankfurt/M: DVS-Verlag; 2005.

Jäger RS, Lischer S, Münster B, Ritz B. Biographisches Inventar zur Diagnose von Verhaltensstörungen (BIV). Göttingen: Hogrefe; 1976.

Jäger RS, Petermann F (eds.). Psychologische Diagnostik, 4.Aufl. Weinheim: Psychologie Verlags Union; 1999.

Jäger RS, Scheurer H. Prozessdiagnostik. In: Jäger RS, Petermann F (Hrsg.). Psychologische Diagnostik. Weinheim: Psychologie Verlags Union; 1999: 202–208.

James W. The principles of psychology. New York: Holt; 1890.

Jampole L, Weber MK. An assessment of the behavior of sexually abused and nonsexually abused children with anatomically correct dolls. Child Abuse and Neglect. 1987;11:187–192.

Janca A, Tacchini G, Isaac M. WHO International study of somatoform disorders: an overview of methods and preliminary results. In: Ono Y, Janca A, Asai M, Sartorius N (eds.). Somatoform Disorders – A Worldwide Perspective. Tokyo: Springer; 1999:125–131.

Janet P. L´automatisme psychologique (Psychologischer Automatismus). Paris: Felix Alcan; 1889.

Janet P. Les obsessions et la psychasthenie. Paris: Alcan; 1903.

Janke W, Debus G. Die Eigenschaftswörterliste EWL. Eine mehrdimensionale Methode zur Beschreibung von Aspekten des Befindens. Göttingen: Hogrefe; 1978.

Janke W, Erdmann G, Kallus KW. SVF. Stressverarbeitungsfragebogen mit SVF-120 und SVF-78. 3., erw. Aufl. Göttingen: Hogrefe; 2002.

Janssen PL, Dahlbender RW, Freyberger HJ, Heuft G, Mans EJ, Rudolf G, Schneider W, Seidler GH. Leitfaden zur psychodynamisch diagnostischen Untersuchung. Psychotherapeut. 1996;41 :297–304.

Janssen PL, Franz M, Herzog T, Heuft G, Paar G, Schneider W. Psychotherapeutische Medizin: Standortbestimmung zur Differenzierung der Versorgung psychisch und psychosomatisch Kranker. Stuttgart: Schattauer; 1999.

Janssen PL, Schneider W (eds.). Diagnostik in der Psychotherapie und Psychosomatik. Stuttgart: Gustav Fischer; 1994.

Janssen PL, Schneider W. Psychodynamische Diagnostik. Psychotherapeut. 2009;54:57–69.

Janssen PL. Psychoanalytische Therapie in der Klinik. Stuttgart: Klett-Cotta; 1987.

Janssen PL. Von der Zusatzbezeichnung „Psychotherapie" zur Gebietsbezeichnung „Psychotherapeutische Medizin". Z psychosom Med. 1993;39:95–117.

Janssen PL. Zum transsexuellen Symptom in einem Partnerarrangement – Nur ein Fall? Psyachter Psych Med. 1984;34:76–80.

Jantzen W. Zur Psychologie der geistigen Behinderung; 2010 (http://www.basaglia.de/Artikel/Geistige%20Behinderung.pdf).

Janz D. Die Heidelber Schule: Viktor von Weizsäcker aus 1907–2007. 100 Jahre Deutsche Gesellschaft für Neurologie. Hrsg. Dt. Gesellschaft für Neurologie; 2007.

Jaspers K. Allgemeine Psychopathologie. Berlin, Heidelberg: Springer; 1923.

Jeger P. Reflektieren und Handeln. Unveröffentl. Dissertation. Institut für Psychologie der Universität Bern; 1996.

Jeliffe SE. The old age actor in psychoanalytical therapy. Med J Rec. 1925;7:1–2.

Jenike MA. Neurosurgical treatment of obsessive-compulsive disorder. In: Goodman WK, Rudorfer MV, Maser JD (eds.). Obsessive-compulsive disorder. Mahwah, N.J.: Erlbaum; 2000.

Jimmerson DC, Lesem MD, Kaye WH, Hegg AP, Brewerton TD. Eating disorders and depression - is there a serotone connection? Biol Psychiat. 1990;28:443–454.

Johann B, Erim Y. Psychosomatische Betreuung von Transplantationspatienten. Fakten und Notwendigkeiten. PPmP. 2001;51:438–446.

Johann B, Lorenzen J. Die psychosomatische Evaluation von Lebertransplantationspatienten. Anwendungsmöglichkeiten der Transplant Evaluation Rating Scale. In: Johann B, Erhard J, eds Psychosomatische Betreuung von Transplantationspatienten. Lengerich: Pabst; 1997.

John U, Veltrup C, Schofl A, Bunge S, Wetterling T, Dilling H. Entwicklung eines Verfahrens zur Erfassung von Ausprägungen der Alkoholabhängigkeit aufgrund von Selbstaussagen: die Lübecker Alkoholabhängigkeitsskala (LAS). Sucht. 1992;38:291–303.

Johnson C, Connors ME, Tobin DL. Symptom management of bulimia nervosa. Journal of Consulting & Clinical Psychology. 1987;55:668–676.

Johnson JG, Bromley E, McGeoch PG. Role of childhood experiences in the development of maladaptive and adaptive personality traits. In: Oldham JM, Skodol AE, Bender DS (eds.). Textbook of personality disorders. Washington, DC: The American Psychiatric Publishing, Inc.; 2005:209–222.

Johnson JG, Bromley E, McGeogh PG. Role of childhood experiences in the development of maladaptive and adaptive personality traits. In: Oldham JM, Skodol AE, Bender DS(eds.). Textbook of personality disorders. Washington, DC: The American Psychiatric Publishing Inc; 2005:17–34.

Jonas K, Brömer Ph. Die sozial kognitive Theorie von Bandura. In: Frey D, Irle M (eds.). Theorien der Sozialpsychologie. Bd.2: Gruppen-, Interaktions- und Lerntheorien. 2. überarb. Aufl. Bern: Hans Huber; 2002:277–299.

Jones EE, Zoppel CL. Impact of client and therapist gender on psychotherapy process and outcome. Journal of Consulting and Clinical Psychology. 1982;50:259–272.

Jones MC. The elimination of children's fears. J exp Psychol. 1924;7:382–390.

Jones RT, Haney JI. Behavior therapy and fire emergencies: Conceptualization, assessment, and intervention. In: Hersen M, Eisler RM, Miller PM (eds.). Progress in behavior modifcation. Vol. 19.New York: Academic Press; 1985.

Joraschky P. Zur analytischen Psychotherapie bei Zwangskranken. In: Nissen G (Hrsg.). Zwangserkrankungen – Prävention und Therapie. Bern: Hans Huber; 1996:53–64.

Julius H, Boehme U. Sexuelle Gewalt gegen Jungen. Eine kritische Analyse des Forschungsgegenstandes. 2. überarb. u. erw. Aufl. Göttingen: Verlag für Angewandte Psychologie; 1997.

Jung A. Komorbide Persönlichkeitsstörung bei Abhängigkeitserkrankungen. Psychotherapie im Dialog. 2003;2(4):188–191.

Jung CG. Psychogenese der Geisteskrankheiten Zuerich: Rascher; 1968.

Junkers G. Verhaltenstherapie mit älteren Menschen. Z Gerontol. 1981;14:4–21.

Kächele H, Kordy H. Psychotherapieforschung und therapeutische Versorgung. Der Nervenarzt. 1992;63:517–526.

Kächele H. Entwicklung und Beziehung in neuem Lichte. Prax Psychother Psychosom. 1989;34:241–249.

Kadushin A. Supervision in social work. New York: Columbia University Press; 1976.

Kagerer P, Vogelgesang M. Geschlechtsspezifische Aspekte der Abhängigkeit – Entwicklungsbedingungen und Therapie. Psychotherapie im Dialog. 2003;2(4):155–160.

Kahana RJ. Strategies of dynamic psychotherapy with a wide range of older individuals. J Geriatr Psychiatry. 1979;12;1:71–100.

Kahlbaum K. Die Katatonie oder das Spannungsirresein. Berlin: Hirschwald; 1874.

Kahn RL, Antonucci TC. Convoys of social support: A life course approach. In: Kiesler IB, Morgan JN, Oppenheimer VK (eds.). Aging. New York: Academic Press. 1980;19:383–405.

Kahr B. The sexual molestation of children: Historical perspectives. The Journal of Psychohistory. 1991;19:191–214.

Kaimer P, Reinecker H, Schindler L. Interaktionsmuster von Klient und Therapeut bei zwei unterschiedlich erfolgreich behandelten Fällen. Z klin Psycho. 1989;28:80–92.

Kallert TW, Schützwohl M, Matthes C. Aktuelle Struktur- und Leistungsmerkmale allgemeinpsychiatrischer Tageskliniken in der Bundesrepublik Deutschland. Psychiatrische Praxis. 2003;30:72–82.

Kaltenbach T. Qualitätsmanagement im Krankenhaus. Qualitäts- und Effizienzsteigerung auf der Grundlage des Total Quality Management. 2.Aufl. Melsungen: Bibliomed; 1993.

Kaluza G. Stressbewältigung. Trainingsmanual zur psychologischen Gesundheitsförderung. Berlin: Springer; 2004.

* **Kämmerer A, Rosenkranz J, Parzer P, Resch F.** Der Heidelberger Fragebogen zu Schamgefühlen. Skala-1: Körper und Sexualität; Skala-2: Leistung und Soziale Kompetenz. Frankfurt/M: Swets Test; 2003.

Kämmerer A, Rosenkranz J, Resch F. Das Verschwinden der Scham und die Pubertät von Mädchen. Praxis der Kinderpsychologie und Kinderpsychiatrie. 1997;46/2:113–121.

Kämmerer A. Die therapeutische Strategie Problemlösen. Theoretische und empirische Perspektiven ihrer Anwendung in der Kognitiven Psychotherapie. Münster: Aschendorff; 1983.

Kämmerer A. Gefühle mit Gefühlen behandeln. Psychotherapie im Dialog. 2002;3/2:112–119.

Kämmerer A. Schamgefühle. Entwicklung, Überprüfung und Normierung eines Messinstruments zur diagnostischen Erfassung von Schamgefühl und dessen Anwendung bei verschiedenen psychischen Störungen. Habilitationsschrift. Heidelberg; 2004

Kämmerer A. Weibliches Geschlecht und psychische Störungen – epidemiologische, diagnostische und ätiologische Überlegungen. In: Franke A, Kämmerer A (eds.). Klinische Psychologie der Frau. Ein Lehrbuch. Göttingen: Hogrefe; 2001:51–92.

Kämmerer W. Die psychosomatische Ergänzungstherapie der Neurodermitis atopica - Autogenes Training und weiteres Maßnahmen. Allergologie. 1987;10:536–541.

Kandel ER. A new intellectual framework for psychiatry. Am J Psychiatry. 1998;155:457–469.

Kandel ER. A new intellectual framework for psychiatry. American Journal of Psychiatry. 1998;155:833–842.

Kandel ER. Psychiatrie, Psychoanalyse und die neue Biologie des Geistes. Frankfurt/M.: Suhrkamp; 2006.

Kanfer F, Hagermann S. The role of selfregulation. In: Rehm LP (ed.). Behavior therapy for depression: Present status and future directions. New York: Academic Press; 1981.

Kanfer F, Reinecker H, Schmelzer D. Selbstmanagement-Therapie. Ein Lehrbuch für die klinische Praxis. 3.Aufl. Berlin: Springer; 2000.

Kanfer F. Wissenschaftliche Grundlagen der Psychotherapie: Lerntheoretische Sicht. In: Senf W, Broda M (eds.). Praxis der Psychotherapie. Stuttgart: Thieme;1997:19–23.

Kanfer FH, Busemeyer JR. The use of problemsolving and decision making in behavior therapy. Clin Psychol Rev. 1982;2:239–266.

Kanfer FH, Goldstein AP (eds.). Helping people change. A textbook of methods. 3rd (ed.). New York: Pergamon; 1986.

Kanfer FH, Grimm L. Bewerkstelligung klinischer Veränderungen: Ein Prozeßmodell der Therapie. Verhaltensmodifikation 2. 1981;2:125–136.

Kanfer FH, Karoly P. Selfcontrol: A behavioristic excursion into the lion's den. Behavior Therapy. 1972;3:398–416.

Kanfer FH, Phillips JS. Behavior therapy: A panacea for all ills or a passing fancy? Arch gen Psychiat. 1966;5:114–128.

Kanfer FH, Phillips JS. Learning foundations of behavior therapy. New York: J. Wiley; 1970.

Kanfer FH, Reinecker H, Schmelzer D. Selbstmanagement-Therapie (4. Aufl.). Heidelberg: Springer; 2004.

Kanfer FH, Reinecker H, Schmelzer D. Selbstmanagement-Therapie. Berlin: Springer; 2000.

Kanfer FH, Reinecker H, Schmelzer D. Selbstmanagement-Therapie. Ein Lehrbuch für die Klinische Praxis. 2.Aufl. Berlin: Heidelberg: Springer; 1996.

Kanfer FH, Reinecker H, Schmelzer D. Selbstmanagement-Therapie. Ein Lehrbuch für die klinische Praxis. Berlin: Springer; 1990.

Kanfer FH, Saslow G. Behavioral analysis: An alternative to diagnostic classification. Arch gen Psychiat. 1965;12:529–538.

Kanfer FH, Saslow G. Behavioral diagnosis. In: Franks CM (ed.). Behavior therapy; Appraisal and status. New York: McGrawHill; 1969:417–444.

Kanfer FH, Saslow G. Verhaltenstheoretische Diagnostik. In: Schulte D (Hrsg.). Diagnostik in der Verhaltenstherapie. München: Urban u. Schwarzenberg; 1976:24–59.

Kanfer FH, Schefft BK. Guiding the process of therapeutic change. Champaign, Ill.: Research Press; 1988.

Kanfer FH, Schefft BK. Selfmanagement therapy in clinical practice. In: Jacobson NS (ed.). Psychotherapists in clinical practice: Cognitive and behavioral perspectives. New York: Guilford; 1987.

Kanfer FH. Die Motivierung des Klienten aus der Sicht des Selbstregulationsmodells. Verhaltensmodifikation und Verhaltensmedizin. 1992;13:137–52.

Kanfer FH. Selfmanagement methods. In: Kanfer FH, Goldstein AP (eds.). Helping people change: A textbook of methods. New York: Pergamon; 1975.

Kanfer FH. Selfregulation: research, issues and speculation. In: Neuringer C, Michael JL (eds.). Behavior modification in clinical psychology. New York: Appleton-Century-Crofts; 1970.

Kanfer FH. The maintenance of behavior by self-generated stimuli and reinforcement. In: Jacobs A, Sachs LB (eds.). The psychology of private events. New York: Academic Press; 1971.

Kanfer FH. The many faces of self-control, or behavior modification changes its focus. In: Stuart RB (ed.). Behavioral self-management. New York: Bruner/Mazel; 1977.

Kangas M, Henry JL, Bryant RA. Posttraumatic stress disorder following cancer. A conceptual and empirical review. Clin Psychol Rev. 2002;22:499–524.

Kanninen K, Salo J, Punamäki R. Attachment patterns and working alliance in trauma therapy for victims of political violence. Psychotherapy Research. 2000;10:435–449.

Kantrowitz JL. The beneficial aspects of the patient-analyst match. Int J Psychoanal. 1995;76:299—313.

Kapfhammer HP. Dissoziation und Gedächtnis als Ergebnis neurobiologisch beschreibbarer Prozesse. In: Eckhardt-Henn A, Hoffmann SO (Hrsg.). Dissoziative Bewusstseinsstörungen. Stuttgart: Schattauer; 2004:9–36.

Kaplan HI, Sadock BJ. Synopsis of Psychiatry. 8th (ed.). Baltimore: Williams and Wilkins; 1998.

Kaplan RM, Saccuzzo DP. Psychological testing: Principles, applications, and issues. 5th (ed.). Belmont, CA: Wadsworth/Thomson Learning; 2001.

Karasu TB. Psychotherapy of the medically ill. Am J Psychiat. 1979; 136:1–11.

Karavidas MK, Tsai PS, Yucha C, McGrady A, Lehrer PM. Thermal biofeedback for primary Raynaud's phenomen: a review of the literature. Applied Psychophysiology and Biofeedback. 2006;31:203–216.

Karesu TB. Psychotherapy and pharmacotherapy: Toward an integrative model. Am J Psychiatry. 1982;139:1102–1113.

Karoly P, Harris A. Operant methods. In: Kanfer FH, Goldstein AP (eds.). Helping people change. A testbook of methods. 3rd (ed.). New York: Pergamon; 1986.

Karoly P, Kanfer FH (eds.). Self-management and behavior change. From theory to practice. New York: Pergamon; 1982.

Karoly P. Mechanisms of self-regulation: A systems view. Ann Rev Psychol. 1993;44:23–52.

Karoly P. Self-Control Theory. In: O'Donohue W, Krasner L (eds.). Theories of behaviour therapy. Washington (D.C.): American Psychological Association; 1995.

Karren U. Die Psychologie der Magersucht. Bern: Hans Huber; 1986:56

Karush A, Daniels G, Flood C, OConnor J, Stern L. Psychotherapy in chronic ulcerative colitis. Philadelphia: Saunders; 1977.

Karwautz A. Konzepte der stationären Behandlung von Essstörungen im Jugendalter: Ein kritischer Überblick. Journal für Neurologie, Neurochirurgie und Psychiatrie. 2001;2:33–39.

Kasai K, Yamasue H, Gilbertson MW, Shenton ME, Rauch SL, Pitman RK. Evidence for acquired pregenual anterior cingulate gray matter loss from a twin study of combat-related posttraumatic stress disorder. Biol Psychiatry. 2008;63(6):550–556.

Kasielke E, Hänsgen KD. Beschwerden-Erfassungsbogen (BEB). Berlin: Psychodiagnostisches Zentrum der Humboldt-Universität; 1982.

Kasper S, Buchkremer G, Dilling H, Gaebel W, Hautzinger M, Holsboer-Trachsler E, Linden M, Möller H-J, Pöldinger W, Wittchen H-U, Wolfersdorf M. Depressive Störungen erkennen und behandeln. Basel: Karger; 1994.

Kassenärztliche Bundesvereinigung. Durchführung längerer Behandlungseinheiten bei speziellen Verfahren der Verhaltenstherapie. 1993;17:V31–VII.

Kastner S, Basler HD. Messen Veränderungsfragebögen wirklich Veränderungen? Untersuchung zur Erfolgsbeurteilung in der psychologischen Schmerztherapie. Der Schmerz. 1997;11:254–262.

Kastrup M. Experience with current multiaxial diagnostic systems: A critical review. Psychopathology. 2002;35:122–126.

Kathmann, N. Neuropsychologie der Zwangsstörung. Göttingen: Hogrefe; 2009.

Kavanagh DJ. Recent developments in expressed emotion and schizophrenia. The British Journal of Psychiatry. 1992;160:601–620.

Kawski S, Koch U. Qualitätssicherung in der medizinischen Rehabilitation in Deutschland – Entwicklungsstand und Perspektiven. Bundesgesundheitsblatt, Gesundheitsforschung, Gesundheitsschutz. 2004;47;2:111–117.

Kawski S, Koch U. Qualitätssicherung in der psychosomatischen Rehabilitation. Psychotherapie, Psychosomatik, Medizinische Psychologie. 1999;49:316–325.

Kawski S, Koch U. Zum Stand der Qualitätssicherung in der Rehabilitation – Zur Entwicklung der medizinischen Rehabilitation in den 90er Jahren. Bundesgesundheitsblatt, Gesundheitsforschung, Gesundheitsschutz. 2002;45;3:260–266.

Kay SR, Opler LA, Fiszbein A. Positive and Negative Syndrome Scale (PANSS). Manual. North Tonawanda, NY: Multi-Health Systems; 1999.

Kazdin AE, Wilson GT. Criteria for evaluating psychotherapy. Archives of gen Psychiatry. 1978;35:407–416.

Kazdin AE. Extensions of reinforcement techniques to socially and environmentally relevant behaviors. In: Hersen M, Eisler RM, Miller PM (eds.). Progress in behavior modification. Vol. 4.New York: Academic Press; 1977.

Kazdin AE. Methodology, design and evaluation in psychotherapy research. In: Bergin AE, Garfield SL (eds.). Handbook of psychotherapy and behavior change. 4th (ed.). New York: J. Wiley; 1994.

Kazdin AE. Single-case research desings. Methods for clinical and applied settings. New York: Oxford University Press; 1982.

Keil WW, Stumm G (eds.). Die vielen Gesichter der Personzentrierten Psychotherapie. Wien: Springer; 2002.

Keil-Kuri E. Vom Erstinterview zum Kassenantrag. 3.Aufl. Ulm: Gustav Fischer; 1999.

Keller F, Schuler B. Angehörigengruppen in der stationären Depressionsbehandlung – Ergebnisse und Erfahrungen mit einem personenzentrierten Ansatz. Psychiatr Prax. 2002;29;3:130–135.

Keller M, Sommerfeldt S, Fischer C, Knight L, Riesbeck M, Lowe B, Herfarth C, Lehnert T. Recognition of distress and psychiatric morbidity in cancer patients: a multi-method approach. Ann Oncol. 2004;15(8):1243–1249.

Keller M. Gendiagnostik von hereditären Tumorerkrankungen: Psychosoziale Aspekte. Z Psychosom Med Psychother. 2000;7;46;80–97.

Keller MB, Lavori PW, Klerman GL, Rice JP, Coryell W, Hirschfeld RMA. The persistent risk of chronicity in recurrent episodes of non-bipolar major depressive disorder: A prospective follow-up. Amer. J Psychiat. 1986;143:24–28.

Keller MB, McCullough JP, Klein DN. A comparison of nefazodone, the cognitive behavioral analysis system pf psychotherapy, and their combination for the treatment of chronic depression. New England Journal of Medicine. 2000;342:1462–1470.

Kelleter R. Haut und Primärbeziehung. Zeitschrift für psychoanalytische Theorie und Praxis. 1990;5:122–144.

Kempe H, Solvermann F, Steele B, Droegemuller W, Silver H The battered child syndrome. J Am Med Assoc. 1962:17–24.

Kempe RS, Kempe CH. Kindesmißhandlung. Stuttgart: Klett-Cotta; 1980.

Kemper J. (1973) zit. bei Winkler WTh. 50 Jahre AÄGP – ein Rückblick. Psychother Med Psychol. 1977;27.

Kemper J. Psychotherapeutische Versorgung Alternder in einer Nervenarztpraxis. Z Gerontol. 1992;25;356–359.

Kempke S, Luyten P. Psychodynamic and cognitive-behavioral approaches of absessive-compulsive disorder: Is it time to work through our ambivalence. Bulletin of the Menninger clinic. 2007;71:291–311.

Kendall PC, Finch AJ. Developing nonimpulsive behavior in children: Cognitive-behavioral strategies for self-control. In: Kendall PC, Hollon SD (eds.). Cognitive-behavioral interventions: Theory, research, and procedures. New York: Academic Press; 1979.

Kendall PC, Hollon SD (eds.). Cognitive-behavioral interventions: Theory, research, and procedures. New York: Academic Press; 1979.

Kendall PC. Kognitive Prozesse und Verfahren in der Verhaltenstherapie. In: Franks CM, Wilson GT, Kendall PC, Brownell KD (eds.). Jahresüberblick der Verhaltenstherapie. Bd.9.Tübingen: DGVT; 1985.

Kendall-Tackett KA, Meyer Williams L, Finkelhor D. Die Folgen von sexuellem Mißbrauch bei Kindern: Review und Synthese neuerer empirischer Studien. In: Amann G, Wipplinger R (eds.). Sexueller Mißbrauch. Überblick zu Forschung, Beratung und Therapie. Ein Handbuch. 3. überarb. und erg. Aufl. Tübingen: DGVT; 2004.

Kendler KS, Neale MC, Kessler RC, Heath AC, Eaves LJ. A longitudinal twin study of personality and major depression in women. Arch Gen Psychiat. 2000;50:853–862.

Kennedy H. Die Bedeutung der Einsicht in der Kinderanalyse. In: Biermann G (ed.). Handbuch der Kinderpsychotherapie Bd IV. München: Reinhard; 1981:141–153.

Kennedy SH, Konarski JZ, Segal ZV, Lau MA, Bieling PJ, McIntyre RS, Mayberg HS. Differences in brain glucose metabolism between responders to CBT and venlafaxine in a 16-week randomized controlled trial. Am J Psychiatry. 2007;164(5):778–788.

Kern HJ. Einzelfallforschung. Eine Einführung für Studierende und Praktiker. Weinheim: Psychologie Verlags Union; 1997.

Kernberg O. Borderline-Störungen und pathologischer Narzißmus. Frankfurt/M: Suhrkamp; 1979.

Kernberg O. Innere Welt und äußere Realität: Anwendungen der Objektbeziehungstheorie. München: Verlag Internationale Psychoanalyse; 1988.

Kernberg O. The influence of the gender of patient and analyst in the psychoanalytic relationship. JAPA. 2001;48;3:859–889.

Kernberg OE. Objektbeziehungen und Praxis der Psychoanalyse. Stuttgart: Klett-Cotta; 1981.

Kernberg OE. Structural Interviewing. Psychiat Clin N Amer. 1981;4:169–195.

Kernberg OF, Dulz B, Sachsse U (eds.). Handbuch der Borderline-Störungen. Stuttgart, New Vork: Schattauer; 2000.

Kernberg OF, Selzer MA, Koenigsberg HW, Carr AC, Appelbaum AM. Psychodynamic psychotherapy of borderline patients. New York: Basic Books; 1989 [deutsch: Psychodynamische Therapie bei Borderline-Patienten. Bern: Hans Huber; 1993].

Kernberg OF. A psychoanalytic theory of personality disorder. In: Clarkin JF, Lenzenweger MF (eds). Major Theories of Personality Disorder. New York: Guilford; 1996:106–140.

Kernberg OF. Borderline conditions and pathological narcissism New York: Aronson; 1975.

Kernberg OF. Liebe im analytischen Setting. Psyche. 1994;48:808–826.

Kernberg OF. Notes on countertransference. J Amer psychoanal Ass. 1965;13:38–56.

Kernberg OF. Object relation theory and clinical psychoanalysis. New York: Aronson; 1976. (deutsch: Objektbeziehungen und Praxis der Psychoanalyse. Stuttgart: Klett-Cotta; 1981).

Kernberg OF. Schwere Persönlichkeitsstörungen. Theorie, Diagnose, Behandlungsstrategien (3. Aufl.). Stuttgart: Klett-Cotta; 1991.

Kernberg OF. Severe personality disorders. New Haven: Yale University Press; 1984 [deutsch: Schwere Persönlichkeitsstörungen. Theorie, Diagnose, Behandlungsstrategien (3. Aufl.). Stuttgart: Klett-Cotta; 1991].

Kernberg OF. Theorie der Objektbeziehungen und Praxis der Psychoanalyse. Stuttgart: Klett-Cotta; 1981.

Kernberg OF. Wut und Hass. Über die Bedeutung von Aggression bei Persönlichkeitsstörungen und sexuellen Perversionen. Stuttgart: Klett-Cotta; 1997.

Kernberg PF, Chazan SE. Children with conduct disorders. New York: Basic Books; 1991.

Kessler BH, Hoellen B. Rational - emotive Therapie in der klinischen Praxis. Weinheim: Beltz; 1992.

Kessler RC, Berglund P, Demler O, Jin R, Merikangas KR, Walters EE. Lifetime Prevalence and Age-of-Onset Distributions of DSM-IV Disorders in the National Comorbidity Survey Replication. Archives of General Psychiatry. 2005;62(6):593–602.

Kessler RC, Merikangas KR, Berglund P, Eaton WW, Koretz DS, Walters EE. Mild disorders should not be eliminated from the DSM-V. Archives of General Psychiatry; 2003;60:1117–1122.

Kessler RC, Sonnega A, Bromet E, Hughes M, Nelson CB. Posstraumatic stress disorder in the national comorbidity study. Archives of General Psychiatry. 1995;52:1048–1060.

Kety SS, Rosenthal D, Wender PH, Schulsinger F, Jacobson B. Mental illness in the biological and adoptive families of adopted individuals who have become schizophrenics. Behavior Genetics. 1976;6:219–225.

Kety SS, Rosenthal D, Wender PH, Schulsinger F. Mental illness in the biological and adoptive families of adopted schizophrenics. American Journal of Psychiatry. 1971;128:302–306.

Keupp H, Rerrich D (eds.). Psychosoziale Praxis. Ein Handbuch in Schlüsselbegriffen. München: Urban & Schwarzenberg; 1982.

Keupp H. Chancengerechtigkeit für ein gesundes Aufwachsen –Die Basisphilosophie des 13. Kinder- und Jugendberichts; 2010.

Keupp H. Ermutigung zum aufrechten Gang. Tübingen: DGVT; 1997.

Keupp H. Identitätsarbeit als Lebenskunst – Eine Perspektive für die psychosoziale Beratung. In: Nestmann F, Engel F (eds.). Die Zukunft der Beratung. Tübingen: dgvt; 2002:51–78.

Keys A, Brozek J, Henschel A, Mickellsen O, Taylor HL. The biology of human starvation. Minneapolis: University of Minnesota Press; 1950.

Khantzian EJ. Self-Regulation Vulnerabilities in Substance Abusers: Treatment Implications. In: Dowling S (ed.). The Psychology and Treatment of Addictive Behavior. Workshop Series of the American Psychoanalytic Association. Monograph 8.Madison: International Universities Press; 1995:17–41.

Kieresuk TJ, Sherman RE. Goal attainment scaling: A method for evaluating comprehensive community mental health programms. Community Ment Health J. 1968;4:443–353.

Kierkegaard S. Der Begriff Angst. Erste Auflage. Kopenhagen; 1844. Leck/Schleswig: Rowohlt; 1969:57

Kiesler DJ. The 1982 interpersonal circle: an analysis of DSM-III personality disorders. In: Millon T, Klerman GL (eds.). Contemporary directions in psychopathology: towards DSM-IV. New York: Guilford; 1986:571–597.

Kim Berg I, Miller SD. Kurzzeittherapie bei Alkoholproblemen. Heidelberg: Auer; 1993.

Kimble GA. Hilgard and Marquis' Conditioning and learning. New York: Appleton-Century; 1961.

Kingdon D, Turkington D, John C. Cognitive behaviour therapy of schizophrenia. The amenability of delusions and hallucinations to reasoning. Br J Psychiatry. 1994;164:581–587.

Kingdon DG, Turkington D. Cognitive-behavioral Therapy of Schizophrenia. New York: Guilford Press; 1994.

Kintsch W. Comprehension. Cambridge: Cambridge University Press; 1998.

Kintsch W. The role of knowledge in discourse comprehension: a construction-integration model. Psychological Review. 1998;95:163–182.

Kinzl J, Biebl W. Sexueller Mißbrauch in Kindheit und Jugend. Sexualmedizin. 1993;22:136–142.

Kipman A, Gorwood P, Mouren-Simeoni MC, Ades J. Genetic factors in anorexia nervosa. European Psychiatry. 1999;14:189–198.

Kiresuk T, Smith A, Cardillo JE (eds.). Goal attainment scaling: Applications, theory and measurement. Hillsdale, NJ: Erlbaum; 1994.

Kiresuk TL, Sherman RL. Goal attainment scaling: a general method of evaluating comprehensive mental health programmes. Community Ment Health J. 1968;4:443–453.

Kirk JW. Behavioral treatment of obsessional-compulsive patients in routine clinical practice. Behaviour Research and therapy. 1983;21:57–62.

Kirsch I, Deacon BJ, Huedo-Medina TB, Scoboria A, Moore TJ, Johnson BT. Initial severity and antidepressant benefits: A meta-analysis of data submitted to the Food and Drug Administration. PLoS Medicine, 2008;5(2).

Kirschbaum C, Prüssner J, Gaab J, Schommer N, Lintz D, Stone AA, Hellhammer DH. Persistent high cortisol responses to repeated psychological stress in a subpopulation of healthy men. Psychosomatic Medicine. 1995;57:468–474.

Kirschenbaum DS, Flanery RC. Behavioral contracting: Outcomes and elements. In: Hersen M, Eisler RM, Miller PM (eds.). Progress in behavior modification. Vol 15. New York: Academic Press; 1983.

Kirschenbaum DS, Flanery RC. Toward a psychology of behavioral contracting. Clin Psychol Rev. 1984;4:597–618.

Kisely S, Goldberg D, Simon G. A comparison between somatic symptoms with and without clear organic cause: results of an international study. Psychological Medicine. 1997;27:1011–1019.

Kisely SR, Goldberg DP. Physical and psychiatric comorbidity in general practice. Brit J Psychiat. 1996;169:236–242.

Kizilhan JI. Interkulturelle Aspekte bei der Behandlung somatoformer Störungen. Psychotherapeut. 2009;54:281–288.

Klages U. Fragebogen irrationaler Einstellungen (FIE). Göttingen: Hogrefe; 1989.

Klaiberg A, Schumacher J, Brähler E. General Health Questionnaire 28 (GHQ-28). Teststatistische Überprüfung einer deutschen Version in einer bevölkerungsrepräsentativen Stichprobe. Zeitschrift für Klinische Psychologie, Psychiatrie und Psychotherapie. 2003

Klann N, Hahlweg K, Heinrichs N (Hrsg.). Diagnostische Verfahren für die Beratung. Göttingen: Hogrefe; 2009.

Klann N, Hahlweg K, Heinrichs N. Diagnostische Verfahren für die Beratung. Materialien zur Diagnostik und Therapie in Ehe-, Familien- und Lebensberatung. 2., vollst. überarb. Aufl. Göttingen: Hogrefe; 2003.

Klasmeier P. Zum Beziehungsgeschehen mit psychosomatischen Patienten in einer kardiologischen Rehabilitationsklinik. Zeitschrift für Individualpsychologie. 1991;16:274–286.

Klauer KJ. Kriteriumsorientierte Tests. Göttingen: Hogrefe; 1987.

Klauer T, Filipp SH. Trierer Skalen zur Krankheitsbewältigung (TSK). Göttingen: Hogrefe; 1993.

Klein DF, Ross DC, Cohen P. Panic and avoidance in agoraphobia. Arch Gen Psychiatry. 1987;44:377–385.

Klein DF. Anxiety reconceptualized. In: Klein DF, Rabkin J (eds.). Anxiety: New research and changing concepts. New York: Raven Press; 1981:235–264.

Klein DF. Delineation of two drug-responsive anxiety syndromes. Psychopharmacologia. 1964;5:397–408.

Klein M. Das Seelenleben des Kleinkindes und andere Beiträge zur Psychoanalyse. Stuttgart: Klett; 1962.

Klein M. Das Seelenleben des Kleinkindes. Reinbek: Rowohlt; 1972.

Klein M. Envy and gratitude. London; 1957.

Klein M. Kinder suchtkranker Eltern. Fakten, Risiken, Lösungen, in: prävention – Zeitschrift für Gesundheitsförderung. 2007;2:50–54.

Klein M. Mourning and its relation to manic-depressive states. Int J Psycho-Anal. 1940;21:125–153.

Klein M. Notes on some schizoid mechanisms. International Journal of Psycho-Analysis. 1946;27:99–110.

Klein M. Über das Seelenleben des Kleinkindes. Psyche. 1960/1961;14:284–316.

Klein MH, Dittman AT, Parloff MB, Gill MM. Behavior therapy: Observations and reflections. Journal of Consulting and Clinical Psychology. 1999;33:259–266.

Klepsch R, Zaworka W, Hand I, Lünenschloß K, Jauernig G. Hamburger Zwangsinventar - Kurzform. Weinheim: Beltz Test; 1993.

Klerman GL, Weissman MM, Markowitz J, Glick I, Wilner PJ, Mason B, Shear MK. Medication and psychotherapy. In: Bergin AE, Garfield SL. Handbook of psychotherapy and behavior change. 1994:734–782.

Klerman GL, Weissman MM, Rounsaville BJ, Chevron ES. Interpersonal Psychotherapy of Depression. New York, NY: Basis Books; 1984.

Klerman GL, Weissman MM. Increasing rates of depression. Journal of the American Medical Association. 1989;261(15):2229–2235.

Klesges RC, Cigrang JA. Worksite smoking cessation programs: Clinical and methodological issues. In: Hersen M, Eisler RM, Miller PM (eds.). Progress in behavior modification. Vol. 23. London: Sage Publications; 1988.

Klessmann H-A, Klessmann E. Heiliges Fasten - heilloses Fressen. Die Angst der Magersüchtigen vor dem Mittelmaß. Bern: Hans Huber; 1988.

Klinger E. The self-management of mood, affect, and attention. In: Karoly P, Kanfer FH (eds.). Self-management and behavior change. From theory to practice. New York: Pergamon; 1982.

Klonoff EA, Youngner SJ, Moore DJ; Hershey LA. Chronic factitious illness: a behavioral approach. Int J Psychiat Med. 1983;13:173–183.

Klöß-Rotmann L. Haut und Selbst. Jahrbuch der Psychoanalyse. 1990;29:29–62.

Klöß-Rottmann L. Geschlechtsspezifische Übertragungs- und Gegenübertragungsphänomene. Prax Psychother Psychosom. 1992:37:113–122

Kluger H, Funke W, Bachmeier R, Herder F, Medenwaldt J, Missel P, Weissinger V, Wüst G. FVS-Katamnese des Entlassjahrgangs 1997 von Fachkliniken für Alkohol- und Medikamentenabhängige. Sucht Aktuell. 2000;7;1:39–44.

Klump KL, Miller KB, Keel PK, McGue M, Iacono WG. Genetic and environmental influences on anorexia nervosa syndromes in a population-based twin sample. Psychological Medicine. 2001;31:737–740.

Klußmann R. Psychoanalytische Entwicklungspsychologie. Neurosenlehre. Psychotherapie – Eine Übersicht. Berlin: Springer; 1988.

Klüwer R. Agieren und Mitagieren –10 Jahre später. Z psychoanal Theor Prax. 1995;10:45–70.

Klüwer R. Agieren und Mitagieren. Psyche 1983;37:828–840.

Klyscz T, Jünger M, Schanz S, Janz M, Rassner G, Kohnen R. Lebensqualität bei chronisch venöser Insuffizienz (CVI). Ergebnisse einer Untersuchung mit dem neu entwickelten Tübinger Fragebogen zur Messung der Lebensqualität von CVI-Patienten (TLQ-CVI). Hautarzt. 1998;49:372–381.

Knijnik DZ, Kapczinski F, Margis R, Eizirik CL. Psychodynamic group treatment for generalized social phobia. Rev Bras Psiquiatr. 2004;26:77–81.

Knölker U, Mattejat F, Schulte-Markwort M. Kinder- und Jugendpsychiatrie und -psychotherapie systematisch. Bremen: Uni-med-Verlag; 2007.

Knölker U. Zwangssymptome im Kindes- und Jugendalter. In: Hand.I, Goodman WK, Evers U (eds.). Zwangsstörungen. Neue Forschungsergebnisse Berlin: Springer; 1992.

Koblenzer C. Psychocutaneous Disease. Orlando: Grune & Stratton; 1987.

Koch C. Fragebogen zur Abschätzung des Psychosomatischen Krankheitsgeschehen (FAPK). 2.Aufl. Weinheim: Beltz-Test; 1996.

Koch K, Habel U, Frommann N, Klein M, Shah NJ, Kellermann T, Brinkmeyer J, Streit M, Zilles K, Wölwer W, Schneider F. Altered activity in the cingulate cortex after standardized emotion training in schizophrenia patients. NeuroImage. 2003:19;Suppl.1:113.

Koch U, Potreck-Rose F. Stationäre psychosomatische Rehabilitation - ein Versorgungssystem in der Diskussion. In: Strauß B, Meyer AE (ed.). Psychoanalytische Psychosomatik – Theorie, Forschung und Praxis. Stuttgart: Schattauer; 1994:193–212.

Koch U, Weis J (Hrsg.). Krankheitsbewältigung bei Krebs und Möglichkeiten der Unterstützung. Der Förderschwerpunkt „Rehabilitation von Krebskranken". Stuttgart: Schattauer; 1998.

Kochhäuser W, Kielmann R, Herpertz S. Sequentielle stationär/ambulante Behandlung von Patienten/innen mit Binge Eating Störung (BED) in einem integrativen gruppentherapeutischen Setting - ein Pilotprojekt. In: Mattke D, Hertel G, Büsing S, Schreiber-Willnow K (eds.). Vom Allgemeinen zum Besonderen - Störungsspezifische Konzepte und Behandlungen in der Psychosomatik. VAS; 2002:202–207.

Kockott G, Fahrner E-M. Sexualstörungen des Mannes. Göttingen: Hogrefe, 2000.

Kog E, Vertommen H, Vandereycken W. Minuchins psychosomatic family model revised: A concept-validation study using a multitrait-multimethod approach. Family Process. 1987; 26:237–253.

Köhle K, Janssen PL, Richter R. Fort- und Weiterbildung. In: Üxküll Th.v. et al. (eds.). Psychosomatische Medizin. 5.Aufl. München: Urban & Schwarzenberg; 1996:1087–1101.

Köhler L. Formen und Folgen früher Bindungserfahrungen. Forum Psychoanal. 1992:263–280.

Köhler L. Zur Anwendung der Bindungstheorie in der psychoanalytischen Praxis. Psyche. 1997;52:369–403.

Köhler Th, Dahme B. Psychobiologische Grundlagen in der Psychotherapie. In: W. Senf, M. Broda (Hrsg.). Praxis der Psychotherapie. Ein integratives Lehrbuch für Psychoanalyse und Verhaltenstherapie. Stuttgart: Thieme; 1996:242–249.

Kohlmann T, Bullinger M, Kirchberger-Blumstein I. Die deutsche Version des Nottingham Health Profile (NHP): Übersetzungsmethodik und psychometrische Validierung. Sozial- und Präventivmedizin. 1997; 42:175–185.

Kohlmann T, Raspe HH. Zur Messung patientennaher Erfolgskriterien in der medizinischen Rehabilitation: Wie gut stimmen „indirekte" und „direkte" Methoden der Veränderungsmessung überein? Rehabilitation. 1998;37:30–37.

Köhnlein B, Stangier U, Freiling G, Schauer U, Gieler U. Elternberatung von Neurodermitis-Kindern. In: Gieler U, Stangier U, Brähler E (eds.). Hauterkrankungen in psychologischer Sicht. Jahrbuch der medizinischen Psychologie. Bd.9.Göttingen: Hogrefe; 1993.

Kohte-Meyer I. Funktionsstörungen des Ich und die Neuorientierung der Ich-Identität im Migrationsprozess. In: Erim Y (Hrsg.). Klinische Interkulturelle Psychotherapie. Ein Lehr- und Praxisbuch. Stuttgart: Kohlhammer; 2009:145–157.

Kohut H, Wolf ES. The disorders of the self and their treatment. Int J Psychoanal. 1978;39:413–425; deutsch: (mit geringfügigen Veränderungen) Die Störungen des Selbst und ihre Behandlung. In: Peters UH (ed.). Die Psychologie des 20.Jahrhunderts, Bd.10.Zürich: Kindler; 1980.

Kohut H. Die Heilung des Selbst. Frankfurt/M: Suhrkamp; 1979.

Kohut H. How does analysis cure? Chicago: University Chicago Press; 1984; deutsch: Wie heilt die Psychoanalyse? Frankfurt/M: Suhrkamp; 1987.

Kohut H. Narzißmus. Eine Theorie der psychoanalytischen Behandlung narzisstischer Persönlichkeitsstörungen. Frankfurt a.M.: Suhrkamp; 1973.

Kohut H. The analysis of the self. New York: Int Univ Press; 1971; deutsch: Narzissmus. Frankfurt/M: Suhrkamp; 1976.

Köllner V, Archonti C, Schäfers HJ, Sybrecht GW, Wilkens H. Psychische Betreuung von Patienten undAngehörigen in der Transplantationsmedizin – Erfahrungen mit einer verhaltensmedizinischen Gruppe. Psychotherapeut. Band 49;1:37–45.

Köllner V, Archonti C. Psychotherapeutische Interventionen vor und nach Organtransplantation. Verhaltenstherapie. 2003;13:47–60.

Köllner V, Broda M (Hrsg.). Praktische Verhaltensmedizin. Stuttgart: Thieme; 2005.

Köllner V, Einsle F, Schade I, Maulhard T, Gulielmos V, Joraschky P. Psychosoziale Belastung und Lebensqualität bei Patienten nach Herz- oder Lungentransplantation. Zeitschrift für Psychosomatische Medizin und Psychotherapie. 2003;49:262–274.

Köllner V, Schiemanck S, Wagner FM, Schüler S. Compliance-Probleme bei Patienten nach thorakaler Organtransplantation – die kognitiv-behaviorale Sicht. In: Johann B, Treichel U, eds Beiträge der Psychosomatik zur Transplantationsmedizin. Lengerich: Pabst; 2000:65–81.

Köllner V. Traumafolgestörungen bei körperlichen Erkrankungen und medizinischen Eingriffen. Ärztliche Psychotherapie und Psychosomatische Medizin. Stuttgart: Schattauer; 2009:134.

Kommentar zur Gebührenverordnung für Psychotherapeuten (GOP). Köln: Deutscher Ärzte-Verlag; 2002.

König F. Problemlösen und kognitive Therapie. In: Hoffmann N (ed.). Grundlagen kognitiver Therapie. Bern: Hans Huber; 1979.

König K, Kreische R. Psychotherapeuten und Paare. Göttingen: Vandenhoeck & Ruprecht; 1991.

König K, Lindner W-V. Psychoanalytische Gruppentherapie. Göttingen: Vandenhoeck & Ruprecht; 1992.

König K, Lindner WV. Psychoanalytische Gruppentherapie. Göttingen: Vandenhoeck & Ruprecht; 1991.

König K. Angst und Persönlichkeit. Das Konzept vom steuernden Objekt und seinen Anwendungen. Göttingen: Vandenhoeck und Ruprecht; 1981.

König K. Einzeltherapie außerhalb des klassischen Settings. Göttingen: Vandenhoeck & Ruprecht; 1993.

Koo J, Do J, Lee CS. Psychodermatology. Journal of the American Academy of Dermatology. 2000;43:848–853.

Koolschijn PC, van Haren NE, Lensvelt-Mulders GJ, Hulshoff Pol HE, Kahn RS. Brain volume abnormalities in major depressive disorder: a meta-analysis of magnetic resonance imaging studies. Hum Brain Mapp. 2009;30(11):3719–3735.

Kopecky-Wenzel M, Hipfner A, Frank R. Fragen zur psychosexuellen Entwicklung von Kindern – Entwurf eines Leitfadens zur Diagnostik von sexuellem Mißbrauch. Praxis der Kinderpsychologie und Kinderpsychiatrie. 1996;45:230–238.

Kordon A, Hohagen F. Die Pathogenese der Zwangsstörung. Psychotherapie im Dialog. 2003;3:259–266.

Kordon A, Wahl K, Hohagen F. Zwangsstörungen. In: Berger M (Hrsg.) Psychische Erkrankungen. Klinik und Therapie (3. Aufl.) München/Jena: Urban u. Fischer; 2009:643–664.

Kordy H, Hannoever W, Bauer S. Das Stuttgart-Heidelberger Modell zur Qualitätssicherung in der stationären Psychotherapie. In: Haerter M, Linster HW, Stieglitz RW, Beiroth A (Hrsg.). Qualitätsmanagement in der Psychotherapie. Grundlagen, Methoden und Anwendung. Göttingen: Hogrefe; 2003:289–304.

Kordy H, Hannöver W. Zur Evaluation psychotherapeutischer Behandlungen anhand individueller Therapieziele. In: Ambühl H, Strauß B (Hrsg.). Therapieziele. Göttingen: Hogrefe; 1999:75–90.

Kordy H, Scheibler D. Individuumorientierte Erfolgsforschung: Erfassung und Bewertung von Therapieeffekten anhand individueller Behandlungsziele. Teil 1: Gibt es in der Ergebnisforschung eine „Lücke" für individuumsorientierte Verfahren? Zeitschrift für Klinische Psychologie, Psychiatrie und Psychotherapie. 1984; 32:218–333.

Korintenberg I. Möglichkeiten der Verhaltenstherapie im Altenheim. In: Hirsch DH (ed.). Psychotherapie im Alter. Bern: Hans Huber; 1990:114–123.

Körner A, Geyer M, Brähler E. Das NEO-Fünf-Faktoren Inventar (NEO-FFI). Validierung anhand einer deutschen Bevölkerungsstichprobe. Diagnostica. 2002;48:19–27.

Kosarz P, Hrabal V, Traue HC. Ein Symptom- und Stresstagebuch für Patienten mit chronisch-entzündlichen Darmerkrankungen. In: Kosarz P, Traue HC (eds.). Psychosomatik chronisch-entzündlicher Darmerkrankungen. Bern: Hans Huber; 1997:143–157.

Kosarz P. Asthma bronchiale. In: Mark N, Bischoff C (eds.). Psychosomatische Grundversorgung. Köln: Deutscher Ärzte-Verlag; 1994:157–167.

Kosarz P. Ergebnisse psychotherapeutischer Behandlungsansätze bei chronisch-entzündlichen Darmerkrankungen. In: Kosarz P, Traue HC (eds.). Psychosomatik chronisch-entzündlicher Darmerkrankungen. Bern: Hans Huber; 1997:158–168.

Kößler M, Scheidt CE. Konversionsstörungen. Stuttgart: Schattauer; 1997.

Kottje-Birnbacher L, Birnbacher D. Ethische Aspekte bei der Setzung von Therapiezielen.

In: Ambühl H, Strauß B (Hrsg.). Therapieziele. Göttingen: Hogrefe; 1999:15–31.

Kovess V. The state of mental health in the European Union, European Commission, European Communities; 2006. (http://ec.europa.eu/health/ph_projects/2001/monitoring/fp_monitoring_2001_frep_06_en.pdf).

Kowalski RM, Leary MR (eds.). The social psychology of emotional and behavioural problems: Interfaces of social and clinical psychology. Washington: APA; 1999.

Kozak MJ, Foa EB. Obsessions, overvalued ideas and delusions in Obsessive-Compulsive Disorder. Behaviour Research and Therapy. 1994;32:343–353.

Kozak MJ, Foa EB. Obsessions, overvalued ideas and delusions in OCD. Paper presented at the 20th Congress of the EABT. Paris; 1990.

Kozak MJ, Foa EB. Obsessive-Compulsive Disorders. In: Van Hasselt VB; Hersen M (eds.). Source-book of psychological Treatment Manuals for Adult Disorders. New York: Plenum; 1996.

Kozak MJ, Liebowitz MR, Foa EB. Cognitive Behavior Therapy and Pharmacotherapy for obsessive-compulsive disorder: The NIMH-Sponsored Collaborative Study. In: Goodman WK, Rudorfer MV, Maser JD (eds.). Obsessive-compulsive disorder. Mahwah, N.J.: Erlbaum; 2000.

Kraepelin E. Psychiatrie. 4.Aufl. Leipzig: Abel (Meixner); 1893.

Kraepelin E. Psychiatrie. Ein Lehrbuch für Studierende und Ärzte. 7.Aufl. 1903–1904. Leipzig: Barth [8.Aufl. (1909–1915). Leipzig: Barth].

Krampen G, Hense H, Schneider JF. Reliabilität und Validität von Fragebogenskalen bei Standardreihenfolgen versus inhaltshomogener Blockbildung ihrer Items. Zeitschrift für experimentelle und angewandte Psychologie. 1992;34:229–248.

Krampen G, v. Delius A. Zur direkten Messung subjektiv erlebter gesundheitlicher Veränderungen. Medizinische Psychologie. 1981;7:166–174.

Krampen G. Fragebogen zu Kompetenz- und Kontrollüberzeugungen (FKK). Handanweisung. Göttingen: Hogrefe; 1991.

Krampen G. STEP - Stundenbogen für die Allgemeine und Differenzielle Einzelpsychotherapie. Göttingen: Hogrefe; 2002.

Krampen G. Stundenbogen für die Allgemeine und Differentielle Einzelpsychotherapie (STEP). Göttingen: Hogrefe; 2002.

Krause R. Allgemeine psychoanalytische Krankheitslehre, Bd.1: Grundlagen. Stuttgart: Kohlhammer; 1997.

Krause R. Allgemeine Psychoanalytische Krankheitslehre. Bd.2, Modelle. Stuttgart: Kohlhammer; 1998.

Krause R. Die Zweierbeziehung als Grundlage der psychoanalytischen Therapie. Psyche 1992;46:588–612

Krausz M, Naber D. Integrative Schizophrenietherapie. Freiburg: Karger; 2000.

Krausz M. Integrative Schizophrenietherapie Freiburg: Karger; 2000.

Krauth J. Testkonstruktion und Testtheorie. Weinheim: Psychologie Verlags Union; 1995.

Krauth J. Zeitreihenanalyse. In: Erdfelder E, Mausfeld R, Meiser T, Rudinger G (eds.). Handbuch Quantitative Methoden. Weinheim: Psychologie Verlags Union; 1996:291–302.

Kreek MJ. Rationale for maintenance pharmacotherapy of opiate dependence. In: OBrien CP, Jaffe JH (eds.). Addicitive states. New York: Raven; 1992:205–230.

Krege S. Operative Massnahmen. In: Senf W, Strauss B. Sexuelle Identitäten. Psychotherapie im Dialog 1; 2009:44.

Kress JJ. Einwilligung zu psychotherapeutischer Behandlung. Ethische Fragen. In: Langenbach: Tress; 1999:72–86. Lakin M. Coping with ethical dilemmas in psychotherapy. New York: Pergamon Press; 1991.

Kretschmer E. Körperbau und Charakter. Berlin: Springer; 1921 [25.Aufl. (1967). Berlin: Springer].

Kreyenbuhl J, Buchanan RW, Dickerson FB, Dixon LB. The Schizophrenia Patient Outcomes Research Team (PORT): updated treatment recommendations 2009. Schizophr Bull. 2010;36:94–103.

Kris AO. Die Technik der freien Assoziation: der methodische Schlüssel zu den Ergebnissen der Psychoanalyse. Z psychoanal Theor Prax. 1992;7:256–267.

Krischke N, Niebrügge S, Petermann F, Schuler O. Prädiktoren für den Erfolg stationärer medizinischer onkologischer Rehabilitation. Prävention und Rehabilitation. 1996;8;3;109–117.

Krishnamoorthy ES. An Approach to Classifying Neuropsychiatric Disorders in Epilepsy. Epilepsy Behav. 2000;1(6):373–377.

Kristof W. Klassische Testtheorie und Testkonstruktion. In: Feger H, Bredenkamp J (eds.). Messen und Testen. (Enzyklopädie der Psychologie, Themenbereich B, Serie I: Forschungsmethoden der Psychologie, Bd.3). Göttingen: Hogrefe; 1983:544–603.

Kriz J, Slunecko T (Hrsg.). Gesprächspsychotherapie: Die therapeutisch Vielfalt des personzentrierten Ansatzes. Wien: fakultas. wuv; 2007.

Kriz J. Chaos und Struktur. Systemtheorie Bd.1.München, Berlin: Quintessenz; 1992.

Kriz J. Die Effektivität des Menschlichen. Argumente aus einer systemischen Perspektive. Gestalt Theory. 1998;20:131–142.

Kriz J. Entwurf einer systemischen Theorie Klientenzentrierter Psychotherapie. In: Sachse R, Howe J (eds.). Zur Zukunft der klientenzentrierten Psychotherapie. Heidelberg: Asanger; 1989:168–196.

Kriz J. Fragen und Probleme der Wirksamkeitsbeurteilung von Psychotherapie. In: Petzold H, Märtens M. (ed.).: Wege zu effektiven Psychotherapien. Opladen: Leske & Budrich; 1999:273–281.

Kriz J. Grundfragen der Forschungs- und Wissenschaftsmethodik. In: Hutterer-Krisch, R. et al. Psychotherapie als Wissenschaft – Fragen der Ethik. Bd.5 der „Serie Psychotherapie" (Ed.: G. Sonneck), Wien: Facultas;1995:15–160.

Kriz J. Grundkonzepte der Psychotherapie. München: Urban & Schwarzenberg 1985 (5.Aufl. 2001: Weinheim: Beltz/PVU).

Kriz J. Mental Health: Its Conception in Systems Theory. An Outline of the Person-centered System Approach. In: Pelaez MJ (ed.). Comparative Sociology of Family, Health & Education, XX, (Malaga, Spanien),1995:6061–6083.

Kriz J. Perspektiven zur „Wissenschaftlichkeit von Psychotherapie". In: Hermer M (ed.). Psychotherapeutische Perspektiven am Beginn des 21.Jahrhunderts. Tübingen: DGVT-Verlag, 2000:43–66.

Kriz J. Systemtheoretische Perspektive. In: Stumm G, Wiltschko J, Keil WW (eds.). Grundbegriffe der Personzentrierten und Focusing-orientierten Psychotherapie und Beratung. Stuttgart: Pfeiffer; 2003:302–304.

Kriz J. Systemtheorie für Psychotherapeuten, Psychologen und Mediziner. Eine Einführung. 3.Aufl. Wien: Fakultas; 1999.

Kriz J. Systemtheorie. Eine Einführung für Psychotherapeuten, Psychologen und Mediziner. Wien: Facultas; 1997.

Kröber HL. Die prognostische Bedeutung der „Auseinandersetzung mit der Tat" bei der bedingten Entlassung. Recht und Psychiatrie. 1993;11:140–143.

Kröber HL. Sexualstraftaten und Gewaltdelinquenz. In: Kröber H-L, Dahle K-P (eds.). Sexualstraftaten und Gewaltdelinquenz, Heidelberg, Kriminalistik Verlag; 1998.

Kroenke K, Mangelsdorff D. Common symptoms in ambulatory care: incidence, evaluation, therapy and outcome. American Journal of Medicine. 1989;86:262–266.

Kroenke K, Spitzer RL, deGruy FV, Hahn SR, Linzer M, Williams JBW, Brody D, Davies M. Multisomatoform disorder. An alternative to undifferentiated somatoform disorder for the somatizing patient in primary care. Archives of General Psychiatry. 1997;54:352–358.

Kroenke K, Swindle R. Cognitive-behavioral therapy for somatization and symptom syndromes: A critical review of controlled clinical trials. Psychotherapy & Psychosomatics. 2000;69:205–215.

Kröger F, Altmeyer S. Von der Familiensomatik zur systemischen Familienmedizin. Familiendynamik. 2000;3:268–292.

Kröger F, Hendrischke A, McDaniel S (eds.). Familie, System und Gesundheit. Heidelberg: Auer; 2000.

Kröger F, Hendrischke A, Schweitzer J, Herzog W. Psychotherapie in der Systemischen Familienmedizin. Psychotherapeut. 1998;43:352–359.

Kröger F, Petzold E, Ferner H. Familientherapie in der klinischen Psychosomatik: Skulpturgruppenarbeit. Gruppenpsychother Gruppendynamik. 1984;19:361–379.

Kröger F, Wälte D. Die Familie als soziales Netzwerk. In: Ningel R, Funke W (eds.). Soziale Netze in der Praxis. Göttingen: Verlag für angewandte Psychologie. 1995:126–142.

Krohne HW, Egloff B, Kohlmann CW, Tausch A. Untersuchungen mit einer deutschen Version der Positive and Negative Affect Schedule (PANAS). Diagnostica. 1996;42:139–156.

Krohne HW, Egloff B. Das Angstbewältigungs-Inventar (ABI). Manual. Frankfurt a.M.: Swets Test Services; 1999.

Krohne HW, Hock M. Psychologische Diagnostik. Stuttgart: Kohlhammer; 2007.

Kröniger S. Sozialtherapie im Strafvollzug 2002.Ergebnisübersicht zur Stichtagserhebung vom 31.03.2002.Wiesbaden: KrimZ – Kriminologische Zentralstelle e.V.; 2002.

Krueger RF, Skodol AE, Livesley WJ, Shrout PE, Huang Y. Synthesizing dimensional and categorical approaches to personality disorders: Refining the research agenda for DSM-V Axis II. International Journal of Methods in Psychiatry Research. 2007;16:65–73.

Kruijver FPM, Zhou J, Pool CW, Hofman MA, Gooren LJG, Swaab DF. Male-to-Female Transsexuals Have Female Neuron Numbers in a Limbic Nucleus. JCE & M. 2000;85(5).

Kruse A. Kompetenz im Alter in ihren Bezügen zur objektiven und subjektiven Lebenssituation. Darmstadt: Steinkopff; 1992.

Kruse J, Heckrath C, Schmitz N, Alberti L, Tress W. Somatoforme Störungen in der hausärztlichen Praxis. In: Rudolf G, Henningsen P (Hrsg.). Somatoforme Störungen. Stuttgart: Schattauer; 1999.

Krystal H, Raskin HA. Drogensucht. Aspekte der Ich-Funktion. Göttingen: Vandenhoeck & Ruprecht; 1983.

Krystal H. Disorders of Emotional Development in Addictive Behavior. In: Yalisove DL (ed.). Essential Papers on Addiction. New York: New York University Press; 1995:65–100.

Kubinger KD. Aktueller Stand und kritische Würdigung der Probabilistischen Testtheorie. In: Kubinger KD (ed.). Moderne Testtheorie – Ein Abriss samt neuesten Beiträgen. Weinheim: Psychologie Verlagsunion; 1988:19–83.

Kubinger KD. Einführung in die Psychologische Diagnostik. 2.Aufl. Weinheim: Psychologie Verlagsunion; 1996.

Kubinger KD. Messen in der Psychotherapie. Psychotherapeut. 1997;42:183–191.

Kubinger KD. Psychologische Diagnostik: Theorie und Praxis psychologischen Diagnostizierens (2., überarb. und erw. Aufl.); 2009.

Kubinger KD. Testtheorie: Probabilistische Modelle. In: Jäger RS, Petermann F (eds.). Psychologische Diagnostik. 4.Aufl. Weinheim: Psychologie Verlagsunion; 1999:322–334.

Küchenhoff J, Manz R. Die langfristige Adaptivität von Krankheitsverarbeitung bei M. Crohn – Patienten. Erste Ergebnisse einer Drei-Jahres-Nachuntersuchung. In: Schüßler G, Leibing E (eds.). Coping. Göttingen: Vandenhoeck & Ruprecht; 1993:83–94.

Küchenhoff J, Mathes L. Die mediale Funktion subjektiver Krankheitstheorien. Eine Studie zur Verbindung qualitativer und quantitativer Methoden. In: Faller H, Frommer J (eds.). Qualitative Psychotherapieforschung. Heidelberg: Asanger; 1993;158–179.

Küchenhoff J. Aspekte der psychoanalytischen Therapie bei psychosomatischen Erkankungen. In: Streeck U, Bell K (eds.). Die Psychoanalyse schwerer psychischer Erkrankungen. Konzepte, Behandlungsmodelle, Erfahrungen. Gießen: Psychosozial; 2002:143 –161.

Küchenhoff J. Bio-psychosoziale Wechselwirkungen im Krankheitsverlauf des M. Crohn. Zeitschrift für Psychosomatische Medizin und Psychoanalyse. 1995;41:306–328.

Küchenhoff J. Der Wandel psychoanalytischer Therapiekonzepte. Klinische Herausforderungen und theoretischer Fortschritt. In: Münch K, Munz D., Springer A. (Hrsg.). Die Psychoanalyse im Pluralismus der Wissenschaften. Gießen: Psychosozial; 2010:83–108.

Küchenhoff J. Psychosomatik des Morbus Crohn. Stuttgart: Enke 1993.

Küchenhoff J. Spezifitätsmodelle in der Psychosomatischen Medizin – Rückblick auf eine alte Kontroverse. In: Zeitschrift für Psychosomatische Medizin und Psychoanalyse. 1994;40:236–248.

Küchenhoff J. Zur Psychodynamik und Psychotherapie somatoformer Störungen. In: Rudolf G, Henningsen P (eds.). Somatoforme Störungen. Stuttgart: Schattauer; 1998:155–168.

Küchler T, Rappat S, Holst K, Grau J, Wood-Dauphinee S, Henne-Bruns D, Schreiber HW. Zum Einfluss psychosozialer Betreuung auf Lebensqualität und Überlebenszeit von Patienten mit gastrointestinalen Tumoren. In: Koch U, Weis J (eds.). Krankheitsbewältigung bei Krebs und Möglichkeiten der Unterstützung. Der Förderschwerpunkt „Rehabilitation von Krebskranken". Stuttgart: Schattauer;1998: 417–436.

Kuehnel RH, Wadden TA. Binge eating disorder, weight cycling, and psychopathology. Int J Eat Disord. 1994;15:321–329.

Küfner H. Therapieevaluation als Evidenzbasis der Suchttherapie. Psychotherapie im Dialog. 2003;4:170–177.

Kuhl J, Beckmann J. Volition and personality. Action versus state orientation. Seattle: Hogrefe & Huber; 1994.

Kuhl J, Kazén M. Persönlichkeits-, Stil- und Störungs-Inventar (PSSI). Göttingen: Hogrefe; 1997.

Kuhl J. Action control: The maintenance of motivational states. In: Halish F, Kuhl J (eds.). Motivation, intention, and volition. New York: Springer; 1987a:288–306.

Kuhl J. Motivation und Handlungskontrolle: Ohne guten Willen geht es nicht. In: Heckhausen H, Gollwitzer PM, Weinert FE (eds.). Jenseits des Rubikon; Der Wille in den Humanwissenschaften. Berlin: Springer; 1987 b: 191–120.

Kuhl J. Motivation und Persönlichkeit. Interaktionen psychischer Systeme. Göttingen: Hogrefe; 2001.

Kuhl J. Motivation, Konflikt und Handlungskontrolle. Heidelberg: Springer; 1983.

Kuhl J. Wille und Freiheitserleben: Formen der Selbststeuerung. In: Kihl J, Heckhausen H (eds.). Enzyklopädie der Psychologie, Bd.4: Motivation, Volition und Handlung. Göttingen: Hogrefe; 1996:665–765.

Kuhl J. Wille, Freiheit, Verantwortung: Alte Antinomien aus experimentalpsychologischer Sicht. In: Cranach M, Foppa von K (eds.). Freiheit des Entscheidens und Handelns: Ein Problem der nomologischen Psychologie. Heidelberg: Asanger; 1996:179–211.

Kuiper P. Zur Metapsychologie von Übertragung und Gegenübertragung. Psyche; 1969;23:95–120.

Kullowatz A, Rosenfeld D, Dahme B, Magnussen H, Kanniess F, Ritz T. Stress Effects on Lung Function in Asthma are Mediated bei Changes in Airway Inflammation. Psychosomatic Medicine. 2008;70:468–475.

Külz AK, Hassenpflug K, Riemann D, Linster HW, Dornberg M, Voderholzer U. Ambulante psychotherapeutische Versorgung bei Zwangserkrankungen. Ergebnisse einer anonymen Therapeutenbefragung. Psychother Psych Med. 2010;60:194–201.

Kumar A, Bilker W, Jin Z, Udupa J. Atrophy and high intensity lesions: complementary neurobiological mechanisms in late-life major depression. Neuropsychopharmacology. 2000;22: 264–274.

Kumari V, Antonova E, Fannon D, Peters ER, Ffytche DH, Premkumar P, Raveendran V, Andrew C, Johns LC, McGuire PA, Williams SC, Kuipers E. Beyond dopamine: functional MRI predictors of responsiveness to cognitive behaviour therapy for psychosis. Front Behav Neurosci. 2010;4:4.

Kumari V, Mitterschiffthaler MT, Teasdale JD, Malhi GS, Brown RG, Giampietro V, Brammer MJ, Poon L, Simmons A, Williams SC, Checkley SA, Sharma T. Neural abnormalities during cognitive generation of affect in treatment-resistant depression. Biological Psychiatry. 2003;54:777–791.

Kumari V, Peters ER, Fannon D, Antonova E, Premkumar P, Anilkumar AP, Williams SC, Kuipers E. Dorsolateral prefrontal cortex activity predicts responsiveness to cognitive-behavioral therapy in schizophrenia. Biol Psychiatry. 2009;66(6):594–602.

Kuntz H. Imaginationen – Heilsame Bilder als Methode und therapeutische Kunst. Reihe Leben Lernen Bd. 218. Stuttgart: Klett-Cotta; 2009.

Künzel R, Wottawa H. Hinreichend, notwendig oder korrelativ? Bedingungen über das Zustandekommen von Leidensdruck und Therapiemotivation. Zeitschrift für Differentielle und Diagnostische Psychologie. 1985;6:175–184.

Kuopio AM, Marttila RJ, Helenius H, Toivonen M, Rinne UK. The quality of life in Parkinson's disease. Mov Disord. 2000;15(2):216–223.

Kupfer J, Brosig B, Brähler E. Toronto-Alexithymie-Skala-26 (TAS-26) – Deutsche Version. Manual. Göttingen: Hogrefe; 2001.

Kupfer J, Keins P, Brosig B, Darsow U, Diepgen DL, Fartasch M, Korsch E, Lob-Corzilius T, Niemeier V, Scheidt R, Schmid-Ott

G, Staab D, Szczepanski R, Werfel T, Wittenmeier M, Gieler U. Development of Questionnaires on Coping with Disease and Itching Cognitions for Children and Adolescents with Atopic Eczema. Dermatology & Psychosomatics. 2003;4:79–85.

Kürsat-Ahlers E. Migration als psychischer Prozeß. In: Attia I (Hrsg.). Multikulturelle Gesellschaft, monokulturelle Psychologie? Antisemitismus und Rassismus in der psychosozialen Arbeit. Tübingen: Dgvt Verlag; 1995:157–171.

Kurz-Adam M. Selbstbewußte Unordnung. Vom Umgang mit der Vielfalt in der Beratungsarbeit. In: Marschner L (ed.). Beratung im Wandel. Mainz: Matthias Grünewald; 1999:77–89.

Kutz I, Garb R, David D. Post-traumatic stress disorder following myocardial infarction. Gen Hosp Psychiatry. 1988;10:169–176.

Labate L, Milan MA. Handbook of social skills training and research. New York: Wiley; 1985.

Lacey JH. Time-limited individual and group treatment for bulimia. In: Garner DM, Garfinkel PE (eds.). Handbook for Psychotherapy for Anorexia nervosa and Bulimia. New York: Guilford; 1985:438–458.

Lachauer R. Der Fokus in der Psychotherapie. München: Pfeiffer; 1992.

Lader MH, Mathews AM. A physiological model of phobic anxiety and desensitization. Behav Res Ther. 1986;6:411–421.

Lader MH, Wing L. Physiological measures, sedative drugs and morbid anxiety. Maudsley Monograph: Oxford University Press; 1966.

Ladwig KH, Erazo N, Rugulies R. Vitale Erschöpfung, Depression und Angst vor Ausbruch der koronaren Herzerkrankung. Frankfurt a.M.: VAS; 2003.

Laederach-Hofmann K, Begré S, Bunzel B. Integrationsprozesse und Organphantasien im Rahmen der Organtransplantation. Psychother Psychosom Med Psychol. 2002;52:32–40.

Laederach-Hofmann K, Bunzel B, Freundorfer E, Schubert M-T. Veränderung der Paarbeziehung nach Organtransplantation: Vergleich von Herz-, Leber- und Nierentransplantation. Psychother Psychosom Med Psychol. 2002;52:5–15.

Laederach-Hofmann K, Graf C, Horber F, Lippuner K, Lederer S, Michel R, Schneide, M. Imipramine and diet counseling with psychological support in the treatment of obese binge eaters: A randomized, placebo-controlled double-blind study. Int J Eat Disord. 1999;26:231–244.

Lain Entralgo P. Arzt und Patient. München: Kindler; 1969.

Lain Entralgo P. Heilkunde in geschichtlicher Entscheidung. Salzburg: Müller; 1969.

Laireiter A, Elke G (eds.). Selbsterfahrung in der Verhaltenstherapie. Konzepte und praktische Erfahrungen. Tübingen: DGVT; 1994.

Laireiter AR (ed.). Diagnostik in der Psychotherapie. Wien: Springer; 2000.

Laireiter AR (ed.). Soziales Netzwerk und soziale Unterstützung. Konzepte, Methoden und Befunde. Bern: Hans Huber; 1993.

Laireiter AR, Lettner K, Baumann U. Psycho-Dok – Allgemeines Dokumentationssystem für Psychotherapie. Manual und Glossar (Materialie 35). Tübingen: DGVT-Verlag; 1998.

Laireiter AR, Perrez M, Baumann U. Diagnostik von Belastung und Belastungsbewältigung. In: Stieglitz RD, Baumann U, Freyberger HJ (eds.). Psychodiagnostik in Klinischer Psychologie, Psychiatrie, Psychotherapie. 2., überarb. u. erweit. Aufl. Stuttgart: Thieme; 2001:229–245.

Laireiter A-R, Stieglitz R-D, Baumann U. Dokumentation in der Klinischen Psychologie, Psychiatrie, Psychotherapie. In: Stieglitz R-D, Baumann U, Freyberger HJ (eds.). Psychodiagnostik in Klinischer Psychologie, Psychiatrie, Psychotherapie. Stuttgart: Thieme; 2001:65–79.

Laireiter AR, Vogel H (eds.). Qualitätssicherung in der Psychotherapie und psychosozialen Versorgung. Ein Werkstattbuch. Tübingen: DGVT; 1998.

Laireiter AR. Diagnostik in der Psychotherapie. Psychotherapeut. 2001;46:90–101.

Laireiter AR. Diagnostik in der Psychotherapie: Perspektiven, Aufgaben und Qualitätskriterien. In: Laireiter AR (ed.). Diagnostik in der Psychotherapie. Wien: Springer; 2000 b:3–23.

Laireiter AR. Diagnostik, Dokumentation und Qualitätssicherung in der Psychotherapie. In: Laireiter AR (ed.). Diagnostik in der Psychotherapie. Wien: Springer; 2000 d:441–458.

Laireiter AR. Qualitätssicherung der psychotherapeutischen Praxis: Möglichkeiten für Psychotherapeuten. Verhaltenstherapie und Verhaltensmedizin. 1998;19:9–38.

Laireiter AR. Therapiebegleitende Diagnostik: Verlaufs- und Prozessdiagnostik. In: Laireiter AR (ed.). Diagnostik in der Psychotherapie. Wien: Springer; 2000 c:321–339.

Lakatos A, Reinecker H. Kognitive Verhaltenstherapie bei Zwangsstörungen. Ein Therapiemanual. Göttingen: Hogrefe; 2000.

Lakatos A. Kognitiv-behaviorale Therapie für Zwangsstörungen. Eine Therapievergleichsstudie. Regensburg: Roderer; 1997

Lakoff G, Johnson M. Metaphors We Live By. Chicago: University of Chicago Press; 1980. (deutsch: Leben in Metaphern. Heidelberg: Carl Auer;2003.

Lambert MJ (ed.). Bergin and Garfield`s Handbook of Psychotherapy and Behavior Change (5th (ed.).). New York: J. Wiley; 2004.

Lambert MJ, Christensen ER, DeJulio S (eds.). The assessment of psychotherapy outcome. New York: J. Wiley; 1983.

Lambert MJ, Garfield SL, Bergin AE. Overview, trends, and future issues. In Lambert MJ, (Ed) Handbook of psychotherapy and behavior change (5th (ed.).). New York:J. Wiley:2004

Lambert MJ, Hannoever W, Nisslmueller K, Richard M, Kordy H. Fragebogen zum Ergebnis von Psychotherapie: Zur Reliabilität und Validität der deutschen Übersetzung des Outcome Questionnaire 45.2 (OQ-45.2). Zeitschrift für Klinische Psychologie und Psychotherapie. 2002;31(1):40–46.

Lambert MJ, Hill CE. Assessing psychotherapy outcomes and processes. In: Bergin AE, Garfield SL (eds.). Handbook of psychotherapy and behavior change. New York: Wiley; 1994.

Lambert MJ, Ogles BM. The efficacy and effectiveness of Psychotherapy. In: Lambert MJ (ed.). Bergin and Garfield's handbook of Psychotherapy and Behavior Change. New York: John Wiley & Sons; 2003:139–193.

Lambert MJ. Introduction to assessment of psychotherapy outcome: Historical perspectives and current issues. In: Lambert ML, Christensen ER, DeJulio SS (eds.). The assessment of psychotherapy outcome. New York: Wiley; 1983:3–32.

Lamprecht F, Kobelt A, Künsebeck H-W, Grosch E, Schmid-Ott. Ergebnisse der 1-Jahres-Katamnese einer ambulanten wohnortnahen Nachsorge nach stationärer psychosomatischer Rehabilitation. Psychotherapie, Psychosomatik, Medizinische Psychologie. 1999;49:387 –391.

Lancman M, Gibson P, Ascanope J, Brotherton T. Financial cost of delayed diagnosis of pseudoseizures. Epilapsia. 1995;3:179.

Lang H (ed.). Die Vergütung der Vertragsärzte und Psychotherapeuten im Recht der gesetzlichen Krankenversicherung. Berlin: Erich Schmidt; 2001.

Lang H, Koepsell K. Zwangsstörungen In: Leichsenring F (Hrsg.). Lehrbuch der Psychotherapie. Band 2. München: CIP Medien; 2004:155–164.

Lang H. Ätiologie und Aufrechterhaltung der Zwangsstörungen aus psychodynamischer Sicht. In: Ambühl H (ed.). Psychotherapie der Zwangsstörungen. Stuttgart: Thieme; 1998a.

Lang H. Die Sprache und das Unbewusste. Jacques Lacans Grundlegung der Psychoanalyse, Frankfurt a. M.: Suhrkamp; 1973.

Lang H. Psychodynamische Therapie bei Zwangsstörungen. In: Ambühl H (ed.). Psychotherapie der Zwangsstörungen. Stuttgart: Thieme; 1998 b.

Lang H. Zur Struktur und Therapie der Zwangsneurose. Psyche. 1986;11:953–970.

Lang H. Zwang in Neurose, Psychose und Psychosomatischer Erkrankung. Z F Klin Psychol Psychopat Psychother. 1985;33:65.

Lang H. Zur Struktur und Therapie der Zwangsneurose – der Zwangsneurotiker als „gehemmter Rebell". Psyche. 1986;40:953–970.

Lang K, Schulz H, Lotz-Rambaldi W, Koch U. Behandlungsabbruch als nicht gelungene Inanspruchnahme – Entwicklung eines Vorhersagemodells für den Bereich der stationären psychosomatischen Rehabilitation. Rehabilitation, 1999;38;2:160–166.

Lang PJ. A bio-informational theory of emotional imagery. Psychophysiology. 1979;16:495–512.

Lang PJ. Anxiety and memory. In: Shaw BF, Segal ZV, Vallis TM, Cashman TM (eds.). Anxiety: Psychological and biological perspectives. New York: Plenum; 1986.

Lang PJ. The application of psychophysiological methods to the study of psychotherapy and behavior change. In: Bergin AE, Garfield SL (eds.). Handbook of psychotherapy and behavior change. An empirical analysis. New York: J. Wiley; 1971.

Lang PJ. The cognitive psychophysiology of emotion: Fear and anxiety. In: Tuma AH, Maser JD (eds.). Anxiety and the anxiety disorders. Hillsdale, NJ: L. Erlbaum; 1985.

Lang R. Die Psychotherapeutische Verschwörung. Stuttgart: Klett; 1987.

Lang T, Helbig-Lang S, Petermann F. Was wirkt in der Kognitiven Verhaltenstherapie der Panikstörung mit Agoraphobie? Ein systematisches Review. Zeitschrift für Psychiatrie, Psychologie und Psychotherapie. 2009;57:161–175.

Lange D. Archaische Ekstase und asiatische Meditation. Stuttgart: Enke; 1963:14.

Langenmayr A, Schöttes N. Gruppenpsychotherapie mit Multiple-Sklerose-Kranken. Gruppenpsychother Gruppendyn. 2000;36:61–88.

Längle A. Entscheidung zum Sein. München: Piper; 1988.

Längle A. Personale Existenzanalyse. In: Längle A (ed.). Wertbegegnung, Phänomene und methodische Zugänge. Wien: GLE; 1993:133–160.

Langner TS, Michael ST. Life stress and mental health. The midtown Manhatten study. New York: Glencoe; 1963.

Lanius RA, Williamson PC, Hopper J, Densmore M, Boksman K, Gupta MA, Neufeld RW, Gati JS, Menon RS. Recall of emotional states in posttraumatic stress disorder: an fMRI investigation. Biological Psychiatry. 2003;53:204–210.

Lanius RA. Am J Psychiatry. 2010;167:640–647.

Lantermann (ed.). Interaktionen. München: Urban & Schwarzenberg; 1980.

LaPorte DJ. Treatment response in obese binge eaters: Preliminary results using a very low calorie diet (VLCD) and behavior therapy. Addict Behav. 1992;17:247–257.

Last CG, Strauss CC. Obsessive-Compulsive Disorder in Childhood. Journal of Anxiety Disorders. 1989;3:295–302.

Laszig P, Eichenberg C. Online-Beratung und internetbasierte Psychotherapie. Psychotherapeut. 2003;3:193–198

Laszig P, Knauss W, Clement U. Psychotherapeutische Begleitung einer transsexuellen Entwicklung. Z Sexualforsch. 1994; 8:24–38.

Laubach W, Schröder C, Siegrist J, Brähler E. Normierung der Skalen‚Profil der Lebensqualität Chronisch Kranker an einer repräsentativen deutschen Stichprobe. Zeitschrift für Differentielle und Diagnostische Psychologie. 2001;22:100–110.

Laucht M, Esser G, Schmidt MH.‚Wovor schützen Schutzfaktoren? Zeitschrift für Entwicklungspsychologie und Pädagogische Psyhcologie. 1997;3:260–270.

Laumann EO, Gagnon JH, Michael RT, Michaels S. The social organisation of sexuality. Chicago: University of Chicago press; 1994.

Lauriello J, Bustillo J, Keith SJ. A critical review of research on psychosocial treatment of schizophrenia. Biological Psychiatry. 1999;46:1409–1417.

Lauth GW, Schlottke PF. Training mit aufmerksamkeitsgestörten Kindern. Weinheim: Psychologie Verlagsunion; 1993.

Laux G, Glanzmann P, Schaffner P, Spielberger CD. Das State-Trait-Angstinventar (STAI). Weinheim: Beltz; 1981.

Lawrence JSSt, Kelly JA. AIDS-prevention: Community and behavioral interventions. In: Hersen M, Eisler RM, Miller PM (eds.). Progress in behavior modification. Vol. 24. London: Sage 1989.

Lawrence M. Ich stimme nicht. Identitätskrise und Magersucht. Reinbek: Rowohlt; 1986.

Lazarus A. Innenbilder. Imagination in der Therapie und als Selbsthilfe. München: Pfeiffer; 2006.

Lazarus A. Innenbilder. Imagination in der Therapie und als Selbsthilfe. München: Pfeiffer; 1979.

Lazarus AA, Abramovitz A. The use of „emotive imagery" in the treatment of children's phobias. J Ment Sci. 1962;108:191–195.

Lazarus AA. Multimodal behavior therapy. New York: Springer; 1976.

Lazarus AA. Women in Behavior Therapy. In: Franks V, Burtle V (eds.). Women in Therapy. New York: Brunner/Mazel; 1974:217–229.

Lazarus LW. Selfpsychology - Its application to brief psychtherapie with the elderly. J Geriat Psychiat. 1988;21:109–126.

Lazarus RS, Folkman S. Stress, Appraisal and Coping. New York: Springer, 1984.

Lazarus RS. Cognition and motivation in emotion. Amer Psychol. 1991;46:352–367.

Lazarus RS. Emotion and adaptation. New York: Oxford University Press; 1991.

Lederbogen S. Hormonbehandlung. In: Senf W, Strauss B. Sexuelle Identitäten. Psychotherapie im Dialog 1; 2009:41.

LeDoux J. Das Netz der Gefühle. Wie Emotionen entstehen. München: C. Hanser; 1998.

LeDoux JE, Romanski LM, Xagoraris AE. Indelibility of subcortical emotional memories. Journal of Cognitive Neuroscience. 1989;1:238–243.

LeDoux JE, Sakaguchi A, Reis DJ. Subcortical efferent projections of the medial geniculate nucleus mediate emotional responses conditioned to acoustic stimuli. Journal of Neuroscience. 1984;4:683–698.

LeDoux JE. Synaptic self: How our brains become who we are. New York: Viking Penguin; 2002.

LeDoux JE. The emotional brain. New York: Simon and Schuster; 1996.

Leff J, Berkowitz R, Shavit N, Strachan A, Glass I, Vaughn C. A trial of family therapy versus a relatives group for schizophrenia. Two-year follow-up. British Journal of Psychiatry. 1990:157:571–577.

Leff J, Kuipers L, Berkowitz R, Sturgeon D. A controlled trial of social intervention in the families of schizophrenic patients: two year follow-up. Br J Psychiatry. 1985;146:594–600.

Leff J, Vaughn C. Expressed emotion in families – its significance for mental illness. New York, Guilford; 1985.

Leff J, Vearnals S, Brewin CR, Wolff G, Alexander B, Asen E. et al. The London depression intervention trial. Randomised control trial of antidepressant vs. couple therapy in the treatment and maintenance of people with depression living with a partner: clinical outcome and costs. Br J Psychiatry. 2001;177:95–100.

Leff J. Working with the families of schizophrenic patients. British Journal of Psychiatry. 1994;23:71–76.

Lehmann K. Versorgungssysteme der Suchtkrankenhilfe in der Bundesrepublik. Beschreibung und Empfehlung zur sozialrechtlichen Weiterententwicklung. In: Gastpar M, Mann K, Rommelspacher H (eds.). Lehrbuch der Suchterkrankungen. Stuttgart: Thieme; 1999:104–117.

Lehr U. Aging as fate and challenge. In: Häfner H, Moschel G, Sartorius N. Mental health in the elderly. Heidelberg: Springer; 1986:57–77.

Lehrer PM, Isenberg S, Hochron SM. Asthma and emotion: A review. Journal of Asthma. 1993;30:5–21.

Lehto SM, Tolmunen T, Joensuu M, Saarinen PI, Valkonen-Korhonen M, Vanninen R, Ahola P, Tiihonen J, Kuikka J, Lehtonen J. Changes in midbrain serotonin transporter availability in atypically depressed subjects after one year of psychotherapy. Prog Neuropsychopharmacol Biol Psychiatry. 2008;32(1):229–237.

Leibig T, Wilke E, Feiereis H. Zur Persönlichkeitsstruktur von Patienten mit Colitis ulcerosa und Morbus Crohn. Eine testpsychologische Untersuchung während der Krankheitsremission. Z Psychosom Med Psychoanal. 1985;31:380–392.

Leichsenring F, Beutel M, Leibing E. Psychodynamic psychotherapy for social phobia. A treatment manual based on suppertive-expressive therapy. Bull Menninger Clin. 2007;71:57–83.

Leichsenring F, Hiller W. Projektive Verfahren. In: Stieglitz RD, Baumann U, Freyberger HJ (eds.). Psychodiagnostik in Klinischer Psychologie, Psychiatrie, Psychotherapie. 2., überarb. u. erw. Aufl. Stuttgart: Thieme; 2001:183–191.

Leichsenring F, Hoyer J, Beutel M, Herpertz S, Hiller W, Irle E, Joraschky P, König HH, de Liz TM, Nolting B, Pöhlmann K, Salzer S, Schauenburg H, Stangier U, Strauss B, Subic-Wrana C, Vormfelde S, Weniger G, Willutzki U, Wiltink J, Leibing E. The Social Phobia Psychotherapy Research Network (SOPHO-NET). The first multi-center randomized controlled trial of psychotherapy for social phobia: rationale, methods and patient characteristics. Psychotherapy and Psychosomatics. 2009;78:35–41.

Leichsenring F, Kreische R, Biskup J, Staats H, Rudolf G, Jakobsen T. Die Göttinger Psychotherapiestudie. Ergebnisse analytischer Langzeitpsychotherapie bei depressiven Störungen, Angststörungen, Zwangsstörungen, somatoformen Störungen und Persönlichkeitsstörungen. Forum Psychoanal. 2008;24:193–204.

Leichsenring F, Leibig E. The effectiveness of psychodynamic therapy and cognitive behavior therapy in the treatment of personality disorders: a meta-analysis. Am J Psychiatry 2003;160:1223–1232.

Leichsenring F, Rabung S, Leibig E. The efficacy of short-term psychodynamic psychotherapy in specific psychiatric disorders: a meta-analysis. Arch Gen Psychiatry. 2004;61:1208–1216.

Leichsenring F, Rabung S. Effectiveness of long-term psychodynamic psychotherapy. A meta-analysis. Journal of the American Medical Association. 2008;300:1551–1556.

Leichsenring F, Salzer S, Jager U, Kächele U, Kreische R, Leweke F, Rüger U, Winkelbach C, Leibing E. Short-term psychodynamic psychotherapy and cognitive-behavioral therapy in generalized anxiety disorder: a randomized controlled trial American Journal of Psychiatry. 2009;166:875–881.

Leichsenring F, Winkelbach C, Leibig E. Die Generalisierte Angststörung. Krankheitsmuster, Diagnostik und Therapie. Z Psychosom Med Psychother. 2002;48:235–255.

Leichsenring F, Winkelbach C, Leibing E. Psychoanalytisch-orientierte Fokaltherapie der der Generalisierten Angststörung. Ein Manual. Psychotherapeut. 2005;50:258–264.

Leichsenring F. Borderline-Persönlichkeits-Inventar (BPI). Bern: Hans Huber; 1997.

Leichsenring F. Wie wirksam ist das Verfahren? Empirische Forschung zur Wirksamkeit tiefenpsychologisch fundierter Psychotherapie. In: Wöller W, Kruse J (Hrsg.). Tiefenpsychologisch fundierte Psychotherapie (3. Aufl.). Stuttgart: Schattauer; 2008.

Leichsenring R, Winkelbach C, Leibing E. Die Generalisierte Angststörung – Krankheitsbild, Diagnostik und Therapie. Zeitschrift für Psychosomatische Medizin und Psychotherapie. 2002;3:235–255.

Leidig S, Glomp I. Nur keine Panik! Ängste verstehen und überwinden. München: Kösel; 2010.

Leidig S, Glomp I. Nur keine Panik! Ängste verstehen und überwinden. München: Kösel; 2003.

Leidig S, von Pein A. Stationäre Gruppentherapie für Patienten mit chronifizierten somatoformen Störungen. Prax Verhaltensmed Rehab. 1993;6:73–78.

Leidig S. Einführung in die verhaltensmedizinische Diagnostik. In: Zielke M, von Keyserlingk H, Hackhausen W (Hrsg.). Angewandte Verhaltensmedizin in der Rehabilitation. Lengerich: Pabst; 2001:30–45.

Leidig S. Konzeption einer offenen Großgruppe zur Behandlung von Angststörungen. Praxis Klinische Verhaltensmedizin und Rehabilitation. 1999;46:3–8.

Leidig S. Nur keine Panik! – Oder: Wie sage ichs meinem Patienten? Praxis der Klinischen Verhaltensmedizin und Rehabilitation. 1993;23:168–174.

Leitlinien Paar- und Familientherapie 2000. (Redaktionsgruppe Scheib P, Wirsching M., Balck F, Geigges W, Kersting H, Kröger F, Schweitzer J, Wälte D, von Wietersheim J; www.awmf-online.de).

Lempert T, Schmidt D. Natural history and outcome of psychogenic seizures: a clinical study in 50 patients. J Neurol. 1990;237(1):35–38.

Leonhard K. Aufteilung der endogenen Psychosen und ihre differenzierte Ätiologie. 8.Aufl. Beckmann H (ed.). Stuttgart: Thieme; 2003.

Leplow B, Paetow K. Neurologische Erkrankungen. In: Ehlert U (Hrsg.). Lehrbuch der Verhaltensmedizin. Heidelberg/Berlin: Springer; 2003:571–602.

Leplow B. Neuropsychologie der Zwangsstörungen. In: Lautenbacher S, Gauggel S.eds. Lehrbuch der Neuropsychologie. Berlin: Springer; 2003.

Leppert K. Resilienzskala (RS). In: Brähler E, Schumacher J, Strauß B (eds.). Diagnostische Verfahren in der Psychotherapie. Diagnostik für Klinik und Praxis, Bd.1.Göttingen: Hogrefe; 2002:295–298.

Lesperance F, Frasure-Smith N. Depression in patients with cardiac disease: a practical review. J Psychosom Res. 2000;48:379–391.

Levine AP, Hyler SE. DSM-III Personality diagnosis in bulimia. Comprehens Psychiat. 1986;27:47–53.

Levis DJ, Hare NA. A review of the theoretic rationale and empirical support for the extinction approach of implosive (flooding) therapy. In: Hersen M, Eisler RM, Miller PM (eds.). Progress in behavior modification. Vol. 4.New York: Academic Press; 1977.

Levy K, Clarkin JF, Kernberg OF. Change in attachment patterns and reflective function in a randomized control trial of transference focused psychotherapy for borderline personality disorder. Journal of Consulting and Clinical Psychology. 2006;74:1027–1040.

Lewinsohn PM. The behavioral study and treatment of depression. In: Hersen M, Eisler RM, Miller PM (eds.). Progress in behavior modification. Vol. 1.New York: Academic Press; 1975.

Lewis M (ed.). Beyond the dyad. New York: Plenum Press; 1984.

Leyer EM. Migration, Kulturkonflikt und Krankheit. Opladen: Westdeutscher Verlag; 1991.

Leygraf N. Wirksamkeit des psychiatrischen Maßregelvollzugs. In: Kröber H-L, Dahle K-P (eds.). Sexualstraftaten und Gewaltdelinquenz. Heidelberg: Kriminalistik Verlag; 1998:175–185.

Liberzon I, Phan KL. Brain-imaging studies of posttraumatic stress disorder. CNS Spectrums. 2003;8:641–650.

Lichert F. Psychother Psych Med. 2010;60:287.

Lichtenberg JD. Kunst und Technik psychoanalytischer Therapien. Frankfurt/M.: Brandes u. Apsel; 2007.

Lichtenberg JD. Psychoanalyse und Säuglingsforschung. Berlin: Springer; 1991.

Lidz T. Schizophrenia and the family. Psychiatry. 1958;21:21–27.

Lieb H (ed.). Selbsterfahrung für Psychotherapeuten. Göttingen: Verlag für Angewandte Psychologie; 1997.

Lieb H (ed.). Supervision. Bad Dürkheim: Institut für Klinische Verhaltenstherapie (IFKV); 1993.

Lieberman AF, Zeanah CH. Contributions of attachment theory to infant-parent psychotherapy and other interventions with infants and young children. In: Cassidy J, Shaver PR (eds.). Handbook of Attachment. New York: Guilford Press; 1999:555–574.

Lieberman JA, Kane JM, Sarantakos S, Gadaletta D, Woerner M, Alvir J, Ramos-Lorenzi J. Prediction of relapse in schizophrenia. Psychopharmacol Bull. 1986;22:845–853.

Lieberman RP, Mueser KT, Wallace CJ. Social skills training for schizophrenic individuals at risk of relapse. The American Journal of Psychiatry. 1986;143:523–526.

Liebowitz MR, Marshall RD. Pharmacological treatments: clinical applications. In: Heimberg RG, Liebowitz MR, Hope DA, Schneier FR (eds.). Social Phobia. Diagnosis, assessment and treatment. New York, London: Guilford Press; 1995.

Liebowitz MR, Stone MH, Turkat ID. Treatment of personality disorders, In: Frances AJ, Hales RE (eds.). American Psychiatric Association annual review. Vol. 5.Washington D.C.: American Psychiatric Press; 1986:356–393.

Lienert GA, Raatz U. Testaufbau und Testanalyse (6. Aufl.). Weinheim: Beltz; 1998.

Lifton RJ. Review of the book „Psychotherapy in the Third Reich. The Goering Institute" by Geoffrey Cocks. The New York Times Book Review. 1985; Jan. 27:1 and 28.

Limbacher K, Schmitz B. Stationäre Verhaltenstherapie bei Persönlichkeitsstörungen. In: Schmitz B, Fydrich T, Limbacher K (eds.). Persönlichkeitsstörungen: Diagnostik und Psychotherapie. Weinheim: PVU; 1996:318–343.

Lincoln TM, Lullmann E, Rief W. Correlates and long-term consequences of poor insight in patients with schizophrenia. A systematic review. Schizophr Bull. 2007;33:1324–1342.

Lindemann E. Symptomatology and Management of Acute Grief. Amer J Psychiat. 1944;101:141–148.

Linden M, Hautzinger M (Hrsg.). Psychotherapie-Manual (7. Aufl.). Heidelberg: Springer; 2010.

Linden M, Hautzinger M (eds.). Verhaltenstherapie. Techniken und Einzelverfahren. Berlin: Springer; 1993.

Linden M. Agoraphobie und Panikerkrankung. In: Linden M, Hautzinger M (eds.). Verhaltenstherapie. Berlin, Heidelberg, New York: Springer; 1994:355–360.

Linden M. Wen behandeln Verhaltenstherapeuten wie in der kassenärztlichen Versorgung? Fortschr Neurol Psychiat. 1999;67:14.

Linden W, Stossel C, Maurice J. Psychosocial interventions for patients with coronary artery disease. A meta-analysis. Arch Intern Med. 1996;156:745–752.

Linden W. Psychological treatments in cardiac rehabilitation: review of rationales and outcomes. J Psychosom Res. 2000;48:443–454.

Lindenmeyer J. Alkoholabhängigkeit (2., überarb. Aufl.). Göttingen: Hogrefe; 2005.

Lindy JD. Focal psychoanalytic psychotherapy of posttraumatic stress disorder. In: Wilson JP, Raphael B (eds.). International Handbook of Traumatic Stress Syndromes. New York: Plenum; 1993:803–810.

Lindy JD. Psychoanalytic psychotherapy of posttraumatic stress disorder. In: Van der Kolk BA, McFarlane S, Weisaeth L (eds.). Traumatic Stress: The Effects of Overwhelming Experience on Mind, Body and Society. New York, US: Guilford Press;1996:525 –536.

Linehan M. Trainingsmanual zur Dialektisch-Behavioralen Therapie der Borderline-Persönlichkeitsstörung. München: CIP-Medien; 1996.

Linehan MM, Armstrong HE, Suarez A, Allmon D, Heard HL. Cognitive-behavioral treatment of chronically parasuicidal borderline patients. Arch Gen Psych. 1991;48:1060–1064.

Linehan MM, Heard HL, Armstrong HE. Naturalistic follow-up of a behavioral treatment for chronically parasuicidal borderline patients. Arch Gen Psych. 1993;50:971–974.

Linehan MM, Tutek DA, Heard HL. Interpersonal outcome of cognitive behavioral treatment for chronically suicidal borderline patients. Am J Psychiatry. 1994;151:1771–1776.

Linehan MM. Cognitive behavioral treatment of borderline personality disorder. New York: Guilford; 1993. (deutsch: Dialektisch-behaviorale Therapie der Borderline-Störung. München: CIP-Medien; 1996).

Linehan MM. Dialektisch-Behaviorale Therapie der Borderline-Persönlichkeitsstörung. München:CIP-Medien, 1996.

Links PS. Family environment and family psychopathology in the etiology of Borderline personality disorder. In: Clarkin JF, Marziali E, Munroe-Blum H (eds.). Borderline personality disorder. Clinical and empirical perspectives. New York: Guilford; 1992:45–66.

Lipsky MJ, Kassinove J, Miller NJ. Effects of rational-emotive therapy, rational role reversal and rational-emotive imagery on the emotional adjustment of community mental health center patients. J. consult clin Psychol. 1980;48:366–374.

Liptzin B. Psychotherapy with the elderly: an Eriksonian perspective. J Geriatr Psychiat. 1985;18:183–203.

Little M. Countertransference and the patient s response to it. Int J Psycho-Anal. 1951;32:32–40.

Livesley WJ, Jang KL. Toward an empirically based classification of personality disorders. J Pers Dis. 2000;14:137–151.

Livesley WJ. Practical management of personality disorders. New York: Guilford; 2003.

Lobo-Drost A. Bindung in der Psychotherapie: Die Relevanz von Bindungsmerkmalen für Patient(inn)en mit stationärer Gruppenpsychotherapie. Psychologische Forschungsergebnisse. Bd 91. Hamburg: Kovac; 2003.

Löcherbach P, Henrich G, Kemmer H, Kinstler H-J, Knopp-Vater M, Rieckmann N, Schneider A, Weber I. Entwicklung von Indikatoren zur Bedarfsermittlung und Angebotsplanung in der ambulanten Psychotherapie – Ergebnisse einer Studie des Zentralinstituts für die kassenärztliche Versorgung. Verhaltenstherapie und psychosoziale Praxis. 1999;31;4:615–643.

Löcherbach P, Klug W, Remmel-Fassbender R, Wendt W (Hrsg.). Case Management – Fall- und Systemsteuerung in Theorie und Praxis. Neuwied: Luchterhand Verlag; 2005.

Löcherbach P, Klug W, Remmel-Fassbender R, Wendt W (eds.). Case Management – Fall- und Systemsteuerung in Theorie und Praxis. Neuwied: Luchterhand; 2002.

Lochner A. Schmerz- und Krankheitsbewältigung bei Patienten mit progressiver systemischer Sklerodermie (PSS). Unveröffentlichte Doktorarbeit, Fachbereich Psychologie der Johann-Wolfgang-Goethe-Universität Frankfurt; 2007.

Lock J, Le Grange D, Agras S, Dare C. Treatment Manual for Anorexia Nervosa: A Family-Based Approach. New York, London: Guilford; 2001.

Locke EA. Is „behavior therapy" behavioristic? An analysis of Wolpes psycho-therapeutic methods. Psychol Bull. 1971;76:308–327.

Lockot R. Erinnern und Durcharbeiten. Frankfurt/M: Fischer; 1985.

Loeb KL, Wilson GT, Gilbert JS, Labouvie E. Guided and unguided self-help for binge eating. Behav Res Ther. 2000;38:259–272.

Loewe B, Spitzer RL, Zipfel S, Herzog W. Gesundheitsfragebogen für Patienten (Kurzform PHQ-D). Karlsruhe: Pfitzer; 2002.

Logue AW. Self-control. Englewood-Cliffs, NJ.: Prentice-Hall; 1995.

Loh C, Meyer JM, Leckband SG. A comprehensive review of behavioral interventions for weight management in schizophrenia. Annals of Clinical Psychiatry. 2006;18:23–31.

Lohaus A, Schmitt GM. Fragebogen zur Erhebung von Kontrollüberzeugungen zu Krankheit und Gesundheit (KKG). Handanweisung. Göttingen: Hogrefe; 1989.

Lohmann B. Effiziente Supervision. Praxisorientierter Leitfaden für Einzel- und Gruppensupervision. Baltmannsweiler: Schneider-Verlag Hohengehren; 2001.

Lohmer M. Borderline-Therapie. Psychodynamik, Behandlungstechnik und therapeutische Settings. Stuttgart: Schattauer; 2002.

London K, Bruck M, Ceci SJ, Shuman DW. Disclosure of child sexual abuse: What does the research tell us about the ways that children tell? Psychology, Public Policy and Law. 2005;11:194–226.

Longmore RJ, Worrell M. Do we need to challenge thoughts in cognitive behavior therapy? Clinical Psychology Review. 2006;27:173–187.

Looper KJ, Kirmayer LJ. Behavioral medicine approaches to somatoform disorders. Journal of Consulting and Clinical Psychology. 2002;70:810–827.

LoPiccolo J, Lobitz WC. The role of masturbation in the treatment of orgasmic dysfunction. Archives of Sexual Behavior. 1972;2:163–171.

Loranger AW, Sartorius N, Andreoli A, Berger P, Buchheim P, Channabasavana SM, Coid B, Dahl A, Diekstra RWF, Ferguson B, Jacobsberg LB, Mombour W, Pull C, Ono Y, Regier DA. The International Personality Disorder Examination: IPDE. The WHO/ADAMHA international pilot study of personality disorders. Arch Gen Psych. 1994;51:215–224.

Lord FM, Novick MR. Statistical theories of mental test scores. Reading, Mass: Addison-Wesley; 1968.

Lorenzetti V, Allen NB, Fornito A, Yucel M. Structural brain abnormalities in major depressive disorder: a selective review of recent MRI studies. J Affect Disord. 2009;117(1–2):1–17.

Lorscheider M, Fehr C. Komorbidität von Abhängigkeitserkrankungen, affektiven Störungen und Angststörungen. Eine Behandlungsherausforderung. Nervenheilkunde. 2008;8:523–532.

Lösel F. Evaluating the effectiveness of correctional programs: Bridging the gap between research and practice. In: Bernfeld GA, Farrington DP, Leschied AW (eds.). Offender rehabilitation in practice. Chichester, UK: Wiley; 2001: 67–92.

Lösel F. Persönlichkeitsdaten (Tests). In: Jäger RS, Petermann F (eds.). Psychologische Diagnostik, 4.Aufl. Weinheim: Psychologie Verlagsunion; 1999:362–380.

Löwe B, Spitzer RL, Zipfel S, Herzog W. Gesundheitsfragebogen für Patienten (PHQ-D). 2.Aufl. Karlsruhe: Pfizer; 2002.

Löwer-Hirsch M. Sexueller Mißbrauch in der Psychotherapie. Zwölf Fallgeschichten. Elf Frauen und ein Therapeut. Göttingen: Vandenhoeck u. Ruprecht; 1998.

Luborski L. Einführung in die analytische Psychotherapie. Ein Lehrbuch. Berlin: Springer; 1988.

Luborsky L, Crits-Cristoph P, Mintz J, Auerbach A. Who Will Benefit from Psychotherapy? Predicting Therapeutic Outcomes. New York: Basic Books; 1988.

Luborsky L, Singer B, Luborsky L. Comparative studies of psychotherapy: Is it true that. „Everybody has won und all must have prizes"? Archives of General Psychiatry. 1975;32:995–1008.

Luborsky L. Einführung in die analytische Psychotherapie – Ein Lehrbuch. Berlin: Springer; 1988.

Luborsky L. Einführung in die analytische Psychotherapie (3. Aufl.). Berlin/Heidelberg: Springer; 1999.

Luborsky L. Principles of Psychoanalytic Psychotherapy. New York: Basic Books; 1984.

Lucas A, Beard CM, OFollan WM, Kurland LT. 50-year trend in the incidence of anorexia nervosa in Worchester, Minn.: a population-based study. Am J Psychiat. 1991;48:917–922.

Luchins AS, Luchins EH. An Introduction to the Origins of Wertheimers Gestalt Psychology. Gestalt Theory. 1982;4:145–171.

Ludewig K. Leitmotive systemischer Therapie. Stuttgart: Klett-Cotta; 2002.

Ludewig K. Systemische Therapie – Grundlagen klinischer Theorie und Praxis. Stuttgart: Klett-Cotta; 1992.

Luig-Arlt H. Zentrale Thesen der Expertise. „Ansätze eines Transferkonzeptes Kinder- und Jugendgesundheitssurveys (KiGGS)" vor dem Hintergrund der Kinder- und Jugend-Good-Practice-Projekte; 2010 (www.gesundheitliche-chancengleichheit.de).

Lukas E. Spannendes Leben. Ein Logotherapie-Buch. Weinheim: Beltz; 1991.

Luria AR. The role of speech in the regulation of normal and abnormal behavior. New York: Liveright; 1991.

Luszczynska A, Schwarzer R. Self-efficacy and social support predict benefit finding 12 months after cancer surgery: The mediating role of coping strategies. Psychol Health Med. 2005;10:365–375.

Luthe W, Schultz JH. Autogenic therapy. Vol. II. Medical applications. New York: Grune & Stratton; 1969.

Lutz R. Genuß und Genießen. Weinheim: Beltz; 1983.

Lutz W, Schuerch E, Stulz N, Boehnke JR, Schoettke H, Rogner J, Wiedl KH. Entwicklung und psychometrische Kennwerte des Fragebogens zur Evaluation von Psychotherapieverlaeufen (FEP). Diagnostica. 2009;55(2):106–116.

Lutz W, Stuls N, Smart DW, Lambert MJ. Die Identifikation früher Veränderungsmuster in der ambulanten Psychotherapie. Z Klin Psychol Psychother. 2007;36:93–104.

Lutzker JR, Martin JA, Rice JM. Behavior therapy in rehabilitation. In: Hersen M, Eisler RM, Miller PM (eds.). Progress in behavior modification. Vol. 12. New York: Academic Press; 1981.

Ma SH, Teasdale JD. Mindfulness-based cognitive therapy for depression: replication and exploration of differential relapse prevention effects. Journal of Consulting and Clinical Psychology. 2004;72:31–40.

MacKenzie KR. Klinische Berücksichtigung von Phasen der Gruppenentwicklung. In: Tschuschke V (ed.). Praxis der Grupenpsychotherapie. Stuttgart: Thieme; 2001:134–139.

Macqueen G, Frodl T. The hippocampus in major depression: evidence for the convergence of the bench and bedside in psychiatric research? Mol Psychiatry. 2011;16:252–264.

MacQueen GM, Campbell S, McEwen BS, MacDonald K, Amano S, Joffe RT, Nahmias C, Young LT. Course of illness, hippocampal function, and hippocampal volume in major depression. PNAS.2003;100:1387–1392.

Maddux JE (ed.). Self-efficacy, adaption and adjustment. Theory, Research, and application. New York: Plenum; 1995.

Maddux JE, Stoltenberg CD, Rosenwein R. Social processes in clinical and counseling psychology. New York: Springer; 1987.

Maercker A (ed.). Therapie der posttraumatischen Belastungsstörung. Berlin: Springer; 1997.

Maercker A, Forstmeier S, Wagner B, Glaesmer H, Brähler E. Posttraumatische Belastungsstörungen in Deutschland. Ergebnisse einer gesamtdeutschen epidemiologischen Untersuchung. Nervenarzt. 2008;79:577–586.

Maercker A, Schützwohl M. Erfassung von psychischen Belastungsfolgen: Die Impact of Event Skala-revidierte Version (IES-R). Diagnostica. 1998;44:130–141.

Maercker A. Operante Verfahren. In: Margraf J, Schneider S (Hrsg.). Lehrbuch der Verhaltenstherapie (3. Aufl.). Heidelberg: Springer; 2009.

Maercker A. Therapie der posttraumatischen Belastungsstörungen (2., überarb. und erg. Aufl.). Berlin: Springer; 2003.

Magnusson D, Endler NS (eds.). Personality at the crossroads: Current issues in interactional psychology. Hillsdale, N.J.: Erlbaum; 1977.

Maguire P. Improving the recognition of concerns and affective disorders in cancer patients. Ann Oncol. 2002;13(4):177–181.

Mahler M, Pine F, Bergman A. The psychological birth of the human infant. New York: Basic Books; 1975.

Mahler M, Pine F, Bergmann A. Die psychische Geburt des Menschen: Symbiose und Individuation. Frankfurt/M: Fischer; 1975.

Mahler M. On human symbiosis and the vicissitudes of individuation Volume I – Infantile psychosis. New York: International Universities Press Inc.; 1968.

Mahler MS, Pine F, Bergmann A. Die psychische Geburt des Menschen – Symbiose und Individuation. Frankfurt/M: Fischer; 1978.

Mahoney MJ, Arnkoff D. Cognitive and self-control therapies. In: Garfield SL, Bergin AE (eds.). Handbook of psychotherapy and behavior change. An empirical analysis. 2nd (ed.). New York: J. Wiley; 1978.

Mahoney MJ, Kazdin AE. Cognitive behavior modification: Misconceptions and premature evaluation. Psychol Bull. 1979;86:1044–1049.

Mahoney MJ, Thoresen CE. Self-control: Power to the person. Monterey, CA: Brooks/Cole; 1974.

Mahoney MJ. Cognition and behavior modification. Cambridge, MA: Ballinger; 1974.

Mahoney MJ. Human change processes: The scientific foundations of psychotherapy. New York: Basic Books; 1991.

Mahoney MJ. Kognitive Verhaltenstherapie. München: Pfeiffer; 1977.

Mahoney MJ. Scientist as subject: The psychological imperative. Cambridge, Mass.: Ballinger; 1976.

Maier W, Franke P, Linz M. Mehrfachdiagnosen (Komorbidität). In: Gastpar M, Mann K, Rommelspacher H (eds.). Lehrbuch der Suchterkrankungen. Stuttgart: Thieme; 1999:83–93.

Maier W, Lichtermann D, Klinger T, Heun R, Hallmayer J. Prevalences of personality disorders (DSM-III-R) in the community. Journal of Personality Disorders. 1992;6:187–196.

Maier W, Linz M, Freyberger HJ. Komorbidität von Substanzabhängigkeitsstörungen und anderen psychischen Störungen. In: Soyka M, Möller H-J (eds.). Alkoholismus als psychische Störung. Berlin, Heidelberg: Springer: 1997:75–93.

Main M, Goldwyn R. Adult attachment scoring and classification systems. 6 Aufl. Unpublished manuscript, University of California, Berkeley; 1996.

Makari GJ. A history of Freuds first concept of transference. Int Rev Psycho-Anal. 1992;19:415–432.

Malan D. Individual psychotherapy and the sciences of psychodynamics. London: Butterworths; 1979.

Malchow C, Dilling H (eds.). ICD-10 Computer-Tutorial II. Bern: Hans Huber; 2001.

Malevani J. Depression nach Schlaganfall. PSYJournals. 2005;18(1):17–22.

Malinow KL. Passiv-aggressive personality, In: Lion JR (eds.). Personality disorders. Diagnosis and management, 2nd. (ed.)., rev. for DSM III. Baltimore: Williams and Wilkins; 1981:121–132.

Malmberg L, Fenton M. Individual psychodynamic psychotherapy and psychoanalysis for schizophrenia and severe mental illness (Cochrane Review). In: The Cochrane Library, Issue 1.Oxford: Update Software; 2003.

Mann RE, Thornton D. The evolution of a multisite sexual offender treatment program. In: WL Marshall, YM Fernandez (eds). Sourcebook of treatment programs for sexual offenders. New York: Plenum Press; 1998: 321–57.

Marcus MD, Wing RR, Ewing L, Kern E, Gooding W, McDermott M. Psychiatric disorders among obese binge eaters. Int J Eat Disord. 1990a;9:69–77.

Marcus MD, Wing RR, Ewing L, Kern E, McDermott M, Gooding W. A double-blind, placebo-controlled trial of fluoxetine plus behavior modification in the treatment of obese binge-eaters and non-binge-eaters. Am J Psychiatry. 1990b;147:876–881.

Marcus MD, Wing RR, Hopkins J. Obese binge eaters: Affect, cognitions, and response to behavioral weight control. J Consult Clin Psychol. 1988;56:433–439.

Margison F, Mace C. Psychotherapy of Psychosis. London: Gaskell; 1997.

Margraf J, Brengelmann JC (eds.). Die Therapeut-Klient-Beziehung in der Verhaltenstherapie. München: Rottger; 1992.

Margraf J (ed.). Lehrbuch der Verhaltenstherapie. Berlin: Springer; 1996.

Margraf J, Ehlers A. Das Beck-Angst-Inventar. Bern: Hans Huber; 2003.

Margraf J, Schneider S (Hrsg.). Lehrbuch der Verhaltenstherapie, Band I, II. (3. Aufl.). Heidelberg: Springer; 2008.

Margraf J, Schneider S, Ehlers A. Diagnostisches Interview bei psychischen Störungen (DIPS). Berlin: Springer; 1991.

Margraf J, Schneider S, Ehlers A. Diagnostisches Interview bei psychischen Störungen. Handbuch und Interview. 2.Aufl. Berlin, Heidelberg: Springer; 1994.

Margraf J, Schneider S. (eds.). Lehrbuch der Verhaltenstherapie. Heidelberg: Springer; 2009.

Margraf J, Schneider S. Angst und Angststörungen. In: Hoyer J, Margraf J (eds). Angstdiagnostik. Grundlagen und Testverfahren, Berlin: Springer; 2003:3–30.

Margraf J, Schneider S. Panik. Angstanfälle und ihre Behandlung (2.Aufl.). Berlin: Springer; 1990.

Margraf J, Schneider S. Panik. Angstanfälle und ihre Behandlung. Berlin: Springer; 2000.

Margraf J. Beziehungsgestaltung und Umgang mit Widerstand. In: Margraf J (ed.). Lehrbuch der Verhaltenstherapie. Bd.1.Berlin: Springer; 1996:271–284.

Margraf J. Klassifikation psychischer Störungen. In: Margraf J (ed.). Lehrbuch der Verhaltenstherapie. Bd.1: Grundlagen, Diagnostik, Verfahren, Rahmenbedingungen. Berlin: Springer; 1996 a:83–101.

Margraf J. Kosten-Effektivitäts- und Kosten-Nutzen-Analyse. In: Margraf J (ed.). Lehrbuch der Verhaltenstherapie. 2.Aufl. Berlin: Springer; 1996.

Margraf J. Kosten und Nutzen der Psychotherapie. Eine kritische Literaturauswertung. Berlin: Springer; 2009.

Margraf J. Lehrbuch der Verhaltenstherapie, Bd.1: Grundlagen, Diagnostik, Verfahren, Rahmenbedingungen. Berlin: Springer; 1996.

Margraf J. Mini-DIPS.Diagnostisches Kurzinterview bei psychischen Störungen. Berlin: Springer; 1994.

Margraf J. Therapieindikation Lehrbuch der Verhaltenstherapie. Heidelberg: Springer; 2009.

Margraf J. Therapieindikation. In: Margraf J (ed.) Lehrbuch der Verhaltenstherapie. Bd.1.Grundlagen, Diagnostik, Verfahren, Rahmenbedingungen. Berlin: Springer; 1996 b:103–112.

Markgraf J, Brengelmann JL. Die Therapeut-Patient-Beziehung in der Verhaltenstherapie. München: Röttger; 1992.

Marks I. Behavioural and drug treatments of phobic and obsessive-compulsive disorders. Psychother Psychosom. 1986;46:35–44.

Marks I. Fears, phobias und rituals. Panic, anxiety, and their disorders. Oxford, New York: Oxford University Press; 1987.

Marks IM. Advances in the treatment of psychoses and neuroses. Paper presented at the 23rd EABCT-Congress, London, Sept. 1993.

Marks IM. Behavioral treatment of phobic and obsessive-compulsive disorders: A critical appraisal. In: Hersen M, Eisler RM, Miller PM (eds.). Progress in behavior modification. Vol. 1.New York: Academic Press; 1975.

Marks IM. Exposure treatments: Conceptual issues. In: Agras WS (ed.). Behavior modification: Principles and clinical applications. Boston: Little, Brown & Comp; 1978.

Marks IM. Fears, Phobias, and Rituals. Panic, Anxiety, and their Disorders. New York: Oxford University Press; 1987.

Marks IM. Gegenwärtiger Stand von Reizkonfrontation („Exposure") und Reizüberflutung („Flooding"). Verhaltenstherapie. 1993;3:53–55.

Marmar CR, Weiss DS, Pynoos RS. Dynamic psychotherapy of PTSD. In: Giller EL, Weisæth L (eds) Post-traumatic stress disorder. London: Baillière; 1996:297–316.

Marmar CR, Weiss DS, Schlenger WE, Fairbank JA, Jordan J, Kukla RA u. Hough RL. Peritraumatic dissoziation and post-traumatic stress in male Vietnam theater veterans. American Journal of Psychiatry. 1994;151:902–907.

Marshall RD, Olfson M, Hellman F, Blanco C, Guardino M, Struening E. Comorbidity, impairment, and suicidality in subthreshold PTSD. Am J Psychiat. 2001;158:1467–1473.

Marshall WL, Anderson D, Fernandez Y. Cognitive behavioural treatment of sexual offenders. Chichester: Wiley; 1999.

Martens BK, Witt JC. Ecological behavior analysis. In: Hersen M, Eisler RM, Miller PM (eds.). Progress in behavior modification. Vol. 22.London: Sage Publications; 1988.

Martin A, Rief W. Leitlinien zur Psychotherapie bei somatoformen Störungen. Aus der Serie „Leitlinien der DGPs". Göttingen: Hogrefe; in Vorb.

Martin SD, Martin E, Rai SS, Richardson MA, Royall R. Brain blood flow changes in depressed patients treated with interpersonal psychotherapy or venlafaxine hydrochloride: preliminary findings. Arch Gen Psychiatry. 2001;58(7):641–648.

Martindale B, Bateman A, Crowe M, Marginson F (eds.). Psychosis – psychological approaches and their effectiveness. London: Gaskell; 2000.

Marty P. La relation objectale allergique. Revue francaise de psychoanalyse. 1958;22:5–35.

Marziali E. The etiology of borderline personality disorder: Developmental factors. In Clarkin JF, Marziali E, Munroe-Blum H (eds.). Borderline personality disorder. Clinical and empirical perspectives. New York: Guilford; 1992;27–44.

Maschewsky-Schneider U. Frauen sind anders krank. Zur gesundheitlichen Lage der Frauen in Deutschland. Weinheim: Juventa; 1997.

Masheb RM, Grilo CM. On the relation of attempting to lose weight, restraint, and binge eating in outpatients with binge-eating disorder. Obesity Res. 2000;8:638–645.

Maslow AH. Motivation and personality (rev. (ed.).). New York: Harper u. Row; 1970.

Massad PM, Hulsey TL. Causal attributions in posttraumatic stress disorder: Implications for clinical research an practice. Psychotherapy: Theory, Research, Practice, Training. 2006;43(2):201–215.

Massie MJ. Prevalence of depression in patients with cancer. J Natl Cancer Inst Monogr. 2004; 32:57–71.

Massing A, Reich G, Sperling E. Die Mehrgenerationen-Familientherapie. 4. Aufl. Göttingen: Vandenhoeck & Ruprecht; 1999.

Masters WH, Johnson VE. Human sexual inadequacy. Boston: Little, Brown; 1970.

Mattejat F, Remschmidt H. Fragebögen zur Beurteilung der Behandlung (FBB). Handanweisung. Göttingen: Hogrefe; 1998.

Matthess H, Nijenhuis E. Strukturelle Dissoziation der Persönlichkeit in: Trauma und Persönlichkeitsstörungen. Psychodynamisch-integrative Therapie. Stuttgart: Schattauer; 2006:84–99

Matthys H, Seeger W. Klinische Pneumologie. Heidelberg/Berlin: Springer; 2008.

Maturana H, Varela F. Der Baum der Erkenntnis. München: Scherz; 1987.

Mawdsley JE, Rampton DS. Psychological stress in IBD: new insights into pathogenetic and therapeutic implications. Gut. 2005;54:1481–1491.

May R. Antwort auf die Angst. Stuttgart: DVA; 1986.

May R. Existential Psychology. New York: McGraw-Hill; 1969.

Mayberg HS, Brannan SK, Mahurin RK, Jerabek PA, Brickman JS, Tekell JL, Silva JA, McGinnis S, Glass TG, Martin CC, Fox PT. Cingulate function in depression: a potenzial predictor of treatment response. Neuroreport. 1997;8(4):1057–1061.

Mayberg HS, Lozano AM, Voon V, McNeely HE, Seminowicz D, Hamani C, Schwalb JM, Kennedy SH. Deep brain stimulation for treatment-resistant depression. Neuron. 2005;45(5):651–660.

Mayer EL. The phallic castration complex and Primary Feminity. J Am Psychoanal Assoc. 1994;43:1.

Mayer RE. Thinking, problem solving, cognition. 2nd (ed.). New York: Freeman; 1992.

McAllister WR, McAllister DE. Two-factor theory: implications for understanding anxiety based clinical phenomena. In: O'Donohue W, Krasner LB (eds.). Theories of behaviour therapy. Washington (D.C.): American Psychological Association; 1995.

Mcaughlin BA, Nelson D, Erecinska M, Chesselet MF. Toxicity of dopamine to striatal neurons in vitro and potentiation of cell death by a mitochnondrial inhibitor. J Neurochem. 1998;70:2460–2515.

McBeth J, Macfarlane GJ, Benjamin S, Silman AJ. Features of somatization predict the onset of chronic widespread pain: Results of a large population-based study. Arthritis and Rheumatology. 2001;44:940–946.

McCann DU, Agras WS. Successful treatment of nonpurging bulimia nervosa with desipramine: A double-blind, placebo-controlled study. Am J Psychiatry. 1990;147:1509–1513.

McClelland JL, Rumelhart DE, the PDP Research Group (Hrsg.). Parallel distributed processing. Explorations in the microstructure of cognition. Cambridge, MA: MIT Press; 1986.

McCrae RR, Costa PT. Personality in adulthood. New York: Guilford; 1990.

McCullough JP. Behandlung von Depressionen mit dem Cognitive Behavioral Analysis System of Psychotherapy. München: CIP-Medien; 2007.

McCullough JP. Psychotherapie der chronischen Depression. Cognitive Behavioral Analysis System of Psychotherapy. München: Elsevier, Urban u. Fischer; 2006.

McDaniel S, Hepworth J, Doherty W. Familientherapie in der Medizin. Heidelberg: Auer; 1997.

McElroy SL, Arnold LM, Keck PE, Shapira NA, Hudson JI. Topiramate in the treatment of binge eating disorder associated with obesity. Abstract 093, International Conference on Eating Disorders, April 25–28, Boston: 2002.

McElroy SL, Casuto LS, Nelson EB, Lake KA, Soutullo CA, Keck PE Jr, Hudson JI. Placebo-controlled trial of sertraline in the treatment of binge eating disorder. Am J Psychiatry. 2000;157:1004–1006.

McGoldrick M, Gerson R, Petri S. Genogramme in der Familienberatung (3. Aufl.). Bern: Hans Huber; 2009.

McGoldrick M, Gerson R. Genogramme in der Familienberatung. Bern: Hans Huber; 1990.

McGoldrick M, Giordano J, Garcia-Preto N. Ethnicity and Family Therapy: an Overwiev. In: McGoldrick M, Giordano J, Garcia-Preto N (Hrsg.). Ethnicity and Family Therapy. New York: Guilford Press; 2005:1–40.

McGoldrick M. Ethnicity and Family Therapy: an Overwiev. In: Mc Goldrick M, Pearce JK, Giordano J (eds.). Ethnicity and Family Therapy, New York, London: Guilford; 1992:3–30.

McKay D, Todaro J, Neziroglu F, Campisi T, Moritz EK, Yaryura-Tobias JA. Body dysmorphic disorder: a preliminary evaluation of treatment and maintenance using exposure with response prevention. Behaviour Research & Therapy. 1997;35:67–70.

McKinnon, M.C., Yucel, K., Nazarov, A., u. MacQueen, G.M. (2009). A meta-analysis examining clinical predictors of hippocampal volume in patients with major depressive disorder. J Psychiatry Neurosci, 34(1), 41-54.

McLeer SV, Callaghan M, Henry D, Wallen I. Psychiatric disorder in sexually abused children. Journal of the American Academy of Child and Adolescent Psychiatry. 1994;33:313–319.

McLeer SV, Deblinger EB, Atkins MS, Foa EB, Ralphe DL. Post-traumatic stress disorder in sexually abused children. Journal of the American Academy of Child and Adolescent Psychiatry. 1988;27:650–654.

McLeod J. An introduction to counselling. Buckingham: Open University Press; 1998.

McLeod S. Hungern, meine einzige Waffe. München: Knaur; 1983.

McNally RJ. Preparedness and phobias: A review. Psychol Bull. 1987;101:283–303.

McNeilly CL, Howard HI. The effects of psychotherapy: A re-evaluation based on dosage. Psychotherapy Research. 1991;1:74–78.

Medalia A, Choi J. Cognitive remediation in schizophrenia. Neuropsychology Review. 2009;19:353–364.

Meermann R, Vandereycken W. Therapie der Magersucht und Bulimia nervosa. Ein klinischer Leitfaden für den Praktiker. Berlin: de Gruyter; 1987.

Mehnert A, Koch U. Psychological comorbidity and health-related quality of life and its association with awareness, utilization, and need for psychosocial support in a cancer register-based sample of long-term breast cancer survivors. J Psychosom Res. 2008;64(4):383–391.

Mehnert A, Lehmann C, Cao P, Koch U. Die Erfassung psychosozialer Belastungen und Ressourcen in der Onkologie – Ein Literaturüberblick zu Screeningmethoden und Entwicklungstrends. Psychother Psychosom Med Psychol. 2006;56:462–479.

Mehnert A. Akute und posttraumatische Belastungsstörungen bei Patientinnen mit Brustkrebs. Münster: LIT Verlag; 2005.

Meichenbaum D, Cameron R. Cognitive behavior therapy. In: Wilson GT, Franks CM (eds.). Contemporary behavior therapy. Conceptual and empirical foundations. New York: Guilford; 1982.

Meichenbaum D, Turk D. Therapiemotivation des Patienten. Bern: Hans Huber; 1994.

Meichenbaum D. Cognitive behaviour modification. Morristown, NJ.: General Learning Press; 1974.

Meichenbaum D. Cognitive-behavior modification: An integrative approach. New York: Plenum Press; 1977.

Meichenbaum DH, Goodman J. Reflection, impulsivity, and verbal control of motor behavior. Child Development. 1969;40:785–797.

Meichenbaum DH, Goodman J. Training impulsive children to talk to themselves: A means of developing self-control. J abnorm Psychol. 1971;77:115–126.

Meichenbaum DH, Jaremko ME. Stress reduction and prevention. New York: Plenum; 1983.

Meichenbaum DH. Self-instructional methods. In: Kanfer FH, Goldstein AP (eds.). Helping people change. A textbook of methods. New York: Pergamon; 1975.

Meichenbaum DH. Stress inoculation training. New York: Pergamon; 1985

Meier-Diewald W, Wittchen H-U, Werner-Eilert K. Die Münchner Ereignisliste (MEL). Anwendungsmanual. München: Max-Planck-Institut für Psychiatrie; 1983.

Meiselman KC. Incest. San Francisco, CA: Jossey-Bass; 1978.

Meissner WW. Psychotherapy and the Paranoid Process. Northvale: Aronson; 1986.

Meissner WW. Toward a neuropsychological reconstruction of projective identification. Journal of the American Psychoanalytic Association. 2009;57:95–129.

Melchinger H, Machleidt W, Rössler W. Psychiatrische Versorgung: Ausgaben auf den Prüfstand. Deutsches Ärzteblatt. 2003;100;44:A-2850–2852.

Mennin DS. Emotion regulation therapy for generalized anxiety disorder. Clinical Psychology and Psychotherapy. 2004;11:17–29.

Menninger K. Changing concepts of disease. Ann. intern. Med. 1948;29:318–335.

Mentzos S (eds.). Psychose und Konflikt. Göttingen: Vandenhoeck & Ruprecht; 1997.

Mentzos S. Angstneurose. Psychodynamische und psychotherapeutische Aspekte. Frankfurt/M: Fischer; 1984.

Mentzos S. Der zwangsneurotische Modus. In: Mentzos S.Neurotische Konfliktverarbeitung. Frankfurt/M: Fischer; 1984.

Mentzos S. Hysterie. Zur Psychodynamik unbewusster Inszenierungen (9. Aufl.). Göttingen: Vandenhoeck u. Ruprecht; 2004.

Mentzos S. Interpersonale und institutionalisierte Abwehr. Frankfurt/M.: Suhrkamp; 1976.

Mentzos S. Lehrbuch der Psychodynamik. Die Funktion der Dysfunktionalität psychischer Störungen. Göttingen: Vandenhoeck u. Ruprecht; 2009.

Mentzos S. Psychodynamische Modelle in der Psychiatrie (4. Aufl.). Göttingen: Vandenhoeck u. Ruprecht; 1996.

Mentzos S. Psychose und Konflikt (3rd (ed.).). Göttingen: Vandenhoeck u. Ruprecht; 1997.

Menzies L, Chamberlain SR, Laird AR, Thelen SM, Sahakian BJ, Bullmore ET. Integrating evidence from neuroimaging and neuropsychological studies of obsessive-compulsive disorder: the orbitofronto-striatal model revisited. Neurosci Biobehav Rev. 2008;32(3):525–549.

Merod R (Hrsg.). Behandlung von Persönlichkeitsstörungen. Ein schulübergreifendes Handbuch. Tübingen: Dgvt-Verlag; 2005.

Mertens W. Einführung in die psychoanalytische Therapie. 3 Bde. Stuttgart: Kohlhammer; 1990.

Mertens W. Konflikt. In Mertens W. Kompendium psychoanalytischer Grundbegriffe. Quintessenz, München 1992

Mertens W. Psychoanalyse, analytische Psychotherapie und tiefenpsychologisch fundierte Psychotherapie. In: Mertens W (Hrsg.). Einführung in die psychoanalytische Therapie (3. Aufl.). Bd. 1. Stuttgart: Kohlhammer; 2000.

Mertens W. Psychoanalyse. 6.Aufl. Stuttgart: Kohlhammer; 1992.

Mertens W. Psychoanalytische Erkenntnishaltungen und Interventionen. Stuttgart: Kohlhammer; 2009.

Mertens W. Psychoanalytische Schulen im Gespräch. Band 1. Strukturtheorie, Ichpsychologie und moderne Konflikttheorie. Stuttgart: Kohlhammer; 2010.

Mertens W. Psychoanalytische Schulen im Gespräch: Band 2. Selbstpsychologie, postkohutianische, relationale und intersubjektiv orientierte Selbstpsychologie. Bern: Hans Huber; 2011a.

Mertens W. Psychoanalytische Schulen im Gespräch. Band 3. Psychoanalytische Bindungstheorie und moderne Kleinkindforschung. Bern: Hans Huber; 2011b.

Mervis C, Rosch E. Categorization of natural objects. Annual Review of Psychology. 1981;32:89–115.

Messer SB, Winokur M. Some limits to the integration of psychoanalytic and behavior therapy. American Psychologist. 1980;35:818–827.

Mester H. Anorexia nervosa. Monographien aus dem Gesamtgebiet der Psychiatrie. Berlin: Springer; 1981.

Meyenburg B. Aus der Psychotherapie eines transsexuellen Patienten. Z Sexualforsch. 1992;5:95–110.

Meyenburg B. Geschlechtsidentitätsstörungen im Kindes- und Jugendalter. In: Sigusch V.

Sexuelle Störungen und ihre Behandlung. Stuttgart: Thieme; 1996:312–326.

Meyer AE, Richter R, Grawe K, Graf von der Schulenburg JM, Schulte B. Forschungsgutachten zu Fragen eines Psychotherapeutengesetzes. BJFFG, Bonn; 1989.

Meyer AE, Richter R, Grawe K, Graf von der Schulenburg JM, Schulte B. Forschungsgutachten zu Fragen eines Psychotherapeutengesetzes. Hamburg-Eppendorf: Universitätskrankenhaus; 1991.

Meyer C, Rumpf HJ, Hapke U, Dilling H, John U. Lebenszeitprävalenz psychischer Störungen in der erwachsenen Allgemeinbevölkerung – Ergebnisse der TACOS-Studie. Nervenarzt. 2000;71:535–542.

Meyer TJ, Mark MM. Effects of psychosocial interventions with adult cancer patients: a Meta-analysis of randomised experiments. Health Psychol. 1995;14:101–108.

Meyer V. Modification of expectations in cases with obsessional rituals. Behaviour Research and Therapy. 1966;4:273–280.

Meyer W-U, Försterling F. Die Attributionstheorie. In: Frey D, Irle M (eds.). Theorien der Sozialpsychologie. Bd.1: Kognitive Theorien. 2. überarb. Aufl. Bern: Hans Huber; 2001:175–216.

Meyer-Gutknecht J, Vogelgesang M, Jahrreiss R. Anorexia/Bulimia nervosa bei Substanzabhängigkeit. Sucht. 1998;44;2:84–94.

Mezey GG. Treatment in the community. Criminal Behaviour and Mental Health. 1990;1:169–172.

Mezzich JE, Good BJ. On culturally enhancing the DSM-IV multiaxial formulation. In: Widiger T, Frances A (eds.). DSM-IV Source Book, Volume III. Washington DC: APA; 1997.

Mezzich JE, Schmolke MM. Multiaxial diagnosis and psychotherapy planning: on the relevance of ICD-10, DSM-IV and complementary schemas. Psychother Psychosom. 1995:63:71–80.

Michael T, Tuschen-Caffier B. Konfrontationsverfahren. In: Margraf J, Schneider S (Hrsg.). Lehrbuch der Verhaltenstherapie (3. Aufl.). Heidelberg: Springer; 2009.

Michalak J, Heidenreich T. Neue Wege der Rückfallprophylaxe bei Depressionen. Die achtsamkeitsbasierte kognitive Therapie. Psychotherapeut. 2005;50:415–422.

Michel L, Conrad W. Theoretische Grundlagen psychologischer Tests. In: Groffmann K-J, Michel L (ed.). Grundlagen psychologischer Diagnostik (Enzyklopädie der Psychologie, Themenbereich B, Serie II: Psychologische Diagnostik, Bd.1). Göttingen: Hogrefe; 1982:1–129.

Michels R, Siebel U, Freyberger HJ, Stieglitz RD, Schaub RT, Dilling H. The multiaxial system of ICD-10: evaluation of a preliminary draft in a multicentric field trial. Psychopathology. 1996;29:347–356.

Milad MR, Rauch SL, Pitman RK, Quirk GJ. Fear extinction in rats: implications for human brain imaging and anxiety disorders. Biol Psychol. 2006;73(1):61–71.

Milby JB, Weber A. Obsessive-compulsive disorders. In: Kratochwill TR, Morris RJ (eds.). The practice of child therapy. 2nd (ed.). New York: Pergamon; 1991.

Milch WE, Hartmann HP. Zum gegenwärtigen Stand der psychoanalytischen Selbstpsychologie. Psychotherapeut. 1996;41:1–12.

Milch WE. Lehrbuch der Selbstpsychologie. Stuttgart: Kohlhammer; 2001.

Milgram S. Das Milgram Experiment. Zur Gehorsamsbereitschaft gegenüber Autoritäten. Reinbek: Rowohlt; 1974.

Miller EK, Cohen JD. An integrative theory of prefrontal cortex function. Annual Review of Neuroscience. 2001;24:167–202.

Miller EK, Cohen JD. An integrative theory of prefrontal cortex function. Annual; 2001.

Miller G, Cohen S. Psychological intervention and the immune system: a meta-analytic review and critique. Health Psychol. 2001;20:47–63.

Miller GA, Galanter E, Pribram KH. Plans and the structure of behavior. New York: Holt; 1960.

Miller JP, Post SL. How theory shapes techniques. Psychoanal Inquiry. 1990;10:459–460.

Miller NE, Dollard J. Social learning and imitation. New Haven: Yale University Press; 1941.

Miller R, Conger R, Dymond A. Biofeedback skin conductance conditioning in dyshidrotic exzema. Arch Dermatol. 1974;109:737–738.

Miller WR. Motivational Interviewing: Preparing People to Change Addictive Behavior. New York: Guilford Press; 1991.

Miller WR. Motivational Interviewing: Preparing People to Change Addictive Behavior. New York: Gulford; 1991.

Millon T, Everly GS. Personality and its disorders: a biosocial learning approach. New York: Wiley; 1985.

Millon T. Disorders of personality. DSM-IV and beyond. New York: Wiley; 1996.

Millon T. Disorders of Personality: DSM-III, Axis II. New York: Wiley; 1981.

Millon T. Manual for the MCMI-II. Minneapolis, MN: National Computer Systems; 1987.

Millon T. Millon Clinical Multiaxial Inventory Manual (3rd (ed.).). Minneapolis, MN: National Computer Systems; 1983.

Millon T. Toward a new personology. An evolutionary model. New York: Wiley; 1990.

Milner P, Palmer S (eds.). Counselling. The BAC Counselling Reader II. London: Sage; 2001.

Milrod B, Busch F, Cooper A, Shapiro T. Manual of panic-focusded psychodynamic psychotherapy. Washington: American Psychiatric Press; 1997.

Milrod B, Busch F, Cooper A, Shapiro T. Manual of panic-focussed psychodynamic psychotherapy. Washington: American Psychiatric Press; 1987.

Milrod B, Busch F, Leon AC, Shapiro T, Aronson A, Roiphe J, Rudden M et al. Open trial of psychodynamic psychotherapy for panic disorder: A pilot study. Am J Psychiatry. 2000;157:1878–1880.

Milrod B, Leon AC, Busch F, Rudden M, Schwalberg M, Clarkin J, Aronson A. A randomized controlled clinical trial for psychoanalytic psychotherapy for panic disorder. Am J Psychiatry. 2007;164:265–272.

Mineka S, Zinbarg R. A contemporary learning theory perspective on the etiology of anxiety disorders: It`s not what You thought it was. American Psychologist. 2006;61:10–26.

Minuchin S, Rosman BL, Baker L. Psychosomatic families: Anorexia nervosa in context. Cambridge: Harvard University Press; 1981.

Minuchin S. Familie und Familientherapie. Freiburg: Lambertus; 1977.

Misch DA. Psychosocial formulation training using commercial films. Academic Psychiatry. 2000;24(2):99–104.

Mischel W. Introduction to personality. A new look. 4th (ed.). New York: CBS College Publishing; 1986.

Mischel W. Personality and assessment. New York: Wiley; 1968.

Mischel W. Toward a cognitive social learning reconceputalization of personality. Psychol Rev. 1973;80:252–283.

Misono S. Weiss NS, Fann JR, Redman M, Yueh B. Incidence of Suicide in Persons With Cancer. Journal of Clinical Oncology. 2008;26(29):4731–4738.

Mitchell J. When disaster strikes. The critical incidence stress debriefing process. Journal of Emergency Medical Services. 1983;8:36–39.

Mitchell JE, Devlin MJ, de Zwaan M, Crow SJ, Petersen CB (Hrsg.). Binge-Eating Disorder. New York: Guilford Press; 2007.

Mitchell JE, Halmi K, Wilson GT, Agras WS, Kraemer H, Crow S. A randomized secondary treatment study of women with bulimia nervosa who fail to respond to CBT. Int J Eat Disord. I. 2002;32:271–281.

Mitchell JE, Mussell MP. Comorbidity and binge eating disorder. Addict Behav. 1995;20:725–732.

Mitchell SA. Relationality: From attachment to intersubjectivity. Hillsdale, NJ: The Analytic Press; 2000a (deutsch: Bindung und Beziehung. Auf dem Weg zu einer relationalen Psychoanalyse. Gießen: Psychosozial Verlag; 2003).

Mitchell SA. Relational concepts in Psychoanalysis. Cambridge M.A.: Harvard University Press; 1988.

Mittenecker E. Subjektive Tests zur Messung der Persönlichkeit. In: Groffmann K-J, Michel L (ed.). Persönlichkeitsdiagnostik. (Enzyklopädie der Psychologie, Themenbereich B, Serie II: Psychologische Diagnostik, Bd.3). Göttingen: Hogrefe; 1982:57 –131.

Mitterschiffthaler MT, Kumari V, Malhi GS, Brown RG, Giampietro VP, Brammer MJ, Suckling J, Poon L, Simmons A, Andrew C, Sharma T. Neural response to pleasant stimuli in anhedonia: an fMRI study. NeuroReport. 2003;14:177–182.

Miyasaki JM, Sa DS, Galvez-Jimenez N, Lang AE. Psychogenic movement disorders. Can J Neurol Sci. 2003;30(1):94–100.

Moan ER. GSR biofeedback assisted relaxation training and psychosomatic hives. J Behav Ther Exp Psychiat. 1979;10:157–158.

Moberg P, Lazarus LW. Psychotherapy of depression in the elderly. Psychiatric Annals. 1990;20:92–96.

Möbius J, Margraf J. Beck-Angstinventar. In: Hoyer; Margraf J (eds.). Angstdiagnostik. Grundlagen und Testverfahren. Berlin: Springer; 2003:117–120.

Modell A. The holding environment and the therapeutic action of psychoanalysis. J Amer psychoanal Ass. 1975;24;285–307.

Moeller ML. Zur Therapie der Gegenübertragung. Psyche 31 (1977):132–166.

Mogg K, Bradley BP, Williams R. Attentional bias in anxiety and depression: the role of awareness. British Journal of Clinical Psychology. 1995;34:17–36.

Mogul KM. Overview: the sex of the therapist. Am J Psychiatry. 1982;139:1–11.

Mohr DC, Hart SL, Julian L, Cox D, Pelletier D. Association between stressfull life events and exacerbation in multiple sclerosis: a meta-analysis. BMJ. 2004;328:731.

Mojtabai R, Nicholson RA, Carpenter BN. Role of psychosocial treatments in management of schizophrenia: a meta-analytic review of controlled studies. Schizophrenia Bulletin. 1998;24;4:569–587.

Mollenhauer K. Das pädagogische Phänomen Beratung. In: Mollenhauer K, Müller CW (eds.). „Führung" und „Beratung" in pädagogischer Sicht. Heidelberg: Quelle u. Meier, 1965:25–50.

Möller HJ (ed.). Therapie psychiatrischer Erkrankungen. Stuttgart: Enke; 1993.

Möller HJ, Laux G, Kapfhammer HP. Psychiatrie und Psychotherapie (3rd (ed.).). Heidelberg: Springer; 2008.

Möller HJ. Möglichkeiten und Grenzen von Selbstbeurteilungsskalen zur Verlaufsbeurteilung depressiver Symptomatik im Rahmen der Therapieevaluation. In: Baumann U, Fähndrich E, Stieglitz R-D, Woggon B (ed.). Veränderungsmessung in Psychiatrie und Klinischer Psychologie. München: Profil; 1990:307–328.

Möllering A. Zur Ätiologie der Sucht als Traumafolgeerkrankung. In: Bilitza KW (Hrsg.). Psychodynamik der Sucht. Psychoanalytische Beiträge zur Theorie (2. Aufl.). Göttingen: Vandenhoeck u. Ruprecht; 2009a:151–168.

Mombour W, Zaudig M, Berger P, Gutierrez K, Berner W, Berger K, Cranach M v, Giglhuber O, Bose M v (eds.). International Personality Disorder Examination (IPDE). ICD-10 Modul. Bern: Hans Huber; 1996.

Money J. Zur Geschichte des Begriffs der Gender Identity Disorder. Z Sexualforsch. 1994;7:20–34.

Monkul ES, Hatch JP, Nicoletti MA, Spence S, Brambilla P, Lacerda AL, Sassi RB, Mallinger AG, Keshavan MS, Soares JC. Fronto-limbic brain structures in suicidal and non-suicidal female patients with major depressive disorder. Mol Psychiatr. 2007;12(4):360–366.

Montagu A. Körperkontakt. Stuttgart: Klett-Cotta; 1980.

Montagu, A. (1997). Körperkontakt. Die Bedeutung der Haut für die Entwicklung des Menschen. (9. Auflage). Stuttgart: Klett-Cotta.

Montgomery P, Asberg M. A new depression scale designed to be sensitive to change. Brit J Psychiat. 1979;134:382–389.

Moore K, Burrows GD, Hardy KJ. Anxiety in Chronic Liver Disease: Changes Post Transplantation. Stress Medicine. 1997;13:49–57.

Moorey S, Greer S, Watson M, Baruch JD. Adjuvant psychological therapy for patients with cancer: outcome at one year. Psycho-Oncology. 1994;3:39–46.

Moorey S, Greer S. Psychological therapy with cancer patients: a new approach. Oxford: Heinemann; 1989.

Moosbrugger H. Item-Response-Theorie (IRT). In: Moosbrugger H, Kelava A (Hrsg.). Testtheorie und Fragebogenkonstruktion. Heidelberg: Springer; 2007:216–259.

Moreno A, Thelen MH. Parental factors related to bulimia nervosa. Addictive Behaviors. 1993;18:681–689.

Moreno JL. Das Stegreiftheater. Potsdam: Kiepenheuer; 1923.

Morgan G, Silvestre D. Anorexia nerosa. In: Hill OW (ed.). Modern trends in psychological medicine. London: Butterworth; 1977.

Morgan WA, Engel GL. Der klinische Zugang zum Patienten. Bern: Hans Huber; 1977.

Morgenthaler F. Homosexualität – Heterosexualität – Perversion. Frankfurt/M.: Qumran; 1984.

Moritz S, Woodward TS. The contribution of metamemory deficits to schizophrenia. Journal of Abnormal Psychology. 2006;115:15–25.

Morrow G, Morell C. Behavioral treatment for the anticipitary nausea and vomiting induced by cancer chemotherapy. N Engl J Med. 1982;307:1476–1480.

Mosheim R, Zachhuber U, Scharf L, Hofmann A, Kemmler G, Danzl C. Bindung und Psychotherapie: Bindungsqualität und interpersonale Probleme als mögliche Einflussfaktoren auf das Ergebnis stationärer Psychotherapie. Psychotherapeut. 2000;4:223–229.

Mowrer OH. Learning theory and behavior. New York: Wiley; 1960.

Mowrer OH. On the dual nature of learning – a re-interpretation of "conditioning" and "problem-solving". Harvard Educational Review. 1947;17:102–148.

Mücke K. Probleme sind Lösungen. Potsdam: Klaus Mücke Ökosysteme Verlag; 2001.

Mueller DR, Roder V. Integrated psychological therapy for schizophrenia patients. Expert Rev Neurother. 2007;7:1–3.

Mueser KT, Fox L . A family intervention program for dual disorders. Community Ment Health J. 2002;38;3:253–270.

Mühlberger A, Herrmann MJ, Bassler M. Spezifische (isolierte) Phobien. In: Bassler M, Leidig S (Hrsg.). Psychotherapie der Angsterkrankungen. Stuttgart: Thieme; 2005:102–116.

Mühlhauser I, Berger M. Surrogat-Marker: Trugschlüsse. Deutsches Ärzteblatt. 1996;93:A-3280–3283.

Müller MJ. Positive and Negative Syndrome Scale (PANSS). In: Brähler E, Schumacher J, Strauß B (ed.). Diagnostische Verfahren in der Psychotherapie. Diagnostik für Klinik und Praxis, Band 1.Göttingen: Hogrefe; 2002:267–271.

Müller P. Aktueller Stand der Psychotherapieforschung bei schizophrenen Patienten. Fortschritte der Neurologie und Psychiatrie. 1998;66:101–108.

Muller R, Rosenkranz SE. Attachment and treatment response among adults in inpatient treatment for posttraumatic stress disorder. Psychotherapy: Theory, Research, Practice, Training. 2009;46(1):82–96.

Müller-Isberner R, Gonzales Cabeza S, Eucker S. Die Vorhersage sexueller Gewalttaten mit dem SVR 20.Haina: Institut für Forensische Psychiatrie; 2000.

Müller-Isberner R, Jöckel D, Gonzales Cabeza S. Die Vorhersage von Gewalttaten mit dem HCR 20.Haina: Institut für Forensische Psychiatrie; 1998.

Müller-Oerlinghausen B, Neumann H, Rüger U. Untersuchung über die Bedeutung neurosenpsychologischer Faktoren für den Erfolg der Lithium-Dauer-Behandlung. Arzneim. Forschung. 1976;26:1181–1183.

Mummendey HD. Die Fragebogenmethode. Göttingen: Hogrefe; 1995.

Mundt Ch. Möglichkeiten und Grenzen der Expressed-Emotion-Erhebung. In: Saß H (ed.). Psychopathologische Methoden und psychiatrische Forschung. München/Jena: Fischer; 1996b:209–223.

Mundt Ch. Psychotherapy and the novel biological paradigms - how do they relate? Psychiatria et Neurologia Japonica. 2003;105:171–184.

Mundt Ch. Zur Psychotherapie des Wahns. Nervenarzt. 1996a;67:515–523.

Mundt Ch, Fiedler P, Pracht B, Rettig R. In: Ska (Intentionalitätsskala) – ein neues psychopathometrisches Instrument zur quantitativen Erfassung der schizophrenen Residualsymptomatik. Nervenarzt. 1985;56:146–149.

Mundt Ch, Fiedler P. Konzepte psychosozialer Vulnerabilität für affektive Erkrankungen. In: Möller HJ, Deister A (eds.). Vulnerabilität für affektive und schizophrene Erkrankungen. Wien: Springer; 1986:1–9.

Mundt, C, Fiedler P. Konzepte psychosozialer Vulnerabilität für affektive Erkrankungen. In: Möller HJ, Deister A (Hg.). Vulnerabilität für affektive und schizophrene Erkrankungen. Wien: Springer; 1996:1–9.

Münzel K. Psychologische Interventionsansätze bei Hauterkrankungen. Verhaltensmodifikation und Verhaltensmedizin. 1995;16:373–388.

Murphy JM, Laird NM, Monson RR, Sobol AM, Leighton AH. A 40-year perspective on the prevalence of depression: the Stirling County Study. Archives of General Psychiatry. 2000;57:209–215.

Muslin H. The emotional response to the kidney transplant: The process of internalization. Can. Psychiatric Association Journal. 1972;17;2:SS3–SS8.

Mussell M, Mitchell J, Weller C, Raymond N, Crow S, Crosby R. Onset of binge eating, dieting, obesity, and mood disorders among subjects seeking treatment for binge-eating disorder. Int J Eat Disord. 1995;4:395–400.

Mussell MP, Mitchell JE, de Zwaan M, Crosby RD, Seim HC, Crow SJ. Clinical characteristics associated with binge eating in obese females: A descriptive study. Int J Obes Relat Metab Disord. 1996;20:324–331.

Müßigbrodt H, Kleinschmidt S, Schürmann A, Freyberger HJ, Dilling H. Psychische Störungen in der Praxis. Übersetzung und Bearbeitung der Primary Health Care Classification (ICD-10 PHC) zum Kapitel V (F) der ICD-10. 2.Aufl. Bern: Hans Huber; 2000.

Muthny FA. Manual zum Freiburger Fragebogen zur Krankheitsverarbeitung (FKV). Weinheim:Beltz Test; 1989.

Myers JK, Weissmann MM, Tischler GL, Holzer CE, Leaf PJ, Orvaschel H, Anthony JC, Boyd JH, Burke JD, Kramer M, Stolzman R. Six-month prevalence of psychiatric disorders in three communities. Archives of General Psychiatry. 1984; 41:959–967.

Myers MF. Men sexually assaulted as adults and sexually abused as boys. Archives of Sexual Behaviors. 1989;18:203–215.

Myrtek M. Das Typ-A-Verhaltensmuster und Hostility als eigenständige Risikofaktoren der koronaren Herzkrankheit. Frankfurt a.M.: VAS; 2000.

Nachemson AL, Jonsson E. Neck and Back Pain. Philadelphia, Baltimore, New York, London, Buenos Aires, Hong Kong, Sydney, Tokio: Lipponcott Williams & Wilkins; 2000.

Nadelson CC, Notman M. Gender issues in psychiatric treatment. Washington DC: Amer Psychiatry Press; 1995.

Nakao T, Nakagawa A, Yoshiura T, Nakatani E, Nabeyama M, Yoshizato C, Kudoh A, Tada K, Yoshioka K, Kawamoto M, Togao O, Kanba S. Brain activation of patients with obsessive-compulsive disorder during neuropsychological and symptom provocation tasks before and after symptom improvement: a functional magnetic resonance imaging study. Biol Psychiatry. 2005;57(8):901–910.

Nanke A, Rief W. Biofeedback bei Somatisierungspatienten: Die Brücke zwischen organmedizinischem und psychosomatischem Krankheitsbild. In Rief, W, Birbaumer N (eds.). Biofeedback-Therapie. Grundlagen, Indikation und praktisches Vorgehen. Stuttgart: Schattauer; 2000.

Narr KJ. Urgeschichtliche Marginalien. In: Schipperges H (ed.). Krankheit, Heilung, Heilkunst. Bd.1.Freiburg i.B.: Alber; 1978.

Nathan PE, Gorman JM (eds.). A guide to treatments that work. New York: Oxford University Press; 1998.

National Health and Medical Research Council (NHMRC). Clinical Practice Guidelines for the Psychosocial Care of Adults with Cancer. Commonwealth of Australia; 2003 (www.nhmrc.gov.au).

National Health and Medical Research Council (NHMRC). Psychosocial Clinical Practice Guidelines. Information, support and counselling for women with breast cancer. Commonwealth of Australia 1999.

National Heart, Lung, and Blood Institute 1 (NHLBI). Clinical guidelines on the identification, evaluation, and treatment of overweight and obesity in adults: The evidence report. Obes Res. 1998;6;.2:51S–210S.

National Institute for Clinical Excellence ("NICE"). Eating disorders: Core interventions in the treatment and management of anorexia nervosa, bulimia nervosa and related eating disorders; 2004 (www.nice.org.uk)

National Institute for Health & Clinical Excellence (NICE). Core Intervention in the treatment and management of schizophrenia in adults in primary and secondary care. National Clinical Guideline Number 82. The British Psychological Society & The Royal College of Psychiatrists; 2010.

National Institute for Health and Clinical Excellence: Depression: the treatment and management of depression in adults. National Clinical Practice Guideline 90. Update October 2009 (http://guidance.nice.org.uk/CG90).

Nationales Zentrum Frühe Hilfen/BZgA (Hrsg.). Datenschutz bei frühen Hilfen – Praxiswissen Kompakt. Köln: Deutsches Institut für Jugendhilfe und Familienrecht (DIJuF) e.V.; 2010.

Nationales Zentrum Frühe Hilfen/BZgA (Hrsg.). Frühe Hilfen – Modellprojekte in den Ländern. Köln: BMFSFJ, BZgA, DJI; 2008.

Nauta H, Hospers H, Kok G, Jansen A. A comparison between a cognitive and a behavioral treatment for obese binge eaters and obese non-binge eaters. Behav Ther. 2000;31:441–461.

Neckel S. Achtungsverlust und Scham. Die soziale Gestalt eines existenziellen Gefühls. In: Fink-Eitel H, Lohmann G (eds.). Zur Philosophie der Gefühle. Frankfurt/M: Suhrkamp, 244–265.

Nedopil N. Forensische Psychiatrie. Stuttgart: Thieme; 2000.

Neisser U. Kognition und Wirklichkeit. Stuttgart: Klett; 1979 (Original: Cognition and reality. San Francisco: Freeman; 1976.)

Nelson RO, Hayes SC . Theoretical explanations for reactivity in self-monitoring. Behavior Modification. 1981;5:3–14.

Nemeroff CJ, Heim CM, Thase ME. Differential response to psychotherapy versus pharmacotherapy in patients with chronic forms of major depression and childhood traumata. Proceedings of the National Academy of Sciences of the United States of America. 2003;100:14293–14298.

Nemeroff CJ, Karoly P. Operant methods. In: Kanfer FH, Goldstein AP (eds.). Helping people change. A textbook of methods. 4th (ed.). New York: Pergamon; 1991.

Nestmann F (Hrsg.). Beratung – Eine Einführung in sozialpädagogische und psychosoziale Beratungsansätze. Weinheim: Juventa; 2008.

Nestmann F (ed.). Beratung - Bausteine für eine interdisziplinäre Wissenschaft und Praxis. Tübingen: DGVT; 1997.

Nestmann F, Engel F. Markierungspunkte für eine Weiterentwicklung. In: Nestmann F, Engel F (eds.). Die Zukunft der Beratung. Tübingen: dgvt; 2002:11–50.

Nestmann F, Sickendiek U. Beratung. In: Otto HU,. Thiersch H (eds.). Handbuch der Sozialarbeit und Sozialpädagogik. Neuwied: Luchterhand;2001:140–152.

Nestmann F. Beratung als Ressourcenförderung. In: Nestmann F (ed.). Beratung. Bausteine für eine interdisziplinäre Wissenschaft und Praxis. Tübingen: dgvt; 1997b:15–39.

Nestmann F. Big Sister is Inviting You – Counseling and Counseling Psychology. In: Nestmann F (ed.). Beratung. Bausteine für eine interdisziplinäre Wissenschaft und Praxis. Tübingen: dgvt ; 1997a:161–178.

Nestmann F. Verhältnis von Beratung und Therapie. In: Psychotherapie im Dialog. 2002;4:402–409.

Nestmann F. Zurück zu neuen Ufern – Was und Wohin treibt die Klinische Psychologie und können wir sie treiben lassen? In: Verhaltenstherapie und Psychosoziale Praxis. 2000;32;2:231–236.

Neubauer F, Schwoon D, Gemeinhardt B, Dahme B. Zur Komorbidtät von Sucht und Angst: Ein Vergleich der Psychopathologie bei Alkoholabhängigen mit und ohne Angststörung. Suchttherapie. 2007;8:67–73.

Neudeck P, Wittchen HU (Hrsg.). Konfrontationstherapie bei psychischen Störungen. Göttingen: Hogrefe; 2005.

Neugebauer L. Musiktherapie. Mehr als eine heilpädagogische Förderung? Psychotherapie im Dialog (Themenheft Geistige Behinderung). 2008;9:163–166.

Neumann N-U, Schulte R-M. MADR-Skala zur psychometrischen Beurteilung depressiver Symptome (MADRS). Erlangen: Perimed; 1989.

Neumann S, Margraf J. Kosten-Effektivitäts- und Kosten-Nutzen-Analyse. In: Margraf J (ed.). Lehrbuch der Verhaltenstherapie. Bd.1.Berlin: Springer; 1996.

Neuner F, Schauer M, Elbert T. Narrative Exposition u. andere narrative Verfahren in: Märcker A (Hrsg.). Handbuch der posttraumatischen Belastungsstörung. Heidelberg/Berlin: Springer; 2009: 302–318.

Neuner F. Stabilisierung vor Konfrontation in der Traumatherapie – Grundregel oder Mythos? Verhaltenstherapie. 2008;18:109–118.

Newell A, Simon H. Human problem solving. Englewood Cliffs, NJ: Prentice-Hall 1972.

Newell SA, Sanson-Fisher RW, Savolainen NJ. Systematic review of psychological therapies for cancer patients: overview and recommendation for future research. J Natl Cancer Inst. 2002:17(8):558–584.

Nezu AM, Nezu CM (eds.). Clinical decision making in behavior therapy. Champaign, Ill.: Research Press; 1989.

Nezu AM. Problem solving and behavior therapy revisited. Behavior therapy 2004;35:1–33

NICE s. National Institute for Clinical Excellence.

Nichols M, Schwartz R. Family therapy. Concepts and methods. Boston: Pearson; 2004.

Nichols R, Molinder I, Deegener G. Multiphasic Sex Inventory, MSI – Fragebogen zur Erfassung psychosexueller Merkmale bei Sexualstraftäter. Hogrefe Verlag. Göttingen; 1996.

Nicholson RA, Berman JS. Is follow-up necessary in evaluating psychotherapy? Psychol Bull. 1983;93:261–278.

Nickel R, Egle UT. Manualisierte psychodynamisch-interaktionelle Gruppentherapie. Therapiemanual zur Behandlung somatoformer Schmerzstörungen. Psychotherapeut. 2001;46:11–19.

Nickel R, Petrak F, Bassler M, Hoffmann SO. Stationäre verhaltenstherapeutisch-psychodynamische Kombinationsbehandlung. Fallbericht zur Behandlung eines Patienten mit Angststörung. Psychotherapeut. 1999;44:241–247.

Niebel G. Ergebnisse und Probleme vergleichender Therapieforschung bei depressiven Störungen. Verhaltensmodifikation. 1984;5:4–45.

Niebel G. Verhaltensmedizinisches Gruppentraining für Patienten mit Atopischer Dermatitis in Ergänzung zur dermatologischen Behandlung; Pilotstudien zur Erprobung von Selbsthilfestrategien. Verhaltensmodifikation und Verhaltensmedizin. 1990;1:24 –44.

Niebergall G, Remschmidt H. Klinische Diagnostik bei Kindern und Jugendlichen. In: Stieglitz RD, Baumann U, Freyberger HJ (Hrsg.). Psychodiagnostik in Klinischer Psychologie, Psychiatrie, Psychotherapie. Stuttgart: Thieme; 2011:200–284.

Niebergall G, Remschmidt H. Klinische Diagnostik bei Kindern und Jugendlichen. In: Stieglitz R-D, Baumann U, Freyberger HJ (eds.). Psychodiagnostik in Klinischer Psychologie, Psychiatrie, Psychotherapie. 2., überarb. u. erw. Aufl. Stuttgart: Thieme; 2001.

Niederberger JM. The perpetrator´s strategey is a crucial variable: A representative study of sexual abuse of girls and its sequelae in Switzerland. Child Abuse and Neglect. 2002;26:55–71.

Niego SH, Pratt EM, Agras WS. Subjective or objective binge: Is the distinction valid? Int J Eat Disord. 1997;22:291–298.

Nielsen J, Nielsen JA. A census study of mental illness in Samsø. Psychological Medicine. 1977;7:491–503.

Nielsen S, Molbak AG. Eating Disorder and Type 1 Diabetes: Overview and Summing-Up. European Eating Disorders Review. 1998;6:1–24.

Niemeier V, Fritz J, Kupfer J, Stangier U, Effendy I, Gieler U. Aggressive verbal behaviour as a function of experimentally induced anger in persons with psoriasis. European Journal of Dermatology. 1999.

Niemeier V, Gieler U. Integration der psychosomatischen Versorgung in der Dermatologie. In: Niemeier V, Gieler U, Stangier U (Hrsg.). Hauterkrankungen – Psychologische Grundlagen und Behandlung. Göttingen: Hogrefe; 2009.

Nisbett RE, Ross L. Human inferences: Strategies and shortcomings of social judgement. Englewood Cliffs: Prentice-Hall; 1980.

Nitschke B. Die entwicklungsbedingt strukturelle Ich-Störung. In: Heigl-Evers A, Ott J (eds.). Die psychoanalytisch-interaktionelle Methode: Theorie und Praxis. Göttingen: Vandenhoeck & Ruprecht; 1998:37–54.

Noeker M, Petermann F. Resilienz: Funktionale Adaptation an widrige Umgebungsbedingungen. Zeitschrift für Psychiatrie, Psychologie und Psychotherapie. 2008;56(4):255–263.

Nolte D. Asthma. Das Krankheitsbild, der Asthmapatient, die Therapie. 7.Aufl. München: Urban & Schwarzenberg; 1998:6.

Norcross IC (Hrsg.). Psychotherapy relationships that work. Oxford: Oxford University Press; 2002.

Norcross JC, Alford BA, DeMichele JT. The future of psychotherapy: Delphi data and concluding observations. Psychotherapy. 1992;29:150–158.

Norman D. Reflections on cognition and parallel distributed processing. In: McClelland JL, Rumelhart DE, Group PR (eds.). Parallel distributed processing. Explorations in the microstructure of cognition. Cambridge, MA: MIT Press; 1986:531–546.

Norman DA. Categorization of action slips. Psychological Review. 1981;88:1–15.

Norris FH. Epidemiology of trauma: frequency and impact of different potentially traumatic events on different demographic groups. Journal of Consulting and Clinical Psychology. 1992;60: 409–418.

Norton PJ, Price EC. A meta-analytic review of adult cognitive-behavioral treatment outcome across the anxiety disorders. The Journal of Nervous and Mental Disease. 2007;195:521–531.

Notarius CI, Markman H. Wir können uns doch verstehen. Paare lernen mit Differenzen leben. Reinbek: Rohwohlt; 1996.

Novara S. Sexualstraftäter und Maßregelvollzug – Eine Untersuchung zu Legalbewährung und kriminellen Karrieren. Wiesbaden: KrimZ – Kriminologische Zentralstelle e.V. 2001.

Noyes R, Holt C, Massie MJ. Anxiety disorders. In: Holland J (ed.). Psychooncology. New York: Oxford University Press. 1998:548–563.

Nübling R, Schmidt J, Wittmann WW. Langfristige Ergebnisse psychosomatischer Rehabilitation. Psychotherapie, Psychosomatik, Medizinische Psychologie. 1999;49:343–353.

Nuechterlein KH. Vulnerability models for schizophrenia, State of the art. In: Häfner I, Gattaz WF, Janzarik W (eds.). Search for the causes of schizophrenia. Berlin, Heidelberg, New York: Springer; 1987.

Nuhn-Naber C, Rehder U, Wischka B. Behandlung von Sexualstraftäter mit kognitiv-behavioristischen Methoden: Möglichkeiten und Grenzen. MschrKrim. 2002;85;4:271–281.

Nunberg H, Federn E. Protokolle der Wiener Psychoanalytischen Vereinigung. Bd.2. 1908–10. Frankfurt/M.: Fischer; 1977.

Nunner-Winkler G. Identität aus soziologischer Sicht. In: Greve W (ed.). Psychologie des Selbst. Weinheim: Beltz/PVU; 2000:302–316.

Nuti A, Ceravolo R, Piccinni A, Dell´Agnello G, Bellini G, Gambaccini G, Rossi C, Logi C, Dell´Osso L, Bonuccelli U. Psychiatric comorbidity in a population of Parkinson´s desease patients. Eur J Neurol. 2004;11(5):315–320.

O'Dell SL. Progress in parent training. In: Hersen M, Eisler RM, Miller PM (eds.). Progress in behavior modification. Vol. 19.New York: Academic Press; 1985.

O'Donohue W, Krasner L (eds.). Theories of behaviour therapy. Washington, DC: American Psychological Association; 1995.

O'Leary KD, Wilson GT. Behavior therapy: Application and outcome. Englewood Cliffs, NJ: Prentice-Hall; 1975.

Obsessive Compulsive Cognitions Working Group (OCCWG). Cognitive assessment of obsessive-compulsive disorder. Behaviour Research and Therapy. 1997;35:667–681.

Offer R, Lavie R, Gothelf D, Apter A. Defense mechanisms, negative emotions, and psychopathology in adolescent inpatients. Comprehensive Psychiatry. 2000;41:35–41.

Ogata SN, Silk KR, Goodrich S, Lohr NE, Westen D, Hill EM. Childhood sexual and physical abuse in adult patients with borderline personality disorder. American Journal of Psychiatry. 1990;147:1008–1013.

Ogden T. On projective identification. Int J Psycho-Anal. 1979;60:357–373.

Ogden TH. The Concept of Interpretive Action. Psychoanalytic Quarterly. 1994;63:219–245.

Ogrodniczuk JS, Piper WE. Use of transference interpretations in dynamically oriented individual psychotherapy for patients with personality disorders. J Personal Disord. 1999;13:297–311.

Olbrich HM, Fritze J, Lanczik MH, Vauth R. Schizophrenien und andere psychotische Störungen. In: Berger M (ed.). Psychiatrie und Psychotherapie. München, Jena: Urban & Fischer; 2000.

Olbrisch M, Levenson J. Psychosocial Assessment of Organ Transplant Candidates – Current Status and Methodological and Philosophical Issues. Psychosomatics. 1995;36:236–243.

Oldham JE, Skodol AE, Bender DS (eds.). Textbook of personality disorders. Washington, DC: The American Psychiatric Publishing Inc; 2005.

Oldham JM, Skodol AE. Persönlichkeitsstörungen. In: Kass FI, Oldham JM, Pardes H, Morris LB, Wittchen HU (eds.). Das große Handbuch der seelischen Gesundheit. Weinheim: Beltz – Quadriga; 1996:202–211.

Olesen J, Bousser MG, Diener H. The International Classification od Headache Disorders. Cephalalgia, 2004;24(1):1–160.

Oppenheim H. Die traumatischen Neurosen. Berlin: August Hirschwald; 1899.

Orbach S. Hungerstreik. Düsseldorf: Econ; 1987.

Organization WH. Adherence to long-term therapies: evidence for action Geneva: WHO; 2003.

Orleons CT, Barnett LR. Bulimarexia: Guidelines for behavioural assessment and treatment. In: Hawkins RC, Fremow WJ, Clement PF (eds.). The binge-purge syndrome: Diagnosis, treatment and research. New York: Springer;144–177.

Orlinsky DE, Howard K. The effects of sex of therapist on the therapeutic experiences of women. Psychotherapy: Theory, Research & Practice. 1976;13:82–88.

Orlinsky DE, Ronnestadd MH, Willutzki U. Fifty Years of Psychotherapy process-outcome research: cintinuity and change. In Lamnert JJ (Hrsg.). Bergin and Garfield´s Handbook of psychotherapy and behavior change. New York: Wiley; 2004:307–389.

Orlinsky DE. Learning from many masters. Ansätze zu einer wissenschaftlichen Integration psychotherapeutischer Behandlungsmodelle. Psychotherapeut. 1994;39:2–9.

Orlinsky DE, Grawe K, Parks B. Process and outcome in psychotherapy - noch einmal. In: Bergin AE, Garfield SL (eds.). Handbook of Psychotherapy and Behavior Change. An Empirical Analysis. 4th (ed.). New York: Wiley; 1994:270–376.

Orlinsky DE, Howard KI. A generic model of psychotherapy. J Integrative Eclectic Psychother. 1987;6:6–27. (dt: Orlinsky DE, Howard KI. Ein allgemeines Psychotherapiemodell. Integrative Therapie. 1988;4:281–308.)

Orlinsky DE, Howard KJ. Process and outcome in psychotherapy.In: Garfield SL, Bergin AE (eds.). Handbook of psychotherapy and behavior change. New York: Wiley; 1986.

Orlinsky DE, Ronnestad MH, Willutzki U. Fifty years of psychotherapy process-outcome research. In: Lambert MJ (ed.). Bergin and Garfields Handbook of Psychotherapy and Behavior Change. 5th (ed.). New York: John Wiley & Sons; 2004.

Orlinsky DE. Learning from many masters. Ansätze zu einer wissenschaftlichen Integration psychotherapeutischer Behandlungsmodelle. Psychotherapeut. 1994;39:2–9.

Ørner R, Schnyder U. Reconstructing early intervention after trauma. Innovations in the care of survivors. European Perspectives on Psychotraumatology. Oxford: Oxford University Press; 2003.

Ornish D, Brown SE, Billings JH, Armstrong WT, Ports TA, Merritt T, Sparler S, Spaun L, McLanahan S, Scherwitz LW, Kirkeeide R, Brand RJ, Gould KL. Can lifestyle changes reverse coronary atherosclerosis? Four-year results of the Lifestyle Heart Trial. Circulation. 1993;88:I–385.

Ornish D, Brown SE, Scherwitz LW, Billings JH, Armstrong WT, Ports TA, McLanahan S, Kirkeeide R, Brand RJ, Gould KL. Can lifestyle changes reverse coronary heart disease? The Lifestyle Heart Trial. Lancet. 1990;336:129–133.

Ornish D. Avoiding revascularization with lifestyle changes: The Multicenter Lifestyle Demonstration Project. Am J Cardiol. 1998:82:72T–76T.

Orth B. Grundlagen des Messens. In: Feger H, Bredenkamp J (eds.). Messen und Testen. (Enzyklopädie der Psychologie, Themenbereich B, Serie I: Forschungsmethoden der Psychologie, Bd.3). Göttingen: Hogrefe; 1983:136–180.

Osborne RH, Elsworth GR, Hopper JL. Age-specific norms and determinants of anxiety and depression in 731 women with breast cancer recruited through a population-based cancer registry. Eur J Cancer. 2003;39(6):755–762.

Osburg S, Weitz C . Betrachtungen über zehn Jahre Transsexuellengesetz. Recht und Psychiatrie. 1993;11:94–107.

Öst LG. Applied relaxation: description of a coping technique and review of controlled studies. Behavior Research and Therapy. 1987;25:397–410.

Öst LG. Applied relaxation: description of a coping technique and review of controlled studies. Behav Res Ther. 1987;25:397–410.

Ostendorf F, Angleitner A. NEO-Persönlichkeitsinventar nach Costa und McCrae – Revidierte Form (NEO-PI-R). Göttingen: Hogrefe; 2003.

Ostendorf F. Sprache und Persönlichkeitsstruktur. Zur Validität des Fünf-Faktoren-Modells der Persönlichkeit. Regensburg: Roderer; 1990.

Otto JH, Euler HA, Mandl H (eds.). Emotionspsychologie. Ein Handbuch. Weinheim: Beltz/PVU; 2000.

Overall JE, Gorham DR. BPRS Brief Psychiatric Rating Scale. In: Guy W (ed.). ECDEU assessment manual for psychopharmacology. Rockville: National Institute of Mental Health; 1976:157–169.

Overbeck G, Michal M, Russ MO, Lanfermann H, Roder CH. Konvergenzen psychotherapeutischer und neurobiologischer Ergebniskontrolle bei einer sehr schweren Zwangsstörung. Psychotherapie, Psychosomatik und medizinische Psychologie. 2004;54:73–81.

Ozer EJ, Best SR, Lipsey TL, Weiss DS. Predictors of posttraumatic stress disorder and symptoms in adults: a meta-analysis; Psychological Bulletin. 2003;129:52–73.

Paar GH. Psychopharmaka in der psychosomatischen Medizin. In: Uexküll, Th v (ed.). Deutung und Beziehung. Frankfurt/M.: Fischer; 1979:86–106.

Paar GH. Offene und heimliche Selbstbeschädigung: Diagnostik, Klinik und Therapie. In: Wenglein E, Hellwig A, Schoof M (Hrsg.). Selbstvernichtung – Psychodynamik und Psychotherapie bei autodestruktivem Verhalten. Göttingen: Vandenhoeck u. Ruprecht; 1995:137–159.

Paar GH. Selbstzerstörung als Selbsterhaltung. Eine Untersuchung zu Patienten mit artifiziellen Syndromen. Materialien zur Psychoanalyse und analytischen Psychotherapie. 1987;13:1–54.

Paeger A. Qualitätsbewertung, Zertifizierung, Akkreditierung. In: Haake D, Kugler J, Lippert H (eds.). Der leitende Arzt in der Krankenhausorganisation: Praktikable Konzepte zur Erhöhung der Funktions- und Leistungsfähigkeit. Düsseldorf: Spitta; 1999.

Page HW. Eisenbahn-Verletzungen in forensischer und klinischer Beziehung. S.Karger, Berlin; 1892. (original english version 1891)

Palmer S, Dainow S, Milner P (eds.). Counselling. The BAC Counselling Reader I. London: Sage; 1999.

Panconesi E. Stress and Skin Disease – Psychosomatic Dermatology. In: Parish LC (ed.). Clinics in Dermatology. Philadelphia: J.B. Lippincott; 1984.

Panksepp J. Affective neuroscience: the foundations of human and animal emotions. Oxford: Oxford University Press; 1998.

Papousek M. Einsatz von Video in der Eltern-Säuglings-Beratung und -Psychotherapie. Prax Kinderpsychol Kinderpsychiatr. 2000;49;8:611–627.

Paquette V, Levesque J, Mensour B, Leroux JM, Beaudoin G, Bourouin P, Beauregard M. [laquo]Change the mind and you change the brain[raquo]: effects of cognitive-behavioral therapy on the neural correlates of spider phobia. NeuroImage. 2003;18:401–409.

Parin P, Parin-Matthèy G. Medicozentrismus in der Pychoanalyse. Eine notwendige Revision der Neurosenlehre und ihre Relevanz für die Theorie der Behandlungstechnik. In: Hoffmann S (ed.). Deutung und Beziehung. Frankfurt/M.: Fischer; 1983:86–106.

Paris J. A current integrative perspective on personality disorders. In: Oldham JM, Skodol AE, Bender DS (eds.). Textbook of personality disorders. Washington, DC: The American Psychiatric Publishing Inc; 2005:119–128.

Parkes CM, Stevenson-Hinde J (eds.). The place of attachment in human behavior. New York: Basic Books; 1982.

Pato MT, Zohar-Kadouch R, Zohar J, et al. Return of symptoms after discontinuation of chlomipramine in patients with obsessive-compulsive disorder. American Journal of Psychiatry. 1988;145:1521–1525

Patterson RL, Jackson GM. Behavior modification with the elderly. In: Hersen M, Eisler RM, Miller PM (eds.). Progress in behavior modification. Vol. 9.New York: Academic Press; 1980.

Paul T, Thiel A. EDI-2. Eating Disorder Inventory-2. Manual. Göttingen: Hogrefe; 2004.

Pawelzik M, Prinz A. The moral economics of psychotherapy. In: Schramme T, Thome J (Hrsg.). Philosophy and Psychiatry. Heidelberg/Berlin: Springer; 2004:370–386.

Pawlik K. Modell- und Praxisdimensionen psychologischer Diagnostik. In: Pawlik K (ed.). Diagnose der Diagnostik. Beiträge zur Diskussion der psychologischen Diagnostik in der Verhaltensmodifikation. Stuttgart: Klett; 1976:13–43.

Pawlow IP. Conditioned reflexes. London: Oxford University Press; 1927.

Paykel ES, Norton KRW. Self-report and clinical interview in the assessment of depression. In: Sartorius N, Ban TA (eds.). Assessment of depression. Berlin: Springer; 1986:356–366.

Payne DK, Hoffman RG, Theodoulou M, Dosik M, Massie MJ. Screening for anxiety and depression in women with breast cancer. Psychosomatics. 1999;40:64–69.

Peavy RV. SocioDynamic Counselling. A constructivist perspective. Victoria: Trafford; 1997.

Peitz M, Heidenreich T, Stangier U. Kognitive Verhaltenstherapie bei Sozialer Phobie: Grundlegende Techniken. In: Stangier U, Fydrich T (eds.). Soziale Phobie und Soziale Angststörung. Göttingen: Hogrefe; 2002:339–369.

Peitz M, Stangier U, Heidenreich T. Kognitive Verhaltenstherapie bei Sozialer Phobie: neuere Ansätze in Forschung und Therapie. Praxis Klinische Verhaltensmedizin und Rehabilitation. 2000;49:26–32.

Penn DL, Mueser KT. Research update on the psychosocial treatment of schizophrenia. American Journal of Psychiatry. 1996;153:607–617.

Pennebaker JW. Putting stress into words: Health, linguistic, and psychotherapeutic implications. Behaviour Research and Therapy. 1993;31:539–548.

Perani D, Colombo C, Bressi S, Bonfanti A, Grassi F, Scarone S, Bellodi L, Smeraldi E, Fazio F. [18F]-FDG PET study in obsessive-compulsive disorder: a clinical/metabolic correlation study after treatment. British Journal of Psychiatry. 1985;166:244–250.

Percevic R, Gallas C, Arikan L, Moessner M, Kordy H. Internet-gestützte Qualitätssicherung und Ergebnismonitoring in Psychotherapie, Psychiatrie und psychosomatischer Medizin. Psychotherapeut. 2006;51(5):395–397.

Percevic R, Gallas C, Wolf M, Haug S, Huenerfauth T, Schwarz M, Kordy H. Das Klinisch Psychologische Diagnosesystem 38 (KPD-38). Entwicklung, Normierung und Validierung eines Selbstbeurteilungsbogens für den Einsatz in Qualitätssicherung und Ergebnismonitoring in der Psychotherapie und psychosomatischen Medizin. Diagnostica. 2005;51(3):134–144.

Percevic R, Lambert MJ, Kordy H. What is the predictive value of responses to psychotherapy for its future course? Empirical explorations and consequences for outcome monitoring. Psychotherapy Research. 2006;16(3):364–373.

Perels F. Zeitreihenanalyse. In: Holling H, Schmitz B (Hrsg.). Handbuch Statistik, Methoden und Evaluation. Göttingen: Hogrefe; 2010:632–641.

Perez M. Verhaltenstherapie in der Gerontologie. In: Verhandlungsbericht der Jahrestagung der Schweizerischen Gesellschaft für Gerontologie. 1984:31–43.

Perkonigg A, Kessler RC, Storz S, Wittchen H-U. Traumatic events and post-traumatic stress disorder in the community: prevalence, risk factors and comorbidity. Acta Psychiatrica Scandinavica. 2000;101:46–59.

Perls FS, Hefferline RF, Goodman P. Gestalttherapy. New York: Julian; 1951.

Perls FS. Das Ich, der Hunger und die Aggression. Stuttgart: Klett-Cotta; 1978.

Perrez M, Berger R, Wilhelm P. Die Erfassung von Belastungserleben und Belastungsverarbeitung in der Familie: Self-Monitoring als neuer Ansatz. Psychologie in Unterricht und Erziehung. 1998;45:19–35.

Perrez M, Laireiter AR, Baumann U. Psychologische Faktoren: Stress und Coping. In: Perrez M, Baumann U (Hrsg.), Lehrbuch Klinische Psychologie – Psychotherapie (3. Aufl.). Bern: Hans Huber; 2005:272–304.

Perrez M, Minsel B, Wimme H. Eltern – Verhaltenstraining. 2.Aufl. Salzburg: O. Müller; 1985.

Perrez M. Diagnostik in der Psychotherapie - ein anachronistisches Ritual? Psychologische Rundschau. 1985;36:106–109.

Perrez M. Die Wissenschaft soll für die psychotherapeutische Praxis nicht länger tabu bleiben. Psychol Rundschau. 1982b;33:136–141.

Perrez M. Ist die Psychoanalyse eine Wissenschaft? 2.Aufl. Bern: Hans Huber; 1979.

Perrez M. Was nützt Psychotherapie? Psychol Rundschau. 1982 a;33:121–126.

Perrig W, Wippich W, Perrig-Chiello P. Unbewusste Informationsverarbeitung. Bern: Hans Huber; 1993.

Perris C, Arrindell WA, Eisemann M (eds.). Parenting and psychopathology. New York: Wiley; 1994.

Perry JC, Banon E, Ianni F. Effectiveness of psychotherapy for personality disorders. Am J Psychiatry. 1999;156:1312–1321.

Perry JC, Flannery RB. Behavior therapy. In: American Psychiatric Association (ed.). Treatments of psychiatric disorders. Vol. 3.Washington D.C.: APA; 1989:2649–2659.

Perry MA, Furukawa MJ. Modeling methods. In: Kanfer FH, Goldstein AP (eds.). Helping people change. A textbook of methods. 3rd (ed.). New York: Pergamon Press; 1986.

Person ES, Ovesey L. Psychoanalytic theories of gender identy. J Am Acad Psychoanal. 1983;11:203–226.

Person ES. Erotische Übertragung bei Frauen und Männern. Psyche. 1994;48;2:783–80.

Peter H, Penzel T, Peter JH. Enzyklopädie der Schlafmedizin. Heidelberg/Berlin: Springer; 2007.

Petermann F, Bergmann K-Chr. Lebensqualität und Asthma. München: Quintessenz; 1994.

Petermann F (ed.). Einzelfallanalyse. 3.Aufl. München: Oldenbourg; 1996 b.

Petermann F (ed.). Verhaltensmedizin in der Rehabilitation. Göttingen: Hogrefe; 1995.

Petermann F, Kusch M. Imagination. In: Vaitl D, Petermann F (Hrsg.). Entspannungsverfahren. Das Praxishandbuch. (3. Aufl.). Weinheim: Beltz; 2004:159–174.

Petermann F, Müller JM. Clinical psychology and single-case evidence. A practical approach to treatment planning and evaluation. New York: Wiley; 2001.

Petermann F, Warschburger P (eds.). Asthma bronchiale. Göttingen: Hogrefe; 2000.

Petermann F. (Hrsg.). Lehrbuch der klinischen Kinderpsychologie (6., vollst. überarb. Aufl.). Göttingen: Hogrefe; 2008.

Petermann F. Asthma bronchiale. Fortschritte der Psychotherapie. Göttingen: Hogrefe; 1999.

Petermann F. Einzelfalldiagnose und klinische Praxis. Stuttgart: Kohlhammer; 1982.

Petermann F. Einzelfalldiagnostik in der klinischen Praxis (3. Aufl.). Weinheim: Psychologie Verlags Union; 1996a.

Petermann F. (Hgrs.). Einzelfalldiagnostik (3. Aufl.). München: Oldenbourg; 1996b.

Petermann F. Ratgeber Asthma Bronchiale. Göttingen: Hogrefe; 2004.

Petermann F. Veränderungsmessung. Stuttgart: Kohlhammer; 1978.

Peters SD. Child sexual abuse and later psychological problems. In: Wyatt GE, Powell GJ. (eds.). Lasting effects of child sexual abuse. Newbury Park: Sage; 1988:101–117.

Peters UH. Über das Stasi-Verfolgten-Syndrom. Fortschritte der Neurologie. Psychiatrie. 1991;59:251–165.

Peterson C, Seligman MEP. Causal explanation as a risk factor for depression: Theory and evidence. Psychological Review. 1984;91:347–374.

Peterson CB, Mitchell JE, Engbloom S, Nugent S, Mussell MP, Crow SJ, Thuras P. Self-help versus therapist-led group cognitive behavioral treatment of binge eating disorder at follow-up. Int J Eat Disord. 2001;30:363–374.

Peth PR. Rational-emotive therapy and the older adult. J Cont. 1974.

Petry J. Alkoholismustherapie. Vom Einstellungswandel zur kognitiven Therapie. 2.Aufl. Weinheim: PVU; 1983.

Petry J. Alkoholismustherapie. Weinheim: Beltz PVU; 1996.

Petry J. Behandlungsmotivation: Weinheim: Beltz PVA; 1993.

Petty RF, Cacioppo JT. Communication and persuasion. New York: Springer; 1986.

Petzold E, Kröger F, Deter HC, Herzog W. 20 Jahre Familienkonfrontationstherapie bei Anorexia nervosa. System Familie. 1991;4:158–167.

Petzold E. Familienkonfrontationstherapie bei Anorexia nervosa. Göttingen: Vandenhoeck & Ruprecht; 1979.

Petzold H. Angewandtes Psychodrama. Paderborn: Junfermann; 1978.

Pfäfflin F, Adshead G (eds.). A matter of security. The application of attachment theory to forensic psychiatry and psychotherapy. London: Jessica Kingsley Publishers; 2004.

Pfäfflin F, Junge A. Geschlechtsumwandlung – Abhandlungen zur Transsexualität. Stuttgart: Schattauer; 1992.

Pfäfflin F, Junge A. Nachuntersuchung von 85 operierten Transsexuellen. Z Sexualforsch. 1992;3:331–348.

Pfäfflin F. Transsexualität. Stuttgart: Enke; 1993.

Pfeiffer E. Psychotherapy with elderly aptinets. In: Bellak L, Karasu TB: Geriatric psychiatry. A handbook for psychiatrists and primary care physicians. New York: Grune & Straton; 1976:191–206.

Philipp M. Vor- und Nachteile des polydiagnostischen Ansatzes. In: Dilling H, Schulte-Markwort E, Freyberger HJ (eds.). Von der ICD-9 zur ICD-10.Bern: Hans Huber; 1994:59—63.

Phipps L. Psychiatric evaluation and outcomes in candidates for heart transplantation. Clinical and Investigative Medicine. 1997;20:388–395.

Piaget J, Inhelder B. Die Psychologie des Kindes. Frankfurt/M.: Fischer; 1977.

Piaget J. Das Erwachen der Intelligenz beim Kind. Stuttgart: Klett; 1975.

Piaget J. Jean Piaget über Jean Piaget. Sein Werk aus seiner Sicht. München: Kindler; 1981.

Picardi A, Abeni D, Melchi CF, Puddu P, Pasquini P. Psychiatric morbidity in dermatological outpatients: an issue to be recognized. Brit J Derm. 2000; 143:983–991.

Piechotta B. PsyQM: Qualitätsmanagement für psychotherapeutische Praxen. Heidelberg: Springer; 2008.

Pigott TA, Seay S. Pharmacotherapy of obsessive-compulsive disorder: Overview and Treatment-Refractory Strategies. In: Goodman WK, Rudorfer MV, Maser JD (eds.). Obsessive-compulsive disorder. Mahwah, N.J.: Erlbaum; 2000.

Pilling et al. Psychological treatments in schizophrenia: I. Meta-analysis of family intervention and cognitive behaviour therapy. Psychological Medicine. 2002;32:763–782.

Pilowsky I. Abnormal Illness Behaviour. Chichester: Wiley & Sons; 1997.

Pincus AP, Wakefield Davis W, McQueen LE. „Subthreshold" mental disorders. Brit J Psychiat. 1999;174:288–296.

Pine G. Die vier Psychologien der Psychoanalyse und ihre Bedeutung für die Praxis. Forum Psychoanal. 1990;6:232–249.

Pines E. Skin communication: early skin disorders and their effect on transference and countertransference. International Journal of Psychoanalysis. 1981;61:315–323.

Pinsof W, Breunlin D, Russell W, Lebow J. Problemzentrierte Metarahmen: eine empiriebasierte Perspektive für die Familien-, Paar- und Einzeltherapie. Psychotherapie im Dialog. 2010;11(1):34–41.

Pinsof WM, Wynne LC. The efficacy of marital and family therapy: An empirical overview, conclusions, recommendations. Journal of Marital and Family Therapy. 1995;21:4.

Pirke KM. The noradrenergic system in anorexia and bulimia nervosa. In: Remschmidt H, Schmidt HM (eds.). Anorexia nervosa. Child and Youth Psychiatry. European Perspectives. Göttingen: Hogrefe und Bern: Hans Huber; 1990:30–40.

Pitceathly C, Maguire P. The psychological impact of cancer on patients' partners and other key relatives: a review. Eur J Cancer. 2003;39(11):1517–1524.

Pitzing H-J. Ambulante Psychotherapie von Sexualstraftätern – Ist Therapie mit Kontrolle vereinbar? Bewährungshilfe. 2001:383ff.

Plagemann H, Klatt M (eds.). Recht für Psychotherapeuten. Bd.75.Frankfurt a.M.: Fachhochschulverlag; 1999.

Plassmann R. Der Arzt, der Artefakt-Patient und der Körper. Eine psychoanalytische Untersuchung des Mimikry-Phänomens. Psyche. 1987;11:883–899.

Plassmann R. Selbstschädigendes Verhalten: Münchhausen-Syndrom und artifizielle Erkrankungen. In: Uexküll T (Hrsg.). Psychosomatische Medizin (5. Aufl.). München: Urban & Schwarzenberg; 1985:567–580.

Platon. Sämtliche Werke. Reinbek: Rowohlt; 1957.

Plutchik R, Kellerman H (eds.). Emotion. Theory, Research and Experience. Vol. 5: Emotion, Psychopathology and Psychotherapy. San Diego: Academic Press; 1990.

Polaino A, Senra C. Measurement of depression: Comparison between self-reports and clinical assessment of depressed outpatients. Journal of Psychopathology and Behavioral Assessment. 1991;13:313–324.

Polivy J, Herman CP. Dieting on binging: a causal analysis. Am J Psychol. 1985;40:193–201.

Pollak JM. Obsessive-compulsive personality: a review. Psychological Bulletin. 1979;86:225–241.

Pollak T. Ist die psychoanalytische Identität bedroht? Zur aktuellen berufspolitischen Situation der Psychoanalyse in der Bundesrepublik. Psyche. 2001;55:835–863.

Pollentier S. Wie aus der Erythrophobie eine soziale Phobie wurde. Nervenarzt. 1992;63:28–33.

Ponniah K, Hollon SD. Empirically supported psychological interventions for social phobia in adults: a qualitative review of randomized controlled trials. Psychological Medicine. 2008;38:3–14.

Pook M, Tuschen-Caffier B, Stich N. Evaluation des Fragebogens zum Figurbewusstsein (FFB, deutsche Version des Body Shape Questionnaire). Verhaltenstherapie. 2002;12:116–124.

Pope HG, Hudson JI, Yurgelun-Todd D. Anorexia nervosa and bulimia among 300 suburban women shoppers. Am J Psychiat. 1984;141:292–294.

Popper KR. Logik der Forschung. 3.Aufl. Tübingen: J. C. B. Mohr; 1969.

Porsch U. Spaltungsphänomene und symbolische Verdichtungen von Beziehungserfahrungen im Körperorgan. In: Joraschky P, Loew B, Röhricht F (eds.). Körpererleben und Körperbild. Stuttgart: Schattauer; 2009.

Porzelius LK, Houston C, Smith M, Arfken C, Fisher E. Comparison of a standard behavioral weight loss treatment and a binge eating weight loss treatment. Behav Thera. 1995;26:119–134.

Postman L. The history and present status of the law of effect. Psychol Bull. 1947;44:489–563.

Pouget-Schors D, Schneider W, Dahlbender R, Birke K, Sellschopp A. Qualitätssicherung in der Grundversorgung. In: Dahlbender R, Buchheim P, Schüßler G (Hrsg.). Lernen an der Praxis. OPD und Qualitätssicherung in der Psychodynamischen Psychotherapie. Bern: Hans Huber; 2004.

Powers WT. Behavior and the control of perception. New York: Aldine; 1973.

Praxis Klinische Verhaltensmedizin und Rehabilitation. 1998;11:11–17.

Premack D. Reinforcement theory. In: Levine D (ed.). Nebraska symposium on motivation. Lincoln: University of Nebraska Press; 1965.

Premkumar P, Fannon D, Kuipers E, Peters ER, Anilkumar AP, Simmons A, Kumari V. Structural magnetic resonance imaging predictors of responsiveness to cognitive behaviour therapy in psychosis. Schizophr Res. 2009;115(2–3):146–155.

Preuss Ch. Zur Beurteilung von Prozeß und Ergebnis von Psychotherapie aus der subjektiven Sicht von Klienten. Bamberg: Diplomarbeit; 1986.

Pribor EF, Dinwiddie SH. Psychiatric correlates of incest in childhood. American Journal of Psychiatry. 1992;149:52–56.

Prochaska JO, Diclemente CC, Norcross JC. In Search of How People Change. Applications to Addictive Behaviors. American Psychologist. 1992;47:1002–1114.

Prochaska JO, DiClemente CC. Stages of change in the modification of problem behaviors. Prog Behav Modif. 1992;28:183–218.

Prochaska JO, Norcross JC. Stages of Change. In Norcross J (Ed.). Psychotherapy Relationships that work. Therapist contributions and responsiveness to patients. New York: Oxford University Press; 2002:303–314.

Prochaska JO, Norcross JC. Systems of psychotherapy. A transtheoretical analysis. 4th (ed.). Pacific Grove, CA: Brooks/ Cole, 1999.

Proyer R, Ortner T, Kubinger KD. Theorie und Praxis Objektiver Persönlichkeitstests. Bern: Hans Huber; 2006.

Psychotherapie-Richtlinie des Bundesausschusses der Ärzte und Krankenkassen in der Fassung vom 19. Februar 2009.

Psychotherapie-Richtlinien des Bundesausschusses der Ärzte und Krankenkassen in der Fassung vom 23.Oktober 1998. Psychotherapie-Vereinbarungen mit den Spitzenverbänden der Krankenkassen in der Fassung vom 07.Dezember 1998.

Psychotherapie-Richtlinien. Richtlinie des Gemeinsamen Bundesausschusses über die Durchführung der Psychotherapie (Psychotherapie-Richtlinie) in der Fassung vom 19. Februar 2009 veröffentlicht im Bundesanzeiger 2009; Nr. 58:1399; in Kraft getreten am 18. April 2009.

Pudel V, Westenhöfer J. Fragebogen zum Essverhalten (FEV). Göttingen: Hogrefe; 1989.

Pulver SE. Prologue to „How theory shapes technique: perspectives on a clinical study". Psychoanal Inquiry. 1987;7:141–145,289–299.

Purdon Ch, Clark DA. White bears and other elusive intrusions. Behavior Modification. 2000;24:425–453.

Puschner B, Vauth R, Jacobi F, Becker T. Evidence basis of psychotherapy for schizophrenia patients in Germany. Nervenarzt. 2006;77:1301–1309.

Pyle RL, Mitchell JE, Eckert ED, Halverson PA, Neuman PA, Goff GM. The incidence of bulimia in freshman college students. Int J Eating Disorders. 1983;2:75–85.

Pyle RL, Mitchell JE, Eckert ED, Hatsukami D, Pomeroy C, Zimmerman R. Maintenance treatment and 6-month-outcome for bulimic patients who respond to initial treatment. Am J Psychiat. 1990;147:871–875.

Quas JA, Goodman GS, Jones DPH. Predictors of attributions of self-blame and internalizing behavior problems in sexually abused children. Journal of Child Psychology and Psychiatry. 2003;44:723–736.

Quinsey VL. Violent Offenders – Appraising and Managing Risk. Washington, DC: American Psychological Association; 2006.

Quint H. Der Zwang im Dienst der Selbsterhaltung. Psyche. 1984;8:717–737.

Quint H. Psychotherapie bei Zwangskranken. In: Helmchen H, Linden M, Rüger U (eds.). Psychotherapie in der Psychiatrie. Berlin: Springer; 1982.

Rabung S, Harfst T, Kawski S, Koch U, Wittchen H-U, Schulz H. Psychometrische Überprüfung einer verkürzten Version der "Hamburger Module zur Erfassung allgemeiner Aspekte psychosozialer Gesundheit für die therapeutische Praxis" (HEALTH-49). Zeitschrift für Psychosomatische Medizin und Psychotherapie. 2009;55(2):162–179.

Rachman S, Craske M, Tallman K, Solyom C. Does escape behaviour strengthen agoraphobic avoidance? A replication. Behaviour Therapy. 1986;17:366–384.

Rachman S. Obsessions, responsibility and guilt. Behaviour Research and Therapy. 1993;31:149–154

Rachman S. Pollutions of the mind. Behaviour Reserach and Therapy. 1994;32:311–314

Rachman SJ, de Silva P. Abnormal and normal obsessions. Behaviour Research and Therapy. 1978;16:233–248.

Rachman SJ, Hodgson RJ. Obsessions and compulsions. Englewood Cliffs: Prentice Hall; 1980.

Rachman SJ, Wilson GT. The effects of psychological therapy. Oxford: Pergamon; 1980.

Rachman SJ. A cognitive theory of compulsive checking. Behaviour Research and Therapy. 2002;40:625–639.

Rachman SJ. Fear and courage. 2 nd. (ed.). New York: W. H. Freeman; 1990.

Rachmann SJ. A cognitive theory of obsessions. Behaviour Research and Therapy. 1997;35:793–802.

Rachmann SJ. Obsessional-compulsive Disorders. In: Bellack AS, Hersen M, Kazdin AE (eds.). International Handbook of Behavior Modification and Therapy. New York: Plenum; 1984.

Racker A. Übertragung und Gegenübertragung. München, Basel: Reinhardt; 1978.

Racker H. Bedeutungen und Verwendungsmöglichkeiten der Gegenübertragung. Psychoanal Quart. 26 (1957): 486–507.

Racker H. Die Gegenübertragungsneurose. Int J Psychoanal 34 (1953): 237–246.

Racker H. Übertragung und Gegenübertragung. München/Basel: Reinhardt; 1978.

Raddatz, S. Systemisches Coaching. Heidelberg: Carl Auer; 2009.

Radebold H, Schlesinger-Kipp G. Gruppenpsychotherapie und Gruppenarbeit im Alter. Ein Literaturbericht. In: Radebold H. Gruppsychotherapie im Alter. Göttingen: Vandenhoeck & Ruprecht; 1983:12–63.

Radebold H, Schweizer R. Der mühselige Aufbruch – über Psychoanalyse im Alter. Frankfurt a.M.: Fischer; 1996.

Radebold H. Psychodynamik und Psychotherapie Älterer. Berlin: Springer; 1992.

Radebold H. Psychosomatische Sicht des höheren Lebensalters. In: Uexküll T v.: Psychosomatische Medizin. München: Urban & Schwarzenberg; 1990: 1099–1121.

Radó S. Das Problem der Melancholie. Int J Psychoanal. 1927;13:439–455.

Radó S. Die psychischen Wirkungen der Rauschgifte. Versuch einer psychoanalytischen Theorie der Süchte. Internationale Zeitschrift für Psychoanalyse. 1926;12:540–556 In: Psyche. 1975;4:360–376.

Ramsay RW. Bereavement: A behavioral treatment of pathological grief. In: Sjöden PO, Bates S, Dockens WS (eds.). Trends in behavior therapy. New York: Academic Press; 1979.

Raphael B, Lundin T u. Weisaeth L. A research method for the study of psychological and psychiatric aspects of disaster. Acta Psychiatrica Scandinavia, Supplementum. 1989;353:1–75.

Rapoport JL, Swedo SE, Leonard HL. Childhood obsessive-compulsive disorder. Journal of Clinical Psychiatry. 1992;53:11–16.

Rasmussen SA, Eisen JL. Epidemiology, clinical features and genetics of obsessive-compulsive disorders. In: Jenike MA, Asberg A (eds.). Understanding obsessive-compulsive disorder (OCD). Toronto: Hogreve und Huber; 1991.

Rasmussen SA, Eisen JL. The epidemiology and differential diagnosis of obsessive-compulsive disorder. In: Hand I, Goodman WK, Evers U (eds.). Obsessive-Compulsive Disorders. New Research Results. Berlin: Springer; 1992.

Rasmussen SA, Tsuang MT. Clinical characteristics and family history in DSM-III obsessive-compulsive disorder. Am J Psychiatry. 1986;143:317–322.

Rasmussen SA, Tsuang MT. Epidemiology and clinical features of obsessive-compulsive diDisorders. Theory and Management. Littleton, Mass.: PSG Publishing Company; 1986.

Ratliff RG, Stein NH. Treatment of neurodermatitis by behaviour therapy: a case study. J Behav Res Ther. 1968;6:397–399.

Rauch SL, Jenike MA, Alpert NM, Baer L, Breiter HC, Savage CR, Fischman AJ. Regional cerebral blood flow measured during symptom provocation in obsessive-compulsive disorder using 15-labeled carbon dioxide and positron emission tomography. Archives of General Psychiatry. 1994;51:62–70.

Rauch SL, Shin LM, Segal E, Pitman RK, Carson MA, McMullin K, Whalen PJ, Makris N. Selectively reduced regional cortical volumes in post-traumatic stress disorder. Neuroreport. 2003;14(7):913–916.

Rauch SL, Whalen PJ, Curran T, Shin LM, Coffey BI, Savage CR, McInerney SC, Baer L, Jenike MA. Probing striato-thalamic function in obsessive-compulsive disorder and tourette syndrome using neuroimaging methods. Advances in Neurology; 2009;85:207–224.

Rauch SL, Whalen PJ, Shin LM, McInerney SC, Macklin ML, Lasko NB, Orr SP, Priman RK. Exaggerated amygdala reponse to masked facial stimuli in posttraumatic stress disorder: a functional MRI study. Biological Psychiatry. 2000;47:769–776.

Rauchfleisch U. Handbuch zum Rosenzweig Picture Frustration Test. Bd.2: Manual zur Durchführung des PFT und Neueichung der Testformen für Kinder und Erwachsene. 2.Aufl. Bern: Hans Huber; 1993.

Rauchfleisch U. Handbuch zum Rosenzweig Picture Frustration Test: Manual zur Durchführung des PFT und Neueichung der Testformen für Kinder und Erwachsene (2. Aufl.). Bern: Hans Huber; 1993.

Rauchfleisch U. Testdiagnostik. Eine Einführung in die Psychodiagnostik. 2.Aufl. Göttingen: UTB. Vandenhoeck & Ruprecht; 1989a.

Rauchfleisch U. Der Thematische Apperzeptionstest (TAT) in Diagnostik und Therapie. Eine psychoanalytische Interpretationsmethode. Stuttgart: Enke; 1989b.

Raupp U, Eggers C. Sexueller Mißbrauch von Kindern. Eine regionale Studie über Prävalenz und Charakteristik. Monatsschrift Kinderheilkunde. 1993;141:316–322.

Rauschfleisch U. Projektive Tests. In: Petermann F, Eid M (Hrsg.). Handbuch der Psychologischen Diagnostik. Göttingen: Hogrefe; 2006:127–134.

Ravens-Sieberer U, Cieza A (eds.). Lebensqualität und Gesundheitsökonomie in der Medizin. Konzepte – Methoden – Anwendungen. Landsberg: Ecomed; 2000.

Ravens-Sieberer U, Wille N, Bettke S, Erhart, M. Modul Psychische Gesundheit (BELLA-Studie). Berlin: Robert-Koch-Institut; 2006.

Raymond N, de Zwaan M, Mitchell JE, Ackard D, Thuras P. Effect of a very low calorie diet on the diagnostic category of individuals with binge-eating disorder. Int J Eat Disord. 2002;31:49–56.

Read SJ, Vanman EJ, Miller LC. Connectionism, parallel constraint satisfaction processes, and Gestalt principles: (re)introducing cognitive dynamics to social psychology. Review of Personality and Social Psychology. 1997;1:26–53.

Rechenberger I. Artefakte aus psychogener Ursache. Zeitschrift für Hautkrankheiten. 1971;46:795–801.

Rechenberger I. Juckreiz als mentales Phänomen. Münchner Medizinische Wochenschrift. 1981;123:1005–1006.

Rechenberger I. Tiefenpsychologisch ausgerichtete Diagnostik und Behandlung von Hautkrankheiten. Göttingen: Vandenhoeck u. Ruprecht; 1979.

Rector NA, Beck AT. Cognitive Behavioral Therapy for Schizophrenia: An Empirical Review. J Nerv Ment Dis. 2001;189:278.

Reddemann L, Dehner-Rau C. Trauma. Folgen erkennen, überwinden und an ihnen wachsen. Stuttgart: Trias; 2006.

Reddemann L, Hofman M, Gast U. Psychotherapie dissoziativer Störungen. Stuttgart: Thieme; 2004.

Reddemann L, Hofmann A, Gast U (Hrsg.). Psychotherapie der dissoziativen Störungen. Stuttgart: Thieme; 2007.

Reddemann L, Sachsse U. Traumazentrierte Psychotherapie, Teil I: Stabilisierung. Persönlichkeitsstörungen. 1997;1:113–147.

Reddemann L. Imagination als heilsame Kraft. Stuttgart: Klett-Cotta; 2010.

Reddemann L. Psychodynamisch Imaginative Traumatherapie (PITT). Das Manual. Stuttgart: Pfeiffer bei Klett-Cotta; 2004.

Reeves RS, McPherson RS, Nichaman MZ, Harrist RB, Foreyt JP, Goodrick GK. Nutrient intake of obese female binge eaters. J Am Diet Assoc. 2001;101:209–215.

Rehder U. RRS Rückfallrisiko bei Sexualstraftätern: Verfahren zur Bestimmung von Rückfallrisiko und Behandlungsnotwendigkeit. Lingen: Kriminalpädagogischer Verlag; 2002.

Rehder U. Sexualstraftäter: Klassifizierung und Prognose. In: Wischka B. et al. (eds.). Behandlung „gefährlicher Straftäter" – Grundlagen, Konzepte, Ergebnisse, Herbolzheim: Centaurus; 2001.

Reich A. Furter remarks on countertransference. Int J Psycho-Anal. 1960;41:389–395.

Reich A. On countertransference. Int J Psycho-Anal. 1951;32:25–31.

Reich G, Cierpka M (eds.). Psychotherapie der Essstörungen. Stuttgart: Thieme; 2001.

Reich J, Yates W, Nduaguba M. Prevalence of DSM-III personality disorders in the community. Social Psychiatry and Psychiatric Epidemiology. 1989;24:12–16.

Reich W. Der triebhafte Charakter. Eine psychoanalytische Studie zur Pathologie des Ich. Wien: Internationaler Psychoanalytischer Verlag 1925. (wiederabgedruckt in W. Reich. Frühe Schriften 1: Aus den Jahren 1920 bis 1925. Frankfurt/M.: Fischer; 1983:246–340).

Reich W. Über Charakteranalyse, Internationale Zeitschrift für Psychoanalyse. 1928;14:180–196.

Reicherts M, Perrez M. Fragebogen zum Umgang mit Belastungen im Verlauf (UBV). Bern: Hans Huber 1993.

Reid S, Wessely S, Crayford T, Hotopf M. Medically unexplained symptoms in frequent attenders of secondary health: retrospective cohort study. British Medical Journal. 2001;322:767.

Reimer C, Rüger U (Hrsg.). Psychodynamische Psychotherapien. Lehrbuch der tiefenpsychologisch orientierten Psychotherapien (3. Aufl.). Berlin/Heidelberg: Springer; 2006.

Reimer C, Rüger U. Ethische Aspekte der Psychotherapie. In: Reimer C, Rüger U (Hrsg.). Psychodynamische Psychotherapien. Heidelberg/Berlin: Springer; 2006:391–412.

Reimer C, Rüger U. Psychodynamische Psychotherapien. Berlin: Springer; 2000.

Reimer C. Ethik der Psychotherapie. In: Pöldinger W, Wagner W (Hrsg.). Ethik in der Psychiatrie. Wertebegründung – Wertdurchsetzung. Berlin: Springer; 1991:127–147.

Reinecker H (ed.). Lehrbuch der Klinischen Psychologie. Modelle psychischer Störungen. 4.Aufl. Göttingen: Hogrefe; 2004.

Reinecker H, Fiedler P (eds.). Therapieplanung in der modernen Verhaltenstherapie. Eine Kontroverse. Lengerich: Pabst; 1998.

Reinecker H, Fiedler P. Therapieplanung in der modernen Verhaltenstherapie. Eine Kontroverse. Lengerich: Pabst Science Publishers; 1997.

Reinecker H, Krauß R. Wege zur Psychotherapie. Eine Untersuchung an ehemaligen Patienten. Psychomed. 1994;6:36–41.

Reinecker H, Schindler L, Kaiser A. Aus- und Weiterbildung. In: Margraf J, Schneider S (Hrsg.). Lehrbuch der Verhaltenstherapie (3. Aufl.). Heidelberg: Springer; 2009.

Reinecker H, Schindler L. Aus- und Weiterbildung. In: Margraf J (ed.). Lehrbuch der Verhaltenstherapie. Berlin: Springer;1999.

Reinecker H, Schweiger U (Hrsg.). Themenheft: Modelle von Verhaltensanalysen. Lengerich: W. Pabst; 2009.

Reinecker H, Zaudig M, u. Mitarb. v. Erlbeck R, Gokeler I, Hauke DC, Klein S. Langzeiteffekte bei der Behandlung von Zwangsstörungen. Lengerich: Pabst; 1996.

Reinecker H. Grundlagen der Verhaltenstherapie (3. Aufl.). Weinheim: Beltz PVU; 2005.

Reinecker H. Grundlagen der Verhaltenstherapie. 2.Aufl. Weinheim: PVU; 1994.

Reinecker H. Grundlagen der Verhaltenstherapie. Weinheim: Psychologie Verlags Union; 1987.

Reinecker H. Grundlagen und Kriterien von verhaltenstherapeutischer Forschung. Salzburg: AVM-Verlag; 1983.

Reinecker H. Lehrbuch der Verhaltenstherapie. Tübingen: DGVT; 1999.

Reinecker H. Phobien. Agoraphobien, soziale und spezifische Phobien. Göttingen: Hogrefe; 1993.

Reinecker H. Selbstkontrolle. Verhaltenstheoretische und kognitive Grundlagen, Techniken und Therapiemethoden. Salzburg: O. Müller; 1978.

Reinecker H. Verdeckte Verfahren und Selbstkontrollansätze als Alternativen zur Aversionstherapie. In: Reinecker H (ed.). Aversionstherapie. Salzburg: O. Müller; 1981.

Reinecker H. Verhaltenstherapeutisch orientierte Intervention. In: Perrez M, Baumann U (eds.). Lehrbuch Klinische Psychologie. Bd.2: Intervention. Bern: H. Huber; 1998.

Reinecker H. Zwänge. Diagnose, Theorien und Behandlung. 2.Aufl. Bern: H. Huber; 1994.

Reinecker-Hecht C, Baumann U. Klinisch-psychologische Diagnostik: Allgemeine Gesichtspunkte. In: Baumann U, Perrez M (Hrsg.). Lehrbuch Klinische Psychologie/Psychotherapie. Bern: Hans Huber; 1998:100–116.

Reinert D. Rechtliche Regelungen bei Transsexualität. In: Senf W, Strauss B. Sexuelle Identitäten. Psychotherapie im Dialog 1; 2009:48.

Reinke E. Frühe Ichentwicklung und weibliche Selbstentwertung – eine moderne Variante weiblicher Emanzipation. In : Brede C et al. (eds.). Befreiung zum Widerstand. Aufsätze zu Feminismus, Psychoanalyse und Politik. Frankfurt a. M.: Fischer; 1987;204 –212.

Reisenzein R. The Schachter theory of emotion: Two decades later. Psychol Bull. 1983;94:239–264.

Reiss D, Johnson-Sabine E. Bulimia nervosa: 5-year social outcome and relationship to eating pathology. Int J Eat Disord. 1995;18:127–133.

Reiss D. The Family's Construction of Reality. Cambridge: Harvard University Press; 1981.

Reissmann A, Fleig W. Therapie des Morbus Crohn entsprechend den aktualisierten Leitlinien der Deutschen Gesellschaft für Verdauungs- und Stoffwechselstörungen. Z ärztl Fortbild Qualitätssich. 2002;56:233–238.

Reiter Theil S. Autonomie und Gerechtigkeit. Das Beispiel der Familientherapie für eine therapeutische Ethik. Heidelberg/Berlin: Springer; 1988.

Reiter-Theil S. Ethik der Verhaltens- und Familientherapie. Warum – woher – wofür? In: Pöldinger W, Wagner W (Hrsg.). Ethik in der Psychiatrie. Wertebegründung – Wertdurchsetzung. Heidelberg/Berlin: Springer; 1991:148–167.

Remschmidt H, Mattejat F. Therapieevaluation bei psychischen Störungen von Kindern und Jugendlichen. Dtsch Arztebl. 2003;100(16):1066–1072.

Remschmidt H, Schmidt M. ICD 10. Multiaxiale Klassifikation. Z Kinder- Jugendpsychiat. 1994;22:3–4.

Remschmidt H. Grundlagen psychiatrischer Klassifikation und Psychodiagnostik. In: Petermann F (ed.). Lehrbuch der Klinischen Kinderpsychologie. Modelle psychischer Störungen im Kindes- und Jugendalter. 5., korr. Aufl. Göttingen: Hogrefe; 2002:3–52.

Renik O. Analytic interaction conceptualizing technique in light of the analysts irreducible subjectivity. Psa Q. 1993;62:553–571.

Renneberg B. Verhaltenstherapeutische Gruppentherapie bei Patienten mit selbstunsicherer Persönlichkeitsstörung. In: Schmitz B, Fydrich T, Limbacher K (eds.). Persönlichkeitsstörungen: Diagnostik und Psychotherapie. Weinheim: PVU; 1996:344–358.

Resch F. Therapie der Adoleszentenpsychosen. Stuttgart: Thieme; 1992.

Rescorla RA. Pavlovian Conditioning : Its not what you think it is. American Psychologist. 1988;43:151–160.

Resick PA, Schnicke MK. Cognitive processing therapy for rape victims. A treatment manual. Newbury Park: Sage; 1993.

Retzer A, Simon FB. Grundlagen der systemischen Therapie schizophrener Psychosen. In: Schwarz F, Maier C. Psychotherapie der Psychosen. Stuttgart: Thieme; 2001.

Retzer A. Familie und Psychose. Stuttgart: G. Fischer; 1994.

Reuber M, Elger CE. Psychogenic nonepileptic seizures: review and update. Epilepsy Behav. 2003;4(3):205–216.

Reuter K, Härter M. Diagnostik psychischer Belastungen und Störungen bei körperlichen Erkrankungen. In: Härter M, Baumeister H, Bengel J (Hrsg). Psychische Störungen bei körperlichen Erkrankungen. Heidelberg/Berlin: Springer; 2007:15–28.

Revenstorf D, Keeser W. Zeitreihenanalyse von Therapieverläufen – Ein Überblick. In: Petermann F (ed.). Einzelfalldiagnostik. 3.Aufl. München: Oldenbourg; 1996:167–212.

Rhee-Park WSH, Löwenberg H. Das Fremde in der Psychotherapie mit Fremden. Typische Objektbeziehungen bei Ostasiaten am Beispiel einer an Bulimie leidenden 18-jährigen Koreanerin. Psychosozial. 1996;19(1):43–52.

Rheinland-Pfalz. Landesgesetz über den Brandschutz, die allgemeine Hilfe und den Katastrophenschutz (Brand- und Katastrophenschutzgesetz – LBKG) vom 02. November 1981, veröffentlicht in GVBl. S. 247, zuletzt geändert durch Gesetz vom 17. Juni 2008, GVbl. 2008, S. 99.

Ricca V, Mannucci E, Mezzani B, Moretti S, Di Bernardo M, Bertelli M, Rotella CM, Faravelli C. Fluoxetine and fluvoxamine combined with individual cognitive-behaviour therapy in binge eating disorder: A one-year follow-up study. Psychother Psychosom. 2001;70:298–306.

Richter D, Berger K, Reker T. Nehmen psychische Störungen zu? Eine systematische Literaturübersicht. Psychiatrische Praxis. 2008;35:321–330.

Richter HE. Als Psychoanalytiker in der Friedensbewegung. Psyche. 1985;39:289–300.

Richter HE. Eltern, Kind und Neurose. Reinbek: Rowohlt; 1963.

Richter HE. Patient Familie. Reinbek: Rowohlt; 1970.

Richter R, Dahme B, Kohlhaas A. Bemühungen zu einer clusteranalytischen Taxonomie des Asthma bronchiale. Psychother Med Psychol. 1985;35:320–328.

Richter R. Auslösung und Unterhaltung des Asthmas durch psychologische Faktoren. In: Schulze-Werninghaus G, Debelic M (eds.). Asthma: Grundlagen – Diagnostik – Therapie. Berlin: Springer; 1988:190–198.

Richter V, Guthke J. Leipziger Ereignis- und Belastungsinventar (LEBI). Göttingen: Hogrefe; 1997.

Richter-Appelt H. Psychotherapie nach sexuellem Mißbrauch in der Kindheit: Versuch einer Eingrenzung. Psychotherapeut. 1995;40:2–8.

Richter-Appelt H. Sexuelle Traumatisierungen. In: Strauß B (Hrsg). Psychotherapie der Sexualstörungen. 2.Aufl. Stuttgart: Thieme, 2004: 169–77.

Richter-Kornweitz A, Altgeld T. Gesunde Kita für alle! Leitfaden zur Gesundheitsförderung im Setting Kindertagesstätte. Hannover: Landesvereinigung für Gesundheit und Akademie für Sozialmedizin Niedersachsen e.V.; 2010.

Riedel-Heller S, Busse A, Angermeyer MC. The state of mental health in old-age across the ‚old' European Union – a systematic review, Acta Psychiatrica Scandinavica. 2006;113(5):388–401.

Riedesser P, Schulte-Markwort M. Kinder körperlich kranker Eltern. Deutsches Ärzteblatt. 1999;38; 96:A-2353–2357.

Rief W, Bleichhardt G, Timmer B. Gruppentherapie für somatoforme Störungen – Behandlungsleitfaden, Akzeptanz und Prozessqualität. Verhaltenstherapie. 2002;12:18–191.

Rief W, Exner C. Psychobiology of somatoform disorders. In: D'haenen HAH, denBoer JA, Willner P (eds.). Biological Psychiatry. Vol. II. New York: Wiley; 2002:1063–1078.

Rief W, Hennings A, Riemer S, Euteneuer F. Psychobiological differences between depression and somatization. Journal of Psychosomatic Research. 2010;68:495–502.

Rief W, Hessel A, Braehler E. Somatization symptoms and hypochondriacal features in the general population. Psychosomatic Medicine. 2001;63:595–602.

Rief W, Heuser J, Mayrhuber E, Stelzer I, Hiller W, Fichter MM. The classification of multiple somatoform symptoms. The Journal of Nervous and Mental Disease. 1996;184:680–687.

Rief W, Hiller W, Geissner E, Fichter MM. Hypochondrie: Erfassung und erste klinische Ergebnisse. Zeitschrift für Klinische Psychologie. 1994; 23:34–42.

Rief W, Hiller W, Heuser J. SOMS- Das Screening für Somatoforme Störungen. Manual zum Fragebogen (SOMS-The Screening for Somatoform Symptoms). Bern: Hans Huber; 1997.

Rief W, Hiller W, Margraf J. Cognitive aspects in hypochondriasis and the somatization syndrome. Journal of Abnormal Psychology. 1998;107:587–595.

Rief W, Hiller W. A new approach to assessment of the treatment effects of somatoform disorders. Psychosomatics. 2003;44:492–498.

Rief W, Hiller W. Das Screening für somatoforme Störungen SOMS. Manual zum Fragebogen. Bern: Hans Huber; 2008.

Rief W, Hiller W. Somatisierungsstörung und Hypochondrie. Göttingen: Hogrefe; 1998.

Rief W, Hiller W. Somatoforme Störungen. Bern: H. Huber; 1992.

Rief W, Hiller W. SOMS – ein Screening-Verfahren zur Identifizierung von Personen mit somatoformen Störungen. Diagnostica. 1992;38:283–295.

Rief W, Hiller W. Toward empirically based criteria for somatoform disorders. Journal of Psychosomatic Research. 1999;46:507–518.

Rief W, Ihle D, Pilger F. A new approach to assess illness behaviour. Journal of Psychosomatic Research. 2003;54:405–414.

Rief W, Martin A, Rauh E, Bender A, Zech T. Evaluation of General Practitioners' Training: How to Manage Patients with Unexplained Physical Symptoms. Psychosomatics. 2006;47:304–311.

Rief W, Nanke A. Somatoform disorders in primary care and inpatient settings. In: Diefenbacher A (ed.). Consultation-Liaison Psychiatry in Germany. Austria and Switzerland. Advances in Psychosomatic Medicine, Series Editor T.N. Wise. Basel: Karger;2004:144 –158.

Rief W. Analyzing the problems in managing patients with medically unexplained symptoms. Journal of General Internal Medicine. 2007;22:704–706.

Rief W. Ein Plädoyer für eine praxisorientierte Psychotherapieforschung. Report Psychologie. 1994;19;1:16–19.

Rief W. Somatoforme Störungen., In: Reinecker H (ed.). Lehrbuch der Klinischen Psychologie. 3.Aufl. Göttingen: Hogrefe; 1998.

Rieger HJ (ed.). Lexikon des Arztrechtes. Loseblattsammlung nach Stichworten, 2.Aufl. Heidelberg: C.F. Müller; 2001.

Riemann (1973) zit. bei Winkler WTh. 50 Jahre AÄGP – ein Rückblick. Z Psychosom Psychother Med Psychol. 1977;27.

Rimm D, Masters JC. Behavior therapy: Techniques and empirical findings. 2nd (ed.). New York: Academic Press; 1979.

Rist F, Dierksmeier Ch. Leistungsdiagnostik bei psychischen Störungen. In: Stieglitz R-D, Baumann U, Freyberger HJ (eds.). Psychodiagnostik in Klinischer Psychologie, Psychiatrie, Psychotherapie. 2., überarb. u. erw. Aufl. Stuttgart: Thieme; 2001:126 –137.

Ritscher W. Systemische Modelle für die Soziale Arbeit. Heidelberg: Carl Auer; 2002.

Ritter V, Stangier U. Neurodermitis. In: Margraf J, Schneider S (Hrsg.). Lehrbuch der Verhaltenstherapie. Störungen des Kindes- und Jugendalters. Band 3. Heidelberg/Berlin: Springer; 2009b.

Ritter V, Stangier U. Verhaltenstherapie. In: Niemeier V, Stangier U, Gieler U. (Hrsg.). Hauterkrankungen – Ergebnisse psychologischer Forschung und Anwendungsperspektiven. Göttingen: Hogrefe; 2009a.

Ritter V, Stangier U. Wenn das Spiegelbild zur Qual wird. Ein Ratgeber zur Körperdysmorphen Störung. Göttingen: Hogrefe; 2010.

Roazan R. Animal mon frère et toi. L.histoire de Freud et Tausk. Paris: Payot; 1971.

Roback HB, Kirshner H, Roback E. Physical self-concept changes in a mildly, facially disfigured neurofibromatosis patient following communication skill training. Int J Psychiat Med. 1981;11:237–143.

Robert Koch Institut. Krebs in Deutschland 2005/2006. Häufigkeiten und Trends. Berlin: Robert Koch-Institut; 2010 (www.rki.de/krebs).

Robert Koch-Institut & BZgA (Hrsg.). Erkennen – Bewerten – Handeln: Zur Gesundheit von Kindern und Jugendlichen in Deutschland. Berlin: RKI; 2008:169–173.

Robert-Koch-Institut (Hrsg.). Psychotherapeutische Versorgung. [Autoren: Schulz H, Barghaan D, Harfst T, Koch U.] Gesundheitsberichterstattung des Bundes, Heft 41. Berlin: Robert-Koch-Institut; 2008. (www.rki.de)

Robichaud M, Dugas MJ. Psychological treatment of generalized anxiety disorder. In: Antony MM, Stein MB (Eds.). Oxford handbook of anxiety and related disorders; 2009:364–374.

Robins LN, Helzer JE, Weisman MM, Orvaschel H, Gruenberg E, Burke JD,

Regier AD. Lifetime prevalence of specific psychiatric disorders in three sites. Archives of General Psychiatry. 1984;41:949–958.

Robins LN. Deviant children grown up: A sociological and psychiatric study of sociopathic personality. Baltimore: Williams & Wilkins; 1966.

Robins LN. Study of childhood predictors of adult antisocial behaviour: Replication from longitudinal studies. Psychological Medicine. 1978;8:811–816.

Roche AJ, Fortin G, Labbe J, Brown J, Chadwick D. The work of Ambroise Tardieu: The first definitive description of child abuse. In: Child abuse and neglect. 2005;29(5):325–334.

Röder F, Opalic P. Der Einfluss der Hodchas (magischer Helfer) auf türkische psychiatrische Patienten in der Bundesrepublik – Eine Auswertung klinischer Fallbeispiele. Psychiat Prax. 1987;14:157–162.

Roder V, Brenner HD, Hodel B, Kienzle N. Integriertes Psychologisches Therapieprogramm für schizophrene Patienten. Weinheim: Beltz; 1992.

Roder V, Brenner HD, Kienzle N, Hodel B. Integriertes psychologisches Therapieprogramm für schizophrene Patienten (IPT). 4.Aufl. Weinheim: Psychologie Verlags Union; 1997.

Roder V, Brenner HD, Kienzle N. Integriertes Psychologisches Therapieprogramm bei schizophren Erkrankten (IPT). Weinheim: Beltz PVU; 2008.

Rodrigues MG, Krauss-Silva L, Martins AC. Meta-analysis of clinical trials on family intervention in schizophrenia. Cadernos de Saude Publica. 2008;24:2203–2218.

Roediger E. Praxis der Schematherapie. Stuttgart: Schattauer; 2009.

Rogers CR, Diamond RF. Psychotherapy and Personality Change. Co-ordinated Research Studies in the Client-Centered Approach. Chicago: The University of Chicago Press; 1954.

Rogers CR. Client-centered psychotherapy Boston: Houghton Mifflin; 1951.

Rogers CR. Client-centered Psychotherapy. In: Freedman M, Kaplan HI, Sadock BJ (eds.). Comprehensive Textbook of Psychiatry, Bd.2.Baltimore: Williams and Wilkins; 1975:1831–1843.

Rogers CR. Client-centered therapy. Boston: Houghton Mifflin; 1951. (Deutsch: Die klientbezogene Gesprächspsychotherapie. Client-centered Therapy. München: Kindler; 1973.Taschenbuchausgabe. Die klientenzentrierte Gesprächspsychotherapie. Fischer, Reihe 'Geist und Psyche', Frankfurt/M. 1983).

Rogers CR. Client-centered therapy. Its current practice, implications and theory. Boston: Houghton Mifflin; 1957.

Rogers CR. Counseling and Psychotherapy. Newer Concepts in practice. Boston: Houghton Mifflin; 1942 (Deutsch: Die klientbezogene Gesprächstherapie. Kindler, München 1972. Taschenbuchausgabe: Die klientzentrierte Gesprächspsychotherapie. Frankfurt/M: Fischer; 1985)

Rogers CR. Die Grundlagen eines personenzentrierten Ansatzes. In: Rogers CR. Der Neue Mensch. Stuttgart: Klett-Cotta; 1981:65–84.

Rogers CR. Die klient-bezogene Gesprächstherapie. München: Kindler; 1973a. (Original: Client-centered therapy. Boston: Houghton Mifflin; 1951.)

Rogers CR. Die klientenzentrierte Gesprächspsychotherapie. München: Kindler; 1972.

Rogers CR. Eine Theorie der Psychotherapie, der Persönlichkeit und der zwischenmenschlichen Beziehungen. Entwickelt im Rahmen des klientenzentrierten Ansatzes. Köln: GwG; 1987. (Original: A theory of therapy, personality and interpersonal relationships as developed in the client-centered framework. In: Koch S (ed.). Psychology: a study of a science. New York: McGraw-Hill;1959:184–257).

Rogers CR. Eine Theorie der Psychotherapie, der Persönlichkeit und der zwischenmenschlichen Beziehungen. Köln: GwG-Verlag; 1989.

Rogers CR. Entwicklung der Persönlichkeit. Stuttgart: Klett; 1973b. (Original: On becoming a person. Boston: Houghton Mifflin; 1961.

Rogers CR. Entwicklung und gegenwärtiger Stand meiner Ansichten über zwischenmenschliche Beziehungen. In: GwG (eds.). Die klientenzentrierte Gesprächspsychotherapie, 2.Aufl. München: Kindler; 1977:11–24.

Rogers CR. On becoming a person. A therapists view of psychotherapy. Boston: Houghton Mifflin; 1961 (Deutsch: Entwicklung der Persönlichkeit. Ansichten eines Therapeuten vom guten Leben. Der sich voll entfaltende Mensch. Stuttgart: Klett; 1973).

Rogers CR. The foundation of the person-centered approach. Education. 1979;100:98–107. (Deutsch: Arbeitsgemeinschaft Personzentrierte Gesprächsführung (eds.). Persönlichkeitsentwicklung durch Begegnung. Das personzentrierte Konzept in Psychotherapie, Erziehung und Wissenschaft. Wien: Deuticke; 1984:65–84)

Rogers CR. The necessary and sufficient conditions of the therapeutic personality change. Journal Consulting Psychology. 1957;21:95–103.

Rogers CR. Therapeut und Klient. Grundlagen der Gesprächspsychotherapie. Frankfurt/M: Fischer; 1983.

Rohde-Dachser C. Borderlinestörungen. In: Kisker KP, Lauter H, Meier JE, Müller C, Strömgren E (Hrsg.). Psychiatrie der Gegenwart. Band. 1: Neurosen, Psychosomatische Erkrankungen, Psychotherapie. Berlin: Springer; 1986:125–150.

Rohde-Dachser C. Das Borderline-Syndrom (7. Aufl.). Bern: Hans Huber; 2004.

Rohde-Dachser Ch. Bulimie und Borderline-Syndrom. Frankfurt a.M.: Frankfurter Zentrum für Eßstörungen Schriftenreihe 1991/1992, Selbstverlag; 1991.

Rohde-Dachser Ch. Das Borderline-Syndrom. Bern: Hans Huber; 1989.

Rohde-Dachser Ch. Männliche und weibliche Homosexualität. Psyche. 1994;48;2:827–841.

Rohde-Dachser Ch. Zeitbegriff und Zeitbegrenzung in der Psychotherapie. Prax Psychother Psychosom. 1987;32:277–286.

Röhrle B. Gemeindepsychologische Perspektiven der Beratung. Gemeinde Psychologie Rundbrief. 2001;7;1:4–24.

Röhrle B. Soziale Netzwerke und Unterstützung im Kontext der Psychologie. In: Keupp H, Röhrle B (Hrsg.). Soziale Netzwerke. Frankfurt/M: Campus; 1987:54–108.

Rojano R. The Practice of Community Family Therapy. Family Process. 2004;43:59–77.

Romero B, Wenz M. Konzept und Wirksamkeit eines Behandlungsprogramms für Demenzkranke und deren Angehörige. Ergebnisse aus dem Alzheimer Therapiezentrum Bad Aibling. Z Geronto Geriatr. 2002;35;2:118–128.

Romoff V. Management and control of violent patients at the Western Psychiatric Institute and Clinic. In: Roth LH (ed.). Clinical treatment of the violent person. New York: Guilford; 1987:235–260.

Ronel J, Kruse J, Gündel H. Somatoforme Störungen. Erfahrungen und neue Behandlungsmöglichkeiten. Psychosom Konsiliarpsychiatr. 2007;1:130–138.

Rösch M, Leidl R, v Tirpitz C, Reinshagen M, Adler G, König HH. Kostenerfassung bei chronisch-entzündlichen Darmerkrankungen durch direkte Patientenbefragung mit einem Kostenwochenbuch. Z Gastroenterol. 2002;40:217–228.

Rose JP, Brand K, Weis J. Musiktherapie in der Onkologie: eine methodenkritische Übersicht. Psychother Psychosom Med. Psychol. 2004;54:457–470.

Rose JP, Brand K, Weis J. Musiktherapie in der Onkologie: eine methodenkritische Übersicht. (Z Psychothe. Psychosom. Med. Psychol. (i. Druck).

Rose S, Bisson J, Wessely S. A systematic review of single-session psychological interventions ("debriefing") following trauma. Psychotherapy and Psychosomatics. 2003;72:176–184.

Rosen JC, Reiter J, Orosan P. Cognitive-behavioral body image therapy for body dysmorphic disorder. Journal of Consulting and Clinical Psychology. 1995;63:263–269.

Rosenbaum MS, Ayllon T. The behavioral treatment of neurodermatitis through habit-reversal. Behavior Research and Therapy. 1981;19:313–318.

Rosenberg HJ, Rosenberg SD, Williamson PD, Wolford GL 2nd. A comparative study of trauma and posttraumatic stress disorder prevalence in epilepsy patients and psychogenic nonepileptic seizure patients. Epilepsia. 2000;41(4):447–452.

Rosenbrock R. Geerbte Schwächen. Wenig Geld, wenig Gesundheit. Berlin: Vortrag am 09.12.2008 auf der BMG-RKI-BZgA-Transfer-Tagung „Kinder in eine gesunde Zukunft"; 2008.

Rosenfeld H. On the psychopathology of narcissism: a clinical approach. Int J Psych-Anal. 1964;45:332–337.

Rosenfeld HA. Die Psychopathologie der Drogensucht und des Alkoholismus – Eine kritische Sichtung der psychoanalytischen Literatur. In: Rosenfeld HA (ed.). Zur Psychoanalyse psychotischer Zustände. Frankfurt a.M.: Suhrkamp; 1989:254–285.

Rosenhan DL. On being sane in insane places. Science.1973;179:250–258.

Rosenstreich DL. Chronic urticaria, activated T cells, and mast cell releasability. J Allergy Clin Immunol. 1986;78:1099–1102.

Rosenthal D. The concept of subschizophrenic disorders. In: Fieve RR, Rosenthal D; Brill H (eds.). Genetic research in psychiatry. Baltimore: John Hopkins University Press; 1975.

Rosenthal R, Rosnow RL, Rubin DB. Contrasts and effectsizes in behavioral research. A correlational approach. Cambridge, UK: Cambridge University Press; 2000.

Rosenthal TL, Steffek BD. Modelling methods. In: Kanfer FH, Goldstein AP (eds.). Helping people change. 4th (ed.). Elmsford, NY: Pergamon Press; 1991.

Rosenthal TL. Modelling therapies. In: Hersen M, Eisler RM, Miller PM (eds.). Progress in behaviour modification. Vol. 2.New York: Academic Press; 1976.

Rosenthal TL. Social learning theory. In: Wilson GT, Franks CM (eds.). Contemporary behavior therapy. Conceptual and empirical foundations. New York: Guilford Press; 1982.

Rosenzweig MR, Bredlove SM, Leiman AL. Biological psychology: an introduction to behavioral, cognitive, and clinical neuroscience. Sunderland: Sinauer; 2002.

Ross L, Boesen EH, Dalton SO, Johansen C. Mind and cancer: does psychosocial intervention improve survival and psychological well-being? Eur J Cancer. 2002;38:1447–1457.

Rossi PH (ed.). Standards of evaluation practice. New directions for program evaluation. San Francisco: Jossey-Bass; 1982.

Rost J. Lehrbuch Testtheorie – Testkonstruktion (2., vollst. überarb. und erw. Aufl.). Bern: Hans Huber; 2004.

Rost J. Lehrbuch Testtheorie Testkonstruktion. Bern: Hans Huber; 1996.

Rost J. Quantitative und qualitative probabilistische Testtheorie. Bern: Hans Huber; 1988.

Rost KM, Atkins RN, Brown FW, Smith GR. The comorbidity of DSM-III-R personality disorders in somatization disorder. General Hospital Psychiatry, 1995;14:322–326.

Rost WD. Psychoanalyse des Alkoholismus – Theorie, Diagnostik, Behandlung. Stuttgart: Klett-Cotta; 1987.

Rotering-Steinberg S. Anleitungen zur Kollegialen Supervision. Ein professioneller und persönlicher Entwicklungs- und Wachstumsprozess zur Selbstevaluation und Qualitätssicherung. Tübingen: DGVT; 1999.

Rotge JY, Guehl D, Dilharreguy B, Cuny E, Tignol J, Bioulac B, Allard M, Burbaud P, Aouizerate B. Provocation of obsessive-compulsive symptoms: a quantitative voxel-based meta-analysis of functional neuroimaging studies. J Psychiatry Neurosci. 2008;33(5):405–412.

Roth G. Fühlen, Denken, Handeln. Wie das Gehirn unser Verhalten steuert. Frankfurt/M: Suhrkamp; 2001.

Roth LH. Clinical treatment of the violent person. New York: Guilford; 1987.

Roth M, Herzberg PY. Stand der Psychologischen Diagnostik in der Praxis: State of the art? Klinische Diagnostik und Evaluation. 2008;1:5–18.

Roth M, Schmitt V, Herzberg PY. Psychologische Diagnostik in der Praxis: Ergebnisse einer Befragung unter BDP-Mitgliedern. Report Psychologie. 2010;35:118–128.

Roth W. Verdeckte Konditionierung. Darstellung, Kritik und Prüfung eines kognitiv-verhaltenstheoretischen Ansatzes. Regensburg: Roderer; 1987.

Rotthaus W. Systemic Therapy. In: Dosen A, Day K. Treating Mental Illness and Behavior Disorders in Children and Adults with Mental Retardation. Washington: American Psychiatric Press. 2001:167–180.

Rotthaus W. Systemische Therapie mit geistig behinderten Menschen. Behinderte. 1996;19:45–52.

Rottthaus W. Menschenbild und psychische Krankheit des Geistigbehinderten aus systemischer Sicht. In: Hennicke K, Rotthaus W. Psychotherapie und Geistige Behinderung. Dortmund: modernes lernen. 1993;195–203.

Rowan AB, Foy DW, Rodriguez N, Ryan S. Posttraumatic stress disorder in a clinical sample of adults sexually abused as children. Child Abuse and Neglect. 1994;18:51–61.

Rudolf G . Psychotherapeutische Medizin und Psychosomatik. 4.Aufl. Stuttgart: Thieme; 2001.

Rudolf G, Eich W. Leitlinien Psychosomatische Medizin und Psychotherapie. Konsiliar- und Liaisonpsychosomatik und -psychiatrie. Stuttgart: Schattauer; 2003.

Rudolf G, Grande T, Henningsen P. Die Struktur der Persönlichkeit. Stuttgart: Schattauer; 2002.

Rudolf G, Grande T, Oberbracht C, Jakobsen T. Erste empirische Untersuchungen zu einem neuen diagnostischen System: Die Operationalisierte Psychodynamische Diagnostik (OPD). Zsch Psychosom Med. 1996;42:343–357.

Rudolf G, Grande T, Oberbracht C. Die Heidelberger Umstrukturierungsskala. Ein Modell der Veränderung in psychoanalytischen Therapien und seine Operationalisierung in einer Schätzskala. Psychotherapeut. 2000;45:237–246.

Rudolf G, Grande T, Porsch U. Die Berliner Psychotherapiestudie. Z psycho-som Med. 1988;34:2–18.

Rudolf G, Henningsen P (eds.). Somatoforme Störungen. Theoretisches Verständnis und therapeutische Praxis. Stuttgart: Schattauer; 1998.

Rudolf G, Henningsen P. Die psychotherapeutische Behandlung somatoformer Störungen. Zeitschrift für Psychosomatik, medizinische Psychologie und Psychotherapie. 2003;49:3–19.

Rudolf G, Laszig P, Henningsen C. Dokumentation im Dienste von klinischer Forschung und Qualitätssicherung. Psychotherapeut. 1998;42:145–155.

Rudolf G, Manz R, Öri C. Ergebnisse psychoanalytischer Therapien. Zeitschrift für Psychosomatische Medizin und Psychoanalyse. 1994;40:25–40.

Rudolf G. (2004) Strukturbezogene Psychotherapie. Leitfaden zur psychodynamischen Therapie struktureller Störungen. Stuttgart: Schattauer

Rudolf G. PSKB-Se – ein psychoanalytisch fundiertes Instrument zur Patienten-Selbsteinschätzung. Zeitschrift für Psychosomatische Medizin und Psychoanalyse. 1991;37:350–360.

Rudolf G. Psychischer und Sozialkommunikativer Befund (Selbst/Revidiert) (PSKB-Se-R). In: Brähler E, Schumacher J, Strauß B (eds.). Diagnostische Verfahren in der Psychotherapie. Diagnostik für Klinik und Praxis, Bd.1.Göttingen: Hogrefe; 2002:279 –282.

Rudolf G. Psychischer und Sozial-Kommunikativer Befund. Ein Instrument zur standardisierten Erfassung neurotischer Befunde. Weinheim: Beltz; 1981.

Rudolf G. Psychodynamische Depressionsbehandlung. Z Psychosom Med Psychother. 2002;49:363–376.

Rudolf G. Psychotherapeutische Medizin – Ein einführendes Lehrbuch auf psychodynamischer Grundlage. Stuttgart: Enke; 1993.

Rudolf G. Strukturbezogene Psychotherapie. Leitfaden zur psychodynamischen Therapie struktureller Störungen. Stuttgart: Schattauer; 2006.

Rudolf G. Strukturbezogene Psychotherapie. Leitfaden zur psychodynamischen Psychotherapie struktureller Störungen. Stuttgart: Schattauer; 2004.

Rudolf G. Strukturbezogene Psychotherapie. Stuttgart: Schattauer; 2006.

Rudolf G. Wie analytische Psychotherapeuten Diagnosen handhaben – Eine Bestandsaufnahme und ein Plädoyer. Psychotherapeut. 2001;46:102–109.

Rudolf R. Strukturbezogene Psychotherapie. Stuttgart: Schattauer; 2004.

Rüger U, Blomert AF, Förster W. Coping. Theoretische Konzepte, Forschungsansätze, Messinstrumente zur Krankheitsbewältigung. Göttingen: Verlag für Medizinische Psychologie; 1990.

Rüger U, Senf W. Evaluative Psychotherapieforschung: Klinische Bedeutung von Psychotherapie-Katamnesen. Zsch psychosom Med. 1994;40:103–116.

Rüger U. Kombination von Psychotherapie und Pharmakotherapie bei endogenen Psychosen. In: Helmchen H, Linden M, Rüger U (eds.). Psychotherapie in der Psychiatrie. Berlin, Heidelberg, New York: Springer; 1982:173–178.

Rugulies R, Siegrist J. Soziologische Aspekte der Entstehung und des Verlaufs der koronaren Herzkrankheit: Soziale Ungleichverteilung der Erkrankung und chronische Distress-Erfahrungen im Erwerbsleben. Frankfurt a.M.: VAS; 2001.

Rugulies R. Depression as a predictor for coronary heart disease. a review and meta-analysis. Am J Prev Med. 2002;23:51–61.

Ruhmland M, Margraf J. Effektivität psychologischer Therapien von spezifischer Phobie und Zwangsstörung: Meta-Analysen auf Störungsebene. Verhaltenstherapie. 2001a; 11:14–26.

Ruhmland M, Margraf J. Effektivität psychologischer Therapien von generalisierter Angststörung und sozialer Phobie: Meta-Analysen auf Störungsebene. Verhaltenstherapie. 2001b;11:27–40.

Ruhmland M, Margraf J. Effektivität psychologischer Therapien von Panik und Agoraphobie: Meta-Analysen auf Störungsebene. Verhaltenstherapie. 2001c;11:41–53.

Rumpf H-J, Hapke U, John U. Der Lübecker Alkoholabhängigkeits und -missbrauchs-Screening-Test (LAST). Testmanual. Göttingen: Hogrefe; 2001.

Rumpf HJ, John U, Hapke U, Meyer C, Bischof G. Identifizierung von Patienten mit Alkoholabhängigkeit, schädlichem gebrauch oder riskantem Alkoholkonsum. In: Rumpf HJ, Hüllinghorst R (Hrsg.). Alkohol und Nikotin. Frühintervention, Akutbehandlung und politische Maßnahmen. Freibug: Lambertus; 2003.

Rupp M, Müller W, Scheuermann U (Hrsg.). Praxis Krisenintervention. Ein Handbuch für helfende Berufe: Psychologen, Ärzte, Sozialpädagogen, Pflege- und Rettungskräfte. Stuttgart: Kohlhammer; 2004; 58–72.

Rüsch N, Angermeyer MC, Corrigan PW. Das Stigma psychischer Erkrankung: Konzepte, Formen und Folgen. Psychiatrische Praxis. 2005;32:221–232.

Russel GFM, Szmukler GI, Dare C, Eisler I. An evaluation of family therapy in anorexia nervosa and bulimia nervosa. Arch Gen Psychiatry. 1987;44:1047–1056.

Russel GFM. The present status of anorexia nervosa. Psychol Med. 1977;7:367–373.

Russell DEH. The secret trauma. Incest in the lives of girls and women. New York: Basic Books; 1986.

Rutschky K. Erregte Aufklärung. Hamburg: Klein Verlag; 1992.

Rutter M. Implications of resilience concepts for scientific understanding. Ann N Y Acad Sci. 2006;1094:1–12.

Sabshin S. Psychoanalytical Studies of Addictive Behavior: A Review. In: Dowling S (ed.). The Psychology and Treatment of Addictive Behavior. Workshop Series of the American Psychoanalytic Association. Monograph 8. Madison: International Universities Press; 1995:3–15.

Sachse R. Diagnostik in der Gesprächspsychotherapie. In: Laireiter A-R (ed.). Diagnostik in der Psychotherapie. Wien: Springer; 2000:165–178.

Sachse R. Psychologische Psychotherapie bei chronisch-entzündlichen Darmerkrankungen. Göttingen: Hogrefe, 2006.

Sachse R. Zielorientierte Gesprächstherapie. Göttingen: Hogrefe; 1992.

Sachse, R. (2004). Persönlichkeitsstörungen. Leitfaden für eine Psychologische Psychotherapie. Göttingen: Hogrefe.

Sachsenröder R, Seidler GH, Schöttler B, Buchholz MB, Streek U. Die Erfassung relevanter Daten in der psychoanalytisch orientierten stationären Psychotherapie – das Tiefenbrunner Dokumentationssystem. Psychother Psychosom Med Psychol. 1993;43:133 –139.

Sachsse U. Selbstbeschädigung als Selbstfürsorge. Zur intrapersonalen und inter- personellen Psychodynamik schwerer Selbstbeschädigungen der Haut. Forum der Psychoanalyse. 1987;3:51–70.

Sachsse U. Traumazentrierte Psychotherapie. Stuttgart: Schattauer; 2004.

Sachverständigenrat für die konzertierte Aktion im Gesundheitswesen: Bedarfsgerechtigkeit und Wirtschaftlichkeit, Gutachten 2000/2001; III(40):50. Baden-Baden: Nomos Verlagsgesellschaft; 2002.

Sack M. Schonende Traumatherapie: Ressourcenorientierte Behandlung von Traumafolgestörungen. Stuttgart: Schattauer; 2010.

Sader M. Psychologie der Gruppe. 8.Aufl. Weinheim: Juventa; 2002.

Salize H, Rössler W, Becker T. Mental health care in Germany. European Archives of Psychiatry and Clinical Neuroscience. 2007;257:92–103.

Salkovskis PM, Clark DM, Gelder MG. Cognition-behaviour links in the persistence of panic. Behaviour Research and Therapy. 1996;34:453–458.

Salkovskis PM, Clark DM, Hackmann A, Wells A, Gelder MG. An experimental investigation of the role of safety-seeking behaviours in the maintenance of panic disorder with agoraphobia. Behaviour Research and Therapy. 1999;37:559–574.

Salkovskis PM, et al. Effects of neutralizing on impulsive thoughts. Behaviour Research and Therapy. 1987;35:211–219.

Salkovskis PM, Forester E, Richards C. Cognitive-behavioural approach to understanding obsessional thinking. Br J Psychiatry. 1998;173(35):53–63.

Salkovskis PM, Kirk J. Obsessional disorders. In: Hawton K, Salkovskis PM, Kirk JW, Clark DM. Cognitive-behavior therapy for psychiatric problems. Oxford: Oxford University Press; 1989.

Salkovskis PM, Kirk J. Zwangssydrome. In: Margraf J (ed.). Lehrbuch der Verhaltenstherapie. Bd.2.Berlin: Springer; 1996.

Salkovskis PM, Warwick HMC. Cognitive therapy of obsessive-compulsive disorder. In: Perris C, Blackburn IM, Perris H (eds.). The theory and practice of cognitive therapy. Heidelberg: Springer; 1988.

Salkovskis PM, Westbrook D. Behaviour therapy and obsessional ruminations: Can failure be turned into success? Behaviour Research and Therapy. 1989;27:149–160.

Salkovskis PM. Avoidance behaviour is motivated by threat beliefs: A possible resolution of the cognitive-behaviour debate. In Salkovskis PM (ed.). Trends in cognitive and behaviour therapies. Chichester: Wiley; 1996: 25–41.

Salkovskis PM. Cognitive-Behavioral Approaches to the Understanding of Obsessional Problems. In: Salkovskis PM (ed.). Frontiers of Cognitive Therapy. New York: Guilford: 1996.

Salkovskis PM. Obsessional-compulsive problems: A cognitive behavioural analysis. Behaviour Research and Therapy. 1985;23:571–583.

Salkovskis PM. Obsessions and compulsions. In: Scott J, Williams JMG, Beck AT (eds.). Cognitive therapy in clinical practice. An illustrative casebook. London: Routledge; 1989.

Salkovskis PM. The importance of behaviour in the maintenance of anxiety and panic: A cognitive account. Behavioural Psychotherapy. 1991;19:6–19.

Salkovskis PM. Understanding and treating obsessive-compulsive disorder. Behavior Research and Therapy. 1999;37:29–52.

Salovey P, Turk DC. Clinical judgement and decision making. In: Snyder CR, Forsyth DR, (eds.). Handbook of Social and Clinical Psychology. New York: Pergamon; 1991: 416–437.

Salzl K, Steege R (eds.). Psychotherapeutengesetz. Berlin: Erich Schmidt; 1999.

Salzman L, Thaler FH. Obsessive-compulsive disorders: A review of the literature. American Journal of Psychiatry. 1981;138:285–296.

Sammet I, Schauenburg H. Stations-Erfahrungsbogen (SEB). Ein Instrument zur Erfassung des Erlebens stationärer Psychotherapie. Weinheim: Beltz-Test; 1998.

Sammet I. Qualitätssicherung. In: Hoffmann N, Schauenburg H (eds.). Psychotherapie der Depression. Stuttgart: Thieme; 2000:175–180.

Samuels J, Nestadt G, Bienvenu OJ et al. Personality disorders and normal personality dimensions in obsessive-compulsive disorder. Br. J Psychiatry. 2000;177:457–462.

Sandler J, Holder A, Dare C, Dreher AU. Freuds Modelle der Seele. Gießen: Psychosozial Verlag; 2003.

Sandler J. Gegenübertragung und Bereitschaft zur Rollenübernahme. Psyche. 1976;30:297–305.

Santa-Barbara J, Woodward C, Levin S, Goodman J, Streiner D, Epstein N. The McMaster Family Therapy Outcome Study: An overview of methods and results. In: International Journal of Family Therapy. 1979;1:304–323.

Santarelli L, Saxe M, Gross C, Surget A, Battaglia F, Dulawa S, Weisstaub N, Lee J, Duman R, Arancio O, Belzung C, Hen R. Requirement of hippocampal neurogenesis for the behavioral effects of antidepressants. Science. 2003;301(5634):805–809.

Sapolsky RM. Glucocorticoids and hippocampal atrophy in neuropsychiatric disorders. Arch Gen Psychiatry. 2000;57(10):925–935.

Sarason BR, Sarason IG, Hacker TA, Basham RB. Concomitants of social support: Social skills, physical attractiveness and gender.

Journal of Personality and Social Psychology. 1985;49:932–946.

Sarason IG, Sarason RB, Shearing EN. Social support as an individual difference variable: Its hability, origins, and relational aspects. Journal of Personality and Social Psychology. 1986;50:845–855.

Sarti P, Cournos F. Medication and psychotherapy in the treatment of chronic schizophrenia. Psychiatric Clinics of North America 1990;13:215–228.

Sartorius N, Kaelber CT, Cooper JE, Roper MT, Rae DS, Gulbinat W, Üstün TB, Regier DA. Progress toward achieving a common language in psychiatry. Results from the field trial of the Clinical Guidelines accompanying the WHO classification of Mental and Behavioural Disorders in ICD-10.Arch Gen Psychiatry. 1993;50:115–124.

Sartorius N. Operationale Diagnostik aus internationaler Sicht. In: Dilling H, Schulte-Markwort E, Freyberger HJ (eds.). Von der ICD-9 zur ICD-10.Neue Ansätze der Diagnostik psychischer Störungen in der Psychiatrie, Psychosomatik und Kinder- und Jugendpsychiatrie. Bern: Hans Huber; 1994:1–10.

Saß H, Herpertz SC. Psychotherapie von Persönlichkeitsstörungen – Beiträge zu einem schulenübergreifenden Vorgehen. Stuttgart: Thieme; 1999.

Saß H, Mende M. Zur Erfassung von Persönlichkeitsstörungen mit einer integrierten Merkmalsliste gemäß DSM-III-R und ICD-10 bei stationär behandelten psychiatrischen Patienten. In: Baumann U, Fähndrich E, Stieglitz R-D, Woggon B (eds.). Veränderungsmessung in Psychiatrie und klinischer Psychologie. München: Profil; 1990:195–206.

Saß H, Steinmeyer EM, Ebel H, Herpertz S. Untersuchungen zur Kategorisierung und Dimensionierung von Persönlichkeitsstörungen. Zeitschrift für Klinische Psychologie. 1995;24:239–251.

Saß H, Wittchen H-U, Zaudig M, Houben I. Diagnostisches und Statistisches Manual Psychischer Störungen – Textrevision – DSM-IV-TR. Göttingen: Hogrefe; 2003.

Saß H, Wittchen U, Caudig M, Houben I. Diagnostisches und statistisches Manual psychischer Störungen (DSM IV). Göttingen: Hogrefe; 2001.

Saß H. Die Krise der psychiatrischen Diagnostik. Fortschr Neurol Psychiat. 1987;55:355–360.

Satir V. Familienbehandlung. Freiburg: Lambertus; 1979.

Satir V. Selbstwert und Kommunikation: Familientherapie für Berater und zur Selbsthilfe. München: Pfeiffer; 1975.

Sauer J. Zur Wirksamkeit klientenzentrierter Psychotherapie. Psychotherapie Forum. 1993;1:67–80.

Saunders BE, Villeponteaux LA, Lipovsky JA, Kilpatrick DG, Veronen LJ. Child sexual assault as a risk factor for mental disorders among women: A community survey. Journal of Interpersonal Violence. 1992;7:189–204.

Saxena S, Bota RG, Brody AL. Brain-behavior relationships in obsessive-compulsive disorder. Semin Clin Neuropsychiatry. 2001;6:82–101.

Saxena S, Brody AL, Schwartz JM, Baxter LR. Neuroimaging and frontal-subcortical circuitry in obsessive-compulsive disorder. Br J Psychiatry. 1998;173(35):26–37.

Saxena S, Rauch SL. Functional neuroimaging and neuroanatomy of obsessive-compulsive disorder. Psychiatr Clin North Am. 2000;23:563–586.

Schaap C, Bennun I, Schindler L, Hoogduin K. The therapeutic relationship in behavioural psychotherapy. Chichester: J. Wiley; 1993.

Schachter S, Singer JE. Cognitive, social and physiological determinants of emotional states. Psychological Review. 1962;69:379–399.

Schacter DL. Wir sind Erinnerung. Reinbek: Rowohlt; 2001.

Schaller C, Alberti L, Ruzicka T, Tress W. Der Bedarf an psychosomatischer Versorgung in der Dermatologie. Zeitschrift für Dermatologie. 1995;181:146–148.

Schattmayer-Bolle K. Die Bedeutung der Gestaltungstherapie bei essgestörten Patientinnen. Praxis der Psychotherapie und Psychosomatik. 1990;35:71–85.

Schaub A. Kognitive Verhaltenstherapie bei schizophrenen Psychosen. Historischer Hintergrund und aktuelle Situation. Fundamenta Psychiatrica. 1999;13:89–101.

Schauenburg H, Beutel M, Bronisch T, Hautzinger M, Leichsenring F, Reimer C, Rüger U, Sammet I, Wolfersdorf M. Leitlinien zur Psychotherapie der Depression, zertifiziert durch die Fachgesellschaften DGPM, DGPT, DKPM, AÄGP im Rahmen der AWMF. Internet-Veröffentlichung unter: http://www.awmf-online.de; 2002.

Schauenburg H, Buchheim A, Beckh K, Nolte T, Brenk-Franz K, Leichsenring F, Strack M, Dinger U. The influence of psychodynamically oriented therapists´ attachment representations on outcome and alliance in inpatient psychotherapy. 2010;20:193–202.

Schauenburg H, Cierpka M. Methoden der Fremdbeurteilung interpersoneller Beziehungsmuster. Psychotherapeut. 1994;39:135–145.

Schauenburg H, Clarkin J. Rückfälle bei depressiven Erkrankungen – sind psychotherapeutische „Erhaltungsstrategien" sinnvoll? Z Psychosom Med Psychother. 2003;49:377–390.

Schauenburg H, Freyberger HJ, Cierpka M, Buchheim P (eds.). OPD in der Praxis. Konzepte, Anwendungen, Ergebnisse der Operationalisierten Psychodynamischen Diagnostik. Bern: Hans Huber; 1998.

Schauenburg H, Leiendecker C, Simon R, Küchenhoff J, Franz M. Neue Depressionsleitlinien – Zentrale Rolle der Psychotherapie. Z. Psychosom. Med. Psychother. 2009;55:354–364.

Schauenburg H, Strack M. Die Symptom Checklist 90R zur Darstellung statistisch- und klinisch-signifikanter Psychotherapieergebnisse. Psychosom Psychother Med Psychol. 1998;47:257–264.

Schauenburg H, Strauß B. Bindung und Psychotherapie. In: Strauß B, Buchheim A, Kächele H. Klinische Bindungsforschung. Theorien, Methoden Ergebnisse. Stuttgart: Schattauer Verlag. 2002:281–292.

Schauenburg H, Strauß B. Bindung und Psychotherapie. In: Strauß B, Buchheim A, Kächele H. Klinische Bindungsforschung. Theorien, Methoden, Ergebnisse. Stuttgart: Schattauer; 2002:281–292.

Schauenburg H, Friederich HC, Wild B, Zipfel S, Herzog W. Fokale psychodynamische Psychotherapie der Anorexia nervosa: Ein Behandlungsmanual. Psychotherapeut. 2009;54:270–280.

Schauenburg H. Psychodynamische Aspekte der Krisenintervention. In: Riecher-Rössler A, Berger A, Yilmaz T, Stieglitz R (eds.). Psychiatrisch-psychotherapeutische Krisenintervention. Göttingen: Hogrefe; 2004.

Schauenburg H. Psychodynamische Psychotherapie der Depression. In: Hoffmann N, Schauenburg H (eds.). Psychotherapie der Depression. Stuttgart: Thieme; 2000:44–63.

Scheff TJ. Das Etikett „Geisteskrankheit". Soziale Interaktion und psychische Störung. Frankfurt/M: Fischer; 1973.

Scheidt CE, Hartkamp N, Loew T. Diagnose und Behandlung von Konversionsstörungen. Z Psychosom Med Psychother. 1998;44:233–250.

Scheidt CE, Waller N. Bindungsdesorganisation und narrative Kohärenz. Psychische Verarbeitungsformen von Trauma und Verlust aus der Sicht der Bindungsforschung. Zeitschrift für Psychotraumatologie und Psychologische Medizin. 2006;4:53–65.

Scheidt CE. Psychoanalytische Einzelpsychotherapie somatoformer Schmerzen. In: Egle UT, Hoffmann SO, Lehmann, Nix (Hrsg.). Handbuch chronischer Schmerz. Stuttgart: Schattauer; 2003.

Scheidt CE. Störungsspezifische psychodynamische Kurzzeitpsychotherapie somatoformer Schmerzstörungen. Psychotherapeut. 2002;47:110–123.

Scheld HH, Deng MC, Hammel D. Leitfaden Herztransplantation. Darmstadt: Steinkopff; 1997.

Schepank H. Der Beeinträchtigungs-Schwere-Score (BSS). Ein Instrument zur Bestimmung der Schwere einer psychogenen Erkrankung. Weinheim: Beltz Test; 1995.

Schepank H. Psychogene Erkrankungen in der Stadtbevölkerung. Eine epidemiologisch-tiefenpsychologische Feldstudie in Mannheim. Heidelberg/Berlin: Springer; 1987.

Schepank H. Stationäre Psychotherapie in der Bundesrepublik Deutschland. In: Schepank H, Tress W. Die stationäre Psychotherapie und ihr Rahmen. Berlin: Springer; 1988.

Schepker R, Toker M, Eberding A. Eine Institution in der psychosozialen Versorgung von türkischen Migrantenfamilien. Praxisrelevante Ergebnisse des Projekts „Familiäre Bewältigungsstrategien" In: Gogolin I, Nauck B (eds.). Migration, gesellschaftliche Differenzierung und Bildung. Resultate des Forschungsschwerpunktes FABER (Folgen der Arbeitsmigration für Bildung und

Erziehung) Leverkusen: Leske und Buderich; 1999:255–278.

Scherbaum N, Bender S. Der Stellenwert der Psychotherapie im Rahmen der Substitutionsbehandlung mit Methadon. Sucht. 1995;1:18–24.

Scherbaum N, Finkbeiner Th, Kluwig J, Krause DA, Merget B, Gastpar M. Psychotherapy for opiate addicts in methadone substitution – a controlled trial. European Psychiatry. 2000;15;2:237–238.

Scheurer H. Diagnostik als Testung. In: Jäger RS, Petermann F (eds.). Psychologische Diagnostik. 4.Aufl. Weinheim: Psychologie Verlags Union; 1999:257–263.

Schienle A, Schafer A, Stark R et al. Neural responses of OCD patients to disorder-relevant, generally disgusting-inducing and fear-inducing pictures. Int J Psychophysiol. 2005;57:69–77.

Schiepek G (Hrsg.). Neurobiologie der Psychotherapie. Stuttgart: Schattauer; 2003.

Schiepek G, Schütz A, Köhler M, Richter K, Strunk G. Die Mikroanalyse der Therapeut-Klient-Interaktion mittels Sequentieller Plananalyse. Teil I: Grundlagen, Methodenentwicklung und erste Ergebnisse. In: Psychotherapie Forum. 1995a;3;1:1 –17.

Schiepek G. (Hrsg.). Neurobiologie der Psychotherapie. Stuttgart: Schattauer; 2003

Schiepek G. Die Grundlagen der systemischen Therapie. Göttingen: Vandenhoeck u. Ruprecht; 1999.

Schiltenwolf M. Neuro-Psychosomatik: Ausgewählte Schmerzsyndrome: Rückenschmerzen. Stuttgart: Schattauer; 2006:197–210.

Schindler L, Hahlweg K, Revenstorf D. Partnerschaftsprobleme. Berlin, Heidelberg, New York: Springer; 1998.

Schindler L, Hahlweg K, Revenstorf D. Partnerschaftsprobleme: Möglichkeiten zur Bewältigung. Berlin: Springer; 1980.

Schindler L, Hohenberger-Sieber E, Hahlweg K. Stundenbeurteilung. In: Klann N, Hahlweg K, Heinrichs N. Diagnostische Verfahren für die Beratung. Materialien zur Diagnostik und Therapie in Ehe-, Familien- und Lebensberatung. 2., vollst. überarb. Aufl. Göttingen: Hogrefe; 2003.

Schindler L. Die empirische Analyse der therapeutischen Beziehung. Berlin: Springer; 1991.

Schindler L. Schlafstörungen. In: Reinecker H (ed.). Lehrbuch der Klinischen Psychologie. 2.Aufl. Göttingen: Hogrefe; 1994.

Schinke SP. Preventing teenage pregnancy. In: Hersen M, Eisler RM, Miller PM (eds.). Progress in behavior modification. Vol. 16. New York: Academic Press; 1984.

Schipperges H. Krankheit, Heilkunst, Heilung. Historische Anthropologie, Bd. 1. Freiburg, München: Alber; 1978.

Schirmer HD. Nichtärztliche Psychotherapeuten. Rechtsfragen der Teilnahme an der ambulanten psychotherapeutischen Versorgung der Versicherten der gesetzlichen Krankenversicherung. BKK. 1978;5:200-209.

Schlack R, Hölling H. Psychosocial risk and protective factors in children and adolescents with experiences of violence – Results from the German Health Interview and Examination Survey for Children and Adolescents (KiGGS). Psychosoziale Risiko- und Schutzfaktoren bei Kindern und Jugendlichen mit Gewalterfahrungen; Ergebnisse aus der KiGGS-Studie. 2009;60(3):137–151.

Schlee J. Veränderungswirksamkeit unter ethischer Perspektive. – Zur Umstrukturierung Subjektiver Theorien in Familien- und Organisationsaufstellungen nach Bert Hellinger. In: Mutzek W, Schlee J, Wahl D (eds.). Psychologie der Veränderung. Subjektive Theorien als Zentrum nachhaltiger Modifikationsprozesse. Weinheim: Beltz; 2002:39–52.

Schliehe F. Aktiv Gesundheit fördern: Gesundheitsbildungsprogramm der Rentenversicherung für die medizinische Rehabilitation. Stuttgart: Schattauer; 2000.

Schlippe A v, Schweitzer J. Lehrbuch der systemischen Therapie und Beratung. Göttingen: Vandenhoeck & Ruprecht; 1996.

Schlippe A v, Schweitzer J. Lehrbuch der systemischen Therapie und Beratung. Göttingen: Vandenhoeck & Ruprecht; 2002.

Schlippe Av, Schweitzer J. Lehrbuch der systemischen Therapie und Beratung. 9.Aufl., Göttingen:Vandenhoeck & Ruprecht; 2003.

Schlipper A. Gewitter im Bauch. Recklinghausen: Bitter; 1992.

Schlitt HJ, Brunkhorst R, Schmidt HHJ, Nashar B, Haverich A, Raab R. Attitudes of patients before and after transplantation towards various allografts. Transplantation. 1999;68: 510–514.

Schlottke PF. Verbale Selbstinstruktion und Verhaltenskontrolle. In: Schlottke PF, Wetzel H (eds.). Psychologische Behandlung von Kindern und Jugendlichen. München: Urban & Schwarzenberg; 1980.

Schmalt HD. Zur Kohärenz von Motivation und Kognition. In: Kuhl J, Heckhausen H (eds.). Enzyklopädie der Psychologie, Bd.4: Motivation, Volition und Handlung. Göttingen: Hogrefe; 1996:241–273.

Schmelzer D. Problem- und zielorientierte Therapie: Ansätze zur Klärung der Ziele und Werte von Klienten. Verhaltensmodifikation. 1983;4:130–156.

Schmelzer D. Problem- und zielorientierte Verhaltenstherapie. Teil I: Zu einigen Kernannahmen des aktuellen verhaltenstherapeutischen Vorgehens. Verhaltensmodifikation. 1985;6:101–151.

Schmelzer D. Verhaltenstherapeutische Supervision. Göttingen: Hogrefe; 1997.

Schmelzer D. Verhaltenstherapie: Literaturhinweise zu wichtigen Themen für Ausbildung und Praxis. AVM, Eigenverlag; 1993.

Schmid-Ott G, Jäger B, Künsebeck JW, Ott R, Wedderer K, Lamprecht F. Entwicklung des „Fragebogens zum Erleben von Hautbeschwerden" (FEH): Faktoranalyse und Untersuchung von Prädiktoren für das Krankheitserleben von Psoriasis-Patienten. Zeitschrift für klinische Psychologie, Psychiatrie und Psychotherapie. 1998;46:330–343.

Schmidt G, Strauß B (Hrsg). Sexualität und Spätmoderne. Gießen: Psychosozial-Verlag; 2001.

Schmidt G. Das Verschwinden der Sexualmoral. Hamburg: Klein; 1996.

Schmidt J, Lambrecht F, Nübling R, Wittmann WW. Veränderungsbeurteilungen von Patienten und von Haus- und Fachärzten nach psychosomatischer Rehabilitation - Ein katamnesischer Vergleich. PPmP Psychotherapie, Psychosomatik, medizinische Psychologie. 1994;44:108–114.

Schmidt J, Nübling R, Lamprecht F. Möglichkeiten klinikinterner Qualitätssicherung (QS) auf der Grundlage eines Basis-Dokumentations-Systems sowie erweiterter Evaluationsstudien. Gesundheitswesen. 1992;54:70–80.

Schmidt LG. Diagnostik der Abhängigkeitserkrankungen. In: Gastpar M, Mann K, Rommelspacher H (ed.). Lehrbuch der Suchterkrankungen. Stuttgart: Thieme; 1999:70–82

Schmidt LR. Objektive Persönlichkeitsmessung in diagnostischer und klinischer Psychologie. Weinheim: Beltz; 1975.

Schmidt S, Strauß B. Die Bindungstheorie und ihre Relevanz für die Psychotherapie. Teil 1. Grundlagen und Methoden der Bindungsforschung. Psychotherapeut. 1996;41:139–150.

Schmidt S, Strauß B. Die Bindungstheorie und ihre Relevanz für die Psychotherapie, Teil 1u. 2, Psychotherapeut. 1996;41:139–150 und 1997;42:1–16.

Schmidt S. Adult Attachment Scale (AAS). In: Brähler E, SchumacherJ, Strauß B (eds.). Diagnostische Verfahren in der Psychotherapie. Diagnostik für Klinik und Praxis, Bd.1.Göttingen: Hogrefe; 2002:17–20.

Schmidt U, Treasure J. Die Bulimie besiegen. Frankfurt a. M.: Campus; 1995.

Schmidt U. Verhaltenstherapeutische, kognitiv-verhaltenstherapeutische und kognitiv-analytische Methoden der Anorexiebehandlung. PPmP. 1997;47:316–321.

Schmidt-Denter U. Die soziale Umwelt des Kindes. Berlin: Springer; 1984.

Schmidtke A. Selbstverletzungen, Persönlichkeitsstörung und Komorbidität Jugendlicher: Was muss wie behandelt werden? Vortrag auf dem Symposium: Selbstverletzung und Persönlichkeitsstörungen im Jugendalter. Frankfurt/M.: Klinik für Psychiatrie und Psychotherapie des Kindes- und Jugendalters; 2005.

Schmitz B, Ecker D, Hoffmann C. Stationäre Gruppentherapie bei Patientinnen mit Anorexie und Bulimia nervosa. In: Zielke M, Sturm J (eds.). Handbuch Stationäre Verhaltenstherapie. Weinheim: Psychologie Verlagsunion; 1994:571–581.

Schmitz B, Ecker D, Hofmann C. Stationäre Gruppentherapie bei Patientinnen mit Anorexia und Bulimia nervosa. Verhaltensther. Psychosoz Prax. 1991;23:19–37.

Schmitz B, Fydrich T, Limbacher K. Persönlichkeitsstörungen: Diagnostik und Therapie. Weinheim: Psychologie Verlagsunion; 1996.

Schmitz B, Schuhler P, Handke-Raubach A, Jung A. Kognitive Verhaltenstherapie bei Persönlichkeitsstörungen und unflexiblen

Persönlichkeitsstilen (3. Aufl.). Lengerich: Pabst-Verlag; 2008.

Schmitz B, Schuhler P, Jung A, Handke-Raubach A. Kognitive Verhaltenstherapie bei Persönlichkeitsstörungen. Lengerich: Pabst; 2001.

Schmitz B. Einführung in die Zeitreihenanalyse. Bern: Hans Huber; 1989.

Schmitz B. Epileptische Anfälle. Neuro-Psychosomatik. Stuttgart: Schattauer; 2006:133–175.

Schmitz B. Verhaltenstherapie bei Persönlichkeitsstörungen. In: Senf W, Broda M (eds.). Praxis der Psychotherapie. Ein integratives Lehrbuch für Psychoanalyse und Verhaltenstherapie. Stuttgart: Thieme; 1996:318–333.

Schmitz E, Bude H, Otto HU. Beratung als Praxisform „angewandter Aufklärung". In: Beck U, Bonß W (eds.). Weder Sozialtechnologie noch Aufklärung? Frankfurt a.M.: Suhrkamp; 1989:122–148.

Schmitz B, Tettenborn B. Paroxysmale Störungen in der Neurologie. Heidelberg/Berlin: Springer; 2005.

Schnarch D. Die Psychologie sexueller Leidenschaft. Stuttgart: Klett-Cotta; 2006.

Schneewind KA, Graf J (eds.). Der 16-Persönlichkeits-Faktoren-Test. Revision. (16 PF-R). Bern: Hans Huber; 1998.

Schneewind KA, Kruse J. Paarklimaskalen (PKS). Handanweisung. Göttingen: Hogrefe; 2002.

Schneewind KA. Das „familiendiagnostische Testsystem" (FDTS): Ein Fragebogeninventar zur Erfassung familiärer Beziehungsaspekte auf unterschiedlichen Systemebenen. In: Cierpka M (ed.). Familiendiagnostik. Berline: Springer; 1988:320–342.

Schneider F, Fink GR. Funktionelle Bildgebung in Psychiatrie und Neurologie. Berlin: Springer; 2007.

Schneider F, Fink GR. Funktionelle Bildgebung in Psychiatrie und Neurologie. Berlin: Springer; (im Druck).

Schneider F, Gur RE, Alavi A, Seligman ME, Mozley LH, Smith RJ, Mozley PD, Gur RC. Cerebral blood flow changes in limbic regions induced by unsolvable anagram tasks. American Journal of Psychiatry. 1996;153:206–212.

Schneider F, Habel U, Bestmann S. Affektive Störungen. In: Förstl H. (Hrsg.). Frontalhirn. (2. Aufl.). Berlin: Springer; 2004:209–239.

Schneider F, Habel U, Wagner M, Franke P, Salloum JB, Shah NJ, Toni I, Sulzbach C, Honig K, Maier W, Gaebel W, Zilles K. Subcortical correlates of craving in recently abstinent alcoholic patients. American Journal of Psychiatry. 2001;158:1075–1083.

Schneider F, Weiss U, Kessler C, Müller-Gärtner HW, Posse S, Salloum JB. Subcortical correlates of differential classical conditioning of aversive emotional reactions in social phobia. Biol Psychiatry. 1999;45:863–871.

Schneider G, Heuft G, Senf W, Schepank H. Die Adaptation des Beeinträchtigungs-Schwere-Score (BSS) für Gerontopsychosomatik und Alterspsychotherapie. Zschr psychosom Med. 1997;43:261–179.

Schneider K. Die psychopathischen Persönlichkeiten. Leipzig: Thieme; 1923. (9. Aufl. Wien: Deuticke; 1950.)

Schneider K. Klinische Psychopathologie (5. Aufl.). Stuttgart: Thieme; 1959.

Schneider K. Klinische Psychopathologie. 14. unveränd. Aufl.. Stuttgart: Thieme; 1992.

Schneider K. Klinische Psychopathologie. Stuttgart: Thieme; 1925.

Schneider M, Robin AL. The Turtle Technique: A method for the self-control of impulsive behavior. New York: Stony Brook; 1975.

Schneider S, Margraf J (Hrsg.). Lehrbuch der Verhaltentherapie. Band 3: Störungen im Kindes- und Jugendalter. Heidelberg/Berlin: Springer; 2009.

Schneider S, Margraf J. Agoraphobie und Panikstörung. Göttingen: Hogrefe; 1988.

Schneider S, Margraf J. Diagnostisches Interview bei psychischen Störungen. Heidelberg/Berlin: Springer; 2006.

Schneider S, Margraf J. Diagnostisches Interview bei psychischen Störungen (DIPS für DSM-IV). Heidelberg/Berlin: Springer; 2002.

Schneider S, Margraf J. Fragebogen, Ratingskalen und Tagebücher für die verhaltenstherapeutische Praxis. In: Margraf J (ed.). Lehrbuch der Verhaltenstherapie. Bd.1: Grundlagen, Diagnostik, Verfahren, Rahmenbedingungen. Berlin: Springer; 1996:189 –200.

Schneider S, Margraf J. Langzeiteffektivität von kognitiv-verhaltenstherapeutischer Angstbehandlung. Vortrag auf der DVT-Tagung, Berlin (Januar 1995).

Schneider W, Basler H-D, Beisenherz B. Fragebogen zur Messung der Psychotherapiemotivation (FMP). Weinheim: Beltz-Test; 1989.

Schneider W, Freyberger HJ (eds.). Was leistet die OPD? Empirische Befunde und klinische Erfahrungen mit der Operationalisierten Psychodynamischen Diagnostik. Bern: Hans Huber; 2000.

Schneider W, Freyberger HJ, Muhs A, Schüßler G (eds.). Diagnostik und Klassifikation nach ICD-10, Kapitel V. Eine kritische Auseinandersetzung. Ergebnisse der ICD-10-Forschungskriterienstudie aus dem Bereich Psychosomatik/Psychotherapie. Monographie zur Zeitschrift für Psychosomatische Medizin und Psychoanalyse Nr.17, Göttingen: Vandenhoeck & Ruprecht; 1993.

Schneider W, Freyberger HJ. Diagnostik in der Psychotherapie unter besonderer Berücksichtigung deskriptiver Klassifikationssysteme. Forum der Psychoanalyse. 1990;6:316–330.

Schneider W, Henningsen P, Rüger U. Sozialmedizinische Begutachtung in Psychosomatik und Psychotherapie. Bern: Hans Huber; 2001.

Schneider W, Hoffmann SO. Diagnostik und Klassifikation neurotischer und psychosomatischer Störungen. Fundamenta Psychiatrica. 1992;6:137–142.

Schneider W, Klauer T, Freyberger HJ, Hake K, Wietersheim J von. Achse I „Krankheitserleben und Behandlungsvoraussetzungen" der Operationalisierten Psychodynamischen Diagnostik - Erfahrungen in der klinischen Praxis. Psychotherapie, Psychosomatik, medizinische Psychologie. 2000;50:454–463.

Schneider W. Die Psychotherapiemotivation – Behandlungsvoraussetzung oder ein zu vernachlässigendes Konstrukt? In: Schneider WS (ed.). Indikationen zur Psychotherapie. Weinheim: Beltz; 1990:183–192.

Schnurr PP, Friedman MJ, Foy DW, Shea T, Hsieh FY, Lavori PW, Glynn SM, Wattenberg M, Bernardy NC. Randomized trial of trauma-focused group therapy for posttraumatic stress disorder. Archives of General Psychiatry. 2003;60:481–489.

Schnyder U, Moergeli H, Klaghofer R, Buddeberg C. Incidence and prediction of posttraumatic stress disorder symptoms in severely injured accident victims. American Journal of Psychiatry. 2001;158:594–599.

Schnyder U, Moergeli H. German Version of Clinician-Administered PTSD Scale. Journal of Traumatic Stress. 2002;15(6):487–492.

Schnyder U. Ein Blumengarten in Irland. Neuorientierung nach lebensbedrohlicher Krankheit. In: Schüffel W, Brucks U, Johnen R, Köllner V, Lamprecht F, Schnyder U (eds) Handbuch der Salutogenese. Wiesbaden: Ullstein Medical; 1998:59–65.

Schödlbauer M, Biermann-Ratjen E-M, Brodbeck D, Ladendorf R, Rohde-Dachser Ch, Eckert J. Zur Revision des „Diagnostischen Interviews für Borderlinepatienten" (DIB). Persönlichkeitsstörungen. Theorie und Praxis (PTT). 1997;3:148–152.

Scholz OB, Curio I, Rau R. Somatosensorische Wahrnehmung und Schmerzwahrnehmung bei Patienten mit progressiv-systemischer Sklerose. In: Speidel H, Strauß B (ed.). Zukunftsaufgaben der psychosomatischen Medizin. Berlin: Springer; 1989.

Scholz OB. Klinisch-psychologische Behandlungsansätze bei Akne. Ärztl Kosmetol 1988;18:53–65.

Scholz OB. Laborstudien zur belastungsbedingten Reaktivität bei Hauterkrankungen. Verhaltensmodifikation & Verhaltensmedizin. 1995;16:337–351.

Scholz OB. Therapieplanung des Einzelfalles – Voraussetzungen, Methoden, Anwendungen. In: Petermann F (ed.). Einzelfallanalyse. 3.Aufl. München: Oldenbourg; 1996:264–283.

Schore AN. Affect Regulation and the Origin of the Self. Hillsdale, NJ: Erlbaum; 1994.

Schorsch E, Galedary G, Haag A, Hauch M, Lohse H. Perversion als Straftat. Heidelberg: Springer; 1985.

Schorsch E. Sexuelle Deviationen. In: Sigusch V (Hrsg). Therapie sexueller Störungen. Stuttgart: Thieme; 1975: 59–83.

Schorsch E. Sexuelle Perversionen. Mensch, Medizin, Gesellschaft. 1985;10:253–60.

Schötensack K, Elliger T, Gross A, Nissen G. Prevalence of sexual abuse of children in Germany. Acta Paedopsychiatrica. 1992;55:211–216.

Schöttler C. Zur Behandlungstechnik bei psychosomatisch schwer gestörten Patienten. Psyche. 1981;2:111–141.

Schrag A, Quinn N. Dyskinesias and motor fluctuations in Parkinson´s disease. A community-based study. Brain. 2000;123(11):2279–2305.

Schreiber S. Migration, traumatic bereavement and transcultural aspects of psychological healing: Loss and grief of a refugee woman from Begameder county in Ethiopia. British Journal of Medical Psychology. 1995;68:135–142.

Schrenck-Notzing (1892) zit. bei Finzen A. Arzt, Patient und Gesellschaft. Stuttgart:G. Fischer; 1969.

Schrode H. Klinische Kunsttherapie und Gestaltungstherapie. Stuttgart: Klett-Cotta; 1995.

Schubert H-J, Bahmer F. Stellenwert und Berücksichtigung klinisch-psychologischer Erkenntnisse in der Dermatologie. Aktuelle Dermatologie. 1989;15:69–72.

Schubert H-J. Psychosoziale Faktoren bei Hauterkrankungen. Göttingen: Vandenhoeck & Ruprecht; 1989.

Schubert K, Siegl K, Reinecker H. Kognitive Verhaltenstherapie bei der Behandlung von Angst- und Zwangsstörungen innerhalb der kassenärztlichen Versorgung. Verhaltenstherapie und Verhaltensmedizin. 2003;24:225–237.

Schubert MT, Tatzer R. Familien mit behinderten Kindern und ihre Helfer – zwischen Kompetenz und Resignation. In: Rotthaus W (Hrsg.). Erziehung und Therapie in systemischer Sicht. Dortmund: modernes lernen. 1987;139–146.

Schubert MT. System Familie und geistige Behinderung. Heidelberg/Berlin: Springer; 1987.

Schubert U. Subjektive Krankheitstheorien bei Multiple Sklerose Patienten. Unveröffentlichte Dissertation, Köln; 1999.

Schuckit MA, Hesselbrock V, Tipp J, Nurnberger JI, Antenelli RM, Crowe RR. The prevalence of major anxiety disorders in relatives of alcohol dependent men and women. Journal of Studies on Alcoholism. 1995;56:309–317.

Schuhler P, Baumeister H, Jahrreiss R. Kognitive Verhaltenstherapie bei Alkohol- und Medikamentenmissbrauch. In: Zielke M, et al. (eds.). Angewandte Verhaltensmedizin in der Rehabilitation. Lengerich: Pabst; 2001:389–409.

Schuhler P, Baumeister H. Kognitive Verhaltenstherapie bei Alkohol- und Medikamentenmissbrauch. Weinheim: Beltz PVU; 1999.

Schuhler P, Bilitza K. Sucht. Resümee. Psychotherapie im Dialog. 2003;2;4:202–203.

Schuhler P, Vogelgesang M, Petry J. Pathologischer PC- und Internet-Gebrauch. Krankheitsmodell; diagnostische und therapeutische Ansätze. Psychotherapeut. 2009;54(3):187–192.

Schuhler P, Wagner A. MDI – Münchwieser Diagnosinvenar. In: Schuhler P, Baumeister H (Hrsg.). Kognitive verhaltenstherapie bei Alkohol- und Medikamentenmissbrauch. Weinheim: Beltz; 1999.

Schuhler P. Essstörungen und Sucht: eine Fallstudie. In: Vogelgesang M, et al. (eds.). Essstörungen – Behandlungskonzepte und klinische Erfahrungen. Lengerich: Pabst; 2004.

Schuhler P. Frühzeitige Hilfe bei Alkohol- und Medikamentenmissbrauch. Psychotherapie im Dialog. 2003;2:4,188–191

Schuhler P. Schädlicher Gebrauch von Alkohol und Medikamenten. Weinheim: Beltz PVU; 2007.

Schuhmann M. Modernisierung durch Methodenbildung. Ein Überblick. In: Groddeck N, Schuhmann M (eds.). Modernisierung sozialer Arbeit durch Methodenentwicklung und -reflexion. Freiburg: Lambertus; 1994:12–25.

Schülein JA, Reitze S. Wissenschaftstheorie für Einsteiger. Wien: WUV/UTB 2002.

Schulenburg J-M Graf von der, Claes C, Greiner W, Uber A. Die deutsche Version des EuroQoL-Fragebogens. Zeitschrift für Gesundheitswissenschaften. 1998:6:3–20.

Schulte D (ed.). Diagnostik in der Verhaltenstherapie. München: Urban & Schwarzenberg; 1974.

Schulte D, Hartung J, Wilke F. Handlungskontrolle der Angstbewältigung. Was macht Reizkonfrontationsverfahren so effektiv? Zeitschrift für Klinische Psychologie. 1997;26:118–128.

Schulte D, Hartung J, Wilke F. Was macht Reinzkonfrontationsverfahren so effektiv? Zeitschrift für klinische Psychologie. 1996;26:118–128.

Schulte D, Kemmler L. Systemische Beobachtung in der Verhaltenstherapie. In: Schulte D. Diagnostik in der Verhaltenstherapie. München: Urban & Schwarzenberg; 1974.

Schulte D, Künzel R, Pepping G, Schulte-Bahrenberg T. Maßgeschneiderte Psychotherapie versus Standardtherapie bei der Behandlung von Phobikern. In: Schulte D (Hrsg.). Therapeutische Entscheidungen. Göttingen: Hogrefe; 1991:17–42.

Schulte D, Wittchen HU. Wert und Nutzen klassifikatorischer Diagnostik für die Psychotherapie. Diagnostica. 1988;34:85–98.

Schulte D. Psychodiagnostik zur Erklärung und Modifikation von Verhalten. In: Pawlik K (ed.). Diagnose der Diagnostik. Stuttgart: Klett; 1976.

Schulte D. Therapieplanung. Göttingen: Hogrefe; 1996 a.

Schulte D. Indikation – Problemanalyse – Therapieplanung. In: Ehlers A, Hahlweg K (eds.). Grundlagen der Klinischen Psychologie (Enzyklopädie der Psychologie, Themenbereich D, Serie II: Klinische Psychologie). Göttingen: Hogrefe; 1996 b:145–193.

Schulte D. Therapieplanung. Göttingen: Hogrefe; 1998.

Schulte D. Vom zunehmenden Einfluss klassifikatorischer Diagnostik auf psychotherapeutische und psychodiagnostische Forschung und Praxis. Diagnostica. 1994;40:262–269.

Schulte W, Tölle R. Psychiatrie. 4.Aufl. Berlin: Springer; 1977.

Schulte-Markwort M, Marutt K, Riedesser P. Crosswalk ICD-10-DSM-IV. Bern: Hans Huber; 2002.

Schultz JH. Das Autogene Training. Konzentrative Selbstentspannung. Stuttgart: Thieme; 1932.

Schultz JH. Das Autogene Training. Stuttgart: Thieme; 1932, 18.Ausg. 1987.

Schultz-Hencke H. 29 Thesen zum heutigen Stande der analytischen Psychotherapie. Nervenarzt. 1949;20:164–168.

Schulz H, Barghaan D, Harfst T, Koch U. Gesundheitsberichtserstattung des Bundes: Psychotherapeutische Versorgung. Berlin: Robert-Koch-Institut; (im Druck).

Schulz H, Barghaan D, Koch U, Harfst T. Die Versorgung von Patienten mit psychischen Störungen. In: Wittchen HU, Hoyer J (Hrsg.). Lehrbuch Klinische Psychologie. Berlin: Springer; 2010:553–582.

Schulz H, Koch U. Voraussetzungen und Realisationsmöglichkeiten medizinpsychologischer Forschung im klinischen Umfeld und in medizinischen Institutionen – Strategien und Maßnahmen zur Verbesserung interdisziplinärer Zusammenarbeit. In: Strauß B, Bengel J (eds.). Forschungsmethoden in der Medizinischen Psychologie. Göttingen: Hogrefe; 1999:31–47.

Schulz H, Koch U. Zur stationären psychosomatisch-psychotherapeutischen Versorgung in Norddeutschland - Expertise zu Fragen des Bedarfs und zur Versorgungsstruktur. Psychotherapie, Psychosomatik, medizinische Psychologie. 2002;52:244–247.

Schulz H, Lang K, Nübling R, Koch U. Psychometrische Überprüfung einer Kurzform des Fragebogens zur Psychotherapiemotivation - FPTM-23.Diagnostica. 2003:83–93.

Schulz H, Lotz-Rambaldi W, Koch U, Jürgensen R, Rüddel H. 1-Jahres-Katamnese stationärer psychosomatischer Rehabilitation nach differentieller Zuweisung zu psychoanalytisch oder verhaltenstherapeutische orientierter Behandlung. Psychotherapie, Psychosomatik, Medizinische Psychologie. 1999;49:114–130.

Schulz H, Nübling R, Rüddel H. Entwicklung einer Kurzform eines Fragebogens zur Psychotherapiemotivation. Verhaltenstherapie. 1995;5:89–95.

Schulz R, Rau MT. Social support through the life-course. In:Cohen SH, Syme SL (eds.). Social support and health. New York: Academic Press; 1985.

Schulz von Thun F. Miteinander Reden, 1: Störungen und Klärungen. Reinbek: Rowohlt; 1981.

Schulze Mönking H, Buchkremer G. In: Möller HJ (ed.). Therapie psychiatrischer Erkrankungen. Stuttgart: Enke; 1993.

Schulze Mönking H, Buchkremer G. Zur Durchführung von Angehörigengruppen in der Therapie schizophrener Patienten. Therapie psychiatrischer Erkrankungen. Stuttgart: Enke; 1993.

Schumacher J, Eisemann M, Brähler E. Fragebogen zum erinnerten elterlichen Erziehungsverhalten (FEE). Manual. Bern: Hans Huber; 2000.

Schumacher J, Eisemann M, Brähler E. Rückblick auf die Eltern: Der Fragebogen zum erinnerten elterlichen Erziehungsverhalten (FEE). Diagnostica. 1999;45:194–204.

Schumacher J, Klaiberg A, Brähler E (eds.). Diagnostische Verfahren zu Lebensqualität und Wohlbefinden. Diagnostik für Klinik und Praxis, Bd.2.Göttingen: Hogrefe; 2003.

Schumacher J, Leppert K, Gunzelmann T, Strauß B, Brähler E. Die Resilienzskala - Ein Fragebogen zur Erfassung der psychischen Widerstandsfähigkeit als Personmerkmal. Zeitschrift für klinische Psychologie, Psychiatrie u. Psychotherapie, 2004 (i. Druck)

Schumacher J, Wilz G, Gunzelmann Th, Brähler E. Die Sense of Coherence Scale von Antonovsky. Teststatistische Überprüfung in einer repräsentativen Bevölkerungsstichprobe und Konstruktion einer Kurzskala. Psychotherapie, Psychosomatik, Medizinische Psychologie. 2000;50:472–482.

Schumacher J. Euro-QOL (EQ-5D). European Quality of Life Questionnaire. In: Schumacher J, Klaiberg A, Brähler E (eds.). Diagnostische Verfahren zu Lebensqualität und Wohlbefinden. Diagnostik für Klinik und Praxis, Bd.2.Göttingen: Hogrefe; 2003:86 –91.

Schur M. Comments on the Metapsychology of Somatization. The Psychoanalytic Study of the Child. 1955;10:119–164.

Schüssler G, Bertl-Schüssler A. Neue Ansätze zur Revision der psychoanalytischen Entwicklungstheorie, II. Das Konzept von J.D. Lichtenberg und Grundsätze einer neuen psychoanalytischen Entwicklungstheorie. Zsch psychosom Med.1992b;38:101–114.

Schüßler G, Bertl-Schüßler A. Neue Ansätze zur Revision der psychoanalytischen Entwicklungstheorie. I. Das Konzept von Dr. Stern. Z Psychosom Med Psychother. 1992;38:77–78.

Schüßler G, Heuft G. Angst und Depression bei körperlicher Erkrankung. Z Psychosom Med Psychother. 2008;54(4):354–367.

Schüßler G, Leibing E, Rüger U. Multiaxiale Diagnostik in der Psychosomatik und Psychotherapie – Ein Erfahrungsbericht. Z Psychosom Med. 1990;36:343–354.

Schüßler G. Aktuelle Konzeption des Unbewussten – Empirische Ergebnisse der Neurobiologie, Kognitionswissenschaften, Sozialpsychologie und Emotionsforschung. Z Psychosom Med Psychother. 2002;48:192–214.

Schüßler G. Bewältigung chronischer Krankheiten. Göttingen: Vandenhoeck & Ruprecht; 1993.

Schüßler G. Krankheitsbewältigung und Psychotherapie bei körperlichen und chronischen Erkrankungen. Psychotherapeut. 1998;43:382–390.

Schüßler G. Psychodynamische Psychotherapie und Psychiatrie. Spektrum 2001a;3:50–58.

Schuster B, Frey D. Sozialpsychologische Grundlagen. In: Ehlers A, Hahlweg K. (eds.). Psychologische und biologische Grundlagen der Klinischen Psychologie. Enzyklopädie der Psychologie (Themengebiet D, Serie II, Bd.1). Göttingen: Hogrefe; 1996:405 –434.

Schwab JJ. Einige psychodynamische Aspekte der Pharmakotherapie. In: Nissen G (ed.). Psychotherapie und Psychopharmakotherapie. Bern: Hans Huber; 1993:19–24.

Schwab R. Diagnostische Methoden in der Gesprächspsychotherapie. Psychotherapeut. 2009;54:211–229.

Schwaber E. Interpretation and the therapeutic action of psychoanalysis. Int J Psychoanal. 1990;71:229–240.

Schwartz GE, Weiss SM. Yale Conference on Behavioral Medicine: A proposed definition and statement of goals. J Behav Med. 1978;1:3–12.

Schwartz GE. Integrating psychobiology and behavior therapy: A systems perspective. In: Wilson GT, Franks CM (eds.). Contemporary behavior therapy. Conceptual and empirical foundations. New York: Guilford Press; 1982.

Schwartz JM, Beyette B. Zwangshandlungen und wie man sich davon befreit. Frankfurt a.M.: Krüger; 1997.

Schwartz JM, Stoessel PW, Baxter LR Jr., Martin KM, Phelps ME. Systematic changes in cerebral glucose metabolic rate after successful behavior modification treatment of obsessive-compulsive disorder. Arch Gen Psychiatry. 1996;53(2):109–113.

Schwarz D, Höring CM. Verhaltenstherapie bei atopischem Ekzem. In: Hand I, Wittchen H-U (eds.). Verhaltenstherapie in der Medizin. Berlin: Springer; 1989.

Schwarz F, Maier C (eds.). Psychotherapie der Psychosen. Stuttgart: Thieme; 2001.

Schwarz N, Scheuring B. Selbstberichtete Verhaltens- und Symptomhäufigkeiten: Was Befragte aus Antwortvorgaben des Fragebogens lernen. Zeitschrift für Klinische Psychologie. 1992;21:197–208.

Schwarz R, Hinz A. Reference data for the quality of life questionnaire EORTC QLQ-C30 in the general German population. European Journal of Cancer. 2001;37:1345–1351.

Schwarzer R, Leppin A. Social Support and Health – A theoretical and empirical overview. Journal of Personal and social relationships. 1991;8:99–127.

Schwarzer R, Leppin A. Sozialer Rückhalt und Gesundheit. Göttingen: Hogrefe;1989.

Schwarzer R, Schwarzer C. A critical survey of coping instruments. In: Zeidner M, Endler NS (eds.). Handbook of coping: Theory, research and applications. New York: Wiley; 1996:107–132.

Schwarzer R. Gesundheitspsychologie. Ein Lehrbuch. Göttingen: Hogrefe; 1997.

Schwarzer R. Optimistische Kompetenzerwartung: Zur Erfassung einer personalen Bewältigungsressource. Diagnostica. 1994;40:105–123.

Schwarzer R. Skala zur Allgemeinen Selbstwirksamkeitserwartung (SWE). In: Brähler E, Schumacher J, Strauß B (eds.). Diagnostische Verfahren in der Psychotherapie. Diagnostik für Klinik und Praxis, Bd.1.Göttingen: Hogrefe; 2002:362–365.

Schweiger U, Sipos V. Situationsanalyse nach dem Modell des Cognitive Behavioral Analysis System of Psychotherapy (CBASP). Verhaltenstherapie und Verhaltensmedizin. 2009;30(1):56–68.

Schweitzer J, Nicolai E. SYMPAthische Psychiatrie. Göttingen: Vandenhoeck und Ruprecht; 2010.

Schweitzer J, Schumacher B. Die unendliche und die endliche Psychiatrie. Zur Dekonstruktion von Chronizität. Heidelberg: Auer; 1995.

Schweitzer J, von Schlippe A. Lehrbuch der systemischen Therapie und Beratung II: Das störungsspezifische Wissen. Göttingen: Vandenhoeck u. Ruprecht; 2006.

Schweitzer J, Weber G. Störe meine Kreise! Zur Theorie, Praxis und kritischen Einschätzung der systemischen Therapie. Psychotherapeut. 1997;42;4:197–210.

Schweitzer-Rothers J, Ochs M. Systemisch-konstruktivistische Diagnostik. Vom Verfeinern des Möglichkeitssinns. In: Cierpka M (Hgrs.). Handbuch der Familiendiagnostik. Heidelberg: Springer; 2008;138–151.

Schwenkmezger P, Hodapp V, Spielberger CD. Das State-Trait-Ärgerausdrucks-Inventar STAXI. Bern: Hans Huber; 1992.

Schwidder W. Symptombild, Grundstruktur und Therapie der Zwangsneurose. Psyche. 19554/55;VIII:126–142.

Schwing R, Fryszer A. Systemisches Handwerk. Werkzeug für die Praxis. Göttingen: Vandenhoeck u. Ruprecht; 2007.

Schwöbel G. Ein transvestitischer Mensch, die Bedeutung seiner Störung und sein Wandel in der Psychoanalyse. Schweizer Archiv für Neurologie und Psychiatrie. 1960;86:358–382.

Scott I. Chronic depression: Can cognitive therapy succeed when other treatments fail? Behavioural Psychotherapy. 1992;20:25–236.

Searles H. Collected Papers on Schizophrenia and Related Subjects. New York: International Universities Press; 1965.

Sears RR, Rau L, Alpert R. Identification and child rearing. Stanford: Stanford University Press; 1965.

Secker DL, Brown RG. Cognitive behavioural therapy (CBT) for carers of patients with Parkinso´s disease: a preliminary randomised controlled trial. J Neurol Neurosurg Psychiatry. 2005;76:491–497.

Sedlmeier P, Gigerenzer G. Do studies of statistical power have an effect on the power of studies? Psychological Bulletin. 1989;105:309–316.

Sedney MA, Brooks B. Factors associated with a history of childhood sexual experience in a nonclinical female population. Journal of the American Academy of Child Psychiatry. 1984;23;215–218.

Seemann H. Hypnotherapie. In: Faller H (Hrsg.). Psychotherapie bei somatischen Erkrankungen. Stuttgart: Thieme; 2005:76–84.

Segal H. Melanie Klein. Eine Einführung in ihr Werk. München: Kindler; 1974.

Segal Z, Williams J, Teasdale JD. Mindfulness-Based Cognitive Therapy for Depression. New York: Guildford; 2002.

Segal Z, Williams M, Teasdale J. Mindfulness-Based Cognitive Therapy for Depression. A New Approach to Preventing Relapse.

New York. Guilford Press; 2002 (deutsch: Segal ZV, Williams JM, Teasdale JD. Die Achtsamkeitsbasierte Kognitive Therapie der Depression. Tübingen: DGVT; 2008).

Seidel-Wiesel M, Schweitzer-Rothers J. Das Heidelberger Beratungskonzept zur Nierentransplantation. In: Erim Y, Schulz KH (eds.). Beiträge der Psychosomatik zur Transplantationsmedizin. Lengerich: Pabst; 2004.

Seidenstücker G, Baumann U. Multimethodale Diagnostik. In: Baumann U, Berbalk H, Seidenstücker G (eds.). Klinische Psychologie – Trends in Forschung und Praxis (Bd.1). Bern: Hans Huber; 1978:134–182.

Seidenstücker G, Baumann U. Multimodale Diagnostik als Standard in der Klinischen Psychologie. Diagnostica. 1987;33:243–258.

Seidenstücker G. Indikation in der Psychotherapie: Entscheidungsprozesse-Forschung-Konzepte und Ergebnisse. In: Schmidt LR (ed.). Lehrbuch der Klinischen Psychologie. 2.Aufl. Stuttgart: Enke; 1984:443–511.

Seidenstücker G. Indikation und Entscheidung. In: Jäger RS, Petermann F (Hrsg.). Psychologische Diagnostik. Weinheim: Psychologie Verlags Union; 1999:478–491.

Seiderer-Hartig M. Beziehung und Interaktion in der Verhaltenstherapie. Theorie - Praxis - Fallbeispiele. Müchen: Pfeiffer; 1980.

Seidler KP, Garlipp P, Machleidt W, Haltenhof H. Treatment concepts of day hospitals in Germany. Findings from a national survey. (in Druck).

Seiffge-Krenke I. Geschwisterbeziehungen zwischen Individuation und Verbundenheit: Versuch einer Konzeptionalisierung. Prax Kinderpsychol Kinderpsychiatr. 2001;50;6:421–439.

Sejnowsky TJ, Rosenberg CR. NETtalk: a parallel network that learns to read aloud (Report 13). Baltimore: Johns Hopkins University, Cognitive Neuropsychology Laboratory; 1985.

Selbmann K-H. Konzeption, Voraussetzung und Durchführung qualitätssichernder Maßnahmen im Krankenhaus. Das Krankenhaus. 1990;82:470–474.

Seligman M. The effectiveness of psychotherapy. Am Psychologist. 1995;50:965–974.

Seligman MEP. Depression and learned helplessness. In R.J. Friedman & M.M. Katz (Hrsg.). The series in clinical psychology. Washington: Winston & Sons; 1974:83–113.

Seligman MEP. Erlernte Hilflosigkeit. München: Urban & Schwarzenberg; 1979.

Seligman MEP. Helplessness. On depression, development and death. San Francisco: Freeman; 1975.Deutsch: Erlernte Hilflosigkeit. 6.Aufl. Weinheim: PVU; 1999.

Seligman MEP. On the generality of the laws of learning. Psychol Rev. 1970;77:406–418.

Seligman MEP. Phobias and preparedness. Behavioral Therapy. 1971;2:307–320.

Sellschopp A, Buchheim P, Schors R. Das Weibliche und das Männliche in der Psychotherapie. Praxis Klinische Verhaltensmedizin und Rehabilitation. 1998;11:11–17

Sellschopp A. Unterstützende Therapie – Psychoonkologie und Rehabilitation. In: Siewert JR (Hrsg.). Praxis der Viszeralchirurgie; Heidelberg/Berlin: Springer; 2001:285–295.

Seltzer LF. Paradoxical strategies in psychotherapy. A comprehensive overview and guidebook. New York: J. Wiley; 1986.

Selvini Palazzoli M, Boscolo L, Cecchin G, Prata G. Hypothetisieren, Zirkularität, Neutralität: drei Richtlinien für den Leiter der Sitzung. In: Familiendynamik. 1981;6:123–139.

Selvini Palazzoli M, Boscolo L, Cecchin G, Prata G. Paradoxon und Gegenparadoxon. Stuttgart: Klett-Cotta; 1977.

Selvini Palazzoli M. Auf der Suche nach familiären Beziehungsmustern bei der Schizophrenie im Jugendalter. In: Retzer A (ed.). Die Behandlung psychotischen Verhaltens. Heidelberg: Auer; 1991.

Selvini Palazzoli M. Magersucht. Stuttgart: Klett Cotta; 1982.

Senf W, Broda M (Hrsg.). Praxis der Psychotherapie. Ein integratives Lehrbuch für Psychoanalyse und Verhaltenstherapie. Stuttgart: Thieme; 1996.

Senf W, Broda M. Methodenkombination und Methodenintegration als Standard der Psychotherapie? PPmP. 1997;47:92–96.

Senf W, Broda M. Thesen zur Psychotherapie in Deutschland. PPmP. 2000; 49:2.

Senf W, Herpertz St, Johann B. Stationäre psychodynamische Therapie von Anorexia und Bulimia nervosa – Indikation, Behandlungskonzepte und Integration verschiedener Therapieverfahren. In: Herzog W, Munz D, Kächele H (eds.). Psychodynamische Therapie der Anorexia und Bulimia nervosa. Stuttgart: Schattauer; 1995.

Sensky T, MacLeod AK, Rigby MF. Causal attributions about common somatic sensations among frequent general practice attenders. Psychological Medicine. 1996;26:641–646.

Servan-Schreiber D, Printz HW, Cohen JD. A network model of catecholamine effects: gain, signal-tonoise ratio and behavior. Science. 1990;249:892–895.

SGB V. mit Nebengesetzen ; RVO 2. Buch, SGB IV, GRG-Artikel. Altötting: KKF-Verl; 1989.

Shader RI, Harmatz JS, Salzman C. A new scale for clinical assessment on geriatric populations: SANDOZ Clinical Assessment - Geriatric (SCAG). Journal of the American Geriatric Society. 1974;22:107–113.

Shadish WR, Montgomery L, Wilson P, Bright J, Okwumba T. Effects of Family and Marital Psychotherapies: A Meta-Analysis. Journal of Consulting and Clinical Psychology. 1993;61;6:992–1002.

Shadish WR, Ragsdale K, Glaser RR, Montgomery LM. Effektivität und Effizienz von Paar- und Familientherapie: Eine metaanalytische Perspektive. Familiendynamik. 1997;22;1:5–33.

Shafer MS. Competitive employment for workers with mental retardation. In: Hersen M, Eisler RM, Miller PM (eds.). Progress in behavior modification. Vol. 21.London: Sage; 1987.

Shaffer-Hudkins E, Shannon S, Troy L, March A. How Adolescents' Mental Health Predicts Their Physical Health: Unique Contributions of Indicators of Subjective Well-being and Psychopathology Applied Research in Quality of Life. 2007;5(3):203–217.

Shafii M, Shafii SL. Exploratory Psychotherapy in the Treatment of Psoriasis. Twelve Hundred Years Ago. Arch Gen Psychiatry. 1979;36:1242–1245.

Shalev AY. Discussion: treatment of prolonged posttraumatic stress disorder - learning from experience. Journal of Traumatic Stress. 1997;10:415–423.

Shapiro AK. Psychological Aspects of Medication. In: Lief HJ. et al. (ed.). The Psychological Basis of Medical Practice. New York: Harper and Row; 1963.

Shapiro D. Neurotic Styles. New York: Basic Books; 1965.

Shapiro D. OCD or Obsessive-Compulsive Character? Psychoanalytic Inquiry. 2001;21:242–252.

Shapiro MB. A method of measuring psychological changes specific to the individual psychiatric patients. British Journal of Medical Psychology. 1961;34:151–155.

Shapiro MB. Clinical approach to fundamental research with special reference to the study of the single patient. In: Sainsbury P, Kreitmann N (eds.). Methods of psychiatric research. London: Oxford University Press; 1963.

Shapiro MB. The single case in fundamental clinical psychological research. Brit J med Psychol. 1961;34:255–262.

Shaw R, Rief W, Fichter MM. Eßstörungen. In: Petermann F (ed.). Verhaltensmedizin in der Rehabilitation. Göttingen: Hogrefe; 1995:371–396.

Shear MK, Cooper AM, Klerman GL, Busch FN, Shapiro T. A psychodynamic model of panic disorder. American Journal of Psychiatry. 1993;150:859–866.

Shear MK, Pilkonis PA, Cloitre M, Leon AC. Cognitive behavioral treatment compared with nonprescriptive treatement of panic disorder. Arch Gen Psychiatry. 1994;51:395–401.

Sheard T, Maguire P. The effect of psychological interventions on anxiety and depression in cancer patients: results of two meta-analyses. Brit J Cancer. 1999;80:1770–1780.

Shedler J, Westen D. Refining personality disorder diagnosis: Integrating science and practice. American Journal of Psychiatry. 2004;161:1350–1365.

Shedler J, Westen D. The Shedler-Westen Assessment Procedure (SWAP): Making personality diagnosis clinically meaningful. Journal of Personality Assessment. 2007;89:41–55.

Shedler J. The Efficacy of Psychodynamic Psychotherapy. American Psychologist. 2010;65:98–109.

Sheline YI, Barch DM, Price JL, Rundle MM, Vaishnavi SN, Snyder AZ, Mintun MA, Wang S, Coalson RS, Raichle ME. The default mode network and self-referential processes in depression. Proc Natl Acad Sci USA. 2009;106(6):1942–1947.

Shell-Jugendstudie 2010. Fischer; 2010.

Shenefelt PD. Biofeedback, cognitive-behavioral methods and hypnosis in dermatology: is it all in your mind? Dermatologic Therapy. 2003;16:114–122.

Shiffrin RM, Schneider W. Controlled and automatic information processing: II. Perception, learning, automatic attending and a general theory. Psychological Review. 1977;84,125–190.

Shorter E. Die Geburt der modernen Familie. Reinbek: Rowohlt; 1977.

Shure MB, Spivack G. Problem-solving techniques in childrearing. San Francisco, CA: Jossey-Bass; 1978.

Sickendiek U, Engel F, Nestmann F. Beratung – Eine Einführung in sozialpädagogische und psychosoziale Beratungsansätze. 2., überarb. Aufl. Weinheim: Juventa; 2002.

Sickendiek U, Nestmann F. Sozialpsychologie und Beratung. In: Auhagen A, Bierhoff HW (eds.). Angewandte Sozialpsychologie. Weinheim: Beltz; 2003.

Sidman M. Tactics of scientific research. New York: Basic Books; 1960.

Siebel U, Michels R, Freyberger HJ, Dilling H. Deutsche Übersetzung und Bearbeitung des multiaxialen Systems zum Kapitel V (F) der ICD-10.Unveröffentlichtes Manuskript, Klinik für Psychiatrie der Medizinischen Universität Lübeck 1997a.

Siebel U, Michels R, Schaub R, Freyberger HJ, Dilling H. Multiaxiales System des Kapitels V (F) der ICD-10.Erste Ergebnisse der multizentrischen Praktikabilitäts- und Reliabilitätsstudie. Nervenarzt. 1997b;68:231–238.

Siegel AM. Heinz Kohut and the psychology of the self. New York: Routledge; 1996 (deutsch: Einführung in die Selbstpsychologie. Das psychoanalytische Konzept von Heinz Kohut. Stuttgart: Kohlhammer; 2000).

Siegel DJ. The Developing Mind: Toward a Neurobiology of Interpersonal Experience. New York: Guilford; 1999.

Siegle GJ, Carter CS, Thase ME. Use of FMRI to predict recovery from unipolar depression with cognitive behavior therapy. Am J Psychiatry. 2006;163(4):735–738.

Siegrist J, Broer M, Junge A. PLC – Profil der Lebensqualität chronisch Kranker. Weinheim: Beltz-Test; 1996.

Siegrist J, Geyer S. Inventar zur Erfassung lebensverändernder Ereignisse (ILE). In: ZUMA-Handbuch sozialwissenschaftlicher Skalen. Mannheim: Zentrum für Umfragen, Methoden und Analysen (ZUMA); 1993.

Siegrist J. Inventar zur Erfassung lebensverändernder Ereignisse (ILE). In: Brähler E, Schumacher J, Strauß B (eds.). Diagnostische Verfahren in der Psychotherapie. Diagnostik für Klinik und Praxis, Bd.1.Göttingen: Hogrefe; 2002:211–213.

Siever LJ, Davis KL. A psychobiological perspective on the personality disorders. American Journal of Psychiatry.1991;148:1647–1658.

Siever LJ, Davis KL. A psychobiological perspetive on the personalitydisorders. Amercan Journal of Personality Disorders. 1991;11:105–122.

Sigusch V, Meyenburg B, Reiche R. Transsexualität. 1: Leitsymptome, Ätiologie, Strukturdiagnose. Sexualmedizin. 1978; 7:15–22.

Sigusch V. Praktische Sexualmedizin. Köln: Ärzte-Verlag; 2005.

Sigusch V. Transsexuelle Entwicklungen. In: Sigusch V. Sexuelle Störungen und ihre Behandlung. Stuttgart: Thieme; 1996:328–346.

Silove D, Parker G, Hadzi-Pavlovic D, Manicavasgar V, Blaszcynski P. Parental Represenations of patientes with panic disorder and generalised anxiety disorder. British Journal of Psychiatry. 1991;159:835–841.

Silverman JA. Historical developement. In: Halmi KA (ed.). Psychobiology and treatment of anorexia nervosa and bulimia nervosa. American Psychiatric Association Press. Washington DC: 1992.

Simmel E. Die psychoanalytische Behandlung in der Klinik. Internationale Zeitschrift für Psychoanalyse. 1927;14:352–370.

Simmich T, Traenckner I, Gieler U. Integrative Kurzzeitpsychotherapie bei Hauterkrankungen. Kasuistischer Beitrag mit 1-Jahres-Katamnese. Der Hautarzt. 1998;49:203–208.

Simon FB, Clement U, Stierlin H. Die Sprache der Familientherapie. Ein Vokabular. Stuttgart: Klett-Cotta; 1999.

Simon FB, Weber G, Stierlin H, Retzer A, Schmidt G. Schizoaffektive Muster: eine systemische Beschreibung. Familiendynamik. 1989;14;3:364–372.

Simon FB, Weber G. Vom Navigieren beim Driften – Die Bedeutung des Kontextes der Therapie. In: Familiendynamik. 1987;12:355–362.

Simon FB. Die Kunst, nicht zu lernen. 2.Aufl. Heidelberg: Carl-Auer;1999.

Simons C, Köhle K. Synkopen. In: Adler RH (Hrsg.). Uexküll. Psychosomatische Medizin. München: Urban u. Schwarzenberg; 1996:693–700.

Simonton OC, Matthews-Simonton S, Creighton J. Wieder gesund werden. Eine Anleitung zur Aktivierung der Selbstheilungskräfte für Krebs¬patienten und ihre Angehörigen. Hamburg: Rowohlt; 1982.

Sinason V. Individual psychoanalytiv therapy with severely and profoundly mentally handicapped patients. In: Dosen A, van Gennep A, Zwanikken GJ (eds.). Treatment of mental Illness and Behavioral Disorder in the Mentally Retarded. Leiden: Logon Publications; 1990.

Sinason V. Psychotherapie mit misshandelten geistig behinderten Kindern. In: Hennicke K, Rotthaus W. Psychotherapie und Geistige Behinderung. Dortmund: modernes lernen. 1993;71–93.

Singer JA, Salovey P. Mood and memory: Evaluating the network theory of affect. Clinical Psychology Review. 1988;8:211–251.

Singer S, Das-Munshi J, Brähler E. Prevalence of mental health conditions in cancer patients in acute care – a meta-analysis. Ann Oncol. 2010;21(5):925–930.

Sipos V, Schweiger U. Stationäres Konzept zur Behandlung von Borderline-Persönlichkeitsstörung mit hoher Komorbidität. In: Merod R (Hrsg). Behandlung von Persönlichkeitsstörungen. Ein schulübergreifendes Handbuch. Tübingen: Dgvt-Verlag; 2005:503–522.

Skinner BF. About Behaviorism. New York: Knopf; 1974.

Skinner BF. Beyond freedom and dignity. New York: Knopf; 1971.

Skinner BF. Contingencies of reinforcement. A theoretical analysis. New York: Appleton-Century; 1969.

Skinner BF. Science and human behavior. New York: Macmillan; 1953.

Skinner BF. The behavior of organisms. An experimental analysis. New York: Appleton-Century; 1938.

Skodol AE. Manifestations, clinical diagnosis, and comorbidity. In: Oldham JM, Skodol AE, Bender DS (eds.). Textbook of personality disorders. Washington, DC: The American Psychiatric Publishing Inc; 2005:57–88.

Skogstad W. Innere und äussere Realität in der stationären Psychotherapie. Forum der Psychoanalyse. 2001;17:118–139.

Slade A. Attachment theory and research: Implications for the theory and practice of individual psychotherapy with adults. In Cassidy J, Shaver P (eds.). Handbook of attachment: Theory, research and clinical applications. New York: Guilford Press; 1999:575–593.

Slawson SR, Schiffer M. Gruppentherapie mit Kindern. Göttingen: Vandenhoeck & Ruprecht; 1976.

Sloane RB, Staples FR, Cristol AH, Yorkston NJ, Whipple K. Short-term analytically oriented psychotherapy versus behavior therapy. Cambridge, Mass.: Harvard University Press; 1975.

Slunecko T, Mayer H. Das Hindernis und die Schwelle. In: Slunecko T, et al. (eds.). Psychologie des Bewusstseins – Bewusstsein der Psychologie. Wien: WUV; 1999:219–232.

Slunecko T. Von der Konstruktion zur dynamischen Konstitution. Wien: WUV 2002.

Smeijsters H. Musiktherapie als Psychotherapie. Stuttgart: Fischer; 1993.

Smith DE, Marcus MD, Kay W. Cognitive-behavioral treatment of obese binge eaters. Int J Eat Disord. 1992;12:257–262.

Smith M, Glass GV, Miller TI. The benefits of psychotherapy. Baltimore, MD: John Hopkins University Press; 1980.

Smith MY, Redd WH, Peyser C, Vogl D. Post-traumatic stress disorder in cancer: a review. Psychooncology. 1999;8(6):521–537.

Smolensky P. On the proper treatment of connectionism. Behavioral and Brain Sciences. 1988;11:1–74.

Snyder CR, Forsyth DR (eds.). Handbook of social and clinical psychology. New York: Pergamon; 1991.

Snyder CR, Ingram RE (eds.). Handbook of psychological change: Psychotherapy processes and practices for the 21st century. New York: Wiley; 2000.

Socarides CW. A psychoanalytic study of the desire for sexual transformation („transsexualism"): The plaster-of-Paris man.

International Journal of Psychoanalysis. 1970;51:341–349.

Sohlberg S. Personality, life stress and the course of eating disorders. Acta Psychiat Scand. 1990;36:29–30.

Söllner W, Zschocke I, Augustin M. Melanompatienten: Psychosoziale Belastung, Krankheitsverarbeitung und soziale Unterstützung. Ein systematisches Review. Psychotherapie, Psychosomatik und Medizinische Psychologie. 1998;48:338–348.

Sookman D, Leahy RL (eds.). Treatment resistant anxiety disorders. Resolving impasses to symptom remission. New York: Routledge; 2010.

Sørensen P, Birket-Smith M, Wattar U, Buemann I, Salkovskis P. A randomized clinical trial of cognitive behavioural therapy versus short-term psychodynamic psychotherapy versus no intervention for patients with hypochondriasis. Psychological Medicine. 2010;epub ahead:1–11.

Southern S, Caprara R. Behavioral counseling. In: Hersen M, Eisler RM, Miller PM (eds.). Progress in behavior modification. Vol. 17.New York: Academic Press; 1984.

Spaccarelli S, Fuchs C. Kognitive Bewertungen und Coping bei sexuellem Mißbrauch an Kindern. In: Amann G, Wipplinger R (eds.). Sexueller Mißbrauch: Überblick zu Forschung, Beratung und Therapie. Ein Handbuch. 3. überarb. und erg. Aufl. Tübingen: DGVT; 2004.

Spada H. Die Analyse von Veränderungen im Rahmen unterschiedlicher testtheoretischer Modelle. In: Minsel W-R, Scheller R (eds.). Brennpunkte der Klinischen Psychologie: Diagnostik. München: Kösel; 1983:83–105.

Spanos NP. Multiple Identities and False Memories: A Sociocognitive Perspective. Washington, DC: American Psychological Association; 2001.

Spaulding WD, Storms L, Goodrich V, Sullivan M. Applications of experimental psychopathology in psychiatric rehabilitation. Schizophrenia Bulletin. 1986;12:560–577.

Spazier D, Bopp J. Grenzübergänge. Psychotherapie als kollektive Praxis. Frankfurt a.M.: Suhrkamp; 1975.

Specker S, de Zwaan M, Raymond N, Mitchell JE. Psychopathology in subgroups of obese women with and without binge-eating disorder. Compr Psychiatry. 1994;35:185–190.

Spector S. Time-limited psychodynamic counselling for people wirh epilepsy: A case study. British Journal of Psychotherapy. 2004;20(3):333–344.

Speierer G-W. Das differentielle Inkongruenzmodell (DIM). Handbuch der Gesprächspsychotherapie als Inkongruenzbehandlung. Heidelberg: Asanger; 1994.

Spengler A. Psychiatrische Institutsambulanzen - Ein Überblick. Nervenarzt. 2003;74:476–480.

Spering M. Emotionen und Kontrollüberzeugungen beim komplexen Problemlösen. Eine experimentelle Untersuchung anhand des computersimulierten Problemlöseszenarios FSYS 2.0.Unveröffentlichte Diplomarbeit, Psychologisches Institut der Universität Heidelberg; 2001.

Sperling E, Massing A, Reich G, Georgi H, Wöbbe-Mönks E. Die Mehrgenerationen-Familientherapie. Göttingen: Vandenhoeck & Ruprecht; 1982.

Spiegel D, Bloom JR, Yalom I. Group support for patients with metastatic cancer. A randomized outcome study. Arch Gen Psychiatry. 1981;38;5:527–533.

Spiegel D, Classen C. Group therapy for cancer patients: a research based handbook of psychosocial care. New York: Basic Books; 2000.

Spiegel D, Kraemer H, Bloom JR, Gottheil E. Effect of psychosocial treatment on survival of patients with metastatic breast cancer. Lancet. 1989:888–891.

Spiegel D, Moore R. Imagery and hypnosis in the treatment of cancer patients. Oncology. 1997;11:1179–1189.

Spilker B (ed.). Quality of life and pharmaeconomics in clinical trials. Philadelphia: Lippincott-Raven; 1996.

Spitz RA. Die Entstehung der ersten Objektbeziehung. Direkte Beobachtung an Säuglingen während des 1.Lebensjahres. Stuttgart: Klett; 1973.

Spitz RA. Vom Dialog. Stuttgart: Klett; 1976b.

Spitz RA. Vom Säugling zum Kleinkind. Naturgeschichte der Mutter-Kind-Beziehung im ersten Lebensjahr. Stuttgart: Klett; 1976a.

Spitzenverbände der Krankenkassen: Gemeinsame und einheitliche Handlungsfelder und Kriterien der Spitzenverbände der Krankenkassen zur Umsetzung von §§20 und 20a SGB V vom 21. Juni 2000 in der Fassung vom 2. Juni 2008.

Spitzer C, Freyberger HJ, Kessler C, Kömpf D. Psychiatrische Comorbidität dissoziativer Störungen in der Neurologie. Nervenarzt. 1994;65:680–688.

Spitzer C, Grabe HJ, Barnow S, Freyberger HJ. Dissoziative Störungen mit pseudoneurologischer Konversionssymptomatik – Besonderheiten und Therapieempfehlungen. Psychodynamische Psychotherapie. 2005b;4:162–172

Spitzer C, Michels-Lucht F, Siebel U, Freyberger HJ. Die Strukturachse der operationalisierten psychodynamischen Diagnostik (OPD): Zusammenhänge mit soziodemographischen, klinischen und psychopathologischen Merkmalen sowie kategorialen Diagnosen. Psychotherapie, Psychosomatik, Med. Psychologie. 2002a;52:392–397.

Spitzer C, Michels-Lucht F, Siebel U, Freyberger HJ. Zur Konstruktvalidität der Achse Struktur der Operationalisierten Psychodynamischen Diagnostik. Z Psychosom Med Psychother. 2002b;48;3:299–312.

Spitzer C, Stieglitz RD, Freyberger HJ. Fragebogen zu Dissoziativen Symptomen (FDS). Testmanual (2., überarbeitete und erweiterte Aufl.). Bern: Hans Huber; 2004.

Spitzer C, Stieglitz RD, Freyberger HJ. Fragebogen zu dissoziativen Symptomen (FDS). Ein Selbstbeurteilungsverfahren für syndromalen Diagnostik dissoziativer Phänomene. Testmanual zur Kurz- und Langform (FDS-20 und FDS). Bern: Hans Huber; 2005a.

Spitzer M. Geist im Netz. Heidelberg: Spektrum; 1996.

Spitzer RL, Devlin M, Walsh BT, Hasin D, Wing R, Marcus M, Stunkard a, Wadden T, Yanovski S, Agras S, Mitchell J, Nonas C. Binge eating disorder, A multisite field trial of the diagnostic criteria. International Journal of Eating Disorders. 1992;11:191–203.

Spitzer RL, Devlin M, Walsh BT, Hasin D, Wing R, Marcus M, Stunkard A, Wadden T, Yanovski S, Agras WS, Mitchell J, Nonas C. Binge eating disorder. To be or not to be in DSM-IV? International Journal of Eating Disorders. 1991;10:627–629.

Spitzer RL, Fleiss JL. A re-analysis of the reliability of psychiatric diagnosis. Br J Psychiat. 1974;125:341–347.

Spitzer RL, Forman JBW, Nee J. DSM-III Field Trials: I. Initial Interrater Diagnostic Reliability. Am J Psychiat. 1979;136:815–817.

Spitzer RL, Yanowki SZ, Wadden T, Wing R. Binge eating disorder: its further validation in a multisite study. Int J Eat Disord. 1993;13:137–145.

Spitzer RL. Structured Clinical Interview for DSM-III-R. Washington DC; 1990.

Spivack G, Platt JJ, Shure MB. The problem-solving approach to adjustment. San Francisco, CA: Jossey-Bass; 1976.

Spreen O. MMPI-Saarbrücken. Handbuch zur deutschen Ausgabe des Minnesota Multiphasic Personality Inventory. Bern: Hans Huber; 1963.

Spurrell EB, Wilfley DE, Tanofsky MB, Brownell KD. Age of onset for binge eating: Are there different pathways to binge eating? Int J Eat Disord. 1997;21:55–65.

Sroufe LA. Pathways to adaptation and maladaptation: Psychopathology as developmental deviation. In: Cicchetti E (ed.). Rochester Symposium on developmental symposium on developmental psychopathology. Vol. I, Hillsdale, N.Y., England: L.Erlbaum Ass.; 1989: 13–40

Stacher G, Bauernfeind A, Blum AL. Psyche, zentrales Nervensystem und Gastrointestinaltrakt. Dtsch Med Wschr. 1986;111:791–796.

Stäcker K-H. Projektive und thematische Verfahren. In: Schmidt LR (ed.). Lehrbuch der Klinischen Psychologie. 2.Aufl. Stuttgart: Enke; 1984:256–275.

Staedt J, Riemann D. Diagnostik und Therapie von Schlafstörungen. Stuttgart: Kohlhammer; 2007.

Staffieri JR. A study of social stereotype of body image in children. J Pers Soc Psychol. 1967;7:101–104.

Stahlberg D, Frey D. Das Elaboration-Likelihood-Modell von Petty u. Cacioppo. In: Frey D, Irle M (eds.). Theorien der Sozialpsychologie. Bd.1: Kognitive Theorien. 2. überarb. Aufl. Bern: Hans Huber; 2001:327–360.

Stampfl TG, Levis DJ. Essentials of implosive therapy: A learning-theory-based psychodynamic behavioral therapy. J abnorm Psychol. 1967;72:496–503.

Stampfl TG, Levis DJ. Implosive therapy. Theory and technique. Morristown, NJ: General Learning Press; 1973.

Stange EF, Riemann J, v Herbay A, Lochs H, Fleig WE, Schölmerich J, Kruis W,

Porschen R, Bruch HP, Zeitz M, Schreiber S, Moser G, Matthes H, Selbmann HK, Goebell H, Caspary WF. Diagnostik und Therapie der Colitis ulcerosa – Ergebnisse einer evidenzbasierten Konsensuskonferenz der Deutschen Gesellschaft für Verdauungs- und Stoffwechselkrankheiten. Z Gastroenterol. 2001:19–65.

Stange EF, Schreiber S, Fülsch UR, v Herday K, Schölmerich J, Hoffmann J, Zeitz M, Fleig WE, Buhr HJ, Kroesen AJ, Moser G, Matthes H, Adler G, Reinshagen M, Stein J. Diagnostik und Therapie des Morbus Crohn – Ergebnisse einer evidenzbasierten Konsensuskonferenz der Deutschen Gesellschaft für Verdauungs- und Stoffwechselkrankheiten. Z. Gastroenterol. 2003:19–68.

Stangier U, Ehlers A, Gieler U. Fragebogen zur Bewältigung von Hautkrankheiten (FBH). Göttingen: Hogrefe; 1996a.

Stangier U, Ehlers A, Gieler U. Measuring Adjustment of Chronic Skin Disorders: Validation of a Self-Report Measure. Psychological Assessment. 2003;15:532–549.

Stangier U, Eschstruth J, Gieler U. Chronische Hautkrankheiten: Psychophysiologische Aspekte und Krankheitsbewältigung. Verhaltenstherapie & Psychosoziale Praxis. 1987;19:349–368.

Stangier U, Fydrich T. Das Störungskonzept der Sozialen Phobie oder der Sozialen Angststörung. In: Stangier U, Fydrich T (eds.). Soziale Phobie und Soziale Angststörung. Göttingen: Hogrefe; 2002:10–33.

Stangier U, Gieler U, Dietrich M, Florin I. Verhaltenstherapeutische Ansätze bei Psoriasis vulgaris – Erste Ergebnisse einer kontrollierten Therapievergleichsstudie. In: Schüffel W (Hrsg.). Sich gesund fühlen im Jahre 2000. Heidelberg/Berlin: Springer; 1988:445–451.

Stangier U, Gieler U, Ehlers A. Autogenes Training bei Neurodermitis. Z Allg Med. 1992;68:158–161.

Stangier U, Gieler U, Ehlers A. Neurodermitis bewältigen. Verhaltenstherapie, Dermatologische Schulung, Autogenes Training. Heidelberg/Berlin: Springer; 1996b.

Stangier U, Gieler U, Ehlers A. Neurodermitis bewältigen. Verhaltenstherapie, Dermatologische Schulung, Autogenes Training. Berlin: Springer; 1996.

Stangier U, Gieler U. Somatoforme Störungen in der Dermatologie. Psychotherapie in Psychiatrie, Psychotherapeutischer Medizin und Klinischer Psychologie 2. 1997:91–101.

Stangier U, Heidenreich T, Berardi A, Golbs U, Hoyer J. Die Erfassung sozialer Phobien durch die Social Interaction Anxiety Scale (SIAS) und die Social Phobia Scale (SPS). Zeitschrift für Klinische Psychologie. 1999;28:28–36.

Stangier U, Heidenreich T, Gieler U. Stadien der Psychotherapiemotivation in der psychosomatischen Versorgung von Hautkranken. Der Hautarzt. 1997;72:341–348.

Stangier U, Heidenreich T, Peitz M. Soziale Phobien. Ein kognitiv-verhaltenstherapeutisches Behandlungsmanual. Weinheim: Beltz; 2009.

Stangier U, Heidenreich T. Die Liebowitz Soziale Angst Skala (LSAS). In Collegium Internationale Psychiatriae Scalarum (Hrsg.). Internationale Skalen für Psychiatrie. Göttingen: Hogrefe; 2004.

Stangier U, Hoyer J, Kosfelder J, Meyer F. Dokumentation von Psychotherapiesitzungen. Zeitschrift für Klinische Psychologie. 1998;27(3):172–176.

Stangier U, Hungerbühler R, Meyer A, Wolter M. Diagnostische Erfassung der Körperdysmorphen Störung: Eine Pilotstudie. Nervenarzt. 2000;71:876–884.

Stangier U, Janich C, Adam-Schwebe S, Berger P, Wolter M. Screening for body dysmorphic disorder in dermatological outpatients. Dermatology and Psychosomatics. 2003;4:66–71.

Stangier U, Köhnlein B, Gieler U. Somatoforme Störungen bei ambulanten dermatologischen Patienten. Psychotherapeut. 2003a;48:321–328.

Stangier U. Body dysmorphic disorder: Assessment and treatment. Dermatology and Psychosomatics. 2000;1:124–125.

Stangier U. Falldarstellung: Verhaltenstherapeutische Problemanalyse bei Neurodermitis. In: Gieler U, Stangier U, Brähler E (eds.). Hauterkrankungen in psychologischer Sicht. Jahrbuch der medizinischen Psychologie. Bd.9.Göttingen: Hogrefe; 1993.

Stangier U. Feldstudien zur belastungsbedingte Reaktivität von Hautkrankheiten: Eine methodenkritische Übersicht. Verhaltensmodifikation und Verhaltensmedizin. 1995;16:353–371.

Stangier U. Hautkrankheiten und Körperdysmorphe Störung. Fortschritte der Psychotherapie. Göttingen: Hogrefe; 2002.

Stanley MA, Turner SM. Current status of pharmacological and behavioural treatment of obsessional-compulsive disorder. Behavior Therapy. 1995;26:163–186.

Stark DP, House A. Anxiety in cancer patients. Br J Cancer. 2000;83:1261–1267.

Stark DP, Kiely M, Smith A, Velikova G, House A, Selby P. Anxiety disorders in cancer patients: Their nature, associations, and relation to quality of life. J Clin Oncol. 2002;20:3137–3148.

Statistisches Bundesamt Deutschland (www.destatis.de).

Statistisches Bundesamt. Fachserie 12, Reihe 6.1 Grunddaten der Krankenhäuser und Vorsorge- oder Rehabilitationseinrichtungen. Wiesbaden; 2000.

Statistisches Bundesamt. Fachserie 12, Reihe 6.2 Diagnosedaten der Krankenhauspatienten. Wiesbaden; 1999.

Stauß, ScmidtS. Die Bindungstheorie und ihre Relevanz für die Psychotherapie. Teil 2.Mögliche Implikationen der Bindungstheorie für die Psychotherapie und Psychosomatik. Psychotherapeut. 1997;42:1–16.

Stavemann HH Emotionale Turbulenzen. Weinheim: Beltz; 1995.

Steck P. Psychologische Testverfahren in der Praxis. Ergebnisse einer Umfrage unter Testanwendern. Diagnostica. 1997;43:267–284.

Steel J, Sanna L, Hammond B, Whipple J, Cross H. Psychological sequelae of childhood sexual abuse: Abuse-related characteristics, coping strategies, and attributional style. Child Abuse and Neglect. 2004;28:785–801.

Stegmüller W. Das Problem der Induktion: Humes Herausforderung und moderne Antworten. In: Lenk H (ed.). Neue Aspekte der Wissenschaftstheorie. Braunschweig: Vieweg; 1971.

Stegmüller W. Wissenschaftliche Erklärung und Begründung. Probleme und Resultate der Wissenschaftstheorie und Analytischen Philosophie. Bd.1.Berlin: Springer; 1974.

Stein DJ, Liu Y, Shapira NA, Goodman WK. The psychobiology of obsessive-compulsive disorder: how important is the role of disgust? Curr Psychiatry Rep. 2001;3:281–287.

Stein JA, Golding JM, Siegel JM, Burnam MA, Sorenson SB. Long-term psychological sequelae of child sexual abuse. The Los Angeles Catchment Area Study. In: Wyatt GE, Powell GJ (eds.). Lasting effects of child sexual abuse. Newbury Park: Sage; 1988:135 –154.

Stein MB, Goldin PR, Sareen J, Zorrilla LT, Brown GG. Increased amygdala activation to angry and contemptuous faces in generalized social phobia. Archives of General Psychiatry. 2006;59:1027–1034.

Steinberg R, Weeß HG, Landwehr R. Schlafmedizin, Grundlagen und Praxis. Bremen: UniMed; 2010.

Steiner J. Psychic retreats: pathological organizations in psychotic, neurotic and borderline patients. London: Routledge; 1993.

Steinglass P. Multiple Family Discussion Groups for Patients with Chronic Medical Illness. Families, Systems & Health. 1998;16:55–70.

Steinhausen HC. Epidemiologie, Klinik und Diagnostik der geistigen Behinderung. In: Häßler F, Fegert JM. Geistige Behinderung und seelische Gesundheit: Kompendium für Ärzte, Psychologen, Sozialarbeiter und Pflegekräfte. Stuttgart: Schattauer; 2005:9–18.

Steinhausen HC. The outcome of anorexia nervosa in the 20th century. Am J psychiatry. 2002;159:1284–1293.

Steinmayr R, Spinath B, Rindermann H. TBS-TK Rezension: Differenzielles schulisches Selbstkonzept-Gitter mit Skala zur Erfassung des Selbstkonzepts schulischer Leistungen und Fähigkeiten (DISK-Gitter mit SKSLF-8). Report Psychologie. 2010;35:36–37.

Stemberger G. Gestalttheoretische Beiträge zur Psychopathologie. Gestalt Theory. 2000;22:27–46.

Stengler-Wenzke K, Angermeyer MC. Ambulante Gruppentherapie für Patienten mit Zwangserkrankungen und deren Angehörige – Erste Erfahrungen mit einem neuen Konzept. Psychiatr Prax. 2002;29;3:136–141.

Steptoe A. The links between stress and illness. J Psychosom Res. 1991;35:633–644.

Sterba RF. The fate of the ego in analytic therapy. Int J Psychoanal. 1934;15:117–126.

Stern D. Mutter und Kind. Die erste Beziehung. Stuttgart: Klett-Cotta; 1979.

Stern D. Tagebuch eines Babys. Was ein Kind sieht, spürt, fühlt und denkt. München: Piper; 1991.

Stern D. The Interpersonal World of the Infant. A View from Psychoanalysis and Developemental Psychology. New York: Basic Books; 1985.

Stern D. The process of therapeutic change involving implicit knowledge: Some implications of developmental observation for adult psychotherapy. Infant Ment Health J. 1998;19:300–308.

Stevenson J, Meares R. An outcome study of psychotherapy for patients with borderline personality disorder. Am J Psychiatry. 1992;149:358–362.

Steyer R, Eid M. Messen und Testen. Berlin: Springer; 2001.

Steyer R, Schwenkmezger P, Notz P, Eid M. Der Mehrdimensionale Befindlichkeitsfragebogen (MDBF). Göttingen: Hogrefe; 1997.

StGB. Strafgesetzbuch Beck-Texte. München: dtv; 1987.

StGB. Strafgesetzbuch. 32.Aufl. Beck-Texte. München: dtv; 1989,

Stieglitz RD, Ahrens B, Freyberger HJ. Fremdbeurteilungsverfahren. In: Stieglitz RD, Baumann U, Freyberger HJ (Hrsg.). Psychodiagnostik in Klinischer Psychologie, Psychiatrie, Psychotherapie (2., überarb. u. erw. Aufl.). Stuttgart: Thieme; 2001:95–106.

Stieglitz RD, Baumann U (ed.). Psychodiagnostik psychischer Störungen. Stuttgart: Enke; 1994.

Stieglitz RD, Baumann U, Freyberger HJ (Hrsg.). Psychodiagnostik in Klinischer Psychologie, Psychiatrie, Psychotherapie (2. Aufl.). Stuttgart: Thieme; 2001.

Stieglitz RD, Baumann U. Diagnostik psychischer Störungen. Stuttgart: Enke; 1994.

Stieglitz RD, Baumann U. Veränderungsmessung. In: Stieglitz RD, Baumann U, Freyberger HJ (eds.). Psychodiagnostik in Klinischer Psychologie, Psychiatrie, Psychotherapie. 2., überarb. u. erw. Aufl. Stuttgart: Thieme; 2001:21–38.

Stieglitz RD, Baumann U. Veränderungsmessung. In: Stieglitz RD, Baumann U, Freyberger HJ (Hrsg.). Psychodiagnostik in Klinischer Psychologie, Psychiatrie, Psychotherapie (2., überarb. u. erw. Aufl.). Stuttgart: Thieme; 2001:21–38.

Stieglitz RD, Fähndrich W, Möller H-J (eds.). Syndromale Diagnostik psychischer Störungen. Eine aktuelle Bestandsaufnahme zu Verfahren im Bereich der Psychiatrie und Klinischen Psychologie. Göttingen: Hogrefe; 1997.

Stieglitz RD, Freyberger HJ. Selbst- und Fremdbeurteilungsverfahren in der allgemeinen und störungsspezifischen Diagnostik in der Psychotherapie. In: Laireiter A-R (eds.). Diagnostik in der Psychotherapie. Wien: Springer; 2000:295–304.

Stieglitz RD, Freyberger HJ. Selbstbeurteilungsverfahren. In: Stieglitz RD, Baumann U, Freyberger HJ (Hrsg.) Psychodiagnostik in Klinischer Psychologie, Psychiatrie, Psychotherapie (2., überarb. u. erw. Aufl.). Stuttgart: Thieme; 2001:83–84.

Stieglitz RD, Frommberger U, Berger M. Evaluation der deutschen Version der PTSD Symptom Scale (PSS). In: Stieglitz R-D, Fähndrich E, Möller H-J (eds.). Syndromale Diagnostik psychischer Störungen. Hogrefe, Göttingen 1998 a (S.178–183)

Stieglitz RD, Mombour W, Freyberger HJ. Klassifikation und diagnostischer Prozeß. In: Freyberger HJ, Schneider W, Stieglitz R-D (eds.). Kompendium der Psychiatrie, Psychotherapie, Psychosomatischen Medizin. Basel: Karger; 2002:17–31.

Stieglitz RD, Schüßler G. Instruments in the assessment of psychosomatic and neurotic disorders. Psychother Psychosom. 1995;63:81–89.

Stieglitz RD, Smolka M, Bech P, Helmchen H. Bech-Rafaelsen-Melancholie-Skala (BRMS). Göttingen: Hogrefe; 1998 b.

Stieglitz RD. Diagnostik und Klassifikation psychischer Störungen. Göttingen: Hogrefe; 2000.

Stieglitz RD. Diagnostik und Klassifikation psychischer Störungen. Konzeptuelle und methodische Beiträge zur Evaluierung psychiatrischer Diagnostikansätze. Göttingen: Hogrefe; 1999.

Stieglitz RD. Diagnostische Klassifikation (ICD-10). In: Gaebel W, Müller-Spahn F (eds.). Diagnostik und Therapie psychischer Störungen. Stuttgart: Schattauer; 2002:752–765.

Stieglitz RD. Erfassung von Veränderungen. Theoretische und empirische Beiträge. Berlin: Oberhofer; 1986.

Stieglitz RD. Klinische Diagnostik. Klinische Diagnostik und Evaluation. 2008;1:19–40.

Stieglitz RD. Selbst- und Fremdbeurteilungsverfahren in der psychologisch-psychiatrischen Diagnostik und Therapieforschung. In: Janssen PL, Schneider W (eds.). Diagnostik in Psychotherapie und Psychosomatik. Stuttgart: Gustav Fischer; 1994:37–64.

Stierlin H, Rücker-Embden I, Wetzel N, Wirsching M. Das erste Familiengespräch. Stuttgart: Klett-Cotta; 1977.

Stierlin H. Ich und die anderen. Stuttgart: Klett-Cotta; 1994.

Stierlin H. Individuation und Familie. Frankfurt/M: Suhrkamp; 1989.

Stierlin H. Prinzipien systemischer Therapie. In: Simon FB (ed.). Lebende Systeme. Heidelberg, Berlin: Springer; 1988.

Stierlin H. Von der Psychoanalyse zur Familientherapie. Stuttgart: Klett; 1975.

Stierlin H. Welche Rolle spielt die Diagnostik in der systemischen Psychotherapie? Psychotherapeut. 2001;46:134–139.

Stöber J, Bittencourt J. Weekly assessment of worry: An adaptation of the Penn State Worry Questionaire for monitoring changes during treatment. Behaviour Research and Therapy. 1998;36:645–656.

Stöber J. „Penn State Worry Questionnaire (PSWO)". In: Hoyer J, Margraf J (eds.). Angstdiagnostik. Grundlagen und Testverfahren. Berlin: Springer; 2003:224–227.

Stoller RJ. Perversion. Die erotische Form von Haß. Reinbek: Rowohlt; 1979.

Stoller RJ. Perversion. The erotic form of hatred. New York: Pantheon; 1975.

Stolorow RD, Brandchaft B, et al. Psychoanalytic Treatment. An Intersubjective Approach. Hilesdale NJ: The Analytic Press;1987.

Stone J, Sharp M, Rothwell PM, Warlow CP. The 12-year prognosis of unilateral functional weakness and sensory disturbance. J Neurol Neurosurg Psychiatriy. 2003;74:591–596.

Stone MH. Schizotypal personality: psychotherapeutic aspects, Schizophrenia Bulletin. 1985;11:576–589.

Stone MH. Treatment of Borderline Patients: A pragmatic approach. Psychiatric Clinics North America. 1990;13;2:273f.

Stone MH. Treatment of severe personality disorders, In: Tasman A, Riba MB (eds.). Review of Psychiatry. Vol. 11.Washington D.C.: American Psychiatric Pres; 1992:98–115.

Strack S, Lorr M. The challenge of differentiating normal and disordered personality. Journal of Personality Disorders. 1997;11:105–122.

Strain J. Adjustment disorders. In: Holland J (ed.). Psychooncology. New York: Oxford University Press; 1998:509–517.

Straub J. Identität als psychologisches Deutungskonzept. In: Greve W (ed.). Psychologie des Selbst. Weinheim: Beltz/PVA; 2000:279–301.

Straube A, Gündel H. Neuro-Psychosomatik: Ausgewählte Schmerzsyndrome: Kopfschmerzen. Stuttgart: Schattauer; 2006:177–196.

Straube T, Glauer M, Dilger S, Mentzel HJ, Miltner WH. Effects of cognitive-behavioral therapy on brain activation in specific phobia. Neuroimage. 2006;29(1):25–135.

Strauß B (Hrsg). Psychotherapie der Sexualstörungen. 2.Aufl. Stuttgart: Thieme; 2004.

Strauß B, Berger U, Fliegel S, Mette-Zillessen M. Weiterbildungs- und Versorgungsbedarf in der Behandlung sexueller Störungen. Unveröffentlichte Expertise; Universität Jena.

Strauß B, Burgmeier-Lohse M. Evaluation einer stationären Langzeit-gruppenpsychotherapie. Ein Beitrag zur differentiellen Psychotherapieforschung im stationären Feld. Psychotherapie, Psychosomatik und Medizinische Psychologie. 1994;44:184–192.

Strauß B (ed.). Psychotherapie bei körperlichen Erkrankungen. Jahrbuch der Medizinischen Psychologie 21.Göttingen: Hogrefe; 2002.

Strauß B, Hautzinger M, Freyberger HJ, Eckert J, Richter R, Harfst T. Bericht der Expertenkommission der Bundespsychotherapeutenkammer. Analysen zum medizinischen Nutzen der Gesprächspsychotherapie und Empfehlungen für die Stellungnahme zum „Bericht der Nutzenbewertung Gesprächspsychotherapie bei Erwachsenen" des G-BA. Psychodynamische Psychotherapie (PDP). 2008;7:92–123.

Strauß B, Hautzinger M, Freyberger HJ, Eckert J, Richter R. Wie wissenschaftlich fundiert sind Entscheidungen des Gemeinsamen Bundesausschusses zur Psychotherapie? Methodenkritische Anmerkungen zur Stellungnahme des Gemeinsamen Bundesausschusses vom 24.04.2008 im Zusammenhang mit der Nutzenbewertung der Gesprächspsychotherapie bei Erwachsenen. Psychotherapeutenjournal. 2010;9(2):160–168.

Strauss B, Hohagen F, Caspar F (Hrsg.). Lehrbuch der Psychotherapie. Göttingen: Hogrefe; 2007.

Strauß B, Mette-Zillessen M, Heim D. Sexuelle Störungen. In: Egle UT, Hoffmann SO, Joraschky P (Hrsg.). Sexueller Mißbrauch, Mißhandlung, Vernachlässigung. 3.Aufl. Stuttgart: Schattauer; 2004: 381–92.

Strauß B, Richter-Appelt H. Fragebogen zur Beurteilung des eigenen Körpers (FBeK). Handanweisung. Göttingen: Hogrefe; 1996.

Strauß B, Schumacher J (eds.). Klinische Interviews und Ratingskalen. Diagnostik für Klinik und Praxis. Bd.3.Göttingen: Hogrefe; 2004

Strauß B, Schumacher J. Klinische Interviews und Ratingskalen für die Psychotherapie, Psychosomatik und Psychiatrie. In: Strauß B, Schumacher J (Hrsg.). Klinische Interviews und Ratingskalen. Göttingen: Hogrefe; 2004:9–16.

Strauß B, Schwank B. Die Bindungstheorie und ihre Relevanz für die Psychotherapie: „Ten years later". Psychotherapeut. 2007;52:405–425.

Strauß B,Schmidt S. Die Bindungstheorie und ihre Relevanz für die Psychotherapie. Teil 2. Mögliche Implikationen der Bindungstheorie für die Psychotherapie und Psychosomatik. Psychotherapeut. 1997;42:1–16.

Strauß B. Bindungsforschung und therapeutische Beziehung. In Hermer M, Röhrle B (Hrsg) Handbuch der therapeutischen Beziehung. Tübingen: DGVT; 2007.

Strauß B. Kultureller Wandel der Sexualität und die möglichen Folgen für die Psychotherapie. Psychotherapeut. 1998;44:270–278.

Strauß B. Quantitative Einzelfallforschung. In: Basler HD, Rehfisch HP, Zink A (eds.). Psychologie in der Rheumatologie (Jahrbuch der medizinischen Psychologie, Bd.8). Berlin: Springer; 1992:241–268.

Strauß B. Sexualität. In: Resch F, Herperz-Dahlmann S, Schulte-Markwort M, Warnke A (Hrsg). Entwicklungspsychopathologie. Stuttgart: Schattauer; 2005: 163–73.

Streeck U, Leichsenring F. Handbuch psychoanalytisch-interaktionelle Therapie. Behandlung von Patienten mit strukturellen Störungen und schweren Persönlichkeitsstörungen. Göttingen: Vandenhoeck u. Ruprecht; 2009.

Streeck U, Werthmann H-V (eds.). Lehranalyse und psychoanalytische Ausbildung. Göttingen: Vandenhoeck u. Ruprecht; 1992.

Streeck U. Auf den ersten Blick. Psychotherapeutische Beziehungen unter dem Mikroskop. Stuttgart: Klett-Cotta; 2004.

Streeck U. Begrüßungen und Verabschiedungen. Kleine rituelle Handlungen zwischen Therapie und Realität. Forum der Psychoanalyse. 2002;18:20–36.

Streeck U. Erinnern, Agieren und Inszenieren. Göttingen: Vandenhoeck & Ruprecht; 2000.

Streeck U. Gestörte Verhältnisse – zur psychoanalytisch-interaktionellen Gruppentherapie von Patienten mit schweren Persönlichkeitsstörunen. TT – PersönlichkeitsstANSI:46]örungen, Theorie und Therapie. 2002;6:109–agv> so90=44 <125.

Streeck U. Klinische Psychotherapie als Fokalbehandlung. Z psycho-som Med. 1991;37:3–13.

Streeck U. Persönlichkitsstörungen und Interaktion. Psychotherapeut. 1998 b;3:157–163.

Streeck U. Psychoanalyse von Angesicht zu Angesicht? For Psychonanal. 1994;10:25–40.

Streeck U. Psychotherapie komplexer Persönlichkeitsstörungen. Grundlagen der psychoanalytisch-interaktionellen Methode. Stuttgart: Klett-Cotta; 2007.

Streeck U. Über eine Art, in therapeutischer Interaktion zu reden. In: Heigl-Evers A, Ott J (eds.). Die psychoanalytisch-interaktionelle Methode: Theorie und Praxis. Göttingen: Vandenhoeck & Ruprecht; 1998 a.

Streeck-Fischer A. Analytisch orientierte Psychotherapie bei Kindern und Jugendlichen. Münchener Medizinische Wochenschrift. 1992;134:666–670.

Streeck-Fischer A. Gruppe und Gruppentherapie in der klinischen Psychotherapie von Jugendlichen. In: Biermann G (ed.). Handbuch der Kinderpsychotherapie Bd.V. München: Reinhard; 1992:127–135.

Streeck-Fischer A. Stationäre Psychotherapie von frühgestörten Kindern und Jugendlichen. Psychotherapeut. 1995;2:79–87.> so90=46 <

Streeck-Fischer A. Stationäre Psychotherapie von Jugendlichen. Psychotherapie im Dialog. 2002;4:353–361.

Streeck-Fischer A. Tiefenpsychologisch fundierte Psychotherapie bei Kindern und Jugendlichen. Einführung in die Thematik. Prax Kinderpsychol Kinderpsychiat. 2002;50:3—11.

Streeck-Fischer A. Verschiedene Formen des Spiels in der analytischen Psychotherapie. Forum Psychoanal. 1997;15:19–37.

Strenger C. The classic and the romantic vision in psychoanalysis. Int J Psycho-Anal. 1989;70:593–610.

Strian F. Psychophysiologische Differenzierung von Angst und Depression. In: Helmchen H, Linden M (Hrsg.). Die Differenzierung von Angst und Depression. Heidelberg/Berlin: Springer; 1986.

Stricker G, Gold JR (eds.). Comprehensive Handbook of Psychotherapy Integration. New York: Plenum; 1993.

Striegel-Moore RH, Silberstein LR, Rodin J. Toward an understanding of risk factors for bulimia. Am Psychol. 1986;41:246–263.

Striegel-Moore RH. Psychological factors in the etiology of binge eating. Addict Behav. 1995;20:713–723.

Strober M, Freeman R, Lampert C, Diamond J, Kaye W. Controlled family study of anorexia nervosa and bulimia nervosa: evidence of shared liability and transmission of partial syndromes. American Journal of Psychiatry. 2000;157:393–401.

Strober M, Lampert C, Morrell W, Burroughs J, Jacobs C. A control family study of anorexa nervosa: Evidence of familial aggregation and lack of shared transmission with affective disorders. nt J Eating Disord. 1990;9:239–253.

Strober M. Family-genetic studies. In: Halmi KA (ed.). Psychobiology and treatment of anorexia nervosa and bulimia nervosa. American Psychiatric Association Press. Washington DC: 1992:61–67

Stroebe W, Jonas K. Gesundheitspsychologie – Eine sozialpsychologische Perspektive. In: Stroebe W, Jonas K, Herstone M (eds.). Sozialpsychologie. Eine Einführung. 4. überarb. Aufl. Berlin: Springer; 2001:579–622.

Strong SR, Clairborn CD. Change through interaction. New York: Wiley; 1982.

Strong SR. Counseling: An interpersonal influence process. Journal of Counseling Psychology. 1968;15:215–224.

Strong StS, Welsh JA, Corcoran JL, Hoyt WT. Social psychology and counseling psychology: The history, products, and promise of an interface. Journal of Counseling Psychology. 1992;39;2:139–157.

Strotzka H. Psychotherapie: Grundlagen, Verfahren, Indikationen. München: Urban & Schwarzenberg; 1975.

Strupp HH, Binder JL. Kurzzeittherapie. Stuttgart: Klett-Cotta; 1993.

Strupp HH, Binder JL. Psychotherapy in a new key: A guide to time-limited dynamic psychotherapy. New York: Basic Books; 1984. (deutsch: Kurzpsychotherapie. Stuttgart: Klett-Cotta; 1991).

Strupp HH, Hadley SW. A tripartite modell of mental health and therapeutic outcomes. Am. Psychol. 1977;32(3):187–195.

Strupp HH, Horowitz LM, Lambert MJ (eds.). Measuring patient changes. Washington: American Psychological Association; 1997.

Strupp HH. Ein zeitgemäßer Blick auf die psychodynamische Psychotherapie und deren Zukunft. Psychotherapeut. 2000;45:1–9.

Stuart RB. A three-dimensional program for the treatment of obesity. Behav Res Ther. 1967;9:177–186.

Stucke-Schramm G. Grundlagen der Sozialarbeit und Sozialtherapie. In: Becker H, Senf W (Hrsg.). Praxis stationärer Psychotherapie. Stuttgart: Thieme; 1988.

Stukas AA, Dew MA, Switzer GE, DiMartini A, Kormos RL, Griffith BP. PTSD in Heart Transplant Recipients and Their Primary Family Caregivers. Psychosomatics. 1999;40: 212–221.

Stunkard AJ. Eating patterns and obesity. Psychiatry Quarterly. 1959;33:294–295.

Sturgis ET, Meyer V. Obsessive-compulsive disorders. In: Turner SM, Calhoun KS, Adams HE (eds.). Handbook of clinical behavior therapy. New York: Wiley; 1981.

Sturm J, Ehret A. Psychotherapie der Angst. Medica. 1982;3:58–63.

Sturm J, Ehrhardt M, Müller C. Ein multimodales verhaltensmedizinisches Gruppenkonzept für die Behandlung von Herzphobikern. In: Nutzinger DO (ed.). Herzphobie. Stuttgart: Enke; 1987:136–144.

StVollG. Strafvollzugsgesetz. 14.Aufl. Beck-Texte. München: dtv; 1999.

Subkowski P. Störungen der Trieborganisation in Suchtentwicklungen. In: Bilitza KW (Hrsg.). Psychodynamik der Sucht. Psychoanalytische Beiträge zur Theorie (2. Aufl.). Göttingen: Vandenhoeck u. Ruprecht; 2009a:51–90.

Suinn RM, Richardson F. Anxiety management training: A non-specific behavior therapy program for anxiety control. Behav Ther. 1971:2:498–510.

Suinn RM. Übungsbuch für mentales Training. In sieben Schritten zur sportlichen Höchstleistung. Bern: H. Huber; 1989.

Sullivan HS. Conceptions of Modern Psychiatry Washingto DC: White; 1940.

Sullivan HS. The interpersonal theory of psychiatry. New York: Norton; 1953 [deutsch: Die interpersonelle Theorie der Psychiatrie. Frankfurt/M: Fischer; 1980].

Sullivan HS. The interpersonal theory of psychiatry. New York: Norton; 1953. (deutsch: Die interpersonelle Theorie der Psychiatrie. Frankfurt/M: Fischer; 1980.)

Süllwold F. Das Hypochondrie-Hysterie-Inventar (HHI). Handanweisung. Göttingen: Hogrefe; 1995.

Süllwold L, Herrlich J. Frankfurter Befindlichkeits-Skala (FBS). Berlin: Springer; 1987.

Süllwold L. Frankfurter Beschwerde-Fragebogen (FBF). Berlin: Springer; 1991.

Süllwold L. Schizophrenie. Stuttgart: Kohlhammer; 1983.

Sulz SKD. Das Verhaltensdiagnostiksystem (VDS): Von der Anamnese zum Therapieplan. München: CIP-Medien; 1992.

Süß H-M. Zur Wirksamkeit der Therapie bei Alkoholabhängigen: Ergebnisse einer Meta-Analyse. Psychologische Rundschau. 1995;46:248–266.

Swedo SE, Rapoport JL. Obsessive-compulsive disorders in childhood. In: Hersen MC, Last CG (eds.).: Handbook of child and adult psychopathology: A longitudinal perspective. New York: Pergamon; 1990.

Sweet A. The therapeutic relationship in behavior therapy. Clin Psychol Rev. 1984;4:253–272.

Swildens H. Die psychogenen Erkrankungen. In: Eckert J, Höger D, Linster, H (eds.). Die Entwicklung der Person und ihre Störungen. Bd.1.Köln: GwG; 1993:89–98.

Swildens H. Prozeßorientierte Gesprächspsychotherapie. Einführung in eine differentielle Anwendung des klientenzentrierten Ansatzes bei der Behandlung psychischer Erkrankungen. Köln: GwG; 1991.

Swinson RB, Antony MM, Rachman SJ, Richter MA (eds.). Obsessive-compulsive disorder. Theory, research and treatment. New York: Guilford Press; 1998.

Syrjala K. Relaxation and imagery and cognitive behavioral training reduce pain during cancer treatment. Pin. 1995;63:189–198.

Szasz TS. The myth of mental illness. American Psychologist. 1960;15:113–118.

Tagay S, Düllmann S, Senf W. Das Essener Ressourcen-Inventar (ERI). Validierungsarbeit in Vorb.; 2008.

Tagay S, Erim Y, Brähler E, Senf W. Religiosity and sense of coherence - Protective factors of mental health and well-being? Zeitschrift für Medizinische Psychologie. 2006;15:165–171.

Tagay S, Erim Y, Stoelk B, Möllering A, Mewes R, Senf W. Das Essener Trauma-Inventar (ETI) – Ein Screeninginstrument zur Identifikation traumatischer Ereignisse und posttraumatischer Störungen. Zeitschrift für Psychotraumatologie, Psychotherapiewissenschaft, Psychologische Medizin. 2007;1:75–89.

Tagay S, Gunzelmann T, Brähler E. Posttraumatische Belastungsstörungen alter Menschen. Psychotherapie. 2009;14(2):234–342.

Tagay S, Herpertz S, Langkafel M. Posttraumatic Stress Disorder in a Psychosomatic Outpatient Clinic: Gender Effects, Psychosocial Functioning, Sense of Coherence, and Service Utilization. J Psychosom Res. 2005;58:439–446.

Tagay S, Mewes R, Brähler E, Senf. W. Sense of Coherence bei Bulimie-Patientinnen- ein protektiver Faktor für psychische Gesundheit? Psychiatr Prax. 2009a;36:30–34.

Tai S, Turkington D. The evolution of cognitive behavior therapy for schizophrenia: current practice and recent developments. Schizophr Bull. 2009;35:865–873.

Tallis F. The neuropsychology of obsessive-compulsive disorder – a review and considerations of clinical implications. Br J Clin Psychol. 1997;36:3–20.

Talmon M. Single Session Therapy. San Francisco: Jossey Bass; 1990.

Tangney J, Fischer KW (eds.). Self-conscious emotions. The psychology of shame, guilt, embarrassment and pride. New York: Guilford; 1995.

Tardieu A. Etude medico-legale sur les sevices et mauvais traitements exerces sur des enfants. Par le Dr. Ambroise Tardieu – anales d`hygiene publique et de medicine legale. 1869:361–398.

Tarrier N, Barrowclough C, Vaughn C, Bamrah JS, Porceddu K, Watts S, Freeman H. The community management of schizophrenia. A controlled trial of a behavioural intervention with families to reduce relapse. Br J Psychiatry. 1988;153:532–542.

Tarrier N, Harwood S, et al. Coping strategy enhancement (CSE). a method of treating residual schizophrenic symptoms. Behavioural Psychotherapy. 1990;18:283–293.

Tarrier N, Yusupoff L, Kinney C, McCarthy E, Gledhill A, Haddock G, Morris J. A randomized trial of intensive cognitive behavioural therapy for patients with chronic schizophrenia. British Medical Journal. 1998;317:307–307.

Taubner S, Stumpe A, Kächele H. „Shedler-Westen Assessment Procedure" (SWAP-200) Eine neue Sprache der Persönlichkeitsdiagnostik und der Messung struktureller Veränderungen? Psychotherapeut. 2009;54:27–36.

Tausch R, Eppel H, Fittkau B, Minsel W-R. Variablen und Zusammenhänge in der Gesprächspsychotherapie. Zeitschrift für Psychologie. 1969;176:93–102.

Tausch R. Gesprächspsychotherapie. 2., gänzlich neugestal. Aufl. Göttingen: Hogrefe; 1968.

Teasdale JD, Barnard PJ. Affect, Cognition and Change. Re-modelling depressive thought. Hove, U.K.: Laurance Erlbaum; 1993.

Teasdale JD, Fennell M. Immediate effects on depression of cognitive therapy interventions. Cognitive Therapy and Research. 1982;6:343–352.

Teasdale JD, Moore RG, Hayhurst H, Pope M, Williams S, Segal ZV: Metacognitive awareness and prevention of relapse in depression: Empirical evidence. J Consult Clin Psychol. 2002;70:275–287.

Teasdale JD, Segal Z, Williams J, Ridgeway VA, Soulsby JM, Lau MA. Prevention of relapse, recurrence in major depression by mindfulness-based cognitive therapy. J Consult Clin Psychol. 2000:68; 615–623.

Techniker Krankenkasse. Gesundheitsreport – Auswertungen 2008: Arbeitsunfähigkeiten und Arzneiverordnungen. Schwerpunkt: Psychische Störungen.Hamburg: TK; 2008.

Tedeschi RG, Calhoun LG. The Posttraumatic Growth Inventory: measuring the positive legacy of trauma. Journal of Traumatic Stress. 1996;9:455–471.

Telch CE, Stice E. Psychiatric comorbidity in women with binge eating disorder: prevalence rates from a non-treatment seeking sample. J Consult Clin Psychol. 1998;66:768–776.

Telch CF, Agras WS, Linehan MM. Dialectical behavior therapy for binge eating disorder. J Consult Clin Psychol. 2001;69:1061–1065.

Telch CF, Agras WS, Rossiter EM, Wilfley D, Kenardy J. Group cognitive-behavioral treatment for the nonpurging bulimic: An initial evaluation. J Consult Clin Psychol. 1990;58:629–635.

Telch CF, Agras WS. The effects of a very low calorie diet on binge eating. Behavior Therapy. 1993;24:177–193.

Telch CF, Pratt EM, Niego SH. Obese women with binge eating disorder define the term binge. Int J Eat Disord. 1998;24:313–317.

Tellenbach H. Melancholie (4. Aufl.). Berlin: Springer; 1961.

Testkuratorium der Förderation deutscher Psychologenverbände: Kriterienkatalog (Mitteilung). Diagnostica. 1986;32:358–360.

Testkuratorium. TBS-TK. Testbeurteilungssystem des Testkuratoriums der Föderation Deutscher Psychologenvereinigungen. Report Psychologie. 2006;31:492–500.

Teusch L, Böhme H, Finke J, Gastpar M, Skerra B. Antidepressant medication and the assimilation of problematic experiences in psychotherapy. Psychotherapy Research. 2003;13 (3):307–322.

Teusch L, Finke J. Die Grundlagen eines Manuals für die gesprächspsycho-therapeutische Behandlung bei Panik mit Agoraphobie. Psychotherapeut. 1995;40:88–95.

Teusch L, Gastpar M. Medikamentenabhängigkeit und Medikamentenabusus. In: Bünte H, et al. (eds.). Therapie-Handbuch. München: Urban und Schwarzenberg; 1993:Q 11:1–8.

Teusch L. Gesprächspsychotherapie, Verhaltenstherapie und Pharmakotherapie bei Paniksyndrom und/oder Agoraphobie im Vergleich. In: Meyer-Cording G, Speierer GW (eds.). Gesundheit und Krankheit. Theorie, Forschung und Praxis der klientenzentrierten Gesprächspsychotherapie heute. Köln: GwG-Verlag; 1990:148–162.

Tewes U. Qualitätsmanagement in der psychologischen Diagnostik. Zeitschrift für Medizinische Psychologie. 1998;7:114–120.

Tharp RG, Wetzel RJ. Verhaltensänderungen im gegebenen Sozialfeld. München: Urban & Schwarzenberg; 1975.

Thase ME, Greenhouse JB, Frank E, Reynolds CF, Pilkonis PA, Hurley K, Grochocinski V, Kupfer DJ. Treatment of Major Depression with Psychotherapy or Psychotherapy-Pharmacotherapy Combination. Arch Gen Psychiat. 1997;545:1009–1015.

Themenheft: OPD-KJ. Prax Kinderpsychol Kinderpsychiat. 1999;48;579–588.

Thiel A, Jacobi C, Horstmann S, Paul T, Nutzinger DO, Schüßler G. Eine deutschsprachige Version des Eating Disorder Inventory (EDI-2). Psychotherapie, Psychosomatik, Medizinische Psychologie. 1997;47:365–376.

Thiel G. Living kidney donor transplantation – new dimensions. Transplant Int. 1998;11;1:50–S56.

Thiersch H. Lebensweltorientierte soziale Arbeit – Aufgaben der Praxis im sozialen Wandel. Weinheim: Juventa; 2005.

Thiersch H. Lebensweltorientierte soziale Arbeit – Aufgaben der Praxis im sozialen Wandel. Weinheim: Juventa; 1992.

Thomä H, Kächele H. Lehrbuch der psychoanalytischen Therapie – 1 Grundlagen. Berlin, Heidelberg: Springer; 1986.

Thomä H, Kächele H. Lehrbuch der psychoanalytischen Therapie. 2.Praxis. Berlin, Heidelberg, New York: Springer; 1988.

Thomä H, Kächele H. Lehrbuch der psychoanalytischen Therapie. Bd. 1. Berlin/Heidelberg: Springer; 1985.

Thomä H, Streeck U. Die Intensivierung der emotionalen Beziehung. Psychotherapie im Dialog. 2003;3:295–299.

Thomä H. Anorexia nervosa, Geschichte, Klinik und Theorien der Pubertätsmagersucht. Bern: Hans Huber; 1961.

Thomä H. Die Neo-Psychoanalyse Schultz-Henckes. Eine historische und kritische Betrachtung. Psyche. 1963–64;17:44–128.

Thomä H. Einige Bemerkungen zur Geschichte der Psychoanalyse in Deutschland von 1933 bis heute. In: Sigmund-Freud-Institut (ed.). Ansprachen und Vorträge zur Einweihung des Institutsneubaues am 14.Oktober 1964. Frankfurt/M: Sigmund-Freud-Institut; 1964:31 –39.

Thomä H. Männlicher Transvestitismus und das Verlangen nach Geschlechtsumwandlung. Eine Krankengeschichte. Psyche. 1957;11:81–124.

Thomä H. Psychohistorische Hintergründe typischer Identitätsprobleme deutscher Psychoanalytiker. Forum der Psychoanalyse 2. Berlin: Springer; 1986.

Thomä H. Über die Unspezifität psychosomatischer Erkrankungen am Beispiel einer Neurodermitis mit zwanzigjähriger Katamnese. Psyche. 1980;24:589–624.

Thomä H. Zur Theorie und Praxis von Übertragung und Gegenübertragung im psychoanalytischen Pluralismus. Psyche. 1999;53;9/10:820–872.

Thomae H. Contributions of longitudinal research to a cognitive theory of adjustment to aging. Europ J Personality. 1992;6:157–175.

Thomae H. Das Individuum und seine Welt. Eine Persönlichkeitstheorie. Göttingen: Hogrefe; 1968.

Thomae H. Persönlichkeit. Eine dynamische Interpretation (5. Aufl.). Bonn: Bouvier, 1970.

Thomas PM. Protection, dissociation, and internal roles: Modeling and treating the effects of child abuse. Review of General Psychology. 2003;7(4):364–380.

Thomas W, Muck-Weich Ch, Schonecke OW. Methoden psychologischer Diagnostik. In: von Uexküll Th. (ed.). Psychosomatische Medizin. 5., neubearb. u. erw. Aufl. München: Urban & Schwarzenberg; 1996:322–341.

Thoresen CE, Mahoney MJ. Behavioral self-control. New York: Holt; 1974.

Thorndike EL. Animal intelligence: An experimental study of the associative processes in animals. Psychological Review Monograph. 1898;2:1–109.

Thorne B, Dryden W. Counselling: interdisciplinary perspectives. Buckingham: Open University Press; 1992.

Thyer BY, Geller ES. Behavior analysis in the promotion of safety belt use: A review. In: Hersen M, Eisler RM, Miller PM (eds.). Progress in behavior modification. Vol. 26. London: Sage; 1990.

Tiefensee J, Arentewicz G, Bergelt C, Koch U. Konzepterfassung in der medizinischen Rehabilitation: Ein Instrument der Qualitätssicherung. Rehabilitation. 1998;37:1:S15–S19.

Timberlake W. Reconceptualizing Reinforcement: A Casual System Approach to Reinforcement and Behavior Change. In: O'Donohue W, Krasner L (eds.). Theories of behaviour therapy. Washington, DC: American Psychological Association; 1995.

Timmer B, Bleichhardt G, Rief W. Effektivität einer stationären Gruppentherapie für somatoforme Störungen. Ergebnisse einer kontrolliert-randomisierten Therapieevaluationsstudie. Zeitschrift für Klinische Psychologie und Psychotherapie. 2004;33:24–32

Timmer B, Bleichhardt G, Rief W. Importance of psychotherapy motivation in patients with somatization syndrome. Psychotherapy Research. 2006;16:348–356.

Titscher G, Schöppl C. Die Bedeutung der Paarbeziehung für Genese und Verlauf der koronaren Herzkrankheit. Frankfurt a.M.: VAS; 2000.

Toker M. Sprachliche und kulturelle Zugänge in der Psychotherapie – Dolmetscher als Kotherapeuthen? In: Koch E, Özek M, Pfeiffer W, Schepker R (Hrsg.). Chancen und Risiken von Migration. Freiburg i. Br.: Lambertus; 1998:280–292.

Tolin DF, Abramowitz JS, Brigidi BD, Foa EB. Intolerance of Uncertainty in obsessive-compulsive disorder. Journal of Anxiety Disorders. 2003;17:233–242.

Tolin DF, Woods CM, Abramowitz JS. Relationship between Obsessive Beliefs and Obsessive-Compulsive Symptoms. Cognitive Therapy and Research. 2003;27:657–669.

Tölle R. Psychiatrie. 9.Aufl. Berlin, Heidelberg, New York: Springer; 1991.

Tolman EC. Purposive behavior in animals and men. New York: Appleton-Century Crofts; 1932.

Tomkins SA. Affect as amplification: some modifications in theory. In: Plutchnik R, Wellerman H (eds.). Emotion, Vol. 1.Orlando: Academic Press; 1980.

Tomm K. Die Fragen des Beobachters. Schritte zu einer Kybernetik zweiter Ordnung in der systemischen Therapie. Heidelberg: Auer; 1994.

Trabert G. Gesundheit jetzt – in sozialen Brennpunkten. Manuskript; 2006.

Transidentitas e.V. Mehr Selbstbestimmung für transidentische Männer und Frauen! (Debatte) z. Sexualforsch. 1996;10:342–350.

Traue HC, Kosarz P. Zur Psychobiologie chronisch-entzündlicher Darmerkrankungen. In: Kosarz P, Traue HC (eds.). Psychosomatik chronisch-entzündlicher Darmerkrankungen. Bern: Hans Huber; 1997:37–60.

Traue HC. Emotion und Gesundheit. Die psychobiologische Regulation durch Hemmungen. Heidelberg: Spektrum; 1998.

Trautmann RD. Verhaltenstherapie bei Persönlichkeitsstörungen und problematischen Persönlichkeitsstilen. Stuttgart: Pfeiffer bei Klett-Cotta; 2004.

Travis L, Bliwise N, Binder J, Horne-Moyer L. Changes in clients attachment styles over the course of time-limited dynamic psychotherapy. Psychotherapy Theory Research Practice and Training. 2001;38:149–159.

Treasure J. Gemeinsam die Magersucht besiegen. Frankfurt/M.: Campus; 1999.

Tress W, Erny N. Ethik in der Psychotherapie. Plädoyer für einen dynamischen Begriff des autonomen Patienten. Psychotherapeut. 2008;53:328–337.

Tress W, Langenbach M (Hrsg.). Ethik in der Psychotherapie. Göttingen: Vandenhoeck u. Ruprecht; 1999.

Tress W. Zur Psychoanalyse der Sucht. Eine Studie am objektpsychologischen Modell. Forum der Psychoanalyse. 1985;1:81–92.

Tretter F, Albus M. Einführung in die Psychopharmakotherapie. Stuttgart, New York: Thieme Verlag; 2004.

Treurniet N. Die Übertragungsneurose als Struktur und Prozeß. In: Lobner N. (Hrsg.): Psychoanalyse heute. Festschrift zum 60. Geburtstag von Harald Leupold-Löwenthal. Wien: Orac;1986:17–44.

Trierweiler A. Gruppentherapie zur Behandlung sexueller Funktionsstörungen bei Frauen. In: Zielke M, Sturm J (eds.). Handbuch Stationäre Verhaltenstherapie. Weinheim: Psychologie Verlags Union; 1994:549–556.

Trimborn W. Analytiker und Rahmen als Garanten des therapeutischen Prozesses. Psychotherapeut. 1994;39:94–103.

Trimborn W. Der progressive Abwehrcharakter des Über-Ich. In: Cremerius J, Hoffmann SO, Trimborn W (Hrsg.). Über-Ich und soziale Schicht. München: Kindler; 1979:97–143.

Tritt K, von Heymann F, Zaudig M, Zacharias I, Soellner W, Loew T. Entwicklung des Fragebogens „ICD-10-Symptom-Rating" (ISR). Zeitschrift für Psychosomatische Medizin und Psychotherapie. 2008;54(4):409–418.

Tronic E. Stimmungen des Kindes und die Chronizität depressiver Erkrankungen: der einzigartige schöpferische Prozess des Zusammenseins führt zu Wohlbefinden oder Krankheit. Teil 2: Die Entwicklung negativer Stimmung bei Kindern depressiver Mütter. Z Psychosom Med Psychother. 2004;49.

Trube-Becker E. Historische Perspektiven sexueller Kontakte zwischen Erwachsenen und Kindern bzw. Jugendlichen und die soziale Akzeptanz dieses Phänomens von der Zeit der Römer und Griechen bis heute. In: Amann G, Wipplinger R (eds.). Sexueller Mißbrauch: Überblick zu Forschung, Beratung und Therapie. Ein Handbuch. 3. überarb. u. erg. Aufl. Tübingen: DGVT; 2004.

Trull TJ, Durrett CA. Categorical and dimensional models of personality disorder. Annual Review of Clinical Psychology. 2005;1;355–380.

Tscheulin D. Wirkfaktoren psychotherapeutischer Intervention. Göttingen: Hogrefe; 1992.

Tschumper A, Narring F, Meier C, Michaud PA. Sexual victimization in adolescent girls (age 15–20 years) enrolled in post-mandatory schools of professional training programmes in Switzerland. Acta Paediatrica. 1998;87:212–217.

Tschuschke V (ed.). Praxis der Gruppenpsychotherapie. Stuttgart: Thieme; 2001.

Tschuschke V, Hess H, MacKenzie KR. Der Gruppenklimafragebogen (GCQ-S). Methodik und Anwendung eines Messinstruments zum Gruppenerleben. Gruppenpsychotherapie und Gruppendynamik. 1991; 26:340–359.

Tschuschke V. Psychoonkologie: Psychologische Aspekte der Entstehung und Bewältigung von Krebs. Stuttgart: Schattauer; 2002.

Tschuschke V. Wirkfaktoren der Gruppenpsychotherapie. In: Tschuschke V (ed.). Praxis der Gruppenpsychotherapie. Stuttgart: Thieme; 2001: 140–147.

Tsirigotis C, von Schlippe A, Schweitzer-Rothers J. (Hrsg.). Choaching für Eltern. Mütter, Väter und ihr „Job". Heidelberg: Carl Auer; 2006.

Tully B, Tam KO. Helping the police with their inquiries: The development of special care questioning techniques. Children and Society. 1987;3:187–197.

Tuori T, Lehtinen V, Hakkarainen A, Jaaskelainen J, Kokkola A, Ojanen M, Pylkkanen K, Salokangas R, Solantaus J, Alanen Y. The Finnish National Schizophrenia Project 1981–1987: 10-year evaluation of its results. Acta Psychiatr Scand. 1998;97:10–17.

Turkat ID. The Personality Disorders: A Psychological Approach to Clinical Management. New York; 1990. (deutsch: Turkat ID. Die Persönlichkeitsstörungen. Ein Leitfaden für die klinische Praxis. Bern: Hans Huber; 1996).

Turner SM, Beidel DC, Nathan RS. Biological Factors in Obsessive-Compulsive Disorders. Psychological Bulletin. 1985;3:430–450.

Turner SM, Beidel DC. Treating obsessive-compulsive disorder. New York: Pergamon; 1988.

Turner SM, Calhoun KS, Adams HE (eds.). Handbook of Clinical behavior therapy. 2nd (ed.). New York: J. Wiley; 1992.

Tuschen B. Störungsorientierte Diagnostik: Neue Akzente bei der Problem- und Verhaltensanalyse. In: Caspar F (Hrsg.). Psychotherapeutische Problemanalyse. Tübingen: Deutsche Gesellschaft für Verhaltenstherapie; 1996:133–153.

Tuschl RJ, Laessle RG, Kotthaus DC, Pirke KM. Vom Schlankheitsideal zur Bulimie. Ursachen und Folgen willkürlicher Einschränkungen der Nahrungsaufnahme bei jungen Frauen. Verhaltensmodifikation und Verhaltensmedizin. 1988;9:195–216.

Twardosz S. Environmental organization: The physical, social, and Programmatic context of behavior. In: Hersen M, Eisler RM, Miller PM (eds.). Progress in behavior modification. Vol. 18.New York: Academic Press; 1984.

Twillman RK, Manetto C, Wellisch DK, Wolcott DL. The Transplant Evaluation Rating Scale. A revision of the psychosocial levels system for evaluating organ transplant candidates. Psychosomatics. 1993;34:144–153.

Tyrell CL, Dozier M, Teague GB, Fallot RD. Effective Treatment relationships für persons with serious psychiatric disorders: the importance of attachment states of mind. Journal of Consultiong and Clinical Psychology. 1999;67(5):725–733.

Uchitomi Y, Mikami I, Nagai K, Nishiwaki Y, Akechi T, Okamura H. Depression and psychological distress in patients during the year after curative resection of non-small-cell lung cancer. J Clin Oncol. 2003;21:69–77.

Uexküll Th v. Psychosomatische Medizin. München: Urban & Schwarzenberg; 1990.

Uexküll Th v. (ed.). Psychosomatische Medizin. 5., neubearb. u. erw. Aufl. München: Urban & Schwarzenberg; 1996.

Uexküll Th v. Psychosomatische Medizin. Stuttgart: Kohlhammer; 2010.

Ullman SE, Filipas HH. Gender differences in social reactions to abuse disclosure, post-abuse coping, and PTSD of child sexual abuse survivors. Child Abuse and Neglect. 2005;34:767–782.

Ullmann LP, Krasner L (eds.). Case studies in behavior modification. New York: Holt; 1965

Ullmann LP, Krasner L. A psychological approach to abnormal behavior. Englewood Cliffs, NJ: Prentice-Hall; 1969..

Ullrich de Muynck R, Ullrich R. Der Unsicherheitsfragebogen. Testmanual und Anleitung für den Therapeuten, Teil II. München: Pfeiffer; 1977.

Ullrich R, Ullrich de Muynck R. Implosion, Reizüberflutung, Habituationstraining. In: Kraiker Ch (ed.). Handbuch der Verhaltenstherapie. München: Kindler; 1974.

Ulrike S, Crombach G, Reinecker H. Der Weg aus der Zwangserkrankung. Göttingen: Vandenhoeck & Ruprecht; 1996.

Universität Düsseldorf. AWMF. Diagnostik und Therapie von akuten Folgen psychischer Traumatisierung; 2009 (www.uni-duesseldorf.de/AWMF/ll/051-027.htm).

Urban HB, Ford DH. Some historical and conceptual perspectives on psychotherapy and behavior change. In: Bergin AE, Garfield SL (eds.). Handbook of psychotherapy and behavior change. An empirical analysis. New York: J. Wiley; 1971.

Urbaniok F. Das Züricher PPD-Modell. Kriminalistik. 2000;8:562ff., 629ff.

Urbaniok F. FOTRES – Forensisches Operationalisiertes Therapie-Risiko-Evaluations-System. Oberhofen: Zytglogge Verlag; 2007.

Üstün TB, Sartorius N (eds.). Mental health in general health care: An international study. London: Wiley; 1995.

Uzun Ö, Basoglu C, Ahmet A, Cansever A, Özsahin A, Cetin M, Ebrinc S. Body dysmorphic disorder in patients with acne. Comprehensive Psychiatry. 2003;44:415–419.

v. Schlippe A, Schweitzer J. Systemische Therapie und Beratung, 3.Aufl. Vandenhoeck & Ruprecht: Göttingen; 1997.

v. Zerssen D. Die Befindlichkeits-Skala (Bf-S). Weinheim: Beltz Test; 1976a.

v. Zerssen D. Die Beschwerden-Liste (B-L). Weinheim: Beltz Test; 1976b.

Vaitl D, Herwig S. Biologische Grundlagen - Psychophysiologie. In: Strauss B, Hohagen F, Caspar F (Hrsg.). Lehrbuch Psychotherapie. Göttingen: Hogrefe; (im Druck).

Vaitl D, Ronshausen S. Biologische Grundlagen – Psychophysiologie. In Strauss B, Hohagen F, Caspar F (Hrsg.). Lehrbuch Psychotherapie. Göttingen: Hogrefe; 2004:155–184.

Vaitl D. Imagination und Entspannung. In: Vaitl D, Petermann F (eds.). Handbuch der Entspannungsverfahren. Bd.1: Grundlagen und Methoden.Weinheim: Beltz PVU; 1993:74–83.

Vakili K, Pillay SS, Lafer B, Fava M, Renshaw PF, Bonello-Cintron CM, Yurgelun-Todd DA. Hippocampal volume in primary unipolar major depression: a magnetic resonance imaging study. Biol Psychiatry. 2002;47(12):1087–1090.

van der Haart O, Nijenhuis ERS, Steele K. Das verfolgte Selbst. Paderborn: Junfermann; 2008.

van der Kolk B, Greenberg M, Boyd H, Krystal J. Inescapable shock, neurotransmitters, and addiction to trauma: Toward a psychobiology of post-traumatic stress. Biological Psychiatry. 1985;20:314–325.

van der Kolk BA, McFarlane AC, Weisæth L. Traumatic stress: the effects of overwhelming experience on mind, body, and society. New York: Guilford Press; 1996.

van der Kolk BA. Die Psychobiologie traumatischer Erinnerungen. Klinische Folgerungen aus Untersuchungen mit bildgebenden Verfahren bei Patientinnen mit Posttraumtischer Belastungsstöung. In: Streeck-Fischer A (Hrsg.). Adoleszenz und Trauma. Göttingen: Vandenhoeck u. Ruprecht; 1998:57–78.

van der Linden WJ, Hambleton RK. Handbook of modern item response theory. New York: Springer; 1997.

van der Pompe G, Antoni M, Visser A, Garssen B. Adjustment to breast cancer: the psychobiological effects of psychosocial interventions. Patient Educ Couns. 1996;28(2):209–219.

van Emmerik AAP, Kamphuis JH, Hulsbosch AM, Emmelkamp PMG. Single session debriefing after psychological trauma: a meta-analysis. Lancet 2002;360:766–77.

van Etten ML, Taylor S. Comparative efficacy of treatments for post-traumatic stress disorder: a meta-analysis. Clinical Psychology and Psychotherapy. 1998;5:126–144.

van Gülick-Bailer H, Maurer K, Häfner H. Schedules for Clinical Assessments in Neuropsychiatry (SCAN). Interview und Manual. Bern: Hans Huber; 1995.

van IJzendoorn M, Juffer MH, Duyvesteyn MGC. Breaking the intergenerational cycle of insecure attachment: A review of the effects of attachment-based interventions on maternal sensitivity and infant security. Journal of Child Psychology and Psychiatry. 1995;36:225–248.

van IJzendoorn M, Bakermans Kranenburg J. Attachment representations in mothers, fathers adolescents and clinical groups: A metaanalytic search for normative data. Journal of Consulting and Clinical Psychology. 1995;64:8–21.

van Strien T, Frijters JER, Berger, Defares P. The Dutch Eating Behavior Questionnaire (DEBQ) for assessment of restrained, emotional, and external eating behavior. International Journal of Eating Disorders. 1986;5:295–315.

Van Trotsenburg MAA. Transsexualität. Speculum. 2002;20:8–22.

Veale D, Gournay K, Dryden W, Boocock A, Shah F, Willson R, Walburn J. Body dysmorphic disorder: a cognitive behavioural model and pilot randomised controlled trial. Behaviour Research and Therapy. 1995;34:717–729.

Veale D, Neziroglu F. Body Dysmorphic Disorder. A Treatment Manual. Chichester: Wiley-Blackwell; 2010.

Verband Deutscher Rentenversicherungsträger. (2000). Reha-Qualitätssicherungsprogramm der Gesetzlichen Rentenversicherung. Programmpunkt 1: Klinikkonzepte. Auswertungen zur Strukturerhebung 1998. Frankfurt/Main: Verband Deutscher Rentenversicherungsträger.

Verband Deutscher Rentenversicherungsträger. Das Qualitätssicherungsprogramm der gesetzlichen Rentenversicherung in der medizinischen Rehabilitation - Instrumente und Verfahren (Vol. 18). (www.deutsche-rentenversicherung.de); 2000.

Verheul R, Van den Bosch LM, Koeter MW, De Ridder MA, Stijnen T, Van den Brink W. Dialectical behavior therapy for women with borderline personality disorder. Br J Psychiatry. 2003;182:135–140.

Vetter H, Slunecko T. Phänomenologie. In: Stumm G, Pritz A (eds.). Wörterbuch der Psychotherapie. Wien, New York: Springer; 2000:512–513.

Videbech P, Ravnkilde B. Hippocampal volume and depression: a meta-analysis of MRI studies. Am J Psychiatry. 2004;161(11):1957–1966.

Viinamäki H, Kuikka J, Tiihonen J. Change in monoamine transporter density related to clinical recovery: a case-control study. Nordic Journal of Psychiatry. 1998;52:39–44.

Vinnai G. Sozialpsychologie des Faschismus. In: Heigl-Evers A, Streeck U, „Die Psychologie des 20.Jahrhunderts". Bd.VIII: „Lewin und die Folgen". Zürich: Kindler; 1979.

Vocks S, Legenbauer T. Körperbildtherapie bei Anorexia und Bulimia Nervosa. Ein kognitiv-verhaltestherapeutisches Behandlungsprogramm. Göttingen: Hogrefe; 2005.

Vocks S, Tuschen-Caffier B, Pietrowsky R, Rustenbach SJ, Kersting A, Herpertz S. Meta-analysis of the effectiveness of psychological and pharmacological treatments for binge eating disorder. Int J Eat Disord. 2010;43(3):205–217.

Vögele C. Klinische Psychologie: Körperliche Erkrankungen. Weinheim: Beltz; 2009.

Vogelgesang M, Schuhler P. Psychotherapie der Sucht. Lengerich: Pabst; 2011.

Vogelgesang M. Anorexia/Bulimia nervosa bei Substanzabhängigkeit. Sucht. 1998;44;1:48–5.

Vogelgesang M. Frauenspezifische Gruppentherapie bei Abhängigkeitserkrankungen. Psychotherapeut. 1999;3:167–175.

Vogelgesang M. Psychotherapie der Frau. Lengerich: Pabst; 2010.

Vogelgesang M. Zwischen Tradition und Innovation – Entwicklungen in der Suchttherapie. Psychotherapie im Dialog. 2003;2:107–111.

Vogelsang M. Ein Modell kognitiv-behavioraler Gruppentherapie bei dependenten Persönlichkeitsstörungen. Verhaltensmodifikation und Verhaltensmedizin. 1996;17:233–249.

Vogl S. Modellernen. In: Kraiker Ch (ed.). Handbuch der Verhaltenstherapie. München: Kindler; 1974.

Vogt-Hillmann M, Burr W. Kinderleichte Lösungen. Lösungsorientierte kreative Kindertherapie. Dortmund: Borgmann; 1999.

Vogt-Hillmann M, Burr W. Lösungen im Jugendstil. Systemisch-lösungsorientierte kreative Kinder- und Jugendlichentherapie. Dortmund: Borgmann; 2002.

Voigtel R. Die Überlassung an das unbelebt Objekt. Zur begrifflich-diagnostischen Abgrenzung der Sucht. Psyche. 1996;50:715–741.

Völlinger D, Leidig S, Fydrich T. Evaluation eines psychoedukativen Großgruppenkonzepts zur Behandlung von Angststörungen. Praxis Klinische Verhaltensmedizin und Rehabilitation. 1999;46:9–18.

Vollmert C, Tost H, Brassen S, Jatzko A, Braus DF. Depression und moderne Bildgebung. Fortschritte der Neurologie – Psychiatrie. 2004;72:435–445.

von Korff M, Glasgow RE, Sharpe M. ABC of psychological Medicine – Organising care for chronic illness. BMJ. 2002;325:92–94.

von Rad M. Zur Theorie und Therapie psychosomatisch Kranker. Zeitschrift für psychosomatische Medizin. 1981;27:1–20.

von Rad, M. Zur Theorie und Therapie psychosomatisch Kranker. Zeitschrift für psychosomatische Medizin. 1981;27:1–20.

von Schlippe A, Schweitzer J. Systemische Interventionen. Göttingen: Vandenhoeck u. Ruprecht (Facultas); 2009.

von Schlippe A, Zwack J, Schweitzer J. Coaching und Organisationsberatung. Themenheft Psychotherapie im Dialog. 2007;7(3).

von Sydow K, Beher S, Retzlaff R, Schweitzer J. Die Wirksamkeit der Systemischen Therapie/Familientherapie. Göttingen: Hogrefe; 2007.

von Wietersheim J, Kessler H. Psychotherapy with chronic inflammatory bowel disease patients: a review. Inflamm Bowel Dis. 2006;12:1175–1184.

von Wietersheim J. Die Bedeutung belastender Lebensereignisse für die Rezidivauslösung bei Patienten mit Colitis ulcerosa und Morbus Crohn. In: Kosarz P, Traue HC (eds.). Psychosomatik chronisch-entzündlicher Darmerkrankungen. Bern: Hans Huber; 1997:112–124.

Vygotsky LS. Thought and language. New York: J. Wiley; 1962.

Waadt S, Laessle RG, Pirke KM. Bulimie, Ursachen und Therapie. Berlin: Springer; 1992:20–24.

Wachtel P. Relational theory and the practice of psychotherapy. New York: Guilford Press; 2008.

Wachtel PL. Psychoanalysis and behavior therapy. Toward an integration. New York: Basic Books; 1977.

Wächtler C, Block U (eds.). Gerontopsychiatrische Tageskliniken in der Bundesrepublik Deutschland. Hamburg: Drucker AK Ochsenzoll; 1991.

Wadden TA, Foster GD, Letizia KA. Response of obese binge eaters to treatment by behavioral therapy combined with very low calorie diet. J Consult Clin Psychol. 1992;60:808–811.

Wagner G, Koch K, Schachtzabel C, Sauer H, Schlösser RG. Structural brain alterations in patients with major depressive disorder and high risk for suicide: evidence for a distinct neurobiological entity? Neuroimage. 2011;54(2):1607–1614.

Wagner G, Sinsel E, Sobanski T, Kohler S, Marinou V, Mentzel HJ, Sauer H, Schlosser RG. Cortical inefficiency in patients with unipolar depression: an event-related FMRI study with the Stroop task. Biol Psychiatry. 2006;59(10):958–965.

Wagner I. Aufmerksamkeitstraining mit impulsiven Kindern. Stuttgart: Klett; 1976.

Wagner RF, Becker P (eds.). Allgemeine Psychotherapie. Neue Ansätze zu einer Integration psychotherapeutischer Schulen. Göttingen: Hogrefe; 1999.

Walbott HG. Die Beobachtung nonverbalen Verhaltens. In: Stieglitz R-D, Baumann U, Freyberger HJ (eds.). Psychodiagnostik in Klinischer Psychologie, Psychiatrie, Psychotherapie. 2., überarb. u. erweiterte Aufl. Stuttgart: Thieme; 2001:118–128.

Waldinger RJ. Intensive Psychodynamic Therapy with Borderline Patients: An Overview. American Journal of Psychiatry. 1987;144:267–274.

Waller NG, Thompson JS, Wenk E. Using IRT to separate measurement bias from true group differences on homogeneous and heterogeneous scales: An illustration with the MMPI. Psychological Methods. 2000:5:125–146.

Wallerstein RS. Eine Psychoanalyse oder viele? Z f psychoanalytische Theorie und Praxis. 1989;4:126–153.

Wallerstein RS. Zum Verhältnis von Psychoanalyse und Psychotherapie. Wiederaufnahme einer Diskussion. Psyche. 1990;44:967–994.

Wälte D, Kröger F (eds.). Interaktionsforschung mit dem SYMLOG-Methodeninventar. Frankfurt a.M.: Verlag für akademische Schriften; 2000.

Walton D. The application of learning theory to the treatment of a case of neurodermatitis. In: Eysenck HJ (ed.). Behavior therapy and the neuroses. Oxford: Pergamon; 1960.

Wamboldt MZ, Levin L. Utility of Multifamily Psychoeducational Groups for Medically Ill Children and Adolescents. Family Systems Medicine. 1995;13;2:151–158.

Wampold BE. The great psychotherapy debate: Models, methods and findings. London: Lawrence Erlbaum associates, Publ.; 2001.

Wampold F. The psychotherapy debate. NJ: Earsson; 2001.

Wang PS, Beck AL, Berglund P, McKenas DK, Pronk NP, Simon GE, Kessler RC. Effects of major depression on moment-in-time work performance. American Journal of Psychiatry. 2004;161(10):1885–1891.

Wang PS, Berglund P, Olfson M, Pincus HA, Wells KB, Kessler RC. Failure and delay in initial treatment contact after first onset of mental disorders in the national comorbidity survey replication. Archives of General Psychiatry. 2005;62:603–613.

Warren SL, Huston L, Egeland B, Sroufe LA. Child and adolescent anxiety disorders and early attachment. Journal of the American Academy of Child and Adolescent Psychiatry. 1997;36:637–644.

Watkins PC, Vache K, Verney SP, Muller S, Mathews A. Unconsious mood-congruent memory bias in depression. Journal of Abnormal Psychology. 1996;105:34–41.

Watson JB. Behaviorismus. Köln: Kiepenheuer & Witsch; 1968.

Watson PJ, Shalev AY. Assessment and treatment of adult acute response to traumatic stress following mass traumatic events; CNS Spectrums. 2005;10(2):123–131.

Watson S, Gallagher P, Del-Estal D, Hearn A, Ferrier IN, Young AH. Hypothalamic-pituitary-adrenal axis function in patients with chronic depression. Psychological Medicine. 2002;32:1021–1028.

Watzlawick P, Weakland JH, Fisch R. Lösungen – Zur Theorie und Praxis menschlichen Wandels. Bern: Hans Huber; 1997.

Watzlawick T, Weakland J, Fisk R. Lösungen – zur Theorie und Praxis menschlichen Wandels. Bern: Hans Huber; 1974.

Watzlawik P, Beavin JH, Jackson DD. Menschliche Kommunikation. Bern: Hans Huber; 1996.

Weber A, Hörmann G, Köllner V. Psychische und Verhaltensstörungen: Die Epidemie des 21. Jahrhunderts? Deutsches Ärzteblatt (PP). 2006;4:169–172.

Weber G, Schmidt G, Simon F (Hrsg.). Aufstellungsarbeit revisited ... nach Hellinger? Heidelberg: Carl Auer; 2005.

Weber G, Simon F. Systemische Einzeltherapie. Zeitschrift für systemische Therapie. 1987;5(3):192–206.

Weber G, Simon FB, Stierlin H, Schmidt G. Familientherapie bei manisch-depressivem Verhalten. In: Familiendynamik. 1987;12;2:141–168.

Weber G, Stierlin H. In Liebe entzweit: die Heidelberger Therapie der Magersucht. Reinbek: Rowohlt; 1989.

Weber H. Sozial-konstruktivistische Ansätze. In: Otto JH, Euler HA, Mandl H (eds.). Emotionspsychologie. Ein Handbuch. Weinheim: Beltz/PVU; 2000:129–150.

Wedekind D, Havemann-Reinecke U. Sucht, psychiatrische Komorbidität und das serotonerge System. Nervenheilkunde. 2009;8:509–513.

Weeß HG. Insomnie. In: Stuck B, Maurer J, Schredl M, Weeß HG. Praxis der Schlafmedizin. Heidelberg/Berlin: Springer; 2009.

Wegner DM. Die Spirale im Kopf. Hamburg: Kabel; 1992.

Weinberger J. Common factors aren't so common: the common factors dilemma. Clinical Psychology. 1995;2:45–69.

Weiner B. An attributional theory of achievement motivation and emotion. Psychological Review. 1985;92:548–573.

Weiner B. An attributional theory of motivation and emotion. New York: Springer; 1986.

Weiner B. Motivationspsychologie. 3.Aufl. Weinheim: Beltz/PVU; 1994.

Weis J, Bartsch HH. Fatigue bei Tumorpatienten. Eine neu Herausforderung für Therapie und Rehabilitation. Basel: Karger; 2000.

Weis J, Blettner G, Schwarz R. Psychoonkologische Versorgung in Deutschland. Qualität und Quantität. Z. f. Psychosomatische Medizin und Psychotherapie. 2000;46;1:4–17.

Weis J, Heckl U, Brocai D, Seuthe-Witz S. Psychoedukation mit Krebspatienten: Therapiemanual für eine strukturierte Gruppenintervention. Stuttgart: Schattauer; 2006.

Weis J, Keller M, Singer S, Wickert M, Werner A, Schwarz R. Diagnoseübergreifende Leitlinien psychoonkologischer Beratung und Behandlung erwachsener Krebspatienten. In: Deutsche Krebsgesellschaft (Hrsg.). Kurzgefasste interdisziplinäre Leitlinien. München: Zuckschwerdt Verlag; 2008:10–15.

Weiskopf N, Veit R, Erb M, Mathiak K, Grodd W, Goebel R. Physiological self-regulation of regional brain activity using real-time functional magnetic resonance imaging (fMRI): Methodology and exemplary data. Neuroimage. 2003;19:577–586.

Weiß H. Das Labyrinth der Borderline-Kommunikation. Klinische Zugänge zum Erleben von Raum und Zeit. Stuttgart: Klett-Cotta; 2009.

Weiß H. Ein mehrphasiges Modell der projektiven Identifizierung. Psyche – Z Psychoanal. 2007;62:153–171.

Weiss J, Sampson H. The psychoanalytic process: theory, clinical observation and empirical research. New York: Guilford Press; 1986.

Weiss J. Part I Theory and clinical observation. In: Weiss J, Sampson H, the Mount Zion Psychotherapy Research Group (eds.). The psychoanalytic process: Theory, clinical observation, and empirical research. New York: Guilford; 1997.

Weiss J. Part I: Theory and clinical observation. In: Weiss J, Sampson H, the Mount Zion Psychotherapy Research Group (eds.). The psychoanalytic process: Theory, clinical observation, and empirical research. New York: Guilford; 1977.

Weissman MM, Myers JK, Harding PS. Prevalence and psychiatric heterogeneity of alcoholism in a United States urban community. Journal of Studies in Alcoholism. 1980;41:672–681.

Weissmann MM, Klerman GL, Paykel ES et al. Treatment effects on the social adjustment of depressed patients. Arch Gen Psychiatry. 1974;30:771–778.

Welkowitz LA, Held JL, Held AL. Management of neurotic scratching with behavioural therapy. Journal of the American Academy of Dermatology. 1989;21:802–804.

Wells A, Butler G. Generalized anxiety disorder. In: Clark DM, Fairburn CF (eds.). Science and practice of cognitive behaviour therapy. Oxford: Oxford University Press; 1997:155–178.

Wells A, Matthews G. Attention and emotion: A clinical perspective. Hove: Erlbaum; 1994.

Wells A, Morrison T. Qualitative dimensions of normal worry and normal obsessions: A comparative study. Behaviour Research and Therapy. 1994;32:867–870.

Wells A, Papageorgiou C. Worry and the incubation of intrusive images following stress. Behaviour Research and Therapy. 1995;33:579–583.

Wells A. A cognitive model of GAD. Metacognitions and pathological worry. In: Heimberg RG, Turk CL, Mennin DS (eds.). Generalized Anxiety Disorder. Advances in Research and Practice. New York: Guilford; 2004:164–186.

Wells A. A metacognitive model and therapy for generalized anxiety disorder. Clinical Psychology and Psychotherapy. 1999;6:86–95.

Wells A. Cognitive therapy of anxiety disorders. A practice manual and conceptual guide. Chichester: Wiley; 1997.

Wells AM, Garvin V, Dohm FA, Striegel-Moore RH. Telephone-based guided self-help for binge eating disorder: A feasability study. Int J Eat Disord. 1997;21:341–346.

Wells K, Golding J, Burnam M. Psychiatric disorder in a sample of the general population with and without chronic medical conditions. Am Psychiat. 1988;145:978–987.

Weltgesundheitsorganisation – WHO (ed.). Klassifikation psychischer Krankheiten. Klinisch-diagnostische Leitlinien nach Kapitel V (F) der ICD-10 (2. erweit. Aufl.; dt. Bearbeitung: Dilling H, Mombour W, Schmidt MH). Bern: Hans Huber; 1993.

Weltgesundheitsorganisation – WHO. Internationale Klassifikation psychischer Störungen (ICD-10). Kapitel V (F). 4. Aufl. Bern: Hans Huber; 2000.

Weltgesundheitsorganisation – WHO. Klassifikation psychischer Krankheiten. Klinisch-diagnostische Leitlinien nach Kapitel V (F) der ICD-10. In: Dilling H, Mombour W, Schmidt MH (Hrsg.). Bern: Hans Huber; 1993.

Weltgesundheitsorganisation – WHO. Klassifikation psychischer Krankheiten. Klinisch-diagnostische Leitlinien nach Kapitel V (F) der ICD-10.Bern: Hans Huber; 1991.

Weltgesundheitsorganisation – WHO. Ottawa Charter for Health Promotion; 1986.

Welzel-Ruhrmann C. Psychologische Diagnostik bei Hauterkrankungen. Verhaltensmodifikation und Verhaltensmedizin. 1995;16:311–335.

Wendt A, Petermann F. Messverfahren zur Erfassung des Bewältigungsverhaltens: Eine kritische Bestandsaufnahme. Zeitschrift für Klinische Psychologie, Psychopathologie und Psychotherapie. 1996;44:3–32.

Wendt W (Hrsg.). Soziale Arbeit im Wandel ihres Selbstverständnisses. Beruf und Identität. Freiburg: Lambertus; 1995.

Wendt W (ed.). Soziale Arbeit im Wandel ihres Selbstverständnisses. Beruf und Identität. Freiburg: Lambertus; 1995.

Wendt W. Case Management im Sozial- und Gesundheitswesen – Eine Einführung. Freiburg: Lambertus; 1999.

Wendt W. Case Management im Sozial- und Gesundheitswesen – Eine Einführung. Freiburg: Lambertus; 1997.

Wernado M. Selbstwertstörung und narzisstische Vulnerabilität des Suchtkranken. In: Bilitza KW (Hrsg.). Psychodynamik der Sucht. Psychoanalytische Beiträge zur Theorie (2. Aufl.). Göttingen: Vandenhoeck u. Ruprecht; 2009a:131–142.

Werner H, Dittberner H. Geriatrische Tageskliniken und Gerontologische Beratungsstellen in der Bundesrepublik Deutschland. Frankfurt a.M.: Cassell-Rieder Pharma; 1993.

Werther F, Hennicke K. Der Versuch einer Bestandsaufnahme. Psychotherapie im Dialog (Themenheft Geistige Behinderung). 2008;9:115–204.

Wessely S, Nimnuan C, Sharpe M. Functional somatic syndromes - one or many? Lancet. 1999;354:936–939.

Westen D. Cognitive-behavioral interventions in the psychoanalytic psychotherapy of borderline personality disorders. Clinical Psychology Review. 1991;11:211–230.

Westendorf W. Krankheit, Heilkunst, Heilung. In: Schipperges H. Historische Anthropologie. Bd.1.Freiburg. München: Alber; 1978.

Westhoff G. Handbuch psychosozialer Messinstrumente. Göttingen: Hogrefe; 1993.

Westmeyer H . Zur Beziehung zwischen Verhaltensdiagnose und Verhaltenstherapie. Psychol Rundsch. 1975;26:282–288.

Westmeyer H . Zur Paradigmadiskussion in der Psychologie. In: Michaelis W, Kongressber D. Dt. Ges f Psychol. 1980:115–126.

Westmeyer H. Von den Schwierigkeiten, ein Behaviorist zu sein oder: Auf der Suche nach einer behavioristischen Identität. In: Lenk H (ed.). Handlungstheorien - interdisziplinär. München: Fink; 1981.

Westmeyer H. Wissenschaftstheoretische Grundlagen der klinischen Psychologie. In: Baumann U et al. (eds.). Klinische Psychologie – Trends in Forschung und Praxis. Bern: Hans Huber; 1998:108–132.

Westmeyer H. Zu Selbstverständnis und Perspektiven der Verhaltensdiagnostik. Diagnostica. 1994;40:270–292.

Westphal C. Über Zwangsvorstellungen. Archiv für Psychiatrie und Nervenkrankheiten. 1878:8:734–750.

Wettengel R, Berdel S, Krause J, Kroegel C, Kroidl RF, Leupold W, Lindemann H, Magnusson H, Meister R, Morr H, Nolte D, Rabe K, Reinhardt D, Sauer R, Schultze-Werninghaus G, Ukena D, Worth H. Empfehlungen zur Asthmatherapie bei Kindern und Erwachsenen. Medizinische Klinik. 1998;93:639–650.

Whalen PJ, Shin LM, Somerville LH, McLean AA, Kim H. Functional neuroimaging studies of the amygdala in depression. Seminars in Clinical Neurospsychiatry. 2002;7:234–242.

White CA, Macleod U. ABC of psychological Medicine – Cancer. BMJ. 2002;325:377–380.

Whiteley JM. The Paradigms of counseling psychology. The Counseling Psychologist. 1999;27;1:14–31.

Whitlock FA (ed.). Psychopyhsiologische Aspekte bei Hauterkrankungen. Erlangen: Perimed; 1980.

Wiborg IM, Dahl AA. Does brief psychodynamic psychotherapy reduce the relapse rate of panic disorder? Archives of General Psychiatry. 1996;53:689–694.

Widiger TA, Costa PT. Personality and personality disorders. Journal of Abnormal Psychology. 1994;103:78–91.

Widiger TA, Frances A, Spitzer RL, Williams WB. The DSM-III-R personality disorders: An overview. American Journal of Psychiatry. 1988;145:786–795.

Widiger TA, Frances A. The DSM-III personality disorders. Perspectives from psychology. Archives of General Psychiatry. 1985;42:615–623.

Widiger TA, Mullins-Sweatt SN. Categorial and dimensional models of personality disorders. In: Oldham JM, Skodol AE, Bender DS (eds.). Textbook of personality disorders. Washington, DC: The American Psychiatric Publishing Inc; 2005:35–56.

Widiger TA. Personality disorder diagnosis. World Psychiatry. 2003;2:131–135.

Widiger TA. The DSM-III-R categorical personality disorders: a critique and an alternative. Psychol Inquiry. 1993;4:75–90.

Wieland W. Strukturtypen ärztlichen Handelns. In: Sass HM (Hrsg.). Medizin und Ethik. Stuttgart: Reclam; 1989:69–95.

Wiener N. Cybernetics: or Control and Communication in the Animal and the Machine. New York: John Wiley; 1948.

Wietersheim J v., Scheib P, Keller W, Osborn W, Pritsch M, Balck F, Fritsche K, Dilg R, Schmelz-Schumacher E. Die Wirksamkeit psychotherapeutischer Maßnahmen bei Morbus Crohn. Psychother Psychosom Med Psychol. 2001;1:2–9.

Wietersheim J v. Die Bedeutung belastender Lebensereignisse für die Rezidivauslösung bei Patienten mit Colitis ulcerosa und Morbus Crohn. In: Kosarz P, Traue HC (eds.). Psychosomatik chronisch-entzündlicher Darmerkrankungen. Bern: Hans Huber; 1997:112 –124.

Wietersheim J von, Schneider W, Kriebel R, Freyberger HJ, Tetzlaff M. Entwicklung und erste Evaluierungen der Achse Krankheitserleben und Behandlungsvo-raussetzungen der Operationalisierten Psychodynamischen Diagnostik (OPD). Zeitschrift für Klinische Psychologie und Psychotherapie. 2000;29:109–116.

Wilfley DE, Agras WS, Telch CF, Rossiter EM, Schneider JA, Golomb Cole A, Sifford L, Reaburn SD. Group cognitive-behavioral therapy and group interpersonal psychotherapy for the nonpurging bulimic individual: A controlled comparison. J Consult Clin Psychol. 1993;61:296–305.

Wilfley DE, Cohen LR. Psychological treatment of bulimia nervosa and binge eating disorder. Psychopharmacol Bull. 1997;33:437–454.

Wilfley DE, Pike KM, Dohm FA, Striegel-Moore RH, Fairburn CG. Bias in binge eating disorder: How representative are recruited clinical samples? J Consult Clin Psychol. 2000b;69:383–388.

Wilfley DE, Schwartz MB, Spurrell EB, Fairburn CG. Using the eating disorder examination to identify the specific psychopathology of binge-eating disorder. Int J Eat Disord. 2000a;27:259–269.

Wilfley DE, Welch RR, Stein RI, Spurrell EB, Cohen LR, Saelens BE, Dounchis JZ, Frank MA, Wiseman CV, Matt GE. A randomized comparison of group cognitive-behavioral therapy and group interpersonal psychotherapy for the treatment of overweight individuals with binge eating disorder. Arch Gen Psychiatry. 2002;59:713–721.

Wilhelm P, Perrez M. Felddiagnostik. In: Stieglitz R-D, Baumann U, Freyberger HJ (eds.). Psychodiagnostik in Klinischer Psychologie, Psychiatrie, Psychotherapie.

2., überarb. U. erw. Aufl. Stuttgart: Thieme; 2001:169–182.

Wilken B. Methoden der Kognitiven Umstrukturierung. Stuttgart: Kohlhammer; 1998.

Wilken B. Rational-Emotive Therapie: (Nur) eine Methode der Verhaltenstherapie? Verhaltensmodifikation und Verhaltensmedizin. 1994;15:295–319.

Wilkins W. Desensitization: Social and cognitive factors underlying Wolpe's procedures. Psychol Bull. 1971;76:311–317.

Will H, Grabenstedt Y, Völkl G, Banck G . Depression. Stuttgart: Kohlhammer; 1998.

Will H. Erfahrungen in der Gruppenpsychotherapie mit Sexualstraftätern. In: Jahrbuch für Gruppenanalyse. Bd.7. 2001:57–70..

Willenberg H. Ein Konzept zur stationären psychotherapeutischen Behandlung magersüchtiger Patienten. Prax Psychother Psychosom. 1989;32:147–153.

Willi J. Die Zweierbeziehung. Reinbek: Rowohlt; 1975.

Williams DT, Ford B, Fahn S. Phenomenology and Psychopathology related to psychogenic movement disorders. Adv Neurol. 1995;65:231–257.

Williams JM, Teasdale JD, Segal ZV, Soulsby J. Mindfulness-based cognitive therapy reduces overgeneral autobiographical memory in formerly depressed patients. J Abnorm Psychol. 2000;109:150–155.

Williams SL. Guided mastery treatment of agoraphobis: beyond stimulus exposure. In: Hersen M, Eisler RM, Miller PM (eds.). Progress in behaviour modification. Vol. 26.London: Sage; 1990.

Willutzki U, Neumann B, Bertelmann A. Aufdeckungsarbeit und Prozeßkompetenz der TherapeutIn: Was hilft Kindern, über den sexuellen Mißbrauch zu sprechen? In: Amann G, Wipplinger R (eds.). Sexueller Mißbrauch: Überblick zu Forschung, Beratung und Therapie. Ein Handbuch. 3. überarb. und erg. Aufl. Tübingen: DGVT; 2004.

Wilson GT, Evans I. The therapist-client relationship in behavior therapy. In: Gurman AS, Razin AM (eds.). Effective psychotherapy. A handbook of research. New York: Pergamon; 1977.

Wilson GT, Franks CM (eds.). Contemporary behavior therapy. Conceptual and empirical foundations. New York: Guilford; 1982.

Wilson GT, Nonas CA, Rosenblum GD. Assessment of binge eating in obese patients. Int J Eat Disord. 1993;1:25–33.

Wilson GT. Towards specifying the „non-specific" factors in behavior therapy. Behav Ther. 1980;9:89–98.

Wilson JP, Lindy JD. Countertransference in the Treatment of PTSD. New York: Guilford; 1994.

Wilz G, Brähler E (ed.). Tagebücher in Therapie und Forschung. Ein anwendungsorientierter Leitfaden. Göttingen: Hogrefe; 1997.

Windemuth D, Stucker M, Hoffmann K, Altmeyer P. Prävalenz psychischer Auffälligkeiten bei dermatologischen Patienten in einer Akutklinik. Hautarzt. 1999;50:338–343.

Winek J. Systemic family therapy. From theory to practice. Los Angeles/London: Sage; 2010.

Wing JK, Birley JLT, Cooper JE, Graham P, Isaacs AD. Reliability of a procedure for measuring and classifying „Present Psychiatric State". Brit J Psychiatry. 1967;113:499–515.

Winkler WT. 50 Jahre AÄGP – ein Rückblick. Psychother Med Psychol. 1977;27:74–84.

Winnicott DW . Von der Kinderheilkunde zur Psychoanalyse. München: Kindler; 1976.

Winnicott DW. Hate in the countertransference. Int J Psycho-Anal. 1949;30:69–74.

Winnicott DW. Reifungsprozesse und fördernde Umwelt. Frankfurt/M.: Fischer; 1984.

Winnicott DW. Reifungsprozesse und fördernde Umwelt. München: Kindler; 1974.

Winnicott DW. Therapeutic consultations in child psychiatry. New York: Basic Books; 1971.

Winnicott DW. Übergangsobjekte und Übergangsphänomene. Psyche. 1953;23:666–682.

Winnicott DW. Vom Spiel zur Kreativität. Stuttgart: Klett; 1979.

Winnicott DW. Vom Spiel zur Kreativität. Stuttgart: Klett-Cotta; 1971.

Winnicott DW. Vom Spiel zur Kreativität. Stuttgart: Klett-Cotta; 1987.

Winnicott DW. Transitional objects and transitional phenomena, International Journal of Psychoanalysis. 1953;34:89–97.

Winter J, Ferreira AJ. Interaction Process Analysis of Family Decision-making. In: Family Process. 1967;6:155–172.

Wipplinger R, Amann G. Sexueller Mißbrauch: Begriffe und Definitionen. In: Amann G, Wipplinger R (eds.). Sexueller Mißbrauch: Überblick zu Forschung, Beratung und Therapie. Ein Handbuch. 3. überarb. und erg. Aufl. Tübingen: DGVT; 2004.

Wirsching M, Scheib P (Hrsg.). Paar- und Familientherapie. Berlin/Heidelberg: Springer; 2002.

Wirsching M, Stierlin H. Krankheit und Familie. Stuttgart: Klett-Cotta; 1982.

Wirtz M, Böcker M. Eigenschaften und Nutzen des Rasch-Modells in der klinischen Diagnostik. Rehabilitation. 2007;46:238–245.

Wirtz M, Farin E, Bengel J, Jäckel WH, Hämerer D, Gerdes N. IRES-24 Patientenfragebogen – Entwicklung der Kurzform eines Assessmentsinstruments in der Rehabilitation mittels des Mixed-Rasch-Modells. Diagnostica. 2005;51:75–87.

Wischka B. et al. Das Behandlungsprogramm für Sexualstraftäter (BPS) im niedersächsischen Justizvollzug. In: Wischka B. et al. (eds.). Behandlung „gefährlicher Straftäter" – Grundlagen, Konzepte, Ergebnisse. Herbolzheim: Centaurus; 2001.

Wisocki PA. Behavioral approaches to gerontology. In: Hersen M, Eisler RM, Miller PM (eds.). Progress in behavior modification. Vol. 16.New York: Academic Press; 1984.

Wittchen HU, Bullinger-Naber M, Dorfmüller M, Hand I, Kasper S, Katschnig H, Linden M, Margraf J, Möller HJ, Naber D, Pöldinger W, van de Roemer A. Hexal-Ratgeber Angst: Angsterkrankungen. Freiburg: Karger; 1995.

Wittchen HU, Freyberger HJ, Stieglitz RD. Interviews. In: Stieglitz RD, Baumann U, Freyberger HJ (Hrsg.). Psychodiagnostik in Klinischer Psychologie, Psychiatrie, Psychotherapie. Stuttgart: Thieme; 2001:107–117.

Wittchen HU, Freyberger HJ, Stieglitz RD. Klassifikation. In: Stieglitz RD, Baumann U, Freyberger HJ (Hrsg.): Psychodiagnostik in Klinischer Psychologie, Psychiatrie, Psychotherapie. Thieme-Verlag, Stuttgart 2001 (S.47–63)

Wittchen HU, Gloster A, Beesdo K, Schönfeld S, Perkonigg A. Posttraumatic stress disorder: Diagnostic and epidemiological perspectives. CNS Spectrums. 2009;14:5–12.

Wittchen HU, Jacobi F. Die Versorgungssituation psychischer Störungen in Deutschland. Eine klinisch-epidemiologische Abschätzung anhand des Bundes-Gesundheitssurveys 1998. Bundesgesundheitsblatt – Gesundheitsforschung – Gesundheitsschutz. 2001;44(10):993–1000.

Wittchen HU, Jacobi F. Epidemiologische Beiträge zur Klinischen Psychologie. In: Wittchen HU, Hoyer J (Hrsg.). Lehrbuch Klinische Psychologie. Berlin: Springer; 2010:53–86.

Wittchen HU, Jacobi F. Size and Burden of Mental Disorders in Europe – A critical review and appraisal of 27 studies. European Neuropsychopharmacology. 2005;15:357–376.

Wittchen HU, Jönsson B, Olesen J. Editorial: Towards a better understanding of the size and burden and cost of brain disorders in Europe. European Neuropsychopharmacology. 2005;15(4):355–356.

Wittchen HU, Müller N, Pfister H, Winter S, Schmidtkunz B. Affektive, somatoforme und Angststörungen in Deutschland – Erste Ergebnisse des Bundesweiten Zusatzsurveys "Psychische Störungen". Gesundheitswesen. 1999;61:216–222.

Wittchen HU, Pfister H. DIA-X-Interviews: Manual für Screeningverfahren und Interview; Interviewheft Längsschnittuntersuchung (DIA-X-Lifetime); Ergänzungsheft (DIA-X-Lifetime); Inter¬view¬heft Querschnittuntersuchung (DIA-X-12 Monate), Ergänzungsheft (DIA-X-12 Monate); PC-Programm zur Durchführung des Interviews; Auswertungsprogramm. Frankfurt am Main: Swets u. Zeitlinger; 1997.

Wittchen HU, Semler G. Composite International Diagnostik Interview (CIDI). Interview und Manual. Weinheim: Beltz Test; 1991.

Wittchen HU, Unland H. Neue Ansätze zur Symptomerfassung und Diagnosestellung nach ICD-10 und DSM-III-R: Strukturierte und standardisierte Interviews. Zeitschrift für Klinische Psychologie. 1991;20:321–342.

Wittchen HU, Weigel A, Pfister H. DIA-CDE. Computergestütztes klinisches differential-diagnostisches Expertensystem. Frankfurt/M: Swets-Zeitlinger; 1997.

Wittchen HU, Zaudig M, Fydrich T. Strukturiertes Klinisches Interview für DSM-IV Achse I und II (SKID-I und SKID-II). Göttingen: Hogrefe; 1997.

Wittchen HU, Zaudig M, Schramm E, Spengler P, Mombour W, Klug J, Horn R.

Strukturiertes Klinisches Interview für DSM-III-R (SKID). Weinheim: Beltz-Test; 1990.

Wittchen HU. Epidemiology of panic attacks and panic disorders. In: Hand I, Wittchen HU (eds.). Panic and phobias. I. Berlin: Springer; 1986.

Wittchen HU. ICD-10 und die Verhaltenstherapie? Verhaltenstherapie 1 (1991) 99–109

Wittchen HU. The natural course and outcome of anxiety disorders. What case remit without treatment? In: Hand I, Wittchen HU (eds.). Treatment of panic and phobias. Heidelberg/Berlin: Springer; 1986.

Wittchen HU. Therapiebezogene Diagnostik. In: Jäger RS, Petermann F (Hrsg.). Psychologische Diagnostik. Weinheim: Beltz PVU; 1999:232–245.

Witte EH. Lehrbuch Sozialpsychologie. 2.Aufl. Weinheim: PVU; 1994.

Witte EH. Theorien zur sozialen Macht. In: Frey D, Irle M (eds.). Theorien der Sozialpsychologie. Bd.1: Kognitive Theorien. 2. überarb. Aufl. Bern: Hans Huber; 2002:217–246.

Wittkowski J. Zum aktuellen Status von Formdeuteverfahren. Diagnostica. 1996;42:191–219.

Wittmann WW, Matt GE. Meta-Analyse als Integration von Forschungsarbeiten am Beispiel deutschsprachiger Arbeiten zur Effektivität von Psychotherapie. Psychologische Rundschau. 1986;37:20–40.

Wittmann WW, Nübling R, Schmidt J. Evaluationsforschung und Programmevaluation im Gesundheitswesen. Zeitschrift für Evaluation. 2002;1:39–60.

Wittmann WW. Evaluationsforschung. Aufgaben, Probleme und Anwendungen. Berlin: Springer-Verlag; 1985.

Wittmann WW. Meta-Analysis of German psychotherapy outcome studies: The importance of research-quality. In Huber W (ed.). Progress in psychotherapy research. Louvain-la-Neuve: Presses Universitaires de Louvain; 1987: 770–787.

Wöhrl HG. Berufsgruppen in der Rehabilitation: Funktionen und Kooperationsmodelle. In: Koch U, Lucius-Hoene G, Stegie R (eds.). Handbuch der Rehabilitationspsychologie: Heidelberg: Springer; 1988:212–249.

Wolberg AR. The Borderline Patient. New York: Intercontinental Medical Book Corporation; 1973.

Wolf P, Guelich E, Schöndienst M. Experiental Auras. In: Lüders H, Noachtar S (eds.). Epileptic Seizures – Pathophysiology and Clinical semiology. Churchill Livingstone. 2000:336–348.

Wolfe DA. Child abuse: Implications for child development and psychopathology. Newbury Park: Sage; 1987.

Wolfe VV, Gentile C, Wolfe DA. The impact of sexual abuse on children: A PTSD formulation. Behavior Therapy. 1989;20:215–228.

Wolff CT, Friedman SB, Hofer MA, Mason JW. Relationship between psychological defenses and mean urinary 17-hydroxycorticosteroid excretion rates: I. A predictive study of parents of fatally ill children. Psychosomatic Medicine. 1994;26:576–591.

Wolff RP, Wolff LS. Assessment and treatment of obsessive-compulsive disorder in childhood. Behavior Modification. 1991;15:372–393.

Wolfslast G. Psychotherapie in den Grenzen des Rechts. Stuttgart: Enke; 1985.

Wöller W, Kruse J. Deutende Interventionstechniken bei Patienten mit schweren Persönlichkeitsstörungen. Psychotherapeut. 2001;46:326–331.

Wöller W, Kruse J. Tiefenpsychologisch fundierte Psychotherapie (3. Aufl.). Stuttgart: Schattauer; 2010.

Wöller W, Kruse J.eds. Tiefenpsychologisch fundierte Psychotherapie. Basisbuch und Praxisleitfaden. Stuttgart: Schattauer; 2001.

Wöller W. Trauma und Persönlichkeitsstörung. Psychodynamisch-integrative Therapie. Stuttgart: Schattauer; 2006.

Wolpe JD, Lazarus AA. Behavior therapy techniques. A guide to the treatment of neuroses. Oxford: Pergamon; 1966.

Wolpe JD. Experimental neuroses as learned behavior. Brit J Psychol. 1952;43:243–261.

Wolpe JD. Individualization: The categorical imperative of behavior therapy practice. J Behav Ther eper Psychiat. 1986;17:45–153.

Wolpe JD. Praxis der Verhaltenstherapie. Bern: Hans Huber; 1974.

Wolpe JD. Psychotherapy by reciprocal inhibition. Palo Alto, CA: Stanford University Press; 1958.

Wolpe JD. The practice of behavior therapy. New York: Pergamon; 1969.

Wong SE, Slama KM, Liberman RP. Behavioral analysis and therapy for aggressive psychiatric and developmentally disabled patients. In: Roth LH (ed.). Clinical treatment of the violent person. New York: Guilford; 1987:20–53.

Woods DW, Wetterneck CT, Flessner CA. A controlled evaluation of acceptance and commitment therapy plus habit reversal for trichotillomania. Behaviour Research and Therapy. 2006;44:639–656.

Woolfe R, Dryden W (eds.). Handbook of Counselling Psychology. London: Sage; 1996.

World Health Organisation – WHO. 10th Revision of the International Classification of Diseases. Chapter V (F). Geneva; 1993.

World Health Organisation – WHO. The ICD-10 classification of mental and behavioural disorders. Diagnostic criteria for research. Geneva: World Health Organization; 1993.

World Health Organisation – WHO. The ICD-10 classification of mental and behavioural disorders. Clinical descriptions and diagnostic guidelines. Geneva: World Health Organization; 1992.

World Health Organization – WHO. Global strategy for Health for all by the year 2000. Geneva; 1981.

World Health Organization – WHO. Global Burden of Disease Estimates; 2002 (www.who.int/healthinfo/global_burden_disease/en/index.html).

World Health Organization – WHO. Tenth revision of the international classification of diseases. Chapter V (F): Mental and behavioral disorders. Clinical descriptions and diagnostic guidelines. Geneva: World Health Organization; 1993.

Worringen U, Zwingmann C (eds.). Rehabilitation weiblich – männlich. Geschlechtsspezifische Rehabilitationsforschung. Weinheim: Juventa; 2001.

Wössner, G. Behandlung, Behandelbarkeit und Typisierung von Sexualstraftätern. Ergebnisse einer bundesweiten Expertenbefragung. Arbeitsberichte 2/2002 aus dem Max-Plank-Institut für ausländisches und internationales Strafrecht. Freiburg im Breisgau. 2000:51.

Wottawa H, Hossiep R. Anwendungsfelder psychologischer Diagnostik. Göttingen: Hogrefe; 1997.

Wottawa H. Grundriss der Testtheorie. Weinheim: Juventa; 1980.

Wright CI, Martis B, Shin LM, Fischer H, Rauch SL. Enhanced amygdala responses to emotional versus neutral schematic facial expressions. Neuroreport. 2002;13:785–790.

Wulf M. Über einen interessanten oralen Symptomenkomplex und seine Beziehung zur Sucht. Int Z Psychoanal. 1932;18:281–302

Wulsin LR, Singal BM. Do depressive symptoms increas the risk for the onset of coronary disease? A systematic quantitative eview. Psychosomatic Medicine: 2003; 65:201–210.

Wurmser L. Die innere Grenze. Das Schamgefühl - ein Beitrag zur Überich-Analyse. Jahrbuch der Psychoanalyse. 1986;18:16–41.

Wurmser L. Die verborgene Dimension. Psychodynamik des Drogenzwangs. Göttingen: Vandenhoeck & Ruprecht; 1997.

Wurmser L. Ich- und Über-Ich-Spaltung bei Suchtkranken. Psychotherapie im Dialog. 2003;2;4:178–183.

Wurmser L. The mask of shame. New York, John Hopkins University Press; 1981 [deutsch: Die Maske der Scham. Die Psychoanalyse von Schamaffekten und Schamkonflikten. Heidelberg/Berlin: Springer; 1990].

Wyatt GE, Newcomb MD, Riederle MH. Sexual abuse and consensual sex. Womens developmental patterns and outcomes. Newbury Park: Sage; 1993.

Wygotski LS. Denken und Sprechen. Frankfurt/M.: Fischer; 1974.

Wykes T, Brammer M, Mellers J, Bray P, Reeder C, Williams C, Corner J. Effects on the brain of a psychological treatment: cognitive remediation therapy: functional magnetic resonance imaging in schizophrenia. British Journal of Psychiatry. 2002;181:144–152.

Wykes T, Huddy V. Cognitive remediation for schizophrenia: it is even more complicated. Curr Op Psychiat. 2009;22:161–167.

Wynne LC. Some indications and contraindications for exploratory family therapy. In: Boszormenyi-Nagy I, Framo JL (eds.). Intensive Family Therapy. New York: Hoeber, 1965.

Wynne LC. Zum Stand der Forschung in der Familientherapie: Probleme und Trends. System Familie. 1988;1:4–22.

Yalisove DL (ed.). Essential Papers on Addiction. New York: New York University Press; 1997.

Yalom ID. Der Panamahut oder Was einen guten Therapeuten ausmacht. München: Goldmann; 2002.

Yalom ID. Existential psychotherapy. New York: Basic Books; 1980.

Yalom ID. Existentielle Psychotherapie. Köln: edition humanistische psychologie; 1999.

Yalom ID. Theorie und Praxis der Gruppenpsychotherapie. 4. völlig überarb. u. erw. Aufl. München: Pfeiffer; 1996.

Yanovski SZ, Gormally JF, Leser MS, Gwirtsman HE, Yanovski JA. Binge eating disorder affects outcome of comprehensive very low calorie diet treatment. Obesity Res. 1994;2:205–212.

Yanovski SZ, Leet M, Yanovski JA et al. Food selection and intake of obese women with binge eating disorder. Am J Clin Nutr. 1992;56:975–980.

Yanovski SZ, Nelson JE, Dubbert BK, Spitzer RL. Association of binge eating disorder and psychiatric comorbidity in obese subjects. Am J Psychiatry. 1993;150:1472–1479.

Yanovski SZ. The chicken or the egg: Binge eating disorder and dietary restraint. Appetite. 1995;24:258.

Yaryura-Tobias Ja, Neziroglu FA. Obsessive-compulsive disorder spectrum. New York: Plenum; 1997

Yates A, Leehey K, Shisslak CM. Running- an analogue of anorexia nervosa. New England Journal of Medicine. 1983;308:251–255.

Yates AJ. Theory and practice in behavior therapy. New York: J. Wiley; 1975.

Yilmaz AT, Weiss MG. Cultural Formulation: Clinical Case Study. In: Yilmaz AT, Weiss MG, Riecher-Rössler A (Hrsg.). Cultural Psychiatry: Euro-International Perspectives. Basel: Karger; 2001:126–140.

Yilmaz AT. Cultural Formulation Clinical Case Study. In: Yilmaz AT, Weiss MG, Riecher-Rössler A (eds.). Cultural Psychiatry: Euro-International Perspectives. Bibl Psychiatr. Basel: Karger; 2001;169:1–10.

Yorke J, Fleming SL, Shuldham C. Psychological Interventions for adults with asthma: A systematic review. Respiratory Medicine. 2007;101:1–14.

Yost EB, Beutler LE, Corbishley MA, Allender JR. Group cognitive therapy: a treatment approach for depressed older adults. Oxford: Pergamon; 1986.

Young J. Schema Therapy: A practitioner's guide. New York: Guilford Press; 2006 [deutsch: Schematherapie. Ein praxisorientiertes Handbuch. Paderborn: Junfermann; 2008].

Young JE, Klosko JS, Weishaar M. Schematherapie. Ein praxisorientiertes Handbuch. Paderborn: Junfermann; 2008

Young JE, Klosko JS, Weishaar ME. Schematherapie. Ein praxisorientiertes Handbuch. Paderborn: Junfermann; 2005.

Young JE. Cognitive therapy for personality disorders: a schema-focused approach. Saratosa, Florida: Professional Resource Exchange; 1990.

Yugué I, Shiba K, Ueta T, Iwamoto Y. A new clinical evaluation for hysterical paralysis. Spine; 2004;29:1910–1913.

Zabora J, Brintzenhofe-Szoc K, Curbow B, Hooker C, Piantadosi S. The prevalence of psychological distress by cancer site. Psychooncology. 2001;10:19–28.

Zabora J, Brintzenhofe-Szoc K, Jacobsen P, Curbow B, Piantadosi S, Hooker C, Owens A, Derogatis L. A new psychosocial screening instrument for use with cancer patients. Psychosomatics. 2001;42(3):241–246.

Zajonc RB. On the primacy of affect. American Psychologist. 1984;39:117–129.

Zaudig M, Mittelhammer J, Hiller W. SIDAM: Strukturiertes Interview für die Diagnose der Demenz vom Alzheimer-Typ, der Multiinfarkt-Demenz und Demenzen anderer Ätiologie. Bern: Hans Huber; 1995.

Zaudig M, Wittchen H-U, Saß H. DSM-IV und ICD-10 Fallbuch. Göttingen: Hogrefe; 2000.

Zauner J. Analytische Therapie und soziales Lernen in Klinik und Heim. Prax Kinderpsychol Kinderpsychiat. 1972;20:166–171.

Zauner J. Gruppenpsychotherapie mit Jugendlichen. In: Preuss HG. Analytische Gruppenpsychotherapie. Grundlagen und Praxis. München: VS;1986:111.

Zaworka W, Hand I, Jauernig G, Lünenschloß K. Hamburger Zwangsinventar (HZI). Weinheim: Beltz Test; 1983.

Zeeck A, Herzog T, Kuhn K, Hartmann A, Scheidt C, Wirsching M. Teilstationäre Psychotherapie - Settingsbesonderheiten und Indikationsstellung am Beispiel der Freiburger Tagesklinik. Psychother Psych Med. 2002;52:492–499.

Zemlin U. Indikationskriterien für ambulante und/oder stationäre Therapie. In: Fachverband Sucht (ed.). Ambulante und stationäre Suchttherapie. Geesthacht: Neuland; 1993:48–73

Zenz H, Bischoff C, Hrabal V. Patiententheoriefragebogen (PATEF). Göttingen: Hogrefe; 1996.

Zepf S, Mengele U, Hartmann S. Zum Stand der ambulanten psychotherapeutischen Versorgung der Erwachsenen in der Bundesrepublik Deutschland. Psychother Psych Med. 2003;53:152–162.

Zepf S, Mengele U, Marx A. Zur ambulanten psychotherapeutischen Versorgungslage in der Bundesrepublik Deutschland. Gießen: Psychosozial-Verlag; 2001.

Zerssen D v, Pfister H, Koeller DM. The Munich Personality Test (MPT) – A short questionnaire for self-rating and relative's rating of personality traits: formal properties and clinical potential. European Archives of Psychiatry and Neurological Sciences. 1988;238:73–93.

Zerssen D v. Die Befindlichkeits-Skala (Bf-S). Weinheim: Beltz Test; 1976a.

Zerssen D v. Die Beschwerden-Liste (B-L). Weinheim: Beltz Test; 1976b.

Zerssen D v. Die Depressivitäts-Skala (D-S). Weinheim: Beltz Test; 1976c.

Zerssen D v. Die Paranoid-Depressivitäts-Skala (PD-S). Weinheim: Beltz Test; 1976d.

Zerssen D v. Münchner Persönlichkeits-Test (MPT). In: Brähler E, Schumacher J, Strauß B (eds.). Diagnostische Verfahren in der Psychotherapie. Diagnostik für Klinik und Praxis, Bd.1.Göttingen: Hogrefe; 2002:253–256.

Zettle RD, Hayes SC. Conceptual and empirical status of rational-emotive therapy. In: Hersen M, Eisler RM, Miller PM (eds.). Progress in behavior modification. Vol. 9. New York: Academic Press; 1980.

Zeul M. Rückreise in die Vergangenheit. Zur Psychoanalyse spanischer Arbeitsmigrantinnen. Opladen: Westdeutscher Verlag; 1995.

Zeul M. Überlegungen zur Supervision in der analytischen Ausbildung. Psyche. 1988;42:406–415.

Zhang LX, Xing GY, Levine S, Post RM, Smith MA. Maternal deprivation induces neuronal death. Soc Neurosci Abstr. 1997;23:1113.

Zielke M. Diagnostik in der Psychotherapie. Stuttgart: Kohlhammer; 1982a.

Zielke M, Kopf-Mehnert C. Der VEV-R-2001: Entwicklung und testtheoretische Reanalyse der revidierten Form des Veränderungsfragebogens des Erlebens und Verhaltens (VEV). Praxis Klinische Verhaltensmedizin und Rehabilitation. 2001;53:7–19.

Zielke M, Kopf-Mehnert C. Veränderungsfragebogen des Erlebens und Verhaltens (VEV). Weinheim: Beltz Test; 1978.

Zielke M, Sturm J. Chronisches Krankheitsverhalten: Entwicklung eines neuen Krankheitsparadigmas. In: Zielke M, Sturm J (eds.). Handbuch stationäre Verhaltenstherapie. Weinheim: Beltz; 1994:42–60.

Zielke M. Basisdokumentation in der stationären Psychosomatik. Praxis der Klinischen Verhaltensmedizin und Rehabilitation. 1993;6:218–226.

Zielke M. Basisdokumentation in der stationären Psychosomatik. Prävention und Rehabilitation. 1995;7:61–67.

Zielke M. Basisdokumentation in der stationären Psychosomatik. Praxis der Klinischen Verhaltensmedizin und Rehabilitation. 1993;6:218–226.

Zielke M. Die Entwicklung eines Basisdokumentationssystems für die stationäre Verhaltensmedizin. In: Zielke M, Sturm J (eds.). Handbuch der stationären Verhaltenstherapie, Bd.1 (Grundlagen). Berlin, Heidelberg: Springer; 1993.

Zielke M. Die Kieler Änderungssensitive Symptomliste (KASSL). Weinheim: Beltz-Test; 1979.

Zielke M. Kosten-Nutzen-Aspekte in der psychosomatischen Rehabilitation. Psychotherapie, Psychosomatik, Medizinische Psychologie.1999;49:361–367.

Zielke M. Probleme und Ergebnisse der Veränderungsmessung. In: Zielke M (ed.). Diagnostik in der Psychotherapie. Stuttgart: Kohlhammer; 1982 b:41–59.

Zimbardo PG. Psychologie. 6. neu bearb. u. erw. Aufl. Heidelberg: Springer; 1995.

Zimmer D. Die therapeutische Beziehung. Konzepte, empirische Befunde und Prinzipien ihrer Gestaltung. Weinheim: Edition Psychologie; 1980.

Zimmer D. Sexualität und Partnerschaft. Grundlagen und Praxis psychologischer Behandlung. München: Urban & Schwarzenberg; 1985.

Zimmer D. Sozialpsychologische Modelle zur Analyse und Gestaltung der therapeutischen Beziehung. In: Zimmer D (ed.). Die therapeutische Beziehung. Weinheim: Edition Psychologie; 1983:29–47.

Zimmer D. Supervision in der Verhaltenstherapie. In: Margraf J (ed.). Lehrbuch der Verhaltenstherapie. Bd.1: Grundlagen, Diagnostik, Verfahren, Rahmenbedingungen. 2.Aufl. Berlin: Springer; 2000:698–700.

Zimmer FT, Brömer A, Heimann H. Verhaltenstherapie bei Patienten mit chronischen Depressionen. In: Helmchen H, Hippius H (eds.). Psychiatrie für die Praxis. MMW-Taschenbuch. 1992:129–136.

Zimmer FT, Heimann H. Forschungsstand und Strategien kognitiver Verhaltenstherapie bei chronischen und therapieresistenten Depressionen. In: Lenz G, Fischer P (eds.). Stuttgart: Thieme; 1995.

Zimmer FT. Der Tübinger Anhedonie-Fragebogen (TAF). In: Hank G, Hahlweg K, Klann N. Diagnostische Verfahren für Berater. Weinheim: Beltz-Test; 1990b.

Zimmer FT. Kognitive Verhaltenstherapie bei Depressionen. In: Schneider F, Bartels M, Foerster K, Gaertner H-J (eds.). Perspektiven der Psychiatrie. Forschung – Diagnostik – Therapie. Stuttgart: Fischer; 1991:143–152.

Zimmer FT. Kontrolle verdeckter Prozesse: Aufbau eines positiven Selbstkonzepts. In: Linden M, Hautzinger M (eds.). Verhaltenstherapie. Heidelberg: Springer; 1993.

Zimmer FT. Konzepte und Aspekte der Chronifizierung von Depressionen. In: Mundt C, Fiedler P, Lang H, Kraus A (eds.). Depressionskonzepte heute. Heidelberg: Springer; 1991.

Zimmer FT. Psychotherapie der Anhedonie. In: Heimann H. Anhedonie – Verlust der Lebensfreude – Ein zentrales Phänomen psychischer Störungen. Stuttgart: Fischer; 1990a:111–130.

Zimmer FT. Verhaltenstherapeutische Strategien bei Depressionen – unter dem Gesichtspunkt der Zeit. In: Hartwich P (ed.). Affektive Erkrankungen und Lebensalter. Sternenfels: Verlag Wissenschaft und Praxis; 1999.

Zimmer FT. Verhaltenstherapie und Antidepressiva bei der Behandlung von Depressionen. In: Hand I, Wittchen HU (eds.). Verhaltenstherapie in der Medizin. 1989:62–81.

Zimmerman M, Coryell W. Diagnosing personality disorders in the community. A comparison of self-report and interview measures. Archives of General Psychiatry. 1990;47:527–531.

Zimmerman M, Coryell W. DSM-III personality disorder diagnosis in a nonpatient sample. Archives of General Psychiatry. 1989;46:682–689.

Zimmermann M. Diagnosing personality disorders. A review of issues and research methods. Archives of General Psychiatry. 1994; 51:225–245.

Zimmermann P. Bindung, Emotionsregulation und internale Arbeitsmodelle. Die Rolle von Bindungserfahrungen im Risiko-Schutz-Modell. Frühförderung Interdisziplinär. 2000;19:119–129.

Zipfel S, Schneider A, Wild B, Lowe B, Junger J, Haass M, Sack FU, Bergmann G, Herzog W. Effect of depressive symptoms on survival after heart transplantation. Psychosom Med. 2002;64;5:740–747.

Zohar J, Kindler S. Seronotergic probes in obsessive compulsive disorders. International Clinical Psychopharmacology. 1992;7:39–40.

Zubin J, Spring B. Vulnerability – a new view of schizophrenia. J Abn Psychol. 1997;86:103–126.

Zulassungsverordnung für Vertragsärzte Stand 15.4.2002, BGBl.2001, 2702.

Zulliger H. Der Zulliger-Tafeln-Test (Tafeln-Z-Test) (4. Aufl.). Bern: Hans Huber; 1997.

Zung WWK. DSI. Depression Status Inventory. In Guy W (ed.). ECDEU assessment manual for psychopharmacology. Rockville: National Institute of Mental Health; 1976 b.

Zurek A. Gemeindepsychologie. In: Hörmann G, Körner W (eds.). Klinische Psychologie. Ein kritisches Handbuch. Reinbek: Rowohlt; 1991.

Zwiebel R. Das Konzept der projektiven Identifizierung. Bericht über die Tagung „Projektion, identifizierung und projektive Identifzierung" vom 27.-29. 5.1984 in Jerusalem. Psyche. 1985;38:456–468.

Zwiebel R. Einige Bemerkungen über die Rolle der projektiven Identifizierung in der analytischen Beziehung. In: Kutter P et al. (eds.). Die psychoanalytische Haltung. München: Verlag Internationale Psychoanalyse; 1988:259–277.

Zwiebel R. Von der Angst, Psychoanalytiker zu sein – Das Durcharbeiten der phobischen Position. Stuttgart: Klett-Cotta; 2007.

Sachverzeichnis

A

ABC-Theorie 234 f
Abhängigkeitserkrankung
- Komorbidität 480
- Psychotherapie 480 f
- Verhaltenstherapie 481 f

Abhängigkeitskonflikt, neurotischer 478
Abias 641
Ablehnungstraining 482
Ablenkungstechnik 538
Ablösungskonflikt 547
Abrechnung 692, 701, 703
Abrechnungsstelle, privatärztliche 706
Abstinenz, subjekthafte 167 f
Abstinenzfähigkeit 485
Abstinenzgebot, Verletzung 705
Abstoßungsreaktion 589, 593, 595 f
Abwehrarrangement 711
Abwehrmechanismus 181 f
Acetylcholin 557
Achtung 711 f
ACTH 58
Action Factor 143
Adherence Therapie, Schizophrenie 499
ADHS 632
Adipositas 427, 429
Adoleszenz, schizophrene Störung 632
Affektabwehr
- Klärung 367
- künstliche 477

Affektdifferenzierung 477
Affektintoleranz 477
Affektive Erkrankung 372
- anhaltende 372
- Auffälligkeit, strukturelle, Areale 60

Affektivität, negative 386, 566, 569
Affektregression 477
Affektregulation 102, 673
- aggressive 476
- Binge-Eating-Störung 427 f
- Bulimia nervosa 421, 423 f
- kompetente 462
- Traumafolgestörung 401

Affektstörung, Suchtkranker 477
Affilation 288
Age of Depression 20
Aggression 84, 87, 382
- defensive 322
- gehemmte 535
- ödipale 184

Aggressivität, gehemmte 382
Agieren 168
- defensives 177

- szenisches 488

Agoraphobie 327 ff
- Anamnese 331 f
- Behandlung
  - kognitiv-behaviorale 329
  - psychodynamische 330 f
- Bezugsperson 332
- Handlungsorientierung 37 f
- Konfrontationsverfahren 330, 332
- Ressourcen 38
- Störungskonzeption, kognitiv-behaviorale 328
- Störungsmodell, psychodynamisches 329
- Testdiagnostik 345
- Therapieeffektivität 346 f
- Verhaltensexperiment 330

Ähnlichkeit 72 f, 76
Ähnlichkeitsassoziation 72
AIDS-Prävention 240
Akkomodation 29
- Definition 90

Akne
- excoriée 539
- vulgaris 535 f

Aktivierung
- emotionale 53
- prozessuale 35

Aktivitätstraining, Dermatose 537
Aktualisierungstendenz 263
Akutklinik, geriatrisch-internistische 649
Akzeptanz 21, 106
Alexithymie 477, 513
Alkohol 473 ff
Alkoholabhängigkeit 478
- Essstörung 483 f
- Verhaltenstherapie 65

Alkoholismus, funktionale Analyse 204
Alkoholmissbrauch 473 ff
Allegiance 138
Allergie 535
Allianz, therapeutische 144
- Definition 141

Alltagstest, Transsexualität 664
Alogie 491
Alopezie 536
- Alopecia areata 536

Alter 648 ff
- Akutklinik 649
- Aktualkonflikt 650
- Behandlung, ambulante psychoanalytische 656
- Behandlungstechniken 653
- Breitbanddiagnostik 649
- Diagnostik, psychodynamische 649 ff
- Frustrationstoleranz 652
- funktionelle Störungen 649

- Konflikt, persisitierender neurotischer 649
- präadoleszentes, Setting 630
- psychosomatische Störung 651
- Rational Emotive Therapie 651
- Realitätsorientierungstraining 654
- somatopsychische Störung 651
- Spirale, depressiogene 651
- Stimuluskontrolle 652
- Traumareaktivierung 650
- Verhaltensgerontologie 652
- Verhaltenstherapie 651 f

Alter-Ego-Beziehung 107
Alter-Ego-Übertragung 160
Alternsprozess
- Aktualkonflikt 650
- körperlicher 649
- psychosomatische Störung 651
- Somatisierung, akute funktionelle 650
- somatopsychische Störung 651
- Traumareaktivierung 650
- Verhaltenstherapie 651 ff

Altersbild, defizitäres 652
Alterspsychotherapie, Demenz 655
Altersspezifisch beginnende Störung 632
Altruismus 381
Ambiguitätstoleranz 364 f
Ambivalenz 381 f
Ambulatory Assessment 305
Amenorrhö 407 f, 414
AMI s. Myokardinfarkt, akuter
Amnesie, dissoziative 467
Amygdala, Hyperresponsivität 63
Amygdala-Hippokampus-Komplex 62
Analerotik 451
Analogstudie 138
Analyse, funktionale 203 f
Analytiker
- Handhabung als Wirkfaktor 187
- Idealisierung 159
- Konflikt, eigener innerer 174
- Subjektivität 173
- Übertragung 172
- Verhalten 172
- Widerstand 182 ff

Analytiker-Analysand-Beziehung 157 f
Anamnese
- biografische 283 ff
- psychosomatische 286 f

Änderungsmotivation, Aufbau 207
Anerkennung, bedingungsfreie 266
- Abweichung 267, 269

Anfall, dissoziativer 577 f
Angehörigenarbeit 498
Angst
- Allergie 535
- Asthma bronchiale 560
- Aufrechterhaltung 201
- Bindungsverhalten 325
- Entstehung 201
- episodisch paroxysmale 332
- körpernahe 333
- manifeste 333
- Missbrauch, sexueller 671
- neurobiologische Grundlagen 322 f
- neurotische 324
- pathologische 323
- phobische 324 f
- Störungskonzeption 323 f
- Vermeidungsstrategie 323 f

Angstattacke 55
Angstauslösung 322 f
Angstbewältigung 221 f
Angstneigung 306, 345
Angstreduktionsmodell 349, 357
Angststörung 502
- Auffälligkeit, funktionelle 62 f
- Behandlung, psychodynamische 344 f
- Defizitmodell 326
- Desensibilisierungstherapie 64
- Fragebogen 345
- generalisierte 341 ff
  - Behandlung, kognitiv-behaviorale 343 f
  - Störungsmodell
    - kognitiv-behaviorales 341 ff
    - psychodynamisches 343
  - Therapieeffektivität 346
- Krebserkrankung 599
- Psychotherapie
  - Effektivität 133
  - tiefenpsychologisch fundierte 197
- Störungskonzeption, psychodynamische 324 ff
- Therapieeffektivität 346 f

Angst-Vermeidungsmodell, Rückenschmerzen 582
Anhedonie 388, 392
Annäherungssystem 322
Anorexia nervosa 406 ff, 632
- Bedingungsmodell, hypothetisches 411
- Diagnose 408 f

- Diagnostik
  - tiefenpsychologische 407
  - verhaltenstherapeutische 407
- Funktionen 411
- Konzepte, ätiologische 410f
- Prognose 411
- Psychotherapie, multimodale stationäre 412ff
- Therapie 412
- Zielgewicht 412f

Anpassungsstörung 345, 400
- ängstlich-depressive 595
- depressive 372
- Herzerkrankung 571
- Herzkrankheit, koronare 567f
- Krebserkrankung 599
- Reaktion 399f

Anreizmotivation 56
Anstalt, sozialtherapeutische 679
Antidepressiva 383, 682
- Anpassungsstörung 572
- Bulimia nervosa 424
- Notfall 613
- Post-Stroke-Depression 579
- Zwangsstörung 357

Anti-Diät-Konzept 430
Antiepileptika 579
Antriebsarmut 491f
Antriebslosigkeit 370
Anxyolytikum 338
Apathie 491
Approbation 700f
Äquilibration 90
Äquivalenzparadoxon 142f
Arbeit
- analytische 164
- aufsuchende 623
- beziehungsorientierte 192
- therapeutische, Kinder- und Jugendlichen-Psychiatrie 624

Arbeitgeber 698
Arbeitsbeziehung 110
Arbeitsbündnis 105, 110
Arbeitslosigkeit 697
Arbeitsplatzwechsel 697
Arbeitssituation 697
Arbeitsunfähigkeit 696
Artefakt 130
- kutanes 531, 539
- Notsignal, kutanes 540
- als Tranquilizer 540

Artefaktpatient, Biografie 539
Arztregister 701
Assimilation 29
- Definition 90

Assoziation, freie 193
Asthma bronchiale 554ff
- Auslöser, psychogene 559f
- Behandlung, medikamentöse 558
- Compliance 560
- Diagnostik 557f
  - psychologische 559
- Entzündungsprozess 556f
- exogen-allergisches 556
- intrinsisches 556
- Klassifikation 556
- Konditionierung 559

- Krankheitsmanagement 560
- Lebensqualität, Fragebogen 559
- Modell, verhaltensmedizinisches 555
- Mortalität 555
- Provokationstest 557
- Substanzen, auslösende 555
- Trias, bronchiale 554

Asthma-Anamnese-Bogen 559
Asthmaschulung 561
Asthmaschweregrad 556
Asthma-Symptom-Liste 559
Atemtherapie 558
Atemwegsinfektion 25, 555f
Atemwiderstand 557, 561
Attachment 122f
Attraktor 40f
- intentionaler 41
- motivationaler 41
- neuronaler 40

Attribution, Definition 76
Attributionstheorie 76, 79
Attunement 386
Aufklärung 703
Aufklärungsgespräch 704
Aufmerksamkeit 74
- bewusste 73
- gleichschwebende 193

Aufmerksamkeitsausrichtung 328
Aufmerksamkeitsfokus 334
Aufmerksamkeitsfokussierung 537, 613
Aufmerksamkeitslenkung 510
Aufsuchende Arbeit 623
Auftrag, therapeutischer 4
Ausbildung
- Psychotherapeut, psychologischer 8
- therapeutische, Ethik 713

Auslösesituation 284
Autismus, frühkindlicher 632
Autogenes Training 534
Autonomie, funktionelle 144
Autonomie-Abhängigkeits-Konflikt 595

B

Bachelor 701
Barbiturate 322
Basalganglien 61, 353
Basisdokumentation 146
Basisdokumentationssystem 147
Bbias 642
Beatmungsgerät, Abtrainieren 595
Bedingungsmodell, hypothetisches 215
Bedürfnis 75
Bedürfnisbefriedigung 75
Bedürfnishierarchie 75
Bedürfnisspannung 40
Beeinflussung, soziale 82f
Befindlichkeitstagebuch, SOMS 300

Begutachtung 664
Behandlungsbedarf, Kriterien 21
Behandlungsdauer 135
Behandlungsfehler, grober 705
Behandlungsmodell, gesprächspsychotherapeutisches 265ff
Behandlungsparameter 712
Behandlungsprävalenz 18
Behandlungsqualität 127
Behandlungsvertrag 703
Behavioral Research 126
Behinderung 6, 521
- geistige 240, 637ff
- körperliche 287

Beitragssatzstabilität 694
Bekanntheitsgedächtnis 72
Belastung 92ff
- Ressource 96
- schwere 399f

Belastungsreaktion, akute 400
Beobachtungslernen 91
Beratung, professionelle psychologische 4
Beratungsfehler 705
Berufsausübung, Formen 702
Berufsausübungsgemeinschaft 702
Berufsbezeichnung 700
Berufsordnung 701
Berufspraxis 669ff
Berufspflichten 701
Berufsrecht 700f
Besessenheit, dissoziative 467
Bewahrenkönnen 176
Bewältigung 92ff
Bewältigungsforschung, Verfahren, psychodiagnostische 317
Bewältigungsverfahren 217ff
Bewegungsstörung
- dissoziative 468
- psychogene 577

Bewusstsein 74
Bewusstseinsstörung, dissoziative 466f
- Therapie 470f

Beziehung 107f
- alltägliche zwischenmenschliche 109f
- analytische, Wahrnehmung 162f
- Basis, sichere 101
- als Diagnose-Instrument 108
- problembestimmte 110
- Prozess, gestalterischer 108
- therapeutische 105ff, 141
  - Definition 105
  - Gefahren 108f
  - Grenzen 108f
  - Kompetenz, spezifische 106f
  - Modell, allgemeines 109f
  - Nachreifungsvorgang 106
  - Qualität 105
  - Wahrnehmung 163f

Beziehungsangebot, gesprächspsychotherapeutisches 270
Beziehungsarbeit, Kinder und Jugendliche 626
Beziehungsdefizit 709f

Beziehungsgestaltung, beim Kind/Jugendlichen 621
Beziehungskonflikt-Modell 154
Beziehungskonfliktthema, zentrales 281, 288
Beziehungsverhalten, zwischenmenschliches, gestörtes 449
Bezugsrahmen, innerer 265
Bias 642
Bindung
- Kind 617f
- inneres Arbeitsmodell 102f
- internales Arbeitsmodell 97
- und Psychotherapieerfolg 103f
- sichere 98
- sichere-autonome 98f
- soziale, Begleitschutz 123
- unsicher-ambivalente 98
- unsicher-vermeidende 98
- unsicher-verwickelte 101

Bindungsbedürfnis 41, 162
Bindungserfahrung
- frühe 122
- Repräsentation, mentale 98f
- ungünstige 94

Bindungsrepräsentation
- unsicher-vermeidende 99
- unsicher-verwickelte 99
- vermeidende 101

Bindungssicherheit 101f
Bindungsstil 94
Bindungsstörung, frühe 636f
Bindungstheorie 90, 97ff
- Prozess, therapeutischer 100ff
- Störung, psychische, Entstehung 99f

Bindungsverhalten 94
- desorganisiertes 98

Bindungsverhaltensstrategie 98
Binge-Eating-Störung 427ff
- Forschungskriterien 428
- Komorbidität 429
- Psychotherapie 429f
- Selbsthilfe 431
- Therapieverfahren 431

Biofeedback
- Dermatose 534
- Somatoforme Störung 510

Biografie, Migrant 643f
Biologie und Psyche 66
Biopsychosoziales Modell, Jugendlichen-Psychotherapie 619
Blutdrucksenkung, nichtmedikamentöse 573
Blutphobie 329
Body Mass Index 412
Borderline-Störung 253, 451
- Evaluation 464
- Erythrodermie 535
- Diagnostik 452
- prototypische Muster 458
- Schematherapie 458
- Therapie, objektbeziehungstheoretisch begründete 456f

Bronchialsystem, hyperreaktives 556

Bulimia nervosa 418 ff, 632
- Behandlungsvertrag 425
- Diagnose 419 f
- Gruppentherapie 426
- Komorbidität 422
- Kriterien, diagnostische 419
- Modell, kognitiv-verhaltenstherapeutisches 421
- Prognose 422
- Psychotherapie
  - psychodynamische 424 f
    - stationäre 425
- Risikofaktoren 420 f
- Rückfallprophylaxe 424
- Selbstbeobachtung 426 f
- Subtypen 419
- Therapie 423
- Verhaltenstherapie, kognitive 423
Bulimieprotokoll 425

C

Case-Management-Modell 699
Cell Assemblies 40
Chaining 224
Charakterneurose 451
Checking 424
Chronic-Fatigue-Syndrom 504 f, 515
Chronisch-körperliche Erkrankung 519 ff
- Behandlungsgrundsätze 524
- Belastung, psychosoziale 521
- Beziehung, therapeutische 524
- biopsychosoziales Modell 519 f
- Diagnostik 522
- Folgen, psychosoziale 521 f
- Krankheitsbewältigung 519
- Leitlinien 520
- Ressourcenorientierung 523
- Setting 523 f
- Therapie 525
- Verleugnung 521
Chronisch-neurologische Erkrankung, Krankheitsverarbeitung 578 ff
Circumplex-Modell 449
Classroom-ROT 654
Coaching, systemisches 251
Colitis ulcerosa 543 f
- Familiendynamik 546
- Persönlichkeit 546
- Psychodynamik 546
Colonkarzinom 603 f
Constraints 40, 43 f
Consumer-Reports-Studie, 136 f
Containment 101 f
Contract-Management-Technik 415 f
Corpus striatum 353
Corticotropin-Releasing-Faktor 58
Cortisol 58
Couch-Setting 456

D

Daily Hassle 549
DALY (disability adjusted life years) 24
Darmerkrankung, chronischentzündliche 543 ff
- Behandlung, psychotherapeutische 545 ff
- Behandlungsstrategie 552
- Belastungen 544 f
- Diagnostik 552
- Familiendynamik 546
- Hausarzt 545
- Krankheitsverarbeitung 548
- Patientenbegleitung 545
- Persönlichkeit 546
- Psychodynamik 546
- Psychotherapie, psychodynamische 549
- Selbstzuwendung 548
- Stress 550 f
- Stress-Krankheits-Relation 549
- Verhaltensmedizin 549 ff
Daseinsanalyse 256
D-Cycloserin 67
Delir 591 f
Demenz
- Alterspsychotherapie 655
- Frustrationstoleranz 652
- Verhaltenstherapie 653 f
Demenz, Umweltgestaltung 654
Demoralisierung 136
Denken 70 ff
- dichotomes 421
- egozentrisches 90
- formal-operationales 90
- präoperatives 90
- verabsolutiertes, dichotomes 71
Depersonalisationserleben 580
Depression 370 ff
- 12-Monats-Komorbidität 18
- Aktivitätsaufbau 388
- akute 374 ff
  - Behandlungsfehler 376
  - Bezugsperson 376 f
  - Erhaltungstherapie 376
- Ambivalenz 381 f
- Angehöriger 389
- Auffälligkeit
  - endokrinologische 58
  - hirnstrukturelle 58 f
- Behandlungsverfahren 394 f
- Bezugsperson 377
- chronische 380, 392
- chronisch-körperliche Erkrankung 522
- Dialog, sokratischer 390 ff
- Differenzialdiagnostik 373
- Durcharbeiten 386
- Einweisung, stationäre 375
- Fremdeinschätzungsskala 393
- Grundkonflikt 377, 381 ff
- Hausaufgaben 390
- Herzkrankheit, koronare 566
- Informationsverarbeitung 379
- Klassifikation 372
- Komorbidität 371
- Kompetenztraining, soziales 389
- Konzept, bindungstheoretisches 378
- Krankheitsmodelle 377 ff
- Krebserkrankung 599
- Mikroanalyse, kognitive 390
- Missbrauch, sexueller 674
- Modell
  - kognitionstheoretisches 378 ff
  - konnektionistisches 53
  - der sozialen Kompetenz 380
  - verhaltensorientiertes 378 ff
- Monoamin-Theorie 58
- Parkinson-Syndrom 580
- Pharmakotherapieleitlinien 373 f
- postschizophrene 492
- Psychotherapie
  - analytische 381
  - Effektivität 133
  - psychodynamische 383 f
  - tiefenpsychologisch fundierte 381
  - weiterführende vertiefte 385
- Psychotherapieleitlinien 373 f
- rezidivierende 380, 392
- Risikofaktoren 371
- Rückfallrisiko 371 f
- nach Schlaganfall 579
- Schutzreaktion 377
- Selbstbeurteilungsskala 393
- Selbstregulationsmodell 379 f
- Selbstverstärkung 380
- Serotoninhaushalt 63 f
- Stress-Theorie 58
- Theorie, kognitive von Beck 379
- Therapeut, Eingestimmtheit 386
- Therapieende 385
- Transplantation 592
- Übertragungs-Gegenübertragungs-Konstellation 383 f
- unipolare, Entstehung 65 f
- Verarbeitung
  - regressiv-verstrickte 382
  - vermeidende 383 f
- Verhaltenstherapie, kognitive 205, 387 ff, 392 f
- Verständnisbruch 386
- Verstärker-Verlust-Modell 380
- Widerstand 390
Depressive Störung, rezidivierende 372
Depressives Syndrom 372
Deprivation 99, 469
Derealisationserleben, Epilepsie 580
Dermatitis, periorale 536 f
Dermatologie, psychosomatische 527 ff
- Auslöser 529 f
- Diagnostik 531
- Problembereiche 532
- Psychotherapiemotivation 528 f
- Störungsbilder 531
- Testdiagnostik 531 f
- Therapie 534 ff
Dermatose
- Behandlung 534
- Beschwerden, somatoforme dermatologische 536 f
- Entspannungstraining 537
- entstellende 530
- Imaginationsverfahren 534
- Krankheitsverarbeitung 537
- progredient verlaufende 530
- Psychoanalyse 534 f, 537
- Psychotherapie, tiefenpsychologisch orientierte 534 f, 537
Desensibilisierung
- Exposition, Effektivität 219
- Reaktionsverhinderung 219
- systematische 217 f
DESNOS (Disorder of Extreme Stress Not Otherwise Specified) 401
Determinanten gestörten Schlafes 201
Determinismus, reziproker 92
Deuten 194
Deutsche Gesellschaft
- für Psychosomatische Medizin und Ärztliche Psychotherapie (DGPM) 8
- Psychiatrie, Psychotherapie und Nervenheilkunde (DGPPN) 8
- Zwangserkrankungen 362
Diagnostik
- als Erklärung 211
- klassische 211
- neurosenpsychologische 285
- psychodynamische 280 ff
  - Auslösesituation 284
  - Dokumentation 284 f
  - Entwicklung 280 f
- störungsorientierte 298
- therapiebezogene 312
- verhaltenstherapeutische 293 ff
  - Praxis 298 ff
  - Verhaltensanalyse 299 ff
  - Verhaltenstest 301
  - Verlaufsdiagnostik 302
Dialog, sokratischer 235, 390 ff
- Missbrauch 674
Dialog-Beziehung 107
Diathese 113
- Definition 120
Diathese-Stress-Modell 448
Dichotomie 28
Dienstverhältnis 6
Differenzialdiagnose, somatische 299
Differenzielle Psychologie 118
Diskriminationslernen 228
Diskriminationstraining 222
Disputationen 235
Dissonanz, kognitive 80
Dissonanztheorie 79
Dissoziation 466

Dissoziative Störung 466 ff, 504
- Diagnose 468 f
- Differenzialdiagnose 468 f
- Konzept, psychodynamisches 468 f
- Therapie 470 ff
Dokumentation 146 f
- Psychoonkologie 605
Dokumentationspflicht 704
Dolmetscher 641
Dopamin 55 ff
Drei-Faktoren-Modell, Persönlichkeit 112 f
Druck, sozialer 82 f
Dualismus, kartesischer 48
Dynamik 202
Dysmorphophobie 504
Dysthymie 372
Dystress 58

E

Effektgröße 129 f
- Psychotherapie 133
Ehekonflikt 520
Ehekrise 337
Eigenschaftsdiagnostik 306
Eingliederungshilfe 623
Einrichtung
- ambulante 22
- stationäre 22
Einschlafritual 585, 587
Einstellungsänderung 81
Einwilligung 679, 701, 703 f
- forcierte 80
Einwilligkeitsfähigkeit 594
Einzeltherapie, Störung, psychische 22
Ejakulation, vorzeitige 433, 436
Eklektizismus 453 f
- technischer 33
Elemente-Psychologie, Definition 258
Eltern, psychisch kranke 630
Eltern-Kind-Beziehung 629 f
Eltern-Kind-Therapeutendynamik, triangulierende 630
Emotion 73 ff
- Kommunikation 80
- Stimuli 74
Emotionssystem, primäres 322
Emotionstheorie 74
Empathie 106
- Gesprächspsychotherapie 265
Empfindungsstörung, dissoziative 468
Empirically Validated Treatments (EVT) 126
Entkatastrophieren 234
Entlastungsdepression, Transplantation 592
Entspannungsverfahren
- Dermatose 537
- Insomnie 587
- Krebserkrankung 602
- Schizophrenie 497
Entstellungsproblematik, Dermatose 530

Entwicklung
- Lerntheorie 91
- Risikofaktoren 94
- Spiele 629
- transsexuelle 661
  - Phasen 659
- Ungleichzeitigkeiten 636
Entwicklungsaufgaben 618
Entwicklungsbeeinträchtigung, überdauernde 631 f
Entwicklungsbelastung 92
Entwicklungs-Defizit-Modell 154
Entwicklungshemmung 86, 153
Entwicklungsphasen 88 ff
- alterstypische 632
- anale 88, 365
- genitale 88
- Latenzpahse 89
- ödipale 335, 535
- phallische 88, 325
- präödipale 536
- taktile 532
Entwicklungsresilienz 94
Entwicklungstheorie 86 ff
- klassische psychoanalytische 87
- psychoanalytische 86 ff
- von Rogers 262 ff
- Struktur kognitive, Stadienkonzept 90 f
Entwicklungsvulnerabilität 93 f
Enuresis nocturna 622
Epidemiologie, Definition 16
Epilepsie 579 f
- Anfallskontrolle 580
- Depersonalisationserleben 580
Episode, depressive
- Jugendlicher 632
- Kriterien 372
Erektionsstörung 433
Erfassung, Abstraktioneseben 261
Ergebnisqualität 147 f
Ergotherapie, Krebserkrankung 602 f
Erinnerung 72 f
- bewusste 73
Erklärungsmodell
- neurophysiologisches 574
- psychologisches 574
Erleben
- affektives 193
- emotionales, Störung 447
- Grundlagen 40 f
- transsexuelles 658 ff
Ernährungsberatung 424
- Myokardinfarkt, akuter 570
Erregungsmuster, neuronale 40
Erschöpfung, vitale 564
Erstgespräch, psychoanalytisches 185 ff
Erstinterview 185 ff
- psychoanalytisches 282 f
Erstkontakt, Hauptfragen 207
Erwachsenenbindungsinterview 98

Erwachsener
- Persönlichkeitsstörung 119
- Vulnerabilitäts-Stress-Modell 119 f
Erwartung, antizipierende 202
Erwartungs-x-Wert-Theorie 37, 39 f
Erwerbsfähigkeit 696
Erythrodermie 535
Erythrophobie 530
Erziehungshilfen 622
Essanfall 428
Essstörung 406 ff
- Artefaktpatient 540
- Stufenprogramm 413
- Testdiagnostik 316
Esstisch 414
Essverhalten
- gestörtes 420
- gezügeltes 420 ff
- unkontrolliertes 430
Ethik 7
- deontologische 707
- konsequenzialistische 707
Ethnie, fremde 641 f
Etikettierung 82
Evaluationsbox (EVA-Box) 128
Evaluationsforschung
- systematische 129
- Therapie, systemische 252 f
Exhibitionismus 441
Existenzanalyse 276 f
- personale 277
Exkoriationen, neurotische 530
Explanandum 211
Expositionstherapie 38
Expressed Emotions 498
Extraversion 112 f
Eye movement desensitisation and reprocessing (EMDR) 405

F

Facharzt
- für Kinder- und Jugendpsychiatrie 634
- Strafrecht 705
Fachausschuss für Psychotherapie 702
Fachkundenachweis 701
Fachpsychotherapie 2 ff
Fading 224
Faktengedächtnis 72
Familie, Entwicklung, Risikofaktoren 94
Familienaufstellung 5
Familienberatung 250
Familienhelfer, Intelligenzminderung 639
Familien-Helfer-Konferenz 250
Familienintervention 498
Familientherapie 250
Fantasie 629
- unbewusste 153
Fantasiereisen 588
Feedback-Kontroll-Prozess 55
Feedback-Modell 54
Fehlhandlung 55

Feinfühligkeit 102
- mütterliche 101
Fetischismus 441
Fibromyalgie 504
Figur-Hintergrund-Phänomen 160 f
Figurunzufriedenheit 421
Flashback 400
- Missbrauch, sexueller 672, 674
Fokaltherapie, stationäre psychoanalytische 656
Forschung, motivationspsychologische 70
Forschungsqualität 130
Forschungsstrategie, Effekt 128
Forschungssynthese 130 f
Fragebogen
- Angst 345
- störungsspezifischer psychometrischer 302
- störungsübergreifender 302
Fremdbeurteilungsverfahren 317 f
- störungsgruppenbezogene klinische 318
Fremdkontrolle 229
Frotteurismus 441
Frühverrentung 20
Frustrationstoleranz, im Alter 652
Fugue, dissoziative 467
Fünf-Datenbox-Konzeption 137 f
Fünf-Faktoren-Modell, Persönlichkeit 113
Funktionsmodus
- bewusster 42
- impliziter 42
Funktionsstörung
- sexuelle 433 ff, 439 ff
  - Diagnostik 437
  - Missbrauch 675 f
  - Paartherapie 439
  - Partnerbeziehung 437
  - Therapie 438 f
  - Verlauf 440
- somatoforme autonome 504
Furcht, Auslösung 322 f
Fürsorge 708, 710 f

G

Ganser-Syndrom 467
Ganzheitlichkeit 53, 258
Ganzkörperschmerz, Migrant 644
Gaussche Normalverteilung 129 f
Gedächtnis 72 f
- autobiografisches 77
- episodisches 72
- explizites 72
- implizites 42, 72
Gedächtnisarten, Funktion 72 f
Gedächtnisnetzwerk
- Informationsverarbeitung 672
- traumaassoziiertes 673 f

Gedächtnisorganisation, Depression 379
Gedächtnisverzerrung 507
– Triade, kognitive 379
Gedankenprotokoll 299
Gedankenstopp-Technik 588
Gegenkonditionieren, verdecktes 232
Gegenübertragung 105, 170 ff
– Analyse 170
– Analytiker 174
– Auffassungen 171
– Definition 195
 – ganzheitliche 171 f
– Dimensionen 173
– komplementäre 381
– konkordante 381
– Quellen 195
– Sucht 488
– Übertragung, Analytiker 172 ff
Gegenübertragungskonzept 170 f
Gegenübertragungsneurose 183 f
Gegenübertragungswiderstand 182 ff
Gegenwartsorientierung, Demenz 654 f
Gehemmtheit, aggressive 546
Gehirn
– Neuroplastizität 575
– viszerales 551
Gehirnentwicklung 617
Gehirnzustand, Normalisierung 67
Gemeindepsychologie 238
Generic Model of Psychotherapy 139 f
Genesemodell, integratives biopsychosoziales 565
Genuss, sinnlicher 162
Genusstraining 537
Gerechtigkeit 709, 712
Gesamteffektgröße 130 f
Geschichte 11
Geschlechtsidentitätsstörung 443 f, 658 ff
Geschlechterrolle, gewünschte 662
Geschlechtsumwandlung 659, 663
– Therapieauflage 663
Gespräch, ärztliches, dialektische Methode 11
Gesprächspsychotherapie 259
– Beziehung, therapeutische 107
– Evaluation 269
– Patient und Behandlungsmodell 270
– Störungsmodell 262 ff
– Therapeut und Störung 271 f
 – und Patient 271
– Weiterentwicklung 272
– Wirksamkeit 273 f
– Ziel 264
– zielorientierte 272
Gesprächstherapie 497

Gestaltpsychologie, Definition 258
Gestalttherapie 275
– Intelligenzminderung 638
Gestaltungstherapie
– Adipositas 431
– Anorexia nervosa 413
– Binge-Eating-Störung 431
Gestik 73
Gesundheit 121
– biopsychosoziales Modell 619
– geringe seelische 121
Gesundheitsversorgung, somatisch orientierte 205
Gewalt, sexuelle 679
Gewichtsmanagement, Schizophrenie 499
Gewichtsphobie 410
Glass'sches d 130
Gleichheit 709, 712
Goal Attainment Scaling 302
Granulozyten, eosinophile 557
Grenzverletzung 709
– Missbrauch, sexueller 669
Grübeln 673
Grübelstuhl 587
Grundorientierung, psychotherapeutische 3
Grundrichtung, psychotherapeutische 30 ff
Grundschulalter, Setting, ambulantes 630
Gruppen
– Differenzierung 83
– Entwicklungsverlauf 83
– psychotherapeutische, Wirkfaktoren 84 f
– Rollen 84
Gruppenarbeit, soziale 698
Gruppendynamik, dysfunktionale und konfliktreiche 84
Gruppenformierung 83
Gruppenpsychotherapie
– ambulante tiefenpsychologisch-deliktorientierte 682 ff
– tiefenpsychologische, beim Kind und Jugendlichen 630
Gruppenstruktur 84
Gruppentherapie
– Störung, psychische 22
– Wirkfaktoren 84
Gutachterverfahren 693
Guter Zauberer 208
Gyrus
– cinguli 353
– parahippocampalis 64

H

Haarausfall 530, 536
Habit-Reversal-Technik 541
Habituation 218, 220
Habituationstraining 340
Haftung, zivilrechtliche 705
Halluzination 494 f
Halluzinose, organische 540
Haltenkönnen 176

Haltung, therapeutische, Therapie, systemische 247 ff
Handekzem, dyshidrotisches 535
Handeln, psychotherapeutisches
– Prinzipien 709 ff
– rechtliche Grundlagen 700 ff
Handlung 75
Handlungskontrolltheorie 37 f
Handlungsorientierung 37 f, 76
Handlungssteuerung 37
Hardiness-Personality 122
Hautmanipulationen 530
Helferkonferenz 699
Hemmung, reziproke 218
Herrschaftsbeziehung 167
Herzerkrankung 562 ff
Herzinfarkt, Symptome 567
Herzkrankheit, koronare 562 ff
– Belastung, psychische 567 f
– Genesemodell, integratives biopsychosoziales 565
– Imbalance 564
– Setting 571
– Typ-D 566
Herztransplantation 592, 596
Hier-und-Jetzt-Beziehung 164 f
Hilfe zur Selbsthilfe 240, 697
Hilfen zur Erziehung 622
Hilfeplangespräch 699
Hilflosigkeit
– erlernte 65, 378 f
 – Missbrauch 675
– Neurophysiologie 66
Hilfs-Ich 479
Hilfs-Über-Ich 479
Hippokampus, Volumenreduktion 59
Hirn, viszerales 551
Hirnaktivierungsmuster, Verhaltenstherapie, kognitive 61
Hirninfarkt 578 f
Hirnorganisches Syndrom 591 f
Histamin 557
Hochschulstudium 700
Hoffnungslosigkeit 65, 375
Holismus 257
Hormon, adrenocorticotropes (ACTH) 58
HPA-System 66
Hundephobie 50
Hunger 416
Hyperkinetische Störung 632
Hyperkortisolismus 58
Hypnose 12
Hypochondrie 504
– Behandlung 513
– Rückversicherungswunsch 507
– Verhaltenstherapie, kognitive 517 f
Hypochondrische Störung 504
Hypothalamus-Hypophysen-Nebennierenrinden-Achse 58

I

ICD-10 115, 327

ICD-10-Symptom-Rating 148
Ich-Funktion 290
– defizitäre, Arbeit an 194
Ich-strukturelle Beeinträchtigung 153
Ich-Syntonie 447
Identifikation, einseitige 710
Identifizierung, projektive 176 ff
Identifizierung, projektive, Phasen 176 f
Identität 77
– ethnische 643
Identitätsentwicklung, Migration 640 f
Identitätsspaltung 477
Identitätsstörung 447
– dissoziative 467
Identitätssuche, lebenslange 87
Imagination, Krebserkrankung 602
Imaginationsverfahren, Dermatose 534
Implosion 220
Impulskontrolle, gestörte 447
Inanspruchnahmeverhalten 22
Indikation
– adaptive 309, 385
– differenzielle 33
– pragmatische selektive 309
– prognostische 309
– selektive 309
Indikationsdiagnostik 308 f
Information
– konsonante 80
– objektive 185, 283
– subjektive 185, 283
– szenische 185, 283
Informationsgewinnung 149
Informationsverarbeitung 51 f
Informationsverzerrung 507
Inkongruenz
– Definition 263
– Praxis 264 f
– primäre 266
– reaktive 266, 269
Inkonsistenz 41
Inkonsistenzniveau 44
Inkontinenzspannung 40
Innen-Übertragungsanalyse 168 f
Innenwelt-Außenwelt 27 f
Input 54
Insomnie 584 ff
– Beratung, verhaltensmedizinische 585 f
– Circulus vitiosus 586 f
– Gedanken, schlafstörungsverstärkende 587
– Hauptkriterien 584
– Pharmakotherapie 585
– Therapie 584 f
Insomnietherapie, Grundlagen 586 f
Instinkt 75
Integration, theoretische 33
Intelligenzminderung 636 ff
– Autonomie 639
– Entwicklungsalter 638

- Psychotherapiebesonderheiten 637 f
- Therapiekonzepte 638 f

Interaktionsexperiment 252
Interaktionsstörung, entwicklungsabhängige 632
Intervention, paradoxe 221
Interview
- analytisches 283
- diagnostisches 291
- semistrukturiertes, Transplantation 590
- standardisiertes 317
- strukturiertes 317

Interviewkonzepte 281 f
Intolerance of Uncertainty-Modell 342, 344
Introjekte 451
Introversion 113
Intrusion, Missbrauch, sexueller 672
Inzest 120, 536
irritant receptors 557
Ist-Soll-Bedarfsplanung 23
Item-Response-Theorie 304

J

Job-Sharing 702
Juckreiz 530, 538
Jugend
- Persönlichkeitsstörung 119
- Vulnerabilitäts-Stress-Modell 119 f

Jugendamt 622
Jugendhilfe 622
Jugendlichen-Psychopharmakotherapie 623 f
Jugendlichen-Psychotherapie 616 ff
- Entwicklungsverlauf 618
- Eröffnungsfrage 625
- Erstuntersuchung 625
- Freiwilligkeit 633
- Gegenübertragung 627 f
- Geschichte 619 f
- Interventionstechniken 625
- Problemgruppen 616
- Setting 628
- stationäre 631
- tiefenpsychologische 624 ff
    - Gruppentherapie 630 f
- Übertragung 627
- Weiterbildungsziele 635
- Widerstand 628
- Zulassungsvoraussetzungen 635

Jugendlichenverhaltenstherapie, Klassifikationsschema 621
Jugendlicher
- Angststörung 100
- Behinderung, seelische 622 f
- Grenzverletzung 710
- Kratzen 538
- psychische Störung, Verlauf 631 ff
- schizophrene Störung 632

Jugend-Psychiatrie, Netzwerkarbeit 622 f

K

Kampf-Flucht-System 322
Kassenantrag 215
Kassenärztliche Bundesvereinigung, Psychotherapie-Vereinbarung 692
Katharsis 276
Kernkonflikt 657
Kernselbst 77
Kind
- altersspezifisch beginnende Störung 632
- Behinderung, seelische 622 f
- Bindungstheorie, Störungen 99 f
- Dermatose 538
- Entwicklungsphasen 87 ff
- Grenzverletzung 710
- heranwachsendes, Entwicklungsaufgaben 118
- impulsives, Selbstinstruktionstraining 235
- Notfall 613
- psychische Störung, Verlauf 631
- Vulnerabilitäts-Stress-Modell 120

Kinder- und Jugendlichenpsychotherapeut, Ausbildung 634
Kinder-Psychiatrie, Netzwerkarbeit 622 f
Kinder-Psychopharmakotherapie 623 f
Kinder-Psychotherapie 616 ff
- Eröffnungsfrage 625
- Erstuntersuchung 625
- Gegenübertragung 627 f
- Geschichte 619 f
- Gestaltung 628
- Interventionstechniken 625
- Problemgruppen 616
- Setting 628
- stationäre 631
- tiefenpsychologische 624 ff
    - Gruppentherapie 630 f
- Übertragung 627
- Weiterbildungsziele 635
- Widerstand 628
- Zulassungsvoraussetzung 635

Kinderverhaltenstherapie 620
- Klassifikationsschema 621

Kindesentwicklung 617
Kindheit, Bindungsmuster 100
Klären 193
Klärung, motivationale 36, 85
Klaustrophobie 329
Kleinkind
- Eltern-Kind-Beziehung 629 f
- Entwicklungsaufgaben 118

Klinikschule, Kinder- und Jugendlichenverhaltenstherapie 623
Kognitive Triade 233
Kognitives Modell der sozialen Phobie 334

Kohärenzgefühl 94
Kohäsion, Gruppen 83
Kollusion 110
Kommunikation 79 f
- interpersonelle 3 f
- professionelle 109

Kommunikationsstörung 80
Kommunikationstheorie 79 f
- Komponenten 79 f

Komorbidität, Störung, psychische 44
Kompetenztraining 458
Komplexität 71
Komplexreduktion 202
Komponentenmodell, Emotion 73
Konditionierung
- klassische 403
- operante 200, 260, 403

Konflikt
- entwicklungspsychologischer, Reinszenierung 529
- interpersoneller, Schizophrenie 496
- intrapsychischer, Schizophrenie 496
- narzisstischer 596
    - Alterungsprozess 649
- neurotischer, zeitlich überdauernder 289
- persistierender neurotischer, im Alter 649 f
- psychodynamischer 289
- unbewusster 153

Konfliktschema 41 f
Konformität 82
- Gruppen 83 ff

Konfrontation 218 f
- Definition 218
- massierte 220
- Regeln 219

Konfrontationstraining, körperdysmorphe Störung 537
Konfrontationsverfahren 216 ff
- Angst 324
- Anorexia nervosa 417
- Panik 232
- Phobie 346
- Variationen 220
- Verhaltenstherapie 216

Konfrontieren 193 f
Kongruenz, Gesprächspsychotherapie 265
Konsequenzkontrolle 222 f
Konsiliararzt, Qualifikation 692
Konsiliarbericht 692
Konsiliar-Liaisondienst, psychosomatischer 570
Konsiliarverfahren 692
Konsistenzsicherung 42
Konsistenzstreben 41
Konstruktivismus
- radikaler 245
- sozialer 245

Kontingenzkontrolle 230
Kontingenzmanagement 226
Kontingenzvertrag 226
Kontrollbedürfnis 41
Konversion 466

Konversionsstörung 467 ff
- Therapie 471

Konzept
- des Containment 101
- des dynamischen Konflikts 290
- der Gegenübertragung 174
- der internalisierten Objekte 378
- der klinischen Signifikanz 134
- der projektiven Identifizierung 176
- der sozialen Validität 134
- des strukturellen Entwicklungsschadens 290
- der Strukturellen Störung 450 f

Konzeption der fünf Datenboxen 127 f
Konzeptualisierung der Übertragung 161
Kopfschmerzen 581
- starke 575

Kopfschmerzsyndrom, sekundäres 581
Koprophilie 441
Koronargruppe 570
Körperbeschwerden, umweltbezogene 505
Körperbeziehungsstörung 502
Körperbild
- Darmkrankung 548
- Missbrauch, sexueller 675
- Körperdysmorphe Störung 504, 530, 537 f
- Videofeedback 538

Körpererleben, Missbrauch, sexueller 675 f
Körpermissempfindung 513
Körperschemastörung 408
Körpersprache 73
Körperunzufriedenheit 421
Kortex, orbitaler 353
Krampfanfall, dissoziativer 468
Krankenkasse 21
- gesetzliche, Psychotherapievereinbarung 692

Krankenunterlagen, Einsicht 704
Krankenversicherung
- gesetzliche 690 ff
- sozialrechtliche Rahmenbedingungen 696 f

Krankheit, biopsychosoziales Modell 619
Krankheitserleben 287
Krankheitskonzept, Definition 287
Krankheitsstabilitätsprozess 551
Krankheitsverständnis 253
Kratzen 530, 538
Krebserkrankung 598 ff
- Angststörung 599
- Anpassungsstörung 599
- Behandlungsbedarf 600
- Depression 599
- Einzelbehandlung, psychoonkologische 601
- Komorbidität, psychische 598 f

- posttraumatische Belastungsstörung 599 f
- Psychoonkologie 601 f
  - Gruppenintervention 602
- Psychotherapeutische Arbeit 600 ff
- Psychotherapie 598 ff
- Therapie, künstlerische 602 f

Krise
- akute intrapsychische 608 ff
- normative, Intelligenzminderung 639
- psychosomatische 609 f
- psychosoziale 609

Kriterienbox (KR-Box) 128
Kultur, fremde 646
Kultursensibilität 248
Kunsttherapie 369
Kybernetik 244 ff
- erste Ordnung 244 ff
- zweite Ordnung 244 ff

L

Labilität 113
- affektive 498
- emotionale 113, 121, 466
- vegetative 536
- vererbte 448
Lageorientierung 38, 76
Lebendorganspende 594
Lebenshilfe 4
Lebenskuchen 208
Lebensqualitätsforschung 317
Lebenszufriedenheit 548
Leberlebendtransplantation 596
Leiden am sinnlosen Leben 276
Leidensdruck 76
Leistung
- psychotherapeutische 693
- vertragstherapeutische 702
Leitlinien Somatoforme Störungen 501
Lernen 51 f
- durch Konsequenz 204
- operantes 91, 200
Lerntheorie 70, 90 ff
- Entwicklung 91
- klassische 204
- kognitive 204
- moderne 204
- sozial-kognitive 91 f
Leukotriene 557
Lichtenbergs Konzeption von fünf motivational-funktionalen Systemen 161 f
Liebe-Hass-Konflikt 369
Limbisches System 74
Locus of Control 122
Logotherapie 276 f
Löschung, graduierte 220 f
Lungenfunktionsprüfung 557
Lungentransplantation 597
Lustlosigkeit 433
- sexuelle 436
Lymphozyten 557

M

Magersucht s. Anorexia nervosa
Mahlzeit, therapeutisch begleitete 414
Mainstream-Forschung 27
Major Depression, unipolare 25
Makroanalyse 294
Mangelernährung, selbstinduzierte 408
Masochismus 441
Maßregelvollzug, Sexualstraftäter 680
Master 701
Maximieren 71
Mediatorenmodell 226 f
Medizin, physiologische 10 f
Mehrebenendiagnostik, psychodynamische 287 f
Mensch, alter 648 ff
Mesokortikales dopaminerges System 56
Mesolimbisches dopaminerges System 56
Metaanalyse 130 f
- Definition 129
- Effektgröße 130
Meta-kognitives Modell des pathologischen Sich-Sorgens 342
Migrant
- Anamnese, biografische 643 f
- Aufnahmegesellschaft 644
- Ehepartner, neu zugezogener 645
- Familienstruktur 643
- Setting, interkulturelles 646
- Spezialambulanz 645
- Vereinsamung, väterliche 644 f
Migrantenfamilie, Trennungserfahrung 643
Migrantengeneration, nachfolgende 644
Migration 640 ff
- Identitätsentwicklung 640 f
Migrationserfahrung, transgenerationelle 645
Migrationsforschung 641
Milgram-Experiment 83
Mimik 73 f
Minderjähriger, Behandlung 703
Minimieren 71
Missbrauch 108
- narzisstischer 108
- ökonomischer 109
- sexueller 666 ff
  - Aufdeckung 667
  - Bewältigungsstrategie 672 f
  - Beziehung, therapeutische 670
  - Erwachsener 669
  - Folgen 667 f
  - Interviewvorlagen 667
  - Klassifikation 667
  - Nachweis 667 f
  - Neuinszenierung 673 f
  - Opfer 675
  - Psychotherapie 668 ff
  - Selbstbild 672, 674
  - Tabuisierung 668 f
  - Übertragungsbeziehung 670
  - Verhalten, sexualisiertes 670
Mitgliedschaftsrechte 702
Mittelwertsdifferenz 129
Mobbing 697
Modell
- assoziationstheoretisches 204
- biopsychosoziales 205
- der gelernten Hilflosigkeit 378 f
- konnektionistisches 52
- des Lernens 204
- meta-kognitives 344
- des operanten Lernens 200
- des Reflexbogens 325
- zur somatosensorischen Verstärkung 503
- der sozialen Kompetenz 380
- des S-R-Lernens 200
Modelllernen 92, 227 f
Moments of Meetings 386
Monolog, innerer 235 f
Morbus
- Crohn 544
  - Familiendynamik 547
  - Persönlichkeit 547
  - Psychodynamik 547
  - Risikofaktoren 547
  - Therapie 544
  - Verlaufsform 547
- Hodgkin 604
Motivation 35, 75 ff
Motivationsfragen 207 f
Motivationslage 39
- eindeutige 39
- konflikthafte 39
Motiventstehung 75
Multiple Sklerose 582 f
- Therapie 583
Multiple-Chemical-Sensitivity-Syndrom 505
Musiktherapie, Intelligenzminderung 638
Mutter-Kind-Beziehung 122, 617 f
Myokardinfarkt, akuter 562 ff, 568 f
- Anamnese, biopsychosoziale 569 f
- Bethesda-Kriterien 563
- Diagnostik 568
- Differenzialdiagnostik 568 f
- Grundversorgung, psychosomatische 570
- Gruppentherapie 570
- Haltung, therapeutische 572
- Konsiliar-Liaisondienst 570
- Langzeitbetreuung 568
- Risikofaktoren 563
  - akut wirksame 565
  - chronisch langfristige 564
  - episodische 564
- Setting 571
- Therapie 569 ff
- Typ-A-Verhaltensmuster 564
- Verarbeitung, psychische 566

N

Nachkarten 335
Narben, seelische 94
Nationalsozialismus 13
Naturlehre 10
Naturmodell, statisches vs. dynamisches 27
Negativsymptome, schizophrene 495
Nervus vagus 559
NETTalk 52
Netzwerk
- fronto-thalamisches 61
- konnektionistisches 51
  - Merkmal 53
- neuronales, Spannungslandschaft 52 f
- soziales 121 ff
Netzwerkmodelle 50 ff
- neuronale 50 ff
  - Informationsverarbeitung 51 f
  - Verschaltung 50 f
Neurasthenie 504
Neurobiologie 48 ff, 54 ff
- Simultandiagnostik 576
- Substrat, neurobiologisches 63 f
- Variable 57
- Verfahren, funktionell bildgebende 57
Neurodermitis 529 f, 533 f
- Behandlung, verhaltenstherapeutische 541
- chronische 541
Neurofeedbackverfahren 66
Neuroleptika, Gewichtszunahme 499
Neurologie
- Problembereiche 577
- psychische Störungen 574 ff
- Psychotherapie 575 ff
Neuromodulatoren 55 ff
Neuropeptide 557
Neuro-Psychosomatik, Grundlagen 575
Neurose
- narzisstische 451
- noogene 276 f
Neurosendiagnose, positive 284
Neurosentheorie 410
Neurotische Erkrankung 285
Neurotizismus 112 f
Neutralität, Therapeut 247
Nichtschädigung 708 ff
Nosologie 253 f
Notdienst 702
Notfall 608 ff
- akuter, Intervention, psychotherapeutische 610 ff
- AWMF-Leitlinien 613
- dissoziative Symptome 609
- Krise, akute psychische 610
- Trauma 610
- Vorgehen, psychoedukatives 613
Notfallpatient, Stabilisierung 612

Notfallpsychotherapeut
- Einsatzgebiet 611ff
- Führungsaufgaben 614
- Leitungsaufgaben 614
- Störungswissen 612
- Tätigkeit, nicht-heilkundliche 614
- Tätigkeitsfelder 611ff

Notfallpsychotherapie, effektive 614
Notfallsituation 610
Notsignal, kutanes 540
Notstand, rechtfertigender 706
Now Moments 386
Nuklearkonflikt 657

O

Objektbeziehung
- Definition 290
- Entwicklung 87
- internalisierte 451

Objektbeziehungstheorie
- allergische 535
- psychoanalytische 335

Objektpermanenz 90
Offenbarungsbefugnis, Sexualstraftäter 687
Offenheit, interkulturelle 646
ommission error 353
Operation, geschlechtsangleichende 664
Operationalisierte Psychodynamische Diagnostik 281, 287ff
- Achse-I 287
- Achse-II 287f
- Achse-III 288f
- Achse IV 290
- Depression 378
- Diagnostik, Mehrebenen 291
- Interview, diagnostisches 291
- Psychotherapiemotivation 291

Organisch-neurologische Erkrankung 576f
Organspende 594
Organtransplantation, Familientherapie 596f
Orgasmus 436
Orientierung
- klientenzentrierte 259
- sexuelle 662

Orientierungsbedürfnis 41
Output 54
overvalued ideas 355

P

Paartherapie 252, 439
Pädophilie 441
Panikattacke
- Aufschaukelungsprozess 328
- rezidivierende 333

Panikprävention 613
Panikstörung 327ff
- Angst, körpernahe 333

- Behandlung, psychodynamische 330f
- Konfrontationsverfahren 330, 332
- paroxysmale 329
- Testdiagnostik 345f
- Therapieeffektivität 346f
- Verhaltenstherapie, kognitive 64f

Paraartefakt 530, 539
Parkinson-Syndrom 580f
- atypisches 580
- idiopathisches 580
- Psychotherapie 581

Passung 105
- persönliche 710

Patchwork-Familie 630
Patient
- leidender 152
- schwieriger 712

Peak-Flow-Meter 557f
Peak-Flow-Wert, Bestimmung 558
Pelvipathie 504
Perfektionismus 422
Personalisieren 71
Personenabhängigkeit 76
Personenstandsänderung 664
Persönlichkeit
- anankastische
  - Bindungsstil 366f
  - Therapie, psychodynamische 367
- Definition 123
- Fünf-Faktoren-Modell 113
- Ich-schwache 685
- und Pathogenese 112ff
- prämorbide 377f
- Salutogenese 120ff

Persönlichkeitsakzentuierung 463
Persönlichkeitseigenarten 449
Persönlichkeitseigenschaft, Definition 123
Persönlichkeitseigentümlichkeiten 94f
Persönlichkeitsentwicklung
- Netzwerk, soziales 121ff
- Pathogenese 119

Persönlichkeitsforschung, psychologische 445
Persönlichkeitsmerkmal, Fragebogen 448
Persönlichkeitsmodell, dimensionales 112, 448
Persönlichkeitsorganisation, Elemente 452
Persönlichkeitsstörung 119ff
- Abhängigkeitserkrankung 480
- anankastische 366f
- andauernde 401
- Behandlungsansatz
  - kognitiv-schematherapeutischer 457ff
  - psychodynamischer 455f
  - verhaltensorientierter 457ff
- Behandlungstechnik, interpersonelle 455

- Beziehungsdilemma, zentrales 461f
- Definition 114
- dependente, selbstunsicher-vermeidende 458
- DESNOS 401
- Diagnostik 452f
- dissoziale 113, 458
- Entwicklungsperspektive 114
- Epidemiologie 17
- Erklärungsansatz, interpersoneller 449f
- Erklärungsversuche 448f
- Fürsorge, aktive 461
- Gestaltungsfaktoren, neuropsychologische 118
- Helfernetz 461
- Integration, störungsspezifische 454
- Interaktionsperspektive 114
- Komorbidität 446
- Konzept der Strukturellen Störung 450f
- Lerntheorie, biosoziale 118f
- Mehrfachdiagnose 114
- Merkmale, prototypische 115ff
- Modell, psychoanalytisches 450ff
- Modellvorstellung 447ff
- multiple 467
- narzisstische 159
- paranoide 458
- passiv-aggressive 458
- Prävalenz 446
- Prototypendiagnostik 114ff
- Prototypenklassifikation 445f
- Psychoanalyse 459ff
- Psychotherapie 445ff
  - integrative 453f
- Psychotherapieforschung 463f
- Rollenwechsel 454f
- Rückfallrisiko 135
- Schematherapie 458
- schizoide 458
- schizotypische 458
- schwere 460f
- Störungsgenese 448f
- Störungsperspektive 114
- Testdiagnostik 316
- Therapeut-Patient-Beziehung 459
- Therapie
  - dialektisch-behaviorale 458
  - mentalisierungsbasierte 457
- Trauma 463
- Verfahren, modifizierte psychodynamische 456f
- Verhaltenstherapie, kognitive 459ff
- Vulnerabilitäts-Stress-Modell 119f
- Zugang, ressourcenorientierter 462f
- zwanghafte 349

Persönlichkeitstest, mehrdimensionaler 313

Persönlichkeitstheorie 112ff
- von Rogers 262ff

Perspektive
- mechanistische 29
- organismische 29f
- potenziell selbstreflexive 30

Pflege, häusliche, Demenz 655
Phasenabfolgemodell, handlungspsychologisches 38
Phasenmodell
- der biologischen Reifung 86
- der Migration 640
- psychotherapeutischer Veränderung 135
- der Veränderung 208f

3-Phasen-Modell der projektiven Identifizierung 176f
7-Phasen-Modell der Veränderung 206ff
- Behandlungsdurchführung 208f
- Verhaltensanalyse 208

Phobie
- soziale 333ff
  - Aufmerksamkeitsfokus 336
  - Behandlung
    - kognitiv-behaviorale 335ff
    - psychodynamische 337ff
  - Störungsmodell
    - kognitiv-behaviorales 334f
    - psychodynamisches 335
  - Therapieeffektivität 346
- spezifische 329ff
  - Behandlung
    - kognitiv-behaviorale 340
    - psychodynamische 340f
  - Störungsmodell
    - kognitiv-behaviorales 329f
    - psychodynamisches 340
  - Therapieeffektivität 346

Placebo 127, 133f
Plananalyse 294
PLISSIT-Modell 675
Pluralismus 241
Polytelie 71
Polytoxikomanie 479
Post-Stroke-Depression 579
Posttraumatische Belastungsstörung 397ff
- Auffälligkeit, funktionelle 62
- Diagnostik 398f
- Diagnostikinstrumente 398f
- Epidemiologie 17
- Folgestörung 399ff
- Herzerkrankung 571
- Herzkrankheit, koronare 567f
- Interview, strukturiertes 398
- Jugendlicher 633
- Krebserkrankung 599f
- Missbrauch, sexueller, 671
- Neurobiologie 403f
- Pathogenese 62f
- Protektion 402

- Risikofaktoren 402
- Selbsteinschätzungsfragebogen 398
- Symptome, Erklärungsansatz 403
- Testdiagnostik 316
- Therapie 404 f
- Transplantation 592
- Traumaintrojekt 403

Potenziallandschaft 52
Prädiktorenbox 128
Prädisposition, diathetische 93
Präfrontalkortex, orbitaler 61
Prävention 25
Praxisgemeinschaft 702
Priming 72
Prinzip
- der Achtung 711
  - von Selbstbestimmung 708
- der Fürsorge 708, 710 f
- der Gerechtigkeit 709, 712
- der Gleichheit 709, 712
- der kleinen Schritte 209
- der Mehrfachbestimmtheit 297
- der minimalen Intervention 209, 239
- der Nichtschädigung 708 ff
- der Selbstbestimmung 708, 711 f

Problemaktualisierung 35
Problembewältigung 36
Problemlöse-Kompetenz 209
Problemlösen 70 ff, 237
- Fehler, kognitiver 71
- Komplexität 71
- Strukturierungshilfe, wertneutrale 71
- Voraussetzungen 71

Problemlösetraining 236 f
Process-experiential-Psychotherapy 272
Professionalität 4 f
Progressive Muskelentspannung 497
- Dermatose 534
- Herzerkrankung 570
- Insomnie 587
- Juckreiz 538
- Kratzen 541
- Krebserkrankung 602
- Neurodermitis 541
- Schizophrenie 497

Prompting 224
Prostaglandine 557
Protoselbst 77
Prototypen-Beurteilung, Persönlichkeitsstörung 114
Prototypenperspektive 114
Prozess des Modelllernens 204
Prozessforschung 132 f
Prozessqualität 147
- Gutachterverfahren 693

Psoriasis vulgaris 535
Psyche 3
Psychische Störung 5 f
- Altersunterschied 18
- Aufrechterhaltung 40 ff, 44
- Auslösebedingung 43

- Eigendynamik 43
- Einrichtung, ambulante und stationäre 22
- Entstehung 40 ff
- Epidemiologie 16 ff
- Geschlechtsunterschiede 17 f
- Grundbedürfnis 41
- Inkonsistenzspannung, Reduktion 43
- Intervention, störungsspezifische 45
- Komorbidität 18
- Konfliktbearbeitung 45
- Kosten 19
  - gesellschaftliche 24
  - Kostenträger, Gesundheitsbericht 19 f
  - Prävalenzdaten 17
  - Prävalenzzahlen 18
  - Studie 20
  - Veränderung 40 ff

Psychoanalyse
- Beziehung, therapeutische 106
- Definition 178
- Dermatose 534 f, 537
- Situation, psychoanalytische 173
- Zielvorstellungen 189 f

Psychoanalytische
- Psychotherapie 86
- Situation, Definition 173

Psychodiagnostik
- Dimensionen 306
- Zielsetzung 306

Psychodrama 276
Psychodynamische Psychotherapieverfahren 191 ff
Psychologie des Ich 87
Psychologischer Psychotherapeut
- Ausbildung 8
- Voraussetzungen 700 f

Psychomarkt
Psychoonkologie, Qualitätssicherung 605 f
Psychopathie 113
Psychose 113
- atypische nichtorganische 540
- Haut 531

Psychosomatik, Qualitätssicherung 147 f
Psychosomatische Störung, Verhaltensmedizin 205
Psychotherapeut
- ärztlicher, Voraussetzungen 700
- Ausbildung 7 f
- bilingualer 642
- einheimischer 642
- forensischer 686 f
- Grundberufe 7
- Identität, professionelle 15
- muttersprachlicher 641 f
- Nebentätigkeit 702
- Neurobiologie 68 f
- Notfall 611 ff
- professioneller 5
- psychologischer, Voraussetzungen 700 f

- Studium 7
- zugelassener, Leistungen 702

Psychotherapeuten-Gesetz 612, 690, 700
Psychotherapeutische Technik 3
Psychotherapeutisches Verfahren 3
Psychotherapie 2 ff
- allgemeine 31, 33 ff
  - Grundlagenforschung 37 ff
  - Psychotherapieforschung 34 f
- ambulante
  - deliktorientierte 681
  - Geschichte 690 f
  - Krankenversicherung, gesetzliche 690 ff
- analytische 197 f
- Behandlungsbedarf 21
- Behandlungsbedürftigkeit 6
- Bindungstheorie 97 ff
- unter dem Budget 694 f
- Definition 2 f
- Deutschland, nach 1945 14 f
- Diagnostik, dokumentierte 6
- Differenzialindikation 6
- Dokumentation 146 f
- Dreikomponentenmodell 44 f
- Effekt, negativer 135 f
- Effektivität 133 ff
- Effizienz 133 ff
- Erfolg 5
- Ethik 707 ff
- Fehlentwicklung 4
- Gegenwart 9
- Geschichte 9 f, 12 f
- Grundlagen
  - allgemeinpsychologische 70 ff
  - sozialpsychologische 79 ff
- Grundrichtung, psychotherapeutische 30
- Integration, Zeitenwandel 10
- integrative 12
- interkulturelle 642
- klientenzentrierte
  - Elemente 260 ff
  - Definition 259
- kognitiv-behaviorale, Angststörung 346 f
- kognitiv-verhaltenstherapeutische, Sexualstraftäter 680 ff
- körperorientierte, somatoforme Störung 512
- Kosten-Nutzen-Aspekt 134 f
- Modellannahmen 70
- Mythen 10
- Neurobiologie 48 ff
- neurobiologisch begründete 67
- Neurologie 575 ff
- Notwendigkeit 5
- Perspektive 3
- präventiv ausgerichtete 104
- professionelle 4
- Prozess-Ergebnis-Zusammenhang 140
- Prozessmerkmal 139
- psychoanalytische, Grundlagen 152 ff

- psychodynamische
  - Angststörung 346 f
  - chronisch-körperliche Erkrankung 525
  - Darmerkrankung, chronisch-entzündliche 549
  - Phobie 338
  - Schmerzstörung, somatoforme 516 f
- psychodynamisch-psychoanalytische, Depression 385 f
- Qualitätssicherung 147 f
- Sexualstraftäter 685 ff
- Spezialisierung 10 f
- stationäre, Kind und Jugendlicher 631
- Studie, naturalistische 136
- Testdiagnostik 304 ff
  - Anwendungsfelder 307 ff
  - Qualitätssicherung 308
  - Veränderungsmessung 309 f
- Theorie-Praxis-Verhältnis 26 ff
- Therapeutenmerkmal 33
- tiefenpsychologisch
  - fundierte 196 ff
    - Transplantation 595 f
  - orientierte
    - Dermatose 534, 537
    - Neurodermitis 541 f
- tiefenpsychologische
  - Kinder und Jugendliche 626 ff
- Transsexualität 662 ff
- übertragungsfokussierte 456
- Variationsbreite 4
- Veränderung, neurobiologische 66
- Vereinheitlichung 241
- Vielfalt 4
- Wirkfaktoren 139 f, 142 ff
  - unspezifische 35
- Wirkmechanismus, Neurobiologie 49
- Wirkprinzip 34
  - allgemein therapeutisches 36 f
- Wirksamkeit, differenzielle 137 f

Psychotherapie-Effizienzforschung, differenzielle 125
Psychotherapieerfolg, Bindung 103 ff
Psychotherapieforschung 34 f, 125 ff
- Äquivalenzparadoxon 142 f
- Behandlungsmodalitäten 138 f
- Berufspolitik 125 f
- Besserungsraten 131
- Forschergruppe um Klaus Grawe 131 f
- Gerontologie 654 f
- Grundlagen 127 ff
- Kausalitätsnachweis 128
- Konzeption der fünf Datenboxen 127 f
- Metaanalyse 129
- Praxis, klinische 125 f
- Validitätsgeneralisierung 129

- vote counting-Methode 132
- Wirkfaktorenkonzept 143
- Wirkungsnachweis 127

Psychotherapieforschungsqualität 127

Psychotherapie-Richtlinie des Gemeinsamen Bundesausschusses 691

Psychotherapie-Richtlinien 6

Psychotherapievereinbarung, Krankenkassen 692

Psychotherapieverfahren
- humanistische 256 ff
- psychodynamische 191 ff
  - Affekte 193
  - Arbeiten
    - einsichtsorientiertes 193 f
    - strukturbezogenes 194
  - Arbeitsbeziehung, therapeutische 192 f
  - Beziehungsfokus 192
  - Elemente 192 ff
  - Gegenübertragung 195 f
  - Intervention, störungsorientierte 196
  - Übertragung 194 f
  - Widerstand 194

Psychotherapy Research 126

Psychotizismus 112 f

Psychowaren 4

Psycho-Wellness 5

PTSD s. Posttraumatische Belastungsstörung

Pubertät 119
- Transsexualität 661

Pubertätsaskese 628

Q

Qualitätsmanagement 146
- aktives internes 148 ff
- fallübergreifendes 149

Qualitätssicherung 6 f, 146, 148
- Psychotherapie 693
- Testdiagnostik, Definition 308

Qualitätszirkel 149

QUALY (quality adjusted life years) 24

R

Rational-Emotive-Therapie (RET) 234

Raucherentwöhnung 570, 573

Raumgeben 159

Reaktanz 81

Reaktionsverhinderung 218 ff

Reaktivität 132

Realangst, Migrant 644

Realität
- autopoietische 30
- normologische 30

Realitätsorientierungstraining 654

Realitätswahrnehmung, gestörte 447

Reflexive Funktion 387

Reframing, kultursensitives 647

Regulationsmodell 54

Regulationsprozess, sozialer, Emotion 74 f

Rehabilitationsleistung, medizinische 696

Reifungsabhängige Störung 632

Reiz, traumaassoziierter 672

Reizdarmsyndrom 504

Remediation 135

Remoralisierung 135 f

Rentenbegehren 696

Resilienz 92 f

Resonanz, optimale 188

Respekt 105

Ressourcenaktivierung 34 f, 44 f
- Problemlösen 71
- Verhaltenstherapie 241

Ressourcenorientierung 247

Retraumatisierung 673

Rettungsfantasie 629

Rezidivierende depressive Störung 372

Richtlinienpsychotherapie 23

Ritual, magisches 10

Rohrschach-Test 211

Rollendialog 175

Rollenspiel 276

Rollentausch 276

Rollenübernahme-Bereitschaft 175

ROT s. Realitätsorientierungstraining

Rubikonmodell 38 ff

Rückenschmerzen 582

Rucksack-Metapher 208

Rückzug 162, 212

Ruhebilder 588

S

Sachleistungsprinzip 694

Sadismus 441

Salutogenese 120 ff
- Unterstützung, soziale 121

Sättigung 416

Säugling, Eltern-Kind-Beziehung 629 f

Schadensersatz 705

Schemaanalyse 294

Schizophrenie 491 ff
- Angehörigenarbeit 498 f
- Aufschaukelungsprozess 503
- Emotionsdiskriminationstraining 65
- Expressed Emotions 498
- Gesamttherapieplan 492 f
- heuristisches Modell 502
- Integriertes Psychologisches Therapieprogramm 498
- paranoide 491
- Pharmakotherapie 492
- Prodromalsymptome 492
- Psychoedukation 495, 498
- Psychotherapie
  - Effektivität 493
  - flexible 497 f

- Substanzmissbrauch 500
- Therapie 499 f
  - psychoanalytische 496 f
  - psychodynamische 496 f
- Training
  - kognitives 495
  - metakognitives 495
- Verhaltenstherapie, kognitive 494 f

Schlaf, gesunder, Regeln 586

Schlafhygiene 584 f

Schlafhygiene-Regeln 585 f

Schlafmenge 584

Schlafrestriktionstherapie 587

Schlafstörung 584 ff
- primäre 587
- Psychotherapie 587 f

Schlankheitsideal 421

Schlussfolgern, willkürliches 71

Schmerz, chronischer, somatoforme Störung 514

Schmerzbeschreibung 514

Schmerzensgeld 705

Schmerzpatient 515

Schmerzstörung, somatoforme 504, 514 f
- Psychotherapie 516 f

Schmerzsyndrom
- ausgewähltes chronisches 581 f
- Migrant 644

Schuldverhältnis, vertragliches 703

Schule 622 f
- Intelligenzminderung 638

Schulenbildung 30

Schulrichtung, psychoanalytische 152 ff

Schuppenflechte 535

Schwankschwindel, phobischer 578

Schweigen 179

Schweigepflicht 704 f
- Sexualstraftäter 687

Schwindelursache, primär neurologische 578

Screening für somatoforme Störungen 505

Selbst 77
- Definition 263
- Entwicklung 87

Selbstaktualisierung 258

Selbstbeobachtung, Datengewinnung 229 f

Selbstbeobachtungsprotokoll, Neurodermitis 541

Selbstbestimmung 708, 711 f
- Rechtsanspruch 709

Selbstbeurteilungsverfahren 312 f
- Definition 312
- Fehlerquellen 312
- Klassifikation 312 f
- klinisches 313
- störungsgruppenbezogenes klinisches 315 f
- störungsübergreifendes klinisches 313 f
- Verlaufs- und Veränderungsdiagnostik 311

Selbstdarstellung, gestörte 447

Selbstexploration 269

Selbstexplorationsskala 268 f

Selbsthilfe 231

Selbstinstruktionstraining 235

Selbstkontrolle 228 ff
- Begriffsklärung 229
- gestörte 447
- Methoden 229 f

Selbstkontrollverfahren, Probleme 230 f

Selbstkonzept
- Definition 263
- globales negatives 503

Selbstkonzeptentwicklung, Phasen 264 f

Selbstmanagement, Begriffsklärung 229

Selbstmanagement-Kompetenz 209

Selbstmanagement-Therapie 240

Selbstobjekt-Übertragung 158 f, 161, 168
- Figur-Hintergrund-Phänomen 160 f

Selbstorganisation 247

Selbstorganisationsprozess 55

Selbstorganisationstheorie 257

Selbstpsychologe 187 f

Selbstregulation, Begriffsklärung 229

Selbstregulationssystem 201
- Variable 201 f

Selbst-Selbstobjekt-Beziehung 188

Selbstüberforderung, Therapeut 711

Selbstverhältnis 94

Selbstverletzung 609

Selbstvertrauen 94

Selbstwahrnehmung, gestörte 447

Selbstwertgefühl 94, 96
- Angst 325
- Anorexia nervosa 411
- Binge Eating-Störung 429 f
- Bulimia nervosa 421 ff
- Depression 377, 379
- Sexualdelikt 679
- Übertragung 159

Selbstwertstörung 153

Selbstwirksamkeit 122

Selbstwirksamkeitserwartung 37

Selbstwirksamkeitsüberzeugung 92

Sensibilisierung, verdeckte 232 f

Sensibilitätsstörung, dissoziative 468

sensorimotor-autonomy stage 118

sensory-attachment stage 118

Serotonin 64

Setting
- interkulturelles 646
- klassisches ambulantes 250

Setting-Gestaltung 711

Sexualität 432 ff
- Kulturkreis 438

- Lebensalter, höheres 438
- Lerndefizit 437
- Problemhäufigkeit 434
- Verlangen, gesteigertes 436 f
- Wissen 433

Sexualpräferenz 435
- Störung 441 ff
  - Psychoanalyse 441 f
  - Therapie 442 f

Sexualstraftäter 677 ff, 687 f
- Behandlung
  - gesetzliche Grundlagen 679 f
  - medikamentöse 686
- Behandlungsverpflichtung 680
- Biografie 686
- diagnostische Grundlagen 678
- Gruppenpsychotherapie 682 ff
- Kriminalitätsvorhersage 678
- Psychotherapie 685 ff
- Rückfälligkeit 677 f
- Rückfallvorhersage, Checklisten 678 f

Sexualtherapie 144
Sexuelle Störung 432 ff
Shaping 224
Sich-Sorgen, pathologisches 342
Single Session Therapy 250
Sinndeutung 29
Sitzung, probatorische 271
Smartphone 301
Social Support 122
Sodomie 441
Somatisierungsstörung 504
Somatisierungssyndrom, Umgangsempfehlungen 506
Somatoforme
- dermatologische Beschwerden 530
- Störung 501 ff
  - Aufmerksamkeitslenkung 510
  - Beschwerden, Exploration 508 f
  - Diagnosen 505
  - Diagnostik 504 ff
  - Entspannung 510
  - Enttäuschung 512
  - Handlungsempfehlungen 506 f
  - Initialphase, psychotherapeutische 508
  - Instrumente, psychometrische 505 f
  - interpersonell angelegtes Modell 502 f
  - Klassifikationsproblematik 505
  - Komorbidität 502
  - Kurzzeitpsychotherapie 509
  - Neurologie 576
  - psychodynamisches Modell 502
  - Psychotherapieforschung 515 ff
  - Psychotherapieziele 508

- Qualitätssicherung 515
- Prävalenzraten 501
- Schichtenregel 512
- Setting 509
- Stepped Care-Modell 507
- Syndromdiagnose, funktionelle somatische 504
- Therapieeffizienz 516
- Untergruppen 513 ff
- Verhaltenstechniken 511
- Verhaltenstherapie, kognitive 516
- Vorgehen, psychodynamisches 511 f

Somatopsychische Störung
SOMS, Befindlichkeitstagebuch 300
SORKC-Modell 295
SORKC-Schema 293 ff
S-O-R-Modell 200
Sozialanamnese 698
Sozialarbeit 697 ff
- Netzwerk 699
- Zeitrahmen 698
Sozialgerichtsbarkeit 703
Sozialisationsforschung 624
Sozialphobie 65
Sozialpsychologie, angewandte 79
Sozialrecht 701 ff
Spaltung 451, 455
Spannungslandschaft 52 ff
Spezifitätsparadoxon 144
Spiegelübertragung 159 f
- archaische 159 f
Spiel, Kinder- und Jugend-Psychiatrie 628 f
Spinnenphobie 65
Splitting, therapeutisches 249
Sporttherapie, Binge-Eating-Störung 431
Sprache 74
Sprachprobleme, Migrant 641
Sprechstunde 702
- offene 698
S-R-Lernen 200
SR-Modell 199 f
Stabilität über die Zeit 76
Standardabweichung 129
State 66
Stereotypenbildung 82
Stimuluskontrolle 217 ff, 222 f, 230
- Demenz 652
Stimulussubstitution 200
Störungsattraktor 43
- Destabilisierung 44
Störungsmodell
- gesprächspsychotherapeutisches 262 f
- idiosynkratisches 335
- Prozess, therapeutischer 268
Störungstheorie 245 f
- klientenzentrierte, Inkongruenz 264 f
Strafrecht 705 f
Strafverhalten, Behandlung 682
Stress
- Asthma bronchiale 555, 558

- Darmerkrankung, chronisch-entzündliche 549 ff
- Myokard-Infarkt, akuter 564, 572
- Somatoforme Störung 510

Stressbewältigungs-Training
- Dermatose 534
- Myokardinfarkt, akuter 570

Stressimpfungstraining (SIT) 236
Striatum, Hypoaktivierung, basalganglionäre 61
Strukturqualität 147
Studium 700
24-Stunden-ROT 654
Stupor, dissoziativer 467
Sucht 473 ff
- Behandlung, stationäre 486
- Diagnostik 475 ff
  - psychoanalytische 476
- Differenzialdiagnostik 476 f
- Epikrise 487
- Gegenübertragung 488
- Helfer-Größenvorstellung 488
- Komorbidität 480
- Objekt-Differenzierung, Störung 478 f
- Psychotherapie 486 f
  - psychoanalytisch-interaktionelle 486
- Selbst-Differenzierung 478 f
- Theoriebildung 473 f
  - psychoanalytische 474
- Therapiesetting, ambulantes 487
- Übertragung 488
- Verhaltenstherapie 481 f
- Verhaltenstraining 482
- Vorgehen, therapeutisches 480 ff

Suchtanamnese 476
Suchtdynamik 475, 483
Suchterkrankung, Artefaktpatient 540
Suchtmittelabhängigkeit 476
Suchtmittelmissbrauch 476
Suchtmittelwahl 476 f
Sucht-Syndrom 477 f
Suchttherapie 473
- differenzielle verhaltenstherapeutische 480 f
- psychoanalytische 485 ff
Suizidalität 374 f
- akute 608
- Artefaktpatient 540
Supervision, interkulturelle 641
Sympathie 105
Symptom-Checkliste 317
Symptomtagebuch
- Somatoforme Störung 509 f
- Verhaltensanalyse 509
Syndromdiagnose, funktionelle somatische 504 f
Systemmodell 199 f, 202 f
Systemtheorie, biologische 245
System-Umwelt-Grenze 244

T

Tagebuchmethode 309
Talking Cure 3
Taxonomie der Psychotherapieforschung 125
Terminplanung, zeitkontingente, nicht symptomkontingente 507
Test
- psychodiagnostischer, Definition 304
- psychometrischer 305
Testbeurteilung, Kriterien 305
Testdiagnostik
- Anwendungsfelder 307 ff
- Fremdbeurteilungsverfahren 317 f
- Gütekriterien 304
- Klassifikation 306 f
- Psychotherapie 304 ff
- Qualitätssicherung 308
- Quantifizierung 305
- Standardisierung 304 f
- therapiebezogene, Definition 308
- Therapieende, Beurteilung 310 f
- Veränderungsmessung 309 f
- Zielerreichungsskalierung 310
Testen, dynamisches 305
Testverfahren, Therapiebezug 312 ff
T-Helferzellen 557
Theorie
- der kognitiven Dissonanz 80
- der sozialen Wahrnehmung und Urteilsbildung 79
Theorie-Praxis-Verhältnis 26 ff
Therapeut
- Belastungen 108
- Inkongruenz, reaktive 269
- kongruenter, Definition 265
Therapeutenausbildung 709
Therapeutenrolle 144 f, 228
Therapeut-Klient, Interaktion 252
Therapie
- klärungsorientierte 36, 39
- kognitive 233
- systemische 244 ff
  - Anwendung 251
  - Auftragsklärung 248
  - Beziehung, therapeutische 106 f
  - Einzeltherapie 250 f
  - Forschung 252 f
  - Geschichte 246
  - Haltung, therapeutische 247 ff
  - Indikation 254 f
  - Kontextklärung 248
  - Kontraindikation 255
  - Kultursensibilität 248
  - Kundenorientierung 248
  - Lösungsorientierung 247
  - Prozess, diagnostischer 254
  - Ressourcenorientierung 247

- Setting 249 f
- Störungstheorie 245 f
- Team, reflektierendes 249
- Weiterbildung 251

Therapieperspektive, Unterschiede 106
Therapieprozessdiagnostik 309
Therapiestundenbogen 302
Therapieverfahren
- humanistische, weitere 275 ff
- kognitive, Modelle 231 ff

Tierphobie 329
Tiffeneau-Test 557
Token Economies 226
Trait 66
Trance, dissoziative 467
Tranquilizer 322, 473 ff
Transplantation 589 ff
- Compliance 593
- Empfängerauswahl 590
- Familie 593 f
- Honeymoon-Periode 592
- Langzeitverlauf 592
- Leben und Tod 591
- perioperative Phase 591 f
- Psychotherapie, tiefenpsychologisch-fundierte 595 f
- Ratinginstrumente 590
- Rehabilitation 592
- Verhaltenstherapie 595
- Wartezeit 590 f

Transplantationserfolg 590
Transplantationsmedizin 589
- Betreuung, psychotherapeutische 590

Transplant-Evaluation-Rating Scale 591
Transsexualität 443 f, 658 ff
- Beziehungsdiagnostik 660
- Biografie 662
- Diagnostik 659 f
- Entwicklung 659
- gesetzliche Regelung 664
- Hormonbehandlung 664
- Psychotherapie 662 ff
- Selbsthilfegruppen 661
- Verlaufsdiagnostik 660

Transvestitismus, fetischistischer 441
Trauerarbeit 548
Trauerreaktion 373
Trauma
- Bindungsverhalten 99
- DESNOS 401
- Migrant 645
- Persönlichkeitsstörung 463 f
- Ressourcen 96
- Wiedererleben 673

Traumaambulanz 610
Traumafolgestörung 399 ff
- Therapie 404 f

Trauma-Reaktivierung, Altersprozess 650
Traumatisierung 153
- sexuelle 435
- Wachstum, psychisches 405

Traumgeschehen, Kind 629
Treatmentbox
- experimentelle (ETR-Box) 128
- nichtexperimentelle (NTR-Box) 128

Trennungsintoleranz 546
Triade, kognitive, automatischer Gedanken 379
Triangulierung 618
Trichotillomanie 539
Trieb 75
Triebkonflikt-Modell 154
Triebtheorie, klassische 161
Typ-A-Personality 122

U

Überaktivierung, reizbezogene psychophysiologische 551
Übergeneralisieren 71
Über-Ich 479
Über-Ich-Anforderung, Migrant 641
Über-Ich-Kontrolle, rigide 367 f
Übertragung 35, 105, 155 ff
- Annehmenkönnen 167
- Auflösung, Widerstand 181
- Definition 194 f
- Deutung 165
- idealisierende 159 f
- Intensivierung 165
- Interaktionsprodukt 157 f
- Konzeptualisierung, entwicklungspsychologische 161
- objektale 158 f
  - Figur-Hintergrund-Phänomen 160 f
- Sucht 488
- Überprüfung 170
- Übertragungsanalyse 164
- Umgang 163 f, 168
- verzerrte 165
- Widerstand, bewusster 181
- Zulassen 167

Übertragungsanalyse 164 f, 168
Übertragungsanspielung 166 f
Übertragungsbefriedigung 183
Übertragungsbegriff, Interpretationen 156 f
Übertragungsbeziehung 158, 167
Übertragungs-Gegenübertragungs-Konstellation 381, 383 f
Übertragungsmuster, bestehende 155
Übertragungsneurose, Intensivierung 165
Übertragungsphänomen, Typen 195
Übertragungswiderstand
- Erkennen 180 f
- Varianten 180

Überzeugung, pathogene 153
Umattribution 234
Umgebungsreiz 81
Umstrukturierung, kognitive 233
Umwelt 92
Unterstützung, soziale 94
Unterversorgung 22

Urophilie 441
Urteilsbildung 82
Urtikaria 536

V

Vaginismus 436
Validitätsgeneralisierung, Definition 129
Variabilität, intraindividuelle 305
Venndiagramm 128
Verallgemeinern, selektives 71
Veränderungsdiagnostik
- direkte 310
- indirekte 310
- Selbstbeurteilungsverfahren 311

Veränderungsmessung, therapiebegleitende 309
Verantwortung, soziale 27
Verarbeitungsprozess, innerer kognitiver 295
Verdikt des Dodo 142
Verfahren
- heilkundliches, Definition 259
- psychodynamische 196 ff
  - diagnostische 281 ff
- psychotherapeutische, Problemlösen 236 f
- verdeckte 232

Verfahrensrecht 701
Verhalten
- exploratives 101 f
- Grundlagen 40 f
- operantes 222 f
  - Definition 223
- selbstverletzendes 609
- transsexuelles 658 ff
- und Verstärker 223 f

Verhaltenhemmsystem 322
Verhaltensanalyse 299 ff
- Datenerfassung 215
- diachrone 156
- funktionale 293
- horizontale 294 ff
  - SORKC-Modell 295
  - Wissen, kognitionspsychologisches 295
- vertikale 294, 296 f
- Wissen, störungsspezifisches, Integration 297 f

Verhaltensdiagnostik 210 f, 213 f, 306
- Therapieplanung 214 f
- Verhaltensanalyse 214
- Vorgehen 212 f
- Zielbestimmung 214

Verhaltensexperiment, Angst 324
Verhaltensgerontologie 652, 655
Verhaltenskontrolle 121
Verhaltensmedizin 205
- geriatrische 652

Verhaltensprotokoll 299
Verhaltensstabilisierung, Strategie, operante 225

Verhaltenstheorie, Richtigkeit 215
Verhaltenstherapie 12, 199 ff
- Aktivierung, subkortikal-limbische 65
- Alternsprozess 651 ff
- Anwendung 238 f
- Anwendungsfeld, außerklinisches 240
- Beziehung, therapeutische 106, 210
- chronisch-körperliche Erkrankung 525
- Demenz 653 f
- Geschichte 199
- beim Kind/Jugendlichen 620 ff
- klassische 231
- klassisch-lineares Modell 200 f
- kognitive 205, 231
  - Bulimia nervosa 423
  - Depression 387 ff
  - Hypochondrie 517 f
  - Schizophrenie 494 f
  - Somatoforme Störung 516
- Kosten 240
- Kurzzeittherapie 240
- Mastery-Technik 233 f
- Mehrebenen-Ansatz 213
- Methoden 216 ff
- Modell, dynamisches 201 f
- Modellannahmen 199 f
- Neurodermitis 541
- Nutzen 240
- 7-Phasen-Modell therapeutischer Veränderung 206 ff
- Pleasure-Technik 233
- Problembewältigung 241
- Rolle in der Versorgung 238 f
- Säulen 203 ff
- Therapietechniken 216
- Verfahren, operante 222 f
- Verhaltensmerkmale 213
- Wirkmechanismus 241 f
- Wirksamkeit 240

Verhaltensweise, neurotische 284
Verheimlichung 354
Verlangen, gesteigertes sexuelles 436 f
Verlassenheitsangst 461
Verlaufsdiagnostik, Selbstbeurteilungsverfahren 311
Verlaufsdokumentation 147
Vermeidung des introjiziertem Täterschemas 675
Vermeidungsreaktion 219
Vermeidungsschema 41
Verschaltung 50 f
Verschiebung 166, 340
Verschmelzungsangst 461
Verschwiegenheitsverpflichtung 705 f
Versorgung
- psychotherapeutische
  - Sicherstellung 694
  - Sozialarbeit 697 ff
- vertragsärztliche 694

Versorgungsämter 696

Versorgungsforschung 24
– patientenorientierte 302
Versorgungsweg, suboptimaler 23
Verständigungsprobleme, Migrant 641
Verstärkung
– positive, Effektivität 224
– soziale 218
– verdeckte 233
Verstimmung, depressive 212
Vertrag
– mit sich selbst 230
– therapeutischer 140
Vertragserfüllung 140 f
Vertrauen 105
Vertrautheitsgedächtnis 72
Verwaltungsgerichtsbarkeit 701
Vier Ohren einer Nachricht 80
Vier-Prinzipien-Modell 707 ff
Volition 75 ff
Vorfeldphänomen 625
Vornamensänderung 664
Vorschulalter, Setting, ambulantes 630
Voyeurismus 441
Vulnerabilität 93, 120
– depressive 377
– Prädisposition, diathetische 120
Vulnerabilitätskonzept 113
Vulnerabilitäts-Stress-Modell 448
– Definition 120
– Persönlichkeitsstörung 119 f

W

Wahn 497
– körperbezogener 540 f
Wahnsyndrom
– chronisches organisches 540
– Dermatologie 540 ff
Wahrheitssuche, psychoanalytische 182
Wahrnehmung 74
– soziale 82
Wahrnehmungsprozess 295
Weiterbildung, ärztliche 7 f
Weltzugang, Pluralität 29
Wendung gegen das Selbst 382
Wertschätzung 105
Widerstand 81, 178 ff
– Auffassung 180
– Definition 194
– Formen 166, 179
– Patientenperspektive 180
– Psychoanalyse 181 f
– und Übertragung 166
– Vorgehen 182
Widerstandsanalyse 166
Wirkfaktor, psychoanalytischer 187
Wirtschaftlichkeitsgebot 694
Wissenschaft, Definition 31
Wissenschaftlicher Beirat Psychotherapie 126
Wissensgedächtnis 72
Wohnungshilfen 696 f
Wut, intrapsychische 542

Y

YAVIS-Patient 128

Z

Zahnverlust 651
Zauberbergstudie 137 f
Zeugnisverweigerung 706
Zielattraktor 55
Zielerreichungsskalierung 302
Zielpopulation 16
Zigarettenrauchen 591
Zingulum, anteriores 62
Zivilrecht 703 ff
Zugehörigkeitsgefühl 658, 662
Zuhören, empathisches 188
Zulassung 701 f
Zumutbarkeit, Grenzen 712
Zwang 348 ff
– angsterhöhender 350, 357
– Angst-Reduktion 350
– atypischer 360
– Komorbidität 349
– Über-Ich-Rigidität 364
Zwangsbefürchtung 340
Zwangserkrankung 348 ff
– Metabolismus, zerebraler 64
– Modell, theoretisches 349 ff
– Modellvorstellung, kognitive 351 f
– Pathophysiologie 62
Zwangsgedanken 350
– Behandlung 357
Zwangskastration 686
Zwangspersönlichkeit 366
Zwangs-Spektrumsstörung 349
Zwangsstörung
– Auffälligkeit, funktionelle 61 f
– Auffrischungssitzung 356
– Behandlung 353
– Behandlungsdurchführung 355 ff
– Behandlungsmisserfolg 359 f
– Emotionsregulation 364 f
– Erfahrung, korrigierende emotionale 368
– Komorbidität 362 ff
– Konfrontation 355
– Kreativtherapie 369
– Medikation 357
– Modell
  – biopsychosoziales 352
  – kognitives 351 f
  – psychobiologisches 352 f
  – psychodynamisches 362 ff
– Persönlichkeitsstörung 363
– Reaktionsverhinderung 355
– Rückfall 360 f
– Therapie, kognitive 358 f
– Therapieeffektivität 359
– Therapieverweigerung 360
– Versorgung, therapeutische 361 f
– Widerspruch, affektiver 364
Zwangssymptom 340
Zwei-Faktoren-Modell, Zwangserkrankung 350
Zwei-Faktoren-Theorie, Missbrauch, sexueller 671
Zwei-Personen-Modell 190
Zwei-Personen-Psychologie 195
Zwillingsübertragung 160
Zyklothymie 372